Noções Práticas de

OBSTETRÍCIA

de Mário Dias Corrêa

15ª Edição

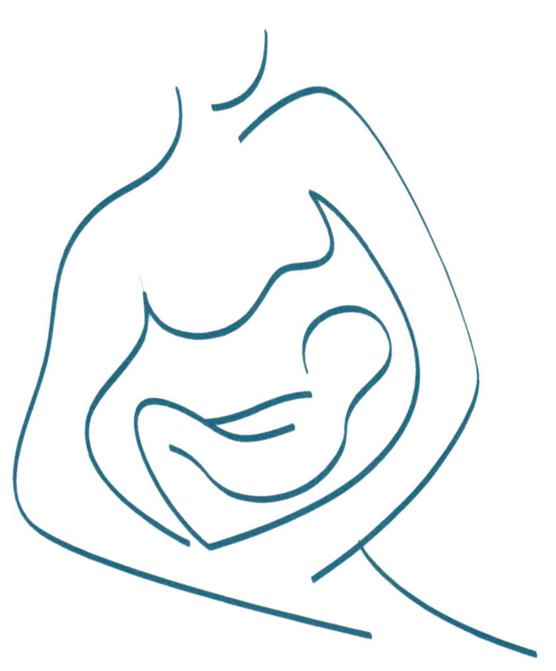

Noções Práticas de OBSTETRÍCIA de Mário Dias Corrêa

15ª Edição

Mário Dias Corrêa Júnior

Mestre e Doutor em Obstetrícia pela Faculdade de Medicina da UFMG. Professor Associado do Departamento de Ginecologia e Obstetrícia da Faculdade de Medicina da UFMG.

Victor Hugo de Melo

Professor Associado Aposentado da Faculdade de Medicina da UFMG. Mestre em Obstetrícia pela UFMG. Doutor em Medicina pela UFRJ. Conselheiro do Conselho Regional de Medicina de Minas Gerais.

Regina Amélia Lopes Pessoa de Aguiar

Médica Especialista em Ginecologia e Obstetrícia e em Genética Médica. Mestre e Doutora em Medicina – Saúde da Mulher – pela UFMG. Professora Associada Aposentada do Departamento de Ginecologia e Obstetrícia da Faculdade de Medicina da UFMG.

Gabriel Costa Osanan

Mestre e Doutor em Saúde da Mulher pela Faculdade de Medicina da UFMG.
Professor Associado do Departamento de Ginecologia e Obstetrícia
da Faculdade de Medicina da UFMG.
Membro do Centro de Doença Trofoblástica Gestacional do HC-UFMG.

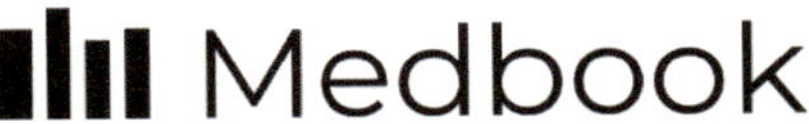

Noções Práticas de Obstetrícia de Mário Dias Corrêa – 15ª edição
Direitos exclusivos para a língua portuguesa

Nota da editora: Os organizadores desta obra verificaram cuidadosamente os nomes genéricos e comerciais dos medicamentos mencionados, assim como conferiram os dados referentes à posologia, objetivando fornecer informações acuradas e de acordo com os padrões atualmente aceitos. Entretanto, em virtude do dinamismo da área da saúde, os leitores devem prestar atenção às informações fornecidas pelos fabricantes para que possam se certificar de que as doses preconizadas ou as contraindicações não sofreram modificações, principalmente em relação a substâncias novas ou prescritas com pouca frequência.

Os organizadores e a editora não podem ser responsabilizados pelo uso impróprio nem pela aplicação incorreta de produto apresentado nesta obra. Apesar de terem envidado esforço máximo para localizar os detentores dos direitos autorais de qualquer material utilizado, os organizadores e a editora estão dispostos a acertos posteriores caso, inadvertidamente, a identificação de algum deles tenha sido omitida.

Editoração Eletrônica: LCM Produção Editorial.
Capa: Eduardo Nascimento

CIP-BRASIL. CATALOGAÇÃO NA PUBLICAÇÃO
SINDICATO NACIONAL DOS EDITORES DE LIVROS, RJ

N685
15. ed.

Noções práticas de obstetrícia de Mário Dias Corrêa / Mário Dias Corrêa Júnior; Victor Hugo de Melo; Regina Amélia Lopes Pessoa de Aguiar; Gabriel Costa Osanan - 15. ed. - Rio de Janeiro : Medbook, 2025.
1.152 p. : il. ; 28 cm.

Apêndice
Inclui bibliografia e índice
ISBN 978-65-5783-108-3

1. Obstetrícia. I. Corrêa Júnior, Mário Dias.

CDD: 618.2
24-89188 CDU: 618.2

Meri Gleice Rodrigues de Souza - Bibliotecária - CRB-7/6439

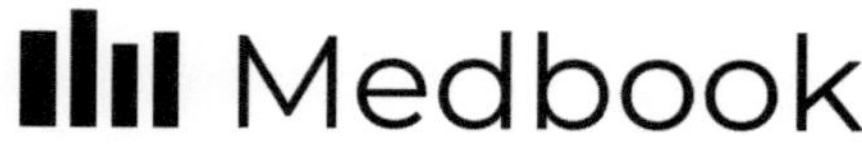

Editora Científica Ltda.
Avenida Treze de Maio 41/sala 804 – Cep 20.031-007 – Rio de Janeiro – RJ
Telefone: (21) 2502-4438 – www.medbookeditora.com.br – instagram: @medbookoficial
contato@medbookeditora.com.br – vendasrj@medbookeditora.com.br

Homenagem

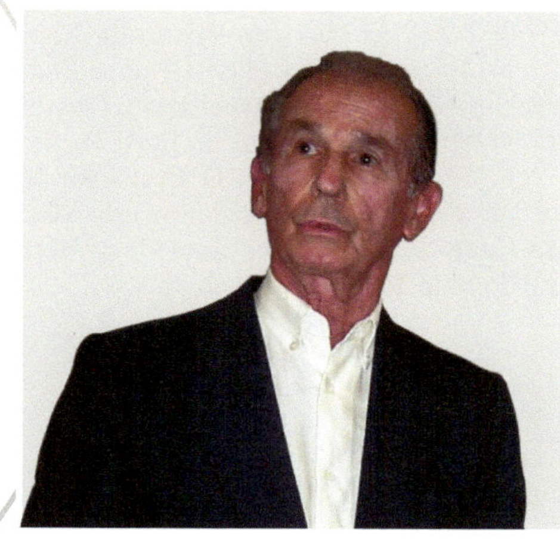

Filho de Manoel Dias Corrêa e Maria da Fonseca Corrêa, Mário Dias Corrêa nasceu no dia 22 de julho de 1924, em Itaúna, Minas Gerais.

Aprendeu com seus pais os princípios de ética, solidariedade, honestidade, humanismo e religiosidade, os quais levou para sua vida pessoal e profissional e se tornaram características marcantes de sua personalidade.

Cursou o primário no Grupo Escolar Augusto Gonçalves de Souza, em Itaúna, e o secundário no Ginásio Mineiro, em Belo Horizonte.

Em 1949, graduou-se em Medicina pela Faculdade de Medicina da UFMG. Fez a Residência Médica em Ginecologia e Obstetrícia no período de 1952 a 1953, no Chicago Memorial Hospital e no Chicago Lying-in Hospital, ambos vinculados à Universidade de Chicago, nos EUA.

Iniciou sua carreira universitária em 1954, como professor voluntário na Clínica Ginecológica – serviço do Professor Clóvis Salgado – na Faculdade de Medicina da UFMG.

Com o conhecimento obtido durante a Residência nos EUA, introduziu, no Brasil, o uso de sulfato de magnésio para tratamento e prevenção das crises convulsivas eclâmpticas, o qual ainda hoje é adotado como primeira escolha nesses casos.

Em 1961, criou o ambulatório de Infertilidade na UFMG, o primeiro de Minas Gerais. Na mesma época, também concebeu o ambulatório de Doença Trofoblástica Gestacional.

Em 1966, já como Professor Assistente do Departamento de Ginecologia e Obstetrícia da Faculdade de Medicina da UFMG, criou o ambulatório de Medicina Fetal, sendo pioneiro no acompanhamento de gestantes com Rh negativo. Foi o primeiro brasileiro a realizar uma amniocentese transabdominal para avaliar as condições dos fetos acometidos pela isoimunização Rh.

Ainda em 1966, realizou, pela primeira vez na América Latina, uma exsanguineotransfusão intrauterina para tratamento da anemia fetal grave. Posteriormente, tornou-se pioneiro na realização de transfusões intrauterinas no Brasil.

Em 1972, após relatório enviado ao Ministério da Saúde, conseguiu que a imunoglobulina anti-Rh fosse oferecida a todas as gestantes com Rh negativo em risco de desenvolver a isoimunização Rh – apenas 3 anos após a adoção de tal procedimento nos EUA.

Em 1979, defendeu seu Mestrado em Ginecologia e Obstetrícia – intitulado "Complicações da Amniocentese Transabdominal" – na Faculdade de Medicina da UFMG.

Em 1981, tornou-se Doutor em Ginecologia e Obstetrícia pela UFMG, defendendo a tese intitulada "Complicações da Amniocentese Transabdominal – Observações em 1.424 amniocenteses em 974 gestantes com Rh negativo imunizadas".

Em 1990, tornou-se Professor Titular do Departamento de Ginecologia e Obstetrícia da UFMG, apresentando a tese "Transfusão de Sangue Intrauterina".

Em 1995, recebeu o título de Professor Emérito da Faculdade de Medicina da UFMG.

Atuou como professor por mais de **60** anos, primeiro na Faculdade de Medicina da UFMG e mais tarde na Faculdade de Ciências Médicas de Minas Gerais, sempre procurando transmitir a seus alunos não só os conceitos mais atuais da Obstetrícia, mas também a prática de uma medicina baseada no respeito e na humanização da relação médico-paciente. Sua dedicação e carinho na formação dos jovens médicos foram reconhecidos pelas mais de **30** homenagens que recebeu como Patrono ou Paraninfo dos formandos.

Na Faculdade de Ciências Médicas de Minas Gerais, entre os anos de **1957** e **2018**, atuou como Professor Assistente do Departamento de Tocoginecologia (até **1983**) e em seguida como Professor Titular.

Foi ainda preceptor da Disciplina de Clínica Obstétrica da Faculdade de Medicina de Barbacena, entre os anos de **1977** e **1979**.

Exercendo a função de coordenador da Residência Médica em vários hospitais, como Santa Casa de Misericórdia, Maternidade São José, Hospital Felício Rocho, Hospital da Cruz Vermelha e Hospital das Clínicas da UFMG, ajudou a formar muitas gerações de obstetras.

Foi um dos fundadores da Sociedade Latino-Americana de Perinatologia (SOLAPER) e seu presidente por um mandato.

Foi, também, membro da Comissão Nacional de Perinatologia do Departamento Nacional de Programas de Saúde do Ministério da Saúde.

Ao longo de sua carreira, publicou diversos capítulos de livros e artigos em periódicos médicos. Foi o autor do livro *Noções Práticas de Obstetrícia*, adotado como livro-texto em inúmeras escolas médicas de Minas Gerais e do Brasil e como bibliografia de referência para obtenção do Título de Especialista em Ginecologia e Obstetrícia (TEGO) pela Federação Brasileira de Sociedades de Ginecologia e Obstetrícia (FEBRASGO). Foi também coautor do livro *Perinatologia Básica* em suas três edições.

O Professor Mário Dias Corrêa faleceu no dia **2** de novembro de **2019**, após **70** anos ininterruptos de dedicação à Obstetrícia, deixando como herdeiros uma legião de obstetras.

Colaboradores

Agnaldo Lopes da Silva Filho
Presidente da FEBRASGO. Professor Titular do Departamento de Ginecologia da UFMG.

Alamanda Kfoury Pereira
Mestre e Doutora em Saúde da Mulher pela Faculdade de Medicina da UFMG. Professora Titular do Departamento de Ginecologia e Obstetrícia da Faculdade de Medicina da UFMG.

Alexander Cangussu Silva
Mestre em Medicina pela UFJF. Professor de Medicina da Mulher da UFJF. Coordenador da Residência Médica em Obstetrícia do HU-UFJF/Ebserh.

Alim Alves Demian
Mestre e Doutor em Saúde da Mulher pela Faculdade de Medicina da UFMG. Professor Titular da Faculdade de Medicina da UniPAC. Especialista em Ginecologia e Obstetrícia pela FEBRASGO. Certificado em área de atuação em Ultrassonografia e Medicina Fetal pela FEBRASGO.

Aluana Rezende Parola
Mestre e Doutora em Saúde da Mulher pela Faculdade de Medicina da UFMG. Professora Adjunta do Departamento de Ginecologia e Obstetrícia da Faculdade de Medicina da UFMG. Especialista em Ginecologia e Obstetrícia pela FEBRASGO. Certificado em área de atuação em Medicina Fetal pela FEBRASGO.

Álvaro Luiz Lage Alves
Mestre e Doutor em Saúde da Mulher pela Faculdade de Medicina da UFMG. Médico Obstetra do Hospital das Clínicas da UFMG. Presidente da Comissão Nacional Especializada em Urgências Obstétricas da FEBRASGO.

Ana Christina de Lacerda Lobato
Mestre em Saúde da Mulher pela Faculdade de Medicina da UFMG. Especialista em Educação em Saúde – USP. Professora da Faculdade de Medicina da Unifenas-BH.

Ana Flávia Leonardi Tibúrcio Ribeiro
Clínica Médica/Hematologia e Hemoterapia. Professora Adjunta do Departamento de Clínica Médica da Faculdade de Medicina da UFMG. Mestre em Medicina (Infectologia e Medicina Tropical) pela Faculdade de Medicina da UFMG. Doutora em Medicina (Patologia) pela Faculdade de Medicina da UFMG.

Ana Luiza Lunardi Rocha
Doutora e Pós-Doutora em Saúde da Mulher pela UFMG e pela Università di Siena, Itália. Professora do Departamento de Ginecologia e Obstetrícia. Coordenadora do Setor de Contracepção e Planejamento Familiar do Hospital das Clínicas da UFMG.

Ana Paula Gonçalves
Médica Neurologista. Membro Titular da Academia Brasileira de Neurologia. Neurofisiologista Clínica Titular da Sociedade Brasileira de Neurofisiologia Clínica. Médica Assistente do Serviço de Neurologia do Hospital das Clínicas da UFMG. Doutoranda em Neurociências – UFMG.

Anelise Impellizzeri Nogueira
Professora Aposentada do Departamento de Clínica Médica da UFMG. Doutora em Ginecologia e Obstetrícia pela UFMG. Endocrinologista Titulada pela Sociedade Brasileira de Endocrinologia e Metabologia.

Ângelo Flávio Adami
Hepatologista Clínico – Grupo de Transplantes de Fígado do Hospital das Clínicas de Itajubá. Membro Titular da FBG e da Sociedade Brasileira de Hepatologia.

Antônio Rodrigues Braga Neto
Professor de Obstetrícia da UFRJ e da UFF. Mestre, Doutor, Pós-Doutor e Livre Docente em Obstetrícia pela UNESP. Pós-Doutor pela Harvard Medical School e pelo Imperial College of London. Presidente da CNE de DTG da FEBRASGO. Diretor do Centro de Doença Trofoblástica Gestacional do Rio de Janeiro.

Augusto Henriques Fulgêncio Brandão
Doutor em Saúde da Mulher pela Faculdade de Medicina da UFMG. Professor Adjunto do Departamento de Ginecologia e Obstetrícia da UFMG.

Aurivan Essado Dantas
Médico Reumatologista. Título de Especialista em Reumatologia pela Sociedade Brasileira de Reumatologia. Médico da Equipe de Terapia Intensiva Obstétrica da Maternidade Odete Valadares – FHEMIG.

Bárbara Érika Caldeira Araújo Sousa
Médica Endocrinologista do Serviço de Gestação de Alto Risco da Maternidade Odete Valadares – FHEMIG. Mestre em Saúde do Adulto pela Faculdade de Medicina da UFMG. Médica Titulada pela SBEM.

Beatriz Amélia Monteiro de Andrade
Mestre em Obstetrícia pela Faculdade de Medicina da UFMG. Médica da Maternidade Odete Valadares – FHEMIG. Membro do Serviço de Alto Risco Obstétrico da Maternidade Odete Valadares e do Hospital Vila da Serra. Professora da Faculdade de Ciências Médicas de Minas Gerais.

Carolina Gonçalves Vieira
Especialista em Medicina Fetal pela FEBRASGO. Médica do Serviço de Obstetrícia da Perinatal Barra/Rede D'Or. Mestranda em Ciências Médicas da UFF.

Cezar Alencar de Lima Rezende
Obstetra do Ambulatório de Gravidez de Alto Risco do Hospital das Clínicas da UFMG. Professor Adjunto Aposentado da Faculdade de Medicina da UFMG. Mestre em Ginecologia e Obstetrícia pela UFMG. Doutorado em Cirurgia Abdominal pela UFMG.

Cláudia Lourdes Soares Laranjeiras
Mestre em Saúde da Mulher pela Faculdade de Medicina da UFMG. Professora do Departamento de Ginecologia e Obstetrícia da Faculdade de Ciências Médicas de Minas Gerais.

Claúdia Maria Vilas Freire
Médica Cardiologista do Ambulatório de Gravidez de Alto Risco do Hospital das Clínicas da UFMG. Mestre e Doutora em Ciências da Saúde do Adulto pela UFMG. Ecocardiografista Titulada pelo Departamento de Imagem Cardiovascular da Sociedade Brasileira de Cardiologia. Ultrassonografista Vascular Titulada pelo Colégio Brasileiro de Radiologia.

Cláudia Myriam Amaral Botelho
Membros do Serviço de Pneumologia e Cirurgia Torácica do Hospital das Clínicas da UFMG. Médica Pneumologista. Doutora em Saúde do Adulto.

Clécio Ênio Murta de Lucena
Mestre e Doutor em Saúde da Mulher pela Faculdade de Medicina da UFMG. Professor Adjunto do Departamento de Ginecologia e Obstetrícia da UFMG. Coordenador da Disciplina de Mastologia da Faculdade de Medicina da UFMG. Membro do Serviço de Mastologia do Instituto Orizonti – Belo Horizonte, MG.

Conrado Milani Coutinho
Médico Assistente do Departamento de Ginecologia e Obstetrícia do HCFMRP-USP. Mestrado e Doutorado pela FMRP-USP. Pós-Doutorado em Medicina Fetal pela St. George's University of London.

Cristina Costa Duarte Lanna
Médica Reumatologista. Professora Titular e Doutora do Departamento do Aparelho Locomotor da Faculdade de Medicina da UFMG. Professora do Programa de Pós-Graduação em Ciências Aplicadas à Saúde do Adulto da Faculdade de Medicina da UFMG. Preceptora da Residência Médica em Reumatologia no Serviço de Reumatologia do Hospital das Clínicas – EBESERH-UFMG.

Daisy Martins Rodrigues
Professora do Departamento de Ginecologia e Obstetrícia da FCM-MG e do UniBH. Mestre em Saúde da Mulher pela UFMG.

Daniel Dias Ribeiro
Patologia Clínica/Hematologia e Hemoterapia. Coordenador do Setor de Hemostasia do Serviço de Hematologia do Hospital das Clínicas da UFMG. Mestre em Medicina (Gastroenterologia) pela Faculdade de Medicina da UFMG. Doutor em Medicina (Ciências Aplicadas à Saúde do Adulto) pela Faculdade de Medicina da UFMG. Doutor em Epidemiologia Clínica pela Leiden University Medical Center.

Daniela Guimarães Silva
Médica Obstetra do Hospital das Clínicas da UFMG. Especialista em Medicina Fetal pela FEBRASGO.

Eduardo Borges da Fonseca
Professor Adjunto do DOG/CCM/UFPB. Livre-Docente em Obstetrícia da FMUSP.

Elaine Cristina Fontes de Oliveira
Mestre em Saúde da Mulher pela Faculdade de Medicina da UFMG. Médica Plantonista e Preceptora da Residência Médica do Hospital das Clínicas da UFMG. Médica do Setor de Contracepção e Planejamento Familiar do Hospital das Clínicas da UFMG.

Eura Martins Lage
Mestre e Doutora em Saúde da Mulher pela Faculdade de Medicina da UFMG. Professora Associada do Departamento de Ginecologia e Obstetrícia da Faculdade de Medicina da UFMG.

Fernanda Campos da Silva
Professora Associada de Obstetrícia da UNIRIO. Chefe do Serviço de Obstetrícia da Perinatal Barra/Rede D'Or.

Fernanda Cristina da Silva Alves Ribeiro
Médica Assistente do Departamento Materno-Infantil da Universidade Federal do Triângulo Mineiro.

Fernando Macedo Bastos
Doutor em Saúde da Mulher pela Faculdade de Medicina da UFMG. Professor Adjunto do Departamento de Ginecologia e Obstetrícia da Faculdade de Medicina da UFMG. Especialista em Ginecologia e Obstetrícia pela FEBRASGO. Residência em Medicina Fetal.

Flávia Gomes Faleiro Ferreira
Professora Adjunta do Departamento de Pediatria da Faculdade de Medicina e Membro do Grupo de Pesquisa em HIV/AIDS Materno-Infantil da UFMG.

Flávia Magaly Silveira Nobre
Especialista em Ginecologia e Obstetrícia pela FEBRASGO. Coordenadora do Programa de Residência Médica em Ginecologia e Obstetrícia do Hospital Universitário Clemente de Faria da Universidade Estadual de Montes Claros – UNIMONTES.

Francisco Lírio Ramos Filho
Mestre e Doutorando em Saúde Materno-Infantil pelo Instituto de Ensino e Pesquisa Santa Casa de Belo Horizonte. Coordenador Médico e Preceptor da Residência Médica de Ginecologia e Obstetrícia da Maternidade Hilda Brandão da Santa Casa de Belo Horizonte. Professor e Coordenador do Internato de Ginecologia e Obstetrícia da Faculdade de Minas, campus Belo Horizonte – Faminas BH.

Frederico José Amedée Péret
Mestre em Medicina pela Faculdade de Medicina da UFMG. Diretor Presidente da Unimed BH Cooperativa de Trabalho Médico.

Gabriel Costa Osanan
Mestre e Doutor em Saúde da Mulher pela Faculdade de Medicina da UFMG. Professor Associado do Departamento de Ginecologia e Obstetrícia da Faculdade de Medicina da UFMG. Membro do Centro de Doença Trofoblástica Gestacional do HC-UFMG. Professor da Faculdade de Medicina da UNIFENAS. Professor da FAMINAS. Membro Fundador da Rede Brasileira de Acretismo Placentário.

Gabriela Paiva
Professora de Obstetrícia da UFRJ. Mestre em Saúde Perinatal pela Maternidade Escola da UFRJ. Médica Assistente do Centro de Doença Trofoblástica Gestacional do Rio de Janeiro.

Geraldo Duarte
Professor Titular do Departamento de Ginecologia e Obstetrícia da Faculdade de Medicina de Ribeirão Preto da USP.

Gislene Cristina Valadares
Médica Psiquiatra. Doutora em Saúde da Criança e do Adolescente pela UFMG. Coordenadora do Ambulatório de Saúde Mental da Mulher do Hospital das Clínicas da UFMG.

Gui Tarcísio Mazzoni Júnior
Diretor da Eccos – Clínica da Imagem, Belo Horizonte-MG. Mestre e Doutor em Ginecologia e Obstetrícia pela Faculdade de Medicina da UFMG. Professor de Ultrassonografia do Imede – Instituto de Ultrassom. Membro Titular do Colégio Brasileiro de Radiologia. Membro Titular da FEBRASGO.

Guilherme de Castro Rezende *(in memoriam)*
Mestre e Doutor em Saúde da Mulher pela Faculdade de Medicina da UFMG. Professor Adjunto do Departamento de Ginecologia e Obstetrícia da FCMMG.

Henrique Vitor Leite
Mestre e Doutor em Saúde da Mulher pela Faculdade de Medicina da UFMG. Professor Titular do Departamento de Ginecologia e Obstetrícia da Faculdade de Medicina da UFMG.

Heverton Neves Pettersen
Diretor do Núcleo de Medicina Fetal Gennus, Belo Horizonte-MG. *Research Fellow* do Serviço do Professor Kypros Nicolaides, King's College Hospital, Londres. Diretor Clínico da Clínica Gennus. Coordenador da Pós-Graduação em Medicina Fetal da FCMMG. Membro da Academia Brasileira de Ultrassonografia. Editor-Chefe da Revista Brasileira de Ultrassonografia (RBUS) da Sociedade Brasileira de Ultrassonografia.

Inessa Beraldo de Andrade Bonomi
Mestre em Saúde da Mulher pela UFMG. Doutoranda em Bioética pela Faculdade de Medicina da Universidade do Porto. Professora/Coordenadora do Internato de Saúde da Mulher da Faculdade de Medicina da UNIFENAS-BH. Presidente da SOGIMIG (biênio 2023-2025).

Izabela Vieira Botelho
Médica Ginecologista e Obstetra. Professora Adjunta da Universidade Federal de Viçosa.

Jacqueline Braga Pereira
Graduada em Medicina/Residência Médica – Ginecologista e Obstetra do HC-UFMG. Mestre e Doutora em Saúde da Mulher pela Faculdade de Medicina da UFMG. Professora Adjunta do Departamento de Ginecologia e Obstetrícia da UFMG.

Janaína Campos Senra
Mestre em Saúde da Mulher pela Faculdade de Medicina da UFMG. Doutora em Ciências pela USP. Pesquisadora do Children's Hospital of Philadelphia, EUA. Médica Assistente de Ginecologia e Obstetrícia do Hospital das Clínicas da UFMG.

João Oscar de Almeida Falcão Júnior
Mestre e Doutor pelo Programa de Ginecologia e Obstetrícia da Unesp. Docente da Faculdade de Ciências Médicas de Minas Gerais. Coordenador da Unidade de Ensino e da Equipe de Ginecologia do Hospital Felício Rocho.

Jorge Andrade Pinto
Professor Titular do Departamento de Pediatria da Faculdade de Medicina e Coordenador do Grupo de Pesquisa em HIV/AIDS Materno-Infantil da UFMG.

Juliana Barroso Zimmermmann
Mestre e Doutora em Saúde da Mulher pela Faculdade de Medicina da UFMG. Professora da Disciplina Medicina da Mulher da UFJF. Professora da Disciplina Saúde da Mulher da Faculdade de Medicina de Barbacena. Coordenadora do Ambulatório de Alto Risco Obstétrico – UFJF.

Juliana da Silva Barra
Professora Adjunta do Departamento de Ginecologia e Obstetrícia da Faculdade de Medicina da UFMG.

Júlio Elito Júnior
Professor Associado Livre-Docente do Departamento de Obstetrícia da UNIFESP/EPM. Chefe dos Setores de Gravidez Ectópica e Gravidez Múltipla da UHIFESP/EP.

Jussara de Souza Mayrink Novais
Professora Adjunta do Departamento de Ginecologia e Obstetrícia da Faculdade de Medicina da UFMG.

Lara Rodrigues Félix
Mestre em Saúde da Mulher pela Faculdade de Medicina da UFMG. Pós-Graduada em Medicina Fetal pela Faculdade CETRUS/SP. Docente da Faculdade de Medicina da Universidade Federal de Uberlândia.

Larissa Martins Silva
Médica Graduada pela FCMMG. Anestesiologista pela Santa Casa de Belo Horizonte. Pós-Graduada em Dor pela Faculdade IPMED. Anestesiologista da Unidade Santo Agostinho da Rede Mater Dei.

Luciana Valadares Ferreira Starling
Título de Especialista em Endocrinologia pela SBEM. Membro da Clínica de Endocrinologia e Metabologia da Santa Casa de Belo Horizonte.

Luísa Guimarães Santos
Pós-Graduação em Medicina Fetal pelo IFF/Fiocruz-RJ. Mestranda IFF/Fiocruz.

Luiz Guilherme Neves Caldeira
Mestre em Saúde Materno-Infantil pelo Instituto de Ensino e Pesquisa Santa Casa de Belo Horizonte. Plantonista e Preceptor da Residência Médica de Ginecologia e Obstetrícia da Maternidade Hilda Brandão da Santa Casa de Belo Horizonte. Professor do Núcleo de Saúde da Mulher do Centro Universitário de Belo Horizonte – UNI-BH. Coordenador do Programa de Residência Médica em Ginecologia e Obstetrícia do IPSEMG.

Marcelo Antônio Pascoal Xavier
Professor Associado do Departamento de Anatomia Patológica e Medicina Legal da Faculdade de Medicina da UFMG. Pesquisador em Saúde Pública do Grupo Imunologia de Doenças Virais do Instituto René Rachou da Fundação Oswaldo Cruz (IDV-IRR/FIOCRUZ).

Marcelo Dias Sanches
Professor Associado do Departamento de Cirurgia da Faculdade de Medicina da UFMG. Chefe do Instituto Alfa de Gastroenterologia do Hospital das Clínicas da UFMG. Membro Titular do Colégio Brasileiro de Cirurgia Hepato-Pancreato-Biliar, Colégio Brasileiro de Cirurgia Digestiva, Colégio Brasileiro de Cirurgiões, American Hepato-Pancreato-Biliary Association, Federacion Latino-Americana de Cirurgia, Associação Brasileira de Transplante de Órgãos e Sociedade Brasileira de Cirurgia Laparoscópica.

Márcia Cristina França Ferreira
Professora Associada do Departamento de Ginecologia da UFMG. Doutora em Fisiologia pela UFMG. Ginecologista, Obstetra e Ultrassonografista da Clínica de Reprodução Humana Mater Dei e da Clínica Dopsom.

Márcia Gomes Penido Machado
Mestre e Doutora em Saúde da Criança pela UFMG. Professora Associada do Departamento de Pediatria da Faculdade de Medicina da UFMG. Especialista em Neonatologia e Terapia Intensiva Pediátrica pela SBP. Membro do Grupo Executivo e Instrutora do Programa de Reanimação Neonatal da SBP.

Marcos José Burle de Aguiar
Professor Titular Aposentado do Departamento de Pediatria da Faculdade de Medicina da UFMG. Mestrado pela Faculdade de Medicina da UFRJ. Doutorado em Pediatria pela Faculdade de Medicina da UFMG. Títulos de Especialista em Pediatria e Genética Médica.

Marcos Murilo de Lima Faria
Mestre em Saúde da Mulher pela Faculdade de Medicina da UFMG. *Research Fellow* do Serviço do Professor Kypros Nicolaides, King's College Hospital, Londres. Diretor Técnico da Clínica Gennus. Coordenador da Pós-Graduação em Medicina Fetal da FCMMG. Membro da Academia Brasileira de Ultrassonografia.

Maria Amélia Sarmiento Dias da Silva
Mestre em Saúde da Mulher pela Faculdade de Medicina da UFMG. Médica Obstetra do Hospital das Clínicas da UFMG. Membro do Centro de Doença Trofoblástica Gestacional do HC-UFMG.

Maria de Lourdes Ribeiro de Carvalho
Médica Dermatologista Responsável pelo Atendimento Dermatológico das Gestantes do PNAR do Hospital das Clínicas da UFMG. Especialista pela Sociedade Brasileira de Dermatologia. Doutora em Ciências – Área de Concentração: Imunoparasitologia, do Instituto de Ciências Biológicas da UFMG.

Maria Isabel Toulson Davisson Correia
Professora Titular Aposentada do Departamento de Cirurgia da Faculdade de Medicina da UFMG. Médica da Equipe Eterna – Rede Mater Dei e Hospital Semper.

Maria Tereza Maia Penido Rebello
Especialista em Ginecologia e Obstetrícia pela FEBRASGO. Especialista em Ultrassonografia em Ginecologia e Obstetrícia pelo CBR. Mestre em Ciências da Saúde pela UNIMONTES. Professora do Departamento de Saúde da Mulher e da Criança da UNIMONTES.

Maria Vitória Pádua de Quintero
Médica Reumatologista. Título de Especialista em Reumatologia pela Sociedade Brasileira de Reumatologia e área de atuação em Reumatologia Pediátrica. Preceptora da Residência Médica em Reumatologia do Serviço de Reumatologia da Santa Casa de Belo Horizonte, MG.

Mariana Seabra Leite Praça
Professora do Departamento de Ginecologia e Obstetrícia da Faculdade de Medicina da UFMG. Membro do Corpo Clínico do Serviço de Ginecologia e Obstetrícia da Rede Mater Dei de Saúde.

Marina Augusto Neves
Médica Anestesista do Hospital João XXIII da FHEMIG.

Marina Carvalho Paschoini
Professora Adjunta do Departamento Materno-Infantil da Universidade Federal do Triângulo Mineiro.

Marina Nogueira de Andrade
Preceptora de Endocrinologia e Metabologia no Setor de Tireoide da Santa Casa de Belo Horizonte. Endocrinologista Titulada pela SBEM.

Mário Benedito Costa Magalhães
Mestrado em Gastrotenterologia – IBEPEGE/SP. Professor de Gastroenterologia/Hepatologia da UNIFENAS & UNIVAS. Membro Titular da Federação Brasileira de Gastroenterologia e da Sociedade Brasileira de Hepatologia.

Mário Dias Corrêa Júnior
Mestre e Doutor em Obstetrícia pela Faculdade de Medicina da UFMG. Professor Associado do Departamento de Ginecologia e Obstetrícia da Faculdade de Medicina da UFMG.

Mário Sérgio Silva Gomes Caetano
Professor Assistente do Departamento Materno-Infantil da Universidade Federal do Triângulo Mineiro.

Marisa França Ferreira
Nefrologista da Maternidade Odete Valadares – FHEMIG. Membro do Corpo Clínico do Hospital Felício Rocho e Nefrologista da NefroClínicas-BH.

Melissa Machado Viana
Residência em Genética Médica pelo Hospital das Clínicas da UFMG. Mestre em Farmacologia Bioquímica e Molecular pela UFMG. Doutora pela Pós-Graduação em Ciências da Saúde, Área de Concentração Saúde da Criança e do Adolescente, da Faculdade de Medicina da UFMG. Médica Especialista em Genética Médica pela Sociedade Brasileira de Genética Médica e Genômica.

Nathália Lisboa Rosa Almeida Gomes
Doutora em Endocrinologia pela Faculdade de Medicina da USP. Professora Adjunta da Clínica Médica da UFMG. Médica Assistente da Endocrinologia da Santa Casa de Belo Horizonte.

Patrícia El Beitune
Professora Adjunta do Departamento de Ginecologia e Obstetrícia da Fundação Faculdade Federal de Ciências Médicas de Porto Alegre.

Patrícia Gonçalves Teixeira
Mestre e Doutora em Saúde da Mulher pela Faculdade de Medicina da UFMG. Professora Adjunta do Departamento de Ginecologia e Obstetrícia da Faculdade de Medicina da UFMG.

Patrícia Santos Resende Cardoso
Médica Hematologista do Hospital das Clínicas da UFMG e da Fundação Centro de Hematologia e Hemoterapia do Estado de Minas – Fundação Hemominas. Mestre em Saúde da Mulher pela Faculdade de Medicina da UFMG.

Paulo Caramelli
Médico Neurologista. Membro Titular da Academia Brasileira de Neurologia. Professor Titular do Departamento de Clínica Médica da Faculdade de Medicina da UFMG.

Pedro Henrique Tannure Saraiva
Especialista em Ginecologia e Obstetrícia pelo Hospital Metropolitano Odilon Behrens. Mestrando pelo Programa de Pós-Graduação em Tocoginecologia da UNESP – Botucatu/SP. Professor da Faculdade de Medicina da Universidade José do Rosário Vellano – UNIFENAS – Belo Horizonte-MG.

Regina Amélia Lopes Pessoa de Aguiar
Médica Especialista em Ginecologia e Obstetrícia e em Genética Médica. Mestre e Doutora em Saúde da Mulher pela Faculdade de Medicina da UFMG. Professora Associada Aposentada do Departamento de Ginecologia e Obstetrícia da Faculdade de Medicina da UFMG.

Renata de Medeiros Wanderley Gadelha
Mestre em Ciência e Engenharia de Materiais pela UFCG. Residência Médica em Ginecologia e Obstetrícia no Hospital Materno-Infantil de Brasília – HMIB. Chefe da Unidade de Saúde da Mulher do HULW/EBSERH.

Renato Augusto Moreira de Sá
Professor Titular de Obstetrícia da UFF. Pesquisador em Saúde Pública do Instituto Fernandes Figueira/FIOCRUZ. Diretor Médico da Perinatal Laranjeiras/Rede D'Or.

Renato Franco Ciodaro
Professor Aposentado da FCMMG. Preceptor da Clínica Obstétrica da Maternidade Odete Valadares.

Ricardo de Amorim Corrêa
Doutor em Medicina. Membro do Serviço de Pneumologia e Cirurgia Torácica do Hospital das Clínicas da UFMG. Professor Titular do Departamento de Clínica Médica da Faculdade de Medicina da UFMG. Coordenador do Centro de Pesquisas Clínicas do Hospital das Clínicas da UFMG.

Rievani de Sousa Damião
Professor Assistente da Universidade Federal da Paraíba. Mestre em Ciências da Saúde pelo HSPE-FMO. *Fellow* do Harris Birthright for Fetal Medicine, King's College Hospital, Londres.

Samila Araújo Santana
Médica Hematologista do Hospital das Clínicas da UFMG. Médica Hemoterapeuta da Fundação Centro de Hematologia e Hemoterapia do Estado de Minas Gerais – Fundação Hemominas.

Silvana Maria Quintana
Professora Doutora do Departamento de Ginecologia e Obstetrícia da Faculdade de Medicina de Ribeirão Preto da Universidade de São Paulo.

Sílvia Silveira Quintão Savergnini
Graduada em Fisioterapia. Mestre e Doutora em Fisiologia e Farmacologia pela UFMG. Professora Adjunta da UEMG.

Soraya Rodrigues de Almeida Sanches
Professora Associada do Departamento de Cirurgia da Faculdade de Medicina da UFMG. Coordenadora da Residência Médica em Cirurgia do Aparelho Digestivo do Hospital das Clínicas da UFMG. Membro do Serviço de Estômago, Esôfago e Duodeno do Instituto Alfa de Gastroenterologia do Hospital das Clínicas da UFMG. Membro do Colégio Brasileiro de Cirurgia Digestiva.

Suzana Maria Pires do Rio
Preceptora do Serviço de Gestação de Alto Risco da Maternidade Odete Valadares – FHEMIG – e da Residência em Ginecologia e Obstetrícia da Unimed-BH. Mestre e Doutora em Saúde da Mulher pela Faculdade de Medicina da UFMG. Professora da Faculdade de Medicina de Barbacena. Membro da Comissão Especializada de Hiperglicemia e Gestação da FEBRASGO na qualidade de Assessor/Consultor em Medicina pela UFMG.

Valéria Maria Augusto
Doutora em Medicina. Membro do Serviço de Pneumologia e Cirurgia Torácica do Hospital das Clínicas da UFMG. Professora Adjunta de Clínica Médica e Pneumologia da Faculdade de Medicina da UFMG. Mestre em Fisiologia e Farmacologia pelo ICB – UFMG.

Victor Hugo de Melo
Professor Associado Aposentado da Faculdade de Medicina da UFMG. Mestre em Obstetrícia pela UFMG. Doutor em Medicina pela UFRJ. Conselheiro do CRM-MG.

Vinícius Pereira de Souza
Coordenador da Anestesiologia da Unidade Santo Agostinho da Rede Mater Dei. Professor da PUC-Minas/Medicina. Doutor em Administração pela PUC-Minas. Mestre em Ciências pela Escola Paulista de Medicina da UNIFESP. Título Superior de Anestesiologista pela SBA. Intensivista da AMIB. MBA na Fundação Dom Cabral. Pós-MBA na Kellogg School of Management.

William Schneider da Cruz Krettli
Doutor em Saúde da Mulher pela Faculdade de Medicina da UFMG. Médico Obstetra/Ginecologista do Hospital das Clínicas da UFMG. Professor Adjunto do Departamento de Ginecologia e Obstetrícia da Faculdade de Medicina da UFMG.

Zilma Silveira Nogueira Reis
Mestre e Doutora em Saúde da Mulher pela Faculdade de Medicina da UFMG. Professora Associada do Departamento de Ginecologia e Obstetrícia da Faculdade de Medicina da UFMG.

Prefácio

É com imensa alegria e muita honra que atendo ao convite para prefaciar o livro *Noções Práticas de Obstetrícia*, do querido e saudoso mestre Mário Dias Corrêa, admirável Professor Titular de Obstetrícia da UFMG, pioneiro da Medicina Materno-Fetal no início da década de 1950 e o primeiro a empregar o sulfato de magnésio para prevenção de convulsões em pacientes pré-eclâmpticas no Brasil.

Conheci o Professor nos idos de 1980, nos tornamos amigos e por ele nutri, desde sempre, profundo respeito e admiração. Foi dos mais completos clínicos na assistência obstétrica.

As qualidades e a ampla experiência desse obstetra estão compiladas nesta obra exemplar que, edição após edição, atualiza-se com primazia, incluindo abordagens diagnósticas e terapêuticas modernas. Suas instruções claras auxiliam estudantes, profissionais e leitores a aderirem de forma didática aos princípios protocolares estabelecidos nesta especialidade médica.

Publicada pela vez primeira há cerca de 60 anos, encontra-se hoje em sua 15ª edição, tendo sido consentânea a várias gerações. Com o passar dos anos, este compêndio tornou-se mais robusto, mas permanece o propósito original de abordar noções práticas.

Enalteço os novos editores que, na condição de herdeiros do cabedal intelectual de Mário Dias Corrêa, desde a 13ª edição coordenam e participam dos trabalhos que mantêm esta obra e esta Escola Obstétrica pulsantes até os dias de hoje, para fortuna de todos nós.

Marcelo Zugaib
Professor Titular Jubilado de Obstetrícia da Faculdade de Medicina da Universidade de São Paulo

Apresentação

Chegamos à 15ª edição do *Noções Práticas de Obstetrícia*, um livro iniciado pelo desejo do Professor Mário Dias Corrêa de oferecer um material didático atualizado, adaptado à realidade brasileira e, sobretudo, prático. Ele editou e escreveu praticamente sozinho as 12 primeiras edições, contando apenas com a ajuda de especialistas em capítulos específicos, como *Diabetes Gestacional* ou *Urgências não Obstétricas na Gestação*.

Para a 13ª edição, então aos 80 anos, ele achou que precisaria de ajuda e me convidou (mais por nepotismo do que por competência) para contribuir na atualização do compêndio. Na época, eu havia terminado a residência fazia pouco tempo e não me sentia capaz de assumir tão importante missão. Solicitei que ele permitisse a entrada de outros editores para colaborar na empreitada. Concordamos em convidar os Professores Regina Amélia Lopes Pessoa Aguiar e Victor Hugo de Melo, adesões fundamentais para a renovação e a completa modificação do livro, que se tornou quase um tratado, mas sem perder o caráter prático que o norteou desde as primeiras edições.

Esse time funcionou em perfeita sintonia e se reuniu mais uma vez para elaborar a 14ª edição ampliada e revisada, com várias novidades, como a adição de um quadro com evidências científicas ao final dos capítulos.

A 15ª edição já estava sendo pensada quando meu querido pai nos deixou, aos 95 anos de vida, 70 deles dedicados à prática e ao ensino da Obstetrícia, tendo trabalhado ativamente até os 94 anos. A pandemia do SARS-CoV contribuiu para que adiássemos ainda mais a elaboração desta edição, mas quis o destino que ela ficasse pronta exatamente no ano que que o Dr. Mário completaria 100 anos!

Para a 15ª edição, mantivemos o time de editores das duas últimas e convidamos também o Professor Gabriel Costa Osanan para contribuir nesse processo de renovação da obra. Ela foi escrita nos mesmos moldes das anteriores, com os quatro editores participando da elaboração e da revisão de todos os capítulos, para assegurar que eles mantivessem a qualidade das versões anteriores.

Esperamos que você goste e continue confiando neste livro para ajudar na ampliação dos conhecimentos e na tomada de decisões na prática diária da Obstetrícia.

Mário Dias Corrêa Júnior

Sumário

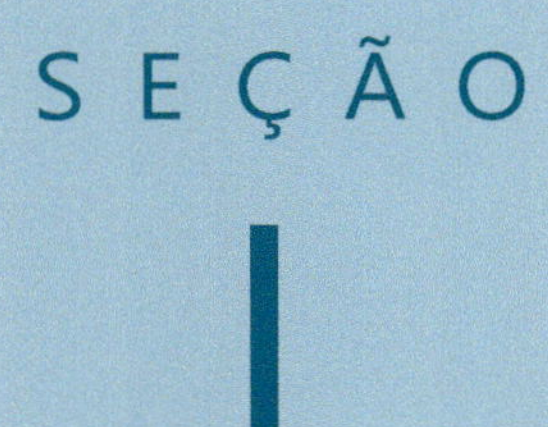

SEÇÃO I

Fisiologia da Gravidez e Parto

Embriologia e Fisiologia Fetal

CAPÍTULO

1

Alim Alves Demian
Mário Dias Corrêa Júnior

INTRODUÇÃO

O conhecimento da fisiologia fetal, desde a fecundação até o parto, oferece ao obstetra melhor entendimento sobre a evolução da gestação, suas modificações naturais e alterações. Trata-se de assunto extenso e que poderia ser objeto de um livro inteiro. O presente capítulo tem por objetivo introduzir o tema e apresentar os principais marcos desse desenvolvimento.

A gestação inicia antes mesmo da existência do embrião propriamente dito. A ovulação, a fecundação e a nidação são partes do processo de reprodução que, quando bem-sucedido, culmina com a gravidez.

OVULAÇÃO

Dois processos reprodutivos principais acontecem durante cada ciclo menstrual: a ovulação, que consiste na maturação e liberação do óvulo pelo folículo ovariano, e a preparação do útero para receber o embrião.

O ciclo menstrual começa com a menstruação – sangramento uterino episódico que ocorre a intervalos aproximados de 4 semanas na espécie humana, durante a vida reprodutiva da mulher.

A ovulação consiste no processo de liberação de um óvulo maduro, pronto para ser fecundado, que ocorre aproximadamente 14 dias após o início da menstruação, considerando ciclos menstruais de 28 dias. Em algumas mulheres, durante a ovulação, pode ser liberado mais de um óvulo maduro, de maneira espontânea ou em consequência do uso de medicações específicas.

A ovogênese tem início ainda na vida intrauterina e se completa a cada ciclo menstrual. Verifica-se rápida multiplicação mitótica das células germinativas durante a fase embrionária, sendo obtidos aproximadamente sete milhões de folículos em ambos os ovários com 20 semanas de gestação. A depleção da reserva folicular principia ainda na vida fetal e continua por toda a vida da mulher por atresia dessas células. Ao nascimento, esse número se reduz para um a dois milhões, e na puberdade há cerca de 300 a 400 mil folículos disponíveis. Desse reservatório, cerca de 300 a 400 folículos (menos de 1%) irão maturar completamente e liberar um óvulo durante os anos reprodutivos da mulher.[1,2]

No início do ciclo, vários folículos são recrutados, mas apenas um completa o processo de maturação, sendo chamado de folículo dominante. Nesse folículo, o pico de hormônio folículo-estimulante (FSH) induz as células do *cumulus oophorus* a produzirem grande quantidade de ácido hialurônico, de maneira que o oócito fique mergulhado nessa matriz, circundado por massa viscosa que o protege mecanicamente durante a ruptura folicular e seu movimento pela tuba uterina.[3] Pouco antes da ruptura folicular, há distensão do antro em razão do aumento do volume do líquido folicular e compressão da granulosa avascular contra a membrana que a separa da teca luteinizada e vascularizada. Entretanto, não se verifica aumento da pressão no interior do folículo. Esse aumento no líquido, sem elevação concomitante na pressão, se deve a alterações na parede folicular, que se tornará mais frágil e distensível. À medida que se aproxima o momento da ovulação, o folículo dominante vai se posicionando perto da superfície do ovário para facilitar a expulsão do óvulo próximo das fímbrias tubárias.

As prostaglandinas liberam enzimas lisossômicas que digerem a parede folicular e contraem a musculatura lisa dessa parede, auxiliando a expulsão do oócito e da coroa radiada.[2] Após a expulsão do oócito, observa-se a formação de coágulo plasmático que oclui a região do estigma (local onde ocorreu a extrusão do oócito).

O aumento da vascularização local garante o aporte de LDL-colesterol, precursor da progesterona; portanto, é indispensável o bom desenvolvimento dessa vascularização para formação de um corpo lúteo eficaz. O aumento da produção de progesterona e a vascularização atingem pico máximo em torno de 8 dias após o pico do hormônio luteinizante (LH), e essa alta concentração impede uma nova ovulação. A Figura 1.1 ilustra as variações hormonais que acontecem durante o ciclo menstrual.

Além da produção de progesterona, constata-se aumento na produção de estrogênios e androgênios na fase lútea inicial. O aumento do estrogênio contribui para a formação de receptores de progesterona no endométrio, possibilitando a ação da progesterona na nidação embrionária.[3]

Cerca de 10 dias após a ovulação, caso não ocorra a gravidez, o corpo lúteo entra em regressão. Na vigência de gravidez, a gonadotrofina coriônica produzida pelo trofoblasto mantém o funcionamento do corpo lúteo até que a esteroidogênese placentária esteja bem estabelecida, o que ocorre por volta de 8 semanas de gestação.

FECUNDAÇÃO

A fecundação consiste na fusão do óvulo com o espermatozoide, formando o zigoto, e fisiologicamente acontece na ampola tubária. O espermatozoide é depositado na vagina, atravessa o muco cervical e migra através da cavidade uterina para, então, atingir a trompa. Em cada fase desse processo, diminui o número de espermatozoides, bem como ocorre uma seleção em sua qualidade, de modo que os que atingem a ampola tubária pertencem à população altamente selecionada e com grande capacidade de penetrar o oócito.

A capacitação é o processo que consiste em transformações que permitem a passagem do espermatozoide pelo trato genital feminino, pelas células do *cumulus* e coroa radiada, até atingir o oócito. Essas transformações ocorrem em todo o trato genital feminino.

Ao penetrar o oócito, o espermatozoide migra rapidamente para o espaço perivitelino, ao passo que a cauda, as mitocôndrias, o fuso e todos os seus componentes não

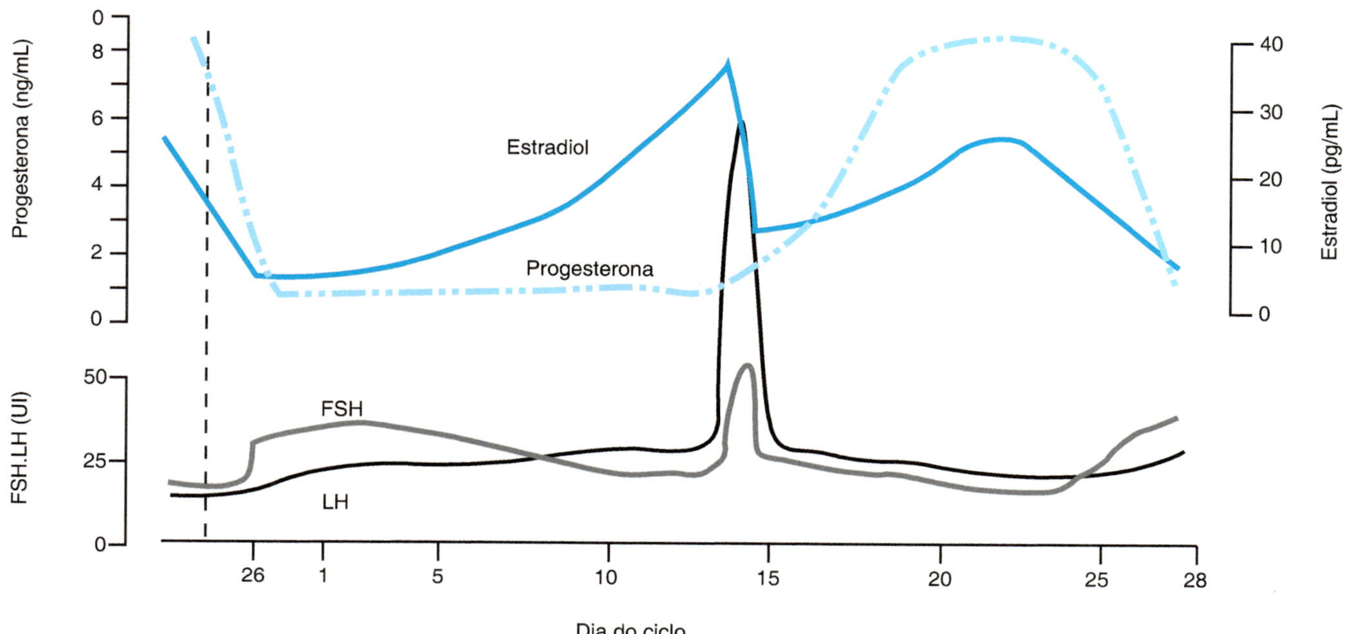

Figura 1.1 Concentrações hormonais durante o ciclo menstrual.

nucleares são degenerados e, portanto, não contribuem para o desenvolvimento embrionário.[4] O óvulo fecundado retoma a meiose que estava estacionada em metáfase II, forma o pró-núcleo oocitário e expulsa o segundo corpúsculo polar. Posteriormente, as membranas pró-nucleares desaparecem e formam-se o primeiro fuso mitótico e a primeira divisão de células, iniciando a fase embrionária da formação do novo indivíduo.

NIDAÇÃO

A nidação ou implantação é evento essencial para a sobrevivência da espécie. Entretanto, estima-se a ocorrência de falha na implantação em aproximadamente 75% das fecundações. Assim, a nidação do blastocisto no endométrio é o evento-pivô para uma gravidez humana bem-sucedida.[5]

Ocorrida a fertilização, o embrião migra pela tuba uterina e em 5 a 6 dias atinge a cavidade uterina em estágio de blastocisto, um embrião pré-implantacional com número variado de células. Para o sucesso da implantação, é necessário o desenvolvimento coordenado de um blastocisto capaz de nidar e de um endométrio receptivo a essa implantação.

O blastocisto humano permanece no líquido endometrial por cerca de 1 a 3 dias, quando é liberado de sua zona pelúcida para aderir ao sítio de implantação. Mesmo antes da adesão ao endométrio, após se liberar da zona pelúcida, inicia-se a interação entre o organismo materno e o embrião em desenvolvimento, o que pode ser comprovado pela detecção no soro materno do fator de gravidez inicial (FGI). Antes da implantação, esse fator parece ser produzido pelo ovário em resposta a sinais embrionários. Após a implantação, o FGI não é mais secretado pelo ovário, mas produzido pelo embrião. O FGI apresenta propriedades imunossupressoras e se associa ao crescimento e à proliferação celular.

As alterações endometriais estão relacionadas com o estado hormonal, e fatores de crescimento presentes no endométrio parecem ser os moduladores da ação hormonal nesse sítio. A função do corpo lúteo é crucial nas primeiras 7 a 8 semanas de gravidez, e sua retirada pode levar ao abortamento.

A Figura 1.2 resume os processos de ovulação, fecundação e nidação.

A implantação tem várias características de um processo inflamatório, envolvendo marcadores biológicos, como fatores de crescimento e citocinas, mediados localmente por receptores específicos. Esse processo envolve uma série de moléculas de adesão e também está relacionado com fatores maternos e embrionários. Mesmo em ambiente endometrial e hormonal favorável, a implantação pode não ocorrer, caso o embrião não esteja em seu estado próprio de desenvolvimento.

Os esteroides ovarianos governam a decidualização e, em humanos, a combinação de estrogênio e progesterona é essencial. Em torno de 2 semanas após a fecundação tem início a formação da placenta. Nesse período, o trofoblasto do sítio de implantação forma uma massa de sinciciotrofoblasto e citotrofoblasto, dando início à invasão dos vasos sanguíneos maternos. O embrião inicial

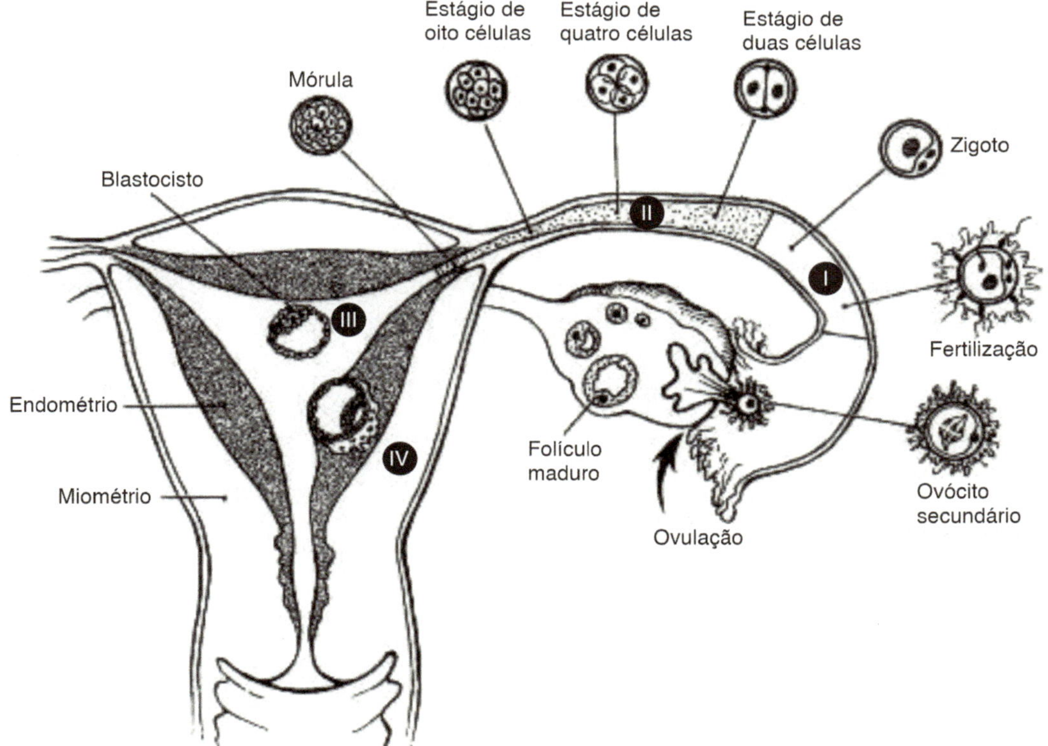

Figura 1.2 Processo de ovulação, fecundação (*I*), maturação (*II*), entrada na cavidade uterina (*III*) e nidação (*IV*).

secreta acentuada variedade de enzimas (colagenases, ativadores de plasminogênio), as quais são importantes para a digestão da matriz intercelular que mantém as células juntas.

A invasão do trofoblasto é limitada pela formação de camada de células deciduais no útero e se deve à restrição imposta pelos inibidores de proteinases e de metaloproteinases. Além disso, a neoangiogênese também parece desempenhar importante papel na implantação, estando o uso de inibidores da angiogênese associado à inibição da invasão trofoblástica em ratos.[6]

A posterior penetração e a sobrevivência embrionária dependem de fatores capazes de suprimir a resposta imune materna aos antígenos paternos. Antes mesmo da implantação, o tecido endometrial contribui marcantemente para o desenvolvimento dos fatores de crescimento e a supressão imune.

Uma das questões mais intrigantes relacionadas com a nidação é como o embrião, com componentes materno e paterno, escapa da imunorrejeição. Logo após a implantação, ele tem de promover imunotolerância para não ser rejeitado pelo sistema imune materno. O citotrofoblasto placentário é a única camada de células fetais que se expõe à decídua materna. Em virtude de sua posição na interface materno-fetal, o trofoblasto parece proteger o embrião, servindo como barreira ao efeito das células maternas. Moléculas como o antígeno leucocitário humano G (HLA-G), o antígeno TLX, células *natural killers* (NK) e outros mecanismos relacionados com a imunossupressão contribuem para a regulação imune da implantação. A elucidação de todos esses mecanismos será útil no conhecimento, profilaxia e tratamento de infertilidade, falhas de implantação em técnicas de reprodução assistida e perdas embrionárias de repetição.[7]

ASPECTOS BÁSICOS DA EMBRIOLOGIA

O conhecimento da evolução do concepto humano, a partir da junção de duas células (o oócito II e o espermatozoide) até o aparecimento de um novo ser capaz de sobreviver no meio ambiente, é fundamental para o entendimento adequado das diversas respostas adaptativas da fisiologia fetal.[8,9]

O pequeno tamanho do embrião e dos órgãos exige a utilização de uma nomenclatura apropriada e específica para identificação e localização espacial e temporal de todas as estruturas embrionárias. Dessa maneira, em anatomia e embriologia são utilizados vários termos para indicar a posição e a direção, assim como nas secções são feitas referências aos vários planos do corpo. Em anatomia é utilizada a posição anatômica convencional. Ao se falar de embrião, os termos posição e direção, comumente usados na anatomia do adulto, não são adequados para as primeiras semanas do desenvolvimento. Nesse período, os seguintes termos não somente são isentos de ambiguidade, mas também são aplicáveis a todos os embriões de vertebrados:

- **Rostral, cranial ou cefálico:** significa mais próximo da extremidade "da frente", considerada a área da cabeça, anterior ou região óptica, de acordo com a idade do embrião.
- **Caudal ou inferior:** significa mais próximo da extremidade inferior do corpo.
- **Ventral ou anterior:** significa mais próximo da frente do corpo.
- **Dorsal ou posterior:** significa mais próximo das costas das diferentes estruturas.
- **Proximal e distal:** significam as distâncias do local de fixação de uma estrutura.

Primeira semana de desenvolvimento

A entrada do material nuclear paterno no oócito estimula o término da divisão meiótica do gameta materno, formando um oócito maduro e liberando o segundo corpúsculo polar. Os cromossomos maternos descondensam e há a formação do pró-núcleo feminino. O pró-núcleo paterno decorre do aumento do núcleo do espermatozoide. Ambos são morfologicamente indistinguíveis. Nesse momento, o ovócito contendo os dois pró-núcleos é conhecido como oótide (Figura 1.3). Quando ocorrem a aproximação e a fusão dos dois pró-núcleos, temos o zigoto.

Cerca de 30 horas após a fecundação tem início o processo de clivagem repetida do zigoto, originando células embrionárias (blastômeros – células-tronco do tipo totipotentes); inicialmente se divide em duas, depois em quatro, e assim sucessivamente. Cada célula é menor do que sua antecessora porque sua divisão celular é acelerada e as fases G1 e G2 da divisão celular são encurtadas, mas mantém todo seu potencial genético. Ao ser atingido o estágio com mais de oito células, glicoproteínas são liberadas, aumentando a adesão celular – fenômeno da compactação. Com 72 horas de fertilização existem de 12 a 32 blastômeros firmemente unidos com dois grupos de células: uma camada celular interna circundada por outra externa. Todo o conjunto é conhecido por mórula (do latim *morus* = amora). A nutrição dessa massa celular advém do material existente no oócito e

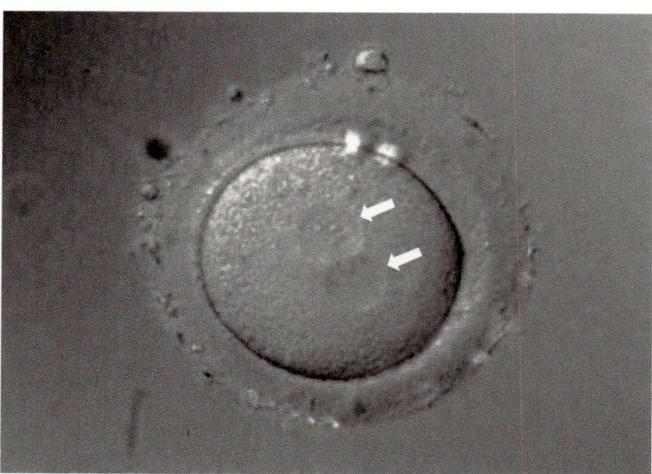

Figura 1.3 Oótide – identifica-se a presença dos dois pró-núcleos (feminino e masculino [*setas*]) antes da fusão.

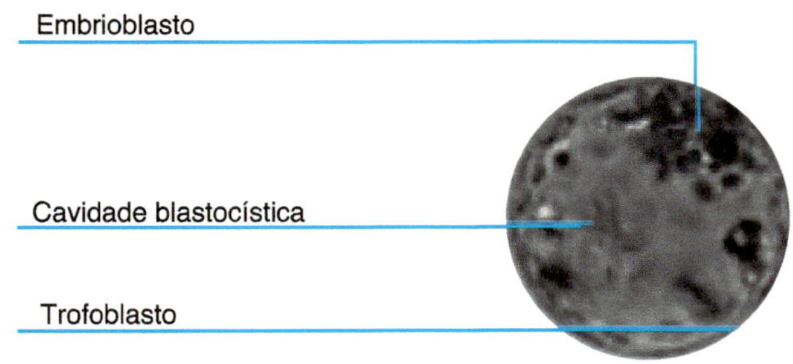

Figura 1.4 Blastocisto.

na absorção de nutrientes originado das secreções das glândulas tubárias.

Na forma de mórula, o futuro embrião entra na cavidade endometrial por volta do quarto dia após a fecundação. Absorve líquido da cavidade e em seu interior se forma a cavidade blastocística, passando a ser conhecido como blastocisto (Figura 1.4). No blastocisto acontece a primeira separação das células que originarão o embrião (embrioblasto – formado por células-tronco pluripotentes) e das que originarão o aparato nutridor (trofoblasto).

Por 48 horas o blastocisto flutua na cavidade uterina; nesse tempo, a zona pelúcida desaparece e a nutrição se faz pela absorção das secreções das glândulas endometriais. Findo esse período, na região onde se localiza o embrioblasto ocorre o contato entre o blastocisto e a camada endometrial (Figura 1.5); o trofoblasto aumenta de tamanho e se divide em dois novos tecidos:

- **Sinciciotrofoblasto:** camada externa, de células multinucleadas, sem limites citoplasmáticos, que invadem o endométrio por meio da liberação de enzimas, provocando apoptose das células deciduais. A invasão é limitada por uma série de fatores, como citocinas, integrinas, metaloproteínas e HLA-G.
- **Citotrofoblasto:** camada interna, de células com grandes núcleos, de alta taxa mitótica, que migram posteriormente para a massa sincicial, mantendo-a em crescimento constante.

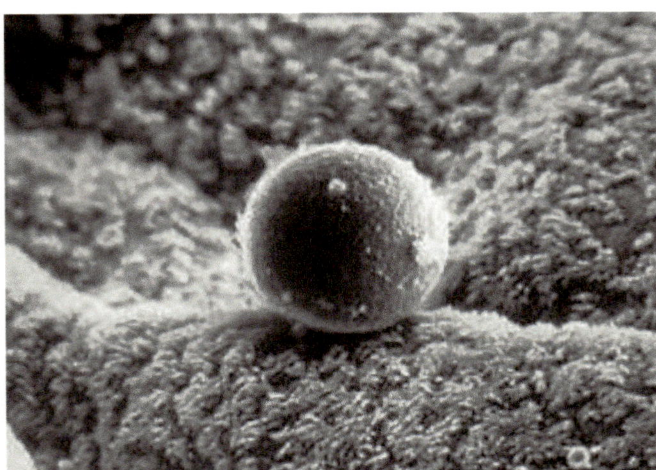

Figura 1.5 Blastocisto em contato com o tecido endometrial.

Segunda semana de desenvolvimento

No início da segunda semana, o blastocisto termina sua implantação na parede endometrial. Por meio da ação de enzimas proteolíticas (principalmente COX-2 e FAS-ligante) ocorrem a apoptose das células endometriais e a imersão do blastocisto em seu interior; em seguida, os produtos celulares são absorvidos e servem de nutrição para o embrião.

No disco embrionário (Figura 1.6) ocorrem duas importantes modificações:

- Forma-se um pequeno espaço – o primórdio da cavidade amniótica.
- O embrião se divide em dois folhetos – o embrião bilaminar:
  - **Epiblasto:** células colunares altas contíguas à cavidade amniótica, formando o assoalho da cavidade amniótica. Do epiblasto migram células que originarão os amnioblastos, formadores do futuro âmnio.
  - **Hipoblasto:** células cuboides contíguas à cavidade exocelômica que, ao se associarem à membrana exocelômica, dão origem ao saco vitelino primário.

O mesoderma extraembrionário (que fará parte do intestino fetal) é formado de células conjuntivas originadas do endoderma do saco vitelino e separa a cavidade amniótica, o embrião e o saco vitelino primário do trofoblasto circulante.

No sinciciotrofoblasto aparecem lacunas cheias de sangue materno e restos de digestão das glândulas endometriais que nutrem o concepto – trata-se do primórdio da nutrição sanguínea materno-fetal. O tecido também produz a gonadotrofina coriônica humana (hCG), responsável pela transformação do corpo lúteo em corpo lúteo gravídico (mantendo a produção de progesterona e estrogênios), fundamental para a manutenção da gestação.

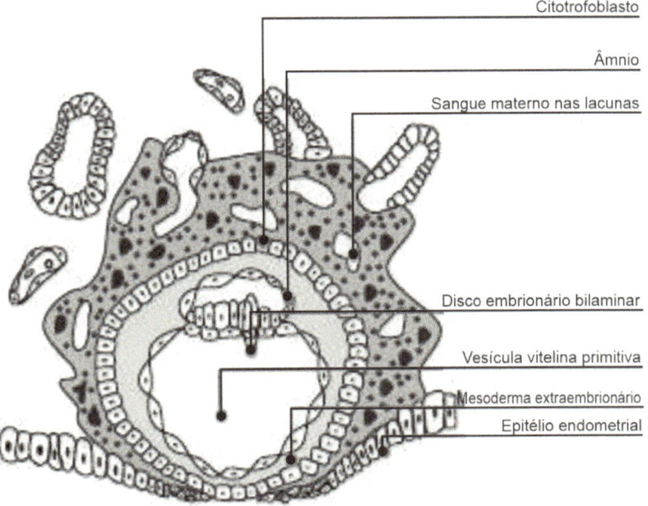

Figura 1.6 Embrião com 9 dias.

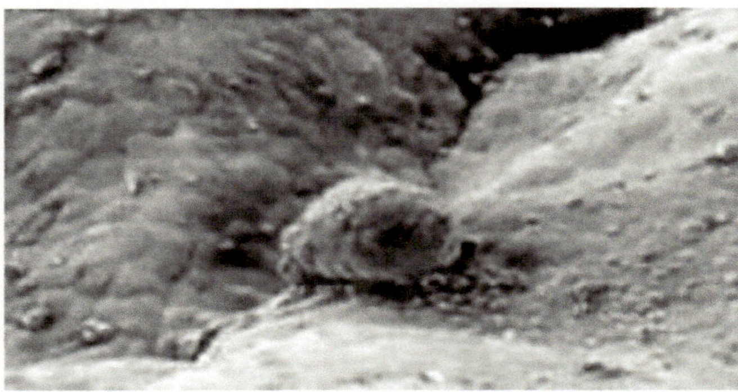

Figura 1.7 Implantação de blastocisto no endométrio.

Por volta do décimo dia, o embrião está completamente implantado no endométrio (Figura 1.7) e por cerca de 48 horas há uma falha no epitélio endometrial que é preenchida por um tampão sanguíneo fibrinoso. Com 12 dias o epitélio está totalmente regenerado e passa a ser conhecido por decídua.

O final da segunda semana é caracterizado pela formação das redes lacunares (junção de lacunas próximas) e pelo aparecimento das vilosidades coriônicas primárias (tecido próximo ao embrião), que consiste no crescimento digitiforme do citotrofoblasto para dentro do sinciciotrofoblasto com o objetivo de aumentar a superfície de troca mediante a ação do mesoderma extraembrionário. O rompimento das arteríolas espiraladas preenche as redes lacunares de sangue bem oxigenado e rico em nutrientes, formando a circulação materno-fetal primitiva e propiciando ao embrião crescimento adequado. As redes lacunares, particularmente as situadas em torno do polo embrionário, são os primórdios dos espaços intervilosos da placenta.

As células do mesoderma extraembrionário sofrem apoptose, originando um espaço conhecido como celoma extraembrionário, e o dividem em dois:

- **Mesoderma somático extraembrionário (MSEE):** reveste o âmnio e o trofoblasto – a junção do MSEE ao trofoblasto origina o córion.
- **Mesoderma esplâncnico extraembrionário:** reveste o saco vitelino.

Nesse momento, o celoma extraembrionário passa a ser conhecido como cavidade coriônica, e o embrião, junto com a cavidade amniótica e o saco vitelino, está dentro dele.

Terceira semana de desenvolvimento

Na terceira semana de desenvolvimento ocorre a gastrulação, um processo de mudança celular que originará todos os tecidos do futuro indivíduo e que se caracteriza por: (1) aparecimento da linha primitiva, (2) desenvolvimento da notocorda e (3) diferenciação das três camadas germinativas, a saber:

- **Ectoderma:** formará tanto o sistema nervoso central (SNC) como o periférico, bem como epiderme, pelos, glândulas, ouvido interno, olhos e cristalino.
- **Mesoderma:** formará ossos e cartilagens, músculos esqueléticos e viscerais, tecido conjuntivo denso, como a derme da pele, e os sistemas urogenital, sanguíneo, linfático e cardiovascular.
- **Endoderma:** formará o revestimento epitelial do tubo digestivo, fígado e pâncreas, além do epitélio de revestimento das vias aéreas, faringe, amígdalas, timo e bexiga.

Linha primitiva e formação do embrião trilaminar

A linha primitiva consiste em um espessamento do epiblasto, na face dorsal do embrião, e resulta da proliferação e migração das células do epiblasto para o plano mediano do disco embrionário. Em sua porção cranial, origina o nó primitivo, e em seu centro, o sulco primitivo, de onde partem células de formato ameboide que originarão o mesênquima – células de sustentação do corpo e das glândulas (formadoras de tecido conjuntivo). Algumas células mesenquimais se modificam e originam o mesoblasto (mesoderma indiferenciado) por ação de fatores modais, como o fator de crescimento transformante beta (TGF-β). Cordões celulares originados do epiblasto se fundem e originam o endoderma intraembrionário, empurrando o hipoblasto para baixo (mediados por TGF-β, fator de transcrição T-box e via de sinalização de Wnt). O epiblasto restante passa a ser conhecido como ectoderma. Cranialmente, a placa pré-cordal é o primórdio da membrana bucofaríngea (futura cavidade oral), e na região caudal à linha primitiva há uma área circular – a membrana cloacal, local do futuro ânus.

No final da quarta semana de desenvolvimento, a linha primitiva desaparece.

Notocorda

O processo notocordal, derivado mesodérmico, cresce entre o ectoderma e o endoderma da fosseta primitiva em direção cefálica até a placa pré-cordal. Esta é o primórdio da membrana bucofaríngea, localizada no futuro local da cavidade oral. Ao adquirir luz, origina o canal notocordal, que se tornará um tubo de células aderido na parte ventral ao endoderma. Posteriormente, o canal notocordal induzirá o ectoderma a formar o SNC. O mesoderma pré-cordal consiste em uma população mesenquimal anterior à notocorda e é essencial para a indução do cérebro anterior.

Células mesenquimais e do processo notocordal crescem entre o epiblasto e o mesoblasto, até atingirem as bordas do disco embrionário, entrando em contato com o mesoderma extraembrionário.

A notocorda é um bastão celular que se desenvolve a partir de alterações das células do processo notocordal e definirá o eixo primitivo do embrião, servirá de base para o esqueleto axial e indicará os locais dos futuros corpos vertebrais. Trata-se de estrutura complexa e em torno da qual se forma a coluna vertebral, sendo responsável pela constituição do SNC a partir de células do ectoderma e desaparecendo quando os corpos vertebrais são formados (somitos). Um resquício da notocorda permanece como o núcleo pulposo de cada disco vertebral.

Na metade da terceira semana, o mesoderma intraembrionário separa o ectoderma do endoderma em todos os lugares, exceto:

- Cefalicamente, na membrana bucofaríngea.
- No plano mediano, cefalicamente ao nó primitivo, onde se localiza o processo notocordal.
- Caudalmente, na membrana cloacal.

Sistema nervoso e sua formação inicial

A formação do SNC (conhecida por neurulação) inicia na terceira semana de desenvolvimento. As células do ectoderma, por indução da notocorda, formarão a placa neural, que resultará no chamado neuroectoderma. Moléculas sinalizadoras parecem envolver membros da família do TGF-ß, *sonic hedgehog* (Shd) e proteína morfogênica do osso (*bone morphogenetic proteins* [BMP]) na indução dessa diferenciação.

O neuroectoderma formará o SNC, constituído de encéfalo (parte cefálica) e medula (mais caudal e estreita), e no final da terceira semana deixará de ser uma placa única de células, sendo observada a formação de um sulco em seu interior com posterior aproximação das bordas desse sulco e formação do tubo neural. Essa fusão tem direção cefalocaudal, e o neuróporo rostral se fecha após 24 a 25 dias, enquanto o caudal será finalizado em torno de 2 dias depois, momento que coincide com a vascularização do SNC.

Em região mais cefálica, células da crista do neuroectoderma se desprendem e vão localizar-se dorsalmente ao tubo neural, originando a crista neural; no entanto, logo se separam em duas colunas simétricas dorsolaterais ao tubo neural que, por segmentação, formarão os gânglios sensitivos da coluna e os nervos cranianos, além das células de Schwann, parte medular da glândula adrenal, meninges e células pigmentares, bem como componentes musculares e esqueléticos cranianos (Figura 1.8).

Além da notocorda, células oriundas do nó embrionário se diferenciam no mesênquima paraxial por ação da expressão da transcrição Fox Cl e C. Ao final da terceira semana, essas células assumem grupos de pares cuboides ao longo do corpo do embrião, conhecidos como somitos e que têm crescimento cefalocaudal. Ao final da terceira semana existem cerca de 38 pares de somitos, e ao final da quinta serão 42 a 44 somitos. O tubo neural até a altura do quarto par de somito originará o encéfalo, e abaixo desse ponto o tubo neural evolui na medula espinhal.

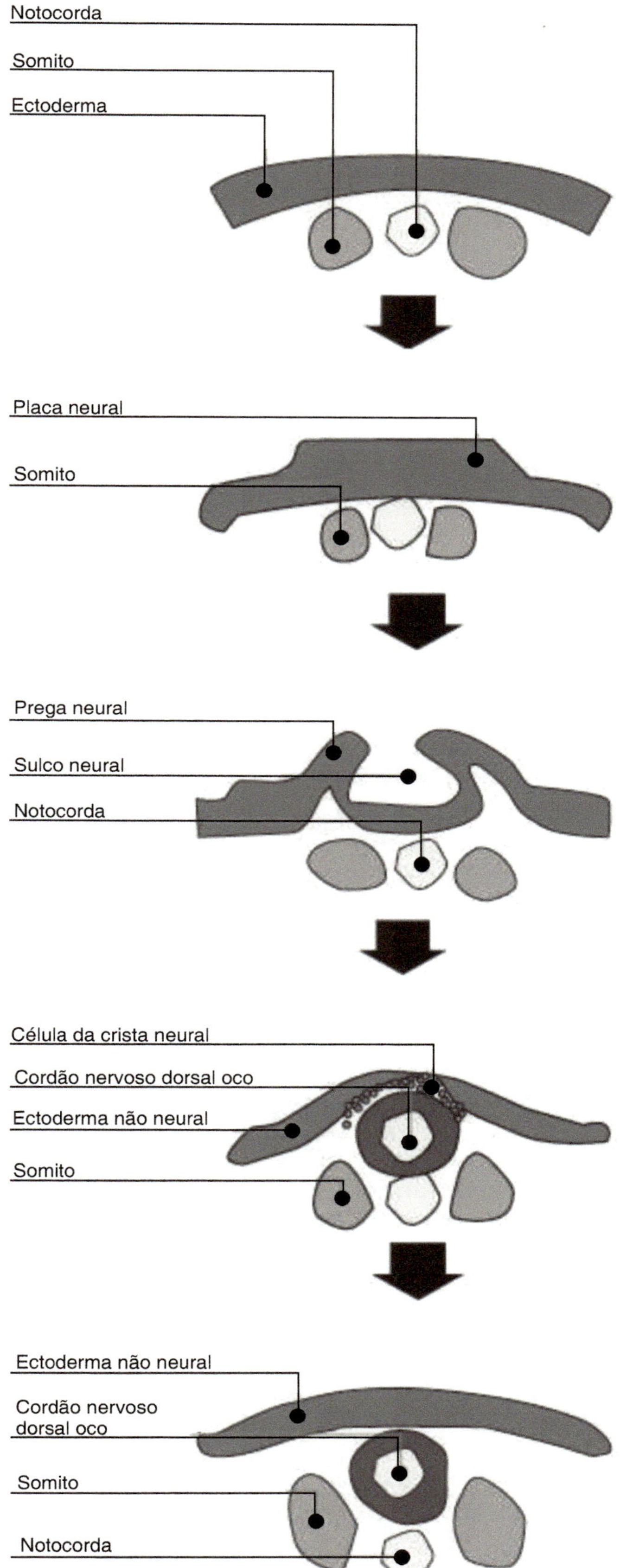

Figura 1.8 Neurulação.

Circulação cardiovascular embrionária

A nutrição do embrião inicia com a absorção de secreções presentes nas trompas e de resíduos de nutrientes existentes no oócito materno, seguida pela coleta de nutrientes na cavidade uterina até a formação do *link* materno-fetal (invasão do endométrio materno pelo sinciciotrofoblasto). O sistema cardiovascular é o primeiro sistema importante a funcionar no embrião – o coração primitivo e o sistema vascular surgem em meados da terceira semana do desenvolvimento. O desenvolvimento precoce do coração é necessário porque, ao crescer rapidamente, o embrião necessita de nutrientes e oxigenação que seriam insuficientes somente com a coleta no meio externo.

A angiogênese principia no mesoderma extraembrionário (saco vitelino, pedículo embrionário e córion) próximo ao 15º dia de vida do embrião. Aproximadamente 2 dias depois tem início a formação dos vasos do mesoderma intraembrionário. Esses grupamentos se fundem, formando redes. Há a canalização desses grupamentos, com as células centrais se diferenciando em glóbulos sanguíneos primitivos (por volta da quinta semana) e as periféricas no revestimento endotelial dos vasos em formação.

O coração surge inicialmente como dois tubos de células do mesênquima esplâncnico (mesodérmico) da área cardiogênica, conhecidos como cordões angioblásticos. Próximo ao 21º dia, esses tubos, já fundidos (o coração tubular), estabelecem conexões com a rede de vasos intraembrionária, vasos do pedículo, da vesícula vitelínica e do córion, estabelecendo os primórdios do sistema circulatório. O sangue começa a circular pelos vasos fetais em torno do 22º dia de desenvolvimento (momento em que se iniciam os batimentos cardíacos), circulando também pelas vilosidades coriônicas.

Três pares de veias escoam para o coração tubular de um embrião de 4 semanas:

- As veias vitelínicas levam sangue pouco oxigenado a partir do saco vitelino.
- As veias umbilicais levam sangue oxigenado a partir do primórdio da placenta.
- As veias cardinais comuns levam sangue pouco oxigenado a partir do corpo do embrião.

Do lado materno, o sangue circula entre as colunas do sinciciotrofoblasto e as vilosidades coriônicas. Estabelece-se, assim, a possibilidade de trocas entre a mãe e o embrião: os vasos das vilosidades absorvem oxigênio e nutrientes e lançam na circulação materna gás carbônico e produtos de excreção.

Período da organogênese – da quarta à oitava semana de desenvolvimento

Esse é um período crítico para o desenvolvimento embrionário. Apesar das importantes alterações que ocorreram nas últimas semanas, é nesse momento que as principais estruturas internas e externas se formam – ao final, a maioria dos sistemas já estará formada (mas ainda sem função ativa, exceto o sistema cardiovascular) e o embrião assumirá uma forma humana.

Dobramento do embrião

No início da quarta semana ocorre o dobramento do embrião, que passa de uma forma planar para um tubo cilíndrico em dois planos: o cefalocaudal e o laterolateral – esses dobramentos são simultâneos e se devem ao rápido crescimento tissular.

Prega cefálica

No decorrer da quarta semana, o prosencéfalo (uma das vesículas encefálicas primárias) cresce no dorso do embrião e se projeta cefalicamente acima da membrana bucofaríngea e da área cardiogênica. Esse processo faz com que, transversalmente, a membrana bucofaríngea, o septo transverso, o celoma pericárdico e o coração primitivo se dobrem e venham posicionar-se ventralmente.

Durante esse processo, o saco vitelino se incorpora à região anterior do embrião, constituindo os rudimentos do intestino primitivo anterior (faringe, esôfago) e terminando cefalicamente em fundo cego com a membrana bucofaríngea. A extremidade caudal do intestino anterior continua aberta em contato com o intestino médio e o saco vitelino.

Prega caudal

A prega caudal tem início mais tardio do que a cefálica em consequência do crescimento dorsal e caudal acentuado do tubo neural e dos somitos se projetando sobre a placa cloacal, que se torna ventral ao embrião.

Esse dobramento caudal vai incorporar parte da vesícula vitelínica, formando o intestino posterior, e faz limite com o intestino médio (superiormente) e a membrana cloacal (anteriormente). O alantoide, projeção em luva do teto do saco vitelino, é incorporado ao embrião e tem pouco significado nos mamíferos. Em consequência desses dobramentos cefálicos e caudais, a cavidade amniótica se expande e passa a envolver todo o embrião. O pedículo de fixação (futuramente cordão umbilical) passa a situar-se em topografia superficial ventral mediana, sendo envolvido pelo epitélio amniótico.

Pregas laterais

O embrião também se dobra lateralmente, com as bordas se encontrando na linha média e dando início ao estabelecimento de sua forma. A formação das pregas laterais direita e esquerda é resultante dessa dobra transversal.

O intestino médio é resultado desse dobramento lateral, incorporando parte do saco vitelino. O intestino médio, como já descrito, mantém contato temporário com o saco vitelino por estreito pedículo vitelínico, que depois se oclui, ficando todo o intestino como uma cavidade fechada.

Quarta semana de desenvolvimento

Grandes alterações ocorrem no embrião: de uma forma planar para cilíndrica com diferenciação de tecidos e crescimento – nessa fase ele ainda é quase reto, contando com quatro a 12 somitos. O tubo neural ainda se encontra aberto (neuróporo rostral ou anterior e neuróporo caudal ou posterior). Os dois primeiros arcos faríngeos já são vistos (24 dias) e o embrião se encurva. Com 26 dias já é visível o coração com batimentos rítmicos; o crescimento do encéfalo leva a marcada curvatura anterior – o terceiro arco faríngeo – e já se delimitam os brotos dos membros superiores. Ao final da quarta semana já são notados tanto as fossetas óticas (origem do ouvido interno) como os placoides dos cristalinos, bem como o quarto arco faríngeo e os brotos dos membros inferiores.

Quinta semana de desenvolvimento

Poucas alterações acontecem nessa fase, comparadas às da quarta semana. O encéfalo cresce e a face fica voltada para o tórax – os brotos dos membros superiores lembram remos, e os inferiores, nadadeiras.

Sexta semana de desenvolvimento

As mãos crescem e os raios digitais já são notados (primórdios dos dedos). O olho está bem evidente, e a cabeça corresponde à maior parte do corpo embrionário. Os futuros meatos acústicos externos se localizam no sulco faríngeo (entre os dois primeiros arcos faríngeos). Nesse período há relatos de resposta motora embrionária após estímulo.

Sétima semana de desenvolvimento

Aparecem chanfraduras nos raios digitais, indicando a separação dos dedos. Ocorre herniação intestinal para dentro do cordão umbilical (talvez em razão do crescimento excessivo do intestino e da incapacidade da cavidade abdominal de conter todo o volume intestinal). Tem início a ossificação dos membros superiores.

Oitava semana de desenvolvimento

Os dedos das mãos estão unidos apenas por delgada membrana; o processo de chanfradura ocorre agora nos dedos dos pés. Os movimentos corpóreos já são notados, assim como o fêmur. A aparência é humana, e a cabeça corresponde a 50% do tamanho do corpo.

CRESCIMENTO FETAL

O crescimento fetal é resultante de complexo relacionamento de estruturas morfológicas e funcionais, de evolução ordenada e constante, que culmina com o nascimento. A evolução completa e adequada desse processo é regida por fatores que interagem e podem ser classificados como genéticos, nutricionais, maternos, uteroplacentários e hormonais.

A restrição do crescimento fetal está associada ao aumento significativo da morbimortalidade perinatal, e uma proporção dos neonatos que sobrevivem permanece com crescimento insuficiente ou alterações de aprendizado.

O diagnóstico precoce das causas pode ajudar a prevenir complicações graves no neonato, bem como auxiliar a identificação e tratamento de fatores maternos e uteroplacentários ainda na gestação.

Aspectos genéticos

Sabe-se que a carga genética do feto contém todas as informações para multiplicação e diferenciação celular necessárias para sua formação e crescimento, em uma sequência de genes responsáveis tanto por ações ativadoras como supressivas.

A influência genética sobre o peso ao nascimento é intermediada por mecanismos múltiplos – cerca de 15% da variação de peso ao nascimento podem ser atribuídos ao genótipo, o que explica por que populações com características distintas podem apresentar níveis diferentes de crescimento fetal.

Sabe-se que anormalidades cromossômicas estão associadas a conceptos com baixo peso ao nascimento. No entanto, é difícil estabelecer a causa dessa redução, se por interferência direta genética ou secundária à insuficiência placentária. Há exemplos de casos de restrição de crescimento na mesma família, o que sinaliza para a ação de genes recessivos que ocasionam crescimento anormal.

O peso fetal ao nascimento é determinado, principalmente, pela mãe, que contribui com sua carga genética e com fatores nutricionais e hormonais. O pai contribui apenas com sua carga cromossômica, a qual é significativa, uma vez que os fetos masculinos pesam 150 a 200g a mais do que os femininos, e há evidências de que os genes paternos são determinantes para o crescimento pós-natal.

Aspectos nutricionais

Os aspectos nutricionais são dependentes de fatores maternos e uteroplacentários harmônicos e adequados. O principal substrato para o feto é a glicose, responsável pela provisão de energia e crescimento, seguida, em menor quantidade, pela necessidade de lípides e aminoácidos.

O feto depende da mãe para o fornecimento de lípides somente no início da gestação, sendo posteriormente suprido pelo desenvolvimento, na placenta, da capacidade de síntese lipídica complexa, captando da mãe somente precursores, como acetona e acetatos. Fetos com restrição no crescimento demonstram baixa reserva de lípides em tecido adiposo e hepático, mas ainda não foi estabelecido se a causa seria uma baixa taxa de deposição ou um aumento da própria necessidade energética, levando à depleção dessa reserva.

Os aminoácidos essenciais têm maior concentração no plasma fetal do que no materno, demonstrando transporte placentário ativo contra o gradiente de pressão. Observa-se que o feto é muito sensível à restrição proteica materna, a qual resulta em restrição simétrica do crescimento fetal.

Fatores maternos

Ainda não estão definidas as necessidades nutricionais específicas para uma gestação normal. Sabe-se, entretanto, que grandes deprivações proteicocalóricas promovem, ao nascimento, pesos significativamente menores. No entanto, essa restrição de nutrição materna precisa ser muito acentuada para repercutir no peso do concepto.

O fumo – devido à nicotina e ao monóxido de carbono – é importante causa de baixo peso ao nascimento. As drogas e medicamentos em uso crônico ou abusivo (p. ex., opioides, etanol, salicilato, corticoides, citotóxicos, imunossupressores e propranolol) estão associados à restrição do crescimento fetal.

Fatores uteroplacentários

Entre os fatores uteroplacentários associados ao baixo peso ao nascimento podem ser destacadas as anormalidades anatômicas uterinas, a alterações na barreira placentária, como na pré-eclâmpsia, a inserção anômala do cordão e a inserção baixa da placenta.

Fatores hormonais

Principal hormônio envolvido no crescimento fetal, a insulina exerce intensa ação anabólica. Outros hormônios importantes no crescimento fetal são as somatomedinas e o hormônio do crescimento (GH).

CIRCULAÇÃO FETAL

O sistema circulatório fetal difere do sistema circulatório do neonato e do adulto. No feto, o sangue passa pelo coração apenas uma vez a cada ciclo, mas há uma mistura do sangue com alta e baixa taxa de oxigenação. Essa mistura acontece no ducto venoso (comunicação entre a veias umbilical e cava inferior), no canal arterial (ou ducto arterial ou ducto arterioso – comunicação entre o tronco pulmonar e a artéria aorta descendente) e no forame oval (comunicação entre os átrios direito e esquerdo).

Características anatômicas

Na placenta, o sangue fetal é oxigenado, recebe nutrientes e elimina excretas, toxinas e gás carbônico. A saturação de oxigênio na placenta é de 84%, ficando abaixo do nível materno, porém, como a hemoglobina fetal demonstra maior afinidade pelo oxigênio do que a hemoglobina materna, a passagem do oxigênio ocorre mesmo contra um gradiente desfavorável.

O sangue proveniente da placenta chega ao feto pela veia umbilical (diferentemente da circulação do adulto, o sangue com alta concentração de oxigênio é transportado por uma veia), que se divide em veia porta e ducto venoso. Parte do sangue segue para o fígado fetal pela veia porta e a outra parte pelo ducto venoso, que se liga à veia cava inferior. O ducto venoso é a primeira estrutura reguladora da circulação fetal. Em condições de normoxemia, o ducto venoso divide o sangue oxigenado em duas vias: 60% seguem para o território porta-hepático, de onde o sangue, agora com menor concentração de oxigênio, segue para a veia cava inferior através das veias supra-hepáticas, e os 40% restantes seguem diretamente para a veia cava inferior. No advento de hipoxemia fetal, até 90% do sangue oxigenado vão seguir diretamente para a veia cava inferior através do ducto venoso. A veia cava inferior recebe todo o fluxo sanguíneo proveniente da veia umbilical. Este terá maior concentração de oxigênio quanto maior for o *shunt* direto do ducto venoso.

Além do fluxo proveniente da placenta, a veia cava inferior recebe também o retorno venoso de todo o corpo, à exceção do território da veia cava superior. Representa o primeiro sítio de comunicação do sangue com alta concentração de oxigênio (proveniente da placenta) com o de baixa concentração, que retorna dos membros inferiores. A veia cava superior, por sua vez, recebe o retorno venoso do território braquiocefálico, ligando-se ao átrio direito. A *crista interveniens* (situada na parede posterolateral do átrio direito) direciona o fluxo para o ventrículo direito através da valva tricúspide.

O seio coronário que drena o sangue do miocárdio também desemboca no átrio direito, sendo também direcionado para a valva tricúspide. A veia cava inferior desemboca perpendicularmente à veia cava superior, cavalgando o septo interatrial de tal modo que seu fluxo é dividido pela *crista dividens*, sendo a maior parte direcionada para o forame oval, enquanto pequeno fluxo atinge o ventrículo direito juntamente com o fluxo da veia cava superior.

O átrio esquerdo recebe a maior parte do sangue enriquecido em oxigênio proveniente da veia cava inferior através do forame oval. O sangue bem oxigenado se mistura a pequena parte de sangue pouco oxigenado proveniente dos pulmões (o débito cardíaco que passa pelos pulmões é de apenas 9%, pois a maior parte do sangue do tronco pulmonar é desviada para a aorta), representando o segundo sítio de comunicação entre o sangue com alta concentração de oxigênio e o de baixa concentração. Do átrio passa ao ventrículo esquerdo, de onde, pela aorta, vai irrigar o cérebro e o miocárdio (órgãos nobres altamente dependentes de oxigênio), além da parte inferior do corpo pela aorta descendente.

O sangue que chegou ao ventrículo direito é ejetado no tronco pulmonar. Apenas pequena porção vai para os pulmões em virtude de sua alta resistência vascular, sendo a maior parte desviada pelo canal arterial para a aorta descendente, consistindo no terceiro ponto de comunicação arteriovenosa.

O canal ou ducto arterial é uma estrutura com 1 a 2cm de comprimento que comunica o tronco pulmonar à aorta descendente. Apesar de curto, tem diâmetro igual ou maior que o arco aórtico, apresentando características ideais de baixa resistência. É dependente da ação de prostaglandinas e de baixas pressões parciais de oxigênio para se manter pérvio. Nota-se que o canal arterial desemboca na aorta após os ramos que nutrem o coração (coronária) e o cérebro (braquiocefálicas). O sangue na aorta que nutre esses órgãos apresenta níveis mais elevados de oxigênio, pois o faz antes de receber a contribuição do sangue do canal arterial.

Após receber o sangue do canal arterial, a aorta emite ramos para nutrir o restante do corpo que não é tão dependente de oxigênio. A aorta se divide em duas artérias ilíacas comuns que, posteriormente, se dividem em duas artérias ilíacas internas e duas artérias ilíacas externas. De cada artéria ilíaca interna sai uma artéria umbilical que levará o sangue empobrecido em oxigênio até a placenta, completando o ciclo (Figura 1.9).

Hemodinâmica da circulação fetal

Para compensar essa mistura de sangue rico e pobre em oxigênio e possibilitar o crescimento adequado, o feto lança mão de mecanismos compensatórios.

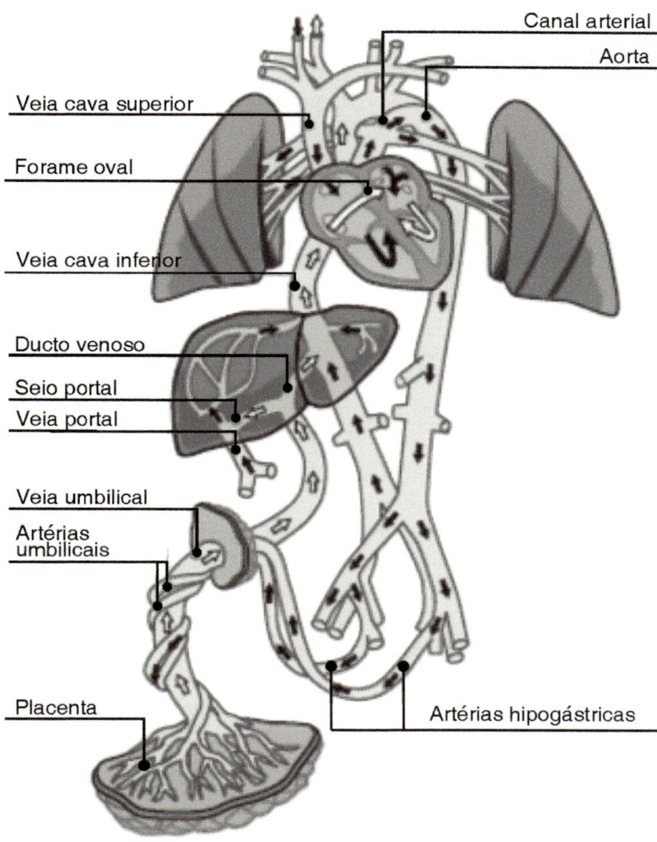

Figura 1.9 Circulação fetal.

Aumento do débito cardíaco

O aumento do débito cardíaco é o mais importante mecanismo compensatório. O somatório dos débitos dos dois ventrículos é aumentado em até quatro vezes quando comparado ao do adulto, sendo a maior porcentagem proveniente do ventrículo direito (em torno de 66%).

O débito cardíaco depende da frequência cardíaca e do volume sistólico, ambos elevados no feto. No entanto, a pressão arterial no feto é baixa em razão da baixa resistência vascular periférica da circulação umbilicoplacentária.

A distribuição do débito cardíaco total pode ser assim dividida:

- 23% a 60% para a placenta;
- 12% a 13% para o cérebro;
- 4% a 5 % para os pulmões;
- 5% para o coração;
- 10% a 15% para o segmento superior;
- 10% a 15% para o segmento inferior;
- < 10 % para rins, intestino, fígado e baço reunidos.

Regulação do sistema cardiovascular fetal

A manutenção da função cardíaca, bem como da pressão arterial, frequência cardíaca e distribuição do fluxo sanguíneo, advém da relação entre ação vascular local e arcos reflexos, os quais são originados da estimulação de vários receptores mediados pelo sistema nervoso autônomo (SNA), assim como da ação hormonal. Novos fatores dessa equação são alvos de estudo, mas ainda não se tem a completa compreensão da resposta ao estresse e da homeostase normal do sistema cardiovascular.

Fatores de regulação

A queda da perfusão fetal promove redistribuição do fluxo sanguíneo por meio de rearranjo que acarreta aumento do fluxo para o miocárdio, o cérebro e as suprarrenais e diminuição para a árvore respiratória. A circulação placentoumbilical não exibe autorregulação, e o fluxo sanguíneo responde diante de mudanças da pressão de perfusão arterial.

O fluxo placentário de cerca de 200mL/kg/min é regulado, principalmente, pela PGE2, vasodilatadora, sendo a pO_2 inversamente proporcional à resistência a esse fluxo. O fluxo pulmonar mantém-se restrito pela ação vasoconstritora das prostaglandinas, adrenalina e noradrenalina, além dos baixos pO_2 (cerca de 17mmHg) e pH. O fluxo cerebral é regulado pela pO_2 que, quando abaixa, determina aumento do fluxo sanguíneo e queda da resistência vascular nesse órgão. O fluxo coronariano é até duas vezes maior no feto do que no adulto e pode aumentar ainda mais se houver queda da pO_2 ou consumo aumentado.

O fluxo no canal arterial, como já descrito, é fundamental para manutenção adequada da circulação fetal, e sua permeabilidade é regulada pela baixa pO_2 fetal e pela ação de prostaglandinas. Por isso, está contraindicada a prescrição de anti-inflamatórios não hormonais na gestação, os quais são inibidores das prostaglandinas (inibem a cicloxigenase), ocasionando o fechamento precoce do canal arterial com colapso da circulação fetal e óbito por insuficiência cardíaca.

O SNA muda com o avançar da gravidez. O predomínio do tônus simpático no início da gestação vai dando lugar, progressivamente, ao tônus parassimpático, até que os dois se equiparem próximo ao termo. Após o nascimento, o parassimpático passa a predominar. O controle nervoso simpático tem sua função finalizada ao termo (ou próximo ao termo), enquanto a inervação colinérgica está apta a funcionar durante a vida fetal (presença de acetilcolinesterase).

A frequência cardíaca fetal (FCF) decresce com a progressão da gestação, não em função da maturação dos sistemas autônomos, mas por mecanismos intrínsecos de controle da FCF:

- Por volta da quinta semana, 86bpm.
- Durante a sexta semana, é de cerca de 96bpm.
- Entre a sétima e oitava semanas, aumenta 25% paulatinamente.
- Na nona semana, é de 140bpm – a partir dessa idade, a FCF varia de 110 a 160bpm.

A variabilidade da frequência cardíaca é determinada pela interação do SNA simpático com o parassimpático.

Em estado de hipóxia, o feto responde com aumento da resistência vascular periférica, bradicardia e aumento da pressão arterial desencadeado por quimiorreceptores arteriais. Receptores circulatórios ou barorreceptores regulam e diminuem a frequência cardíaca ao responderem ao aumento da pressão arterial. Os quimiorreceptores, existentes tanto nas paredes da aorta como das carótidas, têm papel importante na resposta à hipóxia.

A taquicardia fetal é descrita como frequência cardíaca > 160bpm. Embora não muito frequente, a causa mais importante é a hipóxia fetal crônica em resposta à estimulação de componente simpático do SNA. Outras causas que devem ser lembradas incluem hipertermia fetal, infecção ovular e excesso de atividade fetal após hipertonia uterina ou hipotensão materna, além do uso de substâncias parassimpaticolíticas, como atropina, e uterolíticas, como agonistas beta-adrenérgicos. Outra causa importante são as taquiarritmias com valores > 200bpm.

A bradicardia fetal caracteriza-se por FCF < 110bpm. As causas mais frequentes estão relacionadas com hipóxia, gestação prolongada, uso materno de betabloqueadores, hipertonia e/ou taquissistolias uterinas. A estimulação de quimiorreceptores é considerada um dos mecanismos associados à instalação da bradicardia fetal, principalmente em caso de hipoxemia aguda fetal por ativação do tônus parassimpático. Nos casos de hipóxia intensa, a menor disponibilidade energética existente, acompanhada de acidose, promove depressão direta do miocárdio, levando à bradicardia. Trata-se de evento tardio na evolução do comprometimento fetal observada no período pré-óbito.

Com 90 dias de vida já é detectada no plasma fetal a presença de angiotensina II. Quando ocorre hemorragia fetal, os níveis de angiotensina II aumentam marcadamente. Estudos experimentais comprovam que infusões de angiotensina, no mesmo nível de moderadas hemorragias fetais, estimulam a resposta fetal com aumento da pressão arterial, bem como taquicardia. O fluxo para diferentes sistemas também se altera, sendo detectado aumento de fluxo para o miocárdio e os pulmões, assim como a pós-carga ventricular. Identifica-se, também, diminuição de fluxo para os rins, mantendo-se inalterado o fluxo umbilicoplacentário.

A vasopressina é detectada com 60 dias de vida, e seus valores aumentados no plasma fetal promovem bradicardia e hipertensão, além de redução do fluxo sanguíneo para o trato gastrointestinal e os tecidos periféricos.

O peptídeo natriurético atrial (ANP) e o peptídeo natriurético tipo B (BNP) são hormônios reguladores de volume que atuam como potentes vasodilatadores e são produzidos secundariamente à distensão das paredes cardíacas, sendo funcionais na metade da gestação.

Os níveis séricos das prostaglandinas são elevados nos fetos, as quais são produzidas principalmente pela placenta, mas os vasos fetais também são capazes de produzi-las. A atividade das prostaglandinas varia de acordo com os tecidos. PGE_1 e PGE_2, bem como a prostaglandina 2α e o tromboxano, promovem constrição da circulação umbilicoplacentária. A prostaciclina, ao contrário, acarreta vasodilatação. A PGE_1, a PGE_2 e a prostaglandina D2 produzem vasodilatação pulmonar, enquanto a prostaglandina 2α leva à constrição dos vasos pulmonares.

SISTEMA RESPIRATÓRIO FETAL

Os primórdios do sistema respiratório inferior, composto por laringe, traqueia, brônquios e pulmões, começam a se formar durante a quarta semana de vida (em torno de 26 a 27 dias após a concepção). Sua primeira indicação é um sulco longitudinal mediano no assoalho da faringe primitiva – o sulco laringotraqueal – na extremidade caudal da parede ventral em relação ao quarto par de bolsas faríngeas.

O orifício de comunicação do tubo laringotraqueal com a faringe primitiva se torna a entrada da laringe ou adito da laringe. O epitélio de revestimento da laringe se diferencia da endoderme que reveste a extremidade cranial do tubo laringotraqueal. As cartilagens da laringe derivam do quarto e sexto pares de arcos branquiais. O mesênquima situado em torno do tubo laringotraqueal prolifera e forma um par de saliências aritenoides, as quais crescem rostralmente em direção à língua e transformam a abertura da laringe em fenda, uma abertura em forma de T denominada adito da laringe. O epitélio da laringe primitiva prolifera rapidamente e oclui temporariamente sua luz. Na décima semana, o excesso das células se degenera e a luz da laringe é restabelecida. Ao mesmo tempo, formam-se dois recessos laterais, os ventrículos da laringe, os quais são delimitados por pregas que se diferenciam em cordas vocais verdadeiras e falsas.

A epiglote, que serve de válvula acima da entrada da laringe, se desenvolve a partir da parte caudal da eminência hipobranquial, uma proeminência mediana produzida pela proliferação mesenquimal nas extremidades ventrais do terceiro e quarto pares de arcos branquiais. Os músculos da laringe se desenvolvem a partir de mioblastos derivados do quarto e sexto pares de arcos branquiais, os quais são inervados por ramos laríngeos dos nervos vagos que suprem esses arcos.[11]

Desenvolvimento dos brônquios e pulmões

O broto pulmonar, em forma de bulbo na extremidade caudal do tubo laringotraqueal, se desenvolve rapidamente durante a quarta semana (em torno de 22 dias até a oitava semana) e logo se divide em dois brotos brônquicos protuberantes. Esses brotos endodérmicos crescem lateralmente nos canais pericardioperitoneais e, junto com o mesênquima esplâncnico que os envolve, os brotos brônquicos se diferenciam nos brônquios e suas ramificações.[11]

No início da quinta semana, cada broto brônquico cresce para formar o primórdio de um brônquio primário ou principal. Ocorre, então, aumento de tamanho direcionado posterior e caudalmente, fazendo os brotos cavalgarem pelo esôfago e se dividirem, então, em brônquios secundários e em lados direito e esquerdo. Do lado direito, o brônquio secundário superior irá suprir o lobo superior, enquanto o inferior se divide em dois: um para o lobo médio e o outro para o lobo inferior. Do lado esquerdo, os dois brônquios secundários suprem os lobos superior e inferior do pulmão. Essa divisão é conhecida por morfogênese por dicotomização assimétrica.[11]

Na sétima semana de vida existem dez brônquios no pulmão direito e sete a nove no esquerdo. Cada brônquio terciário junto com o mesênquima forma uma unidade broncopulmonar. Ao final da oitava semana, toda a via aérea está formada. Na 24ª semana de vida intrauterina existem cerca de 17 gerações de bronquíolos, e as últimas recebem a denominação de bronquíolos respiratórios. Após o nascimento, ocorrem mais seis ou sete divisões, o que contribui para o crescimento caudal dos pulmões na vida pós-natal.[11]

Durante o desenvolvimento dos brônquios, formam-se placas cartilaginosas a partir do mesênquima esplâncnico circulante. A musculatura lisa, o tecido conjuntivo brônquico e a rede capilar pulmonar também derivam do mesênquima.[11]

Na décima semana de vida intrauterina, a cartilagem está presente nos brônquios intrapulmonares e, por volta da 12ª semana, atinge os brônquios segmentares. Nessa época, os cílios aparecem nos brônquios intrapulmonares e, na 14ª semana, nos brônquios segmentares. Ao nascimento, toda a árvore brônquica se encontra revestida de epitélio ciliado.[11]

As glândulas mucosas surgem em torno da 13ª semana e 1 semana depois já estão produzindo muco – por volta da 28ª semana estão presentes em quase todas as vias aéreas.[11]

Desenvolvimento dos pulmões

O desenvolvimento pulmonar ocorre em cinco etapas (Figura 1.10):[11]

- Período embriogênico.
- Período pseudoglandular.
- Período canalicular.
- Período de saco terminal (sacular).
- Período alveolar.

Período embriogênico – de 22 dias até a oitava semana

Esse período inicia com a projeção primordial dos pulmões a partir da face ventral do intestino primitivo, por volta do dia 22 de evolução, e no dia 26 já existe divisão entre os pulmões direito e esquerdo. Segue-se, então, a divisão bronquiolar, como descrito anteriormente.

Período pseudoglandular – da quinta à 17ª semana

Nesse período, o pulmão em desenvolvimento guarda certa semelhança com uma glândula endócrina, e os brônquios são recobertos por células cuboides. Em torno da 17ª semana, os principais componentes do pulmão já estão formados (elementos tubulares que apresentam epitélio cilíndrico simples nos terminais da arborização bronquiolar), exceto aqueles para trocas gasosas, pois ainda não existe vascularização para esse fim.

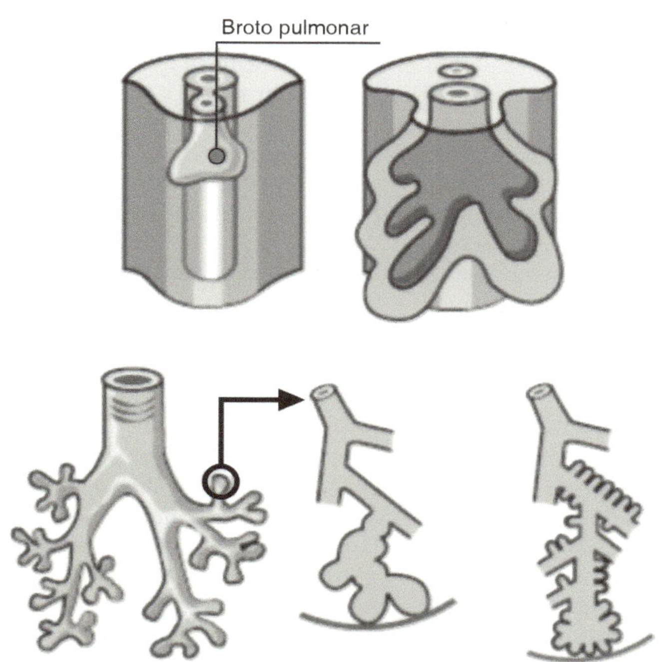

Figura 1.10 Períodos de desenvolvimento dos pulmões.

Período canalicular – da 16ª à 25ª semana

Esse período se sobrepõe ao pseudoglandular, pois os segmentos cefálicos dos pulmões apresentam maturação mais precoce do que suas contrapartes caudais. Durante a fase canalicular, aumenta a luz dos brônquios e bronquíolos terminais, os quais estão revestidos de tecido cúbico simples; além disso, o tecido circundante mesenquimal apresenta-se altamente vascularizado. No final do período, cada bronquíolo terminal origina dois ou mais bronquíolos respiratórios, e cada um desses se divide novamente em três a seis ductos alveolares, os quais apresentam células que se adelgaçam, e os capilares sanguíneos se projetam para o interior do futuro saco alveolar terminal. Nesse período, a respiração é possível porque alguns sacos terminais já se desenvolveram nas extremidades dos bronquíolos respiratórios. Entre a 22ª e a 24ª semana ocorre marcante diferenciação no tipo histológico dos sacos terminais, dando origem às células alveolares ou pneumócitos do tipo I.

Período de saco terminal – da 24ª semana até o final da gestação

Nesse período, muitos sacos terminais amadurecem e seu epitélio se adelgaça bastante. O principal revestimento é constituído de pneumócitos do tipo I, os quais, ao final da gestação, recobrem 90% da área de troca de gases e são por ela responsáveis. A rede capilar prolifera continuamente no mesênquima em volta dos alvéolos que se formam; concomitantemente, também se forma a rede linfática.

Entre as células epiteliais escamosas estão dispersas células arredondadas, denominadas células epiteliais secretoras ou pneumócitos do tipo II, responsáveis pela produção de surfactante pulmonar, uma mistura complexa de fosfolípides que se espalha sob a forma de um filme monomolecular sobre as paredes dos sacos terminais.

Atualmente é reconhecido que a maturação dos pneumócitos do tipo II e a produção de surfactante variam amplamente em fetos de diferentes idades gestacionais.

Período alveolar – do nascimento até cerca de 8 anos de idade

Embora ainda exista controvérsia quanto à definição de quando se inicia realmente o período alveolar, estudo realizado em neonatos e neomortos por causas não respiratórias com idade mínima de 32 semanas demonstrou que já existiam alvéolos e que estes estavam presentes em todos os fetos com idade > 36 semanas. O período alveolar se estende até os 8 anos de vida com maior incremento do número de alvéolos nos primeiros 2 anos.

O revestimento epitelial dos sacos terminais é atenuado até se tornar uma camada epitelial escamosa extremamente fina. Ao final do terceiro trimestre de gestação, os pulmões já se encontram aptos para promover as trocas gasosas necessárias na vida extrauterina. Cada bronquíolo respiratório termina em um agrupamento de sacos terminais separados uns dos outros por tecido conjuntivo frouxo – os quais serão os futuros ductos alveolares –, não havendo a formação de alvéolos maduros característicos até algum tempo depois do nascimento.

Fluido pulmonar

O fluido pulmonar se forma a partir da fase canalicular e é levado através dos movimentos torácicos para o líquido amniótico, com o qual se mescla. Sua composição é peculiar, com alto teor de cloro e baixo de bicarbonato e proteínas em relação a outros fluidos biológicos.

O volume normal de líquido amniótico está relacionado com o desenvolvimento normal dos pulmões, podendo haver, em casos de oligodrâmnio precoce (segundo trimestre), associação à hipoplasia pulmonar, o que pode impossibilitar a vida extrauterina.

Nas últimas semanas de gestação há nítida diminuição na produção de fluido com aumento da produção de surfactante.

A dificuldade na absorção do fluido pulmonar tem sido relacionada com a síndrome de taquipneia transitória do recém-nascido.[10]

Surfactante

O surfactante consiste em uma mistura complexa de lípides e proteínas e tem a propriedade de diminuir a tensão superficial dos alvéolos. Se não fosse por sua ação, o ar não chegaria às vias aéreas de menor calibre devido à alta pressão (a qual é inversamente proporcional ao raio da estrutura) e elas colabariam, formando áreas de atelectasia. Isso é o que acontece na síndrome da angústia respiratória do recém-nascido.

O surfactante contém em sua composição cerca de 50% de fosfatildilcolina saturada, 20% de fosfatidilcolina insaturada, 8% de lípides neutros, 8% de fosfatidilglicerol, 8% de proteínas surfactantes (PS-A, PS-B, PS-C e OS-D) e 8% de outros fosfolípides. Essa composição sofre mudanças durante o período gestacional, sendo o fosfatidilinositol, presente em maior proporção nos fetos imaturos, substituído gradativamente por fosfatidilglicerol no termo.

A lecitina é produzida em quantidades crescentes a partir de 30 semanas de gestação. Níveis altos de lecitina e a inversão da relação lecitina/esfingomielina (L/E > 2) estão relacionados com boa maturidade pulmonar.[12] No entanto, alguns recém-nascidos com níveis baixos de fosfatidilglicerol desenvolvem síndrome da angústia respiratória mesmo quando a lecitina é normal, o que demonstra que o fosfatidilglicerol também é importante para a função adequada do surfactante. A produção de fosfatidilglicerol inicia mais tarde, por volta da 35ª semana.[13]

A administração de corticoides à gestante acelera a maturação pulmonar, aumentando a relação lecitina/esfingomielina por mecanismos ainda não totalmente esclarecidos.

Cabe ressaltar que o trabalho de parto aumenta muito a produção de surfactante também por mecanismos ainda não determinados, sendo preferível o parto normal para diminuir a incidência da síndrome da angústia respiratória. Por fim, o sexo feminino apresenta maturação pulmonar mais precoce, provavelmente em razão da inibição da produção do surfactante promovida por andrógênios no sexo masculino.[14]

NUTRIÇÃO FETAL

Em virtude da pequena quantidade de nutrientes no ovo humano, o desenvolvimento embrionário depende, desde seu estágio inicial, dos nutrientes obtidos da mãe. Durante os primeiros dias após a implantação, a nutrição do blastocisto provém do fluido intersticial do endométrio e do tecido materno circundante. Na semana seguinte, formam-se os espaços intervilosos placentários. No início, são simplesmente lacunas circundadas pelo sangue materno. Na terceira semana, os vasos sanguíneos fetais se formam nos vilos coriônicos, mas é durante a quarta semana que o sistema cardiovascular está estabelecido com circulação tanto no embrião como nos vilos coriônicos.[15] Para a homeostase fetal é necessária uma circulação materno-placentária eficiente.[16] As alterações histológicas que ocorrem com o crescimento e a maturação placentária aumentam a eficácia do transporte e a troca de nutrientes de acordo com as necessidades do metabolismo, transferências e secreção endócrina.[17]

A maioria senão todas as substâncias são transferidas para o feto de acordo com suas necessidades através da placenta. A questão crucial é saber não só qual substância atravessa a placenta, mas sua velocidade e significado fisiológico.[18]

A dieta materna fornece os nutrientes para suprir o feto, e os três principais locais de depósito nutricional materno são o fígado, os músculos e o tecido adiposo. A glicose é armazenada no fígado e nos músculos sob a forma de glicogênio, os aminoácidos essenciais são armazenados como proteínas, e o excesso de gordura é estocado no tecido adiposo. O armazenamento materno de gordura atinge o pico no segundo trimestre, declinando com a demanda fetal aumentada no final da gestação.

O feto não está exposto a uma glicemia materna constante, pois os níveis séricos maternos podem variar mais do que 75%. O feto não age como um parasita passivo, mas participa ativamente, providenciando sua nutrição. Na metade da gestação, a glicose fetal é independente e pode exceder os níveis maternos.[15]

A glicose é a principal fonte de nutrição fetal.[15,17] Assim, parece existir um mecanismo durante a gestação que faz com que o uso de glicose materna seja minimizado, deixando-a disponível para o feto. Acredita-se que o HPL, presente em abundância na mãe, bloqueie a captação periférica de glicose, promovendo a mobilização e o uso dos ácidos graxos livres pelos tecidos maternos. A transferência de glicose é mediada por um carreador e se dá por difusão facilitada. Proteínas carreadoras de glicose foram identificadas na membrana plasmática do sinciciotrofoblasto.

As proteínas são proeminentes na placenta, aumentando com a evolução da gestação e sendo induzidas pelos fatores de crescimento.[15] Tanto no primeiro trimestre como ao termo, a placenta apresenta níveis altos de GLUT1, uma das proteínas carreadores de glicose. O tamanho fetal não é ditado somente em função da idade, mas de acordo com a eficiência do transporte nutricional, a disponibilidade dos nutrientes e o número de cofatores facilitadores.[8] A concentração de glicogênio placentário é alta no início da gravidez e cai progressivamente com sua evolução. À medida que cai o glicogênio placentário, diminui também a glicogenólise anaeróbica e aumenta a glicogênese fetal.[18] Isso acontece porque a placenta é a reserva fetal de glicogênio até o terceiro mês de gestação, período a partir do qual o fígado fetal começa a funcionar, assumindo seu papel no metabolismo da glicose.[17]

A água é transferida da gestante para o feto de maneira progressiva durante a gravidez, e a transferência máxima é alcançada na 36ª semana de gestação, quando a quantidade oscila em torno de 10mL por grama de placenta por hora, perfazendo 3.500mL/h.[18] O lactato é uma substância também transportada por difusão facilitada, provavelmente sob a forma de ácido lático, carreado por íons de hidrogênio[8].

Em recém-nascidos, 15% do peso corporal são constituídos de gordura, o que indica que no final da gestação parte substancial do substrato transferido ao feto é armazenada sob a forma de gordura. Os triglicerídeos não ultrapassam a membrana placentária, mas os gliceróis o fazem por difusão simples. Além disso, ácidos graxos são produzidos na placenta. A lipoproteína lipase está presente no lado placentário materno, mas não no fetal. Esse arranjo favorece a hidrólise dos triglicerídeos no espaço interviloso materno. Os ácidos graxos transferidos ao feto podem ser convertidos novamente em triglicerídeos no fígado fetal. O uso da lipoproteína de baixa densidade é uma alternativa para assimilação fetal de ácidos graxos e aminoácidos. O processo de pinocitose é o utilizado. Essa partícula é hidrolisada por enzimas lisossomais do sincício para fornecer colesterol para a síntese de progesterona, aminoácidos livres (incluindo aminoácidos essenciais) e ácidos graxos essenciais (primariamente ácido linoleico).

Em adição à hidrólise da lipoproteína de baixa densidade, a placenta concentra intracelularmente grande número de aminoácidos e é capaz de sintetizar glicogênio e ácidos graxos.[17] Esses aminoácidos, concentrados no sinciciotrofoblasto, são transferidos ao feto por difusão.[15] Amostras de sangue fetal coletadas por cordocentese apresentavam concentrações menores de aminoácidos em fetos considerados pequenos para idade gestacional durante o segundo trimestre e ao termo. A atividade das membranas intervilosas, onde se encontram os aminoácidos, é menor nesses recém-nascidos.

Tabagismo materno, abuso de álcool e uso de drogas são conhecidos causadores de restrição de crescimento fetal, havendo evidências de que afetam o transporte placentário dos aminoácidos. De modo geral, o feto contém maior concentração de aminoácidos do que o organismo materno – há mais albumina, creatinina e globulina no feto.

Em geral, as proteínas são transferidas de forma limitada através da placenta, com exceção da imunoglobulina G (IgG) e da proteína bloqueadora de retinol. A IgG está presente no cordão umbilical na mesma concentração encontrada no soro materno. No entanto, a IgA e a IgM estão presentes em concentrações bem menores e não ultrapassam a placenta. O transporte de IgG se dá por pinocitose. A IgM será encontrada no feto somente se o sistema imunológico for ativado por processo infeccioso.[15]

Os eletrólitos também são transferidos para o feto. O sódio transita rapidamente, embora não se saiba por meio de qual mecanismo. Os níveis de sódio no feto são ligeiramente superiores aos maternos. A passagem de potássio se dá de maneira semelhante, e sua concentração no plasma fetal também é mais alta. É possível que a passagem de potássio esteja relacionada com o funcionamento da suprarrenal, uma vez que é modificada pela secreção dos esteroides corticais.[17] O iodo é carreado por processo ativo, dependendo do consumo de energia. O zinco está presente em maior quantidade no plasma fetal do que no materno. No entanto, o cobre, necessário ao desenvolvimento, encontra-se em menor quantidade no plasma fetal.

A proteína bloqueadora de metais pesados – metalotioneína-1 – está presente no sinciciotrofoblasto e sequestra a maioria dos metais pesados, incluindo zinco, cobre, chumbo e cádmio. A maior fonte de cádmio é o cigarro. A metalotioneína sequestra esse cádmio, não permitindo uma concentração fetal igual à materna.[15]

O cálcio e o fósforo são ativamente transportados da mãe para o feto. Uma proteína bloqueadora de cálcio – a proteína relacionada com o hormônio paratireóideo (PTH-rP) – age como substituta do paratormônio em muitos sistemas, incluindo a ativação de adenilciclase e o movimento do cálcio. A PTH-rP não é produzida em adultos, mas nos tecidos fetais, como os rins, e sua expressão é modulada pela concentração de cálcio extracelular. O feto necessita de cálcio para a osteogênese e retira as reservas maternas, mesmo quando insuficientes. O fósforo é importante na manutenção da capacidade vital do feto.

As vitaminas são transferidas por transporte ativo.[17] A concentração de vitamina A (retinol) é maior do que a encontrada no plasma materno. O transporte de vitamina C (ácido ascórbico) se dá através de um carreador, despendendo energia. Os níveis dos metabólitos de vitamina D (colecalciferol), incluindo o 1,25-di-hidroxicolecalciferol, são encontrados em maior quantidade no plasma materno.[15] As vitaminas B_1, B_6 e B_{12} se encontram em concentrações maiores no plasma fetal.[17] As hidrossolúveis passam mais facilmente do que as lipossolúveis.[18]

ASPECTOS IMUNOLÓGICOS

O sistema hematopoiético talvez seja o mais complexo e, certamente, o mais dinâmico dos tecidos no organismo humano. O desenvolvimento das células sanguíneas inicia nos primeiros 2 meses de gestação e continua por toda a vida. Inúmeros tipos de células são produzidos: plaquetas, eritrócitos, mastócitos, basófilos, eosinófilos, neutrófilos, monócitos, células dendríticas, células *natural-killer*, linfócitos B e linfócitos T. A diversidade de leucócitos produzidos é capaz de promover um *clearance* seletivo nos tecidos lesionados por patógenos. Bactérias intracelulares ou extracelulares, vírus, parasitas ou fungos são eliminados com o mínimo de prejuízo tecidual.[15]

Não é mais válida a opinião de que o feto seja imunologicamente incompetente. De fato, a partir do quinto mês de gestação, o feto tem a capacidade de produzir várias imunoglobulinas encontradas no adulto. Na ausência de estímulo antigênico direto sobre o feto (infecção), as imunoglobulinas fetais consistem quase que totalmente em IgG, a qual é sintetizada no organismo materno e transferida através da placenta. Assim, os anticorpos fetais e neonatais refletem, na maioria das vezes, a imunidade materna.[16]

Os tipos básicos de células empregadas no sistema imune são os linfócitos T, os macrófagos e, dependendo do tipo de resposta desejada, os eosinófilos e mastócitos. Uma das linhagens de células é a linfoide, que formará linfócitos T e B, e a outra é a mieloide, que formará todas as células sanguíneas restantes.[15] Os linfócitos se diferenciam para se tornarem responsáveis tanto pela imunidade celular como pelos anticorpos.

Os linfócitos B, produtores de anticorpos, passam pela placenta, via circulação umbilical, circulam pelo fígado fetal e vão para a medula óssea e as estruturas linfoides periféricas.[17] Existem dois tipos de linfócitos B: B1 e B2. Os do tipo B1 são produzidos precocemente no feto e são predominantes, persistindo por toda a vida e sendo capazes de se autorregenerar na periferia. Os do tipo B2 são mais expressivos na superfície da glicoproteína CD5 e declinam, em proporção aos do tipo B1, na infância – e não se sabe ao certo sua função.

A produção de linfócitos B tem origem no fígado fetal no final do primeiro trimestre de gestação. Mais tarde, a produção cessa nesse sítio e os linfócitos B passam a ser produzidos no baço e na medula óssea. A chave para o processo dos linfócitos B é o rearranjo dos genes da imunoglobulina para gerar células com receptores de antígenos únicos em suas superfícies.

A imunidade mediada por células é responsável pelas reações de hipersensibilidade, sendo chamada de timo-dependente. O timo é essencial para o desenvolvimento da maioria dos linfócitos T. Dois tipos principais de linfócitos T são produzidos pelo timo, os quais são diferenciados pelos receptores de moléculas que expressam em sua superfície.[8] São responsáveis pela memória imunológica e a produção de mediadores celulares que afetam outros linfócitos, macrófagos e as células T *helper* ou supressoras.[17]

As células *natural-killer* se diferenciam das células hematopoéticas linfoides que eliminam várias células-alvo por um mecanismo lítico similar ao utilizado pelos linfócitos T4. O antígeno de superfície de cada indivíduo é único. Esses antígenos são geneticamente decodificados no cromossomo 6 e são conhecidos como o principal complexo de histocompatibilidade. O mais conhecido e estudado é o HLA.[17] À medida que a gestação progride, células do interior do blastocisto (as que formam o embrião) gradualmente desenvolvem HLA-I e II. O importante é que esse tecido não entra em contato direto com os tecidos ou com o sangue materno.[18] Assim, os fetos iniciam sua imunidade nos primeiros meses de gestação e vão tornando esse sistema cada vez mais completo e complexo.

Referências

1. Polisseni F, Polisseni AF. Ciclo menstrual normal. In: Camargos AF, Melo VH, Reis FM, Murta EFC, Silva AL. Ginecologia Ambulatorial. 3. ed. Belo Horizonte: Coopmed, 2016: 403-18.
2. Speroff I, Fritz MA. Clinical Gynecology Endocrinology and Infertility. 7. ed. Philadelphia: Lippincott Williams & Wilkins, 2005.
3. Edwards RG, Brody SA. Principles and Practice of Assisted Human Reproduction. Philadelphia: W. B. Saunders Company, 1995.
4. Yanagimachi R. Male Gamete Contributions to the Embryo. Ann N Y Acad Sci 2005; 1061:203-7.
5. Clark DA, Coulam CB. Introduction to special issue on implantation. J Assist Reprod Genet 2007; 24:282-–3.
6. Nuffet NC, Djakoure C, Maitre SC, Bouchard P. Regulation of the Human Menstrual Cycle. Front Neuroendocrinol 1998; 19(3):151-86.
7. Clark DA, Coulam CB. Introduction to special issue on implantation. J Assist Reprod Genet. 2007; 24: 282-3.
8. Garcia SML, Garcia C. Embriologia. São Paulo: USP, 2001: 245-75.
9. Bunduki V, Miguelez J, Zugaib M. Fisiologia Fetal. In: FEBRASGO – Tratado de Obstetrícia. Rio de Janeiro: Revinter, 2001: 672-81.

10. Zugaib M, Miyadahira S, Nomura RMY, Francisco RPV. Vitalidade fetal, propedêutica e avaliação. In: Cardiotocografia, cardiotocografia computadorizada. São Paulo: Ateneu, 2000: 85-125.
11. Moore KL, Persaud TVN. Sistema respiratório. In: Moore Kl, Persaud TVN. Embriologia clínica. 6. ed. Rio de Janeiro: Guanabara Koogan, 2000: 247-57.
12. Gluck L, Kulovich MV, Borer RC. The interpretation and significance of the lecithin-sphingomyelin ratio in amniotic fluid. Am J Obstet Gynecol 1974; 120:142.
13. Hallman M et al. Phosphatidylinositol and phosphatidylglycerol in amniotic fluid: indices of lung maturity. Am J Obstet Gynecol 1976; 125:613.
14. Naeyer RL et al. Neonatal mortality. The male disadvantage. Pediatrics 1971; 48:902.
15. Brown G, Drayson MT. Blood and immune system. In: Rodeck CH, Whittle MJ. Fetal Medicine – Basic science and clinical practice. London: Churchill Livingstone, 1999: 207-20.
16. Martins JAP. Desenvolvimento e fisiologia fetal. In: Manual de Obstetrícia, Fisiologia. São Paulo: USP, 1982: 75-97.
17. Cunninham FG, Gant NF, Leveno KJ. The placenta and fetal membranes. In: Williams Obstetrics. Appleton & Lange, 2001: 85-108.
18. Dewhurst SJ, Swiet M, Chamberlain. Pathology, microbiology and immunology. In: Basic science of obstetrics and gynecology. Churchill-Livingstone, 1986: 91-112.

Fisiologia Materna

CAPÍTULO

2

Jacqueline Braga Pereira
Sílvia Silveira Quintão Savergnini

INTRODUÇÃO

A notícia de uma gravidez promove uma série de mudanças na vida da mulher. Além disso, um conjunto de adaptações acontece no corpo a fim de suprir as necessidades do crescimento fetal e reprogramar o organismo da mulher para abrigar e nutrir esse concepto por aproximadamente 40 semanas.

São várias as alterações que o organismo precisa enfrentar: bioquímicas, funcionais e anatômicas. Ao final, o objetivo do organismo materno é adaptar-se à gravidez em uma homeostase, possibilitando a troca equilibrada entre a mãe e o feto através da circulação uteroplacentária.

A duração programada da gestação é de aproximadamente 280 dias a 293 dias (40 semanas a 41 semanas e 6 dias), com trimestres bem definidos: o primeiro entre 1 e 13 semanas e 6 dias, o segundo entre 14 e 27 semanas e 6 dias e o terceiro a partir de 28 semanas. Cada um apresenta características conhecidas e bem estabelecidas em todos os sistemas, tanto do organismo materno como do fetal. Todas as alterações são finamente controladas pelas alterações endócrinas que acontecem desde o momento da implantação do embrião no endométrio até a invasão trofoblástica, passando pelas alterações uterogenitais, digestivas, imunológicas, metabólicas, urinárias, hematológicas, cardiovasculares, do sistema nervoso central, osteoarticulares, respiratórias, cutâneas e emocionais, alcançando o ápice no momento do parto, quando se encerra a gestação e tem início o puerpério.

Durante esses “três capítulos gestacionais” ou trimestres da gestação, acontecimentos marcantes levam o organismo materno a ser exigido até o limite da capacidade funcional. A falta de adaptação, a sobrecarga funcional ou a presença de comorbidade prévia pode provocar ou agravar doenças maternas, como diabetes, síndromes hipertensivas, anemias, transtornos mentais, eventos tromboembólicos e hipertireoidismo, entre outras alterações.

Apesar da quantidade enorme de situações que a gestante irá vivenciar, a grande maioria das gestações transcorre sem complicações, com a adaptação materna adequada e mudanças que possibilitam que a mulher suporte a sobrecarga de gerar um novo organismo.

No entanto, as muitas transformações pelas quais ela passa exigem que a gestante entenda seus motivos para tentar vivenciá-las de maneira tranquila, já que tanto a forma de seu corpo como seu metabolismo e até seu humor sofrerão alterações significativas.

Para o profissional que presta assistência à gestante, o conhecimento dessa adaptação fisiológica da gravidez é de extrema importância para orientar a mulher e para poder diferenciar as doenças das adaptações.

Assim, com o entendimento de todos os envolvidos no processo gestacional, o percurso se torna mais suave e o entendimento do que é fisiológico possivelmente reduzirá algumas preocupações, o uso indevido de medicações e até a procura desnecessária por atendimento de urgência.

A maioria dos tecidos e órgãos da mulher responde ao estado de gravidez. As mudanças incluem alterações em tamanho, morfologia, função e capacidade de resposta aos estímulos hormonais e metabólicos. Desde muito cedo na gravidez, antes mesmo da formação da placenta funcional, são identificadas algumas dessas alterações,[1] o que ressalta a importância da atuação dos fatores não placentários na preservação da vida em desenvolvimento.

As alterações sistêmicas no organismo da gestante podem ser observadas ao longo de toda a gravidez. A natureza de cada mudança na fisiologia materna depende do estágio da gestação e visa suprir as necessidades da mãe e do concepto naquela fase. Neste capítulo serão discutidas as principais alterações fisiológicas no organismo da gestante.

ALTERAÇÕES ENDÓCRINAS

Na gestação, os hormônios são sintetizados de modo organizado e sincronizado entre as glândulas maternas e fetais e a placenta. Essa inter-relação funciona como uma orquestra endócrina que determina adaptações fisiológicas em diversos órgãos femininos.

Corpo lúteo gravídico

No início da gestação, o corpo lúteo permanece ativo devido ao hormônio gonadotrofina coriônica humana (hCG), hormônio polipeptídico secretado pelas células trofoblásticas do embrião e mais tarde pela placenta. O hCG, também conhecido como “hormônio da gravidez”, representa um sinal embrionário essencial para a manutenção da gestação.

Descoberto em 1927, o hCG é formado por duas subunidades, alfa e beta, ligadas por forças iônicas e hidrofóbicas. A subunidade alfa é idêntica às subunidades alfa dos hormônios hipofisários: hormônio folículo-estimulante (FSH), hormônio luteinizante (LH) e hormônio tireoestimulante (TSH). A subunidade beta confere ao hCG suas propriedades biológicas e imunológicas. Em 1932 foi evidenciado que o hCG também é produzido pelas vilosidades coriônicas, razão pela qual esse hormônio recebeu o nome de gonadotrofina coriônica.[2] Outros órgãos do feto, como fígado, gônadas e rins, também secretam hCG, porém em pequena quantidade.[3]

Na gestação, a produção de hCG tem início na fase de implantação do blastocisto no endométrio materno, cerca de 6 a 8 dias após a fecundação. Entre os efeitos iniciais, o hCG transforma o corpo lúteo pós-ovulatório em corpo lúteo gravídico. Desse modo, o corpo lúteo apresenta intenso desenvolvimento e aprimora sua função endócrina, produzindo continuamente os hormônios gestacionais progesterona, relaxina, inibina, estradiol e estrona. Essa estrutura hormonal é fundamental para manutenção da gravidez durante as primeiras 8 semanas. A insuficiência ou falha do corpo lúteo antes da oitava semana de gestação leva fatalmente à interrupção da gestação. Portanto, a produção contínua de hCG pelo trofoblasto é essencial para manter a vitalidade endócrina do corpo lúteo até que a placenta seja capaz de assumir essa função.[4]

Nas primeiras semanas de gravidez, os níveis de hCG duplicam a cada 2 dias e atingem valores máximos entre 60 e 80 dias após a implantação. Proporcionalmente aos níveis crescentes desse hormônio, o corpo lúteo se expande, hipertrofia, aumenta sua vascularização e intensifica sua síntese endócrina de progesterona (Figura 2.1).[5]

A função da progesterona nesses primeiros dias após a implantação do embrião é estimular a proliferação do endométrio, proporcionando o depósito de glicogênio, lipídios e outros nutrientes essenciais para o desenvolvimento do concepto antes da existência da placenta. O hCG também colabora com a angiogênese no endotélio uterino, aumentando o fluxo sanguíneo do miométrio.[6] Esse processo supre as necessidades nutricionais e de trocas gasosas do concepto e é crucial para o processo de formação da placenta.

O hCG é um dos primeiros moduladores do sistema imunológico da gestante, promovendo um ambiente anti-inflamatório que dá suporte ao crescimento fetal e ao bem-estar materno.[7] É necessário que o sistema imunológico da mãe seja inibido durante a gravidez para evitar resposta imune indesejada contra os antígenos paternos presentes no concepto.[8,9] Entre os efeitos do hCG no sistema imunológico materno está a redução da atividade das células T e da produção de citocinas pró-inflamatórias, promovendo o recrutamento de células T reguladoras (T*reg*) e o aumento na proliferação de células uterinas *natural killer* (NK) na interface materno-fetal. Essas ações imunomoduladoras iniciais facilitam a implantação e a invasão do trofoblasto ao contribuir para a tolerância imunológica da mãe em relação ao concepto. Essas alterações impedem que o sistema imunológico materno elabore resposta indesejada contra os antígenos

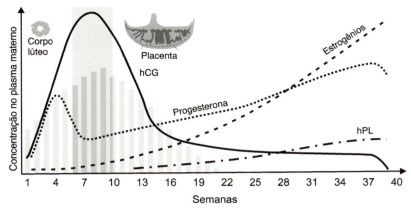

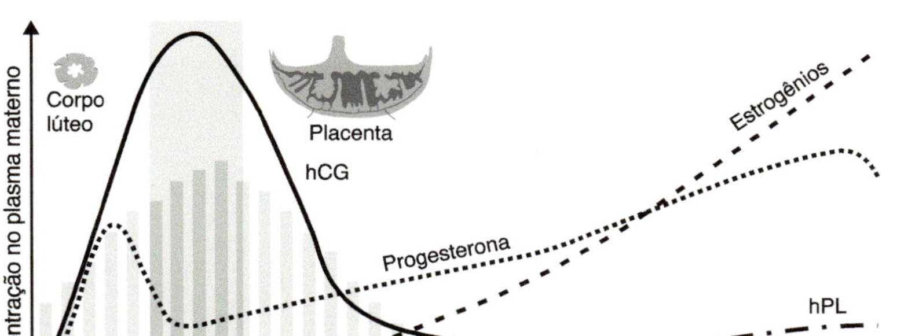

Figura 2.1 Produção de hormônios durante a gestação. A área cinzenta entre a sexta e a décima semana de gestação representa a duração da transição funcional do corpo lúteo para a placenta. (*hPL*: hormônio lactogênio placentário; *hCG*: gonadotrofina coriônica humana.) (Adaptada de Yen, 1986.[14])

fetais. No entanto, próximo ao parto, o sistema imunológico materno se altera para um estado pró-inflamatório, particularmente no ambiente uterino, para promover o nascimento do concepto.[7,10]

Muito comuns em 50% a 90% das gestantes, os sintomas de náuseas e vômitos, denominados êmese, também são atribuídos às ações do hCG nos centros nervosos. Trata-se de um mecanismo que visa prevenir o consumo de substâncias potencialmente teratogênicas. Os níveis mais elevados de hCG, encontrados entre 7 e 10 semanas de gestação ou em gestações gemelares, associam-se a náuseas e vômitos mais frequentes e intensos. Entretanto, por volta de 12 semanas de gestação, com a queda acentuada da produção de hCG, a gestante normalmente experimenta o alívio desses sintomas.[11]

O hCG é a molécula detectada pelos exames de gravidez por ser o primeiro sinal mensurável da existência de tecido trofoblástico no organismo materno. Portanto, trata-se de um marcador importante para o diagnóstico precoce da gestação, podendo ser usado também para monitoramento de sua evolução. Os exames laboratoriais podem ser realizados por ensaios que reconhecem o hCG plasmático isolado ou a fração ß-hCG. Tanto em homens como em mulheres não grávidas, o hCG é produzido pela hipófise e está presente em baixos níveis plasmáticos.[12] Em gestações viáveis, é observada uma concentração aumentada de hCG após 4 semanas de implantação do blastocisto. Um pico de hCG é observado por volta de 8 a 10 semanas de gestação, quando se verificam valores plasmáticos de 60.000 a 90.000mUI/mL (veja a Figura 2.1). Nessa fase, denominada *transição luteoplacentária*, a placenta passa a assumir a função endócrina do corpo lúteo, liderando a produção de progesterona. Portanto, a partir desse momento, os níveis de hCG diminuem de maneira acentuada, o que determina a involução do corpo lúteo gravídico e, posteriormente, sua atresia.[10,13] A produção de hCG atinge valores séricos mínimos de 3.000 a 10.000mUI /mL, os quais são mantidos até o termo (veja a Figura 2.1). O hCG circulante é metabolizado principalmente pelo fígado materno, sendo cerca de 20% excretados pelos rins, onde o hormônio também pode ser identificado por meio dos testes de gravidez.

Secreção endócrina placentária

A placenta (do grego *plakuos* – bolo "achatado") é órgão específico da gravidez, responsável por proporcionar crescimento e desenvolvimento normais do feto, além da adaptação do organismo materno durante a gestação. As principais funções da placenta podem ser classificadas como de transporte e metabolismo, de proteção e endócrinas. A placenta fornece oxigênio, água, carboidratos, aminoácidos, lipídios, vitaminas, minerais e outros nutrientes ao feto e ao mesmo tempo remove dióxido de carbono e outros resíduos metabólicos. Além disso, exerce papel de proteção para o feto contra determinadas infecções, substâncias xenobióticas e doenças maternas.

A placenta é órgão endócrino extremamente ativo durante a gestação, responsável pela produção de uma extraordinária variedade e quantidade de hormônios que regulam o funcionamento dos organismos materno e fetal. Suas células são derivadas do tecido trofoblástico, com função endócrina semelhante à do hipotálamo-hipófise, ovários, suprarrenais e paratireoides. Atualmente, os avanços da pesquisa científica têm revelado o papel fisiológico de hormônios placentários pouco conhecidos anteriormente, mas que desempenham funções na gestação (p. ex., PLGF [fator de crescimento placentário], sFlt-1 [tirosina quinase solúvel do tipo 1], VEGF [fator de crescimento vascular endotelial] e relaxina).

Em torno de 8 semanas de gravidez, a placenta passa a ser a principal fonte de progesterona e estrogênios circulantes e assume a função do corpo lúteo gravídico, que nesse ponto se torna dispensável para a evolução da gestação.[10,13] Entre os hormônios placentários estão o hCG, o lactogênio placentário humano (hPL), o hormônio do crescimento placentário (hormônio somatotrófico coriônico

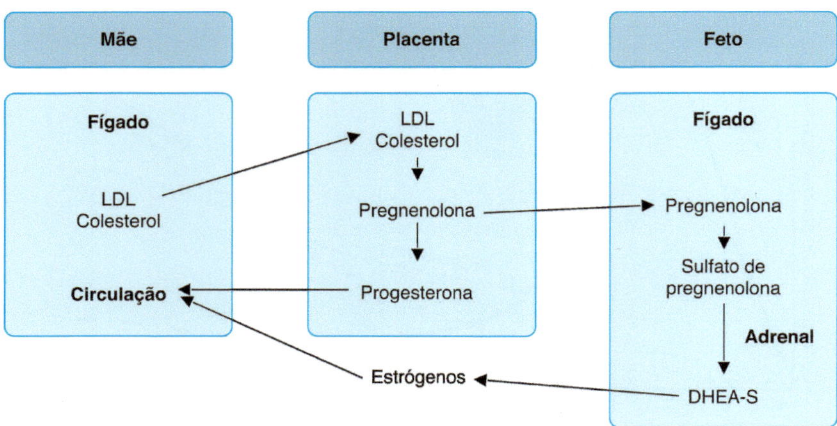

Figura 2.2 Esquema da síntese de esteroides pela unidade materno-fetoplacentária. (*DHEA*: desidroepiandrosterona; *DHEA-S*: sulfato de desidroepiandrosterona.) (Adaptada de Zugaib *et al.*, 2020.[4])

[HSC]), uma série de fatores de crescimento, ativina, inibina, relaxina, citocinas, quimiocinas, eicosanoides e compostos relacionados e o hormônio liberador de tireotrofina.

Esteroides placentários

À medida que o trofoblasto se desenvolve, os hormônios esteroides são produzidos de modo proporcional à evolução e ao crescimento da placenta, a qual atinge cerca de 20cm de diâmetro ao final da gestação. Para a esteroidogênese, a placenta utiliza a lipoproteína transportadora do colesterol de baixa densidade (LDL), fornecida principalmente pela circulação materna. Por expressar enzimas hidroxilases e desmolases específicas, as células do sinciciotrofoblasto convertem o colesterol materno em pregnenolona. Em seguida, por ação das hidroxi-esteroide-desidrogenases e isomerases, a pregnenolona é transformada em progesterona e liberada na circulação da mãe e do feto (Figura 2.2).

Grande quantidade de estrogênios também é produzida pela placenta durante a gestação. Entretanto, para sua síntese a placenta depende da participação de enzimas presentes em outros tecidos fetais e maternos. A placenta é um órgão incompleto no que diz respeito à elaboração dos esteroides, pois é desprovida da 17α-hidroxilase, enzima necessária para converter pregnenolona e progesterona em androgênios (desidroepiandrosterona [DHEA] e androstenediona), que são os precursores dos estrogênios. Portanto, a placenta necessita da atividade enzimática da glândula adrenal do feto, que é bastante desenvolvida e funcional.

Grande parte da pregnenolona formada pela placenta é conduzida pela veia umbilical para a circulação do feto, onde passa por duas etapas de conversão no fígado e no córtex adrenal. No fígado, a pregnenolona é convertida em sulfato de pregnenolona que, nas adrenais, se transforma em DHEA-S. Por meio da artéria umbilical, esse hormônio retorna à placenta, onde é dessulfatado e transformado em androstenediona e, em seguida, em testosterona. Por fim, em virtude da abundante expressão da aromatase na placenta, ambos os androgênios são convertidos em estrogênios. Essa colaboração endócrina é fundamental para a gestação e evidencia o funcionamento da unidade materno-fetoplacentária esquematizada na Figura 2.2.[4,15]

Entre as funções da progesterona placentária está a inibição da contração uterina tanto por hiperpolarizar as células musculares lisas do miométrio como por impedir a contração induzida pela ocitocina durante a gravidez. Esse efeito torna possível que a musculatura uterina permaneça quiescente, em repouso, durante o desenvolvimento e o crescimento do feto, reduzindo o risco do trabalho de parto pré-termo. Ao final da gestação, a placenta diminui a produção de progesterona, permitindo que o trabalho de parto aconteça.[16]

A progesterona estimula a proliferação de células-tronco mamárias e do epitélio mamário. Em colaboração com os estrogênios, a progesterona inibe os receptores de prolactina da glândula mamária, o que explica a ausência de produção de leite durante a gestação, apesar dos altos níveis de prolactina circulantes.[17] O Quadro 2.1 mostra os efeitos fisiológicos da progesterona e dos estrogênios na gestação.

Os estrogênios mais importantes produzidos na gestação são a estrona, o estradiol e o estriol, embora outros tipos do hormônio também sejam sintetizados, mas em menor quantidade. Os estrogênios atuam como hormônios do crescimento específicos para os órgãos reprodutivos da mãe, incluindo as glândulas mamárias, o útero, o colo uterino e a vagina. Estrogênios e progesterona são os principais estimuladores do desenvolvimento da glândula e dos ductos mamários. Além disso, os estrogênios promovem relaxamento dos ligamentos pélvicos e aumento da flexibilidade das articulações sacroilíacas e sínfise púbica. Essas alterações facilitam a passagem do feto pelo canal de parto.[18]

O comportamento materno durante a gestação também é regulado pelos hormônios esteroides, o que, em virtude de sua importância, será discutido mais adiante neste capítulo.

Outro papel dos esteroides placentários é o de manter indetectáveis os níveis plasmáticos do FSH e do LH

Quadro 2.1 Efeitos fisiológicos da progesterona e dos estrogênios na gestação

Efeitos da progesterona placentária	Efeitos dos estrogênios fetoplacentários
Facilita a implantação do blastocisto no endométrio	Aumentam o fluxo sanguíneo uteroplacentário
Mantém a quiescência do miométrio por inibir o efeito da ocitocina e por hiperpolarizar as células musculares do miométrio	Aumentam a síntese de prolactina hipofisária e inibem a lactogênese durante a gestação
Estimula o crescimento das glândulas mamárias	Estimulam a hipertrofia e a hiperplasia do miométrio
Inibe a lactogênese durante a gestação	Aumentam a força contrátil do miocárdio, induzindo aumento do débito cardíaco
Aumenta a ventilação pulmonar materna	Estimulam a produção de proteínas transportadoras de hormônios pelo fígado
Promove o relaxamento da musculatura lisa das vias urinárias, digestória e biliar	Estimulam a produção de renina para o aumento da atividade do sistema renina-angiotensina-aldosterona
Aumenta a excreção tubular de sódio	Estimulam a retenção hídrica

Fonte: adaptado de Zugaib *et al.*, 2020.[4]

durante a gravidez. Em razão dos níveis circulantes elevados de estrogênio, progesterona e inibina na placenta, a hipófise anterior é inibida por *feedback* negativo. Esse mecanismo impede que novos folículos ovarianos se desenvolvam.[19] A conjugação de estrogênios (p. ex., com sulfato ou glicuronídeo) ocorre na circulação fetal e pode ajudar a proteger o feto dos altos níveis de estrogênios livres.[20]

As alterações nos níveis de estrogênio e progesterona também influenciam o funcionamento do trato gastrointestinal, incluindo anormalidades na atividade neural gástrica e no relaxamento da musculatura lisa digestória, ocasionando disritmia gástrica ou gastroparesia.[21] Esses e outros efeitos fisiológicos dos estrogênios no período gravídico estão sintetizados no Quadro 2.1.

Hormônio lactogênio placentário

Outro hormônio peptídico produzido pela placenta é o hPL, também conhecido como somatomamotropina coriônica humana (hSC). O hPL é homólogo ao hormônio do crescimento humano (GH) e à prolactina (PRL) e pode ser detectado no sangue materno a partir de 4 semanas de gestação. Sua produção aumenta com a evolução da placenta, atingindo 1g/dia próximo ao termo (10 a 16mcg/mL [veja a Figura 2.1]).[22]

O primeiro papel atribuído ao hPL apontava seu efeito no desenvolvimento das mamas durante a gestação, preparando-as para a produção de leite após o parto, motivo pelo qual recebeu o nome de "lactogênio". Entretanto, anos depois observou-se que o hPL contribuía pouco para essa função. Mulheres que não o produziam por defeito genético apresentaram desenvolvimento normal das mamas durante a gestação e tiveram produção adequada de leite pós-parto.[23]

Atualmente, evidências comprovam o papel importante do hPL em modular o metabolismo materno durante a gestação, adaptando-o às crescentes demandas nutricionais e energéticas do feto. Entre seus efeitos no organismo da mãe estão o aumento da lipólise e da proteólise e a indução da resistência periférica à insulina. Esses efeitos tornam possível o fluxo contínuo de lipídios, aminoácidos e glicose do sangue materno para o feto, principalmente próximo ao termo. Após o parto, há diminuição imediata da resistência à insulina devido à interrupção da atividade endócrina placentária, e o organismo materno retorna ao metabolismo basal da glicose.[24]

No feto, o hPL modula o desenvolvimento embrionário por regular o metabolismo e estimular a produção de insulina, hormônios adrenocorticais e surfactante pulmonar, além de estar envolvido na angiogênese.[25,26]

Hormônio do crescimento placentário

O hormônio do crescimento placentário ou hormônio somatotrófico coriônico (HSC) é secretado pela placenta na circulação materna e pode desempenhar um papel no ajuste da mãe à gravidez, no controle dos níveis maternos do fator de crescimento semelhante à insulina I (IGF-I) e no desenvolvimento placentário por meio de mecanismo autócrino ou parácrino. Tanto o HSC como o hPL agem para estimular a produção de IGF-I materna e modular o metabolismo, resultando em aumento na disponibilidade de glicose e aminoácidos para o feto.[4]

Ativina e inibina

A ativina e a inibina são hormônios polipeptídicos secretados pela placenta, mais especificamente pelo sinciciotrofoblasto. No início da gestação, a ativina estimula processos que acomodam a implantação e o desenvolvimento do concepto. Na gravidez saudável, as concentrações desse hormônio aumentam gradativamente e atingem o pico ao termo. A concentração de ativina no sangue materno aumenta significativamente após 20 semanas de gestação, mas a maior elevação ocorre antes do início do parto a termo ou de pré-termo, sendo aventado seu papel no início da parturição humana por estimulação da produção de prostaglandinas pelas membranas fetais.

A inibina e a ativina também exercem funções parácrinas na placenta. Enquanto a inibina suspende a estimulação do hormônio liberador de gonadotrofina (GnRH) no sinciciotrofoblasto para produção de hCG, a ativina potencializa a secreção de hCG estimulada por GnRH.[27]

A ativina parece aumentar a liberação de hCG e progesterona, enquanto a inibina exerce efeito contrário sobre esses hormônios. Esses eventos regulatórios parecem ser paralelos àqueles da hipófise, onde a ativina promove a liberação do FSH, enquanto a inibina apresenta efeito inibitório.[27]

Além desses hormônios, a placenta produz pequenas quantidades de tireotrofina coriônica e corticotrofina, que são liberadas na corrente sanguínea materna e podem ajudar a modular o metabolismo materno.

Relaxina

A relaxina é um hormônio peptídico secretado pelo corpo lúteo e pela placenta e liberado na circulação materna. Entre suas funções está a inibição das contrações uterinas enquanto o concepto permanece em pleno desenvolvimento e crescimento. A relaxina também está envolvida em mecanismos de relaxamento sistêmico das fibras de colágeno e musculares, responsáveis pela acomodação da gestação e pelo processo de parturição.[28]

Evidências sugerem que a relaxina e o óxido nítrico derivado do endotélio contribuem para a vasodilatação generalizada e a refratariedade vascular observadas na gravidez normal, desde o início da gestação. De fato, estudos têm demonstrado o papel da relaxina como importante regulador das adaptações vasculares maternas à gravidez. Além disso, a relaxina pode ser promissora como nova intervenção terapêutica para doenças hipertensivas, por promover a redução da resistência da parede vascular, como relatado em modelos pré-clínicos.[29]

Tireotrofina coriônica humana

A tireotrofina coriônica humana (TCH), também chamada de hormônio tireotrófico coriônico, é produzida pelo trofoblasto e apresenta semelhança estrutural e biológica ao TSH hipofisário. Entretanto, seu efeito tireoestimulante tem potência menor, comparado aos do TSH.[30] Os níveis plasmáticos de TCH aumentam no primeiro trimestre e diminuem a partir daí, como observado também na curva do hCG.[30]

Hipófise

A adeno-hipófise ou hipófise anterior apresenta cinco tipos celulares, responsáveis pela síntese de seis hormônios: lactotrofos (produtores da prolactina), corticotrofos (produtores do ACTH), tireotrofos (produtores do TSH), somatotrofos (produtores do HSC) e gonadotrofos (produtores de LH e FSH). Em virtude das alterações endócrinas e metabólicas que ocorrem na gestação, a hipófise materna sofre mudanças morfológicas e funcionais. Estudos por imagem mostram aumento de duas vezes no tamanho da hipófise anterior, principalmente em razão da hipertrofia e hiperplasia das células produtoras de prolactina.[31] O estímulo provável para esse aumento da atividade dos lactotrofos deriva dos níveis crescentes de estrogênios.

A prolactina é um hormônio incomum da hipófise, pois sua secreção é normalmente inibida pelo hipotálamo. A gestação e a lactação constituem períodos exclusivos para secreção desse hormônio, que tem como função primordial estimular a produção de leite materno.[32] Os níveis plasmáticos de prolactina aumentam no primeiro trimestre, alcançando concentrações cerca de dez vezes maiores próximo ao termo, quando a mulher se encontra em estado hiperestrogênico. Entretanto, os estrogênios e a progesterona placentários inibem os receptores de prolactina na mama, motivo pelo qual não ocorre lactogênese na gravidez, apesar dos níveis crescentes de prolactina. Ao final da gestação, quando os níveis de prolactina estão ainda mais elevados, as glândulas mamárias produzem pequenas quantidades de colostro, uma secreção fina e com baixa quantidade de gordura. Após o nascimento, a redução acentuada dos hormônios esteroides torna possível a atuação eficiente da prolactina, momento em que as glândulas mamárias passam a produzir quantidades maiores de colostro e, posteriormente, de leite materno.[33]

Durante a gravidez, o FSH e o LH são indetectáveis devido à inatividade dos gonadotrofos hipofisários. Os níveis elevados de estrogênios, progesterona e inibina determinam essa inatividade por meio do mecanismo de *feedback* negativo. Esse bloqueio na produção do LH e FSH é importante para impedir que os folículos ovarianos se desenvolvam.

A produção e a secreção de GH e ACTH, por sua vez, permanecem normais no primeiro trimestre. No entanto, devido ao aumento da secreção desses hormônios pelo sinciciotrofoblasto, os níveis plasmáticos de GH e ACTH provenientes da placenta aumentam ao longo da gestação.[34] Um aumento gradual de GH é observado, atingindo o valor máximo de cerca de 14ng/mL com 28 semanas de gestação.[4]

Por ocasião do parto, é observado importante aumento do ACTH placentário e do cortisol, mantendo-se a fisiologia do ciclo circadiano para a liberação desses hormônios. A concentração sérica do cortisol no terceiro trimestre de gestação é três vezes maior em relação aos valores basais de mulheres não grávidas.[35] Essas alterações causam um estado de hipercortisolismo fisiológico e podem resultar em aparecimento de estrias, pletora facial, elevação da pressão arterial ou diminuição da tolerância à glicose.[36] O hipercortisolismo no final da gravidez é um dos prováveis gatilhos para o início do trabalho de parto.

A neuro-hipófise ou hipófise posterior é o local de armazenamento e liberação de dois neuro-hormônios: ocitocina e hormônio antidiurético (ADH). Os locais de síntese desses hormônios são os neurônios hipotalâmicos do núcleo paraventricular e do núcleo supraóptico, que projetam seus axônios, formando a neuro-hipófise.

A ocitocina é hormônio peptídico que estimula a contração do músculo uterino. Durante a gestação, os níveis plasmáticos de ocitocina permanecem baixos, e o útero ainda expressa poucos receptores para esse hormônio. Portanto, o miométrio permanece quiescente ao longo da gestação tanto pelos baixos níveis basais de ocitocina como pela crescente produção de progesterona placentária. Nesse ambiente endócrino, apenas contrações de leve intensidade são percebidas pela gestante, denominadas contrações de Braxton Hicks ou "contrações de treinamento", que costumam iniciar-se a partir de 28 semanas de gestação e são caracterizadas por serem indolores e esporádicas.[34]

Próximo ao parto, a quantidade de receptores para ocitocina (OTR) do músculo liso uterino aumenta de maneira expressiva, preparando-o para desempenhar com eficiência seu papel contrátil no trabalho de parto. Na fase ativa do trabalho de parto e no período expulsivo, a neuro-hipófise aumenta a síntese e liberação de ocitocina de forma gradativa. Sua ação no miométrio, mediada pela ativação dos receptores OTR acoplados à proteína-G, mobiliza grande quantidade de cálcio para o citoplasma da célula muscular uterina, o que induz a contração do útero. Portanto, no trabalho de parto, os níveis crescentes de ocitocina liberados pela neuro-hipófise, associados aos inúmeros receptores OTR expressos pelo miométrio, potencializam as contrações uterinas.

Entre os estímulos para liberação progressiva de ocitocina está o *feedback* positivo em razão da compressão do feto sobre o colo uterino. Outro fator que potencializa o efeito contrátil da ocitocina nessa etapa é a queda da ação da progesterona. Não há evidência científica que comprove a redução dos níveis de progesterona placentária. Entretanto, apesar de os níveis plasmáticos se manterem constantes no trabalho de parto, foi observada modificação da expressão dos tipos de receptores de progesterona no miométrio, tornando menos efetiva a resposta local à progesterona nesse ambiente miometrial.[4,32]

Pâncreas

No início da gravidez, os estrogênios e a progesterona estimulam a hiperplasia das células beta pancreáticas, secretoras de insulina. Como resultado, ocorrem aumento da secreção de insulina e tendência à hipoglicemia e cetonúria no jejum. Entretanto, a resistência materna à insulina inicia no segundo e atinge o pico no terceiro trimestre, como resultado do aumento progressivo da secreção de hormônios diabetogênicos, como hPL, GH, progesterona, cortisol e prolactina. Esses hormônios promovem diminuição da sensibilidade à insulina nos tecidos periféricos, como adipócitos e músculo esquelético, por interferirem na sinalização do receptor de insulina.[37] Como consequência desses efeitos, a gestante apresenta elevação dos níveis de insulina plasmática. Portanto, a gravidez é um estado diabetogênico, e essas alterações no metabolismo da glicose possibilitam o desvio ininterrupto de carboidrato para o feto promover seu desenvolvimento, mantendo a nutrição materna adequada.[38] Após o parto, há diminuição imediata da resistência à insulina devido à interrupção da atividade endócrina placentária, e o organismo materno retoma o metabolismo basal da glicose.

Tireoide

A gravidez está associada à necessidade aumentada dos hormônios tireoidianos desde as primeiras semanas após a concepção. No primeiro trimestre de gestação, as concentrações elevadas de hCG estimulam diretamente a tireoide materna. À palpação, é possível identificar ligeiro aumento do volume da glândula como resultado de sua maior atividade. Esse efeito determina o aumento da síntese de tri-iodotironina (T3) e tiroxina (T4) totais, que atinge valores de pico entre 8 e 14 semanas de gestação, associados ao pico de hCG. Esse momento é acompanhado pela redução temporária da concentração plasmática de TSH da gestante em razão da inibição do eixo hipotálamo-hipófise por *feedback* negativo.[39,40]

Os estrogênios placentários aumentam a síntese hepática de globulinas ligadoras de tiroxina (TBG). Portanto, por volta de 20 semanas de gravidez a gestante apresenta valores normais de T3 e T4 livres, embora a concentração total desses hormônios esteja aumentada. Além disso, nessa fase é observado o retorno dos níveis plasmáticos de TSH aos valores pré-gestacionais.

Cabe ressaltar que o T3 e T4 livres podem apresentar ligeiras alterações durante a gravidez, em geral sem significância clínica, caracterizado como hipotireoidismo subclínico. A forma livre desses hormônios exerce efeitos fisiológicos importantes e é o principal determinante para confirmar se a gestante é eutiréoidea. A tireoide saudável não tem dificuldade em responder a essas alterações endócrinas e funcionais da gestação. No entanto, quando a capacidade funcional da glândula se encontra comprometida, ou em caso de deficiência de iodo, é necessário acompanhamento cuidadoso.[40]

A gravidez está associada a ligeira redução de iodo plasmático devido ao transporte ativo de iodo da mãe para a unidade fetoplacentária e ao aumento da excreção de iodo na urina. A Organização Mundial da Saúde (OMS) recomenda aumento da ingestão de iodo de 100 para 250mg/dia durante a gravidez,[39] sendo importante a condução das disfunções tireoidianas durante a gestação, pois tanto o hipo como o hipertireoidismo podem acarretar complicações maternas e fetais.

Paratireoides

As paratireoides são necessárias para o metabolismo de cálcio e fosfato tanto do organismo materno como fetal. Durante a gravidez, as paratireoides da gestante aumentam de atividade e tamanho. Desse modo, é aumentada a concentração plasmática de paratormônio (PTH), um hormônio-chave no metabolismo ósseo. A placenta também serve como fonte adicional ao sintetizar o peptídeo relacionado com o PTH (PTHrP).[41] Assim, as concentrações de PTHrP no sangue materno aumentam ao longo da gestação e estão correlacionadas ao aumento do cálcio materno circulante durante a gravidez.[42] Entretanto, níveis excessivos de PTHrP podem levar à hipercalcemia materna.[43]

O PTHrP aumenta a reabsorção óssea materna, possibilitando a passagem de cálcio da mãe para o desenvolvimento ósseo progressivo do feto.[44] No intestino materno, caso haja cálcio proveniente da dieta, o PTH aumenta indiretamente a absorção em razão de sua influência na vitamina D_3. Outra maneira de manter os níveis plasmáticos de cálcio da mãe e do feto é através da reabsorção renal, reduzindo a eliminação urinária de cálcio.[32]

ALTERAÇÕES DO APARELHO GENITAL

Útero

Todas as partes do útero (corpo, istmo e colo) se diferenciam durante a gestação. As transformações pelas quais esse órgão passa durante a gestação têm por objetivo não somente abrigar, manter e nutrir o concepto até o final da gravidez, mas também servir de força motriz durante o trabalho de parto.

As progressivas hipertrofia e hiperplasia do miométrio e do tecido conjuntivo fazem o útero aumentar de 30g para até 1.200g de peso, passando de 10mL de capacidade para aproximadamente 5.000mL ao final da gestação. Diversos fatores são responsáveis, como retenção hídrica no espaço extravascular, remodelamento e aumento da vascularização (que passa de 50 para 500 a 700mL/min), espessamento decidual, hiperplasia, hipertrofia e alongamento das fibras miometriais que, associados, promovem aumento do tamanho e do volume do órgão em um evento chamado embebição gravídica.[45]

O crescimento uterino progride de acordo com a idade gestacional. Com esse crescimento, a partir de 12 semanas o útero deixa de ser intrapélvico, atingindo a cicatriz umbilical em torno de 20 semanas e o apêndice xifoide na gestação a termo (Figura 2.3).[4,34]

No primeiro trimestre, as fibras miometriais sofrem hiperplasia e alguma hipertrofia, alcançando aproximadamente 25mm de espessura. Na segunda metade da gestação, essas fibras sofrem alongamento e se tornam mais afiladas, com 4 a 10mm de espessura.[34] Essas alterações são mediadas por ação estrogênica e, posteriormente, pela pressão exercida pelo crescimento fetal. Os hormônios sexuais estimulam o crescimento do endométrio a partir da proliferação dos vasos sanguíneos. Dessa maneira, em razão do aumento da vascularização e da vasodilatação venosa, o útero passa a assumir uma coloração violácea.

O endométrio apresenta modificações celulares em toda sua extensão a partir do momento da nidação, como espessamento da decídua basal, onde o embrião se implanta, encapsulamento do embrião pela decídua reflexa (capsular) e fusão desta à decídua parietal com 16 semanas de gestação.[34]

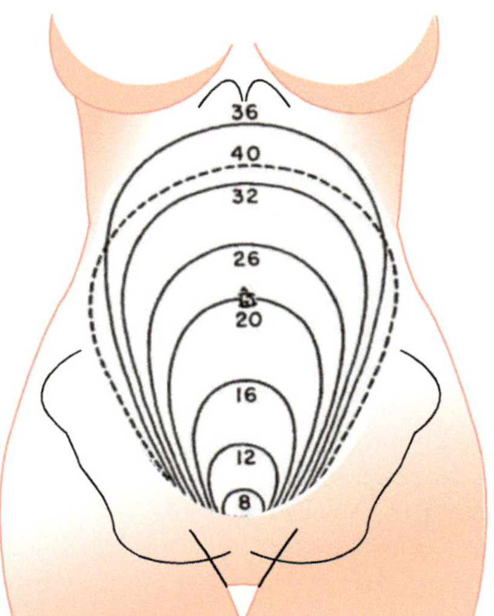

Figura 2.3 Correlação entre a altura do fundo uterino no abdome materno e a idade gestacional. (Adaptada de Zugaib *et al.*, 2020.[4])

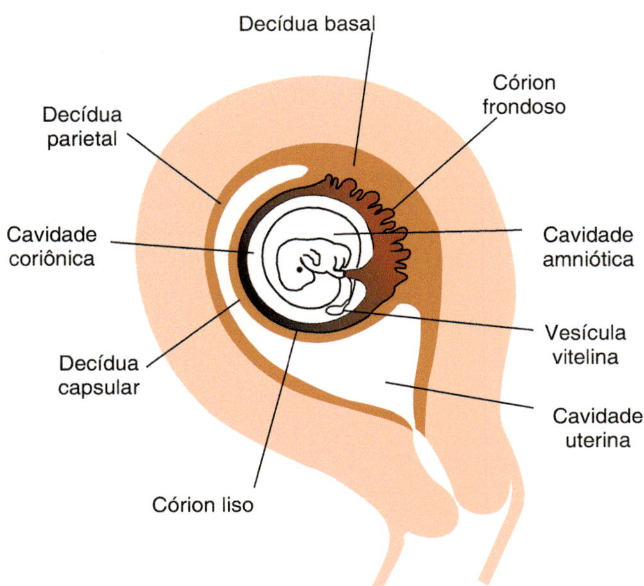

Figura 2.4 Decíduas basal, reflexa ou capsular e parietal e suas relações com o embrião. (Adaptada de Zugaib *et al.*, 2020.[4])

Até 12 semanas, o útero ainda é intrapélvico, podendo ser evidenciados sinais como amolecimento do istmo cervical (sinal de Hegar), a partir de 6 semanas, e assimetria uterina por aumento do corno na região de implantação do ovo (sinal de Piskacek [Figura 2.5]). Em consequência desse crescimento uterino, inicialmente ocorre anteversoflexão ou elevação da região do istmo e o colo se orienta posteriormente na vagina em relação ao sacro, predispondo a polaciúria por sensação de plenitude pélvica e compressão da bexiga.[46]

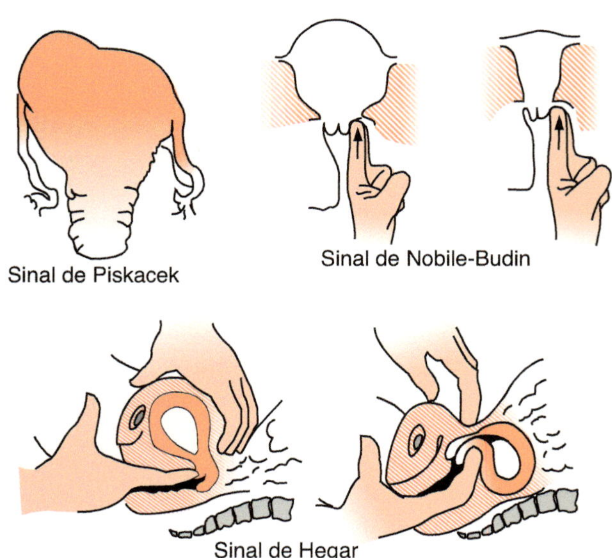

Figura 2.5 Alterações uterinas evidenciadas ao exame físico no decorrer da gestação. (Adaptada de Zugaib *et al.*, 2020.[4])

A partir de 12 semanas, o útero sai da pelve e é palpado acima da sínfise púbica, começando a ocupar também o abdome (Figura 2.3) e fazendo dextrorrotação em razão do sigmoide contralateral, o que pode acarretar compressão ureteral e hidronefrose discreta.[46] Após 20 semanas, observa-se aumento expressivo do volume do útero, o qual já preenche o fundo de saco lateral e o estreito médio da pelve (sinal de Nobile-Budin [Figura 2.5]).

No segundo trimestre, durante o crescimento uterino, a distensão da matriz extracelular miometrial e a alteração da fração solúvel do colágeno predispõem o afastamento das fibras musculares e o afinamento gradual da parede uterina, principalmente no istmo, que não sofre hipertrofia, definindo o segmento inferior do útero por volta de 28 semanas. Com o objetivo de melhorar o suprimento sanguíneo das fibras musculares nas áreas de hipertrofia, o útero promove o fenômeno de conversão uterina, transformando sua forma esférica em cilíndrica por alongamento das fibras miometriais.[34,47]

No terceiro trimestre, a insinuação fetal favorece a descida, o apagamento e a centralização do colo uterino, e as fibras miometriais que se desenvolveram são capazes de estabelecer conexões celulares comunicantes entre si. Desse modo, pequenas alterações de potencial da membrana podem espalhar-se rapidamente de uma célula para outra, tornando possível a comunicação elétrica e metabólica entre um grande grupo de células, facilitando a despolarização e acarretando a contração miometrial.[48]

As contrações uterinas de Braxton Hicks iniciam no segundo trimestre e são fisiologicamente fracas e incapazes de modificar o colo uterino. Caso as contrações sejam coordenadas, com dominância fúndica em direção ao istmo, é deflagrado o trabalho de parto.

A disposição das fibras miometriais (Figura 2.6) determina a presença do marca-passo das contrações uterinas próximo aos óstios das tubas uterinas, definindo o tríplice gradiente descendente. Essa disposição das fibras também favorece o estancamento do sangramento uterino puerperal, logo após o período expulsivo do parto, pois as fibras entrelaçadas do miométrio se contraem (miotamponamento).[48-50]

Durante toda a gestação, a vascularização uterina sofre grandes alterações com o objetivo de melhorar a transferência de oxigênio e nutrientes entre os compartimentos fetoplacentário e uteroplacentário, com intensidade crescente conforme a gravidez prossegue.

O suprimento sanguíneo do útero é realizado, principalmente, pelas artérias uterinas, de formato espiralado (ramos do tronco anterior da ilíaca interna), pela irrigação colateral por meio de ramos uterinos das artérias ováricas (ramos da aorta abdominal) e pelas artérias ovarianas (ramo da aorta).[51]

Desde o momento da implantação do embrião no endométrio e dos fenômenos da invasão trofoblástica, observa-se aumento de fluxo uterino e das drenagens venosa e linfática em razão da necessidade de implantação placentária adequada. Nessa fase da implantação ocorrem o aumento do número de anastomoses e do diâmetro das veias uterinas, assim como do número de vasos fetoplacentários, e a destruição da camada média das

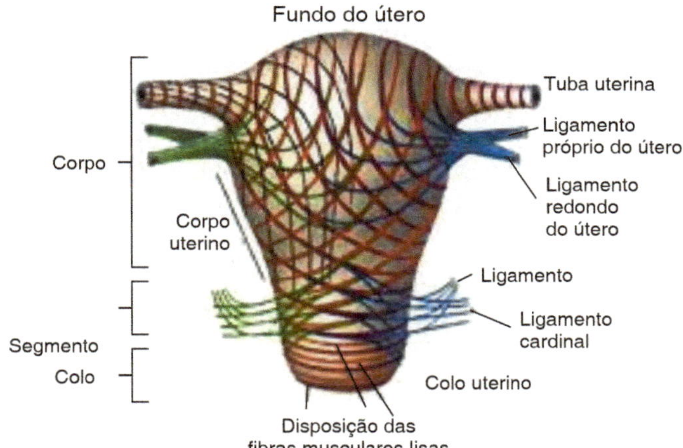

Figura 2.6 Estrutura muscular e fibrosa do útero. Fibras longitudinais (*vermelhas* e *laranjas*) que prolongam as da tuba uterina e as da vagina; fibras provenientes dos ligamentos redondos e uterossacros (*azuis* e *verdes*); fibras circulares das tubas uterinas (*vermelhas*, *laranjas* e *pretas*) e o curso espiralado e decrescente dessas fibras que constituem a maior parte da massa miometrial. (Adaptada de Briquet, 2014.[49])

arteríolas espiraladas uterinas, transformando-as em uteroplacentárias de baixa resistência e alta complacência. Ao exame de Doppler, durante a gestação normal, observam-se aumento de fluxo e redução da resistência vascular periférica/placentária com aumento do fluxo diastólico nas artérias uterinas.[52]

Também estão envolvidos nesse processo de remodelação vascular vários hormônios, citocinas e fatores de crescimento e remodelação vasculares e placentários. Entre os hormônios, os esteroides sexuais estradiol e progesterona, produzidos pela placenta e pelo corpo lúteo, são há muito conhecidos por diminuírem a resistência ao fluxo no leito uteroplacentário e atuarem na vasodilatação das artérias uterinas.[50]

A relaxina, hormônio produzido no corpo lúteo, placenta e decídua, atua no músculo liso miometrial, estimulando a adenilciclase e promovendo relaxamento uterino. Além disso, parece agir como moduladora do estriol e da progesterona, aumentando a resistência vascular uterina nas fases iniciais da gestação.[53]

O óxido nítrico, vasodilatador produzido pelas células endoteliais, tem sua produção aumentada durante a gravidez e regula o fluxo uteroplacentário, o que diminui o efeito vasoconstritor de substâncias como a angiotensina II e a noradrenalina, apresentando, também, ação inibitória sobre a agregação e a adesão endotelial das plaquetas.[54]

Entre os principais fatores angiogênicos de crescimento e remodelação vascular e placentário estão o VEGF, o PLGF e o fator de crescimento tissular β1 (TGF-β1). Tanto o VEGF como o PLGF desempenham papéis fundamentais no processo de manutenção da homeostase endotelial e no processo de remodelação placentária através da ligação ao receptor de membrana Flt-1.[55]

Concentrações elevadas de VEGF livre são importantes para regular a vasodilatação, a permeabilidade e proteção vascular e a sobrevivência das células endoteliais diante do estresse inflamatório típico do processo de invasão trofoblástica que ocorre em uma gestação normal. Ele estimula a produção de óxido nítrico e prostaciclinas vasodilatadoras pelas células endoteliais, reduzindo o tônus vascular e a pressão arterial e promovendo ambiente propício à nutrição e ao crescimento fetal intrauterino.

O PLGF, membro da família do VEGF, exerce função significativa na neovascularização, promovendo quimiotaxia de monócitos, crescimento de vasos colaterais e aumento da atividade do VEGF.[56] Na gestação normal, observa-se aumento de sua concentração sérica nos dois primeiros trimestres da gestação com diminuição, à medida que a gestação evolui, até o parto.[57]

Tanto o VEGF como o PLGF expressam seus efeitos quando se ligam ao receptor Flt-1 na membrana da célula endotelial ou dos monócitos. Disfunções nesse processo podem acarretar alterações desde o processo de invasão e crescimento fetal até alterações sistêmicas na gestante.

As interações entre VEGF/PLGF e seus receptores são os principais determinantes funcionais da angiogênese e/ou da vasculogênese. As funções desses fatores são mediadas, principalmente, pela ligação com seus dois receptores: o de VEGF-1 (VEGFR-1/Flt1) e o de VEGF-2 (VEGFR-2/Flt1/KDR).[58,59]

Colo uterino

O colo uterino é um canal (canal cervical) que apresenta um orifício externo que se exterioriza no canal vaginal e um orifício interno próximo ao istmo. Durante a gestação, várias alterações podem acontecer, e o colo se torna maior em virtude da congestão, edema, hipertrofia, hiperplasia e acúmulo de secreções.

O amolecimento do colo uterino é precoce devido tanto à ação de prostaglandinas como da colagenase, produzida pelos leucócitos, que promovem a remodelação do colágeno cervical.[51] O aumento da vascularização local é pronunciado e confere à genitália interna uma cor azul-arroxeada tanto na mucosa vaginal como no colo uterino (sinal de Chadwick) a partir de 8 semanas.

Ao longo da gestação o colo muda de posição, passando da região posterior da vagina para a central, por causa do crescimento do corpo uterino e da descida e insinuação da cabeça fetal ao fim da gravidez. O colo também sofre alteração em seu diâmetro, e o orifício externo geralmente se torna permeável, sem exteriorização da mucosa endocervical inicialmente.

Após 12 semanas de gestação, costuma ser observada uma eversão fisiológica da junção escamocolunar (JEC). O epitélio cilíndrico sofre hipertrofia, hiperplasia e metaplasia. A eversão e a exposição desse epitélio na ectocérvice ao pH vaginal ácido (3,5 a 6,0) são os fatores responsáveis pela metaplasia escamosa. No epitélio estratificado escamoso são observadas hiperatividade na camada das células basais e proliferação da camada de células intermediárias. O estroma do colo uterino também se altera, aumentando a quantidade de vasos sanguíneos e o edema. Essas alterações sofridas pelo epitélio cervical e também no estroma são denominadas decidualização ou deciduose, pois essas regiões passam a apresentar modificações semelhantes às observadas no endométrio gravídico. Ao exame macroscópico, o colo encontra-se hipertrofiado, congesto e cianótico.[50,52]

A partir do terceiro trimestre, o colo passa a se alterar de maneira mais pronunciada e pode aumentar até 10 vezes de diâmetro (dilatação cervical) durante o trabalho de parto. O colo pode também alterar seu comprimento (apagamento) e a consistência (amolecimento), a partir de 16 semanas, passando de uma consistência firme para uma mais macia, comparável à do lábio (regra de Goodell).[4]

Secreção cervicovaginal

Sob a influência dos estrogênios, o epitélio vaginal se torna mais espesso durante a gravidez e há aumento de sua descamação, o que resulta em aumento do resíduo vaginal.

O resíduo vaginal na gestação tem pH mais ácido e rico em imunoglobulinas e citocinas, funcionando mecânica e imunologicamente para proteção contra a ascensão de microrganismos.[50] O muco cervical se torna turvo e não se cristaliza. Um tampão mucoso é formado, obliterando e protegendo o canal cervical. A hipertrofia glandular da endocérvice desencadeia maior produção de muco espesso e viscoso, denominado rolha de Schröeder.[49]

Com a produção crescente de progesterona ocorre o acúmulo de glicogênio com a consequente proliferação de lactobacilos, os quais, por sua vez, produzirão mais ácido lático e promoverão a diminuição do pH vaginal (3,5 a 6,0), fundamental para o controle de infecções bacterianas, porém predispondo a gestante a mais infecções fúngicas.

Vulva e vagina

A mucosa vaginal fica espessa, ocorrendo hipertrofia das células musculares lisas com aumento da elasticidade e da vascularização. A vulva pode apresentar-se entreaberta, com varizes e com tubérculo uretral hipertrofiado. Há aumento da descamação celular, e a secreção vaginal se torna mais abundante.

A coloração vermelho-vinhosa dos pequenos e grandes lábios (sinal de Jacquemier) é observada e, ao exame de toque, podem ser percebidos o aumento da vascularização na vagina e o pulso da artéria uterina nos fundos de saco laterais e posterior da vagina (sinal de Osiander).[49]

Trompas e ovários

As trompas ou tubas uterinas ficam embebidas e se voltam para cima, mudando de posição em virtude do crescimento uterino e passando a ocupar posição vertical, paralela ao corpo uterino; ocorre a perda do aparelho ciliar das células por reação de decidualização irregular.

Os ligamentos largos e redondos se encontram hipertrofiados e congestos. A posição dessas estruturas pode sofrer variação, a depender do local de implantação placentária, apresentando deslocamento dos anexos para local diametralmente oposto (sinal de Palm).[34]

O corpo lúteo só se torna plenamente ativo até 10 semanas de gestação. Em razão dos mecanismos endócrinos discutidos previamente, não há ovulação durante a gravidez.

Mamas

As mamas sofrem alterações para se preparar para receber e armazenar o leite produzido e secretado e mais tarde servir de fonte de alimento ao recém-nascido.

Observa-se aumento do volume das glândulas mamárias devido à maior vascularização, com crescimento de ductos, ácinos e estroma, além de metabolismo maior. Os estrogênios são responsáveis pela proliferação dos ductos mamários, e a progesterona, pelo desenvolvimento dos lóbulos (Figura 2.7). O desenvolvimento mamário na gestação se completa sob a influência da prolactina, responsável pela produção de leite.

As altas concentrações de estrogênio e progesterona no sangue materno inibem a lactação durante a gestação, interferindo na ação da prolactina no tecido mamário. No parto, há queda abrupta do nível desses hormônios e, consequentemente, da inibição. Os receptores de prolactina aumentam até 20 vezes. O hLP, a insulina, o GH e os glicocorticoides mantêm a lactação, enquanto a ocitocina promove a ejeção do leite.[49]

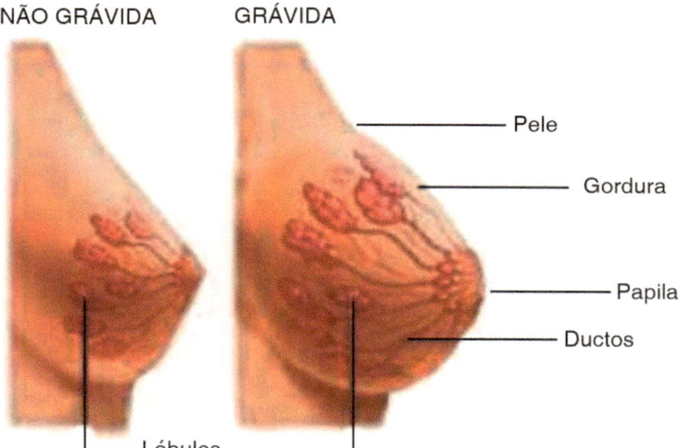

Figura 2.7 Comparação entre a mama não lactante e a lactante. (Adaptada de https://anatomiaefisioterapia.com/15-anatomia-das-mamas/.)

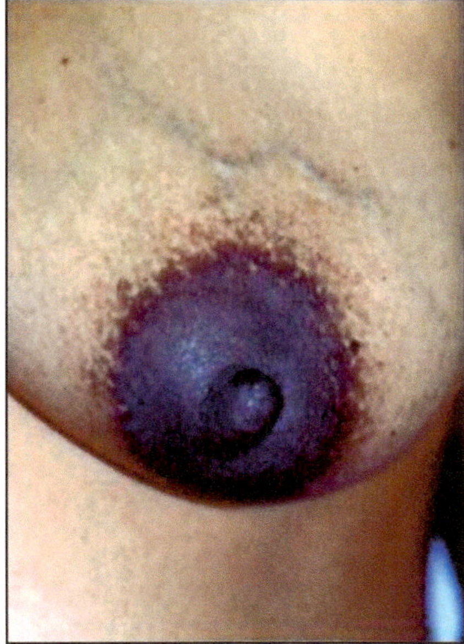

Figura 2.8 Aumento da circulação venosa das mamas, sinal de Haller e hiperpigmentação do mamilo e da aréola. (Reproduzida de *Google Lens*.)

Com frequência, as alterações na mama estão associadas ao surgimento de mastalgia, formigamentos e sensibilidade excessiva, que geralmente desaparecem por volta de 16 semanas. Em razão da transparência da pele, uma trama vascular se torna visível, a rede de Haller (Figura 2.8). O mamilo e a aréola ficam mais pigmentados e têm seus limites borrados com surgimento de uma aréola secundária a partir de 20 semanas. As glândulas sebáceas em torno do mamilo formam protuberâncias que passam a ser denominadas tubérculos de Montgomery a partir de 8 semanas. Todas essas modificações são importantes mecanismos de proteção mamilar e de auxílio no processo de sucção pelo recém-nascido.

ALTERAÇÕES DO SISTEMA DIGESTIVO

Os sintomas digestivos estão entre as alterações fisiológicas mais comuns na gravidez, podendo variar de pequenos períodos de mal-estar gástrico e intestinal, como pirose, náuseas, vômitos e constipação intestinal, até sintomas psicoemocionais, como perversão do apetite e do paladar.

No início da gravidez também é possível observar hiporexia, enquanto no decorrer da gestação pode aparecer aumento da fome, em virtude do aumento da resistência à ação da leptina, e da sede, devido à alteração da secreção do ADH.[4]

As náuseas e os vômitos acometem 50% a 80% das gestantes, e em 25% dos casos observa-se exclusivamente o quadro de náusea matinal. Esses sintomas surgem de 1 a 2 semanas após a concepção em virtude do aumento da concentração sérica de hCG, o que estimula a produção de estrogênio. Com incidência progressiva entre 5 e 9 semanas, costumam cessar em até 14 ou 16 semanas de gestação, período de maior vulnerabilidade fetal. Ocasionalmente, em algumas mulheres podem aparecer em até 20 semanas de gestação. As náuseas podem conter um componente psicossomático e são mais intensas nas gestantes que não contam com rede de apoio e nas gestações não planejadas e/ou não aceitas, ou naquelas mulheres com grande medo de perdê-las.[60,61]

Outros sintomas muito conhecidos e característicos da gravidez são as alterações gustativas e as mudanças nos hábitos alimentares, conhecidas como pica ou malácia, em que as gestantes apresentam desejos por alimentos estranhos, como vontade de comer tijolos, carvão, sabonete, papel, terra e outros elementos.

Boca

Sintoma referido como desagradável, a gestante com ptialismo ou sialorreia (secreção salivar exacerbada), por não conseguir deglutir o excesso de saliva produzida, necessita cuspir o excesso ou secar a boca com toalha ou papel. Pode acontecer no primeiro trimestre da gestação e está mais relacionado com a dificuldade de deglutição associada ao estímulo neurológico do quinto par craniano (nervo trigêmeo) e do nervo vago do que com o excesso de produção de saliva.[49]

O aparecimento das cáries é comum na gestação. A redução do pH salivar, tornando o ambiente mais ácido, é sabidamente propícia à proliferação bacteriana. No entanto, a exacerbação das cáries é mais frequente em mulheres com higienização precária. Além disso, as gengivas também sofrem alterações, podendo tornar-se hipertrofiadas com edema, hiperemiadas, friáveis, com a ocorrência de sangramento gengival por ação dos esteroides sexuais.

Esôfago, estômago e intestinos

No esôfago, exacerbada pela ação do estrogênio, a progesterona promove relaxamento das fibras musculares lisas e do tônus do esfíncter esofágico inferior, acarretando redução de seu peristaltismo e aumento de sintomas, como refluxo gastroesofágico, que se apresentam como eructações, flatulências e pirose.[62]

No primeiro e segundo trimestres, a maior produção de gastrina (que pode acontecer na placenta) também é responsável pela exacerbação do sintoma da pirose em razão do aumento da secreção gástrica e da diminuição do pH.[60] No terceiro trimestre, esses sintomas são influenciados pelo fator mecânico, como crescimento uterino, uma vez que, à medida que as estruturas são deslocadas de suas posições originais, ocorrem a horizontalização do estômago e a redução do tempo de esvaziamento gástrico.

O crescimento uterino altera a disposição dos órgãos abdominais em relação a suas localizações habituais, formando uma "anatomia típica da gestação" – com o avançar da gestação ocorre desvio do estômago para cima, dos intestinos para a esquerda e do apêndice cecal para o flanco direito.

Por ação da progesterona, a diminuição do hormônio motilina acarreta quadros de constipação intestinal e distensão abdominal que são agravados pela ação mecânica uterina sobre o intestino. Soma-se a isso o aumento da absorção de água e sódio nas alças intestinais com desidratação das fezes e formação de cíbalos. Essas modificações acentuam o surgimento dos mamilos hemorroidários e sintomas anorretais na gestação.[63]

Fígado

O fígado sofre pequeno deslocamento para cima e para a direita, ocasionando aumento da abertura do ângulo costofrênico. Há também alterações funcionais e dos testes séricos bioquímicos.

Os níveis de colesterol total e de triglicérides se elevam significativamente. A fosfatase alcalina pode atingir de duas a cinco vezes o valor habitual no fim da gestação devido às isoenzimas produzidas pela placenta. Não há alteração nas transaminases, mas podem ocorrer aumento discreto nos níveis séricos de bilirrubina, na globulina e na gamaglutamiltransferase e diminuição do transporte intraductal de sais biliares por ação do estrogênio e da progesterona.[63,64]

Vesícula biliar

A diminuição da motilidade e contratilidade da vesícula, por ação da progesterona, favorece a hipotonia do órgão e a presença de volume residual biliar e, consequentemente, a precipitação de cálculos de colesterol ou apenas o espessamento da bile com formação de barro ou lama biliar.[50]

ALTERAÇÕES IMUNOLÓGICAS

Apesar de a mãe e o feto serem geneticamente diferentes, a rejeição esperada em situações comumente evidenciadas, como nos casos de halo e autoenxertos, transplantes e hemotransfusões, não costuma acontecer na gestação.

Os primeiros estudos sobre a resposta imunológica da gestação datam de 1953,[65] quando foram aventadas hipóteses para justificar a não rejeição do produto conceptual pelo organismo materno. Essas hipóteses consideravam que o feto seria imunologicamente neutro, não promovendo resposta imunológica no organismo materno, ou que o útero seria preservado das reações imunológicas, possibilitando a adaptação ao feto, ou, ainda, que a placenta funcionaria como barreira neutra, não permitindo a agressão de fatores imunológicos maternos ao feto e, por fim, que a ocorrência fisiológica de imunossupressão na gestação seria responsável pela aceitação do feto e seus anexos.

O conhecimento atual demonstra que durante a formação embrionária, na fase de implantação trofoblástica, são encontradas células inflamatórias na decídua materna, como as NK (80%), os linfócitos T e os macrófagos.[66] A resposta inflamatória na parede uterina é mediada pela interação das células Th1 (citotóxicas) e Th2 (supressoras). O aumento fisiológico das concentrações de cortisol, progesterona, estradiol e testosterona, observado no terceiro trimestre, está envolvido na polarização das citocinas Th2.[67] Assim, com a supressão da citotoxicidade celular por meio da produção de citocinas ocorrem o crescimento do tecido trofoblástico e o contínuo desenvolvimento da gestação.

Durante toda a gravidez, os linfócitos periféricos liberam menos interferon-gama (IFN-γ) e interleucinas (IL) 2 e 8 e mais IL-4 e IL-10, particularmente no terceiro trimestre. A IL-10 é uma citocina importante por suprimir a produção de citocinas pró-inflamatórias por outras células, mas a manutenção da gestação não depende exclusivamente dela.[68-70] Estudos demonstraram que o aumento das citocinas pró-inflamatórias Th1 (fator de necrose tumoral alfa [TNF-α], IFN-γ, IL-2, IL-8 e IL-6) está associado a intercorrências, como pré-eclâmpsia, parto pré-termo e perdas gestacionais.[71] Desse modo, uma cadeia coordenada da resposta imunológica permite o reconhecimento de antígenos paternos presentes no embrião – especialmente dos antígenos leucocitários humanos (HLA) – pelo sistema imunológico materno e a manutenção da gestação sem complicações.[67]

Os antígenos HLA, encontrados no trofoblasto extraviloso e nos linfócitos periféricos T e B, determinam importantes funções imunológicas, como a produção de citocinas, a supressão de fatores não favoráveis ao desenvolvimento embrionário e a produção de fatores de crescimento, possibilitando à placenta resistir aos ataques imunológicos. A produção do HLA é etapa importante na diferenciação do citotrofoblasto e no sucesso da invasão desse tecido no útero materno.[72,73] Sabe-se que a resposta aloimune materna é dirigida contra antígenos do sistema HLA do feto de origem paterna.[74] O não reconhecimento antigênico acarreta destruição do produto conceptual em estágios iniciais da gestação, aumentando a incidência de perdas gestacionais. Dessa maneira, o HLA parece atuar como molécula protetora contra o ataque das células NK deciduais, possibilitando a sobrevivência fetal no tecido materno.[75]

Apesar de ainda não totalmente esclarecida, uma das explicações para a não exacerbação da resposta imunológica materno-fetal é o fato de o trofoblasto placentário não expressar genes do complexo de histocompatibilidade (MHC) polimórficos, mas genes não polimórficos, como o HLA-E e o HLA-G. Assim, não ocorre a produção de anticorpos maternos contra as proteínas fetais. Esses HLA deprimem a resposta imunológica e diminuem a ação letal contra o embrião devido à interação dos receptores de inibição leucocitária das células *natural killer* uterinas (NKu) e macrófagos com o receptor das células CD8+. Os antígenos embrionários são responsáveis por ativar os linfócitos TCD4+ e CD8+, e a proporção desses antígenos tem se mostrado importante para que se estabeleça a tolerância embrionária na gestante.[70,76]

Em relação à imunidade humoral na gestação, a placenta é permeável aos anticorpos do tipo imunoglobulina G (IgG), os quais podem ligar-se a receptores placentários, chamados Fc, e ser transportados para o embrião desde os estágios iniciais da gestação. Essas imunoglobulinas medeiam a imunidade passiva no feto e no recém-nascido, sendo a IgG-1 a subclasse preferencialmente transportada. Durante a gestação, observa-se aumento da suscetibilidade a infecções, mas também diminuição da exacerbação ou do aparecimento de doenças autoimunes,[71] em razão da diminuição dos títulos de anticorpos e autoanticorpos maternos promovida pela hemodiluição. Assim, mulheres com doenças autoimunes, como doença de Graves, podem tornar-se eutireóideas até o fim da gestação.

ALTERAÇÕES METABÓLICAS

Ajustes metabólicos na gestação são provocados por demandas dos organismos materno e fetal. O metabolismo materno pode aumentar cerca de 25%. Essas alterações são primariamente influenciadas pelos hormônios placentários, que desde o primeiro trimestre afetam o metabolismo lipídico, glicêmico e hidroeletrolítico.

O ganho de peso materno decorre de vários fatores, como o crescimento uterino, mamário e fetal. No entanto, grande parte se deve à retenção hídrica intra e extravascular e ao aporte dos componentes energéticos estruturais responsáveis pelo metabolismo, como carboidratos, lipídios e proteínas. Até 24 ou 26 semanas, o organismo materno experimenta uma fase de anabolismo, direcionando o aporte energético para as reservas maternas. No terceiro trimestre tem início a fase catabólica da gestação, com aumento do aporte energético para o feto. Todas as alterações no metabolismo materno são necessárias para suprir as exigências suscitadas pelo rápido crescimento e desenvolvimento do concepto durante a gravidez.[77]

Ganho de peso

A necessidade calórica aumenta, aproximadamente, 5 calorias/kg/dia, não havendo necessidade de suplementação quando a dieta é adequada. Ainda assim, o ganho médio de peso habitual em gestantes com índice de massa corporal (IMC) adequado é de aproximadamente 12,5kg até o final da gestação, grande parte nos dois últimos trimestres. O ideal é que o ganho de peso seja inversamente proporcional ao IMC inicial da gestante.

O ganho de peso materno se distribui entre os componentes da gestação, como o feto, que pesa cerca de 3,5kg, o líquido amniótico, a placenta e as membranas fetais, responsáveis por cerca de 2kg. O útero é responsável por 1kg e as mamas por cerca de 0,5kg, enquanto o sangue e o líquido extravascular somam 2,5kg. Os 3kg restantes são resultantes da deposição de gorduras, proteínas e água celular.

Metabolismo da glicose

Durante a gravidez são observadas duas fases distintas do metabolismo da glicose: inicialmente anabólica e depois catabólica. No início da gestação, a glicose é direcionada para a reserva materna e posteriormente destinada à formação de aminoácidos e ao fornecimento de glicose para o feto, e a mãe passa a utilizar os corpos cetônicos e triglicérides para suas necessidades basais.

Na primeira metade, sob a ação do estrogênio e da progesterona, o pâncreas é estimulado a liberar insulina, sendo observada a redução da glicemia sérica em jejum e da glicemia basal materna com internalização celular da glicose, o que favorece o armazenamento de gordura e a glicogênese hepática.[78]

Na segunda metade da gestação, a fase catabólica é caracterizada por lipólise, neoglicogênese e resistência periférica à insulina secundária à produção placentária de hormônios contrainsulínicos, como GH, hormônio liberador de corticotrofina (CRH), progesterona, adiponectina e hPL. Esse estado de hiperglicemia pós-prandial com consequente hiperinsulinemia é fortemente evidenciado a partir de 24 a 26 semanas, resultando em hipertrofia e hiperplasia das células beta pancreáticas mediadas pela prolactina e pelo hLP.[24,38,79]

Esse estado hiperglicêmico tem por objetivo satisfazer a maior necessidade energética do feto no terceiro trimestre, favorecendo o transporte de glicose pela placenta por difusão facilitada. Para manter o desvio de glicose para o feto, o metabolismo da gestante passa a usar mais lipídios como fonte energética a partir de 30 semanas de gestação. Nessa fase, com o desequilíbrio no metabolismo de carboidratos e a oferta de glicose ultrapassando a capacidade pancreática de produção de insulina, pode ocorrer diabetes *mellitus* gestacional. Nessa fase pode ser observada glicosúria fisiológica leve devido ao aumento da filtração glomerular e à diminuição da reabsorção tubular renal.

Metabolismo lipídico

Na gravidez, o tecido adiposo cumpre importante função para regulação do metabolismo materno, adaptando-o às necessidades placentárias com aumento dos triglicérides e do colesterol total e de suas frações. Esse tecido sofre modificações para catabolizar gorduras com aumento de ácidos graxos no plasma.

Na primeira metade da gestação, o estrogênio é responsável pelo aumento da fração LDL e a progesterona pela fração HDL do colesterol. A alta concentração de estrogênios e progesterona e a resistência à insulina parecem ser corresponsáveis pela hipertrigliceridemia da gravidez.

Em uma gravidez normal, no segundo trimestre ocorre aumento da produção de leptina, hormônio que age no centro de saciedade do sistema nervoso central, diminuindo a fome e a vontade de comer. No entanto, durante a gestação há uma resistência relativa da ação da leptina, e as gestantes apresentam apetite e ingestão alimentar maiores.[80]

Metabolismo proteico

A formação e o crescimento do feto, do útero, da placenta e das mamas demandam grande quantidade de proteínas. Assim, se o aporte de açúcares e ácidos graxos, precursores do metabolismo proteico, não for suficiente na dieta ou no próprio organismo materno, as necessidades energéticas serão supridas pelo catabolismo de reservas proteicas da gestante.

Hormônio responsável pelo armazenamento de carboidratos, em forma de glicogênio, no fígado e nos tecidos musculares, a insulina exerce importante função no armazenamento de aminoácidos para as reservas maternas e, com o desenvolvimento da capacidade fetal de produzi-la, também favorece o incremento das reservas no concepto.[34]

Apesar do aumento absoluto das proteínas totais, o fenômeno fisiológico de hemodiluição gestacional reduz essas concentrações. Até o término da gestação ocorre aumento do balanço nitrogenado materno devido ao anabolismo, ocasionando o acúmulo de aproximadamente 1.000g de proteína, metade destinada ao desenvolvimento fetal e de seus anexos e metade para suprir as necessidades de crescimento e hipertrofia uterina, desenvolvimento mamário, hipervolemia plasmática e hiperplasia dos eritrócitos maternos.[81]

Além das proteínas do metabolismo energético, outras também são necessárias para desenvolvimento, crescimento e defesa imunológica tanto materna como fetal. Os níveis de fibrinogênio e alfa e betaglobulinas estão aumentados na gestação. Apesar do aumento das proteínas plasmáticas, a hemodiluição fisiológica altera a proporção entre elas com aumento da relação albumina-globulina.[82]

Sais minerais

Cálcio

Durante a gestação, o metabolismo do cálcio precisa adaptar-se à demanda do organismo materno e do esqueleto fetal. O organismo materno também precisa equilibrar a necessidade de reserva de cálcio para a produção láctea, com a perda desse elemento devido à maior excreção urinária secundária ao aumento da filtração glomerular e à transferência do cálcio materno para o feto.

Durante a gravidez, o feto precisa diariamente de 250 a 300mg de cálcio, e a transferência ativa de cálcio da circulação materna para a fetal favorece esse aporte. Assim, os valores séricos maternos sofrem redução em razão da diminuição da albumina e não do cálcio ionizado. Em função disso, recomenda-se a ingestão de 1.200 a 1.500mg de cálcio diariamente, à exceção das mulheres cujas dietas contemplem essas necessidades, uma vez que, como descrito previamente, as adaptações fisiológicas da tireoide materna, por aumento do PTH, tanto aumentam a absorção intestinal de cálcio da dieta e a reabsorção renal como reduzem a eliminação urinária.[32,83]

Ferro

Cerca de 70% do ferro no organismo se encontram na hemoglobina presente nas hemácias e 25% na ferritina. Na segunda metade da gravidez, as concentrações séricas dessas substâncias diminuem em decorrência do fenômeno denominado anemia dilucional, que consiste no aumento desproporcional da massa eritrocitária (15% a 20%) em relação ao volume plasmático (30% a 50%). Na gestação, além da queda na hemoglobina ocasionada pela expansão volêmica, as necessidades de ferro aumentam em virtude do aumento da captação de 15% a 20% do ferro total do plasma materno pela placenta e pelo feto.

Diante dessas alterações e da demanda fetal, para a maioria das mulheres os sais de ferro provenientes apenas da dieta passam a ser insuficientes após 20 semanas de gestação. Por isso, recomenda-se sua suplementação (30 a 60mg/dia de ferro elementar) a partir de 16 semanas de gestação até 8 semanas após o parto. Soma-se a esses fatores a necessidade de uma reserva materna para se preparar para a perda de cerca de 500 a 1.000mL de sangue durante o trabalho de parto e o parto.[84]

Iodo

Durante a gravidez, os níveis séricos do iodo são reduzidos à metade em virtude da perda por depuração renal decorrente do aumento da taxa de filtração glomerular renal.

O elemento básico para síntese dos hormônios tireoidianos é o iodeto proveniente da dieta, bem como o absorvido no trato gastrointestinal. Outro elemento importante é a tireoglobulina (TBG), glicoproteína sintetizada pela tireoide que contém tirosina, que é transformada em mono-iodotirosina e di-iodotirosina, formas precursoras do T3 e do T4.

Por conta dos níveis circulantes aumentados de estrogênio durante o ciclo gravídico, diminui a metabolização hepática da proteína transportadora de hormônios da tireoide (TBG), aumentando sua concentração sérica com incremento relativo das formas ligadas dos hormônios tireoidianos (T3 total e T4 total) e redução do TSH, como descrito previamente.[39]

Devido à necessidade de iodo na alimentação, e por se tratar de um elemento essencial para o metabolismo da tireoide, as regiões carentes de iodo podem relatar insuficiência tireoidiana de maneira endêmica. Por isso, a OMS recomenda a ingestão diária de 250mg de iodo. Nas gestantes com ingestão insuficiente é possível suplementar iodo por meio de polivitamínicos, na dose de 150 a 200mg/dia,[39] mas a ingesta diária não deve exceder 500mg/dia.[85]

Vitaminas

Apesar de muito importante para a reprodução, grandes quantidades de vitamina A podem estar associadas a defeitos congênitos, não sendo indicada sua suplementação na gestação, exceto em casos comprovados de hipovitaminose.

Certos fatores do complexo B estão relacionados com o metabolismo energético, como a tiamina (B_1), a riboflavina (B_2), o ácido nicotínico e a piridoxina (B_6). A vitamina B_{12} e o ácido fólico são necessários para a hematopoese, mas apenas a suplementação de ácido fólico é consensual, devendo ser iniciada na fase pré-concepcional para prevenção dos defeitos abertos do tubo neural fetal. São recomendados 400mcg/dia para todas as mulheres; naquelas com fatores de risco, é sugerida a dose de 4 a 5mg/dia.[86]

ALTERAÇÕES NO SISTEMA URINÁRIO

A gravidez consiste em um estado de expansão de volume e vasodilatação maternos associado à coordenação cuidadosa de vários hormônios. Por exercerem um papel fisiológico fundamental na manutenção do balanço hídrico e eletrolítico, na regulação da pressão arterial e na remoção de metabólitos, os rins se adaptam e contribuem para as mudanças na hemodinâmica da mulher grávida. O impacto da gravidez na fisiologia renal envolve praticamente todos os aspectos da função renal.

Alterações renais anatômicas

Os rins aumentam de peso e tamanho na gravidez (cerca de 1 a 1,5cm de diâmetro) devido à discreta hiperplasia de suas células e ao aumento do volume sanguíneo. Os sistemas da pelve renal e do cálice dilatam em virtude das forças de compressão mecânica nos ureteres e possivelmente em razão dos efeitos da progesterona no sistema urinário. A progesterona pode reduzir o tônus ureteral, o peristaltismo e a pressão de contração. Desse modo, o sistema coletor (cálices, pelve renal e ureter) passa a conter de 200 a 300mL de urina, levando à estase urinária. Além disso, é observado aumento de 40% no risco de pielonefrite em mulheres grávidas com bacteriúria assintomática.[87]

Comum na gravidez, a hidronefrose fisiológica ocorre em cerca de 80% das gestantes.[88] A evidência etiológica mais forte para o desenvolvimento da hidronefrose é a própria compressão anatômica dos ureteres, causada pelo crescimento do útero, a qual é mais prevalente do lado direito (86%).[89] O ureter direito cruza os vasos ilíacos e ovarianos, formando um ângulo antes de entrar na pelve, enquanto o esquerdo forma um ângulo menos agudo paralelamente à veia ovariana. Após o parto, as alterações anatômicas do sistema urinário são revertidas em 6 semanas.[90] Entretanto, o tamanho total dos rins diminui ao longo de 6 meses após o parto.[91]

Outra manifestação clínica comum é a polaciúria, causada por mecanismos mecânicos e endócrinos. A evidente compressão do útero sobre a bexiga determina a redução de sua capacidade volumétrica e aumenta a frequência urinária da gestante. Fatores hormonais também estão relacionados com a polaciúria e a noctúria, as quais podem ser observadas desde o primeiro trimestre de gestação. Estudos sugerem que a progesterona promove hipotonia vesical, aumentando o volume urinário residual.[46]

No primeiro trimestre de gestação, a grávida pode experimentar, ainda, sintomas de incontinência urinária de urgência de origem multifatorial. Aproximadamente 6% das gestantes estão incluídas nesse grupo; próximo ao termo, a prevalência aumenta para 20%.[92] Alterações no tônus muscular do assoalho pélvico são decorrentes dos níveis crescentes dos hormônios placentários e da compressão uterina constante sobre essa musculatura. Observam-se, também, diminuição funcional do comprimento uretral, redução da pressão máxima de fechamento uretral e menor pressão intravaginal. Esses fatores podem determinar a perda da contenção urinária em algumas mulheres.[93] O fortalecimento e a reabilitação do assoalho pélvico têm se mostrado eficazes na prevenção e tratamento da incontinência urinária gestacional e pós-gestacional.[94] Outras repercussões causadas pelas modificações do trato urinário incluem a formação de cálculos renais e a incidência maior de infecções urinárias, que se tornam frequentes na gestação.[4]

Alterações da função renal

A hemodinâmica renal e sistêmica da gestante é marcada por expressiva expansão de volume e vasodilatação. Desde o início da gravidez (5 semanas), observa-se redução importante da resistência vascular sistêmica por mecanismos já descritos anteriormente. Nesse contexto de redução da resistência vascular, para evitar queda importante da pressão arterial, o organismo elabora uma série de respostas fisiológicas compensatórias, destacando-se a ativação do sistema renina-angiotensina-aldosterona (SRAA).[4] Sabe-se que a redução da pressão arterial é um gatilho para maior liberação de renina, o que resulta no aumento da formação da angiotensina II. Esse potente peptídeo é responsável por efeitos sistêmicos, que previnem quedas importantes da pressão arterial da gestante. Entre seus efeitos estão a vasoconstrição, o efeito dipsogênico (sede), o aumento da reabsorção renal de sódio e água e o aumento da liberação de ADH e de aldosterona, os quais promovem aumento da volemia, visando à manutenção da pressão arterial na gestação.[32,95]

Outra alteração fisiológica da função renal é o aumento da sensibilidade dos osmorreceptores para deflagrar a sede e para secreção do ADH. Como resultado, a gestante apresenta redução da osmolalidade plasmática. A pressão arterial reduz cerca de 10mmHg no segundo trimestre, apesar do ganho de 30% a 50% no volume intravascular. O aumento plasmático de aldosterona resulta em ganho líquido de aproximadamente 1.000mg de sódio.[4]

A redução da resistência vascular periférica provoca elevação do fluxo plasmático glomerular com consequente aceleração da taxa de filtração glomerular (TFG), a qual aumenta de 40% a 50%. O fluxo plasmático renal (FPR) aumenta até 80% em comparação com os níveis pré-gravídicos. Evidências sugerem que fatores hormonais da gestação, como a presença crescente de relaxina e óxido nítrico, também contribuem para essas mudanças renais. As alterações na função renal iniciam com 10 semanas de gestação e aumentam gradativamente ao longo da gravidez.[95,96]

Em virtude do aumento da TFG e da permeabilidade glomerular à albumina, a excreção fracionada de proteínas pode aumentar (até 300mg/dia), bem como a de proteína. A função tubular e a filtração alterada de água e eletrólitos promovem aumentos discretos na proteinúria e glicosúria e redução na osmolalidade plasmática e nos níveis de sódio. Esses achados anormais para os padrões não gravídicos podem ser considerados fisiológicos na gestação, o que resulta em diminuição nos valores séricos de creatinina, ureia e ácido úrico.

ALTERAÇÕES HEMATOLÓGICAS

O volume plasmático da gestante aumenta progressivamente ao longo da gravidez saudável, acarretando um estado fisiológico de hemodiluição gestacional que resulta em "anemia fisiológica" com queda na concentração de hemoglobina, no hematócrito e na contagem de hemácias. Mais de 50% desse aumento ocorrem até 34 semanas de gestação, sendo maior a expansão do volume plasmático do que o aumento do número de hemácias. Os níveis de hemoglobina podem ser tão baixos quanto 11g/dL, mas ainda assim considerados fisiológicos. Do mesmo modo, o hematócrito pode chegar a 32% em uma gestação normal. A contagem de plaquetas tende a cair progressivamente durante a gravidez, embora normalmente também permaneça dentro dos limites fisiológicos.[97,98]

A função da hipervolemia gestacional está relacionada com a necessidade de maior aporte sanguíneo em diversos leitos vasculares, como o útero em crescente hipertrofia e hiperplasia, e os órgãos genitais e as mamas também aumentam de volume e vascularização. Outra função está associada ao comprometimento do retorno venoso, que se torna inadequado em algumas situações, como em decúbito dorsal, na posição ortostática prolongada e após perdas de volume sanguíneo, como o parto.

A eritropoese aumenta na gravidez, desde que a mãe tenha nutrição adequada e receba suplementos vitamínicos e de ferro suficientes.[99] O hPL provavelmente potencializa o efeito da eritropoetina na eritropoese. O aumento da volemia total varia bastante – entre 20% e 100% acima dos níveis pré-gestacionais. Em geral, o aumento se aproxima de 45%. A produção de hemácias aumenta em até 40% via eritropoese, determinando aumento de 450mL a mais de eritrócitos, principalmente no terceiro trimestre. Os níveis plasmáticos de proteína C reativa aumentam próximo ao parto.[100]

Durante a gravidez, a mulher encontra-se em estado fisiológico de hipercoagulabilidade, o que a prepara para a hemostasia no período pós-parto.[101] Evidências demonstram que vários fatores de coagulação têm suas concentrações aumentadas, principalmente os fatores VIII, IX e X. Contribuem para esse estado os níveis de fibrinogênio significativamente aumentados, em até 50%, e a redução da atividade fibrinolítica. As concentrações de anticoagulantes endógenos, como antitrombina e proteína S, também diminuem, favorecendo a coagulação. Esse estado predispõe a gestante, desde o primeiro trimestre, e a puérpera à trombose venosa.[40] É provável que os altos níveis placentários de estrogênios e progesterona induzam essas alterações no mecanismo de coagulação.[102]

ALTERAÇÕES CARDIOVASCULARES

Durante a gravidez, a gestante passa por mudanças cardiovasculares anatômicas e fisiológicas profundas, fundamentais para nutrir e acomodar o feto em desenvolvimento. Essas mudanças visam atender as demandas metabólicas aumentadas da mãe e do feto e garantir uma circulação uteroplacentária adequada durante a gestação, promovendo ótimas condições para o crescimento e desenvolvimento do feto e ao mesmo tempo preservando a saúde materna.

Embora a maioria das mulheres saudáveis se adapte normalmente à gravidez, ajustes hemodinâmicos insuficientes ou anormais podem resultar em complicações maternas e fetais, como observado em casos de pré-eclâmpsia e restrição do crescimento fetal. Além disso, a incapacidade materna de se adaptar a essas mudanças fisiológicas pode expor uma doença cardíaca anteriormente silenciosa, razão pela qual alguns profissionais chamam a gravidez de "teste de estresse da natureza". Nos EUA, a doença cardiovascular na gravidez é a principal causa de mortalidade materna e fetal[103] e, no Brasil, é a principal causa de morte materna indireta. Portanto, o entendimento da fisiologia cardiovascular da gravidez é essencial para acompanhamento da saúde da gestante e do feto e para identificação de possíveis anormalidades nesse período.

Alterações na anatomia cardíaca

Durante a gravidez, a eficiência cardíaca – definida como trabalho cardíaco por unidade de consumo de oxigênio – aumenta principalmente como resultado do aumento da pré-carga. Em virtude desse aumento, o enchimento cardíaco também aumenta, levando o mecanismo de Frank-Starling a gerar mais força de contração, o que contribui para o aumento do volume sistólico. Outros mecanismos fisiológicos também estimulam o trabalho cardíaco da gestante, como a maior atividade neural simpática, o ambiente endócrino da gravidez e a ação de peptídeos cardiomodeladores, como a angiotensina II.

A maior exigência cardíaca estimula o remodelamento cardíaco, levando ao desenvolvimento da hipertrofia cardíaca excêntrica. Nesse tipo de hipertrofia, tanto a espessura da parede ventricular esquerda como o diâmetro diastólico final do ventrículo esquerdo aumentam (a espessura da parede aumenta cerca de 28% e a massa do ventrículo esquerdo aumenta 52% em comparação com os valores pré-gestacionais).[104] Estudos também demonstram aumento de 40% da massa ventricular direita.[105]

Outra alteração anatômica cardíaca observada na gestação é a posição do coração. O crescimento do volume uterino eleva o diafragma, deslocando o coração para cima e para a esquerda.[106] Em virtude das alterações anatômicas, morfológicas e funcionais, o eletrocardiograma (ECG) pode apresentar os seguintes achados fisiológicos durante a gestação: onda Q (pequena) e onda T invertida na derivação III; depressão do segmento ST e inversão da onda T; ou desvio do eixo cardíaco para a esquerda (de 15 a 20 graus).[40]

A análise cuidadosa dos parâmetros cardíacos deve ser realizada para identificação das alterações fisiológicas e diferenciação das possíveis anormalidades adaptativas desse período.

Alterações hemodinâmicas

As alterações fisiológicas no sistema cardiovascular começam precocemente, no início da gravidez. O evento primário é provavelmente o relaxamento vascular generalizado, que ocorre por volta de 5 semanas de gestação. Esse efeito é mediado por fatores dependentes do endotélio, incluindo a síntese de óxido nítrico, estimulada pelo estradiol e possivelmente pelas prostaglandinas vasodilatadoras (PGI2). A vasodilatação periférica promove redução de 25% a 30% na resistência vascular sistêmica.[107]

Nesse contexto, para evitar queda importante da pressão arterial, o organismo elabora uma série de respostas fisiológicas compensatórias, como aumento agudo da atividade simpática, com maior liberação de adrenalina e noradrenalina, alcançado através do barorreflexo.[108] Essa resposta induz imediatamente a vasoconstrição e o aumento da frequência cardíaca. Enquanto isso, a resposta mais lenta, que determina o aumento do volume sanguíneo efetivo da gestante, consiste na retenção combinada de sódio e água, mediada pelo aumento da atividade do sistema renina-angiotensina-aldosterona. Esse sistema hormonal utiliza como principais agentes biológicos angiotensina II, aldosterona e ADH.[40]

O débito cardíaco aumenta em torno de 40% durante a gravidez, efeito alcançado a partir do maior volume sistólico e da maior força de contração do coração e em menor grau pelo aumento da frequência cardíaca. Além disso, o aumento do volume sistólico é possibilitado pelo remodelamento cardíaco (hipertrofia excêntrica) observado na gravidez.[105]

A grande incidência de resultados adversos da gravidez em mulheres que não conseguem aumentar o volume plasmático adequadamente ressalta a importância da expansão do volume para a evolução normal da gravidez.[109] Para atenderem as demandas mais altas de fluxo sanguíneo sistêmico, essas mulheres aumentam a frequência cardíaca e a contratilidade, exigindo aumento da atividade simpática. Esse mecanismo tem um preço alto, pois a redistribuição do débito cardíaco se dá à custa do fluxo sanguíneo uteroplacentário. Esses efeitos resultam na elevação do débito cardíaco da gestante, alcançando o máximo por volta de 20 a 28 semanas (Quadro 2.2). Portanto, o coração se mantém fisiologicamente dilatado e a contratilidade miocárdica é expressiva.

Embora o volume sistólico diminua ou permaneça constante próximo ao termo, o aumento da frequência cardíaca da gestante é mantido cerca de 10 a 20bpm acima do estado pré-concepcional, preservando o débito cardíaco aumentado. Em 90% das gestantes é comum a ausculta de sopro sistólico devido à reduzida viscosidade sanguínea e ao aumento do débito cardíaco, o qual desaparece após o parto.[110] A ecocardiografia é a técnica mais comumente utilizada para avaliar a hemodinâmica na gravidez, evitando o uso de métodos invasivos. No Quadro 2.2 são apresentadas as medidas das principais alterações cardiovasculares fisiológicas da gestação.

As compensações fisiológicas durante a gestação possibilitam a instituição segura da chamada "circulação hiperdinâmica", definida como débito cardíaco elevado na ausência de taxa metabólica elevada. Essa circulação hiperdinâmica é mantida durante toda a gravidez. Portanto, o trabalho extracardíaco, definido como produto da frequência cardíaca, do volume sistólico e da pressão arterial sistólica, possibilita o remodelamento cardíaco, visando otimizar a eficiência do coração durante o período da gestação.[111]

Quadro 2.2 Alterações hemodinâmicas e de volume induzidas pela gravidez

Variável	Não grávida	24 a 28 semanas de amenorreia
Débito cardíaco (L/min)	4,5	6,0
Frequência cardíaca (bpm)	70	85
Volume sistólico (mL)	65	72
Pressão arterial sistólica (mmHg)	110	105
Pressão arterial diastólica (mmHg)	80	70
Resistência periférica total (dina/s/cm^5)	1.600	1.000
Resistência vascular pulmonar (dina/s/cm^5)	119	78
Pressão coloidosmótica (mmHg)	21	18
Concentração de renina plasmática (pg/mL)	16	41
Alfa-ANP (pmol/L)	54	30
Osmolaridade (mOsm/L)	287	272
Volume plasmático (mL)	2.500	3.800
Volume de eritrócitos (mL)	1.500	1.800

* As alterações induzidas pela gravidez em todas as variáveis são estatisticamente significativas, exceto no peptídeo natriurético atrial alfa (α-ANP).
Fonte: adaptado de Zugaib *et al.*, 2020.[4]

Alterações na pressão arterial

A pressão arterial diminui no primeiro e segundo trimestres de gestação, mas no terceiro retorna aos níveis pré-gestacionais. O principal contribuinte para a queda da pressão arterial é a acentuada redução da resistência vascular periférica, apesar do aumento do débito cardíaco. Desse modo, observa-se diminuição da pressão arterial sistólica (PAS), da pressão arterial diastólica (PAD) e da pressão arterial média (PAM). Durante a gravidez, a redução da PAD e da PAM é maior do que a da PAS, provavelmente em razão da baixa resistência vascular sistêmica e placentária. Em torno de 6 semanas de gestação, a PAM sofre redução de 3 a 5mmHg em relação ao estado pré-gestacional, com declínio adicional de 1 a 2mmHg no restante do primeiro trimestre. A partir de 12 semanas, a pressão arterial começa a aumentar ligeiramente até 28 semanas, alcançando os níveis pré-gestacionais próximo ao termo. No pós-parto, a pressão arterial retorna aos níveis pré-gestacionais.[112]

Mudanças de decúbito acarretam alterações agudas na pressão arterial da gestante, podendo causar desconforto imediato. Na posição supina (decúbito dorsal), a partir do segundo trimestre, o peso do útero gravídico sobre a veia cava inferior reduz o retorno venoso e promove a queda da pressão arterial e a sensação subjetiva de falta de ar, tontura, fraqueza e desconforto. Entre os sinais observados nessa posição estão palidez, cianose, pele fria e redução da amplitude de pulsos, podendo chegar à perda da consciência.

Em decúbito lateral, de preferência esquerdo, a grávida apresenta alívio desses sintomas em virtude da descompressão dos vasos sanguíneos abdominais com a normalização da pré-carga. Além disso, com o crescimento e o peso do útero gravídico, as veias pélvicas e cava inferior são comprimidas, dificultando o retorno venoso pelos membros inferiores. Por essa razão, é comum a presença de edema de membros inferiores e insuficiência das válvulas venosas, ocasionando varizes e hipotensão.[113]

Outros aspectos contribuem para o aparecimento de varizes na gestação, como fatores hereditários, grande expansão de volume sanguíneo, dificultando a função das válvulas venosas, aumento da concentração de estrogênio plasmático e períodos prolongados em posição ortostática. Outra alteração circulatória fisiológica consiste na redistribuição do fluxo sanguíneo na gestação a fim de priorizar a maior perfusão para útero, mamas, rins e pele.[114]

ALTERAÇÕES RESPIRATÓRIAS

O sistema respiratório da gestante se adapta prontamente à demanda elevada de oxigênio durante uma gravidez saudável, sendo observado aumento de 15% na taxa metabólica e de 20% no consumo de oxigênio maternos. Entretanto, o estado de hemodiluição e a queda da hemoglobina induzem como resposta a elevação do volume corrente, determinando aumento de 40% a 50% na ventilação minuto (VM = VC × FR). Entretanto, a frequência respiratória basal se mantém praticamente estável durante a gestação. Essa elevação do volume corrente determina aumento da capacidade inspiratória da gestante.[115]

Em resposta ao aumento da ventilação materna, considerado um estado de hiperventilação, alcalose respiratória compensada pode ser observada na gestação. A hiperventilação leva à redução da pressão de dióxido de carbono arterial, compensada pelo aumento da excreção renal de bicarbonato, o que resulta na queda dos níveis séricos. Desse modo, o pH sanguíneo arterial da gestante é mantido em torno de 7,44.[40]

Alterações anatômicas na caixa torácica costumam ser evidenciadas na gestação, sendo observados elevação do diagrama (em torno de 4cm) e aumento de sua capacidade de expansão (em torno de 2cm).[116] Com o crescimento uterino há redução da amplitude de movimento do diafragma. A elevação diafragmática é observada ao final da gravidez e resulta em diminuição da capacidade residual funcional e da capacidade pulmonar total (em cerca de 200mL). A gravidez pode ser acompanhada por sensação subjetiva de falta de ar, sem hipóxia. Essa é uma percepção comum e considerada fisiológica. Apesar de mais frequente no terceiro trimestre, esse sintoma pode surgir em qualquer momento da gestação.

A progesterona relaxa a musculatura lisa dos brônquios e bronquíolos, reduzindo a resistência das vias aéreas e facilitando a entrada e a saída de ar dos alvéolos. Além disso, melhora a sensibilidade do centro respiratório, localizado no bulbo, aos níveis sanguíneos de dióxido de carbono, o que favorece o aumento da ventilação.[117]

ALTERAÇÕES DO SISTEMA NERVOSO E DOS ÓRGÃOS SENSORIAIS

A progesterona tem efeito depressor do sistema nervoso central (SNC), provocando sonolência, fadiga e lentidão psicomotora.

Órgãos do sentido

Edema da córnea e opacificação pigmentar podem acarretar alterações na acuidade visual da gestante. Ao exame oftalmológico, pode ser observada diminuição da pressão intraocular em virtude do aumento da velocidade de reabsorção do humor aquoso.[118] Assim, pode ser mais difícil para a gestante se adaptar ao uso de lentes de contato, como acontece com as míopes. Além disso, em razão do esforço e do aumento da pressão ocular, pode ocorrer descolamento de retina durante o trabalho de parto.

As papilas gustativas também ficam edemaciadas, ocasionando mudanças no paladar e caracterizando o quadro de pica (desejo de ingerir algo específico).[34]

O edema e a hipervascularização da mucosa nasal ensejam o quadro de hiposmia e anosmia por intumescimento da mucosa nasal da gestante. Em decorrência da maior vascularização, quadros obstrutivos nasais, rinites e até epistaxe são comuns na gestação.[34]

Zumbidos e vertigem são queixas raras e podem estar relacionados com alterações vasculares. A acuidade auditiva também pode estar discretamente comprometida, o que regride após o parto.[34]

Parestesias e câimbras são mais comuns na segunda metade da gravidez e estão associadas a manifestações vasomotoras e metabólicas, à deficiência relativa de cálcio[32] e ao aumento de fósforo sérico.[34]

ALTERAÇÕES OSTEOARTICULARES

Várias alterações anatômicas e fisiológicas durante a gravidez podem afetar o sistema musculoesquelético. O aumento do peso durante a gestação em virtude do próprio ganho de peso materno, o aumento do útero e das mamas e o crescimento fetal podem comprometer as articulações da coluna, quadris e joelhos e causar dor.

A lombalgia, queixa muito comum na gravidez, acomete cerca de **60%** das gestantes, principalmente no terceiro trimestre, sendo responsável por inúmeras repercussões negativas na qualidade de vida por poder limitar as atividades diárias e interferir na capacidade de trabalho.[119,120]

Uma das alterações fisiológicas responsáveis por esse quadro de dor é a cifolordose, resultante da curvatura exagerada da porção superior do tórax associada à curvatura anterior exagerada da porção lombar da coluna (Figura 2.9) em decorrência da necessidade de adaptação da coluna cervical e da musculatura paravertebral ao desvio do centro de gravidade ocasionado pelo peso do útero gravídico e das mamas na região anterior do corpo. A cifolordose pode provocar compressão dos discos vertebrais, irregularidades articulares e estiramento dos ligamentos da coluna, bem como hipertonia muscular e dor, além de interferir na postura, na deambulação e na altura da mulher grávida devido às alterações no equilíbrio da musculatura. A gestante passa a assumir uma deambulação caracterizada por jogar a coluna para trás e abrir um pouco as pernas para andar com passos oscilantes e mais curtos, semelhante a um ganso, a denominada marcha anserina.[120]

As parestesias e a síndrome do túnel do carpo são algias decorrentes da adaptação do organismo gravídico. A fim de manter a linha de visão e compensar a hiperlordose lombar, a gestante aumenta a flexão anterior da coluna cervical e intensifica a abdução de ombros; consequentemente, pode ocorrer a compressão das raízes cervicais que originam os nervos ulnar e mediano. Somam-se a isso a retenção de líquido periarticular e a formação de edema com compressão das raízes nervosas. Esses fatores associados acarretam formigamento, dormência e retenção de líquidos nas mãos, dores, parestesias das extremidades, fraqueza muscular e até mesmo problemas para dormir, principalmente no terceiro trimestre da gestação. Esses sintomas são comumente mais bilaterais do que unilaterais.[121,122]

Durante a gestação, a própria descida do feto na bacia fetal e nas fases do trabalho de parto pode contribuir para dor musculoesquelética e aumento do risco de subluxação coxofemoral e deslocamento suprapúbico.

O afrouxamento das articulações pélvicas (sacroilíacas e sínfise pubiana) é progressivo e ocorre durante toda a gravidez, sendo mais pronunciado entre o final da gestação e o parto, quando pode alcançar 4mm nas primíparas e 4,5mm nas multíparas.

A ação da relaxina, que aumenta em até dez vezes sua concentração na gestação, associada à do estrogênio é responsável por essas alterações articulares.[29] O principal resultado é o aumento da capacidade pélvica, favorecendo a disjunção sinfisária e o movimento de nutação do sacro e retropulsão do cóccix, o que propicia o período expulsivo fetal (Figura 2.10).[34,123]

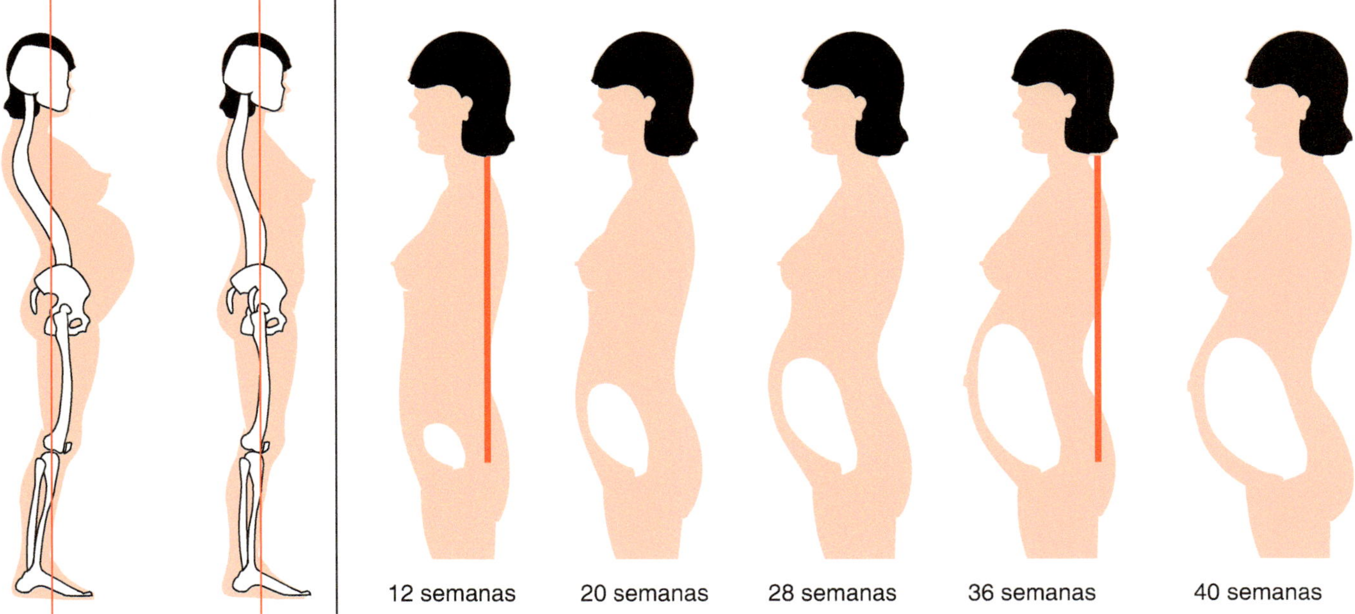

Figuras 2.9 Alteração do eixo gravitacional na gestação, acarretando cifolordose e alteração postural com progressão ao longo das semanas gestacionais e pronunciada curvatura da coluna vertebral. (Adaptada de Cunningham *et al.*, 2014.[50])

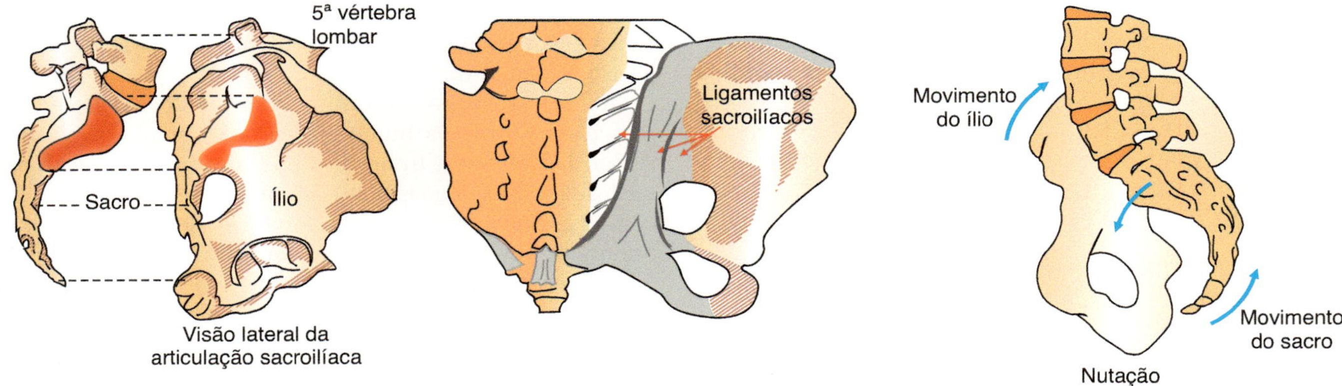

Figura 2.10 Articulação sacroilíaca da pelve – vista lateral da pelve e nutação do sacro.

ALTERAÇÕES DA PELE E FÂNEROS

As alterações relacionadas com a pele e os fâneros ou anexos cutâneos (folículos pilosos, glândulas sebáceas e sudoríparas e unhas), apesar de descritas como fisiológicas da gravidez, têm se tornado cada vez mais motivo de procura por consultas e de desconforto estético, agravado pelos estigmas para as mulheres.

Para minimizar as preocupações da gestante, é necessário reconhecer o acometimento cutâneo nessa fase e diferenciá-lo das dermatoses específicas da gravidez e das dermatoses alteradas na gravidez, orientando-a sobre sua ocorrência e caráter benigno e, na maioria das vezes, transitório.

Pele

As alterações pigmentares cutâneas acometem até 90% das gestantes, têm início precoce e são mais prevalentes e proeminentes em mulheres negras.[124]

O melasma ou "máscara da gravidez" é a alteração pigmentar mais comum e tem etiologia multifatorial, contribuindo para sua ocorrência a própria gestação, o uso prévio de anticoncepcionais orais, fatores genéticos e raciais e a exposição solar, entre outros (Figura 2.11).[124]

Na gestação, essas alterações estão intrinsecamente relacionadas com a presença de número maior de melanócitos e sua suscetibilidade ao estímulo hormonal do estrogênio e da progesterona, os quais aumentam a partir da oitava semana de gestação e começam a diminuir depois da 30ª semana. Nesse processo ocorre um estímulo à melanogênese por aumento dos níveis de hormônio melanócito-estimulante (MSH), que apresenta elevação tardia na gestação e não sofre redução no pós-parto.

Em geral, o melasma costuma desaparecer completamente em até 1 ano após o parto, mas até 30% das mulheres evoluem com algum resquício da mancha. A evidência dessa hiperpigmentação é mais acentuada na face, na aréola, na genitália, na axila, na face interna das coxas e no períneo. Na face, a hiperpigmentação acomete com mais frequência a região centrofacial (63%), seguida da malar e mandibular, sendo chamada de melasma ou cloasma gravídico (até 75% das gestantes).[124,125]

A alteração cutânea pigmentar mais evidente no abdome consiste no escurecimento da linha *alba*, a chamada linha *nigra*, que desaparece no puerpério em quase todas as mulheres (Figura 2.12).[124]

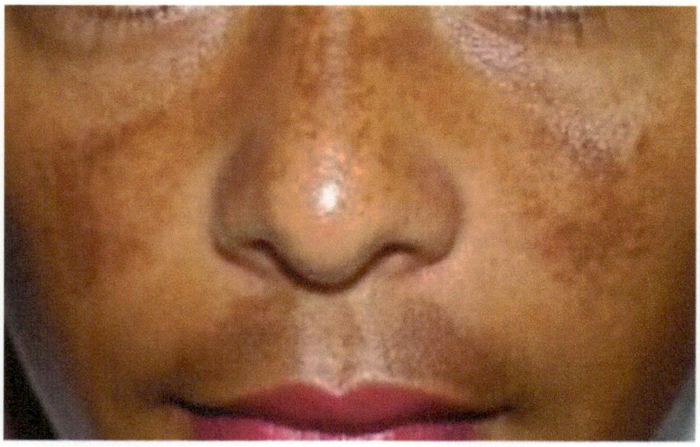

Figura 2.11 Melasma ou cloasma gravídico. (Reproduzida de https://o.quizlet.com/Z942nEd39QvSvXHSfUsKJQ.jpg.)

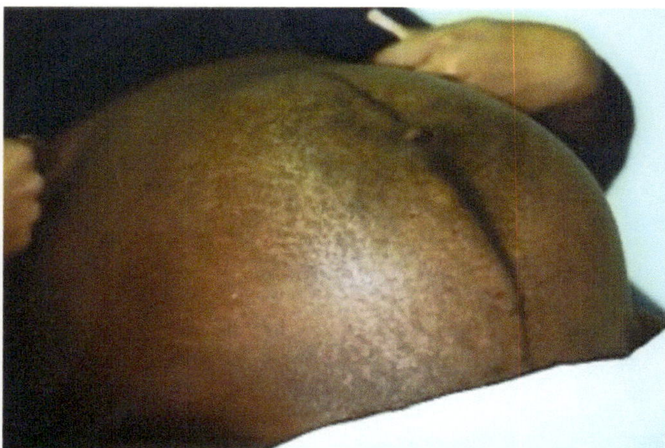

Figura 2.12 Escurecimento da linha *alba* no abdome, linha *nigra* e estrias brancacentas. (Reproduzida de https://brooksidepress.org/ob_newborn_care_1/wp-content/uploads/2015/05/linea.jpg.)

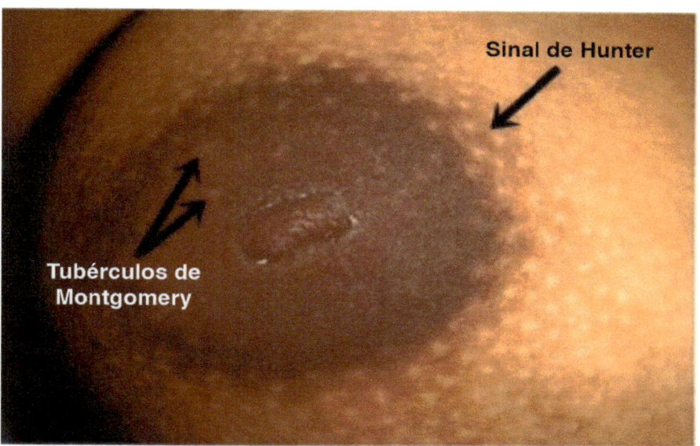

Figura 2.13 Alterações pigmentares com surgimento de aréola secundária nas mamas (sinal de Hunter) e de glândulas sebáceas nas aréolas (tubérculos de Montgomery). (Reproduzida de https://quizlet.com/cdn-cgi/image/f=auto,fit=cover,h=100,onerror=redirect,w=120/https://o.quizlet.com/QxliNyrfTdlsqtQzDKmqFQ.jpg.)

Nas mamas, evidencia-se o escurecimento da aréola e do mamilo, os quais se tornam mais pigmentados e têm seus limites borrados – o sinal de Hunter. As glândulas sebáceas formam protuberâncias a partir de 8 semanas e passam a ser chamadas de tubérculos de Montgomery (Figura 2.13).

Outras alterações hiperpigmentares ocorrem entre 8 e 12 semanas nos órgãos genitais, com coloração violácea na vulva (sinal de Kluge), no meato urinário (sinal de Jacquemier) e no ânus, bem como coloração azul-arroxeada na mucosa vaginal e no colo uterino (sinal de Chadwick), e todas tendem a regredir ao final da gestação.[127]

Cicatrizes recentes, efélides (sardas) e nevos melanocíticos também podem apresentar intensificação da pigmentação ao longo da gestação. Os nevos devem ser mais bem avaliados, uma vez que tem sido discutida a influência hormonal para surgimento dos melanomas.[128]

O tratamento do melasma inclui fotoproteção, bem como evitar a exposição solar exagerada. Fórmulas com corticoides, hidroquinona e tretinoína podem ser utilizadas no pós-parto.

Alterações cutâneas vasculares

Mais frequentes em mulheres caucasoides (até 67% de acometimento), as aranhas vasculares estão relacionadas com níveis altos de estrogênio e aparecem entre o primeiro e o segundo trimestre de gestação, podendo aumentar progressivamente ao longo das semanas e predominando nas áreas de drenagem da veia cava superior, como face, pescoço e membros superiores. Em geral, costumam ter dimensões diminutas e puntiformes, desaparecendo no final do puerpério tardio e podendo recidivar em gestações subsequentes. Não é necessário o emprego de terapia específica.[125,128,129]

O eritema palmar, caracterizado por áreas de hiperemia nas eminências tenar e hipotenar ou em toda a palma, acompanhada de cianose e palidez, tem início no primeiro trimestre e também é mais comum em mulheres caucasoides. Está relacionado com níveis elevados de estrogênio, além de aumento da volemia. Não apresenta correlação com doença hepática. Costuma desaparecer na primeira semana do pós-parto, não sendo necessário tratamento ou investigações adicionais sobre seu aparecimento.[128]

As varicosidades acometem as pernas, a vulva, o períneo e a região anal de aproximadamente 40% das gestantes e surgem no início do segundo trimestre,[34,128] apresentando etiologia multifatorial, envolvendo tendência familiar e fragilidade do tecido elástico. Principalmente decorrentes do aumento da pressão venosa em virtude da diminuição do retorno venoso por compressão venosa causada pelo útero, não devem ser tratadas esteticamente durante a gestação, sendo a profilaxia fortemente recomendada com uso de meia de compressão elástica e repouso com elevação dos membros inferiores ou em decúbito lateral, devendo ser evitada a posição ortostática por períodos prolongados. Tendem a regredir no pós-parto e podem reaparecer ou piorar nas gestações subsequentes.

Hemangiomas cavernosos pequenos (proliferação vascular benigna de caráter cavernoso com vasos dilatados e congestos) estão relacionados com os níveis de estrogênio, podendo desenvolver-se em até 5% das gestantes no final do primeiro trimestre. Recomenda-se o tratamento cirúrgico para as lesões que persistem no puerpério.[128]

Cutis marmorata dos membros inferiores é um distúrbio vasomotor secundário, caracterizado por cianose salpicada transitória nas gestantes expostas ao frio. Parece ter relação com o estrogênio circulante. Não necessita tratamento ou investigação na gestação e, se persistir após o parto, causas secundárias devem ser pesquisadas.[128]

Estrias

As estrias gravídicas ou víbices (lesões longas, lineares e geralmente paralelas, decorrentes da ruptura das fibras de colágeno e elastina da pele) acometem 50% das gestantes e frequentemente estão localizadas no abdome, nas mamas, nos braços, no dorso, nos flancos e na região posterior dos joelhos.[34,125]

Causa comum de desconforto para a gestante, sua etiologia ainda é incerta, estando relacionada com distensão dos tecidos, atividade adrenocortical e estrogênica, fatores genéticos, textura da pele e ganho excessivo de peso materno e fetal. Há controvérsias sobre a eficácia da prevenção por meio de massagens com óleos e hidratantes.

Após a gestação, as estrias podem melhorar de aparência, também passando a apresentar aspecto branco-nacarado mais tênue. No pós-parto, alguns tratamentos têm boa eficácia, como tretinoína tópica e *laser*, os quais são proscritos durante a gestação.

Acne e sudorese

Afecções, como acne e sudorese, associadas às atividades glandulares podem sofrer alterações durante a gestação, uma vez que estão sujeitas às mudanças hormonais que acontecem nesse período. Miliária e eczema disidrótico são decorrentes do aumento progressivo da atividade das glândulas écrinas, mas há redução da sudorese plantar. A hidradenite supurativa costuma melhorar e está relacionada com a diminuição da atividade das glândulas apócrinas ao longo da gestação. Em relação às glândulas sebáceas, ainda não se sabe ao certo se sua atividade aumenta ou se mantém constância ao longo da gestação.[34]

Edema

Uma das manifestações mais comuns e duráveis nas grávidas, o edema periférico acomete principalmente os membros inferiores, sendo o direito maior do que o esquerdo. Sua etiologia inclui retenção de sódio e água, além de alterações circulatórias causadas pelo útero gravídico sobre a circulação da veia cava inferior e diminuição do retorno venoso e da resistência vascular periférica, mais acentuadamente no segundo trimestre de gestação.

Pelos

Tanto o hirsutismo (aumento da quantidade de pelos no corpo da mulher em locais comuns no homem) como apenas o aparecimento de lanugem (sinal de Halban), principalmente no couro cabeludo e na face, são achados precoces e frequentes na gravidez, podendo também acometer os braços.

De etiologia provavelmente hormonal, esses quadros são decorrentes da persistência dos pelos na fase anágena em relação à telógena e são mais frequentes em mulheres com abundante pilificação antes da gestação. No puerpério, sua diminuição está associada ao eflúvio telógeno, que tem início entre o primeiro e o quinto mês após o parto e se deve à rápida conversão dos pelos anágenos em telógenos secundária ao desbalanço hormonal e ao estresse do parto. Na maioria das mulheres, a recuperação é completa após cerca de 1 ano.[125,128,129]

Unhas

As unhas também são afetadas, podendo apresentar-se mais frágeis e quebradiças, com onicólise distal e queratose subungueal.

Dentes e gengivas

O granuloma *gravidarum* ou granuloma piogênico da gestação é tumor benigno gengival histologicamente indistinguível do granuloma piogênico. Relacionado com resposta tecidual exacerbada a uma irritação local ou trauma, surge como lesão enantematosa, pedunculada ou séssil na gengiva. Em geral, regride ao final da gravidez, não devendo, portanto, ser inadvertidamente removido, o que acarreta recidivas frequentes. Higiene oral rigorosa, mas não traumática, parece prevenir ou evitar a formação do granuloma piogênico da gestação.[34,126]

A gengivite na gestação (inflamação da mucosa gengival), assim como fora desse período, é consequência do acúmulo da placa bacteriana na margem gengival e se apresenta como alargamento e enantema das papilas interdentais, mais intensos nos dentes incisivos inferiores, com quadros exacerbados de ulceração, sangramento e intumescimento da zona afetada, bem como extremo desconforto para a gestante.

Acometendo quase 100% das grávidas, a gengivite costuma iniciar no primeiro trimestre e se torna mais grave até o final da gestação. Parece decorrer do aumento dos níveis de progesterona, de higiene oral precária, de fatores irritativos locais e de deficiências nutricionais. Não há provas de que a êmese gravídica e os vômitos matinais no primeiro trimestre, ao provocarem queda no pH bucal, aumentem o risco de cáries, mas, quando associados à higiene precária, podem precipitá-las. O tratamento consiste na adoção de cuidados locais.[34]

Prurido e lesões urticariformes

O prurido e o eritema polimorfo gestacional acometem até 20% das gestantes e têm início no final do primeiro trimestre, intensificando-se ao longo da gravidez.[128] São mais intensos no abdome, devendo ser descartadas outras dermatoses, como escabiose, atopia ou neurodermite. O tratamento é sintomático, e são de grande valia orientações gerais, como banhos mornos e rápidos e uso de roupas de algodão. Devem ser excluídas as doenças exantemáticas, bem como o quadro de colestase intra-hepática da gestação secundário à dificuldade de excreção de ácidos biliares, com elevação da fosfatase alcalina e aumento discreto das bilirrubinas, caracterizada por prurido intenso, náuseas, vômitos e icterícia com aumento da morbimortalidade fetal. O difícil tratamento pode consistir no uso de anti-histamínicos e colestiramina, sendo os sintomas imediatamente resolvidos no pós-parto.[125,126]

O Quadro 2.3 apresenta um resumo das principais alterações dermatológicas fisiológicas que acometem a mulher durante a gestação.

ALTERAÇÕES DO ESTADO EMOCIONAL

No início e durante o desenvolvimento da gestação, fenômenos complexos promovem profundas alterações psicológicas, orgânicas e fisiológicas, repercutindo psíquica e socialmente na vida da mulher e de seus familiares e podendo ocasionar episódios de crise no ciclo evolutivo de muitas mulheres.

As mudanças hormonais e físicas podem interferir diretamente na autoestima e na libido da mulher, bem como, consequentemente, na reestruturação da rede de intercomunicação da família-ponto de partida, a fim de se estabelecer novo equilíbrio dinâmico da unidade familiar.[130-132] Logo, diante de todas essas mudanças e vivências psíquicas, a experiência de gestar exacerba a sensibilidade da mulher, tornando-a também suscetível a vários distúrbios emocionais.

Transtornos do sono, déficits de memória e dificuldade de concentração são comumente reportados pelas mulheres durante a gravidez, apresentando piora progressiva após a segunda metade da gestação. Os fatores relacionados com a sonolência incluem alterações hormonais, como aumento da progesterona, reconhecida por seu efeito depressor do SNC, ao aumentar a síntese do neurotransmissor GABA (ácido gama-aminobutírico) e prolongar sua permanência em seus receptores.[133]

Quadro 2.3 Sumário das alterações dermatológicas fisiológicas da gravidez

Alterações	Fatores causais ou relacionados com piora e/ou manifestações
Pigmentação – hiperpigmentação (difusa com acentuação nas aréolas e linha *nigra*)	Aumento dos níveis hormonais – estrogênio, progesterona e hormônio melanocítico – causando hiperpigmentação (> 90% das gestantes) e melasma (70%)
Melasma	Fatores agravantes: pele escura, exposição UV
Tecido conjuntivo – estrias	Ocorrem em mais de 90% das grávidas, combinando predisposição genética, distensão abdominal e fatores hormonais
Sistema vascular – edema, varicosidades, aranhas vasculares, telangiectasias, eritema palmar, hiperemia e hiperplasia gengival, granuloma piogênico	Aumento de peso, fatores hormonais e redistribuição de volume, causando edema e varicosidades, bem como formação de novos vasos Prevalecem no terceiro trimestre e melhoram após o parto
Função glandular – aumento da função das glândulas écrinas (eritema palmar) e diminuição da função das glândulas sebáceas (acne gravídica e glândula de Montgomery)	Aumento da incidência de miliária, hiperidrose e eczema disidrótico na mão e melhora da hidradenite supurativa (alguns estudos referem aumento da atividade da glândula sebácea)
Cabelos – hipertricose ou aumento da lanugem em face (sinal de Halban)	Prolongamento da fase anágena causa hipertricose
Unhas – aumento da fragilidade, onicólise, hiperqueratose subungueal e estriações e manchas brancas	Inespecífico e irreversível

UV: ultravioleta.
Fonte: adaptado de Zugaib *et al.*, 2020.[4]

Nesse período também contribuem para as alterações de sono e da cognição a alcalose respiratória causada pela hiperventilação, o edema das vias áreas superiores e a necessidade de adotar a posição supina em virtude do útero gravídico. Esses fatores dificultam a respiração, bem como assumir uma posição confortável para dormir, contribuindo para piora da qualidade do sono e da oxigenação da gestante durante o sono, culminando em fadiga progressiva e na possibilidade de modificar o psiquismo da mulher no ciclo gravídico-puerperal.[134-136]

Alterações vasculares das artérias cerebrais média e posterior estão relacionadas com alterações da cognição por lentificação do SNC, assim como com os quadros de enxaqueca e psiquiátricos (p. ex., síndromes convulsivas, distúrbios conversivos, hipomania e depressão).[137]

CONSIDERAÇÕES FINAIS

Diante das modificações fisiológicas que podem acontecer na gravidez, compete ao obstetra e/ou médico assistente e à equipe multiprofissional entender as alterações físicas, emocionais e psíquicas por que passa a gestante. Conhecer essas modificações e as adaptações promovidas pelo organismo materno possibilitará, tanto ao profissional como à gestante, conduzir algumas situações sem preocupações desnecessárias.

As informações fornecidas à gestante transformam-se em grandes aliadas da prática clínica. Assim, o profissional de saúde, ao oferecer cuidados horizontais com sabedoria, dimensionando as reais, frequentes e possíveis repercussões das adaptações maternas à gestação, evitará a prescrição indiscriminada de medicações ou a solicitação indevida de exames.

Desse modo, será possível fornecer apoio e orientações e promover ações de prevenção durante o longo ciclo gravídico-puerperal.

Referências

1. Drynda R, Peters CJ, Jones PM, Bowe JE. The role of non-placental signals in the adaptation of islets to pregnancy. Horm Metab Res 2015; 47:64-71. doi: 10.1055/s-0034-1395691.
2. Midgley Jr AR, Pierce Jr GB. Immunohistochemical localization of human chorionic gonadotropin. J Exp Med 1962; 115:289-94.
3. Goldsmith PC, McGregor WG, Raymoure WJ, Kuhn RW, Jaffe RB. Identification of cellular sites of chorionic synthesis in human fetal kidney and liver. J Clin Endocrinol Metab 1983; 57:654-61.
4. Zugaib M, Pulcineli VMR. Zugaib Obstetrícia. 4. ed. Barueri, SP: Manole, 2020: 88-110; 154-80; 324.
5. Hay DL. Placental histology and the production of human choriogonadotrophin and its subunits in pregnancy. Br J Obstet Gynaecol 1988, 95:1268-75.
6. Zygmunt M, Herr F, Keller-Schoenwetter S et al. Characterization of human chorionic gonadotropin as a novel angiogenic factor. J Clin Endocrinol Metab 2002; 87:5290-6.
7. Mor G, Cardenas I. The immune system in pregnancy: A unique complexity. Am J Reprod Immunol 2010; 63:425-33. doi: 10.1111/j.1600-0897.2010.00836.
8. Racicot K, Kwon JY, Aldo P, Silasi M, Mor G. Understanding the complexity of the immune system during pregnancy. Am J Reprod Immunol 2014; 72:107-16. doi: 10.1111/aji.12289.
9. Groen B, Van Der Wijk AE, Van Den Berg PP, Lefrandt JD, Van Den Berg G, Sollie KM. Immunological adaptations to pregnancy in women with type 1 diabetes. Sci Rep 2015; 5:13618. doi: 10.1038/srep13618.
10. Edey LF, Georgiou H, O'dea KP et al. Progesterone, the maternal immune system and the onset of parturition in the mouse. Biol Reprod 2018; 98:376-95. doi: 10.1093/biolre/iox146.
11. Niebyl JR. Clinical practice. Nausea and vomiting in pregnancy. N Engl J Med 2010; 363(16):1544-50.
12. Stenman UH, Alfthan H, Ranta T, Vartiainen E, Jalkanen J, Seppala M. Serum levels of human chorionic gonadotropin in nonpregnant women and men are modulated by gonadotropin-releasing hormone and sex steroids. J Clin Endocrinol Metab 1987; 64:730-6.
13. Costa MA. The endocrine function of human placenta: An overview. Reprod Biomed 2016; 32:14-43. doi: 10.1016/j.rbmo.2015.10.005.

14. Yen SSC. Endocrine physiology of pregnancy. In: Danforth DN, Scott Jr. (eds.) Obstetrics & Gynecology. 5. ed. Philadelphia: Lippincott, 1986.
15. Diczfaluzy E. Endocrine function of the human fetoplacental unit. Fed Proc 1964; 33:791.
16. Mesiano S. Myometrial progesterone responsiveness. Semin Reprod Med 2007; 25(1):5-13.
17. Turkington RW, Hill RL. Lactose synthetase: Progesterone inhibition of the induction of alpha-lactalbumin. Science 1969; 163:1458-60.
18. Napso T, Yong HEJ, Tello JL, Sferruzzi-Perri A. The role of placental hormones in mediating maternal adaptations to support pregnancy and lactation. Front Physiol 2018. Sec Dev Physiol. Disponível em: https://doi.org/10.3389/fphys.2018.01091.
19. Prager D, Braunstein G. Pituitary disorders during pregnancy. Endocrinol Metab Clin North Am 1995; 24:1.
20. Page K. The physiology of the human placenta. London University College, 1993.
21. Koch KL. Gastrointestinal factors in nausea and vomiting of pregnancy. Am J Obstet Gynecol 2002; 186(5 Suppl Understanding):S198-203.
22. Grumbach MM, Kaplan SL, Abrams CL, Bell JJ, Conte FA. Plasma free fatty acid response to the administration of chorionic "growth hormone-prolactin". J Clin Endocrinol Metab 1966; 26:478-82.
23. Cohen M, Haour F, Bertrand J, Dumont M. Placental lactogenic hormone (H.P.L.). A new chorionic hormone. Gynecol Obstet 1970; 69(3):197-218.
24. Sociedade Brasileira de Diabetes. Avaliação e tratamento do diabetes *mellitus* gestacional. Diretrizes Soc Bras Diabetes. São Paulo: Clannad, 2017/2018.
25. Handwerger S, Freemark M. The roles of placental growth hormone and placental lactogen in the regulation of human fetal growth and development. J Pediatr Endocrinol Metab 2000; 13:343-56.
26. Corbacho AM, Martinez De La Escalera G, Clapp C. Roles of prolactin and related members of the prolactin/growth hormone/ placental lactogen family in angiogenesis. J Endocrinol 2002; 173:219-38.
27. Fowler PA, Evans LW, Groome NP, Templeton A, Knight PG. A longitudinal study of maternal serum inhibin-A, inhibin-B, activin-A, activin-AB, pro-alphaC and follistatin during pregnancy. Hum Reprod 1998; 13:3530-6. doi: 10.1093/humrep/13.12.3530.
28. Uiterweer EDP, Koster MP, Jeyabalan A et al. Circulating pregnancy hormone relaxin as a first trimester biomarker for preeclampsia. Preg Hypert 2020; 22:47-53.
29. Kahhale S. Nefropatias. In: Zugaib M, Bittar RE, Francisco RPV (eds.) Protocolos Assistenciais da Clínica Obstétrica da FMUSP. 5. ed. São Paulo: Atheneu, 2015.
30. Hennen G. Human chorionic thyrotropin: Further characterization and study of its secretion during pregnancy. J Clin Endocrinol Metab 1968; 29:581-6.
31. Gonzalez JG, Elizondo G, Saldivar D, Nanez H, Todd LE, Villar-Real JZ. Pituitary gland growth during normal pregnancy: An in vivo study using magnetic resonance imaging. Am J Med 1988; 85:217-20.
32. Silverthorn DU. Fisiologia humana: Uma abordagem integrada. 7. ed. São Paulo: Artmed, 2019: 10-719.
33. Turkington RW, Hill RL. Lactose synthetase: Progesterone inhibition of the induction of alpha-lactalbumin. Science 1969; 163:1458-60.
34. Montenegro CAB, Rezende Filho J. Rezende Obstetrícia Fundamental. 14. ed. Guanabara Koogan, 2017.
35. Oliver C, Mical RS, Porter JC. Hypothalamic-pituitary vasculature: Evidence of retrograde blood flow in the pituitary stalk. Endocrinology 1977; 101:598-604.
36. Gordon MC. Maternal physiology in obstetrics: Normal and problem pregnancies. 6. ed. Philadelphia: Saunders, Elsevier 2012.
37. Newbern D, Freemark M. Placental hormones and the control of maternal metabolism and fetal growth. Curr Opin Endocrinol Diabetes Obes 2011; 18:409-16.
38. Angueira AR, Ludvik AE, Reddy TE et al. New insights into gestational glucose metabolism: Lessons learned from 21st century approaches. Diabetes 2015; 64:327-34.
39. Glinoer D. The regulation of thyroid function in pregnancy: Pathways of endocrine adaptation from physiology to pathology. Endocr Rev 1997; 18:404.
40. Soma-Pillay P, Nelson-Piercy C, Tolppanen H, Mebazaa A. Physiological changes in pregnancy. Cardiovasc J Afric 2016; 27(2).
41. Emly JF, Gregory J, Bowden SJ et al. Immunohistochemical localization of parathyroid hormone-related protein (PTHrP) in human term placenta and membranes. Placenta 1994; 15:653-60.
42. Hirota Y, Anai T, Miyakawa I. Parathyroid hormone-related protein levels in maternal and cord blood. Am J Obstet Gynecol 1997; 177:702-6.
43. Winter EM, Appelman-Dijkstra NM. Parathyroid hormone-related protein-induced hypercalcemia of pregnancy successfully reversed by a dopamine agonist. J Clin Endocrinol Metab 2017; 102:4417-20.
44. Salles JP. Bone metabolism during pregnancy. Ann Endocrinol 2016; 77:163-8.
45. Metcalfe J, Romney SL, Ramsey LH, Reid DE, Burwell CS. Estimation of uterine blood flow in normal human pregnancy at term. J Clin Invest 1955; 34(11):1632-8.
46. Jeyabalan A, Lain KY. Anatomic and functional changes of the upper urinary tract during pregnancy. Urol Clin N Am 2007; 34(1):1-6.
47. Gillespie EC. Principles of uterine growth in pregnancy. Am J Obstet Gynecol 1950; 59(5):949-59.
48. Goerttler K. Die Architektur der Muskelwand des menschlichen Uterus und ihre funktionelle Bedeutung. Beitrage zur Anatomie funktioneller Systeme. Morph Jb 1930; 65:45-60.
49. Briquet R. Obstetrícia normal: Edição atualizada, revisada e ampliada. Barueri: Manole, 2011.
50. Cunningham FG, Leveno KJ, Bloom SL, Hauth JC, Gilstrap III LC, Wenstrom KD. Maternal physiology. In: Williams' Obstetrics. 24. ed. New York: McGraw-Hill, 2014.
51. Moore KL, Daley II AF. Anatomia orientada para a clínica. 7. ed. Guanabara Koogan, 2014.
52. Schulman H, Fleischer A, Farmakides G. Development of uterine artery compliance in pregnancy as detected by Doppler ultrasound. Am J Obst Gynecol 1986; 155(Issue 5):1031-6.
53. Weiss G, Goldsmith LT, Sachdev R, von Hagen S, Lederer K. Elevated first-trimester serum relaxin concentrations in pregnant women following ovarian stimulation predict prematurity risk and preterm delivery. Obstet Gynecol 1993; 82(5):821-8.
54. Dusse LMSA, Vieira LM, Carvalho MG. Revisão sobre óxido nítrico. J Bras Patol Med Lab 2003; 39(4):343-50.
55. Ahmed A, Dunk C, Ahmad S, Khaliq A. Regulation of placental vascular endothelial growth factor (VEGF) and placenta growth factor (PIGF) and soluble Flt-1 by oxygen – A review. Placenta 2000; 21:S16-S24.
56. Maharaj AS, D'Amore PA. Roles for VEGF in the adult. Microvasc Res 2007; 74(2-3):100-13.
57. Dusse LM. Severe preeclampsia goes along with a cytokine network disturbance towards a systemic inflammatory state. Cytokine 2013; 62:165-73.
58. Barleon B, Reusch P, Totzke F et al. Soluble VEGFR-1 secreted by endothelial cells and monocytes is present in human serum and plasma from healthy donors. Angiogenesis 2001; 4(2):143-54.
59. Red-Horse K, Zhou Y, Genbacev O et al. Trophoblast differentiation during embryo implantation and formation of the maternal-fetal interface. J Clin Invest 2004; 114(6):744-54.
60. Duarte G et al. Êmese da gravidez. São Paulo: Federação das Associações Brasileiras de Ginecologia e Obstetrícia (FEBRASGO), 2018. (Série Orientações e Recomendações FEBRASGO, no. 2/ Comissão Nacional Especializada em Assistência Pré-natal). 23p.
61. Gangakhedkar GR, Kulkani AP. Physiological changes in pregnancy. Indian J Crit Care Med 2021; 25(Suppl.3):S189-S192.

62. Ulmsten U, Sundstrom G. Esophageal manometry in pregnant and nonpregnant women. Am J Obstet Gynecol 1978; 132(3):260-4.
63. Peixoto S et al. Manual de assistência pré-natal. 2. ed. São Paulo: Federação Brasileira das Associações de Ginecologia e Obstetrícia (FEBRASGO), 2014.
64. Lammert F, Marschall HU, Glantz A, Matern S. Intrahepatic cholestasis of pregnancy: Molecular pathogenesis, diagnosis and management. J Hepatol 2000; 33(6):1012-21.
65. Billingham RE, Medawar PB. "Desensitization" to skin homografts by injections of donor skin extracts. Ann Surg 1953; 137(4):444-9.
66. Geiselhart A, Dietl J, Marzusch K et al. Comparative analysis of the immunophenotypes of decidual and peripheral blood large granular lymphocytes and T cells during early human pregnancy. Am J Reprod Immunol 1995; 33:315-22.
67. Ober C, Steck T, van der Ven K et al. MHC class II compatibility in aborted fetuses and term infants of couples with recurrent spontaneous abortion. J Reprod Immunol 1993; 25:195-207.
68. Lea RG, Clark DA. Macrophages and migratory cells in endometrium relevant to implantation. Baillieres Clin Obstet Gynaecol 1991; 5:25-59.
69. Cadet P, Rady PL, Tyring SK, Yandell RB, Hughes TK. Interleukin-10 messenger ribonucleic acid in human placenta: Implications of a role for interleukin-10 in fetal allograft protection. Am J Obstet Gynecol 1995; 173:25-9.
70. Doria A, Cutolo M, Ghirardello A et al. Effect of pregnancy on serum cytokines in SLE patients. Arthritis Res Ther 2012; 14:R66.
71. Pinheiro MB, Martins-Filho OA, Mota APL et al. Severe preeclampsia goes along with a cytokine network disturbance towards a systemic inflammatory state. Cytokine 2013; 62:165-73.
72. Poole JA, Claman HN. Immunology of pregnancy: Implications for the mother. Clin Rev Allergy Immunol 2004; 26(3):161-7.
73. Miller L, Hunt JS. Sex steroid hormones and macrophage function. Life Sci 1996; 59:1-14.
74. Ribbing SL, Hoversland RC, Beaman KD. T-cell suppressor factors play an integral role in preventing fetal rejection. J Reprod Immunol 1988; 14:83-95.
75. Chumbley G, King A, Robertson K, Holmes N, Loke YW. Resistance of HLA-G and HLA-A2 transfectants to lysis by decidual NK cells. Cell Immunol 1994; 155:312-22.
76. Hunt JS, Langat DK, McIntire RH, Morales PJ. The role of HLA-G in human pregnancy. Reprod Biol Endocrinol 2006; 4(1):S10.
77. Hytten FE. Weight gain in pregnancy. In: Hytten FE, Chamberlain G (eds.) Clinical physiology in obstetrics. 2. ed. Oxford: Blackwell 1991: 173-4.
78. Zugaib M, Monaci J, Toma O, Sancovski M, Neme B. Excursão de 24 horas e ritmo diurnal da glicemia em gestantes normais próximas do termo. Rev Paul Med 1985; 103(1):7-10.
79. Phelps RL, Metzger BE, Freinkel N. Carbohydrate metabolism in pregnancy: Diurnal profiles of plasma glucose, insulin, free fatty acids, triglycerides, cholesterol, and individual amino acids in late normal pregnancy. Am J Obstet Gynecol 1981; 140(7):730-6.
80. Ladyman SR, Augustine RA, Grattan DR. Hormone interactions regulating energy balance during pregnancy. J Neuroendocrinol 2010; 22(7):805-17.
81. Neme B. Obstetrícia básica. São Paulo: Sarvier, 2005: 32-47.
82. Mendenhall HW. Serum protein concentrations in pregnancy: Concentrations in maternal serum. Am J Obstet Gynecol 1970; 106(3):388-99.
83. Kovacs CS, Fuleihan GE-H. Calcium and bone disorders during pregnancy and lactation. Endocrinol Metab Clin N Am 2006; 35:21-51.
84. Fisher AL, Nemeth E. Iron homeostasis during pregnancy. Am J Clin Nutr 2017; 106(Suppl):1567S-74S.
85. De Groot L, Abalovich M, Alexander EK et al. Management of thyroid dysfunction during pregnancy and postpartum: An endocrine society clinical practice guideline. J Clin Endocrinol Metab 2012; 97(8):2543-65.
86. Osrin D, Vaidya A, Shrestha Y et al. Effects of antenatal multiple micronutrient supplementation on birthweight and gestational duration in Nepal: Double-blind, randomised controlled trial. Lancet 2005; 365(9463):955-62.
87. Rasmussen PE, Nielson FR. Hydronephrosis in pregnancy: A literature survey. Eur J Obstet Gynecol Reprod Biol 1988; 27(3):249-59.
88. Faundes A, Bricola-Filho M, Pinto e Silva JL. Dilatation of the urinary tract during pregnancy: Proposal of a curve of maximal caliceal diameter by gestational age. Am J Obstet Gynecol 1998; 178(5):1082-6.
89. Au KKL, Woo JSK, Tang LCH, Liang ST. Aetiological factors in the genesis of pregnancy hydronephrosis. Aust N Z J Obstet Gynaecol 1985; 25(4):248-51.
90. Clough A, Hancock M, Johnson M. A longitudinal study of the control of renal and uterine hemodynamic changes of pregnancy. Hypertens Pregnancy 2011; 30(3):243-59. doi: 10.3109/10641955.2010.484079.
91. Beydoun SN. Morphologic changes in the renal tract in pregnancy. Clin Obstet Gynecol 1985; 28(2):249.
92. Van Brummen HJ, Bruinse HW, Van der Bom JG, Heintz AP, van der Vaart CH. How do the prevalence of urogenital symptoms change during pregnancy? Neurourol Urodynam 2006; 25(2):135-9.
93. Thomason AD, Miller JM, DeLancey JO. Urinary incontinence symptoms during and after pregnancy in continent and incontinent primiparas. Int Urogynecol J 2007; 18(2):147-51.
94. Morkved S, Bo K, Schei B, Salvesen KA. Pelvic floor muscle training during pregnancy to prevent urinary incontinence: A single-blind randomized controlled trial. Obstet Gynecol 2003; 101(2):313-9.
95. Chesley LC, Sloan DM. The effect of posture on renal function in late pregnancy. Am J Obstet Gynecol 1964; 89:754-9.
96. Sims EA, Krantz KE. Serial studies of renal function during pregnancy and the puerperium in normal women. J Clin Invest 1958; 37(12):1764-74.
97. Pritchard JA. Changes in the blood volume during pregnancy and delivery. Anesthesiology 1965; 26:393-9.
98. Chesley LC. Plasma and red cell volumes during pregnancy. Am J Obstet Gynecol 1972; 112:440-50.
99. Jepson JH. Endocrine control of maternal and fetal erythropoiesis. Can Med Assoc J 1968; 98:844-7.
100. Pritchard JA, Adams RH. Erythrocyte production and destruction during pregnancy. Am J Obstet Gynecol 1960; 79:750-7.
101. Ramsay M. Normal hematological changes during pregnancy and the puerperium. In: Pavord S, Hunt B (eds). The obstetric hematology manual. Cambridge: Cambridge University Press, 2010: 3-12.
102. Rezende J. Repercussões da gravidez sobre o organismo. In: Obstetrícia. 10. ed. Guanabara Koogan, 2005: 143-73.
103. Berg CJ, Callaghan WM, Syverson C, Henderson Z. Pregnancy-related mortality in the United States, 1998 to 2005. Obstet Gynecol 2010; 116:1302-9.
104. Robson SC, Hunter S, Moore M, Dunlop W. Haemodynamic changes during the puerperium: A Doppler and M-mode echocardiographic study. Br J Obstet Gynaecol 1987; 94:1028-39.
105. Hunter S, Robson SC. Adaptation of the maternal heart in pregnancy. Br Heart J 1992; 68:540-3.
106. Martin C. Physiology changes during pregnancy: The mother. In: Quilligan EJ, Kretchmer N. Fetal and maternal medicine. Willey, 1980.
107. Chapman AB, Abraham WT, Zamudio S et al. Temporal relationships between hormonal and hemodynamic changes in early human pregnancy. Kidney Int 1998; 54:2056-63.
108. Leduc L, Wasserstrum N, Spillman T, Cotton DB. Baroreflex function in normal pregnancy. Am J Obstet Gynecol 1991; 165(pt 1):886-90.
109. Sanghavi M, Rutherford JD. Cardiovascular physiology of pregnancy. Circulation 2014; 130(12):1003-8.
110. Mahendru AA, Everett TR, Wilkinson IB, Lees CC, McEniery CM. A longitudinal study of maternal cardiovascular function from preconception to the postpartum period. J Hypertens 2014; 32:849-56.
111. Cutforth R, MacDonald CB. Heart sounds and murmurs in pregnancy. Am Heart J 1966; 71(6):741-7.

112. Grindheim G, Estensen ME, Langesaeter E, Rosseland LA, Toska K. Changes in blood pressure during healthy pregnancy: A longitudinal cohort study. J Hypertens 2012; 30:342-50.
113. Page EW, Ville CA, Villee DB. Human reproduction: The core content of obstetrics, gynecology and perinatal medicine. 2. ed. Philadelphia: WB Saunders, 1976.
114. Hytten FE, Leitch I. The physiology of human pregnancy. 2.ed. Davis, 1971.
115. Gee JB, Packer BS, Millen JE, Robin ED. Pulmonary mechanics during pregnancy. J Clin Invest 1967; 46(6):945-52.
116. Hegewald MJ, Crapo RO. Respiratory physiology in pregnancy. Clin Chest Med 2011: 1-13.
117. Contreras G, Gutierrez M, Beroiza T et al. Ventilatory drive and respiratory muscle function in pregnancy. Am Rev Respir Ois 1991; 144(4):837-41.
118. Sunness JS. The pregnant woman's eye. Surv Ophthalmol 1988; 32(4):219-38;
119. Wang SM, Dezinno P, Maranets I, Berman MR, Caldwell-Andrews AA, Kain ZN. Low back pain during pregnancy: Prevalence, risk factors, and outcomes. Obstet Gynecol 2004; 104(1):65-70.
120. ACOG. Physical activity and exercise during pregnancy and the postpartum period. ACOG Committee Opinion 2020; 134(804).
121. Gomes MRA, Araújo RC, Lima AS, Pitangui ACR. Gestational low back pain: Prevalence and clinical presentations in a group of pregnant women. Rev Dor 2013; 14(2). Disponível em: https://doi.org/10.1590/S1806-00132013000200008.
122. Ferraz Z, Parra J, Areia AL, Vasco E, Moura P. Acute onset neurological disorders during pregnancy: A literature review. 2017. Disponível em: https://www.ncbi.nlm.nih.gov/pubmed/28651292.
123. Dutta S. Maternal physiological changes. In: Dutta S, Kodali B, Segal S (eds.) Obstetric anesthesia handbook. 5. ed. Springer Science, Business Media 2010: 1-14.
124. Elling SV, Powell FC. Physiological changes in the skin during the pregnancy. Clin Dermatol 1997; 15(1):35-43.
125. Martin AG, Leal-Khouri S. Physiologic skin changes associated with pregnancy. Int J Dermatol 1992; 31:375-8.
126. Alves GF, Nogueira LSC, Varella TCN. Dermatology and pregnancy. An Bras Dermatol 2005; 80(2):179-86.
127. Neme B. Propedêutica obstétrica. Obstetrícia básica. São Paulo: Sarvier, 2005: 1379.
128. Fernandes LB, Mendonça CR, Amaral WN. Skin changes in pregnancy: Literature review. FEMINA 2014; 42(2).
129. Muzaffar F, Hussain I, Haroon TS. Physiologic skin changes during pregnancy: A study of 140 cases. Int J Dermatol 1998; 37:429-31.
130. Maldonado MT. Psicologia da gravidez. 1. ed. Jaguatirica Digital, 2013.
131. Raphael-Leff J. "Spilt milk" perinatal loss e breakdown. Introduction: Technical issues in perinatal therapy. Inst Psychoanal 2000: 7-16.
132. Alves TV, Bezerra MM. Principais alterações fisiológicas e psicológicas durante o período gestacional. Rev Mult Psic 2020; 14(49):114-26.
133. Keenan PA, Yaldoo DT, Stress ME, Fuerst DR, Ginsburg KA. Explicit memory in pregnant women. Am J Obstet Gynecol 1998; 179(3 Pt 1):731-7.
134. Facco, FL, Chan M, Sanjay P. Common sleep disorders in pregnancy. Obstet Gynecol 2022; 140(2):321-39. doi:10.1097/AOG.0000000000004866.
135. Lee KA, Zaffke ME, McEnany G. Parity and sleep patterns during and after pregnancy. Obstet Gynecol 2000; 95(1):14-8.
136. Trakada G, Tsapanos V, Spiropoulos K. Normal pregnancy and oxygenation during sleep. Eur J Obstet Gynecol Reprod Biol 2003; 109(2):128-32.
137. Zeeman GG, Hatab M, Twickler DM. Maternal cerebral blood flow changes in pregnancy. Am J Obstet Gynecol 2003; 189(4):968-72.

Fisiologia do Parto

CAPÍTULO

3

Marina Carvalho Paschoini
Mário Sérgio Silva Gomes Caetano
Fernanda Cristina da Silva Alves Ribeiro

INTRODUÇÃO

A parturição é um processo fisiológico que envolve um conjunto sequencial de mudanças nos organismos do binômio materno-fetal, sendo essencial o conhecimento desse processo para um nascimento seguro, no apogeu de um momento tão singular da vida.

Fisiologicamente, o parto é regulado por mecanismos inibitórios e estimuladores da atividade uterina, e a liberação dos efeitos inibitórios que atuam no útero é o principal fator desencadeante.

No trabalho de parto, as mudanças uterinas (miométrio, decíduas e colo), inicialmente lentas e graduais – por semanas ou dias –, tornam-se rápidas – em questão de horas e até minutos. Desse modo, o útero (miométrio), que estava quiescente durante toda a gravidez, começa a se contrair e o colo uterino, que estava fortemente contraído, relaxa o suficiente para permitir a expulsão dos produtos da concepção (feto, placenta e membranas).

CASCATA DA PARTURIÇÃO

Atualmente, adota-se o conceito de *cascata da parturição*, expressão que abarca os mecanismos que mantêm a quiescência uterina e recruta os fatores que promovem a atividade uterina. Assim, não é possível destacar um único mecanismo como responsável pelo início do trabalho de parto, sendo prudente descrevê-los como responsáveis por "promover" em vez de "iniciar" o processo da parturição. A compreensão das especificidades dessa cascata contribui para a assistência adequada e responsável à gestante e ao feto.

O PARTO

O início do parto, na maioria dos animais, ainda não é completamente compreendido. O trabalho de parto normal e o parto em si dependem da presença de contrações regulares e efetivas do miométrio uterino – é possível que o mecanismo que deflagre o momento do nascimento esteja até codificado no genoma fetal. A transformação do útero de órgão quiescente em órgão de tração (isto é, início e manutenção da atividade uterina adequada e sincronizada no trabalho de parto e no parto) resulta de uma complexa interação de fatores físicos, mecânicos, hormonais, elétricos e inflamatórios ainda não totalmente elucidados.

Entre os fatores físicos se destacam o aumento do tamanho fetal (podendo levar ao aumento da irritabilidade uterina e à reversão do bloqueio de progesterona), a distensão uterina (que reduz após a expulsão fetal), a degeneração gordurosa e a presença de infartos na placenta, que interferem no processo de nutrição e na separação do feto do útero.

De modo geral, o parto se desenvolve em três fases: a preparatória, quando a atividade uterina se transforma de quiescente em ativa; a expulsão, momento em que as paredes do útero se contraem com mais frequência e força, empurrando o feto para o canal do parto, e a fase de limpeza, quando a placenta e as membranas são expelidas.

ATIVIDADE UTERINA

Didaticamente, a atividade uterina pode ser dividida em quatro fases fisiológicas distintas: inibição, ativação, estimulação e involução (Figura 3.1):

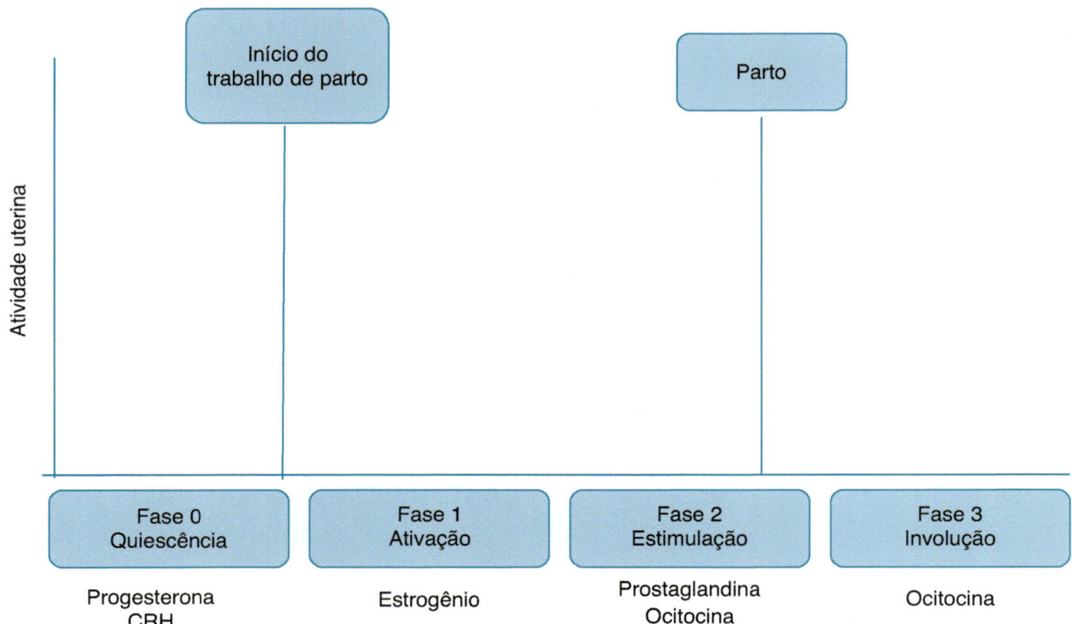

Figura 3.1 Representação gráfica das fases da atividade uterina. (*CRH*: hormônio liberador da corticotrofina.) (Modificada de Ilicic *et al.*, 2020.)

- **Fase 0 – Inibidores ativos:** ocorre durante a maior parte da gravidez (95%), quando o miométrio permanece em estado de quiescência funcional como resultado da ação de vários hormônios autócrinos/parácrinos (que atuam localmente em seu sítio de produção, em células contíguas), combinada à ação inibitória da contração uterina. Entre eles se destacam a progesterona, a prostaciclina (PGI2), a relaxina, o peptídeo relacionado ao hormônio da paratireoide, o óxido nítrico, o peptídeo relacionado ao gene da calcitonina, a adrenomedulina e o peptídeo intestinal vasoativo.
- **Fase 1 – Ativação do miométrio:** com a evolução da gestação, o útero sofre ativação miometrial, acompanhada da mudança do domínio da progesterona para o do estrogênio. Essa fase se caracteriza pela expressão de uma série de proteínas associadas à contração (CAP), pelo aumento dos receptores miometriais para prostaglandinas e ocitocina, pela ativação de canais iônicos específicos e pelo aumento da conexina-43 (componente-chave das junções comunicantes), resultando no aumento de junções comunicantes entre células do miométrio e levando à sincronia elétrica que torna possível a coordenação eficaz das contrações.
- **Fase 2 – Estimulatória:** em virtude do aumento da capacidade de resposta do miométrio, os agonistas uterotônicos, como as prostaglandinas estimuladoras E2 e F2α e a ocitocina, estimulam o músculo uterino a promover contrações fásicas, coordenadas, frequentes e de alta intensidade. Assim, o útero "preparado" pode ser estimulado a contrair.
- **Fase 3 – Involução:** ocorre no pós-parto, com a expulsão da placenta, influenciada, principalmente, pela ocitocina, seguida pela remodelação do útero.

HORMÔNIOS REGULATÓRIOS DA PARTURIÇÃO

Inúmeros são os hormônios relacionados com a parturição, e as vias endócrinas/parácrinas/autócrinas estão envolvidas intrinsecamente nesse processo. Entretanto, essa cascata ainda apresenta muitas lacunas que precisam ser elucidadas. Alguns dos hormônios implicados nesse processo são abordados a seguir.

Progesterona

Descrito na década de 1950, o hormônio esteroide progesterona ("*pro*", em favor; "*gest*", gestação) mantém a gravidez ao promover o relaxamento e a quiescência do miométrio. Seu papel na gravidez não está completamente elucidado, embora seja fundamental em seu início, uma vez que a administração de antagonista ou a remoção do corpo lúteo induz o aborto. A produção placentária de progesterona aumenta após a nona semana de gestação, sendo essa a fonte dominante. Estudos evidenciaram que a retirada sistêmica da progesterona atua, mas não é pré-requisito essencial para o início do trabalho de parto em humanos (não reflete a atividade no nível tecidual), ao contrário do que ocorre com a maioria dos mamíferos.

A progesterona atua nos núcleos das células-alvo por meio de sua ligação a receptores que são fatores de transcrição ativados por ligantes. De modo geral, a progesterona diminui a permeabilidade ao cálcio, sódio e potássio, bem como modula a ligação intracelular do cálcio (tornando-o menos disponível) para o sistema calmodulina, além de atuar como hormônio anti-inflamatório nas células miometriais. Acredita-se que sua ação seja fundamental para a manutenção da gravidez, uma vez que promove relaxamento uterino, e que sua retirada do intracelular (nas células miometriais) seja imprescindível para o início da parturição.

Estrogênio

O estrogênio é hormônio de ação parácrina/autócrina cuja principal fonte de biossíntese durante a gravidez é a placenta, e estudos revelam o aumento das concentrações desse hormônio antes do início do trabalho de parto. O estrogênio não causa diretamente contrações uterinas, mas estimula a transformação do miométrio do estado quiescente em contrátil, sendo seus efeitos mediados por receptores no miométrio. De maneira geral, promove a produção de PGE2 e PGF2α, aumenta a expressão de genes que codificam CAP e o nível de Cx43 (atuam na formação de junções comunicantes do miométrio) e regula positivamente as enzimas que promovem a contração muscular, como a quinase de cadeia leve de miosina e a calmodulina. Assim, regula as junções comunicantes e os receptores uterotônicos (incluindo canais de cálcio do tipo L e receptores de ocitocina), aumentando a capacidade do miométrio de gerar contrações.

Como se sabe, a placenta humana é órgão esteroidogênico incompleto, e para a síntese de estrogênio são necessários precursores de esteroides C19 (desidroepiandrosterona) fornecidos pela suprarrenal fetal. Essa conversão de progesterona em estrogênio é fundamental para a promoção do início do trabalho de parto.

Prostaglandinas

As prostaglandinas (PG) são predominantemente hormônios parácrinos/autócrinos que cumprem papel crítico no processo da parturição, uma vez que ao final da gestação as séries E e F, envolvidas no início e na manutenção do trabalho de parto, aumentam dentro do compartimento uterino (decídua e membranas fetais).

Estudos em animais (ratos, cabras, porcos e coelhos) revelaram que os tecidos uterinos aumentam a produção de PGF2α no final da gestação, ocasionando a luteólise e induzindo a retirada sistêmica de progesterona. Em ovelhas, a PGE2 placentária aumenta a liberação de cortisol, levando à expressão placentária da enzima 17α-hidroxilase com aumento da pregnenolona e, consequentemente, diminuição da progesterona e aumento de estrogênio, promovendo o início da parturição.

Em humanos, a PGF2α, produzida principalmente pela decídua, está envolvida na regulação dos níveis de OXTR (*oxytocin receptors*), que codificam as proteínas associadas à contração, e das junções comunicantes no miométrio, promovendo as contrações uterinas. O nível de PG aumenta antes e durante o trabalho de parto (no útero e na membrana amniótica), atuando inicialmente como uterotrofinas (desenvolvimento do útero), para transformar o miométrio em um fenótipo contrátil, e depois como uterotônicos, para induzir contrações. Desse modo, as PG parecem aumentar antes do início das contrações do miométrio, sugerindo que são a causa, e não a consequência, do trabalho de parto.

As PG exercem seus efeitos por meio de proteínas G específicas acopladas a receptores, e sua ação varia de acordo com os estímulos, promovendo contração ou relaxamento segundo a ação dos reguladores progesterona ou estrogênio. As PG também estão envolvidas no mecanismo de "retirada funcional da progesterona" (diminuição da progesterona e aumento das PG), que ocorre na decídua como parte da cascata regulatória da parturição. Estudos demonstram que as PG, produzidas após insulto pró-inflamatório, reduzem a ação da progesterona nos tecidos gestacionais, ocasionando a interrupção da gravidez, e que os receptores de PG no colo uterino atuariam diretamente em sua modificação, antes do início do trabalho de parto. A PGE2, produzida pelo feto e a placenta, levaria à degradação do colágeno e à dilatação de pequenos vasos sanguíneos no colo uterino, promovendo seu amadurecimento – processo de remodelação no qual o colágeno é degradado, amolecendo o colo – bem como a ruptura espontânea da membrana amniótica.

A participação das PG no evento da parturição pode ser depreendida do fato de os tecidos uterinos serem seletivamente enriquecidos com ácido araquidônico, precursor obrigatório da biossíntese de PG. Outro fator relevante é que o uso de inibidores da síntese de PG – incluindo os inibidores da cicloxigenase, como a indometacina – é capaz de suprimir a contratilidade do miométrio, tanto *in vitro* como *in vivo*, e prolongar a duração da gestação. De maneira geral, as PG estão intrinsecamente relacionadas com três eventos do trabalho de parto: início das contrações uterinas sincrônicas, amadurecimento cervical e aumento da sensibilidade do miométrio à ocitocina.

Ocitocina

A ocitocina é um potente peptídeo uterotônico sintetizado, principalmente, no hipotálamo e liberado pela hipófise posterior, de maneira pulsátil, com liberação máxima na expulsão fetal e meia-vida biológica de 3 a 4 minutos na circulação materna. Acredita-se que esse hormônio seja fundamental para o início do parto, uma vez que a administração exógena pode iniciar o parto (em padrão idêntico ao espontâneo); entretanto, é improvável que ele seja o gatilho da parturição. A descoberta da produção de ocitocina nos tecidos intrauterinos corrobora a possibilidade de que esse hormônio também desempenhe um papel parácrino importante.

A ocitocina atua por meio de receptores miometriais, cuja concentração aumenta aproximadamente 100 a 200 vezes durante a gravidez, atingindo o máximo durante o trabalho de parto. Esse aumento é responsável pela maior sensibilidade do miométrio aos níveis circulantes de ocitocina na segunda metade da gravidez. Receptores de ocitocina de alta afinidade também foram isolados em regiões do âmnio, córion e decídua, mas sua atuação nesses tecidos ainda não está bem elucidada. A existência do chamado reflexo de Ferguson (liberação de ocitocina materna da hipófise posterior em resposta à distensão do colo uterino e/ou da vagina) permanece controversa. A liberação de ocitocina durante o trabalho de parto resulta em contrações uterinas mais fortes e facilita a progressão do trabalho, a expulsão do conteúdo uterino (feto e placenta) e o restabelecimento do útero no pós-parto.

A ocitocina pode desempenhar papel duplo no mecanismo do parto, atuando diretamente nos canais de cálcio, sob a mediação de receptores, afetando as vias bioquímicas intracelulares e promovendo contrações uterinas, e indiretamente, por meio do estímulo à produção de prostaglandina amniótica e decidual. De fato, a indução do trabalho de parto a termo só é bem-sucedida quando a infusão de ocitocina está associada ao aumento da produção de PGF2α.

Embora os níveis séricos maternos de ocitocina não estejam aumentados antes do início do trabalho de parto ou durante a primeira fase do trabalho de parto, a ocitocina derivada do feto e possivelmente da decídua e de outras fontes uterinas pode atuar nos receptores de ocitocina miometrial de forma parácrina/autócrina para iniciar e manter contrações uterinas eficazes. A variabilidade e a imprevisibilidade da sensibilidade individual de cada gestante à ocitocina exógena sugerem que a sensibilidade à ocitocina é, pelo menos em parte, geneticamente determinada.

OUTROS HORMÔNIOS E PEPTÍDEOS

Vários neuropeptídeos e outros hormônios também podem afetar a contratilidade miometrial. A concentração de alguns desses agentes se modifica no soro materno durante a gravidez, sugerindo que possam agir de forma endócrina/autócrina/parácrina; entretanto, seus mecanismos de ação e participação no início e na manutenção do trabalho de parto a termo ainda demandam estudos maiores.

Relaxina

A relaxina é um membro da família de proteínas do fator de crescimento, semelhante à insulina. Seus níveis plasmáticos são altos entre 8 e 12 semanas de gestação, em seguida declinam e persistem mais baixos até o termo. Acredita-se que a principal fonte seja o corpo lúteo. A relaxina parece atuar indiretamente na promoção do relaxamento do miométrio, inibindo a síntese de PG. Além disso, tem sido implicada no amadurecimento cervical e/ou na ruptura das membranas fetais, mas sua participação nessas ações permanece controversa.

Hormônio liberador de corticotrofina

O hormônio liberador de corticotrofina (CRH) é um neuropeptídeo que atua no controle da atividade miometrial e no amadurecimento fetal. A partir do segundo trimestre, a placenta aumenta a produção de CRH, atingindo o máximo no termo. Durante a gestação, os níveis de CRH-BP (proteína de ligação que inativa a CRH) estão aumentados, levando à diminuição da bioatividade do CRH, à liberação do hormônio adrenocorticotrófico (ACTH) da hipófise e à estimulação da produção decidual de PGE2. Entretanto, nas últimas semanas essa relação se inverte, ou seja, os níveis de CRH-BP diminuem e os de CRH livre e ativo no sangue materno aumentam. Gestantes com aumento precoce do CRH plasmático tendem a ter parto pré-termo, sugerindo que a produção de CRH seria um fator importante no momento do parto, sendo rotulado como "relógio placentário".

O CRH não exerce ação inotrópica direta no miométrio humano, mas acredita-se que o aumento do CRH placentário cumpra múltiplas funções no útero. Sabe-se que a liberação de CRH placentário – estimulada por fatores regulamentares, como noradrenalina, acetilcolina, adrenalina, angiotensina II, interleucina-1 (IL-1), ocitocina e arginina-vasopressina – pode agir localmente na placenta e promover vasodilatação fetoplacentária.

No miométrio, a CRH atua na regulação positiva da via do óxido nítrico e no aumento dos efeitos do estrogênio, incrementando a produção de PG no âmnio, córion e decídua e potencializando os efeitos da ocitocina. No compartimento fetal, impulsiona a liberação de ACTH da hipófise, proporcionando, assim, um ciclo de *feedback* positivo para o trabalho de parto, além de estimular a secreção de sulfato de desidroepiandrosterona (SDHEA) nas células corticais adrenais fetais por meio de um sistema de proteína quinase.

Glicocorticoides

Os glicocorticoides exercem várias funções na preparação do útero para o trabalho de parto e atuam diretamente na regulação da produção de PG nas membranas fetais na gestação a termo. O cortisol parece estimular a expressão de CRH placentário (mas não hipotalâmico) *in vitro*. Além disso, aumenta a cicloxigenase (COX) amniótica, estimulando a síntese de PG.

Peptídeo relacionado ao hormônio da paratireoide

O peptídeo relacionado ao hormônio da paratireoide (PRHPT) é um potente relaxante do músculo liso capaz de inibir contrações induzidas por ocitocina em babuínos, mas não está claro se tem papel fisiologicamente importante na manutenção da quiescência uterina antes do início do trabalho de parto.

Caspase 3

Recentemente identificada como agente progestogênico e possível regulador da quiescência uterina em camundongos, estudos revelaram que a progesterona exógena aumenta a caspase 3, inferindo assim que a quiescência uterina possa ser parcialmente produzida pela ativação dessa proteína, fato corroborado pela diminuição dos níveis séricos de caspase 3 à medida que a gravidez se aproxima do termo.

Canais de potássio

Os canais de potássio (K^+) são componentes essenciais do mecanismo adaptativo que possibilita que o útero gravídico se mantenha relaxado, apesar do aumento crescente da pressão intrauterina. Vários tipos de canais K^+ estão presentes no miométrio, e essa variedade indica a multiplicidade e a complexidade dos mecanismos envolvidos na regulação do tônus uterino.

Receptor de potencial transitório vaniloide

Os receptores de potencial transitório vaniloide (TRPV) são canais catiônicos de ampla seletividade com preferência pelo cálcio (Ca^{2+}) e podem ser ativados por estiramento, pressão e calor, condições relevantes para o útero gravídico. A expressão do gene TRPV4 é mil vezes maior em grávidas do que em não grávidas. Acredita-se que o fluxo de Ca^{2+} possa ser mediado por TRPV4 para contratilidade uterina e que esse canal tem potencial como alvo tocolítico no trabalho de parto pré-termo.

Canal de vazamento de sódio não seletivo

Os canais de Ca^{2+} e K^+ têm sido os canais iônicos explorados no miométrio. Entretanto, os estudos de sequenciamento de RNA identificaram um constituinte ativo, o canal de vazamento de sódio (Na^+) não seletivo. Acredita-se que o influxo lento de Na^+, em parte mediado por canal de vazamento de sódio não seletivo (NALCN), aproxime o potencial de membrana em repouso do limiar que inicia a ação nos músculos lisos, exibindo atividade rítmica. Assim, o envolvimento de NALCN no controle da função miometrial pode influenciar a contratilidade no trabalho de parto.

Homeobox A13, A10, A11

A morfologia fenotípica do útero – relaxado no fundo miometrial, mais rígido e contraído do segmento uterino inferior e com o colo fechado – contribui para a manutenção da gravidez. O trabalho de parto está associado à reversão desse fenótipo, resultando em músculo uterino altamente contrátil, segmento inferior relaxado e abertura do colo uterino para permitir a passagem do produto conceptual.

Estudos sugerem que membros do grupo *homeobox* A (HoxA) estão envolvidos na regionalização fenotípica do tecido uterino. No útero, o HoxA13 é expresso no segmento inferior, e a expressão do HoxA10 e do HoxA11 é maior no fundo uterino. Sabe-se que a HoxA13 regula positivamente a prostaciclina sintase (PTGIS) e a periostina (POSTN) no miométrio, aumentando a contratilidade e a adesividade das células. As PTGIS convertem a PGH2 em PGI2 (prostaciclina). A ativação persistente do receptor PGI2 (IP) no miométrio aumenta a expressão de várias proteínas contráteis cruciais na promoção das forças contráteis no trabalho de parto. O genoma HoxA13 regula a sinalização inflamatória no miométrio para aumentar a contratilidade, induzindo a secreção de citocinas (IL-1β, IL-6 e IL-8) e a expressão de CAP. No entanto, mais estudos ainda são necessários para elucidar completamente esses mecanismos genéticos.

Citocinas

Apesar de diretamente implicadas na fisiopatologia do trabalho de parto pré-termo, principalmente associadas à infecção intra-amniótica, as citocinas também podem ser um componente do processo de trabalho de parto. Os níveis de mediadores pró-inflamatórios de interleucina (IL-6) e fator de necrose tumoral alfa (TNF-α) parecem aumentar na circulação periférica materna antes do início do trabalho de parto. O feto em desenvolvimento pode produzir sinais físicos e hormonais que estimulam a migração de macrófagos para o útero com a liberação de citocinas e a ativação de fatores de transcrição inflamatórios.

As concentrações de IL-8 no miométrio humano, decídua e membranas fetais aumentam durante o trabalho de parto e atuam, principalmente, nos neutrófilos, podendo ocasionar aumento na atividade da enzima colagenase, levando ao amadurecimento cervical e/ou à ruptura espontânea das membranas. Além disso, as citocinas e os eicosanoides parecem interagir e acelerar a produção uns dos outros em forma de cascata, resultando em aumentos adicionais na produção de PG. O aumento da resposta inflamatória promove a contratilidade uterina via ativação direta de genes contráteis (COX-2, receptor de ocitocina, conexina) e/ou compromete a capacidade da progesterona de mediar a quiescência uterina.

RUPTURA DA MEMBRANA AMNIÓTICA

A força e a integridade das membranas fetais derivam de proteínas da membrana extracelular, incluindo colágeno, fibronectina e lamininas. As metaloproteases de matriz (MMP) constituem uma família de enzimas com especificidades variadas de substrato que diminuem a resistência da membrana, aumentando a degradação do colágeno. Os inibidores teciduais de MMP (TIMP) se ligam às MMP e desligam a proteólise, ajudando, assim, a manter a integridade da membrana. As membranas fetais costumam permanecer intactas até o termo devido à baixa atividade de MMP e aos níveis altos de TIMP. A ativação periparto de MMP pode desencadear uma cascata de eventos que reduzem a integridade da membrana fetal e promovem sua ruptura. As forças de estiramento e cisalhamento das contrações uterinas durante o trabalho de parto provavelmente também contribuem para a ruptura da membrana.

PAPEL DO FETO NA PARTURIÇÃO

Evidências consideráveis sugerem que, na maioria dos animais, o feto controla o momento do início do trabalho de parto por meio de eventos endócrinos/parácrinos/autócrinos, bioquímicos ou genéticos. Estudos revelam que o aumento gradual da atividade hipotálamo-hipófise-adrenal fetal nas últimas semanas de gestação pode ter papel importante no início do trabalho de parto. O estresse fetal leva à produção do hormônio adrenocorticotrófico (ACTH) e, consequentemente, ao aumento de corticosteroides, potentes estimuladores da produção placentária de CRH. Os glicocorticoides agem para regulação da produção de PG e atuam nas enzimas placentárias ativas, bem como na biossíntese de estrogênio.

Estudos também indicam que quantidades importantes de ocitocina são liberadas pelo feto e que sua entrada no canal do parto poderia estimular impulsos sensoriais pela via aferente na medula espinhal até o núcleo paraventricular no hipotálamo. A resposta da via eferente envolve o transporte de ocitocina da neuro-hipófise pelo sistema vascular até seus receptores no miométrio (reflexo de Ferguson). Assim, o feto parece controlar o início do trabalho de parto a termo, coordenando a mudança na atividade do miométrio por meio da produção placentária de hormônios esteroides, da distensão mecânica do útero e da secreção de hormônios neuro-hipofisários e outros estimuladores da síntese de prostaglandinas.

CONTROLE DA CONTRAÇÃO UTERINA

Na preparação para o parto, evidencia-se aumento do acoplamento e da excitabilidade das células miometriais. Descargas elétricas – intermitentes ou em picos – do miométrio aumentam o fluxo de íons de cálcio, um importante iniciador e modelador da contração uterina.

A contratilidade uterina é uma consequência da atividade elétrica de células miometriais; portanto, a frequência, amplitude e duração das contrações uterinas podem ser determinadas pelo número de células miometriais ativadas. Essa atividade elétrica é facilitada por junções comunicantes (JC) que aumentam em número antes do início do trabalho de parto. As JC são compostas por proteínas que fornecem canais de baixa resistência elétrica entre as células do miométrio, criando um caminho para condução eficiente de potenciais de ação que aumentam em número e forma no final da gestação.

A localização do início da atividade elétrica e a identificação do padrão de propagação da onda elétrica durante o trabalho de parto permanecem obscuras. Estudos de Caldeyro-Barcia sugerem que as células do miométrio exibem capacidade de "marca-passo", mecanismo descendente (tríplice gradiente descendente – correspondente ao sentido da propagação, intensidade e duração da contração uterina); entretanto, até o momento essas áreas específicas não foram anatomicamente identificadas.

Estudos atuais não demonstraram uma origem clara e um padrão específico de propagação da contração uterina, mas identificaram ondas que emergem em diferentes posições uterinas e se propagam em direções diversas, em contraste com as ondas de progressão descendente.

O miométrio é composto por duas camadas, uma circular (subendométrio ou endométrio juncional) e uma longitudinal (entrelaçada de feixes musculares embutidos com fibras de colágeno), altamente vascularizada. A propagação ocorre mais rapidamente no sentido longitudinal do que no transversal e circunferencial, promovendo a contração uterina. Assim, a atividade elétrica é transferida para todo o útero, resultando em confluência rítmica e síncrona.

Estudos de atividade revelam a complexidade das propriedades de propagação elétrica, ressaltando a necessidade de mais investigações e esclarecimentos. As características da atividade uterina tradicionalmente analisadas incluem frequência (início da contração até o início da próxima contração), duração (duração da contração do início ao fim, medida em segundos), intensidade (força da contração, avaliada por palpação ou mmHg) e tônus de repouso (pressão intrauterina quando o útero não está contraindo, também avaliada por palpação ou mmHg).

Independentemente da origem do gatilho, a via final comum para o trabalho de parto termina nos tecidos uterinos e é caracterizada pelo desenvolvimento de contrações uterinas regulares. As contrações do miométrio são mediadas pela ligação da miosina à actina, dependente de ATP, e a disponibilidade de cálcio intracelular livre é a moduladora-chave da contratilidade do miométrio.

Ao acoplarem os receptores da membrana celular a enzimas efetoras e canais iônicos, as proteínas de ligação (proteínas G) desempenham papel fundamental na contratilidade do miométrio. Por exemplo, a ativação de receptores beta-adrenérgicos e/ou PGE2 promove o relaxamento do miométrio através da via de transdução de sinal G-α-s/adenilciclase/cAMP. Os receptores de ocitocina, por outro lado, levam ao aumento do inositol (que libera cálcio do retículo sarcoplasmático) e ativam a proteína quinase C. O resultado final é o aumento do cálcio intracelular e das contrações do miométrio. A gravidez afeta não apenas as concentrações dos receptores da superfície celular, mas, também, as concentrações e o acoplamento das várias proteínas G.

CONSIDERAÇÕES FINAIS

Embora seja o processo mais antigo da humanidade, a elucidação de todas as vias que participam da parturição ainda representa um desafio para a Obstetrícia moderna, mas a compreensão de todos esses eventos é fundamental para garantir um parto normal, seguro e saudável tanto para a parturiente como para o feto, bem como uma assistência obstétrica responsável.

Bibliografia

Asgari safdar AH, Daghigh Kia H, Farhadi R. Physiology of parturition. Int J Adv Biol Biomed Res 2019; 7:12-18.

Garfield RE, Blennerhassett MG, Miller SM. Control of myometrial contractility: Role and regulation of gap junctions. Oxf Rev Reprod Biol 1988; 10:436-90.

Ilicic M, Zakar T, Paul JW. The regulation of uterine function during parturition: An update and recent advances. Reprod Sci 2020; 27:3-28.

Liggins GC, Forster CS, Grieves SA, Schwartz AL. Control of parturition in man. Biology of Reproduction 1977 Feb; 16(Issue 1):39-56.

McEvoy A, Sabir S. Physiology, pregnancy contractions. 2021 Sep. In: StatPearls [Internet]. Treasure Island (FL): StatPearls Publishing, 2022 Jan.

Norwitz ER. Physiology of parturition at term. UpToDate, 2023 Sep.

Rosen H, Yogev Y. Assessment of uterine contractions in labor and delivery. Am J Obstet Gynecol 2023; 228(5S):S1209-S1221.

Senger PL. Pathways to pregnancy and parturition. 2. ed. Current Conceptions, 2012.

Feto, Bacia Óssea Materna e Mecanismo do Parto

CAPÍTULO 4

Mário Dias Corrêa
Mário Dias Corrêa Júnior

INTRODUÇÃO

Para atingir seus objetivos – recém-nascido e parturiente sem problemas relacionados com o parto – a assistência ao parto exige o conhecimento prévio de alguns aspectos específicos do feto e de outros referentes à bacia óssea materna. Já no início do trabalho de parto e durante toda sua evolução, é importante conhecer e identificar os tempos de mecanismo do parto. Esses dados, analisados em conjunto, são fundamentais para condução do parto e determinação da proporção feto-pélvica e, portanto, para escolha da via correta para o parto.

O objetivo deste capítulo é estudar o feto, a bacia óssea materna, os tempos do mecanismo de parto e o diagnóstico da proporção feto-pélvica.

FETO

Estruturas ósseas

No feto, além de sua estática, é necessário conhecer e identificar determinadas estruturas ósseas que interferem na evolução do parto e, consequentemente, em sua condução.

No polo cefálico, sob o ponto de vista exclusivamente obstétrico, é necessário identificar os dois ossos frontais, os dois parietais e o occipital (Figura 4.1). Esses ossos são separados por linhas formadas por tecido membranoso, as chamadas suturas, assim descritas:

- **Interfrontal:** separa os dois ossos frontais (Figura 4.1*A*).
- **Sagital:** entre os ossos parietais (Figura 4.1*B*).
- **Coronária:** entre os frontais e parietais (Figura 4.1*C*).
- **Lambdoide:** entre os parietais e o occipital (Figura 4.1*D*).

Na condução do parto é fundamental, ainda, a identificação das fontanelas existentes no polo cefálico do feto. Fontanelas são depressões – ausência de tecido ósseo – que se formam no encontro de suturas. As fontanelas de importância obstétrica são:

- **Bregmática:** ponto de encontro das suturas interfrontal, sagital e coronária, ramos direito e esquerdo (Figura 4.1*E*). Por ser a maior, é conhecida como grande fontanela e, por se localizar na frente do polo cefálico, é denominada fontanela anterior. Tem formato losangular.
- **Occipital:** ponto de encontro entre a sutura sagital e os ramos direito e esquerdo da sutura lambdoide (Figura 4.1*F*), de formato triangular, é conhecida como pequena fontanela ou fontanela posterior.

As fontanelas são identificadas no exame pélvico quando existe dilatação cervical. Membranas amnióticas íntegras dificultam sua identificação, e a presença de bossa serossanguínea impede o diagnóstico.

Estruturas ósseas fetais

F
3
D D
B
2 2
B
C C
1 1
E A

OSSOS	SUTURAS	FONTANELAS
1 - Frontal	A - Interfrontal	E - Bregmática
2 - Parietal	B - Sagital	F - Occipital
3 - Occipital	C - Coronária	
	D - Lambdoide	

Figura 4.1 Referências do polo cefálico.

Diâmetros

No polo cefálico devem ser conhecidos, também, alguns de seus diâmetros no feto próximo do termo:

- **Occipitofrontal:** distância entre o osso frontal e o occipital, medindo aproximadamente 11cm (Figura 4.2).
- **Occipitomentoniano:** entre o occipital e o mento, tem cerca de 13,5cm (Figura 4.2).
- **Suboccipitobregmático:** começa na região inferior do occipital e termina na fontanela bregmática (9,5cm [Figura 4.2]).

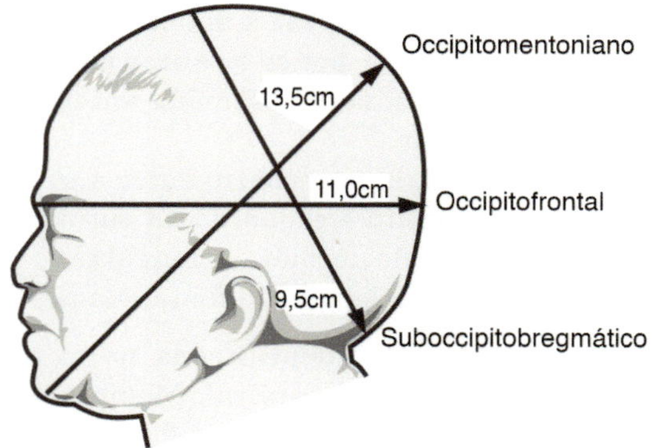

Figura 4.2 Diâmetros do polo cefálico.

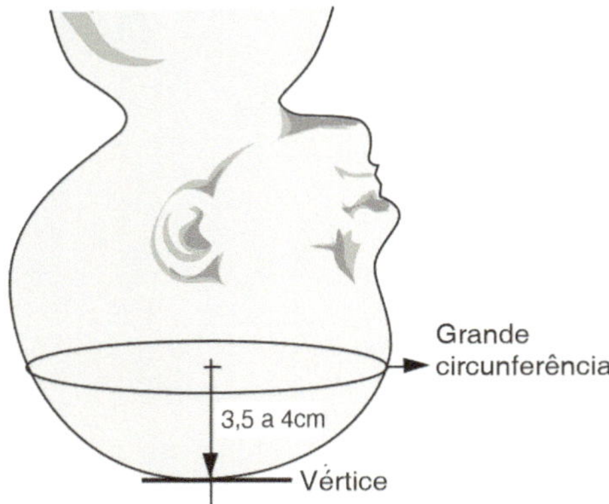

Figura 4.3 Circunferência craniana.

Circunferência craniana

Ainda no polo cefálico, interessam a identificação e a localização de sua maior circunferência, a qual pode dificultar ou impedir a descida do polo cefálico pela bacia óssea materna.

A grande circunferência craniana passa pela região das bossas parietais direita e esquerda (Figura 4.3). Outro dado importante com relação à grande circunferência é que sua distância até o vértice, em linha reta, é de cerca de 3,5 a 4cm (Figura 4.3). Esse conhecimento torna possível determinar a altura da grande circunferência na bacia óssea materna.

BACIA ÓSSEA MATERNA

O estudo da bacia óssea materna e de suas principais estruturas contribui para o diagnóstico da proporção feto-pélvica e, portanto, para determinação correta da via de parto.

A bacia, posteriormente, é formada pela união da quinta vértebra lombar à primeira sacra; dessa união resulta uma saliência óssea denominada promontório. Lateralmente, os ossos ilíacos direito e esquerdo delimitam a bacia e em sua região anterior situa-se o pube.

Dos quatro principais tipos de bacia descritos – ginecoide, androide, antropoide e platipeloide –, será estudada apenas a ginecoide, própria do sexo feminino humano.

Para avaliação da bacia é necessário conhecer e identificar seus três estreitos – superior, médio e inferior – e alguns de seus diâmetros.

Estreitos

Na pequena bacia existem três estreitos com características distintas: superior, médio e inferior.

Estreito superior

O estreito superior consiste na entrada da pequena bacia e é formado posteriormente pela união da quinta vértebra lombar com a primeira sacra, resultando na formação de saliência óssea, o promontório, que terá muita influência no parto. As paredes laterais da bacia se formam pela união das asas do sacro, das articulações sacroilíacas, das linhas inominadas e das eminências iliopectíneas.

O limite anterior do estreito superior da bacia é a sínfise púbica. No estreito superior, três diâmetros são importantes: (a) o anteroposterior (Figura 4.4*A*), (b) o transverso (Figura 4.4*B*) e (c) os oblíquos direito (Figura 4.4*C1*) e esquerdo (Figura 4.4*C2*).

O diâmetro transverso do estreito superior (maior estreito) estende-se da linha inominada de um lado até a localizada no outro lado da pelve, em uma distância de cerca de 13cm, e se constitui na maior abertura do estreito superior da bacia. Localiza-se cerca de 5cm à frente do promontório e 6cm atrás da sínfise púbica (Figura 4.4*B*).

Os diâmetros oblíquos são dois: o primeiro começa na eminência iliopectínea direita e termina na articulação sacroilíaca esquerda, enquanto o segundo inicia na eminência iliopectínea esquerda e finda na articulação sacroilíaca direita; ambos medem cerca de 12,5cm (Figura 4.4*C1* e *C2*).

O diâmetro anteroposterior representa a distância entre o promontório e a sínfise púbica e se subdivide em:

- **Diâmetro promontopúbico superior ou *conjugata vera* ou, ainda, *conjugata vera* anatômica:** compreende a distância entre o promontório e a borda superior da sínfise púbica, medindo cerca de 11cm (Figura 4.5*C*).
- **Diâmetro promontopúbico menor ou *conjugata* obstétrica:** a distância entre o promontório e a região média da sínfise púbica (superfície interna) em uma saliência óssea aí presente; mede aproximadamente 10,5cm (Figura 4.5*B*).
- **Diâmetro promontossubpúbico ou *conjugata diagonalis*:** a distância entre o promontório e a borda inferior da sínfise púbica: nas bacias ginecoides; mede cerca de 12cm. Dos três diâmetros citados, é o único que pode ser medido clinicamente. Isso se consegue medindo com os dedos – toque vaginal – a distância entre dois pontos de referência: a borda inferior da sínfise púbica e o promontório (Figura 4.5*A*).

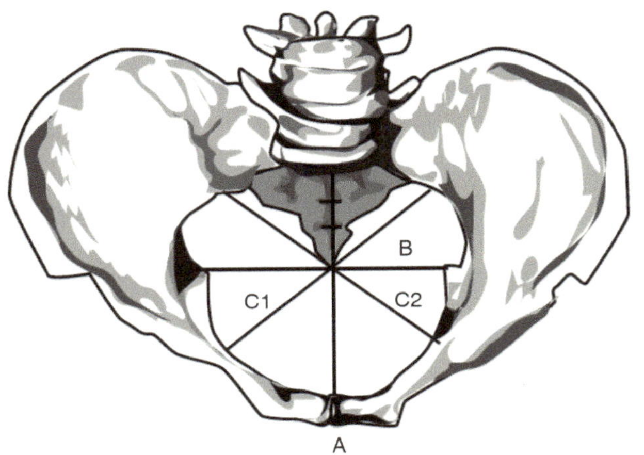

Figura 4.4 Diâmetros do estreito superior da bacia: (*A*) anteroposterior; (*B*) transverso; (*C1*) oblíquo direito; (*C2*) oblíquo esquerdo.

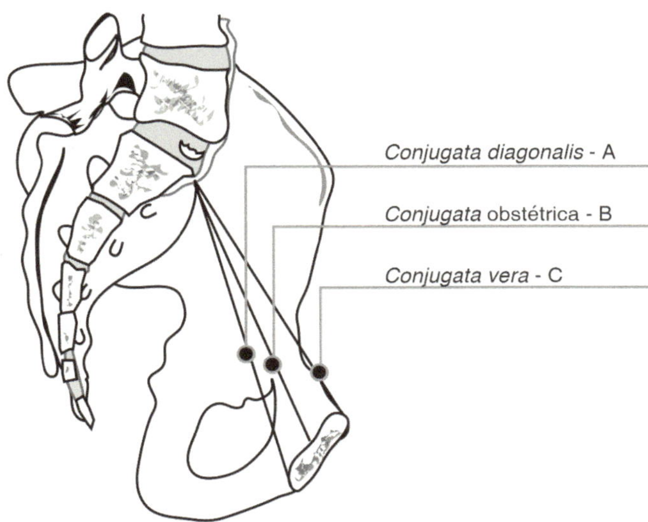

Figura 4.5 *Conjugatas.*

O objetivo da identificação da *conjugata diagonalis* é determinar indiretamente (clinicamente) a *conjugata* obstétrica, a qual é realmente a que interessa para a condução do parto. Para isso, basta que do resultado encontrado na determinação da *conjugata diagonalis* se subtraia 1,5cm para encontrar o valor da *conjugata* obstétrica. *Conjugata diagonalis* $\geq$ 12cm equivale a *conjugata* obstétrica $\geq$ 10,5cm, sendo, portanto, considerada normal.

Estreito médio

O estreito médio da bacia situa-se entre as espinhas ciáticas e mede aproximadamente 10cm.

Estreito inferior

O estreito inferior corresponde à saída da bacia. No sentido longitudinal, estende-se da extremidade do cóccix até a borda inferior da sínfise púbica e mede aproximadamente 9,5cm. No momento do desprendimento do feto, o polo fetal empurra a articulação sacrococcígea para trás, aumentando sua extensão para cerca de 10,5cm.

No sentido transversal, a distância é de cerca de 10,5cm e vai da tuberosidade isquiática de um lado até a do outro lado.

Avaliação da bacia óssea

O conhecimento teórico sobre os ossos que compõem a pequena bacia, seus estreitos e diâmetros possibilita a avaliação da bacia e uma definição quanto à via adequada para o parto.

Muito utilizada no passado, a pelvimetria clínica não deve ser realizada de rotina por não ser considerada método confiável para predição da evolução do parto. Uma revisão sistemática que comparou os resultados de gestantes que foram e que não foram submetidas à pelvimetria clínica, não demonstrou melhora significativa na redução da mortalidade perinatal ou nas taxas de admissão em unidade de tratamento intensivo.

Quadro 4.1 Fatores de risco para desproporção cefalopélvica

- Intervalo entre a menarca e o parto < 2 anos
- Altura < 150cm
- Peso < 50kg
- Diâmetro entre espinhas ciáticas < 9,5cm

A avaliação laboratorial do tamanho da bacia por meio de radiopelvimetria também não é mais realizada em virtude da dificuldade técnica e dos inconvenientes causados pelo emprego dos raios-X em gestantes.

A ressonância magnética pode ser usada para avaliação das dimensões da bacia, mas, na prática, o que se faz é a avaliação clínica, por meio da qual se procura determinar as dimensões da bacia. Apesar de não ser recomendada de rotina, a ressonância magnética pode ser útil na avaliação de gestantes com fatores de risco demográficos para desproporção cefalopélvica (Quadro 4.1).

Na avaliação clínica recorre-se à pelvimetria interna, que consiste na determinação de alguns estreitos da bacia com o auxílio dos dedos durante o exame pélvico.

No estreito superior, o que mais interessa ao obstetra é a determinação da *conjugata* obstétrica – menor diâmetro do estreito superior. Essa determinação se faz indiretamente, medindo-se a *conjugata diagonalis*. Para essa medida, os dedos são introduzidos por trás do colo uterino, pelo fundo do saco posterior da vagina, e acompanha-se a concavidade do sacro de modo a alcançar o promontório (Figura 4.6).

Quando a *conjugata diagonalis* é normal e o exame é realizado adequadamente, não se alcança o promontório; quando anormal, alcança-se o promontório com facilidade. Algumas vezes, quase sempre por inexperiência, o exame é inconclusivo.

A determinação do estreito médio da bacia por meio da pelvimetria clínica é mais difícil e consiste em identificar, com os dedos utilizados no exame pélvico, a localização das espinhas ciáticas na cavidade vaginal e a distância entre elas. Nas bacias normais, as espinhas ciáticas fazem pouca saliência na cavidade vaginal e jamais se consegue tocar as duas ao mesmo tempo. No estreito médio reduzido, as espinhas ciáticas são facilmente tocadas e, às vezes, as duas são sentidas mais próximas.

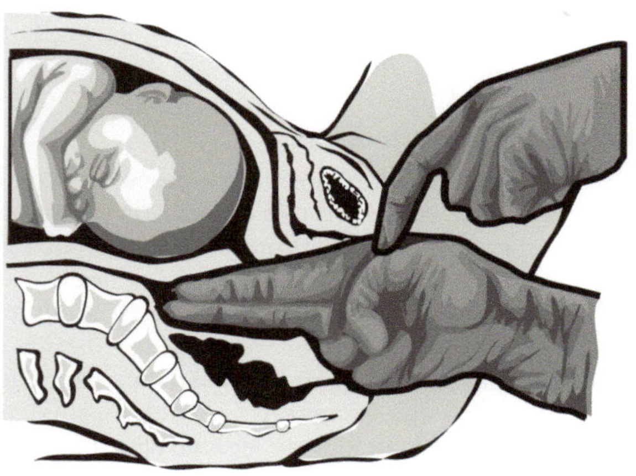

Figura 4.6 Avaliação da *conjugata diagonalis*.

No estreito inferior, o que chama a atenção é a abertura do arco púbico. Quando normal, o arco púbico é bem aberto e não dificulta o toque; nos anormais, ele é fechado e a sínfise púbica bem baixa. Os resultados da pelvimetria interna clínica estão diretamente relacionados com a experiência do examinador e os cuidados adotados para sua realização. Quando inconclusivos, a solução consiste em realizar a chamada *prova de trabalho de parto*, descrita no Capítulo 53.

ESTÁTICA FETAL

A estática fetal se caracteriza pela maneira como o feto se posiciona dentro da cavidade uterina e compreende a situação, a posição, a apresentação, a variedade de apresentação e a variedade de posição.

Nos dois primeiros trimestres da gravidez, a determinação da estática fetal é menos importante: o feto pode alterá-la frequentemente. Já no terceiro trimestre, quando modificações são pouco frequentes, sua determinação assume grande importância porque, se houver alguma anormalidade na estática fetal, será possível corrigi-la por meio de manobras, a chamada versão externa. Ao internar a parturiente, é indispensável o diagnóstico correto da estática fetal para a decisão quanto à via recomendada para o parto.

O diagnóstico clínico da estática fetal baseia-se na anamnese, no exame de abdome materno – manobras de Leopold – e no exame pélvico. O exame laboratorial, se necessário, consiste na ultrassonografia do abdome.

Situação

A situação é definida pela relação que o maior eixo do corpo fetal – cabeça-nádegas – guarda com o maior eixo do útero – canal cervical e corpo uterino. As situações possíveis são: longitudinal, transversal e oblíqua. Na situação longitudinal (Figura 4.7*A*) há coincidência entre os maiores eixos fetais e uterinos. Na transversal (Figura 4.7*B*), o maior eixo fetal entrecruza o maior eixo uterino. A situação oblíqua (Figura 4.7*C*) é intermediária entre as duas anteriores: o maior eixo fetal segue em sentido oblíquo ao grande eixo uterino.

O parto transpélvico só é possível quando o feto se encontra em situação longitudinal; nas outras duas – transversal e oblíqua – ou se corrige a situação por meio de manobras – versão externa – ou o parto será realizado via transabdominal.

Posição

A posição é definida pela relação entre os pontos de referência no feto – dorso, coluna – e no abdome materno – lados direito e esquerdo e região superior ou inferior.

Na situação longitudinal, são possíveis as posições direita, com o dorso fetal voltado para o lado direito do

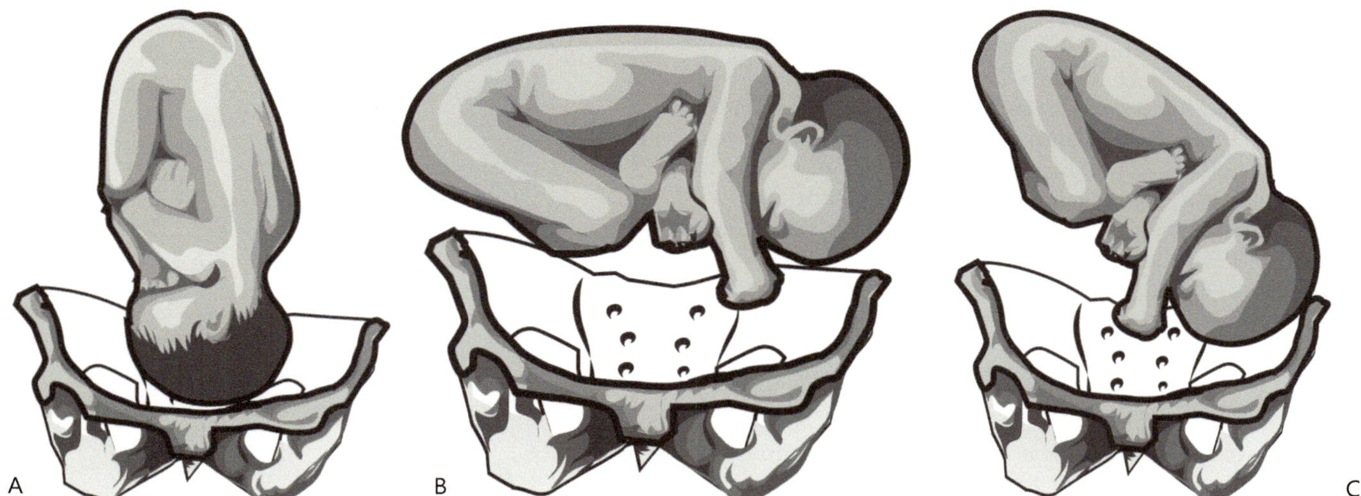

Figura 4.7 Situação fetal. **A** Longitudinal. **B** Transversal. **C** Oblíqua.

abdome, e esquerda, com o dorso fetal no lado esquerdo do abdome materno.

Na situação transversal, as posições possíveis são a anterior, com o dorso fetal voltado para a região superior do abdome materno, e a inferior, com o dorso voltado para a região do pube.

Apresentação

A apresentação é definida pela relação entre a estrutura no feto – polo cefálico, polo pélvico ou ombro – e o estreito superior da bacia óssea materna.

Nas situações longitudinal e oblíqua, as apresentações possíveis são: cefálica, quando a cabeça está junto ou próxima ao estreito superior da bacia, ou pélvica, se é o polo pélvico (nádegas) que se posiciona.

Na situação transversal é o ombro do feto (acrômio) que se posiciona junto à estrutura superior da bacia, recebendo o nome de apresentação de acrômio ou córmica.

O diagnóstico da apresentação fetal é decisivo para a escolha da via de parto e a condução do trabalho de parto. O parto transpélvico é mais fácil na apresentação cefálica, mais difícil na pélvica e não acontece na córmica.

Variedade de apresentação

Na apresentação cefálica, as variedades possíveis são vértice, bregma, naso e mento. Na de vértice (Figura 4.8*A*), o polo cefálico penetra na bacia totalmente fletido – mento próximo do tórax – e no exame pélvico é possível sentir, entre a grande fontanela (bregmática) e a pequena fontanela (occipital), na sutura sagital, uma saliência óssea, o vértice.

Na variedade de bregma, o polo cefálico está ligeiramente fletido – deflexão do primeiro grau – e a referência é a fontanela bregmática (Figura 4.8*B*). Quando a deflexão é mais acentuada – deflexão de segundo grau –, o ponto de referência é o naso (nariz) – variedade de apresentação de naso ou fronte (Figura 4.8*C*). Se a deflexão for total – deflexão de terceiro grau – o ponto de referência é o mento (queixo), caracterizando a variedade de apresentação de mento ou face (Figura 4.8*D*).

Para o diagnóstico clínico da variedade de apresentação é realizado o exame pélvico e, durante o toque, são identificados os pontos de referência no polo cefálico fetal. Laboratorialmente, o diagnóstico é obtido por meio de ultrassonografia. Esse diagnóstico é importante porque o parto transpélvico espontâneo só acontece na variedade de apresentação de vértice.

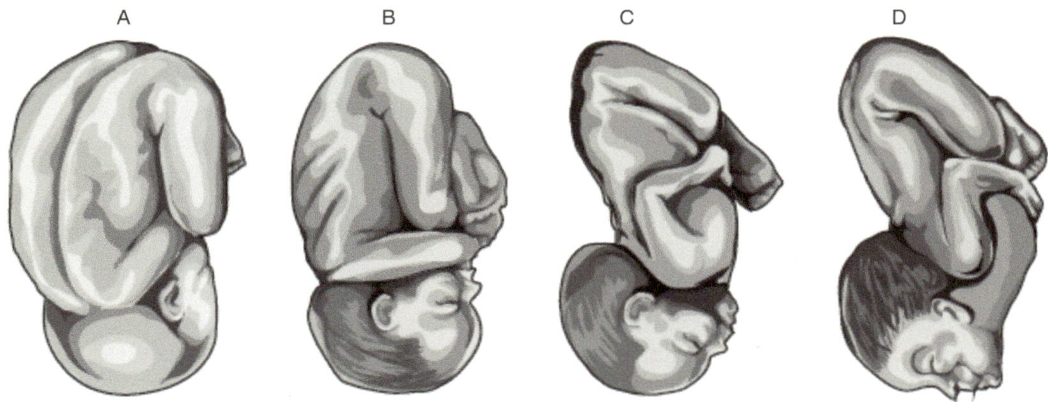

Figura 4.8 Variedades de apresentação cefálica. **A** Vértice. **B** Bregma. **C** Naso. **D** Mento.

Variedade de posição

A variedade de posição consiste na relação entre os pontos de referência no polo fetal e na bacia materna. Nesta, os pontos de referência são sempre os mesmos: pube (região anterior), sacro (região posterior) e os lados direito e esquerdo da bacia. No feto, esses pontos variam conforme sua apresentação. Assim, na apresentação cefálica serão a sutura sagital, a fontanela posterior (occipital) e a fontanela anterior (bregmática). Na pélvica, consideram-se a direção do diâmetro bitrocantérico e o lado da bacia onde se encontra o sacro fetal.

Variedades de posição na apresentação cefálica

As diferentes variedades são:

- **Occipitopúbica (OP):** a sutura sagital acompanha o sentido do diâmetro anteroposterior, a fontanela posterior (occipital) está junto ao pube e a anterior (bregmática) junto ao sacro (Figura 4.9*A*).
- **Occipitossacra (OS):** a sutura continua no mesmo sentido do diâmetro anteroposterior, mas agora a fontanela anterior está junto ao pube e a posterior próxima ao sacro (Figura 4.9*B*).
- **Occípito-direita-transversa (ODT):** sutura sagital no diâmetro transverso da bacia, fontanela posterior no lado direito da pelve e a anterior em seu lado esquerdo (Figura 4.9*C*).
- **Occípito-esquerda-transversa (OET):** apenas se modifica a localização das fontanelas: a posterior está agora no lado esquerdo da pelve e a anterior no direito (Figura 4.9*D*).
- **Occípito-esquerda-anterior (OEA):** a sutura sagital situa-se no primeiro diâmetro oblíquo da bacia com a fontanela posterior próxima à sínfise púbica e de seu lado esquerdo (Figura 4.9*E*).
- **Occípito-direita-posterior (ODP):** a sutura sagital continua no primeiro diâmetro oblíquo, e agora a fontanela posterior está na região inferior da pelve, próxima ao sacro, e à direita (Figura 4.9*F*).
- **Occípito-direita-anterior (ODA):** a sutura sagital está no segundo diâmetro oblíquo com a fontanela posterior à direita da sínfise púbica e a anterior à esquerda do sacro (Figura 4.9*G*).
- **Occípito-esquerda-posterior (OEP):** a sutura sagital situa-se no segundo diâmetro oblíquo com a fontanela posterior à esquerda do sacro e a anterior à direita da sínfise púbica (Figura 4.9*H*).

A identificação dessas variedades de posição no decorrer do trabalho de parto e principalmente no período expulsivo tem importância fundamental na condução do parto, na identificação de problemas no mecanismo do parto e na correção desses problemas.

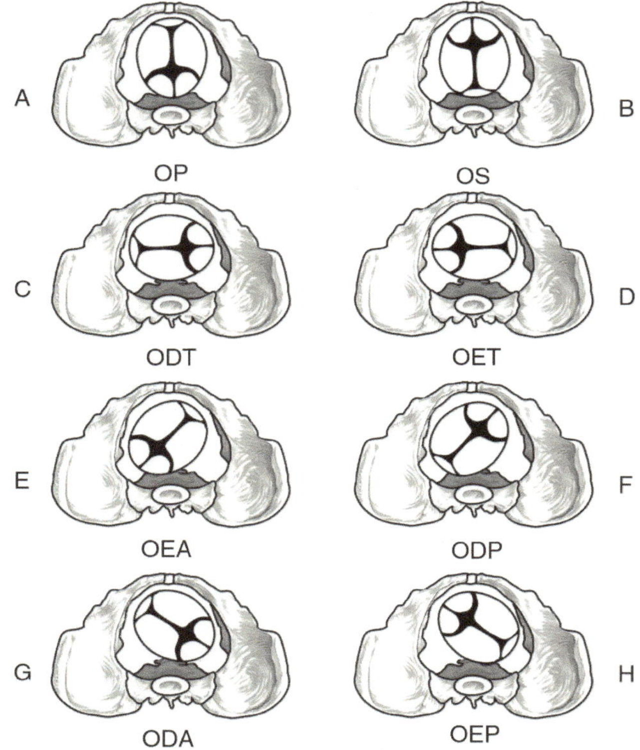

Figura 4.9 Variedades de posição na apresentação cefálica. ODA = occipito-direita-anterior; ODP = occipito-direita posterior; ODT = occipito-direita-transversa; OEA = occipito-esquerda anterior; OEP = occipito-esquerda-posterior; OET = occipito-esquerda-transversa; OP = occipitopúbica; OS = occipitossacra.

MECANISMO DO PARTO

Em virtude da constituição da bacia óssea materna com estreitos e diâmetros de dimensões diferentes, associada ao fato de as estruturas ósseas fetais apresentarem também dimensões variáveis, para penetrar no estreito superior, passar pelo estreito médio e sair pelo estreito inferior o feto se submete a um processo de adaptação e de acomodação e realiza uma série de movimentos que caracterizam o chamado mecanismo do parto. Alterações nesse mecanismo contribuem para tornar mais difícil o parto transpélvico ou até mesmo para seu impedimento. Os tempos do mecanismo do parto e a importância de cada um deles são controversos. Citam-se como tempos de mecanismo do parto: insinuação, encaixamento, flexão, descida, rotação interna, deflexão, rotação externa e desprendimento. Alguns desses tempos são considerados essenciais – descida, rotação interna e deflexão – e os outros são acessórios ou coadjuvantes (Figura 4.10).

Apesar de descritos isoladamente para melhor entendimento do papel de cada um deles, na realidade eles acontecem simultaneamente em perfeita combinação de movimentos. Descreveremos o mecanismo do parto na bacia ginecoide – própria da mulher – e na apresentação cefálica de vértice.

Como se sabe, o mecanismo de parto é o mesmo nas nulíparas e multíparas. Ainda existem dúvidas a respeito de como o polo cefálico penetra no estreito superior da bacia, se no diâmetro transverso ou em um dos diâmetros oblíquos.

Estudos radiológicos realizados por Caldwell & Moloy em 28.494 parturientes revelaram que, na maioria absoluta das vezes, a penetração do polo cefálico acontece no diâmetro transverso: 63,9% (OET) e 35,9% (ODT).

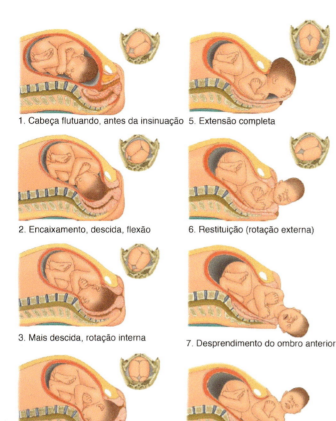

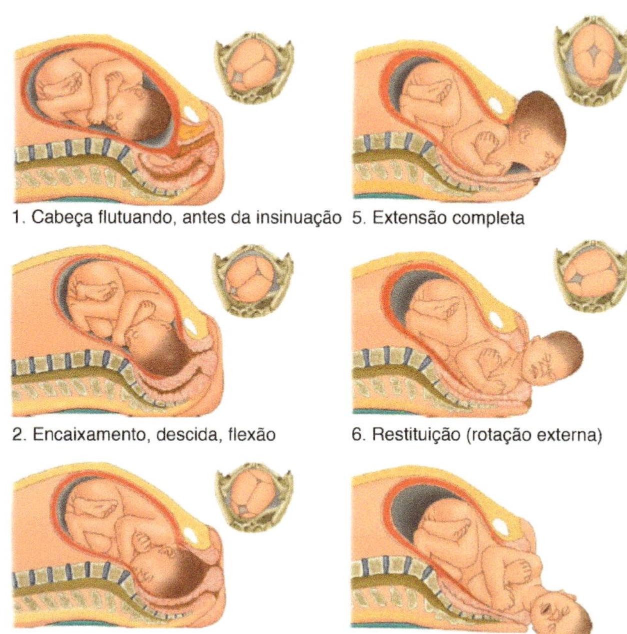

Figura 4.10 Mecanismo de parto.

Insinuação – encaixamento – flexão

Em grande parte das nulíparas (cerca de 80%), antes do início do trabalho de parto, o polo cefálico aproxima-se do estreito superior da bacia – insinuação – e seu ponto mais saliente, o vértice, penetra no estreito superior, podendo atingir o estreito médio – encaixamento. Esse contato do polo cefálico com o estreito superior da bacia obriga-o a fazer um movimento de flexão. Em consequência dessa flexão, o diâmetro occipitofrontal, que estava em contato com a bacia, é substituído pelo diâmetro suboccipitobregmático, e o mento do feto se aproxima de seu tórax. Nas multíparas, na maioria das vezes, isso não acontece antes do parto.

Descida – rotação interna

Para que ocorra o parto transpélvico, são indispensáveis a descida e a rotação interna do polo cefálico. Esses dois tempos acontecem simultaneamente.

Como salientado previamente, nas nulíparas, a descida da cabeça começa antes do início do trabalho de parto e pode atingir o estreito médio. Ao mesmo tempo, acontece a rotação interna. Esta ocorre depois que a cabeça ultrapassa o estreito médio e varia conforme sua entrada no estreito superior. Nas variedades de posição transversas, a rotação interna será de 90 graus, da esquerda para o centro ou da direita para o centro (sínfise púbica).

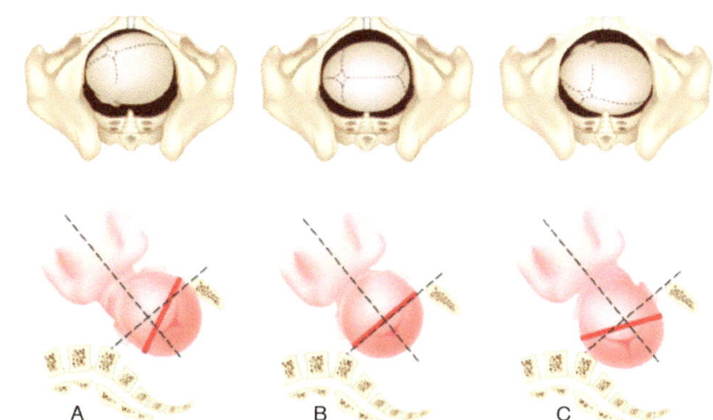

Figura 4.11 Sinclitismo e assinclitismo. **A** Assinclitismo posterior. **B** Sinclitismo. **C** Assinclitismo anterior.

Quando a penetração se faz nos diâmetros oblíquos, a rotação é de 45 graus nas anteriores, direita e esquerda, ou de 135 graus, nas posteriores. Nessas, a rotação também pode ser de 45 graus na direção do sacro.

Sinclitismo – assinclitismo

Na maioria das vezes, o polo cefálico penetra no estreito superior da bacia e inicia a descida com sua sutura sagital direcionada no sentido do diâmetro transverso da pelve e à igual distância da sínfise púbica e do sacro, caracterizando o chamado sinclitismo (Figura 4.11*B*).

Contudo, em sua descida pela pelve, e em razão das dimensões diferentes do sacro e da sínfise púbica, a sutura sagital se aproxima ou se afasta desses dois pontos de referência da bacia, ocorrendo o chamado assinclitismo. Este será posterior, ou de Litzman, quando a sutura sagital, ao se aproximar da sínfise púbica, fizer aparecer mais o parietal posterior (Figura 4.11*A*). No assinclitismo anterior, ou de Nagelle, a sutura sagital se aproxima do sacro, determinando agora a predominância do parietal anterior (Figura 4.11*C*). A descida e a rotação interna se completam quando o vértice atinge o estreito inferior da bacia e a sutura sagital se posiciona no diâmetro anteroposterior.

Deflexão

Ao completar a descida e a rotação interna, o polo cefálico faz um movimento de deflexão necessário para a saída do mento fetal.

Rotação externa

Após a deflexão, o polo cefálico se exterioriza e, na maioria das vezes, sofre um movimento de rotação; o occipital que se desprendeu no diâmetro anteroposterior roda de modo a se colocar do mesmo lado da coluna vertebral. Tudo isso acontece fora dos genitais e, quando não ocorre espontaneamente, compete a quem assiste o parto realizar essa rotação.

Desprendimento

Desprendimento é o tempo final do mecanismo do parto. Após a saída do polo cefálico, surge o ombro anterior, depois o posterior e, finalmente, o abdome e os membros inferiores do feto. As contrações uterinas e o esforço da parturiente responsabilizam-se por esse desprendimento ou, então, o próprio obstetra ajuda.

PROPORÇÃO FETO-PÉLVICA

Diagnóstico

O diagnóstico mais precoce possível da proporção feto-pélvica é fundamental para condução do parto e os resultados perinatais. As dúvidas com relação à proporção feto-pélvica existem principalmente nas nulíparas, uma vez que as dimensões de suas bacias ainda não foram testadas. Nessas parturientes, a determinação da altura do polo fetal nos vários estreitos da bacia torna possível concluir se existe ou não a proporção. Essa determinação torna-se possível ao recorrer aos chamados planos de De Lee, obstetra que idealizou os planos em que se observa a altura da maior circunferência craniana em relação aos estreitos superior, médio e inferior. A distância entre a grande circunferência e o vértice da cabeça fetal – ponto mais saliente nessa estrutura e percebido no exame pélvico – mede, em linha reta, 3,5 e 4cm. Já a distância do estreito superior ao estreito médio, também em linha reta, é de cerca de 5cm, o mesmo acontecendo entre o estreito médio e o inferior.

Planos de De Lee

De Lee considerou o estreito médio como o limite, ou seja, o plano zero: para cima, até o estreito superior, planos negativos, variando de 1 a 5cm; para baixo, planos positivos, também variando de 1 a 5cm. Planos negativos significam que a grande circunferência ainda não ultrapassou o estreito médio da bacia. Nas nulíparas com gravidez a termo e em trabalho de parto, isso sugere desproporção porque na maioria delas – cerca de 80% – o polo cefálico se insinua e encaixa antes ou logo no início do trabalho de parto.

De Lee, ao criar seus planos, considerou todas as distâncias em centímetros, as quais são praticamente impossíveis de determinar, pois não existem réguas especiais para medir as distâncias em centímetros na pelve feminina. Na prática, essas medidas são determinadas por meio dos dedos no exame pélvico. Assim, quando o vértice se encontra um dedo acima da espinha ciática, corresponde ao plano -1; dois dedos acima, -2; quando mais alto, -3. Se o vértice já ultrapassa a espinha ciática um dedo, é o plano +1; dois dedos, +2; quando atinge o períneo, +3 (Figura 4.12).

Sob o ponto de vista prático, o essencial na recomendação proposta por De Lee é poder concluir se o vértice do polo cefálico está acima ou abaixo do estreito médio – plano zero. Para isso, basta verificar no exame pélvico se o polo cefálico está móvel – acima do plano zero – ou fixo – abaixo do plano zero. Essa comprovação é o que possibilita a decisão quanto à via de parto.

Outro plano também criado para determinação da altura do polo fetal é o de Hodge, em que a bacia é dividida em quatro planos paralelos: o primeiro começa no promontório e termina na borda superior da sínfise púbica; o segundo vai do sacro à borda inferior da sínfise púbica; o terceiro tem como ponto de referência as espinhas ciáticas, e o quarto considera a linha do cóccix (Figura 4.13).

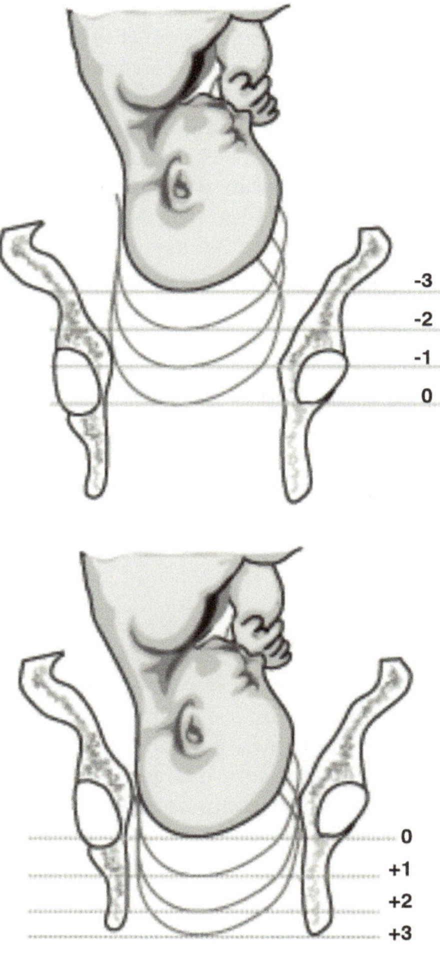

Figura 4.12 Planos de De Lee.

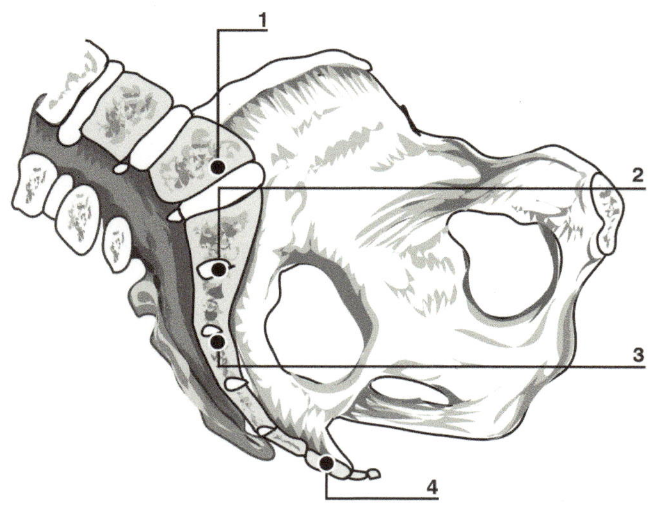

Figura 4.13 Planos de Hodge.

Os planos de Hodge são menos empregados que os de De Lee na prática clínica.

Em conclusão, é possível afirmar que em nulíparas com gravidez a termo, em trabalho de parto, com polo cefálico ainda móvel – vértice acima do plano zero de De Lee – persistem dúvidas com relação à proporção feto-pélvica, e a solução é a realização da *prova de trabalho de parto*. Na apresentação pélvica, quando existem dúvidas com relação à proporção, não se recomenda a *prova de trabalho de parto*.

Bibliografia

Corrêa MD. Feto, bacia óssea materna e mecanismo de parto. In: Corrêa MD, Melo VH, Aguiar RALP, Corrêa Júnior MD. Noções práticas de obstetrícia. 14 ed. Belo Horizonte: Coopmed, 2011: 51-62.

Eastman NJ. Presentation and position of the fetus. Method of diagnosis. In: Williams Obstetrics. 10 ed. New York: Appleton-Century--Crofts, 1950.

Neiva IC, Lacerda CAM, Amorim M, Rezende Filho J. Estudo da bacia. In: Rezende J. Obstetrícia. 14 ed. Rio de Janeiro: Guanabara Koogan, 2022.

Pattinson RC, Cuthbert A, Vannevel V. Pelvimetry for fetal cephalic presentations at or near term for deciding on mode of delivery. Cochrane Database of Systematic Reviews 2017, Issue 3.

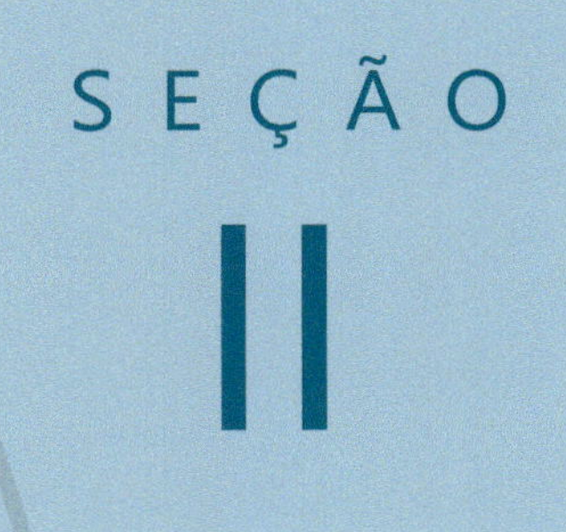

Pré-Natal

5 ACONSELHAMENTO PRÉ-CONCEPCIONAL
6 ASSISTÊNCIA PRÉ-NATAL
7 IMUNIZAÇÕES NA GRAVIDEZ
8 NUTRIÇÃO MATERNA
9 MEDICAMENTOS
10 ASPECTOS BÁSICOS DE GENÉTICA EM OBSTETRÍCIA

Aconselhamento Pré-Concepcional

CAPÍTULO 5

Regina Amélia Lopes Pessoa de Aguiar

INTRODUÇÃO

O aconselhamento reprodutivo engloba uma série de ações em saúde que têm como objetivos essenciais a garantia dos direitos reprodutivos, favorecendo a vivência de sexualidade saudável, a prática de sexo seguro e a possibilidade de escolha dos indivíduos em relação ao desejo de ter ou não ter filhos, quantos e quando tê-los.

Entre esses objetivos, um desafio importante é o planejamento pré-concepcional, entendendo essa opção individual e/ou com a parceria sexual de engravidar, mas compartilhando com o profissional de saúde os cuidados necessários antes da concepção de modo a otimizar os resultados obstétricos e perinatais. Estudo internacional que analisou a taxa de gestações não planejadas no mundo encontrou grande variação entre os países e mesmo dentro do mesmo país, com uma média global de 44%.[1] Em termos nacionais, a pesquisa Nascer no Brasil, que envolveu a participação de 23.894 puérperas, mostrou que 55,4% das entrevistadas afirmaram que a gestação não havia sido planejada.[2]

Estudo de base populacional realizado no Brasil, envolvendo mil entrevistadas de 16 a 45 anos de idade e pertencentes às classes sociais A, B e C, revelou que 62% dessas mulheres referiram pelo menos uma gestação não planejada. As maiores taxas de gestação não planejada chegaram a 66% entre as mulheres de 15 e 25 anos e 65% entre as usuárias do sistema público de saúde.[3] Esses dados revelam que, no Brasil, a taxa de gravidez não planejada supera a estimativa dos estudos internacionais, tornando o planejamento pré-concepcional um desafio ainda maior.

Gestações não planejadas impactam a saúde da mulher em curto, médio e longo prazo. As alterações fisiológicas da gestação (veja o Capítulo 2) impõem ao corpo feminino uma série de adaptações clínicas que podem não acontecer de maneira adequada em algumas situações ou podem determinar agravamento de doenças preexistentes. Do ponto de vista emocional, a vivência da gravidez e da maternidade também determina grandes mudanças na vida da mulher/casal. Gestações complicadas clinicamente podem ter consequências na saúde física e emocional. O mesmo acontece em casos de perdas gestacionais ou nascimento de crianças com doenças congênitas. Muitas dessas complicações podem ser significativamente reduzidas caso a prática de aconselhamento reprodutivo, e mais especificamente o planejamento pré-concepcional, seja incorporada como ação de rotina em saúde.

Para que o planejamento reprodutivo e o aconselhamento pré-concepcional integrem o cuidado em saúde, é preciso avançar na compreensão dos direitos reprodutivos, escolhas de gênero e barreiras culturais e geográficas que fazem parte da vida de tantas pessoas e enxergar que qualquer contato de uma mulher em idade reprodutiva com o sistema de saúde precisa ser encarado como a melhor janela de oportunidade para essas ações.

ESTIMATIVA DO RISCO REPRODUTIVO

O melhor momento para garantir uma gravidez saudável é intervir antes que ela aconteça, minimizando os riscos ponderáveis. O estímulo ao aconselhamento pré-concepcional como prática de saúde pública poderá evitar mortes maternas, perdas gestacionais, ocorrência ou recorrência de defeitos congênitos – tanto anatômicos (defeitos de fechamento de tubo neural, cardiopatias, defeitos de fechamento de parede abdominal, entre outros) como funcionais (deficiência intelectual, cegueira, surdez) – e promover efeitos positivos, em longo prazo, na saúde da mulher e de sua prole.[4-8]

O contingente de gestantes encaminhadas para os serviços de referência em gestação de alto risco é crescente. Em que pese a qualidade do serviço de assistência especializada, a abordagem pré-concepcional, com a seleção das mulheres que deverão ter a gravidez adiada de modo a possibilitar o controle clínico satisfatório de sua doença de base (ou eventualmente contraindicada), acarreta resultados muito mais satisfatórios.[4] Além disso, mudanças nos hábitos de vida podem demandar tempo para aceitação e incorporação no dia a dia. No entanto, o aconselhamento pré-concepcional não se destina apenas às mulheres com doenças prévias ou hábitos de vida arriscados, beneficiando todas elas.[7]

A ideia de que o cuidado oferecido antes da gravidez beneficia a saúde da mulher, e principalmente a do feto, é encontrada em textos clássicos de filósofos gregos e mesmo no Antigo Testamento. Entretanto, como importante ação de saúde, passou a ser incorporada ao cuidado destinado à mulher no final da década de 1970, quando as pesquisas revelaram a limitação dos cuidados clássicos da assistência pré-natal na prevenção das anomalias congênitas.[9,10]

A avaliação completa das características da mulher – hábitos de vida, situação vacinal e doenças crônicas – e o uso de medicamentos são importantes determinantes do risco reprodutivo, e vários desses fatores podem ser modificados mediante abordagem adequada. História clínica e exame físico completos constituem os pilares para aconselhamento pré-concepcional e, em algumas situações, exames complementares podem ser necessários para uma abordagem completa. Idealmente, a avaliação do parceiro sexual deve ser incluída no aconselhamento reprodutivo. Neste capítulo serão abordadas ações em saúde com impacto positivo no resultado materno e perinatal.

HÁBITOS DE VIDA

A relação entre hábitos de vida e desenvolvimento fetal é cada vez mais valorizada. Entre os hábitos de vida estão incluídos não apenas o consumo de substâncias lesivas ao feto, como tabaco, cocaína e álcool, mas também aspectos ligados à nutrição materna que possam favorecer positivamente o desenvolvimento do feto, como dietas ricas em ácido fólico, ou negativamente, nos casos de nutrição insatisfatória, privando o feto de oligoelementos essenciais para seu desenvolvimento, ou ainda nos casos de consumo excessivo de algumas vitaminas.

Tabagismo

O tabaco contém várias substâncias teratogênicas, com destaque para a nicotina, o monóxido de carbono, o chumbo e os hidrocarbonetos. A nicotina libera catecolaminas que estimulam o sistema nervoso central (SNC), promovendo elevação da frequência cardíaca, da pressão sanguínea e do consumo de oxigênio, bem como vasoconstrição. Além disso, inibe o crescimento dos tecidos fetais e reduz os níveis de vitamina B_{12} no feto e na mãe. Atravessa rapidamente a placenta, sendo maior sua concentração no feto do que na mãe, pois o feto não é capaz de metabolizá-la. O monóxido de carbono induz o aumento dos níveis de carboxi-hemoglobina, favorecendo a hipóxia fetal. O chumbo é neurotóxico, e alguns hidrocarbonetos são mutagênicos.

A prevalência do consumo de tabaco na gestação varia entre os países e mesmo entre as regiões de um mesmo país. O tabagismo é considerado um dos mais importantes fatores de risco modificáveis para resultados adversos maternos e perinatais.[11]

O tabaco associa-se à diminuição do peso ao nascimento, em relação direta com o número de cigarros consumidos. Existem relatos de aumento dos casos de doenças respiratórias e problemas comportamentais entre as crianças expostas ao tabaco na vida intrauterina. A mortalidade perinatal é maior entre as usuárias de tabaco e, de maneira global, está associada a risco maior de descolamento prematuro de placenta, placenta prévia e prematuridade.[12-14] Em relação aos defeitos congênitos anatômicos, é descrita a associação entre tabaco e defeitos congênitos, incluindo gastrosquises, redução de membros, cardiopatias e fendas labiopalatinas.[15]

As campanhas de prevenção de consumo de tabaco entre gestantes devem ser priorizadas, e nesse aspecto o aconselhamento individual assume importância cada vez maior.[14]

Cocaína e outras drogas ilícitas

Embora não seja conhecida a taxa de exposição na população de gestantes, o consumo de cocaína vem aumentando em todo o mundo. Os dados disponíveis sugerem que a cocaína atua como a nicotina, promovendo a liberação de catecolaminas com vasoconstrição secundária e diminuição do fluxo placentário e fetal. O consumo de cocaína na gravidez tem sido associado a casos de prematuridade, restrição do crescimento fetal (RCF), microcefalia, lesões cerebrais destrutivas e descolamento prematuro de placenta.[14,16]

O consumo de *marijuana* (maconha) na gestação tem sido associado a aumento do risco de RCF, baixo peso ao nascimento, parto pré-termo e admissão em Unidade de Terapia Intensiva Neonatal.[16] Vale ressaltar que o uso concomitante de outras drogas lícitas e ilícitas tende a dificultar os estudos sobre a relação causa-efeito, mas certamente agrega riscos para a saúde materna e perinatal.

Outras substâncias ilícitas (anfetaminas, opioides, tolueno e ácido lisérgico [LSD]) são associadas a resultado perinatal desfavorável.[14] A identificação da relação causa-efeito nessas situações é difícil, pois é comum o uso de mais de uma substância nos casos de drogadição. Além disso, os usuários de drogas frequentemente também fazem uso de tabaco e álcool e têm hábitos alimentares inadequados. De qualquer modo, é fundamental que as usuárias de drogas sejam orientadas sobre os malefícios da exposição fetal a essas substâncias e encorajadas a buscar tratamento psicoterapêutico antes da gravidez.

Álcool

Nenhuma dose de álcool é considerada segura durante a gestação. Entretanto, os efeitos do álcool sobre o feto estão associados à época da exposição e à concentração alcoólica, sofrendo ainda influência da predisposição genética. Assim, todas as mulheres devem ser encorajadas a manter abstinência total de álcool durante a gravidez.[14]

Para as alcoolistas crônicas (mais de 10 doses/semana), os programas de autoajuda constituem a melhor opção antes de engravidar. Cabe ressaltar que, nesses casos, não é rara a associação de nutrição insatisfatória, uso de outras drogas, tabaco e, frequentemente, adesão inadequada à assistência pré-natal.

A clássica síndrome alcoólica fetal, caracterizada por restrição de crescimento pré e pós-natal, disfunção do SNC e anomalias craniofaciais, como microcefalia, microftalmia ou fissura palpebral pequena, filtro labial pouco desenvolvido, lábio superior fino e hipoplasia de face média, é mais frequente em filhos de alcoolistas crônicas. Deficiência intelectual é a principal sequela da exposição intrauterina ao álcool. Outras anomalias (cardíacas, esqueléticas, renais, oculares e lábio leporino com ou sem palato fendido) também estão relacionadas com o consumo de álcool. Vale destacar que, como o desenvolvimento do cérebro só se completa após a infância tardia, o consumo de álcool em qualquer fase da gestação pode produzir alterações neurocomportamentais.[17,18]

Dieta e atividade física

Estudos demonstram a relação direta entre nutrição inadequada (subnutrição/desnutrição) e resultados gestacionais desfavoráveis (prematuridade, mortalidade perinatal ou defeitos de fechamento do tubo neural [DTN]), sendo bem estabelecido o benefício da suplementação periconcepcional de ácido fólico. O suporte nutricional adequado para as mulheres que desejam engravidar, principalmente no que se refere à ingestão de alimentos ricos em folatos e carotenoides, assume importância vital para o resultado gestacional.[19]

O jejum prolongado promove cetose, e a cetonemia é considerada capaz de induzir DTN. Algumas dietas ditas "alternativas" podem influenciar o aporte de oligoelementos essenciais para o feto. Entre as mais comuns estão as vegetarianas, com a consequente dificuldade na absorção de ferro-elemento pelo trato gastrointestinal.

Embora seja mais frequente a necessidade de lidar com a nutrição insatisfatória no Brasil, não se deve esquecer que a cultura globalizada inseriu rapidamente no país hábitos comuns aos países de Primeiro Mundo. Assim, deve-se estar atento aos casos em que a ingestão compulsiva de diversos tipos de vitaminas, em busca do "corpo perfeito", promove a exposição do feto a doses teratogênicas de vitamina A (para mais informações sobre a nutrição materna, veja o Capítulo 8).

Atividade física regular na gestação é considerada importante fator contribuinte para redução do risco de intercorrências, como diabetes gestacional, ganho excessivo de peso, distúrbios hipertensivos, incontinência urinária, macrossomia fetal, dor lombopélvica, ansiedade e depressão pré-natal.[20] O incentivo e a orientação à prática regular de exercícios físicos, associada a uma alimentação saudável, integram o cuidado em saúde em todas as fases da vida e constituem uma medida altamente recomendada para as mulheres que desejam engravidar.

PREVENÇÃO DE DEFEITOS DE FECHAMENTO DO TUBO NEURAL

Os DTN incluem anencefalia, espinha bífida (meningocele e mielomeningocele) e encefalocele e afetam 1‰ a 2‰ dos recém-nascidos, sendo o segundo defeito congênito mais prevalente. Os DTN podem estar associados a outras anomalias congênitas e fazer parte de síndromes genéticas. Como defeitos isolados, estão relacionados com a mutação específica no gene da metileno-tetra-hidrofolato-redutase. Em função disso, o uso periconcepcional de ácido fólico é capaz de promover redução significativa de casos isolados, sem efeitos claros na incidência de outros defeitos congênitos.[21]

A dose preconizada de ácido fólico para as mulheres sem história de filhos com DTN é de 0,4mg/dia, e para aquelas com filho anterior com DTN, 4mg/dia. Essa suplementação deve ser introduzida pelo menos 1 mês antes da concepção e mantida até 6 semanas de gestação.[22,23] O Caderno dos Programas Nacionais de Suplementação de Micronutrientes, publicado em 2022, referenda a recomendação da suplementação de ácido fólico, na forma de folato, para redução do risco de DTN no feto nas mesmas doses e períodos.[24] Até o momento, nenhum estudo de qualidade demonstrou superioridade da administração de ácido fólico na forma de metilfolato nem comparou o efeito do ácido fólico e do metilfolato na prevenção de DTN.

Estudos sobre a suplementação de ácido fólico em alimentos de consumo habitual têm mostrado resultados satisfatórios, mas essa suplementação ainda não faz parte dos programas governamentais da maioria dos países. Desde 2002 o Brasil conta com legislação específica referente à fortificação de farinhas e farináceos com ferro e ácido fólico, sendo a última atualização publicada em 2022 (RDC 612, de 9 de março de 2022 – ANVISA).

IDADE MATERNA E PATERNA

Desde o estudo original de Penrose, que descreveu o efeito da idade materna na ocorrência da síndrome de Down, essa variável tem sido reconhecida como fator de risco para anomalias congênitas.[25] O ponto de corte a partir do qual se considera avançada a idade materna é definido em 35 anos. Nesse grupo de mulheres é maior o risco de fetos com anormalidades cromossômicas, principalmente trissomias (21, 18, 13 e trissomia X) e síndrome de Klinefelter (47, XXY), fenômeno que pode ser explicado pela maior probabilidade de ocorrência de não disjunção de um desses cromossomos na divisão meiótica.[25,26] A idade materna avançada também está associada a risco maior de abortamentos e doenças crônicas, que, por sua vez, comprometem o resultado gestacional.[26]

A gravidez precoce – gravidez na adolescência – tem impactos negativos, em especial na saúde da mulher, com taxas de mortalidade materna significativamente maiores do que em mulheres na faixa etária de 20 a 29 anos, além dos efeitos em longo prazo, como multiparidade e graus menores de escolaridade e ocupação. Os filhos de mães adolescentes apresentam risco maior de mortalidade infantil. Embora seja inquestionável o efeito positivo da disponibilização e prescrição correta de contraceptivos eficazes, preferencialmente de longa duração, para essa população, de modo a prevenir gravidez precoce e espaçar as gestações, outras estratégias baseadas em educação em saúde, com foco no exercício seguro da sexualidade, precisam ser desenvolvidas para encorajar meninas e mulheres a planejarem suas gestações.[27]

As mulheres em idade reprodutiva devem ser adequadamente orientadas sobre os riscos e benefícios do adiamento da gravidez, considerando não apenas os efeitos biológicos da idade, mas também os aspectos socioeconômicos e culturais da maternidade para a mulher.

A idade paterna elevada – com ponto de corte também de 35 anos ou mais – associa-se a risco aumentado de algumas doenças autossômicas dominantes, como acondroplasia, neurofibromatose e síndrome de Marfan, entre outras. Outros riscos associados à idade paterna elevada incluem abortamentos, defeitos congênitos, distúrbios de neurodesenvolvimento na prole e mesmo câncer na infância.[28]

MEDICAMENTOS

A maioria dos medicamentos atravessa a placenta e alcança o feto, mas sua administração é segura na gestação, mesmo no primeiro trimestre. Alguns, entretanto, podem determinar a morte fetal ou o desenvolvimento de anomalias congênitas anatômicas ou funcionais. Todas as mulheres que necessitem de intervenção medicamentosa devem ser orientadas sobre os riscos associados em caso de gravidez e as alternativas terapêuticas, se existentes, quando a gravidez é desejada. É importante orientar as mulheres de que, sem a orientação do médico, a suspensão de medicação necessária para controle clínico de qualquer doença pode acarretar mais danos ao feto do que os relacionados propriamente com a exposição ao medicamento.

Não existe uma classificação de risco universalmente aceita para os medicamentos. Uma divisão útil é a que leva em conta o risco de teratogênese, sendo considerados teratógenos maiores aqueles que determinam aumento de até 10% no risco de malformações estruturais grosseiras (risco de 30% para fetos expostos), teratógenos comprovados os que determinam aumento de até três vezes no risco dessas malformações (risco de 10% para fetos expostos) e teratógenos menores aqueles cujo risco para os fetos expostos se situa entre 1:100 e 1:1.000 (Quadro 5.1).[29]

Alguns medicamentos são considerados fetotóxicos, por poderem alterar a função de órgãos ou determinar lesão mesmo quando usados após o período da embriogênese (Quadro 5.2).[29] No Capítulo 9 o leitor encontrará informações detalhadas sobre os riscos das medicações frequentemente utilizadas na gestação.

Quadro 5.1 Medicamentos teratogênicos em humanos

Teratógenos maiores	Ácido valproico
	Micofenolato
	Retinoides sistêmicos (etretinato, isotretinoína, tretinoína, acicretina)
	Talidomida
Teratógenos comprovados	Citostáticos
	Derivados cumarínicos
	Fenitoína
	Fenobarbital
	Metotrexato
	Misoprostol
	Penicilamina
	Primidona
	Topiramato
	Vitamina A (> 25.000UI/dia)
Teratógenos menores	Glicorcorticoides sistêmicos
	Lítio
	Metilmazol
	Tiamazol

Fonte: adaptado de Dathe & Schaefer, 2019.[29]

Quadro 5.2 Medicamentos fetotóxicos

Agentes citostáticos
Aminoglicosídeos
Amiodarona
Androgênios
Antitireoidianos
Azatioprina
Derivados cumarínicos
ECA e BRA
Ergotamina
Iodo radioativo
Tetraciclinas

BRA: bloqueador do receptor da angiotensina; ECA: inibidores da enzima conversora da angiotensina.
Fonte: adaptado de Dathe & Schaefer, 2019.[29]

IMUNIZAÇÃO

As vacinas devem ser administradas, de maneira ideal, antes da concepção, de modo a maximizar os benefícios maternos e fetais. Em 2017, a Federação Brasileira de Ginecologia e Obstetrícia (FEBRASGO) publicou as recomendações para imunização das mulheres.[30]

O cartão de vacinas da mulher deve ser analisado na avaliação pré-concepcional, atualizando todas as vacinas disponíveis e as indicadas para a faixa etária. Vale ressaltar a importância da vacinação contra Covid-19 para toda a população mesmo na situação epidemiológica atual, quando deixou de ser uma emergência de saúde de interesse internacional, uma vez que o vírus continua circulando e tem efeitos muito graves no ciclo gravídico-puerperal.

Cabe destacar, ainda, que as vacinas com vírus vivos atenuados devem ser administradas com o intervalo mínimo de 4 semanas antes da concepção, devido ao risco teórico de lesão fetal pelo vírus vivo.

DOENÇAS MATERNAS

Estima-se que 1 em cada 20 gestantes apresente alguma doença crônica. A gravidez pode agravar as condições maternas e afetar o desenvolvimento fetal, determinando até mesmo anomalias congênitas.

A gravidez em mulheres com doença prévia deve ser precedida de avaliação dos riscos maternos e fetais, possibilitando que o profissional de saúde, especialmente o médico, identifique o momento mais oportuno para a gravidez e minimizando os riscos para o binômio mãe-feto.[4] A ênfase deve ser direcionada a algumas doenças mais importantes, seja por sua prevalência, seja pelos riscos que determinam.

Diabetes *mellitus*

A taxa de prevalência de diabetes *mellitus* (DM) nas mulheres em idade fértil pode chegar a 1 em 100, e seus efeitos durante a gravidez, tanto para a mãe como para o feto, são bem estudados. O concepto sofre agressões relacionadas com a hiperglicemia em qualquer fase da gestação, mas o efeito varia com o momento em que a hiperglicemia atua: na vida embrionária ou fetal.

A incidência de malformações maiores em fetos de gestantes com DM tipo 1 oscila entre 5% e 10%. O mecanismo teratogênico pelo qual o DM produz anomalias congênitas ainda não está totalmente esclarecido, mas está associado à hiperglicemia periconcepcional. A exposição fetal à hiperglicemia favorece o desenvolvimento de macrossomia, miocardiopatia dilatada e alterações metabólicas neonatais (hipoglicemia, hiperbilirrubinemia e hipocalcemia). Tanto as anomalias congênitas como os efeitos fetais contribuem para as taxas elevadas de mortalidade perinatal. Outra complicação gestacional frequente é a prematuridade.

As mulheres diabéticas também apresentam risco maior de desenvolver pré-eclâmpsia, cetoacidose e infecções na gravidez, bem como de agravamento de lesões vasculares (retinopatia, nefropatia) e neuropatias. A prevenção dessas complicações depende do controle glicêmico adequado no período pré-concepcional e durante toda a gestação. Antes da concepção, o controle glicêmico reduz significativamente a incidência de defeitos congênitos, partos pré-termo e admissão dos filhos dessas mulheres em Unidades de Terapia Intensiva.[31]

As mulheres com DM devem receber doses maiores de ácido fólico como suplementação periconcepcional. Embora a dose ainda não tenha sido completamente estabelecida, tem sido sugerido, nessa situação, 1mg/dia.[23]

Hipertensão arterial crônica

A hipertensão arterial crônica, principalmente nas formas graves, está associada a casos de RCF, prematuridade e, consequentemente, aumento das taxas de mortalidade perinatal. A ocorrência mais frequente de descolamento prematuro de placenta (DPP) determina o risco de morte para a mãe e o feto. Além disso, a superposição de pré-eclâmpsia, acidente vascular encefálico, infarto agudo do miocárdio, insuficiência renal, edema pulmonar e hemorragia pós-parto são complicações maternas associadas à hipertensão crônica. A presença de lesão em órgãos-alvo aumenta o risco obstétrico e perinatal e pode, em casos graves, contraindicar a gravidez.[32]

Alguns medicamentos utilizados para controle dos níveis pressóricos, como inibidores da enzima de conversão da angiotensina e bloqueadores dos receptores da angiotensina II, são contraindicados na gravidez e devem ser substituídos por hipotensores compatíveis com a gestação, idealmente no período pré-concepcional. A substituição antes da concepção garante a possibilidade de ajuste das doses terapêuticas necessárias para o controle pressórico materno adequado e a não exposição do embrião nas primeiras semanas de vida aos efeitos teratogênicos das substâncias, uma vez que o embrião já está em desenvolvimento quando é diagnosticada a gravidez.[29]

As mulheres hipertensas devem ser orientadas sobre a importância do controle pressórico antes da gravidez e estimuladas a adotar um estilo de vida saudável, com destaque para o controle dos fatores de risco modificáveis, como obesidade, tabagismo, consumo excessivo de sal e, para aquelas com hiperglicemias associadas, controle glicêmico. Deve ser informado que, embora o risco de DPP seja maior nos casos de descontrole pressórico, sua ocorrência é aumentada mesmo nos casos bem controlados.[32]

Epilepsia

A epilepsia consiste na doença neurológica mais prevalente na gravidez e afeta 0,3% a 0,8% de todas as gestações.[33] As mulheres com epilepsia têm risco maior de abortamento, natimorto, parto pré-termo e morte materna, e os filhos dessas mulheres apresentam risco também maior de admissão em Unidade de Terapia Intensiva, malformações e morte neonatal e na infância, o qual aumenta ainda mais em caso de uso de mais de um anticonvulsivante e pode ser minimizado mediante aconselhamento pré-concepcional.[33,34]

No período pré-concepcional, deve-se avaliar a possibilidade de controle das crises convulsivas com o uso de agente anticonvulsivante único (monoterapia), na menor dose terapêutica, e, sempre que possível, evitar a administração de ácido valproico e difenil-hidantoína. Entretanto, o controle das crises convulsivas é essencial, as quais são prejudiciais para a mãe e para o feto. Além de iniciado antes da concepção, o uso de ácido fólico (4mg/dia) deve ser mantido durante toda a gestação. Embora alguns estudos recomendem o uso de vitamina K_1 no último mês de gestação com o objetivo de prevenir doença hemorrágica do recém-nascido, a eficácia dessa intervenção é questionável, pois a transferência placentária de vitamina K_1 é pobre. Além disso, o risco da doença hemorrágica do recém-nascido é adequadamente controlado com a administração de vitamina K_1 à criança imediatamente após o parto.[34]

Cardiopatias

As cardiopatias constituem importante causa de morte materna, sendo frequentemente a primeira causa indireta. No Brasil predominam as cardiopatias adquiridas, principalmente as reumáticas. O risco materno e fetal está intimamente relacionado com a classe funcional da gestante. As consideradas nas classes funcionais III e IV apresentam prevalência alta de complicações tanto para as próprias como para os fetos, às vezes chegando a impedir a gravidez.

A gestação de mulheres com valva metálica é delicada, uma vez que o risco de tromboembolismo é muito alto, exigindo, com frequência, o uso de antagonista da vitamina K (varfarina) para manter uma anticoagulação satisfatória.[35] As heparinas não fracionadas e de baixo peso molecular não são seguras para garantir a anticoagulação plena nessas gestantes. A varfarina é teratogênica e representa risco para o feto mesmo quando utilizada no segundo e terceiro trimestres.[29] Obviamente, nessas situações seria mais segura a contraindicação da gravidez, porém o aconselhamento deve sempre considerar as condições clínicas e o desejo da mulher, e a decisão deve ser compartilhada entre ela e os especialistas.[4]

Entre as cardiopatias congênitas, merecem destaque as cianogênicas. Falência cardíaca, arritmias, tromboembolismo e infecções são complicações associadas a essas cardiopatias, e a mortalidade materna e fetal é significativamente aumentada. O feto apresenta risco aumentado de cardiopatia congênita, o qual varia com o tipo de anomalia. Além de poder determinar risco materno muito elevado, como nos casos de envolvimento aórtico, a síndrome de Marfan determina risco de 50% de acometimento fetal.[35]

Doenças autoimunes

Lúpus eritematoso sistêmico (LES), artrite reumatoide, espondilite anquilosante, síndrome de Sjögren e esclerodermia estão incluídos nesse grupo. Dessas doenças, a mais importante é, sem dúvida, o LES, e os riscos gestacionais estão intimamente relacionados com a gravidade da doença. A presença de anticorpos anti-Ro aumenta substancialmente o risco de bloqueio atrioventricular congênito, embora essa complicação também possa ocorrer nas mulheres com anti-La positivo. Nas gestantes há o risco de exacerbação da doença durante a gravidez e de desenvolvimento de pré-eclâmpsia. Os riscos fetais estão relacionados não só com a gravidade da doença materna, mas também com o uso de medicamentos para seu controle. Nos casos graves, pode ser necessário o uso de imunossupressores, os quais, até o momento, não têm sua segurança bem estabelecida na gestação.[5,36]

O risco gestacional é menor entre as mulheres que apresentam a doença em remissão há pelo menos 6 meses, sem comprometimento renal, não fazem uso de imunossupressores e têm níveis pressóricos normais ou facilmente controlados com hipotensores compatíveis com a gravidez.[36]

A artrite reumatoide costuma melhorar durante a gravidez, ao passo que as mulheres com espondilite anquilosante apresentam crises álgicas mais frequentes. Os riscos nos casos de esclerodermia estão associados à presença de envolvimento renal e de hipertensão.[36]

Atenção especial teve ser dada ao uso de anti-inflamatórios não esteroides em virtude dos riscos de redução do volume do líquido amniótico e do fechamento prematuro do canal arterial fetal.[29]

Doenças renais

As doenças renais podem comprometer até 3% das gestações e sua prevalência tende a aumentar em razão das condições atuais, como aumento da idade materna e obesidade na população feminina. As portadoras de nefropatias devem ser orientadas sobre os riscos de agravamento da hipertensão, surgimento de pré-eclâmpsia e deterioração da função renal. Os filhos de mães com nefropatia têm risco aumentado de apresentar RCF. As taxas de prematuridade estão muito aumentadas nessas gestações. As mulheres com níveis de creatinina sérica maior que 2,0mg/dL e com hipertensão não controlada devem ser desestimuladas a engravidar.[37]

O uso de inibidores da enzima conversora de angiotensina (IECA) e bloqueadores dos receptores de angiotensina II está contraindicado, devendo ser substituído pelo de outros medicamentos no período pré-concepcional. O uso de micofenolato de mofetila, metotrexato e ciclofosfamida também é contraindicado. As mulheres em uso de micofenolato de mofetila que desejam engravidar devem ser orientadas a aguardar 3 meses após a interrupção da medicação. Baixas doses de ácido acetilsalicílico (AAS), heparina de baixo peso molecular, nifedipina, metildopa, prednisolona, azatioprina, ciclosporina, tacrolimus e hidroxicloroquina são seguras na gestação e podem ser mantidas.[29]

Cirurgia bariátrica

Após cirurgia bariátrica, recomenda-se aguardar de 12 a 24 meses para a concepção, pois nesse período a perda rápida de peso determina efeitos potenciais no crescimento fetal. Idealmente, a gestação deve ser liberada após a mulher ter alcançado a estabilidade no peso e não apresentar déficits de macro e micronutrientes.[5,38]

Doenças tireoidianas

Em caso de necessidade de iodo radioativo para tratamento do hipertireoidismo, o período ideal para liberação de uma gravidez após o término do tratamento é de pelo menos 6 meses. O propiltiouracil deve ser a medicação de escolha para as mulheres que desejam engravidar. As mulheres com hipertireoidismo descompensado apresentam risco maior de infertilidade, abortamentos e fetos com malformações e devem ser orientadas a aguardar até que os níveis de hormônios tireoidianos alcancem a normalidade – eutireoidismo.[39]

O hipotireoidismo não controlado determina risco maior de abortamentos, pré-eclâmpsia, parto pré-termo, DPP e morte fetal. Para a liberação da concepção, as mulheres com hipotireoidismo devem fazer o ajuste adequado da função tireoidiana antes de engravidar e aguardar até que os níveis do hormônio tireoestimulante (TSH) estejam abaixo de 2,5mUI/L ou, preferencialmente, de 1,2mUI/L.[5,39]

Obesidade

A obesidade materna é considerada importante fator de risco para anomalias congênitas. Desde a primeira década dos anos 2000, a obesidade tem sido associada a risco maior de DTN (OR: 1,87; IC95%: 1,62 a 2,15), espinha bífida (OR: 2,24; IC95%: 1,86 a 2,69), anomalias cardiovasculares (OR: 1,30; IC95%: 1,12 a 1,51), anomalias septais (OR: 1,20; IC95%: 1,09 a 1,31), fenda labial (OR: 1,23; IC95%: 1,03 a 1,47), fenda labial e palatina (OR: 1,20; IC95%: 1,03 a 1,73), atresia anorretal (OR: 1,48; IC95%: 1,12 a 1,97), hidrocefalia (OR: 1,68; IC95%: 1,19 a 2,36) e anomalias de redução de membros (OR: 1,34; IC95%: 1,03 a 1,73).[40]

A morbidade e a mortalidade materna também são aumentadas em mulheres obesas, incluindo risco maior de pré-eclâmpsia, dificuldades e acidentes anestésicos. A avaliação das condições dos sistemas cardíaco, pulmonar, renal, endócrino e da pele, bem como de apneia obstrutiva do sono, é necessária no período pré-concepcional. O risco de macrossomia fetal e perda fetal também está aumentado nessas mulheres.[41,42]

A ingestão calórica adequada e a prática de exercícios físicos para atingir índice de massa corporal (IMC) apropriado antes da concepção estão indicadas com o objetivo de prevenir a ocorrência de defeitos congênitos associados à obesidade materna, além de reduzir os riscos maternos, como desenvolvimento de diabetes e hipertensão. Em algumas situações – obesidade graus 3 e 4 ou na presença de outras comorbidades – deve ser avaliada a opção pela cirurgia bariátrica antes da gravidez.[41,42]

A suplementação de ácido fólico periconcepcional para as mulheres com IMC igual ou maior que 30kg/m^2 deve ser de 4 a 5mg/dia, iniciada pelo menos 1 mês antes da concepção e mantida durante todo o primeiro trimestre da gestação. É aconselhável a avaliação pré-concepcional de outras deficiências vitamínicas, embora o efeito dessas outras suplementações ainda seja incerto.[42]

Fenilcetonúria

Como a fenilcetonúria é uma doença autossômica recessiva, o risco de filhos afetados pela doença não aumenta nos casos de mulheres com fenilcetonúria, a não ser que o parceiro seja portador do gene da fenilcetonúria. Entretanto, a fenilalanina, um potente agente teratogênico, atravessa a placenta e alcança os tecidos fetais. A concentração de fenilalanina é maior no feto do que no plasma materno. O tecido neural é particularmente vulnerável aos níveis de fenilalanina, e deficiência intelectual pode afetar até 90% dos filhos de mulheres com fenilcetonúria sem acompanhamento pré-concepcional e gestacional adequado. Malformações congênitas podem estar presentes em até 25% dos casos e incluem microcefalia, cardiopatias, anomalias vertebrais e estrabismo.

As mulheres com fenilcetonúria devem receber, desde a menarca, orientação específica sobre os riscos reprodutivos, a necessidade de uso efetivo de contracepção eficaz e o planejamento pré-concepcional. O controle periconcepcional dos níveis de fenilalanina materno por meio de dieta restrita em fenilalanina, associada ao uso de fórmula metabólica nos casos responsivos à sapropterina, reduz significativamente as taxas de anomalias fetais. Para prevenção da síndrome da fenilcetonúria materna, é recomendado controle metabólico com níveis de fenilalanina maternos menores que 6mg/dL antes da concepção e durante toda a gestação.[43,44]

Outras situações clínicas

Basicamente, todas as mulheres em idade reprodutiva com doença crônica ou aguda devem receber orientações precisas sobre a existência ou não de risco de gravidez e as alternativas, se existentes, para redução dos riscos potenciais.[4,5,7,10]

As mulheres com história prévia de hemotransfusão devem ser testadas para aloimunização por meio do teste de Coombs indireto e, se positivo, com a realização do painel de hemácias (fenotipagem).

As mulheres com perdas gestacionais repetidas se beneficiam do aconselhamento pré-concepcional, incluindo aconselhamento genético com orientações para otimizar seu futuro reprodutivo.

As mulheres em quimioterapia e/ou radioterapia devem ter a gestação contraindicada durante todo o tratamento. Agentes citotóxicos podem causar destruição ou depleção dos folículos ovarianos, promovendo amenorreia temporária ou definitiva, o que torna a programação de preservação da fertilidade parte integrante do tratamento oncológico. A criopreservação de oócitos ou do embrião é uma opção a ser discutida, em especial naquelas situações que envolvem tratamento com altas doses de agentes alquilantes, radioterapia em ovário ou transplantes de células-tronco hematopoéticas, bem como para casos com risco menor, como tratamento com baixas doses de agentes alquilantes, radioterapia cranial ou casos com alto potencial de recorrência do câncer.

A criopreservação de tecido ovariano tem sido considerada uma alternativa à criopreservação de embriões e oócitos, assim como a ooforopexia, antes de tratamentos radioterapêuticos que envolvam a região ovariana.[45] A exposição do útero à radioterapia pode ser prejudicial, determinando mais risco de abortamento, parto pré-termo, baixo peso ao nascimento e acretismo placentário. O risco de ter filhos com anomalias congênitas ou cromossômicas não está aumentado entre os indivíduos submetidos a tratamento oncológico na infância.

Atenção especial deve ser dada à avaliação clínica das mulheres com história pregressa de tratamento oncológico, principalmente naquelas submetidas à radioterapia torácica e/ou ao uso de antraciclinas, em virtude do risco de danos cardíacos.

EVIDÊNCIAS

No Quadro 5.3 são apresentadas as evidências sobre o tema.

Quadro 5.3 Evidências sobre o aconselhamento pré-concepcional

Situação	Intervenção	Grau de recomendação
Todas as mulheres em idade reprodutiva	Aconselhamento reprodutivo com avaliação das condições de vida, saúde e uso de medicamentos	A
	Suplementação periconcepcional com 0,4 a 0,8mg de ácido fólico reduz o risco de defeitos de fechamento de tubo neural	A
	Intervalo de 18 a 24 meses entre partos reduz a incidência de parto pré-termo	B
Tabagistas	Programas para parar de fumar reduzem a incidência de parto pré-termo	A
Obesas	Perda de peso diminui o risco de pré-eclâmpsia	B
História de feto anterior com defeito de fechamento de tubo neural	Suplementação periconcepcional com 4mg de ácido fólico reduz o risco de recorrência de defeitos de fechamento de tubo neural	A
Diabéticas	Bom controle glicêmico pré-gestacional reduz a ocorrência de malformações	A
Uso de medicamentos teratogênicos e/ou fetotóxicos	Suspensão ou substituição no período pré-concepcional reduz o risco de malformações congênitas	A
Doenças crônicas	Controle das doenças de base reduz o risco de mortalidade materna e perinatal	B
Tratamento oncológico (quimio e/ou radioterapia)	Aconselhamento sobre opções de preservação de fertilidade e planejamento familiar alternativo	A
Tratamento oncológico com doses altas de agentes alquilantes, radioterapia ovariana ou transplante de células-tronco hematopoéticas	Criopreservação de oócitos ou embrião	A
	Criopreservação de tecido ovariano	B
Tratamento oncológico com doses baixas de agentes alquilantes ou radioterapia cranial	Criopreservação de oócitos ou embrião	B
Radioterapia em ovários	Ooforopexia antes do início do tratamento	B

Referências

1. Bearak J, Popinchalk A, ALkema L, Sedgh G. Global, regional, and sub-regional trends in intended pregnancy and its outcomes from 1990 to 2014: Estimates from a Bayesian hierarchical model. Lancet Glob Health 2018; 6:e380-9.
2. Theme-Filha MM, Baldisserotto ML, Fraga ACSA, Ayers S, Gama SGN, Leal MC. Factors associated with unintended pregnancy in Brazil: Cross-sectional results from the Birth in Brazil National Survey, 2011/2012. Reprod Heath 2016; 13(Suppl.1):118-26.
3. Wender MCO, Machado RB, Politano CA. Influência da utilização de métodos contraceptivos sobre as taxas de gestação não planejada em mulheres brasileiras. Femina 2022; 50:134-41.
4. Society for Maternal-Fetal Medicine Consult Series #5. Counseling women at increased risk of maternal morbidity and mortality. Am J Obstet Gynecol 2021; 224:B16-23.
5. ACOG Committee Opinion No. 762. Prepregnancy counseling. Obstet Gynecol 2019; 133:e78-89.
6. Dorney E, Boyle JA, Walker R et al. A systematic review of clinical guidelines for preconception care. Semin Reprod Med 2022; 40:157-69.
7. Zace D, Orfino A, Viteritti AM, Versace V, Ricciardi W, Di Pietro ML. A comprehensive assessment of preconception health needs and interventions regarding women of childbearing age: A systematic review. J Prev Med Hyg 2022; 63:E174-99.
8. Withanage NN, Botfield JR, Srinivasan S, Black KI, Mazza D. Effectiveness of preconception interventions in primary care: A systematic review. Br J Gen Pract 2022; 72:e865-72.
9. Freda MC, Moss MK, Curtis M. The history of preconception care: Evolving guidelines and standards. Matern Child Health J 2006; 10:S43-52.
10. Berghella V, Buchana E, Pereira, L Baxter JK. Preconceptional care. Obstet Gynecol Surv 2010; 65:119-31.
11. Havard A, Chandran JJ, Oei JL. Tobacco use during pregnancy. Addiction 2022; 117:1801-10.
12. Tarasi B, Cornuz J, Clair C, Baud D. Cigarette smoking during pregnancy and adverse outcomes: A cross-sectional study over 10 years. BMC Public Health 2022; 22:2403-11.
13. Abraham M, Alramadhan S, Iniguez C et al. A systematic review of maternal smoking during pregnancy and fetal measurements with meta-analysis. PLoS One 2017; 12:e0170946.
14. Lassi ZS, Imam AM, Dean SV, Bhutta ZA. Preconception care: Caffeine, smoking, alcohol, drugs and other environmental chemical/radiation exposure. Reprod Health 2014; 11(Suppl.3):S6-S17.
15. Perry MF, Mulcahy H, DeFranco EA. Influence of periconception smoking behavior on birth defect risk. Am J Obstet Gynecol 2019; 220:588.e1-588.e7.
16. Marchand G, Masoud AT, Govindan M et al. Birth outcomes of neonates exposed to marijuana in utero: A systematic review and meta-analysis. JAMA Netw Open 2022; 5:e2145653.
17. Popova S, Lange S, Shield K et al. Comorbidity or fetal alcohol spectrum disorder: A systematic review and meta-analysis. Lancet 2016; 387(10022):978-87.
18. Gupta KK, Gupta VK, Shirasaka T. An update on fetal alcohol syndrome – Pathogenesis, risks, and treatment. Alcohol Clin Expo Res 2016; 40:1594-602.

19. Brasil. Ministério da Saúde. Protocolos de uso do Guia Alimentar para a população brasileira na orientação alimentar de gestantes [recurso eletrônico]/Ministério da Saúde, Universidade de São Paulo. – Brasília: Ministério da Saúde, 2021. 15 p. Disponível em: http://189.28.128.100/dab/docs/portaldab/publicacoes/protocolo_guia_alimentar_fasciculo3.pdf.
20. ACOG Committee Opinion. Physical activity and exercise during pregnancy and the postpartum period. Obstet Gynecol 2020; 135:e178-88.
21. De-Regil LM, Peña-Rosas JP, Fernández-Gaxiota AC, Rayco-Solon P. Effects and safety of periconcepcional oral folate supplementation for preventing birth defects. Cochrane Database of Systematic Reviews 2015; 2015(12):CD007950.
22. US Preventive Services Task Force. Folic acid supplementation for the prevention of neural tube defects: US Preventive Services Task Force Recommendation Statement. JAMA 2017; 317:183-9.
23. Goetzl LM, Wilkins-Haug L, Barss VA. Folic acid supplementation in pregnancy. UpToDate, 2022.
24. Brasil. Ministério da Saúde. Secretaria de Atenção Primária à Saúde. Departamento de Promoção da Saúde. Caderno dos programas nacionais de suplementação de micronutrientes [recurso eletrônico]/Ministério da Saúde, Secretaria de Atenção Primária à Saúde, Departamento de Promoção da Saúde. – Brasília: Ministério da Saúde, 2022. 44 p. Disponível em: https://bvsms.saude.gov.br/bvs/publicacoes/caderno_programas_nacionais_suplementacao_micronutrientes.pdf.
25. Penrose LS. Parental age and mutation. Lancet 1955; 269(6885):312-3.
26. Pinheiro RL, Areia Al, Pinto AM, Donato H. Advanced maternal age: Adverse outcomes of pregnancy. A meta-analysis. Acta Med Port 2019; 32:219-26.
27. Dean SV, Lassi ZS, Imam AM, Bhutta ZA. Preconception care: Promoting reproductive planning. Reprod Health 2014; 11(Suppl.3):S2-18.
28. Brandt JS, Ithier MAC, Rosen T, Ashkinadze E. Advanced paternal age, infertility, and reproductive risks: A review of the literature. Prenat Diagn 2019; 39:81-7.
29. Dathe K, Schaefer C. The use of medication in pregnancy. Dtsch Arztebl Int 2019; 116:783-90.
30. Teixeira JC, Roteli-Martins CM, Ballalai I, Kfouri RA. Calendário de vacinação da mulher: Recomendações FEBRASGO. In: Programa vacinal para mulheres. São Paulo: Federação Brasileira das Associações de Ginecologia e Obstetrícia 2017; (Cap.3):22-5. (Série Orientações e Recomendações FEBRASGO; no.13/Comissão Nacional de Vacinas).
31. Walabi HA, Fayed A, Esmaeil S et al. Systematic review and meta-analysis of the effectiveness or pre-pregnancy care for women with diabetes for improving maternal and perinatal outcomes. PLoS One 2020; 15:e0237571.
32. ACOG Practice Bulletin. Chronic hypertension in pregnancy. Obstet Gynecol 2019; 133:e26-50.
33. Darmawan KF, Panelli DM. Contemporary management of epilepsy in pregnancy. Curr Op Obstet Gynecol 2023; 35:87-93.
34. Mazzone PP, Hogg KM, Weir CJ, Stephen J, Bhattacharya S, Chin RFM. Comparison of perinatal outcomes for women with and without epilepsy: A systematic review and meta-analysis. JAMA Neurol 2023; 80:484-94.
35. Avila WS, Alexandre ERG, Castro ML et al. Posicionamento da Sociedade Brasileira de Cardiologia para gravidez e planejamento familiar na mulher portadora de cardiopatia. Arq Bras Cardiol 2020; 114:849-942.
36. Østensen M. Preconception counseling. Rheum Dis Clin Noth Am 2017; 43:189-99.
37. Wiles K, Chappell L, Clark K et al. Clinical practice guideline on pregnancy and renal disease. BMC Nephrol 2019; 20:401-43.
38. Shawe J, Ceulemans K, Akhter Z et al. Pregnancy after bariatric surgery: Consensus recommendations for periconception, antenatal and postnatal care. Obes Ver 2019: 20:1507-22.
39. Dhillon-Smith RK, Boelaert K. Preconception counseling and care for pregnant women with thyroid disease. Endocrinol Metab Clin North Am 2022; 51:417-36.
40. Stothard KJ, Tennant PWG, Bell R, Rankin J. Maternal overweight and obesity and the risk of congenital anomalies. A systematic review and meta-analysis. JAMA 2009; 301:636-50.
41. Denisson FC, Aedla NR, Keag O, Hor K, Reynods RM, Milne A. Care of women with obesity in pregnancy: Green-top guideline. BJOG 2019; 126:e62-e106.
42. Maxwell C, Gaudet L, Cassir G, McLeod NL, Jacob CE, Walker M. Guideline No. 391 – Pregnancy and maternal obesity. Part 1: Pre-conception and prenatal care. J Obstet Gynaecol Can 2019; 41:1623-40.
43. Murphy D. Medical problems in obstetrics: Inherited metabolic disease. Best Pract Res Clin Obstet Gynaecol 2015; 29:707-20.
44. Brasil. Ministério da Saúde. Secretaria de Ciência, Tecnologia, Inovação e Insumos Estratégicos em Saúde. Departamento de Gestão e Incorporação de Tecnologias e Inovação em Saúde. Protocolo Clínico e Diretrizes Terapêuticas da Fenilcetonúria [recurso eletrônico]/Ministério da Saúde, Secretaria de Ciência, Tecnologia, Inovação e Insumos Estratégicos em Saúde, Departamento de Gestão e Incorporação de Tecnologias e Inovação em Saúde. Brasília: Ministério da Saúde, 2020. 42 p. Disponível em: https://www.gov.br/conitec/pt-br/midias/protocolos/publicacoes_ms/pcdt_fenilcetonuria_isbn_17-08-2020.pdf.
45. Mulder RL, Font-Gonzalez A, Hudson MM, van Santen HM, Loeffen EAH, Burns KC. Fertility preservation for female patients with childhood, adolescent, and young adult cancer: Recommendations from the PanCareLIFE Consortium and the International Late Effects of Childhood Cancer Guideline Harmonization Group. Lancet Oncol 2021; 22:e45-e56.

Assistência Pré-Natal

CAPÍTULO

6

Eura Martins Lage
Patrícia Gonçalves Teixeira
Gabriel Costa Osanan

INTRODUÇÃO

A história de vida das pessoas começa antes mesmo do nascimento. É dentro do útero que o potencial genético herdado das gerações antecedentes começa a se expressar. Para o casal, a gravidez é um momento ímpar, cercado de emoções e novas demandas, mas também de incertezas. Portanto, ambos precisam de mais do que pedidos de exames e interferências em sua maneira de viver, precisam de apoio e cuidados efetivos. Vida digna para os pais, planejamento reprodutivo orientado e acesso precoce ao cuidado pré-natal e à tecnologia de saúde que se fizer necessária até o nascimento dizem muito sobre quem seremos.

Já exposto às interferências do mundo que o cerca, o feto terá maior ou menor chance de sobreviver e tornar-se um cidadão pleno e saudável à medida que seu direito à saúde for respeitado, e o que acontece na gestação e no parto tem implicações ao longo de toda a existência.[1,2]

Um conjunto de esforços governamentais, dos serviços de saúde e da sociedade deve ser empreendido para o sucesso da gestação e do parto. Para isso, inúmeras ações coordenadas e baseadas em ciência compõem a agenda da gestante para uma maternidade saudável, incluindo a preparação para o parto e como cuidar de si e de seu filho. Uma experiência positiva durante a gravidez significa prover meios para que a mulher se mantenha bem dos pontos de vista físico e sociocultural, elementos essenciais para uma gravidez com o mínimo possível de problemas.[1,3]

CONCEITOS EM PERINATOLOGIA

Durante o cuidado obstétrico, é essencial conhecer alguns conceitos em Perinatologia para melhor entendimento do impacto pré-natal sobre a saúde do concepto e para saber como se utilizar de alguns indicadores de saúde. Inicialmente, é essencial diferenciar os períodos, perinatal, neonatal precoce, neonatal tardio e pós-natal. A superposição dos momentos antenatal e pós-natal traz

Quadro 6.1 Definição de período perinatal, neonatal (precoce e tardio) e pós-neonatal

Período perinatal	Período compreendido entre 22 semanas de gestação e a primeira semana de vida da criança
Período neonatal (de 0 a 27 dias completos)	Período neonatal precoce: do dia 0 a 6 dias de vida completos
	Período neonatal tardio: de 7 a 27 dias de vida completos
Período pós-neonatal	Período que se inicia após os primeiros 28 dias de vida e termina ao final do primeiro ano de vida da criança (28 a 364 dias)

Fonte: Brasil, 2009.[4]

o entendimento de que as repercussões para a vida futura da criança devem ter as responsabilidades compartilhadas entre a assistência obstétrica e a neonatal.[4] O Quadro 6.1 apresenta as definições dos períodos perinatal, neonatal (precoce e tardio) e pós-neonatal.

Além disso, é essencial reconhecer outros conceitos para avaliação adequada do impacto do cuidado obstétrico e neonatal nos óbitos intrauterinos e infantis (Quadro 6.2).[5]

Indicadores em saúde perinatal

Indicadores de saúde são medidas-síntese que contêm informação relevante sobre determinados atributos e dimensões do estado de saúde de uma população, bem como sobre o desempenho do sistema de saúde.[6]

No Brasil, o DATASUS (Departamento de Informática do SUS) é responsável por manter as bases de dados oficiais necessários ao sistema de informação em saúde e de gestão institucionais. O Sistema de Informação de Nascidos Vivos (SINASC), baseado na DNV (Declaração de Nascido Vivo), e o Sistema de Informação sobre Mortalidade (SIM), baseado na Declaração de Óbito (DO), possibilitam a captação de dados sobre nascimento e morte em todo o país. A partir deles são gerados os indicadores mais utilizados em Perinatologia. Suas definições e interpretação são descritas a seguir:[6]

- **Taxa (ou coeficiente) de mortalidade perinatal:** número de óbitos ocorridos no período perinatal por 1.000 nascimentos totais na população residente em determinado espaço geográfico, no ano considerado, calculado a partir dos seguintes dados:

$$\frac{\text{Número de natimortos + número de óbitos neonatais precoces}}{\text{Nascidos vivos + natimortos}} \times 1.000$$

Serve para estimativa do risco de um feto morrer intraútero ou de um nascido vivo morrer na primeira semana. Reflete fatores relacionados com a gestação e a qualidade e o acesso à assistência pré-natal, ao parto e ao recém-nascido. Tem grande importância no planejamento e monitoramento de ações em Obstetrícia.[6]

- **Taxa de mortalidade infantil (TMI):** número de óbitos de menores de 1 ano de idade por 1.000 nascidos vivos na população residente em determinado espaço geográfico, no ano considerado. Estima o risco de um nascido vivo morrer antes de completar um ano de vida. É calculado a partir dos seguintes dados:[6]

$$\frac{\text{Óbitos de menores de 1 ano em determinada comunidade e ano}}{\text{Nascidos vivos na mesma comunidade e ano}} \times 1.000$$

Considerado um dos indicadores mais sensíveis das condições de vida e saúde de uma comunidade, reflete as condições de desenvolvimento socioeconômico, infraestrutura ambiental, acesso e a qualidade dos recursos disponíveis para atenção à saúde materna e da população infantil.[6]

Quadro 6.2 Conceitos essenciais para análise do óbito intraútero e infantil

- **Nascido vivo:** produto de concepção que, após o nascimento e independentemente da duração da gravidez, respire ou apresente qualquer sinal de vida, como batimentos do coração, pulsações do cordão umbilical ou contração muscular voluntária, estando ou não cortado o cordão umbilical e estando ou não desprendida a placenta
- **Óbito fetal:** óbito do produto de concepção ocorrido durante o período fetal (a partir de 13 semanas gestacionais) e antes do nascimento, independentemente da duração da gravidez. A morte do feto é caracterizada pela inexistência de qualquer sinal descrito para o nascido vivo
- **Nascido morto (natimorto):** casos em que ocorre óbito antes do nascimento com vida, desde que ocorrido a partir de 22 semanas de gestação, ou 154 dias, ou ainda em fetos com peso ≥ 500g ou estatura a partir de 25cm
- **Mortalidade neonatal precoce:** mortes infantis ocorridas na primeira semana de vida – a taxa de mortalidade neonatal precoce é definida pelo número anual de óbitos em crianças de 0 a 6 dias de vida completos por 1.000 nascidos vivos em população residente em um mesmo espaço geográfico
- **Mortalidade neonatal tardia:** mortes infantis ocorridas após a primeira semana de vida e até 27 dias – a taxa de mortalidade neonatal tardia é definida pelo número anual de óbitos em crianças de 7 a 27 dias de vida completos por 1.000 nascidos vivos em população residente em um mesmo espaço geográfico
- **Óbito perinatal:** a soma das mortes neonatais precoces e óbitos fetais, ou seja, as mortes infantis e fetais ocorridas entre 22 semanas de gestação e o sétimo dia de vida incompleto (6 dias de vida completos) – a taxa de mortalidade perinatal é definida pelo número anual de óbitos no período perinatal por 1.000 nascimentos totais (incluídos os natimortos) em população residente em um mesmo espaço geográfico
- **Óbito infantil:** morte de crianças menores de 1 ano de idade – a taxa de mortalidade infantil é definida pelo número anual de mortes infantis por 1.000 nascidos vivos em população residente em um mesmo espaço geográfico. A mortalidade neonatal faz parte da mortalidade infantil. Os óbitos entre 28 e 364 dias são denominados óbitos pós-neonatais

Fonte: Brasil, 2009.[4]

Essa taxa é dividida em períodos do primeiro ano vida: neonatal precoce, neonatal tardia e pós-neonatal, alterando-se apenas a quantidade de óbitos no numerador em função desses períodos. O denominador, nesses casos, será sempre o número de nascidos vivos.

Identifica-se que no período neonatal precoce concentra-se o maior número de mortes do primeiro ano de vida da criança. Destaca-se ainda que o período neonatal precoce reflete muito mais as condições da assistência obstétrica do que o período neonatal tardio, no qual as condições da assistência neonatal são determinantes para a sobrevida.[4] Por isso, o indicador é considerado muito relevante para o monitoramento de programas destinados à redução da mortalidade.

As subdivisões das TMI são:[6]

- Taxa de mortalidade neonatal precoce (TMNP):

$$\frac{\text{Número de óbitos de crianças de 0 a 6 dias, inclusive}}{\text{Número de nascidos vivos}} \times 1.000$$

- Taxa de mortalidade neonatal tardia (TMNT):

$$\frac{\text{Número de óbitos de crianças de 7 a 27 dias}}{\text{Número de nascidos vivos}} \times 1.000$$

- Taxa de mortalidade pós-neonatal ou infantil tardia (TMPN):

$$\frac{\text{Número de óbitos de crianças de 28 dias a 364 dias, inclusive}}{\text{Número de nascidos vivos}} \times 1.000$$

Teoria da origem fetal das doenças do adulto

A importância do acompanhamento pré-natal vai além do bem-estar imediato da mãe e do feto, podendo ter impacto importante e direto na saúde do indivíduo ao longo de sua vida adulta, conforme postulado pela teoria de Baker.[7] Essa teoria emergiu das observações cuidadosas de David Barker, um renomado professor e epidemiologista. Ao estudar as regiões mais desfavorecidas da Grã-Bretanha, Barker identificou um achado intrigante: nos grupos populacionais mais vulneráveis (com maiores taxas de mortalidade materna e infantil), as incidências de doenças cardiovasculares (e outras doenças crônicas) eram notavelmente mais elevadas. Esse fenômeno impulsionou Barker a aprofundar sua análise, culminando na formulação da Teoria da Programação Fetal (também conhecida como teoria de Barker).[7,8]

Segundo Barker, uma série de fatores – incluindo o estado nutricional da gestante, a funcionalidade da placenta e a habilidade do feto em aproveitar os nutrientes – desempenham papel crucial no desenvolvimento intrauterino.[7,8] Especula-se que algumas estruturas e funções do organismo passem por uma reprogramação durante as fases embrionária e fetal, as quais, a depender do insulto ou ambiente exposto, estabelecem ajustes nos padrões fisiológicos e metabólicos fetais (necessários à sobrevivência no período intraútero), mas que perduram de forma inadequada até a vida adulta.[7,8]

Essas respostas, quando persistentes e intensas, podem inclusive determinar mudanças na expressão gênica do indivíduo (epigenética), tornando tais mudanças adaptativas mais duradouras e, às vezes, amplificadas.[8]

Uma condição que reforça essa teoria de origem fetal das doenças do adulto é o fato de que características antropométricas dos recém-nascidos, como o peso ao nascer (crescimento restrito ou macrossomia), têm relação com a morbimortalidade em fases mais tardias da vida, especialmente obesidade, diabetes e doenças cardiovasculares.[7,8] A Figura 6.1 apresenta a fisiopatologia da programação fetal em indivíduo com restrição nutricional no ambiente intrauterino.

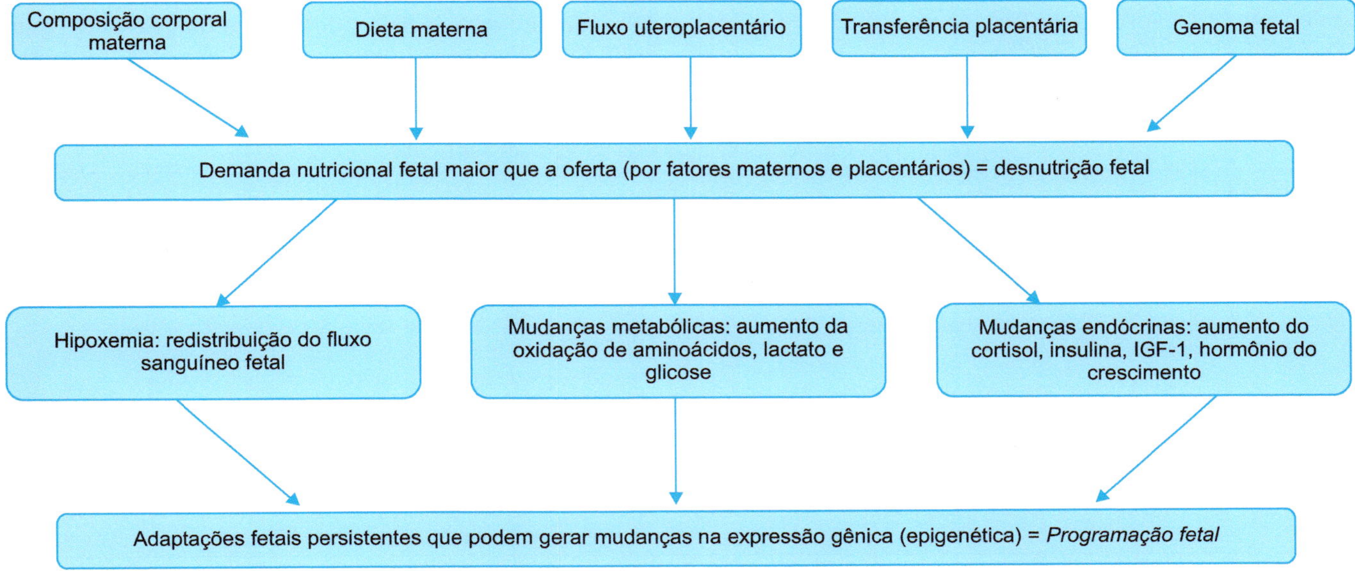

Figura 6.1 Cascata da programação fetal em indivíduo com desnutrição intrauterina. (Adaptada de Barker, 1998.[7])

A teoria de Barker reforça a necessidade de um cuidado pré-natal adequado e atento, visando não apenas à saúde imediata, mas ao bem-estar prolongado do indivíduo.

PRINCÍPIOS DA ASSISTÊNCIA PRÉ-NATAL

A assistência pré-natal é caracterizada por um conjunto de cuidados e procedimentos que buscam assegurar a saúde da gestante e do concepto, possibilitando a prevenção e a detecção precoce das complicações próprias da gestação, assim como o tratamento adequado de doenças maternas intercorrentes e preexistentes. Também deve incluir orientações sobre hábitos saudáveis de vida e as modificações resultantes da gravidez, bem como o preparo da gestante para o parto e o puerpério.[1,2]

Faz parte das premissas do cuidado pré-natal assegurar meios para o desenvolvimento da gestação, permitindo o parto de um recém-nascido saudável, sem impactos negativos para a saúde materna, abordando aspectos psicossociais e as atividades educativas e preventivas. Dentro do ciclo de prestação de cuidados à saúde reprodutiva da mulher, a atenção pré-natal tem como foco a promoção da saúde da mulher e do feto. Isso inclui o rastreamento, o diagnóstico e a prevenção de doenças ou condições que possam prejudicar o processo fisiológico da gravidez. Já está comprovado que a implementação oportuna e adequada de práticas baseadas em evidências pode salvar vidas. Uma extensa agenda de ações demanda trabalho em equipe. Assim, a assistência antenatal é prestada por equipe multidisciplinar, incluindo médico, enfermagem, agentes comunitários de saúde, nutricionista, psicólogo, assistente social e outros profissionais de saúde.[1,3,6] No Quadro 6.3 são citados os impactos da assistência pré-natal.

Quadro 6.3 Impacto da assistência pré-natal de risco habitual

- Estabelecimento de vínculos da mulher e do parceiro com a equipe de saúde
- Prevenção e detecção precoce de agravos maternos e fetais
- Redução dos riscos de complicações durante o parto e o puerpério
- Redução de mortalidade materna
- Redução de mortalidade neonatal

Fonte: Brasil, 2013.[3]

Segundo a Organização Mundial da Saúde (OMS), as experiências positivas das mulheres durante o cuidado pré-natal e o parto podem constituir a base da maternidade saudável. Faz parte da abordagem pré-natal valorizar e estimular a autoestima materna e promover ações que estimulem sua competência e autonomia para parir, amamentar e ser mãe. O cuidado é oferecido na medida certa, centrado na necessidade de cada mulher e na segurança do binômio mãe-filho.[1,2]

Um conjunto de ações compõe a agenda da gestante. A sobrevivência do recém-nascido no primeiro dia de vida é marcador cruel da desigualdade entre os povos. No Brasil ocorrem 2,3 óbitos a cada 1.000 nascidos vivos no primeiro dia de vida, dois terços dos quais poderiam ser evitados pela atenção adequada à mulher na gestação e no parto e ao nascido vivo.[9]

A qualidade do pré-natal é avaliada por indicadores desse processo, e os tópicos avaliados, com seu significado, estão descritos no Quadro 6.4.

DIAGNÓSTICO DE GRAVIDEZ

O pré-natal deverá ser iniciado assim que a gravidez for diagnosticada por métodos clínicos, bioquímicos e/ou biofísicos. Vale ressaltar que o aconselhamento pré-concepcional integra os cuidados para que sejam alcançados os objetivos de uma gestação saudável (para mais informações sobre aconselhamento pré-concepcional, veja o Capítulo 5).

Diagnóstico clínico

Uma gestação deve ser suspeitada em todas as mulheres em idade fértil com história de atraso menstrual, que em número significativo das mulheres pode estar acompanhado de sintomas clínicos, como náuseas, vômitos, mastalgia e aumento de abdome. Alguns sinais clínicos sugerem gravidez e são considerados de presunção, outros representam maior probabilidade, existindo ainda sinais, no exame físico, de certeza da gravidez (Quadro 6.5). A Figura 6.2 mostra alguns achados diagnósticos de gravidez apresentados anteriormente.

Quadro 6.4 Indicadores da qualidade da assistência pré-natal

Indicadores	Impacto
Total de gestantes com atendimento de pré-natal registrado no e-SUS AB e com Cartão Nacional de Saúde (CNS)	Reflete o acesso e a captação das gestantes pelos serviços de saúde para acompanhamento de pré-natal na Atenção Básica SUS – Ficha de Qualificação dos Indicadores de Pré-natal na Atenção Básica
Número de gestantes com o primeiro atendimento até a 12ª semana de gestação	Reflete a capacidade do serviço de saúde de captar precocemente as gestantes na área de abrangência – este indicador leva em consideração o primeiro atendimento de pré-natal com o número do CNS
Número de gestantes com exames avaliados até 20 semanas	Reflete a capacidade do serviço de saúde de captar as gestantes para o pré-natal, solicitar exames conforme protocolo e avaliar o resultado em tempo oportuno até 20 semanas de gestação
Número de consultas de pré-natal por gestante	Avalia o quantitativo de atendimentos de pré-natal realizados por médico e enfermeiro em relação ao preconizado pelo MS

e-SUS AB: SUS eletrônico na atenção básica; MS: Ministério da Saúde.
Fonte: Brasil, 2013.[3]

Quadro 6.5 Sinais e sintomas de gravidez

Presunção de gravidez	• **Sintomas de presunção:** náuseas e vômitos, sialorreia, alterações do apetite, aversão a certos odores que provocam náuseas e vômitos, lipotímia e tonteiras, polaciúria, nictúria, sonolência e alterações psíquicas variáveis na dependência de a gestação ser desejada ou não • **Sinais de presunção:** surgimento de melasma facial, linha *nigra*, aumento do volume abdominal, aumento da pigmentação das aréolas, além do surgimento dos tubérculos de Montgomery e da rede venosa de Haller
Probabilidade de gravidez	• **Sintomas e sinais de probabilidade:** o sintoma mais importante é o atraso menstrual, e entre os sinais estão aumento do volume uterino, alterações do formato do útero, que se torna globoso (sinal de Nobile-Budin), diminuição da consistência do istmo (sinal de Hegar) e diminuição da consistência do colo (sinal de Goodel), aumento da vascularização da vagina, do colo e do vestíbulo vulvar (sinal de Jacquemier-Kluge) e surgimento da aréola mamária secundária (sinal de Hunter); os sinais de probabilidade são mais evidentes a partir de 8 semanas de gestação
Certeza de gravidez	• **Ausculta fetal:** a detecção de batimentos cardíacos fetais no abdome materno é possível pelo sonar Doppler a partir de 12 semanas de gestação e pelo estetoscópio de Pinard a partir de 18/20 semanas • **Percepção fetal:** a palpação de partes fetais e a identificação de seus movimentos determinam a presença de feto

Fonte: adaptado de FEBRASGO, 2014.[10]

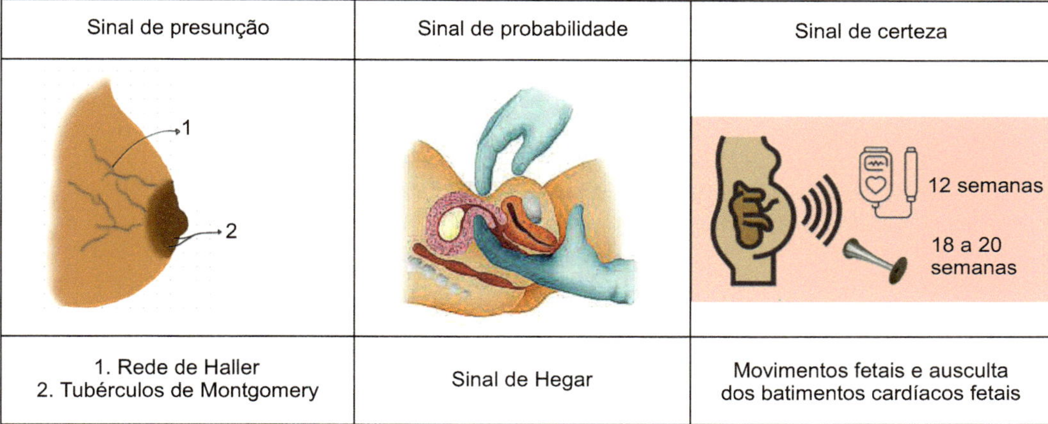

Sinal de presunção
Sinal de probabilidade
Sinal de certeza
1
2
12 semanas
18 a 20 semanas
1. Rede de Haller
2. Tubérculos de Montgomery
Sinal de Hegar
Movimentos fetais e ausculta dos batimentos cardíacos fetais

Figura 6.2 Achados diagnósticos de gravidez.

Diagnóstico laboratorial

Teste de gravidez

A detecção do hormônio gonadotrofina coriônica humana (hCG) no sangue ou na urina materna é a base diagnóstica laboratorial da gravidez. Logo após a implantação, o sinciciotrofoblasto produz hCG em quantidade exponencialmente crescente com pico em torno de 10 semanas de gestação, permanecendo positivo ao longo da gravidez.[11]

O hCG faz parte da família dos hormônios glicoproteicos, juntamente com os hormônios luteinizante (LH), folículo-estimulante (FSH) e estimulador da tireoide (TSH). Esses hormônios compartilham uma subunidade alfa comum e vários graus de homologia em suas subunidades beta.[12]

O hCG é importante biomarcador para detecção de gravidez e distúrbios com ela relacionados, como doenças trofoblásticas e neoplasias de células germinativas, sendo também componente de alguns testes de triagem pré-natal para síndrome de Down.[13]

A principal função do hCG é manter o corpo lúteo produzindo progesterona, hormônio necessário à manutenção da decídua endometrial durante a implantação do embrião. O hCG pode ser detectado no sangue ou na urina da gestante em 8 a 9 dias após a fecundação e sua concentração fisiológica praticamente duplica no soro a cada 48 horas.[14]

Durante as primeiras semanas de gravidez, o hCG heterodimérico intacto é a forma predominante de hCG no sangue materno; entretanto, a proporção da subunidade beta livre do hCG é mais alta e predominante na urina.[15] A quantidade mínima de hCG mensurada no teste rápido urinário varia de 20 a 50mUI/mL – no sangue, de 5 a 10mUI/mL. O teste ultrassensível sérico é capaz de detectar 1 a 2mUI/mL de hCG. Assim, a acurácia do hCG para diagnóstico de gravidez é alta, com sensibilidade aproximada de 97% a 99,5% diante de atraso menstrual de 5 dias.[16]

O Quadro 6.6 mostra os níveis de hCG para o diagnóstico de certeza da gravidez.

Quadro 6.6 Diagnóstico de certeza da gravidez de acordo com os níveis do hormônio gonadotrofina coriônica humana (hCG)

Certeza de gravidez	1. Determinação urinária de hCG – sensibilidade de 1.500UI/L e atraso menstrual de 15 dias 2. Determinação plasmática de ß-hCG – sensibilidade de 5mUI/mL – com a possibilidade de estar presente antes do atraso menstrual; no entanto, é recomendável aguardar o atraso menstrual de 3 a 5 dias para que sejam detectados valores mais altos e que não deixem dúvidas sobre o diagnóstico

Diagnóstico de gravidez por meio da ultrassonografia

A ultrassonografia (USG) transvaginal é capaz de detectar o saco gestacional, estrutura anecoica com duplo halo hiperecogênico, em 4 a 5 semanas a partir da data da última menstruação (DUM). Com 5 semanas de gravidez é possível visibilizar a estrutura embrionária da vesícula vitelina e com 5 a 6 semanas o embrião com batimentos cardíacos.[17]

Os níveis séricos maternos de hCG nos quais se deve visibilizar uma gestação tópica ou ectópica à USG transvaginal é de 1.500 a 2.000mUI/mL. Esse valor é chamado zona discriminatória de hCG.[18] Assim, o teste bioquímico de gravidez (teste rápido ou sorológico) antecede o exame ultrassonográfico para o diagnóstico inicial de gravidez.

A Figura 6.3 mostra imagens ultrassonográficas da evolução de gestação intrauterina com implantação fúndica de 4, 5 e 6 semanas de gravidez.

CUIDADO PRÉ-NATAL

O cuidado pré-natal (CPN) pode ser definido como uma série de ações ou cuidados fornecidos às grávidas por profissionais de saúde qualificados, a fim de garantir as melhores condições de saúde para o binômio materno-fetal.[1]

Nesse contexto, a Atenção Primária à Saúde (APS) tem papel fundamental na qualificação do pré-natal, uma vez que participa ativamente do processo de identificação das gestantes e orientação de queixas comuns às grávidas, além da realização do CPN. Mesmo nas gestações de alto risco, o CPN na APS, ainda que compartilhado, deve continuar a ser ofertado, pela unidade de origem, por meio de consultas médicas, cuidados de enfermagem e visitas domiciliares. Isso garante a responsabilidade sobre o cuidado para com a gestante.[19,20]

É parte importante da abordagem na APS oferecer orientações sobre amamentação e colaborar com a gestante na construção do plano de parto. A gestante deve ser orientada também sobre a consulta de atenção integral da mulher e da criança e o planejamento reprodutivo, que deve acontecer na primeira semana após o parto, incluindo a possibilidade de inserção do dispositivo intrauterino (DIU) no pós-parto imediato, nos locais em que essa prática estiver disponível (veja o Capítulo 66).[3,21]

A propedêutica complementar integra as rotinas do CPN, sendo também direito da mulher fazer o teste rápido de gravidez gratuito na APS e, se positivo, realizar os testes rápidos para sífilis, HIV e hepatites.[21]

Consulta pré-natal

Captação precoce, periodicidade e número de consultas de pré-natal

O Ministério da Saúde recomenda que todas as gestantes iniciem o pré-natal, preferencialmente, até 12 semanas de gestação (captação precoce) e realizem o mínimo de seis consultas. A periodicidade proposta atualmente pelo Ministério da Saúde para acompanhamento de gestações de risco habitual apresenta-se da seguinte forma: atendimento mensal até 28 semanas, quinzenal entre 28 e 36 semanas e semanal a partir de 37 semanas até o momento do pré-parto/parto. Cabe destacar que não existe alta do pré-natal, e os atendimentos devem seguir até o final da gestação.

Em relação ao número de consultas, uma metanálise recente comparou o número de seis a 10 consultas de pré-natal com 12 a 15 atendimentos. O estudo não encontrou diferenças, em gestantes de baixo risco obstétrico, em relação aos seguintes fatores: idade gestacional ao nascer, probabilidade de o recém-nascido ser pequeno para a idade gestacional, baixo peso ao nascer, baixo índice de Apgar ao nascimento, probabilidade de admissão em Unidade de Tratamento Intensivo Neonatal (UTIN), risco de parto pré-termo ou ansiedade materna.[22] Por outro lado, sinaliza que a realização de quatro ou menos consultas interfere negativamente no resultado gestacional. Atualmente, as diretrizes globais de cuidados pré-natais da OMS sugerem o mínimo de oito consultas pré-natais (uma no primeiro, duas no segundo e cinco no terceiro trimestre) para todas as gestantes, independentemente da paridade.[1]

Entretanto, vale ressaltar que mais importante do que o número das consultas de pré-natal é sua qualidade.

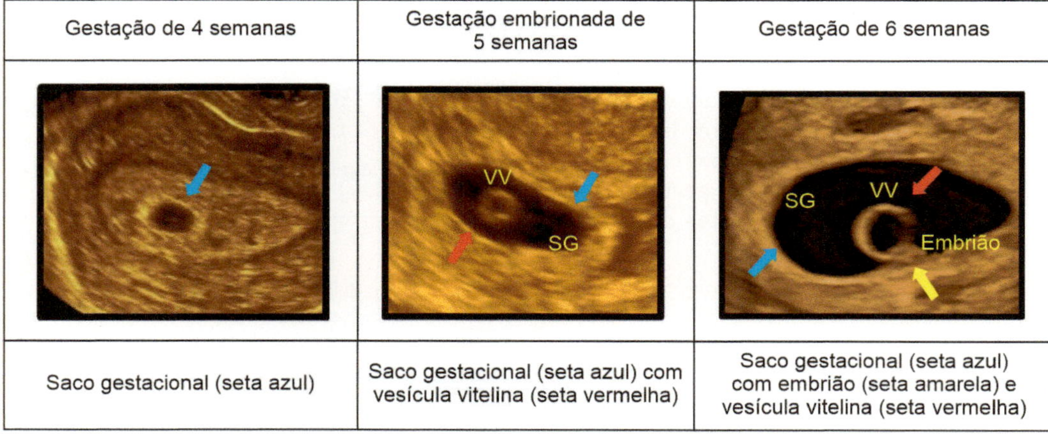

Gestação de 4 semanas
Gestação embrionada de 5 semanas
Gestação de 6 semanas
VV
SG
SG
VV
Embrião
Saco gestacional (seta azul)
Saco gestacional (seta azul) com vesícula vitelina (seta vermelha)
Saco gestacional (seta azul) com embrião (seta amarela) e vesícula vitelina (seta vermelha)

Figura 6.3 Imagens ultrassonográficas por via transvaginal de gravidez inicial intrauterina.

Roteiro das consultas de pré-natal

Durante a consulta de pré-natal devem ser sempre realizados anamnese atenta e exame físico clínico e obstétrico adequados, avaliados os exames complementares (quando disponível) e efetuado o cálculo da idade gestacional, além da avaliação cuidadosa do cartão de pré-natal e do estado emocional da gestante.

Na primeira consulta obstétrica, a anamnese e o exame físico deverão ser completos e incluir não apenas aspectos ginecológicos e obstétricos, mas também a avaliação clínica global e integral da saúde da mulher. O atendimento pré-natal deve ser entendido como uma "janela de oportunidade" para diagnósticos de doenças em uma população (adulto jovem) que pouco visita os serviços de saúde.

Nas consultas de retorno de pré-natal é possível realizar uma anamnese mais dirigida, com foco nas queixas atuais e abordando as intercorrências comuns da gestação, como sangramentos vaginais, perda de líquido amniótico, presença de contrações uterinas, sintomas de infecção urinária e constipação intestinal, entre outras.[3] É importante interpretar os dados da anamnese, do exame físico e dos exames laboratoriais conforme a evolução da gravidez. No retorno, o exame físico também pode ser mais dirigido com coleta dos dados vitais da gestante e do exame obstétrico.

Durante as consultas de pré-natal, além da avaliação das queixas maternas, é necessário investigar o bem-estar da gestante com perguntas pertinentes conforme a idade gestacional. A estratificação de risco gestacional deve ser investigada de maneira contínua em todas as consultas.[3] A gestante deve receber sistematicamente orientações sobre os cuidados na gravidez (dietéticas e de higiene) e deve ser incentivada a realizar atividade física ao longo da gestação.

Caso seja necessário procede-se o encaminhamento para assistência em serviço de atenção especializada – gestação de alto risco –, mas a gestante deve manter vínculo com a Unidade Básica de Saúde (UBS) para apoio à ações e práticas educativas, individuais ou em grupo, plano de parto e orientações quanto ao processo de amamentação.[3]

O Quadro 6.7 apresenta proposta de roteiro da consulta de pré-natal.[3,23]

O movimento fetal pode ser percebido a partir de 18 semanas em primigestas e um pouco antes em multíparas. A inserção da prática de contagem e registro de movimentos fetais (mobilograma) na rotina de pré-natal de baixo risco não melhora os resultados gestacionais. Estudo recente não detectou redução na taxa de natimortos, neomortos, peso fetal abaixo do percentil 10 ao nascimento, Apgar abaixo de 7 no quinto minuto, admissão em UTIN ou morbidade perinatal com a contagem dos movimentos fetais. Além disso, observou-se aumento, ainda que discreto, das taxas de nascimento pré-termo, indução do parto e cesariana no grupo de mulheres que realizaram rotineiramente a contagem dos movimentos fetais na gravidez. Cabe destacar também que é relativamente comum a não percepção dos movimentos fetais em fases precoces da gravidez, sendo mais relatados os movimentos perceptíveis no terceiro trimestre de gravidez.[24] Apesar do nível baixo de evidências, a observação da movimentação é uma maneira simples de incluir a gestante na avaliação do bem-estar fetal e deve ser incentivada.

Além dos cuidados previamente mencionados, durante o pré-natal a gestante, o parceiro e a família devem receber as orientações listadas no Quadro 6.8.[1,3,5,25,26]

Quadro 6.7 Roteiro sumarizado para consultas de retorno no pré-natal

Calcular a idade gestacional	A idade gestacional deve ser recalculada para evitar erros sequenciais
Investigar intercorrências frequentes	Avaliar a ocorrência de perdas genitais (sangue ou líquido amniótico), presença de contrações uterinas ou cólicas abdominais, presença de sintomatologia sugestiva de infecção urinária ou constipação, entre outros
Investigar a vitalidade embrionária e fetal	Os batimentos cardíacos usualmente variam de 110 a 160bpm; na fase embrionária, esses valores podem oscilar entre 110 e 178bpm A percepção de movimentos fetais varia de gestante para gestante e de acordo com a idade gestacional
Investigar a evolução da gravidez	Realizar medida da altura uterina e anotar na curva de crescimento do útero pela idade gestacional Realizar manobras de Leopold a partir de 24 semanas para definir estática fetal (em especial a partir de 34 semanas)
Exame da gestante	Inspeção geral Dados antropométricos: peso, altura e IMC Dados vitais: FC, FR e PA (sentada) Pesquisar exantemas Pesquisa de edema: + pés e perna/++ coxa e mãos/+++ face/ ++++ generalizado Obs: na primeira consulta, o exame clínico deverá ser completo em busca de doenças não diagnosticadas previamente
Toque vaginal	Pode ser realizado especialmente nas situações em que haja risco de prematuridade, em decisão compartilhada com a gestante; o toque vaginal rotineiramente parece não reduzir o risco de prematuridade
Avaliação dos exames	Avaliar os exames complementares solicitados
Avaliação do risco materno	Classificar o risco das gestantes em todas as consultas

FC: frequência cardíaca; FR: frequência respiratória; IMC: índice de massa corporal; PA: pressão arterial.
Fonte: adaptado de Brasil, 2013; Alexander, 2010.[3,23]

Quadro 6.8 Outras orientações no pré-natal importantes para a gestante, o parceiro e a família

- Comparecer ao pré-natal e seguir as recomendações da equipe assistencial
- Realizar consulta odontológica na UBS
- Ler a caderneta da gestante e levar dúvidas ao pré-natal, caso existam
- Conhecer a maternidade de referência (para o caso de alguma intercorrência entre as consultas e para o parto)
- Conhecer os direitos das gestantes
- Conhecer os sintomas mais comuns da gravidez
- Conhecer os sinais de alerta e o que fazer em caso de sangramento vaginal, dor de cabeça que não melhora com analgésicos comuns, distúrbios visuais, dor abdominal, epigastralgia, febre, perda de líquido vaginal, parada de movimentação fetal, contrações uterinas sequenciais, dificuldade respiratória e cansaço intenso
- Conhecer os sinais e sintomas do trabalho do parto
- Conhecer os métodos contraceptivos para o pós-parto imediato e o planejamento reprodutivo

UBS: Unidade Básica de Saúde.
Fonte: adaptado de Brasil, 2013.[3]

Caderneta da gestante e ficha perinatal

A implantação da caderneta da gestante e da ficha perinatal faz parte das ações para qualificação da atenção à saúde da mulher durante a gravidez, o parto e o puerpério. Os profissionais de saúde devem anotar na referida caderneta todos os dados do pré-natal, incluindo registro de consultas, exames laboratoriais e de imagem, vacinas, consultas odontológicas, história obstétrica e o que for considerado importante para o bom acompanhamento do pré-natal.

A ficha perinatal é um espelho do encarte central da caderneta da gestante e deve ser utilizada nas UBS não informatizadas e como substituta da caderneta da gestante em caso de eventual perda, extravio ou dano.[27]

A caderneta da gestante é um documento que contém o histórico da gestação de forma sumarizada. Assim, auxilia o atendimento pré-natal, as urgências da gestante e as admissões para assistência ao parto. O preenchimento completo é importante para garantir o cuidado obstétrico adequado nessas circunstâncias. Trata-se de instrumento interativo que contém espaços para a gestante registrar impressões sobre o momento que está vivendo, além de ajudar a esclarecer as dúvidas mais frequentes.

ANAMNESE NA GRAVIDEZ

Na primeira consulta de pré-natal deve ser realizada a anamnese completa, abordando aspectos epidemiológicos, sociais e pessoais. Investigam-se os antecedentes familiares, a história gineco-obstétrica e em que situação ocorreu a gravidez atual, em relação a planejamento, se houve consulta pré-concepcional e se a gravidez foi bem aceita pela gestante, parceiro e família, sendo importante identificar a rede de apoio da gestante para o pré-natal, o parto e o puerpério. No Quadro 6.9 estão sumarizados os principais tópicos da anamnese obstétrica.

Quadro 6.9 Tópicos da anamnese

Dados pessoais	Nome completo, idade, cor autodeclarada, escolaridade, procedência, naturalidade, profissão/ocupação, religião, situação conjugal, endereço completo
Cálculo da idade gestacional	Obter data da última menstruação ou ultrassonografia de primeiro trimestre (preferencialmente entre 8 e 12 semanas de gravidez) para viabilizar o cálculo
Queixa atual	Em relação à gravidez em curso Investigar sempre perda de sangue e líquido vaginal Investigar vitalidade fetal (presença de movimentos após 18 semanas) Investigar atividade uterina (frequência e se é acompanhada de cólicas e sangramentos)
Anamnese especial	Investigar enfermidade nos aparelhos respiratório, cardiovascular, gastrointestinal e geniturinário, doenças da tireoide e outras endocrinopatias, doenças neurológicas e psiquiátricas, epilepsia, anemia, distúrbios nutricionais (desnutrição, sobrepeso, obesidade), distúrbios alimentares (bulimia, anorexia) e alterações nos membros inferiores
História pregressa	Investigar morbidades, uso de medicamentos, alergias, cirurgias anteriores, internações e hemotransfusões
Vacinas	Solicitar o cartão vacinal e certificar-se de que a gestante está em dia com as vacinas contra tétano/difteria, hepatite B, influenza e coronavírus
Atividade de trabalho e lazer	Profissão Exposição a agentes químicos/físicos e biológicos Renda pessoal e familiar (em salários-mínimos)
Trabalho doméstico	Com ou sem ajuda
Alimentação	Desjejum, lanche, almoço, lanche à tarde e jantar (atenção à qualidade dos alimentos, principalmente proteínas)
Uso de medicamentos	Quando (em relação à idade gestacional), quais, fórmula, via, tempo de uso e dose
Hábitos de vida	Uso de bebidas alcoólicas/tabagismo/drogas ilícitas Atividade física (intensidade e modalidade)

(Continua)

Quadro 6.9 Tópicos da anamnese *(Cont.)*

História familiar e parceria	Pai, mãe, irmãos: investigar hipertensão arterial sistêmica, diabetes *mellitus*, câncer de ovário e de mama, doenças congênitas, cardiopatias e gemelidade; história de pré-eclâmpsia (mãe e irmãs) e fenômenos tromboembólicos Parceria: idade, profissão, tabagismo, etilismo, uso de drogas ilícitas, doenças, aceitação da gravidez, se tem outros filhos, se irá acompanhar a gestante durante o pré-natal, parto e puerpério
História ginecológica e obstétrica	Idade da menarca, característica dos ciclos menstruais, uso de métodos contraceptivos, infertilidade, IST, última citologia (se faixa etária-alvo), mamas e cirurgias Caracterizar a paridade e os desfechos obstétricos, se houver gravidez anterior (G P A, idade da primeira gravidez, tipo de parto/prematuridade/intercorrências na gravidez e após o parto, como hemorragia e depressão pós-parto) Investigar o RN: peso ao nascimento (se baixo peso [< 2.500g] ou > 4.000g), se amamentou e por quanto tempo Em caso de abortamento: investigar a idade gestacional da perda, se houve abortos consecutivos, se houve intercorrências, como infecção, e se houve curetagem ou aspiração intrauterina (AMIU) Intervalo interpartal em relação à última gravidez Investigar se houve troca de parceiro nessa gravidez
Moradia	Condição da moradia (casa própria, quantas pessoas residem, quantos cômodos, saneamento básico, animais domésticos)

A: abortos; G: gestações; IST: infecções sexualmente transmissíveis; P: partos; RN: recém-nascido.
Fonte: adaptado de Brasil, 2013, 2016.[3,6]

Antecedentes ginecológicos

É importante avaliar a idade da menarca, as características do ciclo menstrual e os métodos anticoncepcionais, com atenção para irregularidades menstruais e disfunções endócrinas que possam justificar discrepâncias entre o tamanho do útero e a idade gestacional. A história sexual deve abranger o início da atividade sexual e as infecções sexualmente transmissíveis (IST) – tipo, tratamento, controle de cura e tratamento do parceiro.[3,4]

Algumas cirurgias ginecológicas são indicações absolutas para cesariana, como miomectomia prévia e correção de fístula vesicovaginal ou retovaginal. Cirurgia no colo uterino pode eventualmente levar ao quadro de insuficiência cervical e, se assim for suspeitado, a cerclagem do colo uterino com 14 semanas pode ser útil durante o pré-natal (veja o Capítulo 24).[3]

As mamas sofrem modificações durante a gravidez, e deve-se investigar o histórico de amamentação das mulheres com gravidez prévia.[4]

Todas as gestantes, principalmente as primigestas, devem receber orientações quanto à importância da amamentação e de como se dá o processo de produção, descida do leite e manutenção da amamentação, assim como devem aprender a lidar com as principais intercorrências nesse período.[4]

Antecedentes obstétricos

A história obstétrica prévia deve ser investigada porque algumas complicações têm caráter recorrente, como diabetes gestacional, prematuridade, pré-eclâmpsia, feto com restrição de crescimento, óbito fetal e neonatal, recém-nascido com baixo peso ao nascer e algumas anomalias congênitas.[3,4]

Além disso, é importante investigar o número de gestações, seu intervalo e, para cada gestação, a evolução do pré-natal, a idade gestacional do parto, o tipo de parto, a condição do recém-nascido (Apgar, peso e condições de alta), se houve intercorrências em qualquer fase desse processo e se a mulher amamentou e por quanto tempo.[3]

Em casos de abortamento, deve-se investigar se foram espontâneos ou induzidos, precoces (< 12 semanas) ou tardios (≥ 12 semanas ou até 20/22 semanas), e se houve complicações (infecção), bem como se são de repetição (três ou mais abortos consecutivos).

Os Capítulos 16 a 19 descrevem os sangramentos na primeira metade da gestação. A terminologia usada para classificação das mulheres quanto ao número de gravidez e parto encontra-se no Quadro 6.10.

Quadro 6.10 Terminologia para classificação das mulheres quanto ao número de gravidezes e partos

Nuligesta	Mulher que nunca engravidou
Primigesta	Primeira gestação
Multigesta	Mulher que teve mais de uma gravidez (secundigesta, tercigesta e assim por diante)
Nulípara	Mulher que nunca concluiu gravidez além da fase de abortamento
Primípara	Mulher que teve um parto (IG > 20 semanas) A paridade não será maior em caso de gemelar ou do nascimento de mais RN, ou seja, no caso de nascimento de RN de gestações múltiplas, conta-se apenas um parto, independentemente de algum deles ter nascido de parto normal ou cesariana
Multípara	Mulher que concluiu duas ou mais gestações após 20 semanas independentemente do número de RN
Grande multípara	Mulher que concluiu mais de cinco gestações após 20 semanas
Parturiente	Mulher em trabalho de parto

IG: idade gestacional; RN: recém-nascido.
Fonte: Brasil, 2013, 2009.[3,4]

CÁLCULO DA IDADE GESTACIONAL

Parte importante do atendimento obstétrico, o cálculo da idade gestacional (IG) deve ser recalculado e conferido a cada consulta de pré-natal. A correta determinação impacta positivamente os resultados gestacionais, além de definir as rotinas obstétricas previstas para cada estágio da gravidez e o melhor momento para o parto. Os principais métodos para o cálculo da IG são a DUM e a primeira USG obstétrica realizada na grávida.[28]

A DUM refere-se ao primeiro dia da última menstruação e é, tradicionalmente, o primeiro passo para determinação da IG, sendo considerada método clínico simples e barato para sua estimativa. Quando se utiliza esse método, assume-se que a concepção aconteceu no 14º dia do ciclo. A acuidade da DUM para estimativa da IG é limitada, pois com frequência é informada incorretamente (por diversos motivos, como irregularidades menstruais, sangramentos de implantação do embrião, esquecimento do primeiro dia do fluxo menstrual e variação da duração dos ciclos menstruais, entre outros).[28]

Em relação ao exame ultrassonográfico, a USG de primeiro trimestre com medida do comprimento cabeça-nádega (CCN) é considerada o método de maior acurácia para confirmação ou datação da IG. A desvantagem é a variação intra e interobservador inerente ao método, a qual aumenta com a progressão da gravidez e pode interferir em sua capacidade de determinar com exatidão a IG.[17,28] O Quadro 6.11 apresenta a variação da USG (margem de erro) de acordo com a IG proposta pelo American College of Obstetricians and Gynecologists (ACOG) para exames realizados por profissional devidamente capacitado e dentro das normativas inerentes ao método. O Quadro 6.11 também apresenta os parâmetros ultrassonográficos utilizados para cálculo da biometria feto/embrião em cada momento da gravidez.[28]

Em virtude das limitações de ambas as metodologias, na prática clínica a associação dos dados da DUM à primeira USG é adotada para calcular a IG. Quando a DUM se encontra dentro da variação esperada pela primeira USG, deve ser considerada para cálculo da IG. No entanto, quando é desconhecida ou existe grande discrepância entre a IG cronológica e a estimada pela primeira USG (diferença maior do que a margem de erro da USG de acordo com o momento da gravidez), deve-se calcular a IG com base na biometria fetal estimada pela primeira USG.[3]

O Quadro 6.12 apresenta o passo a passo para cálculo da IG na prática clínica.

Eventualmente, é possível que a gestante não tenha conhecimento da DUM e ainda não tenha realizado a USG obstétrica. Nesses casos, a anamnese detalhada e o exame obstétrico, apesar de suas limitações, podem auxiliar a estimativa da IG, enquanto se aguarda a realização da USG. Durante o exame obstétrico, é esperado que o útero seja palpável na altura da sínfise púbica com 12 semanas

Quadro 6.11 Margem de erro da ultrassonografia obstétrica proposta pelo American College of Obstetricians and Gynecologists (ACOG) e de acordo com a idade gestacional para confirmação da data da última menstruação ou ajuste da idade gestacional

IG ultrassonográfica estimada pelo 1º exame	Margem de erro da USG	Parâmetro(s) da USG utilizado(s) para cálculo da IG ultrassonográfica
Até 8s 6d	± 05 dias	CCN*
9s 0d até 15s 6d	± 07 dias	CCN até 13s 6d DBP, CC, CA, fêmur: ≥ 14s 0d
16s 0d até 21s 6d	± 10 dias	DBP, CC, CA, fêmur
22s 0d até 27s 6d	± 14 dias	DBP, CC, CA, fêmur
≥ 28s 0d	± 21 dias	DBP, CC, CA, fêmur

* A medida do diâmetro médio do saco gestacional não é recomendada para estimativa da idade gestacional.
CA: circunferência abdominal; CC: circunferência cefálica; CCN: comprimento cabeça-nádega; d: dias; DBP: diâmetro biparietal; IG: idade gestacional; s: semanas; USG: ultrassonografia.
Fonte: adaptado de ACOG, 2022.[28]

Quadro 6.12 Passo a passo para cálculo da idade gestacional a partir da associação dos dados da data da última menstruação e da primeira ultrassonografia obstétrica da gravidez

1. Obtenha a DUM (primeiro dia da última menstruação); se DUM desconhecida, utilizar primeira USG para cálculo da IG
2. Obtenha os dados da primeira USG, como data de sua realização e IG ultrassonográfica estimada pelas medidas ecográficas
3. Determine a IG cronológica (calculada pela DUM), preferencialmente até o dia da realização da primeira USG* – com frequência, a IG cronológica está no laudo da USG; caso não esteja, calcule-a
   * IG cronológica até a primeira USG (semanas) = soma dos dias entre a DUM e a primeira USG, dividida por 7
4. Identifique a margem de erro da primeira USG de acordo com a IG de sua realização (veja o Quadro 6.11)
5. Avalie a compatibilidade entre IG cronológica (DUM) e IG determinada pela primeira USG:
   Situação A: a IG cronológica (calculada pela DUM) está dentro da margem de erro da primeira USG – nesse caso, considerar DUM correta (IG cronológica compatível) e utilizá-la para cálculo da IG até o fim da gestação
   Situação B: a IG cronológica (calculada pela DUM) está fora da margem de erro da primeira USG – considera-se erro de data (DUM incorreta) e utiliza-se a primeira USG para cálculo da IG até o fim da gravidez

DUM: data da última menstruação; IG: idade gestacional; USG: ultrassonografia.

Quadro 6.13 Exemplos de possibilidade de cálculo da idade gestacional nas gestações resultantes de terapia de reprodução assistida

Exemplo 1
Se ocorrer a transferência de embrião de 3 dias no dia 25/05/2024, a "DUM estimada" será 08/05/2024 (ou seja, 17 dias antes da transferência – por considerar o primeiro dia da menstruação há 14 dias e mais 3 dias da concepção do embrião)
Exemplo 2
Se ocorrer a transferência de embrião de 5 dias no dia 29/06/2024, a "DUM estimada" será 10/06/2024 (ou seja, 19 dias antes da transferência – por considerar o primeiro dia da menstruação há 14 dias e mais 5 dias da concepção do embrião)

DUM: data da última menstruação.

de gestação; ao identificá-lo próximo à cicatriz umbilical, a gestação costuma ser estimada em torno de 20 semanas. Além disso, espera-se que o início da percepção materna dos movimentos fetais ocorra por volta de 18 a 20 semanas de gravidez. Cabe enfatizar a importância da USG para obtenção de dados precisos para o cálculo da IG, especialmente na ausência de outras informações confiáveis.[29]

Quando a gravidez é resultante de terapia de reprodução assistida (TRA), a USG é especialmente útil. Alternativamente, é possível calcular a IG nessas gestações com base na idade do embrião, na data da transferência embrionária e assumindo que a mulher teve concepção/ovulação no 14° dia de seu ciclo (Quadro 6.13).[28]

Cálculo da data provável do parto

A data provável do parto (DPP), ou data estimada do parto, é um dado presente na caderneta de pré-natal que considera como 280 dias ou 40 semanas a partir da DUM a duração média da gestação. Essa informação objetiva oferecer à gestante, ainda que de forma empírica, uma ideia sobre o período aproximado em que é possível o nascimento de seu filho.[3] Para evitar a ansiedade, é importante ressaltar que essa não é uma data definitiva para o nascimento do concepto.

A DPP pode ser calculada de diversas maneiras. Por exemplo:

- **Regra de Näegele:** de acordo com essa regra, somam-se 7 dias ao primeiro dia da última menstruação e adicionam-se 9 meses ao mês em que ocorreu a última menstruação (ou são subtraídos 3 meses, quando a DUM ocorre a partir do mês de abril). A regra de Näegele aplica-se apenas quando a DUM é considerada correta.[3] Exemplos: (1) data da última menstruação: 10/03/24 – data provável do parto: 17/12/24; (2) data da última menstruação: 20/04/2024 – data provável do parto: 27/01/2025.
- **Gestograma:** consiste no uso de um disco de apoio para o cálculo da IG. Nesse caso, se a DUM for correta, coloca-se a seta sobre o dia e mês correspondentes aos primeiros dia e mês da última menstruação e observa-se a seta na data (dia e mês) indicada como data provável do parto ou 40 semanas de gravidez. Esse disco também pode ser utilizado para determinação da DPP quando a IG está sendo calculada pela primeira USG (seja por DUM desconhecida ou incorreta) (Figura 6.4).

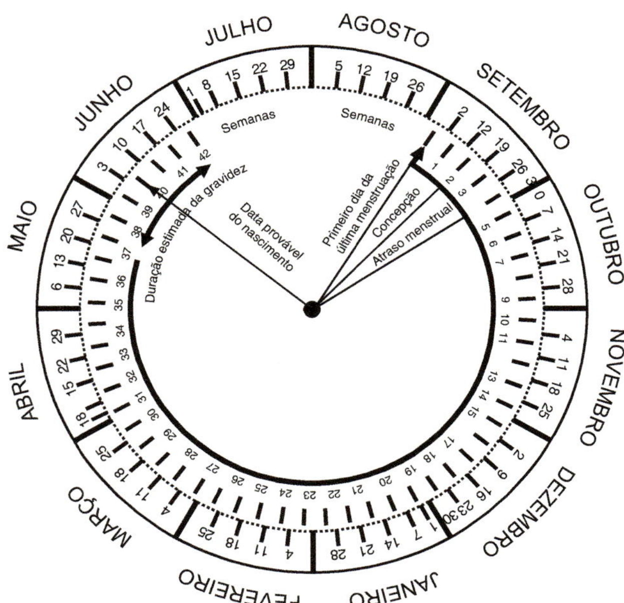

Figura 6.4 Gestograma para apoio no cálculo da idade gestacional.

- **Aplicativos específicos de pré-natal:** forma moderna de cálculo tanto da IG como da DPP. Realiza-se o cálculo automático da DPP após a inserção dos dados no sistema. Nesse caso, são lançados no sistema os dados da primeira USG.

Vale destacar que, independentemente do método empregado para determinação da DPP, do ponto de vista assistencial é essencial esclarecer para o casal que essa data não representa o término exato da gestação. Deve ser informado que a gravidez normal pode estender-se por até 293 dias, ou seja, 41 semanas e 6 dias, e que, portanto, é natural que o nascimento ocorra em até 2 semanas após a DPP estimada. Além disso, é válido sinalizar que, se o nascimento ocorrer nas 3 semanas que antecedem a DPP estimada (37 semanas), o parto não é categorizado como pré-termo ou "prematuro". Esses esclarecimentos podem minimizar possíveis inquietações do casal e reduzir desentendimentos com a equipe assistencial.

EXAME FÍSICO

Na primeira consulta da gestante, o exame físico deve ser completo, incluindo exame clínico detalhado e avaliação dos aspectos ginecológicos e obstétricos.

As gestantes devem ser examinadas em busca de alterações no estado geral, peso, pressão arterial, volume da glândula tireoide, ausculta cardíaca e pulmonar, inspeção da pele e palpação do abdome. O exame ginecológico completo é muito importante, incluindo a avaliação de vulva, vagina e mamas, pois muitas mulheres nunca se submeteram a esse tipo de avaliação ginecológica ou a realizam de modo esporádico.[3]

Durante o exame físico, deve-se realizar exame obstétrico adequado, o qual costuma incluir a medida da altura uterina, a ausculta dos batimentos cardíacos fetais, a avaliação do tônus uterino e a verificação da presença de

Quadro 6.14 Componentes do exame físico da gestante

Sinais vitais	Aferição do pulso, frequência cardíaca, frequência respiratória, temperatura axilar, pressão arterial (deve ser medida na posição sentada com técnica adequada)
Peso e a altura	Determinar o índice de massa corporal (IMC) e, por consequência, o estado nutricional
Face	Presença de cloasma ou melasma, pigmentação escura (difusa ou circunscrita) nas regiões mais expostas ao sol, como nariz e regiões frontal e zigomática
Olhos	Observar a coloração das conjuntivas (a gestante pode apresentar quadro de anemia fisiológica em razão da hemodiluição)
Boca	Avaliar gengivas e dentes (em relação aos últimos, sabe-se que algumas infecções podem levar à prematuridade e ao baixo peso ao nascimento)
Tireoide	É esperado discreto aumento simétrico da glândula em virtude de efeitos hormonais (mais evidente a partir de 20 semanas de gestação)
Tórax e pulmões	Na gravidez, a partir dos aumentos crescentes da progesterona, há aumento do volume corrente e da ventilação minuto alveolar, o que pode levar à dispneia e à alcalose respiratória
Exame das mamas (técnica semelhante à adotada na mulher não gestante – inspeção estática e dinâmica, palpação das mamas e linfonodos e espremedura)	**Com 8 semanas de gestação:** congestão e hipertrofia mamária, aréola primária – aréola hiperpigmentada; tubérculos de Montgomery (12 a 15 glândulas mamárias acessórias ou sebáceas hipertrofiadas)
	Com 16 semanas de gestação: saída de colostro; observa-se a rede venosa de Haller, caracterizada pelo aumento da circulação venosa, formando uma rede visível sob a pele transparente das mamas
	Com 20 semanas de gestação: é possível identificar o sinal de Hunter, caracterizado pelo desenvolvimento da aréola secundária e escurecimento das mamas
Exame obstétrico	O abdome deve ser avaliado com a gestante em decúbito dorsal, na seguinte sequência: inspeção, altura uterina, palpação (manobras de Leopold), determinação de contrações uterinas (através da mudança do tônus uterino) e ausculta fetal Verificar o formato do abdome (plano, abaulado, ovoide ou globoide); atentar também para modificações na pele, como a presença de cicatrizes, estrias e *linea nigra* (escurecimento da linha *alba*)
Toque obstétrico	A partir do toque obstétrico é possível identificar apagamento e dilatação cervical, presença ou não da bolsa amniótica, sua integridade ou ruptura e altura da apresentação

Fonte: elaborado pelos autores.

contrações uterinas. Quando consideradas necessárias, a determinação da estática fetal e a avaliação cervical também fazem parte do exame obstétrico.[6]

O Quadro 6.14 apresenta um resumo dos componentes mais importantes do exame físico que devem ser incluídos na primeira visita de pré-natal.[3,6]

Medida do fundo uterino

A medida do fundo uterino (MFU) é uma avaliação clínica que objetiva monitorar clinicamente o crescimento fetal por meio da determinação da distância do fundo uterino em relação à sínfise púbica. Frequentemente realizada durante consultas obstétricas, essa técnica simples, acessível e não invasiva é crucial para avaliação clínica do crescimento fetal. A MFU também pode ser útil na estimativa da idade gestacional, na ausência de USG e DUM, assim como na suspeita de gestações múltiplas ou outras irregularidades uterinas.[3]

Vale ressaltar que no início da gravidez o útero é um órgão intrapélvico que se torna perceptível pela palpação abdominal em torno de 12 semanas. Por volta de 16 semanas encontra-se a meio caminho entre a sínfise púbica e a cicatriz umbilical e com 20 semanas está localizado aproximadamente na altura da cicatriz umbilical. O útero cresce, em média, 4cm/mês e pode ser mensurado a partir de 12 semanas de gravidez. Com 40 semanas de gravidez o útero estará próximo do apêndice xifoide. Entre 18 e 32 semanas, existe razoável correlação entre a medida encontrada, em centímetros, e a IG, em semanas. A Figura 6.5 mostra a medida da altura uterina de acordo com a IG. Nas primigestas, devido à insinuação do polo fetal na pelve materna, pode haver diminuição da altura uterina ao final da gestação.[3]

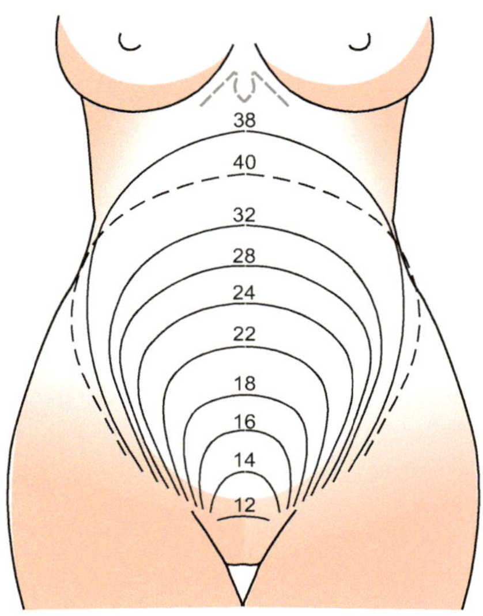

Figura 6.5 Medida da altura uterina de acordo com a idade gestacional.

Técnica da medida do fundo uterino

- Posicione a gestante em decúbito dorsal.
- Determine a borda superior da sínfise púbica e o fundo uterino.
- Com a mão direita, fixe a extremidade inicial (0cm) da fita métrica flexível e não extensível na borda superior da sínfise púbica.
- Deslize a fita entre os dedos indicador e médio da mão esquerda ou pela borda cubital esquerda até o fundo uterino.
- Posicione a mão perpendicularmente ao fundo uterino, sem fazer compressão.
- Proceda à leitura quando a borda cubital da mão atingir o fundo uterino (Figura 6.6).[3]

Por fim, o valor deve ser anotado no prontuário e na caderneta da gestante e plotado na curva de crescimento uterino frequentemente presente nas cadernetas de pré-natal. Ao se avaliar a medida na curva de crescimento uterino, é possível identificar em qual percentil a MFU se encontra e, assim, avaliar se a medida encontrada está ou não dentro do tamanho esperado (Figura 6.7).[3]

Cabe destacar que discrepâncias importantes entre a IG e a MFU – acima ou abaixo do esperado – podem indicar desordens do crescimento fetal e/ou da dinâmica da renovação do volume de líquido amniótico. Desvios do crescimento uterino na curva da IG pela altura uterina devem ser investigados por meio da USG para o diagnóstico mais preciso de anormalidades.

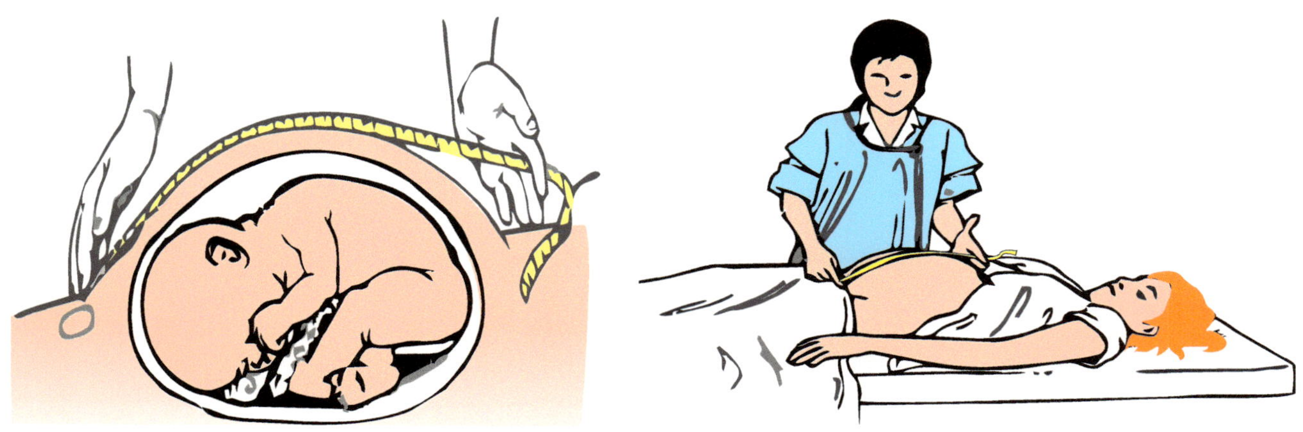

Figura 6.6 Medida da altura uterina. (Reproduzida de Brasil, 2013.[3])

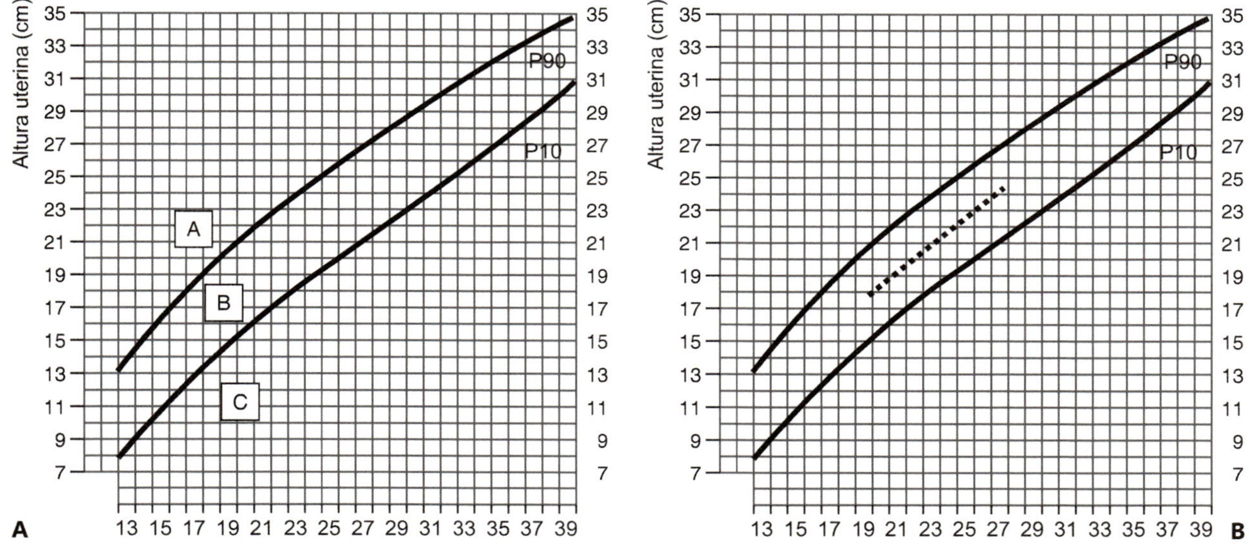

Figura 6.7 Análise de posições dos pontos A, B e C, obtidos na avaliação transversal no gráfico da medida uterina nas curvas de crescimento pela idade gestacional: (*A*) acima da curva superior (≥ percentil 90) – atenção para a possibilidade de erro de cálculo da idade gestacional (IG), macrossomia fetal, gestação gemelar e mola hidatiforme – solicitar ultrassonografia; (*B*) entre as curvas inferior e superior – deve ser seguido o calendário de atendimento de rotina; (*C*) abaixo da curva inferior (≤ percentil 10) – cabe atentar para a possibilidade de erro de cálculo da IG e avaliar a possibilidade de feto morto, oligodrâmnio ou restrição de crescimento fetal – solicitar ultrassonografia. (Reproduzida de Brasil, 2013.[3])

Manobras de Leopold

As manobras de Leopold são realizadas durante a palpação abdominal para identificação da estática fetal. São descritas quatro manobras (a quarta está em desuso na prática clínica diária [Figura 6.8]):

- **Primeira manobra de Leopold (Figura 6.8*A*):** avalia o fundo uterino; permite ainda identificar e determinar o polo fetal – isto é, cefálico ou pélvico – que ocupa o fundo. O polo pélvico dá a sensação de uma massa grande e nodular, enquanto a cabeça parece dura e redonda e é mais móvel. Essa manobra auxilia a obtenção da MFU. Para realizá-la, o examinador coloca-se ao lado da gestante e, de frente para ela, palpa o abdome com as mãos encurvadas até reconhecer o fundo uterino.
- **Segunda manobra de Leopold (Figura 6.8*B*):** determina a posição e a situação fetal. A posição é determinada pela localização do dorso fetal dentro do útero (dorso direita/esquerda) e a situação pela relação do maior eixo fetal em relação ao maior eixo materno (longitudinal/transverso/oblíquo [Figura 6.9]). Para realizá-la, o examinador coloca-se ao lado e de frente para a gestante e palpa o abdome com a palma das mãos nas regiões lateral e superior do abdome gravídico. No local onde se encontra o dorso, a percepção é de que a superfície é mais homogênea em relação à localização dos membros. Essa manobra também auxilia a identificação do melhor foco de ausculta fetal.
- **Terceira manobra de Leopold (Figura 6.8*C*):** determina a parte fetal que se apresenta ao estreito superior da pelve materna: cabeça, ombro ou nádega (cefálica, córmica ou pélvica, respectivamente [Figura 6.10]). Na apresentação cefálica ainda é possível explorar a mobilidade do polo fetal e determinar se o feto está ou não insinuado (altura de apresentação). Para realizá-la, o examinador se posiciona ao lado da gestante, e a manobra é executada com o polegar e o dedo médio, imprimindo movimentos de basculação. Em razão da estrutura óssea da calota craniana, o polo cefálico é mais facilmente identificado em relação à pelve, que se mostra volumosa, esferoide e irregular (Figura 6.10). Essa manobra auxilia a identificação do melhor foco de ausculta fetal.

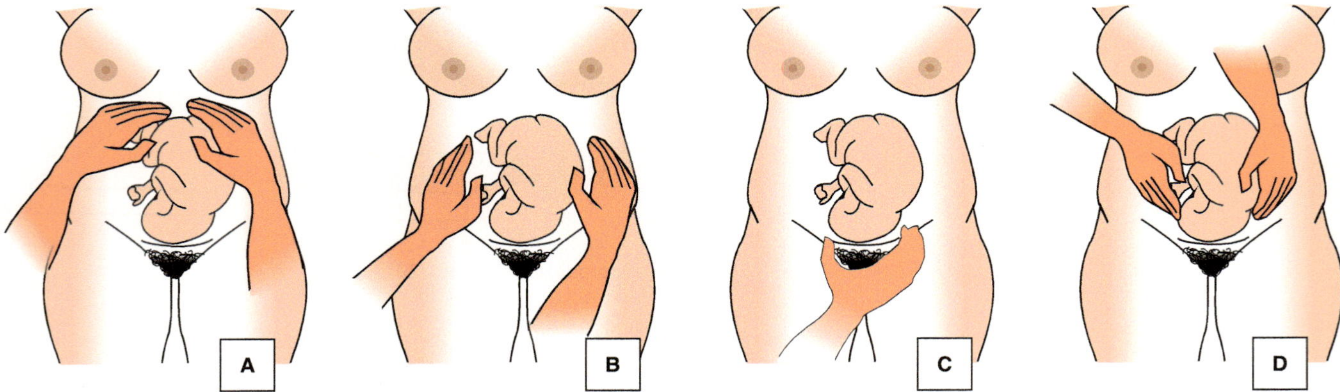

Figura 6.8 Manobras de Leopold. **A** Primeira manobra. **B** Segunda manobra. **C** Terceira manobra. **D** Quarta manobra. (Reproduzida de Brasil, 2005.[30])

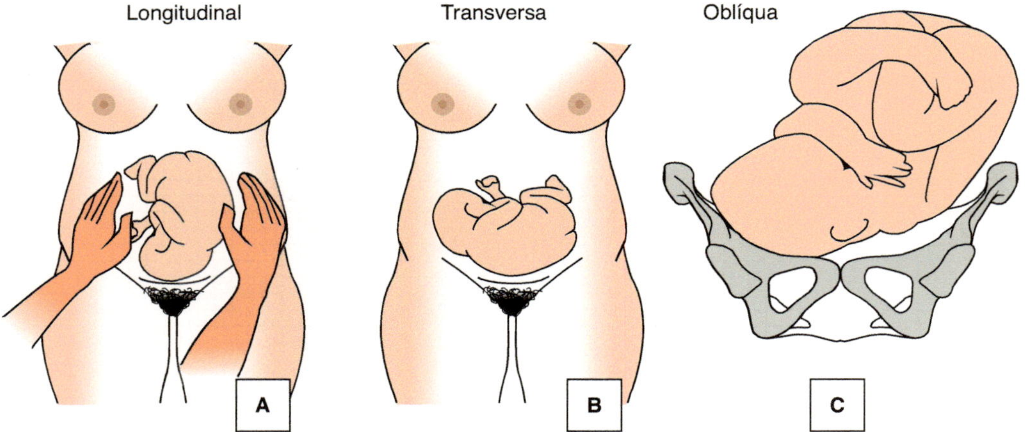

Figura 6.9 Situação fetal – relação entre o maior eixo do feto e o maior eixo do colo uterino. **A** Situação longitudinal (maiores eixos do feto e do útero paralelos e coincidentes). **B** Situação transversa (maiores eixos do feto e do útero perpendiculares). **C** Situação oblíqua (maiores eixos do feto e útero se cruzam). (Reproduzida de Brasil, 2005.[30])

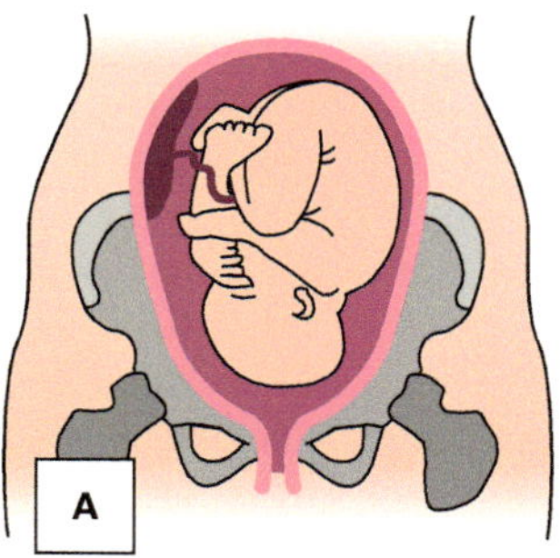

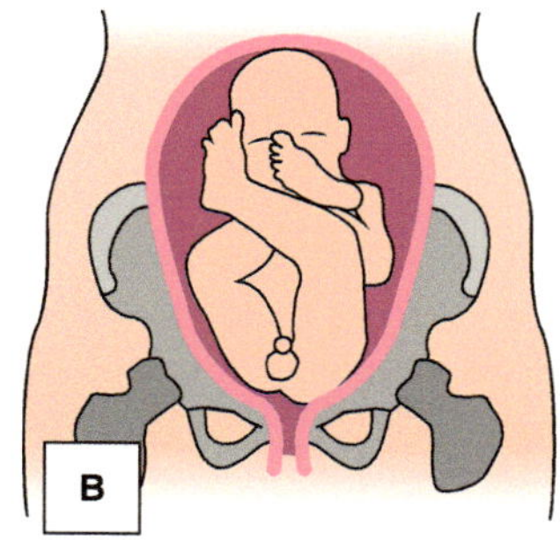

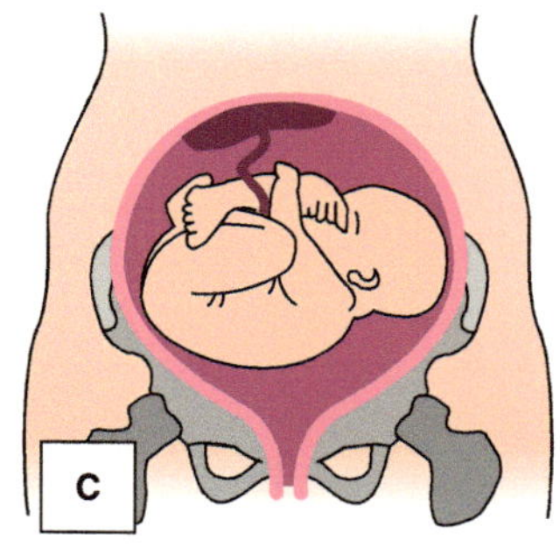

Figura 6.10 Manobras de palpação da apresentação fetal (região do feto que se encontra voltada para o estreito superior [linha entre o promontório e a margem superior da sínfise púbica]). **A** Apresentação cefálica (polo cefálico). **B** Apresentação pélvica (polo pélvico – pelve ou membros inferiores [completa ou incompleta]). **C** Apresentação córmica (ombro – sempre apresentação da situação transversa). (Reproduzida de Brasil, 2005.[30])

- **Quarta manobra de Leopold (Figura 6.8*D*)**: determina, nas apresentações cefálicas, o grau de flexão e deflexão. Essa manobra é pouco utilizada atualmente. O examinador, de costas para a cabeça da gestante, espalma as mãos sobre as fossas ilíacas e as desloca em direção ao hipogástrio, paralelamente à arcada crural. Com as pontas dos dedos, procura penetrar a pelve para averiguar o grau de penetração do polo apresentado no estreito superior da bacia. Dessa maneira, também é possível reconhecer a cabeça fetal, que ocupa completamente a escava e é um corpo volumoso, de superfície regular, resistente e irredutível, ou o polo pélvico, que, ocupando parcialmente a escava, é corpo mais volumoso, esferoide, de superfície irregular e resistente, mas redutível.[3]

Ausculta fetal

Os batimentos cardíacos fetais podem ser percebidos pela USG a partir de 5 a 6 semanas de gestação, pelo Sonar-Doppler a partir de 12 semanas e pelo estetoscópio de Pinard por volta de 20 semanas. A frequência cardíaca fetal normal oscila entre 110 e 160bpm. O melhor foco de ausculta está localizado na região dorsal do feto, próximo ao polo cefálico. Para identificá-lo, a segunda e terceira manobras de Leopold podem ser úteis em gestações mais avançadas.[3]

Além disso, é possível palpar o pulso da gestante concomitantemente à ausculta fetal para se certificar de que os batimentos são os do feto, uma vez que as frequências são diferentes.

EXAMES COMPLEMENTARES

Os exames complementares fazem parte da rotina de pré-natal para surpreender complicações que possam colocar em risco a saúde materna e/ou fetal. No Quadro 6.15 estão descritos os exames mínimos propostos pelo Ministério da Saúde para solicitação nas gestações de risco habitual. Essas rotinas são periodicamente revisadas pelo Ministério da Saúde. Algumas sorologias podem ser substituídas por testes rápidos disponíveis nas unidades básicas de saúde (sífilis, hepatites B e C e HIV).

Quadro 6.15 Roteiro para solicitação de exames complementares nas gestações de risco habitual

Exames mínimos	Trimestre 1	24 a 28 semanas	Trimestre 3
Grupo sanguíneo e fator Rh	X	–	–
Coombs indireto*	X	X	X (mensal)
Hemograma	X	X	X
VDRL	X	X	X
Toxoplasmose**	X	X	X
Anti-HIV	X	–	X
Anti-HCV	X	–	–
HBsAg	X	–	X
Glicemia em jejum	X	X	–
Glicemia 1 e 2h após 75g de dextrosol	–	X	–
Urina rotina	X	–	–
Urocultura	X	–	–
Eletroforese de hemoglobina***	X	–	–

*Coombs indireto: primeira consulta para todas as gestantes; repetição se Rh negativo.
**Toxoplasmose: IgG e IgM na primeira consulta e repetição nas suscetíveis.
***Dispensável para gestantes que têm a eletroforese de hemoglobina realizada anteriormente, como no teste do pezinho.
Fonte: adaptado de Brasil, 2013; 2016.[3,6]

Além dos básicos, outros exames podem ser solicitados de acordo com a disponibilidade de recursos e a presença de fatores de risco. São eles:

- **Anti-HTLV 1 e 2:** para mulheres com história de transfusão ou transplante e com história de IST.
- **Anti-Hbs:** para mulheres sem histórico de vacinação para hepatite B e para avaliar a necessidade da quarta dose da vacina.
- **Vitamina D:** para mulheres com histórico de restrições dietéticas (p.ex., veganas), obesas, com histórico de hipovitaminose D, com relato de baixa exposição solar e com má absorção (doença inflamatória intestinal, cirurgia bariátrica, uso de fenitoína).
- **TSH:** para mulheres com mais de 30 anos de idade, com índice de massa corporal acima de 30kg/m², portadoras de diabetes *mellitus* tipo 1 ou diabetes gestacional, portadoras de doenças autoimunes, mulheres com história familiar ou pregressa de doença tireoidiana, história de irradiação externa da cabeça/pescoço ou tireoidectomia, em uso atual de levotiroxina, com presença de autoanticorpos (principalmente anti-TPO), com sinais ou sintomas clínicos sugestivos de hipotireoidismo/bócio e com história de infertilidade, abortamento ou parto pré-termo espontâneo.

O Quadro 6.16 apresenta um resumo dos exames que devem ser solicitados com base nos fatores de risco.

Ultrassonografia obstétrica

Desde 2011, o Ministério da Saúde preconiza a realização de somente uma USG obstétrica por gestante (Portaria MS/SAS 650, de 5 de outubro de 2011).[6] Entretanto, em locais com mais recursos devem ser realizados no mínimo três exames (um por trimestre) ou sempre que houver indicação formal, como suspeita de anormalidades fetais ou doenças maternas que aumentem o risco fetal (veja o Capítulo 11). O Quadro 6.17 apresenta as principais indicações de USG de acordo com a IG.

Em 2023, por meio da Lei 14.598, de 14 de julho de 2023, o Ministério da Saúde propôs que a rede pública de saúde, observada a disponibilidade orçamentária, incluísse no protocolo de assistência às gestantes a realização de ecocardiograma fetal e de pelo menos dois exames de USG transvaginal durante o primeiro quadrimestre de gestação. No entanto, essa recomendação não encontra sustentação científica.

Por sua vez, a Federação Brasileira das Sociedades de Ginecologia e Obstetrícia (FEBRASGO) sinalizou que não é necessária a realização rotineira de duas USG transvaginais no primeiro quadrimestre da gestação, sugerindo ser mais adequada uma USG via transvaginal entre 11 e 13 semanas e 6 dias e outra via abdominal (complementada via transvaginal) entre 20 e 23 semanas

Quadro 6.16 Exames complementares solicitados no pré-natal em função dos fatores de risco

Exames baseados em fatores de risco	Primeiro trimestre	Indicação
Anti-HTLV 1 e 2	X	História de transfusões ou transplantes/IST
Anti-Hbs	X	Falta de cartão/histórico de vacinação
Vitamina D	X	Veja fatores de risco no texto
TSH	X	Veja fatores de risco no texto

HB: hemoglobina; IST: infecção sexualmente transmissível.

Quadro 6.17 Principais indicações de ultrassonografia de acordo com a idade gestacional

Período	Indicações
Primeiro trimestre	• Datação gestacional (CCN) • Localização da gestação • Vitalidade embrionária • Determinação do número de embriões e características da gemelaridade • Rastreamento de cromossomopatia (TN) • Avaliação de hemorragias no primeiro trimestre
Segundo trimestre	• Estudo da morfologia fetal • Rastreamento de cromossomopatias • Avaliação do comprimento do colo uterino • Avaliação da inserção placentária • Datação gestacional (DBP, CC, CA, CF) • Avaliação de hemorragias no segundo trimestre
Terceiro trimestre	• Avaliação do crescimento fetal • Avaliação da vitalidade fetal • Avaliação de hemorragias no terceiro trimestre

CA: circunferência abdominal; CC: circunferência cefálica; CCN: comprimento cabeça-nádega; CF: comprimento do fêmur; DBP: diâmetro biparietal; TN: translucência nucal.

e 6 dias de gestação, para avaliar a morfologia fetal e o risco de parto pré-termo. No que se refere à ecocardiografia fetal no pré-natal, a FEBRASGO sinalizou que o exame está indicado somente para gestações com fatores de risco, como histórico de cardiopatia congênita em pai, mãe e/ou irmão, doenças maternas que favoreçam cardiopatias fetais (diabetes pré-gestacional, lúpus, síndrome de Sjögren) e feto atual com suspeita de cardiopatia, entre outros.[10] Assim, a ecocardiografia fetal rotineira não apresenta evidências suficientes para sua indicação (veja o Capítulo 11).[31]

IMUNIZAÇÃO E MICRONUTRIENTES

Imunização

O calendário vacinal da gestante é parte importante do cuidado pré-natal. Algumas vacinas devem ser administradas nesse período e são fundamentais para garantir a saúde da mãe e de seu filho na gravidez e nos primeiros meses de vida do concepto.

O Quadro 6.18 apresenta um resumo das vacinas recomendadas de rotina na gestação de acordo com o calendário da Sociedade Brasileira de Imunizações (SBIm).[32] Para maior detalhamento sobre o tema, assim como para consultar vacinas recomendadas em situações especiais ou contraindicadas na gestação, veja o Capítulo 7.

Micronutrientes

A nutrição adequada é essencial para a boa saúde materno-fetal. A gestação e a lactação são momentos biológicos que merecem o máximo de atenção com relação à oferta de micronutrientes que são fundamentais nesse período, pois as funções biológicas com eles relacionadas garantem o pleno desenvolvimento e a maturação fetal.

Quadro 6.18 Vacinas recomendadas de rotina na gestação

<table>
<tr><th rowspan="2">Vacinas</th><th colspan="2">Esquemas e recomendações</th><th rowspan="2">Comentários</th></tr>
<tr><th>Histórico vacinal</th><th>Conduta na gestação</th></tr>
<tr><td rowspan="4">Tríplice bacteriana acelular do tipo adulto (difteria, tétano e coqueluche) – dTpa ou dTpa-VIP
Dupla adulto (difteria e tétano) – dT</td><td>Previamente vacinada com pelo menos três doses de vacina contendo o componente tetânico</td><td>Uma dose de dTpa a partir de 20 semanas de gestação</td><td rowspan="4">Uma dose de dTpa, se não foi vacinada durante a gestação (preferencialmente nos primeiros 45 dias)</td></tr>
<tr><td>Em gestantes com vacinação incompleta, tendo recebido uma dose de vacina contendo o componente tetânico</td><td>Uma dose de dT e uma de dTpa (a dTpa deve ser aplicada a partir de 20 semanas de gestação)
Respeitar intervalo de 1 mês entre elas</td></tr>
<tr><td>Em gestantes com vacinação incompleta, tendo recebido duas doses de vacina contendo o componente tetânico</td><td>Uma dose de dTpa a partir de 20 semanas de gestação</td></tr>
<tr><td>Em gestantes não vacinadas e/ou com histórico vacinal desconhecido</td><td>Duas doses de dT e uma de dTpa (a dTpa deve ser aplicada a partir de 20 semanas de gestação)
Respeitar intervalo mínimo de 1 mês entre elas</td></tr>
<tr><td rowspan="3">Hepatite B</td><td>Vacinação completa</td><td>–</td><td rowspan="3">Completar doses faltantes</td></tr>
<tr><td>Vacinação incompleta</td><td>–</td></tr>
<tr><td>Vacinação desconhecida ou não realizada</td><td>Três doses, no esquema 0-1-6 meses</td></tr>
<tr><td>Influenza (gripe)</td><td colspan="2">Dose única anual</td><td>Vacinar no puerpério, se não vacinou na gravidez</td></tr>
<tr><td rowspan="2">Covid-19</td><td>Pfizer – mRNA</td><td>Duas doses: uma a cada 21 dias</td><td>O Ministério da Saúde adotou o intervalo de 8 semanas entre as doses do esquema primário, mas o previsto em bula é de 21 dias
Uma dose de reforço 4 meses após a segunda dose</td></tr>
<tr><td>CoronaVac</td><td>Duas doses: uma a cada 14 a 28 dias</td><td>Uma dose de reforço 4 meses após a segunda dose</td></tr>
</table>

Fonte: Sociedade Brasileira de Imunizações (SBIm), 2022/2023.[32]

Para suprir o metabolismo materno e as demandas do feto em desenvolvimento, a necessidade de alguns micronutrientes é aumentada durante a gestação.[33] Os mais importantes na gravidez são:[3]

- **Ferro:** a suplementação rotineira de ferro previne a instalação de baixos níveis de hemoglobina por deficiência no parto e puerpério. Criado por meio da Portaria MS 730, de 13 de maio de 2005, o Programa Nacional de Suplementação de Ferro recomenda a suplementação de 40mg/dia de ferro elementar (200mg de sulfato ferroso). A suplementação de ferro deve ser mantida por 3 meses no pós-parto e após aborto.[2,3,20]
- **Folato (vitamina B9, ácido fólico, metilfolato) periconcepcional:** protege contra defeitos de fechamento do tubo neural. O ácido fólico deve ser prescrito para as gestantes na dose de 400mcg (0,4mg/dia) desde o período pré-gestacional até o final da gravidez. As mulheres que tiveram fetos ou neonatos com defeitos do tubo neural devem usar ácido fólico na dose de 4mg/dia continuamente, caso desejem engravidar.[2,3,20]
- **Piridoxina (vitamina B6):** o suplemento de piridoxina não é recomendado às grávidas com o objetivo de melhorar os resultados maternos e perinatais.[3]
- **Vitamina A:** está relacionada com a reprodução humana normal, o crescimento fetal, a constituição da reserva hepática fetal e o crescimento tecidual materno. O Programa de Suplementação de Vitamina A acontece somente nos estados da região Nordeste e nos municípios do estado de Minas Gerais (no norte do estado e nos vales do Jequitinhonha e do Mucuri), áreas consideradas endêmicas para a deficiência de vitamina A. O referido programa prevê a suplementação com dose única de 200.000UI de vitamina A, ainda na maternidade, para as mulheres no pós-parto imediato. O excesso de vitamina A interfere na absorção da vitamina K.[2,3]
- **Vitamina D:** a deficiência de vitamina D está associada a risco maior de malformações ósseas, nascimento pré-termo, desenvolvimento de infecções no trato respiratório e alergias na criança, bem como pré-eclâmpsia e diabetes gestacional. Segundo a Sociedade Americana de Endocrinologia, as gestantes são classificadas como grupo de alto risco para deficiência de vitamina D mesmo em regiões ensolaradas, como o Brasil, devendo ter a vitamina D pesquisada ou suplementada de rotina.[34]
- **Zinco:** a carência de zinco no período gestacional está relacionada com aborto espontâneo, restrição do crescimento fetal, nascimento pré-termo, pré-eclâmpsia, prejuízo na função dos linfócitos T, anormalidades congênitas e prejuízo imunológico fetal. Por outro lado, a suplementação em gestantes foi responsável pelo aumento na IG por ocasião do parto e pelo aumento do peso ao nascer, segundo estudo realizado com mulheres afro-americanas. Não existem evidências suficientes para avaliar os efeitos de seu uso na gravidez. O suplemento de zinco às mulheres grávidas só é recomendado no contexto de pesquisas científicas.[3]
- **Proteínas:** em função da elevada síntese proteica durante a gravidez, é fundamental a oferta adequada de proteína na dieta, uma vez que o requerimento proteico é determinado pela quantidade mínima de proteína dietética suficiente para atender a demanda de síntese e impedir perdas de proteínas corporais. A suplementação balanceada parece melhorar o crescimento fetal e reduzir os riscos de morte fetal e neonatal.[3]

Uso de micronutrientes na profilaxia medicamentosa da pré-eclâmpsia

O uso do cálcio é benéfico na prevenção de pré-eclâmpsia na população de mulheres que apresentam baixa ingestão de cálcio, em especial naquelas com risco alto de desenvolver pré-eclâmpsia. Recomenda-se a suplementação diária de cálcio (1 a 2g de cálcio elementar oral). O Quadro 6.19 apresenta as medicações usadas na profilaxia da pré-eclâmpsia (para mais detalhes, veja o Capítulo 28).

ESTRATIFICAÇÃO DE RISCO E REFERENCIAMENTO

A gestação é um processo fisiológico e deve ser encarada pelas gestantes e equipes de saúde como uma experiência de vida saudável. Entretanto, em virtude de certos fatores de risco, em algumas gestantes pode ser maior a probabilidade de apresentarem evolução

Quadro 6.19 Medicações usadas na profilaxia da pré-eclâmpsia

Medicação	Posologia	Observação
Ácido acetilsalicílico (gestantes com risco de pré-eclâmpsia)	100 a 150mg/dia	Preferencialmente às 20h, com alimento A partir de 12 semanas até 36 semanas
Cálcio (gestantes com baixa ingesta)	Carbonato de cálcio: 1 a 2g/dia	Iniciar no primeiro trimestre e manter até o final Comprimidos de 1.250mg (500mg de Ca elemento) Junto às refeições
	Citrato de cálcio: 2 a 4g/dia	Comprimidos de 100mg (200mg de Ca elemento) Fracionar em três tomadas diárias (pode ser absorvido fora das refeições) Recomendado para gestantes com baixa acidez estomacal, doença inflamatória intestinal ou distúrbios de absorção

Fonte: Woo Kinshella *et al.*, 2022; Magee *et al.*, 2022; Peraçoli *et al.*, 2023.[35-37]

desfavorável. A identificação precoce desses fatores pode reduzir a morbimortalidade materno-infantil e ampliar o acesso com qualidade. O acolhimento com classificação de risco pressupõe agilidade no atendimento e definição da necessidade de cuidado e da densidade tecnológica que devem ser ofertadas às usuárias a cada momento. Contudo, nem todos os fatores de risco individuais exigem obrigatoriamente encaminhamento para serviços de atenção especializada, como as gestantes nos extremos da vida reprodutiva, mas sem outras comorbidades.

O risco deve ser avaliado em todas as consultas. Caso sejam identificados fatores associados a pior prognóstico materno e perinatal, a gravidez é definida como de alto risco, tornando necessários procedimentos com maior densidade tecnológica e avaliações mais frequentes.[3]

A Atenção Básica é a porta de entrada da Rede de Atenção à Saúde e apresenta atribuições próprias ou compartilhadas com os serviços especializados (Quadro 6.20). Uma vez encaminhada para acompanhamento em serviço especializado, a gestante deverá ser orientada a não perder o vínculo com a equipe que iniciou seu atendimento.[3]

As gestações cujas morbidade e mortalidade materna e perinatal são iguais ou menores do que na população em geral são consideradas de baixo risco, dispensando recursos de alta densidade tecnológica em saúde.

Os Quadros 6.21 a 6.23 apresentam os fatores e condições que podem aumentar o risco gestacional.

Quadro 6.21 Fatores de risco que possibilitam a realização do pré-natal na atenção básica

Fatores relacionados com as características individuais e as condições sociodemográficas desfavoráveis
• Idade < 15 e > 35 anos • Ocupação: esforço físico excessivo, carga horária extensa, rotatividade de horário, exposição a agentes físicos, químicos e biológicos, estresse • Situação familiar insegura e não aceitação da gravidez • Baixa escolaridade (< 5 anos de estudo regular) • IMC que evidencie baixo peso, sobrepeso ou obesidade • Condições ambientais desfavoráveis • Altura < 1,45m • Situação conjugal insegura
Fatores relacionados com a história reprodutiva anterior
• Intervalo interpartal < 2 anos ou > 5 anos • Recém-nascido com restrição de crescimento, pré-termo ou malformado • Nuliparidade e multiparidade (cinco ou mais partos) • Síndromes hemorrágicas ou hipertensivas • Cirurgia uterina anterior • Três ou mais cesarianas • Macrossomia fetal
Fatores relacionados com a gravidez atual
• Ganho ponderal inadequado • Infecção urinária • Anemia

IMC: índice de massa corporal.
Fonte: Brasil, 2013.[3]

Quadro 6.20 Atribuições da Atenção Primária no pré-natal de gestações de alto risco

1. Captação precoce da gestante, com busca ativa das gestantes
2. Estratificação de risco
3. Visitas domiciliares às gestantes de sua população adstrita
4. Acolhimento e encaminhamento responsável ao estabelecimento que realiza o acompanhamento especializado por meio da regulação
5. Acolhimento e encaminhamento responsável de urgências e emergências obstétricas e neonatais
6. Vinculação da gestante ao serviço especializado e à maternidade de referência
7. Coordenação e continuidade do cuidado e acompanhamento do plano de cuidados elaborado pela equipe multiprofissional do estabelecimento que realiza a atenção especializada

Quadro 6.22 Condições com indicação de acompanhamento da gestante pelo pré-natal de alto risco

Fatores relacionados com as condições prévias
• Dependência grave ou uso abusivo de drogas lícitas ou ilícitas • Doença psiquiátrica grave de difícil controle e em uso de polifarmácia: compartilhar acompanhamento NASF e equipe intermediária • Agravos alimentares e nutricionais: obesidade grau III, desnutrição (IMC < 19), carências nutricionais (hipovitaminoses), transtornos alimentares (anorexia nervosa, bulimia nervosa, entre outros): compartilhar acompanhamento com nutricionista do NASF • Cardiopatias (reumática, congênita, hipertensiva, arritmias, valvulopatias, endocardite, IAM) • HAS crônica prévia à gestação ou diagnosticada antes de 20 semanas descompensada OU diagnosticada após 20 semanas sem proteinúria ou caso de gestante que faça uso de anti-hipertensivo com difícil controle pressórico e uso de polifarmácia • Pré-eclâmpsia na gestação atual e/ou hipertensão que ocorre após 20 semanas • Pneumopatias graves (asma com uso de medicamentos contínuos, DPOC, fibrose cística) • Nefropatias graves (insuficiência renal, rins policísticos) • Endocrinopatias (diabetes *mellitus*, hipotireoidismo descompensado mesmo em tratamento medicamentoso, hipertireoidismo) • Doenças hematológicas (hemoglobinopatia SS ou SC, púrpura trombocitopênica idiopática, coagulopatias. talassemia) • Doenças genéticas maternas • Doenças infecciosas, como hepatites, toxoplasmose, infecção pelo HIV, sífilis terciária (USG com malformação fetal) e outras IST (condiloma) • Ginecopatias (malformações uterinas, útero bicorno, miomas intramurais com diâmetro > 4cm ou múltiplos e miomas submucosos) • Câncer: os de origem ginecológica OU invasores OU que estejam em tratamento OU que possam repercutir na gravidez • Doenças neurológicas (epilepsia, acidente vascular) • Antecedente de tromboembolismo (TVP ou embolia pulmonar) • Doenças autoimunes (lúpus eritematoso sistêmico, outras colagenoses) • Cirurgia bariátrica • Transplantes • Hanseníase • Tuberculose

(Continua)

Quadro 6.22 Condições com indicação de acompanhamento da gestante pelo pré-natal de alto risco *(Cont.)*

História reprodutiva anterior desfavorável
• Morte perinatal explicada ou inexplicada • Abortamento habitual: três abortos consecutivos ou cinco alternados • História prévia de insuficiência cervical/incompetência istmocervical • Isoimunização Rh em gestação anterior • Acretismo placentário • Síndrome hemorrágica ou hipertensiva com desfecho materno (síndrome HELLP, eclâmpsia, parada cardiorrespiratória ou admissão em UTI durante a internação) e/ou perinatal desfavorável • Prematuridade extrema (gestação interrompida antes de 28 semanas)
Fatores relacionados com a gravidez atual
• Distúrbios hipertensivos da gestação (hipertensão crônica preexistente, hipertensão gestacional ou transitória) • Infecção urinária de repetição • Diabetes *mellitus* gestacional • Desnutrição materna grave • Malformações fetais ou arritmia fetal • Restrição de crescimento fetal • Polidrâmnio ou oligodrâmnio • Gemelaridade • Anemia grave ou não responsiva a 30 a 60 dias de tratamento com sulfato ferroso • Portadoras de doenças infecciosas, como hepatites, toxoplasmose, infecção pelo HIV, sífilis terciária e outras IST • Infecções como rubéola e citomegalovirose, adquiridas na gestação atual • Obesidade grau III ou baixo peso • Adolescentes com fatores de risco psicossocial • Alta suspeita clínica de câncer de mama • NIC III

DPOC: doença pulmonar obstrutiva crônica HAS: hipertensão arterial sistêmica; HIV: vírus da imunodeficiência humana; IAM: infarto agudo do miocárdio; IMC: índice de massa corporal; IST: infecção sexualmente transmissível; NASF: Núcleo de Atenção à Saúde da Família; NIC: neoplasia intraepitelial cervical; TVP: trombose venosa profunda; USG: ultrassonografia; UTI: Unidade de Terapia Intensiva.
Fonte: Brasil, 2013.[3]

QUEIXAS MAIS COMUNS DURANTE A GRAVIDEZ

Náuseas e vômitos

Grande parte das gestantes experimenta episódios de náuseas com ou sem vômitos no início da gravidez, os quais tendem a melhorar após 16 semanas. Essa condição costuma ser autolimitada e, em geral, não se associa a resultados adversos da gravidez. Medidas comportamentais, como ingerir pequenas quantidades de alimento, fracionadas em mais vezes ao longo do dia, com preferência pelos alimentos sólidos, cítricos e secos, podem melhorar a tolerância alimentar. Alimentos gordurosos e condimentados tendem a piorar as náuseas e os vômitos. Os alimentos com proteína tendem a ser mais tolerados do que os ricos em carboidratos. A hidratação adequada é essencial.

A gestante deve evitar períodos prolongados de jejum, além de situações que possam desencadear náuseas ou vômitos (por exemplo, perfumes, cheiros fortes e odores desagradáveis). Lanches leves pela manhã e à noite podem

Quadro 6.23- Fatores de risco com indicação de encaminhamento à urgência/emergência obstétrica

• Síndromes hemorrágicas, independentemente da dilatação cervical e da IG • Suspeita de pré-eclâmpsia: pressão arterial > 140/90, medida após 5 minutos de repouso, no mínimo, na posição sentada • Sinais premonitórios de eclâmpsia em gestantes hipertensas: fotopsia, cefaleia típica occipital, epigastralgia ou dor intensa no hipocôndrio direito • Eclâmpsia (crises convulsivas em grávidas com pré-eclâmpsia) • Crise hipertensiva (PA ≥ 160/110mmHg) • Trabalho de parto pré-termo • Amniorrexe prematura • Hipertermia (Tax ≥ 37,8°C) na ausência de sinais ou sintomas clínicos de IVAS • Suspeita/diagnóstico de abdome agudo em gestantes • Suspeita/diagnóstico de pielonefrite, infecção ovular ou outra infecção que necessite internação hospitalar • Suspeita de trombose venosa profunda • Investigação de prurido gestacional/icterícia • Vômitos incoercíveis não responsivos ao tratamento com comprometimento sistêmico com menos de 20 semanas • Vômitos inexplicáveis no terceiro trimestre • Isoimunização Rh • Anemia grave (hemoglobina < 8g/dL) • IG a partir de 41 semanas confirmadas • Casos clínicos que necessitem avaliação hospitalar: cefaleia intensa e súbita, sinais neurológicos, crise aguda de asma etc.

IG: idade gestacional; IVAS: infecção das vias aéreas superiores; PA: pressão arterial; Tax: temperatura axilar.
Fonte: Brasil, 2013.[3]

ser benéficos. O gengibre parece ter efeito benéfico sobre a náusea, em comparação com placebo, mas não reduziu significativamente os episódios de vômito. Aspectos emocionais também tendem a aumentar as náuseas e vômitos.

Entre as possibilidades terapêuticas estão o uso de vitamina B6 (piridoxina), doxilamina, dimenidrinato, meclizina, escopolamina, metoclopramida, prometazina e ondansetrona. A presença de vômitos frequentes relacionados com desequilíbrio hidroeletrolítico caracteriza o quadro de hiperêmese gravídica, exigindo internação hospitalar e tratamento específico.[38] Para mais informações sobre a abordagem dos quadros mais graves de náuseas e vômitos na gravidez, veja o Capítulo 15.

Doença do refluxo gastroesofágico

Os mecanismos do refluxo gastroesofágico na gravidez decorrem de ações hormonais e de fatores mecânicos do útero gravídico em crescimento. O estrogênio e principalmente a progesterona são mediadores do relaxamento muscular do esfíncter esofágico inferior e do retardo da motilidade gastrointestinal. O tempo de trânsito gastrointestinal torna-se mais lento na gravidez com aumento da permanência de conteúdo no estômago. O útero gravídico aumenta a pressão intra-abdominal e a pressão no esfíncter inferior do esôfago, favorecendo o retorno do conteúdo gástrico ao esôfago. Essas mudanças podem ocorrer ainda no primeiro trimestre e tendem a piorar ao longo da gravidez.

Os sintomas típicos de doença do refluxo gastroesofágico (DRGE) são azia e regurgitação, relatadas por 40% a 85% das mulheres durante a gravidez. Os atípicos incluem dor e desconforto no peito, sensação de comida alojada na garganta ou de nó na garganta (*globus*), além de arrotos, soluços e tosse.

O manejo inicial consiste em modificação no estilo de vida e na dieta. Em gestantes com sintomas persistentes, a terapia farmacológica pode ser necessária, começando com antiácidos, alginatos ou sucralfato. Outros medicamentos, como os antagonistas dos receptores de histamina 2 (H2RA) e os inibidores da bomba de prótons (IP), podem ser necessários para controle dos sintomas. A DRGE melhora no pós-parto e tende a recorrer em gestações futuras (veja o Capítulo 39).[39]

Constipação e aumento de gases intestinais

A constipação intestinal é comum na gravidez (prevalência aproximada de 30%) em virtude de fatores hormonais e mecânicos do útero gravídico, medicamentos, sedentarismo e dieta inadequada. A progesterona inibe tanto a amplitude como a frequência da atividade muscular lisa do cólon. Além disso, o útero gravídico pode exercer ação mecânica no intestino delgado, principalmente no final da gestação. O uso de ferro oral isolado ou associado a polivitamínicos durante a gravidez também pode ser a causa da constipação intestinal e dos gases.[40]

Medidas usuais de combate à constipação, como aumento da ingesta de fibras e líquidos na dieta ou o uso de laxantes formadores de volume, são os tratamentos preferidos, uma vez que esses agentes não são absorvidos. Para casos refratários, pode ser indicado o uso ocasional de hidróxido de magnésio, lactulose ou bisacodil. O óleo de rícino pode estimular contrações uterinas, e o uso excessivo de óleo mineral pode interferir na absorção de vitaminas lipossolúveis, devendo ser evitado.[41]

Hemorroidas

Hemorroidas são comuns durante a gravidez e acometem em torno de 40% das gestantes durante o ciclo gravídico-puerperal, sendo causadas, principalmente, por constipação intestinal, estase venosa e pressão do útero gravídico sobre as veias retais. O tratamento durante a gravidez tende a ser conservador, com ênfase na modificação da dieta e do estilo de vida e no uso de laxantes suaves para evitar a constipação. Eventualmente, pode ser necessário tratamento específico, em especial na vigência de complicações.[42]

Cefaleia

A maioria das gestantes que se queixam de cefaleia recorrente no pré-natal apresenta história prévia de síndromes de cefaleia primária (tensional, enxaqueca, em salvas). Alguns tipos de enxaqueca decorrentes de flutuações hormonais do ciclo menstrual podem melhorar durante a gravidez, enquanto outros, como cefaleia tensional ou em salva, não se alteram. O tratamento da cefaleia na gravidez dependerá do tipo, periodicidade e impactos na vida da gestante; no entanto, os medicamentos comumente utilizados no tratamento de cefaleia, como ergotamina e anti-inflamatórios não esteroides (AINE), não devem ser prescritos durante a gravidez.[2,43]

Cabe ressaltar que a cefaleia também pode sinalizar intercorrências importantes, especialmente quando associada a sintomas neurológicos e/ou febre, mal-estar e vômitos. Quando surge após 20 semanas de gravidez, deve-se aferir a pressão arterial, pois pode tratar-se de sintoma de pré-eclâmpsia grave. Também deve ser investigada a cefaleia de início recente que desperta a gestante do sono, bem como aquelas que cursam com dores súbitas e intensas e que não melhoram com o uso de analgésico comum.[2,44] Em geral, os exames de imagem não estão indicados, exceto nos casos de cefaleia associada a achados neurológicos (veja o Capítulo 44).

Lombalgia

As mudanças musculoesqueléticas que acontecem na gravidez são apontadas como causa de lombalgia, a qual é mais prevalente na segunda metade da gestação, sendo descrita como dor na parte inferior das costas, com ou sem irradiação para a região posterior das coxas ou parte inferior do abdome e anterior das coxas. A dor é agravada pela movimentação e aliviada pelo repouso, mas pode piorar à noite e prejudicar o sono.[45]

O tratamento inclui medidas comportamentais, como uso de sapatos de solados firmes, evitar levantar pesos, manter boa postura ao se sentar, manter as costas retas ao se agachar, evitando curvar a coluna, dormir com travesseiros entre os joelhos para aliviar a coluna e massagem e compressas quentes ou frias na área dolorida. Os exercícios físicos podem ser úteis para reduzir a dor lombar associada à gravidez, principalmente os que fortalecem os músculos do tronco. A hidroginástica e a caminhada podem aliviar parte da rigidez dos músculos isquiotibiais e reduzir os sintomas discogênicos crônicos. Também têm sido descritos benefícios dos cintos de suporte do útero, acupuntura e fisioterapia. Os anti-inflamatórios devem ser evitados, sendo preferidos os analgésicos comuns (paracetamol e dipirona).[46]

Dor nas articulações pélvicas

As gestantes podem queixar-se de dor e/ou sensação de abertura na cintura pélvica. As condições articulares pélvicas dolorosas relacionadas com a gravidez incluem a sínfise púbica e as articulações sacroilíacas (uni ou bilateral). A sínfise púbica se alarga a partir de 10 a 12 semanas de gestação em resposta às altas concentrações de relaxina. Esse alargamento promove maior mobilidade da sínfise púbica, o que pode ser doloroso. A dor na articulação pélvica posterior (articulação sacroilíaca) apresenta-se como dor em pontada entre a crista ilíaca posterior e a prega glútea, podendo irradiar-se para a parte posterior da coxa e associar-se à dor na sínfise. A condução dos casos de dor nas articulações pélvicas geralmente inclui tratamento de suporte para dor e fisioterapia.[47]

Câimbras nas pernas

As câimbras são comuns na gravidez, principalmente na segunda metade, e são decorrentes de contrações musculares dolorosas, mais frequentes nas panturrilhas e à noite. A etiologia é desconhecida, mas acredita-se que sejam secundárias ao acúmulo dos ácidos láctico e pirúvico. Assim que a câimbra muscular começar, deve-se promover o alongamento da panturrilha (elevação dos dedos dos pés), caminhar ou balançar as pernas. Vários tratamentos com vitaminas e cálcio foram utilizados, mas nenhum mostrou evidência de benefício em relação ao placebo. Os exercícios de alongamento podem ser uma medida preventiva eficaz.[48]

Edema periférico

A retenção hídrica é fenômeno fisiológico na gravidez e pode manifestar-se clinicamente na forma de edema de tornozelos e pernas no final do dia, principalmente em gestantes próximas ao termo. A queda na osmolalidade plasmática e a liberação do hormônio antidiurético estão envolvidos na retenção hídrica. Pode ser indicado o uso de meias de média compressão, assim como repouso em decúbito dorsal com os pés elevados.[49]

Varizes

A gravidez é fator de risco para o desenvolvimento de varizes devido à interferência do útero gravídico sobre o retorno venoso dos membros inferiores. As varizes afetam cerca de 40% das gestantes e podem tornar-se sintomáticas a qualquer momento durante a gravidez ou no pós-parto. As meias de compressão graduada não previnem varizes, mas aliviam sintomas de ardência, dores e coceira na pele sobre a veia varicosa.[50]

CONSULTA ODONTOLÓGICA

A prevenção, o diagnóstico e o tratamento das condições bucais não devem ser adiados por causa da gravidez. Radiografias dentárias (com proteção do abdome e da tireoide) e procedimentos como limpeza de dentes, tratamento de cárie ou canal radicular, anestesia local e extração dentária não causam danos fetais. Como alguns dentistas relutam em fornecer cuidados além da limpeza de rotina durante a gravidez, os pré-natalistas devem estar dispostos a fornecer declarações que liberem procedimentos e cuidados odontológicos.

A doença periodontal foi relacionada com risco de trabalho de parto pré-termo em revisão sistemática. No entanto, o tratamento da doença periodontal na gravidez não reduziu o risco de prematuridade espontânea. Os fatores epidemiológicos da doença periodontal e a prematuridade são comuns e isso, em tese, poderia explicar a relação entre eles.[51]

O ACOG concorda que tratamentos de emergência, como extrações, canais radiculares ou restaurações, podem ser realizados com segurança durante a gravidez e que atrasar o tratamento pode resultar em problemas mais complexos para a saúde do binômio mãe-filho.[52,53]

A realização de radiografia para tratamento dentário é considerada segura na gravidez, podendo ser solicitada caso seja considerada importante para o tratamento da gestante, a qual deverá utilizar proteção de chumbo sobre o abdome e a tireoide, de modo a reduzir a exposição à radiação. O uso de anestésico local, com ou sem adrenalina, é permitido, atentando para o uso parcimonioso e evitando injeções intravasculares. As medicações analgésicas e o uso de antibióticos, quando necessários, devem ser compatíveis com a gestação. O Quadro 6.24 apresenta os cuidados relacionados com o tratamento dentário na gravidez.

A consulta odontológica é parte do cuidado integral da gestante e, conforme as recomendações do Ministério da Saúde, toda grávida deve ter a consulta odontológica agendada logo no início do acompanhamento pré-natal.

GANHO DE PESO NA GRAVIDEZ

O aumento de peso na gravidez é esperado e se deve às mudanças adaptativas no organismo materno ao feto e anexos da gravidez. O monitoramento do ganho de peso é parte importante da consulta pré-natal, e desvios podem causar impacto negativo. O ganho excessivo de peso e a obesidade estão associados a risco de diabetes gestacional, cesariana,

Quadro 6.24 Cuidados relacionados com o tratamento dentário na gravidez

Terapia/exame	Observações	Recomendações
Anestésicos	Anestésico local contendo ou não adrenalina pode ser utilizado (p. ex., bupivacaína, lidocaína, mepivacaína)	Uso parcimonioso – reforçar cuidados para evitar infusão intravascular
Antissépticos	Xilitol, clorexidina bucal, cloridrato de cetilperidium bucal	Podem ser utilizados
Antibióticos	Penicilinas (amoxicilina com ou sem clavulanato), cefalosporinas, clindamicina e metronidazol	Podem ser utilizados na gravidez
Analgésicos (preferir analgésicos comuns e evitar AINE)	Paracetamol e dipirona	Medicações de preferência
	Codeína, petidina, morfina	Se opioides forem necessários, deverão ser usados pelo menor tempo possível (em geral < 3 dias)
	AINE: diclofenaco, ibuprofeno, naprofeno, nimesulida	Contraindicados no primeiro e terceiro trimestres em virtude do risco de teratogênese No segundo trimestre, usar no máximo por 72 horas
Radiografia dentária	Poderá ser utilizada na gravidez, desde que seja necessária Utilizar proteção de chumbo no abdome e tireoide	
Profilaxia de endocardite bacteriana	Indicações semelhantes em mulheres grávidas e não grávidas (veja o Capítulo 34)	

AINE: anti-inflamatório não esteroide.
Fonte: adaptado de ACOG, 2022; Jianhang *et al.*, 2022.[52,53]

macrossomia fetal e obesidade infantil. Em longo prazo, a obesidade está associada a aumento de morbidade e mortalidade, principalmente diabetes, doenças cardiovasculares e alguns tipos de câncer. O pré-natal é uma oportunidade para discutir esses riscos e incentivar uma vida saudável com dieta balanceada e prática de atividade física. O ganho de peso insuficiente está associado a baixo peso ao nascer, prematuridade, nascimento de crianças pequenas para a idade gestacional e mortalidade neonatal.[54]

Curvas de ganho de peso gestacional (GPG), em quilograma, específicas para a população brasileira foram criadas pelo Consórcio Brasileiro de Nutrição Materno-Infantil (CONMAI) e adotadas pelo Ministério da Saúde em 2022.[55] O ganho de peso (GPG) deverá ser calculado após a obtenção do peso na consulta (GPG = peso na visita – peso pré-gestacional).[56]

É esperado ganho de peso no primeiro trimestre da gravidez para as gestantes de baixo peso e peso adequado e nenhum ganho de peso para as grávidas com sobrepeso ou obesas. Pode ocorrer perda de peso em gestantes com peso adequado, sobrepeso ou obesas (máximo 1,5kg).[55,57]

O Quadro 6.25 mostra a recomendação de GPG segundo o IMC pré-gestacional.

HÁBITOS DE VIDA

O Brasil é um país de múltiplas realidades socioeconômicas e culturais, o que torna necessário levar informação de qualidade para todas as mulheres que desejam reproduzir ou que estejam grávidas. Segundo a OMS, a saúde reprodutiva vai além dos cuidados pré-natais e constitui plataforma para importantes funções dos cuidados de saúde, incluindo a promoção da saúde e a prevenção das doenças. Algumas medidas, como peso adequado, suspensão do uso ilícito de drogas, do tabagismo e do álcool, alimentação equilibrada e saudável e atividade física, melhoram o resultado da gravidez.[2]

A OMS elaborou um guia de medidas de impacto com base nas melhores evidências científicas a serem recomendadas ou não no pré-natal com o objetivo de manter a gravidez saudável e torná-la uma experiência positiva. Algumas medidas relacionadas com hábitos de vida na gravidez encontram-se no Quadro 6.26.[2]

Quadro 6.25 Recomendação de ganho de peso gestacional segundo o índice de massa corporal (IMC) pré-gestacional

Classificação pré-gestacional (IMC)	Total de ganho de peso (kg)	Ganho de peso cumulativo por trimestre (kg)		
		Primeiro	Segundo	Terceiro
Baixo peso (< 18,5kg/m²)	12,5 a 18	0,2 a 1,2	5,6 a 7,2	9,7 a 12,2
Eutrofia/peso adequado (18,5 a 24,9kg/m²)	11,5 a 16	-1,8 a 0,7	3,1 a 6,3	8,0 a 12,0
Sobrepeso (25,0 a 29,9kg/m²)	7 a 11,5	-1,6 a -0,05	2,3 a 3,7	7,0 a 9,0
Obesidade (> 30kg/m²)	5 a 9	- 1,6 a -0,05	1,1 a 2,7	5,0 a 7,2

Fonte: Carrilho *et al.*, 2023; WHO, 1995.[56,58]

Quadro 6.26 Recomendações da Organização Mundial da Saúde sobre cuidados pré-natais

Intervenções nutricionais	Recomendação	Tipo de recomendação
Intervenções dietéticas	Alimentação saudável e atividade física durante a gravidez, para que se mantenham saudáveis e evitem o ganho de peso excessivo	Recomendada
	Em populações subnutridas, recomendam-se educação alimentar e suplementação com aumento da ingestão diária de energia e proteínas na gravidez para reduzir o risco de recém-nascidos com baixo peso ao nascer e pequenos para a idade gestacional	Recomendada
	Em populações subnutridas que já estão em uso de suplementos com alto teor de proteínas	Não recomendada
Suplementação de ferro e ácido fólico	É recomendada suplementação oral diária de ferro e ácido fólico – 30 a 60mg de ferro elementar e 400mcg (0,4mg) de ácido fólico – para as grávidas, a fim de evitar anemia das mães, infecção puerperal, baixo peso ao nascer e parto prematuro	Recomendada
	É recomendada suplementação intermitente oral de ferro e ácido fólico – com 120mg de ferro elementar e 2.800mcg (2,8mg) de ácido fólico uma vez por semana – para melhorar os resultados maternos e neonatais, caso o ferro diário não seja aceitável devido a efeitos colaterais e em populações com prevalência de anemia < 20% nas mulheres grávidas	Recomendada em contextos específicos

(Continua)

Quadro 6.26 Recomendações da Organização Mundial da Saúde sobre cuidados pré-natais *(Cont.)*

Intervenções nutricionais	Recomendação	Tipo de recomendação
Suplementação de cálcio	Em populações com baixa ingestão diária de cálcio são recomendados suplementos diários de cálcio (1,5 a 2,0g de cálcio elementar oral) para reduzir o risco de pré-eclâmpsia	Recomendada em contextos específicos
Suplementação de vitamina A	Suplementação de vitamina A só é recomendada às mulheres grávidas em zonas em que a deficiência de vitamina A é grave problema de saúde pública, para evitar a cegueira noturna	Recomendada em contextos específicos
Suplementação de zinco	Suplementação de zinco para mulheres grávidas só é recomendada no contexto de rigorosa investigação	Recomendada em contextos específicos
Suplementação de múltiplos micronutrientes	Suplementação de múltiplos micronutrientes para mulheres grávidas e vitaminas B6, E, C e D para melhorar os resultados maternos e perinatais	Não recomendada
Restrição da ingestão de cafeína	Para grávidas com alta ingestão diária de cafeína (> 300mg/dia), recomenda-se a redução dessa quantidade para evitar o risco de aborto espontâneo e recém-nascidos com baixo peso ao nascer	Recomendada em contextos específicos

Uma dieta saudável durante a gravidez contém carboidratos (30%), proteínas (40%), lipídios (30%), vitaminas e sais minerais adequados, obtidos através do consumo de alimentos variados, incluindo vegetais verdes e laranja, carne, peixe, feijão, frutos secos, cereais integrais e frutas[2] (veja capítulo 8).

A atividade física na gravidez deve ser entendida como parte de um estilo de vida saudável e integrar as orientações do pré-natal de risco habitual. A intensidade dos exercícios pode variar de leve a moderada (capazes de manter uma conversa normal durante o exercício), como exercícios aeróbicos e treinamento de força, 30 minutos por dia, 5 a 7 dias por semana. Os benefícios incluem evitar ganho excessivo de peso, redução do desconforto musculoesquelético relacionado com a gravidez, como dor lombar, lombopélvica e na cintura pélvica, redução do risco de recém-nascido macrossômico ou grande para a idade gestacional, bem como do risco de distúrbios hipertensivos na gravidez e diabetes gestacional.[59]

PRÉ-NATAL DIGITAL E EDUCAÇÃO EM SAÚDE

A modernização da comunicação disponibilizou para a população informações na área de saúde, e o pré-natal é uma modalidade de atenção à saúde em que muitas orientações e recomendações podem ser transmitidas via digital.

Os aplicativos móveis com informação em saúde ganharam força nos últimos anos e têm como vantagens o baixo custo, o grande alcance territorial e a possibilidade de alcançar áreas distantes e de pouca acessibilidade, reduzindo os vazios assistenciais (Figura 6.11).

Segundo dados do Instituto Brasileiro de Geografia e Estatística (IBGE, 2019) sobre o uso da tecnologia da informação e comunicação no Brasil, 82,7% dos domicílios brasileiros têm acesso à internet, sendo maior a disponibilidade nas áreas urbanas das grandes regiões do país. O celular é o equipamento mais usado para o acesso à internet (98,6%), e seu uso tem crescido nos últimos anos.[60]

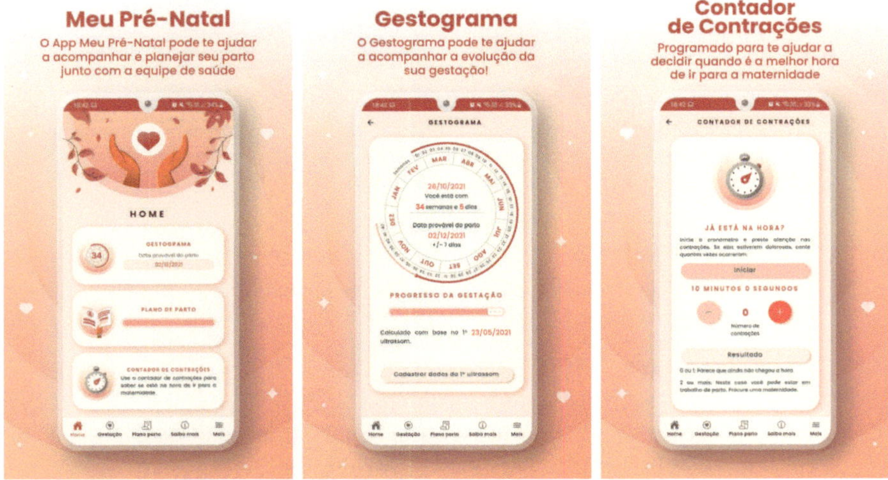

Figura 6.11 Aplicativo "Meu pré-natal", desenvolvido na Faculdade de Medicina da Universidade Federal de Minas Gerais, com funções múltiplas, incluindo cálculo da idade gestacional e determinação da data provável do parto.

Aplicativos de pré-natal já são realidade em muitos países, bem como no Brasil, sendo ofertados tanto por instituições governamentais como privadas. Trata-se de ferramentas de apoio à gestante e de informação para todos os níveis da assistência. A partir desses aplicativos, a gestante pode conhecer a formação do feto ao longo da gravidez e os sinais de alerta para situações de risco, bem como obter informações sobre hábitos de vida, direitos legais referentes a processo de reprodução e plano de parto, além de orientações sobre o processo de amamentação. A maioria dos aplicativos de pré-natal possibilita a navegação por interfaces com informações de saúde, e alguns oferecem canal aberto de comunicação ("fale conosco"), funcionando tanto *off-line* como *online*. Alguns oferecem ainda a possibilidade cumulativa do registro de mais de uma gravidez.[61]

TELESSAÚDE

A pandemia de Covid-19 mostrou que a telessaúde (teleconsultas) e o uso de dispositivos domésticos podem ser integrados com segurança e eficácia aos cuidados pré-natais de rotina. A telessaúde pode complementar as visitas presenciais e tem sido particularmente útil para gestantes com transtornos de humor perinatais, diabetes ou hipertensão.

Estudo de metanálise em telessaúde, comparando cuidados pré-natais presenciais com televisitas, não encontrou efeitos negativos no pré-natal.[62] Em outra revisão, o uso da telessaúde demonstrou poder melhorar a experiência materna e reduzir os custos em saúde sem impactar os resultados maternos.[63]

No entanto, cabe destacar que a telessaúde é método complementar ao cuidado pré-natal presencial – e não substitutivo – uma vez que o exame físico é fundamental para garantir o atendimento de qualidade para o binômio materno-fetal.

O PRÉ-NATAL DO PARCEIRO

A Política Nacional de Atenção Integral à Saúde do Homem (PNAISH) defende a participação ativa dos pais no ciclo gravídico-puerperal, buscando modificar o paradigma do binômio mãe-neonato para pai-mãe-neonato.[64]

Assim, em 2016, o Pré-Natal do Parceiro (PNP) foi implantado pelo Ministério da Saúde e passou a fazer parte da PNAISH. As normativas dessa política buscam o envolvimento consciente da parceria da gestante em todas as etapas do planejamento reprodutivo e da gravidez, independentemente de ser pai biológico ou não. O PNP também deve ser oferecido quando a gestante e o homem não estão em um relacionamento afetivo ou dividindo o mesmo teto. A luta pela humanização trouxe um olhar diferenciado para a participação masculina nesse cenário, evidenciando benefícios comprovados no exercício da paternidade ativa durante todo o ciclo gravídico-puerperal.[65]

O levantamento da participação do parceiro no pré-natal tem sido tema de vários estudos que buscam informações sobre a estratégia, e os resultados mostram baixa participação do parceiro no pré-natal e muitas dificuldades a serem vencidas.[26]

A participação do parceiro no pré-natal deve ser estimulada, pois pode melhorar o cuidado com a gestação e com o recém-nascido e fortalece os vínculos saudáveis com a gravidez. Assim, o PNP tem entre suas vantagens o potencial de melhorar o conhecimento paterno sobre o processo gestacional, aumentar o apoio emocional à gestante, melhorar a divisão das responsabilidades no núcleo familiar em relação ao processo gestacional e aumentar a participação paterna nas consultas e nas decisões positivas de procurar pelos serviços de saúde diante de complicações gestacionais, além de poder ter impacto positivo na adesão à amamentação.[25,65]

Adicionalmente, o PNP tornou-se importante porta de entrada nas UBS para os adultos jovens do sexo masculino, sendo considerado um momento único, uma janela de oportunidade para identificação de doenças ou situações que colocam em risco a saúde do indivíduo em um grupo de homens que talvez não façam visitas rotineiras ao sistema de saúde.[25,65]

O guia atualizado de Pré-Natal do Parceiro para Profissionais da Saúde (Brasil, 2023) apresenta um fluxo de atendimento à gestante e ao parceiro de forma sistematizada e organizada (Figura 6.12).[64]

A consulta de PNP é um atendimento individual e, portanto, o homem não necessita estar acompanhado da gestante. É decisão do parceiro o atendimento com ou sem acompanhante. A forma de abordar e acolher o

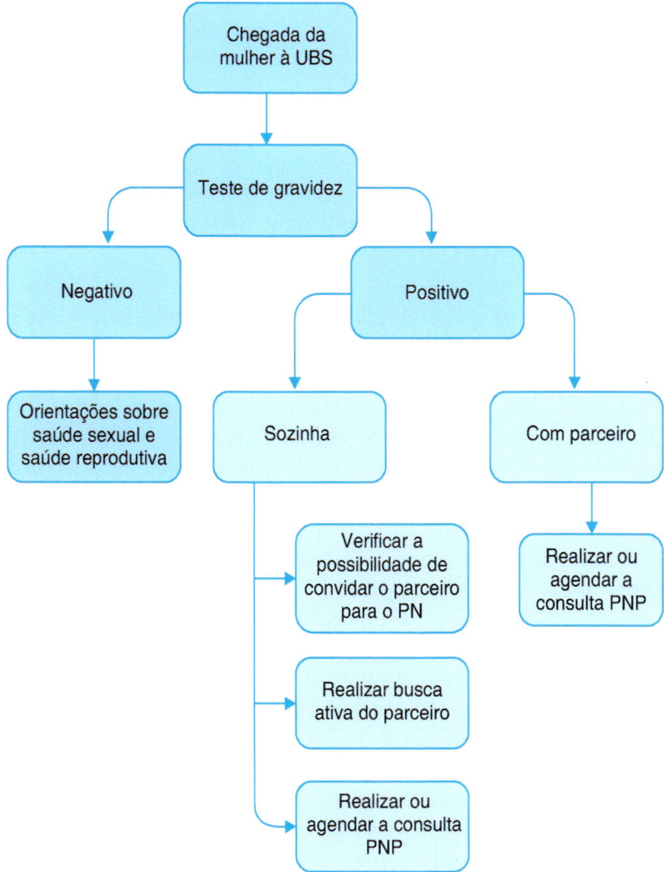

Figura 6.12 Fluxo de introdução ao pré-natal da gestante e do parceiro. (*PN*: pré-natal; *PNP*: pré-natal do parceiro; *UBS*: Unidade Básica de Saúde.) (Reproduzida de Brasil, 2023.[65])

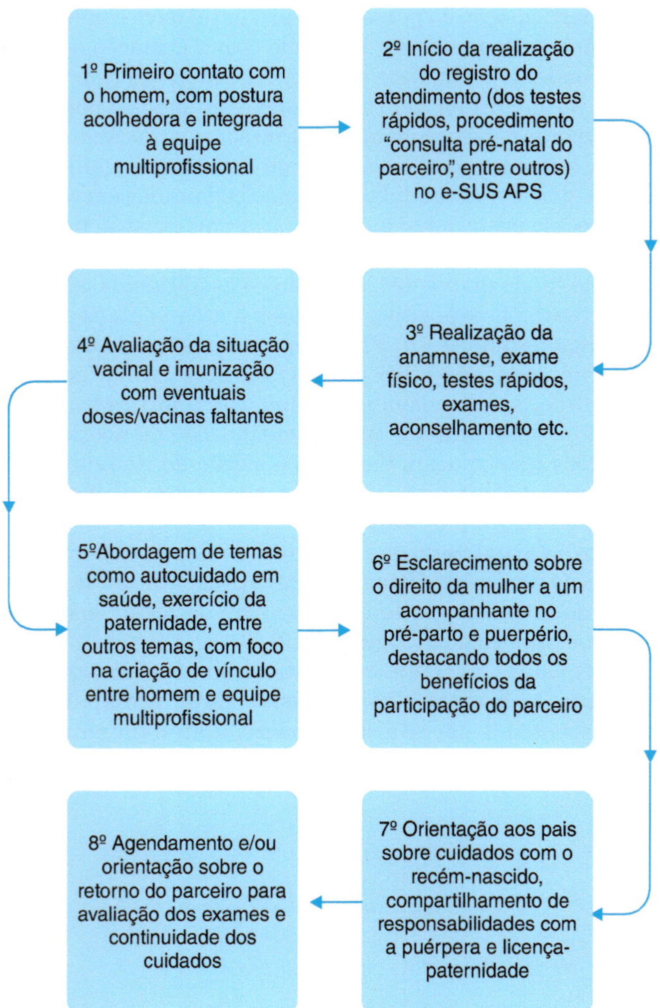

Figura 6.13 Etapas do procedimento de consulta de pré-natal do parceiro. (Reproduzida de Brasil, 2023.[65])

homem, assim como os convites ativos, pode favorecer a adesão ao PNP.[65]

O Ministério da Saúde propõe uma sistematização em etapas do atendimento para melhorar seus resultados (Figura 6.13). Cabe ressaltar, contudo, que o PNP não se limita à saúde física. O aspecto emocional é crucial. Os parceiros podem ter suas próprias ansiedades e preocupações quanto à chegada de um novo membro da família, sendo essencial que também tenham espaço para expressar seus sentimentos e receber apoio.[65]

O Ministério da Saúde recomenda pelo menos duas consultas de PNP: na primeira ocorrem o acolhimento, a avaliação de saúde de forma integral, a solicitação de exames, a realização de orientações sobre o pré-natal e, eventualmente, encaminhamentos para serviços de saúde, caso sejam identificadas alterações relevantes; na segunda consulta são apresentados os resultados dos exames, identificadas as anormalidades e propostos cuidados, sempre que necessário (Figura 6.13). O Ministério da Saúde recomenda ainda alguns exames e procedimentos durante o PNP para melhorar sua qualidade (Quadro 6.27).

Quadro 6.27 Exames e procedimentos do pré-natal do parceiro

1. Anamnese e exame físico
2. Tipagem sanguínea e fator Rh (caso a mulher tenha Rh negativo)
3. Pesquisa de antígeno de superfície do vírus da hepatite B (HbSAg)
4. Teste treponêmico e/ou não treponêmico para detecção de sífilis
5. Pesquisa de anticorpos anti-HIV
6. Pesquisa de anticorpos do vírus da hepatite C (anti-HCV)
7. Em caso de sintomas presentes, testagem para Covid-19
8. Hemograma
9. Lipidograma: dosagem de colesterol total, HDL e triglicerídeos
10. Dosagem de glicemia de jejum
11. Eletroforese da hemoglobina (para detecção da doença falciforme)
12. Aferição de pressão arterial
13. Verificação de peso e altura para cálculo do índice de massa corporal (IMC)
14. Abordagem das dúvidas e ansiedades do parceiro sobre a gestação
15. Orientações de promoção de saúde do parceiro

Fonte: adaptado de Brasil, 2023.[65]

Caso seja detectada alteração em algum desses exames ou procedimentos, o parceiro deve ser referenciado ao serviço de saúde para abordar e tratar de seu problema.[65]

PLANO DE PARTO

O Plano de Parto (PP) emerge como estratégia essencial para amplificar o envolvimento e a autonomia da mulher durante o processo de nascimento. Surgido no início da década de 1980 nos EUA, o PP foi endossado pela OMS em 1996 e mais tarde se disseminou por várias organizações mundiais.[66-69]

Esse documento, escrito ou eletrônico, serve como um canal para que a gestante possa detalhar suas expectativas, anseios e inquietações com relação ao trabalho de parto, ao próprio parto e ao período pós-parto,[66-69] sendo geralmente elaborado pela gestante em conjunto com o médico e a equipe de enfermagem no pré-natal e apresentado na maternidade. Além desses aspectos, o PP tem inúmeros benefícios (Quadro 6.28).

Vale lembrar que o PP não é um contrato e que algumas situações podem se alterar de acordo com as circunstâncias ou as necessidades médicas. O plano serve como um guia para a equipe de saúde e para quem vai acompanhar a gestante nesse momento tão especial.[66-69]

Para que o PP cumpra efetivamente seu propósito, a redação precisa ser clara e compreensível. Idealmente, deve ser discutido também com o parceiro ou o acompanhante da gestante. Essa inclusão permite não apenas reforçar os desejos da mãe, mas também fortalecer o envolvimento de seu acompanhante no processo do parto. À medida que o momento do parto se aproxima, é também aconselhável revisar o PP, levando em conta novas informações do pré-natal e fazendo os ajustes necessários para um cuidado obstétrico seguro. O PP também deve estar facilmente acessível no momento do parto (levando uma cópia impressa para o hospital ou tendo uma versão digital).[65-69]

Quadro 6.28 Benefícios do plano de parto

- **Comunicação clara:** o plano ajuda a gestante a comunicar claramente à equipe médica suas expectativas e desejos, reduzindo a possibilidade de mal-entendidos
- **Autonomia da gestante:** ao promover a participação ativa da mulher nas decisões relacionadas com seu próprio corpo e o nascimento de seu filho
- **Preparação:** discutir e produzir seu plano de parto incentiva a gestante a se informar e a refletir sobre as diversas etapas e intervenções possíveis no processo de parturição
- **Redução da ansiedade:** saber que seus desejos estão claros e documentados pode proporcionar à gestante maior tranquilidade
- **Estabelecimento de expectativas:** ajuda a equipe médica a entender o que é importante para a gestante, facilitando uma abordagem mais personalizada
- **Diálogo aberto e flexibilidade:** permite esclarecer dúvidas, alinhar expectativas e entender possíveis intervenções médicas; é fundamental que a gestante entenda que o parto pode ser imprevisível e que, para garantir a saúde da mãe e do feto, o plano pode precisar ser modificado

Fonte: adaptado de Carrilho *et al.*, 2016; 2019; Simkin, 2007; WHO, 2015.[66-69]

O PP é uma ferramenta valiosa para conceder autonomia a gestante, promover comunicação eficaz com a equipe médica e preparar todos os envolvidos para o processo de parto. No entanto, é essencial abordar o plano com flexibilidade e abertura, sempre priorizando a segurança e o bem-estar da mãe e do feto.

O Quadro 6.29 mostra as principais evidências sobre a assistência pré-natal.

Quadro 6.29 Evidências na assistência pré-natal de risco habitual

Evidências	Recomendação	Tipo de recomendação
Intervenções na assistência pré-natal		
Intervenções dietéticas	Recomendam-se às mulheres grávidas uma alimentação saudável e atividade física durante a gravidez para que se mantenham saudáveis e evitem o ganho de excessivo peso	A
Suplementos de ferro e ácido fólico	É recomendado um suplemento oral diário de ferro e ácido fólico, com 30 a 60mg de ferro elementar e 400mcg (0,4mg) de ácido fólico para as mulheres grávidas, a fim de evitar anemia das mães, infecção puerperal, baixo peso de nascimento e parto prematuro	A
Suplementos de cálcio	Em populações com baixa ingestão diária de cálcio, são recomendados suplementos diários de cálcio (1,5 a 2,0g de cálcio elementar oral) para reduzir o risco de pré-eclâmpsia	A*
Avaliação materna		
Diabetes *mellitus* gestacional (DMG)	A hiperglicemia detectada pela primeira vez em qualquer momento durante a gravidez deve ser classificada como DMG ou diabetes *mellitus* na gravidez, de acordo com os critérios da OMS	A
Uso de tabaco	Os prestadores de cuidados devem perguntar a todas as mulheres grávidas se usam ou usaram tabaco e se estão expostas ao fumo passivo tão cedo quanto possível na gravidez e em cada consulta de pré-natal	A
Vírus da imunodeficiência humana (HIV) e sífilis	A pesquisa do HIV deve ser considerada um componente de rotina do pacote de cuidados para as mulheres grávidas em todas as unidades de cuidados pré-natais	A
Avaliação do feto		
Contagem dos movimentos fetais	Não é recomendada para avaliação da vitalidade fetal em gestações de baixo risco	A
Medição da altura uterina	Para melhorar os resultados perinatais, não se recomenda a substituição da palpação abdominal pela medição da altura uterina para avaliação do crescimento do feto	A
Cardiotocografia anteparto	A cardiotocografia anteparto de rotina não é recomendada em gestações de risco habitual para melhorar os resultados perinatais	A

* Recomendações para contextos específicos.

(Continua)

Quadro 6.29 Evidências na assistência pré-natal de risco habitual *(Cont.)*

Evidências	Recomendação	Tipo de recomendação
Ecografia	Recomenda-se uma ecografia antes das 24 semanas de gestação (ecografia precoce) para estimar a idade gestacional, melhorar a detecção de anomalias fetais e gravidezes múltiplas, reduzir a indução do trabalho de parto para gestações pós-termo e melhorar a experiência da mulher na gravidez	A
Ecografia Doppler dos vasos sanguíneos do feto	O exame ecográfico Doppler de rotina não é recomendado nas gestações de risco habitual para melhorar os resultados maternos e perinatais	A
Medidas preventivas		
Antibióticos para bacteriúria assintomática (ASB)	Recomenda-se um regime de antibiótico de 7 dias para as gestantes com ASB para evitar a bacteriúria persistente, parto pré-termo e baixo peso ao nascer	A
Administração pré-natal de imunoglobina anti-D	A profilaxia pré-natal com imunoglobina anti-D em grávidas com Rh negativo não sensibilizadas entre 28 e 34 semanas de gestação para evitar a aloimunização RhD só é recomendada no contexto de uma investigação rigorosa	A
Vacinação com toxoide tetânico	A vacinação com toxoide tetânico é recomendada a todas as grávidas, dependendo de exposição anterior à vacinação contra o tétano, para evitar a mortalidade neonatal por tétano	A
Intervenções para sintomas fisiológicos comuns		
Náuseas e vômitos	Gengibre, camomila, vitamina B6 e/ou acupuntura são recomendados para aliviar as náuseas no início da gravidez com base nas preferências da mulher e nas opções disponíveis	A
Azia	Recomenda-se aconselhamento sobre dieta e estilo de vida para evitar e aliviar a azia na gravidez; podem ser oferecidos preparados antiácidos às mulheres com sintomas incômodos que não possam ser aliviados pela mudança de estilo de vida	A
Dores lombares e pélvicas	Recomenda-se exercício regular durante toda a gravidez, para evitar as dores lombares e pélvicas; existem várias opções de tratamento que podem ser usadas, como fisioterapia, cintas de suporte e acupuntura, com base nas preferências da mulher e nas opções disponíveis	A
Constipação intestinal	Recomenda-se dieta rica em fibras	A
Uso de meias elásticas	Reduz tromboembolismo venoso, mas não previne surgimento de novas varizes	A

Referências

1. WHO. Recommendations on antenatal care for a positive pregnancy experience. Geneva: World Health Organization, 2016. Disponível em: https://www.who.int/publications/i/item/9789241549912. Acesso em: 16 nov 2023.
2. WHO. Recommendations on maternal and newborn care for a positive postnatal experience. Geneva: World Health Organization, 2022. Disponível em https://www.who.int/publications/i/item/9789240045989. Acesso em: 16 nov 2023.
3. Brasil. Ministério da Saúde. Secretaria de Atenção à Saúde. Departamento de Atenção Básica. Atenção ao pré-natal de baixo risco / Ministério da Saúde. Secretaria de Atenção à Saúde. Departamento de Atenção Básica. – Brasília : Editora do Ministério da Saúde, 2012. 318 p.: il. – (Série A. Normas e Manuais Técnicos) (Cadernos de Atenção Básica, n° 32). Disponível em https://bvsms.saude.gov.br/bvs/publicacoes/cadernos_atencao_basica_32_prenatal.pdf. Acesso em: 16 nov 2023.
4. Brasil. Ministério da Saúde. Secretaria de Vigilância em Saúde. Secretaria de Atenção à Saúde. Manual de vigilância do óbito infantil e fetal e do Comitê de Prevenção do Óbito Infantil e Fetal / Ministério da Saúde, Secretaria de Vigilância em Saúde, Secretaria de Atenção à Saúde. – 2. ed. – Brasília : Ministério da Saúde, 2009. 96 p. : il. – (Série A. Normas e Manuais Técnicos). Disponível em https://bvsms.saude.gov.br/bvs/publicacoes/manual_obito_infantil_fetal_2ed.pdf. Acesso em: 16 nov 2023.
5. Rede Interagencial de Informação para a Saúde. Indicadores básicos para a saúde no Brasil: Conceitos e aplicações. 2. ed. Brasília: Organização Pan-Americana da Saúde, 2008. Disponível em https://edisciplinas.usp.br/pluginfile.php/5162603/mod_resource/content/1/RIPSA-%20Livro%20Indicadores%20para%20a%20Saúde%20no%20Brasil.pdf. Acesso em: 16 nov 2023.
6. Brasil. Ministério da Saúde, Instituto Sírio-Libanês de Ensino e Pesquisa. Protocolos da atenção básica: Saúde das mulheres. Brasília: Ministério da Saúde, 2016. 230p. Disponível em https://bvsms.saude.gov.br/bvs/publicacoes/protocolos_atencao_basica_saude_mulheres.pdf. Acesso em: 16 nov 2023.
7. Barker DJ. In utero programming of chronic disease. Clin Sci 1998; 95:115-28.
8. Kwon EJ, Kim YJ. What is fetal programming: A lifetime health is under the control of in utero health. Obstet Gynecol Sci 2017; 60:506-19.
9. Teixeira JAM, Araújo WRM, Maranhão AGK et al. Mortalidade no primeiro dia de vida: Tendências, causas de óbito e evitabilidade

em oito unidades da federação brasileira, entre 2010 e 2015. Epidemiol Serv Saúde 2019; 28:1-11.
10. Peixoto S. Manual de assistência pré-natal. 2a. ed. - São Paulo: Federação Brasileira das Associações de Ginecologia e Obstetrícia (FEBRASGO), 2014. 180p.
11. Lenton EA, Neal LM, Sulaiman R. Plasma concentrations of human chorionic gonadotropin from the time of implantation until the second week of pregnancy. Fertil Steril 1982; 37:773-8.
12. Carlsen RB, Bahl OP, Swaminathan N. Human chorionic gonadotropin. Linear amino acid sequence of the beta subunit. J Biol Chem 1973; 248:6810-27.
13. Stenman UH, Tiitinen A, Alfthan H, Valmu L. The classification, functions, and clinical use of different isoforms of HCG. Hum Reprod Update 2006; 12:769-84.
14. Braunstein GD, Rasor J, Danzer H, Adler D, Wade ME. Serum human chorionic gonadotropin levels throughout normal pregnancy. Am J Obstet Gynecol 1976; 126:678-81.
15. Bobdiwala S, Harvey R, Abdallah Y et al. The potential use of urinary hCG measurements in the management of pregnancies of unknown location. Hum Fertil 2022; 25:256-63.
16. Sturgeon CM, Berger P, Bidart JM et al.; IFCC Working Group on hCG. Differences in recognition of the 1st WHO international reference reagents for hCG-related isoforms by diagnostic immunoassays for human chorionic gonadotropin. Clin Chem 2009; 55:1484-91.
17. Butt K, Lim KI. Guideline 388 – Determination of gestational age by ultrasound. J Obstet Gynaecol Can 2019; 41:1497-507.
18. Connolly A, Ryan DH, Stuebe AM, Wolfe HM. Reevaluation of discriminatory and threshold levels for serum β-hCG in early pregnancy. Obstet Gynecol 2013; 121:65-70.
19. PBH – Protocolo Pré-natal e Puerpério. 2. ed. (rev e atual.) Belo Horizonte: Secretaria Municipal de Saúde, 2019. 134p.
20. Brasil. Ministério da Saúde. Secretaria de Atenção Primária à Saúde. Departamento de Ações Programáticas. Manual de gestação de alto risco [recurso eletrônico] / Ministério da Saúde, Secretaria de Atenção Primária à Saúde. Departamento de Ações Programáticas. – Brasília : Ministério da Saúde, 2022. 692 p. Disponível em: https://bvsms.saude.gov.br/bvs/publicacoes/manual_gestacao_alto_risco.pdf. Acesso em: 16 nov 2023.
21. Brasil. Ministério da Saúde. Portaria 1.459, de 24 de junho de 2011. Institui no âmbito do Sistema Único de Saúde – SUS a Rede Cegonha. Brasília: ministério da Saúde, 2011. Disponível em: http://bvsms.saude.gov.br/bvs/saudelegis/gm/2011/prt1459_24_06_2011.html. Acesso em: 30 set 2023.
22. Turrentine M, Nguyen BH, Choby B et al. Frequency of prenatal care visits: Protocol to develop a core outcome set for prenatal care schedules. JMIR Res Protoc 2023; 12:e43962.
23. Alexander S, Boulvain M, Ceysens G, Haelterman E, Zhang WH. Repeat digital cervical assessment in pregnancy for identifying women at risk of preterm labour. Cochrane Database Syst Rev 2010 Jun; (6):CD005940.
24. Bellussi F, Po' G, Livi A et al. Fetal movement counting and perinatal mortality: A Systematic review and meta-analysis. Obstet Gynecol 2020; 135:453-62.
25. Brasil. Secretaria de Atenção à Saúde. Departamento de Ações Programáticas Estratégicas. Guia do pré-natal do parceiro para profissionais de Saúde / Ministério da Saúde, Secretaria de Atenção à Saúde, Departamento de Ações Programáticas Estratégicas. – Brasília : Ministério da Saúde, 2018. 56 p. Disponível em https://bvsms.saude.gov.br/bvs/publicacoes/guia_pre_natal_profissionais_saude.pdf. Acesso em: 16 nov 2023.
26. Brasil. Secretaria de Atenção à Saúde. Departamento de Ações Programáticas Estratégicas. Guia do Pré-Natal do Parceiro para Profissionais de Saúde /Angelita Herrmann, Michelle Leite da Silva, Eduardo Schwarz Chakora, Daniel Costa Lima. - Rio de Janeiro: Ministério da Saúde, 2016. 55 p. Disponível em: https://bvsms.saude.gov.br/bvs/publicacoes/guia_pre_natal_parceiro_profissionais_saude.pdf. Acesso em 30 set 2023.
27. Brasil. Secretaria de Estado da Saúde do Distrito Federal. Nota Técnica 01/2015 SES-DF – Normatizar a implantação da caderneta da gestante. Brasília: SES-DF, 2021. Disponível em https://www.saude.df.gov.br/documents/37101/63767/Nota+Técnica+SES+–+DF+nº+01+–+2015+–+Normatizar+a+Implantação+da+Caderneta+da+Gestante.pdf. Acesso em 30 set 2023.
28. ACOG. 2022 Commitee Opinion. Methods to estimating due date. Number 700 (Replaces Committee Opinion Number 611, October 2014. Reaffirmed 2022).
29. Weller K, Housseine N, Khamis RS et al. Maternal perception of fetal movements: Views, knowledge and practices of women and health providers in a low-resource setting. PLOS Glob Public Health 2023; 3:e0000887.
30. Brasil. Ministério da Saúde. Secretaria de Atenção à Saúde. Departamento de Ações Programáticas e Estratégicas. Área Técnica de Saúde da Mulher. Pré-natal e puerpério: Atenção qualificada e humanizada – Manual técnico. Brasília: Ministério da Saúde, 2005: 162. Brasília: Ministério da Saúde, 2005. 158 p. Disponível em https://bvsms.saude.gov.br/bvs/publicacoes/pre-natal_puerperio_atencao_humanizada.pdf. Acesso em: 30 set 2023.
31. Moon-Grady AJ, Donofrio MT, Gelehrter S et al. Guidelines and recommendations for performance of the fetal echocardiogram: An update from the American Society of Echocardiography. J Am Soc Echocardio 2023; 36:679-723.
32. Sociedade Brasileira de Imunizações (SBIM). Calendário de Vacinação SBIm do Adulto 20 – 59 anos. Recomendações da Sociedade Brasileira de Imunizações (SBIm) – 2022/2023 [Internet]. São Paulo: SBIM 2022. Disponível em: https://sbim.org. br/images/calendarios/calend-sbim-adulto.pdf. Acesso em: 30 set 2023.
33. Gernand AD, Schulze KJ, Stewart CP et al. Micronutrient deficiencies in pregnancy worldwide: Health effects and prevention. Nature Reviews Endocrinol 2016; 12:274-9.
34. Figueiredo ACC, Cocate PG, Adegboye ARA et al. Changes in plasma concentrations of 25-hydroxyvitamin D and 1,25-dihydroxyvitamin D during pregnancy: A Brazilian cohort. Eur J Nutr 2018; 57:1059-72.
35. Woo Kinshella ML, Sarr C, Sandhu A et al. Calcium for pre-eclampsia prevention: A systematic review and network meta-analysis to guide personalised antenatal care. BJOG 2022;129(11):1833-1843.
36. Magee LA, Brown MA, Hall DR et al. The 2021 International Society for the Study of Hypertension in Pregnancy classification, diagnosis & management recommendations for international practice. Pregnancy Hypertens 2022; 27:148-69.
37. Peraçoli JC, Costa ML, Cavalli RC et al. Pré-eclâmpsia – Protocolo 2023. Rede Brasileira de Estudos sobre Hipertensão na Gravidez (RBEHG), 2023. Disponível em: https://rbehg.com.br/wp-content/uploads/2023/08/PROTOCOLO-2023-FINAL.pdf. Acesso em: 30 set 2023.
38. ACOG. Committee on Practice Bulletins-Obstetrics. Bulletin No. 189: Nausea and vomiting of pregnancy. Obstet Gynecol 2018; 131:e15-e30.
39. Zielinski R, Searing K, Deibel M. Gastrointestinal distress in pregnancy: Prevalence, assessment, and treatment of 5 common minor discomforts. J Perinat Neonatal Nurs 2015; 29:23-31.
40. Bradley CS, Kennedy CM, Turcea AM et al. Constipation in pregnancy: Prevalence, symptoms, and risk factors. Obstet Gynecol 2007; 110:1351-7.
41. Johannessen HH, Cartwright R. Constipation during and after pregnancy. BJOG 2021; 128:1065.
42. Poskus T, Sabonyte-Balsaitiene Z, Jakubauskiene L et al. Preventing hemorrhoids during pregnancy: A multicenter, randomized clinical trial. BMC Pregnancy Childbirth 2022; 22:374-81.
43. Negro A, Delaruelle Z, Ivanova TA et al.; European Headache Federation School of Advanced Studies (EHF-SAS). Headache and pregnancy: A systematic review. J Headache Pain 2017; 18:106-26.
44. ACOG. Committee on Clinical Practice Guidelines-Obstetrics. Headaches in pregnancy and postpartum: ACOG Clinical Practice Guideline No. 3. Obstet Gynecol 2022; 139:944.

45. Carvalho MECC, Lima LC, Lira Terceiro CA et al. Lombalgia na gestação. Rev Bras Anestesiol 2017; 67:266-70.
46. Hu X, Ma M, Zhao X et al. Effects of exercise therapy for pregnancy-related low back pain and pelvic pain: A protocol for systematic review and meta-analysis. Baltimore: Medicine 2020; 99:e17318.
47. Gutke A, Betten C, Degerskär K, Pousette S, Olsén MF. Treatments for pregnancy-related lumbopelvic pain: A systematic review of physiotherapy modalities. Acta Obstet Gynecol Scand 2015; 94:1156-67.
48. Luo L, Zhou K, Zhang J, Xu L, Yin W. Interventions for leg cramps in pregnancy. Cochrane Database of Systematic Reviews 2020, Issue 12. Art. No.: CD010655. DOI: 10.1002/14651858.CD010655.pub3. Acesso em: 30 set 2023
49. Smyth RMD, Aflaifel N, Bamigboye AA. Interventions for varicose veins and leg oedema in pregnancy. Cochrane Database of Systematic Reviews 2015, Issue 10. Art. No.: CD001066. DOI: 10.1002/14651858.CD001066.pub3. Acesso em: 30 set 2023.
50. DeCarlo C, Boitano LT, Waller HD et al. Pregnancy conditions and complications associated with the development of varicose veins. J Vasc Surg Venous Lymphat Disord 2022; 10:872-8.
51. Bobetsis YA, Graziani F, Gürsoy M, Madianos PN. Periodontal disease and adverse pregnancy outcomes. Periodontol 2000; 83:154-74.
52. ACOG. Committee Opinion No. 569: Oral health care during pregnancy and through the lifespan. ACOG Clinical 2013 (Reafirmado 2022).
53. Jianhang B, Huang X, Wang L et al. Clinical practice guidelines for oral health care during pregnancy: A systematic evaluation and summary recommendations for general dental practitioners. Quintessence Int 2022; 53:362-73.
54. Surita FG, Souza RT, Carrilho TR, Hsu LP, Mattar R, Kac G. Orientações sobre como monitorar o ganho de peso gestacional durante o pré-natal. Femina 2023; 51:70-6.
55. Oliveira ACM, Pereira LA, Ferreira RC, Clemente APG. Maternal nutritional status and its association with birth weight in high-risk pregnancies. Cienc Saude Colet 2018; 23:2373-82.
56. Carrilho TR, Hutcheon JA, Rasmussen KM et al. Gestational weight gain according to the Brazilian charts and its association with maternal and infant adverse outcomes. Am J Clin Nutr 2023; 117:414-25.
57. Gilberto Kac, Thais RB Carrilho et al. Gestational weight gain charts: results from the Brazilian Maternal and Child Nutrition Consortium. Am J Clin Nutr 2021; 113:1351-60.
58. WHO. Expert Committee on Physical Status. Physical status: The use and interpretation of anthropometry. World Health Organization 1995; 854:1-452
59. Dipietro L, Evenson KR, Bloodgood B et al.; 2018 Physical Activity Guidelines Advisory Committee. Benefits of physical activity during pregnancy and postpartum: An umbrella review. Med Sci Sports Exerc 2019; 51:1292-302.
60. IBGE Educa. Aplicativo IBGE. Disponível em: https://educa.ibge.gov.br/jovens/materias-especiais/20787-uso-de-internet-televisao-e-celular-no-brasil.html. Acesso em: jul 2023.
61. Cantor AG, Jungbauer RM, Totten AM et al. Telehealth strategies for the delivery of maternal health care : A rapid review. Ann Intern Med 2022; 175:1285.
62. DeNicola N, Grossman D, Marko K et al. Telehealth interventions to improve obstetric and gynecologic health outcomes: A systematic review. Obstet Gynecol 2020; 135:371-82.
63. Atkinson J, Hastie R, Walker S et al. Telehealth in antenatal care: Recent insights and advances. BMC Med 2023; 21:332.
64. Brasil. Ministério da Saúde. Política Nacional de Atenção Integral à Saúde do Homem – princípios e diretrizes. Portaria GM/MS 3.562, de 12 de dezembro de 2021. Brasília: Ministério da Saúde, 2021. Disponível em https://bvsms.saude.gov.br/bvs/saudelegis/gm/2021/prt3562_15_12_2021.html. Acesso em 30 set 2023.
65. Brasil. Ministério da Saúde. Secretaria de Atenção Primária à Saúde. Departamento de Gestão do Cuidado Integral. de Atenção Primária à Saúde. Departamento de Gestão do Cuidado Integral. – Brasília: Ministério da Saúde, 2023. 73 p. Disponível em https://bvsms.saude.gov.br/bvs/publicacoes/guia_pre_natal_profissionais_saude_1ed.pdf. Acesso em 30 set 2023.
66. Carrilho JM, Reis Z, Osanan G, Correia RJC. Proposição de plano de parto informatizado para apoio a interoperabilidade e humanização. J Health Informatic 2016; 8(supl I):713-20
67. Carrilho JM, Oliveira IJR, Santos D, Osanan GC, Cruz-Correia RJ, Reis ZSN. Pregnant users' perceptions of the birth plan interface in the "My Prenatal Care" app: Observational validation study. JMIR Form Res 2019; 3:e11374.
68. Simkin P. Birth plans: After 25 years, women still want to be heard. Birth 2007; 34:49-51.
69. WHO. Department of Reproductive Health and Research. Care in normal birth: a practical guide. Geneva: World Health Organization 1996. Disponível em: http://www.who.int/maternal_child_adolescent/documents/who_frh_msm_9624/en. Acesso em: 25 abr 2015.

Imunizações na Gravidez

CAPÍTULO

7

Alamanda Kfoury Pereira
Eura Martins Lage

INTRODUÇÃO

As vacinas administradas durante a gravidez promovem proteção contra doenças infecciosas para a mãe, o recém-nascido ou para ambos. A suscetibilidade da gestante para condições infecciosas e a capacidade do anticorpo materno de possibilitar a proteção do neonato mediante a transferência transplacentária tornam a gestação um momento importante para a administração das vacinas.[1,2]

A imunização contra doenças imunopreveníveis é um componente essencial dos cuidados primários e preventivos das mulheres. Apesar da importância da vacinação e das orientações dos órgãos de saúde pública, as taxas de vacinação de adultos permanecem muito abaixo das metas estabelecidas. Obstetras e ginecologistas têm papel relevante para melhorar a cobertura vacinal e reduzir a morbidade e a mortalidade por doenças imunopreveníveis.[3-5]

Considerando a eficácia e a segurança das vacinas e o potencial de prevenção de doenças infecciosas, obstetras e ginecologistas devem incluir as imunizações como parte de sua prática, incorporando a vacinação das mulheres sob seus cuidados e atualizando o calendário vacinal na pré-concepção para que sejam contempladas todas as vacinas indicadas.[3,4] Cabe ressaltar que, além do período gestacional, a pré-concepção e o puerpério também são momentos oportunos para atualização da situação vacinal da mulher.

PRINCÍPIOS GERAIS DA IMUNIZAÇÃO NA GESTAÇÃO

O sistema imunológico baseia-se, por definição, em dois tipos de imunidade: inata e adquirida. A imunidade inata consiste na reação não específica a antígenos, mediada essencialmente por barreiras físicas (pele, mucosas, células endoteliais), células de defesa (neutrófilos, monócitos, macrófagos e células *natural killer*), proteínas do complemento e fase aguda. A imunidade adquirida é uma resposta específica a antígenos, sendo as principais células efetoras os linfócitos T e B.[6]

A gravidez exige adaptações fisiológicas em todos os sistemas maternos, incluindo o imunológico. O conhecimento básico da imunologia da gravidez é fundamental, dado que muitas anomalias do feto e/ou da gestante se devem a alterações na resposta imunológica. Na gravidez coexistem dois fenômenos imunológicos: por um lado, o crescimento do feto, que ocorre em um ambiente estéril e isolado, capaz de desenvolver, *per se*, uma resposta imunológica, ainda que imatura, e, por outro lado, a combinação de fatores imunológicos maternos e fetais, na interface materno-fetal, que possibilita o crescimento e o desenvolvimento do produto conceptual.

Na década de 1950, Medawar descreveu, pela primeira vez, que a gravidez seria um estado de imunossupressão em que é suprimida a interação imunológica entre o feto e a mãe. Hoje, porém, sabe-se que existe uma resposta imunológica adaptativa (imunomodulação) baseada em dois pressupostos: que a resposta imunológica é semelhante em mulheres grávidas e não grávidas e que há modificações em diferentes níveis do sistema imunológico com alteração das células imunológicas circulantes (quantidade, fenótipo e função).

Os principais intervenientes dessa rede imunomodulatória são a progesterona, os estrogênios e a interface materno-fetal (placenta e decídua). Assim, e de maneira sucinta, é possível afirmar que na gravidez a resposta imunológica é preferencialmente mediada pela imunidade inata. A supressão relativa da resposta específica, notadamente dos linfócitos T, justifica maior suscetibilidade a infecções por agentes virais e patógenos intracelulares, como a *Listeria*. Há, ainda, um desvio no fenótipo dos linfócitos T para células Th27, fundamentais para a produção de citocinas com grande potencial anti-inflamatório e bloqueadoras da atividade destruidora das células T, evitando o abortamento. Por outro lado, a resposta das células B e a produção de anticorpos com a vacinação permanecem intactas durante a gravidez.

Quadro 7.1 Tecnologia das vacinas disponíveis do calendário de adultos

Tecnologia	Significado	Vacinas
Atenuadas	Contêm agentes infecciosos vivos, mas enfraquecidos	Caxumba Dengue Febre amarela Herpes zoster Rubéola Sarampo Varicela Tríplice viral (sarampo, caxumba, rubéola)
Inativadas	Contêm agentes mortos ou apenas partículas deles	Dupla bacteriana do tipo adulto – dT (difteria e tétano) Hepatite A Gripe (influenza) trivalente e quadrivalente Meningocócicas Pneumocócica conjugada Raiva Tríplice bacteriana acelular do tipo adulto – dTpa (difteria, tétano e *pertussis*) Tríplice bacteriana acelular do tipo adulto com poliomielite – dTpa-VIP Febre tifoide Hepatite B Hepatite A e B combinada HPV CoronaVac (Covid-19)
RNA mensageiro		Covid-19 – Pfizer BioNTech
Vetores virais não replicantes	Genes dos agentes infecciosos são inseridos dentro de um vírus vivo	Covid-19 – Astrazeneca/Oxford Covid-19 – Jansen

Fonte: adaptado da Sociedade Brasileira de Imunizações (SBIm), 2022/2023.

Existem vários tipos de agentes imunológicos: vacinas de agente vivo atenuado (bactérias ou vírus), de agente inativado, de antígeno recombinante, toxoides e imunoglobulinas (Quadro 7.1). Esses agentes vacinais conferem dois tipos de imunidade: a ativa, quando há a administração de antígenos com consequente estimulação da resposta imunológica e produção de anticorpos específicos, e a passiva, quando são inoculados anticorpos, conferindo proteção imediata.

A vacinação na gravidez comporta riscos reais, teóricos e hipotéticos, como transmissão do vírus vivo atenuado para a placenta ou o feto, o risco de efeitos reprodutivos, reações idiossincrásicas ou imprevisíveis e ineficácia da vacina. Não há consenso quanto ao *timing* adequado para a vacinação, uma vez que a resposta depende do objetivo, da imunogenicidade da vacina e do tempo de duração dos anticorpos no organismo materno.[7] Idealmente, as mulheres deveriam ser vacinadas contra as doenças imunopreveníveis no período pré-concepcional de acordo com o calendário vacinal vigente.

Durante a gravidez, a vacinação é oferecida quando o risco de exposição é alto, a infecção representa riscos para a mãe e/ou o feto e é improvável que a vacina cause danos. Apesar das adaptações imunológicas maternas à gravidez, a imunização de gestantes parece ser tão eficaz quanto a de não gestantes, embora os resultados dos estudos que avaliam a imunogenicidade sejam discordantes.[8]

Ao avaliar a situação vacinal de uma gestante, deve-se considerar:[7]

1. Quando ela não tem comprovação da vacina, deve ser avaliada como não vacinada.
2. Se não tiver completado o esquema de doses, deve-se dar continuidade ao esquema iniciado a partir do momento em que ocorreu a interrupção, pois doses recebidas e registradas são sempre consideradas válidas.

A Sociedade Americana de Doenças Infecciosas e o Colégio Americano de Obstetras e Ginecologistas (ACOG) publicaram diretrizes gerais para imunização de gestantes:[4,5,8]

- Os profissionais de saúde devem estar cientes das vacinas que são recomendadas de rotina para todas as gestantes: contra tétano, difteria, coqueluche acelular (dTpa) e influenza.
- Devem ser administradas vacinas não vivas apropriadas a gestantes com indicações médicas ou de exposição que as coloquem em risco de doenças imunopreveníveis.
- Após o parto, as puérperas devem receber todas as vacinas recomendadas que sejam contraindicadas ou que não foram administradas durante a gravidez (p. ex., sarampo, caxumba e rubéola; varicela; toxoide tetânico, toxoide diftérico reduzido, dTpa e papilomavírus humano).
- Todos devem estar cientes e seguir as contraindicações e precauções para imunização de gestantes (p. ex., evitar a administração de vacinas de vírus vivos atenuados).

IMUNIZAÇÃO PRÉ-CONCEPCIONAL

É importante orientar meninas e mulheres em idade fértil a manterem seu calendário vacinal atualizado. Essa iniciativa previne várias infecções e/ou doenças por meio de vacinas que não poderão ser utilizadas em uma gestação em virtude do risco teórico de causarem teratogenicidade, como varicela, rubéola, caxumba e sarampo.[9]

As mulheres que recebem vacinas de vírus vivos atenuados deverão ser orientadas a evitar a gravidez nos primeiros 28 dias após a imunização. As gestantes que recebem inadvertidamente vacinas atenuadas devem ser tranquilizadas e informadas de que os riscos de complicações fetais são teóricos e que a gestação deve ser acompanhada em seu pré-natal rotineiro.[7]

No período pré-concepção, as vacinas recomendadas para a mulher são: difteria, tétano, coqueluche, sarampo, hepatite B, hepatite A, papilomavírus humano (HPV), caxumba, rubéola, varicela (para as suscetíveis) e febre amarela.[9]

IMUNIZAÇÃO PRÉ-NATAL DE ROTINA

De acordo com a Sociedade Brasileira de Imunizações (SBIm), é recomendado que as gestantes recebam, durante a gestação e o puerpério, as vacinas contra influenza, hepatite B, difteria, tétano e coqueluche (dT e dTpa) e, mais recentemente, contra o coronavírus. O Quadro 7.2 mostra as vacinas indicadas para imunização de rotina e os esquemas segundo o histórico vacinal, de acordo com a SBIm.[3,11]

A gestante integra o grupo de risco para complicações da infecção pelo vírus influenza, e a vacina está recomendada nos meses de sazonalidade do vírus, mesmo que no primeiro trimestre de gestação. A vacinação contra o vírus influenza está indicada para todas as mulheres grávidas ou que possam estar grávidas ou no pós-parto (dentro de 2 semanas após o parto) durante a temporada de influenza.[12-14]

A hepatite B é uma infecção cuja transmissão para os filhos pode ocorrer através de mães infectadas (vertical) ou do convívio domiciliar com pessoas infectadas (horizontal). A vacinação contra hepatite B durante a gravidez protege o recém-nascido até que esteja completada sua imunização após o nascimento. O esquema vacinal para hepatite B é composto por três doses (0-1-6 meses) e pode ser iniciado em qualquer idade gestacional, sendo frequentemente finalizado após o término da gestação. Quando o esquema está completo (três doses), não há necessidade de reforço vacinal. Contudo, se menos doses

Quadro 7.2 Vacinas recomendadas de rotina na gestação

Vacinas	Esquemas e recomendações		Comentários
	Histórico vacinal	**Conduta na gestação**	
Tríplice bacteriana acelular do tipo adulto (difteria, tétano e coqueluche) – dTpa ou dTpa-VIP Dupla adulto (difteria e tétano) – dT	Previamente vacinada com pelo menos três doses de vacina contendo o componente tetânico	Uma dose de dTpa a partir da 20ª semana de gestação	Uma dose de dTpa no puerpério, se não foi vacinada durante a gestação (preferencialmente nos primeiros 45 dias)
	Em gestantes com vacinação incompleta que receberam uma dose de vacina contendo o componente tetânico	Uma dose de dT e uma dose de dTpa, devendo a dTpa ser aplicada a partir da 20ª semana de gestação. Respeitar o intervalo mínimo de 1 mês entre elas	
	Em gestantes com vacinação incompleta que receberam duas doses de vacina contendo o componente tetânico	Uma dose de dTpa a partir da 20ª semana de gestação	
	Em gestantes não vacinadas e/ou com histórico vacinal desconhecido	Duas doses de dT e uma dose de dTpa, devendo a dTpa ser aplicada a partir da 20ª semana de gestação. Respeitar intervalo mínimo de 1 mês entre elas	
Hepatite B	Vacinação completa	–	Completar doses faltantes no puerpério, se esquema não completado na gestação
	Vacinação incompleta	Completar doses faltantes	
	Vacinação desconhecida ou não realizada	Três doses, no esquema 0-1-6 meses	
Influenza (gripe)	Dose única anual. Em situação epidemiológica de risco, especialmente para gestantes imunodeprimidas, pode ser considerada uma segunda dose a partir de 3 meses após a dose anual		Vacinar no puerpério se não vacinou na gravidez
Covid-19	Pfizer – mRNA	Duas doses: uma a cada 21 dias	O Ministério da Saúde adotou 8 semanas entre as doses do esquema primário, mas o intervalo previsto em bula é de 21 dias. Os municípios têm autonomia para definir o intervalo que adotarão Uma dose de reforço 4 meses após a segunda dose
	CoronaVac	Duas doses: uma a cada 14 a 28 dias	Uma dose de reforço 4 meses após a segunda dose

Fonte: Sociedade Brasileira de Imunizações (SBIm), 2022/2023.[12]

foram aplicadas, as doses devem ser administradas até que seja completado o esquema.[12,15]

As gestantes previamente imunizadas com uma série completa de três doses da vacina dupla para adultos (difteria e tétano) devem receber dose única de dTpa, idealmente após 20 semanas. A dTpa é indicada a cada gravidez, mesmo que a mulher apresente história prévia de coqueluche ou vacinação e gestações consecutivas tenham ocorrido dentro de 12 meses. Para as gestantes que passaram 10 anos desde o último reforço da dupla para adultos, a dose de dTpa na gravidez também servirá como reforço de vacinação contra o tétano e a difteria.[3,12]

Em casos de história vacinal incompleta com apenas uma dose da dupla para adultos (difteria e tétano), são recomendadas uma dose de dupla para adultos (difteria e tétano) após o primeiro trimestre e uma dose de dTpa após 20 semanas. Nos casos de vacinação não realizada ou desconhecida, recomendam-se duas doses da dupla para adultos – uma no início da gestação e a outra após 4 semanas – e a terceira dose deve ser realizada com a vacina combinada dTpa.[12]

O ACOG recomenda fortemente que as gestantes sejam vacinadas contra Covid-19, sendo as vacinas de mRNA Covid-19 as mais indicadas para as gestantes. Dado o potencial de doença grave e morte durante a gravidez, a vacinação contra Covid-19 deve ser enfatizada para essa população, não havendo evidências de efeitos adversos maternos ou fetais da vacinação de gestantes com essa vacina.[12,16]

No Brasil, mais doses de CoronaVac, uma vacina de vírus inativado, foram administradas do que qualquer outra vacina contra a Covid-19. Em estudo com mulheres grávidas em um cenário com alta carga de doenças e mortes maternas relacionadas com a Covid-19, verificou-se que um regime completo de CoronaVac mostrou eficácia de 41% na prevenção de Covid-19 sintomático e de 85% na prevenção de doença grave por Covid-19.[17]

Os anticorpos induzidos pela vacina atravessam a placenta, mas o grau de proteção que promovem no recém-nascido ainda é desconhecido.[18] Estudo recente mostra redução de 61% no risco de hospitalização infantil por Covid-19, sugerindo que a vacinação contra Covid-19 durante a gravidez pode ajudar a proteger os recém-nascidos. Essas descobertas enfatizam a importância da vacinação contra Covid-19 durante a gravidez para proteger as grávidas e seus filhos.[19] A vacinação pode ser realizada em qualquer trimestre, com ênfase no recebimento da vacina o mais rápido possível para maximizar a saúde materna e fetal. [16]

VACINAS INDICADAS EM SITUAÇÕES ESPECIAIS NA GESTAÇÃO

O Quadro 7.3 lista as vacinas recomendadas em situações especiais na gestação e os esquemas propostos. As vacinas contra hepatite A, pneumocócica, meningocócica conjugada ACWY, meningocócica B e contra febre amarela são inativadas e, portanto, não representam, teoricamente, riscos para a gestante nem para o feto. Atualmente, essas vacinas são oferecidas em clínicas privadas e, na rede pública apenas para grupos especiais e disponíveis nos Centros de Referência para Imunobiológicos Especiais.[1,2,12]

Quadro 7.3 Vacinas recomendadas em situações especiais na gestação

Vacinas	Esquemas e recomendações	Comentários
Hepatite A	Duas doses, no esquema 0-6 meses	É vacina inativada, portanto sem risco teórico para a gestante e o feto. Como no Brasil as situações de risco de exposição ao vírus são frequentes, a vacinação deve ser considerada
Hepatite A e B	Para menores de 16 anos: duas doses – 0-6 meses. A partir de 16 anos: três doses – 0-1- 6meses	A vacina combinada é uma opção e pode substituir a vacina isolada das hepatites A e B
Pneumocócicas	Esquema sequencial de VPC13 e VPP23 pode ser feito em casos de gestantes com risco para doença pneumocócica invasiva (DPI)	VPC13 e VPP23 são vacinas inativadas, portanto sem riscos teóricos para a gestante e o feto
Meningocócicas conjugadas ACWY ou C	Uma dose Considerar seu uso de acordo com a situação epidemiológica e/ou a presença de comorbidades consideradas de risco para doença meningocócica	As vacinas meningocócicas conjugadas são inativadas, portanto sem risco teórico para a gestante e o feto
Meningocócicas B	Duas doses com intervalo de 1 a 2 meses. Aventar seu uso de acordo com a situação epidemiológica e/ou a presença de comorbidades consideradas de risco para doença meningocócica	A vacina meningocócica B é inativada, portanto sem risco teórico para a gestante e o feto
Febre amarela	Normalmente contraindicada em gestantes. No entanto, quando o risco de infecção supera os riscos potenciais da vacinação, pode ser administrada durante a gravidez Recomendação do PNI: se recebeu a primeira dose antes dos 5 anos de idade, está indicada uma segunda dose. Se aplicada a partir dos 5 anos de idade, em dose única Recomendação da SBIm: como não há consenso sobre a duração da proteção conferida pela vacina; de acordo com o risco epidemiológico, uma segunda dose em outras idades pode ser considerada em virtude da possibilidade de falha vacinal	Gestantes que viajam para países que exigem o Certificado Internacional de Vacinação e Profilaxia (CIVP) devem ser isentadas da vacinação pelo médico assistente, se não houver risco de contrair a infecção É contraindicada em nutrizes até que o lactente complete 6 meses; se a vacinação não puder ser evitada, suspender o aleitamento materno por 10 dias

Fonte: Sociedade Brasileira de Imunizações (SBIm), 2022/2023.[12]

A vacina contra hepatite A está indicada nos seguintes casos:[15]

- Gestantes com doença hepática crônica ou infecção pelo HIV.
- Uso injetável ou não injetável de substâncias ilícitas.
- Viagens internacionais planejadas para países com endemicidade intermediária ou elevada.
- Risco ocupacional de infecção.
- Contato próximo com um adotado internacional ou pessoas em situação de rua.

As vacinas pneumocócicas devem ser aplicadas quando a mãe apresenta risco de doença pneumocócica invasiva. As gestantes com comorbidades crônicas, como diabetes, doença cardíaca, doença hepática, doença pulmonar, imunodeficiências congênitas e/ou adquiridas, doença falciforme ou outras hemoglobinopatias e asplenia anatômica ou funcional, devem receber as vacinas pneumocócicas.[2,3,15]

A vacina meningocócica conjugada ACWY protege contra meningites dos sorogrupos A, C, W e Y e está indicada em caso de risco epidemiológico na região em que se encontra a grávida. A vacina meningocócica B está indicada na presença de comorbidades ou em situações de risco epidemiológico e protege contra a doença meningocócica do tipo B.[15]

A vacina contra a febre amarela está indicada quando o risco de infecção supera o de efeitos colaterais da vacinação. Nos casos em que o risco da doença é baixo, mas a vacinação é um requisito de viagem internacional, uma declaração médica pode ser emitida para que a gestante não necessite tomar a vacina. Mulheres não grávidas que recebem a vacina contra febre amarela devem evitar a gravidez por 1 mês após a vacinação.[3,15]

VACINAS CONTRAINDICADAS NA GRAVIDEZ

No Quadro 7.4 estão listada as vacinas contraindicadas na gestação.[12]

Como as vacinas tríplice viral (sarampo, caxumba e rubéola), HPV, varicela (catapora) e dengue incluem em suas composições bactérias ou vírus vivos atenuados, não devem ser administradas a gestantes.[1,2,15]

Em virtude da morbidade materna e dos resultados adversos da gravidez associados às infecções por sarampo e rubéola no período gestacional, recomenda-se fortemente a administração da vacina contra sarampo, caxumba e rubéola (MMR) às mulheres em idade fértil.[15]

VACINAS INDICADAS NO PUERPÉRIO

As recomendações para vacinação de mulheres após o parto são as mesmas descritas para a população em geral, tanto com vacinas inativadas como com vírus vivo atenuado. À exceção das vacinas contra varicela e febre amarela, as demais podem ser administradas em puérperas – idealmente nos primeiros 45 dias após o parto – e a amamentação não interfere na segurança e efetividade da vacinação, havendo evidências de proteção neonatal em virtude da passagem de anticorpos através do leite materno.[5,15]

São recomendadas as seguintes vacinas no pós-parto:[5,20]

- **MMR:** deve ser administrada à mulher não imunizada, que não tenha completado o esquema ou que desconheça sua situação vacinal.
- **Varicela:** usada para prevenção primária, essa vacina, contraindicada na gestação, deverá ser administrada às puérperas suscetíveis, especialmente por estarem em idade reprodutiva.
- **HPV:** mulheres elegíveis que não foram previamente vacinadas contra o HPV ou que não completaram a série vacinal podem receber a vacinação pós-parto; a vacina pode ser administrada com segurança durante a amamentação.
- **dTpa:** se não tiver sido administrada, conforme recomendado, durante a gravidez, deverá ser feita no puerpério.

A vacina contra febre amarela deve ser evitada por mulheres que estão amamentando até que o lactente complete 6 meses. Entretanto, se a vacinação for necessária, o aleitamento materno deve ser suspenso por 10 dias após a administração da vacina. O aleitamento não necessita ser suspenso se a vacina for administrada após o sexto mês de vida da criança. Para nutrizes e mulheres imunocomprometidas soronegativas para dengue, a vacina é contraindicada.[12]

Quadro 7.4 Vacinas contraindicadas na gestação

Vacinas	Recomendação	Comentários
Tríplice viral (sarampo, caxumba e rubéola)	Não vacinar na gestação	Pode ser aplicada no puerpério e durante a amamentação
HPV (papilomavírus humano)	Não vacinar na gestação. Se a mulher tiver iniciado esquema antes da gestação, suspendê-lo até o puerpério	Pode ser aplicada no puerpério e durante a amamentação
Varicela (catapora)	Não vacinar na gestação	Pode ser aplicada no puerpério e durante a amamentação
Dengue	Não vacinar na gestação	A vacina é contraindicada em mulheres soronegativas para dengue, que estejam amamentando e imunodeprimidas

Fonte: Sociedade Brasileira de Imunizações (SBIm), 2022/2023.[12]

PONTOS-CHAVE

- As mulheres devem ser vacinadas contra doenças imunopreveníveis antes da concepção, de acordo com o calendário de imunização recomendado para adultos.
- Para mulheres em idade fértil, é importante garantir a imunidade contra sarampo, caxumba, rubéola e varicela, pois essas vacinas são contraindicadas durante a gravidez.
- Antes da administração de vacinas, deve-se avaliar a possibilidade de gravidez e aconselhar sobre os riscos potenciais da vacinação durante a gravidez ou imediatamente antes da concepção.
- As vacinas vivas devem ser evitadas durante a gravidez devido ao risco teórico para o feto. A gravidez deve ser adiada por 28 dias após a administração de uma vacina viva.
- Não há relatos de teratogênese em casos de ocorrência de gravidez dentro de 1 mês após a imunização com vacina com vírus vivos atenuados contra sarampo, caxumba, rubéola (MMR), contra varicela, contra febre amarela ou vacina oral contra poliomielite.
- As gestantes devem diminuir o risco de exposição às infecções às quais sejam suscetíveis, evitando viajar para locais de alto risco (p. ex., áreas onde a febre amarela é prevalente), e garantir que os membros da família sejam imunizados de acordo com os calendários de imunização padrão.
- Todas as gestantes devem receber a vacina contra influenza nos meses de sazonalidade do vírus, independentemente do trimestre da gravidez.
- Gestantes que foram previamente imunizadas com uma série completa de três doses da vacina dupla adulto (difteria e tétano) devem receber dose única de dTpa, idealmente após 20 semanas. A transferência placentária de anticorpos maternos pode promover proteção passiva da criança contra a coqueluche.
- Gestantes com comorbidades ou exposições que as coloquem em grande risco para hepatite A, hepatite B, infecções meningocócicas ou pneumocócicas devem receber essas imunizações.
- A vacinação contra o HPV não é recomendada durante a gravidez em razão dos dados limitados sobre a segurança da vacina.
- As vacinas MMR e varicela devem ser evitadas durante a gravidez. Mulheres não imunes devem recebê-las no pós-parto, de preferência antes da alta hospitalar.

CONSIDERAÇÕES FINAIS

As vacinas maternas fornecem proteção significativa para as mães e seus filhos. Apesar disso, a taxa de adesão à vacinação durante o pré-natal ainda é baixa, principalmente entre gestantes com baixa escolaridade, nível socioeconômico e cultural reduzido e em alguns grupos com comportamentos alternativos. Essa baixa adesão se justifica, em parte, pela não indicação pelos profissionais da saúde, pela falta de informação sobre a maior suscetibilidade a algumas infecções durante a gestação, pelo medo dos efeitos adversos das vacinas e pela falta de informação sobre os benefícios que a vacina materna pode proporcionar ao feto e ao recém-nascido.

Recomenda-se, portanto, que a vacinação no período pré-concepcional, na gestação e no puerpério seja amplamente abordada nas consultas de ginecologia e obstetrícia. As vacinas devem ser parte integrante da prática clínica dos ginecologistas e obstetras, os quais devem assumir um papel ativo na educação e administração de vacinas às gestantes e puérperas.

Referências

1. Munoz FM, Jamieson DJ. Maternal Immunization. Obstet Gynecol 2019; 133:739-53.
2. Omer SB. Maternal Immunization. N Engl J Med 2017; 376:1256-67.
3. Federação Brasileira das Associações de Ginecologia e Obstetrícia (FEBRASGO). Série Orientações e Recomendações FEBRASGO, Programa Vacinal para Mulheres. no.1 /Comissão Nacional Especializada de Vacinas. São Paulo, 2021: 206p.
4. American College of Obstetricians and Gynecologists. ACOG Committee Opinion No. 772: Immunization Implementation Strategies for Obstetrician-Gynecologists. Obstet Gynecol 2019; 133:e254.
5. American College of Obstetricians and Gynecologists. ACOG Committee Opinion No. 741: Maternal Immunization. Obstet Gynecol 2018; 131:e214. Reaffirmed 2021.
6. Billingham RE, Brent L, Medawar PB. Actively acquired tolerance of foreign cells. Nature 1953; 172(4379):603-6.
7. Luppi P. How immune mechanisms are affected by pregnancy. Vaccine 2003; 21:3352-7.
8. Bischoff AL, Folsgaard NV, Carson CG et al. Altered response to A(H1N1) pnd9 vaccination in pregnant women: a single blinded randomized controlled trial. PloS One 2013; 8:e56700.
9. Commonwealth of Australia Department of Health. Immunisation for pregnancy. Disponível em: https:// www.health.gov.au/ health-topics/immunisation/ immunisation-throughout-life/immunisation-forpregnancy. Published 2020.
10. Pickering LK, Baker CJ, Freed GL et al. Immunization programs for infants, children, adolescents, and adults: clinical practice guidelines by the Infectious Diseases Society of America. Clin Infect Dis 2009; 49:817.
11. Sociedade Brasileira de Imunizações (SBIM). Calendário de Vacinação SBIm do Adulto 20 – 59 anos. Recomendações da Sociedade Brasileira de Imunizações (SBIm) – 2022/2023 [Internet]. São Paulo: SBIM, 2022.
12. Sociedade Brasileira de Imunizações (SBIM). Calendário de Vacinação SBIm da Gestante. Recomendações da Sociedade Brasileira de Imunizações (SBIm) – 2022/2023 [Internet]. São Paulo: SBIM, 2022.
13. American College of Obstetricians and Gynecologists. ACOG Committee Opinion No. 732: Influenza Vaccination during Pregnancy. Obstet Gynecol 2018; 131:e109-e114. Reaffirmed 2021.
14. Grohskopf LA, Alyanak E, Ferdinands JM et al. Prevention and Control of Seasonal Influenza with Vaccines: Recommendations of the Advisory Committee on Immunization Practices, United States, 2021-22 Influenza Season. MMWR Recomm Rep 2021; 70:1.
15. American College of Obstetricians and Gynecologists. ACOG Practice Bulletin No. 86: Viral hepatitis in pregnancy. Obstet Gynecol 2007; 110:941. Reaffirmed 2018.
16. American College of Obstetricians and Gynecologists. COVID-19 Vaccination Considerations for Obstetric–Gynecologic Care. Practice advisory, 2022.
17. Paixao ES, Wong KLM, Alves FJO et al. CoronaVac vaccine is effective in preventing symptomatic and severe COVID-19

in pregnant women in Brazil: a test-negative case-control study. BMC Med 2022; 20:146.
18. Yang YJ, Murphy EA, Singh S et al. Association of gestational age at coronavirus disease 2019 (COVID-19) vaccination, history of severe acute respiratory syndrome coronavirus 2 (SARS-CoV-2) infection, and a vaccine booster dose with maternal and umbilical cord antibody levels at delivery. Obstet Gynecol 2022; 139:373-80.
19. Halasa NB, Olson SM, Staat MA et al. Effectiveness of Maternal Vaccination with mRNA COVID-19 Vaccine during Pregnancy Against COVID-19–Associated Hospitalization in Infants Aged <6 Months — 17 States, July 2021–January 2022. MMWR Morb Mortal Wkly Rep 2022; 71:264-70.
20. American College of Obstetricians and Gynecologists. ACOG Committee Opinion no. 558: integrating immunizations into practice. Obstet Gynecol 2013; 121:897-903.

Nutrição Materna

CAPÍTULO

8

Maria Isabel Toulson Davisson Correia

INTRODUÇÃO

Boa alimentação, estado nutricional adequado e prática regular de exercícios físicos são fatores importantes para uma vida saudável. Alimentar-se de maneira adequada é simples, ainda que a maioria das pessoas não o faça ou, o que é ainda pior, muitas vezes sigam padrões alimentares baseados em modismos arriscados para a saúde. Além disso, o excesso de peso e a obesidade – pandemia mundial – estão associados a eventos adversos durante a gravidez e no momento do parto, além de implicarem riscos para o recém-nascido. Por outro lado, o sedentarismo é comum, o que também interfere no bem-estar geral e na saúde da futura mãe. Nesse sentido, torna-se cada vez mais fundamental uma discussão sobre esses temas, de modo que os que irão cuidar da mulher possam abordar de maneira adequada esse período tão relevante no ciclo da vida.

O objetivo principal dos cuidados nutricionais antes, durante e após a gestação é garantir o bem-estar e a saúde materna, proporcionando equilíbrio nutricional, o que irá impactar o desenvolvimento adequado do feto, o parto e a fase de lactância.

ALIMENTAÇÃO SAUDÁVEL, ESTADO NUTRICIONAL E ATIVIDADE FÍSICA

Para uma alimentação saudável, é necessária uma variedade de alimentos, sem monotonia, e em quantidades suficientes para atender as necessidades individuais. Assim, de maneira simplista, um prato sempre colorido comprova a adoção desse princípio. Um bom exemplo de dieta balanceada é o seguido pelas populações mediterrâneas. A dieta do Mediterrâneo é marcada pela ingestão de grupos de alimentos variados, como frutas, verduras, cereais, nozes, legumes, leites e derivados e, em menor quantidade, diferentes tipos de carne.[1,2]

Recomenda-se diariamente a ingestão mínima de três frutas frescas, o equivalente a um prato grande cheio de verduras de folhas (alfaces, rúcula, agrião, repolho, espinafre, entre outras) com legumes e grãos (cenoura, soja, quinoa, grão-de-bico, lentilhas, ervilhas, cevada, centeio), leite e derivados (cerca de três copos ao dia ou alternados com queijos e iogurtes) e carnes de qualquer tipo, em menor quantidade (cerca de **100g**) (Quadro 8.1). No entanto, o tipo e a quantidade de alimentos não bastam para garantir uma alimentação saudável; seu preparo também deve ser correto.

Quadro 8.1 Hábitos alimentares saudáveis

Diariamente, seis porções do grupo de cereais (arroz, milho, trigo, pães e massas), tubérculos, como batatas, e raízes, como mandioca/macaxeira/aipim. Dar preferência aos grãos integrais e aos alimentos na forma mais natural
Diariamente, pelo menos três porções de legumes e verduras como parte das refeições e três porções ou mais de frutas nas sobremesas e lanches
Arroz e feijão todos os dias ou pelo menos cinco vezes por semana (esse hábito bem brasileiro contém uma boa combinação de proteínas e ferro)
Diariamente, três porções de leite e derivados e uma porção de carnes, aves, peixes ou ovos (retirar a gordura aparente das carnes e a pele das aves antes da preparação torna esses alimentos mais saudáveis)
Óleos, gorduras, sal e açúcar em pequenas quantidades ao temperar e cozinhar alimentos e criar preparações culinárias
Como regra da alimentação, devem ser evitados refrigerantes e sucos industrializados, bolos, biscoitos doces e recheados, sobremesas doces e outras guloseimas
Alimentos industrializados, como hambúrgueres, salsichas, linguiças, presunto, salgadinhos, conservas de vegetais, sopas, molhos e temperos prontos, contêm grande quantidade de sódio na composição e devem ser evitados
Água e sucos naturais devem ser ingeridos preferencialmente fora das refeições
Preparo e cocção de alimentos deve ser motivo de atenção e controle
Regularidade e tranquilidade para realizar as refeições em ambientes apropriados e, sempre que possível, com companhia é altamente estimulado

É extremamente importante saber preparar os alimentos de forma saudável. Nesse sentido, deve-se evitar frituras ou o uso de grande quantidade de óleo. Idealmente, os alimentos devem ser preparados no vapor, cozidos, assados ou grelhados. As carnes, de qualquer tipo, não precisam de gordura extra para cozinhar. O uso de molhos contendo gorduras de qualquer origem também deve ser exceção, bem como deve ser controlada a quantidade de sal adicionada. Por outro lado, temperos diversos e cheiros verdes naturais podem contribuir para uma melhor palatabilidade das preparações.[3]

A oferta de alimentos deve ser distribuída ao longo do dia, de acordo com o estilo de vida e as preferências de cada um. Assim, para alguns são necessárias mais refeições, enquanto outros preferem menos. O importante é que sejam evitados longos períodos em jejum, os quais inevitavelmente aumentarão a probabilidade de ingestão rápida de alimentos e em maior quantidade do que o necessário. Além disso, longos períodos de jejum podem ocasionar alterações metabólicas que não são bem toleradas por alguns e causar sintomas e sinais, como tontura, fraqueza e desmaio. Cabe ressaltar, no entanto, que horários de refeições definidos estão associados à organização da rotina de vida e alimentar em que as refeições são realizadas de modo tranquilo e sem outras atividades paralelas, como ver televisão e usar o telefone.

Alimentação adequada e atividade física são essenciais para garantir um bom estado nutricional, principalmente evitando sobrepeso e obesidade, ambos relacionados com risco aumentado de várias doenças, como câncer, diabetes, dislipidemias e hipertensão.[4] Além disso, o exercício físico contribui para prevenção e tratamento de doenças.[5]

Segundo a Organização Mundial da Saúde (OMS), um adulto entre 18 e 64 anos deveria realizar atividades localizadas de grandes grupos musculares pelo menos duas vezes por semana (p. ex., musculação ou ginástica localizada) e 150 minutos de atividade aeróbica de moderada intensidade ou 75 minutos de alta intensidade. Idealmente, a atividade aeróbica deveria progredir para 300 minutos de média intensidade ou para 150 minutos de alta intensidade. Ademais, os exercícios deveriam ter intervalos de pelo menos 10 minutos, divididos ao longo do dia e da semana.

Indivíduos > 65 anos deveriam realizar 150 minutos de atividade aeróbica moderada ou 75 minutos de atividade intensa, preferencialmente alternando a intensidade e também respeitando o intervalo mínimo de pelo menos 10 minutos. A recomendação para incrementar o tempo de exercício é semelhante à de adultos jovens. As atividades de resistência para grupos musculares também devem ser realizadas pelo menos duas vezes por semana. Aqueles com dificuldades de mobilidade deverão ter as atividades adaptadas para a condição física e realizá-las pelo menos três vezes por semana.[6]

Em síntese, as distintas fases da vida determinam as particularidades das demandas de nutrientes (macro e micro) e de atividade física. No caso da mulher, deve-se contemplar ainda a possibilidade da maternidade e o que isso representa para o bem-estar e a saúde dela e do feto. Essas particularidades devem ser abordadas individualmente com o profissional médico especialista em nutrição ou nutricionista.

GRAVIDEZ E ALIMENTAÇÃO

A gravidez promove uma série de alterações fisiológicas na mulher com o objetivo de garantir o crescimento normal e a saúde do feto, além de preparar a futura mãe e o concepto para o parto. A primeira mudança é, em geral, o ganho de peso – entre 11 e 16kg – representado pelo peso do feto, placenta, útero, líquido amniótico, glândulas mamárias e o aumento de volume sanguíneo e de tecido adiposo.[7]

Ademais, alterações hormonais são cruciais durante a gravidez, ocorrendo aumento da produção de estrogênio, progesterona, prolactina e gonadotrofina coriônica humana (hCG). Por outro lado, em virtude da hemodiluição, há redução da concentração de hemoglobina, hematócrito e hemácias e, ao final da gestação, também do nível de plaquetas. Há ainda alteração do trato gastrointestinal com predominância de náuseas e vômitos no primeiro trimestre, associados ao aumento do hormônio hCG, refluxo gastroesofágico e constipação intestinal. O trato urinário também é afetado pela gravidez.

Além disso, durante a gestação o corpo é preparado para a lactação, com estímulo e desenvolvimento dos ductos e alvéolos mamários. Assim, as necessidades nutricionais da mulher durante a gestação e a lactação aumentam e ainda devem contemplar as necessidades do recém-nascido.

Uma dieta balanceada, com quantidade adequada de macronutrientes (carboidratos, proteínas e lípides) e micronutrientes (vitaminas e minerais), é essencial para as atividades celulares e metabólicas (diferenciação e proliferação celular, produção de hemoglobina, transporte de oxigênio, mineralização, entre outras) da mãe e do feto. No entanto, a literatura é rica em relatos sobre deficiências nutricionais associadas às mulheres grávidas, especialmente as deficiências de ferro e vitamina D,[8] que por sua vez são consequência de hábitos alimentares inadequados da população.[9]

Idealmente, a mulher em idade fértil deveria ter bons hábitos alimentares e de vida, sempre antevendo a possibilidade de uma gravidez. Vários estudos observacionais apontam para a importância da saúde pré-natal adequada e da saúde do recém-nascido com consequências que podem estender-se por gerações.

O foco da saúde pública deveria ser direcionado para a promoção de uma abordagem holística, em especial da mulher, prevenindo o risco aumentado de doenças genéticas, de saúde mental, teratogênicas e crônicas, como obesidade e diabetes. A OMS estima que cerca de dois milhões de pessoas têm deficiências de micronutrientes, principalmente de ferro, a qual é mais frequente entre as mulheres em razão da menstruação.[10]

Especificamente no período pré-concepção, cerca de 2 a 3 meses (para gestações planejadas) e no momento da concepção, período em que são otimizados a função das gametas e o desenvolvimento da placenta, a suplementação de ácido fólico deve ser avaliada para as que não ingerem a quantidade diária necessária de 400mcg (Quadro 8.2), o que reduz em até 70% o risco de defeitos do tubo neural.[11] De maneira simplista, a mulher que consome rotineiramente um prato cheio de vegetais verdes folhosos, grãos variados e suco de laranja supre essas necessidades. Outros benefícios da suplementação de ácido fólico incluem risco menor de pré-eclâmpsia, abortamento, baixo peso do recém-nascido, morte neonatal e autismo.[12]

A suplementação de ferro também deve ser avaliada, pois a deficiência desse mineral está associada à diminuição de ferro no cérebro do feto, o que pode impactar seu desenvolvimento intelectual. O ferro também é fator determinante para a produção de hemácias, o que implica o risco de anemia. As necessidades diárias de ferro são de 18mg para as mulheres até os 50 anos de idade e de 8mg para as que se encontram acima dessa faixa etária. As gestantes necessitam de 27mg/dia.[13] São alimentos ricos em ferro: carnes vermelhas, frangos, ovos, frutas, vegetais verdes e pães/grãos fortificados. Para que sejam alcançadas as necessidades diárias está indicada, por exemplo, a ingestão de 200g de carne vermelha (10mg) e 200g de feijão (10mg).

O peso da gestante é, em conjunto com as vitaminas e os minerais, e fator de risco determinante para a saúde da mãe e do recém-nascido. Em países mais desenvolvidos, até 50% das mulheres, quando engravidam, têm sobrepeso ou obesidade.[14] Por outro lado, em países em desenvolvimento ou de reduzido nível econômico, como na África, Ásia e América Latina, predominam o baixo peso e a desnutrição. Segundo Jellife,[15] a desnutrição é um estado mórbido secundário a deficiência ou excesso, relativo ou absoluto, de um ou mais nutrientes. Cabe ressaltar que, como o peso é apenas um dos indicadores do estado nutricional, outros aspectos também precisam ser contemplados, uma vez que a desnutrição é fator de risco isolado para aumento de morbidade e mortalidade.[16] Destacam-se mudanças de hábitos alimentares, restrições dietéticas voluntárias ou prescritas, perda de peso não intencional e presença de outras doenças.

Quadro 8.2 Necessidades diárias de vitaminas para mulheres não grávidas e grávidas e alimentos ricos

Vitamina	Vias de ação e benefícios	Recomendações (RDA) para não grávidas	Recomendações (RDA) para grávidas	Limite superior (UL)	Alimentos ricos
A (retinóis e carotenos)	Visão, crescimento ósseo, sistema imunológico	700mcg (2.333UI)	770mcg	3.000mcg (10.000UI)	Retinóis – fígado de boi, ovos, camarões, leite fortificado, queijos Carotenos – batata-doce, cenoura, abóbora, espinafre e manga
B1 (tiamina)	Vias metabólicas de energia Saúde de cabelos, pele, músculos e cérebro Essencial para a função nervosa	1,1mg	1,4mg	Desconhecido	Carne de porco, arroz, presunto, leite de soja, melancia e abobrinha
B2 (riboflavina)	Vias metabólicas de energia Saúde de cabelos, pele, músculos e cérebro	1,1mg	1,4mg	Desconhecido	Leite, ovos, queijos, carnes, vegetais verdes folhosos e grãos enriquecidos
B3 (niacina)	Vias metabólicas de energia Saúde de cabelos, pele, músculos e cérebro	14mg	18mg	35mg	Carnes, caldos, peixe, grãos, cogumelos, batata e manteiga de amendoim
B5 (ácido pantotênico)	Vias metabólicas de energia Metabolismo lipídico, de neurotransmissores, hormônios esteroidais e hemoglobina	5mg	6mg	Desconhecido	Frango, gema de ovo, grãos, brócolis, cogumelos, abacates e tomates
B6 (piridoxina)	Metabolismo de homocisteína (diminui os níveis), converte triptofano em niacina e serotonina (transmissor importante no sono, apetite e humor) Produção de hemoglobina Habilidades cognitivas e sistema imunológico	1,3mg	1,9mg	100mg	Carne, caldos de frango, legumes, tofu e produtos de soja, batatas, frutas, como banana e melancia

(Continua)

Quadro 8.2 Necessidades diárias de vitaminas para mulheres não grávidas e grávidas e alimentos ricos *(Cont.)*

Vitamina	Vias de ação e benefícios	Recomendações (RDA) para não grávidas	Recomendações (RDA) para grávidas	Limite superior (UL)	Alimentos ricos
B9 (ácido fólico)	Formação de novas células; em especial na gravidez, previne defeitos de formação neurais Metabolismo da homocisteína (diminui níveis)	400mcg	600mg	1.000mcg	Grãos fortificados, cereais, aspargo, espinafre, quiabo, brócolis, ervilha, grão-de-bico, beterraba, suco de laranja e de tomate
B12 (cobalamina)	Proteção e desenvolvimento de células nervosas Metabolismo de hemácias Metabolismo de homocisteína (diminui os níveis), converte triptofano em niacina e serotonina (transmissor importante no sono, apetite e humor)	2,4mcg	2,6mcg	Desconhecido	Carnes, caldos de frango, queijos, ovos, cereais fortificados e leite de soja fortificado
Biotina	Metabolismo energético e de lípides Saúde óssea e do cabelo	30mcg		Desconhecido	Grãos, gema de ovo, soja, peixe e miúdos de boi
Vitamina C (ácido ascórbico)	Produção de colágeno Cicatrização de feridas Metabolismo da serotonina Antioxidante Sistema imunológico	75mg	85mg	2.000mg	Frutas e sucos frescos (especialmente cítricos), batatas, brócolis, pimentões, espinafres, tomates, couve-de-bruxelas
Vitamina D (calciferol)	Níveis plasmáticos de cálcio e fósforo Saúde dentária e dos ossos	Entre 31 e 70 anos: 15mcg (600UI); > 71 anos: 20mcg (800UI)	15mcg	50mcg (2.000UI)	Exposição solar (20 minutos diários)
E (alfatocoferol)	Antioxidante Metabolismo da vitamina A	15mg (22UI)	15mg	1.000mg (1.500UI)	Vegetais verdes folhosos, óleos vegetais, margarina, germe de trigo, grãos e nozes
K (filoquinona, menadiona)	Ativa proteínas e vias do cálcio Coagulação	90mcg	90mcg	Desconhecido	Couves e outros vegetais verdes folhosos, ovos e leite

RDA – Recommended Dietary Allowance: média diária de ingestão para alcançar as necessidades de 97% a 98% dos indivíduos saudáveis por faixa etária; UL: *upper limit* – dose/dia segura, sem eventos adversos; UI: unidades internacionais.

O excesso de peso e a obesidade materna são fatores de risco para pré-eclâmpsia, diabetes gestacional e morte materna, bem como podem causar macrossomia, anomalias congênitas, baixo peso e parto pré-termo. Assim, as mulheres que desejam engravidar devem receber orientação nutricional e ser incentivadas a aderir à prática de atividade física para redução do peso antes da concepção. Por outro lado, o baixo peso da grávida aumenta o risco de baixo peso fetal e nanismo.

As necessidades nutricionais de macronutrientes (carboidratos, proteínas e lípides) devem contemplar o nível de atividade física da gestante e o ganho de peso ideal ao longo da gravidez, assim como o índice de massa corporal inicial (ainda que este isoladamente, à luz do conhecimento atual, seja marcador inadequado de composição corporal).[17] Por isso, há cálculos distintos para mulheres com baixo peso, sobrepeso e obesidade. Em geral, no primeiro trimestre, a maioria das mulheres não ganha peso, não devendo ultrapassar, no máximo, 2kg de ganho. A partir de 10 até 20 semanas, espera-se um aumento semanal de 0,335kg; entre 20 e 30 semanas, de 0,45kg, e entre 30 e 40 semanas, de 0,335kg.[18]

Outros cuidados essenciais para a mulher grávida incluem a abstinência de fumo (o qual interfere no crescimento do feto com risco de abortamento e parto pré-termo), álcool (causa alterações de comportamento e de aprendizado na criança), cafeína (responsável por baixo peso e alterações comportamentais na criança) e, obviamente, de qualquer droga ilícita. Se a recomendação quanto ao tabagismo é a abstenção, no tocante ao álcool e à cafeína há controvérsias se quantidades mínimas eventuais causariam danos.

A prática regular de atividade física também interfere diretamente na evolução da gravidez por preparar e ajudar no trabalho de parto normal, além de auxiliar o controle de peso da futura mãe e contribuir para a sensação de bem-estar de muitas mulheres.[19]

Em resumo, os hábitos alimentares, o peso da mãe e a atividade física interferem no período da gravidez e na saúde do feto, sendo recomendados o seguimento e a adoção de um estilo de vida saudável. A abordagem holística da mulher grávida deve ser individualizada, exercitando-se os distintos aspectos em sintonia com a realidade de cada uma. Para isso, o acompanhamento de especialistas em nutrição e atividade física pode melhorar o cuidado direcionado à mulher nesse período de vida.

IMPACTO DAS ALTERAÇÕES NUTRICIONAIS NA GRAVIDEZ

As deficiências nutricionais (macro e micronutrientes) maternas interferem tanto na saúde da mulher, incluindo o momento do parto, como do recém-nascido, cabendo destacar que a gravidez em adolescentes – quando ainda ocorre uma série de alterações hormonais, metabólicas e de crescimento – demanda cuidados extras que contemplem todas essas particularidades que colocam em risco o binômio mãe/filho.

Em mulheres de baixo peso é maior o risco de recém-nascidos pequenos para a idade gestacional, além de mortalidade perinatal. Um estudo de 2002, que avaliou dados de 100 mil mulheres, mostrou que as crianças de mães que ganharam peso de maneira inadequada apresentaram taxa de mortalidade 2,23 vezes maior em relação aos filhos de mães com ganho de peso dentro da normalidade.[20] Outros riscos associados ao baixo peso incluem a dificuldade para iniciar a amamentação e o parto pré-termo.[21] Por outro lado, entre os riscos para as mulheres com excesso de peso estão taxas maiores de cesarianas e manutenção do peso elevado após o parto, além de diabetes gestacional, pré-eclâmpsia, diabetes tipo 2, doenças cardiovasculares e síndrome metabólica.

Os fetos de mulheres que ganharam mais peso tendem a ter mais peso para a idade gestacional e a apresentar macrossomia e menores escores de Apgar nos primeiros 5 minutos de vida, além de risco maior de hipoglicemia, policitemia, aspiração de mecônio e convulsões. No entanto, o risco maior está associado ao desenvolvimento de sobrepeso e obesidade na infância, além de maior probabilidade de doenças crônicas, como diabetes, hipertensão e outras doenças metabólicas, na vida adulta.[21]

As deficiências de micronutrientes que impactam negativamente a mulher e o desenvolvimento do recém-nascido são, essencialmente, as de ácido fólico, que podem levar a risco aumentado de pré-eclâmpsia, abortamento, parto pré-termo, defeitos de tubo neural, baixo peso e autismo. As taxas baixas de ferro podem causar anemia materna (em até 2% e 5% dos casos no primeiro trimestre e em 20% no segundo) e diminuição do tamanho do cérebro do recém-nascido.[22] Contudo, é importante salientar que outras alterações, como de vitaminas, iodo, cálcio, magnésio e zinco, além de ácidos graxos ômega-3, também interferem no binômio mãe/filho e precisam ser contempladas individualmente.

SUPLEMENTAÇÃO NUTRICIONAL

A suplementação nutricional de macro e micronutrientes da gestante deve ser feita conforme as particularidades e as necessidades de cada uma. Para isso, é fundamental conhecer seus hábitos de vida e alimentares, assim como o adequado estado nutricional, para que seja adotada a melhor abordagem.

As gestantes desnutridas, as de baixo peso antes da concepção e as adolescentes, assim como as que apresentam náuseas e vômitos no primeiro trimestre, demandam atenção especial, havendo a necessidade de avaliar a suplementação tanto de macro como de micronutrientes e em alguns casos, como na hiperêmese gravídica, a necessidade de nutrição parenteral deve ser analisada e não retardada, como costuma acontecer.[23] Como indicado previamente, o baixo peso materno, com ou sem desnutrição, resulta em risco aumentado de morte materna, abortamento, parto pré-termo, baixo peso do recém-nascido e múltiplas comorbidades para a criança ao longo do ciclo da vida.

A suplementação rotineira de micronutrientes, particularmente de ácido fólico e ferro, costuma ser prescrita com frequência pela maioria dos ginecologistas/obstetras diante dos riscos associados às deficiências desses nutrientes e de seu impacto no feto. No entanto, essa medida é questionável, ainda que o risco de superoferta desses nutrientes seja praticamente nulo.

No entanto, cabe considerar também seu custo, quando eles não são necessários, além dos efeitos adversos. Por exemplo, a suplementação de ferro pode causar náuseas e constipação intestinal, o que interfere na qualidade de vida materna em um período marcado por muitas oscilações emocionais relacionadas com as mudanças hormonais e sociais. Doses elevadas de vitaminas C e E têm sido associadas à dor abdominal durante a gravidez.

Assim, é essencial que as condutas sejam individualizadas, e os especialistas em nutrição podem contribuir para melhor manejo das gestantes. Nesse sentido, a anamnese (contemplando a variedade e a quantidade de alimentos ingeridos, a cocção, os horários das refeições, o uso de suplementos, entre outros) e o diagnóstico nutricional (baixo peso, sobrepeso, obesidade e desnutrição), além do conhecimento dos hábitos de vida (atividades laborais, horas de sono, prática de atividade física e relaxamento) e dos determinantes sociais (renda familiar, número de filhos, ter companheiro/marido, entre outros), determinam a melhor abordagem terapêutica da gestante.

As necessidades de macronutrientes dependem de todos os fatores mencionados, em especial do estado nutricional e do peso da mulher antes da gravidez (Quadro 8.3). Entre os macronutrientes, destaca-se o papel dos ácidos graxos ômega-3, em particular do ácido docohexanoico (DHA), de baixo consumo por muitos, o que acarreta alterações na cognição e no comportamento. São alimentos ricos com alto teor desse tipo de gordura: peixes de águas frias, nozes, sementes de linhaça e chia, além de óleos, como de canola e soja, que, por outro lado, não devem ser usados em grande quantidade em virtude do alto teor calórico.

Quadro 8.3 Necessidades diárias de minerais para mulheres grávidas e não grávidas

Nutriente	Recomendações (RDA) para não grávidas	Recomendações (RDA) para grávidas	Limite superior (UL)
Cálcio	1.000mg	1.000mg	2.500mg
Iodo	150mcg	220mcg	1.100mcg
Ferro	18mg	27mg	45mg
Magnésio	320mg	350mg	350mg
Fósforo	700mg	700mg	3.500mg
Selênio	55mcg	60mcg	400mcg
Zinco	8mg	11mg	40mg

RDA – Recommended Dietary Allowance: média diária de ingestão para alcançar as necessidades de 97% a 98% dos individuos saudáveis por faixa etária; UL: *upper limit* – a dose/dia segura, sem eventos adversos.

Outro aspecto importante diz respeito ao consumo adequado de fibras, uma vez que a gravidez costuma ser marcada por constipação intestinal e, em geral, as necessidades de fibras raramente são supridas pela população. Recomenda-se a oferta de 20g/dia de fibras mistas (solúveis e insolúveis), de preferência com maior quantidade das insolúveis (verduras de folhas, frutas com cascas e cereais integrais) para melhorar o funcionamento intestinal, além de auxiliar o controle glicêmico das mulheres com resistência aumentada à insulina.

O período de lactação também exige cuidados peculiares, mas que se assemelham aos já discutidos anteriormente. Contudo, cabe destacar a importância dos ácidos graxos ômega-3, em especial do DHA, uma vez que a presença desse nutriente no leite materno contribui para o desenvolvimento cerebral do recém-nascido e, consequentemente, para o desenvolvimento de atributos neurocognitivos ao longo do primeiro ano de vida. No entanto, há grande controvérsia sobre este tema, e a suplementação da mãe não está indicada, a não ser em caso de deficiência na alimentação.[24] As necessidades de micronutrientes encontram-se descritas no Quadro 8.4.

CONSIDERAÇÕES FINAIS

A mulher em idade fértil, assim como qualquer outro indivíduo, deve seguir hábitos alimentares e de vida saudáveis. No entanto, isso é considerado quase uma utopia neste mundo contemporâneo marcado pela ingestão de alimentos de alta densidade calórica e pobre conteúdo nutricional, em que o sobrepeso e a obesidade se destacam como uma pandemia e a falta de atividade física é a regra, além da falta de organização do tempo e dos momentos de lazer.

Portanto, pelo menos a mulher em idade fértil, ao pensar que poderá a qualquer momento gerar outro ser vivo que sofrerá as consequências de seu estilo de vida, deveria atentar para os cuidados nutricionais e de estilo de vida. Assim, é somente na gestação que ocorrem tentativas de mudança no estilo de vida. Por isso, devem ser criadas possibilidades de implementação de hábitos de vida e alimentares saudáveis que possam minimizar os eventos adversos associados à alimentação inadequada, ao estado nutricional alterado e ao estilo de vida não saudável tanto para a gestante como para o recém-nascido.

Nesse sentido, o papel do médico assistente é primordial, ao indicar uma abordagem holística e individualizada, contemplando todo um contexto de saúde alimentar e social que possa permanecer ao longo da vida dessa mulher e da futura prole. É oportunidade única, mas que não deve ser marcada por proibições ou supervalorizações com a criação de mitos. Afinal, manter hábitos de vida e alimentares saudáveis não exige grande esforço nem dispêndio financeiro – basta ter vontade.

Quadro 8.4 Necessidades diárias de micronutrientes e ácidos graxos ômega-3 durante a lactação

Nutriente	Recomendação	Justificativa
Cálcio	1.000mg	Produção de leite materno
Magnésio	390mg	Prevenção de constipação intestinal e relaxante muscular
Zinco	19mg	Cicatrização pós-parto
Ferro	60mg	Prevenção de anemia materna por 3 meses após o parto
Vitamina C	130mg	Estímulo imunológico
Vitamina D	10mcg	Boa qualidade de leite
Vitamina A	10.000UI	Somente em populações com deficiências e até por 8 semanas
Vitamina B9	400mcg	Prevenção de anemia materna por 3 meses após o parto
Ácido graxo ômega-3 (em especial DHA)	100mg	Desenvolvimento do cérebro da criança por 1 ano

Referências

1. Xavier Medina F. Mediterranean diet, culture and heritage: challenges for a new conception. Public Health Nutr 2009; 12:1618-20.
2. Ventriglio A, Sancassiani F, Contu MP et al. Mediterranean Diet and its Benefits on Health and Mental Health: A Literature Review. Clin Pract Epidemiol Ment Health 2020; 16(Suppl-1):156-64.
3. Tapsell LC, Hemphill I, Cobiac L et al. Health benefits of herbs and spices: the past, the present, the future. Med J Aust 2006; 185(S4):S1-s24.
4. Upadhyay J, Farr O, Perakakis N, Ghaly W, Mantzoros C. Obesity as a Disease. Med Clin North Am 2018; 102:13-33.
5. Piercy KL, Troiano RP, Ballard RM et al. The Physical Activity Guidelines for Americans. Jama 2018; 320:2020-8.
6. Organisation WH. Physical Activity and Adults: WHO; [http://www.who.int/dietphysicalactivity/factsheet_adults/en/].
7. Champion ML, Harper LM. Gestational Weight Gain: Update on Outcomes and Interventions. Curr Diab Rep 2020; 20:11.
8. Santander Ballestín S, Giménez Campos MI, Ballestín Ballestín J, Luesma Bartolomé MJ. Is Supplementation with Micronutrients Still Necessary during Pregnancy? A Review. Nutrients 2021; 13:3134.
9. Gibore NS, Ngowi AF, Munyogwa MJ, Ali MM. Dietary Habits Associated with Anemia in Pregnant Women Attending Antenatal Care Services. Curr Dev Nutr 2021; 5:178.
10. WHO Guidelines Approved by the Guidelines Review Committee. Guideline: Fortification of Rice with Vitamins and Minerals as a Public Health Strategy. Geneva: World Health Organization © World Health Organization, 2018.
11. Mastroiacovo P, Leoncini E. More folic acid, the five questions: why, who, when, how much, and how. Biofactors 2011; 37:272-9.
12. Valentin M, Coste Mazeau P, Zerah M, Ceccaldi PF, Benachi A, Luton D. Acid folic and pregnancy: A mandatory supplementation. Ann Endocrinol (Paris) 2018; 79:91-4.
13. Georgieff MK. Iron deficiency in pregnancy. Am J Obstet Gynecol 2020; 223:516-24.
14. Poston L, Caleyachetty R, Cnattingius S et al. Preconceptional and maternal obesity: epidemiology and health consequences. Lancet Diabetes Endocrinol 2016; 4:1025-36.
15. Jelliffe DB. The assessment of the nutritional status of the community (with special reference to field surveys in developing regions of the world). Monogr Ser World Health Organ 1966; 53:3-271.
16. Correia M, Perman MI, Waitzberg DL. Hospital malnutrition in Latin America: A systematic review. Clin Nutr 2017; 36:958-67.
17. Gonzalez MC, Correia M, Heymsfield SB. A requiem for BMI in the clinical setting. Curr Opin Clin Nutr Metab Care 2017; 20:314-21.
18. Voerman E, Santos S, Inskip H et al. Association of Gestational Weight Gain with Adverse Maternal and Infant Outcomes. Jama 2019; 321:1702-15.
19. Physical Activity and Exercise during Pregnancy and the Postpartum Period: ACOG Committee Opinion, Number 804. Obstet Gynecol 2020; 135:e178-e88.
20. Davis RR, Hofferth SL. The association between inadequate gestational weight gain and infant mortality among U.S. infants born in 2002. Matern Child Health J 2012; 16:119-24.
21. Kominiarek MA, Peaceman AM. Gestational weight gain. Am J Obstet Gynecol 2017; 217:642-51.
22. Stephenson J, Heslehurst N, Hall J et al. Before the beginning: nutrition and lifestyle in the preconception period and its importance for future health. Lancet 2018; 391(10132):1830-41.
23. Maslin K, Dean C. Nutritional consequences and management of hyperemesis gravidarum: a narrative review. Nutr Res Rev 2021:1-11.
24. Tounian P, Bellaïche M, Legrand P. ARA or no ARA in infant formulae, that is the question. Arch Pediatr 2021; 28:69-74.

Medicamentos

CAPÍTULO

9

Regina Amélia Lopes Pessoa de Aguiar

INTRODUÇÃO

O uso de medicamentos durante a gestação e no período de amamentação quase sempre levanta dúvidas para o profissional de saúde e para a mulher quanto à sua segurança. Parte importante desse receio é consequência do fato de que praticamente todos os estudos de segurança de medicamentos e substâncias com uso terapêutico excluem as gestantes e lactantes da população exposta, limitando, portanto, as informações sobre seus efeitos no feto e no recém-nascido. O conflito entre a necessidade do conhecimento e as questões éticas é fonte de incerteza quanto aos efeitos das substâncias no contexto da gravidez e do aleitamento. Quase 90% dos novos agentes terapêuticos submetidos à análise pelo *Food and Drug Administration* (FDA) entre 2010 e 2019 não apresentavam informações e dados sobre a segurança do uso durante a gestação.[1]

A história da teratologia mostrou que qualquer substância pode produzir efeitos deletérios, morfológicos ou funcionais no embrião e no feto. Qualquer substância, organismo, agente físico ou estado de deficiência que, estando presente durante a vida embrionária ou fetal, produza uma alteração permanente na estrutura ou função de um órgão é denominada teratógeno. A Teratologia – estudo da contribuição ambiental ao desenvolvimento pré-natal alterado – passou a ser um ramo da ciência somente a partir de meados do século XX e foi fortemente impulsionada a partir da tragédia da talidomida.[2]

Em situação oposta, existe uma tendência atual de medicalização da gravidez, com a prescrição de inúmeras suplementações para as quais não se encontram evidências de benefícios nem estudos de segurança.

Durante a amamentação, a principal preocupação é saber se há transferência da substância administrada à mãe para o leite e se ela é transportada na forma ativa, podendo, consequentemente, causar efeitos no lactente.

Existem basicamente três situações nas quais pode ser necessário o uso de medicamentos na gestação e durante a amamentação:

- Doenças maternas crônicas ou agudas (por exemplo, para controle de hipertensão arterial, diabetes, cardiopatias ou para tratar infecções urinárias e pneumonias).
- Infecções que comprometem simultaneamente a mãe e o feto (por exemplo, nos casos de sífilis e infecção pelo vírus da imunodeficiência humana [HIV]).
- Necessidade de tratamento fetal (por exemplo, nos casos de infecção primária por *Toxoplasma gondii* durante a gravidez, arritmias cardíacas fetais ou indução medicamentosa da maturidade pulmonar fetal).

Estudos epidemiológicos mostram que quase 98% das mulheres utilizam algum medicamento com ou sem prescrição durante a gestação e que cerca de 30% usam pelo menos cinco medicamentos durante a gravidez. Excluindo as vitaminas, estima-se que algum medicamento seja utilizado em 25% a 50% das gravidezes.[3]

A antiga crença de que a placenta funcionava como barreira que protegia o feto dos efeitos adversos dos medicamentos ou de qualquer outro agente agressor se desfez com os conhecimentos alcançados após a identificação da talidomida como potente teratógeno. A partir da quinta semana de gestação (terceira semana de vida embrionária) é estabelecido o transporte de substratos maternos para o embrião e de substâncias do embrião para a mãe. Praticamente qualquer medicamento ou substância química administrada à mãe é capaz de atravessar a placenta em alguma quantidade, a menos que seja, nesse órgão, destruída ou alterada para uma forma inativa.

Por outro lado, embora pequeno, há o risco de uma medicação ter seu metabolismo alterado, determinando aumento das concentrações da substância ativa. Um exemplo dessa situação foi bem documentado em publicação de 2006, na qual um lactente morreu com 13 dias de vida em consequência de altas concentrações de morfina em seu sangue. A mãe dessa criança estava sendo tratada com a combinação de paracetamol-codeína para controle da dor no pós-parto. Foi identificado que essa mulher apresentava uma alteração no gene CYP2D6, responsável por codificar a enzima responsável pela conversão da codeína em morfina, sendo um caso reconhecido de metabolizadora ultrarrápida, o que determina altas concentrações da morfina na circulação, incluindo o leito materno.[4]

Diversas alterações fisiológicas da gravidez podem afetar a farmacodinâmica e a farmacocinética dos medicamentos, promovendo tanto a diminuição como o aumento de sua disponibilidade. O metabolismo materno e as características das substâncias, como lipossolubilidade, capacidade de ligação às proteínas e peso molecular, são importantes na determinação da intensidade da transferência placentária. O transporte placentário pode ocorrer por difusão simples ou facilitada, transporte ativo, fagocitose ou pinocitose.[5,6] Os Quadros 9.1 e 9.2 sintetizam como as alterações fisiológicas da gravidez podem alterar a farmacocinética dos medicamentos e como as propriedades químicas dos medicamentos podem interferir na transferência placentária.

Quadro 9.1 Alterações fisiológicas da gravidez e farmacocinética

1. Aumento do volume plasmático, do débito cardíaco e do ritmo de filtração glomerular: menor concentração de alguns medicamentos, principalmente os de excreção renal → risco de níveis subterapêuticos
2. Aumento da gordura corporal: aumento do volume de distribuição de substâncias lipossolúveis → risco de níveis subterapêuticos
3. Diminuição da albumina plasmática, aumentando o volume de distribuição para substâncias altamente ligadas a proteínas (p. ex., anticonvulsivantes) → risco de níveis subterapêuticos
4. Aumento do tempo de esvaziamento gástrico → atraso no início do efeito de medicamentos administrados via oral
5. Aumento do fluxo sanguíneo → absorção e início de ação mais rápidos via intramuscular
6. Alteração na atividade enzimática hepática → acúmulo ou eliminação diminuída de alguns medicamentos
7. Idade gestacional (IG): quanto maior a IG, maior o fluxo placentário, menor a espessura placentária e maior a superfície de troca

Fonte: adaptado de Eke *et al.*, 2025; Johnson-Davis & Doyle, 2020; Metha *et al.*, 2014.[5-7]

Quadro 9.2 Transferência placentária e propriedades químicas do medicamento

1. Ligação a proteínas: menos albumina materna e mais albumina fetal → mais concentração da fração livre
2. pH materno e fetal: pH fetal ligeiramente mais ácido que o materno → favorece a difusão das bases mais fracas
3. Lipossolubilidade: medicamentos moderadamente lipossolúveis difundem mais facilmente pela placenta
4. Peso molecular:
   - < 500g/mol: difusão livre
   - 500 a 1.000g/mol: difusão menos facilitada
   - > 1.000g/mol: não atravessam a placenta

Fonte: adaptado de Eke *et al.*, 2025; Johnson-Davis & Doyle, 2020; Metha *et al.*, 2014.[5-7]

Diante da necessidade de utilização de medicamentos durante a gestação ou no período de aleitamento, é fundamental que o profissional busque informações que possibilitem a escolha da substância com menos risco para o binômio mãe-filho.

BASES CIENTÍFICAS PARA O USO DE MEDICAMENTOS

A maior parte das informações disponíveis a respeito dos efeitos teratogênicos dos medicamentos e outras substâncias provém de estudos realizados em animais. Infelizmente, esses achados experimentais não podem ser extrapolados de uma espécie para outra, muito menos de animais para humanos. Além disso, nos estudos em animais é comum a utilização de doses mais elevadas do que as preconizadas nos tratamentos clínicos.[3,5-8]

Tradicionalmente, os efeitos teratogênicos dos medicamentos têm sido identificados como malformações. Alterações funcionais e comportamentais são de identificação muito mais difícil, como as provocadas pela exposição intrauterina a alguma substância administrada à gestante. Desse modo, é importante que o profissional, ao prescrever qualquer medicamento para uma gestante ou nutriz, esteja atento a seus efeitos no feto e no recém-nascido.[1,3]

Os estudos epidemiológicos referentes aos riscos dos medicamentos durante a gestação são principalmente relatos de casos, estudos de caso-controle e coortes. Obviamente, essa metodologia carrega diversas incertezas. Além disso, esses estudos apresentam a possibilidade de vícios importantes, como o de memória. As mulheres que apresentaram alguma doença durante a gestação ou tiveram filho com anomalia congênita são mais frequentemente capazes de se lembrar da exposição a qualquer substância durante a gestação do que aquelas que tiveram uma gravidez saudável.

Outra limitação para os estudos epidemiológicos é o tamanho amostral. Como as malformações congênitas ocorrem raramente – e mesmo quando existe exposição intraútero a uma substância sabidamente teratogênica a chance de o feto ser afetado não é muito alta – o número necessário de mulheres nos estudos para permitir uma conclusão consistente é sempre elevado.

Existem dados que sugerem que o tempo médio necessário para atribuir um risco mais preciso a tratamentos inicialmente considerados de risco "indeterminado" é 27 anos. Isso determina uma limitação para o uso de novas medicações em situações clínicas e intercorrências comuns da gravidez. Por isso, alguns organismos regulatórios e instituições internacionais passaram a recomendar a inclusão de gestantes nos ensaios clínicos, mas essa ainda é uma situação complexa e difícil.[8,9]

Em muitas situações, a prescrição de determinada substância é decorrente da existência de doença materna, crônica ou aguda, que por si só pode afetar o desenvolvimento do feto. Nessas situações, a dificuldade em determinar a relação de causa-efeito entre a medicação e a anomalia encontrada é ainda maior.[6-8]

Mesmo as metanálises disponíveis devem ser analisadas com cautela, já que essa metodologia utiliza apenas estudos publicados para suas considerações. Na literatura mundial é comum a não publicação dos estudos negativos, ou seja, aqueles que não encontraram relação de causa-efeito, levando à inclusão predominante de trabalhos que identificaram algum indício de relação causal.

Vários sistemas classificam os medicamentos de acordo com os riscos associados. Uma dessas classificações foi criada em 1979 pelo FDA e dispunha os medicamentos em cinco categorias de risco (A, B, C, D e X) de acordo com as informações de risco e segurança provenientes de estudos em animais e humanos. A classe A era constituída pelos medicamentos mais seguros para uso em qualquer fase da gestação, enquanto os comprovadamente teratogênicos ocupavam a classe X. O objetivo dessa categorização era servir de base para a discussão sobre os riscos e benefícios de cada medicamento, mas, na prática, vários profissionais a utilizam de maneira equivocada, como uma "autorização ou contraindicação" definitiva para o uso de substâncias na gestação. Existem situações clínicas em que pode ser necessário até mesmo o uso de medicações com efeito teratogênico comprovado, como quimioterápicos, varfarina ou mesmo anticonvulsivantes. Em face desse contexto, em dezembro de 2014 o FDA criou um novo sistema, intitulado "Regra de Rotulagem para Gravidez e Lactação" (*Pregnancy and Lactation Labeling Rule* [PLLR]) e implantado a partir de 2015, com o objetivo de fornecer uma visão mais detalhada dos dados de segurança disponíveis, sendo abandonado o sistema anterior de categorias com a retirada das categorias nas bulas até 2019. Livros-textos clássicos, como o *Briggs Drugs in Pregnancy and Lactation*, cuja 12ª edição foi publicada em 2021, já não apresentam as categorias antes utilizadas.[10-13]

Na prática, deve ser considerado que nenhuma medicação com ação terapêutica oferece 100% de segurança, e as decisões clínicas devem ser baseadas na melhor informação disponível e na análise criteriosa da probabilidade de risco e de dano à mulher ou ao concepto se a doença não for tratada.[14] Para essa avaliação, algumas fontes seguras de informações são os Sistemas de Informação sobre Agentes Teratogênicos (SIAT), existentes em universidades brasileiras (Universidade Federal do Rio Grande do Sul [http://gravidez-segura.org/]) e Universidade Federal da Bahia [https://siat.ufba.br/]). Alguns dos *sites* internacionais úteis para consultas são o *Prescribing medicines in pregnancy database* (https://www.tga.gov.au/products/medicines/find-information-about-medicine/prescribing-medicines-pregnancy-database), o *LactMed* (https://www.ncbi.nlm.nih.gov/books/NBK501922/), ambos de acesso gratuito, e o Reprotox (https://reprotox.org/) e o TERIS (*Teratogen Information System* [https://deohs.washington.edu/teris/]), de acesso pago, além de livros-textos especializados no tema.

Não é possível, em um único capítulo, abordar todas as medicações e seus efeitos na gravidez e na lactação. O leitor poderá encontrar em cada capítulo deste livro informações sobre as terapêuticas nas intercorrências clínicas e obstétricas. Aqui serão abordados alguns grupos de medicamentos e substâncias de maior interesse em Obstetrícia.

Período crítico do desenvolvimento

Para causar defeito congênito, o medicamento tem de agir durante o período crítico do desenvolvimento embrionário ou fetal, induzindo, assim, embriopatia ou fetopatia. Do ponto de vista da suscetibilidade, a gestação humana é dividida em três períodos:

- **Período pré-implantação:** estende-se da fertilização até a implantação.
- **Período embrionário:** estende-se de 2 a 8 semanas após a implantação, o que equivale ao período de 4 a 10 semanas de amenorreia.
- **Período fetal:** de 10 semanas de amenorreia até o termo.

O período pré-implantação é conhecido em teratologia como o período do "tudo ou nada", pois nessa fase a agressão celular resulta na morte embrionária ou na sobrevida sem malformações por meio de um fenômeno denominado compensação. No período embrionário concentra-se a quase totalidade da organogênese e, nessa fase, os sistemas atingem a vulnerabilidade máxima. Entretanto, um teratógeno também pode determinar lesão na fase fetal. Por exemplo, os inibidores da enzima de conversão da angiotensina, quando utilizados no primeiro trimestre, podem induzir cardiopatias e defeitos de tubo neural, entre outros. Quando utilizados no segundo trimestre, podem promover lesão renal e oligodrâmnio. Os anti-inflamatórios não esteroides estão associados a alto risco de gastrosquise quando utilizados no primeiro trimestre. Após 32 semanas de gestação, podem provocar o fechamento irreversível do ducto arterioso, levando à hipertensão pulmonar grave no período neonatal. Assim, a análise de cada substância deve ser feita de maneira individualizada, levando em consideração não apenas a dose e o tipo de medicamento, mas também o período da gestação em que ocorreu a exposição.

Está bem estabelecido que cerca de 3% dos recém-nascidos vivos apresentam ao nascimento uma malformação maior, e estima-se que apenas 2% a 4% de todas as malformações congênitas podem ser definitivamente atribuíveis a uma causa química ou física, entre as quais estão incluídos os medicamentos.[14]

MEDICAMENTOS CONTRAINDICADOS OU DE USO RESTRITO NA GESTAÇÃO

Um medicamento pode acometer o feto por ação direta, ocasionando defeito congênito ou morte fetal, ou indireta, alterando a função placentária e reduzindo o suprimento de nutrientes e oxigênio ou induzindo contratilidade uterina, o que pode provocar redução do suprimento sanguíneo para o feto ou o nascimento pré-termo.

Cabe ressaltar que o fato de a mulher ter feito uso de medicamento sabidamente teratogênico não significa necessariamente que o feto será acometido. O risco de anomalias pela exposição intrauterina aos teratógenos é muito variável. Por exemplo, se a gestante fez uso de lítio nas primeiras semanas de gestação – fase do desenvolvimento embrionário do coração – o risco de o feto apresentar a anomalia de Ebstein é inferior a 1%. O risco de anomalias fetais após exposição intrauterina à isotretinoína pode ser tão alto quanto 30%. Portanto, o aconselhamento adequado para essas mulheres é fundamental, evitando, com frequência, decisões equivocadas. Obviamente, o mais importante é a prevenção efetiva de gestações por meio de métodos contraceptivos de alta eficácia para as mulheres em uso de medicações com potencial teratogênico e em caso de gestação planejada, desde que possível, a suspensão ou a substituição da medicação antes da concepção.

A suspensão de medicações, mesmo teratogênicas, durante a gestação deve ser rigorosamente avaliada pelo médico, pois o risco de descompensação da doença materna em algumas condições pode determinar risco materno inaceitável.[14,15]

O leitor interessado no tema pode consultar, no Capítulo 5, o Quadro 5.1, que sintetiza os medicamentos comprovadamente teratogênicos na espécie humana. O Quadro 9.3 apresenta as principais anomalias induzidas por essas substâncias.

Quadro 9.3 Efeitos dos teratógenos comprovados e suspeitos em humanos

Medicamento	Efeito
Androgênios (danazol)	Virilização da genitália externa feminina (pseudo-hermafroditismo feminino)
Ansiolíticos (diazepam)	Possível risco de defeitos congênitos com uso contínuo no primeiro trimestre (risco baixo) Depressão do SNC no período neonatal (hipotonia, letargia e dificuldades de sucção)
Anticonvulsivantes (ácido valproico, carbamazepina e fenitoína)	Síndrome do ácido valproico: fácies características, anormalidade de membros, disfunção de SNC, anomalias maiores e menores Síndrome da carbamazepina: dismorfismos faciais, atraso de desenvolvimento, espinha bífida, hipoplasia de falange distal e unha Síndrome da fenitoína: defeitos cardíacos e fenda palatina
Antidepressivos (paroxetina)	Malformações cardíacas: defeitos de septo ventricular e atrial, defeito de vias de saída do ventrículo direito Anencefalia Craniossinostose Onfalocele Sintomas de abstinência no recém-nascido
Antimicrobianos (estreptomicina e kanamicina)	Ototoxicidade
Antimicrobianos (Tetraciclinas)	Hipospádia Hérnia inguinal Hipoplasia de membros Anomalia da decídua dos dentes
Antineoplásicos (ciclofosfamida e metotrexato)	Síndrome da ciclofosfamida: RCF, microcefalia, sindactilia e hipoplasia de dedos Síndrome do metotrexato: anormalidades craniofaciais, esqueléticas, cardiopulmonares e gastrointestinais e atraso de desenvolvimento
Bloqueadores do receptor da angiotensina (candesartana, eprosartana, irbesartana, losartana, olmesartana, telmisartana e valsartana)	Mesmos riscos dos inibidores da enzima de conversão da angiotensina
Carbimazol	Mesmos riscos do metimazol
Ciclofosfamida	Anomalias faciais (ponte nasal achatada, defeito de palato) Oligodactilia em pés Hipoplasia da falange média do quinto dedo da mão Hérnia inguinal bilateral Supressão da medula fetal
Contraceptivos orais	Malformações múltiplas: vertebrais, anal, cardíacas, traqueoesofágica, renal e membros

(Continua)

Quadro 9.3 Efeitos dos teratógenos comprovados e suspeitos em humanos *(Cont.)*

Medicamento	Efeito
Dietilestilbestrol	Adenose vaginal Adenocarcinoma de células claras da vagina e colo uterino Septos vaginais: transverso e longitudinal Defeitos uterinos estruturais Infertilidade masculina e feminina
Estatinas (sinvastatina, pravastatina, fluvastatina e lovastatina)	Anomalias múltiplas
Inibidores da enzima de conversão da angiotensina (captopril e enalapril)	Malformações cardiovasculares: defeito de septo atrial, estenose pulmonar, defeito ventricular e atrial Malformações do SNC: microcefalia, anomalias oculares, espinha bífida, coloboma Disgenesia renal Insuficiência renal neonatal
Iodo radioativo	Disfunção da tireoide
Lítio	Malformações cardíacas, incluindo anomalia de Ebstein e arritmia cardíaca Hipoglicemia/hipotonia
Metimazol	Aplasia cútis Atresia de esôfago Atresia de coanas
Metotrexato	RCF Redução da ossificação da calvária (ossos parietais, frontal e occipital) Anomalias faciais (hipoplasia supraorbitária, orelhas pequenas e de implantação baixa, micrognatia) Anormalidades de membros Deficiência intelectual
Micofenolato	Anomalias faciais e de orelha externa Fenda labial/palatina Defeitos distal de membros Malformações cardíacas Anomalias de esôfago Anomalias renais
Misoprostol	Defeitos no crânio Paralisia de nervos cranianos Malformações faciais Defeitos de membros
Penicilamina	Cútis *laxa* Hidrocefalia Defeito de septo ventricular Fendas faciais
Retinoides (isotretinoína e etretinato)	Malformações múltiplas: SNC, cardiovascular, endócrina Deficiência intelectual
Ribavarina	Perda fetal
Talidomida	Defeitos de redução de membros Defeitos de orelha Anomalias cardíacas
Topiramato	Fenda labial/palatina Déficit cognitivo
Varfarina	Síndrome varfarínica: hipoplasia nasal, microftalmia, hipoplasia de extremidades, RCF, cardiopatia, escolioses, surdez e deficiência intelectual Agenesia de corpo caloso Malformação de Dandy-Walker Atrofia ótica Disfunção neurológica

RCF: restrição do crescimento fetal; SNC: sistema nervoso central.
Fonte: adaptado de Briggs *et al.*, 2021.[13]

MEDICAMENTOS ANTI-INFECCIOSOS

As infecções são intercorrências relativamente frequentes na gestação e na maior parte das vezes seu tratamento beneficia a mãe e o concepto, sendo os antimicrobianos os agentes anti-infecciosos mais utilizados na gestação. Os experimentos clínicos disponíveis sobre a transferência placentária de medicamentos têm demonstrado que quase todos os antibióticos atravessam a placenta e alcançam a circulação fetal.

Antibióticos

A penicilina, a penicilina G e a ampicilina têm sido largamente utilizadas durante a gravidez, não havendo relatos de teratogenicidade com esses fármacos. Os níveis plasmáticos de ampicilina são mais baixos nas grávidas, comparados aos de não grávidas. Todas as penicilinas atravessam rapidamente a placenta e alcançam a circulação fetal e o líquido amniótico.[13,14]

As indicações primárias para terapia com penicilina incluem infecções por estreptococos aeróbios (exceto enterococos), pneumococos, *Neisseria gonorrhoeae* não produtora de penicilinase, estafilococo não produtor de penicilinase e *Bacteroides fragilis*.

Semelhantes à penicilina, também não há conhecimento nem suspeita sobre os efeitos teratogênicos das cefalosporinas, as quais são utilizadas com frequência para tratamento de infecções do trato urinário na gestação e para antibioticoprofilaxia periparto.[13,14]

Os níveis séricos de gentamicina e kanamicina são mais baixos nas grávidas do que nas não grávidas. A estreptomicina é capaz de produzir lesão no oitavo par craniano, mas efeito semelhante não foi observado com o uso de kanamicina, gentamicina, tobramicina ou amicacina. Os aminoglicosídeos devem ser evitados na gravidez, a não ser em infecções por bactérias facultativas resistentes a agentes menos tóxicos, como ampicilina e cefalosporinas. Quando se utiliza um aminoglicosídeo, a função renal da gestante deve ser monitorada.[13]

A nitrofurantoína pode ser usada para tratamento de infecção urinária na gravidez com risco potencial de desencadear anemia hemolítica em fetos portadores de deficiência de glicose-6-desidrogenase. Além disso, é frequentemente utilizada nos casos de infecção urinária de repetição, de maneira profilática, em doses bem mais baixas do que as terapêuticas. Passa através do leite durante a amamentação, podendo causar hemólise, anemia e hiperbilirrubinemia no recém-nascido portador de deficiência de glicose-6-desidrogenase.[13]

Indicada para tratamento de infecção genital por *Chlamydia* e pneumonias comunitárias não complicadas, a eritromicina não deve ser utilizada para tratamento da sífilis na gestação, pois os níveis alcançados na circulação fetal com as doses maternas terapêuticas são muito baixos, não sendo capazes de tratar o feto. A eritromicina deve ser utilizada na gravidez sob a forma de base ou estearato, sendo a forma de estolato contraindicada devido ao risco de hepatotoxicidade.[13,14] Metanálise publicada em 2023 sobre os efeitos dos macrolídeos (azitromicina, eritromicina, claritromicina e roxitromicina) na gestação não apontou risco aumentado de malformação congênita grave (OR: 1,06; IC95%: 0,99 a 1,13) e defeito cardíaco congênito (OR: 1,05; IC95%: 0,92 a 1,19) após o uso de todos os macrolídeos no primeiro trimestre.[16] O uso pré-natal de azitromicina foi associado a risco significativamente aumentado de malformações congênitas maiores na análise de estudos de coorte (OR: 1,21; IC95%: 1,08 a 1,36). Além disso, foi descrito risco significativamente aumentado (1,5 vez) de aborto espontâneo após o uso desse grupo de medicamentos.[16]

A clindamicina é aparentemente segura durante a gravidez, apesar de atravessar rapidamente a placenta e alcançar níveis significativos no feto. O risco principal é o desenvolvimento de colite pseudomembranosa na mãe, sendo comumente utilizada no tratamento da infecção puerperal.[13,14]

Ainda não existem dados suficientes para garantir a segurança do uso das quinolonas durante a gravidez. Seu mecanismo de ação consiste em inibição da DNA-girase bacteriana, dificultando o metabolismo do DNA. Alguns estudos em animais e relatos de casos em humanos sugerem possível dano às cartilagens com o desenvolvimento de artropatias e risco de efeitos incapacitantes e potencialmente permanentes, envolvendo tendões, músculos, articulações, nervos e sistema nervoso central. Assim, essas substâncias só devem ser utilizadas na gestação caso não exista tratamento alternativo.[13]

As tetraciclinas não são recomendadas durante a gravidez por atravessarem rapidamente a placenta e causarem descoloração dos dentes e hipoplasia do esmalte, também podendo afetar o crescimento ósseo dos fetos e recém-nascidos. Na gestante, podem causar necrose aguda do fígado, pancreatite e insuficiência renal.[13]

O cloranfenicol pode induzir a síndrome cinzenta em recém-nascidos, caracterizada por cianose pálida, distensão abdominal, colapso vascular e morte. Em virtude do risco teórico de síndrome cinzenta fetal, seu uso deve ser evitado na gravidez.[13]

As sulfonamidas não são consideradas teratogênicas, mas sua administração no final da gravidez pode afetar o recém-nascido. Elas competem com a bilirrubina na ligação com a albumina, determinando aumento nos níveis séricos de bilirrubina livre com consequente risco de surgimento de *kernicterus* no recém-nascido.[13]

Os dados disponíveis na literatura têm falhado em demonstrar qualquer associação entre o uso do metronidazol durante a gravidez e efeitos teratogênicos no feto. Recomenda-se, entretanto, que seu uso seja evitado no primeiro trimestre.[13]

A trimetoprima é uma inibidora da diidrofolato redutase e é teratogênica em animais e humanos. Os defeitos induzidos por essa substância incluem malformações cardíacas, defeitos de fechamento do tubo neural e, possivelmente, fendas labiais.[13]

Os estudos em animais não identificaram efeitos teratogênicos com o uso da fosfomicina, e os dados em humanos sugerem que seu uso é aparentemente seguro na gestação.[13,14]

Antituberculostáticos

Apesar de a isoniazida ser potencialmente hepatotóxica, a terapia durante a gestação é aceitável nos casos de tuberculose materna. Etambutol, pirazinamida e rifampicina também podem ser usados na gestação. O risco de não tratamento da tuberculose é inquestionavelmente maior para a mulher e seu filho do que os possíveis e teóricos efeitos indesejáveis da medicação.[13]

Medicamentos utilizados no tratamento da toxoplasmose

A espiramicina é um macrolídeo utilizado no tratamento da toxoplasmose aguda durante a gravidez, sendo considerada segura para o feto. As doses no cordão umbilical são muito mais baixas do que as encontradas no sangue materno, mas, em compensação, a concentração da espiramicina na placenta é aproximadamente duas a quatro vezes maior do que no sangue materno.[13]

Antagonista do ácido fólico, a pirimetamina é usada em associação a outros medicamentos no tratamento da malária e da toxoplasmose, devendo, se possível, ser evitada no primeiro trimestre da gravidez. Quando prescrita, deve ser sempre associada à suplementação de ácido folínico para prevenir deficiência de folato.[13]

A sulfadiazina e a pirimetamina podem desencadear distúrbios hematológicos (neutropenia, plaquetopenia, leucopenia ou pancitopenia) e devem ser sempre administradas em associação ao ácido folínico para redução desse risco. Além disso, é indispensável o acompanhamento laboratorial com realização periódica de hemograma completo e contagem de plaquetas.[13]

Anti-helmínticos

As infecções helmínticas na gestação estão associadas a efeitos indesejáveis, incluindo anemia materna, o que justifica o tratamento. A piperazina, o mebendazol e o tiabendazol são considerados compatíveis com o uso na gestação. São limitados os dados sobre o uso de praziquantel em humanos, o qual pode ter ação mutagênica e carcinogênica. O praziquantel não é teratogênico em animais. Por isso, deve ser usado preferencialmente no segundo ou terceiro trimestre da gestação.[12,17]

Antivirais

A abordagem medicamentosa da gestante infectada pelo HIV determinou mudança substancial no risco da transmissão vertical. A terapia antiviral para essa situação é abordada no Capítulo 49, mas vale ressaltar que a combinação preferencial é composta por dois inibidores da transcriptase reversa análogos de nucleosídeos (ITRN), como tenofovir e lamivudina, e um terceiro antiviral, como o dolutegravir. Nas gestantes infectadas pelo HIV que já estejam em tratamento prévio, a terapêutica pode ser mantida.

Metanálise publicada em 2023,[18] avaliando os efeitos adversos perinatais associados à exposição aos inibidores de protease (IP), considerados terapia de segunda ou terceira linha pela Organização Mundial da Saúde, identificou aumento significativo (41%) de recém-nascidos com peso abaixo do percentil 3 para a idade gestacional, quando comparados com os expostos à terapia de primeira linha. Alterações no esquema terapêutico devem ser realizadas em conjunto com o infectologista e baseadas na carga viral, no estado de imunossupressão e na genotipagem de cada caso.

O tenofovir pode ser indicado, também, para prevenção da transmissão vertical do vírus da hepatite B.

O valaciclovir e o aciclovir são recomendados para abordagem medicamentosa na primoinfecção por herpes na gestação, nos episódios recorrentes e também como terapia de supressão de 36 semanas até o parto.[13]

Antifúngicos

Anfotericina, clotrimazol, nistatina, miconazol são compatíveis com a gestação. Os riscos de malformação associados ao uso de fluconazol são controversos, mas metanálise publicada em 2021[19] concluiu que a exposição no primeiro trimestre foi associada a aumento na prevalência de defeitos cardíacos congênitos mesmo com doses menores, como para o tratamento da candidíase genital (OR: 1,95; IC95%: 1,18 a 3,21). Assim, recomenda-se que tanto o fluconazol como o itraconazol – antifúngicos triazóis – sejam utilizados na gestação, especialmente no primeiro trimestre, apenas em caso de impossibilidade de uso de medicação sabidamente mais segura e que as mulheres em idade reprodutiva sejam adequadamente avaliadas quanto à possibilidade de gravidez ao ser prescrita a medicação.

ANALGÉSICOS E ANTI-INFLAMATÓRIOS

O uso de ácido acetilsalicílico (AAS) deve ser evitado durante a gravidez, especialmente em altas doses e de forma crônica ou intermitente. Nessa posologia, o AAS pode afetar o mecanismo de hemostasia da gestante e do recém-nascido, acarretando risco aumentado de hemorragias. Próximo ao termo, o AAS pode prolongar a gestação, adiando o início do trabalho de parto mesmo em doses baixas.[13,20]

O uso de AAS em doses baixas, como indicado para prevenção da pré-eclâmpsia em mulheres com alto risco de desenvolvê-la, tem se mostrado seguro para a mãe e o feto, devendo ser preferencialmente iniciado depois de completada a fase da embriogênese, ou seja, após 12 semanas de amenorreia.[21]

O paracetamol, ao contrário do AAS, não afeta a função plaquetária, não havendo risco aumentado de hemorragias caso o medicamento seja administrado à mãe mesmo próximo ao termo. Trata-se do medicamento de escolha na gestação como analgésico e antipirético, desde que utilizado por períodos curtos e que a dose diária máxima não ultrapasse 4g. Embora mais pesquisas sejam necessárias, estudos sugerem que o uso por mais de 1 semana está associado a criptorquia e problemas no neurodesenvolvimento. Em doses altas, o paracetamol pode causar lesão no fígado materno.[13,20]

Não existem muitos dados disponíveis sobre o uso da dipirona na gravidez, a qual não é aprovada para uso clínico nos EUA e em vários países europeus devido ao risco de agranulocitose potencialmente fatal.[7] Seu uso no primeiro trimestre não parece estar associado a risco maior de teratogênese, mas pode promover oligodrâmnio quando usado por tempo prolongado no segundo ou terceiro trimestre, em razão da redução do fluxo renal fetal, e fechamento do ducto arterioso, em função da inibição das prostaglandinas.

Os anti-inflamatórios não esteroides agem a partir da inibição da síntese das prostaglandinas e podem produzir diminuição importante do volume de líquido amniótico, devendo, nos casos de uso prolongado, ser realizado acompanhamento rigoroso do líquido amniótico. São utilizados como tocolíticos e no tratamento de polidrâmnio, principalmente em gestantes diabéticas, e do polidrâmnio idiopático. As complicações associadas ao uso da indometacina durante a gravidez incluem fechamento prematuro do ducto arterioso, que resulta em hipertensão pulmonar primária do recém-nascido, podendo ocorrer morte neonatal. Entretanto, a constrição do ducto é aparentemente dependente da idade gestacional, sendo reversível quando o medicamento é usado antes de 34 semanas de gestação. Se o parto ocorre dentro de 48 horas após o início da terapêutica, o recém-nascido apresenta risco alto de hemorragia intraventricular, displasia broncopulmonar e enterocolite necrosante.[13,20,22]

ANTI-HIPERTENSIVOS

Tanto a metildopa como a clonidina são antagonistas adrenérgicos de ação central. Primeiro anti-hipertensivo usado no tratamento da hipertensão durante a gravidez, a metildopa associa-se à redução do número de abortamentos de segundo trimestre, não altera o crescimento fetal e nem a sobrevida neonatal, sendo considerada o tratamento de primeira linha para hipertensão crônica na gravidez.[13,23]

Utilizada no segundo e terceiro trimestres sem efeitos adversos para o feto, não existem muitos dados referentes ao uso da clonidina no primeiro trimestre, o que torna difícil a avaliação de seus riscos nessa fase. Atenção especial deve ser dada ao risco de hipertensão de rebote em caso de suspensão abrupta do medicamento. A hipertensão transitória no recém-nascido é complicação neonatal rara. Os filhos de mulheres que fizeram uso de clonidina na fase final da gestação devem ter a pressão arterial monitorada.[13]

A hidralazina é um vasodilatador relativamente ineficaz quando usada isoladamente via oral, determinando aumento do débito cardíaco com taquicardia reflexa. Entretanto, quando combinada a agentes betabloqueadores, a taquicardia reflexa é prevenida com melhores resultados nos níveis pressóricos. Também pode ser associada à metildopa. Atravessa rapidamente a placenta e alcança concentrações séricas no feto iguais ou superiores às encontradas na mãe. Os riscos fetais com o uso endovenoso são secundários ao risco materno de hipotensão grave. Embora a hidralazina seja tradicionalmente considerada medicamento de primeira escolha para o tratamento da crise hipertensiva na gestação, essa superioridade tem sido questionada.[13,23]

Os inibidores do canal de cálcio podem ser utilizados na gravidez como anti-hipertensivos ou na inibição do trabalho de parto pré-termo. Embora os dados atuais indiquem que a nifedipina e o verapamil sejam medicamentos provavelmente seguros durante a gestação, devem ser administrados com cautela, principalmente no primeiro trimestre devido ao uso ainda limitado em humanos. Em doses elevadas, a nifedipina é teratogênica em ratos. Via endovenosa, em macacas *Rhesus*, foi associada a casos de hipoxemia e acidose fetal. Dados recentes revelam sua eficácia também no controle da crise hipertensiva; entretanto, seu uso deve ser cauteloso, quando associado ao sulfato de magnésio, em virtude do risco de hipotensão grave e de difícil controle. [13,23]

Diversos estudos consideram que alguns betabloqueadores não seletivos, como o propranolol e o metoprolol, aumentam o risco de restrição de crescimento fetal (RCF) e estão associados a risco elevado de hipoglicemia e letargia neonatal. O propranolol não deve ser utilizado como hipotensor na gestação, mas pode ser prescrito, por tempo limitado, para controle da taquicardia em gestantes com hipertireoidismo descontrolado. O atenolol é contraindicado na gestação por estar associado a alto risco de RCF e redução do peso da placenta. Além disso, também existe o risco de o recém-nascido apresentar bradicardia quando exposto na vida intrauterina ou pelo leite materno. O pindolol parece estar menos associado aos efeitos descritos e, em situações específicas, a indicação do betabloqueador pode superar os riscos fetais, podendo ser utilizado em casos selecionados.[13,23]

O emprego de diuréticos durante a gravidez é controverso, e a introdução do diurético durante o curso da gestação deveria ficar restrita às gestantes com insuficiência cardíaca congestiva descompensada. Para alguns autores, nas gestantes com hipertensão arterial crônica e usuárias crônicas de diuréticos, esses medicamentos poderiam ser continuados durante a gestação, enquanto outros recomendam sua suspensão durante a gravidez.[13,23]

Os inibidores da enzima de conversão da angiotensina e os bloqueadores do receptor de angiotensina são contraindicados na gravidez, mas compatíveis com o aleitamento.[13,14,23]

ANTIDIABÉTICOS

A insulina, hormônio natural, é a escolha para controle do diabetes na gravidez – a insulina humana não atravessa a placenta em quantidades clinicamente importantes nem passa através do leite materno.[7,13,14,24]

As insulinas mais utilizadas na prática clínica são as humanas NPH e a regular. Os análogos de ação rápida da insulina humana – insulina *aspart* e insulina lispro – podem ser utilizados na gestação e apresentam vantagens em relação à regular, em especial quanto ao risco de hipoglicemias. Os análogos de ação longa – insulina detemir e insulina glargina – são considerados compatíveis com a gestação.[13,24]

A metformina tem sido utilizada em gestantes com diabetes tipo 2 e gestacional por reduzir a produção da glicose pelo fígado e aumentar a eliminação da glicose no músculo e tecido adiposo, bem como em virtude da menor incidência de morbidade neonatal. A metformina atravessa a placenta, e os níveis séricos fetais são semelhantes aos maternos. Embora as evidências disponíveis não tenham identificado risco aumentado de malformações na prole dessas mulheres, ainda não há estudos consistentes sobre os efeitos em médio e longo prazo para os expostos. A metformina não conta, até o momento, com a aprovação da Agência Nacional de Vigilância Sanitária (ANVISA) como terapêutica no diabetes gestacional.[13,14,24-26]

A glibenclamida (gliburida), uma sulfonilureia de segunda geração, é considerada uma alternativa à insulina para gestantes com diabetes gestacional e do tipo 2, não tendo sido encontrados níveis detectáveis da substância na circulação fetal.[13,14,26]

O protocolo *Tratamento do diabetes mellitus gestacional no Brasil* recomenda que os antidiabéticos orais sejam utilizados como monoterapia no tratamento medicamentoso do diabetes *mellitus* gestacional nas situações de inviabilidade de adesão ou acesso à insulina ou nos casos de manutenção de hiperglicemias, apesar do uso de altas doses de insulina. Em razão da disponibilidade de mais informações sobre segurança e eficácia, a mais indicada é a metformina.[24]

Não há estudos de segurança referentes a outros antidiabéticos orais.

MEDICAMENTOS UTILIZADOS NAS TIREOIDOPATIAS

O tratamento do hipertireoidismo materno pode resultar em hipotireoidismo fetal leve devido aos níveis aumentados de tireotrofina fetal. Existem fortes indícios de teratogenicidade associada ao uso de metimazol e carbimazol. O propiltiouracil é a medicação de escolha até 16 semanas, mas, em função de sua hepatoxicidade após essa idade gestacional, o metimazol é mais seguro. Entretanto, deve-se ter cautela para a substituição da medicação, de modo a evitar a descompensação materna.[7,13,14,28]

A levotiroxina e a liotironina são consideradas seguras em qualquer fase da gestação.[7,13]

UTEROLÍTICOS

As evidências atuais demonstram que betamiméticos, bloqueadores dos canais de cálcio, sulfato de magnésio, antagonistas dos receptores de ocitocina, doadores de óxido nítrico e suas combinações são possivelmente eficazes em retardar o nascimento pré-termo por 48 horas a 7 dias e que todos são associados a efeitos colaterais. Para a escolha, devem ser levadas em consideração as condições clínicas da mulher, da gestação, os custos da medicação e os efeitos colaterais.[29]

A nifedipina tem sido considerada medicamento de primeira linha para inibição do parto pré-termo, por ser mais eficaz e mais segura do que os beta-adrenérgicos, além de ter custo aceitável, comparada ao antagonista da ocitocina.[29,30]

Os efeitos colaterais mais importantes dos beta-adrenérgicos se manifestam sobre o aparelho cardiovascular, aumentando a frequência e o débito cardíacos e reduzindo a pressão vascular periférica. Em virtude desses efeitos, esses medicamentos são contraindicados em cardiopatas. Os efeitos metabólicos mais importantes estão relacionados com aumento da glicemia e diminuição do potássio plasmático. As portadoras de diabetes não devem receber medicamentos beta-adrenérgicos. Os mais utilizados na prática obstétrica são terbutalina, salbutamol, ritodrina e fenoterol.[29,31]

O sulfato de magnésio, medicamento de escolha para prevenção e tratamento das crises convulsivas em mulheres com pré-eclâmpsia e eclâmpsia e para neuroproteção em caso de prematuridade extrema, não apresenta vantagens nos resultados neonatais e maternos como agente tocolítico, e sua utilização com essa indicação pode estar associada a risco aumentado de mortalidade fetal, neonatal ou infantil.[29,32]

A indometacina pode ser uma opção como uterolítico em idade gestacional menor que 32 semanas e em especial nos casos associados a polidrâmnio.[29,33]

Os antagonistas dos receptores da ocitocina – no Brasil representados pelo atosibano –, embora tenham sido desenvolvidos especificamente para inibição do parto pré-termo, não demonstraram mais eficácia quando comparados com placebo, betamiméticos ou bloqueadores do canal de cálcio (principalmente nifedipina) em termos de prolongamento da gravidez ou resultados neonatais, embora sejam associados a menos efeitos adversos maternos do que os betamiméticos e bloqueadores do canal de cálcio.[34,35]

IMUNOSSUPRESSORES

A betametasona e a dexametasona são usadas com relativa frequência em Obstetrícia com o objetivo de acelerar a maturidade pulmonar fetal, demonstrando eficácia na prevenção das formas graves de síndrome da membrana hialina, assim como diminuindo a frequência de enterocolite necrosante e hemorragia ventricular em recém-nascidos pré-termo. As doses preconizadas são: (a) betametasona 12mg, intramuscular, em duas doses com intervalo de 24 horas; (b) dexametasona 6mg, intramuscular, a cada 12 horas, totalizando quatro doses. Os melhores benefícios da terapêutica são identificados quando um ciclo único é utilizado em gestações entre 23 e 33 semanas e 6 dias. Além disso, nenhum efeito adverso da corticoterapia antenatal tem sido identificado com essas doses. O efeito dessa intervenção em gestações entre 34 e 36 semanas e 6 dias, bem como em cesarianas eletivas no termo, ainda carece de estudos mais consistentes, embora pareça apresentar benefício.

Não existe evidência de benefício com a repetição das doses de corticoides, uma vez completado o esquema citado. Os efeitos adversos associados a cursos repetidos de corticoterapia antenatal incluem atraso no desenvolvimento neuropsicomotor, sepse neonatal e redução do perímetro cefálico e do peso ao nascimento. Entretanto, um curso único de resgate pode ser considerado caso tenham decorrido 14 dias desde o ciclo inicial e se a mulher for considerada em risco de parto pré-termo nos próximos 7 dias.[36-38]

Os glicocorticoides (prednisona, prednisolona e dexametasona) sistêmicos têm sido associados a risco baixo de fendas orofaciais, quando utilizados no primeiro trimestre da gestação.[13,14]

A azatioprina é utilizada primariamente em indivíduos transplantados e no tratamento da doença inflamatória intestinal, embora possa ser prescrita como imunossupressor em outras condições. Embora teratogênica em algumas espécies animais (ratos e coelhos), os dados disponíveis a partir de estudos em humanos não demonstram sua associação a anomalias estruturais, quando utilizada no primeiro trimestre. Entretanto, seu uso no terceiro trimestre tem sido associado à imunossupressão no recém-nascido, sendo esse risco reduzido com a utilização de doses menores nesse período.[13,14]

A ciclosporina e o tacrolimus são considerados compatíveis com a gestação, mas não existem estudos definitivos sobre os efeitos em longo prazo para o indivíduo exposto à substância intraútero.[13,14]

Como já mencionado, o micofenolato é considerado teratogênico na espécie humana, sendo associado tanto a malformações maiores como a abortamentos.[13,14]

CARDIOTÔNICOS

Os digitálicos apresentam perfil de segurança, com boa tolerância para a mãe e o feto. Quando administrados à mãe com o objetivo de tratar arritmias fetais e/ou insuficiência cardíaca fetal, deve-se ter cuidado especial com os riscos de intoxicação digitálica materna.[13]

MEDICAMENTOS PSICOATIVOS

Os estudos referentes aos riscos de exposição embrionária e fetal aos benzodiazepínicos são controversos. Alguns autores os consideram potencialmente teratogênicos quando em doses elevadas e de forma contínua no primeiro trimestre da gestação. Seu uso no segundo e terceiro trimestres da gravidez predispõe letargia e hiperbilirrubinemia neonatais. Entre os benzodiazepínicos, o clonazepam parece apresentar risco menor de defeitos estruturais e o midazolam não é associado a malformações.[13,39]

Os agonistas hipnóticos do receptor benzodiazepínico (triazolam, temazepam, estazolam, lorazepam, zolpidem, zaleplon e zoplicona) não foram associados a risco maior de malformações congênitas, mas foi descrito risco aumentado de nascimento pré-termo, baixo peso ao nascimento e pequenos para a idade gestacional, em comparação com os não expostos.[40]

Entre os inibidores de recaptação de serotonina, a fluoxetina, a sertralina, a venlafaxina e o citalopram até o momento não foram associados a efeitos teratogênicos, mas parecem aumentar o risco de parto pré-termo e de menores índices de Apgar ao nascimento. A paroxetina foi identificada em alguns estudos epidemiológicos como possivelmente associada a defeitos congênitos, principalmente malformações cardíacas, sendo recomendado seu uso restrito na gestação.[6,13,41,42]

Os antidepressivos tricíclicos (imipramina, amitriptilina, clomipramina e nortriptilina) não têm sido associados a aumento significativo nas taxas de malformações congênitas, podendo ser utilizados em caso de indicação absoluta.[13,14]

Metanálise recente, que incluiu 21.751 expostas a antipsicóticos atípicos (quetiapina, aripiprazol, olanzapina e risperidona) e 6.371 expostas a antipsicóticos típicos (clorpromazina, flufenazina, levomepromazina, haloperidol e flupentixol), considerou que a exposição intrauterina aos antipsicóticos em geral não foi significativamente associada a risco aumentado de malformações. A prevalência de malformações maiores foi de 2,7% entre os não expostos (IC95%: 2,7 a 2,8), de 4,3% entre os expostos aos antipsicóticos atípicos (IC95%: 4,1 a 4,6) e de 3,1% entre os expostos aos antipsicóticos típicos (IC95%: 2,7 a 3,5). Entretanto, foi observado risco aumentado de fissuras orais associadas à olanzapina, de gastrosquise e outras anomalias cerebrais específicas associado aos antipsicóticos atípicos e de malformações cardíacas com o clorprotixeno. Esses achados exigem confirmação, mas obviamente remetem à necessidade de cautela com o uso dessas medicações, devendo os riscos do não tratamento materno ser sempre analisados em conjunto com os riscos fetais.[43] Os recém-nascidos expostos intraútero à medicação antipsicótica podem apresentar sintomas semelhantes aos efeitos colaterais manifestados pelas usuárias dessas medicações (sedação, hipotensão, constipação intestinal e sinais extrapiramidais).[13]

ANTIEMÉTICOS

Agentes farmacológicos utilizados no tratamento de náuseas e vômitos na gravidez, os antieméticos são considerados o grupo de medicamentos mais prescrito na gestação e para sua escolha devem ser consideradas a disponibilidade da medicação e a gravidade do caso.[3] O dimenidrato, a meclizina e a metoclorpramida são os mais frequentemente utilizados para esse fim.[6]

Metanálise envolvendo 42 estudos que avaliaram as intervenções para tratamento de náuseas e vômitos na gravidez identificou que o dimenidrinato, a doxilamina/vitamina B6, o gengibre, a metoclopramida e a vitamina B6 foram associados a melhor controle dos sintomas em comparação ao placebo. Desses, o gengibre e a vitamina B6 também foram associados à menor incidência de eventos adversos.[44] No tratamento da hiperêmese gravídica, metoclopramida, ondansetrona e prometazina apresentaram resultados semelhantes, sem evidência de superioridade de alguma das formulações.[45]

A segurança do uso da ondansetrona no primeiro trimestre de gestação tem sido questionada em algumas publicações. Metanálise recentemente publicada não identificou associação estatisticamente significativa entre seu uso e a ocorrência de malformações maiores, malformações cardíacas gerais, defeitos do septo atrial e lábio leporino com ou sem fenda palatina, mas foi encontrado risco aumentado de hérnia diafragmática, coração esquerdo hipoplásico e anomalias do sistema respiratório. Atualmente, recomenda-se o uso mais restrito dessa substância no primeiro trimestre da gestação, incluindo alerta da Gerência de Farmacovigilância da ANVISA, não devendo ser considerada medicação de primeira linha.[13,46-48]

ANTI-HISTAMÍNICOS

Os anti-histamínicos bloqueadores dos receptores H1 de primeira (dexclorfeniramina e hidroxizina) e segunda (cetirizina, ebastina, epinastina, fexofenadina, loratadina, desloratadina, levocetirizina e rupatadina) gerações não são considerados teratogênicos, mas alguns estudos sugerem a associação entre exposição próxima ao parto e fibroplasia retrolenticular em recém-nascidos pré-termo. Em função desse achado, recomenda-se cautela com o uso dessas substâncias em situações de risco de parto pré-termo.[13,49]

Os bloqueadores H2 (cimetidina, ranitidina e famotidina) não têm sido associados a risco elevado de anomalias congênitas e podem ser utilizados na gestação.[13,50] Os estudos em humanos que envolvem a nizatidina são limitados, mas os dados em experimentos animais sugerem risco baixo de anomalias congênitas.[13]

ANTICOAGULANTES

Os derivados cumarínicos – varfarina e dicumarol – são sabidamente teratogênicos. O período crítico para a embriopatia varfarínica situa-se entre a sexta e a nona semana de gestação. A exposição fetal à varfarina no segundo e terceiro trimestres aumenta o risco de defeitos do SNC (agenesia de corpo caloso, anomalia de Dandy-Walker, atrofia cerebelar média e encefalocele), provavelmente secundários a pequenas hemorragias nos tecidos neuronais. Para gestantes com válvula cardíaca metálica, nas quais a anticoagulação é imperiosa e frequentemente não obtida com o uso da heparina subcutânea, preconiza-se a suspensão do uso da varfarina na fase de alto risco, ou seja, no primeiro trimestre, utilizando-a no segundo trimestre até em torno de 36 semanas, quando a gestante deve ser internada e submetida à anticoagulação plena com heparina venosa.[13,14]

Não há estudos de segurança em humanos com os novos anticoagulantes orais, como rivaroxabana, dabigatrana e apixabana, mas estudos em animais sugerem risco moderado para indução de anomalias congênitas.

A heparina é o anticoagulante de escolha na gestação. A heparina não fracionada não atravessa a placenta e é segura para o feto. Seus efeitos colaterais mais significativos incluem hemorragia, plaquetopenia e osteopenia materna, exigindo monitoração dos níveis das plaquetas e suplementação de cálcio na gestante. As heparinas de baixo peso molecular parecem seguras para uso na gestação e têm menos efeitos colaterais, mas seu custo é fator limitante no Brasil.[13]

ANTIÁCIDOS

Não há contraindicações ao uso de antiácidos que contenham sais de magnésio, cálcio e alumínio. O uso de bloqueadores H2 se restringe aos casos de sintomatologia mais grave que não respondem às medidas alimentares e à medicação com os antiácidos supracitados.

Evita-se o uso de bicarbonato de sódio devido aos riscos de alcalose metabólica e outros distúrbios hidroeletrolíticos na gestante e no feto. O trissilicilato de magnésio pode causar nefrolitíase silicosa, hipotonia, disfunção respiratória e falência cardiovascular nos recém-nascidos expostos a essa substância intraútero.[13]

Os dados sobre a segurança dos inibidores da bomba de prótons são mais controversos. Metanálise que incluiu 1.530 gestantes expostas a eles não encontrou risco aumentado de malformações fetais (OR: 1,12; IC95%: 0,86 a 1,97), abortamento espontâneo ou parto pré-termo.[51] Outra metanálise, que incluiu 19 estudos e avaliou o efeito dos inibidores da bomba de prótons na gestação, evidenciou aumento do risco de malformações congênitas (OR: 1,28; IC95%: 1,09 a 1,52).[52]

O uso de inibidores da bomba de prótons, portanto, deve restringir-se as gestantes que já utilizaram os outros medicamentos sem obter sucesso.

PLANTAS MEDICINAIS E FITOTERÁPICOS

O conceito de "medicamento natural" leva ao uso indiscriminado dessas substâncias, ao se acreditar que a ausência de substâncias químicas artificialmente produzidas seria a garantia de sua inocuidade. Entretanto, muitas são as plantas capazes de causar efeitos tóxicos no organismo humano. Revisão sistemática publicada em 2022 e que envolveu 35 artigos que avaliaram os benefícios potenciais *versus* os riscos da fitoterapia durante a gestação revelou que alguns medicamentos fitoterápicos têm potencial tóxico, teratogênico e abortivo, principalmente no primeiro trimestre da gravidez, e que os ingredientes ativos de algumas plantas medicinais são capazes de atravessar a placenta e alcançar a circulação fetal.[53]

LACTAÇÃO E MEDICAMENTOS

Assim como se deve dar atenção especial aos medicamentos prescritos para a gestante, durante o período de aleitamento deve ser avaliada a necessidade dos medicamentos prescritos para a puérpera e sua possível interação com o aleitamento propriamente dito, bem como seus efeitos no recém-nascido. Embora toda medicação administrada à mãe possa ser excretada no leite, a quantidade da excreção é influenciada pela dose, pelas características químicas, peso molecular e capacidade de ligação às proteínas plasmáticas da substância administrada, bem como por fatores relacionados com a própria mulher e que podem interferir na farmacocinética da medicação.

Na prática, são raras as situações em que seja imprescindível o uso de medicamentos pela mãe e que caracterize contraindicação ao aleitamento natural. Estudos têm sinalizado que a prescrição de medicamentos para mulheres no período de amamentação é fator de desmame desnecessário e que os profissionais devem estar atentos a esse fenômeno, pois são bem estabelecidos os benefícios do leite materno para o desenvolvimento da criança em curto, médio e longo prazo e da amamentação como fator de proteção para a mulher, favorecendo a recuperação mais rápida do peso no pós-parto, bem como reduzindo o risco de doenças, como diabetes, acidentes vasculares cerebrais e cânceres de mama e ovário.

Os fatores que mais impactam o abandono do aleitamento incluem a própria insegurança do profissional quanto à compatibilidade ou não da medicação com o aleitamento e/ou as informações constantes nas bulas das medicações, que muitas vezes são a única fonte de consulta para a mulher.

A melhor maneira de impedir o desmame desnecessário é buscar informações seguras sobre a medicação prescrita por meio de consultas em livros-textos de qualidade e *sites* especializados, como o Lactmed (https://www.ncbi.nlm.nih.gov/books/NBK501922/#IX-G), que é de acesso gratuito e oferece informações adequadas sobre o aleitamento.[54-57] O Quadro 9.4 apresenta os principais medicamentos que não devem ser prescritos durante o período de aleitamento.

Alguns medicamentos devem ser utilizados apenas quando a ausência de tratamento determinar risco para a mulher, e o lactente deve ser monitorado clínica e/ou laboratorialmente. Nesses casos, recomenda-se o uso por menos tempo e na menor dose possível. O Quadro 9.5 apresenta os medicamentos mais seguros para uso durante a amamentação.

Por alterarem o sabor do leite materno, alguns medicamentos podem levar à não aceitação pelo lactente. No Quadro 9.6 são listados os medicamentos que podem alterar o sabor do leite materno.

Quadro 9.4 Medicamentos incompatíveis com o aleitamento materno

Medicamento	Indicação	Efeito no recém-nascido/aleitamento
Zonisamida	Antiepiléptico	Sonolência, vômitos, agitação, leucopenia
Doxepina	Antidepressivo	Sonolência, sucção débil, hipotonia, parada respiratória
Bromocriptina	Antagonista hormonal	Inibição da lactação
Cabergolina	Antagonista hormonal	Inibição da lactação
Selegilina	Antiparkinsoniano	Inibição da lactação
Brometos	Antidepressivo	Sedação
Antipirina	Analgésico	Toxicidade medular
Sais de ouro	Tratamento da gota	Risco de intoxicação
Linezolida	Anti-infeccioso	Risco teórico de mielossupressão
Ganciclovir	Antiviral	Risco teórico de carcinogênese e mutagênese
Amiodarona	Antiarrítmico	Risco de hipotireoidismo
Fenindiona	Antiagregante plaquetário	Risco de hemorragia
Androgênios	Terapia hormonal	Risco de masculinização da genitália feminina
Estrogênios	Terapia hormonal e contracepção	Inibição da lactação
Leuprolida	Antagonista hormonal	Inibição da lactação
Tamoxifeno	Antagonista hormonal	Inibição da lactação
Clomifeno	Indução da ovulação	Inibição da lactação
Antineoplásicos (exceção para alemtuzumabe, bleomicina, hidroxiureia, metotrexato, teniposide e trastuzumabe)	Tratamento do câncer	Mielossupressão
Etretinato e isotretinoína	Acne e psoríase	Sem dados de segurança
Anfepramona	Obesidade	Sem dados de segurança
Ácido gama-aminobutírico	Ansiedade	Sedação

Fonte: adaptado de Briggs *et al.*, 2021; Sociedade Brasileira de Pediatria, 2017; Brasil, 2010.[13,54,58]

Quadro 9.5 Medicamentos de uso criterioso durante a amamentação

Grupo	Medicamentos
Anticonvulsivantes	Ácido valproico Carbamazepina Diazepam Fenitoína Gabapentina Sulfato de magnésio
Antidepressivos	Amitriptilina Amoxapina Citalopran/escitalopram Clomipramina Desipramina Fluoxetina Fluvoxamina Imipramina Nortriptilina Paroxetina Sertralina Tiazodona
Antipsicóticos	Haloperidol Olanzepina Quetiapina Sulpirida Trifluperazina
Antienxaquecas	Eletriptano Propranolol
Ansiolíticos	Bromazepam Cloxazolam Lormatazepam Midazolam Nitrazepam Quazepam Zaleptom Zopiclone
Analgésicos	Ácido mefenâmico Celecoxibe Cetoprofeno Cetorolaco Diclofenaco Dipirona Ibuprofeno Paracetamol Piroxicam
Opioides	Alfentanil Buprenorfina Butorfanol Fentanil Meperidina Nalbufina Natrexona Pentosan Propoxifeno
Anestésicos	Bupivacaína Lidocaína Ropivacaína Xilocaína Halotano Ketamina Propofol
Relaxantes musculares	Baclofeno Piridostigmina Suxametônio
Anti-histamínicos	Cetirizina Difenidramina Dimenidrato Fexofenadina Hidroxizina Loratidina Olopatadina Prometazina Terfenadina
Antimicrobianos	Todas as penicilinas Cefalosporinas de primeira e segunda gerações Betalactâmicos (preferir outro que não o meropenem) Aminoglicosídeos (amicacina, gentamicina e kanamicina) Sulfisoxazol Quinolonas (moxifloxacino e ofloxacino) Macrolídeos (azitromicina, claritromicina, eritromicina e roxitromicina) Clavulanato Clindamicina Espiramicina Furazolidona Lincomicina Metronidazol Nitrofurantoína Sulbactam Tetraciclinas Tinidazol Trimetoprima Vancomicina
Antifúngicos sistêmicos	Fluconazol Griseofulvina
Antivirais	Aciclovir Interferon Lamivudina Oseltamivir Valaciclovir
Anti-helmínticos	Albendazol Levamisol Niclosamida Pamoato de pirvínio Pamoato de pirantel Piperazina Praziquantel
Antituberculostáticos	Etambutol Kanamicina Ofloxacina Rifampicina
Diuréticos	Acetazolamida Clorotiazida Espironolactona Hidroclorotiazida Manitol

(Continua)

Quadro 9.5 Medicamentos de uso criterioso durante a amamentação *(Cont.)*

Grupo	Medicamentos
Medicamentos cardiovasculares	Captopril Digoxina Disopiramida Dobutamina Dopamina Enalapril Hidralazina Metildopa Minoxidil Nicardipina Nifedipina Nimodipina Quinidina Propafenona Verapamil
Anticoagulantes	Dicumarol Heparina Varfarina
Antidiabéticos	Glibenclamida/gliburida Insulina Metformina
Antitireoidianos	Propiltiouracil
Contraceptivos	Desogestrel Etonogestrel Levonorgestrel Linestrenol Medroxiprogesterona Noretindrel Noretisterona

Fonte: adaptado de Briggs *et al.*, 2021; Sociedade Brasileira de Pediatria, 2017; Brasil, 2010.[13,54,58]

Quadro 9.6 Medicamentos que provocam alteração no sabor do leite materno

Grupo	Substâncias	Uso na amamentação
Antivirais	Aciclovir Valaciclovir	Compatível Compatível
Anti-hipertensivos	Anlodipina Captopril Diltiazem Enalapril Propranolol	Compatível Compatível Provavelmente compatível Provavelmente compatível Potencial toxicidade
Antimicrobianos	Azitromicina Claritromicina Clindamicina Ciprofloxacino Cloranfenicol Doxiciclina Eritromicina Metronidazol Penicilinas Sulfametoxazol + trimetoprima Tinidazol	Compatível Compatível Compatível Provavelmente compatível Potencial toxicidade Compatível Compatível Potencial toxicidade Compatível Potencial toxicidade Potencial toxicidade
Anti-histamínico	Azelastina Cetirizina Emedastina Famotidina	Ausência de dados de segurança Provavelmente compatível Ausência de dados de segurança Provavelmente compatível
Antidepressivos	Clomipramina Desipramina Doxepina Imipramina	Provavelmente compatível Potencial toxicidade Potencial toxicidade Potencial toxicidade
Antiarrítmicos	Flecainida Mexiletina Procainamida Proprafenona	Provavelmente compatível Provavelmente compatível Provavelmente compatível Provavelmente compatível
Diuréticos	Hidroclorotiazida	Compatível
Antitussígenos	Dextrometorfano Dietilpropiona	Compatível Provavelmente compatível
Antialcoólicos	Dissulfiram	Potencial toxicidade
Corticoides	Prednisolona	Compatível

Fonte: adaptado de Briggs *et al.*, 2021; Sociedade Brasileira de Pediatria, 2017.[13,54]

Referências

1. Byrne JJ, Saucedo AM, Spong CY. Evaluation of drug labels following the 2015 pregnancy and lactation labeling rule. JAMA Netw Open 2020; 3(8):e2015094.
2. Dicke JM. Teratology: principles and practice. Med Clin North Am 1989; 73:567-82.
3. Haas DM, Marsh DJ, Dang DT et al. Prescription and others medication use in pregnancy. Obstet Gynecol 2018; 131(5):789-98.
4. Koren G, Cairns J, Chitayat D, Gaedigk A, Leeder SJ. Pharmacogenetics of morphine poisoning in a breastfed neonate of a codeine-prescribed mother. Lancet 2006; 368(9536):704.
5. Eke AC, Gebreyohannes RD, Fernandaes MFS, Pillai VC. Physiologic changes during pregnancy and impact on small-molecule drugs, biologic (monoclonal antibody) disposition, and response. J Clin Pharmacol 2023; 63(S1):S34-S50.
6. Johnson-Davis KL, Doyle K. Therapeutic drug monitoring in pregnant patients. Ther Drug Monit 2020; 42(2):172-80.
7. Mehta N, Chen K, Powrie RO. Prescribing for the pregnant patient. Cleve Clin J Med 2014; 81(6):367-72.
8. Adam MP, Polifka JE, Friedman JM. Evolving knowledge of the teratogenicity of medications in human pregnancy. Am J Med Genet C Semin Med Genet 2011; 157c:175-82.
9. Bank TC, Stika CS, Venkataramanan R, Field C, Costantine MM. Challenges in conducting therapeutic trials in pregnancy: Emphasizing recent lessons learned. J Clin Pharmacol 2023; 63(S1):S117-S125.
10. Food and Drug Administration (FDA). Department of Health and Human Services. Content and format of labeling for human prescription drug and biological products; requirements for pregnancy and lactation labeling. Federal Register 2014; 79(233):72064-103. Disponível em: https://www.federalregister.gov/documents/2014/12/04/2014-28241/content-and-format-of-labeling-for-human-prescription-drug-and-biological-products--requirements-for. Acesso em: 01 ago 2023.
11. Dude C, Jamieson DJ. Assessment of the safety of common medications used during pregnancy. JAMA 2021; 326(23):2421-2.
12. Byrne JJ, Saucedo AM, Spong CY. Evaluation of drug labels following the 2015 Pregnancy and Lactation Labeling Rule. JAMA Network Open 2020; 3(8):e2015094.
13. Briggs GG, Towers CV, Forinash AB. Briggs drugs in pregnancy and lactation. 12. ed. Philadelphia: Lippincot Williams & Wilkins, 2021. 1461p.
14. Dathe K, Schaefer C. The use of medication in pregnancy. Dtsch Arztebl Int 2019; 116:783-90.
15. Wesley BD, Sewell CA, Chang CY, Hatfield KP, Nguyen CP. Prescription medications for use in pregnancy – Perspective from the US Food and Drug Administration. Am J Obstet Gynecol 2021; 225(1):21-32.
16. Lau R, Chris RB, Phuong MS et al. Treatment of soil-transmitted helminth infections in pregnancy: A systematic review and meta-analysis of maternal outcomes. J Travel Med 2020; 27(2):taz079.
17. Keskin-Arslan E, Erol H, Uysal N, Karadas B, Temiz T, Kaplan YC. Pregnancy outcomes following maternal macrolide use: A systematic review and meta-analysis. Reprod Toxicol 2023; 115:124-46.
18. Saint-Lary L, Benevent J, Damase-Michel C, Vayssière C, Leroy V, Sommet A. Adverse perinatal outcomes associated with prenatal exposure to protease-inhibitor-based versus non-nucleoside reverse transcriptase inhibitor-based antiretroviral combinations in pregnant women with HIV infection: A systematic review and meta-analysis. BMC Pregnancy Childbirth 2023; 23(1):80-111.
19. Budani MC, Fensore S, Di Marzio M, Tiboni GM. Maternal use of fluconazole and congenital malformations in the progeny: A meta-analysis of the literature. Reprod Toxicol 2021; 100:42-51.
20. Black E, Khor KE, Kennedy D, Chutatape A, Sharma S, Vancaillie T. Medication use and pain management in pregnancy: A critical review. Pain Pract 2019; 19(8):875-99.
21. Duley L, Meher S, Hunter KE, Seidler AL, Askie LM. Antiplatelet agents for preventing pre-eclampsia and its complications. Cochrane Database Syst Rev 2019; 2019(10):CD004659.
22. Dathe K, Frank J, Padberg S, Hultzsch S, Beck E, Schaefer C. Fetal adverse effects following NSAID or metamizole exposure in the 2nd and 3rd trimester: An evaluation of the German Embryotox cohort. BMC Pregnancy Childbirth 2022; 22(1):666.
23. Bellos I, Pergialiotis V, Papapanagiotou A, Loutradis D, Daskalakis G. Comparative efficacy and safety of oral antihypertensive agents in pregnant women with chronic hypertension: A network meta-analysis. Am J Obstet Gynecol 2020; 223(4):525-37.
24. Organização Pan-Americana da Saúde. Ministério da Saúde. Federação Brasileira das Associações de Ginecologia e Obstetrícia. Sociedade Brasileira de Diabetes. Tratamento do diabetes *mellitus* gestacional no Brasil. Brasília, DF: OPAS, 2019. 57 p.
25. Abolhassani N, Winterfeld U, Kaplan YC et al. Major malformations risk following early pregnancy exposure to metformin: A systematic review and meta-analysis. BMJ Open Diabetes Res Care 2023; 11(1):e002919.
26. Sheng B, Ni J, Lv B, Jiang G, Lin X, Li H. Short-term neonatal outcomes in women with gestational diabetes treated using metformin versus insulin: A systematic review and meta-analysis of randomized controlled trials. Acta Diabetol 2023; 60(5):595-608.
27. Oliveira MM, Andrade KFO, Lima GHS, Rocha TC. Metformin versus glyburide in treatment and control of gestational diabetes mellitus: A systematic review with meta-analysis. São Paulo: Einstein 2022; 20:eRW6155.
28. Liu Y, Li Q, Xu Y, Chen Y, Men Y. Comparison of the safety between propylthiouracil and methimazole with hyperthyroidism in pregnancy: A systematic review and meta-analysis. PLoS One 2023; 18(5):e0286097.
29. Wilson A, Hodgetts-Morton VA, Marson EJ et al. Tocolytics for delaying preterm birth: A network meta-analysis (0924). Cochrane Database Syst Rev 2022; 2022(8):CD014978.
30. Flenady V, Wojcieszek AM, Papatsonis DNM et al. Calcium channel blockers for inhibiting preterm labour and birth. Cochrane Database Syst Rev 2014; 2014(6):CD002255.
31. Neilson JP, West HM, Dowswell T. Betamimetics for inhibiting preterm labour. Cochrane Database Syst Rev 2014; 2014(2):CD004352.
32. Crowther CA, Brown J, McKinlay CJD, Middleton P. Magnesium sulphate for preventing preterm birth in threatened preterm labour. Cochrane Database Syst Rev 2014; 2014(8):CD001060.
33. Reinebrant HE, Pileggi-Castro C, Romero CLT et al. Cyclo-oxygenase (COX) inhibitors for treating preterm labour. Cochrane Database Syst Rev 2015; 2015(6):CD001992.
34. Flenady V, Reinebrant HE, Liley HG, Tambimuttu EG, Papatsonis DNM. Oxytocin receptor antagonists for inhibiting preterm labour. Cochrane Database Syst Rev 2014; 2014(6):CD004452.
35. van Winden TMS, Nijman TAJ, Kleinrouweler CE et al. Tocolysis with nifedipine versus atosiban and perinatal outcome: An individual participant data meta-analysis. BMC Pregnancy Childbirth 2022; 22(1):567-76.
36. McGoldrick E, Stewart F, Parker R, Dalziel SR. Antenatal corticosteroids for accelerating fetal lung maturation for women at risk of preterm birth. Cochrane Database Syst Rev 2020; 2020(12):CD004454.
37. Stock SJ, Thomson AJ, Papworth S, Royal College of Obstetricians and Gynaecologists. Antenatal corticosteroids to reduce neonatal morbidity and mortality: Green-top Guideline No. 74. BJOG 2022; 129(8):e35-e60.
38. Shanks, AL, Grasch JL, Quinney SK, Haas DM. Controversies in antenatal corticosteroids. Sem Fetal Neonatal Med 2019; 24(3):182-9.
39. Bais B, Molenaar NM, Bijma HH et al. Prevalence of benzodiazepines and benzodiazepine-related drugs exposure before, during and after pregnancy: A systematic review and meta-analysis. J Affect Disord 2020; 269:18-27.
40. Grigoriadis S, Alibrahim A, Mansfield JK, Sullovey A, Robinson GE. Hypnotic benzodiazepine receptor agonist exposure during pregnancy and the risk of congenital malformations and other adverse pregnancy outcomes: A systematic review and meta-analysis. Acta Psychiatr Scand 2022; 146(4):312-24.

41. Vlenterie R, van Gelder MMHJ, Anderson HR et al. Associations between maternal depression, antidepressant use during pregnancy, and adverse pregnancy outcomes: An individual participant data meta-analysis. Obstet Gynecol 2021; 138(4):633-46.
42. Lou ZQ, Zhou YY, Zhang X, Jiang HY. Exposure to selective noradrenalin reuptake inhibitors during the first trimester of pregnancy and risk of congenital malformations: A meta-analysis of cohort studies. Psychiatry Res 2022; 316:114756.
43. Huybrechts KF, Straub L, Karlsson P et al. Association of in utero antipsychotic medication exposure with risk of congenital malformations in Nordic countries and the US. JAMA Psychiatry 2023; 80(2):156-66.
44. Sridharan K, Sivaramakrishnan G. Interventions for treating nausea and vomiting in pregnancy: A network meta-analysis and trial sequential analysis of randomized clinical trials. Expert Rev Clin Pharmacol 2018; 11(11):1143-50.
45. Boelig RC, Barton SJ, Saccone G, Kelly AJ, Edwards SJ, Berghella V. Interventions for treating hyperemesis gravidarum: A Cochrane systematic review and meta-analysis. J Matern Fetal Neonatal Med 2018; 31(18):2492-505.
46. Smith JA, Fox KA, Clark SM. Nausea and vomiting of pregnancy: Treatment and outcome. In: Lockwood CJ (ed.) Uptodate 2022.
47. Picot C, Berard A, Grenet G, Ripoche E, Cucherat M, Cottin J. Risk of malformation after ondansetron in pregnancy: An updated systematic review and meta-analysis. Birth Defects Res 2020; 112(13):996-1013.
48. ANVISA – Agência Nacional de Vigilância Sanitária. Gerência de Farmacovigilância. Alerta 62019/2019. Riscos de malformação congênita identificados que estão relacionados ao uso do medicamento ondansetrona. Disponível em: http://antigo.anvisa.gov.br/listagem-de-alertas/-/asset_publisher/R6VaZWsQDDzS/content/a-gerencia-de-farmacovigilancia-alerta-para-o-risco-de-ocorrencia-de-malformacoes-congenitas-com-o-uso-do-medicamento-ondansetrona-/33868?inheritRedirect=false. Acesso em: 11 set 2023.
49. Etwel F, Faught LH, Rieder MJ, Koren G. The risk of adverse pregnancy outcome after first trimester exposure to H1 antihistamines: A systematic review and meta-analysis. Drug Safety 2016; 40(2):121-32.
50. Gill SK, O'Brien L, Koren G. The safety of H2-blockers use during pregnancy: A meta-analysis. Dig Dis Sci 2009; 54(9):1835-8.
51. Li CM, Zhernakova A, Engstrand L, Wijmenga C, Brusselaers N. Systematic review with meta-analysis: The risks of proton pump inhibitors during pregnancy. Aliment Pharmacol Ther 2020; 51(4):410-20.
52. Gill SK, O'Brien L, Einarson TR, Koren G. The safety of proton pump inhibitors (PPIs) in pregnancy: a meta-analysis. Am J Gastroenterol 2009; 104:1541-5.
53. Balarastaghi S, Delirrad M, Jafari A et al. Potential benefits versus hazards of herbal therapy during pregnancy: A systematic review of available literature. Phytother Res 2022; 36(2):824-41.
54. Sociedade Brasileira de Pediatria. Departamento Científico de Aleitamento Materno. Uso de medicamentos e outras substâncias pela mulher durante a amamentação. 2017. Disponível em: https://www.sbp.com.br/fileadmin/user_upload/Aleitamento_-__Uso_Medicam_durante_Amament.pdf. Acesso em: 13 set 2023.
55. ACOG. Committee on Obstetric Practice. Breastfeeding Expert Group. Breastfeeding challenges. Obstet Gynecol 2021; 137(2):e42-e53.
56. Verstegen RHJ, Ito S. Drugs in lactation. J Obstet Gynecol Res 2019; 45(3):522-31.
57. Walson PD. Drug exposure and effects in pregnancy and lactation. Ther Drug Monit 2020; 42(2):169-71.
58. Brasil. Ministério da Saúde. Amamentação e uso de medicamentos e outras substâncias. Brasília: Ministério da Saúde, 2010. 92p.

Aspectos Básicos de Genética em Obstetrícia

CAPÍTULO 10

Melissa Machado Viana
Marcos José Burle de Aguiar

INTRODUÇÃO

A Genética é uma especialidade médica relativamente recente que tem evoluído e se modernizado a passos largos, especialmente nos últimos anos. Os avanços se refletem diretamente na abordagem das doenças e têm contribuído para o conhecimento de mecanismos etiopatológicos, auxiliando o diagnóstico clínico e criando formas mais eficientes para o diagnóstico laboratorial.

Em 2003, o Projeto Genoma Humano identificou uma sequência do genoma humano de alta qualidade que estava quase completa, representando cerca de 92% de sua totalidade. Os 8% restantes provaram ser particularmente difíceis de sequenciar. No entanto, desde então novas tecnologias e ferramentas foram utilizadas e, em 1° de abril de 2022, o consórcio *Telomere-to-Telomere* (T2T) publicou uma coleção de artigos que relatam a primeira sequência verdadeiramente completa do genoma humano. O consórcio T2T ainda usou essa sequência genômica recém-concluída como referência para descobrir mais de 2 milhões de variantes genômicas adicionais.[1]

Uma das principais características da genética médica é sua interface com inúmeras outras especialidades. Na Obstetrícia, em particular, a interação com a genética se dá em diversos momentos da prática clínica.

O objetivo deste capítulo é apresentar, de maneira simples e clara, como o conhecimento sobre a genética permeia o cuidado prestado à mulher pelo obstetra antes, durante e depois da gestação. Serão discutidas algumas das principais situações da especialidade para as quais a Genética pode contribuir, bem como tópicos polêmicos atuais.

DNA, RNA, PROTEÍNA E O DOGMA CENTRAL DA GENÉTICA

Os ácidos desoxirribonucleico (DNA) e ribonucleico (RNA) são macromoléculas ligadas à informação. A informação genética, armazenada nas moléculas de DNA, é utilizada para síntese de moléculas de RNA (usando sequências específicas do DNA, chamadas éxons, como modelo), as quais possibilitam a síntese dos polipeptídeos e das proteínas, os efetores da informação genética.[2]

A maior parte do DNA está localizada no núcleo celular, sob uma forma complexa, enovelada, os chamados

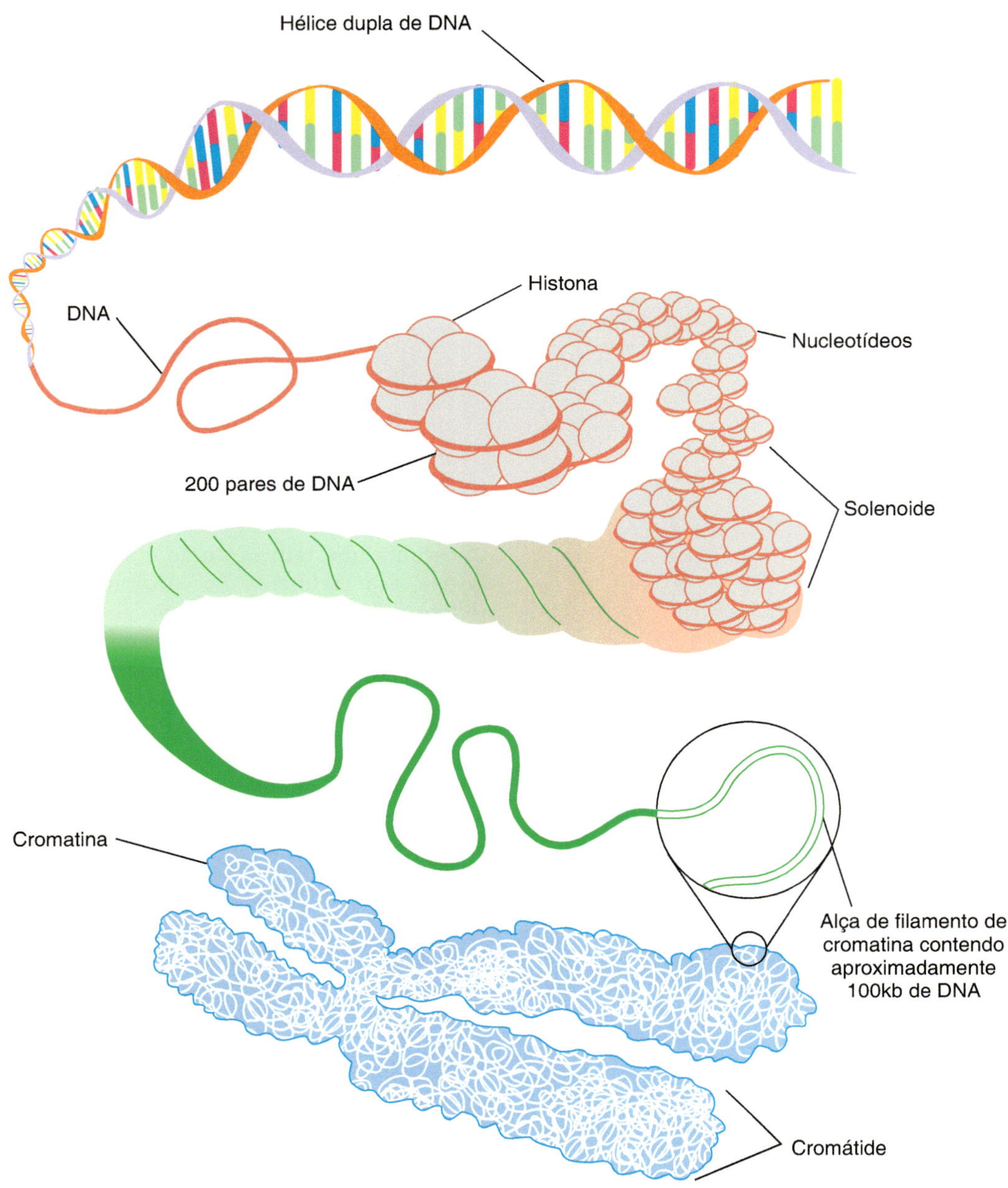

Figura 10.1 Organização do DNA. (Reproduzida de Thompson & Thompson, 2016.[2])

cromossomos (Figura 10.1). Denomina-se genoma nuclear o conteúdo haploide de DNA de um gameta humano, composto de 22 cromossomos autossômicos, numerados de 1 a 22, e um cromossomo sexual (X ou Y). O DNA nuclear é transmitido ao indivíduo pela fusão dos núcleos de um óvulo e de um espermatozoide. Assim, a partir dos gametas, haploides, tem-se o zigoto, diploide, que sofrerá inúmeras divisões e diferenciações celulares, formando o indivíduo.

Uma quantidade muito menor do DNA se encontra, de forma mais simples, circular, nas mitocôndrias. Todo DNA mitocondrial de um indivíduo é herdado do óvulo, gameta feminino (herança citoplasmática).

O genoma humano compreende, portanto, dois genomas: um nuclear, complexo, que corresponde a 99,9995% da informação genética total, e um mitocondrial, simples, que corresponde aos demais 0,0005% da informação genética. Neste capítulo será abordado o genoma nuclear.

ESTRUTURA DO DNA

As moléculas de DNA estão organizadas na forma de uma dupla hélice (ou de uma escada retorcida), na qual duas fitas de DNA estão ligadas por pontes de hidrogênio. As partes laterais da escada são constituídas por um esqueleto de resíduos de desoxirribose unidos por ligações covalentes fosfodiésteres. Os degraus da escada, unindo uma fita à outra, são constituídos por uma ordem irregular de bases purínicas (adenina e guanina) ou pirimidínicas (citosina e timina) que se

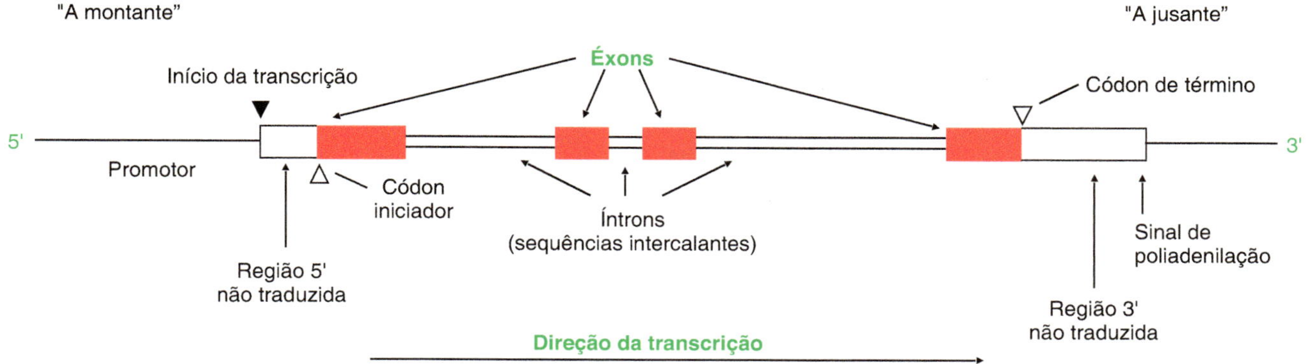

Figura 10.2 Organização do gene. (Reproduzida de Thompson & Thompson, 2016.[2])

ligam entre si por meio de pontes de hidrogênio. A adenina sempre se emparelha com a timina e a guanina com a citosina. Assim, se um lado da fita é conhecido, sabe-se como será o outro lado, denominado fita complementar. No RNA, fundamental para expressão do DNA, a timina é substituída pela uracila, outra base pirimidínica.

Um açúcar (desoxirribose) unido a um grupo fosfato e a uma base púrica ou pirimidínica constitui um nucleotídeo. Assim, o DNA é uma imensa repetição de nucleotídeos. Cada nucleotídeo é usualmente representado pela letra inicial da base nele presente: adenina (A), guanina (G), citosina (C) ou timina (T).

O genoma humano contém cerca de 3 bilhões de pares de bases, a maioria não transcrita (não codifica proteínas). Menos de 1,5% dessas bases são expressas, estando distribuídas em aproximadamente 25 mil genes. Na fração não transcrita do DNA encontram-se grandes quantidades de DNA repetitivo.

Embora o genoma de um indivíduo seja o mesmo em todas as suas células somáticas, o padrão de expressão de seus genes varia entre tipos celulares diferentes. Isso significa que, ao serem examinadas células de origens distintas ou em diferentes fases do desenvolvimento, alguns genes estarão ativos e outros não (veja Epigenética, adiante). O DNA dos genes ativos será transcrito em RNA mensageiro (RNAm), que será traduzido em proteínas.

Os códons são conjuntos de três bases do DNA (trinucleotídeos) que determinam a síntese de um aminoácido. Assim, pode-se dizer que o DNA é lido pelo RNA como uma sequência formada de palavras de três letras. O início dessa leitura é marcado pela presença de um códon composto por AUG, que também codifica a metionina. O final da tradução é determinado pelos códons UAA, UAG e UGA, por isso chamados códons de parada (*stop codons*). Como é possível formar 64 códons a partir de combinações das quatro bases (A, C, G ou T) em grupos de três e existem somente 20 aminoácidos, mais de um códon pode dar origem ao mesmo aminoácido.

Em um gene podem ser encontrados diversos éxons, interrompidos por íntrons. Denominam-se éxons as porções funcionantes dos genes – regiões que contêm os códons que serão traduzidos nos aminoácidos que darão origem às proteínas (Figura 10.2). Quando se fala em sequenciamento do exoma, refere-se à leitura do conjunto de códons de todos os éxons de determinado genoma. Já os íntrons são sequências do DNA não codificantes, de função desconhecida, que separam os éxons vizinhos dentro de um gene. Embora sejam transcritas pelo RNAm, essas sequências não serão traduzidas (em proteínas).

Assim, entre a transcrição e a tradução, é preciso retirar os íntrons, um processo, denominado edição do RNA (*splicing*), necessário à formação do RNAm maduro. Esse processo faz os éxons ficarem dispostos lado a lado no RNAm, prontos para a síntese proteica (Figura 10.3).

EPIGENÉTICA

A expressão gênica também é controlada por outros mecanismos, denominados epigenéticos, incluindo metilação do DNA e modificação de histonas. Os processos epigenéticos alteram a expressão de um gene sem modificar sua sequência de DNA subjacente. A metilação da região reguladora, por exemplo, impede a transcrição do gene e efetivamente "desliga" o gene. Esse processo tem a importante função de controlar a ativação do gene específico do tecido; a expressão de genes que não são essenciais para um tipo de tecido específico é evitada, enquanto os genes necessários permanecem ativos. A metilação também permite o controle temporal da expressão gênica (por exemplo, desativar alguns genes importantes na vida fetal, mas desnecessários na vida extrauterina).

Alelos podem demonstrar diferentes padrões de metilação que não são específicos do tecido, a depender do genitor de origem (conceito de *imprinting*).

A expressão gênica também pode ser ativada ou suprimida mediante a modificação de histonas. Enzimas específicas podem acetilar, fosforilar, metilar ou ubiquitinar histonas, o que, por sua vez, altera a expressão gênica, os mecanismos de reparo do DNA e a condensação cromossômica.[3]

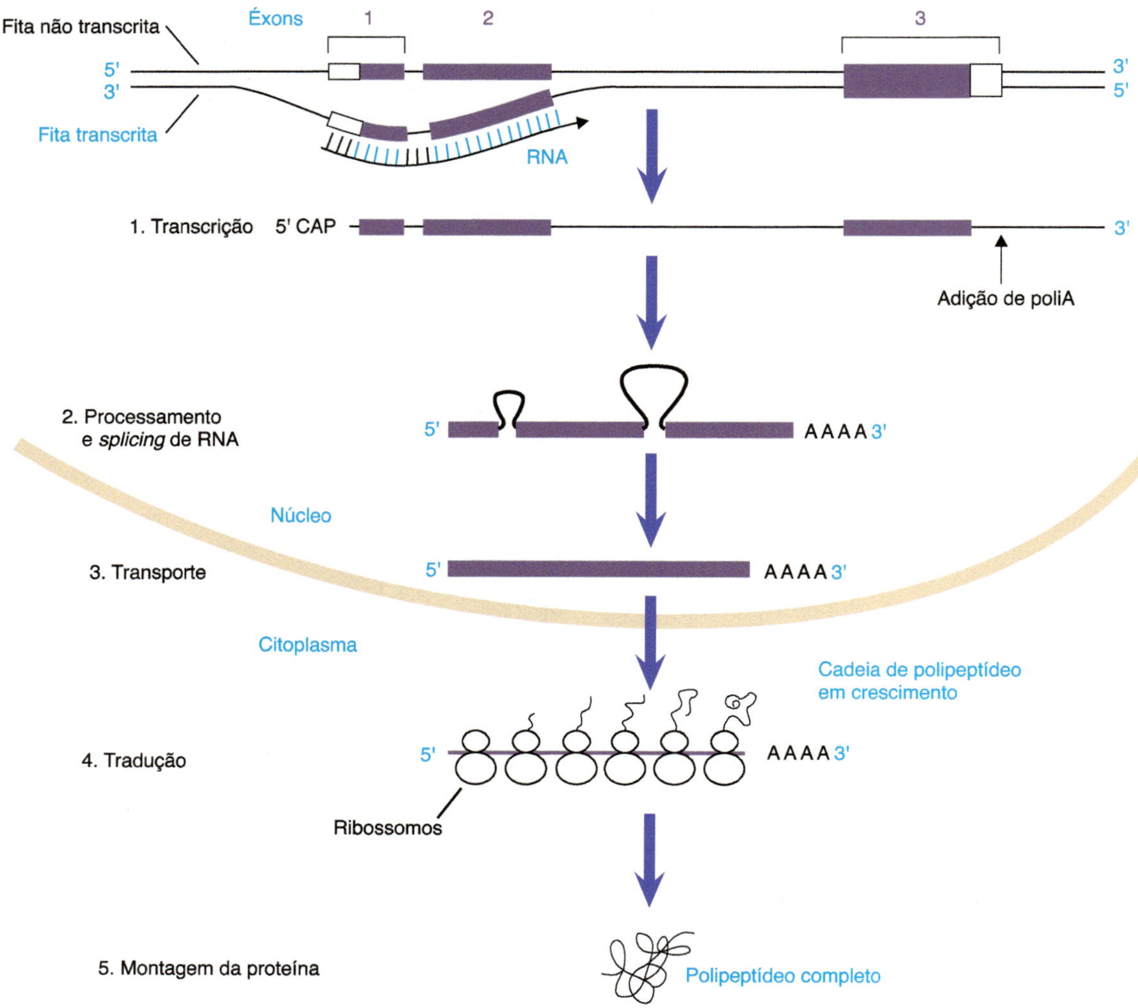

Figura 10.3 Fluxo de informação do DNA até o RNA (transcrição, processamento e *splicing* de RNA) e do RNA até a proteína (transporte, tradução e montagem da proteína). (Reproduzida de Thompson & Thompson, 2016.[2])

MUTAÇÕES E POLIMORFISMOS DE DNA

O genoma humano não é uma entidade estática e está sujeito a diversos tipos de mudanças (mutações). Essas mutações podem ocorrer em células somáticas ou em células germinativas de um indivíduo. Quando ocorrem em células germinativas e não reduzem significativamente a capacidade reprodutiva do indivíduo, elas podem ser transmitidas a seus descendentes. Quando são tão comuns a ponto de serem encontradas em mais de 1% da população geral, essas mudanças são denominadas polimorfismos genéticos e não costumam ter significado patológico. Quando ocorrem em grande número de células somáticas, podem favorecer o desenvolvimento de cânceres. Por isso, apesar de se referir ao genoma humano como um todo, há muitas diferenças quando são comparados os genomas de dois indivíduos. [2,4]

As mutações podem resultar de substituições de nucleotídeos únicos, deleções e inserções de nucleotídeos (usualmente envolvendo vários nucleotídeos).

Classes de substituições únicas de bases no DNA codificador

As substituições únicas de bases no DNA codificador podem ser classificadas em:

- **Mutações de sentido trocado (*missense*):** uma única substituição de nucleotídeo em uma sequência de DNA pode alterar o código em uma única trinca de bases (trinucleotídeo) e promover a substituição de um aminoácido por outro no produto gênico. Denominam-se mutações de sentido trocado por alterar o "sentido" da fita codificante do gene, especificando um aminoácido diferente. Nas hemoglobinopatias, a maioria das mutações detectadas é de sentido trocado. As mutações de sentido trocado contribuem com mais da metade de todas as mutações relatadas como causadoras de doenças genéticas humanas.
- **Substituições sinônimas (silenciosas):** a substituição resulta em novo códon que especifica o mesmo aminoácido. Trata-se de mutações neutras que não

Quadro 10.1 Tipos de mutações e porcentagem em que são responsáveis por doenças

Tipos de mutações em doenças genéticas humanas	Porcentagem de mutações causadoras de doenças (%)
Substituições de nucleotídeos	
Mutações de sentido trocado (*missense*) – substituição de aminoácidos	50
Mutações sem sentido (*nonsense*) – códons de término prematuro	10
Mutações de sítios de *splicing*, levando à mudança da matriz de leitura (*frameshift*) e códons de término prematuro	10
Deleções e inserções	
Deleções gênicas grandes, inversões, duplicações	5
Mutações dinâmicas (expansão de sequências de repetição de tri ou tetranucleotídeos) e outras	Raras

Fonte: adaptado de Thompson & Thompson, 2016.[2]

estão sujeitas à pressão da seleção natural e que frequentemente ocorrem na terceira base do códon.

- **Mutações sem sentido (*nonsense*):** representam uma forma de substituição não sinônima em que um códon que especifica um aminoácido é substituído por um códon de parada prematura de leitura com a consequente formação de uma proteína truncada que pode perder sua função ou ser rapidamente degradada pela célula. Estão quase sempre associadas à redução dramática da função gênica, por isso a pressão de seleção as torna normalmente raras.

Adição ou deleção de um pequeno número de bases

Se o número de bases envolvidas não for um múltiplo de três, causará uma mudança na matriz de leitura e, portanto, uma alteração no produto gênico a partir dessa matriz (lembre-se de que o RNA lê o DNA em blocos de três nucleotídeos, os códons). Se o número de bases envolvidas for um múltiplo de três, causará perda ou ganho de códons e, portanto, de aminoácidos no produto traduzido. As substituições, adições e deleções podem ocorrer tanto nas regiões codificadoras (éxons) como nas regiões reguladoras do gene ou nos íntrons. Foge aos objetivos deste capítulo aprofundar mais esta exposição.

Expansão de sequências de trinucleotídeos repetidos

Sabe-se que ao longo do DNA podem ser encontradas diversas sequências repetidas de bases, como se o DNA "gaguejasse". Além das mutações citadas anteriormente, a variabilidade do DNA pode manifestar-se por aumento ou diminuição do número de unidades em uma de suas sequências repetitivas de DNA. São inúmeros os polimorfismos já descritos, compostos por números variáveis de unidades repetitivas (desde uma única até várias dezenas de bases).

Em pessoas sem alteração fenotípica há uma variabilidade aceitável no número de repetições desses nucleotídeos. No início da década de 1990 verificou-se que alguns *loci* contendo repetições de trinucleotídeos transcritos, polimórficos na população em geral, podiam causar doença. Indivíduos afetados têm um alelo expandido com número muito maior de repetições. Essa expansão de algum modo acarreta inibição da expressão daquele gene ou ganho de função. São exemplos dessas mutações de expansão de trinucleotídeos a síndrome do X frágil, a coreia de Huntington e a distrofia miotônica. O Quadro 10.1 mostra os tipos de mutações nas doenças genéticas humanas.

DOENÇAS GENÉTICAS E SEUS MECANISMOS DE HERANÇA

As doenças genéticas mais frequentes são as mendelianas (ou gênicas), as multifatoriais e as doenças cromossômicas. Cada classe apresenta mecanismos particulares de herança genética, como será visto a seguir.[2]

Doenças mendelianas

Também denominadas desordens monogênicas, as doenças mendelianas são causadas por um alelo (forma alternativa de um gene) mutante ou par de alelos mutantes em um único *locus* gênico. As formas de herança são autossômica dominante, autossômica recessiva e recessiva ligada ao X. Existem poucas doenças dominantes ligadas ao X.

Herança autossômica dominante

Em geral, a herança autossômica dominante é determinada por genes com um alelo alterado, isto é, em heterozigose. Suas principais características são:

- Distribuição vertical de indivíduos afetados no heredograma, com várias gerações acometidas.
- Acometimento de ambos os sexos em proporções iguais, exceto em doenças autossômicas dominantes com fenótipo limitado ao sexo, nas quais o defeito genético é transmitido de modo autossômico dominante e expresso em somente um dos sexos.
- Transmissão do caráter de pais para filhos.
- Chance de 50% de transmissão da doença para cada um dos filhos (ou filhas) dos afetados.

Nesse grupo de doenças, devem ser lembradas as possibilidades de haver expressão variável (graus e formas diferentes de apresentação clínica do genótipo), penetrância completa ou incompleta (possibilidade de presença ou ausência da doença quando o genótipo está presente), mutações novas (o indivíduo é caso único na família, apesar da herança autossômica dominante da doença, representando uma mutação nova) e mosaicismo (coexistência de células com genótipos diferentes em um mesmo indivíduo).

No grupo de doenças autossômicas dominantes, há ainda a possibilidade de herança incompletamente dominante, quando os indivíduos homozigotos são mais gravemente afetados e têm menor expectativa de vida em relação aos heterozigotos.

Herança autossômica recessiva

Determinada por genes com seus dois alelos alterados, ou seja, em homozigose, a herança autossômica recessiva apresenta como principais características:

- Distribuição horizontal de afetados no heredograma, ou seja, em geral apenas uma geração é acometida ou a doença salta gerações em uma mesma família, quando se têm heredogramas de diversas gerações.
- Com frequência, os pais dos afetados não são atingidos. Eles são heterozigotos obrigatórios e chamados portadores.
- A consanguinidade entre os pais dos afetados favorece sua ocorrência, especialmente nas doenças mais raras.
- Acometimento de ambos os sexos em proporções iguais.
- Há probabilidade de recorrência de 25% para cada criança gerada pelo mesmo casal.

Herança recessiva ligada ao X

Determinada por genes localizados no cromossomo X, usualmente em hemizigose, suas principais características são:

- Costuma afetar apenas o sexo masculino.
- Os afetados são conectados no heredograma por intermédio de mulheres não afetadas, chamadas heterozigotas (ou portadoras).
- Os filhos de um afetado são sadios (ele lhes passa o cromossomo Y e não o X).
- Cem por cento das filhas de um afetado são portadoras (o pai lhes passa o cromossomo X).
- A chance de os filhos de uma portadora serem afetados é de 50%.
- A chance de as filhas de uma portadora serem também portadoras é de 50%.

As doenças recessivas ligadas ao X também podem ser decorrentes de uma mutação nova. Assim, quando se lida com um caso isolado em uma família, é necessário identificar se a mutação ocorreu na mãe, que é portadora. Nesse caso, o risco de recorrência é o mesmo referido anteriormente. Se a mutação ocorreu naquela gestação e a mãe não é portadora, o risco de recorrência para futuros filhos é praticamente nenhum. Para identificar se a mãe é portadora da mutação ou não, dependendo do caso, é possível realizar exame clínico, testes bioquímicos e análise de DNA.

Em casos excepcionais, uma mulher pode manifestar as características de uma doença recessiva ligada ao X. Isso se deve ao fenômeno de inativação de um dos cromossomos X nas mulheres (lionização). Nessas situações, deve-se avaliar também a possibilidade de ela ser afetada pela síndrome de Turner, já que as portadoras dessa doença apresentam apenas um cromossomo X.

Herança pseudoautossômica

A herança pseudoautossômica é causada por genes mutados na região pseudoautossômica dos cromossomos X e Y, os quais podem ser permutados regularmente entre os dois cromossomos sexuais e, assim, mimetizar outros tipos de heranças mendelianas.

Doenças relacionadas com *imprinting* ou impressão genômica

São exemplos clássicos dessas doenças, em que a expressão do fenótipo da doença depende de o alelo mutante ter sido herdado da mãe ou do pai, as síndromes de Angelman e Prader-Willi, que apresentam fenótipos completamente diferentes em caso de alteração nas regiões 11 a 13 do braço longo do cromossomo 15 herdado da mãe ou do pai, respectivamente.

Doenças multifatoriais ou de herança complexa

As doenças multifatoriais resultam da interação de múltiplos fatores genéticos e ambientais. Diferentemente das doenças monogênicas, o componente genético das doenças multifatoriais costuma ser poligênico, ou seja, dependente de vários genes. A combinação de fatores genéticos e ambientais determina um grau de suscetibilidade para cada indivíduo. Quando esse grau excede certo limiar, a doença se expressa. Algumas doenças multifatoriais exibem predileção por um sexo. São exemplos de doenças para as quais fatores genéticos e ambientais são conhecidos: trombose venosa, diabetes *mellitus* tipo 1, doença de Alzheimer e fenda labiopalatina.

Em geral, o cálculo do risco de recorrência em doenças multifatoriais é feito por meio de tabelas de risco empírico existentes em vários livros de Genética médica. Esse cálculo deve ser modificado adequadamente, levando em conta o sexo do afetado, o número de afetados na família e a gravidade da doença do afetado. Cabe lembrar que, quando uma doença mais comum em determinado sexo ocorre em indivíduos do sexo oposto, o risco de recorrência é usualmente maior.

Doenças cromossômicas

Encontradas com a frequência de 1 para cada 200 recém-nascidos vivos e em cerca de 30% de todos os abortos espontâneos de primeiro trimestre, as anomalias cromossômicas são divididas em dois grandes grupos: anomalias numéricas e anomalias estruturais.

Anomalias cromossômicas numéricas

O número normal de cromossomos na espécie humana é 46, ou seja, 23 pares. Alterações no número de cromossomos para mais ou para menos determinam uma doença cromossômica numérica. Quando o número de cromossomos é múltiplo de 23, ou seja, 69 cromossomos (triploidia) ou 92 cromossomos (tetraploidia), são denominadas poliploidias; quando o número de cromossomos é anômalo, mas não é um múltiplo de 23, são chamadas aneuploidias. As aneuploidias mais frequentes são as trissomias (presença de três cromossomos em vez de um par de determinado cromossomo) e as monossomias (falta de um cromossomo no par). As monossomias são muito graves e levam ao óbito fetal. A única monossomia cromossômica compatível com a vida é a monossomia X (síndrome de Turner).

As anomalias cromossômicas numéricas geralmente resultam do fenômeno chamado não disjunção, caracterizado pela falha na separação de dois cromossomos homólogos durante a meiose celular. Isso se dá por "acidente genético", e sua frequência cresce com o aumento da idade materna. Por isso, as mulheres com 35 anos ou mais por ocasião da gravidez são consideradas de risco aumentado para ter filhos com doenças cromossômicas numéricas. Como na maioria das vezes resultam de um acidente genético (a não disjunção), não sendo herdadas, o risco de recorrência é baixo.

Anomalias cromossômicas estruturais

Caracterizadas por rearranjos do material genético contido nos cromossomos, as anomalias cromossômicas estruturais podem ser balanceadas ou não balanceadas, sendo consideradas balanceadas quando não há mudança na quantidade de material genético essencial e não balanceadas em caso de excesso ou falta de material genético.[5]

As doenças cromossômicas estruturais são classificadas em:

- **Deleções (del):** quando ocorre perda de um segmento do cromossomo.
- **Duplicações (dup):** quando há ganho de segmentos dos cromossomos, resultando em trissomias daquelas regiões.
- **Isocromossomos (i):** quando o braço longo (q) ou curto (p) de um cromossomo é duplicado e o outro é completamente perdido.
- **Inversões (inv):** existem dois pontos de quebra no cromossomo, e a porção situada entre esses dois pontos fica invertida (no sentido inverso de sua posição normal).
- **Translocações (t):** existe a troca de material genético entre dois cromossomos. As translocações são subdivididas em dois tipos, robertsonianas e recíprocas:
  - As translocações robertsonianas envolvem uma aparente fusão dos dois braços longos de cromossomos acrocêntricos com a perda dos braços curtos (são acrocêntricos os cromossomos 13, 14, 15, 21 e 22). Nas translocações robertsonianas ocorre redução do número total de cromossomos nos indivíduos normais (45 cromossomos em vez de 46), os quais são, portanto, portadores de um rearranjo balanceado, mas apresentam risco maior de terem um filho com anomalia cromossômica derivada da translocação.
  - As translocações recíprocas envolvem a troca de porções de material genético entre dois cromossomos sem alteração do número total de cromossomos. Esses indivíduos também têm risco maior de gerarem filhos com anomalias cromossômicas estruturais.
- **Cromossomos em anel (r [*ring*]):** formados quando há perda cromossômica envolvendo os telômeros (extremidades) dos braços curtos e longos de um mesmo cromossomo e eles se unem, dando origem a uma estrutura em forma de anel. Na formação do anel pode haver perdas (deleções) ou ganhos (duplicações) de segmentos dos braços curtos e longos.
- **Sítios frágeis (fra):** regiões dos cromossomos passíveis de demonstrar lacunas e quebras; na genética clássica, são mais frequentemente vistas quando usados meios de cultura especiais.
- **Marcador ou *marker* (mar):** caracterizados como pequenos pedaços extras de cromossomos, que não exibem o centrômero e que surgem devido a rearranjos estruturais. Não é possível identificar a origem cromossômica desses segmentos extras.
- **Quebras cromossômicas:** identificadas como pontos de quebra durante a metáfase de células em cultura. Alguns indivíduos apresentam incidência elevada de quebras cromossômicas, as quais podem estar associadas a algumas síndromes clínicas ou a risco aumentado para o desenvolvimento de doenças malignas.

Na Figura 10.4 é possível observar esquematicamente alguns rearranjos estruturais cromossômicos.

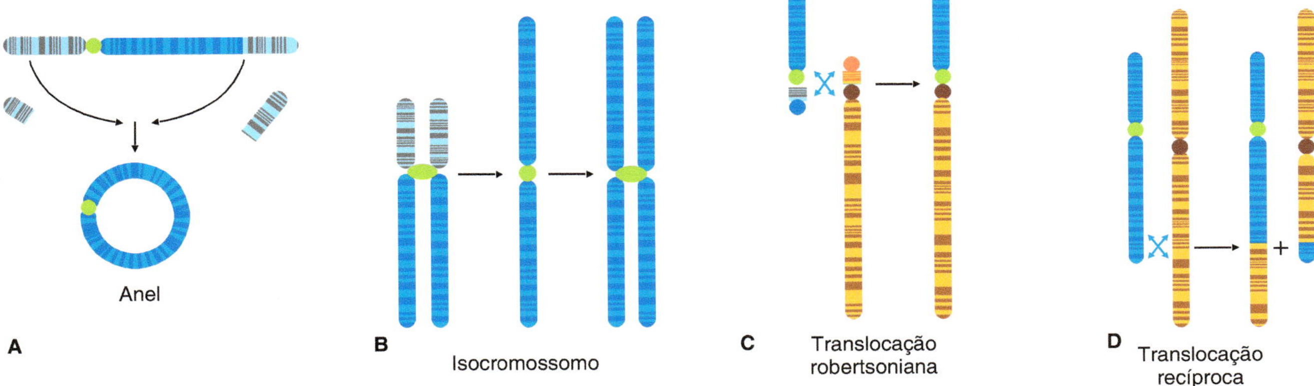

Figura 10.4. Rearranjos estruturais dos cromossomos. **A** Cromossomo em anel. **B** Isocromossomo para o braço longo. **C** Translocação cromossômica entre dois cromossomos acêntricos. **D** Translocação entre dois cromossomos com troca recíproca de segmentos translocados. (Adaptada de Thompson & Thompson, 2016.[2])

TÉCNICAS DIAGNÓSTICAS

Várias técnicas são utilizadas para o diagnóstico genético. Os exames complementares devem ser solicitados a partir das hipóteses diagnósticas específicas, sendo fundamental o conhecimento de cada técnica para a escolha do que poderá definir ou excluir determinada hipótese, devendo ser evitados exames desnecessários e, sempre que for o caso, solicitada a avaliação de um médico geneticista. Os exames mais úteis para diagnóstico são descritos a seguir.[6]

Estudo cromossômico

O cariótipo (mais frequentemente com bandeamento G) deve ser solicitado sempre que houver suspeita de doença cromossômica. Como essas doenças apresentam manifestações clínicas muito variáveis e mimetizam diversas outras, esse é o exame mais frequentemente solicitado. Um conceito errôneo, que infelizmente ainda persiste, é o de que toda doença genética apresenta estudo cromossômico alterado. Em Obstetrícia, o estudo cromossômico desempenha papel essencial nos casos de casais com abortamentos repetidos e fetos com malformações detectáveis ao ultrassom.

O estudo cromossômico avaliará todos os pares de cromossomos em busca de anomalias numéricas e/ou estruturais, conforme discutido previamente.

Hibridização *in situ* fluorescente (FISH) e/ou exames de citogenética molecular

Algumas vezes, as anomalias cromossômicas estruturais, especialmente as deleções, são tão diminutas que podem passar despercebidas no estudo cromossômico convencional.

Historicamente, a FISH foi a primeira técnica molecular a ser amplamente utilizada em laboratórios de citogenética ao redor do mundo. Nesse método, sondas fluorescentes de DNA são hibridizadas aos cromossomos em metáfase e tornam possível detectar a presença, o número e a localização de pequenas regiões cromossômicas. Atualmente, poucos laboratórios realizam essa técnica, a qual vem sendo substituída pela hibridização comparativa genômica em microarranjos (*array Comparative Genome Hybridization* [*array*-CGH]).

Análise de DNA

A análise de DNA está indicada em caso de suspeita de doença gênica, microdeleções e/ou microduplicações. O diagnóstico molecular se utiliza mais frequentemente de métodos de avaliação direta, ou seja, estudam a própria estrutura molecular do gene. De modo geral, basicamente podem ser divididos em duas categorias: os direcionados a todo o genoma (diagnóstico amplo) e os voltados para uma região específica do DNA (diagnóstico com alvo ou *targeted*).

As técnicas mais comumente utilizadas são as de reação em cadeia da polimerase (PCR), amplificação múltipla dependente de ligação de sondas (*Multiplex Ligation-dependent Probe Amplification* [MLPA]) e o *array*-CGH. Essas são técnicas de diagnóstico com alvo, ou seja, direcionadas para a identificação de determinada alteração.

O sequenciamento possibilita a avaliação de um gene único, um conjunto de genes sabidamente relacionados com uma doença ou grupos de doenças (painéis genéticos), o exoma e todo o genoma. WGS (*Whole Genome Sequencing*) refere-se ao sequenciamento de todo o genoma, tanto das regiões não codificantes (íntrons) como das codificantes (éxons). No entanto, até o momento a capacidade de interpretação das regiões intrônicas é limitada, e o WGS não vem sendo realizado rotineiramente na prática clínica. O sequenciamento de todo o exoma (*Whole-Exome Sequencing* [WES]), que envolve o sequenciamento apenas dos éxons ou regiões codificadoras de proteínas do genoma, é mais frequentemente usado em genética clínica. WGS e WES levantam uma série de preocupações éticas, como problemas para garantir acesso igualitário (dado o alto custo do teste) e questões relacionadas com *disclosure* (por exemplo, a possibilidade de revelar não paternidade, consanguinidade e achados incidentais de propensão para doenças de diagnóstico tardio).[4]

O sequenciamento é capaz de identificar desde pequenas deleções ou inserções (*Copy Number Variation* [CNV]) até substituições de nucleotídeos únicos. O primeiro método utilizado foi o sequenciamento de Sanger. Atualmente, utiliza-se com mais frequência o sequenciamento de nova geração (*Next Generation Sequencing* [NGS]).

O número de doenças para as quais a análise do DNA é possível cresce constantemente. Está disponível na internet o catálogo de doenças genéticas OMIM (*Online Mendelian Inheritance in Man*), na página omim.org.[7]

INTERFACE GENÉTICA E OBSTETRÍCIA NO PERÍODO PRÉ-CONCEPCIONAL

A consulta de um casal que deseja engravidar é o momento ideal para orientar, esclarecer dúvidas e ajudar a prevenir a ocorrência de algumas doenças genéticas.[8] Muitas vezes, a falta de planejamento de uma gestação, especialmente em países em desenvolvimento como o Brasil, impede que a consulta aconteça, mas é fundamental o conhecimento dos temas que deverão ser abordados para uma prática clínica de qualidade.

Idade reprodutiva da mulher

Globalmente, a gravidez tende a ser iniciada mais tarde – a maioria dos países indica aumento da idade na primeira gravidez, o que explica a importância da abordagem dos riscos associados à gestação mais tardia na vida de uma mulher.[9]

Historicamente, têm sido definidas com idade reprodutiva avançada as mulheres com 35 anos ou mais na data estimada do parto. Essa idade de corte foi selecionada com base em evidências de declínio da fertilidade e na preocupação com o aumento dos riscos de anormalidades genéticas identificadas na prole de mulheres grávidas com mais de 35 anos. Essa associação parece estar em um *continuum*, de modo que os riscos aumentam com o aumento da idade no momento da gravidez.

O risco genético proporcionalmente maior em relação à idade materna reprodutiva elevada ocorre em função das

Quadro 10.2 Evidências sobre gestação em mulheres com 35 anos de idade ou mais

Recomendações	Grau de recomendação
Que gravidez com parto aos 35 anos ou mais seja reconhecida como fator de risco para desfechos maternos, fetais e neonatais adversos ao aconselhar as mulheres e determinar os planos de manejo O aconselhamento diferenciado dependerá da idade e das comorbidades específicas	2C
Que as opções de triagem genética pré-natal (triagem de soro com ou sem ultrassonografia de translucência nucal ou triagem de DNA livre de células) e testes diagnósticos (biópsia de vilo corial ou amniocentese) sejam discutidas e oferecidas a todas as gestantes, independentemente da idade ou do risco de anormalidade cromossômica Após revisão e discussão, toda gestante tem o direito de buscar ou recusar a triagem genética pré-natal e os testes de diagnóstico	1A
Que uma ultrassonografia morfológica fetal detalhada seja realizada em gestantes com parto aos 35 anos ou mais devido ao aumento do risco de aneuploidia e de anomalias congênitas nessa população	2C

Fonte: ACOG, 2023.[9]

anomalias cromossômicas numéricas, as quais costumam resultar do fenômeno de não disjunção, caracterizado pela falha na separação de dois cromossomos homólogos durante a meiose celular. Isso se dá por acidente genético, e sua frequência aumenta com o aumento da idade materna. Por isso, mulheres com 35 anos ou mais por ocasião do parto são consideradas de risco elevado para terem filhos com doenças cromossômicas numéricas.[9]

O Quadro 10.2 lista algumas recomendações do American College of Obstetricians and Gynecologists (ACOG) sobre idade reprodutiva avançada e os respectivos graus de recomendações.[9]

Passado obstétrico

Deve-se inquirir sobre o passado obstétrico com ênfase nos tópicos discutidos a seguir.

Abortamentos e perdas gestacionais recorrentes

Uma perda gestacional é definida como o fim espontâneo de uma gravidez que tenha sido clinicamente confirmada por ultrassonografia ou anatomopatológico. O uso da expressão *abortamento recorrente* deve restringir-se à descrição de casos em que todas as perdas gestacionais foram confirmadas como abortos intrauterinos. As expressões *abortamento espontâneo*, *gravidez bioquímica* e *gravidez anembrionada* são ambíguas e devem ser evitadas.[10]

Experiências comuns na população feminina, abortamentos acontecem pelo menos uma vez ao longo da vida de metade das mulheres, ao passo que perdas gestacionais repetidas (PGR) ocorrem com cerca de 1% dos casais e são classicamente definidas como três ou mais perdas consecutivas. No entanto, na mais recente diretriz da European Society of Human Reproduction and Embriology (ESHRE), o grupo de especialistas reunidos defendeu como critério a ocorrência de duas ou mais perdas, as quais não precisam ser consecutivas para definição de perdas gestacionais repetidas.[11] O grupo acredita que essa mudança facilitará as pesquisas, a tomada de decisões e o apoio psicológico aos casais, sendo importante salientar que as gravidezes ectópicas e molares estão excluídas dessa definição. Não há distinção entre as perdas gestacionais após concepção espontânea e por meio de técnicas de reprodução assistida.

Anormalidades genéticas do concepto são causas importantes de perdas gestacionais, tanto esporádicas como repetidas. Em revisão sistemática, a prevalência de anomalias cromossômicas em um abortamento esporádico foi de 45% (IC95%: 38 a 52; 13 estudos; 7.012 amostras). A prevalência de anormalidades cromossômicas em aborto subsequente após perdas gestacionais anteriores foi comparável (prevalência de 39%; IC95%: 29 a 50; seis estudos; 1.359 amostras).[12]

A análise do tecido fetal torna possível verificar se uma perda gestacional se deve a embrião ou feto geneticamente anormal, havendo um leque de técnicas disponíveis para esse fim: cariotipagem convencional, hibridização fluorescente *in situ* (FISH), PCR, MLPA e *array*-CGH. O cariótipo convencional detecta mais anomalias cromossômicas que o FISH e o MLPA isoladamente e alcança a mesma taxa da detecção que o PCR e o *array*-CGH, quando usados como métodos únicos. No entanto, há desvantagens inerentes a cada método, como falha na cultura de tecidos e contaminação materna no cariótipo convencional, avaliação de regiões específicas do DNA no PCR, FISH e MLPA e não detecção de rearranjos balanceados e de mosaicismos de baixo grau (< 10%) no *array*-CGH. Ainda assim, até o momento, o método preferido para análise do material de perda gestacional é o *array*-CGH, por sua capacidade de avaliação de todo o genoma, bem como pela possibilidade de superar as falhas dos demais métodos.[12] O NGS ainda não foi extensivamente investigado para análise genética de perdas gestacionais, mas pode ser útil em futuro próximo.

A vantagem da análise genética do material de perda gestacional reside em, quando possível, fornecer ao casal um motivo para a perda da gravidez e ajudar a determinar se novas investigações ou tratamentos serão necessários.

No que diz respeito à realização de cariótipos dos casais com perdas gestacionais repetidas, é possível diagnosticar um fator que tenha contribuído para as perdas, bem como informações prognósticas para futuras gestações. A ESHRE recomenda a solicitação de cariótipo apenas após avaliação do risco de cada casal.[11]

Para os casais com anomalias cromossômicas balanceadas e perdas gestacionais repetidas, está indicado o diagnóstico genético pré-natal ou pré-implantacional, levando em conta os óbices legais e morais. Quando possível, as duas opções devem ser discutidas com o casal. Mesmo com a proibição legal de interrupção da gravidez em casos de anomalias cromossômicas, o diagnóstico pré-natal pode tranquilizar ou preparar o casal para um evento adverso.

Cabe ressaltar que as evidências que apoiam as investigações e o tratamento de casais com PGR são limitadas e de qualidade moderada. Entre as recomendações baseadas em evidências, apenas 10 (16,3%) foram apoiadas por evidências de qualidade moderada. Portanto, a prática baseada em evidências em PGR ainda não é viável em razão da falta de um número maior de estudos.[13]

Filhos anteriores com anomalias congênitas ou doenças genéticas

Devem-se investigar malformações congênitas e/ou atraso do desenvolvimento neuropsicomotor e/ou síndrome genética em filho(s) anterior(es). Como abordado previamente, em caso de relato de alguma alteração, é necessário conhecer o diagnóstico exato, e o risco de recorrência dependerá do padrão de herança da doença diagnosticada na família.

Infertilidade e fertilização *in vitro* (FIV)

Em casos de infertilidade com indicação de FIV, o obstetra deve estar familiarizado com os testes genéticos que podem ser realizados, bem como com as limitações e vantagens de cada exame.

O teste genético pré-implantacional (*Preimplantation Genetic Testing* [PGT]) – definido como a aplicação clínica multidisciplinar de tecnologias genéticas e de reprodução assistida com o objetivo de examinar um número limitado de células de um embrião na fase pré-implantacional do seu desenvolvimento *in vitro* – pode ser dividido entre teste para anomalias cromossômicas (*PGT-chromosomal aneuploidy screening/testing* [PGT-A]) e teste para doenças monogênicas (*PGT-monogenic disease* [PGT-M]). Para testagem de embriões em risco de ganhos e perdas cromossômicas relacionadas com anormalidades cromossômicas estruturais parentais (por exemplo, translocações, inversões, deleções e inserções) são usados testes genéticos pré-implantacionais para rearranjos estruturais (*PGT-Structural Rearrengements* [PGT-SR]).[14]

O PGT-A tem como objetivo detectar aneuploidias, visando à seleção de embriões sem anomalias cromossômicas numéricas. Já o PGT-M está indicado quando se conhece a mutação a ser detectada no embrião. Doenças genéticas potencialmente fatais, como fibrose cística, são indicações comuns para o PGT-M. Doenças genéticas com início na idade adulta também podem ser indicações para PGT, como doença de Huntington e ataxia espinocerebelar. Outra indicação de PGT-M é para tipagem de HLA com o objetivo de selecionar embriões HLA-compatíveis para transplante de medula óssea ou de células-tronco do cordão umbilical, beneficiando irmãos afetados, principalmente, por doenças hematológicas. Questões éticas, religiosas e legais estão envolvidas neste tema e devem ser abordadas com clareza.[14]

Independentemente da modalidade de PGT empregada, são possíveis resultados falso-positivos e falso-negativos. Gestantes e profissionais de saúde devem estar cientes de que o resultado normal ou negativo do PGT não é garantia de um recém-nascido sem anormalidades genéticas.

Testes diagnósticos tradicionais ou de triagem para aneuploidias devem ser oferecidos a todas as gestantes que fizeram PGT-A, sendo especialmente importante recomendar testes de diagnóstico ou triagem para aneuploidias após PGT-M e PGT-SR, caso o PGT-A concomitante não tenha sido realizado.

Entre as muitas limitações dos PGT estão os desafios para detecção de microdeleções e microduplicações, variantes *de novo* e distúrbios de *imprinting*. Um problema emergente tem sido a detecção de mosaicismo durante o PGT-A.[15]

A utilidade clínica do PGT-M e do PGT-SR está firmemente estabelecida; no entanto, ainda precisa ser determinada a melhor utilidade para o PGT-A. Pesquisas futuras são necessárias para estabelecer a utilidade clínica geral do PGT-A, o subconjunto de gestantes que podem se beneficiar desse teste, o significado clínico do mosaicismo e o risco residual de aneuploidia em embriões selecionados após PGT-A.

História familiar

A história familiar desempenha papel crítico na avaliação do risco de condições médicas genéticas e/ou hereditárias. Vários métodos foram desenvolvidos para obtenção de históricos médicos familiares, cada um deles com vantagens e desvantagens. Uma ferramenta comumente adotada na clínica geral consiste em levantar a história familiar por meio de questionário ou *checklist*. Outra ferramenta de avaliação do histórico familiar que costuma ser utilizada por geneticistas é o heredograma.[16]

Alguns sinais de alerta devem chamar a atenção dos obstetras, como história familiar de condição genética conhecida ou suspeitada, predisposição étnica para certos distúrbios genéticos, consanguinidade parental, múltiplos membros da família afetados pelos mesmos distúrbios ou distúrbios relacionados, idade de início da doença mais precoce que o esperado, diagnóstico em sexo menos afetado, ocorrência multifocal ou bilateral de doença (geralmente câncer) em órgãos pareados, doença na ausência de fatores de risco ou após aplicação de medidas preventivas, uma ou mais malformações maiores, atrasos no desenvolvimento ou deficiência intelectual, anormalidades no crescimento (restrição de crescimento, crescimento assimétrico ou crescimento excessivo) e PGR.[16]

A seguir serão discutidos alguns tópicos mais relevantes da história familiar.

Consanguinidade

Relação consanguínea é a existente entre dois indivíduos que são parentes em terceiro grau ou que dividem um grau de parentesco mais próximo (Quadro 10.3). A consanguinidade aumenta a prevalência de indivíduos

Quadro 10.3 Proporção de genes nucleares compartilhados por membros de uma mesma família

Relação familiar	Proporção de genes nucleares compartilhados (%)
Gêmeos monozigóticos	100
Parentes em primeiro grau (irmãos, pais, gêmeos dizigóticos)	50
Parentes em segundo grau (meio-irmão, tios)	25
Parentes em terceiro grau (primos em primeiro grau)	12,5

Fonte: adaptado de Firth & Hurst, 2017.[6]

com doenças recessivas, já que membros da mesma família compartilham porções do genoma. Esses casais devem receber aconselhamento genético pré-concepcional independentemente do relato de inexistência de doenças recessivas em sua história familiar.

Teste de portador

Um tema recorrente no aconselhamento genético pré-concepcional diz respeito ao teste de portador, especialmente entre os casais consanguíneos. Inicialmente, os testes de portadores foram desenvolvidos para doenças autossômicas recessivas frequentes em grupos étnicos específicos (como a doença de Tay-Sachs em judeus Ashkenazi e as hemoglobinopatias em populações afrodescendentes e mediterrâneas, além da fibrose cística em indivíduos de ascendência europeia). Os objetivos primários do teste de portador consistem em informar o indivíduo sobre o risco de possíveis doenças genéticas na futura prole e relatar as opções reprodutivas para que o casal tome sua decisão com autonomia. Assim, é fundamental o aconselhamento genético antes e depois do teste.

Como em qualquer teste de triagem, os de portadores devem ser planejados de modo a atingir alta viabilidade clínica e sua utilidade clínica deve estar bem estabelecida. A European Society of Human Genetics (ESHG) recomenda que os painéis para portadores incluam um conjunto limitado de doenças graves com início na infância, até mesmo aquelas cujos portadores se beneficiariam de tratamento precoce (como fenilcetonúria, deficiência de acil-CoA desidrogenase, entre outras).[17] No entanto, na prática clínica são oferecidos testes amplos para identificação de portadores de doenças autossômicas recessivas que incluem número maior de doenças que o preconizado na literatura. O casal deve ser bem orientado sobre o risco residual inerente a qualquer teste de triagem em relação tanto aos resultados falso-negativos como à impossibilidade de inclusão de todas as doenças genéticas em um único teste.[14]

Em 2017, o ACOG publicou as seguintes orientações sobre a testagem de portadores:[18]

- Se um indivíduo for portador de uma condição específica, o parceiro reprodutivo deverá fazer o teste para receber aconselhamento genético informado sobre possíveis resultados reprodutivos. A triagem simultânea da mulher e de seu parceiro é sugerida em caso de restrições de tempo para decisões sobre a avaliação diagnóstica pré-natal.
- Se ambos os parceiros forem portadores de uma condição genética, o aconselhamento genético deverá ser oferecido, devendo ser discutidos o diagnóstico pré-natal e as tecnologias reprodutivas para redução do risco de uma prole afetada.
- A triagem pré-natal do portador não substitui a triagem neonatal nem a triagem neonatal substitui o valor potencial da triagem pré-natal do portador.
- O custo da triagem do portador para uma condição individual pode ser maior do que o do teste por meio de painéis expandidos de triagem do portador comercialmente disponíveis. Ao selecionar uma abordagem de triagem de portadores, deve-se considerar o custo de cada opção.[18]

A ESHG argumenta ainda que os testes genéticos de portadores podem ser úteis para casais inférteis que utilizarão gameta doado, casais com filhos anteriores afetados por doenças monogênicas que tenham interesse em evitar outras doenças genéticas e, principalmente, casais consanguíneos.[19]

Recomendações específicas para atrofia muscular espinhal, fibrose cística, hemoglobinopatias, síndrome do X frágil, Tay-Sachs e outras doenças relacionadas com a ascendência judaica podem ser encontradas na literatura e fogem do escopo deste capítulo.[18]

Familiar com malformação congênita e/ou atraso do desenvolvimento neuropsicomotor e/ou síndrome genética definida

A história familiar de doença genética é fato relevante para o planejamento de futura gravidez, mesmo que não haja relato de consanguinidade. O risco de recorrência para cada casal dependerá do padrão de herança da doença da família em questão. A coleta de dados deve ser minuciosa, preferencialmente com a construção de heredograma que abranja três ou mais gerações.

Prevenção de malformações

Em uma consulta de planejamento pré-concepcional, é fundamental abordar o tema de malformações congênitas e suas formas de prevenção. Segundo a Organização Mundial da Saúde (OMS), 2% a 3% das gestações resultam no nascimento de uma criança com algum tipo de anomalia congênita e aproximadamente 5% das crianças apresentarão alguma doença genética que comprometerá seu desenvolvimento e qualidade de vida.[20] A maioria das malformações congênitas não é passível de

Quadro 10.4 Principais teratógenos na espécie humana

Doenças maternas	Diabetes *mellitus* insulinodependente, fenilcetonúria, lúpus eritematoso sistêmico e tumores secretores de androgênios
Agentes infecciosos	*Treponema pallidum*, *Toxoplasma gondii*, vírus da rubéola, citomegalovírus, varicela e parvovírus
Radiação ionizante	Exposição intrauterina à radiação terapêutica e iodo radioativo
Agentes ambientais	Metilmercúrio
Drogas	Álcool, cocaína e solventes orgânicos
Medicamentos	Talidomida, substâncias citotóxicas (metotrexato e outros), anticonvulsivantes (difenil-hidantoína, trimetadiona, carbamazepina, ácido valproico), hormônios androgênicos, dietilestilbestrol, lítio, varfarina, ácido retinoico e derivados, inibidores da enzima de conversão da angiotensina e misoprostol

prevenção. No entanto, o casal deve ser especialmente orientado sobre a importância do uso periconcepcional de ácido fólico, bem como sobre a exposição a teratógenos.

A suplementação periconcepcional de ácido fólico para a mulher, ou seja, antes de engravidar e no início da gestação, deve ser encorajada para prevenção de defeitos de fechamento do tubo neural – para as mulheres com risco habitual, é adequada a suplementação de 400mcg/dia; para as de risco aumentado, incluindo gravidez anterior com defeito de tubo neural, e para as com crises convulsivas, são recomendados 4mg/dia.[20]

São considerados teratógenos quaisquer agentes capazes de produzir alteração permanente na estrutura ou função de um organismo após exposição durante a fase embrionária ou fetal. Os teratógenos são responsáveis por aproximadamente 10% de todas as anomalias congênitas. Além dos riscos relacionados com o uso de álcool e tabaco na gravidez, sempre que uma mulher fizer uso crônico de alguma droga, deve ser avaliado se esta é teratogênica. O Quadro 10.4 apresenta alguns teratógenos comuns.

INTERFACE GENÉTICA E OBSTETRÍCIA NA GRAVIDEZ

Uma vez estabelecida a gravidez, além dos preceitos básicos de acompanhamento pré-natal, o obstetra deve atentar para a triagem e o diagnóstico de alterações fetais.

Triagem genética pré-natal

A triagem genética pré-natal é constituída de testes não invasivos que permitem suspeitar se determinada gravidez, não incluída entre as indicações de diagnóstico pré-natal, pode resultar em recém-nascido com alterações cromossômicas, especialmente a síndrome de Down. Como o próprio nome indica, esses testes não definem o diagnóstico. Um resultado anormal informa que a gravidez apresenta risco mais alto que o habitual e que estaria recomendado o diagnóstico pré-natal por meio de biópsia de vilo corial, amniocentese ou cordocentese. Os mais comuns são a translucência nucal, outros marcadores ultrassonográficos de doença cromossômica e os testes bioquímicos, constituindo o chamado teste triplo.

A translucência nucal consiste na medida ultrassonográfica da nuca e na comparação com tabelas de medidas específicas para cada idade gestacional. Como sua interpretação pode ser difícil, seu uso deve ser restrito a ultrassonografistas experientes. Outro marcador ultrassonográfico para aneuploidias é a ausência do osso nasal, mais frequente na trissomia do cromossomo 21 e em outras aneuploidias.

Os testes bioquímicos consistem na dosagem de alfafetoproteína, de estriol não conjugado e de gonadotrofina coriônica no sangue materno após 13 semanas de gravidez. Esses exames, no entanto, exigem certeza quanto à idade gestacional, curvas específicas para a população e laboratório experiente. Como as taxas de falso-positivos e falso-negativos são altas, eles estão sendo progressivamente menos utilizados.

Já o teste genético pré-natal não invasivo (*Non-Invasive Prenatal Testing* [NIPT]) consiste na utilização de DNA fetal circulante *cell-free* (cffDNA) no plasma materno. Derivado da placenta, o DNA fetal é inicialmente detectado entre 6 e 7 semanas de gestação, possibilitando a realização precoce de testes genéticos não invasivos na gravidez, bem antes dos invasivos. A proporção de cffDNA em relação ao total de cfDNA, denominada fração fetal, aumenta ao longo da gravidez, podendo ser tão alta quanto 30% no terceiro trimestre. Após o nascimento e a retirada da placenta, o cffDNA desaparece completamente da circulação sanguínea materna dentro de algumas horas.[21] A Figura 10.5 mostra como a fração fetal auxilia a identificação de aneuploidias. O NIPT pode ser usado, principalmente, para rastrear aneuploidias (mais comumente, anomalias envolvendo os cromossomos 13, 18, 21, X e Y).

O grande benefício do NIPT, comparado às estratégias tradicionais de rastreio pré-natal (baseadas em idade materna, translucência nucal, outros marcadores ultrassonográficos e marcadores bioquímicos em sangue materno), é a taxa maior de detecção, associada à porcentagem menor de resultados falso-positivos (0,1% no NIPT *versus* até 5% para rastreio tradicional). O NIPT reduz, então, o número total de procedimentos pré-natais invasivos e a possibilidade de perdas gestacionais iatrogênicas.[22,23]

No entanto, o NIPT não é método de diagnóstico definitivo; quando alterado, deve ser complementado por biópsia de vilo corial ou amniocentese. Outro ponto de discussão para implementação do NIPT como estratégia ampla

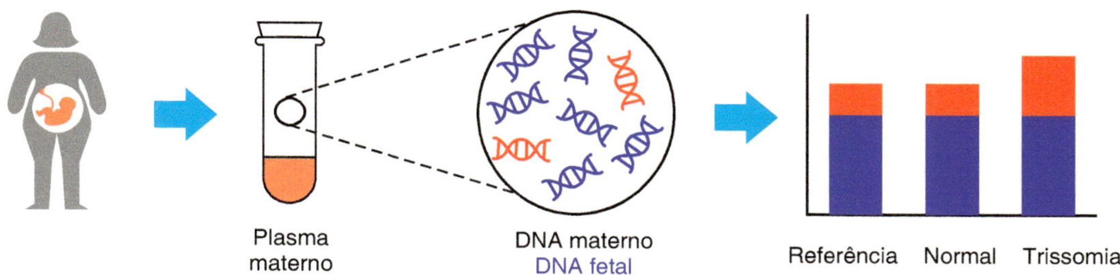

Figura 10.5 Conceito de teste pré-natal não invasivo (NIPT) para aneuploidia. (Adaptada de Shaw *et al.*, 2020.[23])

de testagem pré-natal tem por base seu custo-benefício. A alta sensibilidade e o tempo mais curto para um resultado são pontos positivos para implementação do NIPT como teste de primeira linha para o diagnóstico pré-natal. No entanto, até o momento seu alto custo é proibitivo para grande parte da população brasileira.[22]

O terceiro ponto a ser discutido é se o NIPT deve ser utilizado para detectar síndromes de microdeleções, como a de Williams-Beuren e a de deleção 22q11.2, e não somente para anomalias cromossômicas numéricas mais frequentes. Especialistas acreditam que exames falso-positivos para as síndromes de microdeleções, além da raridade dessas doenças, podem reduzir os efeitos benéficos do NIPT como teste pré-natal. Até o momento, não há consenso sobre o assunto.[23]

No portal Cochrane há uma revisão sistemática que inclui 65 estudos com um total de 86.139 gestantes. Quarenta e dois deles (65%) envolveram mulheres grávidas com grande chance de terem filhos com aneuploidias. Os autores observaram que o NIPT é sensível e altamente específico para detecção de trissomias fetais dos cromossomos 21, 18 e 13 em populações de alto risco. Há escassez de dados sobre a precisão do NIPT como teste de triagem de aneuploidia de primeira linha em uma população de mulheres grávidas aleatórias. O desempenho do NIPT nessa revisão não foi suficiente para substituição dos testes diagnósticos invasivos atuais. Os autores concluíram que, em virtude dos dados atuais sobre o desempenho do NIPT, o cariótipo fetal invasivo ainda é a abordagem diagnóstica necessária para confirmação da presença de anomalia cromossômica antes da tomada de decisão em relação ao resultado da gravidez. Além disso, a maioria dos estudos sobre o NIPT mostra propensão para apresentar viés, especialmente em termos de seleção de participantes.[24]

Diagnóstico genético pré-natal

As abordagens diagnósticas mais frequentes são ultrassonografia e estudos laboratoriais (cromossômico, bioquímico e análise do DNA).

Ultrassonografia

A ultrassonografia é o método de diagnóstico pré-natal mais amplamente utilizado, e as anomalias mais frequentemente diagnosticadas são: microcefalia, macrocefalia, hidrocefalia, hidranencefalia, defeitos de fechamento do tubo neural (anencefalia, encefalocele, meningomielocele), holoprosencefalia, cistos de plexo coroide, anomalia de Dandy-Walker, higromas císticos, cardiopatias, hérnias diafragmáticas, defeitos de fechamento da parede abdominal (onfalocele, gastrosquise, extrofias de bexiga e de cloaca), atresias do tubo digestivo, agenesia renal, hidronefrose, rins policísticos, cistos renais, obstruções uretrais com megabexiga e defeitos de membros. Entre as síndromes dismórficas, diversas displasias ósseas podem ter o diagnóstico suspeitado por meio desse método. A identificação de anomalias anatômicas fetais ao ultrassom é indicação formal para estudo cromossômico do feto.

Estudos laboratoriais

O estudo cromossômico de células fetais, os testes bioquímicos e a análise do DNA são realizados a partir de material obtido por biópsia de vilo corial, amniocentese ou cordocentese.

Uma vez coletado material fetal para análise, o principal estudo laboratorial é o cromossômico por meio de cariótipo. As principais indicações para diagnóstico pré-natal de doenças cromossômicas são:

- Idade materna elevada (a partir de 35 anos).
- Resultados anormais de testes de triagem para doenças cromossômicas.
- História de filho anterior com anormalidade cromossômica.
- Anomalias fetais detectadas à ultrassonografia.
- Pais portadores de translocações cromossômicas balanceadas.
- Determinação do sexo fetal, quando a mãe é portadora de mutação para doença grave, recessiva, ligada ao X, para a qual ainda não existe diagnóstico pré-natal específico.

O diagnóstico ainda é possível pela análise direta do DNA fetal obtido por meio de uma das técnicas citadas anteriormente. O método a ser utilizado depende, principalmente, da presença ou não de suspeita clínica específica.

A indicação e a interpretação de alguns resultados dos diagnósticos pré-natais podem exigir conhecimentos mais complexos de genética clínica e citogenética e, por esse motivo, recomenda-se o aconselhamento genético antes de sua realização.

Recentemente, tem sido discutida a possibilidade de diagnóstico genético pré-natal não invasivo (*Non-Invasive Prenatal Diagnosis* [NIPD]) para doenças monogênicas. Relatada pela primeira vez em 2000, muitos estudos têm revelado como a análise de DNA fetal livre circulante em sangue materno pode, no início da gravidez, fornecer o diagnóstico para uma ampla gama de doenças de um único gene. O NIPD para várias dessas doenças está disponível no Serviço Nacional de Saúde do Reino Unido (NHS) desde 2012. No entanto, trata-se de uma técnica de uso limitado, ainda nova, que se apresenta como potencial alternativa ao diagnóstico genético pré-implantacional no futuro.[22]

INTERFACE GENÉTICA E OBSTETRÍCIA NO PERÍODO PÓS-NATAL

Defeitos congênitos

Mesmo sem ser especialista, é possível ao obstetra, já em sala de parto, oferecer uma abordagem adequada à gestante com anomalias congênitas, bem como à sua família.[25] O médico pode determinar se há anomalias maiores, anomalias menores ou variantes do desenvolvimento. As maiores têm repercussão clínica ou cirúrgica, ou seja, prejudicam significativamente a função orgânica, a cognição, a expectativa de vida ou a aparência física do recém-nascido. As cardiopatias congênitas, os defeitos de fechamento do tubo neural, as fendas labiais e palatinas, as polidactilias e sindactilias são exemplos de anomalias maiores.

As anomalias menores têm efeito mínimo sobre a função ou a aceitação social, como os apêndices pré-auriculares, ao passo que as variantes do desenvolvimento consistem em desvios do desenvolvimento normal, insignificantes do ponto de vista funcional e cosmético, de origem pré-natal e algumas vezes de natureza familiar (por exemplo, clinodactilia do quinto dedo e prega palmar única).

Outro aspecto importante para avaliação morfológica consiste em determinar se a anomalia é única ou se são múltiplas. Para isso, todas as crianças que apresentem anomalia congênita devem ser cuidadosamente examinadas em busca de outras anomalias. As únicas são mais frequentes e estão presentes em aproximadamente 3% a 4% de todos os recém-nascidos vivos, sendo as mais comuns:

- **Deformações:** pé torto congênito, luxação congênita do quadril e craniossinostose.
- **Malformações:** defeitos cardíacos, fendas labial e palatina e defeitos de fechamento do tubo neural.
- **Displasias:** teratomas, hemangiomas e neurinoma do acústico.

Quando o recém-nascido apresenta anomalias múltiplas, é necessário investigar se elas podem ser explicadas por uma causa única, inicial, que desencadeou fenômenos em cascata, determinando as demais anomalias (sequências), ou se as diversas anomalias se desenvolveram em virtude de fenômenos embriológicos distintos (síndromes).

Na sequência de Pierre Robin, por exemplo, o hipodesenvolvimento da região mandibular antes da nona semana gestacional determina micrognatia e localização posterior da língua (glossoptose) que, por sua vez, impede o fechamento das placas palatais na linha média, determinando a fenda palatina. A sequência da mielomeningocele determina hidrocefalia associada a graus variáveis de lesão cerebral, paralisia de membros inferiores e perda funcional dos esfíncteres anal e urinário.

As síndromes não podem ser explicadas por fenômenos em cascata. Na síndrome de Down, por exemplo, uma única causa, a trissomia do cromossomo 21, acarreta alterações em diversas regiões do corpo.

Algumas anomalias se apresentam com mais frequência simultaneamente do que se ocorressem ao acaso e não envolvem considerações patogênicas ou etiológicas, sendo apenas de natureza estatística. O acrônimo VACTERL descreve a associação não aleatória observada entre defeitos Vertebrais, atresia Anal, defeitos Cardíacos, fístula Traqueoesofágica com atresia de Esôfago, displasia Renal e defeitos radiais de membros superiores *(Limbs)*.

Avaliação de natimortos e neomortos

Cerca de 25% a 30% dos natimortos apresentam anomalias múltiplas. Por isso, seu exame é indispensável para estabelecer um diagnóstico e informar os pais sobre o risco de recorrência em futuras gravidezes. Mesmo quando não há anomalias aparentes, podem existir anomalias internas.

Além de exame físico cuidadoso, são recomendadas fotografias e radiografias de corpo inteiro em duas incidências, bem como estudo cromossômico em sangue ou pele, sorologia para doenças infectocontagiosas, avaliação anatomopatológica da placenta, do cordão umbilical e das membranas e necropsia.[13] Como muitas vezes é ela que possibilita o diagnóstico de certeza, a necropsia está indicada para todos os casos de natimortos com anomalias múltiplas ou cuja *causa mortis* não tenha sido estabelecida. O Quadro 10.5 reúne as evidências científicas disponíveis até o momento sobre a avaliação de natimortos.

ACONSELHAMENTO GENÉTICO

Denomina-se aconselhamento genético o processo de comunicação à família sobre o prognóstico genético, quando se procura auxiliá-la quanto aos seguintes aspectos: compreender o diagnóstico, o curso provável e o tratamento disponível da anomalia; entender o modo como a hereditariedade contribui para a anomalia e o risco de recorrência para parentes especificados; conhecer as opções para lidar com o risco de recorrência – tentar novos filhos, evitar novos filhos, adoção, diagnóstico pré-natal; ajudar na tomada de decisão mais adequada de acordo com suas convicções; e promover o ajustamento familiar.[26]

Muitas vezes, caberá ao obstetra a orientação genética inicial da gestante e de sua família, sendo imprescindíveis alguns preceitos básicos:

- **O aconselhamento genético é não diretivo:** há um consenso entre os geneticistas, endossado pelo Comitê de Especialistas em Aconselhamento Genético da OMS, de que o aconselhamento genético deve ser não diretivo. O papel do médico é transmitir a informação mais completa possível, da maneira mais imparcial e objetiva possível, usando linguagem que a pessoa compreenda, evitando que seus conceitos possam influenciar a decisão final da gestante.

Quadro 10.5 Evidências sobre o manejo de natimortos

Recomendação	Grau de recomendação
Trombofilias hereditárias não foram associadas a natimortos, e o teste para elas como parte de uma avaliação de natimortos não é recomendado	1C
Em mulheres que recusam o teste invasivo, uma porção da placenta, um segmento do cordão umbilical ou tecido fetal interno pode ser enviado para análise genética	1B
A análise de *microarrays*, incorporada ao estudo genético de natimortos, melhora a taxa de sucesso do teste e a detecção de anomalias genéticas em comparação com o cariótipo convencional	1A
A avaliação genética para anormalidades específicas deve ser guiada pela história clínica e anormalidades fetais detectadas	1C
A avaliação de um natimorto deve incluir necropsia fetal, exame macroscópico e histológico da placenta, cordão umbilical e membranas e avaliação genética	1A
O exame macroscópico e microscópico da placenta, cordão umbilical e membranas fetais por patologista treinado é o aspecto mais útil da avaliação de natimortos e um componente essencial da avaliação	1A
O exame geral do natimorto deve ser feito prontamente, observando quaisquer características dismórficas e obtendo medidas de peso, comprimento e perímetro cefálico	1C
A necropsia fetal deve ser oferecida por ser um dos testes diagnósticos mais úteis para determinação da causa da morte	1A
As análises genéticas têm rendimento suficiente para que sejam realizadas em todos os casos de natimortos, após obtenção da permissão dos pais	1A
A história e os achados físicos apropriados devem ser incluídos na requisição enviada ao laboratório para auxiliar o pessoal do laboratório a interpretar os testes citogenéticos	Boa prática
Uma história materna completa deve ser feita para procurar condições conhecidas ou sintomas sugestivos daqueles que foram associados a natimortos	Boa prática
Os profissionais de saúde devem pesar os riscos e benefícios de cada estratégia em determinado cenário clínico e considerar a experiência institucional disponível. A tomada de decisão compartilhada desempenha papel importante na determinação do método ideal para o parto no cenário de morte fetal	Boa prática
Os resultados da necropsia, exame placentário, exames laboratoriais e estudos citogenéticos devem ser comunicados aos médicos envolvidos e à família da criança falecida em tempo hábil	Boa prática
Os cuidados de luto devem ser individualizados para reconhecer as necessidades pessoais, culturais ou religiosas dos pais enlutados	Boa prática
Para gestantes com natimorto anterior com idade ≥ 32 semanas, recomenda-se vigilância fetal pré-natal uma ou duas vezes por semana a partir de 32 semanas Para gestantes com natimorto antes de 33 semanas de gestação, deve-se individualizar o momento de início da vigilância fetal.	2C

- **É necessário o diagnóstico preciso:** como em qualquer área da medicina, o diagnóstico preciso é pré-requisito essencial para o aconselhamento genético. Sem diagnóstico preciso, não é possível explicar os fatos médicos e chegar às conclusões corretas sobre eles.

Diversos fatores podem dificultar o aconselhamento genético, como:

- **Heterogeneidade genética:** algumas vezes, uma mesma doença pode ter diferentes etiologias.
- **Fenocópias:** fatores ambientais podem mimetizar doenças genéticas e, assim, o risco de recorrência na realidade seria baixo, diferentemente daquele que poderia ser estimado a partir da etiologia genética.
- **Casos esporádicos:** quando não existem outros casos da doença na família, o heredograma não ajuda a estabelecer o comportamento etiológico naquela família e pode tornar muito difícil o aconselhamento genético. Algumas vezes, a genética molecular pode ajudar a resolver esses casos.
- **Não paternidade:** a paternidade duvidosa ou a não paternidade podem pôr em questão os riscos calculados no aconselhamento genético.

Em caso de dúvida, é sempre aconselhável o encaminhamento ao médico geneticista para suporte.

CONSIDERAÇÕES FINAIS

A genética e os testes genéticos vêm desempenhando papel cada vez maior na prática da Obstetrícia e Ginecologia, sendo recomendável que obstetras e geneticistas integrem a equipe de cuidados das gestantes e, sempre que necessário, que os geneticistas sejam consultados e as mulheres encaminhadas para sua avaliação.

Para garantir às gestantes a mais alta qualidade de atendimento, os obstetras devem familiarizar-se com os conceitos de genética, com a variedade de testes genéticos atualmente disponíveis e suas limitações, devendo ser capazes de identificar aquelas que necessitam de orientação genética, incluindo as que estão grávidas ou considerando a gravidez, bem como as que estão em risco de terem filhos afetados ou com história familiar sugestiva de doença hereditária.

Referências

1. Green E. The human genome sequence is now complete. National Human Genome Research Institute [Internet]. 2022 Apr 7. Disponível em: https://www.genome.gov/about-nhgri/Director/genomics-landscape/april-7-2022-the-human-genome-sequence-is-now-complete.
2. Nussbaum RL, McInnes RR, Willard HF. Thompson & Thompson Genetics in Medicine. 8. ed. Philadelphia, Pensilvania: Elsevier, 2016. 560p.
3. ACOG. Technology Assessment No. 14: Modern genetics in obstetrics and gynecology. Obstet Gynecol 2018 Sep; 132(3):e143-e168.
4. Strachan T, Read AP. Human molecular genetics. 5. ed. Boca Raton, Florida: Garland Science, 2018. 784p.
5. Gardner RJM, Sutherland GR, Shaffer LG. Chromosome abnormalities and genetic counseling. 5. ed. New York: Oxford University Press, 2018. 728p.
6. Firth HV, Hurst JA. Oxford Desk Reference: Clinical genetics and genomics. 2 ed. New York: Oxford University Press, 2017. 944p.
7. OMIM® – Online Mendelian Inheritance in Man. McKusick-Nathans Institute of Genetic Medicine, Johns Hopkins University (Baltimore, MD), 2022 Oct. Disponível em: https://omim.org/.
8. ACOG. Committee Opinion No. 762: Prepregnancy counseling. Obstet Gynecol 2019 Jan; 133(1):e78-e89.
9. ACOG' Committee on Clinical Consensus-Obstetrics; Gantt A; Society for Maternal-Fetal Medicine; Metz TD, Kuller JA, Louis JM; Society for Maternal-Fetal Medicine; Cahill AG, Turrentine MA; ACOG. Obstetric Care Consensus #11: Pregnancy at age 35 years or older. Am J Obstet Gynecol 2023 Mar; 228(3):B25-B40.
10. Kolte AM, Bernardi LA, Christiansen OB et al. Terminology for pregnancy loss prior to viability: A consensus statement from the ESHRE early pregnancy special interest group. Hum Reprod 2015; 30:495-8.
11. ESHRE Guideline Group on RPL, Atik RB, Christiansen OB et al. ESHRE Guideline: Recurrent pregnancy loss. Hum Reprod Open 2018 Apr; 2018(2):hoy004.
12. van den Berg MM, van Maarle MC, van Wely M, Goddijn M. Genetics of early miscarriage. Biochim Biophys Acta 2012 Dec; 1822(12):1951-9.
13. ACOG, Society for Maternal-Fetal Medicine, Metz TD, Berry RS, Fretts RC, Reddy UM, Turrentine MA. Obstetric Care Consensus No 10: Management of Stillbirth. Am J Obstet Gynecol 2020 Mar; 135(3):e110-e132.
14. Harper JC, Aittomäki K, Borry P et al. Recent developments in genetics and medically assisted reproduction: From research to clinical applications. Eur J Hum Genet 2018 Jan; 26(1):12-33.
15. ACOG. Committee Opinion, No. 799: Preimplantation Genetic Testing. Obstet Gynecol 2020 Mar; 135(3):e133-e137.
16. ACOG. Committee Opinion No. 478: Family history as a risk assessment tool. Obstet Gynecol 2011 Mar; 117(3):747-50.
17. Henneman L, Borry P, Chokoshvili D et al. Responsible implementation of expanded carrier screening. Eur J Hum Genet 2017 Nov; 25(11):1291.
18. ACOG. Committee Opinion No. 690: Carrier screening in the age of genomic medicine. Obstet Gynecol 2017 Mar; 129(3):e35-e40. doi: 10.1097/AOG.0000000000001951.
19. ESHRE Guideline Group on RPL, Atik RB, Christiansen OB et al. ESHRE guideline: Recurrent pregnancy loss. Hum Reprod Open 2018 Apr; 2018(2):hoy004.
20. OMS. World Health Organization, Human Genetics Programme. Primary health care approaches for prevention and control of congenital disorders and disability. Geneva: World Health Organization, 2000. 88p.
21. Lo YM, Corbetta N, Chamberlain PF et al. Presence of fetal DNA in maternal plasma and serum. Lancet 1997 Aug; 350(9076):485-7.
22. Scotchman E, Shaw J, Paternoster B, Chandler N, Chitty LS. Non-invasive prenatal diagnosis and screening for monogenic disorders. Eur J Obstet Gynecol Reprod Biol 2020 Oct; 253:320-7.
23. Shaw J, Scotchman E, Chandler N, Chitty LS. Preimplantation Genetic Testing: Non-invasive prenatal testing for aneuploidy, copy-number variants and single-gene disorders. Reprod 2020 Nov; 160(5):A1-A11.
24. Badeau M, Lindsay C, Blais J et al. Genomics-based non-invasive prenatal testing for detection of fetal chromosomal aneuploidy in pregnant women. Cochrane Database Syst Rev 2017 Nov; 11(11):CD011767.
25. Jones K, Jones M, del Campo M. Smith's recognizable pattern of human malformation. 8. ed. Philadelphia, Pensilvania: Elsevier, 2021. 1088p.
26. (No authors listed) Genetic counseling. Am J Hum Genet 1975 Mar; 27(2):240-2.

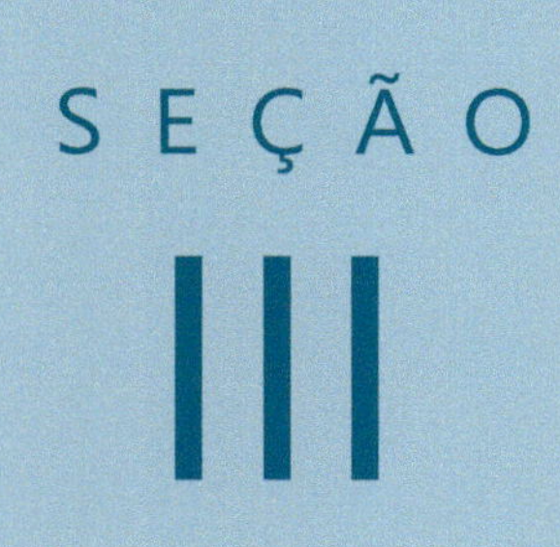

Propedêutica Fetal

Ultrassonografia

CAPÍTULO
11

Gui Tarcísio Mazzoni Júnior
Heverton Neves Pettersen
Marcos Murilo de Lima Faria

INTRODUÇÃO

A partir da década de 1960, o advento da ultrassonografia criou uma janela entre o meio externo e o meio intrauterino, possibilitando a avaliação do feto em seu hábitat natural. O aprimoramento da qualidade dos aparelhos, o uso de sondas de alta frequência (7,0 a 12,0MHz), bem como volumétricas, a adoção de protocolos específicos e o treinamento dos ultrassonografistas promovido pelas sociedades científicas possibilitaram o estudo detalhado do embrião e do feto, fornecendo informações sobre viabilidade, vitalidade e anatomia. Sem dúvida, a ultrassonografia é hoje o método de propedêutica fetal mais utilizado em Obstetrícia graças às seguintes características: fácil execução técnica, custo relativamente pequeno e sem prejuízos à saúde materna e fetal.

INDICAÇÕES

No primeiro trimestre de gravidez, as principais indicações da ultrassonografia são:[1-3]

- Datação da gestação.
- Localização do saco gestacional.
- Determinação do número de embriões.
- Hemorragias no primeiro trimestre.
- Determinação da viabilidade.
- Determinação de anomalias embrionárias e fetais.
- Rastreamento de cromossomopatias.
- Rastreamento da pré-eclâmpsia.
- Auxílio na realização de procedimentos invasivos.

No segundo trimestre, as principais indicações são:[1-3]

- Hemorragias no segundo trimestre;
- Avaliação da localização, estrutura e função placentária.
- Estudo da anatomia fetal.
- Rastreamento de cromossomopatias.
- Monitoramento do colo uterino (rastreamento do risco de parto pré-termo).
- Auxílio na realização de procedimentos invasivos.

Por fim, no terceiro trimestre, as principais indicações da ultrassonografia são:[1-3]

- Hemorragias do terceiro trimestre.
- Avaliação da anatomia fetal.
- Avaliação do crescimento fetal.
- Avaliação da vitalidade fetal – perfil biofísico fetal (PBF).
- Avaliação do líquido amniótico.
- Auxílio na realização de procedimentos invasivos.

No passado, em virtude da oposição à realização da ultrassonografia de rotina, o exame era executado apenas em caso de indicação específica. Hoje, com o aprimoramento do equipamento utilizado e o maior conhecimento a respeito da técnica, estudos têm mostrado a acurácia do método para rastreio e diagnóstico de patologias obstétricas e fetais. O rastreamento universal se justifica, principalmente, pelo fato de a maioria das gestações que evoluem desfavoravelmente não apresentar fatores de risco evidentes no início da gestação.

A Sociedade Internacional de Ultrassonografia em Obstetrícia e Ginecologia (ISUOG) recomenda que a ultrassonografia seja oferecida a todas as gestantes tanto no primeiro trimestre, entre 11 e 13 semanas (grau de recomendação A), como no segundo (grau de recomendação B).[2,3] O diagnóstico de restrição de crescimento fetal

(RCF) ou de malformações passíveis ou não de tratamento intrauterino pode alterar a forma, o momento e o local de nascimento, interferindo fortemente no prognóstico perinatal. Cabe esclarecer às gestantes e aos obstetras assistentes que a conduta de rastreamento e seus resultados não têm por objetivo influir na decisão final sobre a continuação ou não da gestação, mas ofertar ao casal informações a respeito da doença e oferecer ao feto a melhor assistência possível.[4-8]

PERÍODO DE REALIZAÇÃO

A Federação Brasileira das Sociedades de Ginecologia e Obstetrícia (FEBRASGO) recomenda um exame ultrassonográfico por trimestre, conduta esta também adotada como política assistencial por alguns países do Primeiro Mundo.[9]

Quanto ao rastreamento fetal, o melhor período para realização dos exames deve estar relacionado com o desenvolvimento anatômico. No primeiro trimestre, o melhor momento é entre 11 e 13 semanas, quando é possível confirmar a idade gestacional, avaliar o número de fetos e a corionicidade, estudar a anatomia, estipular o risco fetal para cromossomopatias, analisar o risco de pré-eclâmpsia e determinar o tipo de placentação nas gestações múltiplas.[2,3,10-12]

No segundo trimestre, o exame deve ser realizado entre 18 e 24 semanas de gestação.[3] Nesse período, deve ser dada atenção especial à anatomia detalhada do feto (ultrassonografia morfológica) e ao rastreamento para cromossomopatias, bem como realizar o rastreamento do risco de parto pré-termo. Quando se deseja um exame anatômico fetal mais acurado, o melhor período para avaliação é após 20 semanas de gestação. Nesse momento também é possível associar o estudo dopplervelocimétrico para rastreamento das gestantes de alto risco em relação à possível insuficiência placentária associada às síndromes hipertensivas.[5-7,13-16]

No terceiro trimestre, entre 30 e 34 semanas, recomendam-se a reavaliação da anatomia fetal e o estudo do crescimento e da vitalidade. Deve ser lembrado que aproximadamente 25% das grandes malformações e 12% das malformações do sistema nervoso central são visibilizadas somente no terceiro trimestre da gestação, como hidronefroses, ventriculomegalias e cistos aracnoides, entre outras.[17]

Com relação à avaliação do crescimento fetal, o rastreamento de rotina no terceiro trimestre duplica o número de diagnósticos de fetos com restrição de crescimento e quase triplica o de fetos grandes para a idade gestacional. Um diagnóstico mais acurado resulta na redução da mortalidade intrauterina em até quatro vezes, independentemente dos fatores de risco da gestação.[5,18,19]

Primeiro trimestre

As informações fornecidas por meio da ultrassonografia durante o primeiro trimestre da gestação são fundamentais para o acompanhamento dos demais períodos gestacionais. O número de sacos gestacionais informa a respeito da gemelaridade e do tipo de placentação. O posicionamento do saco gestacional ajuda a definir se a gravidez é tópica ou ectópica – neste caso, possibilita a adoção de tratamentos mais precoces e conservadores. A datação da gestação nesse período é extremamente precisa, com probabilidade de erro < 5 a 7 dias.

O rastreamento e o diagnóstico de anomalias estruturais têm sido realizados em períodos cada vez mais precoces e com acurácia maior. A literatura mostra que a realização rotineira de ultrassonografia no primeiro trimestre identifica cerca de 40% das malformações maiores. No entanto, quando o treinamento é direcionado e são adotados protocolos específicos, essa taxa pode chegar a 80%. Se o estudo é dirigido a uma população com alto risco de malformação (p. ex., translucência nucal ≥ 2,5mm), a taxa de detecção de anomalias se aproxima dos 96% a 98%.[20-23]

As informações obtidas por meio de rastreamento e diagnóstico precoces são convertidas em orientação, acompanhamento e tratamento também precoces. Além disso, torna-se possível a tomada de decisão quanto à evolução da gestação em período inicial, principalmente quando se trata de anomalia incompatível com a vida (p. ex., anencefalia). Entretanto, o principal benefício do exame sistemático do primeiro trimestre é a redução da ansiedade dos casais quanto à possibilidade de malformação maior.

O rastreamento de anomalias cromossômicas também alcança boa acurácia nesse período. O uso de marcadores ultrassonográficos, associado à idade materna, precedentes de cromossomopatias, frequência cardíaca fetal e testes bioquímicos, é capaz de detectar até 96% das cromossomopatias, com taxa de falso-positivo de apenas 2,5%.[24]

Por fim, o rastreamento no primeiro trimestre possibilita ainda a detecção das gestantes com risco elevado de pré-eclâmpsia por meio da avaliação dopplervelocimétrica das artérias uterinas.

Conceitualmente, aplicam-se os termos embrião nas primeiras 8 semanas de desenvolvimento (que correspondem a 10 semanas após a última menstruação) e feto nas gestações > 10 semanas de amenorreia (8 semanas de desenvolvimento). Para fins práticos, adota-se a datação da gravidez a partir da data da última menstruação (DUM), sendo empregados os termos embrião em caso de gestações até 9 semanas completas e feto nas gestações > 9 semanas.[20] Desse modo, o exame ultrassonográfico no primeiro trimestre pode ser dividido em dois subperíodos: (1) período embrionário – sonoembriologia – e (2) período fetal – ultrassonografia morfológica de primeiro trimestre (11 a 13 semanas + 6 dias).[25]

Período embrionário

O período de desenvolvimento embrionário, em virtude do conjunto de eventos envolvidos na formação dos órgãos e sistemas, tem grande importância para o restante da vida intra e extrauterina. Qualquer erro nesse momento pode comprometer a viabilidade e a vitalidade do novo ser.

Antes mesmo da visibilização das estruturas anatômicas, devem ser avaliadas as medidas do embrião e dos anexos para cálculo da idade gestacional e análise do prognóstico gestacional. Como o embrião apresenta crescimento contínuo e proporcional a seu estágio de desenvolvimento, sua biometria, bem como a dos anexos, pode ser utilizada para estimativa da idade gestacional. Os parâmetros adotados para cálculo da idade gestacional nesse período incluem o diâmetro médio do saco gestacional (DMSG), o comprimento cabeça-nádega (CCN) – de maior acurácia e melhor reprodutibilidade – e o diâmetro médio da vesícula vitelínica (DMVV). Essas medidas são extremamente úteis para datação da gestação, principalmente nos casos de gestantes que não recordam a DUM ou que apresentam ciclos irregulares.

Por outro lado, em gestantes com ciclos regulares e com certeza quanto à DUM, a discordância entre a idade gestacional cronológica e a ultrassonográfica > 7 dias está associada à incidência maior de abortamento espontâneo e cromossomopatias (trissomias 13 e 18 e triploidia).[26,27]

Outro parâmetro importante nesse período, e que está associado ao prognóstico embrionário, é a atividade cardíaca, a qual se inicia por volta de 5 semanas de gestação, e a frequência cardíaca fetal (FCF) se torna regular em fase precoce do desenvolvimento. Inicialmente baixa, em torno de 82bpm, a FCF aumenta de acordo com o desenvolvimento embrionário, podendo atingir 180bpm em torno de 9 semanas de gestação.[28]

A avaliação da FCF no período embrionário é procedimento simples, de preferência por meio do módulo M, devendo ser analisada não apenas em sua forma qualitativa (batimentos cardíacos presentes e rítmicos), mas também na quantitativa, com relato do número de batimentos por minuto (bpm). Alterações na frequência cardíaca embrionária têm sido associadas a risco alto de abortamento, alterações cromossômicas e malformações cardíacas.[28]

Sonoembriologia

A sonoembriologia é a técnica utilizada para descrever o desenvolvimento embrionário por meio da ultrassonografia no primeiro trimestre da gestação. O acompanhamento das primeiras semanas de gestação deve ser realizado por meio de ultrassonografia transvaginal.

O primeiro sinal ultrassonográfico de gestação é representado pela presença do saco gestacional, que pode ser visto a partir da quarta semana, quando tem diâmetro médio > 2,0mm. A imagem intrauterina do saco gestacional deve estar presente em caso de quantificação do hormônio gonadotrofina coriônica humana (β-hCG) ≥ 1.000mUI/mL (Figura 11.1).

Na quinta semana, a vesícula vitelínica já está presente e deve ser sempre visibilizada em caso de diâmetro médio do saco gestacional ≥ 10mm (Figura 11.2).

Com 6 semanas de gestação, o embrião, medindo de 2,0 a 3,0mm, já pode ser visto justaposto à vesícula vitelínica. O embrião sempre deverá estar presente em caso de diâmetro médio do saco gestacional ≥ 15mm (Figura 11.3).

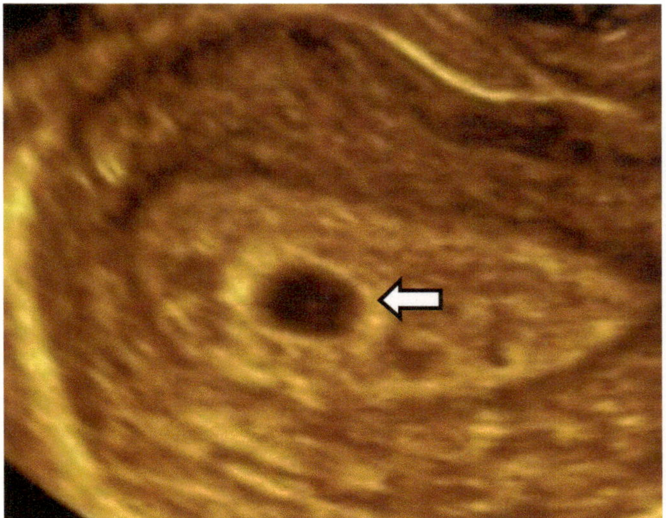

Figura 11.1 Endométrio espessado e imagem anecoica de 2,0mm à ultrassonografia transvaginal, correspondendo a saco gestacional intrauterino (*seta*). Observa-se imagem hiperecogênica em volta do saco gestacional, correspondendo ao trofoblasto.

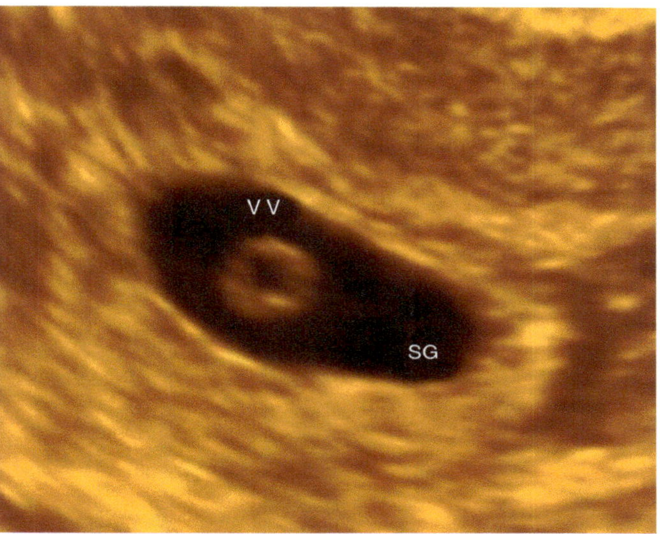

Figura 11.2 Vesícula vitelínica (*VV*) dentro do saco gestacional (*SG*) visibilizada à ultrassonografia transvaginal em gestação de 5 semanas.

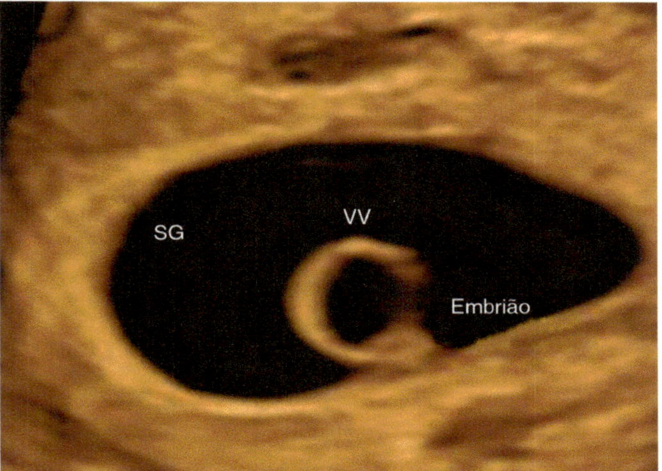

Figura 11.3 Saco gestacional (*SG*) com vesícula vitelínica (*VV*) e embrião adjacente, no início da sexta semana, observados por meio de ultrassonografia transvaginal.

Com CCN ≥ 4,0mm, o coração e seus batimentos já podem ser visibilizados. Nesse momento, a frequência cardíaca está próxima de 100bpm.

A partir do final da sexta semana, o embrião se diferencia da vesícula vitelínica e começa a apresentar detalhes anatômicos (Figura 11.4). O sistema nervoso mostra diferenciação ultrassonográfica, sendo o tubo neural identificado como duas linhas paralelas no dorso embrionário.

Na sétima semana (com CCN variando entre 10 e 15mm), o âmnio e sua cavidade já podem ser individualizados, apresentando, em seu interior, o embrião e o cordão umbilical (Figura 11.5). Nesse período, o polo cefálico começa a se diferenciar do restante do corpo embrionário e já é possível observar vesículas em seu interior, correspondendo ao sistema ventricular primitivo. À medida que o embrião se desenvolve, uma vesícula maior pode ser vista ocupando a região posterior do polo cefálico e correspondente ao rombencéfalo.

Com 8 semanas de gestação já é possível observar o início da divisão do prosencéfalo e a presença de membros superiores e inferiores. Nesse período, nota-se a presença de alças intestinais no interior do cordão umbilical, definida como "onfalocele fisiológica" (Figuras 11.6 e 11.7).

O embrião apresenta movimentação intensa com 9 semanas de gestação. Nesse período já é possível confirmar a divisão do prosencéfalo em dois hemisférios. Os membros se tornam maiores e mais definidos. Ainda permanece a "onfalocele fisiológica" (Figura 11.8).

Com 10 semanas o concepto apresenta características humanoides, e todos os órgãos e sistemas já estão presentes, passando a ser reconhecido como feto. A calcificação dos ossos já é evidente, e já são reconhecidas estruturas como maxila, mandíbula, ossos longos e coluna. Nesse momento, a vesícula vitelínica já se encontra em posição bem periférica em relação ao saco gestacional (Figura 11.9).

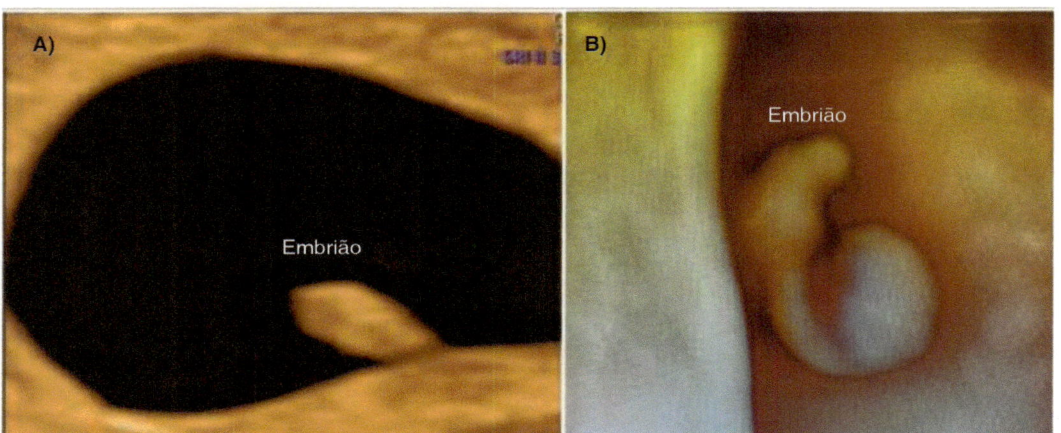

Figura 11.4 Embrião com 7 semanas visibilizado à ultrassonografia transvaginal. **A** Ultrassonografia bidimensional. **B** Ultrassonografia tridimensional.

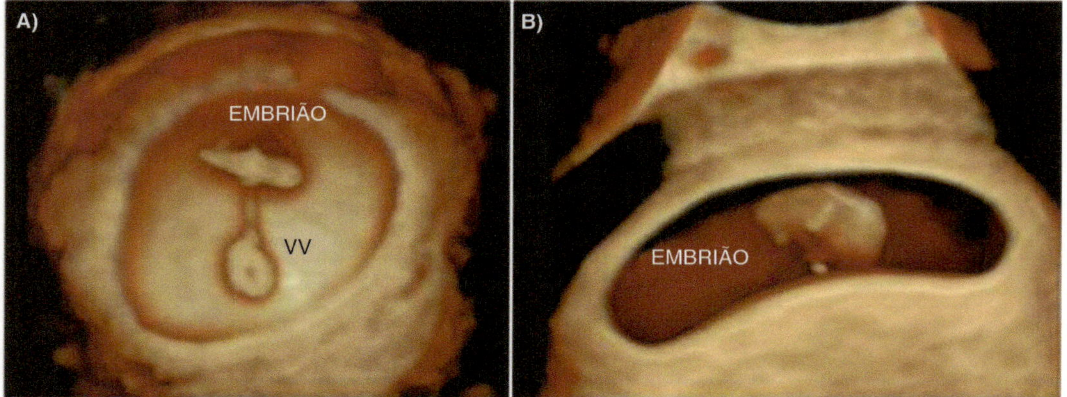

Figura 11.5 Embrião no final da sétima semana à ultrassonografia transvaginal tridimensional. **A** Embrião se separando da vesícula vitelínica (*VV*). **B** Detalhes anatômicos com diferenciação de polo cefálico e extremidades.

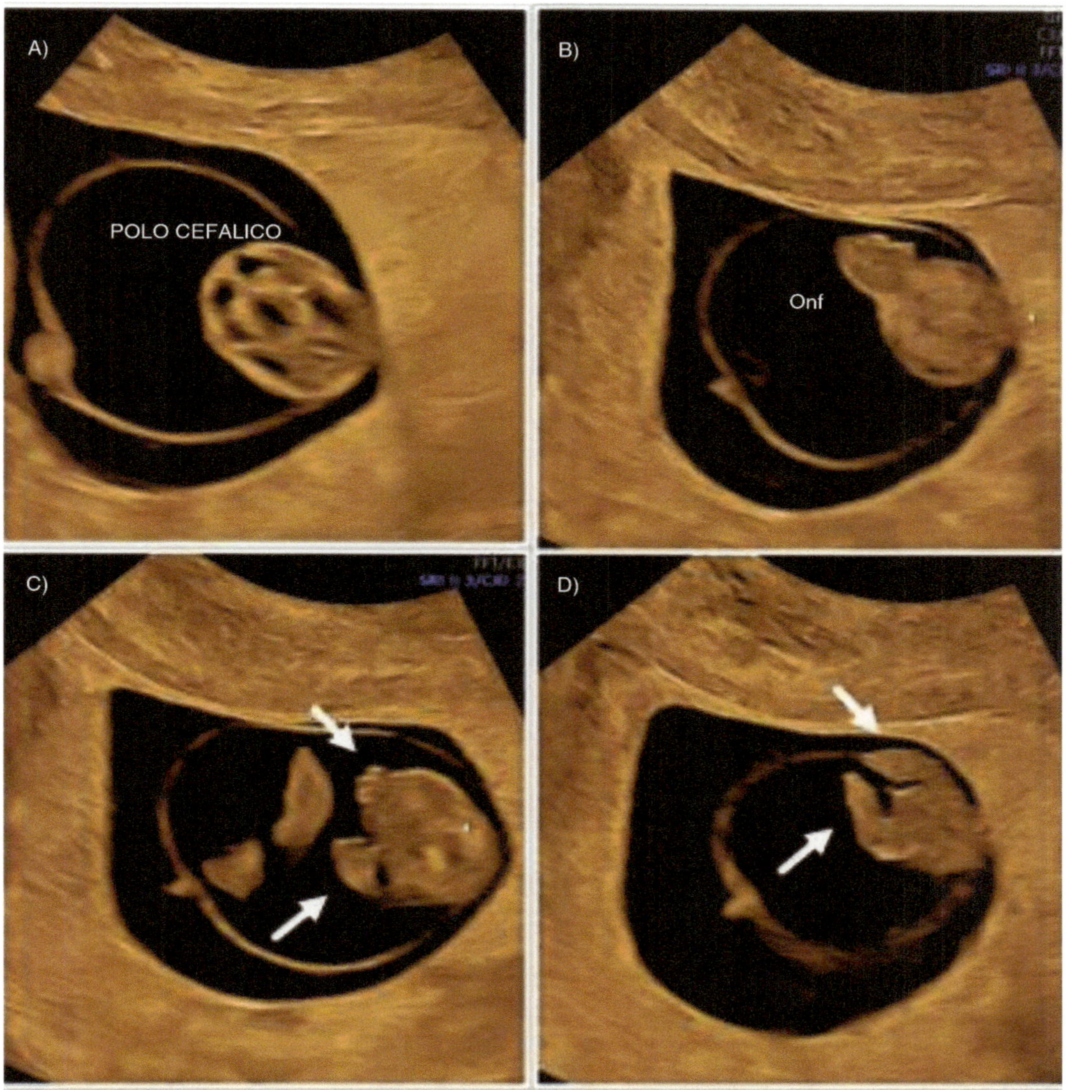

Figura 11.6 Desenvolvimento embrionário com 8 semanas de gestação avaliado por meio de ultrassonografia transvaginal. **A** Sistema nervoso central apresentando a divisão inicial dos telencéfalos. **B** Presença da "onfalocele fisiológica" (*onf*). **C** Membros superiores (*setas*). **D** Membros inferiores (*setas*).

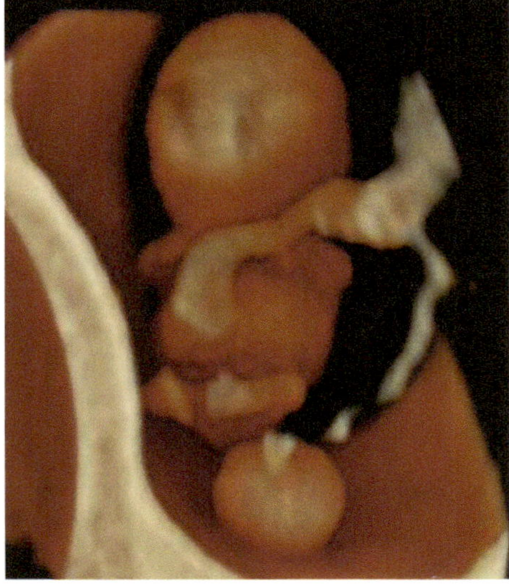

Figura 11.7 Embrião com 8 semanas de gestação avaliado por ultrassonografia transvaginal tridimensional. São observados os membros superiores e inferiores, o cordão umbilical e a vesícula vitelínica.

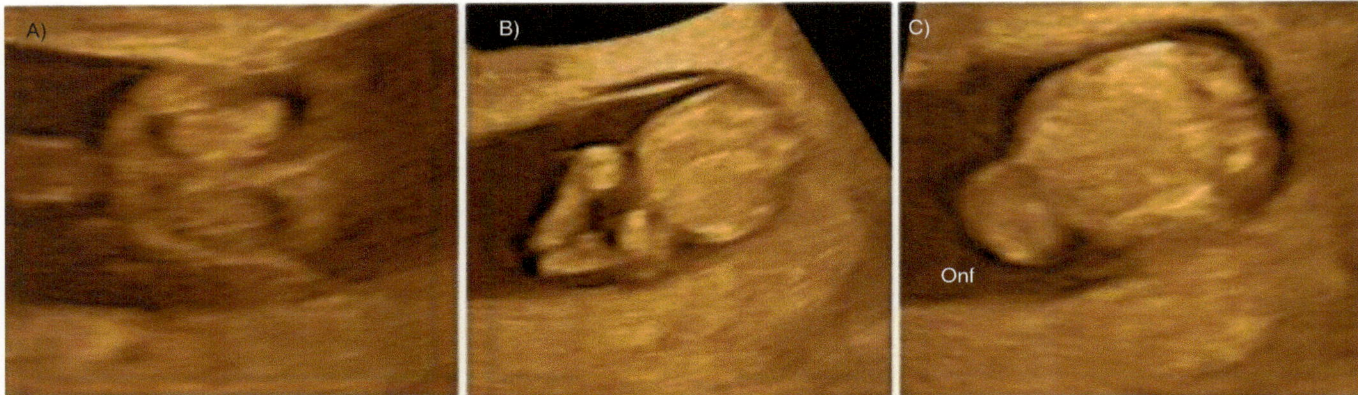

Figura 11.8 Embrião com 9 semanas de gestação avaliado por meio de ultrassonografia transvaginal bidimensional. **A** Divisão do prosencéfalo em dois hemisférios. **B** Membros inferiores. **C** "Onfalocele fisiológica" (*Onf*).

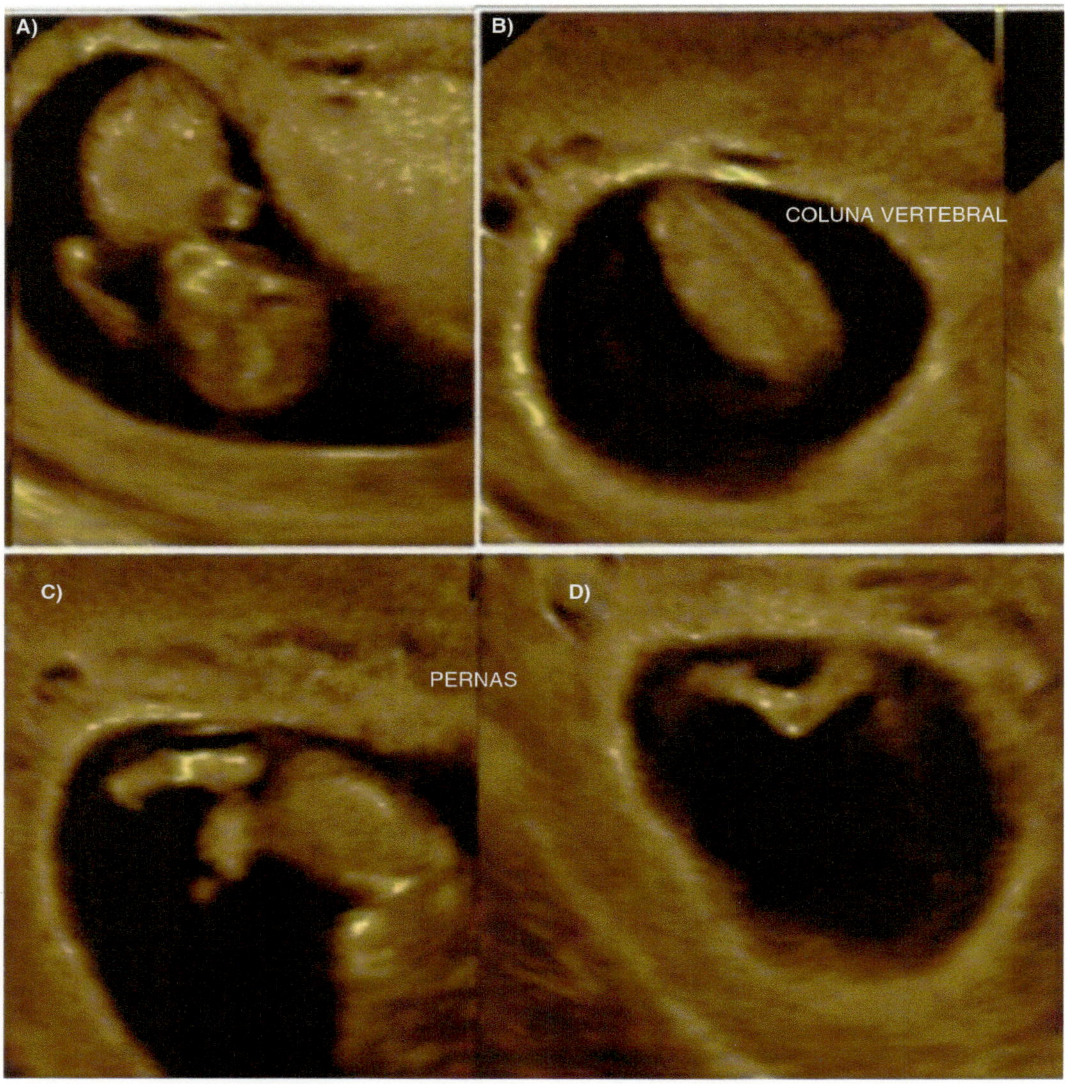

Figura 11.9 Feto com 10 semanas de gestação avaliado à ultrassonografia transvaginal bidimensional. **A** Maxila e mandíbula com calcificação. **B** Coluna vertebral. **C** e **D** Membros inferiores com calcificação.

Quadro 11.1 Período de identificação das estruturas embrionárias e fetais

Estrutura	Idade gestacional de visibilização
Saco gestacional	4 a 5 semanas
Vesícula vitelínica	5 semanas, desaparecendo em torno de 12 semanas
Polo fetal	5 a 6 semanas
Batimento cardíaco	5 a 6 semanas
Ventrículo cerebral único	7 a 8 semanas, com divisão em torno de 9 a 10 semanas
Coluna	8 semanas
Membros inferiores	8 semanas
Membros superiores	8 a 9 semanas
Foice cerebral	9 semanas
Movimentos corporais	9 semanas
Movimentos dos membros	9 a 10 semanas
Herniação fisiológica do intestino	9 a 10 semanas, normalizando entre 11 e 12 semanas
Plexo coroide	9 a 10 semanas
Dedos das mãos	12 semanas
Mandíbula	12 semanas
Dedos dos pés	12 a 13 semanas

Fonte: adaptado de Schwarzler *et al.*, 1999.[15]

O Quadro 11.1 mostra os principais eventos envolvidos com o desenvolvimento embrionário e fetal identificáveis à ultrassonografia.

Ultrassonografia morfológica de primeiro trimestre

Com o fim do período embrionário, o feto já apresenta todas as estruturas em desenvolvimento, e detalhes anatômicos são observados à ultrassonografia. A determinação da idade gestacional, assim como no período embrionário, é mais acurada quando obtida por meio da medida do CCN, mas outras medidas também podem ser utilizadas para datação, como diâmetro biparietal (DBP), circunferência cefálica (CC), circunferência abdominal (CA) e comprimento do fêmur (CF).[29]

Nesse período, a FCF já está em queda (Quadro 11.2), e alterações acima ou abaixo da curva de normalidade devem chamar a atenção do ultrassonografista para um exame mais acurado.

Quadro 11.2 Determinação dos valores mínimos, medianos e máximos para a frequência cardíaca fetal (FCF) de acordo com a idade gestacional no primeiro trimestre

FCF (bpm)	5º percentil	Mediana	95º percentil
Grupo I (10 semanas)	157	168	176
Grupo II (11 semanas)	155	166	175
Grupo III (12 semanas)	152	161	171
Grupo IV (13 semanas)	149	158	169

Fonte: adaptado de Pettersen *et al.*, 2001.[2]

Entre 11 e 13 semanas + 6 dias, a ultrassonografia tem recomendação universal, independentemente do risco gestacional (grau de recomendação A).[2] A avaliação anatômica e do risco de cromossomopatias e síndromes gênicas, bem como a predição de complicações gestacionais, como pré-eclâmpsia e RCF, constitui o foco do exame nesse período. Vários são os fatores que interferem na acurácia do exame, como a experiência do examinador, a qualidade técnica do equipamento de ultrassonografia, a via (transvaginal ou abdominal) e os protocolos de avaliação, a idade gestacional e o risco de malformações da população estudada. Essas variáveis interferem de tal maneira que a sensibilidade do exame ultrassonográfico para diagnóstico de malformações fetais nesse período varia entre 18% e 97% na literatura.[20,21,30]

Ao comparar os exames realizados pelas vias abdominal e transvaginal, a maioria dos autores destaca a eficácia do exame abdominal, mas Achiron & Tadmor dobraram o número de diagnóstico de anomalias estruturais quando realizaram o exame via transvaginal.[31] Em revisão sistemática, ao compararem os fatores mais importantes na acurácia do exame de primeiro trimestre, Karim e cols. (2017) observaram que a obediência a um protocolo de avaliação foi o que mais influiu no diagnóstico de malformações no primeiro trimestre.[30] A International Society of Ultrasound in Obstetrics and Gynecology (ISUOG) recomenda o protocolo de avaliação apresentado no Quadro 11.3. [2]

Cabe ressaltar que a ultrassonografia de primeiro trimestre não substitui ou antecipa o exame morfológico de segundo trimestre, porém, quando utilizados como exames complementares, ambos alcançam sensibilidade

Quadro 11.3 Protocolo de avaliação morfológica no primeiro trimestre sugerido pela International Society of Ultrasound in Obstetrics and Gynecology (ISUOG)

Órgão/área anatômica	Presente e/ou normal
Cabeça	Calcificação craniana Foice mediana Plexo coroide/ventrículos
Face	Olhos com cristalinos Perfil/mandíbula Osso nasal Lábios
Pescoço	Aparência Translucência nucal
Coluna	Longitudinal/axial Continuidade da pele
Tórax	Área pulmonar adequada Ausência de derrames/massas
Coração	Ritmo cardíaco regular Quatro câmaras
Abdome	Estômago à esquerda Rins Bexiga
Parede abdominal	Inserção do cordão normal Ausência de defeitos de fechamento
Membros	Quatro membros e três segmentos Mãos e pés com orientação correta
Placenta	Tamanho e textura
Cordão	Três vasos

Quadro 11.4 Descrição das malformações diagnosticadas no primeiro trimestre da gestação e respectivas idades gestacionais

Malformação	Idade gestacional (semanas)
Anencefalia	9
Espinha bífida	9
Holoprosencefalia	10
Megabexiga	10
Gemelaridade imperfeita	10
Encefalocele	11
Body-stalk	11
Malformação cardíaca	11
Displasia óssea	12
Fenda facial	12
Displasia renal	12
Polidactilia	12
Ectrodactilia	12
Hérnia diafragmática	13
Cisto abdominal	13
Gastrosquise	13
Onfalocele	13

próxima de 93% a 95% para diagnóstico de malformações. O Quadro 11.4 mostra as anomalias estruturais passíveis de diagnóstico no primeiro trimestre por meio da ultrassonografia e as respectivas idades gestacionais em que é possível sua identificação.[10,32,33]

Durante o exame morfológico de primeiro trimestre, está recomendado o rastreamento de cromossomopatias. O diagnóstico dessas anomalias no primeiro trimestre torna possível prever precocemente a evolução da gestação, mas também promove a conscientização e, consequentemente, o acompanhamento adequado dos fetos que merecem atenção especial. A medida da translucência nucal (TN) continua sendo o principal marcador nesse rastreamento em vista de sua alta sensibilidade (75% a 80%) e das taxas baixas de falso-positivo (5%), bem como pela facilidade técnica. Ademais, quando associada aos demais marcadores (presença ou ausência do osso nasal, índice de pulsatilidade do ducto venoso e avaliação de regurgitação em válvula tricúspide), sua sensibilidade pode chegar a 90%, com redução para 3% dos falso-positivos.[24]

Translucência nucal

Em 1992, Nicolaides e cols.[34] definiram TN como o espaço anecoico localizado entre a pele e o tecido mole que circunda a coluna fetal na região cervical, visibilizado à ultrassonografia em corte sagital do feto. Na literatura foram empregados outros termos para referir-se ao aumento da região nucal do feto no primeiro trimestre, como higroma, edema de nuca ou prega nucal. Atualmente, a literatura adota a expressão translucência nucal para referir-se a qualquer aumento da região nucal no primeiro trimestre, seja ele cístico ou não, deixando os outros termos citados para descrever alterações cervicais no segundo trimestre.[34,35]

O período clássico de avaliação da medida da TN com estabelecimento do risco fetal para cromossomopatias é de 11 a 13 semanas mais 6 dias (CCN variando entre 45 e 84mm). A literatura mostra que o aumento da TN antes desse período (percentil 95 entre 8 e 11 semanas: TN > 2,2mm) também está associado ao incremento das cromossomopatias (19%) ou a resultado adverso (65%).[36]

Para que a medida possa alcançar a acurácia relatada pelas publicações, a Fundação de Medicina Fetal (FMF)[13] determina que a metodologia seja realizada de acordo com o protocolo descrito no Quadro 11.5 e apresentado na Figura 11.10.

A medida da TN é considerada alterada quando acima do percentil 95 para a idade gestacional definida por curva de normalidade entre 11 e 13 semanas mais 6 dias. A FMF disponibiliza essa curva e o cálculo de risco para aqueles que fizerem o curso de primeiro trimestre *online*, e que é gratuito. No passado eram utilizadas medidas fixas de corte, entre 2,5 e 3,0mm, para indicar normalidade, com menos acurácia, taxas maiores de falso-positivos e, consequentemente, número maior de procedimentos

Quadro 11.5 Metodologia adequada para medida da translucência nucal (TN)

1. O comprimento cabeça-nádega adequado para medida da TN situa-se entre 45 e 84mm, o que corresponde, em termos cronológicos, à idade gestacional entre 11 semanas e 13 semanas e 6 dias
2. Os resultados das medidas são semelhantes quando obtidos via abdominal ou transvaginal
3. A magnificação da imagem deve ser feita de modo que somente a cabeça e a parte superior do tórax sejam incluídas na imagem. É essencial que a imagem esteja magnificada de maneira que a cada movimento do *caliper* exista variação da medida de apenas 0,1mm
4. O corte deve mostrar a ponta do nariz, o osso nasal, o diencéfalo, o tronco cerebral, o quarto ventrículo e a TN. O osso zigomático não deve ser visibilizado
5. A medida da TN deve ser feita com o feto em posição neutra, não devendo haver hiperextensão ou flexão acentuada do pescoço fetal
6. Cuidado extremo deve ser tomado para diferenciar a membrana amniótica da pele fetal, sendo necessária a movimentação fetal e seu afastamento da membrana
7. Mede-se a espessura máxima do espaço anecoico (TN) entre a pele e o tecido celular subcutâneo que recobre a coluna cervical. Os *calipers* devem ser preferencialmente do tipo cruz (+) e devem ser posicionados de modo que sua linha horizontal esteja na linha que delimita o espaço anecoico
8. Devem ser realizadas pelo menos três medidas, sendo considerada a de maior valor
9. Se o cordão umbilical estiver em volta do pescoço (circular de cordão), a medida da translucência deve ser tomada acima e abaixo do cordão, utilizando a média entre as duas medidas para cálculo do risco fetal
10. Em gestações gemelares monocoriônicas, para cálculo do risco para ambos os fetos deve ser utilizada a média entre as medidas da TN de cada feto

Fonte: Fetal Medicine Foundation (FMF), 2022.[13]

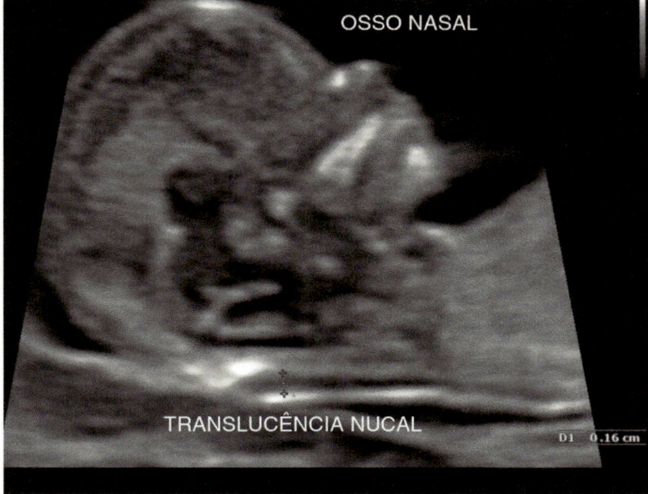

Figura 11.10 Visibilização da medida da translucência nucal (*TN*) entre os *calipers* (+) e a individualização da membrana amniótica (*seta*).

invasivos e desnecessários para determinação do cariótipo fetal.[38]

A medida da TN foi avaliada na população brasileira em 1.250 fetos normais, sendo estabelecidos o quinto percentil, a mediana e o 95° percentil (Quadro 11.6).[38]

Quadro 11.6 Percentis 5, 50 e 95 para medida da translucência nucal de acordo com a idade gestacional (medida do comprimento cabeça-nádega [CCN]) entre 11 e 13 semanas completas de gestação)

CCN (mm)	Percentil 5 (mm)	Percentil 50 (mm)	Percentil 95 (mm)
45	0,7	1,3	2,0
46	0,7	1,3	2,0
47	0,7	1,4	2,0
48	0,7	1,4	2,0
49	0,8	1,4	2,1
50	0,8	1,5	2,1
51	0,8	1,5	2,1
52	0,9	1,5	2,2
53	0,9	1,5	2,2
54	0,9	1,6	2,2
55	0,9	1,6	2,2
56	1,0	1,6	2,3
57	1,0	1,7	2,3
58	1,0	1,7	2,3
59	1,1	1,7	2,4
60	1,1	1,7	2,4
61	1,1	1,8	2,4
62	1,2	1,8	2,5
63	1,2	1,8	2,5
64	1,2	1,9	2,5
65	1,2	1,9	2,5
66	1,3	1,9	2,6
67	1,3	1,9	2,6
68	1,3	2,0	2,6
69	1,4	2,0	2,7
70	1,4	2,0	2,7
71	1,4	2,1	2,7
72	1,4	2,1	2,7
73	1,5	2,1	2,8
74	1,5	2,1	2,8
75	1,5	2,2	2,8
76	1,6	2,2	2,9
77	1,6	2,2	2,9
78	1,6	2,3	2,9
79	1,6	2,3	2,9
80	1,7	2,3	3,0
81	1,7	2,4	3,0
82	1,7	2,4	3,0
83	1,8	2,4	3,1
84	1,8	2,4	3,1

Fonte: Faria, 2004.[38]

Os processos fisiopatológicos associados ao aumento da medida da TN são:[35]

1. Anomalias cardíacas.
2. Alteração da matriz extracelular.
3. Alterações no desenvolvimento dos vasos linfáticos.
4. Congestão venosa na cabeça e pescoço.
5. Falha na drenagem linfática por restrição na movimentação fetal.
6. Anemia ou hipoproteinemia fetal.
7. Infecções congênitas.

Por outro lado, as patologias associadas ao aumento da TN são as seguintes (em ordem de prevalência):

1. Cromossomopatias.
2. Malformações estruturais, em especial as cardiopatias.
3. Síndromes gênicas (monogênicas e multifatoriais).

Vale salientar que o aumento da medida da TN deve ser considerado um "sinal", e não uma doença específica. Diante desse "sinal", deve ser realizada propedêutica adequada. O aumento dessa medida também está associado a pior prognóstico fetal com aumento das chances de abortamento e mortes neonatal e infantil.[39]

Estudo multicêntrico que envolveu 96.127 gestações entre 10 e 14 semanas, quando foi considerada TN > percentil 95 da curva de normalidade, identificou que 4,9% da população estudada apresentavam valor alterado. Nessas condições, as sensibilidades para trissomia do cromossomo 21 e para outras cromossomopatias foram, respectivamente, de 71,8% e 70,5%, com especificidade de 95,6%.[26] Estudos que avaliaram a validade da medida da TN no rastreamento de cromossomopatias na população brasileira publicaram resultados semelhantes.[38,41]

Translucência nucal aumentada e cariótipo normal

Fetos com medida da TN aumentada e cariótipo normal apresentam risco maior de defeitos cardíacos, hérnia diafragmática, onfalocele, anomalias genéticas, abortamento e morte neonatal e infantil (Quadro 11.7).[39]

Osso nasal

A hipoplasia ou ausência de calcificação do osso nasal vem sendo associada a aumento do risco fetal para cromossomopatias, em especial para trissomia do cromossomo 21 (síndrome de Down).[42] O estabelecimento de um padrão de crescimento e calcificação durante o período pré-natal possibilitou o diagnóstico de hipoplasia nasal e, consequentemente, a oportunidade de uso desse sinal como marcador ultrassonográfico para as cromossomopatias.

Os ossos nasais mostram os primeiros sinais de calcificação quando a medida do CCN se aproxima de 42mm, correspondendo à idade gestacional de 11 semanas e, portanto, o feto já pode ser avaliado por meio de exame morfológico do primeiro trimestre.

No primeiro trimestre, a avaliação do osso nasal baseia-se na análise categórica de sua presença ou ausência.[13] O osso é considerado presente quando sua ecogenicidade supera a da pele que o recobre. Por outro lado, é considerado hipoplásico ou ausente (calcificação inadequada) quando sua ecogenicidade é igual ou inferior à da pele que o recobre (Figura 11.11).

A possibilidade de ausência do osso nasal à ultrassonografia diminui à medida que aumenta a idade gestacional. Por outro lado, quanto maior a idade gestacional de um feto com osso nasal ausente, maior é o valor preditivo positivo para cromossomopatias (valor preditivo positivo do segundo trimestre > valor preditivo positivo do primeiro trimestre).[43] Outra variável importante é a etnia, ou seja, o osso nasal deixa de ser encontrado com mais frequência em fetos cromossomicamente normais de gestantes de origem afro-caribenha ou asiática, comparadas às caucasianas.[44] A taxa de detecção dos fetos com trissomia 21 a partir da ausência do osso nasal no primeiro trimestre é de 73% com falso-positivo de 0,5%. A sensibilidade é menor para as outras trissomias e monossomias.[42]

Ducto venoso

O ducto venoso (DV) – um *shunt* entre a veia umbilical e o infundíbulo da veia cava inferior – tem a função de levar o sangue oxigenado que retorna da placenta diretamente para o coração fetal e é avaliado por meio das velocidades da onda de seu fluxo durante o ciclo cardíaco. A característica espectral do fluxo sanguíneo no DV é representada por uma onda trifásica com dois picos e um nadir – sístole ventricular (S), diástole ventricular (D) e contração atrial (a), respectivamente (Figura 11.12).[45]

Em virtude de seu importante papel na regulação da fisiologia circulatória fetal, o DV pode apresentar

Quadro 11.7 Fetos com medida da translucência nucal maior que o percentil 95 e resultado do cariótipo normal

Translucência nucal	Defeitos cromossômicos (%)	Anomalias fetais maiores (%)	Óbito fetal (%)	Vivos e normais (%)
< percentil 95	0,2	1,6	1,3	97
Percentil 95 a 99	3,7	2,5	1,3	93
3,5 a 4,4mm	21,1	10,0	2,7	70
4,5 a 5,4mm	33,3	18,5	3,4	50
5,5 a 6,4mm	50,5	24,2	10,1	30
≥ 6,5mm	64,5	46,2	19,0	15

Fonte: Sovka *et al.*, 1998.[39]

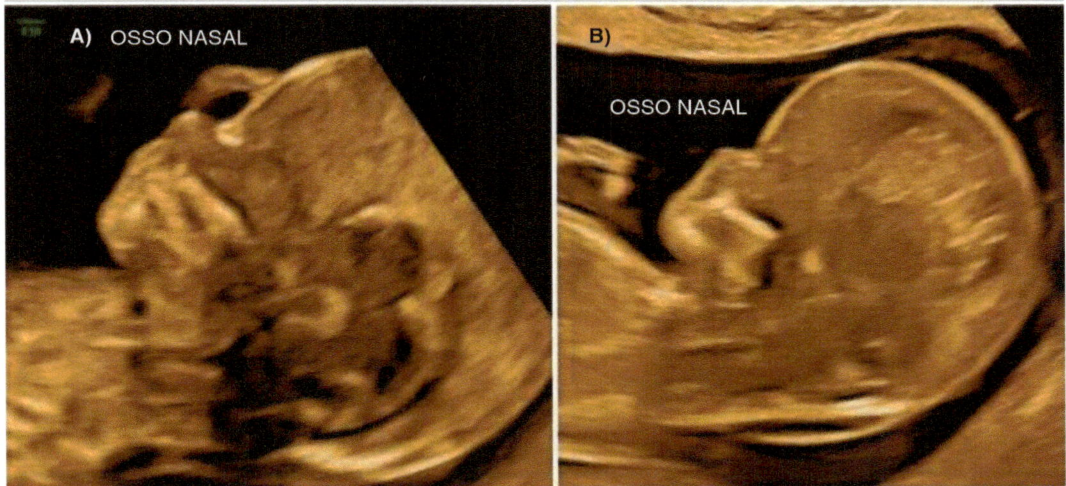

Figura 11.11 Aspecto ultrassonográfico do osso nasal no primeiro trimestre da gestação. **A** Osso nasal presente. **B** Osso nasal ausente.

alterações importantes em fetos com descompensação hemodinâmica associada ou não a defeitos cardíacos. As alterações no padrão da onda de fluxo do DV podem ser observadas tanto visualmente, em razão da presença de contração atrial negativa, como pelo aumento da resistência ao fluxo medida pelo índice de pulsatilidade do ducto venoso (IPV).

Como as cardiopatias estão frequentemente associadas às cromossomopatias, a investigação da velocimetria e da morfologia das ondas de fluxo do DV pode ser utilizada precocemente para rastreamento de determinadas anomalias cromossômicas.[46] Quando o DV é associado à medida da TN, a sensibilidade para as trissomias se aproxima dos 90% com falso-positivo de 1,0% a 3,0%.[47] Em fetos com cariótipo normal, o achado de DV alterado aumenta o risco para cardiopatias, e eles devem ser submetidos ao ecocardiograma fetal.

Válvula tricúspide

A avaliação do fluxo em válvula tricúspide (VT) reflete o grau de normalidade da função valvular e ventricular direita. Alterações do gradiente de pressão intraventricular ou da função da válvula tricúspide ocasionam fluxo reverso anômalo em VT, definido como regurgitação tricúspide (Figura 11.13). Como as cromossomopatias têm estreita relação com as cardiopatias, a avaliação da VT faz parte do rastreamento no primeiro trimestre.

A FMF considera a presença de fluxo reverso quando sua velocidade ultrapassa 50cm/s em mais de 50% do tempo da sístole ventricular.[13] Nessas condições, as sensibilidades da VT para as trissomias 21 e 18, bem como para a síndrome de Turner, foram de 68%, 54% e 14%, respectivamente. Por outro lado, 8,5% dos fetos com cariótipo normal exibem fluxo reverso e, desses, 38,5% apresentam doença cardíaca.[47]

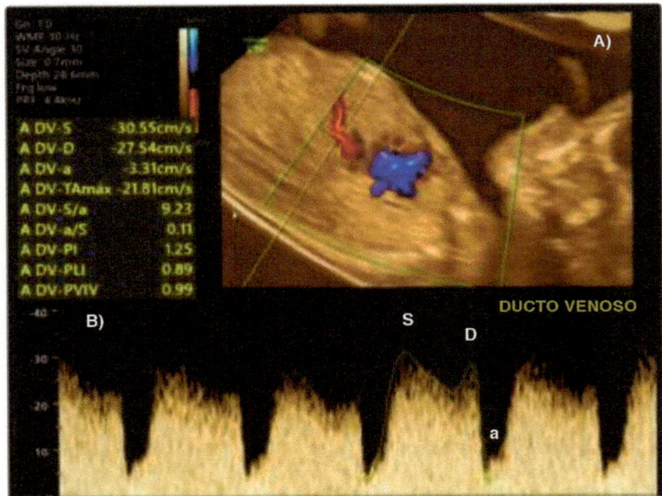

Figura 11.12 Avaliação do ducto venoso no primeiro trimestre. **A** Doppler colorido mostrando a posição anatômica entre a veia umbilical e a veia cava inferior. **B** Doppler espectral mostrando as velocidades de fluxo durante o ciclo cardíaco: sístole (*S*), diástole (*D*) e contração atrial (*a*).

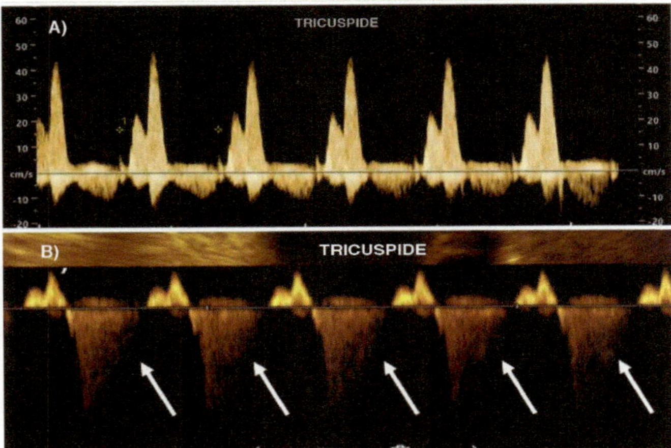

Figura 11.13 Avaliação do fluxo em válvula tricúspide (*VT*). **A** Fluxo em VT normal. **B** Fluxo em VT anômalo, mostrando grande regurgitação (*setas*).

Gemelaridade

A ultrassonografia é o método mais precoce para diagnóstico preciso da gestação gemelar. A partir de 5 semanas, a constatação de dois sacos gestacionais ou de um saco gestacional com duas vesículas vitelínicas em exame realizado por meio da sonda transvaginal de alta frequência (12MHz) corresponde, respectivamente, ao diagnóstico de gestação gemelar dicoriônica e gestação gemelar monocoriônica. No entanto, ainda não há a certeza quanto à sua evolução devido às perdas gestacionais comuns em caso de gemelaridade (p. ex., *vanish twin*). Por outro lado, o diagnóstico de gemelaridade pode ser excluído apenas por ultrassonografia após o aparecimento do embrião (sexta semana gestacional), visto que até esse momento não há resolução ultrassonográfica para distinção da divisão da placa embrionária.

Além do diagnóstico de gemelaridade, a ultrassonografia exerce papel fundamental na determinação da corionicidade, fator preponderante para predição do risco gestacional. A definição de corionicidade é possível a partir do número de sacos gestacionais no período embrionário, do número de placentas e da presença de córion entre as membranas no período fetal (Figura 11.14). No exame morfológico entre 11 semanas e 13 semanas e 6 dias, a presença do sinal do lambda (λ) ou do T na junção das membranas amnióticas com o córion tem acurácia de 100% para diagnóstico de gestações gemelares dicoriônicas e monocoriônicas, respectivamente.[13] Em virtude da diferença de prognóstico entre as gestações mono e dicoriônicas, é imprescindível que o ultrassonografista descreva o tipo de corionicidade no laudo ultrassonográfico, em especial quando o exame for realizado no primeiro trimestre da gestação.

Nas gestações gemelares, os demais acompanhamentos de viabilidade e vitalidade – estudo morfológico de primeiro trimestre, rastreamento de cromossomopatias e avaliação de complicações gestacionais, como a pré-eclâmpsia – devem ser conduzidos nos mesmos moldes do rastreamento em gestações simples.

Quanto aos aspectos biométricos no período embrionário, diferenças nas medidas entre os sacos gestacionais > 30% e dos embriões > 20% aumentam o risco de evolução desfavorável da gestação.[48] No período fetal, diferenças nas medidas dos CCN > 10% aumentam o risco de perda fetal, discordância nos pesos e parto pré-termo.[49] No que diz respeito à acurácia do rastreamento das anomalias cromossômicas, a taxa de detecção a partir dos marcadores ultrassonográficos é semelhante à relatada para gestações simples.[50]

Rastreamento de pré-eclâmpsia

A síndrome de má adaptação placentária, resultante da invasão inadequada do trofoblasto, é fator primordial para a ocorrência de duas grandes complicações gestacionais: a pré-eclâmpsia e a RCF que, de maneira isolada ou associada, são responsáveis por grande parcela da mortalidade perinatal e das morbidades neonatais. A ausência de destruição das camadas musculoelásticas das arteríolas espiraladas em caso de má adaptação placentária confere às artérias uterinas um padrão de alta resistência que já pode ser observado no primeiro trimestre.

Recomenda-se que o rastreamento das gestantes consideradas de alto risco para desenvolver pré-eclâmpsia seja conduzido por meio da investigação de múltiplos fatores (história familiar, doenças de base, hipertensão prévia à gestação, história de pré-eclâmpsia em gestação prévia, entre outros). A presença de alteração na resistência ao fluxo das artérias uterinas é fator crucial para a ocorrência de pré-eclâmpsia pré-termo (< 37 semanas de gestação). Essa resistência deve ser avaliada por meio do índice de pulsatilidade (IP) médio das artérias uterinas no primeiro trimestre.[13]

Um modelo matemático que inclui história clínica, exame físico, fatores bioquímicos e Doppler de artérias uterinas no primeiro trimestre possibilitou a

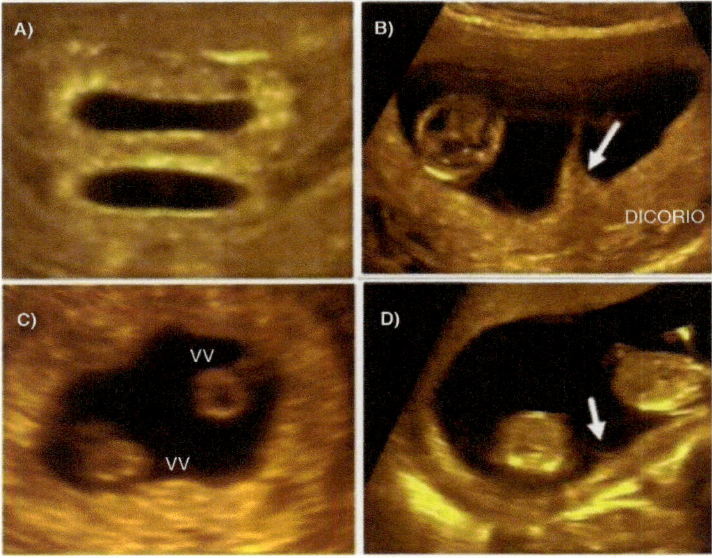

Figura 11.14 Gestações gemelares avaliadas por meio de ultrassonografia transvaginal. **A** Gestação dicoriônica: dois sacos gestacionais no período embrionário. **B** Gestação dicoriônica: sinal do lambda (λ) na junção das membranas (*seta*) no período fetal. **C** Gestação monocoriônica: um saco gestacional e duas vesículas vitelínicas (*VV*). **D** Gestação monocoriônica/diamniótica: sinal do T na junção das membranas (*seta*) no período fetal.

identificação de 90% das gestantes que desenvolveram pré-eclâmpsia precocemente (< 34 semanas), 75% das que desenvolveram pré-eclâmpsia pré-termo e 45% das que desenvolveram pré-eclâmpsia a termo (> 37 semanas), com taxa de falso-positivo de 10%.[13,51] O rastreamento de gestantes gemelares para o desenvolvimento de pré-eclâmpsia também se revela efetivo, com detecção de 86% das mulheres que desenvolveram pré-eclâmpsia < 32 semanas, por meio desse modelo matemático, com taxa de 10% de falso-positivo.[52]

O reconhecimento das gestantes de alto risco torna possível o tratamento profilático com ácido acetilsalicílico (AAS). Com esse esquema profilático, Rolnick e cols. (2017)[53] relataram redução de aproximadamente 60% no risco de pré-eclâmpsia. Quando foram excluídas as gestantes com menos de 90% de aderência ao tratamento e com hipertensão crônica, a redução do risco foi ainda maior, de aproximadamente 95%.[13,53] Cabe lembrar que essa redução não só diminui os riscos maternos de complicações da pré-eclâmpsia, como também a morbimortalidade fetal e perinatal, com reduções significativas nos gastos com a saúde.

Segundo e terceiro trimestres

Morfologia fetal

A maioria dos exames ultrassonográficos visa constatar normalidade fetal, mas são encontradas malformações em aproximadamente 4% dos fetos. Essas anomalias podem incluir desde pequenas variantes da normalidade até malformações complexas.

Atualmente, mais de 93% das malformações maiores podem ser diagnosticadas por profissionais adequadamente treinados. O estudo ecográfico possibilita por si só a identificação de alterações estruturais fetais ou que, por se associarem a anomalias cromossômicas ou gênicas, sirvam como seus marcadores.

Deve-se dividir o exame morfológico de segundo trimestre de acordo com dois aspectos: (a) estudo da morfologia fetal, ou seja, da anatomia do corpo fetal, e (b) pesquisa dos sinais fenotípicos de síndromes cromossômicas ou gênicas. A organogênese termina por volta de 10 semanas de gestação, mas apenas com o crescimento fetal é possível identificar a morfologia à ultrassonografia, o que já pode ser feito em torno de 12 semanas, entretanto, seu estudo tem sido recomendado por volta das 18 semanas. Como vários sinais fenotípicos só estão presentes após 20 semanas, tem sido cogitado o estudo da morfologia associado aos sinais fenotípicos entre 21 e 24 semanas de gravidez.

Embora esse período seja considerado adequado porque todas as estruturas fetais estão desenvolvidas e o estudo do fenótipo fetal pode ser realizado, sabe-se que muitas das anomalias já podem ser diagnosticadas durante o primeiro trimestre de gestação. A idade gestacional > 28 semanas prejudica o exame, uma vez que o volume fetal é grande para uma cavidade amniótica relativamente menor. Essa diminuição relativa da cavidade amniótica dificulta o estudo de partes fetais, especialmente das extremidades. Outro fator que interfere no exame em idade gestacional avançada é a calcificação dos ossos, já que estruturas localizadas dentro de compartimentos ósseos (cérebro, coração) podem ser encobertas pelas sombras e artefatos provocados por esses ossos.

As malformações congênitas referem-se a anormalidades anatômicas presentes no momento do nascimento, algumas das quais podem não ser detectadas, sendo diagnosticadas à medida que o tempo passa. A incidência de anomalias congênitas duplica ao se comparar o momento do nascimento com 1 ano de vida. Essa é uma informação importante no aconselhamento da gestante e da família quando da solicitação e realização da ultrassonografia obstétrica.

As anomalias menores são encontradas em até 14% da população e têm menos importância por não interferirem na viabilidade ou capacidade do indivíduo. Também não têm importância cosmética ou funcional, não demandando correção cirúrgica (p. ex., clinodactilia). Os achados com frequência > 4% são considerados variantes da normalidade. Como não é comum presença de duas ou mais anomalias menores, deve-se suspeitar de um fator causal maior, aumentando a probabilidade de malformações maiores e de síndromes cromossômicas ou gênicas.

Por outro lado, denominam-se anomalias maiores aquelas que exigem intervenções clínicas, cirúrgicas ou, ainda, tratamento cosmético (p. ex., malformações cardíacas, do sistema nervoso central, fenda facial, entre outras), e acometem 2% a 3% dos recém-nascidos, apresentando cada vez mais importância para os países desenvolvidos e respondendo por cerca de 25% das causas de morbidade e mortalidade. Diferentemente das anomalias menores, as maiores estão fortemente associadas a outras malformações (em torno de 25% a 44%). Por outro lado, um exame morfológico normal reduz em 80% o risco de cromossomopatias.[54,55]

Milhares de condições e síndromes causam malformações fetais que podem ser identificadas à ultrassonografia. Para descrição detalhada de cada uma delas, o leitor deve recorrer à literatura específica.

Os principais marcadores ultrassonográficos das cromossomopatias podem ser identificados e comparados no Quadro 11.8.[55,56]

Agathakleous e cols.[57] realizaram metanálise sobre marcadores ultrassonográficos de segundo trimestre no rastreamento da síndrome de Down. Os principais marcadores foram: foco hiperecogênico cardíaco, ossos longos curtos, como fêmur e úmero, intestino hiperecogênico, prega nucal aumentada, artéria subclávia direita aberrante, osso nasal hipoplásico ou ausente e ventriculomegalia (Figura 11.15). A presença desses marcadores aumenta o risco de trissomia 21 e sua ausência diminui. A maioria dos marcadores, quando aparecem de maneira isolada, promove ligeira modificação no risco basal do concepto. Todavia, ventriculomegalia, prega nucal e artéria subclávia direita aberrante aumentam o risco em três a quatro, e o osso nasal hipoplásico eleva o risco em seis a sete vezes.

Quadro 11.8 Marcadores ultrassonográficos em fetos com cromossomopatias

Marcador ultrassonográfico	T13	T18	T21	S. Turner	Triploidia
Cabeça					
Forma de morango	–	+	–	–	–
Braquicefalia	+	+	+	+	–
Microcefalia	+	–	–	+	–
Ventriculomegalia	–	+	+	–	+
Holoprosencefalia	+	–	–	–	–
Cisto de plexo coroide	–	+	+	–	–
Agenesia de corpo caloso	–	+	–	–	–
Cisto de fossa posterior	+	+	+	–	–
Aumento da cisterna magna	+	+	+	–	–
Dandy-Walker	–	+	–	–	–
Face/pescoço					
Fenda	+	+	–	–	–
Micrognatia	–	+	–	–	+
Edema de nuca	+	+	+	–	–
Higroma cístico	–	–	–	+	–
Microtia	–	+	+	–	–
Osso nasal ausente	–	+	+	+	–
Tórax					
Hérnia diafragmática	+	+	–	–	–
Cardiopatia	+	+	+	+	+
Derrame pleural	–	–	+	+	–
Abdome					
Onfalocele	+	+	–	–	–
Atresia duodenal	–	–	+	–	–
Estômago colapsado	–	+	+	–	–
Hidronefrose leve	+	+	+	+	–
Outra anomalia renal	+	+	+	–	+
Intestino hiperecogênico	–	–	+	–	–
Atresia esofágica	–	+	–	–	–
Miscelânea					
Hidropisia	–	–	+	+	–
Restrição do crescimento	–	+	–	+	+
Fêmur curto	–	+	+	+	+
Clinodactilia	–	–	+	–	–
Dedos sobrepostos	–	+	–	–	–
Polidactilia	+	–	–	–	–
Sindactilia	–	–	–	–	+
Tálipes	+	+	–	–	+
Gravidez molar	–	–	–	–	+
Artéria umbilical única	+	+	+	–	–

T: trissomias; S. Turner; síndrome de Turner; +: presente; –: ausente.
Fonte: adaptado de Fetal Medicine Foundation (FMF).[13]

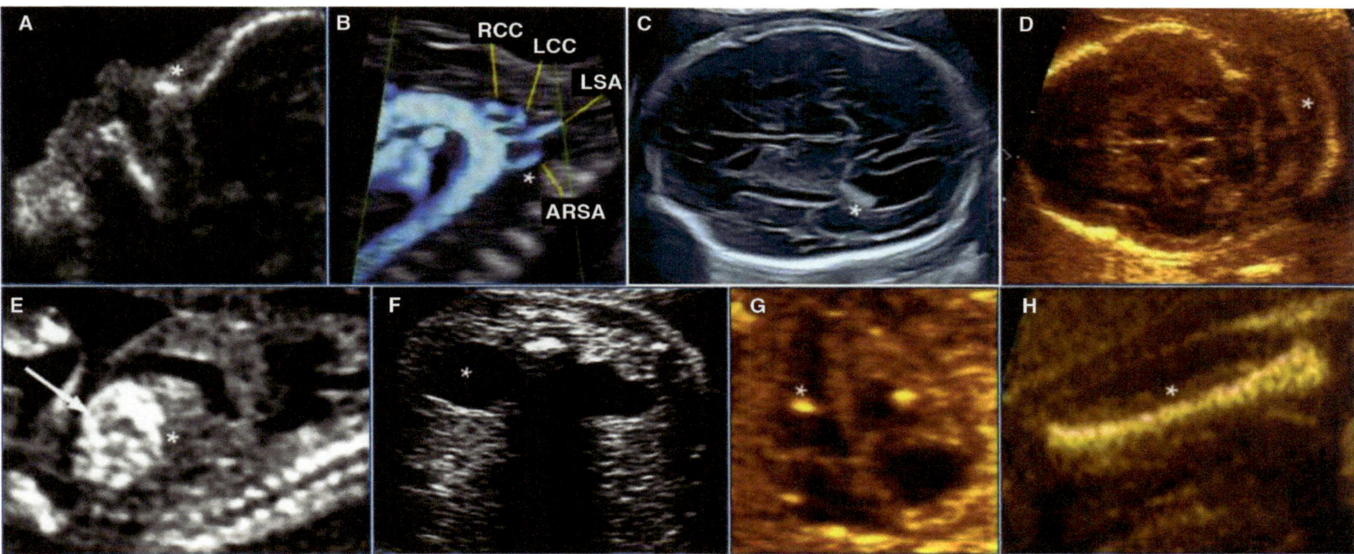

Figura 11.15 Imagens ultrassonográficas dos marcadores da síndrome de Down. **A** Osso nasal hipoplásico. **B** Artéria subclávia direita aberrante (*). **C** Ventriculomegalia. **D** Edema de nuca. **E** Intestino hiperecogênico. **F** Hidronefrose. **G** Foco hiperecogênico cardíaco. **H** Osso longo curto. (Reproduzida de Agathokleous *et al.*, 2013.[57])

Quadro 11.9 Marcadores ultrassonográficos de trissomia 21

Marcador ultrassonográfico	TD (IC95%) (%)	F+ (IC95%) (%)	LR+ (IC95%)	LR- (IC95%)	LR marcador isolado
Foco hiperecogênico cardíaco	24,4 (20,9 a 28,2)	3,9 (3,4 a 4,5)	5,83 (5,02 a 6,77)	0,80 (0,75 a 0,86)	0,95
Ventriculomegalia	7,5 (4,2 a 12,9)	0,2 (0,1 a 0,4)	27,52 (13,61 a 55,68)	0,94 (0,91 a 0,98)	3,81
Prega nucal aumentada	26,0 (20,3 a 32,9)	1,0 (0,5 a 1,9)	23,30 (14,35 a 37,83)	0,80 (0,74 a 0,85)	3,79
Intestino hiperecogênico	16,7 (13,4 a 20,7)	1,1 (0,8 a 1,5)	11,44 (9,05 a 14,47)	0,90 (0,86 a 0,94)	1,65
Hidronefrose leve	13,9 (11,2 a 17,2)	1,7 (1,4 a 2,0)	7,63 (6,11 a 9,51)	0,92 (0,89 a 0,96)	1,08
Úmero curto	30,3 (17,1 a 47,9)	4,6 (2,8 a 7,4)	4,81 (3,49 a 6,62)	0,74 (0,63 a 0,88)	0,78
Fêmur curto	27,7 (19,3 a 38,1)	6,4 (4,7 a 8,8)	3,72 (2,79 a 4,97)	0,80 (0,73 a 0,88)	0,61
Artéria subclávia direita aberrante	30,7 (17,8 a 47,4)	1,5 (1,0 a 2,1)	21,48 (11,48 a 40,19)	0,71 (0,57 a 0,88)	3,94
Osso nasal hipoplástico/ausente	59,8 (48,9 a 69,9)	2,8 (1,9 a 4,0)	23,27 (14,23 a 38,.06)	0,46 (0,36 a 0,58)	6,58

TD: taxa de detecção; F+: falso-positivo; LR: razão de verossimilhança.
Fonte: adaptado de Agathokleous *et al.*, 2013.[57]

O Quadro 11.9 mostra os principais marcadores ultrassonográficos de trissomia 21 com as probabilidades de aumento ou redução no risco basal determinado pela idade materna (*likelihood ratio* [LR]).[57]

Movimentação fetal

A percepção materna da movimentação fetal consiste na avaliação mais antiga do bem-estar fetal, transformando-se em estudo habitual da vitalidade do feto. As gravidezes em que se identifica redução da movimentação fetal apresentam risco elevado de complicações perinatais, especialmente RCF, trabalho de parto pré-termo, depressão neonatal grave, morte ou internação imediata para observação, indução ou parto de emergência. Entretanto, para implantação da metodologia de rastreamento com base na contagem da movimentação fetal a partir da percepção materna, deve-se buscar compreender as mudanças na atividade fetal que se associam a um resultado bom ou adverso da gravidez. Não há definição clara do que seja movimentação fetal normal, mas existem parâmetros na literatura, como pelo menos 10 movimentos percebidos subjetivamente pela mãe em 12 horas de observação e presença de pelo menos dois movimentos em 30 minutos de avaliação objetiva por meio da ultrassonografia.[58]

A movimentação fetal que favorece o desenvolvimento do sistema musculoesquelético pode ser percebida pela mãe entre 16 e 20 semanas de idade gestacional. Esse fenômeno costuma ser identificado pouco mais tarde na primigesta e pouco mais precocemente na multigesta, talvez em razão da maior conscientização decorrente do aprendizado em gestações anteriores.

Alguns fatores reduzem a percepção da movimentação fetal, como placenta em topografia anterior, obesidade materna, polidrâmnio e ansiedade materna. Além disso, há situações que determinam a redução dos movimentos, como certas anomalias, asfixia, hipoglicemia, uso de narcóticos e tabagismo.

Cabe enfatizar que a percepção materna dos movimentos fetais deve ser utilizada como referencial para indicação de uma análise mais apurada, e não para ditar uma conduta. Isso porque a orientação de conduta com base no monitoramento subjetivo conduzido pela mãe está relacionada com taxas elevadas de falso-positivos.[59]

Cordão umbilical

Como as anormalidades do cordão umbilical podem estar relacionadas com comprometimento fetal, é importante avaliá-lo sistematicamente durante a ecografia, havendo associação com malformações estruturais, redução do padrão de crescimento fetal e aneuploidias, além de complicações potenciais ao longo da gravidez.

O cordão umbilical é composto de duas artérias e uma veia (Figura 11.16). As artérias umbilicais originam-se nas artérias ilíacas internas e conduzem sangue pobre em oxigênio em direção placentária. Já a veia umbilical recebe sangue ricamente oxigenado e se dirige para o fígado fetal. Não há como medir precisamente o comprimento do cordão, mas estima-se que seu tamanho seja similar ao comprimento fetal. O cordão apresenta-se espiralado, possivelmente para se proteger de compressões. Essa proteção também é conferida pela geleia de Wharton no interior do cordão, circundando os vasos sanguíneos.

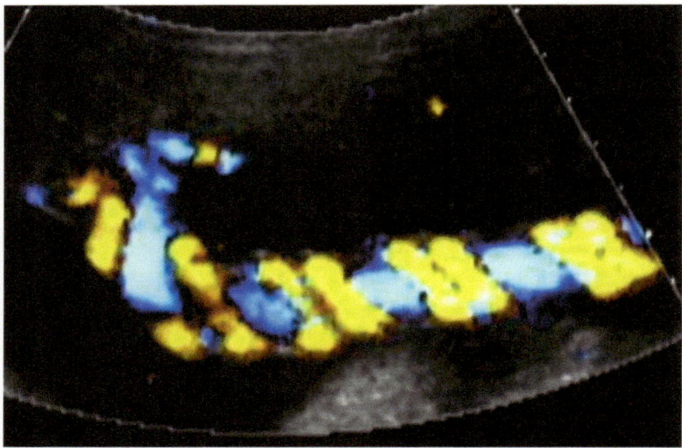

Figura 11.16 Corte sagital do cordão umbilical com o Doppler colorido exibindo os três vasos sanguíneos: duas artérias (*amarelo*) e uma veia (*azul*).

Artéria umbilical única

A artéria umbilical única (AUU) é a mais frequente anomalia do cordão umbilical. Seu diagnóstico pode ser realizado por corte transversal de alça livre ou, mais precisamente, pela avaliação dopplervelocimétrica da porção intra-abdominal das artérias umbilicais que apresentam trajeto lateralmente à bexiga (Figura 11.17). Em sua vigência, torna-se necessária a realização de apurada investigação da anatomia fetal, pois há aumento de cerca de 50% dos casos de anomalias fetais, incluindo anormalidades cromossômicas. Mesmo com a ausência de outras alterações anatômicas detectáveis, deve-se vigiar o padrão de crescimento fetal devido ao grande risco de RCF.

Cisto de cordão

No primeiro trimestre, o cisto de cordão é considerado um achado normal, mas no segundo e terceiro demanda avaliação detalhada da anatomia fetal em virtude de sua associação a anomalias fetais.

Circular de cordão

As circulares de cordão estão presentes em quase 25% das gestações. Quando únicas, não aumentam a morbidade ou a mortalidade fetal. No entanto, devem ser documentadas caso sejam duas ou mais em virtude da possibilidade de aumento da mortalidade fetal quando se encontram apertadas. A identificação ultrassonográfica

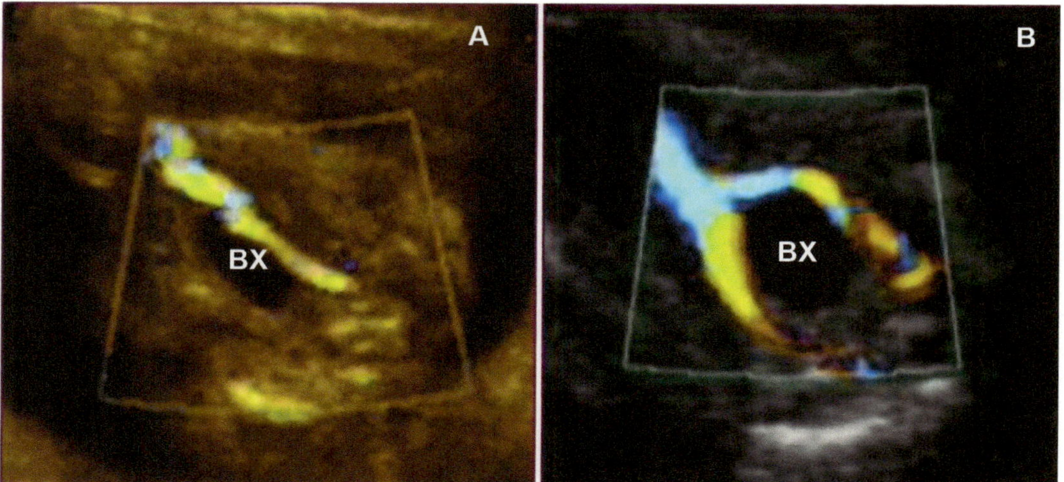

Figura 11.17 Corte transversal da pelve com Doppler colorido exibindo artéria umbilical única (**A**) e dupla (**B**), respectivamente, circundando a bexiga fetal (*BX*).

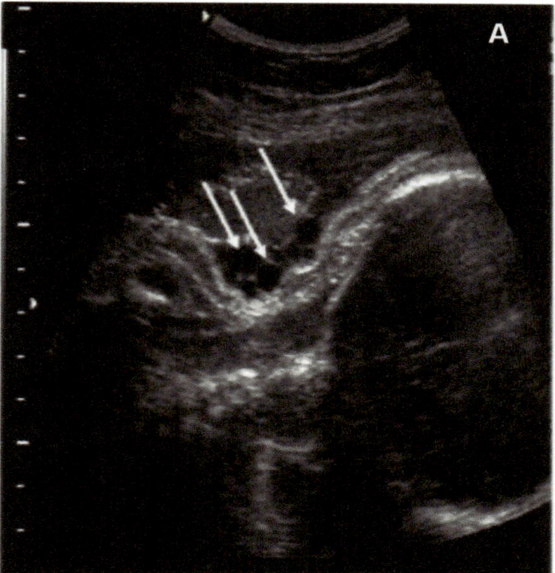

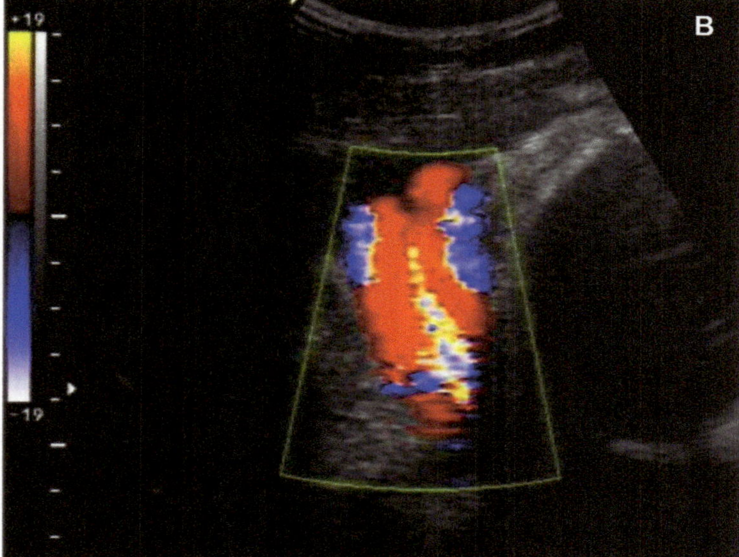

Figura 11.18 Corte coronal da região cervical com identificação de seis vasos do cordão umbilical em corte transverso; **A** Levando à compressão da pele e do tecido subcutâneo fetal – dupla circular cervical (setas). **B** No mesmo plano, alças do cordão umbilical ao Doppler colorido.

é simples, podendo ser utilizada a imagem longitudinal na nuca fetal, quando se identifica o corte transversal do cordão, ou em plano transversal na topografia do pescoço fetal com auxílio do Doppler colorido, identificando o cordão circundando, como mostrado na Figura 11.18.

Inserção do cordão

A maioria dos cordões exibe inserção placentária discretamente excêntrica. A inserção periférica é destituída de significado clínico, uma vez que não se associa a aumento de morbimortalidade perinatal. Entretanto, a inserção que ocorre nas membranas livres – a inserção velamentosa –, que pode acometer 1% das gestações, desperta interesse especial por apresentar os vasos sem a proteção da geleia de Wharton, deixando-os suscetíveis a traumas e tromboses. Em caso de inserção velamentosa com o trajeto dos vasos sobre o orifício interno do colo uterino ocorre a chamada vasa prévia, o que, em razão da delicada posição em que os vasos se encontram, coloca em risco o feto quando do trabalho de parto.

A inserção do cordão umbilical na extremidade fetal deve ser sempre avaliada por meio de ultrassonografia, haja vista a possibilidade de ocorrência de defeitos da parede anterior nessa topografia, principalmente onfalocele e gastrosquise.

Na onfalocele, mantém-se a integridade do peritônio parietal, contendo, assim, as vísceras abdominais. É ampla a diversidade de volume das onfaloceles, com as menores apresentando correlação maior com as aneuploidias. Grandes onfaloceles são passíveis de correção cirúrgica no pós-natal e podem cursar com sobrevida, ao passo que onfaloceles mínimas podem estar relacionadas com cromossomopatias incompatíveis com a vida.

A gastrosquise caracteriza-se pela saída de vísceras abdominais livremente para o interior da bolsa amniótica sem o revestimento do peritônio parietal, com a inserção do cordão umbilical se situando à esquerda. Não há associação entre gastrosquise e aneuploidias.

Placenta

O estudo ecográfico obstétrico inclui, obrigatoriamente, a avaliação anatômica placentária, haja vista ser um órgão que, além de exercer a função nutricional e de troca gasosa, tem a mesma origem do feto. Principalmente a partir do padrão de calcificação, a placenta pode ser classificada como descrito a seguir.

Graus da placenta

De acordo com Grannum e cols. (1979),[60] são os seguintes os graus de maturidade placentária:

- **Grau zero:** o parênquima encontra-se com aparência granular uniforme. A placa coriônica é linear e bem definida. Não se identificam focos de calcificação esparsos no interior do parênquima (Figura 11.19*A*).
- **Grau I:** a placenta demonstra sutis indentações da placa coriônica, havendo focos de calcificação esparsos pelo parênquima (Figura 11.19*B*).
- **Grau II:** notam-se maiores ondulações da placa coriônica e septação incompleta do parênquima placentário, além de calcificações lineares na placa basal (Figura 11.19*C*).
- **Grau III:** há septação da placa coriônica até a placa basal, a qual pode ser facilmente demonstrada devido à deposição de cálcio. "Lagos venosos" que surgem mais frequentemente no terceiro trimestre podem ser identificados com base em áreas hipoecoicas no interior do parênquima (Figura 11.19*D*).

Cabe ressaltar que a maturação placentária não ocorre de maneira padrão em todas as gestantes: apenas cerca de 20% a 25% das gestações a termo apresentarão placenta com grau III. Por outro lado, deve-se adotar certo

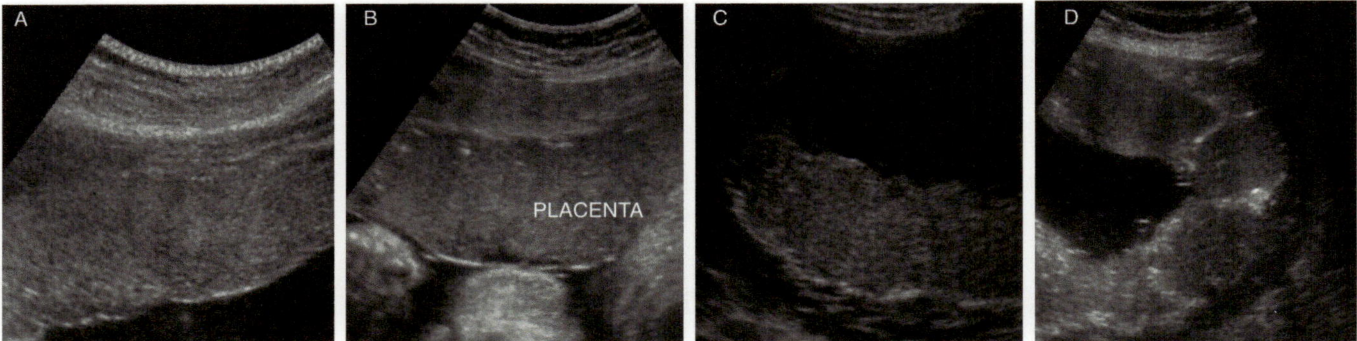

Figura 11.19 Graus da placenta segundo Grannum. **A** Grau zero. **B** Grau I. **C** Grau II. **D** Grau III.

referencial de modo a averiguar se a maturação placentária se encontra acima do esperado para determinada idade gestacional. Assim, espera-se que o grau I seja detectado a partir de 28 semanas, o grau II, a partir de 32 semanas, e o grau III, a partir de 37 semanas. Apesar de Grannum[59] ter relatado associação entre os graus de maturidade placentária e pulmonar fetal, esses fenômenos não são dependentes, mas coincidentes, sendo mais comuns com o avançar da gravidez, embora não estejam correlacionados.[60,61]

A aceleração da maturidade placentária tem sido associada a casos de RCF, pré-eclâmpsia e tabagismo, sendo relatado aumento de duas a oito vezes na incidência de líquido amniótico meconial, morte perinatal, sofrimento fetal durante o trabalho de parto e escore de Apgar de 5 minutos < 7. Por isso, alguns autores têm sugerido que as gestantes com maturação placentária acelerada entre 32 e 36 semanas sejam acompanhadas de maneira mais estreita até o nascimento. Por outro lado, há autores que questionam a necessidade de intensificação da vigilância.[62]

Placenta prévia

Um importante papel do ultrassonografista consiste em estabelecer a topografia placentária a partir da relação entre sua borda inferior e o orifício interno do colo uterino. Isso é válido para o diagnóstico tanto de placenta prévia como de vasa prévia. A placenta prévia complica uma em cada 250 a 300 gestações. Entretanto, deve-se ter em mente que a placenta muito frequentemente atinge o orifício interno do colo uterino entre 28 e 30 semanas, pois apresenta extensão relativamente grande em relação ao tamanho uterino. À medida que a gestação avança, a placenta "migra", o que na verdade corresponde à posição placentária cada vez mais cranial em relação ao orifício interno do colo uterino, pois, por estar aderida ao útero, acompanha seu crescimento.

A placenta prévia é classificada como:

- **Total:** cobre inteiramente o orifício interno do colo uterino.
- **Parcial:** cobre parcialmente o orifício interno do colo uterino.
- **Marginal:** a borda da placenta atinge a margem do orifício interno do colo uterino.

A placenta de inserção baixa se situa a menos de 2cm de distância do orifício interno do colo uterino sem, no entanto, atingi-lo. Essa entidade deve ser considerada por poder cursar com sangramento antenatal.

O diagnóstico de placenta prévia é tarefa fácil para o ultrassonografista nos dois primeiros trimestres gestacionais ou quando se situa na região anterior. No entanto, em caso de localização posterior no terceiro trimestre, é grande a possibilidade de não se identificar corretamente a posição da placenta. Nessas situações está indicada a complementação do exame via transvaginal, de modo a assegurar o posicionamento placentário e descartar a existência de vasa prévia com o auxílio do Doppler colorido. Cabe atentar para o diagnóstico falso-positivo diante de contrações uterinas e bexiga sobredistendida (para mais informações sobre a placenta prévia, veja o Capítulo 20).

Vasa prévia

A vasa prévia representa a inserção velamentosa do cordão umbilical, situada na porção inferior do segmento. Trata-se de entidade rara, com registro de um caso a cada 3.000 gestações. A proteção perivascular do cordão umbilical proporcionada pela geleia de Wharton está ausente. Isso, associado à localização sobre o orifício interno do colo uterino, o torna suscetível ao trauma, principalmente no momento da ruptura das membranas, podendo acarretar sangramento fetal e possível exsanguinação. A mortalidade perinatal é elevada, podendo atingir 75% (Figura 11.20).

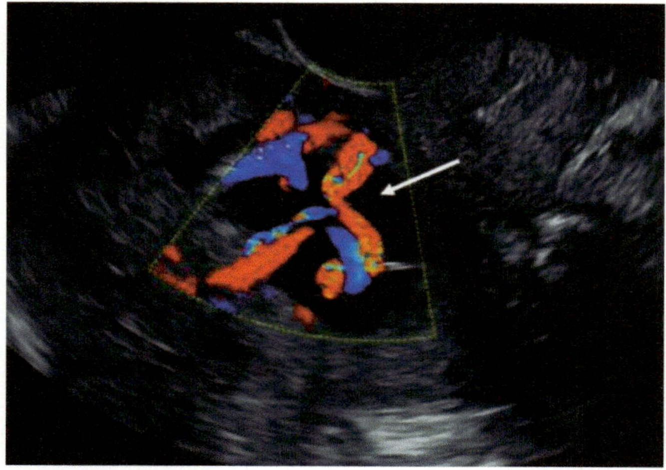

Figura 11.20 Vasos umbilicais e placenta próximos ao colo uterino.

Descolamento prematuro da placenta

O descolamento prematuro da placenta complica aproximadamente 1% das gestações e é definido como a separação da placenta normoinserida após 20 semanas de idade gestacional. Não se conhece sua etiologia, porém há fatores de risco relacionados, como placenta prévia, hipertensão crônica, pré-eclâmpsia, ruptura prematura de membranas, trauma, tabagismo, uso de cocaína, miomas uterinos e anomalias do útero.

Vale salientar que o diagnóstico é eminentemente clínico. A avaliação ultrassonográfica placentária e os estudos laboratoriais são apenas adjuvantes na composição diagnóstica. Classicamente, a ecografia é utilizada para avaliar sangramento antenatal apenas para excluir o diagnóstico de placenta prévia e não para diagnosticar descolamento placentário. Entretanto, a ultrassonografia pode ser útil quando o diagnóstico é incerto. Tão variáveis quanto o quadro clínico são os achados ultrassonográficos. Sangramentos que resultem da separação placentária podem agrupar-se em topografia posterior à placenta e às membranas, tornando-se ocultos, ou drenar através do canal cervical e tornar-se clinicamente aparentes. Nesse caso, não costuma haver achados ecográficos. Se o sangramento permanece oculto, áreas isoecoicas ou hipoecogênicas podem ser visibilizadas à ultrassonografia, as quais devem ser diferenciadas de área hipoecoica retroplacentária normal, miomas e corioangiomas placentários. Os miomas podem ser de difícil distinção de coágulos em virtude da ecogenicidade similar. O Doppler colorido pode contribuir para diferenciar coágulo, leiomioma e corioangioma placentário.

Acretismo

Ocasionalmente, a placenta pode aderir ao útero de maneira não natural, provavelmente em consequência de deficiência na decídua basal. Há três tipos de acretismo placentário (Figura 11.21):

- **Placenta acreta vera (80%):** verifica-se invasão profunda da decídua, porém sem invasão miometrial.
- **Placenta increta (15%):** ocorre invasão miometrial.
- **Placenta percreta (5%):** há invasão do miométrio com os vilos atingindo a serosa, podendo acometer bexiga e intestino.

O acretismo placentário é visto em uma a cada 2.500 gestações, porém alguns fatores de risco aumentam essa frequência, como placenta prévia, cesariana e/ou cirurgias uterinas prévias e idade materna avançada.

O aspecto ecográfico do acretismo da placenta reside na perda da distinção entre a placenta e o miométrio, que costuma ser uma faixa hipoecogênica. Em geral, aumenta o número de "lagos venosos" placentários e pontes vasculares no miométrio, ocorrendo ainda hipervascularização uteroplacentária. Interrupção da parede vesical, projeção da parede uterina e extrofia placentária são observadas em casos de placenta percreta. Em caso de dúvida quanto ao diagnóstico, é possível lançar mão da ressonância magnética.[63]

Para mais informações sobre acretismo placentário veja o capítulo 20.

Líquido amniótico

A avaliação do líquido amniótico (LA) integra o exame ultrassonográfico obstétrico. O LA cumpre a função de proteção mecânica do feto, ao amortecer eventuais traumas; facilita o crescimento fetal, ao afastar possíveis estruturas que podem situar-se adjacentes ao corpo do concepto, evitando, por exemplo, mau posicionamento das extremidades e possibilitando a expansão adequada da caixa torácica, além de evitar a compressão do cordão umbilical diante da redução de seu volume; mantém a temperatura intrauterina estável; e possibilita a movimentação fetal adequada, fator relevante no desenvolvimento do sistema musculoesquelético.

O volume de LA resulta de fontes produtoras e de fontes que o removem. Entre as primeiras, destacam-se os tratos urinário e respiratório, na segunda metade da gestação, ao passo que o trato gastrointestinal é o principal agente a remover o líquido da cavidade amniótica, através da deglutição. Assim, infere-se a respeito de processos funcionais, como pelo menos um rim funcionante diante de volume normal do LA; ou aumento da reabsorção tubular renal diante de RCF, com centralização do fluxo sanguíneo. Além disso, é possível suspeitar de processos anatômico-obstrutivos, como estenose esofagiana, determinando polidrâmnio, ou obstrução do trato urinário, culminando em oligodrâmnio.

Estimativa do volume do líquido amniótico

Diante da importância do LA, tanto em relação à possibilidade de suas alterações determinarem agravo ao feto como por tornar possível inferir alterações fetais quando do achado de modificações em seu volume,

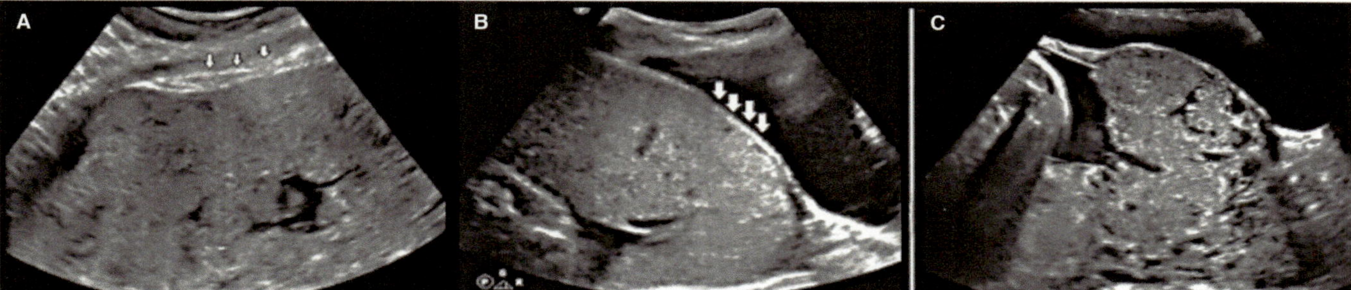

Figura 11.21 Tipos de acretismo placentário. **A** Acreta. **B** Increta. **C** Percreta.

a estimativa de seu volume é importante tarefa para o ultrassonografista.

Ainda não há como fazer o cálculo exato do volume porque o LA permeia o espaço entre o feto e a parede uterina. Por isso, por mais que sejam usados os instrumentos atualmente disponíveis, sempre se espera alguma variação, o que deve estimular o ultrassonografista a se esmerar na estimativa do volume do LA. O cálculo mais adequado consiste na avaliação subjetiva por profissional experiente que estude toda a cavidade uterina após vários movimentos fetais. Em situações limítrofes, possibilita alcançar uma noção mais fiel do que uma única e rápida avaliação. O feto, ao se movimentar, torna possível a identificação de alguns bolsões de LA ocultos atrás de seu corpo ou, inversamente, passa a ter bolsões sobrepostos pelas partes fetais.

Nem todo ultrassonografista se encontra em um estágio profissional com muita experiência, o que torna a adoção de uma metodologia objetiva de particular interesse. Os dois métodos mais utilizados são o cálculo do maior bolsão de LA no sentido vertical, desprovido de partes fetais e cordão umbilical, e o índice do líquido amniótico (ILA). O primeiro método, proposto por Manning e cols. (1981),[64] considerava a presença de oligodrâmnio em caso de maior diâmetro vertical < 1cm. Em publicação ulterior, Manning reconsiderou o ponto de corte para um valor < 2cm. Na literatura são encontrados outros valores de referência, não havendo consenso quanto ao mais adequado.

Ferramenta semiquantitativa elaborada por Phelan e cols. (1987),[65] o ILA se baseia na divisão do abdome materno em quatro quadrantes a partir da linha mediana e da cicatriz umbilical e na soma da mensuração do maior bolsão de LA no sentido vertical em cada quadrante. Os bolsões medidos não devem conter cordão umbilical nem partes fetais e devem ter pelo menos 1cm de largura. Em relação ao ILA, também não existe consenso sobre o valor a ser adotado como referência de normalidade, porém são considerados normais valores entre 8 e 24cm. Cabe destacar a utilidade do Doppler colorido na avaliação do volume do LA, por possibilitar uma distinção adequada entre as alças do cordão umbilical e o LA propriamente dito.[64-66] Apenas o método do maior bolsão vertical deve ser usado em gestações múltiplas (para mais informações sobre o LA, veja o Capítulo 22).[68]

Avaliação do crescimento fetal

O crescimento fetal é um processo dinâmico cuja análise exige múltiplas observações da biometria fetal ao longo do tempo, sendo estimado por meio da avaliação biométrica de CC, DBP, CA e CF e/ou a partir de uma inferência do peso fetal estimado (PFE) com base em diversas fórmulas.[69]

Restrição do crescimento fetal

As taxas de mortalidade e morbidade perinatais são inversamente proporcionais ao peso ao nascimento. Em geral, crianças nascidas entre 38 e 42 semanas de idade gestacional com pesos variando entre 1.500 e 2.500g apresentam cinco a 30 vezes mais morbidades e mortalidade perinatais do que aquelas cujos pesos se encontram entre os percentis 10 e 90 e substancialmente mais elevadas em caso de peso ao nascimento < 1.500g. Nessa perspectiva, um recém-nascido que pese 1.250g entre 38 e 40 semanas de idade gestacional apresenta risco maior de mortalidade perinatal do que outro com peso similar com 32 semanas. Por isso, é importante o esforço para estabelecer o diagnóstico pré-natal da RCF de modo a aprimorar os cuidados pré-natais e reduzir as complicações perinatais.

O crescimento fetal normal depende da combinação de fatores maternos, fetais, placentários e ambientais, além do potencial geneticamente predeterminado. Constatar a redução do padrão de crescimento fetal significa pesquisar e buscar a compreensão da fisiopatologia subjacente que esteja determinando tal desvio do crescimento. Deve-se identificar também a gravidade da condição fisiopatológica e seu grau de progressão, bem como o nível de resposta às medidas terapêuticas instituídas. Esse procedimento fundamentará o aconselhamento aos pais, a consulta ao neonatologista e a tomada de decisão quanto ao momento e à via de parto mais adequados ao nascimento.

Apesar da importância da identificação dos fetos sob restrição de crescimento, não há consenso sobre o que seja RCF. Segundo o conceito predominante, RCF consiste em peso fetal abaixo do percentil 10 para a idade gestacional. Este não pode ser o único referencial, pois o diagnóstico de RCF deve ser considerado diante de um feto que se encontra com peso acima do percentil 10, porém demonstrando queda na velocidade de crescimento fetal, ou seja, queda da medida da CA ou do PFE > 2 quartis. Desse modo, o diagnóstico é estabelecido, predominantemente, a partir da avaliação longitudinal. Por outro lado, considera-se restrição de crescimento quando em um único exame se identificam CA e/ou PFE < percentil 3.[69]

Há outras conceituações para RCF, como CA < 2 desvios padrões (DP) da média ou < percentil 2,5, 3, 5 ou 10, razão entre CA e CC > 2DP e razão entre CF e CA > 24 a partir de 20 semanas de idade gestacional. Um importante desafio consiste em identificar o feto saudável, constitucionalmente pequeno, chamado de pequeno para a idade gestacional (PIG), o qual, apesar de se enquadrar em alguma definição de RCF, não apresenta risco perinatal elevado. Existe certa evidência de que algum grau de restrição de crescimento nos fetos PIG com estudo dopplervelocimétrico dentro dos limites da normalidade possa não ser detectável pelos métodos biofísicos disponíveis.[69]

Como em uma distribuição normal há cerca de 10% dos indivíduos abaixo do percentil 10, o ultrassonografista tem a missão de identificar quais fetos estão sob risco perinatal elevado entre os que se encontram nessa situação, bem como aqueles que, apesar de acima desse ponto de corte, apresentam restrição de crescimento, não alcançando o tamanho compatível com seu potencial genético.[68]

Existem dois fenótipos principais de RCF, os quais se diferenciam em muitos aspectos, como prevalência, predição por meio de ultrassonografia no primeiro trimestre, idade gestacional à apresentação, achados histopatológicos placentários, perfil dopplervelocimétrico, doença materna associada, gravidade e desfecho perinatal. O Quadro 11.10 apresenta as principais características dos dois fenótipos, definidos como RCF de início precoce e de início tardio com base na observação de que um fenótipo é mais frequente na gestação precoce e o outro próximo ao termo.[69]

A definição de RCF varia de acordo com os diferentes protocolos e grupos de pesquisadores. Os critérios propostos por um Consenso Internacional, utilizando a metodologia Delphi, constituem a definição mais reconhecida (Quadro 11.11), lembrando que essa metodologia objetiva avaliar a opinião de *experts* sobre determinado tema, reduzindo possíveis fatores de confusão.

A partir do diagnóstico, é necessária a avaliação por meio de diversas ferramentas propedêuticas, como dopplervelocimetria, cardiotocografia, preferencialmente computadorizada, e PBF. A RCF está associada à invasão trofoblástica inadequada com consequente insuficiência placentária. O risco de morbimortalidade perinatal em longo prazo é elevado nessas gestações e está relacionado tanto com a gravidade da restrição como com o grau de prematuridade. Assim, diante de RCF precoce, as gestações devem ser conduzidas em serviços terciários com equipe multidisciplinar. Apesar da gravidade desse tipo de restrição, a sequência de alterações dopplervelocimétricas é bem conhecida, com boas evidências científicas para indicação do momento do parto.[69]

Por outro lado, a RCF tardia apresenta-se clinicamente de modo mais brando e não está associada à prematuridade grave. Apesar disso, ainda está relacionada com significativa morbidade e exige diagnóstico e conduta complexos, mais notadamente próximo ao termo. A identificação se baseia fortemente na avaliação do IP da ACM e nas respectivas razões matemáticas com o IP da artéria umbilical (AU). Por outro lado, não há evidência de que a indicação do parto com base no diagnóstico dopplervelocimétrico da redistribuição do fluxo sanguíneo cerebral apresente benefícios para o desenvolvimento neurológico de curto e longo prazo, bem como sobre a melhor idade gestacional para o parto (para mais informações sobre RCF, veja o Capítulo 27).[69]

Quadro 11.10 Principais características clínicas da restrição de crescimento fetal (RCF) de início precoce e tardio

Características	RCF de início precoce	RCF de início tardio
Principal desafio clínico	Conduta	Detecção
Prevalência	30%	70%
Idade gestacional na apresentação	< 32 semanas	≥ 32 semanas
Achados ultrassonográficos	Feto muito pequeno	Feto não necessariamente muito pequeno
Dopplervelocimetria	Espectro de alterações Doppler envolve artéria umbilical, artéria cerebral média e ducto venoso	Redistribuição do fluxo sanguíneo cerebral
Perfil biofísico	Pode estar anormal	Pode estar anormal
Doenças hipertensivas da gravidez	Frequente	Infrequente
Achados histopatológicos placentários	Implantação placentária ruim, anormalidades nas artérias espiraladas, má perfusão vascular materna	Achados placentários inespecíficos, principalmente difusão alterada
Mortalidade perinatal	Alta	Baixa
Estado hemodinâmico cardiovascular materno	Baixo débito cardíaco, alta resistência vascular periférica	Achados cardiovasculares maternos menos importantes

Fonte: adaptado de ISUOG, 2020.[69]

Quadro 11.11 Definições de restrição de crescimento fetal (RCF) de início precoce e tardio com base no Consenso Internacional Delphi na ausência de anomalias congênitas

RCF precoce IG < 32 semanas, na ausência de anomalias fetais	RCF tardia IG ≥ 32 semanas, na ausência de anomalias fetais
CA/PFE < 3º percentil ou FDFA-AU	CA/ PFE < 3º percentil
Ou	*Ou pelo menos dois dos três seguintes*
1. CA/ PFE < 10º percentil *combinado com*	1. CA/PEF < 10º percentil
2. IP AUt > 95º percentil *e/ou*	2. CA/PEF cruzando > 2 quartis nos percentis de crescimento
3. IP AU > 95º percentil	3. ICP < 5º percentil *ou* IP AU > 95º percentil

AU: artéria umbilical; AUt: artérias uterinas; CA: circunferência abdominal fetal; FDFA: fluxo diastólico final ausente; ICP: índice cerebroplacentário; IG: idade gestacional; IP: índice de pulsatilidade; PFE: peso fetal estimado.
Fonte: adaptado de ISUOG, 2020.[69]

Macrossomia

O crescimento fetal acelerado é uma importante entidade clínica em razão de sua associação a taxas elevadas de morbidade e mortalidade perinatais. A maioria das complicações está relacionada tanto com o trauma como com a asfixia ao nascimento, assim como está associada ao peso ao nascimento. O risco parece ser maior para os recém-nascidos com peso > 4.500g. Embora sejam frequentemente intercambiáveis, as expressões macrossomia e grande para a idade gestacional (GIG) apresentam diferentes conotações e perfis de risco, devendo ser consideradas entidades diferentes.

Macrossomia é condição associada ao crescimento fetal excessivo, resultando em recém-nascido maior que o esperado para a idade gestacional. Historicamente, costuma ser definida como peso ≥ 4.500g; entretanto, tem sido relatado aumento da morbimortalidade em recém-nascidos de gestantes diabéticas com peso ≥ 4.000g. O recém-nascido GIG, por sua vez, é aquele que tem o peso > percentil 90 para a idade.[67]

A biometria das mesmas estruturas utilizadas na avaliação e diagnóstico da RCF é adotada para o diagnóstico do feto macrossômico. Devem ser destacados os dois padrões de macrossomia fetal: no padrão simétrico, identifica-se aumento tanto da CA como do polo cefálico (DBP e CC) e dos membros (perfil encontrado em casos de gestação prolongada e filhos de mães obesas); no padrão assimétrico, nota-se crescimento da CA acima do esperado para a idade gestacional, porém com polo cefálico e membros dentro dos limites da normalidade (padrão comumente encontrado em fetos de mães diabéticas).

Como a CA está aumentada em ambos os padrões de macrossomia fetal, esse é o parâmetro isolado que mais se associa ao diagnóstico dessa condição. Já a estimativa de peso fetal parece ser a melhor ferramenta para diagnóstico do crescimento excessivo. No entanto, perícia é fundamental para a aquisição das imagens, de modo a aumentar a sensibilidade desse marcador. Isso porque o abdome, principal parâmetro para cálculo do peso fetal, é estrutura compressível e se molda facilmente à compressão extrínseca, seja por partes fetais ou placentárias, reduzindo a qualidade da mensuração. Além disso, o feto com crescimento acelerado adquire maior quantidade de massa adiposa. Como o tecido adiposo é menos denso que o muscular, é possível atribuir peso acima do real, elevando as taxas de falso-positivos.

Avaliação ultrassonográfica do colo uterino

O colo uterino pode ser avaliado ecograficamente na gravidez através de três vias: transabdominal, transperineal e transvaginal. Para o estudo transabdominal é necessária a repleção vesical, porém, se a bexiga estiver sobredistendida, poderá aumentar equivocadamente o comprimento do colo (CC), além de dar a falsa impressão de afunilamento do canal cervical. A interposição do polo cefálico, mais notadamente no terceiro trimestre, poderá inviabilizar o estudo ecográfico via transabdominal, que apresenta limitações. Entretanto, o estudo ultrassonográfico do colo uterino foi iniciado por essa via, até o surgimento das vias transperineal e transvaginal – a última, por ser mais precisa, é a técnica eleita.

O estudo cervical via transvaginal é realizado com a gestante em posição supina com uso de transdutor à frequência de 4 a 8MHz, protegido por condom. A sonda é introduzida a meio caminho entre o introito e o colo, e a mensuração é realizada entre os orifícios interno e externo e confirmada a partir da identificação da mucosa endocervical que fica obrigatoriamente situada adjacente ao canal cervical entre ambos os orifícios. Em caso de afunilamento e abertura do orifício interno, mede-se o comprimento cervical residual, ou seja, funcional. As contraindicações ao estudo transvaginal durante a gravidez incluem gestantes em trabalho de parto pré-termo, as quais podem ter contrações estimuladas pelo exame; ruptura prematura das membranas, pois pode haver risco de corioamnionite, e a possibilidade de sangramento diante de placenta prévia.

O rastreamento do trabalho de parto pré-termo a partir da avaliação ultrassonográfica do colo uterino tem sido cada vez mais difundido, em especial entre 20 e 24 semanas. Há controvérsias quanto ao valor de referência mais adequado para predição do trabalho de parto pré-termo, com variações de 15 a 35mm. Quanto mais curto o ponto de corte do CC, maior a razão de verossimilhança. O ponto de corte do comprimento cervical mais comumente adotado é o percentil 10, ou seja, < 25mm.[70] Em gestantes sintomáticas, CC > 30mm é tranquilizador, enquanto CC < 20mm pode significar insucesso da tocólise. (Para mais informações sobre a avaliação do colo uterino para predição do parto pré-termo, veja o Capítulo 24.)

O Quadro 11.12 apresenta as principais evidências referentes à ultrassonografia em Obstetrícia.

Quadro 11.12 Recomendações baseadas em evidências

Rastreamento	Nível de evidência	Grau de recomendação
Ultrassonografia de primeiro trimestre	1B	A
Ultrassonografia de segundo trimestre	3A	B
Dopplervelocimetria no primeiro trimestre	2B	B
Profilaxia		
Uso de AAS para prevenção de pré-eclâmpsia	1B	A

AAS: ácido acetilsalicílico.

Referências

1. Neilson JP. Ultrasound for fetal assessment in early pregnancy. Cochrane Database Syst Rev 2010 Apr; 14(4):CD000182.
2. Salomon LJ, Alfirevic Z, Bilardo CM et al. ISUOG practice guidelines: performance of first-trimester fetal ultrasound scan. Ultrasound Obstet Gynecol 2013; 41:102-13.

3. Salomon LJ, Alfirevic Z, Berghella V et al. ISUOG Practice Guidelines (updated): performance of the routine mid-trimester fetal ultrasound scan. ISUOG Ultrasound Obstet Gynecol 2022; 59:840-56.
4. Bricker L, Neilson JP, Dowswell T. Routine ultrasound in late pregnancy (after 24 weeks' gestation). Cochrane Database Syst Rev 2008; 8:CD001451.
5. Grandjean H, Larroque D, Levi S, The Eurofetus Study Group. The performance of routine ultrasonographic screening of pregnancies in the Eurofetus study. Am J Obstet Gynecol 1999; 181:446-54.
6. Clementi M, Stoll C. The Euroscan study. Editorial. Ultrasound Obstet Gynecol 2001; 18:297-300.
7. Flood K, Malone FD. Screening for fetal abnormalities with ultrasound. Curr Opin Obstet Gynecol 2008; 20:139-45.
8. Goldenberg RL, Culhane JF, Iams JD, Romero R. Epidemiology and causes of preterm birth. Lancet 2008; 371:75-84.
9. FEBRASGO. Disponúvel em: http://www.febrasgo.org.br Acessado em 06 set 22.
10. Souka AP, Pilalis A, Kavalakis Y, Kosmas Y, Antsaklis P, Antsaklis A. Assessment of fetal anatomy at the 11-14-week ultrasound examination. Ultrasound Obstet Gynecol 2004; 24:730-4.
11. Timor-Tritsch IE, Bashiri A, Monteagudo A, Arslan AA. Qualified and trained sonographers in the US can perform early fetal anatomy scans between 11 and 14 weeks. Am J Obstet Gynecol 2004; 191:1247-52.
12. Sotiriadis A, Hernandez-Andrade E, da Silva Costa F et al. ISUOG CSC Pre-eclampsia Task Force. ISUOG Practice Guidelines: role of ultrasound in screening for and follow-up of pre-eclampsia. Ultrasound Obstet Gynecol 2019; 53:7-22.
13. The Fetal Medicine Foundation. Disponível em: https://fetalmedicine.org. Acessado em 06 set 22.
14. Celik E, To M, Gajewska K, Smith GC, Nicolaides KH. Fetal Medicine Foundation Second Trimester Screening Group. Cervical length and obstetric history predict spontaneous preterm birth: development and validation of a model to provide individualized risk assessment. Ultrasound Obstet Gynecol 2008; 31:549-54.
15. Schwärzler P, Senat MV, Holden D, Bernard JP, Masroor T, Ville Y. Feasibility of the second-trimester fetal ultrasound examination in an unselected population at 18, 20 or 22 weeks of pregnancy: a randomized trial. Ultrasound Obstet Gynecol 1999; 14:92-7.
16. Albaiges G, Missfelder-Lobos H, Lees C, Parra M, Nicolaides KH. One-stage screening for pregnancy complications by color Doppler assessment of the uterine arteries at 23 weeks' gestation. Obstet Gynecol 2000; 96:559-64.
17. Ficara A, Syngelaki A, Hammami A, Akolekar R, Nicolaides KH. Value of routine ultrasound examination at 35-37 weeks' gestation in diagnosis of fetal abnormalities. Ultrasound Obstet Gynecol 2020; 55:75-80.
18. Malcus P. Antenatal fetal surveillance. Curr Opin Obstet Gynecol 2004; 16:123-8.
19. Skråstad RB, Eik-Nes SH, Sviggum O, Johansen OJ, Salvesen KÅ, Romundstad PR, Blaas HG. A randomized controlled trial of third-trimester routine ultrasound in a non-selected population. Acta Obstet Gynecol Scand 2013; 92:1353-60.
20. Souka AP, Pilalis A, Kavalakis I et al. Screening for major structural abnormalities at the 11 to 14-week ultrasound scan. Am J Obstet Gynecol 2006; 194:393-6.
21. Becker R, Wegner RD. Detailed screening for fetal anomalies and cardiac defects at the 11-13-week scan. Ultrasound Obstet Gynecol 2006; 27:613-8.
22. Iliescu D, Tudorache S, Comanescu A et al. Improved detection rate of structural abnormalities in the first trimester using an extended examination protocol. Ultrasound Obstet Gynecol 2013; 42:300-9.
23. Syngelaki A, Hammami A, Bower S, Zidere V, Akolekar R, Nicolaides KH. Diagnosis of fetal non-chromosomal abnormalities on routine ultrasound examination at 11-13 weeks' gestation. Ultrasound Obstet Gynecol 2019; 54:468-76.
24. Nicolaides KH. Screening for fetal aneuploidies at 11 to 13 weeks. Prenat Diagn 2011; 31:7-15.
25. Salomon LJ, Alfirevic Z, Bilardo CM et al. ISUOG practice guidelines: performance of first-trimester fetal ultrasound scan. Ultrasound Obstet Gynecol 2013; 41:102-13.
26. Mukri F, Bourne T, Bottomley C, Schoeb C, Kirk E. Papageorghiou AT. Evidence of early first-trimester growth restriction in pregnancies that subsequently end in miscarriage. BJOG 2008; 115:1273-8.
27. Salomon LJ, Bernard JP, Nizard J, Ville Y. First-trimester screening for fetal triploidy at 11 to 14 weeks: a role for fetal biometry. Prenatal Diagn 2005; 25:479-83.
28. Pettersen H, Sakurai E, Lima RB, Faria M. Frequência cardíaca fetal durante o primeiro trimestre da gestação. Rev Bras Ginecol Obstet 2001; 23:567-71.
29. Timor-Tritsch IE, Farine D, Rosen MG. A closer look at early embryonic development with the high-frequency transvaginal transducer. Am J Obstet Gynecol 1988; 159:676-80.
30. Karim JN, Roberts NW, Salomon LJ, Papageorghiou AT. Systematic review of first-trimester ultrasound screening for detection of fetal structural anomalies and factors that affect screening performance. Ultrasound Obstet Gynecol 2017; 50:429-41.
31. Achiron R, Tadmor O. Screening for fetal anomalies during the first trimester of pregnancy: transvaginal versus transabdominal sonography. Ultrasound Obstet Gynecol 1991; 1:186-91.
32. Dane B, Dane C, Sivri D, Kiray M, Cetin A, Yayla M. Ultrasound screening for fetal major abnormalities at 11-14 weeks. Acta Obstet Gynecol Scand 2007; 86:666-70.
33. Faria M, Mazzoni G, Teixeira L, Pettersen H. Rastreamento ultrassonográfico de anomalias cromossômicas no primeiro trimestre da gestação. In: Amaral WN, Cha SC. Tratado de Ultrassonografia I. Brasil: Sociedade Brasileira de Ultrassonografia, 2008: 34-52.
34. Nicolaides KH, Azar G, Byrne D, Mansur C, Marks K. Fetal nuchal translucency: ultrasound screening for chromosomal defects in first trimester of pregnancy. Br Med J 1992; 304:867-9.
35. Snijders RJ, Faria M, von Kaisemberg, Nicolaides KH. First trimester fetal nuchal translucency. In: Snijders RJ, Nicolaides KH. Ultrasound markers for fetal chromosomal defects. London: The Parthenon Publishing Group, 1996: 121-56.
36. Ramkrishna J, Menezes M, Humnabadkar K et al. Outcomes following the detection of fetal edema in early pregnancy prior to non-invasive prenatal testing. Prenat Diagn 2021; 41:241-7.
37. Yagel S, Anteby EY, Rosen L, Yaffe E, Rabinowitz R, Tadmor O. Assessment of first-trimester nuchal translucency by daily reference intervals. Ultrasound Obstet Gynecol 1998; 11:262-5.
38. Faria, MM. Translucência nucal: elaboração e estudo comparativo da curva de normalidade com valores de corte pré-estabelecidos no rastreamento das anomalias cromossômicas [dissertação de mestrado]. Belo Horizonte: Universidade Federal de Minas Gerais, 2004. 228 p.
39. Souka AP, Von Kaisenberg CS, Hyett JA, Sonek JD, Nicolaides KH. Increased nuchal translucency with normal karyotype. Am J Obstet Gynecol 2005; 192:1005-21.
40. Snijders RJ, Noble P, Sebire N, Souka A, Nicolaides KH. UK multicenter project on assessment of risk of trisomy 21 by maternal age and fetal nuchal-translucency thickness at 10-14 weeks gestation. Fetal Medicine Foundation First Trimester Screening Group. Lancet 1998; 352:343-6.
41. Brizot ML, Carvalho MH, Liao AW, Reis NS, Armbruster-Moraes E, Zugaib M. First-trimester screening for chromosomal abnormalities by fetal nuchal translucency in a Brazilian population. Ultrasound Obstet Gynecol 2001; 18:652-5.
42. Cicero S, Curcio P, Papageorghiou A, Sonek J, Nicolaides K. Absence of nasal bone in fetuses with trisomy 21 at 11-14 weeks of gestation: an observational study. Lancet 2001; 358:1665-7.
43. Mazzoni Jr GT, Faria M, Castro MJBV, Chaves AS, Teixeira LS, Correa Junior MD, Pettersen H. Avaliação ultrassonográfica do osso nasal fetal: evolução das medidas ao longo da gestação. Rev Bras Ginecol Obstet 2006; 28;151-7.
44. Cicero S, Longo D, Rembouskos G, Sacchini C, Nicolaides KH. Absent nasal bone at 11-14 weeks of gestation and chromosomal defects. Ultrasound Obstet Gynecol 2003; 22:31-5.
45. Teixeira L. Avaliação ultra-sonográfica do ducto venoso [Dissertação de Mestrado]. Belo Horizonte: Universidade Federal de Minas Gerais, 2005. 128 p.

46. Matias A, Montenegro N, Areias JC, Brandao O. Anomulus fetal venousus return associated with major chromosomopathies in the late first trimester of pregnancy. Ultrasound Obstet Ginecol 1998; 11:209-13.
47. Faiola S, Tsoi E, Huggon IC, Allan LD, Nicolaides KH. Likelihood ratio for trisomy 21 in fetuses with tricuspid regurgitation at the 11 to 13 + 6-week scan. Ultrasound Obstet Gynecol 2005; 26:22-7.
48. Papaioannou GI, Syngelaki A, Maiz N, Ross JA, Nicolaides KH. Prediction of outcome in dichorionic twin pregnancies at 6-10 weeks' gestation. Am J Obstet Gynecol 2011; 205:348 e1-5.
49. D'Antonio F, Khalil A, Pagani G, Papageorghiou AT, Bhide A, Thilaganathan B. Crown-rump length discordance and adverse perinatal outcome in twin pregnancies: systematic review and meta-analysis. Ultrasound Obstet Gynecol 2014; 44:138-46.
50. Sebire NJ, Snijders RJ, Hughes K, Sepulveda W, Nicolaides KH. Screening for trisomy 21 in twin pregnancies by maternal age and fetal nuchal translucency thickness at 10-14 weeks of gestation. Br J Obstet Gynaecol 1996; 103:999-1003.
51. Akolekar R, Syngelaki A, Poon L, Wright D, Nicolaides KH. Competing risks model in early screening for preeclampsia by biophysical and biochemical markers. Fetal Diagn Ther 2013; 33:8-15.
52. Benkő Z, Wright A, Rehal A et al. Prediction of pre-eclampsia in twin pregnancy by maternal factors and biomarkers at 11-13 weeks' gestation: data from EVENTS trial. Ultrasound Obstet Gynecol 2021; 57:257-65.
53. Rolnik DL, Wright D, Poon LC et al. Aspirin versus Placebo in Pregnancies at High Risk for Preterm Preeclampsia. N Engl J Med 2017; 377:613-22.
54. Nicolaides KH, Snijders RJ, Gosden CM, Berry C, Campbell S. Ultrasonographically detectable markers of fetal chromosomal abnormalities. Lancet 1992; 340:704-7.
55. Snijders R, Nicolaides KH. Features of chromosomal defects. In: Pilu G, Nicolaides KH. Diagnosis of fetal abnormalities – the 18-23 week scan. London: Parthenon, 1999: 99-104.
56. Vintzileos AM, Guzman ER, Smulian JC, Yeo L, Scorza WE, Knuppel RA. Down syndrome risk estimation after normal genetic sonography. Am J Obstet Gynecol 2002; 187:1226-9.
57. Agathokleous M, Chaveeva P, Poon LC, Kosinski P, Nicolaides KH. Meta-analysis of second-trimester markers for trisomy 21. Ultrasound Obstet Gynecol 2013; 41:247-61.
58. Froen F, Heazell AEP, Tveit JVH, Saastad E, Fretts RC, Flenady V. Fetal Movement Assessment. Semin Perinatol 2008; 32:243-6.
59. Valentin L, Marsál K. Subjective recording of fetal movements. II. Screening of a pregnant population; methodological aspects. Acta Obstet Gynecol Scand 1986; 65:639-44.
60. Grannum PA, Berkowitz RL, Hobbins JC. The ultrasonic changes in the maturing placenta and their relation to fetal pulmonic maturity. Am J Obstet Gynecol 1979; 133:915-22.
61. Petrucha RA, Platt LD. Relationship of placental grade to gestational age. Am J Obstet Gynecol 1982; 144:733-5.
62. Proud J, Grant AM. Third trimester placental grading by ultrasonography as a test of fetal wellbeing. Br Med J 1987; 294:1641-4.
63. Collins SL, Ashcroft A, Braun T et al.; European Working Group on Abnormally Invasive Placenta (EW-AIP). Proposal for standardized ultrasound descriptors of abnormally invasive placenta (AIP). Ultrasound Obstet Gynecol 2016; 47: 271-5.
64. Manning FA, Hill LM, Platt LD. Qualitative amniotic fluid volume determination by ultrasound: antepartum detection of intrauterine growth retardation. Am J Obstet Gynecol 1981; 139:254-8.
65. Phelan JP, Smith CV, Broussard P, Small M. Amniotic fluid volume assessment with the four-quadrant technique at 36-42 weeks' gestation. J Reprod Med 1987; 32:540-2.
66. Moore TR, Cayle JE. The amniotic fluid index in normal human pregnancy. Am J Obstet Gynecol 1990; 162:1168-73.
67. Campbell BA. Utilizing sonography to follow fetal growth. Obstet Gynecol Clin North Am 1998; 25:597-607.
68. Practice Bulletin No. 175 Summary: Ultrasound in Pregnancy. [No authors listed] Obstet Gynecol 2016; 128:1459-60.
69. Lees CC, Stampalija T, Baschat A et al. ISUOG Practice Guidelines: diagnosis and management of small-for-gestacional-age fetus and fetal growth restriction. Ultrasound Obstet Gynecol 2020; 56: 298-312.
70. Crane JMG, Hutchens D. Transvaginal sonographic measurement of cervical length to predict preterm birth in asymptomatic women at increased risk: a systematic review. Ultrasound Obstet Gynecol 2008; 31: 579-87.

Perfil Biofísico Fetal

CAPÍTULO

12

Renato Franco Ciodaro
João Oscar de Almeida Falcão Júnior
Mário Dias Corrêa Júnior

INTRODUÇÃO

A década de 1980 trouxe importantes subsídios para avaliação propedêutica do feto com o advento dos aparelhos ultrassonográficos de alta resolução que apresentam imagens dinâmicas em tempo real. Essa nova tecnologia possibilitou uma estimativa mais correta da idade gestacional e a avaliação estrutural (morfológica) e funcional (micção e peristaltismo intestinal) do feto, além da análise da dinâmica fetal, promovendo a visibilização dos movimentos corpóreos, respiratórios, oculares e do tônus muscular.

O perfil biofísico fetal (PBF) é o método propedêutico que promove a avaliação dos parâmetros biofísicos do feto, utilizando a ultrassonografia e a cardiotocografia, e tem por finalidade analisar as atividades dinâmicas fetais e associá-las ao aporte de oxigênio.

Coube a Manning e cols.[1] a descrição objetiva de que as alterações biofísicas observadas em fetos hipoxêmicos se relacionavam com índices progressivamente elevados de morbidade e mortalidade perinatais. Os autores definiram os parâmetros do PBF até hoje utilizados na prática obstétrica diária. Vários outros estudos tentaram propor modificações para a forma originalmente descrita, porém não mostraram resultados tão precisos ou não tiveram aceitação e aplicabilidade satisfatórias para uso em larga escala.[2,3]

PARÂMETROS

No PBF são avaliados cinco parâmetros, quatro deles obtidos por meio de ultrassonografia: movimentos respiratórios, movimentos fetais, tônus fetal e volume de líquido amniótico. O quinto parâmetro é a cardiotocografia basal (CTB), que avalia as variações na frequência cardíaca fetal e é descrita no Capítulo 54.[4]

Os movimentos respiratórios podem ser observados em corte longitudinal, incluindo na imagem o tórax e o abdome do feto. Com a contração e o relaxamento do diafragma, percebe-se que a parede torácica e o conteúdo abdominal se movem em sentidos opostos, simulando inspiração e expiração. São movimentos episódicos que ocorrem em fetos hígidos, podendo ser detectados a partir de 14 semanas e se tornando regulares a partir de 20 semanas. Esses movimentos são intercalados por períodos de apneia que podem durar até 120 minutos. Movimentos rápidos (soluços) são considerados indicativos de boa oxigenação cerebral. Controlados por centros localizados na superfície ventral do quarto ventrículo, podem ser incrementados pela alimentação materna (2 horas após uma refeição), infusão de glicose e sono materno. Podem estar ausentes, quando a mãe ingere álcool, durante o trabalho de parto, na insuficiência placentária e nos períodos de hipercapnia materna.

Os movimentos corpóreos fetais vêm sendo utilizados como método propedêutico desde meados do século XX por meio da percepção materna e traduzem, quando presentes, boa vitalidade do feto. Sua visibilização à ecografia tornou possível verificar que nem todos os movimentos do feto podem ser detectados pela mãe. Movimentos menores, como flexão lenta de membros e movimentos dos dedos, entre outros, podem não ser percebidos. Para avaliação dinâmica por meio do PBF são considerados tanto os movimentos do feto (tronco, abdome, cabeça) como os das extremidades (membros). Os movimentos fetais podem ser estimulados pela alimentação materna, infusão de glicose e ingestão de álcool. Sua diminuição pode estar associada ao tabagismo e ao uso de fármacos pela mãe, pelo sono fetal ou por hipóxia crônica devido à insuficiência placentária. Não se alteram durante o trabalho de parto. Movimentos mais delicados, como os oculares, a sucção, a extensão da língua e a deglutição, não devem ser considerados para pontuação do perfil.

Considera-se tônus normal quando o feto apresenta movimentos de extremidade (flexão ou extensão) com retorno à posição anterior. A mão aberta, com a extensão dos dedos, indica ausência de tônus. Essa avaliação costuma ser realizada junto à movimentação fetal. O centro de controle do tônus começa a funcionar em torno da sétima e oitava semanas e é o último parâmetro a se alterar nas situações de hipóxia crônica, quando o feto já está em fase terminal e já podem existir lesões irreversíveis do sistema nervoso central (SNC).

Para avaliação do líquido amniótico, Manning e cols.[1] propuseram a medida do maior bolsão vertical do líquido, visibilizado à ecografia, aplicando o transdutor sobre o abdome materno. Definiram inicialmente oligodrâmnio quando esse bolsão media < 1cm; posteriormente, passaram essa medida para 2cm, entendendo que a medida de 1cm se aproxima da anidrâmnio.

RESPOSTA ADAPTATIVA FETAL À HIPÓXIA

Para adequado entendimento e domínio clínico dos achados obtidos a partir da pesquisa do PBF, é de fundamental importância o conhecimento da resposta adaptativa fetal à hipóxia. Com base em experimentos com animais e na análise clínica de evidências indiretas obtidas em estudos com fetos de mães hipoxêmicas, foi demonstrado que o feto responde à hipoxemia com alteração em seus movimentos, tônus, respiração e ritmo cardíaco. Acredita-se que a hipóxia provoque disfunção celular no SNC com resposta dos quimiorreceptores aórticos fetais, o que desencadeia as alterações nas atividades biofísicas e circulatórias fetais.[5]

A resposta mediada pelo SNC é aguda, sendo percebida a partir de poucos minutos de hipóxia, e provoca, gradualmente, a inibição de quatro parâmetros do PBF: aceleração dos batimentos cardíacos fetais em resposta à movimentação (aceleração transitória da CTB), movimentos respiratórios, movimentos corpóreos e tônus fetais. O comprometimento não ocorre, habitualmente, de modo simultâneo.

Os estudos indicam que os centros reguladores das atividades biofísicas fetais têm sensibilidade diferente à hipoxemia e à acidemia, sendo os mais sensíveis os que apareceram mais tardiamente, ou seja, a atividade biofísica que aparece primeiro é a última a desaparecer nos processos de hipoxemia crônica.

Assim, Vintzileos e cols.[6] demonstraram que o aparecimento dos centros do SNC que controlam as atividades biofísicas ocorre em momentos diferentes para cada um dos parâmetros analisados:

- o primeiro a aparecer é o centro regulador do tônus, no córtex cerebral, cuja função se inicia entre 7,5 e 8,5 semanas;
- a seguir aparece o centro que controla os movimentos corpóreos fetais, no núcleo cortical cerebral, com 9 semanas;
- os movimentos respiratórios aparecem em torno de 14 semanas e são controlados por centro nervoso localizado no assoalho do quarto ventrículo;
- por último aparece o centro regulador da aceleração do ritmo cardíaco em resposta à movimentação fetal, que se localiza no hipotálamo e se torna funcional no final do segundo e início do terceiro trimestre.

Esse último, pela escala do desenvolvimento neuromotor do feto, é o centro mais sensível à privação de oxigênio, seguido, em ordem decrescente, pelo respiratório, pelo dos movimentos e pelo do tônus fetal. Espera-se, portanto, que o feto submetido à hipoxemia crônica responda inicialmente com perda da aceleração transitória de sua frequência cardíaca. Em seguida, desapareceriam os movimentos respiratórios e, já em fase agônica, o feto perderia os movimentos corporais e o tônus (Quadro 12.1).

Movimentos corpóreos e tônus podem ser identificados precocemente à ecografia (8 a 10 semanas), enquanto os movimentos respiratórios são detectados a partir de 14 semanas. As acelerações transitórias somente poderão ser identificadas à cardiotocografia a partir de 22 semanas. A diferente sensibilidade à deficiência de oxigênio tem grande aplicabilidade clínica por permitir que o PBF seja utilizado não só para o diagnóstico da hipoxemia, mas também para o prognóstico a respeito da gravidade do quadro clínico.

Cabe ressaltar que esses parâmetros, considerados marcadores agudos da hipoxemia fetal, podem, após algum tempo, reassumir as características normais mesmo na vigência da hipoxemia. Essa ocorrência é rara e pode estar relacionada com alterações na curva de dissociação do oxigênio e com o aumento dos níveis da hemoglobina fetal.

A hipóxia produz ainda resposta dos quimiorreceptores da carótida e do arco aórtico. Esses receptores induzem profunda redistribuição do débito cardíaco, provocando aumento do fluxo para cérebro, coração e suprarrenais, enquanto o fluxo para os demais órgãos fetais é reduzido (centralização do fluxo sanguíneo fetal).

No PBF, esse mecanismo pode ser identificado quando se detecta a diminuição do volume de líquido amniótico nos fetos com hipoxemia. Os rins e os pulmões fetais, sob o processo de centralização, têm a perfusão

Quadro 12.1 Desenvolvimento neuromotor do feto conforme a idade gestacional e a deterioração neuromotora na presença de hipóxia

Parâmetro	Centro regulador	Período de aparecimento (semanas)	Sequência do desenvolvimento neuromotor	Sequência da deterioração neuromotora
Tônus	Córtex cerebral	7,5 a 8,5	↓	↑
Movimentos corpóreos	Córtex cerebral	9		
Movimentos respiratórios	Quarto ventrículo	14		
Reatividade cardíaca	Hipotálamo	22 a 24		

Fonte: Vintzilileos *et al.*, 2022.[6]

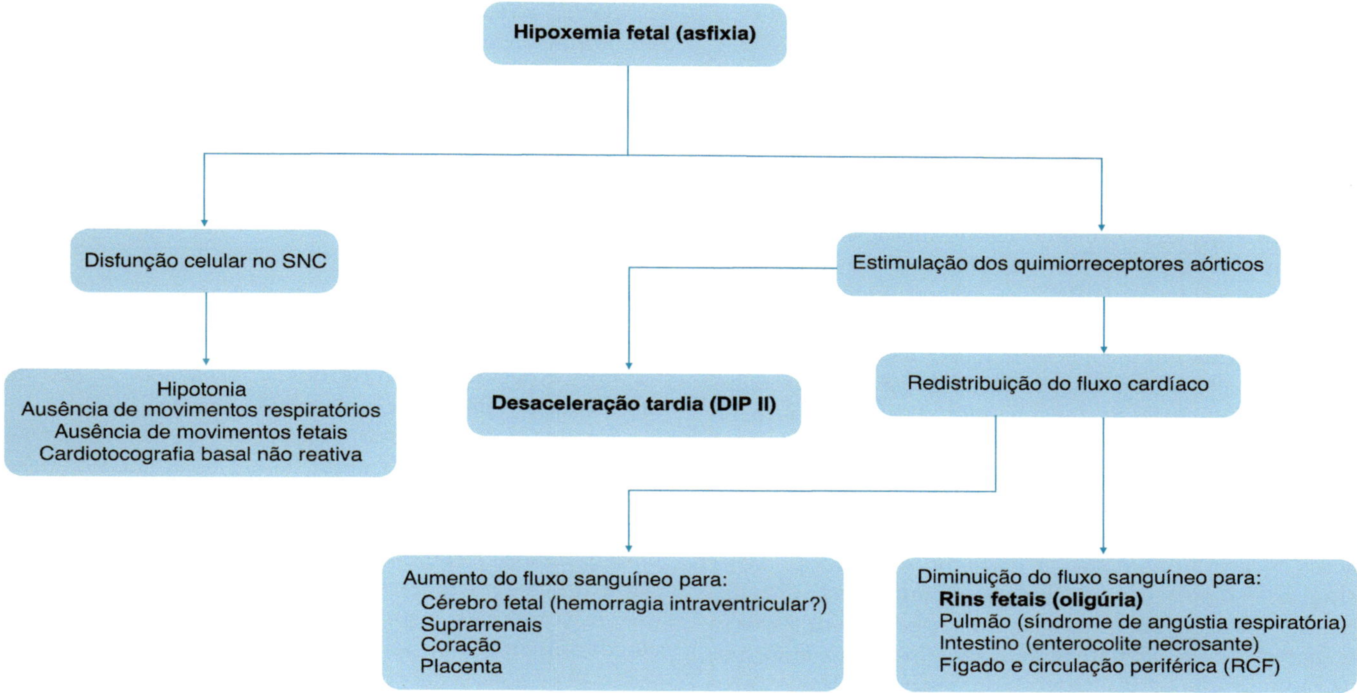

Figura 12.1 Fluxograma dos efeitos biofísicos da hipóxia fetal.

sanguínea comprometida, o que reduz a produção de líquido amniótico pelo feto. Como esses órgãos são os principais produtores de líquido amniótico na segunda metade da gravidez, pode ocorrer oligodrâmnio na presença de insuficiência placentária. O oligodrâmnio decorrente desse processo se desenvolve lentamente, de maneira progressiva e não reversível, tendendo a ser mais acentuado quanto mais grave for a hipóxia (Figura 12.1).

PERFIL BIOFÍSICO FETAL NORMAL E ALTERADO

Para avaliação do PBF, utiliza-se um sistema de pontuação em que são creditados dois pontos para cada variável biofísica normal e zero ponto para cada variável anormal, sendo possível obter os resultados zero, 2, 4, 6, 8 e 10. Os critérios para classificação de um parâmetro como normal ou anormal são fixos e definidos conforme descrito no Quadro 12.2.

Quadro 12.2 Pontuação das variáveis do perfil biofísico fetal

Variáveis biofísicas	Parâmetros normais (2 pontos)	Parâmetros anormais (zero ponto)
Movimentos fetais	Pelo menos três discretos movimentos de corpo ou membros em 30 minutos (episódios de movimentos contínuos são considerados um único movimento)	Dois episódios ou menos de movimentos de corpo ou tronco em 30 minutos
Tônus fetal	Pelo menos um episódio de extensão ativa com retorno para flexão dos membros fetais ou tronco. Abrir e fechar as mãos é considerado tônus normal	Extensão lenta com retorno parcial para flexão. Movimentos dos membros em extensão completa. Ausência de movimentos fetais com as mãos mantidas em completa ou parcial deflexão
Movimentos respiratórios	Pelo menos um episódio de movimentos de extensão e contração torácicas devido à ação dos músculos intercostais, com duração de, no mínimo, 30 segundos em 30 minutos de observação	Ausência de movimentos respiratórios fetais ou nenhum episódio com duração ≥ 30 segundos em 30 minutos
Volume de LA	Presença de pelo menos um bolsão de LA com medida ≥ 2cm em dois planos perpendiculares	Ausência de bolsões de LA ou um bolsão < 2cm em dois planos perpendiculares
Reatividade da FCF	Presença de pelo menos duas acelerações transitórias da FCF de, no mínimo, 15bpm e 15 segundos de duração, associada à movimentação fetal, em um período de 30 minutos	Menos de dois episódios de aceleração da FCF ou aceleração < 15bpm em 30 minutos

LA: líquido amniótico; FCF: frequência cardíaca fetal; bpm: batimentos por minuto.
Fonte: Manning, 1999.[5]

Interpretação

Estudos de validação do método já foram realizados em vários centros e demonstraram uma relação significativa entre os valores do perfil e a presença de hipóxia fetal, risco de morte perinatal e risco de paralisia cerebral.

Em estudo de 26.257 casos – cerca de 50% dos quais relativos a gestações de alto risco – foi observado que o valor preditivo dos quatro parâmetros ultrassonográficos, quando normais (PBF 8/8), era equivalente ao perfil completo com CTB, fosse ela reativa (10/10) ou não reativa (8/10), indicando bem-estar fetal.[6] Em virtude desses achados, e considerando a redução de custos e de tempo referente à associação dos dois métodos, a CTB é incluída no PBF somente quando são identificados parâmetros ultrassonográficos anormais.[7]

Já os valores intermediários – seis ou quatro – sugerem a ocorrência de resposta adaptativa fetal, mas a eficácia dessa resposta não pode ser definida. A condução dessas situações só pode ser realizada mediante a individualização dos casos. É preciso colocar em perspectiva os riscos intrauterinos e/ou neonatais, bem como os riscos maternos, na manutenção ou interrupção da gestação. Nesses casos, ressalta-se que o oligodrâmnio acentuado exige especial atenção com relação à resolução do parto.

Apesar de todas as variáveis do PBF terem a mesma pontuação, sabe-se que o volume de líquido amniótico é o indicador mais fiel da vitalidade fetal, seguido pela reatividade da frequência cardíaca fetal (FCF), os movimentos respiratórios, a movimentação e o tônus.[8] O oligodrâmnio acentuado é diagnosticado ao PBF quando o maior dos bolsões de líquido tem < 2cm. A utilização do índice de líquido amniótico (ILA) demonstrou boa associação com a medida do maior bolsão.[9]

Embora algumas variáveis do PBF possam ser observadas desde o primeiro trimestre, o exame normalmente é realizado a partir de 28 semanas, momento a partir do qual o feto tem maior possibilidade de sobrevida extrauterina.

O PBF está indicado nas gestações de alto risco e deve ser realizado pelo menos semanalmente, desde que as condições maternas se mantenham estáveis. Dependendo das condições maternas e fetais, deve-se aumentar a frequência para duas vezes por semana e, em certos casos, até diariamente. As grávidas com gestação no termo tardio (≥ 41 semanas) e as diabéticas devem ser acompanhadas mais frequentemente com PBF em vista da maior probabilidade de comprometimento fetal.

Alguns fatores devem ser considerados concomitantemente ao PBF, quando este é utilizado para indicar a continuação ou a interrupção da gravidez: as condições clínicas e obstétricas maternas, a presença ou não de malformações fetais e a maturidade do feto.

Foi demonstrado que na abordagem de fetos pré-termo com restrição de crescimento fetal (RCF) e peso < 1.000g o PBF apresenta alto índice de falso-positivos e negativos, não sendo recomendada sua utilização isolada para avaliação do bem-estar fetal.[10] Quanto aos possíveis impactos nos parâmetros do perfil associados à utilização de tocolíticos e corticoides, foi demonstrado que o uso de nifedipina ou atosibano para inibir o trabalho de parto pré-termo não altera de maneira significativa os movimentos, o ritmo cardíaco ou o fluxo sanguíneo fetal, o mesmo ocorrendo com o uso de corticoides.[10,11]

Entretanto, ao avaliarem o PBF de 84 fetos pré-termo entre 28 e 34 semanas antes e após a aplicação intramuscular de duas doses de betametasona, Kelly e cols.[12] observaram redução da pontuação do perfil em 31 fetos (37%) 48 horas após a administração do corticoide. As duas variáveis mais afetadas foram os movimentos respiratórios e a cardiotocografia. Não houve diferenças nos resultados neonatais entre aqueles que apresentaram redução da pontuação do PBF e os que não apresentaram alteração das variáveis biofísicas.

O Quadro 12.3 mostra a conduta diante da pontuação do PBF. Entretanto, é importante destacar que o PBF não deve ser o único determinante da conduta obstétrica. Interrupções ou condutas conservadoras devem ser

Quadro 12.3 Interpretação dos resultados do perfil biofísico fetal e possíveis condutas

Pontuação	Interpretação	Conduta recomendada
10	Feto normal, baixo risco para hipóxia crônica	Repetir avaliação com intervalos semanais Repetir duas vezes por semana em gestantes diabéticas
8	Feto normal, baixo risco para hipóxia crônica	Repetir avaliação com intervalos semanais Repetir duas vezes por semana em gestantes diabéticas Na presença de oligodrâmnio, sugere-se avaliar a possibilidade de interrupção da gravidez
6	Suspeita de hipóxia crônica	Realizar o Doppler, se disponível Repetir avaliação em 4 a 6 horas Indicada interrupção da gestação se estiver presente oligodrâmnio
4	Suspeita de hipóxia crônica	Em gestação ≥ 36 semanas, indica-se o parto Em gestação < 36 semanas e maturidade fetal não confirmada, repetir a avaliação em 4 a 6 horas; se a nova pontuação for ≤ 4, indica-se o parto Realizar o Doppler, se disponível
0 a 2	Forte suspeita de hipóxia crônica	Indica-se a resolução do parto para gestações com idade gestacional compatível com a sobrevida neonatal

Fonte: Manning, 1999.[5]

baseadas na análise global das condições maternas e fetais. Cabe ressaltar que o Quadro 12.3 se refere ao acompanhamento apenas com o PBF. Caso estejam disponíveis, outros métodos, como a dopplervelocimetria, devem ser usados de maneira complementar.

MORTALIDADE E MORBIDADE PERINATAIS

O primeiro estudo a avaliar a eficácia clínica do PBF para prevenção da mortalidade perinatal foi publicado por Manning e cols.,[13] em 1985. Foram incluídas 12.620 gestações de alto risco, sendo registrada mortalidade perinatal total de 7,4 a cada 1.000 nascidos vivos. Excluídas as mortes por anomalias congênitas maiores, a taxa caiu para 1,9 a cada 1.000 nascidos vivos. A taxa de falso-negativos (morte perinatal com PBF normal, com intervalo < 1 semana) foi de 0,6 a cada 1.000 nascidos vivos.

No mesmo estudo foi encontrado índice de natimortalidade de 1,18 a cada 1.000 nascidos vivos. A natimortalidade pode ser considerada o melhor índice para avaliação da eficácia do PBF, uma vez que não sofre a influência de fatores como idade gestacional e maturidade fetal. Baskett e cols.[14] encontraram resultados semelhantes, com índice de natimortalidade de 0,95 a cada 1.000 nascidos vivos.

O risco de morte perinatal aumenta progressivamente à medida que os resultados do PBF se tornam mais baixos. Em estudo posterior, Manning e cols.[15] demonstraram que o índice de mortalidade variou de 0,7 a cada 1.000 nascidos vivos para o PBF normal (8/10 ou 10/10) a 500 a cada 1.000 nascidos vivos quando a pontuação foi zero.

Quando normal, além de predizer se existe ou não hipóxia do SNC do feto, o PBF pode também inferir a normalidade do pH nesse tecido fetal. Através da cordocentese, verificou-se correlação linear direta entre a pontuação do PBF e os valores do pH fetal (Figura 12.2).[16]

Na análise das taxas de morbidade perinatal, acidemia fetal e paralisia cerebral aos 5 anos de idade, também foi encontrado padrão progressivo desses índices, semelhante aos da mortalidade perinatal, quando comparados à última pontuação do PBF. A redução da pontuação do PBF se associa significativamente ao incremento dessas variáveis (Figura 12.3).[8]

PERFIL BIOFÍSICO FETAL E DOPPLERVELOCIMETRIA

Com o aparecimento da dopplervelocimetria, na década de 1980, houve uma tendência natural de comparação dessa técnica com o PBF com intuito de definir o método mais fiel para avaliação da vitalidade fetal intraútero.

Baschat e cols.[17] publicaram estudo com 236 gestações com RCF grave e concluíram que na maioria dos casos estudados as alterações do fluxo arterial e venoso fetais precederam as do PBF. A associação da dopplervelocimetria seriada ao PBF melhorou a avaliação do comprometimento fetal, possibilitando a determinação mais segura do momento ideal para interrupção dessas gestações.

Cabe ressaltar que, até o momento, a dopplervelocimetria deve ser reservada para gestações de alto risco, pois existem evidências de que o uso rotineiro dessa

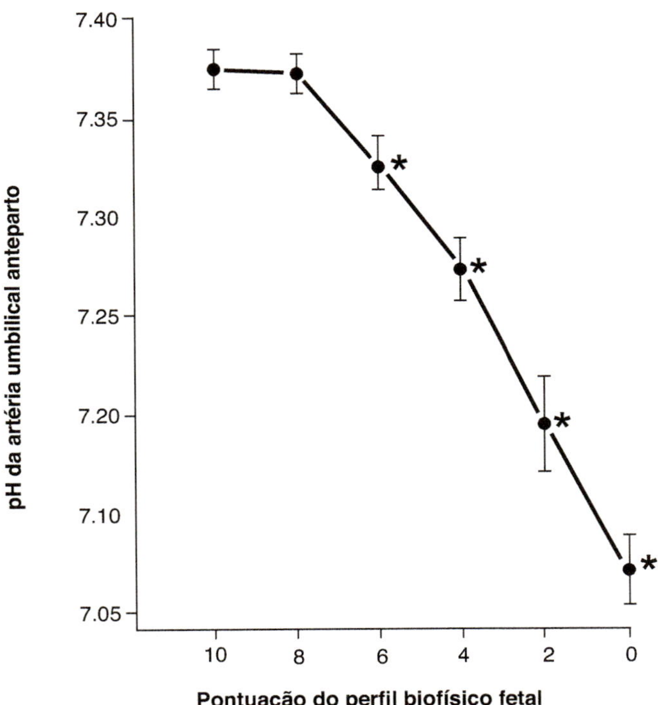

Figura 12.2 Média das medidas do pH fetal, dosado em sangue da veia umbilical obtido por cordocentese, comparadas com os valores do PBF. (Reproduzida de Manning, 1993.[16])

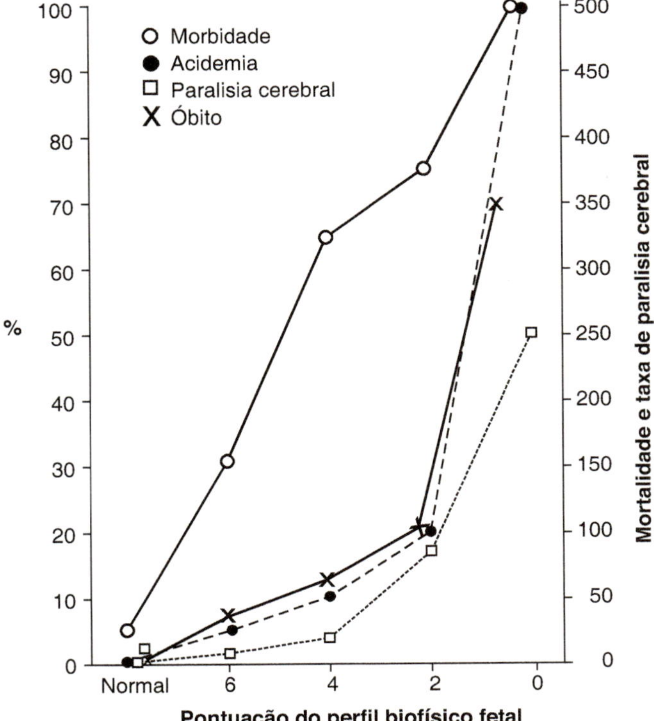

Figura 12.3 Relação entre a última pontuação do perfil biofísico fetal e as taxas de mortalidade e morbidade perinatais, acidemia fetal e paralisia cerebral aos 5 de anos de idade. (Reproduzida de Manning, 2002.[8])

técnica em gestações de baixo risco ou em populações não selecionadas não promove benefícios para a mãe ou para o feto.[18]

Baschat[19] verificou que o espectro clínico da RCF é grande e que a deterioração fetal pode ser manifestada por meio de comportamento biofísico anormal, disfunção central da função cardiorrespiratória, alterações no tônus vascular e disfunção cardiovascular. Cada uma dessas variáveis tem relação independente com o estado metabólico fetal.

A dopplervelocimetria tem sido o instrumento que interpreta melhor a associação entre o estado hemodinâmico fetal e a deterioração metabólica, tendo em vista que as alterações iniciais já prenunciam, semanas antes, o desequilíbrio acidobásico que poderá ocorrer. O PBF sozinho não fornece essa informação, exceto nos casos em que o comprometimento fetal é grave. O rastreamento simultâneo com dopplervelocimetria e PBF é vantajoso porque as mudanças no líquido amniótico e o declínio dos movimentos respiratórios, do tônus e dos movimentos fetais podem ocorrer em curtos períodos, indicando a interrupção da gravidez. Assim, somente a combinação dos métodos propedêuticos pode auxiliar o acompanhamento e a condução desses casos.

A Figura 12.4 mostra a combinação dos diversos testes propedêuticos fetais e o desvio-padrão (DP) do pH arterial fetal. Esse desvio está graduado de **0** a **–10** – e quanto maior o desvio, maior a acidemia fetal. A elevação dos índices do ducto venoso, associada ao comprometimento da função cardíaca, é o parâmetro mais sensível (73,5% a 95%) para predizer a acidemia fetal com decréscimo significativo do pH da veia umbilical (variando de –2DP a –8DP). A dopplervelocimetria arterial e/ou venosa apresenta as variáveis mais sensíveis para predizer a acidemia fetal. Mesmo assim, dependendo do vaso insonado, pode-se obter resultado alterado em fetos ainda sem acidose, como, por exemplo, a aorta descendente. Essa é, portanto, uma variável menos confiável para o diagnóstico de acidemia fetal.

Na Figura 12.4 é possível observar, ainda, que as variáveis mais sensíveis da dopplervelocimetria são a artéria cerebral média (ACM), a relação cerebroplacentária (RCP) e o ducto venoso (DV). Elas se alteram quando a acidemia fetal está em torno de –1DP (ACM) ou –2DP (RCP e DV), estendendo-se até a acidemia fetal em torno de –8DP. É claro que essa larga faixa de alteração torna difícil separar fetos menos comprometidos (–2DP) daqueles gravemente acidóticos.

Por sua vez, também se observa na Figura 12.4 que as desacelerações da frequência cardíaca fetal, detectadas à cardiotocografia computadorizada, apareceram muito tardiamente (–3DP), quando o feto já estava bastante comprometido e provavelmente já com sequelas devido à hipoxemia e à acidose. O mesmo ocorreu com as duas variáveis do PBF que mais precocemente aparecem: o tônus muscular e os movimentos fetais. Quando deixam de ser observadas, já existe grave acidemia fetal (–5DP).[19]

Em revisão que incluiu 2.974 gestantes não foi observada melhora significativa dos resultados perinatais com o uso do PBF como método de rastreamento da vitalidade fetal.[20] Cabe destacar que essa revisão incluiu apenas cinco estudos randomizados. A maior parte das evidências sobre o PBF vem de uma época em que os estudos randomizados eram pouco comuns. Esses estudos observacionais incluíam dezenas de milhares de recém-nascidos e mostravam redução da morbidade e mortalidade perinatais quando o PBF era utilizado.

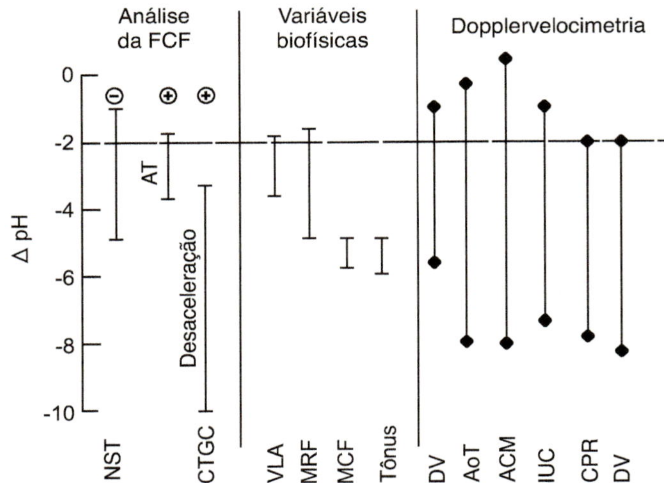

Figura 12.4 Diagrama representando a diferença entre pH normal e anormal (ΔpH), em que cada teste se mostra alterado. (*ACM*: artéria cerebral média; *AoD*: aorta descendente; *AoT*: aorta torácica; *AT*: aceleração transitória; *CTGc*: cardiografia computadorizada; *DV*: ducto venoso; *DZ*: diástole zero; *FCF*: frequência cardíaca fetal; *IUC*: índice umbilicocerebral; *MRF*: movimentos respiratórios fetais; *NST [non stress test]*: cardiotocografia anteparto; *Tônus*: tônus fetal; *VLA*: volume de líquido amniótico.) (Adaptada de Baschat *et al.*, 2013.[19])

A Federação Internacional de Ginecologistas e Obstetras (FIGO) continua recomendando que o PBF seja utilizado para acompanhamento dos fetos com restrição de crescimento de maneira integrada à dopplervelocimetria.[21]

Não há dúvidas de que o Doppler é o melhor método para acompanhar um feto com restrição de crescimento, uma vez que a sequência de alteração dos parâmetros é bem estabelecida. A questão é que ele não é um bom método para avaliação de casos em que a disfunção vascular/placentária não é a indutora do sofrimento fetal, como os de diabetes gestacional, ruptura prematura de membranas ou infecções fetais. Nessas situações, o PBF pode indicar comprometimento fetal independentemente de alterações do Doppler e, por isso, continua tendo papel importante no acompanhamento da vitalidade fetal.

Outra situação em que o PBF pode ser utilizado de maneira complementar ao Doppler é para acompanhamento de fetos com restrição de crescimento > 34 semanas, quando dificilmente o Doppler vai sofrer deterioração mais acentuada e o PBF será o parâmetro a apontar a piora do quadro e possivelmente a necessidade de interrupção mais precoce da gestação. Para maiores informações sobre o acompanhamento do feto com restrição de crescimento, o leitor pode reportar-se ao Capítulo 27.

CONSIDERAÇÕES FINAIS

Passados 40 anos desde a descrição original do PBF nos moldes que Manning criou, o método continua sendo importante para avaliação da vitalidade fetal intrauterina após a segunda metade da gestação. Sua fidelidade, praticidade e simplicidade para identificação de fetos em situação de risco são altas, sendo por isso amplamente utilizado em todo o mundo.

O PBF reconhece os padrões de comportamento fetal e sua relação com o estado fetal. Ele oferece precisão para avaliação fetal e orientação adequada do tratamento, muitas vezes possibilitando que a gravidez continue com baixo risco de perda fetal quando seu escore está normal. Em virtude da simplicidade de aplicação, o PBF pode ser utilizado rotineiramente para vigilância do feto de alto risco, principalmente nos casos em que a insuficiência placentária não é o mecanismo principal de indução do comprometimento.

A associação dos métodos propedêuticos é indispensável para correta avaliação do feto, proporcionando informação mais segura para que seja estabelecida a conduta mais adequada.

Referências

1. Manning FA, Platt LD, Sipos L. Antepartum fetal evaluation: The development of a fetal biophysical profile score. Am J Obstet Gynecol 1980; 136:787-95.
2. Nageotte MP, Towers CV, Asrat T, Freemark. Perinatal outcome with the modified biophysical profile. Am J Obstet Gynecol 1994; 170:1672-6.
3. Vintzileos AM, Gaffrey SE, Salinger LM, Campbell WA, Nochimson DJ. The relationship between fetal biophysical profile and cord pH in patients undergoing cesarean section before the onset of labor. Obstet Gynecol 1987; 70:196-201.
4. Nochimson DJ, Turbeville JS, Terry JE, Petrie RH, Lundy LE. The nonstress test. Obstet Gynecol 1978; 51:419-21.
5. Manning FA. Fetal assessment by evaluation of biophysical variables. (Fetal Biophysical Profile Score). In: Creasy RK, Resnik R. Maternal – Fetal Medicine. 4 ed. Philadelphia: WB Saunders, 1999: 319-33.
6. Vintzileos AM, Campbell WA, Ingardia CJ et al. The fetal biophysical profile and its predictive value. Obstet Gynecol 1983; 62:271-9.
7. Manning FA, Morrison I, Lange IR, Harman CR, Chamberlain CF. Fetal biophysical profile scoring: Selective use of the nonstress test. Am J Obstet Gynecol 1987; 156:709-12.
8. Manning FA. Fetal biophysical profile: A critical appraisal. Clin Obstet Gynecol 2002; 45:975-85.
9. Phelan JP, Ahn MO, Smith CV, Rutherford SE, Anderson E. Amniotic fluid index measurements during pregnancy. J Reprod Med 1987; 32:601-4.
10. de Heus R, Mulder EJ, Derks JB, Visser GH. The effects of the tocolytics atosiban and nifedipine on fetal movements, heart rate and blood flow. J Matern Fetal Neonatal Med 2009; 22(6):485-90.
11. Babovic I, Plesinac S, Opalic J et al. Intramuscular fetal corticosteroid therapy: Short-term effects on the fetus. Fetal Diagn Ther 2009; 25(1):98-101.
12. Kelly MK, Schneider EP, Petrikovsky BM, Lesser ML. Effect of antenatal steroid administration on the fetal biophysical profile. J Clin Ultrasound 2000; 28:224-6.
13. Manning FA, Morris I, Lange IR, Harman CR, Chamberlain PF. Fetal assessment based on fetal biophysical profile scoring: Experience in 12.620 referred high risk pregnancies: I. Perinatal mortality by frequency and etiology. Am J Obstet Gynecol 1985; 151:343-50.
14. Baskett TF, Allan AC, Gray JH, Young DC, Young LM. Fetal biophysical profile and perinatal death. Obstet Gynecol 1987; 70:357-60.
15. Manning FA, Harman CR, Morrison I, Menticoglou SM, Lange IR, Johnson JM. Fetal assessment based on fetal biophysical profile scoring: IV. An analysis of perinatal morbidity and mortality. Am J Obstet Gynecol 1990; 162:703-9.
16. Manning FA, Snidjers RJM, Harman CR, Nicolaides K, Menticoglou S, Morrison I. Fetal biophysical profile scoring. VI. Correlation with antepartum umbilical venous pH. Am J Obstet Gynecol 1993; 169:755-63.
17. Baschat AA, Gembruch U, Harman CR. The sequence of changes in Doppler and biophysical parameters as severe fetal growth restriction worsens. Ultrasound Obstet Gynecol 2001; 18:571-7.
18. Bricker L, Neilson JP. Routine Doppler ultrasound in pregnancy (Cochrane Review). In: The Cochrane Library, Issue 4, 2007; 18(2):CD001450. Oxford: Update Software.
19. Baschat AA. Integrated fetal testing in growth restriction: combining multivessel Doppler and biophysical parameters. Ultrasound Obstet Gynecol 2003; 21:1-8.
20. Lalor JG, Fawole B, Alfirevic Z, Devane D. Biophysical profile for fetal assessment in high-risk pregnancies (Cochrane Review). In: The Cochrane Library, Issue 1, 2008. Oxford: Update Software.
21. Melamed N, Baschat A, Yinon Y et al. FIGO (International Federation of Gynecology and Obstetrics) initiative on fetal growth: Best practice advice for screening, diagnosis, and management of fetal growth restriction. Int J Gynaecol Obstet. 2021; 152 (S1):3-57.

Doppler

CAPÍTULO
13

Victor Hugo de Melo
Mário Dias Corrêa Júnior

INTRODUÇÃO

A avaliação dos mecanismos de regulação dos fluxos uteroplacentário e fetoplacentário e da circulação fetal apresenta várias dificuldades, como a complexidade do suprimento arterial uterino durante a gestação, a inacessibilidade fetal para avaliação direta de seu processo hemodinâmico, a grande sensibilidade materno-fetal às infecções, exigindo o uso de métodos não invasivos, e, principalmente, o fato de a placenta ser órgão transitório com diversas fontes de suprimento sanguíneo e dupla circulação, mudando gradativamente com o decorrer da gravidez.[1]

Na metade do século XX, os experimentos clássicos em fetos de ovelhas para avaliar a circulação fetoplacentária e verificar o volume de fluxo sanguíneo umbilical nas diversas etapas da gestação faziam uso dos mais diversos métodos invasivos, não aplicáveis em seres humanos. No entanto, esses experimentos melhoraram o entendimento da dinâmica das circulações materna e fetal, do suprimento de oxigênio para o feto e das modificações hemodinâmicas que ocorrem com a evolução da gravidez.[2]

Cabe destacar a importante revisão de Dawes (1962)[3] sobre a circulação umbilical, compilando boa parte dos estudos experimentais até então realizados. Observa-se que, a partir dos estudos hemodinâmicos em fetos de ovelhas e das necropsias em neonatos humanos, já havia uma definição anatômica e mesmo hemodinâmica clara sobre o volume de fluxo sanguíneo circulante por minuto e a pressão arterial e venosa nos diferentes sítios das circulações umbilical e fetal.

A introdução da análise do fluxo vascular materno-fetal por meio do Doppler em Obstetrícia promoveu importantes avanços na avaliação hemodinâmica dos fluxos uteroplacentário e fetoplacentário e da circulação fetal, ampliando os métodos propedêuticos fetais não invasivos, até então relacionados somente com cardiotocografia e ultrassonografia, não esquecendo de mencionar a mensuração da altura do fundo uterino.

A partir da década de 1980, inúmeras publicações sobre o uso do Doppler associado à ultrassonografia introduziram esse novo método não invasivo de avaliação da vitalidade fetal, confirmando grande parte das descobertas fisiopatológicas dos experimentos anteriores realizados em fetos de ovelhas. O conhecimento das bases anatômicas e fisiológicas da perfusão uteroplacentária e da circulação fetoplacentária, bem como das mudanças da circulação fetal em resposta à insuficiência placentária com a chamada redistribuição de fluxo sanguíneo fetal demonstrada em estudos experimentais, foi claramente confirmado com o uso do Doppler. Seguro, não invasivo e confiável, tornou-se o método de escolha para investigação de insuficiência uteroplacentária, sem provocar nenhum dano fetal ou materno.[4]

BASES FÍSICAS

Inicialmente, é importante destacar que a aplicação do Doppler em Obstetrícia não é recente: tem sido realizada há muito tempo para detectar os batimentos cardíacos fetais (BCF), possibilitando a avaliação da frequência cardíaca, mas gerando tão somente a saída de áudio. Entretanto, o estudo velocimétrico do fluxo sanguíneo exige extração e processamento adicional da informação de mudança de frequência e envolve a aplicação de tecnologia avançada com complexidade e sofisticação variadas, dependendo do tipo de ultrassom Doppler utilizado.

O som, uma forma de energia, propaga-se sob a forma de ondas com diferentes frequências. A frequência dos sons audíveis varia entre 15 e 20Hz. O ultrassom tem frequência acima de 20Hz e é inaudível pelo ouvido humano. A frequência de ultrassom utilizada em Obstetrícia com propósitos diagnósticos varia de 2 a 5MHz. Para a produção de imagens, os transdutores empregam cristais com propriedades piezoelétricas que, em breve síntese, permitem a conversão do som em imagem.[5]

Efeito Doppler

A velocidade do som é a razão de sua propagação linear, por unidade de tempo, em dada direção, sendo diretamente influenciada pela densidade do meio em que se propaga. Por exemplo, a velocidade do ultrassom nos tecidos moles é de aproximadamente 1.540m/s, enquanto nos ossos é de 480m/s. A resistência oferecida à propagação da onda de ultrassom por um meio é chamada impedância acústica e tem relação direta com a densidade do meio: quanto maior a densidade, menor a velocidade da onda de ultrassom naquele meio. Os ossos são os tecidos mais densos e apresentam alta impedância acústica.[5]

Johann Christian Doppler, professor de Física da Universidade de Viena, publicou em 1843 as bases teóricas do princípio que hoje leva seu nome. Recapitulando a teoria das ondas de luz – e suas diferentes cores – ele postulou que essas ondas, ou as ondas sonoras, quando refletidas por um objeto em movimento, retornavam à fonte de origem com frequência alterada. Doppler confirmou que a frequência de onda aumentava à medida que a fonte sonora (ou de luz) se aproximava do observador, decrescendo se a fonte emissora se movia para longe. Esse fenômeno é conhecido como efeito (ou desvio) Doppler. Esse princípio é aplicado a qualquer fonte de energia que se propaga em forma de ondas (Figura 13.1).[5,6]

A Figura 13.1 mostra uma locomotiva parada com frequência de onda sonora igual a f_0. Caso ela se mova em direção ao observador, a frequência será maior que f_0 e, ao contrário, se ela se afastar, será menor que f_0. Para melhor compreensão, é possível imaginar o observador em uma estação ferroviária, ouvindo o ruído da locomotiva se aproximando e aumentando o som (frequência maior – som mais agudo) ou se afastando e reduzindo o som (frequência menor – som mais grave). O mesmo fenômeno ocorre, de maneira similar, quando se utilizam ondas de ultrassom para avaliação do fluxo em um vaso sanguíneo (por exemplo, a artéria umbilical). Quando o feixe de ondas encontrar milhões de células sanguíneas em movimento, principalmente hemácias, será produzido desvio de frequência proporcional à velocidade das células. Os ecos produzidos por esse movimento se propagam em todas as direções, são captados pelo transdutor e transformados em imagens dinâmicas.[5]

Como a velocidade do fluxo sanguíneo é muito mais baixa que a velocidade do ultrassom nos tecidos, a magnitude da frequência do desvio Doppler é menor e pode ser audível, a exemplo do que ocorre com os transdutores de detecção dos BCF. Para a maioria dos transdutores utilizados em Obstetrícia, o desvio da frequência dos ultrassons é de

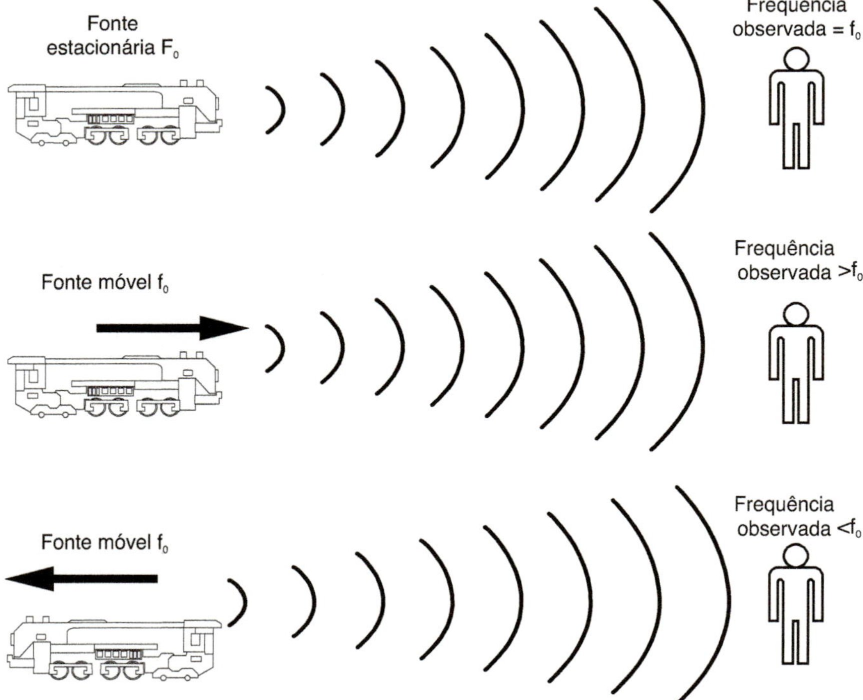

Figura 13.1 Efeito Doppler. (Reproduzida de Maulik, 1989.[5])

cerca de 1/1.000 da frequência incidente. Por exemplo, para uma velocidade de fluxo sanguíneo de 100m/s e frequência de 3,5MHz do transdutor, o desvio Doppler terá frequência em torno de 4,5KHz e, portanto, dentro da faixa de percepção dos sons pelo ouvido humano.

Equação Doppler

A relação entre a velocidade do fluxo sanguíneo, o desvio Doppler e a mudança da frequência da onda emitida depende de múltiplos fatores, expressos em uma equação matemática (Figura 13.2):[5]

$$Fd = [2Fi \cdot \cos Ø \cdot v] / c$$

onde:

Fd: desvio Doppler da frequência dos ultrassons.

Fi: frequência de incidência de ultrassons pelo transdutor.

cos Ø: cosseno do ângulo de incidência dos ultrassons e o eixo do fluxo sanguíneo.

v: velocidade do fluxo sanguíneo.

c: velocidade do som nos tecidos.

Cabe destacar que a magnitude do desvio Doppler da frequência do feixe de ondas depende do ângulo de incidência sobre o eixo do vaso sanguíneo, sendo maior quando o ângulo se aproxima de 0 grau (cos Ø = 1) e nulo quando perpendicular ao vaso (ângulo de 90 graus, cos Ø = 0), o que justifica a importância do uso de técnica adequada de insonação para obtenção de dados fidedignos a respeito da velocidade do fluxo sanguíneo. Como regra geral, o ângulo de insonação não deve exceder 60 graus.[5,7]

TIPOS DE DOPPLER

Quatro tipos (ou modos) de desvio Doppler são utilizados em Obstetrícia, os quais serão descritos a seguir.[5,8]

Doppler contínuo

Nesse sistema, o transdutor contém dois elementos: um para transmitir continuamente o feixe de ondas de ultrassom e outro que recebe de volta os ecos difundidos. Nessa situação, o transdutor recebe todos os sinais de desvio Doppler, ou seja, todos os elementos móveis atingidos pelo feixe de ondas e não pode discriminar precisamente os locais que originam os sinais. Os instrumentos são relativamente mais baratos e muito utilizados para diagnósticos mais simples em Obstetrícia, como a detecção dos BCF.

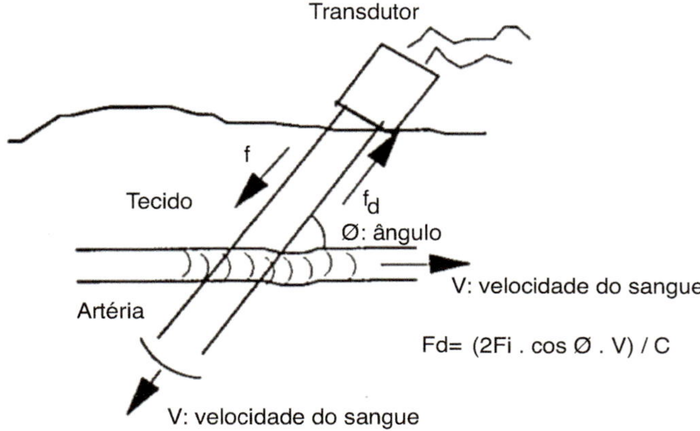

Figura 13.2 Equação do desvio Doppler. (Reproduzida de Maulik, 1982.[5])

Doppler pulsátil

Nesse caso, o transdutor transmite pulsos de feixes de ondas e, após um intervalo, os mesmos cristais funcionam para receber os ultrassons de retorno. A variação do intervalo torna possível selecionar a profundidade e o alvo do feixe de ondas, tendo em vista que a visualização do vaso é realizada direta e simultaneamente por meio do sistema duplex, que combina a ultrassonografia dinâmica (*real time*) com o Doppler pulsátil (por exemplo, um vaso sanguíneo materno ou fetal específico). Essa é a grande vantagem do Doppler pulsátil em relação ao contínuo: promover informações sobre os fluxos vasculares específicos do feto, ajustando o feixe de ondas à localização e às dimensões dos vasos. A região onde os sinais Doppler são mensurados é chamada de volume de amostra (ou *gate*).

Após a aquisição dos ecos sonoros, ocorre a transformação das diversas ondas de frequência em um gráfico bidimensional, dispondo-se a imagem na tela do aparelho de ultrassom em tempo real. A imagem pode ser modificada na dependência do volume da amostra e da localização do vaso sanguíneo. Por convenção, o fluxo em direção ao transdutor fica disposto acima da linha de base e o fluxo no sentido contrário fica abaixo da linha de base.

Doppler colorido

O modo colorido utiliza padrões de fluxo bidimensionais sobrepostos, produzindo imagens em tempo real. O fluxo vascular em direção ao transdutor geralmente é codificado na cor vermelha e o que se afasta é azul. Trata-se de um sistema bem mais complexo de Doppler pulsátil, muito utilizado para investigações ecocardiográficas em adultos, neonatos e também em fetos. Apesar do custo mais elevado, atualmente é o método mais utilizado para avaliação do fluxo vascular materno e fetal em Obstetrícia.

Power-Doppler

Essa técnica de Doppler colorido possibilita a aquisição de imagens tridimensionais (multiplanares) nos planos coronal, axial e sagital e com técnica rotacional, melhorando a visualização das interfaces entre os tecidos. Por exemplo, em caso de suspeita de acretismo placentário, melhora a análise do grau de invasão da bexiga, ao avaliar a interface vascular placenta-bexiga.[8]

ONDA DE VELOCIDADE DE FLUXO

Nos vasos sanguíneos, os ultrassons são refletidos nas interfaces entre o plasma e as células sanguíneas, especialmente as hemácias. Desse modo, quando o vaso é insonado, os ecos de retorno contêm frequências diversas, dependendo da velocidade de movimento das células (por exemplo, a velocidade é mais alta no centro de uma artéria e menor na periferia, ou seja, a velocidade não é constante e, portanto, para maior precisão, deve-se estimar a velocidade média). Outro aspecto é que durante a sístole a contração muscular cardíaca impulsiona mais rapidamente o fluxo vascular, produzindo o pico máximo da onda de fluxo, a qual decresce à medida que ocorre a diástole cardíaca.

A avaliação quantitativa do volume do fluxo sanguíneo (Q[mL/min]) é determinada pela seguinte equação:

$$Q = v.\pi.r$$

onde:

v: velocidade média ponderada/tempo.

r: raio do vaso insonado.

π: constante matemática (3,14159).

Em termos práticos, não é possível medir o raio de vasos de 2 a 5mm, o que impossibilita a estimativa do volume do fluxo em vasos fetais, pois implicaria erros de 15% a 50% nas estimativas e, portanto, inaceitáveis para o diagnóstico. O desânimo inicial entre os pesquisadores, provocado pelos problemas com o fluxo quantitativo, foi resolvido quando se percebeu que a análise qualitativa das formas de onda da velocidade do fluxo sanguíneo (OVF) oferecia informações clínicas valiosas.[9]

A metodologia de avaliação qualitativa do fluxo sanguíneo através da análise espectral da OVF é realizada por meio do estudo computadorizado das múltiplas velocidades das células sanguíneas, transformando os ecos refletidos em sinais de frequência apresentados graficamente em função do tempo. A imagem da OVF produzida é denominada sonograma e representa a soma das ondas incidentes e refletidas registradas pelo aparelho naquele momento. O espectro visualizado no sonograma arterial mostra a frequência do desvio Doppler no eixo da ordenada (y), enquanto o tempo é registrado no eixo da abscissa (x). As variações de amplitude ou intensidade dos sinais são registradas instantaneamente (*real time*) durante cada ciclo cardíaco (Figura 13.3).[9]

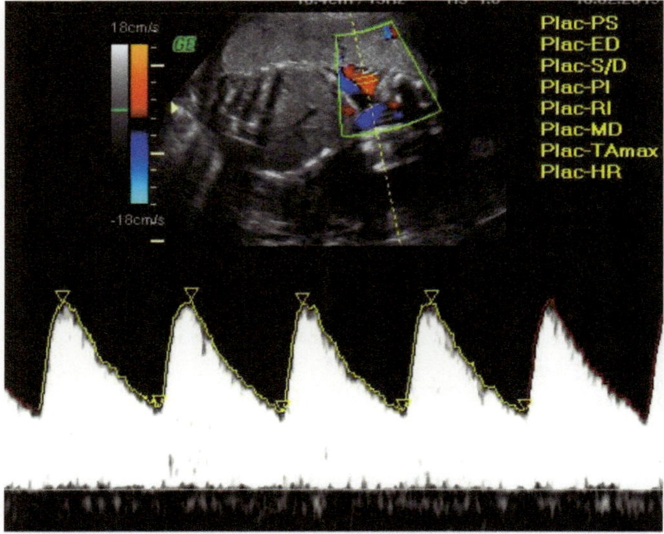

Figura 13.3 Sonograma da artéria umbilical.

Possíveis erros no sonograma

Para melhorar a qualidade na obtenção da imagem da OVF e do sonograma que será avaliado, algumas situações específicas devem ser evitadas por poderem alterar o resultado final:

- **Movimentos respiratórios fetais:** sabe-se que esses movimentos não são constantes, mas episódicos, e dependentes da função normal do córtex cerebral e da contratilidade do diafragma. Durante essa atividade, não deve ser realizada a avaliação dopplervelocimétrica fetal, pois pode haver interferência no gráfico do sonograma (Figura 13.4).
- **Utilização de filtros acústicos:** para obtenção do sonograma são utilizados filtros acústicos para remoção dos sinais de baixa frequência das paredes arteriais, o que eventualmente pode simular a ausência de diástole (diástole-zero). Essa possibilidade pode ser minimizada pela insonação do vaso em outros locais e a redução do filtro ao mínimo indispensável. Em geral, são usados filtros acústicos de 50 a 150Hz.
- A reflexão, absorção ou refração do feixe de ultrassom por outras estruturas em seu caminho (costelas e membros, entre outros) pode distorcer ou obliterar os sinais do Doppler. Assim, deve-se evitar esse tipo de interferência e não insonar vasos próximos a áreas de turbulência de fluxo, como ramificações vasculares.

ÍNDICES DOPPLERVELOCIMÉTRICOS

O fluxo sanguíneo depende não apenas do leito vascular a jusante, mas também da bomba a montante, da elasticidade e distensibilidade das paredes dos vasos e das propriedades viscosas do sangue. Em virtude das dificuldades técnicas relacionadas com a análise quantitativa do fluxo vascular fetal, vários índices foram desenvolvidos para mensurar o fluxo com base na OVF e na análise espectral do sonograma. Esses índices envolvem a combinação de pico sistólico, final da diástole e valores médios temporais do deslocamento da frequência. Como esses parâmetros são retirados do mesmo ciclo cardíaco,

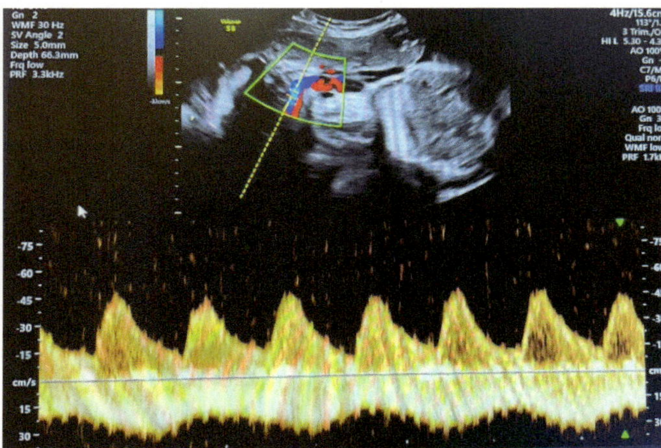

Figura 13.4 Sonograma da artéria umbilical de feto apresentando movimentos respiratórios.

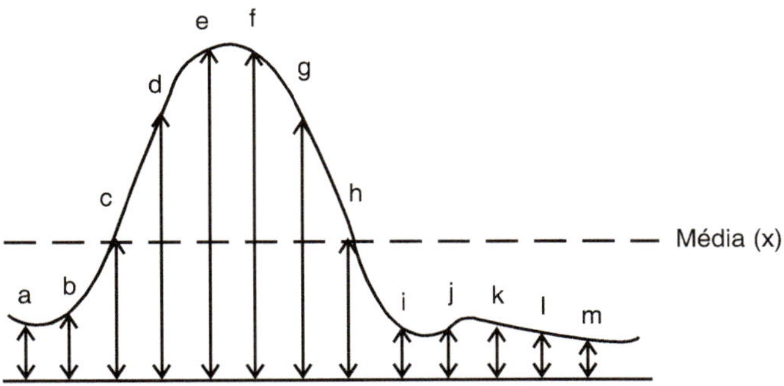

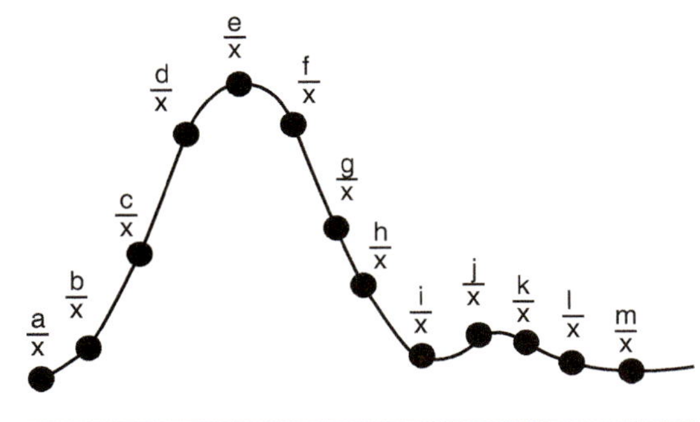

Figura 13.5 Perfil de índices de frequência da onda de velocidade do fluxo sanguíneo (OVF). Cálculo da média do desvio da frequência utilizado como parâmetro do índice de pulsatilidade. Para estimativa da média do desvio, o computador calcula a área sob a curva por meio da função integral. (Reproduzida de McParland & Pearce, 1989.[9])

essas proporções não dependem do ângulo de insonação do vaso (Figura 13.5).

A onda de fluxo arterial é tipicamente bifásica, com um pico sistólico (P) e contínuas velocidades anterógradas durante toda a diástole, atingindo um ponto mínimo (B) ao final da diástole cardíaca. Em geral, o aclive máximo da aceleração sistólica (A) é ditado pela força de contração cardíaca, e o fluxo diastólico terminal (B) se associa à resistência periférica. Os índices dopplervelocimétricos mais utilizados em Obstetrícia são (Figura 13.6):[5,9]

- **Relação A/B:** proporção entre o pico máximo da sístole (A) e o final da diástole (B).
- **Índice de resistência:** proporção da diferença entre o pico sistólico e o final da diástole (A – B) e o pico sistólico (A).
- **Índice de pulsatilidade:** proporção da diferença entre o pico sistólico e o final da diástole (A – B) e a média do desvio da frequência (Vm).

Em geral, a correlação entre os índices é muito boa, não sendo possível que algum deles ofereça informações mais precisas do que os outros.[10] Entretanto, a relação A/B poderá implicar margem de erro maior quando seus valores estiverem anormalmente elevados (por exemplo, quando o fluxo diastólico tende a zero). Assim, nessas situações ou na ausência de fluxo diastólico, o único índice que pode ser utilizado é o de pulsatilidade.[9] Atualmente recomendado na prática clínica e em pesquisas, o índice de pulsatilidade promove melhor estimativa das ondas de fluxo em situações como presença de incisura nas artérias uterinas, diástole zero e fluxo reverso na artéria umbilical.[7]

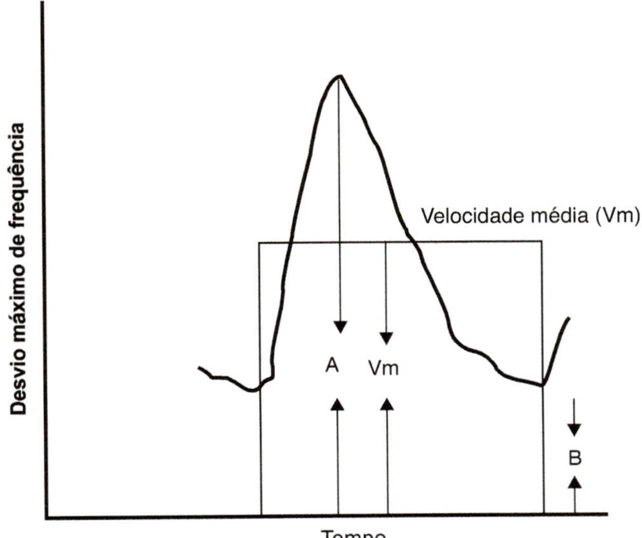

Figura 13.6 Índices de mensuração qualitativa de fluxo sanguíneo da circulação uteroplacentária, fetoplacentária e fetal. (Reproduzida de Maulik, 1989; McParland & Pearce, 1989; Trudinger & Giles, 1989.[5,9,10])

APLICAÇÕES EM OBSTETRÍCIA

O Doppler vem se firmando cada vez mais como ferramenta extremamente útil na gestação, podendo ser adotado tanto para predição de complicações (por exemplo, pré-eclâmpsia [PE]) como para acompanhamento de intercorrências (por exemplo, restrição de crescimento fetal [RCF]). Apesar de ser utilizado para avaliação de quase todos os vasos maternos e fetais, cabe destacar o estudo dos vasos cuja análise mostra evidências de benefícios na literatura.

Dopplervelocimetria materna

Os principais vasos maternos avaliados com objetivos obstétricos são as artérias uterinas e oftálmicas. (O Doppler venoso, também utilizado com frequência em caso de suspeita de eventos tromboembólicos, será abordado no Capítulo 36.)

Artérias uterinas

Ramos das artérias hipogástricas internas e principais responsáveis pela irrigação uterina, ao atingirem o útero as artérias uterinas vão se dividir em ramo inferior (responsável pela irrigação do colo) e ramo superior (responsável pela irrigação do corpo uterino). Do ramo superior vão surgir as artérias arqueadas, que circundam o útero e dão origem às artérias radiais, que penetram o miométrio. As artérias radiais, por sua vez, vão dar origem às arteríolas basais (que irrigam o endométrio) e às arteríolas espiraladas, principais responsáveis pela irrigação placentária (Figura 13.7).[11]

A boa irrigação placentária é essencial para o desenvolvimento adequado da gestação. Durante a gravidez

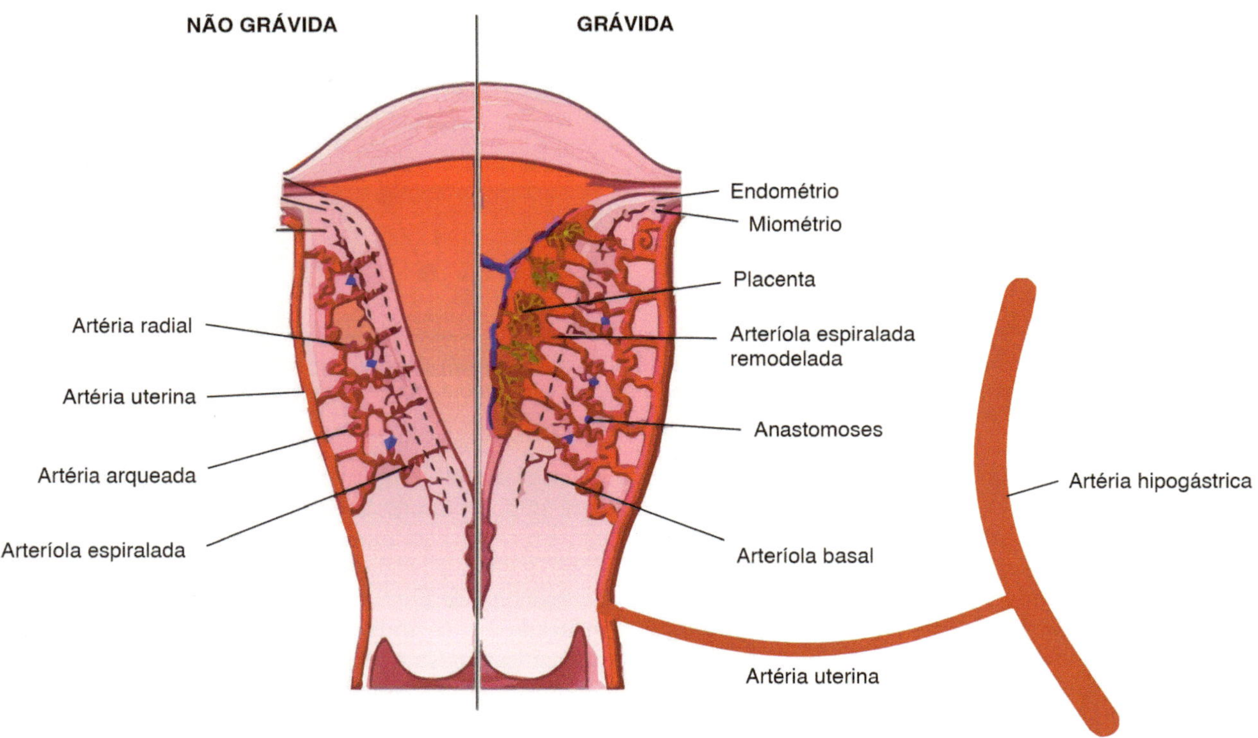

Figura 13.7 Anatomia das artérias uterinas. (Modificada de James *et al.*, 2017.[11])

ocorre aumento significativo do tamanho do útero com consequente aumento da vascularização e do calibre dos vasos, principalmente das arteríolas espiraladas, que chegam a aumentar seis a sete vezes de diâmetro.[12] O aumento do calibre se dá em função da invasão trofoblástica das arteríolas espiraladas, com destruição da camada muscular média e o consequente aumento da complacência.

A partir da década de 1980, concluiu-se que a avaliação das artérias uterinas poderia ser um bom parâmetro para acompanhamento do aumento da vascularização uteroplacentária, sendo preditora de hipóxia placentária e de suas consequências, como PE e RCF.[10]

No início da gestação, as artérias uterinas apresentam um perfil de onda que indica resistência aumentada, caracterizado pela presença de depressão no início da diástole, a chamada incisura protodiastólica (Figura 13.8*A*). Ao longo da gestação, com o aumento do leito vascular uterino em decorrência das alterações das arteríolas espiraladas, ocorrem o desaparecimento da incisura e o aumento da diástole (Figura 13.8*B*) com a consequente diminuição dos índices de resistência e pulsatilidade. A ausência do desaparecimento da incisura, bem como a manutenção do índice de pulsatilidade acima do percentil 95 da curva de normalidade, indica risco aumentado de complicações.

O conhecimento da fisiologia da implantação placentária tornou possível o uso do Doppler das artérias uterinas como ferramenta para predição do risco de insuficiência placentária, condição importante tanto na gênese da PE como da RCF.

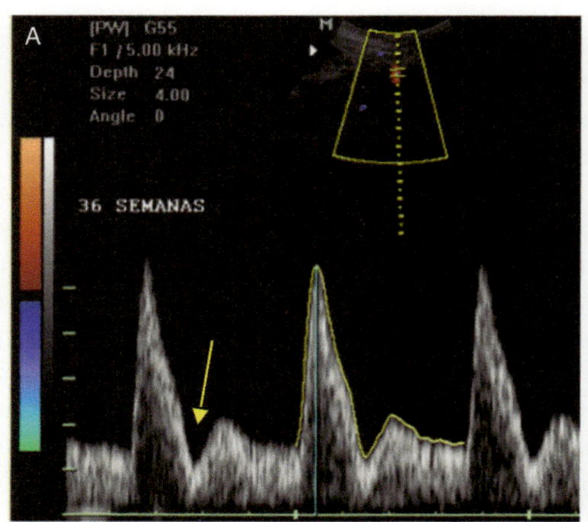

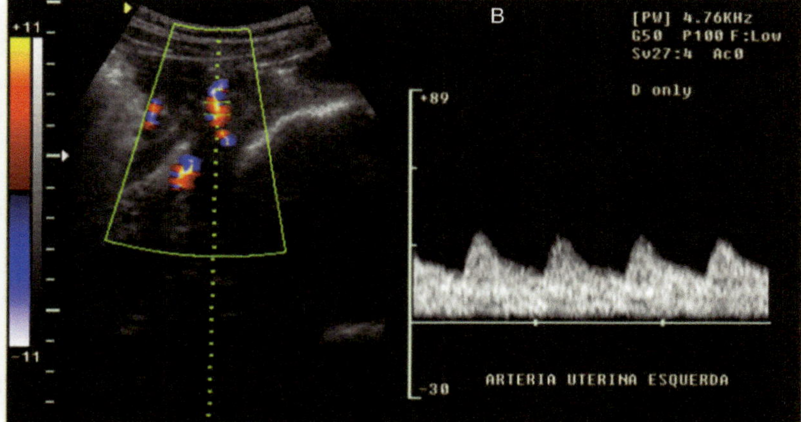

Figura 13.8 Perfil de onda das artérias uterinas. **A** Padrão de alta resistência com incisura (*seta*). **B** Padrão de baixa resistência.

Desse modo, inúmeros estudos indicaram que, quando a resistência nas artérias uterinas, avaliada pelo Doppler, não diminui de maneira adequada, os riscos de a gestante desenvolver PE e RCF são maiores.

Metanálise de 18 estudos (55.974 gestantes de baixo risco) mostrou que o Doppler de artérias uterinas realizado no primeiro trimestre apresentava baixa taxa de falsos-positivos (alta especificidade) e baixa sensibilidade (alta taxa de falsos-negativos). Isso significa que, quando está alterado o exame, prediz possibilidade maior de desenvolvimento de PE e RCF, o que justificaria a prescrição de ácido acetilsalicílico (AAS) para essas mulheres.[13] Isso pode ser explicado pelo fato de a má irrigação placentária ser um fator de risco importante para o desenvolvimento de PE e RCF (para mais informações, veja os Capítulos 27 e 28).

Atualmente, o Doppler de artérias uterinas pode ser associado a outros marcadores em algoritmo de predição da PE, alcançando taxas de detecção de até 75% para casos de início precoce.[14]

Outra aplicação prática do Doppler de artérias uterinas é como marcador de insuficiência placentária em caso de fetos pequenos para a idade gestacional (PIG), tornando possível diferenciar os fetos constitucionalmente pequenos daqueles com RCF.[15]

Artérias oftálmicas

O estudo das artérias oftálmicas possibilita a análise da perfusão cerebral materna e das adaptações endoteliais em casos de PE. Alguns estudos mostraram sinais de hiperperfusão orbital e resistência diminuída nas gestantes com diagnóstico de PE.[16]

A artéria oftálmica é ramo da carótida interna, compartilhando similaridades com a vasculatura intracraniana. De fácil acesso, é, portanto, um bom vaso para avaliação da circulação intracraniana.[17]

A avaliação das artérias oftálmicas é relativamente fácil e pode ser realizada mediante a colocação de um transdutor linear sobre o olho fechado da gestante (Figura 13.9).

Barbosa e cols. (2009)[18] demonstraram que a diminuição do índice de resistência da artéria oftálmica era bom preditor de complicações neurológicas, como a *Posterior Reversible Encephalopathy Syndrome* (PRES), em gestantes com PE grave – o índice de resistência abaixo de 0,56 se associou à ocorrência de PRES (OR: 12,67; IC95%: 4,08 a 39,39).

Metanálise de oito estudos apontou que o Doppler de artérias oftálmicas pode ser um método complementar para o diagnóstico de PE, utilizando-se a razão dos picos (PR [*peak ratio*]), que consiste na divisão da velocidade do primeiro pico sistólico pela velocidade do segundo. O método alcançou sensibilidade de 84% e especificidade de 92%.[16]

Dopplervelocimetria arterial fetal

A avaliação da circulação fetal por meio do Doppler abriu um campo de possibilidades para o entendimento da fisiologia fetal e o acompanhamento de suas enfermidades. Praticamente todos os grandes vasos fetais já foram avaliados por meio de Doppler, mas poucos com real valor na prática clínica diária, sendo as artérias umbilical e cerebral média os principais.

Artéria umbilical

Ramos das artérias ilíacas fetais, as artérias umbilicais são responsáveis por levar o sangue que deixa o feto até a placenta pelo cordão umbilical. Na placenta, se subdividem em pequenos vasos que vão se ramificar pelas vilosidades coriônicas, onde se realizarão tanto a troca gasosa como o aporte de nutrientes e de outras substâncias provenientes da circulação materna.

O fluxo sanguíneo, portanto, reflete a resistência que o sangue fetal enfrenta para passar pelas vilosidades placentárias. Quanto mais ramificadas forem as vilosidades, maior a área de troca gasosa e menor a resistência à passagem sanguínea, o que é observado como queda nos índices dopplervelocimétricos.

Em uma gravidez com evolução normal, a resistência das artérias umbilicais, calculada pelos índices de resistência e de pulsatilidade, cai progressivamente com o avançar da gestação, refletindo o aumento da área de troca gasosa na placenta. De maneira inversa, quando ocorre perda de área de troca gasosa, os índices aumentam. A Figura 13.10 mostra a vasculatura placentária

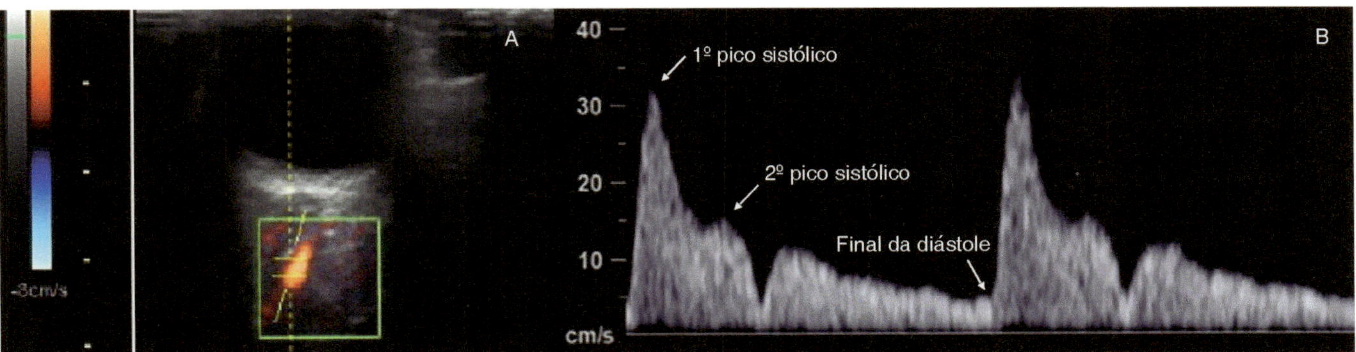

Figura 13.9A e **B** Doppler da artéria oftálmica. **A** Artéria oftálmica sendo insonada logo atrás do globo ocular. **B** Perfil de onda mostrando dois picos sistólicos e a velocidade diastólica final.

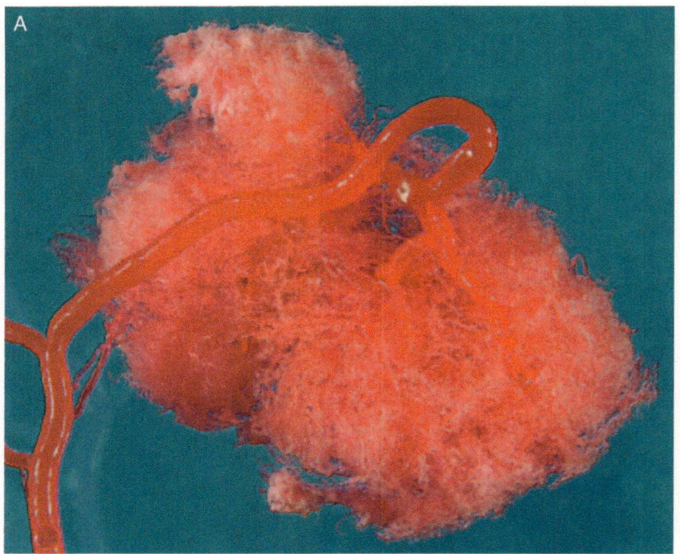

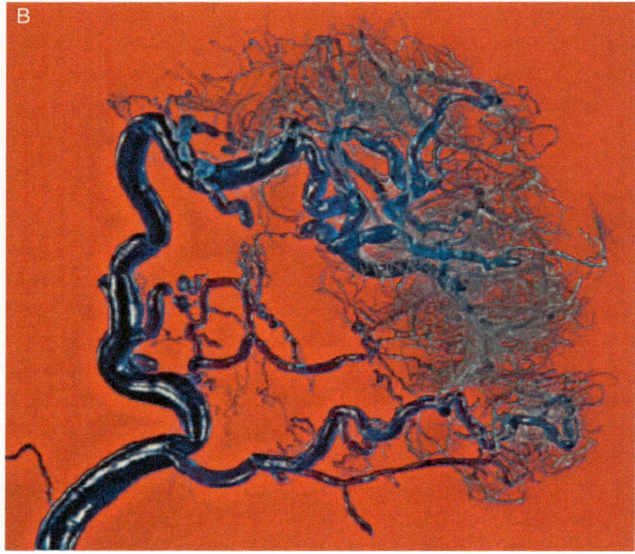

Figura 13.10 Modelos da árvore vascular placentária preparados através da injeção de acrílico no cordão umbilical com posterior destruição dos demais tecidos placentários com ácido. **A** Placenta normal. **B** Placenta em caso de diástole zero na artéria umbilical.

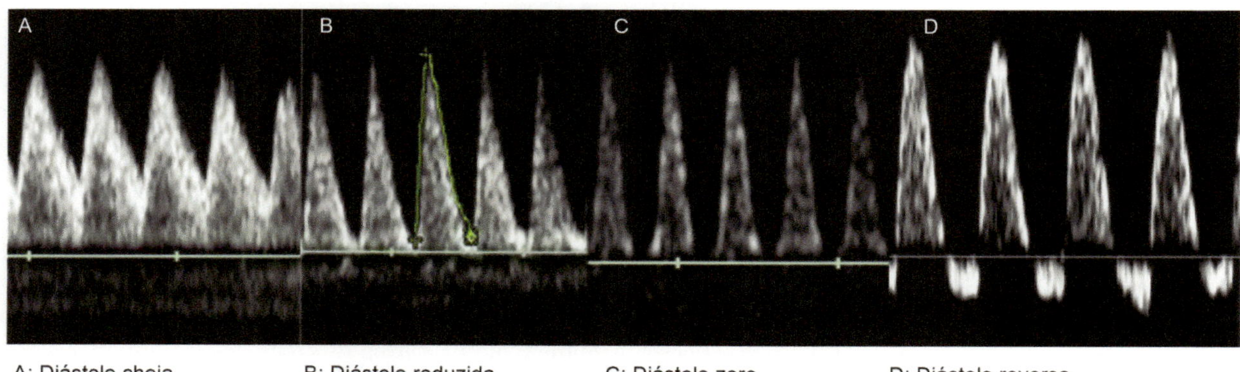

Figura 13.11 Sequência de alterações do Doppler de artéria umbilical.

em uma placenta normal a termo e em outra com diástole zero na artéria umbilical.[19]

A principal aplicação clínica do Doppler da artéria umbilical é para acompanhamento de gestações com insuficiência placentária, o que leva à RCF precoce. Nessa condição, é possível acompanhar a deterioração das condições fetais e determinar o melhor momento para interrupção da gravidez (veja o Capítulo 27). Em gestações acima de 34 semanas, dificilmente o Doppler de artéria umbilical se altera e, por isso, sua utilidade na RCF tardia é menor.[15]

A Figura 13.11 mostra a sequência de alterações do Doppler de artéria umbilical com agravamento do quadro de insuficiência placentária.

Artéria cerebral média

Ramo da carótida interna, a artéria cerebral média é o principal vaso utilizado para avaliação da circulação periférica do feto e apresenta, habitualmente, fluxo de alta resistência. Encontra aplicações práticas na avaliação da vasodilatação cerebral que costuma ocorrer em casos de hipóxia fetal e também na análise da anemia fetal, quando apresenta aumento no pico da velocidade sistólica.

Nos casos de RCF, a diminuição da perfusão placentária acarreta hipoxemia fetal, que por sua vez conduz ao fenômeno conhecido como centralização de fluxo, que implica aumento da perfusão para os órgãos essenciais à sobrevivência fetal (coração, cérebro e suprarrenais) em detrimento dos outros órgãos.[20] Nesse processo ocorre a vasodilatação das artérias cerebrais médias, como pode ser observado no Doppler apresentado na Figura 13.12.

Na RCF precoce (< 32 semanas), o Doppler da artéria cerebral média usualmente se altera após o Doppler da artéria umbilical, sendo menos importante para definição da conduta. Sua importância é maior nos casos de RCF tardios (> 32 semanas), quando habitualmente o Doppler de artéria umbilical não se altera, e a vasodilatação da artéria cerebral média identifica fetos com risco maior de resultados perinatais adversos.[15] Alterações no Doppler da artéria cerebral média são encontradas em 15% a 20% dos fetos com RCF no termo. O índice de pulsatilidade diminuído na artéria cerebral média está relacionado com risco seis vezes maior de cesariana por hipóxia intraparto, comparado ao de fetos com RCF e Doppler

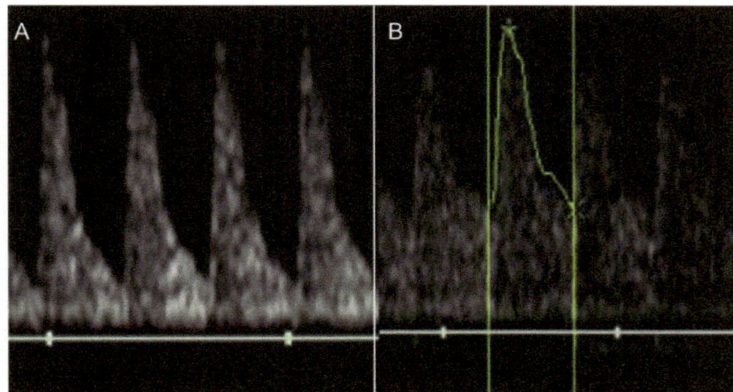

Figura 13.12 Doppler da artéria cerebral média mostrando perfil de onda com resistência normal (**A**) e diminuída (**B**).

de artéria cerebral média normal, além de também estar associado a risco aumentado de déficits no desenvolvimento neurológico do concepto.[20]

Relação cerebroplacentária

A relação cerebroplacentária (*Cerebral Placental Ratio* [CPR]) é calculada pela divisão do índice de pulsatilidade da artéria cerebral média pelo índice de pulsatilidade da artéria umbilical, sendo descrita como tendo mais acurácia e sensibilidade do que seus componentes de forma isolada.[20] Assim, uma CPR alterada é sugestiva de centralização de fluxo fetal, e os fetos que a apresentam se encontram em risco aumentado de complicações perinatais, embora menos do que os fetos com alteração somente no Doppler da artéria cerebral média.[20]

Em metanálise de 22 estudos com 4.300 gestantes, a CPR apresentou sensibilidade de 93% e especificidade de 76% na predição de morte perinatal em fetos com RCF.[21]

Pico de velocidade sistólica

A avaliação da velocidade do fluxo sanguíneo é útil nos casos de suspeita de anemia fetal. O feto anêmico apresenta circulação hiperdinâmica em função da diminuição da viscosidade sanguínea e do aumento do débito cardíaco, o que se reflete no aumento do pico da velocidade sistólica avaliado ao Doppler da artéria cerebral média.[22]

A anemia fetal é mais frequente em fetos com aloimunização Rh(D), mas também ocorre em casos de aloimunização por outros antígenos, em casos de infecção fetal que cause hemólise (parvovírus B19), hemorragias feto-maternas e na transfusão feto-fetal em gestações gemelares monocoriônicas.[22]

Como a medida da velocidade do fluxo sanguíneo ao Doppler emprega uma fórmula com o cosseno do ângulo de insonação (Cos Ø), o vaso precisa ser insonado em um ângulo o mais próximo de zero e sempre inferior a 30 graus. A localização da artéria cerebral média faz dela o vaso ideal para essa avaliação (veja o Capítulo 29 e a Figura 13.13).

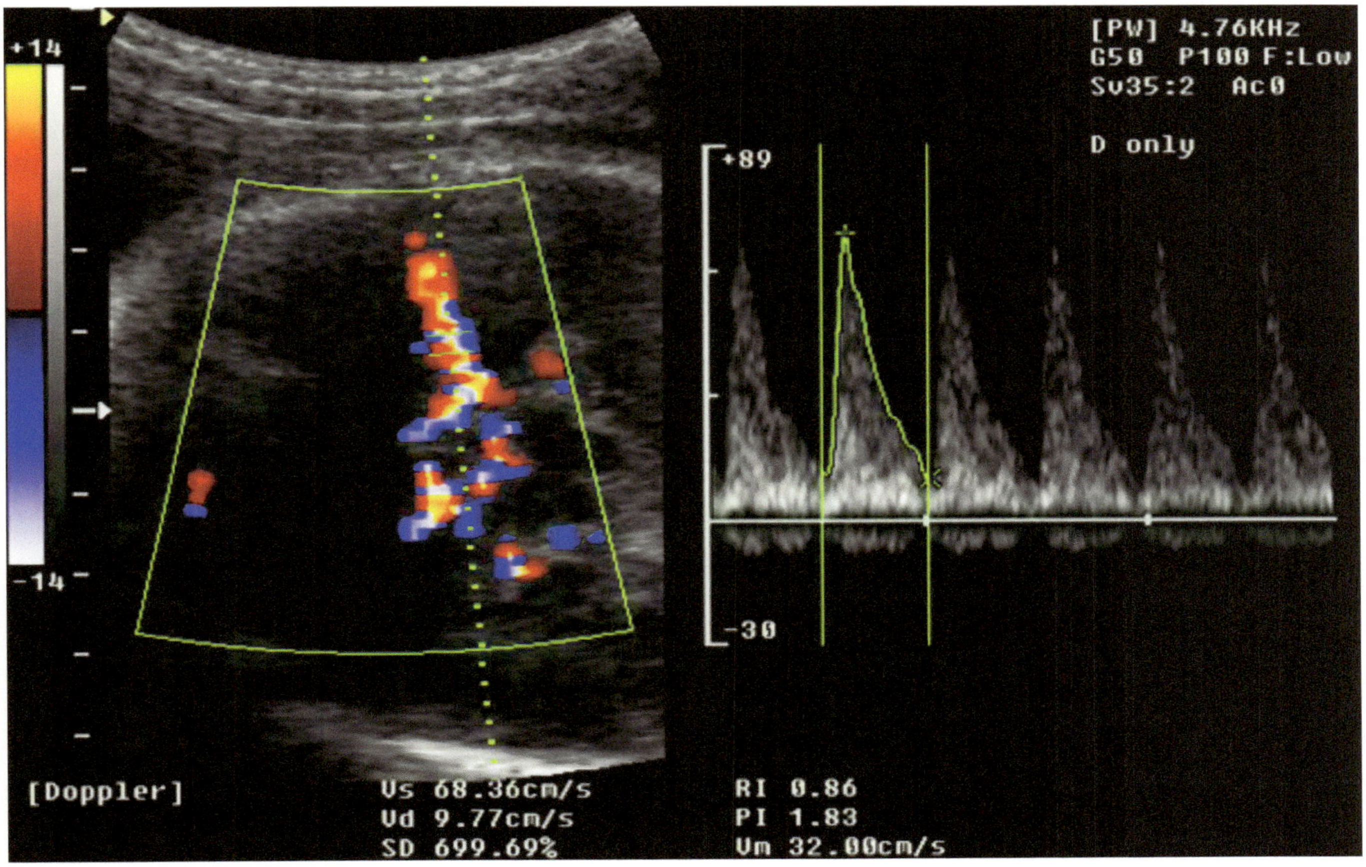

Figura 13.13 Técnica de insonação da artéria cerebral média para medida do pico de velocidade sistólica.

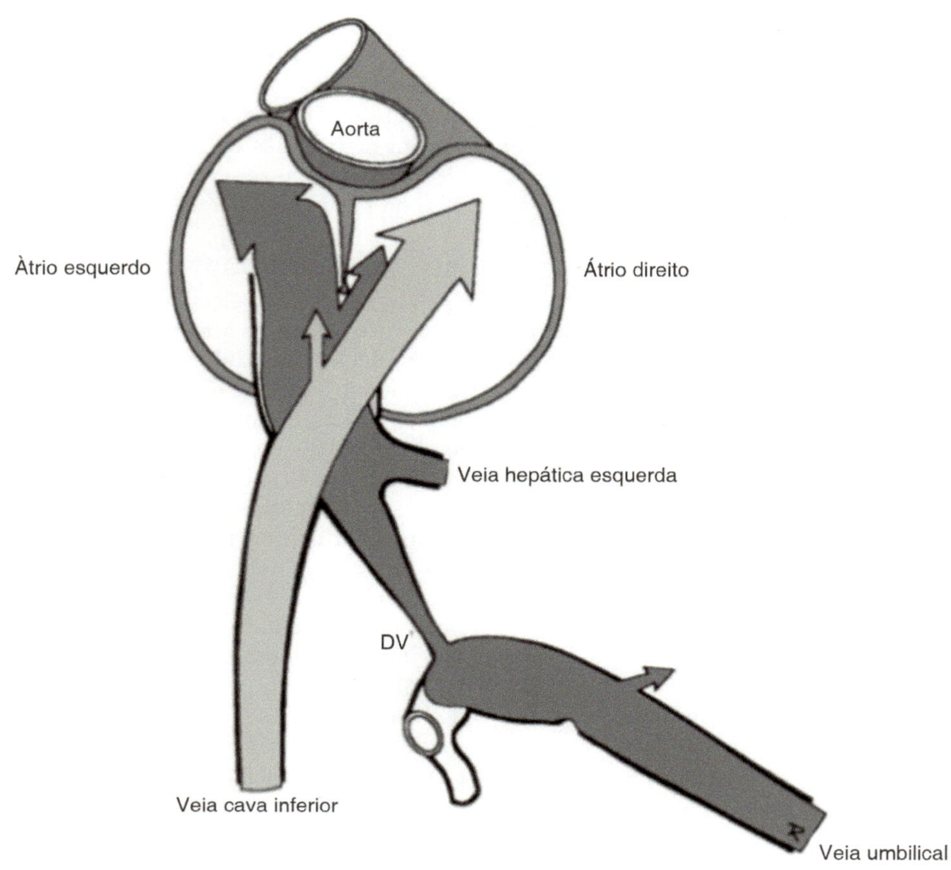

Figura 13.14 Circulação fetal indicando a entrada do fluxo sanguíneo proveniente do ducto venoso (*DV*) no coração. A área escura indica o sangue bem oxigenado oriundo da placenta e a área clara, o sangue mal oxigenado oriundo da circulação fetal. (Adaptada de Kiserud, 2005.[23])

Por não ser invasivo, o Doppler da artéria cerebral média substituiu a amniocentese para acompanhamento dos casos de aloimunização. O pico da velocidade sistólica apresenta correlação positiva com o grau de anemia, ou seja, quanto maior a velocidade do pico, maior a probabilidade de anemia fetal (para mais informações, veja o Capítulo 29).

Outros vasos

O Doppler pode ser utilizado para avaliação da circulação fetal em praticamente todos os grandes vasos arteriais, servindo como auxiliar para estudo da anatomia fetal e fisiologia da circulação.

Dopplervelocimetria venosa fetal

Assim como a avaliação da circulação arterial, a análise da circulação venosa também pode ser feita por meio do Doppler, auxiliando a avaliação anatômica e da fisiologia fetal. De todos os vasos avaliados, o ducto venoso é o mais importante na prática clínica.

Ducto venoso

Ao entrar no abdome fetal, a veia umbilical se divide em duas: uma parte perfunde o fígado e a outra constitui o ducto venoso, um vaso fino, com formato de trompete, que liga a porção intra-abdominal da veia umbilical à veia cava inferior quando de sua entrada no ventrículo direito (Figura 13.14). Desse modo, o sangue bem oxigenado vindo da placenta é direcionado diretamente ao coração sem passar pela circulação hepática. O sangue bem oxigenado oriundo do ducto venoso passa pelo forame oval e chega ao átrio esquerdo, evitando também a passagem pelos pulmões, de onde passa ao ventrículo esquerdo e é distribuído para os outros órgãos fetais.[23]

O perfil de onda no ducto venoso é trifásico, com o primeiro pico correspondendo à sístole ventricular (SV), o segundo à diástole ventricular (DV) e o nadir à contração atrial (Figura 13.15*A*).

A alteração do perfil de onda no ducto venoso é caracterizada pela diminuição progressiva da contração atrial (CA), chegando a atingir a linha de base, ou mesmo ao fluxo reverso do ducto venoso, nos casos mais graves (Figura 13.15*B*).

Dois mecanismos são aventados para explicar a alteração do fluxo no ducto venoso, resultando em CA ausente ou reversa:[24]

- O primeiro ocorreria em casos de hipóxia grave, quando o aumento do fluxo causaria a dilatação do istmo do ducto venoso.
- O segundo ocorreria com o aumento da resistência à passagem do sangue pela placenta, provocando

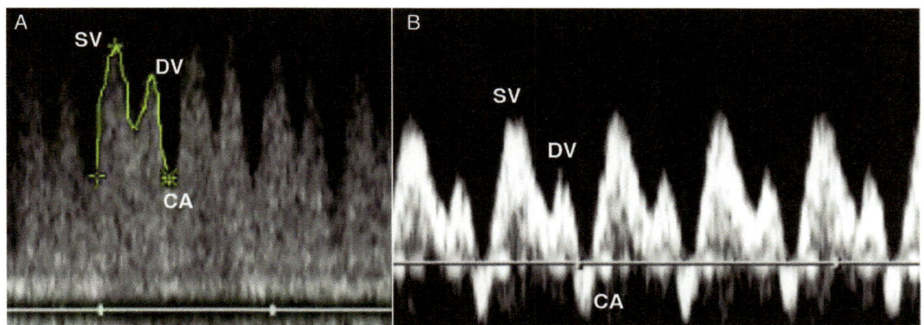

Figura 13.15 Perfil de onda no ducto venoso. **A** Exame normal. **B** Exame alterado. (*SV*: sístole ventricular; *DV*: diástole ventricular; *CA*: contração atrial.)

aumento da pós-carga cardíaca que, por sua vez, acarreta aumento da pressão intra-atrial. O efeito da acidemia nas células miocárdicas também poderia ocasionar aumento da pressão intra-atrial.

O Doppler do ducto venoso é o parâmetro que prediz melhor o risco de morte fetal em curto prazo. Após a detecção de fluxo anormal no ducto venoso, o risco de morte fetal varia entre 40% e 100% nos próximos 2 a 5 dias. Além disso, associa-se fortemente à ocorrência de acidose fetal.[25]

Essas características tornam o Doppler do ducto venoso especialmente útil no acompanhamento da RCF precoce, pois estudos longitudinais demonstram que ele é um dos últimos parâmetros a sofrer alteração, sendo utilizado para determinação do momento da interrupção. O fluxo reverso detectado no ducto venoso em gestação acima de 26 semanas é suficiente para indicar a interrupção.[15]

O Quadro 13.1 apresenta as principais evidências sobre o uso do Doppler.

Quadro 13.1 Evidências sobre o uso do Doppler

Objetivo	Intervenção	Nível de evidência	Grau de recomendação
Predição	Doppler de artérias uterinas seleciona gestações com risco aumentado de PE e RCF, porém com baixa sensibilidade	3B	B
Condução	O acompanhamento de gestações de alto risco com Doppler indica tendência à redução da mortalidade perinatal	1A	A
	O Doppler rotineiro em gestações de baixo risco não está associado à redução da morbimortalidade perinatal	1A	A
	Em casos de RCF com IP do Doppler da artéria umbilical > percentil 95, a avaliação deve ser semanal	2C	C
	Em casos de RCF com Doppler da artéria umbilical apresentando diástole zero, a avaliação deve ser realizada duas ou três vezes por semana	1C	B
	O Doppler da artéria cerebral média pode ser utilizado para acompanhamento da RCF tardia	1C	B
	O Doppler da artéria cerebral média é o método de escolha para acompanhamento de gestações com risco de anemia fetal	3B	B

IP: índice de pulsatilidade; PE: pré-eclâmpsia; RCF: restrição do crescimento fetal.

Referências

1. Kurjak A, Rajhvajn Jr B. Ultrasonic measurements of umbilical blood flow in normal and complicated pregnancies. J Perinat Med 1982; 10:3-16.
2. Barcroft J, Kennedy JA, Mason MF. The direct determination of the oxygen consumption of the foetal sheep. J Physiol 1939; 95:269-75.
3. Dawes GS. The umbilical circulation. Am J Obstet Gynecol 1962; 11:1634-48.
4. Cohen-Overbeek T, Pearce JM, Campbell S. The antenatal assessment of utero-placental and feto-placental blood flow using Doppler ultrasound. Ultrasound Med Biol 1985; 11:329-39.
5. Maulik D. Basic principles of Doppler ultrasound as applied in Obstetrics. Clin Obstet Gynecol 1989; 32(4):628-43.
6. White DN. Johann Christian Doppler and his effect – a brief history. Ultrasound Med Biol 1982; 8(6):583-91.
7. Bhide A, Acharya G, Baschat A et al. ISUOG Practice Guidelines (updated): Use of Doppler velocimetry in obstetrics. Ultrasound Obstet Gynecol 2021; 58:331-9.
8. Cali G, Foti F, Minneci G. 3D power Doppler in the evaluation of abnormally invasive placenta. J Perinat Med 2017; 45(6):701-9.
9. McParland P, Pearce JM. Review article: Doppler blood flow in pregnancy. Placenta 1988; 9:427-50.

10. Trudinger BJ, Giles WB. Clinical and pathologic correlations of umbilical and uterine artery waveforms. Clin Obstet Gynecol 1989; 32(4):669-78.
11. James JL, Chamley LW, Clark AR. Feeding your baby in utero: How the uteroplacental circulation impacts pregnancy. Physiology 2017; 32(3):234-45.
12. Brosens IA, Robertson WB, Dixon HG. The role of the spiral arteries in the pathogenesis of preeclampsia. Obstet Gynecol Annu 1972; 1:177-91.
13. Velauthar L, Plana MN, Kalidindi M et al. First-trimester uterine artery Doppler and adverse pregnancy outcome: A meta-analysis involving 55,974 women. Ultrasound Obstet Gynecol 2014; 43:500-7.
14. Tan MY, Syngelaki A, Poon LC et al. Screening for pre-eclampsia by maternal factors and biomarkers at 11-13 weeks' gestation. Ultrasound Obstet Gynecol 2018; 52:186-95.
15. Figueras F, Gratacós E. Update on the diagnosis and classification of fetal growth restriction and proposal of a stage-based management protocol. Fetal Diagn Ther 2014; 36:86-98.
16. Melo PFMV, Roever L, Mendonça TMS, Silva Costa F, Rolnik DL, Diniz ALD. Ophthalmic artery Doppler in the complementary diagnosis of preeclampsia: A systematic review and meta-analysis. BMC Pregnancy Childbirth 2023; 23:343.
17. Sarno M, Wright A, Vieira N, Sapantzoglou I, Charakida M, Nicolaides KH. Ophthalmic artery Doppler in combination with other biomarkers in prediction of pre-eclampsia at 35-37 weeks' gestation. Ultrasound Obstet Gynecol 2021; 57:600-6.
18. Barbosa AS, Pereira AK, Reis ZS, Lage EM, Leite HV, Cabral AC. Ophthalmic artery-resistive index and evidence of overperfusion-related encephalopathy in severe preeclampsia. Hypertension 2010; 55:189-93.
19. Trudinger B. Doppler: more or less? Ultrasound Obstet Gynecol 2007; 29:243-6.
20. Meler E, Martínez J, Boada D, Mazarico E, Figueras F. Doppler studies of placental function. Placenta 2021; 108:91-6.
21. Conde-Agudelo A, Villar J, Kennedy SH, Papageorghiou AT. Predictive accuracy of cerebroplacental ratio for adverse perinatal and neurodevelopmental outcomes in suspected fetal growth restriction: Systematic review and meta-analysis. Ultrasound Obstet Gynecol 2018; 52:430-41.
22. Prefumo F, Fichera A, Fratelli N, Sartori E. Fetal anemia: Diagnosis and management. Best Pract Res Clin Obstet Gynaecol 2019; 58:2-14.
23. Kiserud T. Physiology of the fetal circulation. Semin Fet Neonat Med 2005; 10:493-503.
24. Ferrazzi E, Lees C, Acharya G. The controversial role of the ductus venosus in hypoxic human fetuses. Acta Obstet Gynecol Scand 2019; 98:823-9.
25. Caradeux J, Martinez-Portilla RJ, Basuki TR, Kiserud T, Figueras F. Risk of fetal death in growth-restricted fetuses with umbilical and/or ductus venosus absent or reversed end-diastolic velocities before 34 weeks of gestation: A systematic review and meta-analysis. Am J Obstet Gynecol 2018; 218(2S):S774-S782.e21.

Procedimentos Diagnósticos Invasivos

CAPÍTULO 14

Henrique Vitor Leite
Daniela Guimarães Silva

INTRODUÇÃO

Os procedimentos invasivos diagnósticos em Obstetrícia vêm passando pelo processo de reavaliação de sua real importância em razão do avanço dos métodos propedêuticos não invasivos e, principalmente, da genética médica. A possibilidade de avaliar e diagnosticar doenças fetais por meio do resgate de DNA fetal na circulação materna tem reduzido as indicações desses procedimentos, os quais, no entanto, permanecem necessários em muitos casos.[1]

Inicialmente, a realização de procedimentos invasivos em Obstetrícia era caracterizada por grande dificuldade em virtude da qualidade limitada dos equipamentos de ultrassom, das agulhas utilizadas e das técnicas de laboratório para análise ou cultivo do material. Atualmente, todas essas situações têm demonstrado melhora. A evolução dos equipamentos de ultrassom possibilitou uma avaliação fetal cada vez melhor e mais precoce, conduzindo a um diagnóstico mais correto. A incorporação de outros métodos diagnósticos, como ressonância nuclear magnética, também ampliou a possibilidade de diagnósticos não invasivos, o que, sem dúvida, é muito importante para identificação adequada dos casos e redução das complicações relacionadas com os procedimentos invasivos.

A evolução do conhecimento sobre as doenças e sua etiologia também possibilita melhor seleção dos casos que serão avaliados e do momento mais adequado para o procedimento invasivo (possibilitando a coleta de quantidades menores de material amostral com maior sucesso na identificação da causa).

Os procedimentos invasivos ainda utilizados são a biópsia de vilo corial (BVC), a amniocentese, a cordocentese, a biópsia fetal e punções fetais.

As indicações mais frequentes para os exames invasivos incluem a suspeita clínica ou laboratorial de doenças infecciosas (primoinfecção rubéola/toxoplasmose e citomegalovírus), metabólicas, doenças genéticas e/ou cromossômicas. A determinação adequada da indicação do exame é fundamental por possibilitar a definição do material que será retirado (sangue, vilo corial, líquido amniótico ou tecido fetal) e sua quantidade.

Os testes laboratoriais que podem ser realizados com a amostra fetal obtida são: cariótipo completo, testes rápidos, pesquisa de infecções congênitas pela técnica de PCR (*polymerase chain reaction*), diagnóstico molecular de desequilíbrios cromossômicos e diagnóstico de doença monogênica.[1]

Por apresentar certo risco, algumas etapas são imprescindíveis para realização de um procedimento invasivo, iniciando pela consulta com especialista em medicina fetal, antes do exame, quando será confirmada sua real a indicação. Em muitos casos, a indicação pode ser reavaliada após anamnese com o especialista, devendo ser explicados os riscos e benefícios, a técnica adequada, as complicações, as limitações, as taxas de resultados inconclusivos, o intervalo para o resultado e o risco de perda gestacional. Ao final desse detalhado processo informativo, deverá ser fornecido um Termo de Consentimento Livre e Esclarecido, o qual deverá ser assinado após a leitura e a explicação das dúvidas.

Além de determinados o grupo sanguíneo e o fator Rh, devem ser identificados os medicamentos em uso e as doenças da gestante, os quais podem interferir na conduta durante e após o procedimento. Tudo deve ser anotado em ficha clínica, assim como as possíveis complicações ou dificuldades.

Ultrassonografia deve ser realizada para confirmação de dados, como idade gestacional, número de fetos, vitalidade fetal, volume de líquido amniótico e posição da placenta.

O risco de transmissão viral para o feto através de teste invasivo é insignificante e, portanto, não se justifica a triagem universal para hepatites B e C, bem como de HIV, antes do procedimento. Entretanto, nos casos de mães sabidamente portadoras dessas doenças, deve-se evitar a passagem transplacentária da agulha, se for imprescindível a realização do procedimento.[2]

Não existem dados disponíveis sobre a interrupção de anticoagulação profilática antes do procedimento. As recomendações derivam de outros estudos de procedimentos invasivos percutâneos. A interrupção do uso de ácido acetilsalicílico e de heparina de baixo peso molecular não parece ser clinicamente justificável.[3,4]

Antes do procedimento, deve ser determinado o Rh da gestante e, nos casos de mulheres Rh-negativas, solicitado o teste de Coombs indireto. As gestantes Rh-negativas com Coombs indireto negativo, quando se desconhece a tipagem sanguínea fetal, devem receber imunoglobulina imediatamente após o procedimento.[1]

Não há necessidade de antibioticoprofilaxia após procedimentos invasivos.[1]

BIÓPSIA DE VILO CORIAL

A BVC consiste na obtenção de fragmentos das vilosidades coriônicas para estudo, principalmente, de doenças cromossômicas e genéticas. Iniciado na década de 1970 na China, com o objetivo de determinação do sexo fetal, o procedimento apresentava grandes riscos por ser realizado através do colo uterino, sem a visualização da cânula na cavidade uterina, o que implicava grande número de falhas para obtenção do material e de complicações, como ruptura de membranas e perda gestacional. Na década de 1980, com a utilização da ultrassonografia e o aprimoramento das cânulas, que passaram a ser flexíveis, houve grande redução na incidência de complicações e melhora no resultado, com baixa incidência de falha ao ser coletado o material para estudo. No entanto, a infecção e a impossibilidade de alcançar o vilo em placentas longe do orifício interno do colo limitavam seu uso.

A utilização da via transabdominal para realização da BVC promoveu redução importante das complicações do procedimento e ampliou muito suas indicações, sendo sua principal indicação as doenças genéticas e cromossômicas.

Inicialmente, a BVC era realizada em idades gestacionais mais precoces, a partir de 8 semanas. Entretanto, o número maior de malformações fetais, possivelmente relacionado com o procedimento, limitou sua realização antes das 10 semanas de gestação.[1,5] Atualmente, o procedimento é realizado quando a idade gestacional é de 10 a 13 semanas e 6 dias.[1]

Apesar da descrição de duas técnicas de BVC na literatura, transabdominal e transcervical, não existe mais espaço para o uso da via transcervical em virtude da maior incidência de complicações.

Técnica

Com a gestante em decúbito horizontal dorsal, realiza-se ultrassonografia para avaliação da localização da placenta, bem como da vitalidade e anatomia fetal, e para determinação da idade gestacional. Deve-se realizar antissepsia rigorosa da parede abdominal e proceder à anestesia local com xilocaína sem vasoconstritor. Nos casos de placenta anterior ou fúndica, a punção é direta; quando a placenta tem localização posterior, pode ser necessária a punção transamniótica.[1]

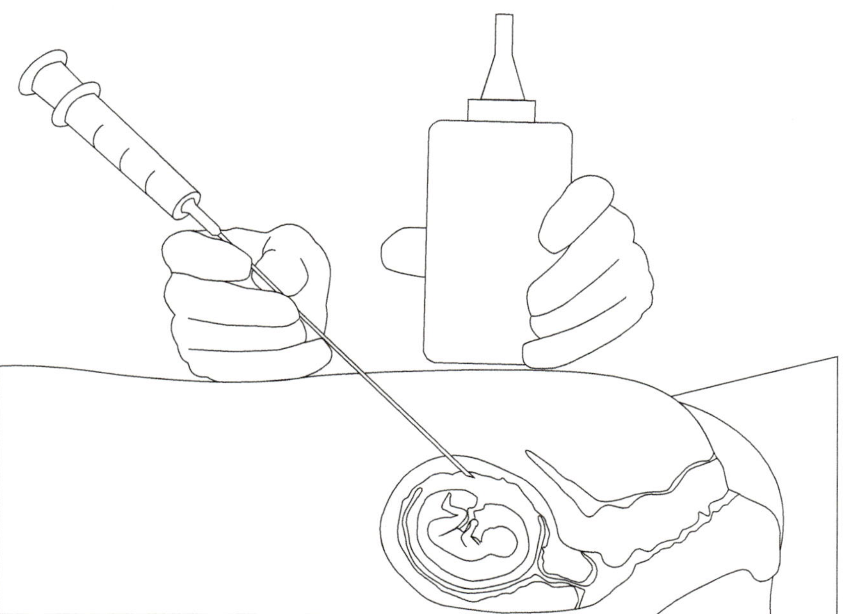

Figura 14.1 Biópsia de vilo corial via abdominal.

Com agulha de raquianestesia de 15 a 20cm, 20 ou 22 *gauche*, a punção deve ser acompanhada, de forma dinâmica, pela ultrassonografia. Após ser atingido o vilo corial, o mandril de agulha deve ser retirado e conectada uma seringa também estéril, contendo o meio de transporte do material obtido (Figura 14.1). Pressão negativa deve ser realizada para que o material seja aspirado com movimentos de introdução e retirada da agulha dentro da placenta. A agulha deve ser retirada sem a reintrodução do mandril, para que seja aproveitado o material nela contido. Deve ser verificado visualmente se a quantidade de material é suficiente, caso contrário pode ser realizada nova punção. A quantidade mínima necessária para um resultado válido é de 5mg de vilosidades a cada amostra,[6] sendo relatada falha na amostragem em 2,5% a 4,8% dos procedimentos.[1,5]

Em geral, não costuma ser necessário o uso de medicações analgésicas após o procedimento, e a grávida deve manter repouso relativo com observação clínica.

A incidência de complicações, estimada em 0,2% a 2%, está relacionada com a indicação do exame, a idade gestacional, a localização placentária, a experiência do operador e a necessidade de mais de uma punção. As complicações mais frequentes são sangramento, ruptura das membranas e aborto.[1,5,7,8]

Mosaicismo placentário pode estar presente em 1% dos materiais de BVC, podendo ser um mosaicismo verdadeiro ou pseudomosaicismo. A presença de mosaicismo é indicação para amniocentese, para confirmar se a alteração fetal é verdadeira ou se está confinada à placenta.[7]

Atualmente, a falha na obtenção do resultado da BVC tem sido bastante reduzida, sendo relatada em menos de 0,5% dos procedimentos.[5,9] As técnicas para obtenção do material, em razão da melhora da qualidade das agulhas e da maior experiência dos examinadores, têm reduzido as taxas de falha na obtenção do material, assim como a maior qualidade dos meios de cultivo e das técnicas de realização do cultivo tem propiciado resultados mais fidedignos e rápidos.[5]

AMNIOCENTESE

Utilizada desde a década de 1970, a punção da cavidade amniótica, também chamada amniocentese, passou por um período de grande crescimento com a ampliação do conhecimento a respeito das doenças fetais, das técnicas de cultivo celular e de pesquisa de infecções fetais, bem como em razão da melhor qualidade dos equipamentos de ultrassonografia. No entanto, a ampliação dos métodos não invasivos de diagnóstico e a redução das infecções maternas com risco de transmissão para o feto, em virtude da melhora do pré-natal, têm levado à redução de suas indicações.[10]

Inicialmente, a amniocentese era o único procedimento disponível para obtenção de material fetal. Em meados do século XX, o líquido amniótico era utilizado para estudo da anemia fetal nos casos de gestantes Rh-negativas sensibilizadas e para avaliação da presença de mecônio. O procedimento apresentava risco elevado por ser guiado por ausculta placentária, sem observação direta, com a possibilidade de trauma fetal, além de grande incidência de falha na coleta do material.[11]

O desenvolvimento dos aparelhos de ultrassonografia promoveu grande aumento nas indicações da amniocentese, reduzindo substancialmente tanto as complicações maternas como as fetais. A incidência de complicações é considerada muito baixa e está relacionada diretamente com a indicação do procedimento (a presença de anomalias estruturais associa-se à taxa maior de perda fetal),[12] o número de punções, a idade gestacional e a experiência do profissional. As complicações mais frequentes são ruptura das membranas (1% a 2%), principalmente antes de 24 semanas, infecção intra-amniótica (< 0,1%),[7] sensibilização materna pelo fator Rh em gestantes Rh-negativas com fetos Rh-positivos, quando não se utiliza a imunoglobulina, perda fetal (0,1%)[13] e trabalho de parto pré-termo. De modo geral, as complicações relacionadas diretamente com o procedimento acontecem em menos de 0,5% dos casos.[5]

Um estudo multicêntrico (n = 4.374 gestantes) observou que a amniocentese precoce (entre 11 e 12 semanas e 6 dias) foi associada a taxa significativamente maior de perdas fetais (7,6% *versus* 5,9%), pé torto congênito (1,3% *versus* 0,1%) e perda de líquido amniótico pós-procedimento (3,5% *versus* 1,7%), em comparação com a realizada no segundo trimestre.[14,15]

Indicações

A amniocentese está indicada nos casos de gestações com mais de 15 semanas com suspeita ultrassonográfica de doenças genéticas e cromossômicas, bem como infecções congênitas, e para avaliação da maturidade pulmonar (pesquisa de corpúsculos lamelares).[1,5]

Técnica

Com a gestante em decúbito horizontal, ultrassonografia é realizada para determinação da localização da placenta e do feto. Deve-se proceder à antissepsia rigorosa da parede abdominal com clorexidina ou iodo. O uso de anestésico local não é necessário em virtude da pouca dor durante o procedimento.[16] Com uma agulha de raquianestesia de 15 a 20cm, 20 ou 22 *gauche*, a punção deve ser acompanhada, de forma contínua, por meio da ultrassonografia. Após ser atingida a cavidade amniótica, o mandril de agulha deve ser retirado e uma seringa também estéril é conectada para aspiração do líquido amniótico.

O volume a ser retirado vai depender da indicação. Em geral, para pesquisa de infecções, deve ser em torno de 5 a 10mL; para estudo genético/cromossômico, são suficientes 20mL (Figura 14.2).

Após aspiração do líquido amniótico, o mandril deve ser recolocado e a agulha retirada, também sob visualização ultrassonográfica. Não costuma ser necessário o uso de medicações analgésicas após o procedimento, e a grávida deve manter repouso relativo e observação clínica.

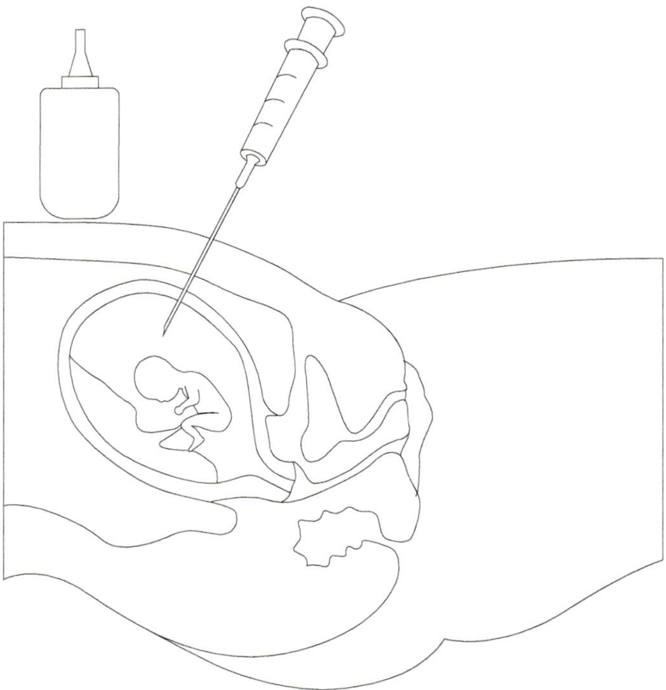

Figura 14.2 Técnica de amniocentese.

A falha na cultura de células amnióticas é relatada em menos de 0,1% dos procedimentos. Líquido amniótico contendo sangue e idade gestacional tardia aumentam o risco de falha da cultura. Um estudo retrospectivo, que avaliou procedimentos realizados após 28 semanas, relatou taxa de falha de 9,7%.[1,5,17]

A amniocentese é a técnica indicada quando é necessário um procedimento invasivo diagnóstico em gestações gemelares, seja nos casos de suspeita de infecção para realização da PCR, seja para definição de cariótipo ou *array*. Para obtenção de material para PCR devido ao diagnóstico de infecção materna por toxoplasma, devem ser realizadas duas punções com agulhas diferentes, para evitar a contaminação do material. Para avaliação genética, a punção das duas bolsas amnióticas pode ser realizada com a mesma agulha, uma vez que a quantidade de material remanescente na agulha não é suficiente para contaminar a amostra, mas o material deverá ser coletado em seringas separadas. Cabe ressaltar a necessidade de avaliação criteriosa da indicação do procedimento invasivo em gestações gemelares.[1,5,18]

AMNIOINFUSÃO

Semelhante à amniocentese, a amnioinfusão difere desta em razão da infusão de soro fisiológico para a cavidade amniótica em vez da aspiração de líquido amniótico. Procedimento diagnóstico invasivo, tem como principal indicação a avaliação fetal nos casos de redução acentuada do líquido amniótico. Diante de quadros de oligodrâmnio acentuado, quando não há uma determinação correta da etiologia, a amnioinfusão pode auxiliar o diagnóstico. Atualmente, com o advento da ressonância nuclear magnética fetal, sua indicação vem perdendo espaço.[19]

Indicações

As principais indicações da amnioinfusão incluem suspeita de bolsa rota com exame clínico normal, avaliação da morfologia fetal em casos de oligodrâmnio acentuado e normalização do volume do líquido amniótico para facilitar a realização de cordocentese.[19,20]

Técnica

A técnica é semelhante à da amniocentese, devendo ser identificado um local sem cordão umbilical para evitar a punção inadvertida do vaso. Após antissepsia da pele e anestesia local, a introdução de uma agulha de peridural 15 ou 16 *gauge* deverá ser orientada pela ultrassonografia. Atingida a cavidade amniótica, devem ser injetados 20mL de soro fisiológico aquecido para assegurar a localização correta. Com a agulha bem posicionada, um equipo de soro deverá ser conectado a ela e o soro liberado para a cavidade amniótica. A velocidade de infusão do soro deve ser controlada. O volume a ser infundido depende da idade gestacional, mas costuma ser de 300 a 500mL, o que, em geral, é suficiente para avaliação adequada da morfologia fetal e do diagnóstico de casos de ruptura das membranas não confirmados no exame clínico.

Complicações

Durante a amnioinfusão, podem ocorrer traumas fetais e do cordão umbilical, infecção e infusão de soro entre córion e âmnio.[19]

CORDOCENTESE

A punção do cordão umbilical com acesso à circulação fetal melhorou não só o estudo das doenças fetais, mas também o tratamento e a compreensão sobre aspectos fisiológicos e patológicos da vida intrauterina. Os primeiros procedimentos apresentavam grande incidência de complicações por serem realizados por meio de fetoscopia. O desenvolvimento dos equipamentos de ultrassonografia e a melhora na qualidade das agulhas possibilitaram a ampliação das indicações do exame e a redução das complicações.[1,21]

Indicações

A cordocentese deve ser realizada após 18 semanas de idade gestacional com as seguintes indicações diagnósticas: estudo genético e cromossômico, investigação de mosaicismo identificado em células do líquido amniótico, infecções fetais e pesquisa de anemia fetal.[1,21]

Atualmente, as principais indicações têm finalidade terapêutica, seja para transfusão intrauterina nos casos de fetos anêmicos, seja para tratamento de fetos com taquiarritmias que não responderam ao tratamento com medicações orais pela mãe.

A obtenção de sangue fetal para estudo das doenças genéticas e cromossômicas tem sido cada vez menos adotada, inicialmente em razão da difusão das técnicas para obtenção de material fetal na circulação materna, que possibilitam exames mais precoces e menos invasivos, além do acesso maior das gestantes ao pré-natal (o que viabiliza o diagnóstico precoce através da BVC e da amniocentese).

No entanto, quando é necessário o cariótipo em gestações com mais de 28 semanas ou um resultado mais rápido dos exames, a cordocentese ainda é considerada a via preferencial para obtenção do material. O cultivo celular em líquido amniótico de gestações com mais de 28 semanas apresenta maior incidência de falhas e, quando bem-sucedido, pode ser mais demorado. O cariótipo em sangue de cordão umbilical pode apresentar resultado em torno de 48 a 72 horas após a coleta, enquanto na amniocentese os resultados estão disponíveis após 2 semanas.[1,21,22]

Técnica

Atualmente, a cordocentese é realizada apenas via abdominal, guiada por ultrassonografia, não se justificando a punção do cordão umbilical por fetoscopia.[1]

A ultrassonografia deve ser conduzida para avaliação do feto, vitalidade e presença de anomalias estruturais, localização placentária e volume do líquido amniótico. Dependendo da localização placentária, a cordocentese pode ser realizada na base do cordão em casos de placenta anterior, ou em alça livre, quando o local da implantação do cordão na placenta não está acessível. Definido o local de punção, devem ser efetuadas antissepsia da pele e anestesia local com xilocaína sem vasoconstritor e introduzida a agulha de 20cm, 20 a 22 *gauche*, até a veia umbilical (Figuras 14.3 a 14.5).

A punção de artéria umbilical pode causar bradicardia fetal e, portanto, deve ser evitada. A incidência de óbito intrauterino é maior em caso de fetos com cardiopatia nos quais a cordocentese foi realizada na artéria umbilical. Após a punção da veia umbilical, o mandril deve ser retirado e conectada uma seringa de 5mL para aspiração de 2 a 3mL de sangue. Um mililitro de sangue deverá ser colocado em frasco heparinizado para realização do cariótipo, enquanto os outros 2mL devem ser colocados em outro frasco para confirmação de que o sangue coletado é fetal (mediante avaliação do volume corpuscular médio [VCM] por hematimetria). O sangue fetal apresenta VCM acima de 100fL. Nos casos de gestantes com Rh negativo podem ser determinados o grupo sanguíneo e o fator Rh do feto para avaliação da real necessidade de uso de imunoglobulina anti-D. Na impossibilidade de determinação do Rh fetal em gestantes com Rh negativo não sensibilizadas (teste de Coombs indireto negativo), a imunoglobulina anti-D deve ser sempre utilizada.

Quando a punção do cordão ocorreu em placenta posterior ou de "alça livre" de cordão umbilical, após a retirada da agulha é possível observar um pequeno jato de sangue, o qual normalmente cessa em menos de 1 minuto. Nesses casos, deve ser verificada a frequência cardíaca fetal. Em geral, o procedimento acarreta pouco incômodo na gestante, não sendo necessário o uso de medicação analgésica.

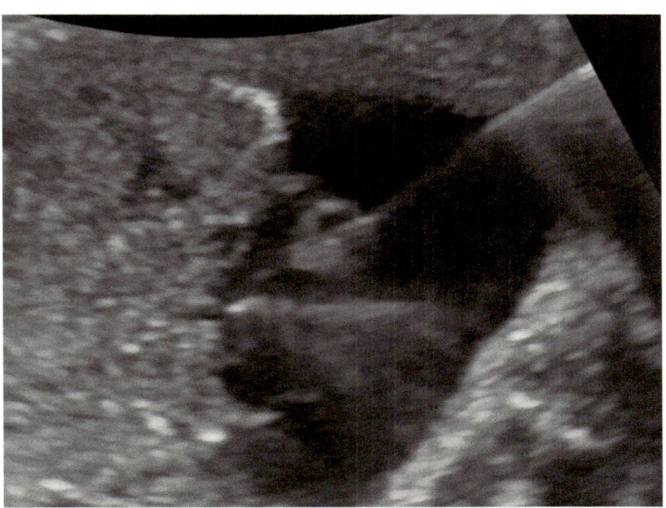

Figura 14.4 Agulha no interior do cordão umbilical para coleta de sangue fetal.

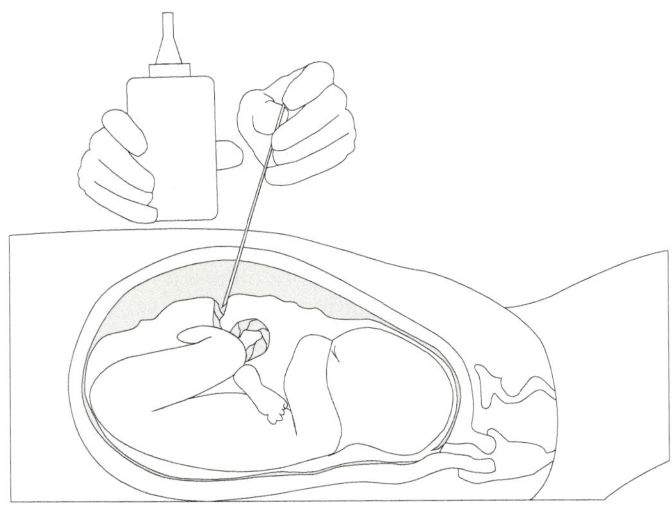

Figura 14.5 Cordocentese transplacentária.

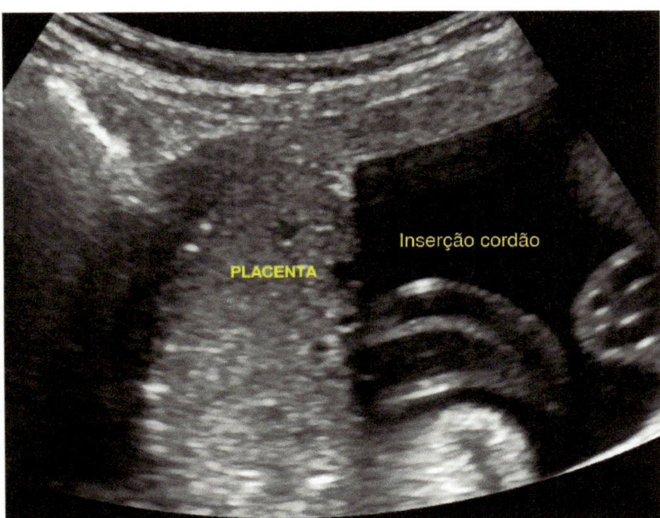

Figura 14.3 Ultrassonografia mostrando o local ideal da punção da cordocentese próximo à inserção placentária do cordão.

Complicações

A incidência de complicações relacionadas com a cordocentese é estimada em 1% a 5% dos casos, e as mais frequentes são sangramento no local da punção no cordão umbilical, bradicardia fetal (punção da artéria umbilical) e óbito fetal (1% a 2%).[23] A indicação do exame influi diretamente na incidência das complicações.[1,23] Em quadros de infecção fetal com plaquetopenia, é maior a incidência de sangramento, e os fetos com cardiopatia, hidrópicos ou com restrição de crescimento têm possibilidade maior de decesso após o procedimento.

OUTROS PROCEDIMENTOS

Biópsia de tecido fetal

A biópsia de tecidos fetais ainda é uma opção em caso de algumas doenças genéticas fetais, estando praticamente restrita aos casos de suspeita das genodermatoses, já que as doenças musculares ou hepáticas podem ser diagnosticadas por meio de material fetal obtido no sangue materno, por amniocentese ou cordocentese. Nesses casos pode ser necessária a biópsia de pele, a qual deve ser guiada por ultrassonografia, em geral sem a necessidade de sedação do feto.[24]

Punção vesical

As uropatias obstrutivas, principalmente de válvula de uretra posterior, têm sido diagnosticadas de modo cada vez mais precoce. Um diagnóstico precoce possibilita a identificação de função renal e da presença ou não de doenças cromossômicas. Para isso, punção vesical deve ser realizada nos casos de fetos com uropatias obstrutivas para definição do prognóstico e possível tratamento.[25,26]

A partir de 11 semanas de gestação, a bexiga fetal pode ser visualizada à ultrassonografia, sendo possível nos casos de uropatia obstrutiva identificar uma bexiga de volume aumentado com parede espessada e hidronefrose bilateral. A distensão do terço proximal da uretra pode ser observada em casos com mais de 13 semanas de gestação. Diante da suspeita de obstrução uretral, punção vesical deve ser realizada para coleta e análise da urina fetal (Figura 14.6), assim como amniocentese para realização de cariótipo. A análise urinária consiste na dosagem de sódio (< 100mEq/L), cloreto (< 90mEq/L), cálcio (< 4mEq/L), osmolaridade (< 210mOsm/L), beta-2-microglobulina (< 10mg/L) e proteínas totais (< 20mg/dL). Caso os parâmetros urinários estejam adequados e o aspecto renal ainda não mostre sinais de comprometimento grave, está indicado o procedimento de derivação vesical ou cistoscopia.[25]

Punção de tórax

O acúmulo de líquido na cavidade torácica pode ocorrer de maneira isolada ou associado a doenças estruturais, infecções e algumas doenças genéticas e cromossômicas. Quando discreto, é possível a absorção espontânea, devendo apenas ser avaliado por meio de ultrassonografia. Em alguns casos, no entanto, o acúmulo acontece de modo progressivo e pode levar à hidropisia fetal por compressão e ao polidrâmnio, tornando necessário o tratamento.[27]

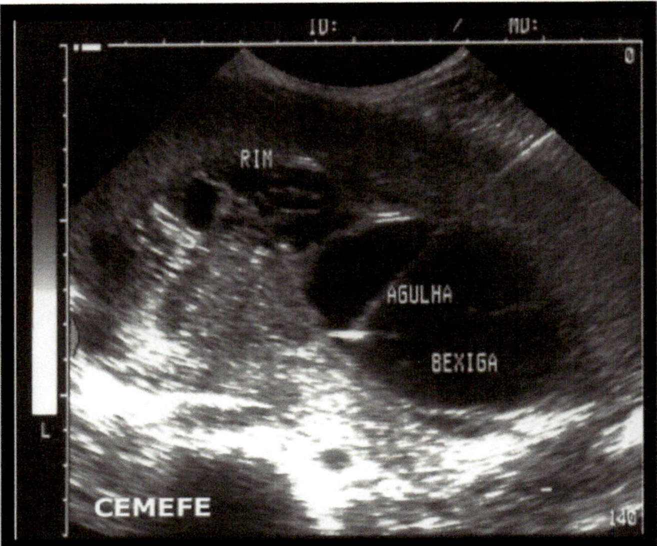

Figura 14.6 Agulha na bexiga fetal para aspiração de urina fetal.

Em muitos casos de derrame pleural, a concentração de linfócitos é muito elevada, o que possibilita o uso desse material para o cariótipo fetal, assim como o realizado em sangue fetal.

Técnica

O exame de ultrassonografia avalia a anatomia e a posição do feto, sendo necessário aguardar até que o feto esteja em posição adequada (tórax anterior) para que seja realizada a punção. Definido o local da punção, são realizadas antissepsia da pele e anestesia local com xilocaína sem vasoconstritor e introduzida a agulha de 20cm, 20 a 22 *gauche*, até a cavidade pleural – a ponta da agulha deve ser observada durante todo o procedimento, principalmente quando o pulmão se expande (Figura 14.7). Quando possível, todo o líquido deve ser retirado para alívio da compressão pulmonar. O material coletado deve ser enviado para pesquisa de infeções através da PCR ou cariótipo.[28]

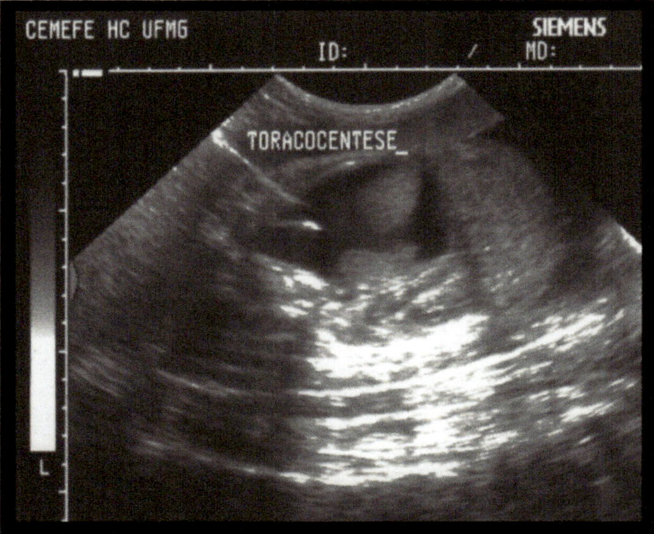

Figura 14.7 Agulha no espaço pleural.

Em caso de cariótipo normal e ausência de infecções com reacúmulo do líquido, pode ser necessária a colocação de cateter de derivação pleuroamniótico.

A incidência de complicações é baixa e está relacionada, principalmente, com casos de polidrâmnio ou dificuldade de punção devido à posição fetal.

RECOMENDAÇÕES

Os Quadros 14.1 a 14.3 apresentam os níveis de evidências e os graus de recomendações dos procedimentos diagnósticos invasivos.

Quadro 14.1 Recomendações para amniocentese

	Nível de evidência	Grau de recomendação
Deve ser realizada > 15 semanas	1A	A
Agulha 20 a 22G inserida sob visão ultrassonográfica contínua	2A	C
Evitar inserção transplacentária	1A	C
Risco de perda fetal de 0,1% a 1%	1A	B
Risco de amniorrexe de 1% a 2%	2B	B

Quadro 14.2 Recomendações para biópsia de vilo corial

	Nível de evidência	Grau de recomendação
Deve ser realizada > 10 semanas	3	B
Risco de perda fetal de 0,2% a 2%	2A	B
Agulha 20G inserida sob visão ultrassonográfica	1B	A

Quadro 14.3 Recomendações para cordocentese

	Nível de evidência	Grau de recomendação
Deve ser realizada > 18 semanas	3	B
Risco maior de perda se hidropisia, RCF ou IG < 24 semanas	2B	B
Agulha 20 a 22G inserida no cordão em placenta anterior ou alça livre, se não acessível	4	C
Risco de perda fetal de 1% a 2%	2B	B

IG: idade gestacional; RCF: restrição de crescimento fetal.

Referências

1. Ghi T, Sotiriadis A, Calda P et al. ISUOG Practice Guidelines: Invasive procedures for prenatal diagnosis. Ultrasound Obstet Gynecol 2016; 48:256-68.
2. Gagnon A, Davies G, Wilson RD, Genetics Committee et al. Prenatal invasive procedures in women with hepatitis B, hepatitis C, and/or human immunodeficiency virus infections. J Obstet Gynaecol Can 2014; 36(7):648-53.
3. Butwick AJ, Carvalho B. Anticoagulant and antithrombotic drugs in pregnancy: What are the anesthetic implications for labor and cesarean delivery? J Perinatol 2011; 31:73-84.
4. Patel IJ, Davidson JC, Nikolic B et al.; Standards of Practice Committee, with Cardiovascular and Interventional Radiological Society of Europe (CIRSE) Endorsement. Consensus guidelines for periprocedural management of coagulation status and hemostasis risk in percutaneous image-guided interventions. J Vasc Interv Radiol 2012; 23(6):727-36.
5. Navaratnam K, Alfirevic Z, Royal College of Obstetricians and Gynaecologists. Amniocentesis and chorionic villus sampling: Green-top Guideline no. 8. BJOG 2022; 129(1):e1-e15.
6. Wilson RD, Davies G, Gagnon A et al.; Genetics Committee of the Society of Obstetricians and Gynaecologists of Canada. Amended Canadian guideline for prenatal diagnosis (2005) change to 2005-techniques for prenatal diagnosis. J Obstet Gynaecol Can 2005; 27(11):1048-62.
7. American College of Obstetricians and Gynecologists. ACOG Practice Bulletin No. 88. Invasive prenatal testing for aneuploidy. Obstet Gynecol 2007; 110:1459-67.
8. Salomon LJ, Sotiriadis A, Wulff CB, Odibo A, Akolekar R. Risk of miscarriage following amniocentesis or chorionic villus sampling: Systematic review of literature and updated meta-analysis. Ultrasound Obstet Gynecol 2019; 54:442-51.
9. Von Dadelszen P, Sermer M, Hillier J et al. A randomised controlled trial of biopsy forceps and cannula aspiration for transcervical chorionic villus sampling. BJOG 2005; 112:559-66.
10. Ciortea R, Malutan AM, Bucuri CE et al. Amniocentesis – When it is clear that it is not clear. J Clin Med 2023; 12:454.
11. Liley AW. Liquor amnil analysis in the management of the pregnancy complicated by resus sensitization. Am J Obstet Gynecol 1961; 82:1359-70.
12. Kahler C, Gembruch U, Heling KS, Henrich W, Schramm T. DEGUM guidelines for amniocentesis and chorionic villus sampling. Ultraschall Med 2013; 34:435-40.
13. Akolekar R, Beta J, Picciarelli G, Ogilvie C, D'Antonio F. Procedure-related risk of miscarriage following amniocentesis and chorionic villus sampling: A systematic review and meta-analysis. Ultrasound Obstet Gynecol 2015; 45:16-26.
14. The Canadian Early and Mid-Trimester Amniocentesis Trial (CEMAT) Group. Randomised trial to assess safety and fetal outcome of early and mid-trimester amniocentesis. Lancet 1998; 351:242-7.
15. Farrell SA, Summers AM, Dallaire L, Singer J, Johnson JA, Wilson RD. Club foot, an adverse outcome of early amniocentesis: disruption or deformation? CEMAT – Canadian Early and Mid-Trimester Amniocentesis Trial. J Med Genet 1999; 36(11):843-6.
16. Mujezinovic F, Alfirevic Z. Analgesia for amniocentesis or chorionic villus sampling. Cochrane Database Syst Rev 2011; 11:CD008580.
17. O'Donoghue K, Giorgi L, Pontello V, Pasquini L, Kumar S. Amniocentesis in the third trimester of pregnancy. Prenat Diagn 2007; 27:1000-4.
18. Di Mascio D, Khalil A, Rizzo G et al. Risk of fetal loss following amniocentesis or chorionic villus sampling in twin pregnancy: Systematic review and meta-analysis. Ultrasound Obstet Gynecol 2020; 56:647-55.
19. Dad N, Abushama M, Konje JC, Ahmed B. What is the role of amnioinfusion in modern day obstetrics? J Matern Fetal Neonatal Med 2016; 29:2823-7.
20. de Ruigh AA, Simons NE, van der Windt LI et al. Amnioinfusion versus usual care in women with prelabor rupture of membranes in mid-trimester: A systematic review and meta-analysis of short- and long-term outcomes. Fetal Diagn Ther 2022; 49:321-32.
21. Tanvisut R, Wanapirak C, Piyamongkol W et al. Cordocentesis-associated fetal loss and risk factors: Single-center experience with 6,650 cases. Ultrasound Obstet Gynecol 2020; 56:664-71.
22. Tongsong T; Wanapirak C, Luewan S (coauthors). Reply: Cordocentesis in modern fetal medicine. Ultrasound Obstet Gynecol 2020; 56:792.
23. Tongsong T, Wanapirak C, Kunavikatikul C, Sirirchotiyakul S, Piyamongkol W, Chanprapaph P. Fetal loss rate associated with cordocentesis at mid-gestation. Am J Obstet Gynecol 2001; 184:719-23.

24. Cadrin C, Golbus MS. Fetal tissue sampling – indications, techniques, complications, and experience with sampling of fetal skin, liver, and muscle. West J Med 1993; 159(3):269-72.
25. Sharma S, Joshi M, Gupta DK et al. Consensus on the management of posterior urethral valves from antenatal period to puberty. J Indian Assoc Pediatr Surg 2019; 24:4-14.
26. Abdennadher W, Chalouhi G, Dreux S et al. Fetal urine biochemistry at 13-23 weeks of gestation in lower urinary tract obstruction: Criteria for in-utero treatment. Ultrasound Obstet Gynecol 2015; 46:306-11.
27. Kelly EN, Seaward G, Ye XY et al. Short- and long-term outcome following thoracoamniotic shunting for fetal hydrothorax. Ultrasound Obstet. Gynecol 2021; 57:624-30.
28. Cabral ACV, Machado NM, Leite HV, Pereira AK, Vitral RNZ. Fetal kariotyping of pleural fluid obtained by thoracocentesis. Rev Bras Ginecol Obstet 2001: 23.

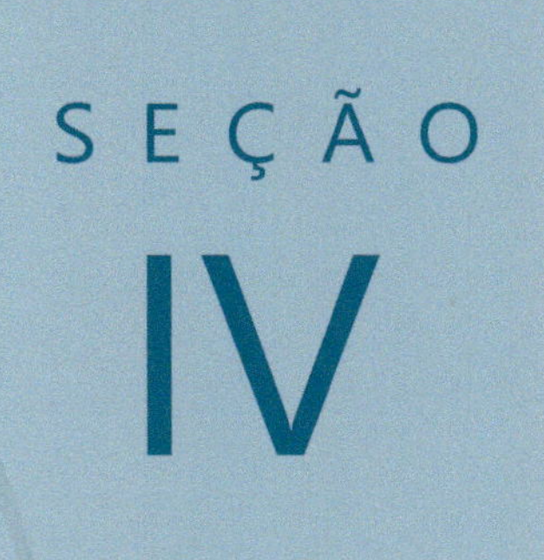

Intercorrências Gestacionais

Hiperêmese Gravídica

CAPÍTULO 15

Regina Amélia Lopes Pessoa de Aguiar

INTRODUÇÃO

As náuseas e os vômitos são queixas frequentes na gestação inicial – apenas 20% das gestantes não apresentam queixa relacionada com esses sintomas. Em geral autolimitadas, as repercussões desses transtornos no organismo – com relação ao nível de água, eletrólitos e equilíbrio acidobásico – são insignificantes, embora comprometam a qualidade de vida da gestante. Costumam surgir antes de 9 semanas de gestação e podem persistir até 16 ou 20 semanas. O surgimento desses sintomas após 9 semanas de gestação é sugestivo de outra causa desencadeante. Algumas gestantes podem apresentar persistência do quadro ao longo do segundo e, excepcionalmente, também no terceiro trimestre.[1-3]

A hiperêmese gravídica representa o extremo da gravidade das náuseas e vômitos da gravidez e é caracterizada por náuseas e vômitos intensos e não responsivos aos tratamentos sintomáticos, associados a desidratação, desequilíbrio eletrolítico e perda ponderal. Acomete 0,3% a 3,0% das gestantes e é a principal causa de internação hospitalar no primeiro trimestre. O diagnóstico, essencialmente clínico, é caracterizado por vômitos persistentes não relacionados com outras causas, sinais de jejum prolongado (em geral cetonúria) e perda de pelo menos 5% do peso pré-gestacional.[4,5]

O equilíbrio metabólico necessário em todas as fases da vida é dinâmico, exigindo a disponibilidade de água e nutrientes adequados na alimentação diária e a participação de vários órgãos, como aparelho digestivo, rins, pulmões, coração, pele e anexos, bem como dos sistemas hormonal e nervosos central e autônomo, além de vasos, proteínas e sangue. O limite de privação de água é em torno de 2 a 3 dias. Após esse período, as repercussões metabólicas podem ser graves e, se não tratadas, são suficientes para desencadear a morte.[6]

ETIOLOGIA E FATORES DE RISCO

A etiologia das náuseas e vômitos na gravidez ainda é desconhecida. Sua fisiopatologia envolve complexa interação de fatores biológicos, psicológicos e socioculturais. Entre as diversas teorias existentes merecem destaque a de predisposição psicológica, a de proteção embrionária e a de estímulo hormonal.[1,3,5]

Várias situações de instabilidade psicológica, como imaturidade emocional, dependência materna, ansiedade, rejeição da gestação, entre outras, são associadas à maior predisposição para o desenvolvimento de náuseas e vômitos de difícil tratamento na gestação. Entretanto, estudos questionam essas teorias e sugerem que esses sintomas são mais consequência do ônus físico da hiperêmese do que propriamente sua causa.[7]

Estudos clássicos sugerem que as náuseas e vômitos da gravidez fazem parte de um processo de proteção ao embrião, já que impediriam as gestantes de ingerir substâncias que poderiam ser tóxicas ao desenvolvimento normal do feto.[7] Essa visão de pseudoproteção tem determinado, em algumas situações, tratamento inadequado das náuseas e vômitos em sua fase mais leve, favorecendo o desenvolvimento de hiperêmese gravídica.

A íntima relação temporal entre os picos do hormônio gonadotrofina coriônica humana (hCG) e os sintomas de náuseas e vômitos na gravidez sugere que o hCG seja determinante na fisiopatologia desses sintomas. Está bem estabelecido que, à semelhança do que acontece na pré-eclâmpsia, a presença do trofoblasto e não do feto (já que as náuseas e vômitos acontecem, também, nos casos de mola hidatiforme) é determinante para a ocorrência de náuseas e vômitos. Sabe-se também que, quanto maior a massa placentária, maior a chance de desenvolvimento de quadros mais graves. Tem sido postulado que o hCG causa náuseas e vômitos por estimulação da atividade secretória do trato gastrointestinal superior ou por estímulo nos receptores do hormônio tireoestimulante (TSH). Tem sido bem documentado que as gestantes com hiperêmese gravídica apresentam alterações na função tireoidiana (hipertireoidismo induzido pela gonadotrofina coriônica).

Os níveis de estrogênio, principalmente de estradiol, também têm sido postulados como possíveis desencadeadores das náuseas e vômitos na gravidez. A associação entre estrogênios e náuseas é bem conhecida nos casos de contraceptivos hormonais orais. Estudos mostram que a hiperêmese gravídica é mais comum nos casos de fetos femininos, quando os níveis de estradiol circulantes seriam maiores em consequência de sua origem materna e fetal.

Outros hormônios, como progesterona, leptina, hormônio de crescimento placentário, prolactina e hormônios adrenais, têm sido implicados na gênese da hiperêmese gravídica e são alvos de grandes estudos.

Os principais fatores de risco para o desenvolvimento de hiperêmese gravídica são o aumento da massa placentária (mola hidatiforme, gestações múltiplas), a história pregressa ou familiar de hiperêmese gravídica e o histórico pessoal de enjoos de viagem e enxaqueca.[1,3]

As pessoas apresentam limiares variáveis para os vômitos e respondem de maneiras diferentes aos diversos métodos de tratamento de seus problemas emocionais. Essas diferenças podem determinar variações anatomofuncionais e clínicas também nos casos de hiperêmese gravídica.

DIAGNÓSTICO

Achados clínicos

Apesar da crença de que as náuseas e vômitos seriam predominantemente matutinos, a maioria das gestantes apresenta os sintomas ao longo do dia e, não raro, também se queixam de excesso de salivação.[3,8]

A náusea matinal caracteriza-se inicialmente por anorexia, variando desde estado nauseoso até vômitos ao levantar após uma noite de sono. Com o transcorrer do dia, muitas mulheres se recuperam, enquanto outras permanecem nauseadas. Em geral, o quadro persiste por 3 semanas. As náuseas e vômitos vespertinos são tão raros quanto os que surgem em razão de fadiga, odores de alimentos, ou quando a mulher prepara a refeição noturna ou cuida da casa. A recorrência dos vômitos pode desencadear mialgia referida, especialmente dos músculos intercostais. Na maioria dos casos, apesar da gravidade das queixas subjetivas, os sinais de deficiência nutricional são poucos ou inexistentes. Os sinais vitais são habitualmente normais.[1,3,5]

Poucas mulheres continuam vomitando a ponto de provocar cetose, desidratação e alterações eletrolíticas, caracterizando, então, o quadro de hiperêmese gravídica. A desidratação é identificada por diminuição do turgor e da elasticidade da pele, olhos encovados, mucosas secas e língua áspera. Taquicardia e hipotensão podem estar presentes, assim como hipotermia e torpor, em casos mais graves. O Quadro 15.1 apresenta os achados clínicos mais frequentes nos casos de hiperêmese gravídica. A alcalose hipoclorêmica é rara porque muitas mulheres têm hipo ou acloridria no início da gravidez, com perda predominantemente de sódio e potássio e só mais tarde de cloreto.[3-5,8]

Quadro 15.1 Características clínicas da hiperêmese gravídica

- Vômitos incoercíveis
- Perda de peso (pelo menos 5% do peso pré-gestacional)
- Desidratação: diminuição do turgor e da elasticidade da pele, olhos encovados, mucosas secas e língua áspera
- Taquicardia
- Hipotensão
- Torpor

A hiperêmese gravídica pode apresentar complicações, como encefalopatia de Wernicke, mielinose pontina central, estado vegetativo permanente, perfuração e ruptura esofagianas, restrição do crescimento fetal, síndrome de Mallory-Weiss, hemorragia renal, pneumonia de aspiração, psicose de Korsakoff, avulsão esplênica e reações medicamentosas. A desidratação causa distúrbios hidroeletrolíticos, especialmente acidose metabólica. A inanição provoca hipoproteinemia e hipovitaminose, miocardite degenerativa, hepatite, nefrite e polineurite. Icterícia, diátese hemorrágica em virtude da deficiência de vitamina C e do complexo B e hipoprotrombinemia levam à hemorragia, principalmente das mucosas. Os casos clinicamente graves necessitam de avaliação oftalmológica frequente para averiguar a presença de hemorragia retiniana e descolamento da retina, que representam sinais prognósticos desfavoráveis. O achado de lesão aguda da mucosa gastrointestinal e icterícia (decorrente da hepatite tóxica) tem prognóstico reservado.[3,9,10]

As repercussões para o feto vão depender da gravidade do quadro materno, mas, em geral, nas mulheres que após a recuperação apresentam ganho de peso satisfatório ao longo da gestação o resultado perinatal não é afetado. Nos casos de gestantes que mantêm ganho de peso insatisfatório após a resolução do quadro, tem sido relatada a ocorrência maior de baixo peso ao nascimento.

Atualmente, a letalidade materna é rara e mais frequentemente associada ao tratamento inadequado. Entretanto, é importante manter-se atento aos princípios da terapêutica, já que algumas complicações estão associadas ao não cumprimento desses princípios, principalmente a encefalopatia de Wernicke e a mielinose pontina central.[9]

A primeira manifestação de náuseas após 9 semanas de gestação ou antecedendo a gravidez, dor abdominal, febre, cefaleia, bócio, leucocitose, anemia, trombocitopenia ou exame neurológico anormal são sugestivos de outras causas para os vômitos incoercíveis.[3] O Quadro 15.2 apresenta os principais diagnósticos diferenciais da hiperêmese gravídica.

Quadro 15.2 Diagnóstico diferencial da hiperêmese gravídica

Condições gastrointestinais
• Gastrenterite • Gastroparesia • Acalásia • Doenças do trato biliar • Hepatites • Obstrução intestinal • Úlcera péptica • Apendicite • Pancreatite
Condições do trato geniturinário
• Pielonefrite • Uremia • Torção ovariana • Nefrolitíase • Degeneração de mioma uterino
Doenças metabólicas
• Cetoacidose metabólica • Porfíria • Doença de Addison • Hipertireoidismo
Doenças neurológicas
• Pseudotumor cerebral • Lesões vestibulares • Enxaqueca • Tumores do sistema nervoso central
Complicações da gravidez
• Fígado gorduroso agudo da gravidez • Pré-eclâmpsia
Miscelânea
• Intoxicação medicamentosa • Psicogênica

Fonte: adaptado de ACOG Practice Bulletin, 2018; Smith *et al.*, 2022.[3,5]

Alterações laboratoriais

Nos casos de hiperêmese gravídica, a avaliação laboratorial é útil tanto para auxiliar o diagnóstico diferencial como para avaliar a gravidade do quadro. O Quadro 15.3 mostra as alterações laboratoriais mais frequentes na hiperêmese gravídica.

Exames de imagem

Nos casos em que ainda não tenha sido realizada, a ultrassonografia obstétrica deve ser solicitada o mais rápido possível para afastar mola hidatiforme e identificar precocemente as gestações múltiplas.[3,5,8,10]

Quadro 15.3 Alterações laboratoriais na hiperêmese gravídica

- Hiponatremia, hipopotassemia e hipocloremia
- Hemoconcentração
- Cetonúria
- Elevação de ureia e creatinina
- Elevação da densidade específica da urina
- Elevação das enzimas hepáticas (geralmente < 300UI/L)
- Hiperbilirrubinemia (em geral < 4mg/dL)
- Elevação de amilase e lipase (até cinco vezes os valores normais)
- Alcalose metabólica hipoclorêmica
- TSH suprimido ou T_4 livre aumentado

TRATAMENTO

O sucesso terapêutico exige atenção para a multiplicidade de possíveis fisiopatologias das náuseas, vômitos e hiperêmese gravídicos. A abordagem inclui uma variedade de condutas, desde a presença do profissional de saúde como agente terapêutico até o uso de grande número de medicamentos, hormônios, vitaminas e hipnose. Nenhum tratamento mostrou superioridade ou benefício maior para remissão da hiperêmese gravídica. A melhor terapêutica consiste em profilaxia e tratamento precoce das náuseas e vômitos, evitando a ocorrência de casos graves. Nos casos de hiperêmese gravídica, a terapêutica se baseia na correção da desidratação e dos distúrbios hidroeletrolíticos, na prevenção de complicações conhecidas e no alívio dos sintomas.[11-15]

Medidas gerais

O profissional de saúde pode atuar como agente terapêutico, sendo essenciais o acolhimento, ouvir as queixas da gestante, as visitas, o exame, o apoio e a atenção. Confiança e respeito, confidencialidade e cumplicidade constituem a essência do cuidado e do acolhimento. A arte ultrapassa a ciência quando a pessoa é valorizada. O valor terapêutico do profissional de saúde, em especial do médico, é o mais importante nessa circunstância; na hiperêmese gravídica, essa valorização é fundamental. O repouso relativo é recomendado, e o trabalho extenuante deve ser diminuído. Uma terapia ocupacional agradável pode representar um grande benefício para interrupção das náuseas e vômitos.[3,4,8,10-15]

Alimentação

As gestantes nauseadas são especialmente sensíveis à aparência, à textura ou ao cheiro dos alimentos, sendo preferível aconselhar o consumo de refeições diminutas e frequentes, com alimentos secos, ricos em carboidratos, como torradas ou biscoitos, ingeridos sem líquidos. Esses alimentos podem ser retidos e previnem a cetose. Os alimentos gordurosos devem ser evitados. Chá quente e gengibre gelado são mais bem tolerados do que a água e devem ser oferecidos em quantidades diminutas entre as refeições.[3,10-15]

Nas gestantes com hiperêmese gravídica, recomenda-se a suspensão da dieta oral na abordagem inicial. Após a resolução dos vômitos, programa-se a reintrodução gradativa da alimentação via oral, até uma boa aceitação de dieta sólida, em seis pequenas refeições diárias, com ingestão de líquidos 1 hora após cada refeição.[10-15]

Internação hospitalar

A admissão hospitalar deve ser priorizada quando as náuseas e os vômitos progridem para hiperêmese gravídica. Nesse caso há depleção de água, eletrólitos e calorias (desequilíbrio hidroeletrolítico e má nutrição) em virtude da falta de ingestão de alimentos, promovendo cetonemia, cetonúria persistente e emagrecimento, que pode atingir 5% ou mais.[3,4]

Medicamentos

Muitos agentes farmacológicos e não farmacológicos podem ser utilizados no tratamento de náuseas e vômitos na gravidez. A escolha da terapêutica vai depender da disponibilidade da medicação e da gravidade do caso.[3,10-15]

Cápsulas de gengibre, 250mg, quatro vezes ao dia, via oral, constituem uma alternativa efetiva e segura para o tratamento das náuseas e vômitos leves ou moderados.[4,12]

A estimulação elétrica ou por pressão do ponto PC6 (Neiguan), localizado no lado interno do punho, tem sido utilizada para tratamento das náuseas e vômitos da gestação com resultados conflitantes, mas é um procedimento seguro na gestação e pode ser adotado para alívio dos sintomas.[4,12]

A piridoxina não é recomendada para tratamento das náuseas e vômitos da gravidez, nem na hiperêmese gravídica, já que a literatura disponível falhou em identificar evidência de eficácia.[12]

A doxilamina, um antagonista do receptor H1, é considerada segura e eficaz no tratamento das náuseas e vômitos da gestação. No Brasil não se encontram disponíveis apresentações comerciais de doxilamina isolada ou em associação. Outros antagonistas dos receptores H1 (dimenidrato, difenidramina e hidroxizina) também são considerados seguros na gestação.[3,10-15] Os antagonistas da dopamina, como anti-histamínicos e fenotiazinas (clorpromazina e prometazina), podem ser utilizados para tratamento dos casos moderados ou graves.[3,4,10-15]

A metoclopramida, um estimulante central da motilidade gástrica, tem se mostrado segura nas doses habituais para controle dos vômitos na gravidez, mas sonolência e boca seca são efeitos relatados com frequência.[3,4,10-15]

A ondansetrona, um antagonista da serotonina muito utilizado no tratamento de náuseas e vômitos na vigência de quimioterapia e tremores após anestesia regional para cesariana, tem obtido boa resposta em casos não responsivos aos antieméticos habituais na gravidez. Entretanto, a segurança para o embrião/feto tem sido questionada em algumas publicações. Metanálise recentemente publicada não identificou nenhuma associação estatisticamente significativa entre a ocorrência de malformações maiores, malformações cardíacas gerais, defeitos do septo atrial e lábio leporino, com ou sem fenda palatina, e o uso da ondansetrona. Entretanto, foi detectado risco aumentado de hérnia diafragmática, coração esquerdo hipoplásico e anomalias do sistema respiratório.[12,16,17] Esses achados indicam a necessidade de cautela quanto ao uso dessa substância na gravidez, em especial no período da embriogênese, devendo ser considerada uma opção terapêutica de segunda linha.

Algumas publicações têm registrado benefício com o uso de pulsoterapia com metilprednisolona em casos refratários, o que deve ser evitado nas primeiras 10 semanas de gestação em decorrência da possível associação a fendas orais.[3,4,10-15]

Em geral, a tiamina é deficitária nas mulheres que vomitam por mais de 3 semanas. A deficiência de tiamina pode provocar a síndrome de Wernicke, e sua reposição deve fazer parte da terapêutica para hiperêmese gravídica. A dose recomendada é de 100mg, via endovenosa, a cada 2 ou 3 dias, enquanto durar a reposição volêmica. A necessidade diária de tiamina na gestação é de 1,5mg/dia; após a recuperação, a reposição pode ser mantida via oral.[3,4,9]

Não existe indicação para uso de medicações antitireoidianas nos casos de hiperêmese gravídica com alteração laboratorial da função tireoidiana, sem evidências de doença tireoidiana (bócio ou presença de anticorpos antitireoidianos). Essas alterações não repercutem clinicamente e tendem a regredir em torno de 20 semanas de gestação.[3,4,10-15]

A Figura 15.1 apresenta uma abordagem hierarquizada para a terapêutica nos casos de náuseas, vômitos e hiperêmese gravídica.

Hidratação venosa

Na hiperêmese gravídica, a desidratação corresponde à desidratação isotônica do espaço extracelular. As alterações clínicas variam de acordo com o grau de depleção e a velocidade da perda da solução gástrica. Além da perda gástrica, as alterações hidroeletrolíticas podem ser agravadas pelas complicações renais e o sequestro interno de líquidos. A gestante apresenta fraqueza, apatia, cefaleia, anorexia e vômitos, sem sede significativa. A pele torna-se seca, a língua apresenta estrias longitudinais, há taquicardia, a pressão venosa central diminui, há tendência à hipotensão e à oligúria com densidade urinária normal ou elevada, podendo evoluir para choque.[6,11,15] O sódio urinário é baixo, em geral inferior a 20mEq/L, e a relação entre a creatinina urinária/creatinina plasmática é maior que 20.

O objetivo da hidratação venosa é a obtenção de volume urinário em torno de 1.500mL/dia com densidade urinária de 1,012 ou menos, possibilitando o surgimento de cloreto e o desaparecimento da cetonúria. O uso de glicose em soluções mais concentradas pode ser necessário para impedir a cetose. Soro fisiológico isotônico ou solução de Hartmann são recomendados para correção da hiponatremia. Deve-se ter cautela com a correção da hiponatremia, pois uma correção muito rápida pode levar à mielinólise pontina central. Se necessário, cloreto de potássio pode ser utilizado para correção dos níveis de sódio e potássio.[6] Durante a internação hospitalar, a hidratação venosa é associada a antieméticos para controle dos vômitos.

A tiamina deve ser administrada antes da infusão de glicose, na dose de 100mg via endovenosa, pois a administração de soluções contendo dextrose ou alimentos ricos em carboidratos pode precipitar o surgimento da encefalopatia de Wernicke.[9,11-13]

Uma programação de reposição volêmica deve incluir, no mínimo, os seguintes volumes a cada 24 horas:

- Soro glicosado (SG) a 10%: 2.000mL.
- Cloreto de sódio (NaCl) a 0,9%: 1.000mL.

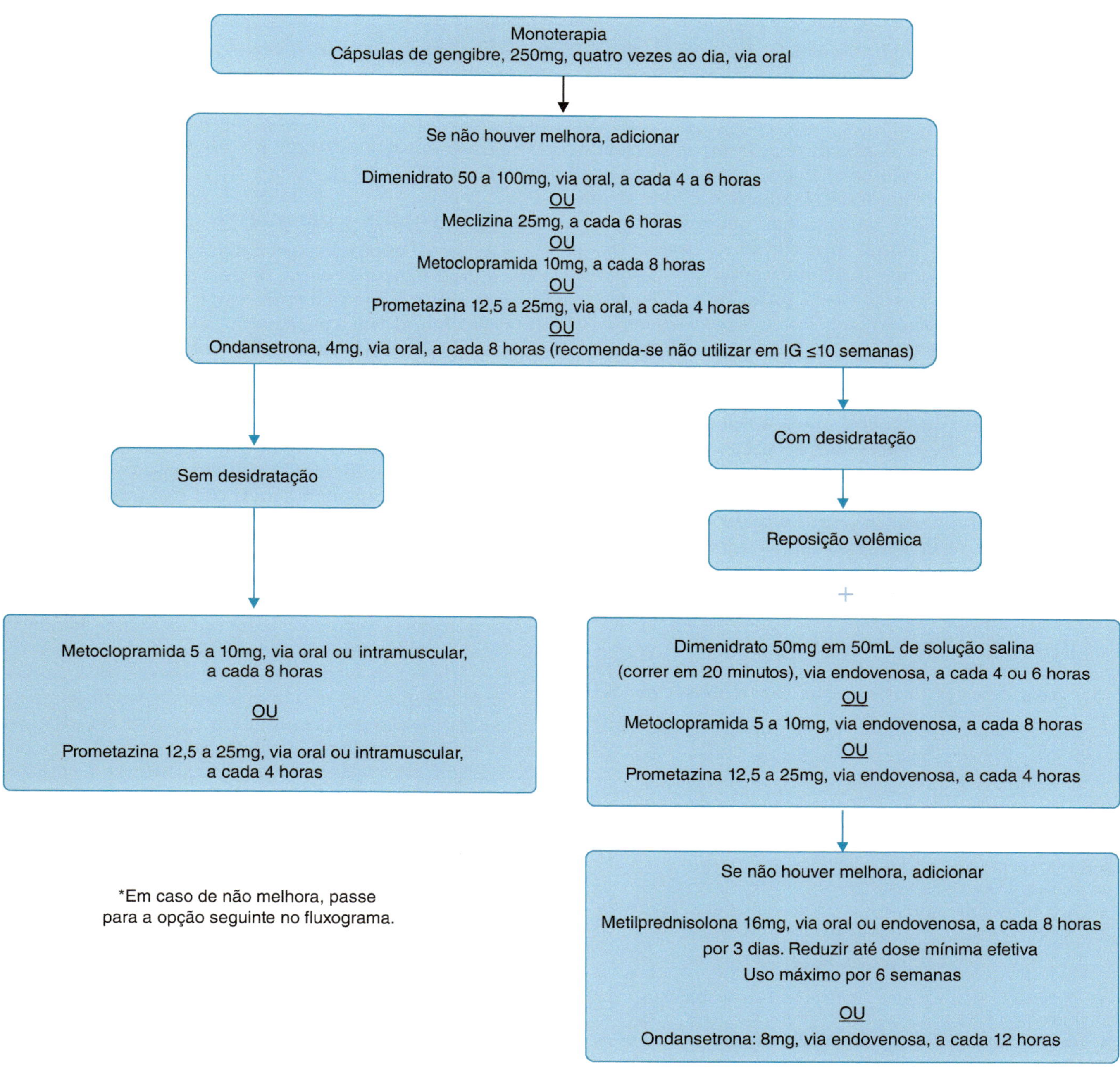

Figura 15.1 Tratamento farmacológico das náuseas e vômitos na gestação.*

A infusão hidroeletrolítica pode ser baseada no esquema proposto, bem como na composição específica do vômito ou na diminuição aguda do peso corporal. A presença de hipotensão ou choque exige a instalação de pressão venosa central, que auxilia sobremaneira a reposição venosa de líquidos sem promover sobrecarga hemodinâmica. A velocidade da infusão depende do grau de depleção e da capacidade de adaptação cardiovascular da mulher. Quando a perda de água corporal é inferior a 8%, não se encontram alterações hemodinâmicas, enquanto hipotensão está presente em caso de perda de 8% a 15% e choque quando essa perda é superior a 15%.[18]

A hipopotassemia se associa a episódios prolongados de vômitos ou diarreia, sucção gástrica, estresse, uso de diuréticos ou alcalinos e administração parenteral de grandes quantidades de líquidos livres de potássio. A alcalose determina a movimentação do potássio para o líquido intracelular, promovendo, consequentemente, hipopotassemia. A inanição, que acompanha as formas graves da hiperêmese gravídica, acarreta diminuição da ingestão de potássio; o rim sofre o impacto da hipovolemia e do hiperaldosteronismo em consequência das perdas digestivas e mesmo com a presença de hipopotassemia continua eliminando potássio, o que reduz mais ainda seus níveis séricos. Outra possibilidade de hipopotassemia associada à desnutrição ocorre na recuperação nutricional. Pessoas depletadas de potássio e que começam a receber alimentos iniciam a reconstituição de suas proteínas e glicogênio. Para isso, as gestantes precisam ingerir potássio concomitantemente, caso contrário ele se desviará do líquido extracelular para o intracelular, agravando a hipopotassemia.[18]

O potássio só deverá ser administrado por infusão se houver boa diurese. A abordagem da hipopotassemia exige monitoramento eletrocardiográfico, especialmente quando os valores do potássio plasmático se encontram abaixo de 2,5mEq/L. A reposição de potássio pode ser feita por meio da seguinte formulação: K necessário = (K normal − K gestante) × água corporal total, mais o potássio diário, que é em torno de 1mEq/kg de peso. O somatório desses valores dividido por dois deve ser reposto em 4 horas e o restante nas 20 horas que faltam para completar as primeiras 24 horas de tratamento.[18]

Nos casos em que a potassemia ultrapassa 2,5mEq/L, é preferível o uso da via oral ou de sondas nasogástrica ou nasoentérica; se o potássio está abaixo de 2,5mEq/L, é mandatária a infusão endovenosa, ainda que a infusão horária não supere 20mEq e a diária seja inferior a 400mEq. A refratariedade para normalização do potássio exige avaliação de sua associação à hipomagnesemia, que também deve ser corrigida, se necessário.[18]

Para depleção de proteínas séricas, acrescentam-se aos cristaloides os preparados com aminoácidos via endovenosa (500mL, duas vezes ao dia).

O Quadro 15.4 apresenta, de forma sintética, os cálculos para reposição volêmica na hiperêmese gravídica.

Quadro 15.4 Esquemas para cálculo da hidratação venosa na hiperêmese gravídica

Necessidades diárias
• Água: 35 a 45mL/kg • Sódio: 1,5mEq/kg • Potássio: 1mEq/kg • Cloro: 1,5 a 2mEq/kg • Calorias: 15kcal/kg (1 grama de glicose = 4kcal)
Cálculo do % de perdas
• Desidratação leve: ausência de alterações hemodinâmicas –< 8% de perdas • Desidratação moderada: presença de hipotensão – perda de 8% a 15% • Desidratação grave: sinais de choque – perda > 15%
Volume necessário
• Peso corporal (em kg) × 0,60 × percentual de perda de líquido corporal • No primeiro dia de internação, infundir metade do volume necessário nas primeiras 4 horas e o restante nas outras 20 horas
Reposição de íons
• Quantidade necessária = (íon normal – íon gestante) × peso corporal × percentual de água corporal + necessidade diária do íon • Metade da necessidade total deve ser infundida nas primeiras 4 horas e o restante nas outras 20 horas • Para o potássio, a infusão máxima diária deve ser: ▪ Se K > 2,5mEq: 20mEq/h (até 400mEq/dia) ▪ Se K< 2,5mEq: 10mEq/h (até 200mEq/dia)

Nos casos de choque, o ionograma deve ser repetido após as primeiras 4 horas de reposição. Na ausência de melhora clínica ou laboratorial é possível repetir o esquema calculado para as primeiras 4 horas. O ajuste da hidratação volêmica deve ser feito diariamente por meio de avaliação clínica, ionograma e avaliação urinária (densidade e cetonas).

Nutrição enteral e parenteral

A principal indicação para nutrição enteral ou parenteral é a persistência de perda de peso apesar do tratamento adequado.[19] Nenhum estudo randomizado comparou a nutrição enteral com a parenteral na gestação. Os estudos disponíveis sugerem que a sonda enteral é bem tolerada na gestação e, em geral, preferível. Nos casos em que a nutrição enteral não supre as necessidades fundamentais da gestante, pode ser indicada a nutrição parenteral.[18] Para os casos de nutrição enteral ou parenteral, é necessária a participação de profissional habilitado para esse procedimento no acompanhamento diário da gestante.

ENCEFALOPATIA DE WERNICKE

A encefalopatia de Wernicke é uma doença neuropsiquiátrica aguda, desencadeada pela deficiência de tiamina e caracterizada por anormalidades oculomotoras, disfunção cerebelar e estado mental alterado. Na ausência de abordagem terapêutica satisfatória, pode associar-se à psicose de Korsakoff. Embora rara, a ausência de reconhecimento dessa complicação pode resultar em sequelas neurológicas irreversíveis e até mesmo em óbito materno.[3,8,9]

O diagnóstico da encefalopatia de Wernicke é eminentemente clínico, mas podem ser úteis exames de neuroimagem para afastar causas neurológicas orgânicas. As alterações associadas à encefalopatia de Wernicke na ressonância magnética de encéfalo incluem a presença de áreas de T2 aumentadas e sinais de recuperação de inversão atenuados por fluidos, sinal T1 diminuído e anormalidade de difusão ao redor do aqueduto e terceiro ventrículo e dentro do tálamo medial, placa tectal e atrofia do corpo mamilar, que pode ser identificada em cerca de 80% dos casos.[8]

Na vigência do diagnóstico clínico da encefalopatia, a dose de tiamina recomendada é de 500mg a cada 8 horas até a remissão dos sintomas, e a manutenção da reposição na dose de 100mg/dia está indicada até a resolução completa dos vômitos.[9,12]

EFEITOS EM LONGO PRAZO

A hiperêmese gravídica, além dos efeitos imediatos na saúde física da mulher e do feto, representa importante agravo psicossocial, incluindo efeitos negativos na carreira profissional dessas mulheres e desencadeamento de quadros de depressão e ansiedade. A vivência dessa situação pode influir para uma experiência negativa com a maternidade, podendo até mesmo ter consequências para a relação mãe-filho após o término da gestação.

Uma preocupação é se a hiperêmese gravídica, por determinar um período de subnutrição, pode promover, também, efeitos adversos na saúde dos filhos dessas mulheres. Publicada em 2022, metanálise que analisou essa

Quadro 15.5 Graus de recomendação para o tratamento de náuseas e vômitos na gravidez

Intervenção	Resultado	Grau de recomendação
Uso de multivitaminas no período periconcepcional	Redução da gravidade de NV na gestação	A
Não usar medicamentos antitireoidianos nos casos de hipertireoidismo induzido pelo hCG	–	A
Tratamento precoce das NV da gestação	Prevenção da hiperêmese gravídica	B
Cápsulas de gengibre como opção não farmacológica	Melhora das NV da gestação	B
Segurança e eficácia do uso de antagonistas de receptor H1 e fenotiazinas para o tratamento de casos refratários	Melhora das NV da gestação Ausência de risco fetal	C
Segurança do uso de metoclopramida	Melhora das NV da gestação Ausência de risco fetal	B
Uso da metilprednisolona como última alternativa medicamentosa nos casos graves	Tratamento da hiperêmese gravídica refratária	A
Ondansetrona é segura e eficaz no tratamento das NV, mas, em razão dos possíveis efeitos fetais, deve ser reservada como opção de segunda linha	Tratamento das NV e hiperêmese gravídica	C
Hidratação venosa para casos de desidratação e intolerância a alimentos via oral	Melhora do quadro clínico	C
Correção da cetose com uso de soluções de dextrose	Melhora do quadro clínico	C
Reposição de tiamina	Prevenção de encefalopatia de Wernicke	C
Uso de nutrição enteral ou parenteral para gestantes que, apesar do tratamento, mantêm a perda de peso	Tratamento/prevenção da desnutrição	C

NV: náuseas e vômitos.

questão encontrou associação entre hiperêmese gravídica e resultados adversos na prole, incluindo distúrbios do neurodesenvolvimento e da saúde mental.[20]

EVIDÊNCIAS

O Quadro 15.5 apresenta os graus de recomendação para o tratamento das náuseas e vômitos na gravidez.

Referências

1. Niebyl J. Nausea and vomiting in pregnancy. N Engl J Med 2010; 363:1544-50.
2. Gazmararian JA et al. Hospitalizations during pregnancy among managed care enrollees. Obstet Gynecol 2002; 100:94-100.
3. ACOG Practice Bulletin. Nausea and vomiting of pregnancy. Obstet Gynecol 2018; 13:e-15-e30.
4. Mattheus A, Haas DM, O'Mathúna DP, Dowswell T. Interventions for nausea and vomiting in early pregnancy. Cochrane Database Syst Rev 2015; CD007575.
5. Smith JA, Fox KA, Clark SM. Nausea and vomiting of pregnancy: Clinical findings and evaluation. In: Lockwood CJ (ed.). Uptodate, 2022 [Internet].
6. Pedroso ERP. Tratamento dos distúrbios hidroeletrolíticos. In: Rocha MOC, Pedroso ERP, Fonseca JGM, Silva OA. Terapêutica clínica. Rio de Janeiro: Guanabara Koogan, 1998: 1002-25.
7. Sherman PW, Flaxman SM. Nausea and vomiting of pregnancy in an evolutionary perspective. Am J Obstet Gynecol 2002; 186(Sup):S190-7.
8. Fejzo MS, Trovik J, Grooten IJ et al. Nausea and vomiting of pregnancy and hyperemesis gravidarum. Nat Rev Dis Primers 2019; 12:62-79.
9. Rane MA, Boorugu HK, Ravishankar U, Tarakeswari S, Vadlamani H, Anand H. Wernicke's encephalopathy in women with hyperemesis gravidarum – Case series and literature review. Trop Doct 2022; 52:98-100.
10. Tsakiridis I, Mamopoulos A, Athanasiadis A, Dagklis T. The management of nausea and vomiting of pregnancy: Synthesis of national guidelines. Obstet Gynecol Surv 2019; 74:161-9.
11. Campbell K, Rowe H, Azzam H et al. The management of nausea and vomiting of pregnancy. J Obstet Gynaecol Can 2016; 38:1127-37.
12. Royal College of Obstetricians & Gynaecologists. The management of nausea and vomiting of pregnancy and hyperemesis gravidarum. Green-Top Guideline No. 69, 2016.
13. Boelig RC, Barton SJ, Saccone G, Kelly AJ, Edwards SJ, Berghella V. Interventions for treating hyperemesis gravidarum: A Cochrane systematic review and meta-analysis. J Matern Fetal Neonatal Med 2018; 31:2492-505.
14. Ma K, Berger D, Reau N. Liver diseases during pregnancy. Clin Liver Dis 2019; 23:345-61.
15. Smith JA, Fox KA, Clark SM. Nausea and vomiting of pregnancy: Treatment and outcome. In: Lockwood CJ (ed.). Uptodate, 2022 [Internet].
16. Kaplan YC, Richardson JL, Keskin-Arslan E, Erol-Coskun H, Kennedy D. Use of ondansetron during pregnancy and the risk of major congenital malformations: A systematic review and meta-analysis. Reprod Toxicol 2019; 86:1-13.
17. Picot C, Berard A, Grenet G, Ripoche E, Cucherat M, Cottin J. Risk of malformation after ondansetron in pregnancy: An updated systematic review and meta-analysis. Birth Defects Res 2020; 112:996-1013.
18. Shrimanker I, Bhattarai S. Eletrolytes. In: StatPearls [Internet]. Treasure Island (FL): StatPearls Publishing, 2023. Disponível em: https://www.ncbi.nlm.nih.gov/books/NBK541123/.
19. Maslin K, Dean C. Nutritional consequences and management of hyperemesis gravidarum: A narrative review. Nutr Res Rev 2022; 35:308-18.
20. Nijsten K, Jansen LAW, Limpens J, Finken MJJ, Koot MH, Grooten IJ. Long-term health outcomes of children born to mothers with hyperemesis gravidarum: A systematic review and meta-analysis. Am J Obstet Gynecol 2022; 227:414-49.

Abortamento

CAPÍTULO

16

Mário Dias Corrêa Júnior

INTRODUÇÃO

O abortamento consiste na interrupção da gravidez antes da viabilidade fetal. Não existe consenso sobre uma idade gestacional limite para categorização do abortamento – embora alguns países utilizem como limite 20 semanas, a Organização Mundial da Saúde (OMS) considera como abortamento as perdas com menos de 22 semanas, idade gestacional que define o início do período perinatal. Na ausência de dados que tornem possível identificar corretamente a idade gestacional, o peso < 500g é utilizado como referência.[1-3]

Abortamento acontece em 15% das gestações de mulheres entre 20 e 24 anos de idade, e o risco aumenta com a progressão da idade materna, podendo atingir 90% das gestações de mulheres > 45 anos.[4]

Em geral, a taxa de perda clinicamente detectável é de cerca de 10% a 12% das gestações, a maior parte antes de 8 semanas. Apenas 3% das gestações são perdidas após 9 semanas e 1% após 16 semanas. Cerca de 1% a 2% das mulheres podem ser acometidas por duas ou mais perdas.[5]

ETIOPATOGENIA

A causa mais comum de perda gestacional precoce são as anomalias cromossômicas – cerca de 50% a 65% das perdas antes de 20 semanas apresentam essa alteração. As alterações cromossômicas mais encontradas, por meio da citogenética convencional em material de aborto, são trissomias (52%), seguidas de poliploidias (19%), monossomias (15%), anormalidades estruturais (6,5%) e outras aneuploidias (7,5%). As técnicas de biologia molecular, como hibridização genômica comparativa em *array* (aCGH), promovem a detecção de outras anomalias, como desequilíbrios submicroscópicos e também variações de número de cópias (CNV), aumentando o perfil de alterações cromossômicas detectadas.[6]

A associação de anomalias uterinas congênitas como causa de perda gestacional no segundo trimestre tem sido discutida, sendo a maioria dos estudos de caráter observacional. Alguns sugerem prevalência mais elevada de anomalias müllerianas em mulheres com abortamento de repetição (7%), comparadas a controles (2%).[7]

Distúrbios endócrinos, como diabetes descompensado, e alterações tireoidianas com repercussão clínica podem ser a causa de perda fetal precoce. Entretanto, não foi comprovada a associação entre anovulação crônica, hiperprolactinemia ou alterações da fase lútea e abortamento.[8]

A associação de *Chlamydia trachomatis*, *Ureaplasma* e vaginose bacteriana é sugerida em alguns estudos isolados.[9,10]

Metanálise demonstrou que a persistência de níveis elevados de anticorpos antifosfolípides (principalmente anticoagulante lúpico) está associada à perda gestacional após 9 semanas. A mutação do fator V (fator V de Leiden), caracterizando trombofilia congênita, foi associada a risco três vezes mais alto de perda gestacional no segundo trimestre.[11]

FORMAS CLÍNICAS

Os abortamentos espontâneos podem ser classificados em cinco grupos:[12]

- Ameaça de abortamento e abortamento iminente.
- Abortamento inevitável.

- Abortamento em evolução, abortamento completo e abortamento incompleto.
- Abortamento retido (*missed abortion*).
- Abortamento de repetição.

Ameaça de abortamento e abortamento iminente

A ameaça de abortamento e o abortamento iminente constituem quadros muito semelhantes, cuja diferença se baseia, principalmente, em seu prognóstico: enquanto na ameaça de abortamento a probabilidade de interrupção da gestação é de 20% a 30%, no iminente alcança 70% a 80%.

O diagnóstico clínico da ameaça de abortamento é definido pela existência de sangramento vaginal durante o primeiro trimestre da gestação. De ocorrência comum, pode estar presente em até 25% das gestantes.

A ameaça de abortamento consiste em sangramento, geralmente de volume reduzido, que pode persistir por dias ou semanas e traduz anomalia decidual e/ou descolamento do ovo. As cólicas surgem horas ou dias após o início do sangramento e podem ser descritas como dor lombar persistente associada à sensação de pressão pélvica ou dor suprapúbica de intensidade moderada.[12] O abortamento iminente tem sintomatologia mais acentuada: o sangramento é mais volumoso e duradouro, acompanhado da eliminação de coágulos. As cólicas são mais constantes e de maior intensidade.[12]

Ao exame ginecológico, observa-se o útero aumentado de volume, compatível com o esperado para a idade gestacional. Na ameaça de abortamento, o colo uterino encontra-se inalterado, enquanto no abortamento iminente já se observam apagamento e possível dilatação do colo.[12]

Na ameaça de abortamento, o exame ecográfico transvaginal pode auxiliar a avaliação do prognóstico gestacional. Mulheres com hemorragia na primeira metade da gestação devem ser investigadas quanto à hemorragia retrocoriônica. Já foi demonstrado que o volume da hemorragia retrocoriônica pode predizer a evolução da gestação. Quando a área de hemorragia é < 60mL ou corresponde a menos de um quarto da área do saco gestacional, o prognóstico gestacional é favorável.[13]

A terapêutica constitui-se basicamente em apoio e orientações e consiste em:[12]

- Repouso relativo com aconselhamento para abstenção de exercícios físicos exagerados. Não existe evidência de que repouso absoluto previna abortamento.[14]
- Abstinência sexual: a atividade sexual não é proscrita; entretanto, recomenda-se o uso de preservativos durante o coito.
- Analgesia: tem por objetivo inibir a sensação dolorosa provocada pelas contrações uterinas.
- É recomendável a utilização de imunoglobulina anti-Rh nas mulheres com Rh negativo em razão do risco potencial de isoimunização.

O uso de progesterona em caso de ameaça de abortamento vem ganhando espaço em contextos selecionados. Metanálise publicada em 2020 mostrou que gestantes com sangramento no primeiro trimestre que receberam progesterona apresentaram sucesso ligeiramente maior na gestação (RR: 1,05; IC95%: 1,01 a 1,08).[15] O grupo que mais se beneficiou do tratamento com a progesterona foi o que apresentava abortamentos prévios – no grupo com três ou mais perdas anteriores a taxa de nascidos vivos entre as mulheres que usaram progesterona foi de 72% contra 57% no grupo que fez uso de placebo (RR: 1,28; IC95%: 1,08 a 1,51). A progesterona mais utilizada nos estudos analisados foi a natural micronizada por via vaginal, 400mg a cada 12 horas por até 12 semanas.[16]

A gestante deve receber informações científicas sobre a possível evolução de sua gravidez. Evidências recentes revelam que a ameaça de abortamento está associada à piora potencial do resultado gestacional – placenta prévia, sangramento de terceiro trimestre, ruptura pré-termo de membranas e baixo peso fetal. Portanto, essas mulheres devem receber atenção diferenciada na assistência pré-natal.[16]

Abortamento inevitável

Nessa forma clínica, a gravidez não tem possibilidade de prosseguir. Manifesta-se de três formas principais:

- Ruptura das membranas amnióticas com evidente perda de líquido amniótico pelos genitais externos.
- Sangramento volumoso com coágulos, cólicas intensas e dilatação cervical ao toque vaginal.
- Infecção intracavitária que, além de ser a possível determinante da morte fetal, pode resultar em quadros infecciosos maternos potencialmente graves.

Ao exame clínico, comprovam-se o volume do sangramento e a existência de coágulos ou líquido amniótico no canal vaginal. Com o toque são observados tanto a dilatação cervical como o volume uterino, que pode ser compatível ou pouco inferior ao esperado para a idade gestacional. Diante de infecção intracavitária, tem-se resíduo vaginal purulento ou piossanguíneo com odor fétido proveniente do orifício do colo uterino, o qual se mostra doloroso à mobilização durante o toque vaginal.[12]

Confirmado o diagnóstico de abortamento inevitável, o tratamento consiste no esvaziamento da cavidade uterina por meio de aspiração manual a vácuo ou curetagem.[12,17]

Abortamento em evolução

O processo de interrupção da gravidez encontra-se em andamento: o ovo já se desprendeu da cavidade uterina, mas ainda não foi expulso pelos genitais externos. A gestante se queixa de cólicas uterinas persistentes, quase contínuas, e de sangramento genital. Ao exame, constata-se, pelo toque vaginal, o embrião ou o feto no canal cervical ou na cavidade vaginal.

O tratamento visa à remoção total do ovo, por vezes utilizando pinça de Winter e aspiração manual ou curetagem para esvaziamento da cavidade uterina.[12,17]

Abortamento completo

O abortamento completo é caracterizado pela eliminação total de todos os componentes da gravidez, sendo frequente até 8 semanas de gestação. O diagnóstico baseia-se inicialmente nas informações da mulher: após cólicas intensas e sangramento acentuado, eliminou algo pelos genitais que acredita ser o ovo, e desde então o sangramento cessou ou diminuiu significativamente.[12]

O exame físico mostra involução uterina e ao toque vaginal, além do colo fechado com sangramento discreto, a consistência e o volume são semelhantes aos registrados fora do período gestacional. Na ultrassonografia, a cavidade uterina está vazia, às vezes com coágulos.[12,17] A conduta consiste em observação.[17]

Abortamento incompleto

Até 10 semanas de gravidez, feto e placenta são expelidos juntos; após esse período, as vilosidades coriônicas aderem ao útero, provocando sangramento vaginal ora intermitente, ora volumoso e importante. A história revela expulsão de massa carnosa com sangue e coágulos. Somente nos abortamentos tardios a mulher consegue distinguir entre a placenta e o concepto.[12] O útero mostra-se amolecido e de volume aumentado, embora menos que o esperado para a idade gestacional, com o canal cervical entreaberto.

O exame ecográfico pode ser útil quando existem dúvidas em relação à retenção de produtos gestacionais. Como descrito previamente, nos abortamentos espontâneos incompletos há retenção da coriodecídua. Esse tecido aparece tipicamente como material ecogênico no lúmen uterino, às vezes associado a saco gestacional irregular.[13]

Confirmado o diagnóstico, é sugerido o esvaziamento da cavidade uterina por meio de aspiração manual e, se necessário, curetagem.[17] Entretanto, é questionada a indicação sistemática de esvaziamento uterino imediata nos casos de abortamento espontâneo incompleto e não complicado. Estudo observacional que incluiu 1.096 mulheres com abortamento espontâneo, acompanhadas clinicamente e com ultrassonografia, demonstrou resolução completa, caracterizada pela ausência de sangramento genital e endométrio com espessura < 15mm, em 91% dos casos.[18]

Revisão sistemática de cinco estudos randomizados que incluiu 689 mulheres com perda fetal precoce (gestação anembrionada, aborto retido, abortamento incompleto e abortamento inevitável) evidenciou que o grupo submetido a esvaziamento uterino apresentou risco maior de infecção, enquanto nos casos com conduta expectante houve mais necessidade de esvaziamento cirúrgico do útero e sangramento.[19]

Abortamento incompleto infectado

O abortamento infectado decorre da eliminação incompleta do ovo, do embrião ou da placenta, determinando a manutenção da abertura do canal cervical, o que favorece a ascensão de bactérias da microbiota vaginal e intestinal à cavidade uterina, em um processo denominado progressão aeróbio-anaeróbia. Mais comum em abortamentos instrumentais induzidos, não acontece exclusivamente nesses casos.[12]

O diagnóstico baseia-se em dor hipogástrica e à mobilização do colo uterino, febre e corrimento vaginal com odor fétido. Por vezes, há relato de sangramento vaginal prolongado ou tentativa de interrupção voluntária da gravidez.[12]

O abortamento infectado pode ser subdividido em três estágios, conforme a extensão do processo e a gravidade clínica:[12]

- **Tipo I:** é o mais comum, localizado apenas na cavidade uterina e na decídua; o útero está aumentado de volume com canal cervical pérvio, por onde flui secreção piossanguínea. O estado geral da gestante está preservado, e inexistem sinais de resposta inflamatória sistêmica e irritação peritoneal.
- **Tipo II:** a infecção pode progredir para miométrio, paramétrios, anexos e peritônio, agravando o quadro clínico. Há febre, taquicardia, íleo paralítico e dor abdominal. O exame físico pode demonstrar defesa abdominal, toque vaginal extremamente doloroso e empastamento dos paramétrios.
- **Tipo III:** quadro grave e com altas morbidade e mortalidade, caracterizado por resposta inflamatória sistêmica acentuada e sepse.

No tipo I, além de exames laboratoriais para sepse, o tratamento consiste na remoção do foco infeccioso por meio de esvaziamento uterino com o uso simultâneo de antibióticos endovenosos e cobertura para os germes mais frequentes nesse tipo de infecção: gram-negativos e anaeróbios. Inicialmente, recomenda-se aminoglicosídeo (gentamicina ou amicacina) associado a um anaerobicida (em geral, metronidazol ou clindamicina). O esquema deve ser prescrito independentemente da gravidade do quadro clínico.[12,17]

Nos tipos II e III, a abordagem deve abranger as medidas de suporte em sepse grave, bem como o tratamento cirúrgico mais invasivo, visando ao controle do foco infeccioso (laparotomia e histerectomia total). As medidas de avaliação e controle da sepse grave são discutidas no Capítulo 47.

Abortamento retido

O abortamento retido é definido como a retenção de produtos da concepção sem vida, no útero, por várias semanas. Ocorrem sangramento e cólicas uterinas que cessam: o ovo morre, mas não é expulso[1] – também denominado abortamento frustrado e *missed abortion*.

Não há aumento do abdome, e eventualmente ocorre a regressão de seu volume. Pode ocorrer diminuição do peso corporal e da consistência das mamas. O processo de expulsão tem prazo variável – habitualmente não mais do que 4 semanas.[12,17]

No exame ultrassonográfico, deve-se permanecer atento à visibilização do embrião quando o saco gestacional apresenta diâmetro médio de 18mm no exame com sonda vaginal e de 25mm na via abdominal. A vesícula vitelina deve ser observada em todas as gestações com saco gestacional de 20mm (via abdominal) e de 13mm (via transvaginal). Os batimentos cardiofetais devem ser visibilizados em todos os embriões com comprimento cabeça-nádega (CCN) de 6mm (entre 5 e 6 semanas em exame via vaginal).[13] A ausência desses achados é muito sugestiva de abortamento retido.

A conduta pode ser expectante, aguardando-se o processo natural de expulsão, ou resolutiva. Ao se optar por intervenção imediata, a conduta dependerá da idade gestacional:[17]

- **Abaixo de 12 semanas:** aspiração manual ou curetagem.
- **A partir de 12 semanas:** amadurecimento cervical com prostaglandinas ou análogos (misoprostol), ocitócitos em doses altas e curetagem após expulsão fetal.

O diagnóstico diferencial das formas clínicas está resumido no Quadro 16.1.

Abortamento de repetição

Há certa discordância em relação ao conceito de abortamento de repetição: alguns estudos consideram a perda consecutiva de três gestações, classicamente denominada "abortamento habitual"; outros o conceituam como duas perdas consecutivas ou não, e alguns autores chegam a questionar sua real existência.[12,20] Este tema será abordado em detalhes no Capítulo 17.

A definição e as causas da perda de repetição envolvem uma série de processos fisiopatológicos de diferente relevância de acordo com a idade gestacional. Portanto, é fundamental a estratificação de acordo com o estágio da gestação para investigação adequada,[21] sendo sugeridas as seguintes medidas:

- A investigação pode ou não ser justificada após dois abortamentos, dependendo da idade materna e dos desejos pessoais. Após três perdas, a avaliação é sempre recomendada e inclui detalhada história familiar, exame físico completo, discussão dos riscos e avaliações complementares devidamente indicadas.[8,21]
- Estudo cromossômico: aproximadamente 5% dos casais com perda de repetição apresentam alguma anomalia cromossômica estrutural identificada em um dos parceiros. Em geral, a anomalia é uma translocação balanceada, sabidamente associada a risco aumentado de perdas e de nascimento de filhos com alterações cromossômicas não balanceadas.[8,21]
- Nas perdas de segundo trimestre devem ser excluídas anomalias müllerianas por meio de ecografia, histerografia e endoscopia.[8,21]
- A pesquisa dos anticorpos antifosfolípides está indicada nos casos de perda de repetição após 10 semanas de gestação, principalmente na presença de quadro clínico de decesso fetal. A literatura tem ressaltado a possível associação entre síndrome de anticorpos antifosfolípides e abortamento habitual (três perdas consecutivas de primeiro trimestre), sugerindo sua pesquisa quando são excluídas anomalias uterinas e o estudo cromossômico do casal é normal.[21]
- O rastreamento de diabetes e anticorpos antitireóideos em mulheres assintomáticas é desnecessário.[21]
- Agentes infecciosos (*Ureaplasma urealyticum* e *Chlamydia trachomatis*) podem ser a causa de perda esporádica, mas não existem evidências de associação com abortamentos de repetição.[10]
- Não foi determinado benefício na determinação rotineira de tipagem de antígenos leucocitários humanos (HLA) e anticorpos citotóxicos antipaternos.[21]

Quadro 16.1 Diagnóstico diferencial entre as formas clínicas de abortamento

Forma clínica	Hemorragia	Cólicas	Útero	Colo	Ultrassonografia
Ameaça de abortamento	Pouco volumosa	Pouca intensidade	Volume proporcional ao esperado para IG	Fechado	Variável
Abortamento iminente	Moderada com sangue vivo	Média a grande intensidade	Volume proporcional ou ligeiramente inferior à IG	Entreaberto	Saco gestacional desprendendo, colo com dilatação
Abortamento inevitável	Volumosa associada à perda de líquido amniótico	Intensas	Volume proporcional ou ligeiramente inferior à IG	Presença de dilatação cervical	Diminuição do líquido amniótico, alterações sugestivas de infecção
Abortamento incompleto	Abundante com restos ovulares	Média a grande intensidade	Volume menor que o esperado para IG	Entreaberto	Restos ovulares
Abortamento completo	Pequeno volume ou inexistente Eliminação do concepto e anexos	Ausente	Volume menor que o esperado para IG	Fechado	Ausência de conteúdo intracavitário
Abortamento infectado	Pequeno volume e com restos ovulares	Intensas e acompanhadas de febre e outros sintomas a depender da fase	Volume variável com consistência amolecida, mobilidade reduzida	Entreaberto	Variável
Abortamento retido	Não	Não	Menor que o esperado	Fechado	CCN ≥ 5mm sem BCF

IG: idade gestacional; CCN: comprimento cabeça-nádegas; BCF: batimentos cardiofetais.

Insuficiência cervical

Descrita em 1948 por Palmer & Lacome, a insuficiência cervical (IC), inicialmente definida como incompetência cervical, decorre de dilatação cervical, no segundo trimestre, de maneira indolor, sem contrações e sem sangramento, por falência do sistema oclusivo da matriz uterina, podendo ocasionar perda gestacional de repetição. A IC é responsável por 13% dos abortamentos de repetição no segundo trimestre.[12]

A causa de IC pode ser congênita ou adquirida. Durante o segundo trimestre, verifica-se o fenômeno de conversão uterina, quando a matriz, então de forma globosa, passa a cilíndrica, de modo a amenizar a tensão interna provocada pelo ovo em expansão. Em caso de insuficiência da musculatura cervical, ocorrerá a abertura espontânea do orifício interno.[12]

A história revela abortamentos tardios sem sangramentos e/ou cólicas e eliminação do ovo quase sempre íntegro. A dilatação do colo uterino resulta na exposição das membranas ao ambiente vaginal com possibilidade de corioamnionite e, por mecanismo reflexo, induz contrações silenciosas, sem dor, acarretando abortamentos tardios ou partos pré-termo extremos. A ruptura das membranas acontece, na maioria dos casos, no momento da expulsão. Essa sequência de eventos tende a se repetir em gravidezes subsequentes, caracterizando a perda fetal de repetição.[12]

O diagnóstico é firmado a partir da história clínica e, durante a gravidez, pelo rastreamento clínico e ultrassonográfico do canal cervical, que avalia o comprimento do colo uterino e a dilatação do orifício interno. Fora da gravidez, o diagnóstico de IC inclui, além da história clínica, o teste da vela de Hegar: na primeira semana após a menstruação, o orifício interno do colo insuficiente deixa passar, sem dificuldade, uma vela de Hegar número nove. Esse teste pode ser complementado por histerografia e histeroscopia.[12] Cabe ressaltar que esses testes clínicos nunca foram adequadamente estudados e que, portanto, o critério mais confiável é a história clínica: três ou mais perdas de segundo trimestre com pouco sangramento e eliminação, muitas vezes, de feto vivo.

O tratamento consiste em cerclagem, realizada eletivamente entre 12 e 14 semanas ou mais tarde, em caráter de urgência, quando detectada abertura do canal cervical. São descritas quatro indicações de cerclagem (Quadro 16.2):

- **Profilática:** baseada na história de três ou mais perdas de segundo trimestre.
- **Terapêutica:** com base na história de parto pré-termo anterior somada ao achado ultrassonográfico de colo curto (< 25mm).
- **Urgência:** fundamentada no achado de colo dilatado ao exame físico.
- **Abdominal:** em mulheres com indicação de cerclagem que tiveram falha da cerclagem por via vaginal em gestação prévia.

Técnicas de cerclagem

Antes da cerclagem, deve-se realizar ultrassonografia para avaliar a viabilidade fetal e afastar a presença de malformações. O exame clínico também deve ser realizado para afastar a presença de infecções vaginais, como candidíase ou vaginose bacteriana.

As técnicas de cerclagem via vaginal mais utilizadas são as de McDonald e Shirodkar. O obstetra brasileiro Aquino-Salles também apresentou uma técnica simples e efetiva.

A gestante deve ser submetida a anestesia regional, como peridural ou raquidiana, para melhor relaxamento dos tecidos. A exposição do colo uterino deve ser feita com o uso de válvulas de Doyen, uma vez que o espéculo não permite a mobilidade adequada do porta-agulha. O colo deve ser pinçado com pinça de Pozzi ou com duas pinças de Forester, para promover seu deslocamento para o lado, facilitando a aplicação da sutura.

O fio deve ser inabsorvível (poliéster) e espesso (número 5). Os pontos devem ser profundos, sem alcançar o canal cervical, deixando o nó anteriormente e com pontas compridas (cerca de 2cm) para facilitar sua remoção no final da gravidez.[20]

A técnica de McDonald (Figuras 16.1 e 16.2) consiste em sutura em bolsa, no colo uterino, imediatamente abaixo da reflexão anterior da bexiga, sem abertura do epitélio cervical. Os pontos devem evitar os vasos cervicais que ficam localizados nas paredes da cérvice, às 3 e às 9 horas.

Quadro 16.2 Tipos de cerclagem segundo achados clínicos, ultrassonográficos e época de realização do procedimento

Tipo de cerclagem	História	Exame	Ultrassonografia	Época de realização
Profilática	Típica: três ou mais perdas de segundo trimestre com pouco sangramento e expulsão de feto vivo	Normal	Desnecessária	12 a 14 semanas
Terapêutica	Atípica: < 3 perdas de segundo trimestre ou parto pré-termo < 34 semanas	Normal	Colo curto (< 25mm)	20 a 26 semanas
Urgência	Atípica ou sem história prévia	Colo dilatado entre 2 e 4cm	Desnecessária	18 a 26 semanas
Abdominal	Típica ou atípica com perda mesmo após realização de cerclagem por via vaginal	Normal	Desnecessária	Antes da gestação

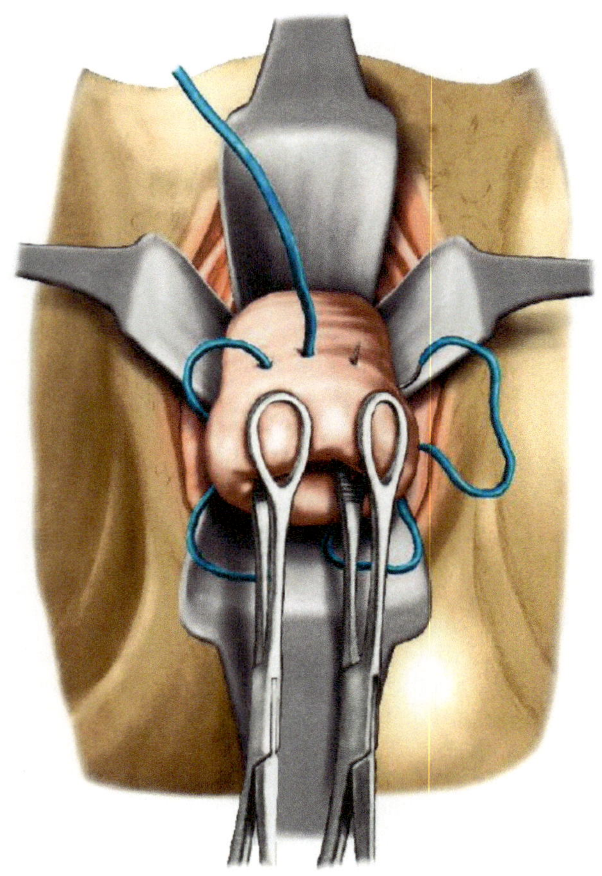

Figura 16.1 Cerclagem segundo a técnica de McDonald. Colocação dos pontos com ênfase no pinçamento do colo com pinças de Forester e na exposição com válvulas.

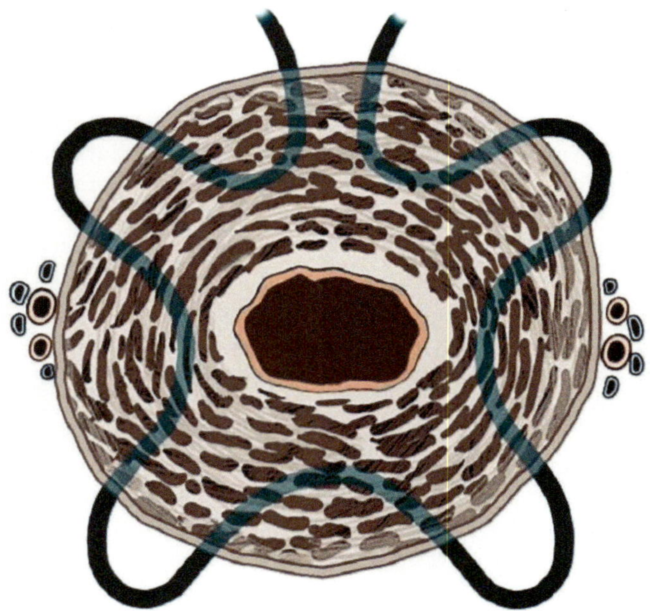

Figura 16.2 Cerclagem pela técnica de McDonald. O esquema mostra a sutura em bolsa, evitando atingir os vasos sanguíneos e o canal cervical.

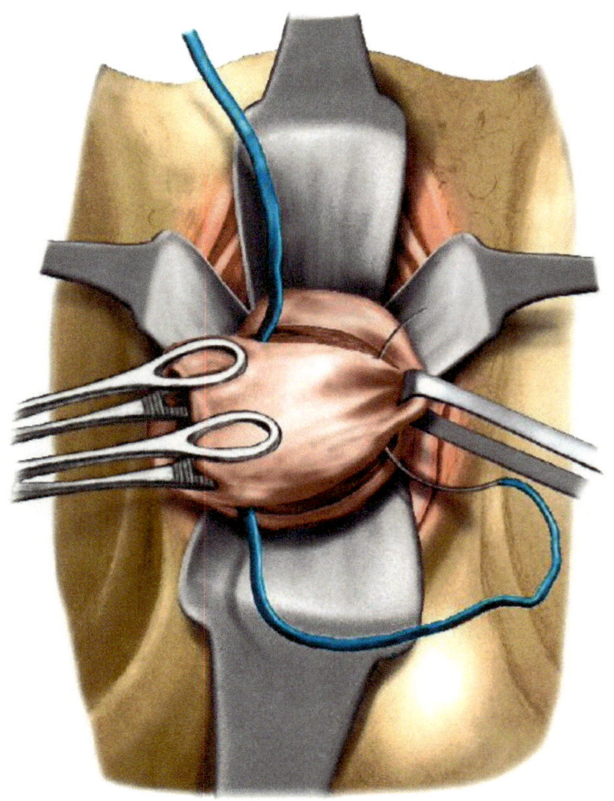

Figura 16.3 Cerclagem segundo a técnica de Shirodkar. Dissecção do epitélio cervical com colocação da sutura abaixo deste.

Na técnica de Shirodkar (Figura 16.3), deve-se proceder à dissecção do epitélio cervical com dissecção da bexiga anteriormente e do reto posteriormente, o que possibilita a colocação da sutura em localização mais alta. Essa técnica, no entanto, é mais trabalhosa e mais sujeita a complicações.

A técnica de Aquino-Salles (Figuras 16.4) consiste na colocação de três pontos em U paralelos entre si, atingindo toda a espessura do colo, devendo o primeiro ponto ser o mais próximo possível da região correspondente ao orifício interno do colo uterino. Deve-se ter cuidado para não transfixar a bolsa amniótica, às vezes proeminente, e também para não atingir a bexiga.[1]

Na cerclagem de urgência, a bolsa encontra-se herniada e é necessário "empurrá-la" para dentro para evitar sua transfixação. Habitualmente, pinçam-se os lábios anterior e posterior do colo uterino, cada um com uma pinça de Forester. Com uma gazinha enrolada em pinça hemostática reta, empurra-se suavemente a bolsa d'água em direção cranial, enquanto se tracionam os lábios cervicais. Essa manobra torna possível obter colo suficiente para realização da sutura segundo a técnica de McDonald. As Figuras 16.5 a 16.8 mostram a realização de cerclagem de urgência.

Alguns autores recomendam uma amniocentese via abdominal previamente à realização da cerclagem de urgência para reduzir o grau de herniação da bolsa, facilitando o procedimento.[21]

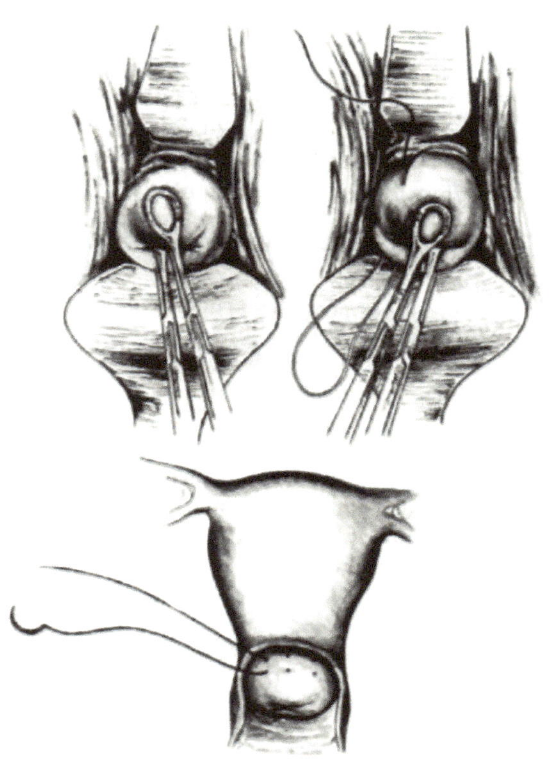

Figura 16.4 Cerclagem pela técnica de Aquino-Salles. Colocação de três pontos paralelos em U.

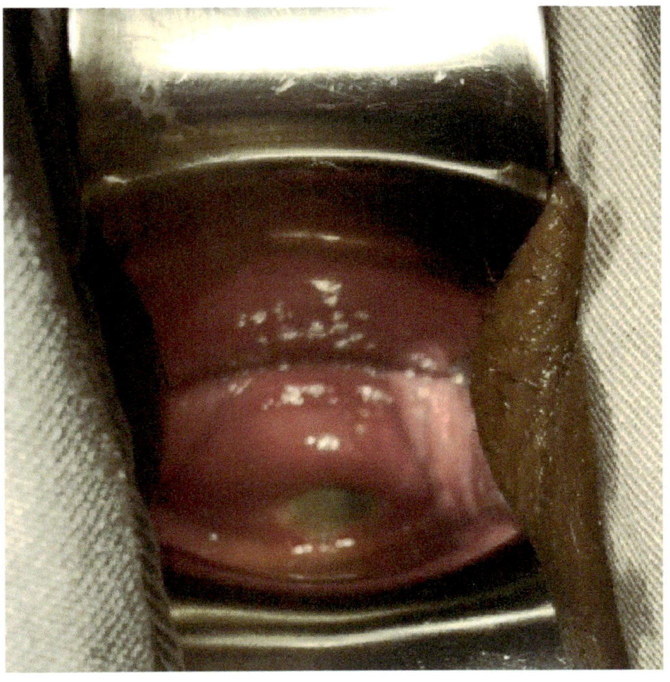

Figura 16.5 Colo uterino dilatado com exposição da bolsa herniada.

A cerclagem via abdominal costuma ser realizada em mulheres que já tentaram, sem sucesso, a via vaginal em gestações anteriores, devendo ser executada antes da gestação, por laparotomia ou laparoscopia.

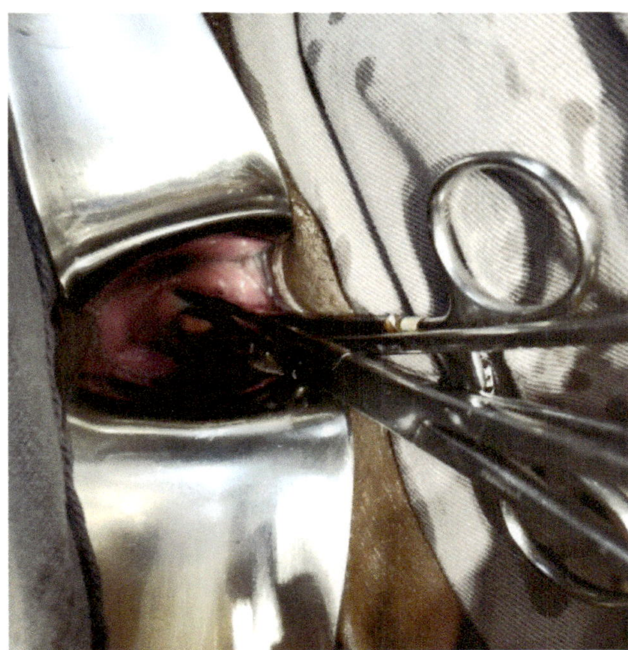

Figura16.6 Pinçamento dos lábios anterior e posterior do colo. Bolsa sendo "empurrada" com gazinha envolta na ponta de uma pinça hemostática.

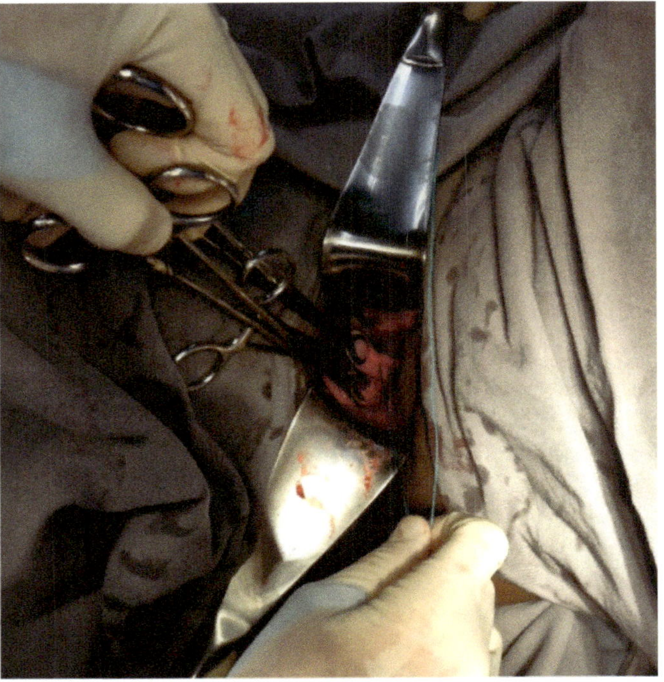

Figura 16.7 Colocação da sutura.

Inicialmente, procede-se à dissecção da bexiga; depois o útero é basculado para frente e os pontos são passados na altura do orifício interno do colo, da parede posterior para a anterior, com fixação na parede anterior do colo. A Figura 16.9 compara a altura das suturas realizadas pelas técnicas de McDonald, Shirodkar e transabdominal.

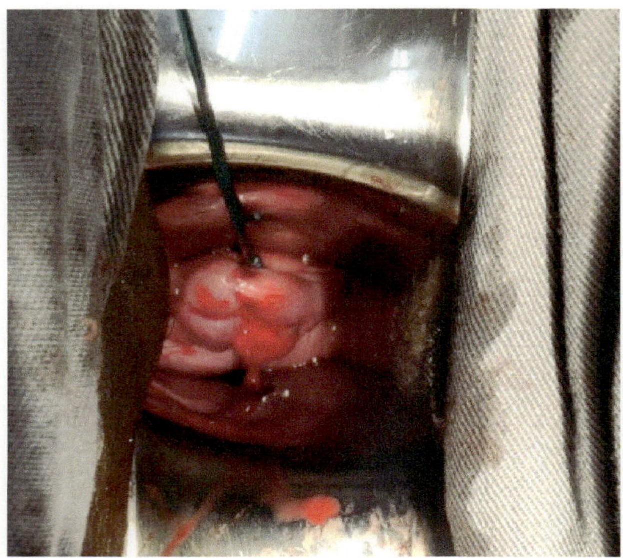

Figura 16.8 Resultado final.

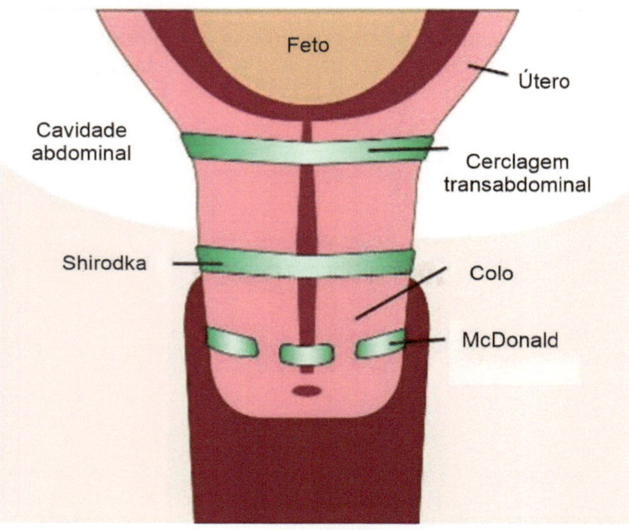

Figura 16.9 Altura da sutura pelas diferentes técnicas.

Seguimento

O uso de tocolíticos e antibióticos é controverso é não deve ser adotado de rotina. A avaliação dos pontos deve ser feita a cada consulta de pré-natal, monitorando o apagamento e a dilatação cervical.

O uso de progesterona via vaginal após cerclagem não foi adequadamente avaliado em estudos científicos, mas, em vista de seu benefício para prevenção de prematuridade em outras situações, recomenda-se seu uso de maneira empírica, até que surjam evidências mais consistentes.

O fio deve ser seccionado com 37 semanas em regime ambulatorial. A secção dos fios deve ocorrer antes do termo, nos casos de óbito fetal, ou início de franco trabalho de parto (em razão do risco de amputação ou ruptura parcial do colo). Em caso de ruptura prematura pré-termo das membranas, se não houver sinais de infecção, os fios podem ser deixados por 48 horas para aplicação do corticoide e retirados após esse período.[22]

Revisão sistemática que avaliou 2.045 mulheres submetidas à cerclagem profilática com base na história de perdas anteriores concluiu que houve uma tendência pouco significativa de redução da prematuridade (RR: 0,82; IC95%: 0,6 a 1,12). O maior estudo realizado registrou redução de partos < 33 semanas nas mulheres com história de três ou mais perdas.[23,24]

ESVAZIAMENTO DA CAVIDADE UTERINA

O esvaziamento da cavidade uterina pode ser realizado por meio de métodos cirúrgicos ou medicamentosos. A incidência de complicações, como perfuração uterina, laceração cervical, hemorragia, remoção incompleta e infecção, é maior nos procedimentos cirúrgicos realizados após o primeiro trimestre. Por essa razão, indica-se o esvaziamento primário da cavidade uterina por aspiração manual intrauterina (AMIU e/ou curetagem) para gestações até 12 semanas. A partir de 12 semanas de idade gestacional, é necessário aguardar a expulsão do feto, que pode ser induzida por técnicas medicamentosas antes da curetagem uterina ou AMIU.[17]

Nos casos em que se faz necessária a dilatação do colo uterino antes da curetagem, é possível optar por uma das seguintes alternativas:

- **Dilatadores higroscópicos:** hastes cilíndricas introduzidas no canal cervical que, ao entrarem em contato com o meio úmido, ficam intumescidas e se expandem. Provocam dilatação gradual e progressiva do colo uterino.
- **Velas de Hegar:** cilindros metálicos de diâmetros variáveis que são introduzidos na cérvice, em ordem crescente de diâmetro, até que se obtenha a dilatação necessária para curetagem uterina. Esse procedimento deve ser realizado sob anestesia.

Após a dilatação, procede-se ao esvaziamento da cavidade uterina através de AMIU ou curetagem.[17]

Métodos cirúrgicos

Aspiração manual intrauterina

O equipamento para AMIU consiste em seringas com capacidade de 60mL (Figura 16.10) e válvulas simples ou duplas, podendo conter cânulas com diâmetro entre 4 e 12mm. A seringa serve como fonte de vácuo para

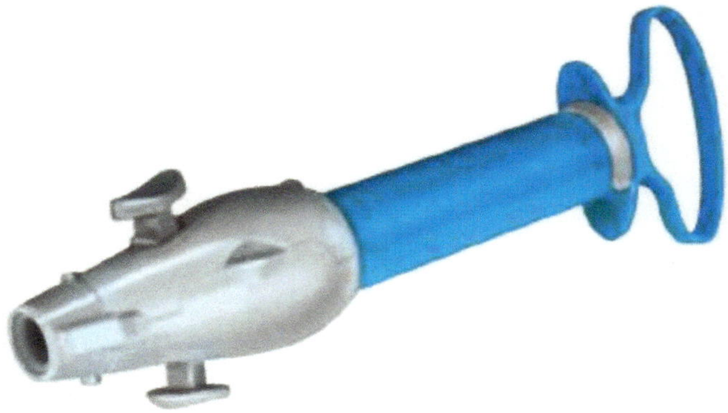

Figura 16.10 Seringa para aspiração manual intrauterina.

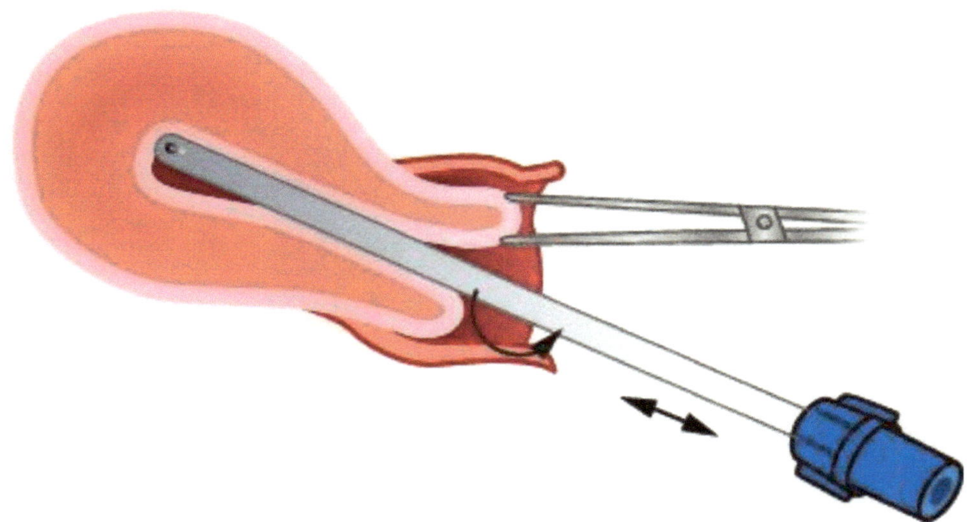

Figura 16.11 Desenho demonstrando a cânula para aspiração manual intrauterina inserida no interior da cavidade uterina. As setas indicam os movimentos de rotação e de vaivém para remoção dos restos ovulares.

aspiração do conteúdo uterino através da cânula até o cilindro (Figura 16.11). Nas gestações com até 8 semanas utiliza-se a cânula de até 8mm; nas de até 12 semanas, cânulas de 12mm. O procedimento deve ser realizado sob anestesia, podendo ser utilizado bloqueio paracervical.[25]

O uso da AMIU comparado à curetagem em ensaios clínicos foi associado à redução significativa da perda sanguínea, da dor (redução de 26%) e menos tempo de duração do procedimento. Não foram relatadas complicações maiores, como perfuração uterina e infecção.[26]

Curetagem uterina

A curetagem uterina deve ser realizada sob anestesia geral ou bloqueio anestésico (paracervical, raquianestesia ou peridural) com a mulher em posição ginecológica. O procedimento de curetagem propriamente dito é precedido do toque bimanual para avaliação adequada do útero (tamanho, forma e posição). Em seguida, realiza-se a antissepsia da vulva e da cavidade vaginal com posterior colocação do espéculo vaginal. Utilizando a pinça de Pozzi, promovem-se o pinçamento e a tração do lábio anterior do colo uterino. A tração do lábio anterior deve ser vigorosa, de modo a manter retificado o ângulo entre o corpo uterino e a cérvice, diminuindo a possibilidade de perfuração.

A histerometria deve ser realizada com o objetivo de avaliar o tamanho e a direção da cavidade uterina. Em seguida, introduz-se a pinça de Winter (ou pinça-ovo) para retirada de partes fetais ou fragmentos placentários dispersos na cavidade e posteriormente é realizada a curetagem, procedendo-se ao esvaziamento da cavidade uterina para extração total dos restos placentários.[12]

Métodos medicamentosos

Ocitocina

É possível a indução de abortamentos no segundo trimestre de gestação com altas doses de ocitocina, administrada em pequenos volumes de solução endovenosa. Segundo o protocolo do Colégio Americano de Obstetras e Ginecologistas (ACOG), prepara-se a solução com 200 unidades de ocitocina (40 ampolas) em 500mL de soro fisiológico ou Ringer, gotejada a 50mL/h (20.000mU/h), o que resultará em uma dose aproximadamente 10 vezes maior que a máxima preconizada para indução do parto com feto vivo (1.800mU/h).

O risco de intoxicação hídrica com altas doses de ocitocina é mais elevado, e a gestante deve ser monitorada com dosagem diária de íons enquanto estiver recebendo esse regime.[27]

Prostaglandinas

No Brasil, o agente mais utilizado é o misoprostol (análogo da prostaglandina E1). A aplicação local de prostaglandinas determina mudanças histológicas na cérvice com dissolução das pontes de colágeno e aumento da concentração de água na camada submucosa; além disso, promove aumento da contratilidade uterina.[12,17]

O misoprostol pode ser administrado via oral ou vaginal, as quais se diferenciam pelo início da ação medicamentosa (30 minutos para via oral e 1 a 2 horas para a vaginal) e a incidência mais elevada de efeitos colaterais, como febre, vômitos, diarreia e hiperestimulação uterina com taquissistolia após administração oral. A formulação oral não está disponível no Brasil.

Existem vários esquemas posológicos para administração do misoprostol. A OMS preconiza, para casos de aborto < 14 semanas, a administração de dois comprimidos de 200mcg (400mcg) via vaginal, oral ou sublingual, a cada 6 horas, até a expulsão fetal.[17] Para indução do abortamento após 14 semanas são sugeridos 400mcg de misoprostol a cada 3 horas.[17] O Quadro 16.3 apresenta os diferentes esquemas de indução medicamentosa do abortamento.[28]

Quadro 16.3 Regimes recomendados de misoprostol para indução de abortamento e expulsão de feto morto

< 13 semanas	13 a 26 semanas	> 26 semanas
Interrupção da gestação 800mcg via sublingual a cada 3 horas *OU* 800mcg via oral ou vaginal a cada 3 a 12 horas (duas a três doses)	**Interrupção da gestação** 13 a 24 semanas: 400mcg via sublingual, oral ou vaginal a cada 3 horas 25 a 26 semanas: 200mcg via sublingual, oral ou vaginal a cada 4 horas	**Interrupção da gestação** 27 a 28 semanas: 200mcg via sublingual, oral ou vaginal a cada 4 horas > 28 semanas: 100mcg via sublingual, oral ou vaginal a cada 6 horas
Aborto retido 600mcg via sublingual a cada 3 horas (duas doses) *OU* 800mcg via vaginal a cada 3 horas (duas doses)	**Morte fetal** 200mcg via sublingual, oral ou vaginal a cada 4 ou 6 horas	**Morte fetal** 27 a 28 semanas: 100mcg via sublingual, oral ou vaginal a cada 4 horas > 28 semanas: 25mcg via vaginal a cada 6 horas *OU* 25mcg via oral a cada 2 horas
Aborto incompleto 400mcg via sublingual (uma dose) *OU* 600mcg via oral (uma dose) *OU* 400 a 800mcg via vaginal (uma dose)	**Aborto inevitável** 200mcg via sublingual, oral ou vaginal a cada 6 horas	**Indução do trabalho de parto** 25mcg via vaginal a cada 6 horas *OU* 25mcg via oral a cada 2 horas
Amadurecimento cervical para abortamento cirúrgico 400mcg via sublingual 1 hora antes do procedimento *OU* 400mcg via vaginal 3 horas antes do procedimento	**Amadurecimento cervical para abortamento cirúrgico** 13 a 19 semanas: 400mcg via vaginal 3 ou 4 horas antes do procedimento > 19 semanas: o método deve ser combinado com outras modalidades	

Fonte: adaptado de Morris, 2017.[28]

Antibioticoprofilaxia

Apenas um ensaio clínico, envolvendo 140 mulheres, avaliou a eficácia da antibioticoprofilaxia pós-abortamento incompleto não infectado. Nenhuma diferença foi demonstrada na taxa de infecção pós-abortamento entre os grupos. A adesão ao uso do antibiótico foi baixa. Os autores concluem que não há evidências suficientes para recomendar antibiótico profilático de rotina após abortamento incompleto sem sinais ou sintomas de infecção.[29]

PROFILAXIA DA ISOIMUNIZAÇÃO PELO FATOR RH PÓS-ABORTAMENTO

Após qualquer uma das formas clínicas de abortamento, deve-se realizar a tipagem sanguínea da mãe. Caso ela tenha Rh(D) negativo, deve-se proceder ao teste de Coombs indireto. Se este se mostrar negativo e o cônjuge masculino tiver Rh(D) positivo ou desconhecido, é preciso realizar a profilaxia da isoimunização Rh(D) por meio da imunoglobulina anti-Rh(D). Embora a dose de 50mcg via intramuscular seja suficiente nos casos de abortamento, em nosso meio encontra-se disponível apenas a apresentação de 300mcg, que deverá ser empregada.

Alguns protocolos, como o da OMS, sugerem que para abortamentos < 12 semanas a quantidade de sangue fetal que adentra a circulação materna é insuficiente para provocar a sensibilização e, portanto, a tipagem sanguínea e a administração da imunoglobulina deveriam ser reservadas para gestações > 12 semanas.[17]

Já a Sociedade de Obstetras e Ginecologistas do Canadá (SOGC) continua recomendando a profilaxia mesmo para abortamentos < 12 semanas.[30]

Diante da possibilidade de surgimento de uma condição grave como a aloimunização materna, recomenda-se que a profilaxia seja mantida até que estudos mais consistentes sejam publicados.

CONTRACEPÇÃO

A fertilidade feminina retorna quase que imediatamente após um abortamento. Assim, a mulher e seu parceiro devem receber informações sobre fertilidade e orientações sobre os métodos anticoncepcionais disponíveis. Caso não existam complicações maiores em decorrência do abortamento, os métodos contraceptivos devem ser iniciados no momento da resolução da gestação.[19] A inserção imediata do dispositivo intrauterino (DIU) é considerada segura e com baixa incidência de expulsão.[31] No Quadro 16.4 estão listadas algumas considerações sobre os métodos contraceptivos no período pós-abortamento,[32] enquanto o Quadro 16.5 resume as principais evidências sobre o abortamento.

Quadro 16.4 Métodos contraceptivos pós-abortamento

Métodos	Orientações	Vantagens	Desvantagens
Condom e espermicidas	Iniciar tão logo volte a ter vida sexual ativa	Útil até a definição de método mais efetivo Não necessita de supervisão médica Proteção contra IST Fácil interrupção em caso de desejo de engravidar	Eficácia menor que DIU ou métodos hormonais Exige motivação e uso regular Uso relacionado com atividade sexual
Diafragma	Após abortamentos de primeiro trimestre: uso imediato Em abortamentos de segundo trimestre: aguardar a involução uterina	Idênticas às do condom	Idênticas às do condom
Anticoncepcionais orais	Iniciar o uso, de preferência, no dia do abortamento	Alta eficácia Pode ser iniciado mesmo se houver infecção Não está subordinado à atividade sexual	Exige uso contínuo e motivação Acesso ao medicamento A eficácia diminui com o uso concomitante de outras medicações, como antibióticos
Anticoncepcionais injetáveis	Iniciar no mesmo dia do esvaziamento uterino	Alta eficácia Pode ser iniciado mesmo se houver infecção Não está subordinado à atividade sexual	Sangramento irregular Retorno mais lento da fertilidade após suspensão Acesso ao medicamento Retorno médico periódico
Implantes	A inserção pode ser realizada logo após o abortamento	Alta eficácia Proteção por período prolongado Retorno imediato da fertilidade após a remoção Uso não relacionado com atividade sexual	Sangramento irregular ou amenorreia Menos eficaz em mulheres obesas Custo elevado
DIU	Pode ser inserido após abortamentos espontâneos no primeiro trimestre sem infecção associada Nos abortamentos de segundo trimestre, a inserção deve ser realizada após 6 semanas	Alta eficácia Proteção prolongada Retorno imediato da fertilidade Não relacionado com atividade sexual	Aumento do fluxo menstrual e cólicas uterinas Risco de complicações maiores em casos de IST
Esterilização feminina	Permitida no pós-aborto, desde que cumpridos os pré-requisitos legais	Método permanente Alta eficácia Não necessita de seguimento	Procedimento cirúrgico
Abstinência periódica	Não recomendado no pós-aborto	Sem custo	Difícil compreensão para o casal

DIU: dispositivo intrauterino; IST: infecções sexualmente transmissíveis.

Quadro 16.5 Evidências sobre as terapias empregadas nos quadros de abortamento

Objetivo	Intervenção	Nível de evidência
Tratamento	Progesterona reduz a taxa de perda gestacional em mulheres com sangramento na gravidez e história de perda anterior	1A
	Cerclagem reduz a prematuridade em mulheres com história de três ou mais perdas anteriores	2B

Referências

1. Mother-baby package: implementing safe motherhood in countries; practical guide. World Health Organization. Maternal Health and Safe Motherhood Programme. Geneva; World Health Organization; 1994. 89 p. tab.
2. Definitions and indicators in Family Planning Maternal & Child Health and Reproductive Health used in the WHO Regional Office for Europe World Health Organization. Regional Office for Europe. WHO IRIS | ID: who-108284.
3. ACOG. Practice Bulletin No. 200: Early Pregnancy Loss. Obstet Gynecol 2018; 132:e197-e207.
4. de la Rochebrochard E, Thonneau P. Paternal age and maternal age are risk factors for miscarriage; results of a multicentre European study. Hum Reprod 2002; 17:1649-56.
5. ESHRE Guideline Group on RPL, Bender Atik R, Christiansen OB, Elson J et al. ESHRE guideline: recurrent pregnancy loss. Hum Reprod Open 2018: hoy004.
6. Zhang T, Sun Y, Chen Z, Li T. Traditional and molecular chromosomal abnormality analysis of products of conception in spontaneous and recurrent a miscarriage. BJOG 2018; 125:414-20.
7. Devi-Wold AS, Pham N, Arici A. Anatomic factors in recurrent pregnancy loss. Semin Reprod Med 2006; 18:142-6.
8. Glueck CJ, Wang P, Goldenberg N, Sieve-Smith L. Pregnancy outcomes among women with polycystic ovary syndrome treated with metformin. Human Reprod 2002; 17:2858-64.
9. Sozio J, Ness RB. Chlamydial lower genital tract infection and spontaneous abortion. Infect Dis Obstet Gynecol 1998; 6:8-12.
10. Ralph SG, Rutheford AJ, Wilson JD. Influence of bacterial vaginosis on conception and miscarriage in the first trimester – A cohort study. BMJ 1999; 319:220-3.
11. Robertons L, Wu O, Langhorne P, Twaddle S, Clark P, Lowe GD et al. Thrombophilia in pregnancy: a ystematic review. Br J Haematol 2006;132(2):171-196.
12. Péret FJA, Corrêa Jr MD, Viggiano MGC, Braga LB. Hemorragias na primeira metade da gravidez. In. Corrêa MD, Melo VH, Aguiar RALP, Corrêa Jr MD. Noções práticas de obstetrícia. 14 ed. Belo Horizonte: Coopmed 2011: 249-80.
13. Fleischer CA, Kepple DM. Transvaginal sonography of early intrauterine pregnancy. In: Fleischer CA, Manning F, Jeanty P, Romero R. Sonography in obstetrics and gynecology. Stamford: Churchill Linvigstone 2001: 53-82.
14. Aleman A, Althabe F, Belizán JM, Bergel E. Bed rest during pregnancy for preventing miscarriage. Cochrane Database of Systematic Reviews 2005, Issue 2. Art. No.: CD003576. DOI: 10.1002/14651858. CD003576.pub2. Acesso em 25 de maio de 2023.
15. Coomarasamy A, Devall AJ, Brosens JJ et al. Micronized vaginal progesterone to prevent miscarriage: A critical evaluation of randomized evidence. Am J Obstet Gynecol 2020; 223:167-76.
16. Saraswat S, Bhattacharya S, Mareshwari A, Bhattacharya S. Maternal e perinatal outcome in women with threatened miscarriage in the first trimester: A systematic review. BJOG 2010; 117:245-2.
17. World Health Organization. Abortion Care Guideline – Geneve, 2022.
18. Luise C, Jermy K, May C, Costello G, Collins WP, Bourne TH. Outcome of expectant management of spontaneous first trimester miscarriage: Observational study. BMJ J 2002; 324:873-5.
19. Nanda K, Lopez LM, Grimes DA, Peloggia A, Nanda G. Expectant care versus surgical treatment for miscarriage. Cochrane Database of Systematic Reviews 2012, Issue 3. Art. No.: CD003518. DOI: 10.1002/14651858.CD003518.pub3. Acesso em 25 de maio de 2023.
20. Shennan AH, Story L; the Royal College of Obstetricians and Gynaecologists. Cervical cerclage. BJOG 2022; 129:1178-210.
21. Mattar R, Matheus EDE, Mendes ETR et al. Management of cervical incompetence with prolapsed membranes. Rev Bras Ginecol Obstet 1999, 21:171-4.
22. McElrath TF, Norwitz E, Lieberman E et al. Perinatal outcome after preterm premature rupture of membranes within situ cervical cerclage. Am J Obstet Gynecol 2002; 187:1147-52.
23. Alfirevic Z, Stampalija T, Medley N. Cervical stich (cerclage) for preventing preterm birth in singleton pregnancy. Cochrane Database of Systematic Reviews, Issue 6, 2017.
24. Belej-Rak T, Okun N, Windrim R, Ross S, Hannah M. Effectiveness of cervical cerclage for a sonographically shortened cervix: A systematic review and meta-analysis. Am J Obstet Gynecol 2003; 169:1679-87.
25. Yordy L, Leonard AH, Wincler J. Guia de aspiração manual intrauterina para médicos. Carolina do Norte: Carrboro. : IPAS, 1993. 83p.
26. Tunçalp Ö, Gülmezoglu AM, Souza JP. Surgical procedures for evacuating incomplete miscarriage. Cochrane Database of Systematic Reviews 2010, Issue 9. Art. No.: CD001993. DOI: 10.1002/14651858. CD001993.pub2. Accessed 18 December 2023.
27. ACOG. Diagnosis and management of fetal death. ACOG Technical Bulletin Number 176. Int J Gynaecol Obstet. 1993 Sep;42(3):291-9.
28. Morris JL et al. FIGO's updated recommendations for misoprostol used alone in gynecology and obstetrics. Int J Gynaecol Obstet 2017; 138:363-6.
29. May W, Gülmezoglu AM, Ba-Thike K. Antibiotics for incomplete abortion. Cochrane Database of Systematic Reviews 2007, Issue 4. Art. No.: CD001779. DOI: 10.1002/14651858.CD001779.pub2. Acesso em 25 de maio de 2023.
30. Fung KFK, Eason E, Crane J et al. Prevention of Rh Alloimmunization. J Obstet Gynecol Can 2018; 40:e1-10.
31. Okusanya BO, Oduwole O, Effa EE. Immediate postabortal insertion of intrauterine devices. Cochrane Database of Systematic Reviews 2014, Issue 7. Art. No.: CD001777. DOI: 10.1002/14651858. CD001777.pub4. Accessed 18 December 2023.
32. WHO. Complications of abortion: technical and managerial guidelines for prevention and treatment. 1ª Ed. Geneva: WHO: 1995. 147p.

Perda Gestacional de Repetição

CAPÍTULO 17

Elaine Cristina Fontes de Oliveira
Mário Dias Corrêa Júnior

INTRODUÇÃO

Embora não seja evento raro na espécie humana, a perda gestacional pode determinar grande sofrimento para a mulher/casal/família, em especial quando a gravidez é planejada e desejada. Estima-se que 15% a 20% das gravidezes clinicamente reconhecidas evoluam para interrupção espontânea, e essa taxa pode aproximar-se de 30%, caso sejam incluídas as gravidezes bioquímicas.

O conceito de perda gestacional de repetição (PGR) tem grande variação na literatura e inclui a idade gestacional-limite para a perda, o número de perdas, bem como se elas precisam ser consecutivas ou não, e a própria definição de gravidez. O clássico conceito de três abortamentos consecutivos como evento patológico surgiu na década de 1938 e passou a ser incorporado na literatura a partir de 1983.[1,2] Desde então, as expressões *abortamento habitual* e *abortamento recorrente* passaram a merecer atenção clínica diferenciada.

Atualmente, algumas sociedades científicas, em especial a Sociedade Americana de Medicina Reprodutiva (ASRM) e a Sociedade Europeia de Reprodução Humana e Embriologia (ESHRE), consideram como PGR duas perdas de gestações confirmadas por ultrassonografia ou exame anatomopatológico, independentemente de serem consecutivas ou não.[3,4] O Colégio Real de Obstetras e Ginecologistas (RCOG) contempla apenas o conceito de abortamento recorrente como perda de três ou mais gestações consecutivas e o Colégio Americano de Obstetras e Ginecologistas (ACOG) considera dois ou mais abortamentos, mas recomenda investigação a partir da terceira perda, sendo as gestações bioquímicas incluídas por ambos para fins de definição.[5,6]

A idade gestacional-limite também varia entre as diversas sociedades – de 12 a 24 semanas. Alguns estudos propõem, ainda, que tanto gestações espontâneas como as que ocorrem após as técnicas de reprodução assistida (TRA), com exclusão das falhas de implantação, devem ser consideradas no conceito de PGR.[7]

EPIDEMIOLOGIA

A prevalência de PGR varia de acordo com o período do diagnóstico – se as mulheres realizam o exame de gravidez muito precocemente, mais perdas serão identificadas. A PGR afeta aproximadamente 3% dos casais que tentam conceber, quando se consideram pelo menos duas perdas, ou cerca de 1%, em caso de três ou mais perdas.[8] A prevalência de alterações na propedêutica para PGR não varia para casais com duas ou três perdas, sendo por isso recomendada a pesquisa de fatores causais a partir da segunda perda.[9]

Fatores que influenciam o sucesso da futura gravidez incluem idade materna, número de perdas anteriores e análise genética dos produtos da concepção.[6,10,11] O aumento da idade materna é fator de risco para perdas esporádicas e de repetição.[6] A idade materna tem relação direta com o risco de aneuploidias, mas o aumento do número de abortamentos, em especial a partir do quinto ou sexto aborto, amplia as chances de perdas euploides.[11] Estudos prospectivos demostraram risco total de novo abortamento de 15% após um único aborto, aumentando para 17% a 31% após dois abortamentos e para 25% a 46% após três ou mais perdas.[12]

Mulheres com PGR e fetos anteriores com cariótipos alterados, em média, apresentam mais chances de nascidos vivos em gestações futuras, uma vez que a taxa de recorrência de alterações do cariótipo fetal é baixa.[12]

FATORES CAUSAIS

Vários mecanismos podem estar envolvidos com as PGR. Cerca de 50% dos casos de PGR permanecem sem fator etiológico definido segundo os protocolos investigativos atuais.[7-10] No entanto, quando se associa a análise dos produtos da concepção à avaliação cromossômica por *microarray*, uma causa definida pode ser identificada em até 95% dos casos.[13] O encontro de aneuploidia na análise genética dos produtos da concepção não exclui a presença de outras doenças associadas.[14,15]

Entre as causas conhecidas de PGR são identificadas: alterações genéticas nos pais ou no embrião, alterações maternas imunes, endócrinas ou trombofilias, fatores ambientais, fatores infecciosos (endometrites) e alterações anatômicas uterinas.[8,11,14,15] A prevalência de alterações na propedêutica em PGR está descrita no Quadro 17.1.

Quadro 17.1 Prevalência de resultados anormais em testes diagnósticos em 1.020 mulheres com perdas gestacionais de repetição

Resultados anormais	Frequência (%)
Alterações genéticas parentais	4,4
Alterações uterinas	18,1
Anticoagulante lúpico	3,6
Anticardiolipina	15,1
Fator V de Leiden	6,8
TSH	7,2
Glicemia de jejum alterada	0,3

TSH: hormônio tireoestimulante.
Fonte: adaptado de Jaslow *et al.*, 2010.[15]

EXAMES DIAGNÓSTICOS

Testes de rastreio mínimos devem ser realizados, além de anamnese completa, abrangendo história pessoal e familiar, e exame físico. Os exames diagnósticos propostos pelas principais sociedades internacionais e pela Federação Brasileira de Ginecologistas e Obstetras (FEBRASGO)[16] são apresentados no Quadro 17.2.

Quadro 17.2 Recomendações para investigação de perda gestacional de repetição propostas pelas principais entidades nacionais e internacionais

Exames diagnósticos	ESHRE (2017)	ASRM (2013)	RCOG (2011)	FEBRASGO (2018)
Cariótipo dos pais	Não recomendado de rotina	Recomendado	Recomendado após análise do cariótipo da perda com translocação não balanceada	Recomendado
Cariótipo dos produtos da concepção	Apenas para fins elucidativos; preferir *CGH-array*	Pode ser útil	Recomendado a partir da terceira perda	Não recomendado rotineiramente
Pesquisa de trombofilia hereditária	Não recomendado de rotina Realizar apenas em protocolos de pesquisas ou na presença de fatores de risco para trombofilia	Não recomendada Recomendada apenas em protocolos de pesquisas em caso de história pessoal ou familiar de trombose	Recomendado a pesquisa do fator V de Leiden, do fator II e da proteína S em mulheres com perdas de segundo trimestre	Não está indicada, a não ser na presença de história familiar ou pessoal de trombose
Pesquisa de SAAF	Anticardiolipina IgG e IgM + Anticoagulante lúpico + Antibeta-2-glicoproteína-I IgG e IgM podem ser realizados	Anticardiolipina IgG e IgM + Anticoagulante lúpico + Antibeta-2-glicoproteína-I IgG e IgM	Anticardiolipina IgG e IgM Anticoagulante lúpico em duas ocasiões com 12 semanas de intervalo	Anticardiolipina IgG e IgM + Anticoagulante lúpico + Antibeta-2-glicoproteína-I IgG e IgM
Endocrinologia	TSH e anti-TPO Dosar T4 se exames alterados	TSH, prolactina, hemoglobina glicosilada	–	TSH e anti-TPO Dosar T4 se exames alterados Glicemia de jejum e dosagem de prolactina não indicados rotineiramente
Anatomia	Ultrassonografia 3D	Histerossonografia, histeroscopia	Ultrassonografia pélvica Se alteração uterina: histeroscopia, laparoscopia ou ultrassonografia 3D	Histerossalpingografia ultrassonografia e/ou ressonância magnética, mas o exame preferencial é a ultrassonografia 3D

FEBRASGO: Federação Brasileira de Ginecologia e Obstetrícia; ESHRE: Sociedade Europeia de Reprodução Humana e Embriologia; ASRM: Sociedade Americana de Medicina Reprodutiva; RCOG: Colégio Real de Obstetras e Ginecologistas; *CGH-array*: hibridação genômica comparativa baseada em microarranjos; SAAF: síndrome do anticorpo antifosfolípide; IgG: imunoglobulina G; IgM: imunoglobulina M; TSH: hormônio tireoestimulante; anti-TPO: antiperoxidase tireoidiana; T4: tetraiodotironina
Fonte: adaptado de Practice Committee of the American Society for Reproductive Medicine, 2012;[3] ESHRE Guideline Group on RPL;[4] Royal College of Obstetricians and Gynaecologists, 2011;[5] Ferriani *et al.*, 2018.[16]

ETIOLOGIA E TRATAMENTO

Anormalidades genéticas

A aneuploidia embrionária é a causa mais comum de perda gestacional de repetição. As anormalidades cromossômicas fetais mais frequentes são causadas por não disjunção dos cromossomos durante a meiose (ocasionando, por exemplo, as monossomias ou trissomias [Figura 17.1]) e anormalidades estruturais cromossômicas (translocações balanceadas e inversões). Cabe ressaltar que a maioria das anomalias cromossômicas tem caráter esporádico.[8,11]

As translocações parentais, inversões e variações no número de cópias são mais prevalentes em casais com PGR (2% a 5%) do que na população em geral (0,7%).[17] Aproximadamente metade das anormalidades encontradas nos casais é de translocações recíprocas balanceadas (Figura 17.2), seguidas pelas translocações robertsonianas (um quarto dos casais [Figura 17.3]) e mosaicismos nos cromossomos sexuais nas mulheres (um décimo dos casais). Alguns estudos demonstram que até 12% dos casais podem apresentar rearranjos estruturais em seus cromossomos; desses, apenas 40% são identificados pelas técnicas de citogenética convencional.[18] O aconselhamento genético deve ser implementado quando um fator genético estrutural é identificado. A probabilidade de nascido vivo depende do cromossomo envolvido e do tipo de rearranjo.[3]

Portadores de alterações cromossômicas podem ser submetidos à fertilização *in vitro* (FIV) com diagnóstico genético pré-implantação (PGT) de modo a tentar reduzir as taxas de abortamento e aumentar as de nascidos vivos, embora estudos recentes questionem esse benefício e recomendem que esses casais sejam adequadamente orientados e aconselhados sobre o bom prognóstico reprodutivo alcançado com a gestação natural – a FIV associada ao PGT não deve ser oferecida como primeira linha de tratamento.[19]

Distúrbios monogênicos, ligados ao X ou poligênicos/multifatoriais também podem resultar em aborto espontâneo esporádico ou recorrente.[7]

Parece haver risco aumentado de PGR em parentes de primeiro grau de mulheres com PGR sem causa aparente. Isso pode estar relacionado com tipos de HLA compartilhados, defeitos de coagulação, disfunção imunológica ou outros fatores hereditários indefinidos.[7]

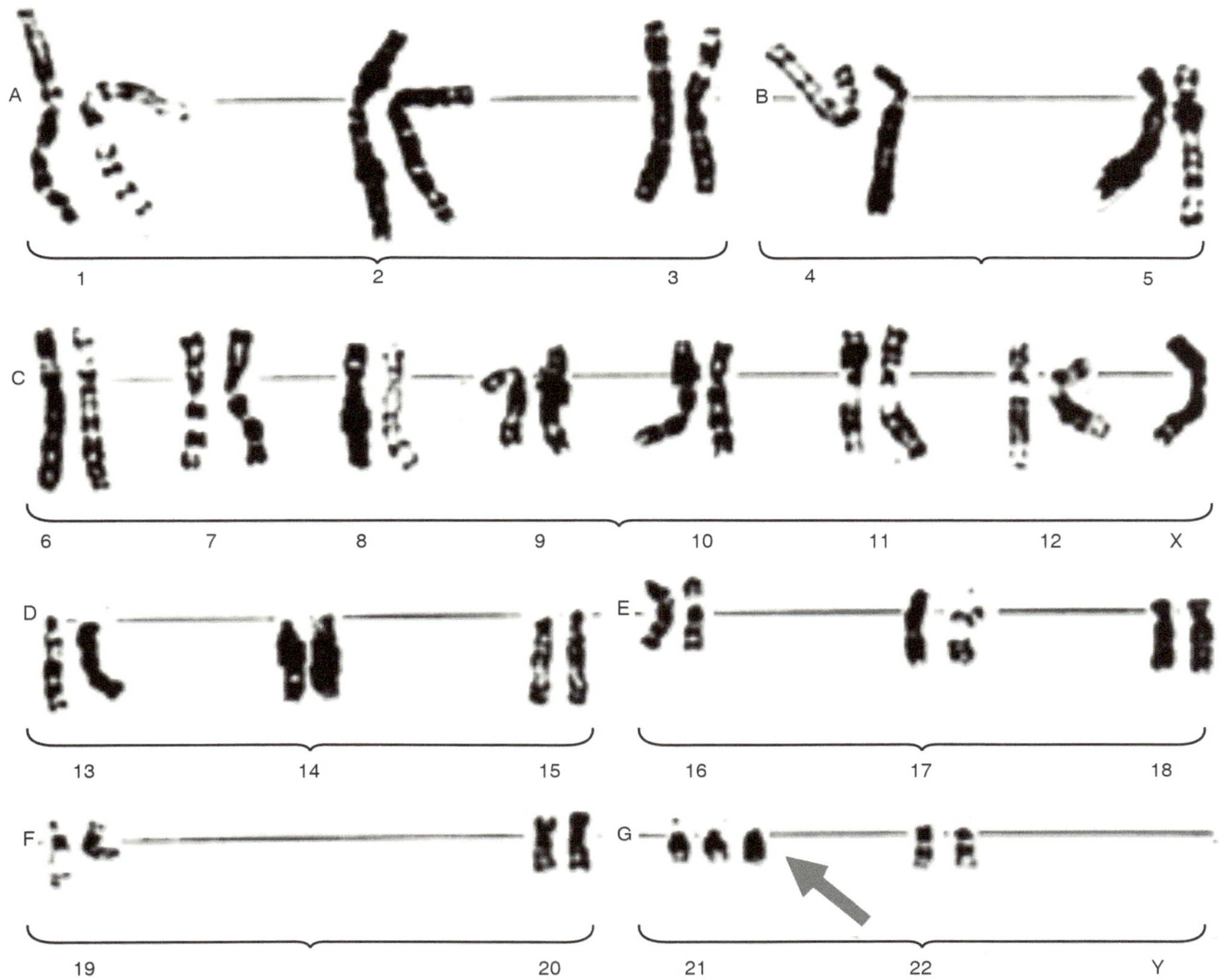

Figura 17.1 Trissomia do cromossomo 21. (Reproduzida com a permissão do GENE – Núcleo de Genética Médica.)

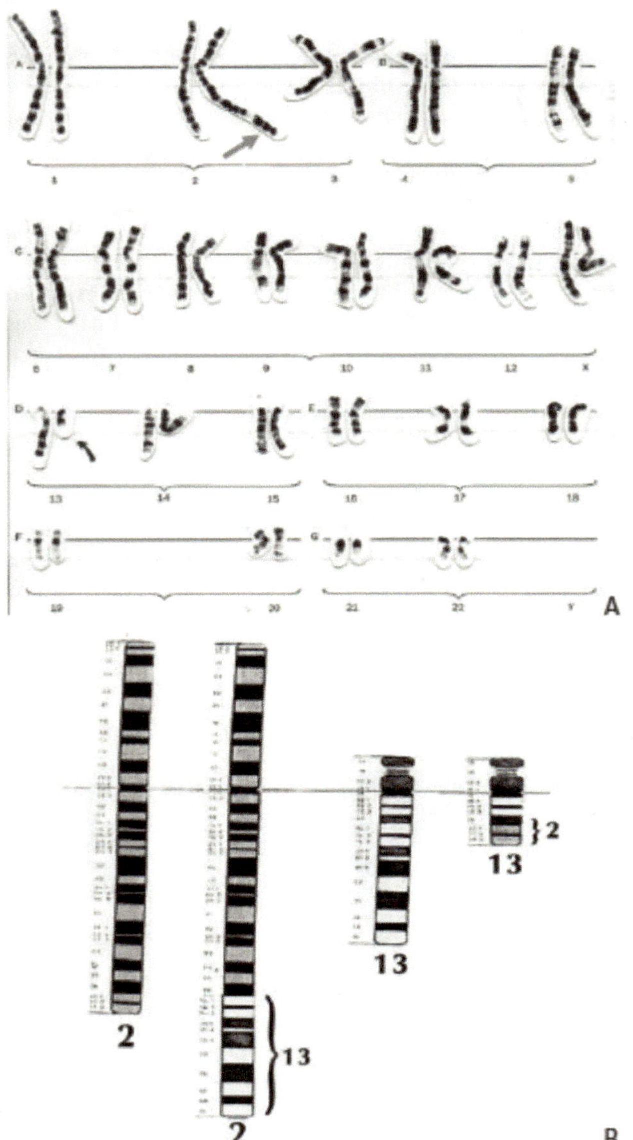

Figura 17.2A e B Translocação balanceada entre os cromossomos 2 e 13. (Reproduzida com a permissão do GENE – Núcleo de Genética Médica.)

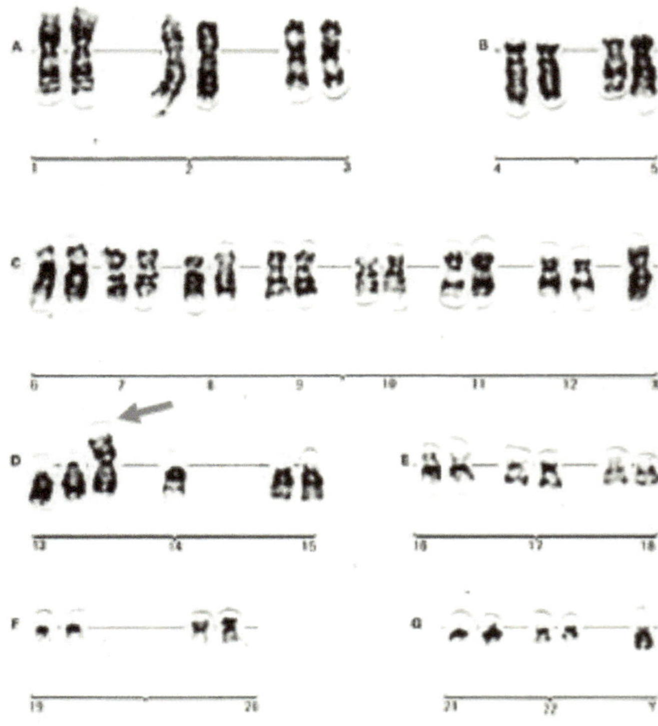

Figura 17.3 Trissomia do cromossomo 13 por translocação 13,14. (Reproduzida com a permissão do GENE – Núcleo de Genética Médica.)

Anormalidades uterinas

A prevalência de alterações anatômicas uterinas em mulheres com PGR varia de 15% a 42% em diferentes estudos,[20] sendo, em geral, de 7% na população feminina.[7] As anomalias estruturais uterinas podem ser classificadas como congênitas ou adquiridas. A anomalia congênita mais frequentemente associada às perdas de repetição é o septo uterino, enquanto as anomalias adquiridas são representadas por miomas uterinos, pólipos e aderências intrauterinas.[11,20] A Figura 17.4 mostra as principais anomalias uterinas. As anomalias congênitas uterinas estão mais frequentemente associadas às perdas tardias de primeiro trimestre e às perdas de segundo trimestre.[11]

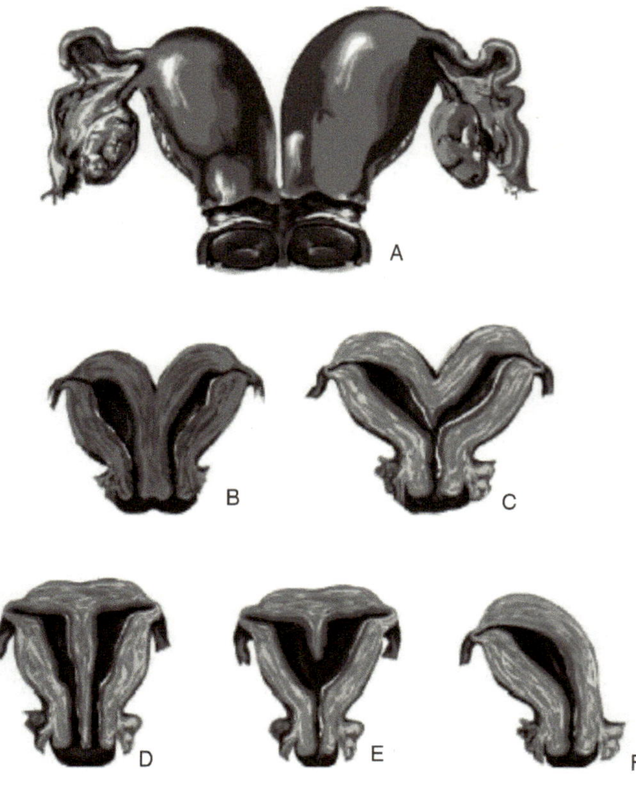

Figura 17.4 Anomalias uterinas. **A** Útero didelfo. **B** e **C** Útero bicorno. **D** e **E** Útero septado. **F** Útero unicorno.

A remoção cirúrgica do septo uterino é preferencialmente realizada via histeroscópica. Metanálise recente, envolvendo estudos observacionais, revelou que a remoção cirúrgica do septo uterino foi associada à redução das taxas de abortamento (OR: 0,25; IC95%: 0,07 a 0,88), mas não houve diferença em relação às taxas de nascidos vivos (OR: 1,92; IC95%: 0,37 a 9,99).[21] A cirurgia não é recomendada em casos de outras malformações uterinas.[20]

Embora a ASRM recomende a remoção dos miomas uterinos submucosos e dos que alterem o contorno endometrial (categorias 0-2 de acordo com a classificação da Federação Internacional de Ginecologia e Obstetrícia [FIGO]), essa recomendação não é endossada pela ESHRE.[3,4]

A prevalência de pólipos endometriais em mulheres com PGR é de 1,6% a 6%, porém não existe evidência clara entre sua presença e essas perdas.[20] Já a prevalência de aderências intrauterinas varia de 1,3% a 9,6%.[22] Os dados sobre a evidência de benefícios com a remoção de pólipos e aderências intrauterinas são insuficientes. Como a maioria dos cirurgiões opta pela remoção de lesões que distorcem a cavidade uterina devido à possibilidade de interferência na implantação do embrião, a realização de ensaios clínicos randomizados se torna mais difícil.[20,22] A remoção tanto de pólipos endometriais como de aderências uterinas deve ser realizada via histeroscópica.[20]

O papel da cerclagem para prevenção de parto pré-termo em gestações únicas de mulheres com história de perdas anteriores, encurtamento do colo à ultrassonografia ou indicação ao exame físico é discutido no Capítulo 16. Metanálise recente evidenciou que gestantes submetidas à cerclagem apresentaram probabilidade menor de parto pré-termo quando comparadas aos controles (RR: 0,88; IC95%: 0,69 a 0,95). A metanálise não conseguiu avaliar se a cerclagem foi mais eficaz do que os tratamentos alternativos (progesterona e pessário).[23]

Anormalidades endocrinológicas

Síndrome dos ovários policísticos (SOP)

Embora a SOP esteja associada a aumento do número de abortamentos, provavelmente devido à hiperinsulinemia e ao hiperandrogenismo, não existe evidência clara de que ela esteja relacionada com PGR. A incidência de SOP parece ser igual em mulheres com e sem história de abortamentos de repetição.[22]

Metanálise que avaliou o efeito da metformina pré-concepcional no risco de abortamento em mulheres com SOP não encontrou nenhum efeito do uso dessa medicação na redução das taxas de aborto (OR: 0,89; IC95%: 0,65 a 1,21; $p = 0,452$).[24]

Doença tireoidiana

Apesar da associação estatisticamente significativa entre PGR e autoimunidade tireoidiana (OR: 1,94; IC95%: 1,43 a 2,64), nenhum benefício foi demonstrado com a administração de levotiroxina em mulheres eutireóideas com autoimunidade tireoidiana, nem mesmo o aumento das taxas de nascidos vivos em mulheres com hipotireoidismo subclínico com ou sem anticorpos antitireoidianos, conforme demonstrado em recente metanálise.[25]

Hiperprolactinemia

A dosagem de prolactina sérica não está recomendada rotineiramente para mulheres com PGR, salvo na presença de sintomas clínicos de hiperprolactinemia (oligo ou amenorreia).[4]

O uso de agonistas de dopamina para prevenção de abortamento em mulheres com hiperprolactinemia idiopática e PGR foi avaliado por metanálise que incluiu apenas um pequeno estudo. Esse estudo clínico randomizado avaliou o uso de bromocriptina em mulheres com PGR e hiperprolactinemia sintomática ou oculta. A bromocriptina foi administrada em doses de 2,5 a 5,0mg/dia, sendo iniciada antes da gestação e mantida até o final da nona semana, e a porcentagem de gravidez bem-sucedida foi maior no grupo de mulheres tratadas com bromocriptina do que nas não tratadas (85,7% *versus* 52,4%, $p < 0,05$).[26]

Trombofilias

Trombofilia é um termo usado para descrever um grupo de desordens que resultam em aumento do risco de coagulação anormal com consequente incremento no risco de tromboembolismo venoso ou arterial. As trombofilias podem ser classificadas como hereditárias ou adquiridas.

Síndrome do anticorpo antifosfolípide (SAAF)

As trombofilias adquiridas estão relacionadas com condições clínicas que aumentam o risco de trombose e representam um dos fatores causais mais frequentes em PGR – estudos demonstram que a SAAF é encontrada em 15% a 20% das mulheres com perdas de repetição.[11,15]

A SAAF é uma condição autoimune caracterizada pela presença de anticorpos, trombose vascular e morbidade gestacional. Nessa condição, os autoanticorpos se dirigem contra as plaquetas e o endotélio vascular, predispondo trombose mediante adesão plaquetária e vasoconstrição. Além disso, sabe-se que há redução na concentração de anexina V, uma proteína antitrombótica da superfície dos trofoblastos e das células endoteliais. Os anticorpos antifosfolípides inibem a invasão trofoblástica e a produção de gonadotrofina coriônica humana (hCG) e, no tecido endometrial, causam redução do fator de crescimento endotelial vascular (VEGF), inibindo a angiogênese. Essas modificações aumentam, portanto, o risco de tromboses e infartos placentários – associados a perdas e complicações gestacionais tardias. Quanto às perdas precoces, o mecanismo envolvido parece estar relacionado com a formação de um sistema tampão ineficaz secundário à falha na invasão trofoblástica inicial, o que aumenta a exposição aos agentes estressantes ou à própria lesão direta do trofoblasto pelos anticorpos.[27]

Os critérios de Sapporo são os mais frequentemente utilizados para o diagnóstico de SAAF (Quadro 17.3).[28]

O rastreio da SAAF deve ser realizado em todas as mulheres com PGR, devendo ser pesquisada a presença

Quadro 17.3 Critérios para classificação da síndrome de anticorpos antifosfolípides – Consenso internacional – Critérios de Sapporo

Diagnóstico confirmado: 1 critério clínico + 1 critério laboratorial	
Critérios clínicos	
1. Trombose vascular	
2. Morbidade gestacional	Uma ou mais mortes inexplicadas de feto morfologicamente normal após 10 semanas de gestação
	Um ou mais partos pré-termos de recém-nascido morfologicamente normal antes de 34 semanas de gestação em razão de pré-eclâmpsia grave, eclâmpsia ou insuficiência placentária
	Três ou mais abortamentos antes de 10 semanas de gestação após exclusão de alterações morfológicas e hormonais maternas e cromossômicas maternas e paternas
Critérios laboratoriais	
1. Presença de anticoagulante lúpico no plasma em duas ocasiões com pelo menos 12 semanas de intervalo	
2. Presença de anticorpo anticardiolipina IgG e IgM no plasma em titulação média ou alta em duas ou mais ocasiões com pelo menos 12 semanas de intervalo	
3. Presença de anticorpo antibeta-2-glicoproteína-I IgG ou IgM no soro/plasma em titulação média ou alta em duas ou mais ocasiões com pelo menos 12 semanas de intervalo	

Fonte: adaptado de Chatuverdi & McCrave, 2017.[28]

de anticorpo anticoagulante lúpico, anticorpo anticardiolipina IgG e IgM e anticorpos antibeta-2-glicoproteína-I IgG e IgM. Caso algum desses anticorpos seja positivo, os exames devem ser repetidos no intervalo de 12 semanas, uma vez que pode haver aumentos transitórios desses marcadores, especialmente após abortamento, parto e eventos tromboembólicos recentes, entre outros. O anticoagulante lúpico também pode ser positivo após início da terapia com heparina e uso de antagonistas da vitamina K e de alguns anticoagulantes orais.[3-5,9,28]

As mulheres podem apresentar testes positivos para um, dois ou os três subtipos de anticorpos. O número de anticorpos positivos nos testes é referido como único, duplo ou triplo-positivo. A prevalência de anticorpos antifosfolípides aumenta em mulheres com doenças autoimunes e reumáticas. Pelo menos metade das mulheres com anticorpos antifosfolípides positivos tem lúpus eritematoso sistêmico (LES). A presença de anticorpos antifosfolípides sem eventos clínicos associados não é indicação de tratamento e, além disso, apenas uma parcela dos indivíduos com anticorpos antifosfolípides irá desenvolver a SAAF.[29]

O tratamento habitualmente recomendado para mulheres com PGR e SAAF sem história de trombose anterior consiste no uso profilático ou em doses intermediárias de heparina não fracionada (HNF) ou heparina de baixo peso molecular (HBPM). Já em mulheres com PGR e história de trombose prévia, devem ser utilizados regimes terapêuticos com dose plena de HNF ou HBPM. Além das heparinas, que devem ser iniciadas após o teste positivo de gravidez, o uso pré-concepcional de ácido acetilsalicílico (AAS) em doses baixas é recomendado às mulheres com SAAF.[29]

O uso associado de heparina (HBPM ou HNF) e AAS mostra-se superior ao uso isolado deste último com aumento das taxas de nascidos vivos, como confirmado em duas recentes metanálises. O tratamento com HPBM mais AAS ou HNF mais AAS não apresentou diferenças entre si.[29]

O uso da hidroxicloroquina pode ser recomendado às mulheres com LES e SAAF que apresentam novos abortamentos apesar do uso de heparina associado ao AAS.[29] As diferentes doses de AAS e heparina utilizadas nos diferentes estudos[30,31] estão descritas no Quadro 17.4.

Os riscos gestacionais devem ser discutidos de acordo com os resultados de gestações prévias, os quais também dependem do perfil de anticorpos antifosfolípides e de eventos tromboembólicos prévios. Mulheres apenas com história de PGR apresentam desfechos gestacionais mais favoráveis do que aquelas com história de evento tromboembólico prévio, com menos risco de parto pré-termo e fetos pequenos para a idade de gestacional.[29]

As mulheres também devem ser orientadas a parar de fumar e a reduzir a ingestão de álcool. Aquelas com história de eventos tromboembólicos há menos de 3 meses, especialmente os arteriais, e/ou hipertensão descontrolada devem ser encorajadas a postergar uma futura gestação.[29]

Quadro 17.4 Tipos e doses de ácido acetilsalicílico e heparina utilizados em diferentes estudos

Medicação	Doses
Ácido acetilsalicílico	100mg/dia
Heparina de baixo peso molecular	Bemiparina – 2.500UI/dia Enoxaparina – 20 ou 40mg/dia Dalteparina – 2.500 ou 5.000UI/dia Nadroparina – 4.100UI/dia
Heparina não fracionada	5.000UI duas vezes ao dia com aumento das doses de acordo com o trimestre da gestação

Fonte: adaptado de Liu *et al.*, 2020;[30] Hamulyák *et al.*, 2020.[31]

Trombofilias hereditárias

As trombofilias hereditárias ou inerentes são causadas por mutações genéticas que afetam a quantidade ou a função de uma proteína do sistema de coagulação e estão presentes em aproximadamente 15% da população, podendo ser identificadas em até 50% das pessoas com história de trombose.[27,32]

Existe um ganho de função com as mutações que alteram os seguintes fatores pró-coagulantes: fator V de Leiden e mutação do gene 20210 A/G da protrombina. Por outro lado, podem ocorrer mutações que resultam em perda de função de proteínas que são anticoagulantes endógenos: antitrombina III, proteína C e proteína S.[33] As mutações variam entre os diferentes grupos étnicos, e a propensão para trombose varia entre os diferentes tipos de trombofilias. Além disso, o risco de trombose conferido por determinada trombofilia aumenta na gravidez.[32]

As associações entre trombofilias hereditárias e complicações gestacionais, como perda gestacional, aborto recorrente, pré-eclâmpsia, descolamento prematuro de placenta e fetos PIG ou neomortos, são controversas.[34] Entretanto, mulheres portadoras de mutação do fator V de Leiden (OR: 2,44; IC95%: 1,96 a 3,03), gene da protrombina (OR: 2,08; IC95%: 1,61 a 2,68) e deficiência de proteína S (OR: 3,45; IC95%: 1,15 a 10,35) apresentaram risco alto de PGR em uma metanálise e revisão sistemática.[35]

Em mulheres com PGR, o rastreamento para trombofilias hereditárias deve ser baseado na história pessoal e familiar de trombose. A ESHRE não indica a pesquisa rotineira de trombofilia hereditária em mulheres com PGR. Para a ASRM, a pesquisa deve ser realizada em mulheres com história prévia de tromboembolismo, sem fatores de risco adicionais na época do evento, ou que tenham parentes sabidamente portadores de trombofilia. Devem ser realizadas a pesquisa de mutação do fator V de Leiden e do gene da protrombina e a dosagem de proteína C, proteína S e antitrombina III.[3]

Por outro lado, o RCOG recomenda a pesquisa de mutação do fator V de Leiden e as dosagens de protrombina e proteína S apenas em mulheres com perdas de segundo trimestre. A pesquisa de mutação da metiltetra-hidrofolato redutase (MTHRF), bem como a dosagem de homocisteína, não deve ser realizada rotineiramente.[3,5]

Não existem dados suficientes para apoiar o uso da tromboprofilaxia com heparina para redução do número de abortamentos em gestantes com PGR e trombofilia hereditária. O uso da HBPM para aumentar as taxas de nascidos vivos em mulheres grávidas com trombofilias hereditárias foi avaliado em revisão sistemática. Apesar dos resultados favoráveis ao uso de HBPM nessas mulheres (RR: 2,40; IC95%: 0,73 a 7,83), essa diferença não foi estatisticamente significativa (p = 0,15).[35] Portanto, o risco materno de eventos tromboembólicos deve determinar a indicação de tromboprofilaxia na gravidez em gestantes portadoras de trombofilias hereditárias.

Obesidade e estilo de vida

A obesidade está claramente associada ao aumento do risco de PGR em duas recentes metanálises, porém estudos mais robustos são necessários para avaliação do efeito do álcool, do cigarro e da cafeína.[36]

Defeito de fase lútea

A progesterona é essencial para o estabelecimento e a manutenção da gravidez. O papel central da progesterona na gestação inicial tem levado muitos clínicos e pesquisadores a especularem que sua deficiência seria uma possível causa de abortamento. A suplementação de progesterona na gestação inicial tem sido, portanto, tentada para prevenir novos abortamentos em mulheres assintomáticas com PGR.[36]

No organismo feminino, a progesterona é produzida pelo corpo lúteo de forma pulsátil em resposta aos pulsos do hormônio luteinizante (LH). Ela atua no compartimento uterino, promovendo alterações estruturais do estroma e das glândulas endometriais com aumento da secreção de glicoproteínas e polipeptídeos na cavidade endometrial, possibilitando o processo de decidualização e tornando o endométrio receptivo à implantação do embrião. A progesterona tem, portanto, papel essencial no processo de nidação. Além disso, durante a implantação e a gestação, parece reduzir a resposta imune materna, ajudando a prevenir a rejeição do embrião, aumenta a quiescência uterina e reduz a contratilidade uterina.[37]

O defeito de fase lútea (DFL), considerado uma das causas de aborto euploide, é descrito como uma condição em que a progesterona endógena não é suficiente para manter a função secretória do endométrio, a qual é responsável por permitir a implantação e o crescimento normais do embrião. Classicamente, o DFL detectado clinicamente refere-se à fase lútea com duração ≤ 10 dias, com definições variando entre ≤ 11 dias e ≤ 9 dias. Definições bioquímicas também foram propostas, como um valor de progesterona sérico baixo ao longo da fase lútea.[37]

Duas metanálises que avaliaram o uso de progestogênios em gestantes com PGR sem causa aparente concluíram que pode haver algum benefício com a administração rotineira de progestogênios sintéticos a esse grupo de mulheres com redução das taxas de abortamento e aumento das taxas de nascidos vivos. No entanto, nas duas metanálises, os tipos (natural ou sintética), as doses e as rotas de administração (oral, vaginal ou intramuscular) da progesterona variaram, bem como a época de início e a duração da intervenção.[38,39]

Uma reavaliação crítica de dois ensaios clínicos (*PROgesterone in recurrent MIScarriagE* [PROMISE] e *PRogesterone In Spontaneous Miscarriage* [PRISM]) concluiu que a eficácia da progesterona micronizada para prevenção de novos abortamentos em mulheres com PGR idiopática aumenta com o número de abortos prévios. Para o subgrupo de mulheres com história de um ou mais abortos prévios e sangramento na gestação, a taxa de nascidos vivos foi de 75% com progesterona *versus* 70% com placebo (diferença de 5%; RR: 1,09; IC95%: 1,03 a 1,15; p = 0,03). O benefício foi maior no subgrupo de mulheres com três ou mais perdas anteriores e sangramento atual; a taxa de parto foi de 72% com progesterona *versus* 57% com placebo (diferença de 15%; RR: 1,28; IC95%: 1,08 a 1,51; p = 0,004).[39]

Quadro 17.5 Efeito da progesterona micronizada na gestação inicial

Quadro clínico	Efeito da suplementação da progesterona vaginal na taxa de nascidos vivos
Sangramento na gestação inicial sem história de abortamentos	Nenhum benefício (RR: 0,99; IC95%: 0,95 a 1,04)
Sangramento na gestação inicial e história de um ou mais abortamentos	Benefício (RR: 1,09; IC95%: 1,03 a 1,15)
Sangramento na gestação inicial e história de mais de três abortamentos	Benefício (RR: 1,28; IC95%: 1,08 a 1,51)
Gravidez inicial sem sangramento com três perdas anteriores	Nenhum benefício (RR: 1,01; IC95%: 0,89 a 1,14)
Gravidez inicial sem sangramento com quatro ou mais perdas anteriores	Possível benefício (RR: 1,09; IC95%: 0,92 a 1,28)

Fonte: adaptado de Coomarasamy *et al.*, 2020.[40]

O Quadro 17.5 resume os principais efeitos da progesterona micronizada na gestação inicial de acordo com os estudos PROMISE e PRISM.

Metanálise recente avaliou a eficácia e o perfil de segurança dos diferentes progestogênios utilizados no tratamento de ameaça de abortamento ou aborto recorrente. Os autores concluíram haver pouca ou nenhuma diferença com o uso dos progestogênios nas taxas de nascidos vivos para mulheres com ameaça de abortamento ou PGR. Entretanto, a progesterona vaginal micronizada poderia aumentar a taxa de nascidos vivos em mulheres com ameaça de aborto e com história de um ou mais abortos anteriores (RR: 1,08; IC95%: 1,02 a 1,15). Nenhum outro tipo de progestogênio foi eficaz no tratamento de mulheres com ameaça de abortamento ou abortos recorrentes.[41]

Defeito endometrial primário e endometrite crônica

Estudos morfológicos e imuno-histoquímicos sugerem que um defeito endometrial primário poderia estar presente em mulheres com PGR. A expressão aumentada de citocinas pré-implantação poderia ser responsável pela implantação de embriões de pior qualidade, aumentando as chances de perda gestacional.[7] Possíveis causas do defeito de receptividade endometrial e os biomarcadores para avaliação endometrial ainda estão sendo pesquisados.[14]

Fator masculino

A contribuição do fator masculino para PGR não está clara. Com exceção do cariótipo, nenhum outro teste diagnóstico é recomendado para o parceiro. Embora a fragmentação do DNA espermático tenha sido implicada em PGR, ela não é rotineiramente indicada. A fragmentação do DNA resulta de múltiplos mecanismos, incluindo exposição ambiental, varicocele, alterações genéticas e epigenéticas que resultam em possível dano ao DNA espermático.[42]

Uso de heparina em gestantes sem trombofilia

O tratamento com HBPM, comparado com placebo, não se mostrou eficaz em melhorar as taxas de nascidos vivos de mulheres com PGR e pesquisa de trombofilia negativa.[27]

Metanálise que avaliou o uso de AAS ou anticoagulantes para o tratamento de mulheres com aborto recorrente sem SAAF mostrou que é limitada a evidência para uso dessas medicações em gestantes sem trombofilias adquiridas; a tromboprofilaxia não deve ser prescrita para esse grupo.[43]

Uma grande revisão sistemática avaliou a eficácia e a segurança do uso de heparina ou AAS ou uma combinação de ambos em mulheres com pelo menos duas perdas espontâneas inexplicadas com ou sem trombofilia hereditária. Os resultados mostraram que o uso de anticoagulantes não promoveu efeito benéfico na taxa de nascidos vivos independentemente do anticoagulante avaliado, com risco relativo não significativo (de 0,94) para nascidos vivos em mulheres que receberam AAS em comparação com placebo (IC95%: 0,80 a 1,11; n = 256). O risco relativo foi de 1,08 (IC95%: 0,93 a 1,26; n = 239) em mulheres que receberam HBPM em comparação com AAS e de 1,01 em mulheres que receberam HBPM e AAS em comparação com as sem tratamento (IC95%: 0,87 a 1,16; n = 322), também sem significância estatística.

As complicações obstétricas, como parto pré-termo, pré-eclâmpsia, restrição de crescimento fetal ou alterações congênitas, não foram afetadas por quaisquer tipos de tratamento. Com base nesses resultados, os autores concluíram que é limitado o número de estudos para avaliação da eficácia e segurança do uso da heparina em mulheres com PGR inexplicada com ou sem trombofilia. Além disso, não há evidências para apoiar o uso de anticoagulantes em mulheres com aborto espontâneo recorrente independentemente da presença de trombofilia hereditária.[44]

Tender Loving Care (TLC)

No Ocidente, a tradução da expressão *Tender Loving Care* poderia ser "cuidado terno e amoroso". Quando essa expressão está associada à prática assistencial, implica oferecer conforto à pessoa em momentos de medo e vulnerabilidade.[33]

O cuidado suportivo é frequentemente oferecido às mulheres com perdas de repetição, e as taxas de sucesso sem nenhuma intervenção medicamentosa ou cirúrgica alcançam 70% a 80%. As diretrizes atuais de diferentes sociedades recomendam o cuidado suportivo para as mulheres com perda gestacional inexplicada.[3-5,10]

Quadro 17.6 Opções preferenciais de suporte médico para mulheres com perda gestacional de repetição em gestações futuras

- Estabelecer plano de consultas
- Realizar aconselhamento sobre hábitos de vida e dieta
- Realizar ultrassonografia precoce
- Realizar exames ultrassonográficos frequentes no primeiro trimestre e na vigência de sintomas
- Monitorar níveis de gonadotrofina coriônica (hCG) antes da realização do ultrassom inicial
- Prescrever medicamentos apenas quando seguros para o feto

Fonte: adaptado de Musters *et al.*, 2011.[45]

Uma vez que o cuidado de suporte para as mulheres com PGR não é um conceito muito bem definido, não existe nenhum protocolo de tratamento uniforme, sendo descritos alguns tipos de cuidado que as mulheres com PGR consideram importantes em gestações futuras: cuidados médicos de suporte, cuidados não médicos de suporte e outros tipos de cuidado. Alguns desses cuidados médicos de suporte considerados mais importantes pelas mulheres estão listados no Quadro 17.6.[45] Entre os cuidados não médicos de suporte, ressalta-se a importância do acompanhamento com profissional que entenda os sentimentos da mulher e que tenha consciência do nível de estresse e ansiedade causado pelas múltiplas perdas, bem como maior envolvimento do parceiro no processo da perda e a necessidade de suporte após aborto.[3-5,10,12]

PROGNÓSTICO

As chances de sucesso gestacional são semelhantes em mulheres com PGR que tenham fatores de risco identificados ou não. A maioria dos estudos relata taxas de nascidos vivos em torno de 65% a 70% independentemente do fator causal.[11,12,14,45]

A maioria das recomendações terapêuticas para essas mulheres baseia-se na experiência clínica e em estudos observacionais. Embora existam intervenções já estabelecidas para as mulheres com perda gestacional com fator causal determinado, nenhum tratamento se mostra comprovadamente efetivo para as mulheres com perda gestacional inexplicada, mas o *Tender Loving Care* (TLC) pode promover melhores resultados gestacionais nessas gestantes.[45]

CONSIDERAÇÕES FINAIS

A Figura 17.5 apresenta a proposta de um fluxograma para avaliação, acompanhamento e abordagem terapêutica das mulheres com PGR.

As recomendações terapêuticas propostas pelas diferentes sociedades estão resumidas no Quadro 17.7, ao passo que o Quadro 17.8 traz as recomendações terapêuticas propostas pela FEBRASGO com qualidade de evidência e grau de recomendação. Por fim, o Quadro 17.9 apresenta as evidências disponíveis sobre PGR.

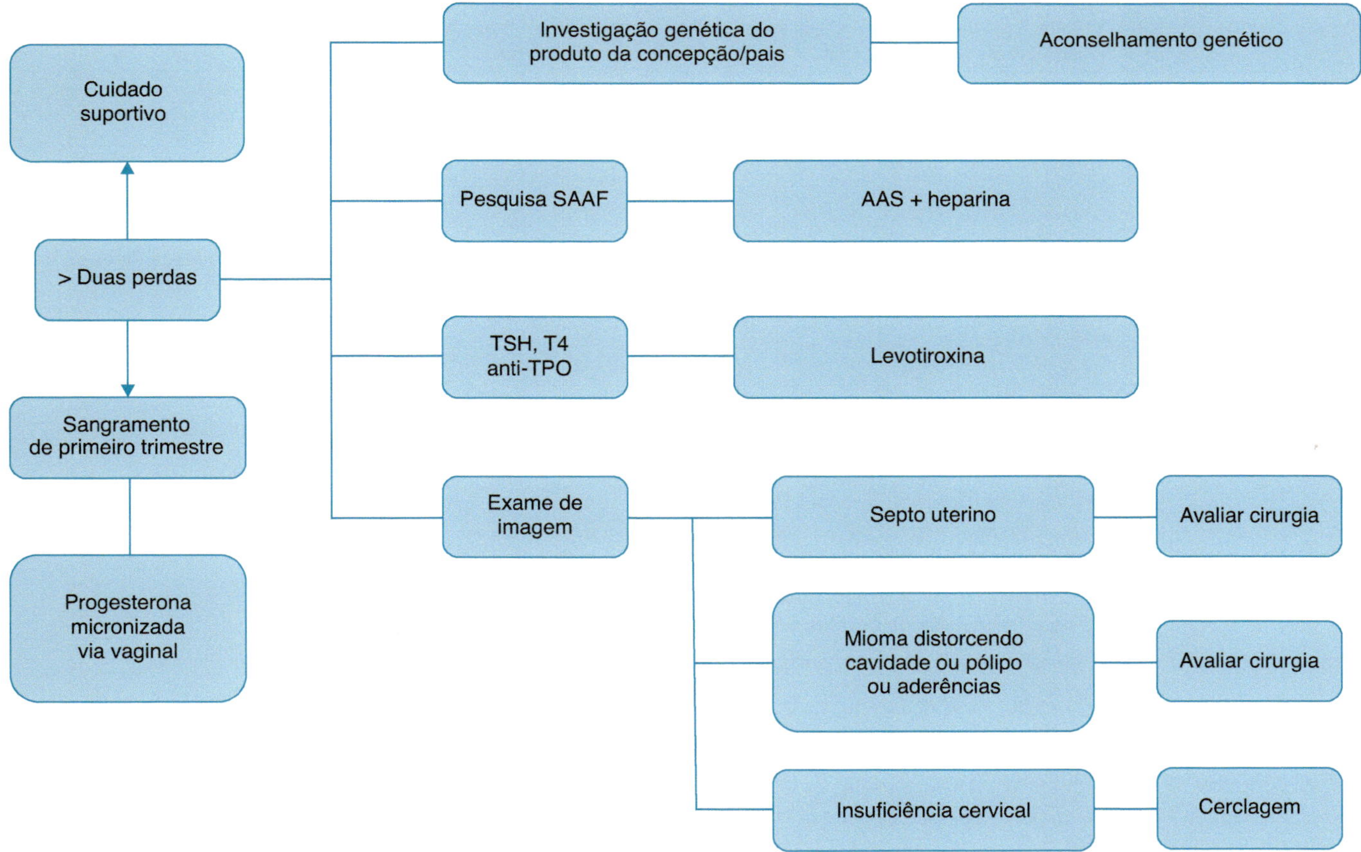

Figura 17.5 Fluxograma de atendimento às mulheres com perda gestacional de repetição (*SAAF:* síndrome de anticorpo antifosfolípide; *TSH:* hormônio tireostimulante.)

Quadro 17.7 Intervenções terapêuticas de acordo com diferentes diretrizes

	ESHRE (2017)	ASRM (2013)	RCOG (2011)
Fatores genéticos	Aconselhamento genético, evidências limitadas para PGD	Aconselhamento genético; considerar FIV + PGD, amniocentese e biópsia de vilo corial	Aconselhamento genético; FIV + PGD opcionais
SAAF	Baixa dose de AAS (75 a 100mg/dia) antes da concepção + heparina não fracionada ou HBPM após teste positivo de gravidez	Baixa dose de AAS antes da concepção + heparina não fracionada ou HBPM	Baixa dose de AAS + heparina
Fatores anatômicos	Evidências insuficientes sobre benefício de cirurgia	Considerar ressecção de septo uterino	Evidências insuficientes sobre benefício de ressecção de septo uterino
Trombofilia	Heparina não fracionada ou HBPM não recomendada	Heparina não fracionada ou HBPM não recomendada, a menos que haja história pessoal ou familiar de tromboembolismo	Evidências insuficientes para recomendação do uso de heparina
Fatores hormonais e metabólicos			
Hipotireoidismo	Levotiroxina	Levotiroxina	Levotiroxina
Defeitos do metabolismo da glicose	Metformina não recomendada	Metformina	Evidências insuficientes para recomendação de metformina
Hiperprolactinemia	Agonistas da dopamina	Agonistas da dopamina	Evidências insuficientes para recomendação
Defeito de fase lútea	Progesterona não recomendada	Progesterona pode ser benéfica	Evidências insuficientes para recomendação de progesterona ou hCG
Fatores psicológicos	Cuidado suportivo	Cuidado suportivo	Cuidado suportivo
Modificações no estilo de vida	Cessar tabagismo; peso corporal normal; limitar ingestão de álcool; dieta saudável; padrão normal de exercícios	Cessar tabagismo; peso corporal normal; limitar ingestão de álcool; limitar ingesta de cafeína	–

ESHRE: Sociedade Europeia de Reprodução Humana e Embriologia; ASRM: Sociedade Americana de Medicina Reprodutiva; RCOG: Colégio Real de Obstetras e Ginecologistas; FIV: fertilização *in vitro*; PGD: diagnóstico genético pré-implantação; SAAF: síndrome do anticorpo antifosfolípide; AAS: ácido acetilsalicílico; HBPM: heparina de baixo peso molecular; hCG: gonadotrofina coriônica humana.
Fonte: adaptado de Practice Committee of the American Society for Reproductive Medicine, 2012;[3] ESHRE Guideline Group on RPL, 2018;[4] Royal College of Obstetricians and Gynaecologists, 2011.[5]

Quadro 17.8 Recomendações terapêuticas em caso de perda gestacional de repetição propostas pela FEBRASGO com qualidade de evidência e recomendação

Recomendações terapêuticas	FEBRASGO (2018)	Qualidade de evidência	Recomendação
Fatores genéticos	Aconselhamento genético	–	Opinião de especialistas
SAAF	Baixa dose de AAS (80 a 100mg/dia) + heparina não fracionada ou HBPM	Baixa	Condicional
Fatores anatômicos	Ressecção histeroscópica do septo uterino; nos casos de malformações uterinas, a correção cirúrgica não é indicada	Baixa	Condicional
	Em casos de útero miomatoso ou pólipos endometriais, recomenda-se remoção apenas em caso de distorção da cavidade endometrial	Muito baixa	Condicional
	Na suspeita de IIC , a cerclagem parece não ser indicada e a ultrassonografia seriada deveria ser oferecida	Muito baixa	Condicional
Trombofilia	Heparina indicada apenas para prevenção de tromboembolismo venoso	Baixa	Condicional
Hipotireoidismo	Levotiroxina	Baixa	Condicional
Defeito de fase lútea	Evidências insuficientes para indicar uso rotineiro de progesterona	Moderada	Condicional
Fatores psicológicos	Cuidado suportivo	Baixa	Condicional
Modificações no estilo de vida	Evitar fumo, álcool, café em excesso, obesidade e excesso de exercício físico	Baixa	Opinião de especialistas

FEBRASGO: Federação Brasileira de Ginecologia e Obstetrícia; SAAF: síndrome do anticorpo antifosfolípide; AAS: ácido acetilsalicílico; ICC: incompetência istmocervical.
Fonte: adaptado de Ferriani *et al.*, 2018.[16]

Quadro 17.9 Recomendações sobre perda gestacional de repetição

	Intervenção	Nível de evidência	Grau de recomendação
Avaliação de perda gestacional recorrente	Avaliação de perda gestacional após duas ou três perdas consecutivas	2C	B
Causas genéticas	Cariótipo do casal	2B	B
Causas uterinas	Correção cirúrgica de septo uterino ou útero bicorno	2C	B
Causas imunológicas	Uso de imunoterapia não recomendado	1A	A
	Uso de corticoide	1B	A
Causas endócrinas	Tratamento da hiperprolactinemia, diabetes *mellitus* e hipotireoidismo	2B	B
Síndrome do anticorpo antifosfolípide	Uso de heparina + AAS	1A	A
Causas aloimunes	Uso não recomendado de imunoglobulina, imunização com células paternas e imunização com linfócitos de doador	1A	A

AAS: ácido acetilsalicílico.

Referências

1. Coulam CB. Epidemiology of recurrent spontaneous abortion. Am J Reprod Imunol 1991; 26:23-7.
2. Miller JF, Williamson E, Glue J, Gordon YB, Grudzinskas JG, Sykes A. Fetal loss after implantation: a prospective study. Lancet 1980; 2:554-6.
3. Practice Committee of the American Society for Reproductive Medicine. Evaluation and treatment of recurrent pregnancy loss: a committee opinion. Fertil Steril 2012; 98(5):1103-13.
4. ESHRE Guideline Group on RPL, Bender Atik R, Christiansen OB, Elson J et al. ESHRE Guideline: Recurrent pregnancy loss. Hum Reprod Open 2018; 2018(2):hoy004.
5. Royal College of Obstetricians and Gynaecologists. Recurrent Miscarriage, investigation and treatment of couples. London: RCGO, 2011 (Greentop Guideline; no. 17).
6. ACOG Practice Bulletin. Management of recurrent early pregnancy loss. Int J Gynecol Obstet 2002; 78(2):179-90.
7. Tulandi T, Al-Fozan HM. Recurrent pregnancy loss: Definition and etiology [Internet]. 2022. Disponível em: https://www.uptodate.com/contents/recurrent-pregnancy-loss-definition-and-etiology. Acesso em 9 mai 2022.
8. Rai R, Regan L. Recurrent miscarriage. Lancet 2006; 368(9535):601-8.
9. Van Dijk MM, Kolte AM, Limpens J et al. Recurrent pregnancy loss: Diagnostic workup after two or three pregnancy losses? A systematic review of the literature and meta-analysis. Hum Reprod Update 2020; 26:356-367.
10. Nybo Andersen AM, Wohlfahrt I, Christens P, Olsen J, Melbye M. Maternal age and fetal loss: Population based register linkage study. BMJ 2000; 320:1708-12.
11. Dimitriadis E, Menkhorst E, Saito S, Kutteh WH, Brosens JJ. Recurrent pregnancy loss. Nat Rev Dis Primers 2020; 6(1):98.
12. Tulandi T. Recurrent pregnancy loss: Management [Internet]. 2022. Disponível em: https://www.uptodate.com/contents/recurrent-pregnancy-loss-management. Acesso em 9 mai 2022.
13. Popescu F, Jaslow CR, Kutteh WH. Recurrent pregnancy loss evaluation combined with 24-chromosome microarray of miscarriage tissue provides a probable or definitive cause of pregnancy loss in over 90% of patients. Hum Reprod 2018; 33(4):579-87.
14. Homer HA. Modern management of recurrent miscarriage. Aust NZJ Obstet Gynaecol 2019; 59(1):36-44.
15. Jaslow CR, Carney JL, Kutteh WH. Diagnostic factors identified in 1020 women with two versus three or more recurrent pregnancy loss. Fertil Steril 2010; 93(4):1234-43.
16. Ferriani RA, Reis RM, Navarro PA. Perda gestacional recorrente. São Paulo: Federação Brasileira das Associações de Ginecologia e Obstetrícia (FEBRASGO), 2018. (Protocolo FEBRASGO – Ginecologia, no. 50 – Comissão Nacional Especializada em Reprodução Humana).
17. Franssen MT, Korevaar JC, Leschot NJ et al. Selective chromosome analysis in couples with two or more miscarriages: Case-control study. BMJ 2005; 331(7509):137-41.
18. de Ziegler D, Frydman RF. Recurrent pregnancy losses: A lasting cause of infertility. Fertil Steril 2021; 115(3):531-2.
19. Iews M, Tan J, Taskin J et al. Does preimplantation genetic diagnosis improve reproductive outcome in couple with recurrent pregnancy loss owing to structural chromosomal rearrangement? A systematic review. Reproductive Biomedicine Online 2018; 36(6):677-85.
20. Carbonnel M, Pirtea P, de Ziegler D, Ayoubi JM. Uterine factors in recurrent pregnancy losses. Fertil Steril 2021; 115(3):538-45.
21. Krisham M, Narice BF, Ola B, Metwally M. Does hysteroscopic resection of uterine septum improve reproductive outcomes? A systematic review and meta-analysis. Arch Gynecol Obstet 2021; 303(5):1131-42.
22. Shahine L, Lathi R. Recurrent pregnancy loss: Evaluation and treatment. Obstet Gynecol Clin North Am 2015; 42(1):117-34.
23. Alfirevic Z, Stampalija T, Medley N. Cervical stitch (cerclage) for preventing preterm birth in singleton pregnancy. Cochrane Database Syst Rev 2017; 2017(6):CD008991.
24. Palomba S, Falbo A, Orio F Jr, Zullo F. Effect of preconceptional metformin on abortion risk in polycystic ovary syndrome: A systematic review and meta-analysis of randomized controlled trials. Fertil Steril 2009; 92(5):1646-58.
25. Dong AC, Morgan J, Kane M, Stagnaro-Green A, Stephenson MD. Subclinical hypothyroidism and thyroid autoimmunity in recurrent pregnancy loss: A systematic review and meta-analysis. Fertil Steril 2020; 113(3):587-600.
26. Chen H, Fu J, Huang W. Dopamine agonists for preventing future miscarriage in women with idiopathic hyperprolactinemia and recurrent miscarriage history. Cochrane Database Syst Rev. 2016; 7:CD008883.
27. Alecsandru D, Klimczak AM, Garcia Velasco JA, Pirtea P, Franasiak JM. Immunologic causes and thrombophilia in recurrent pregnancy loss. Fertil Steril 2021; 115(3):561-6.
28. Chatuverdi S, McCrave KR. Diagnosis and management of the antiphospholipid syndrome. Blood Rev 2017; 31(6):406-17.
29. Schreiber K, Humt BJ. Managing antiphospholipid syndrome in pregnancy. Thromb Res 2019; 181(Suppl 1):S41-S46.
30. Liu X, Qiu Y, Yu ED et al. Comparison of therapeutic interventions for recurrent pregnancy loss in association with antiphospholipid syndrome: a systematic review and network meta-analysis. Am J Reprod Immunol 2020; 83(4):e13219.
31. Hamulyák EN, Scheres LJ, Marijnen MC, Goddijn M, Middeldorp S. Aspirin or heparin or both for improving pregnancy outcomes in

women with persistent antiphospholipid antibodies and recurrent pregnancy loss. Cochrane Database Syst Rev 2020; 5(5):CD012852.
32. Stevens SM, Woller SC, Bauer KA et al. Guidance for the evaluation and treatment of hereditary and acquired thrombophilia. J Thromb Thrombolysis 2016; 41(1):154-64.
33. Kendrick KD, Robinson S. "Tender loving care" as a relational ethic in nursing practice. Nurs Ethics 2002; 9(3):291-300.
34. Mitriuc D, Popusoi O, Catriniei R, Friptu V. The obstetric complications in women with hereditary thrombophilia. Med Pharm Rep 2019; 92(2):106-10.
35. Liu X, Chen Y, Ye C et al. Hereditary thrombophilia and recurrent pregnancy loss: a systematic review and meta-analysis. Hum Reprod 2021; 36(5):1213-29.
36. Ng KYB, Cherian G, Kermack AJ et al. Systematic review and meta-analysis of female lifestyle factors and risk of recurrent pregnancy loss. Sci Rep 2021; 11(1):7081.
37. Practice Committees of the American Society for Reproductive Medicine and the Society for Reproductive Endocrinology and Infertility. Diagnosis and treatment of luteal phase deficiency: a committee opinion. Fertil Steril 2021; 115(6):1416-23.
38. Coomarasamy A, Williams H, Truchanowicz E et al. A randomized trial of progesterone in women with recurrent miscarriages. N Engl J Med 2015; 373(22):2141-8.
39. Hass DM, Hathaway TJ, Ramsey PS. Progestogen for preventing miscarriage in women with recurrent miscarriage of unclear etiology. Cochrane Database Syst Rev 2019; 2019(11):CD003511.
40. Coomarasamy A, Devall AJ, Brosens JJ et al. Micronized vaginal progesterone to prevent miscarriage: a critical evaluation of randomized evidence. Am J Obstet Gynecol 2020; 223(2):167-76.
41. Devall AJ, Papadopoulou A, Podesek M et al. Progestogens for preventing miscarriage: A network meta-analysis. Cochrane Database Syst Rev 2021; 2021(4):CD013792.
42. Ibrahim Y, Johnstone E. The male contribution to recurrent pregnancy loss. Transl Androl Urol 2018; 7(Suppl 3):S317.
43. Di Nisio M, Peters LLW, Middeldorp S. Aspirin or anticoagulants for the treatment of recurrent miscarriage in women without antiphospholipid syndrome. Cochrane Database Syst Rev 2005; 4(4):CD004734.
44. Jong PG, Kaandorp S, Di Nisio M, Goddijn M, Middeldorp S. Aspirin and/or heparin for women with unexplained recurrent miscarriage with or without inherited thrombophilia (Review). Cochrane Database Syst Rev 2014; 7(7):CD004734.
45. Musters AM, Taminiau-Bloem EF, van den Boogaard E, van der Veen F, Goddijn M. Supportive care for women with unexplained recurrent miscarriage: Patients perspectives. Hum Reprod 2011; 26(4):873-7.

Doença Trofoblástica Gestacional

CAPÍTULO

18

Antônio Rodrigues Braga Neto
Gabriela Paiva
Maria Amélia Sarmiento Dias da Silva
Gabriel Costa Osanan

INTRODUÇÃO

A doença trofoblástica gestacional (DTG) abrange um grupo heterogêneo de condições raras, caracterizadas pela proliferação anormal do trofoblasto placentário com formas clínicas benignas e malignas.[1] Inclui formas pré-malignas, como mola hidatiforme parcial (MHP) e mola hidatiforme completa (MHC), e malignas, coletivamente denominadas neoplasia trofoblástica gestacional (NTG).[2] A maioria dos casos de NTG resulta da persistência de gestações molares após o tratamento primário e é diagnosticada mediante elevação ou estabilização dos valores de gonadotrofina coriônica humana (hCG), medidos semanalmente após o esvaziamento uterino, não exigindo confirmação histopatológica. A NTG também pode originar-se de qualquer evento gestacional (gestação a termo/pré-termo, aborto, gravidez ectópica), e seu diagnóstico será suspeitado por sangramento uterino anormal ou presença de metástases sem sítio primário definido. As formas histopatológicas de NTG são mola invasora (MI), coriocarcinoma (CCA), tumor trofoblástico do sítio placentário (TTSP) e tumor trofoblástico epitelioide (TTE).[3,4]

Existem outras entidades benignas da DTG, raras, menos conhecidas e estudadas, como reação exagerada do sítio placentário e nódulo placentário.[3,5] Em geral, trata-se de achados incidentais após aborto, parto ou mola hidatiforme, sem necessidade de acompanhamento. No entanto, quando um nódulo placentário apresenta atipia celular, exige acompanhamento, pois 10% a 15% podem coexistir ou evoluir para TTSP/TTE.[6,7]

Todas as formas (benignas ou malignas) de DTG têm na dosagem de hCG um marcador bioquímico confiável de progressão da doença para NTG, resposta ao tratamento, bem como vigilância pós-tratamento. Isso garante o reconhecimento precoce da progressão maligna de MHC e MHP por meio do nível de hCG estabilizado ou crescente, que ocorre em 15% a 20% e 1% a 5% dos casos, respectivamente.[6,8,9]

A detecção precoce da gravidez molar por ultrassonografia, a dosagem de hCG como biomarcador, os avanços no esvaziamento uterino e o desenvolvimento de quimioterapia de alta eficácia modificaram os desfechos de sobrevida para essas mulheres, de modo que as taxas de cura se aproximam de 100%, principalmente quando tratadas em centros de referência.[9,10]

EPIDEMIOLOGIA

As diferenças epidemiológicas relacionadas com a incidência de DTG podem abranger não apenas aspectos genéticos, imunológicos, ambientais e nutricionais, mas também a variabilidade metodológica entre os estudos publicados.[2,11]

Grandes variações regionais são descritas, sendo de cerca de 0,57 a 2 por 1.000 gestações a incidência mundial de DTG, com taxas mais altas relatadas na Ásia, América Latina, Oriente Médio e África.[12-14]

No Brasil, por não ser doença de notificação compulsória e por não se tratar de produto conceptual oriundo de abortamentos sistematicamente enviado para patologia, sua estimativa remonta aos Centros de Referência (CR) dedicados ao tratamento dessa doença. Contudo, conquanto a gravidez molar pareça acometer 1 a cada 2.000 mulheres que engravidam na Europa e 1 a cada 1.000 gestantes nos EUA, aventa-se a possibilidade de ser moléstia mais comum no Brasil, onde afeta cerca de 1 a cada 200 a 400 gestações.[10-12]

Embora a grande maioria das gestações molares ocorra em mulheres com idade entre 19 e 34 anos,[15] há risco consistentemente elevado de MHC nos extremos reprodutivos. Os principais fatores de risco para DTG são extremos de idade materna e história prévia de DTG.[16,17]

O risco de desenvolver MHC em uma população de mulheres em idade fértil é quase o dobro para aquelas com menos de 21 anos e mais de 35 anos e 7,5 vezes maior para aquelas com mais de 40 anos, sugerindo risco aumentado de gametogênese anormal e fertilização do oócito produzido em extremos de idade reprodutiva.[18-21] As mulheres com menos de 16 ou mais de 45 anos apresentaram riscos relativos maiores de MHC.[15,19] Embora as adolescentes com MHC não apresentem risco maior de desenvolver NTG,[22] estudos mostram que as mulheres com mais de 40 anos com gravidez molar completa são mais propensas a desenvolver NTG e necessitar de tratamento adicional.[23,24]

Quanto ao segundo fator de risco, estudos americanos e britânicos relataram que mulheres com história de gravidez molar (MHC, MHP ou NTG) têm de 1% a 2% de chance de recorrência molar em gestações subsequentes, em comparação com 0,1% da população em geral. A taxa de recorrência é muito maior após duas gestações molares (16% a 28%).[8] Após duas gestações molares, o risco de uma terceira mola é de 15% a 20%,[25-27] o qual não diminui com a mudança de parceiro.[28] Além disso, essas mulheres são mais propensas ao desenvolvimento de NTG nas gestações molares subsequentes.[29,30]

Raramente, na gravidez molar recorrente familiar, a MHC tem padrão cromossômico biparental (origem materna e paterna) e está associada à mutação no gene NLRP7 ou KHDC3L.[31-33]

A história reprodutiva tem despertado particular interesse como fator de risco para doença trofoblástica. História de aborto espontâneo aumenta o risco de molas completas e parciais de duas a três vezes em comparação com mulheres sem histórico de aborto.[34,35] Nenhuma diferença no risco foi relatada para abortamento espontâneos ou induzidos voluntariamente.[36]

Raça/etnia é fator de risco para gravidez molar completa e parcial. Por exemplo, as mulheres asiáticas são duas vezes mais propensas que as brancas a desenvolver MHC e muito menos a desenvolver MHP.[2,37] As mulheres negras apresentam risco menor de desenvolver MHP, comparadas às brancas.[37,38] Entre as hispânicas, o risco de MHC e MHP é significativamente menor em comparação às brancas. No entanto, a variação regional quanto aos fatores genéticos, comportamentais, socioeconômicos e culturais entre as hispânicas pode explicar a discrepância nos achados do estudo sobre o risco de MHP nessa população.[39,40] Padrão semelhante de risco para MHC e MHP foi observado em mulheres negras e hispânicas.[37]

A dieta supostamente também cumpre um papel no risco de gravidez molar, levando-se em conta a alta incidência de DTG em algumas regiões onde a desnutrição é comum, e poderia ajudar a explicar as diferenças globais na incidência de MHC. Regiões com maior incidência de deficiência de vitamina A também apresentam incidência maior de gravidez molar. Estudos de caso-controle foram realizados para identificar fatores de risco para gravidez molar nos EUA e na Itália e indicaram que o risco de MHC aumenta progressivamente com a diminuição da ingestão de gordura animal e caroteno dietético, um precursor da vitamina A. Os estudos também mostraram uma relação inversa entre gordura e proteína animal na dieta e o risco de MHC.[41,42] Por outro lado, outro estudo dos EUA não encontrou relação significativa entre a ingestão alimentar de caroteno, gordura ou proteína e o risco de MHP.[35]

GENÉTICA

Na maioria dos casos, as MHC são diploides e totalmente derivadas do genoma paterno.[43] Em geral, surgem quando um oócito sem cromossomos maternos nucleares é fecundado por um espermatozoide que duplica seu DNA, resultando em cariótipo androgenético homozigoto 46,XX.[44-46] Algumas MHC (15% a 25%) podem surgir após a fertilização dispérmica de um oócito "vazio" e são 46,XY ou 46,XX. Em ambos os casos, os cromossomos maternos são perdidos antes ou logo após a fertilização. No entanto, enquanto o DNA nuclear é inteiramente paterno na MHC, o mitocondrial permanece de origem materna (Figura 18.1).[47,48]

As MHP são triploides de origem genética materna e paterna, com dois conjuntos de cromossomos haploides paternos e um conjunto de cromossomos haploides maternos (Figura 18.1).[49,50] Costumam resultar da fecundação de um oócito por dois espermatozoides ou, muito ocasionalmente, por um espermatozoide diploide e podem ser 69,XXX, 69,XXY ou, menos frequentemente, 69,XYY.[51-53] Ocasionalmente, as gestações molares representam concepções tetraploides ou em mosaico. Na MHP, é frequente a evidência de um feto ou de glóbulos vermelhos fetais.

Um pequeno número de mulheres com MHC recorrente apresenta predisposição hereditária para gestações molares e tem mola completa biparental diploide em vez da origem androgenética típica (Figura 18.1). Nesses casos, o fenótipo molar é decorrente de uma condição autossômica recessiva. A mola hidatiforme familiar recorrente predispõe as mulheres a perdas gestacionais de repetição e geralmente é uma MHC.[54,55] Mutações em dois genes maternos têm sido associadas a essa condição: NLRP7 (75% a 80% dos casos)[32] e, mais raramente, KHDC3L,[33] que resultam em alteração global do *imprinting*, levando à expressão preferencial de genes com *imprinting* paterno no trofoblasto viloso.[56,57] É improvável que as mulheres com essa condição consigam uma gravidez normal, exceto por meio da doação de óvulos de uma mulher não afetada.[8]

Um número menor de mulheres com gestações molares recorrentes tem MHC androgenéticas recorrentes.[54] No entanto, essas mulheres também podem alcançar gestações

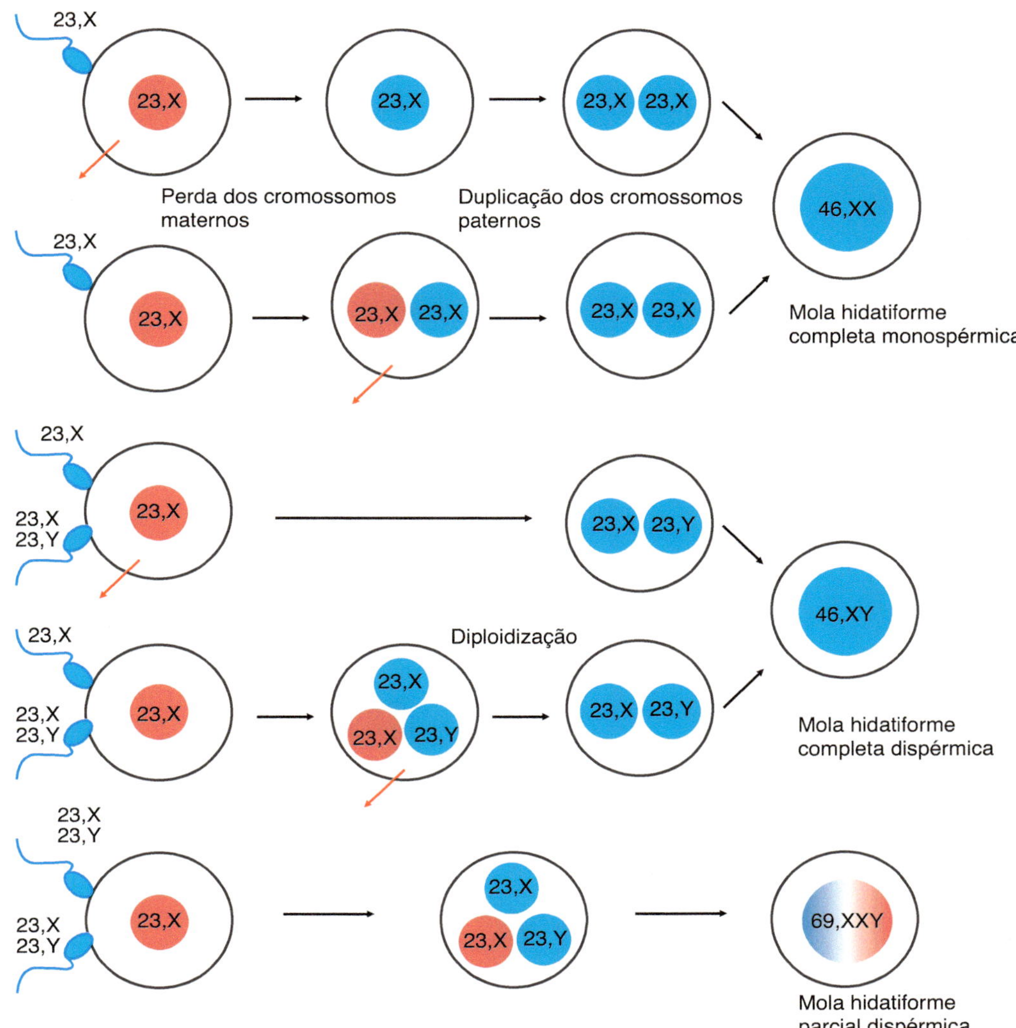

Figura 18.1 Origem genética das gravidezes molares. A mola hidatiforme completa monospérmica origina-se da perda do genoma materno pré ou pós-fertilização e da duplicação do genoma paterno. Os conceptos são diploides androgenéticos – 46,XX ou 46,XY – e inviáveis. A mola hidatiforme completa dispérmica é o resultado de dois espermatozoides fertilizando um óvulo em que o genoma nuclear materno foi perdido, e os conceptos androgenéticos diploides podem ser 46,XX ou 46,XY. A mola hidatiforme parcial resulta da fertilização de um óvulo haploide por dois espermatozoides, dando origem a conceptos triploides – 69,XXY, 69,XXX ou 69,XYY.[46]

normais, não ter outros membros da família afetados e não apresentar mutações genéticas.[47] Para essas mulheres, a fertilização *in vitro* (FIV) com diagnóstico genético pré-implantacional pode conduzir a uma gravidez normal.[55]

PATOLOGIA

Gestações molares e NTG se originam no trofoblasto placentário, que é derivado da camada mais externa do blastocisto, denominada trofectoderma.[57] O trofoblasto é composto de citotrofoblasto, sinciciotrofoblasto e trofoblasto intermediário. O sinciciotrofoblasto invade o estroma endometrial após a implantação do blastocisto e secreta hCG e outras proteínas para regular o microambiente do local de implantação. O citotrofoblasto se funde com o sinciciotrofoblasto para formar as vilosidades coriônicas que cobrem o saco coriônico. O citotrofoblasto não viloso se diferencia em trofoblasto intermediário, que perde a capacidade de proliferação no local de implantação, mas invade a decídua materna e o miométrio de maneira altamente controlada, migrando para as artérias espiraladas maternas para facilitar a transferência de oxigênio e resíduos entre o feto e a mãe.

Quando mecanismos reguladores são prejudicados, surgem tumores invasivos e vasculares. Por exemplo, TGF-β e um proteoglicano, decorin, têm efeito inibitório sobre o crescimento, a migração e a invasão de células trofoblásticas não vilosas, e essa regulação negativa é perdida em tumores trofoblásticos.[58,59]

Todas as gestações molares são derivadas da placenta e têm em comum a presença de vilosidades aumentadas, edemaciadas e vesiculares, mostrando quantidades variáveis de trofoblasto proliferativo anormal.[60]

Na MHC, tanto as vilosidades hidrópicas como a proliferação trofoblástica são difusas, e atipias citológicas e mitoses são frequentemente observadas no componente trofoblástico.[61,62]

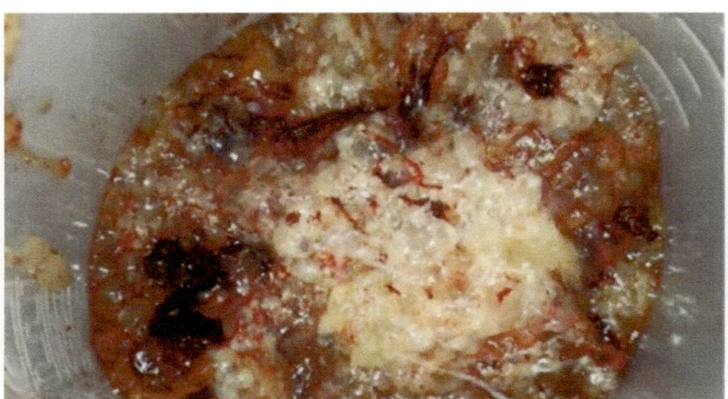

Figura 18.2 Mola hidatiforme completa.

Macroscopicamente, a MHC apresenta-se com vesículas por toda a placenta e ausência de tecido fetal e membranas ovulares (Figura 18.2). No segundo trimestre, as vesículas apresentam-se como vilosidades hidrópicas grandes e edemaciadas, intercaladas com coágulos sanguíneos semelhantes a um "cacho de uvas". As vesículas são translúcidas, preenchidas por líquido claro, com diâmetro de 1 a 1,5mm no primeiro e de 1,5 a 2cm no segundo trimestre, pesando até 2.000g e ocupando até 3 litros. Cada vesícula é a vilosidade coriônica que se tornou macroscópica em razão do acúmulo de líquido no estroma viloso, levando à degeneração edematosa. Microscopicamente, a MHC clássica mostra vilosidades hidrópicas aumentadas com hiperplasia trofoblástica circunferencial, geralmente moderada ou acentuada, muitas vezes com atipia citológica e formação de cisterna central proeminente. No entanto, pode ser difícil diferenciar a MHC precoce de abortos não molares no exame macroscópico. Partes fetais estão ausentes.[63] Atualmente, a MHC é mais comumente diagnosticada no primeiro trimestre, sendo mais limitados o edema viloso coriônico e a hiperplasia trofoblástica.[60]

O marcador p57 é um gene com impressão paterna, mas expresso pela mãe. Na MHC, em que não há genoma materno, o p57 não é expresso em vilosidades coriônicas. Em contraste, a MHP e as gestações não molares têm um genoma materno e expressam o gene p57. Embora não diferencie mola parcial de abortos espontâneos hidrópicos, o p57 pode ser útil para distinguir mola parcial de mola completa, especialmente no primeiro trimestre da gravidez, quando as características morfológicas não são bem caracterizadas. Assim, a principal aplicabilidade do p57 está no diagnóstico diferencial entre MHC, em que será negativo, e MHP, em que será positivo.[64]

Na MHP, as vilosidades hidrópicas e a proliferação trofoblástica são focais. Há expressão de p57. As vilosidades são menores que na MHC e a atipia celular é leve.[61] Pode haver áreas de placenta de aparência normal. Se o tecido fetal estiver bem desenvolvido, os tecidos apresentarão malformações consistentes com triploidia, como a sindactilia (Figura 18.3).[1]

Macroscopicamente, em geral, a MHP não é tão volumosa quanto a MHC, apresentando hidropisia vilosa limitada. Caracteriza-se pela presença focal de vesículas na placenta, por vezes associada à presença do concepto e/ou membranas ovulares. As vesículas são menores (1 a 5mm no primeiro e até 2cm no segundo trimestre) e se entrelaçam em áreas de vilosidades normais. O feto é pequeno e apresenta múltiplas anomalias congênitas.

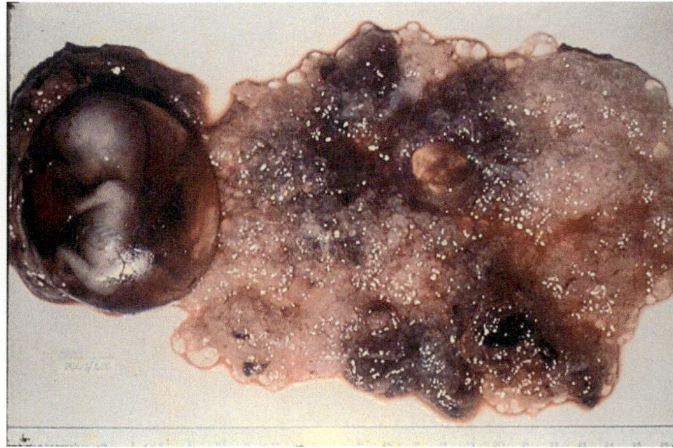

Figura 18.3 Mola hidatiforme parcial.

Microscopicamente, a MHP apresenta duas populações distintas de vilosidades. Existem grandes vilosidades edematosas que, pelo menos focalmente, têm cisternas centrais, muito parecidas com as da MHC, embora menos proeminentes. Uma segunda população de pequenas vilosidades geralmente apresenta algum grau de fibrose estromal. Como na MHC, há proliferação trofoblástica anormal ao redor das vilosidades, mas esse achado costuma ser focal e pode ser de difícil identificação. Pseudoinclusões trofoblásticas estão frequentemente presentes e, embora não sejam patognomônicas de MHP, são altamente sugestivas.[62,63]

A MI é diagnosticada histologicamente mediante a identificação de invasão miometrial direta por vilosidades hidrópicas com proliferação trofoblástica no miométrio. As vilosidades hidrópicas invadem o miométrio ou os vasos sanguíneos, e a lesão pode ser hemorrágica, erosiva, e estender-se da cavidade até o miométrio (Figura 18.4).[46,61,62] Histologicamente, a MI difere do coriocarcinoma pela presença de vilosidades, as quais estão ausentes no coriocarcinoma.[65]

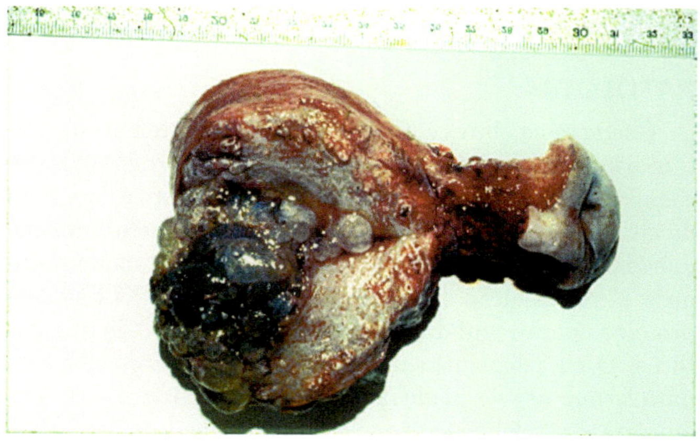

Figura 18.4 Mola invasora.

O CCA é um tumor de células trofoblásticas muito maligno que se desenvolve em relação a um evento gestacional, compreendendo trofoblasto neoplásico no trofoblasto intermediário, no citotrofoblasto e no sinciciotrofoblasto. A atipia citológica é muito comum, e a maioria dos casos apresenta contagens mitóticas elevadas. O trofoblasto apresenta atipia celular com grandes núcleos pleomórficos e figuras mitóticas anormais. Necrose central e hemorragia podem ser observadas em nódulos tumorais de CCA. Não há vilosidades coriônicas. A invasão profunda do miométrio é comum e pode levar à perfuração uterina (Figura 18.5).[61-63]

Macroscopicamente, o CCA é caracterizado por tumor que invade tecidos adjacentes e vasos sanguíneos com necrose central. Microscopicamente, caracteriza-se por proliferação de sincício e citotrofoblasto entremeada por necrose e hemorragia; o trofoblasto intermediário apresenta células gigantes multinucleadas com núcleos grandes e figuras mitóticas anormais.[8,65,66] Além do útero, pode ser encontrado nas trompas, ovários, vagina, pulmão, fígado, baço, rins, intestino ou cérebro.[8]

Como nenhum marcador único é sensível ou específico para o diagnóstico de tumores trofoblásticos, utiliza-se um painel de imunomarcadores. Os tumores coram fortemente para hCG e inibina-α no cito e sinciciotrofoblasto, lactogênio placentário (hPL) e inibina-α no trofoblasto intermediário e citoqueratina em todas as células trofoblásticas, enquanto o Ki-67 é expresso difusamente em aproximadamente metade das células. GATA-3 é um marcador recente, com aproximadamente 80% dos CCA mostrando positividade nuclear de intensidade variável.[63,67] A análise de genotipagem pode identificar alelos paternos únicos e diferenciar o CCA gestacional de origem germinativa do carcinoma somático com diferenciação trofoblástica.[6]

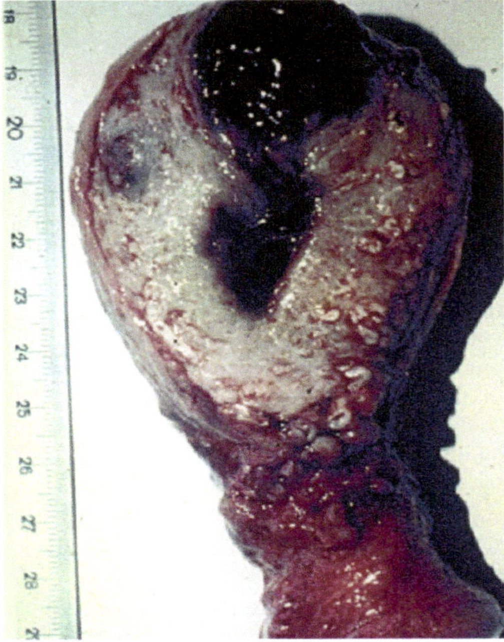

Figura 18.5 Coriocarcinoma.

Incomuns e geralmente diploides e monomórficas, as lesões do TTSP são caracterizadas por ausência de vilosidades e proliferação de células citotrofoblásticas do tipo intermediário, sem células sinciciotrofoblásticas e com baixa contagem mitótica. Macroscopicamente, apresentam consistência carnosa, coloração branca ou amarela e aspecto polipoide (Figura 18.6). Crescem da cavidade uterina para fora, invadindo o endométrio, o miométrio e o perimétrio, nessa sequência, causando hemorragia e necrose.[68] Em comparação com o CCA, há menos hemorragia, necrose e invasão vascular, mas o risco de metástase linfática é maior. A produção de hCG é focal, ocasionando níveis séricos relativamente mais baixos. Microscopicamente, o TTSP é formado por lâminas ou ninhos de células monomórficas arredondadas ou poligonais com citoplasma eosinofílico e núcleo hipercromático e irregular.[68,69]

Normalmente, o perfil imuno-histoquímico do TTSP é fortemente positivo para hPL.[68,70] Outros biomarcadores associados a tumores incluem citoqueratinas (difusamente positivas), receptor do fator de crescimento epidérmico (fortemente positivo) e fator de crescimento endotelial (fortemente positivo).[69-71]

O TTE é raro e também derivado de células citotrofoblásticas intermediárias. Com frequência, surge no colo uterino ou no segmento uterino inferior, invadindo profundamente os tecidos circundantes. Seu diâmetro pode variar de 0,5 a 15cm. Macroscopicamente, identifica-se lesão necrótica e hemorrágica (Figura 18.7). Microscopicamente, o tumor compreende ninhos de células trofoblásticas intermediárias relativamente pequenas com citoplasma eosinofílico frequente e forte expressão de p63. As células trofoblásticas intermediárias são uniformes e monomórficas, crescendo em ninhos arredondados, folhas e, ocasionalmente, cordões. De matriz hialina com extensa necrose ao redor dos vasos sanguíneos, apresenta distribuição semelhante a um mapa – a chamada necrose geográfica.

O perfil imuno-histoquímico do TTE é positivo para citoqueratinas, inibina-α, antígeno epitelial de membrana, hCG e hPL, entre outros. O índice Ki-67 no TTE é significativamente menor do que no CCA. A coloração

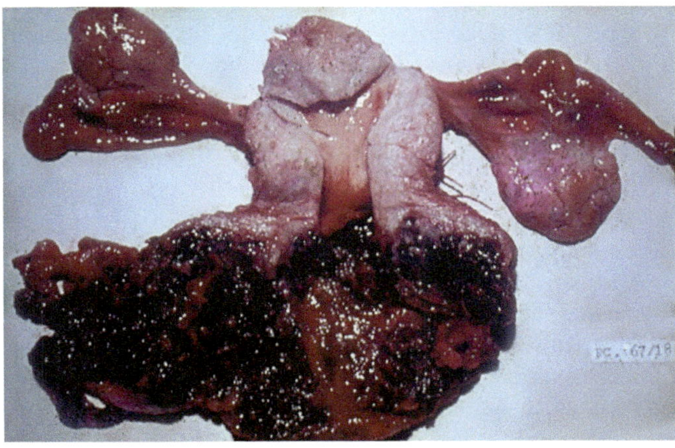

Figura 18.6 Tumor trofoblástico do sítio placentário.

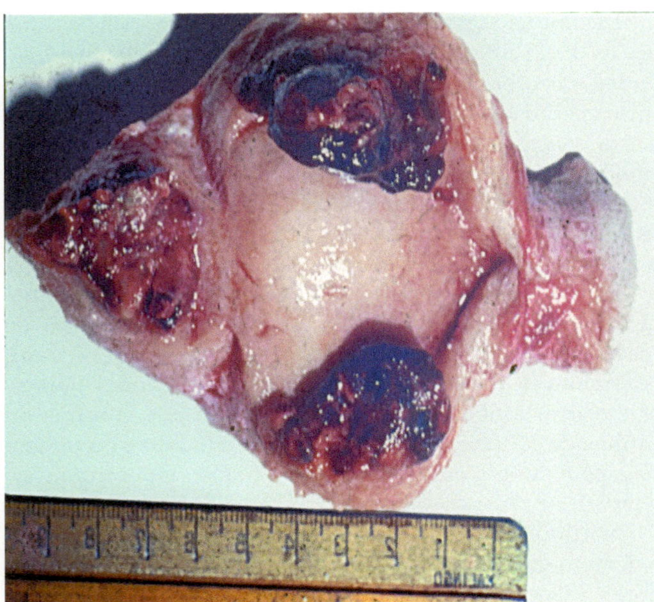

Figura 18.7 Tumor trofoblástico epitelioide.

da ciclina E é mais alta no TTE do que no nódulo placentário e pode auxiliar a diferenciação entre os dois. O p63 é positivamente confiável em TTE e um marcador útil para diagnóstico diferencial com outros tumores trofoblásticos malignos.[61,66,68,72]

QUADRO CLÍNICO

A apresentação clínica da mola hidatiforme sofreu modificação após a incorporação da ultrassonografia (USG) ao diagnóstico da gravidez, antecipando o reconhecimento da gravidez molar ainda no primeiro trimestre da gestação.[2,73,74] Consequentemente, cerca de 50% das mulheres com esse diagnóstico na gravidez estão assintomáticas, tornando raras algumas complicações clínicas, como pré-eclâmpsia precoce, hipertireoidismo e insuficiência respiratória. Todavia, o reconhecimento da sintomatologia associada à gravidez molar ainda é fundamental para a suspeição clínica de casos não avaliados pelas técnicas biofísicas. Nesse sentido, qualquer gestante que apresente hemorragia genital, útero aumentado para a idade gestacional, cistos tecaluteínicos dos ovários, pré-eclâmpsia grave precoce, hiperêmese gravídica, hipertireoidismo e complicações pulmonares na gestação deverá ser minuciosamente avaliada para a possibilidade de apresentar gravidez molar.[1,2]

A hemorragia genital indolor é o sintoma mais prevalente da gravidez molar, acometendo cerca de 50% das gestantes. Esse sinal se apresenta entre 4 e 16 semanas de amenorreia e, mesmo quando a doença é descoberta precocemente, continua sendo elevada a prevalência de sangramento nos casos de MHC.[6,8] Ainda assim, apenas 5% das mulheres irão apresentar anemia grave (hemoglobina < 9mg/dL).[75-77] Nos casos mais graves, em que, além de copiosa, a hemorragia é persistente, o tromboelastograma pode auxiliar a escolha do melhor tratamento das mulheres com gravidez molar hemorrágica.[8,78]

Por ser doença tumoral caracterizada por hiperplasia trofoblástica, cerca de 40% das mulheres com mola hidatiforme cursarão com volume uterino 4cm acima do tamanho esperado para a idade gestacional. Nesses casos, além de aumentar a chance de evolução maligna, é maior a ocorrência de perfuração uterina durante o esvaziamento molar, além do risco de embolização trofoblástica com grave acometimento pulmonar.[76,79]

A hiper-reação luteínica presente entre as mulheres com gravidez molar se deve a estímulo exagerado de hCG, além da maior sensibilidade ovariana a esse hormônio. Nesses casos, os ovários se apresentam com grandes e múltiplos cistos, bilaterais e multiloculados, com líquido claro em seu interior. Trata-se de situação benigna, associada a 25% dos casos de mola hidatiforme. O tamanho do cisto é proporcional à atividade gonadotrófica da massa trofoblástica; especialmente quando maior que 6cm, é considerado relevante para o estabelecimento do fator prognóstico, podendo ser responsável pela queda lenta dos níveis de hCG no acompanhamento pós-molar e pelo risco maior de progressão para NTG. Em geral, a regressão dos cistos ocorre espontaneamente em torno de 6 a 8 semanas após o esvaziamento uterino, com normalização do hCG. Sabe-se que 3% das mulheres com gravidez molar e cistos tecaluteínicos de volume aumentado podem evoluir com complicações, exigindo abordagem por cirurgião habilidoso. Casos de abdome agudo podem ser originados por torção anexial ou até mesmo por ruptura dos cistos volumosos, tornando imperiosa a exploração cirúrgica por meio de laparotomia ou laparoscopia. Pensando sempre na possibilidade de preservação dos ovários, o cirurgião precisa verificar a presença de sinais de necrose, os quais podem indicar a necessidade de ooforectomia.[46,80,81]

O diagnóstico de pré-eclâmpsia precoce, acometendo gestações com menos de 20 a 24 semanas, faz suspeitar da ocorrência de mola hidatiforme. Trata-se de complicação grave, causada pela acentuada hiperplasia trofoblástica, mas felizmente rara. A mola hidatiforme pode precipitar não apenas os casos de pré-eclâmpsia, mas também suas formas graves, como eclâmpsia e síndrome HELLP. O tratamento clínico é igual ao de uma gestante com pré-eclâmpsia com sinais de gravidade e inclui o uso de sulfato de magnésio para prevenir o quadro convulsivo e melhorar o prognóstico materno, além de anti-hipertensivos. Não se deve postergar o esvaziamento uterino. Após o esvaziamento, o monitoramento pressórico deve ser mantido e, se necessário, anti-hipertensivos devem ser mantidos.[82,83]

A ocorrência de hiperêmese gravídica pode causar não apenas perda de peso, mas distúrbios hidroeletrolíticos e metabólicos, podendo determinar a síndrome de Wernicke-Korsakoff. Por isso, a reposição de tiamina associada à hidratação e aos antieméticos, antes da infusão de glicose, constitui a estratégia farmacológica para tratamento dos vômitos incoercíveis associados à gravidez molar. Certamente, apenas o esvaziamento uterino será capaz de extinguir esse quadro.[73,74]

A ocorrência de hipertireoidismo associada à gravidez molar é decorrente da semelhança estrutural entre a subunidade α-hCG e o hormônio tireoestimulante (TSH).

O hipertireoidismo clínico está presente em 5% dos casos de mola hidatiforme e, ocasionalmente, a crise tireotóxica se desenvolve com quadro clínico exuberante. A expressão clínica da crise tireotóxica consiste em taquicardia, hipertensão arterial, tremores finos, intolerância ao calor, fraqueza muscular, sudorese, miopatia tireotóxica, reflexos hiperativos, perda de peso e irritabilidade. Os testes hormonais revelam níveis baixos de TSH (ou mesmo ausência) e aumentados de T3 e T4 livres associados a níveis muito elevados de hCG, alcançando mais de 1 milhão de UI/L.[84] O tratamento dessa condição consiste no esvaziamento uterino após bloqueio da tireoide e na utilização de medicamento básico para hipertireoidismo, como propiltiouracil, associado a medicamento para controle dos sintomas periféricos, como propranolol, e de bloqueadores do sítio do hormônio tireoidiano, como o iodo. A plasmaférese pode ser ainda uma boa opção terapêutica na condução pré-operatória dos casos graves. A demora na remoção do tecido molar, à espera do controle clínico, pode ser danosa.[85,86]

Cerca de 1% das mulheres morre por complicações pulmonares durante ou logo após o esvaziamento uterino molar.[87] No intercurso da vácuo-aspiração são necessários atenção e cuidado na administração de líquidos, pois a sobrecarga congestiva do coração esquerdo pode conduzir a graves complicações pulmonares. Hankins e cols. relataram complicações pulmonares agudas em 10% das mulheres com MH,[88] percentual que aumenta para 25% a 30% quando se está diante de úteros volumosos com outros fatores associados, como anemia, pré-eclâmpsia, hipertireoidismo e hiper-hidratação, além de embolia trofoblástica. O tratamento ideal para complicações pulmonares inclui suporte ventilatório, monitoração central e esvaziamento uterino imediato. A embolia trofoblástica ocorre porque a vilosidade corial penetra os canais venosos do miométrio, ultrapassando os limites da pelve e sendo levada pelas veias uterinas até a veia cava inferior, o coração e os pulmões. O quadro cardiorrespiratório é grave e pode ser confundido com insuficiência cardíaca ou embolia pulmonar.[87-89] Além disso, o risco de NTG é maior entre as mulheres que cursaram com essas complicações pulmonares.[90]

DIAGNÓSTICO CLÍNICO, LABORATORIAL E ULTRASSONOGRÁFICO

O diagnóstico de mola hidatiforme costuma ser estabelecido no primeiro trimestre de gravidez. A anamnese e o exame físico deixam entrever situações suspeitas, como hemorragia, útero aumentado para a idade gestacional, vômitos incoercíveis, massas pélvicas anexiais, pré-eclâmpsia precoce, hipertireoidismo e complicações pulmonares.

A dosagem de hCG apresenta valores elevados, frequentemente acima de 100.000UI/L, muitas vezes não compatível com a idade gestacional, o que auxilia o diagnóstico.[1-4]

A USG revolucionou o diagnóstico de gravidez molar, uma vez que a MHC é facilmente visualizada por esse exame (Figura 18.8), sendo observado eco endometrial hiperecoico, preenchido por imagens hipoanecogênicas, irregulares, centrais ou margeando o miométrio, na ausência de embrião. O útero encontra-se aumentado para a idade gestacional e os ovários apresentam policistose (com múltiplas formações císticas de 4 a 8cm, hipoecogênicas, bem delimitadas, geralmente bilaterais). Nesses casos, 80% dos casos de MHC são diagnosticados por meio da USG.[2,8,60]

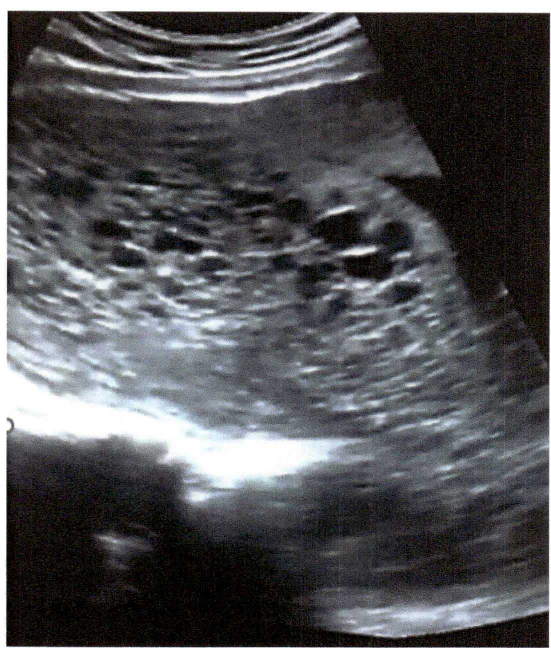

Figura 18.8 Ultrassonografia de mola hidatiforme completa, revelando ausência de embrião ou feto.

A MHP é suspeitada quando se observam imagens de feto com áreas hidrópicas e hiperecogências tipo "flocos de neve" no sítio placentário. O feto apresenta malformações grosseiras, mais bem visualizadas no segundo trimestre. A USG reconhece 90% das MHP com as alterações clássicas descritas. Infelizmente, esse não é o cenário mais comum. Na verdade, o cenário da MHP diagnosticada precocemente é tão inespecífico que faz com que mais de 70% desses casos não sejam diagnosticados pela USG.[91]

DIAGNÓSTICO DIFERENCIAL

Cabe considerar duas situações clínicas que serão úteis para o diagnóstico diferencial da gravidez molar: a displasia mesenquimatosa da placenta[92] e a gravidez molar gemelar, em que uma gravidez normal coexiste com uma gravidez molar.

A coexistência do feto com degeneração molar é relativamente rara, ocorrendo em 1 a cada 22 mil a 100 mil gestações. O achado é mais frequente em caso de mola parcial e pode estar presente na gestação gemelar. Na maioria dessas gestações gemelares molares, o diagnóstico é estabelecido por meio de USG, que mostra massa cística complexa, distinta da unidade fetoplacentária. As complicações médicas das molas com fetos são maiores e incluem hipertireoidismo, hemorragia e pré-eclâmpsia.

Comparadas com a gravidez molar única, as gestações gemelares com mola e feto não carreiam risco maior de progressão para NTG pós-molar ou de apresentar a forma metastática, demandando tratamento com quimioterapia combinada.

Para as mulheres com mola e feto coexistente, a USG deve ser repetida para afastar outras doenças, como hematoma retroplacentário, anormalidades da placenta não molar e degradação miomatosa. Se persistir a suspeita de gravidez molar e feto coexistente, a USG deverá investigar a presença de malformações congênitas, o cariótipo fetal e anomalias cromossômicas (triploidia). Radiografias do tórax da gestante devem ser realizadas para afastar metástases pulmonares. Comprovada a ausência de anomalias fetais e metástases, a gravidez pode prosseguir, embora a gestante deva ser avisada sobre a incidência maior de complicações (sangramento, parto pré-termo e/ou pré-eclâmpsia), assim como o risco aumentado de doença trofoblástica pós-molar depois do esvaziamento ou do parto. O seguimento molar, discutido adiante, é o mesmo empregado nos casos de mola isolada, e a placenta deve ser examinada histopatologicamente.[80,93]

TRATAMENTO

Diante da suspeita de DTG, as mulheres deverão ser encaminhadas para Centro de Referência (CR) em DTG, onde serão submetidas ao esvaziamento uterino da mola hidatiforme. Estudos demonstram que as mulheres acompanhadas nos CR apresentam morbimortalidade dez vezes menor, com melhor controle dos sintomas clínicos da mola, menos complicações cirúrgicas do esvaziamento uterino e início mais precoce e oportuno da quimioterapia para tratamento de NTG; por isso, são menores os escores de risco, quimiorresistência e ocorrência de metástase.[94-96]

Na avaliação inicial dessas mulheres, além de anamnese minuciosa e exame físico completo, são recomendados os seguintes exames pré-operatórios: tipo sanguíneo, fator Rh (aplicar imunoglobulina anti-Rh nas mulheres D-negativas), hemograma completo, AST, ALT, EAS, radiografia de tórax e hCG quantitativo. As mulheres com volume uterino aumentado (> 16cm), presença de cistos tecaluteínicos volumosos ou com hCG acima de 400.000mUI/mL apresentam risco maior de hipertireoidismo secundário, devendo ser avaliados ainda os níveis de TSH e T4 livre, além de realizado eletrocardiograma para avaliação da função cardíaca. Reserva de concentrados de hemácias deve ser feita para todos os casos.

Comparada à curetagem uterina, a vácuo-aspiração (elétrica ou manual) é o método de escolha, independentemente do volume uterino, para as mulheres com desejo reprodutivo, em razão do risco menor de perfuração e formação de sinéquias.[97-99]

A indução do abortamento e a histerotomia não são recomendadas para esvaziamento uterino, por aumentarem a possibilidade de embolização trofoblástica, assim como o risco de progressão para NTG.[1,2]

ACOMPANHAMENTO PÓS-TRATAMENTO

Após o esvaziamento uterino, tem início o seguimento pós-molar com o objetivo de detectar precocemente os casos de evolução para NTG. Dosagem sérica de hCG deve ser semanal até que sejam obtidas três dosagens consecutivas normais (valores < 5UI/L), o que é compatível com remissão da doença. Mais da metade das mulheres apresentará regressão completa do hCG para valores dentro da normalidade 2 meses após o esvaziamento molar. Em seguida, as dosagens deverão ser realizadas mensalmente, por 6 meses, a fim de garantir a cura.[1,2,46]

A contracepção sistemática é fundamental no seguimento pós-molar a fim de evitar gravidez pelo menos até 6 meses após o nível de hCG ter retornado ao nível normal (valor de referência para não grávidas), de modo a garantir que qualquer platô ou elevação dos níveis de hCG identifique a transformação maligna da mola hidatiforme em NTG. Para essas mulheres, é segura a recomendação de métodos hormonais (via oral, vaginal, transdérmico, injetável e implante), além dos métodos de barreira. Os dispositivos intrauterinos e o sistema intrauterino liberador de levonorgestrol estão contraindicados até a remissão da doença, em virtude do risco de perfuração uterina nos casos de MI ou de CCA.[100]

A histerectomia profilática é restrita a mulheres com gravidez molar com prole constituída, especialmente as com idade materna avançada (> 40 ou 50 anos), as quais apresentam taxas maiores de NTG pós-molar.[101] Nesse subgrupo, a histerectomia pode reduzir em 81% a ocorrência de NTG pós-molar. No entanto, mesmo nesses casos, o acompanhamento hormonal deve ser rigoroso, pois há risco de NTG metastático.[15,23,24] Sua realização em mulheres jovens com desejo de gestar é inaceitável para uma doença inicialmente curável com quimioterapia.

DIAGNÓSTICO DE NEOPLASIA TROFOBLÁSTICA GESTACIONAL

O diagnóstico de NTG diverge dos padrões usuais da Oncologia clínica, pois não exige comprovação histopatológica na maioria dos casos.[2,8] Além disso, biópsias de metástases também não são recomendadas devido à alta vascularização do CCA, o que torna esse procedimento arriscado.[101] A detecção precoce dessa forma maligna, seguida de tratamento adequado, promove a cura de quase todas as mulheres com plena preservação da capacidade reprodutiva.

A Federação Internacional de Ginecologia e Obstetrícia (FIGO) estabeleceu os critérios diagnósticos para NTG que determinam o início imediato da quimioterapia após o esvaziamento uterino:[102]

- Níveis de hCG em platô (± 10%) por mais de 3 semanas (dias 1, 7, 14 e 21).
- Elevação nos níveis de hCG (> 10%) por um período de pelo menos 2 semanas ou mais (dias 1, 7 e 14).
- Diagnóstico histopatológico de CCA.

Além da FIGO, a Sociedade Europeia de Oncologia Médica (ESMO) acrescenta os seguintes critérios diagnósticos para NTG e seu tratamento imediato: presença de hemorragia genital copiosa, sangramento gastrointestinal ou intraperitoneal, ocorrência de metástase no cérebro, fígado ou sistema gastrointestinal, ou ainda a detecção de opacidades radiológicas maiores que 2cm na radiografia de tórax.[46]

ESTADIAMENTO E ESCORE DE RISCO DA NEOPLASIA TROFOBLÁSTICA GESTACIONAL

Assim que seja estabelecido o diagnóstico de NTG, deve-se proceder ao rastreio de metástases. A ESMO recomenda anamnese e exame clínico diligentes e USG com dopplervelocimetria para avaliação de volume uterino, lesão miometrial, extensão pélvica e sua vascularização, além da exclusão de gravidez. A radiografia de tórax deverá avaliar a presença de metástase pulmonar. Em caso de lesões com mais de 1cm ou de dúvidas na imagem radiológica, a investigação deve ser complementada com tomografia computadorizada (TC) de tórax e ressonância nuclear magnética (RNM) de cérebro e abdome.[46]

A FIGO recomenda estadiamento anatômico, que classifica como estádio I a NTG confinada ao útero, estádio II quando há extensão para os limites da pelve, estádio III em caso de acometimento pulmonar, com ou sem envolvimento do sistema genital, e estádio IV na presença de qualquer outro sítio metastático.[102]

A escolha do tratamento quimioterapêutico é baseada na combinação de estadiamento anatômico com o escore da Organização Mundial da Saúde (OMS)/FIGO que inclui fatores de risco (Quadro 18.1).[6] Esse sistema de pontuação prognóstico contempla variáveis clínicas, bioquímicas, radiológicas e terapêuticas para determinar a possibilidade de resistência ao tratamento com agente quimioterapêutico único, por vezes recomendando tratamento com múltiplos agentes.[6,8,102]

O escore prognóstico da OMS/FIGO classifica a NTG em baixo ou alto risco para ocorrência de quimiorresistência de acordo com o sistema de pontuação: são considerados casos de baixo risco aqueles com escore menor ou igual a 6, enquanto escore maior ou igual a 7 determina alto risco. Os casos de baixo risco são tratados com quimioterapia com agente único, enquanto os de alto risco receberão quimioterapia primária com múltiplos agentes.[6]

TRATAMENTO DA NEOPLASIA TROFOBLÁSTICA GESTACIONAL DE BAIXO RISCO

A taxa de cura das mulheres com NTG de baixo risco é excepcional mesmo nos casos de doença metastática, aproximando-se de 100%.[103] O índice de remissão elevado se deve em grande parte à grande sensibilidade à quimioterapia, à eficácia do hCG como biomarcador de doença precoce, ao conhecimento de fatores preditivos de quimiorresistência, ao tratamento e às opções de tratamento de resgate eficazes e à cirurgia adjuvante. Toda a sua complexidade, contudo, é mais bem conduzida quando as mulheres são acompanhadas em CR para tratamento, sendo este o único fator modificável capaz de evitar a letalidade pela doença.[8,96]

Segunda aspiração uterina

Conquanto essa recomendação conste em diretrizes de sociedades especializadas, como o National Comprehensive Cancer Network (NCCN)[104] e a European Organisation for Treatment of Trophoblastic Diseases,[105] os resultados desse procedimento são controversos.

Observou-se, no entanto, que a segunda aspiração no momento do diagnóstico da NTG de baixo risco não metastática foi capaz de curar, sem quimioterapia, entre 9% e 40% das mulheres submetidas a esse tratamento. Além do risco evidente de perfuração uterina durante o procedimento, que chega a 5% em algumas casuísticas, recente estudo randomizado de fase III mostrou que o segundo esvaziamento uterino não reduziu o número de cursos de quimioterapia necessários para remissão em mulheres com NTG pós-molar de baixo risco.[106-108]

Histerectomia

Ainda que a quimioterapia seja considerada o tratamento de primeira linha para as mulheres com NTG que desejam manter a fertilidade, a cirurgia adjuvante é a opção nos casos de doença restrita ao útero e ausência de desejo reprodutivo, uma vez que encurta a duração e

Quadro 18.1 Sistema de escore prognóstico para tratamento de neoplasia trofoblástica gestacional proposto pela Organização Mundial da Saúde e modificado pela Federação Internacional de Ginecologia e Obstetrícia

Fatores prognósticos	Escore			
	0	1	2	4
Idade (anos)	< 40	≥ 40	–	–
Gestação antecedente	Mola	Aborto, ectópica	Termo, pré-termo	–
Intervalo (meses)*	< 4	4 a 6	7 a 12	> 12
hCG pré-tratamento (UI/L)	$< 10^3$	10^3 a $< 10^4$	10^4 a $< 10^5$	$> 10^5$
Tamanho do maior tumor, incluindo o útero (cm)	< 3	3 a 4	≥ 5	–
Local de metástases	Pulmão	Baço, rim	Trato gastrointestinal	Cérebro, fígado
Número de metástases	–	1 a 4	5 a 8	> 8
Falha na quimioterapia	–	–	Agente único	Múltiplos agentes

* Intervalo entre o fim da gravidez e o início da quimioterapia.
hCG: gonadotrofina coriônica humana (expresso em unidades internacionais por litro).

a quantidade de eventual quimioterapia necessária para produzir remissão nos casos de NTG de baixo risco.

Ainda que controverso, recomenda-se uma dose de quimioterapia transoperatória em todos os casos de histerectomia adjuvante para tratamento de NTG de baixo risco.[101] Quando a anatomia patológica identifica CCA, é benéfico o tratamento de consolidação pós-operatório com três ciclos adicionais de quimioterapia, já que esse tumor apresenta característica invasora vascular precoce.[103]

Quimioterapia com agente único

A NTG de baixo risco deve ser tratada inicialmente com agente único – metotrexato (MTX) ou actinomicina-D (Act-D) – capaz de promover remissão em 75% das mulheres tratadas.[6]

Uma grande variedade de regimes de quimioterapia com agente único encontra-se disponível. Esses protocolos se baseiam em evidências empíricas, robustamente apoiadas por grandes séries de desfecho terapêutico de CR em NTG. Uma vez que a taxa de sobrevida global nos casos de NTG de baixo risco se aproxima de **100%**, o objetivo principal do tratamento é evitar a exposição a múltiplos agentes quimioterapêuticos e garantir ótimo controle de toxicidade do tratamento (em curto e longo prazo).[61]

Apesar da extensa experiência acumulada ao longo dos anos e da descrição de inúmeros regimes para tratamento de NTG de baixo risco, ainda não há consenso sobre a primeira linha a ser adotada, como demonstra o Quadro 18.2.[1,46,107]

Ainda assim, o MTX tem sido o regime de escolha mais frequentemente utilizado para tratamento inicial da NTG de baixo risco. Ao contrário da Act-D, o MTX não causa queda ou perda de cabelo, mas está associado a mucosite, xeroftalmia, conjuntivite e, raramente, serosite química, causando dor pleurítica e peritoneal.[6]

As diretrizes atuais da NCCN recomendam o emprego do regime de 8 dias de MTX e resgate com ácido folínico (AF), reservando o esquema com Act-D para as mulheres com contraindicações ao MTX.[104] Outro regime comumente usado consiste em 5 dias de MTX sem resgate de AF, o qual tende a atingir níveis mais altos de remissão primária, ao passo que a toxicidade com o regime de MTX de 8 dias com AF é considerada menor.[109,110] A conveniência da administração de MTX por 5 dias, sem incluir tratamento no final de semana, tem sido apontada como uma vantagem desse esquema. Estudo brasileiro mostrou, no entanto, que o esquema modificado (de 8 dias), alternando MTX e AF, no qual o MTX é administrado no oitavo dia em vez de no sétimo (evitando o tratamento de fim de semana), não comprometeu os resultados oncológicos para mulheres com NTG de baixo risco. Esse regime parece ser uma opção aceitável ao MTX/AF padrão de 8 dias quando o tratamento no fim de semana não é viável.[111]

A taxa de remissão com quimioterapia de agente único varia consideravelmente dentro do grupo de baixo risco (escore prognóstico de **0** a **6** segundo a OMS/FIGO). Assim, as chances de cura com MTX ou Act-D superam os **90%** em indivíduos com pontuação **0** ou **1**, em comparação com cerca de 33% nos casos com escore OMS/FIGO de 5 ou 6.[112] Este último estudo levou alguns investigadores a defenderem o uso de quimioterapia com múltiplos agentes desde o início. No entanto, como praticamente todas as mulheres com risco baixo são curadas, outros estudos sugeriram que seria melhor elucidar os fatores já existentes ou novos fatores que poderiam refinar o escore prognóstico OMS/FIGO, o que melhoraria a identificação das mulheres com escore 5 ou 6 que precisariam de quimioterapia combinada desde o início.

Estudo retrospectivo multicêntrico, incluindo mulheres tratadas no Charing Cross Hospital, na Maternidade-Escola da Universidade Federal do Rio de Janeiro e no Brigham and Women's Hospital, entre **1964** e **2018**, constatou que apenas **40,2%** (141/351) das que apresentavam NTG de baixo risco com escore 5 ou 6 desenvolveram resistência a tratamentos com agente único e necessitaram de quimioterapia com múltiplos agentes para alcançar a remissão. O estudo revelou valor preditivo positivo (VPP) de **0,8** para falha da quimioterapia com agente único com hCG pré-tratamento de **410.000**UI/L em mulheres sem metástase e sem coriocarcinoma, e **0,85** para hCG de **150.000**UI/L ou mais naquelas com metástases ou CCA, enquanto praticamente todas as mulheres com CCA metastático, independentemente do nível de hCG, apresentaram quimiorresistência ao agente único e receberam quimioterapia primária com múltiplos agentes. Embora a NTG de baixo risco e escore OMS/FIGO 5/6 apresente possibilidade maior de quimiorresistência a agente único, quase **60%** alcançaram remissão com agente único,

Quadro 18.2. Taxas de remissão primária da neoplasia trofoblástica gestacional de baixo risco de acordo com o regime quimioterapêutico utilizado

Regime de quimioterapia contendo agente único	Taxa de remissão primária (%)
1. Metotrexato 0,4mg/kg (máximo 25mg)/dia EV ou IM por 5 dias; repetir a cada 14 dias	87 a 93
2. Metotrexato 1mg/kg IM nos dias 1, 3, 5 e 7; ácido folínico 0,1mg/kg IM nos dias 2,4,6 e 8; repetidos a cada 15 a 18 dias	74 a 90
3. Actinomicina-D 10 a 13mcg/kg EV diariamente por 5 dias; repetidos a cada 14 dias	77 a 94
4. Actinomicina-D 1,25mg/m^2 EV em pulso a cada 2 semanas	69 a 90

Fonte: adaptado de Lurain, 2011.[107]

incluindo monoquimioterapia de primeira e segunda linha, indicando que a maioria dessas mulheres pode ser tratada sem regimes com múltiplos agentes.[113]

DIAGNÓSTICO DE RESISTÊNCIA OU RECIDIVA DA NEOPLASIA TROFOBLÁSTICA GESTACIONAL DE BAIXO RISCO

A resistência ao tratamento da NTG de baixo risco é comprovada pela ausência de redução dos valores de hCG de pelo menos 10% ao longo de três ciclos de quimioterapia, se ocorrer elevação de mais de 10% ao longo de dois ciclos ou se surgirem novas metástases.[6,104] Nesses casos, novo tratamento antiblástico deverá ser indicado para a quimiorresistência. Nos casos pouco usuais em que ocorrer toxicidade importante, o agente quimioterapêutico deverá ser modificado.[104]

Ainda que cerca de 25% das mulheres com NTG de risco baixo tratadas com quimioterapia contendo agente único cursem com falha no tratamento primário, ainda é razoável continuar oferecendo tratamento pouco tóxico, evitando-se a exposição a regimes com múltiplos agentes, os quais apresentam risco maior de toxicidade em curto e longo prazo, incluindo menopausa precoce e risco aumentado de leucemia, sem comprometer a sobrevida global.[61] Em geral, 85% a 95% das mulheres com fatores de risco para resistência podem ser curadas sem poliquimioterapia ou histerectomia.[4] Já a recidiva é comprovada quando acontecem pelo menos duas elevações nos níveis de hCG, na ausência de gestação, após alcançada a remissão, mantidas pelo menos por 4 semanas após o término da quimioterapia.[6]

TRATAMENTO DE RESGATE DA NEOPLASIA TROFOBLÁSTICA GESTACIONAL DE BAIXO RISCO RESISTENTE OU RECIDIVADA

Em mulheres previamente tratadas com regimes de 8 dias de MTX, o regime de escolha consiste em pulso de Act-D (1,25mg/m^2 endovenoso), principalmente quando o valor de hCG está abaixo de 1.000UI/L.[114] As mulheres com níveis acima desse ponto de corte podem beneficiar-se da poliquimioterapia contendo etoposídeo, MTX, Act-D, ciclofosfamida e vincristina (EMA-CO). Maesta e cols. compararam a Act-D de 5 dias na segunda linha com o pulso de Act-D em NTG de baixo risco resistente ao MTX.[115] Embora a taxa de remissão sustentada tenha sido de 72% para ambos os regimes, o pulso de Act-D foi associado a taxas significativamente menores de trombocitopenia, alopecia e mucosite e deve ser o regime preferido nos casos resistentes ao MTX.[115]

Winter e cols. mostraram que a carboplatina como agente único em esquema de AUC (concentração da carboplatina) de 6mg/min a cada 3 semanas induziu remissão em 81% das mulheres com NTG de baixo risco quimiorresistente ao MTX. Como estratégia adicional para redução da exposição à quimioterapia com múltiplos agentes, o regime foi bem tolerado, sendo a mielossupressão a toxicidade mais significativa (um terço das mulheres apresentou neutropenia/trombocitopenia de grau III/IV).[116] Estudo brasileiro, infelizmente, não mostrou a mesma eficácia, apresentando taxa de remissão com carboplatina de apenas 48%, a qual estava associada ainda a maior toxicidade hematológica, determinando atraso no tratamento das mulheres.[117]

Uma vez alcançada a remissão da doença, independentemente do regime, são recomendados três ciclos adicionais de quimioterapia para consolidar o tratamento da NTG de baixo risco, após ser atingido o primeiro valor normal de hCG (< 5UI/L).[6]

Mais recentemente, a proteína de morte celular programada 1 (PD-1) foi identificada em quase todas as lesões de NTG, entrevendo uma janela de oportunidade para imunoterapia no tratamento desses tumores.[118] Inibidores do ligante de PD-1 (PD-L1), como o avelumabe, aumentam a resposta imunológica nativa a doenças malignas mediante inibição de *checkpoints* imunológicos. Como outra estratégia para evitar exposição à toxicidade da quimioterapia com múltiplos agentes, o ensaio clínico de fase II utilizou avelumabe em mulheres com NTG de baixo risco que apresentaram resistência ao MTX ou à Act-D na primeira linha.[119] O tratamento foi bem tolerado, sendo a maioria dos eventos adversos de grau 1 ou 2. Não obstante a taxa de remissão completa tenha sido de apenas 53%, esses dados demonstram o potencial dos inibidores de *checkpoints* imunológicos no tratamento desses tumores.[103] Contudo, ainda são necessários mais estudos para definição do grupo ideal de mulheres que se beneficiarão do tratamento com imunoterapêuticos, uma vez que eles têm alto custo e taxas de remissão mais baixas, comparados à Act-D de segunda linha.

TRATAMENTO DA NEOPLASIA TROFOBLÁSTICA GESTACIONAL DE ALTO RISCO

As mulheres com doença em estádio IV ou I, II e III com escore OMS/FIGO igual ou acima de 7 apresentam risco aumentado de desenvolver quimiorresistência à quimioterapia de agente único e são tratadas de maneira mais agressiva com quimioterapia contendo múltiplos agentes, atingindo taxas de cura de aproximadamente 80% a 90%.[4,6,8] Essas mulheres são categorizadas como portadoras de NTG de alto risco.

EMA-CO é o esquema preferido para tratamento inicial, alcançando taxas de remissão de 71% a 78% e taxas de sobrevida em longo prazo de 85% a 94%.[120-122] Seu perfil de baixa toxicidade é mais bem tolerado do que outros regimes combinados, devendo ser administrado a cada 2 a 3 semanas.

As mulheres com metástases cerebrais correm risco de apresentar complicações diretamente relacionadas com suas metástases ou como resultado do tratamento, o que pode exigir intervenção urgente ou emergente (por exemplo, craniotomia para sangramento intracerebral) e, portanto, uma consulta neurocirúrgica deve ser agendada antes do tratamento.[121,122]

Aproximadamente 30% a 40% das mulheres tratadas com EMA-CO (etoposídeo, MTX, Act-D, ciclofosfamida e vincristina) desenvolverão resistência ou recidiva e deverão ser tratadas com tratamento de resgate.[1,4,6,8] Os fatores de risco para doença resistente ou recidivante estão relacionados com tumores volumosos, quimioterapia com agente único para doença de alto risco ou perda de seguimento antes da remissão.[123] Embora não haja estudos randomizados para orientar o tratamento de segunda linha para mulheres que desenvolvem doença resistente ou recorrente ao EMA-CO,[6] a combinação mais comumente usada substitui a vincristina e a ciclofosfamida (usada no EMA-CO) por etoposídeo e cisplatina no dia 8 (EMA-EP).[1,4,6,8] A exposição extensa à quimioterapia com múltiplos agentes, como EMA-EP após EMA-CO, pode induzir toxicidade da medula óssea. Para minimizar a neutropenia, o uso de fator de crescimento (como filgrastim) é apropriado. Nos casos de doença quimiorresistente, principalmente naquelas com lesões únicas e bem localizadas, a excisão cirúrgica pode minimizar o número de ciclos de quimioterapia e acelerar a remissão. As taxas de remissão variam entre 76% a 84%.[6,8,123]

O tratamento alternativo para NTG multirresistente irressecável é escasso, e a imunoterapia pode ser uma opção para salvar vidas. Em virtude da raridade da doença, especialmente da NTG resistente, ensaios clínicos prospectivos são difíceis e as evidências surgem a partir de pequenas séries de casos. O pembrolizumabe, um anticorpo monoclonal humanizado para o receptor PD-L1, mostrou-se eficaz no tratamento de NTG de alto risco quimiorresistente. Três das quatro mulheres em uma série de casos tiveram remissão completa.[124]

SEGUIMENTO APÓS REMISSÃO DA NEOPLASIA TROFOBLÁSTICA GESTACIONAL

Após três dosagens consecutivas semanais de hCG indetectável e terminada a quimioterapia, o seguimento após remissão da NTG é realizado com dosagem sérica mensal de hCG por 12 meses, a fim de descartar a ocorrência de NTG recidivante.[6] Estudos anteriores indicam que, embora o risco geral de recidiva seja de 4%, a grande maioria ocorre no primeiro ano de acompanhamento.[104,116]

Durante esse primeiro ano, a contracepção é mandatória, preferencialmente com anticoncepcionais orais combinados, para manutenção da fidedignidade do marcador biológico tumoral. A gravidez pode ser liberada após 12 meses com a presença de níveis séricos normais de hCG.[6,100]

FUTURO REPRODUTIVO APÓS NEOPLASIA TROFOBLÁSTICA GESTACIONAL

Felizmente, na grande maioria das mulheres que desenvolvem disfunção ovariana com agentes quimioterápicos, esse fenômeno é transitório. Em uma gravidez após quimioterapia para NTG, as mulheres devem inicialmente ser tranquilizadas porque, embora os agentes citotóxicos sejam potencialmente mutagênicos e teratogênicos, grande número de estudos anteriores confirmou que as mulheres podem esperar resultados reprodutivos favoráveis após NTG.[125]

A metanálise mais recente sobre o tema indica bom resultado perinatal em gestações após o tratamento para NTG, independentemente do número de agentes utilizados na quimioterapia (esquema único ou múltiplo) ou mesmo quando essas gestações ocorreram antes do período recomendado de 12 meses após o término da quimioterapia. A estimativa combinada de malformação, prematuridade e natimortalidade após a quimioterapia foi baixa e comparável à da população em geral. No entanto, incidência maior de aborto espontâneo foi observada quando a gravidez ocorreu antes de 6 meses após o último ciclo de quimioterapia, quando comparada a gestações que ocorreram 12 meses ou mais após a quimioterapia.[125] Assim, todas as mulheres devem ser fortemente encorajadas a adotar contracepção eficaz durante os 12 meses de acompanhamento após a quimioterapia para NTG, de modo a garantir que o marcador tumoral (hCG) seja confiável para detecção de recidiva do tumor e para minimizar a chance de aborto espontâneo.[125,126]

ASPECTOS PSICOLÓGICOS

A NTG tem repercussões psicossociais imediatas e tardias que afetam a vida da mulher, do companheiro(a) e da família. Além da dor de uma perda gestacional, há o medo de ficar gravemente doente e de perder a própria vida devido a um câncer potencialmente fatal. A NTG pode afetar quatro áreas importantes da vida de uma mulher: identidade/reprodução feminina, saúde psicológica, relacionamento/disfunção sexual e qualidade de vida familiar.[127,128]

As mulheres experimentam um sentimento de ambivalência diante da interrupção gestacional e se sentem culpadas e com vergonha pela suposta incapacidade reprodutiva, o que pode prejudicar sua autoconfiança e seu relacionamento familiar. Além disso, o medo da doença recidivante e de outros potenciais problemas gestacionais podem continuar influenciando as mulheres mesmo 5 ou 10 anos após NTG. Vários estudos mostraram que as preocupações reprodutivas e o estresse relacionado com a fertilidade são maiores para as mulheres com doenças mais graves, de idade mais jovem e nuliparidade, enquanto aquelas com menos apoio social e menos bem-estar espiritual também apresentam piores resultados psicossociais.[127,128]

Muitos estudos encontraram ansiedade importante e sintomas depressivos em mulheres com NTG, o que persiste na vigilância e acompanhamento de longo prazo. Estima-se que 15% a 20% das mulheres apresentem sintomas depressivos, que variam de sentimentos ocasionais de tristeza a desânimo, distúrbios do sono e medo sobre o futuro reprodutivo.[127-130]

A demanda psicossocial torna imprescindível que o tratamento da NTG, principalmente em CR, seja conduzido por equipe multidisciplinar, com a colaboração de enfermeiros, psicólogos, assistentes sociais e demais profissionais de saúde que possam promover conforto e bem-estar às mulheres, parceiros(as) e famílias. Além disso, vários estudos sugerem que o bem-estar espiritual e o apoio de outras mulheres (irmandade) eram desejados pelas mulheres e protegiam a qualidade de vida. Conforme demonstrado por Diniz e cols., parte desse suporte pode ser fornecido por meio do *Facebook* ou de outras plataformas de mídia social, os quais podem tornar-se uma ferramenta para suporte emocional, troca de experiências e melhoria da qualidade de vida.[131]

Referências

1. Berkowitz RS, Goldstein DP. Current advances in the management of gestational trophoblastic disease. Gynecol Oncol 2013; 128:3-5.
2. Lurain JR. Gestational trophoblastic disease. I – Epidemiology, pathology, clinical presentation and diagnosis of gestational trophoblastic disease, and management of hydatidiform mole. Am J Obstet Gynecol 2010; 203:531-9.
3. Horn LC, Einenkel J, Hoehn AK. Classification and morphology of gestational trophoblastic disease. Cur Obstet Gynecol Rep 2014; 3:44-54.
4. Braga A, Mora P, Melo AC et al. Challenges in the diagnosis and treatment of gestational trophoblastic neoplasia worldwide. World J Clin Oncol 2019; 10:28-37.
5. Genest DR, Berkowitz RS, Fisher RA, Newlands ES, Fehr M. Gestational trophoblastic disease. In: Tavassoli FA, Devilee P (eds.) World Health Organization Classification of Tumors. Lyon: Tumors of the breast and female genital tract. IARC Press 2003: 250-4.
6. Ngan HYS, Seckl MJ, Berkowitz RS et al. Diagnosis and management of gestational trophoblastic disease: 2021 update. Int J Gynaecol Obstet 2021; 155:86-93.
7. Kaur B, Short D, Fisher RA, Savage PM, Seckl MJ, Sebire NJ. Atypical placental site nodule (APSN) and association with malignant gestational trophoblastic disease: A clinicopathologic study of 21 cases. Int J Gynecol Pathol 2015; 34:152-8.
8. Seckl MJ, Sebire NJ, Berkowitz RS. Gestational trophoblastic disease. Lancet 2010; 376:717-29.
9. Clark JJ, Slater S, Seckl MJ. Treatment of gestational trophoblastic disease in the 2020s. Curr Opin Obstet Gynecol 2021; 33:7-12.
10. Braga A, Uberti EMH, Fajardo MC et al. Epidemiological report on the treatment of patients with gestational trophoblastic disease in 10 Brazilian referral centers: Results after 12 years since International FIGO 2000 Consensus. J Reprod Med 2014; 59:241-7.
11. Bracken MB. Incidence and aetiology of hydatidiform mole: An epidemiological review. Br J Obstet Gynaecol 1987; 94:1123-35.
12. Strohl AE, Lurain JR. Clinical epidemiology of gestational trophoblastic disease. Curr Obstet Gynecol Rep 2013; 3:40-3.
13. Yuk JS, Baek JC, Park JE, Jo HC, Park JK, Cho IA. Incidence of gestational trophoblastic disease in South Korea: A longitudinal, population-based study. PeerJ 2019; 20:e6490.
14. Matsui H, Kihara M, Yamazawa K, Mitsuhashi A, Seki K, Sekiya S. Recent changes of the incidence of complete and partial mole in Chiba prefecture. Gynecol Obstet Invest 2007; 63:7-10.
15. Savage PM, Sita-Lumsden A, Dickson S et al. The relationship of maternal age to molar pregnancy incidence, risks for chemotherapy and subsequent pregnancy outcome. J Obstet Gynaecol 2013; 33:406-11.
16. Parazzini F, Mangili G, La Vecchia C et al. Risk factors for gestational trophoblastic disease: A separate analysis of complete and partial hydatidiform moles. Obstet Gynecol 1991; 78:1039-45.
17. Gockley AA, Melamed A, Joseph NT et al. The effect of adolescence and advanced maternal age on the incidence of complete and partial molar pregnancy. Gynecol Oncol 2016; 140:470-3.
18. Parazzini F, La Vecchia C, Pampallona S. Parental age and risk of complete and partial hydatidiform mole. Br J Obstet Gynaecol 1986; 93:582-5.
19. Sebire NJ, Foskett M, Fisher RA et al. Risk of partial and complete hydatidiform molar pregnancy in relation to maternal age. BJOG 2002; 109:99-102.
20. Braga A, Growdon WB, Bernstein M et al. Molar pregnancy in adolescents. J Reprod Med 2012; 57:225-30.
21. Rauh-Hain JA, Growdon WB, Braga A, Goldstein DP, Berkowitz RS. Gestational trophoblastic neoplasia in adolescents. J Reprod Med 2012; 57:237-42.
22. Braga A, Growdon WB, Bernstein M et al. Molar pregnancy in adolescents. J Reprod Med 2012; 57:225-30.
23. Elias KM, Shoni M, Bernstein M, Goldstein DP, Berkowitz RS. Complete hydatidiform mole in women aged 40 to 49 years. J Reprod Med 2012; 57:254-8.
24. Elias KM, Goldstein DP, Berkowitz RS. Complete hydatidiform mole in women older than age 50. J Reprod Med 2010; 55:208-12.
25. Bagshawe KD, Dent J, Webb J. Hydatidiform mole in England and Wales 1973-83. Lancet 1986; 328:673-7.
26. Garrett LA, Garner EI, Feltmate CM, Goldstein DP, Berkowitz RS. Subsequent pregnancy outcomes in patients with molar pregnancy and persistent gestational trophoblastic neoplasia. J Reprod Med 2008; 53:481-6.
27. Sebire NJ, Fisher RA, Foskett M, Rees H, Seckl MJ, Newlands ES. Risk of recurrent hydatidiform mole and subsequent pregnancy outcome following complete or partial hydatidiform molar pregnancy. BJOG 2003; 110:22-6.
28. Tuncer ZS, Bernstein MR, Wang J, Goldstein DP, Berkowitz RS. Repetitive hydatidiform mole with different male partners. Gynecol Oncol 1999; 75:224-6.
29. Sand PK, Lurain JR, Brewer JL. Repeat gestational trophoblastic disease. Obstet Gynecol 1984; 63:140-4.
30. Berkowitz RS, Im SS, Bernstein MR, Goldstein DP. Gestational trophoblastic disease: Subsequent pregnancy outcome, including repeat molar pregnancy. J Reprod Med 1998; 43:81-6.
31. Wang CM, Dixon PH, Decordova S et al. Identification of 13 novel NLRP7 mutations in 20 families with recurrent hydatidiform mole; missense mutations cluster in the leucine-rich region. J Med Genet 2009; 46:569-75.
32. Murdoch S, Djuric U, Mazhar B et al. Mutations in NALP7 cause recurrent hydatidiform moles and reproductive wastage in humans. Nat Genet 2006; 38:300-2.
33. Parry DA, Logan CV, Hayward BE et al. Mutations causing familial biparental hydatidiform mole implicate c6orf221 as a possible regulator of genomic imprinting in the human oocyte. Am J Hum Genet 2011; 89:451-8.
34. Parazzini F, Mangili G, La Vecchia C, Negri E, Bocciolone L, Fasoli M. Risk factors for gestational trophoblastic disease: A separate analysis of complete and partial hydatidiform moles. Obstet Gynecol 1991; 78:1039-45.
35. Berkowitz RS, Bernstein MR, Harlow BL et al. Case-control study of risk factors for partial molar pregnancy. Am J Obstet Gynecol 1995; 173(3 Pt 1):788-94.
36. Acaia B, Parazzini F, La Vecchia C, Ricciardiello O, Fedele L, Battista CG. Increased frequency of complete hydatidiform mole in women with repeated abortion. Gynecol Oncol 1988; 31(2):310-4.
37. Melamed A, Gockley AA, Joseph NT et al. Effect of race/ethnicity on risk of complete and partial molar pregnancy after adjustment for age. Gynecol Oncol 2016; 143(1):73-6.
38. Hayashi K, Bracken MB, Freeman DH Jr, Hellenbrand K. Hydatidiform mole in the United States (1970-1977): A statistical and theoretical analysis. Am J Epidemiol 1982; 115(1):67-77.
39. Smith HO, Hilgers RD, Bedrick EJ et al. Ethnic differences at risk for gestational trophoblastic disease in New Mexico: A 25-year population-based study. Am J Obstet Gynecol 2003; 188(2):357-66.
40. Drake RD, Rao GG, McIntire DD, Miller DS, Schorge JO. Gestational trophoblastic disease among Hispanic women: A 21-year hospital-based study. Gynecol Oncol 2006; 103(1):81-6.
41. Parazzini F, La Vecchia C, Mangili G et al. Dietary factors and risk of trophoblastic disease. Am J Obstet Gynecol 1988; 158(1):93-9.
42. Berkowitz RS, Cramer DW, Bernstein MR, Cassells S, Driscoll SG, Goldstein DP. Risk factors for complete molar pregnancy from a case-control study. Am J Obstet Gynecol 1985; 152(8):1016-20.

43. Kajii T, Ohama K. Androgenetic origin of hydatidiform mole. Nature 1977; 268:633-4.
44. Yamashita K, Ishikawa M, Shimizu T, Kuroda M. HLA antigens in husband-wife pairs with trophoblastic tumor. Gynaecol Oncol 1981; 12:68-74.
45. Fisher RA, Newlands ES. Gestational trophoblastic disease: Molecular and genetic studies. J Reprod Med 1998; 43:81-97.
46. Seckl MJ, Sebire NJ, Fisher RA, Golfier F, Massuger L, Sessa C. ESMO Guidelines Working Group. Gestational trophoblastic disease: ESMO Clinical Practice Guidelines for diagnosis, treatment and follow-up. Ann Oncol 2013; 24(6):39-50.
47. Fisher RA, Maher GJ. Genetics of gestational trophoblastic disease. Best Pract Res Clin Obstet Gynaecol 2021; 74:29-41.
48. Elias KM, Berkowitz RS, Horowitz NS. State-of-the-art workup and initial management of newly diagnosed molar pregnancy and postmolar gestational trophoblastic neoplasia. J Natl Compr Canc Netw 2019; 17(11):1396-401.
49. Lawler SD, Fisher RA, Pickthall VJ, Povey S, Evans MW. Genetic studies on hydatidiform moles. I – The origin of partial moles. Cancer Genet Cytogenet 1982; 5:309-20.
50. Jacobs PA, Szulman AE, Funkhouser J, Matsuura JS, Wilson CC. Human triploidy: Relationship between parental origin of the additional haploid complement and development of partial hydatidiform mole. Ann Hum Genet 1982; 46:223-31.
51. Eagles N, Sebire NJ, Short D, Savage PM, Seckl MJ, Fisher RA. Risk of recurrent molar pregnancies following complete and partial hydatidiform moles. Hum Reprod 2015; 30:2055-63.
52. Savage P, Sebire N, Dalton T, Carby A, Seckl MJ, Fisher RA. Partial molar pregnancy after intracytoplasmic sperm injection occurring as a result of diploid sperm usage. J Assist Reprod Genet 2013; 30:761-4.
53. Moglabey YB, Kircheisen R, Seoud M, El Mogharbel N, Van den Veyver I, Slim R. Genetic mapping of a maternal locus responsible for familial hydatidiform moles. Hum Mol Genet 1999; 8:667-71.
54. Kou YC, Shao L, Peng HH et al. A recurrent intragenic genomic duplication, other novel mutations in NLRP7 and imprinting defects in recurrent biparental hydatidiform moles. Mol Hum Reprod 2008; 14:33-40.
55. Deveault C, Qian JH, Chebaro W et al. NLRP7 mutations in women with diploid androgenetic and triploid moles: A proposed mechanism for mole formation. Hum Mol Genet 2009; 18:888-97.
56. Ogilvie CM, Renwick PJ, Khalaf Y, Braude PR. First use of preimplantation genotyping in prevention of recurrent diandric complete hydatidiform mole. Reprod Biomed Online 2009; 19:224-7.
57. Shih IM, Kurman RJ. The pathology of intermediate trophoblastic tumors and tumor-like lesions. Int J Gynecol Pathol 2001; 20(1):31-47.
58. Xu G, Guimond MJ, Chakraborty C et al. Control of proliferation, migration, and invasiveness of human extravillous trophoblast by decorin, a decidual product. Biol Reprod 2002; 67(2):681-9.
59. Xu G, Chakraborty C, Lala PK. Expression of TGF-beta signaling genes in the normal, premalignant, and malignant human trophoblast: Loss of smad3 in choriocarcinoma cells. Biochem Biophys Res Commun 2001; 287(1):47-55.
60. Mosher R, Goldstein DP, Berkowitz R, Bernstein M, Genest DR. Complete hydatidiform mole. Comparison of clinicopathologic features, current and past. J Reprod Med 1998; 43(1):21-7.
61. Soper JT. Gestational trophoblastic disease: Current evaluation and management. Obstet Gynecol 2021; 137(2): 355-70.
62. Bentley RC. Pathology of gestational trophoblastic disease. Clin Obstet Gynecol 2003; 46(3):513-22.
63. Kaur B. Pathology of gestational trophoblastic disease (GTD). Best Pract Res Clin Obstet Gynaecol 2021; 74:3-28.
64. Mondal SK, Mandal S, Bhattacharya S, Panda UK, Ray A, Alsi SM. Expression of P57 immunomarker in the classification and differential diagnosis of partial and complete hydatidiform moles. J Lab Physicians 2019; 11:270-4.
65. Altieri A, Franceschi S, Ferlay J, Smith J, La Vecchia C. Epidemiology and etiology of gestational trophoblastic diseases. Lancet Oncol 2003; 4:670-8.
66. Hui P. Gestational trophoblastic tumors: A timely review of diagnostic pathology. Arch Pathol Lab Med 2019; 143:65-74.
67. International Agency for Research on Cancer. WHO classification of female genital tumours. 5. ed. Iarc, France: WHO 2020; 2020:309e22.
68. Brown J, Naumann RW, Seckl MJ, Schink J. 15 years of progress in gestational trophoblastic disease: Scoring, standardization, and salvage. Gynecol Oncol 2016; 144(1):200-7.
69. Gadducci A, Carinelli S, Guerrieri ME, Aletti GD. Placental site trophoblastic tumor and epithelioid trophoblastic tumor: Clinical and pathological features, prognostic variables and treatment strategy. Gynecol Oncol 2019; 153(7):684-93.
70. Valzacchi GMR, Odetto D, Chacon CB, Wernicke A, Xiang Y. Placental site trophoblastic disease. Int J Gynecol Cancer 2020; 30(1):144-9.
71. De Nola R, Schönauer LM, Fiore MG, Loverro M, Carriero C, Di Naro E. Management of placental site trophoblastic tumor: Two case reports. Medicine (Baltimore) 2018; 97(48):134-9.
72. Ronnett BM. Hydatidiform moles: Differential diagnosis, diagnostic reproducibility, genetics and ancillary techniques to refine diagnosis. Diagn Histopathol 2019; 25(2):35-52.
73. Wright VS, Bernstein M, Goldstein DP, Berkovitz RS. The changing clinical presentation of complete molar pregnancy. Obstet Gynecol 1995; 86(5):775-9.
74. Belfort B, Braga A. The changing clinical presentation of molar pregnancy. Rev Bras Ginecol Obstet 2004; 26(6):483-8.
75. Mangili G, Garavaglia E, Cavoretto P, Gentile C, Scarfone G, Rabaiotti E. Clinical presentation of hydatidiform mole in northern Italy: Has it changed in the last twenty years? Am J Obstet Gynecol 2008; 198(3):302.e1-4.
76. Sasaki S. Clinical presentation and management of molar pregnancy. Best Pract Res Clin Obstet Gynaecol 2003; 17(6):885-92.
77. Bahasadri S, Kashanian M. Clinical presentation of molar pregnancy at a teaching hospital in Iran, 1996-2006. Inter J Gynecol Obstet 2011; 115(2):194-5.
78. Belfort P, Bueno LG, Novaes CE, Rezende J. Hemorrhagic complications of gestational trophoblastic disease. Rev Bras Ginecol Obstet 2004; 26(7):551-6.
79. Hurteau JA. Gestational trophoblastic disease: Management of hydatidiform mole. Clin Obstet Gynecol 2003; 46(3):557-69.
80. Braga A, Sun SY, Maestá I, Uberti E. Doença trofoblástica gestacional. Protocolo Febrasgo – Obstetrícia, no 23/Comissão Nacional Especializada em Doença Trofoblástica Gestacional. Femina 2019; 47(1):6-17.
81. Maestá I, Rudge MVC, Abreu ES, Dalben I, Peraçoli JC. Clinical and histopathological predictors of gestational trophoblastic tumor after complete hydatidiform mole. Rev Bras Ginecol Obstet 2000; 22(3):167-73.
82. Maestá I, Peraçoli JC, Passos JR, Borges VTM, Pedrazzani CD, Rudge MVC. Complete hydatidiform mole and eclampsia: A case report. Rev Bras Ginecol Obstet 2003; 25(6):445-8.
83. Rodríguez JLB, Saucedo FP, Carmona JC, González FJF, Soto Ruíz OA. Mola parcial y preeclampsia atípica: Reporte de un caso y revisión de la bibliografía. Ginecol Obstet Mex 2012; 80(12):783-7.
84. Maestá I, Rudge MVC, Calderon IMP, Peraçoli JC. Doença trofoblástica gestacional: Situações especiais e complicações da mola hidatiforme completa e da mola parcial. Femina 1998; 26(2):93-7.
85. Erbil Y, Tihan D, Azezli A et al. Severe hyperthyroidism requiring therapeutic plasmapheresis in a patient with hydatidiform mole. Gynecol Endocrinol 2006; 22(7):402-4.
86. Twiggs LB. Nonneoplastic complications of molar pregnancy. Clin Obstet Gynecol 1984; 27(1):199-210.
87. Delmis J, Pfeifer D, Ivanisevica M, Forkob JI, Hlupicb L. Sudden death from trophoblastic embolism in pregnancy. Eur J Obstet Gynecol Reprod Biol 2000; 92(2):225-7.

88. Hankins GDV, Wendel GD, Snyder RR, Cunningham FG. Trophoblastic embolization during molar evacuation: Central hemodynamic observations. Obstet Gynecol 1987; 69(3 Pt 1):368-72.
89. Huberman RP, Fon GT, Bein ME. Benign molar pregnancies: Pulmonary complications. AJR 1982; 138(1):71-4.
90. Orr JW, Austin JM, Hatch KD, Shingleton HM, Younger JB, Boots LR. Acute pulmonary edema associated with molar pregnancies: A high risk factor for development of persistent trophoblastic disease. Am J Obstet Gynecol 1980; 136(3):412-5.
91. Jauniaux E. Ultrasound diagnosis and follow-up of gestational trophoblastic disease. Ultrasound Obstet Gynecol 1998; 11(5):367-77.
92. Parveen Z, Tongson-Ignacio JE, Fraser CR, Killeen JL, Thompson KS. Placental mesenchymal dysplasia. Arch Pathol Lab Med 2007; 131(1):131-7.
93. Lin LH, Maestá I, Braga A et al. Multiple pregnancies with complete mole and coexisting normal fetus in North and South America: A retrospective multicenter cohort and literature review. Gynecol Oncol 2017; 145(1):88-95.
94. Braga A, Souza PO, Esteves APVS et al. Brazilian network for gestational trophoblastic disease study group consensus on management of gestational trophoblastic disease. J Reprod Med 2018; 63(3):261-70.
95. Braga A, Burlá M, Freitas F et al. Brazilian Network for Gestational Trophoblastic Disease Study Group. Centralized coordination of decentralized assistance for patients with gestational trophoblastic disease in Brazil: A viable strategy for developing countries. J Reprod Med 2016; 61(5-6):224-9.
96. Freitas F, Braga A, Viggiano M et al. Gestational trophoblastic neoplasia lethality among Brazilian women: A retrospective national cohort study. Gynecol Oncol 2020; 158(2):452-9.
97. Padrón L, Rezende Filho J, Amim Junior J et al. Manual compared with electric vacuum aspiration for treatment of molar pregnancy. Obstet Gynecol 2018; 131(4):652-9.
98. Goldberg AB, Dean G, Kang MS, Youssof S, Darney PD. Manual versus electric vacuum aspiration for early first-trimester abortion: A controlled study of complication rates. Obstet Gynecol 2004; 103(1);101-7.
99. Wen J, Cai Q, Deng F, Li Y. Manual versus electric vacuum aspiration for first-trimester abortion: A systematic review. BJOG 2008; 115(1):5-13.
100. Dantas PRS, Maestá I, Rezende Filho J et al. Does hormonal contraception during molar pregnancy follow-up influence the risk and clinical aggressiveness of gestational trophoblastic neoplasia after controlling for risk factors? Gynecol Oncol 2017; 147(2):364-70.
101. Lima LLA, Padron L, Câmara R, Sun SY, Rezende Filho J, Braga A. The role of surgery in the management of women with gestational trophoblastic disease. Rev Col Bras Cir 2017; 44(1):94-101.
102. Fédération Internationale de Gynécologie et d'Obstétrique Oncology Committee. FIGO staging for gestational trophoblastic neoplasia 2000. Int J Gynaecol Obstet 2002; 77(3):285-7.
103. Winter MC. Treatment of low-risk gestational trophoblastic neoplasia. Best Pract Res Clin Obstet Gynaecol 2021; 74:67-80.
104. Abu-Rustum NR, Yashar CM, Bean S et al. Gestational trophoblastic neoplasia, version 2.2019, NCCN Clinical Practice Guidelines in Oncology. J Natl Compr Canc Netw 2019; 17(11):1374-91.
105. Lok C, Van Trommel N, Massuger L, Golfier F, Seckl M; on behalf of the Clinical Working Party of the EOTTD. Practical clinical guidelines of the EOTTD for treatment and referral of gestational trophoblastic disease. Eur J Cancer 2020; 130:228-40.
106. Pezeshki M, Hancock BW, Silcocks P et al. The role of repeat uterine evacuation in the management of persistent gestational trophoblastic disease. Gynecol Oncol 2004; 95(3):423-9.
107. Lurain JR. Gestational trophoblastic disease II: Classification and management of gestational trophoblastic neoplasia. Am J Obstet Gynecol 2011; 204(1):11-8.
108. Osborne RJ, Filiaci VL, Schink JC et al. Second curettage for low risk nonmetastatic gestational trophoblastic neoplasia. Obstet Gynecol 2016; 128(3):535-42
109. Soper JT, Clarke-Pearson DL, Berchuck A, Rodriguez G, Hammond CB. 5-day methotrexate for women with metastatic gestational trophoblastic disease. Gynecol Oncol 1994; 54(1):76-9.
110. Lurain JR, Elfstrand EP. Single-agent methotrexate chemotherapy for the treatment of nonmetastatic gestational trophoblastic tumors. Am J Obstet Gynecol 1995; 172(2 Pt1):574-9.
111. Braga A, Araújo CSH, Mora PAR et al. Comparison of treatment for low-risk GTN with standard 8-day MTX/FA regimen versus modified MTX/FA regimen without chemotherapy on the weekend. Gynecol Oncol 2020; 156(3):598-605.
112. Sita-Lumsden A, Short D, Lindsay I et al. Treatment outcomes for 618 women with gestational trophoblastic tumors following a molar pregnancy at the Charing Cross Hospital, 2000-2009. Br J Cancer 2012; 107(11):1810-4.
113. Braga A, Paiva G, Ghorani E et al. Predictors for single-agent resistance in FIGO score 5 or 6 gestational trophoblastic neoplasia: A multicentre, retrospective, cohort study. Lancet Oncol 2021; 22(8):1188-98.
114. Cortés-Charry R, Hennah L, Froeling FEM et al. Increasing the human chorionic gonadotrophin cut-off to ≤ 1000IU/L for starting actinomycin-D in post-molar gestational trophoblastic neoplasia developing resistance to methotrexate spares more women multi-agent chemotherapy. ESMO Open 2021; 6(3):100110.
115. Maesta I, Nitecki R, Desmarais CCF et al. Effectiveness and toxicity of second line actinomycin-D in patients with methotrexate-resistant postmolar low-risk gestational trophoblastic neoplasia. Gynecol Oncol 2020; 157(2):362-8.
116. Winter MC, Tidy JA, Hills A et al. Risk adapted single-agent dactinomycin or carboplatin for second-line treatment of methotrexate resistant low-risk gestational trophoblastic neoplasia. Gynecol Oncol 2016; 143(3):565-70.
117. Mora PAR, Sun SY, Velarde GC et al. Can carboplatin or etoposide replace actinomycin-D for second-line treatment of methotrexate resistant low-risk gestational trophoblastic neoplasia? Gynecol Oncol 2019; 153(2):277-85.
118. Bolze PA, Patrier S, Massardier J et al. PD-L1 expression in premalignant and malignant trophoblasts from gestational trophoblastic diseases is ubiquitous and independent of clinical outcomes. Int J Gynecol Cancer 2017; 27(3):554-61.
119. You B, Bolze PA, Lotz JP et al. Avelumab in patients with gestational trophoblastic tumors with resistance to single-agent chemotherapy: Cohort A of the Trophimmun phase II trial. J Clin Oncol 2020; 38(27):3129-37.
120. Bower M, Newlands ES, Holden L et al. EMA/CO for high-risk gestational trophoblastic tumors: Results from a cohort of 272 patients. J Clin Oncol 1997; 15(7):2636-43.
121. Lurain JR, Singh DK, Schink JC. Primary treatment of metastatic high-risk gestational trophoblastic neoplasia with EMA-CO chemotherapy. J Reprod Med 2006; 51(10):767-72.
122. Cagayan MS. High-risk metastatic gestational trophoblastic neoplasia. Primary management with EMA-CO (etoposide, methotrexate, actinomycin-D, cyclophosphamide and vincristine) chemotherapy. J Reprod Med 2012; 57(5-6):231-6.
123. Maestá I, Moreira MFS, Rezende-Filho J et al. Outcomes in the management of high-risk gestational trophoblastic neoplasia in trophoblastic disease centers in South America. Int J Gynecol Cancer 2020; 30(9):1366-71.
124. Ghorani E, Kaur B, Fisher RA et al. Pembrolizumab is effective for drug-resistant gestational trophoblastic neoplasia. Lancet 2017; 390(10110):2343-5.
125. Madi JM, Paganella MP, Litvin IE et al. Perinatal outcomes of first pregnancy after chemotherapy for gestational trophoblastic neoplasia: A systematic review of observational studies and meta-analysis. Am J Obstet Gynecol 2022; 226(5):633-45.e8.
126. Braga A, Maestá I, Michelin OC et al. Maternal and perinatal outcomes of first pregnancy after chemotherapy for gestational

trophoblastic neoplasia in Brazilian women. Gynecol Oncol 2009; 112(3):568-71.
127. Wenzel L, Berkowitz RS, Newlands E et al. Quality of life after gestational trophoblastic disease. J Reprod Med 2002; 47(5):387-94.
128. Ireson J, Jones G, Winter MC, Radley SC, Hancock BW, Tidy JA. Systematic review of health-related quality of life and patient-reported outcome measures in gestational trophoblastic disease: A parallel synthesis approach. Lancet Oncol 2018; 19(1):e56-e64.
129. França ACG, Uberti EMH, Muller KP et al. Emotional and clinical aspects observed in women with gestational trophoblastic disease: A multidisciplinary action. Rev Bras Ginecol Obstet 2022; 44(4):343-51.
130. Ferreira EG, Maestá I, Michelin OC, Paula RC, Consonni M, Rudge MV. Assessment of quality of life and psychologic aspects in patients with gestational trophoblastic disease. J Reprod Med 2009; 54(4):239-44.
131. Diniz MV, Sun SY, Barsottini C et al. Experience with the use of an online community on Facebook for Brazilian patients with gestational trophoblastic disease: Netnography study. J Med Internet Res 2018; 20(9):e10897.

Gravidez Ectópica

CAPÍTULO 19

Júlio Elito Júnior

INTRODUÇÃO

Gravidez ectópica acontece quando a implantação e o desenvolvimento do blastocisto ocorrem fora da grande cavidade corporal do útero. A localização mais frequente é a tubária (90% a 95% dos casos). No entanto, a gestação ectópica também pode ocorrer na porção intersticial da tuba, ovário, cérvice, cicatriz da cesariana e cavidade abdominal, quando passa a ser denominada gravidez não tubária (Figura 19.1), e sua incidência é de 1% a 2% das gestações e de 10 a 20 a cada 1.000 nascidos vivos.[1]

A gravidez ectópica ainda representa um desafio para a saúde pública e responde por 6% a 13% das mortes relacionadas com o período gestacional.[1] Além disso, é considerada a principal causa de mortalidade materna no primeiro trimestre da gravidez. Em estudo realizado no Brasil com 9.555 casos de morbidade materna, 312 (3,3%) foram decorrentes de complicações após gravidez ectópica, sendo 286 casos (91,7%) por condições potencialmente ameaçadoras da vida, 25 (8,0%) *near miss* e um (0,3%) por morte materna.[2] Cabe ressaltar que, após a ocorrência do primeiro quadro de gravidez ectópica, a recorrência alcança cerca de 15%; nas mulheres com dois ou mais episódios prévios de gestação ectópica, o percentual é de, pelo menos, 25%.[3]

Em contraposição ao quadro adverso da doença, alguns aspectos atuais são benéficos para diagnóstico e tratamento, com destaque especial para o desafio de estabelecer o diagnóstico em fase mais precoce, ou seja, antes da ruptura tubária. Com o aprimoramento dos exames subsidiários, como dosagem da fração beta do

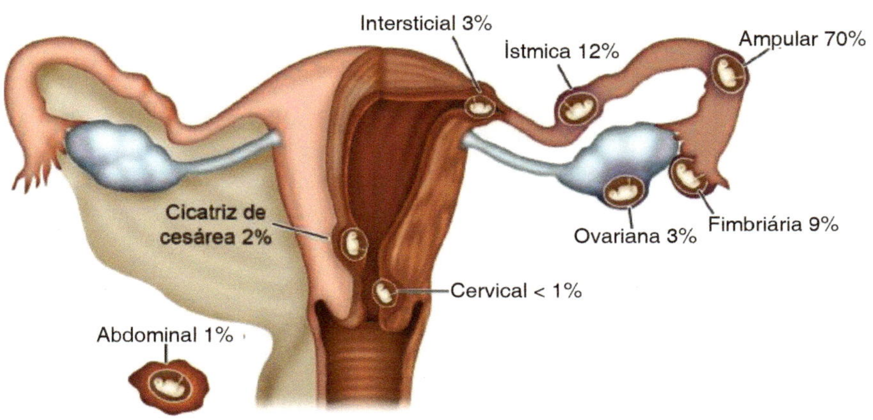

Figura 19.1 Localizações da gravidez ectópica.

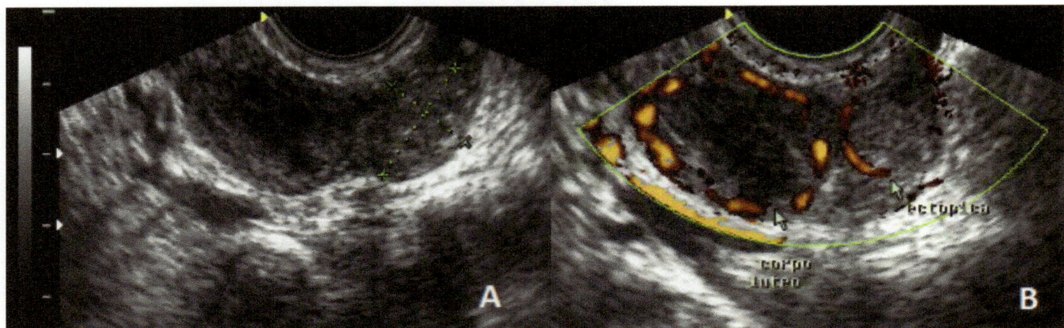

Figura 19.2A Ultrassonografia mostrando massa anexial próxima do ovário. **B** Dopplervelocimetria mostrando duplo anel vascular no anexo: corpo lúteo no ovário e gravidez tubária ipsilateral.

hormônio gonadotrófico coriônico (ß-hCG) e ultrassonografia transvaginal (USTV), o diagnóstico é realizado com mais precisão e em fase mais precoce (Figura 19.2).

Outro aspecto de relevância consiste no emprego de tratamentos conservadores, como cirurgia laparoscópica com técnicas que preservam a tuba, bem como tratamentos clínicos, como conduta expectante ou medicamentosa. Essas alternativas terapêuticas, todavia, só podem ser adotadas na fase inicial da gravidez ectópica.[4]

DIAGNÓSTICO

No quadro clínico, é preciso dar ênfase à gravidez tubária complicada (aborto ou ruptura) em razão de sua gravidade. A dor, sintoma principal, é sincopal e lancinante em caso de ruptura tubária e em caráter de cólicas no aborto. O hemoperitônio que se estabelece acentua e generaliza a dor para todo o abdome, levando à ocorrência de náuseas e vômitos. Em alguns casos há dor escapular. No exame físico geral destacam-se sinais que caracterizam estado hipovolêmico: palidez cutaneomucosa sem perda sanguínea visível, taquicardia e hipotensão arterial. No exame físico especial podem ser evidenciadas reação peritoneal, descompressão brusca dolorosa e diminuição de ruídos hidroaéreos intestinais. Ao exame dos genitais internos, há intensa dor – grito de Douglas (sinal de Proust), que corresponde à dor relatada pela mulher após o toque no fundo de saco vaginal. O útero apresenta-se ligeiramente aumentado e amolecido e, nos anexos, tumoração palpável só é detectada em metade dos casos. No caso de ruptura tubária, o diagnóstico é clínico.

Para evitar que a gestante evolua para quadro grave de abdome agudo hemorrágico devido à ruptura tubária, é preciso atentar para a realização de diagnóstico precoce, ou seja, de gestação tubária íntegra. Nessas situações, a história clínica é pouco esclarecedora, podendo, às vezes, cursar com a tríade clássica de dor abdominal, atraso menstrual e sangramento genital. O exame clínico, muitas vezes, não é elucidativo. Deve-se lançar mão de exames subsidiários, como ß-hCG e USTV. O Quadro 19.1 mostra os principais achados ultrassonográficos sugestivos de gravidez ectópica.

Quadro 19.1 Sinais ultrassonográficos indicativos de gestação ectópica íntegra (em mulheres com teste de gravidez positivo e ausência de saco gestacional intrauterino)

- Visibilização de saco gestacional extrauterino com vesícula vitelina ou embrião
- Massa anexial heterogênea separada do ovário
- Moderada ou grande quantidade de líquido livre na pelve
- Sinal do anel ao Doppler
- Presença de pseudossaco gestacional intrauterino

Fatores de risco

Devem receber cuidados especiais as mulheres com fatores de risco, como gravidez ectópica prévia, cirurgia tubária prévia (esterilização feminina, reanastomose tubária), infertilidade, doença inflamatória pélvica, endometriose, usuárias de dispositivo intrauterino (DIU), anticoncepção de emergência e tabagismo (Quadro 19.2).

Exames complementares

Na vigência de atraso menstrual, sangramento genital e/ou dor abdominal são sintomas sugestivos de gravidez ectópica. Nesses casos, o diagnóstico precisa ser complementado por exames como ß-hCG e USTV. O exame consiste, inicialmente, na avaliação da cavidade uterina para descartar uma gravidez tópica mediante a visibilização do saco gestacional ou de restos ovulares. A USTV consegue visibilizar o saco gestacional intrauterino com 5 semanas de atraso menstrual. Posteriormente, devem ser avaliados os ovários, buscando identificar o corpo lúteo. Por fim, o exame consiste na análise da presença de massa anexial, que deve ser caracterizada conforme seu aspecto (hematossalpinge, anel tubário e embrião vivo).

É frequente o achado de líquido livre na cavidade peritoneal. Os casos em que a ß-hCG positiva e a USTV não consegue identificar a localização da gestação, ou seja, não se visibilizam saco gestacional na cavidade uterina nem massa anexial, são definidos como gravidez de localização desconhecida. Nessas situações devem ser associados à investigação os valores quantitativos de ß-hCG, cujo valor discriminatório é 2.000mUI/mL – ou seja, em caso de valores maiores, a gestação intrauterina deveria ser confirmada à USTV. A ausência de imagem de gestação tópica com valores de ß-hCG acima da zona discriminatória é indicativa de gestação anormal, exceto nos casos de gravidez múltipla – perante o risco de se interromper uma gestação viável, alguns protocolos aumentam

Quadro 19.2 Fatores de risco de gravidez ectópica

Fator de risco	*Odds ratio* (IC95%)	*Odds ratio* ajustado (IC95%)
Cirurgia tubária prévia	8,8 (6,4 a 12,3)	4,0 (2,6 a 6,1)
Infertilidade > 2 anos	5,0 (3,7 a 6,8)	2,7 (1,8 a 4,2)
Infecção genital prévia confirmada	5,4 (4,1 a 7,2)	3,4 (2,4 a 5,0)
Aborto prévio (≥ 3)	4,7 (2,5 a 8,8)	3,0 (1,3 a 6,9)
Aborto induzido prévio (≥ 2)	3,0 (1,7 a 5,3)	2,8 (1,1 a 7,2)
Passado de tabagismo	2,5 (1,8 a 3,4)	1,5 (1,1 a 2,2)
Tabagismo atual (≥ 20 cigarros)	3,7 (2,8 a 5,0)	3,9 (2,6 a 5,9)
Idade > 40 anos	5,7 (3,2 a 10,2)	2,9 (1,4 a 6,1)
Uso prévio de DIU	1,6 (1,3 a 2,0)	2,4 (1,2 a 4,9)
Cirurgia tubária prévia	9,3 (4,9 a 18,0)	4,0 (2,6 a 6,1)
Gravidez ectópica prévia	8,3 (6,0 a 11,5)	–
Doença tubária documentada	–	3,7 (1,2 a 4,8)
Cinco ou mais parceiros sexuais	1,6 (1,2 a 2,1)	NS
Uso de dietilestilbestrol	5,6 (2,4 a 13,0)	–

DIU: dispositivo intrauterino; NS: não significativo.

o valor discriminatório de β-hCG para 3.500mUI/mL.[3] Contudo, se os valores iniciais forem inferiores aos da zona discriminatória e a USTV não visibilizar gravidez tópica ou ectópica, é necessária a dosagem seriada de β-hCG. Os valores de β-hCG tendem a aumentar a cada 48 horas em caso de gravidez tópica viável – o ritmo de evolução é caracterizado pelo aumento de 49% em caso de β-hCG < 1.500mUI/mL, de 40% quando entre 1.500 e 3.000mUI/mL e de 33% quando > 3.000mUI/mL.[3]

A ausência de saco gestacional tópico com β-hCG acima da zona discriminatória ou com curva de evolução anormal ou títulos em declínio sugere uma gravidez inviável; na maioria dos casos, a USTV consegue distinguir a gravidez ectópica de um abortamento. Esses conceitos foram resumidos no fluxograma de diagnóstico não invasivo da gravidez ectópica apresentado na Figura 19.3.

TRATAMENTO

O diagnóstico de gravidez ectópica tem sido estabelecido mais precocemente por meio de métodos não invasivos e por mais opções terapêuticas, entre as quais se destacam a cirurgia, que pode ser salpingectomia ou salpingostomia via laparotômica ou laparoscópica, e o tratamento clínico, por meio de conduta expectante ou de tratamento medicamentoso com metotrexato (MTX).

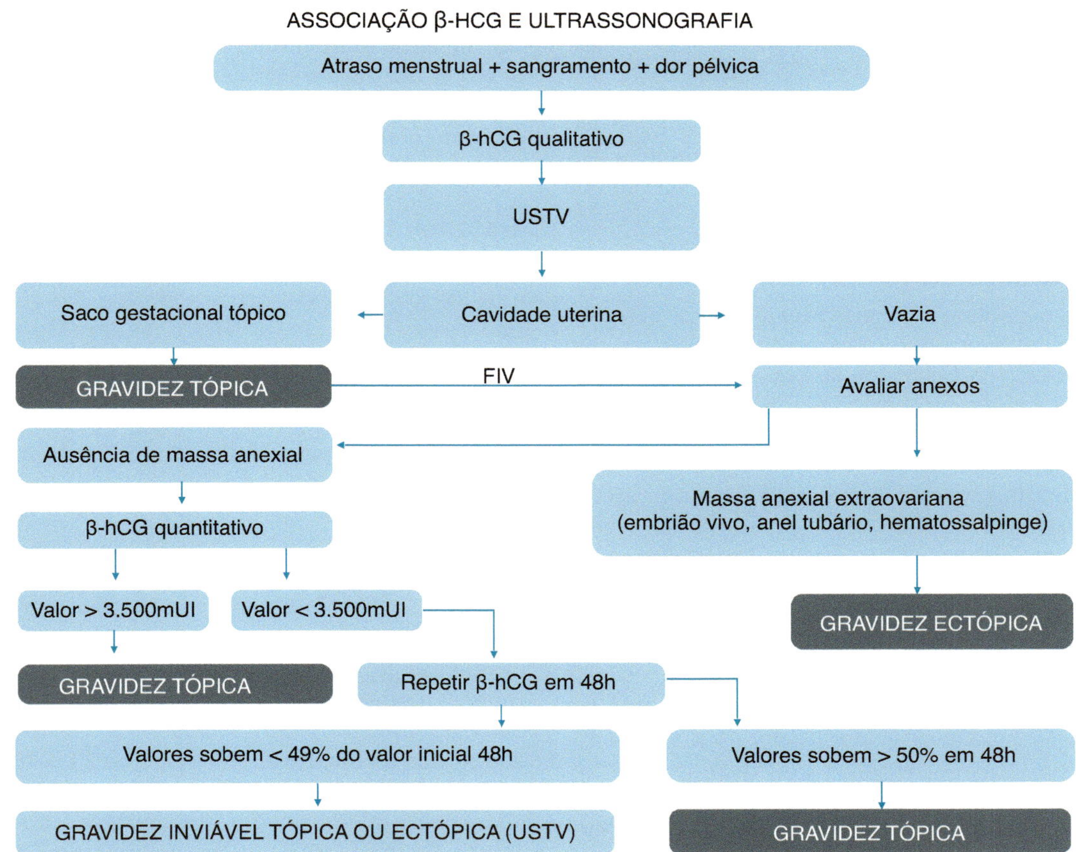

Figura 19.3 Fluxograma de diagnóstico não invasivo de gravidez ectópica. (Adaptada de Elito *et al.*, 2005, 2008.[1,7])

Tratamento cirúrgico

A cirurgia é a conduta padrão para tratamento da gravidez ectópica, e a operação clássica é a salpingectomia. A laparotomia deve ser realizada nos casos de ruptura tubária com instabilidade hemodinâmica. Nas demais situações, por inúmeras vantagens, a via preferencial é a laparoscópica, como menos tempo de internação, recuperação mais rápida e custos menores. A salpingectomia está indicada para as mulheres com prole constituída, nos casos de lesão tubária irreparável, nas tentativas de salpingostomia com sangramento persistente, quando ocorre recidiva de gravidez ectópica na mesma tuba e quando os títulos de β-hCG são elevados.[5-7] A cirurgia conservadora – salpingostomia – está indicada para as mulheres que desejam preservar a fertilidade. Um dos riscos da cirurgia conservadora é a persistência de tecido trofoblástico (3% a 20%); portanto, é importante, no pós-operatório, acompanhar a evolução dos títulos de β-hCG.[1] Títulos em declínio exigem apenas acompanhamento; quando em ascensão, está indicado o tratamento com dose única de MTX (50mg/m^2 intramuscular).

Mol e cols. (2014) realizaram estudo randomizado multicêntrico em que compararam a salpingectomia à salpingostomia e que incluiu 446 gestantes – 215 alocadas para salpingostomia e 231 para salpingectomia. A taxa cumulativa de gravidez foi de 60,7% após salpingostomia e de 56,2% após salpingectomia (p = 0,678). A persistência do trofoblasto foi mais frequente no grupo de salpingostomia do que no de salpingectomia. A recidiva da gravidez ectópica ocorreu em 18 mulheres (8%) no grupo de salpingostomia e em 12 mulheres (5%) no grupo de salpingectomia. Os autores concluíram que em casos de gravidez tubária e tuba contralateral saudável a salpingostomia não melhora as perspectivas de fertilidade em comparação com a salpingectomia.[8]

Tratamento clínico ou conduta expectante

A conduta expectante na gravidez ectópica não está bem estabelecida, bem como o tratamento sistêmico com MTX.[1,9,10] A revisão da Cochrane que avaliou a eficácia da conduta expectante foi inconclusiva, uma vez que a maioria dos estudos não apresentava boa metodologia.[11] Van Mello e cols. realizaram estudo randomizado em que compararam a conduta expectante com o tratamento sistêmico com MTX e observaram que 60% das mulheres evoluíram sem intercorrências após a conduta expectante.[12]

Silva e cols.[13] realizaram estudo duplo-cego utilizando placebo e MTX na dose única de 50mg/m$_2$ intramuscular no tratamento da gravidez ectópica, cujos critérios de inclusão foram estabilidade hemodinâmica, β-hCG inicial < 2.000mUI/mL, títulos de β-hCG em declínio em 48 horas, massa anexial < 5cm e desejo de gravidez futura. O critério de exclusão foi a presença de embrião vivo. O critério de sucesso do tratamento foi a negativação da β-hCG, e a falha do tratamento foi caracterizada pela necessidade de cirurgia. As taxas de sucesso foram de 92,3% nas que receberam placebo e de 90% no grupo MTX. Esse estudo não demonstrou diferença estatisticamente significativa entre o tratamento com MTX e com placebo, com sucesso e tempo necessário para os títulos de β-hCG se tornarem negativos semelhantes.[13] Os principais preditores de sucesso da conduta expectante são valores iniciais baixos de β-hCG e declínio dos títulos de β-hCG em 48 horas (Quadro 19.3).[12,13]

Quadro 19.3 Critérios para adoção de conduta expectante na gravidez ectópica

- Títulos de β-hCG < 2.000UI/mL
- Queda da β-hCG em 48 horas
- Ausência de embrião vivo

Jurkovic e cols. (2017) avaliaram 80 mulheres com gravidez ectópica íntegra – 42 designadas para MTX e 38 para placebo – e verificaram taxas de sucesso semelhantes: 83% com MTX e 76% com placebo. Os autores concluíram não haver necessidade de uso rotineiro de MTX para tratamento de casos clinicamente estáveis de gravidez tubária apresentando níveis séricos baixos de β-hCG (< 1.500mUI/mL).[14]

Colombo e cols. (2020) realizaram revisão sistemática e metanálise sobre a eficácia e a segurança da conduta expectante em casos de gravidez tubária. Os dois únicos estudos randomizados que puderam ser avaliados nessa análise demonstraram que não houve diferença entre conduta expectante e MTX para o desfecho primário de resolução da gravidez tubária (RR: 1,04; IC95%: 0,88 a 1,23).[13,14] Os autores inferiram que, devido à evidência insuficiente de uma diferença entre a conduta expectante e o MTX, deve-se ter cautela ao se decidir pelo uso de MTX nesse momento. A estratégia da conduta expectante ainda oferece o benefício potencial de evitar os efeitos colaterais do MTX intramuscular ou da cirurgia.[15]

Tratamento medicamentoso

O MTX é um antagonista do ácido fólico que inativa a di-hidrofolato redutase e a síntese das purinas e pirimidinas e, portanto, do DNA celular. Desse modo, age nas células trofoblásticas de divisão rápida e impede sua multiplicação.[1,16]

Os principais critérios para indicação do MTX são: estabilidade hemodinâmica, diâmetro da massa anexial < 3,5cm, β-hCG inicial < 5.000mUI/mL, ausência de dor abdominal, desejo de gravidez futura e termo de consentimento assinado. As contraindicações são: gravidez intrauterina, imunodeficiência, anemia, leucopenia (leucócitos < 2.000 células/mm^3) ou trombocitopenia (plaquetas < 100.000), sensibilidade prévia ao MTX na vigência de doença pulmonar, disfunção importante hepática e renal, amamentação, imagem de gravidez ectópica com embrião apresentando batimentos cardíacos, declínio dos títulos de β-hCG no intervalo de 24 a 48 horas antes do tratamento, recusa em receber transfusão sanguínea e impossibilidade de dar continuidade ao acompanhamento. Antes do início do tratamento, devem ser realizados os seguintes exames de rotina: hemograma completo, enzimas hepáticas (TGO e TGP), ureia, creatinina e tipagem sanguínea ABO-Rh.[16]

Quadro 19.4 Critérios para adoção do tratamento medicamentoso da gravidez ectópica

- Gravidez íntegra (estabilidade hemodinâmica)
- Ausência de contraindicações ao metotrexato
- Títulos de β-hCG < 5.000UI/mL
- Aumento do β-hCG < 50% em 48 horas
- Massa tubária ≤ 3,5cm
- Ausência de batimentos cardíacos embrionários

O parâmetro mais importante para o tratamento medicamentoso com MTX na gravidez ectópica é o hormônio β-hCG. Os preditores de falha da terapia medicamentosa são: atividade cardíaca embrionária, tamanho e volume da massa > 4cm, concentração inicial de β-hCG > 5.000mUI/mL, presença de sangue na cavidade peritoneal, taxa de aumento de β-hCG > 50% nas 48 horas que antecedem o uso do MTX e aumento rápido e contínuo de β-hCG durante o uso do MTX (Quadro 19.4).[16]

O protocolo de dose única consiste na administração de 50mg/m^2 de MTX via intramuscular. O acompanhamento é feito por meio de dosagens de β-hCG no quarto e sétimo dias após o emprego de MTX. As mulheres com redução dos títulos de β-hCG > 15%, apurada entre o quarto e o sétimo dia, apresentam bom prognóstico, devendo ser acompanhadas com dosagens semanais de β-hCG até que sejam atingidos os níveis pré-gravídicos. Em caso de redução < 15% no sétimo dia após o emprego do MTX, administra-se nova dose de MTX, seguindo a mesma sistematização. Caso não ocorra queda dos títulos, a cirurgia deve ser indicada.[16]

O protocolo de múltiplas doses consiste na aplicação intramuscular de MTX na dose de 1mg/kg (dias 1, 3, 5 e 7), alternada com leucovorin (ácido folínico), 0,1mg/kg, ou comprimido de ácido folínico, 15mg (dias 2, 4, 6 e 8). O acompanhamento é feito por meio da dosagem de β-hCG no dia da aplicação inicial do MTX e antes da aplicação de uma futura dose de MTX; caso os títulos caiam mais de 15% nesse intervalo, não é necessária uma nova dose de MTX – nesse protocolo, não devem ser administradas mais de quatro doses de MTX. Caso os títulos de β-hCG não apresentem declínio após quatro doses de MTX, deve ser indicada a cirurgia. O acompanhamento nos dois protocolos (dose única e de múltiplas doses), quando os títulos estão em declínio, é feito mediante dosagem semanal de β-hCG até os títulos ficarem negativos.[16]

O protocolo com duas doses consiste na aplicação do MTX nos dias 1 e 4.[17] Esse protocolo tem eficácia e segurança semelhantes às do tratamento com dose única, mas apresenta melhores resultados com títulos mais elevados de β-hCG, na faixa entre 3.600 e 5.000mUI/mL.[17]

O Quadro 19.5 apresenta os diferentes protocolos de uso do MTX.

Xiao e cols. (2021) observaram, em metanálise, que o sucesso do tratamento com MTX não diferiu significativamente entre os protocolos de dose múltipla e dose única ou entre os regimes de duas doses e dose única.[18] A vantagem da dose única é consistir em um tratamento mais simples, com menos efeitos colaterais. No entanto, em caso de localização atípica da gravidez ectópica, como gestação intersticial, cervical ou de cicatriz de cesariana, que costumam cursar com títulos elevados de β-hCG (> 5.000mUI/mL), o protocolo com múltiplas doses é o mais empregado.

Durante o tratamento, recomenda-se evitar relações sexuais até que os títulos de β-hCG fiquem negativos, bem como exposição solar, para diminuir o risco de dermatites por MTX, bebidas alcoólicas, ácido acetilsalicílico (AAS) e comidas e vitaminas que contenham ácido fólico. Deve-se evitar também nova concepção até o desaparecimento da gravidez ectópica à USTV e pelo período de 3 meses após a utilização de MTX.

A USTV seriada após tratamento com MTX não é necessária, a não ser que exista suspeita de ruptura tubária. Os efeitos adversos mais observados após tratamento com MTX são distensão abdominal, aumento de β-hCG entre o primeiro e o quarto dia após MTX, sangramento genital e dor abdominal, e os efeitos colaterais mais relatados incluem mucosite, irritação gástrica, náusea, vômitos, estomatites, tontura, neutropenia, alopecia reversível e pneumonite.

O emprego de imunoglobulina anti-D em mulheres com Rh negativo, independentemente do tratamento adotado em caso de gravidez ectópica, é a regra segundo diversas diretrizes.[1]

Quadro 19.5 Protocolos para uso de metotrexato em casos de gravidez ectópica

Dose única	50mg/m^2 IM no dia 1
	Avaliação de β-hCG nos dias 4 e 7
	Se queda < 15% entre os dias 4 e 7, aplicar nova dose
	Avaliação semanal de β-hCG até atingir valores < 5mUI/mL
	Considerar repetição da dose se não houver queda semanal de β-hCG
Duas doses	50mg/m^2 IM nos dias 1 e 4
	Avaliação semanal de β-hCG até atingir valores < 5mUI/mL
Múltiplas doses	1mg/kg de peso (dose máxima de 100mg) IM nos dias 1, 3, 5 e 7
	15mcg de ácido folínico VO nos dias 2, 4, 6 e 8
	Avaliação semanal de β-hCG até atingir valores < 5mUI/mL

Tratamento local com metotrexato

O MTX pode ser administrado localmente em caso de gravidez ectópica, em geral guiado por USTV. Para esse procedimento, é necessário sedar a gestante e injetar o medicamento (1mg/kg) com agulha calibre 17 acoplada à sonda vaginal. Essa técnica apresenta desvantagens, quando comparada com o tratamento sistêmico, o qual é mais prático e fácil de ministrar, menos dependente das habilidades do especialista e não invasivo. As principais indicações para tratamento local são a presença de embrião vivo e os casos de localização atípica da gravidez ectópica (Figura 19.4).[16]

GESTAÇÕES ECTÓPICAS NÃO TUBÁRIAS

As gestações ectópicas não tubárias representam de 7% a 10% de todas as gestações ectópicas[16] e sua incidência vem aumentando nos últimos anos, principalmente em razão da fertilização *in vitro* (FIV) e das altas taxas de cesarianas.[19]

As localizações não tubárias de gestações ectópicas incluem colo uterino, cicatriz de cesariana, porção intersticial da trompa de Falópio, cornual, ovário, cavidade abdominal e ligamento largo. Existe um amplo espectro de apresentação clínica de acordo com a localização da gravidez. Os primeiros sintomas são dor pélvica e sangramento vaginal. As gestantes com gestação ectópica rota apresentam dor abdominal intensa, dor escapular, náusea, vômito, tontura e desmaio. No entanto, algumas mulheres com gravidez ectópica íntegra são assintomáticas.

Em geral, o diagnóstico de gestações ectópicas não tubárias é tardio. Portanto, os riscos de morbimortalidade materna são maiores do que nas gestações ectópicas tubárias.

O tratamento clássico consiste em cirurgia, a qual, no entanto, é muito agressiva, uma vez que a histerectomia é necessária na maioria dos casos. Várias técnicas minimamente invasivas foram propostas para evitar a mutilação do útero. Alguns dos tratamentos alternativos para evitar cirurgia incluem injeção local de MTX guiada por USTV, tratamento sistêmico com MTX e embolização das artérias uterinas.

Gravidez ovariana

A gravidez ovariana responde por 3% dos casos de gestações ectópicas.[20] O aspecto ultrassonográfico pode variar de saco gestacional contendo estruturas embrionárias a massas sólidas e complexas semelhantes às da

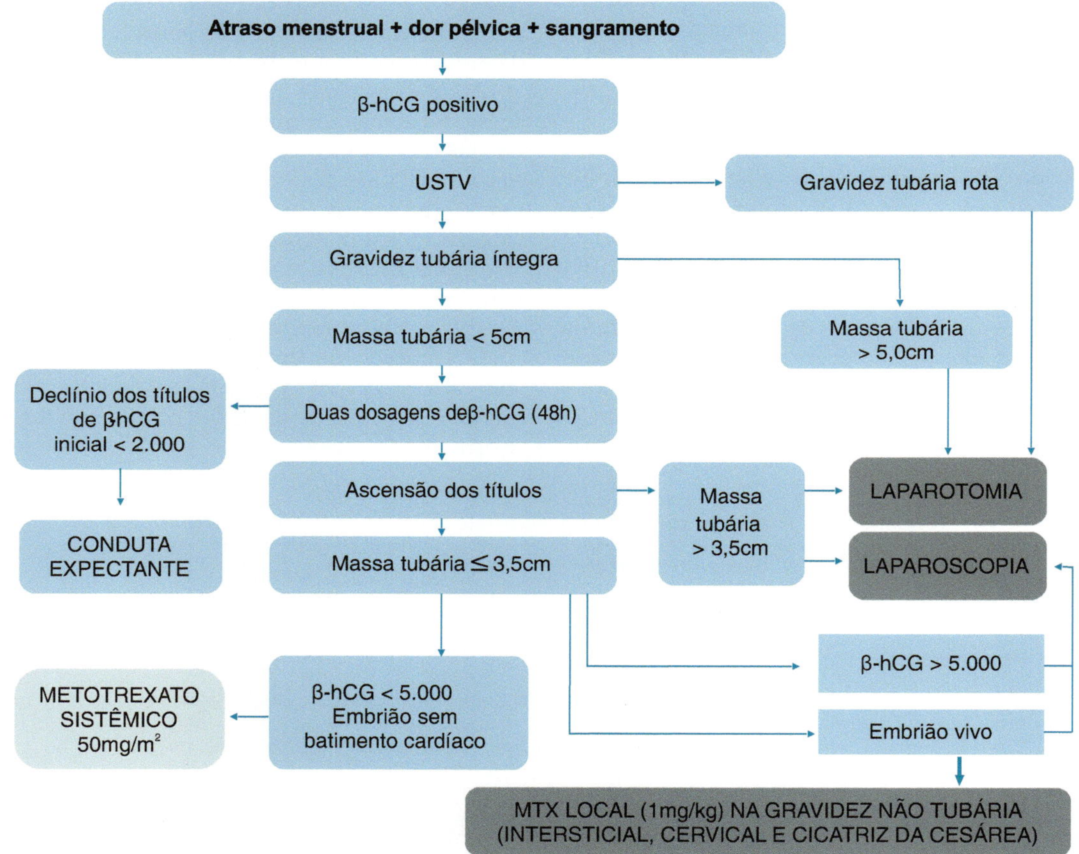

Figura 19.4 Fluxograma para tratamento da gravidez ectópica. (*β-hCG*: gonadotrofina coriônica humana; *USTV*: ultrassonografia transvaginal; *MTX*: metotrexato.) (Adaptada de Elito *et al.*, 2008.[1])

gravidez tubária. A principal dificuldade para o diagnóstico consiste no fato de a gravidez se desenvolver na intimidade do parênquima ovariano, perdendo a referência usada na gravidez tubária, ou seja, identificar os ovários e em seguida procurar a massa pélvica. No caso de gravidez tubária, é imperativo demonstrar o ovário ipsilateral, bem como a massa anexial extraovariana, de modo a reduzir a possibilidade de diagnóstico falso-positivo com massas ovarianas. Nesses casos, portanto, a ultrassonografia não é específica, pois pode confundir gravidez ovariana com outros tumores ovarianos. Se as características do saco gestacional com estruturas embrionárias são observadas no ovário, o diagnóstico pode ser estabelecido com grande precisão.[21] Em virtude da dificuldade de confirmação do diagnóstico de maneira não invasiva, este costuma ser realizado durante o período intraoperatório. Assim, o tratamento com MTX é adotado de maneira esporádica.

Gravidez abdominal intraligamentar

A gravidez abdominal intraligamentar é uma forma rara de gravidez ectópica (um caso a cada 250 gravidezes ectópicas).[22] Em geral, resulta da penetração trofoblástica de uma gravidez tubária através da serosa na mesossalpinge com implante secundário entre as folhas do ligamento largo. A placenta costuma invadir espaço intraligamentar, ovário, útero, omento, peritônio pélvico e vísceras adjacentes.[23]

Os sinais que podem sugerir gravidez abdominal intraligamentar são sangramento vaginal anormal, dor abdominal e, com a evolução da gravidez, movimentos fetais dolorosos, fácil palpação das partes fetais, náuseas e vômitos excessivos, evidência de restrição de crescimento intrauterino e oligoidrâmnio. As principais complicações pré-natais incluem dor abdominal, ruptura do saco gestacional com hemorragia na cavidade peritoneal, sangramento vaginal, apresentação anômala, insuficiência placentária e morte fetal.

Durante a cirurgia, a placenta deve ser preferencialmente removida para reduzir o risco de peritonite, abscesso, coagulação intravascular disseminada e doença trofoblástica persistente. A gravidez intraligamentar é condição de alta morbimortalidade materna, sendo imperativas avaliação pré-operatória e técnica cirúrgica criteriosas para um resultado favorável.

Gravidez abdominal

Os casos de gravidez abdominal constituem cerca de 1,5% das gestações ectópicas.[24] A mortalidade materna é 7,7 vezes maior do que nos casos de gravidez tubária e 90 vezes maior do que nos de gravidez intrauterina.[25] O blastocisto pode ser implantado em qualquer local do abdome e nos diferentes órgãos cobertos pelo peritônio visceral. Assim, em caso de gravidez abdominal, a gestação se desenvolve na cavidade peritoneal, podendo ser classificada como primária ou secundária. A primária é rara, sendo a maioria secundária em razão de ruptura tubária ou aborto tubário. Poucos fetos sobrevivem na cavidade abdominal e vão além do segundo trimestre da gravidez. As dificuldades diagnósticas e terapêuticas são notáveis independentemente da localização da gravidez abdominal avançada.

Os achados ultrassonográficos mais frequentes são: útero separado do feto (90%), placenta extrauterina (75%), oligodrâmnio (45%), partes fetais próximas à parede abdominal (25%), ausência de miométrio entre feto/placenta e bexiga (15%), apresentação fetal anômala (25% a 70%), dificuldade em visibilizar a placenta (25%), alças intestinais maternas obscurecendo a visibilização fetal (25%), anomalias fetais (20% a 40%), crescimento intrauterino restrito e falta de comunicação entre o canal endocervical e o saco gestacional.

Os sinais mais importantes podem passar despercebidos pelo examinador durante o exame ultrassonográfico de rotina. Por exemplo, a parede uterina deve ser visibilizada mesmo se a atenção estiver totalmente focada na avaliação fetal, pois o tecido miometrial pode não ser identificado. Em caso de suspeita clínica de gravidez abdominal (com a mãe relatando sentir a criança superficialmente no abdome), a ultrassonografia é obrigatória, e a ressonância magnética pode ser útil nos casos inconclusivos ou de difícil diagnóstico.

A sobrevivência fetal é exceção, e não regra, e o feto que nasce vivo é frequentemente malformado. Como as condições do concepto são precárias, na maioria das vezes ele sucumbe. Na gravidez abdominal, a mortalidade perinatal varia de 85% a 95%, e a mortalidade materna é de cerca de 3%.[26] Anomalias ocorrem em cerca de um terço a um quarto dos fetos cuja viabilidade é possível.

À medida que a gravidez progride, a placenta se desenvolve em qualquer porção ou órgão da cavidade abdominal. Com frequência, observam-se sintomas digestivos de suboclusão intestinal e dor abdominal excessiva aos movimentos fetais. A superficialidade do feto é clara à palpação, bem como à ausculta dos batimentos cardíacos fetais. A ultrassonografia pode demonstrar que o útero está vazio.

Nos casos de diagnóstico tardio e com o feto vivo, o acompanhamento pode ser conduzido até 36 semanas de gestação. Em caso de feto morto ou vivo após 36 semanas, é necessária a realização de laparotomia. O diagnóstico pré-natal da gravidez abdominal é essencial para planejamento adequado do procedimento. A localização precisa da placenta pode ser obtida por meio de ressonância magnética. O cuidado pré-operatório deve ser individualizado de acordo com a gravidade. A radiologia intervencionista pode ser usada com a colocação de cateteres de balão para evitar sangramentos significativos no intraoperatório.

Nos casos de feto morto pode ser realizada embolização seletiva dos vasos placentários, bem como inserção ureteral de cateteres (duplo J), preparo intestinal, reserva de sangue para transfusão e abordagem multiprofissional. Um volume apreciável de sangue e acesso venoso adequado devem estar disponíveis para permitir a infusão rápida de grandes volumes, assim como controle da pressão venosa central e diurese. Na cirurgia, após a remoção do feto, a placenta é observada, em especial o local de sua implantação. Nos casos em que a placenta está ligada a grandes vasos e o diagnóstico é estabelecido apenas durante a cirurgia, a placenta pode ser deixada para evitar sangramentos maciços e o cordão umbilical removido muito perto do local de implantação. Essa conduta deve ser considerada para transferência da gestante para um hospital terciário. Evidentemente, existe a possibilidade de complicações, infecção, formação de abscesso, hematomas e obstrução intestinal.

Gravidez intersticial

A gravidez intersticial é definida como uma gestação ectópica implantada na porção intersticial da trompa de Falópio. A porção intersticial é de 0,1 a 0,7mm de diâmetro e 1 a 2cm de comprimento – essa parte da trompa tem maior capacidade de expansão antes da ruptura do que os outros segmentos. Portanto, alguns casos são assintomáticos até o final do primeiro trimestre de gestação, e a ruptura pode resultar em hemorragia grave. Em virtude da rica anastomose vascular das artérias uterina e ovariana nessa região, pode haver hemorragia acentuada. Por esse motivo, o diagnóstico precoce é essencial para reduzir a morbimortalidade.

As gestações intersticiais representam apenas 2% a 4% das gestações ectópicas, e a taxa de mortalidade é de 2,5%,[27] devido à dificuldade de confirmação do diagnóstico. Portanto, a apresentação tardia pode resultar em ruptura e hemorragia.

Às vezes, a gravidez intersticial é incorretamente confundida com a cornual, a qual consiste em gravidez em um útero com anomalias müllerianas, como útero bicorno ou corno rudimentar não comunicante ou outras possibilidades. O resultado clínico da gravidez cornual varia muito, a depender do tamanho e da natureza expansível do corno afetado.

Os fatores de risco para gravidez intersticial são gravidez ectópica prévia, salpingectomia ipsilateral ou bilateral anterior, concepção após FIV e histórico de infecção sexualmente transmissível.[28] Os sintomas da gravidez intersticial são dor pélvica e sangramento vaginal no primeiro trimestre de gravidez. No exame físico, pode ser palpável aumento uterino assimétrico. Sinais de abdome agudo podem ocorrer em caso de ruptura da gravidez com hemoperitônio; em alguns casos, podem estar presentes taquicardia e hipotensão.

As principais características que determinam o diagnóstico ultrassonográfico de gravidez intersticial são linha intersticial (linha ecogênica entre o saco gestacional na região intersticial e a cavidade endometrial) e saco gestacional localizados excentricamente e espessura miometrial < 5mm.

Cabe ressaltar que algumas gestações intrauterinas viáveis são visibilizadas em seus estágios iniciais à ecografia, em um dos ângulos laterais da cavidade uterina, medial à junção uterotubária. Essa situação costuma evoluir para gravidez intrauterina viável e, em alguns casos, o diagnóstico incorreto pode levar à interrupção desnecessária de uma gravidez tópica.

Os tratamentos clássicos para gravidez intersticial consistem em ressecção da porção intersticial da tuba ou histerectomia. Se o diagnóstico for estabelecido antes da ruptura, pode-se optar por cirurgia minimamente invasiva e tratamento não cirúrgico. As opções conservadoras incluem administração de MTX (local e sistêmica) e técnicas cirúrgicas minimamente invasivas, como ressecção da porção intersticial da tuba e preservação da arquitetura uterina. A vantagem do tratamento clínico é evitar uma cicatriz cirúrgica no útero e os riscos associados à cirurgia.

Em 1982, o tratamento sistêmico com MTX foi adotado com sucesso pela primeira vez em uma gravidez intersticial, por Tanaka e cols.[29] As gestações intersticiais ectópicas sem atividade cardíaca embrionária e β-hCG < 5.000mUI/mL podem ser tratadas com dose única de MTX 50mg/m^2 IM. Gestantes com β-hCG > 5.000mUI/mL devem ser tratadas com protocolo de doses múltiplas de MTX. Por outro lado, as com embriões que apresentam atividade cardíaca respondem melhor ao tratamento local com injeção de MTX (1mg/kg) no interior do saco gestacional guiada por USTV.

Gravidez cervical

A gravidez ectópica cervical é definida pela implantação e desenvolvimento do concepto no canal cervical. Entre todas as gestações ectópicas, é a mais rara, representando cerca de 0,4% dos casos[16] e sendo acompanhada por alta morbimortalidade, o que pode levar a hemorragias graves em razão da rica vascularização do colo uterino. Sua etiologia não está bem estabelecida, mas alguns fatores predisponentes foram relacionados, como curetagens uterinas anteriores, cesariana prévia, síndrome de Asherman, história de cirurgias uterinas e cervicais e FIV. O diagnóstico é estabelecido a partir da história e do exame físico e confirmado por ecografia. Mulheres com atraso menstrual e testes positivos de gravidez podem ser assintomáticas ou apresentar queixa de sangramento vaginal discreto ou mesmo sangramento vaginal grave. No exame vaginal, o colo uterino estará aumentado e com tumoração dolorosa.

O diagnóstico precoce por meio de ultrassonografia contribui para o sucesso das terapias conservadoras. Os achados ultrassonográficos incluem cavidade uterina vazia, reação decidual endometrial, útero em forma de ampulheta, canal cervical aumentado, saco gestacional dentro do canal cervical, contendo ou não embrião, o qual pode estar com ou sem batimento cardíaco, tecido placentário ao redor do saco gestacional e orifício interno do colo uterino fechado. Esses achados também podem ser visibilizados com mais precisão por meio de ressonância magnética.

Se a condição clínica for instável devido à situação hemorrágica, é válido usar cateter de Foley para insuflar 30 a 100mL enquanto estiver sendo realizada a estabilização e em seguida avaliar a necessidade de histerectomia.

Com o desenvolvimento de protocolos de tratamento conservador, a necessidade de histerectomias diminuiu consideravelmente. As opções de tratamento conservador podem ser categorizadas como tamponamento realizado com balão intracervical após curetagem, cerclagem para reduzir o fluxo sanguíneo da artéria cervical, associada à aspiração cervical intrauterina manual, redução do suprimento sanguíneo por embolização ou ligadura da artéria uterina, excisão de tecido trofoblástico por ressecção histeroscópica, injeção local de MTX e quimioterapia sistêmica com MTX IM.

Nos casos de embriões sem batimento cardíaco com altos títulos de β-hCG, o protocolo de doses múltiplas de MTX é a opção terapêutica preferida. Quando o embrião apresenta batimentos cardíacos, está indicado o tratamento local com MTX. Elito e cols. (2014) publicaram uma série de oito casos de gravidez cervical com embrião vivo tratados com punção do saco gestacional guiada por USTV e injeção de MTX (1mg/kg). Todos os casos foram tratados com sucesso. O β-hCG inicial variou de 3.013 a 71.199mUI/mL. Apenas uma mulher evoluiu para infecção. Não houve necessidade de novas intervenções nessa série de casos. O intervalo para os títulos de β-hCG se tornarem negativos foi de 2 a 12 semanas, e o período para desaparecimento da imagem de gravidez ectópica avaliada por ecografia foi de 3 a 14 semanas. Duas mulheres tiveram gestações intrauterinas subsequentes. Os autores concluíram que o tratamento conservador da gravidez ectópica cervical com embriões vivos por meio de punção guiada por USTV e injeção de MTX é eficaz e evita outras intervenções mutilantes.[30]

Gravidez ectópica na cicatriz de cesariana

A gravidez na cicatriz de cesariana foi descrita pela primeira vez em 1978[31] e até 2001 haviam sido registrados apenas 19 casos.[32] No entanto, em 2006 foram relatados 155 casos e em 2011 chegou a 751 o número de casos descritos na literatura, o que mostra um rápido aumento na incidência desse tipo de gravidez. A incidência estimada é de um em 1.800 a 2.216 gestações, representando 6,1% de todas as gestações ectópicas em mulheres com histórico de cesariana anterior.[16]

A base da fisiopatologia é a invasão do blastocisto no miométrio através de pequenas fístulas entre a cicatriz da cesariana anterior e a cavidade endometrial. Os fatores de risco são cesarianas anteriores, pouco tempo entre a cesariana e a gravidez atual, tratamento de FIV e útero retrovertido, o que pode levar à maior deiscência da cicatriz da cesariana, aumentando a chance de implantação do saco gestacional nessa região.

A gravidez ectópica da cicatriz de cesariana tende a se comportar de maneira mais agressiva devido ao risco de ruptura uterina e sangramento nos dois primeiros trimestres da gravidez.

A ultrassonografia endovaginal possibilita o diagnóstico precoce da doença antes de resultados trágicos, bem como o tratamento conservador em vez de cirurgias mutilantes, como a histerectomia, preservando a fertilidade. Além disso, torna possível um diagnóstico diferencial com o aborto em curso, a gravidez molar e a gravidez cervical ectópica (Figura 19.5).

O diagnóstico pode ser estabelecido por meio de ultrassonografia e ressonância magnética. Os achados ultrassonográficos transvaginais para o diagnóstico de gravidez na cicatriz de cesariana incluem cavidade uterina vazia, reação decidual e trofoblasto localizado no sítio da cicatriz de cesariana anterior e ausência ou diminuição da espessura do miométrio entre a bexiga e o saco gestacional.

Existem dois tipos de gravidez ectópica na cicatriz de cesariana: endógeno e exógeno. No tipo endógeno, o implante do saco gestacional ocorre na cicatriz da cesariana com o desenvolvimento da gravidez em direção à cavidade uterina. O tipo exógeno ocorre com o implante mais profundo do saco gestacional na cicatriz de cesariana e, à medida que a gravidez evolui, esta se desenvolve em direção à bexiga, aumentando o risco de ruptura e hemorragia no primeiro trimestre da gestação.

A relação entre o saco gestacional de uma gravidez na cicatriz da cesariana e a linha endometrial é definida como

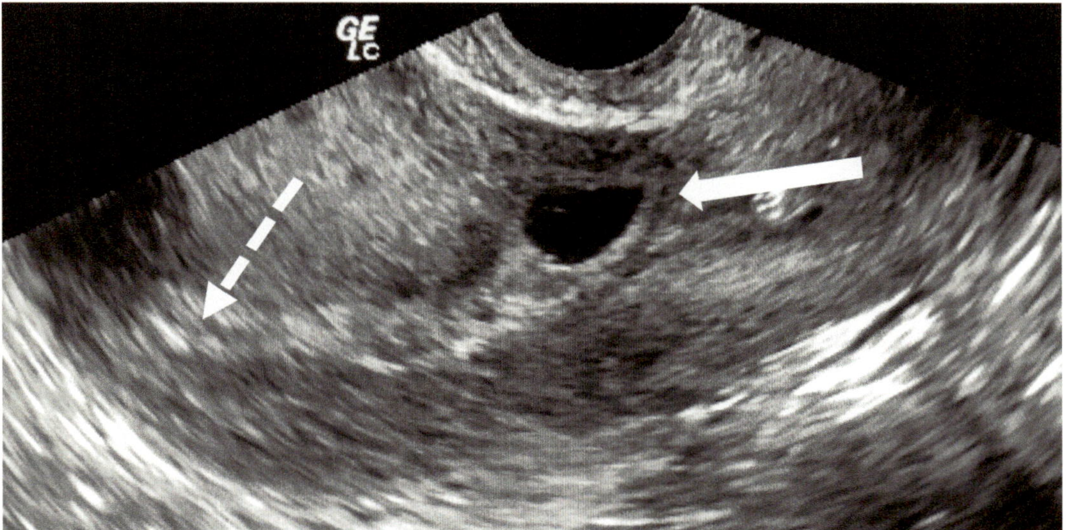

Figura 19.5 Gravidez ectópica em cicatriz de cesariana. A seta sólida mostra o saco gestacional na região segmentar, e a seta pontilhada, o endométrio sem a presença do saco gestacional na região fúndica.

sinal de cruzamento (*crossing over sign* [COS]). Nesse sinal ultrassonográfico foi traçada uma linha reta, conectando o orifício cervical interno ao fundo uterino através do endométrio (linha endometrial). O saco gestacional foi identificado e seu diâmetro, perpendicular à linha endometrial, foi traçado. As gestantes foram categorizadas em dois grupos de acordo com a relação entre a linha endometrial e o diâmetro do saco gestacional: (1) COS-1 – o saco gestacional foi implantado na cicatriz de cesariana e pelo menos dois terços do diâmetro do saco gestacional estavam acima da linha endometrial em direção à parede uterina anterior; e (2) COS-2 – o saco gestacional foi implantado na cicatriz de cesariana e menos de dois terços do saco gestacional estavam acima da linha endometrial (Figura 19.6).[33]

O sinal de cruzamento pode ajudar a determinar se uma gravidez com cicatriz de cesariana progride para ruptura no primeiro trimestre (COS-1) ou, em caso de COS-2, se a gravidez pode continuar até a viabilidade fetal, podendo correr o risco de placenta acreta e histerectomia cesárea.[33]

As abordagens são divididas em tratamento cirúrgico e não cirúrgico. O cirúrgico pode incluir curetagem uterina ou histerectomia e embolização da artéria uterina, ao passo que o não cirúrgico pode ser expectante ou medicamentoso com MTX sistêmico ou local. Ainda não há consenso sobre o melhor tratamento em caso de gravidez ectópica em cesariana.

A intervenção cirúrgica é realizada na presença de sangramento importante e nessas circunstâncias, se possível, deve-se tentar a embolização das artérias uterinas antes da curetagem ou histerectomia. A dilatação e curetagem (D&C) com subsequente inserção intrauterina do cateter de Foley pode ser uma opção por sua simplicidade. No entanto, há risco de hemorragia e de ser necessária uma histerectomia secundária. Esse tratamento deve ser conduzido apenas em casos selecionados. A excisão por histeroscopia é outra opção. Durante o procedimento, a ecografia pélvica pode ajudar a evitar complicações.

Pode ser tentada a excisão por laparotomia ou laparoscopia. Esses procedimentos costumam ser realizados quando o tratamento local com MTX falha ou após ruptura uterina. Em geral, a histerectomia é realizada em caso de falha de outros tratamentos para controle do sangramento e não é considerada a primeira linha pela maioria dos ginecologistas.

Quando apresenta gravidez COS-2 ou tipo endógeno viável, a mulher deve ser aconselhada sobre os riscos de continuar com a gestação. A maioria dos casos em que se opta pela conduta expectante evolui para uma placenta acreta.

Os riscos de continuidade da gravidez são hemorragia (13% no primeiro e segundo trimestres e 39% no terceiro), ruptura uterina (9,9% no primeiro e segundo trimestres e 10,2% no terceiro), placenta acreta (75%) e histerectomia (15,2% no primeiro e segundo trimestres e 60,6% no terceiro).[34] O médico deve discutir esses riscos e aconselhar a gestante, sendo necessária uma reflexão profunda sobre a situação antes da tomada de decisão sobre a manutenção ou não da gravidez, uma vez que, em geral, o casal já tem um filho.

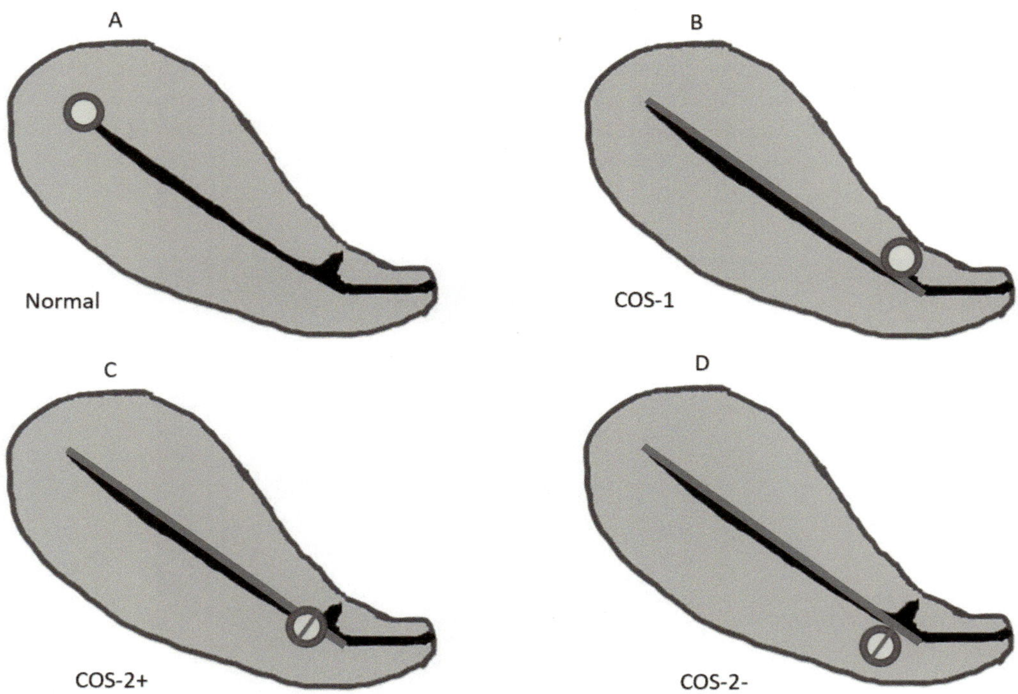

Figura 19.6 Sinal do cruzamento (COS). **A** Saco gestacional inserido no fundo da cavidade uterina. **B** Saco gestacional inserido na cicatriz de cesariana (COS-1). **C** Saco gestacional inserido na cicatriz de cesariana com pelo menos dois terços do diâmetro anteroposterior abaixo da linha endometrial (COS-2+). **D** Saco gestacional inserido na cicatriz de cesariana com pelo menos dois terços do diâmetro anteroposterior abaixo da linha endometrial e sem atingir a linha endometrial (COS-2–).[33]

Quando a mulher opta por continuar com a gravidez, alguns critérios devem ser analisados: nos casos em que há sinal de cruzamento (COS-1) ou tipo exógeno e a ressonância mostra miométrio < 5mm, a indicação de interrupção da gravidez deve ser mantida. Em caso de COS-2 ou tipo endógeno e espessura do miométrio > 5mm, ao optar por continuar com a gravidez, a mulher deve ser avisada sobre o risco de placenta acreta e histerectomia e deve ser assistida em hospital com radiologia intervencionista e terapia intensiva neonatal.

O tratamento sistêmico com MTX não é eficaz nos casos em que o embrião apresenta batimentos cardíacos e deve ser evitado por atrasar uma conduta mais eficaz. Quando o embrião apresenta batimentos cardíacos, o tratamento local com MTX (1mg/kg) guiado por USTV deve ser a primeira opção.[35] As evidências científicas atuais demonstram que o tratamento local com MTX promove melhores resultados e é amplamente utilizado porque, além de eficaz, é simples e de baixo custo.

Nos casos em que o embrião/feto não apresenta batimentos cardíacos, é importante verificar os títulos de ß-hCG a intervalos de 24 a 48 horas. Se os níveis forem baixos e em declínio, a melhor abordagem é a conduta expectante. No entanto, se os títulos forem altos e crescentes, a gestante deve ser submetida ao tratamento sistêmico com MTX. Se os níveis de ß-hCG forem baixos (< 5.000mUI/mL), recomenda-se dose única de MTX 50mg/m^2 (mesmo tratamento para gravidez tubária). Por outro lado, se os níveis forem maiores (> 5.000mUI/mL), recomenda-se o protocolo de doses múltiplas de MTX (1mg/kg) nos dias 1, 3, 5 e 7 e ácido folínico 15mg VO nos dias 2, 4, 6 e 8.

No tratamento com MTX, o acompanhamento é ambulatorial com exames semanais de ß-hCG até a resolução. Durante o acompanhamento, a ultrassonografia não é realizada rotineiramente, devendo ser realizada após 3 meses a partir da negativação de ß-hCG. A ecografia deve ser repetida durante o tratamento em caso de suspeita de qualquer complicação. Em geral, a imagem da gravidez ectópica desaparece após 3 a 6 meses, sendo recomendada a realização de histerossalpingografia e histeroscopia para melhor avaliação da cavidade uterina e planejamento reprodutivo adequado para essas mulheres.[16]

Nos casos em que a resolução demora muito tempo, outros tratamentos podem ser oferecidos, como aspiração manual do saco gestacional sob visão ultrassonográfica ou histeroscopia para remover o tecido gestacional com coagulação do local de implantação. Nos casos em que o tratamento local com MTX falha, deve-se considerar a embolização da artéria uterina[36] ou a cirurgia laparoscópica ou laparotômica com ressecção em cunha da gravidez e posterior correção cirúrgica da cicatriz da cesariana.

Em revisão sistemática sobre tratamentos para gravidez de cicatriz de cesariana, Birch e cols. (2016) mostraram que a embolização da artéria uterina (EAU), combinada com D&C, apresentou bons resultados com baixo risco de sangramento e histerectomia.[37] O procedimento pode ser realizado sob raquianestesia e sedação com profilaxia antibiótica padrão. Após assepsia da região da virilha, a artéria femoral comum direita ou esquerda é puncionada por meio da técnica de Seldinger – introdutor 5F – e o procedimento continua como na embolização do mioma uterino com cateterização da artéria uterina esquerda e subsequentemente da artéria uterina direita. O MTX é injetado transarterialmente antes da embolização com micropartículas oclusas, sempre > 500 micra, para evitar embolização do ovário.[38] Apesar da oclusão arterial, o risco de sangramento grave não é desprezível em razão da restauração gradual da circulação normal em aproximadamente 3 semanas. A dilatação e a curetagem com aspiração a vácuo 6 a 8 horas após a quimioembolização intra-arterial reduzem a incidência de sangramento.[37]

Não há consenso sobre as diretrizes para tratamento da gravidez com cicatriz de cesariana, sendo propostas várias opções na literatura (isoladas ou combinadas).[39]

TRATAMENTO NÃO CIRÚRGICO EM GESTAÇÕES NÃO TUBÁRIAS

A conduta em casos de gravidez ectópica intersticial, cervical e cicatriz de cesariana deve ser sempre individualizada. O tratamento não cirúrgico surgiu como alternativa importante para essas situações, evitando cirurgias que comprometam o futuro reprodutivo. Quando o embrião apresenta batimentos cardíacos, o tratamento local guiado por USTV com injeção de MTX no saco gestacional, na dose de 1mg/kg, é considerado o procedimento de primeira linha. Em caso de títulos de ß-hCG > 5.000mUI/mL, o tratamento local é complementado com o protocolo sistêmico de doses múltiplas, começando no dia seguinte à punção.

O tratamento sistêmico com MTX é realizado nos casos em que o embrião não apresenta batimentos cardíacos. O tratamento medicamentoso dependerá do título inicial de ß-hCG. Para títulos < 5.000mUI/mL, recomenda-se dose única de 50mg/m^2 de MTX IM. Por outro lado, em caso de títulos de ß-hCG > 5.000mUI/mL, recomenda-se o protocolo de MTX com múltiplas doses: 1mg/kg IM nos dias 1, 3, 5 e 7, alternando com ácido folínico 15mg VO nos dias 2, 4, 6 e 8.

Na gravidez ovariana e abdominal, o tratamento, na maioria das vezes, é cirúrgico.

GRAVIDEZ HETEROTÓPICA

A gravidez heterotópica se caracteriza pela ocorrência de uma gestação intrauterina combinada com uma extrauterina e tem incidência de 1 em cada 30 mil gestações espontâneas.[16] Com as técnicas de reprodução assistida, a incidência atual é de 1% dos casos de ectópica após FIV. Infelizmente, 50% dos casos são diagnosticados após ruptura tubária. A conduta mais utilizada consiste em cirurgia e, caso o diagnóstico seja estabelecido com a tuba íntegra, a laparoscopia é a via preferencial. O tratamento clínico com MTX está contraindicado.

FUTURO REPRODUTIVO

Devem ser salientados os aspectos relacionados com a fertilidade futura após tratamento da gravidez ectópica, a qual pode ser determinada diretamente por gestação subsequente espontânea e indiretamente por meio da histerossalpingografia.

Quadro 19.6 Evidências sobre gravidez ectópica

Intervenção	Nível de evidência	Grau de recomendação
Conduta expectante em casos selecionados	1B	A
Tratamento clínico com metotrexato sistêmico em casos selecionados	1B	A
Laparoscopia é menos eficaz que a cirurgia aberta	1B	A
Uso de imunoglobulina para prevenção da isoimunização Rh	3B	B

Diversos estudos compararam a eficácia da salpingectomia ou da salpingostomia em relação ao futuro reprodutivo sem chegar a um consenso, enquanto outros compararam o futuro reprodutivo após tratamento clínico ou cirúrgico. A taxa de gravidez intrauterina é de 65%, e a recidiva de gravidez ectópica, de 13%.[16]

Alguns estudos demonstraram que o tratamento clínico não afeta a permeabilidade tubária, sendo observado que 84% dos casos tratados com MTX e 78% com a conduta expectante apresentaram tubas pérvias.[40] Valores elevados de β-hCG (> 5.000mUI/mL) foram correlacionados à invasão do trofoblasto na parede da tuba até atingir a serosa, bem como a risco maior de ruptura tubária. Além disso, existe uma relação de proporcionalidade entre altos níveis de β-hCG tratados clinicamente e risco maior de obstrução tubária.[20]

Após o tratamento clínico, pode ser realizada a histerossalpingografia. As mulheres submetidas à salpingectomia com obstrução da tuba remanescente devem ser encaminhadas para tratamento com FIV. Nas condutas cirúrgicas conservadoras é possível realizar histerossalpingografia 2 meses após a salpingostomia e 3 a 6 meses após tratamento com MTX ou conduta expectante. A histerossalpingografia deve ser realizada após o tratamento clínico quando a imagem da gestação tubária desaparece na USTV.

CONSIDERAÇÕES FINAIS

1. O diagnóstico não invasivo da gravidez ectópica, utilizando β-hCG e USTV, propicia a indicação de tratamento clínico com MTX ou expectante (nível de evidência A).
2. O tratamento sistêmico com MTX IM em dose única de $50mg/m^2$ está indicado em caso de gestantes com estabilidade hemodinâmica, ausência de dor abdominal ou suspeita de ruptura tubária, β-hCG inicial < 5.000mUI/mL, diâmetro da massa anexial < 3,5cm, ausência de embrião com batimento cardíaco, ascensão dos títulos de β-hCG no intervalo de 24 a 48 horas antes do tratamento, desejo de gravidez futura, mulheres que se comprometem a realizar os retornos necessários para o tratamento clínico e por opção da mulher (nível de evidência A).
3. Antes de iniciar o tratamento, devem ser solicitados hemograma, enzimas hepáticas (TGO e TGP) e creatinina: o MTX deve ser iniciado somente quando esses exames forem normais (nível de evidência A).
4. O acompanhamento do tratamento com MTX é realizado com dosagens de β-hCG no quarto e sétimo dias após a injeção de MTX: queda no hormônio β-hCG > 15% entre o quarto e o sétimo dia sugere bom prognóstico, devendo ser seguido por dosagem semanal de β-hCG. Caso isso não ocorra, a gestante deve ser reavaliada para decisão sobre outra dose de MTX ou cirurgia (nível de evidência B).
5. A conduta expectante pode ser indicada nos casos com estabilidade hemodinâmica, declínio dos títulos de β-hCG no intervalo de 24 a 48 horas sem tratamento, β-hCG < 2.000mUI/mL, USTV com ausência de embrião vivo, massa tubária < 5cm e desejo de gravidez futura (nível de evidência B).
6. O seguimento em caso de conduta expectante deve ser feito com retorno em 24 a 48 horas para repetição da dosagem de β-hCG. Declínios > 15% sugerem bom prognóstico, devendo ser acompanhados por meio de dosagens semanais de β-hCG. Caso isso não ocorra, o caso deve ser reavaliado para decisão sobre MTX ou cirurgia (nível de evidência B).
7. As mulheres que responderam bem ao tratamento com MTX ou expectante devem ser seguidas com dosagens semanais de β-hCG até ficarem negativas. Caso não haja queda, deve-se reavaliar o caso (nível de evidência B).

O Quadro 19.6 apresenta os níveis de evidência e os graus de recomendação.

Referências

1. Elito J Jr, Montenegro NA, Soares RC, Camano L. Unruptured ectopic pregnancy: Diagnosis and treatment. State of art. Rev Bras Ginecol Obstet 2008; 30(3):149-59.
2. Rocha Filho EA, Santana DS, Cecatti JG et al. Awareness about a life-threatening condition: Ectopic pregnancy in a network for surveillance of severe maternal morbidity in Brazil. Biomed Res Int 2014; 2014:965724.
3. Barnhart KT, Guo W, Cary MS et al. Differences in serum human chorionic gonadotropin rise in early pregnancy by race and value at presentation. Obstet Gynecol 2016; 128(3):504-11.
4. Elito J Jr, Reichmann AP, Uchiyama MN, Camano L. Predictive score for the systemic treatment of unruptured ectopic pregnancy with a single dose of methotrexate. Int J Gynaecol Obste. 1999; 67(2):75-9.
5. Elito J Jr, Ferreira DF, Araujo Júnior E, Stavale JN, Camano L. Values of beta-human chorionic gonadotropin as a risk factor for tubal pregnancy rupture evaluated by histopathology. J Matern Fetal Neonatal Med 2014; 27(6):637-9.
6. Ferreira DF, Elito Jr J, Araujo Júnior E, Stavale JN, Camano L, Moron AF. Trophoblastic infiltration in tubal pregnancy evaluated by immunohistochemistry and correlation with variation of Beta-human chorionic gonadotropin. Pathol Res Int 2014; 2014:302634.
7. Elito J Jr, Han KK, Camano L. Values of beta-human chorionic gonadotropin as a risk factor for tubal obstruction after tubal pregnancy. Acta Obstet Gynecol Scand 2005; 84:864-7.

8. Mol F, van Mello NM, Strandell A et al.; European Surgery in Ectopic Pregnancy (ESEP) Study Group. Salpingotomy versus salpingectomy in women with tubal pregnancy (ESEP study): An open-label, multicentre, randomised controlled trial. Lancet 2014; 383:1483-9.
9. Lund JJ. Early ectopic pregnancy treated non-surgically. J Obstet Br Empire 1955; 62:70-6.
10. Elito J Jr, Camano L. Unruptured tubal pregnancy: different treatments for early and late diagnosis. São Paulo Med J 2006; 124:321-4.
11. Hajenius PJ, Mol F, Mol BW, Bossuyt PM, Ankum WM, van der Veen F. Interventions for tubal ectopic pregnancy. Cochrane Database Syst Rev 2007 Jan; (1):CD000324.
12. van Mello NM, Mol F, Adrianse AH et al. Methotrexate or expectant management in women with ectopic pregnancy of unknown location and low serum hCG concentrations? A randomized comparison. Human Reproduction 2013; 28:60-7.
13. Silva PM, Araujo Júnior E, Cecchino GN, Elito J Jr, Camano L. Effectiveness of expectant management versus methotrexate in tubal ectopic pregnancy: A double-blind randomized trial. Arch Gynecol Obstet 2015; 291:939-43.
14. Jurkovic D, Memtsa M, Sawyer E et al. Single-dose systemic methotrexate vs expectant management for treatment of tubal ectopic pregnancy: Aplacebo-controlled randomized trial. Ultrasound Obstet Gynecol 2017; 49:171-6.
15. Colombo GE, Leonardi M, Armour M et al. Efficacy and safety of expectant management in the treatment of tubal ectopic pregnancy: A systematic review and meta-analysis. Hum Reprod Open 2020. doi: 10.1093/hropen/hoaa044.
16. Cecchino GN, Araujo Júnior E, Elito J Jr. Methotrexate for ectopic pregnancy: when and how. Arch Gynecol Obstet 2014; 290:417-23.
17. Barnhart K, Hummel AC, Sammel MD, Menon S, Jain J, Chakhtoura N. Use of "2-dose" regimen of methotrexate to treat ectopic pregnancy. Fertil Steril 2007; 87:250-6.
18. Xiao C, Shi Q, Cheng Q, Xu J. Non-surgical management of tubal ectopic pregnancy. Medicine 2021; 100:27851.
19. Shen L, Fu J, Huang W et al. Interventions for non-tubal ectopic pregnancy. Cochrane Database of Systematic Reviews, Issue 7, 2014.
20. Chetty M, Elson J. Treating non-tubal ectopic pregnancy. Best Pract Res Clin Obstet Gynaecol 2009, 23:529-38.
21. Comstock C, Huston K, Lee W. The ultrasonographic appearance of ovarian ectopic pregnancies. Obstet Gynecol 2005; 105:42-6.
22. Phupong V, Terasakul P, Kankaew K. Broad ligament twin pregnancy. A case report. J Reprod Med 2001; 46:144-6.
23. Holzhacker S, Elito Junior J, Santana RM, Hisaba W. Advanced intraligamentary abdominal pregnancy – Case report. Rev Assoc Med Bras 2008; 54:387-9.
24. Bouyer J, Coste J, Ferrnandez H et al. Sites of ectopic pregnancy; a 10 year population-based study of 1800 cases. Hum Reprod 2002; 17:3224-30.
25. Centre for Maternal and Child Enquiries (CMACE) 2006-2008 saving mothers' lives. Reviewing maternal deaths to make motherhood safer. Brit J Obstet Gynaecol 2011, 118(S1):1-203.
26. Stevens CA. Malformations and deformations in abdominal pregnancy. Am J Med Geret 1993; 47:1189.
27. Rock JA, Damario MA. Ectopic pregnancy. In: Rock JA, Thompson JD (eds.) TeLinde's Operative Gynecology. 8 ed. Philadelphia, PA: Lippincott-Raven, 1997: 505-20.
28. Tulandi T, Al-Jaroudi D. Interstitial pregnancy: Results generated from the Society of Reproductive Surgeons Registry. Obstet Gynecol 2004; 103:47-50.
29. Tanaka T, Hayashi H, Kutsuzawa T, Fujimoto S, Ichinoe K. Treatment of interstitial ectopic pregnancy with methotrexate: Report of a successful case. Fertil Steril 1982; 37:851-5.
30. Elito Jr, Musiello RB, Araujo Júnior E et al. Conservative management of cervical pregnancy with embryonic heart activity by ultrasound-guided local injection: An eight case series. J Matern Fetal Neonatal Med 2014; 27:1378-81.
31. Larsen JV, Solomon MH. Pregnancy in a uterine scar sacculus – An unusual cause of postabortal haemorrhage. A case report. S Afr Med J 1978; 53:142-3.
32. Ash A, Smith A, Maxwell D. Caesarean scar pregnancy. BJOG 2007; 114:253-63.
33. Calì G, Forlani F, Timor-Tritsch IE et al. Natural history of cesarean scar pregnancy on prenatal ultrasound: The crossover sign. Ultrasound Obstet Gynecol 2017; 50:100-4.
34. Calì G, Timor-Tritsch IE, Palacios-Jaraquemada J et al. Outcome of cesarean scar pregnancy managed expectantly: Systematic review and meta-analysis. Ultrasound Obstet Gynecol 2018; 51:169-175.
35. Leite F, Fraietta R, Elito Júnior J. Local management with methotrexate of cesarean scar ectopic pregnancy with live embryo guided by transvaginal ultrasound: A case report. Rev Assoc Med Bras 2016; 62:184-5.
36. Fornazari VA, Szejnfeld D, Elito Júnior J, Goldman SM. Interventional radiology and endovascular surgery in the treatment of ectopic pregnancies. Sao Paulo: Einstein 2015; 13:167-9.
37. Petersen KB, Hoffmann E, Larsen CR, Nielsen HS. Cesarean scar pregnancy: A systematic review of treatment studies. Fertil Steril 2016; 105:958-67.
38. Elito Jr J, Araujo Júnior E, Santana EFM et al. Uterine artery embolization with methotrexate infusion as treatment for cesarean scar pregnancy. Case report. Med Ultrason 2013; 15:240-3.
39. Timor-Tritsch IE, Monteagudo A, Calì G, D'Antonio F, Agten AK. Cesarean scar pregnancy: Patient counseling and management. Obstet Gynecol Clin North Am 2019; 46:813-28.
40. Elito J Jr, Han KK, Camano L. Tubal patency after clinical treatment of unruptured ectopic pregnancy. Int J Gynaecol Obstet 2005; 88:309-13.

Placenta Prévia e Espectro da Placenta Acreta

CAPÍTULO 20

Gabriel Costa Osanan
Álvaro Luiz Alves Lage
Guilherme de Castro Rezende
Conrado Milani Coutinho

INTRODUÇÃO

A placenta prévia (PP) e os quadros do espectro da placenta acreta (EPA) são importantes causas de intercorrências hemorrágicas na segunda metade da gravidez e no momento do parto. A conhecida associação entre esses dois quadros obstétricos é responsável por elevada morbimortalidade materna e deve determinar cuidados assistenciais específicos para a gestante. Entretanto, também podem ocorrer de maneira isolada e ainda assim determinar complicações importantes no pré-natal, no momento do parto e no puerpério. Este capítulo discorrerá sobre essas duas importantes causas de hemorragias obstétricas da segunda metade da gravidez.

PLACENTA PRÉVIA

Definição

PP e placenta de inserção baixa (PIB) são anormalidades da implantação trofoblástica potencialmente associadas ao aumento da morbimortalidade materna e neonatal. Ao longo dos anos, múltiplas definições e classificações foram utilizadas para descrever essas condições, como PP menor, maior, lateral, parcial, marginal e centro-total. Atualmente, de modo a melhor associar o uso dos recursos diagnósticos de imagem durante o pré-natal aos riscos de complicações perinatais e proporcionar uma conduta individualizada das gestantes com risco maior, preferiu-se simplificar as definições, como mostra o Quadro 20.1.[1]

Nota-se, portanto, que a utilização dos recursos diagnósticos de imagem antenatal é condição necessária para seu rastreamento e diagnóstico, sendo a ultrassonografia (USG) o método mais indicado devido à ampla disponibilidade de acesso. Do mesmo modo, é importante atentar para a idade gestacional no momento da avaliação, a via de avaliação ultrassonográfica, a definição do *cut-off* entre a borda inferior placentária e o orifício interno cervical e o potencial de mudança dessas classificações no decorrer da gestação, condições que serão discutidas neste capítulo (Figura 20.1).

Quadro 20.1 Tipos de inserção placentária segundo a distância da borda inferior da placenta e do orifício interno cervical

Tipo de inserção placentária	Definição
Placenta normoimplantada ou alta	Placenta cujo limite inferior dista mais de 20mm do orifício interno cervical
Placenta de inserção baixa	Placenta cujo limite inferior dista 20mm ou menos do orifício interno cervical
Placenta prévia	Placenta que recobre o orifício interno cervical

Fonte: Jauniaux *et al.*, 2019.[1]

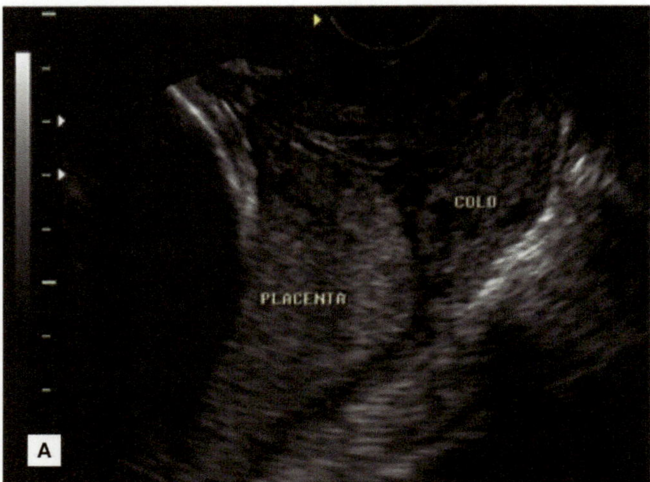

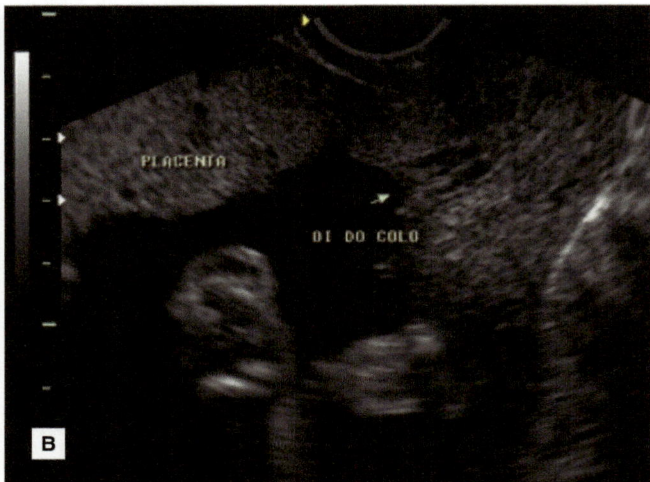

Figura 20.1 Ultrassonografia endovaginal. **A** Placenta prévia. **B** Placenta com implantação baixa.

Fisiopatologia e incidência

Embora a patogênese não esteja completamente esclarecida, PP e PIB são mais frequentes no início da gestação, motivo pelo qual não se recomenda o rastreamento universal no primeiro trimestre. Estima-se que para cada 10 placentas que recobrem o orifício interno cervical durante a primeira metade da gestação somente uma permanecerá prévia no termo.[2]

À USG morfológica de segundo trimestre, aproximadamente 10,6% das gestantes rastreadas por USG transvaginal apresentarão PIB ou PP com 98,9% de resolução espontânea até o momento do parto.[3] As PP totalizam 2% desses achados, reduzindo para aproximadamente 0,5% no termo.[4]

Acredita-se que a redução das taxas de PP e PIB esteja diretamente relacionada com o aumento da idade gestacional em função da "migração" fisiológica da placenta no sentido cranial, acompanhando o crescimento uterino. Esse fenômeno pode ser explicado por duas teorias: (1) formação do segmento uterino inferior à custa do alongamento da região ístmica, que passa de 5mm na metade da gestação para aproximadamente 50mm no termo, com a incorporação do colo uterino durante o trabalho de parto à região segmentar; (2) fenômeno conhecido como trofotropismo, em que a placenta direciona seu crescimento em busca da região miometrial mais ricamente vascularizada em detrimento da região cervical, mais rica em tecido fibroelástico e menos perfundida.[1,2,5,6] Portanto, a migração não ocorreria pela movimentação ativa da massa placentária, mas pelo crescimento unidirecional cranial, resultando em regressão e atrofia da porção inferior da placenta relacionadas com a relativa hipoperfusão desta. A última teoria também ajudaria a explicar a inserção velamentosa do cordão umbilical e a vasa prévia.

Outro fator que explica a variação das taxas de incidência de PIB é o protocolo institucional adotado para verificar a distância entre a borda placentária inferior e o orifício interno cervical. O *cut-off* de 20mm tem sido adotado de modo mais abrangente ao longo das últimas décadas por grande parte das sociedades internacionais.[1] Todavia, em 2022, a Sociedade Internacional de Ultrassonografia em Ginecologia e Obstetrícia (ISUOG) optou pelo *cut-off* de 15mm, priorizando sua maior especificidade e sua relação com a ocorrência de eventos adversos.[7]

Fatores de risco

Inúmeros fatores de risco já foram associados ao aumento das taxas de PP e PIB, como os assinalados no Quadro 20.2. Entre os descritos, as gestações múltiplas e os antecedentes de placenta prévia, cesarianas e/ou cirurgias intrauterinas são considerados os mais relevantes e independentes.

Com relação às gestações múltiplas, principalmente as dicoriônicas, é fato que elas apresentam maior área de implantação placentária, quando comparadas às gestações únicas, tornando mais provável a ocorrência de PIB e PP.

Quanto à taxa de recorrência da placentação prévia, já foi descrita em 4% a 8% das gestações subsequentes.[5,8] Finalmente, acredita-se que exista associação entre o dano endo/miometrial prévio, secundário a processo inflamatório/cicatricial, e a falha do processo fisiológico de migração trofoblástica em direção ao corpo uterino, o que

Quadro 20.2 Fatores de risco associados à maior incidência de placenta prévia ou de inserção baixa

- Gestação múltipla
- Antecedente de placenta prévia
- Antecedente de cesariana ou outro procedimento cirúrgico intrauterino
- Antecedente de embolização das artérias uterinas
- Multiparidade
- Idade materna avançada
- Gestação após tratamento para reprodução assistida
- Endometriose
- Tabagismo
- Uso de substâncias ilícitas
- Feto masculino

Fonte: Jauniaux *et al.*, 2019; Lavery, 1990; Roberts *et al.*, 2012; Silver, 2015.[1,5,8,9]

pode estar relacionado com a ocorrência maior de PIB e PP no termo.[9] (A discussão sobre essa associação será aprofundada mais adiante.)

Ademais, cabe ressaltar que, devido à presença mais frequente de alguns dos fatores de risco, como taxas maiores de cesarianas, cirurgias uterinas prévias, idade materna avançada, uso de técnicas de reprodução assistida, gestações múltiplas, uso de substâncias ilícitas e tabagismo, é provável que a incidência de PIB/PP tenda a aumentar nos próximos anos.

Quadro clínico

A apresentação clínica habitual da PIB/PP consiste em sangramentos vaginais durante o segundo ou terceiro trimestre, os quais costumam ser indolores (80% a 90% dos casos), de início e cessar súbitos, recorrentes e com tendência a apresentar volumes progressivamente maiores a cada episódio, podendo ou não estar associados ao desconforto em baixo ventre ou contrações uterinas. Fatores desencadeantes não estão presentes na maioria das situações, mas o sangramento pode iniciar após relações sexuais, exames ginecológicos, trabalho de parto e atividade física exacerbada. Estima-se que 90% das gestantes cujas placentas persistam no segmento uterino inferior no terceiro trimestre apresentem pelo menos um episódio de sangramento durante a gestação.[1]

Ao exame, é possível observar sangue recobrindo a vulva, no fundo do saco e nas paredes vaginais, além de sangramento mínimo ou se exteriorizando ativamente pelo orifício cervical externo, em alguns casos. Em raros casos, quando há dilatação do orifício cervical, é possível visibilizar tecido placentário.

Exames de toque vaginal devem ser evitados antes da exclusão da possibilidade de PIB/PP, pois podem provocar hemorragia maciça por lesão traumática da placenta.

Aumento da morbimortalidade materna e neonatal é observado, principalmente, nos quadros que cursam com sangramentos genitais mais abundantes, mais precoces e naqueles cujo diagnóstico não foi feito antes do momento da assistência ao parto.[1]

Rastreamento e diagnóstico

O rastreamento de PP e PIB com base na pesquisa de fatores de risco tem baixa sensibilidade. Da mesma maneira, o diagnóstico fundamentado na presença de sangramento vaginal e na avaliação especular também não resulta em bom desempenho, pois muitos casos são assintomáticos até fases tardias da gestação e o exame especular pode ser inconclusivo quando o colo uterino está fechado ou em casos de sangramento não ativo ou abundante. Ademais, conforme citado, o exame de toque vaginal deve ser evitado enquanto não se descarta a possibilidade de placentação baixa devido ao risco de hemorragia grave.

Portanto, tanto o rastreamento como o diagnóstico de PIB/PP deverão ser conduzidos por meio de métodos complementares de imagem, protagonizados pela USG obstétrica transabdominal e transvaginal. Apesar de a ressonância magnética possibilitar diagnóstico acurado, sua menor disponibilidade, bem como o custo maior e a necessidade de mais tempo para processamento das imagens e obtenção do laudo, relega esse método diagnóstico para o segundo plano.[1,7]

A análise da placenta consta como requisito mínimo para avaliação durante as USG rotineiras de primeiro ou segundo trimestre.[7,10] Em virtude do frequente fenômeno de migração placentária, sua localização tem menos importância antes de 14 semanas de gestação, a não ser que sua implantação esteja relacionada com cicatrizes de cesariana prévia (veja adiante). A descrição da localização placentária, sua relação e distância do orifício interno cervical devem ser sempre avaliadas a partir do segundo trimestre e constar no laudo do exame.

Com relação à seleção do transdutor e da via de insonação, na maioria dos casos a avaliação transabdominal será suficiente para confirmação da placentação alta ou prévia. Caso permaneça dúvida entre a relação da borda inferior da placenta e o orifício interno cervical, a via transvaginal deverá ser preferida em razão da menor distância entre o transdutor e as estruturas avaliadas e da melhor qualidade de imagem.[1,4,7] A recomendação cada vez mais frequente de, sempre que possível, realizar a USG transvaginal durante o exame anatômico de segundo trimestre no contexto de rastreamento do parto pré-termo (medida do comprimento cervical) torna possível associar as estratégias de rastreamento da placentação baixa e a pesquisa por vasa prévia na mesma oportunidade.[7,11]

A gestante cujo rastreio ultrassonográfico de segundo trimestre foi positivo para PP ou PIB deve ser aconselhada sobre o risco maior de complicações, em especial quanto à maior incidência de sangramento e suas consequências. A hipótese diagnóstica de PIB/PP deve ser anotada de forma clara e acessível no cartão de pré-natal, de modo que todo profissional em atendimento de urgência tenha acesso imediato a essa informação e saiba que não deve realizar exame de toque vaginal em uma avaliação inicial. As gestantes também devem ser acompanhadas com mais frequência durante o pré-natal e orientadas a procurar serviços de pronto atendimento sempre que houver sangramento ou contrações uterinas.

É necessário programar a reavaliação ultrassonográfica do posicionamento placentário no terceiro trimestre gestacional, entre 32 e 36 semanas. Caso haja persistência de PIB/PP no terceiro trimestre, recomenda-se que essas gestantes sejam encaminhadas a serviços de referência de alto risco, onde terão acesso facilitado a unidades de pronto atendimento com maiores recursos para atenção às emergências hemorrágicas e acesso a unidades transfusionais e leitos de cuidado intensivo materno e neonatal. Também deverão ser avaliadas por ultrassonografistas experientes, pois apresentam risco maior para outras complicações da segunda metade da gestação, como EPA e presença de inserção velamentosa de cordão com risco de ruptura de vasa prévia.[4,7]

Diagnóstico diferencial

As gestantes de segundo ou terceiro trimestre que se apresentam no pré-natal ou em unidades de pronto atendimento com queixa de sangramento vaginal devem ser avaliadas quanto à possibilidade de PIB ou PP. Como já mencionado, a busca por fatores de risco, a análise das características do sangramento e a identificação da localização placentária nas USG prévias são fundamentais e devem preceder a realização do exame de toque vaginal.

Caso seja possível afastar a hipótese de PIB/PP, deve-se concentrar a atenção na investigação das demais etiologias para sangramentos genitais, como abortamentos tardios, insuficiência cervical, trabalho de parto pré-termo, ruptura uterina, descolamento prematuro de placenta, ruptura de vasa prévia, ruptura de seio marginal, EPA, trauma e etiologia neoplásica, entre outras, as quais são abordadas em capítulos específicos deste livro.

Momento do parto

O planejamento do momento do parto para gestantes com PIB/PP persistentes dependerá da sintomatologia apresentada durante o pré-natal, e a internação deverá ser direcionada para hospital equipado para atender eventuais demandas transfusionais, que esteja preparado para atendimento às emergências hemorrágicas perinatais e que conte com acesso rápido a unidades de terapia intensiva materna e neonatal.

Na presença de sangramento vultoso, com risco aumentado de morbimortalidade materna, pode ser necessária a resolução emergencial da gravidez em qualquer idade gestacional, em detrimento das consequências do nascimento pré-termo. Para as gestantes com quadros mais leves, porém com sangramentos frequentes, além daquelas com fatores de risco adicionais para parto pré-termo, deve ser considerada a interrupção da gestação no período pré-termo tardio (34 a 36 semanas e 6 dias). Nesses casos, deve ser discutido com a família o uso de corticosteroides abaixo do limite de 34 semanas para aceleração da maturidade pulmonar fetal.[12] Para as gestantes com PP/PIB persistentes, mas assintomáticas, programa-se a interrupção da gestação para o intervalo entre 36 semanas e 37 semanas e 6 dias.[1]

Tratamento

Ainda não há tratamento conhecido para PIB e PP. Entretanto, diante do rastreamento positivo por meio de USG obstétrica em fase precoce da gestação, cabe aconselhar a gestante sobre os riscos envolvidos e orientá-la que, na maioria dos casos, a placenta se torna espontaneamente alta próximo ao fim da gestação. Desse modo, são imprescindíveis orientação adequada, acesso fácil aos serviços de saúde e programação para reavaliação ultrassonográfica da localização placentária entre 32 e 36 semanas gestacionais. As gestantes com placentas persistentemente baixas ou prévias no terceiro trimestre apresentam risco maior de sangramentos perinatais e complicações associadas, como desordens do espectro do acretismo placentário e ruptura de vasa prévia, devendo ser avaliadas por ultrassonografista experiente e encaminhadas para serviços de referência, onde receberão acompanhamento obstétrico individualizado.[1]

As gestantes que apresentam sangramentos vultosos devem ser atendidas de emergência por profissionais capacitados e seguir os fluxogramas predefinidos, sendo monitorados os sinais vitais maternos e iniciada a avaliação de vitalidade fetal. Dois acessos venosos calibrosos devem ser instalados, bem como coletado material para exames essenciais, como hemograma completo, tipagem sanguínea, pesquisa de anticorpos irregulares e coagulograma. Reserva de hemoderivados, conforme protocolo institucional, deve ser realizada (veja o Capítulo 63). Nesses casos, a estabilização materna tem por objetivo a resolução da gestação nas melhores condições possíveis para o binômio materno-fetal.

Nos casos mais leves, principalmente diante de primeiro episódio de sangramento de causa não determinada, a internação é geralmente necessária para a investigação diagnóstica. Apesar de não haver evidências do benefício do repouso físico relativo e sexual, essa recomendação é habitualmente preconizada.[9] Anemia deve ser corrigida via oral ou parenteral, a depender da gravidade. Imunoglobulina anti-Rh(D) deve ser administrada às gestantes com Rh(D) negativo, conforme os protocolos assistenciais vigentes (veja o Capítulo 29).

A decisão pela internação ou acompanhamento ambulatorial *a posteriori* dependerá de vários fatores, como volume e número de episódios de sangramento, presença de sangramento ativo no momento da avaliação, estabilidade da gestante, comorbidades associadas e acesso ao hospital, entre outros. A tocólise deve ser muito bem individualizada e utilizada apenas em casos de exceção, devido ao risco de comprometimento da vitalidade fetal. Corticoterapia para maturação fetal, neuroproteção com sulfato de magnésio e intervenções protocolares para tratamento da hemorragia obstétrica devem respeitar os protocolos assistenciais habituais (veja o Capítulo 24).

Com relação à via de parto, PP persistente é indicação absoluta para realização de cesariana. Em geral, a anestesia consiste em bloqueio neuroaxial, exceto nos casos de emergência ou de discrasia sanguínea, quando poderá ser indicada a anestesia geral. Para as PIB, a distância entre a borda placentária inferior e o orifício interno cervical deve ser avaliada por ultrassonografia transvaginal próximo ao parto. Revisão sistemática da literatura demonstrou que, em caso de distância abaixo de 10mm, entre 11 e 20mm e acima de 20mm, o parto vaginal foi bem-sucedido em 43%, 85% e 82% dos casos, respectivamente. Desse modo, não há contraindicação absoluta para tentativa de parto vaginal em casos de PIB, principalmente quando a distância é maior que 11mm.[13] Contudo, deve-se atentar para o fato de as taxas de sangramentos serem mais elevadas nesses casos, e as equipes devem estar aptas a tratar a hemorragia periparto.

A PIB e a PP cursam com aumento do risco de morbimortalidade materna e neonatal em decorrência tanto das consequências do sangramento materno como da necessidade de nascimento pré-termo. No entanto, ambas as condições são passíveis de rastreamento e diagnóstico oportuno durante o pré-natal, possibilitando cuidado obstétrico individualizado, referência para serviços especializados e parto seguro com potencial de redução das complicações associadas.

ESPECTRO DA PLACENTA ACRETA

Definição

O EPA refere-se a um grupo heterogêneo de condições placentárias, caracterizadas por implantação anormal do trofoblasto no miométrio, podendo estender-se até a serosa uterina e resultando em dificuldade para separação da placenta após o parto.[14,15]

Também conhecido como acretismo placentário, placenta acreta, desordem da aderência placentária, invasão miometrial anormal, placenta anormalmente invasiva ou placenta mórbida aderida,[16] o EPA se destaca pela gravidade dos sangramentos no periparto, os quais são responsáveis por elevada morbimortalidade materna.[14,15]

Histórico e incidência

Os primeiros casos de EPA foram publicados ainda no século XIX com a menção de um caso conduzido por Ahlfeld em 1875.[17,18] Em 1885, Keith Norman Macdonald descreveu com detalhes um caso de "placenta aderida mórbida". Macdonald descreveu um parto atendido em 1884 em que, diante da impossibilidade de remoção total da placenta e após várias tentativas de remoção, optou pela conduta expectante. O sangramento foi aumentado e durante a internação a puérpera apresentou complicação infecciosa secundária. Ela se recuperou e teve alta após 18 dias de internação. A gestante apresentava histórico de "adesão parcial da placenta" em parto anterior.[19]

Em 1924, Andrews relatou o caso de uma secundípara de 31 anos admitida com suspeita de decesso fetal e que evoluiu para parto vaginal. Por conta da demora na dequitação, decidiu-se pela extração manual de placenta. O autor relata que não existia plano de clivagem entre a parede uterina e a placenta e que, ao remover fragmentos da placenta, ocorreu sangramento uterino volumoso. Foi necessário tamponamento uterino, o qual foi removido 36 horas após o episódio inicial. A puérpera ainda apresentou febre por 2 dias, mas evoluiu sem outras intercorrências. Andrews concluiu que "não há dúvidas de que a extração manual nessas circunstâncias é extremamente perigosa". Essa mulher apresentava histórico de extração manual da placenta em gestação prévia.[20]

No mesmo artigo, Andrews menciona a presença de outras publicações sobre o tema, como uma série de 19 casos conduzidos por Dietrich na Alemanha, em 1922, e a publicação de Polak, em 1924,[20] que encontrou incidência de 1 caso de EPA para cada 6.000 nascimentos. Polak discutiu aspectos da incidência, patologia e tratamento da placenta acreta em seus artigos e tornou-se referência do tema à época. Desde seus primeiros trabalhos, ele propunha a histerectomia como tratamento de escolha para esses casos.[21]

Em 1927, Foster publicou um relato de caso de placenta acreta com informações e confirmação anatomopatológica em mulher de 32 anos atendida no Hospital de Montreal que, à semelhança do caso publicado por Andrews, teve a suspeita de decesso fetal na admissão. Após o parto, a dequitação fisiológica não ocorreu e, ao se tentar remover manualmente a placenta, ocorreu grande sangramento. Foi realizado tamponamento intrauterino, e o tratamento definitivo consistiu em histerectomia. A gestante apresentava histórico de curetagem em sua segunda gravidez e de remoção manual da placenta em seu terceiro parto. Esse consistiu no único caso de "adesão anormal da placenta" identificado entre os mais de 8.000 partos realizados em seu hospital no período de 6 anos.[22,23]

Outras descrições se sucederam nesse período, muitas sem confirmação anatomopatológica: Klaften, em 1928, avaliou 45 casos, e Joachimovitz, em 1929, outros 25. Em 1929, Klosterman relatou uma complicação da placenta acreta – um caso de ruptura uterina associada – e Jackson publicou os únicos dois casos ocorridos em seu serviço, entre 1916 e 1926, em mais de 14 mil partos, afirmando com veemência que "qualquer tentativa de remover a placenta era inadequada" por ser usualmente seguida de grande sangramento.[24]

Em 1933, chama atenção a publicação de Phaneufl sobre a taxa de mortalidade materna nos casos de placenta acreta. Após análise de 82 casos, ele encontrou taxa de mortalidade de 72,1% nos casos em que foi realizada extração manual da placenta após parto vaginal como tratamento principal, 3,8% nos de diagnóstico precoce e conversão para histerectomia abdominal e 36,3% quando se optava por histerectomia vaginal para controle do sangramento.[25]

Em 1937, entretanto, foi publicada uma das mais importantes referências à placenta acreta da época. Tratava-se de uma coorte realizada por Irving e Hertig em que foram analisados 18 casos de placenta acreta no Lying-in Hospital de Boston. Os autores caracterizaram esses casos como "placentas anormalmente aderidas" ao miométrio, devido à ausência parcial ou completa da decídua basal, apresentando, assim, uma divisão entre a placenta aderida e a placenta invasiva. Ambos estimaram, à época, a incidência de 1 caso de placenta acreta para cada 30 mil nascimentos nos EUA.[18] Esse estudo serviu posteriormente de base para as discussões levantadas por Luke e cols., os quais, em 1966, publicaram um artigo em que descreviam uma classificação histológica da EPA bastante utilizada até recentemente, mesmo sem evidências que a sustentassem.[26]

Desde então, devido ao aumento exponencial do número de cirurgias uterinas, em especial as cesarianas, houve grande aumento dos casos de EPA diagnosticados.[15,23,27-30]

Em 1997, Miller e cols. analisaram prontuários de 155.670 gestantes e puérperas (entre 1985 e 1994) e encontraram incidência de 1 caso de EPA para cada 2.510 partos. Em outro estudo, na Universidade de Chicago, avaliou-se a ocorrência de casos de EPA (entre 1982 e 2022), encontrando incidência global de 1 caso para cada 533 nascimentos.[31] Nesse mesmo artigo, os autores destacaram o aumento das taxas de cesariana com o passar do tempo – de 12,5% em 1982 (seu início) para 23% em 2002 (final do período do estudo).[32]

Mais recentemente, utilizando informações presentes na base de dados *National Inpatient Sample*, um estudo americano avaliou a prevalência dos casos de EPA. Nesse artigo foi encontrada a surpreendente prevalência de EPA de 3,7 a cada 1.000 nascimentos, ou seja, 1 caso a cada 272 partos.[33]

Em 2019, Jauniaux e cols. publicaram revisão sistemática da literatura com metanálise de 29 estudos, totalizando 7.001 casos de EPA em 5.719.000 nascimentos. A prevalência de EPA nesses estudos variou entre 0,01% e 1,1%, com prevalência geral agrupada de 0,17%. Desse modo, com base na maioria dos estudos já publicados, estima-se aproximadamente 1 caso de EPA para cada 590 nascimentos.[30]

Assim, é possível afirmar que na década de 1930 a EPA era uma condição rara (1 caso a cada 30 mil partos), na década de 1970 uma intercorrência pouco comum (1 caso a cada 4.000 nascimentos) e nos dias atuais se tornou uma condição relativamente frequente na prática obstétrica (aproximadamente 1 caso a cada 300 a 600 nascimentos) com perspectiva de aumento nos próximos anos.[18,30,33]

Fatores de risco

Os fatores de risco para EPA estão usualmente relacionados com as condições que levam à lesão do endométrio e da musculatura uterina. Assim, procedimentos cirúrgicos no útero, como cesariana, miomectomia (especialmente as que rompem a cavidade uterina), histeroscopia, curetagem, ablação endometrial e ressecção cornual em gravidez ectópica, entre outros, representam condições de risco maior para EPA.[34,35]

Também são considerados fatores de risco para EPA: gravidez em cicatriz de cesariana (GCC), histórico de remoção manual de placenta, infecções uterinas (endometrites), irradiação pélvica, gestação oriunda de técnicas de reprodução assistida (em especial as que utilizam transferência de embriões criopreservados) e idade materna maior que 35 anos.[34,35]

Nas últimas décadas, os fatores de risco envolvidos nos casos de EPA têm se modificado. Nos primeiros estudos, especialmente antes dos anos 1950, a maioria dos casos de EPA estava associada à história de curetagens uterinas, extração manual de placenta e/ou endometrite. Com o passar do tempo, o aumento das taxas de cesariana e a redução das infecções intrauterinas, esse padrão de risco se modificou, e os casos de EPA se tornaram com mais frequência associados às cirurgias uterinas. Dessa maneira, mais de 80% dos casos de EPA ocorrem em gestantes com histórico de cesariana prévia, especialmente quando associados à PP.[15,30,36,37]

O risco de EPA aumenta com a repetição de cesarianas. O risco de uma gestante ter EPA na segunda cesariana é de 0,3%, aumentando com as cesarianas de repetição.[38] A ocorrência de EPA torna-se ainda mais comum quando coexiste um quadro de PP. Silver e cols. observaram que o risco de EPA em gestante com diagnóstico de PP e histórico de uma, duas, três e quatro ou mais cesarianas era, respectivamente, de 11%, 40%, 61% e 67%.[38] Vale ressaltar que esses autores identificaram risco de 3% de EPA em gestantes com PP mesmo sem histórico de cesariana prévia.[31,38] É também relevante a observação mais recente de ocorrência de casos graves de EPA em gestantes com apenas uma cesariana prévia.[4] Esses dois cenários sinalizam a necessidade de atentar para a possibilidade de EPA em quadros de PP isolada (mesmo sem cesariana anterior) ou mesmo casos de gestantes com apenas uma cesariana prévia.

O Quadro 20.3 apresenta os fatores de risco e sua frequência de associação em casos de EPA.

Classificação

A terminologia *espectro da placenta acreta* surgiu em função da necessidade de sinalização da grande heterogeneidade das implantações placentárias anormais, desde casos mais superficiais até quadros de adesão placentária profundas no miométrio.[38,39] A despeito desse espectro, o EPA é caracterizado usualmente pela ausência de decídua basal entre a vilosidade corial e o miométrio.[14,40]

A classificação do EPA tem sido tradicionalmente baseada em achados anatomopatológicos quanto à profundidade de ancoramento da vilosidade corial. Inicialmente, o EPA (ou placenta acreta – como denominado à época), era subdivido em dois grandes grupos: o da placenta aderida (em que não há decídua basal, mas a placenta adere superficialmente ao miométrio) e o das placentas invasivas (em que a vilosidade corial penetrava a musculatura uterina, em variados graus, podendo ultrapassar a serosa).[26,40,41]

Luke e cols., na década de 1960, propuseram uma classificação, ainda utilizada, que subdividia o EPA em três grupos de acordo com a profundidade da ancoragem trofoblástica: placenta acreta, increta ou percreta (Figura 20.2). A placenta acreta (também chamada placenta *adherenta* ou *vera)* referia-se aos casos em que a vilosidade corial entrava em contato com o miométrio, mas

Quadro 20.3 Fatores de risco e frequência de associação com quadro de espectro de placenta acreta (EPA)

Associação com EPA	Fator de risco
Muito frequente	Placenta prévia (ou placenta de inserção baixa) com cesariana
Frequente	Placenta em área de cirurgia uterina prévia Gravidez em cicatriz de cesariana Curetagens de repetição abrasivas Infecção endometrial (em especial após aborto)
Pouco frequente	Remoção manual de placenta Ablação endometrial Irradiação pélvica
Inespecífico	Idade > 35 anos Tabagismo Reprodução assistida (sem outro fator associado)

Fonte: modificado de Palacios-Jaraquemada, 2012.[34]

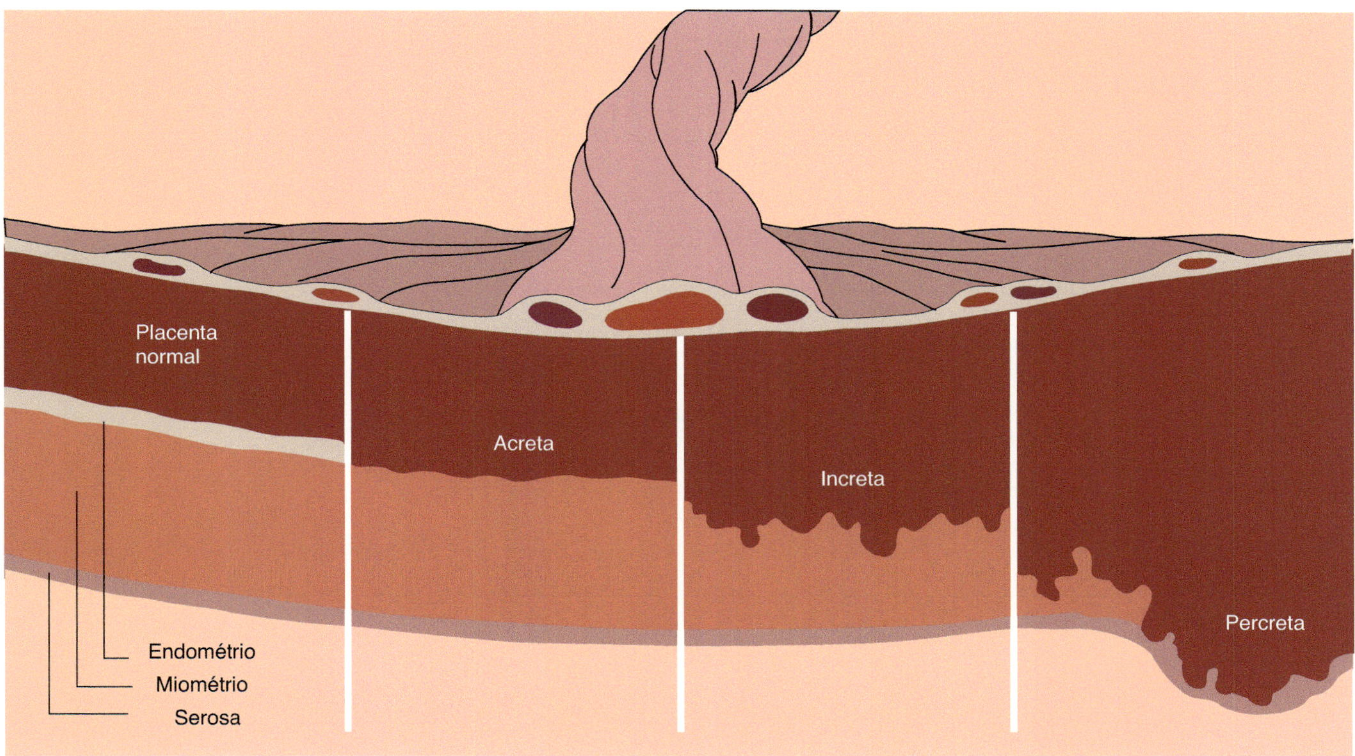

Figura 20.2 Classificação anatomopatológica do espectro da placenta acreta segundo Luke e cols. (Reproduzida de Silver & Branch, 2018.[41])

sem invadi-lo (tipo mais comum e que tende a apresentar gravidade menor). A placenta increta descrevia os casos em que a vilosidade corial penetrava a musculatura uterina em graus variáveis. Por fim, o grupo da placenta percreta, incomum à época, correspondia aos casos em que a vilosidade corial atingia toda a extensão do miométrio, podendo inclusive ultrapassar a serosa e alcançar outros órgãos. Os autores sinalizavam a possibilidade de em uma mesma placenta coexistirem diferentes graus de ancoragem da vilosidade corial. Portanto, a placenta poderia também ser classificada como anormalmente aderida de forma local ou difusa.[26]

Com o avanço dos conhecimentos sobre EPA e a necessidade de classificações cada vez mais úteis para abordagem desses quadros, novas classificações foram propostas ao longo do tempo. Assim, em 2019, a FIGO publicou uma nova classificação para o EPA, baseada em critérios clínicos e histológicos, por considerar insuficiente uma classificação fundamentada apenas em achados anatomopatológicos (Quadro 20.4).[14]

Quadro 20.4 Classificação do espectro da placenta acreta segundo a Federação Internacional de Ginecologia e Obstetrícia

Grau 1: placenta anormalmente aderente (placenta aderente ou acreta)	**Critérios clínicos** No parto vaginal ou cesariana: não há separação após o uso de ocitocina profilática e tração controlada do cordão; tentativas de remoção manual da placenta resultam em sangramento intenso, exigindo remoção mecânica ou procedimentos cirúrgicos Macroscopia: o útero não mostra "protuberância" placentária, nenhum tecido placentário é visto invadindo a superfície do útero, e não há ou há mínima neovascularização **Critérios histológicos** Microscopia: ausência de decídua basal entre o tecido viloso e o miométrio com vilosidades placentárias ligadas diretamente ao miométrio superficial; o diagnóstico não pode ser feito em tecido placentário recém-extraído nem em biópsias aleatórias do leito placentário
Grau 2: placenta invasiva (increta)	**Critérios clínicos** Na laparotomia: encontram-se achados anormais sobre o leito placentário: coloração azulada/púrpura, distensão (protuberância placentária); presença de hipervascularização com denso emaranhado de vasos ou múltiplos vasos paralelos craniocaudalmente na serosa uterina; nenhum tecido placentário invadindo a serosa uterina; a tração suave do cordão resulta no útero sendo puxado para dentro sem separação da placenta (o chamado sinal da covinha) **Critérios histológicos** Espécime de histerectomia ou ressecção parcial do miométrio mostra vilosidades placentárias dentro das fibras musculares e às vezes no lúmen da vasculatura uterina profunda (artérias radiais ou arqueadas)

(Continua)

Quadro 20.4 Classificação do espectro da placenta acreta segundo a Federação Internacional de Ginecologia e Obstetrícia *(Cont.)*

Grau 3: placenta invasiva (percreta)	**Grau 3a: limitado à serosa uterina** **Critérios clínicos** Na laparotomia: achados anormais na superfície serosa uterina, com invasão da serosa; sem invasão de outros órgãos (um plano cirúrgico claro pode ser identificado entre a bexiga e o útero) **Critérios histológicos** O espécime de histerectomia mostra tecido viloso dentro ou rompendo a serosa uterina
	Grau 3b: com invasão da bexiga urinária **Critérios clínicos** Na laparotomia: as vilosidades placentárias estão invadindo a bexiga, mas nenhum outro órgão; plano cirúrgico claro não pode ser identificado entre a bexiga e o útero **Critérios histológicos** Amostra de tecido viloso rompendo a serosa uterina e invadindo o tecido da parede da bexiga ou urotélio
	Grau 3c: com invasão de outros tecidos/órgãos pélvicos **Critérios clínicos** Na laparotomia: vilosidades placentárias são vistas invadindo o ligamento largo, parede vaginal, parede pélvica lateral ou qualquer outro órgão pélvico (com ou sem invasão da bexiga) **Critérios histológicos** Amostra evidenciando tecido viloso rompendo a serosa uterina e invadindo tecidos/órgãos pélvicos (com ou sem invasão da bexiga)

Fonte: Jauniaux *et al.*, 2019.[14]

Em 2020, Hecht e cols. também propuseram uma atualização da classificação anatomopatológica para EPA (Figura 20.3) com intuito de melhorar a associação dos achados à morbimortalidade materna.[40] Segundo essa classificação, o EPA é subdividido em:

- **Grau p1:** aderência macroscópica da placenta sem adelgaçamento da parede uterina. Placenta aderida "não invasiva" com cortes histológicos mostrando perda da camada decidual entre as vilosidades e o miométrio.
- **Grau p2:** invasão do miométrio com adelgaçamento da parede uterina sob a placenta com pelo menos 25% de preservação da espessura do miométrio.
- **Grau p3A:** invasão do miométrio e adelgaçamento da parede uterina sob a placenta com menos de 25% de preservação da espessura do miométrio. A serosa está intacta.
- **Grau p3D:** invasão miometrial profunda com disrupção da serosa uterina ("D" refere-se a *deep invasion*).

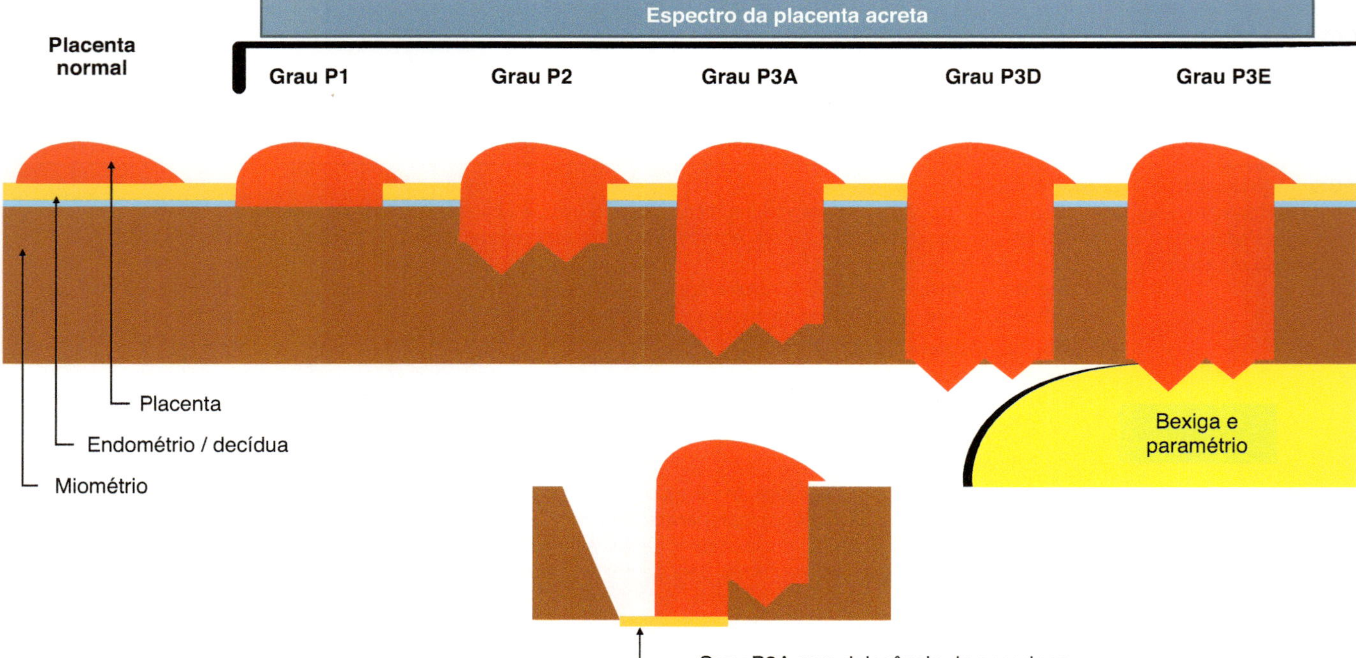

Figura 20.3 Classificação anatomopatológica modificada por Hecht. (Reproduzida de Hecht et al., 2020.[40])

- **Grau p3E:** invasão miometrial profunda com acometimento de estruturas extrauterinas ("E" refere-se a *extrauterine invasion*).

Observação: não há categorias 3B ou 3C.

A classificação de Hecht avançou no sentido de melhorar a associação anatomopatológica às complicações maternas, mas ainda manteve a limitação por não ser capaz de apoiar a equipe assistencial no momento da abordagem do EPA.[42]

De maneira parecida, apesar da melhora determinada pela classificação da FIGO, ao inserir critérios clínicos, esta ainda não se mostrou suficiente para demonstrar a associação adequada ao desfecho clínico materno. Além disso, apresenta outra limitação: como o espaço subperitoneal não é frequentemente explorado, algumas áreas importantes para definição da gravidade do quadro não são levadas em conta.[23,43,44]

Nesse sentido, em 2022, considerando a necessidade de apresentar uma classificação que correlacionasse o EPA à gravidade, ao prognóstico e à dificuldade técnica da abordagem, Palacios-Jaraquemada e cols. propuseram uma nova classificação topográfica baseada nos achados intraoperatórios (estadiamento cirúrgico).[43,44] A classificação topográfica, assim, busca definir qual parede uterina está afetada (anterior, lateral ou posterior), a presença de lesões acima do nível de reflexão peritoneal (lesões altas) ou abaixo desse nível (lesões baixas ou "subperitoneais") e a natureza da lesão (presença ou não de neovascularização, fibrose, plano de dissecção entre o útero e órgãos vizinhos).

Nesse estadiamento, o EPA pode ser assim classificado:[43,44]

- **Tipo 0:** deiscência uterina. Sem "invasão" de órgãos vizinhos.
- **Tipo 1:** envolve "invasão" vesical em sua porção posterior-superior.
- **Tipo 2:** envolve "invasão" parametrial. Subdivide-se em:
  - **Tipo 2U (*Upper part*):** envolvimento de área parametrial superior.
  - **Tipo 2L (*Lower part*):** envolvimento de área parametrial inferior.
- **Tipo 3:** envolve "invasão" vesical em sua porção posterior-inferior.
- **Tipo 4:** envolve "invasão" vesical posteroinferior associada à fibrose.
- **Tipo 5:** envolve "invasão" uterina posterior. Subdivide-se em:
  - **Tipo 5U (*Upper part*):** envolvimento uterino posterossuperior.
  - **Tipo 5L (*Lower part*):** envolvimento uterino posteroinferior.

A Figura 20.4 ilustra a classificação topográfica obtida durante o estadiamento cirúrgico.

Portanto, o principal objetivo da classificação topográfica intraoperatória é utilizar o tratamento mais adequado para o EPA de acordo com os achados cirúrgicos objetivos.[43,44]

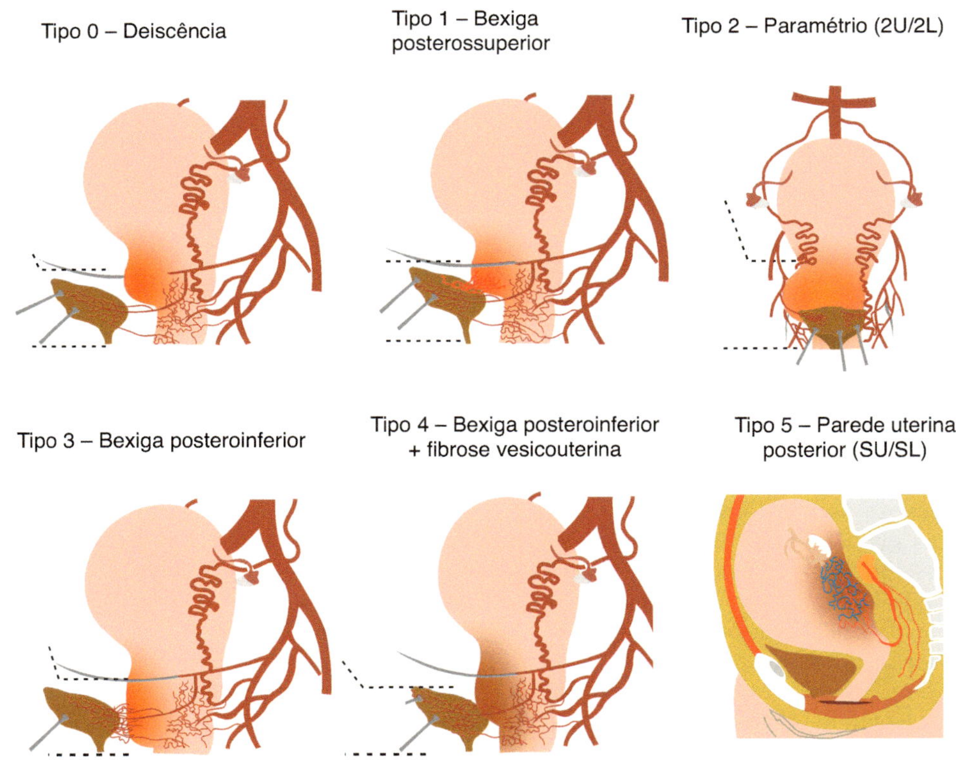

Figura 20.4 Tipos do espectro da placenta acreta de acordo com o estadiamento intraoperatório. (Reproduzida de Nieto-Calvache, 2023.[44])

Fisiopatologia

As bases fisiopatológicas do EPA foram inicialmente cogitadas por Irving e Hertig, em 1937. Segundo esses autores, a dificuldade na dequitação placentária seria explicada pela aderência direta da placenta ao miométrio, sem interposição parcial ou completa da decídua basal.[18] Em 1966, Luke e cols. introduziram o conceito de "placenta invasiva" e descreveram pela primeira vez a classificação histopatológica de EPA com base na profundidade da penetração vilosa nas camadas da parede uterina (acreta, increta, percreta).[26] Essas hipóteses foram adotadas pela comunidade científica sem contraditório por quase um século, apesar de baseadas principalmente na análise histopatológica de espécimes cirúrgicos amplamente manipulados e de não terem levado em consideração os aspectos anatômicos pré e intraoperatórios.

Em 2008, Tantbirojn e cols. estudaram 49 casos de histerectomia periparto, 38 deles diagnosticados como EPA.[45] Após análise histopatológica e imuno-histoquímica comparativa dos papéis da decídua basal e do trofoblasto extraviloso nesses casos, os autores propuseram que mesmo os casos de placenta increta e percreta não seriam causados por invasão aprofundada do trofoblasto para o interior da cavidade miometrial, mas sim pela provável deiscência ocasionada por cicatrizes cirúrgicas anteriores. A presença dessas cicatrizes cirúrgicas explicaria não apenas a falta de decídua basal no local do EPA, mas também o acesso trofoblástico às camadas mais profundas do miométrio e serosa. Em 2013, Sholapurkar utilizou dois casos clínicos para reforçar os achados de Tantbirojn.[46] Em sua opinião, a maior incidência de casos de EPA no segmento uterino anterior após cesarianas prévias poderia ser explicada pela distensão acentuada de uma área miometrial com cicatrização deficiente, onde houve implantação do produto gestacional. Ambos os estudos foram precursores da atual tendência de se desvincular a fisiopatologia do EPA do potencial trofoblástico de "invasão anormal", similar aos quadros neoplásicos malignos, fortalecendo a teoria do papel preponderante da implantação em áreas de decídua e miométrio anormais.

Concomitantemente aos estudos supracitados e ao aumento da prevalência das desordens do EPA na primeira década deste século, observou-se importante aumento na incidência de casos de GCC e nas publicações a respeito dessa intercorrência obstétrica. Apesar de a associação entre placenta acreta e cicatriz de cesariana prévia já ter sido descrita em relato de caso por Sedlis e cols. desde 1957,[47] as primeiras publicações a cogitar a existência de uma associação evolutiva entre GCC e EPA foram lançadas aproximadamente 50 anos depois.[48]

Em 2012, Sinha e Mishra propuseram que a GCC e o EPA não deveriam ser tratados como entidades patológicas distintas, mas como um quadro evolutivo da mesma condição.[49] Essa associação foi fortalecida histopatologicamente por Timor-Tritsch e cols., em 2014.[50] Nesse estudo, dois patologistas experientes analisaram de forma cega espécimes cirúrgicos de GCC e de casos precoces de EPA, concluindo que ambas as condições apresentavam características histopatológicas idênticas com alto grau de correlação interobservador (*kappa* = 0,93). No mesmo ano, o grupo publicou uma série de 10 casos de GCC diagnosticados antes de 10 semanas gestacionais e seguidos por meio de USG a intervalos de 2 a 4 semanas.[51] Já no segundo trimestre gestacional, todos os casos apresentaram sinais ecográficos de EPA, todas as gestantes evoluíram com necessidade de histerectomia no momento da cesariana e todos os casos receberam diagnóstico histopatológico de placenta percreta.

No entanto, estudos posteriores demonstraram que a associação entre GCC e EPA não está presente em todos os casos e, mesmo quando ocorre, seu grau de gravidade e associação a eventos adversos é variável.[52-54] A história natural da GCC foi mais bem esclarecida em 2018, após a publicação de uma revisão sistemática e metanálise de casos conduzida de maneira expectante.[53] Entre seus resultados estava que aproximadamente 75% dos casos as gestantes com GCC com atividade cardíaca embrionária/fetal evoluíram com diagnóstico cirúrgico ou patológico de EPA, sendo dois terços deles classificados como placenta percreta.

A análise dos estudos apresentados e a experiência cirúrgica, radiográfica e histopatológica de 25 anos na condução de centenas de casos de EPA levaram Einerson e cols. a publicarem artigo científico em que enumeraram as várias razões para sua conclusão de que seria incorreta a hipótese secular de que o EPA ocorreria devido à invasão trofoblástica destrutiva.[54] Segundo esses autores, os eventos adversos associados ao EPA decorrem de: (1) região miometrial com decídua anormal secundária a cicatrizes cirúrgicas prévias; (2) implantação anormal sobre ou dentro desse nicho cicatricial; (3) deiscência uterina provocada pelo crescimento do saco gestacional; (4) hipervascularização pélvica; ou (5) aderências a órgãos adjacentes em consequência de cirurgias uterinas prévias.

Em 2023, o mesmo grupo publicou estudo descritivo, prospectivo, que incluiu 34 gestantes consecutivas com diagnóstico de EPA e submetidas à histerectomia, cujos espécimes cirúrgicos foram analisados por meio de USG pós-operatória e por estudo anatomopatológico.[55] Quatro observações foram consistentes em todos os casos analisados: (1) mesmo no ponto de máxima protrusão placentária, a superfície uterina era sempre lisa e recoberta por serosa ou tecido cicatricial, a não ser que a manipulação cirúrgica a lesionasse; (2) todo caso de EPA avançado (increta [FIGO 2] e percreta [FIGO 3]) demonstrava abaulamento placentário na região segmentar inferior correspondente à região de histerotomia prévia; (3) não se observou nenhum caso de extensão placentária além da serosa ou cápsula cicatricial, mesmo nos casos em que havia aderências firmes entre o útero e a bexiga; e (4) sempre que se identificou tecido placentário além da serosa, o aspecto ecográfico irregular e frondoso foi secundário à manipulação cirúrgica e não estava presente antes do nascimento do neonato. Todas essas observações reforçam que o EPA provavelmente é mediado pelo progressivo afilamento e remodelamento miometrial secundário à implantação anormal, na quase totalidade das vezes em região de cicatrizes de cesarianas anteriores, e que o percretismo "invasivo" é improvável.

Em 2022, Jauniaux e cols. conduziram revisão sistemática de relatos de caso e coorte prospectiva de 101 casos de gestantes com cesariana prévia e PIB/PP com intuito de investigar a existência de casos de percretismo invasivo.[56] Embora dois cirurgiões tenham opinado que 43,5% e 53,5% dos achados intraoperatórios correspondiam a casos de placenta percreta, com moderado grau de concordância interobservadores, a análise microscópica dos espécimes não evidenciou nenhum caso real de percretismo. Além disso, quase um terço dos casos sem qualquer evidência de aderência anormal da placenta à tentativa de dequitação pós-operatória, e sem sinais histopatológicos de EPA, recebeu a classificação de percretismo por ambos os cirurgiões. Os achados desse estudo reforçam a hipótese de que as desordens do EPA não decorrem de placentação invasiva, mas de remodelamento do miométrio previamente danificado e que não há evidências histopatológicas ou de literatura que indiquem que haja penetração de tecido trofoblástico além da serosa uterina.

Conforme posteriormente demonstrado por Einerson e cols.,[55] a manipulação cirúrgica dos planos firmemente aderidos por aderências decorrentes de procedimentos operatórios prévios causa as lesões da superfície uterina com exposição de tecido placentário. Essas, aos olhos do cirurgião, e principalmente do patologista, que na maioria das vezes não têm acesso às informações relacionadas com o aspecto uterino antes do nascimento do neonato, podem influenciar o diagnóstico incorreto de percretismo invasivo.

Do ponto de vista histopatológico, estudo de 2022, publicado por Jauniaux e cols., analisou 40 espécimes cirúrgicos de casos com diagnóstico pré-natal de EPA e sete peças de histerectomia com placenta normoimplantada como controles.[57] A análise histopatológica comparativa demonstrou que em 53,8% das amostras, nos casos de EPA, havia vilosidades implantadas profundamente, mas apenas 10,6% além da metade da espessura miometrial, e nenhum atingindo a serosa uterina. Deposição fibrinoide densa – entre 0,5 e 2mm de espessura – foi encontrada na interface uteroplacentária em aproximadamente 75% dos casos. Adicionalmente, nos espécimes do grupo de controle, foram observadas descontinuidade da placa basal e estrias de Nitabuch com o evoluir da gestação, além da ausência de deposição fibrinoide em todos os casos. Esses achados demonstram a fragilidade da hipótese que infere que a adesão direta das vilosidades ao miométrio, sem interposição da decídua basal, seria a causa da aderência anormal da placenta nos casos de EPA. A presença de tecido fibrinoide entre as vilosidades e o miométrio, independentemente da profundidade da penetração trofoblástica e motivada por procedimentos cirúrgicos prévios, provavelmente justifica essa remodelação, com perda do sítio de dequitação fisiológica que ocorre nas desordens do EPA.

Finalmente, com relação à hipervascularização habitualmente presente nos casos mais graves do EPA, Jauniaux e cols. realizaram estudo de caso-controle para entender melhor o desenvolvimento da circulação uteroplacentária nos casos de GCC diagnosticados até 10 semanas gestacionais.[58] Foram realizadas USG obstétricas no primeiro e segundo trimestres gestacionais de 27 casos de GCC e de 27 controles com placentas anteriores e persistentes na segunda avaliação, sendo observados índices de vascularização ao Doppler colorido significativamente aumentados nos casos de GCC, em comparação com os de placentação normal, além de menor espessura miometrial residual (< 2mm em 55,6% dos casos de GCC). Aproximadamente 56% dos casos de GCC conduzidos de maneira expectante (18/27) tiveram diagnóstico de EPA. Em oito dos dez casos de EPA, a USG de segundo trimestre demonstrou hipervascularização subplacentária e, em seis delas, lacunas placentárias.

Os autores concluíram que as diferenças encontradas nas circulações uteroplacentárias e intervilosas entre casos de GCC e controles são decorrentes da perda da estrutura miometrial normal nos primeiros casos e da maior proximidade das vilosidades com artérias de maior diâmetro presentes na superfície externa uterina. Reforçam ainda que o fator mais relacionado com essas alterações vasculares, o desenvolvimento de EPA e o risco de ruptura uterina parece ser a menor espessura miometrial residual no início da gestação. A relação entre espessura miometrial residual reduzida e aumento das taxas de efeitos adversos, propiciando melhor definição entre casos de GCC com melhor e pior prognóstico, também é apoiada por outros autores.[59,60]

Morbidade e mortalidade associadas ao espectro da placenta acreta

A morbimortalidade associada ao EPA é elevada e está relacionada com os quadros hemorrágicos secundários. Estima-se que grande parte das gestantes/puérperas irá necessitar de transfusão maciça e/ou histerectomia. Nos casos graves, as perdas sanguíneas podem rapidamente ultrapassar os 6 litros.[61] O controle imediato do sangramento é a principal estratégia para evitar o choque hipovolêmico e, eventualmente, o óbito materno.[62] O EPA pode determinar complicações nos diversos momentos do ciclo gravídico-puerperal, desde as fases iniciais da gravidez até as finais ou pós-parto.[63]

As complicações são menos frequentes nas fases iniciais da gravidez e costumam estar relacionadas com quadros de hemorragia após interrupção da gravidez ou mesmo por retenção de produtos de concepção após abortamentos, que podem determinar sangramentos de difícil controle – imediatamente ou algumas semanas após o procedimento. Eventualmente, nos casos de gestação em cicatriz de cesariana, pode ocorrer ruptura uterina espontânea em fases mais "precoces" da gravidez. Contudo, a ruptura uterina por EPA, quando ocorre, é mais frequente no terceiro trimestre de gravidez.[63]

As complicações nas fases finais da gravidez ou no puerpério são as mais comuns, principalmente no momento do parto. Podem ocorrer hemorragias intraparto e pós-parto de difícil controle, especialmente quando se tenta remover a placenta após o nascimento. Esses quadros hemorrágicos podem rapidamente causar choque hipovolêmico associado a coagulopatia e conduzir ao óbito materno.[63]

Estima-se uma taxa de mortalidade materna (MM) em torno de 7%, ou seja, aproximadamente 1 em cada 10 gestantes com EPA evoluirá para o óbito se não for tratada de maneira adequada. As taxas de MM são ainda maiores (podendo chegar a 30%) quando se avaliam os grupos de gestantes/puérperas com o diagnóstico inesperado no período intraparto e/ou quando a abordagem é realizada em serviços sem profissionais treinados ou estrutura adequada para tal.[64]

Vários estudos que analisam a morbimortalidade por EPA, inclusive na América Latina, identificaram fatores que podem contribuir para a gravidade do caso e eventualmente para o óbito materno nos casos de EPA. O Quadro 20.5 apresenta os fatores contribuintes comumente encontrados para a MM por EPA.[63-68]

Estudos já evidenciaram que o atendimento do EPA em centros especializados está associado à redução da necessidade de transfusões, do número de reoperações e da morbimortalidade para essas mulheres. Esses serviços apresentam grupos multidisciplinares de abordagem com treinamento específico para abordagem do quadro e com fluxos assistenciais e transfusionais bem estabelecidos e qualificados.[69] Infelizmente, ainda são escassos na América Latina e até mesmo no Brasil.

Cabe ressaltar que parcela expressiva das mulheres com diagnóstico de EPA também experimentará morbidades relacionadas com seu tratamento. A frequência elevada de transfusão determinará aumento da ocorrência de reações transfusionais (como reações hemolíticas ou febris) e aloimunização materna. A abordagem cirúrgica complexa que pode envolver os casos de EPA ou mesmo complicações decorrentes da embolização, quando utilizada, aumentam o risco de lesões de órgãos vizinhos. Assim, poderão ocorrer lesões do trato urinário e fístulas.[63,65,70,71]

Por fim, as gestantes ou puérperas que sobrevivem aos quadros hemorrágicos graves podem experimentar trauma emocional relevante com sinais de estresse pós-traumático e disfunções sexuais. Como a histerectomia ainda é o tratamento mais frequentemente adotado nos casos de EPA, sua realização impacta irreversivelmente o futuro reprodutivo da mulher e determina impacto emocional adicional para o casal.[72,73]

Assim, estratégias devem ser direcionadas para redução da MM por EPA. Deve-se destacar, contudo, que os cuidados para redução da MM têm início nas fases precoces do pré-natal. A equipe multidisciplinar que atende a gestante na unidade de saúde deve ter conhecimentos básicos sobre EPA, estar treinada para realizar o rastreamento ativo e identificar fatores de risco para EPA. Deve estar apta a reconhecer fatores de risco que deixam a gestante ainda mais vulnerável a complicações, como os quadros de anemia, as infecções urinárias e os quadros hipertensivos. Além disso, é na atenção primária à saúde que serão tomadas as decisões de encaminhamento ou não uma gestante de risco para centro de referência no tratamento do EPA.

Nesse cenário, surgiu no Brasil uma rede de estudo sobre o EPA, a Rede Brasileira de Acretismo Placentário (REBRAC), composta por profissionais de saúde das diversas regiões com o objetivo principal de contribuir para a redução da morbimortalidade materna por EPA no país. A REBRAC tem dedicado esforços para discutir o tema e estimular a formação de centros de referência nas diversas regiões do país.

Rastreamento e diagnóstico

O diagnóstico pré-natal do EPA é essencial para promover o acesso dessas gestantes a centros terciários, possibilitando a abordagem multidisciplinar e o planejamento prévio da melhor conduta a ser realizada e reduzindo sua morbidade e mortalidade.[74,75] Entretanto, apenas metade dos casos de EPA é diagnosticada no período antenatal, impossibilitando ações essenciais para abordagem adequada da gestante.[74]

Rastreamento

A identificação de fatores de risco clínicos, associada à realização de estudo ultrassonográfico nas gestações de risco (para identificação do sítio de implantação placentária), tem sido proposta como padrão ouro para rastreamento do EPA durante o pré-natal.[62,74,76] O rastreamento deve ser realizado na assistência pré-natal de qualquer complexidade, em especial na Atenção Primária à Saúde. Se durante o rastreamento ultrassonográfico for identificada PP, PIB ou placenta inserida na parede uterina anterior (no segmento) em gestante com cesariana anterior ou com qualquer outro sinal de EPA, ela deverá ser encaminhada para serviço especializado no diagnóstico e tratamento de EPA.[74,77]

Estudo publicado em 2021 recomendou a triagem antenatal de rotina com base no achado ecográfico de PP no segundo trimestre, entre 18 e 24 semanas de idade gestacional, para gestantes com cirurgia uterina prévia, associada à reavaliação ecográfica nos casos de PIB/PP

Quadro 20.5 Fatores que contribuem para a mortalidade materna relacionados com o espectro da placenta acreta (EPA)

- Desconhecimento da doença e sua relação com cesarianas
- Falta de reconhecimento dos fatores de risco do EPA (rastreamento clínico)
- Falha no diagnóstico pré-natal (avaliação placentária ausente ou inadequada à ultrassonografia)
- Falha no encaminhamento das gestantes com EPA para centros de complexidade maior
- Falta de centros de referência para diagnóstico e tratamento do EPA
- Falta de capacitação dos profissionais no diagnóstico e tratamento do EPA
- Falta de equipes organizadas e sistematizadas nos cuidados do EPA
- Falta de rede de cuidado para as gestantes com EPA
- Falta de fluxos transfusionais nas instituições e na rede de saúde
- Localização do EPA (casos que acometem o segmento uterino inferior, paramétrios, cérvice e parede posterior da bexiga tendem a ser mais graves)

Fonte: adaptado de Fitzpatrick, 2014.[61]

entre 32 e 34 semanas. Essa medida, de boa acurácia e custo-efetiva, tem o potencial de reduzir a morbimortalidade materna associada ao EPA.[4] A estratégia Zero Morte Materna por Hemorragia sinaliza a necessidade, também, de atenção às placentas inseridas na parede anterior – nesses casos, o ultrassonografista deverá indicar se a placenta se encontra implantada ou não no segmento uterino (local da cicatriz de cesariana).[62] Em caso de dúvida quanto à posição da placenta no segmento anterior ou quando ela não é informada, deve ser analisada a necessidade de avaliação especializada para identificação do risco real para EPA.

Como a gestação em cicatriz de cesariana pode ser uma precursora do EPA, achados ecográficos presentes ainda no primeiro trimestre da gestação, inicialmente entre 6 e 9 semanas, em gestantes com cesariana anterior permitem identificar a implantação do saco gestacional nos segmentos anterior e inferior do útero, sobre a cicatriz de histerotomia prévia ou dentro do nicho da cicatriz.[78,79]

Cabe atentar, nesses casos, para o conceito do "triângulo de alto risco para EPA", que tem como limites a linha endometrial, a cicatriz da cesariana e uma linha que divide o útero, perpendicular a seu eixo longitudinal, em duas porções: superior (em direção ao fundo) e inferior (em direção ao colo).[80] A implantação da gravidez dentro do nicho de uma cesariana anterior, a posição do saco gestacional abaixo da linha média perpendicular ao eixo longitudinal do útero e acima de uma linha média paralela ao eixo longitudinal definem a área denominada triângulo de alto risco para EPA (Figura 20.5).

Entre 11 e 14 semanas, alguns dos marcadores ultrassonográficos podem ser identificados em gestantes com cesariana anterior e PIB, apresentando boa acurácia no diagnóstico do EPA.[77] Em 2018, revisão sistemática concluiu que pelo menos em 91% dos casos os sinais ecográficos de EPA puderam ser identificados ainda no primeiro trimestre, apesar de o profissional precisar estar habituado a esses achados.[80]

Panaiatova e cols. aplicaram um protocolo de rastreamento do EPA com avaliação ultrassonográfica rotineira entre 11 e 13 semanas de gravidez (primeiro trimestre). Entre as 22.604 gestações avaliadas em seu estudo, 1.298 (6%) foram consideradas de alto risco para EPA em razão da associação de placenta de inserção baixa a histórico de cirurgia uterina prévia e foram encaminhadas para serviços especializados em EPA. Nesse serviço, essas mulheres foram reavaliadas entre 12 e 16 semanas, 20 e 24 semanas e 28 e 34 semanas para confirmação do diagnóstico de EPA. Entre as mulheres referenciadas (1.298), 42 não compareceram às avaliações especializadas e em apenas 14 foi mantida a suspeita de EPA. Entre os 14 casos suspeitos no serviço especializado, 13 tiveram o diagnóstico de EPA confirmado no parto.[78]

Diagnóstico

Método de escolha para rastreamento e diagnóstico do EPA, a USG é barata e acessível, e sua acurácia supera os 95% quando realizada em centros de referência por profissional com experiência no diagnóstico do EPA. Quando a experiência é limitada, as taxas caem para 50%.[75] Desse modo, o Royal College of Obstetricians and Gynaecologists[81] recomenda o encaminhamento das gestantes com qualquer achado ultrassonográfico sugestivo de EPA para avaliação imaginológica em centros especializados.[82]

O exame ultrassonográfico pode ser realizado pelas vias transabdominal e transvaginal, evitando-se pressão excessiva sobre os transdutores; a gestante deve estar com repleção vesical entre 300 e 500mL, e deve ser utilizado o método bidimensional em escala de cinzas, associado ou não ao Doppler colorido, bem como, quando disponível, a USG tridimensional associada ao Power Doppler.[77]

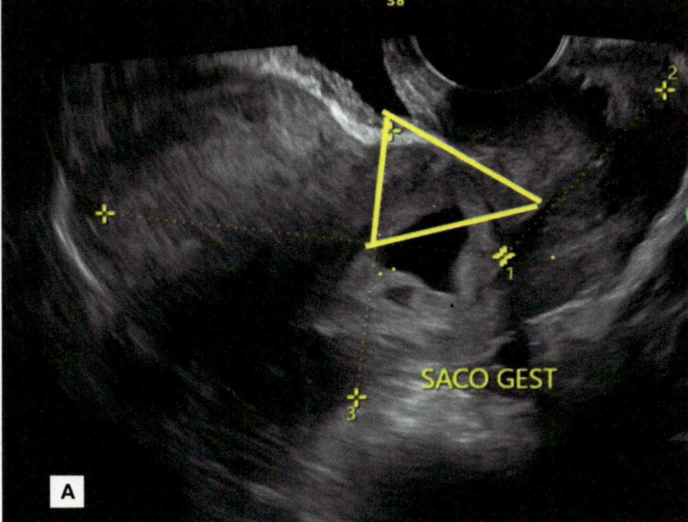

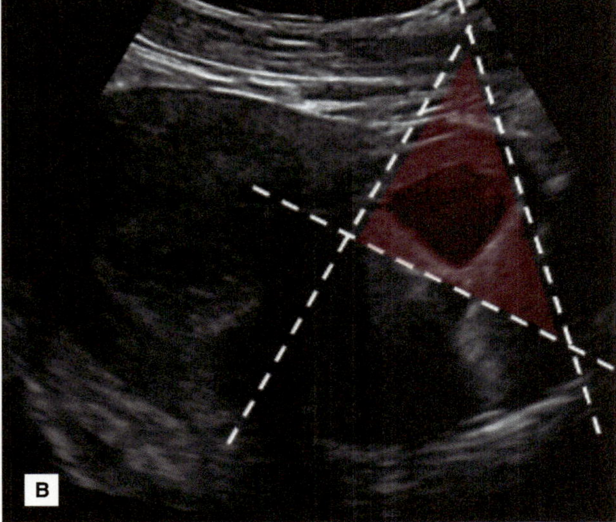

Figura 20.5 Gestações em cicatriz de cesariana. **A** Imagem obtida via transvaginal apresenta metade do saco gestacional entre a linha da cavidade uterina e a linha serosa, com boa espessura miometrial residual. Seria uma GCC *on the scar* (tipo 1 – representado em amarelo o triângulo de alto risco para EPA). **B** Imagem obtida via transabdominal revela um tipo de pior prognóstico, *in the niche* (tipo 2), com espessura miometrial residual ausente. (Reproduzida de Cali, 2017.[79])

Quadro 20.6 Descritores ultrassonográficos propostos para diagnóstico da placenta anormalmente invasiva/espectro da placenta acreta

Ultrassonografia 2D – Escala de cinzas	Perda da zona hipoecogênica retroplacentária – perda ou irregularidade do plano hipoecoico localizado entre a placenta e o miométrio (*clear zone*) Interrupção da parede vesical – interrupção parcial ou completa ou irregularidades da parede vesical Espessura miometrial retroplacentária diminuída (< 1mm) ou indetectável Abaulamento placentário – tecido placentário distorcendo o contorno uterino, resultando em protuberância Lacunas placentárias – presença de numerosas (3 ou +) lacunas, algumas grandes e irregulares, sempre contendo fluxo turbulento (de alta velocidade) visível na imagem em escala de cinzas Massa exofítica atingindo a serosa uterina – tecido placentário ultrapassando a serosa uterina, geralmente visto dentro da bexiga
Doppler colorido 2D	Hipervascularização uterovesical – quantidade impressionante de sinal de Doppler colorido visto entre o miométrio e a parede vesical posterior, correspondendo a numerosos vasos tortuosos nessa região Hipervascularização subplacentária – quantidade impressionante de sinal de Doppler colorido visto no leito placentário, correspondendo a numerosos vasos tortuosos nessa região Vasos comunicantes entre placenta e bexiga ("em ponte") – vasos que se estendem da placenta, através do miométrio, ultrapassando a serosa uterina em direção à bexiga, sempre perpendicular ao miométrio Vasos placentários nutridores das lacunas – vasos de alta velocidade (> 10cm/s) – conduzindo fluxo sanguíneo do miométrio para as lacunas placentárias e causando turbulência na entrada
Ultrassonografia 3D Power Doppler	Hipervascularização intraplacentária ao Power Doppler 3D – complexo arranjo irregular de numerosos vasos placentários, exibindo cursos tortuosos e calibres variados

Fonte: adaptado de Collins *et al.*, 2016; Shainker *et al.*, 2021.[83,84]

Com intuito de reduzir a subjetividade do diagnóstico ultrassonográfico, o Grupo de Trabalho Europeu em Placenta Anormalmente Invasiva (EW-AIP na sigla em inglês), atualmente Sociedade Internacional para o Espectro do Acretismo Placentário (IS-PAS) propôs, em 2016, os descritores ultrassonográficos padronizados para o diagnóstico da placenta anormalmente invasiva (Quadro 20.6).[83]

A Figura 20.6 ilustra alguns sinais ultrassonográficos – em USG bidimensional – em escalas de cinza, sugestivos do EPA.

Além dos descritores ecográficos mencionados, a presença de vascularização anormal ao Doppler colorido tem isoladamente melhor acurácia para diagnóstico do EPA, em particular a hipervascularização da interface uterovesical (Figura 20.7).[77]

O EPA é uma doença progressiva, e novos sinais ultrassonográficos podem aparecer com a evolução da gestação.[85] Em 2023 foi publicado o consenso de especialistas por procedimento Delphi modificado, que avaliou os sinais ecográficos associados ao diagnóstico do EPA.[86] Os participantes chegaram ao consenso de que sete sinais ecográficos devem ser utilizados para avaliação de rotina em gestações com alto risco de EPA: perda da área hipoecoica sob o leito placentário, interrupção da parede vesical, abaulamento placentário, baixa espessura miometrial, presença de lacunas placentárias, hipervascularização da interface uterovesical e vasos comunicantes ou "em ponte"[86].

A definição da área de comprometimento da parede miometrial e de sua topografia, se acima ou abaixo do trígono vesical e na região central ou na borda lateral e parametrial da bexiga, é importante por auxiliar a decisão quanto ao tipo de abordagem e identificar casos com risco aumentado de complicações.[75,87]

As áreas de implantação anormal mais baixas e laterais exigem procedimentos cirúrgicos mais complexos, que deverão ser realizados em regiões de difícil acesso cirúrgico e controle hemostático, aumentando o risco de lesão ureteral.[75,87]

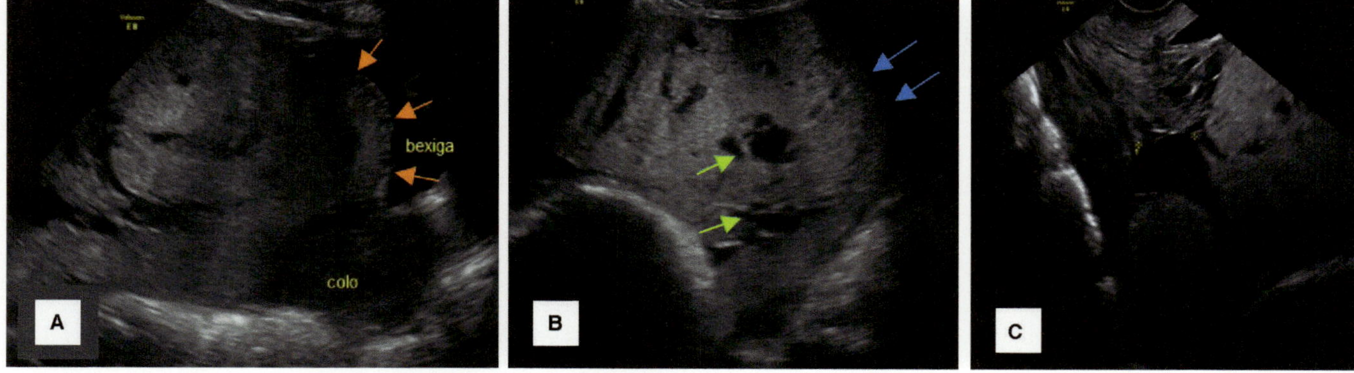

Figura 20.6 Achados ultrassonográficos – ultrassonografia bidimensional em escala de cinzas. **A** Corte sagital do segmento uterino e interface uterovesical, evidenciando perda da área hipoecoica sob o leito placentário, interrupção da parede vesical e abaulamento placentário (*setas laranjas*). **B** Afilamento do miométrio (*setas azuis*) e lacunas placentárias (*setas verdes*). **C** Corte sagital do colo e parte do segmento uterino, evidenciando mensuração da distância da borda placentária até o orifício interno do colo.

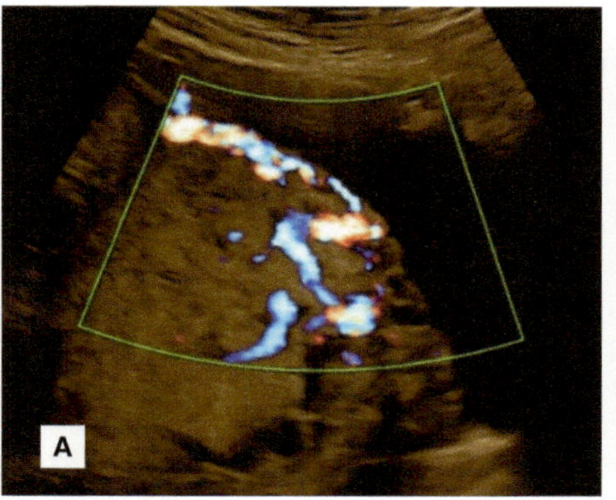

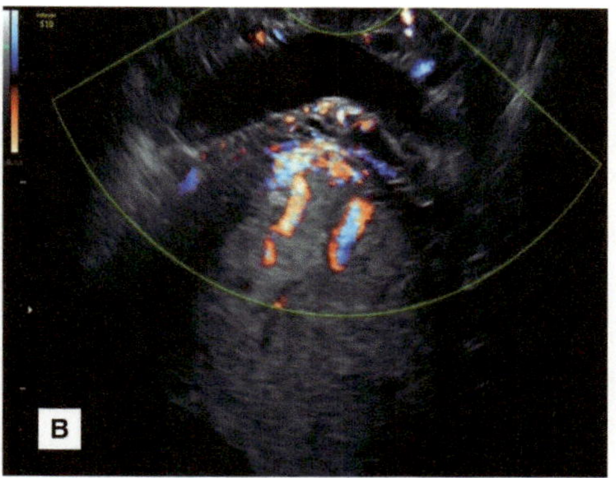

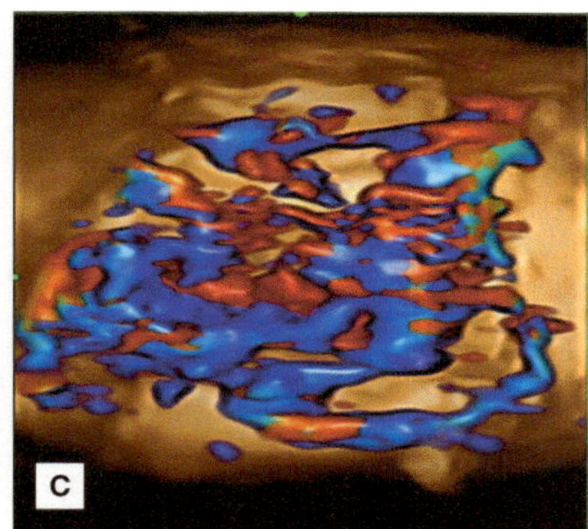

Figura 20.7 Achados ao Doppler colorido de vascularização anormal no EPA. **A** Ultrassonografia bidimensional em escala de cinzas, modo sépia, associada ao Doppler colorido, corte sagital do segmento uterino e interface uterovesical, evidenciando marcadores do EPA: abaulamento placentário, perda da área hipoecoica sob o leito placentário, interrupção vesical, hipervascularização da interface uterovesical e subplacentária e lacunas placentárias. **B** Corte transversal da interface uterovesical, evidenciando marcadores do EPA: hipervascularização da interface uterovesical, vasos comunicantes ("em ponte"). **C** Imagem tridimensional associada ao Doppler colorido, renderizada da interface uterovesical, evidenciando marcadores do EPA: hipervascularização intraplacentária.

Recentemente foi sugerida a inclusão da avaliação endovaginal no terceiro trimestre próximo ao parto nos protocolos para avaliação pré-operatória de cesarianas complexas nos casos de EPA. Essa avaliação permite identificar sinais ultrassonográficos placentários do EPA e alterações da estrutura do colo uterino, além de aferir a distância da borda da placenta até o orifício interno do colo. A presença de lacunas placentárias, a espessura do miométrio na parte distal do segmento uterino menor que 1mm, o aumento da vascularização cervical e as mudanças da estrutura da cérvice uterina foram associados ao aumento de chance de histerectomia. Essa avaliação endovaginal tem demonstrado seu valor na predição do resultado cirúrgico.[87,88]

A ressonância magnética (RM) não é método essencial para o diagnóstico do EPA e não deve ser utilizada como método primário na avaliação inicial dessa condição. A RM exerce papel complementar importante, contribuindo especialmente nos casos em que há suspeita de acometimento miometrial próximo ao paramétrio e na avaliação de áreas de difícil acesso à USG, como em casos de placenta posterior. Contudo, também exige capacitação. A RM também pode ser útil para planejamento cirúrgico de alguns casos com EPA. Deve-se pontuar a contraindicação relativa ao uso do contraste à base de gadolínio.[76] Revisão sistemática e metanálise recente corroborou estudos anteriores, concluindo que o valor diagnóstico da USG e da RM para detecção do EPA seria similar.[89]

Centro de referência especializado

Os Centros de Referência (CR) especializados no diagnóstico e tratamento de EPA são serviços de saúde integrados à rede de cuidado e formados por equipes multidisciplinares altamente qualificadas na abordagem do EPA, atuando de forma coordenada com fluxos de trabalho organizados e em estrutura hospitalar de alta complexidade. Tanto o diagnóstico como o tratamento do EPA tendem a apresentar melhores resultados nesses centros.[70,90,91] Assim, recomenda-se que todas as gestantes com suspeita de EPA sejam encaminhadas para um CR para confirmação diagnóstica e tratamento adequados.[70,90,91] No Brasil, os CR-EPA ainda são escassos, considerando as dimensões continentais do país, e tendem a se concentrar nas regiões Sudeste e Sul. O Quadro 20.7 apresenta algumas especificidades de um CR-EPA ideal.

Cuidados com a gestante com suspeita de espectro da placenta acreta

O pré-natal adequado, o referenciamento da gestante para centro especializado de diagnóstico/tratamento e o planejamento do parto com tratamento eletivo são fundamentais para redução da morbimortalidade por EPA.[62,69] A Atenção Primária à Saúde tem papel fundamental nesse sentido, pois é nesse nível de cuidado que será realizada a triagem clínica inicial (identificando fatores de risco para EPA) e solicitada a USG que avaliará a inserção placentária. Nos casos suspeitos de PIB/PP ou de placenta com inserção na parede anterior do útero em mulher com cirurgia uterina, a Atenção Primária deverá solicitar o encaminhamento da gestante para CR capaz de diagnosticar e abordar esses casos.

Quadro 20.7 Critérios para um Centro de Referência em espectro da placenta acreta

Equipe multidisciplinar disponível com habilidades avançadas
Obstetra/especialista em medicina materno-fetal, ultrassonografista, cirurgiões pélvicos (oncoginecologia ou uroginecologia), anestesista, urologista, cirurgião do trauma, hemodinamicista, neonatologista, hematologista, intensivistas e equipe de enfermagem experiente
Unidades de terapia intensiva
• UTI adulto 24h/dia • UTI neonatal 24h/dia
Serviço de hemoterapia robusto
• Protocolo de transfusão maciça (com possibilidade de ativação) • Presença de dispositivos de *Cell Saver* • Experiência no uso de hemocomponentes, hemoderivados e outros insumos

Fonte: adaptado de Silver *et al.*, 2015.[69]

Os cuidados de pré-natal usuais e a adesão da gestante ao acompanhamento proposto pelos CR devem contar com o apoio da Atenção Primária à Saúde. É essencial um fluxo de encaminhamento para um CR bem estruturado, com hospital de apoio de complexidade capaz de atender um caso de EPA.[62,69]

Pré-natal

Além das ações habituais do pré-natal, alguns cuidados antenatais podem ser úteis para reduzir o impacto do EPA na saúde materna, como:[1,15,92]

- Investigar e tratar quadros de anemia materna (veja o Capítulo 35) para que no momento do parto as perdas sanguíneas tenham menos impacto na saúde materna.
- Investigar sinais/sintomas de trabalho de parto pré-termo e a presença de sangramentos de modo sistemático. Perguntar sobre contrações uterinas, sangramentos ou ruptura de membranas nas consultas para avaliação do risco de parto emergencial.
- Orientar a gestante sobre o quadro obstétrico, esclarecendo dúvidas e discutindo o plano de cuidado de acordo com o nível de atenção à saúde.
- Investigar e tratar infecções urinárias, pois esses quadros favorecem o parto pré-termo e a sepse materna no ciclo gravídico-puerperal.
- Orientar sobre a redução de atividade física, evitando atividades vigorosas. Não há evidência contundente de que a suspensão da atividade sexual seja benéfica nos casos de EPA, mas alguns especialistas fazem essa recomendação nos casos com quadros associados à PP.
- Realizar exame obstétrico cuidadoso – evitar toque vaginal, se associado a PP, reservando-o para os casos necessários.
- Considerar a realização de teste de Coombs indireto nas gestantes com risco de EPA (mesmo nas grávidas Rh-positivo) para identificar a eventual presença de anticorpos eritrocitários irregulares, pois pode dificultar transfusões compatíveis.
- Realizar imunoglobulina anti-Rh(D) nas gestantes com Rh(D) negativo, se houver sangramento durante o pré-natal e após o parto (veja o Capítulo 29).
- Orientar que a doação de sangue autóloga não tende a ser útil e, portanto, não está recomendada rotineiramente.

Momento do parto

A idade gestacional ideal para realização do parto em gestante com EPA ainda é motivo de controvérsias.[83,93,94] No entanto, há consenso entre os especialistas de que a abordagem do EPA deve ser programada/eletiva com a participação de equipe multidisciplinar experiente e em centro especializado de tratamento. Também é consenso que se devem envidar esforços para evitar a abordagem emergencial do EPA, pois isso aumenta significativamente o risco de hemorragia e, por conseguinte, a morbimortalidade materna.[1,15,91,94]

Considerando esse cenário, a decisão sobre o melhor momento do parto baseia-se em grande parte na avaliação dos riscos fetais/neonatais de um parto pré-termo e dos riscos maternos relacionados com o quadro hemorrágico em um parto emergencial. O equilíbrio entre os riscos maternos e fetais é desafiador e explica as variadas opiniões dos especialistas no que se refere à idade gestacional ideal para o nascimento eletivo.[1,15,42,83,91,93,94]

Estudos têm demonstrado que as gestantes com EPA, especialmente quando associada à PP, estão mais propensas a apresentar sangramentos obstétricos relevantes e trabalho de parto antes do termo.[95-98] Além disso, as formas mais graves do EPA (placenta percreta/increta) tendem a ocorrer em idades gestacionais mais precoces do que as não invasivas (placenta acreta).[42,93]

Cabe ressaltar que muitos outros fatores podem interferir na decisão quanto ao momento do parto, como comprometimento importante da vitalidade fetal, descompensação de doença materna e/ou fetal, ruptura prematura pré-termo de membranas, trabalho de parto pré-termo, sangramento obstétrico relevante, estrutura hospitalar e necessidade de transferência, entre outros.

Estudo recente, que envolveu 11 CR, avaliou o protocolo que propõe o parto para gestantes com EPA entre 34 semanas e 35 semanas e 6 dias. Os autores identificaram que, entre os casos de EPA com diagnóstico antenatal analisados no estudo (n = 652), aproximadamente 39% (n = 252) nasceram dentro da janela de tempo proposta no protocolo (34s0d e 35s6d), mas em cerca de 45% (n = 290) os partos aconteceram antes de 34 semanas. No grupo de mulheres com partos antes de 34 semanas, 170 tiveram partos emergenciais – não agendados, 261 se associaram a quadros de PP e 152 eram quadros de percretismo placentário.[93] Esse estudo aponta para a necessidade de individualizar o momento da interrupção da gravidez de acordo com o caso, especialmente em relação à gravidade do EPA.

Apesar das controvérsias, a maioria dos especialistas e protocolos recomenda atualmente o parto entre 34 e 36 semanas de gestação.[83,93] O Quadro 20.8 apresenta as recomendações para interrupção da gravidez de acordo com as várias sociedades científicas para gestantes com suspeita de EPA e sem condições clínicas que exijam antecipação ou adiamento do nascimento.[1,15,91,94]

Nessa tomada de decisão também é importante considerar a qualificação da equipe multidisciplinar envolvida na assistência à gestante e a estrutura hospitalar onde ocorrerá o parto. Sabe-se que os partos realizados em centros especializados reduzem sobremaneira o risco de

Quadro 20.8 Protocolos para interrupção da gravidez

Sociedade científica	Recomendação da idade gestacional do parto
ACOG/SMFM[15]	Entre 34 semanas e 35 semanas e 6 dias
RCOG[1]	Entre 35 semanas e 36 semanas e 6 dias
SCOG[94]	Entre 34 e 36 semanas
FIGO[91]	Entre 34 e 37 semanas

ACOG/SMFM: American College of Obstetricians and Gynecologists/Society for Maternal-Fetal Medicine; FIGO: Federação Internacional de Ginecologia e Obstetrícia; RCOG: Royal College of Obstetricians and Gynaecologists; SCOG: Society of Obstetricians and Gynaecologists of Canada.

morbimortalidade materna. Assim, quando as condições para abordagem são desfavoráveis, deve ser considerada a decisão de postergar o parto.[1,15,93,94]

Tratamento

Diante do diagnóstico de EPA, a abordagem poderá ser expectante ou cirúrgica, conservadora ou não conservadora (Figura 20.8).

Tratamento expectante

Essa modalidade de tratamento consiste na decisão de deixar a placenta *in situ* após a extração fetal, sem tentar sua remoção. Espera-se que com essa conduta ocorra redução do fluxo de sangue uterino, parametrial e placentário, determinando necrose do tecido viloso e desprendimento placentário progressivo (ou reabsorção).[99-103]

O objetivo da conduta expectante é evitar a histerectomia e sua morbidade, assim como preservar a fertilidade. Por outro lado, a conduta apresenta riscos em razão das consideráveis taxas de hemorragia e sepse. A internação costuma ser prolongada, assim como o seguimento, sendo necessário contar com uma estrutura especializada e acesso facilitado da mulher ao ambiente hospitalar.[34,92,99-102]

Em 2010, Sentilhes e cols. relataram taxa de 78,4% de sucesso da conduta expectante, com 21,6 % de taxa de histerectomia (10,8% por HPP primária e os outros 10,8% por HPP secundária). Foram identificadas complicações, como peritonite, necrose uterina, ruptura uterina pós-parto, fístula, lesão de órgãos adjacentes, edema pulmonar agudo, insuficiência renal aguda, tromboflebite venosa profunda ou embolia pulmonar. Morbidade materna grave ocorreu em 6% das mulheres, sendo relatado um óbito materno relacionado com o uso do metotrexato. Nesse estudo, a mediana de tempo para expulsão espontânea ou reabsorção da placenta foi de 13,5 semanas (variando entre 4 e 60 semanas). Mesmo assim, ressecção histeroscópica tardia e/ou curetagem foi necessária em 25% das mulheres que tiveram conduta expectante bem-sucedida (em geral, com mediana de tempo de 20 semanas, variando de 2 a 45 semanas).[103]

Mais tarde, em revisão sistemática que avaliou a conduta expectante, Steins Bisschop e cols. encontraram taxa de 53% de sangramento volumoso durante o seguimento e necessidade de 19% de histerectomia. Sepse ocorreu em 6% dos casos, e a taxa de mortalidade materna foi de 0,3%. Essa revisão identificou taxa de 67% de gravidez subsequente ao tratamento expectante da EPA.[99]

Já em 2018, Matsuzaki e cols. realizaram revisão sistemática sobre o tema, encontrando taxa de sucesso para preservação uterina de 58% e taxa de complicação grave de 56%. Os autores avaliaram o momento das complicações que ocorreram em mulheres que necessitaram intervenção cirúrgica. Nesse grupo, as complicações hemorrágicas foram as mais frequentes (79%). A histerectomia foi necessária em 10% dos casos no dia do parto e em 5% 12 semanas após o nascimento. Os quadros infecciosos e de sepse surgiram principalmente nas primeiras 3 semanas após a cesariana, e os quadros de coagulação intravascular disseminada (CIVD) aconteceram entre 7 e 11 semanas após o parto. Os casos de CIVD não estavam relacionados necessariamente com quadros hemorrágicos ou infecciosos. Os autores identificaram ainda o surgimento de malformações arteriovenosas entre 7 e 13 semanas de pós-parto (que também colaboraram para quadros hemorrágicos). Nos estudos incluídos na análise, não ocorreram mortes maternas durante o seguimento.[104]

Vários procedimentos complementares foram utilizados durante a conduta expectante, como uso de balões intrauterinos, suturas compressivas, ligaduras vasculares, embolização de vasos pélvicos e metotrexato. Não existem estudos que tenham comparado o uso desses tratamentos complementares. Contudo, é importante ressaltar que atualmente a FIGO não recomenda o uso de metotrexato nos casos de EPA em virtude de suas complicações potencialmente letais e de sua limitada efetividade.[92,99] Além disso, a embolização de vasos uterinos deve ser cuidadosa, uma vez que a rede vascular anastomótica extensa, presente em casos de EPA, pode predispor a necrose de órgãos não alvo.[105] O uso de balão de tamponamento intrauterino também deve ser bem selecionado em razão do risco de ruptura uterina secundária à fragilidade de parede uterina causada pelo EPA.[77]

Atualmente, a conduta expectante é adotada em casos bem selecionados, nas situações em que o tratamento cirúrgico do EPA é considerado impossível ou com risco alto de hemorragia incontrolável. Invasões vesicais extensas (trígono vesical), do colo uterino, paramétrio ou outros órgãos vizinhos e implantação de cotilédones nos grandes vasos pélvicos são exemplos de apresentações clínicas que justificam essa conduta, a qual deve ser realizada preferencialmente em CR (devido à possível necessidade de abordagens cirúrgicas emergenciais e de acesso rápido ao ambiente hospitalar). Cabe ressaltar, ainda, a heterogeneidade dos protocolos relacionados com a conduta expectante no EPA.[91,98,102]

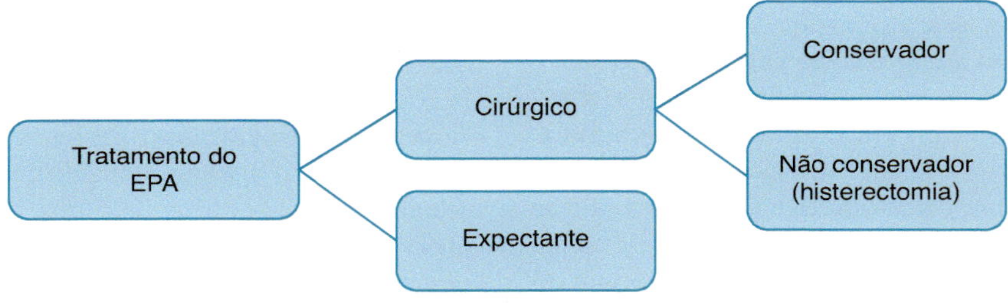

Figura 20.8 Estratégias de tratamento diante do diagnóstico de espectro da placenta acreta (EPA).

Tratamento cirúrgico

O tratamento cirúrgico do EPA depende de vários fatores, como abordagem na urgência ou eletiva, topografia da penetração placentária, profundidade do acometimento miometrial, envolvimento de órgãos extrauterinos, presença ou não de sangramento ativo, estrutura hospitalar e do banco de sangue, *expertise* da equipe cirúrgica para abordagem do EPA e características clínicas do binômio materno-fetal.

O tratamento cirúrgico pode ser conservador ou não. A histerectomia ainda é o procedimento tradicionalmente mais utilizado no tratamento do EPA, mas as cirurgias conservadoras têm sido gradativamente mais realizadas e demonstrado menor morbidade, além do potencial de preservar o futuro reprodutivo da mulher. Assim, as características da implantação placentária e o histórico da gestante são determinantes na escolha do melhor tratamento.[34,44]

Nos casos de EPA focal e de placentas posteriores (ou implantadas no fundo uterino), é possível a preservação do útero. As gestantes com EPA focal, área de aderência inferior a 50% da circunferência uterina e bordas de miométrio saudáveis (pelo menos 2cm) e mais distantes do colo uterino/região retrovesical são as melhores candidatas.[34,44]

Nos casos de placentas posteriores ou fúndicas, o controle de eventual sangramento na abordagem conservadora tende a ser mais fácil e rápido. Nos casos mais leves de EPA (placenta acreta), a sutura uterina compressiva de Cho pode ser uma técnica cirúrgica auxiliar no controle do sangramento e preservação uterina indicada.[84] Nos úteros sem comprometimento ou fragilidade da parede miometrial, o uso de balão de tamponamento uterino também é aceitável. No entanto, quando há fragilidade da parede uterina nos casos de EPA, existe risco real de ruptura uterina pela pressão determinada pelo balão e seu uso deve ser evitado. Outra opção nos casos de parede íntegra consiste em associar o balão a uma sutura uterina compressiva – técnica conhecida como "sanduíche uterino".[34,106,107]

Para o tratamento do EPA em suas formas mais graves (increta e percreta), é fundamental conhecer os detalhes anatômicos da irrigação sanguínea do útero e dos anexos, assim como suas variedades anatômicas e anastomóticas. Em um corte sagital da pelve feminina, uma linha imaginária perpendicular, traçada no nível do setor médio da parede vesical posterior, identifica duas áreas vasculares distintas. A área superior é a região vascular genital S1 e inclui o fundo e o corpo do útero. Essa região é irrigada pelas artérias uterina e ovariana, favorecendo o sucesso das técnicas de desvascularização uterina e das suturas uterinas compressivas nessa topografia. A área inferior é a região vascular genital S2, formada pelo segmento uterino baixo, colo uterino e porção superior da vagina. Essa região recebe suprimento sanguíneo das artérias vaginais inferior, média e superior, vesical inferior e pudenda interna e inclui um sistema anastomótico entre as artérias vaginais e as uterinas. Essa variação anatômica explica a ineficácia dos mecanismos hemostáticos tradicionais na região S2 e a necessidade de procedimentos específicos para controle de hemorragia nesse segmento uterino.[106,107]

Não se recomenda o uso de eletrocoagulação na cirurgia do EPA, pois a neovascularização é composta por vasos placentários com túnica média (muscular) ausente ou rudimentar, limitando o sucesso hemostático. Além disso, em virtude das características anastomóticas do EPA (rede anastomótica extensa), as partículas utilizadas nos procedimentos de embolização podem atravessar as paredes vasculares e necrosar os tecidos extrauterinos.[78,106,107]

Três sistemas anastomóticos comunicam a vasculatura do útero, placenta e órgãos adjacentes no EPA. O sistema vesicouterino contém anastomoses entre as artérias uterinas e a porção vesical superoposterior. O sistema vesicoplacentário conta com anastomoses entre a placenta e o músculo detrusor. O sistema colpouterino, de acesso cirúrgico difícil, interliga o espaço retrovesical à parede vaginal anterior, paramétrios e paracolpos, favorecendo a formação de vasos varicosos ao longo do eixo vaginal, assoalho pélvico e pelve profunda (Figura **20.9**). Assim, o controle hemostático dessas áreas é mais eficiente quando realizado por meio de ligaduras cirúrgicas duplas. A embolização pode promover o controle hemorrágico dos sistemas vesicouterino e vesicoplacentário, mas não do sistema colpouterino. Uma alternativa para controle hemorrágico nessa área são as suturas segmentares compressivas.[34,106-108]

A antecipação diagnóstica do EPA propicia a realização do plano pré-operatório e do tratamento por equipe multidisciplinar devidamente capacitada. Por outro lado, a perda diagnóstica durante o pré-natal culmina no diagnóstico intraoperatório de surpresa, com desfechos cirúrgicos potencialmente mais desfavoráveis. Portanto, o tratamento deve ser conduzido de acordo com o momento do diagnóstico.[92]

Planejamento da intervenção cirúrgica

O tratamento cirúrgico do EPA deve ser planejado e instituído por equipe multidisciplinar devidamente capacitada. A *checklist* é importante para garantir as ações mencionadas, de modo que todas as medidas para evitar ou tratar sangramento vultoso sejam implementadas no momento do parto.[71,91]

Reuniões multidisciplinares devem ser estimuladas para avaliação dos casos mais complexos. Discutir e avaliar as possibilidades de tratamento pode ajudar a definir a melhor estratégia terapêutica. Nesse momento são discutidos o planejamento cirúrgico e a necessidade ou não de procedimentos complementares (como balões intravasculares, embolização e cauterização de ureteres, entre outros). Nessas reuniões também é programado o momento ideal para interrupção da gravidez.[71,91]

É necessária uma equipe multidisciplinar com experiência na abordagem de EPA, composta por anestesistas, obstetras e cirurgiões especializados, neonatologistas, hematologistas, equipe de banco de sangue, radiologista intervencionista, intensivistas e equipe de enfermagem especializada, entre outros.[71,91]

Em virtude do risco elevado de hemorragia intraoperatória, as unidades de hemoterapia, laboratório e

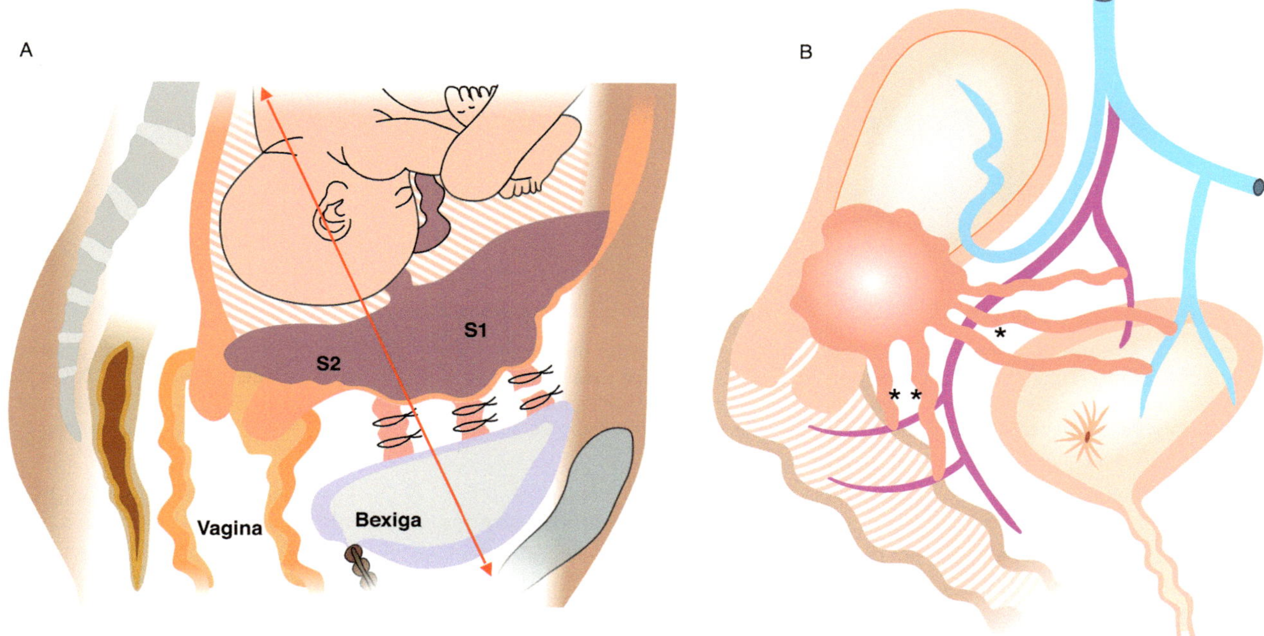

Figura 20.9 Regiões vasculares genitais (*S1* e *S2*) e sistemas anastomóticos vesicouterino, vesicoplacentário e colpouterino. **A** Linha imaginária da subdivisão dos segmentos S1 e S2. **B** Conexões vasculares vesicouterina*, vesicoplacentária* e colpouterina**. (Adaptada de Alves *et al*., 2021.[78])

terapia intensiva devem estar preparadas para dar resposta rápida ao tratamento de um choque hipovolêmico. O banco de sangue deve ter reserva disponível, adequada e programada para o momento do procedimento.[71,91]

É necessário obter o consentimento informado da gestante com as possíveis complicações do EPA.[71] O Quadro 20.9 apresenta alguns aspectos de planejamento da abordagem do EPA (pré, intra e pós-operatória).

Estadiamento cirúrgico

Recentemente, Palacios-Jaraquemada e Nieto-Calvache a realização de estadiamento intraoperatório nos casos de EPA para auxiliar a abordagem cirúrgica. Esse estadiamento também deu origem à classificação topográfica do EPA e avalia sua extensão (Figura 20.10), assim como as estruturas envolvidas e os procedimentos possivelmente necessários.[43,44]

Relativamente rápido, o estadiamento intraoperatório pode ser realizado por cirurgiões menos experientes e é considerado seguro por acessar espaços avasculares por meio de técnicas comumente utilizadas nas cirurgias ginecológicas. Sua realização envolve a avaliação da parede uterina lateral (e parametrial) e a identificação de fibrose na região vesicouterina (para avaliação da dificuldade/possibilidade de separação dos órgãos) e da parede uterina anterior (avaliando sua extensão).[43,44]

Quadro 20.9 Considerações pré, intra e pós-operatórias relevantes para abordagem do espectro da placenta acreta

Pré-operatórias	• Maximizar os níveis pré-operatórios de hemoglobina • Definir a data do parto programado • Definir o local do parto (hospital, bloco cirúrgico) • Checar a disponibilidade de insumos necessários e reserva de sangue • Verificar a ocorrência das consultas pré-operatórias planejadas • Considerar as necessidades da mulher e da família dada a realocação temporária para o centro de excelência do espectro da placenta acreta
Intraoperatórias	• Verificar a *expertise* cirúrgica das especialidades envolvidas • Disponibilidade de recursos necessários para cada caso • Verificar a disponibilidade de serviços especializados (p. ex., radiologia intervencionista, urologista) • Coordenar o banco de sangue com agendamento/momento do caso • Fluxos preparados de resposta a emergências hemorrágicas
Pós-operatórias	• Garantir que os serviços de cuidados intensivos estejam envolvidos e disponíveis para cuidados pós-operatórios • Identificar a equipe responsável pelos cuidados pós-operatórios • Monitoramento rigoroso da puérpera • Tromboprofilaxia adequada a cada caso • Avaliar os níveis hematimétricos e a necessidade de transfusão

Fonte: adaptado de ACOG, 2018.[15]

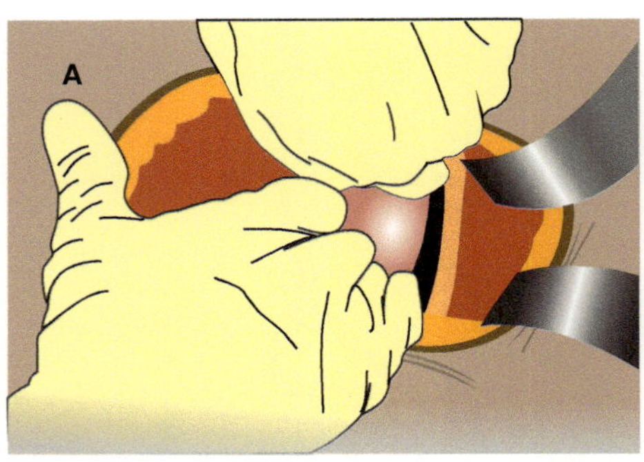

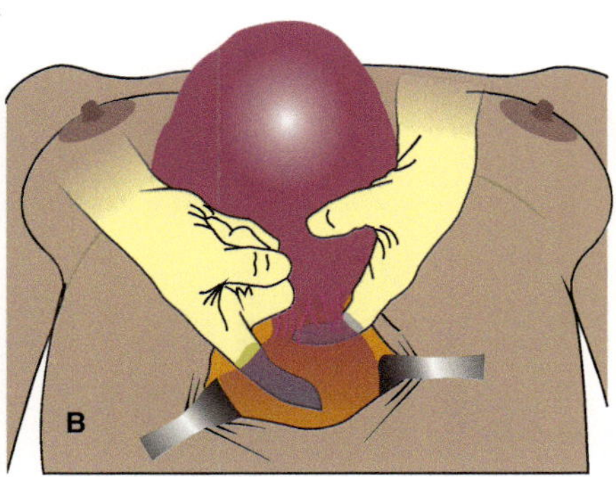

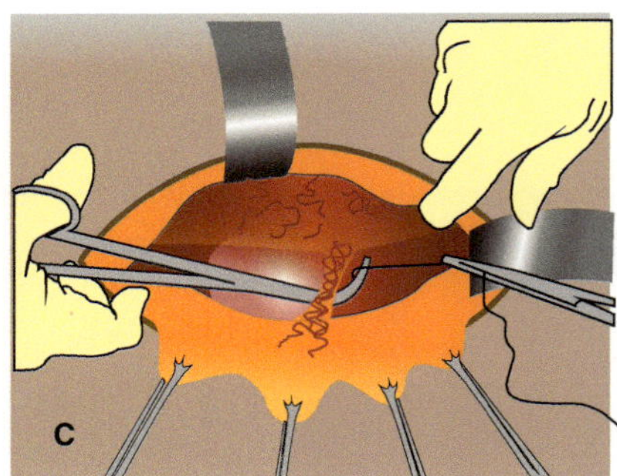

Figura 20.10 Etapas do estadiamento cirúrgico intraoperatório do espectro da placenta acreta. **A** Incisão do peritônio medial ao ligamento redondo. Abertura digital do peritônio para acesso ao espaço parametrial e paravesical medial. Avaliação da parede uterina lateral. **B** Manobra de Pelosi: exploração digital cuidadosa, lateroinferiormente (*bypass* retrovesical), para avaliar a presença ou não de fibrose na região vesicouterina. **C** Tração vesical anterocaudalmente. Identificação e ligadura dos vaso entre a bexiga e o útero. Avaliação da parede anterior do útero. (Reproduzida de Nieto-Calvache, 2023.[44])

As informações obtidas são valiosas para orientar o cirurgião quanto à possibilidade de realizar a dissecção da bexiga (presença ou não de fibrose, existência ou não de plano de dissecção) e identificar os pedículos vasculares envolvidos na área a ser abordada, o melhor procedimento e o grau de dificuldade. Portanto, o principal objetivo da classificação topográfica intraoperatória é utilizar o tratamento mais adequado do EPA de acordo com os achados cirúrgicos objetivos.[43,44] Acredita-se que essa classificação seja cada vez mais utilizada nos casos de EPA. O Quadro 20.10 apresenta a classificação topográfica do EPA, os procedimentos preferenciais e os pedículos vasculares envolvidos.

Abordagem eletiva do espectro da placenta acreta

No tratamento cirúrgico programado devem ser providenciados dois acessos venosos calibrosos, um acesso venoso central, monitoração invasiva da pressão arterial, meias de compressão pneumática, reserva de hemoderivados (protocolo de transfusão maciça) e leitos de terapia intensiva para a mãe e o recém-nascido.

A cistoscopia pré-operatória não deve ser rotineira, pois não aumenta a acurácia dos exames de imagem para identificação de invasão vesical mesmo na presença de hematúria. No entanto, *stents* ureterais (duplo J) podem ser benéficos nos casos de placentas percretas atingindo áreas com risco maior de lesão inadvertida dos ureteres, como as áreas de comprometimento mais próximas ao trígono vesical, cervicais ou aos paramétrios.[92]

A intervenção radiológica endovascular – por meio da inserção de cateter-balão na aorta, artérias ilíacas e/ou embolização das artérias uterinas e/ou pudendas internas – também pode ser utilizada para reduzir o sangramento perioperatório em casos selecionados.[108,109]

A anestesia poderá consistir em bloqueio, anestesia geral ou combinada. Usualmente se inicia com bloqueio regional (com raquianestesia ou anestesia peridural) até a extração fetal e a seguir é avaliada a conversão para anestesia geral. A anestesia geral é boa opção, uma vez

Quadro 20.10. Estadiamento intraoperatório e procedimentos preferenciais de acordo com a topografia da lesão e os pedículos vasculares envolvidos

Classificação e topografia da lesão		Procedimento preferencial	Pedículos vasculares envolvidos
Tipo 0 Deiscência		Cirurgia conservadora	AU
Tipo 1 Bexiga posterossuperior		Cirurgia conservadora	AU, AVS
Tipo 2 Paramétrio	2U (*upper*)	Cirurgia conservadora	ObtA, colaterais AII, AU, UretV
	2L (*lower*)	Histerectomia total	Colaterais AII, AC, AV, UretV
Tipo 3 Bexiga posteroinferior		Cirurgia conservadora ou histerectomia	AVS, AVI, AU, AC, AV
Tipo 4 Bexiga posteroinferior + fibrose		Histerectomia subtotal modificada (dissecção retrovesical não é possível)	AVS, AVI, AU, AC, AV
Tipo 5 Útero posterior	5U (*upper*)	Cirurgia conservadora	AU, AO, vicariante da AMI
	5L (*lower*)	Histerectomia total	AU, colaterais ARA

AC: artéria cervical; AII: artéria ilíaca interna; AMI: artéria mesentérica inferior; AO: artéria ovariana; ARA: artéria retal anterior; AU: artéria uterina; AV: artéria vaginal; AVI: artéria vesical inferior; AVS: artéria vesical superior; ObtA: artéria obturatória; UretV: vasos ureterais.
Fonte: Palacios-Jaraquemada *et al.*, 2022.[43]

que o tempo cirúrgico costuma ser prolongado. Epidural contínua, com preparo adequado para conversão para anestesia geral, também é uma boa estratégia.[110,111]

A gestante deve ser posicionada em litotomia com o útero desviado para a esquerda e as pernas afastadas, permitindo acesso vaginal durante o ato cirúrgico. A laparotomia deve ser ampla (Cherney, Maylard), e as incisões longitudinais podem ser necessárias.[34,78,111]

A histerotomia e a extração fetal devem ser realizadas fora da área uterina ocupada pela placenta, nas porções superiores do útero. USG pré-operatória pode auxiliar a identificação da borda placentária, definindo melhor o local da incisão. Após a extração fetal, o clampeamento do cordão deve ser imediato. Com a placenta *in situ*, procede-se à histerorrafia. O estadiamento cirúrgico é realizado para definição da melhor abordagem da gestante de acordo com o achado. Os ureteres e as artérias ilíacas internas devem ser localizados e definida a técnica cirúrgica.[34,44]

A exérese segmentar uteroplacentária, com restauração da anatomia uterina (cirurgia conservadora), tem sido preferida cada vez mais em relação à histerectomia por se associar à menor perda sanguínea intraoperatória.[34,44] A técnica inclui a desconexão cirúrgica dos órgãos invadidos (útero, placenta e bexiga) com a execução das ligaduras hemostáticas, a ressecção completa do miométrio invadido e a reconstrução uterina e/ou vesical (Figura 20.11).

Atualmente, tem sido recomendada a observância de três critérios importantes para avaliação da viabilidade dessas cirurgias conservadoras:[43,44]

1. Possibilidade de separar a bexiga do útero (não há fibrose vesicouterina).
2. Presença de pelo menos 2cm de miométrio saudável acima da cérvice.
3. Área afetada pelo EPA menor que 50% da circunferência do útero.

A cirurgia conservadora está frequentemente indicada para os tipos 0, 1, 2U e 5U, também podendo ser seletivamente realizada no tipo 3 (Quadro 20.10). Nesses tipos, as placentas percretas se encontram implantadas na parte superior do segmento uterino, favorecendo a presença de miométrio saudável abaixo da área placentária e acima do colo uterino. Em caso de miométrio saudável em mais de 50% da circunferência uterina, está indicado o tratamento conservador.[43,44]

No ato cirúrgico, as ligaduras seletivas baixas das neoformações vasculares presentes no segmento uterino (sistemas anastomóticos vesicouterino, vesicoplacentário e colpouterino) devem ser realizadas com passa-fios, obstruindo todo o fluxo sanguíneo nesses vasos.[34] Em aproximadamente 80% dos casos, a adesão placentária ocorre nas porções posterior e superior da bexiga, viabilizando a cirurgia conservadora (Figura 20.12).[108]

A dissecção vesical é facilitada quando bilateralmente realizada pelos espaços paravesicais, auxiliada por semirrepleção vesical (200 a 300mL).[112] A dissecção deve ser romba e delicada, prosseguindo lateral e inferiormente até a visualização da inserção vesical dos ureteres e da porção vaginal superior. Assim, forma-se um "túnel" que comunica as bordas laterais direita e esquerda do útero, possibilitando o encontro dos dedos de ambas as mãos posteriormente à bexiga (*bypass* de Pelosi) (Figura 20.13).[111]

Finalizadas as ligaduras das neoformações vasculares, todo o segmento uterino remodelado acometido pelos cotilédones placentários é removido sem a tentativa de destacá-los do miométrio. A anatomia uterina é restaurada por meio de sutura aplicada entre a parte inferior do corpo uterino e a porção inferior residual do segmento (Figura 20.14).[34]

A histerectomia é tratamento definitivo, porém impõe perda sanguínea adicional de 2 a 3 litros com perda média cirúrgica entre 3 e 5 litros e hemotransfusão em 90% dos casos. Os quadros com acometimento de mais de 50% da circunferência axial do segmento uterino e/ou perda tecidual segmentar com permanência de menos de 2cm de tecido sadio acima do colo uterino (Figura 20.15*B*) impossibilitam a reconstrução do segmento uterino anterior (cirurgia conservadora) com alta probabilidade de isquemia, necrose e infecção.[34,91,92]

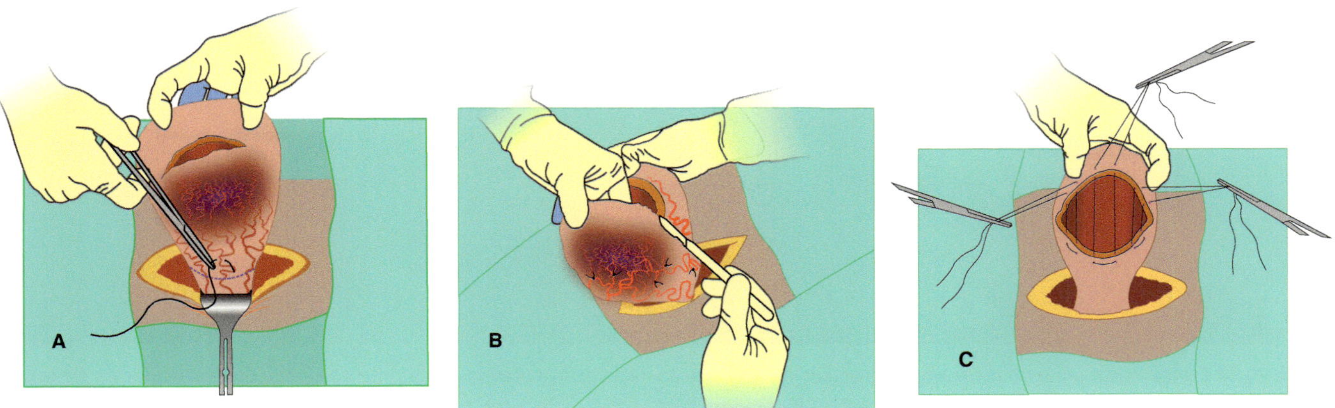

Figura 20.11 Etapas da técnica cirúrgica conservadora. **A** Desvascularização uterina. **B** Retirada do segmento uterino em bloco com a placenta *in situ*. **C** Reconstrução uterina através de sutura miometrial. (Reproduzida de Nieto-Calvache *et al.*, 2023.[44])

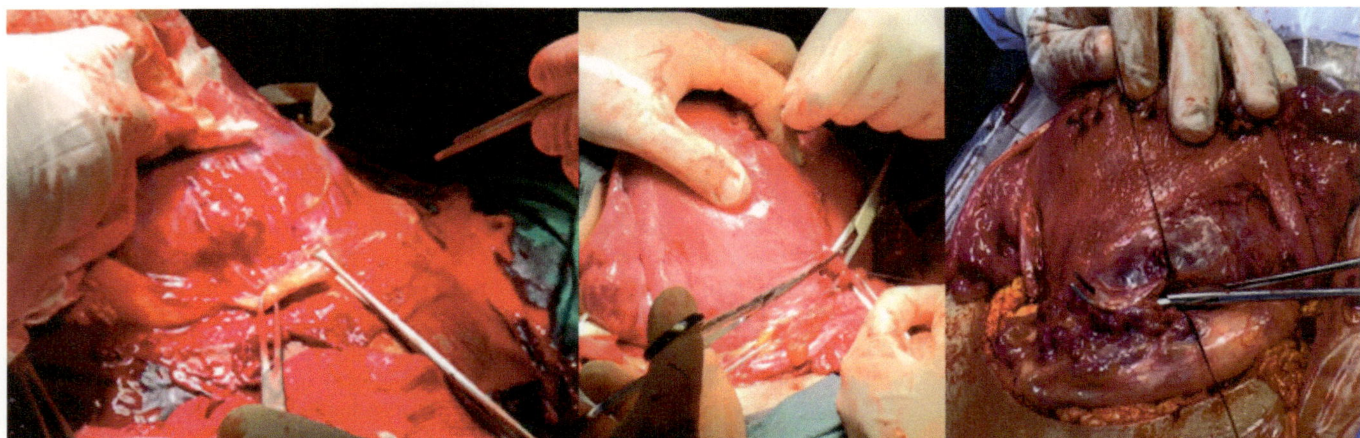

Figura 20.12 Identificação e ligaduras (duplas) de neoformação vasculares na reflexão vesicouterina.

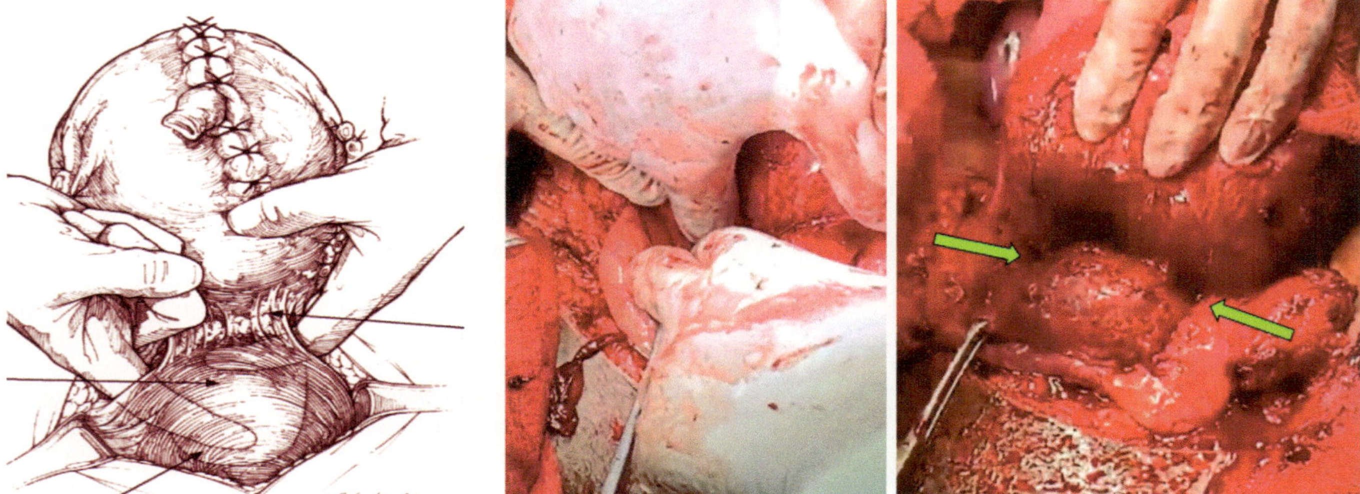

Figura 20.13 Imagem da técnica digital de *bypass* de Pelosi. Efetuadas as ligaduras seletivas baixas nas neoformações vasculares, são executadas a mobilização e a dissecção romba do espaço vesicouterino. (Reproduzida de Pelosi,1999.[111])

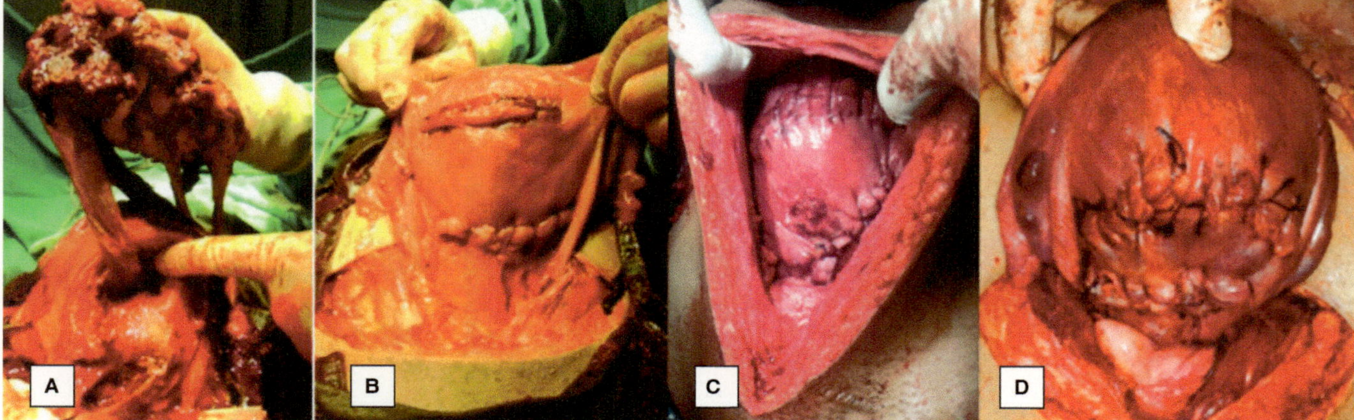

Figura 20.14 Exérese segmentar uteroplacentária, seguida de restauração da anatomia uterina no tratamento cirúrgico conservador do espectro da placenta acreta. **A** e **B** Exérese do segmento uterino acometido por invasão placentária. **C** e **D** Aspectos finais da restauração da anatomia uterina.

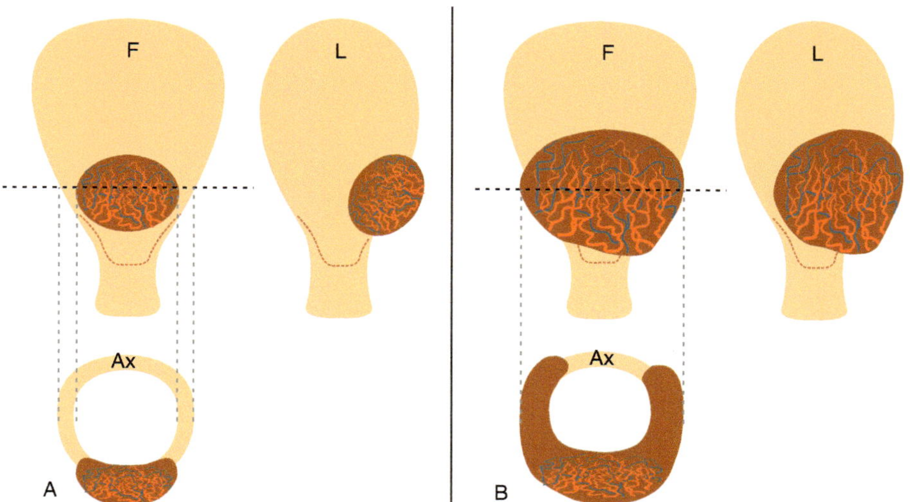

Figura 20.15 Extensão do acometimento uterino pelo espectro da placenta acreta. **A** Vista frontal (*F*) de lesão na parte superior do segmento uterino anterior com tecido miometrial saudável abaixo da área acometida e acima do colo uterino (*linhas pontilhadas*). A vista lateral (*L*) e o corte axial (*Ax*) mostram miométrio saudável em mais de 50% da circunferência uterina. Esta mulher pode ser submetida à cirurgia conservadora (a depender do quadro). **B** Vista frontal (*F*) de lesão ocupando todo o segmento uterino, sem miométrio saudável acima do colo uterino (*linha pontilhada*). A vista lateral (*L*) e o corte axial (*Ax*) mostram que estão acometidos mais de 50% da circunferência uterina. Indica-se histerectomia, pois não há miométrio saudável suficiente para cirurgia conservadora (< 2cm de tecido sadio acima do colo uterino e > 50% de acometimento da circunferência uterina). (Reproduzida de Nieto-Calvache *et al.*, 2023.[44])

O útero deve ser removido com a placenta *in situ*. Diante do comprometimento placentário da região istmocervical, a histerectomia deve ser total, evitando-se a recidiva hemorrágica. O útero deve ser desvascularizado logo após a histerorrafia, antes dos reparos ligamentares. São ligados os ramos ascendentes das artérias uterinas, as conexões útero-ovarianas presentes na mesossalpinge, as artérias cervicouterinas e as neoformações vasculares do segmento uterino. As ligaduras promovem o controle hemorrágico nas regiões vasculares genitais S1 e S2.[34,78,92,111]

Na histerectomia realizada na presença de alta vascularização e adesão uterovesical, a mobilização e dissecção vesicais (*bypass* de Pelosi), efetuadas nas áreas de aderências, são úteis para prevenir lesões do trato urinário (Figura 20.13).[34,44,78,111]

Nas placentas percretas do tipo 4 com invasão placentária do fundo vesical, uma opção consiste em proceder à cistectomia parcial e à histerectomia "em peça única" (técnica de Pelosi). A reimplantação ureteral pode ser necessária. O controle hemorrágico na região vascular genital S2 pode ser alternativamente obtido por meio de suturas segmentares compressivas.[44,78,92] Alternativamente, nesses casos, quando a aderência é importante, é aceitável a realização da histerectomia subtotal modificada.[43,44]

Cuidados intensivos são frequentemente necessários para continuidade da hemoterapia, monitoração hemodinâmica invasiva, suporte ventilatório e administração de vasopressores. Na vigência de sangramento pós-operatório, a embolização dos vasos profundos da pelve pode evitar a reabordagem cirúrgica.[71,92]

Abordagem do espectro da placenta acreta diante de diagnóstico intraparto inesperado

O diagnóstico inesperado do EPA durante uma cesariana pode ser obtido por meio visual ou a partir da dificuldade na remoção placentária. Nas placentas com maior penetração miometrial (incretas e percretas), as neoformações vasculares e as vilosidades coriônicas, atingindo o miométrio profundo e podendo alcançar ou ultrapassar a serosa uterina, são identificadas sem muita dificuldade. No EPA restrito à decídua basal, frequentemente a suspeição se dá pela dificuldade de remoção da placenta. Nos partos vaginais, a suspeição diagnóstica ocorre diante da retenção placentária mais de 30 minutos após o nascimento.[34,107]

Identificado o quadro de EPA na vigência de cesariana, a primeira conduta a ser adotada deve ser não tentar remover a placenta, pois a remoção indevida promoverá hemorragia vultosa. Diante da suspeição intraoperatória do EPA, a cirurgia deve ser brevemente interrompida com intuito de providenciar hemocomponentes, rediscutir e reorganizar as condutas anestésicas e cirúrgicas e ampliar a incisão para exposição pélvica adequada.[34,107]

A conduta deve ser a que mais provavelmente evite hemorragia maciça intraoperatória. As opções de tratamento cirúrgico são as mesmas disponíveis para manejo cirúrgico planejado: histerectomia ou cirurgia conservadora. A decisão dependerá das condições maternas e fetais (Quadro 20.11).

Quadro 20.11 Estratégias para abordagem do espectro da placenta acreta com diagnóstico intraparto de acordo com as condições maternas e fetais

Mãe estável (sangramento ausente)	Feto estável (hígido)	1. Proceder à extração fetal fora da área placentária; realizar histerorrafia e encaminhar a gestante com placenta *in situ* ou 2. Interrupção do procedimento e proceder ao parto em serviço capacitado
	Feto instável	Proceder à extração fetal fora da área placentária; realizar histerorrafia e encaminhar a gestante com placenta *in situ*
Mãe instável (sangramento placentário ativo)	Feto instável ou estável	Proceder ao tratamento cirúrgico para controle da hemorragia

Caso se opte pela extração fetal, mas as condições cirúrgicas não sejam as ideais, o ato cirúrgico deve restringir-se à histerotomia e à extração fetal fora da área uterina ocupada (habitualmente no fundo uterino ou nas porções superiores do corpo uterino), seguidas de histerorrafia com a placenta *in situ* e laparorrafia.[34,44,92,107] Nesses casos, a reabordagem definitiva (*two steps*) será realizada dentro de 1 a 2 semanas após a reorganização completa das condições assistenciais. A multiplicidade de atos operatórios é uma desvantagem, porém a redução da pressão intrauterina determinada pela extração fetal colaba os vasos neoformados e promove leve edema na reflexão vesicouterina. Essas alterações facilitam a dissecção tecidual, potencialmente reduzindo o sangramento na reabordagem definitiva.[34,44,107]

O Quadro 20.12 mostra as recomendações com base em evidências sobre PP/PIB e EPA.

Quadro 20.12 Recomendações com base em evidências

Recomendação	Grau
Os principais fatores de risco clínicos para PP/PIB são antecedente de placenta prévia, cesarianas e/ou cirurgias uterinas anteriores e gestação múltipla	B
Deve-se evitar a realização de toques vaginais em gestantes apresentando sangramento vaginal até que se descarte a possibilidade de PP/PIB	B
A localização placentária deve ser descrita em todas as ultrassonografias de segundo e terceiro trimestres gestacionais, preferencialmente por avaliação transvaginal; quando o diagnóstico de PIB (borda inferior placentária ≤ 2cm do orifício interno cervical) ou PP (borda inferior placentária recobrindo o orifício interno) for estabelecido no segundo trimestre, deve-se realizar reavaliação ecográfica de sua persistência por volta de 32 semanas gestacionais	D
Nos casos de persistência da PP/PIB no terceiro trimestre, novas ultrassonografias podem ser agendadas antes do parto para definição da via de parto	D
Gestantes com PP/PIB com queixas de contrações e/ou sangramento genital devem ser aconselhadas a buscar atendimento médico imediato, de modo a avaliar a necessidade de internação ou interrupção imediata	D
Para gestantes com quadros mais leves, porém frequentes, além daquelas com fatores de risco adicionais para parto pré-termo, consideração deve ser dada à interrupção da gestação no período pré-termo tardio (34 a 36 semanas e 6 dias); para as gestantes com PP/PIB persistentes, mas assintomáticas, preconiza-se programar a interrupção da gestação para o intervalo entre 36 semanas e 37 semanas e 6 dias	C
PP persistente é indicação absoluta para realização de parto cesáreo; para as PIB, a distância entre a borda placentária inferior e o orifício interno cervical deve ser avaliada próximo ao parto por ultrassonografia transvaginal; considera-se não haver contraindicação absoluta para tentativa de parto vaginal em PIB cuja distância seja superior a 11mm, dando a devida atenção à possibilidade de ocorrência de hemorragia obstétrica	D
Gestante com PP apresenta risco aumentado de sangramento no parto, independentemente de associar-se ao EPA	B
A ultrassonografia é um método de diagnóstico de primeira linha para o diagnóstico de EPA	B
A ultrassonografia e a ressonância magnética têm acurácia similar no diagnóstico do EPA; assim, não está clara a superioridade da ressonância sobre a ultrassonografia	B
Mulheres diagnosticadas com gravidez na cicatriz da cesariana durante o primeiro trimestre devem ser aconselhadas a respeito do alto risco de necessitarem de histerectomia devido ao EPA e devem ser acompanhadas por profissional com *expertise* no diagnóstico do EPA	B
Os sinais ultrassonográficos observados para o diagnóstico do EPA devem ser descritos segundo protocolos padronizados	D
Mulheres com suspeita ou diagnóstico de EPA devem ter seus partos em centros de referência para EPA, com equipe multidisciplinar experiente	B

(Continua)

Quadro 20.12 Recomendações com base em evidências *(Cont.)*

Recomendação	Grau
Cesariana eletiva entre 34 semanas e 0 dia e 35 semanas e 6 dias é sugerida para parto das mulheres com EPA; partos em idades mais precoces podem ser necessários nos casos de sangramentos persistentes, trabalho de parto, ruptura de membranas e comprometimento materno e/ou fetal	C
A histerotomia e a extração fetal devem ocorrer fora da área da placenta; não se deve remover a placenta no tratamento do EPA, com intuito de reduzir o sangramento	B
A histerectomia deve ser realizada com placenta *in situ* por equipe experiente	B
Tratamento expectante no EPA está indicado somente em casos selecionados, nos quais a abordagem cirúrgica se associa a elevado risco de hemorragia	C
O uso do metotrexato não está indicado nos casos de EPA em função dos riscos e da falta de evidências de seu benefício	C
Tratamento cirúrgico conservador é exequível em um número expressivo de casos de EPA, os quais devem ser selecionados e o tratamento realizado por equipe capacitada	C
Se, diante do diagnóstico inesperado do EPA, as condições cirúrgicas ideais não estiverem presentes, o ato cirúrgico deve restringir-se à histerotomia e à extração fetal fora da área uterina invadida, seguidas de histerorrafia com a placenta *in situ* e laparorrafia; a reabordagem cirúrgica definitiva deve ser realizada posteriormente em serviço experimentado	D

EPA: espectro da placenta acreta; PIB: placenta de inserção baixa; PP: placenta prévia.

Referências

1. Jauniaux ERM, Alfirevic Z, Bhide AG et al. Placenta praevia and placenta accreta: diagnosis and management: Green-top guideline No. 27a. BJOG An Int J Obstet Gynaecol 2019; 126(1):e1-48.
2. Dashe J. Persistence of placenta previa according to gestational age at ultrasound detection. Obstet Gynecol [Internet] 2002 May; 99(5):692-7. Disponível em: http://linkinghub.elsevier.com/retrieve/pii/S002978440201935X.
3. Sinclair S, Masters HR, DeFranco E, Rountree S, Warshak CR. Universal transvaginal cervical length screening during pregnancy increases the diagnostic incidence of low-lying placenta and placenta previa. Am J Obstet Gynecol MFM [Internet] 2021 Jan; 3(1):100255. Disponível em: http://www.ncbi.nlm.nih.gov/pubmed/33451594.
4. Coutinho CM, Giorgione V, Noel L et al. Effectiveness of contingent screening for placenta accreta spectrum disorders based on persistent low-lying placenta and previous uterine surgery. Ultrasound Obstet Gynecol 2021; 57(1):91-6.
5. Lavery JP. Placenta previa. Clin Obstet Gynecol [Internet] 1990 Sep; 33(3):414-21.
6. Kouyoumdjian A. Velamentous insertion of the umbilical cord. Obstet Gynecol [Internet] 1980 Dec; 56(6):737-42.
7. Salomon LJ, Alfirevic Z, Berghella V et al. ISUOG Practice Guidelines (updated): Performance of the routine mid-trimester fetal ultrasound scan. Ultrasound Obstet Gynecol [Internet] 2022 May; Disponível em: https://onlinelibrary.wiley.com/doi/10.1002/uog.24888.
8. Roberts CL, Algert CS, Warrendorf J, Olive EC, Morris JM, Ford JB. Trends and recurrence of placenta praevia: A population-based study. Aust N Z J Obstet Gynaecol [Internet] 2012 Oct; 52(5):483-6.
9. Silver RM. Abnormal placentation: Placenta previa, vasa previa, and placenta accreta. Obstet Gynecol [Internet] 2015 Sep; 126(3):654-68.
10. Bilardo CM, Chaoui R, Hyett JA et al. ISUOG practice guidelines (updated): Performance of 11-14-week ultrasound scan. Ultrasound Obstet Gynecol [Internet] 2023 Jan; 61(1):127-43.
11. Coutinho CM, Sotiriadis A, Odibo A et al. ISUOG practice guidelines: Role of ultrasound in the prediction of spontaneous preterm birth. Ultrasound Obstet Gynecol [Internet] 2022 Sep; 60(3):435-56.
12. World Health Organization. WHO recommendations on antenatal corticosteroids for improving preterm birth outcomes. Geneva: World Health Organization, 2022.
13. Jansen C, de Mooij YM, Blomaard CM et al. Vaginal delivery in women with a low-lying placenta: A systematic review and meta-analysis. BJOG [Internet] 2019 Aug; 126(9):1118-26.
14. Jauniaux E, Ayres-de-Campos D, Langhoff-Roos J, Fox KA, Collins S; FIGO Placenta Accreta Diagnosis and Management Expert Consensus Panel. FIGO classification for the clinical diagnosis of placenta accreta spectrum disorders. Int J Gynaecol Obstet 2019 Jul; 146(1):20-4.
15. American College of Obstetricians and Gynecologists; Society for Maternal-Fetal Medicine. Obstetric Care Consensus No. 7: Placenta accreta spectrum. Obstet Gynecol 2018 Dec; 132(6):e259-e275. Reafirmado em 2021.
16. Collins SL, Chantraine F, Morgan TK, Jauniaux E. Abnormally adherent and invasive placenta: A spectrum disorder in need of a name. Ultrasound Obstet Gynecol 2018 Feb; 51(2):165-6.
17. Resnick L. Placenta accreta with reports on two cases. S Afr Med J 1952; 26(28):561-4.
18. Irving C, Hertig AT. A study of placenta accreta. Surgery, Gynecol Obstet 1937; 64:178-200.
19. MacDonald KN. How to prevent septicaemia in cases of morbidly adherent placenta. Br Med J 1885; 1(1268):779.
20. Andrews CJ. Report of a case of retained placenta, clinically placenta accreta. J Am Med Assoc 1924; 82(22):1780.
21. Conti EA. Placenta accreta. Am J Surg 1939; 44(2):443-9.
22. Forster DS. A case of placenta accreta. Can Med Assoc J 1927; 17(2):204-8.
23. Jauniaux E, Chantraine F, Silver RM, Langhoff-Roos J; FIGO Placenta Accreta Diagnosis and Management Expert Consensus Panel. FIGO consensus guidelines on placenta accreta spectrum disorders: Epidemiology. Int J Gynaecol Obstet 2018 Mar; 140(3):265-73.
24. Green Jr, Carl V. Adherent placenta: Report of a case resulting in maternal death. In: United States Naval Medical Bulletin, 1934; jan 32:43-7.
25. Mathieu A. Placenta accreta found at cesarean section. Am J Obst Gynecol 1937; 33(3):498-500.
26. Luke RK, Sharpe JW, Greene RR. Placenta accreta: The adherent or invasive placenta. Am J Obstet Gynecol 1966; 95:660-8.
27. Jauniaux E, Silver RM, Matsubara S. The new world of placenta accreta spectrum disorders. Int J Gynaecol Obstet 2018 Mar; 140(3):259-60.
28. Higgins MF, Monteith C, Foley M, O'Herlihy C. Real increasing incidence of hysterectomy for placenta accreta following

previous caesarean section. Eur J Obstet Gynecol Reprod Biol 2013; 171:54-6.
29. Morlando M, Sarno L, Napolitano R et al. Placenta accreta: Incidence and risk factors in an area with a particularly high rate of cesarean section. Acta Obstet Gynecol Scand 2013 Apr; 92(4):457-60.
30. Jauniaux E, Bunce C, Grønbeck L, Langhoff-Roos J. Prevalence and main outcomes of placenta accreta spectrum: A systematic review and meta-analysis. Am J Obstet Gynecol 2019 Sep; 221(3):208-18.
31. Miller DA, Chollet JA, Goodwin TM. Clinical risk factors for placenta previa-placenta accreta. Am J Obstet Gynecol 1997 Jul; 177(1):210-4.
32. Wu S, Kocherginsky M, Hibbard JU. Abnormal placentation: Twenty-year analysis. Am J Obstet Gynecol 2005; 192:1458-61.
33. Mogos MF, Salemi JL, Ashley M, Whiteman VE, Salihu HM. Recent trends in placenta accreta in the United States and its impact on maternal-fetal morbidity and healthcare-associated costs, 1998-2011. J Matern Fetal Neonatal Med 2016; 29(7):1077-82.
34. Palacios-Jaraquemada JM. Placental adhesive disorders. Walter de Gruyter (ed.) 2012; Vol. 1.
35. Jauniaux E, Jurkovic D. Placenta accreta: Pathogenesis of a 20th century iatrogenic uterine disease. Placenta 2012; 33(4):244-51.
36. Solheim KN, Esakoff TF, Little SE, Cheng YW, Sparks TN, Caughey AB. The effect of cesarean delivery rates on the future incidence of placenta previa, placenta accreta, and maternal mortality. J Matern Fetal Neonatal Med 2011; 24:1341-46.
37. Fitzpatrick KE, Sellers S, Spark P et al. Incidence and risk factors for placenta accreta/increta/percreta in the UK: A national case-control study. PLoS One 2012; 7:e52893.
38. Silver RM, Landon MB, Rouse DJ et al.; National Institute of Child Health and Human Development Maternal-Fetal Medicine Units Network. Maternal morbidity associated with multiple repeat cesarean deliveries. Obstet Gynecol 2006; 107:1226-32.
39. Jauniaux E, Ayres-de-Campos D; FIGO Placenta Accreta Diagnosis and Management Expert Consensus Panel. FIGO consensus guidelines on placenta accreta spectrum disorders: Introduction. Int J Gynaecol Obstet 2018; 140(3):261-4.
40. Hecht JL, Baergen R, Ernst LM et al. Classification and reporting guidelines for the pathology diagnosis of placenta accreta spectrum (PAS) disorders: Recommendations from an expert panel. Mod Pathol2020 Dec; 33(12):2382-96.
41. Silver RM, Branch DW. Placenta accreta spectrum. N Engl J Med 2018 Apr; 378(16):1529-36.
42. Salmanian B, Shainker SA, Hecht JL et al. The Society for Pediatric Pathology Task Force grading system for placenta accreta spectrum and its correlation with clinical outcomes. Am J Obstet Gynecol 2022; 226(5):720.e1-720.e6.
43. Palacios-Jaraquemada JM, Basanta N, Nieto-Calvache Á, Aryananda RA. Comprehensive surgical staging for placenta accreta spectrum. J Matern Fetal Neonatal Med 2022 Dec; 35(26):10660-6.
44. Nieto-Calvache AJ, Palacios-Jaraquemada JM, Aryananda R et al. How to perform the one-step conservative surgery for placenta accreta spectrum move by move. Am J Obstet Gynecol MFM 2023; 5(2):100802.
45. Tantbirojn P, Crum CP, Parast MM. Pathophysiology of placenta creta: The role of decidua and extravillous trophoblast. Placenta 2008; 29(7):639-45.
46. Sholapurkar SL. Increased incidence of placenta praevia and accreta with previous caesareans – A hypothesis for causation. J Obstet Gynaecol 2013; 33(8):806-9.
47. Sedlis A, Finn JW, Loughran CH. Placenta accreta in cesarean scar; report of a case. Obstetrics and Gynecology 1957; 9(5):575-9.
48. Jurkovic D et al. First-trimester diagnosis and management of pregnancies implanted into the lower uterine segment Cesarean section scar. Ultrasound in Obstetrics and Gynecology 2003; 21(3):220-7.
49. Sinha P, Mishra M. Caesarean scar pregnancy: A precursor of placenta percreta/accreta. J Obstet Gynaecol 2012; 32(7):621-3.
50. Timor-Tritsch IE, Monteagudo A, Cali G et al. Cesarean scar pregnancy is a precursor of morbidly adherent placenta. Ultrasound in Obstetrics & Gynecology 2014; 44(3):346-53.
51. Timor-Tritsch IE, Monteagudo A, Cali G et al. Cesarean scar pregnancy and early placenta accreta share common histology. Ultrasound in Obstetrics & Gynecology 2014; 43(4):383-95.
52. Zosmer N, Fuller J, Shaikh H et al. Natural history of early first-trimester pregnancies implanted in Cesarean scars. Ultrasound Obst Gynecol 2015; 46(3):367-75.
53. Calì G, Timor-Tritsch IE, Palacios-Jaraquemada J et al. Outcome of Cesarean scar pregnancy managed expectantly: Systematic review and meta-analysis. Ultrasound Obstet Gynecol 2018; 51(2):169-75.
54. Einerson BD, Comstock J, Silver RM et al. Placenta accreta spectrum disorder: Uterine dehiscence, not placental invasion. Obstet Gynecol 2020; 135(5):1104-11.
55. Einerson BD, Kennedy A, Silver RM et al. Ultrasonography of the explanted uterus in placenta accreta spectrum. Obst Gynecol 2023; 141(3):544-54.
56. Jauniaux E, Hecht JL, Elbarmelgy RA et al. Searching for placenta percreta: A prospective cohort and systematic review of case reports. Ame J Obstet Gynecol 2022; 226(6):837.e1-837.e13.
57. Jauniaux E, Hussein AM et al. Failure of placental detachment in accreta placentation is associated with excessive fibrinoid deposition at the utero-placental interface. Am J Obstet Gynecol 2022; 226(2):243.e1-243.e10.
58. Jauniaux E, Zosmer N et al. Development of the utero-placental circulation in cesarean scar pregnancies: A case-control study. Am J Obstet Gynecol 2022; 226(3):399.e1-399.e10.
59. Agten AK, Cali G, Monteagudo A et al. The clinical outcome of cesarean scar pregnancies implanted "on the scar" versus "in the niche". Am J Obstet Gynecol 2017; 216(5):510.e1-510.e6.
60. Timor-Tritsch IE, Monteagudo A, Cali G et al. Hidden in plain sight: Role of residual myometrial thickness to predict outcome of cesarean scar pregnancy. Ultrasound Obstet Gynecol 2023; 62(5):624-32.
61. Fitzpatrick KE, Sellers S, Spark P, Kurinczuk JJ, Brocklehurst P, Knight M. The management and outcomes of placenta accreta, increta, and percreta in the UK: A population-based descriptive study. BJOG An Int J Obstet Gynaecol. 2014; 121(1):62-70.
62. Organização Pan-Americana da Saúde (OPAS). Recomendações assistenciais para prevenção, diagnóstico e tratamento da hemorragia obstétrica. Brasília: 2018. p.80. Disponível em: https://iris.paho.org/bitstream/handle/10665.2/34879/9788579671241-por.pdf?sequence=1&isAllowed=y. [consultado em 1 de junho de 2023].
63. Fonseca A, Ayres de Campos D. Maternal morbidity and mortality due to placenta accreta spectrum disorders. Best Pract Res Clin Obstet Gynaecol 2021.
64. Nieto-Calvache AJ, Palacios-Jaraquemada JM, Osanan G et al. Latin American Group for the study of placenta accreta spectrum. Lack of experience is a main cause of maternal death in placenta accreta spectrum patients. Acta Obstet Gynecol Scand 2021 Aug; 100(8):1445-53.
65. Stafford I, Belfort M. Placenta accreta, increta, and percreta: Life-saving strategies to stop the bleeding. Gynakol 2008; 53:48-53.
66. Aggarwal R, Suneja A, Vaid NB, Yadav P, Sharma A, Mishra K. Morbidly adherent placenta: A critical review. J Obstet Gynaecol India 2012 Feb; 62(1):57-61.
67. Hasegawa J, Tanaka H, Katsuragi S, Sekizawa A, Ishiwata I, Ikeda T; Maternal Death Exploratory Committee in Japan and the Japan Association of Obstetricians and Gynecologists. Maternal deaths in Japan due to abnormally invasive placenta. Int J Gynaecol Obstet 2018 Mar; 140(3):375-6.
68. Palacios-Jaraquemada JM, D'Antonio F, Buca D, Fiorillo A, Larraza P. Systematic review on near miss cases of placenta accreta spectrum disorders: Correlation with invasion topography,

prenatal imaging, and surgical outcome. J Matern Fetal Neonatal Med 2020 Oct; 33(19):3377-84.
69. Silver RM, Fox KA, Barton JR et al. Center of excellence for placenta accreta. Am J Obstet Gynecol 2015: 561-8.
70. Nieto-Calvache AJ, López-Girón MC, Messa-Bryon A et al. Urinary tract injuries during treatment of patients with morbidly adherent placenta. J Matern Fetal Neonatal Med 2019 Oct; 21:1-7.
71. Norris BL, Everaerts W, Posma E et al. The urologist's role in multidisciplinary management of placenta percreta. BJU Int 2016 Jun; 117(6):961-5.
72. Lucidi A, Jauniaux E, Hussein AM et al. Urological complications in women undergoing surgery for placenta accreta spectrum disorders: Systematic review and meta-analysis. Ultrasound Obstet Gynecol 2023 Jul.
73. Ayalde J, Epee-Bekima M, Jansen B. A review of placenta accreta spectrum and its outcomes for perinatal mental health. Australas Psychiatry 2023; 31:73-5.
74. Tol ID, Yousif M, Collins SL. Post traumatic stress disorder (PTSD): The psychological sequelae of abnormally invasive placenta (AIP). Placenta 2019; 81:42-5.
75. Jauniaux E, Bhide A, Kennedy A et al. FIGO consensus guidelines on placenta accreta spectrum disorders: Prenatal diagnosis and screening. Int J Gynaecol Obstet 2018; 140:274-80.
76. Buca D, Liberati M, Cali G et al. Influence of prenatal diagnosis of abnormally invasive placenta on maternal outcome: Systematic review and meta-analysis. Ultrasound Obstet Gynecol 2018; 52:304-9.
77. Alves ALL, Silva LBD, Costa FDS, Rezende GC. Management of placenta accreta spectrum. Rev Bras Ginecol Obstet 2021; 43(9):713-23.
78. Panaiotova J, Tokunaka M, Krajewska K, Zosmer N, Nicolaides KH. Screening for morbidly adherent placenta in early pregnancy. Ultrasound Obstet Gynecol 2019; 53:101-6.
79. Cali G, Forlani F, Timor-Tritsch IE, Palacios-Jaraquemada J, Minneci G, D'Antonio F. Natural history of Cesarean scar pregnancy on prenatal ultrasound: The crossover sign. Ultrasound Obstet Gynecol 2017; 50:100e4.
80. D'Antonio F, Timor-Tritsch IE, Palacios-Jaraquemada J et al. First-trimester detection of abnormally in high-risk women: Systematic review and meta-analysis. Ultrasound Obstet Gynecol 2018; 51:176-83.
81. Cali G, Timor-Tritschi, Forlani F et al. Value of first-trimester ultrasound in prediction of third-trimester sonographic stage of placenta accreta spectrum disorder and surgical outcome. Ultrasound Obstet Gynecol 2020; 55:450-9.
82. Jauniaux E, Kingdom JC, Silver RM. A comparison of recent guidelines in the diagnosis and management of placenta accreta spectrum disorders. Best Pract Res Clin Obstet Gynaecol 2021 Apr; 72:102-16.
83. Collins SL, Ashcroft A, Braun T et al. Proposal for standardized ultrasound descriptors of abnormally invasive placenta (AIP). Ultrasound Obstet Gynecol 2016; 47:271-5.
84. Shainker SA, Beverly C, Timor-Tritsch IE et al. Special report of the Society for Maternal Fetal Medicine Placenta Accreta Spectrum Ultrasound Marker Task Force: Consensus on definition of markers and approach to the ultrasound examination in pregnancies at risk for placenta accreta spectrum. Am J Obstet Gynecol 2021; 224(1):B2-B14.
85. Yu FNY, Leung KY. Antenatal diagnosis of placenta accreta spectrum (PAS) disorders. Best Practice & Research Clin Obstet Gynaecol 2021; 72:13-24.
86. Jauniaux E, D'Antonio F, Bhide A et al. Modified Delphi study of ultrasound signs associated with placenta accrete spectrum. Ultrasound Obstet Gynecol 2023; 61:518-525.
87. Coutinho CM, Georg AV, Marçal LCA et al. Placenta accreta spectrum disorders: Current recommendations from the perspective of antenatal imaging. Rev Bras Ginecol Obstet 2023; 45(6):297-302.
88. Jauniaux E, Hussein AM, Thabet MM, Elbarmelgy R, Elbarmelgy RA, Jurkovic D. The role of transvaginal ultrasound in the third-trimester evaluation of patients at high risk of placenta accrete spectrum at birth. Am J Obstet Gynecol 2023; 229(4):445-e1-445-e11.
89. Carniello M, Oliveira Brito LG, Sarian LO, Bennini JR. Diagnosis of placenta accreta spectrum in high-risk women using ultrasonography or magnetic resonance imaging: Systematic review and meta-analysis. Ultrasound Obstet Gynecol 2022; 59:428-36.
90. Allen L, Jauniaux E, Hobson S, Papillon-Smith J, Belfort MA; FIGO Placenta Accreta Diagnosis and Management Expert Consensus Panel. FIGO consensus guidelines on placenta accreta spectrum disorders: Nonconservative surgical management. Int J Gynaecol Obstet 2018 Mar; 140(3):281-90.
91. Collins SL, Alemdar B, Beekhuizen HJV et al. Evidence-based guidelines for management of abnormally invasive placenta: Recommendations from the International Society for Abnormally Invasive Placenta (IS-AIP). Am J Obstet Gynecol 2019: 511-26.
92. Hobson SR, Kingdom JC, Murji A et al. No. 383-Screening, diagnosis, and management of placenta accreta spectrum disorders. J Obstet Gynaecol Can 2019; 41(7):1035-49.
93. Robinson BK, Grobman WA. Effectiveness of timing strategies for delivery of individuals with placenta previa and accreta. Obstet Gynecol 2010; 116:835-42.
94. Salmanian B, Einerson BD, Carusi DA et al. Timing of delivery for placenta accreta spectrum: The Pan-American Society for the Placenta Accreta Spectrum experience. Am J Obstet Gynecol 2022 Aug; 4(6):100718.
95. Vinograd A, Wainstock T, Mazor M et al. Placenta accreta is an independent risk factor for late pre-term birth and perinatal mortality. J Matern Fetal Neonatal Med 2015 Aug; 28(12):1381-7.
96. Jansen CHJR, van Dijk CE, Kleinrouweler CE et. al. Risk of preterm birth for placenta previa or low-lying placenta and possible preventive interventions: A systematic review and meta-analysis. Front Endocrinol (Lausanne) 2022 Sep; 13:921220.
97. Zlatnik MG, Cheng YW, Norton ME, Thiet MP, Caughey AB. Placenta previa and the risk of preterm delivery. J Matern Fetal Neonatal Med 2007; 20:719-23.
98. Sentilhes L, Kayem G, Chandraharan E, Palacios-Jaraquemada J, Jauniaux E; FIGO Placenta Accreta Diagnosis and Management Expert Consensus Panel. FIGO consensus guidelines on placenta accreta spectrum disorders: Conservative management. Int J Gynaecol Obstet 2018 Mar; 140(3):291-8.
99. Steins Bisschop CN, Schaap TP, Vogelvang TE, Scholten PC. Invasive placentation and uterus preserving treatment modalities: A systematic review. Arch Gynecol Obstet 2011 Aug; 284(2):491-502.
100. Sentilhes L, Kayem G, Silver RM. Conservative management of placenta accreta spectrum. Clin Obstet Gynecol 2018 Dec; 61(4):783-94.
101. Pineles BL, Sibai BM, Sentilhes L. Is conservative management of placenta accreta spectrum disorders practical in the United States? Am J Obstet Gynecol 2023 Mar; 5(3):100749.
102. Sentilhes L, Seco A, Azria E et al; on behalf of PACCRETA Study Group. Conservative management or cesarean hysterectomy for placenta accreta spectrum: The PACCRETA prospective study. Am J Obstet Gynecol 2022 Jun; 226(6):839.e1-839.e24.
103. Sentilhes L, Ambroselli C, Kayem G et al. Maternal outcome after conservative treatment of placenta accreta. Obstet Gynecol 2010; 115:526-34.
104. Matsuzaki S, Yoshino K, Endo M, Kakigano A, Takiuchi T, Kimura T. Conservative management of placenta percreta. Int J Gynaecol Obstet 2018 Mar; 140(3):299-306.
105. Palacios-Jaraquemada JM, Karoshi M, Keith LG. Uterovaginal blood supply: The S1 and S2 segmental concepts and their clinical relevance. In: Arulkumaran S, Karoshi M, Keith LG et al. (eds.) A comprehensive textbook of postpartum hemorrhage:

An essential clinical reference for effective management. 2. ed. London: Sapiens Publishing Ltd 2012: 19-23.
106. Palacios-Jaraquemada JM. Caesarean section in cases of placenta praevia and accreta. Best Pract Res Clin Obstet Gynaecol 2013; 27(2):221-32.
107. Palacios-Jaraquemada JM, Fiorillo A, Hamer J, Martínez M, Bruno C. Placenta accreta spectrum: A hysterectomy can be prevented in almost 80% of cases using a resective-reconstructive technique. J Matern Fetal Neonatal Med 2022 Jan; 35(2):275-82.
108. D'Antonio F, Lacovelli A, Liberati M et al. Role of interventional radiology in pregnancy complicated by placenta accreta spectrum disorder: Systematic review and meta-analysis. Ultrasound Obstet Gynecol 2019; 53:743.
109. Soleymani Majd H, Collins SL, Addley S et al. The modified radical peripartum cesarean hysterectomy (Soleymani-Alazzam-Collins technique): A systematic, safe procedure for the management of severe placenta accreta spectrum. Am J Obstet Gynecol 2021 Aug; 225(2):175.e1-175.e10.
110. Matsubara S, Takahashi H, Baba Y. Handling aberrant vessels located in posterior bladder wall in surgery for abnormally invasive placenta: A non/less touch technique. Arch Gynecol Obstet 2017; 296:851-3.
111. Pelosi 3rd MA, Pelosi MA. Modified cesarean hysterectomy for placenta previa percreta with bladder invasion: Retrovesical lower uterine segment bypass. Obstet Gynecol 1999; 93(5):830-3.

Descolamento Prematuro de Placenta

CAPÍTULO 21

Maria Tereza Maia Penido Rebello
Flávia Magaly Silveira Nobre
Gabriel Costa Osanan

INTRODUÇÃO

O descolamento prematuro de placenta (DPP) é uma das principais causas de sangramento vaginal da segunda metade da gravidez e com frequência apresenta o potencial de evoluir rapidamente para um quadro que ameaça a vida da mãe e de seu filho.[1-4]

A incidência de DPP é estimada em 0,5% a 1% das gestações únicas, e essa taxa dobra em gestações gemelares.[1,5] Contudo, sua frequência pode variar de uma população para outra, a depender da prevalência de fatores de risco, da capacidade de estabelecer o diagnóstico e da qualidade da notificação dos casos.[6-9] No Brasil, Camano & Bertini encontraram incidência de 0,16% a 1,7% ao analisarem dados de 12 autores nacionais.[10]

O DPP é considerado por muitos uma das principais emergências obstétricas hemorrágicas, exigindo reconhecimento precoce e tratamento oportuno para redução da morbimortalidade materna e perinatal. As taxas de mortalidade materna e perinatal em gestações complicadas por DPP são sete e 20 vezes maiores, respectivamente, em comparação com as de gestações não complicadas pelo DPP.[4,5,11] Estima-se a ocorrência de uma morte fetal a cada 420 a 830 partos e que o DPP seja responsável por cerca de 10% a 15% de todas as mortes perinatais em países desenvolvidos.[2,5,6] A maioria dessas mortes ocorre ainda no ambiente intrauterino, mas a prematuridade associada ao DPP é outro contribuinte importante para a ocorrência de sequelas e óbitos neonatais.[4] As taxas de morte materna podem chegar a 1% dos casos, dependendo da gravidade e do local de ocorrência, e estão relacionadas com complicações hemorrágicas do descolamento.[11]

DEFINIÇÃO

O DPP pode ser definido como o descolamento parcial ou completo da placenta, normalmente inserida, antes do nascimento do concepto e após 20 semanas de gestação.[1,2,4,12] Em seu quadro clínico clássico, a gestante apresenta sangramento vaginal agudo de intensidade variável, associado a dor abdominal importante, atividade uterina aumentada (incluindo taquissistolia) e vitalidade fetal comprometida.[1,4,5,12]

CLASSIFICAÇÃO

Os autores classificam o DPP de diversas maneiras, utilizando-se de critérios variados. Assim, pode ser classificado com base em seu tempo de evolução (agudo ou crônico), no mecanismo de formação do hematoma (espontâneo ou traumático), na idade gestacional de ocorrência (termo ou pré-termo), na presença de intercorrências materno-fetais (leve ou grave), na localização do hematoma e no momento de seu surgimento em relação ao trabalho de parto (anteparto ou intraparto), entre outras possibilidades (Quadro 21.1).[2,4,12-20]

Além disso, uma classificação bastante utilizada subdivide o DPP em três graus diferentes com base em conjuntos de achados clínico-laboratoriais presentes em um quadro de descolamento:[4,15]

- **Grau I:** assintomático ou presença de sangramento genital discreto, sem hipertonia uterina significativa e com vitalidade fetal preservada. Sem repercussões hemodinâmicas e coagulopatias maternas. O diagnóstico é realizado após o nascimento em razão da presença de coágulo retroplacentário.
- **Grau II:** sangramento genital moderado com hipertonia uterina. Repercussões hemodinâmicas maternas

Quadro 21.1 Classificações do descolamento prematuro de placenta (DPP)

Classificação	Características ou observações
Agudo ou crônico	Os quadros de DPP agudos são os mais frequentes (70% a 80% dos casos) e também os mais graves O DPP crônico é um quadro menos comum, pouco conhecido, e é considerado quando o parto acontece 7 dias após o diagnóstico do descolamento placentário[16]
Termo, pré-termo e pré-termo precoce	A maioria dos casos de DPP é diagnosticada em gestações a termo São considerados DPP pré-termo aqueles diagnosticados < 37 semanas e pré-termo precoces os que surgem antes de 32 semanas A idade gestacional de ocorrência impacta o risco de morbimortalidade perinatal e de recorrência do DPP[17,18]
Traumático ou espontâneo	O DPP traumático (ou mecânico) refere-se aos casos cujo mecanismo de formação do hematoma está relacionado com forças mecânicas aplicadas sobre a placenta e/ou útero, como no trauma abdominal materno e na descompressão uterina súbita O DPP espontâneo (ou não traumático) usualmente surge a partir de sangramentos de vasos maternos patológicos[2,14]
Anteparto ou intraparto	A maioria dos quadros de DPP é diagnosticada antes do início do trabalho de parto[19]
Oculto ou manifesto	No DPP oculto, o sangramento fica retido atrás da placenta, não se exteriorizando pelo colo uterino, enquanto no manifesto ocorre exteriorização do sangramento[2,4,5,12]
Leve ou grave com presença de complicações	Considera-se grave o DPP que compromete a saúde materno-fetal, podendo determinar *near miss* e/ou mesmo óbito materno ou perinatal As complicações maternas graves costumam relacionar-se com quadro hemorrágico e as perinatais com hipóxia intrauterina e prematuridade Consideram-se DPP leves os quadros oligo ou assintomáticos e que não comprometem a saúde materna, fetal ou neonatal[20]

(aumento de frequência cardíaca, alterações posturais da pressão arterial) e queda do nível de fibrinogênio. Feto vivo, porém com alteração da vitalidade fetal.

- **Grau III:** caracteriza-se por óbito fetal, repercussões hemodinâmicas maternas mais acentuadas e hipertonia uterina. Subdivide-se em:
  - **IIIA:** sem coagulopatia instalada.
  - **IIIB:** com coagulopatia instalada.

FISIOPATOLOGIA

A fisiopatologia do DPP, apesar de não totalmente esclarecida, é complexa e envolve mecanismos vasculares, inflamatórios e imunológicos, agudos e crônicos, os quais variam de acordo com a etiologia.[2,4,5,12]

No entanto, sabe-se que o evento principal do DPP espontâneo é a ocorrência de sangramento a partir de vasos maternos patológicos na decídua basal. A ruptura dos vasos determina a formação de hematoma, que progride usualmente no espaço retroplacentário, acarretando a separação gradual da placenta de seu leito uterino. Esse descolamento vai gradualmente interrompendo as conexões feto-maternas e interferindo na oxigenação e nutrição fetal, além de favorecer o desenvolvimento de coagulopatia materna por induzir a ativação inadequada do sistema de coagulação. Raramente os sangramentos se originam nos vasos feto-placentários.[4,5,21]

A estrutura vascular que se rompe é essencial para determinação do quadro clínico materno e fetal. A ruptura vascular pode ser arterial ou venosa (ou seja, de alta ou baixa pressão). No DPP agudo espontâneo tende a ocorrer hemorragia arterial de alta pressão, normalmente na área mais central da placenta, determinando rápido desenvolvimento do hematoma e de manifestações clínicas potencialmente fatais para mãe e filho.[2,13,20] Eventualmente, o hematoma tem origem na ruptura de vasos venosos, de baixa pressão, produzindo um quadro clínico materno e fetal insidioso, pouco conhecido e estudado, o denominado DPP crônico.[2,5,13,20]

Nos casos de DPP traumático, a origem do hematoma difere um pouco e está relacionada com o surgimento de lesão vascular placentária mecânica que causa sangramento feto-materno e formação de hematoma subsequente. Nos casos de traumatismo abdominal, a força cinética do trauma (movimentos de aceleração e desaceleração de uma placenta inelástica que está aderida a um miométrio elástico) é a principal responsável pela formação do hematoma subsequente.[2,11-14]

O DDP agudo grave frequentemente se associa a um quadro de coagulação intravascular disseminada (CIVD) precoce. A origem dessa discrasia sanguínea está intrinsecamente vinculada à liberação de grande quantidade de trombina na circulação materna. A produção de trombina é determinada, principalmente, por dois mecanismos: (1) pelo sangramento decidual (que leva à liberação de tromboplastina das células deciduais, gerando trombina) e (2) pela hipóxia decidual, que estimula a produção de fator de crescimento endotelial vascular. Esse fator induz, também nas células da decídua, uma expressão anormal de tromboplastina que culmina com a liberação adicional de trombina. A consequência da entrada rápida de trombina na circulação da gestante é a ativação aberrante do sistema de coagulação materno com redução crítica dos níveis de fibrinogênio (que é convertido pela trombina em fibrina) e surgimento de hemorragia grave. Além disso, com a crescente deposição intravascular disseminada de fibrina ocorrem lesão tecidual isquêmica e anemia hemolítica microangiopática, configurando o quadro de CIVD.[2,5,11-13]

Vale ressaltar que a trombina também exerce papel relevante na ativação do trabalho de parto e na ruptura de membranas, uma vez que é potente uterotônico e estimulador da produção de fatores inflamatórios capazes de promover a ruptura prematura das membranas e estimular as contrações uterinas.[4,5,13]

FATORES DE RISCO DO DESCOLAMENTO PREMATURO DE PLACENTA AGUDO

Vários fatores de risco estão relacionados com o DPP, mas em muitos casos não é possível identificar um fator etiológico evidente.[4,5,12,13]

As síndromes hipertensivas (SH) constituem um dos principais fatores de risco para DPP e frequentemente estão associadas a quadros graves.[4,21] A terapia anti-hipertensiva e o controle pressórico reduzem significativamente o risco de descolamento, mas não o bastante para igualá-lo ao de DPP em gestantes hígidas.[22]

O uso de cocaína e agentes vasoconstritores afeta o fluxo uteroplacentário e a integridade da decídua.[11] O tabagismo também é fator de risco importante e parece estar associado à ocorrência de necrose decidual, trombose intervilosa e hemorragia nos vilos coriônicos.[11,23-25] A associação de tabagismo e hipertensão tem efeito sinérgico sobre o risco de DPP.[22,26]

Defeitos uterinos estruturais, como septos, útero bicorno, útero didelfo, sinéquias uterinas e leiomiomas, estão associados a taxas mais elevadas de descolamento.[22,27-29] O trauma é outro fator predisponente de DPP agudo e grave.[2,5,14] As causas traumáticas podem ser divididas em: (a) externas, que incluem acidentes automobilísticos (especialmente com motos e atropelamentos), quedas ou agressões, bem como manobras obstétricas (como a versão externa), e (b) internas, entre as quais se destacam descompressão uterina súbita (por escoamento rápido de polidrâmnio), cordão curto, retração uterina após saída do primeiro gemelar e taquissistolia por uso de uterotônicos. Nos traumatismos abdominais, a maioria dos casos se manifesta dentro das primeiras 24 horas e, quanto mais grave o insulto, maior o risco de DPP.[2,5,14]

A ruptura prematura de membranas também se relaciona com quadros de DPP tanto pela possibilidade de descompressão uterina súbita como pela presença de processo inflamatório, como corioamnionite.[2,4,5,11]

Fatores genéticos, com tendências familiares, também parecem estar presentes na etiologia do DPP. Histórico familiar de irmã com DPP grave aumenta o risco de descolamento na gestante.[30] Além disso, estudos têm relatado risco aumentado de DPP grave em gestantes que ao nascimento foram classificadas como pequenas para a idade gestacional (PIG). O risco é ainda maior quando algum irmão ou irmã também teve diagnóstico de PIG ao nascimento.[31]

Outros fatores de risco associados à incidência maior de DPP são gestação gemelar, doença isquêmica placentária, presença de trombofilias, lúpus eritematoso sistêmico, cesariana prévia, gestação oriunda de reprodução assistida, inserção velamentosa de cordão, multiparidade e idade materna.[2,5,12]

Entretanto, o principal fator de risco para a ocorrência de um quadro de DPP consiste na presença de história de descolamento em gestação prévia, o que pode aumentar em mais de dez vezes o risco de novo DPP, especialmente após 37 semanas de gravidez.[1,4,5,21] Estudos demonstram que a chance de recorrência em nova gestação é maior quando o DPP anterior ocorreu em gestação a termo (OR: 188; IC95%: 116 a 306) em comparação com DPP prévio em gestação pré-termo (OR: 52; IC95%: 25 a 111).[17,18]

O Quadro 21.2 apresenta a força da associação entre diversos fatores de risco e a ocorrência de DPP em gestações únicas e gemelares.

Quadro 21.2 Impacto dos fatores de risco na ocorrência do descolamento prematuro da placenta em gestações únicas e/ou gemelares

Fatores de risco	Gestação única		Gestação gemelar	
	Força da associação	RR/OR	Força da associação	RR/OR
Etiologia aguda				
Trauma abdominal/acidentes	+++			
Abuso de cocaína ou outras drogas	+++	5,0 a 10,0		
Polidrâmnio	++	2,0 a 3,0	++	1,7
Fatores de risco obstétricos				
Hipertensão crônica	++	1,8 a 5,1		
Pré-eclâmpsia/hipertensão induzida pela gravidez	++	0,4 a 4,5		
Eclâmpsia	+++	3,0 a 5,5	++	1,6 a 2,0
Ruptura de membranas pré-parto	++	1,8 a 5,1	++	1,5 a 2,5
Corioamnionite	++	2,0 a 2,5	++	1,7
Cordão umbilical curto	++	1,3 a 1,9		

(Continua)

Quadro 21.2 Impacto dos fatores de risco na ocorrência do descolamento prematuro da placenta em gestações únicas e/ou gemelares *(Cont.)*

Fatores de risco	Gestação única		Gestação gemelar	
	Força da associação	RR/OR	Força da associação	RR/OR
Doença isquêmica placentária prévia				
Pré-eclâmpsia	++	1,5		
Restrição de crescimento fetal/pequeno para a idade gestacional	++	1,4		
Descolamento prévio	++++	8,0 a 12,0		
Sociodemográfico/comportamental				
Idade materna	+	1,1 a 1,3	+	1,1 a 1,4
Paridade	+	1,1 a 1,6	+	1,1 a 1,7
Fumar durante a gravidez	++	1,4 a 2,5	++	1,7

RR: risco relativo; OR: *odds ratio*.
Fonte: adaptado de Ananth & Kinzler, 2022.[13]

DIAGNÓSTICO

O diagnóstico de DPP agudo é eminentemente clínico e se baseia nos sinais e sintomas maternos e fetais. Trata-se de uma emergência obstétrica em que os exames de imagem têm utilidade limitada.[1,4,5,12,21] Por outro lado, nos casos eventuais de DPP crônico, a ultrassonografia é utilizada para identificação do hematoma e avaliação seriada do comprometimento fetal por se tratar de um quadro insidioso.[5,12,16,32]

Manifestações clínicas

O espectro clínico do DPP varia de quadros leves de sangramento sem acometimento materno e fetal a quadros graves com sangramentos vultuosos e associados a comprometimento da vitalidade fetal e do estado hemodinâmico materno.[1,4,5,12,21]

O DPP clássico e mais comum é agudo e se manifesta por meio de sangramento vaginal na segunda metade da gravidez, associado a dor abdominal intensa, de início súbito, atividade uterina exacerbada (hipertonia uterina ou taquissistolia) e sinais de comprometimento da vitalidade fetal (bradicardia ou mesmo óbito do concepto). A gestante pode apresentar sinais de instabilidade hemodinâmica (em virtude do sangramento materno) e CIVD, que se instala precocemente e se associa a quadros de hipofibrinogenemia importantes. Nos partos, costuma ser identificada grande quantidade de coágulos, de coloração mais escura (aderidos ou não à placenta), com ou sem a presença de área placentária escavada.[1,4,5,12,21]

Nem sempre todos os sinais e sintomas de DPP estão presentes em um quadro de descolamento, mesmo quando grave. O sangramento vaginal é a manifestação clínica mais comum e marcante do DPP. No entanto, em aproximadamente 20% dos casos o sangramento fica retido entre as membranas fetais e a decídua, não se exteriorizando pela cérvice – quadro conhecido como DPP oculto. Nessa situação, a gestante pode apresentar apenas um quadro de trabalho de parto pré-termo (associado ou não a óbito fetal) ou, ainda, manifestar um quadro inespecífico de irritabilidade uterina (contrações irregulares, taquissistolia e/ou hipertonia) e dor abdominal associada ou não a choque hipovolêmico materno. Com frequência, esse diagnóstico é lembrado quando se identifica a saída de grande quantidade de sangue ou coágulo após a ruptura da bolsa amniótica. Em função do atraso para o diagnóstico nos casos de DPP oculto, o óbito fetal é comum nessas situações.[4,12,21,33]

Os casos eventuais de DPP crônico costumam manifestar-se por sangramento leve intermitente (sem comprometimento da hemodinâmica materna), não associado a comprometimento agudo da vitalidade fetal e no qual não se identifica placenta prévia à ultrassonografia, mas um hematoma retroplacentário. O quadro pode estar associado ou não à presença de oligodrâmnio e restrição de crescimento fetal ou mesmo pré-eclâmpsia.[5,12,16,32]

Exames de imagem

A ultrassonografia tem uso limitado para o diagnóstico do DPP agudo, sendo útil quando se faz necessário o diagnóstico diferencial (especialmente com placenta prévia) para definição da conduta ou em caso de suspeita de DPP crônico (em casos mais insidiosos).

Eventualmente, um quadro de DPP pode ser achado acidental em exame ultrassonográfico de rotina e apresentar desde pequena área de descolamento em gestante assintomática e feto sem complicações (DPP oculto e crônico) até um hematoma em expansão rápida e grave, que coloca em risco a vida do concepto e da mãe.[5,12]

A possibilidade de identificação de um DPP à ultrassonografia está intimamente relacionada com sua extensão, volume, localização e duração entre sua formação e o momento do exame. O aspecto do DPP pode ser variável, assim como sua localização (Figura 21.1). O hematoma retroplacentário usualmente é o mais comum e mais grave.[12]

Os hematomas recentes tendem a ser hiperecogênicos ou isoecogênicos em relação à placenta (aspecto semelhante), o que dificulta sua visualização e justifica a

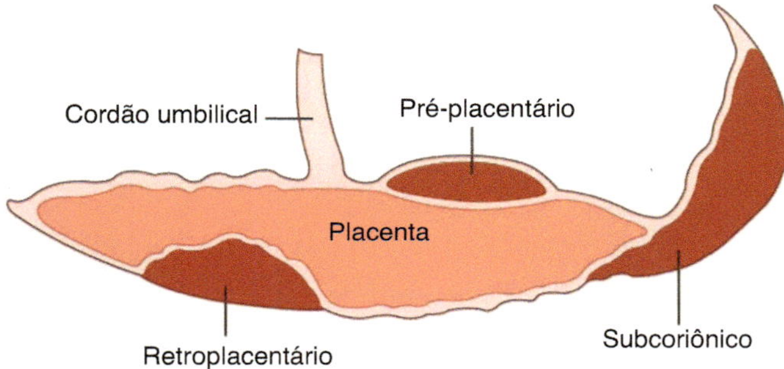

Figura 21.1 Tipos de hematomas placentários – o mais associado a descolamento prematuro de placenta é o retroplacentário. (Adaptada de Oyelese & Ananth, 2006.[12])

baixa sensibilidade do exame nos casos mais agudos. À medida que o coágulo se organiza, suas características ultrassonográficas são gradualmente alteradas e após 1 semana de evolução o hematoma tende a se tornar hipoecoico e com 2 semanas, anecoico.[12,34,35]

A tomografia computadorizada e a ressonância magnética são exames de imagem de exceção para investigação de DPP, sendo frequentemente realizados para investigação de traumatismo abdominal, no qual se encontra acidentalmente uma imagem sugestiva de DPP. A tomografia computadorizada tem alta sensibilidade, podendo inclusive estimar a extensão do descolamento.[36] Alternativamente, a ressonância magnética pode ser indicada também quando existe forte suspeita de DPP (sem instabilidade materna ou fetal) e na vigência de ultrassonografia normal ou mesmo inconclusiva, em que a identificação poderia modificar a abordagem do caso. A ressonância apresenta altas sensibilidade e especificidade e tem o potencial de correlacionar o prognóstico à intensidade do sinal do hematoma obtido no exame.[37,38]

Nos casos de DPP crônico, em virtude do risco de insuficiência placentária, a ultrassonografia é importante para diagnóstico e avaliação seriada do feto, de modo a identificar restrição de crescimento e centralização de fluxo.[5,12,16,32,39]

Avaliação laboratorial

Em caso de DPP agudo, os achados laboratoriais correlacionam-se ao grau de separação placentária, e anormalidades importantes nos testes de coagulação estão frequentemente presentes quando há descolamento de mais de 50% da placenta.[5]

Como os casos de DPP agudos e graves estão frequentemente relacionados com o surgimento de discrasias sanguíneas com consumo precoce de fibrinogênio e rápida evolução para CIVD, é essencial o monitoramento das gestantes por meio de provas de coagulação, bem como com a dosagem dos níveis de fibrinogênio. Sabe-se que valores de fibrinogênio $\leq$ 200mg/dL estão relacionados com valor preditivo positivo de 100% para hemorragia pós-parto grave.[15,40] Cabe lembrar que os níveis de hemoglobina e o hematócrito podem demorar de 1 a 2 horas para apresentar queda significativa diante de sangramentos agudos.[41]

Avaliação anatomopatológica

Os achados anatomopatológicos têm utilidade limitada para o diagnóstico e a abordagem da gestante. Apenas 30% a 50% dos casos de DPP com sangramento vaginal apresentarão achados histopatológicos diagnósticos. Além disso, esses achados são incapazes de determinar com fidedignidade quando ocorreu o DPP. Eventualmente é possível encontrar, durante análise macroscópica rotineira no pós-parto imediato, um quadro de DPP não identificado previamente.[5,12,42]

Macroscopicamente, o exame anatomopatológico pode identificar a presença de coágulos organizados, de coloração escura (aderidos ou não à placenta), com escavação na placenta. Se o DPP foi agudo, pode não ter havido tempo para a formação da escavação placentária. Nos casos de histerectomia, é possível identificar um útero com sufusões hemorrágicas, também conhecido como útero de Couvelaire.[5,13,42]

Microscopicamente, o exame pode indicar a presença de várias anormalidades estruturais na decídua, musculatura uterina, decídua basal, placa coriônica e espaço interviloso. Podem ser identificados ainda acúmulo de sangue e dissecção abaixo da decídua, com compressão do espaço interviloso, congestão e/ou hemorragia intravilosa.[5,13,42]

DIAGNÓSTICO DIFERENCIAL

O principal diagnóstico diferencial do DPP agudo é com placenta prévia (PP), na qual o sangramento tende a ser indolor, e a ultrassonografia confirma a presença de placenta recobrindo o canal cervical ou de inserção baixa. Contudo, devem ser consideradas quaisquer entidades que cursem com sangramento vaginal, dor abdominal e contrações uterinas e/ou que compartilhem complicações semelhantes às do DPP.[1,4,5,21] O Quadro 21.3 apresenta a comparação clínica de alguns quadros que podem assemelhar-se ao DPP.

O DPP também pode apresentar-se como trabalho de parto pré-termo (TPPT), associado ou não a sangramento genital. O TPPT relacionado com DPP tende a ter início mais súbito, e o óbito fetal pode ocorrer já à admissão da gestante no hospital ou inesperadamente, durante a internação. O TPPT espontâneo tende a ter início mais gradual com menor comprometimento da vitalidade fetal. Além disso, em alguns casos, somente durante a avaliação placentária, após o nascimento, será possível identificar uma área sugestiva de descolamento retroplacentário.[5,12,21]

Outros diagnósticos diferenciais de sangramento da segunda metade da gestação devem ser considerados, como vasa prévia e acretismo placentário sangrante, os quais podem cursar com quadros clínicos semelhantes. Além disso, na presença de dor abdominal importante, deve-se atentar para a possibilidade de quadros abdominais agudos clínico-cirúrgicos não obstétricos, especialmente após traumatismos abdominais maternos.[1,4,5,21]

Quadro 21.3 Diagnóstico, conduta e complicações de placenta prévia, descolamento prematuro de placenta, ruptura de seio marginal e ruptura uterina

	Placenta prévia	Descolamento prematuro de placenta	Ruptura de seio marginal	Ruptura uterina
Sangramento genital	Súbito, abundante, vermelho vivo, que cessa espontaneamente	Pequena quantidade, contínuo com sangue escuro OU Sangramento intrauterino	Periparto em pequena quantidade, contínuo	Súbito, abundante, contínuo
Dor abdominal	Sem dor abdominal	Súbita, forte contínua, persistente	Discreta	Forte e súbita, que cessa abruptamente
Tônus uterino	Normal	Hipertonia uterina persistente	Próprio do trabalho de parto	Parada de contrações após hipertonia
Condições fetais	Sem alterações	Sofrimento ou óbito	Sem alterações	Sofrimento ou óbito
Ultrassonografia	Placenta no segmento inferior do útero	Área de descolamento, hematoma retroplacentário	Diagnóstico definitivo após a saída da placenta	Partes fetais fora do útero
Conduta	Gestação pré-termo: expectante Gestação a termo: resolutiva	Sempre resolutiva	Condução do parto	Sempre resolutiva
Complicação grave	Sangramento persistente	Útero de Couvelaire, discrasia sanguínea	Nenhuma relacionada com o quadro	Discrasia sanguínea, histerectomia

DESCOLAMENTO PREMATURO DE PLACENTA CRÔNICO

Tradicionalmente, o DPP é conhecido como intercorrência aguda, mas ao longo dos anos foi identificado um quadro incomum associado a hematomas retroplacentários que apresenta evolução mais insidiosa e menor comprometimento materno, o denominado DPP crônico. Conceitualmente, são considerados quadros de DPP crônico quando o intervalo entre a identificação do descolamento de placenta e o parto é maior do que 7 dias.[16]

A fisiopatologia do DPP crônico está mais relacionada com hemorragias venosas de baixa pressão, que ocorrem tipicamente na periferia da placenta e tendem a surgir em fases mais precoces da gestação. Acredita-se ainda que a gênese do DPP está associada à presença de anormalidades nas arteríolas espiraladas, o que determinaria necrose tecidual e reação inflamatória placentária localizadas e crônicas com posteriores infarto e ruptura dos vasos.[2,12,13,16,39] Em função dessa isquemia placentária, o quadro pode determinar importante comprometimento crônico da oxigenação e nutrição fetal, ocasionando oligodrâmnio e crescimento restrito – a chamada sequência descolamento-oligodrâmnio-crescimento restrito (DOC). A sequência DOC pode ocorrer em fases precoces da gestação, comprometendo de maneira importante a vitalidade fetal e determinando a necessidade de parto pré-termo extremo. Nesses casos, o prognóstico perinatal é reservado.[16,32,39]

O diagnóstico de DPP crônico é fundamentado na identificação de hematoma placentário (retromembranoso, marginal ou central) em gestantes assintomáticas ou oligossintomáticas. A ultrassonografia é importante também na vigilância quanto ao surgimento de oligodrâmnio, restrição de crescimento e centralização de fluxo sem causa definida, o que indica evolução para DOC.[5,16,32,39]

O quadro materno costuma ser brando, mas insidioso. O sangramento vaginal é intermitente, de leve intensidade, mas pode estar ausente. Desconforto abdominal pode ou não estar presente. O risco de ruptura prematura de membranas também está aumentado nos casos de DPP crônico. Já o quadro fetal pode ser semelhante a um caso de insuficiência placentária.[4,5,39]

O DPP crônico não tende a determinar alterações laboratoriais maternas importantes, e os achados anatomopatológicos tendem a mostrar lesões crônicas trombóticas, isquêmicas e inflamatórias da placenta.[4,5,32,39]

COMPLICAÇÕES

O DPP grave pode determinar complicações maternas e fetais também graves, a despeito de um tratamento adequado. As complicações variam em gravidade e podem ser divididas didaticamente em maternas e fetais. As maternas costumam estar relacionadas com o quadro hemorrágico determinado pelo DPP, enquanto as perinatais estão principalmente associadas à hipóxia intrauterina e à prematuridade.[1,4,20,21] O Quadro 21.4 apresenta as complicações que sinalizam a ocorrência de DPP grave,[20] a qual também parece aumentar o risco de doença cardiovascular materna futura.[43]

Útero de Couvelaire

Em quadros graves de DPP é possível encontrar útero com hematomas e repleto de sufusões hemorrágicas – útero de Couvelaire (Figura 21.2). Esse fenômeno é identificado durante a laparotomia e frequentemente

Quadro 21.4 Complicações materno-fetais relacionadas com descolamento prematuro de placenta grave

Complicações maternas	Complicações perinatais
• HPP refratária • Choque hipovolêmico • Falência de órgãos • CIVD • Hemotransfusão • Útero de Couvelaire • Histerectomia • Cirurgia de controle de danos • Internação em UTI • Síndrome de Sheehan • Óbito materno	• Hipóxia intrauterina • Bradicardia fetal aguda • RCF • Sequência DOC • Encefalopatia hipóxico-isquêmica • Sequelas relacionadas com prematuridade • Óbito perinatal

CIVD: coagulação intravascular disseminada; DOC: descolamento-oligodrâmnio-crescimento restrito; HPP: hemorragia pós-parto; RCF: restrição de crescimento fetal; UTI: unidade de tratamento intensivo.

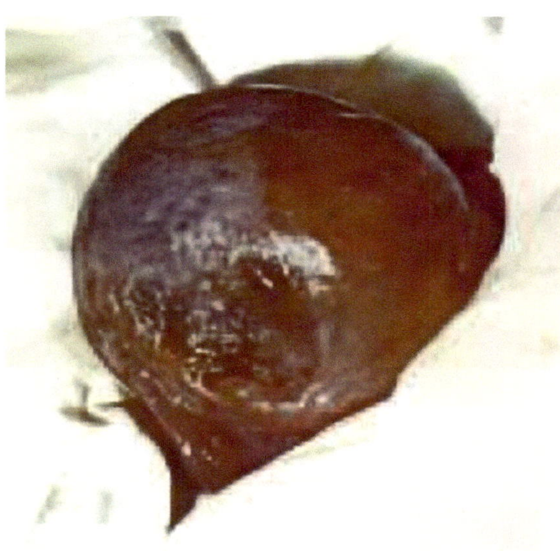

Figura 21.2 Útero de Couvelaire. (Acervo dos autores).

está associado à atonia uterina grave. Seu tratamento obedece à sequência proposta para hemorragia pós-parto por atonia uterina (veja o Capítulo 63). A histerectomia pode ser necessária, em geral quando o tratamento mais conservador não foi suficiente para controle da hemorragia uterina.[4,5,12,21]

Síndrome de Sheehan

A síndrome de Sheehan, também conhecida como necrose hipofisária pós-parto, é uma condição rara decorrente de isquemia das células do lobo anterior da hipófise secundária a choque hipovolêmico grave. Essa intercorrência então pode determinar um quadro de pan-hipopituitarismo.[5,12,44]

A manifestação clínica mais comum e precoce em caso de síndrome de Sheehan é a ausência de lactação, o que nem sempre acontece. Mais tarde podem surgir amenorreia, fogachos e queda de cabelo, além de sinais e sintomas de hipotireoidismo e insuficiência suprarrenal. Em caso de insuficiência suprarrenal aguda, a mulher apresenta hipotensão, hipoglicemia, fadiga extrema, vômitos e hiponatremia. Trata-se de um quadro grave que necessita de abordagem imediata. Assim, as mulheres com quadro de hipotensão e hipoglicemia no pós-parto devem ser investigadas para a síndrome.[44]

No entanto, em virtude da possibilidade de evolução gradual dos sintomas, o diagnóstico de síndrome de Sheehan nem sempre é estabelecido logo após o parto e ela pode ser identificada meses após o evento hemorrágico que a causou.[44]

TRATAMENTO

O DPP grave constitui emergência obstétrica aguda e potencialmente fatal para o binômio mãe-feto, e a conduta se baseia, principalmente, na realização imediata do parto e no tratamento das complicações materno-fetais.[1-5,45,46]

Nesses casos, a via de parto depende da idade gestacional, da vitalidade fetal, das condições clínicas maternas e da fase em que se encontra o trabalho de parto. A via vaginal é possível em caso de parto iminente ou de óbito fetal. Por outro lado, com frequência se opta pela via abdominal em razão da necessidade de extração fetal imediata, especialmente quando há sinais de hipóxia fetal aguda e impossibilidade de nascimento imediato por via baixa. Sempre que possível, independentemente da via de parto, recomenda-se amniotomia, a qual se mostra útil em reduzir a dor materna, a pressão intra-amniótica e o risco de coagulopatia.[1-5,45,46]

As medidas gerais de cuidado do binômio mãe-feto nos casos de DPP agudo geralmente envolvem monitoramento materno e fetal rigoroso e preparação para um parto emergencial, nascimento de uma criança com hipóxia e/ou prematura e abordagem de um quadro hemorrágico materno de difícil controle e complicado por coagulopatia.[1-5,45-47]

Entretanto, como o DPP pode apresentar gravidade variável, uma conduta menos agressiva é possível nos casos sem comprometimento materno e fetal grave. Cabe ressaltar que o estado de uma gestante com quadro "estável" pode deteriorar-se rapidamente. Apesar das diferenças entre os protocolos, o Quadro 21.5 apresenta, de forma resumida, algumas recomendações para abordagem do DPP de acordo com o comprometimento materno e/ou fetal.[4,45-47]

Quadro 21.5 Abordagem com base nas condições maternas e/ou fetais

Condições maternas	Vitalidade fetal	Abordagem*
Instabilidade hemodinâmica ou hemorragia grave ameaçadora à vida	Preservada, comprometida ou óbito fetal	Parto e abordagem imediata do quadro hemorrágico materno Amniotomia imediata, sempre que possível Via de parto: a mais rápida para evitar exsanguinação materna Avaliar coagulopatia materna Realizar ressuscitação hemostática agressiva
Estabilidade hemodinâmica materna e ausência de hemorragia que ameaça a vida	Preservada	Gestações ≥ 37 semanas: indicado parto, mesmo se feto e mãe assintomáticos Gestações ≥ 34 semanas: considerar parto imediato nos casos agudos, mesmo se sintomas leves no momento; avaliar risco de progressão do DPP nos casos insidiosos; monitoramento materno e fetal rigoroso Gestações < 34 semanas: individualizar de acordo com idade gestacional, sintomatologia e presença de complicação; monitorar rigorosamente mãe e feto; preparar para eventual parto emergencial; avaliar corticoterapia e cuidados relacionados com prematuridade
	Comprometida	DPP agudo com bradicardia fetal: parto imediato; via mais rápida – amniotomia sempre que possível; parcela expressiva dos casos de DPP DPP com CTG alterada (categoria II ou III): avaliar parto imediato e via de nascimento, com base na idade gestacional e na gravidade da alteração de vitalidade DPP crônico (oligodrâmnio e RCF): avaliar gravidade do comprometimento fetal e idade gestacional para definir momento e via do parto; avaliar necessidade de cuidados gerais referentes à prematuridade, como corticoterapia
	Óbito fetal	O parto vaginal é desejável, pois relaciona-se com menor morbidade Indução/condução: a indução/parto não deve ser prolongada Amniotomia sempre que possível Avaliar gestante rigorosamente em razão do risco de coagulopatia Reservar sangue Tratar complicações

* As evoluções materna e fetal são dinâmicas e podem confluir rapidamente para deterioração da saúde do binômio mãe-feto.
CTG: cardiotocografia; DPP: descolamento prematuro de placenta; RCF: restrição do crescimento uterino.
Fonte adaptado de Osoti, 2021; Oyelese & Ananth, 2006, 2022; RCOG, 2011.[2,12,45,46]

O uso de imunoglobulina anti-Rh(D) está recomendado nas mulheres com quadro de DPP, Rh(D) negativo, não sensibilizadas para o antígeno Rh(D). O DPP pode eventualmente aumentar a taxa de falha da imunoglobulina aplicada nas doses habituais. O teste de Kleihauer-Bethke seria o exame de eleição para identificar se a dose de imunoglobulina foi suficiente (veja o Capítulo 29).

GESTAÇÕES SUBSEQUENTES

A maioria dos casos de DPP não pode ser prevista ou prevenida.[12] Contudo, o DPP tem risco significativamente aumentado em caso de história de descolamento em gestação anterior. O risco de DPP recorrente varia, sendo mais comum quando o DPP ocorre em gestação a termo. A história pregressa de DPP também determina maior probabilidade de nascimento de feto PIG em gestação subsequente, assim como de parto ou pré-eclâmpsia em gestações futuras (mesmo na ausência de DPP recorrente).[5,19,45]

O DPP recorrente tende a surgir em idades gestacionais pouco mais precoces em comparação com os primeiros episódios, mas as taxas de mortalidade perinatal parecem ser semelhantes.[18,48] Infelizmente, não há preditores ou marcadores fidedignos que indiquem se ou quando ocorrerá novo episódio de DPP em gravidez subsequente e, portanto, nenhuma medida se mostra eficaz para redução do risco de novo DPP.[1,4,5,21]

No entanto, é possível intervir em fatores de risco modificáveis, reduzindo assim a chance de ocorrência. As mulheres devem ser orientadas para que suspendam, por exemplo, o uso de cocaína e outras drogas ilícitas, além do tabagismo, bem como que controlem hipertensão arterial, se esses fatores estiverem presentes na história da gestante.[5,45]

Como o DPP pode estar relacionado com quadros de insuficiência placentária, em gravidez subsequente pode ser útil a realização mensal de ultrassonografia seriada, iniciando entre 24 e 28 semanas de gestação, para identificação de comprometimento fetal.[15,19,45]

O melhor momento para o parto em uma gestação subsequente é motivo de controvérsia.[5,12,13,49] Existem dados limitados para estimativa da idade gestacional ideal para o parto nessas situações. Alguns autores sugerem o parto entre 37 e 38 semanas para as gestantes que tiveram uma morte perinatal anterior ou mais de um descolamento prévio. Para aquelas com história pregressa de DPP não complicado, seria possível aguardar o trabalho de parto espontâneo ou realizar nova cesariana entre 39 e 40 semanas, considerando o quadro da gestação atual e a presença de sinais de um novo DPP.[13]

RESUMO E RECOMENDAÇÕES DE CONDUTA

O Quadro 21.6 apresenta o resumo das condutas no DPP, enquanto o Quadro 21.7 lista as recomendações da Sociedade de Medicina Materno-Fetal (SMFM).

Quadro 21.6 Resumo das condutas em caso de descolamento prematuro de placenta (DPP)

- As gestantes com sangramento e dor abdominal devem ser avaliadas imediatamente em ambiente hospitalar para estabelecer o diagnóstico de DPP, avaliar o estado materno-fetal e iniciar a condução adequada; considerar que o quadro clínico de gestante inicialmente estável pode deteriorar-se rapidamente com a progressão do descolamento
- A abordagem inicial inclui monitoramento contínuo da frequência cardíaca fetal e do estado hemodinâmico materno; avaliar coagulopatia
- A conduta no DPP clinicamente importante depende de o feto estar vivo ou não, da estabilidade hemodinâmica materna e, se o feto estiver vivo, do padrão de frequência cardíaca fetal e da idade gestacional
- Diante do óbito fetal, o parto vaginal é preferível nas gestantes hemodinamicamente estáveis e sem coagulopatia. Se o parto vaginal não é iminente e é necessário o controle rápido do sangramento devido à instabilidade hemodinâmica materna ou à coagulopatia grave, frequentemente se opta por cesariana
- O risco de DPP recorrente é de 3% a 15%, e história pregressa de DPP também prediz maior probabilidade de recém-nascido pequeno para idade gestacional, pré-eclâmpsia e parto pré-termo espontâneo em gestações futuras, mesmo na ausência de DPP recorrente; essas mulheres devem ser monitoradas para essas complicações
- As gestantes com história pregressa de DPP podem aguardar o trabalho de parto espontâneo ou realizar nova cesariana entre 39 e 40 semanas; entretanto, para as mulheres que tiveram uma morte perinatal anterior ou mais de um descolamento anterior, deve-se considerar o parto entre 37 e 38 semanas
- A ocorrência de DPP também parece aumentar o risco de doença cardiovascular materna futura, portanto, estão recomendados para reduzir esse risco aconselhamento pós-parto e intervenções terapêuticas

Quadro 21.7 Recomendações da Sociedade de Medicina Materno-Fetal (SMFM)

Recomendação	Grau de evidência
Em gestantes com hemorragia no período pré-termo tardio, o parto não deve ser adiado com a finalidade de administrar corticosteroide antenatal	1B Forte recomendação, evidência de qualidade moderada
Corticosteroide antenatal deve ser administrado às gestantes com expectativa de parto dentro de 7 dias e idade gestacional entre 34 e 36 semanas de gestação, e se ainda não foi administrado previamente	1A Forte recomendação, evidência de alta qualidade

Referências

1. Gyamfi-Bannerman C. Society for Maternal-Fetal Medicine (SMFM) Consult Series #44: Management of bleeding in the late preterm period Society for Maternal-Fetal Medicine (SMFM), 2018.
2. Osoti A. Placenta previa and placenta abruption. Glob Libr Women's Med, 2021. doi: 10.3843/glowm.413763. Disponível em: https://www.glowm.com/article/heading/vol-10-common--obstetric-conditions-placenta-previa-and-placenta-abruption/id/413763#.
3. Ministério da Saúde. Manual de gestação de alto risco [recurso eletrônico]. Secretaria de Atenção Primária à Saúde. Departamento de Ações Programáticas. Brasília: Ministério da Saúde, 2022.
4. Federação Brasileira das Associações de Ginecologia e Obstetrícia (FEBRASGO). Descolamento prematuro de placenta. São Paulo: FEBRASGO, 2021. (Protocolo FEBRASGO-Obstetrícia, n. 37/ Comissão Nacional Especializada em Urgências Obstétricas).
5. Yeo L, Ananth C et al. Placental abruption. Glob Libr Women's Med, 2008. doi: 10.3843/glowm.10122.
6. Maeland KS, Morken NH, Schytt E, Aasheim V, Nilsen RM. Placental abruption in immigrant women in Norway: A population-based study. Acta Obstet Gynecol Scand 2021; 100(4):658.
7. Lueth A, Blue N, Silver RM et al. Prospective evaluation of placental abruption in nulliparous women. J Matern Fetal Neonatal Med 2022; 35:8603.
8. Ananth CV, Oyelese Y, Yeo L, Pradhan A, Vintzileos AM. Placental abruption in the United States, 1979 through 2001: Temporal trends and potential determinants. Am J Obstet Gynecol 2005; 192(1):191.
9. Pariente G, Wiznitzer A, Sergienko R, Mazor M, Holcberg G, Sheiner E. Placental abruption: Critical analysis of risk factors and perinatal outcomes. J Matern Fetal Neonatal Med 2011 May; 24(5):698-702.
10. Camano L, Bertini AM. Descolamento prematuro de placenta. In: Naeme B. Obstetrícia Básica. São Paulo: Sarvier: 1994: 433-44.
11. Hall DR. Abruptio placentae and disseminated intravascular coagulopathy. Semin Perinat 2009; 33:189-95.
12. Oyelese Y, Ananth CV. Placental abruption. Obstet Gynecol 2006; 108(4):1005.
13. Ananth CV, Kinzler WL. Placental abruption: Pathophysiology, clinical features, diagnosis and consequences. In: Lockwood CJ (ed.). Uptodate, 2022.
14. Souza E, Camano L. Descolamento prematuro da placenta. Rev Assoc Méd Bras 2006; 52:133-5.
15. Sher G, Statland BE. Abruptio placentae with coagulopathy: A rational basis for management. Clin Obstet Gynecol 1985; 28(1):15-23.
16. Elliott JP, Gilpin B, Strong TH Jr, Finberg HJ. Chronic abruption-oligohydramnios sequence. J Reprod Med 1998 May; 43(5):418-22.
17. Rasmussen S, Irgens LM, Albrechtsen S, Dalaker K. Women with a history of placental abruption: When in a subsequent pregnancy should special surveillance for a recurrent placental abruption be initiated? Acta Obstet Gynecol Scand 2001; 80(8):708.
18. Ruiter L, Ravelli AC, de Graaf IM, Mol BW, Pajkrt E. Incidence and recurrence rate of placental abruption: A longitudinal linked national cohort study in the Netherlands. Am J Obstet Gynecol 2015 Oct; 213(4):573.e1-8.
19. Ananth CV, Getahun D, Peltier MR, Smulian JC. Placental abruption in term and preterm gestations: Evidence for heterogeneity in clinical pathways. Obstet Gynecol 2006 Apr; 107(4):785-92.
20. Ananth CV, Lavery JA, Vintzileos AM et al. Severe placental abruption: Clinical definition and associations with maternal complications. Am J Obstet Gyneco. 2016 Feb; 214(2):272.e1-272.e9.
21. Kingdom JCP. Antepartum haemorrhage. In: Baskett TF, Andrew AC. Munro Kerr's Operative Obstetrics. 12. ed. London: Elsevier Health Sciences, 2014: 178-97.
22. Bellos I, Pergialiotis V, Papapanagiotou A, Loutradis D, Daskalakis G. Comparative efficacy and safety of oral antihypertensive agents in pregnant women with chronic hypertension: a network meta-analysis. Am J Obstet Gynecol 2020; 223(4):525.
23. Mbah AK, Alio AP, Fombo DW, Bruder K, Dagne G, Salihu HM. Association between cocaine abuse in pregnancy and

placenta-associated syndromes using propensity score matching approach. Early Hum Dev 2012 Jun; 88(6):333-7.
24. Eubanks AA, Walz S, Thiel LM. Maternal risk factors and neonatal outcomes in placental abruption among patients with equal access to health care. J Matern Fetal Neonatal Med 2021; 34(13):210.
25. Kaminsky LM, Ananth CV, Prasad V, Nath C, Vintzileos AM; New Jersey Placental Abruption Study Investigators. The influence of maternal cigarette smoking on placental pathology in pregnancies complicated by abruption. Am J Obstet Gynecol 2007; 197(3):275.e1.
26. Ananth CV, Savitz DA, Bowes WA Jr, Luther ER. Influence of hypertensive disorders and cigarette smoking on placental abruption and uterine bleeding during pregnancy. Br J Obstet Gynaecol 1997; 104(5):572.
27. Jenabi E, Ebrahimzadeh Zagami S. The association between uterine leiomyoma and placenta abruption: A meta-analysis. J Matern Fetal Neonatal Med 2017; 30(22):2742.
28. Panagiotopoulos M, Tseke P, Michala L. Obstetric complications in women with congenital uterine anomalies according to the 2013 European Society of Human Reproduction and Embryology and the European Society for Gynaecological Endoscopy Classification: A systematic review and meta-analysis. Obstet Gynecol 2022; 139(1):138.
29. Naeh A, Sigal E, Barda S, Hallak M, Gabbay-Benziv R. The association between congenital uterine anomalies and perinatal outcomes: Does type of defect matters? J Matern Fetal Neonatal Med 2021.
30. Rasmussen S, Irgens LM. Occurrence of placental abruption in relatives. BJOG 2009; 116(5):693.
31. Rasmussen S, Ebbing C, Linde LE, Baghestan E. Placental abruption in parents who were born small: Registry-based cohort study. BJOG 2018; 125(6):667.
32. Kobayashi A, Minami S, Tanizaki Y et al. Adverse perinatal and neonatal outcomes in patients with chronic abruption-oligohydramnios sequence. J Obstet Gynaecol Res 2014 Jun; 40(6):1618-24.
33. Pacheco LD, Saade GR, Costantine MM, Clark SL, Hankins GD. An update on the use of massive transfusion protocols in obstetrics. Am J Obstet Gynecol 2016; 214(3):340.
34. Shinde GR, Vaswani BP, Patange RP, Laddad MM, Bhosale RB. Diagnostic performance of ultrasonography for detection of abruption and its clinical correlation and maternal and fetal outcome. J Clin Diagn Res 2016; 10(8):QC04.
35. Qiu Y, Wu L, Xiao Y, Zhang X. Clinical analysis and classification of placental abruption. J Matern Fetal Neonatal Med 2021; 34(18):2952.
36. Novis MI, Moura APC, Watanabe ADPF, Pereira LCL, Warmbrand G, D'Ippolito G. Placental magnetic resonance imaging: Normal appearance, anatomical variations, and pathological findings. Radiologia Brasileira 2021; 54:123-9.
37. Masselli G, Brunelli R, Di Tola M, Anceschi M, Gualdi G. MR imaging in the evaluation of placental abruption: correlation with sonographic findings. Radiology 2011 Apr; 259(1):222-30.
38. Wei SH, Helmy M, Cohen AJ. CT evaluation of placental abruption in pregnant trauma patients. Emerg Radiol 2009 Sep; 16(5):365-73.
39. Chigusa Y, Mogami H, Minamiguchi S et al. Chronic abruption-oligohydramnios sequence (CAOS) revisited: Possible implication of premature rupture of membranes. J Matern Fetal Neonatal Med 2022 Dec; 35(25):6894-900. doi: 10.1080/14767058.2021.1929159.
40. Charbit B, Mandelbrot L, Samain E et al.; PPH Study Group. The decrease of fibrinogen is an early predictor of the severity of postpartum hemorrhage. J Thromb Haemost 2007; 5(2):266.
41. Brasil. Ministério da Saúde. Guia para uso de hemocomponentes. 2. ed. Brasília: Ministério da Saúde, 2015. 136 p. Disponível em: https://bvsms.saude.gov.br/bvs/publicacoes/guia_uso_hemocomponentes_2ed.pdf.
42. Chen AL, Goldfarb IT, Scourtas AO, Roberts DJ. The histologic evolution of revealed acute abruptions. Hum Pathol 2017 Sep; 67:187-97. doi: 10.1016/j.humpath.2017.08.007.
43. Ananth CV, Patrick HS, Ananth S, Zhang Y, Kostis WJ, Schuster M. Maternal cardiovascular and cerebrovascular health after placental abruption: A systematic review and meta-analysis (CHAP-SR). Am J Epidemiol 2021; 190(12):2718.
44. Karaca Z, Laway BA, Dokmetas HS, Atmaca H, Kelestimur F. Sheehan syndrome. Nat Rev Dis Primers 2016 Dec 22; 2:16092.
45. Oyelese Y, Ananth CV. Acute placental abruption: Management and long-term prognosis. In: Lockwood CJ (ed.) Uptodate 2022 [Internet].
46. RCOG. Antepartum haemorrhage: Green-top Guideline No. 53, 2011. Disponível em: https://www.rcog.org.uk/media/pwdi1tef/gtg_63.pdf.
47. Ananth CV, Peltier MR, Chavez MR et al: Recurrence of ischemic placental disease. Obstet Gynecol 2007 Jul; 110(1):128-33.
48. Kojima T, Takami M, Shindo R, Saigusa Y, Miyagi E, Aoki S. Perinatal outcomes of recurrent placental abruption. J Matern Fetal Neonatal Med 2021; 34(13):2192.
49. Rasmussen S, Irgens LM, Albrechtsen S, Dalaker K. Women with a history of placental abruption: When in a subsequent pregnancy should special surveillance for a recurrent placental abruption be initiated? Acta Obstet Gynecol Scand 2001; 80(8):708.

Alterações no Volume do Líquido Amniótico

CAPÍTULO 22

Juliana Barroso Zimmermmann
Alexander Cangussu Silva
Victor Hugo de Melo

INTRODUÇÃO

O líquido amniótico (LA) desempenha importante papel no crescimento e desenvolvimento do embrião, possibilita a movimentação do feto, protege-o contra traumatismos, favorece o equilíbrio térmico, participa da homeostase de fluidos e eletrólitos, auxilia ainda o desenvolvimento do pulmão fetal e distribui homogeneamente a pressão resultante das metrossístoles durante o trabalho de parto. Além disso, oferece importantes informações sobre a vitalidade e a maturidade do feto.[1]

A compreensão das funções do LA contribui para melhor entendimento do desenvolvimento embrionário e do diagnóstico de doenças genéticas e infecção intrauterina, assim como para avaliação da maturidade pulmonar.[1]

O volume de LA (VLA) é um dos parâmetros fundamentais no contexto da vigilância da vitalidade fetal e suas alterações (oligodrâmnio e polidrâmnio) estão associadas a aumento da morbidade e mortalidade perinatais.[1]

COMPOSIÇÃO

O LA é a extensão da matriz extracelular fetal, ocorrendo difusão entre o feto e o compartimento extracelular. Sua composição consiste predominantemente em 98% de água e 2% de elementos sólidos, orgânicos e inorgânicos. Entretanto, não resulta apenas da filtração sanguínea, pois apresenta características próprias. A composição bioquímica do LA pode variar de acordo com a idade gestacional. A dosagem de creatinina e ácido úrico no LA aumenta com a idade gestacional. À medida que a concentração de creatinina aumenta no LA, aumenta também a probabilidade de maturidade renal fetal. Por outro lado, conforme a gravidez avança, as concentrações de sódio e cloro diminuem e a de ureia permanece inalterada. Outros eletrólitos, como cálcio, magnésio, ferro, zinco e potássio, não se alteram significativamente com a evolução da gravidez.

Aminoácidos, lipídios, carboidratos, pigmentos biliares, prostaglandinas, enzimas, fatores de crescimento e marcadores tumorais também são encontrados no LA.[1,2] Por isso, a dosagem bioquímica de alguns elementos poderá ser importante na prática obstétrica. A diminuição da glicose no LA foi associada à infecção intra-amniótica em gestantes em trabalho de parto pré-termo, assim como a elevação de desidrogenase lática (LDH) no LA se relacionou com corioamnionite, mas a aplicação desses testes na prática médica não foi recomendada em razão de seu desempenho limitado.[3]

No LA encontram-se, também, algumas células esfoliadas do âmnio em suspensão, já que descamam em ritmo reduzido, além de células fetais da epiderme, das vias urinárias, da cavidade oral, das vias aéreas e até células da vagina, no caso do sexo feminino. Na cavidade amniótica podem estar presentes, ainda, microrganismos, e a detecção pré-natal possibilita a administração dos antibióticos específicos, diminuindo a mortalidade perinatal.

O *sludge* é definido como a presença de material particulado no LA próximo ao colo uterino. Embora sua ocorrência seja conhecida por estar associada ao risco de parto pré-termo, foi descrita forte associação entre o *sludge* e a invasão microbiana da cavidade amniótica (MIAC) e corioamnionite histopatológica. No entanto, o *sludge* também pode estar presente em gestações não complicadas, e sua prevalência parece aumentar com a idade gestacional, mas a natureza do material particulado do LA é variável.[4]

O material obtido em gestações pré-termo está frequentemente relacionado com processo inflamatório, enquanto o obtido a termo muitas vezes é compatível com vérnix e parece representar um processo maturacional.[5]

FORMAÇÃO, REABSORÇÃO E CIRCULAÇÃO DO LÍQUIDO AMNIÓTICO

Os mecanismos de produção e reabsorção do LA variam de acordo com a idade gestacional. No início da gestação (primeiro trimestre), o LA é isotônico em relação ao sangue fetal e materno, representando transudato do trofoblasto. A principal fonte de LA nessa fase é a membrana amniótica. Líquidos e solutos atravessam a membrana através de gradiente osmótico. No final do primeiro trimestre, a pele fetal é permeável à água e a solutos, possibilitando a troca direta entre o feto e o LA. Após a queratinização da epiderme, a partir da segunda metade da gravidez, reduz-se a passagem da água através da pele fetal.

No segundo e terceiro trimestres, os rins fetais correspondem à maior fonte de LA. Por isso, a obstrução na excreção de urina determina oligodrâmnio. Os pulmões fetais também contribuem para a formação do LA. O fluido se move dos pulmões em direção à garganta fetal, podendo ser deglutido ou eliminado pela boca, alcançando a cavidade amniótica. Além disso, por ser o plasma fetal hipertônico em relação ao líquido, possibilita a passagem de água dos capilares bronquioalveolares para a cavidade amniótica (Figura 22.1).

A reabsorção do LA ocorre, principalmente, por meio da deglutição fetal (mucosa do trato gastrointestinal), a qual se inicia em torno de 16 semanas de gestação, e a quantidade de LA absorvido aumenta progressivamente. Por isso, a obstrução do aparelho gastrointestinal poderá resultar em polidrâmnio.[1,2]

VOLUME DE LÍQUIDO AMNIÓTICO

O VLA é muito variável, apresentando tendência de aumento progressivo. Acredita-se que o aumento semanal médio seja de 20mL entre 10 e 14 semanas e de aproximadamente 50mL até 28 semanas, atingindo o máximo entre 36 e 38 semanas e decrescendo a partir daí até o nascimento. Assim, o volume tem estreita relação com a idade gestacional, aumentando de 250 para 800mL entre 16 e 32 semanas. No início da gravidez, o VLA é maior que o do feto. Por volta do quinto mês, esses volumes se igualam e no final da gravidez essa proporção se inverte, já que o feto ocupa a maior parte da cavidade amniótica. O processo de formação e absorção do LA é constante, o que possibilita sua renovação completa a cada 24 horas.[1]

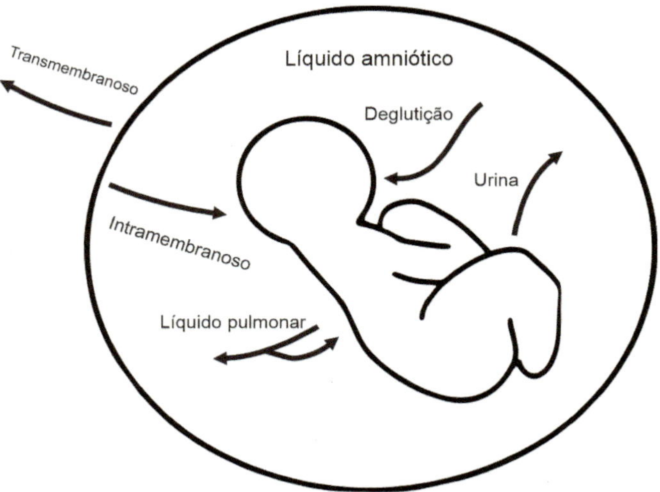

Figura 22.1 Trocas amnióticas com participação da urina, deglutição e líquido pulmonar, bem como trocas através da membrana amniótica.

Trata-se de um importante parâmetro de avaliação do bem-estar fetal. Como o LA é mantido em equilíbrio dinâmico, o volume avaliado é proveniente da diferença entre a produção e a absorção fetal. Sua avaliação é procedimento rotineiro em Obstetrícia, podendo ser realizada por meio de propedêutica não invasiva e invasiva.

Ultrassonografia

A ultrassonografia obstétrica evoluiu muito nos últimos anos, fornecendo informações sobre o feto, a placenta e o LA. A avaliação do VLA integra a rotina do exame ultrassonográfico obstétrico, podendo ser realizada de maneira subjetiva (líquido normal, aumentado ou diminuído) ou semiquantitativa, por meio de medidas específicas.

O índice de LA (ILA), criado por Phelan e cols.,[6] é bom parâmetro para avaliação do VLA e consiste na medida vertical dos maiores bolsões de LA, identificados em cada quadrante abdominal, tomando como centro a cicatriz umbilical e dividindo o abdome em quatro quadrantes. A soma das medidas dos quatro quadrantes resulta no ILA. O método de avaliação do LA por meio do ILA apresenta algumas vantagens, pois permite a reprodução das medidas de quantificação do LA por ultrassonografia entre observadores diferentes e para o mesmo observador em momentos distintos. Possibilita ainda a avaliação prospectiva e sequencial desse índice ao longo da gestação, facilitando a tomada de decisões no seguimento gestacional (Figuras 22.2 e 22.3).

Moore & Cayle (1990)[7] idealizaram a realização da curva de normalidade do ILA a partir de 16 semanas de gestação. Para isso, subdividiram o útero em quatro quadrantes, na dependência da IG, e mediram os maiores bolsões de cada quadrante conforme a proposta original. Avaliaram 791 gestações sem complicações, encontrando valor médio de 11,5 nas gestações a termo (6,8 para o percentil 5 e 19,6 para o percentil 95). O Quadro 22.1 mostra os valores de ILA na gestação normal e os respectivos percentis de acordo com a IG.

No Brasil, Velho e cols. (2001)[8] avaliaram o ILA entre 12 e 42 semanas em 471 gestações de evolução normal e confirmaram que o LA aumenta gradativamente no início da gravidez e no começo da segunda metade atinge valores que permanecem em platô até por volta de 38 a 40 semanas, quando diminuem de maneira expressiva. Nesse estudo, o menor ILA medido foi de 3,7 em gestação de 12 semanas, e o maior foi de 24,9 em gestação de 32 semanas.

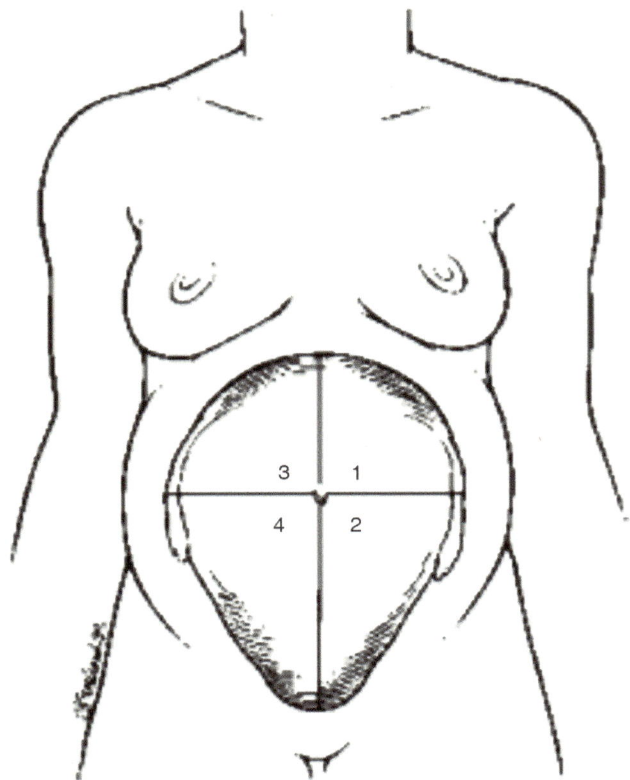

Figura 22.2 Divisão do abdome materno em quadrantes, tendo como centro a cicatriz umbilical para avaliação do índice de líquido amniótico.

Outro modo de avaliação do VLA consiste na utilização da medida do maior bolsão, ou seja, na mensuração do diâmetro vertical máximo dos bolsões de LA existentes, sendo registrada a maior medida encontrada. Há grande controvérsia na literatura a respeito do melhor parâmetro para predição do oligodrâmnio e, consequentemente, do resultado perinatal. Assim, existem estudos que mostram melhor predição para a medida do maior bolsão vertical, enquanto outros indicam melhor predição a partir do ILA.

Estudo recente, realizado por Hughes e cols. (2020),[9] verificou que o ILA e a avaliação do bolsão único identificam adequadamente o volume de LA normal – com sensibilidade > 90%; entretanto, o bolsão único se revela melhor para identificação de oligodrâmnio, enquanto o ILA se mostra superior para identificação de polidrâmnio.

Cabe analisar a metodologia para predizer os desfechos fetais desfavoráveis. Nesse sentido, Nabhan & Abdelmoula (2008),[10] em metanálise em que avaliaram cinco ensaios clínicos randomizados com 3.226 mulheres, não identificaram evidências de superioridade de um método em relação ao outro na predição de maus resultados periparto, como admissão do neonato em Unidade de Tratamento Intensivo, pH < 7,1 do sangue da artéria umbilical, presença de mecônio e Apgar < 7 no quinto minuto. Entretanto, foi observado número elevado de diagnósticos de oligodrâmnio com a medida de ILA e, consequentemente, alta taxa de indução de parto e cesarianas, sem melhora da morbidade neonatal. Outro estudo também identificou que o oligodrâmnio foi diagnosticado com mais facilidade por meio do ILA, quando comparado com o maior bolsão.[11]

Desse modo, conclui-se que o ILA superestima o menor volume de LA e subestima o maior VLA. Assim, o ILA tem maior sensibilidade para diagnóstico de oligodrâmnio, mas incrementa os resultados falso-positivos e, consequentemente, as possíveis intervenções (indução de parto, cesarianas) sem acrescentar melhorias aos resultados perinatais. Com isso, a medida do maior bolsão vertical deve ser utilizada, preferencialmente, no diagnóstico de oligodrâmnio.[12]

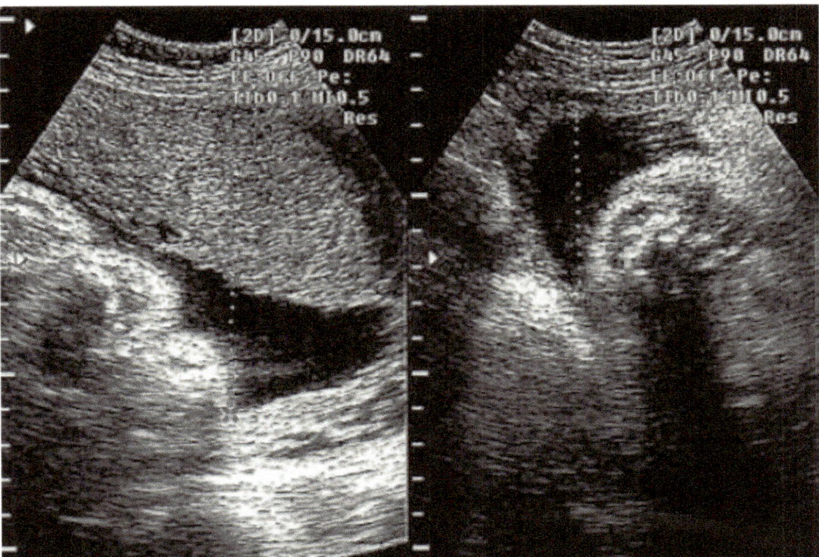

Figura 22.3 Imagem mostrando avaliação do índice de líquido amniótico (*ILA*) por meio de ultrassonografia.

Quadro 22.1 Valores do índice de líquido amniótico (ILA) na gestação normal e respectivos percentis de acordo com a idade gestacional

Idade gestacional (semanas)	Medida dos bolsões do ILA/percentis				
	2,5	5	50	95	97,5
16	7,3	7,9	12,1	18,5	20,1
17	7,7	8,3	12,7	19,4	21,1
18	8,0	8,7	13,3	20,2	22,0
19	8,3	9,0	13,7	20,7	22,5
20	8,6	9,3	14,1	21,2	23,0
21	8,8	9,5	14,3	21,4	23,3
22	8,9	9,7	14,5	21,6	23,5
23	9,0	9,8	14,6	21,8	23,7
24	9,0	9,8	14,7	21,9	23,8
25	8,9	9,7	14,7	22,1	24,0
26	8,9	9,7	14,7	22,3	24,2
27	8,5	9,5	14,6	22,6	24,5
28	8,6	9,4	14,6	22,8	24,9
29	8,4	9,2	14,5	23,1	25,4
30	8,2	9,0	14,5	23,4	25,8
31	7,9	8,8	14,4	23,8	26,3
32	7,7	8,6	14,4	24,2	26,9
33	7,4	8,3	14,3	24,5	27,4
34	7,2	8,1	14,2	24,8	27,8
35	7,0	7,9	14,0	24,9	27,9
36	6,8	7,7	13,8	24,9	27,9
37	6,6	7,5	13,5	24,4	27,5
38	6,5	7,3	13,2	23,9	26,9
39	6,4	7,2	12,7	22,6	25,5
40	6,3	7,1	12,3	21,4	24,0
41	6,3	7,0	11,6	19,4	21,6
42	6,3	6,9	11,0	17,5	19,2

Fonte: Moore & Cayle, 1990.[7]

Amniocentese

A amniocentese consiste na obtenção do LA por meio da punção do abdome materno sob visão ecográfica. Inicialmente adotada para determinação de bilirrubina fetal na doença hemolítica perinatal, é mais utilizada atualmente para determinação do cariótipo e da maturidade pulmonar fetal, podendo ser empregada também na pesquisa de doenças metabólicas fetais e no diagnóstico de infecções do feto (Quadro 22.2).[1,2]

POLIDRÂMNIO

O polidrâmnio é clinicamente definido como excesso de LA (volume > 2.000mL) e tem frequência relativamente baixa, variando de 0,2% a 1,5%.[1,2]

O aumento patológico do VLA pode ser causado por alteração no mecanismo de produção e absorção. Assim, a desregulação na deglutição fetal em razão de

Quadro 22.2 Principais doenças metabólicas e infecciosas fetais que podem ser diagnosticadas mediante análise do líquido amniótico

Doenças	Diagnósticos
Metabólicas	Galactosemia
	Acidemia propiônica
	Acidemia metilmalônica
	Acidemia isovalérica
	Acidúria glutárica tipos I e II
	Tirosinemia tipo I
	Déficit múltiplo da carboxilase mevalônica
Infecciosas	Toxoplasmose
	Rubéola
	Citomegalovírus

Quadro 22.3 Alterações associadas a maior volume de líquido amniótico

Alterações	Doenças associadas ao polidrâmnio
Causas maternas	Diabetes, sem dano vascular, mal controlado Aloimunização
Causas fetais	Obstrução gastrointestinal Anomalias do sistema nervoso central, dificultando a deglutição Doenças cardíacas Distrofia muscular Anemia Poliúria Transfusão feto-fetal na gemelaridade Anomalias cromossômicas Infecções: toxoplasmose, citomegalovirose, sífilis e parvovirose Teratomas sacrococcígeos e cervicais e tumores intracranianos
Causas placentárias	Placenta circunvalada Corioangioma

malformações fetais (p. ex., gastrointestinais e alterações neurológicas) ou produção excessiva (p. ex., diabetes gestacional e infecções) determina o incremento de seu volume. Entretanto, na maioria dos casos (50% a 60%) não se encontra nenhuma causa para o desenvolvimento de polidrâmnio, sendo a etiologia considerada idiopática.[13]

Apesar de toda a propedêutica disponível, em aproximadamente 60% dos casos não se identifica, durante o pré-natal, uma causa para o polidrâmnio e, nesses casos, a maioria dos recém-nascidos é saudável. Entretanto, algumas alterações maternas, placentárias e fetais podem estar associadas ao polidrâmnio, como mostra o Quadro 22.3.

Diagnóstico

O polidrâmnio agudo é caracterizado pelo acúmulo relativamente rápido de LA, em poucas horas ou dias, com incremento brusco do volume uterino, e tem mortalidade perinatal elevada, associando-se a anomalias fetais e a parto pré-termo. Por outro lado, o polidrâmnio crônico é caracterizado pelo acúmulo de líquido em período relativamente longo, podendo alcançar grandes volumes, e o aumento do útero acontece gradativamente.[2,12]

Os sintomas de polidrâmnio dependem da velocidade do aumento do VLA e do crescimento do volume uterino. O aumento gradual pode ser bem tolerado. Nos casos mais graves, e em especial de aumento agudo, aparece dispneia acentuada acompanhada por taquicardia, palpitação, cianose e edema de membros inferiores. Há desconforto e dores difusas no abdome. O exame obstétrico revela aumento acentuado do volume uterino e a pele do abdome se torna distendida, lisa e brilhante, podendo surgir estrias extensas. Há edema nas porções mais baixas do abdome. À palpação, a consistência do útero é cística, dificultando a percepção do feto. Os batimentos

Quadro 22.4 Variações do volume de líquido amniótico e classificação de polidrâmnio

	Polidrâmnio		
	Leve	**Moderado**	**Grave**
Volume do líquido amniótico (cm)	25,1 a 29	30 a 34	> 35

cardíacos fetais são de difícil ausculta ou imperceptíveis, e é importante não haver precipitação no diagnóstico de morte fetal. O colo uterino pode estar entreaberto e as membranas tensas em virtude do grande incremento da pressão intrauterina.[2,11,13]

Entre os exames complementares destaca-se a ultrassonografia, que torna possível avaliar quantitativamente o VLA (ILA > 25 ou > percentil 95 para a idade gestacional) e a anatomia fetal (principalmente a integridade da coluna e a presença da bolha gástrica), bem como a presença ou não de gestação múltipla e de anormalidades placentárias. Os dados ultrassonográficos em relação ao VLA e a classificação do polidrâmnio de acordo com ILA de maneira geral estão descritos no Quadro 22.4.

Outro dado importante consiste no pico de velocidade sistólica da artéria cerebral média para avaliação da anemia fetal, que pode cursar com polidrâmnio. A restrição de crescimento fetal (RCF) muito precoce associada ao polidrâmnio, em geral, pode estar relacionada com alterações cromossômicas, especialmente quando associada a malformações fetais.[2,11]

Os exames laboratoriais que devem fazer parte da avaliação etiológica incluem a pesquisa de diabetes (teste de tolerância oral à glicose), aloimunização Rh (pesquisa de anticorpos irregulares) e doenças infecciosas (sífilis, toxoplasmose e rubéola, entre outras). A amniocentese e a cordocentese possibilitam a obtenção de material para estudo genético e pesquisa de doenças infecciosas.[2,11,13]

Tratamento clínico e parto

O sucesso da conduta depende da idade gestacional, da etiologia do polidrâmnio, da presença de anomalias fetais associadas e da sintomatologia materna, uma vez que poderá ser discutida a possibilidade de interrupção da gestação em benefício materno nos casos de fetos com anomalias incompatíveis com a vida.[12,13]

As gestantes assintomáticas devem submeter-se à abordagem expectante com vigilância ultrassonográfica até o fim da gestação. Por outro lado, para aquelas com sintomatologia acentuada e feto morfologicamente normal, opta-se por internação e repouso no leito de modo a tentar equilibrar as condições hemodinâmicas.[12,13] Nos casos de polidrâmnio por diabetes materno, o controle glicêmico pode ser terapêutico, restituindo o volume normal do LA.

A amniodrenagem consiste na redução da quantidade de LA por meio de amniocentese transabdominal. A gestante é colocada em decúbito dorsal com localização ultrassonográfica do maior bolsão vertical, punção do abdome materno com introdução da agulha até a cavidade amniótica e aspiração do LA. O procedimento deve ser realizado com técnica de assepsia rigorosa e guiado por ultrassonografia. O volume máximo a ser esvaziado em 24 horas deverá ser em torno de 1.500 a 2.000mL, de maneira lenta, evitando descompressão brusca, o que pode desencadear contrações uterinas e determinar a necessidade de parto pré-termo. As principais complicações associadas ao procedimento são parto pré-termo, infecção intrauterina, descolamento prematuro da placenta, lesão fetal e ruptura prematura de membranas. A amniocentese de alívio é paliativa e controla o quadro apenas temporariamente, considerando que a produção do LA é constante. Recomenda-se, após amniocentese, controle fetal com perfil biofísico fetal (PBF [Figura 22.4]).[2]

Outra possibilidade é o tratamento medicamentoso. A indometacina, um potente inibidor da síntese das prostaglandinas, aumenta a reabsorção de LA pelos pulmões fetais, diminuindo a produção de urina fetal e aumentando a mobilização de líquido do compartimento fetal para o materno. Recomenda-se cuidado na administração da medicação em razão da possibilidade de redução acentuada do VLA, levando ao oligodrâmnio.[13]

Além disso, a indometacina pode induzir hipertensão pulmonar fetal, enterocolite e fechamento precoce do ducto arterial, não devendo ser utilizada após 32 semanas. O acompanhamento é realizado por meio de ultrassonografia seriada, que avalia o VLA, e de dopplervelocimetria e perfil biofísico, que analisam as condições fetais.[1] A indometacina é usada na dose de 25 a 100mg/dia entre 2 e 5 dias, no máximo. O controle por meio de ecocardiografia fetal deve ser considerado antes e durante o tratamento.[1,12,13]

A interrupção da gravidez em caso de polidrâmnio pode ser recomendada a partir de 37 semanas, considerando os sintomas maternos. A via de parto tem indicação obstétrica. Nos casos assintomáticos, recomenda-se o parto a termo. A ruptura prematura de membranas e a amniotomia podem causar descompressão rápida do volume uterino com prolapso de cordão ou mesmo descolamento prematuro de placenta. Por isso, se imprescindível, a ruptura artificial de membranas deve ser bem cuidadosa, possibilitando a liberação do LA de modo gradual; na vigência de ruptura espontânea das membranas, deve ser intensificada a vigilância fetal e do tônus uterino. No pós-parto, há risco de atonia ou hipotonia uterina.[1]

Prognóstico materno-fetal

O prognóstico materno é relativamente bom, sendo a mortalidade semelhante ao da gestação de risco habitual. Podem ocorrer problemas no trabalho de parto por hipossistolia, devido à grande distensão uterina, e hemorragias graves no quarto período. O prognóstico fetal é pior com elevada mortalidade perinatal não apenas em razão da prematuridade, mas também por conta das malformações e doenças associadas.[1]

OLIGODRÂMNIO

Conceitualmente, oligodrâmnio consiste na diminuição do VLA, ou seja, VLA menor que o esperado para a idade gestacional, com incidência variando entre 1% e 5%.

Em geral, o oligodrâmnio é decorrente do decréscimo da produção ou excreção fetal ou da perda de LA. Na

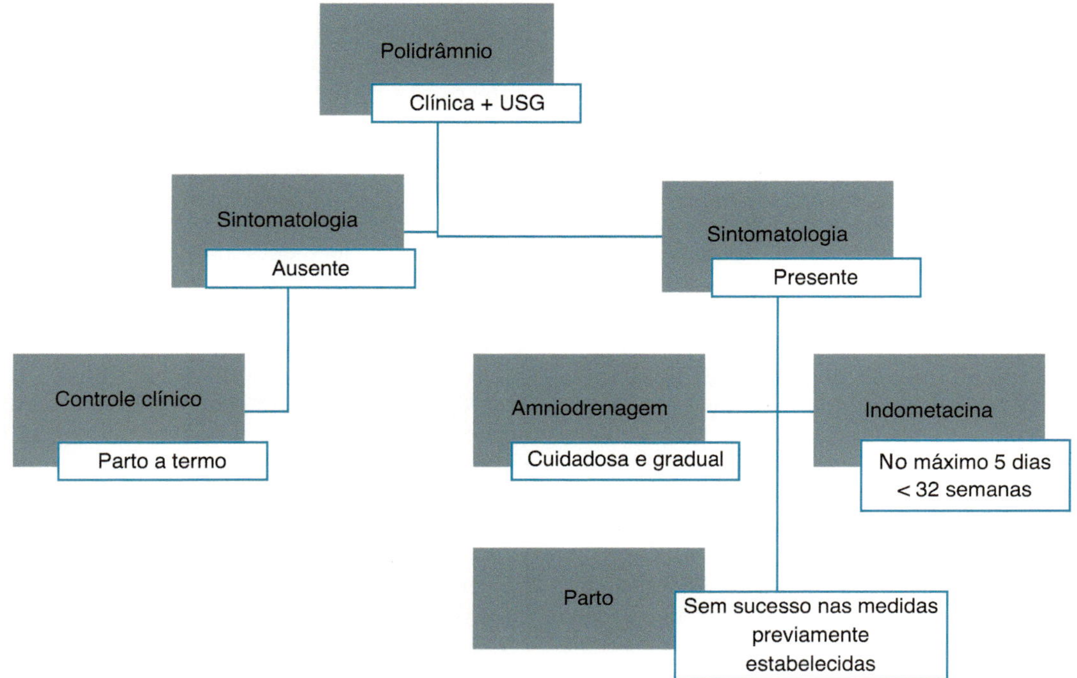

Figura 22.4 Conduta em caso de polidrâmnio sintomático e assintomático. (*USG*: ultrassonografia.)

Quadro 22.5 Principais causas de oligodrâmnio

Causas fetais	Sem malformações fetais	Restrição de crescimento fetal Pós-datismo Infecções
	Com malformações fetais	Obstrução do trato urinário Agenesia renal Rins micropolicísticos Aneuploidias
Causas maternas	Uso de inibidores da síntese de prostaglandinas e hipotensores que bloqueiam a conversão da angiotensina Hipertensão arterial crônica Pré-eclâmpsia Síndrome de anticorpos antifosfolípides Insuficiência uteroplacentária por outras causas	
Causas membranoplacentárias	Ruptura prematura de membranas	

vigência de oligodrâmnio, deve-se avaliar a anatomia renal fetal, bem como descartar a possibilidade de ruptura prematura de membranas. Para tanto, o exame obstétrico deve ser realizado para detecção da integridade ou não das membranas amnióticas. Em caso de dúvida é possível utilizar outros testes diagnósticos, como pH vaginal, cristalização do resíduo vaginal, pesquisa de células fetais e, mais modernamente, os *kits* conhecidos como Amniosure® e Amnioquick®, que identificam a perda de LA com alta sensibilidade.

Ao contrário do polidrâmnio, são raros os casos de oligodrâmnio idiopático, o que aumenta a preocupação quanto aos resultados perinatais. No Quadro 22.5 estão descritas as principais causas de oligodrâmnio, as quais foram divididas em maternas, fetais e membranoplacentárias.

A hipóxia fetal, que pode se secundária a diversas doenças maternas, desencadeia mecanismos fetais compensatórios de redistribuição do fluxo sanguíneo, determinando redução do fluxo sanguíneo glomerular com consequente diminuição do volume urinário e oligodrâmnio. Entre as intercorrências maternas que podem induzir hipóxia fetal destacam-se hipertensão arterial crônica, pré-eclâmpsia, síndrome dos anticorpos antifosfolípides, insuficiência uteroplacentária por outras causas e o uso de determinados medicamentos. Cabe ressaltar que o oligodrâmnio pode estar associado à RCF em 20% a 80% dos casos.

As principais malformações fetais responsáveis pela diminuição de LA são as de origem geniturinária (agenesia renal, rins micropolicísticos e valva de uretra posterior, entre outras), seja pela redução da produção urinária, seja por retenção devido a processos obstrutivos do próprio trato urinário. Alterações cromossômicas fetais e gravidez prolongada também podem ser a causa de oligodrâmnio.

Determinados medicamentos podem levar à redução do VLA, como alguns anti-inflamatórios, inibidores da enzima de conversão da angiotensina e antagonistas da angiotensina. A indometacina tem sido utilizada no tratamento do polidrâmnio e sabe-se que ela diminui o fluxo glomerular com consequente redução do VLA.

Diagnóstico

O diagnóstico de oligodrâmnio é, na maior parte dos casos, ecográfico, mas a avaliação clínica pode sugerir sua existência. A diminuição do VLA pode ser suspeitada a partir da redução do volume uterino, especialmente quando existe associação à RCF. A redução do volume de líquido poderá determinar compressão do cordão umbilical, promovendo alteração dos batimentos cardíacos do feto e diminuição de sua movimentação.

A ultrassonografia possibilita a avaliação quantitativa do VLA, da morfologia fetal e da placenta. A determinação do ILA torna possível estabelecer a gravidade do oligodrâmnio, auxiliando a definição da conduta obstétrica. A utilização do maior bolsão vertical é preferível em caso de suspeita de oligodrâmnio. O Quadro 22.6 apresenta os critérios para classificação de oligodrâmnio.

Tratamento clínico e parto

O tratamento visa restaurar o VLA e irá depender de sua etiologia. Embora várias alternativas para tratamento do oligodrâmnio tenham sido experimentadas, até o presente momento não há um recurso totalmente eficaz para recuperação do VLA.

Quadro 22.6 Avaliação do volume de líquido amniótico e oligodrâmnio

VLA	Normal	Oligodrâmnio	Oligodrâmnio grave
ILA (cm)	8 a 25	< 8	< 5
Maior bolsão (cm)	2 a 8	< 2	< 1

ILA: índice de líquido amniótico; VLA: volume de líquido amniótico.
Fonte: adaptado de Hughes *et al.*, 2020.[9]

O banho de imersão consiste na submersão da gestante em banheira. Em décadas passadas, alguns estudos avaliaram o efeito do banho de imersão no tratamento do oligodrâmnio com algum sucesso.[14,15] Entretanto, a literatura carece de estudos mais recentes e com metodologia mais robusta sobre essa alternativa. Outra possibilidade é a prática de exercícios em água. Apesar da preocupação com a prática de atividade física na gestação, especialmente associada ao aumento da temperatura corporal materna em piscina aquecida – e a consequente redistribuição do volume sanguíneo para os músculos, desviando o volume sanguíneo do útero, o que poderia alterar os batimentos cardíacos fetais (BCF) – um estudo demonstrou a segurança dessa prática.[16] Em outra amostragem de gestantes não foram identificadas diferenças em relação a aspectos como temperatura corporal retal, frequência cardíaca fetal e frequência cardíaca materna com a prática de exercícios em água, sugerindo que a expansão do volume plasmático total determinada pela imersão compensaria a redistribuição de volume induzida pelos exercícios e que a água compensaria o aumento da temperatura corporal. Além disso, essa prática parece diminuir as contrações uterinas, uma vez que os níveis de ocitocina circulantes ficam diluídos.[17]

A amnioinfusão consiste na infusão intrauterina de solução salina, mas os resultados dos estudos são controversos, dependendo, principalmente, da etiologia do oligodrâmnio. Em gestações < 26 semanas, cujo oligodrâmnio foi causado por ruptura prematura de membranas, metanálise da Cochrane não identificou benefício no resultado perinatal, não devendo ser encorajada a prática de amnioinfusão transabdominal nessa situação.[18]

Para gestações a termo, nas quais o oligodrâmnio também ocorreu por ruptura prematura de membranas, os resultados são mais encorajadores. Outra metanálise identificou que a amnioinfusão transabdominal foi associada à redução das mortes neonatais (RR: 0,30; IC95%: 0,14 a 0,66) e dos casos de sepse neonatal (RR: 0,26; IC95%: 0,11 a 0,61), hipoplasia pulmonar (RR: 0,22; IC95%: 0,06 a 0,88) e sepse puerperal (RR: 0,20; IC95%: 0,05 a 0,84). As mulheres no grupo de amnioinfusão também foram menos propensas a dar à luz dentro de 7 dias após ruptura da membrana (RR: 0,18; IC95%: 0,05 a 0,70). Entretanto, apesar de encorajadores, os autores argumentam que esses resultados devem ser interpretados com cautela, pois os achados positivos se devem, principalmente, a um estudo com metodologia pouco clara.[19]

Por outro lado, a amnioinfusão nos casos de oligodrâmnio durante o trabalho de parto pode ser benéfica em situações de desaceleração do batimento cardíaco fetal, mas os resultados precisam ser mais bem avaliados.[20]

A hidratação materna (HM) tem sido adotada para aumentar o VLA, desde que não haja contraindicação para sobrecarga circulatória. A determinação do volume de líquido a ser infundido e do período em que será utilizado ainda é motivo de controvérsia na literatura. Estudo com hidratação venosa identificou que o VLA aumentou em mulheres com oligodrâmnio (alteração média no ILA de 4,5cm – IC95%: 4,02 a 5,06; valor de p < 0,01), bem como em mulheres com VLA normal (alteração média no ILA de 2,7cm – IC95%: 2,23 a 3,21; valor de p < 0,01). O aumento percentual do ILA médio foi de 58,6% no grupo com oligodrâmnio, significativamente maior (p < 0,05) do que o aumento percentual de 28,4% no grupo de controle.[21]

Outro estudo demonstrou que a HM pode ser considerada uma estratégia segura, bem tolerada e útil para melhorar o VLA, especialmente em casos de oligodrâmnio isolado. Em vista das inúmeras situações obstétricas em que o VLA reduzido pode representar uma ameaça, principalmente para o feto, a possibilidade de aumentá-lo com uma prática simples e barata como a HM pode ter aplicações clínicas potenciais. Considerando as várias estratégias de hidratação materna implementadas no tratamento do oligodrâmnio isolado, foram identificados melhores resultados quando se associou a combinação de fluidos hipotônicos endovenosos (pelo período de 1 dia) e oral (por pelo menos 14 dias) (≥ 2.000mL).[22] Estudo recente identificou que 48 horas após a realização da fluidoterapia foram observadas diferenças estatisticamente significativas na média do ILA no grupo de intervenção (4,06±0,33) e no grupo de controle (3,61±0,35) (p<0,0001). Os autores concluíram que a hidratação endovenosa materna aumenta significativamente o ILA em mulheres com oligodrâmnio.[23]

Por se associar com muita frequência a prognóstico perinatal desfavorável, o oligodrâmnio constitui situação obstétrica com indicação de vigilância fetal e acompanhamento por meio de ultrassonografia e provas de vitalidade fetal.[12]

Nos casos associados à ruptura prematura de membranas são seguidos os protocolos dos serviços em relação à conduta conservadora ou indução do parto, que dependerá da idade gestacional e de outros fatores, como infecção, apresentação fetal ou até malformações associadas (veja o Capítulo 25). Nas gestantes < 34 semanas preconiza-se corticoterapia para indução da maturidade pulmonar fetal, associada à proteção neural do feto com sulfato de magnésio naquelas < 32 semanas.[2]

Para gestantes em uso de fármacos que determinem redução do LA está indicada sua interrupção, e procede-se à avaliação com ecocardiografia fetal para avaliar o comprometimento do ducto arterioso.[12]

Nos oligodrâmnios idiopáticos e tardios, a conduta deve consistir no controle rigoroso do bem-estar fetal. Recomendam-se avaliação do PBF e ultrassonografia obstétrica com dopplervelocimetria até 37 semanas. A partir dessa idade gestacional, em caso de colo uterino favorável, pode-se avaliar a interrupção da gestação. A indução do parto pode ser iniciada, não havendo contraindicação ao uso de prostaglandinas.[2,12] Nos casos de oligodrâmnio isolado, as evidências científicas indicam não haver necessidade de interrupção da gestação precocemente.[2] Nas situações de oligodrâmnio com RCF recomenda-se a interrupção da gravidez na fase

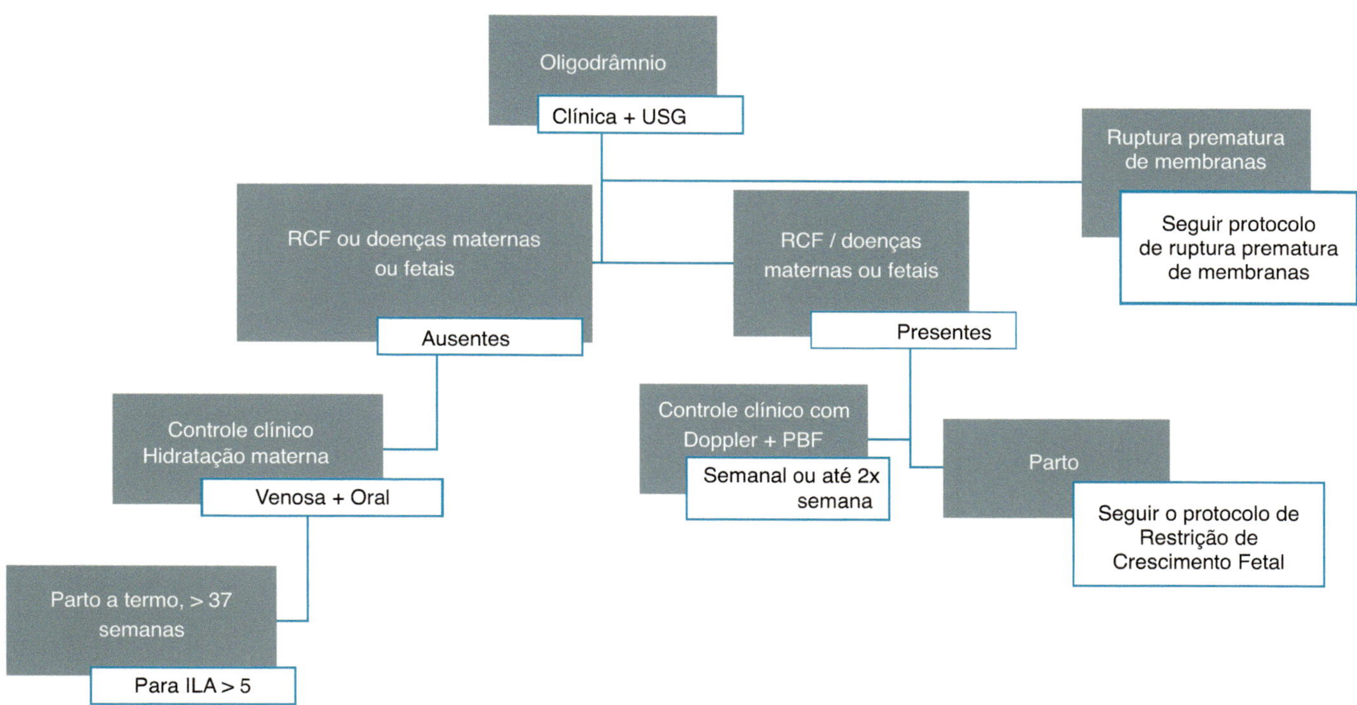

Figura 22.5 Conduta em caso de oligodrâmnio isolado ou associado a restrição de crescimento fetal (*RCF*) ou ruptura prematura de membranas. (*PBF*: perfil biofísico fetal; *USG*: ultrassonografia.)

pré-termo tardia ou termo precoce (34 a 37 semanas), a depender das condições fetais.[2] A Figura 22.5 apresenta o resumo da conduta em algumas situações de oligodrâmnio.

Prognóstico materno-fetal

Em geral, os riscos maternos estão associados às doenças de base. Por outro lado, a mortalidade perinatal é elevada não apenas em razão da prematuridade, mas pela possibilidade de alterações cromossômicas e congênitas. O oligodrâmnio prolongado, principalmente quando iniciado no segundo trimestre, pode originar várias anormalidades fetais decorrentes da compressão fetal no interior da cavidade uterina, como deformidades de parede torácica, face e membros, além de hipoplasia pulmonar, com taxas de mortalidade elevadas (50% a 80%).[1,2]

LÍQUIDO AMNIÓTICO MECONIAL

O mecônio é constituído pela secreção da mucosa intestinal e por células descamadas dessa mucosa, associadas a células epiteliais e pelos fetais presentes no LA deglutido. Pigmentos biliares tornam o LA verde-escuro. Normalmente, a contração do esfíncter anal impede sua passagem para a cavidade amniótica durante a gravidez. Vários fatores, no entanto, podem desencadear o relaxamento do esfíncter anal, possibilitando a liberação do mecônio, como aumento da motilidade fisiológica intestinal na gestação a termo, apresentação pélvica, compressão do cordão umbilical e sofrimento fetal.

O mecônio associa-se ao aumento da morbimortalidade perinatal em decorrência da síndrome de aspiração de mecônio (SAM) e à elevação das taxas de cesariana. A amnioinfusão em mulheres em trabalho de parto com líquido meconial não reduziu significativamente os desfechos primários (SAM, morte perinatal ou morbidade grave e morte materna ou morbidade grave). Houve redução do número de cesarianas por sofrimento fetal, mas não em geral. O mecônio identificado abaixo das cordas vocais por laringoscopia foi reduzido, assim como a ventilação neonatal ou a admissão em Unidade de Terapia Intensiva Neonatal (UTIN), mas não houve redução significativa nas mortes perinatais ou outras morbidades. Além disso, no grupo da amnioinfusão houve redução de cesarianas por sofrimento fetal e geral, da SAM (RR: 0,17; IC95%: 0,05 a 0,52), da mortalidade perinatal (RR: 0,24; IC95%: 0,11 a 0,53), ventilação neonatal e internação em UTIN. Os autores concluíram que a amnioinfusão está associada à melhora substancial no resultado perinatal apenas em locais onde são limitadas as instalações para vigilância perinatal. Nos ambientes com vigilância periparto adequada, a amnioinfusão foi ineficaz ou seus efeitos foram mascarados por outras estratégias para otimizar o resultado neonatal.[24]

EVIDÊNCIAS

As principais evidências sobre as alterações do VLA estão sumarizadas no Quadro 22.7.

Quadro 22.7 Evidências sobre o líquido amniótico

	Evidências	Grau de recomendação
Composição	O LA não é apenas resultado da filtração sanguínea, mas apresenta características próprias, e o feto é o principal produtor desses componentes	C
	A elevação da dosagem de LDH em LA pode ser considerada um marcador de lesão das membranas amnióticas, sugerindo corioamnionite	C
Avaliação ecográfica do LA	O LA aumenta gradativamente no início da gravidez, atingindo no começo da segunda metade valores que permanecem estáveis até 38 a 40 semanas, quando diminuem de maneira expressiva	C
	ILA diagnostica oligodrâmnio com mais frequência, levando a aumento da taxa de indução de parto e cesarianas sem, contudo, reduzir a morbidade neonatal	A
	Não há evidências de que o uso do ILA, em vez da medida do maior bolsão do LA, reduza a morbidade perinatal	A
	O método com mais sensibilidade para avaliar o VLA é a medida do maior bolsão	A
	Para estabelecer melhor predição de oligodrâmnio e polidrâmnio pelo ILA são sugeridos valores entre < 5 e > 25	B
Intervenção	A produção fetal de urina e consequentemente o ILA são significativamente reduzidos com o uso de indometacina por 48 horas	A
	A imersão subtotal de gestantes em água é segura, prática e capaz de mobilizar os fluidos durante a gestação, aumentando o VLA	C
	A amnioinfusão revelou-se um método propedêutico de alta acurácia, possibilitando o diagnóstico etiológico do oligodrâmnio acentuado em aproximadamente 75% das vezes	C
	Hidratação materna simples aumenta o volume do LA e pode beneficiar o feto nos casos de oligodrâmnio	A
	Amnioinfusão, na presença de líquido meconial, associou-se a bons resultados perinatais, principalmente em locais desprovidos de métodos mais modernos de vigilância fetal	A

LA: líquido amniótico; LDH: desidrogenase lática; ILA: índice de líquido amniótico; VLA: volume de líquido amniótico.

Referências

1. Correa MD, Melo VH, Aguiar RALP, Correa Jr M. Noções práticas em obstetrícia. 14. ed. Belo Horizonte: Coopmed, 2011. 1043 p.
2. Zimmermmann JB, Cangussu Silva A, Panconi CR et al. Gestação de alto risco: Do pré-natal ao puerpério. 1. ed. Curitiba: CRV, 2021. 880 p.
3. Myntti T, Rahkonen L, Tikkanen M, Pätäri-Sampo A, Paavonen J, Stefanovic V. Amniotic fluid rapid biomarkers are associated with intra-amniotic infection in preterm pregnancies regardless of the membrane status. J Perinatol 2016; 36(8):606-11.
4. Paules C, Moreno E, Gonzales A, Fabre E, González de Agüero R, Oros D. Amniotic fluid sludge as a marker of intra-amniotic infection and histological chorioamnionitis in cervical insufficiency: A report of four cases and literature review. Matern Fetal Neonatal Med 2016; 29(16):2681-4.
5. Kusanovic JP, Jung E, Romero R et al. Characterization of amniotic fluid sludge in preterm and term gestations. J Matern Fetal Neonatal Med 2022; 27:1-10.
6. Phelan JP, Han MO, Anderson E, Smith CV, Rutherford SE. Amniotic fluid index measurements during pregnancy. J Reprod Med 1987; 32:601-4.
7. Moore TR, Cayle JE. The amniotic fluid index in normal human pregnancy. Am J Obs Gynecol 1990; 162:1168-73.
8. Velho MTC, Morais EM, Ethur ABM Determinação ultra-sonográfica do índice do líquido amniótico em grávidas normais, da 12ª à 42ª semanas de gravidez. Rev Bras Ginec Obs 2001; 23:225-32.
9. Hughes DS, Magann EF, Whittington JR, Wendel MP, Sandlin AT, Ounpraseuth ST. Accuracy of the ultrasound estimate of the amniotic fluid volume (amniotic fluid index and single deepest pocket) to identify actual low, normal, and high amniotic fluid volumes as determined by quantile regression.. J Ultrasound Med 2020; 39(2):373-8.
10. Nabhan AF, Abdelmoula YA. Amniotic fluid index versus single deepest vertical pocket as a screening test for preventing adverse pregnancy outcome. Cochrane Database Syst Rev 2008; (3).
11. Rosati P, Guariglia L, Cavaliere AF et al. A comparison between amniotic fluid index and the single deepest vertical pocket technique in predicting adverse outcome in prolonged pregnancy. J Prenat Med 2015; 9(1-2):12-5.
12. Garrido AG, Silva Filho ET, Silva Netto JP, Ferreira AC. Avaliação ecográfica do líquido amniótico: Técnicas e valores de referência. Femina 2019; 47(1):46-51.
13. Passarudo M. Polihidrâmnios: Uma revisão bibliográfica. Faculdade de Medicina de Lisboa, Universidade de Lisboa, 2018.
14. Aires CE, Mauad Filho F, Ferreira Filho AC, Gomes A, Pereira Filho LS. Modificações no índice de líquido amniótico estimado pela ultra-sonografia em gestantes submetidas a imersão subtotal em água.. Rev Bras Ginec Obs 2001; 23:101-5.
15. Mauad Filho F, Ayres CE, Ferreira AC, Paton MRF, Baracchini JAA Casillo PM. O volume de líquido amniótico em gestantes submetidas à imersão subtotal em água. Rev Bras Ginec Obs 1996; 18:297-303.
16. Dertkigil MSJ, Cecatti JG, Cavalcante JG, Baciuk EP, Bernardo ALA. Líquido amniótico, atividade física e imersão em água na gestação. Rev Bras Matern Infant 2005; 5(4):203-10.
17. Katz VL. Exercise in water during pregnancy. Clin Obs Gyneco. 2003; 46:432-41.
18. Teeffelen SV, Pajkrt E, Willekes C, Van Kuijk SMJ, Mol BWJ. Transabdominal amnioinfusion for improving fetal outcomes after

oligohydramnios secondary to preterm prelabour rupture of membranes before 26 weeks. Cochrane Database Syst Rev 2013. Review 3.

19. Hofmeyr GJ, Eke AC, Lawrie TA. Amnioinfusion for third trimester preterm premature rupture of membranes. Cochrane Database Syst Rev 2014; 2014(3):CD000942.
20. Hofmeyr JG, Lawrie TA. Amnioinfusion for potential or suspected umbilical cord compression in labour. Cochrane Database Syst Rev 2012; 1(1):CD000013.
21. Umber A, Chohan MA. Intravenous maternal hydration in third trimester oligohydramnios: effect on amniotic fluid volume. J Coll Physicians Surg Pak 2007; 17(6):336-9.
22. Gizzo S, Noventa M, Vitagliano A et al. An update on maternal hydration strategies for amniotic fluid improvement in isolated oligohydramnios and normohydramnios: Evidence from a systematic review of literature and meta-analysis. PLoS One 2015; 11(10):e0144334.
23. Azarkish F, Janghorban R, Bozorgzadeh S, Arzani A, Balouchi R, Didehvar M. The effect of maternal intravenous hydration on amniotic fluid index in oligohydramnios. BMC Res Notes 2022; 7(15):95.
24. Hofmeyr GJ, Xu H, Eke AC. Amnioinfusion for meconium-stained liquor in labour. Cochrane Database Syst Rev 2014; 2014(1):CD000014.

Placenta e Anexos

CAPÍTULO 23

Marcelo Antônio Pascoal Xavier

INTRODUÇÃO

A placenta é vital para o crescimento e desenvolvimento fetais. Assim, processos patológicos que interfiram na função placentária podem resultar em anormalidades, malformação e óbito fetal.

A placenta normal de gestação a termo tem formato habitualmente discoide ou ovoide, com variações que não representam necessariamente alterações patológicas. A superfície fetal é revestida pelo âmnio, normalmente fino, liso, brilhante e transparente, sob o qual se observa o córion, por onde correm os vasos coriônicos, derivados do cordão umbilical, a partir de seu ponto de inserção, mais comumente excêntrico ou paracentral (Figura 23.1).

As membranas se inserem na margem do disco placentário e são representadas por âmnio e córion, aos quais se adere a decídua capsular. A face materna – em contato com o leito de inserção da placenta – é representada pela placa basal, constituída por fina camada de material fibrinoide e decídua basal, podendo ou não ser total ou parcialmente dividida em cotilédones ("lóbulos" divididos por septos que partem da placa basal). De coloração normalmente vermelho-escura, brilhante, a face materna da placenta pode conter focos esbranquiçados de calcificação.

O cordão umbilical – em geral com comprimento de cerca de 50cm e diâmetro médio de 1cm – tem geleia esbranquiçada e três vasos – duas artérias e uma veia. Entre as faces fetal e materna situa-se a placa vilosa, representada pelos troncos vilosos e vilosidades coriônicas (por onde circula o sangue fetal proveniente dos vasos coriônicos) e o espaço interviloso (por onde circula o sangue materno proveniente dos vasos da decídua basal). Na placa vilosa se processam as trocas gasosas materno-fetais.

Partindo desses aspectos da normalidade e considerando a importância da observação morfológica obstétrica, este capítulo visa descrever as principais alterações morfológicas da placenta e anexos e se divide em duas partes: a primeira apresenta uma introdução ao estudo da patologia da placenta e anexos, atualizando as informações sobre seus métodos tradicionais de estudo e demonstrando os métodos moleculares de diagnóstico; a

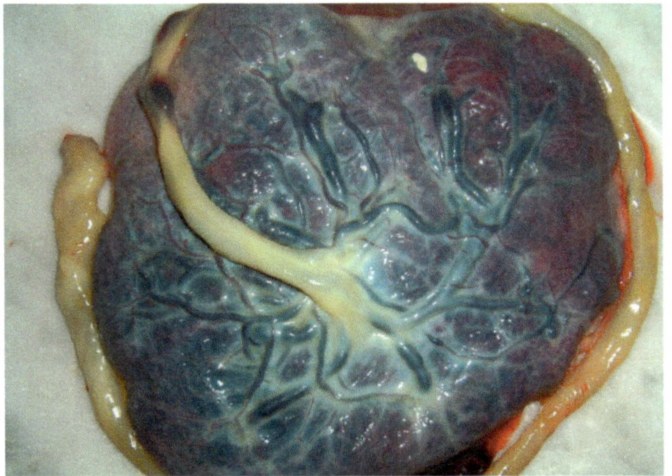

Figura 23.1 Placenta normal de gestação a termo vista da superfície fetal. (Acervo do Departamento de Anatomia Patológica e Medicina Legal-FM/UFMG.)

segunda parte detalha as principais características das lesões e processos patológicos que afetam a placenta e anexos, estabelecendo correlações anatomoclínicas.

ESTUDO DA PATOLOGIA DA PLACENTA E ANEXOS

A placenta reage às agressões com respostas nem sempre específicas do ponto de vista etiológico, e algumas alterações patológicas ainda são pouco conhecidas em sua gênese e significado. Como a placenta se desenvolve continuamente e se modifica com a morte e a retenção do concepto, a avaliação da normalidade e a diferenciação de alterações patológicas são por vezes dificultadas nesses casos. As principais intercorrências gestacionais e doenças maternas que provocam alterações patológicas na placenta e que são causa de doença ou morte perinatal estão listadas no Quadro 23.1.

O estudo morfológico macro e microscópico dessas alterações da placenta e anexos constitui a forma tradicional de análise em Patologia Placentária. Complementarmente, técnicas especiais de diagnóstico molecular, como imuno-histoquímica, citometria de fluxo, citogenética e amplificação de ácidos nucleicos, têm uso específico na identificação de etiologia infecciosa, anormalidade genética e definição de neoplasia.

Mais recentemente, a disponibilidade crescente de técnicas de digitalização de imagens vem contribuindo muito para o desenvolvimento da inteligência artificial em Patologia Placentária. Em recente revisão sistemática da literatura, Marletta e cols. identificaram estudos envolvendo a aplicação de imagens digitais e técnicas de inteligência artificial na Patologia Placentária.[1] Eles constataram que o uso de algoritmos aumentou significativamente a precisão do diagnóstico e que a aplicação da patologia digital às doenças placentárias, juntamente com a correlação clínica e radiológica, tem grande potencial de utilidade na prática obstétrica.

Quadro 23.1 Intercorrências gestacionais e alterações placentárias

Alteração placentária	Intercorrência gestacional
Genética	Hemorragias da primeira metade da gravidez
	Restrição de crescimento fetal
	Doença hemolítica perinatal
	Hidropisia fetal não imune
Nutricional	Restrição de crescimento fetal
Imunopatológica	Hemorragias da primeira metade da gravidez
	Pré-eclâmpsia e eclâmpsia
	Doença hemolítica perinatal
Circulatória	Hemorragias da segunda metade da gravidez
	Restrição de crescimento fetal
	Pré-eclâmpsia e eclâmpsia
Inflamatória e infecciosa	Parto pré-termo
	Ruptura prematura de membranas
	Restrição de crescimento fetal
	Pré-eclâmpsia e eclâmpsia
	Infecções perinatais
Proliferativa celular	Hemorragias da primeira metade da gravidez
	Câncer durante a gravidez

Estudo morfológico da placenta e anexos

O exame anatomopatológico sistemático da placenta deve ser recomendado de rotina em casos de problemas relacionados com o histórico materno e as condições do parto ou de problemas fetais e neonatais.[2] Em relação ao histórico materno, devem ser valorizadas as evidências de abortos espontâneos, natimortos ou óbitos perinatais ou partos pré-termo. A morte perinatal é indicação absoluta, sendo o exame anatomopatológico da placenta elemento extremamente valioso na necropsia perinatal. Quando o procedimento de necropsia perinatal não é realizado, o exame completo da placenta pode, muitas vezes, contribuir para o esclarecimento da causa do óbito fetal ou neonatal. Em relação ao parto, as principais indicações são prematuridade, pós-maturidade, oligodrâmnio, polidrâmnio, sangramento vaginal, descolamento prematuro de placenta e suspeita de infecção materna. Entre as indicações fetal e neonatal, além da morte perinatal, as suspeitas ou evidências de restrição de crescimento fetal, hidropisia, depressão neonatal grave, depressão do sistema nervoso central (escore de Apgar < 7 no quinto minuto), infecção, malformações ou anomalias congênitas e mecônio espesso. O Quadro 23.2 apresenta as indicações para exame anatomopatológico da placenta de acordo com as condições maternas, fetais ou neonatais.[3]

Em geral, a maioria das maternidades e centros obstétricos segue essas indicações para exame anatomopatológico da placenta. Entretanto, em alguns centros todas as placentas passam por exame apurado, no mínimo uma avaliação macroscópica, antes que sejam descartadas. Considerando a possibilidade de uso das informações do exame anatomopatológico em processo judicial, recomenda-se que pelo menos as placentas que não sejam de gestações inteiramente normais sejam guardadas e mantidas em refrigerador por até 7 dias para análise histopatológica, se necessário.[4] Recomenda-se, ainda, que as placentas anormais sejam fotografadas, o que se torna útil em caso de extravio do espécime, e as fotografias arquivadas junto ao prontuário clínico. Também, considerando que o ideal é o exame a fresco, no menor tempo possível após o parto, a placenta deve ser colocada em saco plástico devidamente identificado, inteira, sem secção prévia das membranas ou do cordão e sem excesso de sangue, e levada ao laboratório. No caso de gestação gemelar, é importante que os cordões umbilicais sejam marcados, de modo que o patologista identifique o cordão que pertence ao primeiro gêmeo e o que pertence ao segundo ou aos demais, se for o caso.

Quadro 23.2 Condições maternas e fetais que constituem indicação para o exame anatomopatológico da placenta

Condições maternas	Condições fetais ou neonatais
Morte materna	Morte fetal ou neonatal
História de perda reprodutiva	Restrição de crescimento fetal
História de doença placentária	Prematuridade
História de uso de drogas	Pós-maturidade
Diabetes *mellitus*	Hidropisia
Síndromes hipertensivas graves	Gemelaridade
Infecção na gravidez ou puerpério	Anomalia congênita
Febre	Admissão em UTI neonatal
Doença autoimune	Apgar < 7 no quinto minuto
Oligodrâmnio	Distúrbio neurológico
Descolamento prematuro da placenta	Suspeita de infecção ou sepse
Sangramentos no segundo ou terceiro trimestre	Mecônio espesso ou suspeita de aspiração de mecônio
Neoplasia metastática	Suspeita de neoplasia neonatal

UTI: Unidade de Terapia Intensiva.
Fonte: adaptado de Roberts *et al.*, 2022.[3]

Caso não seja possível o envio imediato após o parto, a placenta deve ser refrigerada a 4°C. Desse modo, pode ser preservada por até 7 dias sem grande prejuízo para a qualidade do exame. Nunca deve ser congelada ou refrigerada descoberta ou envolta em compressas. A refrigeração por tempo prolongado pode igualmente modificar a cor da placenta, do cordão e das membranas.[5]

A requisição do exame deve ser a mais completa possível em termos de informações relevantes, as quais são necessárias para o patologista estabelecer o diagnóstico correto. O preenchimento incompleto e a adesão institucional relativamente restrita aos protocolos de exame da placenta podem limitar a investigação das patologias placentárias.[4]

O obstetra é o responsável pela primeira observação macroscópica da placenta e do cordão umbilical. Esse procedimento exige apenas alguns minutos e inclui dados como comprimento do cordão umbilical, número de vasos e aspecto das membranas placentárias e das superfícies fetal e materna do disco placentário, os quais devem ser sempre anotados no prontuário clínico da gestante.[4] As principais alterações e lesões que podem ser identificadas pelo obstetra no exame morfológico da placenta, segundo recente consenso internacional,[3,6,7] serão descritas a seguir.

Alterações de peso e volume

A placenta volumosa e pesada (peso > 650g na gestação a termo) pode ser indicativa de diabetes *mellitus*. Quando, além disso, é pálida e com nítidos sinais de edema – friabilidade dos cotilédones e com líquido fluindo da placa vilosa – o feto em geral é hidrópico, seja em consequência de isoimunização materno-fetal, quando a hidropisia fetoplacentária pode ser extremamente grave, seja na hidropisia não imune de qualquer causa. Placentas pequenas estão presentes em casos de restrição do crescimento fetal, quando frequentemente se associam a outras alterações do parênquima.[8]

Anomalias de forma e implantação

A forma da placenta pode variar de acordo com as condições do leito de implantação. Não é rara a presença de lobos – placentas bilobadas, multilobadas –, em geral separados do disco principal por área de membrana por onde correm vasos calibrosos. Esses vasos, desprovidos do suporte oferecido pelo parênquima placentário, são suscetíveis de compressão por partes fetais ou de ruptura, assim como ocorre com a inserção velamentosa do cordão umbilical, com consequências para a saúde do feto. Lobos acessórios podem ser a causa de complicações resultantes de sua retenção na cavidade uterina.

As anomalias de implantação incluem:

- **Anomalias de localização:** representadas pela placenta de inserção baixa e pela placenta prévia, geralmente diagnosticadas antes do período expulsivo, não apresentam características macroscópicas próprias, além do ponto de ruptura das membranas, mais próximo da margem do disco placentário, quanto mais baixa a inserção da placenta em relação ao óstio interno da endocérvice.
- **Placenta acreta:** caracterizada pela deficiência de formação de decídua com vilos placentários e trofoblasto em contato direto com o miométrio. Distinguem-se três tipos, de acordo com a profundidade desse contato: placenta acreta simples, quando os vilos estão em contato com o terço interno do miométrio; placenta increta, quando os vilos alcançam o terço médio da parede; e placenta percreta, quando se infiltram até a serosa uterina. Essas anomalias de implantação costumam causar hemorragia no pós-parto,

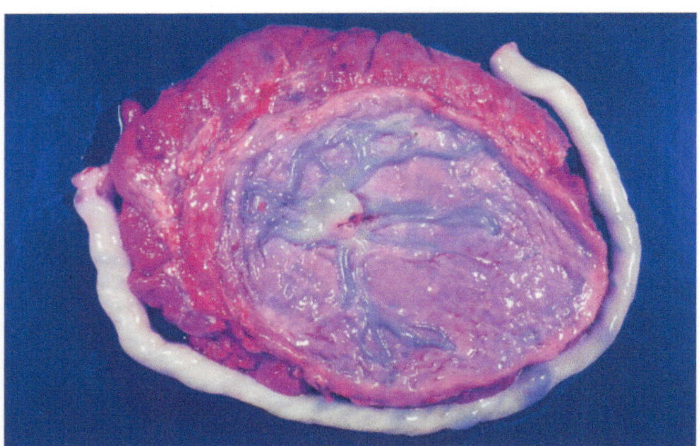

Figura 23.2 Placenta extracorial, circunvalada, com membranas recortadas. Note a borda de parênquima totalmente exposta, não recoberta por córion. (Acervo do Departamento de Anatomia Patológica e Medicina Legal-FM/UFMG.)

frequentemente resultando em histerectomia, única situação em que o patologista pode diagnosticá-las inequivocamente.

Anomalias da inserção das membranas

O tipo mais importante de placenta extracorial é a placenta circunvalada, na qual as membranas se inserem e se refletem internamente à margem do disco placentário, deixando a borda de parênquima viloso praticamente descoberta, apenas frouxamente aderida ao córion (Figura 23.2). A placenta circunvalada ocorre em cerca de 2% das gestações e está associada a hemorragia anteparto, prematuridade, restrição do crescimento fetal e oligodrâmnio.

Alterações da superfície fetal e das membranas placentárias

A superfície fetal da placenta é constituída pelo âmnio e pelo córion subjacente, os quais se refletem na margem do disco placentário, formando a bolsa amniótica, à qual adere parte da decídua que reveste a cavidade uterina (decídua capsular), constituindo as membranas placentárias ou fetais. O âmnio do disco placentário é uma membrana absolutamente fina, lisa, transparente e incolor, através da qual se veem o córion e os vasos coriônicos e, comumente, na placenta a termo, placas brancacentas de fibrina subcoriônica. As modificações da coloração do âmnio são muito comuns e indicativas de diversas doenças.

A coloração esverdeada da superfície fetal e das membranas pode ser consequência da deposição de mecônio, que é eliminado em situações de hipóxia antenatal. Em geral, quanto mais longo o tempo de exposição ao mecônio, mais intensa será a impregnação e mais amarelada a coloração. Mecônio recente (verde-escuro) pode ser visto em partos de apresentação pélvica. A coloração esbranquiçada, amarelada ou esverdeada costuma ser resultado de inflamação desencadeada por infecção transamniótica, mais comumente bacteriana. Nesse caso, o âmnio do disco placentário e das membranas perde a transparência e se espessa. Por vezes, dependendo da intensidade da inflamação e do agente etiológico, pode assumir aspecto francamente purulento (Figura 23.3).

A presença de numerosos e pequenos nódulos ou placas (geralmente com 1 a 2mm de diâmetro) dispostos na superfície do âmnio placentário é característica do âmnio nodoso (Figura 23.4), que também pode ser visto nas membranas e no cordão. Presente no oligodrâmnio, resulta do atrito de partes fetais com a superfície do âmnio, com esfoliação do epitélio amniótico e de elementos da epiderme fetal e vérnix, que se depositam sobre o âmnio e aderem a ele, formando as placas.

A ruptura da membrana amniótica tem causa pouco conhecida e pode ser de difícil percepção, quando discreta, ou formar faixas de âmnio roto que envolvem partes fetais. Essas aderências entre o âmnio e partes fetais são denominadas bridas amnióticas. As bridas ocasionam, no feto, fenômenos disruptivos de gravidade variável, como amputação de extremidades, gastrosquise, fendas labial e palatina e defeitos de fechamento do tubo neural,

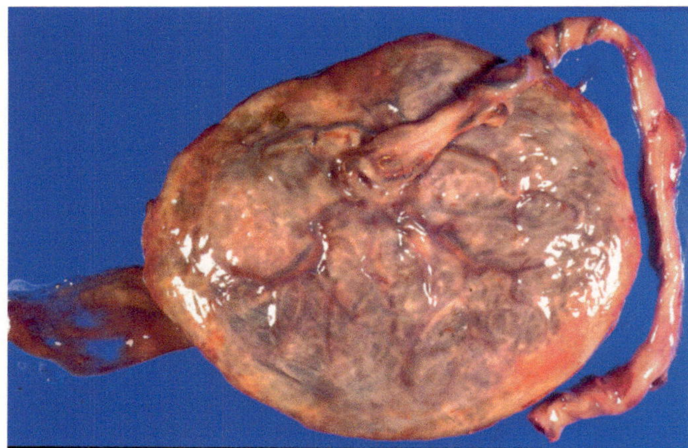

Figura 23.3 Inflamação aguda. Superfície fetal mostrando perda difusa da transparência e espessamento com coloração parda clara do âmnio. (Acervo do Departamento de Anatomia Patológica e Medicina Legal-FM/UFMG.)

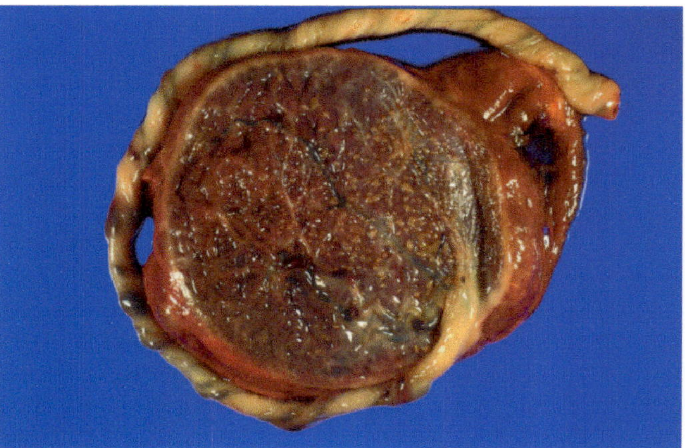

Figura 23.4 Âmnio nodoso. Múltiplos nódulos presentes difusamente na superfície do âmnio. (Acervo do Departamento de Anatomia Patológica e Medicina Legal-FM/UFMG.)

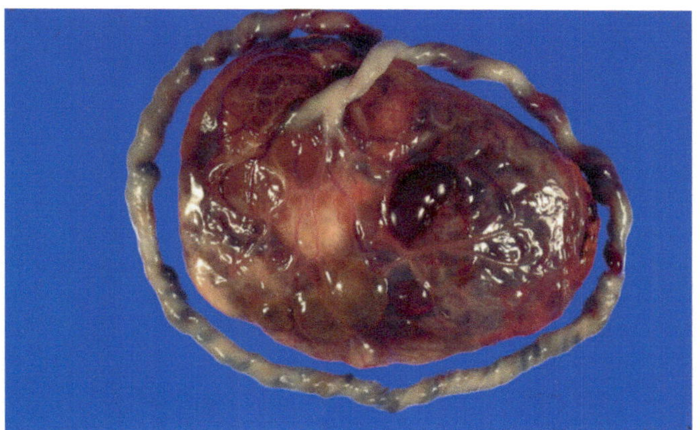

Figura 23.5 Cistos coriônicos múltiplos, de conteúdo claro ou hemorrágico, em caso de crescimento fetal restrito. (Acervo do Departamento de Anatomia Patológica e Medicina Legal-FM/UFMG.)

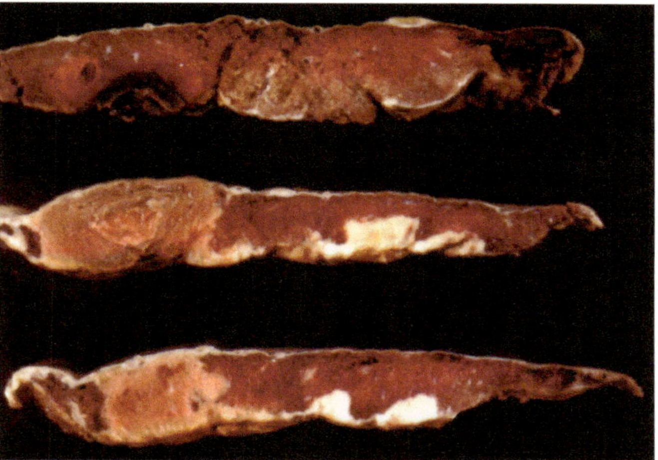

Figura 23.6 Infartos placentários recentes (avermelhados) e antigos (brancos) na superfície de corte da placenta em caso de pré-eclâmpsia. (Acervo do Departamento de Anatomia Patológica e Medicina Legal-FM/UFMG.)

compondo o quadro da sequência da ruptura amniótica, podendo também causar constrição do cordão umbilical.

A dilatação e a consistência mais rígida dos vasos coriônicos, mostrando estrias que variam de vermelho-escuras a branco-amareladas ao longo da luz vascular, são características da trombose dos vasos coriônicos. Essa trombose de vasos coriônicos (fetais) não costuma causar infarto, mas oclusão dos vasos tronculares e vilosos com esclerose e hipotrofia das vilosidades coriônicas, aparentes macroscopicamente como áreas pálidas nas regiões correspondentes.

Ocasionalmente, o obstetra poderá observar cistos coriônicos isolados ou, ainda mais raramente, múltiplos na superfície fetal da placenta com conteúdo líquido seroso amarelado ou hemorrágico, frequentemente gelatinoso (Figura 23.5). Esses cistos não têm significado clínico-patológico, a não ser quando associados à trombose subcorial maciça.

Alterações da superfície materna

As alterações da superfície materna mais comuns e de significado variável são representadas por:

- **Edema, palidez e friabilidade:** presentes na placenta hidrópica.
- **Infartos:** de ocorrência frequente, são vistos mais facilmente aos cortes (Figura 23.6). Na superfície materna, são mais aparentes quando antigos, como áreas nodulares branco-amareladas de consistência firme.
- **Hematoma retroplacentário:** expressão morfológica do descolamento prematuro da placenta, apresenta-se como coágulo de volume e localização variáveis (central ou marginal) aderido à superfície e que, ao ser retirado, deixa depressão crateriforme (Figura 23.7), onde, em geral, o parênquima se apresenta infartado. Tem coloração vermelho-escura quando recente e amarelada quando antigo, da mesma forma que o infarto adjacente.
- **Calcificações:** são muito comuns, aparecendo como pequenas irregularidades endurecidas e brancacentas, como giz, em quantidade variável. Não têm significado clínico e costumam representar apenas um sinal de maturidade placentária.

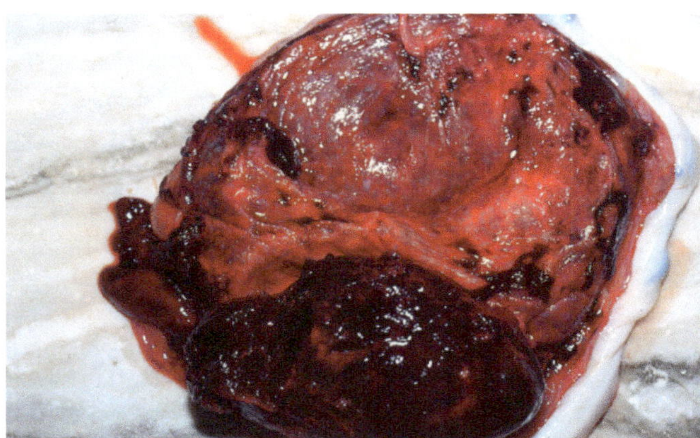

Figura 23.7 Hematoma retroplacentário. Note volumoso hematoma na parte inferior da placenta. (Acervo do Departamento de Anatomia Patológica e Medicina Legal-FM/UFMG.)

Alterações do cordão umbilical

As principais alterações do cordão umbilical que o obstetra poderá observar são anomalias de inserção, comprimento anormal, torção excessiva e constrições e alterações dos vasos umbilicais:

- As anomalias de inserção são representadas pela inserção marginal (na periferia do disco placentário) e pela inserção velamentosa, quando o cordão se implanta nas membranas e os vasos percorrem a superfície dessas antes de se inserirem no disco placentário (Figura 23.8). O cordão marginal é associado a aumento discreto no risco de restrição do crescimento fetal e de natimortalidade. Já a inserção velamentosa tem significado patogênico claro, por ser mais frequente em caso de diabetes materno, tabagismo, idade materna avançada e em síndromes malformativas. É causa de hipóxia fetal, atribuída à compressão dos vasos com trombose subsequente, e de complicações mais graves, como sua ruptura – especialmente em caso de existência de *vasa previa*, levando à perda sanguínea fetal, potencialmente catastrófica.

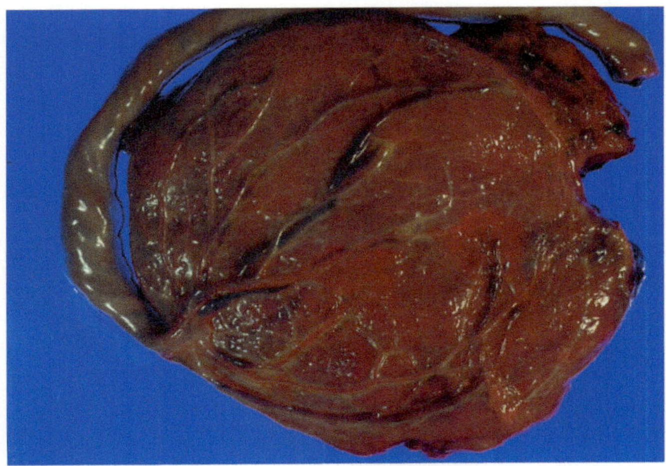

Figura 23.8 Inserção marginal. O cordão se insere na borda placentária. (Acervo do Departamento de Anatomia Patológica e Medicina Legal-FM/UFMG.)

- Cordões curtos (< 35cm no feto a termo) são vistos em condições associadas à baixa movimentação fetal e, mais raramente, como parte de malformações complexas, a chamada anomalia do *body stalk* ou síndrome do cordão curto, quando mede 10cm ou menos. Cordões muito longos favorecem o aparecimento de circulares, nós, prolapso ou entrelaçamento em gêmeos monocoriônicos monoamnióticos. Nós verdadeiros podem ter importância na morbimortalidade quando apertados o suficiente para causar compressão vascular, o que deixa sinais macroscópicos (edema, trombose, estreitamento).
- A torção excessiva e as constrições são raras, mas podem estar associadas à morte fetal, especialmente as constrições localizadas a 3cm ou menos da extremidade fetal. Nesse caso, deve-se, adicionalmente, procurar por bridas amnióticas.
- Principal alteração vascular do cordão umbilical, a artéria umbilical única está presente em 1% das gestações e, como achado isolado, não indica risco fetal aumentado. Entretanto, é mais frequentemente encontrada quando existem malformações fetais e tem frequência aumentada no diabetes materno, especialmente em mulheres que desenvolvem acidose, e nas placentas gemelares.
- Trombose isolada é rara, mas pode estar associada à compressão vascular. O edema da geleia é comum no diabetes, e seu significado é desconhecido em placentas hidrópicas. As hemorragias perivasculares surgem comumente durante a extração e não têm significado, mas é importante lembrar que procedimentos invasivos, como a cordocentese, podem complicar-se com trombose e hemorragias do cordão.
- A inflamação, denominada funiculite ou funisite, quando intensa e acompanhada de necrose – funiculite necrosante –, pode ser identificada macroscopicamente como acentuado espessamento esbranquiçado dos vasos, visíveis através da geleia. Está presente em infecções bacterianas por via amniótica ou hematogênica, como na sífilis.
- A impregnação meconial pode ser acentuada no cordão e provocar vasoconstrição e lesões degenerativas das células musculares da camada média dos vasos umbilicais com repercussões fetais que podem ser graves.

Além de observar essas alterações nos casos de placenta única, o obstetra também deve realizar exame macroscópico minucioso da placenta gemelar, porque a morbidade e a mortalidade perinatal são mais elevadas nessas gestações, comparadas às únicas, sendo mais importantes ainda nas monocoriônicas, devido à possibilidade de síndrome de transfusão feto-fetal (mortalidade de até 70%) e complicações relacionadas com a inserção anormal do cordão, bem como à maior incidência de inflamação. As placentas monocoriônicas são características de gêmeos monozigóticos e sede frequente das anastomoses vasculares arteriovenosas responsáveis pela síndrome de transfusão feto-fetal. A observação de anastomoses é possível mediante injeção de ar ou de substâncias corantes durante o exame da placenta fresca.

Técnicas especiais de diagnóstico molecular

A Patologia Molecular é uma disciplina da Patologia dedicada ao estudo e diagnóstico das doenças por meio de métodos mais sofisticados e complexos que tornam possível o exame das macromoléculas e dos ácidos desóxi e ribonucleicos (DNA e RNA) dos tecidos ou fluidos corporais. Na prática obstétrica atual, os principais métodos e técnicas disponíveis e empregados pela Patologia Molecular incluem imuno-histoquímica, citometria de fluxo, citogenética e técnicas de biologia celular.

A imuno-histoquímica utiliza anticorpos para detecção de antígenos celulares humanos ou de microrganismos presentes nos tecidos. Os anticorpos são marcados com substâncias fluorescentes (técnica imunofluorescente) ou enzimas (técnica imunoenzimática [Figura 23.9]).

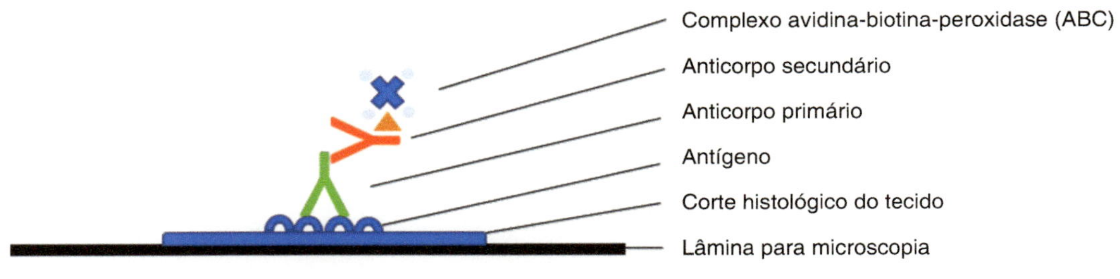

Figura 23.9 Reação imuno-histoquímica pela técnica imunoenzimática.

Na prática obstétrica, a imuno-histoquímica representa recurso valioso para reconhecimento de microrganismos. Além da indicação para pesquisa da etiologia infecciosa, é muito importante para o diagnóstico diferencial de neoplasias gestacionais, especialmente nas amostras de pequenas biópsias ou de curetagem. Em geral, são utilizados algoritmos com etapas sequenciais de uso de anticorpos primários específicos e comercialmente disponíveis.[9]

A citometria de fluxo, por meio do citômetro de fluxo, possibilita a análise da emissão de fluorescência por células em suspensão. Na Patologia Placentária, pode ser empregada para avaliação da gravidez molar e, mais recentemente, para estudo da resposta imune e das vesículas extracelulares liberadas pelo sinciciotrofoblasto. Na pré-eclâmpsia, vesículas liberadas no sangue materno estão em número significativamente aumentado e indicam inflamação sistêmica materna com disfunção endotelial associada.[10]

A citogenética é utilizada para diagnóstico das aneuploidias, tradicionalmente por meio da técnica de cariotipagem por bandeamento G. Mais recentemente, técnicas moleculares de microarranjos por meio de hibridação em larga escala (*microarrays*) vêm apresentando melhor desempenho para diagnóstico das aneuploidias independentemente do tecido amostrado.[11] A hibridação *in situ* se utiliza de sondas de ácidos nucleicos contra sequências específicas de DNA ou RNA no lugar de anticorpos com a vantagem adicional de maior estabilidade proporcionada pelos ácidos nucleicos do que pelas proteínas. A reação de hibridação *in situ* pode ser marcada por compostos fluorescentes (FISH), cromogênicos (CISH) ou metálicos (SISH [Figura 23.10]).

A reação em cadeia da polimerase (PCR) é considerada a mais importante inovação tecnológica na Patologia Molecular, apresentando muitas variações além da reação convencional. As duas mais importantes e com aplicabilidade em patologia molecular são a RT-PCR e a PCR em tempo real. O sequenciamento do DNA pode ser estabelecido por meio de inúmeros métodos. Entretanto, os mais utilizados em Patologia Molecular são o sequenciamento de Sanger, o pirossequenciamento e o sequenciamento de nova geração (SNG).

ANATOMIA PATOLÓGICA DA PLACENTA E ANEXOS

As principais lesões e processos patológicos que afetam a placenta e os anexos são os vasculares e inflamatórios de etiologia infecciosa intrauterina. Alterações da maturação e diferenciação vilosas, distúrbios primários da proliferação celular e neoplasias metastáticas complementam as patologias mais frequentes na prática da Patologia Placentária. Na atualidade, a classificação dessas lesões e processos patológicos placentários por consenso, enfatizando as doenças vasculares e infecciosas, além das doenças idiopáticas/imunes maternas e fetais, favorece a reprodutibilidade da observação e o estabelecimento de recomendações baseadas em evidências para diagnóstico e tratamento de distúrbios obstétricos.[2,3,6,7]

Alterações vasculares

As alterações vasculares são decorrentes de distúrbios tanto na área de circulação do sangue materno – vasos maternos uteroplacentários e espaço interviloso – como em vasos fetais (coriônicos) ou, ainda, relacionados com edema do parênquima viloso.

Alterações nos vasos maternos e espaço interviloso

- **Arteriopatia decidual:** lesão descrita originalmente em casos de pré-eclâmpsia/eclâmpsia e na hipertensão crônica, também é vista em doenças de base imunitária, como lúpus eritematoso e síndrome de anticorpos antifosfolípides. Acomete arteríolas do leito placentário ou da decídua capsular, não modificadas pela invasão do trofoblasto, e caracteriza-se por necrose fibrinoide da parede arteriolar e presença de macrófagos contendo lipídios. Está associada à restrição do crescimento intrauterino e à perda fetal por

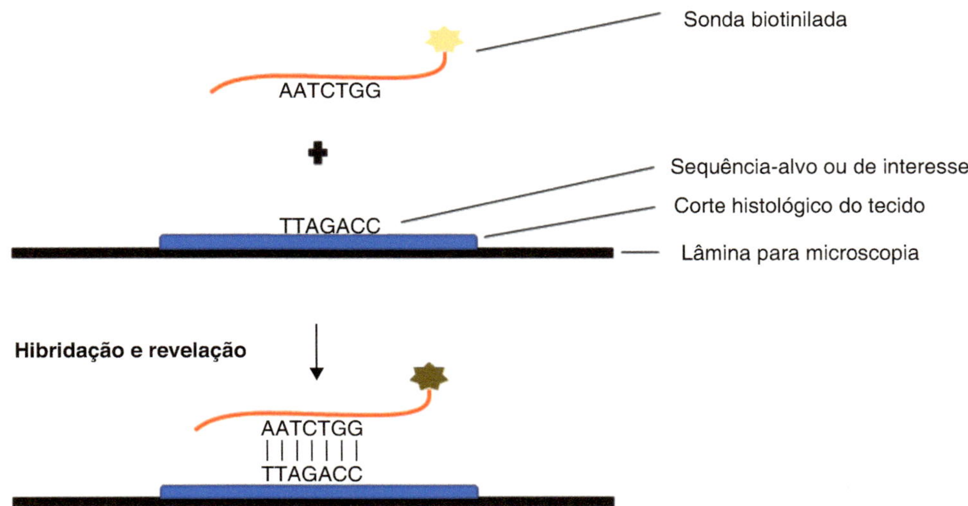

Figura 23.10 Esquema da hibridação molecular *in situ* com sonda biotinilada.

alteração da perfusão placentária, mostrando correlação com alterações da dopplervelocimetria de artérias uterinas maternas na pré-eclâmpsia.

- **Infartos:** ocorrem em gravidezes não complicadas, mas estão presentes caracteristicamente nas condições associadas à doença vascular uteroplacentária, como pré-eclâmpsia/eclâmpsia, hipertensão essencial, diabetes e lúpus eritematoso sistêmico. Sempre ocorrem em consequência da isquemia por interrupção ou redução do suprimento sanguíneo pelos vasos maternos. Quando envolvem 10% ou mais do volume placentário, e principalmente se são centrais e extensos, são fortemente associados à morbidade perinatal com restrição do crescimento, hipóxia fetal e óbito.
- **Hematoma retroplacentário:** apresenta-se clinicamente como descolamento prematuro da placenta (DPP) e é três vezes mais frequente na pré-eclâmpsia/eclâmpsia, originando-se de ruptura de vasos da decídua. Em um terço dos casos não há DPP clínico, e o inverso pode ocorrer. Foi descrito, ainda, em associação ao uso de cocaína em forma de *crack* e trauma. É fator de hipóxia fetal, especialmente quando associado à doença vascular, e causa direta de óbito, quando volumoso e de localização central.
- **Trombose do espaço interviloso:** recente ou antiga, é lesão comum, de causa não inteiramente conhecida, sendo mais frequente em casos de incompatibilidade sanguínea (Rh ou ABO) e pré-eclâmpsia/eclâmpsia. O trombo é composto de mistura de sangue fetal e materno. Em geral, tem pouca importância clínica, a não ser quando relacionado com hemorragia feto-materna (transplacentária), que pode causar anemia fetal, arritmias, hidropisia, isoimunização materna e óbito fetal.
- **Trombose subcoriônica:** antes considerada alteração secundária à morte fetal por quase sempre ser relatada em casos de aborto de segundo trimestre e em natimortos, por vezes de forma maciça, formando a chamada “mola” de Breus, hoje se admite que possa ser a causa da morte, uma vez que é encontrada, embora raramente, em nativivos (geralmente associada a outras alterações na placenta) e no parto pré-termo com morbidade perinatal.
- **Deposição de fibrina perivilosa:** está presente em até 22% das placentas a termo. De patogênese pouco conhecida, parece mais relacionada com turbulência, estase e trombose do espaço interviloso do que com doença vascular uteroplacentária. Associa-se à restrição do crescimento fetal, em geral, quando acomete mais de 30% da área placentária.[8] Deposição de fibrina perivilosa difusa e cordão umbilical muito longo são comumente associados e sua principal consequência é o transtorno no fluxo do sangue materno no espaço interviloso.
- **“Infarto” do assoalho materno:** causa já estabelecida de perda fetal e morte perinatal, além de restrição do crescimento fetal, impropriamente denominado “infarto” do assoalho materno (deposição de fibrina no assoalho materno), é condição rara e de etiologia obscura, provavelmente relacionada com causas imunológicas, embora arteriopatia decidual possa estar presente. Apresenta risco significativo de recorrência em gestações subsequentes.

Alterações nos vasos fetais (coriônicos)

- **Trombose:** mais frequente em casos de diabetes materno, para alguns autores é considerada elemento diagnóstico da doença. Pode também representar extensão de trombose de vaso umbilical. É causa de morbidade e mortalidade quando compromete extensão significativa do leito vascular (50%), na ausência de outras lesões placentárias importantes.
- **Corioangiose:** número aumentado de capilares vilosos (> 10 vasos, ≥ 10 vilos por 10 campos microscópicos em aumento de 10 vezes). É associada a diabetes materno, hipóxia fetal crônica e lesões inflamatórias e parece representar hiperplasia vascular compensatória. A extensão do acometimento viloso varia e pode estar relacionada com morbidade perinatal. Não é rara sua associação ao corioangioma.
- **Endovasculopatia hemorrágica:** lesão não inflamatória de significado e origem incertos, associada à morte fetal intrauterina, parece estar relacionada com condições que aumentam a pressão transmural em eventos como compressão ou trombose de vasos umbilicais, sendo observados casos de lesão endotelial, extravasamento de hemácias e alterações vilositárias subsequentes.

Edema

O edema das vilosidades coriônicas consiste em um edema difuso ou em áreas localizadas que pode ser encontrado em casos de diabetes, incompatibilidade Rh e processos inflamatórios (vilosites) associados a infecções. A placenta hidrópica, com edema generalizado, em geral acompanha a hidropisia fetal, qualquer que seja a causa. Entre os mecanismos de morte fetal relacionada com o edema viloso estão a redução do fluxo de sangue materno no espaço interviloso e a compressão dos capilares vilosos exercida pelo aumento da pressão hidrostática no estroma dos vilos.

Alterações inflamatórias

Inflamação é achado histológico comum e importante na placenta e anexos e pode ser dividida em duas categorias principais: corioamnionite, uma resposta inflamatória aguda e subaguda nas membranas e no cordão umbilical associada à infecção ascendente, e vilosite, resposta inflamatória crônica no parênquima viloso associada à infecção hematogênica.

Corioamnionite

- **Corioamnionite aguda:** na maioria das vezes associada a infecções bacterianas ascendentes, também chamadas transamnióticas, que atingem a cavidade amniótica via canal cervical com membranas rotas ou aparentemente íntegras. A ruptura das membranas pode ocorrer já na vigência de inflamação e está relacionada com fatores ainda pouco desvendados, como a ação da fibronectina e das prostaglandinas e o equilíbrio entre as proteases leucocitárias. A

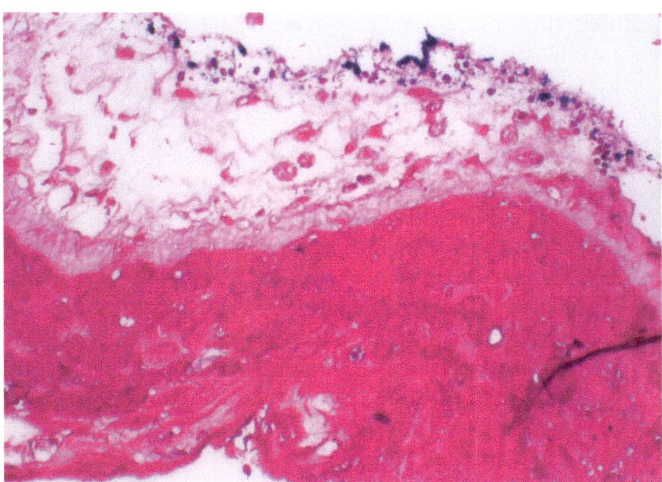

Figura 23.11 Bactérias gram-positivas. Fotomicrografia de corte histológico de âmnio e córion mostrando agrupamentos de cocos gram-positivos (azul-escuro) na parte superior. (Acervo do Departamento de Anatomia Patológica e Medicina Legal-FM/UFMG.)

corioamnionite é causada por várias bactérias anaeróbicas e aeróbicas, sendo mais frequentes infecções por enterobactérias, *Staphylococcus* coagulase-positivo, *Escherichia coli*, fusobactérias e *Neisseria gonorrhoeae*. O *Streptococcus* beta-hemolítico do grupo B é causa de pneumonia neonatal grave (Figura 23.11). Ultimamente, têm sido diagnosticadas com mais frequência infecções por *Mycoplasma hominis*, *Chlamydia trachomatis* e *Ureaplasma urealiticum*. A *Listeria monocytogenes* é responsável tanto por infecções ascendentes como via hematogênica. Além de por bactérias, a corioamnionite também pode ser causada por vírus (herpesvírus) e fungos, como *Candida* sp., quando os focos inflamatórios aparecem macroscopicamente como pontilhado esbranquiçado na superfície fetal das membranas e, mais caracteristicamente, do cordão umbilical.

A corioamnionite aguda caracteriza-se microscopicamente por infiltrado inflamatório de polimorfonucleares neutrófilos no âmnio e no córion, de intensidade variável, podendo acompanhar-se de necrose, microabscessos e vasculite com trombose. Os agentes microbianos nem sempre são visíveis, mas podem ser facilmente encontrados, como no caso da *Listeria*, vista no epitélio amniótico. De gravidade variável, é causa frequente de aborto tardio e de prematuridade, além de infecção neonatal (pneumonia, otite média, meningite), sepse e óbito perinatal.

- **Corioamnionite subaguda:** caracterizada por infiltrado inflamatório misto de células mononucleares e neutrófilos, pode ser resultado de infecções ascendentes recorrentes com episódios de sangramento vaginal.

Vilosite

- **Vilosite infecciosa:** inflamação focal ou difusa do parênquima viloso, frequentemente relacionada com infecção hematogênica, também chamada transplacentária, que atinge a placenta pelo espaço interviloso e causa inflamação das vilosidades coriônicas, de intensidade e morfologia que podem variar conforme o agente infeccioso e a fase da infecção.

  Em várias vilosites infecciosas, o aspecto histológico pode ser muito semelhante (proliferativo, necrótico, reparativo, fibrosante), e o agente etiológico não é detectado pelas técnicas de rotina, tornando necessária a adoção de métodos especiais, como imuno-histoquímica, cultura e técnicas de biologia molecular.[12]

  Os agentes etiológicos podem ser vírus (citomegalovírus, rubéola, parvovírus B19, HIV, herpes simples, vírus Zika e SARS-CoV-2), bactérias (*Treponema pallidum*, *Listeria monocytogenes*) e protozoários (*Toxoplasma gondii*, todas as espécies de *Plasmodium* nas áreas endêmicas de malária e *Trypanosoma cruzi*). Na infecção por *Listeria* ocorrem vilosite e intervilosite agudas com tendência à formação de abscessos que podem ser vistos macroscopicamente apenas na superfície de corte da placenta. Ainda em caso de infecção por *Listeria*, bem como por *Treponema* e certos tipos de vírus, a vilosite é acompanhada de corioamnionite ou, em caso de sífilis e outras infecções, de funiculite necrosante, rica em espiroquetas.

  Nas infecções hematogênicas, o aspecto macroscópico da placenta pode ser aparentemente normal, especialmente se o recém-nascido for assintomático ou oligossintomático. Nas mais graves, aumento de peso e tamanho, hipotransparência da superfície fetal e friabilidade e edema da face materna ou hidropisia franca costumam estar presentes, bem como a funiculite, em algumas infecções.

  A morbidade e a mortalidade fetal e perinatal em caso de vilosite infecciosa estão mais relacionadas com infecção fetal sistêmica, embora o grau de comprometimento da placenta possa influir nas trocas gasosas e na nutrição fetal. Mais raramente, outras infecções podem atingir a placenta por via sanguínea, como sarampo, caxumba, leishmaniose visceral, esquistossomose, brucelose, hanseníase, tuberculose e criptococose.[12]
- **Vilosites de causa não infecciosa:** também denominadas vilosites crônicas de etiologia não determinada, na prática têm incidência de 5% a 10% de acordo com o nível de amostragem de tecido das placentas examinadas e de 25% a 50% nas gestantes obesas, devendo ser assim denominadas apenas quando inexiste infecção hematogênica. Sua etiologia é muito discutida, com evidências que favorecem mecanismos imunes maternos contra tecidos fetais.[13] Está associada a casos de restrição do crescimento fetal e natimortalidade, quando compromete área vilosa significativa.

Alterações da maturação e diferenciação vilosas

As principais alterações da maturação e diferenciação vilosas são:

- **Maturação vilosa acelerada:** "aceleração do amadurecimento" das vilosidades coriônicas é observada na doença vascular uteroplacentária, como em caso de hipertensão arterial crônica ou pré-eclâmpsia. Representa, de fato, resposta adaptativa à hipoxemia vilosa crônica e à tentativa (na verdade ineficaz) de aumento da superfície vilosa de trocas, quando, além de redução do tamanho dos vilos e aumento do número de nós sinciciais, observam-se espessamento da membrana basal trofoblástica e hiperplasia do citotrofoblasto. Correlaciona-se com restrição do crescimento e óbito fetal.

- **Retardo na maturação vilosa:** presente em condições diversas, como diabetes materno, infecções como a sífilis, anemia ou insuficiência cardíaca fetal e na hidropisia imune e não imune, pode também ser observado em natimortos pré-termo ou a termo sem causa explicável. Quando difusa, é considerada responsável por hipóxia fetal.
- **Dismaturidade vilosa:** expressão usada para definir padrão irregular de maturação que, em geral, ocorre de forma difusa, encontrando-se diferentes fases de maturação vilosa em áreas adjacentes, sendo frequentemente observada nas inflamações e em placentas de fetos com cromossomopatias, como a trissomia do cromossomo 18.

Distúrbios da proliferação celular

Os distúrbios proliferativos da placenta são representados, principalmente, por condições patológicas trofoblásticas com achados laboratoriais clínicos e anatomopatológicos comuns.

Doença trofoblástica gestacional

Segundo a classificação da Organização Mundial da Saúde, a doença trofoblástica gestacional compreende, entre outras lesões, produtos patogênicos da concepção (mola hidatiforme parcial, mola hidatiforme completa e mola invasora) e neoplasias (coriocarcinoma e tumor trofoblástico do sítio placentário). Embora distintas em sua origem e genética, serão consideradas em conjunto nesse tópico por se tratar de entidades relacionadas dos pontos de vista biológico e clínico (Figura 23.12). A abordagem será estritamente morfológica, devendo ser sempre ressaltado que o diagnóstico não vai depender apenas do patologista, mas da atuação conjunta e do diálogo entre este e o clínico:[9,14]

- **Mola hidatiforme parcial:** atualmente considerada a doença trofoblástica gestacional mais comum, em geral se forma a partir de um concepto triploide, de origem diândrica, ou seja, de um erro de fertilização em que um óvulo é fertilizado por dois espermatozoides. Nesse caso, desenvolve-se um embrião com anomalias variáveis, as quais, além das alterações observadas na placenta, podem formar um quadro morfológico que indica o diagnóstico de triploidia na impossibilidade de realização de cariótipo. Na maioria das vezes, no entanto, o embrião é perdido precocemente e apenas restos autolisados estão disponíveis para exame; além disso, quanto mais precoce a morte do embrião, menos modificações sugestivas são encontradas na placenta. Estas estão presentes mais frequentemente quando o embrião malformado ultrapassa 8 a 9 semanas de gestação e são caracterizadas por edema viloso variável e irregular com formação parcial de vesículas, fibrose do estroma, contorno irregular dos vilos e inclusões de sincício e de citotrofoblasto no estroma viloso. Proliferação trofoblástica, quando presente, costuma ser discreta.
- **Mola hidatiforme completa:** resulta, na maioria das vezes, de erro de fertilização em que um espermatozoide X fertiliza um óvulo "vazio" – desprovido de genoma – e duplica, sendo, portanto, um produto de origem genética exclusivamente paterna, androgenética. Nesse tipo de erro, verifica-se perda muito precoce do embrião, e a placenta desenvolve alterações características que atualmente, graças ao avanço das técnicas de biologia molecular, já são reconhecidas em fase inicial. As vilosidades coriônicas perdem os vasos e apresentam edema progressivo do estroma, ao lado de proliferação do trofoblasto, responsável pela produção de níveis elevados de gonadotrofina coriônica.

A mola hidatiforme completa, plenamente desenvolvida, é constituída por vesículas com cerca de 1 a 1,5cm de diâmetro, de paredes finas e transparentes,

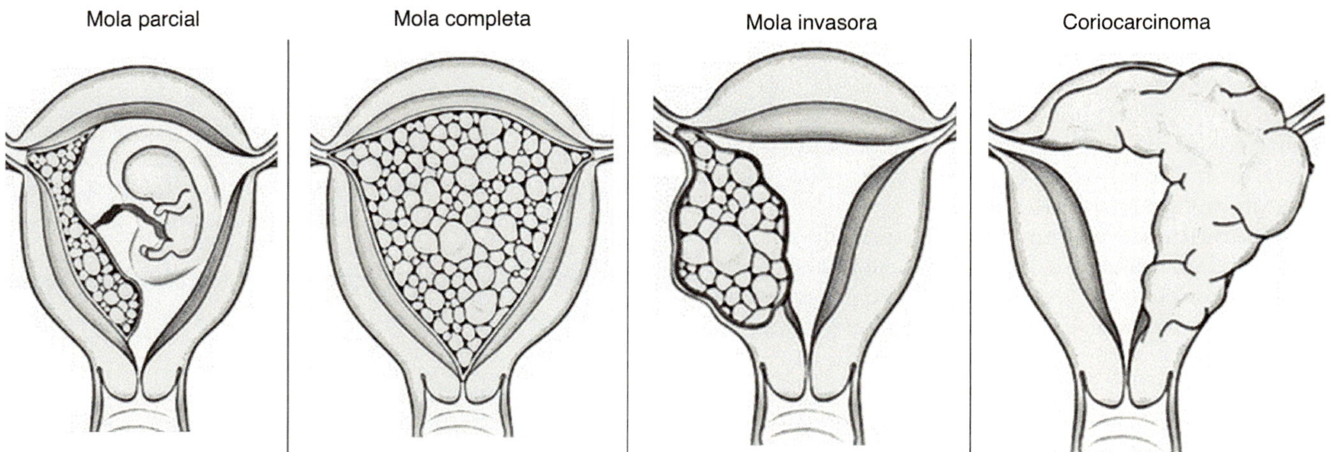

Figura 23.12 Doença trofoblástica gestacional. Representação esquemática das principais características morfológicas das molas hidatiformes parcial, completa e invasora e do coriocarcinoma. (Adaptada de https://www.amboss.com/us/knowledge/Gestational_trophoblastic_disease.)

preenchidas por líquido claro e unidas por hastes finas, formando massa volumosa que ocupa a cavidade uterina, não se individualizando embrião, membranas e cordão umbilical. As vesículas correspondem microscopicamente a vilosidades coriônicas intensamente expandidas por edema com a formação de cavidades ou cisternas circundadas por faixa de estroma avascular. O revestimento trofoblástico mostra proliferação de intensidade variável, no passado classificada em graus e considerada, então, de importância prognóstica – atualmente não mais utilizada.

- **Mola invasora:** recebe essa denominação a mola hidatiforme que infiltra o miométrio – como uma placenta acreta – ou que apresenta localização extrauterina, geralmente intravascular, mais raramente em órgãos distantes, como pulmões e cérebro. Os mesmos critérios morfológicos da mola completa são aplicados para o diagnóstico da mola invasora, o qual só é estabelecido pelo anatomopatologista em exame de peça de histerectomia ou de outro espécime cirúrgico. Em caso de doença trofoblástica gestacional persistente, as vilosidades coriônicas com alterações molares no material de curetagem uterina distinguem a mola invasora do coriocarcinoma, o que não é suficiente para caracterização do caráter invasivo da lesão.
- **Coriocarcinoma:** é a neoplasia maligna trofoblástica mais conhecida, em geral precedida de mola hidatiforme completa, embora possa originar-se de qualquer tipo de gravidez, tendo sido descrita até mesmo em placentas a termo. Caracteriza-se macroscopicamente por tumor sólido, extensamente necrótico e hemorrágico, visto no útero como massa polipoide que se projeta na cavidade e infiltra a parede. Histologicamente é constituído por população celular bifásica, de citotrofoblasto ou trofoblasto intermediário e sinciciotrofoblasto, sem vilosidades coriônicas. Em geral, a análise genética revela população celular diploide e auxilia a determinação da origem do tumor: se de mola hidatiforme ou de outro tipo de gravidez e se de origem gestacional ou não. Metástases acontecem mais comumente para os pulmões, considerados o primeiro sítio de disseminação hematogênica, para o cérebro e a vagina, podendo também estar presentes em outras localizações, como fígado e rins.
- **Tumor do sítio placentário:** forma rara de doença trofoblástica gestacional, foi descrito em 1976 com o nome de *pseudotumor trofoblástico*. Origina-se do trofoblasto intermediário e, em geral, é precedido por gravidez a termo, podendo manifestar-se vários anos depois e ser encontrado em qualquer idade do período reprodutivo. O tumor cresce como pólipo na cavidade uterina, mas também pode ser visto como massa intramiometrial expansiva ou se infiltrando no miométrio difusamente. É constituído por ninhos de trofoblasto mononuclear ou ocasionalmente multinucleado, que se infiltram nos feixes de músculo liso e que circundam e invadem a parede de vasos com deposição de material fibrinoide, imitando o comportamento do trofoblasto intermediário do leito placentário. Em espécimes de curetagem, o diagnóstico pode ser difícil e o diagnóstico diferencial deve ser estabelecido com a chamada *reação exagerada do sítio placentário*.

Neoplasias não trofoblásticas

O tumor primário não trofoblástico mais comum na placenta é o corioangioma (hemangioma, hamartoma vascular), com incidência média de 1% das gestações.[15] Únicos (85% dos casos) ou múltiplos (dois a quatro tumores), os corioangiomas podem apresentar dimensões que variam de microscópicas a volumosas e, quando suficientemente grandes, podem ser vistos à ultrassonografia como massas nodulares hipoecoicas. Esses tumores benignos, geralmente sólidos, são formados pela proliferação de canais vasculares – capilares, sinusoidais ou cavernosos – em meio a tecido conjuntivo e estão presentes, predominantemente, no disco placentário, nas seguintes localizações: parenquimatosa (na espessura do parênquima, geralmente em posição central), marginal (na borda placentária, crescendo em direção ao centro) e litorânea (na placa coriônica, fazendo protrusão na superfície amniótica). São muito raros no cordão umbilical, onde crescem na espessura da geleia ou formam massas pediculadas. No feto, os principais efeitos do *shunt* sanguíneo em corioangiomas sinusoidais são notados no caso dos tumores grandes, com até 7cm de diâmetro, ou nos menores e múltiplos, sendo causa de polidrâmnio, insuficiência cardíaca, hidropisia, anemia, sequestro de plaquetas, hipertrofia cardíaca e hipoalbuminemia neonatal.

Neoplasias metastáticas

Embora seja alvo potencial de disseminação, por via sanguínea, de neoplasias a partir de dois organismos, materno e fetal, tumores metastáticos não são frequentes porque a placenta se desenvolve em grupos etários em que os tumores malignos são incomuns. Vale destacar, também, que é ainda mais rara a presença de metástases placentárias em seu conceito mais estrito, ou seja, com colonização e infiltração do parênquima do órgão. A maioria dos relatos se refere a êmbolos neoplásicos no espaço interviloso ou na luz de vasos coriônicos e intravilosos.

Tumores de origem fetal

O tumor sólido maligno congênito mais comum é o neuroblastoma, mas o número de relatos de metástases placentárias é baixo. Na placenta, o tumor é visto, à microscopia, infiltrando-se no estroma das vilosidades e na luz de capilares vilosos. Associam-se comumente hidropisia fetal e placentária à doença neonatal generalizada, por vezes diagnosticada ao exame da placenta.[16] Mais raros ainda são os relatos de casos de disseminação placentária de hepatoblastoma fetal e de teratoma intracraniano. Nas leucemias congênitas, deve ser estabelecido o diagnóstico diferencial com neuroblastomatose intravascular e eritroblastose fetal (doença hemolítica do recém-nascido).

Tumores de origem materna

Os tumores malignos sólidos maternos mais frequentemente encontrados na placenta são o melanoma, o câncer do pulmão e o câncer de mama. O melanoma é o tumor maligno que mais forma verdadeiras metástases placentárias e o único que comprovadamente se dissemina para o feto, com mortalidade elevada. Recente revisão da literatura mostrou comprometimento fetal de 33% entre as mulheres grávidas e diagnosticadas com câncer metastático durante a gravidez.[17] Outras neoplasias que podem formar êmbolos para o espaço interviloso são o carcinoma hepatocelular e o carcinoma gástrico, que podem ser visíveis macroscopicamente como nódulos brancacentos na superfície de corte, se a disseminação for maciça.

Referências

1. Marletta S, Pantanowitz L, Santonicco N et al. Application of digital imaging and artificial intelligence to pathology of the placenta. Pediatr Dev Pathol 2023; 26(1):5-12.
2. Redline RW, Roberts DJ, Parast MM et al. Placental pathology is necessary to understand common pregnancy complications and achieve an improved taxonomy of obstetrical disease. Am J Obstet Gynecol 2023; 228(2):187-202.
3. Roberts DJ, Baergen RN, Boyd TK et al. Criteria for placental examination for obstetrical and neonatal providers. Am J Obstet Gynecol 2022.
4. Spencer MK, Khong TY. Conformity to guidelines for pathologic examination of the placenta. Arch Pathol Lab Med 2003; 127(2):205-7.
5. Mittal N, Byard RW, Dahlstrom JE. A practical guide to placental examination for forensic pathologists. Forensic Sci Med Pathol 2020; 16(2):295-312.
6. Redline RW. Classification of placental lesions. Am J Obstet Gynecol 2015; 213(4 Suppl):S21-8.
7. Khong TY, Mooney EE, Ariel I et al. Sampling and definitions of placental lesions: Amsterdam Placental Workshop Group Consensus Statement. Arch Pathol Lab Med 2016; 140(7):698-713.
8. Oliveira LH, Xavier CC, Lana AM. Changes in placental morphology of small for gestational age newborns. J Pediat 2002; 78(5):397-402.
9. Heller DS. Update on the pathology of gestational trophoblastic disease. APMIS 2018; 126(7):647-54.
10. Tannetta D, Masliukaite I, Vatish M, Redman C, Sargent I. Update of syncytiotrophoblast derived extracellular vesicles in normal pregnancy and preeclampsia. J Reprod Immunol 2017; 119:98-106.
11. Marquès B, Benitez L, Peguero A et al. Cytogenetic investigation in 136 consecutive stillbirths: Does the tissue type affect the success rate of chromosomal microarray analysis and karyotype? Fetal Diagn Therapy 2020; 47(4):315-20.
12. Bittencourt AL, Garcia AGP. The placenta in hematogenous infections. Pediatr Pathol Mol Med 2002; 21(4):401-32.
13. Tamblyn JA, Lissauer DM, Powell R, Cox P, Kilby MD. The immunological basis of villitis of unknown etiology – Review. Placenta 2013; 34(10):846-55.
14. Kaur B. Pathology of gestational trophoblastic disease (GTD). Best Pract Res Clin Obstet Gynaecol 2021; 74:3-28.
15. Fan M, Skupski DW. Placental chorioangioma: Literature review. J Perinat Med 2014; 42(3):273-9.
16. Lynn AA, Parry SI, Morgan MA, Mennuti MT. Disseminated congenital neuroblastoma involving the placenta. Arch Pathol Lab Med 1997; 121(7):741-4.
17. Khazzaka A, Rassy E, Sleiman Z, Boussios S, Pavlidis N. Systematic review of fetal and placental metastases among pregnant patients with cancer. Cancer Treat Rev 2022; 104:102356.

Parto Pré-Termo

CAPÍTULO 24

Mário Dias Corrêa Júnior

INTRODUÇÃO

Mesmo com os grandes avanços científicos e tecnológicos nas últimas décadas, a prematuridade persiste como grande problema médico, humano e social – um imenso desafio. Suas taxas, ainda elevadas, permanecem quase estáveis em todo o mundo. A prematuridade ainda é a causa maior de morbidade e mortalidade perinatal, sendo responsável por cerca de 75% dos óbitos nesse período.[1]

Cabe ressaltar ainda que as implicações da prematuridade não se restringem às suas repercussões imediatas – taxas elevadas de mortalidade perinatal, mas continuam por muito tempo, às vezes por toda a vida, através das sequelas físicas e mentais permanentes. Aproximadamente 50% das sequelas neurológicas identificadas na infância podem ser atribuídas à prematuridade.[1]

O atendimento imediato ao prematuro exige equipe médica mais preparada e é oneroso, e os resultados estão aquém do desejado. A permanência do recém-nascido prematuro no hospital, em especial nas Unidades de Terapia Intensiva, tende a ser prolongada e dispendiosa. Após a alta, o recém-nascido prematuro continua exigindo cuidados especiais e, não raro, reinternações. Em 2016, os gastos com os cuidados de prematuros nos EUA foram estimados em 25,2 bilhões de dólares (64.185 dólares por criança), o que corresponde a aproximadamente 50% de todos os gastos com a saúde da criança.[2] Estudo realizado em hospital público brasileiro em 2014 estimou em US$8.930 o gasto com a internação de prematuros para recém-nascidos < 1.000g ao nascer e em US$642 para os > 2.000g.[3] Por isso, a prematuridade é um grande desafio da Obstetrícia moderna.

Aproximadamente 45% dos casos de prematuridade decorrem de parto pré-termo (PPT) espontâneo com as membranas amnióticas íntegras; 30% ocorrem em consequência de ruptura prematura de membranas amnióticas e os outros 25% se devem à necessidade de indução em razão de complicações maternas e/ou fetais.[4] Assim, os números demonstram que a principal causa da prematuridade é o PPT espontâneo.

CONCEITO

A conceituação mais aceita para PPT é a cronológica. Por esse critério, PPT é o que acontece a partir de viabilidade fetal de 22 semanas e enquanto não existir maturidade fetal – gestação < 37 semanas. Como a sobrevivência de recém-nascidos < 22 semanas é praticamente inexistente, é preferível o uso dessa idade como ponto de corte.

Quadro 24.1 Classificação do recém-nascido segundo a idade gestacional de nascimento

Classificação	Idade gestacional	Classificação	Mortalidade por 1.000NV
Abortamento	< 22 semanas	Aborto	–
Pré-termo	22s 0d – 27s 6d	Pré-termo extremo	560,7
	28s 0d – 31s 6d	Muito pré-termo	122,0
	32s 0d – 33s 6d	Pré-termo moderado	59,4
	34s 0d – 36s 6d	Pré-termo tardio	17,4
Termo	37s 0d – 38s 6d	Termo precoce	3,6
	39s 0d – 40s 6d	Termo completo	1,2
	41s 0d – 41s 6d	Termo tardio	1,3
	≥ 42 semanas	Pós-termo	5,9

D: dias; s: semanas; NV: nascidos vivos.
Fonte: adaptado de Ananth, 2016.[6]

A evolução do atendimento ao recém-nascido prematuro e as diferenças nos resultados perinatais de acordo com a idade gestacional ao nascimento contribuíram para o surgimento de subdivisões do PPT. A Organização Mundial da Saúde (OMS) subdivide o nascimento prematuro em:[5]

- **Prematuro moderado:** nascimento entre 32 e 36 semanas.
- **Prematuro muito pré-termo:** nascimento entre 28 e 31 semanas.
- **Prematuro extremo:** nascimento < 28 semanas.

Outros autores sugerem a inclusão de uma quarta categoria, entre 34 e 36 semanas e 6 dias, chamada pré-termo tardio.[6,7] O Quadro 24.1 mostra a classificação do recém-nascido e a taxa de mortalidade neonatal segundo a idade gestacional ao nascimento,[6] enquanto a Figura 24.1 exibe a taxa de mortalidade neonatal segundo a idade gestacional ao nascimento.

Quando se discute prematuridade, é importante também diferenciar o recém-nascido prematuro do de baixo peso ao nascer e dos pequenos para a idade gestacional. Usa-se o critério ponderal (peso ao nascer) para conceituar o recém-nascido de baixo peso. São considerados recém-nascidos com baixo peso aqueles com peso ao nascimento entre 500 e 2.500g. Já o recém-nascido com restrição de crescimento é aquele que apresenta peso abaixo do esperado independentemente da idade gestacional ao nascer (veja o Capítulo 27).

A diferenciação desses três grupos é necessária, uma vez que as condutas na gravidez e no parto são distintas, assim como os resultados perinatais e a evolução em médio e longo prazo. Com relação ao PPT, há de considerar ainda se é espontâneo ou induzido.

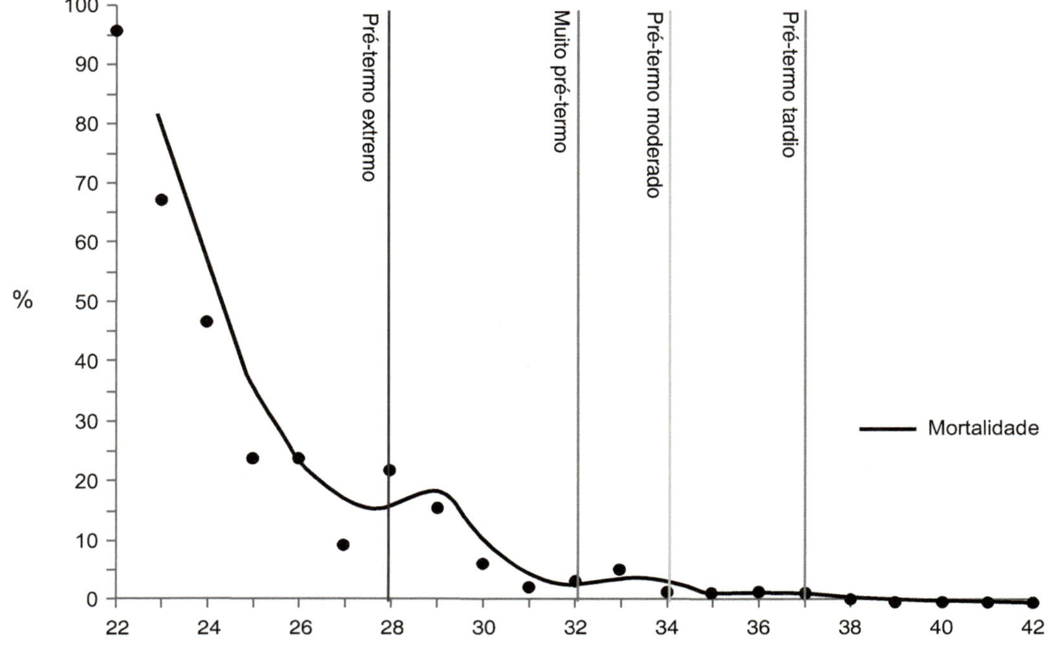

Figura 24.1 Mortalidade neonatal × idade gestacional ao nascimento. (Adaptada de Mercer, 2003.[7])

INCIDÊNCIA

É difícil determinar com segurança a incidência real de PPT. Fatores diversos influenciam sua incidência, como população estudada, qualidade da assistência pré-natal, características da instituição onde se realiza a pesquisa, conceituação de PPT e sua subdivisão em espontâneo e induzido.

Os PPT respondem por cerca de 10% dos nascimentos ao redor do mundo, o que equivale a cerca de 15 milhões de nascimentos por ano. As estatísticas revelam ainda incidência maior de PPT nos países subdesenvolvidos, onde são registrados cerca de 60% dos casos. As taxas de prematuridade variam de 5% na Europa a 18% em países africanos.[5]

Segundo os dados oficiais no Brasil (Figura 24.2), a taxa de prematuridade foi de 11,3% em 2020 e vem se mantendo estável desde 2012 (11,8%).[8] Esses dados devem ser encarados com cautela, pois provavelmente sofrem subnotificação, uma vez que em várias regiões do país as gestantes têm dificuldade para realizar ultrassonografia para confirmação da idade gestacional.

Estudo realizado em 2012 no Brasil com 29.340 gestantes mostrou taxa de prematuridade de 11,5%, variando de 10,4% na região Sudeste até 13% na região Norte. A maioria dos nascimentos (74%) ocorreu entre 34 e 36 semanas, com 22,4% entre 28 e 34 semanas e 3,6% < 28 semanas.[9]

ETIOLOGIA

Inúmeras hipóteses foram aventadas e um grande número de pesquisas continua acontecendo, visando decifrar o enigma do PPT: "o que leva ao início prematuro das contrações uterinas?" Acredita-se que vários fatores atuem sinergicamente, fazendo as contrações uterinas improdutivas, presentes durante toda a gestação, se tornarem produtivas e determinando a dilatação cervical e expulsão do feto.

Mais do que um problema com múltiplas causas independentes,[10] o PPT espontâneo é uma doença multifatorial. Apesar das origens diversas, parece haver um caminho final comum, o qual envolve uma reversão da relação entre o estrogênio e a progesterona. Dessa reversão resultam numerosas mudanças-chave necessárias para a ocorrência do trabalho de parto pré-termo (TPPT). Essas mudanças são bem caracterizadas na espécie animal, mas não tão bem na humana.[11]

A parturição humana caracteriza-se pela participação complexa de fatores autócrinos, parácrinos e de moléculas sinalizadoras dentro do tecido uterino. Predomina a ideia de que fatores produzidos localmente, dentro da placenta, das membranas fetais e do útero, em conjunto com sinais não identificados do feto, atuam de maneira complexa, porém coordenada, para iniciar a parturição a termo. A questão, no entanto, permanece. O PPT é resultado da ativação precoce do processo normal de indução do parto ou se deve a acontecimentos fisiopatológicos que perturbam o delicado equilíbrio e precipitam o parto por meio de mecanismos anormais?[12]

Dizon-Towsnson & Wards[13] admitem a predisposição genética para o PPT, apresentando como argumento em favor dessa hipótese a tendência de recorrência do PPT. Esse risco aumenta significativamente quando já aconteceram dois ou mais PPT. Há ainda uma tendência familiar, uma vez que filhas de mães que tiveram PPT apresentam taxas maiores de ocorrência do parto antes do termo. Além disso, o PPT é duas vezes mais frequente na raça negra, bem como tende a se repetir na mesma idade gestacional em que ocorreu na gestação anterior.

Na fisiopatologia do PPT, aceita-se que processos infecciosos sejam responsáveis por grande número de

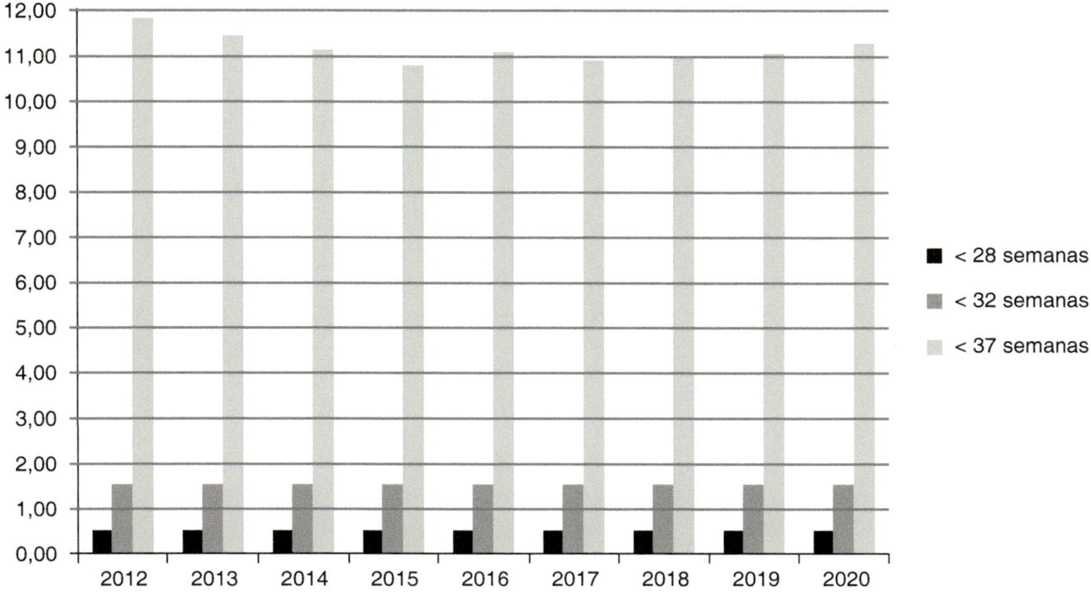

Figura 24.2 Taxa de prematuridade no Brasil. (DATASUS 2012-2020 – Ministério da Saúde, Brasil.[8])

casos. Muitos estudos demonstram infecções intrauterinas, subclínicas, em mulheres que tiveram PPT.

Analisando a etiologia de 50 PPT espontâneos, Lettiere e cols.[14] observaram que em mais da metade deles existiam duas ou mais causas possíveis e em 96% deles foi possível identificar a causa.

Segundo Milner & Enkin,[15] identificam-se muitos fatores de risco de PPT, mas a separação daqueles que realmente podem determiná-lo dos que a ele estão ligados apenas indiretamente ainda não é possível e provavelmente jamais será.

Cabe ressaltar, ainda, que existem fatores de risco que contribuem para o PPT espontâneo e outros para o induzido, em que o reconhecimento do fator de risco é mais fácil: trata-se de problemas maternos ou fetais que exigem a interrupção antecipada da gravidez. A etiologia do PPT induzido é bem conhecida.

Não se conhecendo exatamente a etiologia do PPT espontâneo, a solução encontrada para tentar preveni-lo consiste em valorizar os fatores de risco. Da extensa lista de fatores de risco de PPT encontrados na literatura sobre o assunto, o Quadro 24.2 lista os que apresentaram

Quadro 24.2 Fatores de risco estatisticamente associados ao parto pré-termo (PPT)

Fator de risco	OR ou RR (IC)	Fator de risco	OR ou RR (IC)
Fatores demográficos		**Intercorrências na gestação**	
Idade materna < 18 anos	1,79 (1,31 a 2,46)	Sangramento na primeira metade	1,83 (1,55 a 2,16)
Idade materna > 35 anos	1,35 (1,04 a 1,75)	Sangramento na segunda metade	5,44 (4,67 a 6,34)
Estatura < 148cm	1,71 (1,02 a 2,86)	Bacteriúria assintomática	1,21 (0,96 a 1,53)
Peso < 45kg	2,27 (1,23 a 4,19)	Doença periodontal	1,6 (1,1 a 2,3)
Raça negra	1,56 (1,02 a 2,40)	Vaginose bacteriana	1,4 (1,1 a 1,8)
Hábitos de vida		Pré-eclâmpsia	4,12 (3,18 a 5,32)
Fumo (10 a 20 cigarros/dia)	1,18 (1,0 a 1,39)	Hipertensão prévia	4,06 (2,29 a 7,22)
Fumo (> 20 cigarros/dia)	1,39 (1,15 a 1,70)	Gestação múltipla	6,0
Álcool (> 7 doses/semana)	1,77 (0,94 a 3,31)		
História obstétrica		**Condições sociais**	
Intervalo entre partos < 12 meses	5,13 (1,55 a 17,1)	Evento estressante	2,1 (1,5 a 3,0)
PPT anterior	2,45 (1,55 a 3,89)	Trabalho excessivo (> 42 horas por semana)	1,33 (1,1 a 1,6)
Primigesta	1,29 (1,08 a 1,55)	Trabalho (> 6 horas de pé por dia)	1,26 (1,1 a 1,5)
Paridade ≥ 3	1,32 (1,05 a 1,66)		
Aborto induzido	1,5 (1,1 a 2,0)	**História ginecológica**	
Abortamento espontâneo	1,23 (1,07 a 1,43)	Malformação uterina	7,02 (1,69 a 29,15)
Perda fetal	1,84 (1,34 a 2,55)	Amputação de colo	1,99 (1,81 a 2,2)
História familiar de pré-termo (irmã)	1,94 (1,26 a 2,99)	Técnicas de reprodução assistida	1,93 (1,36 a 2,74)

PPT: parto pré-termo.

associação estatística com PPT.[16-26] O papel de cada um desses fatores de risco é variável. A seguir serão discutidos os fatores considerados mais importantes e analisados sumariamente aqueles que a maioria dos estudos admite como mais prováveis e mais importantes.

Fatores demográficos

Admite-se a influência de determinadas características da gestante na prematuridade:

- **Idade:** o PPT é mais frequente nas primigestas muito jovens (idade < 18 anos). A idade ginecológica – intervalo entre a primeira menstruação e a primeira gravidez – também parece interferir, sendo o PPT mais frequente naquelas com idade ginecológica < 2 anos. No extremo oposto, as primigestas com idade > 35 anos são mais propensas a apresentar intercorrências maternas e fetais que podem levar ao PPT induzido.
- **Raça:** muitos afirmam que o PPT é mais frequente em gestantes da raça negra, as quais apresentam taxas de PPT duas vezes maior do que as da raça branca, mesmo quando as variáveis socioeconômicas são controladas. Em 2019, a taxa de prematuridade nos EUA foi de 9,3% para caucasianos e de 14,4% para negros.[27]

Hábitos de vida

Os hábitos de vida da mulher, antes e durante a gravidez, repercutem em sua evolução e duração. Foi demonstrado estatisticamente que o tabagismo, o alcoolismo, o uso de determinadas drogas e o trabalho excessivo e estafante contribuem para o PPT.

As opiniões sobre a influência da atividade sexual no risco de PPT são conflitantes. Isoladamente, talvez a atividade sexual na gravidez não interfira em sua duração, mas pode aumentar o risco de PPT quando existe infecção genital.

Condições socioeconômicas e culturais

Pobreza, miséria, ignorância e analfabetismo são parceiros constantes de outros fatores de risco. Associam-se às condições socioeconômicas adversas: alimentação deficiente, trabalho excessivo, cuidados de higiene deficientes, frequência maior de infecções genitais e cuidados pré-natais deficientes ou ausentes. Todos esses, isolados ou em conjunto, constituem fatores de risco para PPT. Estudo com 1.513 gestantes demonstrou que condições socioeconômicas adversas se associaram ao PPT.[27]

Antecedentes ginecológicos

Algumas doenças ginecológicas associam-se ao PPT, como miomatose uterina, insuficiência cervical, hipoplasia, aderências e malformações do útero.

Antecedentes obstétricos

A história de PPT é seguramente o fator de risco mais importante para PPT subsequente[28] – quanto mais precoce o parto anterior, maior o risco de recorrência.[29] O intervalo entre as gestações também parece ter influência. O intervalo < 18 meses foi relacionado com risco maior de prematuridade, quando comparado a intervalos maiores (OR: 1,6; IC95%: 1,2 a 2,1).[30]

Intercorrências gestacionais

Determinadas intercorrências gestacionais, como gemelaridade e alterações no líquido amniótico e nas condições anatômicas ou funcionais da placenta (placenta prévia, descolamento prematuro da placenta, insuficiência placentária), podem contribuir para a antecipação do parto. As doenças sistêmicas prévias que se agravam na gestação ou doenças próprias da gestação, como pré-eclâmpsia e eclâmpsia, podem determinar o PPT induzido.

Traumatismo e cirurgias na gravidez também contribuem para o PPT. A participação do traumatismo no PPT depende do tipo, da intensidade e da região do organismo materno atingida. Traumatismos violentos sobre o abdome podem determinar ruptura uterina, descolamento prematuro da placenta, óbito fetal ou início das contrações uterinas, o que contribui para o PPT espontâneo ou induzido.

O estresse, tanto físico como emocional, pode promover a liberação excessiva de catecolaminas e estimular as contrações uterinas. Acompanhando 2.593 gestantes entre 25 e 29 semanas, Cooper e cols.[31] comprovaram que o estresse se associou significativamente ao PPT (OR: 1,16; p = 0,003).

Fatores assistenciais

Indiretamente, a assistência pré-natal inadequada ou ausente também contribui para o PPT, pois a não identificação e a não correção de possíveis fatores de risco se associam a desfecho desfavorável.

Fatores iatrogênicos

PPT podem ocorrer por iatrogenia, em situações em que a retirada prematura do feto não é consequência de indicação médica evidente.

FISIOPATOLOGIA

O desconhecimento da fisiopatologia do PPT é um dos principais motivos para as falhas em sua prevenção. Aumentam as evidências clínicas e laboratoriais de que muitos casos de PPT resultam da ativação de células no colo, na decídua e nas membranas fetais em reposta a mediadores do estresse materno ou fetal, à infecção ascendente do trato genital e/ou a hemorragias deciduais.[32,33] A infecção no trato genital materno e/ou colonização por microrganismos podem ser um dos fatores de risco mais importantes para PPT.[33]

A Figura 24.3 sintetiza os possíveis fatores envolvidos na etiologia do PPT.[34] O melhor entendimento da fisiopatologia e do diagnóstico do PPT permanece como um dos maiores desafios da assistência obstétrica.[35]

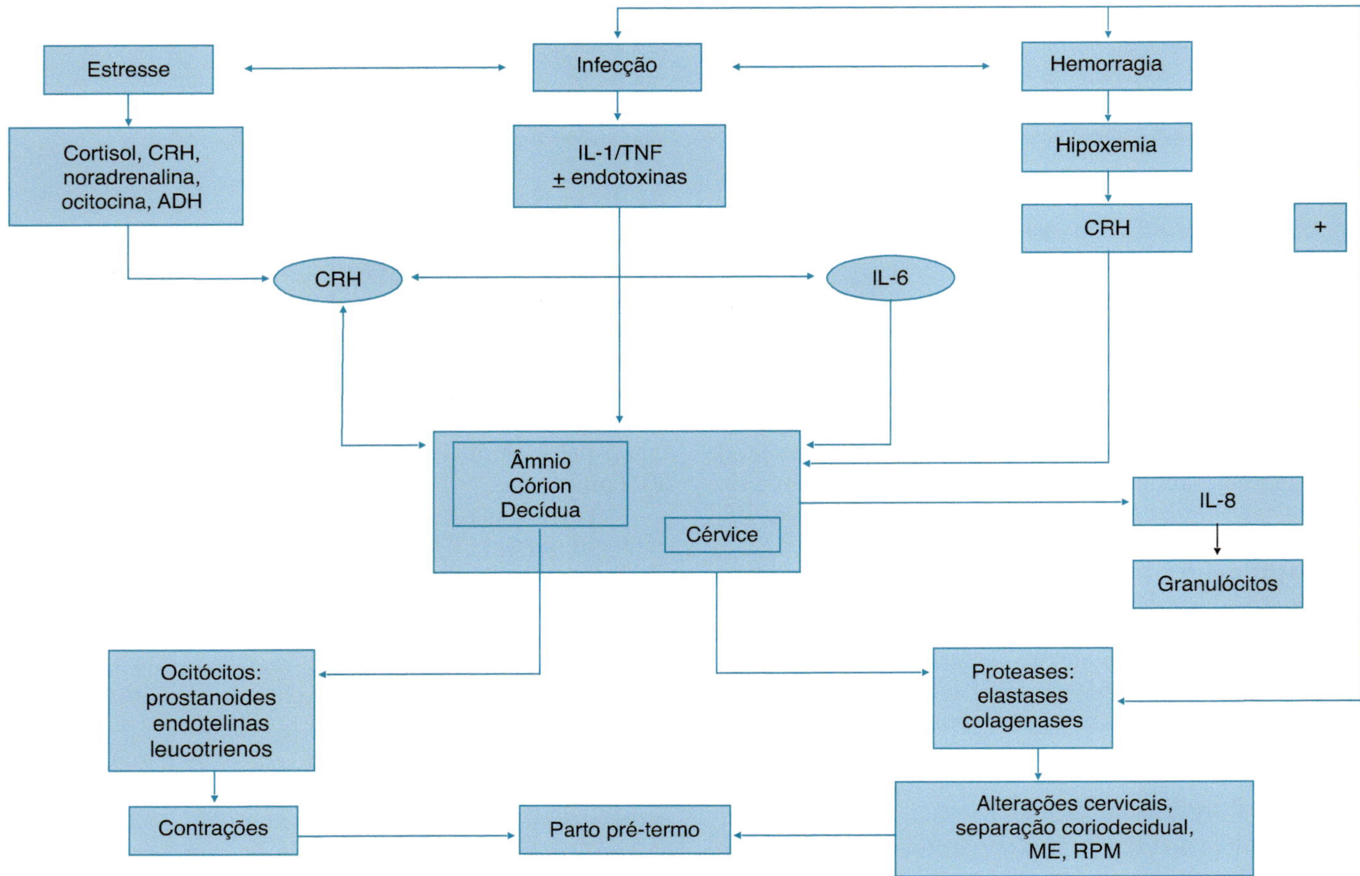

Figura 24.3 Fatores envolvidos na etiologia do parto pré-termo. (*ADH*: hormônio antidiurético; *CRH*: hormônio liberador de corticotrofina; *IL*: interleucina; *ME*: matriz extracelular; *RPM*: ruptura prematura de membranas; *TNF*: fator de necrose tumoral.) (Adaptada de Yost & Cox, 2000.[34])

PREDIÇÃO DO RISCO DE PARTO PRÉ-TERMO

A predição do risco de PPT é tarefa importante, porém difícil, considerando que os recursos disponíveis na atualidade não apresentam índices confiáveis de valor preditivo, positivo ou negativo, para PPT. Sistemas de predição baseados em fatores de risco, em achados de exames físicos e em dados laboratoriais ainda são incapazes de predizer com segurança o risco de PPT.

Na predição do risco de PPT, recomendam-se a análise e o confronto dos fatores de risco encontrados na anamnese com os achados do exame físico e o resultado de exames complementares.

Anamnese

A anamnese bem conduzida colabora na identificação dos fatores de risco do PPT e, quando presentes, procura-se quantificar seu papel e, se possível, atuar sobre eles.

Exame físico

O exame físico objetiva a comprovação de alterações na atividade uterina e modificações no canal cervical.

Já foi demonstrado que o útero apresenta atividade contrátil indolor e improdutiva durante toda a gestação, ou seja, não provoca modificações no canal cervical. São as chamadas contrações de Braxton-Hicks. Precedendo a parturição, tanto no termo como no pré-termo, a atividade uterina se modifica: as contrações aumentam progressivamente de intensidade, duração e frequência. Na predição do PPT seria desejável a identificação do momento em que isso começa a acontecer. A pessoa mais indicada para perceber essas mudanças é a própria gestante. Contudo, mesmo aquelas bem orientadas durante a assistência pré-natal não conseguem cumprir com sucesso essa missão. As gestantes conseguem identificar 15% das contrações registradas por equipamentos específicos (tocodinamômetros). Mais de 50% delas identificam menos de 10% das contrações.[36] Em fases precoces do trabalho de parto, o próprio obstetra, por meio de palpação abdominal, tem dificuldade em perceber as contrações.

As modificações na atividade uterina que precedem o trabalho de parto repercutem no canal cervical, onde se comprovam o apagamento, o início de sua dilatação e, às vezes, modificações nas membranas amnióticas, com formação da bolsa das águas e até mesmo a descida do polo fetal na pelve materna. Clinicamente, tenta-se identificar todas essas alterações por meio do exame pélvico, o qual exige experiência e deve ser repetido de maneira periódica, especialmente em gestantes com queixas de contrações uterinas. Contudo, ainda assim, questiona-se seu valor para predição do PPT.

Buekens e cols.[36] acompanharam 2.803 gestantes com exames pélvicos e 2.797 sem esse exame. A incidência de PPT no grupo de estudo foi de 6,7%, e no grupo de controle, 6,4% (OR: 1,05; IC95%: 0,85 a 1,29). Segundo os autores, esses dados mostram que os exames pélvicos de rotina não se justificam durante a gravidez.

Registro gráfico da atividade uterina

Ambulatorialmente, esse registro é possível mediante adaptação de equipamentos especiais (tocodinamômetros) ao abdome da gestante, sendo obtido o registro contínuo ou alternado da atividade uterina pelo tempo que se julgar necessário. Duas metanálise que avaliaram a monitoração domiciliar da atividade uterina mostraram resultados conflitantes. Colton e cols.,[37] após avaliação de seis estudos com 697 gestantes, observaram redução de 24% na incidência de PPT, de 52% no "diagnóstico tardio" (mulheres admitidas já com dilatação > 2cm) e aumento de 126g em média no peso ao nascimento. Grimes e cols.,[38] no entanto, encontraram deficiências metodológicas nos estudos avaliados e concluíram não haver evidências suficientes para apoiar o uso rotineiro da monitoração domiciliar. Na prática, esse método não é rotineiramente empregado.

Outro método empregado para registro gráfico da atividade uterina é a cardiotocografia, a qual possibilita o registro do padrão das contrações uterinas, no momento do exame. No entanto, esse recurso só é utilizado praticamente nas gestantes em observação ou já internadas e pouco contribui para predição do PPT.

Alterações dos marcadores bioquímicos

Evidências clínicas e laboratoriais sugerem que muitos PPT são precedidos por alterações em marcadores bioquímicos presentes no organismo das gestantes, como hormônios liberadores da corticotrofina no soro e sangue materno, estrogênio salivar, colagenase sérica, citocinas cervicovaginais, elastase granulocítica e fibronectina fetal.[39] Desses marcadores, o mais estudado é a fibronectina fetal.

Fibronectina fetal

Glicoproteína de grande peso molecular, encontrada na interface materno-fetal da membrana amniótica, entre o córion e a decídua, a fibronectina fetal é o marcador bioquímico mais valorizado e mais empregado na predição do PPT.

Em condições normais, sua concentração na secreção cervicovaginal é muito baixa. Por mecanismos ainda desconhecidos, aparece na secreção cervicovaginal antes do parto, sendo um bom marcador de PPT quando encontrada em concentrações > 50ng/mL após 22 semanas de gestação.[39]

A fibronectina fetal positiva indica risco significativo de PPT e a negativa é sinal tranquilizador.[40] Para melhorar o valor preditivo positivo das dosagens de fibronectina fetal, o espécime deve ser coletado pelo menos 24 horas após manipulação vaginal (relações sexuais ou exame pélvico).[41] A fibronectina fetal na secreção cervicovaginal prediz o PPT dentro de 7 dias com maior exatidão do que a dilatação cervical e o padrão das contrações uterinas nas gestantes de risco.[42]

O material para determinação da fibronectina fetal pode ser coletado no orifício externo do colo ou no fundo de saco posterior da vagina. O espécime cervical apresenta sensibilidade mais alta e especificidade mais baixa, porém as diferenças são pequenas. O valor preditivo positivo é baixo quando comparado ao valor preditivo negativo. Menos de um terço das mulheres com teste positivo tem parto antes de 37 semanas.[43]

Faron e cols.[44] estudaram por metanálise 29 estudos e concluíram que a presença de fibronectina fetal na secreção cervicovaginal associou-se ao PPT tanto nas gestantes de alto como de baixo risco. A associação é mais forte entre um único teste positivo e o parto antes de 37 semanas nas gestações de baixo risco (OR: 7,5; IC95%: 4,5 a 12,3), mas também é encontrada nas de alto risco (OR: 3,5; IC95%: 2,6 a 4,6). Nessas, o resultado negativo associou-se à redução do risco pré-termo (OR: 0,4; IC95%: 0,3 a 0,5).

Vários fatores têm o potencial de diminuir a acuidade do teste da fibronectina. A presença de quantidades mínimas de sangue pode levar a resultado falso-positivo devido à presença de fibronectina no plasma. A presença de líquido amniótico na secreção cervicovaginal também promove resultados falso-positivos. O mesmo acontece com exames pélvicos recentes. O uso de lubrificantes pode ocasionar resultados falso-negativos.[45]

A fibronectina fetal pode ser pesquisada de duas maneiras: por meio do teste imunológico (ELISA), com resultado em cerca de 24 a 48 horas, e pelo teste rápido (teste de membrana), com resultado em cerca de 1 hora. Com qualquer dos dois testes, o resultado é positivo quando ≥ 50mg/mL e negativo quando < 50mg/mL.[45]

Segundo Bittar e cols.,[46] o teste rápido da membrana compara-se ao teste imunológico para identificação de fibronectina fetal na secreção cervical entre 24 e 34 semanas de gestação. Ambos são bons na predição do PPT nas gestantes assintomáticas e naquelas com risco elevado.

Outros marcadores bioquímicos

Diversos marcadores bioquímicos já foram estudados para predição do PPT. Muitos mostraram associação estatística, mas até hoje nenhum deles se mostrou bom o suficiente para ser adotado como método de rastreamento, seja na população em geral, seja na população com risco elevado de prematuridade.[47]

O Quadro 24.3 mostra os principais marcadores bioquímicos para predição de PPT.

Ultrassonografia transvaginal

A ultrassonografia transvaginal seriada torna possível o acompanhamento de alterações no canal cervical e nas membranas amnióticas e representa um grande avanço na tentativa de predição de PPT.

Em 1996, Iams e cols.[48] demonstraram que o comprimento do colo à ultrassonografia varia, em média, de 35,2mm com 24 semanas a 32,7mm com 28 semanas e observaram, também, que o risco de PPT aumenta progressivamente com a diminuição do tamanho do colo. O risco

Quadro 24.3 Marcadores bioquímicos do parto pré-termo (PPT)

Marcador	Mecanismo
Fibronectina fetal	Glicoproteína encontrada entre o córion e a decídua que aumenta sua concentração na secreção cervicovaginal antes do parto
Interleucina 6	Marcador de infecção que apresenta concentração plasmática elevada em gestantes com infecção intra-amniótica e em risco para PPT
Prolactina	Seu achado na secreção cervicovaginal foi associado ao risco de PPT
Hormônio liberador de corticotrofina (CRH)	Componente importante no desencadeamento do trabalho de parto a termo e pré-termo; o aumento de sua concentração plasmática foi relacionado com o trabalho de PPT
Estriol salivar	A alteração na relação estrogênio/progesterona parece anteceder o trabalho de parto, e o aumento na concentração do estriol salivar pode ser útil para predição do PPT
Metabólitos do óxido nítrico	O óxido nítrico é poderoso relaxante miometrial com concentrações que diminuem progressivamente ao longo da gravidez; a presença de concentrações elevadas de seus metabólitos na secreção vaginal foi associada a PPT
Alfafetoproteína	O achado da alfafetoproteína sérica elevada no primeiro trimestre de gestação (em mulheres sem malformações fetais) está associado a risco aumentado de PPT

relativo de PPT para as gestantes que apresentavam o comprimento do colo abaixo do percentil 5 (22mm) para 24 semanas foi de 9,49 e abaixo do percentil 1 (13mm) foi de 13,99 vezes.

O ponto de corte de 25mm na avaliação cervical entre 20 e 24 semanas costuma ser o mais aceito para a seleção das gestantes com risco aumentado de PPT. Utilizando esses parâmetros, uma revisão apontou risco de 2,38 (IC95%: 1,67 a 3,39) de parto antes de 32 semanas e de 2,78 (IC95%: 2,22 a 3,79) antes de 35 semanas.[49]

O momento ideal para rastreamento do risco de PPT também é motivo de discussão. Diversos protocolos de avaliação do comprimento cervical já foram analisados, desde exames únicos entre 20 e 24 semanas até avaliações semanais entre 16 e 26 semanas.

O protocolo do Colégio Americano de Obstetras e Ginecologistas (ACOG) recomenda uma avaliação entre 18 e 24 semanas em gestantes de baixo risco. Para as de alto risco, a avaliação deve ser quinzenal ou semanal (entre 16 e 26 semanas).[50] Antes de 16 semanas, a ultrassonografia transvaginal tem pouco valor, pois é difícil diferenciar o colo do segmento uterino.

Outros parâmetros ultrassonográficos também foram avaliados na tentativa de predizer o risco de PPT, como funelização da membrana amniótica,[51] perda da "área glandular" do canal cervical,[52] presença de *sludge* (barro amniótico)[53,54] e ângulo cervicouterino.[55]

A funelização da membrana representa o processo de apagamento do colo que resultará na diminuição de seu comprimento. Mais importante do que a funelização propriamente dita é a avaliação do comprimento da porção cervical remanescente, também chamada de porção funcional do colo. Em caso de funelização, a medição deve ser realizada apenas na região cervical que não apresenta herniação da bolsa (Figura 24.4). A perda da região glandular cervical faz parte do processo de maturação cervical e indica risco aumentado de PPT. Já foi demonstrado que o *sludge* nada mais é do que um infiltrado leucocitário, podendo significar a presença de infecção intracavitária, que é fator de risco para PPT.[53,54] Já a medida do ângulo cervicouterino é uma tentativa de avaliar a "centralização do colo", que acontece com o amadurecimento do colo. Ângulos > 110 graus estão associados a incidência maior de PPT.[55] De maneira geral, esses outros marcadores são complementares à avaliação do comprimento cervical, não sendo úteis para avaliação isolada.

ABORDAGEM DO PARTO PRÉ-TERMO

A abordagem do PPT compreende três etapas distintas com características e cuidados específicos. Na primeira, o objetivo é prevenir o PPT; trata-se da prevenção primária que visa eliminar ou reduzir os fatores de risco de PPT em todas as gestantes. A segunda etapa consiste em prevenção secundária, que visa inibir o trabalho de parto já iniciado. A terceira decorre da falha nas etapas anteriores e é chamada de prevenção terciária, visando reduzir a morbimortalidade perinatal relacionada com o PPT.

Primeira etapa – Prevenção do parto pré-termo

A primeira etapa depende fundamentalmente da qualidade da assistência pré-natal – quanto mais cedo iniciada, e quanto maiores a participação da gestante e o envolvimento da equipe obstétrica, seguramente também maiores serão as possibilidades de sucesso na prevenção. São considerados na prevenção de PPT: eliminação de fatores de risco e adoção das medidas terapêuticas próprias à prevenção.

Eliminação dos fatores de risco

Intervalo entre partos

Estudo epidemiológico que analisou dados de 173.205 gestações concluiu que o intervalo ideal para nova gestação se situava entre 18 e 24 meses. As mulheres que engravidavam menos de 6 meses após a gestação anterior apresentavam risco maior de PPT (OR: 1,5; IC95%: 1,3 a 1,5). Para gestações > 120 meses após a anterior, o risco também era elevado (OR: 1,5; IC95%: 1,3 a 1,7).[56]

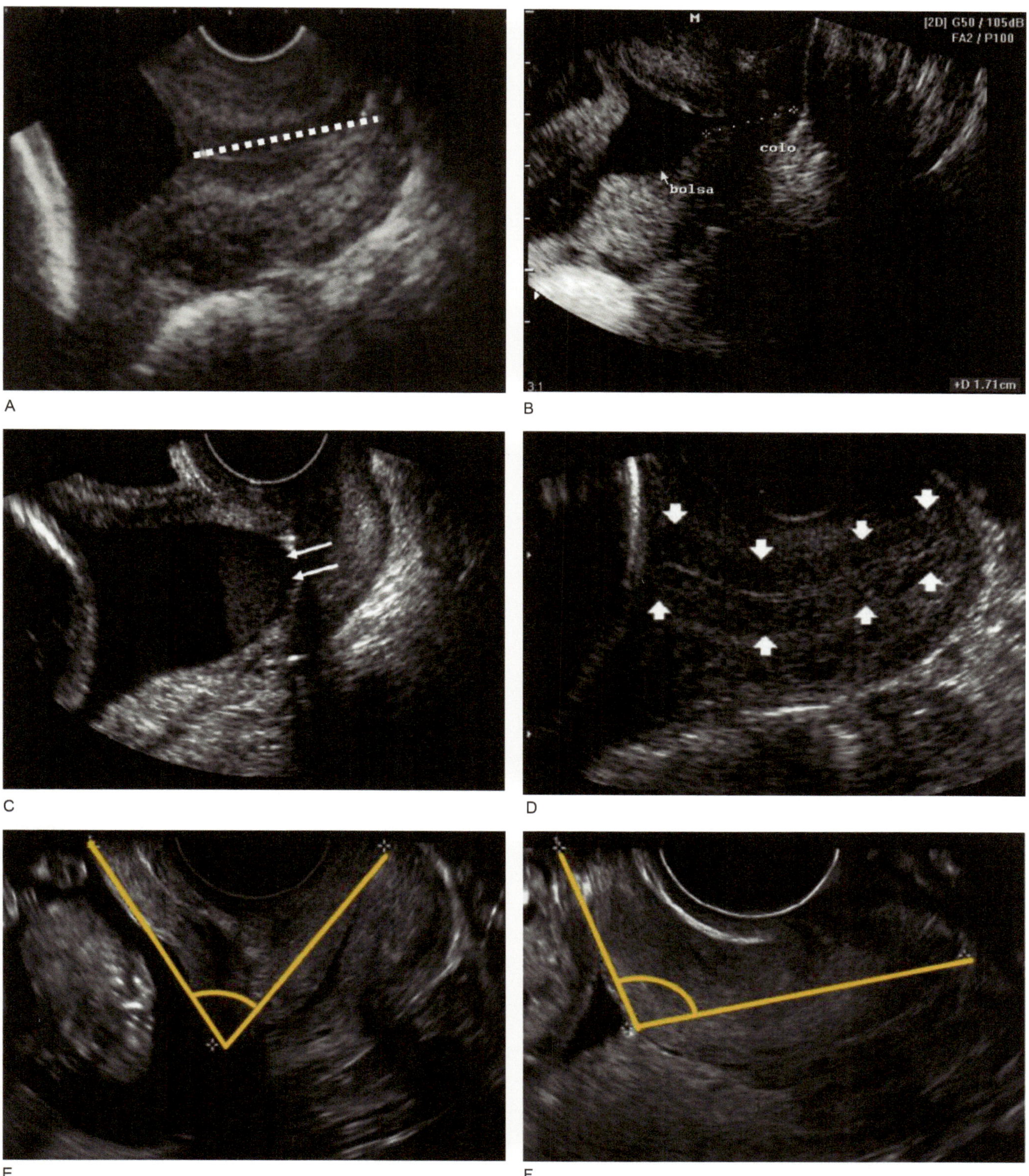

Figura 24.4 Ultrassonografia transvaginal mostrando colo normal e alterado. **A** Colo de tamanho normal. **B** Colo diminuído de tamanho e apresentando herniação da bolsa. A medida foi realizada apenas na região funcional do colo. **C** As setas indicam *sludge* ou "barro amniótico". **D** As setas indicam área glandular cervical normal. A perda dessa área indica risco aumentado de PPT. **E** Ângulo cervicouterino < 110 graus. **F** Ângulo cervicouterino > 110 graus.

Insuficiência cervical

A insuficiência cervical é fator de risco importante e passível de correção na gravidez. Entretanto, não é fácil decidir quais gestantes necessitam de tratamento e quando realizá-lo. A determinação do momento para o tratamento baseia-se na história obstétrica, no exame pélvico e, ocasionalmente, na ultrassonografia.

A história obstétrica deve revelar abortamentos espontâneos tardios (> 14 semanas), com eliminação de feto vivo, sem sangramento prévio, ou PPT precoces (< 26 semanas), sem cólicas prévias e quase sempre precedido por ruptura das membranas amnióticas. O mais comum é a repetição dessas situações (três ou mais perdas).

O exame pélvico revela apagamento cervical, início da dilatação do colo e até a formação da bolsa das águas. A ultrassonografia transvaginal tem pouco valor nos casos de história típica de insuficiência cervical, sendo mais útil quando a história não é característica.

O tratamento consiste em cerclagem (veja o Capítulo 16).

Miomatose

A miomatose uterina é outro fator de risco para PPT. Seu diagnóstico pode preceder a gestação ou ser estabelecido no curso da gravidez. Os miomas que apresentam risco maior são aqueles que deformam a cavidade uterina (intramurais ou submucosos).

Os miomas de localização suberosa ou intramural são passíveis de remoção durante a gravidez, o que só é necessário quando sintomáticos, apresentando dores abdominais intensas e não responsivas a tratamento sintomático, compressão de estruturas vizinhas ou torção de pedículo. Removidos com boa técnica, a gestação costuma prosseguir. Recomenda-se o emprego de tocolíticos no período perioperatório. Em gestantes assintomáticas, adota-se a conduta conservadora.

Gestação múltipla

A gestação múltipla é fator de risco de PPT sabidamente importante – cerca de 30% a 50% das gestações múltiplas resultam em PPT.[57] Diante desse risco, no pré-natal são adotadas medidas que possam ser úteis para retardar a interrupção da gravidez.

Consultas mais frequentes e mais orientações à gestante auxiliam a identificação mais precoce de alterações na evolução da gravidez. O exame pélvico seriado, cuidadoso, realizado pelo mesmo examinador, possibilita o registro de alterações no canal cervical. A ultrassonografia transvaginal seriada é recurso útil no acompanhamento desse tipo de gestação.

Na gravidez gemelar, justificam-se a redução da atividade física a partir do final do segundo trimestre (26 semanas de gestação) e o repouso domiciliar, caso sejam comprovadas alterações na atividade uterina ou no canal cervical.

A administração oral de tocolítico é questionável. O intervalo entre as doses necessita ser curto, de 2 a 4 horas. Nesse esquema, os efeitos colaterais são frequentes e raramente a gestante consegue continuar com a medicação.

A cerclagem profilática também não se mostrou útil – seus riscos ultrapassam os possíveis benefícios. A cerclagem de rotina não tem indicação na prenhez gemelar – não se mostrou eficaz na prevenção de PPT.[58]

A profilaxia com progesterona também não mostrou benefício na gestação gemelar com história de prematuridade sem colo encurtado.[59]

Polidrâmnio

A remoção parcial e seriada do excesso de líquido amniótico por meio de amniocentese transabdominal é útil em casos selecionados. No entanto, não é isenta de riscos. A remoção de grande volume de líquido, provocando descompressão brusca, pode determinar início de contrações ou descolamento prematuro de placenta. As amniocenteses repetidas, frequentemente necessárias, além de estimularem a atividade uterina, aumentam o risco de ruptura prematura das membranas.

No polidrâmnio, não basta diminuir periodicamente o volume excessivo de líquido amniótico, sendo necessário, também, conseguir a redução de sua produção. Com esse objetivo, em alguns casos, recomenda-se a administração de anti-inflamatórios. Entre os anti-inflamatórios, a preferência é pela indometacina, que inibe a síntese das prostaglandinas e reduz o fluxo urinário fetal, principal responsável pela formação do líquido amniótico, bem como a quantidade de líquido produzida pelo âmnio e pelo córion.

A indometacina reduziu o volume de líquido amniótico em mais de 96% dos casos de polidrâmnio com doses similares às usadas no tratamento do PPT. Seu mecanismo de ação parece consistir na redução da produção de urina fetal e no aumento da respiração e da deglutição fetal.[60] Como dose de ataque, administram-se 100mg via retal ou 50mg via oral, completando o tratamento com 25 a 40mg a cada 4 horas, por 2 a 3 dias. Avalia-se o volume do líquido amniótico antes e 48 horas após o tratamento.[61]

O emprego de indometacina exige controle ultrassonográfico periódico do volume do líquido amniótico porque pode ocorrer importante redução desse volume. Além disso, não deve ser usada após 32 semanas em virtude do risco fetal de fechamento do canal arterial.

Infecções

Apesar do consenso sobre o tratamento de infecções na gestação em função dos riscos maternos e fetais, poucos estudos conseguiram demonstrar associação entre a terapia e a diminuição da incidência de prematuridade.

O tratamento das infecções por clamídia, tricomoníase e ureaplasma não reduziu as taxas de prematuridade.[62-64]

O tratamento da bacteriúria assintomática foi associado à diminuição do número de recém-nascidos de baixo peso (RR: 0,64; IC95%: 0,45 a 0,93) e de partos < 37 semanas (RR: 0,34; IC 95%: 0,13 a 0,88).[65]

O tratamento da vaginose bacteriana não foi efetivo em reduzir a prematuridade (RR: 0,71; IC95%: 0,71 a 1,09).[66]

Outra metanálise mostrou que a clindamicina via vaginal foi mais efetiva para reduzir as taxas de prematuridade em gestantes com vaginose bacteriana do que o metronidazol (RR: 0,68; IC95%: 0,49 a 0,95).[67]

Atividade física

Nos casos de risco, recomenda-se a redução da atividade física. Isso é necessário nos trabalhos árduos e cansativos, como levantar e carregar objetos pesados, permanecer em pé por tempo prolongado e subir e descer escadas. Para alcançar seu objetivo, a restrição dessa atividade deve ser instituída a partir de 26 semanas.

Em gestantes de baixo risco, atividades físicas leves, como caminhadas breves ou hidroginástica, podem ser mantidas e já foram relacionadas com redução do risco de PPT.[68]

Hábitos de vida

O ideal é que o tabagismo, o alcoolismo e o uso de drogas sejam evitados antes da gestação ou logo em seu início. Na gestante com risco aumentado de PPT, pouco se pode fazer. Uma metanálise que avaliou programas para interrupção do tabagismo na gravidez mostrou diminuição do risco de parto < 37 semanas (RR: 0,83; IC95%: 0,72 a 0,94).[69]

Atividade sexual

Diante das incertezas quanto à influência da atividade sexual no PPT, a única medida recomendada consiste em reduzir a atividade sexual e o uso de preservativo (condom) pelo parceiro.

Administração de medicamentos

Na prevenção do PPT, podem utilizados antibióticos e progesterona.

Antibióticos

Metanálise de 14 estudos com 7.837 gestantes não demonstrou benefício da administração de antibiótico profilático para aquelas com trabalho de PPT espontâneo e bolsa íntegra.[70]

Atualmente, não se recomenda o uso de antibióticos na profilaxia do PPT, os quais devem ser utilizados apenas em caso de infecção ou para profilaxia da sepse neonatal precoce por estreptococo β-hemolítico do grupo B (*Streptococcus agalactiae*).

Suplementação de vitaminas e minerais

A carência de vitaminas e minerais pode estar associada a condições precárias de saúde materna e consequentemente ao PPT. A reposição de diversas substâncias já foi tentada, mas sem resultados contundentes no que diz respeito à redução dos índices de prematuridade. A suplementação de ômega 3 parece ser promissora, mas ainda inexistem estudos que demonstrem sua efetividade. Por outro lado, o uso inadequado de probióticos parece favorecer o aumento do risco de prematuridade. O Quadro 24.4 traz uma síntese das principais suplementações já testadas para prevenção da prematuridade com base nas revisões da Biblioteca Cochrane.[71]

Quadro 24.4 Síntese das principais substâncias avaliadas para prevenção da prematuridade

Suplemento	Estudo (n)	< 34 semanas	< 37 semanas
Ômega 3	26 (10.304)	0,58 (0,44 a 0,77)	0,89 (0,81 a 0,97)
Cálcio	11 (15.275)	–	0,76 (0,60 a 0,97)
Zinco	16 (7.637)	–	0,86 (0,76 a 0,97)
Vitamina D	7 (1.640)	–	0,66 (0,34 a 1,30)
Vitamina E	11 (20.565)	–	0,98 (0,88 a 1,09)
Vitamina C	16 (22.250)	–	0,99 (0,90 a 1,10)
Ácido fólico	1 (2.797)	–	1,09 (0,77 a 1,54)
Micronutrientes	18 (91.425)	–	0,95 (0,90 a 1,01)
Ferro	13 (19.286)	–	0,93 (0,84 a 1,03)
Probióticos	2 (88)	0,65 (0,03 a 15,88)	3,95 (0,36 a 42,9)

Fonte: adaptado de Medley, 2018.[71]

Progesterona

A administração de progesterona para prevenção de PPT é uma ideia antiga, fundamentada na hipótese de que o PPT seria provocado por um desequilíbrio da relação progesterona-estrogênio.

A progesterona promove relaxamento da musculatura lisa de diversos órgãos, incluindo o útero. Além disso, tem ação imunossupressora, bloqueando a ativação dos linfócitos T, diminui a ação uterotônica da ocitocina, altera a expressão dos receptores de estrogênio no miométrio e potencializa a ação dos beta-adrenérgicos sobre seus receptores uterinos. No entanto, o efeito mais importante sobre as células miometriais talvez seja sua ação inibidora na síntese de proteínas intercitoplasmáticas (*gap junction*), responsáveis pela propagação coordenada da contração.[72]

Fonseca e cols.[73] administraram 100mg de progesterona natural, em supositórios vaginais para uso diário, entre 24 e 34 semanas de gravidez, em gestantes de alto risco para PPT. Observaram a incidência de 28,1% de PPT no grupo com placebo e de 13,8% nas que receberam progesterona. Com base nesse estudo, os autores concluíram que existem fortes evidências de que a administração vaginal de progesterona em gestantes de alto risco diminuiu a frequência dessa complicação obstétrica.

Outros autores utilizaram a progesterona (caproato de 17-alfa-hidroxiprogesterona) via intramuscular, na dose semanal de 250mg, também com bom resultado.[74]

Entretanto, essa formulação não está disponível comercialmente no Brasil e seu uso tem sido questionado mesmo nos EUA, sendo preferida a progesterona via vaginal.

Metanálise de 30 estudos com 11.644 mulheres demonstrou que o uso de progesterona por gestantes com risco aumentado de PPT reduziu a incidência de parto antes de 34 semanas (RR: 0,78; IC95%: 0,68 a 0,90). O nascimento de crianças < 2.500g (3.694 gestantes) também sofreu redução no grupo que recebeu a progesterona (RR: 0,82; IC95%: 0,74 a 0,91).[75]

A progesterona também foi útil em prevenir PPT nas gestantes com colo muito curto (< 15mm) à ultrassonografia. Nesse grupo de gestações de alto risco, administração noturna de progesterona natural via vaginal (200mg) reduziu em 44% a incidência de parto < 34 semanas (19,2% no grupo da progesterona *vs* 34,4% no grupo placebo).[76]

O colo curto detectado à ultrassonografia (< 25mm) vem se firmando como o principal fator de risco para prematuridade, e a progesterona, a principal medida disponível para sua prevenção. Em outra metanálise, de cinco estudos com a inclusão de 974 gestantes, os autores concluíram que a progesterona via vaginal reduziu as taxas de parto < 33 semanas (RR: 0,62; IC95%: 0,47 a 0,81).[77]

Como o benefício é maior em gestantes com colo curto, comparadas àquelas com história de prematuridade, mas sem avaliação do colo, Conde-Agudelo e cols.[78] consideram que todas as mulheres grávidas com história de prematuridade anterior deveriam ser submetidas à avaliação cervical, reservando-se a progesterona apenas para aquelas com colo curto. Embora possa reduzir o número de gestantes que recebem a progesterona desnecessariamente, essa medida também pode acarretar a perda de gestantes que não conseguiram fazer o acompanhamento ultrassonográfico quinzenal do colo e, portanto, acredita-se que a história de prematuridade anterior pode permanecer como uma das indicações para o uso da progesterona vaginal (especificamente no grupo de gestantes com acesso dificultado à ultrassonografia transvaginal).

Em gestações gemelares, a administração de progesterona não mostrou benefício na prevenção do PPT, quando usada apenas em função de se tratar de gestação múltipla. Quando as gestantes foram selecionadas em função do colo curto, a progesterona vaginal promoveu redução nas taxas de prematuridade < 33 semanas (RR: 0,69; IC95%: 0,51 a 0,93).[79]

Atualmente, recomenda-se o uso de progesterona natural via vaginal (200mg) entre 16 e 36 semanas para as gestantes com colo curto diagnosticado à ultrassonografia (< 25mm), seja em gestações únicas ou múltiplas. A aplicação deve ser feita à noite, antes de dormir, pois os óvulos vaginais se dissolvem, podendo ocasionar a perda do material caso a mulher permaneça em ortostatismo após a aplicação.

Pessário

Uma das intervenções mais estudadas nos últimos anos, o pessário vaginal é um anel de material inerte (como o silicone) colocado via vaginal com o objetivo de ocluir o colo uterino e mudar sua angulação, dificultando a ocorrência de PPT. A Figura 24.5 mostra dois dos modelos mais utilizados de pessário: o de Arbin® e o Ingamed®, assim como a forma de colocação.

O primeiro estudo a utilizar pessário para prevenção da prematuridade em gestantes com colo curto (385 grávidas) mostrou bons resultados, com redução das taxas de parto < 34 semanas (6%), quando comparado ao grupo de conduta expectante (27%) (RR: 0,18; IC95%: 0,08 a 0,37).[80]

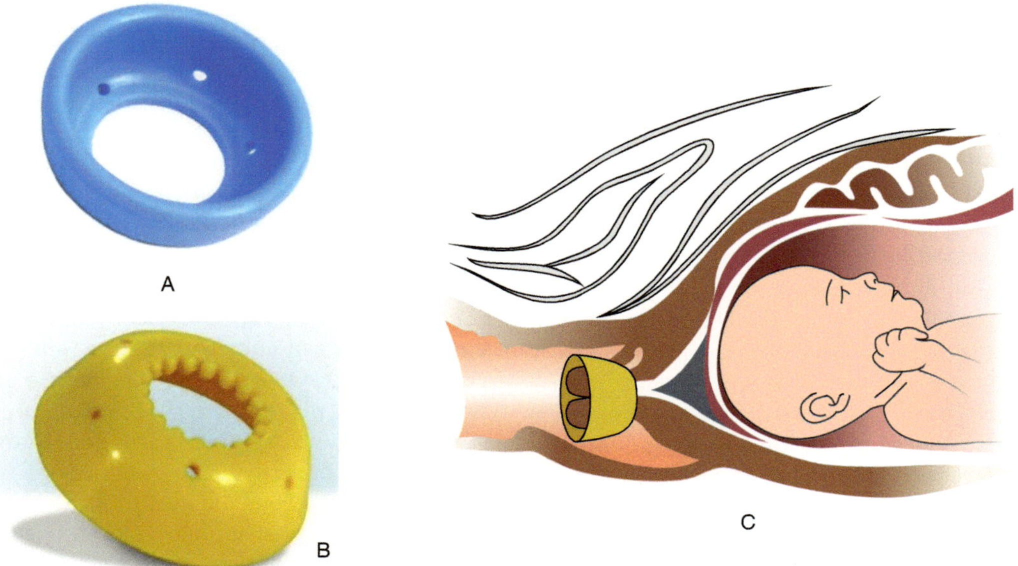

Figura 24.5 Modelos de pessário e forma de colocação. **A** Pessário de Arbin. **B** Pessário Ingamed. **C** Pessário colocado sobre o colo uterino.

Estudos posteriores apresentaram resultados divergentes, o que pode ser atribuído às populações escolhidas para a intervenção. Metanálise publicada em 2020 não demonstrou redução nas taxas de parto < 34 semanas em mulheres com gestação única e colo curto submetidas à colocação do pessário, quando comparadas com as randomizadas para conduta expectante (RR: 0,80; IC95%: 0,43 a 1,49).[81]

Estudo multicêntrico brasileiro randomizou gestantes com colo curto para receberem progesterona isolada (grupo controle) ou progesterona associada a pessário (grupo intervenção). Esse estudo demonstrou redução de partos espontâneos < 34 semanas no grupo que associou os dois métodos (RR: 0,61; IC95%: 0,39 a 0,96), sendo esse resultado mais significativo no grupo de nulíparas com colo curto.[82] O papel do pessário na prevenção da prematuridade ainda está por ser completamente elucidado.

A Figura 24.6 resume as principais medidas utilizadas na prevenção da prematuridade.

Segunda etapa – Inibição do parto pré-termo

Quando não se consegue prevenir o TPPT, as contrações se intensificam e a gestante procura assistência obstétrica já em trabalho de parto. Sabe-se que nem todo trabalho de PPT pode ou deve ser inibido. Às vezes, a melhor opção é o nascimento do concepto. Antes de se decidir pela inibição do trabalho de parto, deve-se analisar as seguintes variáveis:

- A gestante está realmente em TPPT?
- A idade gestacional é adequada para inibição do trabalho de parto?
- Existem contraindicações à inibição?
- Quais as possibilidades de êxito com a inibição?

Diagnóstico de trabalho de parto pré-termo

As medidas inibitórias só se justificam quando se comprova o diagnóstico de trabalho de parto. Na prática, com certa frequência, institui-se a terapêutica inibitória em gestantes que não estão em trabalho de parto. São inibições desnecessárias e até prejudiciais.

O diagnóstico correto do TPPT nem sempre é fácil. Metade das gestantes tratadas com diagnóstico de TPPT teve na realidade diagnóstico errado.[10] Os parâmetros que diferenciam um TPPT falso de um verdadeiro não são bem caracterizados, o que torna difícil o diagnóstico precoce e correto. Cabe ressaltar que o diagnóstico oportuno do TPPT é essencial para o êxito em sua inibição.

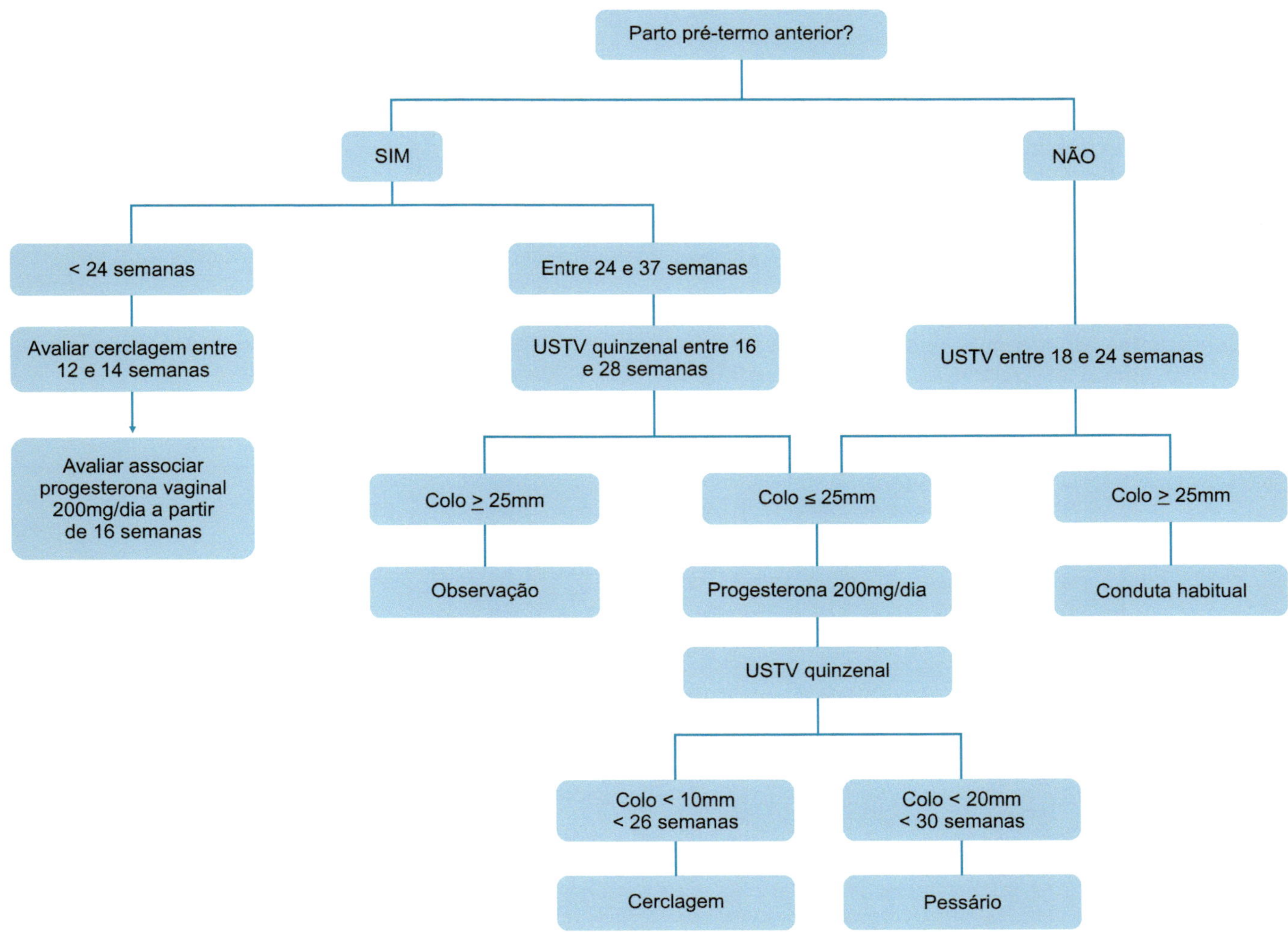

Figura 24.6 Prevenção do parto pré-termo. (*USTV*: ultrassonografia transvaginal.)

Aguardar que os sinais do TPPT se manifestem nitidamente pode ser perigoso. O diagnóstico tardio leva à falha na tentativa de inibição do TPPT e à limitação de outras medidas capazes de reduzir a morbimortalidade relacionada com a prematuridade. O diagnóstico de TPPT com base somente na atividade uterina resulta em 80% de falso-positivo e no emprego desnecessário de tocolíticos.[10]

Nas gestantes que tiveram assistência pré-natal adequada, o diagnóstico precoce de TPPT pode ser tangível. Para isso, as mulheres devem ser orientadas a procurar assistência obstétrica assim que perceberem o aparecimento dos sintomas e sinais que caracterizam o início do trabalho de parto: presença de contrações uterinas, modificações na secreção vaginal e sangramentos vaginais, especialmente se associados a desconforto ou peso na região lombar e no baixo-ventre.

A anamnese cuidadosa pode identificar fatores de risco ou a presença dos sinais e sintomas suprarreferidos. O exame físico visa, principalmente, à identificação de contrações uterinas. A literatura internacional considera que a presença de pelo menos seis contrações em 60 minutos (uma a cada 10 minutos) durante a avaliação já pode ser considerada como diagnóstico de TPPT, se houver dilatação cervical ≥ 3cm e apagamento ≥ 80%. Acredita-se que a presença de pelo menos duas contrações em 10 minutos, com duração ≥ 25 segundos (2/10'/25"), poderia reduzir o número de diagnósticos falso-positivos.

O exame pélvico pode fornecer elementos valiosos para o diagnóstico de TPPT, principalmente quando é possível comparar os achados do exame atual com os obtidos em exames anteriores. A preocupação principal é com as modificações do colo uterino, como apagamento e dilatação do orifício interno. Deve-se atentar também para a altura do polo fetal e para o estado da bolsa das águas (não formada, formada ou herniada) quando está presente alguma dilatação cervical.

A ultrassonografia transvaginal também fornece dados importantes sobre o apagamento cervical. Em gestantes com queixa de contrações, mas com medida do colo > 25mm à ultrassonografia, é possível afastar com segurança o diagnóstico de TPPT naquele momento. Contudo, se mesmo após toda essa propedêutica permanecerem dúvidas sobre o diagnóstico de TPPT, recomenda-se internar a gestante, mantê-la em repouso e observar a evolução do quadro clínico.

Idade gestacional

Ainda hoje se discute qual a idade gestacional mais apropriada para inibição do PPT. Classicamente, o limite superior para a inibição do TPPT são 34 semanas de gestação, considerando os riscos e benefícios dessa medida. Vale ressaltar, no entanto, que em locais sem condições de atendimento a um recém-nascido prematuro, ainda que tardio (≥ 34 semanas), é aceitável a inibição do trabalho de parto até 36 semanas, seja para viabilizar uma transferência segura, seja para tentar reduzir a morbimortalidade relacionada com a prematuridade.

O limite inferior da idade gestacional para se propor a inibição do trabalho de parto também é motivo de muitas discussões. Aceitando que recém-nascidos > 22 semanas são viáveis, justifica-se tentar inibir o parto a partir dessa época. Nesse sentido, torna-se importante a adoção de protocolos institucionais para definição do melhor momento de proceder à inibição do TPPT. No HC-UFMG, a inibição está indicada entre 24 e 34 semanas de gravidez.

Ausência de contraindicações à inibição do trabalho de parto pré-termo

Nem todos os PPT devem ser inibidos, havendo condições maternas ou fetais em que a permanência do feto dentro do útero ou o emprego de fármacos inibidores das contrações uterinas são mais prejudiciais do que benéficos. Algumas dessas contraindicações são absolutas e indiscutíveis; outras são relativas e devem ser analisadas individualmente (Quadro 24.5).[83]

Quadro 24.5 Contraindicações absolutas e relativas para inibição do trabalho de parto pré-termo (TPPT)

Contraindicações absolutas	• Infecção intrauterina • Ruptura das membranas amnióticas com diagnóstico ou suspeita de infecção • Malformações fetais múltiplas ou de prognóstico reservado • Doenças maternas graves, de difícil controle, ou descompensadas, envolvendo risco de morte para a gestante • Óbito fetal comprovado • Maturidade pulmonar fetal comprovada
Contraindicações relativas	• Sangramento da segunda metade da gravidez: discute-se a conveniência da inibição do TPPT associado a placenta prévia sangrante. Isso dependerá da idade gestacional e da intensidade do sangramento, o qual pode aumentar quando são usados alguns tocolíticos. Não se recomenda a inibição • Ruptura prematura das membranas amnióticas: muitos inibem o TPPT por 72 horas para viabilizar o uso de corticoide para amadurecimento pulmonar fetal. Estudos que avaliaram a tocólise nesses casos não demonstraram benefícios para o recém-nascido e ainda sugeriram aumento do risco de complicações infecciosas maternas[83] • Restrição do crescimento fetal: é possível tentar inibir o TPPT, desde que o feto apresente condições clínicas, com o objetivo de administrar o corticoide • Dilatação cervical > 4 cm: nessas condições, a possibilidade de sucesso da inibição é baixa e o risco de complicações é alto (infecção ascendente, ruptura das membranas, prolapso do cordão umbilical ou de membros fetais). Contudo, em circunstâncias especiais, com a gestante hospitalizada e rigorosamente monitorada, justifica-se tentar a inibição. São exemplos as mulheres com passado obstétrico desfavorável – nenhum filho vivo – e idades gestacionais < 32 semanas

Índice de risco de parto pré-termo (índice de tocólise)

Antes de se optar pela inibição do trabalho de parto, é essencial definir as contraindicações, mas também as chances de êxito da inibição do TPPT. No HC-UFMG, há várias décadas foi desenvolvido um índice de risco de parto pré-termo (IRPP) para estimativa da chance de sucesso da inibição do TPPT, também conhecido como índice de tocólise. Esse índice avalia parâmetros relacionados com as condições do colo, a altura da apresentação fetal, as características das membranas amnióticas e o padrão das contrações uterinas (Quadro 24.6).

A soma dos pontos obtidos no IRPP, após analisadas e afastadas as possíveis contraindicações, torna possível caracterizar a chance de sucesso da inibição do TPPT e a pertinência de sua realização. O Quadro 24.7 apresenta as recomendações de acordo com o resultado do índice de tocólise.

A utilização tanto da ultrassonografia transvaginal, para avaliação das condições do colo, da altura da apresentação e das modificações da bolsa das águas, como da cardiotocografia, para comprovação do padrão das contrações, dá mais credibilidade ao IRPP. Sempre que possível, esses métodos propedêuticos devem ser realizados.

Em estudo realizado com 231 gestantes, Valadares[84] mostrou que quando IRPP (índice de tocólise) era ≤ 2 apenas 29% das gestantes tiveram PPT (valor preditivo negativo [VPN]: 71%), enquanto todas com IRPP > 7 tiveram o parto antes de 37 semanas (valor preditivo positivo [VPP]: 100%), concluindo que o IRPP é bom método para avaliar a indicação de inibição do trabalho de parto.

Terapêutica inibitória

Confirmado o diagnóstico de TPPT e selecionadas as parturientes candidatas à inibição do parto, institui-se a terapêutica inibitória.

Medidas gerais

A inibição é realizada com a gestante internada. Antes de instituída a terapêutica medicamentosa, são necessárias a avaliação clínica e a realização de exames complementares (propedêutica infecciosa e vitalidade fetal) que comprovem condições adequadas para a inibição.

Após a internação, recomenda-se hidratação endovenosa com base em evidências de que a hipovolemia pode associar-se ao aumento da atividade uterina.[85] Embora a hipovolemia possa alterar as contrações uterinas, não existe comprovação de que a hidratação ajude a prolongar a gravidez. Recomenda-se cuidado na hidratação intravenosa porque o uso de alguns tocolíticos pode aumentar o risco de edema pulmonar.[86]

Fármacos inibidores da atividade contrátil uterina

Inúmeros fármacos são administrados para inibir ou pelo menos reduzir a atividade contrátil do útero e, assim, evitar o parto e prolongar a gestação. A experimentação e as observações clínicas já demonstraram que esses medicamentos não são perfeitos, nem sempre são eficazes e podem determinar efeitos colaterais de maior ou menor gravidade tanto na gestante como no feto e no recém-nascido. Por isso, recomenda-se uma administração cautelosa e em casos selecionados.

Quadro 24.6 Índice de risco de parto pré-termo (índice de tocólise)

Resultado do exame	Valores atribuídos		
	0	1	2
Posição do colo	Posterior	Intermediário	Centralizada
Apagamento	Imaturo	30% a 50%	> 50%
Dilatação	Nenhuma	2 a 4cm	> 4cm
Altura da apresentação	Alta (móvel)	Média (fixa)	Baixa
Bolsa d'água	Não formada	Formada	Herniada
Contrações	< 1/hora	1/10'/15"	> 2/10'/25"

Quadro 24.7 Interpretação do índice de tocólise e recomendações de tocólise com base na pontuação obtida

Pontuação	Recomendações
≤ 5	• Baixo risco de nascimento iminente • Indicada observação rigorosa • Não se recomenda inibição medicamentosa do TPPT
6 a 9	• Alto risco de nascimento iminente, caso não sejam adotadas medidas inibitórias • Verificar presença de contraindicações à tocólise • Recomenda-se inibição medicamentosa do TPPT
≥ 10	• Nascimento iminente; TPPT em fase muito avançada • Baixa taxa de sucesso das medidas inibitórias • Não se recomenda a inibição do TPPT

TPPT: trabalho de parto pré-termo.

Por várias razões, é difícil comprovar a eficácia e a segurança dos tocolíticos: primeiro, porque, sendo desconhecida a etiologia do TPPT, não se consegue tratar seu fator causal específico; segundo, porque em cerca de 30% das gestações com aparente TPPT as contrações cessam espontaneamente sem qualquer tratamento, e terceiro, porque o diagnóstico de TPPT pode estar errado em até 80% das gestantes que recebem a terapêutica medicamentosa.[87]

Metanálises de estudos relativos à tocólise revelaram pequeno aumento na duração da gravidez quando comparada ao placebo (em média, de 48 horas a 7 dias).[88-93] No entanto, os dados foram insuficientes para mostrar efeitos benéficos sobre a morbidade e a mortalidade neonatal. Doses de manutenção domiciliares com tocolíticos, após inibição inicial, aparentemente têm pouco ou nenhum valor,[94-97] e, assim, não estão recomendadas na prática clínica.

Quando usados na hora certa e na dosagem correta, em gestantes e fetos bem selecionados e rigorosamente monitorados, os tocolíticos prolongam a gestação, possibilitando a aceleração da maturação pulmonar fetal ou a transferência da gestante para um centro de referência. Desse modo, direta ou indiretamente, os tocolíticos podem contribuir para a redução da morbidade e da mortalidade perinatal. É indispensável, entretanto, usá-los com critério.

Os agentes tocolíticos empregados na inibição do PPT podem ser divididos em:

- Estimuladores dos receptores beta-adrenérgicos.
- Inibidores da síntese e liberação das prostaglandinas.
- Antagonistas dos receptores da ocitocina (ARO).
- Bloqueadores dos canais de cálcio.
- Sulfato de magnésio.
- Doadores de óxido nítrico.

Estimuladores dos receptores beta-adrenérgicos

Durante muitos anos, os estimuladores dos receptores beta-adrenérgicos foram os fármacos mais utilizados para inibição do TPPT, sendo o salbutamol, a terbutalina e a ritodrina os mais empregados no Brasil. O mecanismo de ação, a eficácia e os efeitos colaterais desses agentes são similares. As doses, vias de administração e duração do tratamento também pouco diferem, podendo ser administrados via parenteral (endovenosa, intramuscular e subcutânea) ou oral.

O início do tratamento deve ser sempre via endovenosa com doses baixas, aumentando-as a cada 30 minutos até que se obtenha o efeito desejado (interrupção das contrações) ou se comprove falha no tratamento ou, ainda, a presença de efeitos colaterais na gestante ou no feto.

Uma vez alcançado o objetivo, ou seja, a inibição das contrações, tem início a diminuição progressiva da infusão até que se consiga determinar a dose mínima capaz de manter o útero sem contrações identificáveis no exame clínico. Deve-se monitorar cuidadosamente as mulheres em uso de tocolíticos.[98] O uso dos beta-adrenérgicos está associado a uma série de efeitos colaterais, como taquicardia, palpitação, dor torácica, dispneia, tremores, náuseas, vômitos, cefaleia, hipocalemia, hiperglicemia e taquicardia fetal. A suspensão do tratamento está indicada em número significativo de casos em função dos efeitos colaterais (RR: 11,38; IC95%: 5,21 a 24,86).[88]

Uma metanálise mostrou que os beta-adrenérgicos são eficazes em inibir o trabalho de parto por 48 horas (RR: 0,68; IC95%: 0,53 a 0,88) e por 7 dias (RR: 0,80; IC95%: 0,65 a 0,98). Contudo, não houve redução na morbimortalidade perinatal.[88]

O salbutamol é certamente o beta-adrenérgico mais empregado no Brasil. A via de escolha é a endovenosa, na dose de 10 a 12mcg/min. O salbutamol é encontrado em ampolas de 1mL com 0,5mg do produto ou em comprimidos de 2 ou 4mg. A solução consiste na adição de 5g (10 ampolas) a 490mL de soro glicosado isotônico (1mL da solução equivale a 10mcg de salbutamol) – o gotejamento pode ser aumentado em 5mcg/min até que seja atingida a dose máxima de 48mcg/min e por período nunca superior a 48 horas.[99]

Os dados disponíveis não embasam o papel dos agonistas beta-adrenérgicos via oral na terapia de manutenção, após resolução do episódio agudo de TPPT. Seu uso não mostrou reduzir a morbimortalidade neonatal nem prolongar a gestação, além de ter aumentado a incidência de efeitos colaterais.[94] Portanto, o uso oral de agonistas beta-adrenérgicos (especialmente de salbutamol) não está recomendado nem na tocólise nem na manutenção desta após inibição aguda do TPPT.

Inibidores da síntese e liberação das prostaglandinas

Como as prostaglandinas parecem desempenhar papel obrigatório no início do parto, não é surpresa que os inibidores das prostaglandinas sejam usados para inibição do TPPT. Alguns estudos recomendam o uso dos inibidores das prostaglandinas como tocolíticos, sendo a indometacina a mais estudada. Todavia, essas medicações devem ser evitadas em gestantes com doenças renais ou hepáticas, úlcera péptica, asma, distúrbios de coagulação, trombocitopenia ou sensíveis a agentes não esteroides.[99]

A indometacina é utilizada na dose inicial de 100mg (retal) ou 50mg (oral) e repetida 1 hora depois, caso a frequência das contrações já não tenha sido reduzida. A manutenção consiste na dose de 25 a 50mg via oral a cada 4 horas por 2 a 3 dias. Deve-se determinar o volume do líquido amniótico antes e 48 horas após o tratamento. A indometacina só deve ser usada em gestações < 32 semanas e por até 72 horas.[99] O medicamento passa pela placenta e aparece na circulação sanguínea fetal 15 minutos após a administração materna, estando associado a efeitos colaterais fetais graves, como constrição do ducto arterial (o que pode levar à hipertensão pulmonar), diminuição da função renal (causando oligodrâmnio), hemorragia intraventricular, enterocolite necrosante e hiperbilirrubinemia. Esses efeitos colaterais, no entanto, acontecem em tratamentos de longa duração, com altas doses do medicamento, e quando administrado após 32 semanas de gestação.

Uma metanálise que avaliou os inibidores da síntese de prostaglandinas incluiu 20 estudos com 1.509 gestantes. Foi possível observar redução no nascimento < 37 semanas (RR: 0,21; IC95%: 0,07 a 0,62), mas não na morbimortalidade neonatal. A incidência de efeitos colaterais que exigem a interrupção do tratamento foi inferior à dos beta-adrenérgicos e do sulfato de magnésio.[89]

Antagonistas dos receptores de ocitocina

Os antagonistas dos receptores de ocitocina (ARO) foram as primeiras drogas desenvolvidas com o objetivo específico de inibir o TPPT. O atosibano, principal representante dessa classe, está disponível comercialmente no Brasil. O barusibano surgiu posteriormente, mas ainda são poucos os estudos que mostram sua eficácia.

Os ARO competem com a ocitocina pela ligação com os receptores, dificultando sua ação. Como a ocitocina está diretamente relacionada com o estímulo da contração uterina tanto no parto a termo como no pré-termo, o uso dos ARO reduz a contratilidade uterina. Além disso, em virtude de sua ação específica sobre os receptores de ocitocina, apresentam baixa incidência de efeitos colaterais. No entanto, parece haver um número menor de receptores de ocitocina nas gestações pré-termo, e na prática a eficácia dos ARO é comparável à de outros tocolíticos.[100,101]

O atosibano deve ser utilizado via endovenosa, inicialmente com dose de ataque de 6,75mg em *bolus* lento. Posteriormente, inicia-se a infusão de 300mcg/min durante 3 horas. Por fim, mantém-se a infusão de 100mcg/min por até 45 horas, totalizando 48 horas de tratamento. A infusão pode ser interrompida antes de 48 horas caso as contrações cessem.

Quando avaliados em metanálise, os ARO não demonstraram reduzir o número de nascimentos em 48 horas (RR: 1,05; IC95%: 0,15 a 7,43). O atosibano mostrou-se superior aos betamiméticos quanto à necessidade de interrupção do tratamento em função de efeitos colaterais (RR: 0,05; IC95%: 0,02 a 0,11).[91] Comparados aos bloqueadores do canal de cálcio, os ARO não mostraram diferenças nas taxas de parto em até 48 horas e promoveram taxa maior de nascimentos < 37 semanas (RR: 1,56; IC95%: 1,13 a 2,14).[91]

Bloqueadores dos canais de cálcio

Os antagonistas do cálcio constituem um grupo heterogêneo de compostos que inibem o refluxo dos íons do cálcio através da membrana celular do músculo e reduzem a resistência vascular. A diminuição do cálcio intracelular resulta em redução da atividade miometrial. Esses fármacos são usados para redução das contrações uterinas no TPPT.[85]

Protótipo desses bloqueadores, a nifedipina vem sendo usada como tocolítico, sendo absorvida rapidamente e quase que completamente no trato gastrointestinal após administração oral. Por essa via, atinge concentração sanguínea máxima entre 15 e 90 minutos.[102] A nifedipina deve ser administrada via oral com dose de ataque de 30mg e dose de manutenção de 10 a 30mg a cada 4 a 12 horas, não devendo exceder 90mg/dia.

Metanálise realizada por Flenady e cols.[90] mostrou que a nifedipina reduz o parto em até 48 horas (RR: 0,30; IC95%: 0,21 a 0,43). Quando comparada aos bloqueadores beta-adrenérgicos, reduz as taxas de nascimento até 34 semanas (RR: 0,78; IC95%: 0,66 a 0,93), além de apresentar número muito menor de efeitos colaterais (RR: 0,36; IC95%: 0,24 a 0,53). Os recém-nascidos cujas mães usaram nifedipina tiveram menor necessidade de internação em UTI (RR: 0,74; IC95%: 0,63 a 0,87) e menor incidência de desconforto respiratório (RR: 0,64; IC95%: 0,48 a 0,86), hemorragia intraventricular (RR: 0,53; IC95%: 0,34 a 0,84), enterocolite necrosante (RR: 0,21; IC95%: 0,05 a 0,96) e icterícia (RR: 0,72; IC95%: 0,57 a 0,92). Os autores recomendam a nifedipina como primeira opção para inibição do TPPT.[90]

Os efeitos colaterais mais frequentemente descritos da nifedipina são cefaleia (20%), rubor (8%), náuseas (6%) e hipotensão. Os inibidores dos canais de cálcio estão contraindicados nos casos de gestantes hipotensas (pressão arterial < 90/50mmHg). O uso concomitante com sulfato de magnésio já foi questionado devido ao risco teórico de bloqueio neuromuscular.[85] Entretanto, em estudo com mais de 200 gestantes em uso concomitante de nifedipina e sulfato de magnésio não foram constatadas evidências de bloqueio neuromuscular.[101] Ainda assim, é mandatório que o gluconato de cálcio esteja rapidamente acessível na eventualidade de surgimento de sinais e sintomas de intoxicação por sulfato de magnésio.

Cabe ressaltar que, após inibição inicial do TPPT, o uso de nifedipina como terapia de manutenção domiciliar não apresentou bons resultados, estando contraindicado para esse fim.[95]

Sulfato de magnésio

Uma das primeiras drogas utilizadas para inibir o TPPT, o sulfato de magnésio vem perdendo espaço para outras medicações mais eficazes e com menos efeitos colaterais, apesar de ainda ser utilizado em vários locais.

O mecanismo pelo qual o sulfato de magnésio inibe as contrações uterinas ainda é discutível, parecendo haver dois locais de ação como agente tocolítico: na supressão da transmissão nervosa para os músculos lisos do útero e com efeito direto sobre as células miometrais. Os dados clínicos sustentam a teoria de que o sulfato de magnésio exerce ação tocolítica por seu antagonismo com o cálcio.

As concentrações plasmáticas de sulfato de magnésio necessárias para inibir as contrações uterinas situam-se entre 5,5 e 7,5mg/dL (1,2mg/dL equivale a 1mEq/L). A infusão de 1, 2 ou 3g produz concentrações médias de 4, 5,1 e 6,4mg/dL, respectivamente. Assim, para alcançar concentrações terapêuticas é necessária a infusão constante de 3 a 4g/h. A dose de ataque deve ser de 4 a 6g.[103]

Gordon & Iams[104] propõem o emprego do sulfato de magnésio no seguinte esquema: inicialmente 6g de sulfato de magnésio em solução de 10% a 20%, via endovenosa, durante 15 minutos; a dose de manutenção é de 2g/h (40g de sulfato de magnésio adicionados a 1.000mL de soro fisiológico a 0,9% ou Ringer lactato), à velocidade de 50mL/h. A infusão é aumentada em 1g/h até que não existam mais contrações em 10 minutos ou até que seja atingida a dose máxima de 3g/h. Em caso de sucesso, mantém-se a tocólise por 12 a 24 horas. Durante esse período, as condições maternas – pesquisa do reflexo patelar, frequência respiratória e volume urinário – devem ser rigorosamente monitoradas.

A infusão é diminuída em 1g/h a cada 30 minutos até terminar a tocólise. Se as contrações reaparecerem, deve-se reavaliar a gestante para considerar a necessidade de tratamento tocolítico adicional. Embora o sulfato de magnésio atravesse a placenta, seus efeitos colaterais no feto são pouco comuns. Admite-se, no entanto, que seu uso prolongado possa determinar letargia, hipotonia e hipermagnesemia. Pela via oral, o magnésio tem pouca ação na inibição do TPPT. A tocólise com sulfato de magnésio está contraindicada nas gestantes com doenças renais ou com miastenia *gravis*.

As metanálises mais recentes mostram que o sulfato de magnésio tem baixa efetividade em prevenir o parto em até 48 horas e em até 7 dias ou em prolongar a gestação além de 34 ou 37 semanas.[92] Além disso, apresenta taxas elevadas de efeitos colaterais, sendo os mais comuns: calor, rubor, náuseas, vômitos, hipotensão, cefaleia e "borramento visual". Efeitos colaterais mais graves, como parada respiratória, são mais raros, mas devem ser prontamente tratados com gluconato de cálcio 10mL a 10% via endovenosa.

Doadores de óxido nítrico

Potente relaxante da musculatura lisa, a nitroglicerina vem sendo usada para inibir a atividade uterina, inclusive no TPPT.[85,93] A nitroglicerina costuma ser administrada por meio de adesivos transdérmicos (*patches*) de 10mg. Os adesivos são trocados a cada 24 horas e utilizados por 2 dias.

Duckitt e cols.[93] revisaram 12 estudos (1.277 mulheres) sobre a utilização da nitroglicerina para inibição do TPPT e não identificaram diferença quanto ao parto < 34 semanas, prolongamento da gestação por mais de 48 horas, ou 7 dias, nem na morbimortalidade neonatal, concluindo que os dados são insuficientes para recomendar essa classe de drogas para inibição do TPPT.

Escolha do tocolítico

Não existe tocolítico ideal. Todos apresentam eficácia limitada (inibem o parto por apenas 48 horas a 7 dias) e efeitos colaterais. No entanto, inibição limitada é suficiente para que sejam tomadas outras medidas, como aplicação de corticoides e transferência para centros com Unidade de Terapia Intensiva Neonatal (UTIN), para melhorar as chances do recém-nascido prematuro.

Uma vez que os tocolíticos apresentam eficácia semelhante, outros fatores, como baixa incidência de efeitos colaterais e custo, devem ser levados em consideração. Desse modo, as primeiras escolhas recairiam sobre a nifedipina e a indometacina. Metanálise recente mostrou que a indometacina parece ser mais eficaz em gestações < 32 semanas do que a nifedipina.[105] A indometacina deve ser também a primeira escolha se a gestação for complicada com polidrâmnio, desde que a idade gestacional seja < 32 semanas, pois seu uso está proscrito após essa idade gestacional.

Estudo multicêntrico em 28 hospitais da Holanda e da Bélgica (1.920 gestantes) avaliou os efeitos colaterais dos tocolíticos. A incidência de efeitos colaterais foi de 0,7%, quando os tocolíticos foram usados isoladamente, e de 1,9%, quando usados em associação. Os agonistas beta-adrenérgicos apresentaram taxa de efeitos colaterais de 4% (quatro em 175 gestantes), os bloqueadores dos canais de cálcio, 2% (11/542), o atosibano, 0,2% (1/575), e a indometacina não apresentou efeitos colaterais, mas o número de casos avaliados foi pequeno (35).[106]

Quadro 24.8 Fármacos utilizados para inibição do trabalho de parto pré-termo

Fármaco	Dose de ataque	Dose de manutenção
Nifedipina	30mg VO	10mg a cada 6h
Salbutamol	10 a 48mcg/min EV	10 a 48mcg/min EV
Indometacina	100mg VR ou 50mg VO	25 a 50mg a cada 4h por 2 dias
$MgSO_4$	4g a 20% EV	1 a 3g/h EV
Atosibano	6,75mg EV	300mg/min – 3h 100mg/min – 45h

A associação de agentes tocolíticos não é recomendada em virtude do risco de potencialização dos efeitos colaterais e da ausência de efeito nos resultados.

O Quadro 24.8 apresenta os principais tocolíticos e suas respectivas posologias.

Terapia de manutenção

O uso de tocolíticos de maneira profilática ou como terapia de manutenção após a inibição (já que existe risco de recorrência) não mostrou bons resultados e não é recomendado na atualidade. Quatro metanálises avaliaram a terapia de manutenção com beta-adrenérgicos, magnésio, bloqueadores de canais de cálcio e antagonistas dos receptores da ocitocina e não mostraram nenhum benefício.[94-97] O uso profilático de beta-adrenérgicos em gestação simples ou gemelar também não promoveu benefícios. [107]

Associação de progesterona

A progesterona tem seu papel bem estabelecido na prevenção do TPPT, o que levou à hipótese de que seu uso também poderia ser eficaz como terapia de manutenção após tocólise. Oito estudos pequenos, com 563 gestantes, avaliaram essa premissa e foram combinados em metanálise. O parto < 37 semanas foi menos frequente nas que receberam progesterona (RR: 0,62; IC95%: 0,39 a 0,98).[108] Apesar dos resultados favoráveis, por serem derivados de estudos pequenos, recomenda-se aguardar novas pesquisas antes da adoção dessa medida na prática clínica.

Outros medicamentos

Na inibição do TPPT, além das dúvidas com relação ao emprego dos tocolíticos, discute-se também a conveniência ou não da administração de corticoides, antibióticos e neuroprotetores.

Corticoides

Na década de 1970, Liggins & Howie[109] recomendaram a administração de corticoides à gestante, visando induzir ou acelerar a maturação pulmonar fetal nos PPT espontâneos ou induzidos. Desde então, discutem-se as vantagens e os inconvenientes dessa terapia.

O emprego de corticoides para maturação fetal é uma das intervenções mais estudadas na medicina perinatal e tem demonstrado muitos efeitos benéficos para o recém-nascido prematuro, incluindo a redução da incidência e da gravidade da depressão respiratória, da hemorragia intraventricular, da enterocolite necrosante e da mortalidade neonatal. O tratamento com corticoides melhora as funções pulmonar, circulatória e do sistema nervoso. Até os níveis de Apgar do recém-nascido melhoram. Crianças que receberam corticoides antes do parto estão menos propensas a apresentar problemas neurológicos até 1 ano de idade, quando comparadas com aquelas com idade gestacional semelhante e que não foram tratadas. O acompanhamento por longo período das crianças que receberam corticoides antes do parto não demonstrou efeitos indesejáveis desse hormônio.[110]

Todas as gestante candidatas à tocólise devem receber, também, corticoides antes do parto na dose de 12mg de betametasona intramuscular (duas doses, com intervalo de 24 horas entre elas) ou 6mg de dexametasona, intramuscular, a cada 12 horas (totalizando quatro doses). Nas gestantes com complicações, como síndromes hipertensivas e diabetes, e com parto programado para < 34 semanas também devem receber corticoides.[111] Tradicionalmente, recomenda-se corticoide às gestantes com risco de PPT com idade gestacional entre 24 e 34 semanas.

Metanálise de estudos randomizados sobre a terapia com corticoides provou de maneira irrefutável sua eficácia e segurança na maioria das situações clínicas em que se pode utilizá-los. Houve redução da ordem de 22% na mortalidade neonatal (OR: 0,78; IC95%: 0,70 a 0,87), bem como da síndrome de angústia respiratória (OR: 0,71; IC95%: 0,65 a 0,78) e da hemorragia intraventricular (OR: 0,58; IC95%: 0,45 a 0,75), sem aumento significativo das taxas de infecção materna (OR: 1,14; IC95%: 0,82 a 1,58).[112]

O efeito máximo dos corticoides ocorre entre 24 horas e 7 dias após sua aplicação, mas há estudos mostrando que, mesmo quando o parto ocorre antes de 24 horas (8 a 15 horas), já há efeitos benéficos.[113] Estudos mais recentes que avaliaram os benefícios do corticoide após 34 semanas mostraram que ele pode ser utilizado até 36 semanas e 6 dias com melhora da síndrome do desconforto respiratório (RR: 0,74; IC95%: 0,61 a 0,91) e da taquipneia transitória (RR: 0,56; IC95%: 0,37 a 0,86).[114] Esses achados levaram a Society for Fetal Maternal Medicine a recomendar que o uso de corticoide deveria ser estendido a todas as mulheres entre 34 e 37 semanas que não tivessem recebido corticoterapia antenatal anteriormente, se as condições clínicas permitissem o adiamento do parto por 48 horas.[115] O uso de corticoide nos pré-termo tardios, no entanto, levanta algumas preocupações, uma vez que há risco maior de hipoglicemia nas crianças cujas mães receberam a terapia.[116] A hipoglicemia é uma complicação comum da prematuridade, e todos os recém-nascidos prematuros são submetidos à monitoração da glicemia, o que minimiza o risco dessa complicação passar despercebida.

Estudos com prematuros extremos também mostraram benefício com o uso do corticoide em gestações entre 22 e 24 semanas.[116,117] Se a gravidez se prolongar por mais de 7 dias, não se recomenda a repetição da dose dos corticoides. Estudos que avaliaram a repetição da dose de corticoides a cada 7 ou 14 dias após a aplicação inicial não observaram redução na mortalidade neonatal e ainda identificaram redução no peso ao nascimento e na circunferência craniana dos recém-nascidos que receberam múltiplas doses.[114]

Parece aceitável, no entanto, a repetição de um único ciclo de corticoterapia (duas doses de betametasona ou quatro de dexametasona) naquelas gestantes que receberam o primeiro ciclo há mais de 7 a 14 dias e ainda se encontram < 34 semanas de gestação, se o risco do nascimento for iminente.[116]

O Royal College of Obstetricians and Gynaecologists considera ainda que, se vai ser submetida a cesariana eletiva entre 37 e 39 semanas, a gestante também deveria receber um ciclo de corticoides, o qual pode ajudar a diminuir a morbidade respiratória dos recém-nascidos.[117] Essa recomendação, todavia, foi baseada nos achados de um único estudo e deve ser avaliada com cautela, principalmente porque um estudo finlandês, publicado em 2020, demonstrou que as crianças que receberam o corticoide a termo apresentaram risco maior de doenças comportamentais no acompanhamento de longo prazo.[118]

O Quadro 24.9 apresenta um resumo das principais recomendações de corticoterapia para prevenção das complicações da prematuridade.[119]

Quadro 24.9 Recomendações e observações sobre a corticoterapia para amadurecimento pulmonar fetal

Ciclos de corticoterapia		**Observações**
Idade gestacional	22 a 23 semanas e 6 dias	Provavelmente benéfico
	24 a 34 semanas e 6 dias	Altamente benéfico
	35 a 36 semanas e 6 dias	Provavelmente benéfico
	37 a 38 semanas e 6 dias	Provavelmente benéfico em curto prazo; possíveis efeitos colaterais em longo prazo
Repetição de doses	Semanal	Prejudicial
	Quinzenal	Prejudicial
	Ciclo de resgate único	Provavelmente benéfico
Tempo de ação	24 horas a 7 dias após a última dose	Ação máxima
	7 a 14 dias após a última dose	Ação residual
	8 horas após a primeira dose	Início do benefício

Fonte: Bonanno & Wapner, 2009.[119]

Antibioticoterapia profilática

Como as infecções estão envolvidas com o desencadeamento do TPPT, alguns autores sugeriram que o uso de antibióticos, na ausência de infecção clínica ou laboratorialmente documentada, poderia reduzir a incidência de TPPT. No entanto, nenhum estudo demonstrou benefício do uso de antibióticos profiláticos para prolongar a gestação ou reduzir a morbimortalidade neonatal.

Metanálise de 14 estudos com 7.837 gestantes mostrou redução nas taxas de infecções maternas, mas nenhum benefício para os recém-nascidos ou quanto ao prolongamento da gestação.[120] Desaconselha-se o uso de antibiótico em gestantes com PPT com o objetivo de prolongar a gestação.

O uso de antibiótico no TPPT continua sendo aceito para prevenir a infecção neonatal por *S. agalactiae* e será discutido mais adiante.

Drogas para neuroproteção do recém-nascido

As sequelas neurológicas estão entre as piores complicações da prematuridade extrema. Estudo norueguês que avaliou 903.402 indivíduos desde o nascimento até a idade adulta relatou taxa de paralisia cerebral de 9,1% entre os nascidos entre 23 e 28 semanas, 6% entre 28 e 31 semanas, 1,9% entre 31 e 34 semanas, 0,3% entre 34 e 37 semanas e 0,1% nos nascidos > 37 semanas.[121]

Alguns pesquisadores observaram que, em mulheres que haviam recebido sulfato de magnésio para inibição do TPPT, eram menores as taxas de recém-nascidos com paralisia cerebral. Levantou-se a hipótese de que o sulfato de magnésio teria um efeito neuroprotetor para o feto. A droga agiria estabilizando a membrana dos vasos cerebrais e diminuindo a incidência de lesões relacionadas com hipóxia.[122]

Metanálise de seis estudos, com 5.917 gestantes, mostrou que o uso do sulfato de magnésio reduz a incidência de paralisia cerebral (RR: 0,68; IC95%: 0,55 a 0,85).[112] No maior dos estudos avaliados nessa metanálise, os resultados foram melhores em gestações < 28 semanas (RR: 0,45; IC95%: 0,23 a 0,87). O sulfato de magnésio foi empregado na dose de ataque de 6g, via endovenosa, seguida de infusão de 2g/h por pelo menos 3 horas.[123]

Em função desses achados, várias sociedades científicas, como a Sociedade de Obstetras e Ginecologistas do Canadá (SOGC), recomendam o emprego de sulfato de magnésio para tentar minimizar as complicações neurológicas do recém-nascido quando o parto ocorrer < 32 semanas.[124]

Terceira etapa – Condução do parto pré-termo

Com muita frequência, não se consegue evitar o TPPT. Mesmo quando a tocólise é eficaz, raramente a gestação é prolongada até 37 semanas. A prematuridade estará sempre presente, e é importante adotar medidas capazes de proteger o feto prematuro, o qual é mais suscetível a complicações, como tocotraumatismos, hipóxia e anóxia intraparto, infecção e hemorragia intraventricular, entre outras. A evolução imediata e futura do recém-nascido prematuro, mesmo daqueles muito prematuros, também está relacionada com a assistência obstétrica e neonatal.

Na prematuridade, os resultados perinatais e em longo prazo dependem muito da qualidade da assistência obstétrica e neonatal. As estatísticas demonstram nitidamente a importância da qualidade do cuidado perinatal: recém-nascidos de idade gestacional muito precoce (≤ 26 semanas) e de peso muito baixo (≤ 750g) têm apresentado bons índices de sobrevida, até mesmo sem alterações importantes no que se refere ao desenvolvimento físico e mental. Isso vem acontecendo nos centros médicos especializados (e que apresentam equipe capacitada e estrutura avançada), onde as assistências obstétrica e neonatal são valorizadas e bem executadas.

Prevenção da infecção neonatal por estreptococo beta-hemolítico do grupo B

Segundo as recomendações atuais dos Centers for Disease Control (CDC)[125] sempre que houver a possibilidade de um parto ocorrer antes do termo, deve ser realizada profilaxia antibiótica para infecção neonatal pelo EGB, a não ser que a gestante apresente cultura negativa nas últimas 5 semanas.

A profilaxia deverá ser conduzida com penicilina cristalina, na dose de ataque de 5.000.000UI via endovenosa, com novas doses de 2.500.000UI a cada 4 horas até o parto. Caso o trabalho de parto seja inibido, a penicilina deve ser suspensa. Se disponível, a cultura para EGB deve ser coletada no momento da admissão. Se for negativa e a gestante entrar em trabalho de parto nas próximas 5 semanas, não é necessário novo tratamento. Após 5 semanas, deve ser realizada nova cultura (para maiores informações, veja o Capítulo 51).

Para evitar o uso desnecessário de antibióticos, a profilaxia só deve ser realizada nas gestações com IRPP (índice de tocólise) ≥ 10, ou seja, quando forem remotas as chances de sucesso da inibição do TPPT.

Via de parto

Questiona-se o verdadeiro papel da via de parto nos resultados perinatais dos prematuros, principalmente em caso de prematuridade extrema. Acredita-se que a decisão quanto à via de parto deve ser precedida de análise criteriosa de variáveis que possam influenciar os resultados perinatais.

Assim, não podem ser considerados apenas a idade gestacional e o peso estimado do feto, mas também a apresentação fetal, o padrão das contrações uterinas, as condições do colo, a integridade ou não das membranas amnióticas e a possibilidade ou não de monitoramento adequado das condições fetais. Há de considerar, também, a experiência e os recursos da equipe responsável pelo atendimento do parto e do recém-nascido: obstetra, neonatologista, anestesista e pessoal paramédico. Deve-se levar em conta ainda se o TPPT é espontâneo ou induzido.

Estudo prospectivo com 230 recém-nascidos pesando < 1.750g, nos quais se realizou ultrassonografia transfontanela 30 minutos após o parto e seriada até o sétimo dia de vida, mostrou que a incidência de hemorragia intraventricular foi similar nos partos vaginal e abdominal. A hemorragia intraventricular imediata foi maior nos recém-nascidos de parto vaginal, e a tardia, nos que nasceram via abdominal.[126]

As evidências sobre a melhor via de parto para gestações < 28 semanas são controversas. Em revisão publicada em 2013, Mercer[127] aponta que a cesariana em caso de prematuridade extrema só tem benefícios para os fetos com restrição de crescimento ou em apresentação anômala.

Condução do parto via transpélvica

Os cuidados na condução do TPPT espontâneo via transpélvica pouco diferem dos adotados na gestação a termo. Recomenda-se, sempre que possível, evitar o uso de ocitócicos e sedativos; se necessários, devem ser usados com cautela, monitorando constantemente as contrações uterinas para evitar hipersistolias, e avaliar as condições fetais para combater o sofrimento fetal.

A episiotomia deve ser adotada segundo as indicações tradicionais (veja o Capítulo 53).

A amniotomia, sempre que possível, deve ser retardada até o final do período de dilatação. A ruptura prematura de membranas ou no início do parto é contraindicação relativa para o parto transpélvico. A ausência da bolsa das águas desde o início do trabalho de parto favorece a formação de bossas serossanguíneas e traumatismo craniano.

Condução do parto via transabdominal

Há uma tendência quase que generalizada de se acreditar que a via transabdominal seja mais favorável ao nascimento de fetos prematuros. Os números, contudo, não confirmam essa hipótese. Há consenso de que não se justifica a cesariana de rotina em caso de fetos prematuros maiores. Para os de muito baixo peso, permanecem as controvérsias.[126]

Já no TPPT induzido por problemas fetais ou maternos, a via abdominal é a preferencial. Raramente existem as condições ideais para indução do parto; nessas circunstâncias, os riscos da indução são maiores do que seus possíveis benefícios.

Cabe ressaltar, no entanto, que a via transabdominal não é isenta de riscos, sendo o principal deles a dificuldade na extração do feto prematuro, em consequência da falha na realização da laparotomia e, principalmente, da histerotomia. Laparotomias muito reduzidas e histerotomia segmentar, quando ainda não houve expansão adequada do segmento inferior do útero, dificultam a extração fetal e aumentam o risco de tocotraumatismo e de aspiração do líquido amniótico.

Na ausência de formação do segmento, nas apresentações anômalas, nas malformações fetais e em fetos de muito baixo peso, recomenda-se a histerotomia corporal clássica. Outros autores também concordam que na apresentação fetal alta, ou quando são previstas dificuldades na extração fetal, deve-se considerar a realização de incisão corporal clássica.[128]

A Figura 24.7 mostra um resumo da conduta na gestante em TPPT, e o Quadro 24.10 sintetiza as principais evidências sobre o tema.

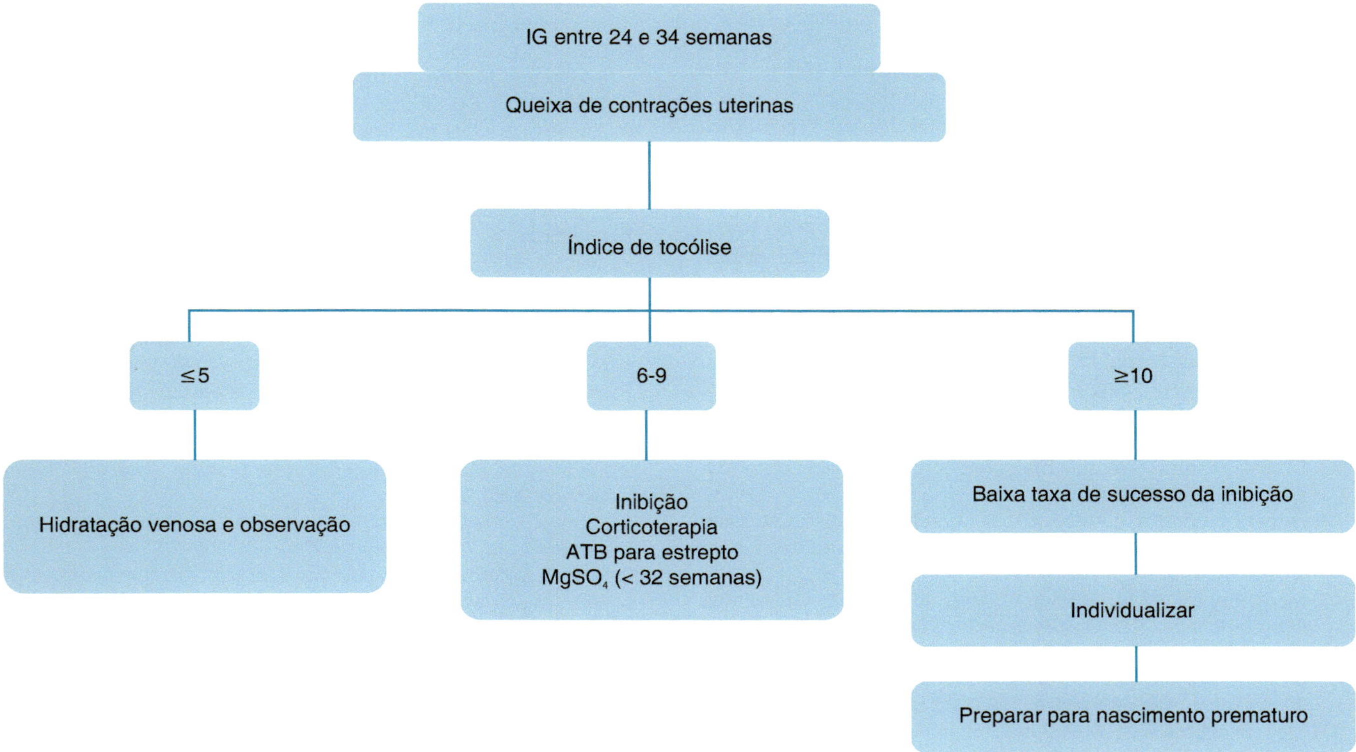

Figura 24.7 Condução do trabalho de parto pré-termo. (*ATB*: antibiótico; *IG*: idade gestacional; *$MgSO_4$*: sulfato de magnésio.)

Quadro 24.10 Evidências sobre o acompanhamento da gestação em risco de trabalho de parto pré-termo (TPPT)

Objetivo	Intervenção	Nível de evidência	Grau de recomendação
Prevenção	Intervalo entre partos de 18 a 24 meses reduz a incidência de TPPT	2B	B
	Programas para parar de fumar reduzem a incidência de TPPT	1A	A
	Cerclagem diminui a prematuridade em gestantes com diagnóstico clínico de insuficiência cervical	1B	A
	Progesterona reduz a prematuridade em gestantes com colo curto (< 25mm) diagnosticado à ultrassonografia	1B	A
Tratamento	Tocolíticos têm efeito limitado (inibição de 48 horas a 7 dias), mas significativo	1A	A
	Corticoterapia reduz a morbimortalidade neonatal	1A	A
	Antibioticoprofilaxia não melhora a morbimortalidade neonatal	1A	A
	Profilaxia para estreptococo do grupo B pode ser benéfica	1A	A
	$MgSO_4$ parece ter efeito neuroprotetor < 28 semanas	1A	A

Referências

1. Goldenberg RL, Culhane JF, Iams JD, Romero R. Epidemiology and causes of preterm birth. Lancet 2008; 37:75-84.
2. Waitzman NJ, Jalali A, Grosse SD. Preterm birth lifetime costs in the United States in 2016: An update. Semin Perinatol 2021; 45:1-10.
3. Mwamakamba LW, Zucchi P. Estimativa de custo de permanência hospitalar para recém-nascidos prematuros de mães adolescentes em um hospital público brasileiro. Einstein 2014; 12: 223-9.
4. Tucker JM, Goldenberg RI, Davis ROI et al. Etiologies of preterm birth in an indigent population: It's prevention a logical expectation? Obstet Gynecol 1991; 97:343-8.
5. Vogel JP, Chawanpaiboon S, Moller AB, Watananirun K, Bonet M, Lumbiganon P. The global epidemiology of preterm birth. Best Pract Res Clin Obstet Gynaecol 2018; 52:3-12.
6. Ananth CV, Goldenberg RL, Friedman AM, Vintzileos AM. Association of temporal changes in gestational age with perinatal mortality in the United States, 2007-2015. JAMA Pediatr 2018; 172:627-34.
7. Mercer BM. Preterm premature rupture of the membranes. Obstet Gynecol 2003; 101:178-93.
8. Ministério da Saúde. DATASUS.Tabnet. Brasília, DF: Ministério da Saúde, 2022.
9. Leal MD, Esteves-Pereira AP, Nakamura-Pereira M et al. Prevalence and risk factors related to preterm birth in Brazil. Reprod Health 2016; 13(Suppl 3):127.
10. Iams JD. Preterm labor. Clin Obstet Gynecol 1995; 38:673.
11. Norwitz ER, Robinson JN, Chalus JRG. The control of labor: Current concepts. N Engl J Med 1999; 341:660-6.
12. Keelan JA, Coleman M, Mitchell MD. The molecular mechanisms of term and preterm labor: Recent progress and clinical implications. Clin Obstet Gynecol 1997; 40:460-78.
13. Dizon-Towson D, Ward K. The genetics of labor. Clin Obstet Gynecol 1997; 40:479-84.
14. Lettiere L, Vintzleos AM, Rodis JF, Albini SM, Salafir CM. Does "idiopathic" preterm labor resulting in preterm birth exist? Am J Obstet Gynecol 1993; 168:1480-5.
15. Milner RA, Enkin MW, Mohide PT. The importance of clinical trials in preterm labor. Clin Obstet Gynecol 1984; 27:606-13.
16. Meis PJ, Michielutte R, Peters TJ et al. Factors associated with preterm birth in Cardiff, Wales. I. Univariable and multivariable analysis. Am J Obstet Gynecol 1995; 173:590-6.
17. Meis PJ, Michielutte R, Peters TJ et al. Factors associated with preterm birth in Cardiff, Wales. II. Indicated and spontaneous preterm birth. Am J Obstet Gynecol 1995; 173:597-602.
18. Goldenberg RL, Iams JD, Mercer BM et al. The preterm prediction study: The value of new vs standard risk factors in predicting early and all spontaneous preterm births. NICHD MFMU Network. Am J Public Health 1998; 88:233-8.
19. Moreau C, Kaminski M, Ancel PY et al. Previous induced abortions and the risk of very preterm delivery: Results of the EPIPAGE study. BJOG 2005; 112:430-7.
20. Offenbacher S, Boggess KA, Murtha AP et al. Progressive periodontal disease and risk of very preterm delivery. Obstet Gynecol 2006 Jan; 107(1):29-36.
21. Hillier SL, Nugent RP, Eschenbach DA et al. Association between bacterial vaginosis and preterm delivery of a low-birth-weight infant. The Vaginal Infections and Prematurity Study Group. N Engl J Med 1995; 333:1737-42.
22. Winkvist A, Mogren I, Högberg U. Familial patterns in birth characteristics: Impact on individual and population risks. Int J Epidemiol 1998; 27:248-54.
23. Dole N, Savitz DA, Hertz-Picciotto I, Siega-Riz AM, McMahon MJ, Buekens P. Maternal stress and preterm birth. Am J Epidemiol 2003; 157:14-24.
24. Saurel-Cubizolles MJ, Zeitlin J, Lelong N, Papiernik E, Di Renzo GC, Bréart G; Europop Group. Employment, working conditions, and preterm birth: Results from the Europop case-control survey. J Epidemiol Community Health 2004; 58:395-401.
25. Jakobsson M, Gissler M, Sainio S, Paavonen J, Tapper AM. Preterm delivery after surgical treatment for cervical intraepithelial neoplasia. Obstet Gynecol 2007; 109:309-13.
26. Helmerhorst FM, Perquin DA, Donker D, Keirse MJ. Perinatal outcome of singletons and twins after assisted conception: A systematic review of controlled studies. BMJ 2004; 328:261-6.
27. Peacock JL, Bland JM, Anderson RJ. Preterm delivery, effects of socioeconomic factors: Psychological stress, smoking, alcohol and caffeine. BMS 1995; 311:531-9.
28. Pschirrer ER, Monga M. Risk factor for preterm labor. Clin Obstet Gynecol 2000; 43:727-34.
29. Spong CY. Prediction and prevention of recurrent spontaneous preterm birth. Obstet Gynecol 2007; 110:405-15.
30. Cobo T, Kacerovsky M, Jacobsson B. Risk factors for spontaneous preterm delivery. Int J Gynaecol Obstet 2020; 150:17-23.
31. Cooper RL, Goldemberg RL, Das A et al. The preterm prediction study: Maternal stress is associated with spontaneous preterm birth at less than thirty-five weeks gestation. Am J Obstet Gynecol 1996; 175:1286-92.
32. Lockwood CJ. Recent advances in elucidating the pathogenesis of preterm delivery. The detection of patients at risk and preventive therapies. Curr Opin Obstet Gynecol 1994; 6:7-18.

33. Hayashi RH, Mozurkewich EL. How to diagnose preterm labor: A clinical dilemma. Clin Obstet Gynecol 2000; 43:768-77.
34. Yost NP, Cox SM. Infection and preterm labor. Clin Obstet Gynecol 2000; 43:759-67.
35. Lockwood CL. The diagnosis of preterm labor and prediction of preterm labor. Clin Obstet Gynecol 1995; 38:657-87.
36. Buekens P, Alexander S, Boutsen M et al. Randomized controlled trial of routine cervical examination in pregnancy. Lancet 1994; 344:841-9.
37. Colton T, Kayne HL, Zhang Y, Heeren T. A metanalysis of home uterine activity monitoring. Am J Obstet Gynecol 1995; 173:1499-505.
38. Grimes DA, Schulz KF. Randomized controlled trials of home uterine activity monitoring: A review and critique. Obstet Gynecol 1992; 79:137-42.
39. Lockwood CJ, Wein R, Lepinski R et al. The presence of cervical and vaginal fibronectin predicts preterm delivery in an inner-city obstetric population. Am J Obstet Gynecol 1993; 169:798-804.
40. Morrison JC, Albert JR, Mclaugalin BN, Whitnorth NS, Roberts WE, Martin RW. Oncofetal fibronectin in patients with false labor as a predictor of preterm delivery. Am J Obstet Gynecol 1993; 168:538-42.
41. Lukes AS, Thorp Jr. JM, Eucker B, Pahel-Short L. Predictors of positivity for fetal fibronectin in patients with symptom of preterm labor. Am J Obstet Gynecol 1997; 176:639-41.
42. Iams JD, Casal D, Mcgregor JA et al. Fetal fibronectin improves the accuracy of diagnosis of preterm labor. Am J Obstet Gynecol 1995; 173:141-5.
43. Hellemans P, Gerris J, Verdonk P. Fetal fibonection detection for prediction of preterm birth in low-risk women. Br J Obstet Gynecol 1995; 102:207-10.
44. Faron G, Boussain M, Irion O, Bernard PM, Fraser WD. Prediction of preterm delivery by fetal fibronectin: A meta-analysis. Obstet Gynecol 1998; 92:156-61.
45. Andersen HF. Use of fetal fibronectin in women of risk for preterm delivery. Clin Obstet Gynecol 2000; 43:746-58.
46. Bittar RE, Yamasaki AA, Sasaki S, Zugaib M. Cervical fibronectin in patients at increased risk for preterm delivery. Am J Obstet Gynecol 1996; 175:178-81.
47. Yeast JD, Lu G. Biochemical markers for the prediction of preterm delivery. Clin Perinatol 2007; 34:573-86.
48. Iams JD, Goldenberg RL, Meis PJ et al. The length of the cervix and the risk of spontaneous preterm delivery. N Engl J Med 1996; 334:567-72.
49. Crane JMG, Hutchens D. Use of transvaginal ultrasonography to predict preterm birth in women with a history of preterm birth. Ultrasound Obstet Gynecol 2008; 32:640-5.
50. American College of Obstetricians and Gynecologists' Committee on Practice Bulletins – Obstetrics. Prediction and prevention of spontaneous preterm birth: ACOG Practice Bulletin, Number 234. Obstet Gynecol 2021; 138:e65-e90.
51. To MS, Skentou CA, Royston P, Yu CK, Nicolaides KH. Prediction of patient-specific risk of early preterm delivery using maternal history and sonographic measurement of cervical length: A population-based prospective study. Ultrasound Obstet Gynecol 2006; 27:362-7.
52. Pires CR, Moron AF, Mattar R, Diniz AL, Andrade SG, Bussamra LC. Cervical gland area as an ultrasonographic marker for preterm delivery. Int J Gynaecol Obstet 2006; 93:214-9.
53. Kusanovic JP, Espinoza J, Romero R et al. Clinical significance of the presence of amniotic fluid "sludge" in asymptomatic patients at high risk for spontaneous preterm delivery. Ultrasound Obstet Gynecol 2007; 30:706-14.
54. Romero R, Kusanovic JP, Espinoza J et al. What is amniotic fluid "sludge"? Ultrasound Obstet Gynecol 2007 Oct; 30(5):793-8.
55. Sawaddisan R, Kor-Anantakul O, Pruksanusak N, Geater A. Uterocervical angle measurement for preterm birth prediction in singleton pregnant women with no history of preterm birth and normal cervical length: A prospective cohort study. Eur J Obstet Gynecol Reprod Biol 2020; 252:30-5.
56. Zhu BP, Rolfs RT, Nangle BE, Horan JM. Effect of the interval between pregnancies on perinatal outcomes. N Engl J Med 1999; 340:589-94.
57. Neilson JP, Verkuyl DAA, Crowther CA. Preterm labor in twin pregnancy. Prediction by cervical assessment. Obstet Gynecol 1988; 72:719-922.
58. Nageotte MP. Prevention and treatment of preterm labor in twin gestation. Clin Obstet Gynecol 1990; 33:61-8.
59. Rouse DJ, Caritis SN, Peaceman AM et al. A trial of 17 alpha-hydroxyprogesterone caproate to prevent prematurity in twins. N Engl J Med 2007; 357:454-61.
60. Moise KN. Indometacin as treatment for symptomatic polyhydramnios. Contemporary Ob/Gyn 1995; may:53-55.
61. Gordon MC, Samuels P. Indometacin. Clin Obstet Gynecol 1995; 38:697-705.
62. Cluver C, Novikova N, Eriksson DOA, Bengtsson K, Lingman GK. Interventions for treating genital chlamydia trachomatis infection in pregnancy. In: The Cochrane Library, Issue 9, 2017.
63. Gülmezoglu AM, Azhar M. Interventions for trichomoniasis in pregnancy. In: The Cochrane Library, Issue 5, 2011.
64. Raynes-Greenow CH, Roberts CL, Bell JC, Brian P, Gilbert GL, Parker S. Antibiotics for ureaplasma in the vagina in pregnancy. In: The Cochrane Library, Issue 9, 2011.
65. Smaill F, Vazquez JC. Antibiotics for asymptomatic bacteriuria in pregnancy. In: The Cochrane Library, Issue 11, 2019.
66. McDonald HM, Brocklehurst P, Gordon A. Antibiotics for treating bacterial vaginosis in pregnancy. In: The Cochrane Library, Issue 1, 2013.
67. Morency AM, Bujold E. The effect of second-trimester antibiotic therapy on the rate of preterm birth. J Obstet Gynecol Can 2007; 29:35-44.
68. Domingues MR, Barros AJ, Matijasevich A. Leisure time physical activity during pregnancy and preterm birth in Brazil. Int J Gynaecol Obstet 2008; 103:9-15.
69. Chamberlain C, O'Mara-Eves A, Porter J et al. Psychosocial interventions for supporting women to stop smoking in pregnancy. In: The Cochrane Library, Issue 2, 2017.
70. Flenady V, Hawley G, Syock OM, Kenyon S, Badawi N. Prophylactic antibiotics for inhibiting preterm labour with intact membranes. In: The Cochrane Library, Issue 12, 2013.
71. Medley N, Vogel JP, Care A, Alferevic Z. Interventions during pregnancy to prevent preterm birth: An overview of Cochrane systematic reviews. Cochrane Database of Systematic Reviews 2018, Issue 11.
72. da Fonseca EB, Bittar RE, Tosta K, Zugaib M. Progesterona e prevenção do parto prematuro: Aspectos atuais. FEMINA 2008; 36:771-7.
73. da Fonseca EB, Bittar RE, Carvalho MHB, Zugaib M. Prophylactic administration of progesterone by vaginal suppository to reduce the incidence of spontaneous preterm birth in women at increased risk: A randomized placebo-controlled double-blind study. Am J Obstet Gynecol 2003; 188:419-24.
74. Meis PJ, Klebanoff M, Thom E et al. Prevention of recurrent preterm delivery by 17 alpha-hydroxyprogesterone caproate. N Engl J Med 2003; 348:2379-85.
75. EPPPIC Group. Evaluating Progestogens for Preventing Preterm birth International Collaborative (EPPPIC): Meta-analysis of individual participant data from randomized controlled trials. Lancet 2021, 27; 397:1183-94.
76. Fonseca EB, Celik E, Parra M, Singh M, Nicolaides KH. Progesterone and the risk of preterm birth among women with a short cervix. N Engl J Med 2007 Aug 2; 357(5):462-9.
77. Romero R, Conde-Agudelo A, Da Fonseca E et al. Vaginal progesterone for preventing preterm birth and adverse perinatal outcomes in singleton gestations with a short cervix: A meta-analysis of individual patient data. Am J Obstet Gynecol 2018; 218:161-80.

78. Conde-Agudelo A, Romero R. Does vaginal progesterone prevent recurrent preterm birth in women with a singleton gestation and a history of spontaneous preterm birth? Evidence from a systematic review and meta-analysis. Am J Obstet Gynecol 2022 Apr 2 (Online ahead of print).
79. Romero R, Conde-Agudelo A, El-Refaie W et al. Vaginal progesterone decreases preterm birth and neonatal morbidity and mortality in women with a twin gestation and a short cervix: An updated meta-analysis of individual patient data. BJOG 2019; 126:556-67.
80. Goya M, Pratcorona L, Merced C et al. Cervical pessary in pregnant women with a short cervix (PECEP): An open label randomized controlled trial. Lancet 2012; 379:1800-6.
81. Conde-Agudelo A, Romero R, Nicolaides KH. Cervical pessary to prevent preterm birth in asymptomatic high-risk women: A systematic review and meta-analysis. Am J Obstet Gynecol 2020; 223:42-65.
82. Pacagnella RC, Silva TV, Cecatti JG et al. Pessary plus progesterone to prevent preterm birth in women with short cervixes: A randomized controlled trial. Obstet Gynecol 2022; 139:41-51.
83. Mercer BM. Is there a role for tocolytic therapy during conservative management of preterm premature rupture of the membranes? Clin Obstet Gynecol 2007; 50:487-96.
84. Valadares JD. Estudo comparativo entre a avaliação do exame físico e ecográfico do colo uterino para prognóstico do trabalho de parto pré-termo. Tese (Doutorado em Ginecologia e Obstetrícia) – Faculdade de Medicina da Universidade Federal de Minas Gerais. 2001. 160p.
85. Hearne AE, Nagey DA. Therapeutic agents in preterm labor. Tocolytic agents. Clin Obstet Gynecol 2000; 43:787-801.
86. Freda MC, Devore N. Should hydration be the first line of defense with threatened preterm labor? A critical review of literature. J Perinatol 1996; 61:239-44.
87. Higby K, Xenakis EMJ, Paverstein CJ. Do tocolytic agents stop preterm labor? A critical and comprehensive review of efficacy and safety. Am J Obstet Gynecol 1993; 168:1247-59.
88. Neilson JP, West HM, Dowswell T. Betamimetics for inhibiting preterm labour. In: The Cochrane Library, Issue 1, 2014.
89. Reinebrant HE, Pileggi-Castro C, Romero CLT et al. Cyclo-oxygenase (COX) inhibitors for treating preterm labour. In: The Cochrane Library, Issue 1, 2015.
90. Flenady VJ, Wojcieszek AM, Papatsonis DNM et al. Calcium channel blockers for inhibiting preterm labour. In: The Cochrane Library, Issue 1, 2014.
91. Flenady V, Reinebrant HE, Liley HG, Tambimuttu EG, Papatsonis DMN. Oxytocin receptor antagonists for inhibiting preterm labour. In: The Cochrane Library, Issue 1, 2014.
92. Han S, Crowther CA, Moore V. Magnesium sulphate for preventing preterm birth in threatened preterm labour. In: The Cochrane Library, Issue 1, 2013.
93. Duckitt K, Thornton S, O'Donovan OP, Dowswell T. Nitric oxide donors for the treatment of preterm labour. In: The Cochrane Library, Issue 1, 2014.
94. Dodd JM, Crowther CA, Dare MR, Middleton P. Oral betamimetics for maintenance therapy after threatened preterm labour. In: The Cochrane Library, Issue 1, 2012.
95. Gaunekar NN, Raman P, Bain E, Crowther CA. Maintenance therapy with calcium channel blockers for preventing preterm birth after threatened preterm labour. In: The Cochrane Library, Issue 1, 2013.
96. Crowther CA, Brown J, McKinlay CJD, Middleton P. Magnesium maintenance therapy for preventing preterm birth after threatened preterm labour. In: The Cochrane Library, Issue 1, 2014.
97. Papatsonis DMN, Flenady V, Liley HG. Maintenance therapy with oxytocin antagonists for inhibiting preterm birth after threatened preterm labour. In: The Cochrane Library, Issue 1, 2013.
98. Hill WC. Risks and complications of tocolysis. Clin Obstet Gynecol 1995; 38:725-45.
99. Boyle JG. Beta-adrenergic agonists. Clin Obstet Gynecol 1995; 38:688-96.
100. Moutquin JM, Sherman D, Cohen H et al. Double-blind, randomized, controlled trial of atosiban and ritodrine in the treatment of preterm labor: A multicenter effectiveness and safety study. Am J Obstet Gynecol 2000; 182:1191-9.
101. Giles W, Bisits A. Preterm labour. The present and future of tocolysis. Best Pract Res Clin Obstet Gynaecol 2007; 21:857-68.
102. Ray D, Dysson D. Calcium channel blockers. Clin Obstet Gynecol 1995; 50:713-21.
103. Elliott JP. Magnesium sulfate as a tocolytic agent. Contemp Ob Gyn 1985; 25:49-61.
104. Gordon MC, Iams JD. Magnesium sulfate. Clin Obstet Gynecol 1995; 38:706-12.
105. Haas DM, Imperiale TF, Kirkpatrick PR, Klein RW, Zollinger TW, Golichowski AM. Tocolytic therapy: A meta-analysis and decision analysis. Clin Obstet Gynecol 2009; 113:585-94.
106. De Heus R, Mulder EJ, Derks JB, Visser GH. The effects of the tocolytics atosiban and nifedipine on fetal movements, heart rate and blood flow. J Matern Fetal Neonatal Med 2009; 22:485-90.
107. Yamasmit W, Chaithongwongwatthana S, Tolosa JE, Limpongsanurak S, Pereira L, Lumbiganon P. Prophylactic oral betamimetics for reducing preterm birth in women with a twin pregnancy. In: The Cochrane Library, Issue 12, 2015.
108. Su LL, Samuel M, Chong YS. Progestational agents for treating threatened or established preterm labour. In: The Cochrane Library, Issue 1, 2014.
109. Liggins EC, Howie RN. A controlled trial of antepartum glucocorticoid treatment for prevention of respiratory distress syndrome in premature infants. Pediatrics 1972; 50:515-21.
110. Gardner MO, Goldenberg RI. Use of antenatal corticosteroid for fetal maturation. Curr Opin Obstet Gynecol 1996; 8:106-9.
111. National Institute of Health Consensus Statement. Effect of corticosteroids for fetal maturation on perinatal outcomes. National Institute of Health, 1994; 12:1.
112. McGoldrick, Stewart F, Parker R, Dalziel SR. Antenatal corticosteroids for accelerating fetal lung maturation for women at risk of preterm birth. In: The Cochrane Library, Issue 1, 2020.
113. Ikegami M, Polk D, Jobe A. Minimum interval from fetal betamethasone treatment to postnatal lung response in preterm lambs. Am J Obstet Gynecol 1996; 174:1408-13.
114. Saccone G, Berghella V. Antenatal corticosteroids for maturity of term or near-term fetuses: Systematic review and meta-analysis of randomized controlled trials. BMJ 2016; 355:i5044.
115. Reddy UM, Deshmukh U, Dude A, Harper L, Osmundson SS. Society for Maternal-Fetal Medicine Consult Series #58: Use of antenatal corticosteroids for individuals at risk for late preterm delivery. Am J Obstet Gynecol 2021; 225:B36-B42.
116. American College of Obstetricians and Gynecologists; Committee on Practice Bulletins – Obstetrics. ACOG Practice Bulletin no. 171: Management of preterm labor. Obstet Gynecol 2016; 128:e155-64.
117. Royal College of Obstetricians & Gynaecologists. Antenatal corticosteroids to reduce neonatal morbidity and mortality. Green-top Guideline No. 74. Feb 2022.
118. Räikkönen K, Gissler M, Kajantie E. Associations between maternal antenatal corticosteroid treatment and mental and behavioral disorders in children. JAMA 2020; 323:1924-33.
119. Bonanno C, Wapner RJ. Antenatal corticosteroid treatment: What's happened since Drs Liggins and Howie? Am J Obstet Gynecol 2009; 200:448-57.
120. Flenady V, Hawley G, Stock OM, Kenyon S, Badawi N. Prophylactic antibiotics for inhibiting preterm labour with intact membranes. In: The Cochrane Library, Issue 1, 2013.
121. Moster D, Lie RT, Markestad T. Long-term medical and social consequences of preterm birth. N Engl J Med 2008 Jul 17; 359(3):262-73.

122. Rouse DJ, Hirtz DG, Thom E et al. A randomized, controlled trial of magnesium sulfate for the prevention of cerebral palsy. N Engl J Med 2008 Aug 28; 359(9):895-905.
123. Wolf HT, Huusom LD, Henriksen TB, Hegaard HK, Brok J, Pinborg A. Magnesium sulphate for fetal neuroprotection at imminent risk for preterm delivery: A systematic review with meta-analysis and trial sequential analysis. BJOG 2020; 127:1180-8.
124. Magee L, Sawchuck D, Synnes A, von Dadelszen P; SOGC Clinical Practice Guideline. Magnesium sulphate for fetal neuroprotection. J Obstet Gynaecol Can 2011; 33:516-29.
125. Centers of Disease Control and Prevention. Prevention of perinatal group B streptococcal disease: Revised guidelines from CDC, 2010. Disponível em: http://www.cdc.gov.
126. Shaver DC, Bada HS, Korones SP et al. Early and late intraventricular hemorrhage; the role of obstetric factors. Obstet Gynecol 1992; 80:831-5.
127. Mercer BM. Mode of delivery for periviable birth. Semin Perinatol 2013; 37:417-21.
128. Bottons S. Delivery of premature infant. Clin Obstet Gynecol 1995; 38:780-9.

Ruptura Prematura de Membranas

CAPÍTULO 25

Eduardo Borges da Fonseca
Rievani de Sousa Damião
Renata de Medeiros Wanderley Gadelha

INTRODUÇÃO

Na população geral, a ruptura prematura de membranas (RPM) ocorre em aproximadamente 10% das gravidezes: 7% a 8% em gestações com idade gestacional ≥ 37 semanas e 2% a 3% em gestações pré-termo (1% em gestações < 26 semanas), sendo a principal causa identificável de parto pré-termo (30% a 40% dos casos).[1-6]

A RPM em gestações < 37 semanas é um problema frequente no pré-natal, e há vários pontos controversos em sua conduta. Entre os principais pontos de divergência estão o momento ideal do parto, a necessidade ou não de hospitalização, o uso de corticosteroides e os métodos utilizados para diagnosticar infecção.

DEFINIÇÃO

A RPM é definida como a ruptura espontânea das membranas coriônica e amniótica antes do início do trabalho de parto. Como essa definição independe da idade gestacional, podem ser encontradas rupturas prematuras das membranas antes de 37 semanas de gestação – RPM pré-termo – e as que ocorrem no termo.[1,3-5,7] O período de latência é definido como intervalo entre a ruptura das membranas e o início do trabalho de parto, sendo considerado prolongado quando > 12 a 24 horas (período de latência prolongado).[7,8]

Das RPM que ocorrem no termo, 90% evoluem para o parto entre 24 e 48 horas após o diagnóstico, enquanto nas gestações pré-termo o período de latência está inversamente relacionado com a idade gestacional.[4] A ruptura também pode ser uma complicação que ocorre após procedimentos fetais que exigem a introdução de agulhas, trocartes ou pinças na cavidade uterina, como biópsia de vilo corial (BVC), amniocentese e cirurgias fetais, ou após cirurgias no colo uterino realizadas durante a gestação.[9-12] Nesses casos, a ruptura é dita iatrogênica.

INCIDÊNCIA

A incidência de RPM espontânea é de aproximadamente 10%. A RPM pré-termo complica 2% a 3% das gestações prematuras e está associada a um terço de todos os partos pré-termo.[1,3,4,9]

A incidência de ruptura iatrogênica das membranas ovulares após amniocentese ou BVC é classicamente descrita em cerca de 1% das vezes e, após fetoscopia, em 3% a 5% dos casos.[10-17] Estudo populacional prospectivo publicado em 2016, envolvendo 5.072 gestantes submetidas à BVC e 1.809 submetidas à amniocentese, em uma população de 147 mil gestantes que realizaram rastreamento de primeiro trimestre, não demonstrou diferença estatística no risco de aborto espontâneo ou natimorto em comparação com as que não se submeteram a procedimento invasivo.[18]

ETIOLOGIA

A RPM iatrogênica ocorre após cirurgias do colo uterino durante a gestação ou procedimentos invasivos intrauterinos, como amniocentese, BVC e fetoscopia. A

Quadro 25.1 Fatores associados à ruptura prematura de membranas espontânea

Condição clínica	Mecanismo
Polidrâmnio e gemelaridade	Hiperdistensão uterina
Contrações uterinas, movimentação fetal exacerbada	Fatores mecânicos
Insuficiência cervical, cerclagem	Alteração da integridade cervical
Deficiência de alfa-1-antitripsina, síndrome de Ehlers-Danlos	Fatores intrínsecos
Tabagismo	Alteração da oxigenação tecidual
Infecções	Diminuição da atividade imunológica bactericida do líquido amniótico

RPM iatrogênica após amniocentese ou BVC, como citado, é pouquíssimo frequente e tem bom prognóstico na maior parte dos casos, com resolução espontânea, na maioria das vezes, em um período de 2 a 3 semanas.[13,19-22]

A etiologia da RPM espontânea é complexa e multifatorial e envolve fatores que alteram a estrutura das membranas (Quadro 25.1).[7,8,23-25] A infecção é fator importante e com frequência ocorre por contaminação ascendente de bactérias da microbiota vaginal.[8] As duas principais evidências epidemiológicas que justificam essa associação são maior prevalência de microrganismos no líquido amniótico e maior prevalência de corioamnionite histológica em gestantes com RPM, comparadas com aquelas com membranas íntegras.[23,26-30]

Os principais agentes infecciosos envolvidos são estreptococos do grupo B, *Gardnerella vaginalis, Neisseria gonorrhoeae, Escherichia coli, Bacteroides* sp., *Peptoestreptococcus* e enterococos.[22,31,32] O Quadro 25.2 apresenta a frequência dos principais agentes infecciosos isolados no líquido amniótico por amniocentese.[23,26,31,33,34]

A presença desses agentes determinaria a produção de colagenases e proteases com alteração da estrutura das membranas, provocando, assim, sua ruptura.[7,22,35,36] Estudos sugerem que a RPM pré-termo está relacionada com maior apoptose celular das membranas ovulares, sendo sua frequência inversamente associada à idade gestacional.[7,25,37] Como esses estudos demonstraram elevação de proteases específicas no líquido amniótico, sugere-se que um processo infeccioso latente poderia causar a apoptose celular.

Quadro 25.2 Principais agentes infecciosos isolados no líquido amniótico

Agentes	Frequência (%)
Estreptococos do grupo B	20
Gardnerella vaginalis	17
Peptoestreptococos	11
Fusobactérias	10
Bacteroides fragillis	9
Outros estreptococos	9
Bacteroides sp.	5

COMPLICAÇÕES

As complicações da RPM são divididas em maternas e fetais/neonatais.

Complicações maternas

Entre as complicações maternas, corioamnionite, endometrite e bacteremia são as mais frequentes. Estudos prospectivos revelam que 70% das RPM pré-termo apresentam sinais histológicos de corioamnionite, um terço das gestantes com RPM apresenta bactérias isoladas no líquido amniótico e 30% a 40% apresentam sinais clínicos de corioamnionite com cultura de líquido amniótico positiva.[7,28,29,35]

Complicações fetais/neonatais

As três complicações da RPM pré-termo mais relevantes são hipoplasia pulmonar, prematuridade e infecção neonatal. Outras complicações menos graves, reversíveis com fisioterapia após o nascimento, são decorrentes de oligodrâmnio, como deformidades faciais (orelhas dobradas, nariz achatado e pele enrugada) e das extremidades (pé torto, contraturas musculares e flexão dos membros).[35]

A principal consequência do oligoidrâmnio é a hipoplasia pulmonar, mais frequente em gestações < 20 semanas.[38-40] A incidência de hipoplasia pulmonar varia com a idade gestacional, sendo de 50% quando a RPM ocorre antes de 24 semanas, de 22% entre 25 e 28 semanas e de 3% após 28 semanas.[41]

Relatos de resultados perinatais de 82 gestações com diagnóstico de RPM com idade gestacional < 25 semanas descrevem 67% de óbito fetal (55/82) e 17% de óbito neonatal (14/82). Para os 27 nascidos vivos, o tempo médio de permanência na Unidade de Terapia Intensiva foi de 106 dias, e 13 receberam alta, 12 deles apresentando sequelas graves.[38,39]

Segundo estudo realizado no Brasil com 97 gestantes com RPM < 26 semanas, o óbito fetal e neonatal ocorreu, respectivamente, em 44% e 23,5% das 68 gestantes com RPM ≤ 24 semanas (70,1%). A frequência de recém-nascidos que receberam alta foi, respectivamente, de 4,4%, 5,9% e 22,1% nas gestantes com RPM < 20 semanas, com RPM entre 20 semanas e 1 dia e 22 semanas e com RPM entre 22 semanas e 1 dia e 24 semanas. Os autores concluíram que o principal fator independente para sobrevida fetal foi o peso ao nascer.[42]

A prematuridade é a complicação mais frequente da RPM e a mais importante causa relacionada com mortalidade e morbidade neonatais. As principais complicações decorrentes da prematuridade são síndrome da membrana hialina, hemorragia intraventricular, enterocolite necrosante e sepse neonatal por imaturidade do sistema imunológico.[6,22,35,36,43]

As principais complicações infecciosas que acometem o recém-nascido são infecção local (onfalite e conjuntivite), infecção do trato urinário, pneumonia e septicemia.[43] Hipóxia e asfixia em decorrência da compressão funicular alcançam incidência de 8,5% nos casos de RPM. Na população em geral, essa taxa é de 1,5%.[44,45]

AVALIAÇÃO DAS GESTANTES

Diante da suspeita clínica de RPM, a avaliação da gestante deve obedecer a uma sequência lógica: confirmação do diagnóstico, determinação da idade gestacional, avaliação da presença de infecção materna e/ou fetal, avaliação da vitalidade fetal e hospitalização.[46]

Confirmação do diagnóstico

Em 90% dos casos, o diagnóstico é clínico.[19] A gestante relata perda de líquido pelos órgãos genitais externos e, ao exame especular, observa-se escoamento de líquido pelo orifício externo do colo uterino. Às vezes, durante o exame especular, é necessário comprimir o fundo uterino ou solicitar à gestante que realize a manobra de Valsalva para observar o escoamento do líquido.

O toque vaginal não deve ser realizado em caso de suspeita de RPM em razão do risco inerente de infecção. Estudo randomizado que avaliou exame vaginal em comparação com exame especular após RPM concluiu que o exame especular fornece as mesmas informações que o toque quanto à dilatação e ao apagamento cervical, mas não foram fornecidas informações sobre a segurança do toque vaginal.[47]

Em caso de dúvida no diagnóstico, podem ser realizados testes que verificam a mudança do pH vaginal de ácido (4,5 a 6,0) para alcalino (7,1 a 7,3), como:

- Papel de nitrazina: apresenta coloração azul quando em pH alcalino.
- Teste do fenol vermelho: deixa-se um tampão por algum tempo na vagina da gestante e, após sua retirada, observa-se mudança de coloração (laranja-vermelho) quando se instilam algumas gotas do reagente.
- Avaliação direta do pH.

A sensibilidade, a especificidade e os valores preditivos positivo e negativo para esses testes são extremamente elevados, variando entre 96% e 99%. Assim, a taxa de falso-positivos é baixa, frequentemente < 1%, e está associada à presença de sangue, líquido seminal e urina infectada por *Proteus* sp.[8,35]

Outro teste consiste em observar a arborização do muco cervical decorrente da passagem do líquido amniótico pelo canal e exige estrutura mínima, como microscopia óptica e lâmina. O muco é retirado e colocado em uma lâmina que é aquecida posteriormente e levada ao microscópio para observação (Figura 25.1).[8]

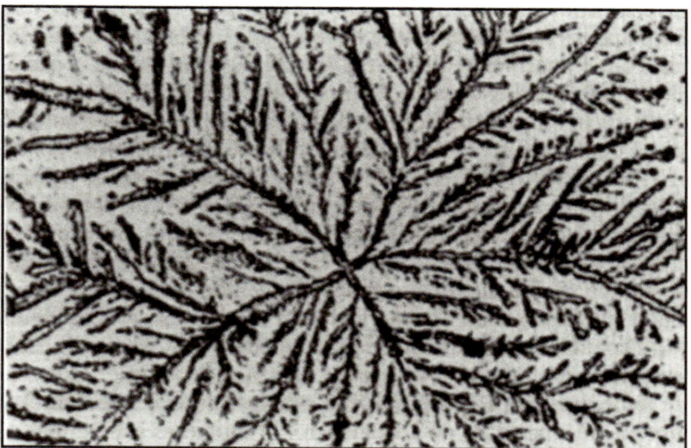

Figura 25.1 Arborização do muco cervical, indicando a presença de líquido amniótico.

Atualmente, podem ser utilizados testes modernos de imunocromatografia, os quais, no entanto, têm custo maior e são difíceis de encontrar no mercado nacional. Os dois principais são o AmniSure®, que detecta a presença de alfa-microglobulina placentária I (PAMG-I), e o ActimPROM®, que detecta a presença da proteína de ligação ao fator de crescimento insulina-símile (IGFBP-1).[48-50] A PAMG-I e o IGFBP-1 são proteínas presentes no interior da cavidade amniótica, mas não no resíduo vaginal fisiológico. Sua detecção indica presença de líquido amniótico na vagina. De acordo com o National Institute for Health and Care Excellence (NICE), quando o líquido amniótico não é claramente visibilizado ao exame clínico, deve ser considerada a realização de um desses dois testes. Todavia, o NICE enfatiza que os resultados dos testes para IGFBP-1 ou PAMG-I não devem ser usados isoladamente para a tomada de decisão quanto aos cuidados a serem oferecidos à mulher, devendo ser levados em consideração a condição clínica, o histórico médico e de gravidez e a idade gestacional.[51]

A ultrassonografia também pode ser útil no diagnóstico por possibilitar a confirmação da idade gestacional, estimar o peso e definir a apresentação, bem como avaliar o bem-estar fetal por meio do perfil biofísico fetal (PBF). O exame ultrassonográfico para determinação do volume de líquido amniótico em mulheres com suspeita de RPM pode demonstrar oligodrâmnio ou redução do índice de líquido amniótico (ILA). Contudo, a presença de ILA normal não afasta o diagnóstico de RPM. Foi demonstrado que 72% das gestantes com diagnóstico clínico de RPM não tinham oligodrâmnio no momento da internação e que pouco antes do parto 62,2% apresentavam ILA $\geq$ 5,0. Por outro lado, insuficiência uteroplacentária grave, agenesia renal fetal e uropatia obstrutiva deverão ser aventadas quando houver alteração do líquido amniótico sem evidência clínica de perda, sobretudo as duas últimas, quando se tratar de idade gestacional precoce.[52-55]

Determinação da idade gestacional

A idade gestacional é estabelecida a partir da história clínica da gestante (data da última menstruação) e confirmada por exame ultrassonográfico de primeiro trimestre. A idade gestacional é considerada compatível com a história clínica em caso de diferença entre comprimento cabeça-nádega e idade menstrual < 7 dias.[56,57] No segundo e terceiro trimestres, a diferença entre a biometria fetal e a idade menstrual deve ser < 10 a 14 dias.[56,58] Caso essas diferenças sejam maiores que as referidas, a idade gestacional deve ser determinada pelo exame ultrassonográfico mais precoce e mantida a idade para as demais ultrassonografias realizadas.[56]

Avaliação da presença de infecção materna e/ou fetal

A avaliação de infecção ovular é fundamental para a conduta em caso de RPM, uma vez que após o diagnóstico de infecção a conduta deve ser ativa com indicação de parto independentemente da idade gestacional. Todavia, descartar infecção nem sempre é uma tarefa fácil.[41,44,59,60]

O agente infeccioso (Quadro 25.2) atinge a cavidade amniótica via ascendente a partir da microbiota vaginal, na maioria das vezes, ou hematogênica, mais raramente.[23,26,31,33-35,61]

Alguns fatores, como número de exames vaginais durante o trabalho de parto (seis ou mais), trabalho de parto com duração > 12 horas, período de latência > 24 horas, colonização materna por estreptococo do grupo B e líquido meconial, aumentam o risco de infecção ovular.[8,32,34,61]

Diagnóstico de infecção ovular

O diagnóstico de infecção ovular ou corioamnionite baseia-se na presença de um critério maior – febre materna (≥ 37,8°C) – ou pelo menos dois dos seguintes sinais: taquicardia materna (pulso > 100bpm), taquicardia fetal (frequência basal > 160bpm), útero irritável (contrações irregulares), secreção purulenta se exteriorizando pelo orifício externo do colo uterino ou leucocitose materna (> 15.000/mm³ ou aumento de 20%).[35,62,63]

Avaliação da vitalidade fetal

Os dois métodos mais efetivos para avaliação da vitalidade fetal são a cardiotocografia e o PBF.[44,45,63] Cabe ressaltar que um parâmetro importante na avaliação do PBF é a presença de movimentos respiratórios. Alguns estudos relatam ausência de movimentos respiratórios cerca de 24 a 48 horas antes dos sinais clínicos de corioamnionite.[63]

Internação hospitalar

A conduta expectante em regime hospitalar nos casos de gestações pré-termo e com ausência de sinais/sintomas de infecção é praticamente um consenso entre os vários serviços e recomendada por sociedades médicas.[1,3,4,13,46,64,65] Assim, as gestantes com fetos viáveis e diagnóstico de RPM devem ser internadas até o parto, com algumas poucas exceções. Durante a internação, as gestantes devem ter os sinais clínicos avaliados diariamente. Os exames laboratoriais para diagnóstico de infecção ovular e testes de vitalidade fetal devem ser realizados duas ou três vezes por semana.

Quadro 25.3 Critérios a serem observados para conduta expectante de exceção em regime domiciliar

- A gestante deve compreender a doença e ter capacidade e facilidade para seguir às instruções
- Apresentação cefálica
- Ausência de oligodrâmnio
- Ausência de suspeita clínica de infecção intrauterina
- Boa vitalidade fetal
- Capacidade de verificar os sinais vitais a cada 6 horas e os movimentos fetais três vezes ao dia com a possibilidade de notificar o médico quando alterados
- Possibilidade de assistência laboratorial domiciliar para realizar exames duas a três vezes por semana
- Capacidade técnica para avaliação fetal objetiva diária a critério do médico assistente ou ultrassonografia e provas de vitalidade semanais
- Facilidade de transporte
- Pequeno percurso entre o domicílio e o hospital (< 20 a 30 minutos)

Fonte: adaptado de Carlan *et al.*, 1993.[66]

Dois estudos randomizados que avaliaram a segurança do tratamento ambulatorial *versus* hospitalar de mulheres com RPM não relataram diferença significativa entre os grupos em relação às complicações maternas e neonatais, porém a avaliação de custo-benefício revelou menos gastos financeiros com o regime domiciliar.[17,66] A análise desses dois ensaios não detectou diferenças significativas nos resultados maternos ou neonatais entre os grupos hospitalares e domiciliares, embora o grupo ambulatorial apresentasse custos maternos mais baixos.[67]

Entretanto, a pequena casuística (116 gestantes) impõe a necessidade de outros estudos com casuística robusta para determinação da segurança real do tratamento ambulatorial. Até que haja evidências definitivas que atestem a segurança do tratamento ambulatorial em gestantes cuidadosamente selecionadas, recomenda-se a conduta expectante em regime hospitalar para a quase totalidade dos casos.

Em grupos selecionados, com facilidade para exames laboratoriais domiciliares e fácil acesso ao hospital, o acompanhamento ambulatorial pode ser admissível com a devida concordância e o desejo da gestante.[68] Todavia, acredita-se que a assistência domiciliar nesses casos deveria ocorrer após um período de internação hospitalar de pelo menos 72 horas e seguir os critérios específicos (Quadro 25.3).[4,69]

ASPECTOS CONTROVERSOS

Alguns tópicos relacionados com a conduta em caso de RPM são fonte de controvérsia e dificultam o seguimento pelo obstetra, entre os quais a indicação de tocólise, a corticoterapia e a antibioticoprofilaxia são os mais importantes.

Indicação de tocólise

Como a prematuridade aumenta a morbidade e mortalidade neonatais, pode parecer óbvio que a inibição do trabalho de parto pré-termo (TPPT) poderia levar a uma melhor evolução nos casos de RPM. Contudo, a associação entre infecção ovular e RPM e a dificuldade do diagnóstico inicial de corioamnionite tornam a tocólise conduta de exceção nesses casos, sem evidências científicas de benefícios.

Apesar de apresentar pontos controversos e sua utilização não ter demonstrado claramente seus benefícios, em uma publicação de 2004 que envolveu 731 obstetras australianos questionados sobre a utilização de tocólise nessa situação, 75% deles afirmaram adotar essa prática (IC95%: 98,4 a 100).[70]

Por outro lado, três estudos randomizados mais antigos, com 235 gestantes, utilizaram tocólise profilática e não relataram benefício com o prolongamento da gestação em relação ao grupo-controle.[71-73] Um estudo de caso-controle de 2003 demonstrou que a tocólise profilática após RPM não aumentou o intervalo entre a ruptura das membranas e o parto.[74]

Outros três estudos randomizados da década de 1980 avaliaram a tocólise em 218 gestantes com RPM em trabalho de parto,[75-77] apenas um duplo-cego, controlado com placebo.[77] Esses estudos também não demonstraram benefício estatisticamente significativo para o binômio materno-fetal. Por outro lado, Wolfensberger e cols.,[78] em publicação de 2006, revelaram que o aumento do período de latência em 1 semana ou mais com agentes tocolíticos não diminuiu a morbidade neonatal, mas a tocólise profilática aumentou significativamente a morbidade materna.[79]

Na ausência de benefício evidente da inibição do TPPT em gestantes com RPM, é razoável não indicar a tocólise, uma vez que essa prática imporia um risco desnecessário para a gestante sem comprovada diminuição da morbidade ou da letalidade neonatal. Assim, diante dessas evidências científicas, a tocólise não é defendida na prática clínica.

Corticoterapia

A corticoterapia reduz a incidência de síndrome do desconforto respiratório, hemorragia intraventricular e enterocolite necrosante em recém-nascidos pré-termo com idade gestacional < 34 semanas,[80] mas o principal temor com seu emprego é o aumento do risco de infecção.[64,65]

Com base nesses resultados, é consensual a utilização da corticoterapia pela maior parte das sociedades, incluindo o Colégio Americano de Obstetras e Ginecologistas (ACOG), que indica seu uso entre 24 e 34 semanas, liberando sua utilização em outras idades gestacionais.[81] Cabe lembrar que a posição da sociedade representa a opinião de especialistas e carece de pesquisa científica. Adicionalmente, a repetição do ciclo de corticoide é controversa, podendo apresentar mais complicações do que benefícios.

Em 1994, o National Institutes of Health (NIH) elaborou uma Conferência de Consenso e seu comitê concluiu que o emprego de corticoides para reduzir a morbidade neonatal em caso de RPM pré-termo deveria ser indicado em caso de gestações < 32 semanas, desde que não houvesse evidências clínicas de infecção. Entretanto, alguns pontos controversos deveriam ser mais bem avaliados, como a quantidade de doses e o intervalo ideal para repetição.[82]

Apesar de diminuírem a incidência da síndrome da membrana hialina nessa situação, os corticoides não alcançam o mesmo sucesso obtido quando as membranas estão íntegras, e os resultados mais satisfatórios ocorreram em gestações < 30 semanas.[81,82]

Nos anos subsequentes surgiram dúvidas quanto à segurança da repetição de ciclos de corticoides. Um estudo conduzido pelo NIH, em conjunto com a Sociedade de Medicina Materno-Fetal (SMFM), com o objetivo de avaliar os benefícios dos ciclos repetidos de corticoides, foi interrompido em virtude da frequência maior de baixo peso e restrição do crescimento fetal no grupo de estudo. O ACOG e um novo Consenso do NIH expressaram dúvidas quanto à repetição de ciclos e definiram que o corticoide deveria ser administrado somente diante de forte suspeita de parto pré-termo nos 7 dias subsequentes. As repetições deveriam ser evitadas, pois as complicações eram mais frequentes após o segundo ciclo.[83]

Com base nesses dados, acredita-se que a corticoterapia seja benéfica para redução da incidência de síndrome da membrana hialina e hemorragia intraventricular, mas persistem dúvidas em relação ao momento ideal de administração, à necessidade de repetição e às prováveis complicações imediatas, com risco maior de infecção materna e alterações neonatais com a administração repetida de corticoides.

Com o objetivo de determinar o intervalo entre o diagnóstico de RPM e o parto, alguns estudos preliminares avaliaram o papel do comprimento do colo uterino por exame ecográfico transvaginal na predição do parto para os próximos 7 dias após o diagnóstico, uma vez que o melhor efeito dos corticoides ocorre nos primeiros 7 dias de sua utilização e o risco de repetição vem sendo bem documentado.[84,85] Em 1998, Rizzo e cols.[84] avaliaram o intervalo entre o diagnóstico de RPM e o parto a partir do comprimento cervical e por meio da concentração de interleucina 6 (IL-6) no líquido amniótico em 92 mulheres com 24 a 32 semanas de gestação. O intervalo médio entre internação e parto foi de 4,5 dias (variando de 0 a 36 dias). Em gestantes com comprimento cervical ≤ 20mm, o intervalo foi de apenas 2 dias (variando de 0 a 14 dias). A análise multivariada demonstrou que a associação entre comprimento cervical e dosagem de IL-6 melhorou a acurácia de ambos os testes.

Em 2004, Tsoi e cols.[85] avaliaram o papel do comprimento cervical em 101 gestantes com diagnóstico de RPM entre 24 e 36 semanas de gestação (mediana de 32 semanas). Foram excluídas gestantes em trabalho de parto ou com dilatação cervical ≥ 3cm. Em 58 casos (57%), o parto ocorreu na primeira semana de internação, e a análise multivariada demonstrou que os preditores independentes para o parto nos próximos 7 dias foram o comprimento cervical no momento da internação (RR: 0,91; IC95%: 0,86 a 0,96), a idade gestacional ao diagnóstico (RR: 1,35; IC95%: 1,14 a 1,59) e a presença de contrações na internação (RR: 3,07; IC95%: 1,05 a 8,92). Embora esses resultados preliminares demonstrem que o comprimento cervical tem potencial efeito preditor para o parto nos próximos 7 ou 14 dias, estudos com casuística maior são necessários para definir os outros fatores que poderiam interferir nessa predição, como volume de líquido amniótico, presença de infecção vaginal, idade gestacional da ruptura e fatores demográficos maternos.

Considerando o que foi exposto, a indicação de corticoterapia nos casos de RPM pré-termo promove redução das complicações neonatais, sobretudo < 34 semanas, devendo ser utilizado apenas um ciclo de 24mg de betametasona em 2 dias – duas doses de 12mg IM com intervalo de 24 horas ou quatro doses de 6mg IM com intervalo de 6 horas. Todavia, acredita-se que a primeira dose poderia ser administrada após ser comprovado o diagnóstico de RPM e realizado pelo menos um exame laboratorial para avaliação da associação com infecção ovular (leucograma e proteína C reativa) ou após avaliação do comprimento cervical, se possível.

Antibioticoprofilaxia

O objetivo da antibioticoprofilaxia é aumentar o período de latência e diminuir a morbidade e a letalidade neonatais. Contudo, alguns cuidados devem ser observados, como a escolha de um antibiótico adequado à microbiota local, o momento correto para seu início, a escolha da melhor via de administração e por quanto tempo deve ser utilizado. Por outro lado, alguns efeitos indesejáveis, como possibilidade de seleção de microrganismos, risco de toxicidade medicamentosa, atraso no diagnóstico de infecção ovular e desperdício de recursos públicos sem melhora na assistência materna e/ou neonatal, devem ser considerados antes de sua adoção.

Desse modo, a indicação de antibioticoprofilaxia deve estar sedimentada em real benefício para o binômio materno-fetal e em forte evidência científica quanto à inexistência de efeitos indesejáveis.

Em 1997, o NIH Maternal Fetal Units Network conduziu estudo com 614 gestantes que apresentavam diagnóstico de RPM entre 24 e 32 semanas e que não receberam corticoides.[86] As gestantes foram randomizadas em um grupo placebo e um grupo que recebeu ampicilina (2g a cada 6 horas) e eritromicina (250mg a cada 6 horas) via endovenosa por 48 horas, seguidas por amoxicilina (250mg a cada 8 horas) e eritromicina (333mg a cada 8 horas) via oral por 5 dias, completando 7 dias de tratamento. A cultura para estreptococos do grupo B (EGB) foi realizada, e as gestantes com culturas positivas foram tratadas. O objetivo primário foi avaliar a incidência de pelo menos uma das seguintes complicações: mortalidade fetal ou neonatal, síndrome do desconforto respiratório, hemorragia intraventricular grave (grau 2 ou 3) diagnosticada por ultrassonografia transfontanela antes da alta hospitalar, enterocolite necrosante e sepse no intervalo de 72 horas após o nascimento (*composite outcome*). Nesse estudo, a incidência de pelo menos uma dessas complicações foi menor no grupo que usou antibiótico do que no placebo (44,1 *versus* 52,9%; p = 0,04). A síndrome do desconforto respiratório (40,5 *versus* 48,7%; p = 0,04) e a enterocolite necrosante (2,3 *versus* 5,8%; p = 0,03) foram menos frequentes no grupo tratado com antibiótico. No subgrupo com cultura negativa para EGB, o uso de antibiótico associou-se a menor benefício terapêutico para pelo menos uma das complicações (44,5 *versus* 54,5%; p = 0,03), para síndrome do desconforto respiratório (40,8 *versus* 50,6%; p = 0,03), para sepse (8,4 *versus* 15,6%; p = 0,01), para pneumonia (2,9 *versus* 7,0%; p = 0,04) e para outras morbidades. Houve ainda aumento significativo do período de latência nesse grupo (p < 0,001).

Em 2001, estudo multicêntrico ORACLE I randomizou gestantes com diagnóstico de RPM em três grupos: eritromicina 250mg (n = 1.197), amoxicilina 250mg com ácido clavulânico 125mg (n = 1.212) e placebo (n = 1.225) a cada 6 horas por 10 dias ou até o parto.[87,88] O objetivo primário foi avaliar conjuntamente a incidência de mortalidade neonatal, broncodisplasia ou alterações cerebrais diagnosticadas por ultrassonografia transfontanela antes da alta hospitalar (*composite outcome*). Entre as 2.260 gestações, a comparação entre os grupos eritromicina e placebo revelou que a utilização de eritromicina se associou a um número significativamente menor de complicações (11,2% *versus* 14,4%, p = 0,02); todavia, não foi observada a mesma diferença significativa quando a gestação gemelar foi adicionada à análise final (12,7% *versus* 15,2%, p = 0,08). A amoxicilina com ácido clavulânico, associada ou não à eritromicina, não apresentou nenhum benefício para o recém-nascido de gestações únicas ou gemelares; além disso, foi maior a incidência de enterocolite necrosante nesse grupo. Os autores concluíram que o uso de eritromicina está associado a período de latência maior, redução da necessidade de surfactante e de oxigênio após 28 dias de vida e incidência menor de alterações cerebrais e de cultura positiva no sangue dos recém-nascidos.

Metanálise envolvendo 22 estudos randomizados com mais de 6.000 gestantes avaliou os benefícios dos diferentes tipos de antibióticos em gestantes com RPM[88] e concluiu que os antibióticos são efetivos em prolongar a gestação em 48 horas a 7 dias e reduzir a incidência de infecção materna e neonatal. Cinco anos após os estudos iniciais do NIH Maternal Fetal Units Network, Stoll e cols.[89] compararam os resultados perinatais de 5.447 nascimentos nos mesmos centros onde a pesquisa anterior havia sido realizada, antes de 1997, com 7.606 nascimentos após a mudança da conduta. Verificou-se que as taxas de sepse neonatal precoce foram iguais antes e após a adoção de antibioticoprofilaxia; entretanto, foi maior a frequência de sepse por *E. coli*, sendo 85% dos casos resistentes à ampicilina. Essas evidências contradizem o real benefício para o binômio materno-fetal postulado pelo primeiro estudo,[86] determinando importante impacto sobre a metanálise,[88] além de demonstrarem um efeito indesejável: a resistência bacteriana por provável seleção de microbiota.

Mercer e cols.[90] reavaliaram a casuística do estudo conduzido pelo NIH Maternal Fetal Units Network em 1997, pareando os grupos pela quantidade de líquido amniótico. Nessa última análise, apesar de o período de latência ter sido maior no grupo tratado, a síndrome do desconforto respiratório foi similar em ambos os grupos. A análise desses estudos torna possível concluir que a antibioticoprofilaxia ainda é motivo de dúvidas. Apesar do aumento do período de latência, é necessário observar a tradução desse benefício para o período neonatal, principalmente com relação aos riscos de utilização indiscriminada de antibióticos.

Dessa maneira, é possível concluir que, embora os estudos citados apresentem excelente desenho metodológico, há muitas dúvidas quanto ao real benefício do uso de antibióticos nessas mulheres. A biblioteca Cochrane relata alguns benefícios (prolongamento da gestação e risco menor de infecção materna e neonatal), mas os estudos não apresentam uma casuística expressiva para uma conclusão definitiva quanto aos reais benefícios da antibioticoprofilaxia. Além disso, 75% das gestantes receberam corticoides, o que pode produzir um viés na análise dos resultados, e os pesquisadores não comentam o efeito da colonização do EGB na maioria dos estudos analisados.

Por fim, comentário publicado no *Lancet* em 2001 realça que os benefícios que alcançaram significância estatística nas análises *post hoc* podem ser questionados, uma vez que quando se examina um grande número de variáveis, como foi o caso desses estudos, deveriam ser utilizados critérios mais rigorosos. Assim, a autora desse comentário não concorda com as conclusões apontadas no estudo de casuística maior[74] de que há alguns benefícios com o uso de eritromicina em gestantes com RPM antes de 32 semanas de gestação e que seu uso deveria ser preconizado rotineiramente nesses casos.[91]

Diante dessas dúvidas e controvérsias, alguns serviços preconizam antibioticoprofilaxia para gestantes com cultura positiva para EGB no intraparto[65]. Outros preconizam antibioticoprofilaxia com o objetivo de prolongar a latência em caso de RPM < 34 semanas. O Quadro 25.4 apresenta os esquemas antibióticos propostos.[3]

Idade gestacional ideal do parto

Muitos estudos demonstraram benefícios com a conduta expectante até 34 semanas em gestações complicadas por RPM, mas ainda há grande controvérsia quanto à sua adoção entre 34 e 37 semanas.[92-96] Estudo retrospectivo que envolveu 430 gestações complicadas por RPM revelou que a morbidade neonatal foi maior nas gestações cujo parto ocorreu com idade gestacional ≤ 34 semanas, quando comparada àquelas cujo parto ocorreu após 36 semanas de gestação.[96]

Estudo randomizado com 93 gestantes com RPM com idade gestacional entre 32 e 36 semanas e 6 dias que foram randomizadas para parto imediato ou parto espontâneo não apontou diferença significativa na morbidade neonatal; todavia, o grupo expectante apresentou incidência maior de infecção materna sem diferença estatisticamente significativa (27,7 *versus* 10,9%; p > 0,05).[77] Em outro estudo prospectivo randomizado, que envolveu 120 gestantes entre 34 e 37 semanas, a incidência de corioamnionite foi maior no grupo expectante (16 *versus* 2%; p < 0,05), mas sem diferença estatística na incidência de sepse.[95]

Uma série retrospectiva de gestações complicadas por RPM entre 32 e 36 semanas demonstrou que a incidência de síndrome do desconforto respiratório diminuiu com o avançar da idade gestacional – 22,5% com 33 semanas, 5,8% com 34 semanas, 10,4% com 35 semanas e de apenas 1,5% com 36 semanas de gestação.[96] Esses resultados foram ratificados em revisão da Cochrane com 3.617 mulheres, que explorou o efeito do parto precoce planejado *versus* conduta expectante para mulheres com RPM e concluiu que a conduta expectante apresentou melhor resultado perinatal que a indução do parto. Pelo que parece, quando não há contraindicação para conduta expectante, essa medida se associa à melhora significativa das complicações neonatais. O parto pré-termo aumentou a incidência de síndrome do desconforto respiratório (RR: 1,26; IC95%: 1,05 a 1,53) e a frequência de cesariana (RR: 1,26; IC95%: 1,11 a 1,44). Não houve diferença na mortalidade perinatal geral ou nas mortes intrauterinas após comparação do parto precoce com a conduta expectante. O nascimento precoce foi associado a uma taxa maior de morte neonatal (RR: 2,55; IC95%: 1,17 a 5,56) e de necessidade de ventilação (RR: 1,27; IC95%: 1,02 a 1,58).[97]

Essas evidências têm levado a conduta expectante a ser cada vez mais estendida para a proximidade do termo. Entre os serviços brasileiros, a Clínica Obstétrica do HCFMUSP adota uma conduta expectante menos intervencionista, com controle rigoroso dos sinais de infecção e da vitalidade fetal até 36 semanas de gestação, a qual também é preconizada pela Clínica Obstétrica do Hospital Lauro Wanderley da Universidade Federal da Paraíba/Ebserh.[64] As diretrizes do Colégio Real de Obstetras e Ginecologistas, publicadas em 2019, estenderam a conduta expectante até 37 semanas de gestação.[98] O ACOG recomenda o parto para todas as gestações com RPM com idade gestacional > 37 semanas, conduta expectante ou ativa para as mulheres com RPM e idade gestacional entre 34 semanas e 36 semanas e 6 dias e conduta expectante para os casos de RPM com idade gestacional < 34 semanas.[99]

Quadro 25.4 Esquemas antibióticos para prolongar o período de latência em gestações com ruptura prematura de membranas pré-termo

Esquema preferencial	
Dose de ataque	Ampicilina 2g EV a cada 6 horas por 48 horas Azitromicina 1g VO
Manutenção	Amoxicilina 500mg VO a cada 8 horas por 5 dias
Esquema alternativo (alergia à penicilina)	
Dose de ataque	Clindamicina 900mg a cada 8 horas + gentamicina 5mg/kg EV a cada 24 horas por 48 horas Azitromicina 1g VO
Manutenção	Clindamicina 300mg VO a cada 8 horas por 5 dias

SITUAÇÕES ESPECIAIS

Gestantes com HIV e herpesvírus

A conduta expectante em caso de gestantes com RPM e infecção pelo vírus herpes simples genital (HSV) ou infecção por HIV é controversa, e as opiniões sobre o melhor curso de ação divergem amplamente. A maioria acredita que a presença de infecção pelo HIV na mãe com carga viral indetectável não deve alterar a conduta expectante. A administração pré-natal de corticoides para acelerar a maturidade pulmonar fetal é recomendada, quando apropriado, pois não existem dados que sugiram que essas recomendações precisem ser alteradas para mulheres com HIV. A indicação e a via de parto devem seguir as indicações obstétricas[3] (para mais informações, veja os Capítulos 49 e 50).

Ruptura prematura de membranas em gestantes com cerclagem

A conduta expectante para os casos de mulheres com RPM e cerclagem também é um tema controverso. Uma preocupação é que a remoção dos fios leve a um parto pré-termo; no entanto, a retenção do corpo estranho pode aumentar o risco de infecção, ocasionando parto prematuro pré-termo e morbidade materna e neonatal. Vários estudos observacionais abordaram a condução dessas gestantes e apresentaram resultados inconsistentes.[100-107] A idade gestacional no momento da RPM parece ser o determinante mais importante do resultado neonatal.[105] O único estudo randomizado sobre a remoção de cerclagem *versus* não remoção após RPM não encontrou diferenças estatisticamente significativas entre os grupos em qualquer resultado da gravidez, mas o estudo foi encerrado após 56 dos 142 casos propostos terem sido recrutados e foi insuficiente para todas as medidas de resultado.[107] Com base nos dados limitados disponíveis, a remoção da cerclagem em gestações com RPM deveria ocorrer em caso de suspeita de corioamnionite ou RPM após 34 semanas. Antes de 34 semanas, na ausência de infecção clinicamente aparente, a cerclagem pode ser mantida, pois há mais preocupação com o possível aumento do risco de morbidade e mortalidade neonatal por parto pré-termo com a remoção da cerclagem do que com o possível aumento do risco de infecção ascendente com a cerclagem deixada no lugar.

Ruptura prematura de membranas em gestação múltipla

Nesses casos, a conduta deve obedecer às mesmas diretrizes das gestações únicas com RPM com base na experiência clínica e nos padrões de prática geralmente aceitos. Alguns estudos sobre RPM incluíram gestações únicas e gemelares, mas nenhum avaliou especificamente a conduta em caso de RPM em gemelares, exceto em idades gestacionais próximas da viabilidade ou no cenário de parto com intervalo tardio.[108]

CONDUTA

Diante do diagnóstico de RPM, a gestante deve ser internada e a conduta inicial deve ser fundamentada em três ações: confirmar a idade gestacional, pesquisar sinais de infecção materna e fetal e avaliar a vitalidade fetal. Em caso de normalidade dos dois útimos tópicos, adota-se a conduta descrita a seguir.

Conduta em gestações com idade gestacional inferior a 37 semanas

Nesse caso, adota-se conduta expectante, sendo imprescindíveis o controle da vitalidade fetal e a pesquisa de infecção ovular. A gestante é mantida internada – a condução ambulatorial não é rotina.

Na internação, exame especular é realizado e são coletadas culturas do conteúdo vaginal para gonococo e *Chlamydia trachomatis*, de secreção vaginal para pesquisa de *Escherichia coli* e, principalmente, de introito vaginal e perianal para EGB.

Deve-se avaliar diariamente cardiotocografia e PBF, pelo menos três vezes por semana, para análise da vitalidade, em razão da maior ocorrência de sofrimento fetal em casos de RPM. O exame ultrassonográfico possibilita a avaliação da quantidade de líquido amniótico – quanto menor o volume, maior a correlação com infecção e menor o período de latência, o que pode levar a um pior prognóstico.

Para controle de infecção intra-amniótica, o critério para diagnóstico é a presença de febre > 37,8°C ou dois ou mais dos seguintes parâmetros:

- Taquicardia materna (pulso > 100bpm).
- Taquicardia fetal (frequência basal > 160bpm).
- Útero irritável (contrações irregulares).
- Secreção purulenta do orifício externo do colo uterino.
- Leucocitose (> 15.000 ou aumento de 20%).

Embora não sejam indicação de conduta resolutiva, outros sinais de alerta podem sugerir a possibilidade de infecção intra-amniótica, como diminuição da reatividade cardíaca fetal na cardiotocografia, redução abrupta da quantidade de líquido amniótico e diminuição de movimentos fetais e respiratórios no PBF.

A cultura de líquido amniótico obtido por amniocentese não deve ser realizada de rotina. Estudos demonstraram cultura positiva de líquido amniótico em 8% das gestações de termo com membranas íntegras, sem ocorrência de infecção neonatal e tampouco endometrite.[18] Além disso, existe a possibilidade de contaminação da cavidade amniótica no momento do procedimento. Também deve ser levada em consideração a possibilidade de infecção materna e fetal via hematogênica ou corioplacentária. O hemograma deve ser realizado a cada 2 dias, além de exame clínico e da vitalidade fetal, diariamente.

A interrupção se dá com 36 a 37 semanas, com base na melhor evolução do recém-nascido no berçário. A via de parto é obstétrica, sendo preferida a via vaginal em razão da menor morbidade materna associada.

Conduta diante do diagnóstico de infecção ovular

Em caso de infecção ovular, a conduta é ativa independentemente da idade gestacional. A via de parto preferencial é a vaginal, e a antibioticoterapia deve ser iniciada.

Preconiza-se o seguinte esquema terapêutico: ampicilina, 2,0g EV a cada 6 horas, gentamicina, 1,5mg/kg EV a cada 8 horas, e metronidazol, 500mg EV a cada 8 horas.

A antibioticoterapia deve ser mantida por até 48 horas após o último episódio de febre. Além disso, para evitar a infecção neonatal pelo EGB, preconiza-se antibioticoterapia no momento do parto para as gestantes com cultura do conteúdo vaginal e anal positiva para esse microrganismo ou para aquelas cuja cultura não foi realizada ou tem resultado desconhecido. Preconiza-se dose de ataque de 5 milhões de UI de penicilina G EV, seguida por 2,5 milhões de UI EV a cada 4 horas até o nascimento, ou dose de ataque de 2g de ampicilina EV, seguida por 1g EV a cada 4 horas até o nascimento.

O intervalo mínimo para redução do risco neonatal é de 4 horas após o início do antibiótico. Em caso de alergia à penicilina, pode-se utilizar a clindamicina na dose de 900mg, também EV, a cada 8 horas.

Conduta em gestações com idade gestacional superior a 37 semanas

A conduta em caso de RPM após 37 semanas de gestação consiste em interrupção, seja por indução do parto, seja por cesariana, segundo a indicação obstétrica.

O Quadro 25.5 mostra as principais evidências sobre RPM.

Quadro 25.5 Evidências sobre ruptura prematura de membranas

Período	Intervenção	Qualidade da evidência	Grau da recomendação
Pré-concepcional	Diminuição do tabagismo reduz risco de RPPM	III	B
Gestação < 32 semanas sem evidência de CA ou SF	Elevação dos leucócitos polimorfonucleares indica infecção	Ib	A
	PCR pode ser um indicador precoce de CA	III	B
	A conduta conservadora reduz a incidência de endometrite, mas não diminui a morbimortalidade perinatal	Ia	A
	ATB profilático (estearato de eritromicina) reduz a morbidade neonatal	Ia	A
	Corticoterapia reduz a morbimortalidade neonatal sem aumentar o risco de infecção	Ia	A
	Tocólise não tem benefício	Ia	A
34 a 37 semanas	Indução do parto reduz a corioamnionite, mas aumenta o desconforto respiratório nos RN	Ia	A
Gestação ≥ 37 semanas	Indução do parto reduz infecção materna	Ia	A
	O uso rotineiro de ATB não reduz a morbidade materna ou neonatal	Ia	A
	ATB para EGB reduz morbidade infecciosa materna e neonatal	Ia	A
	Cesariana de rotina não traz benefícios	Ia	A

ATB: antibiótico; CA: corioamnionite; EGB: estreptococos do grupo B; PCR: proteína C reativa; RN: recém-nascido; RPPM: ruptura prematura pré-termo das membranas; SF: sofrimento fetal.

Referências

1. Duff, P. Preterm prelabor rupture of membranes: Clinical manifestation and diagnosis. In: Lockwood CJ & Barss VA (eds.) UpToDate 2022.
2. White DR, Hall MH, Campbell DM. The aetiology of preterm labour. Br J Obstet Gynaecol 1986; 93:733-8.
3. Duff P. Preterm prelabor rupture of membranes: Management and outcome. In: Lockwood CJ & Barss VA (eds.) UpToDate 2022.
4. Scorza WE. Prelabor rupture of membranes at term: Management. In: Lockwood CJ & Barss VA (eds.) UpToDate 2022.
5. Mercer BM, Lewis R. Preterm labor and preterm premature rupture of the membranes. Diagnosis and management. Infect Dis Clin North Am 1997; 11:177-201.
6. Goldenberg RL, Culhane JF, Iams JD, Romero R. Epidemiology and causes of preterm birth. Lancet 2008; 371:75-84.
7. Bell SC, McParland C. Fetal membrane rupture. In: Critchley H, Bennett P, Thornton S (eds.) Preterm birth. London: RCOG Press 2004: 197.
8. Keirse JNM, Ohlsson A, Treffers PE, Kanhai HH. Prelabour rupture of the membranes preterm. In: Enkin I, Murray W, Keirse MJ (eds.) Effective care in pregnancy and childbirth: Oxford University Press 1989: 666-93.
9. Schucker JL, Mercer BM. Midtrimester premature rupture of the membranes. Semin Perinatol 1996; 20:389-400.
10. Deprest J, Jani J, Lewi L et al. Fetoscopic surgery: Encouraged by clinical experience and boosted by instrument innovation. Semin Fetal Neonatal Med 2006; 11:398-412.
11. Deprest J, Jani J, Van Schoubroeck D et al. Current consequences of prenatal diagnosis of congenital diaphragmatic hernia. J Pediatr Surg 2006; 41:423-30.
12. Deprest JA, Lerut TE, Vandenberghe K. Operative fetoscopy: New perspective in fetal therapy? Prenat Diagn 1997; 17:1247-60.
13. McElrath, T. Prelabor rupture of membranes before and at the limit of viability. In Lockwood CJ & Barss VA (eds.) UpToDate 2022.
14. Borgida AF, Mills AA, Feldman DM, Rodis JF, Egan JF. Outcome of pregnancies complicated by ruptured membranes after genetic amniocentesis. Am J Obstet Gynecol 2000; 183:937-9.

15. Gold RB, Goyert GL, Schwartz DB, Evans MI, Seabolt LA. Conservative management of second-trimester post-amniocentesis fluid leakage. Obstet Gynecol 1989; 74:745-7.
16. Carlan SJ, Greenbaum LD, Parker JV, Pena AJ, Esmail-Rawji H, Jones MH. Intra-amniotic membranes following amniocentesis. J Clin Ultrasound 1993; 21:402-4.
17. Turnbull DA, Wilkinson C, Gerard K et al. Clinical, psychosocial, and economic effects of antenatal day care for three medical complications of pregnancy: A randomised controlled trial of 395 women. Lancet 2004; 363:1104-9.
18. Wulff CB, Gerds TA, Rode L et al. Risk of fetal loss associated with invasive testing following combined first-trimester screening for Down syndrome: A national cohort of 147,987 singleton pregnancies. Ultrasound Obstet Gynecol 2016; 47:38-44.
19. Carroll SG, Blott M, Nicolaides KH. Preterm prelabor amniorrhexis: Outcome of live births. Obstet Gynecol 1995; 86:18-25.
20. Acaia B, Crovetto F, Ossola MW et al. Predictive factors for neonatal survival in women with periviable preterm rupture of the membranes. J Matern Fetal Neonatal Med 2013; 26:1628-34.
21. Young BK, Mackenzie AP, Roman AS et al. Endoscopic closure of fetal membrane defects: Comparing iatrogenic versus spontaneous rupture cases. J Matern Fetal Neonatal Med 2004; 16:235-40.
22. Major CA, Towers CV, Lewis DF, Garite TJ. Expectant management of preterm premature rupture of membranes complicated by active recurrent genital herpes. Am J Obstet Gynecol 2003; 188:1551-4; discussion 4-5.
23. Romero R, Quintero R, Oyarzun E et al. Intraamniotic infection and the onset of labor in preterm premature rupture of the membranes. Am J Obstet Gynecol 1988; 159:661-6.
24. Kacerovsky M, Pliskova L, Bolehovska R et al. The impact of the microbial load of genital mycoplasmas and gestational age on the intensity of intraamniotic inflammation. Am J Obstet Gynecol 2012; 206:342 e1-8.
25. Romero R, Mazor M. Infection and preterm labor. Clin Obstet Gynecol 1988; 31:553-84.
26. Romero R, Mazor M, Wu YK et al. Infection in the pathogenesis of preterm labor. Semin Perinatol 1988; 12:262-79.
27. Romero R, Schaudinn C, Kusanovic JP et al. Detection of a microbial biofilm in intraamniotic infection. Am J Obstet Gynecol 2008; 198:135 e1-5.
28. Sebire NJ, Carroll SG, Newbold M, Nicolaides KH. Preterm prelabour amniorrhexis: Relation to histological chorioamnionitis. J Matern Fetal Med 1996; 5:227-31.
29. Sebire NJ, Goldin RD, Regan L. Histological chorioamnionitis in relation to clinical presentation at 14-40 weeks of gestation. J Obstet Gynaecol 2001; 21:242-5.
30. Verma RP, Kaplan C, Southerton K, Niwas R, Verma R, Fang H. Placental histopathology in the extremely low birth weight infants. Fetal Pediatr Pathol 2008; 27:53-61.
31. Yoon BH, Romero R, Moon JB et al. The frequency and clinical significance of intra-amniotic inflammation in patients with a positive cervical fetal fibronectin. Am J Obstet Gynecol 2001; 185:1137-42.
32. Yoon BH, Romero R, Moon JB et al. Clinical significance of intra-amniotic inflammation in patients with preterm labor and intact membranes. Am J Obstet Gynecol 2001; 185:1130-6.
33. Romero R, Wu YK, Mazor M, Hobbins JC, Mitchell MD. Increased amniotic fluid leukotriene C4 concentration in term human parturition. Am J Obstet Gynecol 1988; 159:655-7.
34. Carroll SG, Philpott-Howard J, Nicolaides KH. Amniotic fluid gram stain and leukocyte count in the prediction of intrauterine infection in preterm prelabour amniorrhexis. Fetal Diagn Ther 1996; 11:1-5.
35. Major CA, Garite TJ. Preterm premature rupture of membranes. In: Elder MG, Romero R, Lamont RF (eds.) Preterm labor. New York: Churchill Livingstone, 1997: 153-64.
36. Lockwood CJ, Kuczynski E. Markers of risk for preterm delivery. J Perinat Med 1999; 27:5-20.
37. Romero Arauz JF, Alvarez Jimenez G, Ramos Leon JC. Clinical practice guidelines 2008. Mexican College of Obstetrics and Gynecology Specialists. Management of preterm premature rupture of membranes. Ginecol Obstet Mex 2009; 77:S177-209.
38. Loeb LJ, Gaither K, Woo KS, Mason TC. Outcomes in gestations between 20 and 25 weeks with preterm premature rupture of membranes. South Med J 2006; 99:709-12.
39. Verma U, Goharkhay N, Beydoun S. Conservative management of preterm premature rupture of membranes between 18 and 23 weeks of gestation – maternal and neonatal outcome. Eur J Obstet Gynecol Reprod Biol 2006; 128:119-24.
40. Goncalves DD, da Silva LG, Paula Gde M et al. Preterm premature rupture of the fetal membranes: Factors associated with bronchopulmonary dysplasia. Rev Bras Ginecol Obstet 2010; 32:497-503.
41. Carroll SG, Sebire NJ, Nicolaides K. Amniorrexis and Parto Pretérmino. London: Masson, 1998.
42. Esteves JS, Nassar de Carvalho PR, Sa R, Gomes Junior SC. Maternal and perinatal outcomes in midtrimester rupture of membranes. J Matern Fetal Neonatal Med 2022; 35:3460-6.
43. Carroll SG, Ville Y, Greenough A et al. Preterm prelabour amniorrhexis: intrauterine infection and interval between membrane rupture and delivery. Arch Dis Child Fetal Neonatal Ed 1995; 72:F43-6.
44. Carroll SG, Papaioannou S, Nicolaides KH. Assessment of fetal activity and amniotic fluid volume in the prediction of intrauterine infection in preterm prelabor amniorrhexis. Am J Obstet Gynecol 1995; 172:1427-35.
45. Carroll SG, Papaioannou S, Nicolaides KH. Doppler studies of the placental and fetal circulation in pregnancies with preterm prelabor amniorrhexis. Ultrasound Obstet Gynecol 1995; 5:184-8.
46. Fonseca EB. Ruptura Prematura das membranas. In: Zugaib M, Bittar RE (eds.) Protocolos Assistenciais – Clínica Obstétrica da Faculdade de Medicina da USP. 3 ed. São Paulo: Atheneu, 2007: 483.
47. Munson LA, Graham A, Koos BJ, Valenzuela GJ. Is there a need for digital examination in patients with spontaneous rupture of the membranes? Am J Obstet Gynecol 1985; 153:562-3.
48. Tchirikov M, Schlabritz-Loutsevitch N, Maher J et al. Mid-trimester preterm premature rupture of membranes (PPROM): Etiology, diagnosis, classification, international recommendations of treatment options and outcome. J Perinat Med 2018; 46:465-88.
49. Abdelazim IA, Makhlouf HH. Placental alpha microglobulin-1 (AmniSure[R] test) for detection of premature rupture of fetal membranes. Arch Gynecol Obstet 2012; 285:985-9.
50. Marcellin L, Anselem O, Guibourdenche J et al. Comparison of two bedside tests performed on cervicovaginal fluid to diagnose premature rupture of membranes. J Gynecol Obstet Biol Reprod (Paris) 2011; 40:651-6.
51. Preterm Labour and Birth. London 2015. Last Updated, 10 June 2022.
52. Maxwell GL. Preterm premature rupture of membranes. Obstet Gynecol Surv 1993; 48:576-83.
53. Modena AB, Kaihura C, Fieni S. Prelabour rupture of the membranes: Recent evidence. Acta Biomed 2004; 75(Suppl 1):5-10.
54. Odibo AO, Berghella V, Reddy U, Tolosa JE, Wapner RJ. Does transvaginal ultrasound of the cervix predict preterm premature rupture of membranes in a high-risk population? Ultrasound Obstet Gynecol 2001; 18:223-7.
55. Odibo AO, Talucci M, Berghella V. Prediction of preterm premature rupture of membranes by transvaginal ultrasound features and risk factors in a high-risk population. Ultrasound Obstet Gynecol 2002; 20:245-51.
56. Bricker L, Garcia J, Henderson J et al. Ultrasound screening in pregnancy: A systematic review of the clinical effectiveness, cost-effectiveness and women's views. Health Technol Assess 2000; 4(i-vi):1-193.
57. Neilson JP. Ultrasound for fetal assessment in early pregnancy. Cochrane Database Syst Rev 2000: CD000182.

58. Bricker L, Neilson JP. Routine ultrasound in late pregnancy (after 24 weeks gestation). Cochrane Database Syst Rev 2000: CD001451.
59. Carroll SG, Nicolaides KH. Fetal haematological response to intra-uterine infection in preterm prelabour amniorrhexis. Fetal Diagn Ther 1995; 10:279-85.
60. Andersen LF, Svare J, Madsen H, Langhoff-Roos J, Jensen ET, Bruun BB. Group B streptococcal chorioamnionitis and neonatal septicemia following 8 days pivampicillin and metronidazol prophylaxis after premature rupture of membranes; a case report. Eur J Obstet Gynecol Reprod Biol 1991; 38:157-60.
61. Carroll SG, Papaioannou S, Ntumazah IL, Philpott-Howard J, Nicolaides KH. Lower genital tract swabs in the prediction of intrauterine infection in preterm prelabour rupture of the membranes. Br J Obstet Gynaecol 1996; 103:54-9.
62. Simhan HN, Canavan TP. Preterm premature rupture of membranes: Diagnosis, evaluation and management strategies. Bjog 2005; 112(Suppl 1):32-7.
63. Vintzileos AM, Campbell WA, Nochimson DJ, Connolly ME, Fuenfer MM, Hoehn GJ. The fetal biophysical profile in patients with premature rupture of the membranes – An early predictor of fetal infection. Am J Obstet Gynecol 1985; 152:510-6.
64. EBSERH. PRT.UMI.OBST.020 – Diagnóstico e conduta no trabalho de parto prematuro, 2021. Disponível em: https://www.gov.br/ebserh/pt-br/hospitais-universitarios/regiao-nordeste/hulw-ufpb/acesso-a-informacao/gestao-documental/protocolos/2021-1/umi-unidade-materno-infantil/prt-umi-obst-020-diagnostico-e--conduta-no-trabalho-de-parto-prematuro.pdf/view.
65. Galletta MAK. Ruptura prematura das membranas ovulares: Protocolo clínico. São Paulo: Federação Brasileira das Associações de Ginecologia e Obstetrícia (FEBRASGO), 2018. (Protocolo FEBRASGO – Obstetrícia, no. 30 / Comissão Nacional Especializada em Assistência Pré-Natal).
66. Carlan SJ, O'Brien WF, Parsons MT, Lense JJ. Preterm premature rupture of membranes: A randomized study of home versus hospital management. Obstet Gynecol 1993; 81:61-4.
67. Abou El Senoun G, Dowswell T, Mousa HA. Planned home versus hospital care for preterm prelabour rupture of the membranes (PPROM) prior to 37 weeks' gestation. Cochrane Database Syst Rev 2014: CD008053.
68. ACOG – American College of Obstetricians and Gynecologists. Committee on Practice B-O. Practice Bulletin No. 172: Premature Rupture of Membranes. Obstet Gynecol 2016; 128:e165-77.
69. Ortqvist AK, Haas J, Ahlberg M, Norman M, Stephansson O. Association between travel time to delivery unit and unplanned out-of-hospital birth, infant morbidity and mortality: A population-based cohort study. Acta Obstet Gynecol Scand 2021; 100:1478-89.
70. Buchanan S, Crowther C, Morris J. Preterm prelabour rupture of the membranes: A survey of current practice. Aust N Z J Obstet Gynaecol 2004; 44:400-3.
71. How HY, Cook CR, Cook VD, Miles DE, Spinnato JA. Preterm premature rupture of membranes: Aggressive tocolysis versus expectant management. J Matern Fetal Med 1998; 7:8-12.
72. Levy DL, Warsof SL. Oral ritodrine and preterm premature rupture of membranes. Obstet Gynecol 1985; 66:621-3.
73. Dunlop PDM, Crowley PA, Lamont RF, Hawkins DE. Preterm premature rupture of membranes, no contractions. J Obstet Gynecol 1986; 7:92-6.
74. Jazayeri A, Jazayeri MK, Sutkin G. Tocolysis does not improve neonatal outcome in patients with preterm rupture of membranes. Am J Perinatol 2003; 20:189-93.
75. Christensen KK, Ingemarsson I, Leideman T, Solum T, Svenningsen N. Effect of ritodrine on labor after premature rupture of the membranes. Obstet Gynecol 1980; 55:187-90.
76. Weiner CP, Renk K, Klugman M. The therapeutic efficacy and cost-effectiveness of aggressive tocolysis for premature labor associated with premature rupture of the membranes. Am J Obstet Gynecol 1988; 159:216-22.
77. Garite TJ, Keegan KA, Freeman RK, Nageotte MP. A randomized trial of ritodrine tocolysis versus expectant management in patients with premature rupture of membranes at 25 to 30 weeks of gestation. Am J Obstet Gynecol 1987; 157:388-93.
78. Wolfensberger A, Zimmermann R, von Mandach U. Neonatal mortality and morbidity after aggressive long-term tocolysis for preterm premature rupture of the membranes. Fetal Diagn Ther 2006; 21:366-73.
79. Combs CA, McCune M, Clark R, Fishman A. Aggressive tocolysis does not prolong pregnancy or reduce neonatal morbidity after preterm premature rupture of the membranes. Am J Obstet Gynecol 2004; 190:1723-8; discussion 8-31.
80. Harding JE, Pang J, Knight DB, Liggins GC. Do antenatal corticosteroids help in the setting of preterm rupture of membranes? Am J Obstet Gynecol 2001; 184:131-9.
81. Committee on Obstetric P. Committee Opinion No. 713: Antenatal Corticosteroid Therapy for Fetal Maturation. Obstet Gynecol 2017; 130:e102-e9.
82. Report on the Consensus Development Conference on the Effect of Corticosteroids for Fetal Maturation on Perinatal Outcomes. U.S. Department of Health and Human Services, Public Health Service, NIH Pub No. 95-3784, November 1994.
83. National Institutes of Health Consensus Development Panel. Antenatal corticosteroids revisited: Repeat courses – National Institutes of Health Consensus Development Conference Statement, August 17-18, 2000. Obstet Gynecol 2001.
84. Rizzo G, Capponi A, Angelini E, Vlachopoulou A, Grassi C, Romanini C. The value of transvaginal ultrasonographic examination of the uterine cervix in predicting preterm delivery in patients with preterm premature rupture of membranes. Ultrasound Obstet Gynecol 1998; 11:23-9.
85. Tsoi E, Fuchs I, Henrich W, Dudenhausen JW, Nicolaides KH. Sonographic measurement of cervical length in preterm prelabor amniorrhexis. Ultrasound Obstet Gynecol 2004; 24:550-3.
86. Mercer BM, Miodovnik M, Thurnau GR et al. Antibiotic therapy for reduction of infant morbidity after preterm premature rupture of the membranes. A randomized controlled trial. National Institute of Child Health and Human Development Maternal-Fetal Medicine Units Network. JAMA 1997; 278:989-95.
87. Kenyon S, Boulvain M, Neilson J. Antibiotics for preterm premature rupture of membranes. Cochrane Database Syst Rev 2001: CD001058.
88. Kenyon S, Boulvain M, Neilson J. Antibiotics for preterm rupture of membranes. Cochrane Database Syst Rev 2003: CD001058.
89. Stoll BJ, Hansen N, Fanaroff AA et al. Changes in pathogens causing early-onset sepsis in very-low-birth-weight infants. N Engl J Med 2002; 347:240-7.
90. Mercer BM, Rabello YA, Thurnau GR et al. The NICHD-MFMU antibiotic treatment of preterm PROM study: Impact of initial amniotic fluid volume on pregnancy outcome. Am J Obstet Gynecol 2006; 194:438-45.
91. Hannah M. Antibiotics for preterm prelabour rupture of membranes and preterm labour? Lancet 2001; 357:973-4.
92. Mercer BM, Crocker LG, Boe NM, Sibai BM. Induction versus expectant management in premature rupture of the membranes with mature amniotic fluid at 32 to 36 weeks: a randomized trial. Am J Obstet Gynecol 1993; 169:775-82.
93. Cox SM, Leveno KJ. Intentional delivery versus expectant management with preterm ruptured membranes at 30-34 weeks' gestation. Obstet Gynecol 1995; 86:875-9.
94. Naef RW 3rd, Allbert JR, Ross EL, Weber BM, Martin RW, Morrison JC. Premature rupture of membranes at 34 to 37 weeks' gestation: aggressive versus conservative management. Am J Obstet Gynecol 1998; 178:126-30.
95. Lieman JM, Brumfield CG, Carlo W, Ramsey PS. Preterm premature rupture of membranes: Is there an optimal gestational age for delivery? Obstet Gynecol 2005; 105:12-7.

96. Neerhof MG, Cravello C, Haney EI, Silver RK. Timing of labor induction after premature rupture of membranes between 32 and 36 weeks' gestation. Am J Obstet Gynecol 1999; 180:349-52.
97. Bond DM, Middleton P, Levett KM et al. Planned early birth versus expectant management for women with preterm prelabour rupture of membranes prior to 37 weeks' gestation for improving pregnancy outcome. Cochrane Database Syst Rev 2017;3: CD004735.
98. Thomson AJ; Royal College of Obstetricians and Gynecologists. Care of women presenting with suspected preterm prelabour rupture of membranes from 24(+0) weeks of gestation: Green-top Guideline No. 73. BJOG 2019; 126:e152-e66.
99. ACOG. Prelabor Rupture of Membranes: Practice Bulletin, Number 217. Obstet Gynecol 2020; 135:e80-e97.
100. Yeast JD, Garite TR. The role of cervical cerclage in the management of preterm premature rupture of the membranes. Am J Obstet Gynecol 1988; 158:106-10.
101. Blickstein I, Katz Z, Lancet M, Molgilner BM. The outcome of pregnancies complicated by preterm rupture of the membranes with and without cerclage. Int J Gynaecol Obstet 1989; 28:237-42.
102. Ludmir J, Bader T, Chen L, Lindenbaum C, Wong G. Poor perinatal outcome associated with retained cerclage in patients with premature rupture of membranes. Obstet Gynecol 1994; 84:823-6.
103. McElrath TF, Norwitz ER, Lieberman ES, Heffner LJ. Management of cervical cerclage and preterm premature rupture of the membranes: should the stitch be removed? Am J Obstet Gynecol 2000; 183:840-6.
104. McElrath TF, Norwitz ER, Lieberman ES, Heffner LJ. Perinatal outcome after preterm premature rupture of membranes with in situ cervical cerclage. Am J Obstet Gynecol 2002; 187:1147-52.
105. Kominiarek MA, Kemp A. Perinatal outcome in preterm premature rupture of membranes at < or = 32 weeks with retained cerclage. J Reprod Med 2006; 51:533-8.
106. Suff N, Kunitsyna M, Shennan A, Chandiramani M. Optimal timing of cervical cerclage removal following preterm premature rupture of membranes: A retrospective analysis. Eur J Obstet Gynecol Reprod Biol 2021; 259:75-80.
107. Galyean A, Garite TJ, Maurel K et al. Removal versus retention of cerclage in preterm premature rupture of membranes: A randomized controlled trial. Am J Obstet Gynecol 2014; 211:399 e1-7.
108. Myrick O, Dotters-Katz S, Grace M, Manuck T, Boggess K, Goodnight W. Prophylactic antibiotics in twin pregnancies complicated by previable preterm premature rupture of membranes. AJP Rep 2016; 6:e277-82.

Gestação Múltipla

CAPÍTULO

26

Renato Augusto Moreira de Sá
Fernanda Campos da Silva
Carolina Gonçalves Vieira
Luísa Guimarães Santos

INTRODUÇÃO

Gestação múltipla é aquela que resulta no desenvolvimento de mais de um zigoto, sendo classificada de acordo com seu número: dupla, tripla, quádrupla, quíntupla etc. Sua incidência aumentou nas últimas décadas em virtude do uso expressivo de técnicas de reprodução assistida, bem como do aumento da idade materna, sendo responsável, atualmente, por 2% a 3% dos nascidos vivos em todo o mundo.[1] Em contrapartida, a mortalidade perinatal é maior do que em gestações únicas e proporcional ao número de fetos em razão, principalmente, em função da restrição de crescimento fetal e da prematuridade. Cabe destacar ainda que as gestações monocoriônicas são mais propensas a apresentar alterações de crescimento, distúrbios do líquido amniótico e anomalias congênitas. Ademais, outras complicações também são mais frequentes, como abortamento, anemia, pré-eclâmpsia, diabetes gestacional e síndromes hemorrágicas, sendo por isso considerada gestação de alto risco.[2,3]

INCIDÊNCIA E FATORES DE RISCO

A incidência de gestação múltipla espontânea é de 1%.[3] As gestações dizigóticas (DZ) têm prevalência variável. São fatores de risco para a ocorrência de gestação múltipla dizigótica:[4]

- História familiar materna.
- Paridade: o aumento da paridade aumenta a frequência de gestações gemelares de 1,5% em primigestas para 3% em quadrigestas.
- Idade materna > 35 anos.
- Etnias afrodescendentes (taxa de 1/80).
- Utilização de técnicas de reprodução assistida e medicamentos indutores de ovulação.

A prevalência de gestações monozigóticas é estável entre as populações, variando em torno de 3 a 5 a cada 1.000 nascimentos.[5]

EMBRIOLOGIA E CLASSIFICAÇÃO

As gestações múltiplas são classificadas de acordo com a zigosidade e corionicidade, sendo esta última de relevância clínica no manejo obstétrico.

As DZ correspondem a dois terços das gestações gemelares e resultam da fecundação de dois oócitos, sendo, portanto, sempre dicoriônicas (DC): cada feto possui sua própria placenta e cavidade amniótica. Um terço das gestações múltiplas é de monozigótico (MZ) em razão da fecundação de um único oócito que posteriormente se divide – também são referidas como gestações univitelinas. Estas podem ser dicoriônicas ou monocoriônicas (MC), a depender do período pós-fecundação em que ocorreu essa divisão (Figura 26.1). Desse modo, se a divisão ocorrer nos primeiros 3 dias, ela precede a separação de células que eventualmente se tornam o córion, resultando na gravidez dicoriônica diamniótica (DC/DA). Após esse período, a cavidade coriônica não pode ser separada, resultando em gestações monocoriônicas (os fetos dividem a mesma placenta). No entanto, entre 4 e 7 dias, o âmnio ainda não se formou, dando origem a gestações diamnióticas (MC/DA). Entre 7 e 13 dias, o âmnio já está formado, originando gestações monocoriônicas monoamnióticas (MC/MA). Quando essa divisão ocorre após 13 dias, forma-se a gemelaridade imperfeita.[6,7]

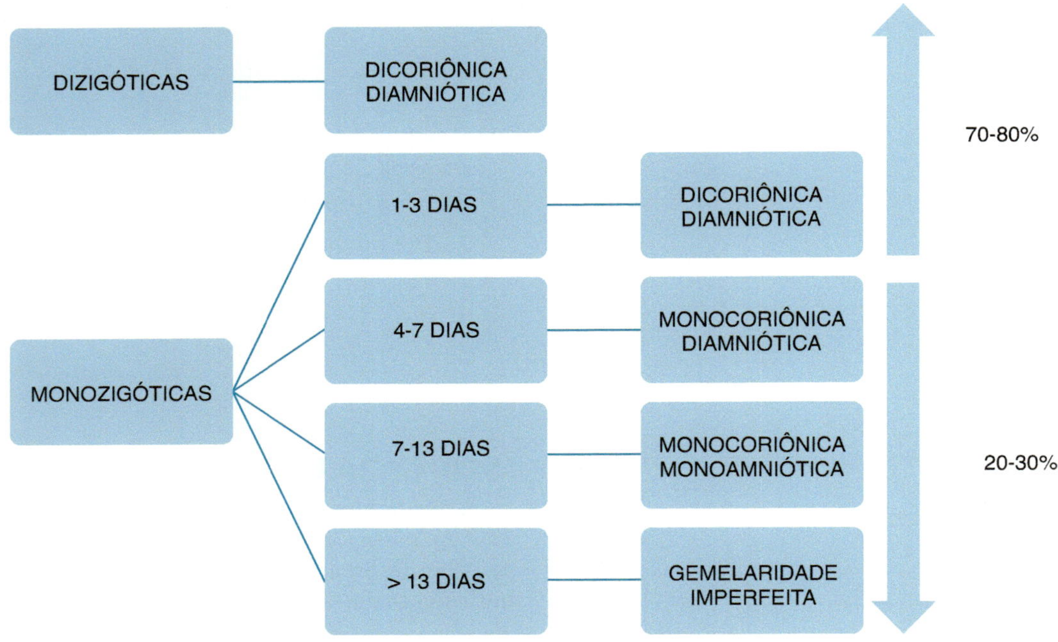

Figura 26.1 Classificação das gestações múltiplas segundo a corionicidade, os períodos de divisão do ovo e a amnionicidade.

Assim, aproximadamente 70% das gestações monozigóticas espontâneas são monocoriônicas e apenas 30% são dicoriônicas. Das gestações monocoriônicas, 99% são diamnióticas e apenas 1% se distribui entre monoamnióticas e gemelaridade imperfeita (raras). As gestações dicoriônicas representam 70% a 80% das gestações gemelares espontâneas, e as monocoriônicas, cerca de 20% a 30 % dos casos (Figura 26.2).[8]

DETERMINAÇÃO DA CORIONICIDADE E AMNIONICIDADE

A determinação da corionicidade e da amnionicidade no momento do diagnóstico de uma gestação gemelar é de fundamental importância para acompanhamento pré-natal adequado, uma vez que é a corionicidade que define o tipo de seguimento e as complicações esperadas

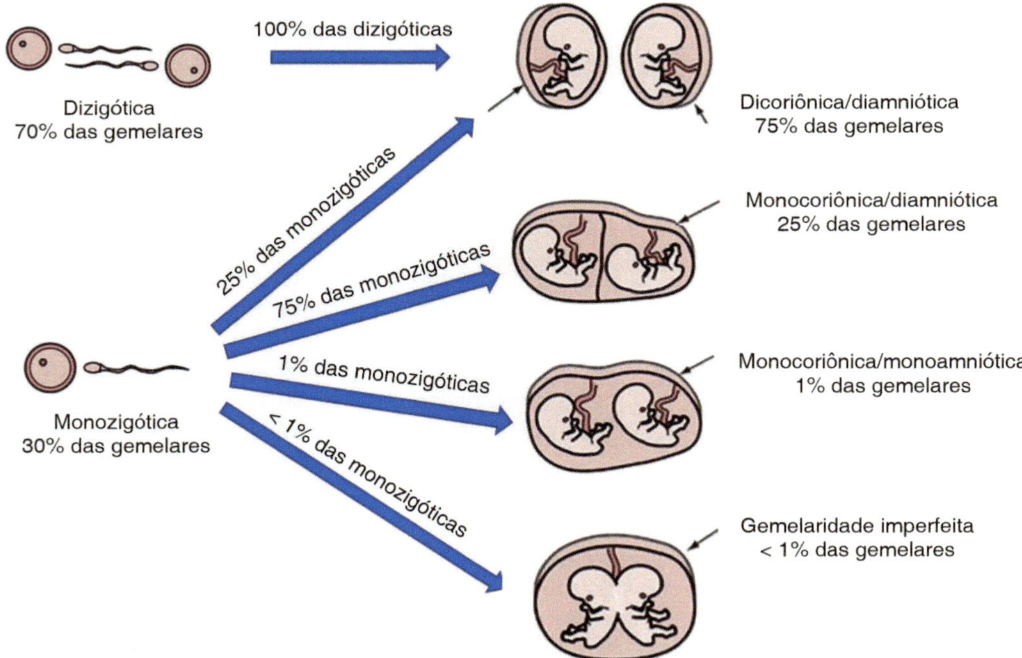

Figura 26.2 Percentuais de ocorrência dos diferentes tipos de gestação gemelar segundo a zigosidade, corionicidade e amnionicidade.

nessas gestações.[8] As gestações monocoriônicas estão sob risco maior de eventos perinatais adversos, com taxa de mortalidade duas a três vezes maior e lesões neurológicas mais frequentes em relação às dicoriônicas.[6]

A melhor ferramenta para determinação da corionicidade e amniocidade é a ultrassonografia do primeiro trimestre de gestação – < 14 semanas – via transvaginal.[9] Nas DC, mais de um saco gestacional é identificado, bem como a presença de um septo espesso entre eles (sinal do lambda) – a projeção triangular do córion que se estende sobre as duas camadas do âmnio (Figuras 26.3 a 26.6). No caso das MC, mais de um embrião com batimentos cardíacos é identificado no interior do mesmo saco gestacional e uma fina membrana separando as cavidades amnióticas (no caso de gestações diamnióticas) pode ser visibilizada, configurando o sinal do T (Figuras 26.7 e 26.8).[9,10] Além de determinar a corionicidade, a ultrassonografia de primeiro trimestre tem importante papel na datação da gestação, no estudo precoce da anatomia fetal e no rastreio de anomalias cromossômicas.

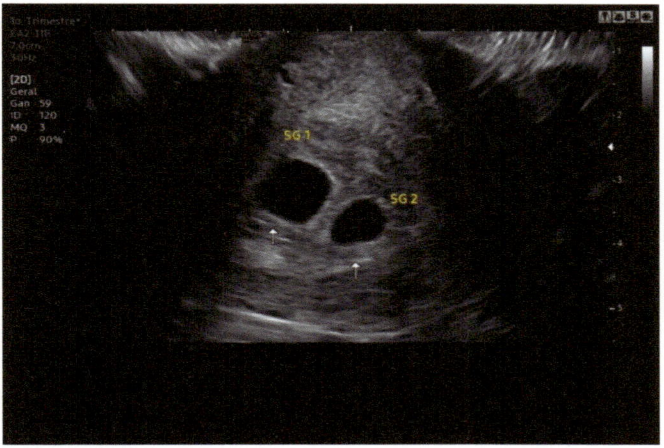

Figura 26.3 Gestação gemelar dicoriônica com 5 semanas – observam-se dois sacos gestacionais no interior da cavidade uterina.

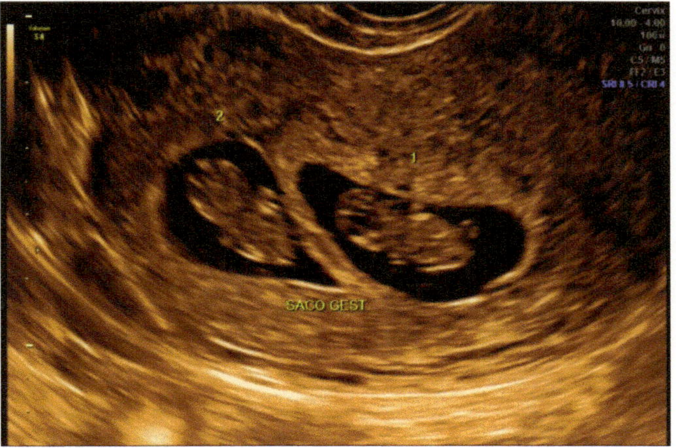

Figura 26.4 Gestação gemelar dicoriônica com 8 semanas: presença de dois sacos gestacionais com um septo espesso entre eles.

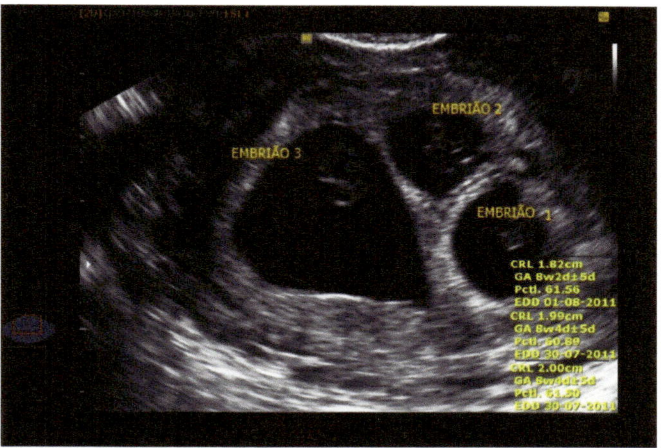

Figura 26.5 Gestação trigemelar tricoriônica com 8 semanas de evolução.

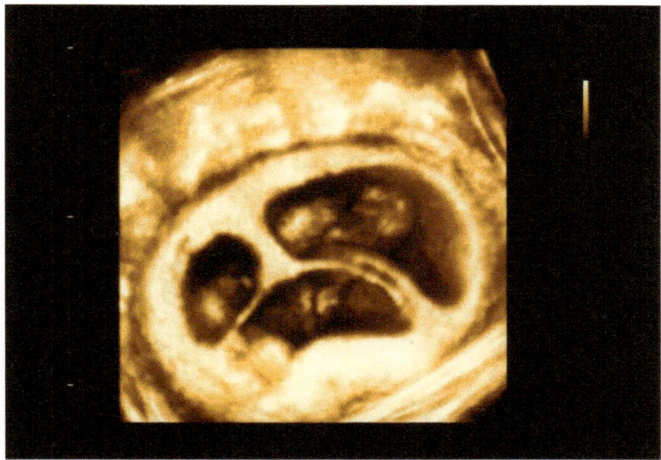

Figura 26.6 Imagem 3D de gestação trigemelar tricoriônica com 8 semanas de evolução.

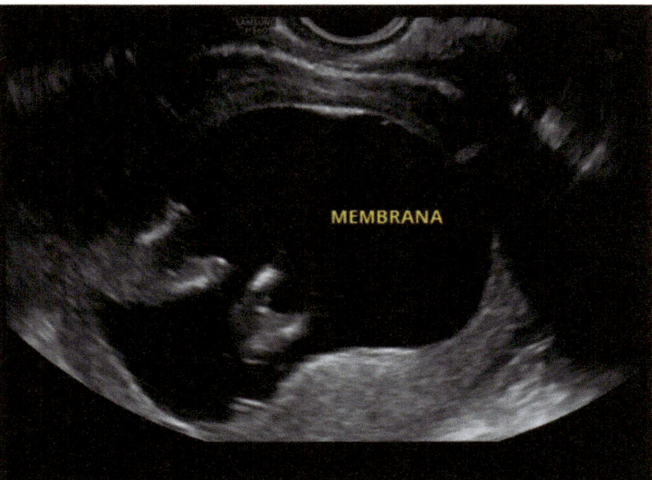

Figura 26.7 Gestação gemelar monocoriônica diamniótica com 11 semanas – observa-se um único saco gestacional contendo dois embriões e uma fina membrana entre eles, representando as cavidades amnióticas.

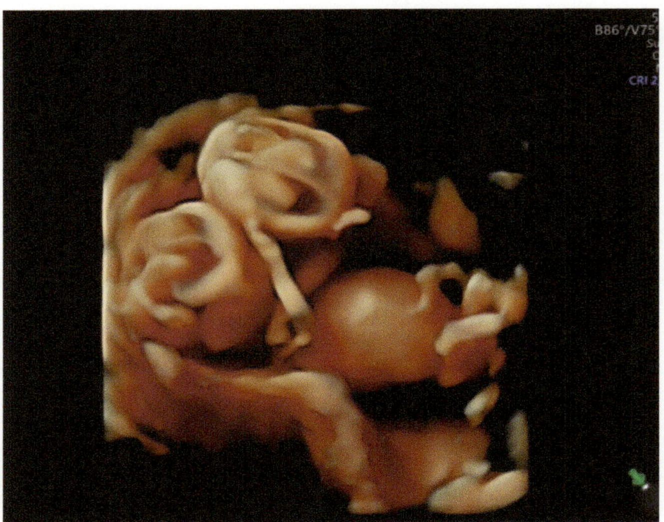

Figura 26.8 Gestação gemelar monocoriônica diamniótica em 3D.

Após o primeiro trimestre, a avaliação da corionicidade deve ser realizada por profissional experiente, uma vez que há regressão da camada coriônica e o sinal do lambda se torna de difícil identificação.[10] Todavia, a visibilização de placentas inseridas em sítios diferentes, sexos fetais discordantes e a presença do sinal do lambda são sinais que auxiliam a identificação das gestações dicoriônicas.[11]

DATAÇÃO DA GESTAÇÃO

Assim como em gestações únicas, a idade gestacional deve ser determinada por meio da ultrassonografia de primeiro trimestre, preferencialmente abaixo de 13 semanas e 6 dias, pela medida do comprimento cabeça-nádegas (CCN) do maior embrião.[9,10] Uma discordância de CCN > 10% (CCN do maior − CCN do menor/CCN do maior feto × 100) está associada ao aumento de eventos adversos, como abortamento, óbito fetal > 24 semanas, diferença de peso ao nascer, parto pré-termo e malformações, embora o valor preditivo dessa avaliação seja baixo;[7] quando ≥ 14 semanas, deve-se utilizar a maior circunferência cefálica.[9]

RISCO DE MALFORMAÇÕES

A prevalência de defeitos estruturais em gestações gemelares é maior do que em gestações únicas. Todavia, o risco por feto em gestações DC é o mesmo das gestações únicas, ao passo que em MC esse risco é duas a três vezes maior.[9] Os defeitos estruturais mais frequentes em MC são os de linha média, e as cardiopatias são quatro vezes mais frequentes.[11,12] As anomalias concordantes são raras, acometendo menos de 20% das MC.[9]

A frequência maior de anomalias estruturais nas gestações MZ resulta da divisão assimétrica da massa celular, do comprometimento da organogênese por desbalanço hemodinâmico e das malformações próprias das MC. Desse modo, em virtude da frequência aumentada de cardiopatias, recomenda-se a avaliação ecocardiográfica fetal nas gestações MC.[8]

RASTREIO DE ANOMALIAS CROMOSSÔMICAS

O rastreio de aneuploidias em gestações gemelares deve ser conduzido como nas gestações únicas, por meio da ultrassonografia de primeiro trimestre entre 11 e 13 semanas e 6 dias, para avaliação da translucência nucal (TN), do osso nasal e do ducto venoso. O rastreio por meio da bioquímica materna (proteína A plasmática associada à gravidez [PAPP-A] e fração beta da gonadotrofina coriônica humana [ß-hCG]) não é realizado nas gestações gemelares.

Nas DC, o risco de aneuploidias é individual, sendo utilizada a medida da TN de cada feto. No caso das MC, o risco é único para os dois gêmeos, devendo ser adotada a TN média dos fetos. A taxa de detecção de trissomia 21 se aproxima dos 89,3% nesse exame de rastreio, semelhante à obtida em gestações simples, com taxa de falso-positivo de 5,4%.[13]

A técnica de pesquisa de DNA fetal livre no sangue materno para rastreio de trissomia 21 nas gestações gemelares tem desempenho similar ao apresentado nas gestações únicas. Contudo, o emprego desse método para rastreio das trissomias 18 e 13 carece de publicações científicas que comprovem seu bom desempenho.[14]

Discordância das medidas da TN pode ser observada em 25% dos casos dos MC. Em caso de discordância da medida > 20%, o risco de síndrome de transfusão feto-fetal (STFF), uma complicação específica das MC discutida mais adiante, supera os 30%. Em caso de discordância < 20%, o risco de complicação é < 10%.

O procedimento invasivo para diagnóstico está indicado quando o cálculo de risco é > 1/250 em um ou em ambos os gêmeos. Em princípio, nas gestações MC, uma única amostra seria necessária para estabelecer o diagnóstico de alterações genéticas. No entanto, embora bastante rara, a não disjunção pós-meiótica dos cromossomos pode ocorrer, e isso justificaria a punção das duas cavidades amnióticas mesmo nas gestações sabidamente MC. No caso das DC, cada feto precisa de uma amostra (duas punções obrigatoriamente realizadas). Se o procedimento de escolha for a biópsia de vilo corial, esta deve ser realizada próximo à inserção dos cordões umbilicais para assegurar qual dos fetos está sendo examinado em cada uma das amostras.

Nos procedimentos invasivos, o risco de perda fetal é maior nas gestações gemelares do que em casos de fetos únicos. Para ambas as técnicas de diagnóstico, o risco de perda de gestação seria aproximadamente 1% maior do que na gravidez única.[15]

ALTERAÇÕES NO ORGANISMO MATERNO

Durante a gestação, o organismo materno sofre modificações anatômicas e funcionais de modo a se adaptar ao feto em desenvolvimento. Todos os sistemas maternos passam por adaptações nesse período, mas nas gestações múltiplas esse fenômeno é significativamente maior. O conhecimento dessas alterações fisiológicas possibilita que o obstetra identifique anormalidades e maneje as complicações associadas.

Sistema gastrointestinal

O aumento dos níveis de hCG no primeiro trimestre predispõe as mulheres a uma frequência maior de episódios de náuseas, vômitos e hiperêmese gravídica.

Sistema cardiovascular

Na gravidez ocorre sobrecarga de volume em função da retenção de sódio e água. Desse modo, o volume sanguíneo nas gestações gemelares aumenta em torno de 1.960mL, correspondendo a cerca de 20% do que costuma acontecer nas gestações únicas.[4,16]

A pré-carga, o débito e a frequência cardíaca e o volume sistólico aumentam no período gravídico em consequência da diminuição da resistência vascular provocada pela progesterona e pela hipervolemia. Comparadas às gestações únicas, as gemelares desfrutam de uma circulação mais hiperdinâmica, sendo notados aumentos de 20% no débito cardíaco, 15% no volume sistólico e 3,5% na frequência cardíaca.[4,16]

Sistema respiratório

As queixas de dispneia são mais frequentes nas gestações múltiplas, como resultado do aumento do volume e da diminuição do tônus da musculatura abdominal. Todavia, não há diferença significativa na fisiologia respiratória das gestações únicas.

Sistema hematológico

Na gestação há aumento da produção de eritrócitos, embora não tão pronunciado quanto do volume sanguíneo, provocando queda do hematócrito materno no primeiro trimestre. No caso de gestações múltiplas, essa anemia dilucional tende a ser mais pronunciada.[16,17]

ACOMPANHAMENTO PRÉ-NATAL

Os centros destinados à condução das gestações gemelares devem dispor de fácil acesso à ultrassonografia, amplo conhecimento das possíveis complicações que envolvem essas gestações e contar com equipe de neonatologia bem-treinada, em vista do risco maior de prematuridade.

Em virtude do alto risco de complicações maternas e fetais, o acompanhamento pré-natal dessas gestações deve ser realizado de maneira mais rigorosa, de acordo com a corionicidade:[18]

- **Dicoriônicas:** o intervalo entre as consultas deve ser de 3 a 4 semanas até 28 semanas, seguido de acompanhamento quinzenal até 34 semanas e semanal até o parto.
- **Monocoriônicas:** as consultas de pré-natal devem ser quinzenais a partir de 16 semanas; após 34 semanas, devem ser semanais até o parto.

O acompanhamento ultrassonográfico também é diferenciado e norteado de acordo com a corionicidade para reconhecimento precoce das complicações associadas e tratamento, quando indicado (Figuras 26.9 e 26.10). Em cada exame realizado após 20 semanas de gestação, os parâmetros a serem avaliados para cada feto são biometria, volume de líquido amniótico (pela medida do maior bolsão vertical) e Doppler de artéria umbilical. A medida do comprimento cervical deve ser realizada via

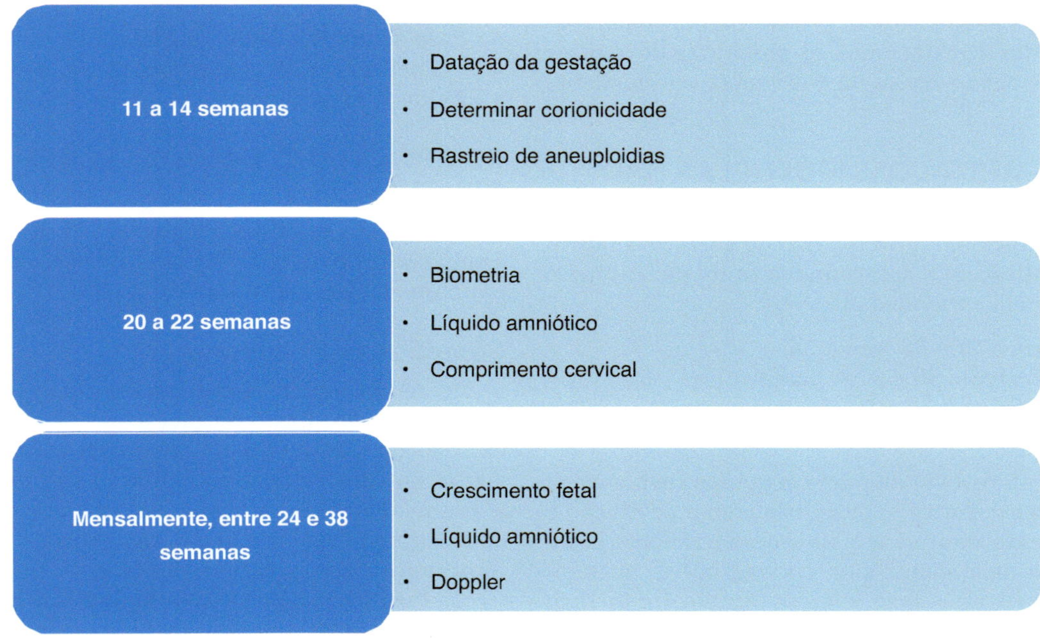

11 a 14 semanas
Datação da gestação
Determinar corionicidade
Rastreio de aneuploidias
20 a 22 semanas
Biometria
Líquido amniótico
Comprimento cervical
Mensalmente, entre 24 e 38 semanas
Crescimento fetal
Líquido amniótico
Doppler

Figura 26.9 Acompanhamento ultrassonográfico das gestações dicoriônicas.

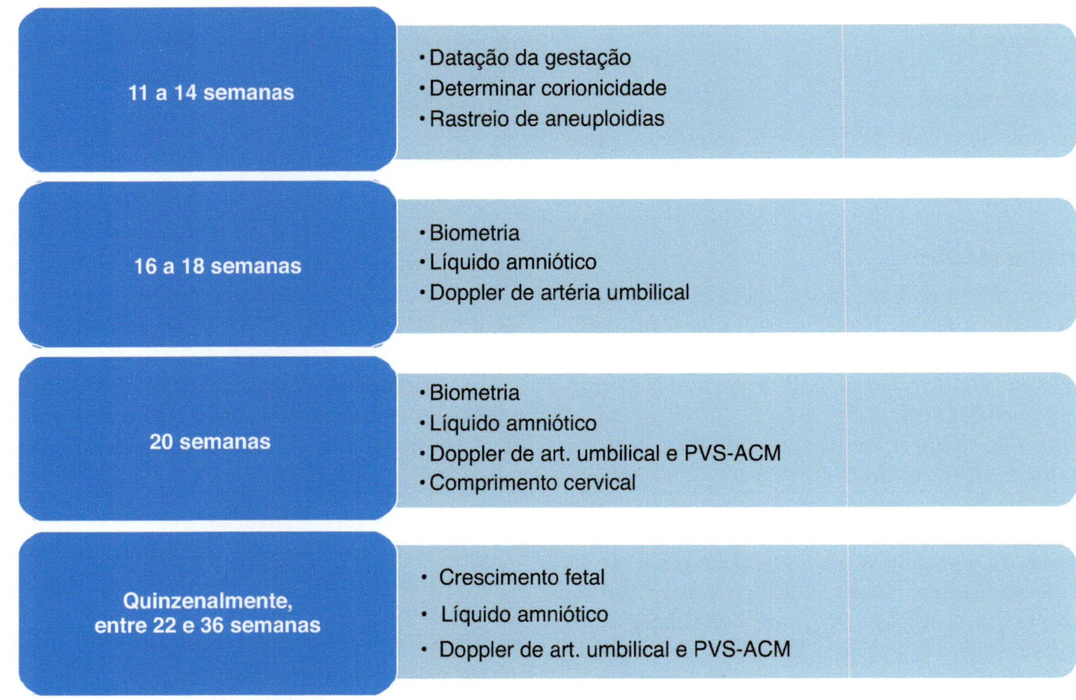

Figura 26.10 Acompanhamento ultrassonográfico das gestações monocoriônicas. (*PVS-ACM*: pico de velocidade sistólica da artéria cerebral média.)

transvaginal no momento da ultrassonografia morfológica de segundo trimestre, de modo a rastrear as mulheres sob risco de parto pré-termo.

Nas gestações MC, além dos parâmetros descritos, após 20 semanas também deve ser avaliado o pico de velocidade sistólica da artéria cerebral média (PVS-ACM).[9] A discordância de peso entre os fetos deve ser observada e informada. Caso seja identificada discordância ≥ 20% ou peso de um dos fetos abaixo do percentil 10 para a idade gestacional, as gestantes devem ser encaminhadas para serviço de referência em medicina fetal.[18]

PARTO NAS GESTAÇÕES MÚLTIPLAS NÃO COMPLICADAS

A idade gestacional para o parto de gestações múltiplas sem complicações é determinada tanto pelo número de fetos como pela corionicidade:[8,9,18,19]

- **Dicoriônicas:** 37 a 38 semanas.
- **Monocoriônicas:** 36 a 37 semanas.
- **Monoamnióticas:** 32 a 33 semanas.
- **Tricoriônicas:** 35 semanas.

No que se refere à via de parto, a equipe responsável pela assistência deve ter experiência com a condução e o reconhecimento das principais intercorrências associadas. Após o nascimento por via vaginal do primeiro gemelar, o obstetra deve avaliar tanto a frequência cardíaca como a apresentação do segundo gemelar.[8,18] A equipe e o local do parto devem contar com suporte para realização de analgesia materna e cesariana, bem como para transfusão de hemoderivados. Em caso de parto > 26 semanas, é aconselhado o monitoramento dos fetos por meio da cardiotocografia contínua.[17] Constituem indicações de cesariana:

- Gestação monoamniótica.
- Gemelaridade imperfeita.
- Gestações trigemelares ou de ordem maior.
- Peso de um dos fetos < 1.500g.
- Primeiro gemelar em apresentação não cefálica.
- Falta de experiência do obstetra com parto pélvico.

COMPLICAÇÕES DAS GESTAÇÕES GEMELARES

A gestação múltipla é considerada de alto risco para complicações maternas e fetais e exige, portanto, acompanhamento pré-natal especializado.[8,20]

Complicações maternas

As complicações maternas são mais frequentes nas gestações múltiplas, afetando cerca de 80% delas, com exceção do pós-datismo e da macrossomia.[16] A sobredistensão uterina com compressão dos órgãos favorece o desenvolvimento de distúrbios obstrutivos e infecções do trato urinário. É maior a incidência de descolamento prematuro de placenta, fenômenos tromboembólicos e colestase intra-hepática. Complicações pós-parto também são mais frequentes, como atonia uterina e hemorragia pós-parto.[3,4,8,17]

Distúrbios hipertensivos

As gestações múltiplas apresentam risco de duas a 3,5 vezes maior de distúrbios hipertensivos, com destaque para as formas graves (pré-eclâmpsia) e de início precoce.[4,17] Para prevenção de pré-eclâmpsia, o tratamento preventivo com ácido acetilsalicílico (AAS) está bem estabelecido na literatura e é indicado entre 12 semanas e 36 semanas de gestação na presença de um ou mais fatores de risco, como primiparidade, gestação gemelar, idade materna ≥ 40 anos, intervalo interpartal > 10 anos, IMC > 35kg/m² e história familiar de pré-eclâmpsia.[21] O National Institute of Clinical Excellence (NICE)[16] recomenda uma dose de 75 a 150mg de AAS. Para maiores informações sobre a profilaxia da pré-eclâmpsia, veja o Capítulo 28.

Diabetes gestacional

Ganho maior de peso, IMC, idade materna e maior produção do hormônio lactogênio placentário (HPL) predispõem a resistência insulínica, apesar de estudos não demonstrarem aumento da incidência em relação às gestações únicas.[4,16,17]

Ruptura prematura das membranas

A ruptura prematura das membranas acomete 7% a 10% das gestações múltiplas, sendo mais frequente no saco do primeiro gemelar.[4,16] O diagnóstico é estabelecido conforme preconizado nas gestações únicas – exame clínico com visualização de saída de líquido amniótico através do canal cervical, avaliação do pH vaginal (> 6,0) e cristalização arboriforme da secreção vaginal – e a conduta é a mesma adotada nas gestações únicas, embora não costume ser possível postergar o nascimento do segundo gemelar.

Parto pré-termo

Principal causa de morbimortalidade nas gestações gemelares, o parto pré-termo ocorre em quase 50% das gestações múltiplas.[3,4,8,16] Além disso, as gestações MC apresentam risco maior que as DC.

A medida do colo uterino por meio da ultrassonografia transvaginal como preditor de parto pré-termo é uma ferramenta útil para rastreamento, ainda que apresente valor preditivo baixo em consequência da diminuição fisiológica do colo em comparação com as gestações únicas. Não obstante, o comprimento do colo < 25mm entre 20 e 24 semanas de gestação em grávidas assintomáticas deve ser considerado preditor de parto pré-termo < 34 semanas.[8]

As medidas de prevenção, como repouso no leito, alterações no estilo de vida (p. ex., redução de atividade física e da carga de trabalho), cerclagem cervical e uso de agentes tocolíticos, carecem de evidências científicas que demonstrem benefícios na redução na incidência de parto pré-termo nas gestações múltiplas.[4,16] Já o uso vaginal de progesterona mostrou-se eficaz nas gestações de alto risco para parto pré-termo com comprimento cervical < 25mm.[4]

Complicações fetais

Além das complicações maternas, as gestações gemelares apresentam risco maior de natimortalidade e neomortalidade, principalmente quando associadas à prematuridade. A determinação da corionicidade em gestações multifetais é clinicamente importante para definição do acompanhamento durante o pré-natal, já que as gestações MC apresentam risco ainda mais elevado de complicações fetais do que as DC.[20,21]

Complicações da gravidez dicoriônica

Após a prematuridade, a complicação mais frequente é a restrição de crescimento fetal (RCF), cuja incidência é de cerca de 10% em gestações DC e de 20% a 25% nas MC. A restrição de crescimento pode ocorrer em ambos os fetos ou apenas em um deles, o que caracteriza a chamada RCF seletiva, patologia específica da gestação gemelar.[8]

A definição, avaliação e condução de casos de RCF em gestações gemelares apresenta diferenças entre os mais diversos serviços. De maneira geral, considera-se haver restrição de crescimento em gestação gemelar quando um dos fetos está abaixo do percentil 10 para a idade gestacional. A discordância entre os pesos fetais > 25% também pode ser considerada critério adicional para diagnóstico em alguns serviços e em outros apenas um sinal de alerta associado a pior prognóstico. A fórmula para cálculo da diferença de pesos dos gêmeos é:[8,9]

$$\frac{(\text{Peso do maior} - \text{Peso do menor}) \times 100}{\text{Peso do maior}}$$

Se estiverem abaixo do percentil 10 na curva de crescimento fetal, sem discordância significativa entre eles, ambos os fetos podem ser considerados apenas pequenos para a idade gestacional,[9] a depender do critério para diagnóstico de RCF adotado pelo serviço. Cabe ressaltar que a velocidade de crescimento dos fetos em gestação gemelar tende a sofrer redução no terceiro trimestre. Isso explica o fato de alguns serviços optarem por utilizar curvas de crescimento específicas para gemelar, mesmo que não existam, até o momento, evidências científicas suficientes para respaldar essa conduta.

A condução da gestação gemelar DC com diagnóstico de RCF deve obedecer às recomendações de acompanhamento e interrupção da restrição de crescimento em gestações únicas, mesmo sabendo que a fisiopatologia desses casos costuma ser mista e envolver não só uma invasão anômala do trofoblasto, mas também um espaço físico placentário reduzido para troca.[8]

Em casos de RCF grave de um dos fetos, discordante do outro, em idade gestacional precoce (< 30 semanas), recomendam-se a individualização do caso e a discussão e decisão compartilhada com a família e a equipe da neonatologia, uma vez que tanto o risco de óbito intrauterino de um dos gemelares como a prematuridade extrema iatrogênica do outro devem ser considerados.

Complicações da gravidez monocoriônica

Nessas gestações, o controle ultrassonográfico deve ser mais estrito – quinzenal a partir de 16 semanas – com o objetivo de identificar precocemente seus principais problemas: STFF, sequência anemia-policitemia (TAPS), RCF seletiva e malformações fetais. É importante a avaliação do líquido amniótico, do PVS-ACM ao Doppler e do crescimento dos fetos para que seja afastado o diagnóstico dessas complicações (Figura 26.11).

Além disso, está indicada a solicitação de ecocardiograma fetal entre 18 e 20 semanas para todas as gestações MC com o objetivo de rastrear precocemente malformações cardíacas complexas, as quais são mais comuns nesse tipo de gestação.[20,22,23]

Síndrome de transfusão feto-fetal

Na placenta monocoriônica cada feto possui seu próprio território vascular, porém existe uma zona intermediária na qual se estabelecem algumas conexões vasculares entre os fetos: as chamadas anastomoses interfetais, as quais podem ser diretas vaso com vaso (arterioarteriais e venovenosas) ou arteriovenosas. Essas anastomoses estão sempre presentes em gestações MC, porém normalmente há equilíbrio entre a circulação de ambos os fetos. Em cerca de 10% a 15% dos casos ocorre desequilíbrio das anastomoses arteriovenosas e o fluxo sanguíneo se torna unidirecional, estabelecendo a STFF, em que um dos fetos, o doador, fica hipovolêmico/anêmico por ter seu fluxo sanguíneo direcionado para o outro gemelar, o receptor, que fica hipervolêmico/policitêmico.

O critério diagnóstico para definição dessa condição é o fato de se tratar de uma gestação MC/DA em que um feto doador se apresenta com oligodrâmnio, considerado pelo maior bolsão vertical (MBV) < 2cm, e o feto receptor com polidrâmnio (MBV > 8cm).[9] Para o diagnóstico correto, é importante a exclusão de outras causas de alteração do líquido amniótico, como RCF seletiva, malformações estruturais ou alterações genéticas.[19]

A STFF afeta entre 10% e 15% das gestações MC e, quando não tratada, pode alcançar taxa de letalidade de cerca de 80% a 100% para um dos fetos com mais de 50% de chance de sequelas graves para o sobrevivente.[8,9] O prognóstico e o tratamento desses casos dependem do estadiamento, o qual é avaliado segundo a classificação de Quintero (Quadro 26.1).[24]

O tratamento costuma ser indicado a partir do estágio II de Quintero, porém alguns centros o indicam ainda no estágio I, uma decisão ainda controversa na literatura e avaliada caso a caso. O padrão ouro é a coagulação seletiva a *laser* das anastomoses placentárias através da fetoscopia com o objetivo de interromper a ligação hemodinâmica entre os fetos. Idealmente, a fetoscopia está indicada entre 16 e 26 semanas, uma vez que após esse período o feto passa a

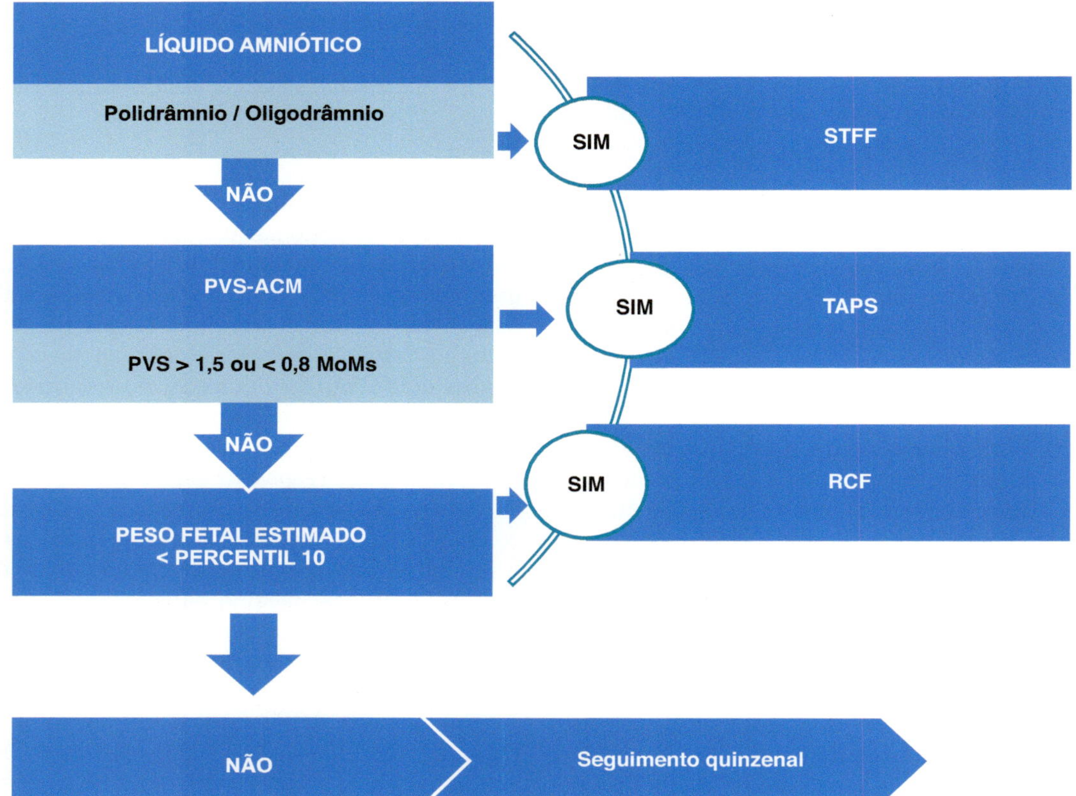

Figura 26.11 Diagnóstico das complicações fetais em gestação monocoriônica. (*MoMs*: múltiplos da mediana; *PVS*: pico de velocidade sistólica; *PVS-ACM*: pico de velocidade sistólica da artéria cerebral média; *RCF*: restrição do crescimento fetal; *STFF*: síndrome de transfusão feto-fetal; *TAPS*: sequência anemia-policitemia.) (Reproduzida de Figueiras *et al.*, 2021.[8])

Quadro 26.1 Estadiamento de Quintero

Classificação	Características
Quintero I	Presença de polidrâmnio (receptor) e oligodrâmnio (doador)
Quintero II	Bexiga do doador não visualizada e bexiga do receptor aumentada de volume
Quintero III	Presença de alterações ao Doppler
Quintero IV	Presença de hidropisia fetal
Quintero V	Óbito de um dos fetos

ser viável fora do útero e o parto se torna uma escolha a ser considerada. Um tratamento alternativo, quando não há disponibilidade de fetoscopia, consiste na amniodrenagem seriada, mas esse método é considerado apenas paliativo e não trata o processo fisiopatológico causador da doença.[8,9]

As gestantes submetidas à fetoscopia devem ser acompanhadas semanalmente nas primeiras 2 semanas e, a depender das avaliações ultrassonográficas, é possível considerar o espaçamento do acompanhamento (quinzenal).[9] Não há consenso sobre o momento ideal e a via de parto para gêmeos MC previamente tratados para STFF com fetoscopia, mas parece sensato recomendar a programação do parto para 34 semanas de gestação, após um curso completo de corticoide.[24]

Sequência anemia-policitemia

A TAPS ocorre de modo semelhante à STFF, mas em magnitude menor, por ser resultado de anastomoses de vasos de menor calibre, permitindo apenas em pequena quantidade a troca sanguínea lenta entre os gêmeos. O resultado clínico é um desequilíbrio entre as concentrações de hemoglobina dos fetos sem a produção de alterações expressivas no volume de líquido amniótico como ocorre na STFF. Essa complicação está presente em aproximadamente 5% das gestações MC. Atualmente, no entanto, tem sido cada vez mais descrita por se tratar de uma complicação presente em até 10% dos casos após tratamento de coagulação a *laser* por fetoscopia na STFF em razão de uma coagulação incompleta das anastomoses.[25]

O diagnóstico é estabelecido por meio da avaliação do PVS-ACM, cujas variações estão relacionadas com alterações do hematócrito fetal – PVS-ACM > 1,5 múltiplos da mediana (MoM) da curva de referência em um dos gêmeos (doador, anêmico) e PVS-ACM < 1 MoM no outro (receptor, policitêmico).

O tratamento ainda é controverso. Teoricamente, a única possibilidade consistiria na coagulação vascular a *laser*, a qual, em virtude da grande dificuldade técnica, ainda não está indicada como escolha. Na condução de um caso de TAPS sem comprometimento fetal (alteração cardíaca ou sinais de hidropisia), a tendência é a adoção de uma conduta expectante, enquanto em casos com sinais de comprometimento fetal considera-se a transfusão intrauterina para reverter, mesmo que temporariamente, a anemia fetal grave do gêmeo doador.

Transfusão arterial reversa (sequência TRAP)

A sequência TRAP é uma complicação rara – presente em aproximadamente 1% das gestações MC – caracterizada pela presença de um feto aparentemente normal (feto "bomba") e um acárdico (massa perfundida pelo feto "bomba").[19,26] Em virtude das anastomoses artério-arteriais, ocorre uma inversão na direção do fluxo de sangue da artéria umbilical do feto acárdico, fazendo que, em vez de levar seu sangue pobre em oxigênio para a placenta, sua artéria umbilical traga o sangue já pobre em oxigênio proveniente do feto "bomba". Assim, com uma "nutrição" prejudicada, desenvolve-se o espectro de anomalias letais que caracterizam a doença: acardia, acefalia, anormalidades graves na parte superior do corpo, edema do tecido conjuntivo e redução variável dos membros e órgãos. Essa condição determina uma sobrecarga hemodinâmica no gêmeo "bomba", que pode desenvolver insuficiência cardíaca por alto débito, resultando em morte intrauterina ou neonatal em aproximadamente 50% dos casos.[19]

O diagnóstico pré-natal se baseia na observação, por meio de ultrassonografia, de um fluxo invertido na artéria umbilical única do feto acárdico e no espectro de malformações listado anteriormente. Quando uma sequência TRAP é diagnosticada, a gravidez deve ser monitorada a cada semana por meio de ultrassonografia seriada, sendo possível uma abordagem conservadora, desde que não haja evidência de descompensação circulatória cardíaca no gêmeo doador.[26] Embora não haja consenso, quando se observam sinais de comprometimento hemodinâmico no feto "bomba", deve ser considerado o feticídio seletivo do feto acárdico por meio de técnicas para oclusão de seu cordão umbilical: ligadura do cordão umbilical com fio de sutura, coagulação do cordão, fotocoagulação das anastomoses, oclusão do cordão por fotocoagulação, laserterapia intrafetal para interromper a circulação do cordão e radioablação.[9] O parto é preferencialmente realizado por cesariana devido ao alto risco de distócia intraparto.[27]

Gestação monocoriônica monoamniótica

Essa condição rara e grave tem prevalência estimada em 1 a cada 10 mil gestações e uma taxa de perda fetal perinatal que varia entre 12% e 23%.[20] As altas taxas de letalidade são atribuídas, principalmente, ao entrelaçamento dos cordões umbilicais dos fetos, o que compromete a circulação fetal de um ou de ambos.[8] Esse tipo de gestação também está associado a risco elevado de RCF, sequência TRAP e gemelaridade imperfeita (que só ocorre nesse caso).

A vigilância fetal obedece, inicialmente, ao mesmo processo indicado para as gestações MC (ultrassonografia quinzenal), porém, após a viabilidade, o acompanhamento ultrassonográfico deve ser semanal e em alguns casos a cardiotocografia computadorizada anteparto pode ser associada ao controle. A gestação deve ser interrompida via cesariana, após um curso de corticoide, preferencialmente após 32 semanas e até 34 semanas de gestação.[8,19]

Restrição de crescimento fetal seletiva

O diagnóstico de RCF seletiva em gestações MC é relativamente comum devido a uma distribuição assimétrica da placenta entre os fetos. Ao contrário das gestações únicas ou DC, a existência de anastomoses entre os leitos placentários de cada feto interfere na história natural dessa doença em gestações MC, tornando diferentes sua apresentação clínica e prognóstico.

O diagnóstico é estabelecido quando um dos fetos está abaixo do percentil 10 para a idade gestacional. Normalmente, observa-se também uma discordância entre os pesos fetais > 25%, embora esse critério não seja imprescindível para o diagnóstico.[8]

Em gestações MC, a RCF seletiva é classificada em três tipos de acordo com a característica do Doppler da artéria umbilical (AU) (Figura 26.12):[9]

- **Tipo I:** Doppler da AU com diástole presente.
- **Tipo II:** Doppler da AU com diástole zero.
- **Tipo III:** Doppler da AU com diástole reversa, mesmo que intermitente.

Os casos de RCF tipo I apresentam melhor prognóstico. Sua condução envolve ultrassonografia semanal ou quinzenal com interrupção programada para 34 semanas de gestação. No caso de parada total do crescimento ou piora do Doppler da AU, a interrupção deve ser considerada mesmo antes das 34 semanas, após o curso de corticoide.[8]

Os tipos II e III apresentam mau prognóstico, sendo importante a complementação da avaliação com Doppler no ducto venoso. O seguimento deve ser semanal, e a interrupção estará indicada quando surgirem sinais de deterioração fetal: diástole reversa na AU ou onda "a" ausente ou reversa em ducto venoso. Em caso de idade gestacional pré-viável, é possível considerar a oclusão do cordão umbilical da RCF seletiva (caso a legislação permita, o que não ocorre no Brasil) ou até mesmo uma fetoscopia para coagulação de anastomoses a *laser*. Caso não apareçam os sinais de deterioração fetal, a interrupção é programada para 32 semanas de gestação após um curso de corticoide.[8]

Óbito de um dos gemelares

Em caso de óbito de um dos fetos em gestações gemelares com mais de 14 semanas, o risco de óbito do segundo é de 3% nas gestações DC e de 15% nas MC.[9,19,28]

Em gestações DC, recomenda-se repouso relativo, atentando para o risco de trabalho de parto pré-termo e seguindo a gestação até a idade gestacional previamente programada para esse tipo de gravidez.

Nas gestações MC é importante a avaliação da artéria cerebral média (PVS-ACM) por meio do Doppler com o objetivo de descartar anemia grave. Caso a ACM esteja normal, basta acompanhamento ultrassonográfico semanal com programação do parto para depois de 34 semanas. Diante de sinais de anemia grave, deve-se considerar transfusão intrauterina.[8]

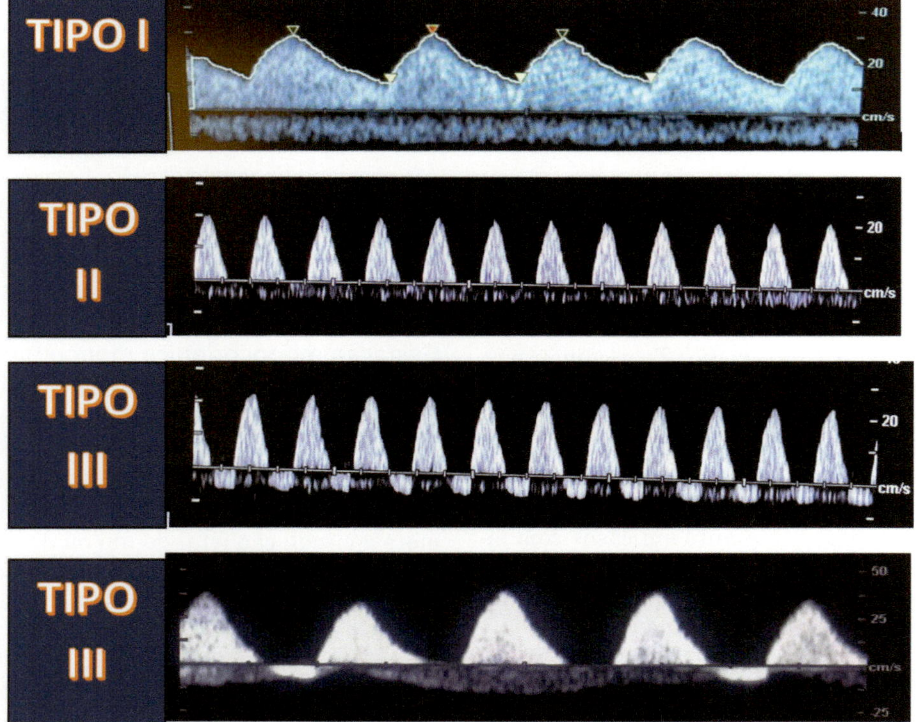

Figura 26.12 Classificação da restrição de crescimento fetal seletiva segundo o Doppler.

O óbito de um dos fetos em gestações MC está associado a alto risco de lesão neurológica grave no feto sobrevivente (cerca de 20% a 30% dos casos). Por esse motivo, alguns serviços recomendam avaliação neurológica detalhada por meio de neurossonografia e ressonância magnética fetal entre 30 e 32 semanas de gestação (preferencialmente de 4 a 6 semanas após o diagnóstico de óbito de um dos gêmeos).[8]

Gestações multifetais (mais de dois fetos)

Nos últimos anos, observou-se aumento na incidência de gestações com três ou mais fetos, provavelmente devido ao uso de técnicas de reprodução assistida, mas atualmente, com o melhor controle nos tratamentos de fertilidade, são raras as situações de gestações multifetais.

Em virtude da grande morbidade associada a essas gestações, principalmente em razão da prematuridade extrema, a redução embrionária para dois ou um feto (nos países em que esse procedimento é autorizado por lei) passa a ser a recomendação em muitos serviços.[8]

Referências

1. Thilaganathan B, Khalil A. Multiple pregnancy: Preface. Best Pract Res Clin Obstet Gynaecol 2014; 28: 189-90.
2. Ministério da Saúde. Gestação de alto risco. 3. ed. Brasília, 2000.
3. Norwitz ER, Edusa V, Park JS. Maternal physiology and complications of multiple pregnancy. Semin Perinatol 2005; 29:338-48.
4. Gill P, Lende MN, Van Hook JW. Twin Births. 1. ed. Treasure Island: StatPearls, 2022.
5. Santana D, Surita F, Cecatti J. Multiple pregnancy: Epidemiology and association with maternal and perinatal morbidity. Rev Bras Ginecol Obs 2018; 40:554-62.
6. Cameron AH. The Birmingham twin survey. Proc R Soc Med 1968; 61:229-34.
7. D'Antonio F, Khalil A, Pagani G, Papageorghiou AT, Bhide A, Thilaganathan B. Crown-rump length discordance and adverse perinatal outcome in twin pregnancies: Systematic review and meta-analysis. Ultrasound Obstet Gynecol 2014; 44:138-46.
8. Figueiras F, Gratacós E, Gómez-Roig MD, Martínez JM, Palacio CM. Atualización em medicina maternofetal. 4. ed. Barcelona: Ergón Creación, 2021.
9. Khalil A, Rodgers M, Baschat A et al. ISUOG Practice Guidelines: Role of ultrasound in twin pregnancy. Ultrasound Obstet Gynecol 2016; 47:247-63.
10. Melo NB, Fonseca EB. Medicina Fetal. 1. ed. São Paulo: Coleção FEBRASGO, 2013.
11. Zugaib M, Vieira RP. Zugaib Obstetrícia. 4. ed. São Paulo: Ateneu, 2019.
12. Kilby MD, Bricker L. Management of monochorionic twin pregnancy. BJOG An Int J Obstet Gynaecol 2017; 124:e1-e45.
13. Prats P, Rodríguez I, Comas C, Puerto B. First trimester risk assessment for trisomy 21 in twin pregnancies combining nuchal translucency and first trimester biochemical markers. Prenat Diagn. 2012;32:927-32.
14. Benn P, Rebarber A. Non-invasive prenatal testing in the management of twin pregnancies. Prenat Diagn 2021; 41:1233-40.
15. Agarwal K, Alfirevic Z. Pregnancy loss after chorionic villus sampling and genetic amniocentesis in twin pregnancies: A systematic review. Ultrasound Obstet Gynecol 2012; 40:128-34.
16. NICE Guideline. Twin and triplet pregnancy. National Institute for Health and Care Excellence, 2019: NG137.
17. Lee KA, Oh KJ, Lee SM, Kim A, Jun JK. The frequency and clinical significance of twin gestations according to zygosity and chorionicity. Twin Res Hum Genet 2010; 13:609-19.
18. Ministério da Saúde. Manual de gestação de alto risco. 1. ed. Brasília, 2022.
19. Visintin C, Mugglestone MA, James D, Kilby MD. Antenatal care for twin and triplet pregnancies: Summary of NICE guidance. BMJ 2011; 343(sep28):d5714.
20. ACOG & SMFM. Multifetal gestations: Twin, triplet, and higher-order multifetal pregnancies. ACOG Practice Bulletin – Number 231. Obstet Gynecol 2021; 137:e145-e162.
21. ACOG Committee Opinion No. 743. Low-dose aspirin use during pregnancy. Obstet Gynecol 2018; 132:e44-e52.
22. Hoskins IA, Combs CA. Society for Maternal-Fetal Medicine Special Statement: Updated checklists for management of monochorionic twin pregnancy. Am J Obstet Gynecol 2020; 223:B16-B20.
23. Parameters P. AIUM Practice Parameter for the Performance of Fetal Echocardiography. J Ultrasound Med 2020; 39:E5-E16.
24. Quintero RA, Morales WJ, Allen MH, Bornick PW, Johnson PK, Kruger M. Staging of twin-twin transfusion syndrome. J Perinatol 1999; 19:550-5.
25. Stirnemann JJ, Quibel T, Essaoui M, Salomon LJ, Bussieres L, Ville Y. Timing of delivery following selective laser photocoagulation for twin-to-twin transfusion syndrome. Am J Obstet Gynecol 2012; 207:127.e1-e6.
26. Slaghekke F et al. Twin anemia-polycythemia sequence: Diagnostic criteria, classification, perinatal management and outcome. Fetal Diagn Ther 2010; 27:181-90.
27. Søgaard K, Skibsted L, Brocks V. Acardiac twins: Pathophysiology, diagnosis, outcome and treatment. Fetal Diagn Ther 1999; 14:53-9.
28. Danon D, Sekar R, Hack KEA, Fisk NM. Increased stillbirth in uncomplicated monochorionic twin pregnancies. Obstet Gynecol 2013; 121:1318-26.

Restrição de Crescimento Fetal

CAPÍTULO

27

Mário Dias Corrêa Júnior
Guilherme de Castro Rezende

INTRODUÇÃO

A restrição de crescimento fetal (RCF) ocorre no feto que não atingiu todo o potencial de desenvolvimento e tem como causa um processo patológico, mais comumente a insuficiência placentária.

O período de vida intrauterino é a fase de crescimento mais rápida da espécie humana e ocorre em função do aumento do número e do tamanho das células – o embrião humano passa por 42 ciclos de divisão celular dentro e apenas por mais cinco fora do útero.[1]

Quaisquer fatores adversos que acometam a gestação poderão causar alterações no desenvolvimento embrionário e fetal e repercutir no desenvolvimento dos órgãos fetais, em seu metabolismo e padrão de crescimento, com efeitos temporários ou definitivos.

Até 1960, todos os recém-nascidos com baixo peso eram classificados como prematuros. Em 1961, a Organização Mundial da Saúde (OMS) reconheceu que as gestações com duração normal também poderiam produzir recém-nascidos < 2.500g e sugeriu que eles fossem chamados de recém-nascidos de baixo peso ao nascimento.[2] Posteriormente, com o surgimento das curvas de crescimento fetal, como a de Denver (Lubchenco, 1963),[3] foram estabelecidas as bases para o reconhecimento daqueles recém-nascidos com peso abaixo do esperado para a idade gestacional. Os recém-nascidos passaram a ser classificados como adequados (AIG), pequenos (PIG) ou grandes para a idade gestacional (GIG).

O feto com RCF costuma ser aquele que se encontra com o peso ou a medida da circunferência abdominal (CA) abaixo do percentil 10 para a idade gestacional. Cabe destacar que nem todos os fetos com peso abaixo do décimo percentil o serão por restrição de crescimento. Alguns serão constitucionalmente pequenos (como os filhos de pais de baixa estatura), sem que tenham passado por um processo patológico. Para diminuir a porcentagem de fetos constitucionalmente pequenos diagnosticados como RCF, alguns autores sugeriram que o diagnóstico de restrição de crescimento fosse estabelecido apenas em caso de peso ou CA abaixo do percentil 3 da curva de crescimento.[4,5] Essas medidas, entretanto, levam ao risco de não detecção dos fetos com RCF inicial e que poderiam ser beneficiados por acompanhamento mais minucioso (Quadro 27.1 e Figura 27.1).

A RCF é fator importante de morbimortalidade perinatal. Sua complicação mais devastadora é o óbito intrauterino, e está bem estabelecida sua correlação inversa com o percentil do peso fetal. A mortalidade neonatal dos recém-nascidos com RCF é seis a dez vezes maior do que a dos que cresceram normalmente na vida intrauterina.[2]

Além da mortalidade aumentada, esses recém-nascidos têm morbidade maior, com taxas maiores de asfixia intraparto, hipoglicemia e atraso de desenvolvimento intelectual.[6,7] Esses indivíduos apresentam ainda risco aumentado de desenvolver doenças crônicas na vida adulta, como

Quadro 27.1 Classificação dos recém-nascidos (RN)

Classificação	Característica
RN pré-termo	< 37 semanas de gestação
RN de baixo peso	Peso < 2.500g ao nascimento
RN de muito baixo peso	Peso < 1.500g ao nascimento
RN adequado para a idade gestacional (AIG)	Peso entre os percentis 10 e 90 para a idade gestacional
RN grande para idade a gestacional (GIG)	Peso > percentil 90 para a idade gestacional
RN pequeno para a idade gestacional (PIG)	Peso < percentil 10 para a idade gestacional
RN com restrição de crescimento fetal (RCF)	Peso < percentil 10 para a idade gestacional em função de processo patológico
RN pequeno constitucional	Peso < percentil 10 para a idade gestacional sem causa patológica

hipertensão arterial, diabetes *mellitus*, síndrome metabólica, doença coronariana e acidente vascular cerebral.[1]

Estima-se que 3% a 10% dos recém-nascidos apresentem algum tipo de restrição de crescimento – nos países em desenvolvimento, esse percentual pode chegar a 30%.[8]

Segundo dados dos National Institutes of Health, acredita-se que aproximadamente 40 mil crianças por ano nos EUA sofram de crescimento intrauterino anormal.[9] No Brasil, a incidência de RCF varia de 6,8%[10] a 12%.[10,11]

ETIOPATOGENIA

Diversas são as causas que impedem o feto de atingir todo o potencial de crescimento. Classicamente, a etiologia da RCF se divide em causas de origem materna, fetal e placentária (Quadro 27.2).[12] No entanto, seria melhor uma divisão das etiologias da RCF segundo o mecanismo fisiopatológico que levaria à doença. São três as causas básicas que levam à RCF:

- Aporte materno inadequado de nutrientes e oxigênio.
- Mau funcionamento placentário.
- Lesão direta sobre o feto.

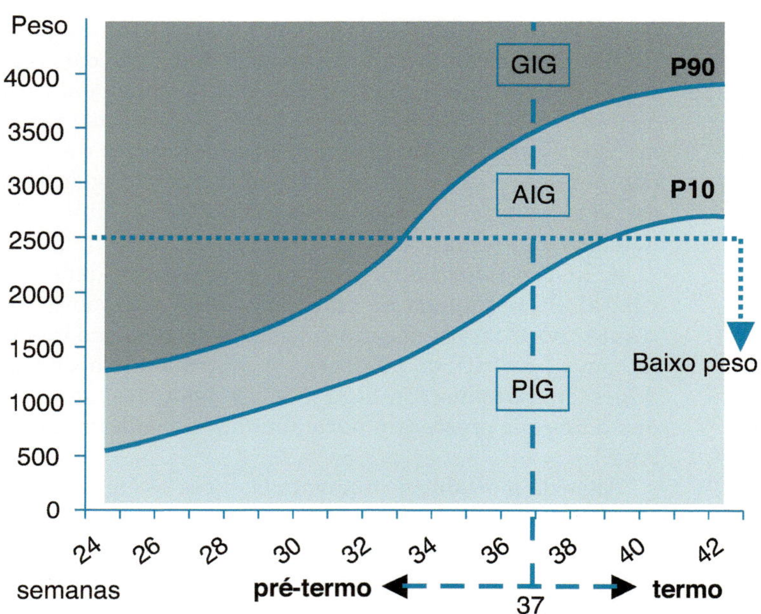

Figura 27.1 Classificação dos recém-nascidos segundo o percentil do peso. (*AIG*: adequado para a idade gestacional; *GIG*: grande para a idade gestacional; *PIG*: pequeno para a idade gestacional.)

Aporte materno inadequado de nutrientes e oxigênio

Nesse grupo, a principal causa é a desnutrição materna, reduzindo a capacidade de nutrir o feto. Doenças que diminuem a absorção e o transporte do oxigênio também se enquadram nessa categoria (p. ex., anemia, asma grave, doenças pulmonares, cardiopatias cianosantes, efeitos do tabagismo na função respiratória e habitação em altitude elevada).

Mau funcionamento placentário

Esse grupo pode ser dividido em três subgrupos segundo o tipo de acometimento da placenta.

Placenta estruturalmente deficiente

Grande variedade de genes é expressa nos tecidos placentários e cumpre um papel preponderante na implantação e desenvolvimento da placenta. Mutações nesses genes ou qualquer outro tipo de defeito genético ou cromossômico levam a graus variados de disfunção placentária. Um exemplo típico é o mosaicismo confinado à placenta, em que a placenta é trissômica, e o feto, normal.[13]

Quadro 27.2 Causas de desenvolvimento de restrição do crescimento fetal

Origem fetal	Origem materna	Origem placentária
Anomalias cromossômicas • Trissomias (13, 18 e 21) • Monossomia X (Turner) • Deleções (4p-, 5p-, 13q-, 21q-) **Erros inatos do metabolismo** **Infecções** • Virais ▪ Citomegalovírus ▪ Rubéola ▪ Herpes ▪ Varicela-zóster • Bacterianas ▪ Sífilis ▪ Listeriose ▪ Tuberculose • Protozooses ▪ Malária ▪ Doença de Chagas **Malformações** • Microcefalia • Anencefalia • Malformação cardiovascular • Malformação gastrointestinal • Malformação geniturinária • Displasias esqueléticas	**Nutricional** • Desnutrição • Doença inflamatória intestinal **Hipóxia** • Asma • Fibrose cística • Cardiopatia cianótica • Bronquiectasia • Cifoescoliose **Vascular** • Pré-eclâmpsia • Hipertensão crônica • Colagenoses • Diabetes *mellitus* **Renal** • Glomerulonefrite • Nefrose lipoide • Nefrosclerose arteriolar **Hematológico** • Doença falciforme **Ambientais/comportamentais** • Altas altitudes • Fumo • Álcool • Heroína • Metadona • Cocaína **Medicamentos** • Antimetabólitos • Anticoagulantes • Anticonvulsivantes	• Inserção velamentosa do cordão • Placenta prévia • Placenta circunvalada • Infartos placentários • Descolamento prematuro da placenta • Corioangiomas • Gestações múltiplas

Fonte: modificado de Pollack & Divon, 1992.[12]

Circulação deficiente na face materna da placenta

Para o perfeito desenvolvimento da gravidez, é necessário um fluxo sanguíneo adequado para a placenta. Para que isso aconteça, o trofoblasto invade as artérias espiraladas (que irrigam a decídua) e destrói sua camada musculoelástica. Essa alteração fisiológica deixa as artérias espiraladas mais complacentes e menos responsivas aos efeitos de substâncias vasoconstritoras.

A invasão trofoblástica ocorre em duas ondas: a primeira vai da implantação até dez semanas, e as artérias são invadidas até a junção decíduo-miometrial; a segunda onda de invasão ocorre entre 16 semanas e o termo, e a porção miometrial das artérias espiraladas é atingida.[14] A ausência dessas modificações fisiológicas pode acarretar um fluxo de sangue diminuído para o espaço interviloso com consequente redução do aporte de nutrientes e oxigênio para o feto.

Doenças vasculares maternas e processos autoimunes podem causar lesão do endotélio das artérias espiraladas com formação de trombos e oclusão dessas artérias. Pré-eclâmpsia, lúpus eritematoso sistêmico e hipertensão arterial são algumas das doenças que podem causar RCF por esse mecanismo.

Circulação deficiente na face fetal da placenta

O sangue das artérias espiraladas irriga as vilosidades coriônicas (parte fetal da placenta). As trocas de oxigênio e nutrientes vão ocorrer entre o sangue materno (no espaço interviloso) e o fetal (dentro das vilosidades coriônicas). Com o avançar da gravidez, as vilosidades coriônicas se ramificam e ampliam sua rede capilar, possibilitando maior volume de trocas fetais.

Alterações na estrutura das vilosidades, em seu número, bem como no de capilares em seu interior, promovem diminuição das trocas materno-fetais. Infecções podem causar inflamação das vilosidades, ao passo que processos autoimunes podem levar à lesão direta das vilosidades. Processos trombóticos no espaço interviloso ou nos vasos da placenta e do cordão também fazem parte desse grupo.

Lesão direta sobre o feto

Por fim, agressões diretas sobre o feto também acarretam restrição de crescimento, como causas genéticas, infecciosas e exposição à radiação ou a substâncias teratogênicas (Quadro 27.3).

Quadro 27.3 Classificação etiopatogênica da restrição de crescimento fetal

Aporte materno inadequado
• Nutrientes ▪ Desnutrição ▪ Má absorção intestinal • Oxigênio ▪ Doenças pulmonares (asma, bronquiectasia, fibrose cística) ▪ Cardiopatias cianóticas ▪ Anemias ▪ Altitude elevada ▪ Tabagismo
Mau funcionamento placentário
• Placenta estruturalmente deficiente ▪ Anomalias cromossômicas ▪ Mosaicismo confinado à placenta • Circulação deficiente na face materna da placenta ▪ Pré-eclâmpsia ▪ Hipertensão arterial ▪ Colagenoses ▪ Diabetes *mellitus* • Circulação deficiente na face fetal da placenta ▪ Placenta prévia ▪ Infartos placentários ▪ Gestações múltiplas ▪ Trombose de cordão ▪ Infecções ▪ Síndrome de anticorpos antifosfolípides
Lesão direta sobre o feto
• Anomalias cromossômicas • Malformações • Erros inatos do metabolismo • Infecções • Radiação • Substâncias teratogênicas

FASES DO DESENVOLVIMENTO FETAL

O feto não apresenta crescimento homogêneo durante a gravidez, sendo identificadas três fases de desenvolvimento fetal:[12]

- **Primeira fase – Hiperplasia celular:** aumento do número de células em virtude da multiplicação e divisão celular – da concepção até 16 semanas de gestação.
- **Segunda fase – Hiperplasia e hipertrofia celular:** as células continuam aumentando em número e começam a aumentar em tamanho – de 16 a 32 semanas de gestação.
- **Terceira fase – Hipertrofia celular:** ocorre apenas aumento do volume das células – de 32 semanas até o final da gravidez.

Agressões nas diferentes fases da gravidez terão repercussões diversas sobre o crescimento do feto.

CLASSIFICAÇÃO

Os fetos com RCF não constituem um grupo único com distúrbios semelhantes. Duas classificações foram propostas: em uma delas são identificados três tipos – simétrico, assimétrico e misto – com alterações orgânicas diferentes e evolução distinta tanto intraútero como pós-natal. Essa diferenciação decorre não apenas do fator causal, mas também da idade gestacional em que acontece a agressão e dos órgãos acometidos.[12]

Tipo I – Simétrico

Responsável por cerca de 20% dos casos de RCF, nesse tipo se enquadram os fetos com restrição de crescimento de todos os órgãos. A agressão ocorreu precocemente, na fase de hiperplasia celular, e tem evolução crônica e usualmente relacionada com infecções maternas, alterações cromossômicas ou malformações congênitas.

Os fetos constitucionalmente pequenos também apresentam padrão de crescimento simétrico, o que pode dificultar o diagnóstico diferencial. Os recém-nascidos desse grupo não costumam apresentar hipóxia neonatal.

Tipo II – Assimétrico

A agressão ocorre na fase de hipertrofia celular. A diminuição da oferta de nutrientes nessa fase leva à redistribuição dos fluxos sanguíneos para privilegiar órgãos (cérebro, coração e suprarrenais). Consequentemente, a cabeça continua crescendo de maneira adequada, enquanto o fígado (principal responsável pelo tamanho da CA do feto), passa a crescer aquém do esperado devido ao maior consumo de glicogênio, o que acarreta a desproporção entre o crescimento da cabeça e do abdome fetal. Ocorre em cerca de 75% dos casos de RCF, sendo a insuficiência placentária a principal responsável. Os recém-nascidos são mais suscetíveis à hipóxia e à hipoglicemia.

Tipo III – Intermediário ou misto

Alguns autores reconhecem a presença de um terceiro tipo de RCF com características comuns aos tipos I e II. A RCF mista ocorre por agressão na fase de hiperplasia e hipertrofia celular e responde por cerca de 5% a 10% dos casos. O diagnóstico clínico é difícil, e os fetos acabam sendo enquadrados como do tipo I ou II.

A outra classificação foi proposta por Figueras & Gratacós em 2014 com o objetivo de reconhecer dois fenótipos de insuficiência placentária – grave e leve – impactando o manejo dos fetos com RCF placentária e otimizando os riscos de óbito e dano fetal intrauterino com os riscos da prematuridade iatrogênica. Os dois tipos são denominados precoce e tardio (Quadro 27.4). Atualmente, essa é a classificação mais utilizada.[15]

Restrição de crescimento fetal precoce

O diagnóstico de RCF precoce é estabelecido até 32 semanas de gestação e representa 20% a 30% de todos os casos. Em 50% das vezes associa-se a pré-eclâmpsia (PE), ocasionando insuficiência placentária grave e precoce com feto muito pequeno e hipóxia fetal crônica relacionada com alta morbimortalidade perinatal. Em geral, o Doppler da artéria umbilical (AU) está alterado, além de ser observada uma típica sequência de alterações ao Doppler, envolvendo as artérias uterinas (AUt) e cerebral média (ACM) e o ducto venoso (DV).

A condução desses casos é difícil em vista da necessidade de estabelecer um melhor equilíbrio entre o risco de deixar o feto no útero e/ou enfrentar as complicações relacionadas com a prematuridade. O estado cardiovascular materno é representado por diminuição do débito cardíaco e aumento da resistência vascular periférica.[15]

Restrição de crescimento fetal tardia

Caracterizada pelo estabelecimento do diagnóstico após 32 semanas, a RCF tardia responde por 70% a 80% de todos os casos de restrição de crescimento (cerca de 5% a 10 % das gestações) e está associada à pré-eclâmpsia em 10% dos casos. Como a insuficiência placentária é leve, o feto não é necessariamente muito pequeno, e a ausência de alteração no Doppler da AUt é um achado comum. Por outro lado, é importante a associação à alteração da relação cérebro-placentária (CPR), e em 25% dos casos se observa vasodilatação isolada da ACM, sugerindo hipóxia crônica.

Essa condição está associada a possível sofrimento intraparto e acidose cerebral sem a sequência de deterioração dos parâmetros dopplervelocimétricos observada nos fetos com RCF precoce. Pode evoluir repentinamente para danos ou óbitos fetais inesperados, evidenciando baixa tolerância dos fetos à hipóxia. O maior desafio nesse cenário é o diagnóstico, e não a condução dos fetos. O estado cardiovascular materno pouco se altera, sendo representado por achados leves ou ausentes (Quadro 27.4).[15]

FISIOPATOLOGIA

O feto com restrição de crescimento passa por uma série de mudanças metabólicas e hemodinâmicas para se adaptar ao aporte diminuído de oxigênio e nutrientes. A placenta deficiente promove quantidade menor de trocas gasosas e, como consequência, o sangue que vai para o feto passa a apresentar diminuição na concentração de oxigênio (hipoxemia). Os primeiros a perceberem a redução na pressão de oxigênio (PO_2) são os barorreceptores localizados no coração, os quais sinalizam a mudança para o sistema nervoso central, que promove vasoconstrição periférica e vasodilatação nas artérias cerebrais, coronarianas e suprarrenais, processo conhecido como centralização de fluxo.[16] O objetivo dessa mudança é preservar o suprimento adequado de oxigênio para os órgãos essenciais à sobrevivência do organismo. Os órgãos "nobres" ficam em normoxemia devido ao aumento do fluxo para eles, enquanto nos outros tecidos, já prejudicados pela diminuição da PO_2, a diminuição do fluxo leva à hipóxia.[17]

A hipóxia tecidual leva os órgãos periféricos a recorrerem ao metabolismo anaeróbico por meio da utilização do glicogênio hepático, o que resulta na produção de ácido lático. Caso o processo se mantenha por período prolongado, o feto entra em acidose. A troca gasosa ineficiente na placenta também leva ao acúmulo de CO_2 no feto e à hipercapnia.

O suprimento diminuído de glicose acarreta hipoglicemia fetal com consequente redução na produção de insulina e aumento na produção de glucagon. Para combater a hipoglicemia, as adrenais aumentam a produção de cortisol. O feto mobiliza seus depósitos periféricos de gordura em busca de energia e pode apresentar hipotireoidismo, o que causa diminuição de seu metabolismo e menor gasto de energia. A lipólise da gordura fetal produz hipertrigliceridemia, já comprovada através de cordocentese em fetos com RCF.[18,19]

A privação de proteínas altera a razão aminoácidos não essenciais/essenciais (medida pela razão glicina/valina), semelhante à encontrada em crianças com *kwashiorkor*, mostrando a gravidade da desnutrição intraútero.[20]

A hipóxia causa ainda aumento da produção de eritropoetina, bem como queda no sistema imunológico fetal.[21] O fluxo sanguíneo diminuído para os rins leva à diminuição da produção de urina e, consequentemente, ao oligodrâmnio.

Quadro 27.4 Características da restrição de crescimento fetal precoce e tardia

	RCF precoce	RCF tardia
Incidência	1%	5% a 10%
Diagnóstico/condução	Fácil detecção, difícil condução (prematuridade × natimorto)	Diagnóstico é seu desafio; condução mais simples
Evidência de doença placentária	Alta 70% do Doppler da artéria umbilical alterados 60% associação com pré-eclâmpsia	Baixa 10% do Doppler da artéria umbilical alterados 10% associação com pré-eclâmpsia
Hemodinâmica fetal	Adaptação do sistema cardiovascular	Vasodilatação da artéria cerebral média (centralização de fluxo) – 25%
Tolerância à hipóxia	Feto imaturo – alta tolerância à hipóxia	Feto maduro – baixa tolerância à hipóxia
Impacto clínico	Alta mortalidade e morbidade perinatal	Maus resultados em longo prazo – pode causar óbito intrauterino tardio Afeta número maior de gestações

Fonte: adaptado de Figueras & Gratacós, 2014.[15]

Quadro 27.5 Achados de valor diagnóstico em casos de restrição de crescimento fetal

Indicadores de atraso de crescimento
• Determinação ultrassonográfica do peso < percentil 10 • CA < percentil 5 • CC/CA < percentil 10 • CF/CA > 23,5 • Crescimento da CA < 11mm em 2 semanas • Queda de dois quartis na curva de crescimento
Manifestações cardiovasculares da disfunção placentária
• Índices dopplervelocimétricos aumentados na artéria uterina e/ou persistência da incisura • Índices dopplervelocimétricos aumentados na artéria umbilical • Índices dopplervelocimétricos diminuídos na artéria cerebral média • Índice umbilicocerebral aumentado • Maior bolsão de líquido amniótico < 2cm • Índice de líquido amniótico < 5

CA: circunferência abdominal; CC: circunferência craniana; CF: comprimento do fêmur.
Fonte: modificado de Miller *et al.*, 2008.[25]

Caso a hipoxemia se agrave, cérebro e coração também começam a sentir o efeito da falta de oxigênio. No cérebro pode haver edema, e a hipóxia causa alterações perceptíveis na cardiotocografia, como perda das acelerações transitórias. No coração, o metabolismo anaeróbio provoca alterações perceptíveis no eletrocardiograma fetal.[22] A insuficiência cardíaca se instala e, caso o processo não seja interrompido, o agravamento das condições fetais culminará com o óbito intrauterino.

DIAGNÓSTICO

O primeiro passo para o diagnóstico da RCF consiste na determinação correta da idade gestacional. Uma anamnese bem feita e, se possível, uma ultrassonografia realizada no primeiro trimestre da gestação serão fundamentais para determinar se o feto é pequeno por ter idade gestacional menor (p. ex., data da última menstruação incerta) ou por estar apresentando crescimento inadequado.[7] A anamnese torna possível identificar fatores de risco para RCF, como doenças maternas, hábitos de vida, uso de medicações e passado obstétrico desfavorável.

No exame físico, atenção especial deve ser dada ao ganho de peso materno e à medida da altura uterina. Ganho de peso inadequado e crescimento mensal do útero < 4cm são sinais de alerta que justificam o emprego da propedêutica complementar: ultrassonografia, dopplervelocimetria, perfil biofísico fetal (PBF), cardiotocografia (CTG), avaliação morfológica fetal e exames invasivos. Testes adicionais, como sorologias maternas para infecções congênitas (toxoplasmose, citomegalovírus, rubéola, varicela, sífilis, Zika vírus, malária) e cariótipo fetal, podem ser indicados em casos específicos.[23]

A dopplervelocimetria, o PBF e a CTG, métodos que avaliam a diminuição da oxigenação fetal e sua vitalidade, são úteis para acompanhamento do feto com RCF. A avaliação da morfologia fetal por meio da ultrassonografia deve ser realizada para diagnóstico de anomalias estruturais, marcadores menores para cromossomopatias e sinais ecográficos relacionados com infecções congênitas. Os exames invasivos são indicados em casos de fetos com RCF precoce e grave, com percentil do peso < 3, na presença de sinais ecográficos suspeitos de doenças genéticas e/ou infecciosas e sem sinais óbvios de disfunção placentária associada.[23]

Ultrassonografia

Para diagnóstico de RCF, deve-se avaliar a biometria fetal por meio das medidas das circunferências craniana (CC), CA e do fêmur (CF) e do cálculo do peso fetal estimado (PFE) – PFE e medida da CA abaixo do percentil 10 para a idade gestacional sugerem restrição de crescimento.

O uso de curvas de crescimento fetal personalizadas, utilizando dados maternos, como altura, peso, paridade e etnia, aumenta a sensibilidade diagnóstica da RCF.[24] Apesar da disponibilidade de curvas personalizadas para a população brasileira, sua aplicação clínica ainda é pouco estudada.

Na RCF tardia, que se assemelha ao tipo assimétrico (tipo II), deve-se valorizar as diferenças no crescimento das medidas fetais. A CA é a primeira a diminuir o padrão de crescimento quando o feto passa a receber menor suprimento de nutrientes e é, portanto, o parâmetro mais sensível para diagnóstico de RCF. O crescimento do polo cefálico e do fêmur só sofrerá os efeitos da desnutrição depois de longo período de aporte nutricional diminuído e geralmente não é afetado nos casos de RCF tardia. As assimetrias no padrão de crescimento podem ser observadas por meio das relações como CC/CA ou CF/CA.[25] O Quadro 27.5 mostra os achados ultrassonográficos que aumentam a acurácia no diagnóstico da RCF.

Como a medida da CA abaixo do percentil 10 é uma das primeiras alterações a serem observadas, a vigilância deverá ser mais frequente nos casos em que tal alteração for encontrada (pelo menos quinzenal), e o Doppler deverá ser realizado para complementar a propedêutica.

A diminuição do volume de líquido amniótico também sugere sofrimento fetal crônico e é útil para diferenciar fetos PIG constitucionais dos que apresentam RCF. O oligodrâmnio pode preceder as alterações nas medidas da biometria fetal. Manning e cols.[26] encontraram incidência de 6% de RCF quando a ultrassonografia mostrava maior bolsão de líquido amniótico > 2cm, de 20% com maior bolsão entre 1 e 2cm e de 39% com maior bolsão < 1cm.

Dopplervelocimetria

O Doppler é uma ferramenta de extremo valor na RCF por auxiliar o rastreamento, o diagnóstico e a condução dos casos. No rastreamento, o Doppler das artérias uterinas, mostrando índice de pulsatilidade (IP) alterado, sugere perfusão placentária anormal no compartimento materno e risco de RCF de origem placentária, chamando atenção para uma possível evolução desfavorável da gravidez e indicando a necessidade de acompanhamento mais rigoroso. É possível selecionar gestações de risco maior para desenvolver RCF ainda no primeiro trimestre, quando o Doppler das artérias uterinas, realizado entre 11 e 14 semanas, mostra aumento do IP.[27] No diagnóstico, ajuda a diferenciar os PIG constitucionais (Doppler normal) dos fetos com restrição de crescimento (Doppler alterado).

O aumento da resistência na artéria umbilical indica funcionamento placentário prejudicado, enquanto a diminuição da resistência na artéria cerebral média indica vasodilatação cerebral, sugerindo que o feto pode estar em processo de centralização de fluxo. Esse fenômeno pode ser quantificado ao se dividir o índice de resistência da artéria umbilical pelo índice de resistência da artéria cerebral média, medida que ficou conhecida como índice umbilicocerebral (IUC). Valor de IUC > 1 sugere centralização de fluxo. Uma variação do IUC é a *cerebroplacental ratio* (CPR), que nada mais é do que a divisão do IP da artéria cerebral pelo IP da artéria umbilical. Valores de CPR < 1,08 também sugerem centralização de fluxo.[28] A CPR alterada é importante marcador de hipóxia crônica e diagnóstico de RCF tardia.[15]

As alterações ao Doppler do ducto venoso (DV), como contração atrial ausente ou reversa, são indicativas de hipoxemia e acidose miocárdica, sugerindo falência cardíaca, e estão relacionadas com risco maior de óbito fetal.[15]

Na condução de fetos com suspeita de RCF, o Doppler ajuda a indicar o melhor momento para interrupção da gravidez, visando à redução das taxas de complicações fetais e neonatais (para mais informações sobre dopplervelocimetria, veja o Capítulo 13).

Perfil biofísico fetal

O PBF consiste na avaliação de quatro parâmetros fetais, mais o líquido amniótico, sendo atribuídos dois pontos para cada um deles, até um total de 10 pontos. O PBF não se presta ao diagnóstico de RCF, mas pode ser utilizado para avaliação da vitalidade fetal.

As alterações do PBF são posteriores às do Doppler, e um valor ≤ 4 indica que o feto já se encontra em hipóxia. O PBF e o Doppler avaliam parâmetros diferentes do bem-estar do feto e por isso, quando associados, melhoram a detecção do comprometimento fetal (para mais informações sobre o PBF, veja o Capítulo 12).

Cardiotocografia

A CTG pode ser utilizada como um dos parâmetros do PBF ou isoladamente e também só apresenta alterações (perda da reatividade e desacelerações) quando o feto está comprometido com o coração fazendo uso do metabolismo anaeróbio. A CTG computadorizada (cCTG) oferece parâmetros objetivos e matemáticos, aumentando a precisão diagnóstica em relação à CTG, e atualmente tem importante papel nos protocolos de condução de fetos com RCF precoce.

Exames invasivos

Diante de um caso de RCF precoce e grave, sem sinais óbvios de disfunção placentária, a obtenção de material fetal para estudo genético e pesquisa de infecções pode auxiliar o diagnóstico etiológico. A amniocentese e a cordocentese são os métodos utilizados com esse intuito.

SEQUÊNCIA DOS EXAMES

Estudos de acompanhamento longitudinal de fetos com RCF placentária mostraram que as alterações nos exames complementares tendem a obedecer a uma sequência de acordo com o agravamento das condições. As formas de agressão e os mecanismos de compensação são variáveis, o que implica afirmar que a sequência de alterações nos exames nem sempre é constante. A combinação de múltiplos testes para avaliação dos diferentes parâmetros do bem-estar fetal é essencial para minimizar as falhas no acompanhamento (Figura 27.2).

Segundo Hecher e cols.,[29] os achados anormais ocorrem na seguinte ordem: IP da artéria umbilical, índice de líquido amniótico, artéria cerebral média, aorta, micro-oscilações na cCTG, ducto venoso e veia cava inferior.

Baschat & Harman[30] observaram que o atraso no crescimento antecede a centralização. As desacelerações tardias na CTG seguem a centralização e geralmente coincidem com o surgimento de pulsações na veia umbilical. Essas alterações vão ocorrer em 80% dos fetos com RCF grave de início precoce. A progressão desde o surgimento da centralização até o aparecimento de pulsações na veia umbilical ocorre no prazo de 2 a 3 semanas. Alguns fetos, no entanto, podem mostrar fluxos anormais por várias semanas.

Hershkovitz e cols.[31] observaram que o surgimento de diástole zero ou reversa na artéria umbilical não é comum em fetos com RCF iniciada após 32 semanas e que, nesses casos, deve-se basear apenas na centralização e no PBF anormal para determinação da conduta.

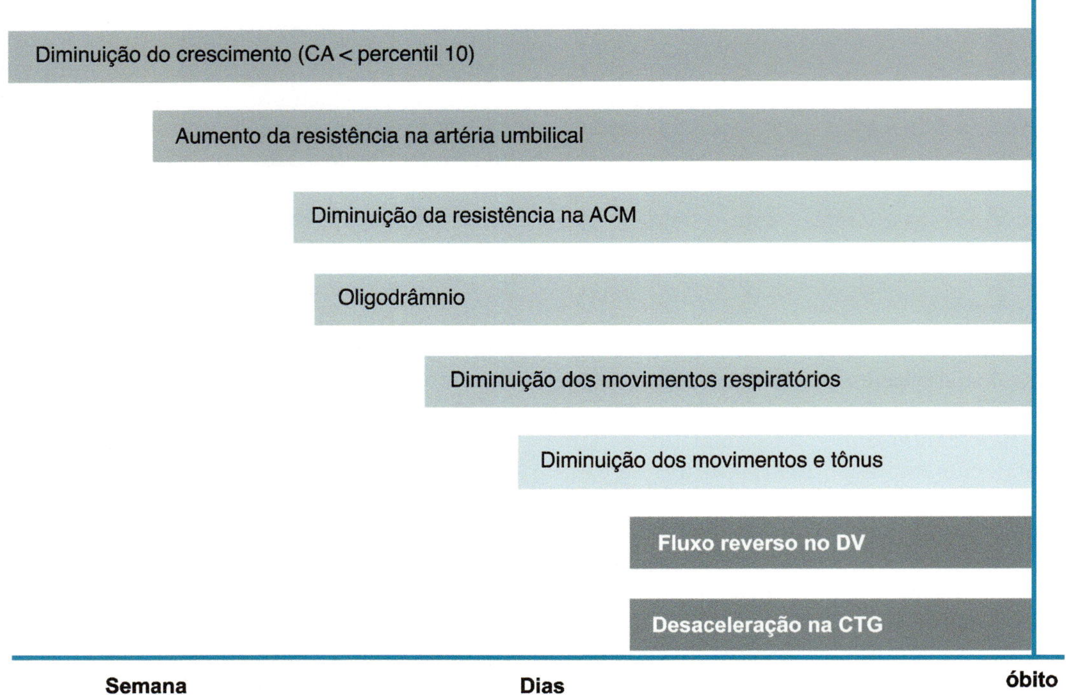

Figura 27.2 Sequência de alteração dos exames de vitalidade fetal em caso de restrição de crescimento fetal. (*ACM*: artéria cerebral média; *CA*: circunferência abdominal; *CTG*: cardiotocografia; *DV*: ducto venoso.)

CONDUTA

Diversos esquemas de tratamento já foram propostos para os casos de RCF, como:[6]

- Repouso absoluto no leito.
- Suplementação dietética.
- Administração endovenosa de glicose.
- Expansão de volume.
- Hormonioterapia.
- Hiperoxigenação materna.
- Introdução de nutrientes no líquido amniótico.
- Bloqueadores de canais de cálcio.
- Betamiméticos.
- Doadores de óxido nítrico (L-arginina).
- Sildenafil.

Desses, apenas o repouso no leito e a suplementação dietética são utilizados na prática e, mesmo assim, sem resultados satisfatórios. Os outros esquemas, além de difícil aplicação prática, apresentam resultados questionáveis.

Um estudo com 108 casos com peso fetal estimado abaixo do percentil 10 – 78 dos quais receberam L-arginina e 30 não receberam nenhum tratamento – mostrou que no grupo da L-arginina a incidência de fetos PIG foi de 29%, enquanto no grupo-controle foi de 73% ($p < 0,01$).[32] Esse tratamento, no entanto, deve ser considerado experimental até que sejam realizados mais estudos.

Estudos em animais demonstraram que o sildenafil melhorou a perfusão placentária, o que levou a diversas investigações para avaliação do uso dessa medicação para tratamento da RCF. Apesar dos resultados favoráveis nos pequenos estudos de coorte iniciais,[33] os resultados em estudos randomizados e controlados não foram convincentes, não demonstrando prolongamento da gestação, aumento das taxas de nascidos vivos, aumento do peso dos recém-nascidos ou diminuição das taxas de mortalidade fetal e neonatal no grupo que recebeu sildenafil, comparado ao placebo.[34]

A conduta depende da etiologia da RCF. Nos casos de doença genética ou infecção congênita, se a legislação vigente permitir, pode ser considerada a interrupção da gravidez ou uma conduta expectante. Como a RCF por insuficiência placentária é a mais comum, os objetivos da condução são a avaliação periódica da vitalidade fetal e a determinação do melhor momento para o parto.[17]

Interrupção da gestação

Caso não exista a possibilidade de tratar o feto dentro do útero, a única conduta consiste em retirá-lo do ambiente uterino desfavorável antes que o quadro se agrave.

Quando interromper?

Se nas gestações próximas do termo a interrupção precoce beneficia o feto, garantindo tanto sobrevivência maior como qualidade de vida melhor, nas gestações distantes do termo as complicações da prematuridade são temerárias e, por vezes, até mais graves do que as da própria RCF.

O aprimoramento das Unidades de Terapia Intensiva Neonatais (UTIN) vem auxiliando muito o obstetra nas indicações de interrupção precoce; no entanto, mesmo assim ela deve ser adotada com parcimônia. O ponto-chave do tratamento está em saber equilibrar os riscos da prematuridade com a ameaça de complicações intrauterinas.

A dopplervelocimetria é muito útil para a condução da RCF, quase sempre associada à ultrassonografia e à

CTG convencional e computadorizada, quando disponível. Cabe lembrar que esses exames podem apresentar resultados falso-negativos e que a associação dos métodos propedêuticos é desejável para minimizar as falhas.

Segundo consenso da Federação Internacional de Ginecologia e Obstetrícia (FIGO),[35] são indicações absolutas de parto, independentemente da idade gestacional:

- Gestante com quadro de pré-eclâmpsia grave.
- CTG mostrando desacelerações da frequência cardíaca, traçado sinusoidal ou ausência de variabilidade associada a desacelerações tardias.
- PBF ≤ 4/10.
- cCTG mostrando *short term variation* (STV) < 2,6ms.

Revisão da literatura[17] recomenda que o acompanhamento de fetos com RCF seja feito a cada semana com Doppler e PBF. Em caso de surgimento de diástole zero, diminuição do líquido amniótico ou centralização, e quando se opta por não interromper a gestação, o intervalo dos exames deve ser reduzido para 3 ou 4 dias, com ênfase em CTG e Doppler venoso para detecção de deterioração cardíaca. Os fetos com Doppler venoso alterado devem ser avaliados diariamente. Existe um consenso de que, quanto mais grave o quadro fetal, mais frequentemente sua vitalidade deve ser avaliada.

Gestações com mais de 37 semanas

Com 37 semanas completas, 99% dos fetos já apresentam maturidade pulmonar; com 34 semanas, a maturidade pulmonar fetal já está assegurada em 80% dos casos, e mesmo nos 20% restantes é excelente a sobrevida em berçários de boa qualidade.[33]

A interrupção da gravidez deve ser realizada a partir de 37 semanas caso seja(m) preenchido(s) um ou mais dos parâmetros a seguir:

- Doppler fetal mostrando centralização de fluxo (relação cerebroplacentária < percentil 5).
- IP da artéria umbilical > percentil 95.
- IP da artéria cerebral média < percentil 5.
- IP médio das artérias uterinas > percentil 95.
- Oligodrâmnio acentuado (maior bolsão de líquido < 2 ou índice de líquido amniótico < 5).
- Pré-eclâmpsia.
- Peso fetal estimado < percentil 3.

Caso o feto seja PIG, mas com todos os outros parâmetros normais, a vigilância deve ser mantida até 39 semanas, quando a gestação deve ser interrompida (por indução ou cesariana). Após 37 semanas, se houver condições favoráveis para a indução e a monitoração fetal contínua possa ser realizada, pode ser tentado o parto vaginal. Caso contrário, a interrupção por cesariana é uma opção. Por outro lado, se os exames complementares já sugerirem possível hipóxia fetal (PBF ≤ 4, CTG com desacelerações ou Doppler de artéria umbilical com diástole zero ou reversa), a cesariana será a via de escolha.

Gestações entre 34 e 37 semanas

Em fetos entre 34 e 37 semanas incompletas, quando o Doppler apresentar diástole zero na artéria umbilical, fluxo reverso no istmo aórtico ou PBF < 6, deve-se interromper a gestação, pois o feto apresenta boas chances de sobrevivência em UTIN. Corticoterapia, embora controversa nessa idade gestacional, pode ser realizada, caso as condições maternas e fetais possibilitem o adiamento do parto por 48 a 72 horas.

Quando o risco de morte fetal é iminente (Doppler venoso alterado ou STV muito reduzida na cCTG), a gravidez deve ser interrompida sem corticoterapia e realizada a cesariana.

Gestações entre 30 e 33 semanas

Nessa idade gestacional, as complicações neonatais são mais frequentes e, por isso, o feto deve ser monitorado até que as condições intrauterinas se mostrem mais desfavoráveis: diástole reversa na artéria umbilical ou IP aumentado no ducto venoso (> percentil 95). A interrupção deve ser realizada sempre por cesariana, e deve ser administrado corticoide para amadurecimento dos pulmões fetais. Além disso, deve-se considerar o uso do sulfato de magnésio em gestações até 32 semanas, de modo a dirimir os riscos de danos neurológicos no feto.[36]

Gestações com menos de 30 semanas

A RCF precoce e grave (principalmente < 26 semanas) está muitas vezes relacionada com cromossomopatias e infecções fetais. Nesses casos, portanto, deve ser realizada ultrassonografia em busca de malformações fetais, bem como, se possível, um procedimento invasivo (amniocentese ou cordocentese) para obtenção de sangue fetal ou líquido amniótico para realização de cariótipo e pesquisa de infecções.

Em caso de cariótipo anormal, indicando anomalia incompatível com a vida, a legislação brasileira não permite a interrupção da gravidez. Cabe, portanto, adotar conduta expectante, aguardando o início espontâneo do trabalho de parto ou o óbito intrauterino. O parto deverá ser realizado via vaginal.

Em caso de cariótipo normal ou mostrando alterações compatíveis com a vida (p. ex., síndrome de Down), deve-se tentar levar a gravidez até pelo menos 30 semanas, mesmo com Doppler anormal e líquido diminuído, pois as chances de sobrevivência fora do útero são muito pequenas.

Um estudo que avaliou 604 fetos com RCF mostrou que a idade gestacional ao nascimento era o principal preditor de mortalidade neonatal em gestações < 27 semanas e de morbidade grave quando < 29 semanas. Acima dessas idades, e com peso > 600g, o Doppler venoso alterado se tornava o principal preditor do resultado neonatal adverso.[37]

Dados como esses sugerem que, mesmo com sinais indicativos de agravamento da condição fetal, em gestações < 30 semanas a manutenção do feto intraútero é mais benéfica do que a retirada de um pré-termo extremo. Cada dia a mais dentro do útero, entre 24 e 28 semanas, representa diminuição de 2% na mortalidade neonatal.[37] A incidência de paralisia cerebral e outras complicações neurológicas também diminui significativamente com o avançar da idade gestacional (incidência

Quadro 27.6 Estágios de Gratacós

Estágio	Critérios	Monitoramento	Interrupção	Via
I	Peso < P 3 CPR < P 5 IP AU > P 95 IP ACM < P 5 IP AUt > P 95	Semanal	37 semanas	Indução do parto
II	AU: diástole zero Fluxo reverso IAo	2 vezes por semana	34 semanas	Cesariana
III	AU: diástole reversa IP do DV > P 95	1 a 2 dias	30 semanas	Cesariana
IV	Fluxo reverso DV Desacelerações na CTG cCTG: STV < 3ms	12 horas	26 semanas	Cesariana

CPR: *cerebroplacental ratio*; IP: índice de pulsatilidade; ACM: artéria cerebral média; AU: artéria umbilical; AUt: artérias uterinas; IAo: istmo aórtico; DV: ducto venoso; CTG: cardiotocografia; cCTG: cardiotocografia computadorizada; P: peso; STV: *short term variations*.
Fonte: adaptado de Figueras & Gratacós, 2014.[15]

de 9,1% entre 23 e 28 semanas e de 1,9% entre 31 e 34 semanas).[38]

Quando os exames complementares mostrarem sinais de descompensação fetal (fluxo reverso no ducto venoso, desacelerações na CTG ou STV < 3ms na cCTG), a gestação deverá ser interrompida, preferencialmente, por cesariana. Nessa situação, a corticoterapia já deverá ter sido realizada, pois a gravidade do quadro não permite aguardar por mais 48 horas. A infusão de sulfato de magnésio para neuroproteção deverá ser realizada 4 horas antes do parto.

O Quadro 27.6 mostra a proposta de Figueras & Gratacós[15] para classificação da RCF em estágios, assim como a frequência de monitoramento e o momento ideal para interrupção. A Figura 27.3 sumariza a proposta de acompanhamento e interrupção dos fetos com peso ou circunferência abdominal abaixo do percentil 10.

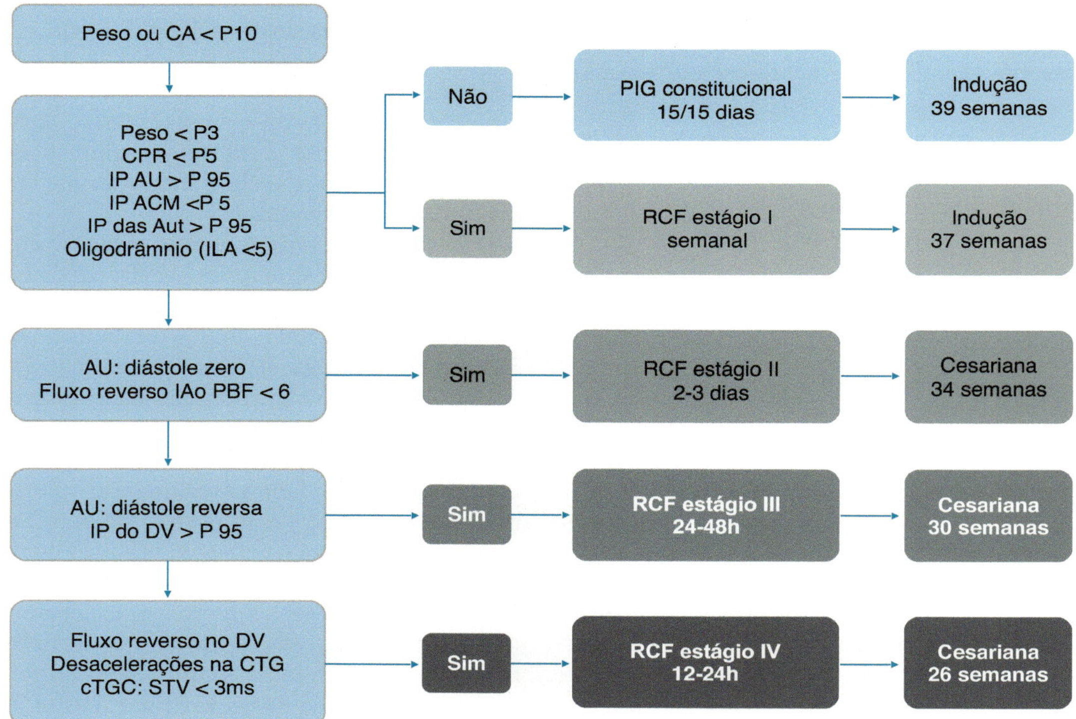

Figura 27.3 Fluxograma para acompanhamento e interrupção dos fetos pequenos para a idade gestacional (*PIG*) e/ou com restrição de crescimento fetal (*RCF*). (*AU*: artéria umbilical; *ACM*: artéria cerebral média; *CA*: circunferência abdominal; *CPR*: *cerebral placental ratio*; *CTG*: cardiotocografia; *cTGC*: cardiotocografia computadorizada; *DV*: ducto venoso; *IAo*: istmo da aorta; *ILA*: índice de líquido amniótico; *IP*: índice de pulsatilidade; *STV*: *short term variation*.) (Adaptada de Figueras & Gratacós, 2014.[15])

PREVENÇÃO

A prevenção de RCF pode ser primária (na população em geral) ou secundária (em mulheres com fatores de risco).

Prevenção primária

A medida de prevenção primária mais efetiva na RCF consiste em redução do tabagismo. Programas de redução do tabagismo diminuíram em até 17% a incidência de baixo peso ao nascer e em até 22% a de internação em UTIN.[39]

Outra medida simples e efetiva consiste na adoção de intervalo entre gestações > 6 meses. Zhu e cols. demonstraram, em estudo epidemiológico com 173.205 nascidos vivos, que, quando o intervalo entre gestações era < 6 meses, ocorria aumento de 30% na incidência de recém-nascidos PIG e de 40% de recém-nascidos de baixo peso. Segundo os autores, o intervalo ideal entre os partos deveria ser de 18 a 24 meses.[40]

Estudos que avaliaram repouso no leito, redução de exercícios físicos, suplementação nutricional e redução de peso materno não mostraram evidência de benefícios.[41]

A realização da ultrassonografia no primeiro trimestre de gestação melhora a datação da gravidez e com isso diminui o número de falsos diagnósticos de fetos PIG em função de erro de data.[41]

Em países com alta incidência de malária, o uso de antimaláricos reduziu em até 27% o nascimento de recém-nascidos PIG.[42]

Prevenção secundária

Hipertensão materna aumenta o risco de um feto com RCF; no entanto, o tratamento da hipertensão leve não conseguiu reduzir a incidência de RCF.[43] Por outro lado, o tratamento também não aumentou o risco de RCF, o que antes era considerado uma preocupação com base no risco teórico de diminuição da perfusão placentária com a redução da pressão arterial materna.

Os efeitos anticoagulantes do AAS em baixas doses podem ser úteis para melhorar a perfusão placentária, aumentando, assim, o fluxo para o feto. Uma metanálise de 50 estudos (35.391 gestantes) mostrou que o uso profilático de AAS (100mg/dia) por gestantes com risco de RCF – história de RCF ou pré-eclâmpsia, hipertensas e portadoras de trombofilias e de doenças vasculares – promoveu pequena (cerca de 16%) mas significativa redução na incidência de PIG.[44] Os resultados melhoram quando o AAS é iniciado entre 12 e 16 semanas.

Portadoras de trombofilias podem apresentar melhora dos resultados perinatais quando recebem heparina e AAS. Em estudo com 33 gestantes portadoras de trombofilias e com mau passado obstétrico, os autores demonstraram que o uso de AAS (100mg/dia) e heparina de baixo peso molecular (40mg/dia) aumentou significativamente a idade gestacional de nascimento (37 ± 2 × 32 ± 5 semanas) e o peso (2.719g ± 526g × 1.175g ± 590g) na gestação subsequente.[45]

Apesar de o Doppler de artérias uterinas realizado entre 22 e 24 semanas identificar um grupo de gestações com risco aumentado de RCF, o uso de AAS nesse grupo não diminuiu a incidência de restrição do crescimento.[46]

COMPLICAÇÕES NEONATAIS E SEQUELAS EM LONGO PRAZO

Em virtude da multiplicidade de etiologias e dos diferentes graus de RCF, não surpreende que as sequelas também sejam variadas. As evidências, no entanto, indicam que, quanto maior a gravidade da RCF, piores serão as consequências.

Um estudo baseado no peso ao nascimento mostrou que crianças PIG apresentavam, aos 6 anos, maior incidência de paralisia cerebral e atraso do desenvolvimento neuromotor do que crianças que foram AIG.[47]

Em outro estudo de seguimento com crianças de 7 anos de idade ficou demonstrado que aquelas com RCF que tiveram redução extrema do fluxo sanguíneo na artéria umbilical (diástole zero ou reversa) apresentavam atraso no desenvolvimento e diminuição da capacidade intelectual, quando comparadas às crianças com RCF e Doppler normal.[48]

Mesmo indivíduos que apresentam desenvolvimento cognitivo e neurológico normal podem vir a apresentar as sequelas da RCF na vida adulta. Os estudos do epidemiologista inglês David Barker mostraram que pessoas que foram PIG ao nascimento têm risco maior de desenvolver hipertensão arterial sistêmica, resistência à insulina, diabetes *mellitus* e doença coronariana. Esses indivíduos apresentam morbimortalidade maior por causas cardiovasculares e acidente vascular cerebral, bem como sobrevida menor do que os que tiveram peso adequado ao nascimento.[1]

A importância das sequelas imediatas e tardias da RCF chama a atenção para o fato de que o acompanhamento obstétrico adequado, com intervenções oportunas, melhora não apenas o prognóstico do neonato, mas também a qualidade e a expectativa de vida do indivíduo, melhorando as condições de saúde da população.

O Quadro 27.7 mostra as mais recentes evidências científicas sobre RCF.

Quadro 27.7 Evidências no acompanhamento dos casos de restrição de crescimento fetal

Período	Intervenção	Nível de evidência	Grau de recomendação
Pré-concepcional	Intervalo de 18 a 24 meses entre os partos diminui o risco de PIG	2B	B
	Programas de interrupção do tabagismo diminuem o risco de RCF	1A	A
Primeiro trimestre	Doppler de artérias uterinas entre 11 e 14 semanas seleciona gestantes com risco aumentado de RCF	1B	A
	A datação precoce da gestação por meio de ultrassonografia diminui a incidência de PIG	1A	A
	A suplementação vitamínico-mineral não diminui a incidência de RCF	1A	A
Segundo e terceiro trimestres	O uso de AAS, 100mg/dia, iniciado antes de 20 semanas, em gestações de risco, leva a uma diminuição pequena, mas significativa, da incidência de RCF	1A	A
	A medida da altura uterina tem baixas sensibilidade e especificidade no diagnóstico do RCF	2B	B
	O Doppler de AUt no segundo trimestre tem valor limitado na predição de RCF (VPP baixo e VPP alto)	1A	A
	Peso fetal estimado e circunferência abdominal < percentil 10 são os melhores parâmetros diagnósticos	2B	B
	As medidas do líquido pela técnica do maior bolsão ou do ILA têm acurácia semelhante	2A	B
	O acompanhamento com Doppler de AUt diminui a mortalidade perinatal	1A	A
	Terapia com hormônios, expansão de volume, oxigenioterapia ou suplementação nutricional não têm benefício em caso de RCF	1A	A
	A administração de corticoide em gestações < 34 semanas diminui a mortalidade perinatal	1A	A
	A administração de sulfato de magnésio diminui a incidência de paralisia cerebral em crianças nascidas < 32 semanas	1A	A

AAS: ácido acetilsalicílico; AUt: artérias uterinas; ILA: índice de líquido amniótico; PIG: pequeno para a idade gestacional; RCF: restrição de crescimento fetal; VPP: valor preditivo positivo.

Referências

1. Barker DJP. Mothers' babies and health in later life. 2. ed. Edinburgh: Churchill Livingstone, 1998.
2. Bernstein I, Gabbe SG. Restrição do crescimento intrauterino. In: Gabbe SG, Niebyl JR, Simpson JL (eds.) Obstetrícia: Gestações normais & patológicas. 3. ed. Rio de Janeiro: Guanabara Koogan, 1999: 632-48.
3. Lubchenco LO, Hansman C, Dressler M, Boyd E. Intrauterine growth as estimated from liveborn birth-weight data at 24 to 42 weeks of gestation. Pediatrics 1963; 32:793-800.
4. Seeds JW. Impaired fetal growth: Definition and clinical diagnosis. Obstet Gynecol 1984; 64:303-10.
5. Usher R, McLean F. Intrauterine growth of live born Caucasian infants at sea level: Standards obtained from measurements in 7 dimensions of infants born between 25- and 44-weeks' gestation. J Pediatr 1969; 74:901-10.
6. Crispi F, Miranda J, Gratacós E. Long-term cardiovascular consequences of fetal growth restriction: Biology, clinical implications, and opportunities for prevention of adult disease. Am J Obstet Gynecol 2018; 218(2S):S869-79.
7. Corrêa Jr MD. Crescimento intrauterino restrito. In: Corrêa MD, Melo VH, Aguiar RALP, Corrêa Jr MD. Noções práticas de obstetrícia. 14. ed. Belo Horizonte: Coopmed, 2011; 385-400.
8. Divon MY, Hsu HW. Maternal and fetal blood flow velocity waveforms in intrauterine growth retardation. Clin Obstet Gynecol 1992; 35:156-71.
9. Cunningham FG, McDonald PC, Gant NF et al. Restrição do crescimento fetal. In: Willians Obstetrícia. 20. ed. Rio de Janeiro: Guanabara Koogan, 2000: 735-50.
10. Bertini AM, Goulart AL, Almeida MFB, Camano L. Morbidade e mortalidade neonatal em conceptos com crescimento intrauterino retardado. Análise de 214 casos. RBGO 1992; 14:127-30.
11. Barros CF, Victora CG, Matijasevich A et al. preterms births, low birth weight, and intrauterine growth restriction in three birth cohorts in Southern Brazil: 1982, 1993 and 2004. Cad Saúde Pública 2008;24(sup 3):s390-s398.
12. Pollack RN, Divon MY. Intrauterine growth retardation: Definition, classification, and etiology. Clin Obstet Gynecol 1992; 35:99-107.
13. Kalousek DK, Dill FJ. Chromosomal mosaicism confined to the placenta in human conceptions. Science 1983; 221:665.
14. Salafia CM. Placental pathology of fetal growth restriction. Clin Obstet Gynecol 1997; 40:740-9.
15. Figueras F, Gratacós E. Update on the diagnosis and classification of fetal growth restriction and proposal of a stage-based management protocol. Fetal Diagn Ther 2014; 36:86-98.
16. Marsal K. Intrauterine growth restriction. Curr Opin Obstet Gynecol 2002; 14:127-35.
17. Lenza GF, Silva LGP, Rezende Filho J, Castro KB, Montenegro CAB. Centralização fetal à luz da gasometria. JBG 1997; 107:391-408.
18. Nicolaides KH, Snijders RJM, Noble P. Cordocentesis in the study of growth retarded fetuses. In: Divon MY. Abnormal fetal growth. New York: Elsevier, 1991.
19. Economides DL, Crook D, Nicolaides KH. Hypertriglyceridemia and hypoxemia in small-for-gestational-age fetuses. Am J Obstet Gynecol 1990; 162:382-6.
20. Economides DL, Nicolaides KH, Gahl WA et al. Cordocentesis in the diagnosis of intrauterine starvation. Am J Obstet Gynecol 1989; 161:1004-8.

21. Snijders RJM, Abbas A, Melby O et al. Fetal plasma erythropoietin concentration in severe growth retardation. Am J Obstet Gynecol 1993; 168:615-9.
22. Greeene KR, Dawes GS, Lilja H, Rosen KG. Changes in the ST waveform of the lamb electrocardiogram with hypoxia. Am J Obstet Gynecol 1982; 144:950-7.
23. Lees CC, Stampalija T, Baschat AA et al. ISUOG Practice Guidelines: Diagnosis and management of small-for-gestational-age fetus and fetal growth restriction. Ultrasound Obstet Gynecol 2020; 56:298-312.
24. Mongelli M, Gardosi J. Reduction of false-positive diagnosis of fetal growth restriction by application of customized fetal growth standards. Obstet Gynecol 1996; 88:844-8.
25. Miller J, Turan S, Baschat AA. Fetal growth restriction. Seminars in Perinatology 2008; 32:274-80.
26. Manning FA, Lange IR, Morrison I, Harman CR. Determination of fetal health: Methods for antepartum and intrapartum fetal assessment. Curr Probl Obstet Gynecol 1983; 7:1-5.
27. Martin AM, Bindra R, Curcio P, Cicero S, Nicolaides KH. Screening for pre-eclampsia and fetal growth restriction by uterine artery Doppler at 11-14 weeks of gestation. Ultrasound Obstet Gynecol 2001; 18:583-6.
28. Odibo AO, Riddick C, Pare E, Stamilio DM, Macones GA. Cerebroplacental Doppler ratio and adverse perinatal outcomes in intrauterine growth restriction: Evaluating the impact of using gestational age-specific reference values. J Ultrasound Med 2005; 24:1223-8.
29. Hecher K, Bilardo CM, Stigter RH et al. Monitoring of fetuses with intrauterine growth restriction: A longitudinal study. Ultrasound Obstet Gynecol 2001; 18:564-70.
30. Baschat AA, Harman CR. Antenatal assessment of the growth restricted fetus. Curr Opin Obstet Gynecol 2001; 13:161-8.
31. Hershkovitz R, Kingdon JC, Geary M et al. Fetal cerebral blood flow redistribution in late gestation: Identification of compromise in small fetuses with normal umbilical artery doppler. Ultrasound Obstet Gynecol 2000; 15:209-212.
32. Sieroszewski P, Suzin J, Karowicz-Bilińska A. Ultrasound evaluation of intrauterine growth restriction therapy by a nitric oxide donor (L-arginine). The Journal of Maternal-Fetal & Neonatal Medicine 2004; 6:363-6.
33. von Dadelszen P, Dwinnell S, Magee LA et al. Sildenafil citrate therapy for severe early-onset intrauterine growth restriction. BJOG 2011; 118:624-8.
34. Sharp A, Cornforth C, Jackson R et al. Maternal sildenafil for severe fetal growth restriction (STRIDER): A multicenter, randomized, placebo-controlled, double-blind trial. Lancet Child Adolesc Health 2018; 2:93-102.
35. Melamed N, Baschat A, Yinon Y et al. FIGO (International Federation of Gynecology and Obstetrics) initiative on fetal growth: Best practice advice for screening, diagnosis, and management of fetal growth restriction. Int J Gynaecol Obstet 2021; 152(Suppl 1):3-57.
36. American College of Obstetricians and Gynecologists Committee on Practice Bulletins – Obstetrics; Society for Maternal-Fetal Medicine Publications Committee. Fetal growth restriction: ACOG Practice Bulletin, Number 227. Obstet Gynecol 2021; 137:e16-e28.
37. Baschat AA, Cosmi E, Bilardo CM et al. Predictors of neonatal outcome in early-onset placental dysfunction. Obstet Gynecol 2007; 109:253-61.
38. Moster D, Lie RT, Markestad T. Long-term medical and social consequences of preterm birth. N Engl J Med 2008; 359:262-73.
39. Chamberlain C, O'Mara-Eves A, Porter J et al. Psychosocial interventions for supporting women to stop smoking in pregnancy. Cochrane Database Syst Rev 2017.
40. Zhu BP, Rolfs RT, Nangle BE, Horan JM. Effect of the interval between pregnancies on perinatal outcomes. The New England Journal of Medicine 1999; 340:589-94.
41. Berghella V. Prevention of recurrent fetal growth restriction. Obstet Gynecol 2007; 110:904-12.
42. Radeva-Petrova D, Kayentao K, Kuile FO, Sinclair D, Garner P. Drugs for preventing malaria in pregnant women in endemic areas: any drug regimen versus placebo or no treatment. Cochrane Database Syst Rev 2014.
43. Abalos E, Duley L, Steyn DW, Gialdini C. Antihypertensive drug therapy for mild to moderate hypertension during pregnancy. Cochrane Database Syst Rev 2018.
44. Duley L, Meher S, Hunter KE, Seidler AL, Askie LM. Antiplatelet agents for preventing pre-eclampsia and its complications. Cochrane Database Syst Rev 2019.
45. Kupferminc MJ, Fait G, Many A et al. Low-molecular-weight heparin for the prevention of obstetric complications in women with thrombophilia. Hypertens Pregnancy 2001; 20:35-44.
46. Yu CK, Papageorghiou AT, Parra M, Palma Dias R, Nicolaides KH. Randomized controlled trial using low-dose aspirin in the prevention of pre-eclampsia in women with abnormal uterine artery Doppler at 23 weeks' gestation. Ultrasound Obstet Gynecol 2003; 22:233-9.
47. Blair E, Stanley F. Intrauterine growth, and spastic cerebral palsy. I. Association with birth weight for gestational age. Am J Obstet Gynecol 1990; 162:229-37.
48. Wienerroither H, Steiner H, Tomaselli J, Lobendanz M, Thun-Hohenstein L. Intrauterine blood flow and long-term intellectual, neurologic, and social development. Obstet Gynecol 2001; 97:449-53.

Pré-Eclâmpsia e Eclâmpsia

CAPÍTULO

28

Mário Dias Corrêa Júnior

INTRODUÇÃO

A pré-eclâmpsia (PE) é, sem dúvida, uma das complicações obstétricas mais temidas e estudadas do mundo. Com incidência elevada, tem evolução imprevisível e grande potencial de causar complicações graves tanto para a mãe como para o recém-nascido.

Trata-se de doença exclusiva da espécie humana, não havendo condição similar nos animais. Acomete apenas mulheres durante o ciclo gravídico-puerperal. Inicia na gestação e se agrava durante a evolução da gravidez, complicando-se mais frequentemente em sua fase final e, na maioria das vezes, melhorando e desaparecendo após o término da gravidez.

Outra peculiaridade da doença é sua evolução imprevisível – às vezes lenta, gradual, alterando pouco as condições maternas e fetais, permitindo que a gravidez alcance seu termo; outras vezes, no entanto, seu início é precoce com evolução rápida, sintomatologia exuberante e repercussões dramáticas, colocando em risco a vida do feto e da mulher e exigindo solução urgente e definitiva: a interrupção da gestação. Trata-se de síndrome inconstante no início, variável em suas manifestações, imprevisível em sua progressão e incurável, a não ser pela interrupção da gravidez.[1]

Doença fascinante sob todos os ângulos, motiva discussões infindáveis, suscita medidas às vezes folclóricas para seu cuidado, propicia o emprego de recursos propedêuticos os mais diversos, quase sempre imprecisos, não confiáveis e, finalmente, permite o emprego, para sua prevenção e tratamento, de quase todo o arsenal terapêutico existente na assistência obstétrica, tudo isso sem sucesso. Nada altera a evolução da doença, e a solução é sempre a mesma: a interrupção da gravidez.[2]

A PE é responsável por cerca de 50 mil mortes maternas e 500 mil mortes fetais e neonatais por ano, além de determinar significativa morbidade materna e perinatal.[3] Doença multissistêmica e específica da gravidez e do puerpério, é mais especificamente uma doença da placenta.[4]

INCIDÊNCIA

A incidência de PE varia segundo o local e a população estudada. A maioria dos estudos epidemiológicos aponta incidência de 2% a 8%.[5] Em coorte com 763.795 mulheres na Suécia, Hernandez-Diaz e cols.[6] encontraram PE em

3% de todas as gestações, sendo 4,1% na primeira e 1,7% nas gestações subsequentes.

EPIDEMIOLOGIA

Diversos fatores epidemiológicos influenciam a incidência de PE. O papel exato de cada um deles é variável, e há dificuldade em quantificar a contribuição de cada um para a ocorrência de PE.[6-19]

A paridade sempre foi considerada capaz de influir na incidência de PE – a PE é mais frequente em nulíparas –, mas também há risco de recorrência. Nas mulheres que tiveram PE na primeira gestação, o risco de desenvolver a doença foi de 14,7% na segunda e de 31,9% na terceira gestação, se as duas primeiras foram afetadas.[6] O risco de recorrência também aumenta quando a PE se instalou mais precocemente na gestação anterior.[7]

Robillard e cols.[8] relacionam como fator epidemiológico não a paridade materna, mas a paterna. Assim, a doença não seria mais frequente na primiparidade, mas na primipaternidade – ou seja, na primeira gestação com um parceiro. Nesse estudo foi identificada uma incidência de PE de 11,9% nas primigestas e de 4,7% nas multigestas. Contudo, quando as multigestas mudaram de parceiro, a incidência subiu para 24,1%, destacando a importância da primipaternidade. Outro fator importante encontrado por esses autores foi o tempo de atividade sexual, com o mesmo parceiro, precedendo a gravidez. Ele foi inversamente proporcional à incidência de PE: quanto mais tempo de coabitação sexual, menor a incidência de PE. Considerando mulheres com atividade sexual > 12 meses como grupo de referência, o *Odds Ratio* (OR) foi de 11,6 no grupo de 0 a 4 meses de atividade sexual, de 5,9 entre 5 e 8 meses e de 4,2 entre 9 e 12 meses.

Klonoff e cols.[9] fizeram um estudo caso-controle em que comparam a incidência da PE nas mulheres que usaram método anticoncepcional de barreira (condom) antes da gestação, analisando 110 primigestas com PE e 115 sem PE. Os resultados mostraram risco 2,4 vezes maior nas usuárias de métodos que impediam o contato entre a secreção espermática e a mucosa vaginal. Dekker[10] observou que o sexo oral reduzia a incidência de PE. Nas mulheres que praticavam sexo oral, somente 18 em 41 (44%) tiveram PE. Já no grupo de controle (sem sexo oral), 36 em 44 primigestas (88%) tiveram PE ($p = 0,0003$). Gestações que resultaram de inseminação artificial com esperma do doador também apresentaram risco duas vezes maior de desenvolverem PE. O mesmo aconteceu com gestações com inseminação de oócitos de doadoras.[11]

Dados familiares sugerem que o genótipo materno pode transmitir suscetibilidade para PE.[12] O risco aumenta aproximadamente quatro vezes se a mãe da gestante teve PE e seis vezes se a acometida foi uma irmã.[5] Além disso, tanto a mulher como o homem que nasceram de gestações com PE têm maiores possibilidades de produzirem gestações com essa complicação obstétrica.[13] Quando o homem cuja mulher teve PE muda de parceira, esta nova parceira também apresenta risco maior de desenvolver esta doença.[14]

Doenças maternas prévias também podem associar-se a risco aumentado de PE. Uma revisão apontou risco (OR) de 3,56 para gestantes previamente diabéticas, 2,37 para hipertensas, 2,47 para obesas e 9,7 para mulheres com trombofilias. Doença renal e doenças autoimunes também mostraram importante associação com o desenvolvimento de PE.[15]

Contrapondo-se a esses fatores de risco, cabe citar um que teria efeito protetor: o tabagismo. Esse efeito protetor parece continuar mesmo quando a mulher para de fumar. Estudos prospectivos confirmaram que o tabagismo reduz o risco de hipertensão gestacional e de PE. A proteção é dose-dependente: quanto maior a quantidade e quanto mais tempo de tabagismo, menor o risco.[16] England e cols.[17] confirmaram os achados de outros estudos, observando redução dos riscos de síndromes hipertensivas nas fumantes. No entanto, não foram encontradas evidências de redução do risco nas mulheres que pararam de fumar antes da gravidez. Todavia, o mecanismo pelo qual o tabagismo exerce seu papel protetor ainda não foi esclarecido. O Quadro 28.1 apresenta os fatores de risco associados à PE.

Quadro 28.1 Fatores de risco associados à pré-eclâmpsia

Fator de risco	OR ou RR (IC95%)	Incidência (%)
Primiparidade	2,91 (1,28 a 6,61)	6 a 7
Idade ≥ 40 anos (primíparas)	1,68 (1,23 a 2,29)	10 a 20
Idade ≥ 40 anos (multíparas)	1,96 (1,34 a 2,87)	10 a 20
História familiar de PE	2,90 (1,70 a 4,93)	10 a 15
Exposição limitada ao esperma	–	8 a 10
0 a 4 meses	11,6	–
5 a 8 meses	5,9	–
9 a 12 meses	4,2	–
Homem que teve outra parceira com PE	–	10
PE prévia	7,19 (5,85 a 8,83)	20 a 30
PE prévia < 28 semanas	–	50
IMC elevado pré-gestacional	2,47 (1,66 a 3,67)	10 a 15
IMC elevado na primeira consulta	1,55 (1,28 a 1,88)	10 a 15
Gestação gemelar	2,93 (2,04 a 4,21)	10 a 20
Hipertensão prévia	–	15 a 25
PAS ≥ 130mmHg na primeira consulta	2,37 (1,78 a 3,15)	–
PAD ≥ 80mmHg na primeira consulta	1,38 (1,01 a 1,87)	–

(Continua)

Quadro 28.1 Fatores de risco associados à pré-eclâmpsia *(Cont.)*

Fator de risco	OR ou RR (IC95%)	Incidência (%)
Diabetes prévio	3,56 (2,54 a 4,99)	20
Classe B-C	–	10 a 15
Classe F-R	–	35
Trombofilias	–	10 a 40
SAAF	9,72 (4,34 a 21,75)	–
Fator V de Leiden (heterozigoto)	2,34 (1,56 a 3,51)	–
Mutação do gene da protrombina	2,54 (1,52 a 4,23)	–
Hiper-homocisteinemia	3,49 (1,21 a 10,11)	–
Doença renal	2,94	25
Doenças autoimunes	6,9 (1,1 a 42,3)	–
Intervalo entre partos > 59 meses	1,83 (1,72 a 1,94)	–

IC95%: intervalo de confiança de 95%; IMC: índice de massa corporal; OR: *odds ratio*; PAD: pressão arterial diastólica; PAS: pressão arterial sistólica; PE: pré-eclâmpsia; RR: risco relativo; SAAF: síndrome de anticorpos antifosfolípides.
Fonte: adaptado de Robillard *et al.*, 1999; Duckitt & Harrington, 2005; Sibai, 2005; Wu et al., 2006.[8,15,18,19]

ETIOPATOGENIA

Hipóteses existem em abundância. As pesquisas continuam intensamente, mas ainda não se sabe que fator ou fatores se responsabilizam pela etiopatogenia da PE. Considera-se, desde o início do século XX, que a placenta tem papel fundamental na etiologia da PE. Caracterizada como doença exclusiva da gestação humana, a PE necessita da presença do trofoblasto, mas não necessariamente do feto, para se desenvolver, uma vez que pode haver PE em gestações molares. Quanto mais massa placentária, maior o risco, fato que pode ser comprovado pela maior frequência em gestações gemelares (Quadro 28.1). Além disso, a única intervenção capaz de resolver a PE é a retirada da placenta.

Estudos da década de 1980 chamam a atenção para a importância da invasão trofoblástica das arteríolas espiraladas na etiopatogênese da PE.[20,21] Durante a gestação normal, as células do citotrofoblasto invadem as arteríolas espiraladas, substituindo as células endoteliais, mimetizando um novo endotélio e destruindo a musculatura da camada média dessas artérias. Essas modificações possibilitam que a artéria aumente de calibre, permitindo maior aporte de sangue para a placenta.

Na gestação normal, o trofoblasto invade as artérias espiraladas no sentido retrógrado, atingindo primeiro o segmento decidual das artérias e depois o miometrial. Nas gestantes com PE, as mudanças fisiológicas nas artérias espiraladas se restringem a seu segmento decidual. Com a invasão incompleta, as artérias terão um calibre reduzido, e o aporte sanguíneo para a placenta consequentemente será menor, podendo levar à hipóxia placentária (Figura 28.1).

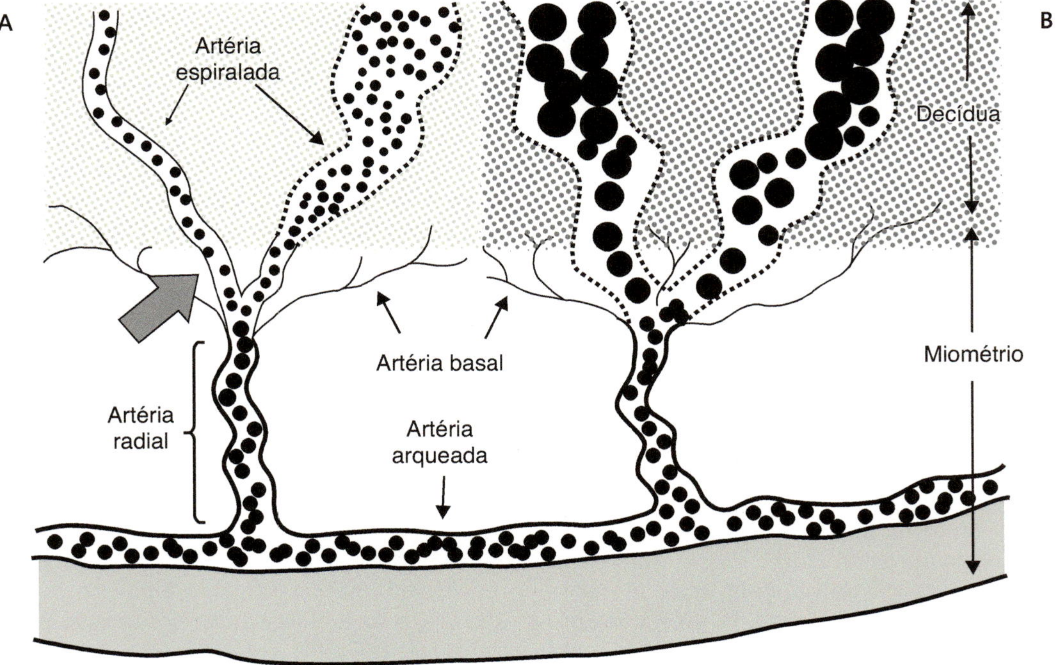

Figura 28.1 Invasão trofoblástica. **A** Deficiente. **B** Normal.

As razões pelas quais a implantação trofoblástica ocorre de maneira insuficiente em algumas gestantes não são conhecidas, mas duas hipóteses principais são aventadas: má adaptação imunológica e incompatibilidade genética.

Alguns dados epidemiológicos sobre a PE favorecem a hipótese de má adaptação imunológica, como:

- É mais comum em nulíparas.
- É mais comum com a mudança de parceiro e com o menor tempo de coabitação sexual entre os parceiros.
- O sexo oral e o sexo sem preservativo com o mesmo parceiro antes da concepção agem como fator de proteção.
- O risco é maior em gestações que ocorrem após inseminação artificial com sêmen de doador.

Todas essas características sugerem que um tempo menor de exposição aos antígenos paternos aumenta o risco da doença.

Em rápida revisão sobre os tipos de reação inflamatória, é relevante lembrar que os linfócitos T estão envolvidos nas reações inflamatórias dos tipos 1 e 2. Os linfócitos T CD4+ são responsáveis pela reação inflamatória do tipo 2, que leva à indução de imunidade humoral com formação de anticorpos e a produção de vários tipos de interleucinas. Já os linfócitos T CD8+ são responsáveis pela reação inflamatória do tipo 1, com produção de interleucina 2, interferon-gama, fator de necrose tumoral beta e imunidade celular.[22]

Wegman e cols.[23] demonstraram que na gestação de evolução normal ocorre predomínio da reação inflamatória do tipo 2, responsável por estimular a invasão trofoblástica, sobre a reação tipo 1, que tende a inibi-la. Já nas gestações de mulheres que desenvolveram PE, a reação inflamatória do tipo 1 foi a mais encontrada. Esses autores levantaram a hipótese de que uma falha na mudança do perfil da reação inflamatória do tipo 1 para o tipo 2 poderia ser uma das origens das alterações que levariam à PE.

Pesquisas posteriores conseguiram demonstrar que após a deposição de sêmen na mucosa vaginal ocorre reação pós-coital provocada pelo fator de crescimento β1 derivado da vesícula seminal, que vai, por sua vez, gerar uma reação inflamatória do tipo 2.[24] Esse fato levou Robertson e cols.[25] a concluírem que a reação inflamatória provocada pela deposição do sêmen na vagina ou no trato gastrointestinal, no caso do sexo oral, programaria o organismo da mãe a reagir aos antígenos paternos com reação inflamatória do tipo 2, o que contribuiria para limitar a reação do tipo 1 vista nas mulheres que desenvolvem PE.

Os estudos epidemiológicos também mostram uma possível origem genética da PE:

- Mulheres com história familiar positiva têm risco três vezes maior de apresentar PE.
- O risco de apresentar PE tem origem tanto materna como paterna, uma vez que o risco de uma gestante cuja mãe teve PE é três vezes maior, e quando o pai da gestação atual também nasceu de uma gestação com PE, o risco é duas vezes maior.
- Existe também o chamado "homem de risco". Se o cônjuge masculino já teve uma gestação anterior que resultou em PE em sua parceira, na gestação com nova companheira o risco de PE se eleva e chega a ser 80% maior.

Vários genes foram estudados com o objetivo de identificar mulheres com suscetibilidade maior para desenvolver PE. Muitos desses genes mostraram de fato associação com a PE, mas a maioria é rara e o custo-benefício da realização dessa pesquisa não compensaria.

As pesquisas apontam para possível envolvimento do sistema de reconhecimento de antígenos através dos antígenos leucocitários humanos (HLA). Sabe-se que as células apresentam esses antígenos em sua superfície como parte do sistema de reconhecimento imunológico. Os três subtipos mais comumente expressados são A, B e D. As células do citotrofoblasto e do sinciciotrofoblasto não expressam esses subtipos mais comuns, mas outros subtipos: C, G e E. Essa expressão diferenciada do HLA é fundamental para que a mãe não reconheça o feto como *non-self* e desse modo não desencadeia uma reação de rejeição aos tecidos fetais, como em um aloenxerto.[26]

Essas pesquisas mostraram que os linfócitos *natural killer* (NK) têm papel fundamental na "aceitação" da gravidez. Eles se ligam aos HLA do citotrofoblasto e estimulam a produção de citocinas que, por sua vez, vão favorecer a invasão trofoblástica.[27]

Os NK representam 15% dos linfócitos circulantes, mas constituem 70% dos linfócitos presentes na decídua no início da gravidez e na época em que ocorrem as ondas de invasão trofoblástica. No final da gestação, sua concentração no útero cai drasticamente.[27]

Hiby e cols.[28] mostraram que quando um subtipo específico dos NK, conhecido como AA, se ligava a um subtipo específico dos HLA-C, conhecido como C1, a produção das citocinas estimuladoras do trofoblasto era bem menor, e essa combinação específica de NK-AA e HLA-C1 era encontrada com mais frequência nas mulheres que desenvolviam PE. Como o gene que sintetiza o HLA é herdado do pai e o que sintetiza o NK é herdado da mãe, os autores sugeriram que esse poderia ser um dos mecanismos envolvidos no padrão de herança genética da PE.

Esses autores demonstraram ainda que os diferentes subtipos de HLA-C, em combinação com os diferentes subtipos de NK, poderiam estimular ou inibir a invasão trofoblástica em graus diferentes, reforçando a ideia de que a ocorrência da PE vai depender, também, da compatibilidade genética do casal.[28]

Dessa maneira, a predisposição genética – relacionada principalmente com a interação entre os linfócitos NK da mãe e os antígenos HLA do feto – e a má adaptação imune – relacionada com o pequeno tempo de coabitação sexual que influencia a baixa exposição materna a antígenos paternos, ocasionando a uma falha na mudança de reação inflamatória do tipo 2 para o 1 – podem induzir a invasão trofoblástica deficiente que, por sua vez, será fundamental para estabelecer a sequência de eventos que culminarão na PE (Figura 28.2).

Entretanto, a PE apresenta manifestações clínicas muito variáveis: desde uma doença grave com início precoce e acometimento fetal importante até uma doença

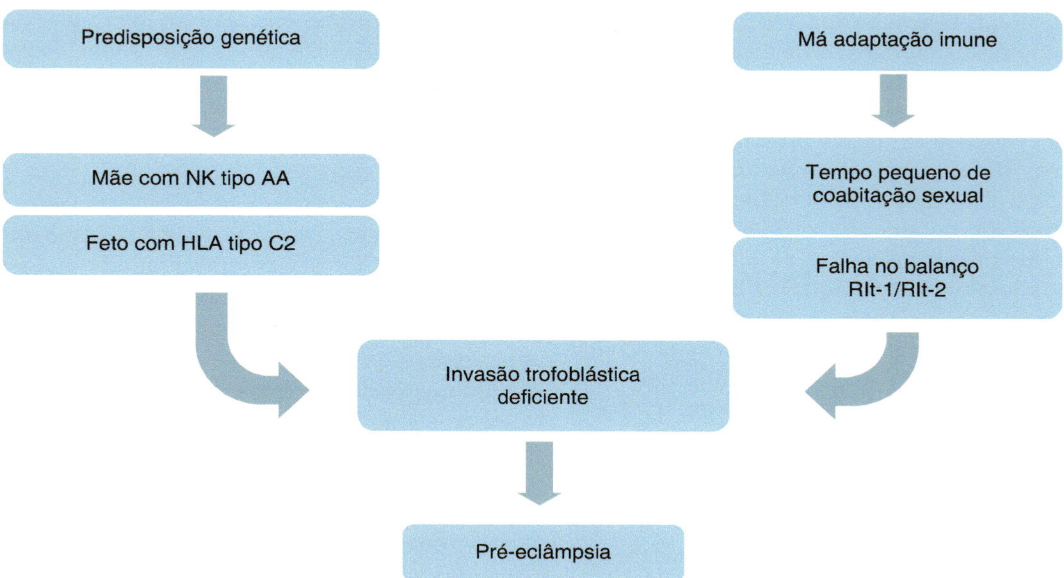

Figura 28.2 Origens genética e imunológica da invasão trofoblástica deficiente.(*HLA*: antígeno leucocitário humano; *NK*: *natural killer*; *RIt*: reação inflamatória.)

leve, de início tardio e sem comprometimento fetal significativo. Além disso, a invasão trofoblástica deficiente, apesar de muito frequente, não é encontrada em todas as gestantes que apresentam PE. Os estudos epidemiológicos mais uma vez demonstram que as mulheres que apresentam algumas doenças prévias à gestação apresentam risco aumentado de desenvolver PE independentemente de apresentarem invasão trofoblástica deficiente ou não, como no caso das diabéticas, hipertensas, obesas ou com SAAF (veja o Quadro 28.1).

Todas essas observações levaram Ness & Roberts[29] a sugerir, em 1996, que existiriam dois tipos de PE: uma de origem placentária, que seria explicada pela invasão trofoblástica deficiente, e uma de origem materna, mais comum em mulheres com doenças preexistentes. Essas duas formas de PE teriam como mecanismo comum a indução da hipóxia placentária e a disfunção endotelial sistêmica que, por sua vez, levariam às manifestações clínicas da PE.

Em 1999, Redman, Sacks & Sargent,[30] também com base nessas observações, concluíram que a invasão trofoblástica deficiente não era fator fundamental para o desenvolvimento da PE, mas apenas um poderoso fator de risco.

Esse mesmo grupo propôs que o mecanismo que conectava as duas condições consistia em hipóxia placentária e disfunção endotelial e que essas condições levariam às manifestações clínicas da PE por induzirem reação inflamatória sistêmica exacerbada. A reação inflamatória, por sua vez, contribuiria para a disfunção endotelial sistêmica, agravando ainda mais o quadro.[30]

Aprofundando um pouco mais essa linha de pesquisa, esses pesquisadores foram capazes de demonstrar que tanto os granulócitos como os monócitos estavam muito aumentados nas mulheres com PE, quando comparadas com as gestantes sem PE e as não grávidas. Além disso, os níveis desses leucócitos eram comparados aos de indivíduos com choque séptico internados em terapia intensiva. Eles demonstraram, ainda, que mesmo na gestação sem PE a concentração de células inflamatórias é superior às de mulheres não grávidas. Com isso, sugeriram que a gravidez já é por si só um estado inflamatório e que a PE poderia ser apenas uma reação exagerada, um extremo dessa reação inflamatória que ocorreria fisiologicamente na gestação.[31]

Investigando quais seriam os fatores que poderiam levar a essa reação inflamatória da gravidez, as pesquisas apontam como possível responsável a apoptose das células da placenta com liberação na corrente sanguínea de microfragmentos de sinciciotrofoblasto, denominados pelos autores de "debris placentários", que podem causar dano endotelial e, possivelmente, ação pró-inflamatória. Esses "debris", que estão aumentados na gestação normal e muito aumentados na PE, estimulariam a reação inflamatória materna. Esses achados tornaram possível a elaboração de uma teoria que conectasse os dois tipos de PE, a placentária e a materna.[31]

Os "debris" são vesículas liberadas em função da destruição do sinciciotrofoblasto, seja pela má oxigenação, seja pelo processo de apoptose causado pelo "envelhecimento" da placenta.[32] Eles contêm em seu interior fatores antiangiogênicos, como a tirosina quinase solúvel tipo 1 (sFlt-1), que será descrita adiante.

Segundo a hipótese dos "estresse do sinciciotrofoblasto", invasão trofoblástica deficiente e as doenças maternas com acometimento vascular levariam à perfusão placentária reduzida, a qual promoveria uma destruição celular aumentada. Gestações com massa placentária aumentada, como em mulheres diabéticas, gestações múltiplas e gestações molares, apresentariam, por sua vez, oxigenação diminuída do sinciciotrofoblasto em função do aumento da densidade dos vilos, com a irrigação deficiente desses. Além disso, o processo de envelhecimento placentário aumentaria a taxa de apoptose das células do sinciciotrofoblasto e o estresse deste. Essas três situações cursariam com maior liberação de "debris", estimulando a resposta inflamatória sistêmica, a disfunção endotelial e, consequentemente, a PE. Os casos que cursam com grave acometimento fetal poderiam, dentro dessa hipótese, ser explicados pelo estresse oxidativo placentário que ocorre na gestação com placentas de tamanho anormalmente pequeno.[32] A Figura 28.3 mostra como caminhos diferentes levariam ao estresse do sinciciotrofoblasto e à liberação dos fatores antiangiogênicos.

Ainda segundo a hipótese de que a PE seria uma reação inflamatória exacerbada, alguns autores sugerem que qualquer fator que contribua para desencadear a reação inflamatória poderia ser, também, o gatilho para o desenvolvimento da PE. Desse modo, processos infecciosos poderiam ser a origem do estímulo que culminaria com a PE, observação corroborada por estudos epidemiológicos que mostram risco aumentado de PE em gestantes com diversos tipos de infecção, como do trato urinário (OR: 2,5), infecção periodontal (OR: 2,3), por citomegalovírus (OR: 3,89), por herpes (OR: 3,57) e pelo SARS-CoV-2.[33,34]

As hipóteses mais recentes classificam a PE como uma doença de duas etapas: a primeira, pré-clínica, ocasionada pelos fatores mencionados anteriormente e a etapa clínica, em que as manifestações sistêmicas da doença levariam ao conjunto de sinais e sintomas conhecido como PE. O elo fundamental dessas duas etapas é a disfunção endotelial sistêmica, e essa disfunção está intrinsecamente relacionada com outra hipótese sobre a etiologia da PE, a dos fatores anti-angiogênicos.[33]

Os fatores angiogênicos são secretados pelas células da placenta e pelos linfócitos NK na decídua materna. Os principais fatores envolvidos são o fator de crescimento do endotélio vascular (VEGF) e o fator de crescimento placentário (PlGF). Esses fatores, além de estimularem o surgimento de novos vasos, terão também o papel fundamental de manutenção da estabilidade do endotélio e de reparação de lesões endoteliais. Eles irão exercer suas funções mediante a ligação com receptores presentes na superfície das células endoteliais, conhecidos como *fms-like* tirosina quinase do tipo 1 (Flt-1).[35]

Em 2003, Maynard e cols.[36] demonstraram que na PE, apesar de a concentração dos fatores angiogênicos estar aumentada, eles não se ligam aos receptores porque a concentração de uma variedade do receptor – o receptor solúvel ou sFlt-1 – está muito aumentada. Esses receptores solúveis se ligariam aos fatores angiogênicos, impedindo sua ligação aos receptores endoteliais e diminuindo sua ação.

Pesquisas subsequentes confirmaram uma concentração aumentada dos fatores antiangiogênicos nas mulheres com PE, demonstrando ainda que a concentração desses fatores era mais elevada nos casos de PE em gestações pré-termo do que nos casos a termo e também que esses fatores já estavam elevados na corrente sanguínea algumas semanas antes do início da PE clínica. Assim, os autores sugeriram que esses fatores poderiam ser utilizados como preditores da PE.[36]

Outro fator avaliado nesse mesmo estudo foi a endoglina solúvel (sEng), outro potente antiangiogênico que mostrou correlação semelhante à do sFlt-1. Essa pesquisa mostrou ainda que o risco era 30 vezes maior quando os dois fatores estavam presentes do que quando era encontrado apenas um deles, revelando a potencialização do efeito.[36] Outros aspectos realçam a importância dos fatores angiogênicos e antiangiogênicos na PE:

- O VEGF induz a produção de óxido nítrico e prostaciclinas, que, por sua vez, diminuem o tônus vascular e a pressão arterial.
- Estudos experimentais que utilizaram o sFlt-1 em ratas induziram o surgimento de endoteliose glomerular, lesão característica da PE.
- O VEGF foi capaz de recuperar a endoteliose vascular, a lesão característica da PE, em estudos experimentais.
- Inibidores do VEGF que foram utilizados em tratamentos experimentais para câncer por diminuírem a neovascularização levaram ao surgimento de uma sintomatologia *PE-like* com hipertensão e proteinúria em indivíduos do sexo masculino.
- A nicotina diminui a produção de sFlt-1, o que poderia indicar o mecanismo pelo qual as fumantes apresentariam incidência menor de PE.

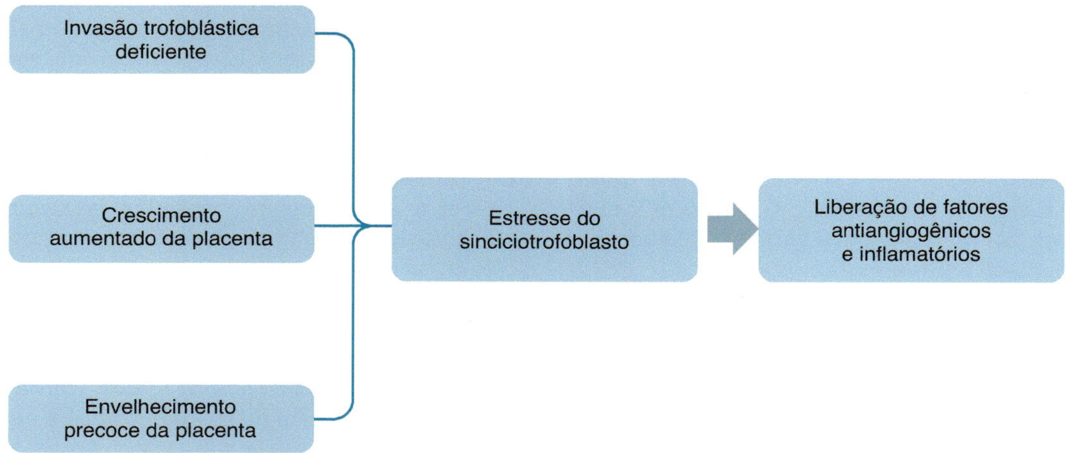

Figura 28.3 Diferentes mecanismos convergem para o estresse do sinciciotrofoblasto.

O descobrimento dos fatores antiangiogênicos estimulou, também, o surgimento de nova hipótese sobre a etiologia da PE: a hipótese do conflito de interesses entre a mãe e o feto. Segundo essa hipótese, a perfusão placentária diminuída levaria à hipóxia fetal e à nutrição fetal deficiente. O feto por sua vez, ao tentar melhorar sua oxigenação e nutrição, liberaria os fatores antiangiogênicos para provocar uma hipertensão na mãe, o que poderia melhorar a perfusão placentária.[27]

O sFlt-1 é produzido pelo sinciciotrofoblasto, e estudos mostraram que a angiotensina 2 estimula sua produção. Outras pesquisas também descobriram autoanticorpos que estimulam os receptores da angiotensina 2, conhecidos como AT1. Esses autoanticorpos (AT1-AA) potencializam a ação da angiotensina 2 e parecem exercer papel importante na etiopatogenia da PE.[37]

A endoglina é o receptor para o fator de crescimento tecidual tipo beta (TGF-ß), e sua versão solúvel (sEng) também está aumentada na PE e parece ter papel complementar ao do sFlt-1 na etiologia da PE. O TGF-ß tem papel complementar ao do VEGF no relaxamento e na estabilidade endotelial.[37]

Todo esse entendimento a respeito da etiopatogenia da PE torna possível sugerir uma explicação para os diferentes fenótipos observados nessa doença. Como a disfunção endotelial sistêmica cumpre papel fundamental no desenvolvimento da doença, os mecanismos que levam a seu surgimento vão explicar as apresentações clínicas diferentes. Uma gestante saudável, mas com implantação placentária deficiente, pode desenvolver apenas restrição de crescimento fetal (RCF), sem PE. Já uma com o endotélio doente (p. ex., diabética), mas com placentação adequada, pode desenvolver PE tardia. Em casos mais extremos, uma gestante com o endotélio doente (p. ex., hipertensa) e placentação inadequada pode desenvolver PE grave e precoce, acompanhada de RCF. As variações dessa soma de fatores seriam responsáveis pelas consequências tão distintas. O Quadro 28.2 sugere a origem dos fenótipos da PE e a Figura 28.4 mostra um resumo das hipóteses mais atuais sobre a etiologia da PE.

Quadro 28.2 Fenótipos da pré-eclâmpsia

Implantação placentária	Endotélio	Consequência
Deficiente	Normal	RCF isolada
	Disfuncional	PE + RCF
Adequada	Normal	Evolução normal
	Disfuncional	PE tardia
Adequada, mas com estresse do sinciciotrofoblasto causado pela maior densidade de vilos ou senescência placentária	Normal	PE tardia
	Disfuncional	PE precoce

PE: pré-eclâmpsia; RCF: restrição de crescimento fetal.

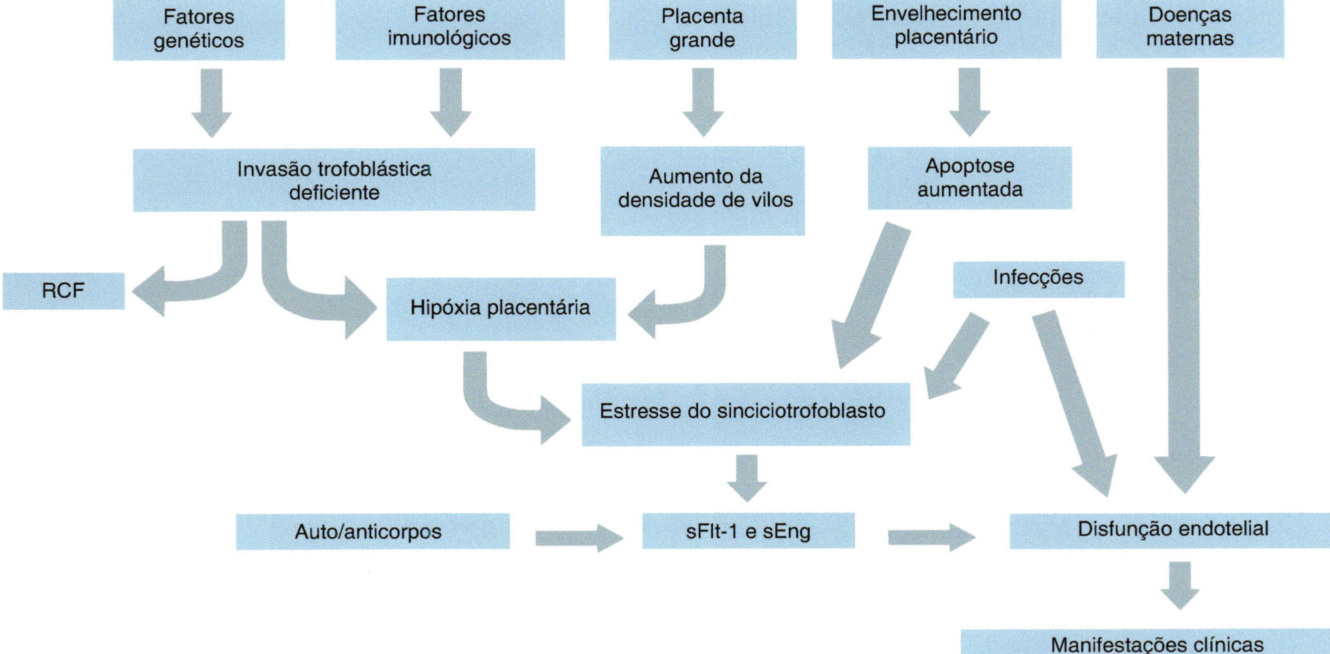

Figura 28.4 Hipóteses atuais sobre a etiologia da pré-eclâmpsia. (*sEng*: endoglina solúvel; *sFlt-1*: tirosina quinase solúvel tipo 1; *RCF*: restrição de crescimento fetal.)

A compreensão da etiopatogenia da PE melhorou muito nos últimos anos; no entanto, muitas questões permanecem sem resposta. PE e eclâmpsia são, provavelmente, o reflexo final de diferentes doenças primárias que combinam suscetibilidade genética, placentação anormal e disfunção endotelial ampla.[3]

FISIOPATOLOGIA

Como tudo na PE, sua fisiopatologia também não está completamente esclarecida. Sabe-se que a doença é multissistêmica e capaz de comprometer o funcionamento de vários órgãos e sistemas da gestante. A intensidade desse comprometimento e sua extensão variam de acordo com a forma clínica, o tempo de evolução da doença e, indiretamente, a conduta.

A PE associa-se a vasoespasmo e lesões vasculares patológicas em múltiplos órgãos e sistemas, inclusive no leito vascular uteroplacentário, bem como aumenta a ativação plaquetária com consumo de plaquetas e subsequente ativação do sistema de coagulação nos microvasos.

Medidas conservadoras propiciam evolução mais prolongada e tendem a se associar a comprometimentos mais graves e à lesão de maior número de órgãos, como se observa na eclâmpsia e na síndrome HELLP (H de hemólise [*hemolytic anemia*], EL de enzimas hepáticas [*elevated liver enzymes*] e LP de baixa contagem de plaquetas [*low platelet count*]). Dado marcante e peculiar na fisiopatologia é que, terminada a gestação, quase todas as alterações provocadas pela doença regridem e, em suas formas puras, desaparecem sem deixar sequelas. As medidas clínicas usualmente recomendadas e adotadas pouco ou nada interferem em sua fisiopatologia, ou seja, em sua evolução.

Sabe-se atualmente que, apesar de a maioria das mulheres não apresentar sequelas em curto prazo, aquelas com histórico de PE apresentam risco maior de desenvolver doenças crônicas ao longo da vida.[38] O Quadro 28.3 sintetiza as principais complicações em longo prazo das mulheres que desenvolveram PE.

Quadro 28.3 Riscos de complicações em longo prazo de mulheres que tiveram pré-eclâmpsia

Condição clínica	Risco relativo
Morte por doença cardiovascular	2,21
Hipertensão crônica	3,70
Falência cardíaca	3,62
Doença coronariana	2,11
Acidente vascular cerebral	1,71
Tromboembolismo venoso	1,79
Diabetes *mellitus*	2,37
Demência vascular	3,46
Doença renal terminal	6,35

Fonte: modificado de Erez *et al.*, 2022.[38]

A disfunção endotelial desempenha papel-chave na fisiopatologia da PE. O aumento da permeabilidade endotelial vai levar ao surgimento do edema e da proteinúria. A agregação plaquetária aumentada e estimulada pelo endotélio disfuncional vai levar a distúrbios de coagulação e alteração na relação tromboxano-prostaciclina que, juntamente com a não perda da reatividade vascular e com o estímulo ao sistema renina-angiotensina, vão levar à hipertensão.[39]

O VEGF é necessário para o reparo capilar, principalmente do endotélio fenestrado, que é encontrado nos glomérulos renais, no plexo coroide e nos sinusoides hepáticos – órgãos intensamente afetados na PE.[37]

Manifestações clínicas

As manifestações clínicas mais frequentes da PE incidem sobre pressão arterial, rins, fígado, sistema nervoso central e sistema de coagulação.

Alteração na pressão arterial

Mais frequente, a alteração na pressão arterial é mais precocemente identificada e decisiva para o diagnóstico clínico de PE. A elevação da pressão arterial na PE é devida, principalmente, à reversão da vasodilatação característica das gestações de evolução normal e substituída por aumento importante da resistência vascular periférica. Em geral, as mulheres com PE não demonstram hipertensão franca antes da segunda metade da gravidez. Contudo, a vasoconstrição pode manifestar-se mais precocemente.[40]

A pressão arterial tende a se normalizar no pós-parto, geralmente, dentro de poucos dias. O retorno aos níveis normais, no entanto, pode levar de 2 a 6 semanas, especialmente nas formas mais graves. Quanto mais cedo começa a PE, mais longa é a duração da hipertensão.[41]

Alterações renais

A lesão renal característica da PE é a endoteliose glomerular em razão da perda da integridade dos podócitos. Tanto a filtração glomerular como o fluxo sanguíneo renal diminuem – o primeiro diminui mais do que o segundo – levando à diminuição da fração filtrada.[40]

A proteinúria pode aparecer mais tarde na evolução clínica. A PE associa-se à hipocalciúria, ao contrário do que acontece nas gestações normais, em que a excreção urinária de cálcio está aumentada.[42]

A excreção de sódio na urina pode estar diminuída, enquanto as concentrações séricas do peptídeo atrial natriurético (ANP) estão aumentadas.[43]

Alterações hepáticas

Entre as alterações hepáticas estão inflamação e hemorragia periportal, lesões isquêmicas e deposição de fibrina, as quais podem variar de necrose hepatocelular moderada com alterações nos níveis de enzima até a síndrome HELLP. Esta representa doença grave e associa-se a morbidade materna significativa.[43]

Alterações no sistema nervoso central

As alterações mais comuns são cefaleia e distúrbios visuais (fotopsia, escotomas, visão borrada), mas casos mais graves podem desenvolver a síndrome da encefalopatia posterior reversível (PRES), acidentes vasculares e convulsões (eclâmpsia).

Caracterizada por cefaleia, dificuldades visuais e confusão mental de déficits neurológicos focais, a PRES está presente em 20% das gestantes com PE e sintomas neurológicos e em até 80% das mulheres com eclâmpsia. Trata-se de um quadro reversível, resolvendo-se, na maioria das vezes, em até 5 dias após o parto. A persistência dos sintomas após esse período deve motivar a realização de exames de imagem para afastar outras complicações.[44]

Alterações no sistema hematológico

As manifestações hematológicas incluem hemoconcentração e neutrofilia relativas, trombose microvascular e, em casos mais graves, hemólise e redução das plaquetas.[3] Quanto mais grave a forma clínica, mais acentuada a trombocitopenia.

RASTREAMENTO E PREVENÇÃO

Na última década foram registrados avanços significativos na predição da PE. A utilização de características clínicas maternas, somadas a marcadores bioquímicos e biofísicos, tornou possível predizer com boa acurácia o risco de uma gestante desenvolver PE. Esses métodos, entretanto, têm custo ainda elevado e não estão amplamente disponíveis e a relação custo-benefício é motivo de calorosos debates nos meios científicos.

Prevenção pré-gestacional

A obesidade é importante fator de risco para PE. Estudos que avaliaram a perda de peso pré-gestacional identificaram que as gestantes com PE na gestação anterior e que perderam peso entre as gestações tiveram taxa de recorrência de 12,8% (RR: 0,70; IC95%: 0,60 a 0,81), enquanto as que mantiveram o peso apresentaram recorrência de 14,8%. Naquelas que aumentaram o peso, a taxa de recorrência foi de 18,5% (RR: 1,29; IC95%: 1,20 a 1,38).[45]

Rastreamento no primeiro trimestre

O objetivo do rastreamento no primeiro trimestre da gestação é identificar mais precocemente as gestações em risco de desenvolver a PE e instituir as medidas preventivas na fase em que elas são mais efetivas (antes de 16 semanas).

A maneira mais tradicional de predizer a PE é baseada em fatores de riscos clínicos. Características demográficas maternas e histórico de condições, como hipertensão arterial e doença renal, apontam para as gestantes com risco maior de desenvolver a doença. O problema desse rastreamento clínico é que grande parte das gestantes que desenvolvem PE não apresenta fatores de risco significativos, o que resulta em baixas taxas de detecção (41% para PE pré-termo e 34% para PE a termo).[46] Por outro lado, apresenta baixo custo, demandando apenas uma anamnese bem feita, e está disponível em todos os locais do planeta. Na tentativa de organizar o rastreamento clínico, diversas sociedades médicas indicaram os principais fatores a serem pesquisados (Quadro 28.4). A presença de um fator de risco forte ou dois moderados indica risco aumentado, e nessas condições está recomendada a adoção de medidas preventivas, como o uso de ácido acetilsalicílico (AAS).

A descoberta do papel dos fatores antiangiogênicos na fisiopatologia da pré-eclâmpsia levou à inclusão desses marcadores no rastreamento da PE. Fatores como o sFlt-1 e a sEng já estão aumentados na circulação materna várias semanas antes do surgimento da PE. A avaliação por meio do Doppler das artérias uterinas, que possibilita inferir se a invasão trofoblástica ocorreu de maneira adequada, também pode ser utilizada para essa predição. Isoladamente, esses métodos têm capacidade de predição baixa, mas, quando usados em conjunto, aumentam expressivamente as taxas de detecção.

O método de rastreamento combinado de PE mais aceito atualmente é o proposto pela Fundação de Medicina Fetal (FMF). A partir desse método, características clínicas maternas são somadas à medida da pressão arterial média, ao Doppler das artérias uterinas e à dosagem do fator de crescimento placentário (PlGF) entre 11 e 14 semanas de gestação. Todos os parâmetros são inseridos em um *software* que avalia o risco e sugere a necessidade ou não de profilaxia. Esse método alcançou taxa de detecção de 93% para PE precoce e 36% para PE tardia.[46] As desvantagens desse modelo são os custos envolvidos (realização do Doppler e dosagem de marcadores bioquímicos) e a dificuldade de implantação em locais com menos recursos.

Assim, entende-se que em países como o Brasil os métodos de rastreamento da PE deveriam ser utilizados de maneira complementar e não competitiva (Figura 28.5). Inicialmente, deve-se realizar o método com base apenas em fatores de risco. Para as gestantes que já apresentam indicações para uso da profilaxia, esta já deve ser iniciada sem a necessidade de outros testes. Para aquelas sem indicação de profilaxia poderia ser utilizado, caso disponível, o rastreamento combinado proposto pela FMF. Desse modo é possível obter um rastreamento mais abrangente, sem comprometer as taxas de detecção.

Rastreamento no segundo e terceiro trimestres

O objetivo do rastreamento do segundo e terceiro trimestres consiste em identificar as gestantes com risco maior de desenvolver PE independentemente do uso ou não alguma de forma de profilaxia e aumentar a vigilância sobre elas com consultas mais frequentes e/ou monitoramento domiciliar, uma vez que as medidas preventivas farmacológicas não são efetivas quando instituídas nessa fase.

O rastreamento é feito basicamente por meio da dosagem dos fatores angiogênicos (PlGF) e antiangiogênicos

Quadro 28.4 Rastreamento de pré-eclâmpsia a partir dos fatores de risco

Fator de risco	ACOG 2018	ISSHP 2022	NICE 2019	OMS 2011
Alto (iniciar profilaxia na presença de um fator de risco)				
História de PE	X	X	X	X
Hipertensão crônica	X	X	X	X
Diabetes prévio	X	X	X	X
Doença renal	X	X	X	X
Doença autoimune	X	–	X	X
Gestação múltipla	X	X	–	X
Síndrome de anticorpos antifosfolípides	–	–	X	–
Gravidez fruto de reprodução assistida	–	X	–	–
IMC > 30kg/m²	–	X	–	–
Moderado (iniciar profilaxia na presença de dois ou mais fatores)				
Nuliparidade	X	X	X	–
Intervalo entre partos > 10 anos	X	–	–	–
Idade > 40 anos	–	X	X	–
Idade > 35 anos	X	–	–	–
IMC > 35kg/m²	–	–	X	–
IMC > 30kg/m²	X	–	–	–
História de PE em parente de primeiro grau	X	X	X	–
Gestação múltipla	–	X	X	–
Raça negra	X	–	–	–
Baixo *status* socioeconômico	X	–	–	–
Gestante nascida com baixo peso	X	–	–	–
Resultado adverso em gestação anterior	X	X	–	–

ACOG: American College of Obstetricians and Gynecologists; IMC: índice de massa corporal; ISSHP: International Society for the Study of Hypertension in Pregnancy; NICE: National Institute of Clinical Excellence; OMS: Organização Mundial da Saúde; PE: pré-eclâmpsia.

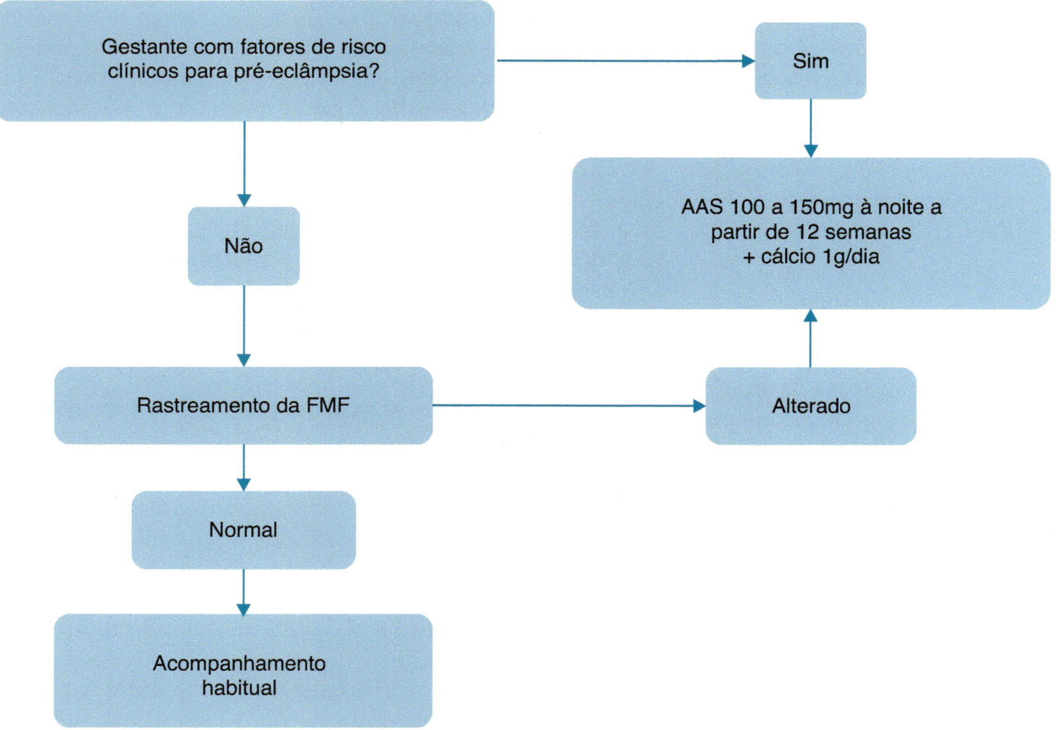

Figura 28.5 Rastreamento e prevenção da pré-eclâmpsia no primeiro trimestre. (*AAS*: ácido acetilsalicílico; *FMF*: Fetal Medicine Foundation.)

(sFlt-1). Como a relação entre esses fatores (relação sFlt-1/PlGF) já se mostra alterada algumas semanas antes do aparecimento das manifestações clínicas, ela pode ser utilizada tanto para afastar como para confirmar a probabilidade de a gestante desenvolver PE.[47] Valores da relação sFlt-1/PlGF < 38 indicam predominância de fatores angiogênicos na circulação materna, enquanto valores mais altos revelam a predominância dos fatores antiangiogênicos e, portanto, risco maior de desenvolver PE. Assim, a relação sFlt-1/PlGF ≤ 38 indica risco muito baixo de desenvolver PE na próxima semana (valor preditivo negativo [VPN]: 99,3%) e nas próximas 4 semanas (VPN: 94,3%).[48] Nas gestantes que apresentaram valores entre 38 e 85 < 34 semanas, o tempo para surgimento dos sintomas foi de 23 dias, sendo de 6 dias caso a medida tenha sido obtida > 34 semanas. Para aquelas com valores > 85, o valor preditivo positivo para desenvolver PE grave nas próximas 2 semanas foi de 74%.[48] A Figura 28.6 mostra a interpretação dos valores da relação sFlt-1/PlGF na gestação.

Prevenção

Medidas não farmacológicas

Das medidas não farmacológicas avaliadas para prevenção de PE, a realização de exercícios de baixo impacto foi a que mostrou maiores benefícios. A prática de pelo menos 140 minutos de exercício de intensidade moderada por semana reduziu o risco do desenvolvimento de PE (OR: 0,59; IC95%: 0,37 a 0,90). Os exercícios de intensidade moderada são aqueles suficientes para aumentar a frequência cardíaca e permitir a fala, mas não o canto.[3]

Medidas farmacológicas

Ácido acetilsalicílico

Sem sombra de dúvida, o AAS é a medida preventiva mais estudada na prevenção de PE. Com seu princípio ativo extraído da casca do salgueiro, o AAS age inativando as enzimas COX-1, principalmente nas plaquetas, levando à supressão da produção do tromboxano. A redução do tromboxano inibe a agregação plaquetária e induz um efeito antitrombótico. Essa ação antitrombótica, por sua vez, reduziria a inflamação e a formação de microtrombos na placenta, o que diminuiria a liberação de fatores antiangiogênicos e a disfunção endotelial sistêmica.[49]

Na prática clínica, os estudos mostraram que o uso de AAS reduz a ocorrência de PE (RR: 0,82; IC95%: 0,77 a 0,88) principalmente quando iniciado antes de 16 semanas, na dose de pelo menos 100mg/dia. Metanálise que avaliou 16 estudos (18.907 participantes) com essa posologia mostrou redução importante na ocorrência de PE precoce (RR: 0,62; IC95%: 0,45 a 0,87), mas sem efeito na PE tardia (RR: 0,92; IC95%: 0,70 a 01,21).[50]

As principais sociedades científicas recomendam que o AAS seja prescrito para gestantes em risco de desenvolver PE entre 12 e 16 semanas (aceitável até 20 semanas), na dose de 100 a 150mg/dia, tomada no período da noite (por volta das 20 horas). Seu uso pode ser suspenso após 36 semanas ou antes, caso a gestante desenvolva PE.[51]

Cálcio

O cálcio é importante na regulação da pressão arterial, e as populações com baixa ingesta (< 900mg/dia), apresentam risco maior de desenvolver PE. Metanálise de 30 estudos (20.445 participantes) mostrou que a

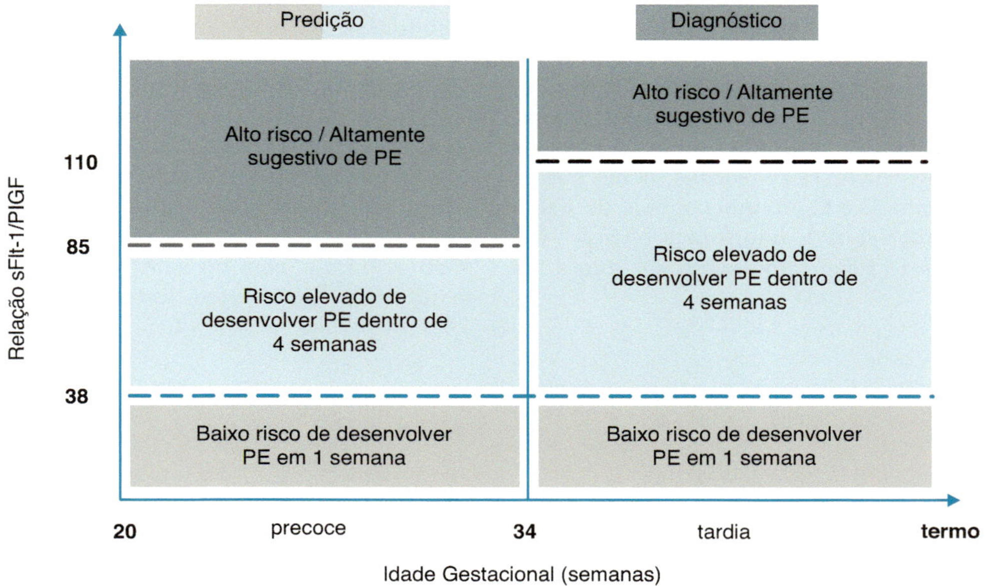

Figura 28.6 Interpretação da relação sFlt-1/PlGF na gestação. (*PE*: pré-eclâmpsia; *PlGF*: fator de crescimento placentário; *sFlt-1*: tirosina quinase solúvel tipo 1.) (Adaptada de Verlohren *et al.*, 2022.[48])

suplementação de cálcio foi efetiva em reduzir a ocorrência de PE em mulheres com baixa ingestão (RR: 0,45; IC95%: 0,35 a 0,85) independentemente de ter sido iniciada antes ou depois de 20 semanas do uso concomitante de vitamina D e da dose (500mg ou ≥ 1g/dia).[52]

A avaliação da quantidade de cálcio ingerida pela gestante deve ser conduzida por meio de anamnese dirigida. As mulheres que tomam pelo menos um copo grande de leite (500mL) e comem duas fatias grossas de queijo por dia são consideradas com ingestão adequada.

A International Society for the Study of Hypertension in Pregnancy (ISSHP) recomenda em suas últimas diretrizes (2021) que o cálcio seja oferecido para todas as gestantes com baixa ingesta pelo menos na dose de 500mg/dia.[53]

O Quadro 28.5 apresenta a posologia do AAS e do cálcio para prevenção de PE.

Vitamina D

Estudos recente relatam que as mulheres com baixas concentrações séricas de vitamina D têm mais chance de desenvolver PE. Metanálise que avaliou 22 estudos (3725 gestantes) mostrou provável redução nas taxas de PE nas gestantes que receberam a suplementação de vitamina D (RR: 0,48; IC95%: 0,30 a 0,79).[54]

A Sociedade Brasileira de Endocrinologia e Metabologia (SBEM) recomenda que o nível sérico da vitamina D em gestantes seja mantido > 30ng/mL e que seja feita suplementação com 600 a 2.000 unidades/dia naquelas em que não é possível essa dosagem.[55] As principais sociedades de Obstetrícia não consideram as evidências fortes o suficiente para emitir recomendação favorável ou contrária, não recomendando seu uso rotineiro no momento.

Outras substâncias

Considerando que a PE vai cursar com o desenvolvimento de inflamação e disfunção endotelial sistêmica, drogas que têm ação protetora sobre o endotélio são as principais candidatas para atuar na prevenção. Sinvastatina, pravastatina e metformina estão sendo avaliadas no momento, mas ainda sem dados suficientes que mostrem benefício.[3] Outras medidas, como suplementação de vitaminas E e C, magnésio, óleo de peixe e aconselhamento nutricional, não foram eficazes em reduzir a incidência de PE e não devem ser adotadas de rotina.

DIAGNÓSTICO

O diagnóstico de PE é fácil nas gestantes que iniciaram o pré-natal precocemente e o fizerem de maneira correta, sendo difícil nas que começam tardiamente ou que não receberam qualquer tipo de assistência pré-natal. O diagnóstico se fundamenta na epidemiologia, na sintomatologia clínica, no exame físico e em determinados exames laboratoriais. Todas essas variáveis permitem não apenas diagnosticar, mas também identificar as várias formas clínicas da doença.

O diagnóstico é estabelecido por meio da combinação de anamnese e exames clínico e laboratoriais:

- **Epidemiologia:** a partir da anamnese, procura-se verificar se existem alguns dos fatores de risco para doença já descritos.
- **Sintomatologia:** em alguma etapa da gestação surgem os sinais e sintomas que caracterizam a doença, como cefaleia, edema, distúrbios visuais, epigastralgia e hiperexcitabilidade. A frequência, intensidade e importância de cada um deles são variáveis e discutíveis. Contudo, devem ser sempre pesquisados e valorizados.
- **Exame físico:** considerando o exame físico apenas para o diagnóstico de PE, os dados que mais interessam são os níveis pressóricos anteriores e os atuais. Outros dados, como presença de edema, sua localização e persistência e ganho ponderal e crescimento uterino abaixo do esperado, não são necessários para o diagnóstico, mas podem funcionar como sinais de alerta.
- **Exames laboratoriais:** para o diagnóstico, solicita-se a dosagem de proteína da urina (proteinúria). Outros exames, como hemograma, contagem de plaquetas e dosagem de enzimas hepáticas e creatinina, são solicitados para avaliação da possiblidade de disfunção de órgãos-chave.

O achado de hipertensão (PAS ≥ 140mmHg e/ou PAD ≥ 90mmHg) após 20 semanas de gravidez, em gestante previamente normotensa, acompanhada de proteinúria (≥ 300mg em 24 horas ou relação proteína/creatinina > 0,3), torna possível estabelecer o diagnóstico de PE. Nas gestações complicadas com hipertensão e disfunção orgânica evidenciada por exames laboratoriais alterados, o diagnóstico pode ser firmado independentemente da proteinúria (Quadro 28.6). Gestantes com hipertensão < 20 semanas, com ou sem proteinúria, provavelmente já eram hipertensas antes da gestação. Em raras

Quadro 28.5 Prevenção farmacológica de pré-eclâmpsia (PE) com ácido acetilsalicílico (AAS) e cálcio

Indicação	Posologia	Observação
AAS Gestantes de risco para PE	100 a 150mg/dia	Preferencialmente às 20 horas com alimento A partir de 12 até 36 semanas
Cálcio Gestantes com baixa ingesta	Carbonato de cálcio: 1 a 2g/dia Citrato de cálcio: 2 a 4g/dia	Iniciar no primeiro trimestre e manter até o final Fracionar em três tomadas ao dia Citrato de cálcio: recomendado para pessoas com baixa acidez estomacal, doença inflamatória intestinal ou distúrbios de absorção

Quadro 28.6 Critérios diagnósticos de pré-eclâmpsia

Hipertensão arterial	Proteinúria	Outras condições definidoras de PE na presença de hipertensão arterial com ou sem proteinúria
PAS ≥ 140mmHg e/ou PAD ≥ 90mmHg, confirmada em poucas horas ou PAS ≥ 160mmHg e/ou PAD ≥ 110mmHg confirmada em poucos minutos	Proteinúria ≥ 300mg em 24 horas ou relação P/C ≥ 0,3 ou ≥ +2 no exame de fita reagente	1. Complicação renal: IRA (creatinina sérica ≥ 1,0mg/dL) 2. Complicação hepática: ALT ou AST ≥ 40UI/L, com ou sem dor em hipocôndrio direito ou epigastralgia 3. Complicação neurológica: eclâmpsia, alteração do estado mental, cegueira, clônus, cefaleia grave, AVC e escotomas persistentes 4. Complicação hematológica: plaquetas < 150.000/mm³, CIVD, hemólise 5. Complicação cardiovascular: edema pulmonar 6. Disfunção uteroplacentária: RCF, alteração do Doppler de artéria umbilical, descolamento prematuro de placenta, desbalanço angiogênico ou decesso fetal

ALT: alanina aminotransferase; AST: aspartato aminotransferase; AVC: acidente vascular cerebral; CIVD: coagulação intravascular disseminada; IRA: insuficiência renal aguda; PAD: pressão arterial diastólica; PAS: pressão arterial sistólica; PE: pré-eclâmpsia; P/C: relação proteína/creatinina; RCF: restrição de crescimento fetal.
Fonte: ISSHP, 2021.[53]

situações, a PE pode ocorrer antes de 20 semanas, como na doença trofoblástica gestacional e em caso de hidropisia fetal.

CLASSIFICAÇÃO

Assim como o diagnóstico, a classificação das síndromes hipertensivas da gravidez passou por algumas mudanças nos últimos anos com tendência à simplificação dos critérios diagnósticos, considerando-se que mesmo as formas mais leves de hipertensão podem ter evolução desfavorável. As síndromes hipertensivas mais comuns na gravidez podem ser classificadas como:[53]

- Hipertensão arterial crônica.
- Hipertensão gestacional.
- PE com ou sem sinais de gravidade.
- PE superposta à hipertensão arterial crônica.

Hipertensão arterial crônica

Nesse grupo se enquadram as mulheres que já apresentavam hipertensão prévia à gestação ou que tiveram a hipertensão diagnosticada antes de 20 semanas, as quais devem ser submetidas a investigação para afastar causas secundárias de hipertensão e para verificar a presença de lesões em órgãos-alvo (rins, fígado e coração), o que motiva condutas específicas (veja o Capítulo 32).

Hipertensão gestacional

Hipertensão que surge após 20 semanas de gestação, não acompanhada de proteinúria ou quaisquer sinais e sintomas que indiquem disfunção em outros sistemas, como alterações laboratoriais, cefaleia, epigastralgia, alterações visuais ou edema agudo de pulmão, seu prognóstico se associa à idade gestacional em que foi diagnosticada. Quando identificada < 34 semanas, até 25% das gestações podem evoluir para PE e apresentar piores resultados.[53]

Pré-eclâmpsia

A ISSHP propõe como critérios para diagnóstico da PE:[53]

1. **Pressão arterial:** níveis pressóricos ≥ 140mmHg na sistólica e/ou ≥ 90mmHg na diastólica em mulheres normotensas antes de 20 semanas de gestação. A pressão é determinada com a gestante assentada com os dois pés apoiados no chão e o braço na altura do coração. Deve ser medida inicialmente nos dois braços, utilizando-se o que teve maior pressão documentada para registros posteriores. Uma medida elevada deve ser confirmada em outro momento com pelo menos 4 horas de diferença. O quinto som de Korotkoff deve ser utilizado para mensuração da pressão diastólica. Para mulheres com circunferência do braço > 33cm, deve-se utilizar manguito especial.[53]
2. **Proteinúria:** excreção urinária de proteína ≥ 300mg na urina de 24 horas ou ≥ 0,3mg/g na relação proteína/creatinina. A proteinúria de 24 horas é o método mais estudado, mas a relação proteína/creatinina em amostra única também é confiável. Caso seja impossível a utilização desses testes, é aceitável a fita de proteína (*dipstick*), indicando valores ≥ 2+ em amostra única. Outro exame aceitável para diagnóstico de proteinúria é a relação albumina/creatinina > 71mg/g.

As gestantes com hipertensão e exames mostrando disfunção orgânica devem ter confirmado o diagnóstico de PE independentemente da presença de proteinúria. Os seguintes achados, somados à hipertensão de surgimento novo, são considerados suficientes para diagnóstico de PE:

- **Complicação renal:** insuficiência renal aguda (creatinina sérica ≥ 1,0mg/dL).
- **Complicação hepática:** alanina aminotransferase ou aspartato aminotransferase ≥ 40UI/L com ou sem dor em hipocôndrio direito ou epigastralgia.
- **Complicação neurológica:** eclâmpsia, alteração do estado mental, cegueira, clônus, cefaleia grave, acidente vascular cerebral e escotomas persistentes.

Quadro 28.7 Diagnóstico e classificação das síndromes hipertensivas na gestação

Classificação	Hipertensão gestacional	PE sem sinais de gravidade	PE com sinais de gravidade	Eclâmpsia	HELLP
PA sistólica	≥ 140mmHg	≥ 140mmHg	≥ 160mmHg	–	–
PA diastólica	≥ 90mmHg	≥ 90mmHg	≥ 110mmHg	–	–
Proteinúria	Ausente	≥ 300mg/24h	–	–	–
Presença de um ou mais sinais de disfunção orgânica					
Creatinina	< 1,0mg/dL	≥ 1,0mg/dL	≥ 1,2mg/dL	–	–
AST ou ALT	< 40UI/L	≥ 40UI/L	≥ 70UI/L	–	≥ 70UI/L
Plaquetas	≥ 150.000/mm³	< 150.000/mm³	< 100.000/mm³	–	< 100.000/mm³
DHL	< 600UI/L	< 600UI/L	≥ 600UI/L	–	≥ 600UI/L
Bilirrubina indireta	< 1,2mg/dL	< 1,2mg/dL	≥ 1,2mg/dL	–	–
Relação sFlt-1/PlGF	≤ 38	> 38	> 38	–	–
Edema pulmonar	Ausente	Ausente	Presente	–	–
Dor torácica	Ausente	Ausente	Presente	–	–
CIVD	Ausente	Ausente	Presente	–	–
Sintomas neurológicos	Ausentes	Ausentes	Cefaleia grave, alteração do estado mental, fotopsia, AVC	Convulsões	–
Sintomas hepáticos	Ausentes	Ausentes	Dor epigástrica ou no hipocôndrio direito	–	–
Disfunção uteroplacentária	Ausente	RCF, Doppler fetal alterado	Descolamento de placenta, decesso fetal	–	–

ALT: alanina aminotransferase; AST: aspartato aminotransferase; AVC: acidente vascular cerebral; CIVD: coagulação intravascular disseminada; DHL: desidrogenase lática; HELLP: hemólise, elevação de enzimas hepáticas e plaquetopenia; PA: pressão arterial; PE: pré-eclâmpsia; PlGF: fator de crescimento placentário; RCF: restrição de crescimento fetal; sFlt-1: tirosina quinase fms-solúvel tipo 1.

- **Complicação hematológica:** plaquetas < 150.000/mm³, coagulação intravascular disseminada, hemólise e síndrome HELLP.
- **Complicação cardiovascular:** edema pulmonar.
- **Disfunção uteroplacentária:** restrição de crescimento fetal, alteração do Doppler de artéria umbilical, descolamento prematuro de placenta, desbalanço angiogênico ou decesso fetal.

Uma vez estabelecido o diagnóstico de PE, é necessária a procura de sinais de deterioração materno-fetais que, caso presentes, alteram a condução do caso. O Quadro 28.7 apresenta os principais sinais que indicam a gravidade da PE.

A PE pode ser classificada ainda como de início precoce (< 34 semanas) ou tardio (> 34 semanas) – quanto mais precoce o início da doença, maior a gravidade e mais difícil a condução.

Pré-eclâmpsia superposta à hipertensão arterial crônica

A PE pode desenvolver-se em até 25% das gestantes com hipertensão arterial crônica prévia. A diferenciação entre PE superposta e o agravamento da hipertensão arterial crônica não é fácil. Os elementos sugeridos para o diagnóstico diferencial são:

- Surgimento de proteinúria em gestantes previamente hipertensas, sem proteinúria detectável antes de 20 semanas.
- Surgimento de alterações laboratoriais indicativas de disfunção orgânica, que não estavam presentes antes de 20 semanas.
- Hipertensão de difícil controle, caracterizada pelo uso de três classes de anti-hipertensivos em dose máxima.
- Surgimento de sintomatologia típica de PE com deterioração clínica, como cefaleia, alterações visuais e epigastralgia.

CONDUTA

Sempre que uma mulher previamente normotensa, com mais de 20 semanas de gestação, procura a assistência apresentando pressão arterial sistólica (PAS) ≥ 140mmHg ou diastólica (PAD) ≥ 90mmHg, deve-se suspeitar de PE.

Se a gestante não apresenta nenhuma outra queixa e a hipertensão foi um achado casual, deve-se repetir a medida ao final da consulta, uma vez que às vezes basta a ansiedade de estar diante do médico para induzir a hipertensão (hipertensão do jaleco branco). Caso os níveis se normalizem, é possível orientar a gestante a realizar novas medidas domiciliares – se disponível a monitoração ambulatorial da pressão arterial (MAPA) – e agendar novo retorno para 1 ou 2 semanas, orientando-a

Quadro 28.8 Sinais de alerta de pré-eclâmpsia

- Cefaleia intensa e não responsiva
- Alterações visuais (fotopsia, escotomas, diplopia)
- Dor epigástrica ou no hipocôndrio direito
- Dor torácica
- Edema importante com ganho de peso > 1kg/semana
- Pressão arterial persistentemente > 140/90mmHg

Quadro 28.9 Propedêutica mínima para a gestante com suspeita de pré-eclâmpsia

- Proteinúria (24 horas ou relação P/C)
- AST ou ALT
- Hemograma com plaquetas
- DHL
- Creatinina
- Ultrassonografia obstétrica

ALT: alanina aminotransferase; AST: aspartato aminotransferase; DHL: desidrogenase lática; P/C: proteína/creatinina.

sempre para procurar o pronto-atendimento caso ocorra aumento dos níveis pressóricos ou apresente sinais de alerta (Quadro 28.8).

Caso os níveis pressóricos se mantenham persistentemente elevados após a medida inicial (por 4 a 6 horas), cabe solicitar os exames mínimos para avaliação da disfunção orgânica (Quadro 28.9) e pesquisar sinais de alerta (veja o Quadro 28.8).

Caso tenha dificuldade em monitorar a pressão ambulatorialmente e realizar os exames mínimos, a gestante deverá ser internada para avaliação.

Gestantes que apresentarem PAS ≥ 160 e/ou PAD ≥ 110mmHg devem ter a pressão reavaliada em 15 minutos e, em caso de persistência, anti-hipertensivos devem ser administrados para controlar a crise hipertensiva e implementadas imediatamente medidas para prevenção da eclâmpsia. Após o primeiro atendimento, as gestantes devem ser encaminhadas para internação, assim como as que apresentam hipertensão associada a sinais de alerta de PE, conforme apresentado no Quadro 28.8.

Após avaliação inicial, tanto em regime de internação como ambulatorial, deve-se reclassificar a gravidade segundo os critérios apresentados na seção anterior. A conduta será tomada com base nessa classificação, mas sempre tendo em mente que as formas mais leves podem evoluir para mais graves.

Hipertensão gestacional e pré-eclâmpsia sem sinais de gravidade

Gestações a termo (≥ 37 semanas)

As gestações a termo respondem pela maioria dos casos e, nessa situação, a melhor conduta é a interrupção da gestação. Os riscos de complicações maternas se sobrepõem aos de complicações neonatais relacionadas com a prematuridade.[56-58]

Estudo multicêntrico (HYPITAT), envolvendo 756 gestantes entre 36 e 41 semanas com PAD ≥ 90mmHg e proteinúria ≥ 300mg/24 horas, encontrou taxas menores de complicações maternas (RR: 0,71; IC95%: 0,59 a 0,86) no grupo que teve parto induzido, quando comparado ao colocado em conduta expectante, sem piora nos resultados neonatais.[56] Cabe ressaltar que o efeito foi mais significativo naquelas com PE (RR: 0,61; IC95%: 0,45 a 0,82) do que nas com hipertensão gestacional (RR: 0,81; IC95%: 0,63 a 1,03). Por isso, alguns autores sugerem que a interrupção da gestação em caso de hipertensão gestacional pode ser postergada para 38 ou 39 semanas, desde que garantido monitoramento rigoroso.[57]

Mudanças nas práticas clínicas adotadas após a publicação do estudo HYPITAT na Holanda mostraram aumento nas taxas de indução de gestantes com hipertensão gestacional e PE a termo (de 58% para 67%), resultando em queda expressiva na incidência de eclâmpsia, de 0,85% para 0,19% ($p < 0,001$).[58]

Gestações entre 34 e 36 semanas

Nessa idade gestacional, as complicações da prematuridade, apesar de pouco frequentes, ainda estão presentes e, portanto, os benefícios da interrupção imediata são menores, desde que a mulher e o feto não apresentem sinais de deterioração.[59]

O maior estudo randomizado que avaliou conduta expectante *versus* resolutiva nessa faixa de idade gestacional (*PHOENIX trial*) demonstrou redução nas complicações maternas (RR: 0,85; IC95%: 0,79 a 0,94), mas com aumento das complicações perinatais (RR: 1,26; IC95%: 1,08 a 1,47).[59] Portanto, nessa idade gestacional são aceitas duas condutas: interromper a gestação ou tentar prolongá-la até 37 semanas. Caso se opte pela conduta intervencionista, a corticoterapia pode ser utilizada para promover o amadurecimento pulmonar fetal e reduzir as complicações perinatais (veja o Capítulo 24).

Se a escolha for conduta conservadora, a gestante pode permanecer internada ou ser acompanhada em regime ambulatorial com consultas semanais, monitoração da pressão entre as consultas, propedêutica materna e fetal (Quadro 28.9), atenção aos sinais de alerta (Quadro 28.8) e uso de anti-hipertensivos. Para controle ambulatorial, é necessário certificar-se das condições de acesso ao serviço de urgência (distâncias geográficas, disponibilidade de transporte seguro, capacidade da gestante/família de compreender os riscos), bem como da realização dos exames complementares.

Controle da hipertensão

Visando ao prolongamento da gestação e à diminuição das complicações, deve-se estabelecer o controle medicamentoso da pressão arterial com o objetivo de mantê-la em torno de 130/85mmHg.[53]

Estudo que avaliou 987 gestantes alocadas em um grupo para controle mais rigoroso da pressão (diastólica de 85mmHg) e outro menos rigoroso (diastólica < 100mmHg) demonstrou menos casos de evolução para hipertensão grave no grupo com controle mais rigoroso (27,5% *vs.* 40,6% – $p < 0,001$).[60]

Os agentes anti-hipertensivos devem ser introduzidos em monoterapia, e uma segunda classe só deve ser prescrita após ser atingida a dose máxima da primeira. Os principais hipotensores utilizados no Brasil durante a gestação são a metildopa e a nifedipina. O labetolol, muito utilizado fora do Brasil, não está disponível comercialmente no país. Outras drogas, como hidrazina e metoprolol, entram como opção após os hipotensores de primeira escolha. O Quadro 28.10 apresenta os principais medicamentos utilizados para controle da hipertensão na gestação.

O uso de três classes de anti-hipertensivo em dose máxima sem controle adequado da pressão implica a necessidade de interrupção da gestação.

No entanto, cuidados especiais devem ser adotados ao usar anti-hipertensivos nos casos de PE sem deterioração ou hipertensão gestacional. Como o controle pressórico não interrompe a progressão da doença, a normalização da PA pode causar "falsa sensação de controle da PE" e, assim, determinar relaxamento nas medidas de monitoramento dessas gestantes.

Nesses casos, é essencial redobrar a atenção para a sintomatologia de alerta de complicação da PE (veja o Quadro 28.8) e realizar propedêutica de síndrome HELLP e avaliação da vitalidade fetal de maneira sistemática (veja o Quadro 28.9) para surpreender qualquer deterioração do quadro materno e/ou fetal em momento oportuno. Essas medidas aumentam a segurança da gestante e da assistência.

As gestantes submetidas a essa medida conservadora devem ser acompanhadas em pré-natal especializado, compartilhado com a Atenção Primária à Saúde (APS), pois algumas evoluirão, de maneira súbita e imprevisível, para quadros graves. Nesse contexto, deve-se garantir fluxo assistencial adequado entre APS, atenção especializada e maternidade de referência para viabilizar a realização de propedêutica periódica adequada (veja o Quadro 28.8) ou mesmo do parto, se necessário. Quando não é possível monitorar ambulatorialmente essas gestantes, a internação é a alternativa.

Gestações entre 20 e 33 semanas

O surgimento de hipertensão na gestação antes de 34 semanas, mesmo sem sinais indicativos de deterioração clínica e laboratorial, é sempre preocupante, havendo a possibilidade de evolução para uma forma mais grave da doença, e a vigilância no pré-natal deve ser redobrada.

Habitualmente, interna-se a gestante para realização da propedêutica inicial (veja o Quadro 28.9) e inicia-se a terapia hipotensora conforme descrito na seção anterior. Após 48 a 72 horas de internação, caso as condições maternas e fetais permaneçam estáveis, sem exames indicativos de disfunção orgânica e com a pressão sob controle, é possível passar para o acompanhamento ambulatorial com frequência mínima de uma vez por semana.

A gestante deve realizar monitoramento domiciliar da pressão e ser orientada a procurar o atendimento caso surjam sinais de alerta (veja o Quadro 28.8) com o objetivo de levar a gestação ao máximo possível, atingindo as 34 semanas ou, até mesmo, 37 semanas de gravidez.

Pré-eclâmpsia com sinais de gravidade

Gestante com crise hipertensiva (PAS ≥ 160 e/ou PAD ≥ 110mmHg), sintomatologia de alerta (veja o Quadro 28.7) ou exames laboratoriais alterados (veja o Quadro 28.9) é considerada portadora de PE com sinais de gravidade, quadro este acompanhado de alta morbimortalidade e que deve ser prontamente abordado. O acompanhamento é fundamentado em três pilares:

- Controle da crise hipertensiva.
- Prevenção de convulsões.
- Decisão do melhor momento para interrupção da gestação.

Controle da crise hipertensiva

Uma vez identificada a crise hipertensiva, a gestante deve ser colocada em repouso e a PA reavaliada após 15 minutos. Caso os valores se mantenham elevados, agentes hipotensores devem ser ministrados, idealmente em 30 a 60 minutos. Um estudo que comparou gestantes com crise hipertensiva que tinham recebido a medicação hipotensora em menos de 1 hora após o diagnóstico com as que demoraram mais de 1 hora para receber o tratamento demonstrou que o grupo do tratamento rápido apresentou menos complicações graves (1,9% *vs.* 6,4% – p = 0,02).[61]

Quadro 28.10 Hipotensores para controle da hipertensão na gestação

Classe do agente	Agente	Apresentação	Dose inicial	Dose máxima
Simpatolíticos de ação central, alfa-2-agonistas	Metildopa	Comprimidos de 250 e 500mg	250mg a cada 8 horas	750mg a cada 6 horas*
	Clonidina	Comprimidos de 0,1, 0,15 e 0,2mg	0,2mg a cada 12 horas	0,3mg a cada 8 horas
Bloqueadores de canais de cálcio	Nifedipina Retard	Comprimidos de 10 e 20mg	20mg a cada 12 horas	40mg a cada 8 horas
	Amlodipina	Comprimidos de 5 e 10mg	5mg a cada 24 horas	10mg a cada 24 horas
Vasodilatador periférico	Hidralazina	Drágeas de 25 e 50mg	25mg a cada 12 horas	100mg a cada 12 horas
Betabloqueadores	Metoprolol	Comprimidos de 25, 50 e 100mg	50mg a cada 24 horas	100mg a cada 12 horas
	Carvedilol	Comprimidos de 6,25, 12,5 e 25mg	6,25mg a cada 12 horas	25mg a cada 12 horas**

*Doses > 2g/dia podem estar associadas à hipotensão postural.
**Recomenda-se iniciar com 12,5mg/dia por 2 dias e a partir daí aumentar a dose.

Quadro 28.11 Terapia sugerida para controle da crise hipertensiva

Medicamento	Início	30 minutos	60 minutos	90 minutos	150 minutos	180 minutos
Nifedipina	10mg	10mg	–	10mg	10mg	Usar outra droga
Hidralazina	5mg	5 a 10mg	5 a 10mg	5 a 10mg	–	
Monitorar a pressão arterial a cada 15 minutos entre as doses.						

Fonte: modificado de Magee *et al.*, 2022.[53]

Se por um lado o início do tratamento deve ser rápido, por outro a velocidade e a intensidade da queda da pressão devem ser lentas para evitar o risco de isquemia cerebral e as complicações associadas. A meta é reduzir a pressão arterial para níveis < 160/110mmHg em 1 hora.[53]

As principais drogas utilizadas no Brasil com esse intuito são a hidrazina endovenosa e a nifedipina via oral.[53] O labetolol, apesar de efetivo, não está disponível comercialmente no país.

Com base em sua longa história, segurança e eficácia, a hidralazina é o medicamento endovenoso de escolha para tratamento das crises hipertensivas na gravidez. Para sua preparação dilui-se uma ampola de 20mg (1mL) em 19mL de água destilada, obtendo-se uma solução com 1mg/mL. A dose inicial é de 5mg via endovenosa, seguidos de mais 5mg a 10mg a cada 20 a 30 minutos. Se a dose de 30mg não controlar a pressão, deve-se mudar para outro hipotensor.[61]

Em virtude de sua fácil administração (via oral) e efetividade, a nifedipina é um dos medicamentos mais usados para controle das crises hipertensivas na PE. Recomenda-se a nifedipina de ação rápida, via oral, na dose de 10mg, repetida a cada 30 minutos até a redução da pressão diastólica para níveis < 110mmHg. Por causar variações súbitas da pressão, não deve ser usada via sublingual, podendo estar associada a aumento da morbimortalidade materna e fetal.[61]

A escolha do medicamento a ser usado primeiro varia segundo a experiência do serviço. Em função da facilidade de uso, a ISSHP sugere que a nifedipina via oral seja a primeira opção, reservando a hidralazina para os casos em que seja necessária uma segunda droga (Quadro 28.11).

Prevenção de convulsões

Imediatamente após a hospitalização, inicia-se a administração de medicamentos capazes de prevenir as crises convulsivas que podem surgir a qualquer momento. O sulfato de magnésio ($MgSO_4$) é a medicação profilática de escolha para prevenção de eclâmpsia.

Praticamente todos os anticonvulsivantes conhecidos já foram utilizados para prevenção e controle das crises convulsivas da PE e da eclâmpsia. Apesar de geralmente eficazes, determinam efeitos colaterais indesejáveis no feto e, principalmente, no recém-nascido. De todos os testados, o mais eficaz e que menos interfere com as condições do recém-nascido é o $MgSO_4$.

Metanálise de seis estudos com 11.444 gestantes, comparando o uso do $MgSO_4$ com placebo para prevenção das convulsões eclâmpticas, demonstrou redução de 59% no grupo de estudo (RR: 0,41; IC95%: 0,29 a 0,58) e número necessário para tratar (NNT) de 100, ou seja, é necessária a aplicação de $MgSO_4$ em 100 gestantes para prevenção de um caso de eclâmpsia.[62]

Quando comparado a outras drogas, o $MgSO_4$ mostrou-se mais eficaz em prevenir as convulsões eclâmpticas do que a fenitoína (RR: 0,08; IC95%: 0,01 a 0,60),[62] a nifedipina (RR: 0,33; IC95%: 0,14 a 0,77),[62] o diazepam (RR: 0,43; IC95%: 0,33 a 0,55)[63] e o coquetel lítico (RR: 0,06; IC95%: 0,03 a 0,12).[64]

Apesar de eficaz, de fácil manipulação e aplicação e barato, o $MgSO_4$ não é perfeito, nem sempre evita as convulsões e ainda pode causar intoxicação. Por isso, é necessário conhecer suas propriedades, as doses terapêuticas e tóxicas e as vias de administração.

A ocorrência de eclâmpsia em grávidas que receberam $MgSO_4$ foi de 0,6%, comparada a 2% nas sem prevenção. A rapidez na instituição do tratamento também é fundamental. A incidência de eclâmpsia foi o dobro (0,6%) nas mulheres que moravam há mais de 1 hora do centro médico, quando comparadas com as que moravam há menos de 1 hora (0,3%) (RR: 2,0; IC95%: 1,2 a 3,3).[65]

Mecanismo de ação do sulfato de magnésio

Ainda não se sabe exatamente qual o mecanismo de ação do $MgSO_4$ como anticonvulsivante. O $MgSO_4$ produz vasodilatação seletiva em vasos cerebrais e protege as células endoteliais contra lesão por radicais livres, previne a retirada de cálcio de células isquêmicas e tem efeito antagônico competitivo com os receptores do gluconato N-metil-aspartato, que é epileptogênico.[66]

O $MgSO_4$ reduz o índice pulsátil e o índice de resistência da artéria cerebral média das gestantes. Seus efeitos vasodilatadores nos vasos cerebrais intracranianos distais da artéria cerebral média podem aliviar a isquemia cerebral, diminuindo a atividade convulsivante. Este pode ser o efeito máximo do $MgSO_4$ na PE.[67]

Concentrações

As concentrações sanguíneas fisiológicas do $MgSO_4$ oscilam entre 1,5 e 2,5mEq/L, e as terapêuticas, entre 4,5 e 7,5mEq/L – concentrações entre 8 e 12mEq/L determinam perda do reflexo patelar; níveis de 15mEq/L produzem parada respiratória, e de 25mEq/L parada cardíaca (Quadro 28.12).

O início da ação do medicamento e sua duração estão diretamente relacionadas com a dose e a via de administração (Quadro 28.13). Assim, 2g de $MgSO_4$ a 20%

Quadro 28.12 Concentrações séricas do sulfato de magnésio

Fisiológica	1,5 a 2,5mEq/L
Terapêutica (anticonvulsivante)	4,5 a 7,5mEq/L
Tóxica (perda de reflexos)	10mEq/L
Tóxica (parada respiratória)	15mEq/L
Tóxica (parada cardíaca)	25mEq/L

na veia produzem concentrações sanguíneas de 5mEq/L dentro de 5 a 10 minutos. Contudo, esses níveis decrescem rapidamente, estabilizando-se em 2,5mEq/L.

A dose de 4g a 20%, também endovenosa, atinge concentrações de 8mEq/L no prazo de 5 a 10 minutos, caindo para 4mEq/L. Doses de 10g a 50% via intramuscular atingem níveis terapêuticas no prazo de 60 minutos e persistem por cerca de 4 a 6 horas. Esse tempo de ação depende da diurese.

Infusões contínuas de 2g via endovenosa mantêm níveis de concentração estáveis. A via endovenosa produz níveis terapêuticos mais rápidos, e a intramuscular, mais prolongados.

Existem vários esquemas para emprego do $MgSO_4$ para prevenção das crises convulsivas na PE ou controle das convulsões na eclâmpsia (Quadro 28.14).

Eastman[68] emprega 10g a 50% via intramuscular como dose inicial, seguida de 5g a 50% intramuscular a cada 6 horas. Pritchard[69] utiliza as duas vias: 4g a 20% via endovenosa, seguida de 10g a 20% intramuscular. A cada 4 horas, administra mais 5g a 50% no músculo. Zuspan & Ward[70] aplicam 4 a 6g a 20% via endovenosa, seguidos de infusão contínua de 20g a 50% em 1.000mL de glicose a 5%. A velocidade de infusão é 1g/h. Sibai[68] recomenda 6g em 100mL de soro infundidos na veia no prazo de 15 a 20 minutos. Em seguida, administra 2g em 100mL a cada hora. Afirma que com esse esquema são obtidos níveis sanguíneos de 4 a 6mEq/L em 4 a 6 horas. Norwitz e cols.[4] recomendam a administração de 4 a 6g via endovenosa, injetados no prazo de 10 a 20 minutos e seguidos de 2 a 3g/h na veia ou 10g a 50% (5g em cada nádega) via intramuscular.

O inconveniente da via muscular é a dor local, que pode ser superada mediante acréscimo de anestésico ao $MgSO_4$ e a formação de abscessos, que pode ser evitada com o cumprimento rigoroso das técnicas de aplicação.

Qualquer que seja o esquema utilizado, o $MgSO_4$ deve ser empregado até 12 horas, no máximo 24 horas, após a interrupção da gravidez.

Considerações sobre o sulfato de magnésio

- O $MgSO_4$ não trata a PE ou a eclâmpsia. Seu emprego visa exclusivamente prevenir ou controlar as crises convulsivas e deve ser usado por tempo limitado. Se a gravidez prossegue por dias ou semanas, o $MgSO_4$ não evita as convulsões.
- O $MgSO_4$ não é hipotensor e não deve ser utilizado com essa finalidade.
- Não deve ser suspendido durante a realização de atos anestésicos em razão do risco de novas convulsões e por ter meia-vida prolongada.
- Seu emprego exige monitoração rigorosa das condições maternas, já que existe risco de intoxicação com esse medicamento. A dose não pode ser repetida sem que se comprove que as condições maternas são adequadas, ou seja: diurese > 25mL/h (100mL a cada 4 horas), reflexo patelar presente e frequência respiratória > 12irpm.
- Não deve ser empregado em mulheres com miastenia gravis, pois pode precipitar crise miastênica.
- Pode ser utilizado com bloqueadores de canal de cálcio.

Quadro 28.13 Vias de aplicação *versus* início de ação e concentração sérica do sulfato de magnésio

Dose	Via de aplicação	Início de ação	Concentração
2g a 20%	EV	5 a 10 minutos	5,0mEq/L
4g a 20%	EV	5 a 10 minutos	8,0mEq/L
10g a 50%	IM	± 60 minutos	4,5mEq/L
4g a 20% + 10g a 50%	EV + IM	5 a 10 minutos	6,0mEq/L

Quadro 28.14 Esquemas de uso do sulfato de magnésio

Autor	Dose de ataque	Manutenção
Eastman[69]	10g a 50% IM	5g a 50% IM a cada 6 horas
Pritchard[70]	4g a 20% EV + 10g a 20% IM	5g a 50% IM a cada 4 horas
Zuspan & Ward[71]	4g a 6g a 20% EV	1g/h EV em infusão contínua (manutenção do esquema de Zuspan & Ward)
Sibai[68]	6g em 100mL EV	2g/h EV em infusão contínua
Norwitz[4]	4g a 6g EV	2 a 3g/h EV ou 10g a 50% IM

- É necessária a presença do antídoto do $MgSO_4$ para emprego imediato caso surjam sinais de intoxicação. O antídoto é o gluconato de cálcio a 10% para uso endovenoso. Preparação: uma ampola com 10mL (1g) diluída em 100mL de soro fisiológico a 0,9% – correr EV lentamente em 10 a 20 minutos.
- A aplicação do $MgSO_4$ via endovenosa deve ser lenta (cerca de 10 a 20 minutos). A administração rápida provoca efeitos colaterais indesejáveis, como sensação de calor, sudorese e taquicardia. A aplicação intramuscular exige cuidados especiais, como a aplicação nas nádegas, profundamente, espalhando-se o medicamento em vários pontos – aplicação em leque.
- Preparação da solução a ser aplicada: a formulação mais comum é de $MgSO_4$ a 50%, em ampolas de 10 mL:
  - Dose de ataque: 4g de $MgSO_4$ a 20%, EV, lentamente (10 minutos).
    - Diluição: retirar 8mL de uma ampola de 10mL a 50% e diluir em 12mL de água destilada.
  - Esquema alternativo: 8mL de $MgSO_4$ em 92mL de soro fisiológico a 0,9%. Infundir em bomba de infusão a 300mL/h.
  - Manutenção: manter infusão contínua (uso obrigatório de bomba de infusão) de 1 a 2g/h.
    - Diluição: 40mL de $MgSO_4$ (quatro ampolas de 10mL a 50%) em 460mL de soro – correr a 10 gotas/min – 25mL/h (1g) ou 20 gotas/min – 50mL/h (2g).

Interrupção da gestação

O tratamento definitivo da PE consiste na interrupção da gravidez por meio da indução do parto ou recorrendo-se à cesariana. Nas gestações próximas do termo e com condições favoráveis para indução (colo maduro), esta pode ser tentada, sendo exigida, no entanto, a monitoração permanente das condições maternas e fetais.

Em gestações < 34 semanas, desde que as condições maternas e fetais permitam, pode ser tentada a conduta conservadora para realização da corticoterapia, visando melhorar as condições de nascimento do prematuro (veja o Capítulo 24).

Em casos selecionados, a conduta conservadora pode estender-se por mais tempo, sempre com a gestante internada e com monitoramento frequente. O Quadro 28.15 mostra as condições que devem indicar a suspensão da conduta conservadora e a realização do parto.

Dois estudos randomizados avaliaram a conduta conservadora em gestações com PE grave e gestação < 34 semanas. Odendaal e cols.[72] conduziram um estudo com 58 mulheres com PE grave entre 28 e 34 semanas e mostraram prolongamento médio de 7,1 dias naquelas com conduta conservadora, sem aumento nas taxas de complicações maternas, e diminuição nas taxas de recém-nascidos necessitando de ventilação mecânica (11% *vs.* 35%). Cabe destacar que 20 mulheres (34,5%) não puderam ser randomizadas porque apresentaram agravamento do quadro materno ou fetal, tornando necessária a interrupção da gestação dentro das primeiras 48 horas.

Sibai e cols.[73] avaliaram 95 gestantes com PE grave entre 28 e 32 semanas. Após as 48 horas de observação inicial e corticoterapia, os autores conseguiram prolongar a gestação, em média, 15,4 dias no grupo da conduta conservadora, possibilitando peso maior ao nascimento (1.622g *vs.* 1.233g) e taxas menores de admissão em UTI neonatal (76% *vs.* 100%). Mais uma vez, 16% dos casos não puderam ser randomizados devido à instabilidade materna ou fetal nas primeiras 48 horas.

Esses estudos mostraram que a conduta conservadora por mais de 48 horas apresenta riscos maiores e só deve ser tentada em centros terciários e em gestantes bem selecionadas.

Nos casos de interrupção da gestação < 32 semanas, o $MgSO_4$ administrado à mãe também tem efeito neuroprotetor sobre o feto (veja o Capítulo 24). A Figura 28.7 apresenta como decidir o momento de interrupção da gestação complicada com PE.

Quadro 28.15 Condições maternas e fetais que indicam a interrupção imediata da gestação

- Hipertensão grave e de difícil controle (PAS ≥ 160mmHg ou PAD ≥ 110mmHg) apesar da dose máxima de três agentes anti-hipertensivos
- Eclâmpsia
- Edema pulmonar
- Infarto do miocárdio
- Acidente vascular cerebral
- Suspeita de descolamento de placenta
- Oligúria (< 0,5mL/kg/h) que não se resolva com a administração de fluidos
- Cefaleia grave e persistente, não responsiva a tratamento
- Dor epigástrica ou sensibilidade no quadrante superior direito não responsiva à analgesia
- Distúrbios visuais persistentes, déficit motor ou alteração do sensório
- Deterioração rápida dos exames indicando síndrome HELLP
- Plaquetopenia (< 100.000/mm^3)
- Deterioração da função renal (creatinina sérica ≥ 1,2mg/dL)
- Morte fetal
- Comprometimento fetal grave (desacelerações na CTG, PBF ≤ 4, Doppler com diástole reversa na artéria umbilical ou Doppler venoso alterado)

CTG: cardiotocografia; PAD: pressão diastólica; PAS: pressão sistólica; PBF: perfil biofísico fetal.

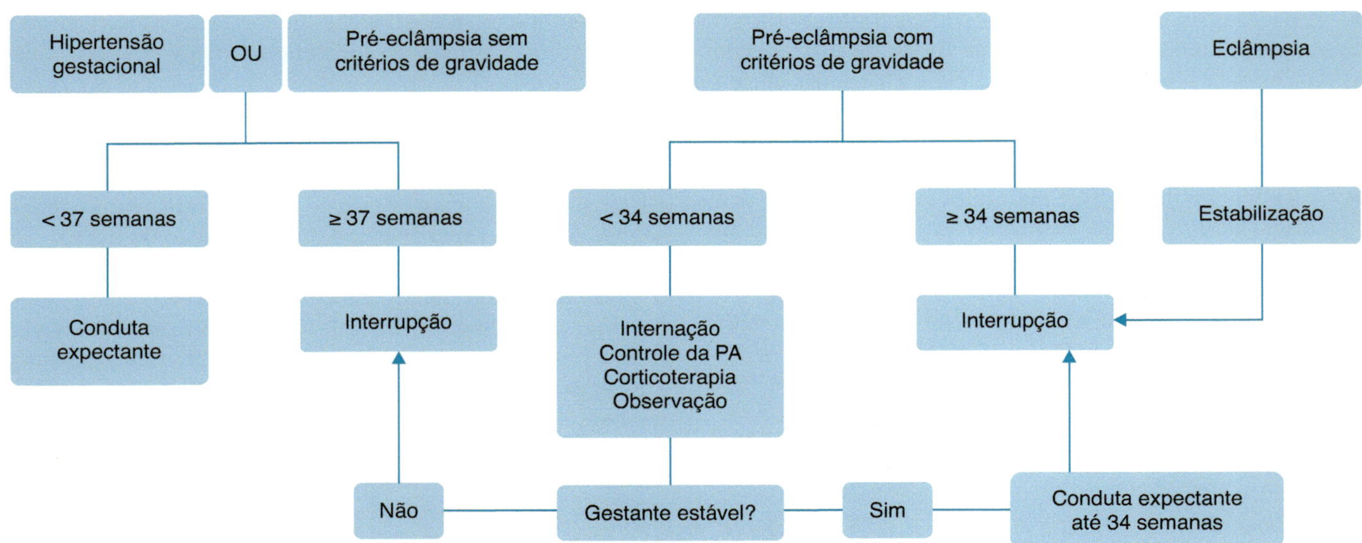

Figura 28.7 Quando interromper a gestação complicada com pré-eclâmpsia. (*PA*: pressão arterial.)

SÍNDROME HELLP

Caracterizada por anemia microangiopática, disfunção hepática e trombocitopenia, a síndrome HELLP é uma variante da PE com deterioração clínica e/ou laboratorial, que pode manifestar-se em qualquer momento durante a gravidez e no puerpério, mas, à semelhança da PE, é rara antes de 20 semanas. Um terço dos casos acontece no pós-parto. O nome da síndrome está relacionado com as alterações laboratoriais: hemólise, *elevated liver* (elevação de enzimas hepáticas) e *low platelet* (plaquetopenia).[74]

A síndrome HELLP está associada a taxas elevadas de mortalidade materna e perinatal, sendo relatada mortalidade materna de até 24% e perinatal entre 30% e 40%. Mesmo com intervenção obstétrica oportuna e cuidados especiais no atendimento, ainda assim pode ser alta a morbimortalidade materna e perinatal.[75]

O diagnóstico baseia-se no achado das alterações laboratoriais, próprias da síndrome, encontradas em gestantes com a sintomatologia da PE.[76] O Quadro 28.16 descreve os achados laboratoriais necessários para o diagnóstico

Para classificação da gravidade da síndrome pode ser considerado o número de plaquetas. Martin e cols.[77] subdividiram o número das plaquetas em três classes:

- **Classe I:** número de plaquetas < 50.000/mm^3.
- **Classe II:** número de plaquetas entre 50.000 e 100.000/mm^3.
- **Classe III:** número de plaquetas > 100.000/mm^3 e < 150.000/mm^3.

Quadro 28.16 Critérios para o diagnóstico da síndrome HELLP

Hemólise
- Esfregaço do sangue periférico anormal: equinócitos, esquizócitos
- Enzimas hepáticas elevadas
  - Aspartato aminotransferase (AST) ≥ 70UI/L
  - Desidrogenase lática (LDH) ≥ 600UI/L

Plaquetas – contagem baixa
- Plaquetas ≤ 100.000/mm^3

Fisiopatologia

Na síndrome HELLP, a fisiopatologia também não está inteiramente esclarecida. Como em outras microangiopatias, a principal alteração envolve a lesão endotelial. A ativação das plaquetas libera substâncias vasoconstritoras, incluindo serotonina e tromboxano A2. A agregação plaquetária causa mais lesões endoteliais, dificultando a produção de prostaciclina. Há obstrução dos sinusoides hepáticos, produzindo lesão hepatocelular e podendo causar hemorragia subcapsular e dor.[75]

Sintomatologia

O quadro clínico é muito variado. A sintomatologia pode sugerir também diversas enfermidades clínicas e cirúrgicas em órgãos abdominais. A maioria das grávidas se queixa de mal-estar, fadiga, náuseas e vômitos, ocorrendo ainda prurido, icterícia e dor epigástrica. O diagnóstico diferencial deve ser feito com hepatite, colecistite, colelitíase, urolitíase, apendicite, púrpura trombocitopênica trombótica, lúpus sistêmico, síndrome hemolítica urêmica e esteatose hepática aguda.[76]

Na maioria das vezes, a síndrome HELLP surge durante a gravidez, mas pode manifestar-se também no pós-parto. O parto nem sempre é curativo, já que 30% dos casos apresentam manifestações da doença nos primeiros 2 dias (em média) subsequentes ao parto.[76]

Conduta

Com poucas exceções, indica-se a interrupção imediata da gravidez independentemente da idade gestacional. A decisão de retardar o parto para administração da dose completa de corticoides deve ser individualizada.[76]

As gestantes com síndrome HELLP distante do termo devem ser encaminhadas para centros terciários, e o tratamento será igual ao adotado nos casos de PE com sinais de gravidade. A prioridade consiste em avaliar e estabilizar as condições maternas.

Terapêutica clínica

Antes da interrupção da gravidez é necessária a adoção de algumas medidas clínicas que visam melhorar as condições da gestante e reduzir os riscos de complicações, como:

- **Prevenção de convulsões:** o risco de convulsões é semelhante ao encontrado na PE grave. Por isso, logo após a internação da gestante, tem início a terapêutica anticonvulsivante. Aqui também a opção é o $MgSO_4$, nos mesmos esquemas já descritos para PE grave.
- **Controle da pressão arterial:** administra-se hipotensor às gestantes com crises hipertensivas. Os mais usados são hidralazina e nifedipina, também nos esquemas citados anteriormente.
- **Correção da plaquetopenia:** quando comprovado decréscimo acentuado no número de plaquetas, recomenda-se sua administração antes da interrupção da gravidez. Nos partos vaginais, os níveis de plaquetas devem estar > 20.000/mm^3 e nas cesarianas, > 50.000/mm^3. Em caso de níveis mais baixos, deve-se administrar de 6 a 10 unidades de plaquetas antes do início da intervenção; quando o sangramento for maior, repete-se o esquema no final do parto.[75]

Magam & Martim[75] avaliaram a administração de 10mg de dexametasona EV assim que é diagnosticada a síndrome HELLP, repetindo a dose a cada 12 horas até a interrupção da gravidez com o objetivo não apenas de induzir a maturação pulmonar fetal, mas de melhorar as condições maternas. Empregaram duas doses de 10mg de dexametasona via endovenosa no pós-parto, com intervalo de 12 horas, e depois mais duas doses de 5mg, também a cada 12 horas. A recuperação das mulheres foi mais rápida com esse esquema, a morbidade foi menor e houve menos necessidade de terapia intervencionista.

Estudos posteriores mostraram que, apesar de levar à recuperação mais rápida da plaquetopenia, a dexametasona não diminui a morbimortalidade materna, não devendo ser utilizada como rotina.[53]

Via de parto

Decidida a interrupção da gravidez, resta determinar a via mais recomendável e com menos risco – a transpélvica ou a transabdominal.

A síndrome HELLP por si só não exige cesariana, e o parto pode ser induzido em gestações > 32 semanas. Contudo, se as condições para indução forem desfavoráveis, deve-se considerar a realização de cesariana.[75]

Em gestações a termo, com colo maduro e condições maternas estáveis, recomenda-se a indução do parto com misoprostol vaginal ou ocitocina endovenosa. Nesses casos, recomenda-se também monitoramento rigoroso do quadro materno. Nas gestações longe do termo, a melhor opção é o parto transabdominal. Magam & Martim[75] relatam índice de cesariana de 68% em gestações entre 30 e 34 semanas; quando < 30 semanas, a taxa de cesariana atingiu 87%.

A cesariana, opção frequente na síndrome HELLP, exige algumas medidas especiais. A laparotomia mais recomendada é a mediana infraumbilical. A possibilidade de sangramento e formação de hematomas é maior com a incisão de Pfannenstiel. A histerotomia na ausência da formação do segmento, o que é muito comum na prematuridade extrema, pode exigir histerotomia corporal. Considerando o risco de até 20% de sangramento na ferida operatória, recomenda-se a colocação de drenos com sucção contínua, peritoneal e subcutâneo. No pós-parto, é necessária vigilância constante com relação a sangramento e formação de hematomas. Quando necessário, administram-se plaquetas. O controle das gestantes deve ser realizado, idealmente, em UTI com participação efetiva do obstetra junto à equipe de intensivistas.

ECLÂMPSIA

A eclâmpsia é complicação grave da PE que culmina com quadro convulsivo. A eclâmpsia caracteriza-se pela ocorrência de uma ou mais convulsões em gestantes com PE não portadoras de doenças neurológicas que possam justificar as convulsões. Apesar de a eclâmpsia poder manifestar-se sem sintomatologia prévia, típica da PE, acredita-se que a sintomatologia sempre existe, apenas não foi identificada no momento oportuno.

As convulsões na eclâmpsia são do tipo tônico-clônicas generalizadas, usualmente autolimitadas. A persistência das convulsões ou o surgimento de sinais neurológicos focais deve suscitar a investigação de ocorrência de acidente vascular cerebral hemorrágico.

A incidência de eclâmpsia é de 1,6 a 10 casos por 10 mil nascidos vivos nos países desenvolvidos e de 50 a 150 casos por 10 mil nascidos vivos nos países em desenvolvimento, e essa diferença só pode ser explicada pelos cuidados prestados.[65]

Acredita-se que a eclâmpsia seja quase sempre evitável, desde que a gestante receba boa assistência pré-natal. Em algumas situações, a eclâmpsia ocorre por falha na assistência pré-natal, falha da gestante, que não identificou os sintomas de alerta e não procurou a assistência obstétrica no momento certo, falta de acesso ao sistema de saúde e falha da valorização, pela equipe assistencial, dos sinais e sintomas mencionados pela gestante e que precedem as crises convulsivas. Sibai[68] analisou retrospectivamente 254 casos de eclâmpsia e concluiu que aproximadamente 30% deles eram inevitáveis.

Exames de imagem mostram que, assim como na encefalopatia hipertensiva, na eclâmpsia ocorre perda da autoregulação do fluxo sanguíneo cerebral com presença de edema vasogênico em 93% a 100% dos casos. Áreas de infartos e hemorragias focais também já foram observadas em necropsias.[65]

Duas teorias tentam explicar as convulsões eclâmpticas: vasoespasmo e hiperfluxo.[65] Segundo a teoria do hiperfluxo, o aumento da pressão arterial levaria inicialmente à vasoconstrição. Entretanto, uma vez que o limite da autorregulação fosse atingido, a vasodilatação cerebral ocorreria, levando à hiperperfusão local com edema (intersticial ou vasogênico) subsequente. De acordo com a teoria do vasoespasmo, a hipertensão arterial levaria à perda da autorregulação do fluxo cerebral com subsequentes isquemia, edema citotóxico e infarto.

Exames de ressonância magnética mostram que até 90% das mulheres com eclâmpsia apresentam sinais sugestivos da síndrome PRES (encefalopatia posterior reversível). Essa síndrome é caracterizada por uma gama de sintomas, como cefaleia intensa, distúrbios visuais, confusão mental e déficits neurológicos focais. O achado típico nos exames de imagem consiste na presença de edema vasogênico, focal ou confluente, com envolvimento dos lobos parietal e occipital. A substância branca subcortical geralmente está acometida, mas mesmo a substância cinzenta pode ser afetada nos casos mais graves. Em gestantes com PE, sem convulsões, a síndrome PRES pode manifestar-se em até 20% dos casos.[65]

Como o próprio nome indica, a síndrome PRES tem caráter autolimitado e reversível, e a maioria das mulheres vai apresentar resolução completa dos achados nos exames de imagem em 1 a 2 semanas.[65]

O diagnóstico de eclâmpsia, na maioria das vezes, é fácil e imediato, ou seja, presença de convulsões em gestantes com PE sem uso de anticonvulsivantes. No início, as convulsões começam e param espontaneamente, sendo quase sempre precedidas de cefaleia intensa e persistente (66%), distúrbios visuais (27%) e dor epigástrica (25%).[65]

Aproximadamente 60% a 70% dos casos de eclâmpsia acontecem durante a gravidez, 20% durante o trabalho de parto e 10% a 20% no puerpério (nas primeiras 48 horas). Praticamente todos os casos ocorrem após 28 semanas de gestação e cerca de 20% ocorrem antes de 31 semanas. Na maioria das vezes, as convulsões cessam poucas horas após o parto. Contudo, existe a eclâmpsia tardia, que se manifesta mais de 48 horas e menos de 4 semanas após o parto.[65,71] Cabe ressaltar que na presença de convulsões em gestantes com mais de 20 semanas, sem histórico de epilepsia, deve-se pensar sempre em eclâmpsia como possível causa.

Conduta

O tratamento definitivo da eclâmpsia consiste na extração do feto e de seus anexos, mas durante a crise convulsiva o objetivo é estabilizar a mãe o mais rápido possível para garantir tanto seu bem-estar como o do feto. As convulsões usualmente são autolimitadas e possibilitam uma abordagem adequada da gestante.

A gestante deve ser protegida para evitar lesões e colocada em decúbito lateral para evitar a aspiração de secreções. A cânula de Guedel deve ser posicionada apenas se ela estiver inconsciente; do contrário, favorece a aspiração de conteúdo gástrico, uma condição indesejada e grave.

Como durante a crise convulsiva ocorre hipoventilação, deve-se oferecer oxigênio por máscara facial a 8 a 10L/min. A oximetria de pulso também deve ser realizada e, caso a saturação de oxigênio caia abaixo de 92%, deve ser realizada a análise dos gases arteriais, pois pode ocorrer acidose em função da hipoxemia.

Além disso, $MgSO_4$ deve ser administrado para tratar as convulsões – os esquemas propostos para tratamento da crise convulsiva são os mesmos usados para sua prevenção. A crise hipertensiva também deve ser tratada, conforme descrito no tópico específico.

Após a estabilização, é possível o preparo para realização do parto – tratamento definitivo da PE. Na eclâmpsia anteparto, a extração via abdominal é a mais aconselhável, já que a indução do parto pode ser demorada, agravando ainda mais as condições maternas. Na eclâmpsia intraparto, e em casos selecionados, é possível conduzir o parto.

Em função da hipóxia materna durante a crise convulsiva, o surgimento de bradicardia fetal é comum e não deve ser indicação para parto imediato. Com a estabilização materna, a frequência cardíaca fetal tende a se recuperar. A persistência da bradicardia fetal por mais de 10 a 15 minutos após o controle da convulsão materna leva à suspeita de descolamento prematuro de placenta, tornando necessária a extração fetal imediata.

A remoção imediata do feto e de seus anexos torna cada vez menor a necessidade de $MgSO_4$. A medicação anticonvulsivante deve ser mantida por 12 a 24 horas após o parto.

Quando as convulsões persistem após a interrupção da gravidez, mesmo com o emprego de $MgSO_4$, recomenda-se a substituição desse medicamento por anticonvulsivantes mais potentes, como fenitoína ou benzodiazepínicos, bem como a investigação de acidente vascular cerebral.

Nos casos de crises recorrentes, Norwitz e cols.[4] recomendam de 250 a 500mg de fenitoína via oral ou endovenosa, repetida após 12 horas, ou Diazepam, na dose de 10mg/h em infusão endovenosa. Nos casos mais graves, recomenda-se a transferência da gestante para centros de terapia intensiva após interrupção da gravidez. O Quadro 28.17 resume as medidas adotadas em caso de eclâmpsia.

Não costuma ser necessária a realização de exame de imagem em quadros típicos de eclâmpsia, controlados e sem recorrência. Esses exames, no entanto, são obrigatórios para os casos de convulsões recorrentes, coma prolongado, sinais neurológicos focais ou manifestações atípicas da eclâmpsia.[65]

A Figura 28.8 mostra o fluxograma de atendimento da gestante com eclâmpsia.

Quadro 28.17 Conduta em caso de eclâmpsia

1. Proteção materna para evitar lesões; uso da cânula de Guedel em gestantes com perda da consciência
2. Decúbito lateral esquerdo para melhorar retorno venoso e evitar aspiração
3. Máscara facial com O_2 de 8 a 10L/min
4. Monitoramento dos sinais vitais maternos (oximetria de pulso, PA, FC)
5. $MgSO_4$ na dose de ataque de 6g EV em *bolus* lento
6. Controle da crise hipertensiva (hidralazina EV)
7. Programar parto após estabilização materna
8. Transferência para CTI no pós-parto
9. Manter $MgSO_4$ por pelo menos 24 horas

CTI: centro de tratamento e terapia intensiva; FC: frequência cardíaca; $MgSO_4$: sulfato de magnésio; PA: pressão arterial.

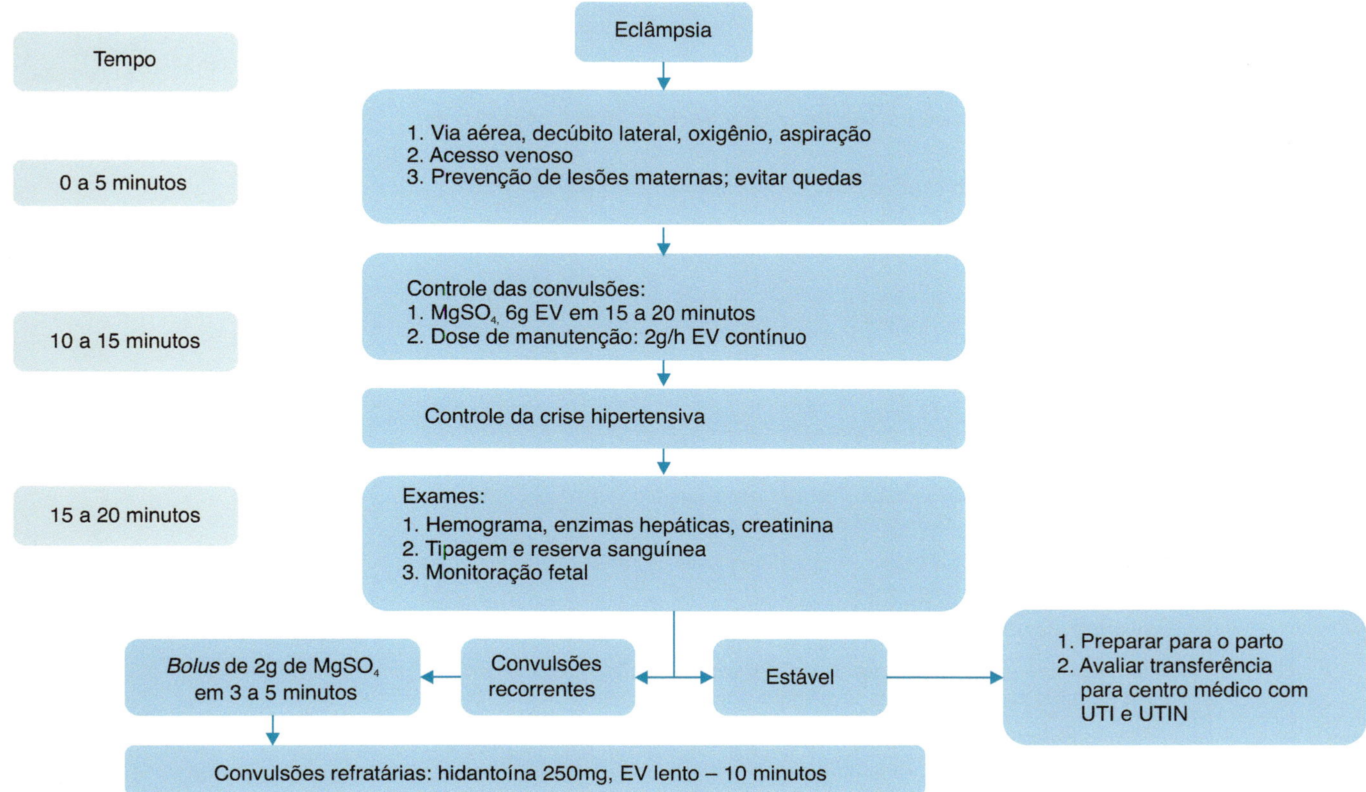

Figura 28.8 Fluxograma de atendimento da gestante com eclâmpsia. (*$MgSO_4$*: sulfato de magnésio; *UTI*: Unidade de Terapia Intensiva: *UTIN*: Unidade de Terapia Intensiva Neonatal.) (Adaptada de Barthal & Sibai, 2022.[65])

PRÉ-ECLÂMPSIA SUPERPOSTA À HIPERTENSÃO ARTERIAL CRÔNICA

Em mulheres sabidamente hipertensas podem surgir durante a gravidez sintomas e sinais próprios da PE. Em cerca de 15% a 30% das gestantes com hipertensão arterial crônica ocorre a associação com a PE. A frequência da superposição da PE varia de 5,2% a 18,4% na hipertensão moderada e de 54% a 100% na crônica grave. A discrepância observada na incidência pode ser explicada pelos diferentes critérios adotados para o diagnóstico da hipertensão arterial crônica e da PE superposta.[78-79]

A distinção entre PE superposta e o possível agravamento da hipertensão arterial crônica é difícil, principalmente, naquelas gestantes com assistência pré-natal inadequada.

O primeiro dado a chamar a atenção é o aumento súbito da pressão arterial em gestantes, nas quais os níveis pressóricos estavam controlados, com ou sem o uso de hipotensores.

Contribuem também para o diagnóstico o aparecimento da proteinúria e, principalmente, o aumento rápido de seus níveis, ganho ponderal importante e rápido e queda acentuada das plaquetas. Apesar de, na maioria das vezes, essa superposição se manifestar mais tardiamente na gestação, Rey & Couturier[79] observaram que em 5% das gestantes isso ocorreu entre 20 e 24 semanas de gestação.

A ISSHP[53] sugere como elementos para o diagnóstico, o aparecimento de proteinúria, a alteração dos exames indicadores de disfunção orgânica ou a dificuldade no controle da pressão arterial, mesmo com o uso de três classes de anti-hipertensivos.

A superposição da PE à hipertensão arterial crônica aumenta a mortalidade perinatal, a prematuridade e o crescimento fetal restrito. A incidência de mortalidade perinatal foi estatisticamente mais elevada nas mulheres com PE superposta.[79]

SEQUELAS EM LONGO PRAZO

Estudos epidemiológicos identificaram relação entre a história de PE e o desenvolvimento de doenças cardiovasculares. É possível que a disfunção endotelial grave pela qual essas mulheres passam durante o período da doença possa potencializar uma cascata de eventos que levaria à arterosclerose.[80]

Outra possibilidade é que a PE seja apenas a manifestação inicial de um fenótipo associado ao surgimento precoce de doenças cardiovasculares.[80]

Revisão sistemática de estudos que avaliaram o risco de doenças cardiovasculares em mulheres com história de PE mostrou que elas apresentavam risco aumentado de desenvolver hipertensão (RR: 3,70), doença coronariana (RR: 2,11), falência cardíaca (RR: 3,62), morte por doença cardiovascular (RR: 2,21), acidente vascular cerebral (RR: 1,71), tromboembolismo venoso (RR: 1,79), diabetes *mellitus* (RR: 2,37), demência vascular (RR: 3,46) e doença renal terminal (RR: 6,35). O surgimento dessas doenças foi notado em um período de observação

Quadro 28.18 Evidências sobre pré-eclâmpsia/eclâmpsia

Objetivo	Intervenção	Nível de evidência	Grau de recomendação
Prevenção	Ácido acetilsalicílico em baixas doses reduz a incidência de PE em populações de risco	1A	A
	Suplementação de cálcio (2g/dia) reduz a incidência de PE em populações com dieta deficiente	1A	A
Predição	O rastreamento combinado aumenta a taxa de detecção da PE	1A	A
Tratamento	O MgSO4 é a melhor droga para a prevenção da eclâmpsia e deve ser usado em todas as gestantes com PE grave	1A	A
	Anti-hipertensivos são eficazes em prevenir complicações em gestantes com crise hipertensiva	1A	A
	A administração de corticoide em gestações < 34 semanas diminui a mortalidade perinatal	1A	A
	A conduta expectante em gestações com PE grave longe do termo pode ser tentada em casos bem selecionados	2B	B
	A manutenção da PA < 140/90mmHg diminui as taxas de complicações maternas	1A	A
	A interrupção da gestação complicada com PE com 37 semanas diminui as taxas de complicações maternas sem aumentar as fetais	1A	A
	A interrupção da gestação complicada com PE entre 34 e 37 semanas diminui as taxas de complicações maternas com ligeiro aumento das fetais	1A	A

$MgSO_4$: sulfato de magnésio; PA: pressão arterial; PE: pré-eclâmpsia.

de 5 a 15 anos, e acredita-se que os riscos podem ser ainda maiores caso seja estendido o período de observação.[81]

A Academia Americana de Cardiologia recomenda que todas as mulheres que apresentaram PE sejam submetidas à avaliação 3 meses após o parto e orientadas sobre os fatores de risco cardiovascular que podem ser modificados por meio de mudanças no estilo de vida.[3]

O Quadro 28.18 apresenta um resumo das evidências científicas sobre o acompanhamento da PE/eclâmpsia.

Referências

1. Visser W, Wallenburg HCS. Temporizing management of severe pre-eclampsia with and without the HELLP syndrome. Br J Obstet Gynecol 1995; 102:111-17.
2. Higgins JR, Brennecke SP. Pre-eclampsia – still a disease of theories? Curr Opin Obstet Gynecol 1998; 10:129-33.
3. Magee LA, Nicolaides KH, von Dadelszen P. Preeclampsia. N Eng J Med 2022; 386:1817-32.
4. Norwitz ER, Hsu CD, Repke JT. Acute complications of preeclampsia. Clin Obstet Gynecol 2002; 45:308-29.
5. ACOG – Practice Bulletin # 202. Gestational hypertension and preeclampsia. Obstet Gynecol 2019; 133:e1-e25.
6. Hernández-Díaz S, Toh S, Cnattingius S. Risk of pre-eclampsia in first and subsequent pregnancies: Prospective cohort study. BMJ 2009; 338:b2255.
7. Montello D, Catlin TR, Roman L, Holecomib WL, Leet T. Pre-eclampsia in the parous woman: Who is at risk? Am J Obstet Gynecol 2002; 187:425-9.
8. Robillard PY, Hulsey TC, Dekker GA. Revisiting the epidemiological standard of pre-eclampsia: Primigravidity or primipaternity? Eur J Obstet Gynecol Reprod Biol 1999; 84:37-41.
9. Klonoff-Cohen HS, Savitz DA, Cefalo RC, McCann MF. An epidemiologic study of contraception and pregnancy. JAMA 1989; 262:3143-7.
10. Dekker GA. Risk factor for pre-eclampsia. Clin Obstet Gynecol 1999; 42:422-35.
11. Dekker GA, Robillard PY, Hulsey TC. Immune maladaptation in the etiology of pre-eclampsia. A review of corroborative epidemiologic studies. Obstet Gynecol Survey 1998; 53:377-82.
12. Roberts JM, Cooper DW. Pathogenesis and genetic of pre-eclampsia. Lancet 2001; 357:53-6.
13. Esplin MS, Fausett MB, Fraser A et al. Paternal and maternal components of predispotions to pre-eclampsia. N Engl J Med 2001; 344:867-72.
14. Broughton PF. Risk factors for pre-eclampsia. N Engl J Med 2001; 344:925-6.
15. Duckitt K, Harrington D. Risk factors for pre-eclampsia at antenatal booking: Systematic review of controlled studies. BMJ 2005; 330:565.
16. Zhang J, Klebanoff MA, Levine RJ, Purim M, Moyer P. The puzzling association between smoking and hypertension during pregnancy. Am J Obstet Gynecol 1999; 181:1407-13.
17. England LJ, Levine RJ, Qian C et al. Smoking before pregnancy and risk of gestational hypertension and preeclampsia. Am J Obstet Gynecol 2002; 186:1035-40.
18. Sibai BM. Preeclampsia: 3 preemptive tactics. OBG Management 2005; 17:20-32.
19. Wu O, Robertson L, Twaddle S et al. Screening for thrombophilia in high-risk situations: Systematic review and cost-effectiveness analysis. The Thrombosis: Risk and Economic Assessment of Thrombophilia Screening (TREATS) study. Health Technol Assess 2006; 10:1-110.
20. Sheppard BL, Bonnar J. An ultrastructural study of utero-placental spiral arteries in hypertensive and normotensive pregnancy and fetal growth retardation. Br J Obstet Gynaecol 1981; 88:695-705.
21. Pijnenborg R, Anthony J, Davey DA et al. Placental bed spiral arteries in the hypertensive disorders of pregnancy. Br J Obstet Gynaecol 1991; 98:648-55.
22. Saito S, Sakai M. Th1/Th2 balance in preeclampsia. J Reprod Immunol 2003; 59:161-73.
23. Wegmann TG, Lin H, Guilbert L, Mosmann TR. Bidirectional cytokine interactions in the maternal-fetal relationship: Is successful pregnancy a TH2 phenomenon? Immunol Today. 1993; 14: 353-6.

24. Rukavina D, Rubesa G, Gudelj L, Haller H, Podack ER. Characteristics of perforin expressing lymphocytes within the first trimester decidua of human pregnancy. Am J Reprod Immunol 1995; 33:394-404.
25. Robertson SA, Ingman WV, O'Leary S, Sharkey DJ, Tremellen KP. Transforming growth factor β – a mediator of immune deviation in seminal plasma. J Reprod Immunol 2002; 57:109-28.
26. Wilson ML, Goodwin TM, Pan VL, Ingles SA. Molecular epidemiology of preeclampsia. Obstet Gynecol Survey 2003; 58:39-66.
27. Redman CW, Sargent IL. Latest advances in understanding preeclampsia. Science 2005; 308(5728):1592-4.
28. Hiby SE, Walker JJ, O'shaughnessy KM et al. Combinations of maternal KIR and fetal HLA-C genes influence the risk of preeclampsia and reproductive success. J Exp Med 2004; 200:957-65.
29. Ness RB, Roberts JM. Heterogeneous causes constituting the single syndrome of preeclampsia: A hypothesis and its implications. Am J Obstet Gynecol 1996; 175:1365-70.
30. Redman CW, Sacks GP, Sargent IL. Syncytiotrophoblast stress in preeclampsia: The convergence point for multiple pathways. Am J Obstet Gynecol 1999; 180:499-506.
31. Redman CW, Sargent IL. Pre-eclampsia, the placenta and the maternal systemic inflammatory response – a review. Placenta 2003; 24(Supl. 1): S21-7.
32. Redman CWG, Staff AC, Roberts JM. Pre-eclampsia, the placenta and the maternal systemic inflammatory response – a review. Am J Obstet Gynecol 2022; 226(2S):S907-27.
33. von Dadelszen P, Magee LA. Could an infectious trigger explain the differential maternal response to the shared placental pathology of preeclampsia and normotensive intrauterine growth restriction? Acta Obstet Gynecol Scand 2002; 81:642-8.
34. Jung E, Romero R, Yeo L et al. The etiology of preeclampsia. Am J Obstet Gynecol 2022; 226(2S):S844-66.
35. Sibai B, Dekker G, Kupferminc M. Pre-eclampsia. Lancet 2005; 365:785-99.
36. Maynard SE, Min JY, Merchan J et al. Excess placental soluble fms-like tyrosine kinase 1 (sFlt1) may contribute to endothelial dysfunction, hypertension, and proteinuria in preeclampsia. J Clin Invest 2003; 111:649-58.
37. Levine RJ, Lam C, Qian C et al.; CPEP Study Group. Soluble endoglin and other circulating antiangiogenic factors in preeclampsia. NEJM 2006; 355:992-1005.
38. Erez O, Romero R, Jung E et al. Preeclampsia and eclampsia: The conceptual evolution of a syndrome. Am J Obstet Gynecol 2022; 226(2S):S786-803.
39. Wang A, Rana S, Karumanchi SA. Preeclampsia: The role of angiogenic factors in its pathogenesis. Physiology 2009; 24:147-58.
40. Hladunewich M, Karumanchi SA, Lafayette R. Pathophysiology of the clinical manifestations of preeclampsia. Clin J Am Soc Nephrol 2007; 2:543-9.
41. Conrad KP, Lindheimer MD. Renal and cardiovascular alteration. In: Lindheimer MD, Roberts JM, Cunningham FG (ed.) Hypertensive disorders in pregnancy. Stamford (CT): Appleton and Lange 1999: 263-326.
42. Ferrazzani S, de Carolis S, Pomini F, Testa AC, Mastromarino C, Carusa A. The duration of hypertension in the puerperium of pré-eclamptic women: Relationship with renal impairment and week of delivery. Am J Obstet Gynecol 1994; 171:506-12.
43. Taufield PA, Ales KI, Resnick LM, Druzin MZ, Gartner JM, Laragh JH. Hypocalciuria in pre-eclampsia. N Engl J Med 1987; 316:715-9.
44. Bartal MF, Sibai BM. Eclampsia in the 21st century. Am J Obstet Gynecol 2022; 226(2S):S1237-53.
45. Mostello D, Jen Chang J, Allen J, Luehr L, Shyken J, Leet T. Recurrent preeclampsia: The effect of weight change between pregnancies. Obstet Gynecol 2010; 116:667-72.
46. Chaemsaithong P, Sahota DS, Poon LC. First trimester preeclampsia screening and prediction. Am J Obstet Gynecol 2022; 226(2S):S1071-97.
47. Flint EJ, Cerdeira AS, Redman CW, Vatish M. The role of angiogenic factors in the management of preeclampsia. Acta Obstet Gynecol Scand 2019; 98:700-7.
48. Verlohren S, Brennecke SP, Galindo A et al. Clinical interpretation and implementation of the sFlt-1/PlGF ratio in the prediction, diagnosis and management of preeclampsia. Pregnancy Hypertens 2022; 27:42-50.
49. Rolnik DL, Nicolaides KH, Poon LC. Prevention of preeclampsia with aspirin. Am J Obstet Gynecol 2022; 226(2S):S1108-19.
50. Roberge S, Bujold E, Nicolaides KH. Aspirin for the prevention of preterm and term preeclampsia: Systematic review and metaanalysis. Am J Obstet Gynecol 2018; 218:287-93.
51. Peraçoli JC, Borges VTM, Ramos JGL et al. Pré-eclâmpsia/eclâmpsia. Rev Bras Ginecol Obstet 2019; 41:318-32.
52. Woo Kinshella ML, Sarr C, Sandhu A et al. Calcium for pre-eclampsia prevention: A systematic review and network meta-analysis to guide personalized antenatal care. BJOG 2022 May 20. Online ahead of print.
53. Magee LA, Brown MA, Hall DR et al. The 2021 International Society for the Study of Hypertension in Pregnancy classification, diagnosis & management recommendations for international practice. Pregnancy Hypertens 2022; 27:148-69.
54. Palacios C, Kostiuk K, Peña-Rosas JP. Vitamin D supplementation for women during pregnancy. Cochrane Database of Systematic Reviews 2019, Issue 7.
55. Maeda SS, Borba VZ, Camargo MB et al. Recommendations of the Brazilian Society of Endocrinology and Metabology (SBEM) for the diagnosis and treatment of hypovitaminosis D. Arq Bras Endocrinol Metabol 2014; 58:411-33.
56. Koopmans CM, Bijlenga D, Groen H et al. Induction of labour versus expectant monitoring for gestational hypertension or mild pre-eclampsia after 36 weeks' gestation (HYPITAT): A multicentre, open-label randomised controlled trial Lancet 2009; 374:979-88.
57. Valencia CM, Mol BW, Jacobsson B; FIGO Working Group for Preterm Birth. FIGO good practice recommendations on modifiable causes of iatrogenic preterm birth. Int J Gynaecol Obstet 2021; 155:8-12.
58. van der Tuuk K, Koopmans CM, Groen H, Mol BW, van Pampus MG; HYPITAT study group. Impact of the HYPITAT trial on doctors' behaviour and prevalence of eclampsia in the Netherlands. BJOG 2011; 118:1658-60.
59. Chappell LC, Brocklehurst P, Green ME et al. Planned early delivery or expectant management for late preterm pre-eclampsia (PHOENIX): A randomised controlled trial. Lancet 2019; 394:1181-90.
60. Magee LA, von Dadelszen P, Rey E et al. Less tight versus tight control of hypertension in pregnancy. N Engl J Med 2015; 372:407-17.
61. Gupta M, Greene N, Kilpatrick SJ. Timely treatment of severe maternal hypertension and reduction in severe maternal morbidity. Pregnancy Hypertens 2018; 14:55-8.
62. Duley L, Gülmezoglu AM, Henderson-Smart DJ, Chou D. Magnesium sulphate and other anticonvulsants for women with pre-eclampsia. In: The Cochrane Library, Issue 11, 2010.
63. Duley L, Henderson-Smart D, Walker GJA, Chou D. Magnesium sulphate versus diazepam for eclampsia. In: The Cochrane Library, Issue 11, 2010.
64. Duley L, Gulmezoglu AM, Chou D. Magnesium sulphate versus lytic cocktail for eclampsia. In: The Cochrane Library, Issue 11, 2010.
65. Fishel Bartal M, Sibai BM. Eclampsia in the 21st century. Am J Obstet Gynecol 2022; 226(2s):1237-53.
66. Roberts JM. Magnesium for preeclampsia and eclampsia. N Engl J Med 1995; 333:250-3.
67. Belfort MA, Moise Jr KS. Effect of magnesium sulfate on maternal brain blood flow in pre-eclampsia. A randomized placebo study. Am J Obstet Gynecol 1992; 167:661-6.
68. Sibai BM. Diagnosis, prevention and management of eclampsia. Obstet Gynecol 2005; 105:402-10.
69. Eastman NS. The toxemia of pregnancy. In: Eastman NS. Williams Obstetrics. 10. ed. New York: Appleton-Century-Crofts. 1950: 644-705.
70. Pritchard JA. Use of magnesium in management of eclamptogenic toxemias. Sur Gynecol Obstet 1955; 100:131-40.

71. Zuspan FP, Ward MC. Improved fetal salvage in eclampsia. Obstet Gynecol 1965; 20:893-7.
72. Odendaal HJ, Pattinson RC, Bam R, Grove D, Kotze TJ. Aggressive or expectant management for patients with severe preeclampsia between 28-34 weeks' gestation: A randomized controlled trial. Obstet Gynecol 1990; 76:1070-5.
73. Sibai BM, Mercer BM, Schiff E, Friedman SA. Aggressive versus expectant management of severe pre-eclampsia at 28 to 32 weeks' gestation: A randomized controlled trial. Am J Obstet Gynecol 1994; 171:818-22.
74. Ertan AK, Wagnerer S, Hendrick HJ, Tanriverdi A, Schmidt W. Clinical and biophysical aspects of HELLP-syndrome. J Perinatal Med 2002; 30:483-9.
75. Magann EF, Martin Jr JN. Twelve steps to optimal management of help syndrome. Clin Obstet Gynecol 1999; 42:532-50.
76. Egerman RS, Sibai BM. HELLP syndrome. Clin Obstet Gynecol 1999; 42:381-9.
77. Martin Jr JN, Blake PG, Lowry SL et al. Pregnancy complicated by preeclampsia – eclâmpsia with the syndrome of hemolysis, elevated liver enzymes and low platelet count. How rapid is postpartum recovery? Obstet Gyencol 1990; 76:737-41.
78. Barrileaux PS, Martin Jr JN. Hypertension therapy during pregnancy. Clin Obstet Gynecol 2002; 45:22-34.
79. Rey E, Couturier A. The prognosis of pregnancy in women with chronic hypertension. Am J Obstet Gyencol 1994; 171:410-6.
80. Bellamy L, Casas JP, Hingorani AD, Williams DJ. Pre-eclampsia and risk of cardiovascular disease and cancer in later life: Systematic review and meta-analysis. BMJ 2007; 335:974-86.
81. Ramlakhan KP, Johnson MR, Roos-Hesselink JW. Pregnancy and cardiovascular disease. Nat Rev Cardiol 2020; 17:718-31.

Doença Hemolítica Perinatal

CAPÍTULO

29

Mário Dias Corrêa Júnior
Gabriel Costa Osanan

INTRODUÇÃO

Causada pela destruição das hemácias fetais, a doença hemolítica perinatal (DHP) leva ao surgimento de anemia intrauterina e hiperbilirrubinemia no recém-nascido, o que resulta em índices elevados de morbimortalidade perinatal.

A principal causa de DHP é a aloimunização Rh, quando ocorre a formação de anticorpos maternos contra os antígenos Rh incompatíveis do feto. Esses anticorpos têm o potencial de atravessar a placenta e provocar hemólise fetal.

O avanço do conhecimento sobre a doença ocasionou, também, mudanças em sua nomenclatura. O termo *aloimunização* passou a ser empregado no lugar de *isoimunização* por refletir melhor o fato de anticorpos "externos" desencadearem a sensibilização materna.

Da mesma maneira, o acometimento do concepto passou a ser chamado de doença hemolítica perinatal em substituição a doença hemolítica do recém-nascido por refletir um diagnóstico mais precoce, ainda na vida intrauterina. A doença também foi chamada de eritroblastose fetal devido ao achado de grande número de células eritrocitárias imaturas (eritroblastos) na circulação e no fígado de fetos com DHP avançada.[1]

A aloimunização materna evolui de maneira peculiar, não apresentando sinais nem sintomas na gestante. Contudo, quando os anticorpos maternos atravessam a placenta e encontram hemácias fetais incompatíveis, podem determinar quadros de DHP de intensidade variável: desde acometimentos leves e que desaparecem completamente após o nascimento até quadros de comprometimento fetal grave que podem culminar com o óbito intrauterino ou neonatal.

A história dessa doença pode ser dividida, didaticamente, em cinco fases: era da observação, da razão, do tratamento, da prevenção e do diagnóstico não invasivo (Quadro 29.1).[2]

A eliminação da doença hemolítica Rh tornou-se possível desde o advento da imunoglobulina anti-Rh(D).[3] No entanto, ainda hoje são identificados muitos casos de aloimunização materna pelo fator Rh por falta de profilaxia em momentos sensibilizantes, em especial após os partos.

ETIOLOGIA

A DHP acontece em função de destruição ou falha na produção das hemácias fetais (por destruição de células progenitoras eritrocitárias).

Causas imunológicas

O antígeno D do grupo Rh é o principal responsável pela hemólise intrauterina; contudo, mais de 50 outros antígenos presentes nas superfícies das hemácias já foram relacionados com o surgimento de DHP.

A aloimunização materna pelo fator Rh acontece quando as hemácias Rh-positivo (hemácias que contêm o antígeno D em sua superfície) entram na circulação sanguínea da mulher Rh-negativo, estimulando seu sistema imune a produzir anticorpos contra tal antígeno. Isso é possível em várias situações (Quadro 29.2).[4,7]

Em situações menos comuns podem ser identificados anticorpos "naturais" na circulação materna, os quais recebem esse nome porque não estão associados à presença de um evento sensibilizante identificável. O anti-M é um dos exemplos mais comuns desses anticorpos, o qual, apesar de na maioria das vezes não causar DHP, está relacionado com a descrição de casos de doença hemolítica fetal importante.[4]

Quadro 29.1 História da doença hemolítica perinatal (DHP)

Fases históricas	Avanços do conhecimento
Era da observação (1641 a 1900)	Identifica-se a doença, porém não se conhece sua etiologia nem como tratá-la
Era da razão (1901 a 1946)	Descobre-se sua causa (o antígeno Rh incompatível) e como ela acontece (entrada do antígeno fetal eritrocitário incompatível na circulação sanguínea materna, deflagrando resposta imune materna)
Era do tratamento (1946 a 1967)	Compreende-se a fisiopatologia, tornando possível desenvolver estratégias de tratamento da doença O tratamento inicial para DHP consistia na retirada do feto prematuramente e no tratamento do recém-nascido com exsanguineotransfusão. Com os progressos da propedêutica, na década de 1950, ocorreu a introdução do estudo espectrofotométrico do líquido amniótico, tornando possível a seleção de fetos para tratamento intrauterino e dos que necessitariam da antecipação do parto para tratamento no ambiente extrauterino Avanço marcante nessa era foi a possibilidade de tratar fetos gravemente comprometidos com a transfusão de sangue intrauterina
Era da prevenção (1968 a 1999)	Nessa era é descoberta a imunoglobulina humana anti-Rh(D) para prevenção da aloimunização pelo fator Rh(D) Com a comprovação clínica de sua eficácia, torna-se possível, desde a década de 1960, a prevenção dessa doença
Era do diagnóstico não invasivo (a partir do ano 2000)	Com a adoção da ultrassonografia e, principalmente, da dopplervelocimetria para predição da anemia fetal, passou a ser possível identificar a anemia fetal sem a necessidade de procedimentos invasivos Além disso, avanços nos testes genéticos tornaram possível determinar o grupo sanguíneo do feto, de maneira não invasiva, a partir de amostras sanguíneas maternas

Quadro 29.2 Situações em que pode ocorrer a sensibilização

Situações clínicas	Sensibilização
Transfusão de sangue incompatível	Pode determinar o surgimento de anticorpos não só contra o antígeno D, mas também contra antígenos eritrocitários irregulares Ressalta-se que, em indivíduos com histórico transfusional, deve-se avaliar a presença de aloimunização materna, mesmo naquelas mulheres Rh-positivo, em virtude da possibilidade de presença de um ou mais anticorpos contra antígenos eritrocitários não relacionados com o fator Rh, mas com potencial de causar hemólise fetal Importante causa de aloimunização em indivíduos politransfundidos
Durante a gestação	As hemorragias feto-maternas da primeira e segunda metades da gestação são intercorrências frequentes nas quais hemácias fetais Rh-positivo penetram na circulação materna Essa forma de sensibilização materna ocorre em 1,3% das gestações de mulheres Rh(D)-negativo e, principalmente, no terceiro trimestre
Parto	O principal fator sensibilizante de parturientes Rh(D)-negativo está relacionado com o volume de sangue fetal que entra na circulação materna A não administração da imunoglobulina anti-Rh(D) após o parto (que previne efetivamente a aloimunização Rh) é responsável por mais de 90% dos casos de aloimunização
Traumatismos abdominais	Acidentes automobilísticos, lesões abdominais por arma branca ou arma de fogo ou agressões que também podem precipitar hemorragias feto-maternas capazes de causar aloimunização em gestantes Rh-negativo
Procedimentos obstétricos invasivos	Biópsia de vilo corial, amniocentese, cordocentese, cirurgias fetais e versões cefálicas externas podem promover o contato do sangue fetal incompatível com o sangue materno; portanto, recomenda-se a profilaxia das gestantes Rh-negativo não sensibilizadas após esses procedimentos

Fonte: Queenan, 2001; Bowman, 1988; Acott *et al.*, 1977.[5-7]

Existe ainda uma teoria, surgida muitas décadas atrás e conhecida como "teoria da avó", que tenta justificar a presença de sensibilização em mulheres sem história evidente e identificável de evento sensibilizante com base nos achados de estudos que identificavam no sangue capilar de recém-nascidos de 1 ou 2 dias de idade cerca de 2% de hemorragia materno-fetal.[8] Bowen & Renfield,[9] por exemplo, recolheram sangue do cordão umbilical de 63 recém-nascidos Rh(D)-negativo, filhos de mães Rh(D)-positivo, e identificaram títulos de anticorpos anti-Rh(D) em 11% deles. Contudo, isso só foi possível por meio de técnicas especiais: o *autoanalyzer,* um aparelho que possibilita a detecção de quantidades mínimas de anticorpos, sem significado clínico na prática.

No entanto, estudos mais recentes refutaram essa teoria e, apesar de ser teoricamente possível, na prática o sistema imune do feto e do recém-nascido é imaturo e não produz anticorpos contra as hemácias maternas. Assim, não é recomendado o uso da imunoglobulina em meninas Rh(D)-negativo nascidas de mães Rh(D)-positivo.[10]

Sistema Rh

O fator Rh foi descoberto em 1940 por Landsteiner & Wiener. Em 1946, Fisher & Race propuseram que os principais antígenos do grupo Rh (D, E, e, C e c) seriam codificados por três alelos (D/-, C/c e E/e).[2] Em 1991, Cherif-Zahar e cols. identificaram o *locus* do grupo Rh no braço curto do cromossomo 1.[11,12] Apenas dois genes foram localizados – RhD e RhCE – derrubando a teoria de Fisher & Race de que três genes distintos codificariam os principais antígenos do grupo Rh. Cada gene tem 10 éxons de comprimento, existindo uma homologia de 96% entre eles, o que sugere que ambos sejam oriundos da duplicação de um gene ancestral comum. A produção de duas proteínas distintas pelo RhCE provavelmente se deve a uma divisão do RNA mensageiro.[12]

Existem diversas variações do antígeno D, chamados D fracos ou D parciais segundo o tipo de expressão. O tipo mais conhecido de D fraco é a variante Du, a qual pode ser falsamente tipada como Rh negativo. Isso tem importância clínica, uma vez que eritrócitos Du-positivo podem estimular a produção de anticorpos anti-Rh(D) em indivíduos Rh-negativo, o que pode levar a falhas na prevenção com a imunoglobulina Rh(D). Indivíduos Rh(D)-negativo, mas Du-positivo, devem ser acompanhados como Rh(D)-positivos.[13]

Outros sistemas

Além dos antígenos dos sistemas Rh e ABO, as hemácias apresentam em sua superfície outros antígenos que podem determinar aloimunização. Esses antígenos "irregulares" são menos frequentes e tendem a apresentar menor antigenicidade, ou seja, menor capacidade de estimular a produção de anticorpos maternos. Mais de 50 antígenos irregulares capazes de induzir sensibilização materna já foram descritos na superfície das hemácias.[14]

Nas últimas décadas, com a ampliação do uso da hemoterapia e a disponibilização da imunoglobulina anti-Rh(D), observou-se aumento dos casos de aloimunização materna por antígenos irregulares, especialmente nos grupos de mulheres politransfundidas. O Quadro 29.3 apresenta os antígenos de superfície das hemácias e sua capacidade de provocar hemólise no feto.[14]

Quadro 29.3 Antígenos de superfície das hemácias com capacidade de provocar doença hemolítica perinatal

Sistema	Antígeno
Frequentemente associados a doença grave	
Kell	K(k1)
Rh	c
Raramente associados a doença grave	
Colton	Co^a, Co3
Diego	ELO
	Di^a, Di^b
	Wra, Wrb
Duffy	Fy^a
Kell	Js^a, Js^b
	k(K2), Kp^a, Kp^b, K11, K22, Ku
	Ul^a
Kidd	Jk^a
MNS	En^a
	Far
	Hil, Hut
	M, Mi^a, Mit, Mt^a, MUT, Mur, M^v
	s, s^D, S
	U
	Vw
Rh	Be^a
	C, Ce, C^w, C^x, ce
	D^w
	E, E^w, Evans, e
	G, Go^a
	Hr, Hr_o
	JAL
	HOFM
	LOCR
	Riv, Rh29, Rh32, Rh42, Rh46
	STEM
	Tar
Outros	HJK
	JFV
	JONES
	Kg
	MAM
	REIT
	Rd

(Continua)

Quadro 29.3 Antígenos de superfície das hemácias com capacidade de provocar doença hemolítica perinatal *(Cont.)*

Sistema	Antígeno
Associados a doença leve	
Dombrock	Do^a
	Gy^a
	Hy
	Jo^a
Duffy	Fy^b, Fy^3
Gerbich	Ge^2, Ge^3, Ge^4
	Ls^a
Kidd	Jk^b, Jk^3
Scianna	Sc2
Outros	Vel
	Lan
	At^a
	Jr^a

Fonte: adaptado de Moise, 2008.[14]

INCIDÊNCIA

A incidência de aloimunização materna pelo fator Rh é influenciada por vários fatores. A quantidade de indivíduos Rh-negativo em uma população pode sofrer influência da etnia. Na raça branca, de origem europeia, cerca de 15% da população são Rh-negativo; na negra, os percentuais variam de 5% a 8%, e nos asiáticos, de 1% a 2%. Na raça branca, a possibilidade de o casal ser incompatível no sistema Rh é de cerca de 10%, podendo chegar a 13% na população em geral.[15]

O Rh do feto é fator decisivo na aloimunização materna; assim, o fator Rh do pai biológico influencia o risco de presença de gestações Rh-discordantes (ou seja, mãe Rh-negativo e feto Rh-positivo). Entre os homens Rh-positivo, cerca de 60% são heterozigotos e 40% homozigotos. Os heterozigotos vão determinar uma chance de 50% de transferência do gene Rh-positivo para o feto, já que a expressão do Rh(D) é dominante.[15] A predisposição genética e a capacidade imunológica do indivíduo também influenciam a incidência da sensibilização materna, já que até 30% dos indivíduos Rh-negativo não respondem imunologicamente mesmo quando estimulados por grandes volumes de sangue Rh-positivo e, portanto, não se sensibilizarão.[16]

A incompatibilidade no sistema ABO também exerce proteção parcial contra a sensibilização Rh. Estudos mostram que, em uma primeira gestação, uma mulher Rh-negativo que teve um filho Rh-positivo, mas ABO-discordante, apresenta menos chance de se sensibilizar (entre 1% e 2%). Nesses casos, as hemácias ABO incompatíveis parecem ser rapidamente eliminadas da circulação materna, não havendo tempo para apresentação efetiva dos antígenos eritrocitários Rh ao sistema imune materno. Desse modo, não ocorre a formação de anticorpos maternos contra o fator Rh fetal.[17]

Além disso, a intensidade da hemorragia transplacentária feto-materna desempenha papel importante na incidência da aloimunização. Em aproximadamente 50% dos partos normais ocorre hemorragia transplacentária antes ou durante o nascimento.[18]

Pequenos volumes de sangue fetal Rh-positivo são suficientes para desencadear uma resposta imune na gestante Rh-negativo. Quando a quantidade de sangue incompatível na circulação materna é < 0,1mL, a incidência de resposta imune em até 6 meses após parto é de somente 3%. Se o volume for superior, a incidência de aloimunização Rh aumentará para aproximadamente 14%. Como sinalizado previamente, quando a gestante também é ABO incompatível em relação a seu feto, o risco de sensibilização materna na primeira gravidez é menor (em torno de 7% a 8%), mas é possível aumentar após uma segunda gestação (quando as taxas sobem para 15% a 16%).[18]

Intercorrências obstétricas, como extração manual da placenta, sangramento por placenta prévia, descolamento prematuro da placenta ou prenhez gemelar, podem determinar hemorragias transplacentárias significativas.[19] Contudo, nenhum fato clínico ou da história pode predizer com precisão as situações de risco para qualquer tipo de hemorragia feto-materna.[19] Teoriza-se ainda que o sexo fetal poderia ser fator determinante da sensibilização materna, observando-se na primeira gravidez uma predominância de sensibilização materna nas gestações de fetos do sexo masculino.[20]

FISIOPATOLOGIA DA ALOIMUNIZAÇÃO Rh(D)

A aloimunização materna pelo fator Rh(D) resulta da formação de anticorpos anti-Rh em sua circulação sanguínea. Os anticorpos maternos são produzidos quando as hemácias fetais com fator Rh positivo (antígeno D) entram na circulação materna de gestante Rh(D)-negativo em razão de hemorragias transplacentárias, estimulando seu sistema imune. A maior parte dessas hemorragias ocorre após o parto (64% das mulheres), mas em torno de 25% podem apresentar sangramento ainda durante a gestação. No total, considerando gestação e pós-parto, cerca de 75% das mulheres vão receber sangue fetal em quantidades suficientes para desenvolver a sensibilização ou a resposta secundária (≥ 0,01mL).[21]

A resposta primária é lenta, em geral levando várias semanas para se desenvolver, fraca e produz predominantemente IgM (anticorpos IgM não atravessam a placenta) com surgimento posterior de IgG com baixa avidez. Em uma segunda exposição a hemácias Rh-positivo ocorre resposta imunológica rápida (dias) e muito forte, bem como a produção de IgG com alta avidez, cruzando a placenta.

O volume fetal incompatível da segunda exposição pode ser mínimo (fração de mililitro), mas já é capaz de determinar resposta imune intensa.[18] Quando a IgG cruza a placenta (por receptor mediado), liga-se à hemácia fetal Rh-positivo e promove hemólise extravascular primariamente no baço. À medida que a hemólise aumenta, o feto responde aumentando a hematopoese intra e extramedular. O título (quantidade de anticorpos maternos), o tipo de imunoglobulina produzida (IgG atravessa placenta), a capacidade de ligação com sítio de transferência placentário (capacidade de atravessar a placenta), a presença de hemácias incompatíveis (Rh-[D]-positivo) e a ligação constante da IgG materna (avidez do anti-D) podem determinar o grau de hemólise e, portanto, a gravidade da doença hemolítica e da anemia fetal.

Em 50% dos casos de DHP, o comprometimento do feto é leve e o recém-nascido sobrevive sem tratamento. Em 25% das vezes, os fetos estão em boas condições no final da gravidez, porém, após o nascimento, necessitam de tratamento para evitar *kernicterus* e sequela da hipóxia cerebral determinada pela anemia (danos neurológicos graves). Os 25% restantes apresentam graus mais elevados de hemólise e desenvolvem hidropisia, podendo morrer ainda no período intrauterino.[21]

O início da resposta primária depende tanto da frequência como da quantidade das hemácias Rh(D)-positivo, além da imunogenicidade do antígeno e da capacidade de resposta imunológica da gestante. Doses de 0,1mL de hemácias Rh-positivo são suficientes para provocar a resposta primária, enquanto a secundária exige doses ainda menores, de apenas 0,01mL.[22]

ASSISTÊNCIA À GESTANTE COM Rh NEGATIVO

No início do cuidado pré-natal, deve-se investigar o grupo sanguíneo e o fator Rh de todas as gestantes. Para aquelas Rh(D)-negativo, a etapa seguinte consiste em verificar se apresenta ou não anticorpos anti-Rh(D) em sua circulação sanguínea por meio do teste de Coombs indireto (CI). Vale ressaltar que para as gestantes com história prévia de transfusão sanguínea a solicitação do teste de CI independe do resultado do fator Rh(D), ou seja, deve ser sempre solicitado. Em alguns países, o CI é realizado de rotina em todas as gestantes (independentemente do fator Rh), visando identificar os anticorpos irregulares. Essa prática, apesar de adotada em alguns serviços de referência no Brasil, ainda não faz parte das recomendações nacionais.

Se o teste de CI for negativo, significa que a gestante não é sensibilizada e a gravidez deve ser acompanhada da maneira habitual. Contudo, se o CI é positivo, deve-se solicitar o exame de painel de hemácias (fenotipagem eritrocitária) para identificação da presença do antígeno eritrocitário envolvido e, assim, confirmação da aloimunização materna. Recomenda-se que as gestantes sensibilizadas sejam acompanhadas em centros de referência.

Assistência à gestante com Rh negativo não sensibilizada

Assistência pré-natal

Além dos cuidados usualmente adotados na assistência pré-natal, alguns outros se fazem necessários quando se trata de gestantes Rh-negativo:

- **Anamnese:** questiona-se sempre se a gestante recebeu transfusão de sangue em alguma época de sua vida. Indaga-se também se já se submeteu a algum tipo de cirurgia, quando há sempre a possibilidade de transfusão de sangue. Deve-se investigar histórico de compartilhamento de seringas em mulheres com histórico de drogadição. Ainda na anamnese, investiga-se a história obstétrica das mulheres que já gestaram. Nas multíparas, interessa saber como as gestações anteriores evoluíram e terminaram – recém-nascidos vivos e sem problemas ou ictéricos, exigindo algum tipo de tratamento, como fototerapia, transfusão ou exsanguineotransfusão, e história de recém-nascidos hidrópicos, natimortos ou neomortos. Em casos de abortamento, se foram espontâneos ou induzidos, com ou sem curetagem uterina, e se houve ou não o uso de imunoglobulina anti-Rh(D) após o evento. Outro dado importante na história obstétrica consiste na identificação de nascimento de recém-nascido hígido de gestante com história de filho anterior acometido pela DHP (dado sugestivo de heterozigose paterna). Finalmente, questiona-se o grupo sanguíneo dos filhos anteriores e se foi administrada imunoglobulina anti-Rh(D) em gestações anteriores com filhos Rh(D)-positivo, após o parto ou qualquer evento potencialmente sensibilizante.
- **Exames complementares:** além dos exames de rotina, é necessário investigar a presença de anticorpos antieritrocitários livres na circulação materna:
  - **Teste de Coombs indireto:** sua função é verificar a presença de anticorpos livres anti-Rh(D) (ou contra outros antígenos eritrocitários) no sangue materno. Quando o exame é negativo, significa que a gestante não é sensibilizada. Nessas circunstâncias, repete-se o teste mensalmente a partir de 24 semanas até o final da prenhez.
  - **Painel de hemácias (fenotipagem eritrocitária):** solicitado apenas quando o teste de CI é positivo, sua função é confirmar a aloimunização materna ao identificar quais anticorpos antieritrocitários estão presentes na circulação materna. Alguns anticorpos têm potencial de provocar formas graves de DHP, os chamados anticorpos quentes, e outros costumam causar formas mais brandas e são chamados de anticorpos frios (Quadro 29.3).
  - **Determinação genética da zigosidade Rh do pai biológico RhD-positivo:** se o pai for homozigoto, 100% de seus filhos serão Rh(D)-positivos. Caso o pai seja heterozigoto, o feto poderá ser Rh(D)-negativo ou positivo. É necessário ter acesso ao pai biológico para essa determinação. O exame não está amplamente disponível no Brasil, não sendo oferecido pelo SUS, nem consta no rol de procedimentos obrigatórios fornecidos pelos planos de saúde, mas pode ser obtido em laboratórios particulares.
  - **Determinação genética do Rh(D) fetal no sangue materno:** torna possível determinar, por meio da análise de DNA fetal circulante na corrente sanguínea materna, se o feto possui o gene responsável pela produção do antígeno Rh(D). Caso o feto seja Rh(D)-negativo e não coexistam outros anticorpos no painel de hemácias, não é necessário nenhum

acompanhamento especial. Esse exame também não é de fácil acesso no cenário nacional e tem sido realizado especialmente em pesquisas.

As Figuras 29.1 e 29.2 mostram o acompanhamento tradicional da gestante Rh(D)-negativo e o acompanhamento ideal quando estão disponíveis os métodos de determinação genética da zigosidade paterna e do Rh fetal.

O acompanhamento por meio dos testes genéticos de determinação do Rh(D) fetal podem diminuir os gastos de pré-natal, uma vez que o teste de Coombs seria repetido apenas nas situações em que o feto fosse Rh(D)-positivo. Além disso, a realização da imunoglobulina anti-Rh(D) durante a gestação por eventos sensibilizantes, ou na 28ª semana de maneira eletiva, seria reservada ao grupo de gestantes Rh(D)-negativo com fetos Rh(D)-positivo (ou indefinidos) à genotipagem.

Assistência ao parto

A via de parto na gestante Rh(D)-negativo não sensibilizada não se modifica, mas são recomendadas algumas medidas especiais, apesar do valor discutível.

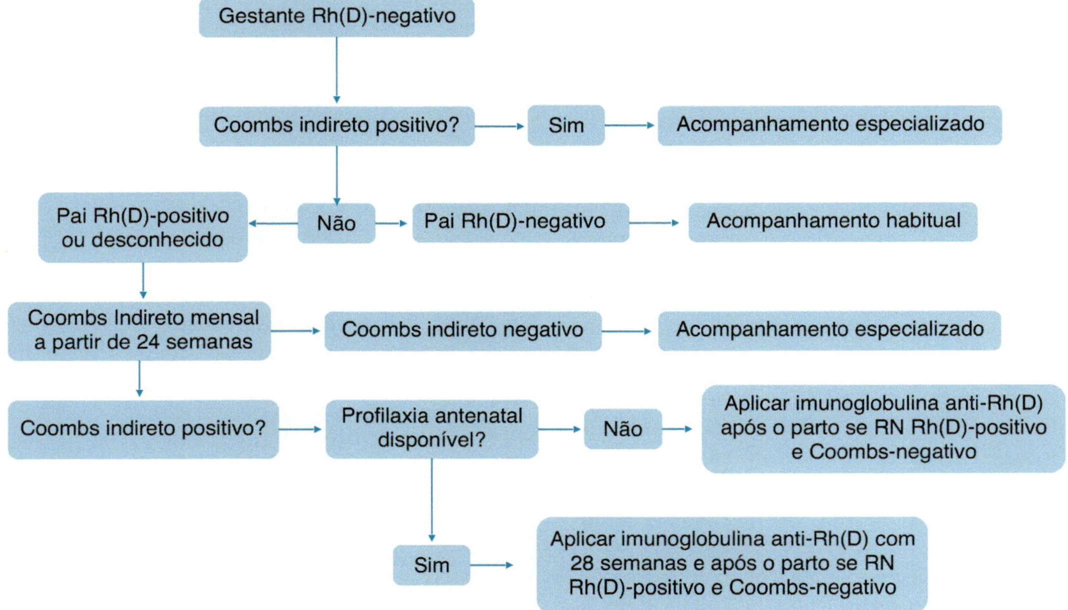

Figura 29.1 Acompanhamento de gestante Rh(D)-negativo pelo método tradicional.

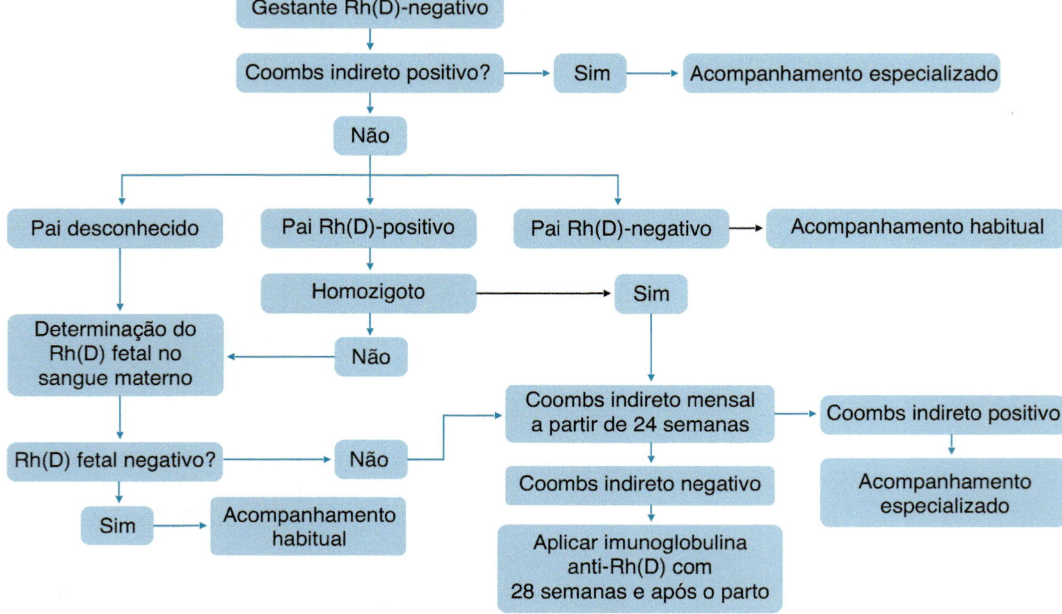

Figura 29.2 Acompanhamento de gestante Rh(D)-negativo utilizando os testes de determinação genética.

Deve-se clampar a parte fetal do cordão umbilical logo após o desprendimento fetal e deixar sem clampar sua parte placentária, de modo que o sangue do cordão escoe livremente. O objetivo dessa medida é, em tese, reduzir os riscos de hemorragia feto-materna após o parto.

Recomenda-se a coleta de sangue do cordão umbilical para identificação do grupo sanguíneo e do fator Rh do recém-nascidos e pesquisa da presença do anticorpo anti-Rh(D) ligado à hemácia fetal por meio da prova de Coombs direto.

No período de dequitação, sempre que possível, deve ser evitada a extração manual da placenta, uma vez que essa manobra poderia aumentar a hemorragia feto-materna.

Prevenção da aloimunização Rh

Um dos objetivos da assistência à gestante Rh-negativo é prevenir a aloimunização, o que se tornou possível desde o final da década de 1960 com o emprego da imunoglobulina humana Rh(D) exógena (Ig anti-Rh[D]).

A Ig anti-Rh(D) é atóxica, evita a resposta imunitária materna e não apresenta efeitos clínicos deletérios sobre os demais sistemas humanos ou para o feto. Usada em doses adequadas e em tempo hábil, alcança eficácia de 98,4% a 99% para prevenção da aloimunização materna.[10]

O mecanismo de ação pelo qual a imunoglobulina humana protege a mulher Rh-negativo permanece incerto, sendo três as principais hipóteses, as quais, no entanto, não são mutuamente excludentes:

- A primeira hipótese refere-se à ligação da hemácia fetal aos anticorpos exógenos (Ig anti-Rh[D]) e à subsequente destruição dessas hemácias antes que ocorra a apresentação da hemácia fetal ao sistema imune materno com posterior produção de anticorpos endógenos. As hemácias ligadas aos anticorpos exógenos são direcionadas para a polpa vermelha do baço, onde são rapidamente removidas da circulação e destruídas antes que ocorra o processo de sensibilização. As hemácias residuais (não ligadas aos anticorpos exógenos) circulam em baixa concentração até sofrerem apoptose. Essa é considerada a hipótese mais provável.[23]
- A segunda hipótese refere-se, principalmente, ao bloqueio/ligação da imunoglobulina exógena ao sítio antigênico das hemácias fetais Rh(D)-positivo, evitando, assim, seu reconhecimento pelo sistema imunológico materno e o desenvolvimento de resposta imune específica.
- A terceira hipótese diz respeito à inibição central, segundo a qual a proteção contra a formação de anticorpos maternos se dá por um mecanismo de *feedback* conhecido como imunossupressão mediada por anticorpos (nesse caso, pela Ig anti-Rh[D]).

Indicações

A Ig anti-Rh(D) deve ser aplicada rotineiramente em gestantes Rh(D)-negativo na vigência de eventos sensibilizantes. A seguir serão analisadas suas indicações.

Pós-parto

Essa foi a primeira indicação da Ig anti-Rh(D) e continua sendo a mais realizada. Cerca de 90% das sensibilizações maternas acontecem no momento do parto. As condições para administração da imunoglobulina no pós-parto estão apresentadas no Quadro 29.4.

A dose de imunoglobulina recomendada para profilaxia no pós-parto é de 250 a 300mcg, devendo ser aplicada no músculo, preferencialmente na região deltoide, em até 72 horas após o nascimento.

Se por algum motivo a profilaxia não for realizada nesse período, sugere-se seu uso em até 28 dias após o parto, de modo a tentar evitar a aloimunização materna,[10] desde que a gestante não apresente anticorpos contra o antígeno D. Deve-se evitar aplicá-la na região glútea, uma vez que frequentemente a injeção atinge apenas a região subcutânea, o que retarda a absorção.

Metanálise de seis estudos (mais de 10 mil casos) sobre o uso da Ig anti-Rh(D) no pós-parto de gestantes Rh-negativo demonstrou que a dose de 250 a 300mcg é

Quadro 29.4 Situações para aplicação de imunoglobulina anti-Rh(D) no pós-parto como profilaxia contra aloimunização materna

Situação 1 (tradicional)	Puérpera Rh(D)-negativo, CI-negativo com RN Rh(D)-positivo
Situação 2 (indicação especial)	Puérpera Rh(D)-negativo, CI-positivo com RN Rh-positivo e ausência de anticorpos contra o antígeno Rh(D) no painel de hemácias A presença de anticorpos contra outros antígenos eritrocitários (irregulares) não exclui a necessidade de profilaxia contra o antígeno Rh(D) em gestantes Rh(D)-negativo com filhos Rh(D)-positivo
Situação 3 (indicação especial)	Puérpera Rh(D)-negativo com RN Rh(D)-positivo e CI-positivo (em títulos baixos – ≤ 1:4) após o uso de Ig anti-Rh(D), especialmente nas últimas 12 semanas que antecedem o parto Essa situação pode estar presente nas mulheres que realizam Ig anti-Rh(D) com 28 semanas de gravidez e mantêm títulos positivos baixos no momento do parto Nesse caso, o painel de hemácias pode não ser esclarecedor e indicar apenas a presença de anticorpos anti-Rh(D) na circulação materna, possivelmente representando a Ig exógena aplicada
Situação 4 (indicação especial)	Puérpera Rh(D)-negativa, CI-positivo e pai Rh(D)-positivo ou desconhecido após o parto de feto morto quando não foi possível determinar o Rh(D) do concepto

CI: Coombs indireto; Ig: imunoglobulina; RN: recém-nascido.

efetiva na prevenção da aloimunização materna Rh(D) (RR: 0,04; IC95%: 0,02 a 0,06).[24]

Entretanto, grandes hemorragias transplacentárias podem exigir doses maiores de Ig anti-Rh(D) profilática. Evidências também sinalizam que a dose de 300mcg é capaz de neutralizar até 25 a 30mL de sangue fetal Rh(D)-positivo ou 12 a 15mL de hemácias fetais.[25]

Assim, é importante identificar as situações em que ocorrem hemorragias feto-maternas maciças na gestação e/ou no parto, uma vez que essas gestantes podem necessitar de dose adicional de Ig anti-Rh(D) para prevenção da aloimunização. Hemorragias maiores vão ocorrer em aproximadamente 0,06% das mulheres.[25] Portanto, na vigência de hemorragias feto-maternas em que o volume estimado de sangue fetal na circulação materna chegue a 25mL está indicada a administração de 300mcg da imunoglobulina. Quando os volumes se situam entre 25 e 49mL, deve-se aplicar uma segunda ampola de imunoglobulina (totalizando 600mcg), e quando os volumes estão entre 50 e 74mL deve ser administrada uma dose de 900mcg de imunoglobulina (três ampolas).[25]

Apesar de ser pequeno o risco de falha com 300mcg pós-parto, se o objetivo é promover o acompanhamento ideal, seria conveniente averiguar se a dose foi adequada. Essas pesquisas devem ser realizadas em 24 a 48 horas após a administração da imunoglobulina. Para isso, encontram-se especialmente disponíveis os seguintes recursos:

- **Prova de Kleinhauer:** identifica e quantifica hemácias fetais na circulação materna. O objetivo da Ig anti-Rh(D) é destruir as hemácias fetais na circulação materna. Assim, após sua administração, acontece o desaparecimento total das hemácias – prova de Kleinhauer negativa; se esta permanecer positiva, significa que a dose de imunoglobulina aplicada não foi suficiente.
- **Citometria de fluxo:** assim como a prova de Kleinhauer (que se utiliza de métodos bioquímicos), serve para identificar a presença de hemácias fetais no sangue materno. Baseia-se na diferença de tamanho entre hemácias maternas e fetais e é mais precisa que a prova de Kleinhauer.
- **Teste da roseta:** reação de aglutinação que torna possível identificar a presença de hemácias fetais no sangue materno, é usado como teste de triagem e não quantifica o volume da hemorragia. Alguns autores recomendam o teste de roseta para triagem de todas as gestantes/puérperas, seguido da prova de Kleinhauer ou da citometria de fluxo, quando positivo.[19]

Bowman[6] recomenda esses testes em caso de suspeita de grandes hemorragias transplacentárias em cesariana associada à necessidade de extração manual da placenta e em hemorragias pré e intraparto (placenta prévia, descolamento prematuro da placenta). Apesar disso, fatores de risco para macro-hemorragias feto-maternas (HFM) são identificáveis em apenas 50% dos casos.[19]

Gravidez

O risco de sensibilização materna durante a gravidez é de 1,6% a 1,8%.[25] Nos EUA e no Canadá, o índice de imunização antes do parto é de 1% a 2%.[26] A sensibilização durante a gravidez se deve a pequenas rupturas de vasos placentários que possibilitam a passagem de sangue do feto para a mãe. As HFM ocorrem em até 25% das gestações, mas a quantidade de sangue que entra na circulação materna não costuma ser suficiente para provocar a sensibilização. Essas HFM podem ocorrer em qualquer momento da gestação, sendo mais frequentes no terceiro trimestre, com incidência estimada em 3% a 8% no primeiro, 12% a 18% no segundo e 25% a 43% no terceiro trimestre. O risco de sensibilização durante a gestação é maior no terceiro trimestre, pois, além de as HFM serem mais comuns nesse período, o volume da hemorragia também pode ser maior. Cerca de 0,5% das mulheres vai apresentar hemorragia > 5mL no terceiro trimestre.[27]

Diante do risco de sensibilização materna durante a gravidez, algumas sociedades recomendam a administração de 300mcg de Ig anti-Rh(D) a toda gestante Rh-negativo não sensibilizada com 28 semanas de gestação se o feto for Rh(D)-positivo ou tiver Rh(D) desconhecido. Nesses casos, deve-se repetir a aplicação de Ig anti-Rh(D) no pós-parto quando o recém-nascido for Rh-positivo.[25] Um estudo que avaliou a dose de 300mcg aplicada com 28 semanas de gestação e após o parto mostrou que a taxa de sensibilização no grupo que recebeu as duas doses foi de 0,32% contra 1,8% no grupo que recebeu apenas a profilaxia no pós-parto – uma redução de 82%.[28]

É comum teste de CI positivo, em títulos baixos e estáveis, usualmente entre 1:2 e 1:4, podendo chegar a 1:8 após a administração da Ig anti-Rh(D). A Ig anti-Rh(D) pode estar circulando no sangue materno por aproximadamente 12 semanas após sua aplicação e, portanto, o teste pode ficar positivo, em títulos baixos e estáveis.[29] Títulos altos do CI após Ig anti-Rh(D) e/ou em ascensão podem sugerir quadro de aloimunização, sendo indicada, então, a avaliação da gestante em centro especializado.

Cabe ressaltar ainda que, apesar de a Ig anti-Rh(D) poder ser detectável por quase 3 meses no sangue materno, em caso de novo evento sensibilizante após 4 a 6 semanas de uso da Ig anti-Rh(D), deve ser avaliada a prescrição de nova dose da imunoglobulina.[30,31]

Abortamento e ameaça de abortamento

Há risco de imunização nos casos de abortamento e até mesmo de ameaça de abortamento, quando a gravidez continua evoluindo. A circulação fetal se estabelece na quarta semana de gestação, e o antígeno Rh já foi detectado na hemácia fetal em 38 dias após a concepção.[32] O risco de imunização nas mulheres com abortamento espontâneo ou induzido é de 3% a 6%, aumentando com o avançar da idade gestacional.[33]

Como a quantidade de sangue fetal é muito pequena no início da gestação e o risco de sensibilização é muito baixo, alguns protocolos internacionais consideram que a imunoglobulina não necessitaria ser aplicada em casos de abortamento com idade gestacional < 7 semanas (Holanda), 8 semanas (Suécia e Dinamarca) ou 12 semanas (Reino Unido e OMS).[15] Entretanto, outras sociedades, como a americana (ACOG) e a canadense (SOGC), recomendam que a imunoglobulina seja aplicada independentemente da idade gestacional em que ocorra o aborto. Até que mais estudos sejam realizados, e visando a um risco menor de sensibilização, acredita-se que todas as mulheres Rh(D)-negativo com parceiro Rh(D)-positivo ou desconhecido devem receber a Ig anti-Rh(D) após quadro de abortamento independentemente da idade em que ocorra.[30]

O Ministério da Saúde do Brasil, em seu *Manual de Gestação de Alto Risco* (2022), recomenda a aplicação da Ig anti-Rh(D) para todos os casos de abortamento.[34] A dose preconizada para abortamentos precoces deveria ser de 50mcg, aplicada até 72 horas após abortamento induzido ou espontâneo. No segundo trimestre, com 13 semanas ou mais, deve ser administrada rotineiramente a dose total de 250 a 300mcg.[15] Como no Brasil não existe a apresentação de 50mcg, utiliza-se a de 250 a 300mcg em caso de abortamento independentemente da idade gestacional. Em caso de ameaça de abortamento também se recomenda a dose de 250 ou 300mcg. Se a gravidez prossegue e o sangramento persiste, deve-se avaliar a necessidade de repetição da administração de Ig anti-Rh(D).

Outros tipos de hemorragia anteparto

Em todo tipo de hemorragia intragestacional, recomenda-se a administração de imunoglobulina. Todas as gestantes Rh-negativo não imunizadas com hemorragia antes do parto, sem perda do concepto (p. ex., placenta prévia), têm risco de hemorragia transplacentária e, portanto, de aloimunização.

Nos procedimentos terapêuticos invasivos, como amniocentese, cordocentese, biópsia de vilo corial e cirurgia fetal, em gestantes Rh-negativo não imunizadas, também se recomenda a administração de Ig Rh(D),[35] bem como após traumatismos abdominais relevantes, preferencialmente associada à avaliação de hemorragia feto-materna maciça.[30]

Prenhez ectópica

Como o antígeno Rh(D) está presente nas hemácias fetais desde a sexta semana de concepção, existe risco potencial de sensibilização em casos de prenhez ectópica – pelo menos um caso já foi relatado.[36] Um estudo encontrou número significativo de hemácias fetais na circulação materna em nove das 38 (24%) mulheres com prenhez ectópica rota entre 6 e 10 semanas de gestação.[33] Recomenda-se que todas as gestantes Rh(D)-negativo com prenhez ectópica não sensibilizadas pelo fator Rh(D) recebam profilaxia contra aloimunização com Ig anti-Rh(D) independentemente do desejo reprodutivo posterior.[37]

Doença trofoblástica gestacional

Recorrendo a técnicas especiais por imunofluorescência, Goto e cols.[38] demonstraram a presença do antígeno Rh(D) na vilosidade corial da placenta humana de gestação entre 12 e 14 semanas. A antigenicidade da hemácia aumenta com a maturidade fetal. A aloimunização já foi descrita em casos de mola parcial, não se sabendo ao certo sua incidência.

Assim, em caso de mola hidatiforme embrionada (incompleta), recomenda-se a administração da imunoglobulina, mas seu emprego é questionável em caso de mola completa anembrionada (completa). Acredita-se que a imunoglobulina Rh não é necessária em caso de mola hidatiforme completa porque não ocorre organogênese nesses casos. No entanto, seu uso não é prejudicial e, como em algumas situações pode ser difícil diferenciar os quadros de mola embrionada dos de anembrionada (uma vez que o diagnóstico definitivo é anatomopatológico e/ou citogenético),[27] a FIGO e o ACOG consideram razoável o uso da imunoglobulina nos quadros de gestação molar.[39,40]

Laqueadura tubária pós-parto

As mulheres Rh(D)-negativo não sensibilizadas ainda em idade reprodutiva e submetidas à laqueadura tubária pós-parto devem receber Ig anti-Rh(D). Existe risco de falha na laqueadura ou então, posteriormente, a mulher pode submeter-se à reanastomose das trompas e engravidar novamente ou mesmo utilizar técnicas de reprodução assistida para ter outros filhos. Além disso, um indivíduo sensibilizado, com anticorpos eritrocitários, adiciona dificuldades à necessidade transfusão de emergência durante a vida.

Transfusão de sangue incompatível

A causa mais grave de sensibilização pelo fator Rh(D) é a transfusão de sangue incompatível. Apesar de todos os cuidados adotados, transfusões incompatíveis ainda acontecem em mulheres Rh(D)-negativo em fase reprodutiva. Quando isso ocorre, deve-se tentar evitar a aloimunização materna. Recomenda-se a administração de 10mcg de Ig anti-Rh(D) para cada mililitro de sangue incompatível transfundido.

Presença de anticorpos anti-Rh(D) na circulação materna

Não se administra imunoglobulina às gestantes Rh(D)-negativo com anticorpos anti-Rh(D) em sua circulação sanguínea, havendo, contudo, uma exceção: quando detectados anticorpos em níveis muito baixos por meio de técnica especial – *auto-analyzer* – esses anticorpos não representam uma imunização verdadeira.[25] As gestantes Rh(D)-negativo com anticorpos detectados somente pelo *auto-analyzer* devem receber imunoglobulina na gravidez e depois do parto, se o recém-nascido for Rh(D)-positivo.[25]

O Quadro 29.5 apresenta um resumo das indicações gerais para aplicação da Ig anti-Rh(D).

Quadro 29.5 Indicações e doses da imunoglobulina anti-Rh(D)

Indicação	Dose
Pós-parto	100 a 300mcg (com a dose de 100mcg é obrigatória a verificação do volume da hemorragia feto-materna)
Gestante Rh(D)-negativo	
Recém-nascido Rh(D)-positivo	
Coombs indireto negativo	
Coombs indireto positivo se recebeu imunoglobulina durante a gestação ou se o painel de hemácias mostrar sensibilização por outro antígeno que não o Rh(D)	
Mesmo se for realizada a ligadura tubária	
Durante a gestação	300mcg (dose única com 28 semanas) OU 100mcg (uma dose com 28 semanas e outra com 34 semanas) < 13 semanas, a dose pode ser de 50mcg Se o fator de risco persistir, a dose deve ser repetida a cada 12 semanas
Gestante Rh(D)-negativo	
Feto Rh(D)-positivo ou desconhecido	
Coombs indireto negativo	
Profilática com idade gestacional de 28 semanas (ou 28 e 34 semanas)	
Pós-sangramento na gestação	
Abortamento	
Gravidez ectópica	
Gravidez molar	
Ameaça de abortamento	
Placenta prévia	
Pós-procedimentos na gestação	
Amniocentese	
Biópsia de vilo corial	
Cordocentese	
Cirurgia fetal	
Pós-transfusão incompatível	10mcg de imunoglobulina para cada mililitro de sangue incompatível transfundido
Mulher Rh(D)-negativo	
Coombs indireto negativo	

Assistência pré-natal à gestante imunizada

A presença de anticorpos anti-Rh(D) no sangue de gestante Rh(D)-negativo significa que ela já está sensibilizada, e não se aplica profilaxia nesses casos. A assistência pré-natal precisa ser especial, diferenciada, de modo a evitar problemas graves no feto e/ou no recém-nascido.

Anamnese

A anamnese, etapa inicial da assistência pré-natal, pode fornecer informações úteis, determinando a gravidade da sensibilização materna. Nas nulíparas, é útil a história transfusional para identificação do risco de associação a anticorpos contra antígenos eritrocitários irregulares. Nas multíparas, a história obstétrica pode prover várias informações, como recém-nascido com icterícia necessitando tratamento (fototerapia, transfusão ou exsanguineotransfusão) ou natimorto ou neomorto. A história obstétrica pode revelar que, após um recém-nascido com problemas, outro nasceu sem qualquer complicação, certamente Rh(D)-negativo, o que sugere ser o pai heterozigoto.

Exames complementares

Somente alguns exames complementares possibilitam a avaliação das condições fetais e a determinação da presença e do grau da DHP.

Painel de hemácias (fenotipagem eritrocitária)

O painel de hemácias confirma o diagnóstico de aloimunização e identifica os anticorpos responsáveis pela aloimunização da gestante. Além disso, possibilita a programação do acompanhamento segundo a probabilidade dos anticorpos provocarem hemólise e/ou anemia fetal.

Teste de Coombs indireto quantitativo

Esse exame quantifica a intensidade da resposta materna ao antígeno Rh(D). Primeira prova utilizada na pesquisa de anticorpos anti-Rh(D) na circulação sanguínea da gestante, ainda constitui o primeiro passo na avaliação da gestante Rh(D)-negativo sensibilizada.

A despeito das técnicas para sua realização terem evoluído, ainda não há consenso com relação aos níveis críticos, ou seja, a partir de que ponto existe risco de hidropisia fetal e necessidade de tratamento intrauterino. Os resultados variam entre os laboratórios e os estudos. Se os títulos de anti-Rh(D) inicial forem < 1:8 e não houver história de recém-nascidos afetados, o feto inicialmente não é considerado de alto risco, mas exige seguimento ultrassonográfico com marcadores não invasivos.[38]

Cabe destacar que, na DHP por anticorpos irregulares anti-Kell, a gravidade da doença fetal não está associada aos níveis da titulação do CI.[41]

Acompanhamento invasivo

O acompanhamento invasivo foi a primeira medida adotada para determinar se o feto apresentava anemia intrauterina, e os exames que representam esse grupo são a amniocentese e a cordocentese.

Realizada no passado para avaliação indireta da hemólise fetal por meio da análise espectrofotométrica do líquido amniótico, a principal desvantagem da amniocentese era o risco de perda fetal com piora da sensibilização materna a cada nova punção, a qual deveria ser repetida periodicamente.[42-45] Esse exame não é mais utilizado na propedêutica da anemia fetal nos casos de aloimunização.

A cordocentese (punção do cordão umbilical), por sua vez, permanece como exame invasivo útil para confirmação da anemia fetal grave e consiste na retirada do sangue fetal e na estimativa direta do hematócrito fetal e de seu grupo sanguíneo. Atualmente, em função de suas complicações, é reservada para os casos em que os fetos apresentam propedêutica não invasiva alterada.[46-48] Bowman e cols.[49] demonstraram que 57% das gestantes submetidas à cordocentese apresentavam hemorragia feto-materna, variando de 0,03 a > 5mL. Em 50% das gestantes sensibilizadas houve aumento de duas a nove vezes na titulação dos anticorpos, levando à conclusão de que a cordocentese aumenta o risco de agravamento da doença.

O principal problema do acompanhamento invasivo é poder estar associado à perda fetal, sendo estimada uma taxa de perda de cerca de 0,5% com a amniocentese e de 1,4% com a cordocentese.[42] A complicação mais comum após cordocentese é a hemorragia no cordão, o que ocorre em até 41% das punções, mas que dura, em grande parcela dos casos, menos de 60 segundos. Outras complicações incluem o surgimento de hematomas (17%), bradicardias (3,1% a 12%), trabalho de parto pré-termo (7%), infecção (1%) e descolamento prematuro de placenta (um caso em 731 punções realizadas).

Em virtude dessas complicações, atualmente o acompanhamento dessas gestações é realizado por meio de procedimentos não invasivos, reservando-se a punção do cordão para procedimentos terapêuticos.

Avaliação não invasiva da anemia fetal

Nas últimas décadas, os métodos não invasivos firmaram-se como escolha para avaliação da anemia fetal. Vários deles já foram estudados, mas recentemente a dopplervelocimetria tornou-se o parâmetro mais adotado (Quadro 29.6).

Os métodos não invasivos têm por objetivo ainda detectar a anemia fetal antes do desenvolvimento de hidropisia, pois a resposta do feto hidrópico ao tratamento é pior do que a do não hidrópico. O diagnóstico não invasivo

Quadro 29.6 Métodos não invasivos para avaliação da anemia fetal

Cardiotocografia
Ultrassonografia
• Sinais de hidropisia • Diâmetro da veia umbilical • Comprimento do fígado • Perímetro esplênico • Medida do diâmetro biventricular externo
Dopplervelocimetria
• Veia umbilical • Aorta torácica • Ducto venoso • Artéria esplênica • Artéria cerebral média

de anemia fetal baseia-se nas alterações fisiopatológicas sofridas pelo feto anêmico, as quais são metabólicas, hematopoéticas e hemodinâmicas.

Nicolaides e cols.[50] estabeleceram, por meio de estudos de cordocentese, que a hemoglobina fetal é, em média, de 12g/dL com 20 semanas e de 16g/dL com 40 semanas; portanto, para classificação do feto como anêmico não deve ser utilizado um valor fixo da hemoglobina. Por isso, foi criado também o conceito de déficit de hemoglobina, segundo o qual a definição de anemia seria baseada na diferença entre a hemoglobina média e a hemoglobina encontrada no feto. O percentil 2,5 corresponde a um déficit de 2g, independentemente da idade gestacional, e as anemias moderada e grave seriam observadas com déficits de 5 e 7g, respectivamente.

As adaptações sofridas pelo feto para compensar a anemia ocorrem segundo o grau da hemólise e da anemia. Partindo do valor normal da hemoglobina e chegando ao déficit de 2g/dL, o feto passa a apresentar alterações hemodinâmicas para compensar a anemia, como o aumento do débito cardíaco. A diminuição da viscosidade sanguínea, provocada pela redução do hematócrito e associada ao débito cardíaco aumentado, leva ao estado hiperdinâmico do feto que pode ser detectado ao Doppler. O estudo da velocidade do sangue nos vasos fetais permite diagnosticar o grau de anemia.[2]

Quando o déficit de hemoglobina é > 5g/dL, o feto começa a sofrer alterações hematológicas, como produção extramedular de hemácias no fígado e no baço e liberação para o sangue das formas imaturas ou eritroblastos, que fazem parte da síndrome clássica da DHP e que por isso também é chamada de eritroblastose fetal. A ultrassonografia detecta o aumento do fígado e do baço provocado pela hematopoese extramedular.[2]

Com déficit > 7g/dL ou anemia grave, o feto passa a apresentar hipoalbuminemia e aumento da pressão na veia porta devido à obstrução dos sinusoides hepáticos em razão da produção extramedular de hemácias, podendo, então, começar a perder líquido para o espaço extravascular, formando derrames em diversas cavidades, como a abdominal, pleural e pericárdica, quadro conhecido como hidropisia e que é característico da forma mais grave da doença. A ultrassonografia diagnostica a hidropisia por meio da

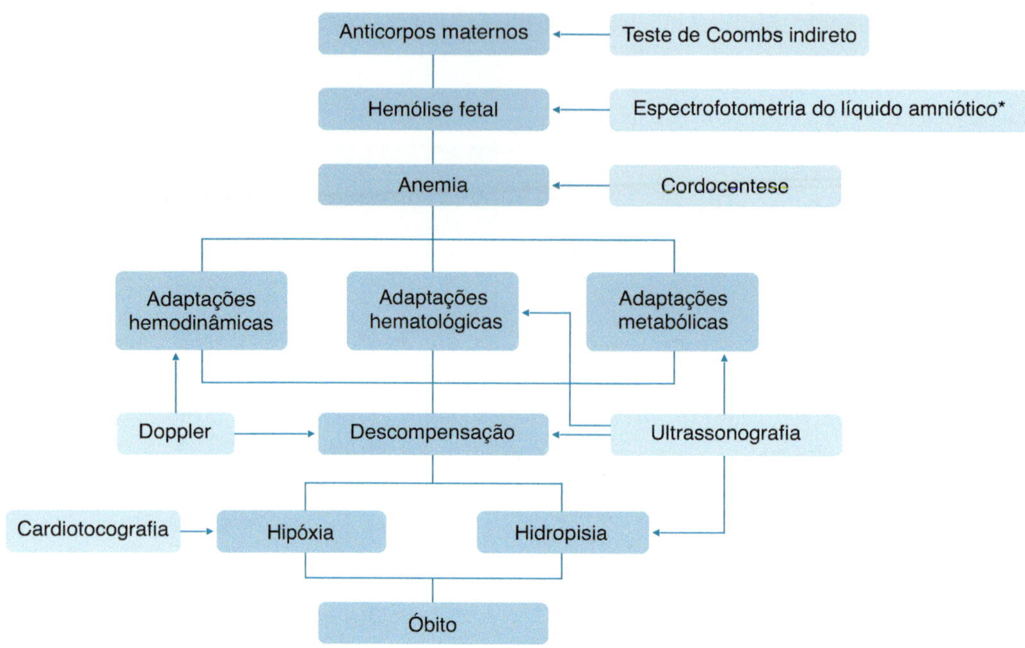

Figura 29.3 Métodos utilizados na investigação da anemia fetal. (*Exame não mais utilizado no acompanhamento da doença hemolítica perinatal.)

visualização dos derrames fetais, do aumento da espessura placentária e do volume de líquido amniótico, podendo mostrar, ainda, o aumento da área cardíaca. O Doppler venoso pode revelar sobrecarga e insuficiência cardíaca, enquanto a cardiotocografia mostra a hipóxia miocárdica.[2] Em geral, não se encontram fetos com déficit de hemoglobina > 10g/dL porque esse valor está associado ao óbito intrauterino.[2]

A Figura 29.3 mostra as principais alterações sofridas pelo feto anêmico e os exames utilizados para avaliá-las.

O método não invasivo mais utilizado na atualidade é o Doppler da artéria cerebral média, um exame que tem várias características que o aproximam do ideal. Trata-se de um método de fácil execução e ampla disponibilidade, capaz de detectar a anemia fetal ainda em estágios iniciais, possibilitando o tratamento precoce. Além disso, a posição da artéria cerebral média permite sua insonação em ângulo próximo de zero – fundamental para avaliação da velocidade sanguínea por meio de uma fórmula baseada no cosseno do ângulo e que é igual a 1 quando o ângulo é zero (avaliação ideal).

Para avaliação adequada da anemia fetal, alguns critérios devem ser observados para realização do Doppler (Quadro 29.7 e Figura 29.4).[51] Após ser obtido o valor do pico da velocidade sistólica (PVS), utiliza-se a tabela proposta por Mari e cols.[52] para determinar o grau de anemia fetal (Quadro 29.8). Se a anemia for moderada ou grave, está indicada a transfusão intrauterina ou a interrupção da gestação, a depender da idade gestacional.

Mari e cols.[52] demonstraram que, quando o PVS na artéria cerebral média era > 1,5 múltiplos da velocidade mediana para a idade gestacional, o valor preditivo positivo na predição da anemia fetal moderada e grave era de 100% com taxa de falso-positivo de apenas 12%. Estudos posteriores confirmaram que a medida do PVS na artéria cerebral média supera os métodos invasivos para diagnóstico da anemia fetal com a vantagem de ser menos agressiva.[53]

Como o Doppler de artéria cerebral média avalia a consequência hemodinâmica da anemia fetal (aumento da velocidade de fluxo), ele também serve para analisar a anemia por outras causas que não as imunológicas. Essa técnica já foi empregada com sucesso no acompanhamento de fetos anêmicos em decorrência de infecção pelo

Quadro 29.7 Critérios para avaliação da anemia fetal por meio do Doppler da artéria cerebral média

- Feto em repouso e apneia
- Ampliação da imagem o suficiente para visibilizar todo o trajeto do vaso
- Insonação com ângulo o mais próximo possível de zero e sempre < 30 graus (para ângulos entre zero e 30 graus, usar o corretor de ângulos)
- Insonar o vaso próximo de sua origem no polígono de Willis
- Delimitar o pico da velocidade sistólica manualmente
- Fazer três medidas e utilizar a maior

Fonte: adaptado de Mari *et al.*, 2000.[52]

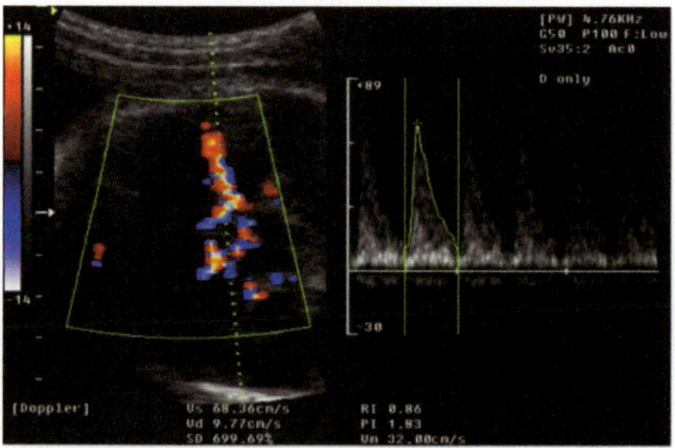

Figura 29.4 Doppler da artéria cerebral média.

Quadro 29.8 Pico da velocidade sistólica (PVS) × grau de anemia fetal

PVS da artéria cerebral média (cm/s)				
Grau de anemia		**Leve**	**Moderado**	**Grave**
Semanas	**Mediana**	**1,29 MoM**	**1,5 MoM**	**1,55 MoM**
14	19,3	24,9	28,9	29,9
15	20,2	26,1	30,3	31,3
16	21,1	27,2	31,7	32,7
17	22,1	28,5	33,2	34,3
18	23,2	29,9	34,8	36,0
19	24,3	31,3	36,5	37,7
20	25,5	32,9	38,2	39,5
21	26,7	34,4	40,0	41,4
22	27,9	36,0	41,9	43,2
23	29,3	37,8	43,9	45,4
24	30,7	39,6	46,0	47,6
25	32,1	41,4	48,2	49,8
26	33,6	43,3	50,4	52,1
27	35,2	45,4	52,8	54,6
28	36,9	47,6	55,4	57,2
29	38,7	49,9	58,0	60,0
30	40,5	52,2	60,7	62,8
31	42,4	54,7	63,6	65,7
32	44,4	57,3	66,6	68,8
33	46,5	60,0	69,8	72,1
34	48,7	62,8	73,1	75,5
35	51,1	65,9	76,6	79,2
36	53,5	69,0	80,2	82,9
37	56,0	72,2	84,0	86,8
38	58,7	75,7	88,0	91,0
39	61,5	79,3	92,2	95,3
40	64,4	83,1	96,6	99,8

MoM: múltiplos da mediana.
Fonte: adaptado de Mari *et al.*, 2000.[52]

parvovírus B19,[54] hemorragias feto-maternas maciças,[55] transfusão feto-fetal nas gestações gemelares[56] e aloimunização pelo fator Kell, que não provoca hemólise, mas bloqueio na produção medular de hemácias.[57] No entanto, a predição da anemia fetal por meio desse método tem alguns inconvenientes. Em gestações > 34 semanas, a avaliação se torna menos confiável em virtude das mudanças na hemodinâmica fetal. Outro problema é a avaliação da anemia após transfusão intrauterina, uma vez que a introdução de hemácias de adulto na circulação fetal altera as propriedades reológicas do sangue (viscosidade, densidade etc.), interferindo na interpretação do Doppler.[58]

Índice cardiofemoral

Para solucionar os problemas decorrentes do uso do Doppler da artéria cerebral média para predição da anemia fetal, o grupo de Medicina Fetal do Hospital das Clínicas da UFMG desenvolveu outro marcador de anemia fetal complementar. Há muitos anos esses pesquisadores trabalham com a associação de marcadores não invasivos, o que possibilita a avaliação de outros aspectos da fisiopatologia da anemia fetal e o aumento da acurácia diagnóstica.

Em 2008, Cabral e cols.[59] publicaram estudo em que apresentam o índice cardiofemoral (ICF) como marcador efetivo da anemia fetal. A avaliação do aumento da área cardíaca por meio da medida do diâmetro biventricular externo (DBVE) do coração do feto mostrou-se um bom parâmetro para análise da anemia fetal mesmo depois de o feto ter recebido transfusões intrauterinas. Esse marcador foi desenvolvido como complemento do Doppler da artéria cerebral média durante o monitoramento da anemia fetal na gestação. Em estudo posterior, não foi encontrado feto com anemia fetal grave quando ambos os marcadores – Doppler da artéria cerebral média e ICF – estavam normais durante o acompanhamento de gestações aloimunizadas.[60]

Conduta

A decisão quanto ao momento do parto ou ao tratamento do feto depende da intensidade da anemia fetal e da idade gestacional. São três as opções terapêuticas diante de uma gestante Rh-negativo sensibilizada, as quais podem ser combinadas: assistência ao parto espontâneo a termo, interrupção pré-termo da gravidez e/ou tratamento intrauterino.

Assistência ao parto espontâneo

Nas gestações complicadas por aloimunização e exames não invasivos sem alterações, não há restrição quanto à via de parto. Contudo, sugere-se monitoramento intraparto rigoroso em razão da possibilidade de anemia leve/moderada não identificada, o que aumentaria o risco de intercorrências intraparto. Recomenda-se a interrupção da gravidez a partir de 37 semanas nos casos de exames não invasivos sem alterações. A morbidade neonatal a partir dessa idade gestacional é relativamente baixa, o principal exame (Doppler da artéria cerebral média) perde sua capacidade preditora da anemia fetal e hemorragias maciças feto-maternas podem ocorrer de maneira inesperada.

Já para fetos transfundidos ou com alteração nos exames não invasivos (hidropisia, alterações no PVS-ACM, ICF, entre outros), a interrupção deve ocorrer a partir de 34 semanas. Recomenda-se mais liberalidade na indicação pela via abdominal, uma vez que fetos gravemente anêmicos tendem a tolerar mal o trabalho de parto. No entanto, caso se opte pelo parto via vaginal, é mandatório o monitoramento intraparto contínuo em virtude do risco aumentado de hipóxia intraparto e da necessidade de intervenção emergencial.

Interrupção pré-termo da gravidez

Em gestações > 34 semanas que apresentem exames não invasivos alterados, a interrupção está indicada. Recomenda-se o parto ao atingir 34 semanas para fetos já transfundidos com base no risco/benefício dos procedimentos transfusionais a partir dessa idade gestacional.[60] A corticoterapia para amadurecimento do pulmão fetal deve, sempre que possível, ser utilizada nesses casos.

Tratamento intrauterino

Nos fetos gravemente comprometidos em gestações < 34 semanas, a conduta consiste em tratamento intrauterino, caracterizado por transfusão de sangue no feto, visando diminuir sua anemia até que ele atinja maturidade suficiente para ser retirado do útero. Esse tratamento, idealizado e realizado por Liley em 1963, ainda é utilizado com resultados cada vez melhores. Inicialmente, o sangue era injetado na cavidade abdominal do feto (transfusão intraperitoneal), mas a partir da década de 1980, com os avanços da ultrassonografia, passou-se a propor, sempre que possível, a transfusão sanguínea diretamente nos vasos do cordão umbilical (transfusão intravascular).

As taxas de sobrevida geral variam de 76% a 94%. A sobrevida perinatal dos fetos não hidrópicos ultrapassa 90%, e aproximadamente 75% dos hidrópicos sobrevivem após o tratamento.[14,61]

A transfusão de sangue intrauterina (TIU) é recurso extremo para tratamento dos fetos gravemente comprometidos, só devendo ser realizada em centros de referência por equipe médica habilitada e experiente.[81] A transfusão está indicada especialmente em caso de hematócrito fetal < 30% ou déficit de hemoglobina > 5mg/dL para a idade gestacional. O tipo mais utilizado é o intravascular, em que a veia umbilical é puncionada com agulha 20G guiada por ultrassonografia. Os melhores locais para a punção são as inserções do cordão umbilical na placenta e no abdome fetal. Sempre que possível, a punção transplacentária deve ser evitada por apresentar taxa maior de complicações. O objetivo da transfusão intravascular é elevar o hematócrito até 50% a 55%.

O sangue a ser transfundido é O Rh(D)-negativo, negativo também para outros antígenos, caso a sensibilização seja por antígenos irregulares, e negativo para infecções. O sangue é lavado para remover os possíveis anticorpos e concentrado para atingir hematócrito de 70% a 80%, possibilitando a infusão de menor volume e diminuindo os riscos de descompensação cardíaca pós-transfusão por hipervolemia. Além disso, os leucócitos são retirados (deleucotização) e o sangue é irradiado para prevenir reação do tipo enxerto *versus* hospedeiro.

O volume de sangue a ser transfundido pode ser calculado por meio da seguinte fórmula:[62]

$$\text{Volume para transfusão} = 18{,}2 + 13{,}4 \times \text{hemoglobina pré-TIU} + 6 \times \text{IG (semanas)}$$

Em fetos hidrópicos costumam ser feitas duas transfusões em intervalo menores para garantir a correção da anemia. Depois, usualmente são realizadas novas transfusões a cada 2 a 4 semanas até 34 semanas, a depender da resposta da TIU e da gravidade do quadro clínico fetal, quando, então, a gestação é interrompida.[63]

A taxa de queda do hematócrito após as transfusões é de aproximadamente 2% ao dia. Depois de algumas transfusões, a maior parte do sangue circulante no feto passa a ser proveniente de doador e não dele próprio, o que diminui a taxa de hemólise e reduz a necessidade de novas transfusões, mas também pode levar ao bloqueio da produção de novas hemácias. No acompanhamento neonatal geralmente são realizadas transfusões periódicas até que a medula tenha se recuperado.

Como fetos com hidropisia podem apresentar descompensação cardíaca após a transfusão, recomenda-se que o hematócrito final na primeira transfusão não exceda 25% ou um aumento de quatro vezes nos valores pré-transfusionais. Com isso, o objetivo na primeira transfusão é elevar o hematócrito para 25%. Uma segunda transfusão é realizada em 48 horas para elevar o hematócrito até 35% e uma terceira em 1 semana, para atingir os 50%, caso a hidropisia tenha desaparecido.[63]

Fenobarbital para acelerar a maturidade hepática

Após o nascimento, o principal problema do recém-nascido de mãe aloimunizada passa a ser a hiperbilirrubinemia, pois, enquanto ainda está no útero, a bilirrubina passa pela placenta e é eliminada pela mãe. No recém-nascido com fígado muitas vezes ainda imaturo, o acúmulo da bilirrubina pode levar ao desenvolvimento de *kernicterus*, resultando em sequelas permanentes. O tratamento da hiperbilirrubinemia consiste na troca do sangue com hematócrito baixo e bilirrubina alta por sangue transfundido – exsanguineotransfusão.

Algumas pesquisas mostraram que a administração de fenobarbital à mãe pode reduzir a necessidade de exsanguineotransfusão por hiperbilirrubinemia no recém-nascido. O fenobarbital estimula a enzima glicuronil-transferase no fígado do recém-nascido, aumentando a capacidade de conjugar e eliminar a bilirrubina. Em estudo com 71 gestantes aloimunizadas, um grupo recebeu fenobarbital, 30mg, três vezes ao dia, por 7 a 10 dias antes do parto, e o outro não recebeu nenhuma medicação. No grupo tratado, 9% dos recém-nascidos necessitaram de exsanguineotransfusão, enquanto no grupo não tratado o procedimento foi realizado em 52% dos casos (redução de 75%).[64] Recomenda-se a utilização de 100mg de fenobarbital por dia nos 7 a 10 dias que antecedem o parto eletivo. Nos casos em que é necessário parto imediato, não se aguarda a administração do fenobarbital.

Técnicas para tentar evitar a transfusão

Uma vez que a hemólise fetal é provocada pela passagem de anticorpos do tipo IgG da mãe para o feto, estudos mais recentes focaram em técnicas que diminuiriam a concentração desses anticorpos no sangue fetal, reduzindo, assim, o grau de hemólise e a necessidade de transfusão intrauterina.

A plasmaférese foi a primeira terapia usada com o objetivo de diminuir a concentração de anticorpos IgG anti-Rh(D) no sangue materno, sendo proposta para casos que desenvolviam anemia grave < 22 semanas, idade em que é difícil a realização de TIU. O problema dessa técnica é também promover a perda de eletrólitos e outras proteínas, além do aumento-rebote de imunoglobulinas, não sendo adotada de rotina.[65]

A infusão de imunoglobulinas endovenosa (IgEV) também foi testada em gestações < 24 semanas por promover uma competição entre o IgG anti-Rh(D) e a IgEV pelo transporte transplacentário, diminuindo a concentração dos anticorpos lesivos na circulação fetal, além de bloquear a função dos macrófagos fetais e a produção materna de anticorpos. Um estudo observacional com 24 gestantes demonstrou que aquelas que receberam IgEV atrasaram o desenvolvimento de anemia grave em 15 dias e apresentaram menos casos de hidropisia fetal (4% × 24%; p = 0,011) e a necessidade de exsanguineotransfusão neonatal (3% × 37%; p = 0,009). A sobrevida foi semelhante nos dois grupos. Uma desvantagem desse tratamento é o custo elevado, que pode chegar a R$ 5.000,00 por ampola.[65]

Os anticorpos monoclonais são as substâncias mais recentemente avaliadas para diminuir as concentrações de IgG anti-Rh(D) na circulação fetal. O anticorpo M281 (Nipocalimab®) tem afinidade 100 vezes maior com o receptor que medeia a passagem da IgG anti-Rh(D) pela placenta, promovendo diminuição da concentração fetal em estudos animais. Um estudo em humanos está em andamento para avaliar a efetividade dessa terapia.[65]

A Figura 29.5 apresenta um resumo da conduta na gestante Rh(D)-negativo sensibilizada e o Quadro 29.9 mostra as principais evidências sobre o assunto.

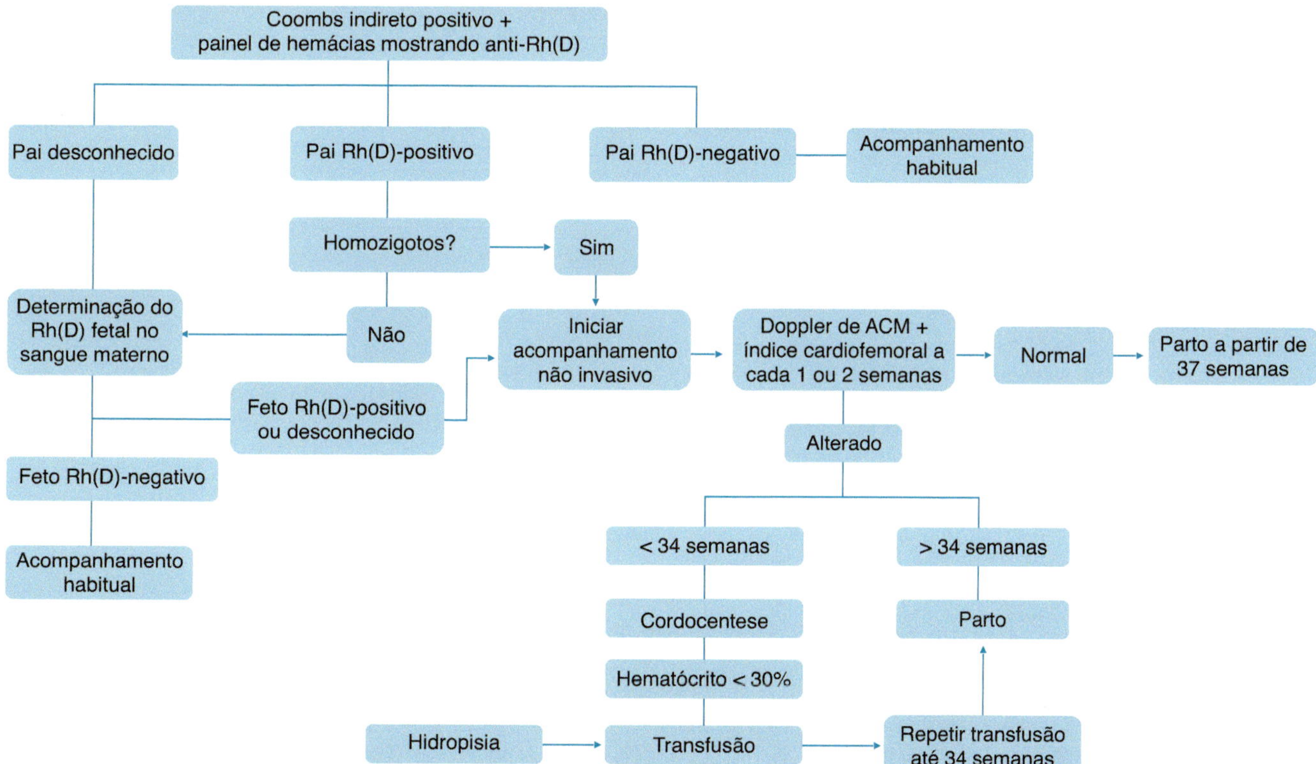

Figura 29.5 Conduta na gestante com Rh(D) negativo sensibilizada apenas pelo antígeno anti-Rh(D). (*ACM*: artéria cerebral média.)

Quadro 29.9 Evidências no acompanhamento da aloimunização

Objetivo	Intervenção	Nível de evidência	Grau de recomendação
Prevenção	Profilaxia no pós-parto	1B	A
	Profilaxia antenatal (28 semanas)	2B	B
	Profilaxia após eventos possivelmente sensibilizantes	3B	B
Predição da anemia fetal	Teste de Coombs indireto	3B	B
	Doppler de artéria cerebral média	3B	A
	Determinação pré-natal do Rh fetal	3B	B
Tratamento	Transfusão intravascular é preferível à intraperitoneal	2A	B
	Transfusão intravascular é associada à sobrevida > 90%	3B	B

Referências

1. Moise Jr KJ. Hemolytic disease of the fetus and newborn. In: Creasy RK, Resnik R, Iams JD. (eds.). Maternal-fetal medicine: Principles and practice. 6. ed. Philadelphia: Saunders, 2009: 477-503.
2. Corrêa Jr MD. Avaliação da anemia fetal pela dopplervelocimetria da artéria esplênica. Tese (Doutorado em Ginecologia e Obstetrícia) – Faculdade de Medicina da Universidade Federal de Minas Gerais, 2006. 135p.
3. Berger GS, Keith L. Utilization of Rh prophylaxis. Clin Obstet Gynecol 1982; 25:267-75.
4. Li S, Mo C, Huang L et al. Hemolytic disease of the fetus and newborn due to alloanti-M: Three Chinese case reports and a review of the literature. Transfusion, 2019; 59:385-95.
5. Queenan S. Rhesus incompatibility, example of progressive perinatal medicine. In: Carrera JM, Cabero L, Baraibar R (eds.) The perinatal medicine of the new millennium. Bologna: Monduzzi Editore, 2001: 416-23.
6. Bowman J. The prevention of Rh immunization. Transfusion Med Rev 1988; 2:129-50.
7. Acott JR, Beer AE, Guy LR, Ligsh M, Elbert G. Pathogenesis of Rh immunization in primigravida – Fetomaternal versus maternofetal bleedings. Obstet Gynecol 1977; 49:9-12.
8. Cohen F, Zuelzer VW. The transplacental passage of maternal erythrocytes into the fetus. Am J Obstet Gynecol 1965; 93:566-9.
9. Bowen FW, Renfield M. The detection of anti-D in Rh(D) negative infants born of Rh-positive mothers. Pediat Res 1986; 10:213-8.
10. Bowman J. Rh immunoglobulin: Rh prophylaxis. Best Pract Res Clin Haematol 2006; 19:27-34.
11. Cherif-Zahar B, Mattéi MG, Le Van Kim C, Bailly P, Cartron JP, Colin Y. Localization of the human Rh blood group gene structure to chromosome region 1p34.3-1p36.1 by in situ hybridization. Hum Genet 1991; 86:398-400.
12. Le Van Kim C, Chérif-Zahar B, Raynal V et al. Multiple Rh messenger RNA isoforms are produced by alternative splicing. Blood 1992; 80:1074-8.
13. Le Van Kim C, Cartron JP. Rh proteins: Key structural and functional components of the red cell membrane. Blood Rev 2006; 20:93-110.
14. Moise KJ. Fetal anemia due to non-Rhesus-D red cell alloimmunization. Semin Fetal Neonatal Med 2008; 13:207-14.
15. Mark A, Foster AM, Grossman D et al. Foregoing Rh testing and anti-D immunoglobulin for women presenting for early abortion: a recommendation from the National Abortion Federation's Clinical Policies Committee. Contraception 2019; 99:265-6.
16. Rote NS. Pathophysiology of Rh immunization. Clin Obstet Gynecol 1982; 25:243-53.
17. Nevanlina HR, Vainio T. The influence of mother-child ABO incompatibility on Rh Immunization. Vox Sang 1956; 1:26-32.
18. Bowman JM. The management of Rh-Immunization. Obst Gynecol 1978; 52:1-8.
19. Ness PM, Baldwin MT, Niebyl JR. Clinical high-risk designation does not predict excess fetal – maternal hemorrhage. Am J Obstet Gynecol 1987; 156:154-8.
20. Scott JR. Report on Rh immunoglobulin. Therapy Contemp Ob/Gyn 1976; 8:9-12.
21. Bowman JM. Antenatal suppression of Rh alloimmunization. Clin Obstet Gynecol 1991; 34:296-303.
22. Gorman JC. Analysis of failures with Rh immune globulin. Clin Obstet Gynecol 1971; 14:635-46.
23. Kumpel BM. On the immunologic basis of Rh immune globulin (anti-D) prophylaxis. Transfusion 2006; 46:1652-6.
24. Crowther CA, Middleton P. Anti-D administration after childbirth for preventing Rhesus alloimmunization. In: The Cochrane Library, 1997, Issue 2.
25. Bowman JM. Controversies in Rh prophylaxis. Who needs Rh immunoglobulin and when should, it, be given? Am J Obstet Gynecol 1985; 151:289-94.
26. Kocknour NK, Beeson JH. The use of immuneglobulin. Clin Obstet Gynecol 1982; 25:283-91.
27. Urbaniak SJ. The scientific basis of antenatal prophylaxis. BJOG 1998; 105:11-8.
28. Bowman JM, Pollock JM. Failures of intravenous Rh immunoglobulin prophylaxis: An analysis of the reasons for such failures. Transfusion Med Rev 1987; 1:101-12.
29. Moise KJ Jr. Management of rhesus alloimmunization in pregnancy. Obstet Gynecol 2008; 112:164-76.
30. Sperling JD, Dahlke JD, Sutton D, Gonzalez JM, Chauhan SP. Prevention of RhD alloimmunization: A comparison of four national guidelines. Am J Perinatol 2018; 35:110-9.
31. National Institute of Clinical Excellence Guideline. Routine antenatal anti-D prophylaxis for women who are Rhesus D negative. 2008. 27p.
32. Bergstron H, Niilson LA, Niilson L, Ryttinger L. Demonstration of Rh in 38-day old fetus. Am J Obstet Gynecol 1967; 99:1130-3.
33. Katz J, Marcus RG. Incidence of Rh immunization following abortion. Possible detection of lymphocyte priming to Rh antigen. Am J Obstet Gynecol 1973: 117:261-7.
34. Ministério da Saúde. Manual de gestação de alto risco. Brasília: Editora MS, 2022.
35. Bowman JM. Suppression of the Rh Immunization Obstet Gynecol 1978; 52:385-8.
36. Aborjaily NA. Rh Sensitization after tubal pregnancy. N Engl J Med 1969; 28:1076-80.
37. Qureshi H, Massey E, Kirwan D et al.; British Society for Haematology. BCSH guideline for the use of anti-D immunoglobulin for the prevention of haemolytic disease of the fetus and newborn. Transfus Med 2014; 24:8-20.
38. Goto J, Mishi H, Tomada Y. Blood group Rh-D factor in human throphoblast determines by immunofluorescent method. Am J Obstet Gynecol 190; 137:707-12.

39. ACOG. Practice Bulletin No. 181: Prevention of Rh D Alloimmunization. Obstet Gynecol 2017; 130:e57-e70.
40. Visser GHA, Thommesen T, Di Renzo GC, Nassar AH, Spitalnik SL; FIGO Committee for Safe Motherhood, Newborn Health. FIGO/ICM guidelines for preventing Rhesus disease: A call to action. Int J Gynaecol Obstet 2021; 152:144-7.
41. Slootweg YM, Lindenburg IT, Koelewijn JM, Van Kamp IL, Oepkes D, De Haas M. Predicting anti-Kell-mediated hemolytic disease of the fetus and newborn: Diagnostic accuracy of laboratory management. Am J Obstet Gynecol 2018; 219: 393.e1-8.
42. Moise Jr K. Management of rhesus alloimmunization in pregnancy. Obstet Gynecol 2008; 112:164-76.
43. Queenan J. Rhesus incompatibility: Example of progress in perinatal medicine. In: Carrera JM, Cabero L, Baraibar R. (eds.) The perinatal medicine of the new millennium. Bologna: Monduzzi-Editore, 2001: 416-23.
44. Oepkes D. Invasive versus non-invasive testing in red cell alloimmunized pregnancies. Eur J Obstet Gynecol Reprod Biol 2000; 92:83-9.
45. Corrêa MD. Complicações da amniocentese transabdominal – Observações de 1.424 amniocenteses praticadas em 974 gestantes Rh-negativas. Belo Horizonte: Faculdade de Medicina UFMG, 1982. Tese de Doutorado.
46. Robertson JG. Evaluation of the reported methods of interpreting spectrophotometric tracings of amniotic fluid in rhesus isoimmunization. Am J Obstet Gynecol 1966; 95:120-6.
47. Queenan JT, Tomai TP, Ural SH, King JC. Deviation on amniotic fluid optical density at wavelength of 450 MM. In: Rh-immunized pregnancies from 14 to 40 weeks gestations a proposal for clinical management. Am J Obstet Gynecol 1993; 168:1370-6.
48. Ghidini A, Sepulveda W, Lockwood CJ, Romero R. Complications of fetal blood sampling. Am J Obstet Gynecol 1993; 165:1339-44.
49. Bowman JM, Pollock JM, Penston LE. Fetomaternal transplacental hemorrhage during pregnancy and after delivery. Vox Sang 1986; 51(2):117-21.
50. Nicolaides KH, Soothill PW, Clewell WH, Rodeck CH, Mibashan RS, Campbell S. Fetal haemoglobin measurement in the assessment of red cell isoimmunisation. Lancet 1988; 1(8594):1073-5.
51. Moise Jr KJ. The usefulness of middle cerebral artery Doppler assessment in the treatment of the fetus at risk for anemia. Am J Obstet Gynecol 2008; 198: 161.e1-4.
52. Mari G, Deter RL, Carpenter RL et al. Noninvasive diagnosis by Doppler ultrasonography of fetal anemia due to maternal red cell alloimmunization. Collaborative Group for Doppler Assessment of the Blood Velocity in Anemic Fetuses. N Engl J Med 2000; 342:9-14.
53. Oepkes D, Seaward G, Vandenbussche FPHA et al. Doppler ultrasonography versus amniocentesis to predict fetal anemia. N Engl J Med 2006; 355:156-64.
54. Cosmi E, Mari G, Delle Chiaie L et al. Noninvasive diagnosis by Doppler ultrasonography of fetal anemia resulting from parvovirus infection. Am J Obstet Gynecol 2002; 187:1290-3.
55. Sueters M, Arabin B, Oepkes D. Doppler sonography for predicting fetal anemia caused by massive fetomaternal hemorrhage. Ultrasound Obstet Gynecol 2003; 22:186-9.
56. Senat MV, Loizeau S, Couderc S, Bernard JP, Ville Y. The value of middle cerebral artery peak systolic velocity in the diagnosis of fetal anemia after intrauterine death of one monochorionic twin. Am J Obstet Gynecol 2003;189:1320-4.
57. Van Dongen H, Klumper FJ, Sikkel E, Vandenbussche FP, Oepkes D. Non-invasive tests to predict fetal anemia in Kell-alloimmunized pregnancies. Ultrasound Obstet Gynecol 2005; 25:341-5.
58. Mari G. Middle cerebral artery peak systolic velocity for the diagnosis of fetal anemia: The untold story. Ultrasound Obstet Gynecol 2005; 25:323-30.
59. Cabral AC, Reis ZS, Leite HV, Lage EM, Ferreira AL, Melo IG. Cardiofemoral index as an ultrasound marker of fetal anemia in isoimmunized pregnancy. Int J Gynaecol Obstet 2008 Jan; 100(1):60-4.
60. Cabral AC, Reis ZS, Apocalypse IG, Osanan GC, Lage EM, Leite HV. Combined use of the cardiofemoral index and middle cerebral artery Doppler velocimetry for the prediction of fetal anemia. Int J Gynaecol Obstet 2010; 111:205-8.
61. Osanan GC, Silveira Reis ZN, Apocalypse IG et al. Predictive factors of perinatal mortality in transfused fetuses due to maternal alloimmunization: What really matters? J Matern Fetal Neonatal Med 2012; 25:n1333-7.
62. Santiago MD, Rezende CA, Cabral AC, Leite HV, Vitral ZN, Apocalypse IM. Cálculo do volume de sangue necessário para a correção de anemia fetal em gestantes isoimunizadas. Rev Bras Ginecol Obstet 2008; 30:196-200.
63. Schumacher B, Moise Jr KJ. Fetal transfusion for red blood cell alloimmunization in pregnancy. Obstet Gynecol 1996; 88:137-50.
64. Trevett Jr TN, Dorman K, Lamvu G, Moise Jr KJ. Antenatal maternal administration of phenobarbital for the prevention of exchange transfusion in neonates with hemolytic disease of the fetus and newborn. Am J Obstet Gynecol 2005; 192:478-82.
65. Castleman JS, Moise Jr KJ, Kilby MD. Medical therapy to attenuate fetal anaemia in severe maternal red cell alloimmunization. Br J Haematol 2021; 192:425-32.

Hidropisia Fetal não Imune

CAPÍTULO

30

Aluana Rezende Parola
Fernando Macedo Bastos

INTRODUÇÃO

Condição patológica caracterizada pelo desequilíbrio na homeostase dos fluidos, a hidropisia fetal promove acúmulo desses líquidos nos espaços intersticiais fetais[1,2] e pode ser definida como acúmulo de líquido em duas ou mais cavidades, como ascite, derrame pleural, derrame pericárdico e edema de pele generalizado (com espessura da pele > 5mm).[3] Outros achados associados incluem espessamento de placenta e polidrâmnio.[4]

São dois os tipos de hidropisia fetal: imune e não imune. A não imune se refere especificamente a todos os casos de hidropisia não causados pela aloimunização das células vermelhas. O uso generalizado da imunoglobulina Rh(D) promoveu redução considerável da incidência de hidropisia fetal imune nos últimos anos, o que torna a hidropisia fetal não imune responsável por até 90% dos casos nos países desenvolvidos.

A prevalência reportada de hidropisia não imune é de 1 a cada 1.700 a 3.000 gestações. No entanto, em função da alta letalidade do quadro fetal, sua incidência em nascidos vivos chega a 1 a cada 4.000.[5,6] Representada principalmente pela aloimunização, a hidropisia fetal imune é abordada no Capítulo 29.

Uma vez identificado o quadro de hidropisia fetal, sua etiologia deve ser investigada e, quando pertinente, tratada por ser uma condição grave. A sequência dos eventos de hidropisia fetal não imune merece atenção especial, uma vez que a intensidade e a ordem de acometimento do feto podem orientar a etiologia, que pode ser múltipla. A definição da causa de hidropisia não imune permanece um desafio para a Obstetrícia moderna.

ETIOLOGIA

As causas de hidropisia fetal não imune são diversas e podem ser agrupadas em categorias etiológicas que incluem numerosos distúrbios maternos, fetais e/ou placentários.

A prevalência dos principais fatores etiológicos varia de país para país, ou seja, a alfatalassemia responde pela maioria dos casos da doença em determinadas regiões da Ásia, na Índia e no leste do Mediterrâneo, enquanto a síndrome nefrótica prevalece na Finlândia, a doença cardíaca congestiva nos EUA e a deficiência de glicose-6-fosfato na região da Sardenha.[5]

A hidropisia fetal identificada antes de 24 semanas está usualmente associada a doenças genéticas ou à insuficiência cardíaca. O Quadro 30.1 lista as condições mais frequentemente associadas à hidropisia fetal não imune.[6,7]

Entre as principais causas de hidropisia fetal não imune, merecem destaque:

- **Infecções congênitas:** diversos são os agentes infecciosos responsáveis pela hidropisia fetal não imune, os quais podem acometer o concepto, diminuindo a síntese proteica ou causando lesão hepática por meio de hemólise ou aplasia de células vermelhas, ocasionando anemia fetal e/ou miocardite. O agente infeccioso mais comum é o parvovírus B19 (eritrovírus-humano).[8-10]
- **Anemias:** talassemia, deficiência de glicose-6-fosfato desidrogenase e aplasia primária de células vermelhas, entre outras causas de anemia fetal, aumentam a hematopoese hepática, comprometendo a função do fígado, diminuindo a síntese proteica e promovendo hipertensão portal e congestão da víscera. A talassemia responde por 55% dos casos de hidropisia não imune nas populações suscetíveis à doença.[11]
- **Erros inatos do metabolismo:** esses distúrbios de natureza genética, de etiologia diversa, em sua maioria autossômica recessiva, decorrem da deficiência de enzimas necessárias ao metabolismo, provocando acúmulo de metabólitos em determinados órgãos, como cérebro, fígado, coração e rins. O acúmulo desses metabólitos acarreta congestão de vísceras abdominais, lesionando os órgãos, o que pode diminuir a pressão osmótica e aumentar a hidrostática.[12,13]

Quadro 30.1 Principais causas da hidropisia fetal não imune

Cardiovasculares

- Malformações
- Hipoplasia do coração esquerdo
- Defeito do canal atrioventricular
- Hipoplasia do coração direito
- Fechamento do forame oval
- Ventrículo único
- Transposição das grandes artérias
- Defeito do septo atrial
- Tetralogia de Fallot
- Anomalia de Ebstein
- Persistência do ducto arterioso
- *Truncus arteriosus*
- Estenose aórtica ou pulmonar
- Insuficiência valvar
- Taquiarritmia
- *Flutter* atrial
- Taquicardia atrial paroxística
- Síndrome de Wolff-Parkinson-White
- Taquicardia supraventricular
- Bradiarritmia, incluindo bloqueio cardíaco completo
- Outras arritmias (p. ex., síndrome do QT longo)
- Insuficiência cardíaca de alto débito
- Neuroblastoma
- Teratoma sacrococcígeo
- Grande angioma fetal
- Corioangioma placentário
- Hemangioma do cordão umbilical
- Tumores cardíacos
- Outras neoplasias cardíacas
- Cardiomiopatia
- Síndromes cardioesplênicas

Aneuploidia e anormalidades estruturais dos cromossomos

- Monossomia X (45, X)
- Trissomia 21
- Trissomia 18
- Trissomia 13
- 18q+
- 13q-
- 45,X mosaico
- Triploide
- 17q-
- 11p duplicado
- 45,X

Condrodisplasias

- Displasia tanatofórica
- Síndrome de costela curta e polidactilia
- Hipofosfatasia
- Osteogênese imperfeita
- Acondrogênese
- Displasia campomélica
- Acondroplasia homozigótica

Gravidez gemelar

- Síndrome de transfusão gêmeo-gêmeo
- Gêmeo acárdico

Torácicas

- Malformação congênita das vias pulmonares
- Hérnia diafragmática
- Massa intratorácica
- Sequestro pulmonar
- Quilotórax
- Obstrução de vias aéreas
- Linfangiectasia pulmonar
- Neoplasia pulmonar
- Cisto broncogênico

Infecções congênitas

- Citomegalovírus
- Toxoplasmose
- Parvovírus B19 (eritrovírus-humano)
- Sífilis
- Vírus herpes simples
- Vírus da rubéola
- Coxsáckie vírus
- Leptospirose
- *Trypanosoma cruzi*
- Adenovírus
- Varicela
- *Listeria*
- Vírus sincicial respiratório
- Vírus da coriomeningite linfocítica congênita

Sequência de malformações e síndromes genéticas

- Síndrome de Noonan
- Artrogripose
- Síndrome do pterígio múltiplo
- Síndrome de Neu-Laxova
- Síndrome de Pena-Shokeir
- Distrofia miotônica
- Síndrome de Saldino-Noonan
- Síndrome de François, tipo III
- Higroma cístico familiar
- Síndrome toracoabdominal
- Síndrome de linfedema distiquíase
- Síndrome CHARGE (coloboma, defeito cardíaco, atresia de coanas, restrição de crescimento, anormalidades do ouvido e surdez)

Metabólicas

- Doença de Gaucher
- Gangliosidose GM 1
- Sialidose
- Síndrome de Hurler
- Mucopolissacaridosse (MPS) IVa
- Mucolipidose tipo I+II
- Galactossialidose

Urinárias

- Estenose ou atresia uretral
- Válvulas uretrais posteriores
- Síndrome *Prune Belly* (síndrome da barriga em ameixa)

Gastrointestinais

- Vólvulo do intestino
- Má rotação intestinal
- Duplicação do trato intestinal
- Peritonite meconial
- Fibrose hepática
- Colestase
- Atresia biliar
- Atresia jejunal
- Malformações vasculares hepáticas
- Hepatite
- Necrose hepática
- Tumores ou cistos hepáticos
- Tumor intestinal
- Obstrução gastrointestinal

Fonte: modificado de Santos *et al.*, 2011.[7]

- **Doenças linfáticas:** anomalias cromossômicas, fístulas do ducto torácico e doença linfática primária interferem na reabsorção de líquido pelos tecidos e produzem edema subcutâneo, derrame pleural e higroma cístico.
- **Doenças cardíacas:** malformações estruturais do coração, em especial hipoplasia do ventrículo esquerdo, canal atrioventricular, hipoplasia de ventrículo direito, estenose do forame oval e fibroelastose são responsáveis por 40% dos casos de cardiopatias associadas à hidropisia fetal, enquanto as arritmias não relacionadas com lesão anatômica respondem por 32% (25% são taquiarritmias e 7% bradiarritmias).[14,15] As últimas podem ser decorrentes de bloqueio cardíaco completo ou doença do tecido conjuntivo cardíaco, como no lúpus eritematoso sistêmico e na poliarterite.[11]
- **Causas cromossômicas:** das anomalias cromossômicas responsáveis pela hidropisia fetal, 42% são representados pela síndrome de Turner (45,X), 34% pela trissomia do 21, 9% pela trissomia do 18 e 5% pelas triploidias e demais trissomias.[11,16]
- **Causas de origem torácica e pulmonar:** destacam-se malformação adenomatoide cística pulmonar, sequestro pulmonar, hérnia diafragmática direita, teratoma, condrodisplasias, atresia de laringe com hiperinsuflação pulmonar, quilotórax e hidrotórax.[17-20]
- **Gestação gemelar:** nesses casos, o diagnóstico merece considerações especiais, e a definição da etiologia é fundamental. Em fetos dizigóticos, a causa provavelmente não está relacionada com gemelidade, mas, quando monozigóticos, além de todas as causas de gestações únicas, é expressiva a possibilidade de síndrome de transfusão feto-fetal, em que o feto hidrópico pode ser tanto o receptor (insuficiência cardíaca por sobrecarga de volume) como o doador (anemia crônica).[21]

FISIOPATOLOGIA

Embora a etiologia da hidropisia fetal não imune seja extremamente variada, as condições que produzem a doença levam, por mecanismos distintos, a uma série de vias comuns que terminam com o acúmulo de líquido no organismo do concepto. A patogênese dessa alteração ainda não está completamente esclarecida, mas, de maneira geral, depende de uma das condições que se seguem:

- Obstrução da drenagem linfática na cavidade torácica ou abdominal.
- Aumento da permeabilidade capilar.
- Aumento da pressão venosa decorrente de falência miocárdica ou obstrução ao retorno venoso ao coração.
- Redução da pressão osmótica.

Em geral, qualquer condição que promova congestão hepática aumenta a pressão na veia porta e resulta em ascite. Esse aumento de pressão no sistema porta é transmitido para a veia umbilical, provocando edema placentário e contribuindo para o polidrâmnio por passagem de líquido pela membrana amniótica. Sob essa ótica, as doenças hepáticas e os processos infecciosos são facilmente entendidos. A congestão hepática é também o resultado da hematopoese extramedular compensatória que acompanha as anemias e de algumas anomalias congênitas que comprometem o lado direito do tronco fetal, a exemplo da hérnia diafragmática direita.

As hipoproteinemias, decorrentes tanto da perda proteica renal (por exemplo, na síndrome nefrótica) como da deficiência em sua produção (por exemplo, na congestão hepática ou na atividade hematopoética do fígado), reduzem a pressão oncótica e contribuem para o acúmulo de líquido em determinadas áreas do organismo fetal, em especial no tecido celular subcutâneo. Outros distúrbios, como os ocasionados por doenças vasculares ou dermatológicas, também podem facilitar a perda de proteínas.

As doenças que aumentam a pressão intratorácica são também causa de hidropisia, por reduzirem o retorno venoso ou por causarem insuficiência cardíaca fetal.

O parvovírus B19 cursa com crise aplásica transitória, enquanto nas infecções do grupo TORCH é mais comum a falência múltipla de órgãos.[8-10]

Nas aneuploidias, o mecanismo de acúmulo de líquido envolve a obstrução ou formação incompleta do sistema linfático na nuca (higroma cístico) ou abdome, decorrente da displasia linfática. Outro mecanismo responsável pela hidropisia é a cardiopatia congênita, que pode estar presente em 25% dos casos de cromossomopatias.[22]

Cabe considerar que a elevação dos níveis plasmáticos do fator natriurético atrial e da aldosterona está associada à hidropisia fetal não imune, embora a relação de causa e efeito com essas substâncias não esteja completamente estabelecida. A Figura 30.1 resume os principais mecanismos fisiopatológicos envolvidos na gênese da hidropisia fetal.

DIAGNÓSTICO

A identificação ultrassonográfica do quadro de hidropisia não é complexa. Quando se visualiza o acúmulo de líquido em duas ou mais cavidades fetais, o diagnóstico é firmado. O principal desafio consiste na identificação da causa, no tratamento e na definição do momento de interrupção da gestação. As causas de hidropisia não imune são diversas, como descrito anteriormente, e nem sempre a hidropisia é a manifestação inicial, o que exige, em todas as possíveis etiologias, avaliação seriada para seu surgimento. Uma vez identificada a hidropisia, é importante a determinação da causa subjacente, bem como avaliar se existe uma abordagem terapêutica potencial.

A avaliação pré e pós-natal pode determinar a causa em até 60% a 85% dos casos. Os 15% a 40% remanescentes são considerados idiopáticos, caracterizados por investigação negativa – nenhuma malformação anatômica detectada; teste de Coombs indireto negativo, descartando causa imune; pico de velocidade sistólica de artéria cerebral média < 1,5 múltiplos da mediana (MoM) para excluir a presença de anemia fetal; desordens monogênicas conhecidas, tumores fetais ou desordens de armazenamento lisossomal ou desordens metabólicas; e rastreamento de infecções materno-fetais negativas, como toxoplasmose, sífilis e parvovírus B19, principalmente, com cariótipo e/ou microarranjo sem alterações detectáveis.[5,8] A Figura 30.2 apresenta uma sugestão de algoritmo para avaliação diagnóstica.[4]

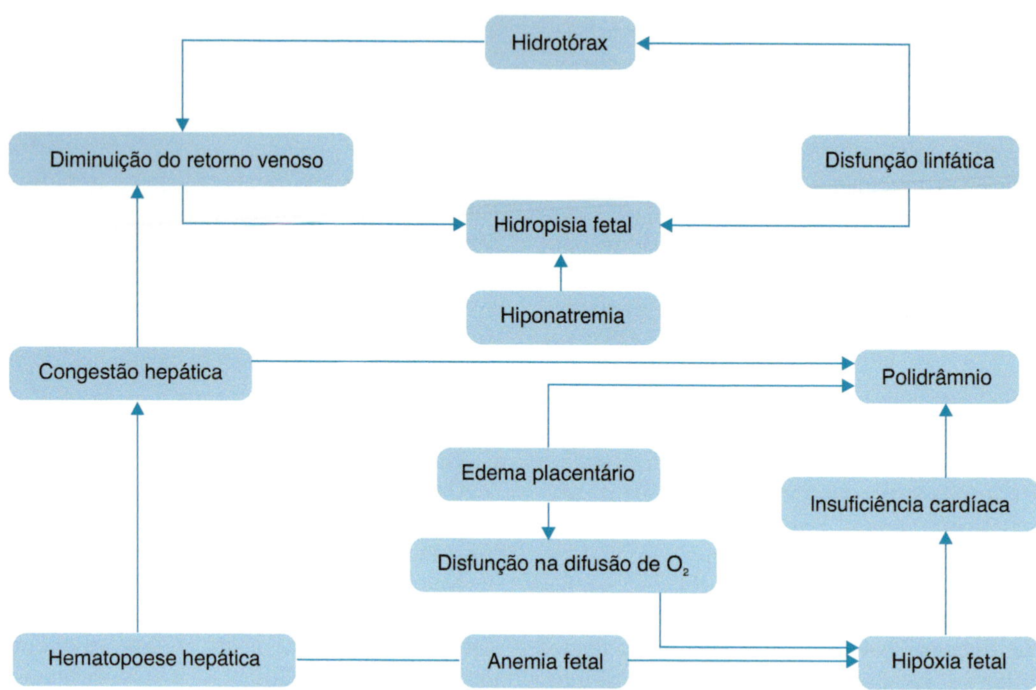

Figura 30.1 Mecanismos fisiopatológicos da hidropisia fetal.

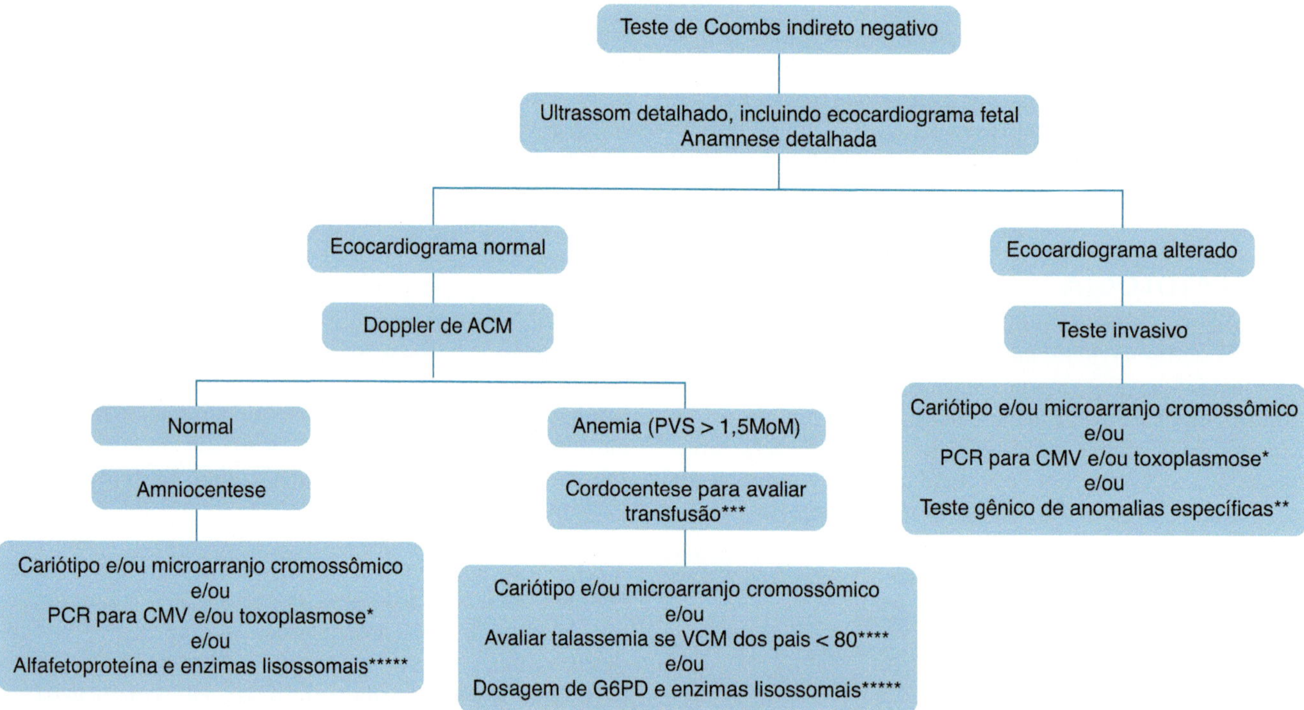

*PCR para toxoplasmose e citomegalovírus, se houver alterações fetais sugestivas de infecção. Avaliação de DNA para anomalias específicas, se indicado.
** Avaliação de DNA, se disponível no serviço.
*** Avaliação de tratamento concomitante ao diagnóstico, principalmente se parvovírus B19.
****Teste genético para alfatalassemia se VCM dos pais for <80fL com ferro sérico normal.
*****Se disponível no serviço ou no laboratório, se nenhuma outra etiologia for descoberta.

Figura 30.2 Fluxograma para investigação diagnóstica de hidropisia fetal não imune. (*ACM*: artéria cerebral média; *CMV*: citomegalovírus; *G6PD*: glicose-6-fosfato desidrogenase; *PCR*: reação em cadeia da polimerase; *PVS*: pico de velocidade sistólica; *VCM*: volume corpuscular médio.) (Adaptada de Society for Maternal-Fetal Medicine [SMFM] *et al.*, 2015.[4])

Como sugerido, os passos para avaliação diagnóstica serão sistematizados em avaliação não invasiva, que inclui história clínica, avaliação ultrassonográfica fetal e solicitação de exames laboratoriais maternos, e invasiva, que abrange a investigação fetal por meio de exames fetais realizados por cordocentese ou amniocentese, a depender da idade gestacional em que foi diagnosticada a hidropisia fetal não imune e da disponibilidade do serviço para realizá-los.

Avaliação diagnóstica não invasiva

- **Anamnese detalhada com história clínica pessoal e familiar completa:** investigar se há história de doenças hereditárias ou consanguinidade, bem como exposição a teratógenos e agentes infecciosos; determinar a etnia, que pode estar associada a hemoglobinopatias, como talassemia; na história pregressa, avaliar doenças maternas, como diabetes, tireoideopatias, doenças vasculares e do colágeno, uso de medicamentos, história transfusional prévia, exposição a agentes virais e história ocupacional em que possa haver exposição a teratógenos; na história ginecológica e obstétrica, investigar se há exposição a infecções sexualmente transmissíveis e o histórico obstétrico prévio, como necessidade de transfusão, doenças cromossômicas, metabólicas, genéticas ou cardíacas, malformações congênitas, alterações de volume de líquido, morte fetal ou infecções congênitas prévias (toxoplasmose, sífilis e parvovírus B19 são mais comuns). Para apoiar a anamnese, é necessária a solicitação de exames, como os apresentados na sequência.
- **Determinação do grupo sanguíneo/Rh materno e Coombs indireto:** importante para excluir hidropisia imune. Vale destacar que o teste de Coombs indireto deve ser solicitado até mesmo às mulheres com Rh negativo, em virtude do risco de aloimunização por antígenos irregulares. Caso o Coombs indireto seja positivo, é mandatória a pesquisa de anticorpos irregulares por meio do painel de hemácias, independentemente do grupo sanguíneo materno (veja o Capítulo 29).
- **Hemograma:** caso o volume corpuscular médio seja menor que 80fL sem deficiência de ferro, deve-se pensar em talassemia.
- **Eletroforese de hemoglobina:** para diagnóstico de hemoglobinopatias que possam levar à hidropisia fetal, como talassemia.
- **Realização do teste de Kleihauer-Bethke:** para determinar se há hemorragia feto-materna que possa levar à hidropisia. A hemorragia feto-materna pode ocorrer como evento agudo isolado ou como hemorragia crônica contínua, e em ambos os casos o teste revelará a presença de células fetais no sangue materno, auxiliando esse diagnóstico.
- **Dosagem de G6PD:** causa menos comum de anemia e hidropisia.
- **Sorologias para toxoplasmose, citomegalovírus, sífilis e parvovírus B19:** em algumas situações, é útil ampliar o painel de sorologias já que, apesar de menos frequentes, outros vírus, como coxsáckie, herpesvírus simples tipo I, herpesvírus tipos 6 e 7, varicela, vírus sincicial respiratório e rubéola, podem provocar hidropisia, além de leptospirose.
- **Dosagem de alfafetoproteína:** para os casos em que haja suspeita de hemorragia feto materna e também para apoio diagnóstico de síndrome nefrótica congênita do tipo finlandesa, associada a rins hiperecogênicos e elevação de alfafetoproteína.

Além dos exames laboratoriais maternos que apoiam o diagnóstico, procede-se ainda à avaliação ultrassonográfica fetal, que deve incluir a análise morfológica detalhada do feto, do cordão umbilical e da placenta, em busca de anormalidades estruturais, bem como à estimativa do volume de líquido. As modalidades adicionais de imagem 3D ou 4D, assim como a ressonância magnética, podem ser úteis para o diagnóstico pré-natal de algumas anomalias estruturais.[12-14] O ecocardiograma fetal também deve integrar a avaliação fetal, pois anomalias estruturais cardíacas e de ritmo estão entre as causas mais comuns de hidropisia fetal não imune.

Outro exame importante é a dopplervelocimetria da artéria cerebral média, que avalia a presença de anemia fetal a partir do achado de pico da velocidade sistólica acima de 1,5MoM para a idade gestacional, de acordo com tabelas que fazem essa correlação (veja, no Capítulo 29, o Quadro 29.8).[8]

Avaliação diagnóstica invasiva

Quando alguma anomalia estrutural é encontrada, ou caso ainda sejam necessários exames laboratoriais fetais, os testes invasivos, como biópsia de vilo, amniocentese e cordocentese, fazem parte da propedêutica complementar diagnóstica (veja o Capítulo 14).

Nos testes invasivos é coletado material para análise cromossômica por citogenética convencional ou pela técnica de microarranjos e PCR para pesquisa de agentes específicos. Outro exame consiste no sequenciamento do exoma, quando não é possível estabelecer um diagnóstico definitivo a partir das técnicas tradicionais supracitadas e estão associadas anomalias fetais. Útil para o diagnóstico, tem como desvantagens o alto custo e o fato de não estar disponível em todos os serviços. Cabe ressaltar que o sequenciamento do exoma tem sido usado com mais frequência no cenário pré-natal e alcançado resultados promissores para a descoberta de variantes patogênicas dos casos de hidropisia fetal não imune.[9]

Além da avaliação genética e cromossômica, no material coletado pelos testes invasivos também são analisadas as sorologias em amostras de sangue fetal para infecções mais comuns, como toxoplasmose, citomegalovírus e parvovírus. Se todas forem negativas, podem ser realizados testes adicionais para displasias esqueléticas, distúrbios metabólicos e enzimopatias eritrocitárias.[4] Distúrbios de armazenamento lisossomal podem ser diagnosticados em uma investigação mais abrangente, sendo sempre importante que a gestante seja avaliada de forma multidisciplinar por especialistas em Medicina Fetal e geneticistas.

TRATAMENTO

O tratamento da hidropisia fetal não imune depende da causa, da idade gestacional ao diagnóstico e da disponibilidade técnica para realização de terapêutica pré e/ou pós-natal.

Em muitas situações não há tratamento específico para a hidropisia, em especial quando se desconhece a causa subjacente. Nesses casos, o acompanhamento fetal é realizado por meio de exames seriados de ultrassonografia e avaliação cuidadosa da gestante em virtude do risco de pré-eclâmpsia e síndrome do espelho.

Considerando as terapias fetais disponíveis e a causa da hidropisia, alguns procedimentos podem ser úteis, como transfusão intrauterina nos casos de anemia fetal, uso de medicamentos antiarrítmicos para tratamento de alguns tipos de arritmias fetais, drenagem de coleções com colocação de derivações, corticoterapia para alguns quadros adenomatoides pulmonares congênitos e fetoscopia para ablação com *laser* na síndrome de transfusão feto-fetal, entre outros.[10,11] Assim, após o diagnóstico, essas gestantes devem ser encaminhadas aos centros de referência em Medicina Fetal para receber terapêutica e acompanhamento apropriados. Um resumo com as condutas específicas de acordo com algumas etiologias selecionadas encontra-se no Quadro 30.2.

SEGUIMENTO MATERNO E COMPLICAÇÕES

A hidropisia fetal não imune deve ser motivo de vigilância não apenas para o feto, mas também para a mãe, pois pode estar associada à denominada síndrome do espelho ou síndrome de Ballantyne, que tem como pilares diagnósticos hidropisia fetal, aumento da espessura placentária e edema materno. Pode associar-se ainda a casos de proteinúria, hipertensão e anemia, único parâmetro que a diferencia da pré-eclâmpsia clássica.[15] Está ainda ligada ao aumento de mortalidade fetal e morbidade materna.[16]

Grande variedade de complicações pré-natais tem sido reportada como causa da síndrome do espelho, incluindo hidropisia fetal não imune, e sua fisiopatologia ainda não está muito bem estabelecida. A conduta inclui tratamento da causa da hidropisia fetal ou parto. Diante disso, a monitoração rigorosa com avaliação clínica materna seriada, incluindo medição da pressão arterial, avaliação de peso materno e observação de edema progressivo, bem como a realização de exames laboratoriais que englobem avaliação de hematócrito e funções renal e hepática, se pertinente, deve fazer parte do cuidado pré-natal de gestações acometidas por hidropisia fetal.

Outras complicações perinatais associadas à hidropisia não imune incluem parto pré-termo, natimortalidade, abortamento, aumento nas taxas de cesariana, atraso no desenvolvimento neurocognitivo e taxas reduzidas de sobrevida pós-natal.

Quanto ao seguimento da gestação, estará intimamente ligado à causa para melhor definição. Se a causa é definida como não letal, é recomendada vigilância fetal e indicada interrupção apenas em caso de sinais de descompensação ou em gestação viável e a depender do prognóstico fetal. Corticoterapia antenatal também é recomendada nesses casos. Quando não há causa definida, a conduta deve ser individualizada.

Em relação ao momento do parto, a prematuridade espontânea ou indicada acontece em 66% das gestações.[17] Com base na opinião de especialistas, em caso de surgimento ou piora de hidropisia na gestação que alcançou 34 semanas, deve-se individualizar caso a caso e avaliar a necessidade do parto.[4] Na ausência de anomalia letal conhecida, o parto pode ser realizado a

Quadro 30.2 Resumo das condutas terapêuticas e recomendações de acordo com a causa

Causa	Tratamento	Recomendação
Taquicardia supraventricular, *flutter* atrial, fibrilação atrial, taquiarritmia cardíaca	Administração de medicações antiarrítmicas via transplacentária	Tratamento com antiarrítmicos deve ser feito, exceto nos casos em que haja contraindicações maternas e/ou obstétricas ou que estejam próximos ao termo
Hidrotórax, quilotórax ou grande derrame pleural com sequestro broncopulmonar associado	Drenagem com agulha ou colocação de derivação toracoamniótica; se a idade gestacional está avançada, realizar drenagem antes do parto em casos selecionados	Considerar drenagem em grandes derrames pleurais unilaterais cuja causa seja hidropisia não imune ou, se idade gestacional avançada, considerar drenagem com agulha antes do parto
Anemia fetal secundária a infecção por parvovírus B19 ou hemorragia feto-materna	Amostra de sangue fetal seguida de transfusão intrauterina	Transfusão intrauterina é realizada se anemia é confirmada, exceto se a gestação estiver em idade gestacional avançada, em que os riscos do parto sejam menores do que os associados ao procedimento
Malformação pulmonar congênita	Tipo macrocístico: drenagem com agulha ou colocação de derivação toracoamniótica Tipo microcístico: administração materna de corticosteroide – betametasona 12mg, duas doses IM a cada 24 horas, ou dexametasona 6mg, a cada 12 horas (quatro doses)	Considerar drenagem em macrocistos que cursam com hidropisia; se o microcisto resultar em hidropisia, é sugerido o uso de corticoterapia como opção de manejo
Síndrome de transfusão feto-fetal (STFF) ou TAPS (sequência anemia-policitemia no gemelar)	Ablação a *laser* de anastomoses placentárias ou terminações vasculares selecionadas	Considerar fotocoagulação a *laser* por fetoscopia de anastomoses placentárias na STFF ou TAPS que cursem com hidropisia < 26 semanas

Fonte: adaptado de Society for Maternal-Fetal Medicine (SMFM) *et al.*, 2015.[4]

termo – parto pré-termo antes de 34 semanas tem pior prognóstico.[18]

A via de parto depende, também, da causa e do prognóstico. Nos casos de prognóstico fetal reservado, é preferida a via vaginal. A cesariana está indicada quando há deterioração da condição fetal anteparto ou em caso de frequência maior de deterioração da condição fetal intraparto. Deve-se atentar para o risco de distócia, hemorragia puerperal e retenção placentária.

PROGNÓSTICO

O prognóstico vai depender da causa da hidropisia fetal não imune e da idade gestacional ao diagnóstico e no parto, bem como da possibilidade de tratamento efetivo. Diagnóstico em idade gestacional mais precoce está frequentemente associado a aneuploidia e, consequentemente, a pior prognóstico e risco maior de perda gestacional. A intervenção antenatal possibilita taxas melhores de sobrevida.[19]

As aneuploidias estão relacionadas com pior prognóstico, e as taxas de sobrevida neonatal são frequentemente menores que 50%. Com base na literatura disponível, apenas casos isolados ou causas potencialmente tratáveis e reversíveis, como arritmias ou infecção pelo parvovírus B19, têm melhor prognóstico.

Como é significativo o número potencial de causas genéticas de hidropisia fetal não imune, a avaliação genética é fundamental e deve incluir o cariótipo clássico ou por microarranjo (para excluir alterações cromossômicas, especialmente quando há malformações fetais associadas).[19,20] Por outro lado, o cariótipo tradicional e mesmo o por microarranjo não identificam muitas síndromes genéticas que causam hidropisia, como RASopatias (por exemplo, síndrome de Noonan), erros inatos do metabolismo e condições raras.[22-24] Com a introdução mais recente de painéis genéticos e o sequenciamento do exoma pré-natal, poderão aumentar as taxas de diagnóstico e, no futuro, seu uso rotineiro, focando especificamente em um painel de genes conhecidos como causadores de hidropisia, poderá melhorar ainda mais essas taxas de diagnóstico.[25]

O Quadro 30.3 apresenta as principais evidências sobre a hidropisia fetal não imune.

Quadro 30.3 Evidências quanto às recomendações em gestantes com hidropisia fetal não imune

Recomendação	Grau de recomendação
A avaliação inicial de hidropisia deve incluir: Coombs indireto, ultrassonografia obstétrica e ecocardiografia fetal, avaliação dopplerfluxométrica de ACM e cariótipo fetal ou análise cromossômica por microarranjo, mesmo que não haja nenhuma anomalia estrutural fetal identificada	1C Forte recomendação Qualidade de evidência baixa
As decisões sobre terapia fetal devem ser baseadas na etiologia subjacente e na idade gestacional em que a hidropisia fetal não imune se desenvolveu ou é identificada pela primeira vez	1C Grau de recomendação forte Qualidade de evidência baixa
O parto pré-termo deve ser realizado apenas por indicações obstétricas	1C Grau de recomendação forte Qualidade de evidência baixa
Gestações com hidropisia fetal não imune por doenças não letais ou de causas potencialmente tratáveis são candidatas à corticoterapia e à vigilância anteparto, e o parto deve acontecer em centro que tenha capacidade de estabilizar e tratar recém-nascido gravemente comprometido	1C Grau de recomendação forte Qualidade de evidência baixa
O desenvolvimento da síndrome do espelho materno é indicação para o parto	1C Grau de recomendação forte Qualidade de evidência baixa

ACM: artéria cerebral média.
Fonte: Society for Maternal-Fetal Medicine (SMFM) *et al.*, 2015.[4]

Referências

1. Castillo RA, Devoe LD, Hadi HA, Martin S, Geist D. Nonimmune hydrops fetalis: Clinical experience and factors related to a poor outcome. Am J Obstet Gynecol 1986; 155: 812-6.
2. Norton ME. Nonimmune hydrops fetalis. Semin Perinatol 1994; 18:321-32.
3. Skoll M, Sharland G, Allan L. Is the ultrasound definition of fluid collections in non-immune hydrops fetalis helpful in defining the underlying cause or predicting outcome? Ultrasound Obstet Gynecol 1991; 1:309-12.
4. Society for Maternal-Fetal Medicine (SMFM), Norton ME, Chauhan SP et al. SMFM clinical guideline #7: Nonimmune hydrops fetalis. Am J Obstet Gynecol 2015; 212:127.
5. Bellini C, Hennekam R, Bonioli E. Etiology of nonimmune hydrops fetalis: A systemic review. Am J Med Genet 2009; 149:844-51.
6. Heinonen S, Ryynänen M, Kirkinen P. Etiology and outcome of second trimester non-immunologic fetal hydrops. Acta Obstet Gynecol Scand 2000; 79:15-8.
7. Santo S, Mansour S, Thilaganathan B et al. Prenatal diagnosis of non-immune hydrops fetalis: What do we tell the parents? Prenat Diagn 2011; 31:186-95.
8. Mari G, Deter RL, Carpenter RL et al. Noninvasive diagnosis by Doppler ultrasonography of fetal anemia due to maternal red-cell alloimmunization. Collaborative Group for Doppler Assessment of the Blood Velocity in Anemic Fetuses. N Engl J Med 2000; 342:9-14.
9. Mardy A, Chetty S, Norton M et al. A system-based approach to the genetic etiologies of non-immune hydrops fetalis. Prenat Diagn 2019; 39:732-50.
10. Grethel E, Wagner A, Clifton M et al. Fetal intervention for mass lesions and hydrops improves outcome: A 15-year experience. J Pediatr Surg 2007; 42:117-23.

11. Van Mieghem T, Al-Ibrahim A, Deprest J et al. Minimally invasive therapy for fetal sacrococcygeal teratoma: Case series and systematic review of the literature. Ultrasound Obstet Gynecol 2014; 43:611-9.
12. Barišić LS, Stanojević M, Kurjak A, Porović S, Gaber G. Diagnosis of fetal syndromes by three-and four-dimensional ultrasound: Is there any improvement? J Perinat Med 2017; 45:651-65.
13. Gonçalves LF, Lee W, Mody S, Shetty A, Sangi-Haghpeykar H, Romero R. Diagnostic accuracy of ultrasonography and magnetic resonance imaging for the detection of fetal anomalies: A blinded case-control study. Ultrasound Obstet Gynecol 2016; 48:185-92.
14. Rossi AC, Prefumo F. Additional value of fetal magnetic resonance imaging in the prenatal diagnosis of central nervous system anomalies: A systematic review of the literature. Ultrasound Obstet Gynecol 2014; 44:388-93.
15. Matsubara S, Ohmaru T, Ohkuchi A et al. Mirror syndrome associated with hydropic acardius in triplet pregnancy. Fetal Diagn Ther 2008; 24:429-33.
16. Braun T, Brauer M, Fuchs I et al. Mirror syndrome: A systematic review of fetal associated conditions, maternal presentation and perinatal outcome. Fetal Diagn Ther 2010; 27:191-203.
17. Mascaretti RS, Falcão MC, Silva AM et al. Characterization of newborns with nonimmune hydrops fetalis admitted to a neonatal intensive care unit. Rev Hosp Clin Fac Med São Paulo 2003; 58:125.
18. Huang HR, Tsay PK, Chiang MC et al. Prognostic factors and clinical features in liveborn neonates with hydrops fetalis. Am J Perinatol 2007; 24:33.
19. American College of Obstetricians; Gynecologists Committee on Genetics. Committee opinion No. 581: The use of chromosomal microarray analysis in prenatal diagnosis. Obstet Gynecol 2013, 122:1374-7.
20. Hay SB, Sahoo T, Travis MK et al. ACOG and SMFM guidelines for prenatal diagnosis: Is karyotyping really sufficient? Prenat Diagn 2018, 38:184-9.
21. Sileo FG, Kulkarni A, Branescu I et al. Non-immune fetal hydrops: Etiology and outcomes according to gestational age at diagnosis. Ultrasound Obstet Gynecol 2020.
22. Bellini C, Donarini G, Paladini D et al. Etiology of non-immune hydrops fetalis: An update. Am J Med Genet Part 2015; 167:1082-8.
23. Sparks TN, Thao K, Lianoglou BR et al. Nonimmune hydrops fetalis: Identifying the underlying genetic etiology. Genet Med 2019; 21:1339-44.
24. Gimovsky AC, Luzi P, Berghella V. Lysosomal storage disease as an etiology of nonimmune hydrops. Am J Obstet Gynecol 2015; 212: 81-90.
25. Sudrié-Arnaud B, Marguet F, Patrier S et al. Metabolic causes of nonimmune hydrops fetalis: A next-generation sequencing panel as a first-line investigation. Clin Chim Acta 2018; 481:1-8.

CAPÍTULO

31

Gravidez Prolongada

Eura Martins Lage
Alamanda Kfoury Pereira

INTRODUÇÃO

A gravidez prolongada, também denominada gravidez pós-termo, é definida como gestação ≥ 42 semanas completas ou com 294 dias ou mais, contados a partir do primeiro dia do último período menstrual.[1] Em 2020, quase 2% dos nascimentos únicos no Brasil ocorreram com 42 semanas ou mais de gestação.[2]

A gravidez prolongada implica riscos para a gestante e o neonato. A mortalidade perinatal aumenta duas vezes após 42 semanas de gestação, em comparação com as gestações de 40 semanas, e, portanto, deve-se incluir vigilância fetal pré-parto e indução do trabalho de parto com 41 semanas ou, no máximo, 42 semanas, para tentar mitigar o risco aumentado de mortalidade perinatal. Os riscos maternos incluem aumento da incidência de distócia de parto e lesão perineal grave.[3]

A datação precisa da gravidez é fundamental para o diagnóstico da gravidez prolongada.

INCIDÊNCIA

A incidência de gestações prolongadas varia de 1% a 10% em todo o mundo, dependendo da diversidade das populações estudadas e das variações nas práticas obstétricas.[4] A menor incidência é relatada em estudos com ultrassonografia de rotina para confirmação da idade gestacional. No Brasil, no período de 2010 a 2020, a incidência variou de 0,78% a 2,05%, como mostra a Figura 31.1, com média de 2,7%.[2]

Já nos EUA, no período de 2010 a 2020, verificou-se uma queda na incidência: de 0,46% em 2010 para 0,25% em 2020, com média de 0,36%.[5]

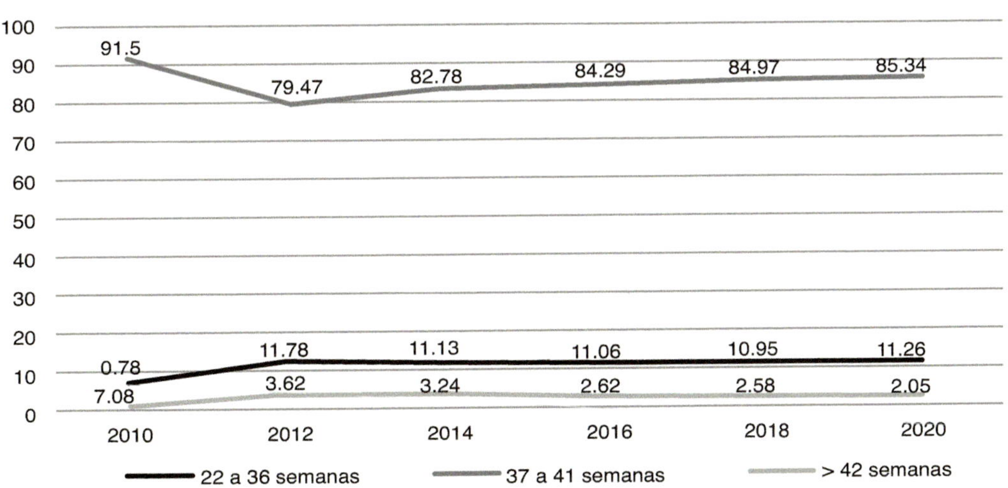

Figura 31.1 Distribuição dos nascimentos no Brasil, em porcentagem, por idade gestacional, de 2010 a 2020. (MS/SVS/DASIS – Sistema de Informações sobre Nascidos Vivos – SINASC.[2])

No continente europeu, estudo sobre as taxas de natalidade com idade gestacional ≥ 42 semanas em 13 países mostrou grande variação em todo o continente: 0,4% a 0,6% na Áustria, 7,5% na Bélgica e 8,1% na Suécia e Dinamarca.[6] As variações na incidência são provavelmente decorrentes de diferenças entre as populações com relação à realização precoce de ultrassonografia obstétrica para datação da gestação[7] e à proporção de mulheres nulíparas. Outros fatores que podem influenciar essa incidência são: prevalência de obesidade, proporção de mulheres com complicações gestacionais e frequência de parto pré-termo, além de práticas como indução ou cesariana eletiva em gestações com 40 e 41 semanas.[6,7]

ETIOLOGIA

Quando se levam em conta os fatores envolvidos no determinismo do parto, é possível afirmar que a etiologia da gestação prolongada é multifatorial e frequentemente desconhecida. Em cerca de um terço à metade dos casos pode ser atribuída à influência genética materna ou fetal no início da parturição. Mudanças epigenéticas também podem estar envolvidas.[8]

Em casos raros, a gravidez prolongada tem sido associada a alterações na produção de hormônios relacionados com a parturição, como distúrbios fetais associados à deficiência na produção placentária de sulfatase, que resulta em níveis muito baixos de estriol – caso dos fetos com ictiose ligada ao X. Fetos com anencefalia e hipoplasia adrenal também estão associados à gestação prolongada.[8]

FATORES DE RISCO

As gestantes com risco maior de gravidez prolongada são aquelas que já tiveram uma gestação prolongada anterior. Outros fatores de risco associados a esse quadro são:[3,4,9]

- Nuliparidade.
- Obesidade.
- Feto do sexo masculino.
- Idade materna < 20 anos ou avançada (> 35 anos).
- Etnia materna (indivíduos brancos não hispânicos correm risco maior do que indivíduos negros, hispânicos e asiáticos não hispânicos).

MORBIDADE E MORTALIDADE

A gravidez prolongada está associada a complicações maternas, fetais e neonatais. As taxas de natimortalidade, morte neonatal e morbidade estão aumentadas nesse grupo, comparado ao grupo a termo. O Quadro 31.1 lista os principais resultados adversos maternos e perinatais associados às gestações prolongadas.[10-13]

Nas gestações prolongadas, os fetos normalmente têm incidência maior de macrossomia (≥ 4.500g) do que na gestação a termo, o que aumenta os riscos de complicações, incluindo progressão anormal do trabalho de parto, aumento da incidência de cesariana, parto vaginal assistido (vácuo ou fórceps), distócia de ombro, lesão perineal, hemorragia pós-parto e problemas metabólicos neonatais.[14]

Cerca de 20% dos fetos, nas gestações prolongadas, desenvolvem a síndrome de dismaturidade, quadro de desnutrição intrauterina crônica. Esses fetos apresentam risco

Quadro 31.1 Resultados adversos maternos e perinatais associados à gestação prolongada

Maternos	Perinatais
• Pré-eclâmpsia • Laceração perineal • Hemorragia pós-parto • Cesariana • Oligodrâmnio	• Síndrome de pós-maturidade • Macrossomia fetal • Distócia de ombro • Lesão de plexo braquial • Aspiração meconial • Admissão na UTI • Encefalopatia hipóxico-isquêmica • Morte fetal e neonatal • Convulsões neonatais • Obesidade infantil

Fonte: Rampersad *et al.*, 2017.

aumentado de compressão do cordão umbilical devido a oligodrâmnio e padrões anormais de frequência cardíaca fetal pré-parto ou intraparto em virtude de insuficiência uteroplacentária ou compressão do cordão. A eliminação de mecônio é comum e pode estar relacionada com a maturação fisiológica do intestino, hipóxia fetal ou ambos.[15]

A mortalidade perinatal aumenta à medida que a gravidez se estende além do termo, particularmente após 41 semanas, e acredita-se que seja em razão de infecção intrauterina, da insuficiência uteroplacentária resultante do envelhecimento placentário e da compressão do cordão, levando a quadros de hipóxia fetal, asfixia e aspiração de mecônio.[13,14,16]

O risco de natimorto é aumentado nas gestações prolongadas. Com 37 semanas esse risco é de 0,21 a cada 1.000 nascidos vivos; com 42 semanas, de 1,08 a cada 1.000 nascidos vivos. Ao considerar o benefício da indução do parto para redução da natimortalidade, devem ser analisados outros fatores, incluindo resultados adversos neonatais e maternos.[17] Há risco adicional significativo de natimorto, sem redução correspondente na mortalidade neonatal, quando as gestações a termo continuam até 41 semanas em comparação com o parto em 40 semanas. A Figura 31.2 mostra o risco prospectivo de morte fetal por 1.000 gestações e o risco de morte neonatal por 1.000 partos por idade gestacional em gestações a termo.[18]

CONDUTA

Uma vez que a datação imprecisa é uma das causas de gestação prolongada, é necessário confirmar a idade gestacional.[17]

A determinação do melhor momento para interrupção da gestação e dos métodos de vigilância fetal a serem utilizados ainda não é consensual. O Colégio Americano de Obstetras e Ginecologistas (ACOG) sugere que a vigilância fetal pré-natal seja iniciada entre 41 e 42 semanas de gestação, mas sem recomendação específica quanto ao tipo de exame ou à frequência.[17,19]

A indução eletiva após 41 semanas de gestação resulta em redução da mortalidade perinatal sem aumentar a morbidade perinatal e reduz as taxas de nascimento por cesariana.[17] A decisão deverá ser tomada em conjunto com a gestante, após exposição de todos os riscos materno-fetais. A Figura 31.3 resume a conduta nos casos de gestação prolongada.

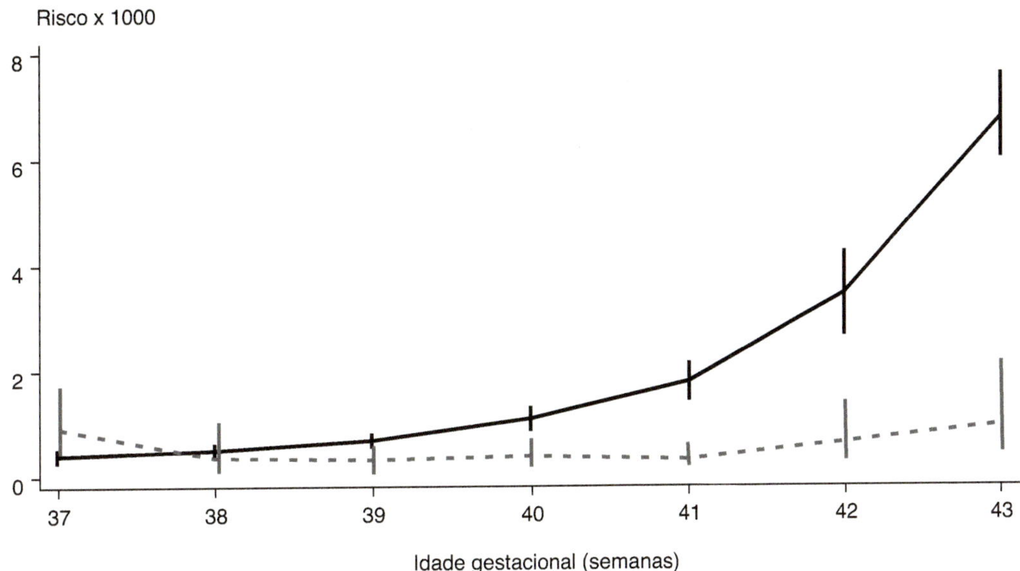

Figura 31.2 Risco prospectivo de natimorto por 1.000 gestações (*linha preta contínua*) e risco de morte neonatal por 1.000 partos (*linha cinza pontilhada*) por idade gestacional em gestações a termo. (Reproduzida de Muglu *et al.*, 2019.[18])

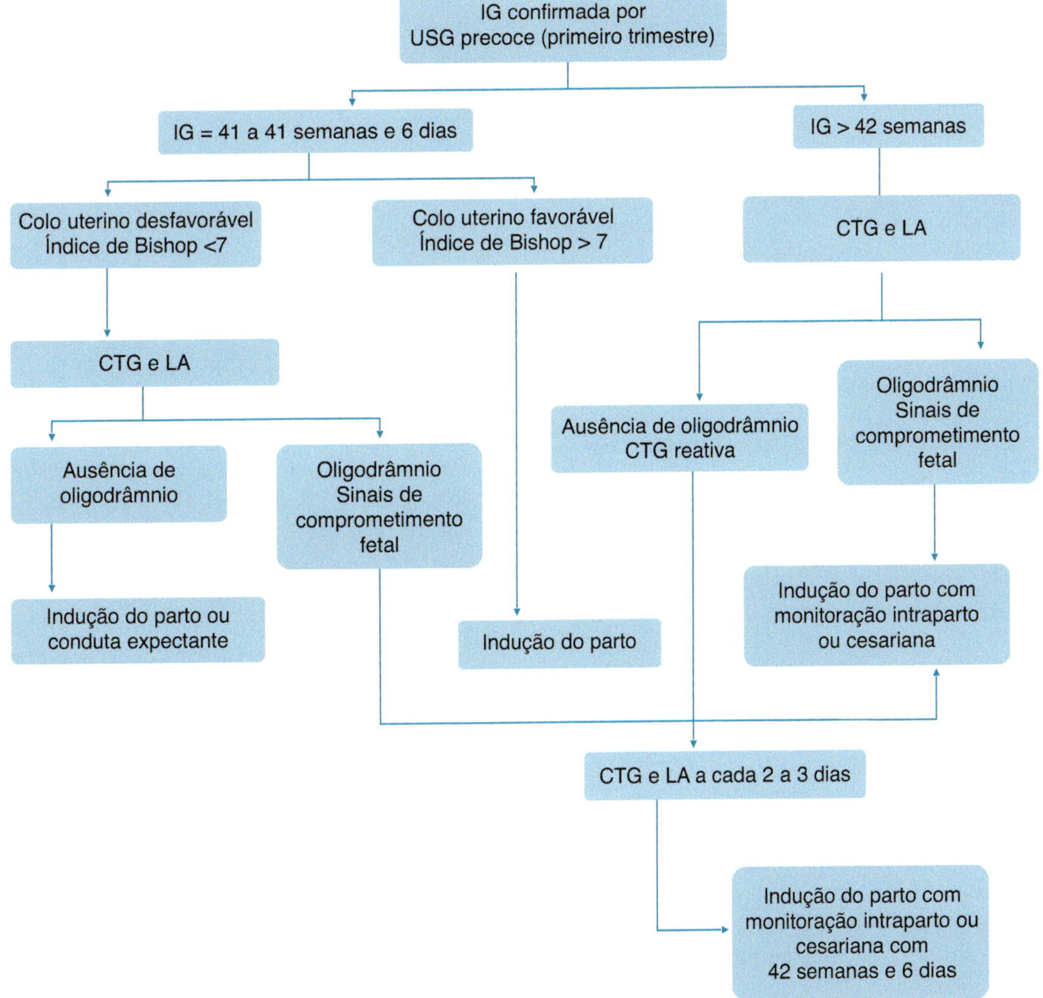

Figura 31.3 Condução em caso de gestação prolongada. (*CTG*: cardiotocografia; *IG*: idade gestacional; *LA*: líquido amniótico; *USG*: ultrassonografia.)

Confirmação da idade gestacional

Em mulheres com ciclos menstruais regulares e que iniciam acompanhamento pré-natal precocemente, é confiável a estimativa da data provável do parto a partir da data da última menstruação. Quando isso não ocorre, a data provável do parto pode ser calculada por meio da ultrassonografia realizada até 13 semanas e 6 dias. Para esse cenário, a idade gestacional estimada deve ser corrigida em caso de diferença em relação à data da última menstruação > 5 a 7 dias. A determinação da idade gestacional deverá ser calculada a partir do comprimento cabeça-nádega (CCN) até 13 semanas e 6 dias e do diâmetro biparietal (DBP) e outros parâmetros a partir de 14 semanas, exceto em gestações com datas conhecidas de concepção/implantação, como por fertilização *in vitro*.[20]

A realização precoce de ultrassonografia tem reduzido a incidência das gestações prolongadas nos últimos anos.[7]

Indução do parto com 41 semanas

Cabe esclarecer que a discussão a seguir se refere às gestações únicas, com fetos em apresentação cefálica, de gravidez sem complicações, que atingem 41+0 semanas.

As gestações de 41 semanas podem ser induzidas eletivamente ou conduzidas de maneira expectante.[17] Em gestantes com colo uterino desfavorável, administra-se um agente para amadurecimento cervical, como, por exemplo prostaglandinas ou cateter-balão (veja capítulo 56).[21]

O ACOG recomenda a indução do trabalho de parto de 42+0 semanas a 42+6 semanas, mas considera razoável a indução em 41+0 a 42+0 semanas.[19]

As gestantes e os familiares devem ser orientados sobre os fatores envolvidos nessas opções de conduta (indução do parto com/sem agentes de amadurecimento cervical, tipo e frequência de monitoramento fetal e materno pré-parto) e os benefícios e riscos maternos e fetais envolvidos em ambas as opções.[17,19,21]

Abordagem alternativa: conduta expectante com monitoração fetal

A condução expectante da gestação prolongada é uma alternativa quando as condições do trabalho de parto são desfavoráveis, entre 41 e 42 semanas de gestação, e quando a mulher deseja ter um trabalho de parto espontâneo.[17]

Em gestações com condução expectante, recomenda-se que a avaliação fetal comece com 41+0 semanas, optando-se por intervenção caso o trabalho de parto espontâneo não inicie em idade gestacional predefinida ou o teste de vigilância fetal seja anormal.[17,19]

O tipo e frequência ideais dos exames para monitoração fetal e a idade gestacional para iniciá-los ainda não foram determinados. Alguns autores, com base em estudos de caso-controle, sugerem a avaliação do volume de líquido amniótico duas vezes por semana entre 41+0 e 42+0 semanas de gestação.[15]

A discussão sobre a condução da gravidez prolongada em alguns países de alta renda concentra-se no planejamento da indução do trabalho de parto com 41 semanas ou seu possível adiamento para 42 semanas. Faltam evidências para recomendação da indução do parto em 41 ou 42 semanas, sendo necessários mais estudos para estabelecer o momento ideal de indução do trabalho de parto em caso de gravidez prolongada.[22]

O ACOG recomenda indução do parto em 42+6 semanas em todas as gestações, exceto naquelas com indicações obstétricas de indução antes, como, por exemplo, em caso de oligodrâmnio.[19]

RECORRÊNCIA

Após gravidez prolongada, o risco de segunda gestação prolongada aumenta de duas a quatro vezes, e o de recorrência é ainda maior após duas gestações prolongadas. Em grande estudo do tipo coorte realizado na Holanda, a taxa de mulheres que tiveram parto com 42 semanas completas ou mais de gestação na primeira gravidez foi de 7,7%, e o risco de recorrência de parto nessa idade gestacional foi de 15%, comparado a 4% para mulheres com parto a termo. A razão de chance ajustada (OR) do risco de parto com 42 semanas completas ou mais de gestação recorrente foi de 4,2 (IC95%: 4,0 a 4,4; $p < 0,0001$).[23]

PREVENÇÃO

A melhor maneira de evitar uma gravidez prolongada é ter a garantia de uma datação gestacional precisa, e o método mais confiável para datação gestacional é uma ultrassonografia obstétrica de primeiro trimestre.[20]

O descolamento de membranas amnióticas pode reduzir a proporção de gestantes que permanecem sem parto em 42 semanas. O momento ideal para iniciar esse procedimento e sua frequência não foram estudados em ensaios randomizados, mas é razoável começar a qualquer momento após 39+0 semanas de gestação.[21]

SUMÁRIO DE RECOMENDAÇÕES

- **Diagnóstico:** a gravidez prolongada é definida como gestação com duração ≥ 42 semanas completas ou 294 dias ou mais, contados a partir do primeiro dia do último período menstrual. O diagnóstico é embasado na estimativa mais precisa da data provável do parto, a qual é baseada na data da última menstruação e pode ser confirmada por ultrassonografia realizada, preferencialmente, no primeiro trimestre de gestação.
- **Morbidade e mortalidade:** a gravidez prolongada está associada a complicações maternas, fetais e neonatais que podem ser resultantes do crescimento fetal excessivo ou da insuficiência placentária. As taxas de natimortalidade, morte neonatal e morbidade estão aumentadas nesse grupo, comparado ao grupo a termo. Provavelmente, infecção intrauterina, insuficiência placentária e compressão do cordão, levando a hipóxia e asfixia fetais e aspiração de mecônio, contribuem para o excesso de mortes perinatais nas gestações prolongadas.
- **Conduta:** a partir de 41 semanas, a opção pode ser a indução eletiva do trabalho de parto ou conduta expectante. Em gestações com condução expectante, recomenda-se monitoração fetal a partir de 41+0 semanas, com intervenção se o trabalho de parto

Quadro 31.2 Evidências sobre gestação prolongada

Objetivo	Intervenção	Nível de evidência	Grau de recomendação
Redução da ocorrência de gestação prolongada	Datação da gravidez por ultrassonografia precoce	A	1A
Redução da morbidade e mortalidade perinatais	Avaliação das condições maternas e fetais em gestações a partir de 41 semanas	B	2B
Redução da mortalidade perinatal	Interrupção da gestação em caso de evidência de comprometimento fetal ou oligodrâmnio	A	1A
Diminuição do risco de gravidez tardia e prolongada	Descolamento de membrana amniótica	B	2B
Redução da morbidade e mortalidade perinatais	Indução do trabalho de parto entre 41+0/7 semanas e 42+0/7 semanas de gestação	B	2B
Redução da morbidade e mortalidade perinatais	Indução do trabalho de parto após 42+0/7 semanas e até 42+6/7 semanas de gestação	A	1B
Redução da morbidade e mortalidade fetais e perinatais	Contínuo monitoramento eletrônico cardíaco fetal intraparto em caso de gestação > 41 semanas + 3 dias	A	1A
Redução da morbidade e mortalidade perinatais	Vigilância fetal pré-parto em ou além de 41+0/7 semanas	C	4
Aumenta a chance de parto vaginal	Prostaglandinas para amadurecimento cervical em gestações prolongadas	A	1A

espontâneo não começar em idade gestacional predefinida ou o teste de vigilância fetal for anormal. O tipo e frequência ideais dos exames para monitoração fetal e a idade gestacional para iniciá-los ainda não foram determinados. Em 2019, o ACOG reafirmou as recomendações publicadas em 2014, nas quais orienta a indução do parto em caso de idade gestacional entre 42+0 e 42+6 semanas em todas as gestações, desde que ausentes indicações obstétricas para indução antes dessa idade gestacional, como o diagnóstico de oligodrâmnio, mas considera razoável a indução entre 41+0 e 42+0 semanas.

O Quadro 31.2 resume as principais evidências sobre as gestações prolongadas.

CONSIDERAÇÕES FINAIS

As gestações verdadeiramente prolongadas podem ter impacto tanto na saúde da mãe como da criança em curto e longo prazo. Múltiplos fatores de risco estão associados à incidência de gestações prolongadas, e a identificação desses fatores pode possibilitar intervenções individualizadas para reduzir a chance de partos pós-termo.

O início precoce da assistência pré-natal com realização da ultrassonografia no primeiro trimestre para confirmação da idade gestacional é medida importante para reduzir a incidência de gestação prolongada.

Referências

1. ACOG Committee Opinion No 579: Definition of term pregnancy. Obstet Gynecol 2013; 122:1139. Reaffirmed 2019.
2. Brasil. Ministério da Saúde. Informações de Saúde. DATASUS [site da Internet]. Disponível em: https://svs.aids.gov.br/daent/centrais-de-conteudos/paineis-de-monitoramento/natalidade/nascidos-vivos/. Acesso em 27 set 2022.
3. Rampersad R, Macones GA. Prolonged and post term pregnancy. In: Gabbe SG, Niebyl JR, Simpson JL et al. (eds.) Obstetrics: Normal and problem pregnancies. 7. ed. Elsevier, 2017: 796-802.
4. Deng K, Huang Y, Wang Y et al. Prevalence of post term births and associated maternal risk factors in China: data from over 6 million births at health facilities between 2012 and 2016. Sci Rep 2019; 9(273). Disponível em: https://doi.org/10.1038/s41598-018-36290-7.
5. Osterman MJK, Hamilton BE, Martin JA et al. Births: Final data for 2020. Natl Vital Stat Rep 2022; 70:1.
6. Zeitlin J, Blondel B, Alexander S et al. Variation in rates of post term birth in Europe: Reality or artefact? BJOG 2007; 114:1097.
7. Kaelin Agten A, Xia J, Servante JA et al. Routine ultrasound for fetal assessment before 24 weeks' gestation. Cochrane Database Syst Rev 2021; 8:CD014698.
8. Oberg AS, Frisell T, Svensson AC, Iliadou AN. Maternal and fetal genetic contributions to post term birth: Familial clustering in a population-based sample of 475,429 Swedish births. Am J Epidemiol 2013; 177:531.
9. Roos N, Sahlin L, Ekman-Ordeberg G, Kieler H, Stephansson O. Maternal risk factors for post term pregnancy and cesarean delivery following labor induction. Acta Obstet Gynecol Scand 2010 Aug; 89(8):1003-10. doi: 10.3109/00016349.2010.500009.
10. Cheng YW, Nicholson JM, Nakagawa S, Bruckner TA, Washington AE, Caughey AB. Perinatal outcomes in low-risk term pregnancies: Do they differ by week of gestation? Am J Obstet Gynecol 2008 Oct; 199(4):370.e1-7. doi: 10.1016/j.ajog.2008.08.008.
11. MacDorman MF, Gregory EC. Fetal and perinatal mortality: United States, 2013. Natl Vital Stat Rep 2015 Jul 23; 64(8):1-24.
12. De Los Santos-Garate AM, Villa-Guillen M, Villanueva-García D, Vallejos-Ruíz ML, Murguía-Peniche MT; NEOSANO's Network. Perinatal morbidity and mortality in late-term and post-term pregnancy. NEOSANO perinatal network's experience in Mexico. J Perinatol 2011 Dec; 31(12):789-93. doi: 10.1038/jp.2011.43.
13. Nakling J, Backe B. Pregnancy risk increases from 41 weeks of gestation. Acta Obstet Gynecol Scand 2006; 85(6):663-8. doi: 10.1080/00016340500543733.

14. Beta J, Khan N, Khalil A et al. Maternal and neonatal complications of fetal macrosomia: Systematic review and meta-analysis. Ultrasound Obstet Gynecol 2019; 54:308.
15. Norwit ER. Post term pregnancy. In: UpToDate. Post TW (ed). UpToDate, Waltham, MA. Acesso em 2 jul 2022.
16. Maiti K, Sultana Z, Aitken RJ et al. Evidence that fetal death is associated with placental aging. Am J Obstet Gynecol 2017 Oct; 217(4):441.e1-441.e14. doi: 10.1016/j.ajog.2017.06.015.
17. Middleton P, Shepherd E, Crowther CA. Induction of labour for improving birth outcomes for women at or beyond term. Cochrane Database Syst Rev 2018 May 9; 5(5):CD004945. doi: 10.1002/14651858.CD004945.pub4. Update in: Cochrane Database Syst Rev 2020 Jul 15; 7:CD004945.
18. Muglu J, Rather H, Arroyo-Manzano D et al. Risks of stillbirth and neonatal death with advancing gestation at term: A systematic review and meta-analysis of cohort studies of 15 million pregnancies. PLoS Med 2019; 16:e1002838.
19. ACOG – American College of Obstetricians and Gynecologists. Practice Bulletin no. 146: Management of late-term and post term pregnancies. Obstet Gynecol 2014; 124:390. Reaffirmed 2019.
20. Committee Opinion No 700: Methods for Estimating the Due Date. Obstet Gynecol. 2017 May; 129(5):e150-e154. doi: 10.1097/AOG.0000000000002046.
21. Diguisto C, Le Gouge A, Arthuis C et al. Cervical ripening in prolonged pregnancies by silicone double balloon catheter versus vaginal dinoprostone slow-release system: The MAGPOP randomized controlled trial. PLoS Med 2021; 18:e1003448.
22. Keulen JKJ, Bruinsma A, Kortekaas JC, van Dillen J, van der Post JAM, de Miranda E. Timing induction of labour at 41 or 42 weeks? A closer look at time frames of comparison: A review. Midwifery. 2018 Nov; 66:111-8. doi: 10.1016/j.midw.2018.07.011.
23. Kortekaas JC, Kazemier BM, Ravelli ACJ et al. Recurrence rate and outcome of post term pregnancy: A national cohort study. Eur J Obst & Gynecol and Reprod Biol 2015; 193: 70-74. Disponível em: https://doi.org/10.1016/j.ejogrb.2015.05.021.

SEÇÃO

V

Gravidez e Doença Coexistente

Hipertensão Arterial Crônica

CAPÍTULO 32

Regina Amélia Lopes Pessoa de Aguiar

INTRODUÇÃO

A hipertensão arterial crônica (HAC) ou essencial é doença comum no Brasil, predominantemente na raça negra. Sua prevalência varia de acordo com o sexo e as faixas etárias. Em 2021, o Ministério da Saúde identificou que 27,1% das mulheres com 18 ou mais anos de idade tinham o diagnóstico médico de hipertensão arterial.[1] Nos EUA, em 2019, a prevalência foi de 2,3%.[2]

A incidência de hipertensão crônica na gestação é de aproximadamente 3%.[2] A tendência atual de adiamento da maternidade indica a possibilidade de aumento da incidência. As síndromes hipertensivas, incluindo hipertensão preexistente, pré-eclâmpsia e eclâmpsia, são a principal causa de morbimortalidade materna e perinatal.

Hipertensão crônica na gestação é associada a resultados adversos, incluindo pré-eclâmpsia sobreposta, acidente vascular encefálico e parto por cesariana mais frequentes. Mesmo as mulheres com hipertensão crônica leve e moderada, bem controladas, apresentam, durante a gestação, risco aumentado de descolamento prematuro de placenta e associação com pré-eclâmpsia. Do ponto de vista fetal e neonatal, a restrição do crescimento fetal, o parto pré-termo e o óbito têm sua frequência aumentada nesse grupo de gestantes. Metanálise recente identificou que as gestantes com hipertensão do avental branco apresentaram resultados maternos e perinatais piores, quando comparadas às normotensas, mas melhores do que os das mulheres com hipertensão gestacional ou hipertensão crônica. Obviamente, quanto mais grave for a doença, mais complicações irão ocorrer, tanto maternas como perinatais.[3-5]

O cuidado pré-natal diferenciado para essas mulheres e, preferencialmente, o aconselhamento pré-concepcional, definindo o melhor momento para a gestação, são essenciais para melhorar os resultados maternos e perinatais.

CONCEITO E DIAGNÓSTICO

Hipertensão é definida como pressão arterial sistólica (PAS) igual ou superior a 140mmHg e/ou pressão arterial diastólica (PAD) igual ou acima de 90mmHg, medidas em pelo menos duas ocasiões, com intervalo mínimo de 4 horas entre elas. Considera-se pressão sistólica o primeiro som de Korotkoff, ou seja, o aparecimento do primeiro ruído na ausculta da pressão sanguínea. Por definição, na gestação a pressão diastólica se refere ao quinto som de Korotkoff, ou seja, ao desaparecimento do som. As pessoas com PAS entre 130 e 139mmHg e PAD entre 85 e 89mmHg são consideradas pré-hipertensas, pois, além de poderem ser portadoras de hipertensão mascarada, apresentam risco maior de doença cardiovascular, doença arterial coronariana e acidente vascular encefálico do que a população com níveis de PAS entre 120 e 129mmHg e/ou PAD entre 80 e 84mmHg. O Quadro 32.1 apresenta a classificação da pressão arterial de acordo com os níveis de PAS e PAD.[3,5]

Para mensuração correta dos níveis pressóricos, alguns princípios devem ser seguidos:[5]

- A medição deve ser realizada pelo menos 5 minutos após a gestante estar confortavelmente sentada em um ambiente calmo.
- Na primeira medida, a pressão deve ser aferida em ambos os membros superiores e, em caso de diferença, deve ser considerado o valor mais alto. Deve-se

Quadro 32.1 Classificação da pressão arterial de adultos com 18 anos ou mais de acordo com a medição em consultório

Classificação	PAS (mmHg)		PAD (mmHg)
PA ótima	< 120	e	< 80
PA normal	120 a 129	e/ou	80 a 84
Pré-hipertensão	130 a 139	e/ou	85 a 89
HA estágio 1	140 a 159	e/ou	90 a 99
HA estágio 2	160 a 179	e/ou	100 a 109
HA estágio 3	≥ 180	e/ou	≥ 110

HA: hipertensão arterial; PA: pressão arterial; PAD: pressão arterial diastólica; PAS: pressão arterial sistólica.
Fonte: adaptado de Barroso *et al.*, 2020.[5]

investigar doenças arteriais em caso de diferença de 20/10mmHg para a pressão sistólica/diastólica.

- Verificar se no momento da medição a gestante está com a bexiga vazia, não fumou nos 30 minutos anteriores, não praticou exercícios físicos na última hora nem ingeriu bebida alcoólica ou café.
- Escolher manguito adequado para a circunferência do membro em que será medida a PA (adulto, adulto pequeno e adulto grande) e colocá-lo, sem deixar folga, 2 a 3cm acima da fossa cubital.
- O braço deve estar apoiado e posicionado no nível do coração com os pés nivelados no chão e as pernas descruzadas.
- Estimar a PAS à palpação do pulso radial.
- Palpar a artéria braquial na fossa cubital e colocar a campânula ou o diafragma do estetoscópio sem compressão excessiva.
- Inflar o manguito rapidamente até alcançar 20 a 30mmHg acima do nível estimado da PAS pela palpação.
- Desinflar o manguito lentamente, determinando o primeiro e quinto sons de Korotkoff.

O monitoramento ambulatorial da pressão arterial (MAPA) revela-se superior à medida de consultório e à monitoração residencial da pressão arterial (MRPA), sendo muito útil no diagnóstico diferencial da hipertensão do avental branco, na detecção da hipertensão mascarada e no controle da hipertensão, especialmente em pessoas com alto risco cardiovascular.[5]

A hipertensão arterial crônica (HAC) é classificada como essencial, quando não existe doença de base que a desencadeie, ou secundária, quando doenças de base – como nefropatias, colagenoses (lúpus eritematoso sistêmico, esclerodermia, poliarterite nodosa), endocrinopatias (diabetes, hipertireoidismo, síndrome de Cushing, feocromocitoma) e vasculopatias (coarctação da aorta, vasculite) – são responsáveis por ela. Na grande maioria dos casos (90%), a hipertensão crônica é essencial ou primária, sendo secundária nos restantes.[3,6]

Hipertensão crônica na gravidez é definida como PA elevada presente e documentada antes da gestação. Nas gestantes cuja pressão sanguínea pré-gestacional é desconhecida, o diagnóstico é baseado na hipertensão sustentada antes de 20 semanas de gestação. O diagnóstico também pode ser estabelecido quando a mulher apresenta elevação da pressão arterial com 20 semanas ou mais de gestação e essa hipertensão se mantém 12 semanas ou mais após o parto. Atenção especial é necessária no diagnóstico de hipertensão essencial em gestantes que desenvolveram pré-eclâmpsia grave, pois o retorno da PA aos níveis normais pode ser mais lento após o parto. Estudo publicado em 2009 demonstrou que 39% dessas gestantes ainda estavam hipertensas 3 meses após o parto, com queda desse percentual para 18% após 2 anos. Segundo os autores, o tempo para resolução da hipertensão aumentava 60% para cada 10mmHg de aumento na PAS máxima e 40% para cada 10mmHg na PAD máxima.[7]

CLASSIFICAÇÃO DAS DOENÇAS HIPERTENSIVAS

Em 2000, o National High Blood Pressure Education Program Working Group on High Blood Pressure in Pregnancy publicou guia de acompanhamento para gestantes com hipertensão. O Quadro 32.2 mostra a classificação dos diferentes quadros hipertensivos na gravidez proposta por esse grupo.[8,9]

A hipertensão crônica na gestação pode ser classificada como leve (PAS de 140 a 160mmHg e PAD de 90 a 110mmHg) ou grave (PAS > 160mmHg e PAD > 110mmHg), na dependência dos níveis pressóricos. O Colégio Americano de Ginecologistas e Obstetras considera que a PAS para diferenciar a HAC leve da grave é ≤ 180mmHg. Com base nesses níveis e nos dados da história clínica, HAC na gestação também poderá ser classificada como de baixo ou alto risco.[6] São consideradas características da HAC de baixo risco aquelas com hipertensão leve não complicada, enquanto as características da HAC de alto risco são:

- Presença de hipertensão há mais de 4 anos.
- Idade materna > 40 anos.
- Doença renal.
- Cardiomiopatia.
- Coarctação da aorta.
- Retinopatia.
- Diabetes (classes B a F).
- Colagenose.
- Síndrome de anticorpos antifosfolípides com perda perinatal.
- Pré-eclâmpsia grave com perda perinatal em gestação anterior.

Quadro 32.2 Classificação de hipertensão na gravidez

Hipertensão crônica	Hipertensão presente antes da gestação ou diagnosticada antes de 20 semanas de gestação Hipertensão diagnosticada pela primeira vez na gestação e que persiste por pelo menos 12 semanas após o parto
Pré-eclâmpsia	Hipertensão (PAS ≥ 140mmHg e/ou PAD ≥ 90mmHg) que surge após 20 semanas, acompanhada de proteinúria (> 0,3g/24 horas) ou relação proteína/creatinina ≥ 0,3 ou proteinúria de fita ≥ 2+ Hipertensão que surge após 20 semanas, associada a complicação renal (creatinina sérica ≥ 1,0mg/dL), complicação hepática (ALT ou AST ≥ 40UI/L, com ou sem dor em hipocôndrio direito ou epigastralgia), complicação neurológica (eclâmpsia, alteração do estado mental, cegueira, clônus, cefaleia grave, AVE, escotomas persistentes), complicação hematológica (plaquetas < 150.000/mm^3, CIVD, hemólise), complicação cardiovascular (edema pulmonar) ou disfunção uteroplacentária (restrição de crescimento fetal, alteração do Doppler de artéria umbilical, descolamento prematuro de placenta, desbalanços angiogênicos ou decesso fetal)
Eclâmpsia	Presença de convulsões generalizadas que não podem ser atribuídas a outras causas em gestante com pré-eclâmpsia
Hipertensão crônica com pré-eclâmpsia sobreposta	Hipertensão crônica com aumento súbito da pressão arterial previamente bem controlada ou intensificação da terapia anti-hipertensiva para controlar a pressão arterial Hipertensão crônica complicada com surgimento ou aumento súbito da proteinúria Hipertensão crônica complicada com sinais/sintomas de pré-eclâmpsia
Hipertensão gestacional	Hipertensão surgida na gestação, após 20 semanas, que não se associa nem à proteinúria nem a sintomas ou sinais de disfunção relacionada com pré-eclâmpsia (trombocitopenia, insuficiência renal, elevação de transaminases, edema pulmonar ou sintomas visuais)

ALT: alanina aminotransferase; AST: aspartato aminotransferase; AVE: acidente vascular encefálico; CIVD: coagulação intravascular disseminada; PAD: pressão arterial diastólica; PAS: pressão arterial sistólica.
Fonte: adaptado de Report of National High Blood Pressure Education Program Working Group on High Blood Pressure in Pregnancy, 2000; August & Sibai, 2023.[7,8]

ETIOPATOGENIA

Como mencionado, a HAC é na maior parte das vezes idiopática (90%), mas também pode ser secundária. Alguns estudos têm demonstrado que a prevalência de hipertensão secundária pode estar sendo subestimada em razão da ausência de investigação adequada.[10] As causas mais comuns de hipertensão secundária são apresentadas no Quadro 32.3.

As diretrizes atuais recomendam que em indivíduos jovens (< 40 anos) e com hipertensão grave (grau 3) ou resistente a medicamentos, e na presença de extensa lesão de órgãos-alvo, deve-se proceder à investigação diagnóstica mais criteriosa. Piora aguda da hipertensão em indivíduos previamente bem controlados também sinaliza a necessidade de investigação de hipertensão secundária, mas, em gestantes, essa ocorrência é mais sugestiva de

Quadro 32.3 Causas de hipertensão secundária

Endócrinas	Aldosteronismo primário Síndrome de Cushing Feocromocitoma/paraganglioma Hiperparatireoidismo primário Hipotireoidismo Tireotoxicose Acromegalia Aparente excesso de mineralocorticoides (congênito)
Renal	Doenças do parênquima renal (nefropatia, nefrite intersticial, glomerulonefrite, doença policística renal) Tumor produtor de renina Síndrome de Liddle (retenção primária de sódio) Síndrome de Gordon (hiperpotassemia com acidose metabólica, função renal normal, atividade de renina plasmática no limite inferior ou baixa, aldosterona plasmática normal ou elevada)
Apneia obstrutiva do sono	
Hipertensão renovascular	Aterosclerótica Displasia fibromuscular Coarctação da aorta Arterite Púrpura de Henoch-Schönlein Vasculite crioglobulinêmica
Iatrogênicas	Medicamentos e hormônios exógenos (contraceptivos orais combinados, imunossupressores, anti-inflamatórios não esteroides, inibidores de angiogênese – bevacizumabe e outros) Aparente excesso de mineralocorticoides adquirido (licoriose e outros)

Fonte: adaptado de Sibai & Chames, 2008; Rossi *et al.*, 2020; Jeyabalan & Larkin, 2023.[6,10,11]

pré-eclâmpsia superposta. O diagnóstico etiológico no início da doença pode possibilitar a cura, o que pode não ser possível após sua instalação por longo período. Outra característica da HAC secundária é a ausência de história familiar, exceto em alguns casos de doença renal policística autossômica dominante.[6,10]

Uma causa comum de hipertensão secundária é a insuficiência renal crônica, principalmente em virtude de anomalias de parênquima renal. A enfermidade que mais leva à doença renal crônica é a nefropatia diabética. Nas doenças do parênquima renal verificam-se aumento de creatinina, diminuição do *clearance* de creatinina e alterações na sedimentoscopia urinária. A gestante deve ser avaliada pelo nefrologista para determinação da necessidade ou não de biópsia renal. A ultrassonografia de rins e vias urinárias também auxilia a investigação diagnóstica.

Aldosteronismo primário é a causa mais curável de HAC secundária. As características clínicas mais significativas nessa entidade clínica são hipertensão resistente ao tratamento com anti-hipertensivos convencionais, hipopotassemia, apneia obstrutiva do sono, história familiar de aldosteronismo primário, fibrilação atrial não explicada por outras causas e lesão de órgãos-alvo na vigência de níveis pressóricos mais baixos. O teste inicial consiste na relação aldosterona/renina, e o tratamento definitivo é cirúrgico.[10]

A doença renovascular em jovens é com mais frequência decorrente de displasia fibromuscular. A insuficiência renal aguda após introdução de inibidores de enzima conversora de angiotensina ou bloqueadores de receptores da angiotensina sugere estenose arterial bilateral. Os exames diagnósticos são a angiotomografia computadorizada com contraste venoso e a angiorressonância com gadolínio. Fora do período gestacional, a revascularização renal pode ser uma opção terapêutica.[10]

Proteína, hemácias e cilindros no exame de urina podem indicar alteração glomérulo-renal. Nessa situação, deve-se proceder à investigação de causas secundárias de hipertensão, como lúpus eritematoso sistêmico e, em casos especiais, avaliar a indicação de biópsia renal.[10]

Hipertensas com obesidade central e hirsutismo e com irregularidade menstrual levantam duas hipóteses diagnósticas: anovulação crônica e hiperadrenocorticotropismo ou hiperplasia congênita da suprarrenal, na forma adulta. Para esclarecimento diagnóstico, são úteis o teste de tolerância à glicose e a dosagem de cortisol livre em urina de 24 horas, 17-hidroxiprogesterona, testosterona e cortisol plasmático, bem como o teste de supressão com dexametasona.[7]

É essencial excluir feocromocitoma em gestantes com hipertensão maligna. Para sua identificação, inicialmente são dosadas as catecolaminas (adrenalina, noradrenalina e dopamina) em urina de 24 horas.[10]

Pressão elevada no braço direito e normal no esquerdo indica oclusão vascular (coarctação) no arco aórtico proximal. A confirmação exige comprovação angiográfica.[6]

O achado de hipopotassemia (potássio < 3,2mmol/L) em gestantes que não estejam em uso crônico de diurético sugere hiperaldosteronismo primário. Nessas situações, a avaliação da atividade da renina e da aldosterona plasmáticas e a dosagem de aldosterona sódio, potássio e creatinina em urina de 24 horas são úteis para o diagnóstico definitivo.[10]

A síndrome da apneia obstrutiva do sono (AOS) é causa frequente de HAC secundária. Obesidade, roncos, anormalidades nas vias aéreas superiores, sonolência diurna excessiva e redução da qualidade de vida relacionada com o sono são sinais e sintomas sinalizadores de AOS. A ativação simpática e as repostas humorais, em consequência dos episódios repetidos de hipoxemia, causam vasoconstrição, disfunção endotelial, elevação da proteína C reativa e aumento dos níveis de fibrinogênio, das citocinas e da PA. Nesses casos, estarão indicadas mudanças no estilo de vida, higiene do sono e, em casos mais graves, uso de CPAP (pressão positiva contínua em vias aéreas) durante o sono e perda de peso. O tratamento cirúrgico fora do período gestacional também pode estar indicado.[10]

COMPLICAÇÕES

A gravidez pode ser considerada um teste preditivo para HAC porque as gestantes que se mantêm normotensas, especialmente após os 25 anos de idade, têm pequena probabilidade de desenvolver HAC no futuro.

As complicações obstétricas da HAC são primordialmente pré-eclâmpsia superposta e descolamento prematuro da placenta. O registro desses eventos é muito variável nas publicações nacionais e internacionais, mas é sempre enfatizado. Em gestantes com HAC de alto risco também é possível haver complicações graves, como edema pulmonar, encefalopatia hipertensiva, hemorragia cerebral e insuficiência renal aguda.[6,11]

Os riscos da HAC para a mãe e o feto podem ser avaliados a partir do controle da PA. Muitas mulheres têm a pressão controlada com o emprego de apenas um anti-hipertensivo antes da gravidez e, em geral, não apresentam complicações mais graves quando se tornam grávidas.[3,6,11]

O prognóstico da gravidez é incerto, com risco elevado para a mãe e o feto, quando a gestante, apesar do tratamento, mantém a PAD de 110mmHg ou mais, necessita múltiplos anti-hipertensivos para controle da PA ou quando a creatinina sérica está acima de 2mg/dL.[3,6,11,12]

A superposição de pré-eclâmpsia à HAC (aparecimento de proteinúria e agravamento da hipertensão) é complicação adicional do quadro, podendo levar ao desenvolvimento de hemorragia (coagulação intravascular disseminada), acidente vascular encefálico e insuficiência cardíaca, renal ou hepática. Pré-eclâmpsia sobreposta acomete 13% a 14% das gestantes com HAC.[3,6,11]

Insuficiência renal aguda, edema agudo de pulmão, acidente vascular encefálico, diabetes gestacional, maior frequência de parto cirúrgico e hemorragia pós-parto são complicações associadas à HAC na gestação com impacto na mortalidade materna.[11]

A gestante hipertensa com insuficiência renal crônica tem alto risco de complicações. A insuficiência renal moderada e grave tem seu curso acelerado pela gestação. O baixo peso ao nascer associa-se diretamente à taxa de creatinina plasmática materna. O reconhecimento da pré-eclâmpsia superposta pode tornar-se difícil, já que a proteinúria tende a aumentar progressivamente nas gestantes com lesão glomerular.[3,6]

A insuficiência uteroplacentária com restrição do crescimento fetal e/ou morte fetal também é observada nessas circunstâncias. O parto pré-termo é complicação frequente, principalmente nas hipertensas graves e mal controladas. A prematuridade, que é muitas vezes induzida como única maneira de minimizar o agravamento materno, ou resolver a insuficiência placentária, contribui para taxas elevadas de mortalidade neonatal, bem como determina sequelas em curto e longo prazo entre os recém-nascidos sobreviventes. O risco de morte perinatal aumenta três a quatro vezes, comparado ao da população em geral.[3,6,11,12]

Alguns estudos sugerem que as mulheres com HAC apresentam risco mais elevado de malformações congênitas na prole, com destaque para cardiopatias, hipospádia e atresia de esôfago.[3,6,12] Revisão sistemática de 16 estudos observacionais mostrou que esse risco é elevado até mesmo em gestantes sem uso de anti-hipertensivos.[13]

ACOMPANHAMENTO MATERNO

A avaliação clínica da gestante com HAC deve ser completa, com atenção especial à ausculta cardiopulmonar e aos sinais de disfunção cardíaca (cianose, hepatomegalia, ingurgitamento de jugulares e edema pulmonar).[11]

As gestantes com HAC devem receber doses baixas de ácido acetilsalicílico (AAS) para prevenção de pré-eclâmpsia e ter a ingesta habitual de cálcio rigorosamente analisada para definição da necessidade de suplementação medicamentosa. Para mais informações sobre o uso do AAS e cálcio na prevenção da pré-eclâmpsia, veja o Capítulo 28.[3,6,11,14,15]

O calendário de consultas pré-natal deverá ser individualizado, mas sempre considerando como intervalo máximo o calendário previsto para acompanhamento pré-natal na gestação habitual. Importante ressaltar a possibilidade de acompanhamento compartilhado entre médicos da atenção primária e especializada em todas as gestações de alto risco.[6,16]

A gestante deve receber informações precisas sobre sinais de alerta que determinem a necessidade de procura por atendimento na unidade de urgência/emergência e saber qual é a unidade de referência para esses atendimentos. Todos os atendimentos e os resultados de exames deverão ser adequadamente anotados na caderneta da gestante, cabendo destacar a importância de informação precisa das datas de sua realização. O monitoramento domiciliar da PA é ferramenta útil para as decisões clínicas ao longo da gestação.[3,6]

Não existe consenso em relação aos exames complementares mínimos para gestantes com HAC. O Quadro 32.4 apresenta os exames adicionais para acompanhamento pré-natal considerados mais essenciais para acompanhamento materno na gestação complicada com HAC essencial.[6,14]

A repetição desses ou a solicitação de outros exames deve ser baseada na evolução clínica de cada gestante. Diante da suspeita de sobreposição de pré-eclâmpsia, devem ser solicitados:[6,9,14]

- Hemograma com plaquetas.
- Hematoscopia.
- Relação creatinina/proteína ou proteinúria de 24 horas.
- Creatinina e ácido úrico.
- Dosagem de bilirrubinas.
- Dosagem de enzimas hepáticas: TGO, TGP e LDH.

Além de ajudar no diagnóstico de pré-eclâmpsia, a hemoconcentração indica a gravidade da doença. O surgimento de proteinúria importante, assim como a elevação do ácido úrico, sugere associação com pré-eclâmpsia. Sinais de hemólise, trombocitopenia, níveis alterados de creatinina sérica e elevação de enzimas hepáticas são compatíveis com a forma grave de pré-eclâmpsia.

Outros exames podem ser recomendados a partir da avaliação clínica individual.

ACOMPANHAMENTO FETAL

Como a restrição do crescimento fetal é complicação frequente em gestantes hipertensas, a datação correta da gravidez tem importância fundamental nessas situações. Assim, a solicitação de ultrassonografia precoce para confirmação da idade gestacional deve ser rotina em todas as gestantes com HAC.

O seguimento com ultrassonografia e dopplervelocimetria obstétrica para avaliação do crescimento e

Quadro 32.4 Exames complementares adicionais no acompanhamento da gestação complicada com hipertensão arterial crônica

Exame	Finalidade
Creatinina	Avaliação de lesão de órgão-alvo
Relação creatinina/proteína ou proteinúria de 24 horas	Avaliação de lesão de órgão-alvo Avaliação de PE sobreposta
Ecocardiograma transtorácico (em caso de diagnóstico ou probabilidade de duração da hipertensão de 4 anos ou mais)	Avaliação de lesão de órgão-alvo
ECG (se ecocardiograma indisponível)	Avaliação de lesão de órgão-alvo
AST e ALT	Avaliação da função hepática Parâmetros basais para diagnóstico de PE sobreposta, se necessário

ALT: alanina aminotransferase; AST: aspartato aminotransferase; ECG: eletrocardiograma; PE: pré-eclâmpsia.
Fonte: adaptado de Barttarbee *et al.*, 2020; Sibai & Chames, 2008; ACOG, 2019.[3,6,14]

vitalidade fetais varia de acordo com as condições clínicas da mãe e a gravidade da doença (veja os Capítulos de 11 a 13 e 27).

TRATAMENTO

O controle da hipertensão durante a gravidez está associado a menos casos de crise hipertensiva, mas não altera a incidência de pré-eclâmpsia sobreposta.

Embora terapia anti-hipertensiva seja recomendada para adultos não-grávidos com hipertensão estágio 1[17], o tratamento medicamentoso da hipertensão leve na gestação ainda não é considerado consenso, mas, atualmente, o *American College of Obstetricians and Gynecologists* (ACOG)[18], o *National Institute for Health and Care Excellence* (NICE)[19], o International Society for the Study of Hypertension in Pregnancy (ISSHP)[20] recomendam iniciar terapia medicamentosa a partir de níveis de 140 × 90mmHg. As gestantes consideradas de alto risco ou que apresentem agravamento de sua doença no curso da gravidez, passando a apresentar algum critério de alto risco, merecem terapia medicamentosa, mas também não há concordância entre as diversas diretrizes a respeito da meta a ser alcançada nos níveis pressóricos. A preocupação são os possíveis efeitos colaterais dos anti-hipertensivos no feto.

Ensaio clínico randomizado e multicêntrico, publicado em 2015, demonstrou menor evolução para hipertensão grave, sem diferenças significativas nos resultados perinatais, quando comparado controle pressórico materno mais rígido *versus* menos rígido.[21] Em metanálise publicada em 2019, que avaliou o efeito do tratamento da hipertensão leve e moderada na gestação para a ocorrência de pequenos para idade gestacional (PIG) ou sobreposição de pré-eclâmpsia, os achados sugeriram que o uso de medicamentos nesse grupo não teve nenhum efeito significativo no risco de PIG.[22]

Ensaio randomizado multicêntrico que envolveu 2.408 gestantes com hipertensão arterial leve concluiu que o grupo conduzido com estratégia para alcançar níveis pressóricos menores que 140 × 90mmHg apresentou melhores resultados gestacionais (ou seja, menos hipertensão materna grave, pré-eclâmpsia com sinais de gravidade e parto pré-termo medicamente indicado antes de 35 semanas, descolamento prematuro de placenta, morte fetal ou neonatal), sem aumento no risco de PIG, comparado ao grupo cuja terapêutica foi direcionada para alcançar níveis pressóricos de 160mmHg ou mais para PAS ou de 105mmHg ou mais para PAD e a meta terapêutica era PA abaixo de 160 × 105mmHg.[23]

Outra metanálise, publicada em 2021, avaliou o impacto da terapia anti-hipertensiva nos resultados adversos perinatais e concluiu que o uso da medicação pode determinar risco maior de PIG, mas que ainda são necessários ensaios clínicos mais robustos para mensurar adequadamente os benefícios e os riscos potenciais.[12]

Medidas não medicamentosas recomendadas no tratamento da hipertensão também devem ser estimuladas nos casos de gestantes com níveis pressóricos considerados como pré-hipertensão (PAS entre 120 e 139mmHg e PAD entre 80 e 89mmHg), pois essas mulheres apresentam risco significativo de resultado gestacional desfavorável, especialmente de desenvolvimento de pré-eclâmpsia.[24]

Medidas gerais

A gestante hipertensa deve ser aconselhada sobre os riscos deletérios do consumo de álcool e do tabagismo para o feto e para si durante a gravidez. O consumo excessivo de álcool pode promover agravamento da hipertensão materna. O uso de tabaco (cigarro, charuto, cigarrilha, cachimbo, narguilé e cigarro eletrônico) é fortemente associado ao risco de descolamento prematuro de placenta e restrição do crescimento fetal.[5]

Programas intensivos de controle do tabagismo resultam em diminuição de consumo individual e se associam à redução das mortes por doenças cardiovasculares em curto prazo.[5]

A gestante hipertensa deve ser internada sempre que a PA se tornar instável, tanto para iniciar como para reavaliar a terapia anti-hipertensiva. O surgimento de outras complicações específicas, como restrição do crescimento fetal, trabalho de parto pré-termo e hemorragia, também é indicação de internação hospitalar.

Atividade física, repouso e estresse

O estímulo à atividade física estruturada, em especial a atividade aeróbica, para combater o sedentarismo é importante no acompanhamento das gestantes em geral, e as hipertensas também se beneficiam dessa prática.[5]

Não existe experiência comprobatória de que o repouso seja tratamento eficaz para a hipertensão, mas se admite que seja um dos fatores que integram o tratamento. Não é necessário em todas as situações nem é estratégia útil estimular a gestante a permanecer no leito durante toda a gravidez, mas é fundamental reduzir os excessos físicos e a sobrecarga psíquica. Essa conduta pode ter importância destacada, favorecendo o controle da hipertensão.[5] Durante o pré-natal, é boa norma repouso de pelo menos 2 horas por dia após as refeições, em decúbito lateral esquerdo. Há positiva relação entre estresse emocional e aumento da PA e da reatividade cardiovascular, a qual é um fator prognóstico para o desenvolvimento de HAC.[5]

Dieta

Diversas dietas têm sido propostas para prevenção e controle da hipertensão. A dieta DASH (*Dietary Approaches to Stop Hypertension*) e suas variantes estão associadas a vários benefícios para a saúde, destacando-se a redução nos níveis de PA. A alimentação balanceada com verduras, frutas, legumes, cereais, tubérculos, leguminosas, carnes magras, leite e derivados desnatados e óleos vegetais está associada à redução do risco de desenvolvimento de hipertensão arterial pelo impacto da ação isolada ou combinada de seus nutrientes (Quadro 32.5), sendo importante que esses cuidados nutricionais sejam adotados desde a infância e a adolescência.[5]

Está bem estabelecida a relação entre ingesta excessiva de sódio e hipertensão. Apesar da inexistência de recomendação de restrição de sódio na gestação, é

Quadro 32.5 Exemplos de porções e quantidades de alimentos recomendados em dieta do tipo DASH a serem consumidas diariamente ou por semana por quem despende cerca de 2.000kcal/dia

Grupo de alimentos	Porções diárias	Tamanho das porções/unidade
Frutas	4 a 5	1 fruta média 1/4 de xícara de frutas secas 1/2 xícara de frutas frescas, congeladas ou enlatadas 177mL de suco de frutas
Vegetais	4 a 5	1 xícara de vegetais com folhas crus 1/2 xícara de vegetais cozidos 177mL de sucos vegetais
Laticínios dietéticos	2 a 3	237mL de leite 1 xícara de iogurte 42g de queijo
Grãos e derivados*	7 a 8	1 fatia de pão 1 xícara de cereal pronto para comer** 1/2 xícara de arroz cozido, macarrão ou cereal
Carnes magras, aves e peixes	≤ 2	85g de carne magra cozida, aves sem pele ou peixes
Nozes, sementes e leguminosas secas***	4 a 5 por semana	1/3 de xícara ou 42g de nozes 1 colher de sopa ou 14g de sementes 1/2 xícara de feijão seco cozido

*Milho, aveia, granola e arroz integral.
**Os tamanhos das porções variam entre ½ e 1 ¼ de xícara.
***Castanha-de-caju, castanha-do-pará, amêndoas, amendoim, feijão e lentilha.
DASH: Dietary Approaches to Stop Hypertension
Fonte: adaptado de Barroso, 2020.[5]

importante lembrar que a ingesta recomendada para indivíduos hipertensos e para a população em geral é de até 2g/dia e que a ingesta habitual de sódio em todo o mundo é estimada em 4g/dia. Então, a orientação para evitar o uso excessivo do sal (por exemplo, retirando o saleiro da mesa e evitando alimentos industrializados, como enlatados, conservas, frios, embutidos, sopas, temperos, molhos prontos e salgadinhos) é parte integrante do cuidado com as gestantes em geral e em especial com as hipertensas.[5]

Anti-hipertensivos

O tratamento da HAC na gravidez objetiva reduzir os riscos maternos e favorecer o prolongamento da gravidez, evitando, assim, os efeitos da prematuridade espontânea e induzida. Os medicamentos devem ser eficazes no controle da PA e seguros para o feto.[4,23-26]

Muitas mulheres com HAC experimentam queda da PA no início da gestação e podem não precisar de tratamento com agente anti-hipertensivo nesse período.

Atualmente, considera-se que a meta para os níveis pressóricos devam ser de 120 a 139mmHg para PAS e de 80 a 89mmHg para PAD.[4] O NICE[19] recomenda como meta níveis pressóricos menores que 135 × 85mmHg e o ISSHP[20] indica a manutenção da PAS entre 110 e 140mmHg e da PAD entre 80 e 85mmHg.

Cabe lembrar que, devido às alterações fisiológicas da gravidez, a farmacocinética dos medicamentos utilizados pode sofrer variações. O aumento do volume plasmático leva à redução da concentração de albumina e, consequentemente, a menos ligação a certas medicações com alteração em sua distribuição. Há mais filtração glomerular com menos clareamento dos medicamentos de excreção renal. No fígado, a progesterona e o estrogênio podem induzir a ação de algumas enzimas do citocromo P450 e inibir a ação de outras.[4,25]

Os hipotensores mais usados na gestante com HAC são metildopa, nifedipina e betabloqueadores. Para gestantes hipertensas crônicas que também apresentem diabetes, doença vascular ou hipertensão perdedora de sal (mais frequente na raça/cor negra), têm sido considerados preferíveis os bloqueadores de canal de cálcio. Metanálise que avaliou a eficácia e a segurança dos anti-hipertensivos orais no tratamento da HAC na gestação, envolvendo 22 estudos (14 ensaios randomizados controlados e oito de coorte, com 4.464 gestantes), relatou que o atenolol foi associado a risco elevado de PIG (OR: 26,0; IC95%: 2,61 a 259,29) e foi o menos eficaz para controle pressórico. A incidência de hipertensão grave foi significativamente menor com o uso de metildopa (OR: 0,31; IC95%: 0,17 a 0,56), nifedipina (OR: 0,27; IC95%: 0,14 a 0,55) e pindolol (OR: 0,17; IC95%: 0,05 a 0,55). O uso de nifedipina (OR: 0,29; IC95%: 0,15 a 0,58) e metildopa (OR: 0,23; IC95%: 0,11 a 0,46) foi associado a menos casos de descolamento prematuro de placenta. O risco de pré-eclâmpsia foi semelhante com o uso de todos os anti-hipertensivos, e não houve diferença significativa na taxa de cesariana, morte perinatal, parto pré-termo e idade gestacional ao nascimento.[26]

Metildopa

A metildopa é o anti-hipertensivo mais usado para tratamento da hipertensão durante a gravidez, sendo considerado por muitos estudiosos o medicamento de primeira linha para tratamento da HAC na gestação.[6]

Além de reduzir a PA em razão do estímulo de receptores centrais alfa-2, via alfa-metil-noradrenalina (sua forma ativa), a metildopa também age como bloqueador periférico, atuando nos receptores alfa-2. O controle da pressão é gradual, ocorrendo em 6 a 8 horas, devido à ação indireta do medicamento.[6]

O tratamento com metildopa parece prevenir a progressão para hipertensão grave na gestação e não parece ter efeitos adversos na hemodinâmica uteroplacentária ou no bem-estar fetal.[26]

O efeito colateral mais frequente é a sonolência, podendo haver também, em virtude de sua ação central, sedação, fadiga, boca seca, hipotensão postural e disfunção sexual. A metildopa está contraindicada na vigência de lesão hepática.[6]

A dose utilizada na gestação varia de 500mg a 2g/dia. Embora a dose máxima permitida seja de 3g/dia, a ocorrência de hipotensão postural é fator limitante na gestação quando são utilizadas doses acima de 2g/dia.[11]

Caso a metildopa não seja bem tolerada, os antagonistas de canais de cálcio e os betabloqueadores com atividade simpaticomimética intrínseca (pindolol) são uma boa alternativa.

Nifedipina

Antagonista de canal de cálcio, a nifedipina vem sendo utilizada com resultados satisfatórios para controle da HAC na gravidez. Inibe a passagem do cálcio iônico do espaço extracelular para o citoplasma das fibras musculares lisas, reduzindo a resistência vascular periférica. Embora a experiência com a nifedipina na gravidez ainda seja limitada, os estudos disponíveis mostram segurança em seu uso.[6]

Administrada via oral, mais de 90% da dose são absorvidos rapidamente. A ingestão simultânea de alimentos retarda, mas não reduz a absorção da nifedipina. A ligação às proteínas é muito alta (92% a 98%), e a biodisponibilidade é de 65% a 75%. A nifedipina não deve ser administrada via sublingual.[11]

Com início de ação igual tanto para cápsula como para comprimido – em torno de 20 minutos – a nifedipina também é uma opção terapêutica em casos de crise hipertensiva. Já o tempo para atingir a concentração plasmática máxima varia: 30 a 60 minutos após a ingestão da cápsula e 1 a 2 horas após a ingestão do comprimido. A nifedipina também é disponibilizada sob a forma de comprimido de liberação lenta, com concentração máxima alcançada em 1,5 a 4,2 horas após a deglutição.[6]

A meia-vida da nifedipina é de aproximadamente 2 horas e a duração de sua ação é de 4 a 8 horas, quando se utilizam cápsulas e comprimidos. O comprimido de ação prolongada age por 12 a 24 horas.

A dose da nifedipina, como a de qualquer medicamento, deve ser individualizada, variando de 30 a 90mg/dia, com dose média de 10mg, via oral, três vezes ao dia, sendo preferíveis as apresentações de liberação lenta.[11]

Os efeitos colaterais mais frequentes são taquicardia, palpitações, edema periférico, cefaleia e *flushing* facial.[6,11] O uso simultâneo de nifedipina e sulfato de magnésio para prevenção e tratamento da eclampsia é motivo de preocupação, uma vez que a interação medicamentosa pode causar bloqueio neuromuscular, depressão miocárdica ou colapso circulatório. Na prática, no entanto, essas medicações são comumente usadas juntas sem risco aumentado.[12]

Betabloqueadores

Diversos betabloqueadores têm sido considerados úteis no controle da HAC na gestação, promovendo diminuição generalizada no tônus simpaticomimético.[6]

O uso de atenolol no primeiro e segundo trimestres é associado à redução do crescimento fetal.[26] Alguns dados na literatura referem que esses efeitos não estão presentes quando se utilizam outros betabloqueadores, como metoprolol, pindolol e oxprenolol.

O propranolol, betabloqueador de custo mais acessível, além de associado à restrição de crescimento fetal, induz alto risco de hipoglicemia e hipotermia no recém-nascido. O **Food Drug and Administration**, órgão controlador do uso de medicamentos e alimentos nos EUA, contraindica seu uso na gestação.

O pindolol pode ser utilizado na dose de 5 a 30mg/dia ou prescrito na dose única diária de até 15mg. A partir de 20mg, recomenda-se fracionar a dose total em duas a três tomadas ao dia.

O labetalol, apesar de preconizado na gestação, não está disponível para uso no Brasil.

O Quadro 32.6 apresenta as doses mais utilizadas dos anti-hipertensivos usados no tratamento da HAC na gestação.

CRISE HIPERTENSIVA

Considera-se crise hipertensiva o achado de níveis pressóricos iguais ou superiores a 160 × 110mmHg, acompanhado de sintomas como cefaleia, náuseas ou vômitos. Nesses casos, os riscos maternos e fetais justificam medidas terapêuticas capazes de promover redução mais rápida da PA. O tempo recomendado para redução do risco de morte materna ou morbidade grave é de 30 a 60 minutos após o diagnóstico.[14,27]

Os objetivos principais do tratamento são prevenir encefalopatia hipertensiva, acidente vascular encefálico, descompensação cardíaca, lesão renal e morte materna.[11] Cabe ressaltar que os casos de acidente vascular encefálico estão mais associados a níveis elevados da PAS. Deve-se evitar quedas superiores a 20% nos níveis pressóricos durante o tratamento da crise hipertensiva.

Tratamento

Caso o tratamento esteja indicado, o medicamento ideal deve ser capaz de reduzir rapidamente a PA para níveis seguros, não alterar o débito cardíaco materno, não reduzir o fluxo uteroplacentário e não apresentar efeitos adversos para a mãe ou o feto. Revisão sistemática (35 estudos randomizados – 3.573 mulheres) que avaliou o efeito de diferentes anti-hipertensivos (bloqueadores de canal de cálcio, hidralazina, kentaserina, labetalol, diazóxido) para controle agudo de crise

Quadro 32.6 Esquemas de anti-hipertensivos para hipertensão arterial crônica na gestação

Medicamento	Dose	Observações
Alfametildopa 250/500mg	750 a 3.000mg/dia, a cada 6 ou 8 horas	Inibidor adrenérgico de ação central – considerado para tratamento inicial de gestantes com hipertensão arterial crônica ou gestacional
Nifedipina Retard 10/20mg	20 a 80mg/dia, a cada 12 horas	Bloqueador de canal de cálcio – uso seguro na gestação e lactação
Hidroclorotiazida 12,5/25mg	12,5 a 50mg, uma vez ao dia	Diurético tiazídico – uso compatível na gestação, desde que a gestante use antes da gestação; deve ser evitado no puerpério
Amlodipina 2,5/5/10mg	2,5 a 10mg/dia, uma ou duas vezes ao dia	Bloqueador de canal de cálcio – uso seguro na gestação e lactação
Caverdilol 6,25/12,5mg	12,5 a 50mg, uma ou duas vezes ao dia	Betabloqueador – recomenda-se iniciar com 12,5mg/dia por 2 dias e, se não for suficiente, aumentar a dose
Metoprolol 25/50/100mg	100 a 200mg/dia, uma ou duas vezes ao dia	Betabloqueador

Fonte: adaptado de Souza *et al.*, 2023.[16]

hipertensiva durante a gravidez não encontrou evidências para concluir que um agente seria mais eficaz do que outro.[28] Estudo randomizado que comparou hidralazina endovenosa com nifedipina oral mostrou equivalência dos dois agentes no tempo para atingir as metas de PA.[29]

Considerando a importância do tratamento oportuno das crises hipertensivas na gestação, a Society for Maternal-Fetal Medicine (SMFM) recomenda que as instituições organizem processos de trabalho para monitoramento do tempo entre o diagnóstico e o início da terapêutica medicamentosa como importante ferramenta de segurança da gestante.[27]

Hidralazina

Potente vasodilatador, a hidralazina é o fármaco de eleição para tratamento da hipertensão aguda na gravidez. Quando administrada via endovenosa, alcança efeito máximo em 20 minutos, mantendo sua ação por 6 a 8 horas. Essas características em sua farmacocinética possibilitam seu uso em *bolus*.[6] Para a preparação, dilui-se uma ampola de 20mg (1mL) em 19mL de água destilada, sendo obtida uma solução com 1mg/mL.

A dose preconizada é de 5mg (5mL), infundida lentamente em 1 a 2 minutos, podendo ser repetida a cada 20 minutos, até a estabilização da PA em níveis próximos de 120 a 139mmHg × 80 a 89mmHg, evitando quedas muito acentuadas. A dose máxima não deve ultrapassar 20mg (20mL). Uma vez alcançado o controle da PA, repetições podem ser feitas, se necessário, respeitando o intervalo mínimo de 3 horas. Quando não se obtém controle da PA com a dose máxima, deve ser considerado o uso de outro hipotensor.[6,11,14]

Os efeitos colaterais mais frequentes são hipotensão e taquicardia. Hipotensão grave ou persistente pode interferir com o fluxo uteroplacentário. Para evita-la, é fundamental o cateterismo de veia periférica com Jelco capaz de permitir infusão rápida de volume (16 ou 18) antes do início da hidralazina, bem como o monitoramento rigoroso dos níveis pressóricos.

Bloqueadores de canal de cálcio

Bloqueadores do canal de cálcio diidropiridínicos, a nifedipina e a nicardipina agem rapidamente, promovendo redução na PA em 10 a 20 minutos após a deglutição. Todos os antagonistas dos canais de cálcio promovem diminuição da resistência vascular periférica com consequente redução na PA, além da diminuição da concentração de cálcio nas células da musculatura lisa vascular. Os diidropiridínicos têm maior potência vasodilatadora periférica do que os não diidropiridínicos, e esse efeito promove certo aumento no tônus simpático, que se contrapõe ao efeito inotrópico negativo. Fármacos desse subgrupo não causam alterações na condução atrioventricular, e os de curta ação podem, inclusive, elevar a frequência cardíaca por meio da estimulação simpática, como consequência de sua ação vasodilatadora periférica.

A nifedipina é o bloqueador de canal de cálcio mais utilizado para controle da crise hipertensiva na gestação.[6,11,14] A dose preconizada é de 5 a 10mg, via oral, podendo ser repetida uma vez, após 30 minutos, nos casos em que não se obtém resposta satisfatória. Caso seja obtido controle da PA com essa dose, o efeito hipotensor poderá ser mantido com doses de 10 a 20mg a cada 4 ou 6 horas, via oral.

Embora a nifedipina apresente efeitos hemodinâmicos favoráveis, é importante manter-se atento ao risco de hipotensão grave, que também pode comprometer a vitalidade fetal devido à redução brusca da perfusão placentária. Cautela maior é necessária com a utilização de nifedipina de liberação rápida. Embora eventos graves sejam raros, recomenda-se cuidado especial (monitoramento intensivo) quando a nifedipina ou qualquer antagonista do cálcio sejam utilizados em associação ao sulfato de magnésio. Nessas situações, o risco de hipotensão grave é mais alto. Mesmo sendo administrada via oral, durante o tratamento da crise hipertensiva recomenda-se manter acesso venoso calibroso para eventual intercorrência de hipotensão súbita.[6,11,14]

A nicardipina pode ser utilizada em infusão contínua de 5mg/h (dose máxima de 15mg/h). A dose só deve ser aumentada a intervalos de pelo menos 5 minutos, sendo recomendado o ajuste, preferencialmente, a cada 15 minutos. Para sua utilização é necessário o uso de bomba de infusão programável com monitoramento não invasivo contínuo da PA e da frequência cardíaca.[6,11]

Nitroprussiato de sódio

O nitroprussiato de sódio pode ser indicado em raros casos, após falha dos fármacos habituais. A dose preconizada é de 0,5 a 3mg/kg/min, via endovenosa. As gestantes em uso de nitroprussiato de sódio devem ser acompanhadas em Unidades de Terapia Intensiva.

O Quadro 32.7 apresenta as opções medicamentosas para controle agudo da PA na gestação.

INTERRUPÇÃO DA GRAVIDEZ

As condições maternas e fetais devem ser consideradas para identificação do melhor momento para interrupção da gravidez.

Para gestantes com HAC, sem anti-hipertensivos e sem outras complicações maternas e/ou fetais, não se justifica o parto antes de 38 semanas, mas, completadas 39 semanas, o parto só deve ser programado depois de considerados cuidadosamente os riscos e benefícios, e com vigilância adequada. Para gestantes com HAC controlada com anti-hipertensivos e sem outras complicações maternas e/ou fetais, não se recomenda o parto antes de 37 semanas. As gestantes com hipertensão de difícil controle, as que necessitam de ajustes frequentes da medicação de manutenção ou aquelas com a dose máxima de medicamentos de manutenção podem exigir parto mais precoce, como no período pré-termo tardio. As mulheres com HAC grave não controlada com regimes anti-hipertensivos crônicos tradicionais e aquelas com pré-eclâmpsia sobreposta com características de gravidade não devem ter a gestação prolongada além de 34 semanas. A vigilância da vitalidade fetal deve ser rigorosa durante todas as fases do trabalho de parto.[14]

As principais indicações maternas para interrupção da gravidez são:

- Falha no tratamento da crise hipertensiva.
- Descontrole pressórico.
- Piora do quadro clínico, quando presente doença de base.
- Descolamento prematuro da placenta.

As principais indicações fetais para interrupção da gravidez são:

- Restrição do crescimento fetal.
- Oligodrâmnio.
- Alterações na vitalidade fetal.

O momento mais oportuno para interrupção da gravidez diante de indicação fetal deve ser individualizado, sendo a idade gestacional o fator mais importante para a decisão. A restrição do crescimento fetal deve ser conduzida por meio de protocolo próprio, como descrito no Capítulo 27. Em idades gestacionais mais precoces, o risco de manutenção da gestação deve ser pesado em relação ao risco de prematuridade. Nessas situações, dopplervelocimetria e perfil biofísico fetal são úteis para a tomada de decisão.

Ausência de fluxo diastólico final ou diástole reversa à dopplervelocimetria da artéria umbilical é indicação de interrupção da gestação. Em fetos com "centralização de fluxo", também identificada à dopplervelocimetria, o momento da interrupção deve ser individualizado, levando em conta, principalmente, a idade gestacional.

Outra questão que deve ser individualizada diz respeito ao uso de corticoterapia antenatal em fetos com idade gestacional inferior a 34 semanas. Na maioria dos casos, os benefícios da corticoterapia superam os riscos, desde que a gestante esteja internada em unidade hospitalar que garanta monitoramento rigoroso dos níveis pressóricos.

TRATAMENTO DA HIPERTENSÃO NO PÓS-PARTO

Após o declínio dos níveis pressóricos imediatamente após o parto, a PA tende a se elevar, alcançando o pico no quinto dia pós-parto e permanecendo em níveis mais

Quadro 32.7 Medicações anti-hipertensivas em casos de emergências hipertensivas na gestação

Medicamento	Doses	Monitoramento
Hidralazina	5mg, EV, em 1 a 2 minutos Intervalo para repetição: 20 minutos Dose máxima: 20 a 30mg por evento	Avaliar PA a cada 20 minutos Meta: redução da PA inicial em 20%, com níveis de PAS não inferiores a 120 a 139mmHg e de PAD de 80 a 89mmHg Em caso de meta do controle não obtida com a dose máxima, mudar para outro agente anti-hipertensivo
Nifedipina de liberação rápida	10 mg, VO (deglutição) Dose máxima: 40mg por evento	
Nifedipina de ação lenta	30mg, VO Dose máxima: 60mg	Se a meta de controle do nível pressórico não foi alcançada em 1 a 2 horas, uma segunda dose pode ser administrada Em caso de meta do controle não obtida com a dose máxima, mudar para outro agente anti-hipertensivo
Nicardipina	5mg/h, EV, em bomba de infusão Dose máxima: 15mg/h	PA e FC devem ser monitoradas de maneira contínua e não invasiva Meta: PAS entre 130 e 150mmHg e PAD entre 80 e 100mmHg

EV: endovenosa; FC: frequência cardíaca; PA: pressão arterial; PAS: pressão arterial sistólica; PAD: pressão arterial diastólica; VO: via oral.
Fonte: adaptado de Sibai & Chames, 2008; Jeyabalan & Larkin, 2023; ACOG Practice Bulletin, 2019.[6,11,14]

elevados na primeira ou segunda semana após o parto. O aumento do volume plasmático na gestação e a redistribuição do fluido extravascular para o intravascular após o parto são determinantes para essa elevação. Mesmo as mulheres normotensas podem apresentar hipertensão após o parto, incluindo casos de hipertensão grave. Obviamente, no entanto, essas alterações fisiológicas tendem a ter mais repercussões nas mulheres previamente hipertensas. Por isso, nesse grupo de mulheres, é fundamental o monitoramento da PA em regime de internação hospitalar por pelo menos 48 horas após o parto, principalmente para aquelas com HAC de alto risco e para as que apresentaram crise hipertensiva ou pré-eclâmpsia sobreposta.

As mulheres hipertensas crônicas bem controladas sem uso de medicação anti-hipertensiva durante a gestação podem necessitar de tratamento medicamentoso após o parto. Fatores como dor e ansiedade, comuns nessa fase, também podem interferir com os níveis pressóricos. Além disso, após a alta hospitalar, é imprescindível garantir uma consulta precoce na primeira semana pós-parto, pois pré-eclâmpsia sobreposta pode manifestar-se pela primeira vez no pós-parto.

Muitas mulheres com HAC necessitam manter a terapia hipotensora após o parto, principalmente quando apresentam níveis elevados e persistentes de PA. Ajustes dos anti-hipertensivos no pós-parto têm sido recomendados para garantir que a PAS não ultrapasse 150mmHg e a PAD 100mmHg.[14] O Quadro 32.8 apresenta as principais medicações utilizadas no puerpério.[30]

Atenção especial deve ser dada à orientação para o uso parcimonioso de medicações que possam agravar a hipertensão, como os anti-inflamatórios não esteroides (AINE). Embora não sejam contraindicação absoluta, os AINE limitam a vasodilatação por diminuição das prostaglandinas e aumentam a retenção de sódio. Quando prescritos, indicam a necessidade de melhor monitoramento da PA.

Em geral, não há restrição do aleitamento materno para puérperas em uso dos anti-hipertensivos habituais, embora todos possam ser detectados em baixas concentrações no leite humano. A concentração da metildopa e do propranolol no leite materno é reduzida, e seu uso durante a lactação é considerado seguro.[14]

Algumas mulheres podem ser mais bem controladas com os inibidores da conversão da angiotensina, principalmente as com diabetes *mellitus* e cardiomiopatia. Sua concentração no leite materno parece ser baixa, mas existe o risco teórico de alteração na função renal do recém-nascido.[14]

A concentração dos diuréticos no leite materno é baixa, mas eles podem induzir diminuição da produção do leite, devendo ser utilizados apenas quando imprescindíveis.[14]

Existem poucas informações sobre a transferência dos bloqueadores do canal de cálcio no leite materno; entretanto, até o momento, nenhum efeito colateral aparente foi registrado.[14]

O Quadro 32.9 sintetiza as principais evidências sobre a HAC na gestação.

Quadro 32.8. Medicamentos hipotensores utilizados no puerpério

Classe do agente	Agente	Posologia
Inibidores da enzima conversora de angiotensina	Enalapril Comprimidos de 10 e 20mg	20 a 40mg/dia, uma a duas vezes por dia
	Captopril Comprimidos de 25 e 50mg	75 a 150mg/dia, três vezes por dia
Simpaticolíticos de ação central, alfa-2-agonistas	Metildopa Comprimidos de 250 e 500mg	750 a 2.000mg/dia, duas a quatro vezes ao dia
Bloqueadores de canais de cálcio	Nifedipino retard Comprimidos de 10 e 20mg	20 a 120 mg/dia, uma a três vezes ao dia
	Nifedipino de ação rápida Comprimidos de 10 e 20mg	20 a 60 mg/dia, duas a três vezes ao dia
	Anlodipino Comprimidos de 2,5, 5 e 10mg	5 a 20 mg/dia, uma a duas vezes ao dia
Vasodilatador periférico	Hidralazina Drágeas de 25 e 50mg	50 a 150mg/dia
Betabloqueadores	Metoprolol Comprimidos de 25, 50 e 100mg	100 a 200mg/dia, uma a duas vezes ao dia
	Atenolol Comprimidos de 25, 50 e 100mg	50 a 150mg/dia, uma a três vezes ao dia
	Pindolol Comprimidos de 5 e 10mg	10 a 30mg/dia, duas a três vezes ao dia
	Caverdilol Comprimidos de 6,25 e 12,5mg	12,5 a 50 mg/dia, uma a duas vezes ao dia – recomenda-se iniciar com 12,5mg/dia por 2 dias e, a partir daí, aumentar a dose

Fonte: adaptado de Costa *et al.*, 2023.[30]

Quadro 32.9 Graus de recomendações para tratamento da hipertensão arterial crônica na gravidez

Intervenção	Resultado	Grau de recomendação
Avaliação pré-concepcional	Identificação de lesão de órgãos-alvo Avaliação da hipertensão secundária Otimização das comorbidades maternas	C
Evitar o tabagismo	Redução de morte por doença cardiovascular	A
Controle do estresse	Redução dos níveis pressóricos e reatividade vascular	B
Alimentação balanceada	Redução do risco de desenvolvimento de hipertensão arterial	A
Evitar uso excessivo de sal e alimentos industrializados	Controle dos níveis pressóricos	B
Baixas doses de AAS a partir de 12 semanas de gestação, mas antes de 28 semanas e mantidas até o parto	Redução do risco de pré-eclâmpsia sobreposta	A
Manter níveis pressóricos da PAS entre 120 e 139mmHg e da PAD entre 80 e 89mmHg	Redução de eventos adversos, incluindo morte materna	B
Inibidores da enzima de conversão da angiotensina, bloqueadores dos receptores da angiotensina, inibidores da renina e antagonistas dos receptores de mineralocorticoides são contraindicados	Redução do risco fetal	B
Iniciar terapia medicamentosa para crise hipertensiva em até 30 a 60 minutos após o diagnóstico	Redução de eventos adversos maternos (AVE, descompensação cardíaca, lesão renal, DPP)	B
Investigação em regime hospitalar em caso de suspeita de pré-eclâmpsia sobreposta	Redução de riscos maternos	C
Propedêutica mínima para investigação de PE sobreposta: hematócrito, contagem de plaquetas, creatinina, testes de função hepática, proteinúria, ácido úrico	Diagnóstico diferencial entre PE sobreposta e elevação transitória da PA na HAC	C
Não programar parto com menos de 38 semanas completas para gestantes com hipertensão crônica, sem uso de medicação anti-hipertensiva e sem outra complicação associada	Redução de riscos neonatais	B
Não programar parto com menos de 37 completas para gestantes com hipertensão crônica, sem uso de medicação anti-hipertensiva e sem outra complicação associada	Redução de riscos neonatais	B
Programar o parto de gestantes com hipertensão aguda não controlada com medicações habituais e daquelas com PE com sinais de gravidade para IG de 34 semanas ou mais	Redução de riscos maternos e neonatais	B
Parto imediato, após estabilização materna, independentemente da IG se hipertensão grave não controlada, eclâmpsia, edema pulmonar, CIVD, insuficiência renal, DPP ou teste de vitalidade fetal alterado	Redução de riscos maternos e perinatais	B

AAS: ácido acetilsalicílico; AVE: acidente vascular encefálico; CIVD: coagulação intravascular disseminada; DPP: descolamento prematuro de placenta; HAC: hipertensão arterial crônica; IG: idade gestacional; PAD: pressão arterial diastólica; PAS: pressão arterial sistólica; PE: pré-eclâmpsia.

Referências

1. Brasil. Ministério da Saúde, Secretaria de Vigilância em Saúde, Departamento de Análise em Saúde e Vigilância de Doenças Não Transmissíveis. Vigitel Brasil 2006-2021: Morbidade referida e autoavaliação de saúde. Brasília: Ministério da Saúde, 2022. 55 p. Disponível em: https://www.gov.br/saude/pt-br/centrais-de-conteudo/publicacoes/svsa/vigitel/vigitel-brasil-2006-2021-vigilancia-de-fatores-de-risco-e-protecao-para-doencas-cronicas-por-inquerito-telefonico.pdf/view.
2. Ford ND, Cox S, Ko JY et al. Hypertensive disorders in pregnancy and mortality at delivery hospitalization – United States, 2017-2019. MMWR Morb Mortal Wkly Rep 2022; 71(17):585-91.
3. Battarbee NA, Sinkey RG, Harper LM, Oparil S, Tita ATN. Chronic hypertension in pregnancy. Am J Obstet Gynecol 2020; 222(6):532-41.
4. Sisti G, Fochesato C, Elkafrawi D, Marcus B, Schiattarella A. Is blood pressure 120-139/80-89 mmHg before 20 weeks a risk factor for hypertensive disorders of pregnency? A meta-analysis. Eur J Obstet Gynecol Reprod Biol 2023; 284:66-75.
5. Barroso WKS, Rodrigues CIS, Bortolotto LA, Mota-Gomes MA, Brandão AA, Feitosa ADM. Diretrizes Brasileiras de Hipertensão Arterial – 2020. Arq Bras Cardiol 2021; 116(3):516-658.
6. Sibai, B, Chames, M. Chronic hypertension in pregnancy. Glob Libr Women's Med 2008; doi: 10.3843/GLOWM.10156. Disponível em: https://www.glowm.com/section-view/heading/Chronic%20Hypertension%20in%20Pregnancy/item/156#.
7. Berks D, Steegers EA, Molas M, Visser W. Resolution of hypertension and proteinuria after preeclampsia. Obstet Gynecol 2009; 114(6):1307-14.

8. Report of National High Blood Pressure Education Program Working Group on High Blood Pressure in Pregnancy. Am J Obstet Gynecol. 2000; 183(1):S1-22.
9. August P, Sibai B. Hypertensive disorders in pregnancy: Approach to differential diagnosis. UptoDate; 2022. Disponível em: https://www.uptodate.com/contents/hypertensive-disorders-in-pregnancy-approach-to-differential-diagnosis. Acesso em: 01 mai 2023.
10. Rossi GP, Bisogni V, Rossitto G et al. Practice recommendations for diagnosis and treatment of the most common forms of secondary hypertension. High Blood Press Cardiovasc Prev 2020; 27(6):547-60.
11. Jeyabalan A, Larkin JC. Chronic hypertension in pregnancy: Prenatal and postpartum care. UptoDate 2023. Disponível em: https://www.uptodate.com/contents/chronic-hypertension-in-pregnancy-prenatal-and-postpartum-care. Acesso em: 10 jun 2023.
12. Al Khalaf SY, O'Reilly ÉJ, Barrett PM et al. Impact of chronic hypertension and antihypertensive treatment on adverse perinatal outcomes: Systematic review and meta-analysis. J Am Heart Assoc 2021; 10(9):e018494.
13. Ramakrishnan A, Lee LJ, Mitchell LE, Agopian AJ. Maternal hypertension during pregnancy and the risk of congenital heart defects in offspring: A systematic review and meta-analysis. Pediatr Cardiol 2015; 36:1442-51.
14. American College of Obstetricians and Gynecologists' Committee on Practice Bulletins – Obstetrics. ACOG Practice Bulletin No. 203: Chronic hypertension in pregnancy. Obstet Gynecol 2019; 133(1):e26-e50.
15. Richards EMF, Giorgione V, Stevens O, Thilaganathan B. Low-dose aspirin for the prevention of superimposed preeclampsia in women with chronic hypertension: A systematic review and meta-analysis. Am J Obstet Gynecol 2023; 228(4):395-408.
16. Sousa FLP, Cunha Filho EV, Korkes HA et al. Hipertensão Arterial Crônica – Protocolo no. 01/2023. Rede Brasileira de Estudos sobre Hipertensão na Gravidez (RBEHG), 2023. Disponível em: https://rbehg.com.br/wp-content/uploads/2023/04/Protocolo-HAC-FINAL.pdf. Acesso em: 01 jun 2023.
17. Whelton PK, Carey RM, Aronow WS et al. 2017 – ACC/AHA/AAPA/ABC/ACPM/AGS/APhA/ASH/ASPC/NMA/PCNA Guideline for the prevention, detection, evaluation, and management of high blood pressure in adults: executive summary: A report of the American College of Cardiology/American Heart Association Task Force on Clinical Practice Guidelines. Hypertension 2018; 71:1269-324.
18. American College of Obstetricians and Gynecologists. Clinical Guidance for the Integration of the Findings of the Chronic Hypertension and Pregnancy (CHAP) Study. ACOG, 2022. Disponível em: https://www.acog.org/clinical/clinical-guidance/practice-advisory/articles/2022/04/clinical-guidance-for-the-integration-of-the-findings-of-the-chronic-hypertension-and-pregnancy-chap-study. Acesso em: 13 jun 2023.
19. Webster K, Fishburn S, Maresh M et al. Diagnosis and management of hypertension inpregnancy: Summary of updated NICE guidance. BMJ 2019; 366:l5119.
20. Brown MA, Magee LA, Kenny LC et al. The hypertensive disorders of pregnancy: ISSHP classification, diagnosis & management recommendations for international practice. Pregnancy Hypertens 2018; 13:291.
21. Magee LA, von Dadelszen P, Rey E et al. Less tight versus tight control of hypertension in pregnancy. N Engl J Med 2015; 372(5):407-17.
22. Panaitescu AM, Roberge S, Nicolaides KH. Chronic hypertension: Effect of blood pressure control on pregnancy outcome. J Matern Fetal Neonatal Med 2019; 32(5):857-63.
23. Tita AT, Szychowski JM, Boggess K et al. Treatment for mild chronic hypertension during pregnancy. N Engl J Med 2022; 386:1781-92.
24. Hollimnan KD, Lowe V, Nonni G. Management of blood pressure in pregnancy: New perspectives from the CHAP trial. Curr Opin Obstet Gynecol 2023; 35:81-6.
25. Ghanem FA, Movahed A. Use of antihypertensive drugs during pregnancy and lactation. Cardiovasc Ther 2008; 26(1):38-49.
26. Bellos I, Pergialiotis V, Papapanagiotou A, Loutradis D, Daskalakis G. Comparative efficacy and safety of oral antihypertensive agents in pregnant women with chronic hypertension: a network meta-analysis. Am J Obstet Gynecol 2020; 223(4):525-37.
27. Society for Maternal-Fetal Medicine (SMFM), Combs A, Albert JR, Hameed AB et al. Society for Maternal-Fetal Medicine Special Statement: A quality metric for evaluating timely treatment of severe hypertension. Am J Obstet Gynecol 2022; 226(2):B2-B9.
28. Duley L, Meher S, Jones L. Drugs for treatment of very high blood pressure during pregnancy. Cochrane Database Syst Rev 2013; 2013(7):CD001449.
29. 39. Sharma C, Soni A, Gupta A, Verma A, Verma S. Hydralazine vs nifedipine for acute hypertensive emergency in pregnancy: A randomized controlled trial. Am J Obstet Gynecol 2017; 217:687.e1-6.
30. Costa ML, Korkes HA, Ramos JGL et al. Puerpério – Como conduzir síndromes hipertensivas. Protocolo RBHEG. 2023. Disponível em: https://rbehg.com.br/wp-content/uploads/2023/04/Protocolo-Puerpério-2023.pdf. Acesso em: 01 jun 2023.

Diabetes

CAPÍTULO 33

Suzana Maria Pires do Rio
Bárbara Érika Caldeira Araújo Sousa

INTRODUÇÃO

Alteração metabólica mais comum da gestação, o diabetes *mellitus* gestacional (DMG) é definido como intolerância à glicose, detectada pela primeira vez durante a gravidez, com níveis glicêmicos sanguíneos que não atingem os critérios diagnósticos para diabetes.[1,2] Associa-se a risco aumentado de complicações obstétricas maternas, fetais e neonatais, além de riscos metabólicos ao longo da vida da mulher e de seus filhos. A prevalência de DMG vem aumentando em todo o mundo, o que afeta mais de 20 milhões de nascidos vivos, ou seja, um em cada seis partos é realizado em mulheres com hiperglicemia durante a gestação.[2] O aumento na prevalência é decorrente da incidência crescente de obesidade entre as mulheres em idade reprodutiva, do aumento da idade materna e dos critérios diagnósticos mais rígidos. Atualmente, o DMG afeta 3% a 25% das gestações, dependendo do grupo étnico e do critério diagnóstico utilizado para definição.[3]

DEFINIÇÃO

A hiperglicemia detectada na gestação é classificada em duas categorias, segundo a Organização Mundial da Saúde (OMS): diabetes *mellitus* (DM) de diagnóstico na gestação (do inglês *overt diabetes*) e DMG.[1] Na primeira categoria, os níveis glicêmicos da gestante alcançam os critérios de diabetes adotados fora do período gestacional, enquanto na segunda os níveis glicêmicos estão alterados, mas não preenchem os critérios de DM fora da gestação (Figura 33.1). A importância dessa categorização é explicada pelo aumento da prevalência de DM tipo 2 (DM2) e da obesidade entre as mulheres mais jovens, levando ao reconhecimento do DM naquelas que até então desconheciam esse diagnóstico. Ademais, na mulher com diabetes prévio não diagnosticado, as complicações obstétricas, fetais e neonatais podem ser mais graves, pois a hiperglicemia já está presente desde a fertilização e implantação, afetando a organogênese.[4]

Cabe destacar que o DM diagnosticado na gestação não é sinônimo de DM preexistente (DMP).[4] Em estudo retrospectivo de coorte longitudinal, 21% das mulheres com DM diagnosticado na gestação preencheram critérios para DM no teste oral de tolerância à glicose (TOTG) realizado 6 a 8 semanas após o parto. Por outro lado, 37,6% apresentaram intolerância à glicose e 41,4% tolerância normal à glicose no exame pós-parto.[5] Portanto, *overt diabetes* não define o diagnóstico de DM após o período gestacional.[6]

FISIOPATOLOGIA

Durante a gravidez saudável, o corpo da mulher passa por uma série de adaptações fisiológicas para atender às demandas do feto em crescimento. Uma importante adaptação metabólica é a sensibilidade à insulina. No início da gestação observam-se redução progressiva da glicemia de jejum em virtude do aumento da secreção de insulina pelas células beta pancreáticas, aumento da sensibilidade periférica à insulina, hemodiluição e aumento do consumo de glicose pela unidade fetoplacentária.[4,7]

No entanto, à medida que a gravidez progride, uma onda de hormônios locais e placentários, incluindo estrogênio, progesterona, leptina, prolactina, cortisol e lactogênio placentário (hPL), promove um estado de resistência à insulina, aumentando a produção endógena de glicose. O hPL exerce ainda efeito lipolítico, e o aumento dos níveis de ácidos graxos livres (AGL) contribui para aumento da resistência à insulina na gravidez. Além das alterações hormonais, algumas citocinas aumentam a resistência à insulina na gestação, como o fator de necrose tumoral alfa (TNF-α), secretado pela placenta.[7]

Para manter a homeostase da glicose, as gestantes compensam essas alterações fisiológicas por meio de hipertrofia e hiperplasia das células beta pancreáticas e do aumento da secreção de insulina estimulada por glicose. Após a gravidez, as células beta, a glicemia e a sensibilidade à insulina voltam ao normal. Entretanto, na mulher com DMG, as células beta pancreáticas não conseguem compensar as alterações fisiológicas da gravidez. A célula beta disfuncional, associada à resistência crônica, é incapaz de compensar o aumento progressivo da resistência à insulina que ocorre durante a gravidez (Figura 33.2), o que leva à diminuição da captação periférica de glicose, ao aumento da síntese de glicose hepática (gliconeogênese) e à consequente hiperglicemia materna. A hiperlipidemia, caracterizada

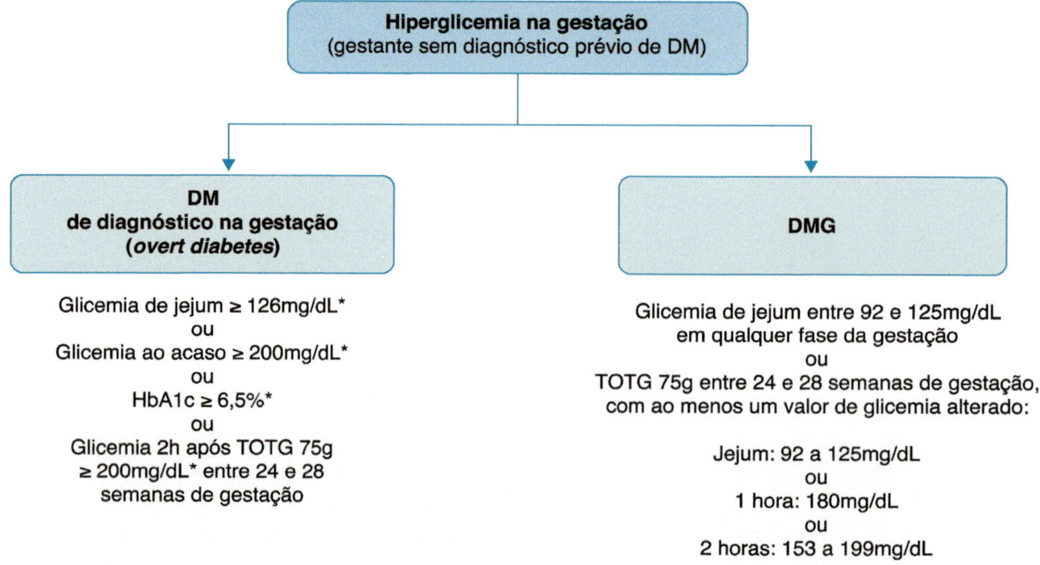

Figura 33.1. Classificação e critérios diagnósticos da hiperglicemia na gestação. (*Na ausência de sintomas inequívocos de hiperglicemia, o diagnóstico de diabetes *mellitus* exige dois resultados anormais na mesma amostra ou em coletas separadas.) (*DM*: diabetes *mellitus; DMG*: diabetes *mellitus* gestacional; *HbA1c*: hemoglobina glicada; *TOTG*: teste oral de tolerância à glicose.) (Adaptada de Zajdenverg *et al.*, 2022.[6])

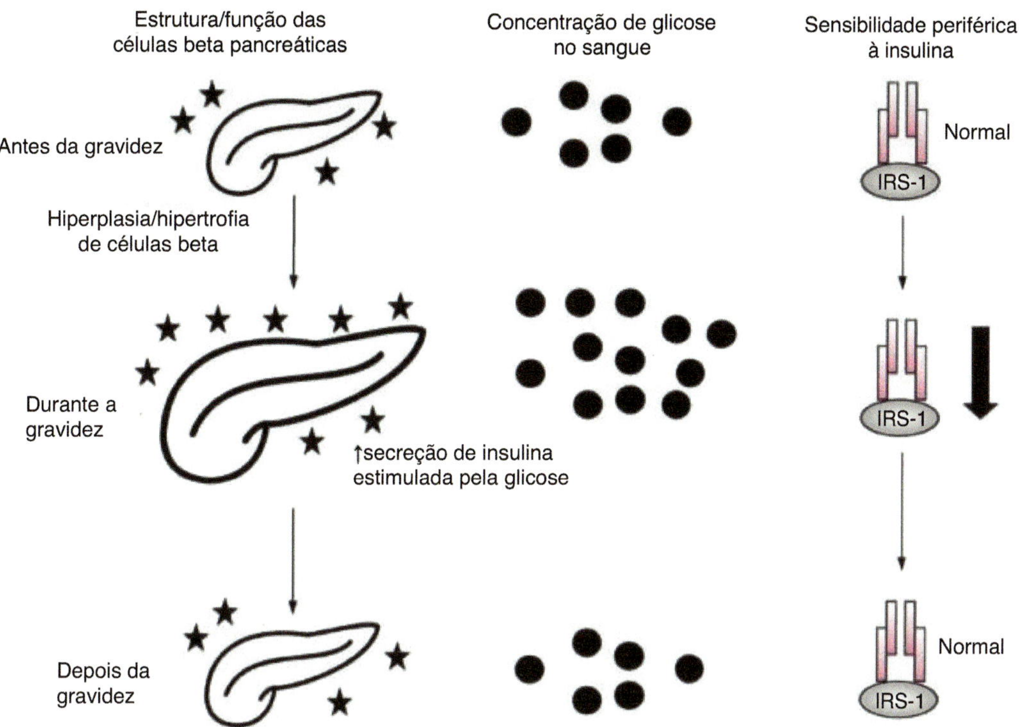

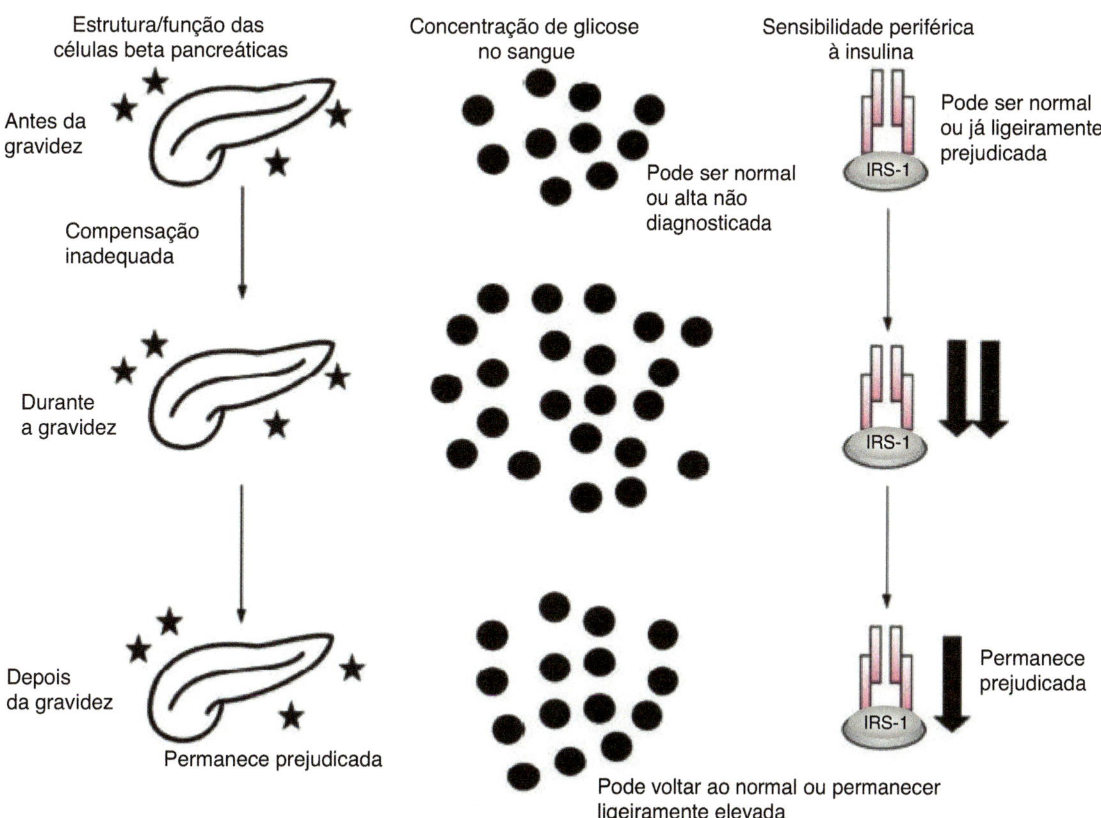

Figura 33.2 Resposta da célula beta pancreática, níveis de glicemia e sensibilidade periférica à insulina durante a gravidez normal, durante a gravidez com diabetes gestacional e após o parto. (*IRS-1*: substrato do receptor de insulina 1.) (Imagens obtidas do *The Noun Project*, sob os termos e condições da licença *Creative Commons Attribution* [CC BY], do artista Arif Fajar Vulianto [http://creativecommons.org/licenses/by/4.0/].)

predominantemente pela hipertrigliceridemia, também prejudica a secreção de insulina através de lesão lipotóxica nas células beta pancreáticas.[4,7] Na maioria dos casos, essas alterações metabólicas já estão presentes antes da gravidez, especialmente em mulheres com excesso de peso e idade materna mais avançada, e podem ser progressivas, com risco aumentado de DM2 após a gravidez.

Na mulher com DM do tipo 1 (DM1) e bom controle antes da concepção, observa-se aumento da sensibilidade à insulina na gestação inicial com risco maior de hipoglicemia e redução da necessidade de insulina. Entretanto, a partir de 18 e 20 semanas de gestação, a necessidade de insulina aumenta progressivamente até o final do terceiro trimestre – nas últimas semanas de gravidez, as doses de insulina geralmente atingem um platô. Um ponto que merece a atenção da equipe médica é que a redução da necessidade de insulina na fase final da gestação pode sinalizar a ocorrência de insuficiência placentária e risco aumentado de morbidade perinatal.[8]

Quadro 33.1 Fatores de risco para diabetes *mellitus* gestacional

- Idade materna > 35 anos
- Sobrepeso e obesidade
- Ganho de peso excessivo na gestação
- Síndrome dos ovários micropolicísticos
- Acantose *nigricans*
- Hipertrigliceridemia
- Hipertensão arterial sistêmica
- História familiar de diabetes em parentes de primeiro grau
- História pessoal de pré-diabetes
- História obstétrica de macrossomia ou DMG
- História de malformações, morte fetal ou neonatal
- Crescimento fetal excessivo e polidrâmnio na gestação atual
- Hipertensão ou pré-eclâmpsia na gravidez atual
- Pertencer a grupo étnico com alta prevalência de DM (hispânicos, americanos nativos, asiáticos, afro-americanos)
- Gestação gemelar
- Hemoglobina glicada ≥ 5,7% no primeiro trimestre de gestação

DM: diabetes *mellitus*; DMG: diabetes *mellitus* gestacional.
Fonte: adaptado de Zajdenverg *et al.*, 2022.[6]

Fatores de risco

No Quadro 33.1 encontram-se os principais fatores de risco para DMG. DM em gestação anterior, história familiar de DM, etnia, idade materna avançada e índice de massa corporal (IMC) pré-gestacional acima de 30kg/m^2 são os preditores mais fortes para o desenvolvimento de DMG. Outro fator de risco é o valor de hemoglobina glicada (HbA1c) entre 5,7% e 6,4% no primeiro trimestre. Entretanto, devido à baixa sensibilidade na gravidez, esse exame não deve ser solicitado para rastreamento do DMG, mas pode ser considerado com o objetivo de diagnosticar *overt diabetes*.[9] Independentemente da presença ou ausência de fatores de risco, recomenda-se que o rastreamento para hiperglicemia na gestação seja universal.[1,10]

DIAGNÓSTICO

Breve histórico

A definição e os critérios diagnósticos do DMG têm se modificado ao longo do tempo (Figura 33.3) e têm sido alvo de caloroso debate entre as sociedades médicas envolvidas.[1,11,12]

O primeiro critério diagnóstico foi proposto por O'Sullivan & Mahan, em 1964. Os autores definiram DMG como a presença de duas ou mais glicemias alteradas no TOTG com sobrecarga de 100 gramas de glicose (TOTG 100g). Os pontos de corte validados associavam-se ao risco de a mulher desenvolver DM2 após a gravidez.[13]

A partir de 1973, o diagnóstico de DMG passou a ser realizado em duas etapas. Na primeira, a glicose era dosada 1 hora após sobrecarga com 50g de glicose (TOTG 50g). Na segunda, apenas as gestantes com rastreamento positivo (glicemia > 143mg/dL) realizavam o teste confirmatório com 100g de glicose. Entre as vantagens do diagnóstico em duas etapas destacam-se a não obrigatoriedade do jejum para o TOTG 50g e a seleção mais criteriosa daquelas gestantes encaminhadas para o TOTG 100g.[4]

Em 1979, os limiares de glicose propostos por O'Sullivan & Mahan foram modificados pelo National

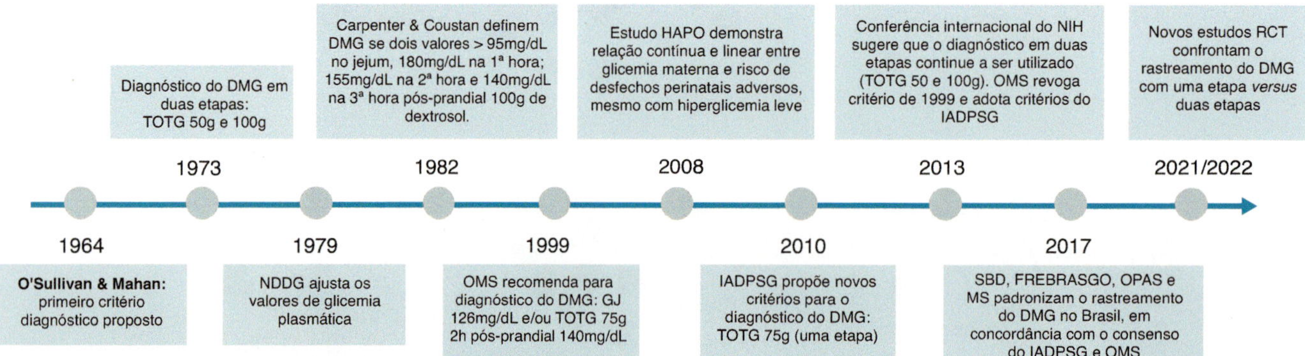

Figura 33.3 Linha do tempo com a história dos critérios diagnósticos do DMG no Brasil e no mundo. (*DMG*: diabetes *mellitus* gestacional; *FEBRASGO*: Federação Brasileira das Associações de Ginecologia e Obstetrícia; *HAPO*: *Hyperglycemia and Adverse Pregnancy Outcome*; *IADPSG*: *International Association of Diabetes in Pregnancy Study Group*; *MS*: Ministério da Saúde; *NDDG*: *National Diabetes Data Group*; *NIH*: *National Institutes of Health*; *OMS*: Organização Mundial da Saúde; *OPAS*: Organização Pan-Americana de Saúde; *RCT*: estudo randomizado controlado; *SBD*: Sociedade Brasileira de Diabetes.)

Diabetes Data Group (NDDG), pois a análise da glicose em sangue total foi substituída pela análise em plasma.[14] Em 1982, Carpenter & Coustan recomendaram nova correção nos valores de glicemia devido às evoluções nos métodos laboratoriais. O diagnóstico do DMG passou, portanto, a ser definido na presença de dois valores iguais ou maiores que 95mg/dL em jejum, 180mg/dL 1 hora após ingestão do dextrosol, 155mg/dL 2 horas após e 140mg/dL 3 horas após. Foi também recomendada a redução do limiar de glicose no teste de triagem com 50g: de 143 para 135mg/dL.[15] A aplicação de limiar mais alto reduz o número de rastreios falso-positivos. No entanto, na ausência de evidências claras que endossem um valor de corte sobre o outro (130, 135 ou 140mg/dL), recomenda-se que cada instituição defina seu limiar de glicemia, considerando as taxas locais de prevalência do DMG.[10]

De 1999 a 2013, a OMS adotou o seguinte critério diagnóstico para DMG: glicemia de jejum igual ou maior que 126mg/dL e/ou glicemia 2 horas após TOTG 75g igual ou maior que 140mg/dL.[16] Observa-se, portanto, uma falta de consenso para o diagnóstico do DMG. Além disso, nenhum dos critérios até então vigentes foi desenhado para avaliar a associação entre hiperglicemia materna e complicações materno-fetais.

Em 2008, o estudo prospectivo multicêntrico e multiétnico *Hyperglycemia and Adverse Pregnancy Outcome* (HAPO), com mais de 25 mil gestantes de 15 centros de nove países, avaliou a associação entre as glicemias obtidas no TOTG 75g, realizado entre 24 e 32 semanas de gestação, e a ocorrência de complicações materno-fetais.[17] O estudo mostrou uma relação contínua e linear entre glicemia materna e risco de recém-nascido grande para a idade gestacional (GIG), cesariana, hipoglicemia neonatal e hiperinsulinismo fetal (medido pelos níveis de peptídeo C de cordão umbilical acima do percentil 90), independentemente da presença de outros fatores de risco.[17] Nenhum valor da curva glicêmica aumentou significativamente os riscos, ou seja, a curva não apresentou um ponto de inflexão. Os resultados do estudo HAPO são consistentes com outros que demonstraram relação entre níveis de glicemia materna levemente elevados e desfechos perinatais adversos.[18-20]

Em 2010, a partir dos resultados do estudo HAPO, a International Association of Diabetes in Pregnancy Study Group (IADPSG) propôs novos critérios para o diagnóstico de DMG, ficando estabelecido, por consenso, que o TOTG 75g deve ser realizado entre 24 e 28 semanas de gestação em todas as mulheres com glicemia de jejum normal no primeiro trimestre. Os limiares de glicose escolhidos para diagnóstico de DMG foram: valor igual ou maior que 92mg/dL em jejum, valor igual ou maior que 180mg/dL 1 hora após sobrecarga ou valor igual ou maior que 153mg/dL 2 horas após sobrecarga. Esses pontos de corte foram escolhidos porque correspondiam a aumento de risco (*odds ratio*) de 1,75 para os seguintes desfechos perinatais: peso ao nascer acima do percentil 90, porcentagem de gordura corporal neonatal acima do percentil 90 ou valor do peptídeo C do cordão umbilical acima do percentil 90.[12] Portanto, a presença de pelo menos um valor alterado no TOTG aumenta em 75% o risco de eventos perinatais adversos, comparado à gestante com todos os valores normais no teste de sobrecarga.

O painel de especialistas do IADPSG também redefiniu a hiperglicemia na gravidez, categorizando-a em duas entidades clínicas distintas (DM de diagnóstico na gravidez e DMG), conforme discutido na seção anterior. Portanto, caso a gestante apresente na primeira consulta de pré-natal os mesmos critérios de diagnóstico de diabetes fora da gestação (glicemia de jejum ≥ 126mg/dL; hemoglobina glicada ≥ 6,5%; glicemia ao acaso ≥ 200mg/dL), ela deverá ser considerada com DM de diagnóstico na gestação e não com DMG.[12]

Em 2011, a Associação Americana de Diabetes (ADA) passou a adotar os critérios propostos pelo IADPSG e mais tarde, em 2013, a OMS revogou a recomendação de 1999, passando também a aceitar os critérios do IADPSG, mas com duas ressalvas: (1) os critérios diagnósticos do TOTG 75g deveriam ser válidos para qualquer idade gestacional e não somente para o período proposto de 24 a 28 semanas de gestação; (2) glicemia igual ou maior que 200mg/dL no TOTG 75g, realizado após 24 semanas, corresponde a DM de diagnóstico na gestação e não DMG.[1]

Em 2017, a Sociedade Brasileira de Diabetes (SBD), a Federação Brasileira das Associações de Ginecologia e Obstetrícia (FEBRASGO) e a Organização Pan-Americana de Saúde (OPAS), juntamente com o Ministério da Saúde (MS), definiram a padronização do rastreamento e do diagnóstico de DMG no Brasil.[2] De acordo com o consenso, a glicemia de jejum deve ser dosada na primeira consulta de pré-natal, idealmente até 20 semanas de gestação, e um resultado entre 92 e 125mg/dL define o diagnóstico do DMG. As mulheres que apresentarem glicemia de jejum inferior a 92mg/dL deverão realizar o TOTG 75g entre 24 e 28 semanas de gestação (Figura 33.4). Considerando as particularidades do Brasil, o consenso sugere que naqueles locais em que existam restrições de recursos em saúde que impeçam o acesso a TOTG, o rastreamento poderá ser realizado apenas por meio de glicemia de jejum repetida entre 24 e 28 semanas, mas com essa opção estima-se que sejam detectados somente 86% dos casos de DMG.[2]

Apesar dos avanços promovidos pelo estudo HAPO, permanecem muitas críticas e discussões acerca do melhor critério diagnóstico.[11,21] Uma das questões levantadas é que os limiares glicêmicos para diagnóstico de DMG sugeridos pelo IADPSG foram escolhidos de maneira consensual e arbitrária, visto que o estudo original demonstrou uma associação contínua e linear, sem ponto de inflexão, entre glicemia materna e complicações materno-fetais. Além disso, a aplicação dos critérios propostos pelo IADPSG aumentou substancialmente a incidência de DMG (de 8% para 18% nos EUA), levando à medicalização excessiva das gestantes e ao aumento das intervenções, bem como dos custos.[22]

Em 2013, conferência internacional sobre diagnóstico do DMG promovida pelo National Institutes of Health (NIH) sugeriu que a abordagem em duas etapas (rastreamento com TOTG 50g e confirmação com TOTG 100g) continuasse a ser utilizada pelos obstetras.[11] O relatório destacou a falta de evidências de que o rastreamento em uma etapa promoveria melhorias significativas nos resultados maternos, fetais e neonatais, além de aumentar significativamente os custos. Seguindo a mesma linha, o último consenso do American College of Obstetricians and Gynecologists (ACOG) endossa a preferência pelo rastreamento e diagnóstico de DMG em duas etapas.[10,11]

Recente estudo randomizado, envolvendo 23.972 gestantes, comparou o rastreamento de DMG com uma etapa (TOTG 75g) e com duas etapas (TOTG 50g e 100g). Como era esperado, a incidência de DMG foi duas vezes maior no grupo rastreado com uma etapa, em relação ao grupo rastreado com duas etapas (16,5% e 8,5%, respectivamente). Apesar da variação no percentual de diagnósticos, não foram encontradas diferenças nos riscos de complicações maternas e fetais entre os grupos.[23] Um resultado interessante desse estudo é que, dentre as gestantes diagnosticadas com DMG no grupo do rastreamento com uma etapa, 39% receberam o diagnóstico com um único valor alterado na glicemia de jejum, e metade desse grupo apresentava glicemia de jejum entre 92 e 94mg/dL, ou seja, dentro do alvo glicêmico terapêutico (< 95mg/dL). Uma questão importante, mas ainda sem resposta, é se o tratamento de mais mulheres com hiperglicemia leve beneficiará mães e crianças no futuro, reduzindo os riscos de obesidade, diabetes e outras doenças metabólicas.[23]

Outro ensaio clínico recente, randomizado e controlado (estudo GEMS), que envolveu 4.061 mulheres com idade gestacional entre 24 e 32 semanas, comparou dois critérios diagnósticos para DMG: critérios mais baixos, conforme proposto pelo IADPSG, *versus* critérios mais altos (jejum ≥ 99mg/dL ou 2 horas após TOTG 75g ≥ 162mg/dL). Como esperado, a prevalência de DMG foi maior no grupo com critérios diagnósticos mais baixos (15,3%), comparado ao grupo com critérios mais altos (6,1%). Não foi encontrada diferença na incidência de recém-nascidos GIG entre os grupos (8,8% × 8,9%). Os autores concluíram que a adoção dos critérios glicêmicos mais baixos não levou a benefícios aparentes à saúde materna, fetal e neonatal.[24] Entretanto, uma subanálise do estudo demonstrou menor frequência de GIG e de macrossomia, menor ganho de peso materno e menor incidência de pré-eclâmpsia entre as gestantes com valores de glicose em jejum entre 92 e 99mg/dL e/ou glicose 2 horas após TOTG 75g entre 153 e 162mg/dL, ou seja, os dados desse estudo sugerem que a utilização dos critérios diagnósticos mais baixos acarretou benefícios para a saúde materna e infantil, pelo menos no curto prazo, para esse subgrupo de mulheres.

Portanto, conclui-se que o diagnóstico ideal de DMG ainda não está definido e mais estudos serão necessários para traçar os limiares glicêmicos maternos que reduzam os riscos de desfechos adversos perinatais e de complicações metabólicas de longo prazo para a mulher e sua prole.

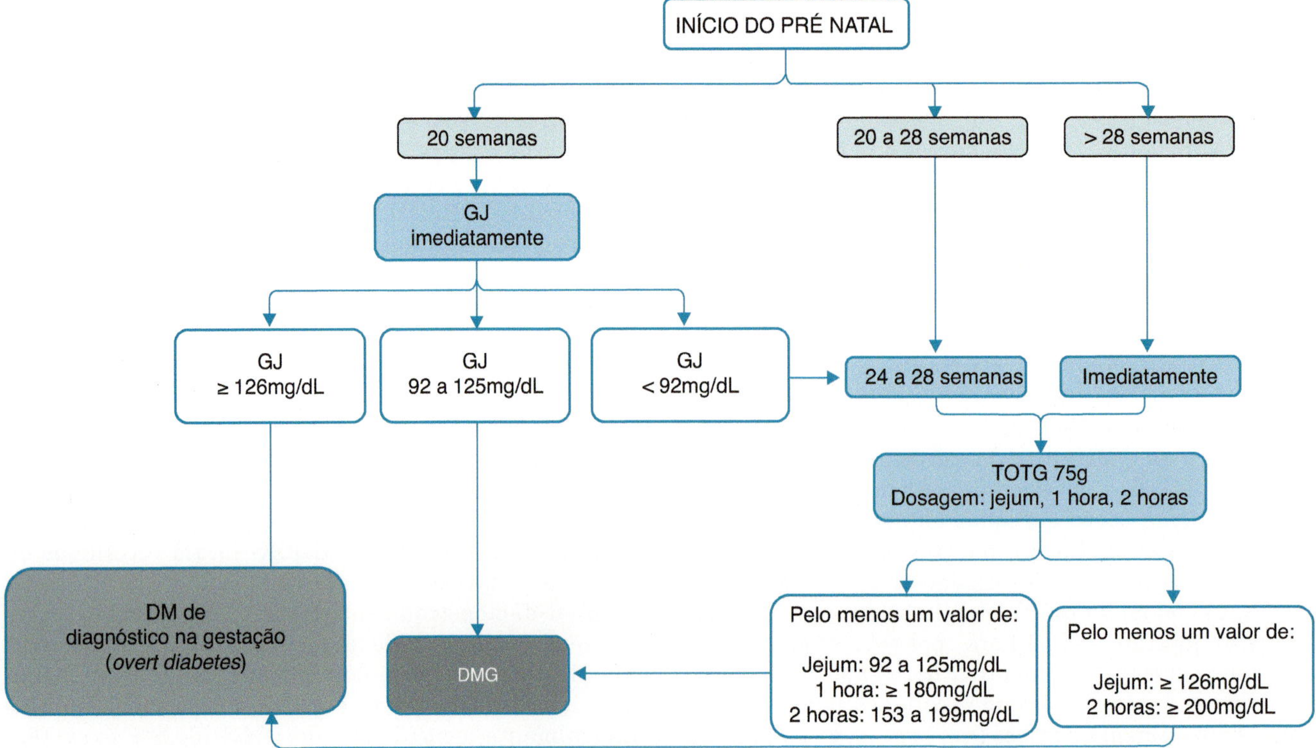

Figura 33.4 Rastreamento e diagnóstico do diabetes *mellitus* gestacional no Brasil em situações de viabilidade financeira e disponibilidade técnica total. (*DM*: diabetes *mellitus*; *DMG*: diabetes *mellitus* gestacional; *GJ*: glicemia de jejum; *TOTG*: teste oral de tolerância à glicose.) (Adaptada de Sociedade Brasileira de Diabetes, 2017; Diretriz Oficial da Sociedade Brasileira de Diabetes, 2022.[2,6])

Critério diagnóstico atual no Brasil

Para todas as gestantes sem diagnóstico prévio de DM, independentemente da presença ou não de fatores de risco, recomenda-se a solicitação da glicemia plasmática de jejum com o objetivo de diagnosticar diabetes (*overt diabetes*) ou DMG precoce.[2]

Naquelas gestantes com glicemia de jejum entre 92 e 125mg/dL, fica estabelecido o diagnóstico de DMG. Para as com glicemia de jejum abaixo de 92mg/dL na primeira avaliação, recomenda-se o TOTG entre 24 e 28 semanas com as medidas de glicemia plasmática em jejum, 1 e 2 horas após a ingestão de 75g de glicose (o diagnóstico de DMG estará definido quando pelo menos um dos valores a seguir estiver alterado: jejum ≥ 92 e < 126mg/dL; 1 hora ≥ 180mg/dL; 2 horas ≥ 153 e < 200mg/dL).

Glicemia de jejum igual ou maior que 126mg/dL na primeira avaliação ou glicemia 2 horas após TOTG 75g igual ou maior que 200mg/dL entre 24 e 28 semanas define o diagnóstico de diabetes *mellitus* de diagnóstico na gestação (*overt diabetes*).

É importante orientar a gestante para realizar o teste sem dieta restrita em carboidratos (ou ingestão diária mínima de 150g de carboidratos) nos 3 dias que antecedem o exame, além do jejum de 8 horas.[2]

MONITORAMENTO GLICÊMICO

Glicemia capilar

O automonitoramento da glicemia capilar em jejum e pós-prandial – 1 ou 2 horas após o início das refeições – está recomendado para todas as mulheres com DMG do diagnóstico até o parto. Estudos clínicos demonstram que o tratamento de DMG, seja com terapia nutricional, seja com insulina, acompanhado de monitoramento da glicemia capilar pelo menos quatro vezes ao dia, associa-se à redução do risco de desfechos adversos maternos e fetais.[25,26] A monitoração pós-prandial está associada a melhor controle glicêmico e a menos risco de pré-eclâmpsia, comparada à medida da glicemia pré-prandial.[27] A medida pré-prandial está recomendada para as gestantes com DMP em terapia basal-*bolus* ou em uso de dispositivos de infusão contínua de insulina.[28]

Em relação ao melhor horário para medida da glicemia pós-prandial – 1 ou 2 horas após a refeição – os dados disponíveis são limitados.[10] Entretanto, alguns estudos têm demonstrado que a medida 1 hora após a refeição é a que mais reflete os picos glicêmicos pós-prandiais avaliados por monitoração contínua e é a que se relaciona melhor com os níveis de insulina e circunferência abdominal (CA) fetal.[4] A medida da glicemia 2 horas após a refeição pode ser outra alternativa para monitoramento das gestantes em uso de insulina humana regular, cujo pico de ação ocorre 2 a 3 horas após a administração.

No cenário ideal, com disponibilidade de tiras reagentes e lancetas para aferição da glicemia, recomenda-se que as gestantes tratadas com dieta e atividade física façam um perfil diário de quatro glicemias capilares (jejum, após o café da manhã, após o almoço e após o jantar); enquanto para aquelas em uso de insulina é recomendado o perfil diário com seis medidas (jejum, após o café da manhã, antes do almoço, após o almoço, antes do jantar e após o jantar). Mulheres com DMP devem avaliar esporadicamente a glicemia capilar entre 2 e 4 horas da manhã.[25,26]

Com relação às metas glicêmicas na gravidez, até o momento não há estudos randomizados que tenham comparado diferentes alvos para o tratamento de DMG.[28] Os alvos glicêmicos propostos na gestação são significativamente maiores do que as glicemias médias de mulheres grávidas sem diabetes e com peso normal no terceiro trimestre. Nas gestantes sem diabetes e não obesas os valores de glicemia são: jejum 71 ± 8mg/dL; 1 hora pós-prandial 109 ± 13mg/dL e 2 horas pós-prandial: 99 ± 10mg/dL.

Independentemente da idade gestacional, as metas de glicemia capilar durante a gravidez para DMG e DMP são:[10,25,26,28]

- Glicemia em jejum: < 95mg/dL.
- Glicemia 1 hora pós-prandial: < 140mg/dL.
- Glicemia 2 horas pós-prandial: < 120mg/dL.

Gestantes com DMP em uso de insulina devem manter a glicemia de jejum acima de 70mg/dL e as medidas pós-prandiais em 1 e 2 horas acima de 110mg/dL e 100mg/dL, respectivamente. Esses limites inferiores foram definidos com base na média da glicemia normal na gravidez e não se aplicam ao controle da gestante em terapia não farmacológica.[28]

Na prática, entretanto, é sempre desafiador atingir essas metas glicêmicas sem causar hipoglicemia, particularmente nas gestantes com DM1. Sugere-se, portanto, a individualização do cuidado, objetivando alvos glicêmicos menos rigorosos se as metas propostas não puderem ser atingidas com segurança.[28]

Recomenda-se que a gestante envie o controle glicêmico para seu médico a cada 7 a 14 dias. Mudanças no regime terapêutico com início ou ajuste da insulina basal e/ou prandial estão recomendadas quando 20% a 25% dos valores de glicose (isto é, duas medidas em sete em determinada faixa de horário) estão acima das metas ou na vigência de hipoglicemias e devem ser realizadas pelo médico da equipe. A presença de macrossomia e/ou polidrâmnio à ultrassonografia (USG) também são parâmetros que podem ser utilizados para início ou ajuste da insulinoterapia, sendo possível até mesmo abaixar as metas glicêmicas, com o cuidado de não causar hipoglicemias.[26]

Hemoglobina glicada

A HbA1c pode ser útil no acompanhamento da gestante com diabetes, mas deve ser secundária ao monitoramento da glicemia capilar. Em razão das alterações fisiológicas da gravidez e na cinética das hemácias, os níveis de HbA1c caem durante a gravidez normal. Ademais, por representar medida integrada da glicose, sua medida não é adequada para avaliar o perfil e a variabilidade diária da glicemia na gestação.[28]

Recomenda-se que a HbA1c seja dosada na primeira consulta de pré-natal em todas as mulheres com DMP ou DM de diagnóstico na gravidez.[26] Quanto maior seu valor no primeiro trimestre, maiores os riscos de malformações congênitas, desordens hipertensivas e outros desfechos materno-fetais adversos. Não existem valores de referência estabelecidos por trimestre, mas, em geral, um percentual abaixo de 6% no segundo e terceiro trimestres parece estar associado a menos risco de feto GIG, parto pré-termo e pré-eclâmpsia.[28]

Na gestante com DMP pode ser considerada a dosagem mensal da HbA1c, até que sejam atingidos valores inferiores a 6%, quando então o exame poderá ser solicitado a cada 3 meses. Na gestante com DMG, o papel da HbA1c como parâmetro de controle glicêmico não está definido e mais estudos são necessários para correlacionar o valor da HbA1c ao longo da gravidez e sua associação a desfechos maternos e perinatais.[26]

Monitoramento contínuo da glicose

Tem aumentado o número de pessoas com diabetes com acesso aos dispositivos de monitoramento contínuo da glicose em tempo real (do inglês *Continuous Glucose Monitoring* [CGM]). Os sensores medem a glicose no tecido intersticial subcutâneo, fornecendo informações numéricas e gráficas sobre as variações de glicose ao longo das 24 horas, o que contribui para as decisões terapêuticas. O ensaio clínico randomizado e controlado *Continuous Glucose Monitoring in Pregnant Women with Type 1 Diabetes Trial* (CONCEPTT) comparou o tratamento padrão com o monitoramento contínuo da glicose em tempo real em gestantes com DM1. O uso do CGM melhorou levemente a HbA1c e o tempo dentro da faixa-alvo (63 a 140mg/dL), em comparação ao tratamento padrão (68% *versus* 61%), sem diferença significativa nos episódios de hipoglicemia entre os grupos.[29] Outro estudo observacional com CGM demonstrou que valores mais baixos de glicemia (glicemia média, desvio padrão e tempo no alvo) se associaram a menos risco de recém-nascidos GIG e de outros resultados neonatais adversos.[30]

Em janeiro de 2021 foi publicado o posicionamento oficial da SBD sobre o uso de CGM na gestação. As metas de tempo no alvo definidas para gestantes com DM1 foram:

- **Tempo no intervalo-alvo (63 a 140mg/dL):** > 70%.
- **Tempo acima do alvo (> 140mg/dL):** < 25%.
- **Tempo abaixo do alvo (< 63mg/dL):** < 4%.
- **Tempo abaixo do alvo (< 54mg/dL):** < 1%.

Deve-se considerar a indicação de CGM para a gestante com DM1 e grande variabilidade glicêmica. Cabe destacar que os dados fornecidos pelo CGM durante a gestação não substituem o monitoramento da glicemia capilar, assim como não há dados que fundamentem o uso dessa tecnologia no DMG ou DM2 pré-gestacional.[26]

TRATAMENTO

Diversos estudos têm demonstrado que o tratamento do DMG com aconselhamento nutricional, automonitoramento glicêmico e terapia insulínica, se necessário, reduz o risco de complicações perinatais e maternas.[31-33]

O tratamento de todas as mulheres com DMG deverá incluir, inicialmente, orientação nutricional e atividade física. Para aquelas gestantes que não alcançam as metas glicêmicas após 2 semanas de terapia nutricional, recomenda-se a terapia farmacológica. Em virtude das mudanças fisiológicas que ocorrem ao longo da gestação, com aumento gradual da resistência insulínica, ajustes na terapia são comumente necessários.[25,34]

Terapia nutricional e atividade física

Terapia nutricional está indicada para todas as gestantes com DM, objetivando o controle glicêmico e metabólico, a redução do risco de macrossomia fetal e adiposidade neonatal e a promoção do ganho de peso materno adequado. Cerca de 70% a 85% das mulheres com DMG alcançarão a normoglicemia apenas com dieta.[10]

A avaliação antropométrica deve ser realizada na primeira consulta de pré-natal e nas subsequentes. O IMC pré-gestacional é calculado com o peso aferido na primeira consulta ou com o peso pré-gestacional, quando disponível. Após a classificação do IMC inicial, programa-se o ganho de peso gestacional semanal e total até 40 semanas de gestação, segundo as recomendações do Institute of Medicine (Quadro 33.2).[25]

As orientações dietéticas deverão ser individualizadas, levando em consideração o IMC obtido no início do pré-natal e a realidade sociocultural e econômica da gestante e de sua família. Poucos estudos compararam diferentes estratégias de terapia nutricional para tratamento do DMG, não existindo, até o momento, dados que sustentem a superioridade de uma dieta específica.[35] Em geral, recomenda-se uma alimentação saudável, priorizando alimentos *in natura* e minimamente processados.[25] O consumo de carboidratos deve ser limitado a 35% a 55% do valor energético total (VET). Já o consumo de proteínas sugerido é de 15% a 20% do VET para as

Quadro 33.2 Recomendações do Institute of Medicine para ganho de peso total e semanal de acordo com o índice de massa corporal (IMC) antes da gestação

IMC prévio (kg/m²)	Ganho de peso total (kg)	Ganho de peso total (kg) até a 14 semanas de gestação	Ganho de peso semanal no segundo e terceiro trimestres (kg/semana)
< 18,5	12,5 a 18	1 a 3	0,51 (0,44 a 0,58)
18,5 a 24,9	11,5 a 16	1 a 3	0,42 (0,35 a 0,50)
25 a 29,9	7 a 11,5	1 a 3	0,28 (0,23 a 0,33)
≥ 30	5 a 9	0,2 a 2	0,22 (0,17 a 0,27)

Fonte: Organização Pan-Americana da Saúde, 2019.[25]

gestantes com função renal normal e o consumo de gorduras de 30% a 40% do VET, com restrição do consumo de gorduras saturadas e gorduras *trans*.[25,28]

Na gestação com ou sem DMG, a ingestão diária recomendada é de no mínimo 175g de carboidratos, 71g de proteínas e 28g de fibras.[28] Entretanto, como os carboidratos são os principais determinantes dos níveis de glicemia pós-prandiais, é possível ajustar a qualidade e a distribuição nas refeições com o objetivo de alcançar as metas glicêmicas. Em vista do pico de glicemia maior pela manhã, provocado pela ação de alguns hormônios, como o cortisol, recomenda-se aporte máximo de 30g de carboidratos no desjejum. Deve-se dar preferência ao consumo de carboidratos complexos, ricos em fibras e de baixo índice glicêmico, porque são digeridos mais lentamente e, portanto, menos propensos à hiperglicemia pós-prandial significativa. Esse índice representa a velocidade com que o carboidrato é digerido e transformado em açúcar, podendo ser classificado em baixo, médio ou alto.[25] Pão francês, biscoito água e sal e mandioca, por exemplo, têm alto índice glicêmico (≥ 70), enquanto o pão de aveia e de centeio e o inhame apresentam baixo índice glicêmico (< 55). Outra estratégia que auxilia o controle das variações glicêmicas pós-prandiais consiste na ingestão combinada do carboidrato com uma fonte de proteína magra ou gordura poli-insaturada nas refeições e nos lanches.[25]

As gestantes devem evitar o consumo de açúcar e substituí-lo, se necessário, pelos edulcorantes. Embora sejam limitados os estudos clínicos que avaliam seus efeitos na gravidez, algumas publicações recentes têm demonstrado associação entre o consumo dos edulcorantes e o aumento do risco de obesidade infantil, parto pré-termo e alterações no paladar da criança, independentemente da qualidade da dieta e da ingestão calórica materna. Os edulcorantes atualmente regulamentados para uso no Brasil incluem o aspartame, o acessulfame de potássio, o ciclamato, a stevia, o neotame, a sacarina, a sucralose, o manitol, a taumatina, o maltitol, o xilitol e o eritritol – recomenda-se que o consumo seja o mínimo possível, não ultrapassando 15 gotas/dia.[25] Além disso, a gestante deve ser orientada quanto à importância da leitura atenta dos rótulos dos alimentos industrializados, dietéticos ou não, evitando o consumo dos que contenham sacarose, glicose, mel, xarope de glicose e frutose.

A dieta deverá ser fracionada em cinco a seis refeições (três refeições principais e dois a três lanches), sendo evitados períodos de jejum por mais de 4 ou 5 horas. O lanche noturno, antes de deitar, é uma refeição importante para as gestantes em tratamento com insulina, pois previne a hipoglicemia na madrugada, devendo conter 25g de carboidrato complexo, além de proteínas ou lipídios. As grávidas apresentam risco maior de cetose acelerada durante a noite, especialmente em situações de jejum prolongado.

Tem aumentado muito o interesse das gestantes e dos profissionais de saúde pelas dietas pobres em carboidrato para controle do ganho de peso e da glicemia. A ADA tem demonstrado preocupação com a restrição dietética inadvertida de carboidratos e o consequente aumento do consumo de gorduras, o que pode resultar em macrossomia fetal ou em aumento do risco de recém-nascidos com baixo peso ao nascer ou pequenos para a idade gestacional.[28] Como a glicose materna é o principal nutriente associado ao crescimento e desenvolvimento cerebral fetal, há preocupações sobre os possíveis efeitos da cetonemia materna e da deficiência de micronutrientes sobre o neurodesenvolvimento da prole.[4]

O ACOG atesta que, na ausência de complicações obstétricas ou contraindicações, a prática de exercícios físicos na gravidez é segura e desejável, pois melhora o controle glicêmico e o ganho de peso materno, além de promover redução na dose de insulina diária.[10] Os exercícios devem ter intensidade moderada, podendo ser aeróbicos, resistidos ou ambos, com 20 a 50 minutos de duração, 2 a 7 dias na semana.[28] As gestantes em uso de insulina devem evitar atividade física próximo ao pico de ação da insulina ou muito tempo distante da última refeição.[25]

Tratamento farmacológico

O tratamento farmacológico está indicado para as gestantes com DM1 e DM2 pré-gestacional e para as gestantes com DMG, cujos alvos glicêmicos não foram atingidos após 2 semanas de terapia nutricional. Em geral, a presença de 30% ou mais de valores de glicemia alterados (ou seja, duas ou mais medidas alteradas) após 1 a 2 semanas de monitoramento é um critério sugerido para o início da terapia farmacológica.[25,36] Independentemente dos valores de glicemia, CA igual ou superior ao percentil 75 à USG realizada entre 29 e 33 semanas de gestação pode ser considerada outro critério para início da terapia farmacológica, embora as evidências disponíveis para essa indicação até o momento sejam baixas.[34]

Insulina

Considerada medicação de primeira linha no tratamento farmacológico do DMG, a insulina não atravessa a placenta e historicamente tem se mostrado tratamento eficaz e seguro para a mãe e seu filho.[10,25,28,34] Idade materna maior que 30 anos, história familiar de DM, obesidade materna, DMG prévio ou de diagnóstico precoce, glicemia de jejum acima de 96mg/dL e HbA1c igual ou acima de 5,5% ao diagnóstico são preditores de necessidade de terapia insulínica no DMG.[37]

A necessidade individual de insulina varia consideravelmente, com algumas gestantes alcançando o controle glicêmico com doses baixas de insulina, enquanto outras necessitarão de doses mais altas (≥ 2UI/kg/dia).

A hiperglicemia de jejum deve ser tratada com insulina de ação intermediária (NPH) ao deitar, enquanto a pós-prandial isolada deve ser tratada com insulina prandial de ação rápida (Regular) ou ultrarrápida (Lispro ou Asparte). Nessas situações, as doses iniciais prescritas devem ser mais baixas, em geral 0,1 a 0,2UI/kg/dia. As gestantes que apresentam hiperglicemia em jejum e pós-prandial na maioria das refeições necessitarão de dose diária maior de insulina, em esquema de múltiplas aplicações de insulina basal combinada à insulina prandial, podendo ser iniciadas com 0,5UI/kg/dia[25,34] ou 0,7 a 1,0UI/kg/dia.[10] Usualmente, a insulina NPH é prescrita com a de ação rápida antes do café da manhã e antes da refeição noturna. A aplicação da insulina NPH ao deitar é preferível à administração no jantar, pois reduz o risco de hipoglicemia na madrugada e controla de modo mais efetivo a glicemia de jejum.[34]

As insulinas de ação prolongada ou intermediária e as insulinas de ação prandial aprovadas na gestação e disponíveis no Brasil, com a respectiva classificação de risco da Agência Nacional de Vigilância Sanitária (ANVISA), são mostradas no Quadro 33.3. Amplamente estudadas na gestação, as insulinas humanas NPH e Regular são de baixo custo e estão disponíveis no Sistema Único de Saúde (SUS). A insulina Detemir, análogo de ação prolongada, não tem se mostrado inferior à insulina NPH em estudos com gestantes com DM1 e desde 2012 está aprovada para uso na gestação.[38] A insulina Glargina, outro análogo de ação prolongada, parece ser segura na gestação, como afirmam dados de estudos observacionais e em animais, que não indicam toxicidade reprodutiva.[34,38] Apesar de classificada pela ANVISA como categoria C, as mulheres com DMP que já faziam uso de insulina Glargina poderão mantê-la durante a gravidez, especialmente naquelas com controle glicêmico difícil e tendência maior à hipoglicemia. Ressalta-se que a decisão de manter a insulina Glargina na gestação deverá ser avaliada e consentida individualmente. Por sua vez, a insulina Degludeca foi recentemente aprovada para uso na gestação, passando a ser classificada como categoria A.[34]

As insulinas análogas de ação rápida Asparte e Lispro apresentam segurança e eficácia similares às da insulina Regular, sem diferença nos desfechos maternos ou neonatais.[39] Entretanto, pequeno estudo randomizado demonstrou que 1 hora após o início da refeição a glicemia foi significativamente mais baixa com o uso de insulina Asparte, comparada com a Regular.[40] Em gestantes com DM1, as insulinas análogas de ação rápida são preferíveis à Regular por se associarem a risco menor de hipoglicemia tardia.[34]

Os ajustes nas doses de insulina deverão ser baseados na automonitoração da glicemia e realizados em intervalos curtos, não ultrapassando 2 semanas. Gestantes com DMP estão sob risco maior de hipoglicemia no primeiro trimestre de gestação devido ao aumento da sensibilidade à insulina e à frequência maior de náuseas e vômitos. Portanto, costuma ser necessária a diminuição da dose total de insulina em 10% a 20% com maior atenção ao período entre a meia-noite e o amanhecer, quando o risco de hipoglicemia é maior.[34] Por outro lado, nos casos de DMG e DMP é esperado aumento progressivo na dose de insulina entre 28 e 32 semanas de gestação, em virtude do aumento da resistência insulínica que ocorre naturalmente nessa fase da gravidez.[34] Redução substancial da necessidade de insulina no terceiro trimestre, hipoglicemias recorrentes e restrição do crescimento fetal podem indicar a presença de insuficiência placentária subjacente, sendo necessárias maior vigilância obstétrica e reavaliação do melhor momento do parto.[4]

Hipoglicemiantes orais

A metformina e a glibenclamida são os hipoglicemiantes orais mais estudados para tratamento de DMG. Ambos são eficazes no controle glicêmico durante a gestação e se apresentam como terapia alternativa à insulina, com baixo custo, acessibilidade e facilidade de adesão. Entretanto, a maioria das diretrizes nacionais e internacionais[10,25,28,34] não os recomenda como terapia de primeira linha, pois atravessam a placenta, e os dados de segurança em longo prazo na saúde da prole são limitados.

Metformina

A metformina tem sido extensivamente estudada nos últimos anos como opção de tratamento nos casos de DMG e DM2 pré-gestacional, devido, principalmente, a seus benefícios fora da gravidez e à ausência de anomalias congênitas associadas a seu uso no primeiro trimestre de gestação. Seu principal efeito bioquímico é a redução da síntese de glicose hepática, ao inibir o complexo I da cadeia respiratória mitocondrial. Outro efeito importante é o aumento da captação de glicose em razão da melhora da sensibilidade à insulina, particularmente no fígado, sem causar ganho de peso excessivo ou hipoglicemia.[8]

Por determinação da ANVISA, o uso da metformina durante a gestação é considerado categoria B, ou seja, estudos realizados em animais não demonstraram risco fetal, não havendo, no entanto, estudos controlados em grávidas.[34]

Quadro 33.3. Características da ação e classificação de risco das insulinas comumente utilizadas na gestação

Insulina/análogo	Tempo de ação	Início de ação	Pico de ação	Duração	Categoria de risco*
NPH	Intermediária	2 a 4 horas	4 a 10 horas	10 a 18 horas	B
Detemir	Longa duração	1 a 3 horas	6 a 8 horas (discreto)	18 a 22 horas	A
Glargina	Longa duração	1 a 3 horas	Sem pico	até 24 horas	C
Regular	Rápida	0,5 a 1 hora	2 a 3 horas	5 a 8 horas	B
Lispro	Ultrarrápida	5 a 15 minutos	1 a 2 horas	3 a 5 horas	B
Asparte	Ultrarrápida	5 a 15 minutos	1 a 2 horas	3 a 5 horas	A
Degludeca	Longa duração	90 minutos	Sem pico	24 a 40 horas	A

*Classificação de risco conforme resolução RDC 60, de 17 de dezembro de 2010, do Ministério da Saúde/ANVISA.

O maior estudo controlado e randomizado publicado até o momento (*The Metformin in Gestational Diabetes* – [MiG]) incluiu 751 mulheres com DMG, dividindo-as em dois grupos: tratamento com metformina ou insulina.[41] O controle glicêmico foi similar entre os grupos, mas 46% das mulheres randomizadas para o grupo da metformina necessitaram de terapia adicional com insulina para atingir as metas de controle glicêmico. Em relação aos desfechos neonatais (dificuldade respiratória, necessidade de fototerapia, peso ao nascer, antropometria neonatal e taxas de recém-nascidos GIG), os resultados foram semelhantes nos grupos metformina e insulina. Já as taxas de hipoglicemia neonatal foram mais baixas no grupo tratado com metformina. Em relação aos desfechos maternos, a terapia com meftormina associou-se a ganho menor de peso gestacional, mas houve aumento na incidência de parto pré-termo, comparado ao grupo da insulina (12,1% *versus* 7,6%; p = 0,04). A taxa de descontinuidade da metformina por efeitos colaterais gastrointestinais foi extremamente baixa (1,9%).[41]

Recentes metanálises e revisões sistemáticas endossam os resultados favoráveis da metformina no tratamento do DMG com menos risco de hipertensão gestacional, macrossomia, neonato GIG, hipoglicemia neonatal e admissão em Unidade de Terapia Intensiva Neonatal (UTIN), comparado à terapia com insulina.[42,43] Dois estudos não observaram risco maior de parto pré-termo nos casos de DMG tratados com metformina em relação ao tratamento com insulina.[44,45]

Apesar dos resultados favoráveis à metformina na gravidez, seu uso permanece controverso.[25,28,34] Alguns estudos sugerem concentrações plasmáticas de metformina semelhantes nas circulações materna e fetal, o que causa preocupação com relação à programação metabólica fetal e às possíveis repercussões de longo prazo na vida das crianças expostas à metformina na vida intrauterina.

Diversos estudos avaliaram os descendentes de mulheres com síndrome dos ovários policísticos (SOP) tratadas com metformina durante a gravidez, sendo observados peso maior da prole com 1 ano de idade[46,47] e IMC maior aos 4 anos de idade,[48] com duas vezes mais crianças obesas no grupo exposto à metformina intraútero, em comparação ao grupo placebo.[48] Quanto às mulheres com DMG, estudos sobre a prole são mais limitados.

Os filhos das mulheres incluídas no estudo MiG foram acompanhados e avaliados prospectivamente, configurando a coorte MiG TOFU (do inglês *The Offspring Follow-Up*). Aos 2 anos de idade, as crianças que haviam sido expostas à metformina intraútero apresentaram aumento da massa gorda subcutânea, sem diferença na massa gorda total e na porcentagem de gordura corporal.[49] Apesar da perda significativa de seguimento de 72% das crianças originalmente incluídas, um subgrupo foi acompanhado até os 9 anos de idade. Na primeira avaliação, realizada aos 7 anos em um dos centros da Austrália, não foram encontradas diferenças nas medidas antropométricas e metabólicas entre os grupos metformina e insulina. Em contraste, a análise das crianças aos 9 anos de idade em um centro da Nova Zelândia demonstrou peso maior, maior circunferência de braço e cintura e maior relação cintura/altura no grupo exposto à metformina, comparado ao grupo insulina. Houve tendência para IMC e volume de gordura abdominal maiores medidos por ressonância magnética (p = 0,05) no grupo da metformina. Não foram encontradas diferenças nos níveis de glicose, lipídios, resistência insulínica e testes de função hepática entre os grupos.[50]

Em relação ao DMP, o estudo *Metformin in women with type 2 diabetes in pregnancy* (MiTy) avaliou o uso da metformina ou placebo associado à insulina em 502 gestantes com DM2 a partir de 6 semanas de gestação.[51] Em relação aos desfechos neonatais primários, não foram encontradas diferenças significativas entre os grupos. As gestantes tratadas com metformina e insulina apresentaram melhor controle glicêmico e ganho menor de peso gestacional e necessitaram de doses menores de insulina. Os recém-nascidos tiveram menor peso ao nascer e menor quantidade de tecido adiposo, e a incidência de recém-nascidos GIG também foi menor, comparado ao grupo insulina e placebo. Entretanto, houve aumento da frequência de recém-nascidos pequenos para a idade gestacional (PIG). Em estudo recente do mesmo grupo, os diagnósticos maternos de hipertensão crônica e/ou nefropatia foram preditores de risco para neonato PIG no grupo tratado com metformina.[52]

Com base nos estudos até então publicados, apesar da associação entre o uso da metformina na gravidez e o menor peso ao nascer, as crianças parecem experimentar crescimento pós-natal acelerado, com IMC mais alto na infância, em comparação com as crianças cujas mães foram tratadas apenas com insulina. Esse padrão de baixo peso ao nascer e recuperação pós-natal acelerado tem sido associado a resultados cardiometabólicos adversos em longo prazo. Desse modo, mais estudos longitudinais são necessários para esclarecer os potenciais benefícios e riscos, na vida de crianças e adultos, relacionados com a exposição intrauterina à metformina.[34]

Portanto, em vista do potencial para restringir o crescimento intrauterino, o uso da metformina deve ser evitado em gestantes com DMG ou DM2 e diagnóstico de hipertensão arterial crônica, pré-eclâmpsia, doença renal crônica ou na presença de peso fetal abaixo do percentil 50 à USG.[28,34]

Por outro lado, a metformina pode ser considerada no tratamento do DMG ou DM2 pré-gestacional, em associação à insulina, naquelas gestantes em uso de altas doses de insulina (> 2UI/kg/dia) sem controle glicêmico adequado ou com ganho de peso materno ou fetal excessivo. A metformina pode ainda ser uma alternativa à insulina no tratamento de mulheres com DMG que não se mostram capazes de usar a insulina de forma segura e eficaz. Nessas situações, a gestante deverá consentir a prescrição após ser informada sobre todos os riscos conhecidos e a necessidade de mais dados de segurança de longo prazo para a prole.[25,28,34]

Glibenclamida

A glibenclamida é uma sulfonilureia que promove a liberação de insulina pelas células beta do pâncreas. Estudos iniciais sugeriram mínima transferência placentária, presumindo segurança fetal.[53] Estudo prévio comparou o uso de glibenclamida e insulina em 404 mulheres com DMG e não demonstrou diferenças entre os grupos quanto ao controle glicêmico materno e aos eventos adversos neonatais.[54] A taxa de falha terapêutica nesse estudo foi extremamente baixa (< 4%). A partir daí, a glibenclamida passou a ser considerada medicação segura e eficaz para uso na gestação, tornando-se, em 2011, a droga mais utilizada para o tratamento do DMG nos EUA.[8] Estudos subsequentes demonstraram que cerca de 20% das mulheres tratadas com glibenclamida necessitaram de insulina para alcançar as metas glicêmicas.[4] Revisões sistemáticas e metanálises demonstraram que a glibenclamida associou-se a risco maior de hipoglicemia neonatal, macrossomia e aumento da circunferência abdominal neonatal, comparado à insulina e à metformina.[55,56] Mais tarde ficou demonstrado que a glibenclamida atravessa a placenta (concentração plasmática no sangue de cordão de 50% a 70% da concentração plasmática materna) e tem o potencial de causar hiperinsulinismo fetal.[57] Além dos desfechos neonatais adversos provocados pela glibenclamida na gestação, faltam dados sobre a segurança em longo prazo na prole. Por isso, a glibenclamida não é mais recomendada para tratamento do DMG.[34]

DIABETES *MELLITUS* PRÉ-GESTACIONAL

A prevalência de DM2 entre as mulheres em idade reprodutiva tem aumentado no mundo inteiro. Estima-se que 13,6% dos casos de hiperglicemia na gravidez ocorram com mulheres com DMP.[58] O DMP aumenta o risco materno e fetal, o que está diretamente relacionado com o tipo de DM, a intensidade da hiperglicemia e as complicações crônicas presentes.[59]

Planejamento da gestação

É extremamente importante que todas as mulheres em idade reprodutiva com diagnóstico de diabetes recebam orientações sobre contracepção, planejamento da gestação e riscos maternos e fetais associados à hiperglicemia mal controlada na gravidez. Cabe destacar a associação existente entre os níveis elevados de glicose na pré-concepção e nas primeiras semanas de gestação e as anomalias congênitas. O nível ideal de HbA1c para engravidar situa-se entre 6% e 6,5%, sem a ocorrência de hipoglicemias graves ou frequentes. As mulheres com HbA1c maior que 9% devem ser desencorajadas a engravidar até que alcancem melhor controle glicêmico.[59]

O cuidado da mulher com DM que planeja engravidar deve começar pela revisão de toda a lista de medicamentos, sendo suspensos os contraindicados na gestação (estatinas, inibidores da enzima conversora de angiotensina, bloqueadores dos receptores de angiotensina, hipoglicemiantes orais, entre outros), e pelo ajuste do controle glicêmico. O ácido fólico deve ser prescrito para todas as mulheres que pretendem engravidar, na dose de 400 a 800mcg/dia, para reduzir o risco de defeitos de tubo neural.[38]

Com relação aos hipoglicemiantes orais, até o momento nenhum deles foi aprovado para tratamento do diabetes na gravidez, embora a glibenclamida e a metformina tenham sido avaliadas em vários estudos, conforme discutido previamente. Não há evidências de que a exposição à glibenclamida ou à metformina no primeiro trimestre seja teratogênica, mas ambas atravessam a placenta. A metformina, muitas vezes, é prescrita antes da concepção e mantida no primeiro trimestre de gravidez em mulheres com SOP com o objetivo de melhorar a fertilidade e prevenir o abortamento precoce. Parece não haver receptores de metformina no embrião, mas existem receptores de metformina no feto,[60] derivando daí as preocupações quanto à sua manutenção no segundo e terceiro trimestres e as possíveis interferências da droga sobre o crescimento fetal, neonatal e a infância tardia.

Portanto, as mulheres com DM2 que planejam gestar deverão suspender os hipoglicemiantes orais e/ou injetáveis não insulínicos, e a insulina deverá ser prescrita ainda na pré-concepção com o objetivo de alcançar níveis de HbA1c abaixo de 6,5%. Por outro lado, mulheres com DMP que engravidam enquanto ainda usam hipoglicemiantes orais não deverão interromper o tratamento até que a insulinização esteja garantida. Os riscos de descontrole glicêmico no primeiro trimestre, em decorrência da suspensão dos antidiabetogênicos sem a prescrição de tratamento substitutivo, são maiores do que os possíveis danos dos medicamentos sobre o embrião.[34]

Ainda em relação à pré-concepção, aconselha-se o rastreamento das complicações crônicas associadas ao diabetes, como retinopatia, nefropatia e vasculopatia subjacente. As mulheres com complicações crônicas que possam aumentar o risco materno, como cardiopatias graves e doença renal crônica avançada, devem ser desaconselhadas a engravidar.[59]

Rastreamento das complicações crônicas

A retinopatia diabética pode progredir durante a gravidez e ao longo do primeiro ano pós-parto. Duração do diabetes superior a 10 anos, retinopatia moderada a grave, velocidade rápida de controle glicêmico na gravidez, hipertensão crônica, pré-eclâmpsia e anemia são fatores de risco para essa progressão.[60] Portanto, as mulheres com DM1 e DM2 deverão realizar avaliação oftalmológica, de preferência antes da concepção ou precocemente no primeiro trimestre. As gestantes sem retinopatia na avaliação inicial deverão ser reavaliadas no terceiro trimestre e no puerpério. A frequência de monitoramento para aquelas com retinopatia ficará a cargo do médico oftalmologista, sendo importante lembrar que a angiofluoresceinografia deve ser evitada na gravidez.[38,61]

Estima-se que 5% a 10% das gestantes com DMP apresentam doença renal associada ao diabetes com aumento do risco de complicações maternas e fetais. As mulheres com taxa de filtração glomerular (TFG) normal raramente apresentarão deterioração da função renal na gravidez e no pós-parto. Já as mulheres com DM e insuficiência renal (creatinina > 1,5mg/dL) estão sob risco de declínio permanente da TFG relacionado com a gravidez. Aumento expressivo da excreção de proteínas, frequentemente atingindo a faixa nefrótica, é comumente observado na presença de proteinúria preexistente. Portanto, recomenda-se dosagem de creatinina sérica e relação proteína/creatinina em amostra única no primeiro trimestre de gestação. Na presença de proteinúria importante ou hipertensão, a razão proteína/creatinina ou proteinúria em urina de 24 horas deverá ser repetida a cada 1 a 3 meses até o parto.[59,60]

Hipertensão crônica é observada em aproximadamente 5% a 10% das gestantes com DMP.[38] Já a pré-eclâmpsia pode afetar 15% a 20% das gestantes com DM1 e até 50% das grávidas com DM1 e nefropatia.[28] Na gravidez complicada por diabetes e hipertensão crônica, sugere-se a meta de 110 a 135mmHg para pressão arterial sistólica e 85mmHg para pressão arterial diastólica, minimizando, assim, o prejuízo do crescimento fetal.[28] Os medicamentos anti-hipertensivos eficazes e seguros na gravidez incluem metildopa, nifedipina, labetalol, diltiazem, clonidina e prazosina. O atenolol não é recomendado, mas outros betabloqueadores podem ser utilizados, se necessário. Durante a gravidez, diuréticos podem causar redução da perfusão uteroplacentária e o uso crônico deve ser evitado.[28,38,60]

Embora infrequente, a doença cardiovascular isquêmica pode ocorrer em mulheres em idade reprodutiva, principalmente em razão da frequente associação de DM2, hipercolesterolemia, hipertensão, obesidade e idade materna avançada. Recomendam-se avaliação cardiológica e testes funcionais antes da concepção para mulheres com DMP e outros fatores de risco cardiovasculares. Eletrocardiograma de rotina deve ser solicitado para todas as gestantes com diabetes e com 35 ou mais anos de idade ou na presença de hipertensão, hipercolesterolemia ou tabagismo. Em virtude do aumento do débito cardíaco, da diminuição da resistência vascular sistêmica e do aumento do consumo de oxigênio, o risco de isquemia miocárdica é maior na gravidez e durante o trabalho de parto. O lipidograma deverá ser solicitado, especialmente para as mulheres com DMP e sem avaliação pré-concepcional adequada. A dosagem dos triglicérides deverá ser repetida na gestação tardia, em casos de valores iniciais elevados, pois seus níveis podem aumentar de duas a quatro vezes ao longo da gravidez.[60]

Indicação de ácido acetilsalicílico

Revisão sistemática e metanálise demonstrou que o uso de ácido acetilsalicílico (AAS) em baixa dose (50 a 150mg/dia), iniciado após 12 semanas de gestação, reduziu os riscos de pré-eclâmpsia, parto pré-termo e morte fetal/neonatal em 18%, 9% e 15%, respectivamente.[62] Portanto, a OMS e outras entidades médicas recomendam AAS em dose baixa (75 a 100mg/dia) para as mulheres com alto risco de desenvolverem pré-eclâmpsia, incluindo as gestantes com DM1 e DM2 pré-gestacional. O uso deve ser iniciado entre 12 e 28 semanas de gestação, idealmente antes de 16 semanas, e pode ser mantido até o parto.[28,34]

Avaliação da função tireoidiana

A dosagem do hormônio tireotrófico (TSH) deverá ser solicitada na pré-concepção ou na gestação inicial de todas as mulheres com DM1 devido à frequente associação com tireoidite de Hashimoto. Mulheres com anticorpo antitireoperoxidase positivo deverão ter seu TSH verificado a cada trimestre e após o parto.[63]

SITUAÇÕES ESPECIAIS

Cetoacidose diabética

A cetoacidose diabética é complicação metabólica grave, caracterizada por hiperglicemia, hipercetonemia e acidose metabólica, com risco de morte para o binômio mãe-feto, sendo observada em 5% a 10% das gestações complicadas por DMP. Afeta mais comumente a gestante com DM1, mas também pode ocorrer na gestante com DM2. O aumento da resistência à insulina e a propensão para cetose com níveis mais leves de hiperglicemia (ou até mesmo com níveis normais de glicose) explicam o aumento da incidência dessa grave complicação durante a gravidez. São fatores de risco para cetoacidose diabética na gestação: infecções, diabetes recém-diagnosticado, mau controle glicêmico crônico, hiperêmese gravídica, falha na bomba de insulina, tratamento com medicamentos tocolíticos e corticosteroides. A mortalidade materna é rara, mas a fetal historicamente já alcançou entre 10% e 35%.[38] É importante orientar a gestante com DMP para que, em caso de êmese, perda de peso inexplicável ou glicemia capilar acima de 200mg/dL, verifique as cetonas na urina ou no glicosímetro e procure assistência médica imediatamente em caso de teste positivo.[28]

Corticosteroides e diabetes materno

A betametasona é geralmente prescrita para a gestante com menos de 34 semanas de idade gestacional e com trabalho de parto pré-termo ou diante da necessidade de interrupção pré-termo da gestação, com o objetivo de acelerar a maturação pulmonar fetal e reduzir a mortalidade perinatal. Entretanto, essa medicação pode aumentar acentuadamente os níveis de glicemia maternos, podendo inclusive precipitar cetoacidose diabética, especialmente entre as gestantes com DM1. Portanto, a dose de insulina precisa ser ajustada antecipadamente e o controle glicêmico intensificado por até 72 horas após a última dose do corticoide. As glicemias pós-prandiais são as mais afetadas pela corticoterapia, e o aumento da necessidade de insulina pode chegar a 100%.[34]

Hipoglicemia

Fator limitante no controle glicêmico, a hipoglicemia é a complicação aguda mais frequente em indivíduos com DM1, podendo, entretanto, ser observada também naqueles com DM2 tratados com insulina.[64] Em geral, é definida pela concentração de glicose abaixo de 70mg/dL. Consenso internacional classificou as hipoglicemias em três níveis: glicemia entre 70 e 54mg/dL (grau 1), glicemia abaixo de 54mg/dL, sintomática ou não (grau 2), e hipoglicemia acompanhada de sintomas neurológicos e da necessidade da ajuda de terceiros, independentemente do valor de glicose (grau 3).[65] Estima-se que 45% a 71% das gestantes com DM1 apresentem pelo menos um episódio de hipoglicemia de grau 3 durante a gestação. Portanto, é muito importante educar a gestante e seus familiares sobre as causas precipitantes, como reconhecê-la (sintomas) e como tratá-la.

São fatores de risco para hipoglicemia grave na gravidez: longa duração do diabetes, história prévia de hipoglicemias graves, níveis de HbA1c muito baixos na gestação inicial, variabilidade glicêmica elevada, uso excessivo de *bolus* para correção entre as refeições, uso excessivo de insulina basal, náuseas e vômitos.[58] A hipoglicemia na gravidez pode associar-se à restrição do crescimento fetal e aumentar o risco de recém-nascidos PIG.[58]

Os sintomas podem ser divididos em neurogênicos e neuroglicopênicos. Os primeiros, ativados pelo sistema nervoso autônomo e mediados pela noradrenalina e adrenalina, incluem ansiedade, tremores, palpitação, sudorese e fome. Já os sintomas neuroglicopênicos, presentes quando a glicemia está abaixo de 50 a 54mg/dL, incluem mudanças de comportamento, dificuldade de fala, sintomas neurológicos focais, confusão mental, convulsões e até mesmo coma.[58,64]

Em relação ao tratamento da hipoglicemia leve, recomenda-se oferecer alimento (150mL de suco ou refrigerante comum ou uma colher de sopa de açúcar), tabletes ou solução de glicose oral, na dose de 15g de glicose de rápida absorção.[64] Gestantes hospitalizadas podem receber 30mL de soro glicosado a 50% diluído em água filtrada. A hipoglicemia grave (< 54mg/dL), com consciência ainda preservada, deverá ser tratada com 30g de glicose de absorção rápida (por exemplo, 300mL de suco comum não dietético ou duas colheres de sopa de mel). Recomenda-se medir novamente a glicemia capilar após 15 minutos e, se a hipoglicemia for mantida, deve-se repetir o processo. Após correção da hipoglicemia e melhora sintomática, sugere-se a oferta de lanche contendo fibras, proteína e/ou gordura de modo a evitar recorrência do episódio.[64]

A solução hipertônica de glicose administrada via endovenosa é utilizada de maneira indiscriminada para correção da hipoglicemia hospitalar. Cabe lembrar, no entanto, que esse procedimento não é isento de riscos e pode causar trombose e flebite, devendo ser reservado para o tratamento da hipoglicemia grave com perda de consciência. Na ausência de acesso venoso, a hipoglicemia grave com perda de consciência poderá ser corrigida com a administração intramuscular ou subcutânea de uma ampola de glucagon.[64]

COMPLICAÇÕES FETAIS

Malformação fetal

A embriopatia diabética não é totalmente compreendida. Estudos demonstram que a hiperglicemia fetal promove aumento do metabolismo oxidativo da glicose, promovendo um ambiente hipoxêmico e o aumento do estresse oxidativo com produção aumentada de radicais livres de oxigênio e de hiperperóxidos.[66] Também se associam à ocorrência de malformação a diminuição de prostaglandina E2, o excesso de corpos cetônicos, a inibição da somatomedina e a deficiência de ácido araquidônico, encontrados nos embriões expostos a altas taxas de glicose.[1]

A frequência de anomalias congênitas está diretamente relacionada com o valor da HbA1c materna no primeiro trimestre. Em gestantes com DMP, se o nível de HbA1c estiver abaixo de 7,1%, o risco é de 1% a 2% (equivalente ou ligeiramente menor que o da população normoglicêmica), entre 7,2% e 9,1%, o risco é de 14%, entre 9,2% a 11,1%, o risco é de 23% e se maior que 11,2% o risco pode chegar a 25%.[26,67]

Dois terços das anomalias envolvem o sistema cardiovascular ou o sistema nervoso central (SNC). Tetralogia de Fallot, transposição das grandes artérias, defeitos septais e retorno venoso pulmonar anômalo são os defeitos cardíacos mais comumente encontrados. Por essa razão, recomenda-se a realização de ecocardiografia fetal a partir de 27 semanas nessas gestantes.[68] Anencefalia, espinha bífida, encefalocele, hidrocefalia e anotia/microtia estão entre as anomalias do SNC mais prevalentes.[67]

A síndrome de regressão caudal é distúrbio pouco frequente, caracterizado por anomalia anorretal e do sistema genital e desenvolvimento incompleto do sacro, sendo 200 a 400 vezes mais frequente entre os filhos de mães diabéticas.[69]

Abortamento

A incidência de aborto espontâneo em mulheres diabéticas é mais elevada e pode ser secundária a malformações congênitas graves e à vasculopatia diabética materna que dificulta a placentação bem-sucedida.[7,68]

Macrossomia

Não há consenso mundial quanto à definição de macrossomia. Recém-nascido com peso maior que o percentil 90 ou mais de 4.000g costuma ser a referência mais utilizada. Naqueles com mães com DMG, as chances de serem macrossômicos alcançam 34%. Se a mãe tem DM1 ou DM2, essa possibilidade sobe para 40%, comparada a 9% se a mulher não é diabética.[70]

Os níveis de glicemia materna equivalem aos fetais. O feto inicia a produção de insulina em torno de 12 semanas, mas seu nível de glicose ainda é determinado pelos níveis glicêmicos maternos. Somente a partir de 20 semanas de gestação o feto responde ao estímulo hiperglicêmico com hipertrofia das células beta do pâncreas e consequente hiperinsulinismo que, por sua ação anabólica, atua como fator de crescimento e, em níveis elevados, promove o crescimento fetal com subsequente macrossomia (organomegalia e aumento de gordura e glicogênio nos tecidos sensíveis à ação da insulina).[71] O estudo HAPO contribuiu muito ao confirmar a associação entre níveis glicêmicos elevados e a ocorrência de macrossomia[17] que, por sua vez, está associada a resultados perinatais adversos, parto pré-termo, hemorragia pós-parto (HPP), prolongamento do segundo período do trabalho de parto (TP), parto instrumental, cesariana, trauma perineal, tocotraumatismo (distócia do ombro, lesão do plexo braquial com ou sem paralisia de Erb), asfixia ao nascimento e morte fetal. A obesidade materna tem impacto independente no peso do concepto.[70,71]

O crescimento desproporcional é característico do feto macrossômico de mãe diabética, sendo identificado, principalmente, após 24 semanas de gestação e percebido à USG por CA e peso fetal estimado (PFE) acima do percentil 90, alteração das relações fêmur/CA e circunferência cefálica/CA, maior gordura corporal e dobras cutâneas nas extremidades superiores. Além disso, observa-se distância maior entre os acrômios, o que pode aumentar o risco de tocotraumatismos.[72]

O diagnóstico preciso só pode ser estabelecido após o nascimento, com a pesagem do recém-nascido. Embora a precisão na previsão da macrossomia seja baixa por meio da USG, a medição dos segmentos corporais e a estimativa de peso fetal devem ser realizada a partir do terceiro trimestre para identificação do desvio do crescimento em direção ao percentil 90, de modo a intensificar o controle glicêmico e, caso não ocorra, determinar o melhor momento e a via de parto adequada para cada condição. [73]

Cardiomiopatia hipertrófica

Os recém-nascidos de mães com diabetes apresentam risco aumentado de cardiomiopatia hipertrófica transitória (CHT). A alteração mais proeminente é o espessamento do septo interventricular (SIV) cuja incidência varia de 13% a 44% entre os recém-nascidos assintomáticos e sintomáticos, respectivamente. Vários estudos mostraram tendência de aumento da CHT em recém-nascidos macrossômicos.[73] Medidas ecocardiográficas da espessura do SIV maiores ou iguais a 4,5mm (com 35 semanas ou mais) são preditivas de CHT e podem associar-se a aumento do risco de mortalidade intrauterina e perinatal.[74] A hipertrofia é mais bem detectada pela ecocardiografia fetal realizada a partir do final do segundo e início do terceiro trimestre.

Polidrâmnio

Embora seu mecanismo não seja plenamente conhecido, o diabetes materno é responsável por 8% a 25% das gestações com polidrâmnio. A poliúria fetal é a etiologia provável, já que os casos são mais frequentes quando os níveis de HbA1c estão elevados.[75] O polidrâmnio é suspeitado a partir do exame clínico e confirmado por meio da USG. Ao contribuir para a superdistensão uterina, associada ou não à macrossomia, podem ocorrer complicações, como trabalho de parto pré-termo, ruptura prematura pré-termo de membranas, atonia uterina e HPP.

Restrição do crescimento fetal

Proporção importante de fetos de gestantes diabéticas apresenta crescimento deficiente. Os fatores de risco para restrição de crescimento incluem vasculopatia materna, principalmente se a gestante tem retinopatia e/ou nefropatia diabética, presença de anomalias estruturais e hipertensão concomitante, o que possivelmente sugere o efeito da vasculopatia uteroplacentária subjacente nessas situações. A cetose frequente ou a hipoglicemia também podem contribuir para esses casos.[68]

Hipóxia/acidose

Níveis elevados de HbA1c deslocam a curva de dissociação da oxi-hemoglobina materna e dificultam o aporte de oxigênio ao feto, o qual se adapta à hipóxia crônica, redistribuindo seu débito cardíaco e aumentando a síntese de eritropoetina. Assim, ele consegue aumentar sua produção de hemácias e a capacidade de transportar oxigênio.[76,77]

A acidose de origem metabólica foi encontrada predominantemente em recém-nascidos de mães com DMG. Acredita-se que a hiperinsulinemia fetal promova o catabolismo, aumentando o uso de energia e esgotando os estoques de oxigênio fetal, o que resulta em hipóxia, acúmulo de lactato e queda adicional no pH. Vários estudos mostraram associação de acidemia fetal e macrossomia em gestações com DMG, bem como que a acidemia de sangue de cordão está associada à hipoglicemia e à hiperbilirrubinemia neonatal.[76,77]

Morte fetal súbita (natimorto)

O risco de natimortalidade é cinco vezes maior em gestantes com DMP. A fisiopatologia do natimorto é complexa e multifatorial. Além da acidose, a hipóxia fetal pode estimular a secreção de fatores de crescimento do endotélio vascular e fatores de crescimento de fibroblastos. Quando atingem a placenta, causam hipervascularização das vilosidades placentárias para aumentar a superfície de troca entre a mãe e o feto. Na tentativa de se adaptar a essa condição, o feto aumenta a produção extramedular de hemácias e de eritropoetina no sangue do cordão umbilical. Esse conjunto de alterações pode resultar em morte fetal.[78]

Prematuridade

Embora o parto pré-termo possa ocorrer espontaneamente em gestantes com DMG ou DMP, esses partos são quase sempre clinicamente indicados. As principais indicações são macrossomia, prevenção da distócia de ombro e risco de natimorto em gestantes com mau controle glicêmico ou agravamento de hipertensão, nefropatia e/ou retinopatia diabética, assim como o surgimento de pré-eclâmpsia.[68]

COMPLICAÇÕES DURANTE O PARTO

Distócia de ombro

A distócia de ombro pode ocorrer tanto no parto vaginal como na cesariana e não pode ser prevista adequadamente por meio de fatores de risco pré-natais ou intraparto, nem por estudos de imagem,[79] sendo cinco vezes mais frequente no período expulsivo de mulher diabética: 2,2% em caso de peso ao nascimento (PN) menor que 4.000g, 14% em caso de PN se encontrar entre 4.000 e 4.499g, podendo atingir 53% caso o PN seja maior que 4.500g, comparado a 0,7%, 6,7% e 14,5%, respectivamente, em neonatos de mães não diabéticas. Por se tratar de emergência obstétrica, deve ser conduzida por profissional tecnicamente experiente (veja o Capítulo 58). A lesão do plexo braquial pode ocorrer em 4% a 40%, fraturas do úmero e clavícula fetais em 10%, lesão cerebral hipóxico-isquêmica em 0,5% a 23% e óbito em 0,4% dos casos.

COMPLICAÇÕES NEONATAIS

Hipoglicemia

Todos os recém-nascidos apresentam risco aumentado de hipoglicemia em relação aos adultos em virtude da taxa elevada de utilização de glicose, por possuírem massa cerebral proporcionalmente maior em relação ao tamanho corporal.[68] A glicose é a fonte de energia preferencial do neurônio. A hipoglicemia neonatal é mais frequente em recém-nascidos PIG, pré-termos tardios e neonatos de mães com quadro de diabetes, especialmente quando o PN está acima do percentil 90 ou é maior do que 4.000g.[80]

Nos recém-nascidos de mães diabéticas, a hipoglicemia é decorrente do hiperinsulinismo transitório que impede a ativação normal das vias metabólicas, produzindo corpos cetônicos e de glicose, além de causar aumento do consumo da mesma pelos tecidos. A hipoglicemia pode estender-se por 48 a 72 horas. A incidência de hipoglicemia leve nos recém-nascidos de mães com DMG é de 32,6%, e hipoglicemia grave ocorre em 21%, independentemente de se tratar de DMG com controle dietético exclusivo ou em uso de insulina. Essa relação independe, também, do percentil do peso ao nascer.[80]

A prevenção da hipoglicemia neonatal deve ser realizada durante o pré-natal em busca de controle glicêmico rigoroso. Após o nascimento, o risco de hipoglicemia neonatal pode ser prevenido por meio de aleitamento precoce entre a primeira e terceira hora de vida. Os recém-nascidos de mães diabéticas necessitam monitoramento rigoroso da glicemia após o parto e, com certa frequência, precisam de suplementação de glicose.[80]

Hipocalcemia

A prevalência de hipocalcemia varia de 5% a 30% em recém-nascidos de mães com diabetes,[6] sendo definida como concentração sérica total de cálcio abaixo de 7mg/dL. A menor concentração sérica ocorre tipicamente entre 24 e 72 horas após o nascimento e seu mecanismo não é totalmente esclarecido, sendo em geral assintomática e desaparecendo sem tratamento.[81]

Hipomagnesemia

Definida como concentração sérica de magnésio abaixo de 1,5mg/dL, a hipomagnesemia ocorre nos primeiros 3 dias após o nascimento em até 40% dos recém-nascidos de mães com diabetes.[6] Essa condição pode ser decorrente de hipomagnesemia materna causada pelo aumento da perda urinária secundária ao diabetes. A prematuridade também pode ser um fator contribuinte. Em geral, é transitória e assintomática, e quase nunca precisa ser tratada.[81]

Síndrome de desconforto respiratório

A hiperglicemia materna atrasa a síntese de surfactante, o que contribui para a ocorrência mais frequente de síndrome de desconforto respiratório (SDR) em neonatos de mães com DM.[68] Esse atraso seria secundário ao hiperinsulinismo fetal, que interfere na ação dos glicocorticoides e está presente mesmo após 34 semanas. Esses recém-nascidos também apresentam risco maior de taquipneia transitória, particularmente no contexto de nascimento por cesariana, devido à reabsorção retardada de líquido alveolar no momento do nascimento.[68]

Hiperbilirrubinemia

A hiperbilirrubinemia ocorre em 11% a 29% dos recém-nascidos de mães com diabetes, especialmente em neonatos prematuros. Além da prematuridade, outros fatores associados à icterícia neonatal incluem controle glicêmico materno inadequado, macrossomia e policitemia. Em decorrência da policitemia, o neonato iniciará processo de hemólise e pode ter risco aumentado de sofrer hiperbilirrubinemia grave, necessitando intervenção, principalmente, através de fototerapia. O atraso na depuração da bilirrubina nesses neonatos, em razão de diminuição da captação dos hepatócitos, da conjugação ou da excreção, também pode exacerbar a hiperbilirrubinemia.[68]

Policitemia

Policitemia está presente em 5% a 10% dos recém-nascidos de mães com diabetes, que apresentarão hematócrito acima de 65%.[68] Secundária ao aumento das concentrações de eritropoetina causado por hipoxemia fetal crônica, hiperglicemia e estresse oxidativo, a policitemia pode levar à síndrome de hiperviscosidade, incluindo isquemia e infarto de órgãos vitais. Considera-se fator contribuinte para aumento da incidência de trombose da veia renal em fetos de gestantes diabéticas. O nível de hematócrito deve ser verificado após 12 e 24 horas de vida.[81]

Chamam a atenção para essa condição aspecto pletórico, cianose, letargia, hipotonia, dificuldade respiratória, nervosismo e irritabilidade, bem como a ocorrência de convulsões (devido a múltiplos infartos cerebrais), enterocolite necrosante, hiperbilirrubinemia e hipoglicemia.

PROGNÓSTICO DA PROLE EM LONGO PRAZO

Para entender o prognóstico em longo prazo de um recém-nascido de gestante com hiperglicemia é preciso retornar ao final da década de 1980, quando Barker e cols. documentaram forte associação entre baixo peso ao nascimento e eventos adversos na vida adulta, embasando o conceito da Origem do Desenvolvimento da Saúde e da Doença – "Teoria de Barker". Os autores postularam que durante a vida intrauterina existiriam períodos críticos do desenvolvimento dos órgãos e sistemas, os quais poderiam sofrer efeitos permanentes sobre sua estrutura e funções em consequência de um estímulo ou de uma agressão.[82]

Entre os mecanismos que podem explicar a origem intrauterina das doenças do adulto, o mais consensual é o da programação ou reprogramação fetal. Os últimos 30 anos forneceram inúmeros estudos que demonstraram a ocorrência de variações não genéticas (ou epigenéticas) que podem ser passadas aos descendentes através de processos moleculares que ocorrem em torno do DNA e que regulam a atividade do genoma independentemente da sequência de DNA.[83-85] Essas mudanças epigenéticas (metilação do DNA e acetilação de histonas) serão responsáveis pela definição de diferentes fenótipos. Trata-se de modificações da ativação ou da inativação de certos genes, mas não da estrutura básica do DNA. Se esses estímulos ocorrerem durante a "janela crítica de desenvolvimento", poderão afetar significativamente o epigenoma da prole, ocasionando alterações na estrutura e função de órgãos e tecidos ao longo da vida adulta.

Esse conhecimento se torna importante porque modificações no estilo de vida da criança, como dieta saudável e atividade física, poderiam reverter o padrão da metilação do tecido adiposo e do músculo, melhorando a expectativa de vida dessa pessoa. Os riscos em longo prazo são maiores para recém-nascidos de mães com DMP, mas o DMG não reconhecido ou não tratado corretamente pode afetar negativamente a prole. Entretanto, os estudos apresentam dificuldade em distinguir a influência da obesidade materna do ambiente hiperglicêmico durante a gravidez e do ambiente e estilo de vida pós-natal da criança. A identificação de marcadores epigenéticos que aparecem no epigenoma da prole pode tornar-se uma ferramenta eficaz na detecção precoce e no prognóstico de resultados fenotípicos adversos.[82-84] Mesmo diante de tantas questões, ainda sem respostas, todo o esforço deve ser conduzido para identificação e tratamento da hiperglicemia o mais precocemente possível na gestação com a finalidade de evitar as complicações relacionadas com a hiperglicemia materna.

Obesidade

A exposição a ambiente hiperglicêmico resulta no aumento do número de neurotransmissores no hipotálamo, expressando os potentes neuropeptídeos orexigênicos, como neuropeptídeo Y (NPY) e galanina (que causam a sensação de fome), e essa modificação persiste até a idade adulta. Da mesma maneira, a sobrenutrição materna pode tornar o feto incapaz de aumentar a expressão de neurotransmissores anorexígenos (que inibem a sensação de fome) como o CART (sigla em inglês para Transcrição Regulada pela Cocaína e Anfetamina). Sabe-se, também, que crianças cujas mães consumiram dieta rica em gordura e açúcares na gravidez têm as mesmas preferências após o nascimento, programando, assim, as preferências alimentares. Os estudos apontam para aumento de duas vezes no risco de sobrepeso e obesidade em comparação aos filhos de mães sem diabetes durante a gestação.[86-88]

Desenvolvimento de diabetes *mellitus* tipo 2 a partir da adolescência

Estudos demonstram que os filhos de mães com DMG apresentam diminuição da secreção de insulina, enquanto aqueles cujas mães têm DMP apresentam aumento da resistência à insulina e o diabetes resultaria da associação entre predisposição genética e hiperglicemia intrauterina. A maioria dos estudos clínicos observacionais foi realizada entre as décadas de 1980 a 2000 com os descendentes dos índios Pima nos EUA que apresentavam prevalência elevada de diabetes. Esses estudos mostram risco até cinco vezes maior para a prole desenvolver diabetes quando as mães apresentam diabetes, comparado ao da prole de mulheres sem diabetes.[89,90]

Alterações cognitivas

Recém-nascidos de mães diabéticas têm risco maior de comprometimento do desenvolvimento linguístico, mental e psicomotor, bem como do desenvolvimento neural da expressão facial e do desempenho da memória explícita. No entanto, os dados ainda são limitados, pois a evidência é fraca na maioria dos estudos, sem controle para os fatores de confundimento, e ainda não existe estudo elucidativo em animais.[91-93]

Distúrbios psiquiátricos

A hiperglicemia intrauterina é apontada como fator de risco independente para morbidade neuropsiquiátrica em longo prazo (espectro de autismo, epilepsia, distúrbio do sono e da alimentação, apneia do sono e paralisia cerebral). Estudos apontam para uma associação linear entre a gravidade do diabetes e a doença neuropsiquiátrica. Aparentemente, os filhos de mães com DMG apresentam incidência cumulativa maior de morbidade psiquiátrica. Os mecanismos envolvidos seriam a formação excessiva de radicais livres de oxigênio devido a maior estresse oxidativo, alterações do metabolismo lipídico, desordem no desenvolvimento dos circuitos neuronais e, por fim, neuroinflamação crônica.[94-97]

Doenças cardiovasculares

As alterações epigenéticas fetais nas células endoteliais com aumento das moléculas de adesão celular (inibidor do ativador de plasminogênio-1, molécula de adesão vascular-1, molécula de adesão intercelular-1, E-selectina, fator de crescimento semelhante à insulina-1, entre outros) seriam responsáveis pelo aumento do risco de distúrbios cardiovasculares e da incidência de DM2 mais tarde na vida. Também é descrito aumento na concentração de angiotensina 2, que promove apoptose de células endoteliais e aumenta a vasoconstrição, além de dislipidemia e inflamação vascular subclínica. Esses fatores contribuem para o surgimento da doença cardiovascular na idade adulta.[98,99]

Doenças oftálmicas

Uma nova frente de investigação vem identificando possível associação entre DMG e doença oftálmica. Estudo de base populacional, comparando a prole de mulheres com e sem DMG, relatou incidência cumulativa maior de morbidade oftálmica no grupo de mulheres com DMG que necessitaram tratamento farmacológico para controle glicêmico, sendo considerado fator de risco independente para morbidade oftálmica em longo prazo.[100]

COMPLICAÇÕES MATERNAS

Complicações durante a gestação e de curto prazo

As complicações que ocorrem ao longo da gestação e em curto prazo incluem hipertensão gestacional ou pré-eclâmpsia, polidrâmnio com consequente superdistensão uterina, associada ou não à macrossomia fetal, e, portanto, com risco aumentado de hipotonia uterina e hemorragia pós-parto. As mulheres com DMG também apresentam outros fatores de risco para desfechos desfavoráveis, como obesidade materna, idade mais avançada e pouca ou nenhuma atividade física.[101,102] Em relação à gestante, a taxa global de cesariana é maior quando a macrossomia fetal está presente.[70,71] As complicações maternas provocadas pela distócia do ombro incluem HPP e lacerações vaginais e anais, além de ruptura uterina.[68]

Complicações em longo prazo

As mulheres com DMG apresentam risco maior de desenvolver doença em longo prazo que possa contribuir negativamente para a sobrevida. Entre esses riscos estão:

- **Recorrência de DMG:** em gestações subsequentes, cerca de 30% a 84%, dependendo de fatores étnicos, da idade e da paridade da mulher.[103]
- **DM2:** embora a maioria das mulheres retorne ao estado de euglicemia após o parto, o risco de se tornarem portadoras de DM2 é sete vezes maior, comparadas às mulheres que tiveram gestação normoglicêmica. A magnitude do risco também varia com a etnia, os critérios diagnósticos e a duração do segmento, entre outros. Estudo de base populacional identificou que 18,9% das mulheres com DMG prévia haviam desenvolvido DM2 em até 9 anos após a gravidez, comparadas a apenas 2% das mulheres sem DMG. Desse total, 3,7% das mulheres desenvolveram DM2 em 9 meses após o parto.[104]
- **Síndrome metabólica e doença cardiovascular:** o DMG é considerado fator de risco independente para eventos cardiovasculares e hospitalizações em longo prazo por problemas cardiovasculares.[105,106] Dados de 1.518.990 partos realizados em hospital de Israel identificaram que 4,1% das parturientes tinham DMG. Após 7 anos de segmento, a incidência de morbidade cardiovascular (angina, infarto do miocárdio e acidente vascular encefálico isquêmico) foi significativamente maior em comparação aos controles mesmo após ajuste para idade, DM, obesidade e distúrbios hipertensivos na gravidez.[107] Esses achados demonstram a importância das orientações após o parto e o segmento anual ou bianual das condições de saúde das mulheres com DMG, objetivando a mudança do estilo de vida.
- **Malignidade:** vários estudos destacaram a relação entre o DMG e a ocorrência de câncer no futuro. Os estudos demonstram que as associações mais frequentes foram as de DMG com câncer de ovário, endométrio e/ou mama ou pâncreas e com neoplasias hematológicas, principalmente linfoma não Hodgkin.[108,109]
- **Doença oftálmica:** glaucoma, retinopatia diabética e descolamento de retina estão entre as doenças oftálmicas associadas ao DMG. Também foi observada incidência significativamente maior de complicações oftálmicas em mulheres com diagnósticos simultâneos de DMG e pré-eclâmpsia, em comparação com as gestantes apenas com DMG.[110]
- **Doença renal:** seguimento de mulheres com DMG prévio identificou a ocorrência de microalbuminúria, que reflete a taxa de filtração glomerular alterada e, consequentemente, o risco aumentado de desenvolver doença renal crônica futura.[111]
- **Doença psiquiátrica:** estudos têm relatado a associação positiva entre DMG e prevalência maior de depressão durante a gravidez e/ou pós-parto, com uma diferença significativa em comparação às gestantes que não apresentaram intolerância a carboidratos.[112,113]

MONITORAMENTO FETAL

Em vista da possibilidade de malformação, desvios do crescimento e comprometimento da vitalidade fetal (veja *Complicações fetais*) em fetos de mães com DMP, e mesmo nos casos de DMG de diagnóstico precoce e mal controladas, é necessário estabelecer protocolos para seguimento fetal durante toda a gestação.[68]

Acompanhamento ultrassonográfico

Datação (entre 8 e 12 semanas)

A USG está indicada para datação no primeiro trimestre de todas as gestantes, especialmente quando se trata de gestação complicada pelo diabetes, pois em muitos casos poderá haver a indicação de parto eletivo antes do termo ou no termo precoce.[114,115] No entanto, essa não é a realidade brasileira, e em muitas situações é necessário lidar com data de última menstruação incerta ou desconhecida e USG realizadas tardiamente, o que dificulta o seguimento, principalmente do crescimento fetal.

Ultrassonografia morfológica de primeiro trimestre

As gestantes com diagnóstico de DMP integram o rol de indicações para essa avaliação, que deve ser realizada entre 11 e 13 semanas e 6 dias e que pode detectar até 70% das malformações.[115,116]

Ultrassonografia morfológica de segundo trimestre

Essencial nas gestações complicadas com DM, a avaliação morfológica no segundo trimestre consegue detectar até 95% das malformações, especialmente caso alguma alteração tenha sido visibilizada na avaliação de primeiro trimestre. Para as gestantes obesas, recomenda-se o exame mais próximo de 24 semanas.[115,117]

Avaliação do coração fetal

O coração pode ser avaliado a partir do final do primeiro trimestre. A ecocardiografia anteparto alcança sensibilidade, especificidade e acurácia muito maiores para diagnóstico de cardiopatias congênitas, quando comparada à USG morfológica, apenas com a visão das quatro câmaras cardíacas.[118] Recente metanálise demonstrou que o diabetes materno, independentemente de ser pré-gestacional ou gestacional, está associado a casos de hipertrofia cardíaca fetal, disfunção diastólica e desempenho miocárdico global prejudicado.[119]

Avaliação do crescimento fetal

Não há estudos capazes de determinar o momento ideal para o início do rastreamento do crescimento fetal. Entretanto, a maioria das sociedades científicas recomenda o rastreamento entre o final do segundo e o início do terceiro trimestre (por exemplo, 26 a 28 semanas), repetindo-o a intervalos de 3 a 4 semanas, dependendo do resultado de cada avaliação.[114,115]

A macrossomia pode estar presente na gestação complicada tanto por DMP como por DMG. Globalmente, a prevalência de fetos com peso estimado acima de 4.000g é de 9% a 10%. Quando a gestante recebe o diagnóstico de DMG, a literatura aponta para prevalência de GIG entre 13,6% e 22,3%. O seguimento do crescimento fetal é fundamental para identificação dos fetos com desvio do crescimento acima do percentil 75 com intuito de prevenir macrossomia, melhorando o controle glicêmico. Essa condição é mais frequente nos casos de DM2 (sem vasculopatia), DMG e DM diagnosticado na gestação.[70]

O método mais utilizado para estimativa do crescimento fetal é a USG. No entanto, mesmo os aparelhos mais sofisticados e as várias fórmulas matemáticas para estimativa do peso fetal apresentam variações e, no terceiro trimestre, a margem de erro pode atingir 20%, especialmente quando o biótipo materno não favorece medidas mais precisas. A literatura também indica que o melhor momento para identificação do crescimento anormal é em torno de 32 a 36 semanas.[120] A medida da CA é o parâmetro isolado mais importante para estimativa de macrossomia e, quando acima do percentil 75, o risco é maior. Outras medidas com boa acurácia são o diâmetro biacromial (até 97%, quando acima do ponto de corte)[121] e a medida dos tecidos moles, a partir de 34 semanas (até 92%).[122]

No outro espectro, estão os com RCF, mais frequentemente associada ao DMP, cujas mães apresentam doença de longa evolução com grau mais avançado e vasculopatia. A RCF pode acometer 20% dos recém-nascidos de mães com DMP.[123]

A avaliação seriada de crescimento fetal nesse grupo de gestantes diabéticas é essencial para identificação precoce, de modo a estabelecer o seguimento ultrassonográfico adequado para cada categoria de RCF e para a programação do parto e da via de parto mais adequada, com o objetivo de minimizar o risco de morte fetal intraútero, o qual é de 1,5% quando o peso estimado é menor que o percentil 10, aumentando para 2,5% quando o peso estimado é menor que o percentil 5.

Avaliação do volume do líquido amniótico

A quantificação do volume de líquido amniótico deve ser realizada especialmente para identificar o polidrâmnio, definido como índice de líquido amniótico (ILA) total maior que 25cm ou maior bolsão com 8cm ou mais. Alguns estudos mostram que o polidrâmnio é marcador de risco aumentado para natimortalidade e resultado adverso no parto.[115]

Avaliação do bem-estar fetal

Com relação à avaliação do bem-estar fetal, a literatura não apresenta evidências robustas para definição das diretrizes mais adequadas, principalmente quando são considerados os custos dos procedimentos e sua relação com resultados falso-positivos. A maioria das recomendações resulta do consenso de especialistas. As principais instituições recomendam a avaliação do bem-estar fetal nos casos de DMG em tratamento farmacológico ou mal controlados e nos de DMP.

A avaliação deve ser iniciada no terceiro trimestre – mais precocemente (entre 28 e 30 semanas) nos casos de DMP e com mau controle ou mais tarde (a partir de 32 semanas) para os fetos de mães com DMG que não utilizam farmacoterapia. A frequência, variável, está associada à avaliação do crescimento fetal e do ILA.[124-126]

Contagem dos movimentos fetais

Como nem todos os exames se encontram disponíveis, é essencial orientar a gestante com qualquer forma de diabetes a realizar a contagem dos movimentos fetais e procurar assistência médica ao perceber modificação importante nesses movimentos, especialmente no terceiro trimestre, apesar da evidência fraca de utilidade dessa medida.[125-127]

Cardiotocografia

Um dos métodos mais utilizados para avaliação do bem-estar fetal, a cardiotocografia (CTG) tem sido amplamente adotada na gravidez de mulheres diabéticas nas últimas quatro décadas. Dependendo da orientação do serviço, a CTG deve ser realizada uma ou duas vezes por semana nesse grupo de gestantes, associada ou não a outros métodos de avaliação do bem-estar fetal.[124,125] Com relação ao benefício da CTG convencional e da CTG computadorizada, a literatura aponta para a falta de evidências em sua utilização para melhorar o resultado perinatal e destaca a necessidade de estudos adicionais para essa comparação.[128]

Perfil biofísico fetal

Com relação ao perfil biofísico fetal, as evidências disponíveis são poucas e têm eficácia limitada na previsão de resultados perinatais adversos para os fetos de mães com DMG. Cabe salientar que a hiperglicemia materna aguda aumenta os movimentos respiratórios fetais, enquanto uma hiperglicemia materna sustentada de mais de 120mg/dL pode resultar em redução dos movimentos fetais.[125] Portanto, o perfil biofísico fetal deve ser interpretado com cautela em caso de instabilidade glicêmica materna. Além disso, existe a preocupação com a precisão desse perfil e o achado de acidemia no sangue de cordão dos recém-nascidos de mães diabéticas. Apesar dessas preocupações, o perfil biofísico fetal ainda é amplamente utilizado em gestações diabéticas e considerado um guia

Quadro 33.4 Recomendações para avaliação do crescimento e do bem-estar fetal em caso de diabetes *mellitus* gestacional

Método	Época/periodicidade
USG para datação da gestação	8 a 12 semanas
USG morfológica (primeiro trimestre)	Se diagnóstico precoce do DMG/DM *overt*
USG morfológica (segundo trimestre)	20 a 24 semanas
Ecocardiografia fetal	Se necessário
USG obstétrica para avaliar crescimento fetal entre 28 e 32 semanas*	Mensal
CMF diária a partir de 28 semanas	Diária
CTG anteparto	32 a 34 semanas/semanal
PBF	32 a 34 semanas/semanal
Doppler de artéria umbilical	Se necessário

CMF: contagem de movimentos fetais; CTG: cardiotocografia; DM: diabetes *mellitus*; DMG: diabetes *mellitus* gestacional; PBF: perfil biofísico fetal; USG: ultrassonografia.
*Se o crescimento fetal estiver alterado (< percentil 10), a avaliação deverá ser individualizada, com intervalo mínimo de 15 dias. Se a medida da CA estiver > percentil 75, deverão ser reforçadas as medidas para melhorar o controle glicêmico.
Fonte: adaptado de Brasil, MS, 2021.[59]

útil para as decisões sobre o parto com melhores resultados. Enquanto se aguarda a disponibilidade de dados sólidos baseados em estudos prospectivos, é prudente incorporar testes de vitalidade fetal no seguimento dos fetos de mães com diabetes. O perfil biofísico fetal pode substituir ou complementar uma CTG alterada, principalmente onde esse método não estiver disponível.[127,129]

Dopplervelocimetria

A ausência de associação entre os parâmetros da dopplervelocimetria nas gestantes diabéticas sem RCF ou pré-eclâmpsia é nítida, e tem limitada eficácia na previsão de resultados perinatais adversos para o feto e o recém-nascido. Entretanto, a dopplervelocimetria deve ser utilizada nos casos de RCF cuja causa provável é a insuficiência placentária.[127,129]

As gestantes com diabetes apresentam melhores resultados quando a avaliação do bem-estar fetal é implementada. No entanto, o melhor método, o intervalo entre as avaliações, a idade gestacional ideal para iniciá-lo e a interpretação precisa dos testes permanecem uma incógnita. Por isso, os serviços devem estabelecer seu próprio protocolo com base nos resultados dos estudos, nos recursos disponíveis e nas recomendações das sociedades de Obstetrícia e Endocrinologia, bem como em sua população e recursos.[125]

A FEBRASGO, juntamente com a OPAS, a SBD e o MS, publicou um protocolo de cuidados obstétricos que propõe o seguimento ultrassonográfico para as gestantes com diabetes de acordo com o diagnóstico clínico e considerando a melhor prática de seguimento. O Quadro 33.4 apresenta a proposta de acompanhamento do feto com base nesse protocolo.[59]

PREPARAÇÃO PARA O PARTO

Momento do parto

Encontram-se na literatura várias diretrizes que abordam o momento e a via de parto, todas levando em consideração o controle glicêmico, o peso fetal estimado, as comorbidades maternas e a vitalidade fetal. As principais diretrizes (NICE, FIGO, ACOG, SCOG) foram revistas recentemente.[59,129-131] Em 2021, o MS/FEBRASGO/SBD lançou recomendações relacionadas com o tema.[59] A maioria das diretrizes concorda que a indicação do parto antes de 37 semanas deve ser individualizada e efetivada somente se houver comprometimento materno e/ou fetal, bem como é recomendado não praticar conduta expectante além de 41 semanas de idade gestacional (Figura 33.5).

Para as mulheres com DMG, as recomendações são as seguintes:

1. As mulheres com DMG não complicado e bem controladas poderiam aguardar até 40 semanas e 6 dias o desencadeamento espontâneo do trabalho de parto, desde que a vitalidade fetal seja acompanhada de perto. A partir de 41 semanas, deve ser oferecida a indução do trabalho de parto, se ele ainda não ocorreu, ou a cesariana, de acordo com critérios clínicos e obstétricos.[59,130-132]
2. Nos casos de gestantes com DMG que necessitaram tratamento farmacológico, especialmente insulina, o parto deve ocorrer entre 39 semanas (SCOG) e 39 semanas e 6 dias (ACOG). A partir de 39 semanas, estão aumentadas as taxas de mortalidade fetal e neonatal e de distócia de ombro.[130-133]
3. Nos casos de mulheres com DMG sem controle glicêmico adequado ou feto com desvio de crescimento ou alteração de sua vitalidade, o parto não deve ultrapassar 38 semanas e 6 dias, de modo a prevenir desfechos desfavoráveis para o recém-nascido. Os fetos com peso total estimado acima de 4.000g necessitam resolução imediata da gestação. Sempre que houver riscos maternos e fetais decorrentes de comorbidades associadas, a decisão quanto à realização do parto deverá ser individualizada, podendo ocorrer em menos 37 semanas, quando os riscos forem evidentes.[59,134]

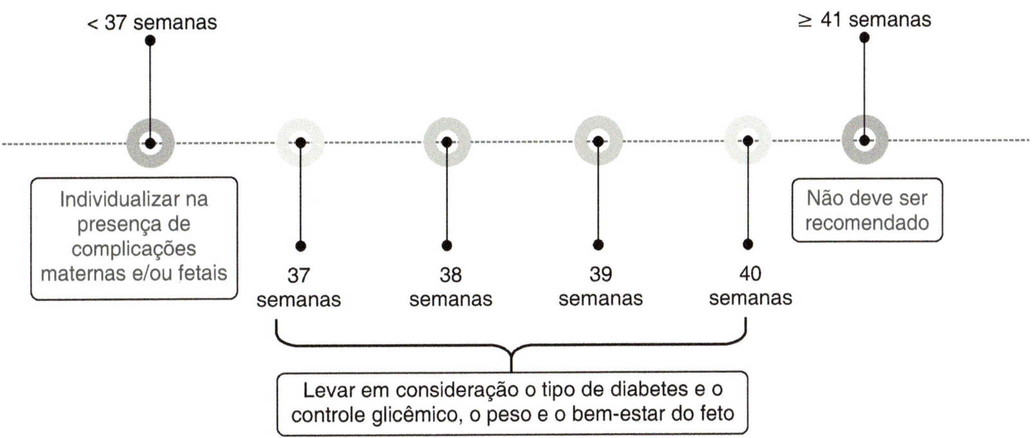

Figura 33.5 Orientação das diretrizes nacionais e internacionais com relação aos limites da idade gestacional para o parto de gestantes com diabetes *mellitus* gestacional ou diabetes *mellitus* preexistente. (Adaptada de Brasil, 2021.[59])

Para as mulheres com DMP, a decisão quanto ao melhor momento para o parto é mais difícil porque são mais frequentes os desfechos maternos e fetais desfavoráveis, como pré-eclâmpsia e morte fetal. Os fetos de mulheres com DMP que apresentam vasculopatia têm risco maior de natimortalidade. A indicação do melhor momento para o parto deverá ser individualizada, e o parto deverá ocorrer em instituições que contem com profissionais de saúde experientes e capacitados para o manejo de insulina intraparto e pós-parto.[135,136] As recomendações são:

1. Para as gestantes com DM prévio sem complicações médicas, com bom controle glicêmico e sem sinais evidentes de comprometimento fetal, o parto deve ser realizado entre 38 semanas e 39 semanas e 6 dias, tendo sempre em vista a necessidade de individualizar a tomada de decisão.[136]
2. O DMP com mau controle pré-gestacional, com complicações microvasculares, como retinopatia, neuropatia e nefropatia, pode contribuir para a invasão trofoblástica inadequada, com redução do fluxo sanguíneo uteroplacentário, e para o agravamento das condições preexistentes, assim como para o surgimento de pré-eclâmpsia. Esse agrupamento de fatores pode contribuir para aumento do risco de natimortalidade e a ocorrência de malformações e restrição de crescimento. O risco de natimortalidade deve ser sempre avaliado em relação ao risco da prematuridade e das complicações respiratórias associados a ela.[59,136] As principais indicações para o parto antes de 37 semanas são: história prévia de perda gestacional, natimorto prévio a termo, macrossomia, alteração do padrão da movimentação fetal relatado pela mãe, RCF, insuficiência placentária, mau controle glicêmico, complicações renais, retinianas e cardiovasculares e dificuldades para seguimento da gestante.

As Figuras 33.5 e 33.6 apresentam um resumo das orientações para o momento do parto em gestantes com DMG e DMP.

Via de parto

Há quase um consenso na literatura de que a cesariana eletiva deva ser considerada quando o peso fetal estimado passa de 4.000g (FIGO/MS/FEBRASGO/SBD)[59,129] ou 4.500g (ACOG)[10]. Essa recomendação tem por base estudos que apontam para maior morbidade neonatal (distócia de ombro, paralisia de Erb, SDR e hipoglicemia), em comparação aos recém-nascidos que nasceram com menos de 4.000g.[134,136]

Outras indicações para cesariana devem ser baseadas em critérios clínicos e obstétricos, tendo sempre em mente que, excluídas essas indicações, o parto vaginal espontâneo ou induzido será sempre a melhor via para as gestantes que cursam com diabetes. Cabe lembrar que as gestantes obesas apresentam pior resposta à indução.[137]

Controle glicêmico intraparto

Diversos protocolos otimizam o controle glicêmico intraparto, e o uso de insulina pode variar de acordo com a instituição. Independentemente da adoção de protocolos específicos, ao admitir uma gestante com diabetes para assistência ao parto, é essencial uma anamnese completa com a identificação correta do tipo de diabetes, do regime antidiabetogênico oral e/ou de insulina utilizado, das doses utilizadas, bem como do horário da última refeição e da última administração do antidiabetogênico oral ou de insulina, incluindo tipo e dose. Equipamentos apropriados para monitorar e tratar hipoglicemia ou hiperglicemia (glicosímetro, bombas de infusão, solução de glicose a 5% e 50% e insulinas) devem estar prontamente disponíveis nas salas de parto.

O trabalho de parto ou a cesariana deve ser supervisionado por equipe constituída de obstetra, anestesista e pediatra experientes, especialmente quando a gestante se encontra em uso de insulina ou apresenta comorbidades e/ou outras complicações. O nascimento deve ser realizado com o melhor controle glicêmico possível, a fim de evitar hipoxemia fetal e hipoglicemia neonatal. Estudos prévios mostram que o controle glicêmico rigoroso 4 a 6 horas antes do parto reduz os riscos de complicações neonatais,

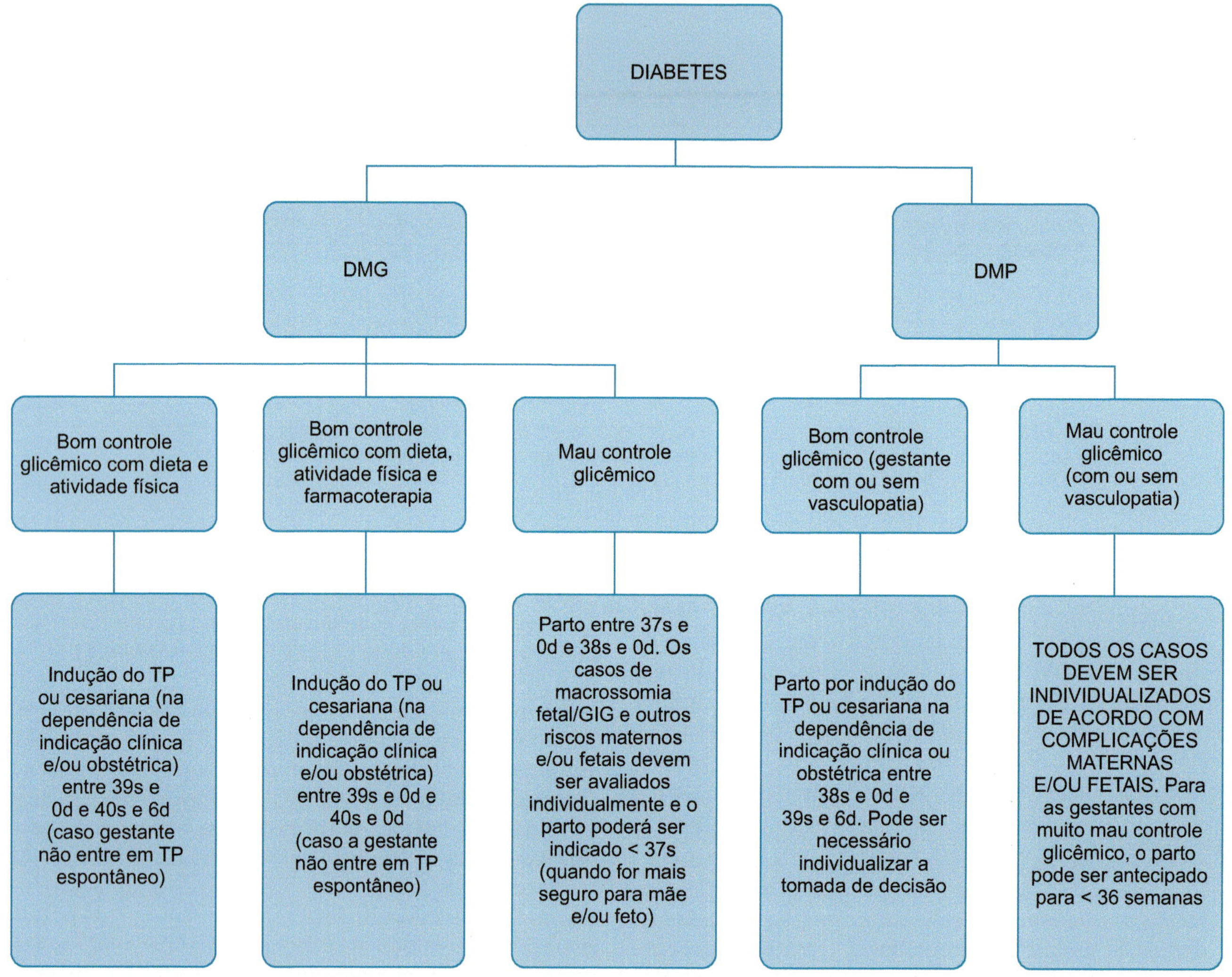

Figura 33.6 Momento do parto segundo a classificação do diabetes e o controle glicêmico. (*DMG*: diabetes *mellitus* gestacional; *DMP*: diabetes *mellitus* preexistente; *GIG*: grande para a idade gestacional; *TP*: trabalho de parto.) (Adaptada de Brasil, 2021.[59])

embora não reverta completamente o hiperinsulinismo fetal e suas consequências. A meta intraparto consiste em manter a glicemia entre 70 e 110/125mg/dL.[38,138-140]

Parto vaginal espontâneo ou induzido

O manejo do diabetes durante a assistência ao parto vaginal, seja ele espontâneo ou induzido, deverá ser individualizado, levando em consideração o tipo de diabetes, o tratamento utilizado durante a gestação, o nível da glicemia na internação e a fase do trabalho de parto. Na fase ativa do parto, por exemplo, a necessidade de insulina cai significativamente.

Em geral, as mulheres com DMG tratadas com terapia não farmacológica não necessitam de suplementação de glicose ou de insulina durante o trabalho de parto. Do mesmo modo, muitas gestantes com DMG ou DM2 prévio, tratadas com baixas doses de insulina, podem não necessitar de insulina ou de glicose na fase ativa do parto, sendo suficiente a prescrição de insulina regular subcutânea de correção (Quadro 33.5) com monitoração da glicemia capilar a cada 2 ou 4 horas. Já as gestantes com DM1 necessitam de insulina basal durante todo o trabalho de parto, mesmo que euglicêmicas, para prevenir cetoacidose.[140]

As gestantes com DM1 e DM2 em uso de múltiplas doses de insulina, admitidas em fase latente do trabalho de parto e com dieta liberada, deverão manter seu regime habitual de insulina subcutânea e aferir a glicemia antes e 1 ou 2 horas após as refeições. A insulina NPH é

Quadro 33.5 Escala de insulina para controle glicêmico intraparto de mulheres com diabetes *mellitus* gestacional com ou sem uso prévio de insulina domiciliar

Glicemia capilar (mg/dL) avaliada a cada 4 horas	Insulina de ação rápida (unidades)
≤ 120	0
121 a 150	2
151 a 200	4
> 200	8

*Em caso de glicemia capilar < 70mg/dL, suco ou 30mL de glicose hipertônica a 50%, diluída em água filtrada, deverá ser fornecido à gestante para tratar a hipoglicemia.
Fonte: Hamel *et al.*, 2019.[137].

Quadro 33.6 Infusão de glicose e insulina conforme a glicemia capilar em gestante com diabetes *mellitus* tipo 1 em trabalho de parto que optou por manter o uso do sistema de bomba de infusão contínua de insulina subcutânea (SICS)

Glicemia capilar (mg/dL)	Solução de glicose venosa 10%	Taxa de infusão de insulina basal
< 70	100mL/10 min	20% ↓
70 a 100	50mL/h	0
101 a 150	0	20% ↑
> 150	0	basal 20% a 50% ↑ + *bolus* correção

Observação: se a gestante for incapaz de participar do automanejo da sua glicemia (situações de dor incapacitante ou emergências), o SICS será desligado e a infusão de insulina passará a ser administrada via endovenosa.
Fonte: adaptado de Dude *et al.*, 2018.[139]

preferível aos análogos de ação lenta (Detemir, Glargina) em razão de sua menor duração de ação, o que facilita os ajustes dinâmicos frequentemente necessários durante o trabalho de parto. Se os níveis de glicose estão rigorosamente bem controlados ou se as refeições estão um pouco mais restritas, sugere-se a redução de 20% a 30% na dose de insulina, de modo a prevenir hipoglicemia materna durante o trabalho de parto. Redução ainda maior (≥ 50%) é necessária caso a fase ativa do parto esteja prevista para as próximas horas, uma vez que ocorre declínio da necessidade de insulina com a consequente queda da glicemia com as contrações uterinas, sendo muitas vezes necessária a infusão venosa de glicose.[138,140,141] Se a gestante persistir hiperglicêmica durante o trabalho de parto (duas medidas consecutivas de glicemia > 125mg/dL no intervalo de 1 hora), o ACOG recomenda o uso de insulina endovenosa para manter a euglicemia.[142]

Em relação à monitoração, é importante intensificar as aferições da glicemia capilar na fase ativa do trabalho de parto, ou seja, a cada 1 a 2 horas nas mulheres em uso de insulina subcutânea e a cada hora naquelas em uso de insulina endovenosa ou de bomba de infusão contínua de insulina subcutânea (SICS).[140]

Muitas gestantes com DM1 fazem uso de SICS durante a gravidez e preferem permanecer com ela durante o trabalho de parto e após o parto. Alguns estudos retrospectivos indicam resultados equivalentes ou superiores quando as grávidas usam seu próprio equipamento, sendo importante que a gestante demonstre capacidade de realizar o automanejo de sua bomba de insulina durante o trabalho de parto e que exista uma política do hospital nesse sentido, com protocolos bem definidos e a presença de especialista para as adaptações necessárias.[138-143] No Quadro 33.6 é apresentada uma sugestão de ajuste na infusão de insulina e de glicose para gestantes com DM em uso de SICS durante o trabalho de parto.[143]

Cesariana programada

Quando a cesariana está indicada para mulheres com DM em uso de insulina, o procedimento deve ser agendado, preferencialmente, para o início da manhã, aproveitando o jejum noturno fisiológico.

Na noite que antecede a cirurgia, a dose de insulina NPH deverá ser mantida. Caso a gestante esteja em uso de análogo de longa ação (por exemplo, Detemir ou Glargina), a dose noturna deverá ser reduzida em 20% a 50%. As mulheres com DM1 em uso de SICS deverão manter a taxa basal de insulina até a admissão hospitalar, a menos que exista risco elevado de hipoglicemia matinal. Nessa situação, recomenda-se redução de 20% a 50% na taxa de infusão basal.

Na manhã da cesariana, a glicemia capilar deve ser medida à admissão. O monitoramento da glicemia deverá seguir a cada 1 hora nas gestantes com DMG, DM1 ou DM2 em uso de múltiplas doses de insulina. As mulheres com DM2 ou DMG controlados com baixas doses de insulina em geral não necessitarão receber insulina basal se a cesariana for realizada no início da manhã e se as glicemias capilares estiverem dentro das metas recomendadas. Para as mulheres com DM1 ou com DM2 em uso de altas doses de insulina, recomenda-se a administração subcutânea de 50% a 70% da dose usual de insulina basal com infusão de solução de glicose endovenosa em caso de glicemia capilar abaixo de 100mg/dL. A insulina prandial não deverá ser aplicada na manhã da cesariana, uma vez que a dieta está suspensa. No entanto, em caso de glicemia capilar acima de 120/125mg/dL, está indicada insulina rápida para correção. A cesariana eletiva realizada após 4 a 6 horas de glicemia capilar controlada (entre 70 e 120mg/dL) reduz o risco de hipoglicemia neonatal.[138-140]

As mulheres com DM1 em uso de SICS poderão manter a taxa de infusão de insulina basal ou reduzir a dose em caso de propensão para hipoglicemia. Durante ou logo após o parto, as configurações da bomba deverão ser imediatamente ajustadas de modo a prevenir hipoglicemias graves.[142,143]

CUIDADOS NO PÓS-PARTO

O aumento rápido da sensibilidade à insulina após a saída da placenta faz a maioria das puérperas com DMG apresentar normalização dos níveis glicêmicos e as puérperas com DMP apresentar redução significativa das doses de insulina ou mesmo dos agentes orais, como metformina.

Diabetes *mellitus* gestacional

O controle glicêmico pós-parto pode ser suspenso nos casos de mulheres que mantiveram controle glicêmico dentro das metas apenas com dieta hipocalórica e atividade física, podendo retornar para dieta normocalórica.

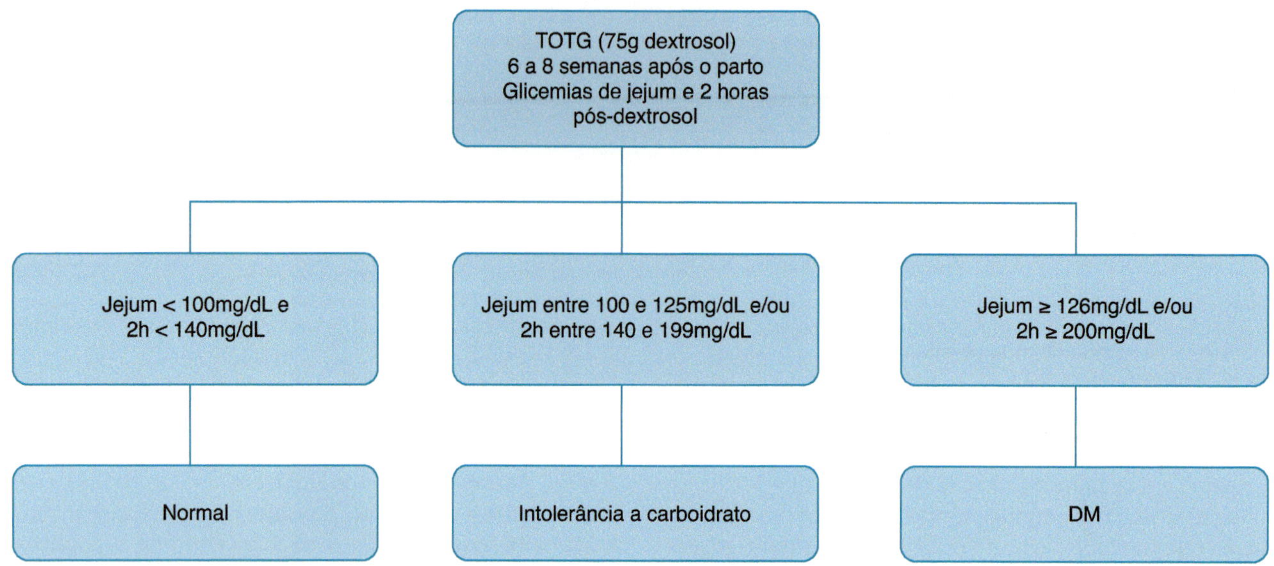

Figura 33.7 Reclassificação das gestantes com diabetes *mellitus* gestacional e diabetes *mellitus* (*DM*) *overt* a partir do teste oral de tolerância à glicose (*TOTG*) realizado no pós-parto. (Reproduzida de Hamel *et al.*, 2022.[141])

Após alta hospitalar, devem ser orientadas quanto à necessidade de TOTG com 75g de dextrosol (jejum e 2 horas) em torno de 6 a 12 semanas após o parto, para reclassificação de sua condição, considerando os riscos futuros para essas mulheres (Figura 33.7).[145] Para as puérperas com DMG que necessitaram utilizar insulina e/ou antidiabetogênicos orais, os medicamentos são suspensos e mantidas as medidas da glicemia capilar por no mínimo 24 horas após o parto. Se permanecerem hiperglicêmicas, deverão retornar ao tratamento farmacológico. As metas no pós-parto são as mesmas de outros diabéticos hospitalizados (< 140mg/dL pré-prandial e < 180mg/dL em medidas pós-refeição), lembrando que valores abaixo de 100mg/dL nas primeiras 24 a 48 horas pós-parto devem ser evitados ou corrigidos, caso ocorra, especialmente nas mulheres que estejam amamentando. Na alta hospitalar, deverão ser orientadas quanto à necessidade de manter a medicação e os hábitos de vida saudáveis,[144] bem como encaminhadas para controle com especialista. Os antidiabetogênicos orais metformina e glibenclamida podem ser utilizados durante a amamentação, assim como a insulina.

Diabetes *mellitus* preexistente

As mulheres com DM1 precisarão reduzir em 30% a 50% a dose de insulina imediatamente após o parto.[38] As que utilizam bomba de infusão precisam alterar as configurações para as configurações pós-natais de acordo com o plano individual, e esse planejamento precisa ser acompanhado por equipe especializada. Caso tenha sido descontinuada, a bomba deve ser reconectada e utilizada apenas quando a puérpera for capaz de administrar sua própria bomba, considerando que a ênfase nesse momento é evitar hipoglicemia e, portanto, as metas podem estar menos restritas. Se a puérpera apresentar hipoglicemia (glicemia < 70mg/dL) ao longo do dia, é preciso avaliar seu nível de consciência para escolher a melhor maneira de fazer a correção. Se estiver consciente e for capaz de se alimentar, deve-se oferecer 15g de carboidrato de absorção rápida (150mL de chá ou água com uma colher de sopa rasa de açúcar ou 30mL de soro glicosado 50% via oral). Se estiver consciente, mas não for capaz de se alimentar, será preferível espalhar uma colher de sopa de açúcar na mucosa oral. Apenas em último caso se utiliza soro glicosado a 50% (20 a 30mL) endovenoso.[139,144,146]

Após a alta hospitalar, a puérpera deve ser orientada a retomar o controle habitual do diabetes, com destaque para a importância do planejamento familiar e o cuidado pré-concepção, caso venha a planejar uma nova gestação.

Lactação

As puérperas, incluindo aquelas com diabetes, devem ser estimuladas e apoiadas para amamentar seus filhos recém-nascidos, o que, além dos benefícios nutricionais e imunológicos, promove benefícios metabólicos de longo prazo tanto para a mãe (melhora a sensibilidade insulínica, facilita a perda de peso pós-parto e reduz a prevalência de DM2) como para a prole (redução da hipoglicemia neonatal, do IMC e do desenvolvimento de DM2). No entanto, a lactação pode aumentar o risco de hipoglicemia durante a noite e a dosagem de insulina pode precisar ser ajustada. Quanto às mulheres com DM1 em uso de insulina, é necessário dirigir a atenção para a possível ocorrência de hipoglicemia. As mães devem ingerir de 10 a 15g de hidratos de carbono e líquidos sempre que amamentarem ou realizarem a ordenha das mamas (incluindo refeições noturnas). As doses de insulina podem precisar de ajustes com base na ingestão de calorias e carboidratos.[147]

Dos antidiabetogênicos orais mais utilizados pelas mulheres com DM2, a metformina apresenta níveis muito baixos ou até indetectáveis no leite, assim como a glibenclamida. No entanto, alguns estudos apontam melhor perfil de segurança para a metformina.[148] É possível acessar a LactMed (Biblioteca Nacional de Medicina dos EUA), que conta com recurso *online* gratuito com orientações sobre a segurança dos medicamentos durante a lactação.[149]

Contracepção

Como dois terços das mulheres diabéticas não planejam suas gestações, é muito importante que o puerpério seja bem conduzido e seu planejamento familiar discutido, devendo ser oferecidos métodos mais seguros. Para as mulheres com história de DMG ou com DM sem vasculopatia, independentemente de usarem ou não insulina, todos os métodos contraceptivos, desde os não hormonais (métodos de barreira e dispositivo intrauterino [DIU] de cobre), até os hormonais (DIU de levonorgestrel, implante e contraceptivo apenas com progesterona), são considerados categoria 1 (sem restrição para seleção do método contraceptivo) e 2 (condições médicas possibilitam a utilização do método, mas é necessário acompanhamento estreito) segundo os critérios de elegibilidade da OMS[149] e superam os riscos teóricos ou comprovados de uma gestação não planejada.

Cabe lembrar que os contraceptivos combinados só devem ser iniciados após a introdução de alimentos intercalados à amamentação, uma vez que o estrogênio interfere negativamente na produção do leite.[150-152] As diabéticas tipo 1 ou 2 com neuropatia, retinopatia, cardiopatia e/ou fatores de risco vasculares (dislipidemia, hipertensão, consumo de tabaco, mais de 20 anos de diabetes, obesidade) não devem utilizar contraceptivos combinados, pois esses são considerados categorias 3 (não aconselhável, a menos que outro método não seja aceitável ou disponível, e sua prescrição exige julgamento clínico cauteloso e acompanhamento rigoroso) e 4 (risco inaceitável com o uso do método contraceptivo) pelos critérios de elegibilidade da OMS.[146]

Dos contraceptivos que utilizam progesterona isolada, apenas o acetato de medroxiprogesterona de depósito (AMPD) está contraindicado, em razão da diminuição dos níveis de colesterol HDL, da piora do controle glicêmico e do aumento do risco trombótico para as mulheres que utilizam esse método.

Para as que têm prole estabelecida e desejam a contracepção definitiva, ou quando complicações médicas tornam todas as outras opções indisponíveis, pode ser oferecida a esterilização.[151,152]

O Quadro 33.7 apresenta as recomendações baseadas em evidência sobre o diabetes na gravidez.

Quadro 33.7 Níveis de evidência e graus de recomendação sobre diabetes na gestação

Recomendação	Nível de evidência	Grau de recomendação
Rastreamento e diagnóstico		
Glicemia de jejum deverá ser solicitada na primeira consulta de pré-natal para todas as gestantes com o objetivo de detectar diabetes (*overt diabetes*) e DMG	B	I
Diagnóstico de DMG deve ser considerado se glicemia de jejum entre 92 e 125mg/dL em qualquer fase da gestação	B	IIa
Diagnóstico de DM na gravidez (*overt diabetes*) está estabelecido se glicemia de jejum ≥ 126mg/dL, confirmada em duas medidas	B	I
Todas as gestantes com glicemia de jejum < 92mg/dL na primeira avaliação deverão realizar o TOTG 75g entre 24 e 28 semanas de gestação, com medida da glicemia em jejum e 1 e 2 horas após ingestão de 75g de glicose anidra	B	I
Diagnóstico de DMG estará definido na presença de pelo menos um valor alterado no TOTG 75g (glicemia em jejum ≥ 92 e < 126mg/dL; 1 hora ≥ 180mg/dL; 2 horas ≥ 153 e < 200mg/dL)	B	I
Deve-se considerar DM como diagnóstico na gravidez (*overt diabetes*) quando glicemia 2 horas após TOTG 75g ≥ 200mg/dL no rastreamento entre 24 e 28 semanas	B	IIa
Monitoramento e metas		
É recomendado automonitoramento da glicemia capilar diariamente com medidas em jejum e pós-prandiais 1 ou 2 horas após o início das refeições, do diagnóstico de DMG até o parto	B	I
As metas de glicemia para gestante com DM ou DMG são: glicemia pré-prandial entre 65 e 95mg/dL, 1 hora pós-prandial < 140mg/dL e 2 horas pós-prandial < 120mg/dL; em mulheres com alto risco de hipoglicemia, esses alvos deverão ser individualizados (glicemia de jejum entre 70 e 99mg/dL)	C	I
É recomendada a indicação de CGM em gestantes com DM1 com o objetivo de reduzir complicações maternas e neonatais	B	I
As métricas obtidas no CGM não substituem o monitoramento da glicemia capilar durante a gestação	C	IIa
Além das metas de glicemia pré e pós-prandial já estabelecidas, gestantes DM1 em uso de CGM deverão ter como meta o mínimo de 70% das glicemias dentro do alvo (63 a 140mg/dL), o máximo de 25% acima do alvo, até 4% abaixo de 63mg/dL e < 1% abaixo de 54mg/dL	B	I
É recomendada a dosagem de hemoglobina glicada (HbA1c) na primeira consulta de pré-natal para todas as gestantes com DM pré-gestacional	B	I

(Continua)

Quadro 33.7 Níveis de evidência e graus de recomendação sobre diabetes na gestação *(Cont.)*

Recomendação	Nível de evidência	Grau de recomendação
Tratamento		
É recomendado o início de terapia farmacológica em caso de DMG quando duas ou mais medidas de glicemia encontram-se acima das metas após 7 a 14 dias de terapia não farmacológica (dieta e atividade física)	C	I
Circunferência abdominal fetal ≥ percentil 75 em ultrassom realizado entre 29 e 33 semanas de gestação pode ser considerada critério para prescrição de terapia farmacológica independentemente dos valores de glicose	B	IIb
Insulina é a terapia de primeira escolha no tratamento do DMG	A	I
Recomenda-se o uso de análogos de insulina rápida aprovados na gestação (Asparte, Lispro) em gestantes com DM1, por estarem associados a risco menor de hipoglicemia e melhor controle da glicemia pós-prandial	B	I
Metformina pode ser utilizada no tratamento de mulheres com DMG como alternativa terapêutica em caso de inviabilidade ou recusa do uso de insulina	B	I
A associação de metformina com insulina deve ser considerada em gestantes com DMG em uso de altas doses de insulina (> 2mg/kg/dia), sem controle glicêmico adequado ou com ganho de peso materno ou fetal excessivos	B	IIa
Recomenda-se **contra** o uso de metformina em gestantes com DMG e peso fetal < percentil 50, na presença de crescimento fetal restrito e na doença renal crônica	B	I
A glibenclamida não é recomendada no tratamento do DMG	A	III
Recomenda-se que gestantes com DM2 interrompam o tratamento não insulínico antes ou logo após o diagnóstico da gravidez somente quando estiver garantida a substituição imediata pela insulinoterapia	C	I
Está recomendada a prescrição de AAS na dose de 75 a 150mg/dia para gestantes com DM1 ou DM2 pré-gestacional, com início entre 12 e 28 semanas, preferencialmente antes de 16 semanas de gestação	A	I
Pós-parto		
Recomenda-se reduzir a dose de insulina no pós-parto para um terço ou metade da dose usada durante a gestação	C	
O aleitamento ao seio deve ser incentivado, pois a amamentação exclusiva é a nutrição ideal para o lactente e promove proteção contra infecções em crianças	A	
Recomenda-se planejamento familiar para todas as mulheres com diabetes e que ainda tenham potencial reprodutivo	A	I
Recomenda-se a reclassificação das mulheres com DMG 6 a 8 semanas após o parto com o TOTG 75g e critérios apropriados de não gravidez	B	
Recomenda-se intervenção para mudança no estilo de vida para prevenir diabetes nas mulheres com histórico de DMG	A	
Recomenda-se realização de triagem para DM2 ou intolerância a carboidrato a cada 1 a 3 anos para as mulheres que apresentaram DMG	B	

AAS: ácido acetilsalicílico; CGM: *continuous glucose monitoring* (monitoramento contínuo da glicose); DM: diabetes *mellitus*; DMG: diabetes *mellitus* gestacional; TOTG: teste oral de tolerância à glicose.

Referências

1. WHO. Diagnostic criteria and classification of hyperglycemia first detected in pregnancy: a World Health Organization Guideline. WHO (ed.) Diabetes Res Clin Pract 2014; 103(3):341-63.
2. Organização Pan-Americana da Saúde, Ministério da Saúde, Federação Brasileira das Associações de Ginecologia e Obstetrícia, Sociedade Brasileira de Diabetes. Rastreamento e diagnóstico de diabetes *mellitus* gestacional no Brasil. Brasília: Soc Bras Diabetes 2017; 1(1-36).
3. Sacks DA, Hadden DR, Maresh M et al. Frequency of gestational diabetes mellitus at collaborating centers based on IADPSG consensus panel-recommended criteria: the Hyperglycemia and Adverse Pregnancy Outcome (HAPO) study. Diabetes Care 2012; 35(3):526-8.
4. Sweeting A, Wong J, Murphy HR, Ross GP. A clinical update on Gestational Diabetes Mellitus. Endocr Rev 2022; 43:763-93.
5. Wong T, Ross GP, Jalaludin BB, Flack JR. The clinical significance of overt diabetes in pregnancy. Diabet Med 2013; 30(4):468-74.
6. Zajdenverg L, Façanha C, Dualib P et al. Rastreamento e diagnóstico da hiperglicemia na gestação. Diretr Ofic Soc Bras Diabetes 2022.
7. Plows JF, Stanley JL, Baker PN, Reynolds CM, Vickers MH. The pathophysiology of gestational diabetes mellitus. Int J Mol Sci 2018; 19:3342.
8. Feghali MN, Umans JG, Catalano PM. Drugs to control diabetes during pregnancy. Clin Perinatol 2019; 46(2):257-72.

9. Kattini R, Hummelen R, Kelly L. Early gestational diabetes mellitus screening with glycated hemoglobin: A systematic review. J Obstet Gynaecol Can 2020; 42(11):1379-84.
10. ACOG Practice Bulletin No. 190: Gestational diabetes mellitus. Obstet Gynecol 2018; 131(2):e49-e64.
11. National Institutes of Health Consensus Development Conference Statement: Diagnosing gestational diabetes mellitus, March 4-6, 2013. Obstet Gynecol. 2013; 122(2 Pt 1):358-69.
12. Metzger BE, Gabbe SG, Persson B et al., International Association of Diabetes and Pregnancy Study Groups Consensus Panel. International association of diabetes and pregnancy study groups recommendations on the diagnosis and classification of hyperglycemia in pregnancy. Diabetes Care 2010; 33:676-82.
13. O'Sullivan JB, Mahan CM. Criteria for the oral glucose tolerance test in pregnancy. Diabetes 1964; 13:278-85.
14. National Diabetes Data Group. Classification and diagnosis of diabetes mellitus and other categories of glucose intolerance. Diabetes 1979; 28(12):1039-57.
15. Carpenter MW, Coustan DR. Criteria for screening tests for gestational diabetes. Am J Obstet Gynecol 1982; 144(7):768-73.
16. WHO. Definition, diagnosis and classification of diabetes mellitus and its complications. World Health Organization, 1999.
17. Metzger BE, Lowe LP, Dyer AR et al. Hyperglycemia and adverse pregnancy outcomes. N Engl J Med 2008; 358(19):1991-2002.
18. Jensen DM, Korsholm L, Ovesen P et al. Adverse pregnancy outcome in women with mild glucose intolerance: Is there a clinically meaningful threshold value for glucose? Acta Obstet Gynecol Scand 2008; 87:59-62.
19. Sermer M, Naylor CD, Gare DJ et al. Impact of increasing carbohydrate intolerance on maternal-fetal outcomes in 3637 women without gestational diabetes. The Toronto Tri-Hospital Gestational Diabetes Project. Am J Obstet Gynecol 1995; 173:146-56.
20. Rowan JA, Gao W, Hague WM et al. Glycemia and its relationship to outcomes in the metformin in gestational diabetes trial. Diabetes Care 2010; 33:9-16.
21. Greene MF. Drawing the line on glycemia in pregnancy. N Engl J Med 2022; 387:652-4.
22. Feldman KR. Gestational diabetes screening: The International Association of the Diabetes and Pregnancy Study Groups compared with Carpenter-Coustan screening. Obstet Gynecol 2016; 127:10-7.
23. Hillier TA, Pedula KL, Ogasawara KK et al. A pragmatic, randomized clinical trial of gestational diabetes screening. N Engl J Med 2021; 384(10):895-904.
24. Crowther CA, Samuel D, McCowan LME et al., GEMS Trial Group. Lower versus higher glycemic criteria for diagnosis of gestational diabetes. N Engl J Med 2022; 387(7):587-98.
25. Organização Pan-Americana da Saúde. Ministério da Saúde. Federação Brasileira das Associações de Ginecologia e Obstetrícia. Sociedade Brasileira de Diabetes. Tratamento do diabetes mellitus gestacional no Brasil. Brasília: Soc Bras Diabetes 2019: 1-57.
26. Zajdenverg L, Façanha C, Dualib P, Golbert A, Negrato C, Bertoluci M. Planejamento, meta e monitorização do diabetes durante a gestação. Diretr Ofic Soc Bras Diabetes, 2022.
27. de Veciana M, Major CA, Morgan MA et al. Postprandial versus preprandial blood glucose monitoring in women with gestational diabetes mellitus requiring insulin therapy. N Engl J Med 1995; 333:1237.
28. American Diabetes Association Professional Practice Committee; Draznin B, Aroda VR, Bakris G et al. Management of diabetes in pregnancy: Standards of medical care in diabetes – 2022. Diabetes Care 2022; 45(Suppl 1):S232-S243.
29. Feig DS, Donovan LE, Corcoy R et al. CONCEPTT Collaborative Group. Continuous glucose monitoring in pregnant women with type 1 diabetes (CONCEPTT): A multicentre international randomised controlled trial. Lancet 2017; 390(10110):2347-59.
30. Kristensen K, Ögge LE, Sengpiel V et al. Continuous glucose monitoring in pregnant women with type 1 diabetes: An observational cohort study of 186 pregnancies. Diabetologia 2019; 62(7):1143-53.
31. Crowther CA, Hiller JE, Moss JR, McPhee AJ, Jeffries WS, Robinson JS. Effect of treatment of gestational diabetes mellitus on pregnancy outcomes. Australian Carbohydrate Intolerance Study in Pregnant Women (ACHOIS) Trial Group. N Engl J Med 2005; 352:2477-86.
32. Landon MB, Spong CY, Thom E et al. A multicenter, randomized trial of treatment for mild gestational diabetes. Eunice Kennedy Shriver National Institute of Child Health and Human Development Maternal-Fetal Medicine Units Network. N Engl J Med 2009; 361:1339-48.
33. Hartling L, Dryden DM, Guthrie A, Muise M, Vandermeer B, Donovan L. Benefits and harms of treating gestational diabetes mellitus: A systematic review and meta-analysis for the U.S. Preventive Services Task Force and the National Institutes of Health Office of Medical Applications of Research. Ann Intern Med 2013; 159:123-9.
34. Zajdenverg L, Dualib P, Façanha C et al. Tratamento farmacológico do diabetes na gestação. Diretr Ofic Soc Bras Diabetes, 2023.
35. Han S, Middleton P, Shepherd E, Van Ryswyk E, Crowther CA. Different types of dietary advice for women with gestational diabetes mellitus. Cochrane Database Syst Rev 2017; 2017(2):CD009275.
36. Caissutti C, Saccone G, Khalifeh A, Mackeen AD, Lott M, Berghella V. Which criteria should be used for starting pharmacologic therapy for management of gestational diabetes in pregnancy? Evidence from randomized controlled trials. J Matern Neonatal Med 2019; 32(17):2905-14.
37. Barnes RA, Wong T, Ross GP et al. A novel validated model for the prediction of insulin therapy initiation and adverse perinatal outcomes in women with gestational diabetes mellitus. Diabetologia 2016; 59(11):2331-8.
38. American College of Obstetricians and Gynecologists' Committee on Practice Bulletins – Obstetrics. ACOG Practice Bulletin No. 201: Pregestational diabetes mellitus. Obstet Gynecol 2018; 132(6):e228-e248.
39. Brown J, Grzeskowiak L, Williamson K, Downie MR, Crowther CA. Insulin for the treatment of women with gestational diabetes. Cochrane Database Syst Rev 2017; 2017(11):CD012037.
40. Pettitt DJ, Ospina P, Kolaczynski JW JL. Comparison of an insulin analog, insulin aspart, and regular human insulin with no insulin in gestational diabetes mellitus. Diabetes Care 2003; 26(1):183-6.
41. Rowan JA, Hague WM, Gao W, Battin MR, Moore MP; MiG Trial Investigators. Metformin versus insulin for the treatment of gestational diabetes. N Engl J Med 2008; 358(19):2003-15.
42. Bao L-xin, Shi W-ting, Han Y-xin. Metformin versus insulin for gestational diabetes: A systematic review and meta-analysis. J Matern Fetal Neonatal Med 2021; 34: 2741-53.
43. Balsells M, Garcia-Patterson A, Sola I et al. Glibenclamide, metformin, and insulin for the treatment of gestational diabetes: A systematic review and meta-analysis. BMJ 2015; 350:h102.
44. Su DF, Wang XY. Metformin vs insulin in the management of gestational diabetes: A systematic review and meta-analysis. Diabetes Res Clin Pract 2014; 104(3):353-7.
45. Guo L, Ma J, Tang J, Hu D, Zhang W, Zhao X. Comparative efficacy and safety of metformin, glyburide, and insulin in treating gestational diabetes mellitus: A meta-analysis. J Diabetes Res 2019: 9804708.
46. Vanky E, Stridsklev S, Heimstad R et al. Metformin versus placebo from first trimester to delivery in polycystic ovary syndrome: A randomized, controlled multicenter study. J Clin Endocrinol Metab 2010; 95(12):E448-55.
47. Carlsen SM, Martinussen MP, Vanky E. Metformin's effect on first-year weight gain: A follow-up study. Pediatrics 2012; 130(5):e1222-6.
48. Hanem LGE, Stridsklev S, Juliusson PB et al. Metformin use in PCOS pregnancies increases the risk of offspring overweight at 4 years of age: Follow-up of two RCTs. J Clin Endocrinol Metab 2018; 103(4):1612-21.

49. Rowan JA, Rush EC, Obolonkin V et al. Metformin in gestational diabetes: The offspring follow-up (MiG TOFU): Body composition at 2 years of age. Diabetes Care 2011; 34(10):2279-84.
50. Rowan JA, Rush EC, Plank LD et al. Metformin in gestational diabetes: The offspring follow-up (MiG TOFU): Body composition and metabolic outcomes at 7-9 years of age. BMJ Open Diabetes Res Care 2018; 6(1):e000456.
51. Feig DS, Donovan LE, Zinman B et al. Metformin in women with type 2 diabetes in pregnancy (MiTy): A multicentre, international, randomised, placebo-controlled trial. Lancet Diabetes Endocrinol 2020; 8(10):834-44. Erratum in: Lancet Diabetes Endocrinol 2020; 8(11):e6.
52. Feig DS, Zinman B, Asztalos E et al. Determinants of small for gestational age in women with type 2 diabetes in pregnancy: Who should receive metformin? Diabetes Care 2022; 45:1532-9.
53. Elliott BD, Langer O, Schenker S, Johnson RF. Insignificant transfer of glyburide occurs across the human placenta. Am J Obstet Gynecol 1991; 165(4 Pt 1):807-12.
54. Langer O, Conway DL, Berkus MD, Xenakis EM-J, Gonzales O. A comparison of glyburide and insulin in women with gestational diabetes mellitus. N Engl J Med 2000; 343:1134-8.
55. Balsells M, García-Patterson A, Solà I, Roqué M, Gich I, Corcoy R. Glibenclamide, metformin, and insulin for the treatment of gestational diabetes: A systematic review and meta-analysis. BMJ 2015; 350:h102.
56. Tarry-Adkins JL, Aiken CE, Ozanne SE. Comparative impact of pharmacological treatments for gestational diabetes on neonatal anthropometry independent of maternal glycaemic control: A systematic review and metaanalysis. PLoS Med 2020; 17:e1003126.
57. Schwartz RA, Rosenn B, Aleksa K et al. Glyburide transport across the human placenta. Obstet Gynecol 2015; 125(3):583-8.
58. Lapolla A, Metzger BE (eds). Gestational diabetes: A decade after the HAPO study. Frontiers in Diabetes. Basel, Karger, 2020; 28:1-10.
59. Brasil. Ministério da Saúde. Organização Pan-americana de Saúde. Federação Brasileira das Associações de Ginecologia e Obstetrícia. Sociedade Brasileira de Diabetes. Cuidados obstétricos em diabetes mellitus gestacional no Brasil. Brasília: MS, 2021. 103 p.
60. Cleary EM, Thung SF, Buschur EO. Pregestational diabetes mellitus. In: Feingold KR, Anawalt B, Boyce A et al. (eds.) Endotext [Internet] 2021.
61. Temple RC, Aldridge VA, Sampson MJ, Greenwood RH, Heyburn PJ, Glenn A. Impact of pregnancy on the progression of diabetic retinopathy in type 1 diabetes. Diabet Med 2001; 18(7):573-7.
62. Duley L, Meher S, Hunter KE, Seidler AL, Askie LM. Antiplatelet agents for preventing pre-eclampsia and its complications. Cochrane Database Syst Rev 2019; 2019(10):CD004659.
63. Umpierrez GE, Latif KA, Murphy MB et al. Thyroid dysfunction in patients with type 1 diabetes: A longitudinal study. Diabetes Care 2003; 26(4).
64. Brasil. Diretrizes da Sociedade Brasileira de Diabetes 2019-2020. Brasília: Soc Bras Diabetes, 2019. 491 p.
65. Danne T, Nimri R, Battelino T et al. International consensus on use of continuous glucose monitoring. Diabetes Care 2017; 40(12):1631-40.
66. Ulf JE, WentzeP. The status of diabetic embryopathy. Upsala J Medic Sci 2016; 121(2):96-112.
67. Temple R, Aldridge V, Greenwood R, Heyburn P, Sampson M, Stanley K. Association between outcome of pregnancy and glycaemic control in early pregnancy in type 1 diabetes: Population based study. BMJ 2002; 325:1275-6.
68. Kallem VR, Pandita A, Pillai A. Infant of diabetic mother: What one needs to know? J Matern Fetal Neonatal Med 2020; 33(3):482-92.
69. Duncan MA, Cantú-Salinas AC, Villarreal-Rodríguez DL, Muñiz-Landeros C, Villarreal-Velázquez HJ. Caudal regression syndrome: A case report. Medicina Universitária 2014; 16(63):74-7.
70. Barth Jr WH, Jackson R. ACOG Practice Bulletins Summary: Clinical management guidelines for obstetrician – Gynecologists. Macrosomia Number 216. Obstet Gynecol 2020; 135(1):E18-35.
71. Kulshrestha V, Agarwal N. Third trimester foetal complications in pregnancy with diabetes. J Pak Med Assoc 2016; 66(9 Suppl. 1):S81-4.
72. Abu-Sulaiman RM, Subaih B. Congenital heart disease in infants of diabetic mothers: Echocardiographic study. Pediatr Cardiol 2004; 25:137-40.
73. Beta J, Khan N, Khalil A, Fiolna M, Ramadan G, Akolekar R. Maternal and neonatal complications of fetal macrosomia: Systematic review and meta-analysis. Ultrasound Obstet Gynecol 2019; 54(3):308.
74. Paauw ND, Stegeman R, de Vroede MAMJ, Termote JUM, Freund MW, Breur JMPJ. Neonatal cardiac hypertrophy: The role of hyperinsulinism – a review of literature. Eur J Pediatr 2020; 179:39-50.
75. Moore LE. Amount of polyhydramnios attributable to diabetes may be less than previously reported. World J Diabetes 2017; 8(1):7.
76. Aalipour S, Hantoushzadeh S, Shariat M, Sahraian S, Sheikh M. Umbilical cord blood acidosis in term pregnancies with gestational diabetes mellitus and its relations to maternal factors and neonatal outcomes. Iran Red Crescent Med J 2018; 20(S1):e59267.
77. Desoye G. The human placenta in diabetes and obesity: Friend or foe? Diabetes Care 2018; 41(7):1362-9.
78. Starikov R, Dudley D, Reddy UM. Stillbirth in the pregnancy complicated by diabetes. Curr Diab Rep 2015; 15:11.
79. American College of Obstetricians and Gynecologists. ACOG Committee on Practice Bulletins – Obstetrics. Practice Bulletin No 178: Shoulder dystocia. Obstet Gynecol 2017; 129:e123. Reaffirmed 2019.
80. Rasmussen AH, Wehberg S, Fenger-Groen J, Christesen HT. Retrospective evaluation of a national guideline to prevent neonatal hypoglycemia. Pediatr Neonatol 2017; 58(5):398-405.
81. Mitanchez D, Yzydorczyk C, Siddeek B, Boubred F, Benahmed M, Simeoni U. The offspring of the diabetic mother – short- and long-term implications. Best Pract Res Clin Obstet Gynaecol 2015; 29(2):256-69.
82. Barker DJP. The origins of the developmental origins theory. J Intern Med 2007; 261(5):412-7.
83. Lehnen H, Zechner U, Haaf T. Epigenetics of gestational diabetes mellitus and offspring health: The time for action is in early stages of life. Molec Human Reprod 2013; 19(7):415-22.
84. Moen GH, Sommer C, Prasad RB. Epigenetic modifications and gestational diabetes: A systematic review of published literature. Eur J Endocrinol 2017; 176:R247-R267.
85. Elliott HR, Sharp GC, Relton CL, Lawlor DA. Epigenetics and gestational diabetes: A review of epigenetic epidemiology studies and their use to explore epigenetic mediation and improve prediction. Diabetologia 2019; 62:2171-8.
86. Page KA, Romero A, Buchanan TA, Xiang AH. Gestational diabetes mellitus, maternal obesity, and adiposity in offspring. J Pediatr 2013; 164(4):807-10.
87. Lawlor DA, Lichtenstein P, Långström N. Association of maternal diabetes mellitus in pregnancy with offspring adiposity into early adulthood: Sibling study in a prospective cohort of 280,866 men from 248,293 families. Circulation 2011; 123(3):258-65.
88. Wang J, Wang L, Liu H et al. Maternal gestational diabetes and different indicators of childhood obesity: A large study. Endoc Connect 2018; 7(12):1464-71.
89. Vlachová Z, Bytoft B, Knorr S et al. Increased metabolic risk in adolescnt offspring of mother swith type 1 diabetes: the EPICOM study. Diabetologia 2015; 58:1454-63.
90. Dabelea D, Pettitt DJ. Intrauterine diabetic environment confers risks for type 2 diabetes mellitus and obesity in the offspring, in addition to genetic susceptibility. J Pediatr Endocrinol Metab 2001; 14(8):1085-91.
91. Bolaños L, Matute E, Ramírez-Dueñas ML. Neuropsychological impairment in school-aged children born to mothers with gestational diabetes. J Child Neurol 2015; 30(12):1616-24.
92. Bytoft B, Knorr S. Vlachova Z et al. Long-term cognitive implications of intrauterine hyperglycemia in adolescent offspring of

women with type 1 diabetes (the EPICOM Study). Diabetes Care 2016; 39(8):1356-63.

93. Robles MC, Campoy C, Fernandez LG et al. Maternal diabetes and cognitive performance in the offspring: A systematic review and meta-analysis. PloS One 2015; 10(11):e0142583.
94. Nahum Sacks K, Friger M, Shoham-Vardi I et al. Prenatal exposure to gestational diabetes mellitus as an independent risk factor for long-term neuropsychiatric morbidity of the offspring. Am J Obstet Gynecol 2016; 215(3):380.e1-7.
95. Sacks KN, Friger M, Shoham-Vardi I et al. Prenatal exposure to gestational diabetes mellitus as an independent risk factor for long-term neuropsychiatric morbidity of the offspring. Am J Obstet Gynecol 2016; 251(3):380.e1-7.
96. Xiang AH, Wang X, Martinez MP et al. Association of maternal diabetes with autism in offspring. JAMA 2015; 313(14):1425-34.
97. Silva RNA, Yu Y, Liew Z, Vested A, Sørensen HT, Li J. Associations of maternal diabetes during pregnancy with psychiatric disorders in offspring during the first 4 decades of life in a population-based Danish birth cohort. JAMA Netw Open 2021; 4(10):e2128005.
98. Marco LJ, McCloskey K, Vuillermin PJ et al. Cardiovascular disease risk in the offspring of diabetic women: The impact of the intrauterine environment. Exp Diabetes Res 2012. 10 p.
99. Leach L. Placental vascular dysfunction in diabetic pregnancies: Intimations of fetal cardiovascular disease? Microcirculation 2011; 18:263-9.
100. Walter E, Tsumi E, Wainstock T et al. Maternal gestational diabetes mellitus: Is it associated with long-term pediatric ophthalmic morbidity of the offspring? J Matern Fetal Neonatal Med 2019; 32(15):2529-38.
101. McIntyre HD, Catalano P, Zhang C, Desoye G, Mathiesen ER, Damm P. Gestational diabetes mellitus. Nature Rev Disease Primers 2019; 5(1):1-19.
102. Denison FC, Reynolds RM. Maternal gestational diabetes mellitus: Is it associated with long-term pediatric ophthalmic morbidity of the offspring? J Matern Fetal Neonatal Med 2019; 32(15):2529-38.
103. England L, Kotelchuck M, Wilson HG et al. Estimating the recurrence rate of gestational diabetes mellitus (GDM) in Massachusetts 1998-2007: Methods and findings. Matern Child Health J 2015; 19(10):2303-13.
104. Feig DS, Zinman B, Wang X, Hux MD JE. Risk of development of diabetes mellitus after diagnosis of gestational diabetes. Can Med Assoc J 2008; 179(3):229-34.
105. Carr DB, Utzschneider KM, Hull RL et al. Gestational diabetes mellitus increases the risk of cardiovascular disease in women with a family history of type 2 diabetes. Diabetes Care 2006; 29:2078-83.
106. Di Cianni G, Lencioni C, Volpe L et al. C-reactive protein and metabolic syndrome in women with previous gestational diabetes. Diabetes Metab Res Rev 2007; 23:135-40.
107. Kessous R, Shoham-Vardi I, Pariente G et al. An association between gestational diabetes mellitus and long-term maternal cardiovascular morbidity. Heart 2013; 99:1118-21.
108. Fuchs O, Sheiner E, Meirovitz N et al. The association between a history of gestational diabetes mellitus and future risk for female malignancies. Arch Gynecol Obstet 2017; 295(3):731-6.
109. Sella T, Chodick G, Barchana M et al. Gestational diabetes and risk of incident primary cancer: A large historical cohort study in Israel. Cancer Causes Control 2011; 22(11):1513-20.
110. Beharier O, Sergienko R, Kessous R et al. Gestational diabetes mellitus is a significant risk factor for long-term ophthalmic morbidity. Arch Gynecol Obstetr, 2017; 295(6):1477-82.
111. Beharier O, Shoham-Vardi I, Pariente G et al. Gestational diabetes mellitus is a significant risk factor for long-term maternal renal disease. J Clin Endocrinol Metab 2015; 100:1412-6.
112. Kozhimannil KB, Pereira MA, Harlow BL. Association between diabetes and perinatal depression among low-income mothers. JAMA 2009; 301(8):842-7.
113. Natasha K, Hussain A, Khan AKA. Prevalence of depression among subjects with and without gestational diabetes mellitus in Bangladesh: A hospital-based study. J Diabetes Metab Disord 2015; 14:64.
114. Salomon LJ, Alfirevic Z, Silva Costa F et al. ISUOG Practice Guidelines: ultrasound assessment of fetal biometry and growth. Ultrasound Obstet Gynecol 2019; 53(6):715-23
115. Martinez CA. The ultrasound evaluation of the diabetic pregnancy. In: Moore L. (ed.) Diabetes in Pregnancy. Springer International Publishing AG 2018 L.E. Moore (ed.), Diabetes in Pregnancy, 166-184. Disponível em: https://doi.org/10.1007/978-3-319-65518-5_16.
116. Volpe N, Sen C, Turan S et al. First trimester examination of fetal anatomy: Clinical practice guideline by the World Association of Perinatal Medicine (WAPM) and the Perinatal Medicine Foundation (PMF). j Perinatal Med, 2022.
117. Martin RB, Duryea EL, Mcintire DD, Twickler DM, Dashe JS. Fetal anomaly detection in pregnancies with pregestational diabetes. MD J Ultrasound Med 2020; 9999:1-7.
118. Hernandez-Andrade E, Patwardhan M, Cruz-Lemini M, Luewan S. Early evaluation of the fetal heart. Fetal Diagn Ther 2017; 42:161-73.
119. Depla AL, De Wit L, Steenhuis TJ et al. Effect of maternal diabetes on fetal heart function on echocardiography: Systematic review and meta-analysis. Ultrasound Obstet Gynecol 2021; 57:539-50.
120. Khan N, Ciobanu A, Karampitsakos T, Akolekar R, Nicolaides KH. Prediction of large-for-gestational-age neonate by routine third-trimester ultrasound. Ultrasound Obstet Gynecol 2019; 54(3):326-33.
121. Youssef AEA, Amin AF, Khalaf M, Khalaf MS, Ali MK, Abbas AM. Fetal biacromial diameter as a new ultrasound measure for prediction of macrosomia in term pregnancy: A prospective observational study. J Matern Fetal Neonatal Med 2019; 32(16):2674-9.
122. Maruotti GM, Saccone G, Martinelli P. Third trimester ultrasound soft-tissue measurements accurately predicts macrosomia. J Matern Fetal Neonatal Med 2017; 30(Issue 8):972-6.
123. Lees CC, Stampalija T, Baschat A et al. ISUOG Practice Guidelines: diagnosis and management of small-for-gestational-age fetus and fetal growth restriction. Ultrasound Obstet Gynecol 2020; 56(2):298-312.
124. Emeruwa UN, Zera C. Optimal obstetric management for women with diabetes: The benefits and costs of fetal surveillance. Current Diabetes Rep 2018; 18(10):1-9.
125. ACOG. Antepartum fetal surveillance: ACOG Practice Bulletin, No. 229. Obstet Gynecol 2021; 137(6):e116-e127.
126. Bellussi F, Livi A, Po' G et al. Fetal movement counting and perinatal mortality: A systematic review and meta-analysis. Obstet Gynecol 2020; 135(2):453-62.
127. Rappaport V. Antepartum testing. In: Moore L. (ed.) Diabetes in Pregnancy. Springer International Publishing AG 2018 L.E. Moore (ed.), Diabetes in Pregnancy, 182-209. Disponível em: https://doi.org/10.1007/978-3-319-65518-5_16.
128. Grivell RM, Alfirevic Z, Gyte GM, Devane D. Antenatal cardiotocography for fetal assessment. Cochrane Database of Syst Rev 2015; 2015(9):CD007863.
129. Hod M, Kapur A, Sacks DA et al. The International Federation of Gynecology and Obstetrics (FIGO) Initiative on gestational diabetes mellitus: A pragmatic guide for diagnosis, management, and care. Int J Gynaecol Obstet 2015; 131(Suppl 3):S173-211.
130. Tsakiridis I, Mamopoulos A, Athanasiadis A, Dagklis T. Induction of labor: An overview of guidelines. Obstet Gynecol Surv 2020; 75(1):61-72.
131. Tsakiridis I, Giouleka S, Mamopoulos A et al. Diagnosis and management of gestational diabetes mellitus: An overview of national and international guidelines. Obstet Gynecol Surv 2021; 76(6):367-81.
132. Alberico S, Erenbourg A, Hod M et al. Immediate delivery or expectant management in gestational diabetes at term: the GINEXMAL randomised controlled trial. BJOG 2017; 124:669-77.
133. Rosenstein MG, Cheng YW, Snowden JM et al. The risk of stillbirth and infant death stratified by gestational age in women with

gestational diabetes. Am J Obstet Gynecol 2012; 206:309.e1-309.e7.

134. Esakoff TF, Cheng YW, Sparks TN et al. The association between birthweight 4000g or greater and perinatal outcomes in patients with and without gestational diabetes mellitus. Am J Obstet Gynecol 2009; 200:672.e1-672.e4.
135. Niu B, Lee VR, Cheng YW et al. What is the optimal gestational age for women with gestational diabetes type A1 to deliver? Am J Obstet Gynecol 2014; 211(4):418.e1-418.e6.
136. Brown M, Melamed N, Murray-Davis B et al. Timing of delivery in women with pre-pregnancy diabetes mellitus: a population-based study. BMJ Open Diab Res Care 2019; 7:e000758.
137. Little J, Nugent R, Vangaveti V. Influence of maternal obesity on Bishop Score and failed induction of labour: A retrospective cohort study in a regional tertiary centre. Aust N Z J Obstet Gynaecol 2019; 59(2):243-50.
138. Blumer I, Hadar E, Hadden DR et al. Diabetes and pregnancy: An endocrine society clinical practice guideline. J Clin Endocr Metab 2013; 98(11): 4227-49.
139. Dashora U, Temple R, Murphy H. Management of glycaemic control in pregnant women with diabetes on obstetric wards and delivery units. Joint British Diabetes Societies for Inpatient Care (JBDS-IP) 2018.
140. Powe CE. Pregestational (preexisting) and gestational diabetes: Intrapartum and postpartum glucose management. UpToDate 2023.
141. Hamel MS, Kanno LM, Has P et al. Intrapartum glucose management in women with gestational diabetes mellitus: A randomized controlled trial. Obstet Gynecol 2019; 133:1171.
142. Wilkie G, Orr L, Leung K, Leftwich H. Comparison of intrapartum glycemic management strategies in pregnant women with type 1 diabetes mellitus. J Matern Fetal Neonatal Med 2021; 6:1-5.
143. Dude A, Niznik CM, Szmuilowicz ED, Peaceman AM, Yee LM . Management of diabetes in the intrapartum and postpartum patient. Am J Perinatol 2018; 35(11):1119-26.
144. Moore L.E. Intrapartum and postpartum management of diabetes. In: Moore L. (ed.) Diabetes in Pregnancy. Springer International Publishing AG 2018 L.E. Moore (ed.), Diabetes in Pregnancy, 137-142. Disponível em: https://doi.org/10.1007/978-3-319-65518-5_16.
145. American Diabetes Association Professional Practice Committee. Classification and diagnosis of diabetes: Standards of medical care in diabetes. Diabetes Care 2022; 45(Sup1):S232-S243.
146. Sociedade Brasileira de Diabetes. Diretrizes 2015-2016 – Preparo pré e pós-operatório do paciente com diabetes mellitus. São Paulo: AC Farmacêutica, 2016.
147. Doughtya KN, Taylorb SN. Barriers and benefits to breastfeeding with gestational diabetes. Semin Perinatol 2022; 45(2):151385.
148. Glatstein MM, Djokanovic N, Garcia-Bournissen F, Finkelstein Y, Koren G. Use of hypoglycemic drugs during lactation. Can Fam Physician 2009; 55(4):371-3.
149. National Library of Medicine. Drugs and Lactation Database (LactMed). Disponível em: ncbi.nlm.nih.gov/books/NBK501922. Acesso em 22 set 2011.
150. WHO. Medical eligibility criteria for contraceptive use. WHO 2015. Disponível em: https://www.who.int/publications/i/item/9789241549158. Acesso em 22 set 2011.
151. Robinson A, Nwolise C, Shawe J. Contraception for women with diabetes: Challenges and solutions. Open Access J Contracept 2016; 7:11-8.
152. ACOG. Practice Bulletin No. 206: Use of hormonal contraception in women with coexisting medical conditions. Obstet Gynecol 2019; 133(2):e128-e150.

CAPÍTULO 34

Cardiopatias

Cláudia Maria Vilas Freire
Cezar Alencar de Lima Rezende

INTRODUÇÃO

A cardiopatia na gravidez é a primeira causa de morte materna não obstétrica e a quarta de morte materna no geral, logo após infecções, hemorragias e hipertensão, sendo de grande importância o conhecimento dos riscos associados às doenças cardiovasculares (DCV) e sua condução na gravidez.[1,2]

Cerca de 4% das gestações são complicadas por DCV. Apesar da limitação dos novos dados sobre prevalência e incidência, um número maior de mulheres com cardiopatias congênitas está alcançando a idade reprodutiva em razão dos avanços no diagnóstico e tratamento das DCV na infância. Além disso, o avanço das técnicas de reprodução assistida tem ampliado a idade reprodutiva, o que inclui outras doenças cardiovasculares no rol de doenças em gestantes.[1,3] Gestações em mulheres com mais de 40 anos estão associadas à prevalência maior de fatores de risco cardiovascular, como diabetes, hipertensão, obesidade e doença isquêmica cardíaca. A etiologia mais frequente das cardiopatias na gestação no Brasil ainda é a reumática, seguida da congênita e de outras menos prevalentes. Em estudos nacionais, cerca de 55% das gestantes cardiopatas têm cardiopatia reumática e, nas estatísticas mais atuais, em torno de 20% a 25% apresentam cardiopatias congênitas. A relação reumático-congênita vem diminuindo em todo o mundo devido à profilaxia da febre reumática e ao desenvolvimento do tratamento cirúrgico para as cardiopatias congênitas.[2,4,5]

A literatura sobre cardiopatia na gravidez ainda é muita limitada, o que dificulta as recomendações baseadas em evidências científicas. Entretanto, séries prospectivas atuais, como o *Registry of Pregnancy and Cardiac* (ROPAC), o *Cardiac Disease in Pregnancy* (CAPREG II) e, em andamento, o *Registro Brasileiro de Cardiopatias e Gravidez* (REBECGA), vêm possibilitando o preenchimento de algumas lacunas do conhecimento nessa área de atuação e estimulando a formação de equipes multidisciplinares, conhecidas como equipes de cárdio-obstetrícia.[6-8]

ADAPTAÇÕES HEMODINÂMICAS FISIOLÓGICAS À GESTAÇÃO

A gestação é estado hiperdinâmico que provoca várias alterações no aparelho cardiovascular para atender ao aumento das demandas metabólicas da mãe e do feto. No processo da gravidez, aumento da massa eritrocitária e ativação do sistema renina-angiotensina-aldosterona acontecem em virtude do estímulo estrogênico, promovendo retenção de sódio e água e elevando gradualmente o volume plasmático em cerca de 30% a 50% em relação aos níveis pré-gestacionais. Esse aumento desproporcional do volume em relação ao número de hemácias acarreta hemodiluição, o que explica a anemia fisiológica da gestante.

No segundo trimestre, a resistência vascular sistêmica reduz em torno de 35% para acomodar o aumento do volume circulante, seguida de leve elevação no final do terceiro trimestre. Essa redução leva à queda da pressão arterial (5 a 10mmHg) no mesmo período, sendo mais evidente a queda das pressões média e diastólica.

Dessas adaptações resulta aumento considerável do débito cardíaco (DC), cerca de 30% a 50% acima dos níveis pré-gestacionais, não só em razão do aumento do volume circulante, mas também pelo aumento da frequência cardíaca – cerca de 10 a 20bpm – mais ao final da gestação. O aumento do DC inicia a partir do primeiro trimestre, chega ao pico no início do terceiro trimestre e

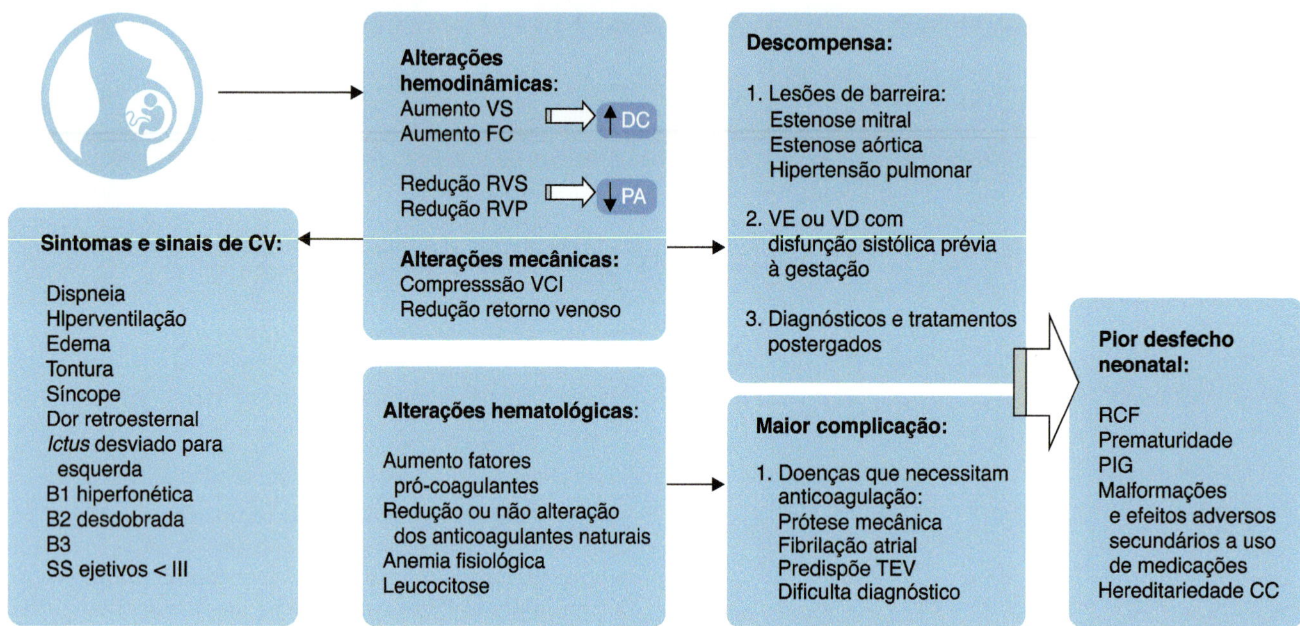

Figura 34.1 Mecanismos e consequências das alterações cardiovasculares na gestação. (*CC*: cardiopatias congênitas; *CV*: cardiovasculares; *DC*: débito cardíaco; *FC*: frequência cardíaca; *PA*: pressão arterial; *PIG*: pequeno para a idade gestacional; *RCF*: restrição de crescimento fetal; *RVP*: resistência vascular periférica; *RVS*: resistência vascular sistêmica; *SS*: sopro sistólico; *TEV*: tromboembolismo venoso; *VCI*: veia cava inferior; *VD*: entrículo direito; *VE*: ventrículo esquerdo; *VS*: volume sistólico.)

tende a reduzir-se no termo. Em gestações múltiplas, há aumento adicional de cerca de 15% (Figura 34.1).[9,10]

Em virtude dessas adaptações cardiovasculares, muitas vezes a gestação é o primeiro momento de manifestação da cardiopatia em mulheres jovens. O aumento do DC é o principal fator de descompensação da gestante cardiopata. As adaptações cardiovasculares da gravidez começam a se resolver nas primeiras 48 horas de pós-parto, mas podem levar até 6 meses para o retorno completo aos níveis basais (Quadro 34.1).

A partir da segunda metade da gestação, com o crescimento do útero, ocorre redução do retorno venoso por compressão da veia cava inferior, quando a gestante está em decúbito dorsal (supina) ou de pé. Assim, nessas posições, podem ocorrer episódios de hipotensão ou até mesmo de síncope; por outro lado, em decúbito lateral

Quadro 34.1 Alterações hemodinâmicas no ciclo gravídico-puerperal

Parâmetros	Gravidez			Parto	Puerpério
	1º T	2º T	3º T		
Volume sanguíneo	↑	↑↑	↑↑	↑↑↑↑	Retorna ao normal em 2 semanas, mas pode levar até 6 meses
	Aumenta 30% a 50% (1,8L) até 32 semanas e se mantém elevado até o parto			Aumenta 60% a 80%	
Frequência cardíaca	↑	↑↑	↑↑↑	↑↑↑↑	Normaliza-se muito precocemente
	Aumenta 10 a 20bpm, mais no terceiro trimestre			Diminui 10 a 20bpm	
Débito cardíaco	↑	↑↑	↑↑	↑↑↑↑	Em geral, retorna ao normal em 2 semanas, mas pode levar até 6 meses
	Aumenta 30% a 50% (2L/min) – pico em 26 a 30 semanas e estável até o final			Aumenta 60% a 80%	
Resistência vascular sistêmica	Diminui cerca de 35%*			Diminui	Aumenta, mas pode demorar para retornar ao basal
Pressão arterial média	↓	↓	↔	Dor Pressão aumenta cerca de 10%	Retorna ao nível basal em até 16 semanas
	Diminui 5 a 10mmHg (segundo trimestre) e aumenta no terceiro*				
Resistência vascular pulmonar	Diminui cerca de 30%			–	–
Pressão venosa	Aumenta cerca de 15%			–	–

↑: aumenta; ↓: diminui; ↔: não altera; bpm: batimentos por minuto; T: trimestre.
*Pode não reduzir em obesas e idosas.

esquerdo, ocorrem elevação do DC (22%) e redução da frequência cardíaca por aumento do retorno venoso.[1]

Efeitos do trabalho de parto e parto

No trabalho de parto e no parto ocorrem elevações adicionais da frequência cardíaca e do volume circulante. A cada contração uterina, cerca de 300 a 500mL de sangue são lançados na circulação, além de haver aumento do retorno venoso em razão da descompressão da veia cava inferior. Essas alterações aumentam ainda mais o DC para 50% a 80% acima dos valores pré-gestacionais. Além disso, deve-se levar em consideração os efeitos da anestesia regional, que reduz de maneira considerável a resistência vascular sistêmica, com compensação parcial em virtude da elevação da frequência cardíaca e do volume sistólico. A anestesia também pode reduzir os efeitos da dor e da ansiedade durante o trabalho de parto.[11] Além das mudanças circulatórias, no parto há perda de cerca de 500mL de sangue, e na cesariana, cerca de 1.000mL.[11]

Nos primeiros 4 dias de puerpério, a pressão arterial, tanto a sistólica como a diastólica, tende a evoluir com acréscimo de 5% em relação aos valores do término da gestação. Cerca de 12% das mulheres normotensas antes do parto terão pressão arterial diastólica acima de 100mmHg no pós-parto.[12,13]

AVALIAÇÃO CARDIOVASCULAR NA GESTAÇÃO

Anamnese e exame clínico

A gravidez normal, não complicada, é acompanhada por sintomas e sinais físicos, eletrocardiográficos, radiológicos e ecocardiográficos que simulam cardiopatia. Esses sinais, sintomas e alterações, tanto no exame clínico como nos complementares, dificultam a diferenciação entre o fisiológico e o patológico, entre a normalidade e a doença, exigindo experiência para lidar adequadamente com essa situação.

Muitos dos principais sintomas e sinais de insuficiência cardíaca ou de doenças valvares podem estar presentes em uma gestação normal, como dispneia, edema, palpitações e síncope. Entretanto, alguns devem chamar a atenção para a possível presença de cardiopatia: dispneia paroxística noturna, dispneia de repouso, angina ou síncope durante esforço, taquicardia de início e término súbitos, acompanhada ou não de manifestações de baixo débito, tosse não produtiva associada à dispneia e sem sinais de infecção de vias respiratórias e hemoptise. Além disso, é de suma importância a história pregressa de sopro na infância ou na vida adulta fora da gestação, bem como passado de febre reumática ou descompensação cardíaca prévia (Quadro 34.2).

Exames complementares

Os exames complementares mais solicitados para avaliação cardiológica são o eletrocardiograma e o ecocardiograma, os quais não representam riscos para a gravidez. Alterações no eixo do coração, onda Q em derivações inferiores (DII, DIII e AVF), alterações de onda T

Quadro 34.2 Sinais e sintomas de doenças cardiovasculares comuns na gestação normal e alterações em alguns exames complementares cardiovasculares

Sintomas	• ↓ Capacidade de exercício • Cansaço • Dispneia • Ortopneia • Palpitações • Tonteira • Síncope
Sinais ao exame clínico	• Hiperventilação • Edema periférico • Deslocamento ápex para esquerda • Palpação de VD • B1 hiperfonética e desdobrada • B2 desdobrada amplamente • B3 (pouco frequente) • Sopro mesossistólico em BEE com irradiação para fúrcula • Sopro contínuo (hum venoso cervical e mamário)
Alterações em exames complementares	**RX tórax** • Horizontalização do coração • Aumento das marcas vasculares • Pequeno derrame pleural no pós-parto precoce
	ECG • Desvio do eixo para esquerda • Ondas Q: DII, DIII e AVF • Alterações de onda T DIII, V1-V3 • Alterações ST-T (durante cesariana e anestesia) • Taquicardia sinusal • Extrassistolia atrial e ventricular • Aumento R/S em V1 e V2
	Ecocardiograma • Aumento leve dos diâmetros do VE • Aumento da massa do VE • Fração de ejeção não se modifica • Aumento do volume do AE • Regurgitação funcional mitral, tricúspide e pulmonar • Dilatação dos ânulos valvares • Pequeno derrame pericárdico • Aumento da distensibilidade da aorta
História e exame clínico não usuais na gestação*	• Dispneia paroxística noturna • Dispneia de repouso • Angina ou síncope de esforço • Taquicardia de início e término súbitos • Tosse + dispneia sem evidências de infecção de vias aéreas • Sopros > grau II • Sopros diastólicos
	Anamnese • História pregressa de cardiopatia na infância (sopros; tratamentos cirúrgicos) • História de febre reumática • Complicações cardíacas em gestações anteriores • Tratamentos cardiovasculares prévios à gestação

AE: átrio esquerdo; BEE: borda esternal esquerda; ECG: eletrocardiograma; RX: raios X; VD: ventrículo direito; VE: ventrículo esquerdo.
*Devem chamar atenção para a presença de cardiopatia.

em DIII e V1-V3, prolongamento do segmento do intervalo QT no final da gestação e alterações do segmento ST durante a cesariana podem ocorrer de maneira fisiológica e reversível,[11,14] e qualquer alteração diferente dessas deverá ser investigada.

Assim como o eletrocardiograma, o ecocardiograma apresenta modificações de acordo com as alterações hemodinâmicas da gravidez. Espera-se aumento das câmaras cardíacas e da massa ventricular com o evoluir da gestação. As frações de ejeção e de encurtamento parecem não sofrer modificação, e o *strain* longitudinal global do ventrículo esquerdo (VE) parece diminuir no final da gravidez, recuperando-se no pós-parto. Regurgitações multivalvares fisiológicas são frequentes na gestação, especialmente as tricúspides e pulmonares. Em virtude do aumento do volume circulante, os gradientes transvalvares se elevam, não significando necessariamente piora de estenoses preexistentes. Já as regurgitações valvares podem ser reduzidas graças à queda da resistência vascular periférica, mas essa redução pode ser contrabalançada pela dilatação dos anéis valvares. Derrames pericárdicos laminares são descritos na gestação normal. Aplicação muito interessante da ecocardiografia no período gravídico-puerperal consiste no monitoramento hemodinâmico como guia para tratamentos clínicos e intervencionistas nesse período.[15]

O Holter – monitoração eletrocardiográfica de 24 horas – deve ser solicitado caso a gestante apresente previamente arritmias persistentes ou paroxísticas ou queixa de palpitações e/ou síncope. As extrassístoles são frequentes em indivíduos normais, porém, quando em maior número e sintomáticas, deverão ser avaliadas.[1]

O teste ergométrico pode, eventualmente, ser indicado na gestação para avaliação da dor torácica do tipo anginosa e da capacidade funcional. Quando necessário, deverá ser realizado o protocolo submáximo, isto é, até alcançar 70% a 80% da frequência cardíaca máxima prevista, sem evidências de prejuízo para o feto. Entretanto, a análise desse teste durante a gestação não é bem estudada, e seus resultados deverão ser interpretados com cautelosa. No entanto, sua indicação para aconselhamento pré-concepcional de cardiopatas segue as diretrizes vigentes.[1,3,13]

Exames que envolvem radiação são muito utilizados na cardiologia moderna, mas, em razão da exposição tanto da mãe como do feto à radiação, merecem consideração especial. O dano às células embrionárias pode ocasionar defeitos genéticos/congênitos de difícil mensuração. O risco da radiação para o feto depende da quantidade e do tipo de radiação.

Durante os 9 meses de gestação, estima-se que a mãe esteja exposta naturalmente a cerca de 2,3mSv de radiação, e o feto, a 0,5 a 1mSv, dependendo da área. Há consenso que, em caso de exposição do feto a doses abaixo de 50mSv (dose equivalente de radiação) ou 50mGy (dose absorvida de radiação), o risco de malformações e abortamento é insignificante. Se a dose fetal chegar a 150mGy, o risco de malformação será grande. Entretanto, a dose relacionada com aumento da incidência de câncer infantil é de 20mGy, com estimativa de um ou dois casos a cada 3.000 crianças.

Se possível, os procedimentos devem ser atrasados pelo menos até a conclusão do período de organogênese principal. Entretanto, na maioria dos exames complementares diagnósticos são utilizados menos de 50mGy, dose considerada segura quando apropriadamente indicada (Quadro 34.3). As doses de radiação médica devem ser mantidas no menor nível possível e, se for necessária radiação ionizante, os riscos e benefícios deverão ser comunicados à mãe e obtido o consentimento informado.[3,16]

AVALIAÇÃO DO RISCO MATERNO E ACONSELHAMENTO PRÉ-GESTACIONAL

As modificações da hemodinâmica materna poderão aumentar a frequência dos episódios de descompensação cardíaca na portadora de cardiopatia, os quais serão mais intensos e constantes naquelas com lesões do tipo estenóticas (estenose mitral, aórtica, subaórtica hipertrófica) e/ou cianogênicas. Assim, é fundamental a definição anatomofuncional da cardiopatia para orientação pré-gestacional adequada. Nessa ocasião, procura-se determinar se o risco obstétrico é aceitável ou não para a mulher. Caso o risco seja muito elevado e a lesão cardíaca não propicie correção cirúrgica, deve-se discutir com a mulher a contraindicação médica da gravidez e sugerir a realização de salpingotripsia. Em caso de lesão corrigível por meio de

Quadro 34.3 Doses estimadas de radiação associadas aos exames diagnósticos mais frequentes em cardiologia*

Modalidade	Dose fetal (mGy)	Dose materna (mSv)	Dose na mama (mGy)
Tomografia computadorizada			
• Angiografia pulmonar	0,01 a 0,66	2,7 a 40	8 a 70
• Angiografia aórtica total	6,7 a 56	4 a 68	16 a 130
• Angiografia coronariana	0,1 a 3	7 a 39	10 a 90
Medicina nuclear			
• Cintilografia de perfusão de baixa dose	0,1 a 0,5	0,6 a 1,0	0,1 a 0,3
• Cintilografia de ventilação-perfusão	0,1 a 0,8	1,2 a 2,8	0,2 a 0,7
• Perfusão miocárdica ^{99m}Tc-sestamibi	17	11,4 a 14,8	–
Radiografia			
• De tórax em duas incidências	0,0005 a 0,01	0,06 a 0,29	< 0,04

*As doses variam de acordo com os protocolos adotados, os radiofármacos utilizados e os fatores individuais, como peso do indivíduo e porcentagem de tecido de glândula mamária.
Fonte: Tirada *et al.*, 2015.[16]

cirurgia, deverá ser estudado o momento adequado para o tratamento, antes ou após possível gestação.

Alguns estudos populacionais foram realizados com o objetivo de identificar marcadores prognósticos em gestantes com cardiopatias variadas. O primeiro estudo prospectivo foi o CARPREG I, que identificou preditores maternos e neonatais de complicações na gestação em população com 80% das participantes portadoras de cardiopatias congênitas (CC). Ao se tentar reproduzir a predição de desfechos em gestantes cardiopatas atendidas no Hospital das Clínicas da UFMG (HC-UFMG), a predição de risco não correspondeu à encontrada por esse estudo, tendo em vista que 55% das gestantes eram portadoras de cardiopatia reumática.[4] Outros estudos, como o ZAHARA, apenas com gestantes portadoras de CC, CARPREG II e ROPAC, com populações mistas, mas ainda com predomínio de CC, identificaram marcadores de risco que, porém, não foram confirmados na população brasileira. A classificação de risco materno mais utilizada é a da Organização Mundial da Saúde modificada (OMSm), em que as cardiopatias são agrupadas de acordo com a faixa de risco materno em crescente número de complicações (OMSm I: 2,5% a 5%; OMSm II: 5,7% a 10,5%; OMSm II-III: 10% a 19%; OMSm III: 19% a 27%; e OMSm IV: > 40%.)

Essa classificação é recomendada pelo Departamento de Cardiologia da Mulher da Sociedade Brasileira de Cardiologia (DCM/SBC) para auxiliar o aconselhamento pré-concepcional por parecer ser a mais reprodutível em várias populações.[17-20] O Quadro 34.4 apresenta a classificação de risco cardiovascular da OMSm, ao passo que no Quadro 34.5 são listadas as características dos estudos citados, bem como os parâmetros identificados como de risco materno e fetal.

Quadro 34.4 Classificação de risco cardiovascular modificada da Organização Mundial da Saúde (OMSm)

Classe	Cardiopatia	Risco materno	Aplicação clínica
OMSm I	Estenose pulmonar Prolapso de valva mitral de grau leve ou moderado Cardiopatias corrigidas: CIA, CIV, PCA; drenagem anômala de veias pulmonares não complicadas e reparadas com sucesso Extrassístoles atriais ou ventriculares isoladas	2,5% a 5,0%	Sem aumento de mortalidade e leve aumento de morbidade
OMSm II	Não operados: CIA, CIV Tetralogia de Fallot corrigida Maioria das arritmias Síndrome de Turner sem dilatação de aorta	5,7% a 10,5%	Pequeno aumento de mortalidade e aumento moderado de morbidade
OMSm II-III	Disfunção leve do VE (FE > 45%) Miocardiopatia hipertrófica Doença valvar nativa ou protética (não incluída em risco I ou IV) Síndrome de Marfan ou outra aortopatia sem dilatação de aorta Valva aórtica bicúspide com diâmetro de aorta < 45mm Coarctação de aorta corrigida Defeito do septo AV	10% a 19%	Aumento moderado da mortalidade e aumento moderado a importante da morbidade
OMSm III	Disfunção do VE moderada (FE de 30% a 45%) Miocardiopatia periparto prévia sem disfunção residual Prótese valvar mecânica VD sistêmico sem disfunção significativa Circulação de Fontan não complicada Doença cardíaca cianogênica (não reparada) Cardiopatias congênitas complexas Síndrome de Marfan com aorta entre 40 e 45mm; valva aórtica bicúspide com aorta entre 45 e 50mm ; síndrome de Turner com aorta entre 20 e 25mm/m²; tetralogia de Fallot com aorta < 50mm Estenose mitral moderada Estenose aórtica grave assintomática	19% a 27%	Aumento importante da mortalidade materna ou morbidade grave Necessário aconselhamento multidisciplinar com monitoração frequente
OMSm IV	Hipertensão arterial pulmonar Disfunção grave (FE < 30%) do ventrículo sistêmico ou classe funcional da NYHA III-IV Miocardiopatia periparto prévia com qualquer grau residual de disfunção do VE Estenose mitral grave Estenose aórtica grave sintomática VD sistêmico com disfunção moderada ou grave Dilatação grave da aorta: síndrome de Marfan com aorta > 45mm; valva aórtica bicúspide com aorta > 50mm; síndrome de Turner com aorta ≥ 25mm/m²; tetralogia de Fallot com aorta > 50mm; síndrome de Ehlers-Danlos vascular Recoarctação de aorta grave, circulação de Fontan com qualquer complicação	40% a 100%	Risco extremamente alto de mortalidade materna ou morbidade grave Contraindicação de gravidez; considerar e/ou discutir a interrupção da gestação

CIA: comunicação interatrial; CIV: comunicação interventricular; FE: fração de ejeção; NYHA: classe funcional da New York Heart Association; PCA: ducto arterioso patente; VD: ventrículo direito; VE: ventrículo esquerdo.
Fonte: Avila *et al.*, 2020.[1]

Quadro 34.5 Estudos que avaliaram preditores de risco maternos e fetais em gestantes cardiopatas

Estudo	População	Eventos	Preditores maternos	Preditores neonatais	Predição de risco
CARPREG I (2001)	Canadá N = 599 74% CC Prospectivo	Morte cardíaca Edema pulmonar Arritmia necessitando tratamento AVC PCR Queda da CF Necessidade de procedimento	Evento prévio ou arritmia CF > II ou cianose Obstrução do lado esquerdo de alto risco* Disfunção do VE	CF > II ou cianose Uso de coagulante Obstrução do lado esquerdo de alto risco Tabagismo Gestação múltipla	N° de pontos: 0 = 5% 1 = 27% > 1 = > 75%
ZAHARA (2010)	Europa N = 1.802 100% CC Retrospectivo	Insuficiência cardíaca que exige tratamento Arritmias que exigem tratamento AVC Infarto do miocárdio Endocardite Tromboembolismo	Arritmia (1,5pt) CF > II (0,75pt) Obstrução VSVE > 50mmHg/ área aórtica < 1cm² (2,5pt) Prótese mecânica (4,25pt) Regurgitação valva AV sistêmica (0,75pt) Regurgitação pulmonar (0,75pt) CC cianótica (1,0pt) Uso prévio de medicação (1,5pt)		N° de pontos × 12% = risco previsto
ROPAC (2014)	Europa N = 5.739 74% CC – países desenvolvidos 55% valvar – países em desenvolvimento Prospectivo	Morte cardíaca Arritmia necessitando tratamento TEV/IC/SCA PCR Queda da CF Necessidade de procedimento Endocardite/dissecção	Fibrilação atrial Sinais de IC prévios à gestação (fatores adicionados)		Não geraram escore de risco
CARPREG II (2018)	Canadá N = 2.032 64% CC 23% adquiridas Prospectivo	Morte cardíaca IC Arritmias Outros desfechos CV (AVC, IAM, TEV, PCR, queda da CF, necessidade de procedimento)	Evento prévio ou arritmia (3pt) CF > II ou cianose (3pt) Obstrução do lado esquerdo (2pt) Função ventricular sistêmica < 55% (2pt) Obstrução do lado esquerdo de alto risco (2pt) Hipertensão pulmonar (2pt) Doença coronariana (2pt) Aortopatia de alto risco (2pt) Prótese mecânica (3pt) Ausência de intervenção prévia (1pt) Acesso tardio ao pré-natal (1pt)		N° de pontos: 0 a 1 = 5% 2 = 10% 3 = 15% 4 = 22% > 4 = 41%

AV: atrioventricular; AVC: acidente vascular cerebral; CC: cardiopatias congênitas; CF: classe funcional; CV: cardiovascular; IAM: infarto agudo do miocárdio; IC: insuficiência cardíaca; PCR: parada cardiorrespiratória; SCA: síndrome coronariana aguda; TEV: tromboembolismo venoso; VSVE: via de saída do ventrículo esquerdo.
*Obstrução do lado esquerdo = área valvar mitral < 2cm² ou área valvar aórtica < 1,5cm², ou gradiente de via de saída > 30 mmHg ou pelo menos regurgitação mitral moderada a importante.

Esses estudos prospectivos atuais, com grande número de gestantes cardiopatas e parâmetros de predição de risco, muito auxiliam o refinamento da estratificação de risco, pois nem sempre se consegue estratificar o risco de mulheres com cardiopatias adquiridas, como as reumáticas, na classificação OMSm. Essa classificação não pode ser considerada como escore de risco, pois não identifica parâmetros. A equipe multidisciplinar que atende essas gestantes deve sempre atentar para as cardiopatias de risco muito elevado, isto é, acima de 40% de morbimortalidade, quando deve considerar a interrupção da gravidez: gestantes com hipertensão arterial pulmonar, disfunção grave (fração de ejeção < 30%) do ventrículo sistêmico, classe funcional da New York Heart Association (NYHA) III-IV, miocardiopatia periparto prévia com qualquer grau residual de disfunção do ventrículo esquerdo, estenose mitral grave, estenose aórtica grave sintomática, ventrículo direito sistêmico com disfunção moderada ou grave, dilatação grave da aorta (síndrome de Marfan com aorta > 45mm, valva aórtica bicúspide com aorta > 50mm, síndrome de Turner com aorta ≥ 25mm/m² ou tetralogia de Fallot com aorta > 50mm), síndrome de Ehlers-Danlos vascular, recoarctação de aorta grave e circulação de Fontan com qualquer complicação.[21]

Cabe salientar que as mulheres devem ser reclassificadas a cada gestação, pois as condições clínico-cirúrgicas podem sofrer modificações tanto para melhor como para pior.[3] Paralelamente ao aumento das complicações maternas, a cada aumento da classe da OMSm há incremento das complicações neonatais: mortalidade fetal e neonatal, pequeno para a idade gestacional, prematuridade e Apgar baixo.[22]

O aconselhamento pré-gestacional oferece oportunidades para definir e mitigar os riscos maternos, momento em que é possível:

- Realizar testes para definir a lesão cardíaca e a capacidade funcional.
- Suspender medicamentos contraindicados na gravidez e verificar a estabilidade clínica sem esses medicamentos.
- Sugerir intervenções para reduzir o risco (cessação do tabagismo, procedimentos para corrigir estenose aórtica grave ou estenose mitral).
- Oferecer aconselhamento genético, se apropriado.
- Manter prevenção secundária da febre reumática com penicilina benzatina a cada 21dias.

Mesmo as mulheres sem cardiopatias prévias podem desenvolver uma cardiopatia no período gravídico-puerperal, como a miocardiopatia periparto (MCPP), uma forma rara caracterizada pelo desenvolvimento de insuficiência cardíaca entre o final da gravidez e 5 meses pós-parto, na ausência de qualquer outra causa identificável de insuficiência cardíaca, com a demonstração de fração de ejeção do VE pelo ecocardiograma abaixo de 45%, com ou sem dilatação ventricular.[23] A manifestação clínica clássica consiste em insuficiência cardíaca, geralmente aguda, mas pode manifestar-se inicialmente com arritmias ventriculares, eventos tromboembólicos, acidente vascular encefálico ou mesmo morte súbita.

Uma apresentação inicial com grande dilatação cardíaca (diâmetro diastólico de VE > 60mm) ou fração de ejeção abaixo de 30% ou disfunção do ventrículo direito, raça negra, idade acima de 30 anos e diagnóstico tardio são marcadores de pior prognóstico, bem como biomarcadores como troponina e peptídeo natriurético tipo B (BNP).

A mortalidade varia de 2% a 24%, dependendo da população estudada. A etiologia é multifatorial, e a teoria mais recente sobre sua fisiopatologia envolve a degradação da prolactina e a redução da expressão do fator de crescimento endotelial vascular pró-angiogênico.

Os fatores de risco mais frequentes são raça negra, pré-eclâmpsia, hipertensão, gestação múltipla e idade acima de 30 anos. Parece que 7% a 10% dos casos têm origem familiar. A mortalidade varia com a população estudada e gira em torno de 4% a 11%, e a taxa de transplante cardíaco oscila entre 4% e 23% na literatura.[24]

O curso clínico é variado, com 35% e 72% evoluindo para recuperação da fração de ejeção acima de 50% nos primeiros 6 meses com possibilidade de alguma recuperação até 2 anos. Cerca de 20% das mulheres apresentam recidiva da doença em outras gestações, o que coloca essa miocardiopatia na classe III da OMS. O tratamento específico com bromocriptina é controverso, sendo bem aceito na Europa e ainda considerado experimental nos EUA, associado aos medicamentos usualmente utilizados para tratamento da insuficiência cardíaca com fração de ejeção reduzida.[25,26]

PRINCIPAIS COMPLICAÇÕES DAS GESTANTES CARDIOPATAS

As complicações cardiovasculares mais frequentes são insuficiência cardíaca, arritmias, tromboembolismo, angina, hipoxemia e endocardite infecciosa. Em suas formas graves (descompensação cardíaca e edema agudo de pulmão), a congestão pulmonar é a complicação mais associada à mortalidade de mulheres cardiopatas.[27] Essas complicações serão abordadas de modo geral, pois foge do escopo deste capítulo o detalhamento do tratamento de cada cardiopatia. Entretanto, a identificação e o tratamento das complicações na urgência possibilitam discussões mais específicas sobre cada caso com a equipe multidisciplinar e a melhora do prognóstico materno e fetal.[1,28] O Quadro 34.6 mostra um resumo das linhas gerais de tratamento dessas complicações.

Insuficiência cardíaca

A insuficiência cardíaca na gravidez geralmente está associada aos cenários listados a seguir (no Brasil, cerca de 60% dos casos ocorrem no puerpério): pré-eclâmpsia, cardiomiopatia periparto, embolia amniótica, causas não obstétricas, miocardiopatias diversas, embolia pulmonar com disfunção de ventrículo direito, doença valvar obstrutiva (estenose mitral e aórtica) e próteses valvares disfuncionantes por calcificação ou trombose.

O diagnóstico etiológico da insuficiência cardíaca é estabelecido por meio de anamnese e exame clínico completos com auxílio de exames complementares laboratoriais e de imagem apropriados. A dosagem do BNP com valores acima de 100pg/mL, ou do fragmento N-terminal do BNP (Nt-pro-BNP) acima de 300pg/mL, auxilia o diagnóstico e tem sido cada vez mais utilizada.[1]

Nesse cenário, quando a descompensação acontece ainda na gestação, são necessários medicamentos mais seguros para o feto; quando no período pós-parto, são utilizados os mais seguros para a amamentação, quando esta é possível. O Quadro 34.7 lista os medicamentos mais usados para tratamento da insuficiência cardíaca durante a gravidez. Uma peculiaridade no tratamento da insuficiência cardíaca relacionada com miocardiopatia periparto consiste no uso de bromocriptina em casos graves. Quando utilizada, deve ser acompanhada de anticoagulação pelo menos profilática, pois foi relatado aumento da incidência de eventos tromboembólicos.[29]

No tratamento da insuficiência cardíaca no período gravídico puerperal é muito importante a participação do cardiologista, em parceria com a obstetrícia, especialmente em situações como insuficiência cardíaca relacionada com estenoses valvares, com destaque para a estenose mitral reumática, ainda tão prevalente que na casuística do HC-UFMG foi a doença que mais conduziu a desfechos maternos desfavoráveis.

Quadro 34.6 Tratamentos das principais complicações cardiovasculares na gestação

Complicação	Medicamentos	Procedimentos intervencionistas	Intervenção obstétrica	Pós-parto
Insuficiência cardíaca	Estável • Furosemida • Hidralazina • Betabloqueadores $\beta 1$ seletivos • Nitratos • Anticoagulação* Instáveis • Dobutamina/dopamina • Bromocriptina** • Noradrenalina	Estenose mitral • VMCB Situações graves • Suporte mecânico • Equipe de transplante cardíaco	Equipe de cárdio-obstetrícia – avaliar momento do parto	Otimizar medicações, iniciando IECA (enalapril/lisinopril) Orientação de contracepção
Arritmia cardíaca	Supraventriculares estáveis • Manobra vagal • Adenosina • Verapamil[&] • Digoxina[&] • Sotalol[&&] Ventriculares estáveis • Investigar e tratar cardiopatias estruturais	Instáveis • Cardioversão elétrica • Ablação raramente	Equipe de cárdio-obstetrícia – avaliar momento do parto	Reavaliar tratamento Orientação de contracepção
Doença isquêmica	Ácido acetilsalicílico + clopidogrel Betabloqueadores Nitroglicerina para vasoespasmo	IPC primária para etiologias ateroscleróticas e trombose coronariana IPC em dissecção APENAS se TCE ou instabilidade	Equipe de cárdio-obstetrícia – avaliar momento do parto (evitar parto por 2 semanas, se possível)	Reavaliar tratamento Orientação de contracepção
Endocardite infecciosa	Tratamento antibiótico • Guiado pelas hemoculturas e orientação da CCIH Profilaxia 1 hora antes do parto • Ampicilina 2g + gentamicina 1,5mg/kg EV/IM • Alérgicos: vancomicina 1g + gentamicina 1,5mg/kg EV/IM Profilaxia para procedimentos odontológicos 1 hora antes[#] • Amoxicilina 2g • Alérgicos: clindamicina 600mg	Discussão de tratamento intervencionista com equipe de cárdio-obstetrícia, em casos de não resposta ou deterioração hemodinâmica	Discussão com equipe de cárdio-obstetrícia no momento do parto	Reavaliar tratamento Orientação de contracepção

CCIH: Comissão de Controle de Infecção Hospitalar; EV: endovenoso; IECA: inibidor da enzima de conversão da angiotensina; IM: intramuscular; IPC: intervenção percutânea coronária; TCE: tronco de coronária esquerda; VMCB: valvoplastia mitral por cateter-balão.
*Na presença de disfunção grave e/ou tromboembolismo coexistente ou uso de bromocriptina.
**Para miocardiopatia periparto grave.
[&]Evitar em gestantes com vias acessórias.
[&&]Em gestantes sem cardiopatia estrutural e QT longo.
#Uso controverso.

Em caso de falha do tratamento medicamentoso, podem ser necessárias outras decisões, como intervenção percutânea – valvoplastia percutânea – ou mesmo cirúrgica. Cerca de 40% das mulheres com estenose mitral irão descobrir a doença durante a gravidez, muitas vezes sendo atendidas com quadro de edema agudo de pulmão. Em virtude da grande semelhança entre os sintomas habituais na gravidez e puerpério e os da insuficiência cardíaca, muitas vezes o diagnóstico é tardio, e as gestantes e puérperas chegam às emergências apresentando classe funcional avançada e com disfunções graves.

Na estenose aórtica reumática é muito menos frequente a evolução para quadro tão grave na gestação, mas em caso de estenose aórtica por valva aórtica bicúspide, quando desconhecida ou não acompanhada previamente, a gestação pode ser o momento de descompensação. Nas mulheres com válvula aórtica bicúspide há o risco, raro, de dissecção aórtica, tornando a descompensação uma emergência de prognóstico muito sombrio.[4,30]

Arritmias cardíacas

Muitas arritmias podem ocorrer na gravidez, mas é importante identificar as que podem representar risco maior de uma má evolução. Arritmias supraventriculares podem surgir pela primeira vez na gestação, como taquicardia por reentrada nodal e reentrada atrioventricular,

Quadro 34.7 Medicamentos utilizados para tratamento de doenças cardiovasculares e nível de segurança na gestação e na amamentação[*]

Doença	Medicação			
	Considerada segura	**Utilizar com cautela/dados conflitantes ou limitados**	**Considerada contraindicada**	**Considerada contraindicada na amamentação**
Insuficiência cardíaca	Metoprolol 12,5 a 100mg BID Carvedilol 3,125 a 25mg BID Furosemida 20 a 80mg até TID Dobutaminas/dopamina/noradrenalina[#]	Hidralazina 25 a 100mg BID Nitratos 20 a 40mg BID/TID Hidroclorotiazida 25 a 50mg	IECA BRA Antagonistas da aldosterona Inibidores SGLT-2 ARNi	IECA (exceto lisinopril, captopril e enalapril) BRA Antagonistas da aldosterona Inibidores SGLT-2 ARNi
Arritmias	Adenosina 6 a 18mg progressiva Digoxina[##] 0,25 a 0,5mg MID Bisoprolol 1,25 a 10mg MID Metoprolol 12,5 a 100mg BID Propranolol 40 a 80mg BID	Diltiazem 30 a 90mg QID Propafenona 150 a 300mg BID/TID Sotalol 80 a 160mg BID Verapamil 40 a 120mg BID/TID Procainamida	Amiodarona[**] Atenolol Ivabradina	Amiodarona Ivabradina
Anticoagulantes/antiagregantes	AAS 100mg MID HBPM enoxaparina: 1mg/kg BID dalteparina: 100UI/kg BID HNF 80UI/kg em *bolus*, seguidas de 18UI/kg/h com controle por TTPa	Clopidogrel 75mg MID Ticagrelor 90mg BID Varfarina Doses ajustadas RNI Fondaparinux 5 a 10mg MID Alteplase[#] Estreptoquinase[#]	DOAC	DOAC
Hipertensão pulmonar[&]		Sildenafila Iloprost Epoprostenol	Bosentana e outros antagonistas da endotelina Estatinas	Estatinas Bosentana e outros antagonistas da endotelina

AAS: ácido acetilsalicílico; ARNi: inibidor do receptor de angiotensina-neprisilina; BID: duas vezes ao dia; BRA: bloqueadores do receptor da angiotensina; DOAC: anticoagulantes orais diretos; HBPM: heparina de baixo peso molecular; HNF: heparina não fracionada; IECA: inibidor da enzima de conversão da angiotensina; MID: uma vez ao dia; SGLT2: cotransportador de sódio-glicose; TID: três vezes ao dia. TTPa: tempo de tromboplastina parcial ativado.

[*]Os dados sobre a segurança das medicações provêm de estudos observacionais às vezes conflitantes. Os riscos e benefícios devem ser discutidos com a mulher a cada momento.

[**]Apenas se todas as outras terapias falharem.

[#]Em unidades de tratamento intensivo.

[##]Monitorar nível sérico.

[&]Tratamento deverá ser instituído por equipe especializada em hipertensão pulmonar.

e em 15% dos casos estão associadas a uma cardiopatia estrutural. Assim, essas gestantes devem ser avaliadas do ponto de vista cardiológico e costumam responder bem ao tratamento farmacológico.[31]

A fibrilação atrial (FA) costuma estar associada à cardiopatia estrutural e é complicação relativamente frequente nas gestantes cardiopatas, exigindo investigação com particular atenção para definição ou exclusão de lesão estrutural ou elétrica do coração. A FA e a taquicardia paroxística supraventricular (TPSV) sustentada são as arritmias mais frequentemente relacionadas com a necessidade de internação durante a gestação, muito raramente acontecendo bradiarritmias, fibrilação ou taquicardia ventricular (TV). A presença de arritmia está associada a desfechos maternos-fetais adversos.[32]

As arritmias sintomáticas persistentes ou recorrentes devem ser tratadas como fora da gestação, mas com avaliação das drogas mais aceitas na gravidez em razão das possíveis alterações no crescimento e desenvolvimento fetal (Quadro 34.7). Cabe a tentativa de implantação de manobras vagais, como Valsalva, massagem no seio carotídeo e mergulhar o rosto em água gelada para reversão de TPSV antes do uso de adenosina. Na vigência de instabilidade hemodinâmica, a cardioversão elétrica sincronizada é considerada segura em todas as gestações. Quando as arritmias são refratárias, um eletrofisiologista deve ser consultado, e deve ser considerada a ablação com técnicas que reduzam a exposição à radiação ionizante.[1]

As mulheres com diagnóstico de síndrome do QT longo de alto risco apresentam risco de morte súbita cardíaca/eventos, especialmente no puerpério. A morte súbita cardíaca na gestação pode ocorrer na presença de canalopatias. Para planejamento adequado do parto, deve-se atentar para o potencial comprometimento hemodinâmico das arritmias e o risco de morte súbita cardíaca:

- **Baixo risco:** TPSV e FA com estabilidade hemodinâmica, TV idiopática, síndrome do QT longo de baixo risco, síndrome de Wolff-Parkinson-White. Parto de indicação obstétrica sem necessidade de eletrofisiologista.
- **Risco moderado:** TSV instável, TV em mulheres com cardiopatia estrutural, síndrome de Brugada, síndrome do QT longo e TV polimórfica catecolaminérgica. A equipe de discussão deve contar com eletrofisiologista. Parto de indicação obstétrica, mas a equipe deve estar preparada para uso de antiarrítmicos e até cardiodesfibrilador (CD) no parto.
- **Risco elevado:** TV instável em mulheres com cardiopatia estrutural, arritmia de *Torsade de Pointes* em mulheres com síndrome do QT longo, síndrome do QT curto, TV polimórfica catecolaminérgica de alto risco. O parto deverá ser por cesariana, e a equipe deve estar preparada para utilização de CD e antiarrítmicos, além de betabloqueadores; nesse caso, poderá ser necessária a internação em UTI após o parto.[3]

Anticoagulação: fibrilação atrial e prótese valvar mecânica

Neste capítulo é discutida apenas a anticoagulação associada à presença de próteses valvares mecânicas e FA, enquanto o tratamento dos fenômenos tromboembólicos venosos será abordado no Capítulo 36.

Embora escores de risco para FA e risco de acidente vascular cerebral não sejam validados nas gestantes (CHADS-$VASC_2$), as diretrizes brasileira,[1] europeia[3] e canadense[33] indicam sua utilização para iniciar ou não a anticoagulação. Todas as gestantes com fibrilação ou *flutter* atrial e cardiopatia estrutural devem receber anticoagulantes.

As portadoras de próteses mecânicas cardíacas vivem sob regime muito estreito de anticoagulação, uma vez que qualquer falha implica disfunção protética com consequências graves. Assim, na gestação é ainda mais importante o controle adequado da anticoagulação, pois, além de a própria gestação ser um estado pró-trombótico, associa-se ganho progressivo de peso, tornando um verdadeiro desafio o controle adequado da dose de anticoagulantes.

O uso de anticoagulantes é sempre motivo de preocupação e risco na gravidez, como apontado em todos os estudos de escores de risco. No Quadro 34.8 estão listados os prós e contras de cada anticoagulante utilizado na gestação. As opções de regime anticoagulante nas próteses mecânicas variam de acordo com as facilidades, a aderência/preferência da mulher, a disponibilidade de controle e a *expertise* da equipe médica. Quando bem anticoagulada com varfarínico em doses baixas (≤ 5mg), a gestante poderá manter o anticoagulante desde o primeiro trimestre, mantendo o controle do RNI, geralmente, entre 2,5 e 3,5, pois não foi observado efeito adverso fetal com essa dose.

Se houver disponibilidade de dosagem do fator anti-Xa semanal e condições econômicas para tal, as heparinas de baixo peso molecular (HBPM) podem ser usadas durante a gestação com controle do fator anti-Xa entre 0,6 e 1,2UI/mL. No Serviço de Gestação de Alto Risco do HC-UFMG, o esquema mais utilizado substitui o varfarínico no primeiro trimestre (especialmente entre 6 e 10 semanas) por heparina não fracionada (HNF) ou HBPM, para evitar embriopatia, retornando com o varfarínico no segundo trimestre até 36 semanas com ajustes frequentes de dose, guiados pela dosagem de RNI; a partir de 36 semanas, em regime hospitalar, HNF é administrada até o parto. No pós-parto, retoma-se novamente o varfarínico, ajustando-o para a dose adequada de acordo com o tipo de prótese, até a alta. No puerpério, como a hipercoagulabilidade ainda se mantém, o controle do RNI deverá ser semanal.[1,34]

A Figura 34.2 apresenta o fluxograma de anticoagulação sugerido pelo Departamento de Cardiologia da Mulher da Sociedade Brasileira de Cardiologia (DCM/SBC).[1]

Quadro 34.8 Anticoagulantes utilizados na gestação – prós e contras

Droga	Prós	Contras
Varfarina	Baixo custo Disponível no SUS Controle laboratorial disponível no SUS Risco menor de trombose de prótese Baixa morbimortalidade materna Uso oral	Atravessa a placenta Aumento de perda fetal/abortamento Efeitos no feto: • 1º trimestre (dose > 5mg): dismorfismo facial, anormalidades do SNC, defeitos cardíacos • 2º e 3º trimestres: hemorragia intracraniana, anomalias oculares e do SNC Necessidade de monitoramento frequente da dose
HBPM	Não atravessa a placenta – sem efeitos sobre o feto Risco menor de trombose de prótese/tromboembolismo com controle rígido da dose Menos plaquetopenia que HNF	Alto custo/injeções 2×/dia Não disponível no SUS para esse uso Controle laboratorial não disponível no SUS (fator anti-Xa) e muito rigoroso em casos de próteses mecânicas Quando não bem controlado, tem risco maior de trombose de prótese que varfarina Risco para anestesia regional dentro das 24 horas da última dose
HNF	Não atravessa a placenta – sem efeitos sobre o feto Custo menor do que HBPM Disponível no SUS Controle laboratorial disponível no SUS Anestesia regional após interrupção da infusão de 4 a 6 horas	Farmacocinética muito instável Absorção errática subcutânea, uso apenas em infusão contínua Necessidade de ajustes rigorosos de TTPa Plaquetopenia Alto risco de trombose de prótese e tromboembolismo Efeitos adversos fetais

HBPM: heparina de baixo peso molecular; HNF: heparina não fracionada; SNC: sistema nervoso central; SUS: Sistema Único de Saúde; TTPa: tempo de tromboplastina parcial ativado.

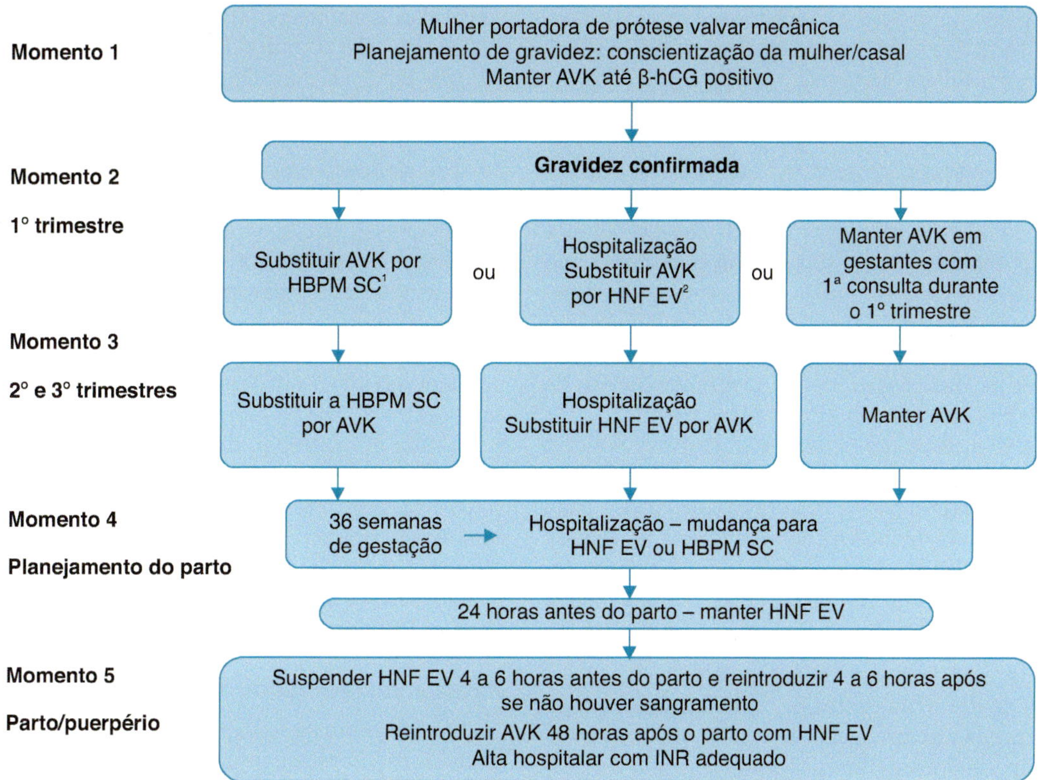

Figura 34.2 Recomendações do Departamento de Cardiologia da Mulher/Sociedade Brasileira de Cardiologia para anticoagulação em gestantes com prótese mecânica. (β-hCG: fração beta da gonadotrofina coriônica humana; AVK: antagonista da vitamina K; HBPM SC: heparina de baixo peso molecular por via subcutânea; HNF EV: heparina não fracionada por via endovenosa; TTPa: tempo de tromboplastina parcial ativado.) ([1]HBPM SC 12/12h = 1mg/kg/dose; [2]HNF EV = 18UI/kg/h. Controle de dose e metas: HBPM SC: fator anti-Xa entre 0,6 e 1,2U/mL semanal; HNF EV: TTPa 2 vezes o valor normal/diário; AVK: RNI 2,5 a 3,5 quinzenal.) (Reproduzida de Avila *et al.*, 2020.[1])

Cardiopatia isquêmica aguda

A abordagem das síndromes coronarianas agudas é importante na gestação. Apesar de ser pouco frequente o registro de cardiopatia isquêmica em gestantes, estas apresentam risco de três a quatro vezes maior que as mulheres de mesma faixa etária. Como vêm engravidando mais tarde, por meio de técnicas de reprodução assistida, algumas serão portadoras de fatores de risco para doença aterosclerótica, e a etiologia aterosclerótica deve ser considerada nessa população, apesar de a dissecção coronariana ainda ser a etiologia mais prevalente da cardiopatia isquêmica aguda. A mortalidade da síndrome coronariana aguda na gestação e no puerpério, especialmente relacionada com dissecção coronariana, é maior do que fora desse período.[3,35,36]

Os fatores de risco para infarto agudo do miocárdio (IAM) na gestação são os clássicos (diabetes, idade materna [após 40 anos, a cada ano a chance aumenta 20%], tabagismo, hipertensão, obesidade e dislipidemia) e os adicionais (pré-eclâmpsia, trombofilia, hemotransfusão, infecção pós-parto, multiparidade e uso de cocaína). A apresentação clínica assemelha-se à do IAM fora da gravidez, sendo mais comum no terceiro trimestre e no pós-parto e envolvendo a artéria descendente anterior. A interpretação das alterações no ECG pode ser difícil em razão das alterações frequentes na gravidez, mas a dosagem de troponina é importante mesmo na presença de pré-eclâmpsia, e o ecocardiograma pode ajudar no diagnóstico. Os diagnósticos diferenciais incluem tromboembolismo pulmonar, embolia amniótica, miocardiopatia periparto, miocardite, dissecção aórtica e pré-eclâmpsia.[1,3]

O Quadro 34.6 apresenta as linhas gerais de tratamento, mas a terapêutica inicial é idêntica à adotada fora da gravidez. A intervenção percutânea primária é preferível à fibrinólise, quando disponível. Cabe destacar o aumento das chances de dissecção coronariana nesse período; por isso, quando o mecanismo do infarto consistir em dissecção coronariana, será preferível o tratamento não intervencionista. A intervenção percutânea só deverá ser realizada em caso de dissecção do tronco da coronária esquerda ou na presença de instabilidade hemodinâmica.[1,33]

Endocardite infecciosa

A endocardite infecciosa (EI) é rara na gestação, mas pode acometer até 1,2% das gestantes com cardiopatias congênitas e próteses valvares. Apesar de rara, sua importância se deve à gravidade do quadro e à elevada mortalidade materna (33%). Em revisão de mais de 37 mil casos obstétricos, bacteremia materna foi relatada em 58 casos: 19 pré-parto, 20 intraparto e 19 pós-parto, sem mortalidade.[37] São raros os casos de EI após parto vaginal, havendo na literatura relatos de casos isolados. Em revisão de 90 casos de EI, os fatores de risco mais comuns foram uso de drogas endovenosas (15%), cardiopatia congênita (12%) e doença reumática valvar (12%), com 11% de mortalidade materna.[38]

Assim, em virtude das taxas baixas de bacteremia no parto vaginal, não está indicada a profilaxia antibiótica de rotina nesse contexto. Entretanto, em casos selecionados de risco muito alto para EI, profilaxia antibiótica pode ser realizada de 30 a 60 minutos antes da hora estimada para o parto. Além disso, deve-se também considerar, em partos complicados com retenção de placenta, extração manual da placenta e curetagem, fatores que aumentam as possibilidades de bacteremia. Em geral, a profilaxia antibiótica de rotina nas cesarianas para reduzir o risco de endometrite puerperal também protege contra EI.[39]

O DCM/SBC[1] sugere que a decisão da equipe sobre o uso de profilaxia antibiótica para EI no parto seja individualizada, lembrando que a infecção puerperal é uma das causas principais de mortalidade materna no Brasil. Os antibióticos utilizados para profilaxia da EI são apresentados no Quadro 34.6. As cardiopatias consideradas de risco elevado para EI são:

1. Próteses valvares, inclusive transcateter.
2. Portadoras de material protético, como anel para anuloplastia e cordas artificiais.
3. Cardiopatia congênita cianótica não corrigida ou cardiopatia complexa com lesão residual de *shunts* ou tubos valvados ou enxertos.
4. Passado de endocardite.

As demais medidas para profilaxia de EI durante a gravidez são semelhantes às recomendadas fora da gestação, ou seja, promover saúde bucal, a porta de entrada mais frequente para os agentes etiológicos mais comuns (*Streptococcus viridans*).

O diagnóstico e a abordagem terapêutica de EI na gestação não diferem do habitual, envolvem toda a equipe de cardiologia e devem ser conduzidos em centros de atenção terciária. Para a escolha do tratamento antibiótico, deve ser sempre avaliada a toxicidade para o feto. A tomada de decisão para abordagem cirúrgica de urgência ou não dos casos de IC refratários por regurgitação aguda, choque cardiogênico ou infecção não controlada é sempre muito difícil. Caso o feto seja viável, está indicada a realização de cesariana antes da cirurgia cardíaca, se possível.[40]

Dissecção aórtica

A dissecção aórtica é emergência de risco muito elevado e, quando acontece durante a gestação/puerpério, é catastrófica. Felizmente, é rara na gravidez, mas as alterações na parede da aorta induzidas pelos hormônios, associadas ao grande aumento do volume circulante, predispõem essa complicação em gestantes com fatores de risco para dissecção (portadoras de valva aórtica bicúspide, síndrome de Marfan, aortopatias hereditárias e coarctação de aorta operada ou não).

Mais presente no final da gestação e no pós-parto, a do tipo A (que envolve a aorta ascendente) é a mais frequente. A manifestação clínica mais comum é forte dor torácica, irradiada para as costas, ombros e/ou abdome, associada ou não a sintomas de dissecção em seus ramos (carótidas, coronárias, celíaca, mesentéricas etc.). No exame clínico, são comuns déficit de pulsos, sopro de regurgitação aórtica e manifestações neurológicas.[41] O controle da pressão arterial é muito importante nesse cenário.

O diâmetro da aorta é o parâmetro mais utilizado para classificação do risco dessas doenças da aorta, como se pode observar nas classes da OMSm e nos escores de risco; por isso, recomenda-se o seguimento ecocardiográfico dessas gestantes a cada 6 a 8 semanas. O uso de betabloqueadores, por aumentar a distensibilidade da aorta e reduzir a onda de pulso, pode reduzir as taxas de complicações, com diminuição de cerca de 20% da frequência cardíaca em repouso.[1] O tratamento da dissecção aórtica do tipo A é cirúrgico, de emergência e de alto risco, com mortalidade materna importante.[42]

Todas as mulheres com aortopatias ou doenças associadas deverão receber aconselhamento pré-concepcional com avaliação do diâmetro da raiz da aorta e ser tratadas antes da gestação, quando indicado (Quadro 34.4), sendo fundamental o acompanhamento pelas equipes de Cardiologia e Obstetrícia durante toda a gravidez e no puerpério.

Parada cardiorrespiratória

O atendimento com socorro imediato à gestante em parada cardiorrespiratória (PCR) no ambiente hospitalar deve contar com equipe médica multidisciplinar (emergencista ou intensivista, obstetra, neonatologista e anestesiologista). A prioridade é o atendimento de qualidade com atenção ao deslocamento do útero para a esquerda, liberando a compressão aortocava de modo a melhorar a resposta às manobras de ressuscitação e os acessos venosos acima do diafragma. A entubação orotraqueal é mais difícil na gravidez, exigindo a presença de um anestesista na equipe.

Além do atendimento à mãe, a equipe de Obstetrícia precisa considerar, ao mesmo tempo, a cesariana de emergência para melhorar os resultados materno-fetais. Nessa situação, o ideal é realizá-la dentro dos primeiros 5 minutos após a parada, quando as taxas de sobrevida neonatal alcançam 45% e a ausência de sequelas neurológicas acontece em 98% dos casos. A cada minuto que passa, as sequelas neurológicas e a sobrevida neonatal reduzem drasticamente.

As causas mais comuns de PCR materna são:

A – Anestesia.
B – Hemorragia (*bleeding*).
C – Cardiovascular.
D – Drogas (medicamentos).
E – Embolia.
F – Febre.
G – Causas gerais não obstétricas (hipóxia, hipotermia, hipovolemia, hipopotassemia, hiperpotassemia, trombose coronariana ou pulmonar, tamponamento, toxinas, trauma/pneumotórax).
H – Hipertensão.

A Figura 34.3 apresenta o algoritmo de atendimento à PCR intra-hospitalar atualizado pela American Heart Association, e o fluxograma mostrado na Figura 34.4 aponta as peculiaridades do atendimento à PCR na gestação segundo a DCM/SBC.[1,43]

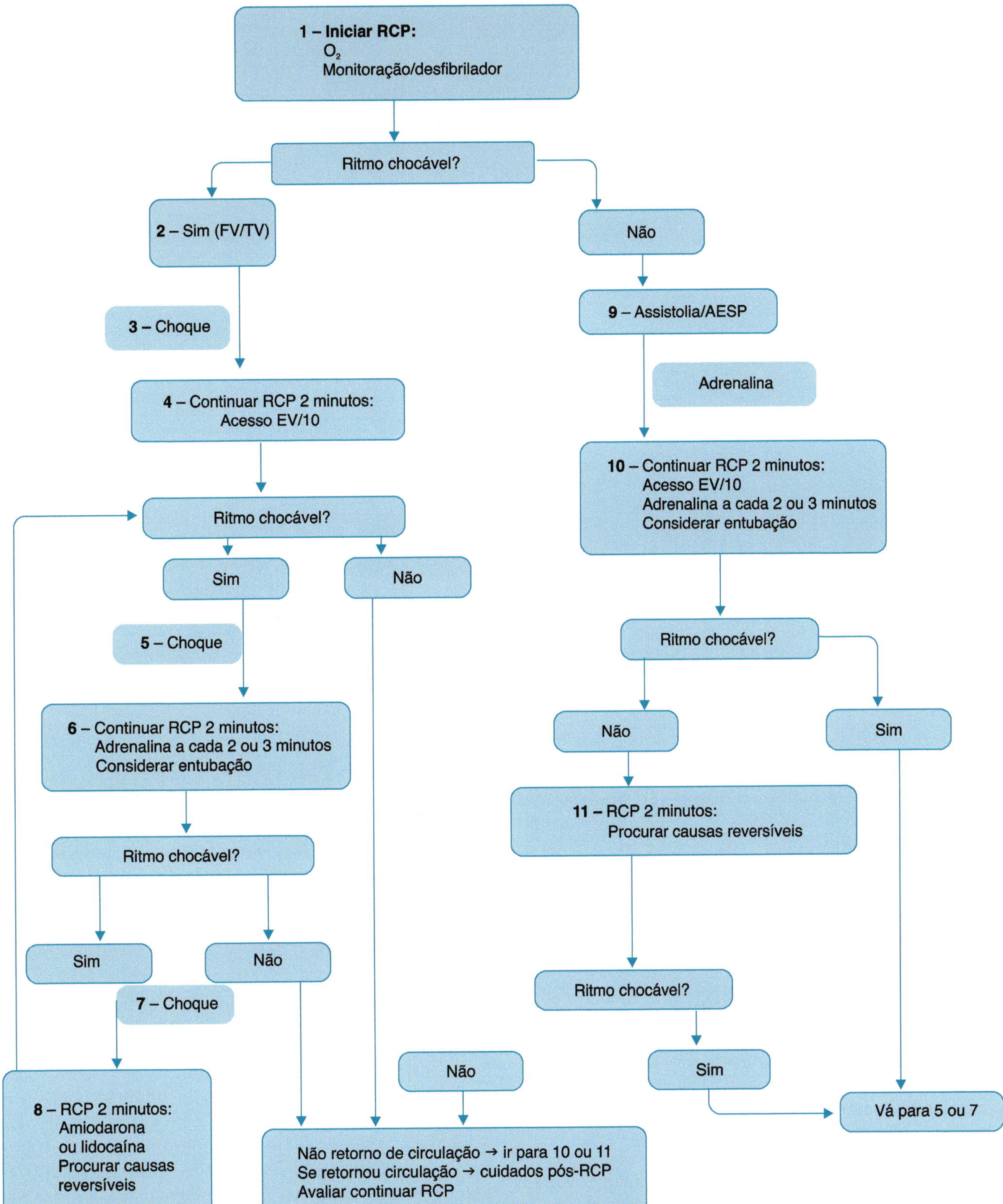

Figura 34.3 Algoritmo de ressuscitação cardiopulmonar (*RCP*) da American Heart Association. (*AESP*: atividade elétrica sem pulso; *FV*: fibrilação ventricular; *TV*: taquicardia ventricular.) (Reproduzida de Avila *et al.*, 2020.[1])

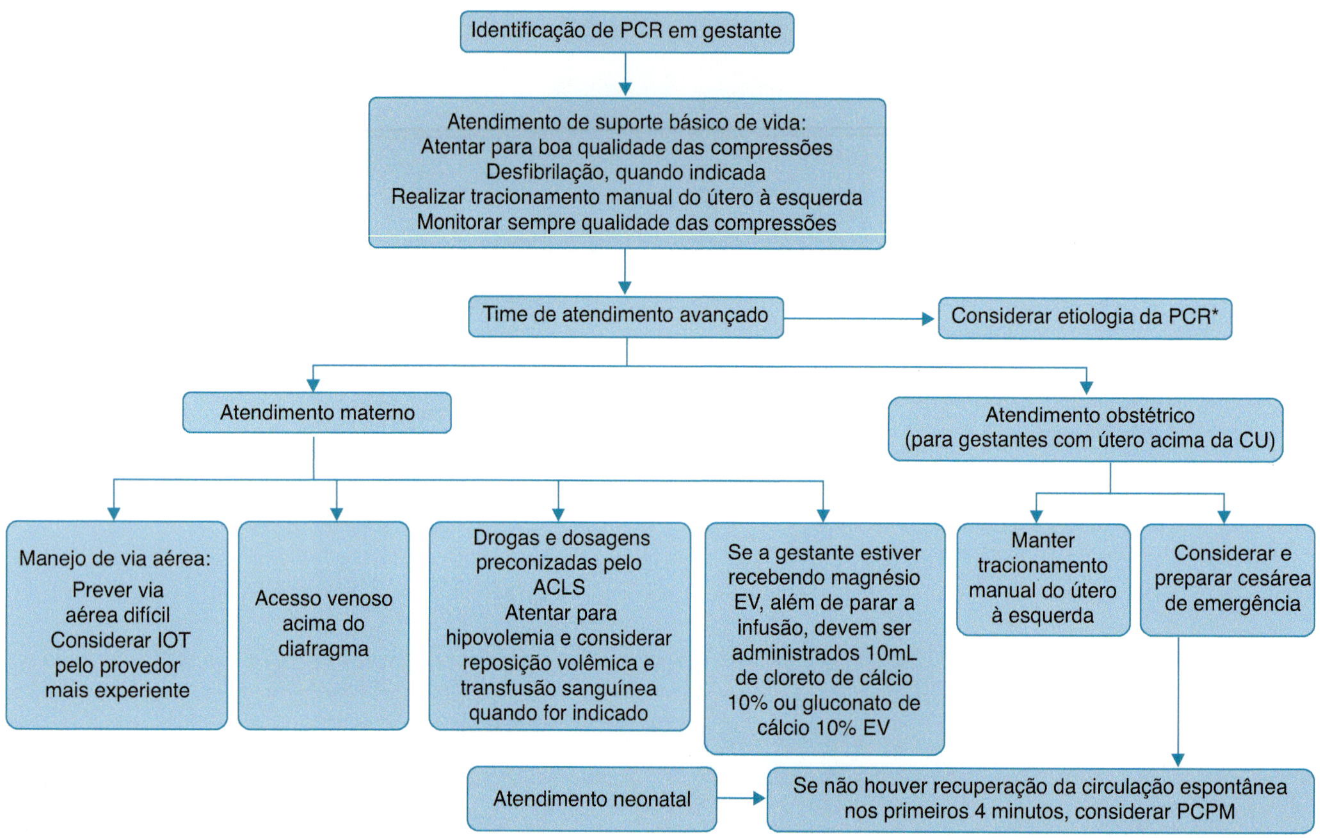

Figura 34.4 Fluxograma do atendimento da parada cardiorrespiratória (*PCR*) intra-hospitalar em gestantes da Sociedade Brasileira de Cardiologia. (*ACLS*: suporte avançado de vida em cardiologia; *CU*: cicatriz umbilical; *IOT*: intubação orotraqueal; *PCPM*: parto cesariana *post-mortem*.) (Reproduzida de Avila *et al.*, 2020.[1])

CONTRACEPÇÃO

O aconselhamento sobre contracepção é fundamental para as jovens com diagnóstico de cardiopatias em idade reprodutiva, pois sempre existe um método melhor do que os naturais/de barreira, e tanto os especialistas (cardiologista e ginecologista) como os generalistas cumprem papel importante nessa tarefa. Deve-se considerar que as mulheres, especialmente as classificadas nos grupos II-III, III e IV da OMSm, apresentam riscos consideráveis na gestação, não sendo possível a indicação de métodos de contracepção pouco eficazes.

O momento do aconselhamento é a qualquer instante, ou seja, mesmo antes do início da atividade sexual, na adolescência, em todas as consultas cardiológicas e ginecológicas ou no pós-parto/puerpério, quando não foi possível realizá-lo antes da gravidez. Essa rotina tornará possível evitar as principais complicações cardiovasculares no período gestacional e puerpério e reduzir a mortalidade materna. Com esse intuito vem sendo conduzido o estudo REBECGA (REgistro BrasilEiro de Cardiopatias na GrAvidez) para identificação dos parâmetros e das cardiopatias de risco maior na população brasileira, bem como para orientação das políticas públicas de saúde.[8]

Os métodos de contracepção e suas vantagens e desvantagens são apresentados em detalhes no Capítulo 66.

ACOMPANHAMENTO OBSTÉTRICO

A assistência pré-natal deve obedecer à rotina habitual, e as consultas simultâneas com o obstetra e o cardiologista, em geral, devem ser mensais na primeira metade da gestação, quinzenais após 21 semanas e semanais nas últimas semanas. Em alguns casos, de acordo com a gravidade do quadro clínico, podem ser necessárias visitas mais frequentes, bem como internação hospitalar prolongada.

Os fatores que contribuem para agravar a doença cardíaca na gravidez ou causar complicações devem ser identificados e removidos ou pelo menos minimizados. Entre os fatores precipitantes devem ser pesquisados ansiedade, retenção de água e sódio, distúrbio eletrolítico, exercício físico brusco, extenuante e isométrico, calor e umidade, anemia, infecções, hipertireoidismo e tratamento medicamentoso inadequado, além de identificadas as complicações cardiovasculares mais frequentes, como as descritas neste capítulo.

RECOMENDAÇÕES GERAIS PARA A ASSISTÊNCIA PRÉ-NATAL

- Adotar dieta rica em ferro e vitamina C. O uso profilático da suplementação de ferro após 20 semanas é obrigatório nesse grupo de gestantes (nível de evidência IA), sendo benéfica sua associação ao ácido fólico

Quadro 34.9 Recomendações gerais para acompanhamento obstétrico da gestante cardiopata

Condutas		
Pré-natal	**Parto**	**Pós-parto**
1. Prevenção e controle de infecções: • Imunização contra viroses antes da concepção (rubéola, hepatite B, influenza) • Rastrear e tratar infecções urinárias, mesmo assintomáticas • Pesquisa rotineira, entre 35 e 37 semanas, da colonização por estreptococos do grupo B 2. Inibição do trabalho de parto pré-termo: não deverá ser inibido nas gestantes com cardiopatia descompensada; se necessário, usar indometacina; está indicado o uso de corticoide para indução da maturidade pulmonar fetal e prevenção de hemorragia intracraniana	1. Trabalho de parto espontâneo ao termo – cesariana por indicação obstétrica, na maioria das situações 2. Em gestantes com aortopatias (estenose e coarctação de aorta, síndromes de Takayasu e Marfan), é recomendada cesariana 3. Fórcipe de alívio para encurtar o segundo período do trabalho de parto e reduzir esforço materno 4. Cardiopatas graves com repercussões fetais: monitorar concepto 5. Controlar perdas sanguíneas: ocitocina (10 unidades em 500mL de soro glicosado isotônico) e curetagem pós-parto, se necessária, com o objetivo de minimizar as perdas sanguíneas 6. Ergotínicos devem ser evitados por produzir elevações na pressão venosa central e hipertensão arterial transitória 7. Anestesia para redução da dor e do estresse	1. Deambulação precoce e amamentação devem ser incentivadas, a não ser que existam contraindicações 2. Acompanhamento por mais tempo no puerpério devido ao risco maior de descompensação cardíaca e de fenômenos tromboembólicos 3. Minimizar a quantidade de líquido administrada e indicar soroterapia apenas no pós-operatório de cesariana 4. Reduzir emprego de AINE; usar apenas nos primeiros 2 dias de pós-parto em virtude de seu efeito antidiurético, substituindo posteriormente por hioscina e/ou paracetamol 5. Orientar sobre contracepção e planejamento familiar

AINE: anti-inflamatório não esteroide; IM: intramuscular.

para redução de níveis baixos de hemoglobina e da anemia megaloblástica (nível de evidência IIA).

- Quanto à alimentação, devem ser mantidos os níveis proteicos e calóricos adequados para a nutrição, evitando-se o aumento excessivo de peso e a consequente sobrecarga cardíaca. O ganho de peso deve ser limitado entre 9 e 11kg. A ingestão de sódio, em geral, será restrita a 4g/dia.
- O tratamento da insuficiência cardíaca congestiva incipiente é importante, mas o manejo do edema agudo de pulmão é crítico. A falência cardíaca deve ser tratada pronta e energicamente, assim como as causas agravantes e precipitantes.
- A anestesia visa manter o bem-estar da parturiente no momento do trabalho de parto e no parto, além de reduzir a sobrecarga cardíaca. Deve-se utilizar analgésicos sistêmicos no início do trabalho de parto e induzir anestesia de condução (bloqueio epidural lombar segmentar) o mais rápido possível. O decúbito lateral deve ser adotado para diminuir a resposta hemodinâmica às contrações uterinas. Oxigenoterapia é recomendada pelo maior tempo possível do trabalho de parto, sendo indispensável no período expulsivo. A escolha da anestesia depende do tipo de lesão cardíaca e da experiência e habilidade do anestesista.[44]

O Quadro 34.9 apresenta algumas orientações gerais para acompanhamento obstétrico das gestantes cardiopatas.

Referências

1. Avila WS, Alexandre ERG, Castro ML et al. Posicionamento da Sociedade Brasileira de Cardiologia para gravidez e planejamento familiar na mulher portadora de cardiopatia. Arq Bras Cardiol 2020; 114(5):849-942.
2. Magun E, DeFilippis EM, Noble S et al. Cardiovascular care for pregnant women with cardiovascular disease. Am Coll Cardiol 2020; 76(18):2102-13.
3. Regitz-Zagrosek V, Roos-Hesselink JW, Bauersachs J et al. 2018 ESC guidelines for the management of cardiovascular diseases during pregnancy. Eur Heart J 2018; 39(34):3165-241.
4. Martins LC, Freire CMV, Capuruçu CAB, Nunes MCP, Rezende CAL. Predição de risco de complicações cardiovasculares em gestantes portadoras de cardiopatia. Arq Bras Cardiol 2016; 106(4):289-96.
5. Avila WS, Rossi EG, Ramires JA et al. Pregnancy in patients with heart disease: Experience with 1,000 cases. Clin Cardiol 2003; 26(3):135-42.
6. Greutmann M, Silversides CK. The ROPAC registry: A multicentre collaboration on pregnancy outcomes in women with heart disease. Eur Heart J 2013; 34:634-5.
7. Silversides CK, Grewal J, Mason J et al. Pregnancy outcomes in women with heart disease: The CARPREG II study. J Am Coll Cardiol 2018; 71(21):2419-30.
8. Avila WS, Rivera MAM, Marques-Santos C et al. The REBECGA Brazilian registry of pregnancy and heart disease: Rationale and design. Int J Cardiovasc Sci 2021; 34(4):452-8.
9. Meah VL, Cockcroft JR, Backx K, Shave R, Stöhr EJ. Cardiac output and related haemodynamics during pregnancy: A series of meta-analysis. Heart 2016; 102(7):518-26.
10. Sanghavi M, Rutherford JD. Cardiovascular physiology of pregnancy. Circulation 2014; 130:1003-8.
11. Langesæter E, Dyer RA. Maternal haemodynamic changes during spinal anaesthesia for caesarean section. Curr Opin Anaesthesiol 2011; 24:242-8.
12. Sanghavi M, Rutherford JD. Cardiovascular physiology of pregnancy. Circulation 2014; 130:1003-8.
13. Elkayam U. Cardiac problems in pregnancy. 4. ed. Wiley Blackwell, 2019.
14. Tanindi A, Akgun N, Pabuccu EG et al. Electrocardiographic P-Wave duration, QT interval, T peak to end interval and Tp-eQT Ratio in pregnancy with respect to trimesters. Ann Noninvasive Electrocardiol 2016; 21(2):169-74.
15. Freire CMVF, Oliveira JRS, Almeida MCC. Coração na gravidez. In: Pena JLB, Vieira MLC. Ecocardiografia e imagem cardiovascular. 1. ed. Rio de Janeiro: Thieme Revinter, 2020.
16. Tirada N, Dreizin D, Khati NJ, Akin EA, Zeman RK. Imaging pregnant and lactating patients. RadioGraphics 2015; 35(6):1751-65.
17. Siu SC, Sermer M, Colman JM et al. Prospective multicenter study of pregnancy outcomes in women with heart disease. Circulation 2001; 104(5):515-21.

18. Drenthen W, Boersma E, Balci A et al. Predictors of pregnancy complications in women with congenital heart disease. Eur Heart J 2010; 31(17):2124-32.
19. Balci A, Sollie-Szarynska KM, van der Bijl AG et al. Prospective validation and assessment of cardiovascular and offspring risk models for pregnant women with congenital heart disease. Heart 2014; 100(17):1373-81.
20. Pijuan-Domenech A, Galian L, Goya M et al. Cardiac complications during pregnancy are better predicted with the modified who risk score. Int J Cardiol 2015; 195:149-54.
21. Siu SC, Evans KL, Foley MR. Risk assessment of the cardiac pregnant patient. Clin Obstet Gynecol 2020; 63(4):815-82.
22. van Hagen IM, Roos-Hesselink JW, Donvito V, et al. Incidence and predictors of obstetric and fetal complications in women with structural heart disease. Heart 2017; 103:1610-18.
23. Sliwa K, Hilfiker-Kleiner D, Mebazaa A et al. EURObservational Research Programme: A worldwide registry on peripartum cardiomyopathy (PPCM) in conjunction with the Heart Failure Association of the European Society of Cardiology Working Group on PPCM. Eur J Heart Fail 2014; 16:585-91.
24. Rasmusson K, Brunisholz K, Budge D et al. Peripartum cardiomyopathy: post-transplant outcomes from the United Network for Organ Sharing Database. J Heart Lung Transplant 2012; 31(2):180-6.
25. Davis MB, Arany Z, McNamara DM, Goland S, Elkayam U. Peripartum cardiomyopathy: JACC State-of-the-art review. J Am Coll Cardiol 2020.
26. Koenig T, Bauersachs J, Hilfiker-Kleiner D. Bromocriptine for the treatment of peripartum cardiomyopathy. Cardiac Failure Rev 2018; 4(1):46-9.
27. Avila WS, Rossi EG, Ramires JA et al. Pregnancy in patients with heart disease: Experience with 1000 cases. Clin Cardiol 2003; 26:135-42.
28. Rohde LE, Montera MW, Bocchi EA, Clausell N, Albuquerque DC, Rassi S. Diretriz brasileira de insuficiência cardíaca crônica e aguda. Arq Bras Cardiol 2018; 111(3):436-539.
29. Bauersachs J, Konig T, van der Meer P et al. Pathophysiology, diagnosis and management of peripartum cardiomyopathy: A position statement from Heart Failure Association of the European Society of Cardiology Study Group on peripartum cardiomyopathy. Eur J Heart Fail 2019; 21(9):827-43.
30. Abdelrahman S, Yousif N. Mitral stenosis in pregnancy: A comprehensive review of a challenging cardio-obstetric clinical entity. Rev Recent Clin Trials 2019; 14(2):136-40.
31. Li JM, Nguyen C, Joglar JA, Hamdan MH, Page RL. Frequency and outcome of arrhythmias complicating admission during pregnancy: Experience from a high- volume and ethnically diverse obstetric service. Clin Cardiol 2008; 31:538-41.
32. Vaidya VR, Arora S, Patel N et al. Burden of arrhythmia in pregnancy. Circulation 2017; 135(6):619-21.
33. Windram J, Grewal J, Bottega N et al. Canadian Cardiovascular Society: Clinical practice update on cardiovascular management of the pregnant patient. Can J Cardiol 2021; 37(12):1886-901.
34. Steinberg ZL, Dominguez-Islas CP, Otto CO, Stout KK, Krieger EV. Maternal and fetal outcomes of anticoagulation in pregnant women with mechanical heart valves. J Am Coll Cardiol 2017; 69:2681-91.
35. Elkayam U, Jalnapurkar S, Barakkat MN et al. Pregnancy-associated acute myocardial infarction: A review of contemporary experience in 150 cases between 2006 and 2011. Circulation 2014; 129:1695-702.
36. Tweet MS, Hayes SN, Codsi E, Gulati R, Rose CH, Best PJM. Spontaneous coronary artery dissection associated with pregnancy. J Am Coll Cardiol 2017; 70:426-35.
37. O'Higgins AC, Egan AF, Murphy OC et al. A clinical review of maternal bacteremia. Int J Gynaecol Obstet 2014; 124(3):226-9.
38. Kebed KY, Bishu K, Al Adham RI et al. Pregnancy and postpartum infective endocarditis: A systematic review. Mayo Clin Proc 2014; 89(8):1143.
39. Smaill FM, Grivell RM. Antibiotic prophylaxis versus no prophylaxis for preventing infection after cesarean section. Cochrane Database Syst Rev 2014.
40. Habib G, Lancellotti P, Antunes MJ et al. 2015 ESC guidelines for the management of infective endocarditis. Eur Heart J 2015; 36:3075-128.
41. Nienaber CA, Eagle KA. Aortic dissection: New frontiers in diagnosis and management – Part I: from etiology to diagnostic strategies. Circulation 2003; 108(5):628-35.
42. Wanga S, Silversides C, Dore A, de Waard V, Mulder B. Pregnancy and thoracic aortic disease: Managing the risks. Can J Cardiol 2016; 32(1):78-85.
43. Merchant RM, Topjian AA, Panchal AR et al. 2020 American Heart Association guidelines for cardiopulmonary resuscitation and emergency cardiovascular care. Circulation 2020; 142(16 Suppl 2):S337-S357.
44. Tedoldi CL, Freire CMV, Bub TF et al. Diretriz da Sociedade Brasileira de Cardiologia para gravidez na mulher portadora de cardiopatia. Arq Bras Cardiol 2009; 93(6 supl.1):e110-e178.

Doenças Hematológicas

CAPÍTULO

35

Patrícia Santos Resende Cardoso
Samila Araújo Santana

INTRODUÇÃO

A gestação normal está associada a ajustes fisiológicos e anatômicos que acarretam acentuadas mudanças no organismo materno, incluindo alterações hematológicas, renais e endócrinas, a fim de preparar o organismo materno para a perda de sangue esperada no momento do parto. Durante a gestação, há uma elevação de 40% a 50% no volume sanguíneo total em decorrência do aumento tanto do volume plasmático como da massa total de eritrócitos e leucócitos na circulação. No entanto, a elevação do volume plasmático e da massa eritrocitária não é proporcional e é controlada por diferentes mecanismos. O número de leucócitos varia de 5.000 a 12.000/mm^3 durante a gravidez normal, podendo atingir níveis de 25.000/mm^3 no puerpério. Esse incremento é fundamentalmente determinado pelo aumento dos leucócitos polimorfonucleares, sem alteração no número de linfócitos e monócitos.[1]

ANEMIAS

Anemia pode ser definida pelo grau de hemoglobina; durante a gestação, o valor normal da hemoglobina é reduzido de 12 para 11g/dL e do hematócrito de 35% para 33%. Alguns estudos sugerem que os valores diagnósticos para anemia na gravidez sejam considerados de acordo com o período da gestação: < 11g/dL no primeiro trimestre, < 10,5g/dL no segundo e terceiro trimestres e < 10g/dL no puerpério.[2-5] O número de leucócitos, especialmente por conta dos granulócitos neutrófilos, aumenta consideravelmente durante a gestação normal – de 4.000 a 11.000/mm^3 para médias entre 8.000 e 16.000/mm^3, especialmente no segundo e terceiro trimestres, por motivos não bem esclarecidos. Durante o parto e o puerpério imediato, esses valores podem ficar entre 20.000 e 30.000/mm^3, à custa, principalmente, dos granulócitos neutrófilos, normalizando-se em torno do sexto dia de puerpério.[1] A trombocitopenia gestacional – redução discreta do valor total de plaquetas – ocorre de maneira benigna, geralmente no final da gestação, mas mantém níveis > 70.000/mm^3, condição que não leva a sangramento ou à necessidade de abordagem terapêutica.[1-5] Durante a gravidez, as alterações hematológicas mais comuns são as anemias e a trombocitopenia.

Classificação das anemias

Existem vários métodos de classificação da anemia: patogênese, apresentação clínica e morfologia eritrocitária. A classificação segundo a patogênese se divide em duas causas relacionadas com a produção de medula óssea: hiporregenerativa (produção inadequada de eritrócitos ou hemácias) e regenerativa (aumento da produção de eritrócitos).[4]

Na anemia hiporregenerativa há falha no aumento da produção de eritrócitos ou reticulócitos, apesar do aumento da eritropoese, devido à alteração das células-tronco pluripotentes, o que resulta em anemia. Essa alteração desloca a hematopoese normal, sendo as principais causas síndrome mielodisplásica, leucemia, fibrose e vários distúrbios infecciosos ou hereditários. A anemia regenerativa ocorre em resposta à perda de hemácias ou eritrócitos (aguda ou crônica). Há aumento da produção de eritropoetina com aumento posterior de hemácias e reticulócitos. Os reticulócitos são hemácias imaturas e com vida útil média menor liberados precocemente na medula óssea, sendo úteis para diferenciar as causas de anemia com diminuição da resposta da medula óssea daquelas em que há uma medula óssea com resposta aumentada. Isso pode ser particularmente útil quando o volume corpuscular médio (VCM) é normal.

A apresentação clínica é classificada como aguda (p. ex., perda aguda de sangue, hemólise) ou crônica (p. ex., infecção, doença).[2-4] A classificação mais utilizada é a da Organização Mundial da Saúde (OMS), que avalia a morfologia das hemácias (normocítica, microcítica e macrocítica), utilizando os índices eritrocitários. O VCM é usado para diferenciação das anemias. Nessa classificação, as anemias são divididas em microcíticas (VCM < 82fL), normocíticas (VCM de 82 a 98fL) ou macrocíticas (VCM > 98fL). As anemias microcíticas também são hipocrômicas, ao passo que a maioria das macrocíticas é hipercrômica.[2-4]

Anemia microcítica

As anemias microcíticas surgem como resultado da falha ou insuficiência da síntese de hemoglobina. As principais causas são:[2-4]

- **Deficiência da síntese de heme:** deficiência de ferro e anemia de doença crônica.
- **Deficiência da síntese de globina:** alfatalassemia e betatalassemia.
- **Hemoglobinopatias:** doença falciforme e hemoglobinopatias E e C.
- **Anemias sideroblásticas:** hereditárias e adquiridas.

Anemia normocítica

As anemias normocíticas surgem em cenários de índices eritrocitários normais. Na gravidez normal, o aumento do volume sanguíneo pode levar a uma "anemia dilucional". Incluem-se nesse grupo outras causas, como hipoplasia medular na anemia aplástica, deficiência nutricional, insuficiência renal ou hemólise. Doenças crônicas também podem estar associadas a uma anemia normocítica, como as desordens hereditárias das membranas de hemácias (esferocitose, eliptocitose) e a deficiência de glicose-6-fosfato desidrogenase (G6PD) e piruvato quinase. Nas anemias regenerativas (hemólise e por sangramento) e hiporregenerativas (aplasia, doença crônica, deficiência nutricional), a atividade dos reticulócitos, medida por meio do índice corrigido, pode ser diagnóstica. Na hemólise, outros parâmetros estão elevados, incluindo desidrogenase lática, bilirrubina indireta e níveis de haptoglobina.[2-4]

Anemia macrocítica

As anemias macrocíticas são classificadas como megaloblásticas ou não megaloblásticas. As megaloblásticas incluem as deficiências de vitamina B12 ou folato e são caracterizadas pela morfologia no sangue periférico como neutrófilos hipersegmentados (seis ou mais segmentos nucleares) e hemácias macro-ovalocíticas. São causas de anemia macrocítica: anemia megaloblástica, deficiência nutricional, uso de medicamentos (anticonvulsivantes, antirretrovirais para tratamento de infecção pelo vírus HIV e outros), má absorção enteral de vitaminas, distúrbios primários da medula óssea e hereditários, hipotireoidismo, doença hepática e esplenectomia.[2-4]

Anemias específicas

Anemia por deficiência de ferro

A anemia por deficiência de ferro é responsável por 75% de todos os casos de anemia na gravidez. Os sintomas incluem fadiga fácil, letargia e dores de cabeça. Está associada a aumento do risco de baixo peso ao nascer, parto pré-termo, mortalidade perinatal, falha na lactação e depressão. A avaliação laboratorial revela anemia microcítica, hipocrômica, alta capacidade total de ligação de ferro, ferropenia e baixa ferritina (< 30mcg/L).

A dieta típica inclui 15mg de ferro elementar por dia, e a necessidade aumenta durante a gravidez, com aumento de 0,8mg ao dia no primeiro trimestre a 7,5mg ao dia no terceiro trimestre – o consumo diário recomendado de ferro elementar é de 60mg.

O tratamento mais comum da anemia por deficiência de ferro consiste em comprimidos de 325mg de ferro, como sulfato ferroso, uma a três vezes ao dia (80 a 100mg de ferro elementar ao dia). Contudo, o ferro oral aumenta os níveis de hepcidina, e estudos recentes sugerem que a suplementação com apenas uma dose diária pode ser um pouco melhor que a clássica reposição duas a três vezes ao dia. As preparações de liberação lenta e com revestimento entérico não dissolvem bem e são menos eficazes.

A reticulocitose é tipicamente observada em 7 a 10 dias após o início da reposição de ferro, e a hemoglobina pode aumentar até 1g por semana em mulheres com reposição de ferro e que estão mais anêmicas. A absorção pode ser melhorada com a adição de 500mg de ácido ascórbico, uma vez que o pH ácido do estômago favorece a solubilidade do íon ferro.

Os efeitos colaterais do ferro oral incluem náuseas, vômitos, diarreia e constipação, os quais estão relacionados com a dose de ferro. A terapia com ferro deve ser continuada para reposição dos estoques de ferro por 6 meses após resolução dos sintomas.

O ferro parenteral está disponível para indivíduos com síndrome de má absorção e com anemia grave (Hg < 8g/dL), intolerância à suplementação oral de ferro, intolerância ao glúten, doenças intestinais inflamatórias, após cirurgia de *bypass* gástrico e hiperêmese gravídica. A administração parenteral só deve ser iniciada a partir de 14 semanas de gestação, e a via de administração é a venosa. Sacarato de hidróxido férrico (Noripurum®) e carboximaltose férrica (Ferrinject®) são as formulações disponíveis no país. Reações anafiláticas foram relatadas em 1% dos indivíduos que receberam ferro dextrano. A terapia com ferro endovenoso demonstrou reabastecer os estoques de ferro e aumentar os níveis de hemoglobina mais rapidamente do que a oral, mas não foram observados benefícios em longo prazo.

A eritropoetina com ou sem suplementação de ferro pode ser usada com segurança para tratar a anemia por deficiência de ferro grave na gravidez. Quando comparada com a suplementação de ferro isoladamente, a adição de eritropoetina aumentou a contagem de reticulócitos e o hematócrito mais rapidamente e diminuiu o tempo necessário para alcançar níveis de hemoglobina-alvo.[4-10]

Anemia megaloblástica

Segunda anemia nutricional mais comumente observada em gestantes, a anemia megaloblástica costuma ser causada por deficiência de folato, mas também pode surgir em decorrência da deficiência de vitamina B12. As vitaminas cobalamina e folato estão envolvidas no metabolismo de tetraidrofolato e são necessárias para síntese de DNA para o crescimento fetal. A cobalamina está presente na proteína animal e é absorvida no íleo terminal, enquanto a deficiência de vitamina B12 é mais rara, mas está presente em pessoas submetidas à gastrectomia ou com doença de Crohn. Há um declínio fisiológico de 20% dos níveis de vitamina B12 durante a gravidez, e aproximadamente 2,6mcg de vitamina B12 são necessários durante o desenvolvimento neurológico do feto.

O tratamento da deficiência de cobalamina na gravidez é similar ao adotado para a população em geral, sendo possível lançar mão de reposição oral, sublingual e intramuscular (esta última reservada para deficiência mais grave com sintomas neurológicos).

Quanto à deficiência de ácido fólico, recomendam-se no mínimo 400mcg diariamente nos 3 meses que antecedem a concepção até 2 meses de gravidez, devido à importante participação desse micronutriente na formação do tubo neural. Mulheres com aumento da demanda, como as portadoras de anemia hemolítica, deverão ingerir cerca de 4 a 5mg/dia no primeiro trimestre.[2-5]

Anemia sideroblástica

A anemia sideroblástica pertence a um grupo diversificado de doenças com um defeito comum na síntese do heme e má absorção do ferro. O distúrbio pode ser hereditário ou adquirido. As principais causas são malignidades, distúrbios inflamatórios e drogas ou toxinas, incluindo álcool etílico, chumbo e ácido isonicotínico. Também pode ser idiopática, sem causa identificável. A principal característica da anemia sideroblástica consiste na identificação de sideroblastos em anel na medula óssea. Os sideroblastos são precursores eritroides da medula. Os anéis de ferro perinuclear representam os depósitos de fosfato de ferro que não foram usados na síntese do heme.

O tratamento recomendado começa com a correção do distúrbio subjacente ou a remoção do agente causador. Os afetados são tratados com transfusões periódicas de eritrócitos lavados para manter a hemoglobina na faixa de 9 a 10g/dL. O tratamento inclui 100 a 200mg de vitamina B6 por dia e suplementação oral com 1 a 2mg de folato/dia. A anemia sideroblástica também está associada a síndromes mielodisplásicas. Os doentes devem ser monitorados quanto ao desenvolvimento de leucemia aguda.[4]

Esferocitose hereditária e eliptocitose

A esferocitose hereditária, anemia hemolítica hereditária com prevalência de cerca de um a cada 5.000 indivíduos, tem herança autossômica dominante com penetrância variável. A gênese da doença se deve a defeitos moleculares no citoesqueleto de eritrócitos causados por deficiências nas proteínas de membrana que levam ao aumento da fragilidade dos eritrócitos. As hemácias apresentam-se na forma de esferócitos, ocasionando anemia, hemólise e icterícia. A crise hemolítica pode ser precipitada por várias condições, incluindo infecção, trauma e gravidez.

O diagnóstico é suspeitado com base na história familiar e em achados de anemia hemolítica confirmados por teste de fragilidade osmótica e citometria de fluxo. As gestantes que não fizeram esplenectomia anteriormente devem ser monitoradas para crise hemolítica e tratadas com suplementação de folato. A crise hemolítica com agravamento da anemia sintomática é tratada com transfusão de hemácias. A esferocitose hereditária não contribui para a morbimortalidade perinatal na ausência de anemia grave, não havendo aumento de complicações em comparação com a população em geral.[4]

A eliptocitose hereditária (herança autossômica dominante) é uma doença hemolítica com anemia mais discreta, causada por defeitos estruturais na parede do eritrócito. Os sinais e sintomas são semelhantes, mas menos graves do que a esferocitose hereditária. Casos de eliptocitose hereditária na gravidez são tratados com terapia de suporte, incluindo suplementação de folato e transfusões em caso de anemia sintomática e grave.[4]

Anemia hemolítica autoimune

A anemia hemolítica autoimune é causada por anticorpos reagentes ao calor da classe IgG dirigidos contra o sistema Rh. Em geral, está associada a malignidades hematológicas, lúpus eritematoso sistêmico, infecções virais e drogas (penicilina e metildopa). Anticorpos reagentes ao frio são IgM e são vistos em associação a infecções por micoplasma, mononucleose e neoplasias linfoproliferativas. Em muitos casos, nenhum evento precipitante é encontrado, e há casos de anemia hemolítica induzida pela gravidez com remissão espontânea posteriormente.

A avaliação laboratorial mostra anemia macrocítica hiperproliferativa. O esfregaço de sangue periférico revela microcitose, policromatofilia, poiquilocitose e eritroblastos. O diagnóstico é confirmado pelo teste de Coombs direto positivo e o tratamento é direcionado para interrupção do processo hemolítico e correção da doença de base. Transfusões de sangue, corticosteroides, imunossupressão e esplenectomia são os procedimentos mais comuns. Oitenta por cento dos indivíduos com anticorpos IgG respondem aos corticosteroides. A esplenectomia é eficaz em 60% dos casos, e aqueles que não respondem aos esteroides e à esplenectomia podem ser tratados com imunossupressores. O tratamento de anticorpos reagentes ao frio depende da gravidade da doença. Pessoas com anemia leve podem simplesmente precisar evitar temperaturas baixas. Os corticosteroides e a esplenectomia não são eficazes contra anticorpos reativos ao frio. Em caso de anemia grave pode ser necessária uma tentativa de imunossupressão ou plasmaférese.[4]

Anemia por deficiência de G6PD

A deficiência de G6PD é a deficiência hereditária enzimática que atua na produção das hemácias. O gene G6PD reduz a nicotinamida-adenina-dinucleotídeo-fosfato enquanto oxida a glicose-6-fosfato, auxiliando a desintoxicação de radicais livres e peróxidos. Sua deficiência torna as hemácias vulneráveis à oxidação. Todos os tecidos expressam o gene G6PD, mas os efeitos de sua deficiência são mais graves em hemácias.

O gene G6PD está localizado no cromossomo X. Os indivíduos são geralmente assintomáticos, a menos que sejam expostos a agentes precipitantes ou distúrbios metabólicos que possam acarretar episódio agudo de hemólise. As drogas que podem induzir hemólise são: acetanilida, doxorrubicina, azul de metileno, ácido nalidíxico, nitrofurantoína, fenazopiridina, primaquina e sulfametoxazol.

A deficiência de G6PD afeta mais comumente populações africanas, mediterrâneas, judaicas e asiáticas. A maioria dos afro-americanos carrega uma variante que causa anemia hemolítica leve.

A deficiência de G6PD não costuma afetar a gravidez. A gestante deve ter o cuidado de evitar precipitantes conhecidos de hemólise, incluindo medicamentos à base de sulfa e alguns antimaláricos. Em caso de um episódio hemolítico durante a gravidez, a medicação precipitante deve ser descontinuada, quaisquer infecções devem ser tratadas e, em caso de anemia sintomática, deve-se avaliar a necessidade de transfusões. Os recém-nascidos do sexo masculino filhos de mulheres com a doença têm risco maior de apresentar hiperbilirrubinemia. A incidência de icterícia grave é de 11% em recém-nascidos com deficiência de G6PD, mas pode chegar a 50%, se a criança tiver um irmão afetado.[4]

Anemia aplástica

A anemia aplástica (AA) é uma condição hematológica grave, em que as células hematopoéticas são destruídas por ação direta ou indireta de linfócitos T, ocasionando citopenias graves e risco de óbito, se não tratada.[11] Não há correlação robusta entre AA e gestação, mas a AA ocorre em pessoas jovens e, portanto, em idade reprodutiva.[11,12] O diagnóstico é estabelecido por meio de biópsia de medula, que deve apresentar celularidade global < 30% sem sinais de infiltração neoplásica e/ou fibrose. Devem ser excluídas causas medicamentosas, infecciosas, doenças autoimunes e mielodisplasia hipocelular. Laboratorialmente, é necessária a presença de dois dos três critérios a seguir: reticulócitos < 60.000/L (técnica automatizada de contagem) ou < 20.000/L (contagem manual) e plaquetometria < 20.000/L. A neutropenia é o marcador de gravidade, sendo considerada pouco grave a AA com neutrófilos > 500 células/L, grave quando < 500 células/L e muito grave quando < 200 células/L.[12]

Além das complicações habituais associadas à AA, como sangramento aumentado por plaquetopenia, sepse por neutropenia e sintomas anêmicos, as gestantes com AA apresentam taxa de complicações da gravidez seis vezes superior, incluindo risco maior de pré-eclâmpsia/eclâmpsia, parto pré-termo, restrição de crescimento fetal e morte perinatal.[12]

O tratamento da AA em pessoas < 40 anos com doador aparentado idêntico consiste em transplante alogênico. Para aquelas sem doador, o tratamento consiste em imunossupressão com três medicações: timoglobulina, ciclosporina e eltrombopag, mas esse tratamento só deve ser iniciado após a gestação.[13] Como a mulher não pode ser submetida a tratamento definitivo da AA enquanto estiver grávida, deve-se, sempre que possível, manter a gestação com controle infeccioso rigoroso e suporte transfusional de hemácias, que devem ser deleucotizadas e fenotipadas para os antígenos Rh e K, de modo a prevenir a aloimunização eritrocitária. Transfusão de plaquetas, preferencialmente coletadas por aférese, deve ser indicada para casos de sangramento de grau II e/ou para procedimentos cirúrgicos, mas devem ser evitadas transfusões profiláticas com plaquetas > 10.000/mm^3.[14]

Hemoglobinúria paroxística noturna

A hemoglobinúria paroxística noturna (HPN) é uma doença rara, adquirida das células-tronco hematopoéticas, caracterizada por anemia hipoplásica, falência da medula óssea, risco maior de infecções, trombose em sítios incomuns e hemólise intravascular causada por aumento da suscetibilidade das hemácias à lise mediada pelo complemento. Molecularmente, caracteriza-se por mutação no gene da fosfatidilinositolglicana de classe-A e resulta no bloqueio precoce da síntese de âncoras de glicosilfosfaditilinositol (GPI), responsáveis por manter aderidas à membrana dezenas de proteínas com funções específicas. A falência na síntese de GPI acarreta redução de todas as proteínas de superfície das células do sangue normalmente ancoradas por ela, entre as quais o CD55 e o CD59, que controlam a ativação da cascata do complemento.

Assim, na HPN há aumento da suscetibilidade dos eritrócitos ao complemento, ocasionando hemólise. Além da hemólise, a HPN é caracterizada por tromboses arteriais e venosas, em especial trombose de veias hepáticas e intra-abdominais – esse risco está correlacionado à expressão das proteínas ligadas à GPI na superfície dos granulócitos com risco maior associado à presença de clones de HPN

> 50%. A morbimortalidade materna e fetal é maior entre as gestantes com HPN, principalmente em razão do tromboembolismo materno e do parto pré-termo. Em virtude do alto risco de tromboembolismo em gestantes com HPN, a terapia antitrombótica é recomendada no pós-parto e a profilaxia com heparina está indicada para gestantes com clones de HPN > 50%, história prévia de tromboembolismo ou perda fetal tardia anterior. O eculizumabe é um anticorpo monoclonal contra a proteína C5 do complemento que inibe a ativação do complemento terminal. Estudos sugerem que os benefícios do medicamento superam os riscos potenciais com aumento da sobrevida fetal e baixa taxa de complicações.[10]

NEUTROPENIA

A neutropenia crônica grave constitui um grupo de desordens heterogêneas congênitas e adquiridas raras com fenótipo clínico e hematológico comum, caracterizada por contagem de neutrófilos < 500/mm^3 e infecções bacterianas precoces, necessitando de antibióticos. Estudos demonstram que mais de 90% das gestantes respondem ao fator de crescimento de colônia de granulócito. Enquanto a neutropenia congênita tem caráter persistente, a cíclica apresenta padrão cíclico no hemograma. Estudos atuais já identificaram mais de 10 genes com mutações como causa das neutropenias congênitas, sendo que algumas dessas mutações determinam riscos de evolução para leucemias. As neutropenias adquiridas podem ser decorrentes de diversas causas, como doenças sistêmicas, drogas, infecções e viroses. Certos casos, quando não se identifica a causa, são considerados como neutropenia idiopática. O uso de fator estimulante de colônia de granulócitos (GCSF) em gestantes com neutropenia grave é seguro e bem tolerado, bem como evita complicações infecciosas graves durante esse período.[12,15]

TROMBOCITOPENIA

A trombocitopenia ou plaquetopenia (definida como contagem de plaquetas < 150.000/mm^3) é considerada uma condição comum na gravidez, afetando 7% a 11% de todas as gestações, a maioria das vezes no terceiro trimestre. O impacto da trombocitopenia nas complicações hemorrágicas maternas e na saúde fetal varia amplamente, a depender da etiologia. Em alguns casos, a etiologia da trombocitopenia pode ser específica da gravidez, como na trombocitopenia gestacional, na síndrome HELLP (*Hemolysis, Elevated Liver enzymes levels, Low Platelet count)* ou na doença hepática gordurosa aguda da gravidez. Em outros, pode ter outra causa, mas piora na gravidez, como lúpus eritematoso sistêmico, púrpura trombocitopênica trombótica (PTT), síndrome hemolítico-urêmica (SHU), infecções, púrpura trombocitopênica imune (PTI) ou trombocitopenia congênita. A identificação da causa específica da trombocitopenia é fundamental para manejo e monitoramento apropriados.

É fundamental verificar o esfregaço do sangue periférico por meio de uma hematoscopia bem detalhada para identificar se realmente há trombocitopenia, bem como alterações que possam auxiliar o diagnóstico. Como pode ocorrer uma pseudotrombocitopenia devido à agregação de plaquetas pelo anticoagulante EDTA, diante de resultado alterado, deve-se solicitar a coleta de um novo hemograma com contagem de plaquetas com outro anticoagulante no frasco de coleta, como o citrato. Plaquetas gigantes podem ser vistas, por exemplo, na síndrome de Bernard-Soulier, que deve ser acompanhada de histórico pessoal significativo de sangramento. A síndrome das plaquetas cinzentas é sugerida pela presença de plaquetas grandes com poucos grânulos, resultando em uma aparência cinzenta.

Importantes informações diagnósticas também são coletadas pelo exame dos leucócitos e eritrócitos. Doenças congênitas raras podem apresentar morfologias características, como a anomalia de May-Hegglin, que está associada a corpos de inclusão nos granulócitos. Deficiências graves de folato ou vitamina B12 podem manifestar-se como pancitopenia (hemograma apresentando associação de anemia, plaquetopenia e leucopenia); nesses casos, hemácias macrocíticas e hipersegmentação dos leucócitos são achados esperados.

Reveste-se de grande importância o exame do esfregaço periférico quanto à presença de esquizócitos, o que sugere um processo microangiopático. A hemólise microangiopática pode ocorrer na pré-eclâmpsia – síndrome HELLP, PTT ou SHU – e exigirá condução clínica urgente.

Além do exame cuidadoso do esfregaço periférico, a avaliação diagnóstica para trombocitopenia na gravidez pode incluir exames para marcadores de hemólise, testes de função hepática ou testes sorológicos para detecção de infecções, como hepatites A, B e C, HIV ou citomegalovírus. De acordo com a história médica e a suspeita clínica, outros diagnósticos podem incluir testes para anticorpos antifosfolípides, anticorpos antinucleares ou doença de von Willebrand subtipo 2B, em caso de história pessoal e familiar de sangramentos.[16]

Trombocitopenia gestacional benigna

Considerada a causa mais comum de trombocitopenia na gravidez (75% dos casos), a trombocitopenia gestacional benigna ocorre em 5% a 8% das gestações e acumula mais de 9 milhões de casos em todo o mundo. Não está associada à trombocitopenia fetal. Apesar de sua prevalência relativamente alta e da tendência de recorrência a cada gravidez, seu mecanismo fisiológico não foi determinado e o diagnóstico continua sendo de exclusão, uma vez que a trombocitopenia se resolve completamente no pós-parto e a contagem normal de plaquetas do recém-nascido está documentada. Na maioria dos casos, a contagem de plaquetas permanecerá entre 130.000 e 149.000/mm^3 e, portanto, tem pouco impacto sobre a saúde materna e fetal. Os mecanismos propostos incluem diluição pelo volume plasmático, resposta insuficiente de trombopoetina, formação de autoanticorpos, aumento do consumo de plaquetas, mudanças na expressão e sobrevivência do fator de von Willebrand (FVW) ou alterações na atividade da ADAMTS13.[16]

Trombocitopenia imune

A trombocitopenia imune tem prevalência de uma a cada 1.000 a 10.000 gestações e é responsável por 1% a 4% de todos os casos de trombocitopenia na gravidez.[16] Embora mais rara que a trombocitopenia gestacional benigna, a trombocitopenia imune é a causa mais comum de trombocitopenia documentada no primeiro e no início do segundo trimestre, podendo estar associada a outras doenças autoimunes sistêmicas, como lúpus eritematoso sistêmico, síndrome antifosfolípide e, raramente, doenças linfoproliferativas. Devem ser feitos exames laboratoriais, incluindo exames das funções tireoidiana e hepática, doenças autoimunes e infecciosas e sorologias.

A trombocitopenia imune é a principal etiologia a ser diferenciada da trombocitopenia gestacional benigna, pois ambas podem apresentar-se no terceiro trimestre com plaquetopenia leve, ausência de outras citopenias e em mulheres sem sangramento clinicamente significativo ou outras alterações constitucionais. No entanto, a trombocitopenia imune antecede a gravidez e é decorrente de anticorpos IgG autoimunes específicos dirigidos contra complexos de glicoproteínas da membrana plaquetária, resultando em sequestro e destruição de plaquetas circulantes no baço e no sistema reticuloendotelial.

O diagnóstico de trombocitopenia imune é de exclusão, sendo mais importantes o curso clínico e o início da trombocitopenia. A maioria das mulheres com trombocitopenia imune relacionada com a gravidez terá sintomas leves a moderados da trombocitopenia, o que pode não exigir tratamento. A terapia está recomendada para gestantes com contagem de plaquetas < 20.000/mm³ no primeiro e segundo trimestres, a menos que haja sangramento clínico. No entanto, existem valores de plaquetas para trabalho de parto e parto, particularmente em caso de anestesia epidural, como 75.000 a 80.000/mm³ para partos não complicados. Níveis de plaquetas > 50.000/mm³ podem ser seguros para partos vaginais e até mesmo para cesariana.

Ao contrário da trombocitopenia gestacional benigna, em que não se espera trombocitopenia neonatal, na trombocitopenia imune os autoanticorpos responsáveis pela trombocitopenia podem atravessar a placenta. Portanto, precisa ser considerada a trombocitopenia fetal. Entretanto, os recém-nascidos de mães com trombocitopenia imune raramente desenvolvem sangramento clinicamente significativo.

Corticosteroides e imunoglobulinas são a base da terapia para trombocitopenia imune na gravidez. A resposta aos corticoides costuma ocorrer com aumento na contagem de plaquetas dentro de 3 a 7 dias após o início do tratamento. Os corticosteroides devem ser evitados no primeiro trimestre, uma vez que seu uso durante a embriogênese tem sido associado a risco aumentado de fenda labiopalatina.[35] Gestantes em uso de corticosteroides podem desenvolver diabetes gestacional ou hipertensão, devendo ser acompanhadas rigorosamente durante o pré-natal. A dose ideal de corticosteroide ainda não foi estabelecida e dependerá do grau de trombocitopenia – em geral, utiliza-se 0,5 a 1mg/kg/dia de prednisona.[16]

HEMOGLOBINOPATIAS

As hemoglobinopatias (Quadro 35.1) constituem um grupo de doenças de origem genética em que mutações nos genes que codificam a hemoglobina acarretam alterações em sua produção. Essas alterações podem ser divididas em estruturais ou de produção. Nas estruturais, a hemoglobina produzida não funciona de maneira adequada, o que leva à redução da vida útil dos glóbulos vermelhos e a outras complicações, entre as quais a doença falciforme é a mais comum. As alterações de produção resultam em redução da taxa de produção da hemoglobina, provocando graus variáveis de anemia, como nas talassemias.

Doença falciforme

A doença falciforme (DF) é a desordem hereditária mais comum no mundo (mais de 300 mil crianças a cada ano, sendo 75% dos casos na África). A prevalência de DF varia consideravelmente em diferentes comunidades étnicas, predominando na África e nas Américas. Na fisiopatologia da DF, a polimerização da hemoglobina induz as hemácias a adquirirem o formato anormal de foice e se tornarem rígidas e mais frágeis. Essas células são destruídas mais rapidamente, causando anemia hemolítica, obstrução do fluxo sanguíneo e vasoclusão em pequenos vasos, clinicamente se manifestando por crises álgicas. Outras complicações incluem síndrome torácica aguda, hipertensão pulmonar, acidente vascular encefálico,

Quadro 35.1 Níveis de hemoglobina e achados na eletroforese de hemoglobina na doença e traço falciforme

	Hb (g/dL)	Genótipo (%)				
		HbS	HbA	Hb A_2	HbF	HbC
Doença falciforme						
SS	6 a 9	> 90	0	< 3,5	< 10	0
SC	9 a 14	50	0	< 3,5	≤ 1,0	45
$S\beta^0$-talassemia	7 a 9	> 80	0	> 3,5	< 20	0
$S\beta^+$-talassemia	9 a 12	> 60	10 a 30	> 3,5	< 20	0
Traço falciforme						
AS	Normal	≤ 40	> 60	< 3,5	≤ 1,0	0
AC	Normal	0	> 60	< 3,5	< 1,0	< 40

Hb: hemoglobina; HbF: hemoglobina fetal.
Fonte: Yawn *et al.*, 2014.[17]

disfunção renal, retinopatia, úlceras de perna, colelitíase e osteonecrose. A DF está associada ao aumento da morbimortalidade desde a infância, mas melhorias no tratamento e na triagem neonatal aumentaram a expectativa de vida, que atualmente pode chegar à quinta década.

A maioria das mulheres afetadas alcança a idade reprodutiva e consegue engravidar. A gravidez em mulheres com DF está associada a aumento da morbimortalidade materno-fetal em decorrência da anemia hemolítica e de disfunções orgânicas. A anemia impacta o crescimento fetal e a vasoclusão pode interferir na nutrição placentária. Tromboembolismo pulmonar, restrição de crescimento fetal, transtornos hipertensivos da gravidez, partos pré-termo e perdas fetais são mais frequentes em gestantes com DF. Além disso, as crises vasoclusivas e outras complicações relacionadas com a doença poderão piorar a produção de hemácias e a oxigenação materno-fetal em virtude da necessidade de aumento da oferta de oxigênio nesse período.

Estudo retrospectivo relatou aumento das taxas de tromboembolismo venoso (1,5 a cinco vezes) em relação à população em geral. As gestantes com DF necessitam de mais transfusões de sangue e admissões em centro de terapia intensiva e cursam com mais situações de *near-miss* e aumento da morbimortalidade, bem como maior incidência de prematuridade e restrição de crescimento fetal. Embora o genótipo SC apresente menos complicações do que a anemia falciforme (genótipo SS) em relação à menor taxa de anemia hemolítica, as complicações vasoclusivas podem ocorrer durante a gestação e no puerpério com risco de morbimortalidade final semelhante entre os dois genótipos.[17-25]

Princípios gerais do acompanhamento da gestante com doença falciforme

Idealmente, todas as mulheres com DF devem ser acompanhadas para garantir aconselhamento reprodutivo efetivo e, na ausência de contraindicações, as gravidezes devem ser sempre planejadas. Medicações como hidroxiureia, quelantes de ferro, inibidores da enzima de conversão da angiotensina e bloqueadores do receptor da enzima angiotensina devem ser suspensas antes da gestação. Após a suspensão da hidroxiureia, recomenda-se aguardar pelo menos 3 meses para engravidar. Além disso, no período pré-concepcional é mais factível a investigação de lesões de órgãos-alvo (complicações renais, hepáticas, cardiovasculares, em especial hipertensão, e aloimunização) e dependências químicas, como abuso de narcóticos, álcool ou tabaco, bem como a discussão com a mulher sobre os riscos para sua saúde e para sua prole de uma futura gravidez e o planejamento do acompanhamento pré-natal. As mulheres com DF que planejam engravidar devem ser adequadamente orientadas sobre a importância de não utilizarem anti-inflamatórios não esteroides no primeiro trimestre de gestação em razão do risco potencial de teratogenicidade e aumento do risco de abortamento, assim como no segundo e terceiro, em virtude da redução do volume do líquido amniótico.[19] Para controle da dor são recomendados analgésicos simples, como dipirona e/ou paracetamol e, se necessário, a associação de codeína.

As grávidas com DF devem ser acompanhadas pela hematologia e obstetrícia em serviço especializado em pré-natal de alto risco e em DF, bem como encaminhadas para equipe multidisciplinar, incluindo serviço social, psicologia, odontologia e outros especialistas, se necessário.

A gravidez promove transformações corporais e psicológicas na mulher. Na gestante com DF devem ser consideradas as particularidades clínicas e outras questões relacionadas com a doença. As intercorrências podem ser graves e comprometer a evolução da gravidez. A melhor maneira de minimizar as complicações consiste em orientar as mulheres sobre o desenvolvimento da gestação, suas dificuldades e intercorrências. A importância da adesão ao acompanhamento pré-natal com obstetra e hematologista deve ser reforçada, pois contribuirá para redução de intercorrências que comprometam o resultado da gestação. Um bom relacionamento e o contato entre esses profissionais contribuirão para o manejo e o desfecho da gravidez.

A história clínica deve ser completa, com atenção especial à história obstétrica (número de partos e abortos, idade gestacional em que ocorreram, pesos dos recém-nascidos, tipos de parto e complicações durante e após as gestações ou abortos). Além da avaliação habitual (monitoramento do peso e da pressão arterial), deve-se averiguar em todas as consultas as frequências cardíaca e respiratória e a saturimetria de oxigênio (lembrando que saturação < 94% é sinal de agravo). O exame clínico deverá ser minucioso, devendo ser tratadas precocemente as infecções e as crises vasoclusivas e, se necessário, com encaminhamento a um hospital de referência.[19]

A gestante deve ter alimentação adequada, em intervalos menores e regulares, além de hidratação oral frequente, evitando extremos de temperatura e contato com pessoas doentes. Outro fator relevante é a predisposição para infecção urinária da gestante com DF. Para diminuir essa complicação, a gestante precisa ser ainda mais incentivada a se hidratar e a cuidar da higiene íntima. Além disso, o rastreamento de bacteriúria assintomática na primeira consulta de pré-natal é mandatório e, em geral, recomenda-se repetir mensalmente o exame de urina.[19]

As alterações hormonais da gravidez aumentam o risco de doenças periodontais. Assim, a gestante deve ser encaminhada para avaliação e acompanhamento odontológico, combatendo o medo e a impossibilidade de tratamento odontológico nessa fase. O acompanhamento odontológico deve ser encorajado por promover, além da atenção, o incentivo ao autocuidado com a saúde bucal, reduzindo os fatores de risco para intercorrências e infecções. A presença de doença periodontal em gestantes com DF pode aumentar a possibilidade de nascimentos pré-termo e recém-nascidos de baixo peso.

O intervalo entre as consultas deve ser individualizado de acordo com as complicações da gestante, considerando como mínimo o calendário proposto para as gestantes de risco habitual. Em geral, as gestantes com

DF necessitarão de consultas mais frequentes do que o preconizado em caso de risco habitual. No terceiro trimestre, as consultas deverão ser mais frequentes ou até mesmo semanais, conforme a necessidade levantada pelo quadro clínico da gestante.

Mulheres com DF geralmente apresentam níveis pressóricos mais baixos, e a pressão arterial deverá estar < 130/80mmHg. Essas gestantes também apresentam risco maior de hipertensão e pré-eclâmpsia e, por isso, recomendam-se 100mg de ácido acetilsalicílico a partir de 13 semanas de gestação, desde que não exista contraindicação.[19]

É fundamental que a equipe de saúde da atenção primária mantenha acompanhamento compartilhado com a atenção especializada durante toda a gestação e no puerpério. Os resultados maternos e perinatais podem ser otimizados pelo trabalho conjunto dos serviços de referência e atenção primária.[19] Caso não tenham sido executadas no período pré-concepcional, essas ações passam a ser prioritárias tão logo seja confirmado o diagnóstico da gravidez.

Recomenda-se reserva de concentrado de hemácias deleucocitadas e fenotipadas sempre que a gestante apresentar queda nos níveis de hemoglobina e necessitar de internação por intercorrências clínicas ou para parto.

Em virtude da maior predisposição para complicações tromboembólicas durante a gestação e o puerpério, em caso de internações e no pós-parto recomenda-se heparina em dose profilática, iniciada 6 horas após o parto e mantida durante o período de internação com manutenção individualizada de acordo com fatores adicionais e condições clínicas da gestante. O uso profilático de heparina durante a gestação, no pós-parto e até 6 semanas de puerpério está indicada principalmente em caso de passado prévio de trombose ou fatores adicionais que aumentem o risco de trombose.[18-20]

As questões referentes ao planejamento familiar devem ser abordadas pela equipe responsável pelo acompanhamento pré-natal. A escolha do método contraceptivo deve ser individual, mas, como o uso de estrogênios aumenta o risco de trombose, são preferidos os progestogênios isoladamente (desogestrel ou medroxiprogesterona) ou dispositivo intrauterino (DIU) com levonorgestrel (Mirena®).[19]

Exames laboratoriais específicos

Além dos exames recomendados para todas as gestantes (veja o Capítulo 6), alguns exames específicos são recomendados no acompanhamento da gestante com DF (Quadro 35.2).

Suplementação de vitaminas e minerais

- Ácido fólico na dose de 5mg/dia deve ser mantido ao longo de toda a gestação e no puerpério.
- Sulfato ferroso deve ser administrado apenas em caso de comprovação de ferropenia ou ferritina < 30ng/mL, situação pouco frequente em mulheres com DF em razão da exposição prévia a hemotransfusões e hemólise frequente. Quando indicada a suplementação de ferro, as doses são as habitualmente utilizadas na gestação.
- Zinco e vitaminas B_{12} e D podem ser utilizadas caso sejam comprovadas as deficiências. O zinco deve ser reposto na formulação de sulfato de zinco 50mg/dia.

Imunização

A atualização do calendário vacinal de todas as gestantes é fundamental. Vale ressaltar que para as grávidas com DF, além das vacinas habituais do calendário da gestação (veja o Capítulo 7), devem ser avaliadas vacinas especiais, como a pneumocócica 23 e a meningocócica C conjugada.

Quadro 35.2 Exames recomendados para acompanhamento da gestante com doença falciforme

Exame	Objetivo	Frequência
Hemograma completo com contagem de reticulócitos	Monitorar níveis de hemoglobina, grau de hemólise e infecções	Mensal
Eletroforese de hemoglobina e dosagem de hemoglobina fetal	Definir tipo de doença falciforme Monitorar percentual de hemoglobina A após transfusões	Ao diagnóstico Após cada transfusão
Ferro sérico, índice de saturação da transferrina e ferritina sérica	Avaliar reserva de ferro	Primeira consulta
Creatinina, ureia, ácido úrico, proteinúria de 24 horas, relação albumina/creatinina urinária	Avaliar função renal	Trimestral
Bilirrubinas, AST, ALT, LDH, fosfatase alcalina, GGT, albumina	Avaliar função hepática	Trimestral
Ionograma	Avaliar eletrólitos	Primeira consulta
Sorologias para Chagas, HTLV 1 e 2, citomegalovírus, rubéola	Avaliar risco de infecção congênita	Primeira consulta
Exame parasitológico de fezes	Avaliar parasitoses intestinais	Primeira consulta
Fenotipagem eritrocitária	Caracterizar antígenos sanguíneos, além do Rh	Primeira consulta, se não tiver realizado anteriormente
Pesquisa de anticorpos irregulares	Avaliar risco de aloimunização	Primeira consulta, 7 a 10 dias após cada transfusão sanguínea
Eletroforese de hemoglobina do parceiro	Prover aconselhamento reprodutivo	Uma vez

ALT: alanina aminotransferase; AST: aspartato aminotransferase; GGT: gamaglutamil transferase; HTLV: vírus linfotrófico humano; LDH: desidrogenase lática

Transfusões de sangue

As transfusões de sangue em gestantes com DF são realizadas em determinadas situações clínicas e designadas como terapêuticas ou profiláticas. A transfusão profilática é realizada para prevenir evento adverso ou complicação com morbidade potencial, como acidente vascular encefálico, e reduzir as complicações relacionadas com a doença e a gravidez (p. ex., redução da falcização das hemácias), melhorando a circulação materno-fetal com maior oferta de oxigênio para o feto. Não há consenso quanto à realização rotineira de transfusões profiláticas, pois o único estudo randomizado, conduzido na década de 1980, mostrou redução das crises vasoclusivas, mas sem diferença significativa na mortalidade materno-fetal. Alguns estudos não randomizados relatam benefícios do uso da transfusão profilática. Os riscos e benefícios dessas transfusões durante a gravidez devem ser discutidos com a gestante, o hematologista e o obstetra desde o início da assistência pré-natal.[23-26] Esses possíveis benefícios devem ter como contraponto os riscos adversos de aloimunização e reações transfusionais hemolíticas tardias. São considerados fatores importantes para a tomada de decisão:

- **Genótipo:** gestantes com anemia falciforme (Hb SS) têm mais benefícios do que as com hemoglobinopatia SC.
- **Fenótipo:** doença mais grave possivelmente irá se beneficiar mais das transfusões profiláticas (p. ex., gestantes que faziam uso de hidroxiureia antes da gestação por crises vasoclusivas graves ou síndrome torácica, gestantes com hipoxemia basal, hemoglobina basal < 7g/dL associada à história de crises vasoclusivas moderadas a graves de repetição ou síndrome torácica de repetição e cardiopatas).
- **História obstétrica:** mulheres com história prévia de abortos e natimortos de repetição podem receber mais benefícios com as transfusões profiláticas.
- **Gravidez gemelar:** em geral, essas gestações já apresentam risco maior de complicações.
- **Aloimunização:** mulheres com passado de aloimunização ou reações hemolíticas tardias apresentam aumento dos riscos de complicações materno-fetais.

São consideradas situações clínicas com indicação de transfusão terapêutica:

- Pré-eclâmpsia grave.
- Preparo pré-operatório para cesariana a ser realizada sob anestesia geral. Nessa situação, o objetivo é alcançar níveis de hemoglobina entre 9 e 10g/dL.
- Piora da anemia associada a eventos agudos, ou seja, queda da hemoglobina para < 6 a 7g/dL em gestantes com anemia falciforme (Hb SS ou Sβ0-talassemia), queda do hematócrito em mais de 20% em relação ao valor basal associada a sintomas clínicos nas gestantes com hemoglobinopatia SC ou Sβ+ talassemia.
- Complicações agudas clínicas graves relacionadas com DF, como descompensação cardíaca, septicemia/bacteremia, insuficiência renal aguda, síndrome torácica aguda ou outras disfunções orgânicas.

O tipo de sangue selecionado deve ser HbS-negativo, deleucocitado, fenotipado para Rh, Kell, e se possível para os antígenos Fya, Fyb, JKa, JKb, M, N, S e s, e compatibilizado de acordo com o resultado do painel de hemácias, se a gestante for previamente aloimunizada. Gestantes aloimunizadas deverão ser monitoradas por equipe especializada devido ao risco de aloimunização fetal e neonatal.[23-26] Nesse caso, a profilaxia transfusional estará indicada, principalmente em gestantes com anemia falciforme (Hb SS).

Devem ser realizadas transfusões simples, em caso de hematócrito < 25%, ou exsanguineotransfusão parcial, se hematócrito ≥ 25%. Utiliza-se concentrado de hemácias com HbS negativo, deleucocitado e fenotipado, se possível, para os antígenos ABO, Rh (CcDEe) e Kell. Nas gestantes aloimunizadas utiliza-se preferencialmente fenótipo estendido, sempre dialogando com o hemoterapeuta e o serviço de imuno-hematologia do banco de sangue de referência.[23-26]

Abordagem e acompanhamento das crises álgicas

O controle da crise álgica deve ser prontamente realizado com a administração de analgésicos dentro de 30 minutos após a chegada ao serviço hospitalar ou unidade de urgência. Recomenda-se que o controle da dor seja alcançado em 60 minutos após a primeira abordagem. Em caso de dor intensa, deve ser administrada morfina. Se for necessário a manutenção da morfina para controle da dor, associam-se anti-histamínicos e laxativos em razão dos efeitos colaterais da morfina. A administração de líquidos via venosa deve ser monitorada de modo a evitar desidratação, mas com cautela quanto ao risco de hiperidratação, em virtude da possibilidade de sobrecarga de volume e evolução para síndrome torácica aguda, em especial na vigência de doença renal, suspeita de pré-eclâmpsia ou complicações pulmonares.

Recomendam-se a coleta de amostra para culturas (urina, sangue) para investigação de infecções associadas e a realização de radiografia simples de tórax. A saturação de oxigênio deve ser avaliada durante toda a assistência, e, caso se mantenha < 95%, deve-se pensar na possibilidade de associação com síndrome torácica aguda ou tromboembolismo pulmonar. Se necessário manter a gestante em regime hospitalar, deve-se utilizar tromboprofilaxia durante esse período.[17,19] A Figura 35.1 apresenta a conduta terapêutica para os casos de crise de dor na DF.

Talassemias

As talassemias se referem a um grupo de desordens autossômicas recessivas com alterações na síntese das cadeias alfa ou beta da hemoglobina. Ambas apresentam características epidemiológicas diferentes e com defeitos genéticos diversos. Essas doenças são mais prevalentes em países do Mediterrâneo ou Sudeste da Ásia, mas, em virtude das migrações populacionais, podem ocorrer em outros locais.

A cadeia alfa da globina é codificada por quatro genes, e a deleção de quatro genes é incompatível com a vida, ao passo que a deleção de três genes ocasiona a doença da hemoglobina H com anemia mais intensa e a necessidade de transfusões. A deleção de dois genes acarreta leve anemia microcítica, e a deficiência de apenas um promove traço alfatalassêmico.

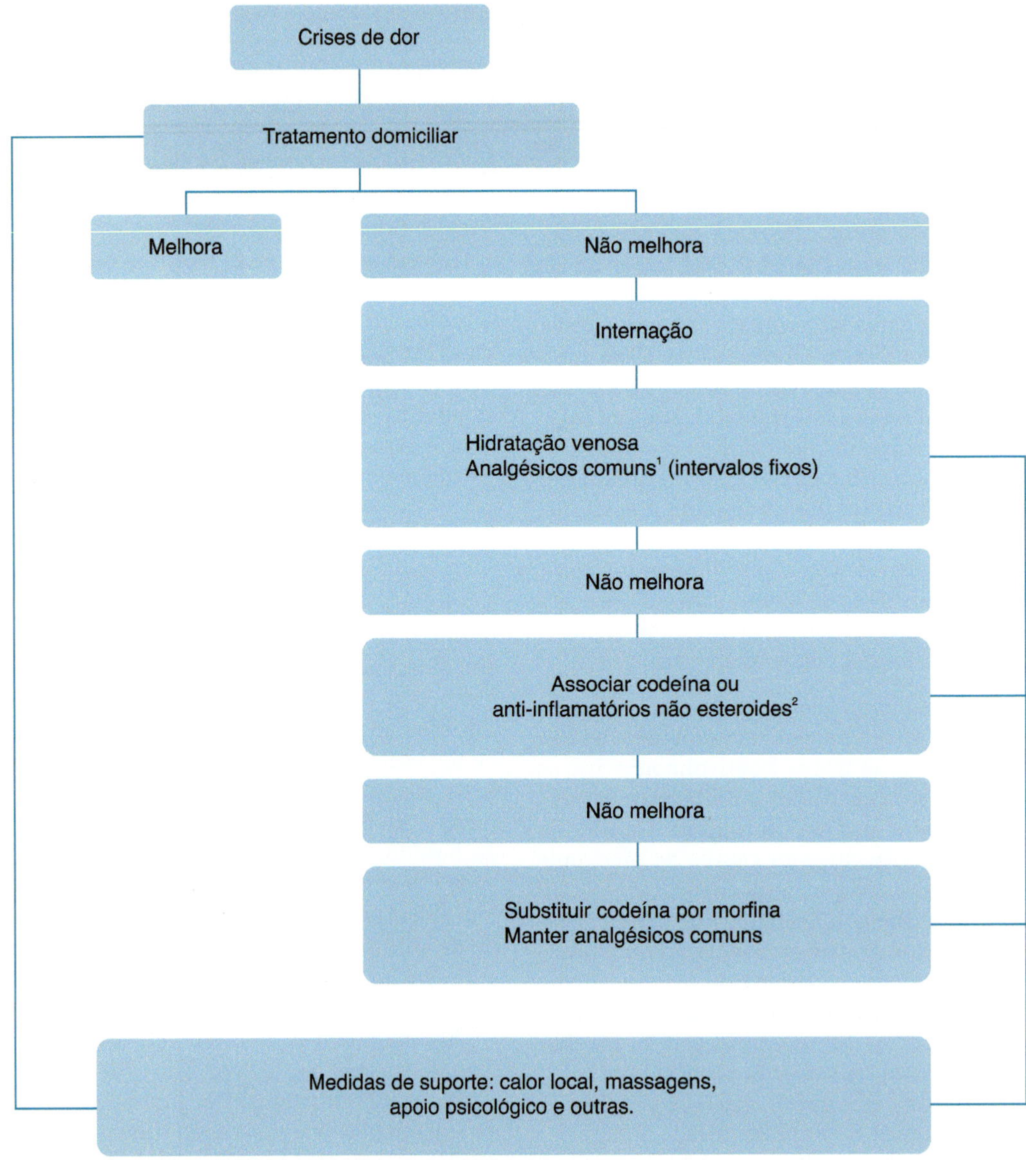

Figura 35.1 Abordagem da dor em caso de doença falciforme. ([1]Não usar ácido acetilsalicílico e anti-inflamatórios no primeiro trimestre da gestação. [2]Não usar anti-inflamatório por mais de 4 dias consecutivos ou após 32 semanas de gestação.)

Já a cadeia beta da globina é codificada por dois genes e, dependendo da deleção genética, pode ocorrer ausência completa dessa cadeia, ocasionando talassemia *major* com uma forma mais grave de anemia e necessidade de transfusões contínuas desde a infância. A depender das desordens genéticas, poderá haver a produção de alguma cadeia beta da globina, levando a uma anemia menos intensa, a chamada talassemia *intermedia*, mas que durante a gravidez, em razão da queda fisiológica dos níveis de hemoglobina, pode exigir transfusões mais frequentes.[27]

Fora da gestação, a talassemia *major* exige transfusões regulares e quelação de ferro adequada com quelantes muitas vezes associados a fim de evitar as sequelas da sobrecarga de ferro no fígado, no coração e nos órgãos endócrinos. As mulheres com talassemia *major* sem abordagem adequada da quelação de ferro podem tornar-se amenorreicas com menos chance de conseguirem uma gravidez espontânea. No acompanhamento pré-natal de gestantes com talassemia *major*, deve-se manter nível de hemoglobina > 10g/dL e ácido fólico de 5mg/dia, suspender quelantes de ferro e promover a monitoração da doença com equipe multiprofissional em razão dos riscos maternos e fetais com elevação dos riscos de partos pré-termo e restrição do crescimento fetal. As mulheres esplenectomizadas apresentam risco maior de complicações tromboembólicas e devem utilizar heparina profilática durante as internações, periparto e puerpério (pelo menos 6 semanas pós-parto).[27]

DOENÇAS HEMORRÁGICAS CONGÊNITAS NA GESTAÇÃO

Todas as gestantes com distúrbios hereditários congênitos deverão manter acompanhamento nos hemocentros do país, onde há cadastro único no *site* de coagulopatias hereditárias, e ser acompanhadas pelos obstetras em conjunto com hematologistas dos centros especializados.

Durante a gestação, os fatores da coagulação aumentam significativamente, em especial no terceiro trimestre (o fibrinogênio, os fatores VII, VIII e X e o FVW aumentam 100%) e, por isso, as mulheres com essas deficiências deverão ter seus níveis dosados para programação do preparo profilático para o parto e o puerpério, considerando o valor hemostático (Quadro 35.3). As mulheres com deficiência dos fatores da coagulação necessitam monitoramento mesmo após a alta hospitalar, pois têm incidência aumentada de hemorragia pós-parto (24 horas a 6 semanas após o parto). Por isso, são necessárias as devidas precauções durante o parto, minimizando o risco de hemorragias, como evitar o prolongamento do trabalho de parto, traumatismos genitais e perineais e procedimentos de instrumentação, como uso de fórcipe ou vácuo-extração.[28-31]

Doença de von Willebrand

A doença de von Willebrand, o distúrbio hemorrágico autossômico dominante mais frequente, é causada por defeitos quantitativos ou qualitativos do FVW, uma proteína adesiva que liga as plaquetas ao subendotélio exposto e carrega o fator VIII na circulação. Como consequência, além do defeito do FVW, também o fator VIII, a proteína deficiente na hemofilia A, pode estar reduzida de maneira variável em pessoas com a doença.

A doença de von Willebrand é classificada em três tipos: o tipo 1, o mais frequente, é causado por uma redução quantitativa de um FVW normal; o tipo 2 é caracterizado por anormalidades qualitativas do FVW e dividido em quatro subtipos (A, B, M e N), enquanto o tipo 3, o menos frequente, porém clinicamente o mais grave, é causado por uma ausência virtual de FVW. Este tipo é herdado de modo recessivo. As manifestações clínicas são representadas, principalmente, por sangramentos mucocutâneos e de tecidos moles, e a gravidade dos sintomas hemorrágicos é variável, dependendo do grau de redução do FVW e do fator VIII, além de outros fatores. Sangramentos articulares e musculares podem ocorrer tanto no tipo 3 como nos outros subtipos e, em geral, são menos intensos, mas possíveis em caso de traumas, cirurgias e pós-parto.

Os níveis do FVW e do fator VIII aumentam significativamente durante a gestação e atingem níveis máximos no terceiro trimestre (29 a 35 semanas), em especial na doença do tipo 1, em razão de fatores hormonais, como regulação pelo estrogênio, declinando a partir do terceiro ao sétimo dia de puerpério e se normalizando em 3 a 8 semanas após o parto. O risco de sangramento costuma ser maior em caso de níveis do fator VIII < 40U/dL, e a reposição deverá ser feita com concentrado de FVW.[28,29]

Idealmente, as mulheres com os tipos 1 e 2 devem realizar teste com desmopressina (DDAVP) antes da gestação e as que apresentarem resposta ao teste poderão utilizá-la – em caso de valores > 50% – após clampeamento do cordão umbilical, para evitar o risco de hiponatremia no feto. Deve-se utilizar a medicação em gestantes sem hipertensão arterial, sendo recomendada a restrição hídrica de 700mL a 1L em 24 horas para evitar os efeitos adversos do medicamento.

A DDAVP, um análogo sintético do hormônio antidiurético vasopressina, aumenta os níveis do fator VIII e do FVW nas células endoteliais. Em geral, é bem tolerada, segura e barata. A DDAVP pode ser administrada via endovenosa (0,3mcg/kg diluído em 50 a 100mL de solução salina e infundido em 30 minutos – dose máxima de 20mcg no adulto), subcutânea (0,3mcg/kg) ou intranasal (doses fixas de 300mcg em indivíduos com peso corporal ≥ 50kg e 150mcg naqueles < 50kg). Esse tratamento aumenta tanto o fator VIII como o FVW circulante três a cinco vezes acima dos níveis basais em 30 a 60 minutos – altas concentrações plasmáticas de fator VIII e FVW têm a duração de 6 a 8 horas.

A resposta da DDAVP depende, principalmente, do genótipo e do fenótipo e, por isso, é recomendada a infusão de dose-teste no momento do diagnóstico para estabelecer o padrão de resposta e sua duração. Resposta reduzida progressiva à DDAVP pode ser observada devido ao esgotamento dos estoques do FVW/fator VIII (taquifilaxia) após tratamentos repetidos (geralmente com mais de três doses). Os efeitos colaterais, atribuíveis ao efeito vasomotor da molécula, incluem taquicardia leve, rubor e dor de cabeça. A hiponatremia, principalmente em crianças < 2 anos, pode ocorrer devido às propriedades antidiuréticas da DDAVP, bem como à sobrecarga de volume, ambas evitáveis mediante a limitação da ingestão de líquidos por 24 horas após a administração de DDAVP.

Embora nenhum evento trombótico importante tenha sido relatado, o medicamento deve ser usado com cautela em cardiopatas e pessoas com doença aterosclerótica. Em geral, associa-se 1g de ácido tranexâmico (antifibrinolítico) endovenoso no momento do parto, para gestantes com fenótipo mais hemorrágico dos tipos 1, 2 e 3, podendo ser utilizado por 7 dias no puerpério e ter seu uso prolongado em caso de sangramento abundante. Gestantes com níveis de fatores < 50% e com o tipo 3 da doença deverão receber concentrado de FVW 1 hora antes do parto e nos dias subsequentes, conforme o quadro clínico: em geral, de 3 a 7 dias no puerpério, em caso de cesariana, ou de 3 a 4 dias, em caso de parto vaginal. As mulheres em uso de FVW devem fazer uso de heparina profilática no puerpério, se não apresentarem sangramento aumentado ou contraindicações.[28-33]

Portadoras do gene das hemofilias A e B

As portadoras do gene da hemofilia A deverão ser monitoradas, e aquelas que apresentarem valores < 50% deverão utilizar DDAVP, caso apresentem passado de resposta à dose-teste, e antifibrinolíticos, como ácido tranexâmico. As que apresentam níveis < 50% deverão receber o FVIII recombinante antes da anestesia peridural, devendo ser avaliada a necessidade de reposição no puerpério, além de evitados procedimentos traumáticos devido ao risco de o recém-nascido do sexo masculino ser afetado pela hemofilia, sendo essencial o acompanhamento por equipe multiprofissional preparada para evitar hemorragia, incluindo a intracerebral, no recém-nascido com risco de ter a doença.

As portadoras do gene da hemofilia B, se apresentarem valores < 50%, deverão fazer uso de concentrado de fator IX e ácido tranexâmico no perioperatório e ser avaliadas no puerpério.[29]

Deficiência congênita de outros fatores da coagulação

As mulheres com deficiências hereditárias dos fatores da coagulação enfrentam desafios hemostáticos particulares durante a gravidez, parto e puerpério. Muitos desses distúrbios são raros e herdados de maneira autossômica recessiva. A incidência aumenta em países e grupos étnicos em que são mais prevalentes os casamentos consanguíneos. É fundamental saber o valor basal do fator deficiente e solicitar a dosagem no terceiro trimestre da gestação (entre 28 e 34 semanas de gestação) – mesmo assim, em vários desses distúrbios o risco de sangramento não está bem correlacionado ao nível mensurado.

Existem diretrizes e protocolos para tratamento dessas desordens hemorrágicas raras, sendo importante verificar o risco de sangramento e obter uma história detalhada de sangramento, história familiar e história obstétrica. A conduta deverá ser individualizada e baseada em programação de profilaxia com os fatores deficientes, caso necessário, sempre mantendo boa comunicação entre a equipe multidisciplinar, incluindo hematologistas, obstetras, anestesistas e pediatras, o que é essencial para o manejo seguro do trabalho de parto, parto e puerpério.

Outras deficiências congênitas de fatores da coagulação também podem resultar em hemorragia pós-parto ou perda fetal. A deficiência do fator XI pode estar associada a aumento da taxa de abortos e hemorragia pós-parto, devendo ser realizada profilaxia com plasma fresco congelado. Do mesmo modo, pode estar indicada profilaxia para outras deficiências de fatores, como X, V e VII, caso as gestantes apresentem história hemorrágica e níveis hemostáticos baixos (Quadro 35.3).[28-33]

Deficiência de fibrinogênio

As anormalidades hereditárias do fibrinogênio podem ser subdivididas em defeitos quantitativos, quando há ausência completa (afibrinogenemia) ou redução na quantidade de fibrinogênio (hipofibrinogenemia), e qualitativos, quando o fibrinogênio produzido não funciona normalmente (disfibrinogenemia), havendo também o registro de casos com níveis baixos de fibrinogênio disfuncional (hipodisfibrinogenemia).

A fibrinogenemia é doença autossômica recessiva com prevalência estimada em um a cada 1 milhão de indivíduos. A hipofibrinogenemia pode ser herdada de maneira autossômica recessiva ou dominante. A disfibrinogenemia é um distúrbio autossômico dominante com incidência desconhecida.

As mulheres que apresentam defeitos quantitativos do fibrinogênio têm risco maior de aborto espontâneo, descolamento prematuro da placenta e hemorragia pós-parto. A capacidade do fibrinogênio de formar uma rede de fibrina estável é importante para manutenção da integridade placentária. À medida que a gravidez progride, a renovação do fibrinogênio aumenta, com a maior parte do consumo de fibrinogênio ocorrendo no leito uteroplacentário.

As mulheres com afibrinogenemia e algumas com hipofibrinogenemia (fibrinogênio < 150mg/dL) deverão iniciar o tratamento com concentrado de fibrinogênio ou infusões de crioprecipitado assim que for confirmada a gravidez. O concentrado de fibrinogênio é preferido porque o crioprecipitado não é inativado por patógenos. Até 30% das mulheres com deficiência de fibrinogênio apresentam complicações trombóticas, mais comumente aborto no primeiro trimestre, o que é comum nas gestantes com afibrinogenemia, mas menos frequente naquelas com hipo ou disfibrinogenemia.

O fibrinogênio desempenha papel importante na implantação e manutenção da integridade da placenta durante a gestação. Para gestantes com níveis de fibrinogênio < 0,5g/L, recomenda-se profilaxia com fator concentrado de fibrinogênio, inicialmente 50 a 100mg/kg, duas vezes por semana, ajustado para manter a atividade do fibrinogênio > 1g/L durante a gestação e para atingir um nível de 1,5g/L durante o trabalho de parto e por 3 dias após o parto. Mobilização precoce, manutenção de hidratação adequada e uso de meias de compressão são as recomendações para o pós-parto. Em caso de história familiar ou pessoal de doença trombótica prévia, deve ser considerada a tromboprofilaxia com heparina de baixo peso molecular.[10,32]

Deficiência do fator XIII

A deficiência do fator XIII é rara, ocorrendo em uma a cada 2 milhões de pessoas, e está associada a perdas fetais em mais de 90% dos casos. Por isso, está indicada profilaxia com concentrado de fator XIII por tempo prolongado para gestantes com deficiência grave e fenótipo hemorrágico e fator XIII < 1%. Para as gestantes com deficiência grave do fator XIII, é recomendada a profilaxia a cada 2 a 3 semanas, aumentando a dose para 40UI/kg com o objetivo de manter níveis > 20UI/dL. No momento do parto, recomenda-se uma dose adicional de 10 a 40UI/kg.[32]

A clínica das gestantes com desordens hemorrágicas é variável na maioria dos casos. Deve-se verificar o valor basal do nível de fator XIII, o que, no entanto, nem sempre está correlacionado ao quadro clínico, sendo a história clínica pregressa de sangramentos o melhor preditor de distúrbios hemorrágicos. Contudo, recomenda-se que os níveis do fator deficiente sejam avaliados no terceiro trimestre da gestação para análise da programação e da necessidade de utilização do fator profilático ou de produtos plasmáticos de acordo com a deficiência em questão (Quadro 35.3). É necessária uma maior integração com clínicos, hematologistas e obstetras para um tratamento mais adequado, mesmo em mulheres com doença de von Willebrand e portadoras do gene da hemofilia A, as quais, mesmo que apresentem níveis de fatores normalizados pela gestação, deverão receber acompanhamento clínico rigoroso durante o parto e o puerpério.

Quadro 35.3 Reposição específica de fatores nas desordens hemorrágicas congênitas no periparto

Deficiência do fator	Nível do fator	Nível do fator desejado	Recomendações
DVW tipo 1	< 50%	> 100%	Concentrado de FVW, 40 a 60UI/kg, então 20 a 40UI/kg a cada 12 a 24 horas por 3 a 5 dias, se parto vaginal, ou 5 a 7 dias, se cesariana
DVW tipos 2 e 3	< 50%	> 100%	Concentrado de FVW, 40 a 60UI/kg a cada 12 a 24 horas por 3 a 5 dias, se parto vaginal, ou 5 a 7 dias, se cesariana
Fator I (fibrinogênio)	< 0,5g/L	1 a 1,5g/L por 3 dias	Profilaxia da gravidez: concentrado de fibrinogênio, 50 a 100mg/kg duas vezes por semana para manter nível > 1g/L durante o parto e por mais 3 dias ou Crioprecipitado, 15 a 20mL/kg, ou PFC, 15 a 30mL/kg e Ácido tranexâmico, 15 a 20mg/kg EV ou 1g a cada 8 horas
Fator II	< 20% (50% a 150%)	20% a 40%	CPP, 20 a 40UI/kg, então 10 a 20UI/kg a cada 48 horas para manter níveis por pelo menos 3 dias
Fator V	< 20% (50% a 150%)	20% a 40%	PFC, 15 a 20mL/kg e, a cada 12 horas, 10mL/kg por pelo menos 3 dias Para hemorragia grave ou cesariana, avaliar transfusão de plaquetas ou DDAVP
Fator VII	< 20% (50% a 150%)	> 40%	Fator VII recombinante, 15 a 30mcg/kg a cada 4 a 6 horas por pelo menos 3 a 5 dias
Fator VIII ou IX	< 50% (50% a 150%)	> 100%	Deficiência do fator VIII: concentrado de fator VIII, 20 a 40UI/kg Deficiência do fator IX: concentrado de fator IX, 40 a 50UI/kg
Fator X	< 30% (50% a 150%)	> 40%	CPP, 10 a 20UI/kg a cada 6 horas por 3 dias ou PFC
Fator XI	< 15% a 20% (70% a 150%)	> 30% a 40%	Se fenótipo hemorrágico, concentrado de fator XI, 15 a 20UI/kg, se viável, ou PFC e ácido tranexâmico, 1g a cada 8 horas
Fator XIII	< 30% (70% a 150%)	> 20%	Concentrado de fator XIII, 20 a 40UI/kg, uma vez, ou crioprecipitado ou PFC

CPP: complexo protrombínico; DDVAP: desmopressina; DVW: doença de Von Willebrand; PFC: plasma fresco congelado.
Fonte: Kaufman *et al.*, 2015.[14]

Distúrbios congênitos das plaquetas

Trombastenia de Glanzmann

A trombastenia de Glanzmann (TG) é doença autossômica recessiva que resulta da deficiência ou de defeito dos receptores da glicoproteína plaquetária (GP) IIb/IIIa e está associada a sangramentos cutâneo-mucosos graves. O tratamento com transfusão de plaquetas frequentemente promove o desenvolvimento de aloanticorpos contra as plaquetas de doadores portadores de GPIIb/IIIa em 25% a 81% dos indivíduos com TG, tornando necessária a utilização do fator VII recombinante associado ao ácido tranexâmico.[10]

Síndrome de Bernard-Soulier

A síndrome de Bernard-Soulier (SBS) consiste em doença autossômica recessiva caracterizada por alterações plaquetárias na adesão secundária a uma deficiência do complexo GPIb-IX-V da membrana. A gravidade do sangramento é muito variável. A terapia deve ser individualizada com base no quadro clínico, transfusões de plaquetas (de preferência, aférese ou *pool*), idealmente HLA-compatíveis, deleucotizadas, e uso preventivo de ácido tranexâmico como tratamento.[10]

HEMOFILIA A ADQUIRIDA

A hemofilia A adquirida (HAA) é causada por autoanticorpo contra o fator VIII da cascata de coagulação, podendo ser idiopática ou relacionada com doença autoimune, tumores malignos, gestação, doenças alérgicas ou exposição a drogas. O tratamento consiste em controle do sangramento e terapia imunossupressora. Apresenta incidência é de uma a cada 1 milhão de pessoas por ano.

O sangramento é variável, podendo ser grave, com risco de morte, sendo os hematomas subcutâneos mais característicos dessa doença, seguidos por sangramentos musculares, gastrointestinais e geniturinários, com alteração no exame de tempo de tromboplastina parcial. O diagnóstico é estabelecido a partir da presença do inibidor quantificado pelo método de Bethesda com atividade de fator VIII reduzida (< 1% em 50% dos casos e < 5% em 7% dos casos).

O objetivo do tratamento é erradicar o autoanticorpo por meio de imunossupressão, usando corticoide (prednisona ou prednisolona), 1mg/kg/dia, como primeira linha de tratamento por 3 a 4 semanas. O monitoramento é feito por meio da quantificação do inibidor e do fator VIII. Na ausência de resposta, ou se a dosagem do inibidor for > 20UI BU e a do fator VIII < 1%, está indicada a associação de outros imunossupressores, como rituximabe ou outro agente imunossupressor. Os episódios hemorrágicos moderados a graves são tratados com agentes de *bypass*, como fator VII recombinante (90mcg/kg a cada 2 a 3 horas até o controle do sangramento) ou complexo protrombínico ativado (50 a 100UI a cada 8 a 12 horas com dose máxima de 200UI/kg/dia, de acordo com o quadro clínico).[27]

NEOPLASIAS HEMATOLÓGICAS

Como as neoplasias hematológicas acontecem em todas as idades, é possível diagnosticar e conduzir esses casos durante a gestação. O tratamento da neoplasia hematológica baseia-se no tipo histológico, no risco e gravidade da neoplasia e na idade gestacional.

Leucemia promielocítica aguda

A leucemia promielocítica aguda (LPA) tem ótimas taxas de cura, desde que tratada precocemente, sendo considerada uma urgência hematológica. Todas as gestantes devem ser tratadas de maneira imediata, independentemente da idade gestacional, por se tratar de neoplasia associada à coagulopatia intravascular disseminada.[34] Em estudo retrospectivo que envolveu gestantes tratadas apenas com ácido retinoico, apenas com quimioterapia ou com esquema combinado de ácido retinoico associado à quimioterapia, as taxas de mortalidade e de resposta oncológica foram semelhantes às encontradas em não gestantes. No entanto, as complicações fetais foram inversamente proporcionais à idade gestacional ao diagnóstico, com taxa de aborto significativamente reduzida à medida que a idade gestacional aumenta (88%, 30% e 6% no primeiro, segundo e terceiro trimestres, respectivamente). Nascimento pré-termo e síndrome de desconforto respiratório foram as principais intercorrências nos recém-nascidos vivos. Outras complicações incluíram sequência de Potter (oligodrâmnio e agenesia renal bilateral), hidronefrose bilateral, arritmias, hipoplasia pulmonar e manutenção do ducto arteriovenoso.[34]

Linfomas

Os linfomas podem acometer pessoas jovens, e seu diagnóstico durante a gravidez apresenta muitos desafios. Para a decisão quanto à introdução de tratamento com intenção curativa após o diagnóstico, devem ser considerados os riscos para a mãe e o feto em desenvolvimento.

O *linfoma de Hodgkin* (LH), um dos cânceres mais comuns na gravidez, ocorre aproximadamente em uma a cada 1.000 a 6.000 gestações,[35] com excelente taxa de cura, em especial em estádios mais precoces, e com exposição relativamente baixa à quimioterapia e à radioterapia. O estadiamento correto da gestante é essencial para adequação do número de ciclos quimioterápicos. A tomografia computadorizada com emissão de pósitrons (PET/CT) é utilizada para estadiamento e avaliação do resultado entre os ciclos de quimioterapia e ao final do tratamento, devendo ser evitada nas gestantes por falta de evidência. Uma alternativa segura para essa finalidade é a ressonância nuclear magnética.[35,36] As gestantes com LH em estágio inicial, diagnosticado no segundo e terceiro trimestres, podem, em geral, aguardar o fim da gestação para darem início à quimioterapia, especialmente se o diagnóstico for estabelecido próximo ao parto. No entanto, em caso de estágios avançados da neoplasia ou de localização tumoral que provoque sintomas significativos, é necessário iniciar o tratamento quimioterápico imediatamente.

O tratamento clássico para LH consiste na administração de adriamicina, bleomicina, vimblastina e dacarbazina (ABVD). Em função do efeito teratogênico dos quimioterápicos, sempre que possível, nos casos com diagnóstico estabelecido no primeiro trimestre, deve-se aguardar o segundo trimestre da gestação para dar início ao tratamento. A decisão nesse cenário difícil deve ser tomada em conjunto com a equipe multidisciplinar e com o aconselhamento da gestante e de seus familiares.[35]

O *linfoma não Hodgkin* (LNH) representa aproximadamente 6% de todos os casos de cânceres relacionados com a gravidez e exibe grande espectro de manifestações, sendo possível encontrar linfomas indolentes, agressivos ou muito agressivos que se originam dos linfócitos B e T, sendo o mais comum o LNH agressivo de células B (p. ex., linfoma primário do mediastino).[36] O diagnóstico e o padrão de agressividade, bem como a extensão do linfoma, são determinantes para a urgência do tratamento. A abordagem terapêutica é significativamente impactada pelo trimestre em que é estabelecido o diagnóstico. Dada a raridade do diagnóstico de linfoma na gravidez, há escassez de literatura sobre a melhor maneira de tratar esses casos complexos e faltam estudos prospectivos. O tratamento do linfoma no primeiro trimestre e a decisão sobre o momento ideal para o parto no terceiro trimestre devem ser discutidos em conjunto com a equipe. Entretanto, de modo geral, a maioria das mulheres diagnosticadas com linfoma durante a gravidez tolera bem o tratamento quimioterápico, inclusive com a possível associação do rituximabe (anti-CD20).[36]

Neoplasias mieloproliferativas

As neoplasias mieloproliferativas (NMP) representam desafios fetais e maternos únicos.[37]

Trombocitopenia essencial

A trombocitopenia essencial (TE) é clinicamente marcada por plaquetose, e 50% dos afetados apresentam a mutação somática JAKV617F. O manejo hematológico não costuma ser um problema durante a gestação, pois as plaquetas, de maneira fisiológica, tendem a reduzir de quantidade no decorrer da gestação.[37] O risco de perda fetal, trombose e complicações maternas é o principal desafio nesses casos.

Policitemia vera

A policitemia vera (PV) é caracterizada por aumento das três séries hematopoéticas, especialmente pelo aumento acentuado das hemácias. A quase totalidade dos afetados (98%) apresenta mutação somática JAKV617F, que é utilizada para o diagnóstico e está relacionada com aumento do risco trombótico em não grávidas. O acompanhamento hematológico é realizado por meio de sangrias terapêuticas seriadas com alvo de hematócrito (HT) < 45%. Essa meta não é difícil de ser alcançada, pois fisiologicamente na gestação o aumento do volume plasmático é maior do que o da massa eritrocitária, levando a um equilíbrio dos índices hematimétricos.

Assim como na TE, o risco de perda fetal e de complicação trombótica são as principais preocupações durante a gestação. A terapia com ácido acetilsalicílico, iniciada precocemente ou mantida caso a mulher já esteja em uso, promove redução do risco de perda fetal e eventos trombóticos. Não existem evidências de benefício da anticoagulação sistêmica com heparina de baixo peso molecular associada à terapia citorredutora, salvo nas doenças de alto risco. A terapia citorredutora com interferon-alfa, indicada para casos com contagem de plaquetas > 1.500.000/mm^3, trombose prévia, história de perda fetal recorrente, esplenomegalia proeminente ou controle de hematócrito abaixo do ideal com sangria terapêutica, não está disponível no Brasil. A anticoagulação sistêmica com heparina de baixo peso molecular é recomendada para gestantes com histórico de trombose venosa. Nas gestantes sem trombose prévia, o uso de anticoagulação durante o parto e no pós-parto deve ser avaliado individualmente.[37]

Leucemia mieloide crônica

Também uma neoplasia mieloproliferativa crônica originada da translocação cromossômica t(9;22)(q34;q11.2) – conhecido como cromossomo Filadélfia – que resulta em um oncogene de fusão chamado BCR-ABL, a leucemia mieloide crônica (LMC) é tratada com inibidores de tirosina quinase, sendo considerado de primeira linha o mesilato de imatinibe. Um tratamento com excelente resposta molecular, pode ser identificado por PCR em tempo real do BCR-ABL ≤ 0,1%. Os indivíduos tratados alcançam expectativa de vida próxima ao normal, alguns com remissão livre de tratamento, ou seja, manutenção da resposta molecular completa na ausência do uso dos inibidores.

Globalmente, a idade ao diagnóstico está diminuindo. Nos países em desenvolvimento, como o Brasil, a idade média ao diagnóstico é < 50 anos.[38] Consequentemente, à medida que a idade diminui, a sobrevida melhora, havendo a necessidade de uma condução mais eficaz da LMC na gravidez.

Como o uso dos inibidores de tirosina quinase no primeiro trimestre acarreta quadros de aborto e malformação, não é possível tratar a gestante com essa medicação, pelo menos nesse período da gestação. Se o diagnóstico da LMC ocorre antes da gravidez e a mulher deseja engravidar, o tratamento oncológico deve ser planejado para promover a suspensão futura – chamada TFR (remissão da doença) – o que pode levar de 3 a 5 anos, a depender da escolha do inibidor e dos resultados alcançados.[39] Quando o diagnóstico de LMC ocorre durante a gravidez, o tratamento deve ser individualizado, mas em todos os cenários o tratamento com inibidores de tirosina quinase não é iniciado, salvo quando houver risco de leucostase.[39] Quando o diagnóstico da gravidez é estabelecido durante o tratamento da LMC, os inibidores de tirosina quinase devem ser descontinuados imediatamente, sendo sugerido o acompanhamento com ultrassonografia obstétrica para avaliar o risco de malformações.[39]

O acompanhamento da LMC durante a gravidez é individualizado, pois depende da estrutura da referência oncológica para realização de PCR em tempo real do BCR-ABL e das opções de tratamento disponíveis, devendo ser sempre conduzido para equilibrar os riscos associados ao tratamento para o feto com os benefícios potenciais para a mãe.[38,39]

PÚRPURA TROMBOCITOPÊNICA TROMBÓTICA

A púrpura trombocitopênica trombótica (PTT) faz parte de um espectro de doenças classificadas como microangiopatias trombóticas, que também inclui a SHU e a síndrome HELLP, entre outras. Essas entidades clínicas apresentam alta taxa de mortalidade na ausência de diagnóstico e tratamento adequado.

A PTT é mais comum no sexo feminino (3:2), predominando em mulheres da raça negra.[40] Segundo o *Registro de PTT e SHU de Oklahoma* (*Oklahoma TTP-HUS Registry*), a gravidez representa importante causa de PTT devido à redução da expressividade de moléculas de ADAMTS-13, uma protease responsável pela clivagem do FVW.[40] A apresentação clínica da PTT se caracteriza por anemia hemolítica (com teste de Coombs indireto negativo), trombocitopenia, reticulocitose, presença de mais de 1% de esquizócitos no esfregaço de sangue periférico, além de alterações neurológicas, em geral de início súbito, e febre. As alterações laboratoriais mais importantes são a disfunção renal, mas com creatinina < 2,0mg/dL e LDH aumentado.[40,41] Em raros casos familiares, foram descritas mutações no gene de ADAMTS-13 que levam ao quadro de microangiopatia quando expostas as situações adversas, como infecção e gravidez, chamada de PTT congênita. Na forma adquirida, ocorre a ação de anticorpos contra a proteína ADAMTS-13, conhecidos como inibidores, que levam à redução importante dessa enzima, chegando a valores < 10%.[42]

Em todas as mulheres com deficiência hereditária de ADAMTS13, deve-se quantificar o ADAMTS13 durante o pré-natal e instituir profilaxia da microangiopatia com a infusão de plasma ou crioprecipitado, caso os níveis de ADAMTS13 estejam baixos.[42,43] A PTT adquirida deve ser tratada imediatamente por meio de troca plasmática (equipamento de plasmaférese), com a substituição de 1 a 1,5 volemia de plasma por sessão de plasmaférese. Esse procedimento é realizado diariamente até que a contagem de plaquetas esteja > 150×10^9/L e a LDH fique próxima do normal, valores esses sustentados por 2 a 3 dias consecutivos.[43] Então, em todas as gestantes com quadros atípicos e graves de eventos hipertensivos na gravidez e a associação de alterações hematológicas, deve-se suspeitar de microangiopatias trombóticas para iniciar tratamento precoce, pois isso impacta positivamente a morbimortalidade materno-fetal.[42]

ALOIMUNIZAÇÃO NA GESTAÇÃO

A hemoterapia é a especialidade que atua na gestão transfusional e, consequentemente, na pesquisa e identificação de anticorpos irregulares voltados contra os eritrócitos, sendo muito útil na condução do pré-natal. O teste do Coombs indireto é um teste imuno-hematológico que tem por objetivo identificar a presença de anticorpo(s) no plasma/soro do indivíduo. O teste é utilizado em banco de sangue, agências transfusionais e na rotina laboratorial com acompanhamento das gestantes.

No pré-natal, esse teste deve preferencialmente ser solicitado no primeiro trimestre, indiferentemente do grupo ABO RhD da gestante. O anticorpo com maior prevalência e importância na doença hemolítica do feto e recém-nascidos é o anti-D (veja o Capítulo 29), que deve ser tratado com muita atenção, pois há como prevenir a aloimunização com o uso correto da imunoglobulina anti-D.[44-47] No entanto, além do anticorpo anti-D, há outros anticorpos capazes de realizar hemólise nas hemácias do feto/recém-nascido.

Quando se constata a presença de um anticorpo (Coombs indireto) no pré-natal, é importante identificar a especificidade do anticorpo envolvido, a imunoglobulina relacionada e se esse anticorpo tem importância materno-fetal. Os anticorpos com importância clínica inclem o anti-C, anti-c, anti-E, anti-K, anti-Jka, anti-Jkb e anti-Fya. Outros, alguns de ocorrência natural, não são importantes no acompanhamento pré-natal, como anti-N, anti-Lea, anti-Leb e anti-A1, mas também devem ser identificados.[44-47]

Tradicionalmente, títulos de anticorpos em série são usados para detectar a sensibilização contínua. Se houve uma gravidez previamente afetada, a tendência do título não será medida confiável de aumento da sensibilização.[48] O anticorpo envolvido deverá ser titulado apenas se for clinicamente significativo na doença hemolítica.

A técnica padrão de titulação é em "tubo", sendo adequado realizar as titulações em uma mesma instituição durante todo o acompanhamento pré-natal, a fim de evitar interpretações errôneas. O *cutoff* da titulação do anticorpo também depende do anticorpo envolvido – por exemplo, em caso de gestante sensibilizada por anti-D, consideram-se perigosos títulos $\geq$ 1:16 a 1:32, enquanto as gestantes sensibilizadas por anti-K $\geq$ 1:8 apresentam risco aumentado de anemia hipoproliferativa.[48]

As gestantes podem produzir anticorpos voltados contra os antígenos plaquetários fetais, herdados do pai, levando a um quadro de trombocitopenia aloimune fetal ou neonatal (TAFN). A TAFN é condição rara (1:1.000 nascidos vivos), mas é a principal etiologia de plaquetopenia grave associada à morbmortalidade fetal e neonatal. Os antígenos plaquetários humanos (HPA) fetais estimulam a formação de anticorpos maternos contra plaquetas fetais, sendo os anticorpos mais comuns: anti-HPA 1a, anti-HPA 5b, anti-HPA 1b. Infelizmente, o preditor de TAFN é a primeira gravidez com recém-nascido com plaquetopenia inexplicada, alguns com sangramento no sistema nervoso central.

Não há consenso na realização de triagem de anticorpos plaquetários nas gestantes sem antecedentes de fetos/crianças não acometidos por TAFN. Para profilaxia secundária, as opções de tratamento pré-natal incluem imunoglobulina endovenosa materna, uso de corticosteroides, coleta de amostra de sangue fetal para contagem plaquetária e transfusão intrauterina de plaquetas, HPA-negativas ao anticorpo encontrado e parto precoce.[49]

Referências

1. Lichtman MA, Beutler E, Kaushansky K, Kipps T, Seligsohn U, Prchal J. Williams Hematology. 7 ed., New York:McGraw-Hill Professional 2010. 1856p.
2. Sun D, McLeod A, Gandhi S, Malinowski AK, Shehata N. Anemia in pregnancy: A pragmatic approach. Obstet Gynecol Surv 2017 Dec; 72(12):730-7. doi: 10.1097/OGX.0000000000000510.
3. Annamraju H, Pavord S. Anaemia in pregnancy. Br J Hosp Med (Lond) 2016 Oct; 77(10):584-8. doi: 10.12968/hmed.2016.77.10.584.
4. Horowitz KM, Ingardia CJ, Borgida AF. Anemia in pregnancy. Clin Lab Med 2013 Jun; 33(2):28191. doi: 10.1016/j.cll.2013.03.016.
5. Achebe MM, Gafter-Gvili A. How I treat anemia in pregnancy: iron, cobalamin, and folate. Blood 2017 Feb 23; 129(8):940-9. doi: 10.1182/blood-2016-08-672246.
6. Breymann C. Iron deficiency anemia in pregnancy. Semin Hematol 2015 Oct; 52(4):339-47. doi: 10.1053/j.seminhematol.2015.07.003.
7. Breymann C, Honegger C, Hösli I, Surbek D. Diagnosis and treatment of iron-deficiency anaemia in pregnancy and postpartum. Arch Gynecol Obstet 2017 Dec; 296(6):1229-34. doi: 10.1007/s00404-017-4526-2.
8. Richards T, Breymann C, Brookes MJ et al. Questions and answers on iron deficiency treatment selection and the use of intravenous iron in routine clinical practice. Ann Med 2021 Dec; 53(1):274-85. doi: 10.1080/07853890.2020.1867323.
9. Pavord S, Myers B, Robinson S, Allard S, Strong J, Oppenheimer C; British Committee for Standards in Haematology. UK guidelines on the management of iron deficiency in pregnancy. Br J Haematol 2012 Mar; 156(5):588-600. doi: 10.1111/j.1365-2141.2011.09012.x.
10. Skeith L, Mandernach MW, James AH. Consultative hematology 2: Women's health issues. Am Soc Hematol Self-Assessment Program 2022. doi: https://doi.org/10.1182/ashsap8.chapter03.
11. Riveros-Perez E, Hermesch AC, Barbour LA, Hawkins JL. Aplastic anemia during pregnancy: A review of obstetric and anesthetic considerations. Int J Womens Health 2018 Feb 28; 10:117-25. doi: 10.2147/IJWH.S149683.
12. Rovó A, Tichelli A, Dufour C; SAA-WP EBMT. Diagnosis of acquired aplastic anemia. Bone Marrow Transplant 2013 Feb; 48(2):162-7. doi: 10.1038/bmt.2012.230.
13. Scheinberg P. A new standard immunosuppression regimen in severe aplastic anemia. New Eng J Med, 2022. doi: 10.1056/NEJMe2118143.
14. Kaufman RM, Djulbegovic B, Gernsheimer T et al. Platelet transfusion: A clinical practice guideline from the AABB, Journal Article. Ann Internal Med 2015; 162(3):205-13.
15. Dale DC, Bolyard AA. An update on the diagnosis and treatment of chronic idiopathic neutropenia. Curr Opin Hematol 2017 Jan; 24(1):46-53. doi: 10.1097/MOH.0000000000000305.
16. Fogerty AE. Thrombocytopenia in pregnancy: Mechanisms and management. Transfus Med Rev 2018 Oct; 32(4):225-9. doi: 10.1016/j.tmrv.2018.08.004.
17. Yawn BP, Buchanan GR, Afenyi-Annan NA et al. Management of sickle cell disease. Summary of the 2014 evidence-based report by Expert Panel Members. JAMA 2014; 312(10):1033-48. doi: 10.1001/jama.2014.10517.
18. Smith-Whitley K. Complications in pregnant women with sickle cell disease. Hematology Am Soc Hematol Educ Program 2019 Dec 6; 2019(1):359-66. doi: 10.1182/hematology.2019000039.

19. Oteng-Ntim E, Pavord S, Howard R et al. Management of sickle cell disease in pregnancy. A British Society for Haematology Guideline. Br J Haematol 2021 Sep; 194(6):980-95. doi: 10.1111/bjh.17671.
20. Noubouossie D, Key NS. Sickle cell disease and venous thromboembolism in pregnancy and the puerperium. Thromb Res 2015 Feb; 135(Suppl 1):S46-8. doi: 10.1016/S0049-3848(15)50442-8.
21. Inparaj S, Buckingham M, Oakley L, Seed PT, Lucas S, Oteng-Ntim E. Pulmonary complications for women with sickle cell disease in pregnancy: Systematic review and meta-analysis. Thorax 2020 Jul;7 5(7):568-75. doi: 10.1136/thoraxjnl-2019-213796.
22. Boga C, Ozdogu H. Pregnancy and sickle cell disease: A review of the current literature. Crit Rev Oncol Hematol 2016 Feb; 98:364-74. doi: 10.1016/j.critrevonc.2015.11.018.
23. Han H, Hensch L, Tubman VN. Indications for transfusion in the management of sickle cell disease. Hematology Am Soc Hematol Educ Program 2021 Dec 10; 2021(1):696-703. doi: 10.1182/hematology.2021000307.
24. Yılmaz Baran Ş, Kozanoğlu İ, Korur A et al. Role of prophylactic and therapeutic red blood cell exchange in pregnancy with sickle cell disease: Maternal and perinatal outcomes. J Clin Apher 2021 Jun; 36(3):283-90. doi: 10.1002/jca.21819.
25. Whittington JR, Magann EF, Ounpraseuth ST, Chang JN, Whitcombe DD, Morrison JC. Evidence for prophylactic transfusion during pregnancy for women with sickle cell disease. South Med J 2021 Apr; 114(4):231-6. doi: 10.14423/SMJ.0000000000001233.
26. Chou ST, Alsawas M, Fasano RM et al. American Society of Hematology 2020 guidelines for sickle cell disease: Transfusion support. Blood Adv 2020 Jan 28; 4(2):327-55. doi: 10.1182/bloodadvances.2019001143.
27. Luk'yanenko V, Droogh M, Overgaard UM. Thalassaemia and pregnancy. Ugeskr Laeger 2017 Mar 20; 179(12):V04160280.
28. Katz D, Beilin Y. Disorders of coagulation in pregnancy. Br J Anaesth 2015 Dec; 115(Suppl 2):ii75-88. doi: 10.1093/bja/aev374.
29. Gernsheimer TB. Congenital and acquired bleeding disorders in pregnancy. Hematology Am Soc Hematol Educ Program 2016 Dec 2; 2016(1):232-5. doi: 10.1182/asheducation-2016.1.232.
30. Bannow BS, Konkle BA. Inherited bleeding disorders in the obstetric patient. Transfus Med Rev 2018 Oct; 32(4):237-43. doi: 10.1016/j.tmrv.2018.06.003.
31. Kouides PA. An update on the management of bleeding disorders during pregnancy. Curr Opin Hematol 2015 Sep; 22(5):397-405. doi: 10.1097/MOH.0000000000000167.
32. Pike GN, Bolton-Maggs PHB. Factor deficiencies in pregnancy. Hematol Oncology Clinics 2011; 25(2):359-78. doi:10.1016/j.hoc.2011.01.007.
33. Castaman G, James PD. Pregnancy and delivery in women with von Willebrand disease. Eur J Haematol 2019 Aug; 103(2):73-9. doi: 10.1111/ejh.13250.
34. Santolaria A, Perales A, Montesinos P, Sanz MA. Acute promyelocytic leukemia during pregnancy: A systematic review of the literature. Cancers (Basel) 2020 Apr 14; 12(4):968. doi: 10.3390/cancers12040968.
35. Eyre TA, Lau IJ, Mackillop L, Collins GP. Management and controversies of classical Hodgkin lymphoma in pregnancy. Br J Haematol 2015 Jun; 169(5):613-30. doi: 10.1111/bjh.13327.
36. Dunleavy K, McLintock C. How I treat lymphoma in pregnancy. Blood 2020; 136(19):2118-24. doi: https://doi.org/10.1182/blood.2019000961.
37. Gangat N, Tefferi A. Myeloproliferative neoplasms and pregnancy: Overview and practice recommendations. Am J Hematol 2021 Mar 1; 96(3):354-66. doi: 10.1002/ajh.26067.
38. Wang Y, Jiang L, Li B, Zhao Y. Management of chronic myeloid leukemia and pregnancy: A bibliometric analysis (2000-2020). Front Oncol 2022 Mar 7; 12:826703. doi: 10.3389/fonc.2022.826703.
39. Hochhaus A, Baccarani M, Silver RT et al. European LeukemiaNet 2020 recommendations for treating chronic myeloid leukemia. Leukemia. 2020 Apr; 34(4):966-84. doi: 10.1038/s41375-020-0776-2.
40. Gerth J, Schleussner E, Kentouche K, Busch M, Seifert M, Wolf G. Pregnancy-associated thrombotic thrombocytopenic purpura. Thromb Haemost 2009; 101(2):248-51.
41. Battinelli EM. TTP and pregnancy. Blood 2014; 123(11):1624-5. doi: https://doi.org/10.1182/blood-2014-01-549469.
42. George JN. The association of pregnancy with thrombotic thrombocytopenic purpura-hemolytic uremic syndrome. Curr Opin Hematol 2003; 10(5):339-44.
43. Padmanabhan A, Connelly-Smith L, Aqui N et al. Guidelines on the use of therapeutic apheresis in clinical practice – Evidence-based approach from the Writing Committee of the American Society for Apheresis: The Eighth Special Issue. J Clin Apher 2019 Jun; 34(3):171-354. doi: 10.1002/jca.21705.
44. Brizot ML, Nishie EN, Liao AW, Zugaib M, Simões R. Projeto diretrizes aloimunização Rh na gestação. Feder Bras Assoc Ginecol e Obst 2011 out. doi: diretrizes.amb.org.br/_BibliotecaAntiga/aloimunizacao_rh_na_gestacao.
45. Lurie S, Eliezer E, Piper I, Woliovitch I. Is antibody screening in Rh (D)-positive pregnant women necessary? J Matern Fetal Neonatal Med 2003; 14(6)404-6. doi: 10.1080/14767050412331312260.
46. Gupta GK, Balbuena-Merle R, Hendrickson JE, Tormey CA. Immunohematologic aspects of alloimmunization and alloantibody detection: A focus on pregnancy and hemolytic disease of the fetus and newborn. Transf Apher SCI 2020 Oct; 59(5):102946 doi: 10.1016/j.transci.2020.102946.
47. Dziegiel MH, Krog GR, Hansen AT et al. Laboratory monitoring of mother, fetus, and newborn in hemolytic disease of fetus and newborn. Transfus Med Hemother 2021 Sep 8; 48(5):306-15. doi: 10.1159/000518782.
48. Delaney M, Matthews DC. Hemolytic disease of the fetus and newborn: Managing the mother, fetus, and newborn. Hematology Am Soc Hematol Educ Program 2015; 2015(1):146-51. doi: https://doi.org/10.1182/asheducation-2015.1.146.
49. McQuilten ZK, Wood EM, Savoia H, Cole S. A review of pathophysiology and current treatment for neonatal alloimmune thrombocytopenia (NAIT) and introducing the Australian NAIT registry. Aust N Z J Obstet Gynaecol 2011 Jun; 51(3):191-8. doi: 10.1111/j.1479-828X.2010.01270.x.

Doenças Tromboembólicas

CAPÍTULO 36

Daniel Dias Ribeiro
Ana Flávia Leonardi Tibúrcio Ribeiro

INTRODUÇÃO

Várias alterações consideradas fisiológicas acontecem durante a gestação, o que não exclui o sistema hemostático. Define-se hemostasia como a capacidade de manter o sangue fluido em condições fisiológicas, mas pronto a responder de maneira explosiva às lesões endoteliais e formar o coágulo. A limitação da extensão do coágulo e o momento de sua dissolução também fazem parte desse equilíbrio extremamente delicado. Assim, são componentes do sistema hemostático: endotélio, plaquetas, fatores pró-coagulantes, anticoagulantes naturais, pró-fibrinolíticos e antifibrinolíticos. Duas situações clínicas que envolvem a hemostasia e a gestação são descritas na literatura: primeiro, a possível associação entre as trombofilias e as doenças vasculares da placenta e, segundo, o aumento na incidência do tromboembolismo venoso (TEV).

O termo *trombofilia* (do latim: *thrombos* e *philos*) deve ser entendido como uma tendência para o desenvolvimento de trombose na presença de algum fator predisponente, seja congênito, seja adquirido, relacionado com algum dos componentes da hemostasia (endotélio, plaquetas, fatores pró e anticoagulantes, fatores pró e antifibrinolíticos) de maneira direta ou não.[1]

Os objetivos do estudo das trombofilias nas mulheres com complicações gestacionais (doenças vasculares da placenta) são definir a causa do evento e impedir que ele se repita. As complicações gestacionais foram inicialmente consideradas manifestações clínicas da síndrome do anticorpo antifosfolípide (trombofilia adquirida mais comum). Análogas a essas manifestações das trombofilias adquiridas, na década de 1990 a associação entre trombofilias congênitas e complicações gestacionais foi descrita em estudos familiares em que os casos foram identificados devido a seu passado de TEV. Desde então, vários estudos vêm investigando a relação das trombofilias congênitas com complicações gestacionais. Entretanto, a relação de causalidade entre as trombofilias congênitas e as complicações gestacionais é cada vez mais questionada; consequentemente, o mesmo tem sido observado com a indicação do uso de anticoagulantes e/ou antiagregantes plaquetários.[2]

A hemorragia periparto ainda é a principal causa de mortalidade em países em desenvolvimento. Acredita-se que a alta prevalência das trombofilias congênitas na população mundial se deva a uma seleção natural que vem acontecendo há milênios, quando as mulheres com maior predisposição para formação do coágulo morreriam menos por sangramento durante o trabalho de parto. Fisiologicamente, há aumento de fatores pró-coagulantes e diminuição da fibrinólise durante a gestação, período em que a mulher está se "preparando" para passar por estresse hemostático (o parto).

O TEV é a terceira causa mais comum de doença cardiovascular e compreende a trombose venosa profunda e o tromboembolismo pulmonar (TEP). A taxa de incidência do TEV é de um a dois eventos para cada 1.000 pessoas ao ano na população em geral. Essas taxas diferem entre as faixas etárias e por sexo. Embora seja de aproximadamente uma para cada 10.000 pessoas ao ano antes dos 40 anos de idade, chega a uma para cada 100 pessoas ao ano entre os idosos.[3] Apesar de os homens apresentarem incidência intrínseca de primeiro evento e recorrência de TEV levemente maior em relação às mulheres, estas são expostas a risco maior durante a vida (gestação, uso de anticoncepcional oral e terapia hormonal).[4]

Com a evolução da medicina, apesar do aumento de procedimentos que desequilibram ainda mais a hemostasia (cesarianas, cateteres centrais), e a melhoria dos cuidados periparto, o sangramento deixou de ser um problema nos países desenvolvidos. Hoje, o TEV é a principal causa de morte materna nos países desenvolvidos, sendo responsável por 14,9% dos óbitos. Apesar de todos os esforços para reduzir a incidência dos eventos tromboembólicos nesse grupo de mulheres, sua frequência aumentou em 72% no período de 1998 a 2009 nos EUA.[5,6]

INCIDÊNCIA

Estima-se que de cinco a 12 mulheres em cada 10.000 gestações (da concepção ao momento do parto) irão apresentar um evento de trombose venosa – números de sete a dez vezes maiores do que em controles (mulheres não grávidas) pareados por idade.[7] O aumento da incidência dos eventos está presente desde o início da gravidez, mas vem continuamente progredindo com a evolução da gestação até atingir seu pico no período pós-parto precoce. Nesse período, o aumento em relação às mulheres não gestantes pareadas pela idade pode chegar a 84 vezes.[8-10]

A trombose de membros inferiores é três vezes mais frequente do que o TEP nas gestantes. Em contraste com as não gestantes, nas quais a incidência de trombose de membros inferiores é igual nos dois membros, nas gestantes o evento trombótico acontece no membro inferior esquerdo 85% das vezes.[11] O mecanismo que explica essa predileção é a compressão da veia ilíaca esquerda pela artéria ilíaca direita e pelo útero gravídico.

Além disso, a trombose de veias pélvicas isoladas é aproximadamente dez vezes mais frequente nas grávidas, quando comparadas às não grávidas. Em estudo de revisão, Lussana e cols.[12] chegaram a números muito semelhantes quanto à incidência de eventos tromboembólicos no pós-parto (até 6 semanas pós-parto): de três a sete eventos por 10.000 partos, sendo de 15 a 35 vezes mais frequentes quando comparados aos de mulheres pareadas por idade fora do período pós-parto. Ademais, uma em cada 1.000 mulheres vai apresentar TEV no período pós-parto, tornando a trombose venosa profunda (TVP) no período gravídico-puerperal a principal causa de mortalidade materna nos países desenvolvidos.

Um estudo realizado na Escócia, no período de 1980 a 2005 (coorte prospectiva composta por 1.475.301 mulheres), evidenciou aumento na incidência de trombose venosa durante o período gestacional com redução no pós-parto.[11] A partir de 1995, a tromboprofilaxia passou a ser recomendada no Reino Unido, especialmente após partos cirúrgicos, o que explica os achados do estudo. O aumento da incidência no período gestacional não pôde ser explicado pelos dados disponíveis no estudo, mas especula-se que a idade gestacional e a obesidade sejam as causas. A incidência global de fenômenos tromboembólicos nesse período de 26 anos foi de 13,6 a cada 10.000 gestações/partos; desses, 8,7 a cada 10.000 durante a gestação e 3,4 a cada 10.000 no pós-parto. A incidência global de trombose passou de 13,7 para 18,3 a cada 10.000. Durante a gestação, passou de 8,8 para 12,2 a cada 10 mil e, no período pós-parto, de 4,2 para 2,7 a cada 10.000. A queda de sua ocorrência no puerpério pode ser explicada pela adoção da tromboprofilaxia.

A mortalidade por TEV na gestante vem diminuindo nos países desenvolvidos e chegou a 0,79 a cada 100.000 nascidos vivos no Reino Unido. Além disso, a doença apresenta alta morbidade, e em 70% dessas mulheres algum grau de insuficiência venosa estará presente nos 5 anos que se seguem à trombose.

Já a importância das trombofilias reside na possibilidade de sua associação à maior incidência de complicações gestacionais secundárias à insuficiência placentária. A associação entre gestação e presença de trombofilias está claramente relacionada com aumento na incidência de TEV e arterial.

FISIOPATOLOGIA

Compreender a fisiopatologia da trombose na gestante é fundamental para a proposição de medidas profiláticas, e a estratificação por risco só é possível a partir desse conhecimento. A gestação e o pós-parto são momentos em que todos os elementos da tríade de Virchow estão presentes (estase venosa, lesão endotelial e hipercoagulabilidade sanguínea). A estase venosa inicia no primeiro trimestre e atinge seu pico com 36 semanas de gestação, sendo causada por vasodilatação induzida pela progesterona, compressão dos vasos pélvicos pelo útero gravídico e compressão pulsátil da veia ilíaca esquerda pela artéria ilíaca direita. A lesão endotelial ocorre durante o momento do parto vaginal ou cirúrgico. O desequilíbrio entre os pró-coagulantes e os anticoagulantes é uma alteração fisiológica preparatória para o momento do parto (estresse hemorrágico). Observam-se diminuição da proteína S e aumento da resistência à proteína C ativada, do fibrinogênio e dos fatores V, IX, X e VIII, levando ao aumento da produção de trombina. A fibrinólise também se encontra diminuída, havendo aumento do inibidor do ativador do plasminogênio 1 e 2 (PAI 1 e 2) e redução do ativador do plasminogênio tecidual (tPA).[13]

FATORES DE RISCO E TROMBOPROFILAXIA

A gestação é fator de risco independente para ocorrência do TEV e está associada à incidência cinco a seis vezes maior de trombose quando correlacionada a mulheres não grávidas pareadas pela idade. O risco de TEV deve ser sempre individualizado, pois fatores como idade (> 35 anos), índice de massa corporal (> 29kg/m^2), paridade (acima de quatro gestações prévias), tipo de parto (risco maior com cesariana) e presença ou não de trombofilias e de história pregressa ou familiar de trombose venosa interferem nessa avaliação. Cabe ressaltar que a circunstância e o número de eventos tromboembólicos interferem no risco de recorrência durante e após o término da gestação. Eventos prévios de trombose provocados pelo uso de hormônio feminino ou gestação estão associados a risco maior de recorrência, quando comparados a eventos não provocados ou provocados por fatores não hormonais.[14-16]

Fatores de risco específicos para TEV pré e pós-parto foram identificados e provavelmente têm relação causal com os eventos. O Quadro 36.1 apresenta esses fatores e sua relação com o aumento do risco de trombose.

Quadro 36.1 Fatores de risco para tromboembolismo venoso

Fatores de risco	Razão das chances (IC95%)
Gestação e pós-parto	
Trombofilia	51,8 (38,7 a 69,2)
TV prévia	24,8 (17,1 a 36,0)
História familiar de TV	3,9*
TVS	10,0 (1,3 a 78,1)
IMC > 25kg/m²†	1,8 (1,3 a 2,4)
Imobilização periparto	7,7 (3,2 a 19,0)
Drepanocitose	6,7 (4,4 a 10,1)
Doença cardíaca	7,1 (6,2 a 8,3)
Varizes	2,4 (1,04 a 5,4)
Lúpus eritematoso sistêmico	8,7 (5,8 a 13,0)
IMC > 25kg/m²† e imobilização periparto	62,3 (11,5 a 337,6)
Gestação	
Reprodução assistida	4,3 (2,0 a 9,4)
Gemelar	2,6 (1,1 a 6,2)
Tabagismo	2,1 (1,3 a 3,4)
Pós-parto	
Hemorragia (sem cirurgia)	4,1 (2,3 a 7,3)
Hemorragia (com cirurgia)	12,1 (3,9 a 36,9)
Infecção (parto natural)	20,2 (6,4 a 63,5)
Infecção (parto cirúrgico)	6,2 (2,4 a 26,3)
RCF	3,8 (1,4 a 10,2)
Pré-eclâmpsia	3,1 (1,8 a 5,3)
Pré-eclâmpsia e RCF	5,8 (2,1 a 16,0)
Parto cirúrgico de emergência	2,7 (1,8 a 4,1)
Outros possíveis fatores de risco	
Parto cirúrgico	2,1 (1,8 a 2,4)
Idade > 35 anos	2,1 (2,0 a 2,3)
Paridade	

IC: intervalo de confiança; IMC: índice de massa corporal; RCF: restrição de crescimento fetal; TV: trombose venosa; TVS: trombose venosa superficial.
* Intervalos de confiança não reportados no estudo.
† IMC no momento da primeira consulta pré-natal.

As recomendações para tromboprofilaxia em gestantes submetidas a parto vaginal têm focado naquelas consideradas de alto risco para trombose: as trombofílicas e as com passado de trombose venosa. Entretanto, a prevalência de fatores de risco para trombose tem aumentado entre as gestantes, como obesidade, idade gestacional avançada e redução da morbimortalidade das portadoras de várias doenças crônicas. O Quadro 36.2 lista as recomendações adotadas atualmente no Reino Unido.

A tromboprofilaxia pode ser considerada segura e benéfica apenas quando o número de eventos tromboembólicos evitados supera os possíveis eventos adversos do medicamento utilizado – nesse caso, os sangramentos. Esse equilíbrio é ainda mais difícil de ser avaliado, uma vez que a ausência de tromboprofilaxia pode resultar em evento tromboembólico que será necessariamente tratado com anticoagulação plena, situação em que o risco de sangramento é maior do que quando são usadas doses profiláticas. Os Quadros 36.2 e 36.3 listam os critérios de avaliação e sugestão das condutas apropriadas para tromboprofilaxia na gestação e no puerpério, enquanto o Quadro 36.4 mostra as doses de heparina de baixo peso molecular que devem ser empregadas na tromboprofilaxia segundo o peso da mulher.

A identificação dos fatores de risco para complicações gestacionais e a relação de causalidade entre as trombofilias e as complicações gestacionais são temas bastante controversos. A definição das relações de causa ou associação é por si só um tema complicado. A associação entre duas variáveis significa que a probabilidade de ocorrência de uma depende da ocorrência da outra ou de mais variáveis. A associação estatística entre duas variáveis pode ter ou não natureza causal. A definição da causa de uma doença implica a presença de evento, condição ou característica que precede a doença e sem o qual ela não aconteceria, ou pelo menos não naquele momento. Entretanto, a grande maioria das doenças conta com o componente de multicausalidade. A maior evidência da relação de causa seria um experimento em que a introdução ou a remoção do agente mudaria o desfecho. Desse modo, a única maneira de comprovar realmente uma relação causal seria representada pela situação hipotética de uma mulher que teria uma "vida" com trombofilia e outra "vida" sob as mesmas condições, mas sem trombofilia e as complicações gestacionais avaliadas.

Os estudos observacionais são considerados métodos válidos para o estabelecimento dessas relações de causalidade, e estudos experimentais randomizados são absolutamente necessários para estabelecer se as terapias são benéficas para as mulheres com trombofilias e complicações gestacionais.[17] Outro problema nos estudos consiste na falta de padronização quanto à definição das complicações gestacionais, sendo muito comuns definições diferentes do que seja um abortamento de repetição precoce, por exemplo.

As associações entre as trombofilias tendem a ser mais fortes quando as complicações gestacionais são mais graves (abortamentos de repetição ou perdas gestacionais tardias) e quando as outras causas são afastadas (infecciosas, cromossômicas, hormonais, imunológicas e anormalidades anatômicas uterinas).

Quadro 36.2 Tromboprofilaxia obstétrica – avaliação de risco e condutas pré-parto

Critério de avaliação	Sugestão de condutas apropriadas
Realizar avaliação nas consultas médicas e repetir em caso de internação hospitalar	
Qualquer evento tromboembólico venoso prévio, exceto os eventos únicos provocados por cirurgia	**Alto risco** Tromboprofilaxia com heparina de baixo peso molecular durante a gestação
• Admissão em ambiente hospitalar (durante a internação) • Tromboembolismo venoso prévio provocado por cirurgia • Trombofilia de alto risco sem passado de trombose • Comorbidades clínicas: câncer, insuficiência cardíaca, lúpus eritematoso ativo, doença inflamatória intestinal, poliarteriopatia inflamatória, síndrome nefrótica, diabetes *mellitus* tipo 1 com nefropatia e doença falciforme • Qualquer evento cirúrgico (somente no perioperatório) • Síndrome de hipersecreção ovariana (somente no primeiro trimestre)	**Risco intermediário** Considerar tromboprofilaxia com heparina de baixo peso molecular durante a gestação
• Obesidade, índice de massa corporal > 30kg/m^2 • Idade > 35 anos • Paridade ≥ 3 • Tabagismo • Varizes calibrosas • Pré-eclâmpsia atual • Imobilidade ≥ 3 dias • História familiar de trombose venosa não provocada ou provocada por estrogênio em parentes de primeiro grau • Trombofilia de baixo risco • Gestação múltipla • Reprodução assistida/fertilização *in vitro*	**Presença de quatro ou mais fatores de risco** Tromboprofilaxia desde o primeiro trimestre com heparina de baixo peso molecular **Presença de três fatores de risco** Tromboprofilaxia a partir de 28 semanas de gestação com heparina de baixo peso molecular **Baixo risco (menos de três fatores de risco)** Mobilização e evitar desidratação

Fonte: adaptado de Nelson-Piercy *et al.*, 2015.[16]

Quadro 36.3 Tromboprofilaxia obstétrica – avaliação de risco e condutas pós-parto

Critério de avaliação	Sugestão de condutas apropriadas
Realizar avaliação no pré-parto imediato e pós-parto	
• Qualquer evento tromboembólico venoso prévio, exceto os eventos únicos provocados por cirurgia • Qualquer gestante que fez uso de heparina de baixo peso molecular durante o período pré-natal • Trombofilias de alto risco • Trombofilias de baixo risco e história familiar de trombose	**Alto risco** Tromboprofilaxia com heparina de baixo peso molecular durante a gestação
• Cesariana de urgência • Obesidade, índice de massa corporal > 40kg/m^2 • Readmissão ou internação prolongada (> 3 dias) no pós-parto • Qualquer procedimento cirúrgico no pós-parto, exceto reparo perineal imediato • Comorbidades clínicas: câncer, insuficiência cardíaca, lúpus eritematoso ativo, doença inflamatória intestinal, poliarteriopatia inflamatória, síndrome nefrótica, diabetes *mellitus* tipo 1 com nefropatia e doença falciforme	**Risco intermediário** Tromboprofilaxia com heparina de baixo peso molecular por pelo menos 10 dias Considerar estender a profilaxia por mais tempo se fatores de risco, como infecção de ferida e admissão prolongada ou cirurgia pós-parto A mesma recomendação em caso de mais de três fatores de risco
• Obesidade, índice de massa corporal > 30kg/m^2 • Idade > 35 anos • Paridade ≥ 3 • Tabagismo • Varizes calibrosas • Cesariana eletiva • Imobilidade ≥ 3 dias • História familiar de trombose venosa • Infecção sistêmica corrente • Trombofilia de baixo risco • Gestação múltipla • Reprodução assistida/fertilização *in vitro* • Pré-eclâmpsia corrente • Prematuridade (< 37 semanas) • Natimorto • Trabalho de parto com mais de 24 horas de duração • Necessidade de transfusão de hemocomponente • Hemorragia pós-parto (> 1 litro)	**Presença de dois ou mais fatores de risco** Tromboprofilaxia com heparina de baixo peso molecular por pelo menos 10 dias Considerar estender a profilaxia por mais tempo se fatores de risco, como infecção de ferida e admissão prolongada ou cirurgia pós-parto **Baixo risco (menos de dois fatores de risco)** Mobilização e evitar desidratação

Fonte: adaptado de Nelson-Piercy *et al.*, 2015.[16]

Quadro 36.4 Tromboprofilaxia – doses sugeridas no pré e pós-parto

Peso (kg)	Enoxaparina	Deltaparina
< 50	20mg/dia	2.500 unidades/dia
50 a 90	40mg/dia	5.000 unidades/dia
91 a 130	60mg/dia	7.500 unidades/dia
131 a 170	80mg/dia*	10.000 unidades/dia
> 170	0,6mg/kg/dia*	75UI/kg/dia
Altas doses profiláticas – 50 a 90	40mg a cada 12 horas	5.000 unidades a cada 12 horas

* Pode ser administrada em doses divididas (a cada 12 horas).
Fonte: adaptado de Nelson-Piercy *et al.*, 2015.[16]

CRITÉRIOS DIAGNÓSTICOS DO TROMBOEMBOLISMO VENOSO

Por se tratar de uma das principais causas de morte materna no Ocidente, com incidência de uma morte a cada 100.000 partos ao ano, associado ao fato de sinais e sintomas de trombose venosa profunda (TVP) de membros inferiores e da embolia pulmonar se confundirem com sintomas fisiologicamente causados pela gestação, o limiar para suspeição deve ser muito elevado. Enquanto o diagnóstico de TEP é confirmado em 15% a 20% das mulheres não gestantes com suspeita clínica, nas gestantes essa confirmação ocorre em aproximadamente 5% dos casos.[18]

A abordagem para diagnóstico da embolia pulmonar não foi validada em gestantes. As recomendações atuais foram baseadas em alguns poucos estudos realizados com gestantes e no conhecimento já produzido com a população em geral.[19] O principal desafio consiste em reduzir a frequência de erros no diagnóstico, ou seja, os falso-positivos e falso-negativos. Um episódio de TEV, quando não tratado, tem mortalidade de 30%, diminuindo para menos de 8% quando instituído o tratamento adequado. Resultado falso-positivo para TEV na gestante é uma situação associada a grandes transtornos, uma vez que essas mulheres passarão a apresentar restrições quanto ao uso de anticoncepcional oral e terapia hormonal e deverão receber tromboprofilaxia em diversas situações, inclusive em gestações futuras, além de desenvolverem o risco de sangramento aumentado no peri e pós-parto devido ao uso de anticoagulantes. Como o TEP é responsável por uma elevada mortalidade, o tratamento deve ser instituído até que o diagnóstico seja afastado nos casos de suspeita clínica.

A avaliação clínica pré-teste e as regras quanto à decisão clínica não foram validadas em gestantes, sendo sua utilidade limitada nesse grupo, já que várias das alterações clínicas utilizadas são muito mais frequentes na gestante e não são necessariamente patológicas (edema de membros inferiores, dispneia e taquicardia). Aproximadamente 90% das gestantes vão apresentar desconforto e edema de membro inferior (mais frequentemente à esquerda); dores pélvicas e abdominais baixas isoladas podem indicar a presença de trombose pélvica.[20]

As ferramentas diagnósticas não relacionadas com métodos de imagem também apresentam maiores limitações nesse grupo. Entre elas, merece destaque o dímero D, teste extremamente importante quando utilizado em associação a parâmetros clínicos para exclusão de fenômenos tromboembólicos na população não gestante (alto valor preditivo negativo). Nesse grupo específico, no entanto, sua especificidade é ainda menor, pois a elevação do dímero D é fisiológica desde a gestação até aproximadamente 6 semanas após o parto. Apesar de estudos recentes demonstrarem valor preditivo negativo alto nessa população, ainda é necessária a replicação desses resultados para validação do teste.[11]

Estudos que validaram o uso de modelos de predição clínico ou dímero D para descartar embolia sem o uso de exames de imagens durante a gravidez são escassos, e sua segurança é questionável. A embolia pulmonar pôde ser descartada sem angiotomografia computadorizada em apenas 16% das mulheres grávidas com base no dímero D e no *duplex scan* venoso de ambas as pernas. Portanto, a avaliação diagnóstica de mulheres grávidas com suspeita de embolia pulmonar depende, principalmente, da imagem do tórax (ou seja, angiotomografia computadorizada pulmonar ou cintilografia de ventilação-perfusão), com dano potencial associado para a mãe e para o feto em razão da exposição ao contraste endovenoso e à radiação ionizante. Em virtude da falta de fortes evidências para utilização dos algoritmos de diagnóstico, não há consenso entre as diretrizes internacionais sobre a abordagem a ser adotada para diagnóstico de embolia durante a gravidez.[18]

O algoritmo YEARS adaptado para gestantes, publicado em março de 2019, considera três critérios da história clínica associados à dosagem do dímero D:

- Presença de sinais e sintomas de trombose venosa profunda de membro inferior.
- Presença de hemoptoicos.
- Embolia pulmonar, considerada pelo médico assistente o diagnóstico mais provável em razão dos sinais e sintomas.

Quando a gestante não apresenta nenhum dos três critérios associados ao dímero D < 1.000ng/mL, o escore YEARS mostra-se capaz de excluir com segurança TEP, com diminuição significativa da necessidade de exames de imagem dos pulmões (39%).[18] Entretanto, ainda não foi realizada a validação externa desse escore (Figura 36.1).

Estudo similar, publicado em 2018 (escore de Genebra), obteve sucesso com a avaliação da probabilidade clínica pré-teste e do dímero D, além do *duplex scan* de

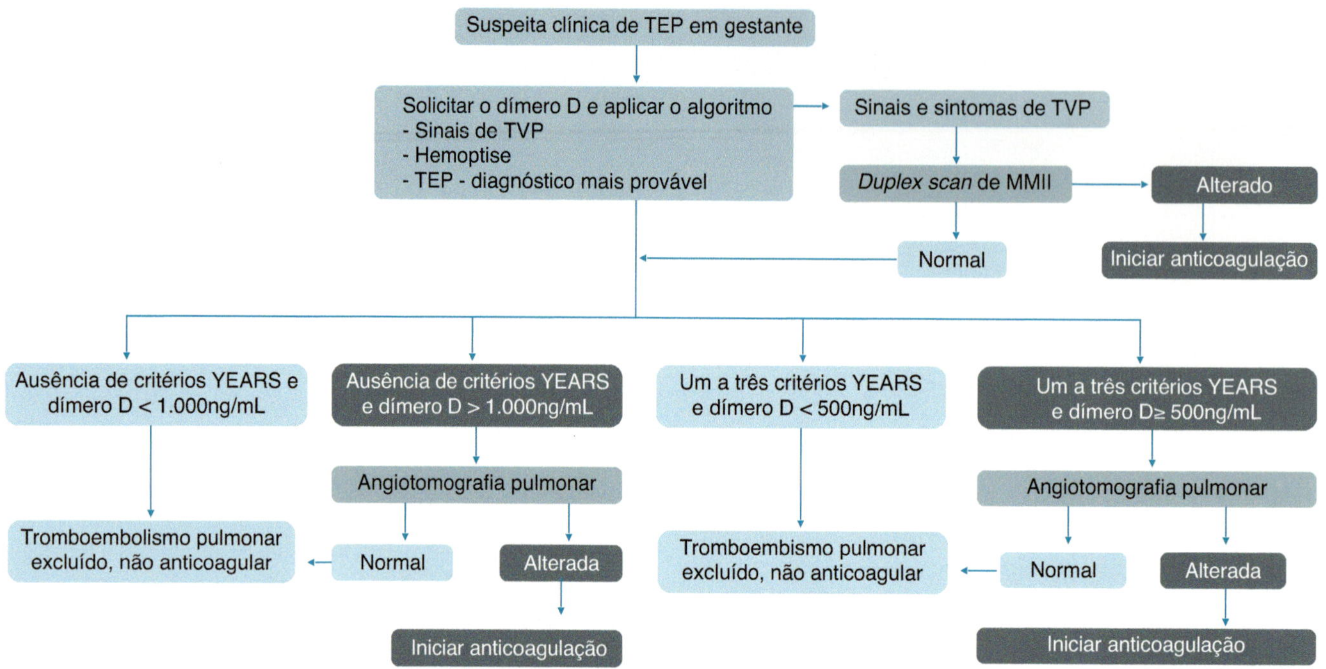

Figura 36.1 Algoritmo YEARS adaptado para gestantes. (*MMII*: membros inferiores; *TEP*: tromboembolismo pulmonar; *TVP*: trombose venosa profunda.) (Reproduzida de van der Pol *et al.*, 2019.[18])

membros inferiores, antes da realização de qualquer exame de imagem (Figura 36.2).[21]

A grande preocupação com os métodos de imagem nessa população está relacionada com os riscos de teratogenicidade e os efeitos oncogênicos da radiação. A literatura disponível sugere que a dose mínima para causar efeitos teratogênicos é de 0,05 a 0,25Gy em camundongos, de 0,25 a 0,50Gy em mamíferos não humanos e de 0,10 a 0,25Gy em ratos. Com bases nesses estudos, o limite definido acima do qual é possível a ocorrência de efeitos deletérios para o feto em humanos é de 0,1Gy. As doses de radiação que levam à oncogenicidade

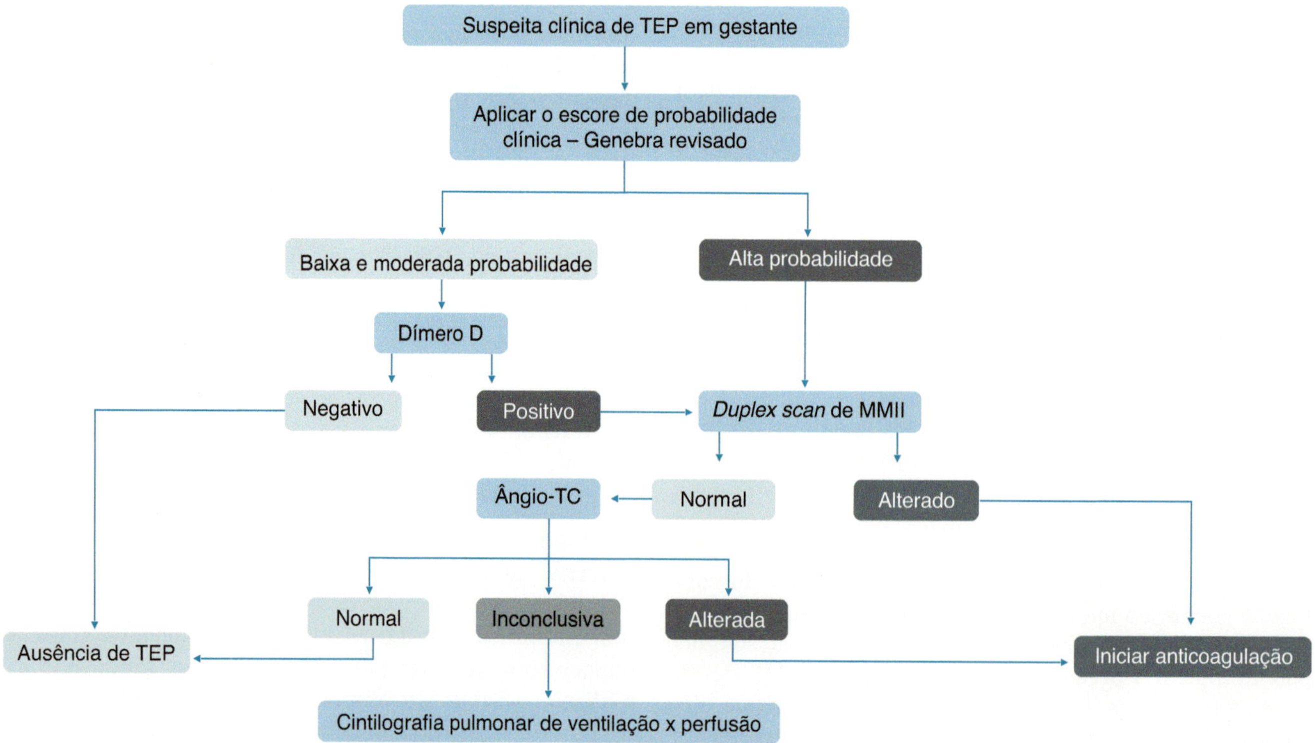

Figura 36.2 Algoritmo utilizando o escore de Genebra revisado. (*MMII*: membros inferiores; *TC*: tomografia computadorizada; *TEP*: tromboembolismo pulmonar.) (Reproduzida de Righini *et al.*, 2018.[21])

Quadro 36.5 Métodos de imagem e doses de radiação

Método	Dose de radiação (Gy)
Radiografia de tórax	0,000001
Cintilografia de ventilação	0,00028 a 0,00051*
Cintilografia de perfusão	0,00014 a 0,00025
Angiotomografia pulmonar	0,000003 a 0,000131†
Arteriografia pulmonar	< 0,0005 (via braquial)
	0,002 a 0,003 (via femoral)
Tomografia de membros inferiores‡	> 0,05
Venografia de membros inferiores	0,006

* Depende do agente utilizado.
† As doses podem ser maiores de acordo com o protocolo utilizado, tipo de *scanner*, idade gestacional e método adotado para estimativa da exposição à radiação.
‡ Com ênfase no sistema venoso.

intrauterina parecem ter limites diferentes, e é possível que aumente a incidência de câncer na infância quando o feto é exposto a 0,01Gy de radiação – acima do normal. O Quadro 36.5 apresenta a dose de radiação dos métodos de imagem utilizados para diagnóstico do TEV.

A cintilografia de ventilação/perfusão tem sido a base para o diagnóstico da embolia pulmonar há décadas. Quando interpretada como normal, tem alto valor preditivo negativo (96% em não gestantes), sendo, portanto, capaz de excluir com segurança a embolia. Entretanto, o valor preditivo positivo é dependente da classificação clínica pré-teste: alta probabilidade clínica pré-teste confere valor preditivo positivo de 96%, mas em caso de baixa probabilidade, o valor cai para 56%. Como a frequência de embolia pulmonar é de apenas 10% a 15% nas gestantes com suspeita clínica, o valor preditivo positivo nesse grupo específico é menor do que na população em geral. Ao mesmo tempo, a baixa prevalência de embolia aumenta o valor preditivo negativo da cintilografia normal. A frequência das cintilografias interpretadas como normais é de 70% nas gestantes, mas 21% são interpretadas como não diagnósticas, tornando necessária a realização de novos exames com consequente exposição a mais radiação.

Uma grande vantagem da angiotomografia pulmonar sobre a cintilografia é a possibilidade de estabelecer diagnósticos alternativos. Até o momento, não existem estudos que tenham avaliado a acurácia e os desfechos da angiotomografia em gestantes. A exposição do feto à radiação assemelha-se à da cintilografia, mas pode variar de acordo com o protocolo e o aparelho utilizados. Entretanto, a radiação a que é exposto o tecido mamário materno é 150 vezes maior do que na cintilografia, sendo esse valor reduzido pela metade caso sejam utilizadas as proteções adequadas. Uma possível desvantagem da angiotomografia em relação à cintilografia é a possibilidade de diagnóstico de TEP subsegmentares, já que ainda não existe consenso sobre a importância e a necessidade de tratamento desses casos.

O achado de TVP de membros inferiores pelo *duplex scan* acontece em 23% a 51% das pessoas com embolia pulmonar, muitos deles sem sintomas de trombose em membros inferiores. Por se tratar de método não invasivo e sem exposição à radiação, alguns autores o recomendam como primeiro passo em caso de suspeita clínica de embolia pulmonar. Deve-se ter em mente que as tromboses pélvicas (mais frequentes nas gestantes do que na população em geral) aumentam a chance de testes falso-negativos, e a lentificação do fluxo sanguíneo decorrente da própria gravidez aumenta o risco de resultados falso-positivos.[13]

As Figuras 36.3 a 36.6 oferecem sugestões de fluxogramas para diagnóstico do TEV em gestantes (a Figura 36.3 aborda inicialmente o diagnóstico de TVP e as subsequentes o diagnóstico de TEP). A escolha entre iniciar o diagnóstico pela cintilografia ou pela angiotomografia pode ser baseada na gravidade do quadro. Por ser capaz de excluir outras causas para o quadro pulmonar, a angiotomografia deve ser o primeiro passo nas gestantes mais graves e a cintilografia o método de preferência em caso de estabilidade clínica, diminuindo, assim, o diagnóstico das embolias subsegmentares e a exposição aumentada do tecido mamário das mulheres à radiação.[21,22]

TROMBOFILIAS

Como as trombofilias identificadas por meio de exames laboratoriais podem estar presentes em até 50% das pessoas com trombose venosa,[23] sua identificação passou a integrar a avaliação desses indivíduos após o primeiro evento trombótico. Os potenciais benefícios do diagnóstico laboratorial de trombofilia incluem a oportunidade de elucidar o fator associado à ocorrência da trombose, a possibilidade de orientar e acompanhar as pessoas assintomáticas da família afetada e, em algumas situações, ajudar a definir o tempo de anticoagulação.

Por outro lado, existem desvantagens na realização de testes para trombofilia. A maioria das trombofilias hereditárias associa-se a risco baixo de recorrência após um primeiro episódio de trombose venosa; portanto, sua pesquisa é questionável, uma vez que a conduta, na maioria das vezes, não será modificada com base nos resultados.[24-26] No entanto, na prática clínica esses testes

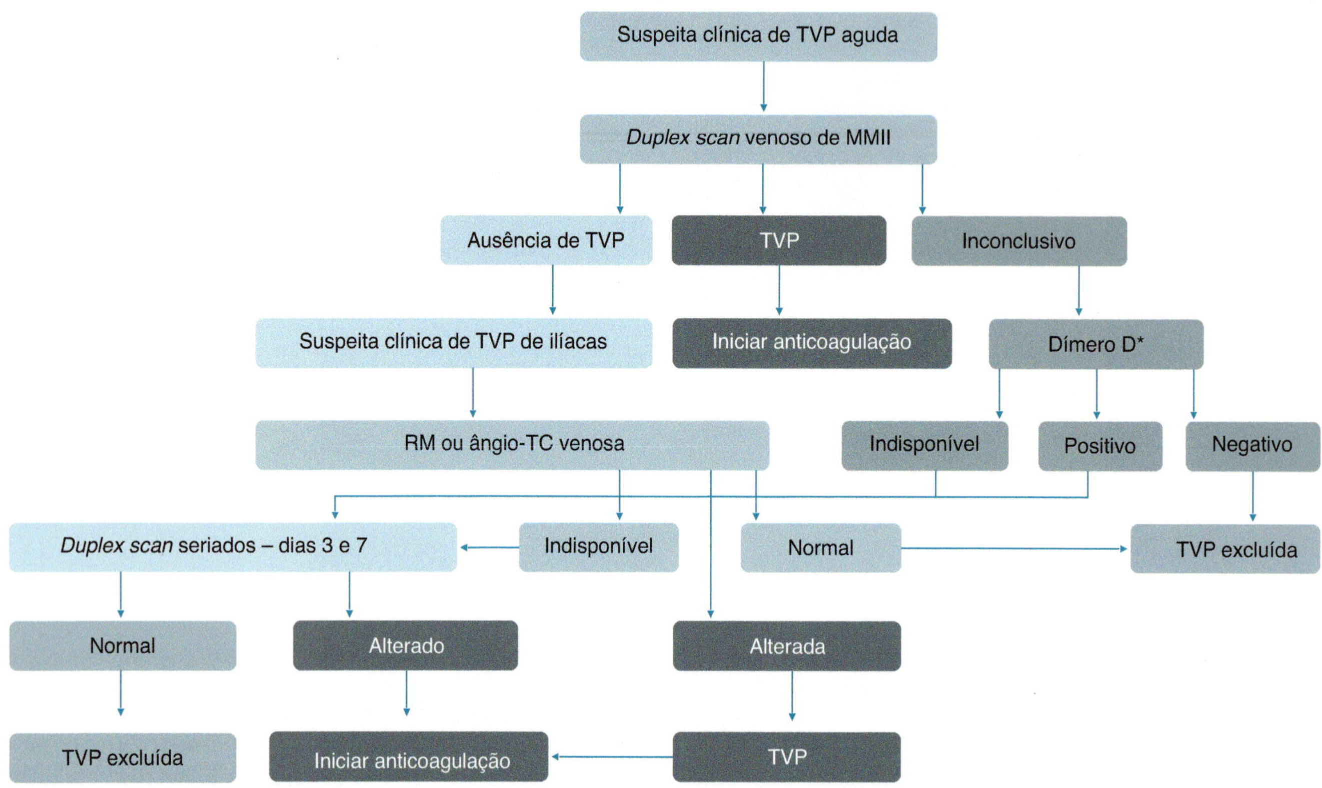

Figura 36.3 Fluxograma para diagnóstico de trombose venosa profunda em gestantes. (*MMII*: membros inferiores; *TC*: tomografia computadorizada; *TVP*: trombose venosa profunda; *RM*: ressonância magnética; *: dímero D de alta sensibilidade.)

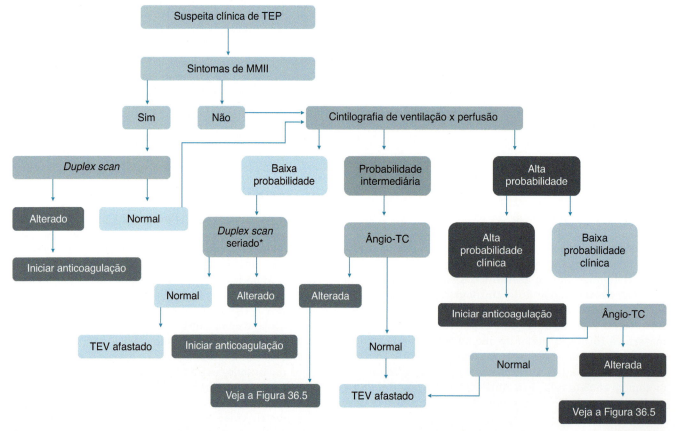

Figura 36.4 Fluxograma para diagnóstico de tromboembolismo pulmonar em gestantes utilizando a cintilografia como primeiro método diagnóstico. (*MMII*: membros inferiores; *TC*: tomografia computadorizada; *TEP*: tromboembolismo pulmonar; *TEV*: tromboembolismo venoso; *: repetir o *duplex scan* nos dias 1 e 7.)

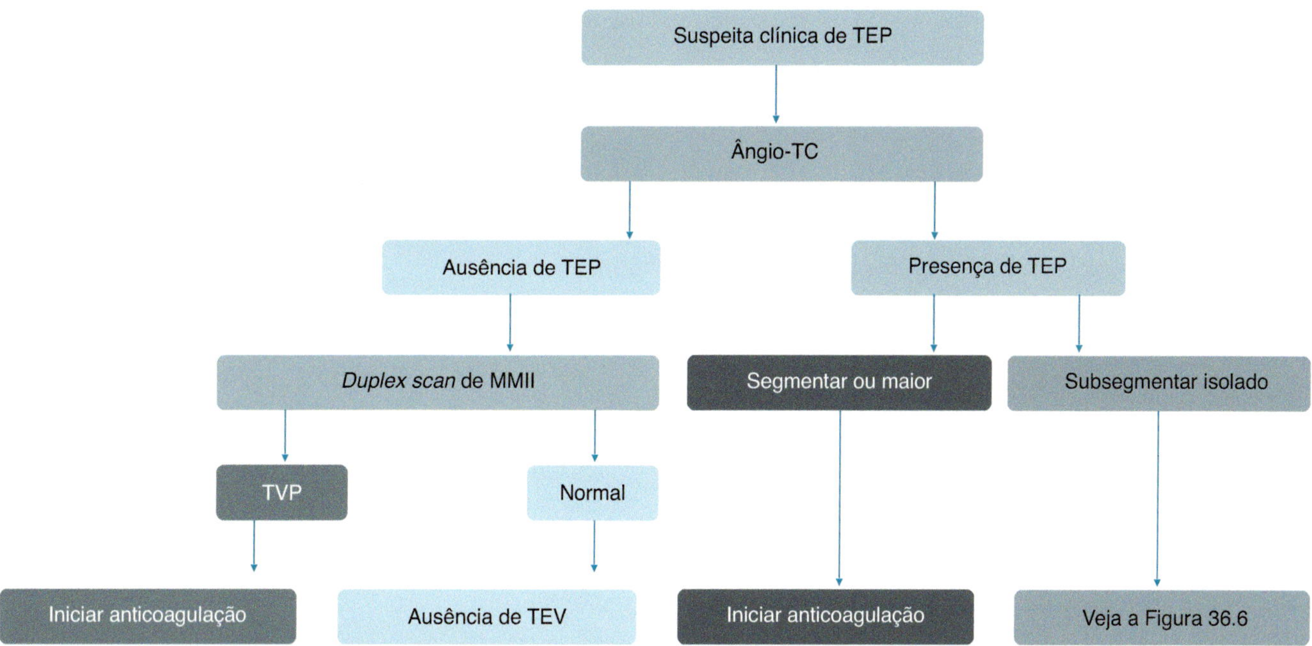

Figura 36.5 Fluxograma para diagnóstico de tromboembolismo pulmonar em gestantes utilizando a angiotomografia como primeiro método diagnóstico, quando não é possível a realização de dímero D. (*MMII*: membros inferiores; *TC*: tomografia computadorizada; *TEP*: tromboembolismo pulmonar; *TEV*: tromboembolismo venoso; *TVP*: trombose venosa profunda.)

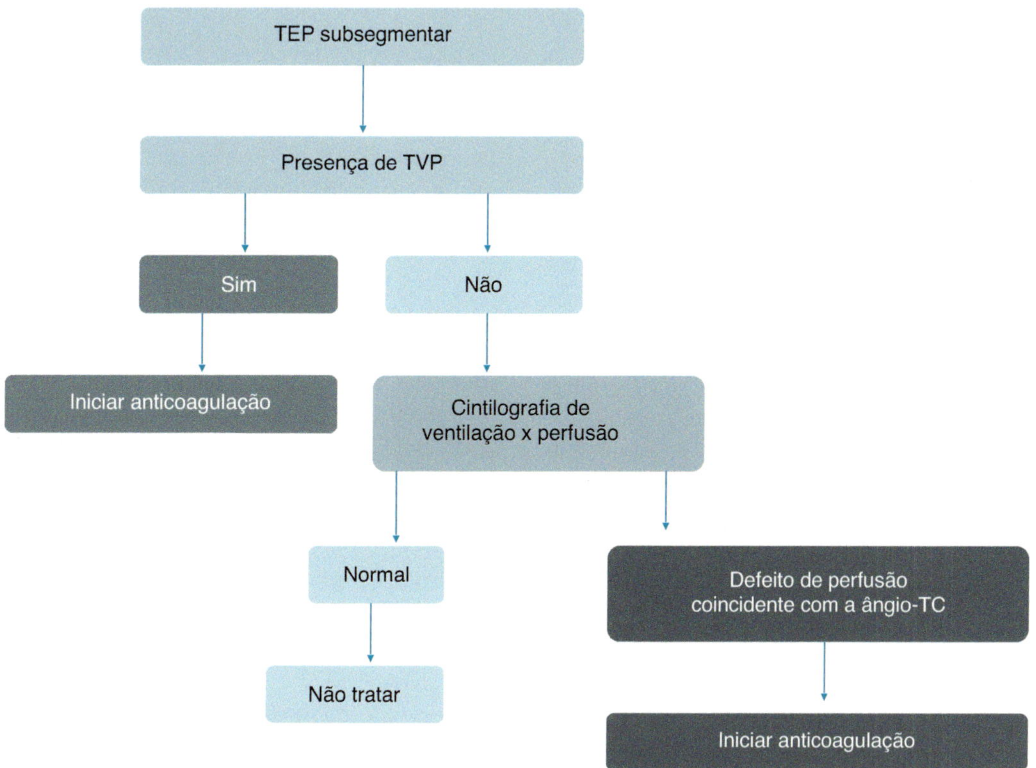

Figura 36.6 Algoritmo para abordagem de tromboembolismo pulmonar subsegmentar em gestantes. (*TC*: tomografia computadorizada; *TEP*: tromboembolismo pulmonar; *TVP*: trombose venosa profunda.)

são solicitados indiscriminadamente após o primeiro evento de trombose venosa. A presença de trombofilias como marcadores ou fatores de risco para recorrência em pessoas com trombose venosa idiopática é bem menos estudada.

Nos casos de TVP relacionada com evento transitório (fraturas, cirurgia etc.), a pesquisa de trombofilias congênitas tem pouca utilidade para definição do tempo de anticoagulação. Nas famílias com história de trombose, a pesquisa pode ser útil para identificação de portadores assintomáticos com a consequente possibilidade de profilaxia primária em situações de risco para trombose. As pesquisas da hiper-homocisteinemia e da síndrome do anticorpo antifosfolípide podem ser úteis, já que a reposição das vitaminas B12, B6 e ácido fólico é capaz de diminuir a homocisteína e nas portadores de síndrome antifosfolipídica está indicada a anticoagulação por tempo estendido. Além disso, também foi descrita a associação entre a presença de trombofilias e as complicações gestacionais relacionadas com a insuficiência placentária.

Algumas perguntas devem ser respondidas antes da solicitação de pesquisa de trombofilias:

- Quem deve ser investigado por meio de exames laboratoriais para a presença de trombofilias?
- Quais trombofilias investigar?
- Em que momento devem ser pesquisadas?
- Quais métodos laboratoriais utilizar?
- Qual é o objetivo da investigação, ou seja, como ela pode interferir na condução dos casos?

Quem?

A prevalência das trombofilias varia nas populações com TEV devido à diferença nos critérios de seleção e nos métodos diagnósticos, podendo ser relativamente alta em populações com história familiar positiva para trombose de repetição e baixa em indivíduos consecutivos não selecionados.[27] Existe ainda diferença significativa entre as diversas etnias quanto à prevalência das trombofilias congênitas mais comuns (fator V de Leiden e mutação da protrombina).

Apesar da prevalência elevada em algumas situações, não se justifica a pesquisa na população assintomática de maneira profilática, isto é, antes de situações sabidamente de risco para trombose. A investigação de todas as trombofilias conhecidas está indicada em todas as pessoas com episódio de TEV idiopático com idade < 50 anos. Entretanto, apesar da importância da idade avançada e da presença ou não de algum fator desencadeante ao se avaliar o risco de recorrência da trombose, esses aspectos não podem ser considerados fatores limitantes para indicação do estudo ou não das trombofilias.

Simplificadamente, os indivíduos podem ser divididos em dois subgrupos: os "fracamente trombofílicos" – aqueles > 65 anos com fator de risco bem documentado, sem trombose recorrente, história familiar negativa para trombose e obstruções em locais usuais (membros inferiores ou pulmões), nos quais é desnecessária a pesquisa das deficiências da antitrombina e proteínas C e S – e os "altamente trombofílicos" – que apresentaram o fenômeno tromboembólico antes dos 50 anos, com história familiar positiva para trombose (parentes de primeiro grau) ou com quadro de trombose de repetição. Entretanto, a maioria não se encaixa em nenhum dos dois grupos, e a literatura não é clara quanto à maneira como devem ser abordados, devendo cada caso ser avaliado individualmente.

As mulheres com complicações gestacionais com indicação de estudo para trombofilias são aquelas com:

- Três ou mais abortamentos consecutivos antes de 10 semanas de gestação sem causa aparente.
- Uma ou mais mortes fetais após 10 semanas de gestação de fetos morfologicamente normais.
- Um ou mais partos pré-termos antes de 34 semanas de gestação de fetos morfologicamente normais em razão de insuficiência placentária, pré-eclâmpsia ou eclâmpsia.

O impacto da associação dessas complicações gestacionais com a síndrome do anticorpo antifosfolípide é bem estabelecido, o que não ocorre com as demais trombofilias, sendo extremamente importante lembrar que devem ser afastadas todas as outras possíveis causas dessas complicações gestacionais (alterações hormonais, doenças infecciosas e alterações genéticas, entre outras).

Nas mulheres com quadro de trombose arterial, sugere-se a seguinte conduta: não está indicada a pesquisa das trombofilias nas jovens com fatores de risco para doença arterial (tabagismo, dislipidemia, obesidade, diabetes *mellitus*, sedentarismo e hipertensão arterial); nas jovens sem fatores de risco para doença arterial, devem ser pesquisadas a síndrome do anticorpo antifosfolípide e a hiper-homocisteinemia.[24]

Quais?

Considerando que um desequilíbrio em qualquer parte do sistema hemostático pode aumentar a incidência de trombose, algumas disfunções devem ser avaliadas.[25]

Trombofilias congênitas

Aumento na produção de proteínas plasmáticas pró-coagulantes

- Elevação do fator VIII não relacionada com processos agudos.
- Presença da mutação no gene da protrombina que leva ao aumento da função do fator II.
- A elevação dos fatores IX, XI e do fibrinogênio também é considerada por alguns autores (atualmente, sua pesquisa não está indicada).

Diminuição ou disfunção dos anticoagulantes naturais

- Deficiência da proteína C.
- Deficiência da proteína S.
- Deficiência de antitrombina.

- Resistência à proteína C ativada: a mutação no fator V de Leiden é responsável por 90% a 95% desses casos. Essa trombofilia congênita é a mais prevalente, estando presente em 5% a 12% da população em geral. As mutações conhecidas como fator V de Cambridge e fator V de Hong Kong também podem levar à resistência da proteína C ativada.
- Deficiência da proteína Z: até o momento não existem estudos que sugiram a associação dessa deficiência ao aumento da incidência de trombose.

Anormalidades do sistema fibrinolítico

Em geral, qualquer dificuldade na promoção de fibrinólise parece estar associada ao aumento do risco de trombose; entretanto, a importância dos componentes do sistema fibrinolítico isoladamente não está clara. Nenhuma correlação foi encontrada com a diminuição dos níveis de plasminogênio, e resultados conflitantes foram detectados com a elevação do inibidor do ativador do plasminogênio tecidual tipo 1 (PAI-1), que pode ser causada pela mutação 4G/4G. A elevação do inibidor da fibrinólise ativado pela trombina (TAFI) também pode estar relacionada com risco maior de trombose. Atualmente, não se recomenda a pesquisa das anormalidades do sistema fibrinolítico.

Defeitos metabólicos

A hiper-homocisteinemia e a homocistinúria são condições raras associadas a níveis elevados de homocisteína (> 100μmol/L), doença arterial prematura, tromboembolismo venoso, atraso do desenvolvimento neurológico e características fenotípicas semelhantes à síndrome de Marfan, sendo causadas por mutações em homozigose ou heterozigose na cistationina-ß-sintetase. Outro gene envolvido é o da metilenotetraidrofolato redutase, uma mutação termolábil (C667T) em homozigose que pode levar ao aumento discreto da homocisteína. De acordo com o *cut off* utilizado, 5% a 10% da população pode apresentar aumento leve da homocisteína, mas ainda se debate se esse aumento discreto está associado a risco aumentado de trombose.

Trombofilias adquiridas

A síndrome do anticorpo antifosfolípide (SAF) pode ser primária ou secundária (associada a alguma doença autoimune). É caracterizada pela presença de um sintoma clínico (trombose arterial ou venosa em qualquer parte do corpo) e as seguintes complicações gestacionais: três ou mais abortamentos antes de 10 semanas de gestação; perda fetal de feto morfologicamente normal sem causa aparente após 10 semanas; e um ou mais partos pré-termo de fetos morfologicamente normais antes de 34 semanas de gestação devido a pré-eclâmpsia, eclâmpsia ou insuficiência placentária associado a duas dosagens positivas, com intervalo de 12 semanas, dos anticorpos anticardiolipina (IgG ou IgM), dos anticorpos antibeta-2-glicoproteína I (IgG ou IgM) ou do anticoagulante lúpico. As dosagens de anticorpos anticardiolipina são consideradas alteradas em caso de IgM ≥ 40MPL ou IgG ≥ 40GPL.

O Quadro 36.6 apresenta os testes que devem ser solicitados para pesquisa das trombofilias congênitas e adquiridas.

A estratificação para escolha dos exames deve ser baseada na frequência das trombofilias na população e na possibilidade de interferência nas condutas médicas. A tendência é restringir cada vez mais a pesquisa das trombofilias congênitas às pessoas com trombose idiopática, uma vez que, possivelmente, apenas elas poderão ter a conduta terapêutica modificada de acordo com os resultados.

As trombofilias congênitas raras (deficiências de proteína C, S e antitrombina) só adquirem importância quando a história familiar é positiva para trombose. Assim, foram criados grupos que levam em consideração se o evento foi idiopático ou não, se o desencadeante foi cirúrgico ou não, o local da trombose, a idade do indivíduo e a história familiar de trombose.

Trombofilias: quais e em quem estudar

A pesquisa das trombofilias deve ser realizada de maneira distinta, levando em consideração características como local de ocorrência do evento tromboembólico, presença de fatores de risco, idade da pessoa e história familiar. A partir desses dados podem ser reconhecidos 13 grupos de indivíduos.

Grupo 1

Trombose venosa em qualquer sítio, idiopática, em pessoas < 50 anos com história familiar positiva para trombose (parentes de primeiro grau, pais, irmãos ou filhos com evento confirmado por imagem ou tratados com anticoagulação).

Exames

- Fator V de Leiden.
- Mutação do gene da protrombina.
- Homocisteína.
- Antitrombina.
- Proteína C (método cromogênico).
- Proteína S livre (algum método imunológico).
- Anticardiolipinas IgG e IgM.
- Anticoagulante lúpico (no mínimo dois métodos).
- Antibeta-2-glicoproteína I IgG e IgM.
- Dosagem do fator VIII.

Quadro 36.6 Testes com indicação bem definida na pesquisa das trombofilias

- Fator VIIIc
- Resistência à proteína C ativada
- Fator V de Leiden
- Mutação do gene da protrombina
- Homocisteína sérica
- Proteína C funcional (cromogênica)
- Proteína S livre (antigênica)
- Antitrombina (cromogênica)
- Anticorpos anticardiolipina IgM e IgG
- Anticoagulante lúpico
- Anticorpos antibeta-2-glicoproteína I IgG e IgM

Grupo 2

Trombose venosa em qualquer sítio, idiopática, em pessoas < 50 anos com história familiar negativa para trombose (parentes de primeiro grau, pais, irmãos ou filhos com evento confirmado por imagem ou tratados com anticoagulação).

Exames

- Fator V de Leiden.
- Mutação do gene da protrombina.
- Homocisteína.
- Anticardiolipinas IgG e IgM.
- Anticoagulante lúpico (no mínimo dois métodos).
- Antibeta-2-glicoproteína I IgG e IgM.
- Dosagem do fator VIII.

Grupo 3

Trombose venosa em qualquer sítio, idiopática, em pessoas > 50 anos independentemente da história familiar para trombose.

Exames

- Fator V de Leiden.
- Mutação do gene da protrombina.
- Homocisteína.
- Anticardiolipinas IgG e IgM.
- Anticoagulante lúpico (no mínimo dois métodos).
- Antibeta-2-glicoproteína I IgG e IgM.
- Dosagem do fator VIII.

Grupo 4

TEP ou TVP de membros inferiores e superiores provocados por fatores de risco cirúrgicos em pessoas < 65 anos com história familiar positiva para trombose.

Exames

- Fator V de Leiden.
- Mutação do gene da protrombina.
- Homocisteína.
- Anticardiolipinas IgG e IgM.
- Anticoagulante lúpico (no mínimo dois métodos).
- Antibeta-2-glicoproteína I IgG e IgM.

Grupo 5

TEP ou TVP de membros inferiores e superiores provocados por fatores de risco cirúrgicos em pessoas < 65 anos com história familiar negativa para trombose.

Exames

- Homocisteína.
- Anticardiolipinas IgG e IgM.
- Anticoagulante lúpico (no mínimo dois métodos).
- Antibeta-2-glicoproteína I IgG e IgM.

Grupo 6

TEP ou TVP de membros inferiores e superiores provocados por fatores de risco cirúrgicos em pessoas > 65 anos, independentemente da história familiar.

Exames

Não há indicação para pesquisa das trombofilias; em caso de doença autoimune com desencadeante deve-se avaliar:

- Anticardiolipinas IgG e IgM.
- Anticoagulante lúpico (no mínimo dois métodos).
- Antibeta-2-glicoproteína I IgG e IgM.

Grupo 7

TEP ou TVP de membros inferiores e superiores provocados por fatores de risco não cirúrgicos em pessoas < 65 anos com história familiar positiva.

Exames

- Fator V de Leiden.
- Mutação do gene da protrombina.
- Homocisteína.
- Anticardiolipinas IgG e IgM.
- Anticoagulante lúpico (no mínimo dois métodos).
- Antibeta-2-glicoproteína I IgG e IgM.

Grupo 8

TEP ou TVP de membros inferiores e superiores provocados por fatores de risco não cirúrgicos em pessoas < 65 anos e história familiar negativa.

Exames

- Fator V de Leiden(questionável).
- Mutação do gene da protrombina(questionável).
- Homocisteína.
- Anticardiolipinas IgG e IgM
- Anticoagulante lúpico (no mínimo dois métodos).
- Antibeta-2-glicoproteína I IgG e IgM.

Grupo 9

TEP ou TVP de membros inferiores e superiores provocados por fatores de risco não cirúrgicos em pessoas > 65 anos independentemente da história familiar.

Exames

- Homocisteína.
- Anticardiolipinas IgG e IgM.
- Anticoagulante lúpico (no mínimo dois métodos).
- Antibeta-2-glicoproteína I IgG e IgM.

Grupo 10

TVP em sítios pouco usuais (trombose de seio venoso cerebral, veias renais e vasos abdominais) provocada ou idiopática em pessoas de qualquer idade com história familiar positiva (parentes de primeiro grau, pais, irmãos ou filhos com evento confirmado por imagem ou que tenham sido tratados com anticoagulação) para trombose.

Exames

- Fator V de Leiden.
- Mutação do gene da protrombina.
- Homocisteína.
- Antitrombina.

- Proteína C (método cromogênico).
- Proteína S livre (algum método imunológico).
- Anticardiolipinas IgG e IgM.
- Anticoagulante lúpico (no mínimo dois métodos).
- Antibeta-2-glicoproteína I IgG e IgM.
- Dosagem do fator VIII.

Trombose venosa de vasos abdominais (veias mesentéricas, esplênica e porta), provocada ou idiopática em pessoas de qualquer idade: além dos exames solicitados, deve-se afastar as doenças mieloproliferativas mesmo que o hemograma esteja normal (JAK 2 e BCR-abl); em caso de hemograma sugestivo ou qualquer sinal de hemólise, deve-se afastar hemoglobinúria paroxística noturna (imunofenotipagem para hemoglobinúria paroxística noturna).

Grupo 11

TVP em sítios pouco usuais (trombose de seio venoso cerebral, veias renais e vasos abdominais) provocada em pessoas de qualquer idade com história familiar negativa (parentes de primeiro grau, pais, irmãos ou filhos com evento confirmado por imagem ou que tenham sido tratados com anticoagulação) para trombose.

Exames

- Fator V de Leiden.
- Mutação do gene da protrombina.
- Homocisteína.
- Anticardiolipinas IgG e IgM.
- Anticoagulante lúpico (no mínimo dois métodos).
- Antibeta-2-glicoproteína I IgG e IgM.
- Dosagem do fator VIII.

Trombose venosa de vasos abdominais (veias mesentéricas, esplênica e porta), provocada ou idiopática em pessoas de qualquer idade: além dos exames solicitados, deve-se afastar as doenças mieloproliferativas mesmo se o hemograma estiver normal (JAK 2 e BCR-abl); em caso de hemograma sugestivo ou qualquer sinal de hemólise, cabe afastar hemoglobinúria paroxística noturna.

Grupo 12

Presença de uma ou mais das seguintes complicações gestacionais: três ou mais abortamentos espontâneos consecutivos antes de 10 semanas de gestação (sem causa); uma ou mais mortes fetais inexplicáveis de feto morfologicamente normal após 10 semanas de gestação; um ou mais partos pré-termo de fetos morfologicamente normais antes de 34 semanas de gestação em decorrência de pré-eclâmpsia, eclâmpsia ou insuficiência placentária.

Exames

- Anticardiolipinas IgG e IgM.
- Anticoagulante lúpico (no mínimo dois métodos).
- Antibeta-2-glicoproteína I IgG e IgM.

Em caso de complicações gestacionais mediadas pela placenta (vasculares) após 12 semanas de gestação, a pesquisa das demais trombofilias congênitas deve ser avaliada individualmente.

Grupo 13

Pessoas com trombose arterial sem fatores de risco para doença cardiovascular e idade < 50 anos.

Exames

- Homocisteína.
- Anticardiolipinas IgG e IgM.
- Anticoagulante lúpico (no mínimo dois métodos).
- Antibeta-2-glicoproteína I IgG e IgM.

Quando?

A propedêutica deve ser realizada somente quando os resultados obtidos puderem interferir na conduta médica. No campo das trombofilias, esses resultados não irão modificar a conduta imediata. As pessoas com trombose devem ser atendidas da mesma maneira durante o quadro inicial, independentemente de terem ou não alguma trombofilia. Em princípio, os resultados dos exames podem influir na duração da anticoagulação. Cada caso é avaliado individualmente quanto ao risco de recorrência da trombose e de sangramento associado ao anticoagulante oral, e a conduta consistirá em manter ou não a anticoagulação.

A resposta inflamatória desencadeada pelo quadro agudo do TEV interfere nos resultados dos exames (exceto nos testes que utilizam DNA para análise). Os testes realizados no plasma (dosagens de antitrombina, proteínas S e C e resistência à proteína C ativada) estão indicados 2 a 3 meses após o fenômeno tromboembólico. O uso de anticoagulante oral interfere nas dosagens das proteínas C e S (vitamina K-dependentes e anticoagulantes orais diretos ou alvo-específicos). Em caso de uso de antagonistas da vitamina K são necessárias no mínimo 2 semanas de suspensão para que as dosagens possam ser realizadas com segurança. Nos casos de uso de anticoagulantes orais diretos (alvo-específicos), em razão de sua meia-vida curta, basta a suspensão por 24 a 48 horas para que as dosagens se tornem fidedignas.

A gestação, os primeiros 2 meses de pós-parto e o uso de anticoncepcional oral e terapia hormonal também interferem nas dosagens dos anticoagulantes naturais (antitrombina e proteínas S e C). O uso das heparinas diminui os níveis de antitrombina e positiva a pesquisa do anticoagulante lúpico.

A resposta inflamatória secundária ao fenômeno tromboembólico pode interferir na pesquisa da síndrome do anticorpo antifosfolípide, positivando as dosagens das cardiolipinas e da beta-2-glicoproteína I, as quais devem ser pesquisadas após o primeiro mês da trombose. Para que o diagnóstico da síndrome do anticorpo antifosfolípide seja confirmado é necessário o preenchimento dos critérios clínicos e laboratoriais.

Como?

A existência de laboratórios especializados em hemostasia é determinante para a confiabilidade dos resultados dos exames para avaliação das trombofilias. Em geral, trata-se de testes caros e mal remunerados pelo Sistema

Único de Saúde e pela maior parte dos planos de saúde. A concentração dos exames em laboratórios especializados promove a redução dos custos fixos com calibradores e controles, diminui a perda de reagente (que, uma vez em uso, não pode ser armazenado novamente) e possibilita o ganho de experiência com os testes que apresentam múltiplas particularidades técnicas, sendo de extrema importância a associação laboratorial com o quadro clínico.

Os testes que se utilizam da metodologia coagulométrica sofrem maior variação pré-analítica e analítica e devem ser evitados. Apesar de sua capacidade de detectar deficiências quantitativas e qualitativas dos anticoagulantes naturais, não são mais recomendados com esse objetivo. Para dosagens de antitrombina e proteína C deve ser utilizada a metodologia cromogênica, enquanto a dosagem de proteína S deve ser aferida por meio de um teste antigênico capaz de medir sua fração livre. Merece cuidado especial a pesquisa do anticoagulante lúpico – existem pelo menos cinco métodos diferentes, cada um deles com limitações e vantagens. Como no mínimo dois testes devem ser realizados, recomenda-se o uso do veneno de víbora de Russell associado ao tempo de tromboplastina parcial ativado que se utiliza da sílica como ativador. Os demais testes não apresentam maiores problemas para realização.

Por quê?

Atualmente, alteração trombofílica é encontrada em aproximadamente 50% dos indivíduos que se apresentam com TEV. Entretanto, a utilidade e o custo-efetividade de uma pesquisa ainda constituem tema de debate.

Razões para pesquisa das trombofilias

Muitas vezes, a pesquisa é realizada quando afetados procuram uma causa ou explicação para o fenômeno tromboembólico e a presença de alguma trombofilia pode parecer ser a resposta. Entretanto, uma trombofilia não exclui a possibilidade de outra causa, e a recíproca é verdadeira. Por exemplo, uma mulher de 60 anos com diagnóstico de TVP proximal idiopática em membro inferior pode ser portadora de alguma trombofilia ou de uma neoplasia oculta. No entanto, a presença de uma delas não exclui a possibilidade da outra.

O argumento mais importante a favor da pesquisa das trombofilias é sua possível importância no momento de avaliação do risco *versus* benefício da manutenção do anticoagulante oral. Deficiência de antitrombina, síndrome do anticorpo antifosfolípide, homozigose para fator V de Leiden ou mutação do gene da protrombina, dupla heterozigose e a combinação de trombofilias classificam o grupo como de alto risco para recorrência da trombose, o que justifica a manutenção da anticoagulação por tempo indeterminado. Cabe salientar que o risco de recorrência deve ser sempre correlacionado ao risco de sangramento associado ao uso de anticoagulantes orais.

A busca do alvo da razão normalizada internacional (RNI) poderia ser outra justificativa para pesquisa das trombofilias, mas a redução da dose do anticoagulante oral com a perspectiva de se obter uma RNI entre 1,50 e 2,00 não diminuiu o risco de sangramento e ainda aumenta a incidência de recorrência de trombose.[28] A busca por um alvo de RNI entre 3,00 e 4,00 nos casos de síndrome do anticorpo antifosfolípide não se mostrou custo-efetiva, ou seja, aumentou o risco de sangramento sem reduzir o de recorrência.[29] A correção da hiper-homocisteinemia poderia ser mais um motivo para pesquisa das trombofilias, mas aparentemente o risco de recorrência associado à presença da hiper-homocisteinemia leve é pequeno, e sua correção mediante a reposição de vitaminas parece não reduzir as chances de recorrência.[30]

A possibilidade de estudo da família é outro potencial benefício da pesquisa das trombofilias. Os familiares apresentam risco de duas a dez vezes maior de TEV que a população de não portadores.[31] Apesar do grande aumento no risco relativo, o risco absoluto permanece pequeno. É questionável se os portadores assintomáticos se beneficiariam da profilaxia em situações de risco (gravidez, pós-parto, cirurgias, imobilizações e traumas) e de medidas que visem diminuir a exposição a essas situações – o melhor exemplo é a escolha do anticoncepcional oral ou de algum outro método anticoncepcional. O risco de sangramento relacionado com o uso de anticoagulantes orais (anticoagulação plena) é maior do que o do primeiro evento nesse grupo, o que contraindica seu uso como profilaxia.

Desvantagens da pesquisa das trombofilias

O custo dos testes é elevado, mas estudos vêm demonstrando sua viabilidade em situações de alto risco.[32] Quatro cenários foram avaliados: (1) testagem de todas as mulheres antes do início do uso de anticoncepcional oral e iniciá-lo apenas nas com resultado negativo; (2) testagem de todas as mulheres antes do início da terapia hormonal e iniciá-la apenas nas com resultado negativo; (3) testagem de todas as mulheres antes da gestação e realizar profilaxia após o parto naquelas com estudo positivo, e (4) testagem de todas as mulheres antes de cirurgias ortopédicas eletivas e profilaxia estendida naquelas com resultados positivos. O estudo concluiu que o segundo cenário pode ser custo-efetivo, mas também revelou que a presença de história pregressa ou familiar de TEV é o melhor marcador de risco. Desse modo, uma anamnese bem-feita é a melhor conduta diante de situações de risco para trombose. Independentemente da presença ou não de alguma trombofilia, a tromboprofilaxia deve cogitada quando a história familiar é positiva e efetivada quando está presente história pregressa de trombose.

O impacto psicossocial e as consequências de ser taxado como portador de uma mutação genética trombofílica devem ser considerados importantes fatores negativos da pesquisa das trombofilias, uma vez que os portadores podem sentir-se estigmatizados e discriminados pelo sistema de saúde (fonte pagadora).[33]

TRATAMENTO

As gestantes que desenvolvem TEV em qualquer trimestre necessitam de anticoagulação plena durante toda a gestação e por pelo menos 6 a 8 semanas após o parto (completando no mínimo 3 a 6 meses de anticoagulação).[34] As heparinas de baixo peso molecular são os agentes de primeira escolha. A maioria das gestantes com TEV sem gravidade pode ser seguramente tratada no domicílio. A farmacocinética da heparina de baixo peso molecular não está claramente definida durante a gestação e pode ser variável. Sua meia-vida parece estar diminuída na gestante provavelmente devido ao aumento do *clearance* renal. Contudo, a monitoração dos níveis de anti-Xa não costuma ser realizada, exceto nos casos de insuficiência renal ou obesidade.[35]

As heparinas não fracionadas também são consideradas seguras, mas as de baixo peso molecular são escolhidas por exigirem menos monitoramento, por sua associação à menor perda óssea e por não haver documentação de casos de trombocitopenia induzida por heparina na gestação. Alguns autores preconizam a realização de hemograma entre 5 e 7 dias após o início da heparina, bem como a dosagem de cálcio, pois parece interessante a reposição oral de cálcio enquanto a heparina está sendo usada. Várias são as causas de plaquetopenia na gestação, e é fundamental diferenciá-las da plaquetopenia induzida pela heparina, fenômeno raro presente em aproximadamente 3% das não gestantes (em uso de heparina não fracionada). A heparina não fracionada, quando utilizada por mais de 1 mês, pode estar associada a 2% a 3% de fraturas sintomáticas de vértebras e à redução significativa da densidade óssea em 30% das usuárias.

Quando utilizada para tratamento, as doses de heparina de baixo peso molecular ajustadas por quilograma de peso são as mais adequadas. Como ocorrem mudanças na distribuição do volume e no ritmo de filtração glomerular no segundo trimestre, a demanda pela heparina pode diferir. Alguns autores recomendam seu uso a intervalos de 12 em vez de 24 horas; entretanto, a adesão ao tratamento é pior quando isso é realizado. Estudos observacionais não demonstraram diferenças na eficácia ou na segurança quando os dois regimes foram comparados. O aumento da dose com o ganho de peso da gestante não é consenso, e a recomendação de dosagem do anti-X ativado com consequente ajuste da dose também não se tem mostrado superior ao emprego de doses fixas de heparina com base no peso inicial da gestante. Nas portadoras de insuficiência renal, a heparina não fracionada deve ser o agente de escolha. A dose preconizada é ajustada pelo tempo de tromboplastina parcial ativado (TTPa – relação TTPa do indivíduo/TTPa de controle de 1,5 a 2,5), coletado 6 horas após a aplicação, e dividida em intervalos de 12 horas via subcutânea.

O sangramento é a complicação associada ao uso das heparinas mais temida, em razão da frequência e do potencial de gravidade. Em virtude do aumento do fator VIII, do fibrinogênio e das proteínas capazes de ligar à heparina, o TTPa subestima o nível de anticoagulação nas gestantes. Consequentemente, níveis de TTPa que correspondem aos níveis terapêuticos de heparina nas não gestantes estão relacionados com níveis mais elevados da droga nas gestantes. Isso, contudo, parece não se traduzir em risco aumentado de sangramento, já que a incidência de sangramento grave associado à heparina não fracionada é de aproximadamente 1%, como na população de não gestantes. A frequência de sangramentos graves em gestantes em uso de heparina de baixo peso molecular é de 0,43% no período gestacional, e de 0,94% no pós-parto, enquanto a frequência de hematomas na ferida cirúrgica é de 0,61%.

As mulheres que recebem varfarina para TEV antes da gestação deverão fazer a transição para heparina assim que a gravidez for confirmada. Não é necessária a substituição da varfarina pela heparina antes do diagnóstico da gestação. Recomenda-se que as mulheres em uso de antagonistas da vitamina K que estejam tentando engravidar realizem o teste para diagnóstico da gravidez com mais frequência e procurem seus médicos tão logo ocorra atraso menstrual ou confirmação laboratorial da gestação para efetuarem a troca de anticoagulante. A varfarina não pode ser utilizada durante a gestação em virtude do aumento do risco de malformações (relatadas em 5% a 10% dos fetos expostos à droga entre 6 e 12 semanas de gestação). A varfarina atravessa a placenta e pode anticoagular o feto, aumentando o risco de hemorragia intracraniana fetal durante o parto. Alguns autores relatam aumento do risco de malformações no sistema nervoso central dos fetos de mulheres anticoaguladas com varfarina, e é possível que pequenas hemorragias cerebrais sejam a causa dessas alterações. Durante o puerpério e a amamentação, os antagonistas da vitamina K podem ser utilizados com segurança.

O uso de fondaparinux e inibidores diretos parenterais da trombina deve ser restrito às gestantes com plaquetopenia induzida pela heparina que não possam utilizar o danaparoide.

Os anticoagulantes orais alvo-específicos (inibidores diretos dos fatores II e X ativados) são relativamente novos e não foram testados em gestantes; no entanto, por se tratar de moléculas pequenas, são capazes de atravessar a placenta e anticoagular, causando malformações no feto, sendo contraindicados durante a gestação e a amamentação. As mulheres em uso de anticoagulantes orais diretos que pretendam engravidar deverão passar a usar antagonistas da vitamina K antes de iniciarem as tentativas para engravidar.

O uso de trombolíticos na gestação ainda é assunto de debate, embora estudos tenham demonstrado que a estreptoquinase e o ativador recombinante do plasminogênio tecidual praticamente não cruzam a placenta. A literatura disponível sobre a utilização de estreptoquinase é quase na totalidade de relatos de casos. Portanto, o uso de agentes trombolíticos durante a gravidez deverá ser reservado para as mulheres que apresentem instabilidade hemodinâmica grave com risco de morte.

A indução do parto em todas as gestantes que estejam recebendo heparina terapêutica ajuda a prevenir o risco de hemorragia e possibilita uma escolha segura do tipo de anestesia. O objetivo da indução é possibilitar que o obstetra verifique o momento aproximado do parto e possa gerenciar os intervalos entre a última aplicação da droga e a anestesia. Contudo, mesmo com a indução, a duração do trabalho de parto pode ser variável. O sulfato de protamina pode ser utilizado para reverter o efeito das heparinas, tendo efeito previsível sobre a heparina não fracionada, mas previsibilidade menor com a heparina de baixo peso molecular. Em geral, a heparina deve ser suspensa 24 horas antes do parto, quando em doses terapêuticas, ou 12 horas antes, quando em doses profiláticas.

O momento do reiniciar a anticoagulação merece cuidado especial, já que os riscos de sangramento e de recorrência do evento trombótico devem ser meticulosamente avaliados. Em gestantes com tromboembolismo recente (nas últimas 2 a 4 semanas), a heparina endovenosa deverá ser iniciada tão logo a hemostasia seja alcançada após o parto. Nos demais casos, o início da proteção deve acontecer de 2 a 6 horas após o parto, se não houver sangramento aumentado. A utilização de doses profiláticas no dia do parto e nos primeiros 2 dias pós-parto ajuda a diminuir o risco de sangramento sem aumentar a incidência de eventos trombóticos (Quadro 36.7).

A anticoagulação deverá ser mantida por no mínimo 6 a 8 semanas pós-parto, e a duração do tratamento no puerpério dependerá da presença ou não dos fatores de risco para TEV. A anticoagulação por tempo indeterminado deverá ser considerada em algumas circunstâncias, como naquelas com tromboembolismo idiopático recorrente, tromboembolismo associado à síndrome antifosfolípide ou naquelas com associação de trombofilias. Meias elásticas de compressão são recomendadas para prevenir a síndrome pós-trombótica.

EVIDÊNCIAS COM A TERAPIA ANTICOAGULANTE NO TRATAMENTO DAS COMPLICAÇÕES GESTACIONAIS (DOENÇAS VASCULARES DA PLACENTA)

Trombofilias adquiridas

Um ensaio clínico controlado randomizado mostrou aumento absoluto de nascidos vivos de mulheres com síndrome do anticorpo antifosfolípide e abortamento de repetição de 41% para 72% quando comparados o grupo com ácido acetilsalicílico (AAS) isolado e o grupo com heparina não fracionada associada a AAS.[35]

Um segundo ensaio clínico randomizado, agora com heparina de baixo peso molecular no lugar da heparina não fracionada, não demonstrou benefício (72% e 78% de nascidos vivos nos grupos de AAS isolado e heparina mais AAS, respectivamente).[36] Esse segundo estudo

Quadro 36.7 Sugestões para manejo da anticoagulação no período periparto

	Orientações
Gestantes em uso de dose profilática de HBPM†	
	A última dose de HBMP deve acontecer no mínimo 12 horas antes da anestesia de bloqueio (raqui ou peridural)
Se for necessária a intervenção cirúrgica de urgência	Utilizar sulfato de protamina Primeiras 8 horas após aplicação de HBPM: 1mg de protamina para cada 100 unidades de HBPM* 8 a 12 horas após aplicação de HBPM: 0,5mg de protamina para cada 100 unidades de HBPM*
Gestantes em uso de dose terapêutica de HBPM§	
	A última dose de HBMP deve acontecer no mínimo 24 horas antes da anestesia de bloqueio (raqui ou peridural)
Se for necessária a intervenção cirúrgica de urgência	Utilizar sulfato de protamina Primeiras 8 horas após aplicação de HBPM: 1mg de protamina para cada 100 unidades de HBPM* 8 a 12 horas após aplicação de HBPM: 0,5mg de protamina para cada 100 unidades de HBPM* 16 a 24 horas após aplicação de HBPM: 0,25mg de protamina para cada 100 unidades de HBPM*
Reinício da anticoagulação no pós-parto	
	No dia do parto: dose profilática de HBPM 2 a 6 horas após o término do parto Nos primeiros 2 dias pós-parto: manter dose profilática de HBPM a cada 24 horas No terceiro dia pós-parto: iniciar dose terapêutica de HBPM§ e iniciar AVK 5mg à noite
	Manter a associação heparina-AVK por no mínimo 5 dias; a RNI deve estar necessariamente > 2,00 para que a heparina seja suspensa RNI deve ser coletada no terceiro e quinto dias da associação das drogas‡

AVK: antagonista da vitamina K; HBPM: heparina de baixo peso molecular; RNI: razão normalizada internacional.
†Via subcutânea: enoxaparina 40mg a cada 24 horas ou dalteparina 5.000 unidades a cada 24 horas.
§Enoxaparina subcutânea: 1mg/kg de peso a cada 12 horas ou 1,5mg/kg de peso a cada 24 horas.
§Dalteparina subcutânea:100 unidades/kg de peso a cada 12 horas ou 200 unidades/kg de peso a cada 24 horas.
*Endovenoso: diluir em 100mL de soro fisiológico 0,9% e infundir em 30 minutos
‡Não há necessidade de manter internação para que a RNI seja ajustada; são sugeridas novas dosagens nos dias 7 e 14 após o início do AVK.

apresenta falhas metodológicas importantes, pois incluiu mulheres com baixos títulos de anticorpos e iniciou o tratamento tardiamente.

Cabe destacar que não existem ensaios comparando AAS com placebo. Alguns protocolos recomendam o tratamento das mulheres com síndrome do anticorpo antifosfolípide e abortamentos de repetição com AAS associado a alguma heparina, porém apresentam nível de evidência 2B (recomendação fraca com relação risco/benefício duvidosa).[13,37]

Trombofilias congênitas

A utilidade da terapia anticoagulante nas mulheres com trombofilias congênitas e complicações gestacionais vem sendo debatida. As bases científicas para o uso de heparina nessas condições advêm de estudos observacionais e de séries de casos não controladas em que mulheres com passado obstétrico sem sucesso são utilizadas como controles.[38] A condução nesses casos ainda é incerta. Algumas coortes mostraram associação entre trombofilias congênitas e complicações gestacionais, sendo registrado uso benéfico das heparinas. O mesmo ocorreu em mulheres com complicações gestacionais na ausência das trombofilias. No entanto, é possível concluir, até o momento, que existe uma tendência de aumento do número de nascidos vivos quando as heparinas são utilizadas pelas mulheres com complicações gestacionais tardias ligadas à insuficiência placentária, mas não há evidências suficientes que justifiquem o uso rotineiro de heparina nesse grupo, sendo necessária a padronização dos critérios para definição de cada tipo de complicação gestacional, bem como a realização de ensaios clínicos randomizados que correlacionam placebo e tratamento.[17]

Cada caso deve ser avaliado individualmente, e a decisão de usar ou não alguma droga que interfira na hemostasia deve preferencialmente ser dividida com a mulher, a qual deve ser bem informada quanto aos possíveis riscos e benefícios dos tratamentos.

Referências

1. Rosendaal FR. Venous thrombosis: a multicausal disease. Lancet 1999; 353:1167-73.
2. Rai R, Cohen H, Dave M, Regan L. Randomized controlled trial of aspirin and aspirin plus heparin in pregnant women with recurrent miscarriage associated with phospholipid antibodies (or antiphospholipid antibodies). BMJ 1997; 314:253-7.
3. Saskia Middeldorp S, Naue C, Köhler C. Thrombophilia, thrombosis and thromboprophylaxis in pregnancy: For what and in whom? Hamostaseologie 2022; 42:54-64.
4. Roach RE, Lijfering WM, Tait RC et al. Sex difference in the risk of recurrent venous thrombosis: A detailed analysis in four European cohorts. J Thromb Haemost 2015; 13:1815-22.
5. Calderwood CJ, Thanoon OI. Venous thromboembolism in pregnancy. Obst Gynaecol and Reprod Med 2013; 23:227-30.
6. Marik PE, Plante LA. Venous thromboembolic disease and pregnancy. New England J Med 2008; 359:2025-33.
7. Galambosi PJ, Ulander VM, Kaaja RJ. The incidence and risk factors of recurrent venous thromboembolism during pregnancy. Thrombosis Research 2014; 134:240-5.
8. Pomp ER, Lenselink AM, Rosendaal FR, Doggen CJ. Pregnancy, the postpartum period and prothrombotic defects: Risk of venous thrombosis in the MEGA study. J Thromb Haemost 2008; 6:632-7.
9. Jackson E, Curtis KM, Gaffield ME. Risk of venous thromboembolism during the postpartum period: a systematic review. Obstet Gynecol 2011; 117:691-703.
10. Sultan AA, West J, Tata LJ, Fleming KM, Nelson-Piercy C, Grainge MJ. Risk of first venous thromboembolism in and around pregnancy: A population-based cohort study. Br J Haematol 2012; 156:366-73.
11. Kane EV, Calderwood C, Dobbie R, Morris C, Roman E, Greer IA. A population-based study of venous thrombosis in pregnancy in Scotland 1980-2005. Eur J Obst & Gynecol and Reprod Biol 2013; 169:223-9.
12. Lussana F, Coppens M, Cattaneo M, Middeldorp S. Pregnancy-related venous thromboembolism: Risk and the effect of thromboprophylaxis. Thrombosis Research 2012; 129:673-80.
13. Bates SM, Greer IA, Middeldorp S, Veenstra DL, Prabulos AM, Vandvik PO. VTE – Thrombophilia, antithrombotic therapy, and pregnancy: Antithrombotic therapy and prevention of thrombosis. American College of Chest Physicians Evidence-Based Clinical Practice Guidelines. 9. ed. Chest 2012; 141: e691S-e736S.
14. De Stefano V, Martinelli I, Rossi E et al. The risk of recurrent venous thromboembolism in pregnancy and puerperium without antithrombotic prophylaxis. Br J Haematol 2006; 135:386-91.
15. Rodger M. Pregnancy and venous thromboembolism: 'TIPPS' for risk stratification. Hematology (Am Soc Hematol Educ Program) 2014; 2014:387-92.
16. Nelson-Piercy C, MacCallum P, Mackillop L, Royal College of Obstetricians and Gynaecologists. Reducing the risk of venous thromboembolism during pregnancy and the puerperium. Green-Top Guideline No. 37a, 2015. Disponível em: https://www.rcog.org.uk/globalassets/documents/guidelines/gtg-37a.pdf. Acesso em 18 jul 2022.
17. Mantha S, Bauer KA, Zwicker JI. Low molecular weight heparin to achieve live birth following unexplained pregnancy loss: A systematic review. J Thromb Haemost 2010; 8:263-8.
18. van der Pol LM, Tromeur C, Bistervels IM et al; Artemis Study Investigators. Pregnancy-adapted YEARS algorithm for diagnosis of suspected pulmonary embolism. N Engl J Med. 2019; 380:1139-49.
19. Dura´n-Mendicuti A, Sodickson A. Imaging evaluation of the pregnant patient with suspected pulmonary embolism. Intern J Obst Anest 2011; 20:51-9.
20. Khan F, Vaillancourt C, Bourjeily G. Diagnosis and management of deep vein thrombosis in pregnancy. BMJ 2017; 357:j2344.
21. Righini M, Robert-Ebadi H, Elias A et al; CT-PE-Pregnancy Group. Diagnosis of pulmonary embolism during pregnancy: A multicenter prospective management outcome study. Ann Intern Med 2018; 169:766-73.
22. Tan M, Huisman MV. The diagnostic management of acute venous thromboembolism during pregnancy: Recent advancements and unresolved issues. Thrombosis Research 2011; 127(S3): S13-S16.
23. Bauer KA. The thrombophilias: Well-defined risk factors with uncertain therapeutic implications. Ann Intern Med 2001; 135:367-73.
24. Baglin T, Luddington R, Brown K, Baglin C. Incidence of recurrent venous thromboembolism in relation to clinical and thrombophilic risk factors: prospective cohort study. Lancet 2003; 362: 523-6.
25. Christiansen SC, Cannegieter SC, Koster T, Vandenbroucke JP, Rosendaal FR. Thrombophilia, clinical factors, and recurrent venous thrombotic events. JAMA 2005; 293:2352-61.
26. Ho WK, Hankey GJ, Quinlan DJ, Eikelboom JW. Risk of recurrent venous thromboembolism in patients with common thrombophilia: A systematic review. Arch Intern Med 2006; 166:729-36.
27. Middeldorp S, Levi M. Thrombophilia: An update. Semin Thromb Hemost 2007; 33:563-72.
28. Kearon C, Ginsberg JS, Kovacs MJ et al. Comparison of low-intensity warfarin therapy with conventional-intensity warfarin therapy for long-term prevention of recurrent venous thromboembolism. N Engl J Med 2003; 349:631-9.

29. Finazzi G, Marchioli R, Brancaccio V et al. A randomized clinical trial of high-intensity warfarin vs. conventional antithrombotic therapy for the prevention of recurrent thrombosis in patients with the antiphospholipid syndrome (WAPS). J Thromb Haemost 2005; 3:848-53.
30. Keijzer MB, Blom HJ, Bos GM, Willems HP, Gerrits WB, Rosendaal FR. Interaction between hyperhomocysteinemia, mutated methylenetetrahydrofolatereductase (MTHFR) and inherited thrombophilic factors in recurrent venous thrombosis. Thromb Haemost 2002; 88:723-8.
31. Simioni P, Sanson BJ, Prandoni P et al. Incidence of venous thromboembolism in families with inherited thrombophilia. Thromb Haemost 1999; 81:198-202.
32. Wu O, Robertson L, Twaddle S et al. Screening for thrombophilia in high-risk situations: Systematic review and cost-effectiveness analysis. The Thrombosis: Risk and Economic Assessment of Thrombophilia Screening (TREATS) study. Health Technol Assess 2006; 10:1-110.
33. Bank I, Scavenius MP, Büller HR, Middeldorp S. Social aspects of genetic testing for factor V Leiden mutation in healthy individuals and their importance for daily practice. Thromb Res 2004; 113:7-12.
34. Fogerty AE, Connors JM. Treating venous thromboembolism in pregnancy. Hemat Oncol Clin North America 2011; 25:379-91.
35. Rai R, Cohen H, Dave M, Regan L. Randomized controlled trial of aspirin and aspirin plus heparin in pregnant women with recurrent miscarriage associated with phospholipid antibodies (or antiphospholipid antibodies). BMJ 1997; 314:253-7.
36. Farquharson RG, Quenby S, Greaves M. Antiphospholipid syndrome in pregnancy: a randomized, controlled trial of treatment. Obstet Gynecol 2002; 100:408-13.
37. Bates S, Greer IA, Hirsh J, Ginsberg JS. Use of antithrombotic agents during pregnancy. The seventh ACCP Conference on Antithrombotic and Thrombolytic Therapy. Chest 2004; 126:627S-44S.
38. Middeldorp S. Thrombophilia and pregnancy complications: Cause or association? J Thromb Haemost 2007; 5(S1):276-82.

Obesidade e Gestação

CAPÍTULO 37

Janaína Campos Senra
Nathália Lisboa Rosa Almeida Gomes

INTRODUÇÃO

Problema de saúde mais comum entre as mulheres em idade reprodutiva, a obesidade é uma doença crônica e de difícil tratamento.[1]

A quantidade de pessoas com obesidade ou com sobrepeso tem aumentado de modo preocupante em todo o mundo, principalmente em países emergentes, como o Brasil. De acordo com a Pesquisa Nacional de Saúde realizada pelo Instituto Brasileiro de Geografia e Estatística (IBGE) em 2019, 29,5% das mulheres brasileiras > 18 anos apresentam obesidade e mais da metade (62,6%) convive com excesso de peso. Além disso, o percentual de brasileiros obesos chegou a dobrar nas últimas duas décadas. Entre as gestantes brasileiras, existem relatos de sobrepeso e obesidade variando de 24% a 46%, dependendo da população avaliada.[2]

O índice de massa corporal (IMC) – definido como o peso em quilogramas dividido pelo quadrado da altura em metros – é usado para classificação das pessoas não gestantes (Quadro 37.1).[3] Segundo critérios da Organização Mundial da Saúde (OMS), é considerado portador de obesidade aquele que tem IMC ≥ 30kg/m.[2,3] Esse ponto de corte foi escolhido por apresentar melhores sensibilidade e especificidade para identificação dos indivíduos com riscos de desenvolver doenças associadas à obesidade. Vale ressaltar que essa definição, apesar de bastante utilizada, não leva em consideração o padrão de distribuição da gordura corporal, sendo a obesidade visceral a que representa risco maior para a saúde metabólica.[4]

PERÍODO PRÉ-GESTACIONAL

Complicações

A obesidade favorece o desenvolvimento de diversas doenças associadas à saúde feminina, como a síndrome dos ovários policísticos (SOP), uma disfunção metabólica e reprodutiva caracterizada por oligo/anovulação,

Quadro 37.1 Classificação da obesidade em adultos segundo o índice de massa corporal (IMC)

IMC (kg/m²)	Classificação	Grau da obesidade	Risco de doença
< 18,5	Magro ou baixo peso	0	Normal ou elevado
18,5 a 24,9	Normal ou eutrófico	0	Normal
25 a 29,9	Sobrepreso	0	Pouco elevado
30 a 34,9	Obesidade	I	Elevado
35 a 39,9	Obesidade	II	Muito elevado
≥ 40	Obesidade grave	III	Muitíssimo elevado

Fonte: WHO, 2000.[3]

hiperandrogenismo clínico e/ou laboratorial e ovários policísticos à ultrassonografia.[5] Cerca de 60% dessas também têm obesidade, o que contribui para o fenótipo da SOP.[6] Nesse contexto, a perda de 5% a 10% do peso pode ser suficiente para restaurar os ciclos ovulatórios e as taxas de fertilidade.[7,8] Essa meta pode ser alcançada com dieta (independentemente do tipo) e atividade física (150 minutos/semana de exercício vigoroso ou 250 minutos/semana de exercício moderado) para as que desejam gestar.[5]

Além disso, a própria obesidade pode repercutir negativamente no eixo reprodutivo. Mulheres com obesidade são até três vezes mais propensas a apresentar ciclos oligo ou anovulatórios com consequente disfunção menstrual, menor probabilidade de concepção por ciclo, subfertilidade ou mesmo infertilidade.[9,10] Nesse grupo, a perda de peso também auxilia a concepção espontânea e reduz a necessidade de tratamento para fertilidade, além de proporcionar benefícios em longo prazo para a saúde geral.[11,12]

A obesidade também pode afetar a implantação embrionária endometrial, o que contribui para o retardo na concepção e para piores resultados nos tratamentos de reprodução assistida com aumento nas taxas de abortamento.[13,14]

De modo geral, as mulheres com obesidade devem ser estimuladas a alcançar IMC < 30 antes de gestarem, e o ideal seria mantê-lo dentro da normalidade.[15] Contudo, mesmo uma perda de peso pequena tem o potencial de melhorar a saúde materna e reduzir o risco de complicações gestacionais.[1,16] Uma meta realista seria a perda de 5% a 10% do peso em 6 meses.[16]

O uso de medicamentos antiobesidade está contraindicado para aquelas que estejam buscando gestação imediata em virtude da ausência de evidência quanto à segurança em relação à saúde fetal.[17]

Suplementação nutricional pré-gestacional

Mulheres portadoras de obesidade são mais propensas a apresentar deficiências nutricionais, especialmente de ferro, vitamina D e vitamina B_{12}.[18] Isso parece ser devido à baixa qualidade da dieta que, apesar de hipercalórica, é pobre em macro e micronutrientes.[19,20]

O aconselhamento dietético antes da gravidez deve não apenas se concentrar em alcançar a perda de peso ou prevenir o ganho, mas também em melhorar a qualidade dos alimentos ingeridos, de modo a sanar essas possíveis deficiências vitamínicas, seguindo as práticas dietéticas locais apropriadas para idade e histórico pessoal de alergias e intolerâncias.[17,21]

Sabe-se que a suplementação periconcepcional de ácido fólico reduz a incidência de defeitos de fechamento do tubo neural (DTN). Dados de estudos transversais mostram que as mulheres com IMC > 27kg/m² não apenas tiveram uma dieta pobre em folato, mas também apresentaram níveis séricos mais baixos mesmo após o controle de sua ingestão.[19] Esses achados sugerem que as mulheres com obesidade devem receber doses mais altas de suplementação de folato em comparação às demais.

A Federação Internacional de Ginecologia e Obstetrícia (FIGO) recomenda o uso de 5mg/dia de ácido fólico para mulheres com obesidade que estão tentando engravidar, assim como para aquelas com outros fatores de risco para DTN. Já a Federação Brasileira das Associações de Ginecologia e Obstetrícia (FEBRASGO) recomenda que mulheres com IMC ≥ 35kg/m² devem receber suplementação diária de 4mg.[22]

PERÍODO GESTACIONAL

Complicações

A obesidade na gestação é responsável pelo aumento da morbimortalidade materna e perinatal. Além disso, nas gestantes com obesidade são maiores as chances de malformações fetais, síndromes hipertensivas, diabetes gestacional, macrossomia fetal, prematuridade, depressão, parto instrumental ou cesariana, infecção de sítio cirúrgico e até morte fetal intrauterina.[23,24] Quanto maior o grau da obesidade, mais frequentes parecem ser essas complicações.[25]

Além disso, mulheres com IMC > 40kg/m² podem apresentar de duas a três vezes mais chances de morte fetal e neonatal não associadas a doenças coexistentes.[26] Acredita-se que a menor percepção das mudanças no padrão de movimentação fetal e o fato de mulheres com obesidade terem resposta inflamatória aumentada, disfunção vascular e endotelial e metabolismo lipídico alterado explicam esses desfechos.[27] A hiperlipidemia também causa redução na secreção de prostaciclina e aumento de tromboxano, o que pode aumentar o risco de trombose placentária, diminuindo sua perfusão, e ainda levar ao descolamento prematuro de placenta.[28,29]

Esse ambiente pró-inflamatório presente na obesidade também seria a provável explicação para um incremento dos partos pré-termo espontâneos, que podem ocorrer em ambientes com excesso de citocinas, como interleucina-6 e fator de necrose tumoral alfa (TNF-α).[30-32]

O aumento do risco de hipertensão gestacional já é observado em gestantes com sobrepeso, sendo ainda maior naquelas com obesidade e obesidade grave (OR: 1,76, 2,98 e 4,48, respectivamente).[33] Acredita-se que diversos fatores podem explicar esse aumento, como resistência insulínica, causas genéticas e imunológicas, dieta e falta de atividade física.[25,33] Por esse motivo, a pressão arterial deve ser aferida com manguito de tamanho adequado em todas as consultas de pré-natal.[34] Além disso, as gestantes com mais de um fator de risco moderado para pré-eclâmpsia (IMC > 35kg/m², nuliparidade, idade materna > 40 anos, história familiar de pré-eclâmpsia e gravidez múltipla) podem beneficiar-se do uso de ácido acetilsalicílico para profilaxia.[35]

O diabetes gestacional também é mais frequente em gestantes com sobrepeso, obesidade e obesidade grave (OR: 3,39, 11,90 e 67,40, respectivamente).[33] A simples presença de obesidade no início do pré-natal já aumenta 7,5 vezes a chance de a mulher desenvolver diabetes gestacional ao longo da gravidez.[36] Esse risco é tanto maior quanto maior a gravidade da obesidade, chegando a relatos de aumento de 66 vezes no risco de diabetes gestacional em caso de IMC ≥ 40kg/m².[33]

A obesidade também é fator de risco para ocorrência de fenômenos tromboembólicos durante a gestação e no pós-parto. Portanto, a profilaxia deve ser considerada após o parto, caso outros fatores de risco estejam associados. Boa hidratação, deambulação precoce e medidas compressivas locais devem ser sempre estimuladas.

Além disso, gestantes com obesidade correm risco maior de diversas anomalias estruturais fetais, como os DTN (Quadro 37.2).[37] Esses achados são possivelmente justificados por deficiências nutricionais maternas, como a de ácido fólico, e pela hiperglicemia resultante de um diabetes prévio sem diagnóstico no início da gestação.[38-40] No entanto, vale ressaltar que mesmo na ausência de diabetes gestacional as mulheres grávidas com obesidade apresentam risco aumentado para defeitos cardíacos congênitos (OR: 1,18; IC95%: 1,02 a 1,36).[41]

Apesar disso, o rastreio de cromossomopatias do primeiro trimestre e de malformações fetais do primeiro e segundo trimestres devem ocorrer de modo habitual. A gestante, no entanto, deve ser orientada quanto às limitações dos métodos de imagem e à piora da acurácia em caso de obesidade. Isso porque o tecido adiposo se interpõe entre a sonda e as estruturas fetais avaliadas e absorve parte do feixe de ultrassom com redução da nitidez e piora da qualidade da imagem.[42] O profissional deve estar ciente de que esses exames serão mais demorados e de que a via transvaginal ou novas visitas para repetição do exame podem ser necessárias para completar o rastreio morfológico de maneira adequada.

Por sua vez, o aumento nas taxas de cesariana e de parto vaginal instrumentado em gestantes com obesidade se justifica por uma série de fatores, como aumento dos depósitos de colesterol no miométrio e ocorrência de contrações ineficazes,[43] aumento do tecido mole dentro da pelve materna, estreitando o canal do parto, maior frequência de fetos macrossômicos e uma resposta menos eficaz à administração de ocitocina.[44] Soma-se a isso a gravidez prolongada, mais comum nesse grupo, assim como as complicações intraparto,[45] como distócia de ombro (OR: 2,9; IC95%: 1,4 a 5,8), ruptura uterina e hemorragia pós-parto (OR: 1,39; IC95%: 1,32 a 1,46).[46,47]

As gestantes com obesidade também apresentam riscos maiores de infecção do sítio cirúrgico. Fatores associados à má cicatrização de feridas nesse grupo incluem, além da presença de comorbidades (p. ex., diabetes), maior tempo de cirurgia e técnica utilizada para fechamento da pele.[48]

Em virtude de todas essas particularidades, recém-nascidos de mulheres com obesidade necessitam de cuidados intensivos neonatais com mais frequência e apresentam taxas maiores de sofrimento fetal agudo e líquido amniótico meconial, ao passo que o período de internação hospitalar se torna mais prolongado (2,84 dias).[33,49,50]

A obesidade também tem repercussões na saúde mental das gestantes, com aumento de depressão antes (OR: 1,43; IC95%: 1,27 a 1,61) e após o parto (OR: 1,30; IC95%: 1,20 a 1,42).[51] A ansiedade também é mais frequente nesse grupo de mulheres (OR: 1.41; IC95%: 1,10 a 1,80).[51] Acredita-se que esses achados se devam ao fato de o estigma do excesso de peso contribuir para exacerbação de traços depressivos e ansiosos.[51]

A obesidade parece relacionar-se com dificuldades maiores para estabelecer e manter a amamentação. As causas podem ser fisiológicas, comportamentais, psicológicas ou médicas. Por exemplo, mulheres com obesidade apresentam níveis mais elevados de progesterona, o que interfere com a lactogênese. Mamas volumosas também podem dificultar a pega para sucção do mamilo. Razões socioculturais complexas, como falta de estímulo em um grupo socioeconômico mais baixo, falta de exemplo familiar, tabagismo, baixa autoestima e saúde mental ruim, colaboram para o insucesso do aleitamento materno.[52]

Quadro 37.2 Risco de malformações fetais em gestantes com obesidade

Malformação fetal	OR (IC95%)
Espinha bífida	2,24 (1,86 a 2,69)
Alterações cardiovasculares	1,30 (1,12 a 1,51)
Fenda palatina	1,23 (1,03 a 1,47)
Atresia anorretal	1,48 (1,12 a 1,97)
Hidrocefalia	1,68 (1,19 a 2,36)
Malformações em membros	1,34 (1,03 a 1,73)

Fonte: adaptado de Stothard *et al.*, 2009.[37]

Suplementação nutricional durante a gestação

Como comentado, a suplementação de ácido fólico – entre 4 e 5mg – deve ser iniciada no período pré-concepcional e mantida até o final do primeiro trimestre. A suplementação de ferro e polivitamínicos deve ser realizada da maneira habitual, e o tratamento da anemia ferropriva deve basear-se no resultado dos exames de rotina do pré-natal.

A deficiência evidente de vitamina D, caracterizada por hipocalcemia, hipofosfatemia e osteomalácia, é rara em adultos. No entanto, a deficiência subclínica é mais frequente e está associada à osteoporose e, possivelmente, a risco maior de fraturas.[53-55] Em gestantes, a deficiência de vitamina D foi associada a recém-nascidos com baixo peso, além de alguns desfechos infantis tardios, como baixa massa óssea e aumento de marcadores de risco cardiovascular em idade escolar.[56] Os níveis séricos de 25(OH) vitamina D também parecem estar relacionados com maior ocorrência de diabetes gestacional, pré-eclâmpsia, vaginose bacteriana e asma infantil.[57-59]

As gestantes com obesidade apresentam níveis séricos de 25(OH) vitamina D mais baixos devido a seu depósito no tecido adiposo e, portanto, são consideradas de risco para essa deficiência. Vale lembrar que as gestantes, em geral, constituem um grupo de risco adicional, uma vez que muitas delas evitam a exposição solar em razão das alterações pigmentares cutâneas, como o melasma.

No entanto, a evidência disponível não é forte o suficiente para recomendar que os níveis séricos de 25(OH)

vitamina D sejam dosados durante o pré-natal ou sua suplementação rotineira.[17] Ainda há controvérsias sobre o nível sérico ideal, apesar do consenso de que níveis < 20ng/mL sejam considerados deficientes e > 30ng/mL sejam suficientes.[53]

Apesar disso, o Colégio Americano de Obstetras e Ginecologistas (ACOG) recomenda a suplementação para todas as gestantes com a dose habitual dos suplementos (pelo menos 400UI/dia) até que evidências mais fortes estejam disponíveis.[60] Já o Instituto de Medicina (IOM) e a Sociedade Americana de Endocrinologia sugerem suplementação de pelo menos 600UI/dia. Esta última ainda pondera que 1.500 a 2.000UI/dia de 25(OH) vitamina D podem ser necessárias para manter um nível sanguíneo > 30ng/mL.[53,61] Por sua vez, a Sociedade Brasileira de Endocrinologia sugere que as gestantes com fator de risco adicional (o que inclui a obesidade) devem ter seus níveis séricos verificados.[62] Caso a dosagem seja realizada e haja deficiência, recomenda-se tratar e reavaliar em 3 a 4 meses.

Em gestantes, o tratamento deve ser preferencialmente feito com doses diárias, evitando-se esquemas de doses semanais elevadas.[62] Isso se deve ao fato de que as concentrações de 25(OH) vitamina D do feto possuem íntima correlação com as da mãe.[53] Estudos mostram segurança nas doses de até 4.000UI/dia.[63] Além disso, cuidado especial deve ser tomado na reposição de gestantes com histórico de nefrolitíase devido ao risco de hipercalciúria.

Ganho de peso durante a gestação

A gestante com obesidade deve ter seu peso aferido e o IMC calculado em todas as consultas de pré-natal.

O ganho de peso excessivo durante a gravidez parece aumentar o peso do feto ao nascer e o risco de obesidade da prole na vida adulta. Segundo a teoria da hipernutrição fetal, isso se deve às maiores concentrações plasmáticas maternas de glicose e ácidos graxos livres, que atravessam a placenta e podem causar alterações permanentes no apetite, metabolismo energético e função neuroendócrina dos fetos.[64] Em consonância com essa teoria, também foi observado que sobrepeso e obesidade maternos estão associados a sobrepeso e obesidade na prole.[65]

As recomendações do IOM sobre ganho de peso gestacional foram desenvolvidas em 1990 e visavam reduzir a incidência de bebês com baixo peso ao nascer. As diretrizes atualizadas do IOM de 2009 incorporaram as categorias da OMS de IMC, recomendando menor ganho de peso gestacional para mulheres com obesidade, como mostra o Quadro 37.3.[66]

O ganho de peso gestacional acima ou abaixo das recomendações do IOM parece estar associado a desfechos materno-fetais adversos. Quando abaixo, observa-se risco maior de recém-nascidos pequenos para idade gestacional (PIG [OR: 1,53; IC95%: 1,44 a 1,64]) e de parto pré-termo (OR: 1,70; IC95%: 1,32 a 2,20). Por outro lado, o ganho acima das recomendações associa-se a risco maior de recém-nascidos grandes para idade gestacional (GIG [OR: 1,85; IC95%: 1,76 a 1,95]), macrossomia (OR: 1,95; IC95%: 1,79 a 2,11) e cesariana (OR: 1,30; IC95%: 1,25 a 1,35).[67]

De fato, a maioria das gestantes com obesidade ganha mais peso do que o recomendado pelas diretrizes do IOM.[68] Além disso, essas mulheres apresentam risco baixo de terem neonatos PIG e alto de neonatos GIG, e esse risco varia de acordo com a classe da obesidade e o ganho de peso gestacional. O risco combinado desses resultados é menor em caso de ganho de peso de 5 a 9kg em gestantes com obesidade grau I, de 1 a 5kg para aquelas com obesidade grau II e com nenhum ganho de peso para aquelas com obesidade grau III.[68]

No entanto, devido à falta de consenso quanto à faixa mais adequada de ganho de peso em gestantes com obesidade, o estímulo a uma dieta saudável e à prática de atividade física deve ser mais enfatizado do que alcançar metas de ganho de peso específicas.[18] Um acompanhamento nutricional que vise a uma dieta balanceada do ponto de vista energético e proteico parece garantir bom crescimento fetal e reduzir os riscos de natimortos e neonatos PIG.

Vale ressaltar que mesmo em caso de obesidade não há evidência de benefício da restrição calórica durante a gestação. Também não há evidência de benefícios em relação à suplementação isocalórica de proteínas, diferentemente da suplementação em altas doses, que pode ser prejudicial.[69] Ainda não há recomendação específica em relação ao tipo de dieta a ser seguida.[70] Contudo, um estudo encontrou associação entre dieta com baixo índice de carboidratos (*low carb*) desde o período pré-gestacional e maior ocorrência de DTN.[71]

Medicamentos para evitar o ganho de peso ou mantê-lo não devem ser usados na gravidez devido ao risco ou à falta de evidência de segurança para o feto. A título de exemplo, o uso do orlistat, inibidor de lipase que atua na absorção de gorduras alimentares, foi avaliado apenas em um estudo, não sendo observado aumento do risco de malformação fetal (RR: 0,42; IC95%: 0,11 a 1,07).[72] Já o topiramato está relacionado com a ocorrência de fissuras orais no feto.[73] Vale lembrar que essas drogas são excretadas no leite materno.

Quadro 37.3. Recomendações para ganho de peso durante a gestação de acordo com o índice de massa corporal (IMC) pré-gestacional

Recomendação	Peso pré-gestacional			
	Baixo peso	Eutrófico	Sobrepeso	Obeso
IMC	< 18,5	18,5 a 24,9	25 a 29,9	≥ 30
Peso máximo recomendado (kg)	12,5 a 18	11,5 a 16,0	7 a 11,5	5 a 9

Fonte: adaptado das recomendações do IOM, 2009.[66]

Rastreamento de diabetes *mellitus* gestacional

Embora a obesidade seja forte fator de risco para o desenvolvimento de diabetes *mellitus* gestacional (DMG), seu rastreio em gestantes com obesidade difere do realizado em não obesas.

Vale reforçar que glicemia de jejum sérica ≥ 92mg/dL e < 126mg/dL na primeira consulta de pré-natal indica o diagnóstico de DMG, ao passo que uma glicemia de jejum ≥ 126mg/dL aponta para o diagnóstico de diabetes *mellitus* pré-gestacional. Assim, o rastreio com teste oral de tolerância à glicose (TOTG) deve ser realizado entre 24 e 28 semanas de gestação apenas para aquelas sem o diagnóstico de diabetes, ou seja, com glicemia sérica de jejum < 92mg/dL.[74] Este tema se encontra abordado com mais profundidade no Capítulo 33.

Outras particularidades do pré-natal, parto e puerpério de gestantes com obesidade

Em virtude do risco de alterações no crescimento fetal em gestantes com obesidade, esse acompanhamento deve receber atenção especial. Como o crescimento uterino determinado por medidas seriadas do comprimento sínfise-fundo uterino pode perder acurácia e ser mais inespecífico quanto maior o grau da obesidade, a ultrassonografia pode ser a opção mais confiável para confirmação das suspeitas de alterações de crescimento fetal ao longo do pré-natal.

Apesar do risco aumentado de natimortalidade, são escassas as evidências para definição dos exames de vitalidade fetal que devem ser utilizados ou sua frequência.[75]

A indução eletiva do trabalho de parto no termo em gestantes com obesidade parece reduzir o risco de cesariana sem aumentar os desfechos adversos, como parto vaginal instrumentado, lacerações, lesão de plexo braquial ou síndrome do desconforto respiratório neonatal.[76] Além disso, o peso de nascimento e as chances de distócia de ombro reduziriam. Entretanto, as evidências atuais ainda não são suficientes para definir a idade gestacional ideal para essa indução,[77] e os neonatos com parto induzido apresentam risco maior de hiperbilirrubinemia (OR: 3,03; IC95%: 1,60 a 5,74) e necessidade de fototerapia (OR: 1,68; IC95%: 1,07 a 2,66).[78,79]

Recomenda-se ainda que gestantes com IMC > 40kg/m^2 tenham acesso venoso estabelecido no início do trabalho de parto. A colocação de uma segunda cânula também deve ser considerada. Quando possível, uma consulta pré-anestésica seria importante para avaliação dos sítios de punção anestésica e das vias aéreas.[18]

A condução do trabalho de parto deve ser habitual com monitoração intermitente dos batimentos cardíacos fetais.[80] O manejo ativo do terceiro estágio do trabalho de parto deve ser recomendado, e o uso profilático de uterotônicos diminui o risco de hemorragia pós-parto.[81]

A incidência de infecções de ferida operatória após cesariana e de endometrite pode ser reduzida com profilaxia antibiótica (RR: 0,40; IC95%: 0,35 a 0,46 e RR: 0,38; IC95%: 0,34 a 0,42, respectivamente).[82] O fechamento dos espaços subcutâneos > 2cm de profundidade também diminui a incidência de complicações da ferida operatória (RR: 0,42; IC5%: 0,22 a 0,81).[83]

No pós-parto, os métodos contraceptivos devem ser cuidadosamente avaliados e recomendados, considerando todas as comorbidades existentes. São necessários acompanhamento nutricional e estímulo à atividade física para retorno ao peso ideal ou pelo menos anterior, evitando, assim, ganho de peso entre a atual e uma futura gestação.

Como a obesidade está associada a dificuldades no estabelecimento e à manutenção da amamentação, são necessários apoio e intervenções extras entre as mães com obesidade durante os períodos de pré-natal e pós-natal precoce para que seus filhos possam beneficiar-se do aleitamento materno.[52]

GASTROPLASTIA REDUTORA E GESTAÇÃO

Diante de seu aumento exponencial no mundo, o tratamento cirúrgico da obesidade tem apresentado importância crescente. A cirurgia bariátrica é reconhecida como o tratamento mais eficaz e custo-efetivo para a obesidade grave.[84] São candidatas à gastroplastia redutora pessoas com obesidade classe III (IMC ≥ 40kg/m^2) ou obesidade classe II (IMC de 35 a 39kg/m^2) com comorbidades associadas, havendo histórico de fracasso quanto à perda de peso após tratamentos clínicos diversos (dieta, atividade física e medicamentos).[85]

As mulheres representam cerca de 80% das pessoas submetidas à cirurgia bariátrica, a maioria em idade fértil.[86] Nessa população, a perda de peso melhora a fertilidade, especialmente em mulheres com SOP, e reduz a ocorrência de intercorrências no pré-natal (como DMG, hipertensão gestacional e macrossomia).[44] Assim, é esperado um número crescente de gestantes submetidas previamente a esse procedimento.[87]

As técnicas cirúrgicas empregadas são classificadas como restritivas, disabsortivas e mistas. As puramente disabsortivas, ou seja, que diminuem a absorção de alimentos, como derivação biliopancreática, foram abandonadas em razão de complicações nutricionais e metabólicas, como perda de peso excessiva, desnutrição proteica e deficiência de ferro, vitaminas lipossolúveis e minerais.[88] Já as técnicas puramente restritivas, que limitam a ingesta alimentar mediante diminuição da cavidade gástrica, como a banda gástrica ajustável, são pouco utilizadas em virtude da possibilidade de novo ganho de peso significativo.[89]

A gastrectomia vertical ou *sleeve* é a técnica mais utilizada, porém, no sistema público de saúde do Brasil, mais de 90% dos indivíduos são submetidos à técnica de derivação (*bypass*) gástrica em Y de Roux (DGYR).[90,91]

O *sleeve* é um procedimento em que o estômago é tubulizado junto à pequena curvatura e tem cerca de 75% de seu volume ressecado (incluindo o fundo gástrico). Embora tecnicamente seja um procedimento restritivo por reduzir a capacidade gástrica, há também um componente hormonal importante, caracterizado pela redução da secreção de grelina em decorrência da ressecção do fundo gástrico.[92] Por não haver desvio intestinal, não seriam esperadas graves deficiências nutricionais com essa técnica.

Há, entretanto, a necessidade de reposição periódica de vitamina B_{12}, ferro e vitamina D. Recomenda-se, portanto, a suplementação de micronutrientes e vitaminas de maneira universal nos primeiros anos, bem como monitoramento e prescrição individual no seguimento tardio.[93]

A DGYR consiste na confecção de uma bolsa gástrica de 30 a 40mL junto à pequena curvatura e na criação de uma anastomose gastrojejunal em Y de Roux. Embora tradicionalmente definida como uma técnica mista por associar um procedimento de redução gástrica a um desvio intestinal, sabe-se hoje que seu mecanismo de funcionamento envolve também o estímulo da produção de entero-hormônios, com destaque para o peptídeo semelhante a glucagon 1 (GLP-1), envolvidos no controle da fome e da saciedade.[94] Em relação à gastroplastia vertical, a DGYR promove perdas de peso superiores (35% a 40% *versus* 20% a 25%), bem como melhor controle do diabetes e do refluxo gastroesofágico.[95] Em contrapartida, o desvio intestinal dificulta a absorção de micronutrientes e vitaminas lipossolúveis. Portanto, os índices de anemia, carência de cálcio e vitamina D são também superiores, assim como os de intolerâncias alimentares e flatulência.

Outras técnicas, menos realizadas, incluem a derivação biliopancreática e suas variações (bipartição intestinal, interposição ileal). Embora muito eficazes para controle do peso e do diabetes, são técnicas mais complexas e com maior incidência de efeitos colaterais e risco nutricional, uma vez que o desvio intestinal é maior (anastomoses gastro ou duodenoileais).[96]

Independentemente do procedimento adotado, é no primeiro ano de pós-operatório que ocorre a perda de peso mais acentuada, variando entre 65% e 85% do excesso de peso total a ser perdido. Por esse motivo, recomenda-se aguardar de 12 a 24 meses após a cirurgia para a concepção, evitando-se, assim, o período de risco maior de deficiências nutricionais e de ocorrência de complicações pós-operatórias mais frequentes.[97,98] O ideal é que a gravidez aconteça depois que a mulher esteja com a perda de peso estabilizada e as deficiências nutricionais corrigidas.

Vantagens e desvantagens da cirurgia bariátrica nos desfechos gestacionais e perinatais

Assim como a perda de peso obtida por meio de dieta alimentar, os resultados obtidos com a cirurgia bariátrica diminuem os riscos de doenças decorrentes da obesidade.[99] Apesar de a literatura ser inconclusiva, a cirurgia também parece reduzir as taxas de cesariana, macrossomia e diabetes gestacional.[100-103] Por outro lado, observa-se ocorrência maior de desfechos adversos perinatais, como restrição de crescimento fetal, parto pré-termo, anomalias congênitas e mortalidade perinatal, principalmente em mulheres que engravidam precocemente depois da cirurgia.[103] A gravidez logo após a cirurgia também pode aumentar o risco de morbimortalidade materna.[104]

Como essas gestantes podem apresentar deficiência de micronutrientes, como ferro, cálcio, folato, vitamina B_{12}, tiamina e vitaminas lipossolúveis (A, D, E, K), particularmente aquelas submetidas à DGYR, há raros relatos de caso de eventos perinatais adversos secundários à carência dessas vitaminas (relatos de hemorragia intracerebral fetal associada à deficiência de vitamina K,[105] déficit visual secundário à deficiência de vitamina A, deficiência neurológica e atraso do desenvolvimento secundários à deficiência de vitamina B_{12}, assim como DTN pela deficiência de folato).[106,107] A deficiência de tiamina deve ser lembrada em caso de vômitos importantes. Os sintomas incluem ataxia, confusão mental e coma (encefalopatia de Wernicke), neuropatia e neurite, principalmente em membros inferiores (conhecida como beribéri seco), e insuficiência cardíaca, manifestada com taquicardia e dispneia (beribéri úmido).[108] Em caso de suspeita de deficiência de tiamina, seja por fatores de risco, seja por sintomas clínicos, o tratamento oral ou endovenoso deve ser iniciado imediatamente, a despeito da espera pelos resultados de exames diagnósticos.[97]

As complicações relacionadas com a cirurgia bariátrica ocorrem em 5% dos casos. As mais frequentes durante a gestação são hérnia intestinal, hérnia de parede abdominal, obstrução intestinal, erosão ou migração do anel (caso tenha sido utilizado) e colelitíase.[109,110] Existem raros relatos de morte materno-fetal decorrentes de complicações tardias desses procedimentos.[111,112] Portanto, as queixas abdominais devem ser avaliadas e acompanhadas com cuidado, e os sintomas gravídicos devem ser diferenciados dos sintomas dessas complicações cirúrgicas.

Assim, é importante que essas gestantes sejam acompanhadas por equipe multidisciplinar, incluindo nutricionistas, endocrinologistas e também cirurgiões especialistas.[98]

Aconselhamento pré-gestacional

Recomenda-se que a gestação seja planejada e que a suplementação nutricional seja otimizada de 3 a 6 meses antes da concepção.[86] Todas as mulheres submetidas à gastroplastia redutora devem fazer uso de suplemento multivitamínico e mineral diariamente, contendo pelo menos tiamina, ácido fólico, ferro, selênio, vitamina A, zinco e cobre (Quadro 37.4),[97] e essa necessidade merece ser reforçada antes da concepção e durante a gravidez.[113-115]

Dado o risco associado a potenciais deficiências no período periconcepcional, recomenda-se a avaliação laboratorial trimestral até mesmo antes da gestação, de modo a possibilitar eventuais correções (Quadro 37.5).

Deficiências nutricionais

As gestantes submetidas à cirurgia bariátrica devem ser encaminhadas a um nutricionista para melhor avaliação das necessidades proteico-calóricas e de suplementações de micronutrientes.[113-117]

Não há consenso em relação ao aporte proteico ideal na gestação de mulheres submetidas à cirurgia bariátrica, porém é importante lembrar que a desnutrição secundária ao baixo aporte proteico e à baixa absorção pode manifestar-se anos após a cirurgia. Alguns autores recomendam o consumo mínimo de 60g/dia de proteína para essas gestantes, embora essa quantidade nem sempre seja bem tolerada.[116] Para a não grávida após a cirurgia, recomenda-se a ingestão diária de até 1,5g de proteína/kg de peso corporal ideal.[86]

Quadro 37.4 Suplementação vitamínica recomendada para mulheres submetidas à cirurgia bariátrica na pré-concepção e na gestação

Micronutriente	Suplementação mínima
Cobre	1 a 2mg
Zinco	10 a 15mg
Selênio	5mg
Ácido fólico	0,4mg; 4 a 5mg caso seja obesa ou diabética
Ferro	45 a 60mg
Tiamina	> 12mg
Vitamina A*	5.000UI
Vitamina E	15mg
Vitamina D	1.000UI
Cálcio	1.200 a 1.500mg
Vitamina B_{12}	1.000mcg intramuscular trimestralmente, conforme necessidade ou reposição oral

* Preferir na forma de betacaroteno; a forma retinol da vitamina A deve ser evitada em virtude do risco de teratogenicidade, especialmente com doses mais elevadas (> 10.000UI/dia).[114]
Fonte: Shawe *et al.*, 2019; Ciangura *et al.*, 2019.[86,113]

Quadro 37.5 Frequência de análise laboratorial para avaliação de deficiências nutricionais na periconcepção e na gestação de mulheres submetidas à cirurgia bariátrica

Exame laboratorial	Frequência pré-concepção*	Frequência na gestação
Hemograma completo	A cada 3 meses	A cada trimestre
Ferro sérico, ferritina, capacidade total de ligação de ferro, reticulócitos	A cada 3 meses	A cada trimestre
Ácido fólico	A cada 3 meses	A cada trimestre
Vitamina B_{12}	A cada 3 meses	A cada trimestre
25-hidroxivitamina-D	A cada 6 meses	A cada trimestre
Cálcio sérico total/iônico, PTH	A cada 6 meses	A cada trimestre
Dosagem de retinol	A cada 3 meses	A cada trimestre
Vitamina E (α-tocoferol)	A cada 6 meses**	A cada trimestre**
Vitamina K_1	Se houver alteração das provas de coagulação ou sangramento	Se houver alteração das provas de coagulação ou sangramento
Zinco	–	No primeiro trimestre
Cobre	–	No primeiro trimestre
Selênio	–	No primeiro trimestre
Vitamina B_6	Em caso de sintomas neurológicos ou múltiplas deficiências nutricionais	Em caso de sintomas neurológicos ou múltiplas deficiências nutricionais
Vitamina C	Em caso de sintomas de escorbuto, anemia refratária à suplementação de ferro ou deficiências múltiplas	Em caso de sintomas de escorbuto, anemia refratária à suplementação de ferro ou deficiências múltiplas
Tempo de protrombina	A cada 6 meses	A cada trimestre
Albumina sérica	A cada 6 meses	A cada trimestre
Ureia, creatinina	A cada 6 meses	A cada trimestre
AST, ALT, bilirrubinas	A cada 6 meses	A cada trimestre

ALT: alanina aminotransferase; AST: aspartato aminotransferase; PTH: paratormônio.
* Esta frequência também é recomendada para avaliação de lactantes.
** Alguns autores recomendam a dosagem apenas em caso de sintomas (anemia, oftalmoplegia ou neuropatia periférica).
Fonte: Shawe *et al.*, 2019; Ciangura *et al.*, 2019.[86,113]

Na gestação, a suplementação vitamínica deve ser ajustada de modo a manter as concentrações dentro dos limites da normalidade.[117] Cabe lembrar que os níveis séricos de muitos micro e macronutrientes tendem a diminuir como resultado da hemodiluição secundária à expansão volêmica e às crescentes demandas fetais. Portanto, é recomendada a verificação dos níveis séricos pelo menos uma vez por trimestre, utilizando intervalos específicos para a gravidez (Quadro 37.5).[113]

Reposição de ferro, vitamina B_{12} e ácido fólico

As deficiências de ferro e vitamina B_{12} são as mais prevalentes entre as pessoas submetidas à cirurgia bariátrica, seja em razão da baixa ingestão, seja pela absorção intestinal reduzida, ambas possivelmente agravadas na gestação. Assim, recomenda-se que todas submetidas à gastroplastia redutora (*sleeve*, DGYR, derivação biliodigestiva) façam uso de vitamina B_{12} injetável na dose de 1.000mcg intramuscular trimestralmente e de suplementação mínima de ferro (45 a 60mg de ferro elementar, sendo necessário considerar doses de 50 a 100mg para as mulheres devido ao fluxo menstrual) de maneira profilática.[97]

A reposição de ferro elementar para correção de anemia materna (hemoglobina < 11g/dL) ou de baixo estoque de ferro (níveis baixos de ferritina) é possível com a ingestão de 120 a 240mg/dia, via oral.[113] É importante reforçar que essa suplementação deve ser separada da de cálcio e preferencialmente com suco ácido que contenha vitamina C, o que aumenta sua absorção. A administração via venosa está reservada para os casos de intolerância ou ausência de resposta à terapia oral e anemia grave ou sintomática.[118]

A deficiência de vitamina B_{12} pode resultar em anemia megaloblástica e neuropatias. Os níveis séricos de vitamina B_{12} não são bons preditores de sua deficiência, pois problemas metodológicos afetam a sensibilidade e a especificidade.[119] Diante disso, o ácido metilmalônico (MMA) foi proposto como melhor indicador, porém não é coberto pela maioria dos convênios de saúde ou pelo sistema público de saúde brasileiro. Assim, em caso de dúvida em relação ao diagnóstico, especialmente em gestantes, deve-se iniciar o tratamento.[119] Ademais, uma revisão mostrou que níveis séricos mais baixos de vitamina B_{12} materna estariam associados a risco maior de parto pré-termo.[120]

Os esquemas de reposição de vitamina B_{12} variam. A Sociedade Britânica de Obesidade e de Cirurgia Bariátrica propõe, na presença de sintomas neurológicos ou alteração de marcha, o uso de 1.000mcg de hidroxicobalamina em dias alternados até a melhora dos sintomas, seguidos por 1.000mcg a cada 2 meses via intramuscular.[97] Para os casos de deficiência de vitamina B_{12} sem envolvimento neurológico, 1.000mcg de hidroxicobalamina via intramuscular podem ser administrados três vezes por semana durante 2 semanas, seguidos por 1.000mcg via intramuscular a cada 2 ou 3 meses.[97]

As necessidades de ácido fólico em não gestantes que foram submetidas à cirurgia bariátrica são desconhecidas.[97] Contudo, no período pré-concepcional, na gravidez e lactação, recomenda-se o ajuste da dose, conforme mostrado no Quadro 37.4.

Reposição de cálcio e vitamina D

As deficiências de cálcio e vitamina D têm sido associadas a resultados materno-fetais adversos, embora não esteja claro se os níveis baixos são o fator causal ou apenas um marcador de má saúde materna.[56]

Na gestação de mulheres submetidas à cirurgia bariátrica, recomenda-se a avaliação sérica da 25(OH) vitamina D, embora também seja controverso o nível sérico ideal. Algumas sociedades sugerem um mínimo de 20ng/dL,[86] enquanto outras recomendam 30ng/dL.[62,121]

Em relação à suplementação de cálcio, não é conhecida a dosagem diária mínima após cirurgia bariátrica. O ideal é que se obtenha o máximo de cálcio possível de fontes alimentares em virtude da biodisponibilidade maior e do risco menor de formação de cálculos renais, se comparado ao cálcio suplementar.[122] A maioria das diretrizes recomenda ingestão de 1.200 a 1.500mg de cálcio elementar ao dia.[97,123] Para avaliar se o aporte de cálcio proveniente da dieta está adequado é possível fazer uso de uma calculadora disponível *on line* (https://www.osteoporosis.foundation/educational-hub/topic/calcium-calculator). A ingestão excessiva aumenta o risco de hipercalciúria e formação de cálculos renais.[123]

Embora algumas diretrizes mostrem predileção por suplementos com citrato de cálcio em detrimento do carbonato de cálcio, nenhum estudo clínico grande comparou as duas suplementações.[124] O citrato de cálcio tem a vantagem de ser mais biodisponível, sendo também escolhido para pessoas em risco de nefrolitíase, uma vez que funciona como quelante de oxalato e fonte de citrato urinário.[125,126] Já o carbonato de cálcio pode ser mais bem tolerado, além de ter custo menor.[126] Recomenda-se ainda a ingestão dos suplementos de cálcio em várias tomadas.[123] Os níveis séricos de paratormônio devem ficar dentro da normalidade com a reposição de cálcio e vitamina D.[97]

Reposição de outros micronutrientes

O Quadro 37.6 apresenta um resumo da clínica geral das deficiências dos demais micronutrientes, assim como sua forma de tratamento, seguindo as recomendações gerais para pessoas submetidas à cirurgia bariátrica.

Ganho de peso

A recuperação de peso após cirurgia bariátrica é um problema crescente. Alguns estudos estimam que o reganho de peso atinja até 20% das pessoas operadas após 2 anos.[84] No Brasil, esse percentual pode chegar a 50%.[127,128] Portanto, é importante recomendar que a gestante apresente ganho de peso adequado. Embora o ganho de peso seja uma consequência fisiológica da gravidez normal, para muitas mulheres o peso adquirido não é completamente perdido após o parto, levando ao acúmulo progressivo nas gestações subsequentes e ao desenvolvimento de obesidade.[129]

Paralelamente, o ganho de peso insuficiente parece estar relacionado com restrição de crescimento fetal e

Quadro 37.6 Prevalência, clínica e tratamento de deficiências no pós-operatório de cirurgia bariátrica

Vitamina/elemento	Prevalência	Clínica da deficiência	Tratamento
Vitamina A	DGYR: 8% a 11%	Perda da visão noturna, manchas de Bitot (manchas na esclera), xeroftalmia, imunidade e cicatrização comprometidas	Suplementar até que o nível sérico seja alcançado
Vitamina E	–	Ataxia da marcha, hiporreflexia/fraqueza, nistagmo, oftalmoplegia	Receber de 100 a 400UI diárias (equivalente a 90 a 300mg) até que o nível sérico seja alcançado
Vitamina K	–	Petéquias, púrpura, equimoses	Via oral: 1 a 2mg/dia Via intramuscular: 1 a 2mg/semana
Zinco	S: 12% DGYR: 21% a 33%	Feridas de difícil cicatrização, dermatite, queda de cabelo, infertilidade, glossite, imunidade comprometida	Zinco oral: 60mg duas vezes ao dia Uma proporção de 1mg de suplementação de cobre tem sido recomendada para cada 8 a 15mg de zinco elementar de modo a prevenir a deficiência de cobre
Cobre	DGYR: 2%	Anemia, leucopenia, hipopigmentação do cabelo, pele, unhas, marcha instável, parestesias, feridas de difícil cicatrização, neuropatia periférica	Deficiência leve-moderada (incluindo alteração hematológica): 3 a 8mg/dia de gluconato ou sulfato de cobre Deficiência grave: 2 a 4mg/dia de cobre endovenoso por 6 dias ou até que os níveis séricos voltem ao normal e os sintomas neurológicos desapareçam
Magnésio	32%	Espasmos musculares, câimbras	Magnésio oral

DGYR: derivação gástrica em Y de Roux; S: *sleeve*.
Fonte: adaptado de Shawe *et al.*, 2019; Mechanick *et al.*, 2019.[86,126]

neonatos PIG. Em estudo observacional que envolveu mulheres após gastroplastia redutora, o ganho de peso acima do recomendado pelo IOM aumentou o risco de pré-eclâmpsia e reduziu o Apgar do primeiro minuto.[130] Já naquelas com ganho de peso abaixo do recomendado foi observada incidência maior de neonatos PIG.[130,131]

Assim, considerando a escassez de dados, recomenda-se que a gestante ganhe peso de acordo com as recomendações do IOM (veja o Quadro 37.3), com dieta sem restrição de calorias, ainda que se mantenha com obesidade.[86,98,113]

Rastreamento do diabetes *mellitus* gestacional

As grávidas submetidas à cirurgia bariátrica devem ser avaliadas para diabetes gestacional no primeiro trimestre, seguindo as mesmas recomendações das demais gestantes.[74,132] Contudo, a glicemia de jejum nessas gestantes pode não refletir a exposição glicêmica geral.[133] Portanto, pode ser útil a avaliação da hemoglobina glicada (Hb1Ac) no início da gestação, considerando-se como alterados níveis > 5,9%, os quais foram associados a desfechos obstétricos desfavoráveis, incluindo anomalias congênitas, pré-eclâmpsia, distócia de ombro e morte perinatal.[134] Cabe ressaltar que os níveis de Hb1Ac devem ser interpretados com cautela, uma vez que a anemia, especialmente por deficiência de ferro, pode aumentá-los, enquanto outras formas de anemia podem reduzi-los.[135]

As gestantes que não tiveram diagnóstico de DMG no primeiro trimestre deveriam ser submetidas ao TOTG entre 24 e 28 semanas.[106] Esse teste, no entanto, não está indicado para as que foram submetidas à cirurgia bariátrica, especialmente a DGYR, devido à intolerância com risco de *dumping*.[136] A síndrome de *dumping* ocorre quando níveis elevados de carboidratos simples são ingeridos com subsequente liberação de hormônios gastrointestinais e pancreáticos. Inicialmente são observados sintomas gastrointestinais e vasomotores, como taquicardia, sudorese e dor abdominal, seguidos por hipoglicemia pós-prandial reativa tardia. Além dos riscos do exame, sua acurácia para o diagnóstico de DMG nessa população de mulheres não foi avaliada em número significativo de gestantes.[133,136] Assim, não há diretrizes específicas para diagnóstico de diabetes gestacional em gestantes pós-bariátricas.

Uma conduta recomendada consiste em repetir, no período entre 24 e 28 semanas, a glicemia de jejum e realizar o monitoramento domiciliar da glicemia em jejum 1 hora após o café, o almoço e o jantar durante 1 semana.[137] O diagnóstico é estabelecido quando mais de 20% das medidas estiverem acima dos valores-alvo (95mg/dL no jejum e 140mg/dL após as refeições, seguindo recomendações da Sociedade Americana de Endocrinologia para controle de DMG).[137]

CONSIDERAÇÕES FINAIS

Diante do apresentado, é de suma importância que os profissionais de saúde sejam capazes de identificar as mulheres com sobrepeso ou obesidade, realizando os devidos aconselhamentos e eventuais encaminhamentos desde o período pré-concepcional. Esses cuidados se intensificam caso a mulher tenha realizado gastroplastia redutora.

Além disso, todas as mulheres em idade reprodutiva devem ser estimuladas a manter seu peso ideal antes de engravidarem e entre as gestações. Após a concepção, os esforços devem voltar-se para a suplementação nutricional adequada e o monitoramento do crescimento e desenvolvimento fetal. O Quadro 37.7 apresenta um resumo das principais evidências sobre o tema.

Quadro 37.7 Principais evidências sobre obesidade e gestação

Intervenção	Nível de evidência	Grau de recomendação
Gestantes com cirurgia bariátrica prévia devem ter vigilância nutricional e rastreamento de deficiências	5	D
Suplementação de ácido fólico no primeiro trimestre	1A	A
Medicamentos para evitar ganho de peso ou mantê-lo não são recomendados na gravidez	2B	C
A pressão arterial deve ser aferida com manguito de tamanho adequado em toda consulta de pré-natal	2B	B
Gestantes com mais de um fator de risco moderado para pré-eclâmpsia (IMC > 35kg/m^2, nuliparidade, idade materna > 40 anos, história familiar de pré-eclâmpsia e gravidez múltipla) podem beneficiar-se do uso de AAS para profilaxia	1A	A
A indução eletiva do parto a termo em mulheres com obesidade pode reduzir a chance de cesariana sem aumentar os desfechos adversos; a opção de indução deve ser discutida individualmente com a gestante	1A	A
Quando houver suspeita de macrossomia, a indução do parto pode ser considerada, e os pais devem discutir sobre suas opções e conduta expectante	1A	A
Mulheres com obesidade que tenham feito cesariana têm risco aumentado de infecção da ferida e devem receber antibióticos profiláticos no momento da cirurgia	1A	A
Mulheres submetidas à cesariana que tenham mais de 2cm de profundidade na gordura subcutânea devem ter esse espaço suturado para reduzir o risco de infecção e deiscência da ferida	1A	A
O manejo ativo do terceiro estágio do trabalho de parto deve ser recomendado para mulheres com obesidade. O uso profilático de uterotônicos nesse período diminui o risco de hemorragia pós-parto	2A	B

AAS: ácido acetilsalicílico; IMC: índice de massa corporal.

Referências

1. ACOG. Obesity in Pregnancy: ACOG Practice Bulletin, Number 230. Obstet Gynecol 2021; 137:e128-e144.
2. Seabra G, Padilha PC, de Queiroz JA, Saunders C. Pregestational overweight and obesity: Prevalence and outcome associated with pregnancy / Sobrepeso e obesidade pré-gestacionais: Prevalência e desfechos associados à gestação. Rev Bras Ginecol Obstet 2011; 33:348-53.
3. WHO. Obesity: preventing and managing the global epidemic. Report of a WHO consultation. World Health Organ Tech Rep Ser 2000; 894(i-xii):1-253.
4. Liu J, Fox CS, Hickson DA et al. Impact of abdominal visceral and subcutaneous adipose tissue on cardiometabolic risk factors: The Jackson Heart Study. J Clin Endocrinol Metab 2010; 95:5419-26.
5. Teede HJ, Misso ML, Costello MF et al. Recommendations from the international evidence-based guideline for the assessment and management of polycystic ovary syndrome. Hum Reprod 2018; 33:1602-18.
6. Barber TM, Hanson P, Weickert MO, Franks S. Obesity and polycystic ovary syndrome: Implications for pathogenesis and novel management strategies. Clin Med Insights Reprod Health 2019.
7. Kiddy DS, Hamilton-Fairley D, Bush A et al. Improvement in endocrine and ovarian function during dietary treatment of obese women with polycystic ovary syndrome. Clin Endocrinol (Oxf) 1992; 36:105-11.
8. Crosignani PG, Colombo M, Vegetti W, Somigliana E, Gessati A, Ragni G. Overweight and obese anovulatory patients with polycystic ovaries: Parallel improvements in anthropometric indices, ovarian physiology and fertility rate induced by diet. Hum Reprod 2003; 18:1928-32.
9. Brewer CJ, Balen AH. The adverse effects of obesity on conception and implantation. Reproduction 2010; 140:347-64.
10. Wise LA, Rothman KJ, Mikkelsen EM, Sørensen HT, Riis A, Hatch EE. An internet-based prospective study of body size and time-to-pregnancy. Hum Reprod 2010; 25:253-64.
11. Clark AM, Ledger W, Galletly C et al. Weight loss results in significant improvement in pregnancy and ovulation rates in anovulatory obese women. Hum Reprod 1995; 10:2705-12.
12. Clark AM, Thornley B, Tomlinson L, Galletley C, Norman RJ. Weight loss in obese infertile women results in improvement in reproductive outcome for all forms of fertility treatment. Hum Reprod 1998; 13:1502-5.
13. Silvestris E, de Pergola G, Rosania R, Loverro G. Obesity as disruptor of the female fertility. Reprod Biol Endocrinol 2018; 16:22.
14. Rittenberg V, Seshadri S, Sunkara SK, Sobaleva S, Oteng-Ntim E, El-Toukhy T. Effect of body mass index on IVF treatment outcome: An updated systematic review and meta-analysis. Reprod Biomed Online 2011; 23:421-39.
15. Davies GA, Maxwell C, McLeod L et al. SOGC Clinical Practice Guidelines: Obesity in pregnancy. No. 239, February 2010. Int J Gynaecol Obstet 2010; 110:167-73.
16. Maxwell C, Gaudet L, Cassir G et al. Pregnancy and maternal obesity – Part 1: Pre-conception and prenatal care. Guideline No. 391. J Obstet Gynaecol Can 2019; 41:1623-40.
17. McAuliffe FM, Killeen SL, Jacob CM et al. Management of pre-pregnancy, pregnancy, and postpartum obesity from the FIGO Pregnancy and Non-Communicable Diseases Committee: A FIGO (International Federation of Gynecology and Obstetrics) guideline. Int J Gynaecol Obstet 2020; 151(Suppl 1):16-36.
18. Denison FC, Aedla NR, Keag O, et al. Care of women with obesity in pregnancy: Green-top Guideline No. 72. BJOG, 2019; 126: e62-e106.
19. Mojtabai R. Body mass index and serum folate in childbearing age women. Eur J Epidemiol 2004; 19:1029-36.

20. Astrup A, Bügel S. Overfed but undernourished: Recognizing nutritional inadequacies/deficiencies in patients with overweight or obesity. Int J Obes (Lond) 2019; 43:219-32.
21. Hanson MA, Bardsley A, De–Regil LM et al. The International Federation of Gynecology and Obstetrics (FIGO) recommendations on adolescent, preconception, and maternal nutrition: Think Nutrition First. Int J Gynaecol Obstet 2015; 131(Suppl 4):S213-53.
22. Hsu LPR. A importância do metilfolato na prevenção dos defeitos abertos do tubo neural. Femina 2020.
23. Santos S, Voerman E, Amiano P et al. Impact of maternal body mass index and gestational weight gain on pregnancy complications: An individual participant data meta-analysis of European, North American and Australian cohorts. BJOG 2019; 126:984-95.
24. Marchi J, Berg M, Dencker A, Olander EK, Begley C. Risks associated with obesity in pregnancy, for the mother and baby: A systematic review of reviews. Obes Rev 2015; 16:621-38.
25. El-Chaar D, Finkelstein SA, Tu X et al. The impact of increasing obesity class on obstetrical outcomes. J Obstet Gynaecol Can 2013; 35:224-33.
26. Aune D, Saugstad OD, Henriksen T, Tonstad S. Maternal body mass index and the risk of fetal death, stillbirth, and infant death: a systematic review and meta-analysis. JAMA 2014; 311:1536-46.
27. Ramsay JE, Ferrell WR, Crawford L, Wallace AM, Greer IA, Sattar N. Maternal obesity is associated with dysregulation of metabolic, vascular, and inflammatory pathways. J Clin Endocrinol Metab 2002; 87:4231-7.
28. Eitzman DT, Westrick RJ, Xu Z, Tyson J, Ginsburg D. Hyperlipidemia promotes thrombosis after injury to atherosclerotic vessels in apolipoprotein E-deficient mice. Arterioscler Thromb Vasc Biol 2000; 20:1831-4.
29. Stone JL, Lockwood CJ, Berkowitz GS, Alvarez M, Lapinski R, Berkowitz RL. Risk factors for severe preeclampsia. Obstet Gynecol 1994; 83:357-61.
30. Romero R, Espinoza J, Kusanovic JP et al. The preterm parturition syndrome. BJOG 2006; 113(Suppl 3):17-42.
31. Villamor E, Cnattingius S. Interpregnancy weight change and risk of adverse pregnancy outcomes: A population-based study. Lancet 2006; 368(9542):1164-70.
32. Cnattingius S, Villamor E, Johansson S et al. Maternal obesity and risk of preterm delivery. JAMA 2013; 309:2362-70.
33. Denison FC, Norwood P, Bhattacharya S et al. Association between maternal body mass index during pregnancy, short-term morbidity, and increased health service costs: A population-based study. BJOG 2014; 121:72-81.
34. Maxwell MH, Waks AU, Schroth PC, Karam M, Dornfeld LP. Error in blood-pressure measurement due to incorrect cuff size in obese patients. Lancet 1982; 2(8288):33-6.
35. Schumann NL, Brinsden H, Lobstein T. A review of national health policies and professional guidelines on maternal obesity and weight gain in pregnancy. Clin Obes 2014; 4:197-208.
36. Ferreira LAP, Piccinato CA, Cordioli E, Zlotnik E. Pregestational body mass index, weight gain during pregnancy and perinatal outcome: A retrospective descriptive study. São Paulo: Einstein, 2020; 18:eAO4851.
37. Stothard KJ, Tennant PW, Bell R, Rankin J. Maternal overweight and obesity and the risk of congenital anomalies: A systematic review and meta-analysis. JAMA 2009; 301:636-50.
38. McMahon DM, Liu J, Zhang H, Torres ME, Best RG. Maternal obesity, folate intake, and neural tube defects in offspring. Birth Defects Res A Clin Mol Teratol 2013; 97:115-22.
39. Oddy WH, De Klerk NH, Miller M, Payne J, Bower C. Association of maternal pre-pregnancy weight with birth defects: Evidence from a case-control study in Western Australia. Aust N Z J Obstet Gynaecol 2009; 49:11-5.
40. Madsen NL, Schwartz SM, Lewin MB, Mueller BA. Pre-pregnancy body mass index and congenital heart defects among offspring: A population-based study. Congenit Heart Dis 2013; 8:131-41.
41. Brite J, Laughon SK, Troendle J, Mills J. Maternal overweight and obesity and risk of congenital heart defects in offspring. Int J Obes (Lond) 2014; 38:878-82.
42. Phatak M, Ramsay J. Impact of maternal obesity on procedure of mid-trimester anomaly scan. J Obstet Gynaecol 2010; 30:447-50.
43. Poobalan AS, Aucott LS, Gurung T, Smith WC, Bhattacharya S. Obesity as an independent risk factor for elective and emergency caesarean delivery in nulliparous women – Systematic review and meta-analysis of cohort studies. Obes Rev 2009; 10:28-35.
44. Kwong W, Tomlinson G, Feig DS. Maternal and neonatal outcomes after bariatric surgery – A systematic review and meta-analysis: Do the benefits outweigh the risks? Am J Obstet Gynecol 2018; 218:573-80.
45. Denison FC, Price J, Graham C, Wild S, Liston WA. Maternal obesity, length of gestation, risk of postdates pregnancy and spontaneous onset of labour at term. BJOG 2008; 115:720-5.
46. Usha Kiran TS, Hemmadi S, Bethel J, Evans J. Outcome of pregnancy in a woman with an increased body mass index. BJOG 2005; 112:768-72.
47. Juhasz G, Gyamfi C, Gyamfi P, Tocce K, Stone JL. Effect of body mass index and excessive weight gain on success of vaginal birth after cesarean delivery. Obstet Gynecol 2005; 106:741-6.
48. Anderson V, Chaboyer W, Gillespie B. The relationship between obesity and surgical site infections in women undergoing caesarean sections: An integrative review. Midwifery 2013; 29:1331-8.
49. Heslehurst N, Simpson H, Ells LJ et al. The impact of maternal BMI status on pregnancy outcomes with immediate short-term obstetric resource implications: A meta-analysis. Obes Rev 2008; 9:635-83.
50. Mamun AA, Callaway LK, O'Callaghan MJ et al. Associations of maternal pre-pregnancy obesity and excess pregnancy weight gains with adverse pregnancy outcomes and length of hospital stay. BMC Pregnancy Childbirth 2011; 11:62.
51. Molyneaux E, Poston L, Ashurst-Williams S, Howard LM. Obesity and mental disorders during pregnancy and postpartum: A systematic review and meta-analysis. Obstet Gynecol 2014; 123:857-67.
52. Mok E, Multon C, Piguel L et al. Decreased full breastfeeding, altered practices, perceptions, and infant weight change of prepregnant obese women: A need for extra support. Pediatrics 2008; 121:e1319-24.
53. Holick MF, Binkley NC, Bischoff-Ferrari HA et al. Evaluation, treatment, and prevention of vitamin D deficiency: An endocrine society clinical practice guideline. J Clin Endocrinol Metab 2011; 96:1911-30.
54. Bouillon R, Marcocci C, Carmeliet G et al. Skeletal and extra skeletal actions of vitamin D: Current evidence and outstanding questions. Endocr Rev 2019; 40:1109-51.
55. Bouillon R, Manousaki D, Rosen C, Trajanoska K, Rivadeneira F, Richards JB. The health effects of vitamin D supplementation: Evidence from human studies. Nat Rev Endocrinol 2022; 18:96-110.
56. Aghajafari F, Nagulesapillai T, Ronksley PE, Tough SC, O'Beirne M, Rabi DM. Association between maternal serum 25-hydroxyvitamin D level and pregnancy and neonatal outcomes: Systematic review and meta-analysis of observational studies. BMJ 2013; 346:f1169.
57. Thorne-Lyman A, Fawzi WW. Vitamin D during pregnancy and maternal, neonatal and infant health outcomes: A systematic review and meta-analysis. Paediatr Perinat Epidemiol 2012; 26(Suppl 1):75-90.
58. De-Regil LM, Palacios C, Lombardo LK, Peña-Rosas JP. Vitamin D supplementation for women during pregnancy. Cochrane Database Syst Rev, Jan 14 2016; 1:Cd008873.
59. Roth DE, Leung M, Mesfin E, Qamar H, Watterworth J, Papp E. Vitamin D supplementation during pregnancy: State of the evidence from a systematic review of randomized trials. BMJ 2017; 359:j5237.

60. ACOG Committee Opinion No. 495 – Vitamin D: Screening and supplementation during pregnancy. Obstet Gynecol 2011; 118:197-8.
61. Cooper C, Harvey NC, Bishop NJ et al. Maternal gestational vitamin D supplementation and offspring bone health (MAVIDOS): A multicenter, double-blind, randomized placebo-controlled trial. Lancet Diabetes Endocrinol 2016; 4:393-402.
62. Maeda SS, Borba VZ, Camargo MB et al. Recommendations of the Brazilian Society of Endocrinology and Metabology (SBEM) for the diagnosis and treatment of hypovitaminosis D. Arq Bras Endocrinol Metabol 2014; 58:411-33.
63. Dawodu A, Saadi HF, Bekdache G, Javed Y, Altaye M, Hollis BW. Randomized controlled trial (RCT) of vitamin D supplementation in pregnancy in a population with endemic vitamin D deficiency. J Clin Endocrinol Metab 2013; 98:2337-46.
64. Lawlor DA, Smith GD, O'Callaghan M et al. Epidemiologic evidence for the fetal overnutrition hypothesis: Findings from the mater-university study of pregnancy and its outcomes. Am J Epidemiol 2007; 165:418-24.
65. Ludwig DS, Currie J. The association between pregnancy weight gain and birthweight: A within-family comparison. Lancet 2010; 376(9745):984-90.
66. Institute of Medicine and National Research Council Committee to Reexamine IOM Pregnancy Weight Guidelines. The National Academies Collection: Reports funded by National Institutes of Health. In: Rasmussen KM, Yaktine AL. (eds.) Weight Gain During Pregnancy: Reexamining the Guidelines. National Academy of Sciences. National Academies Press (US), 2009.
67. Raab R, Michel S, Günther J, Hoffmann J, Stecher L, Hauner H. Associations between lifestyle interventions during pregnancy and childhood weight and growth: A systematic review and meta-analysis. Int J Behav Nutr Phys Act 2021;18: 8.
68. Faucher MA, Barger MK. Gestational weight gain in obese women by class of obesity and select maternal/newborn outcomes: A systematic review. Women Birth 15; 28:e70-9.
69. Ota E, Hori H, Mori R, Tobe-Gai R, Farrar D. Antenatal dietary education and supplementation to increase energy and protein intake. Cochrane Database Syst Rev Jun 02 2015; (6):CD000032.
70. Han S, Middleton P, Shepherd E, Van Ryswyk E, Crowther CA. Different types of dietary advice for women with gestational diabetes mellitus. Cochrane Database Syst Rev Feb 25 2017; 2:CD009275.
71. Desrosiers TA, Siega-Riz AM, Mosley BS, Meyer RE, Study NBDP. Low carbohydrate diets may increase risk of neural tube defects. Birth Defects Res 2018; 110:901-9.
72. Källén BA. Anti-obesity drugs in early pregnancy and congenital malformations in the offspring. Obes Res Clin Pract 2014; 8:e571-6.
73. Alsaad AM, Chaudhry SA, Koren G. First trimester exposure to topiramate and the risk of oral clefts in the offspring: A systematic review and meta-analysis. Reprod Toxicol 2015; 53:45-50.
74. Brasil. Organização Pan-Americana da Saúde. Rastreamento de diabetes mellitus gestacional no Brasil. Brasília: Ministério da Saúde, FEBRASGO, 2017.
75. ACOG – American College of Obstetricians and Gynecologists. Practice Bulletin no. 146: Management of late-term and post-term pregnancies. Obstet Gynecol 2014; 124(2 Pt 1):390-96.
76. Lee VR, Darney BG, Snowden JM et al. Term elective induction of labour and perinatal outcomes in obese women: Retrospective cohort study. BJOG 2016; 123:271-8.
77. Boulvain M, Irion O, Dowswell T, Thornton JG. Induction of labour at or near term for suspected fetal macrosomia. Cochrane Database Syst Rev, May 22 2016; (5):CD000938.
78. Boulvain M, Senat MV, Perrotin F et al. Induction of labour versus expectant management for large-for-date fetuses: A randomized-controlled trial. Lancet 2015; 385(9987):2600-5.
79. Magro-Malosso ER, Saccone G, Chen M, Navathe R, Di Tommaso M, Berghella V. Induction of labour for suspected macrosomia at term in non-diabetic women: A systematic review and meta-analysis of randomized controlled trials. BJOG 2017; 124:414-21.
80. National Institute for Health and Care Excellence: Guidelines. Intrapartum care for healthy women and babies. 2017.
81. RCOG. Prevention and management of postpartum haemorrhage: Green-top Guideline No. 52. BJOG Apr 2017; 124(5):e106-e149.
82. Smaill FM, Grivell RM. Antibiotic prophylaxis versus no prophylaxis for preventing infection after cesarean section. Cochrane Database Syst Rev Oct 28 2014; 10:CD007482.
83. National Institute for Health and Care Excellence: Guidelines. Caesarean birth. 2021.
84. National Institute for Health and Care Excellence: Guidelines. Obesity: identification, assessment and management. ; 2014.
85. Mancini MC. Diretrizes Brasileiras de Obesidade. 4. ed. São Paulo: ABESO, 2016.
86. Shawe J, Ceulemans D, Akhter Z et al. Pregnancy after bariatric surgery: Consensus recommendations for periconception, antenatal and postnatal care. Obes Rev 2019; 20:1507-22.
87. Menke MN, King WC, White GE et al. Contraception and conception after bariatric surgery. Obstet Gynecol 2017; 130:979-87.
88. Bloomberg RD, Fleishman A, Nalle JE, Herron DM, Kini S. Nutritional deficiencies following bariatric surgery: What have we learned? Obes Surg 2005; 15:145-54.
89. Kuzmak LI. A review of seven years' experience with silicone gastric banding. Obes Surg 1991; 1:403-8.
90. Tonatto-Filho AJ, Gallotti FM, Chedid MF, Grezzana-Filho TJM, Garcia AMSV. Bariatric surgery in Brazilian public health system: The good, the bad and the ugly, or a long way to go. Yellow Sign! Arq Bras Cir Dig 2019; 32:e1470.
91. Angrisani L, Santonicola A, Iovino P et al. Bariatric surgery and endoluminal procedures: IFSO Worldwide Survey 2014. Obes Surg 2017; 27:2279-89.
92. Sharma G, Nain PS, Sethi P, Ahuja A, Sharma S. Plasma ghrelin levels after laparoscopic sleeve gastrectomy in obese individuals. Indian J Med Res 2019; 149:544-7.
93. Al-Mutawa A, Al-Sabah S, Anderson AK, Al-Mutawa M. Evaluation of nutritional status post laparoscopic sleeve gastrectomy-5-year outcomes. Obes Surg 2018; 28:1473-83.
94. Santo MA, Riccioppo D, Pajecki D et al. Weight regain after gastric bypass: Influence of gut hormones. Obes Surg 2016; 26:919-25.
95. Lewis KH, Arterburn DE, Zhang F et al. Comparative effectiveness of vertical sleeve gastrectomy versus Roux-en-Y gastric bypass for diabetes treatment: A claims-based cohort study. Ann Surg 2021; 273:940-8.
96. Welbourn R, Hollyman M, Kinsman R et al. Bariatric surgery worldwide: Baseline demographic description and one-year outcomes from the fourth IFSO Global Registry Report 2018. Obes Surg 2019; 29:782-95.
97. O'Kane M, Parretti HM, Pinkney J et al. British Obesity and Metabolic Surgery Society Guidelines on perioperative and postoperative biochemical monitoring and micronutrient replacement for patients undergoing bariatric surgery – 2020 Update. Obes Rev 2020; 21:e13087.
98. ACOG Practice Bulletin no. 105: Bariatric surgery and pregnancy. Obstet Gynecol 2009; 113:1405-13.
99. González Navarro I, Pereira Cunill JL, Serrano Aguayo P, Morales Conde S, Martos Martínez JM, García Luna PP. Resultados materno-fetales de la gestación tras cirugía bariátrica. Nutrición Hospitalaria 2011; 26:376-83.
100. Sheiner E, Levy A, Silverberg D et al. Pregnancy after bariatric surgery is not associated with adverse perinatal outcome. Am J Obstet Gynecol 2004; 190:1335-40.
101. Roos N, Neovius M, Cnattingius S et al. Perinatal outcomes after bariatric surgery: Nationwide population-based matched cohort study. BMJ 2013; 347:f6460.
102. Guelinckx I, Devlieger R, Vansant G. Reproductive outcome after bariatric surgery: A critical review. Hum Reprod Update 2009; 15:189-201.
103. Akhter Z, Rankin J, Ceulemans D et al. Pregnancy after bariatric surgery and adverse perinatal outcomes: A systematic review and meta-analysis. PLoS Med 2019; 16:e1002866.

104. Dao T, Kuhn J, Ehmer D, Fisher T, McCarty T. Pregnancy outcomes after gastric-bypass surgery. Am J Surg 2006; 192:762-6.
105. Van Mieghem T, Van Schoubroeck D, Depiere M, Debeer A, Hanssens M. Fetal cerebral hemorrhage caused by vitamin K deficiency after complicated bariatric surgery. Obstet Gynecol 2008; 112(2 Pt 2):434-6.
106. Rottenstreich A, Elazary R, Goldenshluger A, Pikarsky AJ, Elchalal U, Ben-Porat T. Maternal nutritional status and related pregnancy outcomes following bariatric surgery: A systematic review. Surg Obes Relat Dis 2019; 15:324-32.
107. Dolin C, Ude Welcome AO, Caughey AB. Management of pregnancy in women who have undergone bariatric surgery. Obstet Gynecol Surv 2016; 71:734-40.
108. Stroh C, Meyer F, Manger T. Beriberi, a severe complication after metabolic surgery – Review of the literature. Obes Facts 2014; 7:246-52.
109. Charles A, Domingo S, Goldfadden A, Fader J, Lampmann R, Mazzeo R. Small bowel ischemia after Roux-en-Y gastric bypass complicated by pregnancy: A case report. Am Surg 2005; 71:231-4.
110. Harris AA, Barger MK. Specialized care for women pregnant after bariatric surgery. J Midwifery Womens Health 2010; 55:529-39.
111. Moore KA, Ouyang DW, Whang EE. Maternal and fetal deaths after gastric bypass surgery for morbid obesity. N Engl J Med 2004; 351:721-2.
112. Loar PV, Sanchez-Ramos L, Kaunitz AM, Kerwin AJ, Diaz J. Maternal death caused by midgut volvulus after bariatric surgery. Am J Obstet Gynecol 2005; 193:1748-9.
113. Ciangura C, Coupaye M, Deruelle P et al. Clinical practice guidelines for childbearing female candidates for bariatric surgery, pregnancy, and post-partum management after bariatric surgery. Obes Surg 2019; 29:3722-34.
114. Hunt JR. Teratogenicity of high vitamin A intake. N Engl J Med 1996; 334:1197.
115. Saunders C, Ramalho A, Chagas CB. Análise crítica de estudos brasileiros sobre deficiência de vitamina A no grupo materno-infantil. Rev Pau Pediatr 2008; 26:123-36.
116. Beard JH, Bell RL, Duffy AJ. Reproductive considerations and pregnancy after bariatric surgery: Current evidence and recommendations. Obes Surg Aug 2008; 18(8):1023-7. doi: 10.1007/s11695-007-9389-3.
117. Cruz S, Matos A, da Cruz SP, Pereira S, Saboya C, Ramalho A. Relationship between the nutritional status of vitamin A per trimester of pregnancy with maternal anthropometry and anemia after Roux-en-Y gastric bypass. Nutrients Sep 08 2017; 9(9). doi:10.3390/nu9090989.
118. Pavord S, Daru J, Prasannan N et al. UK guidelines on the management of iron deficiency in pregnancy. Br J Haematol 2020; 188:819-30.
119. Harrington DJ. Laboratory assessment of vitamin B_{12} status. J Clin Pathol 2017; 70:168-73.
120. Rogne T, Tielemans MJ, Chong MF et al. Associations of maternal vitamin B_{12} concentration in pregnancy with the risks of preterm birth and low birth weight: A systematic review and meta-analysis of individual participant data. Am J Epidemiol 2017; 185:212-23.
121. Dawson-Hughes B, Mithal A, Bonjour JP et al. IOF position statement: Vitamin D recommendations for older adults. Osteoporos Int 2010; 21:1151-4.
122. Menon M. A prospective study of dietary calcium and other nutrients and the risk of symptomatic kidney stones. J Urol 1993; 150(2 Pt 1):563-4.
123. Parrott J, Frank L, Rabena R, Craggs-Dino L, Isom KA, Greiman L. American Society for Metabolic and Bariatric Surgery Integrated Health Nutritional Guidelines for the surgical weight loss patient 2016 update: Micronutrients. Surg Obes Relat Dis 2017; 13:727-41.
124. Ring Madsen L, Espersen R, Rejnmark L, Richelsen B. Effect of calcium citrate vs calcium carbonate on elevated parathyroid hormone after Roux-en-Y gastric bypass. A double-blinded, randomized trial. Clin Endocrinol (Oxf) 2018; 89:734-41.
125. Sakhaee K, Griffith C, Pak CY. Biochemical control of bone loss and stone-forming propensity by potassium-calcium citrate after bariatric surgery. Surg Obes Relat Dis 2012; 8:67-72.
126. Mechanick JI, Apovian C, Brethauer S et al. Clinical practice guidelines for the perioperative nutrition, metabolic, and nonsurgical support of patients undergoing bariatric procedures – 2019 Update. Cosponsored by American Association of Clinical Endocrinologists/American College of Endocrinology, The Obesity Society, American Society for Metabolic & Bariatric Surgery, Obesity Medicine Association, and American Society of Anesthesiologists. Surg Obes Relat Dis 2020; 16:175-247.
127. Meguid MM, Glade MJ, Middleton FA. Weight regains after Roux-en-Y: A significant 20% complication related to PYY. Nutrition 2008; 24:832-42.
128. Magro DO, Ueno M, Coelho-Neto JS, Callejas-Neto F, Pareja JC, Cazzo E. Long-term weight loss outcomes after banded Roux-en-Y gastric bypass: A prospective 10-year follow-up study. Surg Obes Relat Dis 2018; 14:910-7.
129. Mannan M, Doi SA, Mamun AA. Association between weight gain during pregnancy and postpartum weight retention and obesity: A bias-adjusted meta-analysis. Nutr Rev 2013; 71:343-52.
130. Stentebjerg LL, Andersen LLT, Renault K, Støving RK, Jensen DM. Pregnancy and perinatal outcomes according to surgery to conception interval and gestational weight gain in women with previous gastric bypass. J Matern Fetal Neonatal Med 2017; 30:1182-8.
131. Lapolla A, Marangon M, Dalfrà MG et al. Pregnancy outcome in morbidly obese women before and after laparoscopic gastric banding. Obes Surg 2010; 20:1251-7.
132. Draznin B, Aroda VR, Bakris G et al. Management of diabetes in pregnancy: Standards of medical care in diabetes. Diabetes Care 2022; 45(Suppl 1):S232-43.
133. Bonis C, Lorenzini F, Bertrand M et al. Glucose profiles in pregnant women after a gastric bypass: Findings from continuous glucose monitoring. Obes Surg 2016; 26:2150-5.
134. Hughes RC, Moore MP, Gullam JE, Mohamed K, Rowan J. An early pregnancy HbA1c ≥ 5.9% (41mmol/mol) is optimal for detecting diabetes and identifies women at increased risk of adverse pregnancy outcomes. Diabetes Care 2014; 37:2953-9.
135. English E, Idris I, Smith G, Dhatariya K, Kilpatrick ES, John WG. The effect of anaemia and abnormalities of erythrocyte indices on HbA1c analysis: A systematic review. Diabetologia 2015; 58:1409-21.
136. Göbl CS, Bozkurt L, Tura A et al. Assessment of glucose regulation in pregnancy after gastric bypass surgery. Diabetologia 2017; 60:2504-13.
137. Cosson E, Pigeyre M, Ritz P. Diagnosis and management of patients with significantly abnormal glycaemic profiles during pregnancy after bariatric surgery: PRESAGE (Pregnancy with significantly abnormal glycaemic exposure – bariatric patients). Diabetes Metab 2018; 44:376-9.

Doenças do Aparelho Urinário

CAPÍTULO 38

Márcia Cristina França Ferreira
Marisa França Ferreira
Suzana Maria Pires do Rio
Beatriz Amélia Monteiro de Andrade

INTRODUÇÃO

Durante o acompanhamento da gravidez e do parto, o obstetra frequentemente se depara com doenças do sistema urinário e, portanto, precisa estar apto a reconhecê-las, diagnosticá-las e conduzi-las adequadamente, sendo capaz de instituir e monitorar tratamentos, avaliar o prognóstico materno e fetal e promover aconselhamento pertinente.

As infecções do trato urinário (ITU) representam a forma mais frequente de infecção bacteriana no ciclo gravídico-puerperal, com potencial de complicação, podendo comprometer o prognóstico materno e perinatal quando não reconhecidas e tratadas a tempo.[1,2]

Historicamente, a doença renal era considerada contraindicação à gravidez. Até hoje a portadora de doença renal é vista por muitos profissionais de saúde como uma mulher que não deve engravidar, pois, se o fizer, poderá comprometer seriamente as chances de sobrevida do concepto e seu próprio prognóstico.

Entretanto, com as modificações que ocorreram nos últimos 40 anos em relação ao resultado perinatal,[3] muitas grávidas com doença renal crônica (DRC) evoluem com gestação bem-sucedida. Com a evolução do tratamento da doença renal a restauração da função endócrina passou a ser uma realidade e cada vez mais mulheres com DRC engravidam, seja pelo desejo de se tornarem mães, seja por falha na orientação em relação ao prognóstico e às medidas contraceptivas indicadas. Assim, obstetras e nefrologistas precisam ter prática no aconselhamento e na condução das gestações dessas mulheres,[4] uma vez que as mulheres com DRC apresentam taxas significativamente maiores de falha gestacional, incluindo natimorto, morte fetal e morte neonatal (OR: 1,80; IC95%: 1,03 a 3,13).[5]

Nos EUA, a taxa de nascidos vivos de mulheres com história de doença renal foi, segundo um estudo, de 64% a 98%.[6] Assim, o pré-natal das gestantes com comprometimento renal deve envolver obrigatoriamente acompanhamento multidisciplinar rigoroso para que seja possível prevenir ou tratar precocemente as complicações que venham a surgir.

O acompanhamento exige dos profissionais pleno conhecimento das alterações fisiológicas que acontecem no sistema renal durante a gravidez. Assim, eles estarão aptos a reconhecer complicações e intervir a tempo, além de detectar erros diagnósticos por interpretação incorreta de resultados de exames que refletem essas modificações.

ALTERAÇÕES FISIOLÓGICAS DO SISTEMA URINÁRIO

Anatomia renal

Durante a gravidez normal, modificações profundas na função renal alteram o padrão fisiológico não gestacional. A avaliação e o conhecimento dessas alterações são essenciais para identificação tanto da gravidez normal como da comprometida.[4]

Modificações anatômicas importantes surgem no início e se acentuam com o decorrer da gestação. Observa-se aumento de 30% do volume renal, resultado do aumento da taxa de filtração glomerular (TFG) e do fluxo plasmático renal (FPR).

A dilatação do sistema coletor (cálices, pelve renal e ureter) é uma das alterações mais marcantes. A progesterona, por sua ação miorrelaxante, associada à compressão mecânica do útero, promove dilatação dos ureteres, favorecendo a estase urinária, o que predispõe a gestante com bacteriúria assintomática a desenvolver infecção sintomática ascendente (pielonefrite aguda). Cerca de 90% das gestantes a termo apresentam quadro de hidronefrose, o qual é mais acentuado no lado direito e pode persistir por 12 a 16 semanas após o parto, dificultando sobremaneira a interpretação de exames radiológicos ou ultrassonográficos que, se possível, devem ser postergados.[3]

Hemodinâmica

Na gravidez normal ocorre aumento de 50% a 80% no FPR e em torno de 50% acima dos níveis não gravídicos na TFG. Essa hiperfiltração não causa aumento da pressão capilar glomerular ou efeitos adversos de longo prazo sobre a morfologia do glomérulo, diferentemente do que ocorre na DRC, em que a hipertensão glomerular serve como estímulo patogênico à lesão renal progressiva.[4] O aumento da TFG e do FPR pode estar presente já na fase lútea do último período menstrual.[7] Ambos estão significativamente elevados com 6 semanas de gestação quando, paralelamente, se detectam diminuição da resistência periférica e elevação do débito cardíaco. Essas modificações da TFG e do FPR atingem o máximo no segundo trimestre (entre 15 e 18 semanas). Após 36 semanas de gestação ocorre diminuição fisiológica, de aproximadamente 15%, da TFG, a qual retorna aos valores pré-gestacionais 3 meses após o parto.[7,8]

Esse importante aumento da TFG, não acompanhado de aumento significativo na produção de creatinina, explica a redução da creatinina sérica para 0,4 a 0,5mg/dL, de modo que valores considerados normais para as não gestantes, em torno de 0,8 a 1,0mg/dL, podem significar função renal reduzida na gestação.[4]

No caso da ureia, a redução dos níveis séricos se deve não somente ao aumento da TFG, mas também ao decréscimo na degradação de proteínas.

Na gravidez normal, com a expansão do volume plasmático, há diminuição resultante da concentração plasmática de diversos solutos, que, associada ao aumento da TFG, leva a aumento significativo da excreção da maioria dos constituintes do plasma, sobretudo aminoácidos, vitaminas hidrossolúveis, sódio, potássio, cálcio, proteínas e glicose. A depuração renal de diversos solutos pode estar alterada na gravidez normal. A glicosúria pode ocorrer em mais de 50% das mulheres grávidas devido ao aumento da TFG sem incremento correspondente na capacidade de reabsorção tubular. No entanto, não apresenta relação com os níveis plasmáticos de glicose.[3,8]

Eletrólitos e água

A gravidez é um estado de absoluta hipervolemia. Grande parte do peso acumulado pela gestante advém do ganho de água corporal total – entre 6 e 9 litros, dos quais 4 a 6 litros estão distribuídos no espaço extracelular. O volume plasmático aumenta de 40% a 50%, sendo mais expressivo no meio da gestação. Já o aumento no volume intersticial é maior no terceiro trimestre. Há expansão volêmica cumulativa, associada à retenção gradual de cerca de 900mmol de sódio, distribuídos entre os produtos da concepção e o espaço extracelular materno. Esse balanço positivo de sódio ocorre apesar do aumento de cerca de 30% da carga filtrada e reflete aumento da reabsorção tubular, proporcionando retenção adicional de sódio de aproximadamente 2 a 3mmol/dia.[4] O incremento no volume intravascular materno leva à hemodiluição fisiológica observada na gestação.[3,8]

Em virtude do aumento da TFG, a grávida encontra-se sob balanço precário de sódio e, na ausência de um mecanismo compensatório, ela pode entrar em colapso circulatório. Assim, desenvolve-se fisiologicamente reabsorção de sódio nos túbulos proximais, regulada pela pressão oncótica e hidrostática dos capilares peritubulares, onde ocorrem 70% da reabsorção. O sódio restante será reabsorvido nos túbulos distais por meio da estimulação do sistema renina-angiotensina-aldosterona. Portanto, a restrição de ingestão de sal na gravidez só deve ser prescrita em caso de indicação precisa.[3,8]

O motivo da retenção de sódio na gravidez não é conhecido. Existem muitos fatores interagindo, e a maneira exata como o balanço normal da retenção de sódio é atingido permanece desconhecida.[4]

Na gestação, em consequência do aumento da carga filtrada, há aumento de duas a três vezes na excreção de cálcio, apesar de ocorrer algum aumento da reabsorção tubular.[4]

Ácido úrico

Produto final do metabolismo das purinas, o ácido úrico é filtrado livremente pelo glomérulo e reabsorvido no túbulo proximal, de modo que são excretados apenas cerca de 10% da carga filtrada. A concentração sérica do ácido úrico diminui cerca de 25% no início da gestação. Com o avançar da gestação, a fração de excreção de ácido úrico reduz, atingindo níveis próximos aos de mulheres não grávidas.[4]

Equilíbrio ácido-básico

Na gravidez normal, observa-se associação de alcalose respiratória e acidose metabólica. As mudanças ocorrem no início da gestação e são mantidas até o termo.

A maior ingesta de alimentos e o aumento do metabolismo basal levam ao aumento da geração de íons hidrogênio (H^+). Apesar disso, a concentração de H^+ no sangue diminui; então, o pH plasmático aumenta discretamente.[4] Essa alcalemia é de origem respiratória e se deve ao aumento da ventilação alveolar promovido pela progesterona, que se soma, no final da gestação, ao efeito mecânico do útero aumentado de volume sobre o diafragma, ocasionando redução primária da pressão arterial de dióxido de carbono (pCO_2) e, de maneira compensatória, queda da concentração sérica de bicarbonato.[3,8] Essas alterações fisiológicas, no entanto, podem acarretar algumas desvantagens para a gestante, que terá, por exemplo, mais dificuldade para manter o pH diante de acidose metabólica aguda em um choque séptico com acidose lática, uma vez que a pCO_2 já está reduzida.[3,8]

INFECÇÃO DO TRATO URINÁRIO

Conceitos e relevância na gestação

Entendem-se como infecção do trato urinário (ITU) a presença e a replicação de bactérias, provocando danos aos tecidos do sistema urinário. No entanto, durante a gravidez, a definição deve ser ampliada, considerando os riscos potenciais de complicações decorrentes da bacteriúria assintomática.[9] As ITU constituem o tipo mais frequente de infecção no ciclo gravídico-puerperal, e a história de infecção urinária previamente à gravidez é um preditor de sua ocorrência na gestação.[10] Fatores tanto mecânicos como hormonais contribuem para provocar mudanças no trato urinário materno, tornando-o mais suscetível às formas sintomáticas de infecção. Essas infecções podem ser agrupadas em quatro entidades clínicas diferentes, mantendo, todavia, relações entre elas: bacteriúria assintomática, uretrite, cistite e pielonefrite.[9]

As ITU em gestantes, notadamente as pielonefrites, estão associadas a risco de complicações maternas e perinatais. Na pielonefrite, a lesão tecidual por endotoxinas bacterianas pode ocasionar disfunção renal transitória, podendo ocorrer, ainda, bacteriemia, insuficiência respiratória e choque séptico.[9]

Outras complicações incluem anemia, corioamnionite e endometrite. A anemia hemolítica pode aparecer em 25% a 30% das gestantes com ITU em consequência da destruição eritrocitária decorrente da atividade das endotoxinas bacterianas. Quadros como obstrução urinária, abscesso e celulite perinefrética são mais raramente encontrados e, quando presentes, estão associados a cálculo ou microrganismos resistentes ao tratamento. Estudos ainda apontam para a associação entre ITU na gravidez e risco de pré-eclâmpsia.[11] As principais complicações perinatais são trabalho de parto pré-termo, recém-nascidos de baixo peso, ruptura prematura das membranas, restrição de crescimento fetal (RCF), paralisia cerebral ou retardo mental na infância, além do óbito perinatal.[9]

Etiologia

A contaminação do trato urinário da gestante ocorre predominantemente por via ascendente, mas pode ainda se dar por via hematogênica ou linfática. O patógeno mais frequentemente associado à ITU na gravidez é a *Escherichia coli*, responsável por aproximadamente 80% dos casos, seguida por microrganismos aeróbios gram-negativos, como *Klebsiella pneumoniae*, *Proteus mirabilis* e bactérias do gênero *Enterobacter*. Bactérias gram-positivas também causam ITU, embora sejam menos prevalentes, destacando-se *Staphylococcus saprophyticus*, *Streptococcus agalactiae* e outros estafilococos coagulase-negativos, principalmente em casos de infecções complicadas com litíase.[9]

Diagnóstico

Além da anamnese e do exame clínico nos quadros sintomáticos (uretrite, cistite e pielonefrite), vários exames complementares são úteis para o diagnóstico de infecção urinária.

Urina tipo 1

Entre as alterações passíveis de detecção no exame de urina tipo 1 estão leucocitúria, hematúria, proteinúria e cilindros no sedimento urinário, as quais podem traduzir ITU, mas na realidade correspondem apenas a sinais de inflamação e nem sempre indicam infecção urinária, podendo estar presentes em outras doenças, como glomerulopatias e nefrites intersticiais.

Cabe lembrar que um exame de urina tipo 1 normal não afasta o diagnóstico de infecção urinária, não sendo o ideal para rastreio da infecção assintomática entre gestantes. O exame de urina tipo 1 também pode ser normal nos casos de infecção causados por tuberculose. No entanto, em mulheres sintomáticas, esse exame é aceito para sustentar a indicação de início da terapêutica até que seja conhecido o resultado do cultivo urinário.[9,12]

Testes bioquímicos

Para redução do tempo e do custo envolvidos no diagnóstico da ITU, podem ser realizados testes bioquímicos baseados na mudança de cor de reagentes. Os dois testes bioquímicos mais relevantes são o do nitrito e o da esterase de leucócitos.

O teste do nitrito baseia-se na capacidade de certas bactérias reduzirem o nitrato urinário em nitrito com sensibilidade de 50% e especificidade de 97% a 100%, podendo apresentar resultados falso-positivos quando utilizado em urina contaminada por germes vaginais ou urina concentrada, uma vez que segue princípios colorimétricos. O teste da esterase de leucócitos tem sensibilidade e especificidade baixas (25%) e também pode apresentar resultados falso-positivos.

Ambos apresentam baixa sensibilidade e, portanto, não servem como testes de rastreio para diagnóstico, a menos que associados a outros testes.[1] Um teste alterado concomitante a leucocitúria, hematúria, proteinúria ou cilindros no sedimento urinário no exame de urina tipo 1 aumenta a probabilidade de infecção.

Gram de gota

A coloração de amostra urinária não centrifugada pelo Gram é o melhor teste rápido para rastreio de ITU, apresentando sensibilidade e especificidade satisfatórias (91% e 89%, respectivamente). Sua realização melhora a acurácia da urinálise microscópica, mas não supera a da urocultura.[13-15]

Urocultura

A urocultura é considerada o padrão ouro para diagnóstico laboratorial das ITU com elevada sensibilidade, apresentando como inconvenientes o preço, o tempo gasto para se obter o número de colônias bacterianas e antibiograma e a necessidade de profissionais habilitados para sua realização.[14,15]

Em casos assintomáticos, o achado de mais de 100.000 colônias de bactérias/mL coletada em jato médio, e de maneira asséptica, sugere infecção. Valores entre 10.000 e 100.000 correspondem à infecção em 50% dos casos. Se o resultado for < 10.000 colônias/mL, o risco de processo infeccioso é de 2%. Em urina coletada por cateterismo vesical, o encontro de valores entre 10.000 e 100.000 significa infecção e, se coletada por aspiração suprapúbica, a infecção é diagnosticada com qualquer número de bactérias.[15]

Hemograma e provas de função renal

Hemogramas com contagens globais e diferenciais de glóbulos brancos, ureia e creatinina são exames importantes para identificação da agressividade da infecção traduzida por alterações hematológicas e nos parâmetros da função renal.[9]

Hemocultura

Diante de um quadro de pielonefrite, a hemocultura pode ser útil para identificação do agente etiológico (nem sempre identificável pela urocultura), além de indicar o risco de sepse.[15]

Exames de imagem

A indicação dos exames de imagem restringe-se praticamente aos casos de pielonefrite não resolvidos com terapia empírica, assumindo maior protagonismo para o diagnóstico de complicações e para evidenciar alterações estruturais e/ou funcionais do sistema urinário.[15] O exame de escolha inicialmente, em razão do risco menor e da maior facilidade de acesso, é a ultrassonografia com Doppler. O achado de dilatação ureteral até o cruzamento dos vasos ilíacos é frequente em gravidezes normais. A tomografia computadorizada deve ser evitada por envolver exposição à radiação e contraste endovenoso.

Quadro clínico e laboratorial

Bacteriúria assintomática

Bacteriúria ocorre em 2% a 11% das gestações, particularmente em multíparas de nível socioeconômico baixo, com prevalência similar à de mulheres não grávidas. Os microrganismos também são similares no que se refere à espécie e à virulência. Assim, pode ser considerado que o mecanismo básico de entrada da bactéria no trato urinário é provavelmente o mesmo para ambos os grupos.[16] A colonização bacteriana do trato urinário é facilitada pelo hiperestrogenismo e está associada à diminuição da capacidade de concentração da urina pelo rim e, portanto, à menor atividade bacteriostática do fluido. O relaxamento da musculatura lisa e a dilatação ureteral, associados à compressão uterina, também facilitam a ascensão da bactéria da bexiga para o rim. O resultado dessas modificações fisiológicas é a alta propensão para progressão da bacteriúria para pielonefrite (até 40%) durante a gestação.

A bacteriúria assintomática (BA) caracteriza-se pela colonização bacteriana do trato urinário sem nenhuma manifestação clínica. Em virtude dos benefícios do diagnóstico precoce, alguns estudos consideram como critério diagnóstico a utilização de apenas um exame com mais de 100.000 unidades formadoras de colônias (UFC)/mL ou mais de 100UFC/mL em amostra coletada por cateterismo vesical.[16,17] Recomenda-se a repetição da urocultura para confirmação, uma vez que resultados falso-positivos podem estar presentes em 40% dos exames em amostra única.[9,12,16] O rastreamento deve ser realizado no início do pré-natal ou entre 12 e 16 semanas[18,19] e repetido no início do terceiro trimestre.[17] Uroculturas mais frequentes devem ser consideradas naquelas gestantes com alto risco para infecção.

Entre as condições que contribuem para o aumento da bacteriúria assintomática entre as gestantes destacam-se as hemoglobinopatias, as nefropatias – independentemente de sua etiologia –, as anemias, a hipertensão arterial, o diabetes *mellitus* (DM), as anormalidades do trato urinário e o tabagismo.[20,21] O rastreamento precoce e o tratamento da bacteriúria assintomática na gravidez promovem benefícios maternos e fetais. Revisão sistemática mostrou que o uso de antibiótico foi efetivo na redução da incidência de pielonefrite (RR: 0,24; IC95%: 0,13 a 0,41) e das taxas de trabalho de parto pré-termo (RR: 0,34; IC95%: 0,13 a 0,88) ou de recém-nascidos de baixo peso (RR: 0,64; IC95%: 0,45 a 0,93), podendo ainda diminuir a persistência de bacteriúria no momento do parto (RR: 0,30; IC95%: 0,18 a 0,53).[22]

Cistite

A cistite pode ocorrer isoladamente ou progredir para pielonefrite. Clinicamente, manifesta-se pela presença de disúria, urgência miccional, polaciúria, nictúria e dor suprapúbica. Não costuma haver comprometimento do estado geral. Em caso de febre ou hematúria, o quadro é considerado como cistite complicada. A essa sintomatologia se associa urocultura com contagem ≥ 100.000UFC/mL. Na anamnese, deve ser valorizada a ocorrência prévia de quadros semelhantes diagnosticados como cistite. Muitas vezes, entretanto, os sintomas mencionados podem estar presentes na gestante sem infecção urinária em decorrência das alterações fisiológicas do trato urinário.[21]

Pielonefrite

A incidência de pielonefrite aguda na gravidez está diretamente relacionada com a bacteriúria assintomática, sendo esse risco reduzido em 70% a 80% caso a bacteriúria seja erradicada.[22] Estudo prospectivo identificou incidência de 14 casos de pielonefrite a cada 1.000 partos, sendo o risco discretamente maior em nulíparas – a maioria ocorreu no segundo trimestre (53% comparado a 21% e 26% para o primeiro e terceiro trimestres, respectivamente).[23]

As manifestações clínicas da pielonefrite aguda não complicada habitualmente se iniciam como quadro de cistite, em geral acompanhada de febre (com frequência > 38°C), calafrios e dor lombar uni ou bilateral. A tríade febre-calafrios-dor lombar está presente na maioria dos quadros de pielonefrite. A dor lombar pode irradiar-se para o abdome ou para o(s) flanco(s) e mais raramente para a virilha. Ao exame, a gestante encontra-se com estado geral comprometido, às vezes desidratada, com dor à punhopercussão (Giordano positivo). Além das alterações no exame de urina tipo 1, a urocultura positiva e a presença de leucocitose com desvio à esquerda corroboram o diagnóstico; recomenda-se, além desses testes, a avaliação da função renal.

A gestante pode apresentar-se com complicações graves tanto do ponto de vista clínico como obstétrico. Estima-se que aproximadamente 20% das gestantes com pielonefrite grave desenvolvam complicações, como choque séptico ou síndrome de angústia respiratória aguda (SARA).

Tratamento

Com relação à segurança dos antimicrobianos durante a gravidez, nota-se grande dificuldade para encontrar estudos controlados na literatura. De modo geral, as informações disponíveis são escassas, oriundas de casuísticas limitadas ou com restrições metodológicas impostas pelas próprias dificuldades de efetivação de estudos dessa natureza em gestantes.[22,24,25]

Bacteriúria assintomática e cistite

Na prática, a escolha do antibiótico para tratamento da bacteriúria assintomática é orientada mais pelos padrões de resistência e pela experiência local do que por ensaios clínicos.

Embora os dados da literatura permaneçam inconclusivos com relação à duração e ao melhor esquema para tratamento da bacteriúria assintomática, este deve ser iniciado em todas as gestantes com urocultura positiva.[26,27] Vários esquemas são propostos, devendo ser escolhidos de acordo com o antibiograma, a segurança na gestação e a idade gestacional. As opções recomendadas incluem amoxicilina, cefalexina, cefuroxima (por 7 dias), fosfomicina (dose única) e nitrofurantoína (5 dias). O tratamento em dose única pode ser menos efetivo do que o de maior duração (4 a 7 dias). Por isso, recomendam-se os regimes padrões de tratamento (7 dias) durante a gravidez até que estejam disponíveis mais dados comparativos sobre os tratamentos de menor duração (3 a 5 dias).[17,27,28]

Revisão da Cochrane analisou os agentes antimicrobianos mais efetivos para tratamento dos quadros de ITU sintomática em termos de taxa de cura, recorrência da infecção, incidência de parto pré-termo e necessidade de troca de antibiótico. Nessa revisão, todos os antibióticos foram efetivos e as complicações foram raras. Não foi possível, contudo, recomendar o esquema ideal de tratamento.[26]

Como não há a uniformização de protocolos para tratamento antimicrobiano de ITU na gestação, no Quadro 38.1 são apresentados os antibióticos e esquemas mais recomendados para tratamento da bacteriúria assintomática e da cistite.[9,17,29]

Quando utilizada no primeiro trimestre, a sulfonamida não se associa a efeitos adversos. No entanto, cruza a barreira placentária e pode impedir a ligação da bilirrubina plasmática no recém-nascido, aumentando o risco de *kernicterus*. A trimetoprima é antagonista do ácido fólico e seu uso no primeiro trimestre tem sido associado a malformações estruturais, como defeitos de tubo neural e cardiovasculares. A associação sulfametaxazol-trimetoprima pode ser utilizada de maneira individual no segundo trimestre, levando em consideração a orientação epidemiológica e de antibiograma, a história prévia de alergia, a disponibilidade e os custos, além dos riscos supracitados, em épocas específicas da gestação.

Quadro 38.1 Antibioticoterapia para bacteriúria assintomática e cistite na gravidez

Fármaco	Dose	Via de administração	Intervalo de uso	Duração do tratamento
Cefuroxima	250mg	Via oral	A cada 8 horas	7 dias
Fosfomicina trometamol	3g	Via oral	–	Dose única
Nitrofurantoína	100mg	Via oral	A cada 12 horas	5 a 7 dias
Cefalexina	500mg	Via oral	A cada 6 horas	7 dias
Amoxicilina/clavulanato	500mg ou 875mg	Via oral Via oral	A cada 8 horas A cada 12 horas	7 dias

Apesar da possibilidade de anemia hemolítica em recém-nascidos com deficiência de glicose-6-fosfato-desidrogenase de mães que utilizaram nitrofurantoína até o termo, estima-se um risco < 0,0004%. Assim, o obstetra deve avaliar o risco/benefício da utilização da medicação após 37 semanas.

Em metanálise, o uso de quinolonas não foi associado a risco maior de malformações importantes, partos pré-termo ou recém-nascidos de baixo peso.[30] Entretanto, em virtude do alto custo desses agentes, dos relatos de toxicidade para cartilagens em desenvolvimento em estudos com animais e do grande número de patógenos resistentes a esses antibióticos, as fluorquinolonas não são antibióticos de primeira linha para tratamento de ITU na gestação.

Entre 1 e 2 semanas após o tratamento, deve ser solicitada urocultura de seguimento para confirmação da erradicação da bacteriúria/infecção e instituída profilaxia até o final da gestação nas mulheres cuja bacteriúria/infecção persista após dois ou mais ciclos de tratamento. Costuma-se recomendar nitrofurantoína, na dose de 50 a 100mg/dia (seu uso deve ser evitado após 37 semanas), ou cefalexina, 250 a 500mg/dia.[17]

Pielonefrite

Durante a gravidez, a pielonefrite deve ser tratada em regime hospitalar para monitoramento dos sinais vitais, incluindo débito urinário. Pode ser necessário o controle da dor e da febre com analgésicos, antitérmicos e antiespasmódicos. Antieméticos são indicados em caso de náuseas e vômitos intensos. A terapêutica antimicrobiana é iniciada via parenteral, só passando para a oral quando ocorre a remissão do quadro clínico agudo por mais de 24 a 48 horas, caso em que também é possível considerar a alta hospitalar e a continuidade do tratamento em regime domiciliar. O tratamento deve ser estendido por 10 a 14 dias.[9] Inicialmente, a escolha do antibiótico deve ser orientada pela microbiologia local e pelos dados de suscetibilidade. Os betalactâmicos parenterais são os agentes de escolha.

A eficácia dos betalactâmicos foi demonstrada em ensaio clínico em que 179 gestantes com pielonefrite diagnosticada antes de 24 semanas foram randomizadas para tratamento utilizando cefazolina endovenosa, ampicilina e gentamicina endovenosa ou ceftriaxona intramuscular. Não foram encontradas diferenças na resposta clínica ou no resultado perinatal com qualquer dos três esquemas utilizados.[29,31] Os antimicrobianos mais indicados são apresentados no Quadro 38.2.

Após a alta hospitalar, o tratamento deve ser completado com ceftriaxona via intramuscular ou cefuroxima via oral, 250mg a cada 8 horas. O aztreonam deve ser indicado em caso de alergia aos betalactâmicos por apresentar menor probabilidade de reações de sensibilidade cruzada. Outras opções, como cefalotina (1g a cada 6 horas) e ampicilina (1g a cada 6 horas), podem ser usadas com base no antibiograma.

Os esquemas com risco maior para o feto são reservados apenas para casos orientados pelo antibiograma e para pielonefrites complicadas, nas quais são usados, via endovenosa, medicamentos como meropenem (1g a cada 8 horas), imipenem (500mg a cada 6 horas), cefepime (1g a cada 12 horas) ou piperacilina-tazobactam (3,375g a cada 6 horas). O meropenem deve ser preferido ao imipenem em razão dos efeitos adversos fetais desse último em estudos com animais.[29]

Se os sintomas persistirem por mais de 48 horas de tratamento, deve-se repetir a urocultura e realizar exames de imagem para descartar outras patologias do trato urinário. Nos casos de recorrência da pielonefrite durante a gravidez (6% a 8% dos casos), a gestante deverá utilizar antibioticoprofilaxia com nitrofurantoína ou cefalexina pelo restante da gestação.

DOENÇA RENAL CRÔNICA

A prevalência de doença renal crônica (DRC) em mulheres em idade fértil chega a 6%, e estima-se que seja encontrada em 3% das gestantes.[32] O risco de desfechos maternos e fetais adversos é maior em mulheres com DRC em comparação com as gestantes sem DRC, até mesmo em estágios leves/moderados de disfunção renal.[5]

Em metanálise que avaliou mais de 500.000 gestações, gravidez com DRC foi associada a chances maiores de pré-eclâmpsia (OR: 10,36; IC95%: 6,28 a 17,09), parto pré-termo (OR: 5,72; IC95%: 3,26 a 10,03), pequeno para idade gestacional/baixo peso ao nascer (OR: 4,85; IC95%: 3,03 a 7,76) e perdas na gestação (OR: 1,80; IC95%: 1,03 a 3,13).[5] Fatores como TFG e presença de proteinúria e hipertensão no período pré-concepção podem interferir no prognóstico gestacional.

Aconselhamento pré-concepcional

As mulheres nefropatas em idade reprodutiva devem ser questionadas sobre seu desejo de engravidar e informadas de que a gravidez no contexto de DRC é considerada de alto risco. Em vista do risco materno-fetal aumentado, o aconselhamento contraceptivo também é considerado parte importante do cuidado pré-concepção.

Há consenso na literatura de que o resultado perinatal melhora quando o cuidado obstétrico se inicia antes da concepção.[33] Nessa fase é possível oferecer à mulher

Quadro 38.2 Antimicrobianos mais utilizados para tratamento da pielonefrite na gravidez

Fármaco	Dose	Via de administração	Intervalo de uso
Ceftriaxona	1 a 2g	Endovenosa	A cada 24 horas
Cefazolina	1g	Endovenosa	A cada 8 horas
Cefuroxima	750mg	Endovenosa	A cada 8 horas

as orientações necessárias, esclarecendo sobre possíveis desfechos fetais e para os rins, melhorar a função renal, avaliar o melhor momento para a concepção, imunizá-la, prevenir malformações e otimizar o controle de doenças de base, proporcionando condições razoáveis para assumir uma gravidez. Por exemplo, as mulheres dialíticas perdem vitaminas hidrossolúveis durante a terapia e precisam fazer uso de ácido fólico por 3 meses antes da concepção, em um esforço para reduzir os defeitos de fechamento do tubo neural.[34]

Deve ser solicitado perfil sorológico, incluindo rastreamento para rubéola, varicela, citomegalovírus (CMV), toxoplasmose e hepatites B e C. As mulheres não imunizadas devem receber vacina (rubéola e hepatite B) e ser orientadas a adiar a gravidez por 3 meses, nos casos de vacinação contra rubéola, para evitar o risco teórico de transmissão vertical, à exceção das transplantadas, as quais não devem receber vacina para rubéola e varicela e devem aguardar pelo menos 1 ano após o transplante para engravidar, podendo o tempo de espera chegar a 2 anos, a depender do risco individual de rejeição e de infecção, da terapia imunossupressora e da função do enxerto.[34,35]

Nas portadoras de DRC secundária ao DM, a incidência de malformações fetais associa-se diretamente a mau controle glicêmico. O cuidado pré-concepcional pode melhorá-lo, objetivando glicemias satisfatórias pelo menos 3 meses antes da gravidez.[34,36]

Exames pré-concepcionais

O conhecimento do grau de disfunção renal antes da gestação tem importância fundamental para o acompanhamento da gestante com doença renal, e os exames complementares importantes nesse contexto são descritos a seguir.

Testes de avaliação da função renal – *Clearance* de creatinina e taxa de filtração glomerular

A diretriz do KDIGO (*Kidney Disease: Improving Global Outcomes*) caracteriza a DRC por anormalidades da estrutura (evidenciadas por albuminúria, alteração de sedimento urinário, disfunção tubular, alteração histológica ou estrutural detectada por imagem ou história de transplante renal) ou da função renal que estejam presentes por mais de 3 meses e com implicações para a saúde (Figura 38.1).[37]

Em virtude das alterações fisiológicas nos marcadores típicos da DRC (creatinina sérica e proteína urinária), não é fácil a definição de DRC na gestação. Fórmulas baseadas na creatinina sérica comumente usadas para estimar a TFG não foram validadas para uso em gestantes e podem superestimar ou subestimar a TFG.

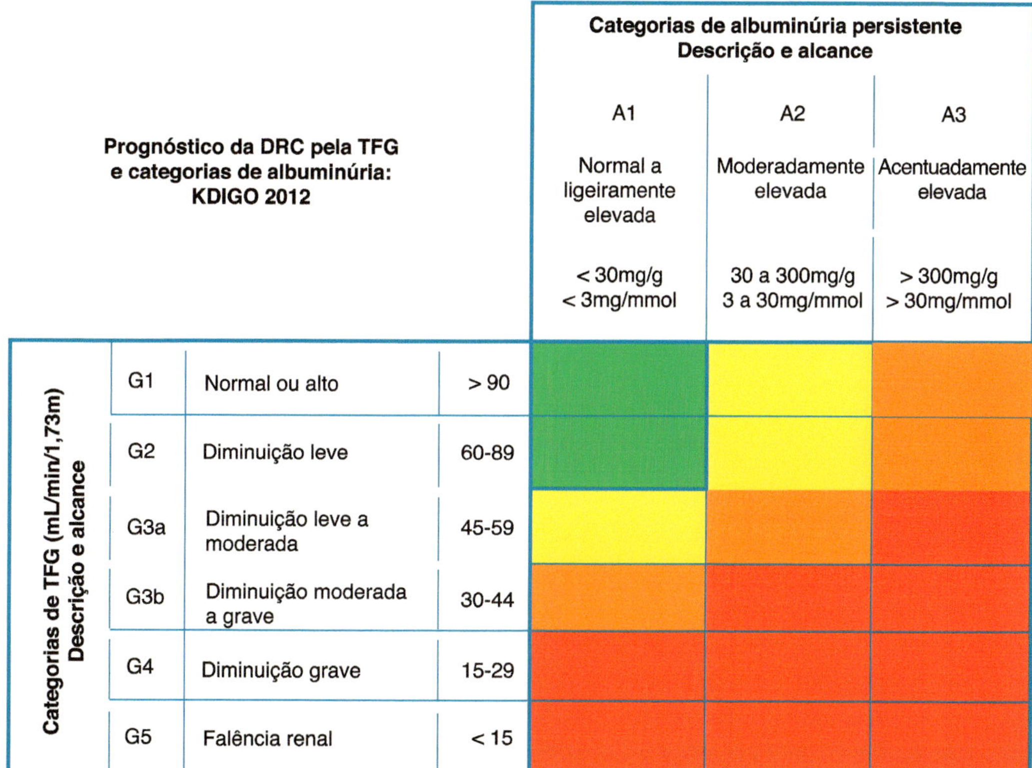

Prognóstico da DRC pela TFG e categoria de albuminúria
Categorias de albuminúria persistente
Descrição e alcance
A1
Normal a ligeiramente elevada
< 30mg/g
< 3mg/mmol
A2
Moderadamente elevada
30 a 300mg/g
3 a 30mg/mmol
A3
Acentuadamente elevada
> 300mg/g
> 30mg/mmol
Prognóstico da DRC pela TFG e categorias de albuminúria: KDIGO 2012
Categorias de TFG (mL/min/1,73m)
Descrição e alcance
G1
Normal ou alto
> 90
G2
Diminuição leve
60-89
G3a
Diminuição leve a moderada
45-59
G3b
Diminuição moderada a grave
30-44
G4
Diminuição grave
15-29
G5
Falência renal
< 15

Verde: baixo risco (se não houver outros marcadores de doença renal, não há DRC); amarelo: risco moderadamente aumentado; laranja: alto risco; vermelho: risco muito alto.

Figura 38.1 Categorização da doença renal crônica. (*DRC*: doença renal crônica; *TFG*: taxa de filtração glomerular.) (Reproduzida de KDIGO, 2012.[37])

A fórmula de Cockroft-Gault superestima a TFG, enquanto na pré-eclâmpsia a fórmula do *Modification of Diet in Renal Disease* (MDRD) subestima a TFG, comparada ao *clearance* em urina de 24 horas, quando a TFG é > 60mL/min/m^2 (frequente nas grávidas, mesmo nas portadoras de doença renal).[38-40] A fórmula aperfeiçoada do *Chronic Kidney Disease Epidemiology Collaboration* (CKD-EPI) não é recomendada na gravidez por subestimar significativamente a TFG verdadeira. A cistatina C também não parece ser um marcador útil para TFG na gestação porque não se correlaciona com a depuração de inulina.[4]

O *clearance* de creatinina em urina de 24 horas permanece como padrão ouro para medida da TFG das gestantes, sendo considerados normais valores ≥ 125mL/min. Cabe ressaltar que a coleta de urina de 24 horas pode ser incômoda e imprecisa devido à dilatação do trato urinário com acúmulo de urina e coleta incompleta.[4]

As mulheres com doença renal leve habitualmente apresentam aumento da TFG durante a gravidez, embora menor do que o observado em gestantes saudáveis. A elevação da TFG fica comprometida com o agravamento da doença renal de base: apenas 50% das mulheres com doença moderada, e provavelmente nenhuma com doença grave, apresentarão qualquer aumento durante a gestação.

Ureia e creatinina

A ureia e a creatinina são indicadores grosseiros da função renal, uma vez que uma discreta elevação das escórias pode representar perda significativa da função renal. Níveis de creatinina > 0,87mg/dL já devem ser considerados fora da faixa normal da gestação.[41]

A maioria dos obstetras está mais familiarizada com o uso da creatinina sérica para acompanhamento da função renal. Um aumento do nível de ureia, sobretudo se acompanhado de incremento da hemoglobina e do hematócrito, pode significar contração de volume intravascular, tipicamente presente na pré-eclâmpsia. O nível de ureia na gravidez também é útil para monitoramento da eficácia da diálise.[4]

Ácido úrico

A depuração de ácido úrico está aumentada na gravidez e, por isso, ele tem sido utilizado como marcador bioquímico para pré-eclâmpsia e crescimento fetal restrito, refletindo, quando elevado, diminuição do volume plasmático e do FPR e hemoconcentração.

Sedimento urinário

O exame de urina-rotina com sedimentoscopia se reveste de grande importância para o acompanhamento de doenças renais na gestação. Apesar de a hematúria microscópica poder eventualmente ser detectada na gestação em até 20% das mulheres, sua presença e o aparecimento ou o aumento de proteinúria podem alertar para agravamento da doença renal ou surgimento de complicações. O achado de glicosúria pode ser normal e não se presta para o diagnóstico de DM.[4] A leucocitúria isolada é frequente na gravidez normal, geralmente ocasionada por contaminação com secreções vaginais, mas piúria concomitante a outras alterações deve levantar a suspeita de ITU.[3]

Proteinúria

Fora da gravidez, a excreção diária de proteínas é de aproximadamente 150mg. Na gestação normal, a excreção se eleva como consequência do aumento da TFG e da permeabilidade da membrana basal glomerular na gravidez, sendo considerada alterada quando > 300mg/dia.[4] Mulheres sadias podem excretar, ocasionalmente, valores superiores, principalmente próximo ao termo, devido à proteinúria postural causada pela posição lordótica da gestante, além de esforço físico e hipertermia.

O exame da tira reagente, barato e fácil de usar, costuma indicar a presença de proteinúria. Entretanto, não é o teste mais confiável, apresentando baixas sensibilidade e especificidade para excreção urinária de proteínas. Na maioria das vezes, é útil tanto para exclusão de proteinúria como para confirmação da presença de proteinúria real, quando as leituras estão > 3+(> 3g/L).[4]

A proteinúria em amostra de urina de 24 horas é considerada exame padrão para quantificação de proteinúria na gestação. No entanto, a coleta exige refrigeração, consome tempo e é trabalhosa e potencialmente enganosa, se obtida incorretamente. Diante das desvantagens da coleta de urina de 24 horas, consideram-se alternativas para o diagnóstico de proteinúria a coleta de urina por período inferior (p. ex., 12 horas), a relação proteína/creatinina (RPC) e a relação albumina/creatinina (RAC) em amostra única.

Uma revisão sistemática constatou que a RPC é um teste de exclusão razoável para detectar proteinúria de 0,3g/dia ou mais na grávida hipertensa, demonstrando boa correlação com proteinúria > 300mg/24 horas.[42,43]

A proteinúria comumente reflete o grau da lesão glomerular e prediz o prognóstico para progressão da doença. O grau de proteinúria à concepção é fator de risco independente para redução progressiva da TFG durante a gravidez.[44] A maioria das doenças renais pode evoluir com proteinúria. Nas doenças funcionais e benignas, essa perda se limita a 1,0g em 24 horas. Proteinúrias > 3,0g/dia estão mais comumente associadas a formas graves de pré-eclâmpsia, nefropatia diabética, glomerulonefrites ou nefrite lúpica.[3]

Medida da pressão arterial

A prevalência de hipertensão nas mulheres com DRC é alta, e grande parte demanda o uso de anti-hipertensivos, principalmente inibidores da enzima conversora da angiotensina (IECA) e bloqueadores do receptor de angiotensina (BRA) por sua ação renoprotetora antiproteinúrica. Esses medicamentos devem ser descontinuados preferencialmente antes da concepção, mas certamente assim que a gravidez é diagnosticada, pois seu uso no primeiro trimestre pode estar associado a risco elevado de malformação fetal.

A maioria das gestantes nefropatas não apresenta queda usual de pressão arterial no primeiro trimestre, e a hipertensão preexistente tende a se agravar na gravidez. Pressões sistólica > 140mmHg e diastólica > 90mmHg, ou ambas, são os critérios que definem hipertensão na gestação. O surgimento ou a piora da hipertensão preexistente associa-se fortemente à deterioração da TFG. Por fim, a hipertensão agrava o resultado perinatal com aumento da incidência de prematuridade, baixo peso e morte fetal.[44] O controle adequado da pressão arterial é fundamental para o bom prognóstico da gestação em nefropatas.

Biópsia renal

Embora não seja contraindicada, a biópsia renal raramente é realizada durante a gestação. Sua indicação costuma restringir-se às mulheres transplantadas ou com glomerulonefrite primária de base que apresentem súbita deterioração da função renal sem causa evidente e às mulheres com lesão renal aguda e sedimento urinário ativo antes de 32 semanas, quadro que pode sugerir glomerulonefrite rapidamente progressiva, demandando tratamento precoce. Para sua realização, é imprescindível que a pressão arterial esteja controlada, o coagulograma normal, e que a gestante não apresente infecção do trato urinário.[3] Após 32 semanas de gravidez, se a biópsia renal for indicada, é possível considerar a indução do parto e condução da doença renal após a gestação.

Evolução da gravidez com doença renal

A gestação pode ocorrer em todos os estágios da DRC e tem risco materno-fetal aumentado. Alguns estudos sugerem que mesmo em estágios iniciais a DRC é fator de risco importante para desfechos adversos na gestação, enquanto outro estudo não detectou risco adicional da redução leve da TFG, sugerindo que a definição clínica de DRC é mais complexa do que apenas a avaliação da TFG. Um estudo comparou o desfecho de 504 gestações em mulheres com DRC com o de 836 gestações de baixo risco em mulheres sem DRC. O risco de evento adverso aumentou quando foram comparados os estágios 1 *versus* 4 e 5: desfecho geral combinado (parto pré-termo, necessidade de UTI neonatal e pequeno para a idade gestacional) – 34% *versus* 90% ($p < 0,0001$).[45] Nos estágios mais avançados da DRC, a chance de engravidar e manter a gestação diminui drasticamente e, por outro lado, as complicações maternas, como hipertensão e deterioração da função renal, aumentam.[46] O prognóstico depende do grau de comprometimento da função renal à concepção[47] e da presença ou não de hipertensão.[32] Alguns autores dividiram arbitrariamente as gestantes com DRC em categorias e avaliaram os desfechos:[47]

- **Mulheres com função renal levemente alterada (creatinina < 1,3mg/dL) e normotensas:** evoluem bem, com mais de 95% de nascidos vivos, apesar da incidência pouco maior de recém-nascidos pré-termo, de pequenos para a idade gestacional e de morte fetal.[33] A maioria apresenta aumento da TFG, porém menor que as gestantes normais. A hipertensão pode agravar-se ou manifestar-se pela primeira vez em 25% dos casos e tende à resolução após o puerpério.
- **Mulheres com função renal moderadamente diminuída (creatinina pré-gestacional entre 1,3 e 1,9mg/dL):**[44] um terço pode apresentar progressão da doença e, dessas, 25% desenvolvem insuficiência permanente. A hipertensão tende a se agravar, e o controle da pressão arterial é importante para um resultado satisfatório. A sobrevida fetal ainda pode atingir 90%, e a mortalidade fetal chega a 7%. Também são altas as taxas de parto pré-termo e RCF, que podem exceder 50%. Imbasciati e cols.,[48] embora tenham utilizado a fórmula do MDRD, não validada na gestação, em mulheres com DRC nos estágios 3 a 5, observaram redução acelerada da TFG no subgrupo de mulheres com TFG < 40mL/min/1,73m^2 e com proteinúria > 1,0g/dia pré-concepcional, as quais foram consideradas de alto risco para perda da função renal e complicações durante a gravidez.
- **Mulheres portadoras de DRC com creatinina pré-gestacional > 1,9mg/mL:** constituem o grupo de função renal acentuadamente diminuída,[44] com menor probabilidade de engravidar devido à disfunção ovulatória. Quando engravidam, a progressão da doença renal pode ocorrer em 25% das grávidas, com chance de complicações maternas graves em 84% dos casos. As gestações são bem-sucedidas em apenas 47% dos casos, com taxas de prematuridade e RCF que podem atingir 73% e 31%, respectivamente.[44]

A DRC tem grande impacto negativo na evolução da gestação, e os graus de disfunção renal pré-gestacional, hipertensão e proteinúria são os principais preditores do desfecho da gravidez e da evolução da doença renal materna, sendo essencial um controle pré-natal rigoroso.

Assistência pré-natal

As mulheres com nefropatia devem submeter-se, idealmente, a rigorosa avaliação pré-concepcional, recebendo orientações sobre os riscos da gravidez na DRC e otimizando sua condição de saúde.

No pré-natal, é fundamental reunir equipe multidisciplinar com nefrologista e obstetra com *expertise* em gestação de alto risco, devendo ser fornecido suporte terapêutico e emocional durante as diferentes fases da gestação. Sugere-se a intensificação do seguimento com o avançar da DRC e também em caso de aparecimento de comorbidades, como hipertensão, proteinúria e doença sistêmica.[49]

As consultas de pré-natal devem ser mais frequentes do que nos casos de risco habitual. Alguns autores propõem acompanhamento mensal no primeiro trimestre, enquanto outros recomendam que as consultas sejam quinzenais até 28 a 32 semanas e semanais a partir daí. Algumas gestantes necessitam acompanhamento mais frequente, devendo a hospitalização ser mais flexível para esclarecimentos diagnósticos e tratamentos adequados.

Controle da função renal

O controle da função renal é imprescindível no acompanhamento da gestante nefropata, podendo ser necessária a avaliação frequente do *clearance* de creatinina (até mensalmente) para análise da TFG. Se a gestante apresentar diminuição da função renal, é imperioso afastar as causas reversíveis, como ITU e desidratação. Cabe lembrar que a função renal decresce aproximadamente 15% próximo ao termo com mínima alteração dos níveis de creatinina.

Controle da pressão arterial

Elevações da pressão arterial devem ser corrigidas precoce e rigorosamente, uma vez que seu agravamento e o mau controle são fatores de pior prognóstico para progressão da doença renal.

Estudos randomizados mostraram que o controle pressórico na gravidez deve ser mais rígido. Uma meta de pressão diastólica de 85mmHg (em vez de 100mmHg) parece resultar em menos chance de desenvolvimento de hipertensão grave, sem diferenças nos desfechos maternos, fetais e neonatais ou nos eventos adversos. Melhores resultados maternos e fetais são alcançados quando o tratamento é iniciado para as gestantes com hipertensão leve (pressão arterial entre 140/90 e 160/100mmHg) sem aumento do risco de baixo peso ao nascimento, em lugar da estratégia que consiste em tratar somente aquelas com pressão arterial > 160/105mmHg.[49-51] Entretanto, uma meta específica de pressão arterial ainda não foi definida para gestantes com DRC.

Pode ser necessária a troca do anti-hipertensivo utilizado antes da gravidez, principalmente em casos de IECA, que contribuem para maiores morbidade e mortalidade perinatais, determinando insuficiência renal fetal reversível ou irreversível, natimortalidade, hipoplasia craniana fetal, anúria e oligodrâmnio.[52]

Uma grande variedade de hipotensores tem sido utilizada durante a gestação e para a escolha devem ser consideradas a eficácia e a segurança do medicamento. Entre os mais utilizados estão metildopa, bloqueadores de canal de cálcio, betabloqueadores, clonidina e hidralazina.[34] Diuréticos não são recomendados durante a gestação, mas podem ser necessários para mulheres com hipertensão associada a edema e TFG reduzida. A hipertensão grave, refratária à terapia hipotensora, é indicação de interrupção da gravidez devido aos riscos de morbimortalidade materna.

A detecção da pré-eclâmpsia superposta pode ser muito difícil, uma vez que hipertensão e proteinúria podem ser manifestações de doença renal subjacente. A confirmação diagnóstica de pré-eclâmpsia quase sempre é indicação de interrupção da gestação.

Avaliação fetal

A avaliação do crescimento e do bem-estar fetal é obtida por meio da medida do útero, ultrassonografia, cardiotocografia e dopplervelocimetria. Esses exames informam quanto à ocorrência de RCF e de sofrimento fetal crônico.

A vigilância inclui triagem no primeiro e segundo trimestres e avaliações periódicas do crescimento após 28 a 30 semanas, somadas ao Doppler para detecção de RCF em estágio inicial. A cardiotocografia é importante instrumento na avaliação fetal e deve ser considerada para vigilância da gestante com DRC.[49]

Outros cuidados

ITU deve ser pesquisada diligentemente e, se confirmada, imediatamente tratada. A anemia deve ser abordada com rigor nessas mulheres. O acompanhamento da gestante por nutricionista familiarizado com os requisitos da gravidez e da DRC pode ser útil.

As gestantes com DRC são consideradas de alto risco para pré-eclâmpsia. O uso de ácido acetilsalicílico (AAS) em baixas doses diminuiu o risco de pré-eclâmpsia em mulheres com risco moderado a alto. Estudos limitados sugerem que o AAS pode reduzir a pré-eclâmpsia superposta e o óbito perinatal em gestantes com doença renal de base.[4] De qualquer modo, foi bem documentada a segurança do AAS em baixas doses na população obstétrica geral de alto risco. Em grávidas com DRC, devem ser avaliados os riscos e benefícios do uso do AAS em baixas doses (75 a 150mg) e, a partir de 12 semanas, oferecer o tratamento àquelas que não apresentam contraindicações ao uso do medicamento.[49]

Parto e doença renal

Se a evolução da gravidez se encontra dentro dos limites normais, é possível aguardar até que ela chegue ao termo. O parto eletivo está indicado caso o trabalho de parto não tenha ocorrido na data estimada para o parto (39 a 40 semanas). Muitos autores, entretanto, consideram que o termo para essas gestantes está em torno de 38 semanas em virtude do risco de insuficiência placentária a partir dessa idade gestacional, podendo ocorrer decesso intrauterino.

Nos casos de hipertensão, estudos apoiam a conduta expectante para mulheres com hipertensão não grave até 37 semanas de gestação. A presença de hipertensão de difícil controle com ou sem pré-eclâmpsia sobreposta, RCF e alterações no perfil biofísico fetal são indicações para interrupção da gravidez antes de 38 semanas.[49]

Em caso de piora grave e/ou progressiva da função renal materna, uma decisão individualizada entre a interrupção da gravidez (nos estágios iniciais), o parto e o início da diálise, em certas circunstâncias, deve ser compartilhada entre a mulher e a equipe médica.[49] Alterações metabólicas e eletrolíticas que não podem ser resolvidas com terapia medicamentosa em mulheres com depuração de creatinina < 20mL/min/1,73m^2 e piora progressiva de função renal, atingindo níveis de ureia de 100mg/dL, constituem indicação para avaliação do início de terapia dialítica durante a gestação.[4,49]

O parto vaginal é a via preferida, caso as condições obstétricas, maternas e fetais sejam favoráveis e a evolução do trabalho de parto esteja dentro dos parâmetros de normalidade. A cesariana deverá ser realizada de acordo com as indicações obstétricas habituais, como nos casos de sofrimento fetal crônico, RCF, ruptura prematura de membranas ou trabalho de parto pré-termo sem condições para parto normal.

Orientações após o parto

O uso de anti-inflamatórios não esteroides deve ser evitado no pós-operatório da gestante com alteração de função renal, mas não há contraindicações ao aleitamento materno para aquelas com DRC.

O uso de IECA, quando indicado (p. ex., mulheres com proteinúria significativa), pode ser retomado, mesmo no período de amamentação, com prescrição de captopril, enalapril ou quinapril, que demonstraram estar ausentes no leite materno. Os BRA, entretanto, devem ser evitados durante a amamentação, pois não foram adequadamente estudados. Para reintrodução de medicações específicas no tratamento da nefropatia de base, cabe avaliar se o uso é compatível com a amamentação.

A função renal e o grau de proteinúria devem ser acompanhados pós-parto.

A contracepção e o planejamento familiar, levando em consideração o quadro clínico e o prognóstico da doença renal, são muito importantes para a mulher com DRC em idade reprodutiva. Para mulheres com prole constituída ou com prognóstico reservado na eventualidade de nova gestação, a contracepção definitiva deve ser discutida e aconselhada adequadamente. O risco cirúrgico deve ser levado em consideração, já que pode haver distúrbio de coagulação, risco aumentado de infecção e choque hipovolêmico, além de quadro basal de anemia, distúrbio hidroeletrolítico e alteração no metabolismo e excreção de medicamentos.[53]

Se ainda considera a possibilidade de nova gestação, a mulher deve ser aconselhada sobre os potenciais riscos para si e para o concepto, de modo a poder planejar, com aconselhamento médico, o melhor momento para uma nova gestação. Múltiplas opções de contraceptivos podem ser indicadas para mulheres com doença renal, até mesmo para aquelas com insuficiência renal em tratamento dialítico ou transplantadas. As decisões devem ser norteadas pelas comorbidades e pela preferência da mulher.

Os anticoncepcionais hormonais combinados orais (ACO) apresentam múltiplas contraindicações absolutas ou relativas que são pertinentes às mulheres com DRC, como história de TEV, doença cardiovascular, câncer de mama, insuficiência hepática, tabagismo em mulheres > 35 anos, lúpus eritematoso, diabetes, hipertensão e dislipidemia. Como a síndrome nefrótica aumenta o risco de TEV, os ACO devem ser evitados nesses casos. Eles podem agravar moderadamente a hipertensão e devem ser evitados em mulheres com hipertensão mal controlada. Os ACO também têm sido associados à piora da proteinúria.

Os métodos à base de progestogênio isoladamente não apresentam as contraindicações relacionadas com o estrogênio e não afetam significativamente a pressão arterial. Deve-se ter cautela quanto ao prejuízo da massa óssea nas usuárias de injetáveis trimestrais por longo tempo e em relação ao uso de drospirenona em mulheres com risco de desenvolver hiperpotassemia.

Métodos de barreira e dispositivos intrauterinos (DIU) podem ser usados, mas deve-se considerar profilaxia antibiótica para inserção do DIU em mulheres imunossuprimidas.[54]

SITUAÇÕES ESPECIAIS

No cuidado da gestante nefropata, obviamente, não caberá ao obstetra propor ou indicar tratamentos ou outra intervenção que se faça necessária do ponto de vista da doença renal. No entanto, é necessário que ele conheça algumas patologias renais para que possa apoiar da gestante e estimulá-la a seguir as orientações, uma vez que em muitos casos demandará grande esforço da mulher levar a gravidez a termo e em boas condições. Além disso, o conhecimento dessas particularidades evitará o choque de informações com o restante da equipe multidisciplinar. Serão descritas, a seguir, algumas situações específicas que demandam cuidados e atenção especiais.

Gestante em terapia dialítica

A partir de 1971, quando foi relatada a primeira gestação bem-sucedida em mulher sob tratamento dialítico, várias publicações mostraram que a gravidez pode ser uma realidade para essas mulheres.

Até os anos 1990 a literatura apresentava taxas de 21% de recém-nascidos vivos e 55% de abortamento espontâneo. No entanto, atualmente, perspectivas mais otimistas têm surgido, com as taxas de nascidos vivos de gestantes dialíticas aumentando de 40% até 86%[55] e com queda nas taxas de abortamento espontâneo para 21% das gestações que atingem o segundo trimestre, revelando a melhora progressiva nas condições gerais das gestantes em diálise e o melhor controle da mulher que deseja engravidar.

Distúrbios menstruais são frequentes em mulheres em terapia dialítica, e cerca de 36% delas apresentam amenorreia.[56] Além disso, pode haver diminuição da libido e da atividade sexual. No entanto, a concepção em mulheres em diálise está se tornando mais frequente, passando de 1% para 7% ao longo das últimas décadas. Estudo realizado entre 2005 e 2013 com mais de 47.500 mulheres em diálise relatou taxa geral de gravidez de 17,8 por 1.000 mulheres-ano, a mais alta em mulheres de 20 a 24 anos (40,9 por 1.000 mulheres-ano).[57]

Os motivos por trás do aumento da taxa de fertilidade não são conhecidos. Acredita-se que possa decorrer da melhoria dos cuidados relacionados com a diálise, como regimes mais intensivos, ofertando maior dose de diálise, e à melhora no tratamento da anemia com o uso dos agentes estimuladores da eritropoese (ESA), que acarretam a melhora da libido. O tipo e o tempo de diálise também parecem impactar as taxas de gestação: as mulheres em diálise noturna parecem apresentar taxas maiores de gestação, comparadas às submetidas à hemodiálise (HD) convencional.[58] Por outro lado, a taxa de gestação é menor entre as mulheres em diálise peritoneal (DP), comparadas àquelas com HD.[59]

O diagnóstico de gravidez nessas mulheres pode ser difícil devido à irregularidade menstrual. Sintomas como náuseas frequentemente são atribuídos a outras causas. Os testes urinários não são confiáveis e os níveis do hormônio gonadotrofina coriônica humana beta (β-hCG) podem estar elevados em mulheres em terapia dialítica na ausência de gravidez, resultado da diminuição da eliminação renal. A maioria das gestantes em diálise recebe o diagnóstico de gravidez em torno de 16 semanas. Assim, a ultrassonografia é indispensável para a datação correta, devendo ser realizada tão logo haja suspeita, e exames seriados são indispensáveis para acompanhamento do crescimento fetal.[60]

Além disso, a avaliação ultrassonográfica do bem-estar e da oxigenação fetal, por meio de dopplervelocimetria e perfil biofísico fetal seriados, pode predizer hipoxemia fetal progressiva e recomendar a interrupção da gravidez antes que ocorra o decesso fetal.

As gestantes em diálise apresentam maior predisposição para sobrecarga de volume, exacerbação da hipertensão e superposição de pré-eclâmpsia e aumento da incidência de descolamento prematuro da placenta, bem como piora da doença mineral e óssea e da anemia. Polidrâmnio pode resultar da diurese osmótica fetal induzida pela elevação da ureia que chega ao rim fetal, cuja função está normal, e/ou pela remoção rápida de solutos durante a sessão de diálise, provocando queda da pressão osmótica e desvio da água para a cavidade amniótica. Felizmente, são poucos os casos de morte materna observados na literatura.[60]

As taxas de parto pré-termo chegam a 80% (idade gestacional média de 32,4 semanas). A prematuridade é o fator isolado mais importante associado à morte e lesão permanente em vários sistemas, como neurológico, respiratório e oftalmológico, no período neonatal.[60] Estudo com 100 mulheres francesas em hemodiálise mostrou média de peso ao nascimento de aproximadamente 1.700g.[61] A incidência de sequelas neurológicas nos recém-nascidos que apresentaram RCF pode chegar a 35%. Os recém-nascidos de mães submetidas à diálise devem ser monitorados devido ao risco de diurese osmótica, hipopotassemia e alterações hematológicas.

Aproximadamente 80% das gestantes em diálise apresentarão elevação da pressão arterial e necessitarão de anti-hipertensivos.

Em caso de trabalho de parto pré-termo, quando não há contraindicação à inibição, esta deve ser realizada. Para a escolha do agente tocolítico, é importante considerar os potenciais efeitos colaterais.

A boa evolução da gravidez dependerá de fatores demográficos, de correta estratégia dialítica e das complicações que porventura venham a ocorrer.

Não está claro se a diferença na taxa de concepção entre mulheres em HD ou em DP é resultado de diferenças endócrinas ou, de algum modo, se está relacionada com o próprio método dialítico.

Os dados da literatura indicam que não há grande diferença no prognóstico do resultado perinatal entre HD e DP, parecendo ser maior a taxa de fetos pequenos para a idade gestacional entre as gestantes em DP. Em revisão sistemática de relatos e séries de casos, a prevalência de fetos pequenos para a idade gestacional foi de 66,7% em gestantes em DP *versus* 31% naquelas em HD.[59]

Não há motivo para a troca de uma modalidade de diálise por outra apenas por causa da gravidez. A DP durante a gravidez pode exigir ajustes para evitar sobrecarga de volume e intensa vigilância para sinais de peritonite. Uma porcentagem considerável de mulheres muda de DP para HD durante a gravidez.[49]

Recomendações para controle da gestante em tratamento dialítico

Hemodiálise

Estudos mostram que HD mais frequente e/ou mais prolongada diminui o risco de polidrâmnio, melhora o controle pressórico, aumenta o peso ao nascimento e a idade gestacional, melhora a nutrição materna e aumenta as chances de nascidos vivos.[55]

Na maioria dos casos, a frequência de HD é aumentada para cinco ou seis vezes por semana. A dose específica varia de acordo com a função renal residual. Em uma comparação de dados de uma coorte de diálise intensiva no Canadá (22 gestantes, média de 43 horas/semana) *versus* uma coorte retrospectiva de grávidas nos EUA (70 gestantes, média de 17 horas/semana), as taxas de nascidos vivos foram de 48%, 75% e 85% para mulheres dialisadas por < 20 horas (n = 46), 21 a 36 horas (n = 16) e > 36 horas (n = 13) por semana, respectivamente.[55] Mais estudos são necessários para definição da dose ideal de HD nessa população.

Entre as gestantes com função renal residual, o objetivo é manter nitrogênio ureico no sangue (BUN) < 50mg/dL, embora alguns especialistas recomendem como alvo < 35mg/dL.

As gestantes devem ser monitoradas mais de perto durante a HD para evitar hipotensão intradialítica, sobretudo no final da sessão. A instabilidade hemodinâmica materna pode comprometer o fluxo uteroplacentário, assim como associar-se à indução de contrações uterinas. O risco de hipotensão intradialítica pode ser reduzido com o bom controle de ganho de peso interdialítico e a utilização de baixa taxa de ultrafiltração.

Uma análise cuidadosa do estado volêmico da gestante, incluindo exame físico, avaliação do peso, pressão arterial e edema, é essencial para o controle volêmico da gestante dialítica. É difícil distinguir o excesso de líquido ganho entre as sessões de diálise daquele devido ao ganho de peso da gravidez. Ao longo da gravidez, o peso seco aumenta aproximadamente 0,5kg/semana durante o segundo e terceiro trimestres, devendo ser continuamente reavaliado e ajustado com base na pressão arterial, volume e estado nutricional da gestante. A heparina é considerada segura para anticoagulação do circuito de hemodiálise durante a gestação.

O ajuste das concentrações de potássio, cálcio, bicarbonato e sódio no dialisato deve ser individualizado.

Diálise peritoneal

No início da gestação, a DP intensiva pode ser fornecida mediante aumento do volume e do número de trocas. Com o avançar da gestação, o número de trocas deve ser aumentado para fornecer dose suficiente de diálise, pois o volume é limitado pelo aumento do útero. Estudos sugerem ajuste de esquema de DP automatizada (APD) com oito a 12 trocas de 1 litro durante 12 a 16 horas e quatro trocas manuais adicionais durante o dia.

Assim como em gestantes em HD, devem ser evitadas hipopotassemia, hipocalcemia, acidose metabólica, hipofosfatemia e hipotensão, complicações incomuns com a

DP. Deve-se limitar o máximo possível o uso de soluções hipertônicas.

Independentemente da modalidade dialítica, cabe manter-se atento ao surgimento de contrações uterinas durante a terapia, uma vez que elas podem desencadear o trabalho de parto pré-termo. A inibição deve ser realizada, preferencialmente, com beta-agonistas.

Controle da hipertensão

A pressão arterial tende a ser lábil. A meta pós-diálise para as mulheres em diálise e não grávidas é de < 140/90mmHg; entretanto, não foi definido o alvo da pressão arterial para as mulheres grávidas em diálise.

Além dos hipotensores, a diálise frequente e o controle volêmico adequado contribuem para controle dos níveis pressóricos na gestante dialítica. A diálise auxilia o controle da hipertensão ao remover adequadamente o excesso de volume. No entanto, na vigência de pré-eclâmpsia, a remoção de volume pode agravar a hipoperfusão de órgãos.[60]

Controle da anemia

As mulheres em diálise costumam ser anêmicas, e a anemia tende a se agravar na gravidez. Nessas, o tratamento da anemia é o mesmo preconizado para não gestantes, consistindo na manutenção de estoques adequados de ferro e no tratamento com ESA, os quais não atravessam a placenta e podem ser usados na gestação.

Em geral, as grávidas necessitam de doses mais altas de ESA para manter a massa eritrocitária adequada. As indicações para uso de ferro e ESA e as metas do tratamento são idênticas às adotadas para as mulheres em diálise não grávidas.

Ferro endovenoso não costuma ser usado no primeiro trimestre, por não haver dados de segurança quanto à sua utilização nesse período, sendo considerado seguro no segundo e terceiro trimestres.[62] As formulações que contêm álcool benzílico devem ser evitadas.

A hemotransfusão, se necessária, deve ser realizada durante a sessão de HD, minimizando o risco de hipertensão e sobrecarga circulatória.

Nutrição

O acompanhamento por nutricionista familiarizado com as particularidades da gravidez e da DRC é fundamental para controle da gestante dialítica. A atenção às considerações nutricionais e o ganho de peso adequado podem contribuir para uma gravidez bem-sucedida.

A ingestão diária de proteínas deve ser aumentada para até 1,5 a 1,8g/kg/dia. Na gravidez há demanda adicional de 15g de proteínas/dia. Ingestão proteica deficiente é frequente nas gestantes em diálise, particularmente nas que se submetem à DP, em razão da perda contínua de proteína no dialisado, aumentando drasticamente sua demanda. Nessas mulheres, a ingestão diária pode chegar a 1,8g/kg.

Por ser eliminado pela diálise, a necessidade de ácido fólico (5mg/dia) é maior do que em gestantes não dialíticas, também podendo ser necessária a reposição de vitaminas hidrossolúveis.

As gestantes em diálise não devem estar sob nenhuma restrição de fosfato e, em geral, não precisam de quelantes de fósforo devido à intensificação da hemodiálise.

É de grande valia a avaliação cuidadosa do estado volêmico para ajuste do peso seco, o que deve ser feito regularmente.

Parto

Não há dados sobre o momento ideal para o parto de gestantes com DRC. Para a maioria das mulheres em diálise, o parto ocorrerá em torno de 37 semanas em razão da deterioração da condição materna e da piora rápida dos parâmetros fetais.[40] O parto deve ser conduzido de acordo com a prática local. A maioria das gestantes pode submeter-se com segurança ao parto vaginal, enquanto a realização de cesariana deve seguir indicações obstétricas padronizadas.

Caso a mulher faça DP, o abdome deve ser drenado antes da cirurgia e, se possível, a cesariana deverá ser realizada extraperitonealmente.

TRANSPLANTE RENAL

Em 1958 foi descrita a primeira gravidez bem-sucedida em uma mulher submetida a transplante renal. Desde então, milhares de gestações têm sido registradas nessa população.

A mulher submetida a transplante renal tem sua função endócrina restaurada em aproximadamente 6 meses. Apesar do retorno da fertilidade após o transplante renal, as taxas de gravidez e de gravidez bem-sucedida permanecem muito mais baixas do que na população em geral. Os melhores dados provêm de uma coorte de 30.078 mulheres transplantadas: durante os primeiros 3 anos após o transplante, a taxa de gestação foi de 33 a cada 1.000 mulheres, comparada com mais de 100 a cada 1.000 mulheres na população em geral.[63]

Em geral, a gravidez ocorre sem que a mulher tenha consciência do retorno da fertilidade, a qual é suspeitada em virtude do aumento volumétrico do útero ou pela percepção dos movimentos do feto. Por isso, é indispensável que a mulher seja informada sobre a possibilidade de engravidar e orientada quanto à utilização dos métodos contraceptivos adequados.

A gravidez na transplantada renal é considerada de alto risco, e as receptoras de transplante renal que estejam cogitando engravidar devem ser acompanhadas por obstetra de alto risco em conjunto com nefrologista de transplante.

Além da possibilidade de gravidez, a mulher com transplante convive com a ameaça de rejeição do enxerto, o risco de infecção e a incidência aumentada de neoplasia e doenças cardiovasculares. A taxa de rejeição não é maior do que a esperada para mulheres não grávidas. No entanto, o diagnóstico de rejeição na gravidez pode ser muito difícil, sendo necessária, muitas vezes, a realização de biópsia renal.

Entre as transplantadas renais que engravidam, a taxa de nascidos vivos parece ser comparável à da população em geral. Revisão sistemática de 2011, com 3.500

receptoras de transplante renal, reportou taxa de nascidos vivos de 73,5%, em comparação com 66,7% na população em geral.[64]

Embora a taxa de nascidos vivos seja semelhante à da população em geral, o risco de complicações fetais permanece alto. Dados do *Transplant Pregnancy Registry International* (TPR) mostram taxa de parto pré-termo (< 37 semanas) de 50% *vs.* 9,8% e baixo peso ao nascimento em 42% das gestações *vs.* 8,2%.[65] A presença de hipertensão materna e creatinina > 1,7mg/dL antes da gravidez foram descritas como preditores de parto pré-termo entre receptores de transplante renal.

Uma coorte britânica com 105 gestações em 101 transplantadas de rim encontrou risco 12 vezes maior de dar à luz neonatos de baixo peso em relação à população em geral.[66] A incidência de RCF se mostrou aumentada entre as receptoras de transplante renal, variando de 20% a 50%.

As taxas de aborto espontâneo costumam ser comparáveis entre as transplantadas e as não transplantadas – em revisão sistemática, a taxa de aborto espontâneo foi de 14%, em comparação com 17,1% na população em geral.[64] O uso de micofenolato de mofetil ou de sódio, que é contraindicado na gestação, tem sido associado a aumento da incidência de abortos espontâneos. De acordo com dados do TPR de 2016, 83% dos casos de aborto espontâneo após transplante foram documentados com exposição ao micofenolato no primeiro trimestre.[65]

Felizmente, estudos indicam que a gravidez por si parece não ter impacto deletério em longo prazo sobre o rim transplantado nem na sobrevida de mulheres com boa função do enxerto renal.[66,67] Existem poucos dados sobre as taxas de morte materna entre as transplantadas, mas a sobrevida em longo prazo das receptoras grávidas parece ser comparável à de receptoras não grávidas. Desfechos do enxerto renal em gestantes transplantadas com boa função renal parecem ser comparáveis aos das transplantadas não gestantes.[68] A função do enxerto e o nível de proteinúria antes da concepção, a presença de hipertensão e a estabilidade da imunossupressão são os fatores de maior impacto sobre a estabilidade do enxerto renal durante e após a gestação. O momento da gravidez após o transplante também pode afetar os resultados do enxerto.

Condições ideais para a gravidez

O momento ideal para concepção após transplante renal é incerto, sendo recomendado que as mulheres aguardem 12 meses após transplante renal bem-sucedido para planejar a gravidez. Essa espera se justifica pela necessidade de estabilizar a função do rim transplantado e reduzir os imunossupressores às doses de manutenção. Embora seja recomendado evitar a gestação durante o primeiro ano pós-transplante (quando é maior o risco de rejeição e infecção), o momento da gravidez pode precisar ser individualizado em certas mulheres, como as mais velhas e com número menor de anos reprodutivos.

Os melhores resultados maternos e perinatais são observados quando a gravidez ocorre após o primeiro até o quarto ano após o transplante, com sobrevida materna de 96% e neonatal de 72,7%.[68] O relatório de 2005 da Sociedade Americana de Transplante (AST) indica maior segurança para a receptora de transplante renal prosseguir com a gravidez com as condições descritas no Quadro 38.3.[69]

Quadro 38.3 Condições ideais para gravidez na mulher transplantada

Após o primeiro ano do transplante de rim, desde que a função do enxerto esteja estável e a mulher esteja usando medicamentos não teratogênicos e com baixo risco de infecções oportunistas:

A) Função do enxerto adequada e estável (creatinina < 1,5mg/dL)
B) Ausência de proteinúria ou, quando existente, mínima (< 0,5g/dia)

- Não ter tido episódios de rejeição no ano anterior
- Não haver infecções agudas lesivas ao feto (p. ex., citomegalovírus)
- Não estar em uso de medicamentos teratogênicos ou tóxicos para o feto
- Esquema estável de imunossupressores em nível de manutenção
- Ausência de hipertensão arterial ou hipertensão facilmente controlada

Fonte: adaptado de McKay *et al.*, 2006.[69]

A imunossupressão também deve ser ajustada, preferencialmente antes da concepção, já no planejamento pré-gestacional. O micofenolato de mofetil/sódio deve ser suspenso pelo menos 6 semanas antes da concepção. As gestantes em uso de sirolimus devem ser advertidas a adiar a concepção por pelo menos 12 semanas após a interrupção do uso. É preciso orientar a gestante quanto à necessidade de troca do imunossupressor e não somente sobre a interrupção do uso, o que aumenta a chance de rejeição. O monitoramento rigoroso da função do aloenxerto é recomendado por alguns meses após ajuste da imunossupressão para garantir a estabilidade do aloenxerto. Além disso, as mulheres devem ser esclarecidas sobre o risco aumentado de rejeição após alterações na imunossupressão.

Assistência pré-natal à gestante transplantada

Essas mulheres pertencem ao grupo de alto risco obstétrico e seu acompanhamento exige a participação de equipe multidisciplinar para que sejam alcançados bons resultados. Elas devem manter-se sob os cuidados de um obstetra com experiência em gestações de alto risco e de um nefrologista de transplante, além de nutricionista e psicólogo, bem como devem ser monitoradas de perto durante toda a gravidez. Recomenda-se que sejam vistas a cada 2 semanas durante a gravidez ou em menos tempo, se necessário. Os cuidados devem ser concentrados nos seguintes pontos:

- **Função renal:** a queda da creatinina, em decorrência do aumento da TFG durante a gravidez normal, pode ser mais discreta na gestante transplantada. Em estudo britânico com 105 gestações, foi relatada redução da função do enxerto em 38% dos casos.[66]
- **Proteinúria:** pode surgir ou elevar-se durante a gestação, principalmente no terceiro trimestre. O

aumento da proteinúria costuma ser maior em transplantadas do que em grávidas saudáveis. Sugere-se rastreio a cada consulta, com fita reagente, naquelas sem proteinúria prévia, com quantificação caso apresentem resultado positivo.[4]

- **Hipertensão:** hipertensão crônica preexistente é comum na gestante transplantada e tem sido associada à RCF, bem como a baixo peso, aborto e parto pré-termo. A pressão arterial deve ser monitorada de perto. Não há valores de pressão arterial bem estabelecidos para a grávida transplantada, e o tratamento da hipertensão em gestantes transplantadas é semelhante ao destinado às gestantes não transplantadas.
- **Pré-eclâmpsia:** a incidência de pré-eclâmpsia entre as transplantadas renais varia de 24% a 38%.[64,66] O diagnóstico nem sempre é fácil, uma vez que a gestante com transplante pode apresentar níveis séricos elevados de ácido úrico sem significado diagnóstico. Além disso, a proteinúria pode ocorrer durante a gravidez devido à hiperfiltração, tornando difícil diferenciar essa alteração fisiológica da proteinúria de pré-eclâmpsia, rejeição ou outra lesão do enxerto. Recomenda-se o uso de AAS em baixa dose para ajudar a evitar a pré-eclâmpsia, se não houver contraindicação.
- **Rejeição:** as taxas relatadas de rejeição do enxerto renal são comparáveis entre receptoras grávidas e não grávidas, embora nem sempre seja possível a confirmação diagnóstica na gestação. Nível elevado de creatinina pré-gestacional e flutuação dos níveis dos imunossupressores, causados por alterações relacionadas com a distribuição e a depuração desses agentes na gravidez, podem contribuir para o desenvolvimento de rejeição. A maioria é assintomática, apresentando apenas elevação da creatinina e/ou proteinúria. Se a gestante apresentar febre, oligúria ou deterioração da função renal, com dor ou hipersensibilidade sobre o enxerto, a hipótese de rejeição deve ser cogitada imediatamente. O diagnóstico diferencial entre rejeição aguda, rejeição crônica, recorrência da doença de base, toxicidade do imunossupressor, síndrome hemolítico-urêmica e pré-eclâmpsia pode ser extremamente difícil, porém deve ser buscado exaustivamente, muitas vezes com a realização de biópsia renal, para que o tratamento adequado possa ser instituído.
- **Infecções maternas:** o risco de infecção, principalmente as virais, como herpes simples, citomegalovírus (CMV) ou varicela-zóster, é consideravelmente maior na gestante transplantada em virtude do uso dos imunossupressores. Em razão do potencial de transmissão materno-fetal da infecção pelo CMV, alguns autores recomendam a realização de teste de vigilância de PCR para CMV a cada trimestre e, conforme indicação clínica, também para todas as grávidas receptoras de transplantes. A atenção maior também deve estar voltada para as ITU, que ocorrem em 40% dos casos. Por conta da anatomia do trato urinário transplantado, as cistites mostram-se mais propensas a progredir para pielonefrite, podendo afetar drasticamente não só o curso da gestação, mas também a estabilidade do enxerto. Recomenda-se rastreio mensal de BA guiado por urocultura e antibiograma.
- **Outros cuidados:** nas gestantes com hiperêmese gravídica, é preciso monitorar mais frequentemente o nível de inibidor de calcineurina (CNI), uma vez que pode ocorrer diminuição da absorção em razão dos vômitos recorrentes.

Uso de imunossupressores

A mudança do esquema de manutenção com imunossupressores é frequentemente necessária antes da concepção. Os imunossupressores usados em transplantes atravessam a barreira materno-fetal em graus variados e representam algum risco para a gravidez.

O regime de manutenção recomendado para receptoras de transplante grávidas consiste na combinação de um CNI (tacrolimus ou ciclosporina), azatioprina e prednisona em dose baixa, apresentando bom perfil de segurança.[49]

Em virtude das alterações fisiológicas da gravidez, ocorrem modificações do metabolismo e da biodisponibilidade dos imunossupressores, de modo que pode ser um desafio a manutenção de níveis adequados dos imunossupressores.[32] Deve-se orientar exaustivamente as gestantes transplantadas quanto à necessidade de manter sua medicação. Muitas acreditam que os imunossupressores podem ser prejudiciais ao feto e interrompem seu uso. Cabe lembrar que o concepto é totalmente dependente da saúde materna e, quando o imunossupressor é retirado abruptamente, aumenta o risco de rejeição e de perda do enxerto.

Prednisona

Embora a prednisona atravesse a placenta, sua concentração no sangue materno/cordão umbilical é de 10:1. Em casos de rejeição aguda, poderá ser necessário tratar a gestante com altas doses de esteroides.[70]

Azatioprina

A azatioprina tem sido usada com segurança por gestantes transplantadas. O feto está relativamente protegido contra seus efeitos, pois o fígado fetal não possui a enzima inosinato-pirofosforilase, necessária à conversão para a forma ativa (ácido tioinosínico).[70]

A azatioprina não foi associada a risco aumentado de anomalias fetais em humanos, sendo considerada uma opção segura de imunossupressão na gestação.[65] Parto pré-termo e crescimento fetal restrito foram observados, mas podem ser atribuídos a comorbidades maternas e não necessariamente a efeito relacionado com a droga.

Inibidores da calcineurina

Esses agentes são os mais comumente utilizados para manutenção da imunossupressão, uma vez que seu emprego diminui os eventos de rejeição e aumenta a sobrevida do rim transplantado. A ciclosporina e o tacrolimus são os fármacos mais empregados desse grupo.

Ciclosporina

A ciclosporina atravessa a placenta e não está associada a efeitos teratogênicos específicos, mas seu uso na gravidez pode estar associado a risco aumentado de RCF, pequenos para a idade gestacional, hipertensão materna e pré-eclâmpsia.

Há redução dos níveis de ciclosporina durante a gravidez, sendo recomendada a intensificação do monitoramento do nível sérico.[32] O uso de ciclosporina é considerado aceitável para as mulheres que engravidam após transplante de rim.

Tacrolimus

As concentrações do tacrolimus no sangue venoso de cordão umbilical no parto representam 71% das concentrações maternas. No entanto, não se sabe se a exposição *in utero* ao tacrolimus tem efeitos adversos no desenvolvimento fetal. Apesar disso, o medicamento é considerado seguro na gravidez. O tacrolimus pode exacerbar a hipertensão e a hiperglicemia em grávidas com doença preexistente, e o nível sérico da droga tende a diminuir no segundo trimestre, devendo ser monitorado rigorosamente durante a gestação.[32]

Micofenolato e mTOR

O uso de micofenolato de mofetil/sódio e dos inibidores da proteína-alvo da rapamicina (mTOR) – sirolimus e everolimus – é contraindicado na gravidez, havendo relatos de malformações estruturais graves associadas ao micofenolato, o qual deve ser suspenso pelo menos 6 semanas antes da concepção e ser trocado por azatioprina. Ainda se sabe muito pouco a respeito dos efeitos dos inibidores da mTOR na gravidez: há relatos de gestações normais após uso em mamíferos, porém mais dados são necessários para endossar sua utilização segura durante a gravidez.[32]

Parto na transplantada

O parto vaginal deve ser a escolha, caso não haja contraindicação obstétrica. O enxerto renal, comumente localizado na pelve, não obstrui o canal de parto e não é indicação de cesariana, a qual deve ser realizada em caso de indicação obstétrica.[35] Quando indicada, o obstetra deve estar atento à localização do enxerto e do ureter em relação ao útero, a qual pode ser confirmada por meio de ultrassonografia. Em alguns casos, o cirurgião pode preferir realizar incisão vertical na linha média para evitar dano potencial ao enxerto renal com a incisão de Pfannenstiel. Antibióticos profiláticos são necessários para evitar complicações nessas gestantes imunocomprometidas.

Aleitamento

Existem poucos dados sobre a excreção dos imunossupressores e seus metabólitos no leite humano e se as concentrações que alcançam o leite são biologicamente ativas. Segundo dados do TPR de 2017, foi registrada a tendência de aumento das práticas de amamentação entre 1994 e 2016.[71] As mulheres devem ser informadas sobre os riscos potenciais e desconhecidos da amamentação concomitantemente ao uso de imunossupressores.

A exposição a medicamentos, como prednisona, azatioprina e inibidor de calcineurina, através do leite materno é menor do que no útero e não foi associada a nenhum efeito adverso, havendo dados tranquilizadores a partir de receptoras de transplantes que tomam essas medicações.

Com relação ao micofenolato e aos inibidores da mTOR, no entanto, não há dados suficientes para garantir a segurança de seu uso durante a amamentação, a qual deve ser evitada.[65]

Contracepção pós-parto

O aconselhamento sobre reprodução e o uso de métodos contraceptivos pelas mulheres transplantadas são cuidados essenciais. Os métodos hormonais podem ser adotados pelas que têm função de enxerto estável, não havendo contraindicação. Entretanto, os métodos combinados não são recomendados para as mulheres com função de enxerto considerada complicada (rejeição, falência aguda ou crônica), hipertensão mal controlada, história de acidente vascular cerebral, trombose ou estado de hipercoagulabilidade.

Os DIU de cobre e levonorgestrel, por serem contraceptivos reversíveis de longa duração (LARC), apresentam alta eficácia e taxas reduzidas de falhas, não dependem do comportamento da mulher e são prontamente reversíveis após a retirada. Apresentam ainda como vantagem a ausência de interação medicamentosa com os agentes imunossupressores e de efeitos sistêmicos. No entanto, para as mulheres com função de enxerto complicada, são considerados categoria 3 para iniciação e categoria 2 para continuação do uso. Existe preocupação com o risco de doença inflamatória pélvica no momento da inserção, mas em longo prazo esse risco não foi confirmado por estudos observacionais.[72]

A esterilização cirúrgica (salpingotripsia bilateral) também apresenta alta eficácia e a vantagem de não interagir com os medicamentos ou aumentar o risco de eventos trombóticos. No entanto, é irreversível, e o risco cirúrgico deve ser levado em consideração.

NEFROPATIA DIABÉTICA

O DM é a principal causa de DRC no mundo.[49] A doença renal diabética é um diagnóstico clínico que se baseia na presença de albuminúria e/ou diminuição da taxa de filtração glomerular estimada (TGFe) em pessoas com diabetes, com expressão clínica e patológica heterogênea.

A nefropatia diabética, historicamente definida pela presença de albuminúria acompanhada de retinopatia em pessoas com DM tipo 1, tem seu diagnóstico padrão confirmado por meio da histopatologia renal. A presença de albuminúria foi considerada um sinal precoce de glomerulopatia diabética clássica. No DM tipo 2, a frequência da nefropatia diabética pode variar bastante.

A taxa de progressão para doença renal terminal é alta entre os diabéticos, atingindo cerca de um terço dos diabéticos insulino-dependentes e até 60% dos não insulino-dependentes.

Estudos britânicos estimam que aproximadamente uma em 250 gestações são complicadas por DM tipos 1 e 2, e a proporção de gestantes com DM tipo 2 tem aumentado nos últimos 10 anos (de 27% para 41%).[73]

A nefropatia diabética afeta 5% a 10% das gestações de mulheres com DM tipo 1,[49] e quase sempre a mulher é portadora de diabetes desde a infância ou a adolescência.

Durante muitos anos, o prognóstico materno e fetal foi considerado sombrio no caso de gestantes diabéticas. Em virtude do controle rigoroso da glicemia e da hipertensão associado aos avanços do cuidado obstétrico e neonatal, em décadas mais recentes tem sido observada redução da mortalidade materna e neonatal. Entretanto, as mulheres com DM tipos 1 e 2, com e sem nefropatia preexistente, continuam a apresentar taxas altas de desfechos gestacionais adversos, comparadas às não diabéticas.[73]

Efeitos da nefropatia diabética sobre a gravidez

Em gestantes diabéticas há aumento dos episódios de bacteriúria assintomática, o que as torna mais suscetíveis às ITU.

A presença de nefropatia diabética está associada a aumento de duas a quatro vezes no risco de complicações durante a gravidez, como pré-eclâmpsia e parto prematuro, bem como de malformações congênitas e morte perinatal.[49,73] Destacam-se entre essas complicações:

- **Restrição de crescimento fetal:** a nefropatia diabética é secundária à lesão microvascular. Esse mesmo processo pode envolver a circulação uteroplacentária, reduzindo a liberação de oxigênio e nutrientes para a placenta. A taxa de RCF é elevada – a literatura relata incidência em torno de 15%.[76] Na ausência de nefropatia, os filhos de mães diabéticas tendem a ser macrossômicos devido à hiperglicemia materna crônica. Em algumas séries, a taxa de recém-nascidos pequenos para a idade gestacional chega a 38%. Crianças com baixo peso ao nascimento são mais comuns com a maior gravidade da disfunção renal materna.[73]
- **Taxa de cesariana elevada:** embora a cesariana deva ser evitada sempre que possível em razão do aumento das complicações operatórias em mulheres diabéticas, na maioria das portadoras de nefropatia diabética o parto é realizado por cesariana.[73]
- **Malformação fetal:** a prevalência de malformação nos fetos varia de 8% a 12% na ausência de normoglicemia. Estudos experimentais evidenciaram que grande aumento de substrato promove estresse oxidativo (peroxidação lipídica), o que produz excessiva formação de radicais livres de oxigênio que, por sua vez, teria efeito teratogênico. É descrito aumento linear da probabilidade de malformações congênitas para níveis mais elevados de hemoglobina A1c.[49]
- **Prematuridade:** até 76% dos recém-nascidos de mães com nefropatia diabética nascem com menos de 37 semanas.[73] Em geral, a prematuridade é decorrente do agravamento da hipertensão, da superposição de pré-eclâmpsia e do sofrimento fetal crônico com ou sem RCF.[76]

Efeitos da gravidez sobre a nefropatia diabética

Apesar das repercussões importantes para a gravidez, grandes estudos prospectivos com portadoras de DM preexistente não evidenciaram que a gravidez acelere a progressão da nefropatia nessas mulheres.[73,74] Em alguns estudos de intervenção prospectivos, o acompanhamento de longo prazo sugere função renal comparável em mulheres com nefropatia diabética com e sem gravidez.[73]

Revisão sistemática de série de casos mostrou que a mulher com disfunção renal leve pode apresentar declínio temporário na função renal durante a gestação, mas na maioria das vezes a creatinina retorna aos níveis basais no pós-parto.[73] Por outro lado, as mulheres hipertensas mal controladas ou com TFG reduzida e proteinúria importante (creatinina > 1,5mg/dL e proteinúria > 3g/24h) na concepção apresentaram risco de dano renal permanente.[75]

Os efeitos mais frequentes da gravidez sobre a nefropatia instalada são:

- **Proteinúria:** em portadoras de nefropatia diabética costuma ocorrer aumento da proteinúria durante a gestação. Estudos com pequena casuística sugerem que o bloqueio intensivo do sistema renina-angiotensina-aldosterona pré-concepção, associado ao controle glicêmico, reduzindo a proteinúria para < 300mg/dia, diminui a incidência de proteinúria maciça durante a gestação.[73] Aproximadamente 70% das gestantes diabéticas irão apresentar aumento da proteinúria, podendo chegar a níveis > 10g/24h no terceiro trimestre, geralmente associado à deterioração da função renal e ao aumento da pressão arterial. No entanto, esses sinais tendem a melhorar no pós-parto.[48]
- **Hipertensão e pré-eclâmpsia:** a prevalência de hipertensão e pré-eclâmpsia é maior e está relacionada com a existência de hipertensão prévia e doença vascular.[76] As mulheres com diabetes preexistente e outras complicações microvasculares, como retinopatia, mostram-se mais propensas ao desenvolvimento de pré-eclâmpsia do que aquelas sem dano vascular.[73] A nefropatia diabética é uma condição associada a taxas altas de pré-eclâmpsia, em comparação com outras condições médicas preexistentes (35% a 64% *versus* 9% a 17% em mulheres com diabetes sem nefropatia).[73] O controle glicêmico antes e durante o primeiro trimestre da gestação reduz a incidência de pré-eclâmpsia em diabéticas, mas não há estudos que confirmem esse efeito em portadoras de nefropatia diabética.[73] Com o objetivo de reduzir o risco de pré-eclâmpsia, o AAS é recomendado para todas as mulheres com diabetes. O diagnóstico de pré-eclâmpsia sobreposta na mulher com nefropatia diabética pode ser um desafio em virtude da possibilidade de piora da hipertensão e da proteinúria na gestação.[73]
- **Doença cardiovascular:** as diabéticas, principalmente aquelas com doença microvascular, apresentam risco alto para evento cardiovascular. A gestação aumenta as demandas sobre o coração e, se a gestante é portadora de doença aterosclerótica coronariana, o risco de morte materna é maior.

- **Infecção:** o risco de ITU aumenta entre três e cinco vezes, especialmente entre as gestantes com mau controle glicêmico e doença renal terminal. Cabe lembrar que a infecção aumenta o risco de trabalho de parto pré-termo ou de cetoacidose diabética.

Avaliação pré-concepcional

Com frequência, a gestação em diabéticas não é planejada, sendo recomendada a otimização da doença antes da concepção. A avaliação pré-concepcional de mulheres com nefropatia diabética deve ser conduzida por equipe multidisciplinar com experiência em gestações de alto risco, informando possíveis resultados e voltando seus esforços para a otimização do controle glicêmico e pressórico. Quando a avaliação pré-concepcional é possível, recomendam-se:

- **Avaliação da função renal e estadiamento da nefropatia:** essa análise deve ser sempre solicitada, uma vez que a gravidez pode dificultar a interpretação de exames como proteinúria e *clearance* de creatinina.
- **Exame oftalmológico:** quando presente, a retinopatia proliferativa deve estar em remissão espontânea ou ser tratada por fotocoagulação a *laser* antes que a mulher venha a engravidar.
- **Avaliação cardiovascular:** em virtude do risco elevado de doença coronariana, exame físico rigoroso, eletrocardiograma e/ou ecocardiograma são indispensáveis para detecção de qualquer sinal ou sintoma de doença coronariana isquêmica, doença vascular periférica ou isquemia cerebral.
- **Controle glicêmico:** controle glicêmico adequado é o principal objetivo da abordagem pré-concepcional com o objetivo de reduzir o risco de desfechos maternos e fetais adversos e diminuir a probabilidade de anomalias congênitas. É descrita uma relação linear entre o risco de anormalidades fetais e hemoglobina glicosilada (A1c), com aumento de 30% no risco para cada aumento de 1% na A1c.[73]
- **Controle da pressão arterial:** o controle da pressão arterial desde o período pré-concepcional não foi formalmente estudado em mulheres com nefropatia diabética,[73] mas alguns autores sugerem que melhora o prognóstico fetal e reduz o risco de dano renal permanente para a mãe. O uso de IECA associado ao controle glicêmico rigoroso, 3 a 6 meses antes da concepção, mantém o efeito nefroprotetor durante toda a gravidez, e a suspensão do uso de IECA ou BRA deve ser avaliada individualmente antes da concepção. Nas mulheres com proteinúria significativa, alguns autores consideram a manutenção dessas drogas, suspendendo-as tão logo seja diagnosticada a gestação. Durante a gravidez, esses agentes deverão ser substituídos em razão de seu efeito teratogênico. Uma opção razoável seriam os bloqueadores de canal de cálcio, que também têm efeito nefroprotetor.
- **Suplementação com ácido fólico:** o Colégio Americano de Obstetras e Ginecologistas (ACOG) recomenda a suplementação pré-concepcional e durante o primeiro trimestre de ácido fólico (4mg) para diabéticas nefropatas, as quais têm risco elevado para defeitos do tubo neural, embora a fisiopatologia desses defeitos na gestante diabética possa não estar relacionada com a deficiência de ácido fólico.

Acompanhamento durante a gravidez

O acompanhamento da gestante portadora de nefropatia diabética deve ser conduzido em serviço de pré-natal de alto risco, por equipe com *expertise* na condução dessas mulheres: obstetra de alto risco, endocrinologista, nefrologista, nutricionista e outros profissionais, conforme a particularidade de cada caso. A rotina de consultas e exames durante o pré-natal é semelhante à direcionada à gestante diabética sem nefropatia, destacando-se alguns pontos de maior atenção e cuidados.

Nessas gestantes, o controle glicêmico é um desafio, sendo essencial o acompanhamento por endocrinologista com conhecimento sobre as particularidades da gestação. Em geral, a necessidade de insulina aumenta na gestação. O acompanhamento nutricional estreito é primordial, sendo recomendada a individualização da terapia nutricional com o objetivo de manter o controle glicêmico com aporte calórico e proteico adequados e controle de peso, de modo a evitar a obesidade. As gestantes diabéticas sem contraindicação podem ser encorajadas a realizar atividade física leve/moderada, como medida benéfica para o controle glicêmico.

Deve-se estar atento ao controle pressórico durante a gestação de portadora de nefropatia diabética. Não há estudos randomizados controlados que determinem o alvo do tratamento pressórico nessa população, mas, em geral, recomenda-se controle ainda mais rigoroso nos casos de gestantes diabéticas. A Associação Americana de Diabetes recomenda 110 a 135/85mmHg como meta de pressão arterial. Com base nos dados do estudo CHAP,[51] recentemente publicado, e de acordo com as diretrizes do ACOG, pressão arterial < 140/90mmHg tem sido recomendada como limite superior para gestantes com diabetes.

Em virtude da possibilidade de lesão glomerular subclínica não diagnosticada previamente, a creatinina e a quantificação da proteinúria devem ser realizadas na primeira consulta do pré-natal, sobretudo nas gestantes sem avaliação pré-concepcional.

O acompanhamento da proteinúria deve ser conduzido durante toda a gestação, podendo ser feito com RPC em amostra única ou com dosagem em urina de 24 horas, conforme discutido previamente neste capítulo.

NEFRITE LÚPICA

O lúpus eritematoso sistêmico (LES) é uma doença autoimune sistêmica com incidência de 1,4 a 21,9 a cada 100.000 pessoas e acomete principalmente as mulheres em idade fértil (proporção de 9:1).[77] O impacto da doença sobre a gravidez sempre foi motivo de apreensão, principalmente diante de acometimento renal, pois, além de poder ser a primeira manifestação da doença em 4% a 8% das mulheres, a nefrite lúpica (NL) é a principal causa de morte dessas gestantes. Atividade mensurável do

Quadro 38.4 Alterações laboratoriais úteis no diagnóstico diferencial de pré-eclâmpsia e nefrite lúpica ativa

Característica e exames	Pré-eclâmpsia	Nefrite lúpica ativa
Período da gestação	> 20 semanas	Qualquer idade gestacional
Complementos (C3, C4)	Normal	Diminuídos
Trombocitopenia	Ausente	Presente
Sedimento urinário ativo (hematúria, cilindros)	Ausente	Presente[1]
Envolvimento de outros órgãos	Ausente	Presente
Neutropenia	Ausente	Presente
Anti-DNA	Ausente	Presente
Função hepática alterada	Ausente	Ausente
Ácido úrico	Aumentado	Normal[2]
Hipertensão (> 140 x 90mmHg)	Presente	Variável

[1] Pode ser benigno na nefrite lúpica membranosa, apenas com proteinúria.
[2] Pode estar elevado quando há alteração na taxa de filtração glomerular.

LES está presente em 40% a 50% das gestações, sendo mais comuns manifestações cutâneas (25% a 90%), NL (até 75%), artrite (20%) e doença hematológica, incluindo trombocitopenia (10% a 40%).[77]

A gestação em mulheres lúpicas representa um risco materno e fetal maior, comparado ao da gravidez em mulheres saudáveis. O prognóstico é melhor quando o LES se encontra em remissão por pelo menos 6 meses antes da concepção, já com medicações compatíveis com a gestação. Doença ativa dentro dos 6 meses que antecedem a concepção, histórico de múltiplas exacerbações e interrupção de hidroxicloroquina são fatores de risco para reativação do LES. A exacerbação da doença pode ocorrer em qualquer idade gestacional e até mesmo no pós-parto.[77]

Passado de NL ou doença ativa durante a gravidez está associado a taxas maiores de complicações maternas e fetais. Um estudo observacional sugeriu que a presença de doença renal ativa durante a gravidez foi associada à frequência maior de hipertensão induzida pela gravidez e de reativação do quadro (*flare*).[78]

Doença renal ativa é definida pela presença de sedimento urinário ativo (> 5 hemácias e piócitos por campo e/ou ≥ 1 cilindro celular) e/ou proteinúria > 0,5g/dia com ou sem elevação da creatinina. Já a remissão completa da NL é definida pela presença de proteinúria < 500mg/24h (ou RPC < 0,5) e estabilização ou melhora da função renal,[79] geralmente com sedimento urinário inativo. As mulheres com NL devem ter a doença em remissão na concepção para o aumento das chances de uma gravidez bem-sucedida.

Na gestante com NL, a gestação pode ter efeitos adversos sobre a função renal com aumento do risco de exacerbação da doença e progressão para DRC terminal. A gravidade da doença renal de base determina em parte o risco de progressão, que é aumentado em mulheres com creatinina > 1,4mg/dL. Metanálise recente estimou a taxa de 25,6% de efeito aleatório de reativação da NL. Recomenda-se, portanto, monitoramento estreito da atividade de doença em gestantes.[77]

Por sua vez, a doença renal aumenta o risco de complicações maternas e fetais, incluindo aborto espontâneo, parto pré-termo, RCF e pré-eclâmpsia. A NL ativa à concepção tem grande impacto sobre a perda fetal, que varia de 25% a 57% contra 8% a 12% em gestantes lúpicas com doença em remissão.[80] NL e exacerbação do LES durante a gestação são preditores de perda gestacional (OR: 7,3 e 1,9, respectivamente). A NL também está associada a parto pré-termo (OR: 18,9).[77]

Creatinina basal > 1,13mg/dL, proteinúria > 0,5g/24h, síndrome antifosfolípide e hipertensão são consideradas preditores de mau prognóstico da gestação.[81]

As reativações da doença durante a gravidez podem ser desafiadoras quanto à diferenciação de alterações fisiológicas relacionadas com a gravidez.

Quando se manifesta pela primeira vez no curso da gravidez, a NL pode ser confundida com pré-eclâmpsia. Por isso, seu diagnóstico pode ser negligenciado em detrimento da superestimativa da ocorrência de pré-eclâmpsia, que pode chegar a 9% a 35% nessas mulheres.[81,82] Algumas características e alterações laboratoriais podem ser úteis para o diagnóstico diferencial e estão sumarizadas no Quadro 38.4.

Ao se analisarem as condições da mulher lúpica, principalmente da portadora de nefrite, diante de uma gestação, é importante levar em conta os fatores de bom e mau prognóstico e orientar a mulher e sua família quanto às possíveis complicações e ao tratamento proposto para minimizá-los. Nos Quadros 38.5 e 38.6 estão discriminados os principais fatores prognósticos.

Quadro 38.5 Fatores de bom prognóstico para evolução da gravidez na gestante com nefrite lúpica

- Dois ou mais anos do diagnóstico com doença estável
- Ausência de atividade lúpica por mais de 6 meses
- Ausência de anticorpos antifosfolípides
- Proteinúria < 0,5g/24h e função renal normal
- Hipertensão arterial ausente ou bem controlada
- Baixas doses de corticoides

Quadro 38.6 Fatores de mau prognóstico para evolução da gravidez na gestante com nefrite lúpica

- Atividade da doença durante a gestação, principalmente no primeiro trimestre
- Reativação recente de doença grave
- Presença de anticorpos antifosfolípides com relato de perda fetal e trombose
- Hipertensão arterial
- Proteinúria > 0,5g/24h
- Histórico de acidente vascular cerebral recente, doença cardíaca, hipertensão pulmonar, doença renal crônica avançada e doença pulmonar intersticial

Avaliação pré-concepcional e seguimento pré-natal

É essencial o aconselhamento pré-concepcional da portadora de NL com avaliação criteriosa clínica e laboratorial (anti-Ro/SSA e anti-La/SSB, função renal, urina-rotina e proteinúria, provas de função hepática, hemograma, anti-DNA e complemento) para estimativa do risco de uma gestação para a mãe e o feto. Deve-se incluir a avaliação da atividade da doença, a pesquisa de estados de hipercoagulabilidade e o ajuste da medicação em uso, promovendo a troca de imunossupressores teratogênicos e de anti-hipertensivos, como IECA e BRA.[77] As mulheres com doença ativa devem ser alertadas sobre o risco da gestação e de possíveis desfechos desfavoráveis.

O controle pré-natal da mulher portadora de NL exige equipe multidisciplinar com estreito acompanhamento de reumatologista, nefrologista e obstetra com experiência em gestação de alto risco, para que seja possível antecipar-se às complicações, minimizando os efeitos adversos sobre a mãe e o feto. É preciso manter-se atento às manifestações do LES e monitorar a atividade da doença.

Não existe um esquema ideal para acompanhamento durante a gestação, sendo recomendadas visitas pelo menos mensais, e a frequência das consultas e dos exames deve ser individualizada de acordo com a atividade da doença.[77] As gestantes com fatores de risco para apresentar pior prognóstico vão demandar cuidados mais frequentes.

Em virtude do risco maior de pré-eclâmpsia nessas mulheres, a vigilância é necessária, pois o aparecimento de hipertensão, proteinúria ou disfunção de órgãos-alvo após 20 semanas de gestação pode ser indício de pré-eclâmpsia. Precisa ser estabelecido o diagnóstico diferencial com a exacerbação da NL. Em alguns casos pode estar indicada a realização de biópsia renal. Recomenda-se o uso de baixa dose de AAS para todas as gestantes portadoras de NL, a não ser em caso de contraindicação.[81]

Exames laboratoriais de rotina (hemograma completo, plaquetas, creatinina, urinálise, ácido úrico, proteinúria de 24 horas e *clearance* de creatinina) devem ser solicitados regularmente. Anti-Ro, anti-La, anti-DNA, complementos, função hepática e anticorpos antifosfolípides (dosagem de anticoagulante lúpico, anticorpo anti-beta-2-glicoproteína 1 e anticardiolipina IgG e IgM) devem ser solicitados antes da concepção e/ou na primeira consulta.[77] As gestantes com anticorpos antifosfolípides e história de perdas gestacionais recorrentes ou evento trombótico devem receber heparina e AAS.[77,83]

Tratamento

Os objetivos do tratamento são: manter a gestante com doença renal em remissão, promover profilaxia contra complicações trombóticas relacionadas com os anticorpos antifosfolípides e prevenir e tratar a hipertensão e a pré-eclâmpsia, além de tentar assegurar o crescimento e o bem-estar fetal.

A manutenção da hidroxicloroquina e da cloroquina em doses de até 200mg/dia é considerada segura e reduz a ocorrência de exacerbação da doença, restrição do crescimento e sofrimento fetal. A descontinuação da hidroxicloroquina em gestante aumenta o risco de exacerbação do LES.[77]

O AAS em baixa dose deve ser instituído como medida de prevenção contra pré-eclâmpsia. As mulheres com síndrome dos anticorpos antifosfolípides devem receber adicionalmente heparina de baixo peso molecular em dosagem profilática para prevenir resultados obstétricos e fetais adversos.[49]

As gestantes com NL ativa deverão ser tratadas com altas doses de corticosteroides, sendo preferível o uso de metilprednisolona em pulsoterapia em vez de doses elevadas de prednisona. A maioria dos agentes imunossupressores está contraindicada durante a gravidez (ciclofosfamida, metotrexato, micofenolato e leflunomida). As exceções são a ciclosporina, a azatioprina e o tacrolimus. Os dados sobre o uso de imunobiológicos, como rituximabe e belimumabe, durante a gestação são limitados.[77,79,83]

Amamentação

A amamentação é estimulada para a maioria das mulheres com LES. Aquelas com anti-Ro/SSA podem apresentar esses anticorpos no leite, mas não existem evidências de que o lúpus neonatal resulte da amamentação. No entanto, alguns autores sugerem que a amamentação deveria ser contraindicada nesses casos. Neonatos prematuros ou doentes podem ter risco aumentado de exposição a alguns medicamentos.

Deve-se discutir individualmente com cada mulher a segurança e os riscos dos medicamentos na lactação. As lactantes em uso de prednisona ou metilprednisolona devem amamentar antes de ingerirem a medicação, o que pode minimizar a exposição do recém-nascido.

Hidroxicloroquina, prednisona, ciclosporina, azatioprina e tacrolimus são considerados compatíveis com a amamentação, ao passo que metotrexato, micofenolato de mofetil, ciclofosfamida e leflunomida são considerados incompatíveis.

Referências

1. Conde-Agudelo A, Villar J, Lindheimer M. Maternal infection and risk of preeclampsia: Systematic review and meta-analysis. Am J Obstet Gynecol 2008; 198: 7-22.
2. Schieve LA, Handler A, Hershow R, Persky V, Davis F. Urinary tract infection during pregnancy: Its association with maternal morbidity and perinatal outcome. Am J Public Health 1994; 84:405-10.
3. Lindheimer M, Katz A. The normal and diseased kidney in pregnancy. In: Schirier RW (ed). Disease of the kidney and urinary tract. (7 ed.) Philadelphia, PA: Lippincott Williams & Wilkins, 2001: 2129-65.

4. Johnson RJ, Feehally J, Floege J. Nefrologia clínica: Abordagem abrangente. Tradução de Ânderson Roberto Oliveira de Sousa et al. 5 ed. Rio de Janeiro: Elsevier, 2016. 3660p.
5. Zhang JJ, Ma XX, Hao L, Liu LJ, Lv JC, Zhang H. A systematic review and meta-analysis of outcomes of pregnancy in CKD and CKD outcomes in pregnancy. Clin J Am Soc Nephrol, 2015; 10:1964-78.
6. Ramin S, Vidaeff AC, Yeomans ER, Gilstrap LC. Chronic renal disease in pregnancy. Obstetrics & Gynecology, 2006; 108:1531-9.
7. Chapman AB, Zamudio S, Woodmansee W et al. Systemic and renal hemodynamic changes in the luteal phase of the menstrual cycle mimic pregnancy. Am J Physiol 1997; 273:F777-82.
8. Lindheimer M, Grunfeld J, Davison J. Renal disorders. In: Barron W, Lindheimer M, Davison J. (eds.) Medical disorders during pregnancy. 3 ed. St. Louis: Mosby 2000: 39-70.
9. Duarte G, Marcolin AC, Quintana SM, Cavalli RC. Infecção urinária na gravidez. Rev Bras Ginecol Obstet 2008; 30:93-100.
10. Pastore LM, Savitz DA, Thorp JM Jr. Predictors of urinary tract infection at the first prenatal visit. Epidemiology 1999; 10:282-7.
11. Yan L et al. The association between urinary tract infection during pregnancy and preeclampsia. A meta-analysis. Medicine 2018; 97:e12192.
12. Nicolle LE. Asymptomatic bacteriuria: Review and discussion of the IDSA guidelines. Int J Antimicrob Agents 2006; 28(Suppl 1):S42-8.
13. McNair RD, MacDonald SR, Dooley SL, Peterson LR. Evaluation of the centrifuged and Gram-stained smear, urinalysis, and reagent strip testing to detect asymptomatic bacteriuria in obstetric patients. Am J Obstet Gynecol 2000; 182:1076-9.
14. Delzell JE, Lefevre ML. Urinary tract infections during pregnancy. Am Family Physician 2000; 61:713-21.
15. Sociedade Brasileira de Infectologia, Sociedade Brasileira de Urologia. Infecção do trato urinário: diagnóstico. Projeto Diretrizes 2004. Disponível em: http://www.projeto diretrizes.org.br.
16. Maclean AB. Urinary tract infection in pregnancy. Int J Antimicrob Agents 2001; 17:273-7.
17. de Rossi P et al. Joint report of SBI (Brazilian Society of Infectious Diseases), FEBRASGO (Brazilian Federation of Gynecology and Obstetrics Associations), SBU (Brazilian Society of Urology) and SBPC/ML (Brazilian Society of Clinical Pathology/Laboratory Medicine): Recommendations for the clinical management of lower urinary tract infections in pregnant and non-pregnant women. Braz J Infect Dis 2020; 2:110-9.
18. US Preventive Services Task Force. Screening for asymptomatic bacteriuria in adults: US Preventive Services Task Force Recommendation Statement. JAMA 2019; 322:1188-94.
19. Lin K, Fajardo K. Screening for asymptomatic bacteriuria in adults: Evidence for the US Preventive Services Task Force reaffirmation recommendation statement. Ann Inter Med 2008; 149:W20.
20. Rustveld LO, Kelsey SF, Sharma R. Association between maternal infections and preeclampsia: A systematic review of epidemiologic studies. Matern Child Health J 2008; 12:223-42.
21. Le J, Briggs GG, McKeown A, Bustillo G. Urinary tract infections during pregnancy. Ann Pharmacother 2004; 38:1692-701.
22. Smaill FM, Vazquez JC. Antibiotics for asymptomatic bacteriuria in pregnancy. Cochrane Database of Systematic Reviews 2019; 11(CD000490).
23. Hill, JB, Sheffield, JS, McIntire, DD, Wendel GD Jr. Acute pyelonephritis in pregnancy. Obstet Gynecol 2005:105-18.
24. Smaill F. Asymptomatic bacteriuria in pregnancy. Best Pract Res 22. Clin Obstet Gynaecol 2007; 21(3):439-50.
25. Briggs GG, Freeman RK, Yaffe SJ. Drugs in pregnancy and lactation. 7 ed. Philadelphia, PA: Lippincott Williams & Wilkins, 2005: 74.
26. Vazquez JC, Abalos E. Treatments for symptomatic urinary tract infections during pregnancy. Cochrane Database of Systematic Reviews 2011; 1(CD002256).
27. Widmer M, Lopez I, Gülmezoglu AM, Mignini L, Roganti A. Duration of treatment for asymptomatic bacteriuria during pregnancy. Cochrane Database of Systematic Reviews 2015; 11(CD000491).
28. Guinto VT, De Guia B, Festin MR, Dowswell T. Different antibiotic regimens for treating asymptomatic bacteriuria in pregnancy. Cochrane Database of Systematic Reviews 2010; 9(CD007855).
29. Hooton TM, Gupta K. Urinary tract infections and asymptomatic bacteriuria in pregnancy. In: Calderwood SB, Lockwood CJ, Bloom A (ed). UpToDate. 2022. Acesso em 30 jul 2022.
30. Bar-Oz B, Moretti M, Boskovic R, O'Brien L, Koren G. The safety of quinolones – A meta-analysis of pregnancy outcomes. Eur J Obst & Gynec and Repr Biol 2009; 143:75-8.
31. Duarte G, Marcolin AC, Gonçalves CV, Quintana SM, Berezowski AT, Nogueira AA et al. Infecção urinária na gravidez: Análise dos métodos para diagnóstico e do tratamento. Rev Bras Ginecol Obstet 2002; 24:471-7.
32. Webster P, Lightstone L, McKay DB, Josephson MA. Pregnancy in chronic kidney disease and kidney transplantation. Kidney Intern 2017; 91:1047-56.
33. Bar J, Ben-Rafael Z, Padoa A, Orvieto R, Boner G, Hod M. Prediction of pregnancy in subgroups of women with renal disease. Clinic Nephrology 2000; 53:437-44.
34. Hussey MJ, Pombar X. Obstetric care for renal allograft recipients or for women treated with hemodialysis or peritoneal dialysis during pregnancy. Advances Renal Replacement Theraphy 1998; 5:3-13.
35. McKay DB, Josephson MA. Reproduction and transplantation: Report on the AST Consensus Conference on Reproductive Issues and Transplantation. Am J Transpl 2005; 5:1592-9.
36. Wahabi HA, Fayed A, Esmaeil S et al. Systematic review and meta-analysis of the effectiveness of pre-pregnancy care for women with diabetes for improving maternal and perinatal outcomes. PLoS One 2020; 15:e0237571.
37. KDIGO 2012 Clinical practice guideline for the evaluation and management of chronic kidney disease. Kidney International, Jan 2013;3(1).
38. Smith MC, Moran P, Ward MK, Davison JM. Assessment of glomerular filtration rate during pregnancy using the MDRD formula. BJOG 2008; 115:109-12.
39. Alper AB, Yi Y, Webber LS et al. Estimation of glomerular filtration rate in preeclamptic patients. Am J Perinatol 2007; 24:569-74.
40. Fitzpatrik A, Mohammadi F, Jesudason S. Managing pregnancy in chronic kidney disease: improving outcomes for mother and baby. Intern J Women's Health 2016; 8:273-85.
41. Wiles K, Bramham K, Seed PT, Nelson-Piercy C, Lightstone L, Chappell LC. Serum creatinine in pregnancy: A systematic review. Kidney Int Rep 2018; 4:408-19.
42. Côte AM, Brown MA, Lam E et al. Diagnostic accuracy of urinary spot protein: Creatinine ratio for proteinuria in hypertensive pregnant women: Systematic review. BMJ 2008; 336(7651):1003-6.
43. Morris RK, Riley RD, Doug M et al. Diagnostic accuracy of spot urinary protein and albumin to creatinine ratios for detection of significant proteinuria or adverse pregnancy outcome in patients with suspected pre-eclampsia: Systematic review and meta-analysis. BMJ 2012; 345:e4342.
44. Michael JF. Chronic kidney disease and pregnancy: Maternal and fetal outcome. Adv Chron Kid Diseas 2007; 14:132-45.
45. Piccoli GB et al. Risk of adverse pregnancy outcomes in women with CKD. J Am Soc Nephrol 2015; 26:2011-22.
46. Sanders CL, Lucas MJ. Renal disease in pregnancy. Obstet Gynecol Clin North Am 2001; 28:593-600.
47. Davison JM. Renal disorders in pregnancy. Maternal-fetal Medicine 2001; 13(2):109-14.
48. Imbasciati E, Gregorini G, Cabiddu G et al. Pregnancy in CKD stages 3 to 5: Fetal and maternal outcomes. Am J Kidney Dis 2007; 49:753-62.
49. Gouveia IF, Silva JR, Santos C, Carvalho C. Desfechos maternos e fetais da gravidez na doença renal crônica: Desafios diagnósticos, vigilância e tratamento em todo o espectro da doença renal. J Bras Nefrol 2021; 43:88-102.
50. Magee LA et al. Less-tight versus tight control of hypertension in pregnancy. N Engl J Med 2015; 372:407.

51. Tita AT, Szychowski JM, Boggess K et al. Treatment for mild chronic hypertension during pregnancy. N Engl J Med 2022; 386:1781-92.
52. Bar J, Orvieto R, Shalev Y et al. Pregnancy outcome in women with primary renal disease. IMAJ 2002; 2:178-81.
53. WHO Guidelines Review Committee for Sexual and Reproductive Health and Research. Medical Eligibility Criteria for Contraceptive Use. 5 ed., 2015.
54. Burgner A, Hladunewich MA. Women' reproductive health for the nephrologist. Am J Kidney Dis 2019; 74:675-81.
55. Hladunewich MA, Hou S, Odutayo A et al. Intensive hemodialysis associates with improved pregnancy outcomes: A Canadian and United States cohort comparison. J Am Soc Nephrol 2014; 25:1103-9.
56. Hawkins E et al. Menstrual abnormalities and reproductive challenges in women with end stage renal disease on chronic dialysis. J Minimally Invasive Gynecol 2015; 22:S1-S253.
57. Shah S, Christianson AL, Meganathan K, Leonard AC, Schauer DP, Thakar CV. Racial differences and factors associated with pregnancy in ESKD patients on dialysis in the United States. J Am Soc Nephrol 2019; 30:2437.
58. Barua M et al. Successful pregnancies on nocturnal home hemodialysis. Clin J Am Soc Nephrol 2008; 3(2):392-6.
59. Piccoli GB et al. Pregnancy in dialysis patients in the new millennium: A systematic review and meta-regression analysis correlating dialysis schedules and pregnancy outcomes. Nephrol Dial Transplant 2016; 31:1915.
60. Reddy SS, Holley JL. Management of the pregnant chronic dialysis patient. Adv in Chronic K Dis 2007; 14:146-54.
61. Normand G et al. Pregnancy outcomes in French hemodialysis patients. Am J Nephrol 2018; 47:219.
62. Achebe MM, Gafter-Gvili A. How I treat anemia in pregnancy: iron, cobalamin, and folate. Blood 2017; 129:940-9.
63. Gill JS, Zalunardo N, Rose C, Tonelli M. The pregnancy rate and live birth rate in kidney transplant recipients. Am J Transplant 2009; 9:1541.
64. Deshpande NA et al. Pregnancy outcomes in kidney transplant recipients: a systematic review and meta-analysis. Am J Transplant 2011; 11:2388-404.
65. Sarkar M, Bramham K, Moritz MJ, Coscia L. Reproductive health in women following abdominal organ transplant. Am J Transplant 2018; 18:1068-76.
66. Bramham K et al. Pregnancy in renal transplant recipients: a UK national cohort study. Clin J Am Soc Nephrol 2013; 8:290.
67. Armenti VT, Radomski JS, Moritz MJ, Philips LZ, McGrory CH, Coscia LA. Report from the national transplantation pregnancy registry (NTPR): Outcomes of pregnancy after transplantation. Clinic Transplant 2000; 123-34.
68. Levidiotis V, Chang S, McDonald S. Pregnancy and maternal outcomes among kidney transplant recipients. J Am Soc Nephrol 2009; 20:2433-40.
69. McKay DB, Josephson MA, Armenti VT et al. Reproduction and transplantation: report on the AST Consensus Conference on Reproductive Issues and Transplantation. Am J Transplant 2005; 5:1592.
70. Josephson MA, MacKey DB. Considerations in the medical management of pregnancy in transplant recipients. Adv Chronic Kidney Dis 2007; 14:156-67.
71. Transplant Pregnancy Registry International (TPR) 2017 Annual Report. Gift of Life Institute, Philadelphia, PA, 2018.
72. Klein, C, Josephson MA. Post-transplant pregnancy and contraception. CJASN 2022; 17:114-20.
73. Bramham K. Diabetic nephropathy and pregnancy. Seminars in Nephrology, July 2017; 37:362-9.
74. Miodovnik M, Rosenn BM, Khoury JC et al. Does pregnancy increase the risk for development and progression of diabetic nephropathy? Am J Obstet Gynecol 1996; 174:180-9.
75. American College of Obstetricians and Gynecologists (ACOG). Practice Bulletin No. 201: Pregestational Diabetes Mellitus. Obstet Gynecol 2018; 132:e228-e248, reaffirmed 2020.
76. Sibai BM, Caritis S, Hauth J et al. Risks of preeclampsia and adverse neonatal outcomes among women with pregestational diabetes mellitus. National Institute of Child Health and Human Development Network of Maternal-Fetal Medicine Units. Am J Obstet Gynecol 2000; 182:364-9.
77. Stanhope TJ, White WM, Moder KG, Smyth A, Garovic VD. Obstetric nephrology: Lupus and lupus nephritis in pregnancy. Clin J Am Soc Nephrol 2012; 7:2089-99.
78. Gladman DD, Tandon A, Ibañez D, Urowitz MB. The effect of lupus nephritis on pregnancy outcome and fetal and maternal complications. J Rheumatol 2010; 37:754-8.
79. KDIGO 2021 Clinical Practice Guideline for the Management of Glomerular Diseases. Kidney International, 2021; 100(4S):S1-S276.
80. Day CJ, Lipkin GW, Savage COS. Lupus nephritis and pregnancy in the 21st century. Nephrol Dial Transplant 2009; 24:344-7.
81. Bramham K, Soh MC, Nelson-Piercy C. Pregnancy and renal outcomes in lupus nephritis: An update and guide to management. Lupus 2012; 21:1271-83.
82. Kong NCT. Pregnancy of a lupus patient – a challenge to the nephrologist. Nephrol Dial Transplant 2006; 21:268-72.
83. DynaMed. Lupus in pregnancy. EBSCO Information Services. Disponível em: https://www.dynamed.com/condition/lupus-in-pregnancy. Acesso em 29 ago 2022.

CAPÍTULO 39

Doenças do Aparelho Digestivo

Mário Benedito Costa Magalhães
Ângelo Flávio Adami

INTRODUÇÃO

A gravidez é um estado natural da evolução do ser humano em que a mulher é submetida a diversas adaptações fisiológicas com o objetivo de proteger a geração de seu concepto. O aparelho digestivo não fica isento dessas modificações, que envolvem tanto efeitos hormonais como imunológicos e mecânicos. Cabe destacar que os órgãos intra-abdominais poderão mover-se para acomodar o útero em crescimento, fatores hormonais poderão alterar a motilidade do trato gastrointestinal (TGI) e o sistema imunológico sofrerá diversas adaptações que poderão afetar a resposta da grávida à doença, seja ela infecciosa, seja por autoimunidade.[1]

Caberá ao médico oferecer cuidados seguros e eficazes ao reconhecer os limites do que é considerado fisiológico e as condições que poderão comprometer a saúde da gestante. Nesse contexto, o médico também deverá permanecer atento ao modo de agir e aos efeitos dos diversos medicamentos que poderão ou não ser utilizados na gravidez. Quanto ao uso dos medicamentos, as bulas e os protocolos publicados pelas autoridades sanitárias são muito claros quanto à possibilidade ou não de sua utilização durante a gravidez.[2]

O TRATO GASTROINTESTINAL

O TGI é formado por esôfago, estômago, intestino delgado (duodeno, jejuno e íleo), cólons (direito, transverso, esquerdo e sigmoide) reto e ânus. As glândulas salivares, o fígado, a vesícula, as vias biliares e o pâncreas atuam como órgãos acessórios para digestão, absorção e excreção dos resíduos da digestão dos alimentos. Com o objetivo de sistematizar o que ocorre no TGI durante a gravidez, tanto do ponto de vista fisiológico como patológico, a abordagem será feita de modo individualizado, por segmento, sem, no entanto, deixar de destacar a simultaneidade e a complementaridade da ação conjunta desses órgãos.[3]

Esôfago

Órgão musculomembranoso, o esôfago mede cerca de 25cm de comprimento e 3cm de diâmetro e é constituído por musculatura esquelética em seu terço superior e por musculatura lisa nos terços restantes. Sua mucosa de revestimento é formada por epitélio escamoso, estratificado, não queratinizado.

Ondas peristálticas primárias são geradas após a deglutição com a abertura do esfíncter superior do esôfago (ESE) e progridem pelo esôfago até chegarem ao esfíncter inferior do esôfago (EIE), promovendo a abertura deste e permitindo a passagem do alimento para o estômago. O estado de repouso tanto do ESE como do EIE é contraído e, portanto, fechado.

Ondas peristálticas secundárias poderão ser geradas pela presença de resíduos alimentares aderidos à luz ou à parede esofágica ou por diminuição do pH intraluminal após refluxo do conteúdo gástrico, não dependendo, portanto, da deglutição. O tempo habitual de trânsito das ondas peristálticas é em torno de 8 segundos.[4]

A pressão basal registrada no EIE é em torno de 25mmHg, tendo sido constatadas amplitude e duração semelhantes das contrações dos músculos esofágicos em grávidas e não grávidas. Durante a gravidez, o útero aumentado poderá deslocar os órgãos intra-abdominais e, no caso do esôfago, seu segmento intra-abdominal terá seus mecanismos de posicionamento alterados, permitindo que o EIE fique em ambiente intratorácico, com pressão negativa em relação à do abdome, o que facilitaria o refluxo do conteúdo gástrico. Além disso, em razão dos níveis mais elevados de progesterona e estrogênio, a velocidade das ondas peristálticas no esôfago distal diminui aproximadamente um terço durante a gravidez, mas ainda permanece dentro da faixa de normalidade, embora tornando mais lento o trânsito de alimentos.[3]

Doença do refluxo gastroesofágico

Os principais estudos sobre a função esofágica na grávida se destacaram pela análise da doença do refluxo gastroesofágico (DRGE). Verificou-se que a pressão basal do EIE sofre redução de pelo menos 50% durante a gravidez, atingindo o máximo com 36 semanas, provavelmente em consequência da inibição da contração do músculo liso, dos níveis mais elevados de progesterona e da redução dos níveis séricos de motilina. Outro aspecto destacado foi a modificação da motilidade gástrica, especialmente quando a grávida apresenta náuseas, tendo sido observadas alterações nos ciclos de ondas peristálticas antrais, caracterizadas por taquigastria (4 a 9 ciclos de ondas/min) ou bradigastria (1 a 2 ciclos de ondas/min), comparadas às gestantes não nauseadas.[5-7] A administração de progesterona, associada ou não ao estradiol, produz disritmia com ondas lentas, porém existem evidências de que tanto o estrogênio como a progesterona provocam o relaxamento da musculatura lisa. Esse efeito, associado ao aumento da pressão abdominal durante a gestação, poderá ser responsável pelos sintomas de refluxo gastroesofágico em 70% das grávidas.[8]

O diagnóstico de DRGE na grávida é predominantemente clínico, sendo pirose, regurgitação, dor epigástrica, plenitude pós-prandial, anorexia, náuseas e vômitos os principais sintomas. Alguns fatores de risco poderão estar presentes, como idade gestacional avançada, multiparidade, índice de massa corporal elevado antes da gravidez, excesso de ganho de peso durante a gravidez e antecedente de pirose. Outros fatores que podem contribuir para o desencadeamento dos sintomas da DRGE incluem uso habitual de bebidas gasosas, idade da gestante, tabagismo, raça e distúrbios respiratórios associados ao sono. A evolução da DRGE na gravidez é benigna, mas piora muito a qualidade de vida da gestante.[9]

A endoscopia digestiva alta está indicada somente nos casos com sintomas de alarme, como hemorragia digestiva alta e disfagia, ou com sintomatologia refratária ao tratamento instituído, mesmo assim com muito critério, pois estudos relataram aumento dos fenômenos tromboembólicos em grávidas com idade gestacional avançada após endoscopia digestiva.[9,10]

Tratamento

As orientações para tratamento da DRGE na grávida são as mesmas para não grávidas e incluem, inicialmente, modificações dietéticas e do estilo de vida. Recomendam-se interrupção do uso de cigarros e bebidas alcoólicas, realização de pequenas refeições, evitar refeições noturnas e não deitar antes de 3 horas após uma refeição além de evitar alimentos gordurosos ou muito condimentados, bem como produtos cítricos em geral e molhos que tenham tomate como base. Medicamentos que modificam a motilidade do esôfago ou o tônus do EIE devem ser evitados ou suspensos, caso estejam sendo utilizados, principalmente os que relaxam a musculatura lisa, como anticolinérgicos, sedativos, teofilina, prostaglandinas e bloqueadores dos canais de cálcio. Essas medidas resultarão na melhora dos sintomas em 25% das pessoas que apresentam DRGE.[7,9,11]

Caso não haja resposta às medidas conservadoras, deverá ser avaliada a possibilidade de tratamento farmacológico, o qual também será semelhante ao realizado por não grávidas, porém com as restrições determinadas pela gravidez.

Antiácidos

Os antiácidos são considerados tratamento de primeira linha. De modo geral, os que têm por base alumínio, magnésio ou cálcio são seguros na gravidez, desde que sejam tomados alguns cuidados. Os antiácidos à base de magnésio deverão ser evitados no terceiro trimestre em razão da possibilidade de hipotonia, nefrolitíase e desconforto respiratório no recém-nascido.[11] Por outro lado, os antiácidos poderão bloquear a absorção de ferro e, assim, a grávida deverá evitar o uso simultâneo de antiácidos e suplementação oral de ferro. O bicarbonato de sódio deverá ser evitado em virtude da possibilidade de alcalose metabólica e sobrecarga de volume hídrico para a mãe e para o feto.

O ácido algínico e os alginatos não são absorvidos sistemicamente e podem ser usados com segurança e eficácia no tratamento da pirose e da DRGE na gravidez.

Bloqueadores H2

Não se encontram disponíveis bloqueadores H2 que possam ser usados na gravidez e na lactação. A ranitidina teve sua produção interrompida por apresentar excesso de nitrosaminas em sua composição e a famotidina é contraindicada nesse período.

Inibidores da bomba de prótons

Os inibidores da bomba de prótons (IBP) deverão ser reservados para gestantes com sintomas acentuados e que não melhoraram após a adoção de medidas conservadoras e do uso de antiácidos. Assim, omeprazol, lanzoprazol, pantoprazol, rabeprazol, esomeprazol e dexlanzoprazol poderão ser utilizados na gravidez em caso de indicação clínica. Apesar de metanálise recente não relatar risco aumentado para defeitos congênitos após o uso desses medicamentos, alguns dados são conflitantes, motivo pelo qual se recomenda cuidado com o uso desses produtos. Além disso, o omeprazol, o pantoprazol e o esomeprazol estarão presentes no leite materno. Não existem estudos relacionados com lanzoprazol, dexlanzoprazol e rabeprazol. Deve-se avaliar o risco/benefício para a mãe e o concepto.[11]

O sucralfato apresenta discreta absorção sistêmica e oferece proteção direta da mucosa, e estudos experimentais com doses elevadas em animais não identificaram efeito teratogênico. Na gravidez, a partir de estudos randomizados, o uso do sucralfato, na dose de 1g três vezes ao dia, proporcionou grande alívio na pirose e na regurgitação, comparado às medidas conservadoras isoladamente.[11]

Doença péptica ulcerosa

Considera-se como úlcera péptica toda solução de continuidade que ultrapassa a *muscularis mucosae,* presente em ambiente do tubo digestivo exposto à secreção cloridropéptica. Desse modo, a úlcera péptica poderá estar localizada no terço inferior do esôfago, no estômago, no duodeno, nas bocas anastomóticas gastroentéricas e até mesmo no divertículo de Meckel. Desde o estabelecimento do aforismo de Schwartz, em 1910, "sem ácido não há úlcera", o estudo da doença péptica ulcerosa (DPU) é fundamentado na análise e interpretação do comportamento da secreção cloridropéptica, particularmente no TGI superior. Entretanto, após a descoberta, em 1982, do *Helicobacter pylori,* por Warren & Marshall, esse paradigma foi quebrado e houve uma grande revolução no estudo e abordagem da DPU. A incidência de DPU associada à gravidez parece estar se reduzindo, conforme demonstrou estudo que envolveu 29.317 grávidas e observou que menos de 0,5% delas apresentava queixas graves do TGI superior, e apenas duas das 20 mulheres submetidas à endoscopia apresentaram úlcera péptica.[12,13]

Essa redução na incidência de DPU na gravidez parece estar associada à ação dos estrogênios, que induziriam a hipocloridria, e particularmente à progesterona, que seria responsável pelo aumento da produção dos fatores que compõem a barreira mucosa. Além disso, a produção em maior quantidade pela placenta de histaminases neutralizaria a histamina com consequente redução da secreção cloridropéptica. Durante a gravidez, a mudança de fatores comportamentais, como a redução do tabagismo, do alcoolismo e do consumo de anti-inflamatórios não esteroides e a diminuição do estresse psicológico, favorece a diminuição da incidência de DPU.[14-16] Além das questões patogenéticas, discute-se também se os números disponíveis refletiriam a subnotificação de sintomas e/ou a redução do número de diagnósticos em razão da menor indicação de exames, como endoscopia digestiva, durante a gravidez.

Quadro clínico

Os sintomas associados à úlcera péptica são semelhantes tanto na grávida como na população em geral, podendo ser mais leves durante a gravidez, mas frequentemente recorrerão com suas características habituais após o parto.

Diagnóstico e avaliação

A endoscopia digestiva alta (EDA) não é necessária para o diagnóstico de DPU, mas o procedimento poderá ser realizado, quando necessário, considerando-se os riscos e benefícios e seguindo os critérios estabelecidos em protocolos específicos.[10,15]

Procedimentos radiológicos para avaliação do TGI superior, como fluoroscopia, radiografias e tomografia computadorizada, deverão ser evitados, exceto na vigência de emergências médicas, quando sua realização for determinante.

Complicações

As complicações da úlcera péptica na gravidez incluem sangramento do TGI, perfurações e estenoses, que se manifestam de modo semelhante ao observado na população em geral.[16]

Outro fato a ser destacado advém do estudo de Rosen e cols.,[17] que observaram que as grávidas submetidas à EDA se mostraram oito vezes mais propensas a apresentar tromboembolismo venoso em comparação com não grávidas, após análise multivariada, o que pode estar associado ao estado de hipercoagulabilidade presente na gravidez. Nesse estudo foi recomendada a tromboprofilaxia das grávidas antes da realização de EDA. No entanto, essa condição ainda não está consolidada, pois demanda confirmação por novos estudos.

Tratamento

Assim como na DRGE, na DPU durante a gravidez deve ser estabelecido regime de tratamento sequencial, obviamente com o descarte dos chamados *sintomas de alarme*, como disfagia, perda de peso importante e sangramento gastrointestinal.[15]

Em gestantes com infecção ativa por *Helicobacter pylori*, a condição evolutiva da DPU deverá ser avaliada e, de modo geral, recomenda-se o adiamento da erradicação até o fim da gravidez.[16,18] IBP poderão ser usados em conformidade os critérios adotados no tratamento da DRGE.[11]

Constipação intestinal

A constipação intestinal crônica é definida como primária, quando há alterações intrínsecas que envolvem as estruturas e mecanismos de evacuação, ou secundária, quando essas estruturas e mecanismos estão preservados, mas sofrem a ação de outros fatores, como medicamentos, obstrução mecânica, distúrbios metabólicos, miopatias ou neuropatias.[19]

O diagnóstico tem início com os dados obtidos pela anamnese e o exame físico, destacando-se os seguintes sintomas:

- Evacuações pouco frequentes (< 3 vezes por semana).
- Evacuações com esforço.
- Sensação de evacuação incompleta.
- Necessidade de auxílio digital para eliminação das fezes.
- Estufamento abdominal.
- Eliminação de fezes endurecidas ou em cíbalos.

A definição de constipação primária, de acordo com os critérios de Roma IV, poderá ser caracterizada como:[20]

- Funcional.
- Síndrome do intestino irritável com predomínio de constipação.
- Distúrbios da defecação.

A constipação é a segunda queixa gastrointestinal mais comum na gravidez, sendo observado que pelo menos 25% a 40% das grávidas experimentam constipação em algum momento durante a gravidez. Tipicamente, os sintomas são mais prevalentes no primeiro e segundo trimestres e diminuem no terceiro, talvez em virtude dos níveis hormonais mais elevados no início da gravidez. Por motivos desconhecidos, em gestações subsequentes aumenta o risco de constipação. Fatores de risco incluem sedentarismo, estilo de vida, repouso no leito, baixa ingestão de fibras e ingestão inadequada de líquidos. Medicamentos, como ferro, também podem contribuir para o quadro.[21]

A grande maioria das grávidas que se queixam de constipação apresenta constipação funcional. O exame físico deverá buscar sinais clínicos associados a hipotireoidismo e diabetes, enfermidades que poderão contribuir para o surgimento da constipação. Informações sobre o uso de laxantes, enemas e produtos de venda livre ou medicamentos prescritos também devem ser obtidas. No entanto, diante de um quadro de constipação crônica com sintomatologia que cause limitação, a avaliação especializada (proctologia) deverá ser realizada para descartar outros problemas mecânicos ou etiologias sistêmicas.[22]

Em gestantes com antecedente de *bypass* gástrico ou cirurgia intestinal, a obstrução do intestino delgado também deve ser avaliada.

Tratamento

O tratamento inicial da constipação na gravidez é semelhante ao adotado para a população em geral e inclui modificações dietéticas e de estilo de vida. O exercício extenuante pode piorar o quadro, mas a atividade física leve poderá contribuir para promover função intestinal normal.

Os ajustes dietéticos incluem aumento da ingestão de líquidos (> 8 copos/dia) e fibras (> 20 a 35g/dia). A suplementação intermitente de ferro pode ser tão eficaz quanto a dose diária no tratamento da anemia, mas pode reduzir a constipação.[22] Quando as modificações no estilo de vida e na dieta não promovem alívio sintomático adequado, geralmente são considerados agentes formadores de volume. Por não serem sistemicamente absorvidos, esses medicamentos são considerados seguros na gravidez e podem ser usados por longo período. Como seu efeito terapêutico pode não ser observado por vários dias, eles não são úteis para alívio dos sintomas agudos.[23]

A lactulose e o polietilenoglicol (PEG) são laxantes osmóticos que estimulam o acúmulo de líquido no lúmen gastrointestinal. Estudos demonstram que o PEG pode acelerar o trânsito colorretal, aumentar a frequência dos movimentos intestinais e melhorar a defecação em gestantes com constipação refratária ao consumo de fibras dietéticas. Embora essa classe da medicamentos apresente absorção sistêmica pobre e nenhum risco fetal conhecido, algumas medicações são consideradas classe C pelo Food and Drug Administration (FDA).[19,21]

Laxantes estimulantes, como senósidos e bisacodil, também são pouco absorvidos sistemicamente, mas considerados classe C do FDA. Esses agentes estão associados a aumento do risco de efeitos colaterais, incluindo diarreia e dor abdominal. Ambos devem ser usados com cautela e apenas por curto período devido à preocupação com anormalidades eletrolíticas. Além disso, para maior eficácia, deve ser maximizada a ingestão de líquidos.[24]

Medicamentos não recomendados na gravidez incluem óleo mineral, óleo de rícino e solução salina, que agem como agentes hiperosmóticos. O óleo mineral está associado à redução da absorção de vitaminas lipossolúveis pela gestante, podendo favorecer o surgimento de hemorragia e hipoprotrombinemia neonatal.

Diarreia

A diarreia consiste na evacuação de fezes amolecidas ou aquosas mais de três vezes no período de 24 horas. De acordo com a duração dos sintomas, poderá ser classificada como:[25-27]

- **Aguda:** quando as alterações nas fezes não passam de 14 dias.
- **Persistente:** quando as alterações têm de 14 a 30 dias de duração.
- **Crônica:** quando as alterações nas fezes persistem por mais de 30 dias.

A prevalência de diarreia em grávidas é desconhecida, mas 34% das gestantes relatam mudança do hábito intestinal com evacuações mais frequentes que o habitual.[27] As causas de diarreia na grávida são as mesmas encontradas nas não grávidas.

As diarreias agudas são classificadas como:

- **Não inflamatórias:** aquosas, sem sangue, com sintomas leves, autolimitadas, durando, em geral, de 3 a 4 dias, causadas por vírus (norovírus ou rotavírus) ou bactérias não invasivas (*Escherichia coli* enterotoxigênica). Em 90% dos casos, a diarreia é autolimitada e melhora com hidratação e antidiarreicos.
- **Inflamatórias:** causadas por bactérias invasivas (*Shigella, Salmonella, Campylobacter jejuni, E. coli* enteroinvasiva, *Aeromonas* e outras) e não invasivas produtoras de toxinas (*E. coli O157, Clostridium difficile, Plesiomonas* e outras), sendo fundamental diferenciar a diarreia aguda inflamatória da não inflamatória. Em geral, nas diarreias inflamatórias agudas os sinais e sintomas incluem: (1) febre (> 38,5ºC); (2) leucocitose com contagem de glóbulos brancos > 15.000; (3) presença de sangue ou pus nas fezes e dor abdominal intensa; (4) seis ou mais evacuações de fezes não formadas em 24 horas; (5) diarreia profusa e desidratação; (6) exposição a antibióticos; e (7) contaminação em ambiente hospitalar.

As diarreias persistentes e crônicas são classificadas como osmóticas, secretoras, inflamatórias, medicamentosas, por má absorção de nutrientes, motoras ou por infecções crônicas (virais, bacterianas ou por protozoários).

A abordagem clínica de um quadro diarreico em gestantes exigirá maior atenção do médico assistente, que deverá procurar identificar quando se trata de diarreia inflamatória ou não inflamatória e se tem mais de 7 dias de duração. Nessa condição, e também na diarreia persistente e crônica, poderá ser necessária a participação do especialista para colaborar na definição diagnóstica e terapêutica.[27-30]

Inicialmente, o tratamento da diarreia na grávida deverá ser conservador, incluindo reidratação oral, correção de distúrbios eletrolíticos e modificações dietéticas. As refeições deverão ser pequenas, mas frequentes e contendo pouca gordura, devendo ser evitados alimentos com cafeína e adoçantes, como sorbitol.

O salicilato de bismuto não deverá ser usado por períodos prolongados, pois a exposição crônica a esse produto está associada a efeitos adversos para o feto.

A loperamida age perifericamente como agonista do receptor opioide e é o antidiarreico preferido para ser usado no tratamento de diarreias aquosas ou osmóticas, devendo ser evitado nas diarreias infecciosas. A loperamida não está associada a efeitos teratogênicos, mas há relatos que a relacionam com o nascimento de recém-nascidos de baixo peso. Outrora classificada como medicamento de classe B pelo FDA, a loperamida foi reclassificada com a recomendação de categoria C porque estudos de acompanhamento mostraram risco aumentado de hipospádia e recém-nascidos grandes para a idade gestacional em mulheres que usaram loperamida no início da gravidez.[29]

O difenoxilato de atropina não deverá ser usado durante a gravidez, pois foi demonstrada sua teratogenicidade em animais e humanos.

Em condições específicas, os quelantes de sais biliares, como a colestiramina, poderão ser utilizados para o tratamento da diarreia. Entretanto, seu uso prolongado poderá prejudicar a absorção das vitaminas lipossolúveis (A, D, E e K).[30]

Doença inflamatória intestinal

A doença inflamatória intestinal (DII) é enfermidade imunomediada, recidivante, de evolução crônica, e que acomete o TGI, predominantemente o íleo terminal, os cólons e a região anorretal. Destacam-se como principais enfermidades a retocolite ulcerativa (RCU) e a doença de Crohn (DC).[31,32] Nas mulheres, as DII ocorrem em faixa etária mais jovem, coincidindo com o período reprodutivo. Mais de 50% das mulheres diagnosticadas com DII tinham menos de 35 anos e cerca de 25% dessas engravidaram pela primeira vez após ter sido estabelecido o diagnóstico de DII.[33-35]

Em estado quiescente, a DII não costuma se associar à redução da fertilidade.[36-38] Entretanto, as mulheres com DII têm menos filhos do que a população em geral por se decidirem pela nuliparidade de maneira voluntária.[39] As com DII temem, principalmente, os efeitos colaterais dos medicamentos utilizados, muito mais do que as consequências diretas da doença durante a gravidez.[40,41] No entanto, as mulheres com DII ativa têm risco maior de aborto espontâneo, restrição do crescimento fetal (RCF) e, especialmente em caso de RCU, parto pré-termo, baixo peso do concepto ao nascer e complicações durante o parto, se comparadas ao grupo-controle de mesma idade.[42,43] A gravidez em mulheres com DII não deve ser desencorajada, mas precisa ser cuidadosamente planejada e monitorada.

Como planejar e monitorar a gravidez em mulheres com doença inflamatória intestinal

Aconselhamento pré-concepcional

As mulheres com DII que planejam engravidar deverão buscar, com seu médico assistente (gastroenterologista, coloproctologista) e o ginecologista, o aconselhamento pré-concepcional por meio do qual serão orientadas sobre a nutrição mais adequada e as intervenções para manutenção de sua saúde durante a pretendida gravidez.

Entre as principais preocupações associadas a essa decisão estão o impacto potencial de suas doenças e das terapias médicas sobre a fertilidade, o tempo de gravidez, os riscos de exacerbação da DII durante a gravidez, bem como os efeitos colaterais sobre o feto dos medicamentos para manter a remissão da DII.[42,43]

Caberá ao médico assistente, em conjunto com outros profissionais de saúde, oferecer orientações que reduzam os níveis de ansiedade e depressão, oferecendo informações relacionadas com a gravidez, bem como procurar manter, por parte da mulher, maior adesão à terapia medicamentosa, o que poderia reduzir o risco de recidivas com atividade da DII.[44]

O aconselhamento pré-concepcional detalhado poderá ser fornecido por meio de consulta presencial ou dos recursos da telessaúde – este método somente poderá ser utilizado caso a mulher já tenha sido previamente avaliada de modo presencial por seus orientadores. Se a gestação ocorreu sem aconselhamento pré-concepcional, a gestante deverá ser orientada sobre o modo de evolução da DII durante a gravidez na primeira consulta de pré-natal.

Caso as mulheres com DII tentem engravidar pelos métodos tradicionais, dentro de um período de 6 a 12 meses, e não consigam, elas deverão ser encaminhadas para avaliação especializada por médicos que atuam em reprodução assistida, particularmente aquelas submetidas a intervenções cirúrgicas prévias. Se necessária, a fertilização *in vitro* poderá ser considerada, sendo eficaz tanto para as mulheres com ou sem DII.[45,46]

Tanto o médico assistente como a portadora de DII deverão empenhar-se efetivamente para que a gravidez não ocorra no período de atividade da DII, pois, quando as grávidas com doença ativa são comparadas com as que estão em remissão, tem sido observado aumento de mais de três vezes no risco de aborto espontâneo, baixo peso ao nascimento e parto pré-termo, bem como risco aumentado de natimortos.[33]

Em síntese, a atividade da DII deverá ser avaliada subjetiva e objetivamente antes da decisão de engravidar. A mulher com DII deverá ter controle rigoroso da doença antes de engravidar com o objetivo de minimizar o risco de reativação durante a gestação. Entre as que engravidam com DII em remissão, aproximadamente um terço poderá experimentar surto de reativação durante a gravidez, em comparação com 55% das que estavam com a doença ativa no momento da concepção.

Recomenda-se que as mulheres permaneçam pelo menos 3 meses sem usar corticosteroide, e após esse período deverá ser confirmada a remissão clínica, laboratorial, por imagens e até mesmo endoscópica, antes de ser tentada a gravidez.[45-47]

Com relação aos medicamentos, os metabólitos da tiopurina (6-tioguanina e 6-metilmercaptopurina) deverão ser verificados antes da concepção e monitorados durante toda a gravidez em razão do aumento do risco associado ao surgimento de colestase intra-hepática da gravidez.[48]

As mulheres que utilizam o alopurinol em combinação com uma tiopurina deverão suspender essa medicação antes da concepção em virtude de seu potencial de teratogenicidade.[49] Os medicamentos biológicos poderão ser continuados durante a concepção e a gravidez.[50] O metotrexato deverá ser suspenso.

As mulheres com DII costumam se preocupar com a hereditariedade da enfermidade. Entretanto, o risco do surgimento da doença em criança nascida de mãe com DII varia de acordo com a etnia, mas é baixo: 1,6% a 4,1% para RCU e entre 2,7% e 4,8% para DC.[51-53] O risco de DII pode chegar a 30%, quando ambos os pais são afetados pela DII.[51]

Pré-natal

A grávida com DII deverá ser rigorosamente acompanhada no período pré-natal em razão dos riscos de agravamento da doença associados à sua reativação e às consequências para a gravidez. A gestante deverá ser avaliada pelo menos uma vez a cada trimestre por seu gastroenterologista mesmo com a doença em remissão. A avaliação laboratorial é particularmente importante, pois os sintomas da DII ativa são difíceis de diferenciar daqueles que poderão ocorrer em consequência de outras enfermidades associadas à gravidez, como sangramentos por hemorroidas. Além disso, os marcadores inflamatórios indicadores de atividade (hemoglobina, albumina e proteína C reativa [PCR]) são afetados pela gravidez e para sua interpretação devem ser levados em consideração os intervalos de referência apropriados para a gravidez.

Por outro lado, a calprotectina fecal permanece precisa durante a gravidez e poderá ser usada para avaliação das mulheres com sintomas de início recente potencialmente atribuíveis à DII, como sangramento retal e diarreia. Em caso de 50mcg/g ou mais de calprotectina fecal, a gestante deverá ser encaminhada para avaliação gastroenterológica e, se houver indicação, considerada a possibilidade de colonoscopia ou, eventualmente, de exames por imagens. A calprotectina fecal acima de 250mcg/g se associa a risco maior de desfechos obstétricos adversos independentemente da presença de sintomas clínicos. A calprotectina deverá ser dosada pelo menos uma vez a cada trimestre e, se estiver acima de 250mcg/g, será necessário reconsiderar a introdução do tratamento farmacológico e as avaliações gastroenterológicas/coloproctológicas deverão ser realizadas com frequência maior.[52]

Caso sejam necessários estudos por imagens, poderá ser indicada a realização de ultrassonografia ou ressonância magnética, devendo ser evitados os exames radiológicos. Nas gestantes com doença ativa, recomenda-se aumento da frequência de exames para avaliação do crescimento fetal no terceiro trimestre.

Uma avaliação de emergência é necessária para grávidas com colite aguda grave, caracterizada pela presença de seis ou mais evacuações com sangue ao dia, pulso acima de 90bpm, temperatura maior que 37,8°C, hemoglobina abaixo de 10,5g/dL ou PCR acima de 30mg/dL, e também em caso de suspeita de obstrução ou perfuração intestinal ou abscesso perianal.[35]

Os surtos de DII na gravidez são mais comuns em mulheres com RCU do que com DC, assim como nas gestantes que tiveram surto em gravidez anterior e nas que não foram tratadas com agente biológico antes da concepção. Os medicamentos imunomoduladores deverão ser continuados na maioria dos casos para manter a remissão da doença no pré-natal.

Surtos de reativação durante a gravidez

A eventualidade de um surto de atividade da DII durante a gravidez representa risco maior de danos à saúde da mãe e do concepto do que propriamente os efeitos resultantes do uso das terapias para a DII. Na RCU, as crises são caracterizadas por aumento da frequência de evacuações com fezes amolecidas, dor abdominal, sangramento retal, urgência e, quando grave, incontinência. Em pessoas com DC, os sintomas serão semelhantes. As mulheres afetadas por DC no íleo terminal devem ser questionadas sobre sintomas de obstrução subaguda do intestino delgado, como náuseas, vômitos, dor abdominal em cólica pós-prandial, perda de peso ou dificuldade para ganhar peso adequado ao estágio da gravidez. Se o enjoo matinal não melhora no tempo esperado ou está associado a dor, isso deve levantar a suspeita de obstrução.

Se a gestante apresentar um surto suspeito de DII durante a gravidez, devem ser realizadas investigações, como pesquisa de leucócitos fecais, calprotectina fecal, exame de sangue completo e PCR e, de imediato, solicitar a participação de profissional especializado (gastroenterologista, coloproctologista).

As mulheres com doença ativa durante a gravidez exigem acompanhamento obstétrico em serviço de referência em gestações de alto risco, incluindo exames pré-natais adicionais para monitorar o crescimento fetal.

Parto

O parto vaginal é seguro para as mulheres com DII, exceto para aquelas com DC com fistulização perianal ativa, às quais é recomendada a cesariana.[53] As cesarianas também devem ser recomendadas no contexto de anastomose anal da bolsa ileal, quando um reservatório ileal está conectado ao ânus após colectomia subtotal, dado o risco potencial de dano à bolsa, e incontinência fecal após parto vaginal.[35] Em todas as outras circunstâncias, ou quando houver incerteza, a via de parto deve ser ditada por indicações obstétricas e preferências da mulher em consulta com o gastroenterologista e o cirurgião colorretal.[53]

Pós-parto

O acompanhamento pós-parto deverá ser diligente com reavaliação clínica, bioquímica e psicológica,[54] de preferência com a participação, também, de gastroenterologista e/ou coloproctologista.

Vale ressaltar que as DII têm caráter imune e que a grávida naturalmente desenvolve imunossupressão. Encerrada a gravidez, 30% das mulheres podem apresentar exacerbação nos primeiros 12 meses após o parto, as quais são mais comuns nas com doença ativa no terceiro trimestre, nas com DC grave – 30% têm exacerbação nos primeiros 6 meses após o parto – e nas que diminuíram a terapia para DII durante ou imediatamente após a gravidez. As medicações indicadas para inibir a atividade da DII deverão ser retomadas no pós-parto conforme a necessidade. Os níveis desses medicamentos no leite materno são tão baixos que têm efeito insignificante na absorção pelo recém-nascido; portanto, não se recomenda seu descarte para minimizar a exposição a terapias médicas.[55]

O FÍGADO E A GRAVIDEZ NORMAL

Diversas alterações fisiológicas ocorrem durante a gravidez com o objetivo de promover a adaptação às necessidades do desenvolvimento fetal. Algumas poderão mimetizar doenças hepáticas, mas as modificações desaparecerão após o parto.[56]

Exame físico

O estado hiperestrogênico presente na gravidez poderá resultar no surgimento de telangiectasias arteriolares ("aranhas vasculares") em 67% das grávidas leucodermas, e seu surgimento se dá por volta de 8 a 20 semanas de gravidez, especialmente no território vascular drenado pela veia cava superior (pescoço, face e braços). Essas telangiectasias desaparecerão em até 7 semanas após o parto.

O surgimento de eritema palmar ocorrerá simultaneamente ao das telangiectasias vasculares e sua prevalência é de 62,5% em leucodermas. Em geral, desaparece na primeira semana após o parto. Apresenta-se sob duas formas:

- A primeira, caracterizada por área eritematosa, localiza-se nas eminências hipotenares ou tenares nitidamente separadas da pele normal circundante.
- A segunda tem aspecto mosqueado, envolvendo toda a palma da mão.

Assim como acontece com as telangiectasias, o surgimento do eritema palmar parece estar associado a níveis elevados de estrogênio circulante durante a gravidez[57,58] e ambos são sinais clínicos tipicamente associados à cirrose hepática em estágios avançados.

Alterações hemodinâmicas

O estado gravídico também estará associado ao surgimento de alterações hemodinâmicas, como aumento de até 40% no volume plasmático circulante, e por isso o débito cardíaco terá aumento de 30% a 50%, com diminuição da resistência vascular em razão da vasodilatação esplâncnica e sistêmica. Consequentemente, essas alterações levarão à ativação do sistema renina-angiotensina-aldosterona (SRAA), o que poderá desencadear ou exacerbar as manifestações da hipertensão porta em grávidas com ou sem cirrose hepática. O fluxo sanguíneo hepático absoluto permanecerá inalterado, pois o fígado irá receber porcentagem menor do débito cardíaco.

Essas alterações são decorrentes da ação da progesterona e do aumento do leito vascular, que é representado pela placenta. Esse estado hemodinâmico da grávida se assemelha ao quadro hemodinâmico presente no indivíduo com cirrose hepática e caracterizado como "circulação hiperdinâmica". Nas mulheres grávidas sem doença hepática subjacente, varizes esofágicas clinicamente insignificantes poderão surgir na fase final da gravidez devido à compressão da veia cava inferior pelo útero gravídico e à redução no retorno venoso.[59,60]

Exames laboratoriais

Em face das mudanças fisiológicas que ocorrerão durante gravidez, a interpretação dos resultados dos exames laboratoriais deverá ser criteriosa. As modificações que ultrapassarem os limites dos parâmetros considerados fisiológicos ou normais deverão ser sempre analisadas em busca de possíveis enfermidades hepáticas associadas à gravidez. O Quadro 39.1 apresenta resultados de alguns exames laboratoriais, bioquímicos e hematológicos, bem como as variações consideradas fisiológicas na gestação.[61-65]

Além dos exames indicados no Quadro 39.1, os fatores de coagulação também sofrem influência da gestação. A gravidez é um estado pró-coagulante ou de hipercoagulabilidade em que ocorre aumento da maior parte dos fatores de coagulação e do fibrinogênio com decréscimo dos anticoagulantes naturais, que estão associados à diminuição da atividade fibrinolítica. Essa condição provavelmente se deve às alterações hormonais e pode aumentar o risco de tromboembolismo, mas também poderá estar associada ao aumento da possibilidade de trombose espontânea da veia porta na gravidez.[66,67]

Exames de imagem na gravidez

A ultrassonografia (USG) sem Doppler é o exame de imagem escolhido por não apresentar radiação ionizante e pela ausência de riscos conhecidos para o feto. O Doppler para análise da vasculatura hepática poderá ser usado com segurança em todos os trimestres da gravidez, mas o tempo de exposição deverá ser o mínimo possível.

Caso sejam absolutamente necessários, exames como tomografia computadorizada (TC) ou ressonância magnética (RM) deverão ser realizados sem contraste. Se o estudo ultrassonográfico não foi suficiente para o esclarecimento diagnóstico, a modalidade preferida é a RM em todos os trimestres. O gadolínio – contraste utilizado na RM – atravessa a placenta, pode acumular-se no trato urinário fetal e, ao ser excretado no líquido amniótico, pode ser reabsorvido pelo feto.[68,69]

A elastografia hepática ainda não foi validada para utilização na gravidez, pois as alterações relacionadas com a gestação podem afetar a elasticidade do fígado e confundir a interpretação dos resultados, mas trata-se de método não invasivo que poderá fazer importante contribuição diagnóstica, especialmente na avaliação do aumento da rigidez hepática, como preditor de pré-eclâmpsia.[70,71]

Quadro 39.1 Exames bioquímicos e hematológicos na gravidez normal

Parâmetros bioquímicos	Primeiro trimestre	Segundo trimestre	Terceiro trimestre
ALT e AST	Normal	Normal	Normal
Gamaglutamil transferase	Normal	Normal	Normal
Bilirrubinas	Normal	Normal	Normal
Ácidos biliares	Normal	Normal	Normal
Fosfatase alcalina	Normal	Aumentada	Aumentada
Albumina	Normal/diminuída	Normal/diminuída	Normal/diminuída
Alfafetoproteína	Normal/aumentada	Aumentada	Aumentada
Hemoglobina	Normal	Normal/diminuída	Normal/diminuída
Plaquetas	Normal	Normal	Normal
Leucócitos	Normal	Normal/aumentado	Normal/aumentado
TAP	Normal	Normal	Normal

ALT: alanina aminotransferase; AST: aspartato aminotransferase; TAP: tempo de atividade de protrombina.
Fonte: Abbassi-Ghanavati *et al.*, 2009.[61]

DOENÇAS HEPÁTICAS PRÓPRIAS DA GRAVIDEZ

Hiperêmese gravídica

A hiperêmese gravídica (HG), também conhecida como *hiperemesis gravidarum*, está presente em 0,3% a 2% das gravidezes e foi definida como condição clínica resultante da presença de vômitos persistentes e excessivos antes do final de 22 semanas de gestação.[72] Essa condição é pouco responsiva às modificações da dieta ou à ação de antieméticos. Esse quadro se associa à desidratação e à perda de peso correspondentes a mais de 5% do peso corporal pré-gestacional, à presença de distúrbios eletrolíticos (hipopotassemia/hiponatremia) e desidratação, o que o diferencia dos quadros mais leves de náuseas e vômitos, presentes em cerca de 50% das grávidas, que são transitórios e não causam perda importante de peso (veja o Capítulo 15).

Patogênese

Multifatorial, a HG parece envolver diversos componentes, como pico sérico de gonadotrofina coriônica no primeiro trimestre, e é mais evidente nas gestações gemelares e na mola hidatiforme. Outro fator seria o genético, em razão da demonstração da ocorrência mais frequente de HG em irmãs grávidas e de variações genéticas associadas à formação da citocina relativa aos genes GDF15 e IGFBP7, que regulam a placentação, o apetite, o gasto energético e o peso corporal, em resposta às modificações metabólicas ou induzidas por toxinas, e também à ação de seu receptor GFRAL (*GDNF Family Receptor α-like*), o qual se restringe ao tronco cerebral e, quando ativado, suprime a ingestão de alimentos por aversão.[73-75]

Além disso, poderá estar associada a casos de infecção por *Helicobacter pylori,* obesidade, hipoadrenalismo, hipertireoidismo, neoplasia maligna cerebral, obstrução gastrointestinal, diabetes *mellitus* e psicopatias.[72-75]

Diagnóstico

As grávidas com HG apresentam os sintomas aproximadamente 6 a 8 semanas após o início da gestação, os quais poderão continuar presentes durante toda a gravidez. O quadro mais comum está associado a náusea intratável, vômitos e incapacidade de manter ingesta adequada de líquidos e alimentos. Também poderão estar presentes sialorreia e sensação exacerbada para percepção de odores, associada à produção excessiva de saliva (ptialismo).

Nesse contexto foram observadas algumas alterações hepáticas, na ausência de patogênese muito clara, com elevação de cerca de 50% nos níveis séricos das aminotransferases das grávidas que necessitaram hospitalização. A elevação da ALT é a alteração laboratorial relativa ao fígado mais comum na HG. Em geral é leve, com nível sérico médio em torno de 50U/L, e não ultrapassa 200U/L (de duas a cinco vezes o limite superior da normalidade).[76]

As alterações observadas nos exames laboratoriais para avaliação da função hepática não caracterizam propriamente uma doença hepática e provavelmente são consequência da inanição que poderá estar presente.[77]

A icterícia é muito rara e, quando acontece, a bilirrubina total não ultrapassa 4mg/dL, mas serve como alerta para outros problemas associados ao fígado e às vias biliares. Quando presente, talvez seja secundária à formação de "barro biliar" devido à desidratação e à concentração da bile, e a desnutrição também poderá promover a contração do esfíncter de Oddi. Esses fenômenos favorecem o surgimento de colecistite secundária.[78]

A gravidade da náusea e dos vômitos em gestantes com HG e doença hepática se associa ao aumento de outros indicadores de comprometimento hepático, como a fosfatase alcalina, que poderá ter seus níveis séricos dobrados. Entretanto, os indicadores da função sintética do fígado, como albumina e tempo de ativação da protrombina, permanecerão normais. Cabe observar que esses resultados alterados durante a HG retornam aos níveis de normalidade uma vez cessadas as náuseas e os vômitos.[79]

A USG do abdome em gestantes com HG demonstra parênquima hepático com ecogenicidade normal e torna possível excluir o diagnóstico de obstrução biliar. Grávidas com ou sem HG que apresentam enzimas hepáticas persistentemente elevadas durante o primeiro trimestre precisam ser avaliadas quanto à presença de doenças hepáticas associadas, porém não relacionadas com a gravidez.[79-82] (Para mais informações sobre o acompanhamento na HG, veja o Capítulo 15.)

Colestase intra-hepática

A primeira referência à colestase intra-hepática da gravidez (CIHG) foi a de Ahlfeld, em 1883, sob o título de *Icterus Gravidarum,* a qual foi descrita como icterícia recorrente, presente na gravidez, e que se resolve pouco tempo após o parto.[83]

A CIHG, também denominada colestase obstétrica, é a doença hepática específica mais comum na gravidez, podendo afetar de 0,3% a 5% das gestações, e sua prevalência está associada à etnicidade, à localização geográfica e a padrões sazonais, como o inverno.[84-86]

A CIHG ocorre no final do segundo trimestre e/ou durante o terceiro trimestre da gestação, raramente estando presente nos períodos mais precoces da gestação, e tem como característica a remissão completa após o parto.[87]

Colestase significa dificuldade para a passagem da bile pelos canais biliares, podendo ser causada por doenças que comprometem individualmente a excreção da bile nos hepatócitos ou pela obstrução de seu fluxo na árvore biliar intra-hepática, bem como pelos canais biliares extra-hepáticos. A colestase, quanto à sua localização, poderá ser classificada como intra-hepática, extra-hepática ou com a associação de ambas.[88,89]

A colestase da gravidez pertence ao grupo das colestases intra-hepáticas. A CIHG é caracterizada pela elevação dos níveis séricos dos ácidos biliares, condição necessária para definição do diagnóstico.[88] O ácido biliar total representa o somatório de todos os ácidos biliares presentes no sangue; entretanto, em mulheres normais, não grávidas, há predomínio do ácido quenodesoxicólico, e nas grávidas com CIHG o ácido cólico predomina em relação ao quenodesoxicólico, à razão de 3:1. Apenas 15% a 25% das gestantes com CIHG apresentam icterícia[89] – a CIHG é uma colestase intra-hepática predominantemente anictérica.

Os ácidos biliares são constituídos por núcleos esteroidais resultantes do metabolismo hepático final do colesterol e sua produção é regulada pela ativação do receptor farnesoide X (FXR). Uma vez formado no hepatócito, o ácido biliar é excretado por meio de proteínas específicas transportadoras de ácido biliar pertencentes à superfamília *ATP-binding cassette* (ABC). Apresentam propriedade anfipática, lipofílica e hidrofílica, esta última resultante de sua conjugação com os aminoácidos glicina (75%) ou taurina (25%).[89]

Patogênese

A bile é composta por diversos elementos, com destaque para os ácidos biliares primários – cólico e quenodesoxicólico, que representam 67% de seus componentes – além dos fosfolípides (fosfatidilcolina), colesterol, bilirrubina conjugada, água e eletrólitos, entre outros. As moléculas dos ácidos biliares tornam-se anfipáticas após conjugação com a taurina ou com a glicina e dão origem aos sais biliares, que têm como papel a solubilização dos fosfolípides e do colesterol presentes na bile por meio da formação de micelas. Os sais biliares continuam exercendo esse papel na luz intestinal ao promoverem a micelação das gorduras e são recuperados quase integralmente pela reabsorção no íleo com a realização do ciclo entero-hepático.[89]

Uma combinação de fatores genéticos, ambientais e hormonais parece contribuir para o estado inflamatório com a ativação da imunidade materna e, consequentemente, a redução do fluxo biliar em gestantes com CIHG (Quadro 39.2).[84,90,91]

Os múltiplos genes responsáveis pelo transporte canalicular dos fosfolípides, ao sofrerem mutações, seriam responsáveis pelos diferentes genótipos da CIHG. Alguns marcadores genéticos têm sido propostos com possibilidade de utilidade clínica, como RNA longo não codificante, neopterina, mRNA na urina materna e tiol nativo.[92,93]

Diagnóstico

Sintomatologia

Não há consenso sobre critérios diagnósticos para definição da CIHG, mas, geralmente, o diagnóstico é baseado no surgimento de prurido inexplicável na gravidez, por volta de 32 a 34 semanas, associado à elevação dos níveis séricos dos ácidos biliares, ou alterações em alguns exames laboratoriais para avaliação hepática. Esse quadro sintomático apresenta remissão plena após o parto.[81,92]

O prurido, o sintoma predominante, apresenta-se caracteristicamente nas palmas das mãos e plantas dos pés, podendo estar presente no tronco, com aumento da intensidade no período noturno. Em geral, surge no final do segundo trimestre ou no terceiro trimestre da gestação; no entanto, já foi documentada sua ocorrência na sétima semana de gestação.[81] O início precede as anormalidades bioquímicas.[91] Escoriações cutâneas decorrentes do prurido poderão estar presentes, mas para qualquer manifestação cutânea deverão ser levadas em consideração outras condições, como eczema e erupções com prurido, que poderão estar presentes na gravidez. O prurido é acompanhado por sintomas generalizados, como fadiga e náusea.[92]

A icterícia está presente em menos de 25% das gestantes com CIHG e surge de 1 a 4 semanas após o início do prurido.[93,94] Entretanto, deve-se observar que a CIHG é caracteristicamente uma condição com predomínio da colestase intra-hepática anictérica. Quando a icterícia está presente, outras manifestações associadas e secundárias à colestase deverão ser investigadas, como esteatorreia por déficit de sais biliares na luz intestinal, a presença de colúria e hipocolia e distúrbios da coagulação secundários ao déficit de vitaminas lipossolúveis (A, D, E e K).

Exames laboratoriais

O acúmulo de ácidos biliares nos hepatócitos é responsável pela hepatotoxicidade, o que leva ao aumento dos níveis séricos das aminotransferases, bilirrubinas, gamaglutamil transpeptidase (GGT) e fosfatase alcalina. A elevação dos níveis séricos de fosfatase alcalina, enzima

Quadro 39.2 Principais fatores associados à patogênese da colestase intra-hepática da gravidez

Genéticos	Agregação familiar, com aumento do risco em parentes de primeiro grau e grupos étnicos específicos Histórico pessoal de CIHG – possibilidade de recorrência em 60% a 70% dos casos Mutações nos genes BSEP/ABCB11, NDR3/ABCB4, GABRA2 e ATP8B1/FIC1 CIHG grave constatada na variante genética MDR3 e BVB Evidência de possíveis marcadores genéticos: RNA longo não codificante, neopterina, mRNA na urina materna e tiol nativo, entre outros
Ambientais	Hepatite C preexistente Esteato-hepatite não alcoólica Idade materna na gestação
Hormonais	A gravidez promove aumento dos níveis séricos hormonais de estrogênio e progesterona, alterando o metabolismo hepático com consequente risco de colestase Condições que favorecem a CIHG: Ovário policístico Ovário hiperestimulado Gravidez múltipla Colestase prévia, secundária ao uso de anticonceptivos

CIHG: colestase intra-hepática da gravidez
Fonte: Smith *et al.*, 2020; Lammert *et al.*, 2000.[84,90]

classicamente considerada na avaliação da colestase, deverá ser analisada com restrições, pois seus níveis séricos incluem a fosfatase alcalina placentária e fetal.

Para o diagnóstico de CIHG é necessária a presença de prurido e alteração nos exames laboratoriais que avaliam a função hepática. Os ácidos biliares serão considerados com níveis alterados quando os resultados estiverem acima de 10µmol/L, em amostras de sangue coletadas em jejum. Será classificada como colestase grave quando os níveis séricos de ácidos biliares estiverem acima de 40µmol/L.[82,94,95] Mitchell e cols. reavaliaram a importância dos limites dos níveis séricos dos ácidos biliares, para definição diagnóstica da CIHG e consideraram que os valores registrados em amostras pós-prandiais representariam melhor o diagnóstico.[96] O limite acima do qual se configura a CIHG corresponderia a níveis séricos acima de 19µmol/L. Níveis séricos que ultrapassam 100µmol/L estão associados a risco elevado de complicações fetais com aumento de 1% a 2% para cada µmol de ácido biliar presente no sangue materno.[87,97]

As aminotransferases encontram-se elevadas em 80% das gestantes com CIHG, mas a ausência de aumento não exclui o diagnóstico. Os níveis séricos poderão atingir de duas a 30 vezes o limite superior da normalidade. Entretanto, sua elevação não tem sido relacionada com efeitos adversos perinatais.[87,98-100]

As bilirrubinas estão alteradas em apenas 10% das gestantes e, nesses casos, os níveis de bilirrubina total não ultrapassam 6mg/dL, havendo discreto predomínio da bilirrubina conjugada.

Os níveis de GGT encontram-se dentro da normalidade ou moderadamente elevados em um terço dos casos. Há relatos que indicam aumento maior da GGT em pessoas com mutações MDRE3, quando comparadas às com mutações BSEP. O TAP é normal, a menos que haja má absorção de vitamina K, condição em que se associa a distúrbios de coagulação. Recomenda-se, também, a avaliação dos níveis séricos de selênio e vitamina D.[99]

A triagem de hepatites virais e doença hepática autoimune deverá ser conduzida de acordo com os fatores de risco individuais. Em casos atípicos, a pré-eclâmpsia (PE) e a doença hepática gordurosa aguda também deverão ser consideradas. Outra ação importante no contexto da suspeita diagnóstica de CIHG seria a realização de USG hepática em todos os casos para descartar o diagnóstico de colelitíase, mesmo na ausência de icterícia. Em gestantes com CIHG, a USG simples do abdome está recomendada para descartar outras doenças hepáticas ou biliares. Em caso de CIHG, o fígado se apresenta sem anormalidades à USG.[82]

Riscos para o feto

Não está definitivamente clara a patogênese das consequências da CIHG para o feto, mas tem sido postulado que altas concentrações de ácidos biliares poderiam ser tóxicas e dar origem a taquiarritmias súbitas, com *flutter* atrial e disfunção do ventrículo esquerdo, ou desencadear vasoespasmo dos vasos coriônicos da placenta.[97,100-102] Em razão desse possível desfecho, as gestantes deverão ser orientadas sobre o risco maior de mortalidade perinatal, possibilidade de interrupção precoce da gravidez, síndrome do desconforto respiratório e sofrimento fetal.

Tomando por base a acentuação das anormalidades bioquímicas, especialmente quando os níveis séricos dos ácidos biliares ultrapassam 100µmol/L, bem como o agravamento dos sintomas da gestante, recomenda-se que o parto seja abreviado, considerando a maturidade fetal, até mesmo antes de 37 semanas de gestação.[95,103]

Não há modificação das taxas de malformações fetais e também não há evidência de que a CIHG promova modificações no peso fetal ao nascimento.[104] O monitoramento cuidadoso dos níveis séricos de ácidos biliares, enzimas hepáticas e testes de coagulação deverá ser realizado semanalmente a partir de 30 semanas em gestantes com CIHG.[92]

Tratamento

O tratamento da CIHG tem por objetivo promover o alívio dos sintomas e a melhora dos níveis séricos dos parâmetros bioquímicos alterados, bem como evitar os possíveis riscos para o feto.

O ácido ursodesoxicólico (AUDC) é considerado o tratamento de primeira linha para CIHG, tomando por base observações de metanálises que consideraram estudos randomizados e controlados. A dose varia de 10 a 15mg/kg/dia.[82,82,95]

Em 2012, Bacq e cols.[104] avaliaram nove estudos que incluíram 173 gestantes com CIHG, comparadas com grupo-controle com 303 gestantes sem CIHG, sendo utilizadas doses de AUDC que variaram de 405 a 1.000mg/dia. Os autores concluíram que o uso de AUDC promoveu alívio do prurido e melhora dos níveis séricos de ALT e dos ácidos biliares.

O estudo controlado PITCHES, conduzido por Chappell e cols. (2019),[105] incluiu 306 gestantes com CIHG, 24% das quais apresentavam ácidos biliares com níveis iguais ou maiores que 40µmol/L, e 300 gestantes sem CIHG (grupo-controle). Os autores não verificaram diferença entre os grupos com relação à morte perinatal, parto pré-termo e internação em Unidade de Terapia Intensiva Neonatal (UTIN) por período maior ou igual a 4 horas (23% do grupo AUDC *versus* 27% no grupo-controle).

Considerado terapia de primeira linha no tratamento do prurido e para reduzir as alterações nos exames laboratoriais, ainda não está clara a ação do AUDC para redução das complicações fetais.

Em caso de refratariedade ao tratamento do prurido com AUDC, apresenta-se como opção sua associação à rifampicina (agonista do receptor X pregnano) e à colestiramina (quelante de sais biliares na luz intestinal), mas não há evidências definitivas quanto aos benefícios.[82] A colestiramina poderá ser usada na dose de 2 a 4g/dia com aumento gradual até, no máximo, 16mg/dia. Sua utilização pode acompanhar-se de constipação intestinal, e seu papel como quelante do ácido biliar poderá desencadear disabsorção da vitamina K, o que deverá ser objeto de atenção do médico assistente, pois essa condição favorece intercorrências hemorrágicas.

Como evitar riscos maiores para o feto

O uso de AUDC não impede a ocorrência de efeitos adversos para o feto, e outros modos de abordagem precisam ser considerados. O aumento da concentração de ácidos biliares para níveis de 40µmol/L ou mais é considerado o principal fator de risco para efeitos adversos no feto e, quanto mais elevados, mais grave será sua ocorrência.[106,107] As alterações poderão ou não estar acompanhadas de variações das aminotransferases, que poderão alcançar níveis 20 a 30 vezes maiores que o limite superior de normalidade.

A Society for Maternal-Fetal Medicine[108] recomenda que nas gestantes com CIHG e concentração total de ácido biliar de 100µmol/L ou mais o parto seja realizado com 37 semanas de gestação, pois a partir dessa condição o risco de morte fetal intrauterina aumenta consideravelmente. Além disso, recomenda que o parto seja realizado entre 34 e 36 semanas caso os níveis séricos de ácido biliar estejam acima de 100µmol/L e a gestante apresente qualquer uma das seguintes condições:

- Prurido intenso e intratável com farmacoterapia.
- Histórico de morte fetal intrauterina antes de 36 semanas de gestação em decorrência de CIHG ou CIHG recorrente na gravidez em curso.
- Doença hepática aguda preexistente com evidência clínica e laboratorial de piora da função hepática.

A suplementação diária de 5 a 10mg de vitamina K é recomendada caso o TAP seja prolongado, com o monitoramento das mulheres em uso de colestiramina.[109]

Prognóstico

Os sintomas e alterações dos exames que avaliam a função hepática em geral desaparecem completamente dentro de 4 a 6 semanas após o parto. O prurido costuma desaparecer em 48 horas após o parto. Os exames bioquímicos para avaliação hepática, incluindo concentrações séricas de ácidos biliares, deverão ser realizados 6 semanas após o parto. Se os sintomas permanecerem ou os testes de função hepática continuarem alterados após o parto, deverão ser excluídas outras doenças hepáticas, como colangite biliar primária e colangite esclerosante primária.[75]

A CIHG tem taxa de recorrência de até 90% nas gestações subsequentes e também está associada a aumento do risco de colestase com o uso de anticonceptivos orais, taxas mais altas de colelitíase e risco aumentado de desenvolvimento de câncer hepatobiliar.[82,84,92,95]

DOENÇAS DA GRAVIDEZ RELACIONADAS COM A HIPERTENSÃO ARTERIAL E O FÍGADO

São consideradas doenças hipertensivas da gravidez:

- Hipertensão arterial crônica preexistente, definida como hipertensão arterial maior que 140 × 90mmHg em pelo menos duas ocasiões.
- Hipertensão gestacional.
- PE diagnosticada após 20 semanas e envolvimento multiórgão associado.

As doenças da gravidez relacionadas com a hipertensão arterial com envolvimento hepático são:

- PE.
- Eclâmpsia.
- Síndrome HELLP.
- Hematoma, ruptura e infarto do fígado.

Os diversos aspectos associados à PE, à eclâmpsia e à síndrome HELLP são tratados no Capítulo 28. Neste capítulo serão destacados os aspectos relativos ao envolvimento do fígado nessas enfermidades.

Pré-eclâmpsia e eclâmpsia

Na PE, o envolvimento hepático ocorre em 20% a 30% dos casos, o qual resultaria de vasoconstrição do leito vascular hepático.[110]

O diagnóstico do envolvimento hepático é inespecífico e inclui dores no quadrante superior direito ou no epigástrio (atribuídas ao edema do fígado e à distensão da cápsula de Glisson), náuseas, vômitos e dores de cabeça.[95] Quando ocorrem elevações da AST e ALT, a classificação da doença se altera, passando a ser denominada PE com sinais de gravidade ou mesmo síndrome HELLP (a depender da associação de outros fatores – veja o próximo tópico).[111] Outros exames utilizados para avaliação do fígado, como albumina e bilirrubinas, costumam permanecer sem alterações.

Não existe tratamento específico para o envolvimento do fígado em casos de PE. As alterações dos testes hepáticos, associadas à dor intensa, fazem parte dos critérios para o diagnóstico de PE grave e a necessidade de realização imediata do parto, caso a evolução da gravidez já tenha passado de 34 semanas.[111,112]

Os exames para avaliação do fígado deverão ser monitorados até que retornem aos níveis de normalidade, o que, em geral, poderá ocorrer em até 2 semanas após o parto.[112] Para mais informações sobre diagnóstico e conduta na pré-eclâmpsia e eclâmpsia, veja o Capítulo 28.

Síndrome HELLP

Acrônimo (*Hemolysis, Elevated Liver function tests, Low Platelets*) usado para definir uma síndrome em que há associação de hemólise, com evidência de esquizócitos no esfregaço do sangue periférico, elemento característico da hemólise, enzimas hepáticas elevadas (AST sérica mais de duas vezes acima do limite superior da normalidade) e plaquetopenia (≤ 100.000 células/mm^3), a síndrome HELLP representa o agravamento da PE, estando presente em 20% a 30% das gestantes com PE. Em geral, surge entre 28 e 36 semanas de gestação, podendo, entretanto, ocorrer até a primeira semana pós-parto em 30% das gestações complicadas por PE.

As grávidas poderão ser assintomáticas ou apresentar os sintomas gerais já descritos.[113] Hipertensão arterial e proteinúria estão presentes em até 85% das gestantes.[95]

Os critérios utilizados para diagnóstico da síndrome HELLP incluem AST ou ALT que poderão apresentar aumento moderado, associado a aumento leve da bilirrubina não conjugada em razão da hemólise. O tempo de ativação da protrombina poderá estar elevado em caso de lesão hepática grave ou coagulação intravascular disseminada (CIVD). Elevação acentuada das aminotransferases e aumento da desidrogenase lática e do ácido úrico na PE grave poderão indicar progressão para síndrome HELLP, sendo importante reconhecer essa condição em virtude da natureza potencialmente fatal dessa síndrome.

A biópsia hepática não está indicada para definição do diagnóstico da síndrome HELLP e poderá representar risco para a mulher diante da possibilidade de sangramento importante.

Entre as diversas complicações associadas à síndrome HELLP está a encefalopatia hepática, além de hematoma subcapsular, infarto e ruptura hepática, os quais poderão resultar em hemorragia grave, desencadeando o surgimento de hemoperitônio. Os resultados dos exames laboratoriais deverão ser avaliados a cada 12 a 24 horas após o parto. A American Association for Study of Liver Diseases (AASLD) considera que a síndrome HELLP, ao se complicar com ruptura hepática ou insuficiência hepática aguda, poderá justificar a indicação de transplante de fígado de urgência. As indicações para transplante de fígado incluem sangramento persistente de hematoma hepático, ruptura hepática ou insuficiência hepática aguda.[112,113]

Os principais diagnósticos diferenciais com a síndrome HELLP incluem microangiopatias trombóticas (púrpura trombocitopênica trombótica e síndrome hemolítico-urêmica) e doença hepática gordurosa aguda da gravidez (DHGAG).

Hematoma, ruptura e infarto do fígado

Deve-se suspeitar de hematoma, infarto ou ruptura em caso de dor no quadrante superior direito ou aumento agudo das enzimas hepáticas, associados às síndromes que cursam com hipertensão arterial na gravidez.

Estudos por imagens tornam possível a caracterização da extensão do infarto hepático e/ou do hematoma. A RM deverá ser preferida à TC de modo a evitar radiação ionizante. Entretanto, a escolha do exame será influenciada por sua urgência.[114] O hematoma subcapsular poderá ocorrer entre o final do segundo e o início do terceiro trimestre e complicar 0,9% a 1,6% dos casos de síndrome HELLP. Essas complicações estão associadas à mortalidade de 50%.[113]

Diagnóstico

O quadro clínico do hematoma subcapsular é caracterizado por dor abdominal localizada no epigástrio ou quadrante superior direito com irradiação para ombro direito, febre e, caso a hemorragia seja muito acentuada, choque hipovolêmico e colapso cardiovascular. Os exames laboratoriais evidenciarão níveis muito elevados de aminotransferases, podendo ultrapassar 1.000UI/mL, leucocitose, plaquetopenia e anemia.[115-117]

Tratamento

Para abordagem terapêutica do hematoma subcapsular deverá ser considerada a classificação proposta para avaliação do trauma hepático pela American Association for Surgery of Trauma (AAST), revisada em 2018.[114] O hematoma subcapsular contido poderá ser tratado de modo conservador com suporte agressivo quanto à coagulação, antibioticoterapia profilática e o quanto necessitar de transfusão sanguínea.[118]

Diante de evidências de instabilidade hemodinâmica, poderá ser necessária a angiografia de urgência com embolização da artéria hepática e/ou intervenção cirúrgica. A intervenção cirúrgica consistirá em laparotomia com compressão do fígado por meio de compressas, ligação da artéria hepática ou ressecção.[115,119]

Na maioria dos casos, o fígado se recupera, mas, se existirem áreas extensas de infarto, poderá ocorrer falência múltipla de órgãos ou ruptura hepática.

DOENÇA HEPÁTICA GORDUROSA AGUDA DA GRAVIDEZ

A DHGAG é emergência médica e obstétrica caracterizada por insuficiência hepática aguda, associada a coagulopatia, anormalidades eletrolíticas e disfunção orgânica multissistêmica secundária à infiltração gordurosa do fígado materno. Os cuidados pré-natais acurados e os meios diagnósticos mais eficazes têm possibilitado o estabelecimento mais precoce dos diagnósticos com pronta intervenção para tratamento das formas mais leves da enfermidade.[120]

Epidemiologia

A primeira referência à DHGAG data de 1857, por Tamier, mas a descrição do quadro como é conhecido atualmente foi feita por Sheeran, em 1940.[121,122]

A prevalência está estimada em 1 a 3 casos a cada 10 mil partos, com taxas de mortalidade materna de 2%. A mortalidade perinatal gira em torno de 10% a 20%, ocorrendo, em geral, por morte intrauterina associada a acidose ou prematuridade. A maioria dos casos de DHGAG ocorre no final do terceiro trimestre da gravidez, entre 30 e 38 semanas, mas existem relatos de ocorrência no segundo trimestre. A gravidade da doença materna não tem associação com a gravidade das complicações fetais. Entre os fatores de risco estão gestações múltiplas, feto masculino, distúrbios da oxidação de ácidos graxos no feto, antecedente de DHGAG e IMC abaixo de 20.[123-125]

Patogênese

As alterações hormonais presentes na gravidez normal estão associadas à redução fisiológica na oxidação de ácidos graxos (AG) de cadeia média e longa com o objetivo de aumentar o nível sérico materno de ácidos graxos no decorrer da gestação, incrementando fisiologicamente a oferta energética necessária para o crescimento fetoplacentário. Nessa condição, a gestante fica suscetível a uma sobrecarga de AG livres.

A patogênese ainda não está plenamente compreendida, mas em cerca de 20% dos casos está relacionada com defeitos ocorridos no metabolismo materno devido ao excesso de AG acumulados durante a gravidez, especialmente no contexto de defeitos genéticos fetais que envolvem a oxidação dos ácidos graxos, como mutações dos genes HADHA e HADHB, localizados em 2p23.3, que codificam as subunidades alfa e beta da proteína trifuncional da mitocôndria. A subunidade alfa é responsável pela atividade da enzima desidrogenase 3-hidroxiacil-coenzima A de cadeia longa (LCHAD) e da enoil-l-CoA hidratase. Fetos com mutação homozigótica que resulta na deficiência da LCHAD, da proteína trifuncional, e também outras enzimas da oxidação de AG fetal, reduzem o acúmulo excessivo de AG. Estes, quando em excesso, passam para a circulação materna via placentária e podem agir como hepatotoxinas em mulheres geneticamente predispostas e que apresentam defeitos mitocondriais. Nessas gestantes não ocorrerá a betaoxidação normal dos AG de cadeia longa nas mitocôndrias.[126]

O resultado desse excesso de AG é a infiltração gordurosa multiórgão. No fígado materno ocorre intensa esteatose microvesicular, o que resultará na piora da produção hepática de colesterol, fibrinogênio, fatores de coagulação e conjugação da bilirrubina, bem como de seu *clearance*. Os rins também poderão apresentar infiltração gordurosa direta, o que pode levar à piora aguda da função renal. Entretanto, na maioria dos casos de DHGAG a disfunção renal é multifatorial, estando relacionada com a hipoperfusão e, em casos avançados, com a síndrome hepatorrenal. Além das manifestações hepáticas, outras condições poderão estar presentes, com destaque para a pancreatite, em razão do acúmulo de metabólitos dos AG que são tóxicos para o pâncreas.

Quando a deficiência da LCHAD está presente nos fetos, 75% das gestantes poderão apresentar DHGAG. Nesses casos, o risco para a mãe desenvolver a DHGAG é 20 vezes maior por se tratar de mutação autossômica recessiva, e ela será portadora heterozigota.[127-129]

A maioria dos casos relatados de DHGAG não está conclusivamente associada a doenças de oxidação dos AG na criança. Por essa razão, os filhos de mães afetadas pela DHGAG precisam ser submetidos ao rastreio dessa enfermidade e monitorados para identificação de sinais e sintomas de doenças da oxidação de AG. Os obstetras precisam comunicar claramente aos neonatologistas a presença de DHGAG para que sejam oferecidos rastreio e monitoramento de complicações, como hipoglicemia e desarranjo metabólico. Isso é importante porque o rastreamento do recém-nascido normal, que inclui as doenças de oxidação de AG, não exclui inteiramente a possibilidade de existência da doença de oxidação dos AG, sendo importante o aconselhamento dos casais quanto ao risco em gestações futuras.

Quadro clínico

Os sintomas maternos iniciais da DHGAG são vagos, muito semelhantes aos observados na síndrome HELLP, e incluem mal-estar, anorexia e fadiga, que poderão estar presentes por dias ou semanas. Esses sintomas progridem com aparecimento de náuseas, vômitos, dor abdominal, icterícia, dores de cabeça, polidipsia, prurido, edema, ascite, encefalopatia, hipertensão e diátese hemorrágica. Cerca de 50% dessas gestantes têm PE.

Uma particularidade da DHGAG é o desenvolvimento de diabetes *insipidus* central com poliúria e polidipsia como resultado de piora do *clearance* de vasopressina na disfunção hepática grave.[124]

Os achados laboratoriais na DHGAG são semelhantes aos observados na insuficiência hepática aguda e incluem aminotransferasemia, hiperbilirrubinemia, elevação da GGT, amoniemia elevada, aumento da fosfatase alcalina, hiperuricemia, alteração dos níveis séricos da ureia e creatinina, leucocitose com neutrofilia e granulações tóxicas, além de hipercolesterolemia, bem como RNI elevado. Esse quadro representa o envolvimento de múltiplos órgãos.

Diagnóstico

Diante da necessidade de estabelecer o diagnóstico precoce e adotar medidas de tratamento imediatas, foi proposto um instrumento diagnóstico sensível para determinar se a DHGAG está presente. Trata-se dos critérios de SWANSEA (Quadro 39.3), que apresentam 100% de sensibilidade, 57% de especificidade, 85% de valor preditivo positivo e 100% de valor preditivo negativo.[130,131]

Quadro 39.3 Critérios de SWANSEA

Para o diagnóstico a gestante deverá apresentar > 6 dos 15 critérios	
Características clínicas	**Caracteres laboratoriais**
1. Vômitos 2. Dor abdominal 3. Polidipsia/poliúria 4. Encefalopatia 5. Ascite	1. Bilirrubinas > 0,8mg/dL 2. Hipoglicemia < 72mg/dL 3. Ureia elevada > 950mg/dL 4. Leucocitose > 11.000GB/mL 5. ALT > 42U/L 6. Amônia > 66mmol/dL 7. Sinais de LRA ou creatinina > 1,7mg/dL 8. Coagulopatia ou TAP > 14s
	Caracteres de imagens
	9. "Fígado brilhante" à ecografia
	Caracteres anatomopatológicos
	10. Esteatose microvesicular à biópsia hepática

ALT: alanina aminotransferase; LRA: lesão renal aguda; TAP: tempo de atividade de protrombina.
Fonte: Bacak & Thornburg, 2016; Goel *et al.*, 2011.[130,131]

Comparado ao que acontece na síndrome HELLP, os níveis de bilirrubinas estão mais elevados, com predomínio da bilirrubina conjugada em 90% dos casos, mas dificilmente ultrapassando 10mg/dL, enquanto as aminotransferases estão moderadamente aumentadas (de cinco a dez vezes). A hipoglicemia é sinal importante por indicar insuficiência hepática; a amoniemia elevada e a presença de acidose lática também são indicadores de mau prognóstico. Poderão estar presentes plaquetopenia leve e anemia normocrômica normocítica. A coagulopatia ou CIVD ocorre em cerca de 70% dos casos e costuma ser grave, com prolongamento do TAP, hipofibrinogenemia e elevação dos níveis séricos do dímero-D.[124,131,132]

A USG do abdome é fundamental para exclusão de infarto ou hematoma hepático e não serve como elemento conclusivo para o diagnóstico de esteatose, mas possibilita a orientação de acordo com as características ultrassonográficas observadas.

A biópsia hepática contribuiria muito para o diagnóstico, ao ser constatado infiltrado gorduroso microvesicular no tecido hepático, localizado predominantemente nos hepatócitos da zona 3 de Rapapport (centrolobular), mas, diante da situação crítica da gestante, demandando tratamentos de emergência e com distúrbios de coagulação, deverão ser evitados procedimentos invasivos.[133]

Para estabelecer o diagnóstico rápido de DHGAG, é necessário proceder à exclusão imediata de outros diagnósticos que também se manifestam com insuficiência hepática aguda, como hepatites medicamentosas ou virais e doenças vasculares, entre outros. O diagnóstico de PE e eclâmpsia também precisa ser excluído, o que é possível quando se apresentam menos de seis itens dos critérios de SWANSEA.[125]

Diagnóstico diferencial

A distinção entre síndrome HELLP e DHGAG poderá ser difícil, pois as duas entidades apresentam muitas características clínicas e laboratoriais semelhantes. Entretanto, as mulheres com DHGAG reportam mais frequentemente disfunção sintética do fígado com coagulopatia, hipofibrinogenemia, níveis baixos de colesterol, níveis mais elevados de bilirrubinas, hipoglicemia, encefalopatia hepática, hiperamoniemia, CIVD e lesão renal aguda (LRA) mais acentuada.[133,134]

Para o diagnóstico diferencial de DHGAG devem ser levadas em consideração situações agudas e crônicas (com agudização) que possam envolver o fígado durante a gravidez (Figura 39.1).[132]

Tratamento

Princípios básicos

- Pronto reconhecimento e avaliação da mãe e do feto.
- Planejamento para cuidados de suporte, como reversão da coagulopatia.
- Preparação e realização do parto logo que possível.
- Cuidados multidisciplinares com a participação de anestesiologistas, intensivistas, hepatologistas e pediatras.[124,133,135,136]

Considerando a fisiopatologia da DHGAG, o parto é o único tratamento curativo, pois a insuficiência hepática persistirá enquanto permanecer a gravidez. Antes do parto, entretanto, a gestante deverá ter suas condições clínicas estabilizadas com correção da hipoglicemia, da coagulopatia e da hipertensão arterial.[82,132,137]

Após o parto, a mãe deverá ser tratada com cuidados de suporte intensivo por equipe multidisciplinar. Nas primeiras 24 a 48 horas após o parto, os testes de avaliação

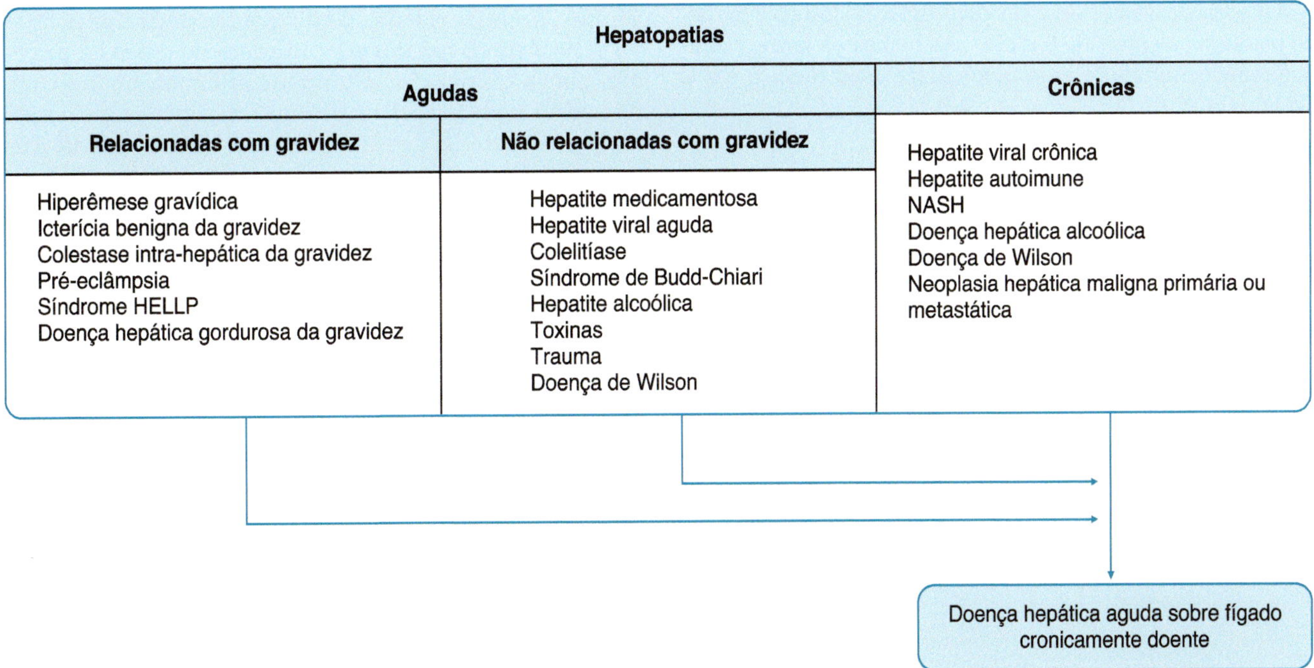

Figura 39.1 Diagnóstico diferencial entre doença hepática gordurosa aguda da gravidez e outras hepatopatias. (*NASH*: esteato-hepatite não alcoólica.) (Reproduzida de Nelson *et al.*, 2021.[132])

hepática, função renal e parâmetros hematológicos deverão ser realizados a cada 6 horas. Na ausência de intercorrências, a recuperação clínica costuma ser observada dentro de 3 a 4 dias após o parto. Entretanto, anormalidades laboratoriais poderão persistir por 5 a 7 dias ou mais (AST/ALT, plaquetas, tempo de protrombina e bilirrubina).

As complicações não fatais da esteatose hepática incluem encefalopatia (50%), necrose tubular aguda (56%), edema (43%), pancreatite (43%), ascite (30%) e infecções, as quais diminuem em incidência com o uso prudente de antibióticos de amplo espectro. A mortalidade materna é mais bem avaliada por meio do cálculo do MELD (*Model for End-stage Liver Disease*). As gestantes com deterioração contínua da função hepática após o parto de emergência ou que desenvolvem ruptura hepática deverão ser transferidas para avaliação em centro de transplante de fígado. O transplante deve ser considerado em caso de falência ou ruptura hepática. Lactato elevado com encefalopatia hepática parece ser o melhor preditor de morte materna ou necessidade de transplante de fígado.

HEPATOPATIAS PREEXISTENTES

A condução da gravidez em gestante hepatopata representa grande desafio para o obstetra e impõe a necessidade de ação multidisciplinar nos períodos gestacional e pós-parto com especial atenção para a gestante e o concepto.

As etiologias das hepatopatias crônicas são múltiplas, e para abordagem dessas gestantes deverá ser considerado o estado evolutivo da enfermidade, que poderá variar desde uma grávida portadora sã de uma hepatite viral crônica até os estágios mais avançados da cirrose hepática com suas complicações.[82]

Hepatites virais crônicas

A hepatite crônica viral é uma condição em que o marcador sérico característico do vírus em atividade permanece positivo por mais de 6 meses. As hepatites virais crônicas mais comumente associadas à gravidez são a B e a C (veja o Capítulo 50).

Hepatite B

A hepatite B (HB) crônica é identificada pela positividade do antígeno de superfície (AgHBs) mais de 6 meses. Na atenção à gestante portadora do vírus da hepatite B (HBV) torna-se prioritária a definição do estágio em que a hepatite se encontra, bem também do grau de comprometimento hepático.

Diagnóstico

No acompanhamento pré-natal, é obrigatória a testagem dos marcadores da hepatite B em grávidas não somente para oferecer boa assistência à mãe, mas, principalmente, para evitar a transmissão vertical do vírus.[138] Devem ser obtidos os resultados do AgHBs e, se positivos, deve-se determinar a carga viral (HBV-DNA quantitativo) e de outros marcadores, como o AgHBe, anti-HBe e anti-HBc IgG, cujos resultados possibilitarão a determinação da fase de evolução da infecção (Quadro 39.4). Se todos os marcadores forem negativos, a gestante deverá ser submetida à vacinação para HBV. Por outro lado, se apenas o anti-HBs estiver positivo, a mulher encontra-se imunizada.[139]

Todas as gestantes com hepatite crônica deverão ter monitorados os níveis séricos das enzimas hepáticas (AST/ALT) durante a gravidez – a cada 6 semanas no primeiro e segundo trimestres e a cada 4 semanas no terceiro.[138,139]

Tratamento

O tratamento da hepatite B crônica poderá ser interrompido durante a gravidez, mas as consequências de uma recidiva deverão ser avaliadas, especialmente nas portadoras de cirrose hepática, as quais teriam como risco a descompensação. Caso se decida pela continuidade do tratamento durante a gravidez, o agente de escolha é o tenofovir disoproxil fumarato (TDF), amplamente estudado e não associado à teratogenicidade, mesmo quando administrado no primeiro trimestre de gravidez. Também não foi observado risco maior de malformações congênitas, prematuridade ou baixos escores de Apgar.[140]

A hepatite B crônica não interfere no curso da gravidez, mas a reativação do processo inflamatório (necroinflamação) poderá ocorrer durante a gravidez ou no período pós-parto, em geral após suspensão da medicação antiviral. Elevações assintomáticas das aminotransferases ocorrem em cerca de 3,5% a 25% das mulheres nos primeiros 3 meses após o parto, após a interrupção do tratamento antiviral.

Quadro 39.4 Formas de apresentação da hepatite B crônica

Marcadores séricos	AgHBs positivo			
	Anti-HBc IgG positivo			
	AgHBe positivo		AgHBe negativo	
	Anti-HBe negativo		Anti-HBe positivo	
Condição clínica	Infecção	Hepatite	Infecção	Hepatite
Carga viral	$> 10^7$UI/mL	10^4 a 10^7UI/mL	< 2.000UI/mL	> 2.000UI/dL
AST/ALT	Normais	Elevadas	Normais	Elevadas
Anatomopatologia	Normal	Necroinflamação/cirrose	Normal	Necroinflamação/cirrose

Fonte: European Association for the Study of the Liver, 2017.[139]

Transmissão vertical

A prevenção da transmissão vertical (TV) é fundamental e poderá ser realizada com a imediata aplicação da imunoglobulina hiperimune B (HBIG), seguida de vacinação do recém-nascido em até 12 horas após o nascimento.[138]

No momento que antecede o parto, é imprescindível que o nível da carga viral (CV) seja avaliado, pois a TV poderá ocorrer caso a CV esteja acima de 200.000UI/mL, principalmente se o AgHBe estiver positivo. Na vigência de CV elevada, a terapia antiviral poderá ser realizada durante a gravidez, devendo ser iniciada entre 28 e 32 semanas para que haja tempo suficiente para reduzi-la a menos de 200.000UI/mL no momento do parto, o que pode diminuir em até 70% o risco de transmissão vertical do vírus.

A cesariana não modifica a TV e poderá ser realizada conforme indicação obstétrica. Outros fatores a considerar incluem ruptura prolongada das membranas e trabalho de parto prolongado, os quais podem expor o feto ao HBV por mais tempo, especialmente em caso de mães com viremia elevada. Entretanto, esse risco poderá ser dirimido com a aplicação de imunoglobulina hiperimune no recém-nascido logo após o nascimento. A amniocentese poderá aumentar o risco de TV, especialmente se a CV for muito elevada.

Amamentação

A amamentação não está contraindicada mesmo na presença de fissuras ou sangramentos dos mamilos, pois o recém-nascido estará protegido pela vacinação e pela HBIG. Não é necessária a suspensão do TDF, pois seus níveis são muito baixos no leite.[139,140]

Hepatite C

A prevalência de hepatite C (HC) em mulheres no período reprodutivo aumenta expressivamente, talvez em virtude de infecções resultantes do uso de drogas injetáveis. Quando identificadas, as mulheres em idade fértil portadoras do vírus da hepatite C (HCV) deverão ser priorizadas no tratamento antes da concepção. No acompanhamento pré-natal, todas as grávidas deverão realizar o teste para identificação do anticorpo contra o HCV (anti-HCV). Se a HC for diagnosticada durante a gravidez, o tratamento antiviral poderá ser programado para o momento mais adequado, no período pós-parto e de amamentação, mas não durante a gravidez.[141]

Na gestante infectada pelo HCV não é necessário monitoramento da função hepática diferente do habitualmente programado para acompanhamento da infecção, pois a evolução da doença não é afetada pela gravidez. A eliminação espontânea do HCV após o parto tem sido relatada em até 25% das mulheres, particularmente dentro dos primeiros 12 meses após o parto. Desse modo, recomenda-se que o HCV-RNA seja avaliado antes de iniciar o tratamento pós-parto.[141]

Transmissão vertical

A TV poderá ocorrer intraparto, periparto ou pós-parto. O período de risco maior é o periparto, embora 40% dos casos aconteçam no intraparto. O risco de transmissão é de 5,8% em gestantes com viremia HCV e de 10,8% quando coexiste a infecção pelo HIV, sem, contudo, ser estabelecido um limite de risco. A via de parto não influi no risco de transmissão vertical, mas deverão ser evitados o monitoramento fetal invasivo e a episiotomia, bem como a ruptura prolongada das membranas (> 6 horas).[141]

Em caso de indicação de diagnóstico fetal invasivo, é preferível a amniocentese, evitando o contato com a placenta, em lugar da coleta de amostras do vilo coriônico ou de sangue fetal, eliminando, assim, o contato do sangue fetal com o sangue materno.

Amamentação

Não há contraindicação para o aleitamento materno em casos de infecção pelo HCV, o qual foi detectado em até 20% das mulheres virêmicas que amamentavam, porém com títulos muito baixos.

Tratamento

O tratamento da infecção pelo HCV com agentes antivirais de ação direta não é recomendado durante a gravidez. A ribavirina é contraindicada por ser embriocida e teratogênica. Por essa razão, quando um dos parceiros utilizou a ribavirina, o casal deverá evitar a gravidez nos primeiros 6 meses após a suspensão da medicação.

O anticorpo anti-HCV é transmitido passivamente da mãe para o neonato e poderá permanecer positivo até os 18 meses de idade. Entre esses neonatos, apenas 5% poderão apresentar HCV-RNA positivo, devendo a criança ser referenciada para tratamento específico.[142]

Doença de Wilson

A doença de Wilson (DW), enfermidade hereditária, autossômica recessiva, poderá apresentar-se de maneira assintomática, com sintomas neurológicos, ou dentro de um amplo espectro de comprometimento hepático, sendo originada da mutação no gene ATP7B, que codifica o transporte de cobre, o qual também está expresso em ovários, útero e placenta, com possíveis efeitos diretos do cobre sobre os resultados da gravidez. As mulheres com DW apresentam taxas mais altas de infertilidade e aborto espontâneo. A oligomenorreia e a amenorreia poderão indicar algum grau de desregulação hormonal. O aconselhamento pré-concepcional é desejável para otimizar os resultados da gravidez. [143]

Diagnóstico

O diagnóstico de DW será definido pela determinação da ceruloplasmina sérica, a qual estará abaixo do nível inferior de normalidade, do cobre sérico e também do cobre presente na urina de 24 horas, cujos níveis estarão elevados.

Tratamento

O tratamento da DW inclui o uso de agentes que aumentam a excreção urinária de cobre ou de sais de zinco, que reduzem a absorção intestinal de cobre. A D-penicilamina é o agente quelante mais utilizado, mas está associada à teratogenicidade em humanos. O zinco não é teratogênico.

Aborto espontâneo ocorreu em 10% dos casos tratados com zinco e D-penicilamina, em comparação com 17% de mulheres não diagnosticadas e 36% das que interromperam o tratamento.[144] As mulheres mantidas em terapia de DW parecem menos propensas a abortar espontaneamente.

A sobrequelação e a deficiência de cobre podem afetar o feto. Assim, são necessários ajustes de dose durante a gravidez. Recomenda-se a redução da dose da terapia quelante na gravidez, mas nenhum ajuste de dose para zinco. Agentes quelantes deverão ser reduzidos ao mínimo necessário durante a gravidez (tipicamente 25% a 50% da dose pré-gestacional).[144]

No pós-parto, os agentes quelantes devem ser reajustados para os níveis pré-gestacionais, sendo os ajustes orientados pela quantidade de cobre excretada na urina de 24 horas. Todos os medicamentos para DW são excretados no leite materno e podem causar deficiência de cobre no lactente. Além disso, o ATP7B é expresso no tecido mamário e influencia a liberação de cobre no leite materno, podendo modificar a oferta adequada de cobre para o metabolismo e o desenvolvimento do recém-nascido. Por isso, a amamentação não costuma ser recomendada para as mulheres que estejam usando D-penicilamina. Em relação à contracepção, os dispositivos intrauterinos de cobre foram historicamente evitados, mas a absorção de cobre é mínima e não deve influenciar a seleção do método de contracepção.[144]

Hepatite autoimune

A hepatite autoimune (HAI) é doença inflamatória crônica do fígado que acomete predominantemente mulheres leucodermas. Na ausência de cirrose, as mulheres com HAI não apresentam redução da fertilidade.[145]

Diagnóstico

É frequente a associação entre HAI e outras enfermidades autoimunes, como lúpus eritematoso e tireoidite. Assim, em várias ocasiões a consulta inicial dessas mulheres terá como motivo a busca por tratamento da enfermidade predominante e neste contexto serão observadas alterações das aminotransferases associadas à hipergamaglobulinemia. O diagnóstico será definido após análise dos marcadores de autoimunidade, como fator antinuclear (FAN), anticorpo antimúsculo liso (AML), anticorpo anti-LKM1, anticorpo anti-SLA e imunoglobulina G, e por meio de biópsia hepática. De posse de todos os dados clínicos, laboratoriais e anatomopatológicos, o diagnóstico será considerado provável ou definitivo de acordo com a avaliação de escore específico.[146]

Em virtude da maior imunotolerância na gravidez, os níveis séricos de aminotransferases tendem a diminuir, podendo até mesmo ocorrer remissões. A grande preocupação com relação à gravidez de mulheres com HAI se concentra nos primeiros 3 meses após o parto, quando a atividade de resposta imunológica retorna às características do estado pré-gestacional, sendo detectadas, portanto, taxas de reativação de 13% a 55% (mediana, 27%). Nesse período, as mulheres deverão ser avaliadas a cada 2 a 4 semanas.

Risco materno

Os riscos maternos estarão relacionados com as reativações da HAI, com piora particularmente grave da função hepática em gestantes com cirrose hepática. A descompensação poderá desencadear a necessidade de transplante hepático intraparto ou dentro de 12 meses após o parto. Nos casos de descompensação, a taxa de óbito pode atingir 11%.

Risco fetal

As mulheres com HAI apresentam taxas mais altas de parto pré-termo, recém-nascidos pequenos para a idade gestacional e mortes fetais, as quais podem ocorrer em até 29% dos casos, embora alguns relatos incluam nessa estimativa os abortos precoces e a necessidade de interrupção precoce da gravidez. O ajuste dos imunossupressores durante a gestação poderá reduzir o risco de reativação durante a gravidez e após o parto. Para as mulheres cuja imunossupressão foi reduzida na gravidez, o monitoramento das aminotransferases é fundamental e necessário no período pós-parto.

Tratamento

O uso da azatioprina, uma tiopurina, tem sido associado a malformações em camundongos prenhes, mas o aumento do risco de teratogenicidade não está estabelecido em humanos. Assim, as tiopurinas poderão ser usadas na gravidez. Pequenas quantidades de metabólito de tiopurina foram detectadas no leite materno, mas não associadas a efeitos adversos importantes para os recém-nascidos. A prednisona é considerada de baixo risco na gravidez e pode ser utilizada como monoterapia em mulheres com doença bem controlada. Poucos dados estão disponíveis sobre a segurança da budesonida oral. O micofenolato deverá ser evitado na gravidez devido ao risco alto de malformações congênitas e abortos espontâneos.[147,148]

DOENÇAS COLESTÁTICAS CRÔNICAS AUTOIMUNES

Colangite biliar primária

Diagnóstico

Doença colestática inflamatória não supurativa que acomete os canalículos biliares intra-hepáticos, a colangite biliar primária (CBP) ocorre predominantemente em mulheres e se apresenta de forma sintomática acima dos 40 anos de idade, quando poderá surgir com o primeiro sintoma, o prurido cutâneo. Os ácidos biliares, diretamente associados ao surgimento do prurido, poderão estar elevados no sangue logo no primeiro trimestre, o que servirá para diferenciá-lo do diagnóstico de CIHG, condição presente entre o final do segundo e o início do terceiro trimestre. Desse modo, as portadoras dessa enfermidade ainda não manifesta poderão ter o diagnóstico de CBP estabelecido precocemente durante a gravidez.

O prurido, quando presente, é o sintoma predominante. De modo característico, a fosfatase alcalina e a GGT poderão estar elevadas. A definição do diagnóstico estará associada à positividade do anticorpo antimitocôndria e à elevação da imunoglobulina M. Durante a gravidez, até 70% das mulheres com CBP têm testes hepáticos inalterados ou melhorados, mas o aumento da atividade da doença hepática poderá ocorrer em 60% a 70% dos casos após o parto. Os níveis séricos da imunoglobulina M e os títulos de anticorpos antimitocôndria (M2) poderão diminuir na gravidez, mas retornarão aos níveis basais após o parto.[149]

Tratamento

Para o tratamento do prurido, a colestiramina e a rifampicina poderão ser associadas ao ácido ursodesoxicólico (UDCA). A colestase poderá levar à deficiência de vitamina K e ao aumento do risco de sangramento. A colestiramina poderá exacerbar a deficiência da vitamina K em pessoas com colestase, com raros relatos de hipoprotrombinemia associada e até mesmo hemorragia, com pronta melhora após suplementação de vitamina K.[150]

Risco fetal

As taxas de complicações fetais ou neonatais poderão ser maiores em mulheres com CBP, em comparação com as saudáveis, embora a presença de cirrose confunda a interpretação dos dados disponíveis. O uso materno de UDCA na gravidez e na amamentação não está associado a efeitos adversos. Em virtude da falta de dados sobre sua segurança, o ácido obeticólico e os fibratos não são recomendados durante a gravidez e a lactação.[151]

Colangite esclerosante primária

A colangite esclerosante primária (CEP) poderá estar associada à DII, especialmente à RCU, ambas precisando ser tratadas de maneira simultânea durante a gravidez. A fertilidade não é afetada pela CEP. A DII, especialmente se ativa no momento da concepção ou durante a gravidez, contribui para taxas maiores de complicações neonatais.[152]

Diagnóstico

Prurido e dor abdominal são os sintomas mais frequentemente relatados durante a gravidez complicada com CEP. Na maioria das mulheres, os exames laboratoriais não apresentam modificações importantes, mas até um terço delas poderá apresentar alterações no pós-parto, embora sem consequências clínicas.

As gestantes em tratamento com UDCA parecem mais propensas a apresentar enzimas hepáticas mais estáveis do que seus pares (13% *versus* 67%). O surgimento de novos sintomas ou a piora dos exames hepáticos durante gravidez pode sugerir o desenvolvimento de estenose. Recomenda-se a avaliação inicial com USG. Em caso de dúvida, é possível recorrer à colangiorressonância magnética. A colestase prolongada poderá levar à deficiência de vitamina K com consequente aumento do risco de sangramento.[153]

Tratamento

O tratamento do prurido é multifacetado e inclui medidas direcionadas ao estilo de vida, anti-histamínicos, colestiramina, rifampicina e UDCA, isoladamente ou associados. A colestiramina poderá exacerbar a deficiência de vitamina K, devendo ser feito o monitoramento do tempo de atividade da protrombina durante a gravidez.

DOENÇA HEPÁTICA GORDUROSA NÃO ALCOÓLICA (DHGNA)

A DHGNA passou a ser reconhecida como entidade nosológica específica após sua descrição por Ludwig, em 1980, sendo considerada após exclusão do consumo excessivo de bebidas alcoólicas, doenças hepáticas monogênicas e uso de medicamentos esteatogênicos. Cerca de 25% da população adulta apresentam a DHGNA em sua forma passiva ou como esteato-hepatite – nessa condição com alterações dos níveis séricos das aminotransferases. No contexto nosológico da DHGNA deverão ser considerados quadros de síndrome metabólica, resistência à insulina, dislipidemia, apneia do sono, obesidade, hipertensão arterial, diabetes *mellitus* e síndrome dos ovários policísticos, entre outros.

A gravidez evolui com alterações metabólicas específicas e mudanças necessárias para promover o crescimento e o desenvolvimento do feto, incluindo aumento do tecido adiposo, diminuição da sensibilidade à insulina e aumento da lipólise. Essas mudanças poderão acentuar os riscos metabólicos para as mulheres com DHGNA. As gestantes com DHGNA têm mais probabilidade de desenvolver diabetes *mellitus* gestacional (DMG) independentemente do índice de massa corporal e da idade.[154,155]

A obesidade materna e o diabetes têm sido associados a risco maior de DHGNA em lactentes e adolescentes. Entre os mecanismos subjacentes propostos estão incluídas reprogramação epigenética, disfunção mitocondrial, disbiose e desregulação imunológica com um estado mais pró-inflamatório. O aleitamento materno e o tempo de duração da lactação têm sido associados à menor incidência de complicações metabólicas futuras, incluindo DHGNA, presumivelmente em virtude da perda de peso no pós-parto e do retorno da glicemia, dos lipídios e das concentrações de insulina aos níveis pré-gravidez. A amamentação também poderá exercer efeito protetor contra o desenvolvimento e a gravidade da DHGNA em crianças.[156]

Tratamento

O tratamento da DHGNA tem por base as modificações do estilo de vida, buscando atingir o peso ideal, além do tratamento das comorbidades metabólicas. Essas medidas também deverão ser o foco em gestantes com DHGNA com o objetivo de evitar ganho excessivo de peso. O ganho menor de peso na gestação deve ser associado ao monitoramento do crescimento fetal. Não existem medicamentos específicos para o tratamento da DHGNA.[156]

CONSUMO DE ÁLCOOL

O uso de bebidas alcoólicas pelas mulheres em idade reprodutiva tem aumentado nos últimos anos. Estudos têm demonstrado forte associação entre o uso de álcool na gravidez e o risco de nascimentos pré-termo, bem como de fetos pequenos para a idade gestacional, embora os motivos sejam provavelmente multifatoriais, incluindo genética, ambiente e padrões de uso de álcool.[157] O álcool é uma pantoxina, pois a simplicidade de sua estrutura química possibilita fácil penetração em todos os tecidos do organismo, promovendo graves prejuízos para a mãe e o concepto.

Risco fetal

Os efeitos sobre o feto são bem reconhecidos, e as consequências são de longa duração ou até mesmo definitivas. Por essa razão, é fundamental indagar todas as mulheres sobre o uso de álcool, especialmente na pré-concepção e durante a gravidez. Para as mulheres com doença hepática associada ao álcool, é absolutamente necessária a abstinência alcoólica, caso pretendam engravidar, bem como durante a gestação.[158]

Tratamento

O tratamento do alcoolismo e da eventual hepatopatia associada deve ser objeto de atenção especializada durante a gravidez.

NÓDULOS SÓLIDOS HEPÁTICOS BENIGNOS

Adenoma hepático

Os adenomas hepáticos (AH) são nódulos sólidos benignos presentes predominantemente em mulheres em idade reprodutiva. A associação entre os estrogênios e o surgimento dos AH está bem estabelecida. Os receptores de estrogênio estão presentes em até um terço dos AH, do mesmo modo que a cessação de estrogênio em excesso se associa à regressão dos AH. O risco de AH diminuiu significativamente com o uso de contraceptivos com doses mais baixas de estrogênio.

A gravidez consiste em um estado estrogênico que pode influenciar a evolução dos AH, associando-os a importantes complicações, como ruptura do nódulo com grave hemorragia e até mesmo a morte da gestante. Apresentam risco os AH com mais de 5cm, os quais, diante de sua sensibilidade ao estrogênio, podem continuar a crescer durante a gravidez.[159]

Abordagem

Nos casos de AH com mais de 5cm de diâmetro diagnosticados antes da gravidez, recomenda-se consultar um cirurgião e/ou radiologista intervencionista. Tamanho, localização, presença de hemorragia e outros fatores relevantes contribuirão para a decisão sobre a melhor abordagem terapêutica, que poderá ser embolização ou hepatectomia segmentar.[160]

O AH deverá ser monitorado com USG durante a gravidez e no pós-parto. Embora a RM com gadolínio seja a modalidade de imagem de escolha para o diagnóstico de AH em mulheres não grávidas, o gadolínio em gestantes é contraindicado por se acumular no líquido amniótico. Não há impedimento para realização de RM sem gadolínio no segundo ou terceiro trimestre, sendo este o estudo preferencial na gravidez, caso haja necessidade de diagnosticar o AH.[161]

Hemangioma hepático

Com prevalência de 0,4% a 8%, os hemangiomas hepáticos são considerados os nódulos sólidos hepáticos mais comuns. As lesões geralmente são assintomáticas, mas grandes lesões poderão complicar com dor abdominal, sangramento ou ruptura (< 1%). A prevalência é maior em mulheres, embora sua associação com estrogênios não esteja bem estabelecida. Não há indicação para monitoramento especial do hemangioma hepático na vigência do uso de contraceptivo oral combinado (ACO) ou gravidez.[162]

Os hemangiomas cavernosos com mais de 5cm, e particularmente os que passam de 10cm, devem ser avaliados com mais atenção, uma vez que o aumento da pressão do útero em crescimento, o aumento no volume sanguíneo e a regulação positiva de citocinas predispõem a expansão contínua e a ruptura potencial, embora a ruptura seja muito rara. A investigação em caso de surgimento de sintomas novos deve ser imediata, e a decisão de intervir deve ser tomada com cautela e determinada caso a caso, guiada pelos sintomas e pelos riscos maternos e fetais.[163]

HIPERPLASIA NODULAR FOCAL

A segunda lesão hepática benigna mais comum, com prevalência de 0,3% a 3%, a hiperplasia nodular focal (HNF) é comumente diagnosticada em mulheres mais idosas.[164]

Dada sua natureza vascular, a HNF poderá coexistir com outras lesões vasculares hepáticas, como hemangiomas hepáticos, em até 20% dos casos. Como a associação de HNF com estrogênio não está bem estabelecida, tanto o uso de ACO como a gravidez são considerados seguros, e o monitoramento poderá ser feito na avaliação periódica.[165]

CIRROSE HEPÁTICA

Conceitos atuais

Para o entendimento da evolução da cirrose hepática, particularmente no ambiente clínico, tornou-se de fundamental importância a definição do agente etiológico. Em mulheres com cirrose hepática, o tratamento farmacológico da infecção crônica associada a HBV e HCV alterou o paradigma de que a cirrose hepática era condição patológica irreversível. Do ponto de vista anatomopatológico, a cirrose, de acordo com a classificação de Laennec, foi subclassificada como F4 A-C com base na semiquantificação da área de fibrose na amostra. Após a eliminação do HCV ou do HBV, o fígado pode ser reclassificado porque, após determinado período, ele perde sua característica cirrótica.

Esse entendimento da evolução da cirrose hepática, considerando aspectos hemodinâmicos e em especial os gradientes relativos à hipertensão porta, possibilitou a classificação clínica da cirrose hepática em estágios,[166] cada um com evolução e prognóstico próprios. Por isso, é necessária a definição do estágio de evolução em que se encontra a gestante (Figura 39.2).

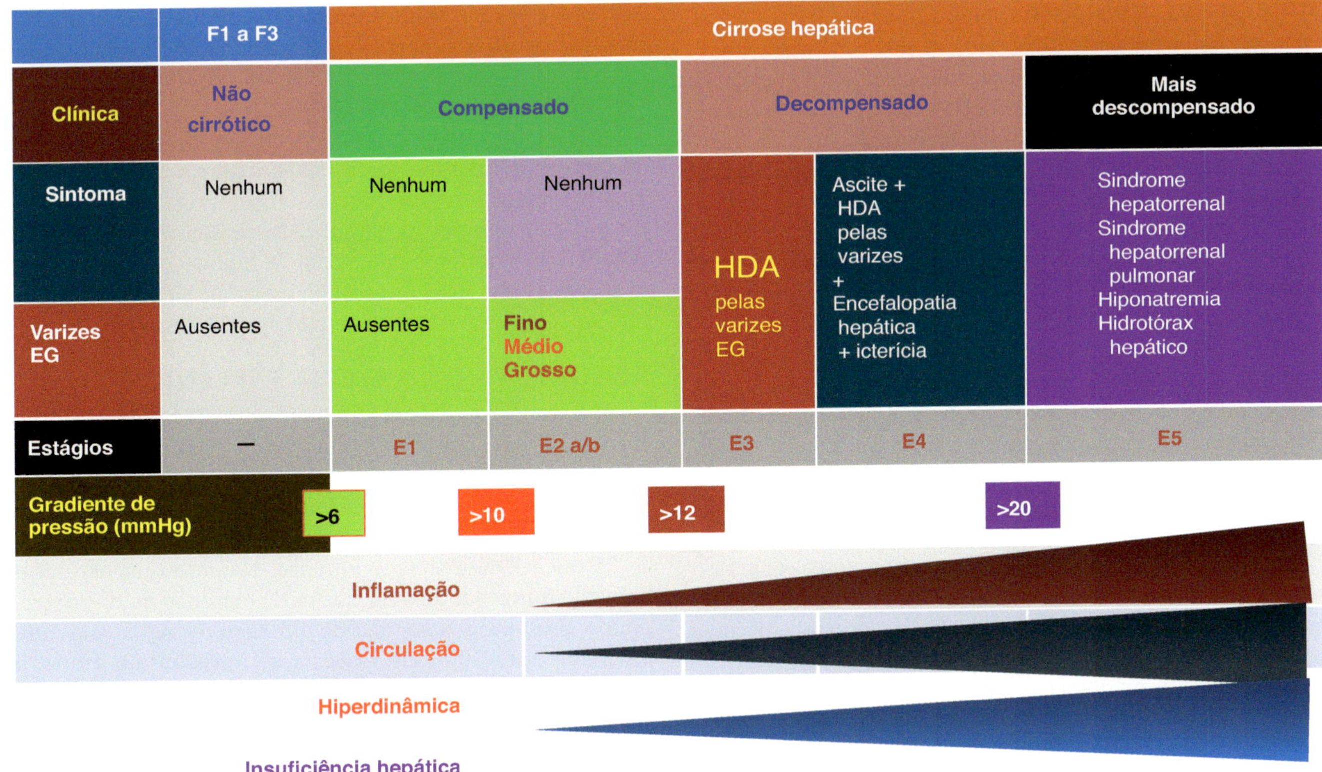

Figura 39.2 Estágios evolutivos das hepatopatias crônicas e cirrose hepática. (*EG*: esofagogástricas; *HDA*: hemorragia digestiva alta.) (Reproduzida de Albilllos & Garcia-Tsao, 2011.[166])

A grávida com cirrose hepática

A gravidez é pouco comum na mulher com cirrose (1 a cada 3.000 a 6.000 gestações). A mortalidade materna para mulheres com cirrose hepática é alta, tomando por base dados mais recentes, quando foram encontradas taxas de mortalidade em torno de 2%.[167,168]

A clara definição diagnóstica do agente causal e dos estágios evolutivos possibilitou melhores resultados no acompanhamento das grávidas com cirrose, de modo que cirrose hepática e hipertensão portal (HP) não são mais consideradas contraindicações absolutas para a gravidez. O MELD é um escore cujos resultados variam de 6 a 40 e se constitui em ferramenta útil para avaliação de pessoas com cirrose hepática. Baseia-se em um algoritmo que utiliza o valor da bilirrubina, da creatinina e do RNI. Pontuação MELD maior ou igual a 10 indica 83% de sensibilidade e especificidade para prever o surgimento de descompensação hepática durante a gravidez.[167] Todas as mulheres com cirrose, principalmente aquelas com descompensação hepática prévia ou pontuações MELD maiores ou iguais a 10, devem ser aconselhadas sobre o risco de agravamento da doença hepática durante gravidez.[169]

Consequências para a mãe e o concepto

A gravidez não está absolutamente contraindicada em mulheres com cirrose hepática, mas deverão ser considerados o agente etiológico e o estágio evolutivo da doença. Alguns estudos têm demonstrado aumento dos riscos de PE e parto pré-termo em caso de piora da gravidade da cirrose, associados à mortalidade fetal de 5,2%, maior do que a do grupo-controle (1,8%).[170]

O parto e o pós-parto da grávida com cirrose hepática

O aumento da pressão intra-abdominal durante o parto vaginal pode aumentar a pressão portal e o risco de ruptura de varizes.

A via de parto deverá ser decidida por indicação obstétrica. O parto vaginal assistido poderá minimizar o esforço e encurtar o segundo estágio do trabalho de parto. A cesariana poderá aumentar o risco de sangramento por lesão de varizes da parede abdominal, bem como o risco de ascite pós-parto. Para a cesariana, as plaquetas deverão estar acima de 50.000/mL. Há risco aumentado de hemorragia pós-parto em mulheres com cirrose, o que pode estar relacionado com trombocitopenia ou distúrbios de coagulação secundários à função hepática comprometida.[171]

HIPERTENSÃO PORTAL NA GRAVIDEZ

A HP em mulheres com cirrose hepática é representada por uma síndrome hemodinâmica resultante da resistência intra-hepática ao fluxo do sangue portal pela rede sinusoidal, aliada ao aumento do fluxo de sangue para o sistema porta em razão da vasodilatação esplâncnica.[172]

Sob o aspecto clínico, a HP poderá ser classificada como compensada, na ausência de complicações, ou descompensada, na presença de complicações, como hemorragia por varizes esofagogástricas, encefalopatia hepática ou ascite, entre outras. Conforme seja registrado o gradiente de pressão, as pessoas com HP ainda poderão ser classificadas como portadoras de HP clinicamente não significativa, caso o gradiente esteja entre 6 e 10mmHg, ou clinicamente significativa, quando o gradiente é maior que 10mmHg.[166]

Tratamento profilático

Uma das principais preocupações no acompanhamento da gestante com cirrose hepática consiste em verificar se ela é portadora ou não de varizes esofagogástricas (VEG). O sangramento das VEG é a complicação mais temida entre as gestantes com cirrose e HP, com taxa de mortalidade materna de 18% a 20%. A incidência do sangramento das varizes caiu para 5% a 8,5%, provavelmente devido à profilaxia de sangramento das varizes antes da concepção e durante a gravidez. O risco é maior no segundo trimestre, quando o volume intravascular aumenta até 50%, e durante o parto, em virtude da compressão da veia cava pelo útero gravídico e das repetidas manobras de Valsalva. Por essa razão, recomenda-se a realização de EDA em todas as mulheres cirróticas, de preferência antes da concepção, para identificação e classificação das VEG, bem como iniciar a adoção de medidas profiláticas para evitar o sangramento. Se não realizada antes da gravidez, recomenda-se a realização de EDA no início do segundo trimestre. Não é necessária a repetição, a não ser que a doença hepática continue ativa com uso habitual de álcool, infecção por HCV ou novos sintomas de descompensação (por exemplo, ascite).

A profilaxia primária do sangramento pode consistir no uso de betabloqueadores ou em ligadura elástica de varizes esofágicas (EVL), se existirem varizes esofágicas de médio ou grosso calibre. Dadas as alterações hemodinâmicas da gravidez, as quais poderão potencialmente aumentar o tamanho e o risco de sangramento, os betabloqueadores poderão ser considerados para profilaxia de sangramento nos casos de varizes de fino calibre. A EDA é segura na gravidez e deverá ser realizada, de preferência, até o início do segundo trimestre. Como agentes de sedação, midazolam, meperidina, fentanil e propofol poderão ser usados na gravidez. O FDA alerta a respeito de possível risco de dano cerebral fetal e comprometimento da função neurocognitiva após uso prolongado (> 3 horas) ou exposição frequente a anestésicos e sedativos, incluindo midazolam e propofol, durante o terceiro trimestre de gestação. Portanto, recomenda-se minimizar a exposição fetal a agentes anestésicos durante a gravidez.[173]

Sangramento das varizes esofagogástricas

O sangramento das VEG é tratado como nas portadoras de cirrose hepática não grávidas. Como medida inicial, em razão da perda sanguínea, deverão ser adotadas medidas imediatas para recuperação hemodinâmica.[174-176]

De início, poderá ser utilizado o octreotídeo ou a somatostatina, pelo período de 2 a 5 dias, mas a terlipressina deve ser evitada por poder causar contrações uterinas e reduzir o fluxo sanguíneo uterino. A EDA impõe-se na urgência como instrumento diagnóstico e terapêutico para eventual realização de ligadura elástica. Para profilaxia antibiótica em caso de sangramento agudo das varizes, as cefalosporinas são favorecidas por dados de segurança quanto a seu uso na gravidez e na lactação.

Cessado o sangramento e estabilizada a gestante, diante da previsão de alta hospitalar, a profilaxia secundária para evitar novo sangramento das varizes inclui o uso combinado de betabloqueadores e ligaduras elásticas. A gestante deverá ser obrigatoriamente monitorada pelo período de 6 semanas em virtude do risco maior de recidiva do sangramento nesse período.[175,176]

Hemorragia digestiva baixa

A HP clinicamente significativa, por meio da abertura de circulação colateral, pode desencadear a piora ou o surgimento de hemorroidas, varizes anorretais (56%) e colopatia hipertensiva portal (23%). O tratamento profilático ou já com o sangramento não difere do realizado na hepatopata não grávida. Ressalta-se que cerca de 90% das pessoas com colopatia hipertensiva portal apresentam VEG.[177,178]

ANEURISMA DA ARTÉRIA ESPLÊNICA

O aneurisma da artéria esplênica (AAE) é condição rara na população geral, mas afeta gestantes com HP no segundo ou terceiro trimestre, podendo romper-se espontaneamente. A ruptura do AAE está associada a alta mortalidade fetal e materna, variando de 15,6% a 90% e de 21,9% a 70%, respectivamente. Não há consenso estabelecido quanto à terapia do AAE com base no diâmetro, pois o risco parece ser maior em caso de AAE com 2cm ou mais, mas 50% das lesões que apresentam ruptura durante a gravidez têm menos de 2cm.[179]

HEPATOPATIAS INTERCORRENTES

Síndrome de Budd-Chiari

As alterações hormonais poderão estar associadas à síndrome de Budd-Chiari (SBC), representando 20% dos casos, especialmente em mulheres que usam contraceptivos orais, gestantes ou nos primeiros 2 meses pós-parto.

A gestante naturalmente se apresenta em estado pró-coagulante, o que poderá representar risco maior de SBC.[180] Durante a gravidez, outras condições preexistentes associadas aos distúrbios pró-coagulantes, como deficiência de proteína S, mutação do fator V Leiden G1691A, síndrome de anticorpos antifosfolípides ou hemoglobinúria paroxística noturna, poderão ser exacerbadas e favorecer o surgimento da SBC.

Diagnóstico

Os critérios diagnósticos da SBC em gestantes são os mesmos considerados no período pré-parto e baseiam-se na avaliação clínica e em exames subsidiários laboratoriais e por imagem.

A gestante poderá estar assintomática ou apresentar febre, dor abdominal, distensão abdominal, ascite, edema dos membros inferiores, hemorragia digestiva alta e encefalopatia, o que indica importante insuficiência hepática.[181]

Os exames laboratoriais da função hepática poderão estar normais ou apresentar alterações discretas. Nos casos mais graves, com a evidência de insuficiência hepática aguda (hepatite fulminante), estará presente elevação acentuada nos níveis das enzimas hepáticas (AST e ALT) associada a distúrbios de coagulação, bem como insuficiência renal.[182]

O diagnóstico de SBC será definido por estudos com os métodos de imagem destacados a seguir:[183]

- **Ultrassonografia do abdome com Doppler:** irá demonstrar hepatomegalia, aumento do lobo caudado, esplenomegalia, ascite, colaterais intra-hepáticas, compressão da veia cava e ausência de fluxo nas veias hepáticas.

- **Tomografia axial computadorizada:** poderá apresentar o fígado aparentemente sem alteração de formato, aumentado, com hipertrofia do lobo caudado, compressão da veia cava inferior, ausência de contraste das veias ocluídas e ascite.
- **Ressonância magnética:** hepatomegalia, aumento do lobo caudado, nódulos regenerativos, colaterais intra-hepáticas, ausência de contraste nas veias ocluídas com evidência de trombo e ascite.
- **Venografia por cateter transjugular:** exame padrão para diagnóstico de SBC por oferecer informações anatômicas, hemodinâmicas e histopatológicas a partir da biópsia intra-hepática.

Tratamento

A conduta diante de gestantes com SBC deverá considerar, em primeiro lugar, o tratamento da doença de base que estabeleceu o estado pró-coagulante. Na ausência de contraindicações, poderão ser instituídos o tratamento anticoagulante e o da HP, caso esteja presente, podendo ser necessário tratamento trombolítico, angioplastia ou colocação de *stent* para gestantes sintomáticas.

Em gestantes com insuficiência hepática aguda, ou cujo tratamento inicial falhou, poderá ser necessária a indicação de implantação de derivação portossistêmica intra-hepática transjugular, eventual derivação cirúrgica ou, quando possível, transplante hepático. O tratamento anticoagulante com antagonistas da vitamina K não é recomendado durante a gravidez. A gravidez e o parto poderão ser conduzidos com segurança, caso sejam instituídos tratamentos de suporte e anticoagulante. O prognóstico para o feto e a mãe é bom; no entanto, os obstetras precisam monitorar rigorosamente a evolução da gravidez.[184]

Colelitíase

Os cálculos biliares podem estar presentes antes da gravidez ou se formar durante a gestação, possivelmente originados de alterações, como aumento da concentração biliar induzida pelos níveis mais elevados de estrogênios, associado à diminuição da secreção de ácidos biliares induzida pela progesterona. Outro fato observado na gravidez e que favorece a formação de cálculos é a diminuição da motilidade da vesícula biliar, que resultará em estase. Cabe ressaltar que essas alterações irão desparecer após o parto, reduzindo, assim, a possibilidade de formação dos cálculos no período pós-parto. Entre os fatores de risco para o desenvolvimento de cálculos biliares durante a gravidez estão obesidade, idade materna avançada, multiparidade, antecedentes genéticos e história de doença biliar antes da gestação.[185]

Diagnóstico

Quatro cenários são possíveis para a colelitíase na gravidez diagnosticada à USG: (1) mulheres assintomáticas – nas quais os cálculos biliares são descobertos casualmente; (2) mulheres com sintomas biliares típicos e presença de cálculos biliares; (3) mulheres com sintomas biliares atípicos e presença de cálculos biliares; e (4) mulheres com sintomas biliares típicos, mas ausência de cálculos biliares.

O diagnóstico de colelitíase em gestantes é semelhante ao estabelecido no período pré-parto e se baseia na avaliação clínica e em exames, especialmente USG abdominal. A maior parte das grávidas com colelitíase cursa de maneira assintomática a gravidez e o diagnóstico é estabelecido fortuitamente, ao ser realizada USG abdominal por outras indicações. No espectro dessa enfermidade estão as manifestações das complicações, como cólica biliar, colecistite aguda, coledocolitíase/colangite e até mesmo pancreatite aguda.

Em geral, a cólica biliar ocorre em 1 a 3 horas após refeição rica em alimentos com gorduras. A intensidade da dor varia desde leve desconforto no epigástrio ou hipocôndrio até dor muito intensa e excruciante, com mais de 1 hora de duração. Raramente, as grávidas podem apresentar sintomas de colecistite aguda, como dor, febre, anorexia, náuseas e vômitos. Nesse caso, a dor é constante, intensa e de longa duração (entre 4 e 6 horas). Algumas gestantes poderão apresentar sintomas atípicos, como eructação, regurgitação, saciedade precoce, distensão abdominal, náuseas ou vômitos isoladamente, queimação epigástrica ou retroesternal, dor torácica ou dor abdominal inespecífica, quando são necessários outros métodos diagnósticos, laboratoriais ou por imagem para investigação.

Para o diagnóstico dos cálculos biliares em grávidas, podem ser utilizadas USG, RM, colecintilografia com 99mTc-ácido iminodiacético hepático (HIDA) ou colangiopancreatografia endoscópica retrógrada (CPER), desde que com indicações específicas, como coledocolitíase ou pancreatite. As TC e os estudos radiográficos deverão ser evitados em grávidas em virtude do risco de exposição do feto à radiação e sua eficácia diagnóstica é inferior à alcançada pela USG ou a RM.[186]

Com relação à RM, como não são conhecidos seus efeitos sobre a organogênese fetal no primeiro trimestre da gravidez, deve ser evitada nesse período. A administração de gadolínio em mulheres grávidas é controversa, uma vez que ele se acumula no líquido amniótico.[186]

Tratamento

O tratamento da cólica biliar em mulheres grávidas inclui medicamentos sintomáticos, de suporte e antibioticoterapia, nos casos de colicistite aguda ou colangite. Eventualmente, poderá ser necessário o tratamento cirúrgico, e a colecistectomia pode ser realizada com segurança, de preferência por videolaparoscopia. O segundo trimestre é considerado o melhor momento para a colecistectomia, quando indicada, por apresentar o mais baixo risco de morbidade fetal.

Desse modo, a colecistectomia poderá ser realizada nas gestantes que desenvolvem colicistite nos dois primeiros trimestres de gravidez. No entanto, quando realizada no terceiro trimestre, aumenta muito o risco de parto pré-termo. Se a gestante desenvolver cólica biliar ou episódio de colicistite no terceiro trimestre, inicialmente a abordagem deverá ser conservadora, procurando, com muita segurança e monitoramento, retardar a intervenção cirúrgica. Se houver sinais de sepse, gangrena ou perfuração, é recomendada a intervenção de emergência, envolvendo colecistectomia, drenagem da vesícula ou drenagem do trato biliar, nesse caso por endoscopia ou, eventualmente, cirurgia.[187]

Hepatite viral aguda

A hepatite viral aguda é definida como processo inflamatório que acomete o fígado e é resolvida dentro do período de 6 meses. De modo geral, a hepatite aguda está associada à presença de infecção pelos chamados vírus hepatotróficos A-E, como também por outros vírus que ocasionalmente desencadeiam reação hepática predominante, como herpesvírus (HSV), adenovírus e vírus de Epstein-Barr, entre outros.[188]

A gravidez não está associada a incidência maior de hepatite viral aguda ou grave, excetuando-se as infecções por HBV, HEV e HSV. Para hepatite aguda não relacionada com esses vírus, a abordagem diagnóstica e terapêutica é semelhante à conduzida em mulheres não grávidas.[189]

Hepatite B

Quando o diagnóstico de hepatite B aguda é confirmado, as gestantes com manifestações leves podem ser monitoradas ambulatorialmente, pois a maioria das que desenvolvem a forma ictérica apresenta resolução espontânea. No entanto, na vigência de desidratação, alterações nutricionais graves, coagulopatia, icterícia acentuada (bilirrubina sérica total > 10mg/dL), encefalopatia ou insuficiência renal, está indicada a internação para rigoroso monitoramento materno e fetal.

O tratamento da hepatite B aguda durante a gravidez é de suporte, tanto para a mãe como para o feto, não havendo necessidade do uso de agente antiviral oral. Na gravidez, o único agente anti-HBV oral que poderá ser utilizado em determinados subgrupos de gestantes com hepatite B aguda é o fumarato de tenofovir desoproxila (TDF), pelo período de 4 semanas ou mais, em conformidade com a melhora clínica. Poderá ser indicado nas seguintes condições:[190]

- Outras doenças hepáticas preexistentes.
- Hepatite fulminante ou encefalopatia.
- Coinfecção com vírus da hepatite C ou D.
- RNI > 1,6, crescente.
- Sintomas persistentes ou icterícia (bilirrubina > 10mg/dL) com mais de 4 semanas de duração.
- Imunocomprometidas (HIV, gestantes em hemodiálise ou diabéticas).
- HBV aguda durante o terceiro trimestre, para redução da transmissão vertical.

Hepatite E

A infecção pelo HEV é doença leve e autolimitada com baixa taxa de letalidade. Entretanto, as gestantes, principalmente no segundo e terceiro trimestres, são mais suscetíveis ao vírus, e quadros clínicos graves podem associar-se ao genótipo 1, deficiência de folato, outras deficiências nutricionais e alterações imunológicas na gravidez.[191]

O risco de morte materna pode chegar a 26%, com mais frequência no Oriente Médio e na população asiática, em comparação com as europeias e as norte-americanas. Morte materna acontece especialmente nos casos que evoluem com encefalopatia, podendo ser de 2 a 9 dias o intervalo entre o desenvolvimento dessa doença e a morte. Trabalho de parto pré-termo e ruptura precoce das membranas foram observados, respectivamente, em cerca de 50% e 10% das mulheres, enquanto a hemorragia pós-parto foi relatada em 13,6% a 30% dos casos.

A transmissão vertical poderá ocorrer em até 46% das mães HEV-IgM-positivas. Os recém-nascidos afetados pela transmissão vertical podem apresentar-se com ou sem icterícia, hepatoesplenomegalia, síndrome do desconforto respiratório e sepse. O risco de natimortos e de morte de neonatos também aumenta quando a infecção ocorre no terceiro trimestre. Ainda não se sabe ao certo se a causa da natimortalidade está relacionada com a transmissão vertical ou com complicações maternas. No entanto, acredita-se que a alta carga viral e a desregulação da via de sinalização do receptor de progesterona possam ser fatores que contribuem para o mau resultado da infecção durante a gravidez.[191]

O tratamento e a prevenção da transmissão do HEV durante a gravidez ainda são de suporte, pois não há tratamento antiviral estabelecido para o vírus em mulheres grávidas. O transplante de fígado poderá ser necessário em caso de insuficiência hepática fulminante.[191]

Hepatite pelo vírus do herpes simples

A hepatite associada ao HSV é causa rara de hepatite viral aguda. Na gravidez, aumenta o risco de infecção disseminada, representando aproximadamente 25% dos casos. Os sintomas mais comuns são febre (98%), coagulopatia (84%) e encefalopatia (80%).[192]

As características laboratoriais consistem em níveis elevados de aminotransferase (até vários milhares de unidades por litro), leucopenia, trombocitopenia e insuficiência renal aguda, que podem mimetizar as características de PE, síndrome HELLP e DHGA, contribuindo para o atraso no diagnóstico. A erupção herpética é observada em aproximadamente 20% das grávidas.

Como a doença pode piorar rapidamente, com alta mortalidade, deve ser realizada terapia empírica com aciclovir, enquanto se aguarda a confirmação diagnóstica. O uso precoce de aciclovir endovenoso está associado a melhores resultados e não está relacionado com aumento de defeitos congênitos. Para gestantes que evoluem para insuficiência hepática aguda (FHA), o transplante hepático deverá ser considerado.[193]

Referências

1. Kazma JM, van den Anker J, Allegaert K, Dallmann A, Ahmadzia HK. Anatomical and physiological alterations of pregnancy. J Pharmacokinet Pharmacodyn 2020; 47(4):271-85.
2. Eke AC. An update on the physiologic changes during pregnancy and their impact on drug pharmacokinetics and pharmacogenomics. J Basic Clin Physiol Pharmacol 2021; 33(5):581-98.
3. Baron TH, Ramirez B, Richter JE. Gastrointestinal motility disorders during pregnancy. Ann Intern Med 1993; 118(5):366-75.
4. Gavaghan M. Anatomy and physiology of the esophagus. AORN J 1999; 69(2):372-86.

5. Richter JE. Gastroesophageal reflux disease during pregnancy. Gastroenterol Clin North Am 2003; 32:235-61.
6. Katz PO, Castell DO. Gastroesophageal reflux disease during pregnancy. Gastroenterol Clin North Am 1998; 27(1):153-67.
7. Ali RA, Egan LJ. Gastroesophageal reflux disease in pregnancy. Best Pract Res Clin Gastroenterol 2007; 21(5):793-806.
8. Zia JK, Heitkemper MM. Upper gastrointestinal tract motility disorders in women, gastroparesis, and gastroesophageal reflux disease. Gastroenterol Clin North Am 2016; 45(2):239-51.
9. Katz PO, Dunbar KB, Schnoll-Sussman FH, Greer KB, Yadlapati R, Spechler SJ. ACG clinical guideline for the diagnosis and management of gastroesophageal reflux disease. Am J Gastroenterol 2022; 117(1):27-56.
10. ASGE Standard of Practice Committee, Shergill AK, Ben-Menachem T, Chandrasekhara V et al. Guidelines for endoscopy in pregnant and lactating women. Gastrointest Endosc. 2012; 76(1):18-24. doi: 10.1016/j.gie.2012.02.029. Erratum in: Gastrointest Endosc 2013; 77(5):833.
11. Altuwaijri M. Evidence-based treatment recommendations for gastroesophageal reflux disease during pregnancy: A review. Baltimore: Medicine 2022; 101(35):e30487. doi: 10.1097/MD.0000000000030487.
12. Cappell MS , Colon VJ , Sidhom OA. A study of eight medical centers of the safety and clinical efficacy of esophagogastroduodenoscopy in 83 pregnant females with follow-up of fetal outcome with comparison control groups . Am J Gastroenterol 1996; 91:348-54.
13. Cappell MS. Gastric and duodenal ulcers during pregnancy. Gastroenterol Clin North Am 2003; 32(1):263-308.
14. Tornqvist A. The effects of exogenous histamine on the forearm blood flow in pregnant and nonpregnant women before and after inhibition of histaminases. Acta Obstet Gynecol Scand 1968; 47:391-403.
15. Cappell MS. Gastric and duodenal ulcers during pregnancy. Gastroeterol Clin North Am 2003; 32:263-308.
16. Milosavljevic T, Kostić-Milosavljević M, Jovanović I, Krstić M. Complications of peptic ulcer disease. Dig Dis 2011; 29(5):491-3.
17. Rosen C, Czuzoj-Shulman N, Mishkin DS, Abenhaim HA. Management and outcomes of peptic ulcer disease in pregnancy. J Matern Fetal Neonatal Med 2021; 34(9):1368-74.
18. Nguyen CT, Davis KA, Nisly SA, Li J. Treatment of helicobacter pylori in special patient populations. Pharmacotherapy 2019; 39(10):1012-22.
19. Bharucha AE, Lacy BE. Mechanisms, evaluation, and management of chronic constipation. Gastroenterology 2020; 158(5):1232-49.e3.
20. Aziz I, Whitehead WE, Palsson OS, Törnblom H, Simrén M. An approach to the diagnosis and management of Rome IV functional disorders of chronic constipation. Expert Rev Gastroenterol Hepatol 2020; 14(1):39-46.
21. Zielinski R, Searing K, Deibel M. Gastrointestinal distress in pregnancy: Prevalence, assessment, and treatment of 5 common minor discomforts. J Perinat Neonatal Nurs 2015; 29(1):23-31.
22. Rao SSC, Qureshi WA, Yan Y, Johnson DA. Constipation, hemorrhoids, and anorectal disorders in pregnancy. Am J Gastroenterol 2022; 117(10S):16-25.
23. Yang J, Wang HP, Zhou L, Xu CF. Effect of dietary fiber on constipation: a meta-analysis. World J Gastroenterol 2012; 18(48):7378-83.
24. Bharucha AE, Lacy BE. Mechanisms, evaluation, and management of chronic constipation. Gastroenterology 2020; 158(5):1232-49.e3.
25. Siciliano V, Nista EC, Rosa T, et al. Clinical management of infectious diarrhea. Rev Recent Clin Trials 2020; 15:298.
26. Shane AL, Mody RK, Crump JA et al. 2017 Infectious Diseases Society of America clinical practice guidelines for the diagnosis and management of infectious diarrhea. Clin Infect Dis 2017; 65(12):e45-e80.
27. Burgers K, Lindberg B, Bevis ZJ, et al. Chronic diarrhea in adults: Evaluation and differential diagnosis. Am Fam Physician 2020; 15:472.
28. Hammer HF. Management of chronic diarrhea in primary care: The gastroenterologists' advice. Dig Dis 2021; 39(6):615-21.
29. Hiner GE, Walters JR. A practical approach to the patient with chronic diarrhoea. London: Clin Med 2021; 21(2):124-6.
30. Schiller LR, Pardi DS, Sellin JH. Chronic diarrhea: Diagnosis and management. Clin Gastroenterol Hepatol 2017; 15(2):182-93.e3.
31. Ungaro R, Mehandru S, Allen PB, Peyrin-Biroulet L, Colombel JF. Ulcerative colitis. Lancet 2017; 389(10080):1756-70.
32. Torres J, Mehandru S, Colombel JF, Peyrin-Biroulet L. Crohn's disease. Lancet 2017; 389(10080):1741-55.
33. Okobi OE, Udoete IO, Fasehun OO et al. A review of four practice guidelines of inflammatory bowel disease. Cureus 2021; 13(8):e16859.
34. Beaulieu DB, Kane S. Inflammatory bowel disease in pregnancy. World J Gastroenterol 2011; 17(22):2696-701.
35. van der Woude CJ, Ardizzone S, Bengtson MB et al.; European Crohn's and Colitis Organization. The second European evidenced based consensus on reproduction and pregnancy in inflammatory bowel disease. J Crohns Colitis 2015; 9(2):107-24.
36. Tavernier N, Fumery M, Peyrin-Biroulet L, Colombel JF, GowerRousseau C. Systematic review: Fertility in non-surgically treated inflammatory bowel disease. Aliment Pharmacol Ther 2013; 38(8):847-53.
37. Mayberry JF, Weterman IT. European survey of fertility and pregnancy in women with Crohn's disease: A case control study by European collaborative group. Gut 1986; 27(7):821-5.
38. Hudson M, Flett G, Sinclair TS, Brunt PW, Templeton A, Mowat NA. Fertility and pregnancy in inflammatory bowel disease. Int J Gynaecol Obstet 1997; 58(2):229-37.
39. Marri SR, Ahn C, Buchman AL. Voluntary childlessness is increased in women with inflammatory bowel disease. Inflamm Bowel Dis 2007; 13(5):591-9.
40. Selinger CP, Eaden J, Selby W et al. Inflammatory bowel disease and pregnancy: Lack of knowledge is associated with negative views. J Crohns Colitis 2013; 7(6):e206-e213.
41. Flanagan EK, Richmond J, Thompson AJ, Desmond PV, Bell SJ. Addressing pregnancy-related concerns in women with inflammatory bowel disease: Insights from the patient's perspective. JGH Open 2020; 5(1):28-33.
42. Ali MF, He H, Friedel D. Inflammatory bowel disease and pregnancy: Fertility, complications and treatment. Ann Gastroenterol 2020; 33(6): 579-90.
43. Leung KK, Tandon P, Govardhanam V, Maxwell C, Huang V. The risk of adverse neonatal outcomes with maternal inflammatory bowel disease: A systematic review and meta-analysis. Inflamm Bowel Dis 2021; 27(4):550-62.
44. Prentice R, Wright EK, Flanagan E, Prideaux L, Goldberg R, Bell SJ. Preconception, antenatal and postpartum management of inflammatory bowel disease. Aust J Gen Pract 2022; 51(10):747-53.
45. Laube R, Yau Y, Selinger CP et al. Knowledge and attitudes towards pregnancy in females with inflammatory bowel disease: An international, multi-centre study. J Crohns Colitis 2020; 14(9):1248-55.
46. Oza SS, Pabby V, Dodge LE et al. In vitro fertilization in women with inflammatory bowel disease is as successful as in women from the general infertility population. Clin Gastroenterol Hepatol 2015; 13(9):1641-6.e3.
47. Oza SS, Pabby V, Dodge LE et al. Factors associated with the success of in vitro fertilization in women with inflammatory bowel disease. Dig Dis Sci 2016; 61(8):2381-8.
48. Flanagan E, Wright EK, Hardikar W et al., PICCOLO Study Group. Maternal thiopurine metabolism during pregnancy in inflammatory bowel disease and clearance of thiopurine metabolites and outcomes in exposed neonates. Aliment Pharmacol Ther 2021; 53(7):810-20.
49. Simsek M, Opperman RCM, Mulder CJJ, Lambalk CB, de Boer NKH. The teratogenicity of allopurinol: A comprehensive review of animal and human studies. Reprod Toxicol 2018; 81:180-7.
50. Nielsen OH, Gubatan JM, Juhl CB, Streett SE, Maxwell C. Biologics for inflammatory bowel disease and their safety in pregnancy: A systematic review and meta-analysis. Clin Gastroenterol Hepatol 2022; 20(1):74-87.e3.
51. Moller FT, Andersen V, Wohlfahrt J, Jess T. Familial risk of inflammatory bowel disease: A population-based cohort study 1977-2011. Am J Gastroenterol 2015; 110(4):564-71.
52. Julsgaard M, Hvas CL, Gearry RB et al. Fecal calprotectin is not affected by pregnancy: Clinical implications for the management of pregnant patients with inflammatory bowel disease. Inflamm Bowel Dis 2017; 23(7):1240-6.
53. Cheng AG, Oxford EC, Sauk J et al. Impact of mode of delivery on outcomes in patients with perianal Crohn's disease. Inflamm Bowel Dis 2014; 20(8):1391-8.

54. Flanagan E, Wright EK, Sparrow MP et al. A single educational intervention improves pregnancy related knowledge and emotional health among women with IBD who are pregnant or wish to conceive. Inflamm Bowel Dis 2021; 27(12):1909-18.
55. Bennett A, Mamunes A, Kim M et al. The importance of monitoring the postpartum period in moderate to severe Crohn's disease. Inflamm Bowel Dis 2022; 28(3):409-14.
56. Crickshank D, Wigton T, Hays P. Maternal physiology in pregnancy. In: Gabb S, Nieby J, Simpson J (eds.) Obstetrics: Normal and problem pregnancies. New York: Churchil Livingstone 1996: 91-109.
57. Tyler KH. Physiological skin changes during pregnancy. Clin Obstet Gynecol 2015; 58(1):119-24.
58. Patel AD, Katz K, Gordon KB. Cutaneous manifestations of chronic liver disease. Clin Liver Dis 2020; 24(3):351-60.
59. Golub RM, Parsons RE, Sigel B, Barnes AU. A review of venous collaterals in inferior vena cava obstruction. Clinical Anatomy 1992; 5(6):441-51.
60. Sanghavi M, Rutherford JD. Cardiovascular physiology of pregnancy. Circulation 2014; 130(12):1003-8.
61. Abbassi-Ghanavati M, Greer LG, Cunningham FG. Pregnancy and laboratory studies: A reference table for clinicians. Obstet Gynecol 2009; 114:1326-31.
62. Soma-Pillay P, Nelson-Piercy C, Tolppanen H, Mebazaa A. Physiological changes in pregnancy. Cardiovasc J Afr 2016; 27(2):89-94.
63. Ushida T, Kotani T, Kinoshita F et al. Liver transaminase levels during pregnancy: A Japanese multicenter study. J Matern Fetal Neonatal Med 2021; 28:1-7.
64. Bredaki FE, Sciorio C, Wright A, Wright D, Nicolaides KH. Serum alpha-fetoprotein in the three trimesters of pregnancy: Effects of maternal characteristics and medical history. Ultrasound Obstet Gynecol 2015; 46(1):34-41.
65. Huri M, Seravalli V, Lippi C et al. Intrahepatic cholestasis of pregnancy – Time to redefine the reference range of total serum bile acids: A cross-sectional study. BJOG 2022.
66. Gong JM, Shen Y, He YX. Reference intervals of routine coagulation assays during the pregnancy and puerperium period. J Clin Lab Anal 2016; 30(6):912-7.
67. O'Riordan MN, Higgins JR. Haemostasis in normal and abnormal pregnancy. Best Pract Res Clin Obstet Gynaecol 2003; 17:385-96.
68. Austin LM, Frush DP. Compendium of national guidelines for imaging the pregnant patient. AJR 2011; 197(4):W737-W746.
69. Committee on Obstetric Practice. Committee Opinion No. 723: Guidelines for diagnostic imaging during pregnancy and lactation. Obstet Gynecol 2017; 130:e210-e216.
70. Ribeiro MS, Hagström H, Stål P, Ajne G. Transient liver elastography in normal pregnancy – a longitudinal cohort study. Scand J Gastroenterol 2019; 54(6):761-5.
71. Kushner T, Sarkar M, Tran T. Noninvasive tests for prognosticating outcomes in patients with chronic liver disease in pregnancy: Ready for prime time? Am J Gastroenterol 2019; 114(2):209-11.
72. London V, Grube S, Sherer DM, Abulafia O. Hyperemesis gravidarum: A review of recent literature. Pharmacology 2017; 100:161-71.
73. Kelly C, Pericleous M. Pregnancy-associated liver disease: A curriculum-based review. Frontline Gastroenterol 2018; 9(3):170-4.
74. Committee on Practice Bulletins-Obstetrics. ACOG Practice Bulletin No. 189: Nausea and vomiting of pregnancy. Obstet Gynecol 2018; 131(1):e15-e30.
75. RCOG. The management of nausea and vomiting of pregnancy and hyperemesis gravidarum. Green-top Guideline No. 69. 2016. Disponível em: https://www.rcog.org.uk/media/y3fen1x1/gtg69-hyperemesis.pdf.
76. Morali GA, Braverman DZ. Abnormal liver enzymes and ketonuria in hyperemesis gravidarum. A retrospective review of 80 patients. J Clin Gastroenterol 1990; 12(3):303-5.
77. Westbrook RH, Dusheiko G, Williamson C. Pregnancy and liver disease. J Hepatol 2016; 64(4):933-45.
78. Matsubara S, Kuwata T, Kamozawa C, Sakamoto Y, Suzuki M, Tamada K. Connection between hyperemesis gravidarum, jaundice or liver dysfunction, and biliary sludge. J Obstet Gynaecol Res 2012; 38(2):446-8.
79. Mikolasevic I, Filipec-Kanizaj T, Jakopcic I, Majurec I, Brncic-Fischer A, Sobocan N. Liver disease during pregnancy: A challenging clinical issue. Med Sci Monit 2018; 24:4080-90.
80. Walker I, Chappell LC, Williamson C. Abnormal liver function tests in pregnancy. BMJ 2013; 347:f6055.
81. Italian Association for the Study of the Liver. AISF position paper on liver disease and pregnancy. Dig Liver Dis 2016; 48(2):120-37.
82. Sarkar M, Brady CW, Fleckenstein J, Forde KA, Khungar V, Molleston JP. Reproductive health and liver disease: Practice guidance by the American Association for the Study of Liver Diseases. Hepatology 2021; 73(1):318-65.
83. Ahlfeld F. Berichte und Arbeiten aus der geburtshilflich-gynaekologischen Klinik zu Giessen 1881-1882. Leipzig: Grunow FW 1883: 148-53.
84. Smith DD, Rood KM. Intrahepatic cholestasis of pregnancy. Clin Obstet Gynecol 2020; 63:134-51.
85. Floreani A, Gervasi MT. New insights on intrahepatic cholestasis of pregnancy. Clin Liver Dis 2016; 20(1):177-89.
86. Ovadia C, Sajous J, Seed PT, Patel K, Williamson NJ, Attilakos G. Ursodeoxycholic acid in intrahepatic cholestasis of pregnancy: A systematic review and individual participant data meta-analysis. Lancet Gastroenterol Hepatol 2021; 6(7):547-58.
87. Geenes V, Chappell LC, Seed PT, Steer PJ, Knight M, Williamson C. Association of severe intrahepatic cholestasis of pregnancy with adverse pregnancy outcomes: A prospective population-based case-control study. Hepatology 2014.
88. Hilscher MB, Kamath PS, Eaton JE. Cholestatic liver diseases: A primer for generalists and subspecialists. Mayo Clin Proc 2020; 95(10):2263-79.
89. Boyer JL, Soroka CJ. Bile formation and secretion: An update. J Hepatol 2021; 75(1):190-201.
90. Lammert F, Marschall HU, Glantz A, Matern S. Intrahepatic cholestasis of pregnancy: Molecular pathogenesis, diagnosis and management. J Hepatol 2000; 33(6):1012-21.
91. Ozler A, Ucmak D, Evsen MS et al. Immune mechanisms and the role of oxidative stress in intrahepatic cholestasis of pregnancy. Cent Eur J Immunol 2014; 39(2):198.
92. Bicocca MJ, Sperling JD, Chauhan SP. Intrahepatic cholestasis of pregnancy: Review of six national and regional guidelines. Eur J Obstet Gynecol Reprod Biol 2018; 231:180-7.
93. Kenyon AP, Tribe RM, Nelson-Piercy C et al. Pruritus in pregnancy: A study of anatomical distribution and prevalence in relation to the development of obstetric cholestasis. Obstet Med 2010; 3:25-9.
94. Stefaniak AA, Pereira MP, Zeidler C, Ständer S. Pruritus in pregnancy. Am J Clin Dermatol 2022; 23(2):231-46.
95. Tran TT, Ahn J, Reau NS. ACG clinical guideline: Liver disease and pregnancy. Am J Gastroenterol 2016; 111(2):176-94.
96. Mitchell AL, Ovadia C, Syngelaki A, Souretis K, Martineau M, Girling J. Re-evaluating diagnostic thresholds for intrahepatic cholestasis of pregnancy: Case-control and cohort study. BJOG 2021; 128(10):1635-44.
97. Glantz A, Marschall H-U, Mattsson L-A. Intrahepatic cholestasis of pregnancy: Relationships between bile acid levels and fetal complication rates. Hepatology 2004; 40:467-74.
98. Ovadia C, Seed PT, Sklavounos A et al. Association of adverse perinatal outcomes of intrahepatic cholestasis of pregnancy with biochemical markers: Results of aggregate and individual patient data meta-analyses. Lancet 2019; 393:899-909.
99. Jurk SM, Kremer AE, Schleussner E. Intrahepatic cholestasis of pregnancy. Geburtshilfe Frauenheilkd 2021; 81(8):940-7.
100. Al Inizi S, Gupta R, Gale A. Fetal tachyarrhythmia with atrial flutter in obstetric cholestasis. Int J Gynecol Obstet 2006; 93:53-4.
101. Ataalla WM, Ziada DH, Gaber R, Ossman A, Bayomy S, Elemary BR. The impact of total bile acid levels on fetal cardiac function in intrahepatic cholestasis of pregnancy using fetal echocardiography: A tissue Doppler imaging study. J Matern Fetal Neonatal Med 2016; 29:1445-50.
102. Sanhal CY, Kara O, Yucel A. Can fetal left ventricular modified myocardial performance index predict adverse perinatal outcomes in

intrahepatic cholestasis of pregnancy? J Matern Fetal Neonatal Med 2017; 30:911-6.
103. Williamson C, Geenes V. Intrahepatic cholestasis of pregnancy. Obstet Gynecol 2014; 124(1):120-33.
104. Bacq Y, Sentilhes L, Reyes HB et al. Efficacy of ursodeoxycholic acid in treating intrahepatic cholestasis of pregnancy: A meta-analysis. Gastroenterology 2012.
105. Chappell LC, Bell JL, Smith A et al., PITCHES Study Group. Ursodeoxycholic acid versus placebo in women with intrahepatic cholestasis of pregnancy (PITCHES): A randomised controlled trial. Lancet 2019; 394(10201):849-60.
106. Wikström Shemer E, Marschall HU, Ludvigsson JF, Stephansson O. Intrahepatic cholestasis of pregnancy and associated adverse pregnancy and fetal outcomes: A 12-year population-based cohort study. BJOG 2013; 120:717-23.
107. Garcia-Flores J, Cañamares M, Cruceyra M et al. Clinical value of maternal bile acid quantification in intrahepatic cholestasis of pregnancy as an adverse perinatal outcome predictor. Gynecol Obstet Invest 2015; 79(4):222-8.
108. Society for Maternal-Fetal Medicine (SMFM), Lee RH, Greenberg M, Metz TD, Pettker CM. Society for Maternal-Fetal Medicine Consult Series #53: Intrahepatic cholestasis of pregnancy: Replaces Consult #13, April 2011. Am J Obstet Gynecol 2021; 224:B2-9.
109. Walker KF, Chappell LC, Hague WM, Middleton P, Thornton JG. Pharmacological interventions for treating intrahepatic cholestasis of pregnancy. Cochrane Database Syst Rev 2020; 7(7):CD000493.
110. Alese MO, Moodley J, Naicker T. Preeclampsia and HELLP syndrome, the role of the liver. J Matern Fetal Neonatal Med 2021; 34:117-23.
111. ACOG. Gestational hypertension and preeclampsia: ACOG practice Bulletin, N. 222. Obstet Gynecol 2020; 135:e237-60.
112. National Institute for Health and Care Excellence. Hypertension in pregnancy: Diagnosis and management. NICE guideline [NG133], 2019.
113. Sibai BM, Ramadan MK, Usta I et al. Maternal morbidity and mortality in 442 pregnancies with hemolysis, elevated liver enzymes, and low platelets (HELLP syndrome). Am J Obstet Gynecol 1993; 169:1000-6.
114. Morell-Hofert D, Primavesi F, Fodor M et al. Validation of the revised 2018 AAST-OIS classification and the CT severity index for prediction of operative management and survival in patients with blunt spleen and liver injuries. Eur Radiol 2020; 30:6570-81.
115. Barton JR, Sibai BM. Hepatic imaging in HELLP syndrome (hemolysis, elevated liver enzymes, and low platelet count). Am J Obstet Gynecol 1996; 174:1820-5, discussion 1825-7.
116. Haddad B, Barton JR, Livingston JC, Chahine R, Sibai BM. Risk factors for adverse maternal outcomes among women with HELLP (hemolysis, elevated liver enzymes, and low platelet count) syndrome. Am J Obstet Gynecol 2000; 183:444-8.
117. Dani R, Mendes GS, Medeiros JL, Peret FJ, Nunes A. Study of the liver changes occurring in preeclampsia and their possible pathogenetic connection with acute fatty liver of pregnancy. Am J Gastroenterol 1996; 91:292-4.
118. Greenstein D, Henderson JM, Boyer TD. Liver hemorrhage: Recurrent episodes during pregnancy complicated by preeclampsia. Gastroenterology 1994; 106:1668-71.
119. Chan AD, Gerscovich EO. Imaging of subcapsular hepatic and renal hematomas in pregnancy complicated by preeclampsia and the HELLP syndrome. J Clin Ultrasound 1999; 27:35-40.
120. Lamprecht A, Morton A, Laurie J et al. Acute fatty liver of pregnancy and concomitant medical conditions: A review of cases at a quaternary obstetric hospital. Obstet Med 2018; 11:178-81.
121. Tarnier E. Note sur l'etat graisseux du foie dans la fievre puerperale. Paris: C R Soc Biol 1857; 3:209-14.
122. Sheehan H. The pathology of acute yellow atrophy and delayed chloroform poisoning. J Obstet Gynaec Br Empire 1940; 47:49-62.
123. Joueidi Y, Peoc'h K, Le Lous M et al. Maternal and neonatal outcomes and prognostic factors in acute fatty liver of pregnancy. Eur J Obstet Gynecol Reprod Biol 2020; 252:198-205.
124. Nelson DB, Yost NP, Cunningham FG. Acute fatty liver of pregnancy: Clinical outcomes and expected duration of recovery. Am J Obstet Gynecol 2013; 209(5):456.e1-7.
125. Liu J, Ghaziani TT, Wolf JL. Acute fatty liver disease of pregnancy: Updates in pathogenesis, diagnosis, and management. Am J Gastroenterol 2017; 112(6):838-46.
126. Houten SM, Violante S, Ventura FV, Wanders RJ. The biochemistry and physiology of mitochondrial fatty acid β-oxidation and its genetic disorders. Annu Rev Physiol 2016; 78:23-44.
127. Natarajan SK, Ibdah JA. Role of 3-hydroxy fatty acid-induced hepatic lipotoxicity in acute fatty liver of pregnancy. Int J Mol Sci 2018; 19(1):322.
128. Ibdah JA. Acute fatty liver of pregnancy: An update on pathogenesis and clinical implications. World J Gastroenterol 2006; 12(46):7397-404. doi: 10.3748/wjg.v12.i46.7397.
129. Ronen J, Shaheen S, Steinberg D, Justus KR. Acute fatty liver of pregnancy: A thorough examination of a harmful obstetrical syndrome and its counterparts. Cureus 2018; 10(2):e2164.
130. Bacak SJ, Thornburg LL. Liver failure in pregnancy. Crit Care Clin 2016; 32(1):61-72.
131. Goel A, Ramakrishna B, Zachariah U, Ramachandran J, Eapen CE, Kurian G. How accurate are the Swansea criteria to diagnose acute fatty liver of pregnancy in predicting hepatic microvesicular steatosis? Gut 2011; 60:138-9.
132. Nelson DB, Byrne JJ, Cunningham FG. Acute fatty liver of pregnancy. Obstet Gynecol 2021; 137(3):535-46.
133. Joshi D, James A, Quaglia A, Westbrook RH, Heneghan MA. Liver disease in pregnancy. Lancet 2010; 375(9714):594-605.
134. Byrne JJ, Seasely A, Nelson DB, Mcintire DD, Cunningham FG. Comparing acute fatty liver of pregnancy from hemolysis, elevated liver enzymes, and low platelets syndrome. J Matern Fetal Neonatal Med 2022; 35(7):1352-62.
135. Cunningham FG, Nelson DB. Disseminated intravascular coagulation syndromes in obstetrics. Obstet Gynecol 2015; 126(5):999-1011.
136. American College of Obstetricians and Gynecologists. ACOG practice bulletin no. 211: Critical care in pregnancy. Obstet Gynecol 2019; 133(5):e303-e319.
137. Terrault NA, Williamson C. Pregnancy-associated liver diseases. Gastroenterol 2022; 163(1):97-117.e1. doi: 10.1053/j.gastro.2022.01.060.
138. Brasil. Ministério da Saúde. Departamento de HIV/Aids, Tuberculose, Hepatites Virais e Infecções Sexualmente Transmissíveis. Protocolos clínicoe e diretrizes terapêuticas (PCDTs). Disponível em: http://www.aids.gov.br/pt-br/pub/2022/protocolo-clinico-e-diretrizes-terapeuticas-para-prevencao-da-transmissao-vertical-de-hiv. Acesso em 22 ago 22.
139. European Association for the Study of the Liver. EASL 2017 Clinical Practice Guidelines on the management of hepatitis B virus infection. J Hepatol 2017; 67(2):370-98.
140. Huang DQ, Lim SG. Hepatitis B: Who to treat? A critical review of international guidelines. Liver Int 2020; 40(Suppl 1):5-14.
141. Society for Maternal-Fetal Medicine (SMFM), Dotters-Katz SK, Kuller JA, Hughes BL. Society for Maternal-Fetal Medicine Consult Series #56: Hepatitis C in pregnancy-updated guidelines: Replaces Consult N. 43, Nov 2017. Am J Obstet Gynecol 2021; 225(3):B8-B18.
142. Dionne-Odom J, Cozzi GD, Franco RA, Njei B, Tita ATN. Treatment and prevention of viral hepatitis in pregnancy. Am J Obstet Gynecol 2022; 226(3):335-46.
143. Lucena-Valera A, Perez-Palacios D, Muñoz-Hernandez R, Romero--Gómez M, Ampuero J. Wilson's disease: Revisiting an old friend. World J Hepatol 2021; 13(6):634-49.
144. Lynch EN, Campani C, Innocenti T, Dragoni G, Forte P, Galli A. Practical insights into chronic management of hepatic Wilson's disease. World J Clin Cases 2022; 10(14):4334-47.
145. Tunio NA, Mansoor E, Sheriff MZ, Cooper GS, Sclair SN, Cohen SM. Epidemiology of autoimmune hepatitis (AIH) in the United States between 2014 and 2019. A population-based national study. J Clin Gastroenterol 2021; 55(Issue 10):903-10.
146. Ducazu O, Degroote H, Geerts A et al. Diagnostic and prognostic scoring systems for autoimmune hepatitis: A review. Acta Gastroenterol Belg 2021; 84(3):487-95.
147. Chung YY, Heneghan MA. Autoimmune hepatitis in pregnancy: Pearls and pitfalls. Hepatology 2022; 76(2):502-17.

148. Komori A. Recent updates on the management of autoimmune hepatitis. Clin Mol Hepatol 2021; 27(1):58-69.
149. Efe C, Kahramanoğlu-Aksoy E, Yılmaz B et al. Pregnancy in women with primary biliary cirrhosis. Autoimmun Rev 2014; 13:931-5.
150. Trivedi PJ, Kumagi T, Al-Harthy N et al. Good maternal and fetal outcomes for pregnant women with primary biliary cirrhosis. Clin Gastroenterol Hepatol 2014; 12:1179-85.e1.
151. Vries E, Beuers U. Ursodeoxycholic acid in pregnancy? J Hepatol 2019; 71:1237-45.
152. Ludvigsson JF, Bergquist A, Ajne G, Kane S, Ekbom A, Stephansson O. A population-based cohort study of pregnancy outcomes among women with primary sclerosing cholangitis. Clin Gastroenterol Hepatol 2014; 12:95-100.e1.
153. Karlsen TH, Folseraas T, Thorburn D, Vesterhus M. Primary sclerosing cholangitis – A comprehensive review. J Hepatol 2017; 67(6):1298-323.
154. Sarkar M, Terrault N, Chan W et al. Polycystic ovary syndrome (PCOS) is associated with NASH severity and advanced fibrosis. Liver Int 2020; 40:355-9.
155. Hagstrom H, Hoijer J, Ludvigsson JF et al. Adverse outcomes of pregnancy in women with non-alcoholic fatty liver disease. Liver Int 2016; 36:268-74.
156. Ajmera VH, Terrault NA, VanWagner LB et al. Longer lactation duration is associated with decreased prevalence of non-alcoholic fatty liver disease in women. J Hepatol 2019; 70:126-32.
157. Strandberg-Larsen K, Poulsen G, Bech BH et al. Association of light-to-moderate alcohol drinking in pregnancy with preterm birth and birth weight: Elucidating bias by pooling data from nine European cohorts. Eur J Epidemiol 2017; 32:751-64.
158. Patra J, Bakker R, Irving H, Jaddoe VWV, Malini S, Rehm J. Dose-response relationship between alcohol consumption before and during pregnancy and the risks of low birthweight, preterm birth and small for gestational age (SGA): A systematic review and meta-analyses. BJOG 2011; 118:1411-21.
159. Gaspersz MP, Klompenhouwer AJ, Broker MEE et al. Growth of hepatocellular adenoma during pregnancy: A prospective study. J Hepatol 2020; 72(1):119-24.
160. Haring MPD, Spijkerboer CS, Cuperus FJC et al. Behavior and complications of hepatocellular adenoma during pregnancy and puerperium: A retrospective study and systematic review. Oxford: HPB 2021; 23(8):1152-63.
161. Myers L, Ahn J. Focal nodular hyperplasia and hepatic adenoma: Evaluation and management. Clin Liver Dis 2020; 24(3):389-403.
162. Sandulescu LD, Urhut CM, Sandulescu SM, Ciurea AM, Cazacu SM, Iordache S. One stop shop approach for the diagnosis of liver hemangioma. World J Hepatol 2021; 13(12):1892-908.
163. Aziz H, Brown ZJ, Baghdadi A, Kamel IR, Pawlik TM. A comprehensive review of hepatic hemangioma management. J Gastrointest Surg 2022. Epub ahead of print.
164. Reizine E, Mulé S, Luciani A. Focal benign liver lesions and their diagnostic pitfalls. Radiol Clin North Am 2022; 60(5):755-73.
165. Nault JC, Paradis V, Ronot M, Zucman-Rossi J. Benign liver tumors: Understanding molecular physiology to adapt clinical management. Nat Rev Gastroenterol Hepatol 2022. Online ahead of print.
166. Albilllos A, Garcia-Tsao G. Classification of cirrhosis: The clinical use of HVPG measurements. Dis Markers 2011; 31(3):121-8.
167. Westbrook RH, Yeoman AD, O'Grady JG, Harrison PM, Devlin J, Heneghan MA. Model for End-Stage Liver Disease score predicts outcome in cirrhotic patients during pregnancy. Clin Gastroenterol Hepatol 2011; 9:694-9.
168. Gonsalkorala ES, Cannoon MD, Lim TY, Penna L, Williamson C, Heneghan MA. Non-invasive markers (ALBI and APRI) predict pregnancy outcomes in women with chronic liver disease. Am J Gastroenterol 2019; 114:267-75.
169. Flemming JA, Mullin M, Lu J et al. Outcomes of pregnant women with cirrhosis and their infants in a population-based study. Gastroenterology 2020; 159(5):1752-62.e10.
170. Palatnik A, Rinella ME. Medical and obstetric complications among pregnant women with liver cirrhosis. Obstet Gynecol 2017; 129:1118-23.
171. Rasheed SM, Abdel Monem AM, Abd Ellah AH, Abdel Fattah MS. Prognosis and determinants of pregnancy outcome among patients with post-hepatitis liver cirrhosis. Int J Gynaecol Obstet 2013; 121:247-51.
172. Gunarathne LS, Rajapaksha H, Shackel N, Angus PW, Herath CB. Cirrhotic portal hypertension: From pathophysiology to novel therapeutics. World J Gastroenterol 2020; 26(40):6111-40.
173. Olutoye OA, Baker BW, Belfort MA, Olutoye OO. Food and Drug Administration warning on anesthesia and brain development: Implications for obstetric and fetal surgery. Am J Obstet Gynecol 2018; 218:98-102.
174. Franchis R, Bosch J, Garcia-Tsao G, Reiberger T, Ripoll C; Baveno VII Faculty. Baveno VII – Renewing consensus in portal hypertension. J Hepatol 2022; 76(4):959-74.
175. Alqahtani SA, Jang S. Pathophysiology and management of variceal bleeding. Drugs 2021; 81(6):647-67.
176. Garcia-Tsao G. Current management of the complications of cirrhosis and portal hypertension: Variceal hemorrhage, ascites, and spontaneous bacterial peritonitis. Dig Dis 2016; 34:382-6.
177. Rockey DC. An update: Portal hypertensive gastropathy and colopathy. Clin Liver Dis 2019; 23:643-58.
178. Diaz-Sanchez A, Nunez-Martinez O, Gonzalez-Asanza C et al. Portal hypertensive colopathy is associated with portal hypertension severity in cirrhotic patients. World J Gastroenterol 2009; 15:4781-7.
179. Aung YY, Berry C, Jayaram PR, Woon EV. Splenic artery aneurysm in pregnancy: A systematic review. Int J Gynaecol Obstet 2022. Online ahead of print.
180. Rautou P-E, Plessier A, Bernuau J, Denninger M-H, Moucari R, Valla D. Pregnancy: A risk factor for budd-chiari syndrome? Gut 2009; 58:606-8.
181. Ren W, Li X, Jia J, Xia Y, Hu F, Xu Z. Prevalence of Budd-Chiari syndrome during pregnancy or puerperium: A systematic review and meta-analysis. Gastroenterol Res Pract 2015; 2015:839875.
182. Northup PG, Garcia-Pagan JC, Garcia-Tsao G et al. Vascular liver disorders, portal vein thrombosis, and procedural bleeding in patients with liver disease: 2020 Practice Guidance by the American Association for the Study of Liver Diseases. Hepatology 2021; 73(1):366-413.
183. Ferral H, Behrens G, Lopera J. Budd-Chiari syndrome. Am J Roentgenol 2012; 199:737-45.
184. Gavriilidis P, Marangoni G, Ahmad J, Azoulay D. State of the art, current perspectives, and controversies of Budd-Chiari syndrome: A review. J Clin Med Res 2022; 14(4):147-57.
185. Ibiebele I, Schnitzler M, Nippita T, Ford JB. Outcomes of gallstone disease during pregnancy: A population-based data linkage study. Paediatr Perinat Epidemiol 2017; 31:522-30.
186. Chen MM, Coakley FV, Kaimal A, Laros RK. Guidelines for computed tomography and magnetic resonance imaging use during pregnancy and lactation. Obstet Gynecol 2008; 112(Pt 1):333-40.
187. Gallaher JR, Charles A. Acute cholecystitis: A review. JAMA 2022; 327(10):965-75.
188. Odenwald MA, Paul S. Viral hepatitis: Past, present, and future. World J Gastroenterol 2022; 28(14):1405-29.
189. Dionne-Odom J, Cozzi GD, Franco RA, Njei B, Tita ATN. Treatment and prevention of viral hepatitis in pregnancy. Am J Obstet Gynecol 2022; 226(3):335-46.
190. Seto MT, Cheung KW, Hung IFN. Management of viral hepatitis A, C, D and E in pregnancy. Best Pract Res Clin Obstet Gynaecol 2020; 68:44-53.
191. Damiris K, Aghaie Meybodi M, Niazi M, Pyrsopoulos N. Hepatitis E in immunocompromised individuals. World J Hepatol 2022; 14(3):482-94.
192. Kourtis AP, Read JS, Jamieson DJ. Pregnancy and infection. N Engl J Med 2014; 371:1075-7.
193. McCormack AL, Rabie N, Whittemore B, Murphy T, Sitler C, Magann E. HSV hepatitis in pregnancy: A review of the literature. Obstet Gynecol Surv 2019; 74:93-8.

Doenças da Tireoide

CAPÍTULO

40

Anelise Impellizzeri Nogueira
Marina Nogueira de Andrade

INTRODUÇÃO

A gravidez promove efeitos radicais na fisiologia tireoidiana, deflagrando alterações no metabolismo do iodo, na atividade da glândula tireoide, no transporte dos hormônios tireoidianos e no metabolismo periférico da tiroxina (T4) e da tri-iodotironina (T3). Essas alterações, que ocorrem principalmente na primeira metade da gestação, têm grande repercussão no diagnóstico e tratamento das doenças da tireoide na gestante.

O diagnóstico de doença da tireoide durante a gravidez exige a compreensão das alterações na fisiologia da tireoide e nos testes de função tireoidiana que acompanham a gravidez normal. O manejo das disfunções tireoidianas na gestação, incluindo rastreamento, diagnóstico e tratamento, ainda é muito controvertido.

FISIOLOGIA E FUNÇÃO TIREOIDIANA NA GESTAÇÃO

As principais alterações na função da tireoide durante a gravidez são o aumento na globulina carreadora de tiroxina sérica (TBG) e a estimulação do receptor de hormônio estimulante da tireoide (TSH) pelo hormônio gonadotrofina coriônica humana (hCG),[1] como demonstrado na Figura 40.1.

Por mecanismos diversos, ocorre aumento do estímulo ao eixo hipotálamo-hipófise-tireoide, como aumento na concentração sérica de estrogênios, acompanhado de aumento da TBG e consequente redução das frações livres dos hormônios tireoidianos. Há maior depuração de iodo, maior degradação dos hormônios tireoidianos pelas desiodases placentárias e aumento na concentração sérica de hCG, que, por reação cruzada com o receptor de TSH, estimula o tecido tireoidiano, podendo causar o bócio e o hipertireoidismo transitório da gestação.

Globulina carreadora de tiroxina

Durante a gravidez, as concentrações séricas de TBG quase duplicam devido ao estrogênio, que aumenta de produção e sialilação, resultando em diminuição da depuração da TBG. O excesso de TBG acarreta aumento nas concentrações séricas totais, mas não livres, de T4 e T3. Os níveis de T4 e T3 totais aumentam aproximadamente 50% durante a primeira metade da gravidez, estabilizando em torno de 20 semanas, momento em que um novo estado de equilíbrio é alcançado e a taxa geral de produção de hormônios tireoidianos retorna às taxas pré-gestacionais.

Gonadotrofina coriônica humana

O hCG faz parte de uma família de hormônios glicoproteicos, incluindo o TSH, com uma subunidade alfa comum e uma subunidade beta única. Existe homologia considerável entre as subunidades beta de hCG e TSH.

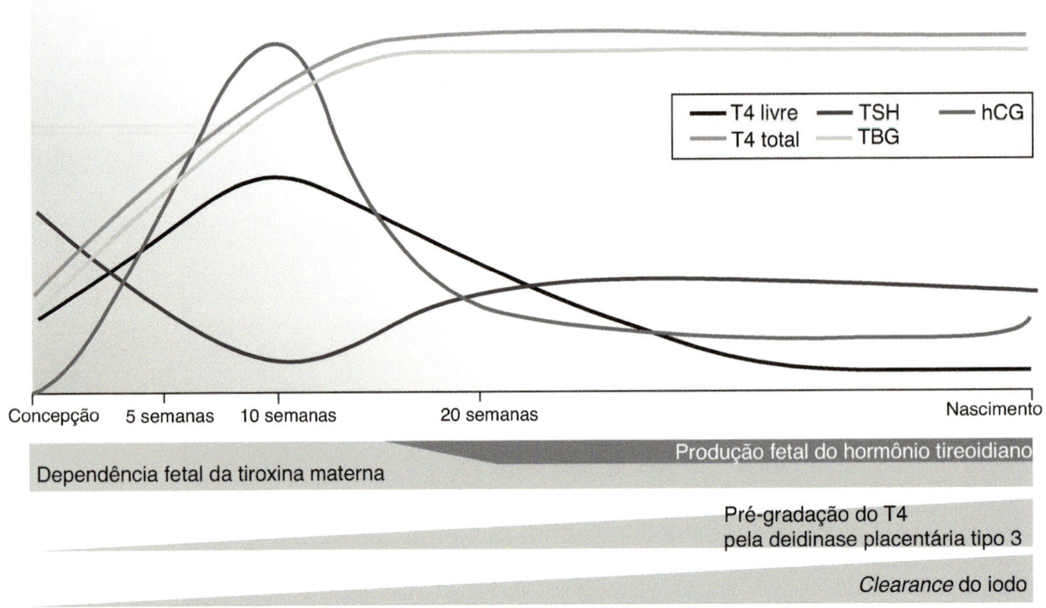

Figura 40.1 Alterações na fisiologia tireoidiana materna durante a gestação. (*hCG*: gonadotrofina coriônica humana; *T4*: tiroxina; *TBG*: globulina carreadora de tiroxina sérica; *TSH*: hormônio estimulante da tireoide.) (Reproduzida de Korevaar *et al.*, 2017.[1])

Como resultado, o hCG exerce atividade estimuladora tireoidiana fraca.

As concentrações séricas de hCG aumentam logo após a fertilização e atingem o pico em 10 a 12 semanas (Figura 40.1). Durante esse período, as concentrações das formas livres de T3 e T4 se elevam discretamente, em geral dentro da faixa superior da normalidade, enquanto o TSH tem seus níveis reduzidos para os limites inferiores da normalidade.[1,2]

Na maioria das gestações normais, esse efeito estimulatório do hCG sobre a tireoide é de curta duração e geralmente não detectável. No entanto, em 10% a 20% das mulheres sem anormalidades tireoidianas, as concentrações séricas de TSH são transitoriamente baixas ou indetectáveis, principalmente naquelas com níveis muito elevados de hCG, observados, por exemplo, em gestações múltiplas e na hiperêmese gravídica.[1]

Esse hipertireoidismo transitório, geralmente subclínico, deve ser considerado um achado fisiológico. Não se sabe se essa ação do hCG beneficia a mãe ou o feto. Mais tarde na gravidez, à medida que a secreção de hCG diminui, as concentrações séricas de T4 e T3 livres também sofrem redução e as de TSH aumentam ligeiramente no sentido da faixa normal.

Metabolismo do iodo

O iodo é um componente fundamental dos hormônios tireoidianos (HT). Durante a gestação, há aumento importante da demanda materna desse micronutriente devido à maior produção materna de HT, à transferência materno-fetal de iodo pela placenta e ao aumento da excreção renal materna de iodo. Em situações normais, 90% da necessidade diária de iodo são adquiridos por meio da dieta, em especial do consumo de alimentos de origem marinha, laticínios, pães e sais iodados. A Organização Mundial da Saúde (OMS) recomenda a ingestão de 250mcg/dia de iodo para gestantes e lactantes, em contraponto a 150mcg/dia para a população em geral.[3] Nos países que não contam com programas de iodação do sal, recomenda-se a suplementação de iodo (na forma de iodeto de potássio) para as gestantes, lactantes e mulheres que desejam engravidar. Grande parte do território brasileiro é considerada suficiente em iodo.[3]

A deficiência grave de iodo materno durante a gravidez resulta em redução na produção materna de T4, transferência placentária inadequada de T4 materno e comprometimento do desenvolvimento neurológico fetal, que acontece nas primeiras semanas da gestação, como mostra a Figura 40.2. No entanto, a ingestão excessiva de iodo também pode ser prejudicial, pois pode levar ao hipotireoidismo fetal e ao bócio.

Placenta e função tireoidiana fetal

Os HT maternos atravessam a placenta antes e após o início da função tireoidiana fetal. Entre a quarta e a sexta semana de gestação, o T4 é encontrado no fluido celômico. A demonstração de que neonatos com agenesia da glândula ou defeitos completos de organificação apresentam concentrações de T4 correspondentes a 30% dos níveis normais circulantes sugere que a transferência transplacentária continua até o nascimento. A identificação da presença de receptores de T3 no cérebro fetal por volta da décima semana e a observação da primeira fase de rápido desenvolvimento cerebral no segundo trimestre, período em que o suprimento de HT se faz principalmente à custa da passagem materna, sugerem que baixas concentrações maternas de T4 podem resultar em déficit neurológico irreversível na criança.

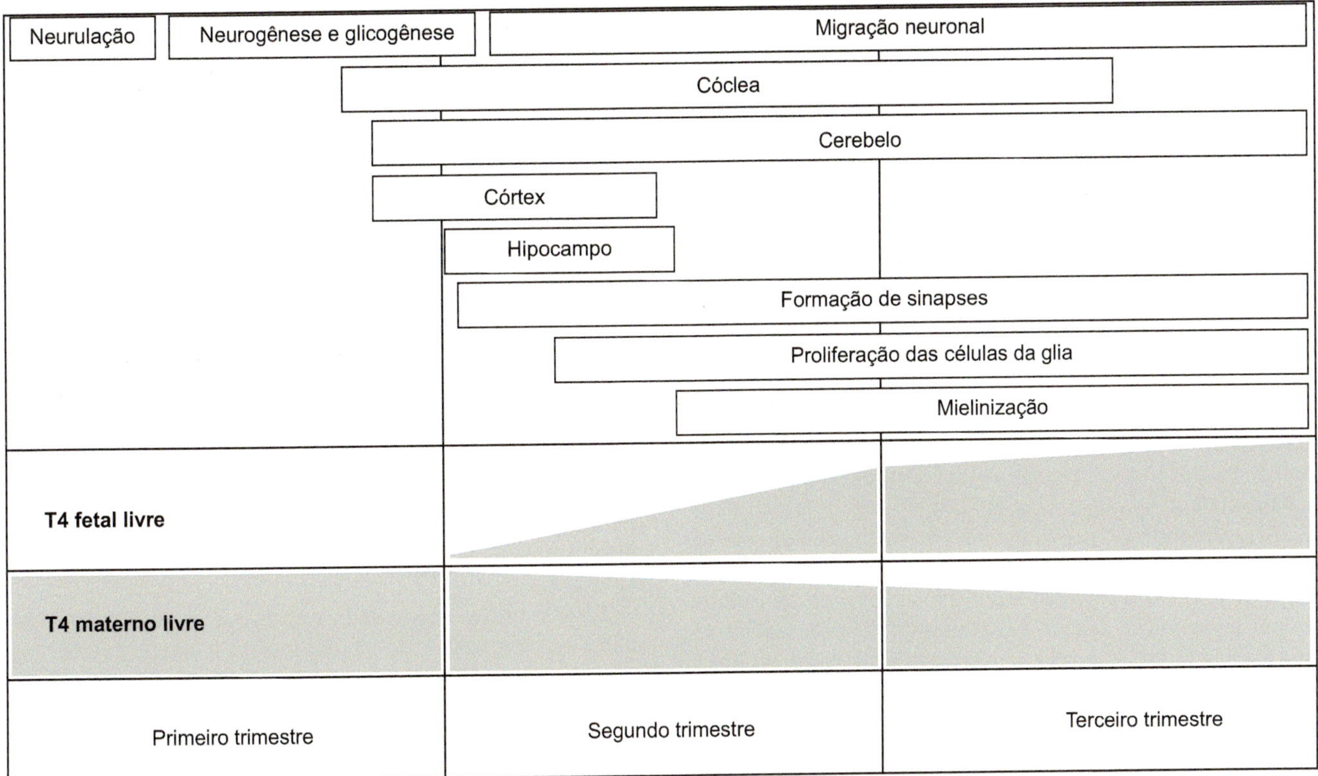

Figura 40.2 Desenvolvimento do sistema nervoso central e relação entre a neurogênese e a necessidade de hormônios tireoidianos maternos. (T4: tiroxina.) (Adaptada de Delitala *et al.*, 2019.[2])

Durante toda a gestação ocorre modificação do metabolismo dos hormônios maternos por meio de sua desiodação pela placenta.[4] Três enzimas catalisam a desiodação dos HT nos tecidos humanos. A atividade da desiodase tipo 1 parece não ser modificada na gestação, enquanto a do tipo 2 é expressa na placenta, porquanto sua atividade representa mecanismo homeostático para manter a produção maior de T3 local, quando as concentrações de T4 maternas são reduzidas. A placenta contém grandes quantidades de desiodases tipo 3, que convertem T4 em T3 reverso (rT3) e T3 em T2. Essa alta atividade durante a vida fetal pode explicar as concentrações baixas de T3 e altas de rT3, que são características do metabolismo dos HT fetais.

Entre 10 e 12 semanas de gestação, o TSH fetal começa a ser produzido, uma vez que a tireoide fetal passa a ser capaz de concentrar iodo e sintetizar iodotironinas. No entanto, ocorre pouca síntese hormonal até 20 semanas. A partir daí, a secreção tireoidiana fetal aumenta gradativamente.

Ao término da gestação, as concentrações séricas de T4, T3 e TSH fetais diferem substancialmente das maternas – as de TSH são mais altas, enquanto as de T4 e T3 livres são mais baixas que as maternas. Logo após o nascimento, o TSH aumenta rapidamente para 50 a 80mUI/L, caindo para 10 a 15mUI/L em 48 horas. As concentrações séricas de T3 e T4 aumentam rapidamente para valores ligeiramente superiores aos dos adultos normais.

Até que ponto os hormônios tireoidianos maternos atravessam a placenta é controverso, mas eles são críticos para o crescimento e o desenvolvimento do sistema nervoso no primeiro trimestre, quando o feto não tem tireoide funcional própria (Figura 40.2). A consequência funcional da disfunção tireoidiana materna, particularmente durante o primeiro trimestre da gravidez, tem sido estudada principalmente a partir de testes neuropsicológicos do neurodesenvolvimento alterado da prole. Alterações sutis na função cognitiva, quociente de inteligência, atrasos no desenvolvimento na infância e hiperatividade/desatenção foram descritos, embora não relatados em todos os estudos.[5]

AVALIAÇÃO DA TIREOIDE NA GESTAÇÃO

Avaliação da função tireoidiana

Em virtude das mudanças fisiológicas na gestação, os exames da função tireoidiana devem ser interpretados com cautela, utilizando, sempre que possível, valores de referência locais e específicos para cada trimestre gestacional. Diversas condições podem influenciar a função tireoidiana durante a gestação, como *status* iódico, etnicidade, idade, paridade, tabagismo, índice de massa corporal (IMC), medicamentos e presença de autoimunidade tireoidiana. Por isso, os valores de referência da função tireoidiana devem ser determinados a partir de populações de gestantes iodossuficientes e livres de fatores que possam interferir na função tireoidiana.

Segundo a American Thyroid Association (ATA), na ausência de faixas normais específicas da população e do trimestre gestacional, podem ser adotados os valores de referência de outros centros, desde que tenham sido determinados a partir de uma população com características semelhantes e utilizada a mesma metodologia do ensaio de dosagem de TSH.[6] Os valores de normalidade do TSH para o primeiro trimestre gestacional, a partir da sétima semana de gestação, podem ser definidos reduzindo-se 0,4mUI/L do limite inferior e 0,5mUI/L do limite superior dos valores de referência de TSH para não gestantes. Por outro lado, de acordo com a European Thyroid Association (ETA), os valores de referência são estabelecidos como mostra o Quadro 40.1.

Estudo prospectivo realizado na região metropolitana de Belo Horizonte, avaliando 660 gestantes saudáveis, iodossuficientes e sem autoimunidade tireoidiana, encontrou intervalo de referência (percentil 2,5 a 97,5) para TSH no primeiro trimestre entre 0,04 e 2,7mUI/L.[7] Estudo semelhante, realizado no Rio de Janeiro, encontrou valores de referência de TSH entre 0,1 e 3,6mUI/L.[8]

A recomendação prévia de adoção do limite superior de TSH de 2,5mUI/L para o primeiro trimestre e 3,0mUI/L para o segundo e terceiro trimestres tem sido abandonada por levar a diagnóstico e tratamento desnecessários em muitos casos. No segundo e terceiro trimestres deve haver um retorno gradual do TSH para a faixa normal, não grávida.[1,2] Em vários estudos populacionais, o limite inferior do intervalo de referência para TSH em gestantes saudáveis durante o primeiro trimestre variou de 0,03 a 0,1mUI/L.[1]

A dosagem de T4 livre (T4L) deve ser realizada para diferenciar a disfunção tireoidiana subclínica da forma manifesta. Há aumento transitório nos níveis séricos de T4L no primeiro trimestre (em razão da ação agonista do hCG) com posterior redução no segundo e terceiro trimestres. Ainda assim, os níveis de T4L durante a gestação são usualmente inferiores aos de mulheres fora do período gestacional em virtude do aumento das concentrações séricas de TBG e da redução na concentração de albumina.

Por causa das limitações metodológicas e da variabilidade da determinação do T4L na gestação, a dosagem do T4 total (T4T) pode ser considerada uma alternativa, especialmente durante a segunda metade da gestação, devido à maior reprodutibilidade e às menores variações analíticas.[9] O intervalo de referência superior para T4T aumenta aproximadamente 5% por semana, começando na sétima semana. A partir de 16 semanas de gravidez, as concentrações de T4 e T3 totais são 1,5 vez maiores do que em mulheres não grávidas (devido ao excesso de TBG).[9]

Avaliação de autoimunidade tireoidiana

A autoimunidade tireoidiana diz respeito à presença de autoanticorpos antitireoidianos circulantes que são direcionados contra a tireoide e podem afetar ou não a função tireoidiana. É definida pela presença de um ou mais anticorpos antitireoidianos, habitualmente os anticorpos antitireoperoxidase (anti-TPO), mas também podendo estar presentes os anticorpos antitireoglobulina (anti-Tg) e do recpetor TSH (TRAb), associados ou não à disfunção tireoidiana.[10]

Os anti-TPO são encontrados em 5% a 14% das gestantes e estão presentes em 90% dos casos de tireoidite de Hashimoto, 75% dos de doença de Graves e 10% a 20% dos de bócio nodular ou carcinoma da tireoide.

Os fatores de risco para autoimunidade tireoidiana incluem história familiar de doença autoimune da tireoide, deficiência ou excesso de iodo, portadoras de doenças autoimunes (especialmente diabetes tipo 1) e ascendência europeia.

Existe clara associação entre positividade do anti-TPO e risco maior de abortamento e parto pré-termo, mesmo em mulheres eutireóideas.[10] No entanto, a fisiopatologia relacionada com o risco maior desses desfechos adversos não é completamente conhecida. Acredita-se que o anti-TPO seja marcador de um processo de autoimunidade não órgão-específico materno e sua presença aumenta a chance de disfunção tireoidiana, em especial o hipotireoidismo, durante e/ou após a gestação.

RECOMENDAÇÕES PARA RASTREAMENTO DE DOENÇAS TIREOIDIANAS E AUTOIMUNIDADE NA GESTAÇÃO

A disfunção tireoidiana na gestação é muitas vezes assintomática ou se apresenta com sinais e sintomas semelhantes aos de uma gestação normal. O rastreamento universal possibilitaria, dessa forma, identificar e tratar precocemente mulheres com disfunções tireoidianas assintomáticas. O não tratamento do hipo e hipertireoidismo manifestos está associado a desfechos obstétricos e fetais desfavoráveis. Entretanto, ensaios clínicos falharam em demonstrar benefício real da terapia com levotiroxina (LT4) em gestantes com hipotireoidismo subclínico, que é a disfunção tireoidiana mais prevalente durante a gestação.[11] Desse modo, a indicação do rastreamento

Quadro 40.1 Intervalos normais de referência de hormônio estimulante da tireoide (TSH) durante a gravidez segundo a American Thyroid Association (ATA) e a European Thyroid Association (ETA)

Organização	Intervalo de referência de TSH normal relatado durante a gravidez
ATA	Se nenhum intervalo de referência interno ou transferível específico para gravidez estiver disponível, use 4mUI/L como limite de referência superior No primeiro semestre, limite inferior de cerca de 0,1mUI/L (devido ao intervalo de referência de TSH reduzido em aproximadamente 0,4mUI/L no primeiro semestre)
ETA	Primeiro trimestre: 0,1 a 2,5mUI/L Segundo trimestre: 0,2 a 3mUI/L Terceiro trimestre: 0,3 a 3,5mUI/L

Fonte: Korevaar *et al.*, 2017; Alexander *et al.*, 2017.[1,6]

universal da disfunção tireoidiana no período pré-concepcional ou pré-natal permanece controversa, uma vez que não há evidências suficientes, até o momento, a favor ou contra sua recomendação.[6,11,12] A maioria das sociedades médicas mundiais recomenda a pesquisa de disfunção tireoidiana apenas em mulheres de alto risco, conforme descrito no Quadro 40.2.[1,11,12]

Por outro lado, a Sociedade Brasileira de Endocrinologia (SBEM) e a Federação Brasileira das Associações de Ginecologia e Obstetrícia (FEBRASGO), em posicionamento recente,[13] orientam que, em locais com condições técnicas e financeiras plenas, a dosagem de TSH deva ser realizada para todas as gestantes (rastreio universal) o mais precocemente possível, idealmente no início do primeiro trimestre ou até mesmo no planejamento pré-gravídico. No entanto, quando existem limitações técnicas e/ou financeiras, o médico deve identificar as mulheres sob risco maior de desenvolver disfunção da tireoide para dosagem de TSH.

Quando indicada a investigação da função tireoidiana, o American College of Obstetricians and Gynecologists (ACOG)[12] recomenda a dosagem de TSH como teste de triagem de primeira linha. Se o TSH estiver anormalmente alto ou baixo, deve-se dosar o nível de T4L para distinguir disfunção tireoidiana evidente da subclínica.

Em relação à determinação de anticorpos antitireoidianos, a ATA[1] recomenda a dosagem de anti-TPO nas gestantes com TSH acima de 2,5mUI/L, se ele for desconhecido previamente.[1,6] Não há recomendação para dosagem de rotina de anti-Tg nessas gestantes, pois a maioria dos estudos que avaliam os resultados clínicos da autoimunidade tireoidiana usou apenas medições de anti-TPO.

As recomendações de monitoramento para gestantes com autocorpos antitireoidianos, mas com as dosagens hormonais dentro dos valores normais, diferem de acordo com as sociedades científicas.[10] A ATA recomenda a dosagem sérica do TSH quando a gravidez é confirmada e a cada 4 semanas até a metade da gestação e pelo menos uma vez próximo de 30 semanas em gestantes com anticorpos anti-TPO ou anti-Tg positivos.[6] Já o ACOG não recomenda monitoramento adicional das gestantes cujo eutireoidismo foi estabelecido.[12]

Quadro 40.2 Indicações de rastreamento da função tireoidiana pré-concepcional ou pré-natal em mulheres com fatores de risco para disfunção tireoidiana

- História de abortamentos, parto pré-termo ou infertilidade
- História de irradiação da cabeça, pescoço ou cirurgia tireoidiana
- História pessoal ou familiar de hipotireoidismo, hipertireoidismo ou autoimunidade tireoidiana (autoanticorpos positivos, especialmente anti-TPO)
- Idade > 30 anos
- Multiparidade
- Obesidade grau 3 (IMC > 40kg/m^2)
- Portadora de doenças autoimunes (diabetes *mellitus* tipo 1, doença celíaca, vitiligo e outras)
- Residir em área insuficiente de iodo ou sem suplementação de iodo no sal
- Sinais ou sintomas de disfunção tireoidiana ou presença de bócio
- Uso de medicamentos como amiodarona, lítio ou administração recente de contraste radiológico iodado

HIPOTIREOIDISMO NA GESTAÇÃO

Definição

O hipotireoidismo franco ou manifesto, definido como a presença de níveis séricos elevados de TSH e baixos de T4L, ocorre em cerca de 0,2% a 0,6% das gestações. Os limites de normalidade de TSH e de T4L devem idealmente ser população e trimestre-específicos.[6,7,12,13] No hipotireoidismo subclínico (HSC), os níveis séricos de TSH estão elevados, com níveis normais de T4L, enquanto a hipotiroxinemia isolada é definida por níveis baixos de T4L associados a níveis normais de TSH. Disfunção tireoidiana mais comum na gravidez, o HSC é geralmente decorrente da resposta autoimune da tireoidite de Hashimoto, com até um terço das gestantes com HSC apresentando níveis séricos elevados de anti-TPO. Outras causas menos comuns de hipotireoidismo na gestação são a tireoidectomia, a deficiência grave de iodo e a terapia com radioiodo. A prevalência de HSC na gestação pode variar entre 3,5% e 18%, dependendo da definição utilizada. As etiologias da hipotiroxinemia são menos claras, mas têm sido associadas a casos de deficiência de iodo, obesidade, deficiência de ferro, exposição a desreguladores endócrinos ambientais e fatores angiogênicos.[14]

Manifestações clínicas

Os sintomas clínicos do hipotireoidismo durante a gestação são semelhantes aos encontrados em mulheres não grávidas e podem incluir fadiga, intolerância ao frio, constipação intestinal e ganho de peso. Os sintomas podem ser negligenciados ou atribuídos à própria gravidez, pois alguns dos sintomas do hipotireoidismo, à exceção da intolerância ao frio, são semelhantes aos da gravidez. A maioria das gestantes é assintomática.

Complicações materno-fetais

O diagnóstico e o tratamento são essenciais, uma vez que, se não tratado adequadamente, o hipotireoidismo materno manifesto está associado a risco maior de complicações materno-fetais, incluindo abortamento, parto pré-termo, baixo peso ao nascer, anemia, prejuízos no desenvolvimento neurocognitivo e pré-eclâmpsia.

Estudos observacionais também associaram o HSC materno a risco maior de desfechos obstétricos desfavoráveis, em especial nas gestantes com níveis elevados de anti-TPO. A combinação de HSC e autoimunidade tireoidiana está associada a risco maior de abortamento, diabetes gestacional e prematuridade, quando comparada à presença de HSC ou à positividade de anti-TPO isoladamente. Alterações neurocognitivas da prole não foram identificadas entre gestantes com HSC. Uma análise do *Avon Longitudinal Study of Parents and Children*[15] não mostrou associação entre o HSC materno no início da gravidez e o desempenho infantil em testes curriculares nacionais realizados com crianças de 4 a 15 anos. Nessa análise, 4.616 mães tiveram exames de tireoide realizados no primeiro trimestre (mediana de 10 semanas de gestação) e 166 tiveram HSC (definido como TSH > percentil 97,5 e T4 livre entre percentil 2,5 e 97,5). A mediana do TSH em mães com eutireoidismo e HSC foi de 0,97 e 3,22mUI/L, respectivamente.

Metanálise de dados individuais de 47.045 mulheres incluídas em 19 coortes demonstrou risco aumentado de parto pré-termo naquelas com HSC em comparação com as eutireóideas (OR: 1,29; IC95%: 1,01 a 1,64). As metanálises subsequentes do mesmo consórcio mostraram que o HSC materno estava associado a risco maior de pequenos para a idade gestacional (OR: 1,24; IC95%: 1,04 a 1,48) e pré-eclâmpsia (OR: 1,53; IC95%: 1,09 a 2,15).[16]

Apesar disso, não há consenso se a reposição do hormônio tireoidiano em mulheres com HSC reduz o risco de desfechos adversos gestacionais, neonatais e/ou na infância.[6,13,14] No entanto, à luz das evidências atuais, é razoável tratar as mulheres com HSC com LT4, principalmente se a taxa de TSH estiver acima de 10mUI/L ou o anticorpo tireoperoxidase for positivo.[14]

Tratamento e monitoramento

Hipotireoidismo preexistente

Todas as mulheres em idade fértil em tratamento de hipotireoidismo devem ser orientadas a engravidar com níveis de TSH abaixo de 2,5mUI/L ou, preferencialmente, abaixo de 1,2mUI/L.[6,14,17] Naquelas com HSC, o tratamento pré-concepcional deve seguir as mesmas recomendações de tratamento do primeiro trimestre gestacional. As mulheres com HSC e anti-TPO positivo apresentam resposta pior à estimulação tireoidiana pelo hCG na fase inicial da gestação. Por isso, deve ser indicado o tratamento com LT4 caso desejem engravidar. Permanece controversa a indicação de tratamento em mulheres com anti-TPO positivo cujos níveis séricos de TSH se encontram entre 2,5mUI/L e o limite superior de normalidade do valor de referência (habitualmente 4,0mUI/L). Nesses casos, a decisão deve ser individualizada, levando em conta outros fatores de risco para desfechos adversos. Caso seja iniciado o tratamento com LT4, a dose deve ser tateada até o alvo de TSH abaixo de 2,5mUI/L. Da mesma maneira, é possível considerar o tratamento com LT4 em mulheres com anti-TPO negativo e níveis de TSH acima do limite superior da normalidade (ou 4,0mUI/L) e até 10mUI/L que desejam engravidar.

Não há evidência suficiente para determinar de maneira conclusiva se a terapia com LT4 diminui o risco de nova perda de gestação em mulheres eutireóideas, com anticorpos anti-TPO positivos e com gestação recentemente diagnosticada. Entretanto, a administração de LT4 pode ser considerada devido aos potenciais benefícios em comparação ao risco mínimo. Nesses casos, 25 a 50mcg de LT4 seriam as doses típicas iniciais.[6]

Nas mulheres que apresentam hipotireoidismo prévio, o alvo do TSH pré-concepcional e no primeiro trimestre deve estar entre o limite inferior do valor de referência trimestre-específico e 2,5mUI/L. São várias as estratégias para ajuste da dose de LT4. Em geral, os estudos demonstram a necessidade de incremento de 30% a 50% da dose anterior ou de dobrar a dose pré-concepcional administrada em 2 dias da semana.[1,13,14] Deve-se realizar o monitoramento da função tireoidiana a cada 4 semanas, especialmente nas primeiras 20 semanas de gestação. O tratamento de escolha do hipotireoidismo na gestação é a LT4, não sendo recomendado o uso de combinações de T4/T3 em mulheres no período pré-concepcional ou durante a gestação.[14]

A Sociedade Americana de Medicina Reprodutiva recomenda o início de LT4 antes da reprodução assistida para mulheres com HSC (definido como nível de TSH > 4,0mUI/L), mas observou que não há evidências suficientes de que a terapia com LT4 para mulheres com níveis de TSH entre 2,5 e 4,0mUI/L esteja associada à melhora das taxas de gravidez ou aborto.[18]

Hipotireoidismo diagnosticado na gestação

Quando o hipotireoidismo é diagnosticado na gestação, para o início do tratamento é preconizada a dose de LT4 de 1,2 a 1,4mcg/kg/dia em gestantes com HSC e de 2,3mcg/kg/dia nas com hipotireoidismo manifesto. Nova dosagem de TSH sérico deve ser realizada após 4 semanas de cada ajuste de dose da LT4.[6,13,14] A decisão sobre o tratamento de mulheres com HSC durante a gestação deve levar em conta a presença ou não de autoimunidade tireoidiana associada.

As gestantes com HSC devem ser sempre tratadas com LT4 se apresentarem níveis de TSH acima de 4,0mUI/L e anti-TPO positivo ou níveis de TSH acima de 10mUI/L independentemente do *status* do anti-TPO. De acordo com as diretrizes da ATA (2017),[6] o tratamento com LT4 pode ser considerado em gestantes com níveis de TSH entre 4,0 e 10mUI/L e anti-TPO negativo, apesar de não haver evidência científica de alta qualidade que demonstre benefício desse tratamento. As recomendações atuais para tratamento do HSC na gestação estão sumarizadas no Quadro 40.3.

Seguimento após o parto

Em puérperas com hipotireoidismo diagnosticado antes da gestação, a dose de LT4 deve retornar aos valores pré-concepcionais e ser realizada nova dosagem de TSH sérico 6 semanas após o parto.[19] Não há contraindicação ao aleitamento materno para mulheres em uso de LT4. Aquelas que iniciaram o uso apenas durante a gestação habitualmente não necessitarão manter o tratamento após o parto, especialmente quando a dose utilizada foi menor que 50mcg/dia. Nova dosagem de TSH deve ser realizada em 6 a 8 semanas após o parto em todas as mulheres que fizeram uso de LT4 na gestação.[6,17,19]

HIPOTIROXINEMIA ISOLADA NA GESTAÇÃO

A hipotiroxinemia isolada (HI) é definida como concentrações séricas maternas normais de TSH, acompanhadas de concentrações reduzidas de T4L, abaixo dos percentis 2,5, 5 ou 10 da faixa de referência, de acordo com diferentes autores.[14] Sua prevalência em gestantes é muito variada, em torno de 1% a 10% em países suficientes em iodo e de 20% a 30% em áreas deficientes em iodo. Acredita-se que sua etiologia seja multifatorial, envolvendo fatores angiogênicos, antropométricos e comportamentais

Quadro 40.3 Recomendações atuais para tratamento do hipotireoidismo subclínico na gestação

Situação clínica	TSH (mUI/L)	T4L (ng/dL)	Anti-TPO	Tratamento com LT4	Acompanhamento
Hipotireoidismo pré-gestacional	≤ 2,5	Dentro do limite da normalidade	Normal ou elevado	Dose correta, não modificar a dose	A cada 4 a 6 semanas
	> 2,5	Baixo ou normal	Normal ou elevado	Alterar a dose de LT4 com incremento de 30% a 50% na dose anterior	A cada 4 semanas
Hipotireoidismo diagnosticado na gestação	> 10	Normal ou baixo	Normal ou elevado	Iniciar LT4, 1,8 a 2,3mcg/kg/dia	A cada 4 semanas
	> 4,0 e ≤ 10,0	Abaixo dos limites da normalidade	Normal ou elevado	Iniciar LT4, 1,8 a 2,3mcg/kg/dia	A cada 4 semanas
	> 2,5 e ≤ 4,0	Dentro dos limites da normalidade	Elevado	Considerar LT4: 50mcg como dose inicial	A cada 4 semanas
	≤ 2,5	Dentro dos limites da normalidade	Normal	Sem necessidade de tratamento	Sem necessidade de acompanhamento

Anti-TPO: anticorpo antitireoperoxidase; T4L: tiroxina livre; LT4: levotiroxina; TSH: hormônio estimulante da tireoide.

e o *status* iódico das gestantes. Além disso, interferentes laboratoriais (devido a alterações nas concentrações de albumina e TBG durante a gestação) podem explicar, em parte, a presença de HI em algumas gestantes.

A HI, especialmente se detectada no primeiro trimestre gestacional, tem sido associada a atraso de linguagem, pior desempenho em testes de quociente de inteligência, déficit de atenção e hiperatividade, autismo e esquizofrenia.[20] No entanto, permanece controversa a indicação da pesquisa e tratamento de HI na gestação, uma vez que ensaios clínicos controlados falharam em demonstrar benefício no tratamento com LT4 para a mãe e o feto, o que pode ser justificado pelo pequeno tamanho amostral, início tardio da reposição de LT4 e uso de doses excessivamente altas de LT4 nesses estudos.[14,15] A ATA não recomenda o tratamento com LT4 em gestantes com HI, enquanto a ETA sugere que o tratamento seja considerado quando detectada nas fases iniciais da gestação.[6,20]

HIPERTIREOIDISMO NA GESTAÇÃO

As alterações fisiológicas da gestação interferem na produção, liberação e disponibilidade da forma ativa dos hormônios e interferem no diagnóstico e manejo do hipertireoidismo durante a gestação.

Definição e etiologia

O hipertireoidismo clínico na gestação é diagnosticado por meio de exames laboratoriais com níveis de TSH suprimidos, associados a HT acima dos limites de referência para gestantes, e está relacionado com aumento do risco de desfechos adversos fetais e maternos.[6,21-23] Nesses casos, é importante a dosagem de anticorpos antirreceptores do TSH (TRAb) para o diagnóstico diferencial entre doença de Graves (DG) e tireotoxicose transitória gestacional (TTG).

O hipertireoidismo subclínico é caracterizado por níveis de TSH baixos ou suprimidos, com HT dentro dos limites da normalidade. Por não estar associado a desfechos fetais ou maternos adversos, exige monitoramento, mas não terapia medicamentosa. Condição fisiológica que ocorre em 1% a 3% das gestações, a TTG é a causa mais comum de hipertireoidismo na gestação, habitualmente subclínico, pois há supressão do TSH e os níveis de T4L são encontrados nos limites superiores da normalidade. A elevação dos níveis de hCG no início da gravidez, com pico na 11ª semana, é responsável por essa hiperestimulação tireoidiana que leva a quadro brando e transitório de hipertireoidismo, geralmente associado à hiperêmese gravídica. A TTG costuma ocorrer quando os níveis de hCG estão mais elevados, como em gestações gemelares e molares e na presença de coriocarcinoma. No início do segundo trimestre (entre 14 e 16 semanas de gestação), devido à queda do pico de hCG, os níveis de TSH tendem à normalização com resolução espontânea da tireotoxicose.[21,23]

A segunda causa mais comum de hipertireoidismo em mulheres grávidas é a DG, presente em 0,1% a 1% das gestações. Essa síndrome consiste em hipertireoidismo, bócio, doença ocular (orbitopatia) e, ocasionalmente, dermopatia referida como pré-tibial ou mixedema localizado. Além da evidência laboratorial de hiperfunção tireoidiana, na DG estão presentes TRAb, anticorpos que mimetizam a atividade do TSH em sua habilidade de estimular a função tireoidiana e, consequentemente, parecem ser os agentes responsáveis tanto pela hiperfunção como pelo aumento da tireoide.[2] Cabe ressaltar que esses anticorpos costumam apresentar declínio de suas atividades durante a gestação, o que é observado em mulheres com DG que experimentam remissão espontânea dos sintomas no transcorrer da gravidez. Habitualmente, o hipertireoidismo por DG precede a gestação.[6,19,21]

Outras causas menos comuns de tireotoxicose na gestação incluem bócio multinodular tóxico, adenoma tóxico e tireoidite subaguda. Tireotoxicose secundária à reposição excessiva de HT ou tireotoxicose factícia também podem ocorrer. O hipertireoidismo também pode ocorrer na doença trofoblástica gestacional.

Manifestações clínicas

Muitos dos sintomas inespecíficos associados à gravidez são semelhantes aos presentes no hipertireoidismo, incluindo taquicardia, intolerância ao calor e aumento da transpiração. Sintomas adicionais incluem ansiedade, tremor nas mãos e perda de peso, apesar de apetite normal ou aumentado. Achados específicos, como bócio e oftalmopatia, sugerem hipertireoidismo por DG.

Complicações materno-fetais

Enquanto o hipertireoidismo subclínico não costuma estar associado a complicações materno-fetais, o clínico pode ter impacto negativo em desfechos maternos, obstétricos, fetais e neonatais.[23] Gravidez complicada por hipertireoidismo manifesto mal controlado (na maioria das vezes devido à DG) está associada a taxas aumentadas de aborto espontâneo, trabalho de parto pré-termo, baixo peso ao nascimento, natimorto, pré-eclâmpsia e insuficiência cardíaca. O hipertireoidismo evidente, se não tratado, é responsável por alta incidência de hipertensão materna e incremento de 1,3 a 1,4 vez no risco de restrição de crescimento fetal (RCF), baixo peso ao nascer e parto pré-termo.[24]

O hipertireoidismo neonatal transitório é complicação incomum, ocorrendo em recém-nascidos de mães que apresentam títulos elevados de TRAb no terceiro trimestre da gestação. Já o hipotireoidismo neonatal transitório ocorre quando altas doses de medicações antitireoidianas são usadas pela mãe nas últimas semanas de gravidez.[21,23]

Aconselhamento pré-concepcional

Em virtude do risco de complicações obstétricas do hipertireoidismo não controlado e dos potenciais efeitos adversos dos medicamentos antitireoidianos na gravidez, o aconselhamento pré-concepcional deve ser discutido com todas as mulheres em idade reprodutiva com DG,[17] as quais devem ser aconselhadas a adiar a gestação até que o eutireoidismo seja alcançado. Para as que preferem a terapia medicamentosa, o propiltiuracil (PTU) pode ser preferível quando a mulher está tentando engravidar, a fim de evitar qualquer exposição ao metimazol (MMZ) no início da gestação.

As mulheres que necessitam de medicamentos antitireoidianos em baixa dosagem (< 5 a 10mg de MMZ/dia ou < 100 a 200mg de PTU/dia) para manter o eutireoidismo antes da gravidez, como as que foram tratadas por menos de 6 meses, que não têm oftalmopatia de Graves ativa ou com títulos de TRAb baixos ou negativos, podem ter sua medicação suspensa, porém com a função tireoidiana cuidadosamente monitorada (inicialmente a cada 2 semanas) após a interrupção da medicação, para detecção precoce de possível recorrência de hipertireoidismo. Nos casos com alto risco de recorrência, sugere-se manter PTU ou trocar MMZ por PTU, na proporção de 1:20.[6]

Para as mulheres que preferem evitar totalmente a medicação durante a gravidez, é possível considerar a terapia definitiva pré-concepção por ablação com radioiodo ou tireoidectomia. Complicações potenciais da ablação com radioiodo, incluindo piora da oftalmopatia de Graves, devem ser discutidas com a mulher. Os níveis de TRAb podem aumentar transitoriamente desde o início e permanecer elevados por muitos anos após a ablação com radioiodo, enquanto diminuem gradualmente após a tireoidectomia, geralmente no primeiro ano.[6,17,19] A gravidez deve ser adiada por pelo menos 6 meses após a ablação com radioiodo para minimizar os potenciais efeitos adversos da radiação e para garantir que as mulheres estejam eutireóideas e com uma dose estável de LT4.[24,25]

Diagnóstico

A determinação da causa da tireotoxicose é essencial para possibilitar o tratamento adequado, minimizando as complicações. Para isso, são de extrema importância uma boa anamnese e um bom exame físico. Alguns dados auxiliam a diferenciação entre TTG e DG, como tamanho do bócio, presença de nódulos e/ou oftalmopatia, presença de outras doenças autoimunes e sintomas muito intensos. Entretanto, a DG também pode manifestar-se de forma mais leve na gestação, inclusive com hipertireoidismo subclínico.[26] Nesse caso, a gestante geralmente tem história de doença tireoidiana prévia, podendo ou não apresentar bócio e oftalmopatia. A presença do TRAb circulante confirma a DG.[9]

O principal exame auxiliar para o diagnóstico da DG é o TRAb, particularmente diante de hipertireoidismo clínico. Na ausência de TRAb, aumento importante nas concentrações de T3 (total ou livre), em relação ao T4, também sugere DG. O diagnóstico diferencial entre TTG e DG é mostrado no Quadro 40.4.

É importante o alerta de que a vitamina B7 (biotina) deve ser sempre suspensa antes da coleta de sangue para dosagens hormonais, pois a maioria dos ensaios para avaliação da função tireoidiana sofre interferência, o que mimetiza o hipertireoidismo clínico, com supressão de TSH, elevação de T4L e TRAb positivo.[23] Além disso, recomenda-se a suspensão de outras vitaminas pelo menos 48 horas antes da coleta de sangue.

A ultrassonografia da tireoide pode ser útil em algumas circunstâncias, como, por exemplo, na avaliação de nódulo tireoidiano. Já a cintilografia da tireoide com iodo radioativo (RI) e a captação de RI estão contraindicadas na gestação e na lactação.

Tratamento e monitoramento

Tireotoxicose transitória gestacional

Como a TTG não está associada a resultados adversos na gravidez, não é indicado o tratamento com medicamentos antitireoidianos.[27] As gestantes com TTG devem receber cuidados de suporte para náuseas e vômitos graves, bem como qualquer desequilíbrio eletrolítico ou depleção de volume. Em caso de taquicardia com importante elevação do T4L, betabloqueadores podem ser utilizados. A medicação de preferência é o propranolol, 10 a 40mg a cada 8 horas, por curto período, até a normalização do T4L, devido ao risco de bradicardia e RCF.

Quadro 40.4 Características diferenciais da tireotoxicose transitória gestacional e da doença de Graves

Características clínicas e laboratoriais	Tireotoxicose transitória gestacional	Doença de Graves
História de doença da tireoide	Sem história prévia	Possível história de disfunção tireoidiana anterior à gestação
Estigmas da doença de Graves	Nenhum	Podem estar presentes bócio, oftalmopatia e sopro na tireoide
Gravidade dos sintomas	Leves	Variáveis: leves a graves
Presença de náusea/êmese	Sim (pode ser grave)	Habitualmente não há
TSH (hormônio estimulante da tireoide)	Baixo ou suprimido	Suprimido
T4L (tiroxina livre)	No limite superior da normalidade ou discretamente acima	Geralmente muito aumentado
T3 (tri-iodotironina)	Normal	Elevada
TRAb (anticorpo antirreceptor de TSH)	Negativo	Positivo

Fonte: Alexander *et al.*, 2017; Moleti *et al.*, 2019.[4,21]

Hipertireoidismo preexistente ou diagnosticado na gestação

As opções terapêuticas durante a gestação são limitadas em razão dos potenciais efeitos adversos dos medicamentos antitireoidianos sobre o feto.[24] Entretanto, os bons resultados materno-fetais dependem especialmente do bom controle do hipertireoidismo materno, sendo necessária a avaliação frequente da função tireoidiana, a cada 4 a 6 semanas, com ajuste adequado e contínuo da medicação. O tratamento do hipertireoidismo durante a gestação é medicamentoso e, em casos selecionados, pode ser cirúrgico. O uso de RI é absolutamente contraindicado durante a gestação.[6,12]

O objetivo do tratamento é manter um estado de hipertireoidismo leve, na tentativa de prevenir o hipotireoidismo fetal, uma vez que a tireoide fetal é mais sensível à ação das medicações antitireoidianas.[6,24] O tratamento excessivo do hipertireoidismo materno com agentes antitireoidianos pode causar bócio e hipotireoidismo fetal. O hipotireoidismo central transitório também pode ser observado em recém-nascidos cujas mães tiveram hipertireoidismo excessivamente controlado durante a gravidez, presumivelmente devido à supressão do eixo pituitária-tireoide fetal.

Para atingir a meta de hipertireoidismo leve, a concentração sérica de T4L deve ser mantida no limite superior do intervalo específico do trimestre para gravidez ou logo acima, especialmente se o intervalo de referência específico do trimestre não estiver disponível.[6,12,21] Já o T4 total deve ser mantido 1,5 vez acima do intervalo de referência para não grávidas. A concentração sérica de TSH deve ser sempre mantida abaixo do intervalo de referência para a gravidez (por exemplo, TSH aproximadamente de 0,1 a 0,3mUI/L), usando a menor dose possível de medicação.

Por atravessar livremente a placenta, o TRAb deve ser avaliado a cada trimestre. Em caso de persistência de títulos elevados, devem ser realizadas avaliação detalhada de bócio fetal e monitoração em virtude do risco aumentado de hipertireoidismo fetal e neonatal. Se os títulos negativarem ou diminuírem, o risco de complicações materno-fetais será menor.[6,22]

Mulheres com hipertireoidismo sintomático, moderado a grave, em razão de DG, adenoma tóxico, bócio multinodular tóxico ou doença trofoblástica gestacional necessitam tratamento medicamentoso do hipertireoidismo.[27] Nesses casos, quase sempre os valores de TSH estarão abaixo de 0,01mUI/L e as concentrações de T4L estarão acima dos níveis específicos do trimestre e/ou as concentrações totais de T4 e T3 excederão 1,5 vez o limite superior do normal para mulheres não grávidas.

O tratamento do hipertireoidismo não é necessário nas seguintes situações:[6]

- Hipertireoidismo subclínico transitório (concentrações séricas normais de T4 e T3 livres ou totais para gravidez, na presença de TSH subnormal) no primeiro trimestre de gravidez, por ser considerado achado fisiológico normal e, portanto, não exigir terapia.
- Hipertireoidismo evidente mediado por hCG, por ser geralmente transitório e leve.
- Hipertireoidismo subclínico e leve, assintomático, mesmo se causado por DG, adenoma tóxico ou bócio multinodular tóxico.

As opções terapêuticas para as gestantes com hipertireoidismo são limitadas devido aos potenciais efeitos adversos fetais dos tratamentos disponíveis. A maioria é tratada com agentes antitireoidianos, enquanto a tireoidectomia no segundo trimestre é uma opção para aquelas que apresentam contraindicações ao uso desses medicamentos.

Em relação aos agentes antitireoidianos, tanto o PTU como o MMZ podem ser usados para tratamento do hipertireoidismo manifesto na gravidez, com a escolha dependendo do trimestre da gravidez e da resposta à terapia anterior.[12]

A ATA recomenda que o PTU seja utilizado para tratamento do hipertireoidismo manifesto até 16 semanas de gestação em virtude do risco maior de teratogenicidade com MMZ nesse período da gestação.[6,26,27] Após 16 semanas, deve-se optar pelo tratamento com MMZ, devido ao risco menor de hepatotoxicidade em relação ao PTU. No entanto, a troca de medicamento pode causar o descontrole da doença, sendo necessário avaliar a gestante individualmente para decidir sobre a necessidade da troca das medicações. A equivalência de doses entre MMZ e PTU é de 1:20 (5mg de MMZ equivalem a 100mg de PTU).[6] Em caso de início de tratamento após 16 semanas de gestação, recomenda-se iniciar a terapia com MMZ.[22]

Tanto o MMZ como o PTU atravessam a placenta e podem induzir bócio ou hipotireoidismo fetal. Para minimizar esses efeitos sobre o feto, é importante manter o T4L no limite superior da normalidade e o TSH indetectável. A dose do medicamento é empírica e depende da gravidade dos sintomas e dos níveis de T4L. A dose inicial recomendada do PTU é de cerca de 100 a 500mg, fracionados em duas a três doses ao dia, enquanto a de MMZ é em torno de 5 a 30mg (média de 10 a 20mg) em dose única diária[22,26]. Se necessário, essas doses devem ser ajustadas a cada 4 semanas, até que a gestante permaneça apenas levemente hipertireóidea e os níveis de T4L persistam ligeiramente superiores à normalidade. O hipotireoidismo deve ser evitado, sendo recomendado que as doses sejam lentamente reduzidas ou descontinuadas até o final da gestação.[22] No período pós-parto pode ocorrer a exacerbação da doença, tornando necessária a reintrodução da medicação.

Tanto o PTU como o MMZ estão associados ao aumento da incidência de defeitos congênitos, os quais parecem ser menos frequentes e menos graves com o PTU do que com o MMZ.[24,27] Entre os defeitos congênitos associados ao PTU estão cistos na face e no pescoço (considerados menores) e anormalidades do trato urinário em pessoas do sexo masculino, ao passo que os associados ao MMZ incluem aplasia cútis, embriopatia, atresia coanal ou esofágica, defeitos do septo ventricular e outros defeitos da parede abdominal, olho e sistema urinário.

Propranolol (10 a 40mg, duas a três vezes ao dia) pode ser administrado na fase inicial do tratamento para melhorar os sintomas, mas tem sido associado a casos de placenta pequena, RCF, prejuízo nas respostas ao estresse-anóxico, bradicardia pós-natal e hipoglicemia no recém-nascido. Assim, não deve ser utilizado como agente primário por longo período, mas pode auxiliar o controle rápido da tireotoxicose.

A tireoidectomia durante a gravidez raramente é necessária, mas é uma opção para as mulheres que não toleram os agentes antitireoidianos em razão de alergia ou agranulocitose,[6,12] ou quando não é possível atingir as metas terapêuticas de controle do hipertireoidismo mesmo com altas doses de medicamentos antitireoidianos (> 40mg de MMZ ou 600mg de PTU).[6] Se necessário, o segundo trimestre da gestação é considerado o melhor período para a tireoidectomia.

Os medicamentos antitireoidianos são excretados no leite materno, mas em concentrações muito baixas. A amamentação é segura com doses de até 20mg/dia de MMZ e 450mg/dia de PTU. Recomenda-se que a medicação seja sempre ingerida imediatamente após a mamada.[26] O MMZ é preferido em virtude dos efeitos colaterais associados ao PTU.[6] Não é necessário o monitoramento da função tireoidiana do lactente, pois não há evidência de que o uso da medicação antitireoidiana se associe a hipotireoidismo ou ao comprometimento do crescimento ou do desenvolvimento neurocognitivo da criança.

NÓDULOS E CÂNCER DA TIREOIDE NA GESTAÇÃO

Prevalência

Em áreas com deficiência leve a moderada de iodo, a prevalência de nódulos tireoidianos durante a gravidez varia de 3% a 21%. Em estudos retrospectivos, a frequência de câncer de tireoide em mulheres grávidas com nódulos tireoidianos varia de 12% a 43%. Um estudo prospectivo, avaliando gestantes com diagnóstico ultrassonográfico recente de nódulos de tireoide, não detectou nenhum caso de malignidade. A ampla faixa de prevalência de câncer de tireoide provavelmente se deve a diferenças na população avaliada e no desenho dos estudos.[6]

Avaliação e acompanhamento da gestante com nódulo tireoidiano

A avaliação do nódulo tireoidiano na gravidez deve seguir as recomendações dirigidas à população adulta.[6] Deve-se investigar a história familiar de doença tireoidiana benigna ou maligna e de neoplasia endócrina múltipla, a história pessoal de irradiação da região da cabeça e pescoço, as circunstâncias em que ocorreu a detecção do nódulo tireoidiano, sua velocidade de crescimento e se há ou não sintomas compressivos. As dosagens de TSH e T4L estão indicadas, mas a cintilografia da tireoide está contraindicada na gravidez e na lactação.

As indicações para biópsia aspirativa por agulha fina (PAAF) do nódulo são as mesmas para as mulheres não grávidas, sendo considerada um exame seguro na gestação.[25] Entretanto, se não houver evidência de crescimento nodular, características ultrassonográficas alarmantes, como extensão extratireoidiana ou adjacente à traqueia ou nervo laríngeo recorrente, ou desenvolvimento de linfonodos cervicais durante o período de observação, é possível adiar a PAAF até o período pós-gestacional.[6,27,28] Quando a PAAF é realizada, o manejo subsequente varia de acordo com os resultados da biópsia. Raramente, nódulos benignos exigem cirurgia no segundo trimestre devido ao rápido crescimento e/ou desenvolvimento de sintomas compressivos. Quando a PAAF apresenta citologia indeterminada (neoplasia folicular, atipia de significado indeterminado ou lesão folicular de significado indeterminado), o teste molecular pode ser feito durante a gravidez, porém, mais frequentemente as gestantes são acompanhadas, e a avaliação adicional (teste molecular, cintilografia da tireoide ou, quando indicada, cirurgia) é adiada até após o parto, pois a maioria desses nódulos é benigna, embora as taxas de malignidade relatadas variem de 6% a 52%. Raras vezes a cirurgia é indicada durante a gestação em virtude do crescimento rápido ou do surgimento de linfadenopatia associada a nódulo suspeito indeterminado, devendo ser realizada preferencialmente no segundo trimestre.[28]

Avaliação e acompanhamento da gestante com carcinoma de tireoide

Na maioria dos estudos observacionais, o câncer de tireoide descoberto durante a gravidez não afeta significativamente o seu prognóstico.[29] Quando a cirurgia para câncer de tireoide comprovado por biópsia é adiada, a gestante deve ser monitorada durante a gravidez com ultrassonografia de tireoide a cada trimestre. Em caso de aumento significativo do tamanho do câncer de tireoide (50% em volume ou 20% em diâmetro em duas dimensões), a cirurgia pode ser considerada durante o segundo trimestre. O desenvolvimento de metástases nodais é clara indicação para intervenção cirúrgica. No entanto, se a lesão permanecer estável ou aumentar minimamente de tamanho, ou se o câncer for diagnosticado na segunda metade da gravidez, a cirurgia poderá ser realizada após o parto.

Em mulheres previamente tratadas com RI para câncer de tireoide, a gravidez deve ser adiada por pelo menos 6 meses para garantir que os níveis de HT tenham se normalizado na ausência de tratamento medicamentoso e que o tratamento adicional com radiação não seja necessário.[29]

As gestantes com diagnóstico prévio de câncer diferenciado de tireoide devem ser acompanhadas com dosagens de tireoglobulina, antitireoglobulina e ultrassonografia cervical. Como a gravidez pode estimular o crescimento das células tumorais de câncer de tireoide persistente ou recorrente, recomenda-se ultrassonografia cervical a cada trimestre para as gestantes com níveis elevados de tireoglobulina ou antitireoglobulina ou com conhecida doença recorrente estrutural. O nível de supressão do TSH deverá seguir as recomendações dessas diretrizes, de acordo com o risco de recorrência do tumor.[27,28]

TIREOIDITE PÓS-PARTO

A prevalência de tireoidite pós-parto varia entre 1% e 17%. Taxas mais altas, de até 25%, foram relatadas em mulheres com diabetes *mellitus* tipo 1, com história prévia de tireoidite pós-parto e com anti-TPO positivo que apresentavam função tireoidiana normal durante a gravidez. A tireoidite pós-parto é caracterizada por hipertireoidismo transitório ou hipertireoidismo transitório seguido de hipotireoidismo transitório ou permanente.

De acordo com as diretrizes clínicas da ATA, não há evidências suficientes para apoiar a recomendação de triagem de todas as gestantes para tireoidite pós-parto. No entanto, a dosagem de TSH e T4L de puérperas com risco maior de desenvolver tireoidite pós-parto deve ser realizada de 3 a 6 meses após o parto.[6]

Tanto o hipertireoidismo como o hipotireoidismo podem ocorrer no período pós-parto como resultado de tireoidite. Essa é uma forma de disfunção tireoidiana autoimune que ocorre entre o terceiro e o sexto mês após o parto. Habitualmente há um período inicial de hipertireoidismo transitório, seguido por hipotireoidismo e recuperação completa na maioria dos casos.[30]

Histologicamente, a tireoidite pós-parto é caracterizada por tireoidite linfocítica destrutiva. Como não há síntese hormonal aumentada, o uso das tioureias não está indicado, sendo recomendada a administração de betabloqueadores em caso de sintomatologia mais grave. Cerca de 70% dessas mulheres evoluem para resolução do processo e o restante apresentará quadro de hipotireoidismo transitório em 3 a 8 meses após o quadro inicial. O hipotireoidismo deverá ser tratado com LT4 por 3 a 6 meses. Algumas mulheres poderão manter o quadro de hipotireoidismo indefinidamente. Há a tendência de recorrência da tireoidite pós-parto em gestações futuras.[17]

É grande a associação entre tireoidite pós-parto e doenças autoimunes, principalmente o diabetes tipo 1. As gestantes com diabetes, especialmente com o tipo 1, devem ser rastreadas com dosagem de TSH durante o primeiro ano pós-parto em razão de sua forte associação a doenças da tireoide nessas mulheres.[6,10] Tem sido descrita associação entre tireoidite pós-parto e depressão pós-parto, porém mais estudos são necessários para confirmar essa hipótese. Em função disso, tem sido sugerido o rastreamento com TSH e T4L nos casos de diagnóstico de depressão pós-parto.

O diagnóstico de tireoidite pós-parto pressupõe os seguintes critérios:[30]

- Não deve haver história de anormalidades tireoidianas antes ou durante a gestação.
- Deve haver TSH alterado (tanto elevado como diminuído) durante o primeiro ano pós-parto.
- Não deve haver TRAb positivo ou nódulo tóxico.

Em caso de suspeita de tireoidite pós-parto, o método de rastreamento mais sensível e barato consiste na dosagem do nível de TSH. Se o TSH estiver alterado, deve ser realizada a dosagem de T4L e anticorpos antitireoidianos. O TRAb deve ser dosado em puérperas com TSH suprimido para afastar possível DG em fase inicial. Se o TSH estiver normal no rastreamento inicial, mas os sintomas forem muito sugestivos, procede-se a uma nova avaliação após 4 semanas.

Recomenda-se, também, a dosagem de TSH em todas as mulheres que apresentam sinais e sintomas sugestivos de disfunção tireoidiana no pós-parto, portadoras de doenças autoimunes, especialmente diabetes tipo 1, com anticorpos anti-TPO elevados e que apresentaram tireoidite pós-parto em gestação anterior. Caso o TSH seja superior a 10mUI/L em mulher sintomática, deve ser iniciado o uso de LT4 com acompanhamento para possível retirada futura, pois o hipotireoidismo é potencialmente reversível nessa condição. As mulheres com níveis inferiores a 10mUI/L ou assintomáticas deverão ser acompanhadas, desde que os níveis de T4L permaneçam normais.[30]

A Figura 40.3 apresenta o fluxograma-síntese para avaliação da função tireoidiana e as intervenções terapêuticas iniciais na gestação, ao passo que o Quadro 40.5 mostra os níveis de evidência e os graus de recomendação referentes às doenças da tireoide na gestação.

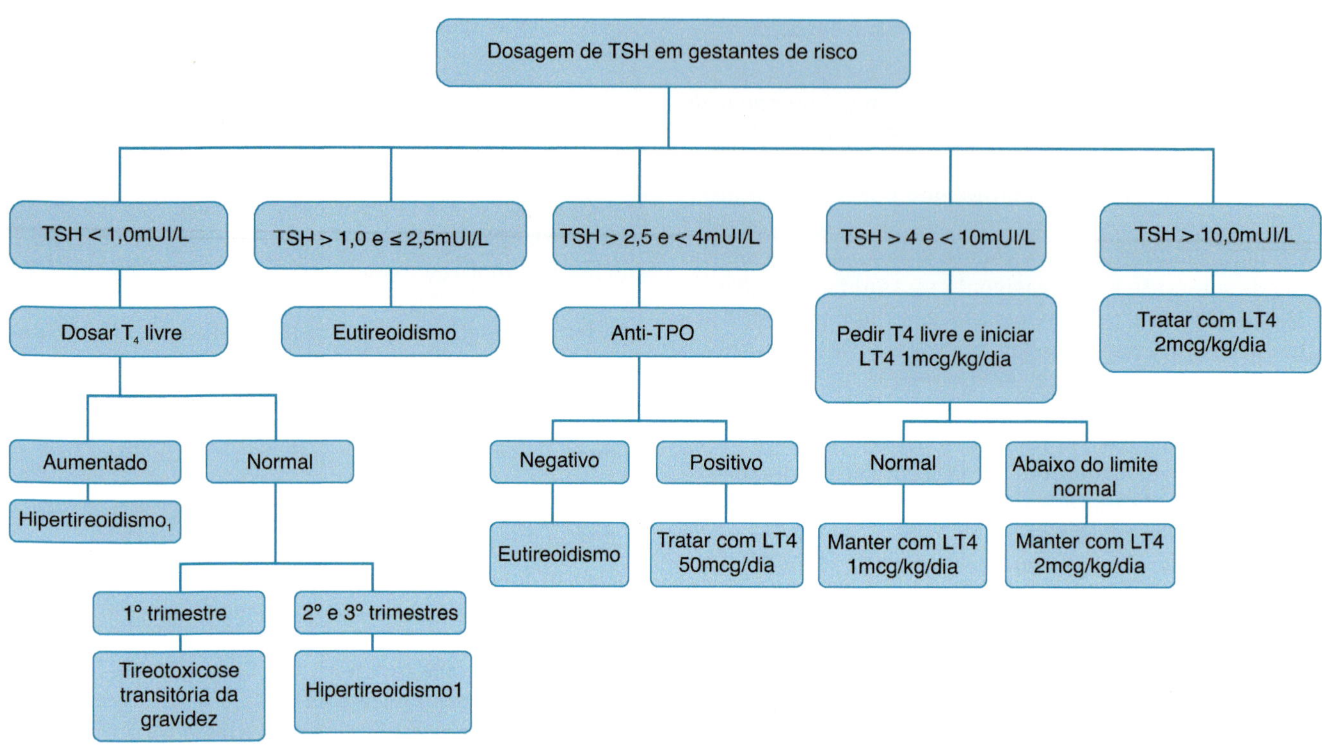

Figura 40.3 Fluxograma-síntese para avaliação da função tireoidiana. (*Anti-TPO*: anticorpo antitireoperoxidase; *LT4*: levotiroxina; *MTZ*: metimazol; *PTU*: propiltiouracil; *TSH*: hormônio tireoestimulante.) ([1]Iniciar medicação antitireoidiana [PTU ou MTZ] na dependência da idade gestacional.)

Quadro 40.5. Graus de recomendação e níveis de evidência das doenças tireoidianas na gestação

Objetivo	Intervenção	Nível de evidência	Grau de recomendação
Rastreamento	Avaliação tireoidiana em gestantes de risco	Alta	Forte
	Avaliação tireoidiana em todas as gestantes	Baixa	Fraca
Tratamento	Prescrever levotiroxina para gestantes eutireóideas com anticorpos anti-TPO positivos e perda gestacional prévia	Baixa	Fraca
	Prescrever levotiroxina para gestantes com anticorpos anti-TPO positivos e TSH > 2,5mUI/L	Moderada	Forte
	Prescrever levotiroxina para gestantes com anticorpos anti-TPO negativos com TSH > 10mUI/L	Baixa	Fraca
	Prescrever levotiroxina para gestantes com anticorpos anti-TPO positivos com concentrações de TSH entre 2,5 e 4,0mUI/L	Moderada	Fraca
	Prescrever levotiroxina para gestantes com anticorpos anti-TPO negativos com concentrações de TSH entre 4,0 e 10mUI/L	Baixa	Fraca
	Iniciar com levotiroxina 50mcg/dia para gestantes com hipotireoidismo subclínico Meta: TSH < 2,5mUI/L	Moderada	Fraca
	Terapia com levotiroxina **NÃO** é recomendada para mulheres com anticorpos anti-TPO negativos com TSH normal (< 4,0mUI/L)	Alta	Forte
	Aumentar em 20% a 30% a dose do hormônio tireoidiano utilizado antes da gestação após a confirmação da gravidez em mulheres com hipotireoidismo prévio (dois comprimidos a mais na semana da mesma dose utilizada anteriormente) e programar reavaliação médica	Alta	Forte
	Propiltiouracil e metimazol podem ser usados para tratar o hipertireoidismo clínico na gravidez, sendo preferível o propiltiouracil até 16 semanas	Moderada	Forte

Anti-TPO: anticorpo antitireoperoxidase; TSH: hormônio tireoestimulante.

Referências

1. Korevaar TIM, Medici M, Visser TJ, Peeters RP. Thyroid disease in pregnancy: New insights in diagnosis and clinical management. Nat Rev Endocrinol 2017; 13:610-22.
2. Delitala AP, Capobianco G, Cherchi PL, Dessole S, Delitala G. Thyroid function and thyroid disorders during pregnancy: A review. Arch Gynec Obstet 2019; 299:327-38.
3. Sherr NCG, Nogueira AI, Brandão KMA, Leite HV. Nutritional status of iodine in a group of pregnant women from the state of Minas Gerais correlated with neonatal thyroid function. Rev Bras Ginecol Obstet 2022; 44:909-14.
4. Eerdekens A, Verhaeghe J, Veerle D et al. The placenta in fetal thyroid hormone delivery: From normal physiology to adaptive mechanisms in complicated pregnancies. J Matern Fetal Neonatal Med 2020; 33:3857-66.
5. Korevaar TIM, Muetzel R, Medici M et al. Association of maternal thyroid function during early pregnancy with offspring IQ and brain morphology in childhood: A population-based prospective cohort study. Lancet Diabetes Endocrinol 2016; 4:35-43.
6. Alexander EK, Pearce EN, Brent GA et al. 2017 Guidelines of the American Thyroid Association for the diagnosis and management of thyroid disease during pregnancy and the postpartum. Thyroid 2017; 27:315-89.
7. Rosario PW, Carvalho MRC. TSH reference values in the first trimester of gestation and correlation between maternal TSH and obstetric and neonatal outcomes: A prospective Brazilian study. Arch Endocrinol Metab 2016; 60:314-8.
8. Morais NAOS, Assis ASA, Corcino CM et al. Recent recommendations from ATA guidelines to define the upper reference range for serum TSH in the first trimester match reference ranges for pregnant women in Rio de Janeiro. Arch Endocrinol Metab 2018; 62:386-91.
9. Lee RH, Spencer CA, Mestman JH et al. Free T4 immunoassays are flawed during pregnancy. Am J Obstet Gynecol 2009; 200:260. e1-e6.
10. De Leo S, Pearce EM. Autoimmune thyroid disease during pregnancy. Lancet Diabetes Endocrinol 2018; 6:575-86.
11. Stagnaro-Green A, Dong A, Stephenson MD. Universal screening for thyroid disease during pregnancy should be performed. Best Pract Res Clin Endocrinol Metab 2020; 34:301-20.
12. ACOG Practice Bulletin. Thyroid disease in pregnancy. Obstetr Gynecol 2020; 135:e261-74.
13. Solha ST, Mattar R, Teixeira PF et al. Rastreio, diagnóstico e manejo do hipotireoidismo na gestação. FEBRASGO Position Statement. Rev Femina 2022; 50:607-17.
14. Pearce EN. Management of hypothyroidism and hypothyroxinemia during pregnancy. Endocr Pract 2022; 28:711-8.
15. Nelson SM, Haig C, McConnachie A et al. Maternal thyroid function and child educational attainment: Prospective cohort study. BMJ 2018; 360:k452.
16. Korevaar TI, Derakhshan A et al. Consortium on Thyroid and Pregnancy Study Group on Preterm Birth. Association of thyroid function test abnormalities and thyroid autoimmunity with preterm birth: A systematic review and meta-analysis. JAMA 2019; 322:632e-41e.
17. Dhillon-Smith RK, Boelaert K. Preconception counseling and care for pregnant women with thyroid disease. Endocrinol Metab Clin North Am 2022; 51:417-36.
18. Poppe K, Bisschop P, Fugazzola L et al. 2021 European Thyroid Association Guideline on thyroid disorders prior to and during assisted reproduction. Eur Thyroid J 2021; 9:281-95.
19. Maulik D, Chuy V, Kumar S. Preexisting thyroid disease in pregnancy: A brief overview. Mo Med 2022; 119:360-5.
20. Nazarpour S, Ramezani Tehrani F, Rahmati M, Amiri M, Azizi F. Effects of isolated maternal hypothyroxinemia on adverse pregnancy outcomes. Arch Gynecol Obstet 2022; 305:903e-11.
21. Moleti M, Di Mauro M, Sturniolo G, Russo M, Vermiglio F. Hyperthyroidism in the pregnant woman: Maternal and fetal aspects. J Clin Transl Endocrinol 2019; 16:100190.
22. Andersen SL, Knøsgaard L. Management of thyrotoxicosis during pregnancy. Best Pract Res Clin Endocrinol Metab 2020; 34:101414.
23. Maganha CA, Mattar R, Mesa Júnior CO et al. FEBRASGO Position Statement Rastreio, diagnóstico e manejo do hipertireoidismo na gestação. Rev Femina 2022; 8:481-91.
24. Agrawal M, Lewis S, Premawardhana L, Dayan CM, Taylor PN, Okosieme OE. Antithyroid drug therapy in pregnancy and risk of congenital anomalies: Systematic review and meta-analysis. Oxford: Clin Endocrinol 2022; 96:857-68.
25. Lee SY, Pearce EN. Testing, monitoring, and treatment of thyroid dysfunction in pregnancy. J Clin Endocrinol Metab. 2021; 106: 883-92
26. Azizi F, Amouzegar A. Management of hyperthyroidism during pregnancy and lactation. Eur J Endocrinol 2011; 164:871-6.
27. Kinomoto-Kondo S, Umehara N, Sato S et al. The effects of gestational transient thyrotoxicosis on the perinatal outcomes: A case-control study. Arch Gynecol Obstet 2017; 295:87-93.
28. Burch HB, Burman KD, Cooper DS, Hennessey JV, Vietor NO. A 2015 Survey of clinical practice patterns in the management of thyroid nodules. J Clin Endocrinol Metab 2016; 101:2853-62.
29. Alves GV, Santin AP, Furlanetto TW. Prognosis of thyroid cancer related to pregnancy: A systematic review. J Thyroid Res 2011; 2011:691719.
30. Stagnaro-Green A. Clinical review: Postpartum thyroiditis. J Clin Endocrinol Metab 2002; 87:4042-7.

Doenças Reumáticas

CAPÍTULO

41

Aurivan Essado Dantas
Maria Vitória Pádua de Quintero
Cristina Costa Duarte Lanna

INTRODUÇÃO

Nascido no Brasil, o biólogo britânico Peter Brian Medawar foi laureado com o Prêmio Nobel de Fisiologia e Medicina em **1960** ao responder o seguinte questionamento: "Como o sistema imunológico materno desenvolve a tolerância ao feto?" A solução desse paradoxo da gestação bem-sucedida considera três hipóteses: separação anatômica, imaturidade dos antígenos fetais e inércia imunológica materna.[1]

De fato, diversas alterações imunológicas ocorrem no período gestacional para promover a tolerância ao feto, um enxerto semialogênico que expressa tanto genes maternos como paternos. São percebidas variações nas populações de linfócitos, no perfil de citocinas, na produção de inibidores do complemento pela placenta e na regulação das moléculas do antígeno leucocitário humano (HLA).[2] Este último, um grupo de genes determinantes da apresentação e reconhecimento de antígenos, tem expressão restrita no trofoblasto extraviloso chamado HLA-G. Em conjunto, essas modificações determinam em parte esse estado de inércia em que o sistema imunológico materno não responde a antígenos específicos.[3]

Diante da anergia imunológica materna, seria possível pressupor uma melhora das doenças sistêmicas imunomediadas no período gestacional. No entanto, a tolerância imunológica nesse período não afeta a totalidade das respostas imunes e as repercussões não são uniformes. A diminuição geral das respostas Th1 e a mudança para as respostas Th2, a redução da atividade das células *natural killer*, o aumento dos receptores para os fatores de necrose tumoral alfa (TNF-α) e dos antagonistas da interleucina 1 (IL-1), em conjunto com as alterações supracitadas, determinam diferentes riscos para a mãe e o concepto.[3] De acordo com os mecanismos patogênicos de cada doença, os sintomas podem melhorar, piorar ou permanecer estáveis. Desse modo, o acompanhamento irá diferir de acordo com o diagnóstico materno, a gravidade e a extensão da doença. Nem sempre o prognóstico é sombrio, e muitas mulheres com doenças reumáticas terão uma gravidez segura e com boa evolução.[2]

Ao lidar com uma gestante com doença reumática imunomediada, é necessário considerar os efeitos da doença materna sobre a gravidez, os efeitos da gravidez sobre a doença materna e os efeitos esperados, após o final da gestação, sobre a saúde materna e do recém-nascido. O acompanhamento dessas mulheres no período gestacional representa um desafio para todos os envolvidos. Este capítulo reúne as principais complicações maternas e fetais associadas a casos de lúpus eritematoso sistêmico (LES), síndrome do anticorpo antifosfolípide (SAF), artrite reumatoide (AR), esclerose sistêmica (ES), síndrome de Sjögren (SS), miopatias inflamatórias, vasculites sistêmicas e espondiloartrites. Além disso, discorre sobre as particularidades da contracepção e preservação da fertilidade em mulheres com doenças reumáticas. Por fim, aborda os medicamentos mais comumente empregados no ciclo gravídico-puerperal para o tratamento dessas doenças.

LÚPUS ERITEMATOSO SISTÊMICO

Doença inflamatória autoimune, o LES caracteriza-se pelo acometimento de múltiplos órgãos e sistemas com evolução crônica, marcada por períodos de atividade e remissão. Essa doença afeta, predominantemente, mulheres em idade fértil com gravidade variável, desde quadros leves com sintomas intermitentes até quadros graves com grande refratariedade ao tratamento.[4]

Os resultados gestacionais em mulheres com LES têm melhorado ao longo do tempo.[5] Um estudo observacional demonstrou que 81% das participantes com LES tiveram gestações sem complicações. No entanto, a população desse estudo era limitada a mulheres com atividade de doença leve a moderada, sendo excluídas aquelas com proteinúria significativa (relação proteinúria/creatinúria ≥ 1,0), lesão renal (creatinina sérica > 1,2mg/dL), em uso de dose alta de corticosteroide (prednisona ≥ 20mg/dia), hipertensão arterial, diabetes e gestação gemelar.[6]

Em metanálise que incluiu estudos publicados entre 2001 e 2016 foram comparados desfechos maternos e fetais em gestantes com e sem LES. Observou-se que o LES está associado a aumento significativo na frequência de cesariana (RR: 1,85; IC95%: 1,54 a 2,56), pré-eclâmpsia (RR: 1,91; IC95%: 1,44 a 2,53), hipertensão (RR 1,99; IC95%: 1,54 a 2,56), abortamento espontâneo (RR: 1,51; IC95%: 1,26 a 1,82), fenômenos tromboembólicos (RR 11,29; IC95%: 6,05 a 21;07), infecção pós-parto (RR: 4,35; IC95%: 2,69 a 7,03) e nascimentos pré-termo (RR 3,05; IC95%: 2,56 a 3,63). O número de nascidos vivos foi significativamente maior em mulheres sem LES (RR: 1,38; IC95%: 1,14 a 1,67). Além disso, a frequência de baixo peso ao nascer (< 2.500g), a necessidade de Unidade de Terapia Intensiva Neonatal e a ocorrência de defeitos congênitos e de Apgar de 1 minuto < 7 foram significativamente maiores entre os recém-nascidos de mães com LES.[7]

Aspecto relevante na avaliação pré-concepcional e pré-natal é que as mulheres com LES apresentam mais comorbidades que as sem LES, incluindo diabetes, hipertensão arterial, hipertensão pulmonar, insuficiência renal e trombofilia. Além disso, as mulheres com LES tendem a engravidar em idade mais avançada em comparação à população em geral. Esses fatores contribuem para determinar o alto risco dessas gestações.[8]

A parceria entre a gestante, o obstetra e o reumatologista é essencial para maximizar a chance de sucesso da gravidez, que deve ser idealmente planejada. A regra geral é que a atividade do LES deve estar sob controle por pelo menos 6 meses antes da concepção e com bom controle das comorbidades.[5]

Avaliação da atividade de doença

O reconhecimento da atividade e da exacerbação do LES na gestação pode ser prejudicado pela sobreposição das características dessa doença às alterações fisiológicas da gravidez. Astenia, mialgia, artralgia, edema de face, mãos e pés, eritema palmar e plantar, alopecia, taquidispneia, síndrome do túnel do carpo, positividade do fator antinuclear (FAN), aumento da velocidade de hemossedimentação, anemia, trombocitopenia e proteinúria leves podem ocorrer como alterações fisiológicas e imunológicas da gestação. Além disso, há alterações nos mecanismos de controle da coagulação que mantêm a mulher em estado de hipercoagulabilidade.[9,10]

Diversos estudos têm mostrado que o risco de exacerbação do LES é alto na gravidez, oscilando entre 25% e 65%, variação atribuída a diferentes desenhos de estudos, de populações incluídas e dos instrumentos utilizados. Os principais fatores de risco para aumento da atividade do LES durante a gestação são maior atividade da doença no momento da concepção ou nos meses antecedentes, história prévia de nefrite lúpica, presença de anticorpos antifosfolipídes (aPL) e descontinuação de medicamentos, como hidroxicloroquina. A maioria dessas crises é de leve a moderada gravidade e envolve manifestações cutâneas, musculoesqueléticas, hematológicas e renais (Quadro 41.1). Pode surgir a qualquer momento da gravidez, inclusive no pós-parto imediato ou tardio.[10,11]

O uso de índices como medida auxiliar para avaliação da atividade de doença pode ser útil no seguimento gestacional (Quadro 41.2). O *Systemic Lupus Erythematosus Pregnancy Disease Activity Index* (SLEPDAI) consiste em uma adaptação para a gestação de um índice clássico de avaliação da atividade de doença no LES, o *Systemic Lupus Erythematosus Disease Activity Index* (SLEDAI). A partir de uma soma simples de pontos, e considerando alterações fisiológicas e patológicas da gestação, é possível classificar a atividade de doença do LES como ausente (0 a 3 pontos), leve a moderada (4 a 12 pontos) e grave (> 12 pontos).[12]

Avaliação do risco da gestação

Parte importante da avaliação do risco da gestação em uma mulher com LES envolve a observância da atividade passada e atual da doença de base, histórico de tratamentos, lesão de órgão preexistente, referida como dano permanente (particularmente cardíaca, pulmonar e renal), perfil sorológico recente (anti-DNA nativo, anti-Ro/SSA, anti-La/SSB, perfil de aPL e complemento), presença de comorbidades (particularmente hipertensão, diabetes, doença renal e tromboembolismo venoso) e avaliação da história obstétrica pregressa.[11]

Com base nessas informações, as mulheres com LES podem ser estratificadas nos seguintes grupos: remissão ou doença estável com baixa atividade, doença em estágio inicial ou em moderada a alta atividade atualmente ou doença com comprometimento grave da função

Quadro 41.1 Impacto da gestação na atividade do lúpus eritematoso sistêmico (LES)

Manifestações de atividade de doença mais frequentes durante a gestação
• Cutâneas • Articulares • Hematológicas • Renais
Fatores de risco para aumento de atividade do LES durante a gestação
• Doença ativa nos 6 meses que antecedem a concepção • Vários períodos de ativação da doença nos anos que antecedem a concepção • História prévia de nefrite lúpica • Descontinuação da hidroxicloroquina

Fonte: adaptado de Lateef *et al.*, 2017.[9]

Quadro 41.2 Índice de atividade de doença do lúpus eritematoso sistêmico na gestação (SLEPDAI)

Escore	Descrição	Considerações para a gestação
8	Convulsão	Excluir eclâmpsia
8	Psicose	Nos primeiros dias após o parto, considerar a psicose puerperal
8	Síndrome cerebral orgânica	Sem particularidades descritas na gestação
8	Distúrbios visuais	Sem particularidades descritas na gestação
8	Distúrbios nos pares cranianos	Excluir paralisia de Bell
8	Cefaleia lúpica	Excluir pré-eclâmpsia e eclâmpsia
8	AVC	Excluir eclâmpsia
8	Vasculite	Considerar eritema palmar
4	Artrite	Considerar derrames articulares
4	Miosite	Sem particularidades descritas na gestação
4	Cilindros urinários	Sem particularidades descritas na gestação
4	Hematúria	Excluir cistite e falsa hematúria por problemas placentários
4	Proteinúria	Excluir pré-eclâmpsia
4	Leucocitúria	Excluir infecção
2	Novo *rash*	Considerar o cloasma gravídico
2	Alopecia	Considerar alopecia pós-parto
2	Ulcerações nasais	Sem particularidades descritas na gestação
2	Pleurite	Hiperventilação pode ser secundária aos níveis elevados de progesterona; dispneia secundária ao aumento do útero
2	Pericardite	Sem particularidades descritas na gestação
2	Hipocomplementemia	Complementos normalmente aumentam durante a gravidez
2	Aumento do anti-DNA	Sem particularidades descritas na gestação
1	Trombocitopenia	Excluir pré-eclâmpsia, síndrome HELLP e trombocitopenia incidental da gravidez
1	Leucopenia	Considerar o aumento normal da contagem de leucócitos durante a gravidez
1	Febre	Sem particularidades descritas na gestação
Atividade ausente (0 a 3 pontos), leve a moderada (4 a 12 pontos) e grave (mais de 12 pontos)		

AVC: acidente vascular cerebral; HELLP: *Hemolysis, Elevated Liver enzymes levels, Low Platelet count.*
Fonte: adaptado de Buyon *et al.*, 1999.[12]

orgânica e/ou lesão orgânica grave preexistente. No primeiro grupo, as medicações devem ser revisadas e ajustadas conforme o necessário e, de maneira geral, essas mulheres podem ser informadas de que é seguro planejar uma gravidez. As mulheres do segundo grupo devem ser encorajadas a adiar a gravidez, usar métodos contraceptivos eficazes (as medicações devem ser revisadas e ajustadas) e, uma vez que a condição do LES melhore ou – idealmente – entre em remissão, as mulheres podem ser informadas de que é seguro planejar uma gravidez. As mulheres do terceiro grupo correm risco particularmente alto de complicações, incluindo piora da progressão da doença e falência de órgãos-alvo, com implicações tanto para a mulher como para o feto, devendo ser desaconselhada a gestação.[11,13]

Alguns cenários clínicos associados ao diagnóstico prévio de LES podem ser considerados contraindicações relativas ou absolutas à gravidez, como exacerbação moderada a grave do LES nos últimos 6 meses, acidente vascular encefálico nos últimos 6 meses, hipertensão pulmonar moderada a grave ou sintomática, insuficiência cardíaca moderada a grave, valvopatia grave, doença pulmonar restritiva grave (capacidade vital forçada < 50% do previsto) e doença renal crônica em estágio 4 ou 5.[11]

Diagnóstico diferencial de atividade do lúpus eritematoso sistêmico e as síndromes hipertensivas da gestação

Diante de uma gestante lúpica que se apresenta com hipertensão arterial, proteinúria, trombocitopenia e deterioração da função renal, o diagnóstico diferencial entre a exacerbação do lúpus, especialmente a nefrite lúpica, e as doenças hipertensivas da gestação pode representar um desafio clínico-obstétrico. A evidência de atividade lúpica em outros órgãos pode nos ajudar nessa distinção. Assim, surgimento ou piora de *rash* cutâneo, linfoadenomegalia, artrite ou febre sem outra explicação compreendem fortes razões para considerar as alterações clínicas secundárias à atividade do LES.[14] No entanto, não existem parâmetros isoladamente seguros para essa separação diagnóstica e, muitas vezes, a exacerbação do LES coexiste com pré-eclâmpsia, eclâmpsia ou síndrome HELLP (*Hemolysis, Elevated Liver enzymes levels, Low Platelets count*).[15]

A avaliação de exames complementares também é útil. Sugerem atividade do LES a presença de títulos elevados do anti-DNA nativo, nível sérico baixo de complemento e sedimento urinário ativo (leucocitúria não infecciosa, hematúria e presença de cilindros hemáticos e celulares). A concentração sérica do complemento durante a gravidez, devido ao aumento da produção hepática, pode apresentar-se dentro da faixa de normalidade mesmo nos casos de LES ativo. Assim, as variações relativas do C3 e C4 são mais significativas se comparadas com os níveis absolutos. Uma queda ≥ 25% nos níveis séricos basais de complemento durante a gravidez pode indicar exacerbação do lúpus.[16] Em contrapartida, níveis elevados e crescentes de ácido úrico e hipocalciúria de 24 horas são mais frequentes na pré-eclâmpsia.[17]

Avaliação da gestante com lúpus eritematoso sistêmico

O seguimento da gestante com diagnóstico de LES inclui a participação de equipe multidisciplinar com experiência em gravidez de alto risco (Quadro 41.3). A frequência das visitas aumenta à medida que a gestação avança. A cada consulta, além da avaliação obstétrica habitual, é importante a valorização de possíveis sinais e sintomas relacionados com a atividade do lúpus, como a presença ou a piora da alopecia, da fotossensibilidade, de lesões cutâneas, de ulcerações orais ou nasais, da artralgia inflamatória ou artrite e dos distúrbios neuropsiquiátricos. A avaliação laboratorial anterior à gestação e/ou no início da gestação é importante para definição dos parâmetros basais, e a reavaliação mensal ou bimestral é recomendada conforme a evolução. Os exames ultrassonográficos são importantes para estabelecer a idade gestacional e o risco de cromossomopatias e para avaliação da morfologia e do ritmo de crescimento fetal, devendo ser solicitados conforme o critério obstétrico.[4,16]

Vários estudos demonstraram menos crises do LES e melhores resultados em gestantes que continuaram usando hidroxicloroquina durante a gravidez. Estudo prospectivo com 257 gestações em 197 mulheres mostrou que a descontinuação do medicamento durante a gravidez estava associada a taxa mais alta de reativações do LES em comparação com mulheres que continuaram a usá-lo. Além disso, a atividade alta da doença ocorreu duas vezes mais em gestações em que a hidroxicloroquina foi interrompida.[18] Outro estudo mostrou pequeno aumento do risco de anomalias congênitas (RR: 1,3) com dose diária > 400mg no primeiro trimestre, embora a associação não tenha sido observada em caso de dose < 400mg.[19] Assim, a hidroxicloroquina é segura, sendo recomendada sua manutenção durante a gestação em dose ≤ 5mg/kg/dia com dose máxima de 400mg/dia.

O tratamento da reativação da doença durante a gravidez – artralgia, artrite, serosite, *rash* cutâneo ou anemia – pode ser feito com prednisona em doses de até 20mg/dia, lembrando que o risco de hipertensão arterial, hiperglicemia e retenção de líquido maternas aumenta com doses > 10mg/dia. Anti-inflamatórios não esteroides

Quadro 41.3 Protocolo de acompanhamento da gestante com lúpus eritematoso sistêmico

Avaliação	Sugestão
Reumatológica	Visita mensal; se houver atividade de doença, reduzir os intervalos
Obstétrica	Visita mensal até 20 semanas, a cada 2 semanas até 28 semanas e semanalmente até o parto
Laboratorial*	Primeira consulta: hemograma, plaquetas, creatinina, TSH, testes de função hepática, ácido úrico, provas inflamatórias, urina-rotina, *clearance* de creatinina e proteinúria de 24h, anticoagulante lúpico, anticardiolipina IgG e IgM, antibeta-2-glicoproteína I IgG e IgM, anti-Ro/SSA, anti-La/SSB, anti-DNA nativo e complementos C3 e C4 Mensal ou bimestral: hemograma, creatinina, testes de função hepática, urina-rotina e proteinúria de 24h (ou relação proteinúria/creatininúria em amostra de urina), anti-DNA nativo e complementos C3 e C4
Ultrassonográfica	Entre 7 e 13 semanas, para definir idade gestacional Entre 20 e 24 semanas, para avaliar morfologia e crescimento Mensalmente a partir de 28 semanas para monitorar crescimento
Testes de vitalidade fetal	Dopplervelocimetria fetal semanal a partir de 26 semanas OU Perfil biofísico fetal quinzenal de 28 a 34 semanas e semanal a partir de 34 semanas OU Cardiotocografia quinzenal de 28 a 34 semanas e semanal a partir de 34 semanas
Ecocardiografia fetal	Deve ser solicitada em gestantes com anti-Ro/SSA ou anti-La/SSB positivos. Semanal entre 16 e 26 semanas e quinzenal ou mensal após 26 semanas

*Devem ser solicitados exames habituais do pré-natal de alto risco. Outros exames podem ser necessários conforme a apresentação e a evolução clínica. Em gestantes com anemia, recomenda-se a avaliação com Coombs direto, haptoglobina, desidrogenase lática, bilirrubinas, contagem de reticulócitos, ferritina, ferro sérico, capacidade total de fixação do ferro, índice de saturação de transferrina, vitamina B12 e ácido fólico.
Fonte: adaptado de Andreoli *et al.*, 2017.[16]

podem ser usados, de modo intermitente e na menor dose possível, no final do primeiro e durante o segundo trimestre, na ausência de doença renal aguda ou crônica, sendo preferidos aqueles com meia-vida mais curta, os quais deverão ser descontinuados após 32 semanas em virtude do risco de fechamento prematuro do ducto arterioso. Um episódio de atividade mais grave (vasculite, nefrite, pleurite/pericardite) pode ser tratado com doses altas de corticosteroide oral ou em pulsoterapia endovenosa. A pulsoterapia com metilprednisolona tem perfil de segurança diferente do corticosteroide oral, podendo provocar vasoespasmo e hipertensão súbita com potencial isquemia da placenta.[9,20]

O uso de imunossupressores é restrito e leva em consideração o risco fetal e o benefício materno. A azatioprina, em doses de até 2mg/kg/dia, é o imunossupressor mais seguro para uso na gravidez. Ciclosporina, tacrolimus e imunoglobulina endovenosa podem ser usados. A ciclofosfamida está associada a malformações e deve ser evitada no primeiro trimestre de gestação, mas poderá ser considerada nos dois últimos trimestres em situações de grave ameaça. Anemia (hemoglobina ≤ 8g/dL), febre (persistente ≥ 38,5°C) e hipoalbuminemia (albumina ≤ 3g/dL) merecem tratamento mais incisivo na grávida do que na não grávida, uma vez que essas anormalidades podem impactar negativamente o crescimento fetal.[9,20]

O controle da pressão arterial poderá ser um desafio, pois a maioria dos anti-hipertensivos está contraindicada durante a gestação. Os medicamentos seguros são alfametildopa, hidralazina, nifedipina e labetalol (não disponível no Brasil). O uso de betabloqueadores tem sido associado a restrição de crescimento fetal (RCF) e bradicardia fetal, indicando cautela na prescrição. Os inibidores da enzima conversora de angiotensina e os bloqueadores dos receptores de angiotensina II são contraindicados porque estão relacionados com malformação, hipotensão arterial no neonato e insuficiência renal.[9]

A US Preventive Services Task Force dos EUA recomenda o uso de ácido acetilsalicílico (AAS) em baixas doses (81 a 150mg/dia) em mulheres com alto risco de desenvolver pré-eclâmpsia. Considerando que mulheres com LES estão incluídas no grupo de alto risco para pré-eclâmpsia, especialmente aquelas com nefrite lúpica ou aPL positivo, recomenda-se baixa dose de AAS a partir de 12 semanas de gestação até o parto, sendo disponível no Brasil a apresentação de 100mg.[21] Todas as gestantes com LES, especialmente as que estejam recebendo corticosteroide e heparina, devem receber suplementação de cálcio e de vitamina D até o final da lactação.[9]

A atividade do LES por si só não é indicação de interrupção da gravidez. As complicações maternas que definirão o término da gestação, a despeito da imaturidade fetal, estão mais fortemente relacionadas com as complicações da gravidez do que com a atividade lúpica, a saber: pré-eclâmpsia grave, eclâmpsia, síndrome HELLP e trombocitopenia isolada grave. A gravidez pode continuar diante de insuficiência renal grave (inclusive sob diálise), trombocitopenia leve ou tratada e doença neurológica materna, embora o prognóstico dessas gestações não seja bom.[7]

LÚPUS NEONATAL

O lúpus neonatal é uma doença do feto e do neonato considerada modelo de autoimunidade adquirida passivamente, na qual anticorpos contra ribonucleoproteínas Ro/SSA e La/SSB, e mais raramente contra U1RNP, podem provocar lesão fetal após atravessarem a placenta. Manifestações cardíacas, cutâneas e hematológicas consistem nas formas mais frequentes de apresentação dessa síndrome e podem ocorrer juntas ou isoladamente. São descritas, ainda, alterações hepáticas e neurológicas. A denominação baseia-se na semelhança entre as lesões cutâneas nos neonatos e as observadas em indivíduos com lúpus cutâneo subagudo.[22,23]

A repercussão mais grave do lúpus neonatal e de maior interesse obstétrico é o bloqueio cardíaco congênito (BCC), que pode ou não ser acompanhado por doença extranodal, como anormalidades valvares, fibroelastose endocárdica, cardiomiopatia dilatada e/ou miocardite. Com incidência de um em cada 20 mil nascidos vivos (0,005%) é considerada evento raro, mas cerca de 80% de todos os casos de BCC estão relacionados com o lúpus neonatal. A associação dessas complicações a esses autoanticorpos ocorre independentemente de doença materna. Enquanto algumas mães podem ter síndrome de Sjögren primária (20%), LES (18%), doença indiferenciada do tecido conjuntivo (18%), síndrome de superposição LES/Sjögren (7%) e artrite reumatoide (1%), em muitos outros casos a mãe é totalmente assintomática e sem diagnóstico de doença prévia.[22] Entre as mães assintomáticas com positividade de autoanticorpos, aproximadamente metade desenvolverá sinais de doença do tecido conjuntivo nos anos subsequentes.[24]

A passagem transplacentária de anti-Ro/SSA e anti-La/SSB inicia uma cascata pró-inflamatória e pró-fibrótica responsável pela lesão cardíaca no lúpus neonatal. Alguns marcadores de inflamação, fibrose e disfunção cardíaca podem auxiliar a identificação e avaliação de progressão e gravidade do lúpus neonatal cardíaco. O nível de proteína C reativa no sangue do cordão parece ser proporcional à gravidade do acometimento cardíaco fetal, mas não há associação aos níveis de proteína C reativa materna. O fragmento N terminal do peptídeo natriurético tipo B (NTproBNP) é usado para avaliação e diagnóstico de insuficiência cardíaca em adultos. A dosagem do NTproBNP no líquido amniótico, associada a exame ecocardiográfico, tem sido proposta como marcador de saúde cardíaca fetal e sugerida como guia de diagnóstico e monitoramento terapêutico na possibilidade de lúpus neonatal ainda com ecocardiograma normal. A metaloproteinase de matriz 2 (MMP2) é uma endopeptidase com efeito pró-inflamatório e pró-fibrótico que ativa e transforma fatores de crescimento TGF-β, tendo sido associada à falência cardíaca em adultos. A MMP2 é estimulada por outros fatores – ativador de plasminogênio tipo uroquinase (uPA) e seu receptor (uPAR) – que dependem da ativação do plasminogênio e já foram associados à doença do nó atrioventicular (AV) no lúpus neonatal. Trata-se de moléculas grandes que não atravessam a placenta e apresentam títulos significativamente mais elevados no líquido amniótico do que no sangue materno, estando associadas à ocorrência e à gravidade da lesão cardíaca e podendo ser consideradas o alvo terapêutico no futuro, regulando a inflamação e a fibrose desenvolvidas por anticorpos no lúpus neonatal.[25]

Os dados não embasam a hipótese de que a lesão sempre segue uma ordem de progressão ao longo do tempo, que se iniciaria com o bloqueio de primeiro grau, seguindo para bloqueio avançado e cardiomiopatia e culminando na fibroelastose. O processo inflamatório pode evoluir rapidamente para bloqueio atrioventricular total (BAVT) sem necessariamente se apresentar como bloqueio atrioventricular (BAV) incompleto.[26] O BAVT se desenvolve no segundo trimestre da gravidez e se traduz semiologicamente por bradicardia estável, que pode ser detectada por métodos não invasivos, como ultrassonografia, Sonar-Doppler, ecocardiografia e cardiotocografia. Aproximadamente 10% a 30% dos fetos com BAVT morrem antes do nascimento ou durante o trabalho de parto; do restante, a maioria exigirá marcapasso.[10]

O risco de recorrência do BCC é de aproximadamente 18%, e o de erupção cutânea, cerca de 30%. No entanto, as taxas de recorrência do BCC variam, uma vez que alguns estudos incluem o bloqueio de primeiro grau e a fibroelastose endocárdica isolada.[27] Estudo que avaliou 257 gestações de mulheres anti-Ro/SSA-positivas, 15% das quais haviam recebido hidroxicloroquina durante a gravidez, encontrou taxa de recorrência de lúpus neonatal cardíaco em fetos expostos à hidroxicloroquina de 7,5% em comparação com 21,2% no grupo não exposto.[28]

As alterações hematológicas no recém-nascido – anemia hemolítica, leucopenia e trombocitopenia – são transitórias e quase sempre benignas, regredindo em alguns meses mesmo sem tratamento. A dermatite, presente em cerca de 34% dos neonatos, também apresenta características benignas e surge poucas semanas após o parto, geralmente coincidindo com o início da exposição solar. Todavia, pode estar presente ao nascimento, como um *rash* eritematodescamativo semelhante à lesão do lúpus cutâneo subagudo. Acomete a face e o couro cabeludo, mas pode estender-se por todo o corpo, desaparecendo espontaneamente até o final do primeiro ano de vida, com *clearance* dos anticorpos maternos, ou mediante o uso de corticosteroide tópico, sem deixar cicatrizes. Por apresentarem fotossensibilidade, as lesões devem ser protegidas da exposição à luz ultravioleta. Alterações histopatológicas revelam lesões vacuolares na superfície dermoepidérmica e nas estruturas anexiais, além de infiltrado linfocítico perivascular superficial e profundo e perianexiais. Alguns recém-nascidos apresentam lesão urticariforme.[29,30]

Doença hepatobiliar, geralmente associada a alterações cutâneas ou cardíacas, está presente em até 10% das crianças com lúpus neonatal e se manifesta com insuficiência hepática intraútero ou imediatamente após o parto. Colestase com hiperbilirrubinemia conjugada, alterações discretas e transitórias das transaminases e hepatoesplenomegalia leve podem surgir entre algumas semanas e meses após o parto.[22] Alterações neurológicas são descritas, mas a associação à presença dos anticorpos anti-Ro/SSA e anti-La/SSB é incerta. Apresentam-se como hidrocefalia, macrocefalia e disfunção neuropsiquiátrica.[31,32]

Está indicada a triagem com avaliação dos anticorpos anti-Ro/SSA e anti-La/SSB nas gestantes com diagnóstico de doenças do tecido conjuntivo e nas mulheres que tiveram uma gravidez complicada por lúpus neonatal (com ou sem BCC). O uso de hidroxicloroquina (até 5mg/kg/dia ou 400mg/dia) deve ser incentivado nos casos de gestantes com anticorpos positivos e é obrigatório para as que apresentam história prévia de bloqueio cardíaco fetal ou outras formas de lúpus neonatal, preferencialmente iniciado antes de 10 semanas de gestação.[33]

Gestantes com anticorpos positivos devem ser submetidas à ecocardiografia fetal seriada. Não há consenso sobre a periodicidade e o intervalo gestacional, mas a maior parte dos autores concorda com a realização semanal do exame, principalmente entre 16 e 26 semanas de gestação, e quinzenal até 32 semanas. O objetivo é detectar o mais precocemente possível anormalidades fetais, como contrações atriais prematuras, regurgitação tricúspide moderada/grave ou derrame pericárdico, os quais são potencialmente tratáveis e podem preceder o BAVT.[33,34]

Apesar de controverso, alguns autores consideram que a inflamação do nó AV não evolui subitamente para BAVT, mas representa uma condição capaz de progredir para bloqueio de primeiro ou segundo grau e a partir daí para BAVT. Desse modo, sugere-se o tratamento transplacentário com esteroides ou beta-agonistas com o objetivo de reduzir a miocardite e aumentar o ritmo ventricular, o que parece ter contribuído para melhorar o resultado fetal da lesão cardíaca no lúpus neonatal. Esse tratamento deve ser restrito aos fetos com BAV progressivo ou com fibroelastose e/ou serosite.[35]

O corticosteroide fluorado, que atravessa a placenta (dexametasona), melhora a serosite (derrame pleural, pericárdico e ascite) e diminui o risco e a evolução para hidropisia fetal, podendo ser prescrito (Quadro 41.4). Os efeitos colaterais dos corticosteroides sobre o feto incluem restrição do crescimento e oligodrâmnio, que podem ser parcialmente evitados com a redução da dose de dexametasona após 2 a 4 semanas de tratamento.[36] Os corticosteroides deverão ser descontinuados se houver BAVT sem sinais de miocardite. A abordagem terapêutica com o uso de dexametasona pela mãe não se mostrou eficaz para reverter o BAVT.[37]

Em estudos isolados, a administração de terapia materna com beta-agonista (salbutamol, terbutalina ou isoprenalina), em caso de frequência cardíaca fetal < 55bpm, aumenta a frequência cardíaca em 10% a 15% da frequência basal e o volume sistólico e é considerada medida segura, embora não tenha sido avaliada por estudos comparativos.[38] O uso de imunoglobulina endovenosa associada à dexametasona pode melhorar a sobrevida dos fetos com fibroelastose endocárdica ou disfunção sistólica, mas o momento ideal para administração e os intervalos são desconhecidos. A plasmaférese não melhora o prognóstico fetal.[36]

Para interrupção da gestação devem ser consideradas a idade gestacional e a intensidade das manifestações fetais. Nos fetos < 26 semanas de gestação, frequência cardíaca < 45bpm e hidrópicos, deve ser considerado o implante de marcapasso intrauterino, se disponível. Naqueles com 26 a 34 semanas de gestação, deve-se avaliar o risco da prematuridade e as manifestações do BAVT. Nos fetos com

Quadro 41.4 Condução do bloqueio cardíaco congênito associado ao lúpus neonatal

Bloqueio cardíaco congênito de primeiro grau **Intervalo PR mecânico* > 150ms e frequência atrioventricular 1:1**
1) Pode reverter para ritmo sinusal espontaneamente 2) Confirmar o diagnóstico em 24 horas e considerar início de dexametasona, 4mg/dia 3) Manter monitoração fetal por ecocardiografia semanalmente 4) Se o bloqueio permanecer estável ou reverter para sinusal, manter dexametasona até 26 semanas de gestação 5) Se houver progressão para bloqueio completo sem doença extranodal, avaliar a descontinuação da dexametasona
Bloqueio cardíaco congênito de segundo grau **Anormalidade intermitente da condução atrioventricular com frequência atrial superior à ventricular**
1) A maior parte progride para bloqueio cardíaco completo 2) Considerar início de dexametasona, 4 a 8mg/dia, logo após o diagnóstico 3) Manter monitoração fetal por ecocardiografia semanalmente 4) Se houver melhora fetal, continuar a terapia até 26 semanas ou até o final da gravidez 5) Reduzir gradualmente a dexametasona de 8 para 2mg/dia de modo a limitar os efeitos colaterais 6) Se houver progressão para bloqueio completo sem doença extranodal, avaliar a descontinuação da dexametasona
Bloqueio cardíaco de terceiro grau **Dissociação completa da condução atrioventricular**
1) É considerado não reversível 2) O tratamento com dexametasona não é aconselhado na ausência de doença extranodal 3) Manter monitoração fetal por ecocardiografia semanalmente para rastrear doença extranodal 4) O manejo pós-natal inclui implante de marcapasso, se indicado

*PR mecânico: medida realizada a partir do Doppler pulsado, avaliando simultaneamente os fluxos do início da onda mitral e do início da sístole ventricular.
Fonte: adaptado de Donofrio *et al.*, 2014; Pedra *et al.*, 2019.[34,36]

hidropisia importante, frequência ventricular < 50bpm e maturidade pulmonar (> 34 semanas de gestação), o parto deve ser considerado, seguido de implante de marcapasso imediatamente após o nascimento.[34,36]

A vitamina D tem se tornado um tópico de interesse para a autoimunidade e a doença cardíaca. A vitamina D fetal é completamente dependente dos estoques maternos, cruzando livremente a placenta, e os níveis no cordão no líquido amniótico e no sangue materno estão correlacionados. Não se observa variação dos níveis de vitamina D materno ou fetal entre recém-nascidos saudáveis e aqueles com lúpus neonatal, mas títulos mais elevados de vitamina D no sangue materno durante a gravidez foram associados à implantação de marcapasso mais tardiamente nos neonatos com bloqueio cardíaco. O papel da vitamina D é incerto, mas pode ser observado como potencial fator de risco modificável para morbidade cardíaca. A correção da concentração sérica materna pode ser uma boa estratégia de cuidado para as mães com anticorpos anti-Ro/SSA e anti-La/SSB positivos.[25]

A administração de prednisona à gestante com anti-Ro/SSA ou anti-La/SSB positivo no início da gravidez não previne o desenvolvimento do bloqueio cardíaco, e não há justificativa para qualquer tipo de terapia profilática. As mães com esses anticorpos positivos podem amamentar, pois a passagem para o leite materno é insignificante e sem expressão clínica.[22,39]

SÍNDROME DO ANTICORPO ANTIFOSFOLÍPIDE

A SAF é uma doença autoimune sistêmica com diversas manifestações vasculares e obstétricas, determinada por mecanismos trombóticos e inflamatórios associados à presença de anticorpos antifosfolípides (aPL), entre eles o anticoagulante lúpico (AL), os anticorpos anticardiolipina (aCL) e os anticorpos anti-beta-2 glicoproteína 1 (anti-β2GP1). Representa uma causa tratável de perda gestacional, sendo a mais comum das trombofilias adquiridas. O termo antifosfolípide reúne um grupo heterogêneo de anticorpos dirigidos contra complexos de fosfolípides combinados com proteínas plasmáticas, mas seu alvo principal são as proteínas catiônicas intravasculares, com quem vão reagir de modo isolado ou formando imunocomplexos com fosfolípides aniônicos.[40]

A prevalência da SAF na população em geral é estimada em 0,5%, com uma proporção aproximada de 5:1 de mulheres para homens. Os anticorpos aPL podem ser detectados em 1% a 7,5% das mulheres saudáveis em idade reprodutiva. Cerca de 40% das mulheres com diagnóstico de LES têm anticorpos aPL, e estima-se que menos de 40% desse grupo vão desenvolver fenômeno trombótico. As grávidas com diagnóstico de SAF têm mais idade do que as da população em geral, e o risco de perdas fetais em gestações que sucedem uma perda anterior aumenta de cinco a 20 vezes. Nessas gestantes, a pré-eclâmpsia surge muitas vezes de modo súbito, precoce e grave. No entanto, cabe ressaltar que anticorpos aPL em baixos títulos podem ser encontrados na população normal, e esse achado não está associado necessariamente a efeitos deletérios maternos ou fetais.[41-43]

As tromboses são a marca registrada da SAF, sendo as venosas mais comuns do que as arteriais. Os locais mais comuns de trombose venosa são as veias profundas das extremidades inferiores, e nos casos de trombose arterial é a vasculatura cerebral. A gravidez e o puerpério estão normalmente associados a risco aumentado de trombose. No entanto, comparativamente, o risco de doença tromboembólica durante a gravidez ou o puerpério foi de 5% a 12% entre as gestantes com SAF, em comparação com 0,025% a 0,10% na população obstétrica em geral.[44,45]

Na gestação, as complicações associadas à SAF podem ocorrer mesmo em estágio precoce e são causadas por insuficiência uteroplacentária, resultado de trombose placentária múltipla, além de infartos e vasculopatia de arteríolas espiraladas induzidos pelos anticorpos aPL. A presença desses anticorpos parece ser necessária, mas não suficiente para a produção do trombo. Sua função trombogênica envolve interação com células que participam da regulação da homeostase, estimulam a agregação plaquetária e ativam as células do endotélio, os mecanismos de coagulação e as vias fibrinolíticas. Exercem ainda efeito local no trofoblasto e nas células vilosas, onde são capazes de romper a ligação da anexina V, reduzindo sua produção e função anticoagulante protetora. Os anticorpos aPL parecem interferir na produção de prostaglandinas e em sua liberação na parede dos vasos, estimulando a produção de substâncias pró-coagulantes.[46,47]

O anticorpo aCL, *in vitro*, prolonga a etapa da coagulação dependente de fosfolípides, competindo com os fatores da coagulação que se ligam ao fosfolípide, a saber: proteína C, proteína S, protrombina e anexina V. A proteína β2GP1, um potente anticoagulante natural, é expressa no trofoblasto a partir de 7 semanas de gestação e está presente na membrana placentária, onde vai modular diversas ações celulares. A ligação dessa proteína aos autoanticorpos específicos (anti-β2GP1) interfere nessa regulação e ativa a cascata do complemento, promovendo um estado de inflamação aguda nas células deciduais. A ativação da cascata do complemento é etapa necessária e parece cumprir papel importante no mecanismo patogênico da perda gestacional por vários motivos: modulam a função de células pró-coagulantes e células trofoblásticas ou deciduais, com envolvimento direto na produção de trombose, promovem a ativação de células endoteliais, iniciando um processo inflamatório local, com consequente lesão tecidual, e interferem na proliferação e implantação do trofoblasto.[46,47]

Não há quadro histopatológico específico e patognomônico de SAF. Apesar da presença de anticorpos aPL, eventualmente não se observa trombose na placenta nem na decídua, mas apenas sinais inflamatórios, sugerindo que a trombose placentária isolada não é suficiente para explicar completamente o mecanismo de perda fetal. O endotélio e a membrana basal do trofoblasto são alvos importantes dos anticorpos aPL, com interferência no crescimento e na diferenciação do trofoblasto, promovendo invasão trofoblástica inadequada e inibindo a placentação fisiológica. Caracteristicamente, as artérias da decídua apresentam diâmetro reduzido com espessamento da íntima, necrose fibrinoide, infiltrado mononuclear e trombose intraluminal. Há restrição ao fluxo sanguíneo materno para o espaço interviloso, limitando a troca gasosa e de nutrientes entre os compartimentos materno e fetal. A consequência é a insuficiência uteroplacentária, que vai se apresentar com RCF, oligodrâmnio e sinais de hipóxia fetal. Não há evidência de trombose intravascular no feto.[47]

Classicamente, os anticorpos aPL podem ser de três tipos: AL, aCL ou anti-β2GP1. O AL é identificado por um teste realizado em etapas que inclui, em primeiro lugar, a avaliação de anormalidades fosfolípide-dependentes, chamados testes de triagem, como o tempo de tromboplastina parcial ativada (TTPa) com reagente sensível à presença do AL e o teste com veneno da víbora de Russell (dRVVT); em seguida, após a mistura com plasma normal (teste da mistura), é demonstrado que a anormalidade do teste de triagem não é causada por deficiência de fatores da coagulação; por último, é realizado o teste confirmatório com aumento da concentração dos fosfolípides hexagonais na mistura. A presença dos anticorpos aCL e anti-β2GP1 é determinada por método imunoenzimático (ELISA) com pesquisa dos isotipos IgG e IgM. A associação do isotipo IgA com manifestações clínico-obstétricas permanece controversa e geralmente é restrita aos indivíduos com forte suspeita de SAF, mas que testaram negativo para outros testes. Outros anticorpos têm sido estudados, como antiprotrombina, antianexina V, antifosfatidilserina e antifosfatidilinositol; no entanto, ainda faltam dados para o estabelecimento de significado clínico.[48]

A positividade do AL é isoladamente o principal preditor de desfechos desfavoráveis da gravidez em mulheres com SAF. Estudo de coorte prospectivo que comparou gestantes com LES ou SAF primária com anticorpos aPL em título moderado a alto relatou que 39% das que apresentavam AL positivo tiveram desfecho gestacional adverso.[48] Entre as que não tinham AL, a frequência de resultados adversos foi de 8% para aCL IgG positivo, 0% para aCL IgM, 0% para anti-β2GP1 IgG e 13% para anti-β2GP1 IgM.[49] Outros fatores de mau prognóstico incluem associação de outras doenças autoimunes (em especial o LES), tripla positividade para anticorpos aPL, história prévia de trombose e queda dos valores do complemento (Quadro 41.5).[41,50]

O diagnóstico de SAF é definido pela presença de pelo menos um dos anticorpos em títulos adequados, no mínimo confirmados em duas ocasiões com intervalo mínimo de 12 semanas, e de pelo menos um critério clínico, seja trombose vascular, a chamada SAF trombótica, ou exclusivamente morbidade gestacional, a denominada SAF obstétrica (Quadro 41.6).[51,52]

Podem ser encontradas algumas manifestações clínicas não contempladas pelos critérios classificatórios, como valvopatias, livedo, nefropatia relacionada com o anticorpo aPL, trombocitopenias, anemia hemolítica e disfunção cognitiva. Raramente, pode ocorrer uma forma de trombose multiorgânica ameaçadora à vida, conhecida como

Quadro 41.5 Alto risco de morbidade gestacional em mulheres com anticorpos aPL

- Perfil de anticorpos aPL triplopositivos (AL, aCL e anti-β2GP1)
- Anticoagulante lúpico fortemente positivo
- Presença de outras doenças sistêmicas imunomediadas (especialmente LES)
- Coexistência de fatores de risco cardiovascular
- Idade materna avançada
- Gestação por fertilização *in vitro*

aCL: anticardiolipina; AL: anticoagulante lúpico; anti-β2GP1: anti-beta-2-glicoproteína 1; LES: lúpus eritematoso sistêmico.
Fonte: adaptado de Sammaritano *et al.*, 2020.[54]

Quadro 41.6 Critérios classificatórios para síndrome antifosfolípide*

Critérios clínicos	
Trombose vascular	Um ou mais episódios de trombose arterial, venosa ou de pequenos vasos, em qualquer tecido ou órgão, confirmado(s) por estudos de imagem apropriados ou histopatologia Em caso de estudo histopatológico, não deve haver evidências significativas de inflamação vascular compatível com vasculite
Morbidade gestacional	Uma ou mais perdas inexplicadas de feto morfologicamente normal com 10 semanas ou mais de gestação Um ou mais nascimentos prematuros de neonato morfologicamente normal antes de 34 semanas de gestação devido a eclâmpsia, pré-eclâmpsia grave ou insuficiência uteroplacentária Três ou mais abortos espontâneos inexplicados e consecutivos antes de 10 semanas de gestação, com exclusão de anormalidades anatômicas, hormonais e cromossomiais
Critérios laboratoriais	
AL	Presente no plasma em duas ou mais ocasiões com pelo menos 12 semanas de intervalo
aCL IgG e/ou IgM	Presente no soro ou no plasma em titulação média ou alta (> 40GPL ou MPL ou > percentil 99) em duas ou mais ocasiões com pelo menos 12 semanas de intervalo, medido por ELISA
Anti-β2GP1 IgG e/ou IgM	Presente no soro ou plasma (título > percentil 99), em duas ou mais ocasiões com pelo menos 12 semanas de intervalo, medido por ELISA

* A síndrome está presente quando há um ou mais critérios clínicos e um ou mais critérios laboratoriais.
aCL: anticardiolipina; AL: anticoagulante lúpico; anti-β2GP1: anti-beta-2-glicoproteína 1; ELISA: ensaio imunoenzimático.
Fonte: adaptado de Miyakis *et al*., 2006.[51]

SAF catastrófica e que se caracteriza por microangiopatia trombótica e acometimento de pelo menos três sítios de trombose em curto intervalo de tempo.[51,52]

Abordagem terapêutica

Os objetivos do tratamento durante a gravidez são reduzir ou eliminar o risco de fenômeno tromboembólico e melhorar o fluxo placentário e o resultado gestacional para a mãe e o feto. O aconselhamento do casal sobre os riscos clínicos e obstétricos é importante, informando que o tratamento adequado da SAF durante a gravidez pode melhorar de maneira significativa a evolução tanto para a mãe como para o feto. O risco de perda fetal em mulheres com SAF não tratadas durante a gravidez pode chegar a 80%, e a intensidade da terapia com AAS e heparina de baixo peso molecular (HBPM) vai variar conforme o risco de desfecho gestacional negativo e histórias obstétrica e trombótica prévias (Figura 41.1):[53-55]

- **Gestantes sem critérios para SAF, mas com aPL circulantes:** considerando que a presença de anticorpos aPL independentemente da história clínica é fator de risco para o desenvolvimento de pré-eclâmpsia, recomenda-se o uso do AAS na dose de 100mg (a dose recomendada na literatura varia entre 81 e 150mg) por dia, durante a gravidez, a partir de 12 semanas, como profilaxia de pré-eclâmpsia, especialmente em gestantes com perfil de alto risco. As gestantes com esse perfil que mantiverem desfecho gestacional negativo podem receber terapia combinada com HBPM profilática e baixa dose de AAS na gestação subsequente.[9,21,54]
- **Gestantes com SAF obstétrica com critério de prematuridade:** indica-se a terapia combinada com HBPM profilática e baixa dose de AAS ou o uso isolado

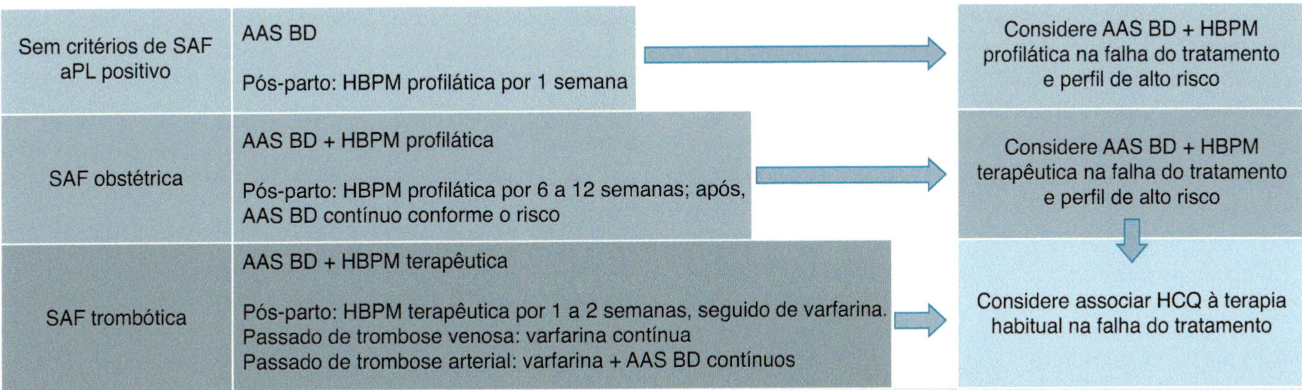

Figura 41.1 Abordagem da gestante com anticorpos aPL. (*AAS BD*: ácido acetilsalicílico em baixa dose [81 a 150mg/dia]; *aPL*: antifosfolípides; *HBPM*: heparina de baixo peso molecular; *HCQ*: hidroxicloroquina; *SAF*: síndrome antifosfolípide.) (Adaptada de Tektonidou *et al*., 2019; Sammaritano *et al*., 2020; Brasil, 2021.[53-55])

de baixa dose de AAS antes ou assim que a gestação for conhecida. Nessas mulheres, o efeito da terapia combinada é pouco claro, mas ela deve ser considerada especialmente em mulheres com perfil de alto risco. Indica-se ainda a manutenção da dose profilática de HBPM por 6 a 12 semanas após o parto.[53,54,56]

- **Gestantes com SAF obstétrica com critério de perda gestacional precoce ou tardia:** indica-se terapia combinada com HBPM profilática após confirmação da gravidez associada a dose baixa de AAS antes ou assim que a gestação for conhecida. A avaliação das terapias com AAS isoladamente ou da combinação de HBPM profilática e AAS foi associada a taxas de nascidos vivos relativamente altas, variando de 42% a 80% para AAS isolado e de 71% a 84% para a terapia combinada. Portanto, a melhora no resultado com a terapia combinada parece ser modesta, porém associada a risco baixo de complicações. Indica-se ainda a manutenção da dose profilática de HBPM por 6 a 12 semanas após o parto.[53,54,57]
- **Gestantes com SAF trombótica com ou sem morbidade gestacional:** está indicada a retirada da varfarina antes de seis semanas de gestação com início do uso combinado de AAS 100mg/dia e HBPM em dose terapêutica até o parto, bem como, assim que possível, o retorno da anticoagulação no pós-parto.[53,54]

As heparinas não atravessam a placenta e são seguras para o feto. Podem ocorrer efeitos colaterais com o uso das heparinas, como reação cutânea, plaquetopenia e aumento do risco de osteoporose. A trombocitopenia induzida pela heparina (TIH) é determinada por contagem plaquetária < 100.000/mm^3 ou queda de 50% ou mais com relação ao basal. Deve-se excluir pré-eclâmpsia grave e a síndrome HELLP em caso de suspeita de TIH por implicações terapêuticas, porque esta última pode cursar com aumento paradoxal do risco de trombose, devendo ser suspensa a heparina e solicitada a dosagem dos anticorpos contra o fator plaquetário 4 (anti-FP4) para avaliação do início da anticoagulação com fondaparinux. Como a incidência desses efeitos colaterais das heparinas é mais baixa com o uso de HBPM do que de heparina não fracionada (HNF), recomenda-se, preferencialmente, a enoxaparina subcutânea (dose profilática de 40 a 60mg uma vez ao dia – dose terapêutica de 1mg/kg a cada 12 horas) ou a dalteparina subcutânea (dose profilática de 5.000UI uma vez por dia – dose terapêutica de 100UI/kg a cada 12 horas).[54,55,58] Uma sugestão de ajuste da posologia da enoxaparina conforme o peso pode ser encontrada na Figura 41.1. Anticoagulantes orais diretos, como rivaroxabana, dabigatrana e apixabana, não devem ser usados porque são ineficazes na SAF, atravessam a placenta e não há dados sobre sua segurança.[59]

Apesar do tratamento com AAS e HBPM profilática, a perda gestacional acontece em 20% a 25% das gestações de mulheres com SAF obstétrica.[53,54] Em caso de falha no tratamento, deve-se inicialmente avaliar a progressão da intensidade da anticoagulação, ou seja, trocar HBPM profilática por HBPM terapêutica, sempre associada ao AAS. Outras estratégias terapêuticas foram testadas nesse cenário, como o uso de imunoglobulina humana endovenosa (IgEV), prednisona (PDN) em baixa dose e inibidores do fator de necrose tumoral alfa (anti-TNF-α); no entanto, não existem dados de alta qualidade.

A indicação de hidroxicloroquina é promissora.[60-62] A hidroxicloroquina parece diminuir os níveis circulantes de aPL e do colesterol LDL com efeitos na redução de eventos trombóticos, exercendo ainda papel protetor sobre a fusão e diferenciação do trofoblasto, bem como promovendo a placentação fisiológica. Inibe a ativação da cascata de complemento *in vitro* e *in vivo*, prevenindo, assim, a insuficiência placentária, e há relatos de que reduz o dano cerebral produzido pelos anticorpos aPL. O uso da hidroxicloroquina pode ser considerado em gestantes com SAF, especialmente em caso de falha da terapia habitual e/ou quando inseridas no perfil de alto risco supracitado.[41,63,64] O estudo multicêntrico HIBISCUS[65] está em andamento e pode fornecer informações mais claras sobre o uso de hidroxicloroquina na SAF.

Considerações sobre parto e puerpério

A via de parto é de indicação obstétrica, não havendo contraindicação à maturação do colo com prostaglandinas nem à indução do trabalho de parto. As gestantes devem ser orientadas a não administrar a dose de heparina se apresentarem contrações uterinas ou perda de líquido amniótico, dirigindo-se imediatamente ao hospital de referência para o parto, o qual, se possível, deve ser programado para o período entre 37 e 40 semanas. O AAS pode ser interrompido a qualquer momento após 36 semanas de gestação em mulheres sem histórico de trombose.[58] Quanto ao uso de anestesia peridural nas gestantes que usam HBPM, considera-se que aquelas com doses profiláticas podem submeter-se ao procedimento 12 horas após a última dose. Para as que usam dose plena do anticoagulante, o procedimento está autorizado 24 horas após a última dose. O tratamento não deve ser reiniciado antes de 4 horas após a retirada do cateter epidural. O uso de antiagregante plaquetário não é contraindicado na anestesia.[66]

No puerpério é prudente manter a anticoagulação por 6 a 12 semanas para as mulheres com critérios para SAF obstétrica. A HBPM deverá ser reiniciada entre 8 e 12 horas após o parto, independentemente da via de parto e na ausência de contraindicações. A heparina pode ser substituída por varfarina 1 a 2 semanas após o parto com controle da anticoagulação com a relação normalizada internacional (RNI), que deve permanecer entre 2 e 3. O aleitamento está liberado durante o uso de AAS, heparina ou varfarina.[54,55]

A SAF neonatal é rara e definida segundo os mesmos critérios adotados para outras populações. No entanto, o anticorpo aPL no neonato quase sempre resulta da transferência placentária de anticorpos IgG maternos (IgM não atravessa a placenta). O aPL adquirido passivamente desaparece completamente entre os 6 e os 12 meses de idade.[67] No entanto, há evidências de associação dos aPL e alterações cerebrais em crianças de mães com SAF, sugerindo que a exposição a esses anticorpos *intraútero* pode afetar o desenvolvimento cerebral, induzindo problemas de comportamento e cognição que surgirão mais tarde.

Foi demonstrado que nas primeiras semanas de gravidez o anti-β2GP1 passa rapidamente pela placenta, atinge o saco gestacional, antes do desenvolvimento da barreira hematoencefálica, e se liga ao tecido cerebral.[64] São descritos distúrbios de sono, déficit de aprendizado, epilepsia e distúrbio de comportamento. O desenvolvimento dos filhos de mães com anticorpos aPL deve ser acompanhado em longo prazo com o objetivo de detectar e corrigir precocemente eventuais anormalidades.[67]

ARTRITE REUMATOIDE

A AR é uma doença inflamatória que se apresenta com dor, edema e rigidez das articulações sinoviais, geralmente de modo simétrico e associada a sintomas sistêmicos (queda do estado geral, fadiga, adinamia) que surgem nas fases de maior atividade inflamatória. Qualquer articulação sinovial pode ser comprometida, preferencialmente as pequenas articulações das mãos (metacarpofalângicas e interfalângicas proximais), pés (metatarsofalângicas) e punhos. Outras articulações acometidas incluem as de ombros, cotovelos, joelhos, tornozelos, temporomandibulares e coluna cervical.[40]

Estima-se a prevalência de 1% na população brasileira adulta, com pico de incidência entre a terceira e quarta décadas de vida, acometendo três vezes mais as mulheres do que os homens. As manifestações clínicas têm tipicamente evolução insidiosa, porém alguns indivíduos podem apresentar início rápido ou curso remitente (apresentação palindrômica). As manifestações extra-articulares, incluindo nódulos subcutâneos, serosite, doença intersticial pulmonar, vasculite e comprometimento ocular, estão associadas a pior prognóstico.[40]

Até muito pouco tempo atrás se acreditava que a maioria das mulheres com AR melhorava durante a gravidez. Os índices atuais indicam que metade de todas as grávidas com AR, incluindo as que engravidam em remissão ou baixa atividade de doença, apresenta taxas maiores de atividade inflamatória no terceiro trimestre.[68] A evolução obstétrica nas gestantes com AR é levemente pior do que a observada na população em geral, sendo maior a incidência de partos pré-termo e de crianças com baixo peso ao nascer, bem como o risco de morte perinatal.[69] Por sua vez, o período pós-parto costuma ser marcado por piora da atividade inflamatória para mais da metade das puérperas com AR.[70]

O planejamento de uma gestação em caso de doença em baixa atividade e preferencialmente livre de corticosteroide é etapa importante para uma boa evolução da gravidez em mulheres jovens com AR. Deve-se investigar a presença de comorbidades e avaliar o risco de lúpus neonatal com dosagem dos anticorpos anti-Ro/SSA, anti-La/SSB e anti-U1-RNP. O risco de fenômenos tromboembólicos é baixo, considerando a raridade de sua associação à SAF. Em mulheres com anticorpos fator reumatoide ou antipeptídeo cíclico citrulinado (anti-CCP) positivos é maior a persistência da atividade da doença durante a gestação.[69,71,72]

O ajuste do tratamento para determinação do menor risco fetal é fundamental. É compatível com a gestação o uso de sulfassalazina, hidroxicloroquina, azatioprina e certolizumabe pegol.[54] O metotrexato é teratogênico e deve ser interrompido pelo menos 3 meses antes da concepção.[72,73] Em virtude dos relatos de teratogenicidade em animais, as mulheres que usam leflunomida devem evitar engravidar até que a concentração sérica seja indetectável (< 0,02mg/L), o que pode ser alcançado após 2 anos sem o medicamento ou com o uso de colestiramina na dose de 8g, três vezes ao dia por 11 dias, estratégia que acelera a eliminação da droga.[54] Os anti-inflamatórios não esteroides (AINE) não seletivos podem ser usados, sendo considerados seguros até 20 semanas de gestação. Os AINE seletivos da cicloxigenase 2 (COX-2) devem ser evitados.[54] Os corticosteroides orais podem ser mantidos na menor dose possível – dose de prednisona > 10mg/dia ou equivalente está associada a risco aumentado de parto pré-termo.[72]

Os anti-TNF-α podem ser continuados durante a gravidez. No entanto, a duração de seu uso depende do agente específico e do equilíbrio entre os riscos e benefícios individuais. O incremento da transferência materno-fetal de imunoglobulinas após 30 semanas de gestação, incluindo os medicamentos biológicos anti-TNF-α, pode predispor o feto ao risco de imunossupressão e infecções; portanto, infliximabe, adalimumabe, golimumabe e etanercepte devem ser descontinuados no terceiro trimestre. O certolizumabe pegol não tem o fragmento cristalizável (Fc) do anticorpo, determinando transferência placentária mínima, e pode ser continuado durante toda a gravidez. Outros imunobiológicos, como rituximabe, abatacepte e tocilizumabe, não atravessam a placenta em quantidades significativas até 12 semanas de gestação e podem ser continuados em mulheres que pretendem engravidar, mas devem ser suspensos logo após a confirmação da gestação. É indispensável observar que filhos de mães expostas a esses medicamentos durante a gestação não devem receber vacinas de vírus vivos e bactérias atenuadas nos primeiros 6 meses de vida, como a do bacilo de Calmette-Guérin (BCG) e a do rotavírus. Os inibidores da *Janus Kinase* (JAK), como tofacitinibe, baricitinibe e upadacitinibe, devem ser suspensos 2 meses antes da gestação.[54,74]

Embora as taxas de cesarianas nesse grupo sejam maiores do que na população em geral, não há contraindicação formal para o parto vaginal, exceto nos casos de grave acometimento das articulações coxofemorais e manifestações sistêmicas maternas, comprometendo a função respiratória ou cardíaca. O envolvimento da coluna cervical (articulação atlantoaxial) pode limitar o procedimento de intubação no caso de anestesia geral.[69]

ESCLEROSE SISTÊMICA

Doença autoimune do tecido conjuntivo caracterizada por alterações inflamatórias, fibróticas, atróficas e por acometimento vascular, principalmente da microcirculação dos vasos de pequeno calibre, evoluindo para endarterite proliferativa isquêmica, a ES pode comprometer a pele, o sistema musculoesquelético e os órgãos internos, particularmente coração, rins, pulmões e trato gastrointestinal. Algumas manifestações clínicas associadas à ES incluem espessamento cutâneo, fenômeno de Raynaud, úlceras digitais, esclerodactilia, microstomia, presença de telangiectasias, esofagite secundária a dilatação esofágica e refluxo, hipertensão arterial pulmonar e doença pulmonar intersticial. Trata-se de uma doença pouco frequente e que acomete sobretudo as mulheres, na proporção de aproximadamente 3:1 em relação ao sexo masculino, e costuma manifestar-se entre a terceira e a sexta década de vida.[75]

Os dados sobre a saúde reprodutiva de mulheres com ES são escassos. Nas mulheres, o impacto psicossocial relacionado com as mudanças na aparência corporal e facial é significativo – mais de um terço sofre com ressecamento vaginal e dispareunia. Atraso na concepção pode ser decorrente da doença, mas a fertilidade não é reduzida.[76] Considerando os desfechos gestacionais, uma metanálise que incluiu dados publicados ao longo de quase sete décadas mostrou que as mulheres com ES apresentaram risco maior de abortamentos (RR: 1,6; IC95%: 1,22 a 2,22), RCF (RR: 3,2; IC95%: 2,21 a 4,53), partos pré-termo (RR: 2,4; IC95%: 1,14 a 4,86) e recém-nascidos com baixo peso ao nascer (RR: 3,8; IC95%: 2,16 a 6,56) em comparação com controles saudáveis.[77]

Antes da liberação da concepção, deve-se promover ampla investigação dos órgãos potencialmente envolvidos pela doença e dos anticorpos maternos circulantes, além da análise dos medicamentos que estão sendo usados. As mulheres cuja doença tem menos de 5 anos de duração, com envolvimento cutâneo difuso e comprometimento de órgãos antes da concepção, bem como anticorpos circulantes antitopoisomerase (anti-Scl-70) ou anti-RNA polimerase III, apresentam risco maior de desenvolver uma forma de doença mais agressiva e, consequentemente, mais complicações na gravidez do que aquelas com doença de longa duração, com forma cutânea limitada e anticorpos circulantes anticentrômero.[76] As mulheres com cardiomiopatia grave, doença pulmonar restritiva, hipertensão arterial pulmonar (HAP), insuficiência renal ou síndrome de má absorção intestinal têm pior prognóstico materno-fetal e devem ser desencorajadas a engravidar.[78]

Durante a gravidez, a complicação materna mais frequente é a piora do refluxo gastroesofágico, enquanto as mais graves são crise renal esclerodérmica e agravamento da hipertensão pulmonar. A vasculopatia inerente à ES pode ser adicionalmente comprometida pela presença de anticorpos antifosfolípides, e o risco de lúpus neonatal também deve ser considerado nas gestantes com anti-Ro/SSA, anti-La/SSB e, mais raramente, anti-U1RNP, como em outras doenças do tecido conjuntivo. As complicações obstétricas estão relacionadas com a qualidade da troca materno-fetal via placentária, e a gestação pode cursar com comprometimento da invasão e remodelação das artérias espiraladas no trofoblasto e as consequentes complicações da isquemia crônica placentária.[76,79]

A evolução do acometimento cutâneo não sofre mudanças com a gravidez. O fenômeno de Raynaud pode melhorar em razão da vasodilatação e do aumento fisiológico do débito cardíaco na gestação, enquanto a artralgia e os sintomas decorrentes do refluxo gastroesofágico tendem a piorar. Vômitos recorrentes podem causar úlceras de Mallory-Weiss com risco de sangramentos volumosos. A função pulmonar avaliada pela espirometria tende a se manter estável.[76,79]

Complicação grave e potencialmente fatal, a crise renal esclerodérmica é mais comum em indivíduos com quadro cutâneo difuso, presença de anti-Scl-70 e anti-RNA-polimerase III, e em uso de doses elevadas de corticosteroide. Caracteriza-se por hipertensão arterial de início súbito e difícil controle, associada a episódios de cefaleia, distúrbios visuais, encefalopatia, convulsões, congestão pulmonar, além de anemia microangiopática com trombocitopenia, lesão renal e proteinúria.[75]

Embora rara na gravidez (estimativa de 2% das gestações com ES), a crise renal esclerodérmica pode ser confundida com pré-eclâmpsia, e a medida da atividade da renina plasmática pode ajudar no diagnóstico diferencial – geralmente aumentada na ES, a atividade da renina plasmática deve estar normal ou reduzida na pré-eclâmpsia. Em contrapartida, o aumento do ácido úrico e das transaminases é mais frequente na pré-eclâmpsia. Por esse motivo, desde o início do pré-natal, é necessário o monitoramento seriado da pressão arterial, bem como medidas do *clearance* de creatinina, urina-rotina e proteinúria de 24 horas.[54,76]

A HAP é uma condição clínica associada à ES com risco significativo na gestação. As mulheres com HAP que engravidam devem ser acompanhadas por centros de referência e ter suas doses de vasodilatadores pulmonares maximizadas para garantir a estabilidade da doença. Antagonistas dos receptores da endotelina (bosentana e ambrisentana) e estimuladores da guanilato-ciclase (riociguat) são contraindicados na gravidez devido à conhecida teratogenicidade. Inibidores da fosfodiesterase 5 (sildenafila, 60 a 240mg/dia, e tadalafila, 20 a 40mg/dia) e análogos sintéticos das prostaglandinas (iloprosta, 2,5 a 5,0mcg por nebulização, seis a nove vezes por dia) devem ser mantidos, assim como bloqueadores dos canais de cálcio (nifedipina, 10 a 120mg/dia). Gestantes com HAP grave exigirão parto eletivo precoce (às vezes, antes de 34 semanas de gestação) e internação na Unidade de Terapia Intensiva no período pós-parto.[76,79]

Para tratamento do refluxo gastroesofágico estão indicadas medidas posturais e dietéticas, bem como inibidores da bomba de prótons (omeprazol, 20 a 80mg/dia) e procinéticos (domperidona, 30mg/dia). O uso de nifedipina é seguro para o fenômeno de Raynaud.[76] A despeito dos efeitos adversos fetais, o uso de IECA para tratamento da crise renal esclerodérmica ativa é aceitável porque o risco de morte materna ou fetal com doença não tratada é maior do que o associado ao uso desses medicamentos durante a gravidez. A medicação comumente utilizada é o captopril, na dose de até 300mg/dia. As vantagens do captopril incluem em seu rápido início de ação e meia-vida curta, possibilitando melhor controle da terapêutica. O sucesso da terapêutica anti-hipertensiva depende de seu início antes que ocorra dano renal irreversível.[54,75]

As alterações cutâneas de fibrose e vasoconstrição vão dificultar o manejo da grávida e também do feto. A pele da parede abdominal espessada e com pouca elasticidade em razão da fibrose cutânea e subcutânea tem sua capacidade de expansão reduzida. Existe também a possibilidade de fibrose das estruturas do colo uterino e períneo, dificultando a realização do exame de toque adequado, bem como a evolução para o parto vaginal.[76] O médico ainda vai encontrar dificuldades para palpação abdominal, acesso venoso e aferição da pressão arterial. Podem surgir sinais e sintomas de compressão de órgãos internos. As gestantes com história prévia de insuficiência placentária ou com fatores de risco de pior prognóstico podem beneficiar-se do tratamento com AAS, anticoagulação profilática e até derivados de nitrato. Nesses casos, é necessário acompanhar a evolução com Doppler das artérias uterinas.[78]

A anestesia peridural é preferível à geral, sobretudo nas gestantes com déficit na reserva cardíaca, pulmonar e renal. Há ainda a dificuldade de intubação em razão da microstomia, bem como o risco de aspiração em virtude da dismotilidade esofágica. Deve-se poder contar com acesso calibroso preparado para eventuais complicações. Preferencialmente, o ambiente cirúrgico deve ser aquecido, assim como os líquidos de perfusão, em especial nos casos de gestantes com fenômeno de Raynaud grave.[76,79]

SÍNDROME DE SJÖGREN

Doença inflamatória crônica imunomediada, de evolução lenta e progressiva, a SS se caracteriza por infiltrado linfoplasmocitário focal nas glândulas exócrinas e em outros tecidos epiteliais, causando secura das mucosas (oral, ocular, vaginal, árvore respiratória) e manifestações sistêmicas. A SS pode apresentar-se isoladamente (primária) ou associada a outras doenças reumáticas imunomediadas, como LES ou AR (secundária). Acomete principalmente mulheres, em uma proporção de 13:1, entre a quinta e a sexta década de vida. Entre as diversas manifestações clínicas, observam-se fadiga, fotossensibilidade, vasculite cutânea, poliartrite tipicamente não erosiva, mialgia, nefrite tubulointersticial ou glomerulonefrite, citopenias, anemia hemolítica, doença pulmonar intersticial, pericardite, miocardite e envolvimento imunomediado dos sistemas nervosos central (SNC) e periférico.[80]

De modo geral, a SS não afeta a fertilidade, e a gravidez tende a transcorrer de modo seguro. A literatura é controversa, mas parece haver aumento de 1,7 vez no risco de morte fetal e neonatal.[81] Todas as gestantes devem ser assistidas por equipe multidisciplinar no ambiente de pré-natal de alto risco e ter os perfis de aPL, anti-Ro/SSA e anti-La/SSB atualizados.[33] As grávidas que têm anticorpos circulantes anti-Ro e/ou anti-La, independentemente de suas características clínicas, apresentam risco aumentado de gerar crianças com manifestações de lúpus neonatal. Seu acompanhamento segue a mesma orientação para seguimento da gestação em caso de lúpus neonatal, incluindo a indicação de hidroxicloroquina para aquelas com anticorpos positivos. A SS também pode estar associada à presença de aPL, e a conduta segue as mesmas orientações direcionadas aos casos de SAF.[40]

A secura da mucosa vaginal é queixa frequente entre as mulheres com SS, o que interfere negativamente na vida sexual devido à dispareunia, podendo ser um fator decisivo para o número de filhos.[33] Na pré-menopausa, o ressecamento vaginal não parece ser fator decisivo para o aumento de infecções do aparelho geniturinário, ao contrário do que acontece na pós-menopausa.[81]

MIOPATIAS INFLAMATÓRIAS

Trata-se de grupo heterogêneo de enfermidades autoimunes caracterizadas clinicamente por fraqueza muscular em consequência de inflamação dos músculos estriados. As miopatias inflamatórias se subdividem em dermatomiosite, polimiosite, miosite por corpos de inclusão, miopatia necrosante imunomediada e síndrome antissintetase, as quais podem apresentar envolvimento cutâneo e de outros sistemas, como respiratório, circulatório e gastrointestinal. Essas doenças raras podem ocorrer em mulheres em idade reprodutiva.[82]

Existem poucas informações na literatura sobre o comportamento dessas doenças durante a gravidez. A fertilidade não parece estar diretamente comprometida em casos de polimiosite ou dermatomiosite, mas pode ser eventualmente afetada pelo uso prévio de agentes alquilantes, como a ciclofosfamida.[54] Prematuridade, baixo peso ao nascer e número de cesarianas são mais frequentes nas mulheres com miopatias inflamatórias em comparação com a população em geral.[83] As gestantes com doença em remissão que necessitam de terapêutica mínima, assim como aquelas que obedecem a rigoroso acompanhamento pré-natal, têm mais chance de desenvolver uma gestação sem intercorrências. Aparentemente, não ocorre a transferência de autoanticorpos maternos para o feto, e não são relatadas alterações neonatais em filhos nascidos de mães com dermatopolimiosite.[84,85]

No caso de gravidez, dosagens seriadas de creatinofosfoquinase, aldolase e desidrogenase lática podem ajudar a avaliar a intensidade de atividade da doença, e é importante o seguimento obstétrico especializado e reumatológico. Para as gestantes com doença ativa está indicado o uso de corticosteroide – prednisona ou prednisolona durante toda a gravidez, associados ou não aos imunossupressores, como azatioprina, em doses de até 2mg/kg/dia, ou ciclosporina, 2,5 a 5mg/kg/dia. Para controle do acometimento cutâneo, a hidroxicloroquina pode ser útil e também é segura em doses adequadas na gestação.[84,85] Miopatias graves e refratárias podem ser manejadas com IgEV.[86]

VASCULITES SISTÊMICAS PRIMÁRIAS

Vasculite é o processo inflamatório que acomete primariamente a parede do vaso sanguíneo. As vasculites englobam grande e diversificado grupo de doenças com comprometimento inflamatório em diferentes tipos de vasos sanguíneos (veias, capilares e artérias) e de diversos tamanhos (pequeno, médio ou grande calibre). Podem manifestar-se em um único órgão (a chamada vasculite de órgão único) ou em diferentes órgãos e sistemas (as vasculites sistêmicas) – essas últimas, quando não apresentam agente etiológico conhecido, são chamadas vasculites sistêmicas primárias, assunto de importância neste tópico (Quadro 41.7). Eventualmente, as vasculites podem ser secundárias a doenças autoimunes sistêmicas (p. ex., AR, LES e SS) e infecciosas (p. ex., poliarterite nodosa associada à hepatite B e aortite sifilítica) e medicações ou neoplasias.[87,88]

Os avanços no diagnóstico e tratamento têm chamado mais a atenção para os aspectos relacionados com a qualidade de vida, assim como a fertilidade, concepção e gravidez nas mulheres com vasculite. Como essas doenças são raras, várias questões importantes permanecem sem resposta.[89] A doença de Behçet, embora possa ter impacto sexual devido às ulcerações genitais, não afeta a fertilidade.[90] Vasculites como granulomatose com poliangiite

Quadro 41.7 Nomenclatura das principais vasculites sistêmicas primárias

Vasculites de grandes vasos	• Arterite de Takayasu • Arterite de células gigantes
Vasculites de médios vasos	• Poliarterite nodosa • Doença de Kawasaki
Vasculites de pequenos vasos	• Vasculites associadas ao ANCA • Poliangiite microscópica • Granulomatose com poliangiite • Granulomatose eosinofílica com poliangiite • Vasculites por imunocomplexos • Doença antimembrana basal glomerular (doença de Goodpasture) • Vasculite crioglobulinêmica • Vasculite por IgA (púrpura de Henoch-Schönlein) • Vasculite urticariforme hipocomplementêmica
Vasculites de vasos variáveis	• Doença de Behçet • Síndrome de Cogan

ANCA: anticorpo anticitoplasma de neutrófilo; IgA: imunoglobulina A.
Fonte: adaptado de Jennette *et al.*, 2013.[88]

(GPA) e poliarterite nodosa (PAN) raramente envolvem órgãos reprodutores femininos. Nos homens, a orquite é uma manifestação clássica da PAN, mas também pode ser observada na GPA e na vasculite por IgA; no entanto, a inflamação intratesticular é normalmente reversível com o tratamento e sem consequências clínicas. Como em outras doenças imunomediadas, o uso prévio de ciclofosfamida é um fator associado à falência ovariana e à azoospermia.[91]

Resultados favoráveis de uma gestação podem ser alcançados em mulheres com vasculites sistêmicas, especialmente quando a doença está em remissão prolongada e a concepção é cuidadosamente planejada.[91] A associação com hipertensão arterial gestacional (RR: 2,29; IC95%: 1,44 a 3,65), prematuridade (RR: 3,73; IC95%: 2,63 a 5,30) e necessidade de cesariana (RR: 1,35; IC95%: 1,03 a 1,76) é mais frequente entre as mulheres com vasculites sistêmicas primárias do que na população em geral.[85] O risco de exacerbação da doença varia de 20% a 40% na gestação e no pós-parto, sendo mais frequente nas vasculites de pequenos vasos.[92]

Considerando isoladamente algumas dessas vasculites, não há associação clara entre a doença de Behçet (DB) e pré-eclâmpsia, diabetes gestacional ou prematuridade, mas alguns estudos sugeriram aumento dos abortamentos espontâneos em mulheres com eventos tromboembólicos prévios.[93,94] A apresentação de eventos tromboembólicos por inflamação vascular autoinflamatória é uma característica dessa doença. Uma coorte identificou 144 gestações em mulheres com DB, nas quais os eventos tromboembólicos foram muito mais frequentes (RR: 14,47; IC95%: 6,69 a 31,32). No entanto, o papel da tromboprofilaxia de rotina não está estabelecido.[95] Existem relatos isolados de DB neonatal transitória com acometimento cutâneo e ulcerações orais ou genitais que se resolvem em até 8 semanas após o nascimento.[96]

Nos casos de vasculites associados ao anticorpo anticitoplasma de neutrófilo (ANCA), as exacerbações da doença na gestação acontecem em 35% das mulheres. A granulomatose eosinofílica com poliangiite (GEPA) pode evoluir com agravamento do acometimento cardíaco e pulmonar. Embora seja mais frequente observar piora da asma, as alterações cardíacas tendem a ser mais graves e irreversíveis. A anestesia regional é preferida em mulheres com estenose subglótica. A transferência placentária de anticorpos antimieloperoxidase (anti-MPO) tem sido relatada na literatura, e há apenas um caso descrito de recém-nascido que desenvolveu hemorragia pulmonar e insuficiência renal.[92]

Na arterite de Takayasu, a hipertensão e a pré-eclâmpsia afetam 20% a 40% das gestações em comparação com 2% a 8% na população em geral. A doença grave de valva aórtica e a presença de aneurismas estão associadas a maiores morbidade e mortalidade maternas. As mulheres que receberam tratamentos durante a gravidez, incluindo corticosteroides, parecem apresentar taxas menores de complicações. Diante do risco aumentado de pré-eclâmpsia, a administração de AAS deve ser sempre considerada.[92]

Como não existem critérios para estabelecer o risco de recidivas, a decisão pela suspensão da terapêutica imunossupressora crônica em mulheres com a doença inativa é individual, e o desejo de engravidar pode ser o fator determinante. Entre os medicamentos comumente usados no tratamento da vasculite sistêmica, o metotrexato e o micofenolato de mofetil devem ser interrompidos 3 meses antes da concepção. A descontinuação da leflunomida deve seguir as recomendações para os casos de AR. Para complicações com risco de morte ou falência orgânica, a ciclofosfamida pode ser considerada nos dois trimestres finais da gestação. Azatioprina, IgEV, hidroxicloroquina, colchicina, ciclosporina e tacrolimus podem ser considerados na gestação. O uso de um anti-TNF-α e do rituximabe em gestantes com doença ativa é possível, e deve-se manter os cuidados descritos anteriormente neste capítulo. Apesar dos avanços da farmacoterapia, os corticosteroides continuam fundamentais na terapêutica das vasculites primárias e serão usados para manter o controle da atividade da doença quando outros medicamentos forem contraindicados ou insuficientes para controle da doença.[92,97]

O acompanhamento das vasculites primárias durante a gravidez é um desafio. Os reagentes de fase aguda não são como marcadores de atividade confiáveis, pois estão fisiologicamente alterados na gestação independentemente da presença de processos inflamatórios. A avaliação por métodos de imagem é limitada em razão da necessidade de proteção do feto contra a exposição à radiação. As mulheres com doença ativa na concepção ou aquelas que entram em atividade durante a gravidez são consideradas de alto risco para o desenvolvimento de complicações obstétricas.[92,97]

ESPONDILOARTRITES

As espondiloartrites constituem um grupo de doenças caracterizadas por inflamação da coluna vertebral, articulações sacroilíacas e articulações periféricas, principalmente dos membros inferiores, de maneira assimétrica, além de manifestações extra-articulares, incluindo uveíte anterior, entesite, dactilite, psoríase e doença inflamatória intestinal. Acometem, principalmente, adultos jovens, com maior prevalência no sexo masculino (2-4:1), e podem apresentar predisposição genética ligada ao antígeno leucocitário humano B27 (HLA-B27). O espectro das espondiloartrites inclui espondilite anquilosante, artrite psoriásica, artrite reativa, artrite enteropática (artrite em pessoas com doença de Crohn ou retocolite ulcerativa), espondiloartrite indiferenciada e espondiloartrites juvenis (quando a doença se inicia antes dos 16 anos).[98]

Os riscos de uma gravidez para as mulheres com espondiloartrites ainda não estão totalmente claros. Considerando as gestantes com espondilite anquilosante, a revisão publicada por Mokbel *et al.*[99] identificou maior ocorrência de prematuridade (OR: 1,99; IC95%: 1,30 a 3,05) e de recém-nascidos pequenos para a idade gestacional (OR: 2,41; IC95%: 1,22 a 4,77), sem aumento do risco de pré-eclâmpsia. Além disso, 25% a 80% das mulheres apresentaram piora da atividade da doença durante a gravidez e 30% a 100% após o parto.

Pode ser observada melhora dos escores de dor no primeiro trimestre com piora significativa nas etapas finais, principalmente em função de alterações biomecânicas da gestação na pelve e na coluna. As exacerbações mais importantes acontecem em até 6 meses após o parto. A doença ativa na época da concepção é um preditor de exacerbação da doença no pós-parto. Não é raro, ao final da gestação, a grávida se queixar de dor lombar, rigidez matinal, dor noturna e aumento da necessidade de medidas analgésicas. Dor lombar e aumento da velocidade de hemossedimentação em grávidas devem ser interpretados com cuidado, pois podem fazer parte das alterações fisiológicas da gravidez.[99,100]

A anquilose em articulações sacroilíacas e as próteses dos quadris, que não são raras nas espondiloartrites, podem tornar inviável o parto vaginal. O envolvimento da coluna cervical pode interferir na intubação endotraqueal, e a anestesia peridural estará dificultada em caso de retificação da coluna lombar ou calcificação de ligamentos longitudinais ou interespinhosos. As multíparas com espondiloartrites podem apresentar instabilidade das articulações sacroilíacas com subluxação durante a gravidez e o parto.[40]

CONTRACEPÇÃO

O aconselhamento das mulheres em idade reprodutiva, em especial daquelas com diagnóstico de LES e SAF, na presença de maior atividade de doença e durante o uso de medicamentos teratogênicos, irá interferir de maneira positiva na evolução e no desfecho da gravidez. Assim, o motivo mais importante para a contracepção eficaz em mulheres com doenças reumáticas é a redução dos riscos de uma gravidez não planejada. Os fatores decisivos para a escolha entre os diversos métodos contraceptivos para essas mulheres incluem fatores de risco gerais, como hipertensão arterial, obesidade, tabagismo, história familiar de câncer hormônio-dependente e história pessoal ou familiar de tromboembolismo venoso (TEV), além dos aspectos relacionados com a doença de base, como diagnóstico e atividade do LES, presença de anticorpos aPL e uso de alguns medicamentos com possíveis interações (Figura 41.2).[40,54]

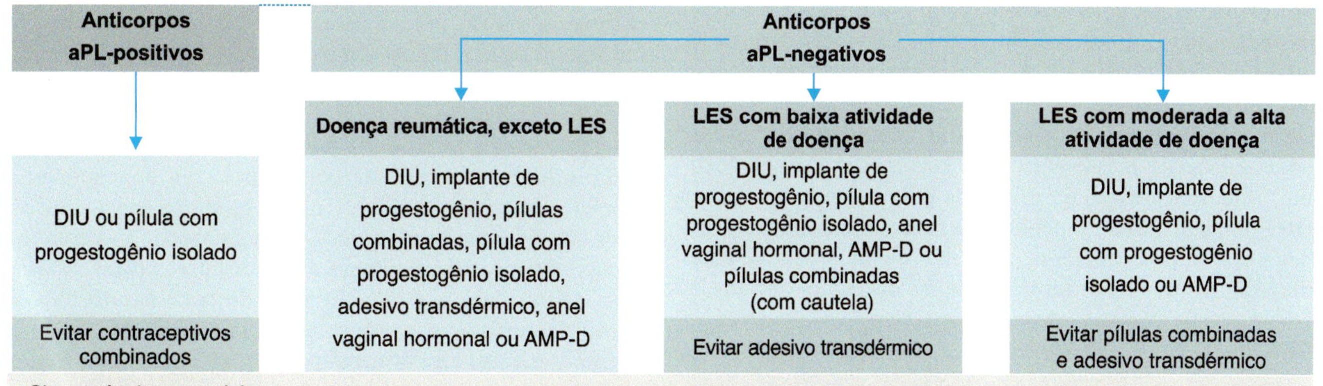

Figura 41.2 Contracepção em mulheres com doença reumática imunomediada. (*aPL*: antifosfolípides; *DIU*: dispositivo intrauterino, incluindo dispositivos de cobre e hormonais; *LES*: lúpus eritematoso sistêmico; *AMP-D*: acetato de medroxiprogesterona de depósito; *MMF*: micofenolato de mofetila.) (Adaptada de Sammaritano *et al.*, 2020.[54])

Em mulheres com anticorpos aPL positivos, com ou sem histórico de complicações clínicas, o uso de estrogênio está contraindicado em virtude do aumento do risco de TEV. O dispositivo intrauterino (DIU) de levonorgestrel ou cobre e o uso contínuo de pílula com progestogênio isolado são métodos preferíveis. O DIU hormonal pode oferecer benefício adicional para controle da metrorragia em mulheres com indicação de anticoagulação.[54] O risco de TEV em mulheres saudáveis que usam progestogênio oral (RR: 0,9; IC95%: 0,57 a 1,45) ou DIU de levonorgestrel (RR 0,61; IC95%: 0,24 a 1,53) não é aumentado. Todavia, os contraceptivos injetáveis com acetato de medroxiprogesterona de depósito parecem conferir risco maior de TEV (RR 2,67; IC95%: 1,29 a 5,53) do que outros contraceptivos à base de progestogênio.[101] Os implantes de progesterona são contraindicados nessas situações devido à falta de dados.[54]

Nas mulheres com diagnóstico de LES deve ser avaliada a atividade de doença. Na presença de atividade moderada a grave, incluindo nefrite lúpica, o uso de contraceptivos com estrogênio pode oferecer risco; assim, o DIU (levonorgestrel ou cobre), o progestogênio oral ou injetável e o implante subdérmico de progesterona são opções aceitáveis. Em contrapartida, nas mulheres com LES estável ou baixa atividade, aPL-negativas, sem histórico de TEV ou SAF, os contraceptivos combinados podem ser usados com cautela.[54] O adesivo transdérmico de estrogênio-progesterona resulta em maior exposição ao estrogênio do que os métodos orais ou transvaginais, sendo contraindicado para mulheres com LES ou anticorpos aPL.[102] O acetato de medroxiprogesterona e o implante subdérmico de progesterona podem induzir perda da densidade mineral óssea e devem ser evitados em mulheres com osteoporose, história de fratura por fragilidade ou fatores de risco, como uso crônico de corticosteroides.[103]

As mulheres em idade reprodutiva com doenças reumáticas, excetuando aquelas com LES ou aPL-positivas, podem utilizar qualquer método contraceptivo eficaz ou muito eficaz. As mulheres em uso de imunossupressores devem utilizar preferencialmente DIU (levonorgestrel ou cobre) devido ao risco de interação e perda da eficácia do contraceptivo. O micofenolato de mofetil, imunossupressor cada vez mais utilizado nas doenças autoimunes, pode reduzir os níveis séricos de estrogênio e progesterona.[54] Por fim, o risco de infecções pélvicas associadas ao DIU em mulheres recebendo terapia imunossupressora deve ser individualizado, mas não se mostrou elevado naquelas que receberam transplante de órgãos sólidos.[104]

FERTILIDADE

De maneira geral, a infertilidade afeta de 10% a 15% de todos os casais, porém é mais elevada na presença de alguma doença reumática. Esse grupo de doenças compromete a saúde sexual em seus aspectos físicos e psíquicos. A redução da fertilidade em mulheres e homens com doenças reumáticas é multifatorial e está relacionada com a atividade da doença, a terapêutica utilizada, a função sexual prejudicada e as escolhas pessoais. Os problemas são comuns entre os diversos diagnósticos e em ambos os sexos.[40,53]

Poucos estudos avaliaram a fertilidade das mulheres com doenças reumáticas por meio dos níveis hormonais ou da contagem de folículos antrais. Malheiro e cols.[105] estudaram os marcadores de reserva ovariana (níveis séricos dos hormônios antimülleriano e folículo-estimulante associados à contagem de folículos antrais) em 27 mulheres com LES em tratamento no Hospital das Clínicas da UFMG e os compararam com os de 27 mulheres de um grupo de controle. A contagem de folículos antrais estava significativamente reduzida nas mulheres com LES, mostrando ainda relação inversa com o índice de dano do LES e a dose acumulada de ciclofosfamida. Os níveis do hormônio antimülleriano se correlacionaram negativamente com a dose máxima de corticosteroide utilizada.

Mais da metade das mulheres com AR e LES com início da doença antes da constituição da família tem menos filhos do que havia planejado originalmente. Em mulheres com LES, a paridade é menor do que nas mulheres em geral, seja pelo comprometimento da função ovariana, seja por complicações da gravidez (abortamento, pré-eclâmpsia), morte neonatal ou perinatal, ou ainda por decisões pessoais sobre o tamanho da família.[106] As mulheres com AR apresentam com mais frequência um tempo maior do que 12 meses para conceber.[107] A proporção de nuligestas é maior entre as mulheres com artrite idiopática juvenil (AIJ) e outras artrites inflamatórias crônicas do que entre as saudáveis.[108] Estudos de fertilidade em homens com AR mostraram níveis séricos reduzidos de testosterona e hormônio luteinizante em comparação com controles.[109] Espermogramas anormais são encontrados em mais da metade dos homens com LES.[110]

Os efeitos tóxicos de fármacos anti-inflamatórios e imunossupressores podem induzir insuficiência gonadal transitória ou permanente em mulheres e homens. Os AINE são inibidores das cicloxigenases, enzimas necessárias para a síntese de prostaglandinas. A inibição das prostaglandinas na fase pré-ovulatória previne a ruptura da parede do folículo e a liberação do oócito em um fenômeno denominado síndrome do folículo luteinizado não rompido; portanto, o uso frequente de AINE está associado à infertilidade.[111] A sulfassalazina não tem efeitos adversos na fertilidade feminina, todavia em homens pode induzir infertilidade transitória com oligospermia, morfologia anormal das células espermáticas e motilidade espermática reduzida.[112] A ciclofosfamida promove azoospermia e insuficiência ovariana prematura. Maior dose acumulada e maior duração do tratamento, maior idade da mulher e a administração oral, comparada a pulsos venosos, são fatores que determinam taxa maior de falência ovariana transitória ou permanente. Em mulheres tratadas para nefrite lúpica, amenorreia sustentada após um ciclo completo de tratamento com ciclofosfamida é rara em idades < 25 anos, mas aumenta para 12% nas mulheres com idades entre 26 e 30 anos e para 25% nas > 31 anos.[113]

Para prevenir a insuficiência ovariana associada à ciclofosfamida endovenosa mensalmente é indicada a administração mensal de um agonista do hormônio liberador de gonadotrofina (p. ex., acetato de leuprorrelina, 3,75mg intramuscular), idealmente 10 a 14 dias antes do tratamento com o imunossupressor.[114,115] O protocolo de tratamento com ciclofosfamida Euro-Lupus determina doses acumuladas mais baixas e tem menos impacto na falência ovariana.[116] O benefício do acetato de leuprorrelina para as mulheres que recebem o esquema Euro-Lupus ou ciclofosfamida oral é incerto. Homens com proposta de tratamento com ciclofosfamida devem, se possível, realizar a criopreservação de sêmen para preservação da fertilidade.[54]

A criopreservação de embriões e oócitos é uma opção para mulheres com condição estável o suficiente para se submeterem à estimulação ovariana, mas que não são capazes ou não apresentam condições clínicas ideais para a concepção. O aumento dos níveis de estrogênio induzido pela estimulação ovariana é uma preocupação nas mulheres com doenças reumáticas, em especial LES e SAF, e deve ser evitada quando a atividade da doença é moderada ou alta. As mulheres com anticorpos aPL têm risco aumentado de trombose e devem receber HBPM profilática (p. ex., enoxaparina, 40mg/dia) desde o início da estimulação ovariana até 24 a 36 horas antes da coleta do oócito, retomando-a após a coleta. Aquelas com SAF trombótica, conforme os critérios discutidos anteriormente, devem receber anticoagulação terapêutica (p. ex., enoxaparina, 1mg/kg a cada 12 horas). Com exceção da ciclofosfamida, que tem impacto direto nos folículos em maturação, todos os outros medicamentos podem ser mantidos durante o processo de estimulação ovariana.[54]

As questões relativas à fertilidade devem ser discutidas quando a mulher planeja uma gravidez, particularmente antes da retirada da terapia eficaz que a manteve em remissão ou com baixa atividade da doença. A descontinuação de medicamentos eficazes quando a gravidez é planejada pode resultar em exacerbação, especialmente quando a mulher não consegue conceber em curto prazo. São necessários, portanto, o monitoramento frequente após a retirada do medicamento e o início de terapia alternativa compatível com a gravidez.[5,7,9]

MEDICAMENTOS NA GRAVIDEZ E AMAMENTAÇÃO

O uso de medicamentos antirreumáticos durante a gravidez pode ser essencial, mas devem ser considerados os efeitos adversos sobre a mãe, o potencial teratogênico, os efeitos sobre o desenvolvimento fetal e, na fase de aleitamento, os efeitos imediatos e tardios sobre o concepto. Nas últimas décadas vêm se alterando a visão sobre o tratamento das doenças autoimunes no momento da gravidez e da lactação. Com as novas opções terapêuticas, as mulheres estão convivendo por mais tempo com as doenças, com menos incapacidade e com melhores condições de vida, o que possibilita a programação do melhor momento e do número de gestações desejadas.[40]

Quando se planeja uma gestação, é mandatório observar os medicamentos em uso e considerar sua suspensão ou manutenção. Atualmente, é possível o tratamento das doenças reumáticas inflamatórias com relativa segurança durante a gravidez e a lactação. Analgésicos, AINE, corticosteroides e medicamentos modificadores do curso da doença (MMCD) são os fármacos mais utilizados. Os MMCD podem ser classificados como sintéticos convencionais, sintéticos alvo-específicos e biológicos.[54,74] Muitas recomendações são condicionais, refletindo a falta de dados ou dados com nível baixo de evidência científica. Deve-se considerar sempre se os benefícios superam os potenciais riscos.[54] Os aspectos mais relevantes sobre o uso dessas medicações no ciclo gravídico-puerperal são apresentados a seguir:[117]

- **Paracetamol:** analgésico sem efeito anti-inflamatório. Atravessa livremente a placenta. Não há evidências de alterações fetais com o uso de doses terapêuticas. Pode ser usado de maneira intermitente desde a pré-concepção até o período de amamentação. O uso prolongado e continuado durante a gravidez pode desencadear asma e broncoespasmo no recém-nascido.[54,74,118]
- **AINE:** medicamentos inibidores das cicloxigenases com ações analgésicas e anti-inflamatórias, os AINE estão associados à infertilidade, conforme discutido anteriormente. Podem ser usados com segurança até 20 semanas de gestação. O uso entre 20 e 30 semanas apresenta risco geralmente reversível de oligodrâmnio, devendo ser monitorado por meio de ultrassonografia. A partir de 30 semanas, o uso materno de AINE está contraindicado devido ao risco de fechamento prematuro do canal arterial. Deve-se preferir os AINE de meia-vida curta (ibuprofeno, naproxeno e cetoprofeno), procurando usar a menor dose efetiva pelo menor tempo possível e de modo intermitente. Os AINE são secretados no leite materno em pequenas quantidades e podem ser usados na amamentação (preferencialmente o ibuprofeno). Não há dados suficientes sobre a segurança dos inibidores seletivos da COX-2 na gestação e lactação.[54,74,118]
- **Codeína:** analgésico opioide compatível com a pré-concepção e durante toda a gravidez. Recomenda-se cautela com o uso de codeína na amamentação devido ao risco de depressão do SNC do lactente. Deve ser usado por períodos curtos e de maneira intermitente.[119]
- **Tramadol:** analgésico opioide compatível com a pré-concepção, a gestação e a amamentação, deve ser usado por períodos curtos e de maneira intermitente.[119]
- **Corticosteroides:** na pré-concepção, o uso prolongado pode inibir a liberação dos hormônios LH e FSH, provocando distúrbios menstruais e ovulatórios. Durante a gravidez, os corticosteroides não fluorados (prednisona e prednisolona) são inativados pelas hidroxilases placentárias, diminuindo a exposição fetal. Não há aumento de malformação fetal relacionado com o uso; entretanto, altas doses durante a gravidez estão associadas a risco aumentado de complicações para a gestante (diabetes, hipertensão, pré-eclâmpsia, ruptura prematura de membrana e RCF), sendo prudente usar a menor dose possível (preferencialmente, < 20mg/dia). Em situações com grave ameaça materna, como nefrite lúpica e manifestações do SNC

das doenças do tecido conjuntivo e vasculites, pode ser utilizada a pulsoterapia com metilprednisolona. Os compostos fluorados (dexametasona e betametasona) não são completamente desativados na placenta e estão relacionados com parto pré-termo, RCF, resposta imunológica fetal inadequada por supressão do timo, masculinização de feto feminino e supressão adrenal. Corticoide intra-articular pode ser utilizado em qualquer momento da gravidez. No aleitamento, se for necessário o uso de prednisona em doses > 20mg/dia, recomenda-se um intervalo de 4 horas entre o uso da medicação e a amamentação.[54,74]

- **Hidroxicloroquina:** agente antimalárico eficaz no tratamento de diversas doenças reumáticas. Armazenada nos tecidos, particularmente no fígado, tem meia-vida de aproximadamente 8 semanas. Atravessa a placenta, mas, conforme citado previamente, é considerada segura durante toda a gestação e amamentação em doses ≤ 5mg/kg/dia (máximo de 400mg/dia). A suspensão do medicamento está associada à reativação de doenças no período gestacional, especialmente o LES.[20,54,120]
- **Sulfassalazina:** pró-fármaco com ação imunomoduladora e anti-inflamatória composto pela ligação do ácido 5-aminossalicílico à sulfapiridina, atravessa a placenta, mas seu uso na gestação não foi associado a risco fetal. A suplementação concomitante de ácido fólico é aconselhada desde o período pré-concepcional porque esse medicamento é um inibidor da di-hidropteroato sintetase e pode levar à deficiência de folato. Nos nascidos a termo e saudáveis, seu uso é compatível com a amamentação, mas deve ser evitado quando o recém-nascido é prematuro e apresenta hiperbilirrubinemia ou deficiência de glicose-6-fosfato desidrogenase.[20,54]
- **Azatioprina:** imunossupressor antagonista do metabolismo das purinas considerado seguro na gravidez até a dose de 2mg/kg/dia, apresenta meia-vida de aproximadamente 24 horas e não está associado a efeito mutagênico. É extensamente metabolizada na placenta em ácido tioúrico, um metabólito inativo. Há a secreção do medicamento e de seus metabólitos no leite materno, mas sem evidências de relação com alterações hematológicas e do crescimento dos recém-nascidos. O uso na amamentação está autorizado.[20,54] Deve-se acompanhar a dosagem das transaminases hepáticas e hemograma.
- **Colchicina:** agente anti-inflamatório que atua na diapedese dos neutrófilos, é utilizada no tratamento da gota, das pericardites, da doença de Behçet e de algumas doenças autoinflamatórias, como a febre familiar do Mediterrâneo, sendo considerada segura desde a pré-concepção até a amamentação.[54,121] Diarreia é efeito colateral comum com doses > 1,5 a 2,0mg/dia.
- **Metotrexato:** imunossupressor antagonista do folato com relevante teratogênese e potencial abortivo, está contraindicado durante toda a gestação e a lactação, devendo ser suspenso 3 meses antes da concepção com manutenção da suplementação de ácido fólico nesse período e durante toda a gestação.[54,74]
- **Leflunomida:** pró-fármaco da teriflunomida, um imunossupressor anti-proliferativo com ação antagonista da pirimidina. Como já discutido neste capítulo, as mulheres que usam leflunomida devem evitar engravidar até que a concentração sérica seja indetectável (< 0,02mg/L), o que pode ser alcançado após 2 anos sem o medicamento ou com o uso de colestiramina para acelerar a eliminação da droga. Se ocorrer concepção acidental durante o período de uso, o medicamento deve ser interrompido imediatamente e a colestiramina (8g/dia) administrada até que os níveis plasmáticos sejam indetectáveis. Deve ser evitada durante a amamentação.[54,74]
- **Ciclofosfamida:** agente alquilante com propriedades imunossupressoras, é tóxica sobre o sistema gonadal, como discutido anteriormente. Teratogênica e mutagênica, deve ser evitada nos 3 meses que antecedem a concepção. Seu uso no primeiro trimestre está associado a alterações esqueléticas, palatinas e oculares e à malformação de membros. Quando usada no segundo e terceiro trimestres, os riscos de malformação são reduzidos significativamente, mas pode induzir pancitopenia e comprometimento do crescimento fetal. Excepcionalmente, em situações de grave ameaça materna, seu uso pode ser considerado nos dois trimestres finais da gestação. Por ser encontrada em concentração substancial no leite materno, seu uso está contraindicado nessa fase.[54,74]
- **Micofenolato de mofetil:** pró-fármaco do ácido micofenólico, imunossupressor que apresenta ação inibidora da síntese de purinas, está relacionado com aumento dos casos de abortamento e malformações congênitas no primeiro trimestre de gestação, especialmente as do ouvido externo, anormalidades faciais, incluindo fendas labiopalatinas, e anomalias nos membros, coração, esôfago e rim. Deve ser suspenso pelo menos 6 semanas antes da concepção e não é compatível com o aleitamento materno.[54,74]
- **Ciclosporina:** imunossupressor inibidor da calcineurina. Há descrição de RCF e de parto pré-termo, mas sem associação comprovada com o medicamento. Pode induzir hipertensão arterial materna e piora da função renal, demandando monitoramento frequente. Os efeitos colaterais podem ser superados pelos potenciais benefícios maternos, sendo alternativa viável à terapia imunossupressora mais incisiva. Pode ser utilizada durante toda a gestação e a lactação na menor dose eficaz – geralmente até 2,5mg/kg/dia.[54,74]
- **Tacrolimus:** imunossupressor inibidor da calcineurina. Assim como a ciclosporina, é compatível com toda a gravidez na menor dose possível, havendo a necessidade de monitoramento frequente da pressão arterial materna e da função renal. Pode ser mantido durante a amamentação.[54,74]
- **Imunoglobulina endovenosa:** modulador de processos inflamatórios derivado do plasma humano. A transferência placentária é significativa no terceiro trimestre; no entanto, não há relatos de malformações fetais. É considerada segura durante toda a gestação e no aleitamento materno.[54,74]

- **Anti-TNF-α:** agentes biológicos que inativam o fator de necrose tumoral alfa com ampla utilização nas artrites inflamatórias, incluem anticorpos monoclonais (infliximabe, adalimumabe e golimumabe), uma proteína de fusão solúvel (etanercepte) e um fragmento Fab de um anticorpo monoclonal peguilado (certolizumabe pegol). Conforme descrito, a transferência placentária de IgG, incluindo a maior parte dos imunobiológicos, é baixa durante o primeiro trimestre e aumenta progressivamente ao longo da gestação, sobretudo a partir de 30 semanas. Assim, os anti-TNF-*α* são seguros no período pré-concepção. O certolizumabe pegol, biológico sem a porção do fragmento cristalizável (Fc) da IgG, apresenta transferência placentária mínima mesmo após 30 semanas e pode ser continuado durante toda a gravidez. Os outros anti-TNF-*α* devem ser suspensos no terceiro trimestre em virtude do risco de imunossupressão fetal. Os dados sobre o uso de golimumabe durante a gravidez são limitados, mas estudos em animais e relatos de exposição em humanos também indicam segurança nos dois primeiros trimestres. A amamentação é liberada para todas essas medicações. A comunicação entre o obstetra, o reumatologista e o pediatra é fundamental para garantir que filhos de mães expostas aos imunobiológicos durante a gestação não recebam vacinas de vírus vivos e bactérias atenuadas nos primeiros 6 meses de vida, como rotavírus e BCG.[54,74,122]
- **Inibidores das células B:** agentes biológicos que atuam inativando os linfócitos B, são representados pelo rituximabe (anticorpo monoclonal IgG com ação direcionada à molécula CD20) e o belimumabe (anticorpo monoclonal IgG inibidor do estimulador de linfócitos B solúvel). O rituximabe, potente indutor da apoptose das células B, costuma ser indicado para doenças reumáticas imunomediadas graves e refratárias a outras intervenções terapêuticas. Assim, embora o fabricante recomende a descontinuação 1 ano antes da concepção, a atividade da doença e o risco de lesões irreversíveis podem impossibilitar essa conduta. Como acontece com outros anticorpos monoclonais, é pouco provável a transferência placentária antes de 12 semanas de gestação. O uso nos dois últimos trimestres foi associado à depleção de células B nos neonatos com risco aumentado de infecções graves. Assim, o rituximabe pode ser mantido até o diagnóstico da gestação e só deve ser continuado após rigorosa avaliação dos riscos e benefícios em um modelo de decisão compartilhada. Os estudos sobre a segurança do uso de belimumabe na gestação são escassos, e diretrizes recentes recomendam a suspensão assim que for constatada a gravidez. O aleitamento materno é seguro para ambos.[54,123]
- **Inibidor da coestimulação de células T:** proteína de fusão solúvel (abatacepte) constituída pelo domínio extracelular do antígeno CTLA-4 e o Fc modificado da IgG. Não é teratogênico em animais, mas não existem estudos adequados sobre seus efeitos na gravidez humana que possibilitem a avaliação de seu risco. Na ausência de alternativas seguras, recomenda-se a manutenção somente até a confirmação da gestação. À semelhança de outras medicações biológicas, o abatacepte tem alto peso molecular, sendo improvável a presença de quantidades significativas no leite materno. Parece compatível com a amamentação.[54]
- **Inibidor do receptor de interleucina 6 (IL-6):** anticorpo monoclonal chamado tocilizumabe, tem ação direcionada contra o receptor da IL-6, uma citocina pró-inflamatória multifuncional. Estudos retrospectivos não encontraram aumento na frequência de anomalias congênitas ou na taxa de abortamento espontâneo. Diretrizes recentes recomendam a suspensão assim que a gestação for conhecida. O aleitamento materno é considerado seguro.[54,124]
- **Inibidores da interleucina 17 (IL-17):** anticorpos monoclonais que se ligam de maneira seletiva à IL-17, representados pelo secuquinumabe e o ixequizumabe. Conforme dados publicados pelo fabricante do secuquinumabe, a análise de 292 gestações expostas a esse medicamento biológico não encontrou nenhuma associação com o aumento na taxa de abortamentos e anomalias congênitas. A maior parte das mulheres suspendeu o fármaco no primeiro trimestre.[125] Dados sobre a exposição ao ixequizumabe durante a gestação, em grande parte até o primeiro trimestre, também não documentaram a associação com anomalias congênitas.[126] Portanto, parece ser segura sua manutenção até a concepção. O aleitamento materno está liberado com baixo risco de exposição.[54]
- **Inibidor das interleucinas 12 e 23 (IL-12 e IL-23):** anticorpo monoclonal denominado ustequinumabe, liga-se com especificidade à subunidade proteica p40, inibindo a atividade da IL-12 e da IL-23. Não há aumento no risco de anomalias congênitas segundo dados limitados de exposição ao ustequinumabe.[127,128] A manutenção até a concepção parece ser segura. A amamentação é considerada segura.[54]
- **Inibidores da interleucina 1 (IL-1):** grupo representado pela proteína de fusão antagonista do receptor da IL-1 (anakinra – não disponível no Brasil) e os anticorpos monoclonais anti-IL-1 (canaquinumabe). Os dados de segurança sobre o uso dessas medicações na gestação ainda são limitados, restringindo-se a relatos e pequenas séries de casos, sem a identificação de anomalias congênitas.[129] A manutenção até a concepção e o aleitamento parecem ser seguros.[54]
- **JAK:** medicamentos sintéticos alvo-específicos, representados pelo tofacitinibe, baricitinibe e upadacitinibe, têm ação direcionada ao bloqueio das moléculas intracelulares que participam da cascata de sinalização de várias citocinas. Provavelmente atravessam a placenta, e alguns achados indicam risco aumentado de anomalias congênitas e desfechos gestacionais negativos. Recomenda-se a suspensão 2 meses antes da concepção. O aleitamento materno está contraindicado.[54,117,130]

O Quadro 41.8 traz uma síntese dos principais aspectos relacionados com o uso desses agentes da pré-concepção até a amamentação.

Quadro 41.8 Antirreumáticos usados da pré-concepção à amamentação

Pré-concepção		**Concepção**	**1º Trimestre**	**2º Trimestre**	**3º Trimestre**	**Amamentação**
24 meses	**3 meses**					
Paracetamol: O uso intermitente é seguro durante todo o período.						
AINE (exceto inibidores de COX2): Seguros até 20 semanas de gestação. Cautela entre 20 e 30 semana sem razão do risco de oligodrâmnio. Contraindicado após 30 semanas. Permitido na amamentação (ibuprofeno).						
Codeína: O uso intermitente é seguro durante a gestação. Deve ser usado com cautela na amamentação.						
Tramadol: O uso intermitente é seguro durante todo o período.						
Corticosteroides: Seguros durante toda a gestação na menor dose possível, preferencialmente <20mg/dia de prednisona. Na amamentação, se doses > 20mg/dia, aguardar 4 horas.						
Hidroxicloroquina: Seguro durante todo o período nas doses de 400mg/dia e 5mg/kg/dia.						
Sulfassalazina: Segura durante todo o período. Suplementar ácido fólico. Evitar o aleitamento em recém-nascidos prematuros, com hiperbilirrubinemia ou com deficiência de G6PD.						
Azatioprina: Segura na gestação até a dose de 2mg/kg/dia. Segura na amamentação.						
Colchicina: Segura durante todo o período.						
Metotrexato: Dever ser suspenso 3 meses antes da concepção. Suplementar ácido fólico. Contraindicado na gestação e amamentação.						
Leflunomida: Suspender 24 meses antes da concepção ou usar a colestiramina até alcançar nível sérico indetectável. Contraindicada na amamentação.						
Ciclofosfamida: Deve ser suspensa 3 meses antes da concepção. Contraindicada no primeiro trimestre e na amamentação. Pode ser usada com cautela no segundo e terceiro trimestres em situações de grave ameaça materna.						
Micofenolato: Deve ser suspenso 6 semanas antes da concepção. Contraindicado na gestação e amamentação.						
Ciclosporina: Segura durante toda a gestação e amamentação até 2,5mg/kg/dia. Monitorar pressão arterial e função renal.						
Tacrolimus: Segura durante toda a gestação e amamentação. Monitorar pressão arterial e função renal.						
Imunoglobulina endovenosa: Segura durante toda a gestação e amamentação.						
Anti-TNFα*/Certolizumabe: Seguros durante toda a gestação e amamentação.						
Anti-TNFα/Outros:§ Seguros durante o primeiro e segundo trimestres de gestação. Seguros na amamentação.						
Rituximabe: *Pode ser mantido até a concepção. Pode ser considerado na gestação em situações de grave ameaça materna. Seguro na amamentação.						
Belimumabe: *Pode ser mantido até a concepção. Parece seguro na amamentação.						
Abatacepte: *Pode ser mantido até a concepção. Parece seguro na amamentação.						
Outros biológicos*/inibidores de interleucinas: £Podem ser mantidos até a concepção. Parecem seguros na amamentação.						
Inibidores da Janus Kinase∞: Devem ser suspensos 2 meses antes da concepção. Contraindicados na gestação e amamentação.						

*Filhos de mães expostas aos biológicos durante a gestação não devem receber vacinas de vírus vivos e bactérias atenuadas nos primeiros 6 meses de vida.
§Outros anti-TNF-α incluem infliximabe, etanercepte, adalimumabe e golimumabe.
£Inibidores de interleucinas incluem tocilizumabe, secuquinumabe, ixequizumabe, ustequinumabe, anakinra e canquinumabe.
∞Inibidores da Janus Kinase incluem tofacitinibe, baricitinibe e upadacitinibe.
Fonte: adaptado de Sammaritano *et al.*, 2020.[54]

Referências

1. Rendell V, Bath NM, Brennan TV. Medawar's paradox and immune mechanisms of fetomaternal tolerance. OBM Transplant 2020; 4(1):26.
2. Pereira AC, de Jesús NR, Lage LV, Levy RA. Imunidade na gestação normal e na paciente com lúpus eritematoso sistêmico. Rev Bras Reumatol 2005; 45(3):134-40.
3. Zhuang B, Shang J, Yao Y. HLA-G: An important mediator of maternal-fetal immune-tolerance. Front Immunol 2021; 12:744324.
4. Lanna CCD, Ferreira GA, Telles RW. Lúpus eritematoso sistêmico. In: Carvalho MAP, Lanna CCD, Bertolo MB, Ferreira GA (orgs.) Reumatologia – Diagnóstico e tratamento. 5. ed. Rio de Janeiro: Guanabara Koogan, 2019; 1:398-438.
5. Petri M. Pregnancy and systemic lupus erythematosus. Best Pract Res Clin Obstet Gynaecol 2020; 64:24-30.
6. Buyon JP, Kim MY, Guerra MM et al. Predictors of pregnancy outcomes in patients with lupus: A cohort study. Ann Intern Med 2015; 163(3):153-63.
7. Bundhun PK, Soogund MZ, Huang F. Impact of systemic lupus erythematosus on maternal and fetal outcomes following pregnancy: a meta-analysis of studies published between years 2001–2016. J Autoimmun 2017; 79:17–27.
8. Clowse ME, Jamison M, Myers E, James AH. A national study of the complications of lupus in pregnancy. Am J Obstetr Gynecol 2008; 199(2):127.e1-127.e6.
9. Lateef A, Petri M. Systemic lupus erythematosus and pregnancy. Rheum Dis Clin North Am 2017; 43(2):215-26.
10. de Jesus GR, Mendoza-Pinto C, de Jesus NR et al. Understanding and managing pregnancy in patients with lupus. Autoimmune Dis 2015; 2015:943490.
11. Knight CL, Nelson-Piercy C. Management of systemic lupus erythematosus during pregnancy: Challenges and solutions. Open Access Rheumatol 2017; 9:37-53.
12. Buyon JP, Kalunian KC, Ramsey-Goldman R et al. Assessing disease activity in SLE patients during pregnancy. Lupus 1999; 8(8):677-84.
13. Østensen M, Cetin I. Autoimmune connective tissue diseases. Best Pract Res Clin Obstet Gynaecol 2015; 29(5):658-70.
14. Lightstone L, Hladunewich MA. Lupus nephritis and pregnancy: Concerns and management. Semin Nephrol 2017; 37(4):347-53.
15. Lazzaroni MG, Dall'Ara F, Fredi M et al. A comprehensive review of the clinical approach to pregnancy and systemic lupus erythematosus. J Autoimmun 2016; 74:106-17.
16. Andreoli L, Bertsias GK, Agmon-Levin N et al. EULAR recommendations for women's health and the management of family planning, assisted reproduction, pregnancy and menopause in patients with systemic lupus erythematosus and/or antiphospholipid syndrome. Ann Rheum Dis 2017; 76(3):476-85.
17. McMaster KM, Kaunitz AM, Burbano de Lara P, Sanchez-Ramos L. A systematic review and meta-analysis of hypocalciuria in pre-eclampsia. Int J Gynaecol Obstet 2017; 138(1):3-11.
18. Clowse ME, Magder L, Witter F, Petri M. Hydroxychloroquine in lupus pregnancy. Arthritis Rheum 2006; 54(11):3640-7.
19. Eudy AM, Siega-Riz AM, Engel SM et al. Effect of pregnancy on disease flares in patients with systemic lupus erythematosus. Ann Rheum Dis 2018; 77(6):855-60.
20. Götestam Skorpen C, Hoeltzenbein M, Tincani A et al. The EULAR points to consider for use of antirheumatic drugs before pregnancy, and during pregnancy and lactation. Ann Rheum Dis 2016; 75(5):795-810.
21. US Preventive Services Task Force, Davidson KW, Barry MJ et al. Aspirin use to prevent preeclampsia and related morbidity and mortality: US Preventive Services Task Force Recommendation Statement. JAMA 2021; 326(12):1186-91.
22. Vanoni F, Lava SAG, Fossali EF et al. Neonatal systemic lupus erythematosus syndrome: A comprehensive review. Clin Rev Allergy Immunol 2017; 53(3):469-76.
23. Provost TT, Watson R, Gammon WR, Radowsky M, Harley JB, Reichlin M. The neonatal lupus syndrome associated with U1RNP (nRNP) antibodies. N Engl J Med 1987; 316(18):1135-8.
24. Izmirly PM, Rivera TL, Buyon JP. Neonatal lupus syndromes. Rheum Dis Clin North Am 2007; 33(2):267-85.
25. Saxena A, Izmirly PM, Han SW et al. Serum biomarkers of inflammation, fibrosis, and cardiac function in facilitating diagnosis, prognosis, and treatment of anti-SSA/Ro-associated cardiac neonatal lupus [published correction appears in J Am Coll Cardiol 2015 Oct 20; 66(16):1849]. J Am Coll Cardiol 2015; 66(8):930-9.
26. Jaeggi E, Laskin C, Hamilton R, Kingdom J, Silverman E. The importance of the level of maternal anti-Ro/SSA antibodies as a prognostic marker of the development of cardiac neonatal lupus erythematosus a prospective study of 186 antibody-exposed fetuses and infants. J Am Coll Cardiol 2010; 55(24):2778-84.
27. Llanos C, Izmirly PM, Katholi M et al. Recurrence rates of cardiac manifestations associated with neonatal lupus and maternal/fetal risk factors. Arthritis Rheum 2009; 60(10):3091-7.
28. Izmirly PM, Costedoat-Chalumeau N, Pisoni CN et al. Maternal use of hydroxychloroquine is associated with a reduced risk of recurrent anti-SSA/Ro-antibody-associated cardiac manifestations of neonatal lupus. Circulation 2012; 126(1):76-82.
29. Peñate Y, Guillermo N, Rodríguez J et al. Histopathologic characteristics of neonatal cutaneous lupus erythematosus: Description of five cases and literature review. J Cutan Pathol 2009; 36(6):660-7.
30. Izmirly PM, Llanos C, Lee LA, Askanase A, Kim MY, Buyon JP. Cutaneous manifestations of neonatal lupus and risk of subsequent congenital heart block. Arthritis Rheum 2010; 62(4):1153-7.
31. Boros CA, Spence D, Blaser S, Silverman ED. Hydrocephalus and macrocephaly: New manifestations of neonatal lupus erythematosus. Arthritis Rheum 2007; 57(2):261-6.
32. Chen CC, Lin KL, Chen CL, Wong AM, Huang JL. Central nervous system manifestations of neonatal lupus: A systematic review. Lupus 2013; 22(14):1484-8.
33. Oliveira FR, Valim V, Pasoto SG et al. Recommendations of the Brazilian Society of Rheumatology for the gynecological and obstetric care of patients with Sjogren's syndrome. Adv Rheumatol 2021; 61:54.
34. Donofrio MT, Moon-Grady AJ, Hornberger LK et al. Diagnosis and treatment of fetal cardiac disease: A scientific statement from the American Heart Association [published correction appears in Circulation. 2014 May 27; 129(21):e512]. Circulation 2014; 129(21):2183-242.
35. Hutter D, Silverman ED, Jaeggi ET. The benefits of transplacental treatment of isolated congenital complete heart block associated with maternal anti-Ro/SSA antibodies: A review. Scand J Immunol 2010; 72(3):235-41.
36. Pedra SRFF, Zielinsky P, Binotto CN et al. Brazilian Fetal Cardiology Guidelines 2019. Arq Bras Cardiol 2019; 112(5):600-48.
37. Izmirly PM, Saxena A, Sahl SK et al. Assessment of fluorinated steroids to avert progression and mortality in anti-SSA/Ro-associated cardiac injury limited to the fetal conduction system. Ann Rheum Dis 2016; 75(6):1161-5.
38. Cuneo BF, Zhao H, Strasburger JF, Ovadia M, Huhta JC, Wakai RT. Atrial and ventricular rate response and patterns of heart rate acceleration during maternal-fetal terbutaline treatment of fetal complete heart block. Am J Cardiol 2007; 100(4):661-5.
39. Martínez-Sánchez N, Pérez-Pinto S, Robles-Marhuenda A et al. Obstetric and perinatal outcome in anti-Ro/SSA-positive pregnant women: A prospective cohort study. Immunol Res 2017; 65(2):487-94.
40. Quintero MV, Lanna CCD. Doenças reumáticas e gravidez. In: Carvalho MAP, Lanna CCD, Bertolo MB, Ferreira GA (orgs.) Reumatologia – Diagnóstico e tratamento. 5. ed. Rio de Janeiro: Guanabara Koogan, 2019; 1:524-41.
41. Pons-Estel GJ, Andreoli L, Scanzi F, Cervera R, Tincani A. The antiphospholipid syndrome in patients with systemic lupus erythematosus. J Autoimmun 2017; 76:10-20.

42. Chighizola CB, Andreoli L, Gerosa M, Tincani A, Ruffatti A, Meroni PL. The treatment of anti-phospholipid syndrome: A comprehensive clinical approach. J Autoimmun 2018; 90:1-27.
43. Ruffatti A, Calligaro A, Del Ross T et al. Risk-based secondary prevention of obstetric antiphospholipid syndrome. Lupus 2012; 21(7):741-3.
44. de Jesús GR, Rodrigues G, de Jesús NR, Levy RA. Pregnancy morbidity in antiphospholipid syndrome: What is the impact of treatment? Curr Rheumatol Rep 2014; 16(2):403.
45. Killian M, van Mens TE. Risk of thrombosis, pregnancy morbidity or death in antiphospholipid syndrome. Front Cardiovasc Med 2022; 9:852777.
46. Ruffatti A, Del Ross T, Ciprian M et al. Risk factors for a first thrombotic event in antiphospholipid antibody carriers: A prospective multicentre follow-up study [published correction appears in Ann Rheum Dis 2011 Aug; 70(8):1520. Salvatore, Sciascia (corrected to Sciascia S)]. Ann Rheum Dis 2011; 70(6):1083-6.
47. Oku K, Amengual O, Atsumi T. Pathophysiology of thrombosis and pregnancy morbidity in the antiphospholipid syndrome. Eur J Clin Invest 2012; 42(10):1126-35.
48. Cohen H, Cuadrado MJ, Erkan D et al. 16th International Congress on Antiphospholipid Antibodies Task Force Report on Antiphospholipid Syndrome Treatment Trends. Lupus 2020; 29(12):1571-93.
49. Lockshin MD, Kim M, Laskin CA et al. Prediction of adverse pregnancy outcome by the presence of lupus anticoagulant, but not anticardiolipin antibody, in patients with antiphospholipid antibodies. Arthritis Rheum 2012; 64(7):2311-8.
50. De Carolis S, Botta A, Santucci S et al. Complementemia and obstetric outcome in pregnancy with antiphospholipid syndrome. Lupus 2012; 21(7):776-8.
51. Miyakis S, Lockshin MD, Atsumi T et al. International consensus statement on an update of the classification criteria for definite antiphospholipid syndrome (APS). J Thromb Haemost 2006; 4(2):295-306.
52. Tektonidou MG, Andreoli L, Limper M, Tincani A, Ward MM. Management of thrombotic and obstetric antiphospholipid syndrome: A systematic literature review informing the EULAR recommendations for the management of antiphospholipid syndrome in adults. RMD Open 2019; 5(1):e000924.
53. Tektonidou MG, Andreoli L, Limper M et al. EULAR recommendations for the management of antiphospholipid syndrome in adults. Ann Rheum Dis 2019; 78(10):1296-304.
54. Sammaritano LR, Bermas BL, Chakravarty EE et al. 2020 American College of Rheumatology Guideline for the management of reproductive health in rheumatic and musculoskeletal diseases. Arthritis Care Res (Hoboken) 2020; 72(4):461-88.
55. Brasil. Ministério da Saúde. Secretaria de Atenção Especializada à Saúde. Protocolo clínico e diretrizes terapêuticas para a prevenção de tromboembolismo venoso em gestantes com trombofilia, no âmbito do SUS. Portaria conjunta nº 23, de 21 dez 2021. Brasília: Ministério da Saúde, 2021.
56. van Hoorn ME, Hague WM, van Pampus MG, Bezemer D, de Vries JI; FRUIT Investigators. Low-molecular-weight heparin and aspirin in the prevention of recurrent early-onset pre-eclampsia in women with antiphospholipid antibodies: The FRUIT-RCT. Eur J Obstet Gynecol Reprod Biol 2016; 197:168-73.
57. Hamulyák EN, Scheres LJ, Marijnen MC, Goddijn M, Middeldorp S. Aspirin or heparin or both for improving pregnancy outcomes in women with persistent antiphospholipid antibodies and recurrent pregnancy loss. Cochrane Database Syst Rev 2020; 5(5):CD012852.
58. Brasil. Ministério da Saúde. Secretaria de Atenção Primária à Saúde. Departamento de Ações Programáticas. Manual de gestação de alto risco [recurso eletrônico] / Ministério da Saúde, Secretaria de Atenção Primária à Saúde. Departamento de Ações Programáticas. Brasília: Ministério da Saúde, 2022.
59. Dufrost V, Risse J, Reshetnyak T et al. Increased risk of thrombosis in antiphospholipid syndrome patients treated with direct oral anticoagulants. Results from an international patient-level data meta-analysis. Autoimmun Rev 2018; 17(10):1011-21.
60. Yang Z, Shen X, Zhou C, Wang M, Liu Y, Zhou L. Prevention of recurrent miscarriage in women with antiphospholipid syndrome: A systematic review and network meta-analysis. Lupus 2021 Jan; 30(1):70-9.
61. Riancho-Zarrabeitia L, Lopez-Marin L, Cacho PM et al. Treatment with low-dose prednisone in refractory obstetric antiphospholipid syndrome: A retrospective cohort study and meta-analysis. Lupus 2022; 31(7):808-19.
62. Alijotas-Reig J, Esteve-Valverde E, Llurba E, Gris JM. Treatment of refractory poor aPL-related obstetric outcomes with TNF-alpha blockers: Maternal-fetal outcomes in a series of 18 cases. Semin Arthritis Rheum 2019; 49(2):314-8.
63. Toubi E, Kessel A, Rosner I et al. Quinacrine added to ongoing therapeutic regimens attenuates anticardiolipin antibody production in SLE. Lupus 2003; 12(4):297-301.
64. Bertolaccini ML, Contento G, Lennen R et al. Complement inhibition by hydroxychloroquine prevents placental and fetal brain abnormalities in antiphospholipid syndrome. J Autoimmun 2016; 75:30-8.
65. Belizna C, Pregnolato F, Abad S et al. HIBISCUS: Hydroxychloroquine for the secondary prevention of thrombotic and obstetrical events in primary antiphospholipid syndrome. Autoimmun Rev 2018; 17(12):1153-68.
66. Horlocker TT, Wedel DJ, Rowlingson JC, Enneking FK, American College of Chest Physicians. Executive summary: Regional anesthesia in the patient receiving antithrombotic or thrombolytic therapy: American Society of Regional Anesthesia and Pain Medicine Evidence-Based Guidelines. 3. ed. Reg Anesth Pain Med 2010; 35:102-5.
67. Nalli C, Iodice A, Andreoli L et al. Long-term neurodevelopmental outcome of children born to prospectively followed pregnancies of women with systemic lupus erythematosus and/or antiphospholipid syndrome. Lupus 2017; 26(5):552-8.
68. Vela P. Pregnancy in chronic arthritis: Only a matter of planning. MJ Rheumatology 2015; 2(1):66-74.
69. de Jong PH, Dolhain RJ. Fertility, pregnancy, and lactation in rheumatoid arthritis. Rheum Dis Clin North Am 2017; 43(2):227-37.
70. Jethwa H, Lam S, Smith C, Giles I. Does rheumatoid arthritis really improve during pregnancy? A systematic review and meta-analysis. J Rheumatol 2019; 46(3):245-50.
71. Smeele HTW, Dolhain RJEM. Current perspectives on fertility, pregnancy and childbirth in patients with rheumatoid arthritis. Semin Arthritis Rheum 2019; 49(3S):S32-S35.
72. Palmsten K, Bandoli G, Vazquez-Benitez G et al. Oral corticosteroid use during pregnancy and risk of preterm birth. Rheumatology (Oxford) 2020; 59(6):1262-71.
73. Nagafuchi H, Goto Y, Kiyokawa T, Ooka S, Kawahata K. Pregnancy outcomes in patients with rheumatoid arthritis who discontinue methotrexate treatment to conceive. Clin Rheumatol 2022; 41(3):669-75.
74. Flint J, Panchal S, Hurrell A et al. BSR and BHPR guideline on prescribing drugs in pregnancy and breastfeeding-Part I: Standard and biologic disease modifying anti-rheumatic drugs and corticosteroids. Rheumatology (Oxford) 2016; 55(9):1693-7.
75. Sampaio-Barros P, Kayser C, Souza EJR, Neto, JFM. Esclerose sistêmica. In: Carvalho MAP, Lanna CCD, Bertolo MB, Ferreira GA (orgs.) Reumatologia – Diagnóstico e tratamento. 5. ed. Rio de Janeiro: Guanabara Koogan, 2019; 1:439-51.
76. Clark KE, Etomi O, Ong VH. Systemic sclerosis in pregnancy. Obstet Med 2020; 13(3):105-11.
77. Blagojevic J, AlOdhaibi KA, Aly AM et al. Pregnancy in systemic sclerosis: Results of a systematic review and meta-analysis. J Rheumatol 2020; 47(6):881-7.
78. Josselin-Mahr L, Carbonne B, Cabane J. Sclérodermie et grossesse [Systemic sclerosis and pregnancy]. Rev Médecine Interne 2011; 32(6):363-8.

79. Betelli M, Breda S, Ramoni V et al. Pregnancy in systemic sclerosis. J Scleroderma Relat Disord 2018; 3(1):21-9.
80. Valim V, Tanure LA, Santos MCLFS, Serrano EV. Síndrome de Sjögren. In: Carvalho MAP, Lanna CCD, Bertolo MB, Ferreira GA (orgs.) Reumatologia – Diagnóstico e tratamento. 5. ed. Rio de Janeiro: Guanabara Koogan, 2019; 1:353-61.
81. van der Meulen TA, van Nimwegen JF, Harmsen HJM et al. Normal vaginal microbiome in women with primary Sjögren's syndrome-associated vaginal dryness. Ann Rheum Dis 2019; 78(5):707-9.
82. de Souza FHC, Shinjo SK. Doenças inflamatórias musculares. In: Carvalho MAP, Lanna CCD, Bertolo MB, Ferreira GA (orgs.) Reumatologia – Diagnóstico e tratamento. 5. ed. Rio de Janeiro: Guanabara Koogan, 2019; 1:452-8.
83. Che WI, Hellgren K, Stephansson O, Lundberg IE, Holmqvist M. Pregnancy outcomes in women with idiopathic inflammatory myopathy, before and after diagnosis-a population-based study. Rheumatology (Oxford) 2020; 59(9):2572-80.
84. Missumi LS, Souza FH, Andrade JQ, Shinjo SK. Pregnancy outcomes in dermatomyositis and polymyositis patients. Rev Bras Reumatol 2015; 55(2):95-102.
85. Chen JS, Roberts CL, Simpson JM, March LM. Pregnancy outcomes in women with rare autoimmune diseases. Arthritis Rheumatol 2015; 67(12):3314-23.
86. Linardaki G, Cherouvim E, Goni G et al. Intravenous immunoglobulin treatment for pregnancy-associated dermatomyositis. Rheumatol Int 2011; 31:113-5.
87. Calich AL, Calich Isidio. Síndromes vasculíticas, acometimento de pequenos e médios vasos. In: Carvalho MAP, Lanna CCD, Bertolo MB, Ferreira GA (orgs.) Reumatologia – Diagnóstico e tratamento. 5. ed. Rio de Janeiro: Guanabara Koogan, 2019; 1:459-78.
88. Jennette JC, Falk RJ, Bacon PA et al. 2012 Revised International Chapel Hill Consensus Conference Nomenclature of Vasculitides. Arthritis Rheum 2013; 65(1):1-11.
89. Jain V, Gordon C. Managing pregnancy in inflammatory rheumatological diseases. Arthritis Res Ther 2011; 13(1):206.
90. Uzunaslan D, Saygin C, Hatemi G, Tascilar K, Yazici H. No appreciable decrease in fertility in Behçet's syndrome. Rheumatology (Oxford) 2014; 53(5):828-33.
91. Pagnoux C, Mahendira D, Laskin CA. Fertility and pregnancy in vasculitis. Best Pract Res Clin Rheumatol 2013; 27(1):79-94.
92. Ross C, D'Souza R, Pagnoux C. Pregnancy outcomes in systemic vasculitides. Curr Rheumatol Rep 2020; 22(10):63.
93. Orgul G, Aktoz F, Beksac MS. Behcet's disease and pregnancy: What to expect? J Obstet Gynaecol 2018; 38(2):185-8.
94. Gatto M, Iaccarino L, Canova M et al. Pregnancy and vasculitis: A systematic review of the literature. Autoimmun Rev 2012; 11(6-7):A447-A459.
95. Lee S, Czuzoj-Shulman N, Abenhaim HA. Behcet's disease and pregnancy: Obstetrical and neonatal outcomes in a population-based cohort of 12 million births. J Perinat Med 2019; 47(4):381-7.
96. Antonelou M, Braha N. Transient neonatal Behcet's disease. BMJ Case Rep 2013; 2013:bcr2012007589.
97. Machen L, Clowse ME. Vasculitis and pregnancy. Rheum Dis Clin North Am 2017; 43(2):239-47.
98. Resende GG, Meirelles ES, Marques CDL et al. The Brazilian Society of Rheumatology guidelines for axial spondyloarthritis – 2019. Advances in Rheumatology 2020; 60:19.
99. Mokbel A, Lawson DO, Farrokhyar F. Pregnancy outcomes in women with ankylosing spondylitis: A scoping literature and methodological review. Clin Rheumatol 2021; 40(9):3465-80.
100. Timur H, Tokmak A, Türkmen GG, Ali İnal H, Uygur D, Danışman N. Pregnancy outcome in patients with ankylosing spondylitis. J Matern Fetal Neonatal Med 2016; 29(15):2470-4.
101. Mantha S, Karp R, Raghavan V, Terrin N, Bauer KA, Zwicker JI. Assessing the risk of venous thromboembolic events in women taking progestin-only contraception: A meta-analysis. BMJ 2012; 345:e4944.
102. Galzote RM, Rafie S, Teal R, Mody SK. Transdermal delivery of combined hormonal contraception: A review of the current literature. Int J Women's Health 2017; 9:315-21.
103. American College of Obstetricians and Gynecologists Committee on Gynecologic Practice. ACOG Committee Opinion No. 415: Depot medroxyprogesterone acetate and bone effects. Obstet Gynecol 2008; 112(3):727-30.
104. Huguelet PS, Sheehan C, Spitzer RF, Scott S. Use of the levonorgestrel 52-mg intrauterine system in adolescent and young adult solid organ transplant recipients: A case series. Contraception 2017; 95(4):378-81.
105. Malheiro OB, Rezende CP, Rocha AL, Del Puerto HL, Ferreira GA, Reis FM. Regular menstrual cycles do not rule out ovarian damage in adult women with systemic lupus erythematosus. Gynecol Endocrinol 2014; 30(10):701-4.
106. Clowse ME, Chakravarty E, Costenbader KH, Chambers C, Michaud K. Effects of infertility, pregnancy loss, and patient concerns on family size of women with rheumatoid arthritis and systemic lupus erythematosus. Arthritis Care Res (Hoboken) 2012; 64(5):668-74.
107. Jawaheer D, Zhu JL, Nohr EA, Olsen J. Time to pregnancy among women with rheumatoid arthritis. Arthritis Rheum 2011; 63(6):1517-21.
108. Wallenius M, Skomsvoll JF, Irgens LM et al. Fertility in women with chronic inflammatory arthritides. Rheumatology (Oxford) 2011; 50(6):1162-7.
109. Tengstrand B, Carlström K, Hafström I. Bioavailable testosterone in men with rheumatoid arthritis-high frequency of hypogonadism. Rheumatology (Oxford) 2002; 41(3):285-9.
110. Suehiro RM, Borba EF, Bonfa E et al. Testicular Sertoli cell function in male systemic lupus erythematosus. Rheumatology (Oxford) 2008; 47(11):1692-7.
111. Østensen M. Sexual and reproductive health in rheumatic disease. Nat Rev Rheumatol 2017; 13(8):485-93.
112. Birnie GG, McLeod TI, Watkinson G. Incidence of sulphasalazine-induced male infertility. Gut 1981; 22(6):452-5.
113. Boumpas DT, Austin HA 3rd, Vaughan EM, Yarboro CH, Klippel JH, Balow JE. Risk for sustained amenorrhea in patients with systemic lupus erythematosus receiving intermittent pulse cyclophosphamide therapy. Ann Intern Med 1993; 119(5):366-9.
114. Koga T, Umeda M, Endo Y et al. Effect of a gonadotropin-releasing hormone analog for ovarian function preservation after intravenous cyclophosphamide therapy in systemic lupus erythematosus patients: A retrospective inception cohort study. Int J Rheum Dis 2018; 21(6):1287-92.
115. Oktay K, Harvey BE, Partridge AH et al. Fertility preservation in patients with cancer: ASCO clinical practice guideline update. J Clin Oncol 2018; 36(19):1994-2001.
116. Tamirou F, Husson SN, Gruson D, Debiève F, Lauwerys BR, Houssiau FA. Brief report: The Euro-Lupus low-dose intravenous cyclophosphamide regimen does not impact the ovarian reserve, as measured by serum levels of anti-müllerian hormone. Arthritis Rheumatol 2017; 69(6):1267-71.
117. Balbi GGM, Domingues V, De Jesús GR, Levy RA. Use of synthetic and biologic DMARDs during pregnancy. Expert Rev Clin Immunol 2019; 15(1):27-39.
118. Black E, Khor KE, Kennedy D et al. Medication use and pain management in pregnancy: A critical review. Pain Pract 2019; 19(8):875-99.
119. Flint J, Panchal S, Hurrell A et al. BSR and BHPR guideline on prescribing drugs in pregnancy and breastfeeding-Part II: analgesics and other drugs used in rheumatology practice. Rheumatology (Oxford) 2016; 55(9):1698-702.
120. Schrezenmeier E, Dörner T. Mechanisms of action of hydroxychloroquine and chloroquine: Implications for rheumatology. Nat Rev Rheumatol 2020; 16(3):155-66.
121. Indraratna PL, Virk S, Gurram D, Day RO. Use of colchicine in pregnancy: A systematic review and meta-analysis. Rheumatology (Oxford) 2018; 57(2):382-7.

122. Weber-Schoendorfer C, Oppermann M, Wacker E et al. Pregnancy outcome after TNF-α inhibitor therapy during the first trimester: a prospective multicentre cohort study. Br J Clin Pharmacol 2015; 80(4):727-39.
123. Saito J, Yakuwa N, Ishizuka T, Goto M, Yamatani A, Murashima A. Belimumab concentrations in maternal serum and breast milk during breastfeeding and the safety assessment of the infant: A case study. Breastfeed Med 2020; 15(7):475-7.
124. Nakajima K, Watanabe O, Mochizuki M, Nakasone A, Ishizuka N, Murashima A. Pregnancy outcomes after exposure to tocilizumab: A retrospective analysis of 61 patients in Japan. Mod Rheumatol 2016; 26(5):667-71.
125. Warren RB, Reich K, Langley RG et al. Secukinumab in pregnancy: Outcomes in psoriasis, psoriatic arthritis and ankylosing spondylitis from the global safety database. Br J Dermatol 2018; 179(5):1205-7.
126. Egeberg A, Iversen L, Kimball AB et al. Pregnancy outcomes in patients with psoriasis, psoriatic arthritis, or axial spondyloarthritis receiving ixekizumab. J Dermatolog Treat 2022; 33(5):2503-9.
127. Lund T, Thomsen SF. Use of TNF-inhibitors and ustekinumab for psoriasis during pregnancy: A patient series. Dermatol Ther 2017; 30(3):10.1111/dth.12454.
128. Cortes X, Borrás-Blasco J, Antequera B et al. Ustekinumab therapy for Crohn's disease during pregnancy: A case report and review of the literature. J Clin Pharm Ther 2017; 42(2):234-6.
129. Fischer-Betz R, Specker C, Schneider M. Successful outcome of two pregnancies in patients with adult-onset Still's disease treated with IL-1 receptor antagonist (anakinra). Clin Exp Rheumatol 2011; 29(6):1021-3.
130. Clowse ME, Feldman SR, Isaacs JD et al. Pregnancy outcomes in the tofacitinib safety databases for rheumatoid arthritis and psoriasis. Drug Saf 2016; 39(8):755-62.

Neoplasias Ginecológicas

CAPÍTULO

42

Agnaldo Lopes da Silva Filho
Pedro Henrique Tannure Saraiva
Clécio Ênio Murta de Lucena

INTRODUÇÃO

Considerado o principal problema de saúde pública no mundo, o câncer é uma das quatro principais causas de morte prematura (antes dos 70 anos) em alguns países. Estimativas realizadas em 2018 apontaram para o surgimento de 18 milhões de novos casos de câncer no mundo com 9,6 milhões de óbitos decorrentes dessa doença. O envelhecimento e o crescimento da população mundial, associados à mudança na distribuição espacial e no comportamento, são responsáveis pelo aumento na incidência e mortalidade por neoplasias.[1]

O câncer associado à gravidez é aquele diagnosticado durante a gestação ou até 12 meses após o parto. Situação rara, acomete 1 a cada 1.000 gravidezes. Entretanto, observa-se aumento no diagnóstico de neoplasias em grávidas, uma vez que as mulheres atualmente engravidam em idade mais avançada e, como já destacado, a idade é importante fator de risco para o surgimento de câncer.[2,3]

A gestação não é considerada fator de risco para neoplasias e não altera as características patológicas dos tumores em relação aos diagnosticados em não grávidas, ou seja, o prognóstico entre as grávidas e não grávidas com o mesmo tipo de neoplasia é semelhante.[3]

O câncer de colo uterino é a neoplasia maligna ginecológica mais comum em gestantes (excetuando-se tumores de mama, o tipo que mais acomete grávidas entre todas as doenças malignas). Em seguida estão os tumores de ovário, vulva e vagina, em ordem de incidência, como mostrado no Quadro 42.1.[2]

O diagnóstico de câncer na gestação pode ser dificultado pelas alterações fisiológicas da gravidez, que em alguns casos mascaram sintomas da doença. Assim, ao ser estabelecido o diagnóstico, a gestante deverá ser acompanhada por equipe multidisciplinar, preferencialmente em serviço de atenção especializada em gestação de alto risco e em oncologia. Deve-se levar em consideração o estadiamento da doença e o desejo da mulher de seguir ou

Quadro 42.1 Incidência de câncer ginecológico durante a gravidez

Neoplasia	Incidência (casos/100 mil gestações)
Câncer de colo	1,4 a 4,6
Câncer de ovário	0,2 a 3,8
Massas ovarianas com baixo potencial neoplásico	1,1 a 2,4
Câncer de vulva	0,1 a 0,5
Câncer de vagina	0,1 a 0,5

Fonte: adaptado de Amant *et al.*, 2019.[2]

não com a gravidez, além de detalhar os riscos e benefícios do tratamento e os possíveis prejuízos em retardar seu início.

Como é baixa a incidência de cânceres ginecológicos na gravidez, não foram encontrados ensaios clínicos randomizados na literatura. Assim, a condução desses casos leva em consideração relatos e séries de casos e coortes históricas. Logo, os riscos de iniciar o tratamento durante a gestação ou de aguardar o parto para iniciá-lo devem ser discutidos com a mulher e os familiares.[4] Recomenda-se, sempre que possível, levar a gravidez até o final, realizar o correto diagnóstico e estadiamento da doença e iniciar o tratamento a partir do segundo trimestre de gestação, já que a maioria dos quimioterapêuticos pode ser utilizada com segurança durante a gestação.[5]

DIAGNÓSTICO E ESTADIAMENTO

O médico assistente deve estar atento a alguns sinais diferentes dos habitualmente observados em uma gestação sem intercorrências, como nódulo mamário, corrimento vaginal atípico ou presença de linfonodomegalia, os quais podem ser sinais clínicos de um tumor. Em caso de lesões suspeitas, exame anatomopatológico ou imuno-histoquímica podem ser realizados da mesma forma que em não grávidas. Atualmente, não há evidências de qualquer diferença nesses exames apenas pelo fato de serem realizados em gestante. As características patológicas e o prognóstico da doença identificada em uma grávida são semelhantes aos encontrados em não grávidas.[2,3]

Diferentemente do que ocorre fora da gestação, deve-se evitar, sempre que possível, exames de imagem com radiação ionizante. O limite de segurança tolerado para evitar dano fetal é de 100mGy. Os raios-X realizados com proteção abdominal emitem menos de 0,1mGy e são, portanto, seguros na gravidez.[2,3]

A ultrassonografia (USG) e a ressonância magnética (RM) são os exames de escolha para gestantes e podem ser realizados em qualquer fase da gravidez com baixo risco para o feto. Entretanto, o uso de gadolínio como contraste em RM está associado ao aumento do risco de várias doenças reumatológicas, inflamatórias ou infiltrativas da pele, além de aumentar as chances de natimortalidade ou morte neonatal.[2,6]

TRATAMENTO

O tratamento sistêmico com quimioterapia deve ser evitado no primeiro trimestre, pois está associado a risco maior de abortamento e malformação fetal. Quando se inicia o tratamento a partir do segundo trimestre, não se observa aumento significativo nas taxas de malformação fetal; entretanto, o uso de agentes quimioterapêuticos está relacionado com algumas complicações fetais, como restrição do crescimento fetal (RCF), ruptura prematura de membranas e trabalho de parto pré-termo.[2,3,7,8]

A quimioterapia deve ser evitada após 35 semanas de gestação ou em intervalo inferior a 3 semanas entre o último ciclo medicamentoso e o parto. Esse período é importante para possibilitar a recuperação da medula óssea materna e fetal, principalmente em fetos pré-termo. Entretanto, quando são utilizados regimes terapêuticos semanais, recomenda-se a interrupção a partir de 37 semanas de gestação.[2,8]

A cirurgia pode ser segura a qualquer momento da gravidez, apesar de relacionada com risco ligeiramente maior de abortamento no primeiro trimestre. O início do segundo trimestre é o mais adequado para o procedimento cirúrgico em razão do risco menor de abortamento e porque o útero ainda não está muito grande. Cirurgias mais extensas podem estar associadas a mais morbidade e complicações na gravidez; entretanto, caso seja considerada importante para o tratamento, a cirurgia não deve ser adiada, sendo necessário o monitoramento adequado das condições maternas e fetais, principalmente quando se trata de feto viável.[2,3]

Recomenda-se, quando possível, o uso de anestésico local ou regional, enquanto os cuidados anestésicos são os mesmos direcionados às não grávidas. Com relação à via operatória, a laparoscopia é preferível à laparotomia, mesmo havendo risco maior de hipercapnia, perfuração uterina e redução do fluxo sanguíneo à medida que aumentam a pressão abdominal e o uso de dióxido de carbono, pois está associada a menos efeitos adversos no feto, menor tempo cirúrgico e menos tempo de internação.[2]

A radioterapia durante a gravidez pode causar sérios danos fetais, como RCF, deficiência intelectual, morte e câncer infantil. Os possíveis danos estão relacionados com a idade gestacional, a extensão da doença e a dosagem utilizada. Por isso, é preferível postergar a radioterapia para o puerpério, sempre que possível. Caso seu uso seja necessário em virtude de alguma urgência clínica, deve-se cuidar para que o local irradiado esteja distante do útero e orientar a gestante sobre os possíveis riscos associados a esse procedimento.[3,9]

CÂNCER DE COLO UTERINO

O câncer de colo uterino é a neoplasia mais comum na gravidez, com cerca de 0,8 a 1,5 casos para cada 10 mil nascimentos nos EUA.[10] No Brasil, são esperados números ainda maiores: cerca de 1 a 12 casos a cada 10 mil gestações.[11] Em torno de 1% a 5% das mulheres diagnosticadas com câncer de colo uterino estão grávidas ou no puerpério quando é feita a descoberta.[12,13]

No Brasil é utilizado o exame citopatológico do colo uterino para rastreamento dessa neoplasia, iniciando a coleta aos 25 e terminando aos 64 anos de idade (coletas a cada 3 anos após dois exames em anos consecutivos sem alterações). O rastreamento das gestantes deve seguir o padrão adotado para as não grávidas tanto com relação à idade como à periodicidade. A consulta de pré-natal é um bom momento para avaliar se a mulher está em dia com o rastreamento e, se não estiver, é possível aproveitar a oportunidade para coleta da citologia oncótica.[14] Deve-se evitar o uso da escova endocervical durante a gestação.[4]

A Figura 42.1 apresenta os procedimentos da linha de cuidado do câncer do colo uterino recomendados pelo Instituto Nacional de Câncer (INCA) e o Ministério da Saúde (MS).

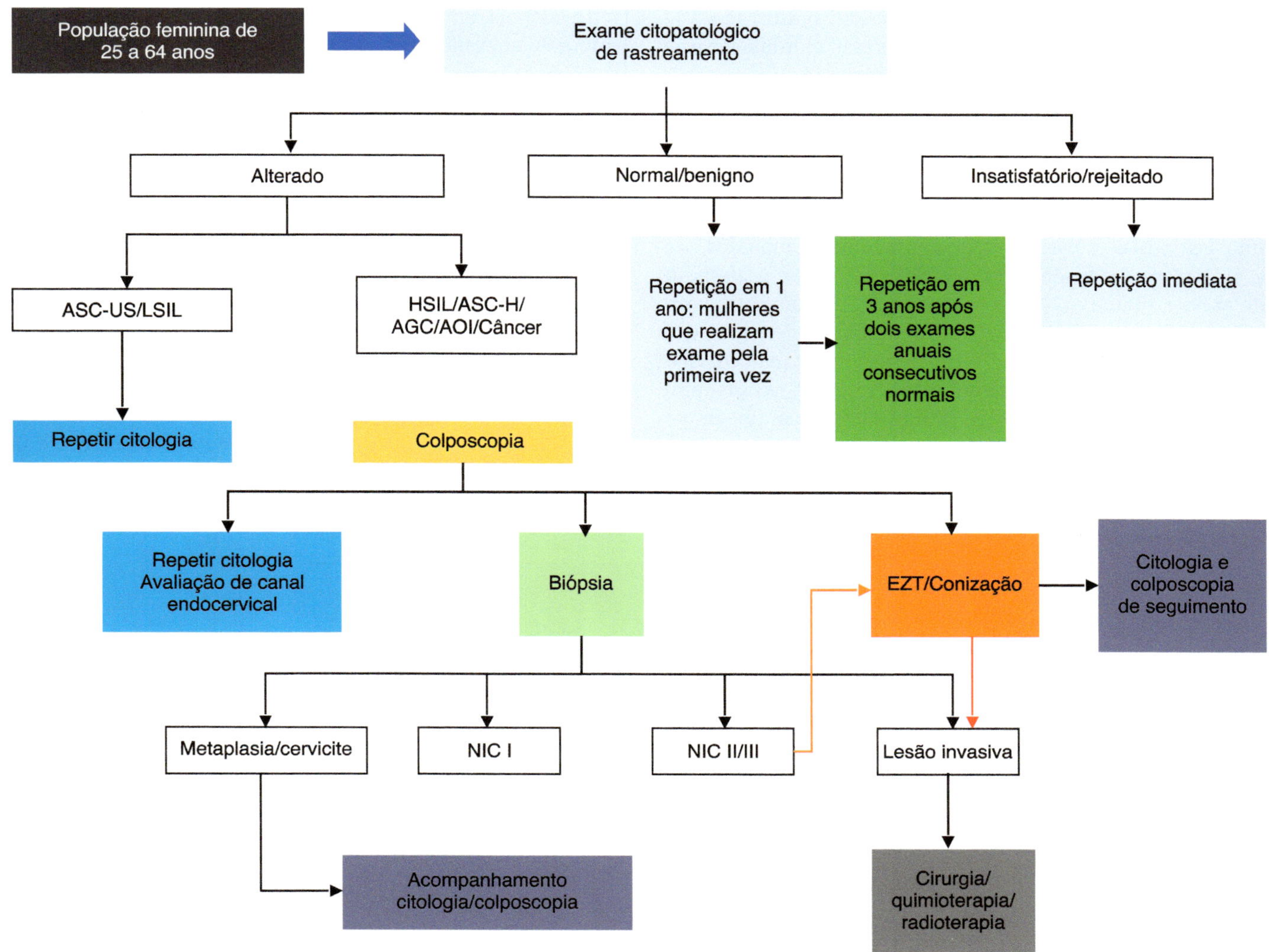

Figura 42.1 Procedimentos da linha de cuidado do câncer do colo uterino. (*ASC-US*: células escamosas atípicas de significado indeterminado, possivelmente não neoplásicas; *LSIL*: lesão intraepitelial escamosa de baixo grau; *HSIL*: lesão intraepitelial escamosa de alto grau; *ASC-H*: células escamosas atípicas de significado indeterminado, quando não se pode excluir lesão intraepitelial de alto grau; *AGC*: células glandulares atípicas de significado indeterminado; *AOI*: células atípicas de origem indefinida; *EZT*: exérese da zona de transformação; *NIC I*: neoplasia intraepitelial grau I; *NIC II/III*: neoplasia intraepitelial grau II ou III.) (Adaptada de INCA, 2016.[14])

Manifestação clínica

A manifestação clínica do câncer de colo pode variar de acordo com o estádio clínico e o tamanho do tumor. O câncer de colo uterino precoce na gravidez, assim como em não grávidas, não costuma apresentar sintomas clínicos claros. No entanto, algumas mulheres sintomáticas apresentam, principalmente, corrimento vaginal com mau cheiro, secreções purulentas ou sanguinolentas e sangramento vaginal irregular. A gestante com câncer de colo uterino tardio apresenta habitualmente dor causada por tumores ou anemia crônica em decorrência de sangramento vaginal irregular. Como essas mulheres se encontram no ciclo gravídico-puerperal, seus sintomas são facilmente confundidos com outras doenças ou sintomas desse período. Portanto, em gestantes e puérperas com sangramento vaginal, deve-se estar muito vigilante e, se necessário, realizar exame ginecológico e de rastreamento para o câncer de colo uterino.[15,16]

Rastreamento e diagnóstico

O exame citopatológico do colo uterino pode estar alterado em cerca de 5% das gravidezes. O colo da gestante pode sofrer alterações fisiológicas em decorrência das variações hormonais, como aumento do volume cervical em virtude do hiperestrogenismo, hipervascularização, que produz tonalidade azul, a qual é amplificada com ácido acético, áreas de fusão entre tecido colunar e epitélio metaplásico imaturo, mais proeminentes ao final do primeiro trimestre, edema estromal, aumento das estruturas glandulares, inflamação e decidualização, comuns no segundo e terceiro trimestres. Esses processos são benignos, mas podem parecer suspeitos de neoplasia. A presença de células deciduais pode alterar as características do exame citopatológico, simulando, em alguns casos, a aparência de neoplasia por apresentar aumento nuclear, membrana nuclear irregular, cromatina granular, vacuolização centronuclear e inclusões pseudonucleares – reação de Arias-Stella.[17-19]

As gestantes com exame citopatológico alterado – lesão intraepitelial escamosa de alto grau, células escamosas atípicas de significado indeterminado, quando não se pode excluir lesão intraepitelial de alto grau, células glandulares atípicas de significado indeterminado, células atípicas de origem indefinida e câncer – deverão ser encaminhadas para colposcopia, preferencialmente por médicos experientes. Assim como na colposcopia de não grávidas, a presença de pontilhados, mosaico, vasos atípicos ou lesões friáveis deve levantar a suspeita de câncer invasivo. A colposcopia com biópsia apresenta sensibilidade de 73% a 95% e baixa taxa de complicação (< 1%) na gravidez. Como a hipervascularização cervical provocada pela gestação aumenta o risco de sangramento, as biópsias devem ser limitadas às áreas mais suspeitas, e deve-se evitar biópsias aleatórias. Curetagem de canal está contraindicada durante a gravidez. Pode ser feita biópsia em moeda ou excisão em cunha, durante o início do segundo trimestre, para descartar câncer invasivo. A colposcopia pode ser repetida a cada trimestre, caso não seja identificada lesão grave.[15,16,19,20]

Tratamento

Assim como nas não grávidas, o estadiamento do câncer de colo uterino é feito de acordo com o preconizado pela Federação Internacional de Ginecologia e Obstetrícia (FIGO),[21] como mostrado no Quadro 42.2.

A interrupção da gestação em casos de risco de morte materna é respaldada juridicamente pelo artigo 128 do Código Penal Brasileiro e pela Portaria GM/MS 1.508/2005 do MS. Para tanto, deve conter: (a) avaliação de no mínimo dois profissionais, sendo um deles especialista na doença que motiva a interrupção; (b) registro em prontuário das justificativas para interrupção da gestação, explicitando o

Quadro 42.2 Estadiamento do câncer de colo uterino

Estádio	Descrição
I	O carcinoma está estritamente confinado ao colo uterino
IA	Carcinoma invasivo que pode ser diagnosticado somente por microscopia, com profundidade máxima de invasão estromal < 5mm[a]
IA1	Invasão estromal com profundidade < 3mm
IA2	Invasão estromal com profundidade ≥ 3mm e < 5mm
IB	Carcinoma invasivo com invasão estromal ≥ 5mm; lesão limitada ao colo uterino[b]
IB1	Carcinoma invasivo ≥ 5mm de invasão estromal e < 2cm na maior dimensão
IB2	Carcinoma invasivo ≥ 2cm e < 4cm na maior dimensão
IB3	Carcinoma invasivo ≥ 4cm na maior dimensão
II	O carcinoma invade além do útero, mas não se estende ao terço inferior da vagina ou à parede pélvica
IIA	Envolvimento limitado aos dois terços superiores da vagina, sem envolvimento parametrial
IIA1	Carcinoma invasivo < 4cm na maior dimensão
IIA2	Carcinoma invasivo ≥ 4cm na maior dimensão
IIB	Com envolvimento parametrial, mas não atinge a parede pélvica
III	O carcinoma envolve o terço inferior da vagina e/ou se estende até a parede pélvica e/ou causa hidronefrose ou rim não funcionante e/ou envolve linfonodos pélvicos e/ou para-aórticos[c]
IIIA	O carcinoma envolve o terço inferior da vagina, sem extensão para a parede pélvica
IIIB	Extensão para a parede pélvica e/ou hidronefrose ou rim não funcionante (a menos que se saiba que é devido a outra causa)
IIIC	Envolvimento dos gânglios linfáticos pélvicos e/ou para-aórticos, independentemente do tamanho e da extensão do tumor (com notações r e p)[c]
IIIC1	Apenas metástase nos linfonodos pélvicos
IIIC2	Metástase de linfonodos para-aórticos
IV	O carcinoma se estendeu além da pelve verdadeira ou envolveu (comprovado por biópsia) a mucosa da bexiga ou do reto
IVA	Acomete órgãos pélvicos adjacentes
IVB	Acomete órgãos distantes

Observação: em caso de dúvida, o estadiamento inferior deve ser atribuído.

[a]Imagem e patologia podem ser usadas, quando disponíveis, para complementar os achados clínicos em relação ao tamanho e à extensão do tumor, em todas as etapas.

[b]O envolvimento dos espaços vasculares/linfáticos não altera o estadiamento. A extensão lateral da lesão não é mais considerada.

[c]Adicionando a notação de r (imagem) e p (patologia) para indicar os achados usados para estadiar o caso no estádio IIIC (p. ex., se a imagem indicar metástase pélvica linfonodal, a alocação do estádio seria no Estádio IIIC1r e, se confirmada por achados patológicos, seria o Estádio IIIC1p). O tipo de exame de imagem ou técnica de patologia utilizada deve ser sempre documentada.

Fonte: adaptado de Bhatla *et al.*, 2018.[21]

risco materno; (c) acompanhamento por equipe multiprofissional – principalmente de psicólogos; (d) consentimento esclarecido assinado pela gestante ou responsável legal ou familiares, exceto quando não for possível, em situações de risco iminente de morte (lembrando que não se faz necessária autorização judicial nesses casos).[5]

O tratamento cirúrgico a ser proposto depende do estadiamento da doença e da idade gestacional e o objetivo, sempre que possível, é manter a gravidez, principalmente nos casos de doença em estádio inicial e sem acometimento linfonodal:[4,22-27]

- **Idade gestacional menor do que 22 semanas:** sugere-se a avaliação linfonodal através de linfadenectomia, preferencialmente laparoscópica, se puder ser realizada com segurança. Se os linfonodos forem negativos para câncer, a abordagem de tratamento será baseada na extensão da doença cervical.[22] Em caso de envolvimento linfonodal, deve-se seguir o tratamento recomendado para os estadiamentos IIIC:
  - **Estádio IA1:** as gestantes com esse estadiamento documentado ou suspeitado devem ser submetidas à conização. Esse procedimento não é isento de risco e, com o avançar da gestação, aumenta a possibilidade de complicações. Sangramento importante, aborto espontâneo, parto pré-termo ou ruptura prematura de membranas são alguns dos riscos associados a essa técnica. Quando as margens cirúrgicas avaliadas no exame anatomopatológico estão livres, a mulher é considerada tratada. O acompanhamento por meio de exame citopatológico, colposcopia e, se necessário, biópsia deverá ser feito no pré-natal e no puerpério, bem como após esse período, seguindo o protocolo estipulado pelo MS para esses casos, que não difere do seguimento da não grávida.[4,23-25]
  - **Estádios IA2 e IB1:** o risco de extensão paramétrial da doença em gestantes com esse estadiamento é inferior a 1%.[25] Por isso, opções cirúrgicas conservadoras podem ser utilizadas, incluindo traquelectomia simples ou conização ampla. Ainda assim, esses procedimentos envolvem riscos, principalmente de sangramento, abortamento e trabalho de parto pré-termo. A traquelectomia radical não está indicada durante a gravidez.[2,4,15]
  - **Estádio IB2 ou maior:** a quimioterapia neoadjuvante deve ser prescrita para gestantes com esse estadiamento. O regime padrão administrado é o mesmo utilizado para não grávidas: cisplatina e paclitaxel. Deve-se avaliar, em conjunto com o casal, a possibilidade de interrupção da gestação para início do tratamento adequado. Essa abordagem deverá ser cuidadosa, preferencialmente acompanhada por equipe multidisciplinar. Nas situações de manutenção da gestação, a quimioterapia deve se mantida até 34 a 35 semanas e o parto planejado para 3 semanas após. O tratamento cirúrgico (histerectomia radical) e a radioterapia são opções terapêuticas adotadas após o parto.[4,15,23,26]
- **Idade gestacional de 22 a 25 semanas ou mais:** nessa idade gestacional, as mulheres não serão submetidas à avaliação linfonodal devido às dificuldades impostas pelo tamanho uterino e ao aumento dos riscos cirúrgicos. Assim, as decisões sobre o tratamento cirúrgico serão baseadas no estadiamento clínico da doença e no momento do diagnóstico (Figura 42.2):[27]
  - **Estadiamento IA1 até IB1:** para as mulheres com tumores com menos de 2cm, recomenda-se adiar o tratamento até 6 a 8 semanas após o parto,

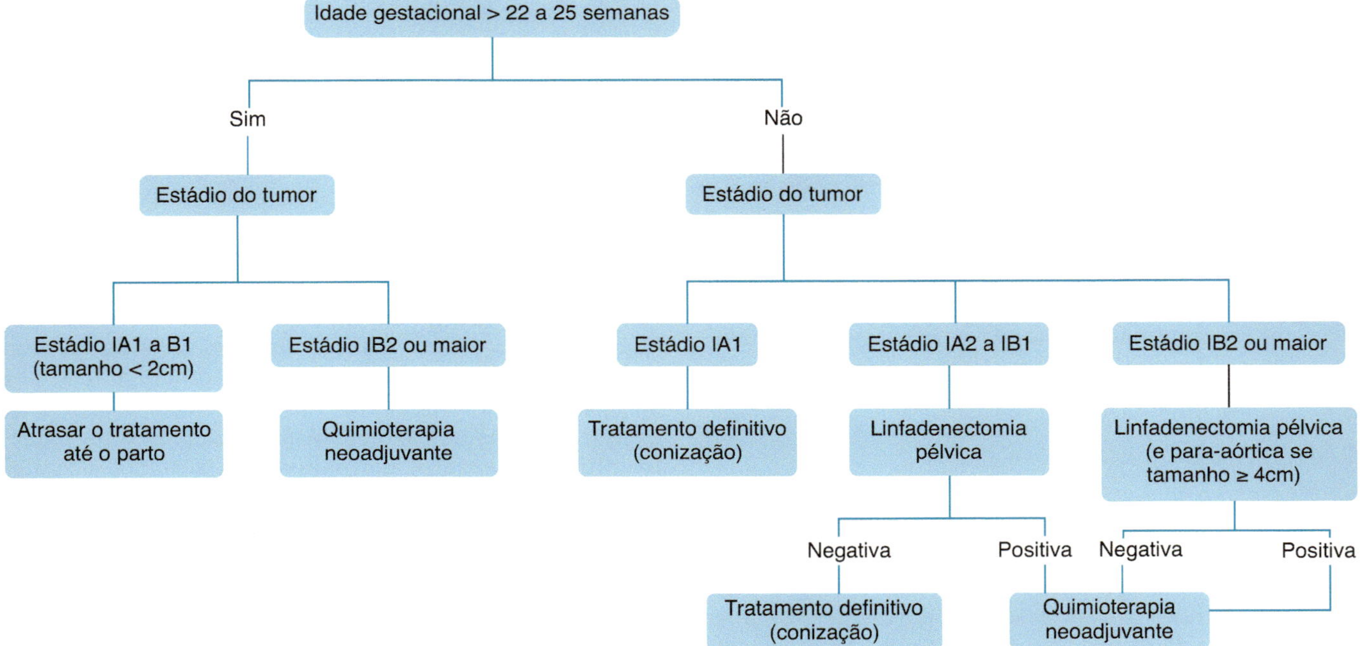

Figura 42.2 Tratamento proposto com base no estadiamento e na idade gestacional. (Adaptada de Karam, 2022.[27])

com observação cuidadosa. Em caso de sinais de progressão da doença, pode ser necessário o tratamento. A abordagem é semelhante à empregada em gestantes com idade gestacional mais precoce e com evidência de envolvimento nodal.[4,15]

- **Estadiamento IB2 ou superior:** para as grávidas nesses estádios da doença, a quimioterapia neoadjuvante é a única opção viável para manutenção da gestação até o parto. Pode-se optar por realizar o parto pré-termo para início de tratamento radioterapêutico e/ou cirúrgico, dependendo da idade gestacional e do estadiamento da doença.[4,15]

O seguimento dessas gestantes após o tratamento é semelhante ao das não grávidas: consultas a cada 3 meses, no máximo, por no mínimo 2 anos de acompanhamento.[4,15] O tratamento definitivo para as que seguiram com a gestação depende, também, do estadiamento da doença e do desejo futuro de gestar:

- **Mulheres que desejam engravidar novamente:**
  - Para as mulheres com doença em estádio IA1 e que fizeram conização, sem evidência de doença durante o seguimento, nenhum tratamento adicional está recomendado. Se a margem do cone for positiva, indica-se parto por cesariana com repetição da conização em 6 a 8 semanas após o parto, para descartar doença invasiva.
  - Indica-se a traquelectomia radical (com linfadenectomia, se ainda não foi realizada) caso a doença esteja no estádio IA2 ou se o tumor tiver até 4cm de tamanho. Esse procedimento pode ser realizado de em 6 a 8 semanas após o parto.
- **Mulheres sem desejo futuro de engravidar:**
  - Para doença em estádio IA1 sem invasão linfovascular, indica-se histerectomia total extrafacial no momento da cesariana ou programada posteriormente.
  - As mulheres em estádio IA1 com invasão linfovascular, IA2 ou IB1 devem ser submetidas ao tratamento definitivo com histerectomia radical, que pode ser realizada no momento da cesariana ou como um segundo procedimento cirúrgico após o parto.
  - As mulheres tratadas com quimioterapia neoadjuvante durante a gravidez para doença localmente avançada ou doença com linfonodo positivo devem ser submetidas à histerectomia radical no momento da cesariana ou como um segundo procedimento cirúrgico.

CÂNCER DE OVÁRIO

Massas anexiais são identificadas em 0,05% a 5% das gravidezes e, felizmente, neoplasias malignas são diagnosticadas em apenas 3,6% a 6,8% dessas gestantes. A média de idade no momento da apresentação é de 32,6 anos, e a grande maioria dos casos é descoberta em estádios iniciais da doença. Trata-se do quinto tipo de câncer mais comumente diagnosticado durante a gravidez, depois do de mama, tireoide, colo uterino e linfoma de Hodgkin.[2,19,28,29]

Grande parte das massas anexiais descobertas em gestantes consiste em cistos simples benignos com menos de 5cm de diâmetro, a maioria representando cistos funcionais – de corpo lúteo ou foliculares. Cerca de 70% dessas massas descobertas no primeiro trimestre da gestação têm resolução espontânea até o início do segundo trimestre, condizente com a evolução esperada para as massas funcionais. A maioria das massas que não apresentam regressão espontânea e que têm 5cm de diâmetro ou mais é de teratomas maduros.[29,30]

Manifestação clínica

Com o uso mais rotineiro da USG durante a gravidez, aumentou o número de diagnósticos de massas anexiais, principalmente das assintomáticas, no início da gestação. Algumas massas não identificadas durante o pré-natal podem ser vistas durante o parto por cesariana.[31] Além dessas massas descobertas acidentalmente à USG, alguns sinais e sintomas podem auxiliar o médico assistente a suspeitar dessas doenças anexiais, como dor abdominal ou nas costas, constipação intestinal, inchaço abdominal, sintomas urinários, massa anexial palpável ou a percepção de nodularidade posterior no fundo de saco. Ademais, dor abdominal de forte intensidade e repentina pode ocorrer nos casos de torção anexial.[32-34] Para isso, anamnese bem detalhada e exame físico minucioso devem ser realizados, já que muitos dos sinais e sintomas descritos são comuns na gravidez.

Diagnóstico

A USG é o método de imagem de escolha para investigação de massas anexiais, enquanto a RM é destinada a casos específicos. Muitos dos tumores ovarianos produzem marcadores tumorais hormonais que podem ser dosados, mas devem ser avaliados com cuidado na gestação, uma vez que podem ter seus valores alterados fisiologicamente.[35] No Quadro 42.3 são apresentados alguns desses marcadores.

O diagnóstico definitivo somente será definido após ressecção e exame anatomopatológico da peça cirúrgica. Algumas massas benignas, como endometriomas, teratoma maduro e cistos de corpo lúteo, têm imagens ultrassonográficas características, e o diagnóstico é razoavelmente correto sem exploração cirúrgica. As características da massa à USG podem auxiliar o diagnóstico, mas deve-se ter uma atenção especial, pois há massas com características complexas que são benignas e, por outro lado, também existem massas sem características complexas, mas que são neoplasias malignas. Os aspectos ultrassonográficos normalmente associados à malignidade de ovário ou trompa uterina incluem septações irregularmente espessas (> 2 a 3mm), componente sólido que não é hiperecoico e muitas vezes é nodular ou papilar – componente sólido com fluxo sanguíneo é a característica mais importante da malignidade –, massas peritoneais, linfonodos aumentados ou intestino emaranhado e presença de ascite.[34,36]

Quadro 42.3 Marcadores tumorais na gravidez

Marcador tumoral	Tipo de tumor	Valor normal	Efeito da gravidez
CA125	Epitelial	< 35U/mL	Aumenta no primeiro trimestre
CEA	Cistoadenocarcinoma mucinoso Pseudomixoma peritoneal Colorretal	< 5ng/mL	Elevação no terceiro trimestre, mas se mantém dentro do valor de referência
AFP	Células germinativas (tumor do saco vitelino, teratoma imaturo, células germinativas mistas)	< 15ng/mL	Pico com 13 semanas
LDH	Disgerminoma Células germinativas	45 a 90U/L	Pode aumentar na pré-eclâmpsia
Inibina	Células da granulosa	33 a 45pg/mL	Inibina A aumenta na pré-eclâmpsia

AFP: alfafetoproteína; CEA: antígeno carcinoembrionário; LDH: lactato desidrogenase.
Fonte: adaptado de Korenaga & Tewari, 2020.[19]

Algumas massas anexiais benignas são específicas da gravidez e podem ser confundidas com neoplasias:

- Os luteomas são formados por reação hiperplásica de células tecaluteínicas e identificados como nódulos sólidos, múltiplos e bem circunscritos. Podem apresentar grande crescimento, chegando a alcançar 15cm de diâmetro, e em torno de 20% dos casos são bilaterais. Estão associados à elevação da testosterona plasmática e de alguns outros androgênios, o que pode acarretar hirsutismo e virilização materna durante a última metade da gestação, e cerca de metade dos fetos femininos sofre virilização, assim como a mãe. Os luteomas regridem sozinhos após o parto, não sendo necessário nenhum tratamento.[19,37,38]
- Os cistos tecaluteínicos aparecem como múltiplos cistos de paredes finas e ocorrem mais frequentemente quando os níveis de hCG estão elevados (por exemplo, gestações múltiplas e mola hidatiforme). Em geral, regridem espontaneamente no pós-parto, sendo o tratamento cirúrgico reservado apenas para complicações agudas.[19,39,40]

Tratamento

O tratamento varia de acordo com o tipo histológico do tumor e o estadiamento no momento do diagnóstico, além da idade gestacional. O estadiamento é conduzido como em não grávidas, seguindo recomendação da FIGO, como mostrado no Quadro 42.4.[41]

Com relação aos tipos histológicos, são descritos:

- **Tumor de células germinativas (TCG):** são os principais tipos de tumores malignos diagnosticados na gravidez.[42] Disgerminoma é o TCG mais comum na gravidez (38%), seguido por tumores de saco vitelínico (30,4%).[19,43] Normalmente, esses tumores têm crescimento rápido e são unilaterais, mas o disgerminoma pode ser bilateral em 10% dos casos. Os marcadores tumorais AFP e LDH podem estar aumentados nesse tipo de neoplasia. Na maioria dos casos, os TCG são diagnosticados em estádio inicial. A anexectomia unilateral, preservando o útero e o anexo contralateral, é o tratamento recomendado. O estadiamento cirúrgico completo, incluindo linfadenectomia pélvica e para-aórtica, pode ser realizado para disgerminoma do estádio IA ou teratoma imaturo do estádio IA-B grau 1-2. Na ausência de disseminação macro ou microscópica, essas lesões não exigem quimioterapia adjuvante, a qual é recomendada em todos os outros diagnósticos histopatológicos de TCG. Portanto, a anexectomia unilateral e a remoção da doença metastática macroscópica, se presente, são suficientes. A quimioterapia adjuvante para teratoma imaturo de estádio IC3 ou para disgerminoma de estádio IB-IC é controversa, e alguns dados apoiam apenas vigilância estreita.[19,44,45]
- **Tumores estromais do cordão sexual (TECS):** tumores de células de Sertoli-Leydig e da granulosa são raros na gravidez, mas, quando presentes, metade consiste em neoplasias de células da granulosa, um terço em tumores de células de Sertoli-Leydig e o restante em tumores estromais não classificados. Apresentam comportamento semelhante ao verificado em não grávidas, sendo descobertos, na maioria dos casos, em estádios iniciais, pois a doença costuma ter curso lento. A inibina B pode estar elevada em tumores de células da granulosa. Vale ressaltar que a inibina A frequentemente está elevada em quadros de pré-eclâmpsia. A maioria dos TECS está limitada a um ovário no momento do diagnóstico e 10% a 15% dos tumores estromais secretam androgênios e produzem virilização. Na maioria dos casos, o tratamento consiste em salpingooforectomia unilateral com manutenção da gestação até o termo.[19,46-48]
- **Tumores epiteliais do ovário (TEO):** embora sejam os tumores ovarianos mais comuns em não grávidas, os TEO são extremamente raros na gestação. Quando diagnosticados, metade tem baixo potencial maligno e metade apresenta padrão invasivo. O subtipo seroso é o mais prevalente, seguido pelo mucino e o endometrioide. O marcador tumoral CA125 está normalmente aumentado no primeiro trimestre, reduzindo no segundo e continuando baixo até o parto. Embora incomum, o CA125 pode estar elevado durante o terceiro trimestre, mesmo na ausência de malignidade. Massas que parecem suspeitas à USG ou à RM necessitam diagnóstico histopatológico, seja por exploração cirúrgica, seja, se presente, por

Quadro 42.4 Estadiamento do câncer de ovário e tuba uterina segundo a Federação Internacional de Ginecologia e Obstetrícia (FIGO)

FIGO	TNM	Descrição
		Estádio I – Tumor confinado ao ovário ou à tuba uterina – T1-N0-M0
IA	T1a-N0-M0	Tumor limitado a um ovário (cápsula intacta) ou à tuba uterina Sem tumor na superfície ovariana ou tubária Sem células malignas no líquido ascítico ou lavado peritoneal
IB	T1b-N0-M0	Tumor limitado a ambos os ovários (cápsulas intactas) ou a tubas uterinas Nenhum tumor na superfície ovariana ou tubária Sem células malignas no líquido ascítico ou lavado peritoneal
IC	T1c-N0-M0	Tumor limitado a um ou ambos os ovários ou tubas uterinas, com qualquer um dos seguintes achados:
IC1	T1c1-N0-M0	Dispersão cirúrgica
IC2	T1c2-N0-M0	Cápsula rota antes da cirurgia ou tumor na superfície ovariana ou tubária
IC3	T1c3-N0-M0	Células malignas na ascite ou no lavado peritoneal
		Estádio II – Tumor envolve um ou ambos os ovários ou as tubas uterinas, com extensão pélvica (abaixo da cintura pélvica) ou câncer peritoneal – T2-N0-M0
IIA	T2a-N0-M0	Extensão e/ou implantes no útero e/ou tubas uterinas e/ou ovários
IIB	T2b-N0-M0	Extensão para outros tecidos intraperitoneais pélvicos
Estádio III – Tumor envolve um ou ambos os ovários ou as tubas uterinas, ou câncer peritoneal, com disseminação confirmada histológica ou citologicamente para além do peritônio pélvico e/ou metástases para os linfonodos retroperitoneais – T1/T2/T3-N0/N1-M0		
IIIA1	T1/T2-N1-M0	Apenas linfonodos retroperitoneais positivos (confirmados histológica ou citologicamente)
IIIA1(i)	T1/T2-N1a-M0	Metástases de até 10mm de dimensão máxima
	T1/T2-N1b-M0	Metástases com mais de 10mm de dimensão máxima
IIIA2	T3a-N0/N1-M0	Envolvimento peritoneal extrapélvico microscópico (acima da cintura pélvica) com ou sem linfonodo retroperitoneal positivo
IIIB	T3b-N0/N1-M0	Metástases peritoneais macroscópicas além da pelve com até 2cm de dimensão máxima, com ou sem metástases para linfonodo retroperitoneal
IIIC	T3c-N0/N1-M0	Metástases peritoneais macroscópicas além da pelve, com mais de 2cm de dimensão máxima, com ou sem metástases para linfonodos retroperitoneais (inclui extensão do tumor para cápsula do fígado ou do baço, sem envolvimento de parênquima de outros órgãos)
		Estádio IV – Metástases à distância, excluindo as metástases peritoneais – Qualquer T, qualquer N, M1
IVA	Qualquer T, qualquer N, M1	Líquido pleural com citologia positiva
IVB	Qualquer T, qualquer N, M1	Metástases parenquimais (incluindo fígado e baço) e metástases para órgãos extra-abdominais (incluindo linfonodos inguinais e linfonodos fora da cavidade abdominal)

Fonte: Prat, 2014.[41]

amostragem de líquido ascítico, derrame pleural e/ou metástases.

Uma vez estabelecido o diagnóstico de TEO, a terapia apropriada não deve ser suspensa, sendo recomendada a abordagem multidisciplinar. A cirurgia citorredutora primária ou a quimioterapia neoadjuvante depende da idade gestacional ao diagnóstico, do desejo de continuação da gravidez, da distribuição clínica da doença e do discernimento materno. Nas gestantes diagnosticadas com TEO metastático no primeiro trimestre, o tratamento não deve ser adiado. Cirurgia citorredutora, incluindo histerectomia com útero gravídico, deve ser recomendada e seguida de quimioterapia adjuvante. Quando o TEO é diagnosticado no segundo trimestre ou no momento da cirurgia para investigação de massa anexial, a cirurgia citorredutora de toda a doença visível deve ser realizada sem intervenção no útero, minimizando, assim, a irritabilidade uterina. A quimioterapia adjuvante (ou neoadjuvante) à base de platina e taxano pode ser administrada com segurança durante o segundo e terceiro trimestres. A citorredução pode ser realizada na cesariana ou no pós-parto.[19,49-51]

A Figura 42.3 traz um fluxograma de condutas em caso do diagnóstico de massa anexial na gravidez.

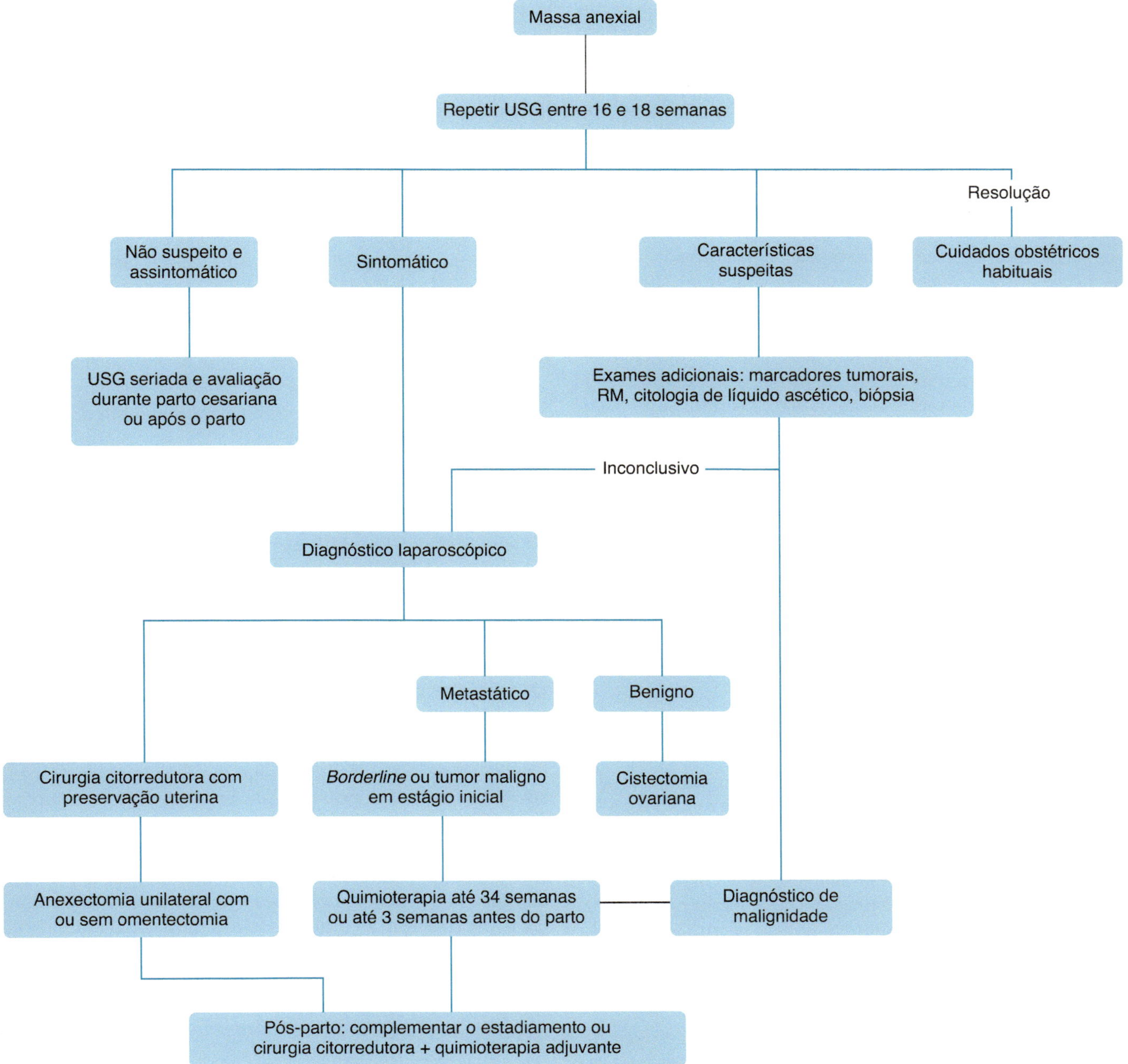

Figura 42.3 Conduta diante do achado de massa anexial na gravidez. (*RM*: ressonância magnética; *USG*: ultrassonografia.) (Adaptada de Korenaga & Tewari, 2020.[19])

SARCOMA UTERINO

Tumores muito raros na gravidez, os sarcomas apresentam aspecto semelhante ao de miomas à USG, o que pode dificultar o diagnóstico. Cerca de 0,27% das massas uterinas com aspecto de mioma de crescimento rápido consiste em leiomiossarcomas. Os sintomas mais frequentes incluem sangramento vaginal anormal (40%), dor abdominal (33%) e aumento da massa uterina (20%). Grande parcela das mulheres é operada no terceiro trimestre ou logo após o parto, mas a sobrevida média é de 1,5 ano após o diagnóstico de sarcoma na gravidez.[19,52,53]

CÂNCER DE ENDOMÉTRIO

Raríssimo em grávidas, o câncer de endométrio é muitas vezes diagnosticado ao acaso, após aborto ou histerectomia puerperal. Predominam os graus 1 e 2, cujo prognóstico é favorável. Nos casos de diagnóstico de câncer de endométrio em uma mulher que posteriormente engravida, é impossível o tratamento definitivo com preservação da gravidez.[19,54]

CÂNCER DE VULVA

O câncer de vulva é raríssimo na gestação e, quando diagnosticado, deve-se realizar exérese radical da lesão com linfadenectomia uni ou bilateral ou exérese do linfonodo sentinela. A exposição fetal ao tecnécio injetado localmente é pequena, o que possibilita seu uso para investigação de linfonodo sentinela. Recomenda-se a realização do procedimento 2 horas após a injeção de tecnécio, com a menor dose necessária, reduzindo, assim, a exposição fetal. O aumento do fluxo sanguíneo vulvar relacionado com a gravidez pode ocasionar perda maior de sangue no perioperatório, o que pode ser minimizado com o uso criterioso de eletrocautério.[2,19]

As gestantes com metástases no linfonodo sentinela necessitam tratamento inguinal adicional. Em caso de acometimento nodal após linfadenectomia inguinofemoral, dependendo da idade gestacional, aconselha-se a interrupção da gravidez ou o planejamento do parto e, posteriormente, a irradiação pós-parto. O atraso da radioterapia em 6 a 8 semanas está dentro dos limites de segurança com base em dados sobre outros cânceres epiteliais. Quando os exames pré-operatórios sugerem envolvimento dos linfonodos inguinais, o prognóstico é menos favorável e torna-se indispensável a radioterapia inguinal para prevenir a recorrência local da vulva. O tratamento imediato é, então, obrigatório, sendo indicada a interrupção da gravidez no primeiro e segundo trimestres. A cesariana é preferível para prevenir a deiscência da ferida vulvar. No caso de feridas menores que já cicatrizaram bem, o parto vaginal é uma opção. A quimioterapia neoadjuvante para reduzir o tamanho do tumor para doença localmente avançada ainda é experimental.[2,19]

CÂNCER DE VAGINA

Como o câncer vaginal ocorre principalmente em mulheres na pós-menopausa, até o momento apenas 12 casos dessa neoplasia na gravidez foram relatados na literatura. Dependendo da localização e do tamanho do tumor, pode ser feita a ressecção cirúrgica. Quando a cirurgia não é uma opção, é possível considerar o adiamento da radioterapia (quimioterapia) ou a interrupção da gravidez.[2,19,55]

CÂNCER DE MAMA

Como regra geral, câncer de mama associado à gravidez é assim conceituado quando a doença é diagnosticada durante a gestação ou até 1 ano após o parto. Nos EUA, observa-se 1 caso a cada 3.000 a 10 mil gestações, resultando em incidência aproximada de 3.500 novos casos a cada ano[56] e no tipo de câncer de ocorrência mais comum durante o ciclo gravídico-puerperal.[57]

Apesar de a gravidez ser considerada fator de proteção contra o desenvolvimento do câncer de mama, esse efeito não é imediato nem constante. Estudos mostraram que a gravidez em idades mais avançadas está associada à menor proteção. Como a idade é fator de risco para a doença, e considerando que a mulher moderna opta por engravidar mais tardiamente, é maior a chance de o câncer de mama ser diagnosticado durante o ciclo gravídico-puerperal.[58]

Discussão recorrente diz respeito ao prognóstico do câncer de mama associado à gravidez ou ao puerpério. Uma das sugestões mais antigas relacionando evolução desfavorável foi publicada em 1954 por White, o qual observou que menos de 20% das mulheres grávidas que desenvolvem câncer de mama sobreviveram mais de 5 anos após o diagnóstico.[59] Outros estudos subsequentes corroboraram essa hipótese de um prognóstico pessimista para essa condição,[60-63] relacionando a pior evolução com diagnóstico mais tardio e dificuldades do tratamento durante o ciclo gravídico-puerperal, além de se tratar de uma doença mais agressiva. Entretanto, outros estudos com pareamento por estádio ao diagnóstico e análises multivariadas não demonstraram diferenças em relação à mediana de sobrevivência e sobrevida global entre os grupos de mulheres grávidas diagnosticadas com câncer de mama e de mulheres com câncer de mama não grávidas nas mesmas condições.[64,65]

Durante algum tempo, houve uma grande discussão sobre a indicação de interrupção da gestação a fim de não atrasar os tratamentos oncológicos necessários ou mesmo mudar o curso evolutivo do próprio câncer. No entanto, é importante destacar que não há evidências de que a interrupção da gravidez melhore o prognóstico do câncer de mama ou facilite a abordagem terapêutica desses casos.[66,67] Nessas circunstâncias, de acordo com o Código Penal Brasileiro ou as próprias jurisprudências atuais, esse procedimento não é permitido.

Diagnóstico

Não se pode negligenciar o exame das mamas durante o pré-natal de qualquer gestante. O período ideal para o exame clínico adequado das mamas é o primeiro trimestre da gestação, época em que as alterações mamárias ainda não são tão expressivas. Como o rastreio por meio da mamografia não é indicado para mulheres com menos de 40 anos, o diagnóstico de casos sem sinais e sintomas clínicos é improvável em fases iniciais. Assim, a tendência é que o câncer de mama seja diagnosticado mais tarde nessas mulheres e, consequentemente, em estádio mais avançado. Por isso, uma avaliação criteriosa das mamas no período inicial do pré-natal, particularmente na primeira consulta, deve ser sempre reforçada.[68-70]

A presença de massa palpável, sobretudo os nódulos duros, irregulares ou imprecisos, e fixos, além de sintomas inflamatórios nas mamas ou nas axilas que persistam por mais de 2 semanas, devem ser investigados para descartar a presença de malignidade. É importante valorizar esses achados mesmo que 80% das lesões da mama palpáveis nessa época se devam a doenças mamárias benignas.[68,69]

O aumento da densidade mamária e do volume das mamas durante a gestação e no período lactacional, em decorrência do aumento dos níveis de estrogênio e progesterona desse período, dificulta o diagnóstico tanto pelo exame clínico como por mamografia. Em virtude dessas modificações, a mamografia apresenta redução significativa de sensibilidade, podendo, no entanto, ser excepcionalmente empregada para avaliar alguma anormalidade relevante detectada ao exame clínico, com a devida proteção radiológica fetal, mesmo oferecendo riscos mínimos ao feto no início da gestação.

Considerando o estudo imaginológico complementar, a opção inicial durante o período gestacional e no puerpério é a USG mamária. Desse modo, a aplicação da mamografia teria como finalidade o diagnóstico por imagem, sem qualquer conotação de rastreamento do câncer de mama.[71,72] A exposição fetal média durante uma mamografia é estimada em 0,4mrad, muito abaixo da dose de 5rads, considerada uma dose potencialmente associada a malformações fetais.[73-75] A importância da mamografia está sobretudo na caracterização de uma lesão nodular e do grau de densidade mamária, além da eventual identificação e caracterização de microcalcificações suspeitas de malignidade.[71,73]

Como regra, o exame de imagem inicial indicado para avaliação das mamas durante a gestação é a USG, que apresenta, nesses casos, elevado valor preditivo negativo para exclusão de malignidade. A USG é útil na diferenciação da natureza cística ou sólida de massa mamária palpável, além de caracterizar melhor as margens, o padrão de ecogenicidade, a forma, a vascularização, a presença ou não de calcificações intratumorais e o efeito acústico retrotumoral. Esse método também permite analisar os linfonodos regionais, particularmente os das cadeias axilares, supra e infraclaviculares, e da mamária interna, além de ser excelente método para monitoração de procedimentos invasivos, como *core biopsy*, punção aspirativa por agulha fina (PAAF) ou mamotomia.[69,71]

Outro importante recurso propedêutico por imagem é a RM, capaz de fornecer análise morfológica e funcional das lesões mamárias. Durante a gravidez e a lactação, as mudanças anatômicas e fisiológicas afetam substancialmente as propriedades imaginológicas e interferem na interpretação diagnóstica. Além disso, a incidência elevada de alterações benignas nesse período aumenta a complexidade do processo diagnóstico. Consequentemente, o câncer de mama associado à gestação e ao puerpério tem seu diagnóstico retardado e carrega um prognóstico mais sombrio.[76]

Apesar de sua grande qualidade imaginológica, a RM com uso de contraste não é considerada uma modalidade segura durante a gestação devido à exposição fetal ao gadolínio, contraste utilizado no método e que suscita preocupações quanto à capacidade de atravessar a placenta com risco potencial de indução de malformações. Acrescente-se que a própria posição pronada e a duração do exame se tornam muito desconfortáveis e arriscados para a gestante.[77,78] Dessa maneira, as experiências com a RM durante a gestação são muito limitadas. Nos últimos anos, uma nova técnica de RM, conhecida como DWI (*Diffusion-Weighted Imaging*) e que avalia a movimentação das moléculas de água, tem sido amplamente estudada com boas perspectivas para aumentar a acurácia do método e ainda com potencial aplicação durante o ciclo gravídico-puerperal por não utilizar contraste, inclusive com boa aplicação no monitoramento da resposta à quimioterapia neoadjuvante.[79-82] No período pós-parto, a RM é considerada segura, visto que o uso do gadolínio não está contraindicado durante a lactação.[76]

Sempre que houver lesões suspeitas, identificadas clinicamente ou por métodos de imagem, biópsias devem ser realizadas para esclarecimento diagnóstico. O método mais indicado no ciclo gravídico-puerperal é a *core biopsy*, que possibilita a avaliação histopatológica adequada do material coletado, tornando possível ainda a análise dos marcadores tumorais. De maneira similar, também é possível indicar a mamotomia, que cumpre função similar. A PAAF também pode ser realizada para avaliação de nódulos mamários e linfonodos; entretanto, devido às alterações típicas da gravidez e da lactação, esse método apresenta elevado índice de falso-positivos e falso-negativos. No período pós-parto, as recomendações são as mesmas.[74]

Uma vez diagnosticado o câncer de mama, uma avaliação completa da mulher deve ser realizada com o objetivo de estadiar adequadamente a doença. A classificação consiste no sistema TNM, recomendado pelo American Joint Committee on Cancer (AJCC),[69] e os critérios são os mesmos definidos para as não grávidas. Estudos de imagem devem ser readequados para minimizar o risco de exposição fetal à radiação. Considerando que os sítios mais comuns de metástases do câncer de mama são ossos, pulmões e fígado, os exames de estadiamento devem incluir radiografia de tórax com adequada proteção abdominal, USG abdominal e RM do esqueleto sem emprego de contraste, além da avaliação laboratorial adequada, incluindo provas de função hepática, renal e hematológica.[69,73-75]

Tratamento

O tratamento do câncer de mama em gestantes obedece aos critérios adotados para não grávidas. Portanto, devem ser consideradas as características biológicas e imuno-histoquímicas do tumor, o *status* genético, o estadiamento clínico e as particularidades de cada caso, levando em consideração as condições obstétricas e a idade gestacional (Figura 42.4).[69]

Cirurgia

A cirurgia é considerada o tratamento mais seguro para o câncer de mama em qualquer fase da gestação. Diversos estudos têm mostrado que a maioria dos agentes anestésicos também é segura para o feto. Além disso, a partir de 24 semanas gestacionais, as condições fetais podem ser adequadamente avaliadas por meio da monitoração cardíaca fetal.[83,84] Outra questão importante é que a estase venosa pós-operatória e o estado de hipercoagulabilidade associada à gravidez aumentam o risco de trombose venosa profunda, tornando mandatória a profilaxia venosa com heparina.[85]

Uma vez que o tratamento conservador exige radioterapia, o que pode ser prejudicial para a saúde fetal, considera-se a mastectomia o tratamento de escolha em casos com diagnóstico estabelecido na primeira metade da gestação. Os riscos de aborto espontâneo e de malformações congênitas associadas à quimioterapia e à radioterapia não devem ser desprezados nessa fase da gravidez. A cirurgia pode ser realizada a qualquer momento. Os riscos para a gestante e para o feto devem ser considerados na

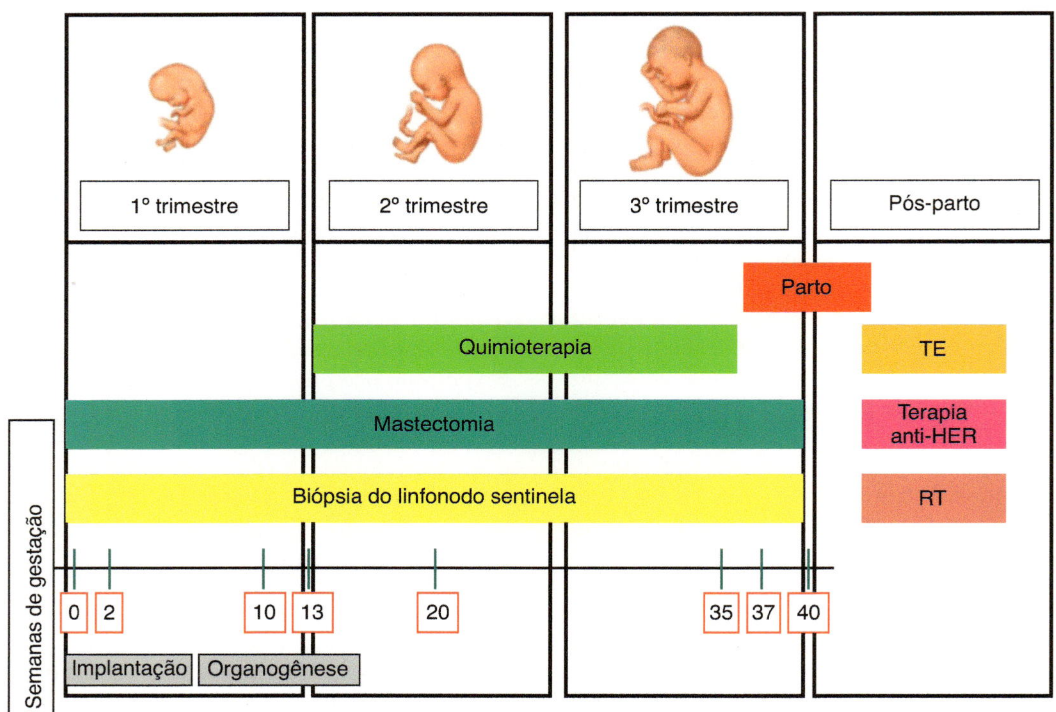

Figura 42.4. Opções terapêuticas durante a gestação. (*TE*: terapia endócrina; *RT*: radioterapia.) (Adaptada de Loibl *et al.*, 2006.[73])

escolha do procedimento, e recomenda-se a presença de equipe multidisciplinar durante a cirurgia.[85]

A reconstrução mamária imediata não é contraindicada em gestantes, mas deve-se levar em conta o aumento do tempo cirúrgico e os riscos de complicações per e pós-operatórias. Caso seja a vontade da mulher e a indicação da equipe, cabe avaliar e dar preferência à reconstrução por meio de expansores teciduais com planejamento de substituição pelos implantes definitivos após o parto.[83,84]

A abordagem axilar deverá ser semelhante à destinada às não grávidas. Nas mulheres com axilas clinicamente negativas deve ser realizada biópsia do linfonodo sentinela por meio da administração pré-operatória do coloide radioativo (macroagregado de albumina + tecnécio 99), considerados seguros mesmo em fases mais iniciais da gravidez.[86] A injeção de corante azul patente deve ser proscrita em virtude dos riscos de anafilaxia e dos consequentes danos à gestante e ao feto, além dos potenciais efeitos teratogênicos provocados pelo azul de metileno.[87]

Radioterapia

Alguns autores consideram que a radioterapia pode ser segura durante a gestação, particularmente a partir da segunda metade da gravidez, o que, entretanto, não é consensual.[85,88,89] Com relação à idade gestacional, exposição fetal a altas doses de radiação nas primeiras 2 semanas após a concepção pode resultar em falha na implantação ou morte do embrião. Entre a segunda e a oitava semana podem ocorrer malformações. Entre a oitava e a 25ª semana, o SNC é extremamente sensível à radiação, o que pode resultar em anormalidades neurológicas. Em longo prazo, os efeitos da radiação sobre o feto não estão completamente esclarecidos; desse modo, é prudente evitar seu uso durante a gestação.[90] Postergar a radioterapia para o período pós-parto, entretanto, pode resultar em aumento no risco de recorrência da doença. Quando a cirurgia conservadora for considerada, o intervalo entre o procedimento e o início da radioterapia não deverá passar de 6 meses.[85]

Tratamento sistêmico

Uma das questões mais difíceis de abordar em oncologia mamária é, sem dúvida, o diagnóstico de câncer de mama associado à gestação, principalmente em função das questões éticas envolvidas. Toda grávida tem o desejo inato de proteger seu feto, enquanto os médicos têm o dever de ponderar o bem-estar fetal na vigência de algum tratamento proposto com o prognóstico oncológico do caso em questão. Isso será sempre um enorme desafio, sobretudo porque os dados da literatura sobre esse tema são escassos e inconclusivos.

Apesar do número limitado de estudos científicos a respeito do tema, os dados referentes aos efeitos da quimioterapia sobre o feto parecem reconfortantes, uma vez que os riscos de lesões fetais são baixos, e o abortamento não é obrigatoriamente necessário naqueles casos cujo diagnóstico foi estabelecido no segundo ou terceiro trimestre ou quando a quimioterapia puder ser iniciada a partir de 14 semanas de gestação.[91] Essas observações estão resumidas na Figura 42.5.

A quimioterapia, tanto em caráter adjuvante como neoadjuvante, está autorizada a partir do segundo trimestre

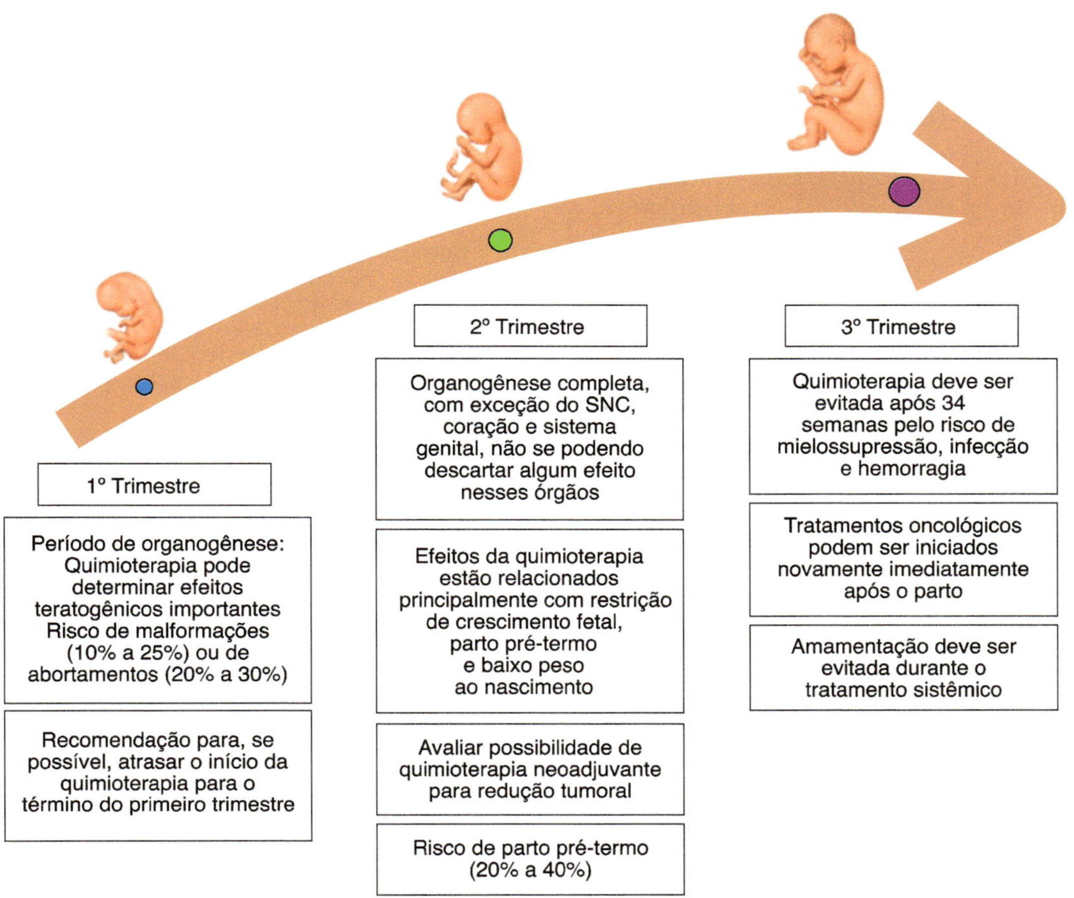

Figura 42.5. Principais recomendações sobre o tratamento sistêmico durante a gravidez e a lactação. (Adaptada de Galati *et al.*, 2023.[85])

(14 semanas) até 34 semanas de gestação. Entretanto, podem ocorrer complicações, como parto pré-termo, muito baixo peso ao nascer e alterações no crescimento e no desenvolvimento fetal. São vários os regimes de quimioterapia disponíveis para tratamento do câncer de mama associado à gravidez e ao puerpério. Os principais contêm antraciclina, sendo contraindicados aqueles com antimetabólitos, como metotrexato, em razão do alto risco de teratogenia. Os esquemas quimioterapêuticos mais utilizados em gestantes são o FAC (5-fluorouracil, doxorrubicina, ciclofosfamida) e o FEC, em que se substitui a doxorrubicina pela epirrubicina, com um ciclo administrado a cada 21 dias, totalizando seis. A duração do tratamento pode variar de 4 a 6 meses, dependendo do esquema escolhido.[92,93]

Nas mulheres com tumores que expressam receptores de estrogênio, tamoxifeno é frequentemente utilizado como terapia endócrina na pré-menopausa. Entretanto, a terapia endócrina não é recomendada durante a gestação pelos efeitos teratogênicos provocados por essas substâncias e em virtude do risco de aborto, sendo reservada para o período puerperal.[94,95] Outra modalidade importante para as mulheres com câncer de mama consiste no uso do trastuzumabe, terapia-alvo específica para casos com superexpressão do marcador HER-2. No entanto, seu uso não é recomendado durante a gravidez devido aos efeitos adversos observados, principalmente a redução do volume do líquido amniótico.[96,97] Até o momento, não há dados suficientes sobre a segurança do pertuzumabe na gravidez.[98] Nos tumores triplonegativos, que apresentam alta imunogenicidade e têm demonstrado boa resposta aos novos imunoterapêuticos, particularmente nos casos com expressão dos marcadores PD-L1/PD-1, seu uso é limitado em decorrência da interferência na resposta imune materna, estando associado a aumento das taxas de abortamento e morte fetal, além da própria morbidade materna.[99-101]

Amamentação

A amamentação é um momento fundamental na relação mãe-filho e promove enormes benefícios para o recém-nascido. As mulheres submetidas ao tratamento cirúrgico conservador podem amamentar com segurança, especialmente através da mama contralateral, apesar da possibilidade de redução significativa da produção de leite da mama operada por conta do efeito da radioterapia. Com base na literatura atual, a amamentação não deve ser recomendada às mulheres que estejam recebendo quimioterapia, hormonoterapia, terapia-alvo e imunoterapia devido à possibilidade de excreção dessas drogas no leite materno e seus efeitos no recém-nascido.[85]

Gestação após o câncer de mama

Antes do início da terapia antitumoral, recomenda-se que as mulheres em idade fértil sejam orientadas sobre as opções de conservação da fertilidade. A amenorreia permanente pode ser uma reação adversa da quimioterapia gonadotóxica e é observada em cerca de 50% das mulheres com 35 anos ou mais. Entretanto, entre as mulheres mais jovens e que tiveram câncer de mama, esse foi um efeito incomum.[102] Alguns estudos demonstraram que as gestações posteriores ao câncer de mama não foram afetadas e que os fetos dessas novas gestações não apresentaram efeitos adversos relacionados com a terapia antitumoral prévia.[94] É aconselhável aguardar pelo menos 2 anos após o tratamento oncológico para o planejamento de nova gravidez, considerando que as recidivas e a ocorrência de metástases à distância são mais comuns nos primeiros 2 anos após o tratamento do tumor.[103]

CONSIDERAÇÕES FINAIS

Câncer ginecológico na gravidez, felizmente, não é um diagnóstico comum. Entretanto, como as mulheres têm engravidado com idade mais avançada, é esperado um aumento no número de gestantes com neoplasias. A quimioterapia pode ser empregada com segurança durante a gravidez e o puerpério, mas a radioterapia deve ser adotada apenas após a interrupção da gestação. O tratamento será baseado na idade gestacional, no estadiamento da doença e no desejo da mulher, em decisão conjunta com a equipe assistente. Na maioria dos casos de tumores iniciais opta-se por exérese da lesão neoplásica. Em caso de tumor avançado, se descoberto no primeiro ou segundo trimestre, deve-se avaliar a interrupção da gestação para o tratamento definitivo. Entretanto, essa é uma decisão extremamente difícil e delicada e deverá ser abordada em conjunto com a equipe multidisciplinar e a família. Quando diagnosticado no terceiro trimestre, na maioria dos casos é possível aguardar até o parto, sendo recomendado o encaminhamento para serviço especializado no tratamento de câncer em gestantes.

Referências

1. Instituto Nacional de Câncer José Alencar Gomes da Silva. Estimativa 2020: Incidência de câncer no Brasil. Rio de Janeiro: INCA 2019. Disponível em: https://www.inca.gov.br/sites/ufu.sti.inca.local/files/media/document/estimativa-2020-incidencia-de-cancer-no-brasil.pdf.
2. Amant F, Berveiller P, Boere I et al. Gynecologic cancers in pregnancy: Guidelines based on a Third International Consensus Meeting. Ann Oncol [Internet] 2019; 30:1601-12.
3. Peccatori FA, Azim JA, Orecchia R et al. Cancer, pregnancy and fertility: ESMO Clinical Practice Guidelines for diagnosis, treatment and follow-up. Ann Oncol 2013; 24(suppl.6):vi160-70.
4. Silva AP, Venâncio TT, Figueiredo-Alves RR. Câncer ginecológico e gravidez: Uma revisão sistematizada direcionada para obstetras. Femina 2015; 43:111-8.
5. Primo WFCFA. Ginecologia oncológica: Diagnóstico e tratamento. 1. ed. Barueri: Manole 2022: 200-14.
6. Ray JG, Vermeulen MJ, Bharatha A, Montanera WJ, Park AL. Association between MRI exposure during pregnancy and fetal and childhood outcomes. JAMA 2016; 316:952-61.
7. Cardonick E, Lacobucci A. Chemotherapeutic agents. Lancet Oncol 2004; 5(5):283-91.
8. Weisz B, Meirow D, Schiff E, Lishner M. Impact and treatment of cancer during pregnancy. Expert Rev Anticancer Ther 2004; 4:889-902.
9. Kal HB, Struikmans H. Radiotherapy during pregnancy: Fact and fiction. Lancet Oncol 2005; 6(5):328-33.
10. Demeter A, Sziller I, Csapó Z, Szánthó A, Papp Z. Outcome of pregnancies after cold knife conization of the uterine cervix during pregnancy. Eur J Gynaecol Oncol 2002; 23:207-10.
11. Boldrini NAT, Rossi KKC, Sassine TOT et al. Câncer do colo do útero na gravidez. Femina 2019; 47(1):55-60.
12. Nguyen C, Montz FJ, Bristow RE. Management of stage I cervical cancer in pregnancy. Obstet Gynecol Surv 2000; 55:633-43.
13. Creasman WT. Cancer and pregnancy. Ann N Y Acad Sci 2001; 943:281-6.
14. Instituto Nacional de Câncer José Alencar Gomes da Silva. Diretrizes brasileiras para o rastreamento do câncer do colo do útero. Coordenação de Prevenção e Vigilância. Divisão de Detecção Precoce e Apoio à Organização de Rede. 2. ed. rev atual Rio de Janeiro: INCA 2016. Disponível em: hthttps://www.inca.gov.br/sites/ufu.sti.inca.local/files//media/document//diretrizes_para_o_rastreamento_do_cancer_do_colo_do_utero_2016_corrigido.pdf.
15. Beharee N, Shi Z, Wu D, Wang J. Diagnosis and treatment of cervical cancer in pregnant women. Cancer Medicine 2019; 8:5425-30.
16. Perrone AM, Bovicelli A, D'Andrilli G, Borghese G, Giordano A, Iaco P. Cervical cancer in pregnancy: Analysis of the literature and innovative approaches. J Cell Physiol 2019; 234:14975-90.
17. Michael CW, Esfahani FM. Pregnancy-related changes: A retrospective review of 278 cervical smears. Diagn Cytopathol 1997; 17:99-107.
18. Arias-Stella J. The Arias-Stella Reaction: Facts and fancies four decades after. Advances in Anatomic Pathology 2002; 9:12-23.
19. Korenaga TRK, Tewari KS. Gynecologic cancer in pregnancy. Gynecologic Oncology. Academic Press Inc 2020; 157:799-809.
20. Gonçalves CV, Duarte G, Costa JSD et al. Diagnosis and treatment of cervical cancer during pregnancy. São Paulo Med J 2009; 127:359-65.
21. Bhatla N, Aoki D, Sharma DN, Sankaranarayanan R. Cancer of the cervix uteri. Intern J Gynecol & Obstet 2018; 143:22-36.
22. Vercellino GF, Koehler C, Erdemoglu E et al. Laparoscopic pelvic lymphadenectomy in 32 pregnant patients with cervical cancer: Rationale, description of the technique, and outcome. Int J Gynecol Cancer 2014; 24:364-71.
23. Waxman AG. ASCCP, moving forward. J Low Genit Tract Dis 2012; 16(3):165-8.
24. Yahata T, Numata M, Kashima K et al. Conservative treatment of stage IA1 adenocarcinoma of the cervix during pregnancy. Gynecol Oncol 2008; 109:49-52.
25. Takushi M, Moromizato H, Sakumoto K, Kanazawa K. Management of invasive carcinoma of the uterine cervix associated with pregnancy: Outcome of intentional delay in treatment. Gynecol Oncol 2002; 87:185-9.
26. Herod JJO, Decruze SB, Patel RD. A report of two cases of the management of cervical cancer in pregnancy by cone biopsy and laparoscopic pelvic node dissection. BJOG 2010; 117:1558-61.
27. Karam, A. Cervical cancer in pregnancy. www.UpToDate.com. 2022
28. Webb KE, Sakhel K, Chauhan SP, Abuhamad AZ. Adnexal mass during pregnancy: a review. Am J Perinatol 2015; 32:1010-6.
29. Schmeler KM, Mayo-Smith WW, Peipert JF, Weitzen S, Manuel MD, Gordinier ME. Adnexal masses in pregnancy: Surgery compared with observation. Obstet Gynecol 2005; 105(5 Pt 1):1098-103.
30. Giuntoli RL, Vang RS, Bristow RE. Evaluation and management of adnexal masses during pregnancy. Clin Obstet Gynecol 2006; 49:492-505.
31. Baser E, Erkilinc S, Esin S et al. Adnexal masses encountered during cesarean delivery. Int J Gynaecol Obstet 2013; 123:124-6.

32. Yen CF, Lin SL, Murk W et al. Risk analysis of torsion and malignancy for adnexal masses during pregnancy. Fertility and Sterility 2009; 91:1895-902.
33. Goff BA, Mandel LS, Drescher CW et al. Development of an ovarian cancer symptom index: Possibilities for earlier detection. Cancer 2007; 109:221-7.
34. Goff BA, Mandel LS, Melancon CH, Muntz HG. Frequency of symptoms of ovarian cancer in women presenting to primary care clinics. JAMA 2004; 291:2705-12.
35. Sarandakou A, Protonotariou E, Rizos D. Tumor markers in biological fluids associated with pregnancy. Crit Rev Clin Lab Sci 2007; 44:151-78.
36. Brown DL, Doubilet PM, Miller FH et al. Benign and malignant ovarian masses: selection of the most discriminating grayscale and Doppler sonographic features. Radiology 1998; 208:103-10.
37. Masarie K, Katz V, Balderston K. Pregnancy luteomas. Obstetr Gynecol Surv 2010; 65:575-82.
38. Ugaki H, Enomoto T, Tokugawa Y, Kimura T. Luteoma-induced fetal virilization. J Obstet Gynaecol Res 2009; 35:991-3.
39. Kim S, Lee I, Park E et al. Delayed postpartum regression of theca lutein cysts with maternal virilization: A case report. Clin Exper Reprod Med 2021; 48:374-8.
40. Barad DH, Gimovsky ML, Petrie RH, Bowe ET. Diagnosis and management of bilateral theca lutein cysts in a normal term pregnancy. Diagn Gynecol Obstet 1981; 3:27-30.
41. Prat J. Staging classification for cancer of the ovary, fallopian tube, and peritoneum. Int J Gynecol Obstet 2014; 124:1-5.
42. Leiserowitz GS, Xing G, Cress R, Brahmbhatt B, Dalrymple JL, Smith LH. Adnexal masses in pregnancy: How often are they malignant? Gynecol Oncol 2006; 101:315-21.
43. Kodama M, Grubbs BH, Blake EA et al. Feto-maternal outcomes of pregnancy complicated by ovarian malignant germ cell tumor: A systematic review of literature. Eur J Obstet Gynecol and Reprod Biol 2014; 181:145-56.
44. Fonseca A, Frazier AL, Shaikh F. Germ cell tumors in adolescents and young adults. J Oncol Pract 2019; 15:433-41.
45. Ray-Coquard I, Morice P, Lorusso D et al. Non-epithelial ovarian cancer: ESMO Clinical Practice Guidelines for diagnosis, treatment and follow-up. Ann Oncol 2018; 29:1-18.
46. Silver HM, Lambert-Messerlian GM, Star JA, Hogan J, Canick JA. Comparison of maternal serum total activin A and inhibin A in normal, preeclamptic, and nonproteinuric gestationally hypertensive pregnancies. Am J Obstet Gynecol 1999; 180:1131-7.
47. Mom CH, Engelen MJA, Willemse PHB et al. Granulosa cell tumors of the ovary: The clinical value of serum inhibin A and B levels in a large single center cohort. Gynecol Oncol 2007; 105:365-72.
48. Young RH, Dudley AG, Scully RE. Granulosa cell, Sertoli-Leydig cell, and unclassified sex cord-stromal tumors associated with pregnancy: A clinicopathological analysis of thirty-six cases. Gynecol Oncol 1984; 18:181-205.
49. Randall LM, Pothuri B, Swisher EM et al. Multi-disciplinary summit on genetics services for women with gynecologic cancers: A Society of Gynecologic Oncology White Paper. Gynecol Oncol 2017; 146:217-24.
50. Ercan Ş, Kaymaz Ö, Yücel N, Orçun A. Serum concentrations of CA 125, CA 15-3, CA 19-9 and CEA in normal pregnancy: A longitudinal study. Arch Gynecol Obstet 2012; 285:579-84.
51. Han SN, Lotgerink A, Gziri MM, van Calsteren K, Hanssens M, Amant F. Physiologic variations of serum tumor markers in gynecological malignancies during pregnancy: A systematic review. BMC Med 2012; 10:86.
52. Matsuo K, Eno M, Im D, Rosenshein N. Pregnancy and genital sarcoma: A systematic review of the literature. Am J Perinatol 2009; 26:507-18.
53. van den Bosch T, Coosemans A, Morina M, Timmerman D, Amant F. Screening for uterine tumours. Best Pract Res Clin Obstet Gynaecol 2012; 26:257-66.
54. Shiomi M, Matsuzaki S, Kobayashi E et al. Endometrial carcinoma in a gravid uterus: A case report and literature review. BMC Pregn Childbirth 2019; 19:425.
55. Fujita K, Aoki Y, Tanaka K. Stage I squamous cell carcinoma of vagina complicating pregnancy: Successful conservative treatment. Gynecol Oncol 2005; 98:513-5.
56. Moore HC, Foster RS. Breast cancer and pregnancy. Semin Oncol 2000; 27(6):646-53.
57. Tolaney S, Guo H, Pernas S et al. Seven-year follow-up analysis of adjuvant paclitaxel and trastuzumab trial for node-negative, human epidermal growth factor receptor 2–positive breast cancer. J Clin Oncol 2019; 37(22):1868-75.
58. Harris J, Pine J, Goolsby J, Moyer E, Dougherty B, Mallon T. Diseases of the breast. 5. ed. Philadelphia: Wolters Kluwer Health, 2014.
59. White TT. Carcinoma of the breast and pregnancy; analysis of 920 cases collected from the literature and 22 new cases. Ann Surg 1954; 139(1):9-18.
60. Ishida T, Yokoe T, Kasumi F et al. Clinicopathologic characteristics and prognosis of breast cancer patients associated with pregnancy and lactation: Analysis of case-control study in Japan. Jpn J Cancer Res 1992; 83(11):1143-9.
61. Guinee VF, Olsson H, Möller T et al. Effect of pregnancy on prognosis for young women with breast cancer. Lancet 1994; 343(8913):1587-9.
62. Bonnier P, Romain S, Dilhuydy JM et al. Influence of pregnancy on the outcome of breast cancer: A case-control study. Société Française de Sénologie et de Pathologie Mammaire Study Group. Int J Cancer 1997; 72(5):720-7.
63. Rodriguez AO, Chew H, Cress R et al. Evidence of poorer survival in pregnancy-associated breast cancer. Obstet Gynecol 2008; 112(1):71-8.
64. Petrek JA, Dukoff R, Rogatko A. Prognosis of pregnancy-associated breast cancer. Cancer 1991; 67(4):869-72.
65. Ibrahim EM, Ezzat AA, Baloush A, Hussain ZH, Mohammed GH. Pregnancy-associated breast cancer: A case-control study in a young population with a high-fertility rate. Med Oncol 2000; 17(4):293-300.
66. Gwyn KM, Theriault RL. Breast cancer during pregnancy. Curr Treat Options Oncol 2000, 1(3):239-43.
67. Berry DL, Theriault RL, Holmes FA et al. Management of breast cancer during pregnancy using a standardized protocol. J Clin Oncol 1999; 17(3):855-61. doi: 10.1200/JCO.1999.17.3.855.
68. Shachar SS, Gallagher K, McGuire K et al. Multidisciplinary management of breast cancer during pregnancy. Oncologist 2017; 22(3):324-34.
69. Krishna I, Lindsay M. Breast cancer in pregnancy. Obstet Gynecol Clin North Am 2013; 40(3):559-71.
70. Langer A, Mohallem M, Stevens D, Rouzier R, Lerebours F, Chérel P. A single-institution study of 117 pregnancy-associated breast cancers (PABC): Presentation, imaging, clinicopathological data and outcome. Diagn Interv Imaging 2014; 95(4):435-41.
71. Yang WT, Dryden MJ, Gwyn K et al. Imaging of breast cancer diagnosed and treated with chemotherapy during pregnancy. Radiology 2006; 239(1):52-60.
72. Robbins J, Jeffries D, Robidoux M et al. The accuracy of diagnostic mammography and breast ultrasound during pregnancy and lactation. Am J Roentgenol 2011; 196(3):716-22.
73. Loibl S, von Minckwitz G, Gwyn K et al. Breast carcinoma during pregnancy. International recommendations from an expert meeting. Cancer 2006; 106(2):237-46.
74. Litton JK, Theriault RL. Breast cancer and pregnancy: Current concepts in diagnosis and treatment. Oncologist 2010; 15(12):1238-47.
75. Amant F, Loibl S, Neven P et al. Breast cancer in pregnancy. Lancet 2012; 379(9815):570-9.
76. Nissan N, Bauer E, Massasa EFM et al. Breast MRI during pregnancy and lactation: Clinical challenges and technical

advances. Insights into Imaging 2022; 13(1):71-92. doi: 10.1186/s13244-022-01214-7.

77. Ray JG, Vermeulen MJ, Bharatha A et al. Association between MRI exposure during pregnancy and fetal and childhood outcomes. JAMA 2016; 316:952-61.
78. Kieturakis AJ, Wahab RA, Vijapura C et al. Current recommendations for breast imaging of the pregnant and lactating patient. Am J Roentgenol 2021; 216:1462-75.
79. Partridge SC, Nissan N, Rahbar H et al. Diffusion-weighted breast MRI: Clinical applications and emerging techniques. J Magn Reson Imaging 2017; 45:337-55.
80. Nissan N, Furman-Haran E, Allweis T et al. Noncontrast breast MRI during pregnancy using diffusion tensor imaging: A feasibility study. J Magn Reson Imaging 2019; 49:508-17.
81. Peccatori FA, Codacci-Pisanelli G, Del Grande M et al. Whole body MRI for systemic staging of breast cancer in pregnant women. Breast 2017; 35:177-81.
82. Han SN, Amant F, Michielsen K et al. Feasibility of whole-body diffusion-weighted MRI for detection of primary tumour, nodal and distant metastases in women with cancer during pregnancy: A pilot study. Eur Radiol 2018; 28:1862-74.
83. Nejdlova M, Johnson T. Anaesthesia for non-obstetric procedures during pregnancy. Contin Educ Anaesth Crit Care Pain 2012; 12:203-6.
84. Froehlich K, Schmidt A, Heger JI et al. Breast cancer, placenta and pregnancy. Eur J Cancer 2019; 115:68-78.
85. Galati F, Magri V, Arias-Cadena PA et al. Pregnancy-associated breast cancer: A diagnostic and therapeutic challenge. Diagnostics 2023; 13(4):604.
86. Gropper AB, Calvillo KZ, Dominici L et al. Sentinel lymph node biopsy in pregnant women with breast cancer. Ann Surg Oncol 2014; 21:2506-11.
87. Masannat YA, Hanby A, Horgan K et al. DNA damaging effects of the dyes used in sentinel node biopsy: Possible implications for clinical practice. J Surg Res 2009; 154:234-8.
88. Amant F, Deckers S, Van Calsteren et al. Breast cancer in pregnancy: Recommendations of an International Consensus Meeting. Eur J Cancer 2010; 46:3158-68.
89. Tsoutsou PG, Koukourakis MI, Azria D et al. Optimal timing for adjuvant radiation therapy in breast cancer. Crit Rev Oncol Hematol 2009; 71:102-16.
90. Kal HB, Struikmans H. Radiotherapy during pregnancy: Fact and fiction. Lancet Oncol 2005; 6:328-33.
91. Amant F, Berveiller P, Boere IA et al. Gynecologic cancers in pregnancy: Guidelines based on a Third International Consensus Meeting. Ann Oncol 2019; 30:1601-12.
92. Sawyer DB, Peng X, Chen B et al. Mechanisms of anthracycline cardiac injury: Can we identify strategies for cardio protection? Prog Cardiovasc Dis 2010; 53:105-13.
93. Zagouri F, Sergentanis TN, Chrysikos D et al. Taxanes for breast cancer during pregnancy: A systematic review. Clin Breast Cancer 2013; 13:16-23.
94. Peccatori FA, Codacci-Pisanelli G, Mellgren G et al. First-in-human pharmacokinetics of tamoxifen and its metabolites in the milk of a lactating mother: A case study. ESMO Open 2020; 5:e000859.
95. Pagani O, Partridge A, Azim H et al. Abstract OT3-02-01 – Positive: A study evaluating pregnancy and disease outcome and safety of interrupting endocrine therapy for young women with endocrine-responsive breast cancer. Who Desire Pregnancy (IBCSG 48-14/BIG 8-13). Cancer Res 2017; 77:OT3-02.
96. Witzel ID, Müller V, Harps E et al. Trastuzumab in pregnancy associated with poor fetal outcome. Ann Oncol 2008; 19:191-2.
97. Zagouri F, Sergentanis TN, Chrysikos D et al. Trastuzumab administration during pregnancy: A systematic review and meta-analysis. Breast Cancer Res Treat 2013; 137:349-57.
98. Yildirim N, Bahceci A. Use of pertuzumab and trastuzumab during pregnancy. Anti-Cancer Drugs 2018; 29:810-3.
99. Bayraktar S, Batoo S, Okuno S et al. Immunotherapy in breast cancer. J Carcinog 2019; 18:2.
100. Johnson DB, Sullivan RJ, Menzies AM. Immune checkpoint inhibitors in challenging populations: Immune therapy in difficult populations. Cancer 2017; 123:1904-11.
101. Hepner A, Negrini D, Hase EA et al. Cancer during pregnancy: The oncologist overview. World J Oncol 2019; 10:28-34.
102. Moran MS, Colasanto JM, Haffty BG et al. Effects of breast conserving therapy on lactation after pregnancy. Cancer J 2005; 11(5):399-403.
103. Peccatori F, Azim H, Orecchia R et al. Cancer, pregnancy and fertility: ESMO Clinical Practice Guidelines for diagnosis, treatment and follow-up. Ann Oncol 2013; 24:160-70.

Doenças Pulmonares

CAPÍTULO 43

Valéria Maria Augusto
Cláudia Myriam Amaral Botelho
Ricardo de Amorim Corrêa
Marina Augusto Neves

INTRODUÇÃO

Cabe ao sistema respiratório promover a troca gasosa eficaz por meio de ventilação suficiente, bem distribuída e proporcional à perfusão adequada, sob controle respiratório atuante. Dessa maneira, o sangue arterial e as estruturas celulares por ele nutridas estarão bem oxigenados, o gás carbônico produzido será eliminado e o pH será mantido estável, por mais que variem as demandas metabólicas do organismo.

Na gestação ocorrem profundas adaptações fisiológicas, secundárias às variações hormonais e/ou bioquímicas, cardiovasculares e anatômicas, que pouco modificam a função respiratória na gestante normal, mas que podem alterar o curso de doenças pulmonares preexistentes, manifestas ou subclínicas.[1]

FISIOLOGIA RESPIRATÓRIA

No primeiro trimestre da gestação, antes mesmo que o aumento uterino possa afetar a mecânica pulmonar, parte das gestantes relata a sensação de dispneia. A dispneia é atribuída ao estímulo da progesterona diretamente sobre o centro respiratório ou sua sensibilidade ao gás carbônico, promovendo ventilação alveolar aumentada, por incremento do volume corrente e não da frequência respiratória, com a finalidade de privilegiar o sistema fetoplacentário. Contribuem, também, o volume sanguíneo pulmonar aumentado, a anemia e a congestão nasal. O desconforto respiratório conhecido como dispneia fisiológica da gravidez ocorre em 60% a 75% das gestantes, tendendo a melhorar no terceiro trimestre em razão da adaptação às modificações metabólicas e do encaixe do feto na pelve, aliviando a pressão sobre o diafragma. O treino aeróbico pode reduzir esse desconforto. Dispneia de início agudo, frequência respiratória acima de 20 incursões por minuto, pressão arterial de gás carbônico (pCO_2) menor que 30mmHg ou maior que 35mmHg e espirometria ou ecocardiografia alteradas sugerem doença.[1-3]

A hiperventilação própria da gravidez aumenta a pressão parcial de oxigênio (pO_2) para valores entre 100 e 105mmHg no primeiro trimestre com discreta redução no terceiro trimestre. Além disso, reduz a pCO_2 para valores de 32 a 34mmHg, levando à presença de alcalose respiratória leve (bicarbonato de 15 a 20mEq/L), aumento da excreção urinária de bicarbonato e consequente desvio da curva de dissociação da hemoglobina para a direita. Com isso, aumenta a liberação de oxigênio para os tecidos periféricos, presumivelmente com maior transferência de oxigênio para o feto através da placenta. A resposta ventilatória à hipóxia está aumentada durante a gestação, provavelmente secundária ao aumento de estrogênio e progesterona, retornando ao normal logo após o parto.[1]

Fatores humorais provavelmente contribuem para o relaxamento da musculatura brônquica, reduzindo a resistência ao fluxo de ar nas vias aéreas durante a gestação. A condutância fica pouco elevada ou permanece constante. A complacência (distensibilidade) pulmonar permanece relativamente inalterada e não há aumento significativo da pressão transdiafragmática máxima, ficando preservada a incursão do diafragma até o final da gestação. Também estão preservadas as pressões inspiratória e expiratória máximas e a função das pequenas vias aéreas, medida por meio do volume de oclusão.

Os efeitos hormonais e o aumento progressivo do útero elevam o diafragma; em compensação, alargam o ângulo subcostal e retificam as costelas. Embora haja redução da capacidade residual funcional (CRF), do volume de reserva expiratória (VRE) e do volume residual (VR), há aumento compensatório do volume de reserva inspiratória (VRI), ficando preservada a capacidade vital (CV) e apenas levemente reduzida a capacidade pulmonar total (CPT). Os volumes e fluxos forçados – capacidade vital forçada (CVF) e volume expiratório forçado no primeiro segundo (VEF1) – são razoavelmente mantidos durante toda a gestação. Na interpretação da espirometria da gestante, reduções significativas desses volumes e fluxos traduzem distúrbios ventilatórios.[1,4,5]

A capacidade de difusão do monóxido de carbono, que avalia a extensão da área de troca gasosa, é influenciada pelo grau de anemia e por variações do volume intravascular e do débito cardíaco. Há discrepâncias nos dados fornecidos pela literatura sobre seu comportamento durante a gestação. Ao que parece, ela sofre pequeno aumento no primeiro trimestre, com decréscimo subsequente até valores normais entre 24 e 27 semanas, permanecendo constante até o termo.[1,2,4-6]

Distúrbios do sono, como insônia ou sonolência diurna, são frequentes na gestação, parecendo também aumentar o risco de apneia central ou obstrutiva.[1]

As modificações da função pulmonar associadas à gestação se revertem significativamente nas primeiras 72 horas após o parto e retornam aos valores basais em algumas semanas.[2,5,6]

No que diz respeito às repercussões sobre o feto, a hipotensão arterial e a hipóxia maternas – quando ocorrem – desviam o fluxo sanguíneo do útero para órgãos vitais da mãe, levando à hipoperfusão uteroplacentária, cujas artérias não dispõem de mecanismo autorregulador. A alcalose respiratória também causa espasmo dessa vasculatura.

ASMA

A asma é doença heterogênea, caracterizada por inflamação crônica das vias aéreas inferiores e, clinicamente, por episódios repetidos de sibilância, tosse, dispneia e/ou aperto ou desconforto torácico, em proporções e intensidades variáveis, principalmente à noite e ao despertar, paralelamente à variação da limitação do fluxo aéreo expiratório. Está associada a diferentes fatores genéticos e ambientais que a desencadeiam e mantêm, envolvendo interações variadas e complexas entre células inflamatórias, mastócitos, macrófagos e eosinófilos, orquestradas por linfócitos do tipo Th2 e células estruturais das vias aéreas. O processo inflamatório se associa à hiper-reatividade brônquica e à obstrução difusa e variável ao fluxo de ar nas vias aéreas, pelo menos em parte reversíveis espontaneamente ou com tratamento.[7,8]

Os principais fatores desencadeantes da asma são infecções respiratórias virais e bacterianas (sinusites, em especial), alérgenos e irritantes ocupacionais, poluição ambiental intra e extradomiciliar, medicamentos (ácido acetilsalicílico, anti-inflamatórios não esteroides, contrastes iodados e betabloqueadores), hiperventilação, exercício físico, variações climáticas, refluxo gastroesofágico, manifestações emocionais intensas e tabagismo. Especial atenção deve ser dedicada à identificação e à posterior abordagem para cessação do tabagismo ativo e passivo, incluindo o uso de cigarros eletrônicos.[7,8]

Os principais fatores de risco para asma podem estar relacionados com o próprio indivíduo (herança multigênica, atopia e hiper-reatividade brônquica) ou com o ambiente (exposição a ácaros da poeira domiciliar, mofos, proteínas encontradas em pelos de animais, baratas). O ganho excessivo de peso durante a gestação – principalmente mais de 5kg no primeiro trimestre – é fator de risco aumentado para exacerbações e óbito materno.[9] Os fatores ambientais modificam a chance de desenvolvimento da doença nos predispostos, precipitam exacerbações e mantêm persistentemente a inflamação e os sintomas.[7,8]

A repetição da agressão inflamatória, seguida de reparação e cicatrização, resulta em rearranjo da arquitetura das vias aéreas ao longo do tempo, processo que recebe o nome de remodelamento brônquico e tem sido responsabilizado pela parcela de obstrução irreversível frequentemente encontrada na asma de longa duração. A asma controlada não se acompanha de distúrbios da troca gasosa; no entanto, durante as exacerbações moderadas e graves pode haver hipoxemia secundária à desproporção entre a ventilação reduzida pelo espasmo brônquico e a perfusão preservada. Nas formas graves, hipercapnia e acidose respiratória tardias definem a presença de insuficiência respiratória aguda por falência muscular e indicam a necessidade de suporte ventilatório.[7,8]

A asma é a doença crônica mais comum durante a gestação, com prevalência variando de 3,7% a 8,4%. Acredita-se que possa piorar, melhorar ou ficar estável, mas há autores que não encontraram gestantes que tenham melhorado nesse período: 60% delas se mantiveram estáveis e 40% pioraram.[10] A asma mais grave tende a piorar durante a gestação. A gestante asmática adequadamente controlada na maioria das vezes tem uma gestação normal com riscos mínimos ou ausentes para si e para o feto.

A asma não controlada e as exacerbações oferecem riscos consideráveis ao binômio mãe-feto. Para o feto, são descritos aumento da mortalidade perinatal, restrição de crescimento fetal, baixo peso ao nascer, prematuridade e hipóxia neonatal, proporcionais à hipóxia materna e relacionados com a gravidade da asma. Para a mãe, há risco aumentado de aborto espontâneo, hiperêmese, hemorragia uterina, doenças hipertensivas, pré-eclâmpsia e embolia pulmonar.[8,11-13]

Inúmeras adaptações fisiológicas decorrentes da gravidez podem alterar o curso da asma sem que seja conhecida a importância relativa de cada uma delas. O aumento do cortisol plasmático e da progesterona é fator de proteção contra a asma da gestante. A progesterona tem efeito permissivo à ação das catecolaminas em seus receptores com redução do tônus da musculatura lisa dos brônquios e consequente diminuição da resistência nas vias aéreas. Já a elevação da prostaglandina F2-alfa durante toda a gestação tem efeito broncoconstritor, podendo piorar o curso da doença. Muitas vezes, a ventilação pulmonar se mantém dentro dos limites previstos.

Os sintomas mais intensos costumam acontecer entre 14 e 36 semanas de gestação, e o período mais ameno costuma ser o mês que antecede o parto. O prognóstico das crianças nascidas de mães asmáticas bem controladas é semelhante ao dos filhos de não asmáticas.[8,11]

Em relação à Covid-19, ainda não há na literatura mais do que relatos de caso envolvendo gestantes asmáticas. Asmáticos em geral, com doença leve ou moderada e bem controlada, não parecem ter risco maior de contrair ou de ter Covid-19 mais grave; algumas revisões relataram risco até menor de adoecer por Covid-19 nesse grupo.[14] No entanto, o risco de morte parece ser maior para os que fizeram uso recente de corticosteroides sistêmicos ou foram hospitalizados em decorrência de asma grave.[8] A Covid-19 em gestantes sem comorbidade parece ter evolução semelhante à de outras populações.[15] Já aquelas com asma grave não controlada parecem apresentar risco aumentado de morbimortalidade materno-fetal.[16] A proposta é que as gestantes asmáticas com Covid-19 mantenham rigorosamente o tratamento direcionado para a asma, evitem procedimentos e exames que possam propagar gotículas contaminadas (nebulizações, espirometrias, indução de escarro) e mantenham medidas de isolamento, uso de máscaras e vacinação.[8]

Diagnóstico e avaliação funcional

O diagnóstico da asma é baseado na história clínica de tosse, dispneia, chieira e/ou opressão torácica, que podem ocorrer isoladamente ou em conjunto, na maioria das vezes de maneira intermitente. Em fumantes que apresentam períodos intermitentes de tosse a hipótese de asma pode ser subestimada. A história pregressa de "bronquite" na infância é comum. Fora das crises, o exame físico é pobre.

Considera-se essencial a adoção de medidas funcionais objetivas para confirmação da suspeita clínica e quantificação da limitação variável e reversível ao fluxo aéreo; não lançar mão dessas medidas corresponderia a avaliar um hipertenso sem medidas de pressão arterial ou um diabético sem glicemias.

Os critérios para identificação da gestante de risco são os mesmos utilizados para qualquer indivíduo asmático, ou seja, várias visitas à emergência ou hospitalizações por asma no último ano, crise prévia com risco de morte, asma lábil, amplas variações diurnas do pico de fluxo expiratório (PFE), má percepção do grau de obstrução, uso frequente de corticosteroide sistêmico, uso de dois ou mais tubos de broncodilatador por mês, não adesão ao tratamento prescrito, uso incorreto da medicação inalatória e presença de comorbidades (doença cardiovascular, doença psiquiátrica ou problemas sociais significativos). As crises moderadas e graves exigem abordagem por médico experiente na avaliação e condução eficiente dessa emergência. A radiografia do tórax fica reservada para os casos em que há suspeita de pneumotórax ou pneumonia, bem como para as crises graves com indicação de internação hospitalar. Para esse exame, devem ser respeitados os cuidados para proteção do feto.[8,11]

A avaliação funcional das gestantes asmáticas não difere da realizada nos casos de asmáticas não grávidas, sendo a espirometria o método de eleição para avaliação da asma, sendo suficientes as medidas da CVF, do VEF1 e da relação VEF1/CVF. Quando abaixo do limite inferior da normalidade – segundo valores previstos em tabela nacional, considerando idade, sexo e altura – e total ou parcialmente reversíveis após uso de broncodilatador, evidenciam a obstrução e reversibilidade típicas de asma. A avaliação funcional possibilita ainda a classificação da doença como intermitente (história de asma e espirometria eventualmente normal) ou persistente, e como leve, moderada ou grave (Quadro 43.1).[8,11,12] A medida do PFE, por

Quadro 43.1 Classificação da asma

Manifestações clínicas	Gravidade			
	Intermitente	**Persistente leve**	**Persistente moderada**	**Persistente grave**
Sintomas	≤ 2 vezes por semana	> 2 vezes por semana, mas não diariamente	Diários	Diários ou contínuos
Despertares noturnos	≤ 2 vezes por semana	3 ou 4 vezes por mês	> 1 vez por semana	Quase diários
Necessidade de agonista beta-2-adrenérgico para alívio	≤ 2 vezes por semana	< 2 vezes por semana	Diária	Diária
Limitação de atividades	Nenhuma	Presente nas exacerbações	Presente nas exacerbações	Contínua
Exacerbações	1/ano ou nenhuma/ano	≥ 2/ano	≥ 2/ano	≥ 2/ano
VEF1 ou PFE	≥ 80% previsto	≥ 80% previsto	60% a 80% previsto	≤ 60% previsto
Variação VEF1 ou PFE	< 20%	< 20% a 30%	> 30%	> 30%

PFE: pico de fluxo expiratório; VEF1: volume expiratório forçado no primeiro minuto.
Fonte: adaptado de Global Initiative for Asthma (GINA), 2022.[8]

meio de aparelho portátil, pouco oneroso e prático para uso na sala de urgência e na enfermaria, é também um parâmetro adequado para o diagnóstico de obstrução. O aumento de 20% ou 60L/min no PFE, após o uso de broncodilatador, estabelece o diagnóstico de reversibilidade. Os medidores de PFE são muito úteis para o diagnóstico rápido, a avaliação da gravidade e o acompanhamento da asma, principalmente nas crises. A variabilidade do PFE medido pela manhã e ao final do dia, ao longo de vários dias, se acima de 20%, também é característica de asma.

As pessoas com história clínica sugestiva, espirometria e medida de PFE normais podem ter asma. O teste de broncoprovocação (inspiração de substâncias que causam broncoconstrição), utilizado para identificação da hiper-reatividade brônquica inespecífica, é muito sensível e realizado em indivíduos com sintomas compatíveis e espirometria normal. Entretanto, não é utilizado rotineiramente em grávidas.[8,11,12]

A oximetria de pulso é de extrema utilidade e, na gestante, indica oxigenoterapia suplementar, sempre que inferior a 95%, durante as crises ou no parto, para garantir, assim, a oxigenação adequada do feto. A gasometria arterial fica reservada para situações em que a saturação da hemoglobina permanece abaixo de 95%, apesar da suplementação de oxigênio, e para identificação da hipercapnia e acidose respiratória ou mista, indicando a necessidade de suporte ventilatório.[8,11,12]

O diagnóstico de alergia por meio de testes cutâneos tem sido menos utilizado em adultos e não está indicado na gestante asmática.

A fração de óxido nítrico no ar exalado (FeNO), quando disponível, identifica a inflamação eosinofílica: um teste positivo aumenta a chance de asma, mas não a exclui quando negativo. As gestantes asmáticas acompanhadas por meio de escores clínicos e FeNO seriados apresentam melhor controle da doença no período, além de redução de cerca de 50% na possibilidade de asma em seus filhos em idade pré-escolar.[17]

Monitoramento fetal

A ultrassonografia entre 12 e 20 semanas possibilita a datação adequada da gestação com posterior acompanhamento do crescimento fetal. Ultrassonografias sequenciais no segundo e terceiro trimestres são úteis caso a gestante tenha asma moderada ou grave ou em caso de suspeita de restrição no crescimento fetal. A cardiotocografia deve ser feita de rotina no terceiro trimestre da gestação e sempre que houver a suspeita de sofrimento fetal. O monitoramento eletrônico contínuo pode ser necessário nos períodos de exacerbação com hipoxemia materna, no período pré-parto ou nas parturientes durante crises não controladas.[18]

Tratamento

As principais medidas para tratamento da asma têm por objetivo obtenção do melhor controle possível dos sintomas durante o sono, as atividades habituais e o exercício, a manutenção da melhor função pulmonar possível e a redução do número e intensidade das exacerbações com o mínimo de efeitos colaterais. Durante a gravidez, o principal objetivo do tratamento da asma é manter oxigenação suficiente para o feto, prevenindo a hipóxia materna e do concepto.[8,11,13]

O tratamento da asma é parte da atenção global à gestante, sendo essencial a integração entre o clínico ou pneumologista, o obstetra e a própria mulher. Antes mesmo de engravidar, a mulher que tem diagnóstico de asma deve receber esclarecimentos sobre as características dessa doença e estar consciente da necessidade e segurança do tratamento de manutenção. Deve ainda receber orientação verbal e escrita sobre como proceder quando surgirem sintomas, para que ela e o feto evoluam satisfatoriamente durante toda a gestação. O medo de usar medicações nesse período, por parte da gestante e mesmo do médico, é causa importante de falência terapêutica, descontrole da asma e mais risco de complicações para a mãe e o concepto.

É altamente recomendável que a gestante evite ou minimize o contato com os fatores desencadeantes, principalmente alérgenos conhecidos e irritantes (em especial o tabagismo ativo ou passivo). O uso de cigarros eletrônicos está associado a risco aumentado de sintomas respiratórios e exacerbações.

As gestantes com asma moderada a grave podem receber vacinação contra influenza (vírus inativado). Também está indicada a vacinação plena contra SARS-CoV-2, reservando as vacinas de vetores virais como última opção, as quais, ainda assim, são melhores que a não vacinação.

O refluxo gastroesofágico é mais frequente durante a gravidez em razão do aumento da pressão abdominal, da elevação da cúpula diafragmática, da hiperêmese e de alterações na função muscular esofágica, o que favorece o broncoespasmo, devendo ser pesquisado como fator de piora dos sintomas e de dificuldade para controle da asma. Nesse caso, está indicada a adoção de medidas antirrefluxo, bem como o uso de medicações pró-cinéticas e inibidores da bomba de prótons.

A rinite alérgica, agravada pelo edema local próprio da gravidez, concomitantemente pode levar à exacerbação da asma, além de interferir no bem-estar geral da gestante, devendo ser tratada com medidas de controle ambiental, associadas, quando necessário, à medicação tópica (corticosteroides). A sinusite, que complica a rinite ou as infecções viróticas das vias aéreas superiores, também é causa importante de exacerbação da asma, devendo ser tratada com antibióticos dirigidos para a flora sinusal. O uso de solução salina fisiológica ou levemente hipertônica alivia a congestão e o ressecamento da mucosa.[8,13,18]

Medidas como homeopatia, acupuntura, hipnose e massagens não apresentam evidências suficientes que autorizem sua indicação rotineira.

O treinamento físico por meio de exercícios adequados à condição de cada gestante melhora os índices de eficiência cardiopulmonar e pode ser recomendado, desde que tomadas as devidas precauções, como uso de medicação profilática em caso de asma induzida por exercícios. A atividade física não promove melhora documentada na gravidade da asma.[8,13,18]

Não há restrições aos medicamentos usados para alívio da dor na parturiente asmática, desde que sejam evitados aqueles que liberam histamina e possam piorar a asma, como morfina e meperidina. Quanto à anestesia, o bloqueio regional é preferível à anestesia geral; se esta for inevitável, a ketamina oferece a vantagem de ser broncodilatadora, assim como baixas doses de anestésicos halogenados. A ocitocina e a prostaglandina E2 (misoprostol) são seguras para indução do parto; já a prostaglandina F2-alfa (carboprost), usada no tratamento da atonia uterina, pode causar broncoespasmo.

A parturiente em corticoterapia sistêmica com dose superior a 7,5mg/dia de prednisona deve receber corticosteroide parenteral suplementar, em geral hidrocortisona, 100mg, endovenosa, a cada 8 horas, no periparto. As asmáticas em trabalho de parto pré-termo podem receber beta-2-agonistas, sulfato de magnésio e nifedipina. Já os anti-inflamatórios não esteroides estão contraindicados em virtude do risco de broncoespasmo.

Não há contraindicação à amamentação, pois a passagem dos medicamentos antiasmáticos pelo leite é mínima e considerada segura durante a lactação. O tratamento de manutenção e das crises no período após o parto é o mesmo recomendado para os demais asmáticos. Além disso, o risco de atopia é menor no recém-nascido alimentado ao seio.[13]

Medicamentos

O tratamento farmacológico da asma engloba o tratamento de manutenção e o tratamento da crise. Os riscos de hipóxia secundária ao mau controle ou à exacerbação da doença superam muito, tanto para a mãe como para o feto, os possíveis riscos do uso da medicação antiasmática. Assim, a gestante asmática deve receber o mesmo tratamento farmacológico oferecido à não gestante. A monitoração contínua do feto é recomendada durante as crises moderadas e graves.

Na maioria absoluta dos casos, a asma pode ser tratada pela via inalatória. Efeito mais rápido, eficácia maior e incidência menor de efeitos colaterais sistêmicos são os principais argumentos a favor da terapia inalatória, estando disponíveis no mercado vários dispositivos, como aerossóis dosimetrados com e sem espaçadores, inaladores de pó seco e nebulizadores de jato. A prescrição desses medicamentos exige a compreensão adequada da técnica de uso, a qual deve ser ensinada exaustivamente à gestante asmática e conferida e reorientada a cada visita (Quadro 43.2).

Quadro 43.2 Medicações usadas na asma durante a gestação

Grupo		Uso na gravidez	Mecanismo de ação	Observações
Beta-2-agonistas de curta duração	Salbutamol Fenoterol	Sem evidência de risco significativo Mais usado: salbutamol	Broncodilatador	Usados para alívio dos sintomas (de demanda) e em doses maiores nas crises, tanto na grávida como na não grávida
Beta-2-agonistas de longa duração	Salmeterol Formoterol	Sem evidência de risco significativo	Broncodilatador	Usados somente associados a corticosteroides inalatórios no tratamento de manutenção, como na não grávida
Anticolinérgicos	Brometo de ipratrópio	Sem evidência de risco significativo (segunda linha)	Broncodilatador	Podem ser associados aos beta-2-agonistas de curta duração nas crises moderadas a graves, como na não grávida
Corticosteroides sistêmicos	Prednisona Prednisolona Metilprednisolona Hidrocortisona	Se benefício maior que o risco	Anti-inflamatório	Usados nas crises e na asma grave Não foi comprovado que aumentem o risco de fendas palatinas Não se deve postergar o uso devido à gravidez
Corticosteroides inalatórios	Beclometasona Budesonida Fluticasona	Sem evidência de risco significativo	Anti-inflamatório	Drogas de primeira escolha na asma persistente, como na não grávida
Antileucotrienos	Montelucaste	Sem evidência de risco significativo (não iniciar como droga única)	Antagonistas de receptor de leucotrieno	Não devem ser iniciados na grávida; mantidos se já demonstrado extremo benefício como droga única
Imunobiológicos	Omalizumabe	Sem evidência de risco (poucos estudos)	IgG1 anti-IgE	Reservados para asma moderada/grave não controlada Atravessam a placenta
Xantinas	Teofilina de liberação lenta Aminofilina parenteral	Sem evidência de risco significativo (terceira linha – uso de exceção)	Broncodilatador	Baixa potência, alta toxicidade, exige monitoração dos níveis séricos; drogas de terceira linha, como na não grávida Se EV, são coadjuvantes em crises graves de indivíduos hospitalizados

Fonte: adaptado de Sociedade Brasileira de Pneumologia e Tisiologia, 2006; British Guideline on Management of Asthma, 2019; Weimberger & Schatz, 2022.[7,11,12]

Tratamento de manutenção

O tratamento de manutenção tem como objetivos reverter, controlar e prevenir a inflamação crônica presente nas vias aéreas do asmático, minimizando o remodelamento, a hiper-reatividade brônquica, a obstrução ventilatória e, consequentemente, os sintomas persistentes e as exacerbações.

O tratamento de manutenção costuma ser escalonado e tanto mais intenso quanto mais grave a asma, sempre priorizando o uso de corticosteroides inalatórios, sendo indicado para todas as gestantes com asma persistente, monitorado de perto e individualizado. Mesmo que a gestante permaneça estável por meses sob determinado nível de tratamento, não é recomendável a redução desse tratamento, a menos que com extrema cautela. O uso de inibidores de leucotrienos (montelucaste) parece seguro na gestação, mas não deve consistir em um único medicamento nesse período, a menos que a gestante já faça uso e esteja sob controle ótimo. Os beta-2-agonistas de curta duração são considerados medicamentos de alívio em qualquer etapa do tratamento, preferencialmente associados a corticosteroides inalados. Doses baixas da associação formoterol-budesonida têm sido utilizadas com sucesso na gestação, tanto para manutenção como para alívio sintomático.

Os broncodilatadores beta-2-agonistas ou anticolinérgicos de longa duração não estão indicados como drogas isoladas no tratamento da asma. Embora não sejam muitos os estudos, os imunobiológicos (omalizumabe – anti-IgE) podem ser indicados nos casos de asma grave em gestantes não controladas adequadamente com as medidas anteriores. As xantinas são broncodilatadores fracos cujas doses terapêuticas se aproximam das tóxicas, devendo ser indicadas apenas excepcionalmente.[8,11,13]

Tratamento da crise

As exacerbações agudas na gestante devem ser abordadas precoce e agressivamente para evitar hipóxia materna e fetal. A crise grave caracteriza emergência médica e merece tratamento hospitalar e monitoramento fetal contínuo. Quase todas as mortes por asma acontecem por asfixia e não pelo abuso de beta-2-agonistas.[8,11,13]

A ênfase no tratamento da crise recai sobre o uso frequente de beta-2-agonistas inalatórios de curta duração, de preferência associados a corticosteroides inalatórios e oxigenoterapia. O limite de dose é dado pela presença de taquicardia exagerada (> 140bpm), arritmias ou tremor grosseiro intolerável. Nos asmáticos, em geral, a associação de brometo de ipratrópio parece reduzir a taxa de internação nas crises graves (em geral, 0,5mg a cada 4 horas). Oxigênio suplementar suficiente para manter a saturação de oxigênio acima de 95% deve ser fornecido imediatamente à gestante.

O uso de corticosteroides sistêmicos (40 a 60mg de prednisona ou equivalentes) deve ser iniciado precocemente e mantido por 5 a 10 dias nos casos de exacerbação, exceto quando a crise é muito leve e tem pronta resolução com beta-2-agonista. O sulfato de magnésio endovenoso como coadjuvante de beta-2-agonistas e corticosteroides inalatórios pode oferecer benefícios no tratamento da asma aguda grave na gestação.

A pesquisa de fatores desencadeantes removíveis (exposição maciça a alérgenos ou irritantes, uso de drogas e infecções) é fundamental para controle adequado da crise. A fisioterapia respiratória e os mucolíticos não estão indicados para as pessoas com força muscular e tosse preservadas. A desidratação, se presente, deve ser tratada, não havendo indicação de hiperidratação. Antibióticos serão usados em caso de coexistência de infecção. Sedativos, ansiolíticos e hipnóticos estão formalmente contraindicados.[8,11,13]

A resposta ao tratamento é avaliada a partir da evolução clínica e das medidas objetivas do grau de obstrução com medidor de PFE, principal parâmetro para indicação de alta, internação ou cuidados intensivos. A internação estará indicada caso não haja resposta satisfatória ao tratamento com persistência dos sinais de gravidade. A piora desses sinais, com queda do PFE a valores inferiores a 35% do melhor valor alcançado pela gestante, indica a necessidade de cuidados intensivos.[8,11,13]

No período que precede o parto é menos frequente a ocorrência de crise de asma e, caso aconteça, deve ser tratada como em qualquer outra época. Esta recomendação é válida para o puerpério e para todo o período de lactação.

Em resumo, a asma bem controlada durante o período gestacional parece não oferecer mais riscos para a mãe e o feto do que os inerentes à gestação de não asmáticas, sugerindo que o controle ótimo da doença pode minimizar os riscos de complicações materno-fetais.[8,13,19]

PNEUMONIA ADQUIRIDA NA COMUNIDADE

As pneumonias são doenças infecciosas agudas do parênquima pulmonar que podem ser causadas por vírus, bactérias ou fungos. Os espaços aéreos são invadidos pelos agentes etiológicos, deflagrando uma resposta inflamatória local, seguida de manifestações sistêmicas de intensidade e gravidade variáveis.[20] A incidência e a gravidade da doença também variam de acordo com a idade. Nos EUA, por exemplo, a incidência de pneumonia adquirida na comunidade (PAC) varia entre 24,8 e 106 a cada 10 mil pessoas-ano, entre adultos com menos de 65 anos.[21,22] Em idosos, a incidência é maior, variando de 63 (65 a 79 anos) a 164,3 a cada 10 mil pessoas-ano (≥ 80 anos). Em países da América Latina, incluindo o Brasil, a incidência varia de 32,6 a 80,4 a cada 10 mil pessoas-ano entre as pessoas com mais de 50 anos, com taxa de mortalidade de 12,1% em 14 dias e de 24,9% em 1 ano.

A presença de comorbidades aumenta o risco de morte após 14 dias de doença (OR: 2,91; IC95%: 2,23 a 3,80) e 1 ano (OR: 3,00; IC95%: 2,44 a 3,70).[23] Em 2019 foram internadas 609.374 pessoas com pneumonia no Brasil, entre as quais 237.812 (39,0%) tinham até 19 anos de idade, 114.412 (18,8%) tinham de 20 a 59 anos e 257.150 (42,2%) eram indivíduos com mais de 60 anos, o que demonstra seu impacto entre os extremos de idade.[24] Essas taxas vêm diminuindo, mas sem redução das taxas de mortalidade, as quais são mais altas nos extremos de idade, ou seja, em menores de 5 anos e em maiores de 65 anos.[20]

Dados da América Latina mostram risco precoce de morte (aos 14 dias de hospitalização) cinco vezes maior em indivíduos com malignidade preexistente e duas a três vezes maior naqueles com doença cardiovascular, doença renal, alcoolismo, doença neurológica/psiquiátrica ou quando há pelo menos duas doenças de base do que naqueles sem essas condições.[23] A incidência de PAC na gravidez parece ser similar à registrada na população em geral; entretanto, a maior parte dos dados disponíveis advém de estudos retrospectivos ou observacionais, e boa parte se refere a casos hospitalizados. A introdução de antibioticoterapia e a melhora da assistência à gravidez e ao parto contribuíram para a redução da mortalidade por PAC; no entanto, tem sido relatado crescimento nos últimos anos, provavelmente devido ao aumento do número de grávidas com doenças crônicas.[25-34]

A ocorrência de pneumonia durante a gestação pode acarretar riscos sérios tanto para a gestante como para o feto – as taxas de mortalidade materna e perinatal podem alcançar 3% e 4%, respectivamente. Por esse motivo, tem sido prática comum a internação da maioria das gestantes com o objetivo de melhorar o acompanhamento e a avaliação da resposta terapêutica, embora o risco de óbito seja semelhante ao de não grávidas de mesma faixa etária. Entretanto, o tratamento ambulatorial é uma opção viável e tem bom desfecho em grávidas selecionadas. Outras consequências da PAC na gravidez são a prematuridade e os recém-nascidos de baixo peso.[25]

Fatores de risco

As alterações imunológicas durante a gravidez têm como objetivo primário a proteção do feto de possíveis reações maternas. Essas alterações incluem a redução da resposta linfoproliferativa, a redução da atividade das células T *killer*, a redução do número das células T *helper*, a redução da atividade linfocitária citotóxica, a produção de substâncias bloqueadoras do reconhecimento de antígenos de histocompatibilidade do feto e a inibição da imunidade celular por meio de progesterona, gonadotrofina coriônica, alfafetoproteína e cortisol. Alterações anatômicas provocadas pela elevação do diafragma acarretam redução da capacidade residual funcional e da capacidade de eliminação de secreções com consequente aumento do risco de infecções e complicações pulmonares.[35]

Os fatores de risco para o desenvolvimento de pneumonia na gravidez são anemia, asma, uso de corticosteroides antes do parto (com o objetivo de acelerar a maturação fetal), uso de agentes tocolíticos e, provavelmente, o tabagismo.[26]

Etiologia geral

O *Streptococcus pneumoniae* é o agente mais prevalente, independentemente da gravidade clínica.[36] Metanálise envolvendo grande amostra de indivíduos europeus (N = 24.410), entre os quais 4.714 (19,3%) confirmados microbiologicamente, evidenciou que o *S. pneumoniae* foi observado com menor frequência em estudos com casos de PAC tratados na comunidade em comparação com aqueles com casos tratados no hospital ou na UTI.[37] *Haemophilus influenzae*, *Mycoplasma pneumoniae*, *Chlamydophila pneumoniae*, *Legionella* spp, enterobactérias, *Pseudomonas aeruginosa*, *Staphylococcus aureus*, anaeróbios e vírus respiratórios (influenza, adenovírus, vírus sincicial respiratório, parainfluenza, coronavírus) são os agentes mais prevalentes. Entretanto, os agentes etiológicos não são identificados em 40% a 60% dos casos, e 2% a 5% apresentam flora polimicrobiana.[38]

As técnicas de identificação microbiana por biologia molecular têm auxiliado a pesquisa etiológica da PAC. Com essas tecnologias, os vírus têm sido detectados em aproximadamente um terço dos casos em adultos. Influenza é considerado o vírus mais prevalente e importante precursor da PAC por pneumococo, sendo também encontrados rinovírus, vírus sincicial respiratório, vírus parainfluenza, adenovírus e metapneumovírus.[39] Entre 2009 e 2019 ocorreram surtos de epidemia e pandemia de infecções por vírus respiratórios. A epidemia do influenza H1N1, de origem suína, irrompeu em 2009.[40,41] Seguiram-se a epidemia causada pelo coronavírus da síndrome respiratória do Oriente Médio (MERS-CoV),[42] que reapareceu na Península Arábica, a gripe de origem aviária A (H7N9), que surgiu na China,[43] e a pandemia causada pelo coronavírus SARS-CoV-2, que se tornou a doença infecciosa mais importante deste século.[44] A doença causada por esses vírus vem se disseminando desde então, e o papel desses agentes como copatógenos é discutível, apesar de influenza, vírus sincicial respiratório e metapneumovírus raramente serem encontrados em adultos assintomáticos.[45]

A ocorrência de *S. aureus* como agente da PAC varia com o contexto clínico. No Brasil, foi relatado em 7,3% dos indivíduos com mais de 14 anos[46] hospitalizados e em 6% dos casos na Espanha – 52% dos casos eram devidos ao *S. aureus* meticilino-sensível (MSSA) e 40% ao *S. aureus* meticilino-resistente (MRSA).[47]

A expressão *pneumonia atípica* refere-se ao quadro de PAC que apresenta sintomas e sinais clínicos associados a resultados incomuns de exames laboratoriais ou radiológicos em pessoa com a doença.[48] *M. pneumoniae*, *Legionella* spp e *C. pneumoniae* são as bactérias mais comuns, mas não há relação entre a forma de apresentação clínica e os agentes da doença, a qual depende mais da resposta inflamatória do hospedeiro. De acordo com os resultados de amostras biológicas testadas com a reação de cadeia de polimerase (PCR), a incidência geral de pneumonia atípica é de 22%, com *M. pneumoniae* presente em aproximadamente 50%, *C. pneumoniae* em 30% e *L. pneumophila* em 20% dos casos. Em termos práticos, não é possível distinguir as pneumonias ditas típicas das atípicas no que diz respeito aos quadros clínico e radiológico e ao exame físico (Quadro 43.3).[48]

As bactérias com maior potencial de resistência aos antibióticos, incluindo *Klebsiella pneumoniae*, *K. pneumoniae* produtora de betalactamase (ESBL), *P. aeruginosa*, *Moraxella catarrhalis*, *Escherichia coli*, *E. coli* ESBL, *Enterobacter* sp., *K. oxytoca*, *Serratia marcescens*, *Citrobacter* sp., *Acinetobacter* sp., *Stenotrophomonas maltophilia*, outras enterobactérias e bactérias gram-negativas não fermentadoras e *Proteus* sp., podem ser encontradas em grupos selecionados de indivíduos

Quadro 43.3 Agentes etiológicos atípicos da pneumonia adquirida na comunidade

Agentes comuns
• *Mycoplasma pneumoniae* • *Legionella pneumophila* • *Chlamydia pneumoniae*
Agentes incomuns
• *Coxiella burnetii* • *Francisella tularensis*
Outros agentes
• Adenovírus • Bocavírus • *Chlamydia psittaci* • *Cytomegalovirus* • Vírus influenza • Metapneumovírus • *Mycobacterium tuberculosis* • *Pneumocystis jiroveci* • Vírus sincicial respiratório • Coronavírus

Fonte: adaptado de Arnold *et al.*, 2016.[48]

com PAC acompanhados em regime ambulatorial. Esses agentes devem ser suspeitados diante da presença de fatores de risco, como hospitalização anterior (OR: 2,06; IC95%: 1,23 a 3,43), imunossupressão (OR: 2,31; IC95%: 1,05 a 5,11), uso prévio de antibióticos (OR: 2,45; IC95%: 1,51 a 3,98), uso de agentes supressores de ácido gástrico (OR: 2,22; IC95%: 1,39 a 3,57), alimentação por sonda (OR: 2,43; IC95%: 1,18 a 5,00) e cuidado não ambulatorial (OR: 2,45; IC95%: 1,40 a 4,30).[49]

S. pneumoniae é encontrado em cerca de 20% dos indivíduos com PAC grave, bastonetes gram-negativos em 10%, *L. pneumophila* em 7%, *H. influenzae* em 6% e *S. aureus* em 5% dos casos. *M. pneumoniae* é causa esporádica de pneumonia grave.[50]

A resistência de *S. pneumoniae* às penicilinas é regional e variável, de baixa prevalência em nosso meio, sendo frequente a dissociação clínica entre os resultados de testes de sensibilidade *in vitro* e a resposta clínica ao tratamento com betalactâmicos e outros agentes.[50]

Etiologia de pneumonia adquirida na comunidade durante a gravidez

Os estudos etiológicos sobre a PAC na grávida são escassos e na maioria das vezes envolvem publicações retrospectivas ou observacionais de gestantes hospitalizadas com propedêutica não sistematizada. Apesar disso, não parece haver diferenças significativas quando os agentes etiológicos são comparados com os que acometem as não grávidas. Como na população em geral, a etiologia permanece desconhecida em mais da metade dos casos investigados. O *S. pneumoniae* responde pela maior parte, seguido por *H. influenzae*, *M. pneumoniae*, *L. pneumophila* e *S. aureus*.[51]

A pneumonia aspirativa pode ser decorrente da maior predisposição para aspiração durante a gravidez, a qual é determinada pelo relaxamento do esfíncter esofágico inferior e pelo aumento da pressão intra-abdominal secundário à compressão exercida pelo útero, bem como por procedimentos anestésicos. Pode apresentar-se clinicamente como obstrução aguda das vias aéreas por corpo estranho, pneumonite química, edema pulmonar ou insuficiência respiratória. A contaminação por germes anaeróbios pode ocasionar pneumonia necrosante, abscesso pulmonar ou empiema pleural. *Peptostreptococcus* sp., *Peptococcus*, *Fusobacteroides* e *Bacteroides* sp. são os agentes predominantes.[52]

Entre os vírus destaca-se o da influenza, cujo sorotipo A foi implicado em epidemias responsáveis por doença grave e alta mortalidade em gestantes. As epidemias de 1918 e entre 1957 e 1958 alcançaram taxas de mortalidade de 30% a 50%, especialmente no terceiro trimestre. Na pandemia causada pelo H1N1, as grávidas estavam entre os grupos de risco. Nos EUA, no início da pandemia, a taxa de hospitalização em decorrência da doença foi maior entre as gestantes em comparação com a população em geral – 0,32 a cada 100 mil grávidas (IC95%: 0,13 a 0,52) *versus* 0,076 a cada 100 mil da população em risco (IC95%: 0,07 a 0,09).[53]

Durante o acompanhamento da pandemia, 57,6% dos casos confirmados de influenza ocorreram em mulheres, a maior proporção concentrada na faixa etária de 15 a 49 anos. Entre as mulheres em idade fértil com a síndrome aguda respiratória grave (SRAG) por influenza A (H1N1), 29,7% eram gestantes, enquanto para a influenza sazonal a taxa observada em gestantes era de 25,4%. Das 1.980 mulheres em idade fértil com SRAG causada pelo mesmo vírus, 10,5% (207) evoluíram para óbito, e 28% delas eram gestantes.[54]

Com incidência de 5 a 10 em cada 10 mil gravidezes, não há evidências definitivas sobre a morbimortalidade de grávidas pela pneumonia por varicela, comparadas às não grávidas. Do mesmo modo, não há diferenças significativas entre os dois grupos no que se refere às manifestações clínicas. Como na infecção pelo vírus influenza, a incidência é maior e o quadro clínico provavelmente mais grave no terceiro trimestre. Infecção intrauterina pode ocorrer em 8,7% a 26% dos casos. Fatores de risco incluem idade gestacional tardia, tabagismo e envolvimento cutâneo com mais de 100 vesículas.[55]

Outros possíveis agentes etiológicos da pneumonia são os vírus da rubéola e da mononucleose e os hantavírus, cuja incidência e gravidade são desconhecidas (Quadro 43.4).

Diagnóstico

Diagnóstico clínico

Os sintomas em grávidas com PAC incluem febre, calafrios, dor pleurítica (27,1%), dispneia (32,2%) e tosse com expectoração purulenta (59,3%). Ao exame físico, podem ser encontrados taquipneia, uso da musculatura acessória, macicez à percussão e aumento do frêmito toracovocal. A ausculta pode demonstrar atrito pleural, crepitações teleinspiratórias ou redução dos sons respiratórios na área afetada. O exame físico tem sensibilidade de 47% a 69% e especificidade de 58% a

Quadro 43.4 Agentes etiológicos da pneumonia adquirida na comunidade durante a gravidez

Agentes	n (%)
Streptococcus pneumoniae	28 (17)
Haemophilus influenzae	9 (5,5)
Mycoplasma pneumoniae	5 (3)
Legionella sp.	2 (1,2)
Staphylococcus aureus	2 (1,2)
Influenza A	2 (1,2)
Outros agentes	14 (9)
Etiologia desconhecida	99 (61)

Fonte: adaptado de Soper, 2005.[55]

75% ; por esse motivo, os casos suspeitos devem ser investigados por meio de exames radiológicos.[55]

Na PAC por germes atípicos, não há diferenças significativas quanto à frequência dos sintomas em relação àqueles indivíduos com a doença bacteriana, o mesmo ocorrendo com as alterações clínicas e radiológicas. O adjetivo *atípico* se refere ao grupo de patógenos e não ao quadro clínico, o qual depende da resposta imunitária do hospedeiro e não do agente etiológico.[56]

Na grávida, o diagnóstico pode ser confundido com outras doenças em 10% a 20% dos casos, como pielonefrite, apendicite aguda, colecistite e tromboembolismo pulmonar.[57] A principal dificuldade consiste em diferenciar os sintomas das alterações fisiológicas originadas pela própria gravidez. Desconforto torácico e dispneia são comuns nas fases mais avançadas da gestação, bem como episódios de tosse, que, quando desproporcionais, devem servir de alerta para o diagnóstico. Outras causas de dispneia incluem asma, tromboembolismo pulmonar, embolia de líquido amniótico e pneumonia aspirativa. Alterações focais ao exame físico podem estar presentes devido às atelectasias causadas por compressão pulmonar em razão da elevação diafragmática. Dessa maneira, a ausência de sinais localizados ao exame físico do tórax não permite afastar o diagnóstico de PAC.[55]

Diagnóstico radiológico

Diante da suspeita clínica de pneumonia, a indicação de radiografia de tórax em grávidas é a mesma para as não grávidas. A PAC é confirmada pelo achado de alterações radiológicas do tórax compatíveis com o quadro clínico. Com esse exame são avaliadas, também, a extensão do acometimento pulmonar e a presença ou não de derrame pleural, bem como possíveis diagnósticos diferenciais relacionados com a gravidez, como coriocarcinoma com metástase pulmonar, edema pulmonar (secundário aos agentes tocolíticos) e pneumonite aspirativa, além da insuficiência cardíaca congestiva e de processos inflamatórios não infecciosos, como vasculites e reações às drogas, entre outros.[58]

A radiação que atinge a grávida, derivada da radiografia de tórax em projeção posteroanterior (PA) em aparelhos colimados – com uso de proteção –, é de 5 a 30mRad, sendo cerca de 100 vezes menor que a absorvida pelo útero e pelo feto. Em caso de projeção em perfil ou lateral, a exposição é muito maior e não costuma ser necessária.[58]

Exames complementares

As vantagens da identificação do agente etiológico incluem a identificação de patógenos resistentes ao tratamento, antibioticoterapia apropriada contra o agente etiológico e a redução dos custos e da emergência de resistência bacteriana, assim como a adoção de protocolos de tratamento ajustados à microbiota local. Na prática, em vista da sensibilidade insuficiente dos testes, a influência duvidosa sobre o tratamento inicial, a disponibilidade de antibióticos de espectro abrangente, a necessidade de recursos técnicos e humanos adequados à realização dos exames microbiológicos e o impacto da epidemiologia local sobre seu rendimento, não se justifica a pesquisa microbiológica em todos os casos de PAC.[20]

A investigação microbiológica em grávidas é reservada para casos de falência do tratamento empírico inicial, quando da suspeita de germes não colonizadores, em epidemias por *Legionella* spp e *Mycoplasma* sp., para gestantes admitidas em hospital, quando se consegue amostra de escarro, e para as portadoras de pneumonia grave. Neste último grupo, os exames microbiológicos podem interferir diretamente nos desfechos do tratamento, especialmente se houver necessidade de entubação traqueal e ventilação mecânica, situação em que a antibioticoterapia pode ser modificada e ajustada aos agentes etiológicos.[20]

Exames bioquímicos e hematológicos

Muito embora os exames bioquímicos e hematológicos não tenham valor para a discriminação etiológica, são recomendados quando se considerada a hospitalização, estando indicados o hemograma, a dosagem de eletrólitos, ureia e creatinina, as provas de função hepática e a oximetria de pulso. A dosagem da proteína C reativa pode ser útil na predição de falência do tratamento. A positividade das hemoculturas é baixa (11% a 15%), e a coleta, sempre que possível, deve ser realizada antes do início do tratamento com antibióticos nas candidatas a tratamento em regime de internação hospitalar.[20]

Estudos sorológicos

Assim como nas não grávidas, os estudos sorológicos não integram a avaliação laboratorial rotineira por exigirem amostras seriadas, não auxiliando, portanto, a seleção do tratamento inicial. Entretanto, na vigência de epidemias, nos casos de pneumonia grave e em casos selecionados com fatores de risco ou exposições específicas, a sorologia pode ser adotada de acordo com as normas locais de saúde pública e a disponibilidade dos testes hospitalares.[20]

Propedêutica invasiva

Fibrobroncoscopia

As indicações gerais para propedêutica invasiva broncoscópica incluem a suspeita de *M. tuberculosis* ou *P. carinii* em indivíduos sem expectoração, casos de pneumonia grave e doentes críticos, especialmente em uso de ventilação mecânica invasiva, fracasso do tratamento inicial, suspeita de doenças endobrônquicas e imunocomprometidos internados.[20]

Tratamento

A escolha inicial do antibiótico a ser prescrito para PAC é empírica e se baseia na apresentação clínica e na epidemiologia. Aspecto importante do manejo das portadoras de PAC diz respeito ao início rápido do tratamento. Atualmente, recomenda-se que a propedêutica não tenha seu início postergado ainda no primeiro atendimento, como pronto-socorro, sob pena de aumento da mortalidade.[20]

Os antibióticos mais utilizados e com menos risco de danos maternos e ao feto incluem as penicilinas, os macrolídeos (eritromicina, azitromicina e claritromicina) e as cefalosporinas. Cabe enfatizar a baixa eficácia das cefalosporinas de primeira geração para o tratamento dos principais agentes etiológicos da PAC (*S. pneumoniae* e *H. influenzae*) e a não cobertura dos germes chamados "atípicos" pelos betalactâmicos como grupo, para os quais os macrolídeos constituem a melhor opção.

A combinação amoxicilina-clavulanato é a melhor alternativa para tratamento em caso de suspeita de infecções causadas por anaeróbios. Os aminoglicosídeos não devem ser utilizados, exceto nos raros casos em que sua introdução seja necessária para o sinergismo de ação contra infecções graves por bastonetes gram-negativos, caso os benefícios excedam os riscos de toxicidade fetal e materna. Assim, os macrolídeos são recomendados para casos não graves de tratamento ambulatorial (devido à cobertura simultânea do *S. pneumoniae* e dos germes atípicos), e a associação de betalactâmicos de terceira geração não anti-*Pseudomonas* e macrolídeos é usada quando é necessária a hospitalização e em casos graves (Quadros 43.5 e 43.6).[55]

Entre os antivirais, os novos inibidores de neuraminidase são preferíveis à amantadina; entretanto, seu uso rotineiro deve ser evitado em virtude dos dados insuficientes a respeito de sua toxicidade. Para o tratamento da pneumonia por varicela, o aciclovir via endovenosa é o fármaco de escolha devido aos riscos proibitivos de toxicidade fetal e materna da doença sem tratamento (Quadro 43.6).[58]

Quadro 43.5. Toxicidade e segurança de antibióticos, agentes antivirais e antifúngicos comumente utilizados no tratamento das pneumonias

Medicamento	Efeitos adversos	Segurança na gravidez	Classe do FDA*
Antibióticos			
Penicilinas	Sem evidências	Boa	B
Cefalosporinas	Sem evidências	Boa	B
Macrolídeos	Sem evidências; informações menos precisas para azitromicina e claritromicina	Boa	Eritromicina: B Azitromicina: B Claritromicina: C
Aminoglicosídeos	Sem relatos de nefropatia fetal após uso materno Eliminação renal no feto depende da idade gestacional	Potencial: nefropatia e ototoxicidade Monitorar níveis séricos	D
Sulfonamidas	Podem causar *kernicterus* quando usadas no final da gestação; 5,5% de malformações	Evitar o uso Risco teórico de defeitos centrais	C
Quinolonas	Artralgias e tendinites em adultos; não observados após exposição na gravidez	Evidência atual insuficiente	C
Tetraciclinas	Uso no segundo ou terceiro trimestre causa alteração da coloração dentária e retardo reversível do crescimento dos ossos longos	Deve-se evitar o uso, especialmente a partir de 12 semanas	D
Metronidazol	Dados conflitantes quanto ao aumento do risco de malformações, prematuridade e baixo peso ao nascer	Desconhecida	B
Antivirais			
Amantadina	Dados preliminares insuficientes	Dados de segurança insuficientes	C
Zanamivir	Sem informações em humanos	Dados de segurança insuficientes; teoricamente mais seguro do que a amantadina	B
Ribavirina	Teratogênica e letal para o feto em estudos em animais	Não deve ser usada	X
Aciclovir	Dados preliminares não demonstraram efeitos deletérios para o feto	Uso sugerido em situações de risco da infecção > risco de efeitos colaterais	B

(Continua)

Quadro 43.5. Toxicidade e segurança de antibióticos, agentes antivirais e antifúngicos comumente utilizados no tratamento das pneumonias *(Cont.)*

Medicamento	Efeitos adversos	Segurança na gravidez	Classe do FDA*
	Antifúngicos		
Anfotericina B	Relatos de toxicidade fetal: anemia, acidose e uremia transitórias, insuficiência respiratória	Uso sugerido em situações de risco da infecção > risco de toxicidade fetal; toxicidade materna presente	B
Itraconazol	Teratogenicidade em animais Em humanos: 3,2% de malformações maiores no primeiro trimestre	Evitar o uso Fabricante recomenda contracepção por 1 mês após término do uso	C
Fluconazol	Teratogênico em altas doses em animais Em humanos: múltiplos defeitos congênitos relatados; efeito dose-dependente	Evitar o uso	C

* Categorias de evidências de risco segundo o Food and Drug Administration:
A – Estudos em mulheres grávidas, nenhum risco.
B – Estudos em animais, nenhum risco, mas inadequados em humanos ou toxicidade em animais, mas nenhum risco verificado em estudos em humanos.
C – Toxicidade verificada em estudos em animais; estudos em humanos são inadequados, mas os benefícios do uso podem suplantar os riscos.
D – Evidência de risco em humanos, mas os benefícios podem excedê-lo.
X – Anomalias fetais observadas em estudos em humanos; riscos superiores aos benefícios.
Fonte: adaptado de Lim *et al.*, 2001.[52]

Quadro 43.6 Doses dos principais antibióticos empregados no tratamento das pneumonias

Agentes	Doses	Vias
	Penicilinas resistentes a penicilinases	
Oxacilina	1,0 a 2,0g a cada 4 horas	EV
	Aminopenicilinas e combinações	
Amoxicilina	500mg a 1,0g a cada 8 horas – máximo 3g/dia	VO
Amoxicilina/clavulanato	500/125mg a cada 8 horas 875/125mg a cada 12 horas	EV/VO VO
Ampicilina/sulbactam	1,5 a 3,0g a cada 6 horas	EV
	Penicilinas anti-*Pseudomonas*	
Piperacilina	3,0 a 4,0g a cada 4 horas	EV
Piperacilina/tazobactam	3,375g a cada 6 horas	EV
Ticarcilina dissódica	3,0g a cada 3 a 6 horas	EV
Ticarcilina/clavulanato	3/1g a cada 4 a 6 horas	EV
	Cefalosporinas de segunda geração	
Cefuroxima	0,75 a 1,5g a cada 8 horas 0,125 a 0,5g a cada 12 horas	EV VO
	Cefalosporinas de terceira geração	
Cefoperazona	2,0g a cada 12 horas a 4,0g a cada 4 horas	EV/IM
Cefotaxima	1,0g a cada 8 a 12 horas a 2,0g a cada 4 horas	EV
Ceftriaxona	0,5g a cada 12 horas a 2,0g/dia	EV/IM
Ceftazidima	1,0 a 2,0g a cada 8 a 12 horas	EV/IM
	Cefalosporinas de quarta geração	
Cefepima	1,0 a 2,0g a cada 12 horas	EV
Cefpiroma	1,0 a 2,0g a cada 12 horas	EV
	Macrolídeos	
Azitromicina	0,5g no primeiro dia + 0,25 a 0,5g/dia do segundo ao quinto dia	VO/EV
Eritromicina	0,25 a 0,5g a cada 6 horas 15 a 20mg/kg até 4,0g/dia	VO EV
Claritromicina	0,5g a cada 12 horas	EV/VO

Profilaxia com vacinas

Além da vacinação de rotina preconizada para todas as gestantes (veja o Capítulo 7), a vacina antipneumocócica 23-valente (PPSV23) é recomendada às mulheres em idade reprodutiva que apresentem doença cardíaca, doença pulmonar, doença falciforme, diabetes e outras doenças crônicas. A vacina antipneumocócica conjugada 13-valente (PCV13) é recomendada para as mulheres em idade reprodutiva que apresentam condições de imunocomprometimento, incluindo infecção pelo HIV e asplenia. No entanto, essa vacinação deve ser postergada nos casos de mulheres grávidas, a menos que exista risco maior de doença pneumocócica e quando os benefícios da vacinação forem considerados superiores aos riscos potenciais.[59]

TUBERCULOSE

Considerada por muito tempo um problema de saúde de enormes proporções, a tuberculose (TB) passou a ser menos temida quando, em meados do século XX, foi desenvolvido um tratamento eficaz e sua incidência começou a declinar em todo o mundo, até que, a partir da década de 1980, o número de casos voltou a crescer. Os motivos mais evidentes são o surgimento da epidemia do HIV e a multirresistência. O aumento de sua incidência foi observado, majoritariamente, em pessoas de 25 a 44 anos de idade, incluindo as mulheres em idade reprodutiva.[60]

As estatísticas nacionais revelaram redução da incidência em todas as faixas etárias entre 2007 e 2008, quando as taxas de TB no Brasil caíram de 38,2 para 37,2 a cada 100 mil habitantes. A melhor política de saúde voltada para a TB parece ter contribuído para essa queda.[61] Embora entre 2012 e 2015 tenha sido observada uma queda constante, o coeficiente de incidência no país aumentou entre os anos de 2016 e 2019. Em 2020 e 2021, ao longo da pandemia da Covid-19, observou-se redução acentuada na incidência em comparação com o período anterior. Essa variação negativa tem sido justificada pelos impactos causados pela pandemia nos serviços e sistemas de saúde.[62]

Por outro lado, em decorrência da implantação do teste rápido molecular para TB (TRM-TB, GeneXpert®), a partir de 2015 melhorou a detecção dos casos positivos no Brasil.[62,63]

Antes do advento da quimioterapia para TB, muito se debatia sobre o papel da gravidez na reativação e progressão da doença, sendo considerada pequena a influência da gestação sobre a patogenia da TB ou sobre a probabilidade de evolução da infecção latente para doença. As mulheres grávidas e não grávidas também respondem bem à terapia, e a mortalidade materno-infantil relacionada com a TB caiu significativamente.[63-65]

As duas principais intervenções de saúde pública disponíveis para redução do risco da progressão da infecção pelo *M. tuberculosis* são o tratamento da infecção latente e a administração da vacina BCG em crianças – já muito bem estabelecida no Brasil. O tratamento preventivo da infecção latente por TB (ILTB) é recomendado pela OMS para pessoas vivendo com HIV, contatos domiciliares de pessoas com TB confirmada bacteriologicamente e para grupos de risco, como indivíduos que serão submetidos a esquemas de quimioterapia ou ao uso de imunobiológicos.[66]

Uma pessoa saudável exposta ao bacilo da TB tem 30% de chance de infectar-se, dependendo do grau de exposição (proximidade, condições do ambiente e tempo de convivência), da infectividade do caso-índice (quantidade de bacilos eliminados, presença de caverna na radiografia de tórax) e de fatores imunológicos individuais. As pessoas infectadas, em geral, permanecem saudáveis por muitos anos com imunidade parcial ao bacilo, condição conhecida como ILTB. Esses indivíduos não apresentam sintomas e não transmitem a doença, mas são reconhecidos por testes que detectam a imunidade contra o bacilo. A OMS estima que um quarto da população mundial tenha ILTB.

Apesar de grande parte da população mundial estar infectada com *M. tuberculosis*, não há indicação de investigação indiscriminada de ILTB na população em geral, a qual é recomendada apenas para populações com potencial maior de evolução para a doença e que, portanto, se beneficiarão do tratamento da ILTB. Na população em geral, a ILTB varia com a região e o subgrupo estudado.[67,68]

Desde 2014, o Ministério da Saúde recomenda a notificação e o registro do tratamento da ILTB no Brasil, incluindo, a partir de 2017, as mulheres grávidas.[62]

Manifestações clínicas da tuberculose na grávida

Na grávida, a TB apresenta-se clinicamente como na população em geral. A inespecificidade dos sintomas e a frequência menor de radiografias de tórax nessa condição podem retardar o diagnóstico. O aspecto mais importante é que, como a forma pulmonar ocorre em 90% a 95% das pessoas, a tosse é o principal sintoma, a qual pode ser seca ou produtiva e, quando produtiva, a expectoração pode ser mucosa ou mucopurulenta. Por essa razão, o Ministério da Saúde recomenda que a presença de tosse produtiva por 3 semanas ou mais seja indicação para baciloscopia de escarro, seja ela o próprio motivo da consulta, seja informada em consulta por qualquer outro motivo. Essa indicação é particularmente importante para as grávidas, nas quais a baciloscopia positiva pode levar ao tratamento, tornando desnecessária a radiografia de tórax durante a gestação. As outras manifestações são, por ordem de frequência, perda de peso, febre, mal-estar geral, cansaço e hemoptise. A doença pode ser assintomática em 19% dos casos (Quadro 43.7).[61]

Quadro 43.7 Frequência das manifestações clínicas de tuberculose em grávidas

Manifestação clínica	Frequência (%)
Tosse	74
Emagrecimento	41
Fadiga/mal-estar	30
Hemoptise	20
Assintomáticas	19

Fonte: adaptado de Brasil, 2022.[62]

Diagnóstico

A confirmação do diagnóstico de TB é estabelecida a partir do achado do bacilo em secreções ou tecidos. A baciloscopia e a cultura do escarro – e o TRM-TB nos municípios em que está disponível – são os esteios fundamentais do diagnóstico, uma vez que mais de 90% dos casos têm a forma pulmonar.

Duas baciloscopias de escarro deverão ser solicitadas para as gestantes com expectoração. A primeira amostra pode ser coletada, sob supervisão médica ou da enfermagem, durante ou logo após a consulta. A mulher deve ser orientada sobre a forma correta de coleta domiciliar de escarro, a qual deve ser feita idealmente pela manhã, em jejum e antes da escovação dos dentes, buscando uma amostra de secreção pulmonar e evitando a saliva.[69]

As gestantes que não têm escarro em quantidade suficiente ou que têm tosse seca podem ser submetidas à indução do escarro, que consiste na inalação, no laboratório, de solução salina a 3%, seguida de expectoração e coleta. Nesse caso, deve-se identificar no rótulo que se trata de escarro induzido, o qual é mais fluido e pode ser confundido com saliva pelo pessoal técnico e eventualmente descartado. A indução de escarro em ambiente hospitalar ou de laboratório implica risco para os profissionais envolvidos, devendo ser realizada segundo as normas atuais de biossegurança.[70]

O diagnóstico bacteriológico da TB no Brasil, a partir da penúltima edição de *Manual de Controle da Tuberculose*, em 2019, foi acrescido das recomendações para utilização do teste rápido molecular para TB – introduzido em 2014 na rede pública – e da universalização da cultura.[69]

O TRM-TB é um teste de amplificação de ácidos nucleicos utilizado para detecção de DNA dos bacilos do complexo *M. tuberculosis* e triagem de cepas resistentes à rifampicina pela técnica de reação em cadeia da polimerase (PCR) em tempo real. O teste apresenta o resultado em aproximadamente 2 horas em ambiente laboratorial, sendo necessária somente uma amostra de escarro. A sensibilidade do TRM-TB em amostras de escarro de adultos é de cerca de 90%, superior à da baciloscopia. O teste também detecta a resistência à rifampicina com sensibilidade de 95%.[71]

Em alguns municípios brasileiros, o teste rápido molecular para TB encontra-se disponível na rede pública de saúde e deve ser utilizado. Como também pode detectar bacilos mortos ou inviáveis, o TRM-TB não deve ser utilizado para diagnóstico nos casos de retratamento (reingresso após abandono e recidivas). Nesses casos, o diagnóstico de TB deve ser estabelecido por meio de baciloscopia de escarro e cultura para micobactérias, seguida do teste de sensibilidade antimicrobiano (TS) para verificação de resistência aos fármacos, e o TRM-TB poderá ser utilizado apenas para triagem da resistência à rifampicina. Do mesmo modo, o TRM-TB também pode ser usado para triagem de resistência à rifampicina em gestantes com suspeita de falência do esquema básico.[62]

Diagnóstico de tuberculose latente

O diagnóstico da ILTB pode ser estabelecido por meio da prova tuberculínica (PT) ou do *Interferon-Gama-Release Test* (IGRA). A PT consiste na inoculação intradérmica de um derivado proteico purificado do *M. tuberculosis* para medir a resposta imune celular a esses antígenos, sendo indicada para identificar casos ILTB em adultos e crianças e auxiliar o diagnóstico de TB ativa em crianças.

A PT isoladamente, quando positiva, indica apenas infecção e não é suficiente para o diagnóstico de tuberculose. Em estudos epidemiológicos, torna possível verificar as taxas de infecção de uma população. Nos indivíduos vacinados com BCG, sobretudo em imunizados nos 2 anos anteriores, a interpretação da PT é dificultada pelo fato de a reação poder ser forte, atingindo 10mm ou mais. Entretanto, na vigência de quadro clínico sugestivo, a PT pode ser usada como método auxiliar para o diagnóstico, inclusive na grávida.[72] Nos indivíduos vacinados na infância – como acontece no país – o teste tuberculínico reator forte no adulto sugere infecção recente (< 3 anos).[73-75]

Segundo o *Manual de Normas Técnicas de Operacionalização do Plano de Controle Nacional da Tuberculose*, a gravidez está entre as situações em que há possível imunodepressão transitória, o que pode interferir no resultado da PT.[72] Entretanto, apesar de alguma evidência de menor resposta linfocitária *in vitro* à PT, os estudos clínicos não mostraram diferença na reatividade entre as grávidas e as não grávidas, mesmo entre as infectadas pelo HIV.[74,75] As gestantes com tosse crônica produtiva podem, portanto, além da baciloscopia de escarro, fazer sem riscos o teste tuberculínico pela técnica da PT, o que aumenta a sensibilidade do diagnóstico. O PT reator forte com baciloscopia negativa em gestante com suspeita clínica forte pode ser usado como critério para recomendação da radiografia de tórax.

Os testes IGRA consistem em testes sanguíneos da resposta imune e liberação de interferon-gama à inoculação de antígenos – ESAT-6 e CPF-10 – específicos do *M. tuberculosis*. Em comparação à PT, apresentam como vantagens maiores acurácia e especificidade e menor reatividade cruzada com a BCG e outras micobactérias não tuberculosas. Por isso, o IGRA tem sido recomendado para rastreio da infecção latente em populações vacinadas com BCG, e sua adoção pode reduzir o número de falso-positivos da PT.[76]

Um novo teste cutâneo, avaliado em abril de 2022 pela OMS, o TBST (*Tuberculosis antigen-Based Skin Test*) foi considerado acurado e efetivo como alternativa à PT e aos IGRA para diagnóstico da TB latente, utilizando os antígenos ESAT-6 e CPF-10 (usados nos IGRA) para inoculação cutânea. Estudo randomizado controlado duplo-cego mostrou que o TBST apresenta 95% de concordância com os resultados do IGRA e indurações de tamanhos semelhantes à PT, não sendo afetado pela vacinação BCG ou pela infecção por micobactérias atípicas. No entanto, seu uso ainda não foi determinado em gestantes.[77]

Outros métodos de diagnóstico

Hemoculturas para micobactérias estão indicadas em infectados pelo HIV com suspeita de micobacteriose disseminada. A produção de gás carbônico pelo bacilo em crescimento em meio de cultura contendo carbono marcado é utilizada para detecção de CO_2 por método radiométrico. O tempo mais curto para o diagnóstico, em relação à cultura convencional em meio de Löwenstein-Jensen, é a grande vantagem desse método.

O método de detecção do consumo de O_2 (*Mycobacteria Growth Indicator Tube* [MGIT]) utiliza meios de cultura líquidos com uma base de silicone impregnada de rutênio, metal que emite luminescência na ausência de O_2. O crescimento da micobactéria, consumindo o O_2, leva à emissão de luminescências que podem ser detectadas com luz ultravioleta. Esse teste também é mais rápido do que a cultura convencional.

Testes sorológicos para detecção de anticorpos contra componentes do *M. tuberculosis* têm sido utilizados em estudos experimentais, mas os antígenos incluídos até o momento têm baixa especificidade, não possibilitando distinguir doentes de infectados ou vacinados.

Marcadores biológicos de importância clínica são a adenosina deaminase (ADA) e o ácido tubérculo-esteárico. A atividade da ADA, enzima presente em várias células, particularmente o linfócito ativado, pode ser determinada no líquido pleural, utilizando o método colorimétrico de Giusti. O aumento da atividade da ADA, associado a outros parâmetros, como idade inferior a 45 anos, alto teor de proteínas – caracterizando um exsudato – e predomínio de linfócitos no estudo citológico do líquido, estabelece o diagnóstico de TB pleural com sensibilidade de até 93%.[78] O ácido tubérculo-esteárico é um metabólito do bacilo da TB. Sua dosagem no líquor torna possível o diagnóstico de meningoencefalite tuberculosa. Em outros fluidos corporais, sua importância ainda está em estudo. Trata-se, entretanto, de exame que exige tecnologia cara, o que dificulta sua utilização rotineira.

Tratamento

A vulnerabilidade apresentada pela mulher na gestação, agravada pela doença, torna a TB um desafio para os serviços de saúde. O tratamento da TB, além de importante para a condição da gestante, diminui o risco de transmissão para o feto, o recém-nascido e os que moram na mesma residência. O esquema básico pode ser administrado nas doses habituais para gestantes e, dado o risco de toxicidade neurológica ao feto atribuído à isoniazida, recomenda-se o uso concomitante de piridoxina (50mg/dia). As gestantes e lactantes devem utilizar os esquemas preconizados, com atenção especial ao monitoramento das reações adversas. Os medicamentos anti-TB passam em pequenas quantidades pelo leite materno, sendo considerados seguros durante a amamentação. Não há contraindicações à amamentação, desde que a mãe não apresente mastite tuberculosa. Entretanto, enquanto a baciloscopia do escarro se mantiver positiva, recomenda-se o uso de máscara cirúrgica ao amamentar e ao cuidar da criança.

Padronizado, o esquema de tratamento da TB deve ser conduzido de acordo com as recomendações do Ministério da Saúde e compreende duas fases: a intensiva (ou de ataque) e a de manutenção. A fase intensiva tem por objetivo reduzir rapidamente a população bacilar e eliminar os bacilos com resistência natural a algum medicamento. Uma consequência da redução rápida da população bacilar é a diminuição da contagiosidade – para isso são associados medicamentos com alto poder bactericida. A fase de manutenção tem como meta eliminar os bacilos latentes ou persistentes e reduzir a possibilidade de recidiva da doença. Nessa fase são associados dois medicamentos com maior poder bactericida e esterilizante, ou seja, com boa atuação em todas as populações bacilares. No Brasil, o esquema básico para tratamento da TB em adultos e adolescentes é composto por quatro fármacos na fase intensiva e dois na fase de manutenção. A apresentação farmacológica dos medicamentos em uso para o esquema básico é em comprimidos em doses fixas combinadas com a apresentação tipo 4 em 1 (RHZE) ou 2 em 1 (RH) (Quadro 43.8).

Para todos os indivíduos em tratamento de TB pulmonar, a baciloscopia de escarro é recomendada mensalmente. Aqueles que apresentem baciloscopia positiva ao final do segundo mês de tratamento devem realizar cultura com identificação da micobactéria e teste de sensibilidade para investigação da possibilidade de TB resistente.[79,80] O tratamento supervisionado é recomendado para todos os doentes e pode ser particularmente útil para

Quadro 43.8 Esquema de tratamento da tuberculose

Esquema básico = 2RHZE/4RH **Indicado nos casos novos de todas as formas de tuberculose e nos retratamentos após recidiva e após abandono**					
Fases do tratamento	**Drogas**	**Peso da gestante**			
		Até 20kg	**20 a 35kg**	**35 a 45kg**	**> 45kg**
Fase intensiva – 2 meses: RHZE	R H Z E	10mg/kg/dia 10mg/kg/dia 35mg/kg/dia 25mg/kg/dia	2 comprimidos	3 comprimidos	4 comprimidos
Fase de manutenção – 4 meses: RH	R H	10mg/kg/dia 10mg/kg/dia	2 comprimidos	3 comprimidos	4 comprimidos

R: rifampicina; H: isoniazida; Z: pirazinamida; E: etambutol.
Dose por comprimido: R – 150mg; H – 75mg; Z – 400mg; E – 275mg.
Fonte: adaptado de Brasil, 2022.[62]

Quadro 43.9 Esquema de tratamento para meningoencefalite e forma osteoarticular

Esquema básico = 2RHZE/10RH						
Fases do tratamento	**Drogas**	**Peso da gestante**			
		Até 20kg	**20 a 35kg**	**35 a 45kg**	**> 45kg**
Fase intensiva – 2 meses: RHZE	R H Z E	10mg/kg/dia 10mg/kg/dia 35mg/kg/dia 25mg/kg/dia	2 comprimidos	3 comprimidos	4 comprimidos
Fase de manutenção – 10 meses: RH	R H	10mg/kg/dia 10mg/kg/dia	2 comprimidos	3 comprimidos	4 comprimidos

R: rifampicina; H: isoniazida; Z: pirazinamida; E: etambutol.
Dose por comprimido: R – 150mg; H – 75mg; Z – 400mg; E – 275mg.
Fonte: adaptado de Brasil, 2022.[62]

facilitar a adesão da grávida. Todos os medicamentos devem ser administrados em jejum, em tomada única ou, em caso de intolerância digestiva, com a refeição.

A rifampicina, a isoniazida e a pirazinamida são hepatotóxicas, mas não mais na grávida do que na população em geral. O manual de normas do Ministério da Saúde recomenda a avaliação laboratorial da função hepática durante o tratamento nos casos de ocorrência de icterícia ou manifestações digestivas acentuadas.[69]

O tratamento das formas meningoencefálica e osteoarticular é realizado com os mesmos fármacos do esquema básico, nas mesmas doses, sendo a segunda fase prolongada em 5 meses (Quadro 43.9). Nessa forma é recomendado o uso concomitante de corticosteroide oral – prednisona, 1 a 2mg/kg/dia por 4 semanas – ou venoso nos casos graves – dexametasona, 0,3 a 0,4mg/kg/dia por 4 a 8 semanas – com redução gradual.[79,80]

As gestantes com recidiva após cura ou retorno após abandono de tratamento devem ser tratadas com o mesmo esquema básico, porém deverão coletar material para cultura e teste de sensibilidade antes do início do tratamento.

Quando da identificação de resistência nos testes de sensibilidade ou ainda de hepatotoxicidade por qualquer droga do esquema, a gestante deverá ser conduzida a serviço de referência, já que seu tratamento será individualizado de acordo com os testes de sensibilidade da micobactéria e os riscos dos demais medicamentos.

A estreptomicina e os outros aminoglicosídeos devem ser evitados devido ao risco de ototoxicidade para o feto, assim como a etionamida, por ser teratogênica. O ciprofloxacino é o agente alternativo mais seguro para uso na gravidez.[81,82]

O parto de gestantes com TB em tratamento pode ser realizado com procedimentos de rotina em qualquer maternidade. O isolamento está indicado para aquelas com escarro positivo e/ou na fase inicial do tratamento (primeiras 3 semanas). O tratamento da TB é basicamente ambulatorial, e as gestantes não fogem à regra, sendo a internação reservada para aquelas com intercorrências graves.

Tratamento da infecção latente na gravidez

Recomenda-se postergar o tratamento da ILTB até o parto. Em gestantes com infecção pelo HIV, a ILTB deve ser tratada após o terceiro mês de gravidez.

Profilaxia primária

Por se tratar de bacilo vivo atenuado, a vacinação com BCG está contraindicada na gravidez.

Cuidados preventivos para o recém-nascido

A transmissão congênita da TB é possível, porém extremamente rara, podendo acontecer através da placenta, via hematogênica, ou durante a passagem pelo canal de parto – provocando, nesse caso, comprometimento gastrointestinal ou oftálmico no recém-nascido. No exame do nascituro, essas possibilidades devem ser levadas em conta.

O recém-nascido cuja mãe apresenta baciloscopia de escarro positiva deve ser mantido em quarto separado, limitando seu contato ao mínimo necessário até que a baciloscopia de escarro se torne negativa. Durante o contato, a mãe deverá fazer uso de máscara modelo 95, o que diminui sensivelmente o número de partículas capazes de aerossolização, reduzindo a probabilidade de transmissão.

A vacinação com BCG do recém-nascido de mãe com TB deve ser feita depois de afastada a possibilidade de transmissão congênita ou de contágio. Em caso de dúvida, a criança deverá receber quimioprofilaxia primária com isoniazida na dose de 10mg/kg/dia durante 3 meses; após esse período, se o teste tuberculínico for negativo, há indicação de vacinação e, quando positivo, passa a ser recomendada a continuidade da profilaxia medicamentosa. O mesmo procedimento pode ser recomendado quando a mãe é diagnosticada logo após o parto ou durante a amamentação. O teste tuberculínico deve ser evitado antes dos 3 meses, pois pode resultar em falso-positivo por transmissão hematogênica da reatividade materna ou através do leite.[62]

Referências

1. Wise RA, Polito AJ, Krishnan V. Respiratory physiologic changes in pregnancy. Immunol Allergy Clin N Am 2006; 26:1-12.
2. Pereira A, Krieger BP. Pulmonary complications of pregnancy. Clin Chest Med 2004; 25: 299-310.
3. National Heart, Lung and Blood Institute; National Asthma Education and Prevention Program Asthma and Pregnancy Working Group. NAEPP expert panel report. Managing asthma during

pregnancy: Recommendations for pharmacologic treatment – 2004 update. J Allergy Clin Immunol 2005; 115(1):34-46.

4. Dombrowski MP, Schatz M. ACOG Practice Bulletin: Clinical management guidelines for obstetrician-gynecologists number 90, February 2008: Asthma in pregnancy. Obstet Gynecol 2008; 111:457-64.
5. Prowse CM, Gaensler EA. Respiratory and acid-base changes during pregnancy. Anesthesiology 1965; 26:381. Disponível em: https://www.uptodate.com. Acesso em ago 2022.
6. Unterborn J. Pulmonary function testing in obesity, pregnancy, and extremes of body habitus. Clin Chest Med 2001; 22:759-67.
7. Sociedade Brasileira de Pneumologia e Tisiologia. IV Diretrizes brasileiras para o manejo da asma. J Bras Pneumol 2006; 32(supl 7):447-74.
8. Global Initiative for Asthma (GINA). Global Strategy for Asthma Management and Prevention. Disponível em: https://www.ginasthma.org. Acesso em 13 ago 2022.
9. All Z, Nilas L, Ulrik CS. Excessive gestational weight gain in first trimester is a risk factor for exacerbation of asthma during pregnancy: A prospective study of 1.283 pregnancies. J Allergy Clin Immunol 2018; 141:761-7.
10. Stevens DR, Perkins N, Chen Z, et al. Determining the clinical course of asthma in pregnancy. J Allergy Clin Immunol Pract 2022; 10:793-802.
11. BTS – British Thoracic Society. British Guideline on the Management of Asthma 2019. Disponível em: https://www.brit-thoracic.org.uk/quality-improvement/guidelines/asthma. Acesso em ago 2022.
12. Weimberger SE, Schatz M. Asthma in pregnancy: Clinical course and physiologic changes. UpToDate 2021. Disponível em: https://www.uptodate.com. Acesso em ago 2022.
13. Schatz M, Weimberger SE. Management of asthma during pregnancy. UpToDate. Disponível em: https://www.uptodate.com. Acesso em ago 2022.
14. Sunjaya AP, Allida SM, Di Tanna GL, Jenkins CR. Asthma and COVID-19 risk: A systematic review and meta-analysis. Eur Respir J 2022; 59:2101209.
15. Mirbeyk M, Saghazadeh A, Rezaei N. A systematic review of pregnant women with COVID-19 and their neonates. Arch Gynecol Obstet 2021; 304:5-38.
16. La Verde M, Riemma G, Torella M et al. Maternal death related to COVID-19: A systematic review and meta-analysis focused on maternal co-morbidities and clinical characteristics. Int J Gynaecol Obstet 2021; 154:212-9.
17. Morten M, Collison A, Murphy VE et al. Managing asthma in pregnancy (MAP) trial: FeNO levels and childhood asthma. J Alelergy Clin Immunol 2018; 142:1765-72.
18. ACOG Practice Bulletin: Clinical management guidelines for obstetrician-gynecologists 2008: asthma in pregnancy. Obstet Gynecol. 2008;111: 457-64.
19. Namazy JA, Murphy VE, Powell H, Gibson PG, Chambers C, Schatz M. Effects of asthma severity, exacerbations and oral corticosteroids on perinatal outcome. Eur Respir J 2013; 41:1082-90.
20. Corrêa RA, Lundgren FLC, Pereira-Silva JL et al. Diretrizes brasileiras para pneumonia adquirida na comunidade em adultos imunocompetentes. J Bras Pneumol 2009; 35: 574-601.
21. Jain S, Self WH, Wunderink RG et al. Community-acquired pneumonia requiring hospitalization among U.S. adults. N Engl J Med 2015; 373:415-27.
22. Broulette J, Yu H, Pyenson B, Iwasaki K, Sato R. The incidence rate and economic burden of community-acquired pneumonia in a working-age population. Am Health Drug Benefits 2013; 6:494-503.
23. Lopardo GD, Fridman D, Raimondo E et al. Incidence rate of community-acquired pneumonia in adults: A population-based prospective active surveillance study in three cities in South America. BMJ Open 2018; 8:e019439.
24. DATASUS. Ministério da Saúde. Disponível em: http://tabnet.datasus.gov.br/cgi/tabcgi.exe?sih/cnv/niuf.def. Acesso em 15 ago 2022.
25. Lim WS, Macfarlane JT, Colthorpe CL. Treatment of community-acquired lower respiratory tract infections during pregnancy. Am J Respir Med 2003; 2:221-33.
26. Shariatzadeh MR, Marrie TJ. Pneumonia during pregnancy. Am J Med 2006; 119:872-6.
27. Finland M, Dublin TD. Pneumococcal pneumonias complicating the pregnancy and puerperium. JAMA 1939; 250:1027-32.
28. Hopwood HG. Pneumonia in pregnancy. Obstet Gynecol 1965; 25:875-9.
29. Benedetti TJ, Valle R, Ledger WJ. Antepartum pneumonia in pregnancy. Am J Obstet Gynecol 1982; 144:413-7.
30. Madinger NE, Greenspoon JS, Ellrodt AG. Pneumonia during pregnancy: Has modern technology improved maternal and fetal outcome? Am J Obstet Gynecol 1989; 161:657-62.
31. Berkowitz K, LaSala A. Risk factors associated with the increasing prevalence of pneumonia during pregnancy. Am J Obstet Gynecol 1990; 163:981-5.
32. Richey SD, Roberts SW, Ramin KD, Ramin SM, Cunningham FG. Pneumonia complicating pregnancy. Obstet Gynecol 1994; 84:525-8.
33. Yost NP, Bloom SL, Richey SD, Ramin SM, Cunningham FG. An appraisal of treatment guidelines for antepartum community-acquired pneumonia. Am J Obstet Gynecol 2000; 183:131-5.
34. Jin Y, Carrìere KC, Marrie TJ, Predy G, Jonhson DH. The effects of community-acquired pneumonia during pregnancy ending with a live birth. Am J Obst Gynecol 2003; 18:800-6.
35. Wunderink RG, Waterer GW. Community-acquired pneumonia: Pathophysiology and host factors with focus on possible new approaches to management of lower respiratory tract infections. Infect Dis Clin North Am 2004; 18:743.
36. Donalisio M, Arca C, Madureira P. Clinical, epidemiological, and etiological profile of inpatients with community-acquired pneumonia at a general hospital in the Sumaré microregion of Brazil. J Bras Pneumol 2011; 37:200-8.
37. Rozenbaum MH, Pechlivanoglou P, van der Werf TS, Lo-Ten-Foe JR, Postma MJ, Hak E. The role of Streptococcus pneumoniae in community-acquired pneumonia among adults in Europe: A meta-analysis. Eur J Clin Microbiol & Infect Dis 2013; 32:305-16.
38. Musher DM, Thorner AR. Community-acquired pneumonia. N Engl J Med 2014; 371:1619-28.
39. Ruuskanen O, Lahti E, Jennings LC, Murdoch DR. Viral pneumonia. Lancet 2011; 377(9773):1264-75.
40. Shinde V, Bridges CB, Uyeki TM et al. Triple-reassortant swine influenza A (H1) in humans in the United States, 2005-2009. N Engl J Med 2009; 360:2616-25.
41. Novel Swine-Origin Influenza A (H1N1) Virus Investigation Team. Emergence of a novel swine-origin influenza A (H1N1) virus in humans. N Engl J Med. 2009; 360:2605-15.
42. Assiri A, Al-Tawfiq JA, Al-Rabeeah AA et al. Epidemiological, demographic, and clinical characteristics of 47 cases of Middle East respiratory syndrome coronavirus disease from Saudi Arabia: A descriptive study. Lancet Infect Dis 2013; 13:752-61.
43. Gao HN, Lu HZ, Cao B et al. Clinical findings in 111 cases of influenza A (H7N9) virus infection. N Engl J Med 2013; 368:2277-85.
44. Zhu N, Zhang D, Wang W et al. A novel coronavirus from patients with pneumonia in China, 2019. N Engl J Med 2020; 382:727-33.
45. Gaydos CA. What is the role of newer molecular tests in the management of CAP? Infect Dis Clin North Am 2013; 27:49-69.
46. Santos JWA, Nascimento DZ, Guerra VA, Rigo VS, Michel GT, Dalcin TC. Community-acquired staphylococcal pneumonia. J Bras Pneumol 2008; 34:683-9.
47. Cilloniz C, Dominedò C, Gabarrús A et al. Methicillin-susceptible staphylococcus aureus in community-acquired pneumonia: Risk factors and outcomes. J Infect 2021; 82:76-83.
48. Arnold FW, Summersgill JT, Ramirez JA. Role of atypical pathogens in the etiology of community-acquired pneumonia. Semin Respir Crit Care Med 2016; 37:819-28.

49. Shindo Y, Ito R, Kobayashi D et al. Risk factors for drug-resistant pathogens in community-acquired and healthcare-associated pneumonia. Am J Respir Crit Care Med 2013; 188:985-95.
50. Corrêa RA, Costa AN, Lundgren F et al. 2018 Recommendations for the management of community acquired pneumonia. J Bras Pneumol 2018; 44:405-23.
51. Goodnight WH, Soper DE. Pneumonia in pregnancy. Crit Care Med 2005; 33[Suppl]:S390-S397.
52. Lim WS, Macfarlane JT, Colthorpe CL. Pneumonia and pregnancy. Thorax 2001; 56:398-405.
53. Jamieson DJ, Honein MA, Rasmussen SA et al. H1N1 2009 influenza virus infection during pregnancy in the USA. Lancet 2009; 374:451-8.
54. Brasil. Ministério da Saúde. Informe técnico. 23º Campanha Nacional de Vacinação contra a Influenza. Disponível em: http://portal.saude.gov.br/portal/arquivos/pdf/informe_influenzase3325082009.pdf. Acesso em 29 ago 2022.
55. Soper DE. Pneumonia in pregnancy. Crit Care Med 2005; 33[Suppl.]: S390-S397.
56. Rodrigues JM, Niederman MS. Pneumonia complicating pregnancy. Clin Chest Med 1992; 13:679-91.
57. Diethelm L, Xu H. Diagnostic imaging of the lung during pregnancy. Clin Obstet Gynecol 1996; 39:36-55.
58. Smego RA Jr, Asperilla MO. Use of acyclovir for varicella pneumonia during pregnancy. Obstet Gynecol 1991; 78:1112-6.
59. ACOG Committee Opinion No. 741: Maternal immunization. Obstet Gynecol 2018; 131:e214-e217.
60. Snider Jr DE. Pregnancy and tuberculosis. Chest 1984; 3S:10s-13s.
61. Brasil. Ministério da Saúde, Secretaria de Vigilância em Saúde. Boletim epidemiológico – Número especial: mar 2022.
62. Brasil. Ministério da Saúde, Secretaria de Vigilância em Saúde, Departamento de Vigilância das Doenças Transmissíveis. Manual de recomendações para o controle da tuberculose no Brasil. Brasília: Ministério da Saúde, 2022.
63. American Thoracic Society. Targeted tuberculin testing and treatment of latent tuberculosis infection. Am J Respir Crit Care Med 2000; 161:S221-S247.
64. Figueroa-Damian R, Arredondo-Garcia JL. Neonatal outcome of children born to women with tuberculosis. Arch Med Res 2001; 32:66-9.
65. Jana N, Vasishta K, Saha SC, Ghosh K. Obstetrical outcomes among women with extrapulmonary tuberculosis. N Engl J Med 1999; 341:645-9.
66. WHO. Global tuberculosis report 2021. Geneva: World Health Organization; 2021. Disponível em: https://www.who.int/publications/digital/global-tuberculosis-report-2021.
67. Navarro PD, Almeida IN, Kritski AL et al. Prevalência da infecção latente por *Mycobacterium tuberculosis* em pessoas privadas de liberdade. J Bras Pneumol 2016; 42: 348-55.
68. Augusto VM. Fatores de risco para tuberculose pulmonar com confirmação bacteriológica em Belo Horizonte. Tese de doutorado apresentada ao Programa de Pós-Graduação em Medicina Tropical da UFMG. Belo Horizonte, 2010.
69. Brasil. Ministério da Saúde, Secretaria de Vigilância em Saúde, Departamento de Vigilância das Doenças Transmissíveis. Manual de recomendações para o controle da tuberculose no Brasil. Brasília: Ministério da Saúde, 2019.
70. McWilliams T, Wells AU, Harrison AC, Lindstrom S, Cameron RJ, Foskin E. Induced sputum and bronchoscopy in the diagnosis of pulmonary tuberculosis. Thorax 2002; 57:1010-4.
71. WHO. Policy statement: Automated real-time nucleic acid amplification technology for rapid and simultaneous detection of tuberculosis and rifampicin resistance: Xpert MTB/RIF system. Policy statement: automated real time nucleic acid amplification technology for rapid and simultaneous detection of tuberculosis and rifampicin resistance: Xpert MTB/RIF system, 2011. Disponível em: https://apps.who.int/iris/handle/10665/44586.
72. Brasil. Ministério da Saúde, Fundação Nacional de Saúde. Plano Nacional de Controle da Tuberculose – Normas técnicas, estrutura e operacionalização 2000. Brasília: Ministério da Saúde 2000.
73. Bugiani M, Borracino A, Migliore E et al. Tuberculin reactivity in adult BCG vaccinated subjects. A cross-sectional study. Int J Tuberc Lung Dis 2003; 7:320-6.
74. Present PA, Comstock GW. Tuberculin sensitivity in pregnancy. Am Rev Respir Dis 1975; 112:413-6.
75. Ericksen NL, Helfgott AW. Cutaneous anergy in pregnant and non-pregnant women with human immunodeficiency virus. Infect Dis Obstet Gynecol 1998; 54:13-7.
76. Birku M, Desalegn G, Kassa G, Tsegaye A, Abebe M. Effect of pregnancy and HIV infection on detection of latent TB infection by Tuberculin Skin Test and QuantiFERON-TB Gold In-Tube assay among women living in a high TB and HIV burden setting. Int J Infect Dis 2020; 101:235-42.
77. WHO. Rapid communication: TB antigen-based skin tests for the diagnosis of TB infection. Geneva: World Health Organization, 2022. Disponível em: https://www.who.int/publications/i/item/WHO-UCN-TB-2022.1.
78. Greco S, Girardi E, Masciangelo R, Capocceta GB, Saltini C. Adenosine deaminase and interferon gamma measurement for the diagnosis of tuberculosis pleurisy: A meta anlaysis. Int J Tuberc Lung Dis 2003; 7:777-86.
79. Sociedade Brasileira de Pneumologia e Tisiologia. III Diretrizes para tuberculose da Sociedade Brasileira de Pneumologia e Tisiologia. J Bras Penumol 2009; 35:1018-48.
80. Brasil. Ministério da Saúde. Secretaria de Vigilância em Saúde. Departamento de Vigilância Epidemiológica. Programa Nacional de Controle da Tuberculose. Nota técnica sobre as mudanças do tratamento da tuberculose no Brasil, para adultos e adolescentes. Disponível em: https://files.cercomp.ufg.br/weby/up/734/o/NOTA_TÉCNICA_SOBRE_AS_MUDANÇAS_NO_TRATAMENTO_DA_TUBERCULO_NO_BRASIL_PARA_ADULTOS_E_ADOLESCENTES.PDF?1409055467.
81. Czeizel AE, Rockenbauer M, Oslen J, Sorensen HT. A population-based case-control study of the safety of the oral anti-tuberculosis drug treatment during pregnancy. Int J Tuberc Lung Dis 2001; 5:564-8.
82. Fiuza de Melo FA, Lazarini SR, Cunha ALB. Tuberculose, gestação e puerpério. J Pneumol 1993; 19:103-5.

Doenças Neurológicas

CAPÍTULO

44

Ana Paula Gonçalves
Paulo Caramelli

INTRODUÇÃO

A abordagem das doenças neurológicas de mulheres em idade fértil exige especial atenção para aspectos próprios do sexo e dessa faixa etária. Os hormônios femininos atuam de diferentes maneiras nas doenças neurológicas e aumentam a gravidade em algumas, como nas epilepsias e em tipos específicos de cefaleia. Deve-se considerar os planos da mulher quanto a gestações e suas perspectivas futuras, além de ponderar os efeitos do tratamento e dos medicamentos neurológicos para o feto. A atenção neurológica à gestante se concentra no curso das doenças neurológicas crônicas durante a gravidez e das doenças neurológicas agudas associadas à gestação.

NEUROBIOLOGIA DOS HORMÔNIOS SEXUAIS E ALTERAÇÕES METABÓLICAS DA GESTAÇÃO

Os hormônios femininos estrogênio e progesterona estão envolvidos na fisiopatologia de várias doenças neurológicas, expressando mudanças em suas prevalências, gravidade e evolução.

O estrogênio cumpre papel central na fisiopatologia das migrâneas, aumentando a frequência de crises, sobretudo na migrânea com aura.[1] O aumento dos níveis de estrogênio também predispõe o aumento dos fatores de coagulação (fatores VII, VIII e X, fator Von Willebrand e fibrinogênio)[2] e dos fenômenos tromboembólicos, enquanto os níveis elevados de progesterona induzem vasodilatação, estase e edema.[3]

Estudos em modelos animais comprovaram a redução do limiar de crises epilépticas promovida pelo estradiol, por ação glutamatérgica, e a ação anticonvulsivante da progesterona, por modulação alostérica gabaérgica.[4] Esses efeitos hormonais no curso das epilepsias fica claro nas epilepsias catameniais, consideradas quando as crises dobram em frequência ou ocorrem exclusivamente em determinado período do ciclo menstrual.[5] As crises epilépticas, por sua vez, interferem no funcionamento do eixo hipotálamo-hipofisário não só pelo aumento da prolactina pós-ictal,[6] mas também por modificação dos pulsos de hormônio luteinizante.[7] Em decorrência dessas interações, as mulheres com epilepsia têm incidência maior de ovários policísticos, ciclos menstruais irregulares, amenorreia e falência ovariana prematura.[8]

Durante a gestação, observa-se imunossupressão fisiológica com predomínio dos mecanismos celulares para proteção fetal de anticorpos maternos. Desse modo, há tendência de redução da atividade da esclerose múltipla. Os altos níveis de estrogênio reduzem a apoptose de células B autorreativas e facilitam o desenvolvimento de novas células B periféricas, deslocando o equilíbrio da imunidade TH2. Esse processo pode ativar a neuromielite óptica.[9] Células *natural-killer* exercem importante função no controle da implantação do embrião e mantêm a imunotolerância por secreção de citocinas anti-inflamatórias.

CEFALEIAS

Epidemiologia

As cefaleias estão entre as condições mais comuns e incapacitantes em todo o mundo, e 20% das mulheres sofrem de cefaleias primárias.[10] Antes da puberdade, a incidência é igual entre os sexos, mas após essa fase as migrâneas são três vezes mais prevalentes em mulheres, com incidência cumulativa de 43% no sexo feminino e 18% no masculino.[1] Esse aumento na prevalência tem início com a menarca e sofre redução após a menopausa, revelando clara relação com as flutuações hormonais.[11]

Principais conceitos e critérios diagnósticos

Segundo a classificação internacional, as cefaleias são consideradas primárias ou secundárias.[12] As secundárias serão abordadas no tópico de doenças neurológicas agudas durante a gestação e estão associadas a uma causa identificável. Nas cefaleias primárias não existe uma causa evidente e provavelmente há predisposição genética, sendo as mais comuns a cefaleia tensional, a migrânea ou enxaqueca e a cefaleia em *cluster*. Esta última é rara e mais frequente em homens, não havendo dados relevantes quanto à gestação.[13] A cefaleia tensional é a mais comum entre as cefaleias primárias e seu curso não costuma sofrer alterações durante a gestação. A frequência das crises de dor na migrânea costuma sofrer redução de 70% a 80% durante a gestação, em geral a partir do segundo trimestre,[14] e apenas 5% das gestantes relatam piora do quadro.[13] O Quadro 44.1 apresenta os critérios diagnósticos das cefaleias.

Abordagem das cefaleias durante a gestação

Em geral, os medicamentos para profilaxia das cefaleias (Quadro 44.2) devem ser evitados durante a gestação. Técnicas de *biofeedback,* atividade física, melhora da qualidade do sono, alimentação regular e redução do estresse têm mostrado benefícios.

A dose de 400mg de óxido de magnésio, uma a duas vezes ao dia, tem sido proposta e considerada segura tanto como medicamento profilático como para abortar as crises de dor.[15] A amitriptilina (categoria C), antidepressivo tricíclico, é uma opção para profilaxia de cefaleia tensional, mas cabe lembrar que esse tipo de cefaleia frequentemente tem intensidade leve a moderada e não costuma exigir tratamento profilático. Doses entre 25 e 50mg são consideradas seguras, mas doses altas estão relacionadas com deformidade dos membros do feto. Os tricíclicos devem ser suspensos 4 semanas antes do parto para evitar sonolência neonatal, prejuízo da sucção e *jitteriness* (movimentos involuntários, como tremores e hipertonia). O uso é seguro durante a amamentação.

Para tratamento profilático da migrânea, tem sido proposto o uso de propranolol em baixas doses.[16] O atenolol (categoria D) apresenta risco maior. Os betabloqueadores devem ser suspensos alguns dias antes do parto, para evitar bradicardia fetal e redução das contrações uterinas. O uso de fármacos anticrises (FAC), como topiramato (TPM – categoria D) deve ser evitado durante a gestação, sendo contraindicado o ácido valproico (VPA). O uso de bloqueadores de canal de cálcio é seguro (categoria C). O verapamil tem efeito tocolítico e deve ser evitado no final da gestação, além de apresentar potenciais efeitos negativos na lactação.

Náuseas e vômitos são comuns durante os episódios de migrânea. O uso de antieméticos, como a metoclopramida, é considerado seguro na gestação (categoria B). A metoclopramida apresenta ainda propriedades antinociceptivas e está entre os medicamentos que interrompem as crises de dor.

O uso intermitente da ondansetrona durante a gravidez também é considerado seguro ou de risco muito baixo.

O acetaminofeno (até 4g) é o analgésico de escolha durante a gestação, embora alguns estudos tenham associado seu uso a transtorno de déficit de atenção e hiperatividade e autismo em crianças.[17] O uso de ácido acetilsalicílico (AAS) é seguro durante os dois primeiros trimestres de gestação, mas deve ser evitado no terceiro em virtude do risco de hemorragia pós-parto, sangramento neonatal e fechamento prematuro do ducto arterioso. Durante a amamentação, como há risco de síndrome de Reye, o AAS deve ser evitado. Anti-inflamatórios não esteroides devem ser evitados durante o terceiro trimestre também em razão de fechamento prematuro do ducto arterioso, além de oligodrâmnio.[13]

Os triptanos devem ser evitados durante a gestação, mas são considerados seguros durante a lactação, por serem minimamente excretados no leite materno.[16] Foi descrito aumento do risco de abortamento espontâneo no primeiro trimestre,[18] bem como atonia uterina e sangramento durante o parto, após o uso dessa classe de medicamentos durante o segundo e terceiro trimestres.[16] O uso de ergotamina é contraindicado na gestação e na lactação: na gestação, promove vasoconstrição uterina com consequente hipertonia, aumentando o risco de aborto; durante o período de lactação, inibe a secreção de prolactina materna e causa náuseas, vômitos e diarreia no lactente.[13]

Os opiáceos não são considerados a primeira opção durante a gestação (categoria C), pois estão associados a náuseas e constipação intestinal, além de sintomas de abstinência no neonato e sedação do lactente.[13]

O uso de crônico de esteroides deve ser evitado por ter sido descrita a supressão da adrenal fetal, além de malformações, catarata neonatal e até óbito fetal. Quando indicada, a prednisona deve ser preferida em relação à dexametasona (categoria C), uma vez que é metabolizada na placenta para a forma inativa com efeitos mínimos sobre o feto.[13] O Quadro 44.3 apresenta os principais medicamentos analgésicos adotados no tratamento da cefaleia.

Quadro 44.1 Critérios diagnósticos para as cefaleias – Terceira Classificação Internacional das Cefaleias

Descrição		Critérios diagnósticos
Cefaleia tensional	Cefaleia tipicamente bilateral, em pressão ou em aperto, de intensidade leve a moderada, com duração de minutos a dias A dor não piora com atividade física, não está associada a náuseas Fotofobia e fonofobia podem estar presentes Considerada **infrequente** – < 1 dia por mês ou < 12 vezes ao ano; **frequente** – entre 1 e 14 dias no mês, por pelo menos 3 meses; ou **crônica** – > 15 dias no mês por > 3 meses	A – Pelo menos 10 episódios preenchendo os critérios de B a D B – Duração de 30 minutos a 7 dias C – Pelo menos duas das quatro características: 1) Localização bilateral 2) Em aperto ou pressão (não pulsátil) 3) Intensidade leve a moderada 4) Não agravada por atividade física, caminhada ou subir escadas D – Ambas as características: 1) Ausência de náuseas ou vômitos 2) Presença de não mais que um sinal: fotofobia ou fonofobia E*
Migrânea sem aura	Ataques recorrentes de cefaleia com duração de 4 a 72 horas As características típicas da dor são localização unilateral, pulsátil, intensidade moderada a grave, agravada ou incapacitando atividade física, associada a náuseas e vômitos, foto e fonofobia	A – Pelo menos cinco episódios de dor preenchendo os critérios B a D B – Crises de cefaleia com duração entre 4 e 72 horas, quando não tratadas ou tratadas de maneira inadequada C – Presença de pelo menos duas das quatro características: 1) Unilateral 2) Pulsátil 3) Intensidade moderada a grave 4) Agravada ou impossibilitando atividades físicas D – Pelo menos uma das seguintes características presentes durante a dor: 1) Náuseas e/ou vômitos 2) Fotofobia e fonofobia E*
Migrânea com aura	Episódios recorrentes, com duração de minutos, de alterações unilaterais e reversíveis de sintomas visuais, sensoriais ou outras manifestações do sistema nervoso central, que em geral se agravam gradualmente e com frequência são seguidos por cefaleia com características migranosas	A – Pelo menos dois episódios preenchendo os critérios B e C B – Um ou mais dos seguintes sintomas, reversíveis: 1) Visual 2) Sensorial 3) Fala ou linguagem 4) Motor 5) Tronco encefálico 6) Retina C – Apresentar pelo menos três das seis características: 1) Pelo menos um sintoma da aura se intensificando por 5 minutos 2) Dois ou mais sintomas de aura ocorrendo em sucessão 3) Duração de cada aura entre 5 e 60 minutos 4) Pelo menos um sintoma de aura unilateral 5) Pelo menos um sintoma de aura positivo 6) Aura acompanhada ou sucedida nos próximos 60 minutos por cefaleia D*

*Não mais bem explicada por outra condição da Classificação Internacional das Cefaleias.
Fonte: adaptado de Olesen, 2018.[12]

Quadro 44.2 Medicamentos profiláticos para migrânea

Classe do medicamento	Medicamento	Dose	Categoria do FDA para gestação	Gestação	Lactação
Anticrises	Topiramato	–	D	Não indicado	Seguros
	Ácido valproico	–	X	Contraindicado	
Betabloqueadores	Propranolol Metoprolol	–	C	Considerados nas migrâneas refratárias às medidas não medicamentosas	Seguros
Bloqueadores de canais de cálcio	Verapamil	–	C	Podem ser considerados Evitar uso no final da gestação	Seguros
Tricíclicos	Amitriptilina Nortriptilina	25 a 50mg/dia	C	Podem ser considerados	Seguros

FDA: Food and Drug Administration.
Fonte: adaptado de Sader & Rayhill, 2018.[13]

Quadro 44.3 Medicamentos analgésicos para uso em cefaleia

Classe do medicamento	Medicamento	Categoria do FDA	Gestação	Lactação
Analgésicos	Acetaminofeno Dipirona Ibuprofeno/naproxeno	B NC B/D	Seguro – Seguro no segundo trimestre*	Seguros
Antieméticos	Metoclopramida Ondansetrona	B B	Seguros com uso intermitente	Seguros
Ergotamínicos	Ergotamina	X	Contraindicados	Contraindicados
Triptanos	Sumatriptano	C	Podem ser considerados em casos graves e refratários	Seguros
Esteroides	Prednisona Dexametasona	C C	Considerar uso ocasional Uso crônico deve ser evitado	Seguros Evitar uso em altas doses

*Não utilizar por mais de 72 horas nem > 32 semanas.
FDA: Food and Drug Administration; NC: não classificado.
Fonte: adaptado de Sader & Rayhill, 2018.[13]

EPILEPSIAS

Epidemiologia

As epilepsias acometem cerca de 70 milhões de pessoas em todo o mundo, com prevalência de 6 a cada 1.000 mulheres,[19] o que corresponde a 15 milhões de mulheres em idade fértil com epilepsia.[20]

Principais conceitos e critérios diagnósticos

A epilepsia é definida pela International League Against Epilepsy (ILAE) como transtorno cerebral caracterizado pela predisposição persistente de gerar crises epilépticas e suas consequências neurobiológicas, cognitivas, psicológicas e sociais.[21]

Cabe diferenciar epilepsia de sua principal manifestação, a crise epiléptica, conceituada como a ocorrência de sinais e sintomas transitórios secundários à atividade neuronal anormal excessiva e síncrona.[21] As crises epilépticas ocorrem como manifestação das epilepsias ou em decorrência de algum insulto agudo sistêmico ou cerebral. Quando há insulto agudo ao sistema nervoso central (SNC), como acidente vascular cerebral (AVC), traumatismo cranioencefálico (TCE), infecções ou cirurgias, são denominadas crises sintomáticas agudas. As crises são consideradas provocadas quando há fatores desencadeantes removíveis, como distúrbios hidroeletrolíticos, suspensão abrupta de benzodiazepínicos e outros medicamentos e consumo abusivo de álcool ou drogas. Os mecanismos de base dessas crises são aumento da excitabilidade, redução da inibição e suspensão de agentes depressores do SNC. O risco de recorrência das crises sintomáticas agudas e provocadas é menor que 60%, não configurando, portanto, o diagnóstico de epilepsia, como se verá mais adiante.[22]

Deve-se manter a atenção quanto aos eventos de base não epiléptica que podem mimetizar crises epilépticas e que não raro são de difícil reconhecimento. Há eventos orgânicos, como a síndrome do QT longo, que exigem pronta intervenção. Os quadros de base não orgânica – as crises de origem não epiléptica psicogênica (CNEP) – devem ser diagnosticados para evitar iatrogenias. Nesse contexto, a história detalhada e a semiologia da crise são fundamentais. A monitoração prolongada por meio de videoeletroencefalograma é considerada o padrão ouro para elucidação do quadro.[23,24]

Considerando a definição operacional, também proposta pela ILAE, o diagnóstico de epilepsia é realizado em três situações: quando há relato de duas crises não provocadas no período de mais de 24 horas, em caso de uma crise não provocada (ou reflexa) e risco de recorrência maior ou igual a 60% ou na presença de síndrome epiléptica.[25] Para fins práticos, sobretudo de tratamento, adota-se o sistema simplificado de classificação das crises, que propõe três grupos principais: crises de início focal, de início generalizado e de início desconhecido. As crises focais podem cursar com comprometimento do contato com o meio, quando recebem a denominação de crises focais disperceptivas, ou crises com o contato preservado, as chamadas crises focais perceptivas. Há ainda eventos em que, em virtude das informações incompletas, não é possível classificar a crise – crises não classificadas.[26]

Assistência à gestante com epilepsia

Idealmente, os cuidados destinados à gestante com epilepsia devem iniciar anos antes da gestação, e o trabalho de aconselhamento e orientação deve ser conduzido com todas as mulheres em idade fértil. Em torno de 65% das gestações em que a epilepsia é uma comorbidade não são planejadas, taxa semelhante à observada na população em geral.[27] A tendência de não aderência ao tratamento alcança 62%, e 15% das gestantes suspendem os FAC sem discussão prévia com seus médicos.[28] O uso de ácido fólico é preconizado para todas as mulheres com epilepsia em idade reprodutiva.[29] A dose recomendada é de 4mg (10 vezes maior do que para a população em geral) para as mulheres com alto risco de malformação fetal, como as epilépticas, mas os dados referentes à melhor dose no contexto das epilepsias ainda são escassos. Cabe considerar que muitos FAC agem no metabolismo do folato,[30] aumentando o risco de malformações.[29]

Durante a gestação, várias alterações fisiológicas envolvem todo o organismo, como aumento do volume sanguíneo total e do fluxo renal, alteração dos níveis de albumina e indução do metabolismo hepático. Esses fatores, associados à hiperêmese gravídica e à não aderência ao tratamento, resultam na redução do nível sérico dos FAC, aumentando o risco de crises.[30] A maioria das gestantes apresenta melhora ou frequência estabilizada das crises.

O *European Registry of Antiepileptic Drugs and Pregnancy* (EURAP) é um banco de dados com registro de 3.806 gestações de 3.451 mulheres. Os estudos dessa base revelam que 66,6% das gestantes permanecem livres de crises durante a gestação e que 15,2% apresentam crises tônico-clônicas generalizadas. As gestantes com crises generalizadas têm chance significativamente maior de permanecerem controladas do que aquelas com crises focais (73,6% *versus* 59,5%). O melhor preditor da frequência de crises durante a gestação é a frequência nos 9 a 12 meses que antecedem a concepção.[31] As mulheres com crises catameniais (menstruais) tendem a apresentar melhora da frequência das crises durante a gestação.[32] A ocorrência de crises tônico-clônicas generalizadas, sobretudo prolongadas, provoca hipóxia e acidose láctica, podendo ocasionar risco fetal e materno. As crises focais também não são inócuas, tendo sido reportadas alterações nos parâmetros cardiotocográficos e sofrimento fetal.[33]

Fármacos anticrises

Na população em geral, malformações fetais acontecem em 2% a 3% das gestações. Nas mulheres que usam FAC durante a gestação, esse risco é de 3% a 10%, sendo dose-dependente. O VPA apresenta taxa significativamente alta de malformações em doses acima de 1.500mg/dia, enquanto doses menores que 750mg têm taxa equiparável à de outros FAC. Dose de fenobarbital (PB) maior que 150mg/dia mostrou-se tão teratogênica quanto a de VPA.[34]

Para a escolha do melhor FAC, a primeira consideração diz respeito ao tipo de crise que a mulher apresenta. Para o tratamento das crises focais em geral, os fármacos mais prescritos são carbamazepina (CBZ), fenobarbital (PB), fenitoína (PHT), lamotrigina (LTG), lacosamida (LCS) e levetiracetam (LVT), este último de amplo espectro, tratando também as crises generalizadas. Os indutores enzimáticos – CBZ, PB e PHT – aumentam o *turnover* ósseo e o metabolismo da vitamina D, predispondo osteopenia e osteoporose e provocando a falha dos contraceptivos hormonais. Durante a gestação, deve-se evitar o uso de doses de PHT e PB acima de 150mg/dia, em razão dos efeitos teratogênicos (Quadro 44.4).

Os FAC para controle das crises generalizadas incluem VPA, LTG, TPM e LVT. O VPA, como já mencionado, é contraindicado na gestação; entretanto, poderá ser utilizado naquelas situações em que seja o único medicamento a promover o controle das crises, evitando, sempre que possível, doses acima de 750mg/dia. O uso de TPM implica risco aumentado de fenda palatina. Benzodiazepínicos, como clobazam (CLB) e clonazepam (CLN), frequentemente são prescritos como adjuvantes.

Durante a gestação, o tratamento em monoterapia é o ideal, na menor dose tolerada para manter as crises sob controle. A dosagem do nível sérico pré-concepção pode ser útil.[35] Especial atenção deve ser destinada ao uso de LTG e LVT, que apresentam quedas expressivas nos níveis séricos durante a gestação.[36] O estrogênio ativa a glicuronil-transferase hepática, via de metabolização da LTG, provocando aumento do *clearance* desse fármaco, que atinge o pico em torno de 300% com 32 semanas de gestação. No pós-parto, é necessário o ajuste inverso, com redução da dose, iniciando no terceiro dia após o parto – o objetivo é que a dose pré-gestacional seja atingida entre o décimo e o 21° dia.[37] Os medicamentos de metabolização renal, como o LVT, retornam aos níveis prévios em 2 a 3 semanas, enquanto os metabolizados via citocromo P450 levam de 4 a 8 semanas para alcançar a normalização.[38]

As mulheres com epilepsia devem ser encorajadas a amamentar, uma vez que o uso de FAC é seguro durante a amamentação. Os FAC de primeira e segunda gerações têm alta ligação proteica, e baixas porcentagens são excretadas no leite materno, enquanto os novos FAC, apesar da alta taxa de excreção, são mais bem tolerados pelo lactente.[39]

Quadro 44.4 Principais fármacos anticrises

Medicamento	Principal mecanismo de ação	Indução enzimática e ligação proteica	Espectro	Doses habituais	Principais eventos adversos
Fenobarbital (PB)	Agonista de receptores GABA	Potente indutor/90%	Crises focais (++) e generalizadas (++)	100 a 200mg/dia	Sonolência, ataxia, sedação, prejuízo de memória
Fenitoína (PHT)	Transporte de sódio transmembrana	Indutor/90%	Crises focais (++) e generalizadas (++); pode piorar mioclonias	300mg/dia	Farmacodermia, hipertrofia gengival
Carbamazepina (CBZ)	Condutância dos canais de sódio	Potente indutor/75%	Crises focais (++) e generalizadas (+), exceto mioclonias e ausências	400 a 1.800mg/dia	Sonolência, tontura, diplopia, *rash* cutâneo, hiponatremia

(Continua)

Quadro 44.4 Principais fármacos anticrises *(Cont.)*

Medicamento	Principal mecanismo de ação	Indução enzimática e ligação proteica	Espectro	Doses habituais	Principais eventos adversos
Ácido valproico (VPA)	Múltiplos, elevação de GABA no SNC	Inibidor/90%	Amplo: focais (+) e generalizadas (++), incluindo ausências e mioclonias	750 a 3.000mg/dia	Anorexia, náuseas e vômitos Ganho de peso, tremores e síndrome dos ovários policísticos
Lamotrigina (LTG)	Bloqueia canais de sódio voltagem-dependentes	Inerte	Amplo espectro: focais (++), generalizadas (++); piora mioclonias em 20% dos casos	200 a 600mg/dia	Farmacodermia grave, DRESS, tontura, diplopia, insônia
Topiramato (TPM)	Múltiplos: potencializa correntes $GABA_A$, modula canais de sódio voltagem-dependentes, bloqueia receptor de glutamato	Indutor enzimático moderado; provoca indução em doses > 200mg/dia	Crises focais (++) e generalizadas (++)	200 a 400mg/dia	Déficit cognitivo, perda de peso, glaucoma, nefrolitíase
Levetiracetam (LVT)	Ligação na proteína de vesícula sináptica SV2, inibindo a exocitose de neurotransmissores	Inerte	Amplo espectro: focais (++), generalizadas (++), incluindo mioclonias	500 a 3.000mg/dia	Irritabilidade, alterações comportamentais
Lacosamida (LCS)	Atua na inativação lenta dos canais de sódio	Inerte	Crises focais (++)	200 a 400mg/dia	Tontura e efeitos gastrointestinais

DRESS: síndrome da farmacodermia com eosinofilia e sintomas sistêmicos; GABA: ácido gama-aminobutírico; SNC: sistema nervoso central.
Fonte: adaptado de Pennell *et al.*, 2008.[38]

Complicações

A taxa de abortos espontâneos não é estatisticamente diferente nas mulheres com (14,8%) e sem epilepsia (18,5%).[40] Complicações comuns nas gestantes com epilepsia incluem parto pré-termo, infecções e cesariana de urgência (taxa global de 29%). Há risco aumentado de óbito fetal, hipóxia neonatal, sepse, malformações congênitas maiores e hipoglicemia. Não está claro se essas complicações estão relacionadas com os FAC, as crises ou a própria epilepsia.[41]

Contracepção

Em pesquisa realizada no Reino Unido, uma em cada três mulheres reportou o desejo de não ter filhos por sofrer de epilepsia.[42] Orientações quanto à contracepção são de extrema importância e seus princípios em mulheres com epilepsia se baseiam em:[43,44]

- Para as que utilizam CBZ, TPM e PB, recomenda-se nada que contenha etinilestradiol via oral, sendo compatíveis dispositivo intrauterino (DIU) de cobre ou dispositivo intrauterino com levonorgestrel (SIU-LNG), implante e medroxiprogesterona trimestral.
- Para as que utilizam VPA, não há restrição a nenhum método.
- Nas que utilizam LTG, contraindicar qualquer formulação que contenha estrogênio, independentemente da via de administração, sendo compatíveis progestogênios orais ou intramusculares, implante, DIU de cobre e SIU-LNG.

TRANSTORNOS DO MOVIMENTO DURANTE A GESTAÇÃO

Síndrome das pernas inquietas

Também conhecida como doença de Willis-Ekbom ou síndrome de Ekbom, a síndrome das pernas inquietas (SPI) consiste no transtorno do movimento mais comum na gestação, com prevalência de 10% a 34% e predominantemente no terceiro trimestre. A SPI é classificada como idiopática, com e sem história familiar, ou secundária. Quando secundária, pode estar associada a uma série de condições, como deficiência de ferro, anemia, uremia, doença de Parkinson, neuropatia, artrite reumatoide, uso de medicamentos – antipsicóticos e antidepressivos – e gestação. Na gravidez, fatores nutricionais e hormonais, bem como hipotireoidismo e insuficiência venosa, são propostos como desencadeantes da síndrome. Nesse contexto, a SPI é frequentemente transitória e melhora após o parto.[45] O diagnóstico é clínico (Quadro 44.5), mas é importante o estudo da cinética do ferro, considerando sua deficiência como etiologia. A propedêutica deve incluir hemoglobina, nível sérico de ferritina, ferro sérico, capacidade total de ligação do ferro e saturação da transferrina.[46]

Quadro 44.5 Critérios diagnósticos da síndrome das pernas inquietas

Descrição		Critérios diagnósticos
Síndrome das pernas inquietas	Doença motora que fragmenta o sono e compromete a qualidade de vida	1) Critérios essenciais: a) Desejo de movimentar as pernas, geralmente, mas nem sempre, causado por sensação desagradável ou de desconforto nos membros inferiores b) O desejo de mover as pernas e quaisquer sensações desagradáveis que o acompanham começam ou pioram durante os períodos de repouso ou inatividade c) A vontade de mover as pernas e quaisquer sensações desagradáveis que a acompanham são aliviadas pelo movimento d) O desejo de mover as pernas e quaisquer sensações desagradáveis associadas ocorrem exclusivamente ou pioram à noite e) A ocorrência das características acima não é contabilizada apenas como sintomas primários para outra condição médica 2) Os sintomas causam sofrimento importante ou prejuízo nas atividades sociais, ocupacionais e educacionais ou outras áreas importantes de funcionamento por seu impacto no sono, energia/vitalidade, atividades diárias, comportamento, cognição ou humor 3) Curso clínico: a) Persistente crônico: os sintomas, quando não tratados, ocorreram, em média, pelo menos duas vezes por semana no último ano b) Intermitente: os sintomas, quando não tratados, ocorreram, em média, menos de duas vezes por semana no último ano com pelo menos cinco eventos ao longo da vida

Fonte: adaptado de Picchietti, 2015.[46]

O tratamento de primeira linha é conservador, incluindo redução do consumo de cafeína e álcool, atividade física moderada, massagem nos membros inferiores e dispositivos de compressão pneumática. Em caso de ferritina sérica menor que 75mcg/L, é necessária a reposição de ferro oral e, quando abaixo de 30mcg/L, ferro venoso.[46] O tratamento medicamentoso deve ser considerado para os casos moderados a graves, uma vez que a SPI acarreta fragmentação do sono e aumento do estresse e predispõe transtornos de humor.[45] Durante a gestação, é indicada a levodopa (classe C) de longa duração (ER), 100 a 200mg, em associação à benserazida ou à carbidopa no início da noite, ou doses baixas (0,25 a 1mg) de clonazepam (CLN [classe D]). Durante a amamentação, podem ser prescritos 300 a 900mg de gabapentina ou baixas doses de CLN, também no início da noite. Em casos graves, podem ser úteis doses baixas de tramadol.

Coreia *gravidarum*

Descrita em 1661, por Horstius, a coreia *gravidarum* (CG) consiste em uma síndrome, mais do que em uma doença específica, que se desenvolve durante a gestação e se caracteriza por movimentos involuntários súbitos, imprevisíveis, ondulantes, usualmente distais, sem propósito definido, semelhantes a uma "dança". Pode ser unilateral ou bilateral e desaparece durante o sono. Sua incidência é de 1 a cada 2.275 a 3.500 gestações.

A associação com comorbidades é frequente. Doença reumática cardíaca é encontrada em 86% dos casos; consequentemente, a mortalidade materna também está aumentada (18% a 33%), assim como a fetal (50%), especialmente em primíparas. Como a incidência de doença reumática vem caindo ao longo dos anos, a CG está se tornando menos frequente. Metade dos casos ocorre no primeiro trimestre e um terço apresenta remissão espontânea antes do parto.[47] Recorrências podem ocorrer em gestações subsequentes. Outras manifestações clínicas associadas incluem sintomas psiquiátricos, depressão, tiques, alucinações, delírios e déficits cognitivos crônicos, além de distonia.

A etiologia não é claramente compreendida, mas a CG é mais comum em mulheres com história de coreia de Sydenham, sífilis, encefalite, diagnóstico de lúpus eritematoso sistêmico e síndrome de anticorpos antifosfolípides, doenças que apresentam em comum fatores relacionados com a imunidade. Supõe-se que o estrogênio sensibilize os receptores de dopamina localizados no *striatum*.

A CG é diagnóstico de exclusão, e outras causas de coreia durante a gestação devem ser lembradas no diagnóstico diferencial, como tireotoxicose, doença de Wilson e uso de drogas ilícitas. A ressonância magnética (RM) cerebral está indicada para avaliação de alterações estruturais, e a propedêutica é direcionada de acordo com a suspeição de condições associadas.

O tratamento da CG é sintomático, sendo indicados medicamentos apenas em casos graves. Os bloqueadores dos receptores de dopamina durante a gestação são agentes de classe C. Haloperidol e clorpromazina em baixas doses são considerados seguros.[45]

Ataxia de início na gestação

A causa mais comum de ataxia de início na gestação é a encefalopatia de Wernicke associada à hiperêmese gravídica com deficiência de vitamina B1. Sintomas neurológicos podem resultar de depleção de tiamina cerca de 3 a 4 semanas após nutrição oral pobre. A RM cerebral está indicada para exclusão de causas estruturais. O tratamento deve ser realizado com tiamina, 200mg três vezes ao dia, endovenosa, até melhora da hiperêmese ou, alternativamente, 250mg intramuscular por 3 a 5 dias.[45] Um diagnóstico diferencial raro é a síndrome CAPOS (*Cerebellar ataxia, Areflexia, Pes cavus, Optic atrophy, and Sensorineural hearing loss*), doença autossômica dominante com ataxia induzida por febre na infância e com sintomas residuais exacerbados durante a gestação.

Transtornos do movimento crônico durante a gestação

Doença de Parkinson

Raros durante a gestação, os casos de doença de Parkinson predominam após a idade reprodutiva, mas, no contexto da doença de Parkinson juvenil, as mulheres que desejam engravidar devem ser orientadas quanto ao risco de piora dos sintomas e à possibilidade de não retorno aos parâmetros clínicos basais após o parto, apesar da carência de dados consistentes na literatura. Pode ser necessário aumento da dosagem dos medicamentos, mas não há estudos que confirmem sua segurança para a gestante e o feto.[45]

Síndrome de Tourette

A síndrome de Tourette é condição comum entre os adultos jovens. Os tiques não pioram durante a gestação e frequentemente não são incapacitantes, tornando possível a suspensão do tratamento durante esse período. Para os casos graves, podem ser considerados neurolépticos de nova geração.[45]

Distonias genéticas

As distonias genéticas costumam ser encontradas em gestantes, e as mulheres devem ser orientadas quanto ao possível risco de piora do quadro durante a gestação. O uso de levodopa é relativamente seguro, enquanto a toxina botulínica é modalidade terapêutica ainda muito debatida para uso durante a gestação. Não há evidências quanto ao tratamento com DBS (*Deep Brain Stimulation*) nessa fase da vida.[45]

Tremor essencial

O tremor essencial consiste em um transtorno do movimento muito comum, mas são mínimos os dados sobre sua prevalência e evolução durante a gestação. A maioria dos medicamentos usados para tratamento pertence às categorias C e D. Como a condição não é incapacitante, a suspensão do tratamento medicamentoso deve ser considerada durante a gestação.[45]

Doença de Wilson

Com frequência, a doença de Wilson se manifesta em idade fértil, e a gravidez não tem efeito importante no curso clínico ou nas manifestações clínicas. No entanto, a doença em si pode aumentar as possibilidades de aborto, sendo mais frequentes os recorrentes entre as gestantes não tratadas. Os dados sobre a teratogenicidade da D-penicilamina em baixa dosagem são conflitantes e, portanto, o zinco deve ser o único agente indicado durante a gravidez. Os dados sobre a amamentação são muito limitados.[45]

DOENÇAS NEUROMUSCULARES

As doenças neuromusculares incluem aquelas que afetam os nervos, polineuropatias ou mononeuropatias, as doenças musculares e as que envolvem a placa motora (Quadro 44.6).[48]

Síndrome do túnel do carpo

A neuropatia do mediano é a mononeuropatia mais comum, e a gestação é considerada fator de risco para seu desenvolvimento em razão do edema local e da retenção hídrica causada pelos hormônios. Caracteriza-se por parestesias nos três primeiros dedos, principalmente à noite. Paresia e atrofia dos músculos hipotenares ocorrem apenas em casos graves.[48] Estudo italiano reportou sintomas em 63% das gestantes, mas apenas 43% apresentaram alterações na eletroneuromiografia.[49] Idade acima dos 30 anos e multiparidade são outros fatores de risco. Os sintomas frequentemente melhoram, mas não

Quadro 44.6 Neuropatias que podem ocorrer na gestação

Neuropatia	Tipo	Início e evolução
Síndrome do túnel do carpo	Mononeuropatia	Início variável; predomínio no terceiro trimestre
Paralisia facial periférica	Mononeuropatia	Qualquer fase; após o parto
Neuropatia do obturador	Mononeuropatia	Parto
Neuropatia do femoral	Mononeuropatia	Parto
Radiculopatia lombossacra	Radiculopatia	Qualquer fase
Neuropatia do fibular	Mononeuropatia	Parto
Meralgia parestésica	Mononeuropatia	Qualquer fase
Neurite braquial (*parsonage Turner*)	Plexopatia	Qualquer fase
Neuropatia do radial	Mononeuropatia	Parto
Neuropatia intercostal	Mononeuropatia	Qualquer fase

Fonte: adaptado de Lai *et al.*, 2020.[48]

se resolvem completamente após o parto. Tratamento conservador, como imobilização, é o bastante na maioria dos casos, podendo ser realizada infiltração local de corticosteroide.[48]

Meralgia parestésica

A meralgia parestésica é puramente sensitiva e se caracteriza por hipoestesia e parestesia da face lateral da coxa, território do nervo cutâneo femoral lateral. Ganhos de peso e compressões locais por cintos e roupas predispõem o quadro. O tratamento é conservador.[48]

Radiculopatia lombossacra

A dor lombar é muito comum na gestação, sendo reportada por 50% das gestantes, embora a lesão radicular com parestesia e paresia seja rara (em torno de 1 a cada 10 mil gestações). Nesse caso, pode ser necessária a investigação por meio de RM. Dor intensa também é rara. Acentuação da lordose, compressão uterina e alterações ligamentares produzidas pelos hormônios são fatores possíveis. O tratamento é conservador, devendo ser evitados medicamentos para dor neuropática durante a gestação.[48]

Miastenia gravis

A *miastenia gravis* (MG) é uma doença autoimune que afeta a placa motora. Em 80% dos casos são produzidos anticorpos contra a subunidade alfa do receptor de acetilcolina. Outros anticorpos descritos são antiquinase músculo-específica (*Muscle-Specific Kinase* [MuSK]) e anticorpo relacionado com a lipoproteína (*lipoprotein receptor-related IgG4* [LRP4]). As manifestações clínicas da doença incluem ptose palpebral, diplopia, disfagia e fraqueza global.[48]

A MG não tem impacto sobre a duração da gestação ou o peso do neonato, mas aumenta o risco de aborto (2,9%) e morte fetal. O curso da gravidez, em geral, não é afetado, embora sejam comuns crises miastênicas (CM).[50] A descontinuação dos medicamentos não é recomendada em virtude do risco de piora dos sintomas.[51] O tratamento de primeira linha consiste em piridostigmina e corticosteroide, os quais são bem tolerados na gestação, apesar do risco de fenda palatina e supressão adrenal do corticosteroide (Quadro 44.7). A imunoglobulina é segura e efetiva para o tratamento das CM, enquanto a plasmaférese oferece riscos teóricos durante a gestação. O uso de corticosteroides para promover a maturação pulmonar fetal pode desencadear CM, e a MG deve estar bem controlada caso essa intervenção seja necessária. O sulfato de magnésio, comumente usado para tratamento ou prevenção da eclâmpsia na gestação, pode exacerbar os sintomas da MG por inibir a liberação de acetilcolina pré-sináptica.[50] O trabalho de parto é impactado pela exaustão dos músculos abdominais, e as taxas de parto por cesariana são altas, chegando a 60%. Exacerbação da MG no pós-parto é comum, frequentemente exigindo tratamento em Unidade de Terapia Intensiva (UTI).[41]

As complicações neonatais incluem artrogripose *multiplex* e a rara síndrome da transferência de anticorpos antirreceptores de acetilcolina maternos. Esses anticorpos podem causar miopatia e deformidades ósseas fetais, além de miastenia transitória neonatal, em até 10% a 20% dos casos. Nenhuma dessas complicações tem relação com a gravidade da doença materna ou com o nível sérico dos anticorpos. Recomenda-se que os neonatos de mães com MG fiquem sob observação rigorosa por 48 horas após o nascimento.[51]

Quadro 44.7 Medicamentos para tratamento da *miastenia gravis*

	Medicamento	Primeiro trimestre	Exposição durante toda a gestação	Orientações	Amamentação
Tratamento de escolha	Piridostigmina (classe C)	–	–	Manter durante a gestação, idealmente < 600mg/dia	Compatível em baixas doses Altas doses causam transtornos gastrointestinais no neonato
	Prednisona	Risco de fenda palatina	–	Manter na menor dose efetiva	Compatível em baixas doses Amamentar 4 horas após a última dose do medicamento
	Imunoglobulina	–	–	Tratamento de escolha para exacerbações agudas	Compatível
	Plasmaférese	–	–	Tratamento de escolha para exacerbações agudas	Compatível

(Continua)

Quadro 44.7 Medicamentos para tratamento da *miastenia gravis (Cont.)*

	Medicamento	Primeiro trimestre	Exposição durante toda a gestação	Orientações	Amamentação
Considerar continuação, mas não iniciar durante a gestação	Azatioprina (classe D)	–	Aumento de prematuridade e baixo peso ao nascer Não teratogênica Contracepção recomendada	Manter durante a gestação, considerando risco/benefício Monitorar crescimento fetal	Compatível Monitorar níveis séricos do medicamento na criança
	Ciclosporina A (classe C)	–	Não teratogênica Contracepção recomendada	Manter durante a gestação, considerando risco/benefício Monitorar crescimento fetal	Compatível Acompanhamento pediátrico
	Tacrolimus	–	Aumento de prematuridade, baixo peso, eclâmpsia, cesariana e complicações neonatais	Manter o uso durante a gestação, se estável com esse medicamento	Compatível Acompanhamento pediátrico
Tratamentos contraindicados Indicada suspensão	Metotrexato (classe X)	Risco de aborto espontâneo Teratogênico	Risco de anomalias congênitas	Descontinuar de 3 a 6 meses antes da concepção	–
	Micofenolato mofetil (classe D)	Teratogênico	–	Descontinuar 3 meses antes da concepção	Não recomendado Dados insuficientes
	Ciclofosfamida (classe C)	Risco de aborto espontâneo e malformações	Prematuridade e complicações neonatais	Descontinuar 6 meses antes da concepção	Não recomendada

Fonte: adaptado de Toscano & Thornburg, 2019; Lai *et al.*, 2020.[41,48]

DOENÇAS DESMIELINIZANTES

Esclerose múltipla

A esclerose múltipla (EM) é uma doença inflamatória desmielinizante do SNC que predomina no sexo feminino, com pico de início na idade reprodutiva. Durante a gestação, as doenças imunomediadas tendem a melhorar, havendo reconhecida redução do risco de surtos de EM.[9] Entretanto, esse risco aumenta no pós-parto, e um terço das mulheres tem recaída nos primeiros 3 meses após o parto.[52]

Estudos recentes mostram que as mulheres com EM não apresentam risco aumentado de doença hipertensiva, diabetes gestacional ou restrição do crescimento fetal. Contudo, o risco anestésico é maior, bem como a possibilidade de infecção do trato urinário e de dificuldades quanto à amamentação relacionadas com a segurança dos medicamentos (Quadro 44.8).[53] Apesar de relatos de Apgar mais baixos, o prognóstico é excelente para o neonato.[54]

Neuromielite óptica

A neuromielite óptica (NMO) é outra doença inflamatória desmielinizante do SNC que acomete as mulheres em idade fértil. O anticorpo antiaquaporina-4 (AQP-4) atua em receptores de água dos astrócitos, causando inflamação mediada pelo complemento e desmielinização. Embora ocorra a transferência transplacentária de AQP-4 para o feto, esse anticorpo não causa doença no concepto. Não há queda tão marcante da atividade da doença durante da gestação, como na EM, contudo há piora significativa no pós-parto, sobretudo nos primeiros 3 a 6 meses. As gestantes com NMO têm risco aumentado de aborto e pré-eclâmpsia, sobretudo aquelas com doença muito ativa antes da gestação. Há alternativas de tratamento consideradas seguras, como azatioprina e rituximabe. Nos casos de exacerbações durante a gestação, recorre-se ao uso de corticosteroides e à plasmaférese.[9,55,56]

DOENÇAS NEUROLÓGICAS AGUDAS E URGÊNCIAS NEUROLÓGICAS EM GESTANTES

Estima-se que 0,1% a 0,8% da população de gestantes necessite admissão em UTI. Urgências neurológicas são raras em gestantes, mas as grávidas apresentam vários fatores de risco para doenças que exigem cuidados intensivos.[57]

Quadro 44.8. Tratamento medicamentoso da esclerose múltipla durante a gestação

	Medicamento	Primeiro trimestre	Exposição durante toda a gestação	Orientações	Amamentação
Tratamento de escolha	Acetato de glatirâmer (classe B)	Não associado a desfechos negativos	Não associado a desfechos negativos	Suspensão quando β-hCG positivo Manter em caso de doença muito ativa	Provavelmente compatível
	Interferon-β (classe C)	Não associado a desfechos negativos	Não associado a desfechos negativos	Suspensão quando β-hCG positivo Manter em caso de doença muito ativa	Provavelmente compatível
Considerar continuação, mas não início	Natalizumabe (classe C)	Não excluído aumento do risco de aborto e malformações	Anormalidades hematológicas	Caso a caso: conservadora* semiconservadora** semiativa*** ativa****	Não recomendada
	Daclizumabe	Não descrito aumento de riscos	–	Caso a caso: conservadora* semiconservadora** ativa****	Não recomendada
Tratamentos contraindicados	Teriflunomida/ Leflunomida (classe X)	Risco de parto pré-termo e baixo peso	–	Interromper antes da gestação Em caso de gestação não planejada, acelerar a eliminação e realizar USG de rastreio	Não recomendada
	Dimetil fumarato (classe C)	Não excluído aumento do risco de aborto	–	Se exposição acidental, realizar USG de rastreio	Não recomendada
	Fingolimode (classe C)	Risco potencial de malformações não excluído	–	Suspender 2 meses antes da concepção Se exposição acidental, realizar USG de rastreio	Não recomendada
	Alentuzumabe (classe C)	Não excluído aumento do risco de aborto	–	Realizar testes de gestação mensais Concepção após 4 meses de suspensão dos medicamentos	Não recomendada
	Rituximabe	Redução da contagem de células B no neonato	Redução da contagem de células B no neonato	Planejar gestação após 4 a 12 meses de suspensão do medicamento Rastrear deficiência de células B no neonato	Não recomendada
	Mitoxantrona (classe D)	Risco provável	–	Realizar teste de gravidez antes de cada ciclo Suspender tratamento 6 meses antes da concepção	Contraindicada

*Interromper 3 meses antes da concepção.
**Interromper com a contracepção.
***Interromper com teste de gestação positivo.
****Manter durante a gestação e realizar testes hematológicos no neonato.
USG: ultrassonografia.
Fonte: adaptado de Toscano & Thornburg, 2019; Vukusic *et al.*, 2021.[41,55]

Cefaleias secundárias

Sessenta e três por cento das gestantes apresentam cefaleia aguda até 6 semanas após o parto, e as causas mais frequentes incluem queda dos níveis de estrogênio, cefaleia pós-punção dural e pré-eclâmpsia.[58] As gestantes sem história prévia de cefaleia ou com diagnóstico prévio de cefaleia primária que apresentam piora do quadro ou mudança de suas características devem ser investigadas para cefaleias secundárias (Quadro 44.9).[13]

Trombose venosa cerebral

Presente em 1 a cada 2.500 a 10 mil gestações, a frequência de trombose venosa cerebral é ainda maior quando há trombofilia associada, predominando no sexo feminino, com destaque para o puerpério como fator de risco.[59] Sua ocorrência aumenta no terceiro trimestre de gestação e no pós-parto. Crises epilépticas e papiledema alertam para a presença de TVC, e hemorragia pode acontecer em 39% dos casos. A expressão clínica é bastante variável,

Quadro 44.9 Critérios para diagnóstico das cefaleias secundárias mais frequentes associadas à gestação

	Descrição	Critérios diagnósticos
Cefaleia após punção dural	Cefaleia que ocorre até 5 dias após punção lombar por extravasamento do líquido cefalorraquidiano pelo orifício da punção Geralmente acompanhada por rigidez de nuca e sintomas auditivos subjetivos Remissão espontânea em 2 semanas ou após bloqueio com *patch* autólogo	A – Cefaleia frequentemente, mas não invariavelmente, em ortostatismo, que piora com posição ereta e alivia em decúbito horizontal, preenchendo os critérios B e C B – Realização de punção lombar C – Cefaleia iniciada até 5 dias após a punção lombar D*
Cefaleia atribuída à eclâmpsia ou pré-eclâmpsia	Cefaleia geralmente bilateral, pulsátil, que ocorre durante a gestação ou no puerpério imediato complicados por eclâmpsia ou pré-eclâmpsia Há remissão após controle da complicação do quadro gestacional	A – Cefaleia em gestantes ou em mulheres até 4 semanas após o parto, preenchendo os critérios B e C B – Eclâmpsia ou pré-eclâmpsia diagnosticadas C – Evidência de causalidade demonstrada por pelo menos dois dos seguintes: 1) Cefaleia estabelecida com correlação temporal ao início da eclâmpsia ou pré-eclâmpsia 2) Um ou ambos os seguintes: a) Piora significativa da cefaleia paralelamente à piora da eclâmpsia ou pré-eclâmpsia b) Melhora significativa da cefaleia paralelamente à melhora da eclâmpsia ou pré-eclâmpsia 3) Cefaleia com pelo menos duas das três características: a) Localização bilateral b) Qualidade pulsátil c) Agravada por atividade física D*
Cefaleia por TVC	Cefaleia é o sintoma mais frequente de TVC e está presente em 80% a 90% dos casos Dor holocraniana, progressiva e acentuada, associada a sinais de aumento da pressão intracraniana e neurológicos focais	A – Qualquer tipo de cefaleia que preencha o critério C B – TVC diagnosticada C – Relação causal estabelecida pelos dois critérios: 1) Cefaleia associada temporalmente a outros sinais e sintomas de TVC que levaram ao diagnóstico de TVC 2) Um ou ambos: a) Cefaleia com piora progressiva paralela a piora clínica ou radiológica da TVC b) Cefaleia se resolve ou melhora após melhora da TVC D*
Cefaleia atribuída à hipertensão intracraniana idiopática	Cefaleia de início recente ou piora de cefaleia prévia causada e/ou acompanhada por outros sintomas clínicos ou radiológicos de hipertensão intracraniana idiopática	A – Cefaleia nova ou piora de cefaleia preexistente que preencha o critério C B – Hipertensão intracraniana diagnosticada por ambos: 1) Pressão de abertura à punção lombar > 250mm (ou > 280mm em crianças obesas) 2) Líquido cefalorraquidiano com composição normal C – Relação causal estabelecida por pelo menos dois dos seguintes: 1) Evolução da cefaleia com o desenvolvimento de hipertensão intracraniana ou que motivou seu diagnóstico 2) Cefaleia alivia com redução da pressão intracraniana 3) Papiledema D*

* Não mais bem explicada por outra condição da Classificação Internacional das Cefaleias.
TVC: trombose venosa cerebral.
Fonte: adaptado de Olesen, 2018.[12]

incluindo desde sintomas brandos, como parestesias, até *status epilepticus* e coma.[60] Importante diagnóstico diferencial nesse contexto é com a cefaleia causada por eclâmpsia e pré-eclâmpsia (veja o Capítulo 28).[13] O exame de escolha para o diagnóstico é a RM cerebral com estudo da fase venosa. Os seios mais frequentemente acometidos são o sagital superior e o transverso, embora sejam frequentes múltiplos pontos com coágulos. O tratamento consiste em anticoagulação com heparina de baixo peso ou não fracionada.[60]

Hipertensão intracraniana benigna

Causa de cefaleia secundária na gestação, são poucos os dados sobre a incidência e as características da hipertensão intracraniana benigna nessa fase da vida da mulher, embora seja reconhecidamente um fator de risco para aumento da pressão intracraniana. Papiledema e *tinnitus* pulsátil podem estar associados. O diagnóstico é estabelecido por meio de punção lombar com aferição da pressão de abertura.

Apoplexia hipofisária

O infarto hemorrágico da glândula pituitária é causa rara de cefaleia aguda no periparto, manifestada por dor súbita intensa retrorbitária, náuseas, vômitos, alteração visual e hipotensão. RM cerebral é o método indicado para o diagnóstico.

A Figura 44.1 apresenta um fluxograma para investigação das cefaleias de início agudo em gestantes.[2,57]

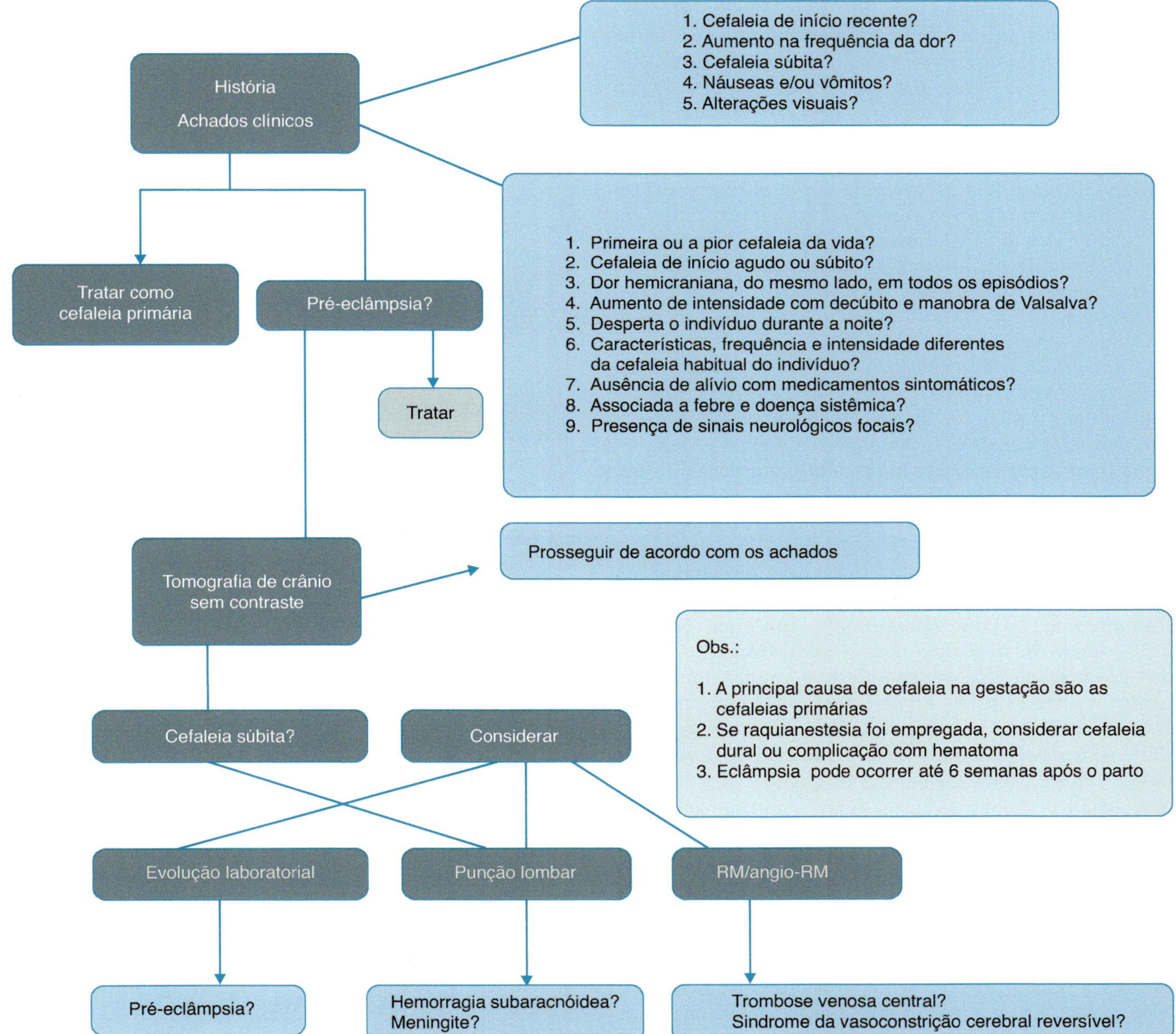

Figura 44.1 Fluxograma para investigação das cefaleias de início agudo em gestantes. (*RM*: ressonância magnética.) (Adaptada de Macri & Greene-Chandos, 2021; Burn, 2020.[2,57])

Acidente vascular cerebral

A gestação está associada a aumento do risco de acidente vascular cerebral (AVC) – de acordo com a população estudada e a metodologia do estudo, a incidência varia de 1,5 a 67,1 a cada 100 mil partos. O risco é maior durante e após o parto, com frequência similar entre as causas isquêmicas e hemorrágicas.[57]

Causas comuns de AVC hemorrágico na gestação incluem aneurismas, malformações arteriovenosas, síndromes hipertensivas da gestação e coagulopatias. Os fatores de risco para AVC isquêmico são doença aterosclerótica, cardioembolismo (gestação associada à cardiomiopatia, insuficiência cardíaca congestiva, doença valvar e malformações cardíacas congênitas), síndromes hipertensivas da gestação, dissecção arterial e coagulopatias.[41] Estudo de coorte revelou que o risco de AVC em uma mulher com eclâmpsia ou pré-eclâmpsia graves é sete vezes maior, enquanto a presença de infecção, estado pró-trombótico, hipertensão crônica e coagulopatias aumenta três vezes o risco.[61] O risco de AVC – tanto isquêmico como hemorrágico – está aumentado nas 6 semanas que se seguem ao parto, e a cesariana é fator de risco independente.[62,63] A angiopatia pós-parto – um subtipo de síndrome de vasoconstrição cerebral reversível – pode complicar-se com AVC isquêmico.[64] Até um terço dos casos de AVC durante a gestação é criptogênico (de etiologia desconhecida). Multiparidade tem sido sugerida como fator de risco. A mortalidade desse quadro na gestação é de 2,7% a 20,4%, sendo maior nos casos de AVC hemorrágico.[41]

Tomografia computadorizada (TC) cerebral é realizada em virtude de sua rápida execução, mostrando-se segura para aquisições de imagens cefálicas e da região cervical. RM cerebral e angiorressonância podem ser úteis para caracterização mais detalhada do AVC, bem como para a investigação dos vasos cerebrais e cervicais. A USG cervical fornece informações sobre dissecção e aterosclerose de carótidas.[65]

A gestação é critério de exclusão para os estudos com fator tecidual recombinante inibidor de plasminogênio (*recombinant Tissue Plasminogen inhibitor* [rTPA]). Desse modo, as gestantes foram historicamente excluídas dos tratamentos de trombólise e trombectomia mecânica. Contudo, relatos e séries de casos têm mostrado sucesso com essa abordagem.[62] Estudos revelam que o rTPA não atravessa a placenta e que sua meia-vida curta – 4 a 5 minutos – possibilita a administração segura, com ausência de efeitos teratogênicos ou negativos para o desenvolvimento fetal. Os riscos teóricos incluem hemorragia retroplacentária, aborto, hemorragia uterina peri e pós-parto e óbito fetal. Quando indicados, esses tratamentos devem ser realizados.[66,67]

O risco de recorrência do AVC durante a gestação é baixo, e a prevenção com AAS, 81 a 150mg/dia, é segura no segundo e terceiro trimestres. Heparina de baixo peso molecular pode ser usada, quando indicada, e suspensa 24 horas antes do parto, enquanto a não fracionada deve ser suspensa 12 horas antes. Antagonistas da vitamina K devem ser evitados. A preferência é por anti-hipertensivos com segurança descrita durante a gestação, como nifedipina, hidralazina ou metildopa. Inibidores da enzima conversora de angiotensina e hipolipemiantes devem ser descontinuados durante a gestação e a amamentação.[62]

Síndrome da vasoconstrição cerebral reversível

Angiopatia pós-parto

A angiopatia pós-parto, um dos componentes da síndrome de vasoconstrição cerebral reversível (SVCR), apresenta-se com cefaleia súbita e vasoespasmo cerebral difuso, podendo ocorrer sinais neurológicos focais e crises epilépticas. A SVCR pode ocasionar hemorragia subaracnoide, AVC e edema cerebral. Em geral, a angiopatia pós-parto é reversível, sem sequelas, em até 12 semanas. Raramente, apresenta curso fulminante. Exames de imagem, como TC e RM, frequentemente são normais, mas podem revelar a hemorragia subaracnoide. O exame do líquido cefalorraquidiano não apresenta alterações.

O tratamento é de suporte, evitando-se a administração de medicamentos vasoconstritores. As metas de pressão arterial são amplamente permissivas, com uma faixa sistólica de 90 a 180mmHg, a não ser que a síndrome da encefalopatia posterior reversível (*Posterior Reversible Encephalopathy Syndrome* [PRES]) esteja presente. Nesse caso, o limite superior é de aproximadamente 160mmHg. Os corticosteroides estão contraindicados.[2]

Síndrome da encefalopatia posterior reversível

Também conhecida como síndrome de leucoencefalopatia posterior reversível, a PRES envolve a disfunção da autorregulação cerebral e a disfunção endotelial e na maioria das vezes é uma manifestação da eclâmpsia, indicando um processo fisiopatológico comum. Uma rápida alteração na pressão arterial pode exceder a capacidade da vasculatura cerebral de autorregulagem, levando à transferência passiva da pressão arterial sistêmica para o sistema cerebrovascular. Há ruptura da barreira hematoencefálica e edema.

A PRES ocorre em gestantes com níveis pressóricos menores que os da população em geral, em torno de 140mmHg, possivelmente em razão da redução do tônus vascular induzida pelo aumento da progesterona, além de outros fatores da gestação que resultam em disfunção endotelial. As gestantes com PRES apresentam cefaleia, encefalopatia, distúrbios visuais e crises epilépticas. Há sensação de redução da força global, e pode haver paresias focais.

O tratamento é de suporte e consiste em controle pressórico. O labetalol (não disponível no Brasil) e a nifedipina são os anti-hipertensivos de primeira linha. A metildopa e a hidralazina são consideradas de segunda linha. A PRES é reversível na maioria dos casos.[2]

CONSIDERAÇÕES FINAIS

As particularidades da abordagem das doenças neurológicas nas mulheres, sobretudo no período gestacional, devem ser adequadamente conduzidas. Para isso, é

essencial conhecer as alterações fisiológicas dessa fase e suas interações com as doenças neurológicas. Os hormônios femininos atuam na expressão e gravidade dessas doenças. Durante a gravidez, a atenção deve ser voltada para a gestante e para o concepto, evitando o uso de medicamentos teratogênicos ou que possam prejudicar o feto, mas preservando a saúde materna.

Referências

1. Broner SW, Bobker S, Klebanoff L. Migraine in women. Semin Neurol 2017; 37(6):601-10.
2. Macri E, Greene-Chandos D. Neurological emergencies during pregnancy. Neurol Clin 2021; 39(2):649-70.
3. Ferraz ZC, Parra J, Areia AL, Vasco E, Moura P. Acute onset neurological disorders during pregnancy: A literature review. Rev Bras Ginecol Obstet 2017; 39(10):560-8.
4. Harden CL, Pennell PB. Neuroendocrine considerations in the treatment of men and women with epilepsy. Lancet Neurol 2013; 12(1):72-83.
5. Herzog AG. Catamenial epilepsy: Update on prevalence, pathophysiology and treatment from the findings of the NIH Progesterone Treatment Trial. Seizure 2015; 28:18-25.
6. Chen DK, So YT, Fisher RS. Use of serum prolactin in diagnosing epileptic seizures: Report of the Therapeutics and Technology Assessment Subcommittee of the American Academy of Neurology. Neurology 2005; 65(5):668-75.
7. Drislane FW, Coleman AE, Schomer DL et al. Altered pulsatile secretion of luteinizing hormone in women with epilepsy. Neurology 1994; 44(2):306-10.
8. Verrotti A, D'Egidio C, Coppola G, Parisi P, Chiarelli F. Epilepsy, sex hormones and antiepileptic drugs in female patients. Expert Rev Neurother 2009; 9(12):1803-14.
9. Gilbert AL, Prasad S, Mallery RM. Neuro-ophthalmic disorders in pregnancy. Neurol Clin 2019; 37(1):85-102.
10. Stovner LJ, Hagen K, Linde M, Steiner TJ. The global prevalence of headache: An update, with analysis of the influences of methodological factors on prevalence estimates. J Headache Pain 2022; 23:34.
11. Lipton RB, Stewart WF, Diamond S, Diamond ML, Reed M. Prevalence and burden of migraine in the United States: Data from the American Migraine Study II. Headache 2001; 41(7):646-57.
12. Olesen J. Headache Classification Committee of the International Headache Society (IHS). The International Classification of Headache Disorders. 3. ed. Cephalalgia 2018; 38(1):1-211.
13. Sader E, Rayhill M. Headache in pregnancy, the puerperium, and menopause. Semin Neurol 2018; 38(6):627-33.
14. Granella F, Sances G, Pucci E, Nappi R, Ghiotto N, Nappi G. Migraine with aura and reproductive life events: A case control study. Cephalalgia 2000; 20(8):701-7.
15. Committee Opinion No. 652 Summary: Magnesium Sulfate Use in Obstetrics. Obstet Gynecol 2016; 127(1):195.
16. Marchenko A, Etwel F, Olutunfese O, Nickel C, Koren G, Nulman I. Pregnancy outcome following prenatal exposure to triptan medications: A meta-analysis. Headache 2015; 55(4):490-501.
17. Avella-Garcia CB, Julvez J, Fortuny J et al. Acetaminophen use in pregnancy and neurodevelopment: Attention function and autism spectrum symptoms. Int J Epidemiol 2016; 45(6):1987-96.
18. Nezvalová-Henriksen K, Spigset O, Nordeng H. Triptan exposure during pregnancy and the risk of major congenital malformations and adverse pregnancy outcomes: Results from the Norwegian Mother and Child Cohort Study. Headache 2010; 50(4):563-75.
19. Fiest KM, Sauro KM, Wiebe S et al. Prevalence and incidence of epilepsy. Neurology 2017; 88(3):296-303.
20. Tomson T, Battino D, Bromley R et al. ILAE report management of epilepsy in pregnancy: A report from the International League Against Epilepsy Task Force on Women and Pregnancy. Epileptic Disord 2021; 21(6):497-517.
21. Fisher RS, van Emde Boas W, Blume W et al. Epileptic seizures and epilepsy: Definitions proposed by the International League Against Epilepsy (ILAE) and the International Bureau for Epilepsy (IBE). Epilepsia 2005; 46(4):470-2.
22. Bergey GK. Management of a first seizure. Continuum (Minneap Minn) 2016; 22(1 Epilepsy):38-50.
23. Chowdhury FA, Nashef L, Elwes RDC. Misdiagnosis in epilepsy: A review and recognition of diagnostic uncertainty. Eur J Neurol 2008; 15(10):1034-42.
24. Beghi M, Negrini PB, Perin C et al. Psychogenic non-epileptic seizures: So-called psychiatric comorbidity and underlying defense mechanisms. Neuropsychiatr Dis Treat 2015; 11:2519-27.
25. Fisher RS, Acevedo C, Arzimanoglou A et al. A practical clinical definition of epilepsy. Epilepsia 2014; 55(4):475-82.
26. Fisher RS, Cross JH, French JA et al. Operational classification of seizure types by the International League Against Epilepsy: Position paper of the ILAE Commission for Classification and Terminology. Epilepsia 2017; 58(4):522-30.
27. Herzog AG, Mandle HB, Cahill KE, Fowler KM, Hauser WA. Predictors of unintended pregnancy in women with epilepsy. Neurology 2017; 88(8):728-33.
28. Williams J, Myson V, Steward S et al. Self-discontinuation of antiepileptic medication in pregnancy: Detection by hair analysis. Epilepsia 2002; 43(8):824-31.
29. Tomson T, Battino D, Perucca E. Teratogenicity of antiepileptic drugs. Curr Opin Neurol 2019; 32(2):246-52.
30. Stephen LJ, Harden C, Tomson T, Brodie MJ. Management of epilepsy in women. Lancet Neurol 2019; 18(5):481-91.
31. Battino D, Tomson T, Bonizzoni E et al. Seizure control and treatment changes in pregnancy: Observations from the EURAP epilepsy pregnancy registry. Epilepsia 2013; 54(9):1621-7.
32. Cagnetti C, Lattanzi S, Foschi N, Provinciali L, Silvestrini M. Seizure course during pregnancy in catamenial epilepsy. Neurology 2014; 83(4):339-44.
33. Sahoo S, Klein P. Maternal complex partial seizure associated with fetal distress. Arch Neurol 2005; 62(8):1304-5.
34. Pennell PB. Too complicated or so simple: AED type and AED dose matter for pregnancy. Epilepsy Curr 2012; 12(2):63-5.
35. Tomson T, Battino D, Bromley R et al. Management of epilepsy in pregnancy: A report from the International League Against Epilepsy Task Force on Women and Pregnancy. Epileptic Disord 2019; 21(6):497-517.
36. Arfman IJ, Wammes-van der Heijden EA, ter Horst PGJ, Lambrechts DA, Wegner I, Touw DJ. Therapeutic drug monitoring of antiepileptic drugs in women with epilepsy before, during, and after pregnancy. Clin Pharmacokinet 2020; 59(4):427-45.
37. Polepally AR, Pennell PB, Brundage RC et al. Model-based lamotrigine clearance changes during pregnancy: Clinical implication. Ann Clin Transl Neurol 2014; 1(2):99-106.
38. Pennell PB, Hovinga CA. Antiepileptic drug therapy in pregnancy I: Gestation-induced effects on AED pharmacokinetics. Int Rev Neurobiol 2008; 83:227-40.
39. Birnbaum AK, Meador KJ, Karanam A et al. Antiepileptic drug exposure in infants of breastfeeding mothers with epilepsy. JAMA Neurol 2020; 77(4):441-50.
40. Crawford P, Hudson S. Understanding the information needs of women with epilepsy at different lifestages: Results of the "Ideal World" survey. Seizure 2003; 12(7):502-7.
41. Toscano M, Thornburg LL. Neurological diseases in pregnancy. Curr Opin Obstet Gynecol 2019; 31(2):97-109.
42. Crawford P, Hudson S. Understanding the information needs of women with epilepsy at different lifestages: Results of the "Ideal World" survey. Seizure 2003; 12(7):502-7.
43. Herzog AG, Mandle HB, MacEachern DB. Prevalence of highly effective contraception use by women with epilepsy. Neurology 2019; 92(24):E2815-E2821.
44. Bounds W, Guillebaud J. Observational series on women using the contraceptive Mirena concurrently with anti-epileptic and

other enzyme-inducing drugs. J Fam Plan Reprod Heal Care 2002; 28(2):78-80.
45. Ba F, Miyasaki JM. Movement disorders in pregnancy. Handb Clin Neurol 2020; 172:219-39.
46. Picchietti DL, Hensley JG, Bainbridge JL et al. Consensus clinical practice guidelines for the diagnosis and treatment of restless legs syndrome/Willis-Ekbom disease during pregnancy and lactation. Sleep Med Rev 2015; 22:64-77.
47. Cardoso F. Chorea gravidarum. Arch Neurol 2002; 59(5):868-70.
48. Steegers EAP, Cipolla MJ, Miller EC. Neurology and pregnancy: Neuro-obstetric disorders. In: Lai AL, Millet JK, Daniel S, Freed JH, Whittaker GR. Handbook of Clinical Neurology. Elsevier 2020; 395(April):1315 doi: https://doi.org/10.1016/B978-0-444-64240-0.00012-X.
49. Padua L, Aprile I, Caliandro P, Mondelli M, Pasqualetti P, Tonali PA. Carpal tunnel syndrome in pregnancy: Multiperspective follow-up of untreated cases. Neurology 2002; 59(10):1643-6.
50. Ducci RD, Lorenzoni PJ, Kay CSK, Werneck LC, Scola RH. Clinical follow-up of pregnancy in myasthenia gravis patients. Neuromuscul Disord 2017; 27(4):352-7.
51. Hamel J, Ciafaloni E. An update: Myasthenia gravis and pregnancy. Neurol Clin 2018; 36(2):355-65.
52. Jesus-Ribeiro J, Correia I, Martins AI et al. Pregnancy in multiple sclerosis: A Portuguese cohort study. Mult Scler Relat Disord 2017; 17:63-8.
53. Goldacre A, Pakpoor J, Goldacre M. Perinatal characteristics and obstetric complications in mothers with multiple sclerosis: Record-linkage study. Mult Scler Relat Disord 2017; 12:4-8.
54. Yalcin SE, Yalcin Y, Yavuz A, Akkurt MO, Sezik M. Maternal and perinatal outcomes in pregnancies with multiple sclerosis: A case-control study. J Perinat Med 2017; 45(4):455-60.
55. Vukusic S, Michel L, Leguy S, Lebrun-Frenay C. Pregnancy with multiple sclerosis. Rev Neurol (Paris) 2021; 177(3):180-94.
56. Mao-Draayer Y, Thiel S, Mills EA et al. Neuromyelitis optica spectrum disorders and pregnancy: Therapeutic considerations. Nat Rev Neurol 2020; 16(3):154-70.
57. Burn MS, Sheth SS, Sheth KN. Neurocritical care of the pregnant patient. Handb Clin Neurol 2020; 171:205-13.
58. Vgontzas A, Robbins MS. A Hospital based retrospective study of acute postpartum headache. Headache 2018; 58(6):845-51.
59. Sassi S Ben, Touati N, Baccouche H, Drissi C, Romdhane N Ben, Hentati F. Cerebral venous thrombosis: A Tunisian monocenter study on 160 patients. Clin Appl Thromb Hemost 2017; 23(8):1005-9.
60. Kashkoush AI, Ma H, Agarwal N et al. Cerebral venous sinus thrombosis in pregnancy and puerperium: A pooled, systematic review. J Clin Neurosci 2017; 39:9-15.
61. Miller EC, Gatollari HJ, Too G et al. Risk factors for pregnancy-associated stroke in women with preeclampsia. Stroke 2017; 48(7):1752-9.
62. Van Alebeek ME, De Heus R, Tuladhar AM, De Leeuw FE. Pregnancy and ischemic stroke: A practical guide to management. Curr Opin Neurol 2018; 31(1):44-51.
63. Caso V, Falorni A, Bushnell CD et al. Pregnancy, hormonal treatments for infertility, contraception, and menopause in women after ischemic stroke: A consensus document. Stroke 2017; 48(2):501-6.
64. Singhal AB. Postpartum angiopathy with reversible posterior leukoencephalopathy. Arch Neurol 2004; 61(3):411-6.
65. Swartz RH, Cayley ML, Foley N et al. The incidence of pregnancy-related stroke: A systematic review and meta-analysis. Int J Stroke 2017; 12(7):687-97.
66. Reining-Festa A, Földy D, Coulibaly-Wimmer M, Eischer L, Heger M, Fertl E. Intravenous thrombolysis of stroke in early pregnancy: A case report and review of the literature. J Neurol 2017; 264(2):397-400.
67. Landais A, Chaumont H, Dellis R. Thrombolytic therapy of acute ischemic stroke during early pregnancy. J Stroke Cerebrovasc Dis 2018; 27(2):e20-e23.

Transtornos Psiquiátricos

CAPÍTULO

45

Gislene Cristina Valadares
Luciana Valadares Ferreira Starling

INTRODUÇÃO

A saúde mental feminina demonstra grande vulnerabilidade no período perinatal. Uma em cada quatro mães apresenta sintomas de algum sofrimento psíquico, tornando frequente essa condição de adoecimento em fase profundamente significativa para a formação dos vínculos humanos primordiais.

A doença mental materna afeta toda a família e é uma experiência adversa na infância que se associa a resultados danosos para a saúde adulta futura. Esse problema de saúde pública, reconhecido pela Organização Mundial da Saúde (OMS), concorre para a morbimortalidade materna e infantil, além de causar prejuízos relevantes já contabilizados no planejamento de políticas públicas em países com alta renda (PAR).[1,2] Os transtornos mentais perinatais geram custos com cuidados de saúde, perda de produtividade (absenteísmo, presenteísmo) e seguridade por desemprego, somando, a cada ano, 52,4 bilhões de dólares nos EUA e 6,6 bilhões de libras no Reino Unido.[3,4]

O efeito cumulativo da pandemia de Covid-19 e a instabilidade socioeconômica e política global aumentaram a necessidade de cuidados em saúde mental, o que representa um grande desafio para os profissionais de saúde. Tem sido necessário avançar em prevenção, diagnóstico e terapêuticas seguras, instituindo políticas públicas direcionadas à saúde mental perinatal.[5] Os esforços para integrar a saúde mental materna à atenção primária estão em conformidade com os Objetivos de Desenvolvimento Sustentável da OMS, uma vez que os cuidados com a saúde mental materna, nos diversos níveis de atenção, impactam direta e positivamente a produtividade, a economia e a evolução social global.[6]

As mulheres são 22 vezes mais hospitalizadas por problemas mentais no primeiro ano pós-parto do que em outras etapas da vida, independentemente de transtorno psiquiátrico prévio.[7] Entre as mulheres negras e as pertencentes às minorias, um complexo de variáveis, como etnia, religião, identidade cultural e linguagem, interage intrinsecamente com condição socioeconômica, gênero e idade para dar origem aos agravos à saúde materno-infantil perinatal.[8] O estresse e a discriminação cotidianos, nos ambientes com desigualdade e injustiça social,[9] têm na saúde perinatal bem cuidada uma oportunidade de quebra do ciclo pobreza-transtorno mental, já que a possibilidade menor de receber diagnóstico e tratamento contribui para a manutenção desse ciclo de maneira transgeracional.[10]

Em virtude da escassez de serviços especializados de saúde mental e psiquiatria perinatal, os passos iniciais para superar essa dificuldade são: aumentar o nível de conhecimento do tema entre os profissionais de saúde e desenvolver ou adaptar simultaneamente instrumentos de detecção, elaborar políticas públicas adequadas e promover acesso a esses cuidados direta ou indiretamente, através de consórcios cooperativos ou equipes de psiquiatria perinatal de ligação,[8] atuando presencialmente ou à distância.

A avaliação e o diagnóstico dos transtornos mentais femininos durante a gravidez e o puerpério ainda são impactados pelo estigma e o preconceito, o que dificulta a revelação do sofrimento pela mulher, perpassando a insegurança de familiares e atingindo também os profissionais de saúde, especialmente aqueles sem orientação e treinamento em saúde mental feminina e familiar nesse período. Atitudes de censura ou estigmatização, de generalização de sua experiência e valores pessoais podem induzir o profissional a negligenciar achados psíquicos clinicamente importantes. Para reduzir a ausência de detecção em mais de 50% dos quadros de depressão pós-parto,[11] perguntar e orientar sobre possíveis transtornos mentais, opções e função sexuais, violência doméstica e proteção contra infecções sexualmente transmissíveis são atitudes bem-vindas e interpretadas pelas mulheres como interesse por sua condição ampla de saúde.

EVOLUÇÃO DOS CUIDADOS EM SAÚDE MENTAL PERINATAL

Brockington[12] descreve como ao longo do tempo "a disciplina de saúde mental perinatal", que atualmente se constitui como especialidade, tem raízes em descrições hipocráticas de casos fatais (século V a.C.), evoluindo em 1858 com Marcé para o diagnóstico diferencial entre doença mental primária e transtornos secundários a quadros organicamente determinados. Em 1868, Krafft-Ebing e Tardieu incluíram em inventários forenses de maltrato infantil a história pessoal de abusos e violências sofridos pelas mães portadoras de psicopatologia. Brockington descreve, também, a pioneira internação psiquiátrica conjunta mãe-recém-nascido documentada em 1956 (Gwen Douglas) e em 1958 (Main) no Reino Unido, originando as atuais unidades de tratamento sem a separação entre mãe e filho e onde tanto o suporte no cuidado do recém-nascido como o estímulo à construção do vínculo entre ambos garantem melhor evolução para o binômio.[12] A extensão dos cuidados com a saúde mental materna evolui com a efetiva inclusão do parceiro e da família, deixando a posição de observadores para se tornarem sujeitos também vulneráveis ao adoecimento psíquico, necessitando de orientação e tratamento apropriado (Figura 45.1).

Os transtornos mentais paternos no período perinatal podem ter impactos negativos na saúde mental e no desenvolvimento dos filhos. Revisão sistemática de 2018 analisou 40 estudos e seus resultados indicam associação significativa a risco maior de transtorno do espectro do autismo (TEA) e transtornos de ansiedade (TA) nos filhos.

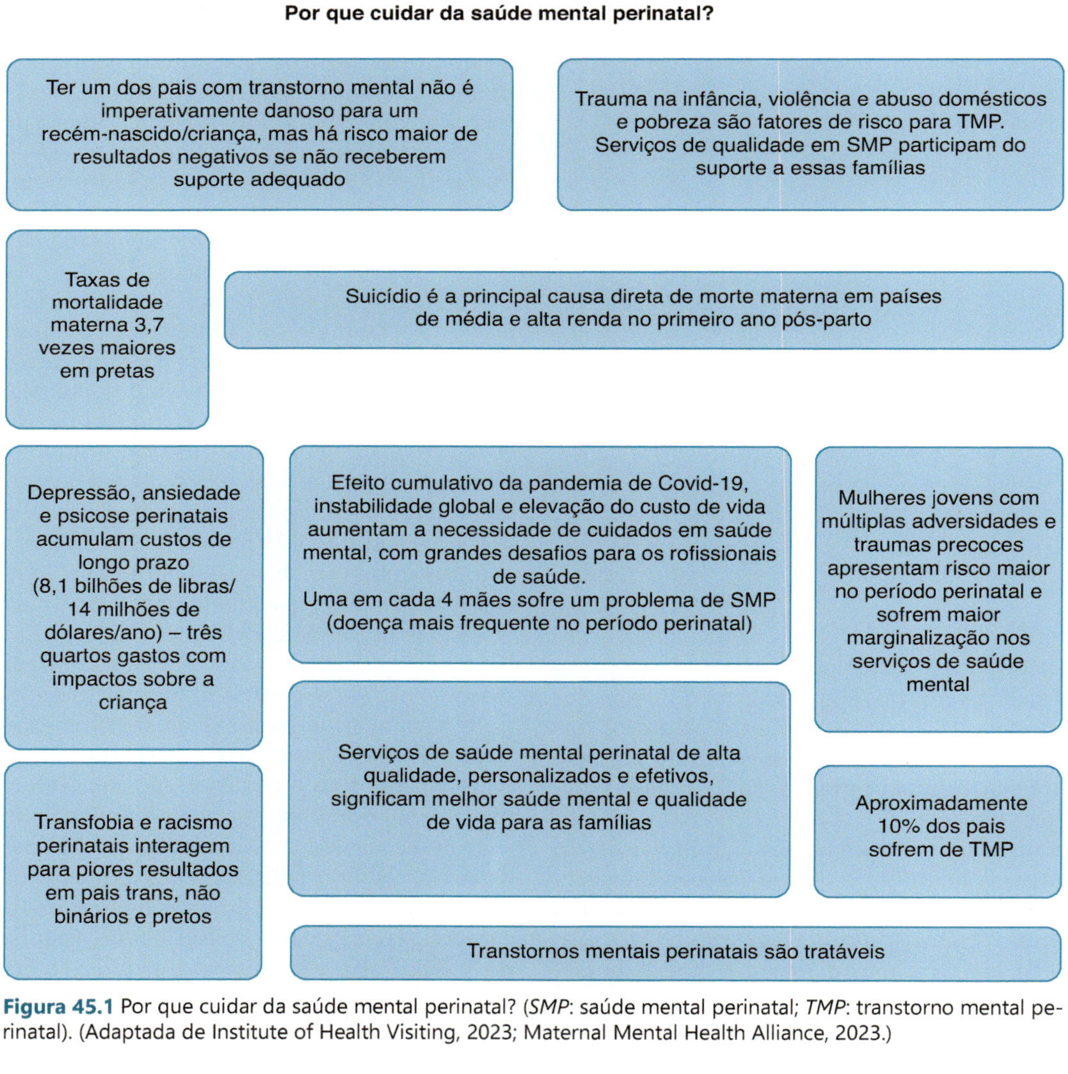

Por que cuidar da saúde mental perinatal?

Ter um dos pais com transtorno mental não é imperativamente danoso para um recém-nascido/criança, mas há risco maior de resultados negativos se não receberem suporte adequado

Trauma na infância, violência e abuso domésticos e pobreza são fatores de risco para TMP. Serviços de qualidade em SMP participam do suporte a essas famílias

Taxas de mortalidade materna 3,7 vezes maiores em pretas

Suicídio é a principal causa direta de morte materna em países de média e alta renda no primeiro ano pós-parto

Depressão, ansiedade e psicose perinatais acumulam custos de longo prazo (8,1 bilhões de libras/ 14 milhões de dólares/ano) – três quartos gastos com impactos sobre a criança

Efeito cumulativo da pandemia de Covid-19, instabilidade global e elevação do custo de vida aumentam a necessidade de cuidados em saúde mental, com grandes desafios para os rofissionais de saúde. Uma em cada 4 mães sofre um problema de SMP (doença mais frequente no período perinatal)

Mulheres jovens com múltiplas adversidades e traumas precoces apresentam risco maior no período perinatal e sofrem maior marginalização nos serviços de saúde mental

Serviços de saúde mental perinatal de alta qualidade, personalizados e efetivos, significam melhor saúde mental e qualidade de vida para as famílias

Transfobia e racismo perinatais interagem para piores resultados em pais trans, não binários e pretos

Aproximadamente 10% dos pais sofrem de TMP

Transtornos mentais perinatais são tratáveis

Figura 45.1 Por que cuidar da saúde mental perinatal? (*SMP*: saúde mental perinatal; *TMP*: transtorno mental perinatal). (Adaptada de Institute of Health Visiting, 2023; Maternal Mental Health Alliance, 2023.)

Os resultados de outros estudos sugeriram que os filhos de pais com transtornos mentais tinham risco aumentado de atraso no desenvolvimento da fala e da linguagem. Destaca-se a importância de abordar a saúde mental paterna durante o período perinatal e de inclusão dos pais nas avaliações e tratamentos de transtornos mentais para minimizar os impactos negativos sobre os filhos.[13,14]

ASPECTOS PSICOEMOCIONAIS DA GRAVIDEZ

A importância da gravidez e da maternidade varia para cada mulher, cultura, religião e circunstância. O desejo de conceber, gestar, cuidar, alimentar e desenvolver uma ou mais crianças não é exatamente o mesmo que saber ser capaz para tal. Aumenta o número de mulheres que planejam investir em outros aspectos de sua vida sociolaboral, adiando a gravidez e a maternidade por meio do congelamento de óvulos, ou que trilham um caminho eventualmente longo, doloroso e até mesmo frustrante em clínicas de reprodução humana.[15]

Por se tratar de um período de reorganização psíquica na direção de tornar-se mãe, a gravidez pode despertar vivências inconscientes positivas ou conflitantes de perdas, abortamentos, situações de discriminação, negligência, violência ou abuso vividos previamente. As mudanças que acontecem nesse período podem ocasionar também novos conflitos relativos à imagem corporal, à relação com o parceiro (pode deixar de perceber as necessidades afetivas e sexuais da mulher e vê-la exclusivamente como mãe), à relação com seus próprios pais, já que a gravidez evidencia a atividade sexual, despertando neles reações quanto à perda da inocência infantil e apontando concomitantemente para as responsabilidades da vida adulta, as responsabilidades com a maternidade, que podem ser fantasiadas como extremamente pesadas e solitárias por mulheres com personalidade insegura, e as restrições no desempenho cotidiano e profissional.

Na vida familiar, a mãe é frequentemente foco irradiador e todos os membros, especialmente as crianças, se beneficiam de seu devotamento, entusiasmo e disponibilidade amorosa. No entanto, todos também sofrem com sua insegurança, desânimo e desalento. Por ser a maternidade atividade exaustiva, demandando perícia, habilidade e emoção, é importante compreender o que é sentido, experimentado e vivido pela mulher, pois muito pode ser feito para auxiliar o retorno à saúde mental daquelas que apresentam desequilíbrio afetivo ou psíquico.

As mulheres com história atual ou pregressa de doença psiquiátrica que desejam engravidar e as grávidas ou puérperas necessitam de consultoria especializada para avaliação da necessidade de acompanhamento psicoterapêutico e/ou psicofarmacológico preventivo ou terapêutico, preferencialmente em tempo hábil para vislumbrar e preparar opções terapêuticas (farmacológicas ou não), garantindo maiores segurança e tranquilidade quanto à saúde materna e de seu futuro filho.

A consultoria em psiquiatria perinatal está indicada quando há:

- História prévia ou atual de transtorno mental com desejo ou plano de engravidar.
- Uso atual/recente de psicofármacos, tabaco, álcool ou drogas durante gravidez planejada ou não.
- Transtorno mental durante a gestação ou puerpério atual ou pregresso.

Os objetivos da consultoria em psiquiatria perinatal podem se resumir a:

- Mensurar os riscos maternos e fetais associados aos transtornos psiquiátricos *per se* (tratados ou não) desde a concepção até o primeiro ano após o parto.
- Conhecer as necessidades individuais da mulher antes de iniciar, mudar ou descontinuar algum tratamento.
- Prover informações para gestantes, familiares e demais profissionais de saúde envolvidos nos cuidados.[16]

Pseudociese e síndrome de Couvade

A pseudociese é definida como a falsa crença de estar grávida, associada a sinais e sintomas objetivos de gravidez mesmo em sua ausência. O manual de diagnóstico e estatística americano (DSM-5)[17] classifica pseudociese como "outro sintoma somático especificado e distúrbio-relacionado". A contraparte masculina da pseudociese é a síndrome de Couvade, também chamada de "gravidez simpática", em que o homem apresenta sintomas de gravidez quando sua parceira está grávida. As duas síndromes geralmente estão associadas à depressão maior e ao transtorno de ansiedade, embora também exista relato de associação ao transtorno bipolar. Os sintomas podem refletir ansiedade subjacente ou transtorno depressivo, manifestados por meio de queixas somáticas ou mesmo uma ideia supervalorizada. A distensão abdominal frequentemente relatada pode ocorrer por deposição de gordura, distensão gasosa e abaulamento das vísceras abdominais com lordose lombar exagerada. O pico de sintomas ocorre no terceiro mês de gravidez com diminuição no segundo trimestre e novo aumento durante o nono mês, em geral desaparecendo após o parto.

Não há evidências sobre o uso de psicofármaco específico para essa condição, sendo recomendado o tratamento psicoterapêutico. Entretanto, deve-se tratar as condições psiquiátricas, como ansiedade e depressão, e estabelecer o diagnóstico diferencial com quadros delirantes alucinatórios definidores de prognóstico e terapêutica.[18,19]

Negação da gravidez

A negação da gravidez consiste na descoberta tardia da gestação, somente após o primeiro trimestre (13 semanas de gestação) ou após a data de início de percepção dos movimentos fetais (em torno de 20 semanas), e envolve a ausência de sinais físicos, como distensão abdominal, atraso menstrual, ganho de peso, sensibilidade mamária e protuberância areolar, náusea matinal, hiperlordose, sensação de pernas pesadas, polaciúria ou percepção materna dos movimentos fetais.[20] Está associada a padrão cognitivo, perceptivo e afetivo de banalização, racionalização ou negação de sinais físicos sugestivos de gravidez.

A insuficiência ou ausência de assistência pré-natal está associada a importante morbimortalidade materna, fetal e neonatal, comprometendo a saúde global da mãe e do filho e cursando com complicações obstétricas graves (hemorragia ou eclâmpsia) ou desencadeando estresse agudo, seguido de sintomas depressivos, pós-traumáticos e distúrbios precoces no vínculo mãe-filho.[21] Com prevalência de aproximadamente 29% entre as gestações com atraso ou ausência de pré-natal (semelhante ao transtorno materno por uso de substâncias), está associada a partos de emergência domiciliares ou em locais isolados. Não está incluída nas classificações internacionais de transtornos mentais, apesar da gravidade do fenômeno.

Cabe diferenciar a negação psicótica da negação não psicótica da gravidez, bem como negação completa, até o parto (1 a cada 2.500 nascimentos), de parcial (2 a 3 a cada 1.000 nascimentos), que diferem da negação afetiva, na qual as manifestações físicas da gravidez são reconhecidas e identificadas, mas sem envolvimento emocional-afetivo da gestante, geralmente terminando ao final do primeiro trimestre.

Alguns fatores físicos podem limitar a descoberta da gestação, como idade acima de 40 anos, obesidade grau 3 e menstruação irregular. Na maioria dos casos, as atividades profissionais, familiares, esportivas e sexuais são mantidas sem que os parceiros e os familiares percebam a modificação corporal.[22] Pode haver perda ou ganho mínimo de peso (3 a 6kg), em contraste com as gestações fisiológicas. Aproximadamente 36% a 46% desses casos cursam com falsos sangramentos menstruais, sendo a amenorreia interpretada como secundária a estresse, contracepção, doença endócrina, amamentação ou menopausa precoce. Os movimentos fetais são considerados distúrbios digestivos, constipação intestinal ou litíase, e as náuseas são atribuídas ao consumo de alimentos, álcool ou fármacos. Quando a negação persiste até o término da gestação, os sinais de trabalho de parto são justificados como cólica renal, dismenorreia, intoxicação alimentar ou dor lombar.[20]

A revelação da negação costuma ser seguida de estupor, com desrealização e despersonalização, associado a sentimento de estranhamento, pavor, culpa, vergonha, medo e tristeza. Na negação completa, o parto é um trauma somatopsíquico e fator de risco importante para transtorno de estresse agudo e pós-traumático (TEPT), podendo incluir amnésia traumática no pós-parto imediato sem a lembrança de ter parido. As interações com o recém-nascido podem variar desde investimento afetivo imediato à rejeição ou recusa em ver, tocar, ouvir e reconhecer o neonato como seu. A mulher nessa situação se torna mãe em tempo limitado, com interações diádicas precoces reduzidas e restritas eventualmente a comportamentos maternos operacionais e automáticos.[21] Em circunstâncias mais graves e raras, há risco de neonaticídio. Apesar de violentos, esses casos devem ser diferenciados da premeditação de neonaticídio, associados à ocultação da gravidez. Entretanto, nem todas as puérperas apresentam transtorno de interação precoce e algumas estabelecem bom vínculo com o recém-nascido.[20,21]

A parca literatura disponível sugere um perfil de mulheres jovens, solteiras, isoladas, dependentes dos pais ou cônjuges, imaturas, com baixa escolaridade e sem suporte socioeconômico. Concorrem também para a negação da gestação sintomas de ansiedade-depressão nos meses que antecedem a gestação, transtorno por uso de maconha, analgésicos, *ecstasy*, álcool, ansiolíticos ou transtornos esquizofreniformes prévios sem tratamento adequado, bem como enfrentamento de eventos estressantes agudos ou traumáticos, como abuso físico ou sexual, e circunstâncias de vida conflitantes com um projeto de gravidez.

Há poucos dados epidemiológicos sobre a repercussão da negação no crescimento fetal, prematuridade, mortalidade infantil ou natimortalidade, sendo descrita taxa maior de internação em Unidade de Terapia Intensiva Neonatal (30% a 34%), comparada à população em geral (9%). A continuidade de contracepção hormonal com estrogênio-progestogênio ao longo da gestação aumenta o risco de síndrome cardíaca hipoplásica, gastrosquise, hipospádia e anormalidades do trato urinário.[20,22]

Como até o momento nenhum manejo sistemático foi evidenciado, as consultas de psiquiatria e psicologia perinatal são focadas em apoiar a parentalidade e gerir as interações mãe-recém-nascido. Em situações mais graves, recomenda-se a avaliação prolongada dessas interações e da capacidade familiar para assegurar as funções parentais.[23]

A negação da gravidez vem se delineando como problema de saúde pública, sendo necessárias pesquisas em interocepção e relação entre corpo e sistema nervoso para elucidar seus mecanismos e melhorar seu manejo na prática clínica.

TRANSTORNOS DE ANSIEDADE E RELACIONADOS COM TRAUMAS E ESTRESSORES

Ansiedade e medo são reações adaptativas a estímulo avaliado como perigoso, sendo o medo uma reação a um estímulo real e a ansiedade uma antecipação intensa e desproporcional à ameaça presente ou futura, real ou imaginária. Trata-se de um dos problemas de saúde mental mais prevalentes,[24] podendo ocorrer isoladamente, mas em 50% das vezes são associados a outros transtornos mentais, causando sofrimento e prejuízo na qualidade de vida.[25]

A prevalência de TA perinatais maternos é maior em países de média e baixa renda (PMBR) – 29,2% no pré-natal e 24,4% no pós-parto –, ou seja, 1 em cada 4 mulheres tem prejuízo pessoal e de funcionamento sociolaboral e utiliza mais os serviços de saúde.[26] Os TA impactam o desempenho físico, a capacidade parental e a formação de vínculo e apego[27] e estão associados a resultados negativos para a mãe e o recém-nascido como parto pré-termo (PPT), baixo peso ao nascer (BPN), aborto espontâneo, pré-eclâmpsia e parto cirúrgico.[26]

As preocupações maternas excessivas com a saúde da criança associam-se ao BPN, enquanto as preocupações com o parto foram associadas a trabalho de parto prolongado e atraso no início da amamentação, independentemente de diagnóstico.[28] Nas portadoras de TA prévios, complicações durante a gestação e o parto, com ameaça real à própria vida ou à do feto, podem agravar sintomas ansiosos e desencadear TEPT e sintomas depressivos.

Mulheres ansiosas no pré-natal interagem e se comunicam menos com seus recém-nascidos após o parto, esforçam-se mais para acalmá-los e reagem com humor negativo a fatos inesperados.[29]

TA na gestação é identificado como forte preditor de depressão pós-parto, mesmo quando os sintomas são controlados antes do parto. Filhos de mães com TA estão mais predispostos a apresentar baixo desenvolvimento cognitivo, emocional e comportamental, apego inseguro, ansiedade e comportamento inibido.[27,30] Apresentam o dobro do risco de transtorno de déficit de atenção e hiperatividade (TDAH) aos 4 e 7 anos e na adolescência, bem como maior déficit no controle emocional-cognitivo (ligado ao córtex orbitofrontal).[31-33]

A resposta da gestante ansiosa a estressores aumenta duas a três vezes os níveis de cortisol, elevando o hormônio adrenocorticotrófico hipofisário e placentário e podendo estimular a indução do trabalho de parto.[9] Em caso de PPT, a adaptação da gestante ansiosa se torna ainda mais difícil se a gravidez não foi planejada e/ou se ocorreu em ambiente de hostilidade social ou violência.[10,34,35] No pós-parto, a eliminação da placenta e a queda abrupta de estrogênio e progesterona aumentam o risco de sobreposição de quadros depressivos aos sintomas ansiosos.[36] Em contrapartida, o nível crescente de ocitocina desde o final da gestação favorece, além das contrações uterinas e da lactação, o controle da ansiedade e a formação do vínculo mãe-recém-nascido.[37]

Intervenções preventivas e terapêuticas endereçadas às mães em risco podem ter repercussão bastante positiva nesse período. Atualmente, os TA apresentados nos Quadros 45.1 a 45.3 estão divididos em três grandes categorias, de acordo com a quinta edição do DSM-5:

- **Transtornos de ansiedade perinatal:** incluem os seguintes diagnósticos: ansiedade de separação, fobia específica, fobia social, transtorno de pânico (TP), agorafobia e transtorno de ansiedade generalizada (Quadro 45.1).[38-46]
- **Transtornos obsessivo-compulsivos perinatais:** grupo de alterações composto por: transtorno obsessivo-compulsivo (TOC), transtorno dismórfico corporal, transtorno de acumulação, tricotilomania e transtorno de escoriação (Quadro 45.2).[47-49]
- **Transtornos relacionados com traumas e estressores perinatais:** incluem TEPT, transtorno de estresse agudo e transtorno de adaptação (Quadro 45.3).[50-53]

Quadro 45.1 Transtornos de ansiedade no período perinatal

Ansiedade de separação	Mãe tem medo de ficar sozinha, teme por sua segurança e bem-estar; preocupações excessivas e culpa quando separada do recém-nascido; demanda constantemente a presença de figuras de apego – prevalência de 6,6% *Prejuízos*: na habilidade de cuidados maternos e vínculo mãe-recém-nascido; associada a depressão, transtorno alimentar, outro TA maternos; dificulta a autoconfiança e eleva risco de TA nos filhos em médio e longo prazo[38,39]
Fobia específica – tocofobia	Medo intenso e persistente de dor, de lesões, de morrer e de perder o recém-nascido no parto – prevalência de 14% Mais frequente em casos de primigestas, gravidez indesejada, parto prévio traumático, violência por parceiro íntimo, abuso físico ou sexual, exame ginecológico traumático, cultura com mitos sobre o parto Apresenta insônia, pesadelos e dores de estômago, depressão e ansiedade com ataques de pânico e pode desenvolver isolamento, culpa, vergonha, desejo de interromper gestação saudável, esconder ou negar a gravidez *Prejuízos*: bem-estar, relação com o parceiro; dificulta a transição para a parentalidade; preparação para o parto e acesso a informações sobre a gravidez; risco de parto prolongado, instrumental, cesariana planejada ou de emergência; depressão pós-parto e TEPT; problemas de vínculo com o recém-nascido[40]
Ansiedade social	Medo, ansiedade excessivos ou irracionais de interações sociais, de ser examinada, julgada, envergonhada, humilhada ou ofender alguém – prevalência de 6,5% Evita excessivamente exposições. Pode apresentar rubor, medo ou urgência de vômito, micção ou defecação *Prejuízos*: escolaridade, vida profissional; relação com serviços de saúde; conexão com o recém-nascido e parceiro; depressão pós-parto; problemas na saúde e no desenvolvimento da criança em longo prazo[41,42]
Transtorno de pânico	Ataques inesperados, recorrentes de medo, desconforto e preocupação em sofrer ataque cardíaco, convulsão, enlouquecer ou perder o controle, durando em torno de 30 minutos – prevalência de 5,2% a 16,2%, iniciando ou recorrendo no princípio da gravidez e no pós-parto, respectivamente Transtorno depressivo é comorbidade frequente – evita atividade física, ficar só ou sair de casa desacompanhada *Prejuízos*: crises aumentam a possibilidade de RCF, PPT, BPN, relação mãe-recém-nascido, menor duração da amamentação, crianças com desregulação emocional e risco para TA; depressão pós-parto; piora da qualidade de vida e funcionalidade maternas[43]
Agorafobia	Medo real ou antecipado à exposição em lugares públicos, abertos ou fechados – prevalência de 1,7% isoladamente Associada a TP grave – medo intenso de ter ataques de pânico, evitação de lugares públicos ou fechados *Prejuízos*: semelhantes aos do TP, risco de suicídio, episódios de hipomania e fobia social; pior qualidade de vida; menor acesso à serviços de saúde[42,44]
Transtorno de ansiedade generalizada	Preocupações excessivas de difícil controle – prevalência de 4,1% a 16,5% Grande apreensão, medo de perder o recém-nascido, de malformações, de dor, do parto e complicações, fadiga, dificuldade de concentração, insônia, lapsos, irritabilidade, tensão muscular e excitação autonômica; preocupações com finanças, casa, aparência física e saúde do recém-nascido *Prejuízos*: náuseas, vômitos, busca maior por consultas de pré-natal, risco de pré-eclâmpsia, PPT, BPN, baixo Apgar; relação mãe-recém-nascido e amamentação comprometidas[45,46]

BPN: baixo peso ao nascer; PPT: parto pré-termo; TA: transtorno de ansiedade; RCF: restrição de crescimento fetal; TEPT: transtorno de estresse pós-traumático; TP: transtorno de pânico.

Quadro 45.2 Transtornos obsessivo-compulsivos (TOC) no período perinatal

Transtorno obsessivo-compulsivo	Pensamentos ou imagens intrusivas espontâneas (obsessões), por vezes acompanhadas por rituais mentais ou físicos (compulsões), afetando o funcionamento, consumindo tempo ou causando sofrimento importante Na gravidez, incluem ideias de contaminação, podendo acompanhar compulsões de limpeza e lavagem No pós-parto, concentram-se em danos ao recém-nascido e compulsões de verificação e evitação O período perinatal é de risco para início e exacerbação (8% e 70%) Prevalência de 7,8% na gravidez e de 16,9% no pós-parto *Prejuízos*: risco de hipertensão gestacional, pré-eclâmpsia, RCF, PPT, elevação de marcadores inflamatórios no neonato, pior qualidade de vida, maior sofrimento e menor responsividade materna; sintomas graves desencadeiam evitação e prejuízo à criança (limpar com muita força ou usando produtos inadequados, negligenciar o filho pela evitação); apego deficiente pode afetar o temperamento e a agitação da criança (curto prazo) e elevar vulnerabilidade para transtornos psiquiátricos (longo prazo)[47]
Transtorno dismórfico corporal	Intensa preocupação com falhas corporais imaginárias, perseguindo ideal social oposto às mudanças fisiológicas da gestação e pós-parto Prevalência de 14,9% na gestação e de 11,8% no pós-parto *Prejuízos*: sintomas graves associados a pior funcionamento pós-parto em todos os domínios[48]
Transtorno de acumulação	Acumulação excessiva e dificuldade em descartar grande quantidade de objetos aparentemente inúteis; associado a transtornos do humor, ansiedade e traços esquizotípicos, evitativos, dependentes e obsessivos de personalidade; história de estilos parentais com pouco cuidado e alta proteção Prevalência de 1,8% na gestação e de 1,4% no pós-parto *Prejuízos*: ambiente pessoal confuso e insalubre, dificultando dormir, tomar banho e comer e aumentando o risco de contaminações, lesões e morte por quedas e incêndios; menos cuidados maternos, mais proteção e controle sobre os filhos; pior resposta ao tratamento farmacológico e cognitivo-comportamental[49]
Tricotilomania	Arrancar recorrentemente o próprio cabelo, levando à perda de cabelo e ao comprometimento funcional Prevalência de 7,7% na gravidez e de 4,0% no pós-parto – em poucos estudos[48]
Transtorno de escoriação (*skin-picking*)	Cutucar a pele recorrente e repetitivamente, causando lesões, sofrimento/prejuízo funcional, com fracasso ao tentar interromper ou reduzir o comportamento; não associado a outra condição médica ou outro transtorno psiquiátrico; estresse, ansiedade, tédio, sentimentos de cansaço ou raiva são possíveis gatilhos; história de traumas e abuso sexual na infância Prevalência de 5,8% na gravidez e de 4,5% no pós-parto – em poucos estudos[48]

BPN: baixo peso ao nascer; PPT: parto pré-termo; RCF: restrição de crescimento fetal.

Quadro 45.3 Transtornos relacionados com traumas e estressores no período perinatal

Transtorno de estresse pós-trauma perinatal	Após ameaça direta ou indireta à saúde materna ou do recém-nascido na gravidez e/ou no pós-parto ou experiência traumática prévia Apresenta quatro conjuntos de sintomas: intrusão ou revivência, evitação, alterações negativas no humor ou cognições e aumento da excitabilidade, durando pelo menos 1 mês e prejudicando a funcionalidade. Se os sintomas têm duração de 3 dias a 1 mês, são classificados como **transtorno de estresse agudo** Prevalência de 4,7% e de 19% em grupos de risco Fatores de risco incluem grande privação socioemocional, pouco contato sensitivo com profissional de saúde durante a gestação, admissão do recém-nascido em Unidade de Cuidados Intensivos; pouca idade, depressão gestacional, medo do parto, traumas na infância, preocupações com a saúde pré-natal, desemprego e aumento das responsabilidades com dependentes *Prejuízos*: vínculo mãe-recém-nascido; autoeficácia materna; relações tensas com o parceiro; predispõe depressão pós-parto; pode afetar gestações subsequentes com risco maior de RCF, PPT e BPN
Transtorno de adaptação perinatal	Surge dentro de 3 meses de estresse conhecido e se resolve espontaneamente quando o estressor é removido Prevalência de 23,6% no pós-parto Há sobreposição de sintomas depressivos moderados, porém com taxas mais altas de ideação e comportamento suicida; multíparas apresentam mais risco (cuidar de outras crianças é fator de estresse e vulnerabilidade) *Preditivos*: gravidez indesejada, histórico familiar de psicopatologia, desemprego, aborto anterior induzido; a frequência às consultas de pré-natal é fator de proteção[51-53]

BPN: baixo peso ao nascer; PPT: parto pré-termo; RCF: restrição de crescimento fetal.

As grávidas e puérperas apresentam probabilidade 1,5 a 2 vezes maior de desenvolver sintomas do TOC, comparadas à população em geral.[47] No TOC perinatal, pensamentos agressivos voltados ao recém-nascido são egodistônicos e extremamente angustiantes para a mãe, devendo ser sempre diferenciados das ideias manifestadas na psicose pós-parto (PPP), quando a intervenção necessita ser imediata, visto que o julgamento crítico e o teste de realidade se encontram prejudicados.[48] Embora a PPP seja rara, as mulheres com história pessoal ou familiar de transtorno bipolar correm mais risco e devem ser monitoradas nas primeiras semanas pós-parto, protegendo a mãe e o recém-nascido de desfechos trágicos.[47]

A triagem de rotina para diferenciação dos quadros de TA, TOC, depressão e PPP abre a oportunidade para intervenções psicoeducativas e possibilita o encaminhamento para o tratamento adequado.[48] O Colégio Americano de Obstetras e Ginecologistas (ACOG) recomenda o exame de sintomas de ansiedade e depressão pelo menos uma vez durante o período perinatal por meio de ferramenta padronizada e validada.[54] Embora existam poucas medidas de rastreamento de ansiedade validadas para esse período, a Escala de Triagem de Ansiedade Perinatal foi desenvolvida e validada recentemente em diversos idiomas, sendo também válida nessa etapa a Subescala de Ansiedade com três itens da Escala da Depressão Pós-Parto de Edimburgo (EPDS-3).[55,56]

O conhecimento sobre os tratamentos específicos para a ansiedade perinatal ainda é limitado. Em virtude das preocupações com a segurança do feto, as mulheres, em sua maioria, preferem abordagens não farmacológicas para o tratamento de TA.[57] Revisão sistemática recomenda a terapia cognitivo-comportamental (TCC) como tratamento de primeira linha de TA em grávidas e lactantes sem contraindicações conhecidas. Apesar de ainda cara, o recente aumento de sua oferta em ambiente *on-line* – principalmente durante a pandemia de Covid-19 – pode facilitar o acesso de locais remotos e para a população de baixa renda.[58,59]

Os inibidores seletivos da recaptação de serotonina (ISRS) e os inibidores da recaptação de serotonina-noradrenalina (IRSN) são mais utilizados em virtude das evidências de segurança na gravidez e no pós-parto, apesar de os riscos e benefícios específicos durante a gestação e lactação exigirem avaliação cuidadosa e individual,[60] devendo ser consultadas revisões sistemáticas recentes e *sites* de atualização permanente sobre a segurança do uso perinatal dos psicofármacos.[61,62]

Transtornos de ansiedade perinatal paterna

A transição para a paternidade é um "marco de desenvolvimento humano" cujas mudanças significativas incluem vários estressores importantes que aumentam o risco de problemas de saúde mental, relacionados ou não com o bem-estar materno. Os sintomas de ansiedade perinatal paterna variam de 3,4% a 25,0% no pré-natal e de 2,4% a 51,0% no pós-parto, frequentemente associados a sintomas de depressão, sendo três vezes mais prevalentes quando associados à depressão materna e comprometendo o desenvolvimento emocional e comportamental dos recém-nascidos. O risco paterno é associado a fatores como baixa escolaridade, gravidez não planejada, desemprego, baixo apoio social ou conjugal, transtornos prévios de humor e do sono, baixa autoestima, insatisfação com o relacionamento conjugal, tabagismo e etilismo.[63]

A pandemia de Covid-19 afetou a economia, aumentando o desemprego e a tensão financeira, o que pode ter estimulado um estresse significativo.[64] Cabe lembrar que os homens podem expressar sintomas ansiosos e depressivos com demonstração de raiva e isolamento de maneira diferente das mulheres e são menos propensos a buscar tratamento médico e aconselhamento. A maioria das intervenções descritas na literatura incorporou aconselhamento, terapia ou psicoeducação pré ou pós-natal e adotou abordagem indireta à saúde mental perinatal focada no casal, obtendo menos resultados do que as intervenções focadas nos pais e em treinamentos de habilidades parentais.[65]

VIOLÊNCIA PERINATAL E ADOECIMENTO MENTAL MATERNO

Evidências robustas demonstram que a violência pode causar transtornos mentais. A percepção de vulnerabilidade diante da violência tem crescido na mesma velocidade das notícias sobre guerras, mortes e conflitos. Focando a atenção na violência de gênero, é impossível esquecer que o Brasil é o quinto país no mundo em feminicídios, ponto trágico culminante das violências contra a mulher. Esse fato impõe aos profissionais de saúde e de educação o desafio de implementar cuidados preventivos associados ao pronto diagnóstico e tratamento das vítimas sobreviventes.

Os eventos mais frequentemente associados aos transtornos mentais em mulheres são o abuso sexual (AS) e a violência por parceiro íntimo (VPI). Estresse e trauma compõem um circuito modulado por parâmetros endócrinos, genéticos, imunológicos, de neurotransmissão e neuromodulação. O trauma se estabelece como adaptação disfuncional, sustentado por alterações mnêmicas e comprometimento do pensamento e das emoções, e ocorre após evento interpretado psiquicamente como ameaça de extinção.

A violência sexual contra mulheres é extremamente comum, ocorrendo diariamente em todo o mundo. Em vários países, uma em cada quatro mulheres sofre violência sexual pelo parceiro íntimo, uma em cada quatro meninas em todo o mundo está exposta a alguma forma de abuso sexual durante a infância e uma em cada três adolescentes relata que sua primeira experiência sexual foi forçada.[66]

As consequências da violência sexual podem ser imediatas e/ou de longo prazo, relacionadas com a saúde reprodutiva e mental e o bem-estar social. Além de uma percepção reduzida sobre os riscos e ameaças em seu ambiente, o que facilita a exposição repetida a situações traumáticas, processam-se mudanças neurobiológicas imediatas em resposta a esses estressores. Quando a violência ocorre em períodos precoces e importantes de desenvolvimento psíquico-emocional, fica consolidada a vulnerabilidade para quadros de ansiedade, depressão, TEPT, transtorno de personalidade *borderline*, transtorno bipolar, abuso de substâncias e déficit de atenção.

O AS está independentemente associado à depressão pós-parto (DPP), com risco 4,46 vezes maior. Entre as portadoras de DPP, 27% relatam história de AS, e sintomas de TEPT persistentes são confirmados em 14,3%. Mais de 35% das mulheres com história de AS relatam mau relacionamento com o ginecologista e 37% negligenciam os cuidados de rotina, buscando atendimento somente para sintomas ginecológicos agudos. Partindo desses dados, a identificação de gestantes e puérperas em risco e a introdução ativa de cuidados podem reduzir o sofrimento e melhorar o bem-estar emocional e o funcionamento sociofamiliar.[67]

Em todo o mundo, a prevalência de qualquer tipo de VPI situa-se em torno de 28,4% e varia de acordo com os tipos: física (5% a 52,8%), psicológica (17% a 67,4%) e sexual (2,8% a 21%). A revelação de VPI acontece de maneiras diversas em diferentes culturas, religiões e normas sociais, mas a vergonha está presente em todas as mulheres violentadas. As dificuldades em revelar a VPI são agravadas pela ausência de resposta das autoridades policiais e instituições de saúde. As taxas de VPI durante a gravidez oscilam entre 13% e 44% na América Latina e entre 24,8% e 49% em países africanos, apontando para a necessidade de rastreamento sistemático na gravidez.[68]

A VPI desencadeia consequências imediatas e de longo prazo para a saúde mental e física das vítimas. Queixas álgicas diversas, com aumento da utilização dos serviços de saúde, são frequentes, assim como resultados obstétricos negativos, incluindo PPT, BPN, ruptura prematura de membranas e aborto espontâneo. A VPI impacta negativamente o desenvolvimento da criança, com atraso no desenvolvimento cognitivo e da linguagem e problemas de apego emocional e de comportamento. As mulheres que sofrem VPI têm menos probabilidade de receber cuidados pré-natais ou visitas domiciliares de profissionais de saúde, apresentando risco maior de mortalidade perinatal (2,59 vezes) e neonatal (2,37 vezes) do que as que não sofreram violência durante a gravidez.[69] Metanálise recente encontrou associação entre a exposição à VPI (qualquer ou de um tipo específico) e o desenvolvimento de DPP.

A VPI afeta a confiança da vítima nos outros, bem como os estilos de enfrentamento, potencializa sentimentos de medo e aprofunda o isolamento. Por outro lado, quem sofre de ansiedade e depressão expressa maior irritabilidade, hipersensibilidade à crítica e atitude pessimista, o que pode parecer pesado ou irracional para um parceiro violento, estimulando uma associação bidirecional entre VPI e ansiedade/depressão. Algumas circunstâncias funcionam como agravantes das repercussões da VPI sobre o adoecimento psíquico materno, como:

- Gestação conflituosa (não planejada, precoce, tardia, cercada de ambivalência aguda, pós-violência sexual).
- Sensibilização emocional em gestação pós-fertilização *in vitro*.
- Gestações complicadas por doença física da mãe.
- História familiar de complicações perinatais.
- Falta de suporte emocional.
- Eventos de vida adversos.
- Transtornos de personalidade.
- Fatores socioeconômicos.
- História psiquiátrica parental e familiar.
- Ambientes de conflito violento crônico, de cisão dualística e guerra.

Educação, autonomia econômica e maior segurança para as mulheres são fatores de proteção que podem eliminar a ocorrência de VPI. Para reduzir os índices dessa violência e de doença mental entre as mulheres, é fundamental que os profissionais de saúde integrem sua investigação à anamnese e que parceiros e familiares sejam efetivamente incluídos no planejamento de intervenções que considerem a segurança e o bem-estar físico, mental e social na perinatalidade.[69]

DEPRESSÃO PERINATAL

A depressão perinatal (DP) consiste em um problema para a saúde pública não apenas por sua prevalência, mas pelo impacto significativo sobre as mulheres, crianças e famílias, determinando perdas de longo prazo para a sociedade. Os sintomas depressivos típicos presentes na DP são similares aos encontrados em outras etapas da vida e exigem tratamento preciso, de acordo com a gravidade, de modo a evitar seus resultados negativos. Aspectos biológicos, psicológicos e sociocomunitários interagem na produção dos sintomas depressivos e necessitam ser abordados para uma boa prática nos cuidados de gestantes e puérperas. Nenhuma decisão sobre tratamento nesse período está isenta de riscos, sendo necessário que o psiquiatra e outros especialistas compartilhem esse desafio e as escolhas.

A DP engloba tanto sintomas depressivos iniciados durante a gravidez como os que continuam ou principiam no decorrer do primeiro ano pós-parto. A DP é definida no DSM-5-TR como episódio depressivo que ocorre durante a gravidez ou nas primeiras 4 semanas após o parto.[70] Já o pico de início da DPP se dá entre 6 e 12 semanas após o parto, podendo ocorrer a qualquer momento dentro dos primeiros 12 meses pós-parto.[71]

Depressão gestacional

A depressão é complicação tão comum durante a gravidez que até 70% das mulheres relatam algum sintoma, porém 10% a 19% preenchem critérios para transtorno depressivo, e a prevalência pode chegar a 26,9% nos PMBR. Estudo longitudinal revelou que 54% das filhas de mães com depressão gravídica tiveram o mesmo diagnóstico quando engravidaram (risco relativo de 3,3). Aproximadamente 33% das mulheres terão o primeiro episódio depressivo durante a gravidez e 40% no PPP. A depressão gestacional (DG) pode passar despercebida, pois sintomas como fadiga e alterações do sono e do apetite são comuns nesse período. Cabe observar a evolução das gestantes com hiper-reatividade a desconfortos mínimos, queixas múltiplas não relacionadas com desordens fisiológicas específicas, crises de choro frequentes, aparência fatigada, perda de peso e dificuldade de contato visual com o examinador. No segundo trimestre, sintomas depressivos podem ser confundidos com os neurovegetativos, insônia, diminuição da energia e alterações do apetite. Anemia e transtornos endócrinos, como hipotireoidismo e diabetes, podem ser responsáveis pela redução da energia, do apetite e do sono e devem ser considerados no diagnóstico diferencial com a DG. Em geral, os quadros mais graves são diagnosticados em torno de 32 semanas, sendo observado o dobro das taxas no pós-parto.[72]

Para confirmação diagnóstica, é necessária a presença de humor deprimido ou diminuição significativa do interesse ou prazer nas atividades usuais durante a maior parte do dia, por pelo menos 2 semanas, somados a cinco ou mais dos sintomas indicados no Quadro 45.4.

Nas mulheres com antecedentes depressivos, como DP prévia e disforia pré-menstrual, é elevada a possibilidade de episódio depressivo gestacional repentino (Quadro 45.5). Cinquenta e um por cento das mulheres com um ou dois episódios prévios apresentaram depressão, necessitando tratamento medicamentoso – essa taxa subiu para 88% nas com três ou mais episódios prévios.[72]

A DG tem sido associada a múltiplas complicações, que se estendem tanto durante a gravidez como no pós-parto. As gestantes deprimidas apresentam menor adesão aos cuidados obstétricos e uso maior de medicamentos não prescritos, drogas, fitoterápicos, álcool e tabaco. A DG tem sido associada a casos de hipertensão, pré-eclâmpsia e diabetes gestacional. Entre as complicações também são descritos PPT, BPN e RCF.[72] Uma das hipóteses etiológicas para essas associações considera que a depressão não tratada promove desregulação do eixo hipotálamo-hipófise-adrenocortical (HPA), liberando cortisol e catecolaminas,[73] que, por sua vez, levam à hipoperfusão placentária e, consequentemente, à RCF e ao PPT. Essa hipótese é reforçada pela constatação de que tanto a depressão como a ansiedade materna promovem alterações epigenéticas do receptor de glicocorticoide infantil (Nr3c1), modificando também a reatividade do eixo HPA na criança.[74]

Quadro 45.4 Sintomas de episódio depressivo maior perinatal

- Preocupação excessiva ou ansiedade
- Irritabilidade
- Sentimento de sobrecarga, dificuldade de concentração e de tomada de decisões
- Tristeza, sentimento de menos-valia, culpa excessiva, fobias
- Desesperança
- Insônia ou hipersonia
- Fadiga, diminuição da energia
- Sintomas e queixas físicas sem causa aparente
- Inquietação ou lentidão psicomotora
- Desconforto em relação ao feto ou ao recém-nascido, falta de sentimentos por ele
- Sensação de não ser capaz de cuidar de seu filho
- Perda de interesse ou prazer, redução da libido
- Distúrbios do apetite (aumento ou redução)
- Pensamentos de morte, ideação suicida

Fonte: adaptado de American Psychiatric Association, 2013.[17]

Quadro 45.5 Fatores de risco para depressão gestacional

Obstétricos

- Estresse relacionado com saúde e viabilidade fetal
- Parto prévio de recém-nascido malformado
- Gravidez prévia de alto risco
- Gravidez atual de alto risco
- Gravidez não desejada

Saúde

- Histórico de depressão ou história familiar de depressão perinatal
- Descontinuação abrupta do uso de antidepressivo
- Diabetes
- Hipertensão
- HIV-AIDS
- Abuso de drogas, uso prolongado de hipnóticos, antieméticos ou opioides
- Outros transtornos mentais

Psicossociais

- Ausência de suporte ou violência pelo parceiro
- Abuso físico ou sexual na infância
- Eventos traumáticos de vida
- Baixa escolaridade
- Baixo suporte social
- Desemprego ou dificuldades laborais

Fonte: adaptado de Valadares *et al.*, 2020.[72]

A ocorrência de depressão na gravidez expõe a mulher a risco triplicado de DPP, mesmo quando os sintomas são controlados. As portadoras de DG apresentam redução da resposta materna ao recém-nascido e comprometimento do relacionamento com o parceiro.[75]

A Escala de Edimburgo tem poder preditivo de rastreamento de DG e é de fácil utilização. Estudos de triagem com acompanhamento pós-parto encontraram 66% de desenvolvimento do transtorno depressivo gravídico sobreposto a um TA.[71] Resultados positivos de triagem auxiliam a decisão de direcionar as gestantes em risco para avaliação especializada, confirmação diagnóstica e tratamento baseado em evidências. Como tanto a depressão como o uso de psicofármacos conferem risco ao feto, uma análise completa é necessária para a decisão sobre como tratar a DG.

O tratamento adequado previne agravamento e complicações. Entre essas, deve-se atentar para o risco de suicídio, o qual está presente independentemente do número de gestações prévias, embora seja mais frequente na primeira, e que também ocorre em gestações múltiplas. As taxas de suicídio costumam diminuir no período gravídico, apesar de as ideias permanecerem com ocorrência idêntica ao período não gravídico. O risco de suicídio deve ser pesado na decisão sobre o início ou a interrupção de terapêutica farmacológica. Os parâmetros para avaliação do risco de suicídio incluem os itens indicados na Figura 45.2.

Entre os transtornos mentais, devem ser avaliados: associação com *delirium* ou psicose, sentimentos de desesperança e planos relatados ou escritos de suicídio. Atitudes de preparação para a morte, como testamento ou doação de bens, preparo de seguro de vida, aquisição

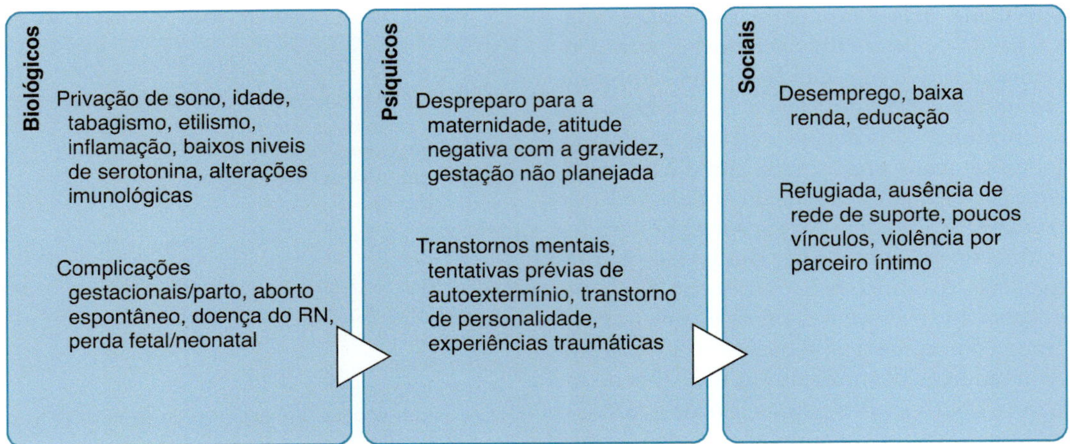

Figura 45.2 Fatores de risco para suicídio na gestação e puerpério. (*RN*: recém-nascido.)

de arma e cartas de despedida, necessitam atenção redobrada. Quando o autoextermínio consiste em ameaça imediata, deve ser considerada a hospitalização sob cuidados psiquiátricos por pelo menos 24 horas.[76]

Blues puerperal

Também conhecido como *baby blues*, pós-natal *blues* ou pós-parto *blues*, o *blues* puerperal cursa com humor deprimido e sintomas depressivos leves, como fadiga, desânimo, choro, irritabilidade e estado confusional leve. Os sintomas são transitórios e autolimitados, iniciando nos primeiros 3 a 4 dias depois do parto e com resolução após alguns dias, não se estendendo por mais de 2 semanas. De prevalência bastante heterogênea – de 13,7% a 76% – alcança prevalência geral de 39%. Por serem transitórios e de média intensidade, os sintomas não são incapacitantes para a mãe. Em algumas, entretanto, o distúrbio pode persistir além do puerpério inicial, descortinando desordem do humor mais séria. Os fatores de risco incluem história de depressão prévia (especialmente gravídica) e de transtorno disfórico pré-menstrual.

Blues puerperal é fator de risco específico para a ocorrência de DPP, PPP e comprometimento emocional e cognitivo irreversível da DPP para mulheres e seus recém-nascidos. As mães sintomáticas devem receber monitoramento que assegure o término dos sintomas. Informações prévias, assim como a orientação às primigestas e às mulheres com risco elevado, auxiliam a prevenção do quadro.[77]

Em geral, suporte, auxílio nos cuidados iniciais com o recém-nascido, cuidados com a alimentação e o sono da puérpera e reafirmação da benignidade e dos limites dos sintomas são suficientes como tratamento, dispensando intervenções médicas ou psiquiátricas.

Depressão pós-parto

Os sintomas de DPP variam dos mais leves, como no *blues* pós-parto, até muito graves, na PPP, com prejuízos de longo prazo para a saúde física, mental, sociolaboral e financeira de toda a família. A DPP também pode apresentar fenótipos acompanhados ou não de ansiedade e anedonia.

Segundo os critérios do DSM-5-TR, a DPP é classificada como transtorno depressivo maior, iniciado no periparto.[70] Na 11ª edição da Classificação Internacional de Doenças (CID-11) permanece codificada entre os transtornos mentais ou comportamentais associados à gravidez, parto ou puerpério, que incluem especificadores: transtornos mentais ou comportamentais associados à gravidez, ao parto ou ao puerpério sem sintomas psicóticos e transtornos mentais ou comportamentais associados à gravidez, ao parto ou ao puerpério com sintomas psicóticos.[78]

A apresentação clínica da DPP assemelha-se à descrição mostrada no Quadro 45.4, podendo iniciar durante a gravidez e agravar-se no puerpério ou ter início até os primeiros 12 meses após o parto. Além dos sintomas listados, é possível incluir choro excessivo e frequente sem motivo aparente, dificuldade de vínculo com o recém-nascido, anestesia afetiva, dificuldade de descrever ou reconhecer emoções, isolamento da família e dos amigos, episódios intensos de raiva, medo de não ser uma boa mãe, sentimentos de inutilidade, vergonha, culpa ou inadequação, capacidade diminuída de pensar com clareza ou de tomar decisões e pensamentos de ferir a si própria ou ao recém-nascido.

Em virtude da heterogeneidade clínica, a DPP tem sido descrita em três ou em cinco fenótipos distintos com base na gravidade, no tempo de início dos sintomas, na comorbidade com ansiedade e na existência de ideação suicida.[79,80]

O primeiro subtipo expressa sintomas leves a moderados, iniciando no pós-parto, sem ansiedade como comorbidade e sem ideias de morte. Pode ser também classificado como *blues* puerperal. O segundo subtipo apresenta sintomas graves, com um terço dos casos iniciando na gestação e metade associada à ansiedade, sem ideias suicidas. O terceiro revela sintomas depressivos graves, com início na gestação e história pregressa de transtornos do humor e ansiedade e com ideias de morte relativas a si própria e ao recém-nascido, podendo cursar com sintomas psicóticos.

Apesar de 70% das mulheres relatarem alguns sintomas depressivos no período perinatal, a prevalência em

PAR varia entre 10% e 15%, sendo estimada entre 15% e 47% nos PMBR. Taxas mais elevadas são observadas entre adolescentes, migrantes, refugiadas e minorias étnicas, sendo as imigrantes mais propensas a desenvolver DPP – o nível de integração baixo, e não a diferença étnica, foi associado independentemente à DPP.[81]

As adolescentes de nível socioeconômico baixo, em conflito com a família e/ou com o parceiro, em isolamento, pouco apoio parental e social, com baixa autoestima e outras vivências estressantes têm mais probabilidade de sofrer de DPP (28% a 56%) com risco também de tentativa e consumação de suicídio (Quadro 45.6).[80] Em adolescentes, a DPP associada a esses fatores pode favorecer comportamento sexual de alto risco e abuso de substâncias com baixo desempenho acadêmico. A interação negativa com os filhos contribui para problemas de saúde física e comportamental em recém-nascidos e crianças pequenas, agravando a condição materna.[82]

A sensibilidade e a disponibilidade de familiares, vizinhos e amigos são descritas como agentes de proteção por facilitarem a resiliência e os comportamentos adaptativos necessários nessa etapa. A cumplicidade/solidariedade entre o casal parental possibilita vivências conjuntas de lazer e intimidade, contrabalançando a satisfação conjugal frequentemente prejudicada nesse período. Portanto, a triagem de múltiplos fatores de risco e de resiliência, incluindo aspectos culturais e religiosos regionais, pode auxiliar o gerenciamento dos prejuízos associados à DPP.

Quadro 45.6 Fatores de risco para depressão pós-parto

Psíquicos
• Depressão bipolar prévia • Outro transtorno psiquiátrico perinatal prévio • História familiar de transtornos psiquiátricos • Sintomas de humor à contracepção hormonal • Disforia pré-menstrual • Problemas com o sono
Obstétricos
• Gestação de alto risco • Complicações no parto ou neonatais • BPN, PPT • Parto de múltiplos • Recém-nascido com deficiência congênita ou adquirida, temperamento difícil
Biológicos/hormonais
• Idade • Doenças crônicas • Alterações na tireoide, estrogênio, cortisol, alopregnanolona, prolactina e ocitocina
Sociais
• VPI, baixo suporte do parceiro • Suporte social inadequado • Abuso sexual • Eventos de vida estressantes • Nível socioeconômico baixo • Retorno precoce ao trabalho
Amamentação/desmame
• Problemas para amamentar • Problemas para desmamar

BPN: baixo peso ao nascer; PPT: parto pré-termo; VPI: violência por parceiro íntimo.
Fonte: adaptado de Wang *et al.*, 2021.[80]

Depressão paterna perinatal

A DP afeta a saúde mental das mães e dos pais e está associada a risco aumentado de prejuízos no desenvolvimento infantil e problemas de saúde mental nos filhos, incluindo ansiedade, depressão e TDAH.

A depressão paterna no período perinatal pode ter consequências negativas para a saúde mental da família, comprometendo a parceria com a mãe nos cuidados com os filhos e a interação pai-filho, com risco aumentado de transtornos emocionais e comportamentais, incluindo problemas de atenção e hiperatividade. A negligência e as repercussões mais graves no desenvolvimento e na saúde física e mental das crianças são agravadas quando ambos os pais sofrem de depressão nesse período. Os principais fatores de risco para DP paterna são: DPP materna, conflitos conjugais e estresse com a paternidade.[83] Estudo recente destaca a importância da avaliação da saúde mental dos pais nesse período e o suporte adequado para prevenir e tratar a depressão paterna, incentivando o suporte psicossocial com a participação ativa da família no cuidado e na interação com os filhos.[84]

PSICOSE PÓS-PARTO

Transtornos psiquiátricos graves com início no período pós-parto imediato são frequentemente chamados de psicose pós-parto (PPP), uma expressão abrangente que inclui mania, episódios mistos, depressão psicótica ou psicose sem outra especificação. De início agudo no pós-parto, considerado emergência psiquiátrica e cujo reconhecimento tardio pode promover resultados trágicos, felizmente é um quadro raro, com prevalência de 1 a 2 em cada 1.000 nascimentos. A PPP está fortemente associada a homicídio (infanticídio) e suicídio (principal causa de morte materna no primeiro ano pós-parto em diversos países). O suicídio – com risco de 5% nesses casos – ocorre por meio de métodos violentos (enforcamento, salto, autoincineração), e somente 3% dos casos acontecem por *overdose* de fármacos ou drogas de abuso.[85,86]

As mulheres com transtorno afetivo bipolar (TB) apresentam risco maior de PPP em comparação com as portadoras de outros diagnósticos psiquiátricos (o risco de recaída pós-parto é, em média, de 37%). Além disso, o risco de recorrência dos sintomas é particularmente alto em mulheres com TB que não recebem medicação durante a gravidez. O risco de episódios mais graves é maior para as puérperas com TB tipo I do que para as com TB tipo II. A recaída psicótica também pode ocorrer em mulheres com outros transtornos psiquiátricos, como esquizofrenia, embora seja menos comum (16% nos primeiros 12 meses após o parto) e se manifeste de forma diferente da apresentada por mulheres com TB.

A PPP surge rápida e bruscamente nos primeiros dias, ou até 2 ou 3 semanas após o parto, mas o risco permanece elevado durante meses. Os pródromos iniciais incluem sono alterado, fadiga, cefaleia, labilidade afetiva, inquietação, irritabilidade e depressão, associados à alteração cognitiva com certa confusão mental e perplexidade.[87] Exames laboratoriais de sangue e urina, líquor, ressonância magnética e eletroencefalograma devem ser considerados no diagnóstico diferencial com etiologias orgânicas, como infecções, tireoidite pós-parto, síndrome de Sheehan, imunodeficiência pelo HIV, intoxicação ou abstinência de drogas, doenças autoimunes da gravidez e tumores intracranianos ou anóxia.[86]

O TOC talvez seja a condição psiquiátrica mais difícil de diferenciar da PPP, sendo necessário distinguir os pensamentos intrusivos assustadores comuns ao TOC (obsessões) dos delírios que caracterizam a PPP. O agravamento rápido dos sintomas de labilidade afetiva, agitação grave, comportamento bizarro e confusão mental, incluindo delírio de conteúdo místico, perplexidade, desorganização do pensamento e insônia com rejeição ou apego obsessivo ao recém-nascido, dão lugar a ideias de neonaticídio e suicídio.[85] O Quadro 45.7 apresenta as principais diferenças entre ideação delirante e ideias obsessivas no pós-parto.

Apesar da gravidade, a PPP não assume *status* de entidade clínica separada na CID-11 e no DSM-5, onde é classificada no âmbito dos transtornos mentais ou comportamentais associados à gravidez, ao parto ou ao puerpério, com sintomas psicóticos, e como transtorno psicótico curto do espectro da esquizofrenia e outros transtornos psicóticos, respectivamente.[88]

Após um episódio, as mulheres apresentam risco aproximado de 60% de recidivas maníaco-depressivas não puerperais. Os fatores de risco para psicose puerperal incluem: primíparas com história pessoal ou familiar de distúrbio psiquiátrico, história de doença bipolar (35%), história prévia de psicose pós-parto (20%), história de TB e PPP (50%), privação de sono (20%), pré-eclâmpsia e alterações imunológicas e hormonais.

Em virtude dos riscos para a mãe e seu filho, está indicada a atenção psiquiátrica urgente, de preferência em ambiente hospitalar especializado, como as Unidades Mãe-Recém-nascido, e com uso vigoroso de psicofármacos antipsicóticos, estabilizadores do humor e/ou antidepressivos. Às vezes, pode ser necessário o uso de eletroconvulsoterapia (ECT), que deve ser considerada em caso de risco de suicídio e depressão delirante ou resistente ao tratamento convencional (Quadro 45.8). A ECT parece ser muito segura e efetiva durante a gravidez e o puerpério e deve ter sua aplicação acompanhada por psiquiatra, anestesiologista e obstetra. Trata-se do tratamento de escolha quando é essencial uma estabilização rápida (depressão delirante, mania irascível).[89]

Outras terapêuticas, como cetamina venosa ou intranasal e estimulação magnética transcraniana, são mais utilizadas em transtornos depressivos e ainda carecem de evidências nessa população. Em função das taxas altas de recorrência (54%), deve ser considerada a profilaxia com modulação dos padrões de sono-vigília com lítio ou antipsicótico. Higiene do sono e apoio psicossocial orientado para a interação entre a mãe e seu recém-nascido são cruciais para recuperação desse transtorno. As mulheres com doenças psiquiátricas podem ser, e são, excelentes mães, mas aquelas com PPP aguda podem correr o risco de prejudicar seus filhos durante o processo de agonia da doença. Na prática obstétrica, é importante o conhecimento de pontos básicos para distinção de quadros de PPP:[85,90]

- História de TB – perguntar sobre a história pessoal e familiar de TB.
- Primiparidade – apresenta risco maior.
- Transtornos do sono.

Quadro 45.7 Diferenças entre ideação delirante e ideias obsessivas no pós-parto

Delírios	Obsessões
Crenças ou convicções falsas	Pensamentos intrusivos, indesejados, causam horror na mãe
Conteúdo bizarro, incomum, podendo ser sexual, religioso ou violento	Podem ser sexuais, religiosas ou violentas
A mãe pode querer ou sentir-se compelida a agir de acordo com esses pensamentos	A mãe não deseja agir de acordo com esses pensamentos
Os pensamentos podem não causar sofrimento significativo	Sofre, evita, verifica, busca segurança contra os pensamentos

Fonte: adaptado de Osborne, 2018.[85]

Quadro 45.8 Recomendações para o tratamento da psicose pós-parto aguda

- Benzodiazepínico: lorazepam, 0,5 a 1,5mg, três vezes ao dia
- Antipsicótico de alta potência: haloperidol, 2 a 6mg, ou olanzapina, 10 a 15mg
- Lítio: atingir nível sérico de 0,8 a 1,2mmol/L
- Eletroconvulsoterapia para quadros muito graves ou resistentes ao tratamento usual
- Redução gradual de benzodiazepínico e antipsicótico com a remissão dos sintomas
- Monoterapia com lítio por 9 meses com nível sérico de 0,6 a 0,8mmol/L após remissão dos sintomas, se houver efeitos colaterais graves
- Em gestações futuras, avaliar monoterapia profilática com lítio ou olanzapina na gravidez ou imediatamente após o parto

Fonte: adaptado de Osborne, 2018.[85]

TRANSTORNO BIPOLAR PERINATAL

O TB é caracterizado por episódios crônicos remitentes e recidivantes de depressão, hipomania e mania. Com prevalência em torno de 4,4% ao longo da vida, afeta mais as mulheres com episódios depressivos, ciclagem rápida e estados mistos (episódios de sintomas depressivos e maníacos). O início do TB é mais frequente durante a idade reprodutiva feminina, sendo o período gravídico-puerperal considerado vulnerável para o início e a recorrência dos sintomas. Nas mulheres com TB é sete vezes mais provável a possibilidade de hospitalização por um primeiro episódio de humor no início do pós-parto, pois foi demonstrado aumento de 25% a 50% no risco de PPP.[91]

Um episódio de mania pode ter consequências desastrosas para a mãe e o feto, uma vez que o juízo crítico diminuído promove comportamentos impulsivos e de risco: uso de álcool e drogas, direção perigosa de veículos, envolvimento em conflitos e ausência das consultas de pré-natal. Pode haver sintomas psicóticos tanto nas fases de depressão como nas de mania, os quais são ainda mais deletérios, pois colocam a mulher em risco de suicídio e abuso fetal/neonatal.

A interrupção do uso de estabilizadores de humor durante a gravidez pode aumentar a recorrência em 2,2 vezes e reduzir em 12,1 vezes o tempo entre as crises, comparada à manutenção do tratamento. O risco de recorrência após descontinuação do tratamento aumenta com a gravidade do TB, especialmente em caso de início precoce, com as mães sujeitas a um curso mais longo e à ciclagem mais rápida. Antes da decisão sobre a estratégia de intervenção nesses casos, é fundamental a investigação de tentativas prévias de autoextermínio, presença de outras comorbidades psiquiátricas (como transtornos de personalidade) e uso isolado de antidepressivos.[92]

Como a base do tratamento para TB é a farmacoterapia, a psicoeducação e a prevenção durante a gravidez e no pós-parto podem otimizar os resultados, exigindo monitoramento dos sintomas. O tratamento da TB perinatal é um desafio clínico em virtude da necessidade de equilibrar a eficácia e a segurança para o feto e o recém-nascido em cada caso. A terapia farmacológica inclui lítio, outros estabilizadores do humor e antipsicóticos atípicos, devendo ser avaliado individualmente o uso de antidepressivos.[92] As intervenções psicossociais, como terapia cognitivo-comportamental (TCC), podem ser úteis como coadjuvantes nos casos de TB perinatal.[93]

Em função do potencial teratogênico dos anticonvulsivantes (especialmente do ácido valproico e da carbamazepina), o lítio ainda é o estabilizador de humor mais recomendado durante a gravidez, sendo prescrito em múltiplas doses diárias, preferencialmente após o primeiro trimestre.[94] Deve ser solicitada a dosagem plasmática mensal do lítio, bem como ecocardiografia fetal a partir de 18 semanas, para avaliação de malformação cardíaca, com redução da dose 2 semanas antes da data provável do parto, para evitar lítio-toxicidade materna em razão da perda rápida de líquidos após o parto.[27]

As evidências limitadas reforçam os benefícios na manutenção do tratamento com psicofármacos, e os estudos que sugeriram aumento dos eventos adversos, sem descartar a gravidade da doença subjacente, não evidenciam o nexo causal entre a exposição e os eventos adversos.[92]

Além disso, pode ser realizado o tratamento dos sintomas específicos de cada fase da doença com prejuízo temporário da estabilização do humor, desde que o quadro atual da grávida permita, em uma tentativa de burlar os riscos de teratogênese, uma vez que a maioria dos antidepressivos serotoninérgicos antidepressivos e os antipsicóticos de alta potência, como o haloperidol e a olanzapina, são relativamente seguros (Quadro 45.9).

Quadro 45.9 Classificação da teratogenicidade dos medicamentos comumente usados no período perinatal segundo o Food and Drug Administration (FDA)

Medicamento	Gravidez – categoria de risco	Lactação – categoria de risco
Lítio	D	L4
Anticonvulsivantes		
Carbamazepina	D_m	L2
Divalproato	D_m	L4
Lamotrigina	C_m	L2
Antipsicóticos atípicos		
Aripiprazol	C_m	L3
Clozapina	B_m	L3
Olanzapina	C_m	L2
Quetiapina	C_m	L2
Risperidona	C_m	L2
Ziprazidona	C_m	L2

(Continua)

Quadro 45.9 Classificação da teratogenicidade dos medicamentos comumente usados no período perinatal segundo o Food and Drug Administration (FDA) *(Cont.)*

Medicamento	Gravidez – categoria de risco	Lactação – categoria de risco
	Antidepressivos ISRS	
Citalopram	C_m	L2
Escitalopram	C_m	L2
Fluoxetina	C_m	L2
Fluvoxamina	C_m	L2
Paroxetina	D_m	L2
Sertralina	C_m	L2
	Outros antidepressivos	
Bupropiona	B_m	L3

ISRS: inibidores seletivos da recaptação de serotonina.
Classificação do FDA: A – estudos controlados não apresentam risco; B – sem evidência de risco em humanos; C – risco não pode ser descartado (faltam dados em humanos; estudos em animais positivos ou não realizados); D – evidência positiva de risco (o benefício pode superar o risco).
O subscrito "m" se refere a dados retirados da bula do fabricante.
Classificação de risco para amamentação: L1 – mais seguro; L2 – seguro; L3 – moderadamente seguro; L4 – possivelmente perigoso; L5 – contraindicado.
Fonte: adaptado de Osborne, 2018.[85]

Recomenda-se o consumo de vitaminas no pré-natal, incluindo doses de 4mg/dia de ácido fólico, antes da concepção e durante a gravidez, a despeito das polêmicas envolvendo a redução da eficácia da lamotrigina e do risco associado de transtorno do espectro autista.[95] Em síntese, existem opções de tratamento psicofarmacológico para as mulheres com TB perinatal, mas a escolha dos medicamentos deve ser cuidadosa e individualizada, considerando os riscos e os benefícios para cada mãe e feto ou lactente, o que exige que os médicos e as gestantes tomem decisões informadas e colaborativas.

ESQUIZOFRENIA NO PERÍODO PERINATAL

A esquizofrenia é uma doença mental crônica com pico de início entre os 26 e os 32 anos de idade em mulheres, podendo afetá-las durante a gravidez e o pós-parto. De incidência relativamente baixa, acomete cerca de 1% da população. As mulheres com histórico de esquizofrenia têm risco maior de apresentar sintomas durante a gravidez e no pós-parto, apesar de algumas melhorarem nesse período. A idade materna mais avançada e poucas complicações físicas são preditores de melhor prognóstico, porém a mulher esquizofrênica necessita acompanhamento cauteloso durante toda a gravidez. Recaídas ou exacerbações de sintomas podem ser desencadeadas ou agravadas por fatores hormonais e pelo estresse, havendo risco de falta de assistência pré-natal, negligência e abuso fetal ou neonaticídio. Pode ocorrer a incapacidade de reconhecer ou relatar sinais do trabalho de parto. No pós-parto, as mulheres com esquizofrenia podem enfrentar dificuldades adicionais, como fadiga, privação do sono e preocupações com a amamentação e os cuidados com o recém-nascido, o que contribui para sua desestabilização.[96,97]

Os sintomas da esquizofrenia podem incluir delírios, alucinações, interpretações delirantes, pensamento desorganizado, distúrbios da linguagem e comportamento bizarro com alteração do juízo crítico. Estudos sugerem que a esquizofrenia materna perinatal pode estar associada a fatores genéticos e ambientais e que seus sintomas comprometem o relacionamento entre a mãe e o recém-nascido.[98] Cabe diferenciar os sintomas da esquizofrenia do quadro de uso de drogas psicoativas.

Estudos recentes mostram que a interrupção do tratamento medicamentoso para a doença durante a gravidez aumenta o risco de recaídas ou de agravamento dos sintomas. Terapias farmacológicas com antipsicóticos podem ser conduzidas com segurança durante a gestação e a amamentação, desde que monitoradas por profissionais de saúde. Além disso, intervenções psicossociais, como a TCC, podem ajudar as mulheres a gerenciarem os sintomas da doença e a melhorarem o funcionamento social e ocupacional. O treinamento de habilidades maternas pode aumentar sua eficácia nos cuidados com o recém-nascido e a interação positiva com os filhos. A intervenção pode incluir estratégias de comunicação, resolução de problemas e manejo do comportamento infantil.[99] Vale ressaltar que a esquizofrenia não é uma sentença de incapacidade para as mulheres que desejam ser mães. Com diagnóstico e tratamento adequados, as mulheres com esquizofrenia podem ter uma gravidez e pós-parto saudáveis e positivos para si e para seus recém-nascidos.[100]

TRANSTORNO POR USO DE SUBSTÂNCIA NO PERÍODO PERINATAL

O abuso de drogas no período perinatal vem aumentando com a crescente liberalidade na prescrição de opiáceos e canabinoides, contribuindo para o incremento da mortalidade materna nesse período. Homicídio, suicídio e *overdose* têm sido causas prevalentes de mortes associadas à gravidez, com as mulheres negras e jovens apresentando riscos de duas a sete vezes maiores em comparação com as gestantes brancas e as não grávidas.[101] Há diferenças na abordagem e na estigmatização social segundo o tipo de droga utilizado (como se as lícitas mais usadas causassem menos prejuízo que as ilícitas).

As sequelas fetais e neonatais provocadas pelo uso de cigarro[102] e álcool[103] são bastante conhecidas, mas as relativas ao uso de *cannabis* e psicoestimulantes durante a gestação apresentam resultados contraditórios na literatura. O transtorno por uso de substâncias (TUS) é complexo, multifacetado e inclui complicações obstétricas, como aborto espontâneo, PPT, BPN e mortalidade perinatal. Os recém-nascidos apresentam incidência maior de problemas respiratórios, convulsões, distúrbios de comportamento e desenvolvimento e risco aumentado de morte súbita infantil.

A triagem das gestantes e puérperas usuárias de substâncias pode envolver questões éticas e legais, sendo as dependentes químicas estigmatizadas como egoístas e incapazes de cuidar e amar seus filhos, o que dificulta a revelação de sua condição, bem como o diagnóstico e tratamento adequados.[104] Estudo brasileiro encontrou prevalência de 17% para o uso de drogas lícitas e ilícitas por gestantes; entre elas, 63,9% usaram álcool; 58,3% tabaco; 9,2% cocaína/*crack*, e 4,6% maconha.[105]

Álcool

O álcool é substância teratogênica à qual os fetos estão mais frequentemente expostos, sendo utilizado por 10% a 50% das gestantes, a depender da região avaliada e do instrumento de medição utilizado. No Brasil, o consumo varia entre 4,4% e 46,9%, e 8,2% das mulheres continuaram consumindo álcool durante o período pós-parto.[106] Essa persistência está associada a fatores como ansiedade materna, estresse com precariedade na alimentação, moradia, renda, suporte familiar e social e relacionamentos abusivos.[107] Fortes evidências apoiam o esforço para a abstinência total de álcool durante a gestação com intuito de evitar as consequências dos transtornos do espectro alcoólico fetal ao longo de toda a vida dos expostos.

Tabaco

A gestante tabagista apresenta risco aumentado de aborto espontâneo, gravidez ectópica, descolamento prematuro da placenta, placenta prévia e PPT, natimortos, BPN com recém-nascido pequeno para a idade gestacional, morte súbita neonatal e infantil, risco de doenças respiratórias, câncer e déficits de neurodesenvolvimento. Transtornos de ansiedade e depressivos estão associados ao hábito de fumar e à dificuldade para interromper o uso, bem como a baixa escolaridade e não coabitar com o parceiro.[108] A depressão aumentou em 2,15 vezes o risco de consumo de álcool, 1,70 vez o de tabaco e 2,56 vezes o de *cannabis,* demonstrando ser o principal fator de risco em estudo de preditores de TUS durante a gestação.[102]

Cannabis

Entre as pessoas em idade reprodutiva, a *cannabis* é a droga ilícita mais consumida, com impactos específicos desde a pré-concepção até a gravidez e durante a lactação. Seu uso durante a gestação e o pós-parto tem crescido bastante, especialmente onde a legalização da substância foi efetivada. Isso é preocupante porque a potência dos produtos à base de *cannabis* comercializados aumentou significativamente na última década, e estudos confirmam a presença de receptores canabinoides nos aparelhos reprodutores masculino e feminino.

O uso crônico de *cannabis* tem sido associado a casos de infertilidade e alterações na implantação e no desenvolvimento do embrião. Resultados relacionam o consumo materno de maconha durante a gestação com risco maior de PPT, BPN, atraso no desenvolvimento neurológico e cerebral, mais risco de hospitalização e morte súbita fetal.[109,110]

A maconha atravessa imediatamente a placenta e uma vez na circulação fetal, por ser lipossolúvel, demora até 30 dias para ser completamente eliminada pelo feto. A hipóxia fetal pode ser induzida por taquicardia e hipertensão maternas durante o uso da substância com aumento da resistência da artéria umbilical.[109] Estudos recentes que compararam dados demográficos maternos, biometria fetal e Doppler da artéria umbilical em usuárias de *cannabis versus* controles encontraram diferenças significativas nos riscos para o feto, especialmente no segundo e terceiro trimestres de gestação.[110,111]

No pós-parto, a *cannabis* é armazenada no tecido adiposo e liberada gradativamente ao longo do tempo, levando à exposição do recém-nascido através do leite materno, o que pode estar associado a alterações no sono, ao aumento do risco de infecções respiratórias e a problemas comportamentais e cognitivos nas crianças. Portanto, as mães que amamentam devem evitar o uso de *cannabis* e informar seus médicos para que possam receber aconselhamento e suporte adequados.[112]

Opioides

O TUS afeta em torno de 5,6 recém-nascidos a cada 1.000 nascidos expostos aos opioides (heroína e medicamentos), cocaína, maconha e álcool. Os que desenvolvem síndrome de abstinência neonatal necessitam de tratamento específico, muitas vezes em UTI. As complicações obstétricas incluem RCF, ruptura prematura de membranas, pré-eclâmpsia, aspiração de mecônio, infecções neonatais e natimortalidade, também podendo ocorrer diminuição da circunferência craniana e aumento do risco de morte súbita infantil. A síndrome de abstinência fetal inclui irritabilidade, diminuição da sucção, dificuldades respiratórias, sudorese e tremores. O uso de doses baixas de metadona pela mãe e o recém-nascido minimiza a síndrome de abstinência, mas deve ser instituído mediante cuidados perinatais apropriados.[113]

Psicoestimulantes

Os psicoestimulantes utilizados no tratamento de transtornos como TDAH, narcolepsia e depressão, apresentam resultados controversos em estudos realizados com gestantes e puérperas. O uso de metilfenidato e metanfetaminas na gravidez tem aumentado, acompanhado de registro de risco absoluto baixo de malformações congênitas, PPT e BPN. Foram detectadas pequenas quantidades de metilfenidato, anfetaminas e modafinil excretadas no leite materno, não parecendo causar efeitos adversos significativos, mas podendo reduzir a produção de leite em algumas mulheres.[114]

Cocaína/*Crack*

O uso de cocaína e *crack* durante a gestação e no pós-parto é considerado extremamente prejudicial para a saúde da mãe e do recém-nascido. A cocaína pode causar vasoconstrição e hipertensão, o que prejudica a circulação placentária e afeta o suprimento de oxigênio e nutrientes para o feto. Durante a gestação, também está associado a risco maior de PPT, aborto espontâneo, BPN e problemas de desenvolvimento neurológico fetal, impactando o comportamento e o desenvolvimento cognitivo do recém-nascido.[115] Quanto ao *crack*, os riscos para a mãe e o feto são ainda maiores. Estudo brasileiro avaliou o impacto do uso de *crack* durante a gestação e no pós-parto e concluiu que as usuárias de *crack* apresentam mais risco de pré-eclâmpsia, PPT e morte materna. O uso de *crack* durante a gestação parece afetar o desenvolvimento neurológico do feto, causando déficits cognitivos e comportamentais.[116]

A tendência de aumento do consumo de drogas no período perinatal é desafiadora, e as opções de manejo incluem aconselhamento e terapia comportamental, programas de desintoxicação e uso de medicamentos para aliviar os sintomas de abstinência. Além disso, é importante garantir que a mãe receba cuidados pré-natais adequados e apoio social para lidar com sua dependência química. A abordagem dessas mulheres pode ser simples e direta com perguntas, como:

- Quando foi a última vez que você bebeu ou usou alguma droga?
- Quanto você bebeu, ou usou drogas, no mês anterior à gravidez?
- Quantos cigarros você fumou por dia no mês anterior à gravidez?

Abordagem abrangente, baseada em evidências e centrada em eventos traumáticos e na família, é recomendada em oposição às políticas punitivas, consideradas intensificadoras de iniquidades e pouco eficazes. Em resumo, a dependência química materna durante o período perinatal é condição complexa que exige tratamento adequado para garantir a saúde da mãe e do recém-nascido em longo prazo.

TRANSTORNOS ALIMENTARES

Os transtornos alimentares constituem um grupo de condições psiquiátricas caracterizadas por perturbações no comportamento alimentar e na percepção corporal. Durante o período perinatal, as mulheres podem mostrar-se especialmente vulneráveis ao desenvolvimento de transtornos alimentares, como anorexia nervosa, bulimia nervosa e transtorno da compulsão alimentar periódica.

A anorexia nervosa caracteriza-se por intensa preocupação com o peso corporal e a forma física, levando à restrição alimentar e à perda importante de peso. As mulheres acometidas demonstram percepção distorcida do peso e da forma corporal, com falta de reconhecimento sobre a gravidade do baixo peso corporal e comportamento persistente que interfere no ganho de peso. Durante a gestação, a anorexia nervosa pode causar complicações para o feto, como BPN e RCF. No pós-parto, a anorexia compromete a saúde materna e a amamentação.

A bulimia nervosa é caracterizada por episódios de ingestão alimentar excessiva, seguidos por comportamentos compensatórios inadequados, como vômitos autoinduzidos e uso de laxantes. Na gestação, a bulimia nervosa pode aumentar o risco de pré-eclâmpsia e PPT. No pós-parto, também pode prejudicar a recuperação física e emocional da mãe e interferir na amamentação.

O transtorno da compulsão alimentar periódica consiste em episódios recorrentes de ingestão alimentar excessiva sem comportamentos compensatórios, porém frequentemente associados a excesso de peso corporal, distúrbios metabólicos, diabetes tipo 2, distúrbios psiquiátricos e tentativa de suicídio. Durante a gestação, o transtorno pode acarretar ganho excessivo de peso e aumentar o risco de complicações para a mãe e o feto, como diabetes gestacional e hipertensão arterial, com o nascimento de recém-nascidos grandes para a idade gestacional, e promover, também, dificuldades na recuperação física e emocional da mãe e na amamentação.[117]

Além disso, é importante destacar que durante o período perinatal também podem estar presentes outras condições relacionadas com a alimentação, como aversão alimentar, restrição alimentar seletiva ou ganho excessivo de peso, que podem ser igualmente prejudiciais para a saúde materna e fetal.[117] O ganho de peso para mulheres bulímicas e anoréticas representa a falência de todos os seus esforços para manter sua silhueta. Durante a gestação, dieta saudável e cuidados pré-natais garantem a boa evolução para mães e recém-nascidos. Aproximadamente 7,5% das gestantes apresentam sintomas de algum transtorno alimentar e, dessas, 50% a 75% têm sintomas de depressão associados.[118]

As gestantes com transtorno alimentar ganham peso significativamente durante a gestação, mas apresentam grande perda ponderal nos primeiros 6 meses pós-parto. Todos os subtipos de transtornos alimentares maternos foram associados a risco cerca de duas vezes maior de hiperêmese e hemorragia pré-natal, PPT, BPN, RCF e recém-nascidos com microcefalia. As mulheres com anorexia nervosa e outros transtornos, como bulimia e compulsão alimentar periódica, apresentam grandes diferenças no tipo de parto. Filhos de mães anoréticas podem exibir Apgar mais baixo e taxas maiores de hipotermia, hipoglicemia, infecções e mortalidade perinatal.[119]

Os princípios do tratamento, que deve ser multiprofissional, incluem psicoterapia cognitiva, antidepressivos e enfoque na nutrição da gestante ou puérpera. A psicoterapia, quando realizada antes e durante a gravidez, deve focar na redução do estresse em consequência das mudanças do corpo. A psicoterapia cognitivo-comportamental é efetiva na abordagem da bulimia nervosa, mas a farmacoterapia pode ser importante quando há risco para a mãe e o feto em razão dos desequilíbrios hidroeletrolíticos secundários à ocorrência de vômitos, má nutrição e ganho de peso inadequado. O uso de serotonérgicos e mirtazapina pode estar indicado.

Nas grávidas com história pregressa de transtorno alimentar ou com sintomas depressivos, com alterações ponderais importantes, hiperêmese prolongada ou preocupação excessiva com controle de peso, a avaliação deve ser voltada para os transtornos alimentares, de modo a prevenir as repercussões negativas sobre a própria saúde e a do recém-nascido.

Impacto sobre o feto e o recém-nascido

O impacto dos transtornos psiquiátricos perinatais nas diferentes fases do desenvolvimento fetal e após o nascimento é avaliado sob o prisma da exposição direta (à doença ou ao tratamento) ou da exposição indireta (a diversos outros fatores de risco). A exposição à doença materna é considerada um dos primeiros eventos estressores tóxicos para o feto, impactando seu desenvolvimento cerebral em áreas responsáveis pela regulação emocional, como o hipotálamo, aumentando a densidade sináptica na amígdala e reduzindo a conectividade entre o sistema límbico e o córtex pré-frontal. Essas alterações, além de aumentarem o impacto dos estressores ambientais *a posteriori*, também silenciam o efeito dos fatores de proteção, agregando suscetibilidade para adoecimento psíquico na infância, adolescência e idade adulta. Em estudo longitudinal com duas gerações, a depressão pré-natal materna foi associada à depressão pré-natal de suas filhas, com risco relativo de 3,33 (IC95%: 1,65 a 6,67).[120]

Os transtornos mentais maternos podem ter impacto significativo na saúde e no desenvolvimento do feto e da criança, pois a saúde mental da mãe afeta diretamente o ambiente em que o feto e a criança estão crescendo e se desenvolvendo:

- Risco de PPT, BPN, RCF e suas consequências.
- Exposição pré-natal a drogas e medicamentos psicotrópicos.
- Risco de síndrome de abstinência neonatal.
- Prejuízos no desenvolvimento cognitivo e comportamental, incluindo problemas de comportamento, como hiperatividade e problemas de atenção, bem como problemas de linguagem e cognição, problemas de apego, problemas de sono e alimentação, bem como transtornos mentais, como ansiedade e depressão, e TDAH.
- Mais risco de transtornos do espectro autista: filhos de mães com depressão, transtorno bipolar e esquizofrenia.
- As mães que sofrem de transtornos mentais na gravidez devem receber tratamento e suporte adequados para proteção da própria saúde e do bem-estar de seus filhos e suas famílias.

No pós-parto, os prejuízos se somam por diversos mecanismos:

- Suicídio com neonaticídio ou infanticídio.
- Difícil vinculação e interação materna com o recém-nascido (autoestima, confiança, habilidades sociais e emocionais da criança).
- Redução de cuidados preventivos básicos de saúde, vacinação e higiene.
- Interrupção precoce da amamentação.
- Redução da prevenção de acidentes.
- Dificuldades na organização do ciclo sono-vigília familiar.
- Disfunção no funcionamento familiar com prejuízos de longo prazo.
- Risco de abuso e negligência, incluindo vacinação e controle de doenças crônicas infantis (pode ter efeitos duradouros na saúde mental da criança e em sua capacidade de se relacionar com os outros ao longo da vida).
- Doenças crônicas maternas (abuso de substâncias, doenças cardiovasculares, diabetes, obesidade e morte prematura).
- Aumento dos custos para os serviços de saúde.

Atenção especial deve ser dada às mulheres que sofrem VPI durante a gestação, em associação a quadros depressivos, as quais apresentam risco maior de pressão alta, edema, sangramento vaginal, náusea intensa, vômito com desidratação, infecção do trato urinário e aborto espontâneo. Essas mulheres são cinco vezes mais propensas a sofrer descolamento prematuro da placenta associado à ocorrência de RCF e PPT. O pior desfecho consiste na morte do feto, do recém-nascido e da mãe. Em grandes amostras, as mulheres que relataram VPI perinatal apresentaram risco quatro vezes maior de parto com natimorto e três vezes maior de morte fetal. Elas também são menos propensas a amamentar e mais inclinadas a interromper a amamentação no primeiro mês após o parto.

A VPI perinatal está associada a aumento dos custos com a saúde e à menor assistência pré-natal (com atraso no início e não comparecimento a mais de 50% das consultas), devido a abusos contínuos com controle interpessoal e privação econômica pelo perpetrador, causando, na gestante, vergonha de expor sua condição física e emocional. Em virtude da frequência e da cronicidade da VPI, com consequências negativas transgeracionais, é essencial aprimorar o acesso aos serviços e a empatia com essa população. Cabe ressaltar que em PMBR as mulheres expostas à VPI durante a gravidez podem ter probabilidade até 7,6 vezes maior de apresentarem comportamento suicida e três vezes mais chances de se tornarem vítimas de feminicídio do que as expostas em outros períodos da vida.[121]

No entanto, é importante destacar que nem todas as mulheres com transtornos psiquiátricos apresentam risco quanto ao desenvolvimento fetal e que a maioria tem gestações e recém-nascidos saudáveis. A avaliação individualizada do risco-benefício do tratamento para a mãe e o feto é essencial na tomada de decisão clínica.

ASPECTOS PSÍQUICOS DO ABORTO

No Brasil, segundo o Código Penal de 1940, artigos 124 e 126, o aborto ainda é considerado crime e é legalizado apenas quando a gestação oferece risco para a gestante, quando resulta de estupro e nos casos de anencefalia fetal.[122] Sem a legalização do aborto, as mulheres ainda buscam procedimentos clandestinos que implicam grande risco de morbidade e mortalidade.

As reações psicológicas ao aborto podem variar de uma mulher para outra, dependendo de uma série de fatores, como idade, religião, apoio social, paridade, circunstâncias do aborto e história pessoal, bem como história psiquiátrica pregressa. Vale salientar que nem todas as mulheres que realizam o aborto apresentam reações psicológicas negativas.[123]

Estudos demonstram que a maioria das mulheres que fazem aborto devido a uma gravidez indesejada se mostra satisfeita com sua decisão e com pouca ou nenhuma sequela psicológica negativa. Em longo prazo, no entanto, cerca de 10% daquelas que optam pela indução do aborto sem que a gestação colocasse em risco sua vida ou em consequência de estupro sentem arrependimento pela decisão.

As mulheres que sofreram aborto espontâneo relataram índice elevado de reações disfóricas, especialmente quando a perda ocorreu sem aviso prévio ou sem assistência, desencadeando vivência traumática possivelmente acompanhada por sentimento de perda e luto. A dor emocional do aborto espontâneo pode ser prolongada, sendo os abortos física e emocionalmente mais traumáticos os que ocorrem no segundo trimestre, em comparação com os de primeiro trimestre. Os motivos mais comuns para os abortos tardios são as anomalias ou malformações fetais, envolvendo luto maior motivado pela percepção dos movimentos fetais e pelo vínculo afetivo estabelecido pela mãe.

Em geral, o risco de suicídio é baixo após aborto, mas, quando a mulher é forçada a levar a gravidez a termo, há aumento do risco de infanticídio, abandono e negligência do recém-nascido indesejado.[124]

Os homens também podem experimentar sentimentos de tristeza, culpa, raiva, confusão e isolamento perante a decisão de interrupção voluntária da gestação, porém, nos casos de aborto espontâneo ou por causas médicas, a perda perinatal pode ter implicações psicossociais negativas para eles. Os níveis de apego à gravidez influenciam suas respostas emocionais à perda, sendo frequentemente relatado que suas atitudes seguras e confiantes em relação à gravidez mudaram para sempre quando souberam que sua função principal era apoiar suas parceiras, mesmo recebendo apoio limitado para a vivência do luto.[125,126]

Uma gravidez subsequente pode reduzir os sentimentos de tristeza pela perda, e as crianças nascidas após esse evento correm risco de superproteção e problemas emocionais.

ASPECTOS PSÍQUICOS DA INFERTILIDADE

A infertilidade é um problema que pode afetar profundamente o bem-estar psicológico dos indivíduos e dos casais. Estudos mostram que ela pode causar ansiedade, depressão, estresse, baixa autoestima, dificuldades conjugais e até mesmo trauma. O tratamento pode ser emocionalmente desgastante, com níveis altos de estresse e dos custos nas diversas etapas, tanto com os medicamentos como com a doação de gametas, inseminação, fertilização *in vitro* e adoção. Estudos mostram que muitos indivíduos se sentem inadequados e com baixa autoestima ao enfrentarem a infertilidade e seus tratamentos.[127]

Sintomas ansiosos e de estresse são comuns nessas populações e, apesar das queixas subjetivas e de sintomas psicossomáticos e obsessivos, as mulheres manifestam raiva e depressão, o que compromete muito sua qualidade de vida: irritam-se com o fato de não terem filhos, demonstram mal-estar quando indagadas sobre a razão de não terem filhos, ficam aborrecidas em festas de crianças, se aborrecem quando sabem que alguém engravidou, se deprimem quando menstruam, apresentam dificuldades na vida sexual ou profissional por não terem engravidado, se sentem inferiores por não terem filhos, ficam desconfiadas ou receosas a respeito dos tratamentos, acreditam que vão enlouquecer caso não tenham filhos e, quando pensam que não terão filhos, apresentam sintomas físicos de ansiedade, como taquicardia, falta de ar, pressão no peito, tremores e sudorese nas mãos. Por fim, queixam-se de sensação de vazio por não terem filhos e se preocupam insistentemente com a infertilidade.[127,128]

Quando engravidam, as mulheres submetidas a técnicas de reprodução assistida costumam demonstrar ambivalência e preocupações obsessivas e apresentam risco maior de desenvolver quadros de ansiedade e depressão no pós-parto, principalmente aquelas com gestações múltiplas. A redução fetal e o congelamento e descarte de embriões constituem preocupações constantes, e ainda não há estudos sistematizados sobre as repercussões psíquicas desses procedimentos.[129]

A psicoterapia tem se mostrado importante para ajudar o casal a lidar com o estresse e a reduzir a ansiedade, a depressão e o estresse, além de melhorar a comunicação e aumentar sua resiliência.[130]

TRATAMENTOS PSICOFARMACOLÓGICOS

O tratamento farmacológico dos transtornos mentais durante a gravidez e no pós-parto é uma questão delicada e complexa por envolver não apenas a saúde mental da mãe, mas também a segurança e o bem-estar do feto ou do recém-nascido. Embora muitas medicações psiquiátricas possam atravessar a placenta ou ser propagadas através do leite materno, às vezes o risco de não tratamento do transtorno pode ser maior do que o risco potencial da medicação.

Estudo realizado por Freeman e cols. (2018)[131] avaliou o uso de antidepressivos durante a gravidez em relação aos desfechos neonatais e concluiu que, embora tenha aumentado a incidência de algumas complicações, como PPT e BPN, o risco absoluto desses desfechos foi relativamente baixo. Os autores também enfatizaram a importância da monitoração adequada e da comunicação aberta entre o médico e a mulher durante a gravidez.[131]

Revisões sistemáticas avaliaram a segurança e a eficácia do uso de antidepressivos, estabilizadores de humor e antipsicóticos no tratamento de transtornos mentais em mulheres durante a gestação e no pós-parto. Os resultados sugeriram que o tratamento farmacológico pode ser seguro e eficaz em muitos casos, desde que seja cuidadosamente monitorado e ajustado de acordo com as necessidades individuais da mãe e do feto.[60] No entanto, é importante ressaltar que cada caso deve ser avaliado individualmente e que algumas medicações podem ser mais arriscadas do que outras, dependendo do tipo de transtorno mental e do estágio da gravidez ou do pós-parto. Além disso, outras opções de tratamento não farmacológicas também devem ser consideradas, como a TCC, a psicoterapia interpessoal e o suporte social.

A Classificação de Risco de Teratogenicidade em Psiquiatria (CRTP) é uma ferramenta desenvolvida pelo *National Pregnancy Registry for Psychiatric Medications*, em colaboração com a American Psychiatric Association, para avaliar o risco de malformações congênitas associadas ao uso de medicamentos psiquiátricos durante a gestação.[132] A CRTP se utiliza de evidências para avaliação do risco de teratogenicidade de cada medicamento, considerando a gravidade da doença materna, a dosagem e duração do tratamento e a idade gestacional em que o medicamento é utilizado, e tem sido útil para orientar a prática clínica e informar as grávidas sobre os riscos e benefícios dos medicamentos psiquiátricos, bem como fonte importante de informação para decisões regulatórias sobre o uso de medicamentos psiquiátricos durante a gestação. Os medicamentos são classificados em quatro categorias: A (estudos controlados em humanos não demonstraram risco para o feto), B (estudos em animais não demonstraram risco, mas não há estudos adequados em humanos), C (estudos em animais mostraram efeitos adversos no feto, mas não há estudos adequados em humanos) e D (evidência de risco fetal em estudos humanos, mas benefícios potenciais podem justificar o uso em algumas situações).

Cabe lembrar que a CRTP é uma ferramenta em constante evolução, e as categorias de risco podem mudar à medida que mais evidências se tornam disponíveis. Portanto, é sempre importante consultar fontes atualizadas e confiáveis para a obtenção de informações mais recentes sobre a CRTP e as recomendações de tratamento para as mulheres grávidas com transtornos psiquiátricos.[131,132]

Para cada mulher, o "Pacote de Segurança do Paciente" recomenda o rastreamento das condições de saúde mental de maneira consistente durante todo o período perinatal, incluindo:

- Obtenção do histórico de saúde mental individual e familiar na admissão, com revisão e atualização conforme o necessário.
- Triagem para depressão e ansiedade na consulta de pré-natal inicial, mais tarde na gravidez e nas consultas de pós-parto, idealmente incluindo consultas pediátricas de puericultura.
- Rastreio do transtorno bipolar antes de iniciar a farmacoterapia para ansiedade e depressão.
- Rastreamento dos fatores estruturais e sociais da saúde que podem impactar as recomendações clínicas ou os planos de tratamento e estabelecer vínculo com os recursos e serviços.

Referências

1. World Health Organization. WHO guide for integration of perinatal mental health in maternal and child health services. World Health Organization 2022.
2. Earls MF, Yogman MW, Mattson G, Rafferty J. Incorporating recognition and management of perinatal depression into pediatric practice. Pediatrics 2018; 143(1):e20183259.
3. Luca DL, Margiotta C, Staatz C, Garlow E, Christensen A, Zivin K. Financial toll of untreated perinatal mood and anxiety disorders among 2017 births in the United States. Am J Public Health 2020; 110(6):888-96.
4. Camacho EM, Shields GE. Cost-effectiveness of interventions for perinatal anxiety and/or depression: A systematic review. BMJ Open 2018; 8(8):e022022.
5. Mendes Ribeiro J, Silva AG, Rennó Junior J. An introduction to women's mental health. In: Rennó Junior J, Valadares GC, Cantilino A, Mendes Ribeiro J, Rocha R, Silva AG (eds.) Women's mental health: A clinical and evidence-based guide. Springer 2021: 1-5. Disponível em: http://www.springer.com/gp/book/9783030290801.
6. Howard LM, Khalifeh H. Perinatal mental health: A review of progress and challenges. World Psychiatry 2020; 19(3):313-27.
7. Martini J, Bauer M, Lewitzka U et al. Predictors and outcomes of suicidal ideation during peripartum period. J Affect Disord 2019; 257:518-26.
8. Baron EC, Hanlon C, Mall S et al. Maternal mental health in primary care in five low- and middle-income countries: A situational analysis. BMC Health Serv Res 2016; 16(1):53-69.
9. Shenassa ED, Widemann LG, Hunt CD. Antepartum depression and preterm birth: Pathophysiology, epidemiology, and disparities due to structural racism. Curr Psychiatry Rep 2021; 23(3):14.
10. Prady SL, Endacott C, Dickerson J, Bywater TJ, Blower SL. Inequalities in the identification and management of common mental disorders in the perinatal period: An equity focused re-analysis of a systematic review. PLoS One 2021; 16(3):e0248631.
11. Aquino MRJV, Edge D, Smith DM. Pregnancy as an ideal time for intervention to address the complex needs of black and minority ethnic women: Views of British midwives. Midwifery 2015; 31(3):373-9.
12. Brockington IF. Those we should remember: The pioneers of mother-infant psychiatry. In: Renno Junior J, Valadares GC, Cantilino A, Mendes Ribeiro J, Rocha R, Silva AG (eds.) Women's mental health: A clinical and evidence-based guide. Springer 2021: 16.
13. Rajyaguru P, Kwong ASF, Braithwaite E, Pearson RM. Maternal and paternal depression, and child mental health trajectories: Evidence from the Avon Longitudinal Study of Parents and Children. BJPsych Open 2021; 7(5):1-8.
14. Tan X, Luo J, Ding X, Li H. Preconception paternal mental disorders and child health: Mechanisms and interventions. Neurosci Biobehav Rev 2023; 144:104976.
15. Khattak H, Amorim CA. What are my options? Fertility preservation methods for young girls and women. Fertility and Sterility 2022; 117(6):1277-8.
16. Casanova Dias M, Sönmez Güngör E, Naughton S et al. Psychiatric training in perinatal mental health across Europe. Arch Women's Mental Health 2022; 25(2):501-6.
17. American Psychiatric Association. Diagnostic and statistical manual of mental disorders. 5. ed. American Psychiatric Association, 2013.

18. Thippaiah S, George V, Birur B, Pandurangi A. A case of concomitant pseudocyesis and couvade syndrome variant. Psychopharmacol Bull 2018; 48(3):29-32.
19. Seeman MV. Pseudocyesis, delusional pregnancy, and psychosis: The birth of a delusion. World J Clin Cases 2014; 2(8):338-44.
20. Barnes DL. Towards a new understanding of pregnancy denial: The misunderstood dissociative disorder. Arch Women's Ment Health 2021; 25(1):51-9.
21. Delong H, Eutrope J, Thierry A et al. Pregnancy denial: A complex symptom with life context as a trigger? A prospective case-control study. BJOG 2022; 129(3):485-92.
22. Molina Liétor MDC, Cuevas Iñiguez I. Denial of pregnancy: A review. Eur Psychiatry 2022; 65(S1):S859.
23. Ballerini M, Raimbaud M, Joly L, Bottemanne H. La grossesse invisible: Caractéristiques cliniques et perspectives autour du déni de grossesse. Gynécologie Obstétrique Fertilité & Sénologie 2022; 50(4):322-32.
24. Cantilino A, Zambaldi C. Anxiety disorders in women. In: Valadares GC, Cantilino A, Mendes Ribeiro J, Rocha R, Silva AG (eds.) Women's mental health: A Clinical and evidence-based guide. Springer 2020: 111-23. Disponível em: http://www.springer.com/gp/book/9783030290801.
25. Fisher J, Cabral de Mello M, Patel V et al. Prevalence and determinants of common perinatal mental disorders in women in low- and lower-middle-income countries: A systematic review. Bull World Health Organ 2012; 90(2):139G-149G.
26. Fawcett EJ, Fairbrother N, Cox ML, White IR, Fawcett JM. The prevalence of anxiety disorders during pregnancy and the postpartum period. J Clin Psychiatry 2019; 80(4)18r12527.
27. Alhusen JL, Gross D, Hayat MJ, Rose L, Sharps P. The role of mental health on maternal-fetal attachment in low-income women. J Obstet Gynecol Neonatal Nurs 2012; 41(6):E71-E81.
28. Nasreen HE, Pasi HB, Rifin SM et al. Impact of maternal antepartum depressive and anxiety symptoms on birth outcomes and mode of delivery: A prospective cohort study in east and west coasts of Malaysia. BMC Pregnancy and Childbirth 2019; 19(1):201.
29. Figueiredo B, Costa R. Mother's stress, mood, and emotional involvement with the infant: three months before and three months after childbirth. Arch Women's Mental Health 2009; 12(3):143-153.
30. Gelaye B, Rondon MB, Araya R, Williams MA. Epidemiology of maternal depression, risk factors, and child outcomes in low-income and middle-income countries. Lancet Psychiatry 2016; 3(10):973-82.
31. De Asis-Cruz J, Krishnamurthy D, Zhao L et al. Association of prenatal maternal anxiety with fetal regional brain connectivity. JAMA 2020; 3(12):e2022349.
32. Polanska K, Kaluzni P, Aubert A et al. Dietary quality and dietary inflammatory potential during pregnancy and offspring emotional and behavioral symptoms in childhood: An individual participant data meta-analysis of four European cohorts. Biol Psychiatry 2021; 89(6):550-9.
33. Xia Y, Xiao J, Yu Y et al. Rates of neuropsychiatric disorders and gestational age at birth in a Danish population. JAMA 2021; 4(6):e2114913.
34. Sigalla GN, Mushi D, Meyrowitsch DW et al. Intimate partner violence during pregnancy and its association with preterm birth and low birth weight in Tanzania: A prospective cohort study. PLoS One 2017; 12(2):e0172540.
35. Hanlon C, Medhin G, Alem A et al. Impact of antenatal common mental disorders upon perinatal outcomes in Ethiopia: The P-MaMiE population-based cohort study. Trop Med Int Health 2009; 14(2):156-66.
36. Pawluski JL. The neurobiology of maternal mental illness: Current understanding and future directions. Arch Women's Mental Health 2019; 22(3):407-8.
37. Kajanoja J, Nolvi S, Kantojärvi K, Karlsson L, Paunio T, Karlsson H. Oxytoxin receptor genotype moderates the association between maternal prenatal stress and infant early self-regulation. Psychoneuroendocrinology 2022; 38:105669.
38. Eapen V, Dadds M, Barnett B et al. Separation anxiety, attachment and inter-personal representations: Disentangling the role of oxytocin in the perinatal period. PLoS One 2014; 9(9):e107745.
39. Perlman SB, Lunkenheimer E, Panlilio C, Pérez-Edgar K. Parent-to-child anxiety transmission through dyadic social dynamics: A dynamic developmental model. Clin Child and Fam Psychol Rev 2022; 25(1):110-9.
40. O'Connell MA, Khashan AS, Leahy-Warren P. Women's experiences of interventions for fear of childbirth in the perinatal period: A meta-synthesis of qualitative research evidence. Women and Birth 2021; 34(3):e309-e321.
41. Viswasam K, Eslick GD, Starcevic V. Prevalence, onset, and course of anxiety disorders during pregnancy: A systematic review and meta-analysis. J Affect Disord 2019; 255(1):27-40.
42. Miller ML, O'Hara MW. The structure of mood and anxiety disorder symptoms in the perinatal period. J Affect Disord 2023; 325:231-9.
43. Martini J, Beesdo-Baum K, Garthus-Niegel S, Wittchen HU. The course of panic disorder during the peripartum period and the risk for adverse child development: A prospective-longitudinal study. J Affect Disord 2020; 266:722-30.
44. Roest AM, de Vries YA, Lim CCW et al. A comparison of DSM-5 and DSM-IV agoraphobia in the World Mental Health Surveys. Depress Anxiety 2019; 36(6):499-510.
45. Dennis CL, Falah-Hassani K, Shiri R. Prevalence of antenatal and postnatal anxiety: Systematic review and meta-analysis. Br J Psychiatry 2017; 210(5):315-23.
46. Koire A, Feldman N, Erdei C, Mittal L, Liu CH. Postpartum experiences among individuals with suspected and confirmed prenatal generalized anxiety disorder during the COVID-19 pandemic: Implications for help-seeking. Psychiatry Res 2023; 323:115169.
47. Hudepohl N, MacLean JV, Osborne LM. Perinatal obsessive-compulsive disorder: Epidemiology, phenomenology, etiology, and treatment. Curr Psychiatry Rep 2022; 24(4):229-37.
48. Miller ML, Roche AI, Lemon E, O'Hara MW. Obsessive-compulsive and related disorder symptoms in the perinatal period: Prevalence and associations with postpartum functioning. Arch Women's Ment Health 2022; 25(4):771-80.
49. Chen D, Bienvenu OJ, Krasnow J et al. Parental bonding and hoarding in obsessive-compulsive disorder. Compr Psychiatry 2017; 73:43-52.
50. Harrison S, Ayers S, Quigley M, Stein A, Alderdice F. Prevalence and factors associated with postpartum posttraumatic stress in a population-based maternity survey in England. J Affect Disord 2021; 279:749-56.
51. Doherty AM, Crudden G, Jabbar F, Sheehan JD, Casey P. Suicidality in women with adjustment disorder and depressive episodes attending an Irish perinatal mental health service. Int J Environ Res Public Health 2019; 16(20):3970.
52. Ferrari B, Mesiano L, Benacchio L, Ciulli B, Donolato A, Riolo R. Prevalence and risk factors of postpartum depression and adjustment disorder during puerperium – a retrospective research. J Reprod Infant Psychol 2020; (5):486-98.
53. Stickel S, Eickhoff SB, Habel U et al. Endocrine stress response in pregnancy and 12 weeks postpartum – Exploring risk factors for postpartum depression. Psychoneuroendocrinology 2021; 125:105122.
54. Moraes GPA, Lorenzo L, Pontes GAR, Montenegro MC, Cantilino A. Screening and diagnosing postpartum depression: When and how? Trends Psychiatry Psychother 2017; 39(1):54-61.
55. Davies SM, Christiansen P, Harrold JA, Silverio SA, Fallon V. Creation and validation of the Postpartum Specific Anxiety Scale Research Short-Form (PSAS-RSF). Arch Womens Ment Health 2021; 24(6):957-69
56. Smith-Nielsen J, Egmose I, Wendelboe KI, Steinmejer P, Lange T, Vaever MS. Can the Edinburgh Postnatal Depression Scale-3A be used to screen for anxiety? BMC Psychol 2021; 9(1):118.
57. Smith MS, Lawrence V, Sadler E, Easter A. Barriers to accessing mental health services for women with perinatal mental illness:

Systematic review and meta-synthesis of qualitative studies in the UK. BMJ Open 2019; 9(1):e024803.
58. Singla DR, Savel K, Dennis CL et al. Scaling up mental healthcare for perinatal populations: Is telemedicine the answer? Curr Psychiatry Rep 2022; 24(12):881-7.
59. Saad A, Magwood O, Aubry T et al. Mobile interventions targeting common mental disorders among pregnant and postpartum women: An equity-focused systematic review. PLoS One 2021; 16(10):e0259474.
60. Betcher HK, Wisner KL. Psychotropic treatment during pregnancy: Research synthesis and clinical care principles. J Women's Health 2020; 29(3):310-8.
61. Welcome to MotherToBaby. MotherToBaby 2014. Disponível em: https://mothertobaby.org/.
62. Goods T. Prescribing medicines in pregnancy database. Therapeutic Goods Administration (TGA) 2022. Disponível em: https://www.tga.gov.au/products/medicines/find-information-about-medicine/prescribing-medicines-pregnancy-database.
63. Dixson BJW, Borg D, Rae KM et al. The social predictors of paternal antenatal mental health and their associations with maternal mental health in the Queensland Family Cohort prospective study. Arch Women's Mental Health 2023; 26(1):107-16.
64. Qin X, Zhang W, Xu S et al. Prevalence and risk factors of anxious and depressive symptoms in first-trimester females and their partners: A study during the pandemic era of Covid-19 in China. BMC Psychiatry 2023; 23(1):134.
65. Fisher M, Sutcliffe P, Southern C, Grove A, Tan B. The effectiveness of interventions for the prevention or treatment of paternal perinatal anxiety: A systematic review. J Clin Med 2022; 11(22):6617.
66. García-Moreno C, Zimmerman C, Morris-Gehring A et al. Addressing violence against women: A call to action. Lancet 2015; 385(9978):1685-95.
67. Razi T, Walfisch A, Sheiner E et al. #metoo? The association between sexual violence history and parturients' gynecological health and mental well-being. Arch Gynecol Obstet 2021; 304(2):385-93.
68. Román-Gálvez RM, Martín-Peláez S, Martínez-Galiano JM, Khan KS, Bueno-Cavanillas A. Prevalence of intimate partner violence in pregnancy: An umbrella review. Int J Environ Res Public Health 2021; 18(2):707.
69. Ankerstjerne LBS, Laizer SN, Andreasen K et al. Landscaping the evidence of intimate partner violence and postpartum depression: A systematic review. BMJ Open 2022; 12(5):e051426.
70. American Psychiatric Association. DSM-5-TR Classification. Amer Psychiatric, 2022.
71. Duffecy J, Grekin R, Long JD, Mills JA, O'Hara M. Randomized controlled trial of Sunnyside: Individual versus group-based online interventions to prevent postpartum depression. JAffect Disord 2022; 311:538-47.
72. Valadares G, Drummond AV, Rangel CC, Santos E, Apter G. Maternal mental health and peripartum depression. In: Renno Junior J, Valadares G, Cantilino A, Mendes Ribeiro J, Rocha R, da Silva AG (eds.) Women's Mental Health: A clinical and evidence-based guide. Springer 2020: 349-75. Disponível em: https://link.springer.com/%20content/pdf/10.1007/978-3-030-29081-8_24.pdf.
73. Plieger T, Lepper J, Klein A, Reuter M. Effects of the glucocorticoid receptor gene (NR3C1) and subjective birth experience on the risk of postpartum depression and maternal bonding. Psychoneuroendocrinology 2023; 148:105995.
74. Lautarescu A, Craig MC, Glover V. Prenatal stress: Effects on fetal and child brain development. Int Rev Neurobiol 2020; 150:17-40.
75. Nieser KJ, Stowe ZN, Newport DJ, Coker JL, Cochran AL. Detection of differential depressive symptom patterns in a cohort of perinatal women: An exploratory factor analysis using a robust statistics approach. E Clinic Med 2023; 57:101830.
76. Margerison CE, Roberts MH, Gemmill A, Goldman-Mellor S. Pregnancy-associated deaths due to drugs, suicide, and homicide in the United States, 2010-2019. Obstet Gynecol 2022; 139(2):172-80.
77. Tosto V, Ceccobelli M, Lucarini E et al. Maternity blues: A narrative review. J Pers Med 2023; 13(1):154.
78. WHO. ICD-11. World Health Organisation 2019. Disponível em: https://icd.who.int/en.
79. Putnam KT, Wilcox M, Robertson-Blackmore E et al. Clinical phenotypes of perinatal depression and time of symptom onset: Analysis of data from an international consortium. Lancet Psychiatry 2017; 4(6):477-85.
80. Wang Z, Liu J, Shuai H et al. Mapping global prevalence of depression among postpartum women. Transl Psychiatry 2021; 11(1):1-13.
81. Shakeel N, Sletner L, Falk RS et al. Prevalence of postpartum depressive symptoms in a multiethnic population and the role of ethnicity and integration. J Affect Disord 2018; 241:49-58.
82. Sangsawang B, Wacharasin C, Sangsawang N. Interventions for the prevention of postpartum depression in adolescent mothers: A systematic review. Arch Women's Ment Health 2018; 22(2):215-28.
83. Chhabra J, McDermott B, Li W. Risk factors for paternal perinatal depression and anxiety: A systematic review and meta-analysis. Psychology of Men & Masculinities. 21(4):593-611. Disponível em: https://psycnet.apa.org/record/2020-13879-001.
84. Smythe KL, Petersen I, Schartau P. Prevalence of perinatal depression and anxiety in both parents. JAMA 2022; 5(6):e2218969.
85. Osborne LM. Recognizing and managing postpartum psychosis: A clinical guide for obstetric providers. Obstet Gynecol Clin N Am 2018; 45(3):455-68.
86. Brockington I. Suicide and filicide in postpartum psychosis. Arch Women's Ment Health 2016; 20(1):63-9.
87. Friedman SH, Reed E, Ross NE. Postpartum psychosis. Curr Psychiatry Rep 2023; 25(2):65-72.
88. Spinelli M. Postpartum psychosis: A diagnosis for the DSMV. Arch Women's Ment Health 2021; 24(5):817-22.
89. Rudgren S, Brus O, Båve U et al. Improvement of postpartum depression and psychosis after electroconvulsive therapy: A population-based study with a matched comparison group. J Affect Disord 2018; 235(1):258-64.
90. National Institute for Health and Care Excellence. Antenatal and postnatal mental health: Clinical management and service guidance. Nice 2014. Disponível em: https://www.nice.org.uk/guidance/cg192.
91. Clark CT, Wisner KL. Treatment of peripartum bipolar disorder. Obstet Gynecol Clin N Am 2018; 45(3):403-17.
92. Viswanathan M, Middleton JC, Stuebe AM et al. Maternal, fetal, and child outcomes of mental health treatments in women: A meta-analysis of pharmacotherapy. Psychiatr Res Clin Pract 2021; 3(3):123-40.
93. Singla DR, Hossain S, Andrejek N et al. Culturally sensitive psychotherapy for perinatal women: A mixed methods study. J Consult Clin Psychol 2022; 90(10):770-86.
94. Grunze H, Vieta E, Goodwin GM et al. The World Federation of Societies of Biological Psychiatry (WFSBP) guidelines for the biological treatment of bipolar disorders: Update 2012 on the long-term treatment of bipolar disorder. World J Biol Psychiatry 2013; 14(3):154-219.
95. Lodefalk M, Chelslín F, Patriksson Karlsson J, Hansson SR. Placental changes and neuropsychological development in children – A systematic review. Cells 2023; 12(3):435.
96. Lefebvre A, Pouchon A, Bioulac S, Mallet J, Polosan M, Dondé C. Management of schizophrenia in women during the perinatal period: A synthesis of international recommendations. Expert Opin Pharmacother 2022; 23(11):1337-50.
97. Gentile S, Fusco ML. Schizophrenia and motherhood. Psychiatry Clin Neurosci 2019; 73(7):376-85.
98. Etchecopar-Etchart D, Mignon R, Boyer L, Fond G. Schizophrenia pregnancies should be given greater health priority in the global health agenda: Results from a large-scale meta-analysis of 43,611 deliveries of women with schizophrenia and 40,948,272 controls. Mol Psychiatry 2022; 27(8):3294-305.

99. Harries CI, Smith DM, Gregg L, Wittkowski A. Parenting and Serious Mental Illness (SMI): A systematic review and meta-synthesis. Clin Child Fam Psychol Rev 2023; 26(2):303-42.
100. Hope H, Parisi R, Ashcroft DM et al. Fertility trends of women with serious mental illness in the United Kingdom 1992-2017: A primary care cohort study using the clinical practice research datalink. J Affect Disord 2020; 269:141-7.
101. Campbell J, Matoff-Stepp S, Velez ML, Cox HH, Laughon K. Pregnancy-associated deaths from homicide, suicide, and drug overdose: Review of research and the intersection with intimate partner violence. J Women's Health 2021; 30(2):236-44.
102. Pereira B, Figueiredo B, Pinto TM, Míguez MC. Effects of tobacco consumption and anxiety or depression during pregnancy on maternal and neonatal health. Int J Environ Res Public Health 2020; 17(21):8138.
103. Marianian AY, Molchanova EV. Social and economic effect of comprehensive prevention of fetal alcohol syndrome and fetal alcohol spectrum disorders in children: A review. J Pharmaceutical Res Int 2020; 32(23):115-23.
104. Martin CE, Scialli A, Terplan M. Unmet substance use disorder treatment need among reproductive age women. Drug Alcohol Depend 2020; 206:107679.
105. Martinelli JL, Germano CMR, Avó LRS, Fontanella BJB, Melo DG. Motivation for alcohol consumption or abstinence during pregnancy: A clinical-qualitative study in Brazil. PLoS One 2019; 14(10):e0223351.
106. Fonseca GFM, Padilha PC, Santos MS, Lima TSV, Saunders C. Prevalência e fatores associados ao consumo de álcool em gestantes adultas de uma maternidade pública no Rio de Janeiro. Braz J Development 2021; 7(9):87986-88004.
107. Lyall V, Wolfson L, Reid N et al. "The problem is that we hear a bit of everything...": A qualitative systematic review of factors associated with alcohol use, reduction, and abstinence in pregnancy. Int J Environ Res Public Health 2021; 18(7):3445.
108. Gould GS, Havard A, Lim LL, Kumar R. Exposure to tobacco, environmental tobacco smoke and nicotine in pregnancy: A pragmatic overview of reviews of maternal and child outcomes, effectiveness of interventions and barriers and facilitators to quitting. Int J Environ Res Public Health 2020; 17(6):2034.
109. Lo JO, Hedges JC, Girardi G. Impact of cannabinoids on pregnancy, reproductive health, and offspring outcomes. Am J Obstet Gynecol 2022; 227(4):571-81.
110. Marchand G, Masoud AT, Govindan M et al. Birth outcomes of neonates exposed to marijuana in utero. JAMA 2022; 5(1):e2145653.
111. Brar BK, Patil PS, Jackson DN, Gardner MO, Alexander JM, Doyle NM. Effect of intrauterine marijuana exposure on fetal growth patterns and placental vascular resistance. J Matern Fetal Neonatal Med 2019; 34(20):3330-4.
112. Graves LE, Robert M, Allen VM et al. Guideline No. 425b: Cannabis use throughout women's lifespans - Part 2: Pregnancy, the postnatal period, and breastfeeding. J Obstet Gynaecol Can 2022; 44(4):436-44.e1.
113. Ko JY, Tong VT, Haight SC, Terplan M, Snead C, Schulkin J. Obstetrician-gynecologists' practice patterns related to opioid use during pregnancy and postpartum – United States, 2017. J Perinatol 2020; 40(3):412-21.
114. Kittel-Schneider S, Quednow BB, Leutritz AL, McNeill RV, Reif A. Parental ADHD in pregnancy and the postpartum period – A systematic review. Neurosci Biobehav Rev 2021; 124(124):63-77.
115. Peterson BS, Rosen T, Dingman S et al. Associations of maternal prenatal drug abuse with measures of newborn brain structure, tissue organization, and metabolite concentrations. JAMA Pediatr 2020; 174(9):831-42.
116. Santos JF, Cavalcante CMB, Barbosa FT et al. Maternal, fetal and neonatal consequences associated with the use of crack cocaine during the gestational period: A systematic review and meta-analysis. Arch Gynecol Obstet 2018; 298(3):487-503.
117. Bye A, Martini MG, Micali N. Eating disorders, pregnancy, and the postnatal period: A review of the recent literature. Curr Opin Psychiatry 2021; 34(6):563-8.
118. Neves MC, Teixeira AA, Garcia FM et al. Eating disorders are associated with adverse obstetric and perinatal outcomes: A systematic review. Braz J Psychiatry 2022; 44(2):201-14.
119. Mantel Ä, Hirschberg AL, Stephansson O. Association of maternal eating disorders with pregnancy and neonatal outcomes. JAMA Psychiatry 2020; 77(3):285.
120. Pearson RM, Carnegie RE, Cree C et al. Prevalence of prenatal depression symptoms among 2 generations of pregnant mothers. The Avon longitudinal study of parents and children. JAMA 2018; 1(3):e180725.
121. Bright AM, Doody O, Tuohy T. Women with perinatal suicidal ideation – A scoping review of the biopsychosocial risk factors to inform health service provision and research. PLoS One 2022; 17(9):e0274862.
122. Brasil. Ministério da Saúde. Portaria nº 2.282, de 27 de agosto de 2020. Dispõe sobre o Procedimento de Justificação e Autorização da Interrupção da Gravidez nos casos previstos em lei, no âmbito do Sistema Único de Saúde – SUS. Disponível em: https://www.in.gov.br/en/web/dou/-/portaria-n-2.282-de-27-de-agosto-de-2020-274644814.
123. Coleman PK. Abortion and mental health: Quantitative synthesis and analysis of research published 1995-2009. Br J Psychiatry 2011; 199(3):180-6.
124. Giacomo E, Pessina R, Santorelli M et al. Therapeutic termination of pregnancy and women's mental health: Determinants and consequences. World J Psychiatry 2021; 11(11):937-53.
125. Nguyen V, Temple-Smith M, Bilardi J. Men's lived experiences of perinatal loss: A review of the literature. Aust N Z J Obstet Gynaecol 2019; 59(6):757-66.
126. Peterson BD, Newton CR, Feingold T. Anxiety and sexual stress in men and women undergoing infertility treatment. Fertil Steril 2007; 88(4):911-4.
127. Conselho Federal de Medicina (CFM). Resolução CFM nº 2.320/2022. Adota normas éticas para a utilização de técnicas de reprodução assistida. Disponível em: https://sistemas.cfm.org.br/normas/visualizar/resolucoes/BR/2022/2320.
128. Boivin J, Griffiths E, Venetis CA. Emotional distress in infertile women and failure of assisted reproductive technologies: Meta-analysis of prospective psychosocial studies. BMJ 2011; 342:d223.
129. Greil AL, Slauson-Blevins K, McQuillan J. The experience of infertility: A review of recent literature. Sociol Health Illn 2010; 32(1):140-62.
130. White SC, Jha S. Towards an interdisciplinary approach to wellbeing: Life histories and Self-Determination Theory in rural Zambia. Soc Sci Med 2018; 212:153-60.
131. Freeman MP, Farchione T, Yao L et al. Psychiatric medications and reproductive safety. J Clin Psychiatry 2018; 79(4):18ah38120.
132. MGH Center for Women's Mental Health. National Pregnancy Registry for Psychiatric Medications ©. MGH Center 2021. Disponível em: https://womensmentalhealth.org/research/pregnancyregistry/crest/.

Distúrbios Dermatológicos

CAPÍTULO

46

Maria de Lourdes Ribeiro de Carvalho
Henrique Vitor Leite

INTRODUÇÃO

Grande parte das gestantes desenvolve alterações de pele, incluindo alterações fisiológicas, piora de doenças preexistentes ou aparecimento de novas dermatoses. A gravidez é um período em que alterações imunológicas, metabólicas, vasculares, hormonais e endocrinológicas, entre outras, ocorrem para melhorar a adaptação ao período gestacional, bem como alterações comportamentais. Essas modificações podem influenciar o curso de uma série de condições dermatológicas.[1] Assim, para fins didáticos e de modo a facilitar o entendimento, as alterações cutâneas que ocorrem no organismo materno foram divididas em três categorias: alterações cutâneas fisiológicas, dermatoses específicas da gravidez e dermatoses influenciadas pela gravidez.[2,3]

ALTERAÇÕES CUTÂNEAS FISIOLÓGICAS DA GRAVIDEZ

Cerca de 90% das gestantes apresentam alterações na pele. As alterações cutâneas fisiológicas durante a gravidez podem ser discretas, a ponto de passarem despercebidas, ou podem tornar-se indesejáveis do ponto de vista estético e com efeito importante no perfil psicológico. Em certas situações, essas alterações podem contribuir de alguma maneira para o diagnóstico de gravidez. No Quadro 46.1 estão especificadas as principais alterações fisiológicas da pele e seus anexos durante o ciclo gravídico-puerperal.[2,3]

Distúrbios da pigmentação

A pigmentação localizada da pele pode ser explicada pela diferença na concentração de melanócitos nas diferentes regiões do tegumento devido ao efeito estimulante de estrogênios e progestogênios.[4] A interação de fatores biológicos e endocrinológicos, decorrentes de secreções hormonais ovarianas e hipofisárias, bem como de fatores constitucionais e de origem psicológica, estimulando a autoescoriação, é responsável por quadros frequentes de hiperpigmentação da pele da gestante. Trata-se de manifestação precoce e extremamente frequente na grávida, principalmente nas aréolas, onde forma aréolas secundárias, bem como nas virilhas, axilas, região cervical, áreas de dobras e áreas sujeitas à fricção (Figura 46.1).[2]

A vulva pode mostrar áreas de hiperpigmentação localizada – a chamada melanose vulvar –, sendo importante o diagnóstico diferencial com lesões névicas. Também acontece com grande frequência a hiperpigmentação de cicatrizes anteriores e lesões névicas.[5,6] Essas alterações de hiperpigmentação são mais frequentes em gestantes de fotótipos intermediários (III a IV na escala de Fitzpatrick*

*A mais famosa classificação dos fotótipos cutâneos é a escala criada em 1976 pelo médico norte-americano Thomas B. Fitzpatrick, que categorizou a pele em fotótipos de 1 a 6 a partir da capacidade de cada pessoa para se bronzear, assim como sensibilidade e vermelhidão quando exposta ao sol.

Quadro 46.1 Alterações dermatológicas fisiológicas da gravidez

Pigmentação	• Melasma • Linha *nigra* • Linha de demarcação pigmentar • Hiperpigmentação (aréola, áreas de dobras, cicatrizes anteriores, nevos, pós-inflamatória ou residual)
Vasculares	• Aranha vascular (angioma *spider*, telangiectasia, hemangioma estelar) • Instabilidade vasomotora • Livedo reticular fisiológico • Eritema palmar (localizado ou difuso) • Hiperemia/hiperplasia gengival • Hiperemia vaginal (sinal de Jacquemier--Chadwick) • Granuloma da gravidez (granuloma piogênico, granuloma *gravidarum,* hemangioma) • Púrpura de membros inferiores • Varizes, hemorroidas • Edema fisiológico (edema não depressível)
Tecido conjuntivo	• Estrias • Acrocórdon
Pelos e unhas	• Hirsutismo leve • Eflúvio telógeno • Alopecia de padrão androgenético • Fragilidade ungueal/onicólise • Sulco de Beau (sulco transverso) • Hiperceratose subungueal
Glandulares	• Diminuição da atividade sudorípara apócrina • Aumento da atividade sebácea • Aumento da atividade sudorípara écrina (exceto região palmar)

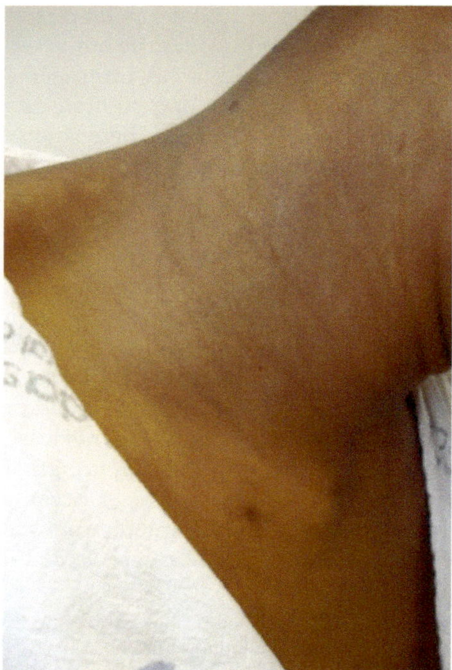

Figura 46.1 Hipercromia fisiológica da gravidez na região cervical de gestante de fotótipo IV da escala de Fitzpatrick.

Quadro 46.2 Classificação dos fotótipos cutâneos e escala de Fitzpatrick

Escala	Fotótipos
1	Pele branca – sempre se queima e nunca se bronzeia – muito sensível ao sol
2	Pele branca – sempre se queima e se bronzeia muito pouco
3	Pele morena clara – queima-se moderadamente e se bronzeia também moderadamente
4	Pele morena moderada – queima-se pouco e sempre se bronzeia
5	Pele morena escura – queima-se raramente e sempre se bronzeia
6	Pele negra – nunca se queima; totalmente pigmentada

Fonte: Sociedade Brasileira de Dermatologia, 2016.

[Quadro 46.2]), podendo surgir afecções dermatológicas – as denominadas hipercromias pós-inflamatórias.[1,5] As orientações às gestantes se dividem em cuidados gerais com a pele e com o banho e a prevenção da autoescoriação (frequente nesse período), quando muitas vezes ocorrem manifestações emocionais que atingem a pele.

Linha nigra

A linha *nigra* consiste na hiperpigmentação da linha *alba*, uma linha média abdominal preexistente, podendo estender-se da sínfise púbica até o processo xifoide com aparecimento mais precoce nas gestações seguintes (Figura 46.2).[6,7] Trata-se do exemplo mais frequente de hiperpigmentação fisiológica da gravidez, sendo importante esclarecer a gestante que com certa frequência fica incomodada com o aspecto estético dessa modificação. Em geral, regride após o parto.

Melasma

Muito frequente no Brasil, o melasma é um distúrbio pigmentar da pele comum e adquirido, geralmente caracterizado por três padrões de pigmentação – centrofacial, malar e mandibular –[8] em decorrência da deposição de melanina na epiderme e/ou nos macrófagos da derme.

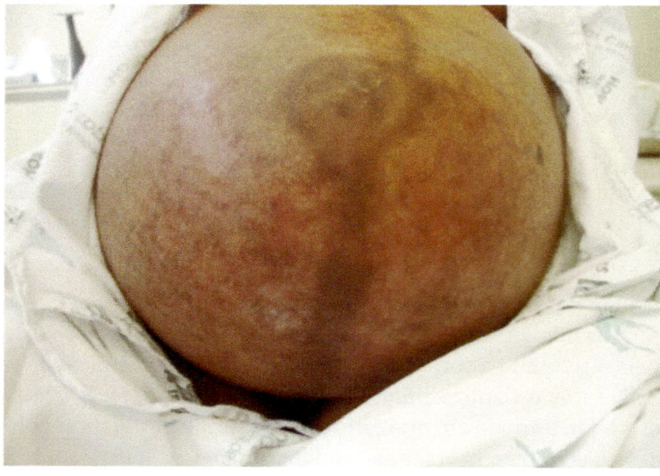

Figura 46.2 Linha *nigra* – alteração fisiológica da gravidez em padrão inestético.

Caracteriza-se clinicamente por máculas hipercrômicas acastanhadas que se distribuem pelas regiões malar, labial superior, centrofacial e frontal. A luz solar (radiação ultravioleta [UV]), os hormônios, a gravidez e um componente genético são as causas mais implicadas.

Mais frequente no segundo trimestre de gravidez, ocorre em aproximadamente 70% das gestantes brasileiras, podendo ser epidérmico – o depósito de melanina se concentra na epiderme (70%) –, dérmico – o depósito atinge a derme, camada intermediária da pele (10% a 15%) – ou ambos – quando o depósito de melanina atinge tanto a epiderme como a derme (20%).[2,3]

O uso de medicações tópicas despigmentantes é contraindicado na gestação. Contudo, para atenuar a intensidade do melasma, as gestantes devem ser orientadas a evitar a exposição solar excessiva, principalmente no período de maior incidência de radiação ultravioleta (das 10 às 16 horas), bem como a usar protetores solares adequados ao tipo específico de pele (as de pele oleosa devem dar preferência ao gel, e as de pele ressecada, a cremes e loções) com boa proteção contra radiação ultravioleta. O fotoprotetor bloqueia a ação da radiação sobre o melanócito, impedindo a formação de melanina e evitando a pigmentação cutânea ou atenuando-a. Em geral, as manifestações clínicas tendem a regredir gradualmente após o parto, mas podem persistir em cerca de um terço dos casos, podendo recorrer em gestações futuras ou após o uso de contraceptivos orais.[2,3]

Linhas de demarcação pigmentar

As linhas de demarcação pigmentar são divisórias lineares de origem embriológica, da tonalidade da pele, localizadas na parte externa dos braços e/ou posterior das coxas, acometendo mais frequentemente pessoas com fotótipo IV, V e VI. Costumam passar despercebidas até que por influência hormonal da gestação se tornam evidentes.[3] Também recebem o nome de linha de Voight ou de Futcher. Assim como a linha *nigra*, também exige esclarecimento e orientação à gestante (Figura 46.3).

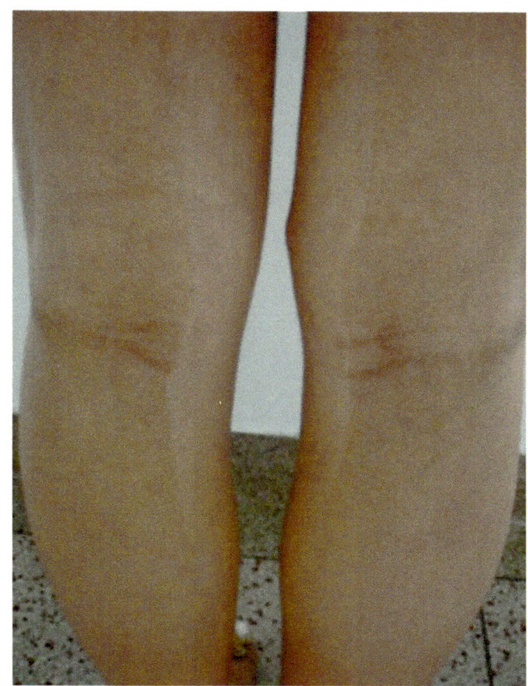

Figura 46.3 Linha de demarcação pigmentar. Divisória linear na região posterior dos membros inferiores.

Alterações vasculares

Durante a gravidez, pode ser observada uma hiperemia fisiológica com tendência a proliferações vasculares cutâneas ocasionadas, na grande maioria das vezes, por instabilidade, distensão e neoformações vasculares, assim como aumento marcante da pressão venosa intra-abdominal associado às alterações hormonais inerentes a esse período.[3] Sinais de instabilidade vasomotora, também frequentes, se manifestam por meio de palidez, rubor facial, acentuação do fenômeno de Raynaud préexistente e dermografismo. O livedo reticular fisiológico (*cutis marmorata*) é manifestação associada a uma resposta exagerada ao frio. Clinicamente, a pele mostra um rendilhado eritematoviolaceo, mais frequente nos membros inferiores,[1] sem relação com outras doenças.

Ainda no primeiro trimestre podem surgir aranhas vasculares, telangiectasia ou angiomas *rubis*, sem qualquer correlação com algum tipo de hepatopatia (Figura 46.4). Manifestam-se clinicamente com a presença de arteríola central pulsátil, finos ramos radiados e um leve eritema ao redor (Figura 46.5).[7,9]

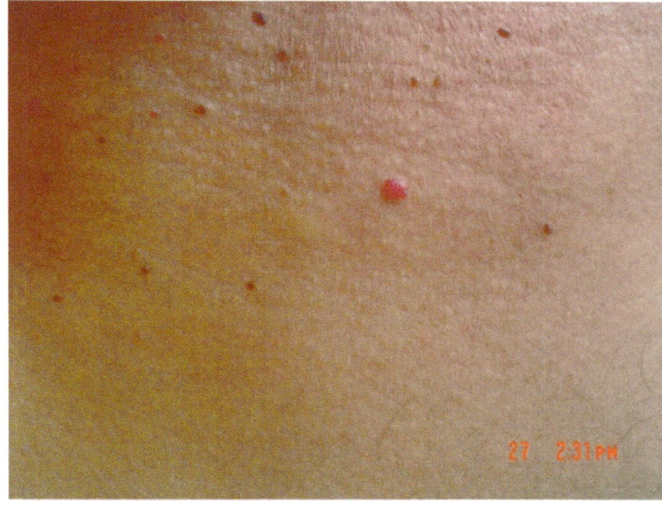

Figura 46.4 Angioma *rubi* em detalhe – fotótipo II.

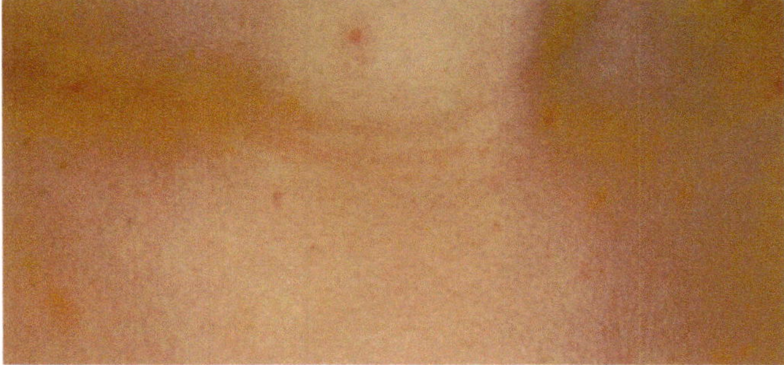

Figura 46.5 Aranhas vasculares – detalhe da arteríola central e finos ramos irradiados na área de drenagem da veia cava.

As aranhas vasculares podem surgir em áreas drenadas pela veia cava superior, mais frequentemente na face, próximo dos olhos, parte superior do tórax, região cervical e membros superiores. Em geral, tendem a desaparecer no pós-parto com reaparecimento mais precoce em gestações subsequentes.

Assim como as aranhas vasculares, o eritema palmar tem aparecimento precoce e é frequente em gestantes caucasianas. Pode apresentar dois padrões: um difuso, acometendo toda a região palmar, e um localizado nas eminências tenares e hipotenares, articulações e extremidades dos dedos. Regridem totalmente no pós-parto. Sua incidência é de aproximadamente 70% a 90% nas gestantes de pele clara.[6,7]

A hiperemia da gengiva se manifesta na quase totalidade dos casos. O granuloma piogênico é decorrente da hiperplasia dos fibroblastos e capilares e pode estar presente em diversas localizações. A partir do primeiro trimestre de gravidez pode ocorrer um tipo especial de granuloma piogênico localizado nas gengivas, palato, língua e mucosa jugal, denominado granuloma *gravidarum* (Figura 46.6).

Quando ocorre na região periungueal, é decorrente de traumas mínimos (manicures, espícula ungueal traumatizando tecido mole periungueal). O aumento do peso durante a gravidez facilita o aparecimento de unha encravada e, consequentemente, do granuloma piogênico (Figura 46.7). Paroníquia pode aparecer, acompanhando o quadro.[7] Em virtude de sua intensa vascularização, tende a sangrar facilmente, mas raramente exige intervenção, já que a maioria dos casos regride no pós-parto.[10]

Edema fisiológico representa o escape de fluidos dos capilares para o espaço extravascular e não deve ser tomado como sinal de doença e geralmente acomete a região periorbital e extremidades. Não há tratamento específico, e o decúbito lateral esquerdo favorece seu desaparecimento. Cabe destacar sua importância no que tange ao diagnóstico diferencial com edema da pré-eclâmpsia.[1]

Aumentado de volume, o útero comprime a veia cava inferior, contribuindo para a formação de varizes de membros inferiores, o que pode acontecer em aproximadamente metade das gestantes,[9] frequentemente envolvendo plexos venosos da safena, vulvar e hemorroidária. As medidas preventivas consistem em evitar compressão por roupas apertadas, usar meias elásticas adequadas, elevar os membros inferiores e preferir o decúbito lateral esquerdo.[11]

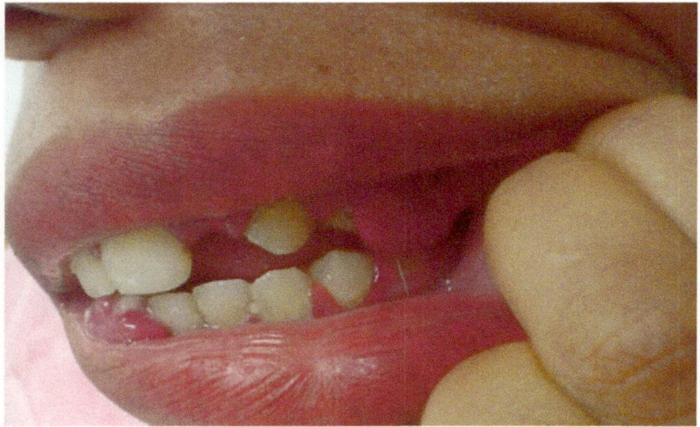

Figura 46.6 Granuloma *gravidarum* em gestante – lesão em mucosa gengival.

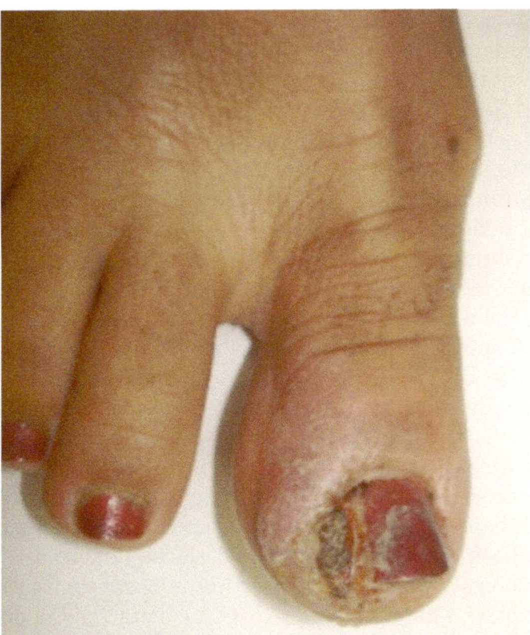

Figura 46.7 Granuloma piogênico infectado em gestante – lesão secundária aos microtraumas locais (retirada de cutícula).

Púrpura de membros inferiores é achado relativamente comum no terceiro trimestre de gravidez,[8] devendo ser estabelecido o diagnóstico diferencial com outras púrpuras de membro inferior.[12]

As modificações da vagina durante a gestação são muito pronunciadas, e o introito vaginal e toda a mucosa assumem coloração azul-arroxeada em virtude da grande vascularização, recebendo o nome de sinal de Jacquemier-Chadwick. A vulva congesta e com coloração violácea começa a ser percebida à inspeção a partir da oitava semana de gestação, o que pode ser interpretado como sinal que contribui para o diagnóstico de gravidez. Alterações similares do colo uterino recebem o nome de sinal de Goodell.[13]

Outro fenômeno frequente nesse período é a hemodiluição fisiológica. Trombocitopenia transitória pode ocorrer, mas geralmente se resolve no final da gestação,[9] devendo o cirurgião permanecer atento ao realizar procedimentos locais nesse período. Ademais, além da vasodilatação, o fluxo sanguíneo cutâneo está aumentado em algumas regiões da pele, em especial nas mãos, às vezes até seis vezes mais do que fora da gravidez. Nesse caso, é necessário um cuidado maior quanto ao aumento da absorção de medicações de uso tópico durante a gravidez.[1]

Alterações dos pelos e unhas

Por não ser uma estrutura estática, o crescimento do pelo é cíclico, havendo uma alternância de períodos de crescimento e repouso. Esses períodos são classificados em três fases distintas:[12]

- **Fase de crescimento ou fase anágena:** caracteriza-se por intensa atividade mitótica da matriz e tem duração de 2 a 5 anos; aproximadamente 85% dos pelos do couro cabeludo estão incluídos nessa fase.

- **Fase de involução ou catágena:** os pelos regridem devido à interrupção da atividade mitótica; tem duração de aproximadamente 3 semanas no couro cabeludo; 1% dos pelos estão nessa fase.
- **Fase telógena:** fase de desprendimento do pelo, tem duração aproximada de 3 meses; 14% dos cabelos estão nessa fase.[12]

Os hormônios da gravidez também modulam o ciclo do pelo, aumentando a proporção de pelos na fase anágena e podendo levar cerca de 90% das gestantes a apresentar uma hipertricose leve. No entanto, quando a hipertricose se torna moderada ou intensa, deve-se pensar em outras fontes produtoras de androgênios, como os tumores virilizantes.[13]

Ocorre uma queda fisiológica do número de cabelos, em torno de 100 fios por dia.[12] Cerca de 3 a 4 meses após o parto, o complemento normal dos pelos em repouso durante a gravidez e aqueles da fase anágena retidos temporariamente são desprendidos, levando ao denominado eflúvio telógeno, que tem duração variável de 6 meses a 1 ano. Após esse período, o volume capilar volta ao normal. Excepcionalmente, casos com predisposição genética podem evoluir para alopecia androgenética feminina.[1,6]

A etiologia e a relação das alterações ungueais com a gravidez são desconhecidas. Entretanto, do ponto de vista clínico, as unhas apresentam modificações, como crescimento mais rápido, sulcos transversais (sulco de Beau), fragilidade, onicólise distal e hiperceratose. Quando surgem com mais intensidade, cabe pesquisar outras patologias, como psoríase, onicomicose e líquen plano, entre outras.[14]

Distúrbios dos tecidos conjuntivos

Estrias

As estrias consistem em lesões cutâneas dérmicas que se formam em áreas de intensa distensão cutânea. Estrias de distensão ou estrias atróficas na gestação recebem o nome de estrias gestacionais ou estrias gravídicas. As estrias ocorrem em cerca de 50% a 90% das gestações, sendo mais frequentes nas caucasianas do que nas asiáticas e negras. Fatores genéticos, hormonais e físicos parecem ter relevância para seu desenvolvimento. Em geral, elas surgem no segundo trimestre da gestação como lesões lineares atróficas, róseas ou violáceas, frequentemente na região do abdome, mamas, glúteos, braços e coxas, e algumas gestantes relatam prurido discreto a moderado (Figura 46.8).

As estrias são consideradas uma condição dermatológica inestética, não oferecendo risco à saúde da gestante ou do feto.[8] A biópsia da pele revela ruptura e retração das fibras elásticas na derme reticular. Não há correlação entre a intensidade das estrias e o aumento do volume do corpo, porém parece haver alguma relação entre a tensão da área acometida, a localização e a direção das estrias. Atualmente, acredita-se que a atividade dos hormônios adrenocorticais cumpre importante papel em sua formação. A gravidez promove aumento de relaxina, estrogênio e corticosteroide.[8] Com o tempo as estrias clareiam e se tornam nacaradas, deprimidas, brilhantes e rugas finas na superfície, porém não desaparecem.

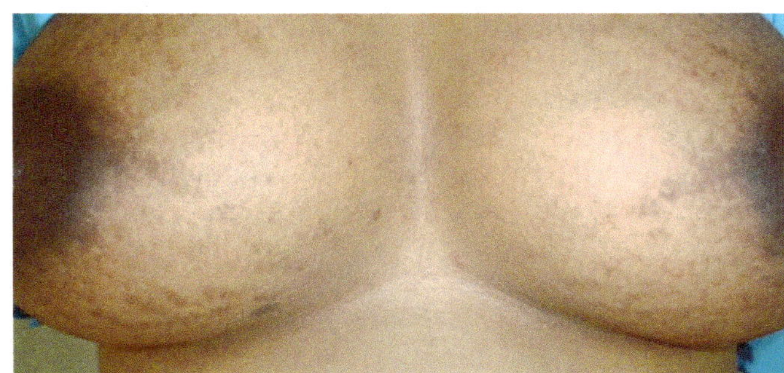

Figura 46.8 Estrias gravídicas em mamas com hiperpigmentação em gestante adolescente de fotótipo IV.

Estudo realizado em primíparas demonstrou risco maior de aparecimento de estria em gestantes jovens com índice de massa corporal (IMC) > 26, de etnia branca, com ganho ponderal > 15kg e com neonato pesando > 3kg. Desses fatores, a idade materna foi o dado mais significativamente associado ao surgimento de estrias na gestação.[7]

A despeito da existência de diversas medicações destinadas à prevenção das estrias na gestação, não há evidências científicas de que possam evitá-las ou atenuá-las, e essas tentativas de fora do período gestacional devem ser contraindicadas na gravidez. Também não há evidência científica de que loções hidratantes ou óleos possam evitar sua formação, mas, de qualquer modo, a manutenção de uma pele hidratada (com umectantes e emolientes adequados ao período gestacional), com função de barreira preservada, é de suma importância, principalmente nas áreas em que a distensão será maior. Além disso, os hidratantes melhoram a xerose e colaboram para alívio do prurido, já que tanto a xerose como as estrias recentes podem desencadear prurido.

Alterações glandulares

Durante a gravidez pode haver discreto aumento na secreção sudorípara écrina, exceto nas palmas, e podem aparecer miliária, hiperidrose e eczema disidrosiforme. Por outro lado, a função sudorípara apócrina diminui e duas entidades distintas referentes a essas estruturas podem regredir: a hidradenite supurativa[8] e a doença de Fox-Fordyce, doença rara caracterizada por pápulas da cor da pele intimamente agrupadas e extremamente pruriginosas, a qual afeta as axilas e as regiões periareolar e anogenital.[7]

DERMATOSES ESPECÍFICAS DA GRAVIDEZ

O conhecimento das dermatoses específicas da gravidez ajudará o pré-natalista a diagnosticar e conduzir os distúrbios de pele da gestante que possam acometer o concepto ao longo da gestação. Apesar da alta prevalência, o prurido é frequentemente subestimado, e os dados sobre os perfis de segurança dos medicamentos para esses casos são muito limitados.[15]

Por definição, essas entidades constituem um grupo de dermatoses inflamatórias e extremamente pruriginosas que ocorrem no ciclo gravídico-puerperal. Até 1982 a nomenclatura atribuída a essas dermatoses era confusa, sendo encontrados nomes distintos para a mesma entidade. Por isso, Holmes & Black, após estudarem e revisarem detalhadamente a literatura, propuseram uma classificação clínica simplificada em quatro grandes grupos: penfigoide gestacional (PG), erupção polimórfica da gravidez (EPG), prurigo da gravidez (PrG) e foliculite pruriginosa da gravidez (FPG).[16,17]

Por ser o eczema a dermatose mais frequente na gestação, Ambros-Rudolph e cols. (2006) reclassificaram as dermatoses específicas da gravidez e propuseram a inclusão do eczema específico da gravidez. Com base nesses achados, os autores sugeriram a criação de mais uma dermatose específica da gravidez, a erupção atópica da gravidez,[6,17] bem como a inclusão da foliculite pruriginosa da gravidez e do prurigo da gravidez nessa categoria, as quais deixaram de ser entidades distintas. Segundo esses autores, a reclassificação incluiria penfigoide gestacional, erupção polimórfica da gravidez, erupção atópica da gravidez e colestase intra-hepática da gravidez, sendo possível considerar o eczema como dermatose específica; entretanto, até que sejam realizados novos e extensos estudos, a foliculite da gravidez e o prurigo da gravidez não devem perder suas identidades, pois trata-se de entidades distintas e bem caracterizadas do ponto de vista clínico.[18,19]

Diante disso, considera-se o eczema específico da gravidez como mais uma dermatose específica, embora seja proposto que o prurigo da gravidez e a foliculite pruriginosa da gravidez não deixem de ser considerados como entidades únicas e distintas.[7,20]

A colestase intra-hepática da gravidez não é propriamente uma dermatose, mas um diagnóstico diferencial importante das dermatoses específicas da gestação, o que leva alguns autores a sugerirem sua inclusão no grupo das dermatoses específicas da gravidez.

À exceção do penfigoide gestacional e da colestase intra-hepática da gravidez , nenhum método laboratorial consegue diferenciar essas dermatoses, o que torna a observação clínica de suma importância, recorrendo-se ao laboratório quando é necessário o diagnóstico diferencial.

Em se tratando de dermatoses específicas da gravidez, é incentivado o envolvimento da equipe multidisciplinar para a abordagem do diagnóstico e o acompanhamento dessas condições, envolvendo dermatologista e equipe obstétrica.[19] O Quadro 46.3 apresenta o resumo das principais dermatoses na gravidez.

Penfigoide gestacional

Doença autoimune da gravidez que tem sido associada a outras condições autoimunes, como doença de Graves, vitiligo e anemia perniciosa, o penfigoide gestacional (PG) costuma aparecer no final da gravidez, mas, diferentemente da erupção polimórfica da gravidez, pode ocorrer de maneira mais precoce. Embora bem descrito, o PG é raro, afetando aproximadamente 1 a cada 50.000 gestações.[19] Trata-se de uma dermatose pruriginosa, pertencente ao grupo das doenças bolhosas

Quadro 46.3 Resumo das dermatoses específicas do ciclo gravídico-puerperal

	Frequência	Início	Clínica	Diagnóstico	Risco fetal
Penfigoide gestacional	Rara	Final do segundo/ terceiro trimestre; raramente pós-parto	Erupção vesicobolhosa e urticariforme com envolvimento da região periumbilical	IFD – depósito C3 ZMB HE – bolha subepidérmica	Sim
Erupção polimórfica da gravidez	Relativamente frequente	Em geral, terceiro trimestre e pós-parto	Pápulas urticariformes com lesões iniciais nas estrias, poupando a região periumbilical	Clínico Exames laboratoriais, quando necessários para diagnóstico diferencial	Não
Erupção atópica da gravidez	Frequente	Geralmente mais precoce (primeiro e segundo trimestres)	Lesões eczematosas flexurais extremidades e tronco	Diagnóstico clínico Níveis séricos elevados de IgE	Não
Prurigo gestacional*	1 em 300/450 gestações	Em geral, entre 25 e 30 semanas de gestação	Lesões papulonodulares agrupadas principalmente em áreas extensoras	Diagnóstico clínico Exames laboratoriais, quando necessários para diagnóstico diferencial	Não
Foliculite pruriginosa da gravidez*	Desconhecida; para alguns autores, pode ser subdiagnosticada	Variável	Pápulas foliculares monomórficas	Diagnóstico clínico Exames laboratoriais, quando necessários para diagnóstico diferencial	Não
Colestase intra-hepática da gravidez	Variável, dependendo de fatores geográficos e étnicos	Segundo ou terceiro trimestre	Sem lesão primária de pele; escoriações e/ou prurigo devido ao ato de coçar	Laboratorial (ácidos biliares aumentados, função hepática alterada) Diagnóstico após exclusão de outras hepatopatias	Sim

* Segundo a classificação de Ambros-Rudolph *et al.* (2006), estaria englobado(a) na erupção atópica da gravidez; no entanto, como a literatura é controversa e alguns autores defendem que são entidades distintas, para maior clareza, optou-se por descrevê-las separadamente.
HE: hematoxilina e eosina; IFD: imunofluorescência direta.

subepidérmicas, que ocorre na gravidez e no puerpério. Já foram descritos casos em tumores, como mola hidatiforme e coriocarcinoma. O dano tecidual é provavelmente causado por depósitos de imunocomplexos na zona de membrana basal (ZMB) com posterior ativação do complemento. Os primeiros sintomas são prurido e ardor, acompanhados por lesões eritematomaculopapulosas, policíclicas, anulares, confluentes com vesículas e bolhas que, diferentemente da erupção polimórfica da gravidez, predominam na região periumbilical (Figura 46.9). Em poucos dias comprometem também os membros superiores e inferiores, o tronco e a região glútea, em geral poupando a face, as áreas palmoplantares e as mucosas (Figura 46.10).

Presente no segundo e terceiro trimestres da gestação, pode ser mais precoce, sendo em 20% dos casos diagnosticada no pós-parto imediato.[3,21] Pode deixar hipercromia pós-inflamatória residual. Sintomas gerais, como mal-estar e febre, podem fazer parte do quadro cutâneo.

O exame histolopatológico evidencia bolha subepidérmica, enquanto a imunofluorescência direta revela depósito linear de C3 tanto na membrana basal da área lesionada como perilesional. Depósito de IgG pode ser encontrado em 25% dos casos. No sangue de algumas gestantes pode ser encontrado o fator PG (um autoanticorpo da classe IgG_1).[21]

Anticorpos anticeratinócitos foram encontrados em gestantes com PG com padrão de imunofluorescência semelhante ao dos pênfigos.[22] Em virtude da exacerbação na menstruação, com o uso de contraceptivo oral ou em associação a mola hidatiforme e coriocarcinoma, é

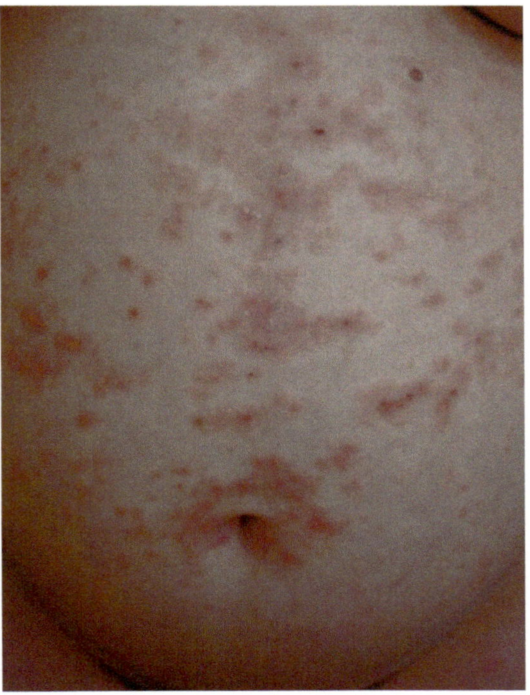

Figura 46.9 Penfigoide gestacional em fase inicial – detalhe do acometimento periumbilical (aspecto importante no diagnóstico diferencial com erupção polimórfica da gravidez).

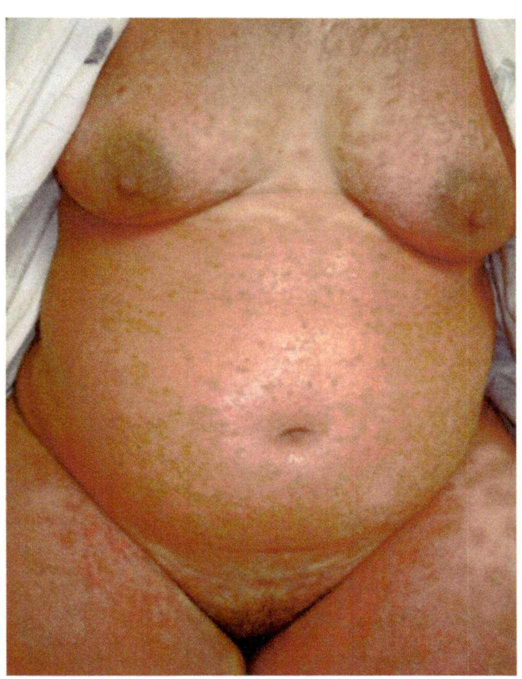

Figura 46.10 Penfigoide gestacional grave – placas confluentes em base eritematosa com vesículas e bolhas, íntegras e rotas, acometendo o tegumento com raras ilhas de pele normal.

sugerida a participação de hormônios na etiologia. Na atualidade tem sido valorizada a associação histogenética com presença de antígenos leucocitários humanos (HLA), havendo em 61% a 80% dos casos associação com HLA-DR3, em 52% com HLA-DR4 e em 43% a 50% com ambos. Os indivíduos com PG com associação a HLA-DR4 apresentam maior predisposição para o desenvolvimento de outras doenças autoimunes.[3,21] Em 50% dos casos, a recorrência é a regra, e quanto mais precoce, mais grave.

Acredita-se que a tendência de parto pré-termo e de recém-nascidos pequenos para a idade gestacional (PIG) em gestantes com PG sugira a ocorrência de disfunção placentária. A transferência passiva do anticorpo da mãe com PG seria responsável por lesões cutâneas transitórias em 5% a 10% dos recém-nascidos, as quais desaparecem dentro de 1 a 4 semanas de vida. Com grande frequência, esse quadro é acompanhado de sintomas sistêmicos, como febre e mal-estar, e a complicação materna mais comum é a infecção secundária.[16,23]

O diagnóstico diferencial deve ser instituído com outras dermatoses bolhosas, farmacodermia, erupção polimórfica da gravidez, eritema multiforme e prurigo da gravidez, entre outras.[6] O PG era chamado anteriormente de herpes gestacional.

O tratamento é fundamentado em cuidados locais com a pele. Os casos leves podem ser tratados com corticoides tópicos e anti-histamínicos, apropriados para uso na gravidez, com a devida precaução de evitá-los nas 2 semanas que antecedem o parto, em razão do risco de retroplasia fibrolental do prematuro. Nos casos mais graves, está indicado corticoide sistêmico (Figura 46.11*A* e *B*).[6]

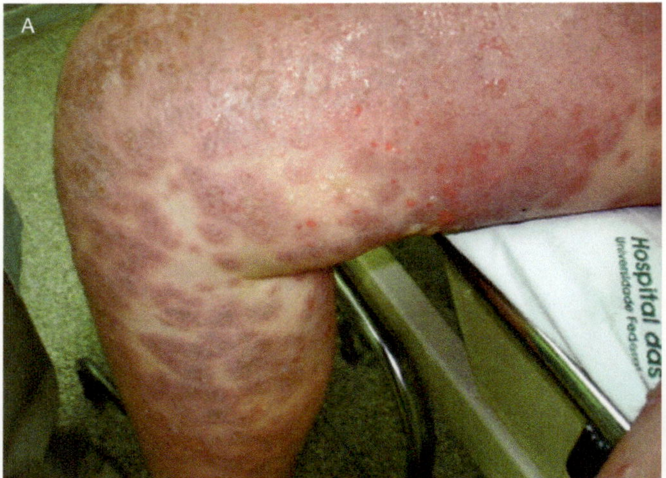

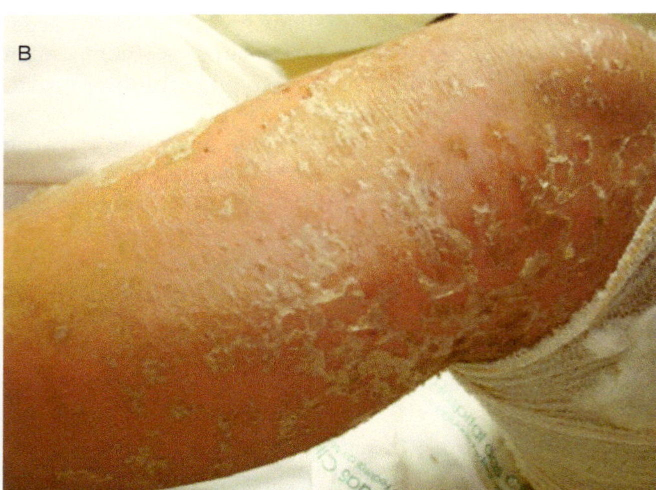

Figura 46.11 Penfigoide gestacional. **A** Pápulas e placas eritematosas com vesículas e pequenas bolhas íntegras e rotas. **B** Mesma gestante, 48 horas após início da corticoterapia sistêmica.

Erupção polimórfica da gravidez

A erupção polimórfica da gravidez (EPG) é dermatose específica e relativamente comum nesse período, sendo estimada a incidência de aproximadamente 1 a cada 200 gestações.[19] Doença inflamatória extremamente pruriginosa, de etiopatogenia desconhecida, autolimitada, está associada ao final da gestação ou ao puerpério. Tem sido sugerido que a base patológica da EPG está relacionada com processo inflamatório desencadeado pela rápida distensão abdominal, o que pode explicar sua associação a ganho de peso excessivo e gestações múltiplas.[19] Além disso, foi aventado que recém-nascidos grandes para a idade gestacional e hormônios próprios da gravidez poderiam influenciar o aparecimento dessa dermatose.[15,21]

O quadro típico inicial consiste em pápulas urticariformes sobre as estrias abdominais, poupando a região periumbilical, um dado importante como diagnóstico diferencial do PG. Posteriormente, as pápulas tendem a confluir, formando placas urticariformes e se estendendo para o restante do abdome, membros superiores, membros inferiores, dorso e região glútea. Pode exibir vesículas ou pequenas bolhas, lesões em alvo, pápulas policíclicas e aspecto similar ao eritema tóxico disseminado, promovendo assim um polimorfismo de lesões, o que deu origem a seu nome atual (Figura 46.12).[2,19]

Estudo preliminar sobre a detecção de DNA masculino em casos de EPG indica que as células fetais podem migrar para a pele materna durante a gravidez, mas ainda se encontra no campo das especulações se isso daria início às respostas inflamatórias. Até o momento não foi mostrada a associação com autoimunidade, antígenos de histopacompatibilidade, atopia ou pré-eclâmpsia.[23,24]

A maioria das gestantes é primigesta, entre 36 e 39 semanas, e o quadro persiste, em média, por 6 semanas, porém a fase crítica não dura mais do que 1 semana. Não foram descritas lesões mucosas. Não há efeito adverso sobre o feto e não tende a recorrer em gestações subsequentes.[19] O diagnóstico é clínico, sendo o exame histopatológico inespecífico e as imunofluorescências direta e indireta negativas.[6]

Exceto pelo desconforto materno, que na maioria das vezes leva a gestante a procurar um serviço de urgência, o prognóstico materno e fetal não é afetado. O tratamento é sintomático, com os devidos esclarecimentos e apoio psicológico e ênfase nos cuidados locais com a pele e o banho. Recomenda-se o uso de roupas confortáveis de algodão.

A hidratação da pele é de extrema importância para o sucesso do tratamento, e a maioria das gestantes pode

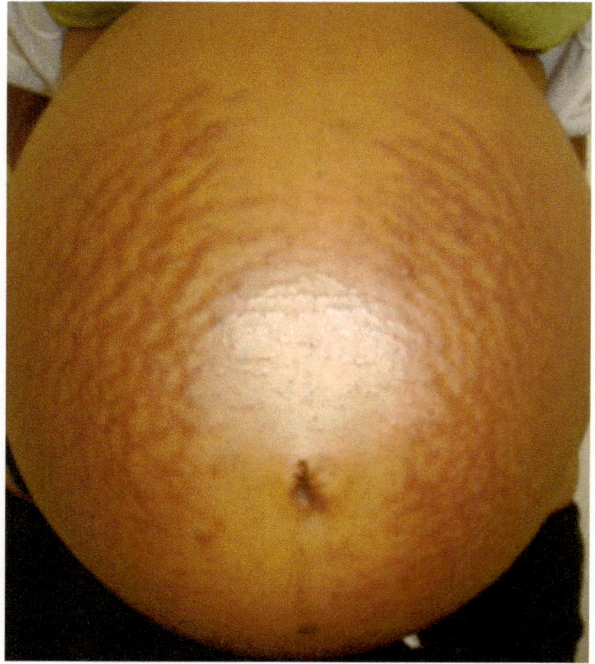

Figura 46.12 Erupção polimórfica da gravidez – pápulas e placas urticariformesse sobrepondo às estrias e, em detalhe, poupando a região periumbilical.

sentir alívio com o uso de creme à base de corticoide moderadamente potente. Podem ser tentados os antipruriginosos tópicos à base de mentol em pasta d'água. Os casos mais graves, e raros, podem ser tratados com prednisona oral (15 a 20mg). Não há boa resposta aos anti-histamínicos, os quais devem ser evitados nas 2 semanas que antecedem o parto. A regressão acontece em semanas após o parto, podendo ocorrer melhora importante algumas horas após o parto.

Historicamente, a EPG foi conhecida por muitos nomes, como *pruritic urticarial papules and plaques of pregnancy* (PUPPP), *rash* toxêmico da gravidez, eritema tóxico da gravidez, eritema multiforme da gravidez e prurigo tardio da gravidez.[1]

Erupção atópica da gravidez

A erupção atópica da gravidez (EAG) é um quadro dermatológico em que predominam condições inflamatórias caracterizadas por eritema, edema, vesiculação, secreção, papulovesiculação, infiltração, crostas, escamas e liquenificação, sempre associadas ao prurido com intensidade variável. Os eczemas podem ser divididos em três tipos na dependência de seu estado evolutivo: agudo, quando predominam eritema, edema, vesiculação e secreção; subagudo, quando apresenta os sinais agudos, mas a secreção resseca, formando as crostas, e crônico, quando predominam ressecamento e liquenificação (Figura 46.13).[6]

Com base em sua frequência, Ambros-Rudolph e cols. (2006) sugerem a existência de mais uma dermatose específica da gravidez, a erupção atópica da gravidez (EAG), com a inclusão do prurigo da gravidez e da foliculite pruriginosa da gravidez nesse grupo.[6,25] Assim, o eczema específico da gravidez, devido à sua frequência, deve ser incluído entre as dermatoses específicas do período gestacional, mesmo continuando a existir o prurigo da gestação e a foliculite pruriginosa, ambas entidades distintas.

A EAG tem sido associada à história pessoal ou familiar de atopia e surge no primeiro e segundo trimestres (Figura 46.14).

Clinicamente, a EAG manifesta-se por meio de quadro eczematoso em qualquer região do tegumento (Figura 46.15). O diagnóstico é clínico, porém é possível observar elevações dos níveis plasmáticos de IgE.[25] O diagnóstico diferencial é estabelecido com penfigoide gestacional, erupção polimórfica da gravidez, colestase intra-hepática, pitiríase rósea, escabiose, dermatite de contato e reação medicamentosa.

A viga-mestra do tratamento consiste em manter a pele umedecida com emolientes tópicos, sendo possível lançar mão de loções e cremes sem fragrância, associados a óleo de macadâmia, amêndoas, sementes de uvas e vaselina, entre outros. A ureia deve ser evitada como constituinte dos cremes em concentração > 3% segundo contraindicação da ANVISA.[26] O tratamento costuma ser tópico, sendo excepcionalmente indicado o tratamento sistêmico. O uso de medicamentos nos casos de eczema da gestante deve sempre levar em consideração a área a ser tratada, a potência do produto e a concentração crítica para absorção sistêmica mínima, visto que durante a gravidez ocorre aumento do fluxo sanguíneo da pele, levando ao aumento da absorção de substâncias aplicadas. A todo o instante, novos produtos são lançados no mercado; no entanto, em se tratando de gestantes, deve-se ter mais cuidado, devendo ser avaliado o risco-benefício para a segurança da mãe e de seu filho.

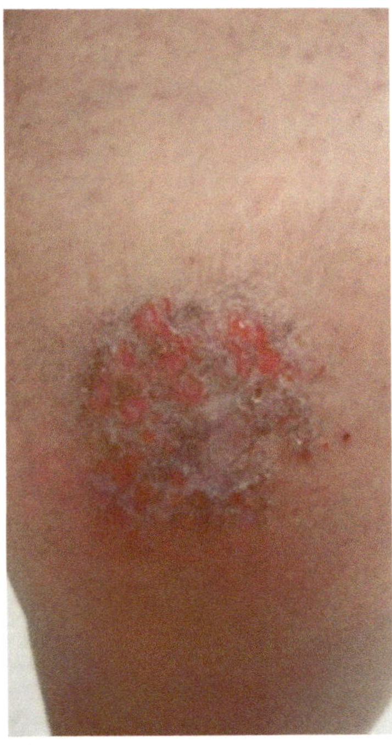

Figura 46.13 Erupção atópica na gestação – pápulas eritematosas, algumas escamativas, outras exulceradas.

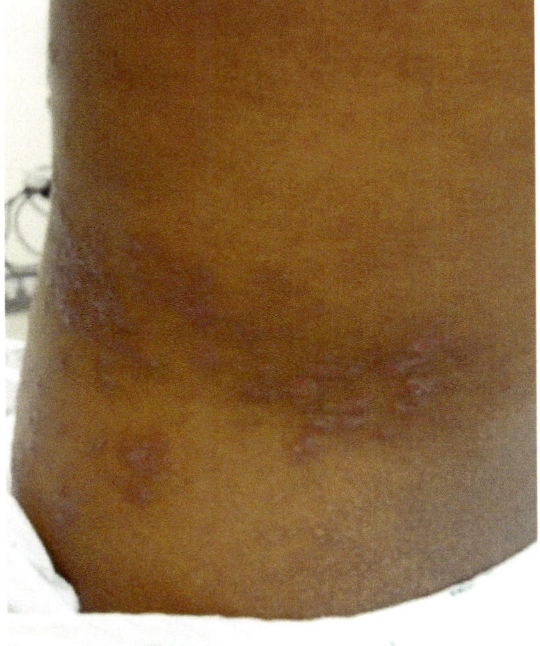

Figura 46.14 Erupção atópica na gravidez em fase crônica – pápulas liquenificadas e hiperpigmentadas e escoriações.

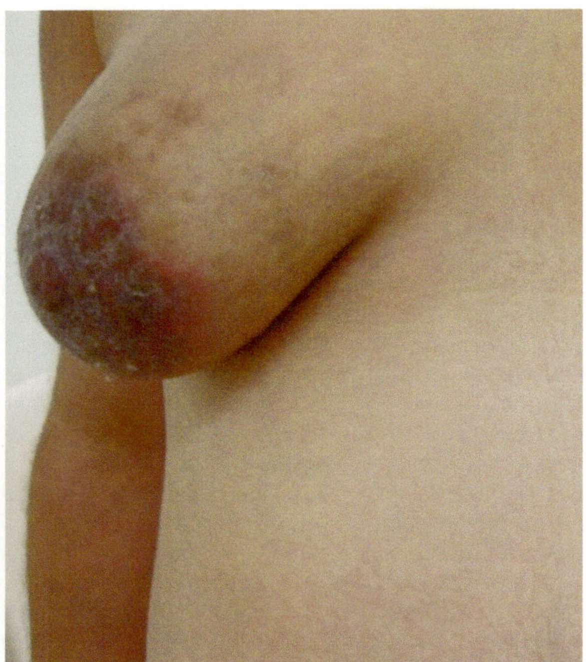

Figura 46.15 Eczema em região areolar e mamilo de gestante previamente atópica.

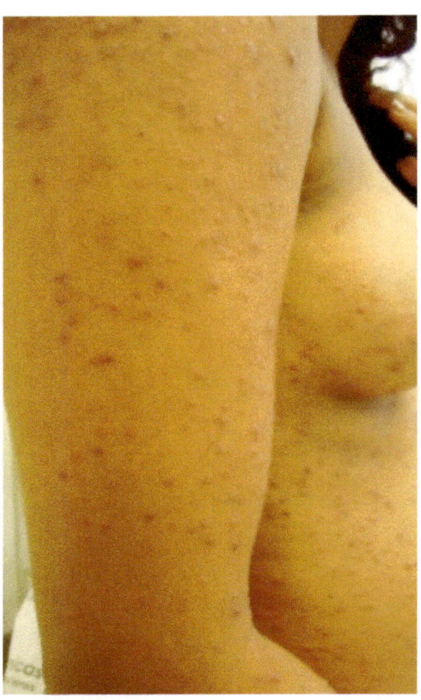

Figura 46.16 Foliculite pruriginosa da gravidez – pápulas e pústulas foliculares monomórficas distribuídas pelos membros superiores e tronco.

Foliculite pruriginosa da gravidez

Descrita em 1981 por Zolberman & Famer como uma erupção pruriginosa papulofolicular do segundo e terceiro trimestres de gravidez, a foliculite pruriginosa da gravidez (FPG) acomete indistintamente primigestas ou multíparas e regride após o parto. Sua incidência é desconhecida, mas alguns autores sugerem que ela seja subdiagnosticada. De etiologia também desconhecida, não há evidência da existência de qualquer mediador imunológico.[7,27]

Autores acreditam que a FPG seja uma forma de acne induzida por hormônios próprios da gravidez, a qual se manifesta por meio de erupção papulofolicular, pruriginosa, semelhante à acne monomórfica encontrada em indivíduos em uso de corticoide e que aparece entre o segundo e o terceiro trimestre de gravidez, geralmente desaparecendo entre 2 e 3 semanas após o parto. O diagnóstico é clínico, e não há padrão imuno-histopatológico específico. A histopatologia é de uma foliculite inflamatória aguda. O diagnóstico diferencial deve ser feito com foliculite infecciosa, acne causada por corticoide, acne vulgar e erupção polimórfica da gravidez.[6] A FPG não tem qualquer repercussão para a saúde materno-fetal, sendo autolimitada. A principal complicação é a hipercromia residual pós-inflamatória.

De acordo com Holmes & Black, são observadas lesões papulopustulosas foliculares em bases eritematosas, de aspecto monomórfico, distribuídas pelo tronco, mais intensamente no dorso, mas podendo estender-se para os membros superiores e que em alguns casos tendem a regredir mesmo antes do término da gestação (Figura 46.16).[16,17]

Para o tratamento, o uso de peróxido de benzoíla a 10%, associado à hidrocortisona a 1%, apresenta boa resposta.[6,21] Todavia, por ser autolimitada, geralmente acometendo grande extensão do tegumento, e por não existirem estudos consistentes sobre a segurança clínica do peróxido de benzoíla, prefere-se não usar essa medicação, mas somente emolientes, antipruriginosos tópicos e, raramente, corticoide tópico. Recomenda-se evitar a autoescoriação, principalmente nas gestantes de fotótipos IV e V.

Prurigo da gravidez

O prurigo da gravidez é uma afecção de diagnóstico clínico por carecer de achados histopatológicos e laboratoriais específicos.[2,20] No segundo ou terceiro trimestre de gestação, aparecem pequenas pápulas pruriginosas que evoluem para pequenos nódulos nas superfícies extensoras dos membros, menos frequentemente no abdome, desaparecendo no pós-parto imediato (Figura 46.17).

A incidência e a etiopatogenia são desconhecidas. A proposição de Holmes & Black (1983) de que o prurigo da gravidez resulta do prurido *gravidarum*, ocorrendo em gestantes atópicas, é baseada no registro de que 18% das gestações são complicadas por prurido e que 10% da população é atópica. Desse modo, espera-se que ambos os prurigos coexistam em 2% das gestações, uma incidência próxima à do prurigo da gravidez. A IgE pode estar aumentada, e não é incomum história pessoal ou familiar de atopia.[16,17]

O diagnóstico é eminentemente clínico e a histopatologia é inespecífica, mostrando infiltrado inflamatório celular crônico. A imunofluorescência é negativa, auxiliando apenas quando é necessário o diagnóstico diferencial com outras dermatoses. O principal diagnóstico diferencial é

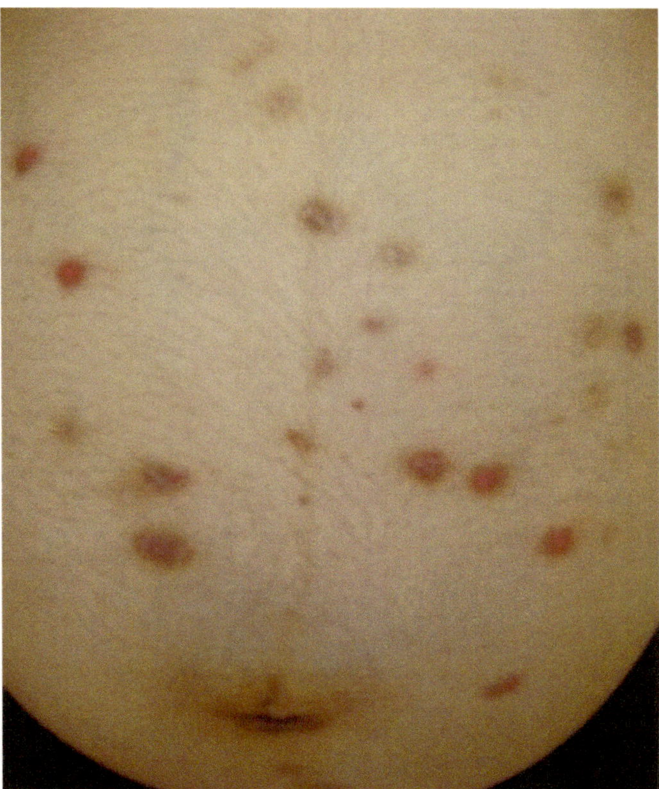

Figura 46.17 Prurigo da gravidez – pápulas e pequenos nódulos escoriados.

com o prurigo estrófulo (causado por picadas de insetos), seguido por colestase intra-hepática, entre outras doenças dermatológicas. A recorrência em gestações futuras é rara, e o prognóstico materno e fetal não é afetado.[21]

O tratamento é sintomático com emolientes, antipruriginosos tópicos, corticoides tópicos e, ocasionalmente, anti-histamínico oral. Hipercromia residual é uma complicação comum nessa dermatose, sendo necessário evitar a manipulação das lesões para prevenir hipercromia residual pós-inflamatória. No passado teve como sinonímia prurigo gestacional de Besnier, prurigo precoce da gravidez e dermatite papular da gravidez.[1]

Colestase intra-hepática da gravidez

A colestase intra-hepática da gravidez (CIHG) é uma doença hepática específica da gravidez com risco aumentado de eventos adversos fetais graves. Por isso, um episódio de prurido nos dois últimos trimestres da gravidez sem lesão dermatológica primária nunca deve ser negligenciado.[28] Trata-se de diagnóstico de exclusão, após serem afastadas hepatites viróticas, hepatites por drogas e outras causas de colestase autoimune.

A CIHG manifesta-se por meio de prurido intenso, persistente, generalizado, quase sempre piorando à noite. A incidência varia entre 0,3% a 5,6% das gestações, dependendo de fatores geográficos, étnicos e sazonais, sendo mais comum no Chile, na Bolívia e na Escandinávia. Tem mostrado incidência aumentada em gestações múltiplas.[15,21]

A CIHG é considerada uma forma de colestase reversível, ocasionando prurido intenso. É dependente do estrogênio, e a predisposição genética é sugerida pela presença de mutação nos genes 3 e 1712delT para resistência a multidrogas, bem como da associação aos HLA, subtipos A31 e B8. Sua patogênese não está totalmente compreendida, e uma hipótese advoga que a queda relativa do fluxo sanguíneo hepático durante a gravidez levaria à redução da eliminação de toxinas e estrogênios. Há decréscimo do *clearance* de estrogênios, resultando em aumento da secreção e concentração do colesterol biliar, o que também prejudica a capacidade do fígado de transportar ânions, como as bilirrubinas e os sais biliares. Tem sido postulado, também, que os estrogênios regulam as moléculas de actina, as quais agem intracelularmente para mediar a excreção da bile.[24]

A CIHG inicia no segundo e terceiro trimestres de gestação, mas há casos de ocorrência mais precoce, os quais estão geralmente associados à maior gravidade do quadro. Clinicamente, há prurido intenso, persistente, inicialmente palmoplantar para em seguida tornar-se generalizado, sendo notada quase sempre a piora noturna. O exame físico da pele não mostra lesões cutâneas primárias, exceto escoriações secundárias ao ato de coçar (Figura 46.18). Metade das gestantes apresenta colúria e acolia fecal, mas somente 15% a 20% desenvolvem icterícia clínica, usualmente de 2 a 4 semanas após o início do quadro.

A investigação diagnóstica deve concentrar-se na exclusão de outras entidades clínicas contidas no diagnóstico diferencial. O achado bioquímico típico consiste em níveis significativamente elevados de ácidos biliares séricos totais e em resultados anormais da função hepática. As transaminases hepáticas estão apenas ligeiramente

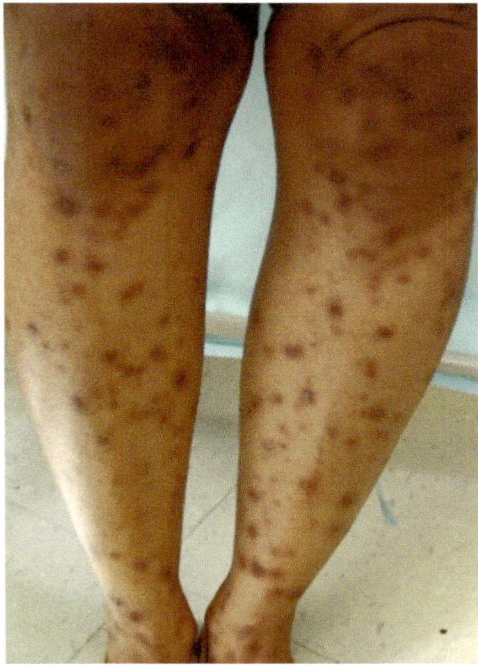

Figura 46.18 Lesões secundárias ao ato de coçar – pápulas escoriadas em caso de colestase intra-hepática grave.

elevadas, e níveis significativamente altos indicam hepatite infecciosa como a causa provável. Outros achados incluem níveis elevados de gama-glutamiltransferase (γ-GT) e fosfatase alcalina (FA) e moderadamente elevados de bilirrubina sérica conjugada.[15] As anormalidades séricas não estão diretamente relacionadas com o risco fetal, sendo utilizadas somente para auxiliar o diagnóstico. Os achados ultrassonográficos do fígado são normais. A CIHG está associada a prurido e alteração da função hepática, principalmente dos ácidos biliares, e tem efeito adverso sobre o prognóstico fetal.[6,15,25,28]

A história familiar é positiva em 50% dos casos. A recorrência em gestação subsequente é a regra, mas também pode acontecer com o uso de contraceptivos orais. Em geral, o prognóstico materno é favorável, embora a icterícia possa ser complicada por esteatorreia subclínica com consequente deficiência de vitamina K e prolongamento no tempo de protrombina, aumentando, assim, o risco de hemorragia no pós-parto imediato. Os riscos fetais incluem prematuridade, mortalidade perinatal e sofrimento fetal.[28]

O tratamento da pele em caso de CIHG consiste no uso de emolientes e agentes antipruriginosos tópicos, e em geral os anti-histamínicos são pouco eficazes.[1] Outros tratamentos incluem colestiramina, fenobarbital e fototerapia com indicações e resultados controversos. Em casos prolongados de colestase pode ser necessária a administração de vitamina K. O ácido ursodesoxicólico (UDCA) tem sido relatado por alguns autores como o de melhor resultado tanto em relação ao prurido como ao prognóstico fetal, com diminuição significativa da prematuridade, do sofrimento fetal e da mortalidade perinatal.[25,28,29]

A monitoração materna e fetal intensiva é mandatória. Em todas as situações, deverá ser avaliada a relação risco/benefício e os casos individualizados. O bom senso médico norteará a melhor decisão à gestante e seus familiares.[1]

DOENÇAS E TUMORES CUTÂNEOS ALTERADOS PELA GRAVIDEZ

Doenças infecciosas

Há relatos sobre o efeito do estrogênio, da progesterona e dos androgênios sobre o sistema imune. O estrogênio parece estimular as respostas de células T e a produção de anticorpos, enquanto a progesterona e os androgênios inibem a resposta das células T e diminuem a produção de anticorpos. As infecções causadas por organismos intracelulares ou por queda da imunidade celular podem iniciar, recorrer mais frequentemente ou começar de maneira mais grave durante a gravidez.[4]

Hanseníase

A hanseníase é doença infecciosa, transmissível e de caráter crônico que ainda persiste como problema de saúde pública no Brasil. Seu agente etiológico é o *Mycobacterium leprae*, bacilo que afeta nervos periféricos, olhos e pele. Em 2020 foram reportados à Organização Mundial da Saúde (OMS) 127.396 casos novos da doença. Desses, 19.195 (15,1%) ocorreram na região das Américas e 17.979 foram notificados no Brasil, o que corresponde a 93,6% do total de casos novos registrados nas Américas. Dos casos novos diagnosticados em 2021, 80,1% foram classificados como multibacilares, forma clínica bacilífera com potencial de transmissão. Nesse contexto, o Brasil ocupa o segundo lugar entre os países com número maior de casos no mundo, atrás apenas da Índia (OMS, 2021). A hanseníase faz parte da Lista Nacional de Notificação Compulsória de Doenças, Agravos e Eventos de Saúde Pública (Portaria de Consolidação MS/GM 4, de 28 de setembro de 2017) e, portanto, é obrigatório que os profissionais de saúde reportem os casos de agravo ao Sistema de Informação de Agravos de Notificação (Sinan).

Entre os casos novos de hanseníase relatados no Brasil, aproximadamente 44% ocorreram em mulheres; desses, um percentual importante surgiu durante o período de vida reprodutiva.[30] Vários relatos na literatura mostram o surgimento das primeiras manifestações da hanseníase durante a gravidez.[30] O período crítico para a gestante com hanseníase é compreendido entre o último trimestre e o período de lactação, quando a imunossupressão atinge seu ápice. Muitas vezes, o fator desencadeante é o parto. Aproximadamente 30% das gestantes com hanseníase apresentam exacerbação da doença durante a gestação até os primeiros 6 meses pós-parto. Há surgimento de novas lesões, infecções subclínicas que se evidenciam pela primeira vez na gravidez, recrudescência daquelas que estavam bem controladas e aumento da frequência de reações.

A neurite é uma complicação da gravidez e da parturição, tendo em vista que um número significativo de mulheres pode sofrer lesão de algum nervo periférico associada à gravidez e à lactação. Em que pese a recomendação de restrição do consumo de drogas no primeiro trimestre da gravidez, têm sido indicados esquemas padrões de poliquimioterapia para tratamento da hanseníase. Entretanto, as mulheres com diagnóstico de hanseníase e as não gestantes devem receber aconselhamento para planejamento da gestação após finalizado o tratamento da hanseníase.[31] O ideal seria que a gravidez fosse planejada para um período em que a hanseníase esteja bem controlada.[30]

Candidíase vulvovaginal

A *Candida albicans* é o agente etiológico da candidíase vulvovaginal (CVV) em 80% a 92% dos casos, enquanto os restantes podem ser causados por espécies não *albicans* (*glabrata, tropicallis, krusei, parapsilosis*) e *Saccharomyces cerevisae*.

A candidíase vulvovaginal é 10 a 20 vezes mais frequente durante a gravidez, a qual, em razão do hiperestrogenismo, determina níveis altos de glicogênio e, consequentemente, aumento na quantidade de substrato nutricional dos fungos, favorecendo seu processo de adesão e germinação. A transmissão neonatal pode ocorrer durante o parto, quando a mãe apresenta colonização vaginal. Em decorrência da exposição aos níveis altos de estrogênio intraútero, pode haver persistência da colonização neonatal por *C. albicans* nas primeiras semanas de vida, possibilitando o desenvolvimento da candidíase vulvovaginal nas crianças. Todavia, o mais frequente é a infecção orogenital desses recém-nascidos, podendo afetar até mesmo a amamentação.[1,3]

Nos casos recorrentes, de difícil controle, deve-se investigar as causas sistêmicas predisponentes (diabetes e imunossupressão, inclusive infecção pelo HIV e uso de corticoides).

A depleção da imunidade celular está associada a infecção sistêmica ou local por *Candida* sp., microrganismo que atua como patógeno oportunista. Apesar da lacuna de dados sobre a história natural da vulvovaginite por *Candida* em mulheres contaminadas pelo HIV, tem sido observado que consiste em uma das manifestações clínicas mais frequentes nessas mulheres e que ocorre com níveis relativamente altos de CD4.[32] Durante a gestação, pode haver recidivas em virtude das condições propícias do pH vaginal nesse período. Por definição, CVV recorrente se caracteriza pelo relato de quatro ou mais episódios sintomáticos em 1 ano. Para diagnóstico diferencial, devem ser considerados líquen escleroso, vulvovestibulite, dermatite vulvar, vulvodínia, vaginite inflamatória descamativa, formas atípicas de herpes genital e reações de hipersensibilidade.[31]

Para os casos de vulvovaginites por *Candida* sp. em gestantes, estão indicadas orientações higiênicas gerais, aeração dos genitais, controle das condições clínicas predisponentes (hábitos sexuais, diabetes etc.) e tratamento local com antifúngicos (creme vaginal por 7 dias ou óvulos em dose única e creme nas regiões vulvar e perianal). O tratamento sistêmico com antifúngico é contraindicado na gravidez.

Herpes genital

Os herpesvírus (HSV) tipos 1 e 2 pertencem à família Herpesviridae, da qual fazem parte o citomegalovírus, o vírus da varicela-zoster, o vírus de Epstein-Barr e o vírus do herpes humano tipo 8 – todos são DNA-vírus, de dupla fita, que variam quanto à composição química e podem ser diferenciados por técnicas imunológicas. Embora os tipos 1 e 2 possam provocar lesão em qualquer parte do corpo, as lesões do tipo 2 predominam na região genital e as do tipo 1 na região perioral.[31] São frequentes durante a gravidez, podendo surgir ou recorrer. A infecção herpética desperta interesse particular devido à morbimortalidade fetal. Por outro lado, a infecção herpética genital aumenta em até cinco vezes o risco de transmissão sexual do HIV.[7] As gestantes portadoras do HIV com imunossupressão podem apresentar manifestações atípicas, com lesões ulceradas ou hipertróficas de grande dimensão.[32]

As manifestações da infecção pelo HSV podem ser divididas em primoinfecção herpética e surtos recorrentes. A primoinfecção é caracterizada pelo surgimento de lesões eritematopapulosas de 1 a 3mm de diâmetro que rapidamente evoluem para vesículas sobre base eritematosa, muito dolorosas e de localização variável na região genital, podendo ser acompanhadas de manifestações gerais, como febre, mal-estar, mialgia e disúria com ou sem retenção urinária. A linfoadenopatia inguinal dolorosa bilateral está presente em 50% dos casos. O diagnóstico diferencial é feito com cancro duro, cancroide, donovanose, linfogranuloma, outras ulcerações traumáticas[3] e *monkeypox*.

O quadro clínico das recorrências é menos intenso do que na primoinfecção, as quais tendem a ocorrer na mesma localização da lesão inicial, geralmente em zonas inervadas pelos nervos sensitivos sacrais. As lesões podem ser cutâneas ou mucosas.

A frequência de transmissão do HSV para o recém-nascido é de aproximadamente 50% nos casos de infecção primária da mãe e de 5% nos recorrentes. Mais da metade das crianças nascidas de mães com evidência clínica de lesões vaginais poderá adquirir infecção neonatal pelo vírus, e um número significativo poderá apresentar complicações graves. Herpes neonatal pode manifestar-se de maneira localizada ou disseminada, também apresentando lesão ocular, do sistema nervoso central e de múltiplos órgãos. A encefalite herpética é frequente nos casos de doença disseminada.[3]

As gestantes portadoras de herpes simples apresentam risco acrescido de complicações fetais e neonatais, sobretudo quando a infecção ocorre no final da gestação. O risco de transmissão do vírus é maior no momento da passagem do feto pelo canal do parto. Recomenda-se cesariana sempre que houver lesões herpéticas ativas.[21]

No momento, alguns autores adotam a seguinte conduta em relação à via de parto em gestantes:

- Para as gestantes sem lesões genitais ativas, a via de parto é a vaginal, pois não há protocolos que recomendem a realização de citologias ou culturas virais para contraindicação dessa via.
- Para as gestantes com lesões genitais ativas, nos casos de membranas íntegras, indica-se a via abdominal para resolução da gravidez. Em caso de amniorrexe com até 4 horas de evolução, a via abdominal também está indicada. Se a gestante refere amniorrexe há mais de 4 horas, a cesariana não protege o feto e é, portanto, desnecessária.[1]

Papilomavírus

A alta prevalência da infecção por papilomavírus humano (HPV) e sua relação com as doenças – desde quadro benignos na pele e nas mucosas até infecção sexualmente transmissível (IST), mais frequente – explica sua importância no cenário de saúde pública.[33]

Entre os mais de 400 tipos descritos, 218 estão relacionados com infecções em humanos. Seu potencial oncogênico é bem estabelecido em vários tipos de neoplasias e é amplificado pela imunossupressão em segmentos cada vez mais numerosos da população, comprometendo tanto a sobrevida como a qualidade de vida dos indivíduos afetados.[34-37] Na gravidez, é frequente a piora das manifestações clínicas em razão da redução da atividade imunológica celular. As manifestações clínicas variam de acordo com o tipo envolvido na infecção, o sítio anatômico de predileção do vírus e a resposta imune do hospedeiro. As lesões causadas pelo HPV são comuns nas mulheres com HIV, nas quais se observa aumento da prevalência dos mais diversos tipos de verrugas, especialmente vulgares, planas e anogenitais ou condilomas acuminados (Figura 46.19).

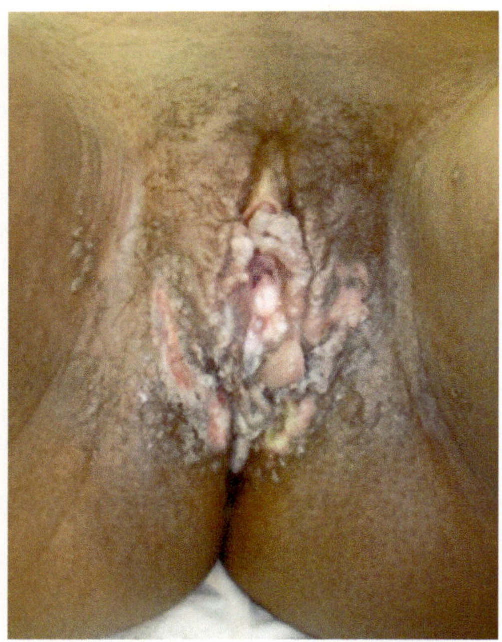

Figura 46.19 Verrugas genitais causadas pelo papilomavírus humano – lesões vegetantes de tamanhos variados na vulva, vagina e colo uterino de gestante soropositiva para HIV.

Em relação às verrugas genitais, as lesões condilomatosas típicas podem ser normocromáticas, eritematosas ou acastanhadas com superfície rugosa, podendo ser ainda achatadas, papulosas ou pedunculadas, sendo mais frequentes ao redor do introito vaginal, mas podendo aparecer em múltiplos locais, como colo uterino, uretra, períneo ou intrarretal. Durante a gestação, as lesões podem proliferar, ser maiores e mais numerosas e tornar-se friáveis. Além disso, podem, também, ser resistentes ao tratamento ou recidivantes.

O tratamento do condiloma acuminado pode ser realizado por método ablativo químico (com ácido tricloroacético [ATA]) ou físico (eletrocauterização simples, eletrocoagulação com aparelho de alta frequência, criocoagulação com nitrogênio e *laser*) ou por meio de exérese cirúrgica.[38] Foi encontrado DNA do HPV na fumaça dos filtros, após ressecção com *laser* de CO_2 de lesões no trato genital feminino, demonstrando a probabilidade de contaminação viral do trato aéreo superior e das conjuntivas do operador, dos assistentes e da própria pessoa infectada; assim, deve-se adotar toda a precaução para evitar possível contaminação.[37] Nenhuma forma de tratamento assegura a cura da infecção pelo HPV, devendo ser avaliado cada caso para a escolha da conduta mais adequada. Após a gestação, as lesões geralmente apresentam redução importante. O ATA é a opção de escolha para gestantes com lesões localizadas. A crioterapia com nitrogênio líquido também está indicada. Nas situações com acometimento de áreas extensas, o tratamento cirúrgico é o de eleição.[33,34,38]

A podofilina, a podofilotoxina e o imiquimod são contraindicados em qualquer fase da gravidez.[34,39] Nas gestantes com condiloma acuminado, a escolha da via de parto é pautada pela condição obstétrica. No Brasil, recomenda-se a via abdominal apenas nos casos de lesões volumosas que obstruam o parto ou que coloquem a parturiente em risco de hemorragias importantes.[34,38] A possibilidade de ocorrer papilomatose de laringe nos recém-nascidos de mães contaminadas pelo HPV é extremamente rara, contrapondo-se aos elevados percentuais de complicações obstétricas.

Monkeypox

Essa doença zoonótica é causada pelo vírus Monkeypox, classificado pelo *International Committee on Taxonomy of Viruses* (ICTV) como pertencente à família Poxviridae, gênero *Orthopoxvirus* e espécie *Mpoxvirus*. A família também inclui a varíola, a varíola bovina e o vírus *vaccínia*. As lesões cutâneas causadas pelo *Mpoxvirus* assemelham-se às erupções da varíola, podendo assumir aspecto parecido como de outras doenças infecciosas. A linfadenopatia é uma importante característica da doença. As lesões devem ser diferenciadas das dermatoses da gravidez, varicela-zoster, IST,[39] viroses e infecções bacterianas da pele.[40]

O período de incubação pode variar de 5 a 21 dias. O estágio febril da doença geralmente tem a duração de 1 a 3 dias com sintomas que incluem febre, dor de cabeça intensa, linfadenopatia, mialgia e astenia. O estágio febril é seguido pelo de erupção cutânea e tem a duração de 2 a 4 semanas. As lesões evoluem de máculas para pápulas dolorosas e firmes, vesículas e pústulas, seguidas de crostas.[39-41] São firmes ou macias, bem circunscritas, profundas e, às vezes, desenvolvem umbilicação central, semelhante a um ponto no topo da lesão. Podem ser localizadas ou disseminadas. As lesões são geralmente dolorosas até a fase de cicatrização, quando começam a apresentar prurido. A evolução das lesões progride através de quatro estágios – mácula, pápula, vesícula e pústula – antes da formação de crosta e descamação.[42]

As gestantes apresentam quadro clínico com características semelhantes às das não gestantes, mas podem desenvolver gravidade maior, sendo consideradas do grupo de risco para evolução desfavorável. O escore de gravidade preconizado pela OMS consiste em:

- Leve (< 25 lesões de pele).
- Moderada (25 a 99 lesões de pele).
- Grave (100 a 250 lesões de pele).
- Crítico (> 250 lesões de pele).

Até o momento, as publicações sobre *monkeypox* e gravidez são escassas e a experiência clínica ainda é pequena; portanto, até que dados mais robustos estejam disponíveis, a literatura deve ser sempre revisada.[39]

A medicina é uma ciência dinâmica e exige atualização constante, podendo ser alterada diante de novas evidências, pois somente assim é possível oferecer assistência de boa qualidade à gestante.

Melanoma

A incidência de melanoma tem aumentado significativamente na última década. Até que ponto o prognóstico de melanoma previamente diagnosticado em mulheres pode ser afetado por gravidez subsequente tem sido debatido na literatura desde a década de 1950.

O melanoma é tumor maligno originário dos melanócitos, em geral de sítio primário cutâneo, podendo eventualmente surgir em outras áreas (mucosas, olho, coroide etc.). Esses tumores se caracterizam pelo potencial metastático e consequentemente pela letalidade. Número razoável de casos origina-se de nevo preexistente.[43] Trata-se de tumor constituído por proliferação de melanócitos atípicos localizados na camada basal, produzindo metástase para gânglios e órgãos internos e sendo o tumor primário de pele com a maior taxa de mortalidade.[44]

Muitos autores têm sugerido que os melanomas que se desenvolvem durante a gravidez são diagnosticados em estágio mais avançado do tumor em relação aos de não grávidas. Se essa diferença é causada por diagnóstico mais tardio ou por crescimento acelerado do tumor, permanece por ser esclarecido. Para a maioria dos autores, o prognóstico do tumor durante a gravidez, como em qualquer outro indivíduo, continua a ser determinado pelo índice de Breslow, que mede a espessura do tumor por meio da profundidade das células tumorais a partir da camada granulosa.[6] Na literatura é preconizado que, quando o melanoma ocorre durante a gravidez, deve ser realizado exame histopatológico da placenta no pós-parto, pois, apesar de rara, existe a possibilidade de transmissão transplacentária de metástase para o feto.[29]

Alguns autores recomendam que mulheres com diagnóstico de melanoma sejam abordadas com cautela, e o aconselhamento fornecido por fatores prognósticos conhecidos.[44]

Nevos melanocíticos

São inconclusivos os relatos referentes à maior incidência de malignização desses nevos no período gestacional.[18] No entanto, eles podem aparecer, crescer e tornar-se mais pigmentados durante a gravidez. Tem sido demonstrado aumento dos receptores de estrogênio e progesterona, o que pode explicar as alterações de pigmentação observadas nas lesões névicas das gestantes.

Acne vulgar

A acne vulgar é doença genética/hormonal, autolimitada, de localização pilossebácea, com formação de comedões, pápulas e cistos, cuja evolução se soma a processo inflamatório de maior intensidade, levando à formação de pústulas e abscessos com frequente formação de cicatriz. É nos folículos sebáceos que se instalam as lesões de acne, cuja patogênese está relacionada com parâmetros importantes: hipersecreção das glândulas sebáceas, hiperqueratinização folicular e inflamação resultante da ação de bactérias que compõem a microbiota normal da pele, particularmente o *Propionibacterium acnes*,[45] com exacerbação da atividade enzimática e alterações químicas do sebo (aumento dos ácidos graxos livres).[43] O efeito da acne na gravidez é imprevisível. Algumas mulheres observam melhora, porém pode ocorrer piora em alguns casos.[7] Cabe ressaltar que, em algumas situações, a acne pode aparecer no primeiro, segundo ou terceiro trimestre da gestação.

Do ponto de vista do tratamento, é necessária uma abordagem ampla e sistematizada desses fatores para um resultado bem-sucedido. No entanto, o uso de medicações antiacneicas está contraindicado durante a gravidez, sendo raras as ocasiões, pesando os riscos e os benefícios, em que se procede à abordagem terapêutica nessa ocasião.[1,6] Assim, é de suma importância a prevenção da hipercromia residual, normalmente desencadeada, nas gestantes, por autoescoriação.

Pênfigo vulgar e foliáceo

Os pênfigos constituem um grupo de dermatoses bolhosas que podem surgir ou agravar-se na gravidez e exigem diagnóstico diferencial com penfigoide gestacional e outras dermatoses bolhosas por meio de imunofluorescência. A transmissão fetal pode ser causada pela passagem de anticorpos da classe IgG via transplacentária, levando ao aparecimento do pênfigo neonatal, o qual costuma ser transitório, resolvendo-se dentro de 2 a 3 semanas.[2,7,8] Há relatos de maior incidência de natimortos de mães portadoras de pênfigos (Figura 46.20).

Psoríase

A literatura é muita rica em se tratando de estudos sobre psoríase, mas são bastante escassos os estudos sobre a psoríase na gestação, o que torna necessário um bom controle da psoríase antes da concepção. Mais da metade das gestantes com psoríase pode apresentar melhora durante a gravidez, mas a maioria relata piora no pós-parto imediato. Provavelmente, a supressão geral do sistema imune pelos hormônios da gravidez contribui para essa melhora. A gravidez também pode ser fator de risco para artrite psoriásica.[6,30]

Psoríase pustulosa da gravidez

Também chamada impetigo herpetiforme, para alguns autores a psoríase pustulosa da gravidez é clínica e histologicamente indistinguível da psoríase pustulosa de Von Zumbusch; para outros, trata-se de entidade distinta. Atualmente considerada uma variante rara da

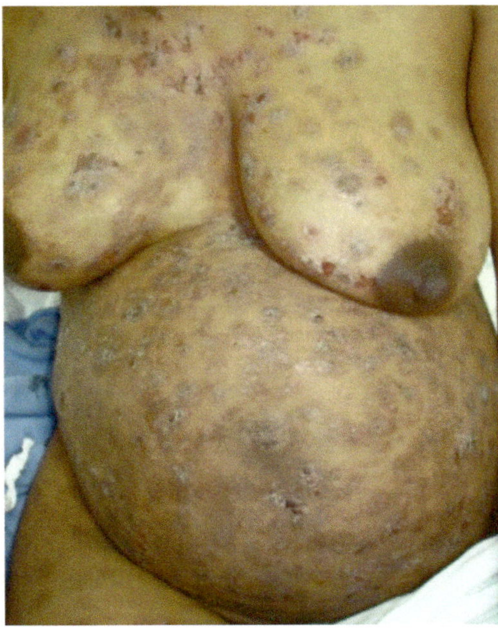

Figura 46.20 Pênfigo foliáceo iniciado no segundo trimestre de gestação.

psoríase pustulosa generalizada, talvez induzida por relativa hipocalcemia, caracteriza-se pelo aparecimento de placas simétricas eritematosas com pequenas pústulas estéreis com padrão de distribuição herpetiforme, as quais podem coalescer e formar lagos de pus, podendo se tornar verrucosas (Figura 46.21). As lesões se estendem centrifugamente e se disseminam para todo o corpo, poupando relativamente a face, as mãos e os pés.

Em geral, inicia no último trimestre de gestação, mas há relatos de aparecimento no primeiro trimestre. As gestantes com impetigo herpetiforme não costumam apresentar história pessoal ou familiar de psoríase. O quadro é acompanhado de mal-estar, febre, delírio, diarreia, vômitos e tetania, podendo evoluir para óbito em decorrência de insuficiência cardíaca ou renal. Os achados histopatológicos são semelhantes aos da psoríase pustulosa, com a presença das pústulas espongiformes de Kogoj (acúmulo de neutrófilos na camada de Malpighi). A imunofluorescência direta é negativa. O principal problema obstétrico em casos de impetigo herpetiforme é a insuficiência placentária, aumentando o risco de natimortalidade e anomalias fetais.[2,3,8]

Manifestações cutâneas da síndrome antifosfolípide

A síndrome antifosfolípide (SAF) é alteração multissistêmica, autoimune, associada a uma variedade de anticorpos circulantes que têm como alvo diferentes complexos de fosfolípides. Descrita originalmente em indivíduos com lúpus eritematoso sistêmico, nos últimos anos tem sido associada a outras doenças. Caracteriza-se por trombose arterial e/ou venosa, abortos recorrentes, morte fetal e trombocitopenia, acompanhada de títulos elevados de anticorpos antifosfolípides (anticoagulante lúpico e/ou anticardiolipina). As manifestações de pele são frequentes, e em 41% dos casos podem ser o primeiro sinal da síndrome. Na pele, a síndrome pode manifestar-se por meio de livedo reticular, púrpuras, equimoses, tromboflebite superficial, hemorragias em estilhaço, isquemia cutânea distal, infartos da pele, acrocianose, úlcera de membros inferiores e nódulos subcutâneos. O livedo reticular e as úlceras cutâneas são as manifestações dermatológicas de maior prevalência. Assim, é importante que o obstetra e o dermatologista conheçam os sinais cutâneos dessa síndrome, o que colabora para seu diagnóstico e tratamento em tempo hábil.[31]

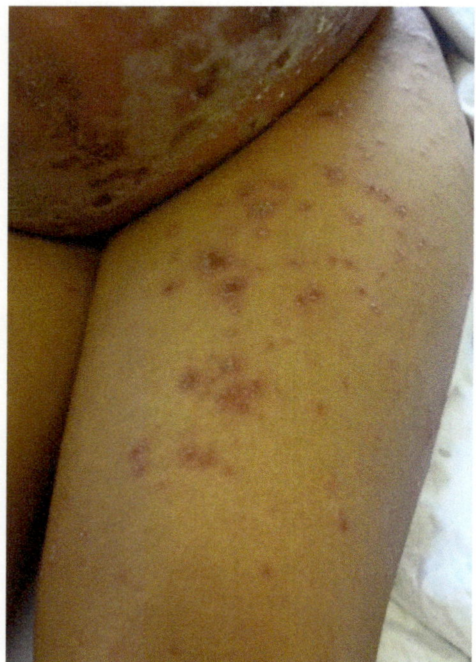

Figura 46.21 Psoríase pustulosa da gravidez. Detalhes das lesões de aspecto circinado eritematopustulosas, formando placas com padrão de distribuição herpetiforme que coalescem, formando lagos de pus; as lesões se estendem centrifugamente.

Manifestações cutâneas do lúpus eritematoso sistêmico

Embora alguns estudos tenham demonstrado índices aumentados de exacerbação do lúpus durante a gravidez, outros revelaram que a evolução pode ser favorável. Exacerbação cutânea é a manifestação mais comum do lúpus eritematoso sistêmico (LES) na gravidez, seguido por artrite. Pode ser difícil o diagnóstico de exacerbações do LES durante a gravidez, já que muitas de suas características, como queda de cabelos, edema, eritema facial, fadiga, anemia, aumento da velocidade de hemossedimentação e dores no sistema musculoesquelético, também podem ocorrer nesse período. A gravidez é bem tolerada por mulheres com remissão do lúpus até os 3 meses, exceto naquelas com nefropatia ou cardiopatia.[21]

Se a mãe apresenta anticorpos anti-Ro (SSA), o recém-nascido pode desenvolver lúpus eritematoso neonatal. Esses anticorpos atravessam a placenta e podem causar lesão imune no feto.[46] Além do acometimento cutâneo, o recém-nascido pode apresentar bloqueio cardíaco congênito. Em geral, as lesões cutâneas iniciam após o nascimento e regridem espontaneamente entre 4 e 6 meses.[46] O risco de um segundo filho apresentar bloqueio cardíaco é de 25%, aumentando para 50% depois de dois ou mais filhos afetados.[6,18,46]

Pitiríase rósea

A pitiríase rósea é doença cutânea inflamatória subaguda relativamente frequente e autolimitada. Clinicamente, mostra lesões eritematoescamosas típicas, arredondadas ou ovaladas, com colarete de descamação nas bordas. As lesões são paralelas às linhas de clivagem da pele, e a primeira delas é sempre maior, sendo denominada medalhão ou placa-mãe (Figura 46.22).

Algumas estatísticas apontam maior frequência da pitiríase rósea na gravidez.[7,18] O diagnóstico é baseado nos achados do exame clínico. O diagnóstico diferencial mais importante na gravidez é com a sífilis secundária, sendo importante, portanto, a exclusão desse diagnóstico. A pitiríase rósea, diferentemente da sífilis, não acomete a região palmoplantar (Figuras 46.23*A* e *B*). Entretanto, outros diagnósticos diferenciais também são importantes, como líquen plano, eczema numular, pitiríase liquenoide crônica, pitiríase rósea-*like* associada a medicações, dermatite seborreica, *tinea corporis* e exantema viral.

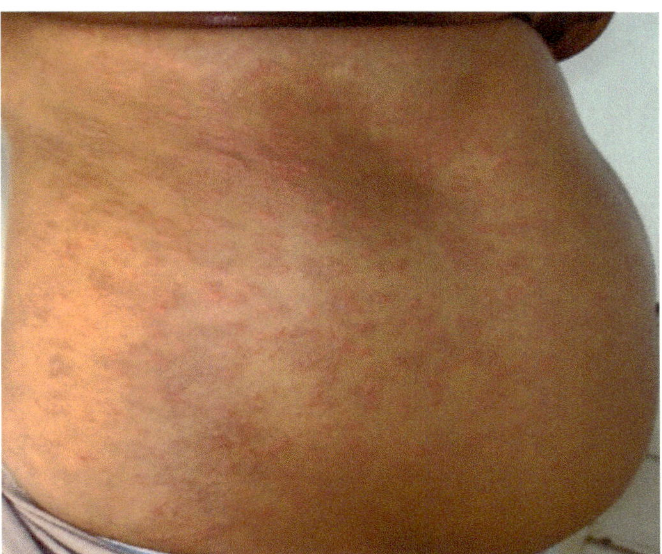

Figura 46.22 Pitiríase rósea – pápulas eritematoescamativas com medalhão inicial e colarete de descamação.

Eritema nodoso

Caracterizado por lesões eritematoedematosas e nodulares, dolorosas, localizadas nos membros inferiores, especialmente nas regiões pré-tibiais. Ocorre com mais frequência durante a gravidez, relacionado ou não com a hanseníase. Quando acontece nessa fase, geralmente surge no segundo trimestre e persiste até o parto.[18,30] O mais importante é o diagnóstico correto, afastando as causas por qualquer outra doença. Dentro do possível, o tratamento deve ser sintomático e mais conservador nas gestantes.

Acrodermatite enteropática

A acrodermatite enteropática se exacerba durante a gravidez, o que é um sinal característico. Em alguns casos, o diagnóstico definitivo só é obtido depois da exacerbação nesse período.[47,48] Nos quadros típicos pode haver relato de leve e atípica erupção cutânea na infância que entra em remissão na puberdade para reaparecer durante o primeiro ou segundo trimestre da gestação com progressiva piora até o parto, seguida por rápido e espontâneo clareamento pós-parto.[3]

Há relatos de anormalidades congênitas em algumas gestações. A suplementação de zinco pode prevenir essa complicação, bem como clarear as manifestações cutâneas na mãe.

Queloides, dermatofibromas, leiomiomas e neurofibromas

Durante o período da gravidez, podem aparecer e/ou crescer rapidamente. As gestantes com neurofibromatose podem experimentar graves complicações associadas a maior crescimento desses tumores, como hipertensão e ruptura da artéria renal. Tumores vasculares, como os glômicos, podem surgir ou aumentar de tamanho, e acredita-se que acometam cerca de 5% das gestantes.[3]

TINTURAS, ALISANTES OU PERMANENTES E SIMILARES

Na gestante, por motivos éticos, não costumam ser realizados estudos duplo-cegos controlados. Os estudos sobre a segurança das tinturas, permanentes, alisantes e similares em gestantes ainda são poucos, inconclusivos e controversos. Quase sempre, os estudos de biossegurança em grávidas são conduzidos em modelos animais, sendo poucos os realizados com humanos. Na maioria das vezes, as informações são obtidas a partir de dados epidemiológicos e acompanhamentos populacionais com análise crítica retroativa e ênfase nos produtos mais antigos, com os quais se esteja mais familiarizado e que contem com um perfil de segurança aceitável. Até o momento não existem estudos que comprovem a quantidade mínima a ser utilizada sem comprometer o bem-estar do concepto. Por outro lado, costuma ser frequente a mistura desses produtos com a perda de qualquer referência sobre a substância formada e a quantidade absorvida. Outra informação importante é que virtualmente todo e qualquer produto pode ultrapassar a placenta e, quando absorvido pela gestante, expõe dois indivíduos (a mãe e seu filho).

Além disso, a resposta do feto à absorção de produtos ou fármacos difere da apresentada pela mãe, pois a toxicidade é mais alta devido à maior permeabilidade sanguínea cerebral e à deficiência da função enzimática de conjugação hepática. Por isso, é preciso ter cautela

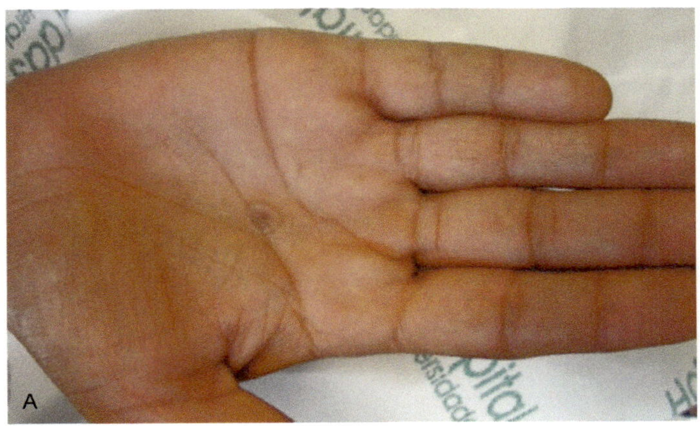

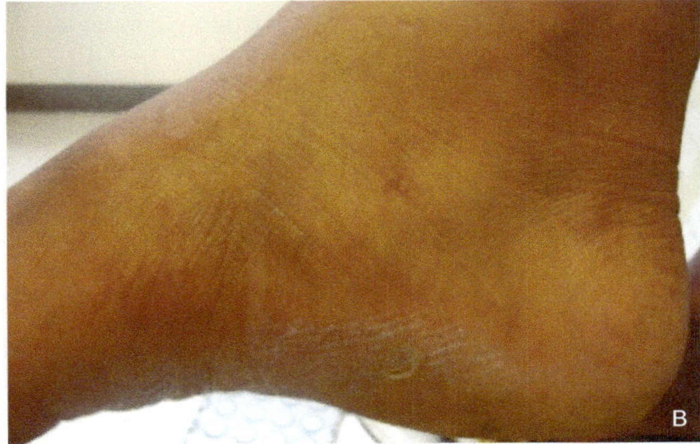

Figura 46.23 Sífilis secundária – lesões palmoplantares com colarete de descamação. **A** Palma. **B** Planta.

ao repassar informações à gestante. Assim, segundo as informações disponíveis, não há segurança para liberação do uso desses produtos durante a gestação. Por outro lado, o reconhecimento oportuno das alterações de pele orienta o médico, tranquiliza a gestante e torna possível estabelecer as condutas adequadas.

O saber médico é terreno fértil sempre em transformação. Conforme forem surgindo, novas pesquisas e estudos nortearão o conhecimento no sentido de fornecer informações adequadas e pertinentes a cada gestante, beneficiando cada vez mais as mães e seus filhos.

CONSIDERAÇÕES FINAIS

Durante a gravidez ocorrem intensas alterações imunológicas, hormonais e metabólicas no organismo materno para manter o feto hígido e para a estabilidade de seu próprio sistema imunológico. Diante de tantas modificações no organismo materno, uma boa relação médico-gestante e o apoio psicológico são fundamentais para o sucesso do acompanhamento e, se necessário, o tratamento das dermatoses na gravidez.

O prurido na gravidez nunca deve ser negligenciado, principalmente depois do segundo e terceiro trimestres. Embora seja o principal sintoma cutâneo na gravidez, a própria coceira não tem peso diagnóstico. Assim, a história e o exame clínico completos são essenciais para confirmação ou exclusão de qualquer dermatose, lembrando que, independentemente da etiopatogênese, o prurido é agravado por estresse emocional.

Em se tratando das dermatoses da gravidez, não existe uma conduta padronizada, e a decisão terapêutica deve ser individual e compartilhada entre dermatologistas e obstetras. O Quadro 46.4 apresenta as evidências dermatológicas na gravidez.

Quadro 46.4 Evidências sobre alterações cutâneas durante a gestação

	Evento	Ocorrência/interferência	Grau de recomendação
Alterações fisiológicas da gravidez	Melasma	O uso rotineiro de protetores solares de amplo espectro (que protejam contra os raios UVA e UVB) pode preveni-los ou pelo menos atenuá-lo	B
	Estrias	Não há evidência científica de que loções hidratantes ou óleos possam evitá-las, mas uma pele com as funções de barreira preservada é de suma importância, principalmente em áreas onde há mais distensão; além disso, melhoram a xerose e colaboram para alívio do prurido	C
	Pigmentação na gravidez	Distúrbios da pigmentação são mais frequentes em fotótipos intermediários (III/IV)	B
	Hiperpigmentação pós-inflamatória	Os cuidados com a pele e a prevenção de autoescoriações podem diminuir sua ocorrência na gravidez	D
	Granuloma piogênico	É mais frequente na gestação, geralmente não necessitando de tratamento, e a maioria dos casos tende a regredir no pós-parto	D
	Alterações ungueais na gravidez	São de etiologia desconhecida na gravidez, mas, do ponto de vista clínico, as unhas apresentam modificações, como maior crescimento, fragilidade, onicólise e sulcos transversais (sulco de Beau)	C
Dermatoses específicas da gravidez	Diagnóstico	Excluindo penfigoide gestacional e a colestase intra-hepática da gravidez, nenhum método laboratorial é suficiente para diferenciar essas dermatoses, o que torna a observação clínica de suma importância	A
	Erupção polimórfica da gravidez	Dermatose pruriginosa de etiologia desconhecida, autolimitada, associada ao final da gestação e puerpério	B
	Colestase intra-hepática da gravidez	Há risco de prematuridade, sofrimento fetal e mortalidade perinatal	C
Dermatoses influenciadas pela gravidez	Papilomavírus humano (HPV)	O condiloma acuminado pode proliferar-se ou tornar-se mais friável durante a gestação, principalmente nas gestantes soropositivas para o HIV	B
	Pitiríase rósea	Mais frequente durante a gestação, sua importância reside no fato de ser um diagnóstico diferencial importante de sífilis secundária	C
	Nevos melanocíticos	Podem aparecer, crescer e tornar-se mais pigmentados, mas os dados sobre a incidência de malignização são inconclusivos	D
	Psoríase	A gravidez pode ser fator de risco para artrite psoriásica	C
	Acne vulgar	O comportamento da acne durante a gravidez é imprevisível: pode aparecer, piorar ou melhorar	C

Referências

1. Carvalho MLRC, Péret LA. Alterações cutâneas na gravidez. In: Ginecologia e Obstetrícia – SOGIMIG. 6. ed. Rio de Janeiro: Guanabara Koogan, 2017: 882-9.
2. Putra IB, Jusuf Nk, Dewi NK. Skin and safety prolife of tropical products during pregnancy. J Clin Aesthet Dermatol 2022; 15(2):49-57.
3. Kroumpouzos G, Cohen LM. Dermatoses of pregnancy. J Am Acad Dermatol 2001; 45:1-19.
4. Cummings K, Derbes VJ. Dermatoses associated with pregnancy. Cutis 1967; 3:120-6.
5. Lawley TJ, Yancey KB. Skin changes and diseases in pregnancy. In: Freedberg IM, Eisen AZ, Wolff K et al. Fitzpatrick's dermatology in general medicine. 5. ed. New York: McGraw-Hill, 1999: 1963-9.
6. Nassbaum R, Benedetto AV. Cosmetic aspects pregnancy. Clinics in Dermatology 2006; 24:133-41.
7. Black M, Ambros-Rudolph C, Edwards L, Lynch P. Obstetric and gynecologic dermatology. 3 ed. London: Mosby-Elsevier, 2008.
8. Carvalho MLR, Alves GF, Azulay-Abulafia L. Dermatoses específicas da gravidez. In: Dermatologia e gravidez. Costa A et al. New York: Elsevier, 2009: 175-85.
9. Sakar R, Gokhale N, Godse K et al. Medical management of melasma: A Review Consensus Recommendations by Indian Pigmentary Expert Group. Indian J Dermatol 2017 Nov- Dec; 62(6):558-77.
10. Yamada S, Facina AM. Dermatoses na gestação. In: Dermatologia – Guias de medicina ambulatorial e hospitalar da UNIFESP-EPM. 1. São Paulo: Ed. Manole, 2008.
11. Henry F, Quatresooz P, Valverde-Lopes JC, Piérard E. Blood vessel changes during pregnancy. A review. Am J Clin Dermatol 2006; 7(1):65-9.
12. Hellreich PD. The skin changes in pregnancy. Cutis 1974; 13:82-6.
13. Sampaio SAP, Riviti EA. Dermatologia. 4. ed. São Paulo: Artes Médicas, 2014.
14. Torgeson RR, Marnach ML, Bruce AJ, Rogers III RS. Oral and vulvar changes in pregnancy. Clinics in Dermatology 2006; 24:122-32.
15. Winton GB, Lewis CW. Dermatoses of pregnancy. J Am Acad Dermatol 1982; 6:977-98.
16. Stefaniak AA, Pereira MP, Zeidler C, Ständer S. Pruritus in pregnancy. Am J Clin Dermatol 2022; 23(2):231-46.
17. Homes RC, Black MM. The specific dermatoses of pregnancy: A reappraisal with special emphasis on a proposed simplified clinical classification. Clin Exp Dermatol 1982; 7:65-73.
18. Homes RC, Black MM. The specific dermatoses of pregnancy. J Am Acad Dermatol. 1983; 8:405-12.
19. Vaughan Jones AS, Hern S, Nelson-Piercy C, Seed PT, Black MM. A prospective study of 200 women with dermatoses of pregnancy correlating the clinical findings with hormonal and immunopathological profiles. Br J Dermatol 1999, 141(1):71-81.
20. Ting S, Nixon R. Assessment and management of itch skin in pregnancy. Aust J Gen Pract 2021; 50(12):898-903.
21. Ravelli FN, Goldust M, Kroumpouzos G. Assessment of prurigo of pregnancy in patients without atopic background. Int J Womens Dermatol 2020; 6(5):384-9.
22. Kroumpouzos G, Cohen LM. Specific dermatoses of pregnancy: An evidence-based systematic review. Am J Obstet Gynecol 2003; 188:1-21.
23. Hashimoto T, Amagai M, Murakami H et al. Specific detection of anti-cell surface antibodies in herpes gestationis sera. Exp Dermatol 1996; 5:96-110.
24. Black M, Ambros-Rudolph CM, Edwards L, Lynch P. Obstetric gynecologic dermatology. 3ed. London: Mosby-Elsevier, 2008.
25. Al-Fares SI, Jones SV, Black MM. The specific dermatoses of pregnancy: A re-appraisal. J Eur Acad Dermatol Venerol 2001; 15(3):97-206.
26. Ambros-Rudolph CM, Müllegger RR, Vaughan-Jones SA, Black MM. The specific dermatoses of pregnancy revisited and reclassified: Results of a retrospective two-center study on 505 pregnant patients. J Am Acad 2006; 54:395-404.
27. Câmara Técnica de Cosméticos – CATEC. Parecer Técnico 7, de 21 de outubro de 2005. (Revisado em 2010) Disponível em: https://www.gov.br/anvisa/pt-br/setorregulado/regularizacao/cosmeticos/pareceres/parecer-tecnico-no-5-de-21-de-dezembro-de-2010.
28. Zoberman E, Farmer ER. Pruritic folliculitis of pregnancy. Arch Dermatol 1981; 117:20-2.
29. Ambros-Rudolph CM, Glatz M, Trauner M, Kerl H, Mullegger RR. The importance of serum bile acid level analysis and treatment with ursodeoxycholic acid in intrahepatic cholestasis of pregnancy. Arch Dermatol 2007; 143(6):757-62.
30. Brasil. Ministério da Saúde. Secretaria de Vigilância em Saúde. Boletim Epidemiológico. Número Especial. Brasília: Ministério da Saúde, jan 2022.
31. Talhari S, Penna GO, Gonçalves HS, Oliveira MLW. Hanseníase. 5 ed. São Paulo: DiLivros, 2015: 111-6.
32. Brasil. Ministério da Saúde. Secretaria de Vigilância em Saúde. Coordenação-Geral de Desenvolvimento da Epidemiologia em Saúde. Guia de Vigilância em Saúde. Volume único. 4.ed. Brasília, DF: Ministério da Saúde, 2019.
33. Petri V. Indicadores cutâneo-mucosos associados à infecção pelo vírus da imunodeficiência humana. Tese de Docência Livre apresentada à Escola Paulista de Medicina. São Paulo, SP, 1992.
34. Magalhães GM, Vieira EC, Garcia LC, Carvalho-Leite MLR, Guedes ACM. Update on human papilloma virus – Part I: Epidemiology, pathogenesis, and clinical spectrum. An Bras Dermatol 96 (2021): 1-16.
35. Araújo MG, Magalhães GM, Garcia LC et al. Update on human papilloma virus – Part II: Complementary diagnosis, treatment, prophylaxis. An Bras Dermatol 96 (2021): 125-38.
36. Colpani V, Falcetta FS, Bidinotto AB et al. Prevalence of human papillomavirus (HPV) in Brazil: A systematic review and meta-analysis. PloS One 2020; 15:e0229154.
37. Reusser NM, Downing C, Guidry J, Tyring SK. HPV Carcinomas in immunocompromised patients. J Clin Med 2015; 4:260-81.
38. Conley LJ, Ellerbrock TV, Bush TJ, Chiasson MA, Sawo D, Wright TC. HIV-1 infection and risk of vulvovaginal and perianal condylomata acuminate and intraepithelial neoplasis: A prospective cohort study. Lancet 2002; 359(9301):108-13.
39. Brasil. Ministério da Saúde. Departamento de Doenças Crônicas e Infecções Sexualmente Transmissíveis. Protocolo clínico e diretrizes terapêuticas para atenção integral às pessoas com infecções sexualmente transmissíveis (IST). Brasília, DF: Ministério da Saúde, 2020.
40. Brasil. Ministério da Saúde.Secretaria de Atenção Primária à Saúde. Departamento de Saúde Materno-Infantil. Coordenação-Geral de Saúde Perinatal e Aleitamento Materno. Nota Técnica 46/2022 – CGPAM/DSMI/SAPS/MS.
41. WHO. Mpox (monkeypox). Disponível em: https:/www.who.int/health-topics/monkeypox.
42. Brasil. Ministério da Saúde. Sinais e sintomas. Disponível em: https://www.gov.br/saude/pt-br/assuntos/variola-dos-macacos/sinais-e-sintomas/sinais-e-sintomas. Publicado em 3 ago 2022 e atualizado em 24 ago 2022.
43. CDC. Clinical recognition. Disponível em: https://www.cdc.gov/poxvirus/monkeypox/clinicians/clinical-recognition.html.
44. Azulay RD, Azulay DR. Dermatologia. 4. ed. Rio de Janeiro: Guanabara Koogan, 2006.
45. Martínez-Campayo N, Paradela de la Morena S, Pértega-Díaz S et al. Survival of women previously diagnosed of melanoma with susequent pregnancy: A systematic review and meta-analysis and a single-center experience. J Clin Med 2021 Dec 24; 11(1):83.
46. Petri V. Dermatologia. Guias de medicina ambulatorial e hospitalar. Escola Paulista de Medicina. 1. ed. São Paulo: Manole, 2003.
47. Callen JP, Jorizzo JL. Dermatological signs of systemic disease. 5. ed. Elsevier, 2018.
48. Winton GB, Lewis CW. Dermatoses of pregnancy. J Am Acad Dermatol 1982; 6:977-98.

Urgências Clínicas não Obstétricas

CAPÍTULO 47

Frederico José Amedée Péret

INTRODUÇÃO

Com base em estudos multicêntricos de morbidade grave, a Organização Mundial da Saúde (OMS) estima que de 3 a 15 mulheres (média de 7) apresentarão desfechos graves para cada 1.000 partos (0,7%).[1,2]

Os indicadores de mortalidade e morbidade materna grave se mostram sensíveis à qualidade dos cuidados obstétricos disponíveis nas instituições. O tempo para obtenção desses cuidados adequados é o fator mais importante relacionado com a morbidade grave e a ocorrência de mortes maternas. Portanto, é essencial que o atendimento das emergências clínicas e cirúrgicas em Obstetrícia seja estruturado em protocolos com indicadores sensíveis para identificação dos casos prioritários, seja na sala de emergência, seja no bloco obstétrico, seja ainda nas unidades de internação, sempre com foco na qualidade e segurança da gestante/puérpera. É essencial entender que a maioria das urgências e emergências maternas é também fetal e, portanto, o atendimento imediato estruturado e os cuidados intensivos aplicados no momento oportuno são fundamentais para a continuidade da gravidez ou sua resolução de maneira mais segura.[1-3]

TIMES DE RESPOSTA RÁPIDA EM OBSTETRÍCIA

As falhas no planejamento e na comunicação e a incapacidade de reconhecer quando a condição da gestante ou puérpera está se deteriorando podem tornar-se os principais contribuintes para a mortalidade intra-hospitalar. As condições ameaçadoras à vida, identificadas em tempo hábil, podem evitar mortes desnecessárias. De acordo com observações do American College of Obstetricians and Ginecologists (ACOG), a implantação de times de resposta rápida em serviços terciários de saúde é responsável pela redução de eventos graves, incluindo paradas cardiorrespiratórias, bem como pela melhora da sobrevida das gestantes e puérperas hospitalizadas e a redução das admissões em Unidade de Terapia Intensiva (UTI).[1]

O time de resposta rápida consiste em uma equipe multidisciplinar que tem por objetivo a assistência médica interdisciplinar à pessoa que necessita de recursos não alocados nos cuidados de rotina (*expertise* técnica, treinamento e capacidade de agir como equipe coordenada), bem como a prevenção de intercorrências clínicas graves.[1,3]

O sistema de resposta rápida é composto por:

- Detecção do caso conforme critérios clínicos e/ou obstétricos.
- Acionamento do time de resposta rápida simultaneamente à detecção do caso.
- Equipe de resposta rápida disponível em todos os momentos.
- Apoio administrativo: estrutura adequada e avaliações periódicas dos eventos e da efetividade das ações implantadas por meio de indicadores assistenciais.

O time deve ser acionado simultaneamente à ocorrência do evento e responderá ao código amarelo/azul ou vermelho:

- **Código vermelho:** corresponde à parada cardíaca e deve ser atendido prontamente.
- **Código amarelo ou azul:** correspondem à deterioração clínica que precede a parada e necessita de atendimento urgente – em no máximo 10 minutos após acionamento do código.

Esses códigos são apoiados por escores padronizados com o objetivo de predizer a deterioração clínica precoce.[3]

SISTEMAS DE ALERTA PRECOCE MATERNOS

Os sistemas de alerta precoce constituem um conjunto de sinais ou sintomas clínicos específicos que desencadeiam a consciência do risco e avaliação urgente da pessoa com o objetivo de reduzir a morbidade grave e a mortalidade a partir de diagnóstico e tratamento oportunos. Esses sistemas se mostraram eficazes em prever e reduzir a mortalidade e a morbidade grave nas populações sob cuidados médicos, cirúrgicos e críticos, sendo desenvolvidos recentemente modelos para a população obstétrica que consideram os sinais vitais (incluindo saturação de oxigênio), a escala de dor e o nível de consciência.[1,4-6]

O primeiro modelo foi o *Modified Early Obstetric Warning System* (MEOWS), no Reino Unido. O MEOWS é aplicado pela enfermagem e calculado para cada indivíduo, sendo usados os cinco parâmetros vitais ou fisiológicos: nível de consciência (SNC), frequência cardíaca (FC), pressão arterial sistólica (PAS), frequência respiratória (FR) e temperatura (temp.). Valores iguais ou maiores que 3 implicam a necessidade de avaliação e revisão da gestante/puérpera pelo enfermeiro ou médico (veja o Capítulo 69). Esse modelo foi avaliado por análise prospectiva, sendo relatada sensibilidade geral de 89%, especificidade de 79%, valor preditivo positivo de 39% e valor preditivo negativo de 98% para morbidade obstétrica. Como esperado, as morbidades mais comuns nessa população foram hemorragia (43%), hipertensão (31%) e infecção (20%), sendo evidenciada redução das admissões em UTI, das paradas cardíacas e dos óbitos. Esses resultados sugerem que um sistema de alerta precoce (*Early Warning System* [EWS]), como o MEOWS, pode identificar com sucesso gestantes e puérperas em risco de morbidade, proporcionando uma oportunidade para avaliação e intervenção de profissionais médicos com o objetivo de prevenir a morbidade grave e a mortalidade materna.[4]

Em 2014, o *Maternal Early Warning Criteria* (MEWC) e o *Maternal Early Warning Triggers* (MEWTS) foram descritos por instituições americanas, utilizando como parâmetros sinais vitais, bem como alterações no estado mental, testados em estudos retrospectivos.[5] Embora limitadas, as evidências disponíveis sugerem que maiores vigilância e ação através de sistemas de alerta precoce podem reduzir a morbidade e mortalidade maternas graves, identificando, gerenciando e, possivelmente, reduzindo eventos adversos maternos evitáveis.[5,6]

ATIVIDADES ESSENCIAIS NA ASSISTÊNCIA À GESTANTE EM SITUAÇÕES DE EMERGÊNCIA

A condução ideal da gestante na emergência deve considerar algumas atividades essenciais a serem aplicadas nos cenários de gravidade materno-fetal:

- **Posicionamento:** preferir decúbito lateral esquerdo ou desvio lateral do útero para otimizar o retorno venoso, a pré-carga e a perfusão uterina.
- **Avaliação de vias aéreas:** permeabilidade e anatomia com o objetivo de prevenir algum evento adverso devido a uma via aérea potencialmente difícil.
- **Proteção uterina:** em caso de necessidade de propedêutica por imagem com radiação.
- **Acesso venoso calibroso:** 16 a 18 *gauge* (G), para reposição volêmica rápida, caso necessário.
- **Interpretação de exames laboratoriais:** sempre considerando as modificações fisiológicas da gestação e os critérios laboratoriais de morbidade grave (por exemplo, trombocitopenia grave [< 50.000 plaquetas]).

EXAMES DE IMAGEM NA URGÊNCIA CLÍNICA EM OBSTETRÍCIA

A exposição fetal à radiação ionizante deve ser considerada para indicação do método de imagem mais adequado em cada cenário clínico-cirúrgico. Os efeitos de radiação no feto durante um exame radiológico são dependentes da dose de radiação e da fase da gestação. Procedimentos de radiação na cabeça, pescoço e extremidades resultam em irradiação fetal mínima. O limiar de dose fetal para induzir abortamento espontâneo é estimado em 50 a 100mGy ou mais – dose maior do que qualquer tomografia computadorizada em exposição única possa atingir. A dosagem média de radiação absorvida pelo feto em exames radiológicos encontra-se resumida no Quadro 47.1. Entretanto, todos os esforços são importantes para reduzir a exposição à radiação. O método mais fácil e prático quando a radiografia e/ou a tomografia são necessárias consiste em exposição única e, quando possível, na substituição desses métodos por ultrassonografia (USG) e ressonância magnética (RM). Em caso de radiografias e/ou tomografia, a gestante deve receber proteção adequada com avental de chumbo na pelve, abdome e tireoide.[7]

PRINCIPAIS URGÊNCIAS CLÍNICAS NÃO OBSTÉTRICAS

Insuficiência ventricular esquerda

A insuficiência ventricular esquerda aguda comumente se apresenta com dispneia de início súbito, hipoxemia, taquipneia e ortopneia. O exame revela crepitações pulmonares bilaterais.[8,9]

A USG de tórax pode ser muito útil no local de atendimento e mostrará as linhas B características de congestão pulmonar, representadas como artefatos verticais – que podem ser múltiplos no mesmo espaço intercostal – claros (hiperecogênicos), originados a partir da linha pleural e que se estendem ao fim da tela. Em casos graves, a diminuição da função sistólica pode resultar em hipotensão, oligúria, confusão mental e hipoperfusão.

Quadro 47.1 Dose média de radiação absorvida pelo feto nos exames de urgência

Método de imagem	Dose média absorvida pelo feto (mGy)
Radiografia de tórax	< 0,01
Radiografia de abdome	2 a 3
Tomografia de tórax	0,30
Tomografia de crânio	< 0,30
Tomografia de abdome	2,5 a 5

Fonte: Mathur *et al.*, 2020.[7]

O tratamento imediato de casos agudos do edema pulmonar cardiogênico é direcionado para redução na pré e pós-carga, combinada com suporte tanto respiratório como inotrópico. Todos os fluidos devem ser descontinuados imediatamente. Estímulo à diurese com furosemida (*bolus* intermitentes ou infusão contínua) está indicado. As doses costumam incluir *bolus* de 20 a 80mg, endovenoso, a cada 6 a 8 horas ou infusão de 1 a 10mg/h. Além de seu efeito diurético, a furosemida induz venodilatação com redução da pré-carga.

O uso endovenoso de sulfato de morfina (2 a 4mg) também resulta em venodilatação e redução da pré-carga. Em caso de hipertensão sistêmica, está indicada a redução da pós-carga. Os agentes comumente usados nessa configuração incluem nitroglicerina venosa (5 a 300mcg/min), nitroprussiato (0,2 a 2mcg/kg/min) e hidralazina (5 a 10mg a cada 20 minutos). A nitroglicerina pode ser particularmente eficaz, pois irá melhorar o edema pulmonar, induzindo venodilatação sistêmica com redução da pré-carga. Betabloqueadores devem ser evitados nos casos de descompensação aguda do ventrículo esquerdo. Suporte respiratório com ventilação mecânica não invasiva (por exemplo, *Continuous Positive Airway Pressure* [CPAP]) geralmente resulta em melhora da oxigenação e do edema pulmonar.

A ventilação invasiva não está contraindicada em gestantes, mas exige vigilância contínua devido ao risco potencial de aspiração. Em gestantes com choque cardiogênico (pressão arterial sistólica < 90mmHg com sintomatologia) e evidência de hipoperfusão de órgãos-alvo, geralmente é indicado suporte de pressão arterial com noradrenalina (começando com 0,05mcg/kg/min e titulando para manter pressão arterial média de 65mmHg). Adição de agentes inotrópicos (por exemplo, dobutamina ou milrinona) é comumente necessária, pois a noradrenalina pode diminuir ainda mais o débito cardíaco após aumento sistêmico das resistências vasculares. Nenhuma dessas drogas tem contraindicação para uso emergencial em gestantes. Casos refratários podem exigir suporte com dispositivos de assistência ventricular esquerda e ventilação mecânica invasiva. Oportunamente, a gestante com idade gestacional acima de 24 semanas deverá ter o útero desviado para a esquerda e, se possível, posicionada em decúbito lateral esquerdo.[8,9]

Insuficiência ventricular direita aguda

A insuficiência aguda do ventrículo direito (insuficiência do VD) pode ocorrer com qualquer condição que aumente a pós-carga do VD (por exemplo, embolia pulmonar, embolia aérea, embolia do líquido amniótico ou exacerbação da hipertensão pulmonar por eventos desencadeantes, como hipoxemia, acidose ou hipercapnia). Clinicamente, podem estar presentes hipotensão sistêmica, dispneia, dessaturação de oxigênio, edema periférico, congestão e veias jugulares distendidas. O diagnóstico pode ser facilmente confirmado por meio de ecocardiografia transtorácica à beira do leito.

O aspecto mais importante do tratamento agudo consiste em evitar sobrecarga hídrica devido ao risco de distensão do septo, resultando em obliteração ventricular esquerda e diminuição do débito cardíaco. Em vez disso, a hipotensão deve ser tratada com vasopressores (noradrenalina endovenosa, começando com 0,05mcg/kg/min e titulando para pressão arterial média de 65mmHg). Oxigênio deve ser administrado em caso de hipoxemia, a qual piora a insuficiência do VD por causar vasoconstrição pulmonar.

Para melhorar a contratilidade do VD pode ser iniciado um agente inotrópico, como dobutamina (2,5 a 5mcg/kg/min) ou milrinona (0,25 a 0,75mcg/kg/min). Se a embolia pulmonar é a causa subjacente, anticoagulação terapêutica imediata com heparina não fracionada (HNF) deve ser iniciada (*bolus* de 80UI/kg, seguido por 18UI/kg/h), visando alcançar um tempo de tromboplastina parcial ativada (TTPa) de 60 a 85 segundos.

A presença de hipotensão (pressão arterial sistólica < 90mmHg) no cenário de embolia pulmonar justifica o uso de terapia trombolítica com o ativador do plasminogênio tecidual (rt-PA). Em caso de embolia maciça, é recomendada a dose de 100mg EV de rt-PA em 2 horas. Caso seja indicada durante a gravidez, a trombólise não deve ser adiada. Cirurgia recente (por exemplo, cesariana) é contraindicação relativa à administração de rt-PA, mas seu uso pode ser indicado em caso de risco de morte nessa condição, sempre pesando os riscos e benefícios – e a decisão deve ser individualizada de acordo com o cenário.[8,9]

Infarto do miocárdio

Em geral, o infarto do miocárdio (IAM) se apresenta com início de dor torácica que se irradia para as extremidades superiores e/ou mandíbula. Outros sintomas incluem sudorese, dispneia, náuseas, vômitos e dor epigástrica. As mulheres estão propensas a apresentações atípicas, incluindo ausência de dor torácica.[8]

Em linhas gerais, o IAM pode ser classificado como IAM ST (elevação do segmento ST) e IAM não ST (sem elevação do ST). A elevação das troponinas séricas reflete necrose miocárdica. Ao contrário das mulheres não grávidas, a maioria dos casos de IAM durante gravidez se deve à dissecção coronariana (especialmente durante o terceiro trimestre e no pós-parto). A maioria das dissecções afeta a artéria coronária descendente esquerda.[8,9]

Em caso de suspeita de infarto do miocárdio, a conduta inicial inclui alívio da dor com nitroglicerina (0,4mg, sublingual, a cada 5 minutos, até três doses) ou morfina (2 a 4mg, endovenosa). O oxigênio deverá ser administrado caso a saturação periférica de oxigênio ($SpaO_2$) esteja abaixo de 90%. A pedra angular do tratamento consiste na administração de anticoagulação concomitante e terapia antiplaquetária.[8,9]

A HNF endovenosa deve ser iniciada (*bolus* de 60UI/kg – máximo de 4.000UI – seguido de infusão de 12UI/kg/h – máximo de 1.000UI/h – visando a um TTPa de 50 a 70 segundos), juntamente com ácido acetilsalicílico (AAS) não tamponado mastigável (162 a 325mg, seguidos da dose diária de 81mg). A terapia antiplaquetária dupla é padrão e consiste em adicionar ao AAS um bloqueador P2Y12, como clopidogrel, ticagrelor ou prasugrel. Dados limitados sugerem que o clopidogrel (inicialmente

300mg, via oral, seguidos de 75mg/dia) é seguro na gravidez. Não há dados sobre a segurança do ticagrelor ou do prasugrel durante a gestação.

Caso estejam presentes hipertensão e taquicardia, são indicados os betabloqueadores endovenosos (metoprolol, 2,5 a 5mg a cada 5 minutos até o máximo de 15mg, ou esmolol, 25 a 300mcg/kg/min).

Hipertensão refratária pode ser tratada com nitroglicerina, 5 a 100mcg/min, endovenosa (evitar em caso de suspeita de infarto do miocárdio do VD). Quando a angiografia revela dissecção coronariana, o tratamento costuma ser conservador, a heparina interrompida e mantidos o AAS e os betabloqueadores.

Cabe lembrar que o uso de metilergonovina deve ser contraindicado em puérperas com doença coronariana.[8,9]

Cetoacidose diabética

A cetoacidose diabética (CAD) costuma se apresentar com sintomas que incluem náuseas, vômitos, dor abdominal, poliúria e polidipsia, ocasionando desidratação com acidose metabólica e hiperglicemia. Outros achados frequentes incluem respiração profunda e rápida (respiração de Kussmaul) e hálito frutado derivado da hipercetonemia.

A conduta precoce consiste em hidratação venosa, administração de insulina e reposição de potássio. A depleção de volume é secundária à diurese osmótica e exige ressuscitação volêmica, a qual pode ser realizada com 1 a 2L de cristaloide (solução salina normal, solução de Ringer lactato, ou Plasma-Lyte A) nas primeiras 1 ou 2 horas, dependendo da gravidade da hipovolemia, seguida por infusão de 150 a 250mL/h. Uma vez o valor de glicose esteja entre 200 e 250mg/dL, 5% de dextrose podem ser adicionados a cada solução cristaloide para prevenir hipoglicemia iatrogênica. Cabe recordar que o uso de soluções balanceadas é ideal para prevenção de lesão renal secundária.

A administração venosa de insulina deve ser iniciada com 0,1UI/kg/h. Se a glicemia não diminuir pelo menos 50 a 70mg/dL na primeira hora, a velocidade de infusão deve ser dobrada. Vale ressaltar que na vigência de hipopotassemia significativa (potássio sérico < 3,3mEq/L), a reposição de potássio deve ser iniciada antes da insulina, para evitar o agravamento do quadro com risco de morte induzida por insulina (a insulina é uma solução polarizante). Em geral, será suficiente a reposição de 20mEq/h de KCl, via venosa, 2 horas antes da administração de insulina. Após o tratamento imediato, é imperativo investigar ativamente qualquer fator precipitante tratável, como processos infecciosos ocultos.

Anomalias da frequência cardíaca fetal na monitoração, incluindo variações mínimas ou ausentes, são frequentemente observadas com acidose materna e não são motivo para indicação emergencial de cesariana.

Na USG pode ser visualizada exacerbação de movimentos respiratórios fetais. A presença de bradicardia fetal sustentada em quadros de hipovolemia materna refratária é indicação de parto imediato em gestação com viabilidade fetal.[9]

Síndrome do desconforto respiratório agudo

A síndrome do desconforto respiratório agudo (SDRA) é caracterizada por alterações alveolares difusas bilaterais, dano não totalmente explicado por edema pulmonar cardiogênico ou sobrecarga de fluidos. Os precipitantes são numerosos e diversos, sendo a SDRA o caminho final comum para uma série de processos patológicos. Sepse, pneumonia por influenza e SARS-CoV-2, hemorragia maciça, embolia do líquido amniótico, aspiração e terapia tocolítica podem levar à SDRA.[9,10]

Na abordagem inicial há indicação precoce de estratégia ventilatória invasiva, caracterizada por alta frequência, volume corrente baixo e pressão de expiração final positiva alta, a qual tem se mostrado vantajosa nos casos de SDRA, minimizando o risco de lesão pulmonar associada ao ventilador. Essa abordagem protetora, entretanto, inevitavelmente prejudica a depuração de CO_2. Aumento de CO_2 com acidemia associada é usualmente tolerado nessas circunstâncias, conceito referido como *hipercapnia permissiva*. Em geral, considera-se que o pH acima de 7,25 é aceitável e seguramente menos deletério do que tentativas agressivas de normalização do CO_2. Para o feto, no entanto, os efeitos da hipercapnia são incertos e potencialmente danosos; há preocupações teóricas em relação à ligação de oxigênio da hemoglobina fetal e depuração transplacentária prejudicadas como consequência da acidose respiratória materna, levando alguns autores a sugerirem uma meta de $PaCO_2$ abaixo de 45mmHg na gravidez.

Há, também, muita incerteza em relação à melhor maneira de monitoramento do feto em gestantes sob ventilação invasiva. Achados comuns não patológicos incluem a redução da variabilidade da frequência cardíaca fetal e dos movimentos fetais. Bradicardias fetais prolongadas não são consideradas uma variável adaptativa e devem servir como sinal de alerta para quadro grave, sendo recomendada a avaliação fetal diária.[9,10]

Os riscos e benefícios da ventilação prona, com a gestante posicionada em decúbito ventral por período prolongado, são motivo de controvérsia. Na SDRA grave, o posicionamento pode melhorar a ventilação e a perfusão, contribuindo o suficiente para melhoria dos parâmetros e redução do tempo em ventilação mecânica invasiva.[10,11]

O uso mais amplo dessa intervenção nos casos graves de infecção por SARS-CoV-2 possibilitou o desenvolvimento de melhores evidências, sendo considerado uma intervenção terapêutica com benefícios maiores que os riscos e também podendo ser aplicado em casos de menor gravidade com a gestante acordada.[11]

Não há indicação imediata para interrupção da gestação em mulheres submetidas à ventilação mecânica invasiva cujo processo de base não seja uma emergência obstétrica, como em caso de edema pulmonar no contexto de pré-eclâmpsia grave.[10,11]

Sepse

A sepse é definida como a presença de disfunção orgânica aguda secundária à resposta inflamatória em virtude de um processo infeccioso. A disfunção orgânica é quantificada, para fins acadêmicos, como aumento agudo de dois ou mais pontos na Avaliação de Falha de Órgão Sequencial (*Sequential Organ Failure Assessment* [SOFA]). A pontuação inclui envolvimento renal, hepático, cerebral, pulmonar, cascata de coagulação e pressão arterial. Embora vários sistemas de pontuação adaptados à gravidez tenham sido desenvolvidos, todos carecem de sensibilidade e especificidade, e seu efeito sobre os resultados clínicos ainda não foi adequadamente avaliado.[12-14]

A disfunção orgânica induzida pela sepse pode incluir virtualmente qualquer sistema, resultando em confusão mental, edema pulmonar, insuficiência cardíaca sistólica e diastólica, vasodilatação profunda devido ao excesso de citocinas, hepatite, lesão renal aguda, hipoperfusão intestinal com distensão de início recente e/ou intolerância à alimentação enteral e coagulação intravascular disseminada com oclusão da microcirculação. Essa oclusão pode agravar a isquemia tecidual generalizada com consequente piora da disfunção. Os médicos devem entender que, no cenário de suspeita de infecção, qualquer disfunção orgânica (não limitada aos órgãos incluídos em pontuação específica) deve ser considerada como falência de órgãos secundária, exigindo abordagem imediata.[12-14]

O choque séptico ocorre quando a hipotensão persiste apesar da ressuscitação volêmica inicial, tornando necessário o uso de vasopressores com lactato sérico superior a 2mEq/L. O choque séptico é uma forma distributiva de choque em que a vasodilatação profunda (com diminuição da resistência vascular sistêmica induzida por citocinas) leva à hipotensão, resultando em hipoperfusão e disfunção orgânica.

O choque séptico é emergência médica, e a terapia-alvo precoce é de suma importância para melhorar os resultados e, consequentemente, a sobrevida.

O acesso endovenoso deve ser obtido, seguido de ressuscitação volêmica inicial. Idealmente, a ressuscitação volêmica deve ser realizada com cristaloides balanceados (por exemplo, Plasma-Lyte ou Ringer lactato), pois o uso de solução salina isotônica pode aumentar o risco de insuficiência renal aguda, lesão decorrente da vasoconstrição renal induzida por hipercloremia. As diretrizes atuais recomendam a administração de 30mL/kg de cristaloides nos casos de sepse associados a hipotensão sistêmica e/ou níveis séricos de lactato maiores que 4mEq/L. Simultaneamente, as culturas devem ser obtidas com a dosagem dos níveis séricos de lactato.

O lactato pode ser monitorado a cada 2 a 4 horas como marcador de ressuscitação, ressaltando-se que seus níveis diminuem lentamente (cerca de 10% por hora), apesar da condução adequada.

Antibióticos de amplo espectro são indicados dentro da primeira hora após o diagnóstico, visando à cobertura de bactérias gram-positivas, gram-negativas e anaeróbias, seguindo as diretrizes estabelecidas pela instituição e as evidências de segurança para uso na gravidez e no puerpério.

Logo após o início do tratamento clínico, deverão ser efetivadas a investigação e a identificação do foco infeccioso. Importante recordar que tanto na gestação como no puerpério é alta a probabilidade de indicação de abordagem cirúrgica (infecção puerperal) e/ou de resolução da gestação (abortamento infectado, corioamnionite), o que não deve ser postergado.

Em caso de hipotensão resistente à ressuscitação volêmica será necessário o uso de agentes vasopressores. O vasopressor de primeira linha, tanto em não grávidas como em grávidas com choque séptico, é a noradrenalina, iniciada em doses de 0,02 a 0,05mg/kg/min e titulada conforme o necessário para atingir um nível pré-especificado de pressão arterial (pressão arterial média de 65mmHg). A noradrenalina deve ser administrada através de acesso central; no entanto, se o acesso central não estiver imediatamente disponível e houver instabilidade hemodinâmica grave, a via periférica poderá ser utilizada até que seja obtido o acesso central. A vasopressina é comumente usada em cuidados intensivos, promovendo vasoconstrição mediante a estimulação dos receptores vasculares V1. Existem dados mínimos sobre seu uso durante a gravidez e preocupação com o agonismo ao receptor de ocitocina, sendo recomendado evitá-la durante a gravidez até que mais dados estejam disponíveis.[12-14]

Em relação aos aspectos fetais, é importante destacar que:

- Em gestações com menos de 24 semanas não está indicado monitoramento fetal ou outras intervenções, exceto se o foco infeccioso primário for uterino.
- Nas gestações com mais de 24 semanas poderá ser indicado o uso de corticosteroides para maturação fetal, se necessário, com vigilância diária da vitalidade fetal.
- Muitos traçados não tranquilizadores na cardiotocografia podem ser melhorados com ressuscitação volêmica e vasopressores, pois a melhora da pressão arterial média materna resulta em aumento da pressão de perfusão uterina.
- Nas gestantes com sepse e submetidas à ventilação mecânica, as modificações dos parâmetros fetais são as mesmas discutidas nos casos de SDRA.[9,12,13]

Parada cardiorrespiratória

A parada cardiorrespiratória (PCR) na gestação é evento raro (1:30.000/1:20.000 gestações), mas potencialmente catastrófico. A sobrevivência é reduzida e comumente associada a sequelas graves. As modificações fisiológicas da gestação alteram as necessidades do organismo materno e tornam mais difícil a reanimação cardiopulmonar (RCP).[15-17]

A ação imediata é fundamental, já que a condução inicial modifica o prognóstico. O atendimento deve ser sempre integral e padronizado com times de resposta rápida que incluam, preferencialmente, obstetra e profissional treinado em suporte avançado de vida adulto e neonatal, incluindo a realização – por qualquer médico da equipe – da extração fetal de emergência.[15,16] A prioridade é sempre a reanimação materna, e todos os protocolos de reanimação e eletrocardioversão são semelhantes aos praticados em não grávidas.[15]

Na vigência de PCR, o código de emergência específico deve ser acionado e as medidas de ressuscitação iniciadas de imediato, incluindo o deslocamento uterino, no sentido de melhorar a perfusão e otimizar as demais intervenções.[15,16]

Devem ser iniciadas imediatamente compressões torácicas eficazes, ou seja, com profundidade de 5 a 6cm, em um ritmo de 100 a 120 compressões por minuto. Os socorristas devem evitar apoiar-se continuamente sobre o tórax da gestante, permitindo o retorno do esterno à posição original após cada compressão, de modo a garantir o enchimento cardíaco adequado. As compressões torácicas devem prosseguir ininterruptamente (exceto para desfibrilação, checando os pulsos, quando indicado), com troca de socorrista a cada 2 minutos, pois massagens efetivas e continuadas resultam em perfusão miocárdica mais elevada. De maneira sequencial, outro socorrista deve iniciar o manejo das vias aéreas, que é crítico na gestante. Além das modificações fisiológicas da gestação que tornam mais difícil o acesso às vias aéreas, a gestação é uma situação em que a dessaturação acontece de modo mais rápido.[15,16]

Por isso, a ventilação Ambu-máscara com oxigênio a 100% antes da intubação é especialmente importante na gestante. É fundamental manter a permeabilidade das vias aéreas enquanto é preparado o material para intubação orotraqueal. A ventilação Ambu-máscara com oxigênio a 100% é a estratégia mais rápida para dar início à ventilação (principalmente para assistentes com pouca experiência com vias aéreas) e, caso esteja sendo eficiente (elevações adequadas do tórax), é possível aguardar para que a intubação seja realizada por profissional mais experiente, habitualmente o anestesiologista que integra a equipe. Recomendam-se não mais do que duas tentativas de laringoscopia. A máscara laríngea pode ser uma alternativa nos casos de falha da intubação.

Tentativas de intubação prolongadas devem ser evitadas para impedir desoxigenação, interrupção prolongada das compressões torácicas, trauma das vias aéreas e sangramento. Se as tentativas de estabelecimento de vias aéreas e ventilação com máscara não forem possíveis, devem ser seguidas as diretrizes para estabelecer via aérea invasiva de emergência.

Para ventilação, recomenda-se oxigênio a 100% com tempo de inspiração de cerca de 1 segundo. Antes da intubação, mantém-se o ritmo de 30 compressões torácicas para duas ventilações e, após a intubação, as ventilações são ininterruptas a uma frequência de 8 a 10irpm, evitando a hiperventilação.[15,16]

Durante a reanimação, outros membros da equipe devem adequar a posição da grávida, colocando-a em decúbito dorsal com a cabeça em ligeiro declive (Trendelemburg), com membros inferiores elevados (para facilitar o retorno venoso), e promover o desvio manual do útero gravídico para a esquerda (quando o fundo uterino estiver acima da cicatriz umbilical), como citado previamente.[15-17]

A desfibrilação é também prioridade e deve ser feita o mais precocemente possível em ritmos chocáveis – taquicardia ventricular (TV) sem pulso ou fibrilação ventricular (FV). Inicia-se imediatamente a RCP com massagem cardíaca e ventilação Ambu-máscara até que o desfibrilador esteja pronto e, nesse momento, checa-se o ritmo e procede-se à desfibrilação, se necessária. O mesmo protocolo de desfibrilação atualmente recomendado para as não gestantes deve ser utilizado nas grávidas. A parada para desfibrilação deve ser mínima (< 5 segundos). Recomenda-se choque único com desfibrilador bifásico com 120 a 200 joules, seguido imediatamente de novo ciclo de RCP.[15-17]

O estabelecimento de acesso venoso em veia de grosso calibre, acima do diafragma, garante que a terapia administrada não seja obstruída pelo útero gravídico. As doses dos medicamentos são as mesmas utilizadas para não gestantes, e nenhuma medicação deve ser suspensa por receio de teratogenicidade fetal.[15-17]

Tanto na PCR com ritmo chocável (FV/TV sem pulso) como não chocável (assistolia, atividade elétrica sem pulso [AESP]), deve-se administrar 1mg de adrenalina tão logo seja possível, endovenosa ou intraóssea, a cada 3 a 5 minutos.[15,16]

Para FV/TV refratária (resistente ao choque), é administrada a amiodarona em infusão rápida de 300mg com repetição de 150mg conforme a necessidade. Não está indicada a avaliação da vitalidade fetal durante a RCP.

Nas situações de possível viabilidade fetal (fundo uterino acima da cicatriz umbilical), se o retorno ao ritmo sinusal não tiver sido alcançado em 4 minutos, com as medidas de reanimação habituais, é aconselhável iniciar o preparo para histerotomia de emergência ou cesariana *perimortem* (CPM) enquanto a reanimação continua. A CPM deve ser realizada até o quinto minuto de RCP e executado o desvio manual do útero para a esquerda até a extração fetal. Não se recomenda o transporte da gestante para outros locais ou aguardar por equipamentos cirúrgicos para dar início ao procedimento, e é essencial que a RCP não seja interrompida em momento algum.

A cesariana é intervenção que visa otimizar o suporte avançado de vida com intuito de melhorar a hemodinâmica materna e deve ser realizada mesmo na vigência ou suspeita de óbito fetal. A sobrevivência fetal pode ser considerada um ganho secundário de medida salvadora materna; entretanto, os melhores resultados de curto e longo prazo do ponto de vista neonatal são alcançados quando o procedimento é realizado o mais rapidamente possível.[15,16]

Referências

1. American College of Obstetricians and Gynecologists. Preparing for clinical emergencies in obstetrics and gynecology. Committee Opinion No. 590. Obstet Gynecol 2014; 123:722-5.
2. American College of Obstetricians and Gynecologists. Critical care in pregnancy. ACOG Practice Bulletin No. 211. Obstet Gynecol 2019;133:e303-19.
3. Padilla CR, Shamshirsaz A. Critical care in obstetrics. Best Pract Res Clin Anaesthesiol 2022; 36:209-25.
4. Mackintosh N, Watson K, Rance S et al. Value of a modified early obstetric warning system (MEOWS) in managing maternal complications in the peripartum period: an ethnographic study. BMJ Quality & Safety 2014; 23:26-34.

5. Arora KS, Shields LE, Grobman WA, D'Alton ME, Lappen JR, Mercer BM. Triggers, bundles, protocols, and checklists – What every maternal care provider needs to know. Am J Obstet Gynecol 2016; 214:444-51.
6. Shields LE, Wiesner S, Klein C, Pelletreau B, Hedriana HL. Use of Maternal Early Warning Trigger tool reduces maternal morbidity. Am J ObstetGynecol 2016; 214:527.e1-e6.
7. Mathur S, Pillenahalli Maheshwarappa R, Fouladirad S et al. Emergency imaging in pregnancy and lactation. Can Assoc Radiol J 2020; 71:396-402.
8. Al-Talib TK, Liu SS, Srivastava M. Cardiovascular emergencies in pregnancy. Cardiol Clin 2018; 36:171-81.
9. Pacheco LD, Lozada MJ, Saade GR. The golden hour: Early interventions for medical emergencies during pregnancy. Am J Perinatol 2022; 39:930-36.
10. Tolcher MC, McKinney JR, Eppes CS et al. Prone positioning for pregnant women with hypoxemia due to coronavirus disease 2019 (Covid-19). Obstet Gynecol 2020; 136:259-61.
11. Nana M, Hodson K, Lucas N, Camporota L, Knight M, Nelson-Piercy C. Diagnosis and management of Covid-19 in pregnancy. BMJ 2022: 377.
12. Bridwell RE, Carius BM, Long B, Oliver JJ, Schmitz G. Sepsis in pregnancy: Recognition and resuscitation. West J Emerg Med 2019; 20:822-32.
13. Pacheco LD, Shepherd MC, Saade GS. Septic Shock and cardiac arrest in Obstetrics: A practical simplified clinical view. Obstet Gynecol Clin North Am 2022; 49:461-71.
14. Society for Maternal-Fetal Medicine (SMFM); Plante LA, Pacheco LD, Louis JM. SMFM Consult Series #47: Sepsis during pregnancy and the puerperium. Am J Obstet Gynecol 2019; 220:B2-B10.
15. Madden AM, Meng ML. Cardiopulmonary resuscitation in the pregnant patient. BJA Educ 2020; 20:252-8.
16. Soskin PN, Yu J. Resuscitation of the pregnant patient. Emerg Med Clin North Am 2019; 37:351-63.
17. Dubbs SB, Tewelde SZ. Cardiovascular catastrophes in the obstetric population. Emerg Med Clin North Am 2015; 33:483-500.

Urgências Cirúrgicas não Obstétricas

CAPÍTULO

48

Soraya Rodrigues de Almeida Sanches
Marcelo Dias Sanches

INTRODUÇÃO

As cirurgias não obstétricas são necessárias em 0,5% a 2% das gestações.[1] Apesar de pouco frequentes, trata-se de situação especialmente crítica, pois existem duas pessoas em risco: a gestante e o feto, e o resultado do tratamento deve ser bom para ambos.

A gravidade da doença, o momento do diagnóstico e a idade gestacional são fatores determinantes na incidência de complicações, que incluem abortamento, prematuridade, mortalidade perinatal e morbimortalidade materna. Os resultados desfavoráveis se devem, muitas vezes, a atraso tanto no diagnóstico como na indicação do tratamento cirúrgico, o que propicia o agravamento da doença inicial.

As cirurgias não obstétricas podem ser realizadas com segurança durante toda a gestação, desde que a assistência médica seja adequada às modificações anatomofisiológicas gravídicas, conforme descrito a seguir.[2-4]

ASPECTOS FISIOLÓGICOS MATERNO-FETAIS QUE INFLUENCIAM A ABORDAGEM CIRÚRGICO-ANESTÉSICA

Sistema cardiovascular

Na gravidez, observa-se incremento progressivo do débito cardíaco materno, que aumenta 30% a 50%. Essa elevação ocorre principalmente durante o primeiro trimestre, alcançando nível máximo em torno de 25 a 30 semanas. A partir daí, o débito se mantém constante até o final do terceiro trimestre, quando começa a diminuir.[1,3]

Durante a gravidez, o decúbito dorsal promove redução progressiva na pressão venosa central, verificada principalmente no último trimestre, quando atinge, em média, 6,2cmH_2O a menos que os valores pré-gravídicos. Essa alteração deve ser considerada no cálculo de reposições volêmicas, especialmente nas emergências.

Na gravidez avançada, durante o decúbito dorsal, ocorre compressão da veia cava inferior pelo útero gravídico com redução do retorno venoso, da pré-carga e, consequentemente, de 25% a 30% do débito cardíaco. Desse modo, durante todo o período perioperatório, a gestante deve ser posicionada em decúbito lateral esquerdo de 15 graus. Essa posição melhora o retorno venoso, diminui a estase em veias pélvicas e de membros inferiores e reduz o risco de fenômenos tromboembólicos.

Nas gestações de evolução normal ocorre aumento de 10 a 15bpm da frequência cardíaca e o volume sistólico se eleva em 25% a 30%. Ocorre, também, redução da resistência vascular sistêmica, da pressão sistólica (5 a 10mmHg) e da pressão diastólica (10 a 20mmHg), que alcançam os níveis mais baixos na metade da gravidez.

Sinais clínicos que simulam insuficiência cardíaca são comuns na grávida saudável e incluem dispneia, terceira bulha, sopro sistólico, edema e impressão clínico-radiológica de cardiomegalia. Esses sinais podem ser incorretamente interpretados como descompensação cardíaca e retardar a realização de cirurgia.

Sistema hematológico

O aumento da volemia materna atinge acréscimo de 45% ao termo e deve ser considerado na abordagem de um sangramento. A gestante pode perder 30% a 35% de sua volemia sem apresentar hipotensão arterial, graças à vasoconstrição adaptativa, que reduz o fluxo sanguíneo uteroplacentário e pode prejudicar o feto. A hipovolemia na gravidez, portanto, deve ser corrigida precocemente, o que pode exigir conhecimento adequado de reposição volêmica segura. O uso de fármacos vasoconstritores é condenado nessas situações por reduzir ainda mais a circulação uteroplacentária.

Valores de hemoglobina de 10,5mg/dL e hematócrito de 32% são normais na gravidez. O aumento do hematócrito é inferior ao do volume sanguíneo, o que origina a anemia fisiológica da gravidez. O número de leucócitos pode, em condições gravídicas fisiológicas, encontrar-se na faixa de 12.000/mm^3, atingindo até 25.000/mm^3 durante o parto.

Há aumento na concentração sérica de fatores de coagulação VII, VIII, X e fibrinogênio, além de redução da capacidade fibrinolítica plasmática, ocasionando um estado potencialmente trombogênico na gravidez. Essa situação, associada à estase venosa pélvica e de membros inferiores, aumenta em cinco a seis vezes a possibilidade de tromboembolismo no terceiro trimestre. Assim, nessa fase da gestação, além de evitar a posição de decúbito dorsal, as gestantes deverão receber profilaxia medicamentosa para tromboembolismo quando submetidas a tratamento cirúrgico.[1]

Em casos de traumatismo – principalmente os diretos sobre o útero gravídico – ou de manipulação cirúrgica do útero, existe a possibilidade de passagem de hemácias fetais com Rh(D) positivo para a circulação de mãe com Rh(D) negativo, levando à sensibilização materna. Nessas situações, deve-se administrar imunoglobulina anti-Rh(D) à gestante com Rh(D) negativo que não tenha sido sensibilizada previamente.[5]

Sistema respiratório

As alterações respiratórias observadas durante a gestação são decorrentes da combinação de efeitos hormonais e mecânicos.

No primeiro trimestre surge hiperventilação fisiológica, que determina redução da pCO_2 materna (alcalose respiratória). Essas alterações, que otimizam as trocas gasosas entre a mãe e o feto, são derivadas da ação da progesterona, que aumenta a sensibilidade do centro respiratório à elevação da pCO_2. A alcalose respiratória é compensada pela excreção renal de bicarbonato com consequente redução da concentração plasmática deste.

A partir do segundo trimestre da gravidez, ocorre redução de 15% a 20% na capacidade residual funcional materna (volume de ar que permanece nos pulmões após a expiração normal). Por sua vez, o consumo de oxigênio aumenta de 3,0 para 4,3mL/kg/min no terceiro trimestre. A associação desses fenômenos reduz a reserva de oxigênio da grávida, o que é compensado pelo aumento de 40% a 50% na ventilação alveolar, podendo atingir 160% ao final da gravidez (de 3,4 para 6,7L/min). Portanto, há risco de hipóxia materno-fetal mesmo em curtos períodos de hipoventilação. Além disso, a aplicação de padrões ventilatórios de não grávidas às gestantes poderá resultar em acidose materno-fetal.

Sistema gastrointestinal

Durante o primeiro trimestre, os sintomas constitucionais gravídicos (náuseas, vômitos e hiporexia) podem mascarar as manifestações iniciais de doenças de tratamento cirúrgico, como a apendicite aguda.

A redução fisiológica da motilidade gástrica na gravidez com consequente aumento do tempo de esvaziamento gástrico, associada à redução da competência do esfíncter esofágico inferior e à redução do pH gástrico, aumenta o risco de regurgitação e aspiração quando grávidas são sedadas ou anestesiadas. Assim, sempre que possível, deve ser observado o período adequado de jejum. Caso contrário, em urgências, a administração prévia de inibidor da bomba de prótons, seguida por sequência de indução rápida com proteção das vias respiratórias por meio da manobra de Sellick (compressão da cartilagem cricoide para ocluir a luz esofágica), limita esse risco.

Com o crescimento do útero, as vísceras abdominais são deslocadas de suas posições habituais, o que poderá modificar substancialmente as manifestações clínicas de certas doenças. O estômago, o omento e o intestino delgado são deslocados para cima e lateralmente, enquanto o cólon se torna mais estreito devido ao mecanismo de compressão.

A distensão da parede abdominal na gravidez ou sua flacidez excessiva no puerpério imediato dificulta a percepção de sinais de irritação peritoneal (contratura e defesa musculares e dor à descompressão).[6]

Ocorre aumento do tempo de trânsito intestinal, e o deslocamento das alças pelo útero gravídico contribui para isso.[4] O aumento da absorção de água nos cólons favorece a ocorrência de constipação intestinal ou seu agravamento. A alteração da motilidade da vesícula biliar predispõe estase e formação de barro biliar.[7]

Sistema urinário

O relaxamento da musculatura lisa, mediado pela progesterona, favorece a dilatação do sistema coletor (pelve renal, ureteres). A partir de 6 semanas de gravidez tem início a dilatação progressiva do sistema pielocalicial materno, principalmente à direita, que evolui até o termo, retornando à condição pré-gravídica até o final do segundo mês do puerpério. Além disso, o refluxo vesicoureteral é mais frequente, atingindo 3% das grávidas. Essas alterações predispõem a gestante à possibilidade de infecção urinária alta. A pielonefrite aguda constitui causa importante de sepse materna e trabalho de parto pré-termo.

O aumento de até 50% do fluxo renal plasmático e da taxa de filtração glomerular poderá levar à excreção mais rápida de medicamentos e exigir alteração nas doses que serão administradas.[3]

Outras considerações

Irradiações

Exames radiológicos devem ser evitados durante a gravidez, principalmente no primeiro trimestre. No entanto, quando for capaz de revelar informação crítica para diagnóstico e tratamento da doença aguda na gestação, o exame poderá ser realizado. Recomenda-se que a dose de irradiação seja limitada a 5 rads (50mGy) no primeiro trimestre e a 15 rads (150mGy) no segundo e terceiro trimestres da gestação.[1,8]

Sempre que possível, deve-se dar prioridade à ultrassonografia (USG) e à ressonância magnética (RM), consideradas exames de primeira escolha durante a gestação. A USG de abdome é universalmente aceita como a primeira modalidade de imagem a ser utilizada para avaliação da dor abdominal, uma vez que é inócua para a gestante e o feto, apresentando altas sensibilidade e especificidade para diagnóstico das causas mais comuns de dor abdominal não obstétrica.[9] Entretanto, a eficácia da USG pode diminuir a partir de 32 semanas de gestação devido à dificuldade técnica provocada pelo aumento do útero. A RM é preferível à tomografia computadorizada (TC) durante a gestação por não apresentar radiação. Entretanto, o uso do contraste gadolínio não é recomendado, especialmente no primeiro trimestre.[10]

A TC de abdome é considerada exame de primeira escolha nas grávidas vítimas de traumatismo abdominal maior e naquelas com suspeita de embolia pulmonar. O contraste iodado, tanto oral como venoso, pode ser utilizado, se necessário, e não apresenta risco de teratogenicidade para o feto.[1,10-12]

O Quadro 48.1 apresenta os principais métodos de imagem utilizados nas urgências na gravidez.

Manipulação cirúrgica

A manipulação uterina excessiva durante uma cirurgia aumenta o risco de abortamento ou de parto pré-termo e deve ser evitada.[1]

Laparoscopia

Tradicionalmente, a cirurgia aberta era preferida para intervenções cirúrgicas durante a gestação e a laparoscopia era contraindicada em virtude da falta de evidências suficientes quanto à sua segurança. As preocupações incluíam lesão pelo trocarte no útero gravídico, efeitos adversos na confecção do pneumoperitônio (insuflação do CO_2), acidose fetal e diminuição do retorno venoso materno devido ao aumento da pressão intra-abdominal. Entretanto, vários estudos demonstraram a viabilidade, segurança e eficácia da laparoscopia no tratamento cirúrgico da gestante, sem risco adicional para o feto.[13,14] Desse modo, atualmente, a gravidez não é contraindicação para cirurgia laparoscópica, e sua indicação deve ser avaliada em função do tipo de procedimento e da idade gestacional.

ABDOME AGUDO NA GRAVIDEZ

As afecções abdominais agudas, ao lado dos traumatismos, são as principais indicações de cirurgia não obstétrica durante a gravidez. O abdome agudo inflamatório constitui o principal grupo.[1,6]

Abdome agudo inflamatório

Apendicite aguda

A apendicite aguda é a principal afecção a exigir cirurgia durante a gravidez, apresentando incidência de 0,04% a 0,2%.[1,15-17] A incidência de apendicite é a mesma para mulheres não grávidas, e a etiopatogenia não é alterada pela gravidez. Ocorre mais no segundo trimestre, enquanto a perfuração apendicular é mais frequente no terceiro trimestre da gestação.[1]

Manifestações clínicas

As manifestações iniciais da apendicite aguda, como hiporexia, dor tipo visceral periumbilical, náuseas e vômitos, podem ser confundidas com sintomas neurovegetativos do início da gravidez, atrasando sua valorização

Quadro 48.1 Métodos de imagem na gravidez

Modalidade	Sensibilidade (%)	Especificidade (%)	Dose fetal irradiação (mGY)	Vantagens	Limitações
Radiografia	30 a 80	43 a 87			
Tórax	–	–	0,002	Rápido; baixo custo	Indicação limitada
Abdome	–	–	1 a 3	Útil em caso de obstrução intestinal	Baixa sensibilidade para estrangulamento
Ultrassonografia	67 a 100	83 a 96	0	Viabilidade Portabilidade Ausência de radiação	Operador-dependente Dificuldade de visibilização devido ao aumento uterino
Tomografia computadorizada	91	90	–	–	–
Abdome	–	–	4	Viabilidade	Radiação ionizante
Abdome/pelve	–	–	25	Rápida	Custo
Ressonância magnética	100	98	0	Ausência de irradiação	Viabilidade limitada Mais demorada Custo

Fonte: ACOG, 2017.[10]

no diagnóstico. Esses sintomas são mais facilmente destacados após o primeiro trimestre.

Quando o processo inflamatório apendicular ultrapassa os limites do órgão, acometendo as serosas próximas, manifesta-se o quadro de irritação peritoneal visceral e parietal, localizado inicialmente na região anatômica do apêndice. Na não grávida, caracteristicamente, a irritação peritoneal se localiza na fossa ilíaca direita, região onde o apêndice se situa com maior frequência. Entretanto, esse quadro se modifica durante a gravidez devido ao deslocamento habitual do apêndice pelo útero em crescimento no sentido superior e posterior do abdome. Assim, ao se instalar o processo inflamatório, ocorrerá irritação peritoneal no local da posição atual do apêndice, que, ao termo, poderá localizar-se próximo do rim direito e simular inclusive uma pielonefrite aguda.

Dificulta ainda mais o diagnóstico da apendicite aguda na gravidez o fato de nem sempre o apêndice sofrer essa modificação. Assim, ocasionalmente, até mesmo devido a aderências prévias, o apêndice não se deslocará de sua posição pré-gravídica, manifestando-se a irritação peritoneal onde o órgão estiver fixo, como, por exemplo, a fossa ilíaca direita ou a pelve.[18]

Além disso, o apêndice poderá ser afastado do peritônio parietal anterior, posicionando-se posteriormente ao útero gravídico. Nessa situação, os sinais de irritação peritoneal só se manifestarão quando se instalar peritonite difusa, podendo apresentar-se extremamente atípicos, como na fossa ilíaca esquerda ou epigástrio.

Em 1951, Alders[19] descreveu uma manobra para diferenciar a dor de origem uterina da dor extrauterina na gravidez avançada. O examinador localiza o ponto de dor máxima e, enquanto o mantém pressionado, solicita à gestante que se vire em decúbito lateral. A dor diminui ou desaparece quando a origem é uterina, pois esse órgão se afasta dos dedos. Quando o processo é extrauterino, peritoneal, a dor não se modifica. O toque retal torna possível encontrar dor restrita à direita em 80% das gestantes com apendicite.

Nas fases iniciais da apendicite aguda, a temperatura tende a ser normal. Mais tarde haverá febre, que geralmente não ultrapassa os 38°C, exceto em fases avançadas da doença.

O volume ocupado pelo útero gravídico no abdome reduz a eficácia do omento maior em bloquear a região apendicular, ficando a gestante mais suscetível à peritonite difusa. No puerpério imediato, a apendicite poderá cursar com poucas manifestações clínicas, geralmente ocorrendo distensão abdominal e dor difusa devido à peritonite, com tênues sinais de irritação peritoneal e agravamento clínico geral da puérpera.

Exames complementares

- **Leucograma:** embora seja considerado normal o número de leucócitos até 12.000/mm³ na gravidez, aproximadamente 20% das gestantes com apendicite aguda apresentam até 10.000 leucócitos/mm³. A realização de leucogramas seriados poderá evidenciar progressão da leucocitose e desvio à esquerda.
- **Exame de urina rotina:** é geralmente normal, embora o processo inflamatório apendicular próximo do trato urinário possa alterá-lo.
- **USG de abdome:** tem valor no diagnóstico diferencial com colecistite aguda e pode evidenciar o processo inflamatório apendicular, apresentando sensibilidade de 67% a 100% e especificidade de 83% a 96% para o diagnóstico de apendicite na gravidez.[9,10]
- **RM de abdome:** recomendada pelo American College of Radiolology como segundo método de imagem, quando a USG não é esclarecedora.[12,20,21]
- **Laparoscopia:** útil em casos selecionados, principalmente na gravidez inicial.[14,21]

Diagnóstico diferencial

- **Na gravidez inicial:** gravidez ectópica, corpo lúteo hemorrágico, salpingite aguda e hiperêmese gravídica.
- **Na gravidez avançada:** pielonefrite, colecistite e pancreatite aguda.
- **No pós-parto:** tromboflebite pélvica, vólvulo cecal e síndrome de Ogilvie (pseudo-obstrução intestinal).

Tratamento

Sempre que houver suspeita diagnóstica importante, a cirurgia deverá ser indicada sem demora. Admite-se erro diagnóstico em 30% a 50% dos casos operados. Durante a gravidez, a laparotomia ou laparoscopia branca são menos maléficas do que as consequências do atraso da cirurgia na apendicite aguda.

A laparoscopia é considerada segura na gestação, desde que alguns cuidados sejam tomados, como posicionamento da gestante em decúbito lateral esquerdo de 15 graus, passagem do primeiro trocarte sob visão direta nas gestações em que o tamanho do útero o coloque em risco de lesão pela agulha de Veress, pressão intraperitoneal entre 10 e 12mmHg e monitoramento fetal intraoperatório.[14,17]

Quanto à via de acesso laparotômica, nos casos típicos e iniciais é recomendada a incisão transversa no ponto de maior sensibilidade. Em caso de dúvida quanto ao diagnóstico ou em gestantes com indícios de infecção difusa, está indicada a laparotomia mediana. Em casos de peritonite difusa e feto viável, deve-se considerar a possibilidade de cesariana, pois o feto está em risco devido ao grave estado clínico da gestante.

Prognóstico

A mortalidade fetal nos casos não complicados é de 1,5%, alcançando 35,7% na peritonite difusa. A mortalidade materna é mínima nos dois primeiros trimestres, atingindo 7,3% no terceiro.[1]

Colecistolitíase

A colecistolitíase pode ser identificada em 1% a 3% de todas as gestações e constitui a segunda causa mais comum de indicação cirúrgica durante a gravidez. A elevação do nível sérico de colesterol e lipídios durante a gravidez, associada à diminuição da motilidade da vesícula biliar, predispõe a formação de cálculos. Fatores hormonais também contribuem para a formação de cálculos biliares. O estrogênio aumenta a secreção de colesterol na bile e a progesterona reduz a secreção de ácido biliar solúvel e favorece o acúmulo de ácido biliar insolúvel.[7,22,23]

Sintomas

A incidência de sintomas durante a gravidez varia de 0,05% a 8%, podendo estar presentes sintomas típicos de cólica biliar com desconforto abdominal pós-prandial, distensão abdominal, náuseas e dor no hipocôndrio direito ou epigástrio. A colecistite aguda pode ocorrer, em geral, em mulheres sabidamente portadoras de cálculo biliar, com incidência em torno de 1% durante a gestação. O sinal de Murphy é tipicamente positivo. Complicações como colangite, sepse, icterícia, pancreatite biliar, perfuração e abscesso podem ocorrer, principalmente se houver atraso no diagnóstico.

Exames diagnósticos

Podem estar presentes leucocitose com desvio para a esquerda e elevação da proteína C reativa (PCR) e do volume de hemossedimentação (VHS). As provas de função hepática podem estar alteradas. Elevação da bilirrubina direta pode indicar a presença de cálculo na via biliar principal. A USG de abdome é o método de imagem escolhido para o diagnóstico, apresentando sensibilidade acima de 95%.[9]

Tratamento

Na presença de colecistite aguda, a gestante precisa ser internada e, na ausência de complicações maiores, pode ser iniciado o tratamento clínico com hidratação venosa, analgésicos e antibióticos. Os anti-inflamatórios não esteroides não devem ser usados após 32 semanas de gestação devido ao risco de desenvolvimento de oligodrâmnio e fechamento do ducto arterioso. Antes de 32 semanas, eles podem ser utilizados com cautela pelo período máximo de 72 horas. Os antibióticos preferidos incluem cefalosporinas e clindamicina.[1]

Tradicionalmente, a cirurgia pode ser postergada nos casos sem complicação. Entretanto, vários estudos demonstram que, após o tratamento conservador, a incidência de recidiva situa-se entre 40% e 70%. Além disso, o risco de morte fetal é de 7%, nos casos abordados com tratamento conservador, e de 2,2%, quando é realizada colecistectomia laparoscópica.

Desde que respeitadas as particularidades da gestação, a colecistectomia laparoscópica é segura em todos os trimestres.[7,14] A maioria das abordagens cirúrgicas eletivas para colecistolitíase sintomática é realizada no segundo trimestre. Metanálise avaliou os resultados da colecistectomia laparoscópica na gestante e observou as seguintes vantagens, comparada à cirurgia por via aberta: menos tempo de hospitalização, mobilização precoce, consumo menor de analgésicos no pós-operatório e recuperação mais rápida.[22,24]

Em caso de coledocolitíase, associada a colangite ou pancreatite aguda, a colangiopancreatografia endoscópica retrógrada (CPER), com papilotomia e retirada do cálculo, pode ser realizada com risco mínimo de irradiação fetal.[25] Nessa situação, a colecistectomia pode ser postergada para ser realizada no pós-parto.

Pancreatite aguda

A incidência de pancreatite aguda está em torno de 1 para cada 1.000 a 5.000 gestações, embora sejam relatadas casuísticas até de 1 a cada 11.467 nascidos vivos. Metade das mulheres que apresentam pancreatite aguda antes de 30 anos de idade está grávida. Cerca de 50% dos casos ocorrem no terceiro trimestre e 36,9% no pós-parto.[26]

Etiologia

Na gravidez, os fatores etiológicos mais comuns são colecistolitíase (67% a 100%), pré-eclâmpsia, uso de álcool ou fármacos (tiazídicos e tetraciclina), hipertrigliceridemia (56,2%) e cirurgia abdominal.[27,28]

Manifestações clínicas

Algumas gestantes podem relatar sintomas ou mesmo diagnóstico de doença biliar pregressa. A pancreatite aguda na gravidez se manifesta bruscamente com dor epigástrica violenta, progressiva, acompanhada de náuseas e vômitos persistentes. A dor se irradia posteriormente em 50% dos casos. Ao exame, costumam ser encontradas febre baixa, distensão abdominal e redução do peristaltismo. Icterícia pode estar presente. Nas formas leves, manifestam-se apenas náuseas, vômitos e desconforto epigástrico. Nas graves, a gestante apresenta maior gravidade, em choque e com sinais de irritação peritoneal difusa.

Exames complementares

- **Leucograma:** pode estar presente leucocitose de 20.000 a 30.000/mm^3.
- **Amilase:** fisiologicamente se eleva de maneira progressiva até 25 semanas de gravidez, tendendo a declinar em seguida, mas ainda permanecendo acima dos valores pré-gravídicos. Eleva-se na pancreatite e retorna aos valores basais em torno de 5 dias. A amilase é pouco específica, uma vez que valores elevados podem ocorrer em casos de úlcera perfurada, isquemia mesentérica e colecistite aguda.[28]
- **Lipase:** é mais específica que a amilase e persiste elevada por mais tempo nos casos de pancreatite aguda, sendo considerada mais específica do que a amilase para o diagnóstico de pancreatite aguda na gravidez.
- **Relação amilase/*clearance* de creatinina:** teste mais específico no diagnóstico (sensibilidade de 94%) do que a dosagem isolada de amilase (sensibilidade de 58%). O valor normal é de 1% a 4%, estando geralmente acima de 5% a 6% na pancreatite aguda.
- **Hipocalcemia e hiperglicemia:** não costumam estar presentes nos casos mais graves.
- **USG de abdome:** torna possível evidenciar edema pancreático, colecistolitíase e/ou coledocolitíase.

Diagnóstico diferencial

O diagnóstico diferencial de pancreatite aguda inclui dor epigástrica da pré-eclâmpsia, obstrução intestinal, úlcera perfurada, colecistite aguda, hepatite aguda, infarto agudo do miocárdio e aneurisma dissecante da aorta abdominal.

Tratamento

O tratamento da pancreatite aguda inicialmente é clínico e não difere na grávida, consistindo basicamente em:[26]

- Internação em CTI.
- Estabilização hemodinâmica com administração de fluidos endovenosos.
- Correção de distúrbios hidroeletrolíticos e da hiperglicemia.
- Jejum e cateterismo nasogástrico na presença de vômitos.
- Administração de analgésicos e bloqueadores da bomba de prótons.
- Suporte nutricional, com indicação mais precoce de nutrição parenteral nas grávidas com previsão de período prolongado de jejum.
- Antibioticoterapia em casos selecionados.
- Diagnóstico e tratamento cirúrgico oportuno em casos de má evolução clínica e complicações, como abscesso pancreático, obstrução biliar e perfuração do trato gastrointestinal. O tratamento cirúrgico pode ser endoscópico, percutâneo, laparoscópico e/ou laparotômico.

Em caso de obstrução em decorrência de cálculo biliar, devem ser realizadas CPER e papilotomia com remoção do cálculo.[25]

Prognóstico

A mortalidade fetal alcança 11% a 20%, e a materna, até 21%.

Abdome agudo obstrutivo

Obstrução intestinal

A incidência de obstrução intestinal tem aumentado, ocorrendo em 1 a 3 a cada 10 mil gestações, e está associada a uma mortalidade materno-fetal significativa.[1]

Etiologia

Em geral, a obstrução intestinal está relacionada com aderências (60%) derivadas de cirurgia anterior ou infecção intraperitoneal prévia. O crescimento uterino promove deslocamento e distorções de alças intestinais previamente aderidas ao peritônio e pode ocasionar obstrução intestinal. A obstrução costuma ocorrer na gravidez seguinte, após o evento que causou as aderências. Verifica-se alta incidência de obstrução quando o útero se torna abdominal (quarto ou quinto mês), no terceiro trimestre (50%) e no puerpério imediato.[11]

Hérnia interna deve ser suspeitada nas mulheres submetidas à cirurgia bariátrica. A incidência dessa complicação é de 1% a 6%, mas não existem dados sobre sua incidência em grávidas.[29,30]

Por outro lado, quase 25% das obstruções intestinais na gravidez se devem a vólvulo do sigmoide, ceco ou cólon transverso, pela ordem de frequência.[31] Mais raramente, encontram-se intussuscepção (6%), hérnia da parede abdominal (3%), tumor (1%) e íleo funcional (8%).[1]

Manifestações clínicas

A cicatriz abdominal cirúrgica em gestante com dor abdominal deve alertar o médico para a possibilidade de obstrução intestinal.

A dor abdominal tende a ser forte, rítmica e em cólica, com intervalo variável de acordo com o nível da obstrução, tornando-se contínua e localizada quando ocorre isquemia da alça intestinal. Vômitos frequentes e fecaloides são típicos de obstrução de intestino delgado. Vômitos tardios ocorrem em casos de obstrução do intestino grosso, se a válvula ileocecal for incompetente. Em geral, associam-se distensão abdominal, parada de eliminação de gases e fezes e aumento do peristaltismo (peristaltismo de luta). Nos casos avançados pode ocorrer diminuição do peristaltismo, o que pode indicar estrangulamento e sofrimento vascular.

Exames complementares

- **Hemograma:** pode revelar elevação do hematócrito (por desidratação) e discreta leucocitose, que se acentua em caso de há necrose intestinal.
- **Ionograma:** possibilita o diagnóstico de distúrbios hidroeletrolíticos, comumente associado à desidratação.
- **RM de abdome:** útil no diagnóstico da obstrução intestinal e das afecções que integram o diagnóstico diferencial.[11]
- **Radiografia simples de abdome em decúbito dorsal e ortostatismo:** indicada em casos selecionados, não característicos.

Diagnóstico diferencial

Inclui trabalho de parto, gastroenterite, pielonefrite aguda, descolamento prematuro de placenta e pseudo-obstrução intestinal.

Tratamento

Inicialmente, são necessárias restauração e estabilização das condições clínicas da gestante por meio de jejum, colocação de cateter nasogástrico e correção do distúrbio hidroeletrolítico e hemodinâmico. Uma vez alcançada a estabilidade, a operação deverá ser realizada sem demora. A incisão deverá ser mediana e ampla o suficiente para evitar ao máximo a manipulação uterina excessiva. Nessa condição, a laparoscopia não deve ser indicada.[13]

Prognóstico

Com base na abordagem descrita, a mortalidade materna tem diminuído, estando atualmente abaixo de 5%. Perdas fetais ocorrem em 5% a 10% dos casos, dependendo da idade gestacional e do atraso no diagnóstico e/ou tratamento.

Abdome agudo perfurativo

Úlcera péptica perfurada

A úlcera péptica perfurada raramente ocorre na gravidez, pois a doença péptica costuma ser abrandada nesse período.

Manifestações clínicas

Tanto durante a gravidez como no puerpério, a úlcera péptica perfurada se caracteriza pela dificuldade do diagnóstico. A gestante não costuma apresentar quadro clínico típico, podendo ser difícil a percepção de sinais de irritação peritoneal. Poderá haver dor abdominal difusa e dor subesternal ou nos ombros. Em geral, estão presentes vômitos persistentes, distensão abdominal e choque secundário à peritonite difusa.

Exames complementares

O emprego de radiografia de tórax em ortostatismo ou de abdome em decúbito lateral esquerdo com raios horizontais, visando identificar pneumoperitônio, consiste em principal alternativa propedêutica.

Diagnóstico diferencial

O diagnóstico diferencial inclui pancreatite aguda, apendicite aguda e perfuração intestinal.

Tratamento

O tratamento da úlcera péptica perfurada é cirúrgico, devendo a gestante ser devidamente preparada antes do início da anestesia, como descrito no tratamento da obstrução intestinal.

Prognóstico

O prognóstico depende, principalmente, da precocidade do diagnóstico e do tratamento, mas, de maneira geral, não é bom nem para a mãe nem para o feto.

Abdome agudo hemorrágico

Ruptura hepática espontânea

Embora rara, com incidência de 1 a cada 45 mil a 225 mil partos, a importância da ruptura hepática espontânea reside no mau prognóstico materno-fetal, uma vez que o diagnóstico dificilmente é estabelecido em tempo hábil.[32]

Etiologia

A ruptura hepática pode estar associada à pré-eclâmpsia (58%), à eclâmpsia (16%) e à síndrome HELLP em primigestas jovens.[33,34] Entretanto, é dez vezes mais frequente em multigestas do que em primigestas.[35] Raramente, associam-se tumores, malária, sífilis e aneurismas. Traumatismos mínimos, como os que ocorrem durante o trabalho de parto, vômitos ou convulsões, podem causar a hemorragia inicial em áreas de necrose hepática associada à pré-eclâmpsia.

Manifestações clínicas

A gestante típica (em 90% dos casos) é multípara, está no início da quarta década de vida, geralmente no terceiro trimestre da gestação, e tem dor epigástrica ou no hipocôndrio direito de início súbito (83,3%), a qual se irradia para o ombro direito (13,2%), acompanhada de náuseas e vômitos (24,5%). Ao exame, nota-se leve dolorimento no hipocôndrio direito, que se intensifica com o evoluir do processo, associando-se a choque hipovolêmico (62,4%). Com frequência há sinais de pré-eclâmpsia, e o exame obstétrico costuma ser normal.[33]

Entretanto, 12,9% das gestantes são inicialmente assintomáticas, e a ruptura hepática pode ocorrer em dois tempos, isto é, a ruptura só ocorre após ter sido formado um hematoma subcapsular que permanece contido por tempo variável.[32]

Exames complementares

- **USG de abdome:** poderá revelar o hematoma subcapsular, antes da ruptura. Ocorrida a ruptura, mostrará alterações de textura na região subcapsular hepática com limites imprecisos e líquido livre na cavidade peritoneal.
- **TC de abdome:** TC com contraste venoso pode evidenciar sangramento ativo junto do hematoma e/ou extravasamento de contraste para a cavidade peritoneal.
- **Paracentese:** dependendo da idade gestacional e do quadro clínico, poderá ser útil para confirmação de hemoperitônio.

Diagnóstico diferencial

O diagnóstico diferencial inclui dor epigástrica da pré-eclâmpsia, pancreatite aguda, colecistite aguda, gastrite, úlcera perfurada e infarto agudo do miocárdio.

Tratamento

A escolha do tratamento depende da estabilidade hemodinâmica e do quadro clínico da grávida.

As gestantes com instabilidade hemodinâmica devem ser submetidas a tratamento cirúrgico por laparotomia, tendo como objetivos a hemostasia e a interrupção da gravidez em que pré-eclâmpsia esteja associada. Nessa situação, estando o feto vivo, a operação deverá ser iniciada com o tamponamento temporário da lesão hepática com compressas, seguida pela cesariana – após a cesariana, realiza-se o tratamento definitivo das lesões hepáticas.

As opções incluem rafia das lesões hepáticas e epiploplastia, ligadura da artéria hepática ou de seus ramos, ressecção hepática ou transplante hepático. No entanto, em casos extremos, quando não é possível conter o sangramento com sutura devido à fragilidade do fígado, deve-se realizar controle do dano com tamponamento das lesões com compressas, deixando-as na cavidade abdominal, e síntese da parede abdominal.

A gestante deve ser encaminhada para terapia intensiva com correção de distúrbios da coagulação e estabilização hemodinâmica. Após alguns dias, dependendo da evolução, nova cirurgia deverá ser realizada para retirada das compressas.

As gestantes com estabilidade hemodinâmica devem ser submetidas ao tratamento endovascular com embolização do ramo arterial de onde se origina o sangramento ativo. Quando o tratamento hemodinâmico não está disponível, o cirúrgico constitui a primeira opção e deve ser realizado sem demora.[32]

Prognóstico

A mortalidade materna é de 70%, e a fetal, 77%. A embolização pode reduzir a mortalidade materna para 3%, o que pode ser explicado por viés de seleção, pois a embolização é realizada apenas nas mulheres com estabilidade hemodinâmica.

Aneurisma da artéria esplênica

O aneurisma da artéria esplênica é mais comum em mulheres do que em homens, e mesmo sendo o principal aneurisma das artérias viscerais, apresenta baixa incidência (em torno de 0,8%).[36,37]

Etiologia

A ruptura está associada à gestação, sendo precipitada pelo estado hiperdinâmico e pela ação hormonal, que induz dilatação da parede do vaso.

Manifestações clínicas

Os aneurismas costumam ser assintomáticos (95%). Embora somente 2% a 3% se rompam, 20% a 40% das rupturas ocorrem durante a gestação. A gravidez é considerada fator de risco para ruptura, a qual é mais frequente no terceiro trimestre e representa alta mortalidade para a gestante (75%) e para o feto (95%).[38,39] Em geral, a ruptura se manifesta com dor abdominal de início abrupto, localizada ou difusa, e progressão rápida para choque hipovolêmico.

Exames complementares

Em geral, o diagnóstico é estabelecido por meio de USG abdominal e pode ser confirmado por TC de abdome com contraste venoso (angiotomografia arterial).[1]

Tratamento

O tratamento está indicado em todos os casos de aneurisma da artéria esplênica com mais de 2,0cm; nas grávidas, está indicado independentemente do tamanho em razão do risco aumentado de ruptura.[38] Quando o diagnóstico é realizado precocemente, deve-se indicar o tratamento eletivo no primeiro ou segundo trimestre da gestação. O tratamento de escolha é o endovascular, mas a abordagem cirúrgica muitas vezes se faz necessária, especialmente nos casos de ruptura do aneurisma.[36]

As Figuras 48.1 e 48.2 apresentam os fluxogramas para abordagem dos quadros de abdome agudo na gravidez.

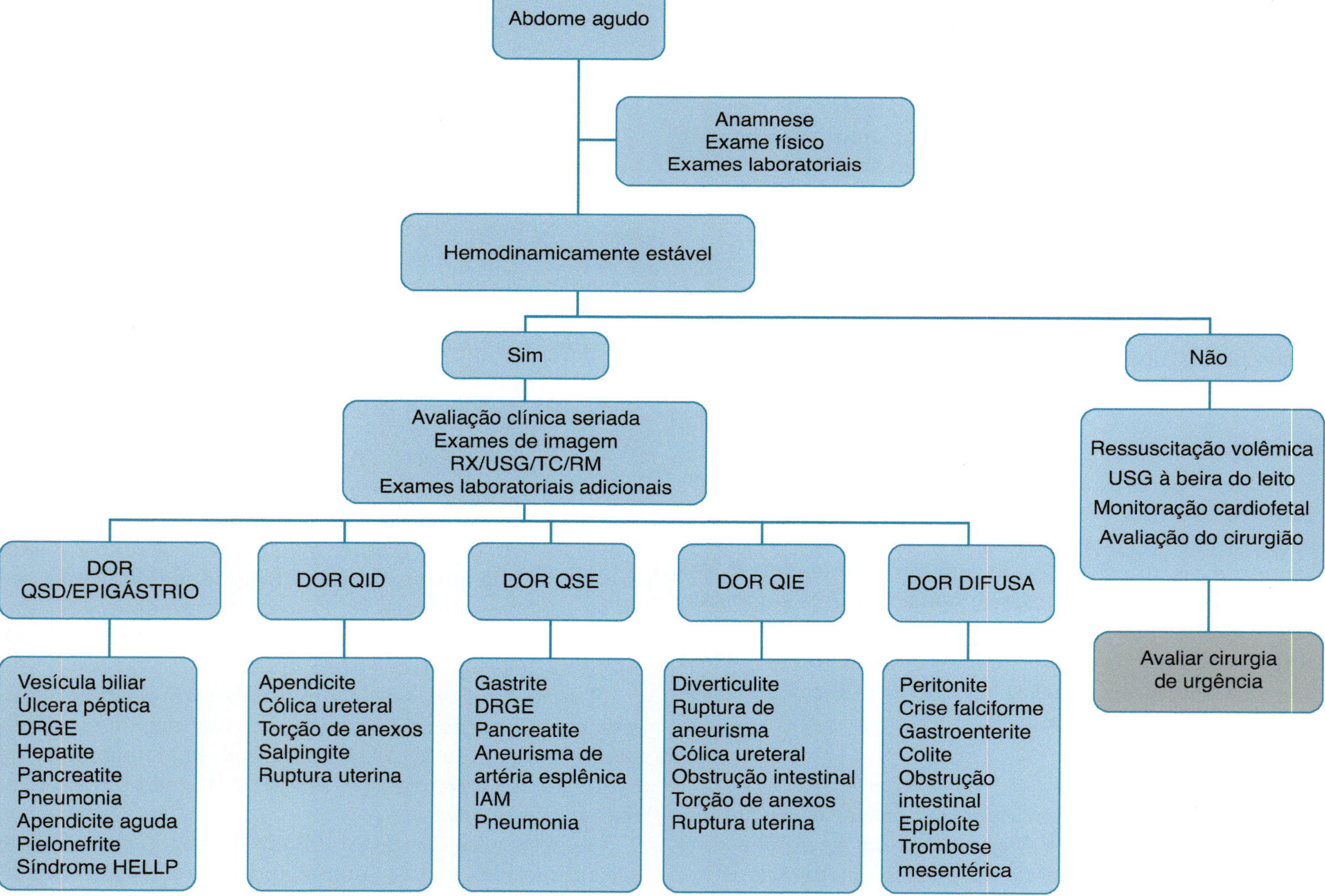

Figura 48.1 Avaliação do abdome agudo em gestantes. (*DRGE*: doença do refluxo gastroesofágico; *HELLP: Hemolysis, Elevated Liver enzymes and Low Platelets* – hemólise, enzimas hepáticas elevadas e plaquetopenia; *IAM*: infarto agudo do miocárdio; *QID*: quadrante inferior direito; *QIE*: quadrante inferior esquerdo; *QSD*: quadrante superior direito; *QSE*: quadrante superior esquerdo; *RM*: ressonância magnética; *RX*: radiografia; *TC*: tomografia computadorizada; *USG*: ultrassonografia.)

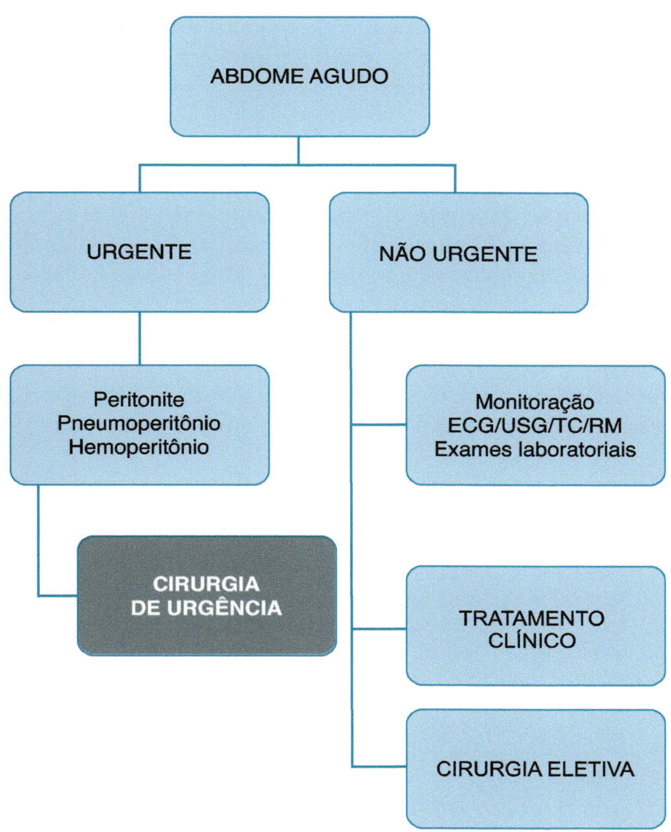

Figura 48.2 Avaliação do abdome agudo em gestantes. (*ECG*: eletrocardiograma; *RM*: ressonância magnética; *TC*: tomografia computadorizada; *USG*: ultrassonografia.)

TRAUMATISMOS ABDOMINAIS DURANTE A GRAVIDEZ

Os traumatismos abdominais ocorrem em 6% a 7% das gestações e são a principal causa de morte materna não obstétrica durante a gravidez, representando 22% dos óbitos. Quase 50% dos casos durante a gravidez se devem a acidentes automobilísticos, também podendo ser secundários a quedas das gestantes ou decorrentes de violência doméstica.[39,40]

No início do primeiro trimestre, os traumatismos raramente influenciam o curso da gravidez, podendo, entretanto, ser a causa de abortamento. Por outro lado, quando o fundo do útero ultrapassa a borda da pelve, e principalmente no final da gestação, este se torna mais vulnerável aos traumatismos. Por sua vez, o feto está bem protegido das contusões pelo líquido amniótico que o envolve e que absorve parcialmente os impactos.

Traumatismos abdominais penetrantes

Ferimentos por armas de fogo

Ao ocupar localização central no abdome, o útero se torna o órgão abdominal mais suscetível à lesão nesse tipo de traumatismo. Como o útero não é órgão vital, sua lesão isolada se associa a baixa morbidade materna e mortalidade praticamente nula. Contudo, verifica-se lesão fetal em 59% a 80% dos ferimentos uterinos por arma de fogo, o que determina mortalidade perinatal de 41% a 71%.

Tratamento

Embora seja imprevisível o trajeto do projétil de arma de fogo no interior do corpo humano, a identificação dos orifícios de entrada e saída orienta a abordagem do abdome e/ou tórax. As gestantes estáveis e sem orifício de saída devem ser submetidas à propedêutica radiológica para determinação da posição do projétil.

Sempre que possível, antes de qualquer indicação cirúrgica, deve-se determinar a idade gestacional e as condições fetais. Para tanto, recorre-se à data da última menstruação, à altura do fundo uterino, à ausculta dos batimentos cardíacos fetais e ao exame ultrassonográfico obstétrico.

A laparotomia exploradora está indicada para todas as grávidas vítimas de traumatismo abdominal por arma de fogo com penetração da cavidade peritoneal. Durante a operação, caso não haja ferimento uterino, a gravidez não deve ser interrompida, a menos que o esvaziamento uterino seja imprescindível para o tratamento das lesões maternas.

Em caso de lesão uterina, a conduta dependerá da avaliação pré-operatória fetal, o que justifica a importância do exame obstétrico e ultrassonográfico prévio:

- Se na avaliação pré-operatória o feto já estiver morto e o sangramento uterino puder ser controlado por sutura, deve ser realizado o esvaziamento uterino, seguido de histerorrafia. Caso a histerorrafia não controle o sangramento, ainda será possível preservar o útero por meio da ligadura bilateral das artérias ilíacas internas em mulheres com baixa paridade. Eventualmente, será necessária a histerectomia.
- Se o feto estiver vivo, próximo do termo e com capacidade de sobrevivência fora do útero (viável), deve-se considerar a possibilidade de retirá-lo e tratar seu possível ferimento, mesmo com os riscos da prematuridade. Caso o feto seja inviável, não está indicada a interrupção da gravidez. Nessa situação, mesmo que tenha sido lesionado, o feto ainda terá mais chances de sobreviver se permanecer no interior do útero.[41]

Ferimentos por arma branca

Em cerca de 30% dos ferimentos por faca, punhal ou estilete, o agente agressor lesiona a parede abdominal sem penetrar a cavidade peritoneal. Nesses casos, a laparotomia não será necessária. Uma vez comprovada a penetração na cavidade, estará indicada a operação, já que o acompanhamento do abdome da gestante é mais difícil, sendo temidas as consequências de uma cirurgia indicada tardiamente na gravidez, à exceção dos traumatismos penetrantes no baixo ventre, em caso de gravidez avançada, em que, após exclusão de lesão vesical por cistografia e na ausência de sangramento importante, é aceitável a observação da gestação. Quanto à conduta operatória, é similar à descrita para os ferimentos por arma de fogo.

Traumatismos abdominais contusos

A maioria dos casos graves de traumatismos contusos, a ponto de ameaçar a gravidez, é decorrente de acidentes automobilísticos. Outros mecanismos incluem agressões, quedas e esmagamentos.

Os traumatismos contusos graves são frequentemente múltiplos e envolvem crânio, tórax e extremidades, o que não deverá desviar a atenção quanto a possíveis lesões intra-abdominais. Lesões de vísceras ocas, como estômago e intestinos, manifestam-se clinicamente de maneira similar ao abdome agudo perfurativo, levando algum tempo para a manifestação de sinais e sintomas. Lesões de vísceras maciças, como baço e fígado, manifestam-se de maneira similar ao abdome agudo hemorrágico. Na gravidez, as contusões abdominais determinam alta incidência de lesão de víscera maciça, destacando-se as lesões do baço.

As principais consequências de contusões sobre o útero gravídico são descolamento prematuro de placenta, ruptura uterina, rotura prematura das membranas e lesão vascular.[41]

Exames complementares

- **Hemograma:** útil no acompanhamento de trauma contuso. Nas lesões de vísceras maciças haverá queda da hemoglobina e do hematócrito, enquanto nas lesões de vísceras ocas serão observados hemoconcentração e desvio à esquerda progressivo.
- **Radiologia:** indicada em caso de suspeita de fraturas (sempre que possível, utilizar proteção para o feto).
- **USG de abdome e pelve:** possibilita a avaliação fetal e de vísceras maciças.[42]
- ***Focused Assessment with Sonography for Trauma* (FAST):** torna possível a observação de líquido livre na cavidade peritoneal, sugerindo lesão de órgãos sólidos, com sensibilidade de 61%, especificidade de 94,4% e acurácia de 92,1%.[41]
- **TC de abdome e pelve:** pode ser necessária para esclarecimento diagnóstico. Costuma ser rápida e mais acessível do que a RM, possibilitando o diagnóstico preciso de lesões abdominais e pélvicas.[42-44]
- **RM de abdome e pelve:** é considerada segura, embora o exame seja muito demorado, o que às vezes o inviabiliza, principalmente nos casos de instabilidade hemodinâmica. Pouco acessível nos centros de trauma.[41,42]
- **Paracentese:** contraindicada na gravidez avançada. Na gravidez inicial, poderá diagnosticar hemoperitônio.

Tratamento

O tratamento consiste em abordagem global da gestante e do feto e inicia com cuidados no atendimento pré-hospitalar – os princípios ABCDE do *Advanced Trauma Life Suport* (ATLS) devem ser observados: posicionamento da gestante, manutenção de via aérea adequada e restauração precoce das condições hemodinâmicas, devendo ser enfatizada a suplementação de oxigênio. O uso de agentes vasoativos pode acarretar diminuição do fluxo sanguíneo uterino com hipóxia fetal. A avaliação deve ser multidisciplinar, sendo necessária a presença do ginecologista/obstetra e neonatologista. Em caso de idade gestacional acima de 20 semanas, pode ser necessário contatar uma maternidade.[41] Se a gestação estiver com mais de 23 semanas, o monitoramento fetal deve ser iniciado o mais rápido possível.[45]

A laparotomia está indicada nos casos de hemoperitônio com instabilidade hemodinâmica e em todos os casos de lesão de vísceras ocas.[41]

FRATURA PÉLVICA

A incidência de fratura pélvica é baixa e está associada a altas morbidade e mortalidade para a gestante e para o feto. A fratura pode ser estabilizada por meio de métodos invasivos ou não invasivos. Em caso de hemoperitônio associado à fratura pélvica, pode ser necessária a angioembolização.[42]

Nas fraturas estáveis não está indicada a realização de cesariana, exceto por motivos obstétricos, pois o parto vaginal é bem tolerado mesmo com a pelve fraturada.[41,46]

Referências

1. Zachariah SK, Fenn M, Jacob K, Arthungal SA, Zachariah SA. Management of acute abdomen in pregnancy: Current perspectives. Int J Womens Health 2019; 11:19-34.
2. Tan EK, Tan EL. Alterations in physiology and anatomy during pregnancy. Best Pract Res Clin Obstet Gynaecol 2013; 27:791-802.
3. Soma-Pillay P, Nelson-Piercy C, Tolppanen H, Mebazaa A. Physiological changes in pregnancy. Cardiovasc J Afr 2016; 27:89-94.
4. Lawson M, Kern F, Everson GT. Gastrointestinal transit time in human pregnancy: Prolongation in the second and third trimesters followed by postpartum normalization. Gastroenterology 1985; 89:996-9.
5. Fung KFK, Eason E, Crane J et al. Prevention of Rh alloimmunization. J Obstet Gynaecol Can 2003; 25:765-73.
6. Vujic J, Marsoner K, Lipp-Pump AH, Klaritsch P, Mischinger HJ, Kornprat P. Non-obstetric surgery during pregnancy – An eleven-year retrospective analysis. BMC Pregnancy Childbirth 2019; 19:382.
7. Nasioudis D, Tsilimigras D, Economopoulos KP. Laparoscopic cholecystectomy during pregnancy: A systematic review of 590 patients. Internat J Surgery 2016; 27:165-75.
8. Masselli G, Derme M, Laghi F, Framarino-dei-Malatesta M, Gualdi G. Evaluating the acute abdomen in the pregnant patient. Radiol Clin North Am 2015; 53:1309-25.
9. Caruso M, Dell'Aversano Orabona G, di Serafino M et al. Role of ultrasound in the assessment and differential diagnosis of pelvic pain in pregnancy. Diagnostics (Basel) 2022; 12:640.
10. ACOG. Committee Opinion No 723: Guidelines for diagnostic imaging during pregnancy and lactation. Obstetrics and Gynecology 2017; 130:e210-6.
11. Woodfield CA, Lazarus E, Chen KC, Mayo-Smith WW. Abdominal pain in pregnancy: Diagnoses and imaging unique to pregnancy – Review. Am J Roentgenol 2010; 194(6 Suppl):WS14-30.
12. Lie G, Eleti S, Chan D, Roshen M, Cross S, Qureshi M. Imaging the acute abdomen in pregnancy: A radiological decision-making tool and the role of MRI. Clin Radiol 2022; 77:639-49.
13. Soper NJ. SAGES' guidelines for diagnosis, treatment, and use of laparoscopy for surgical problems during pregnancy. Surg Endosc 2011; 25:3477-8.
14. Pearl JP, Price RR, Tonkin AE, Richardson WS, Stefanidis D. SAGES guidelines for the use of laparoscopy during pregnancy. Surg Endosc 2017; 31:3767-82.
15. Mantoglu B, Gonullu E, Akdeniz Y et al. Which appendicitis scoring system is most suitable for pregnant patients? A comparison of nine different systems. World J Emerg Surg 2020; 15:34.
16. Kozan R, Bayhan H, Soykan Y et al. Acute appendicitis in pregnancy: How to manage? Sisli Etfal Hastan Tip Bul 2020; 54(4):457-62.
17. Chwat C, Terres M, Duarte MR et al. Laparoscopic treatment for appendicitis during pregnancy: Retrospective cohort study. Ann Med Surg 2021; 68:102668.

18. Tinoco-González J, Rubio-Manzanares-Dorado M, Senent-Boza A et al. Acute appendicitis during pregnancy: Differences in clinical presentation, management, and outcome. Emergencias 2018; 30:261-4.
19. Alders N. A sign for differentiating uterine from extrauterine complications of pregnancy and puerperium. Br Med J 1951; 2:1194-5.
20. Ali A, Beckett K, Flink C. Emergent MRI for acute abdominal pain in pregnancy – Review of common pathology and imaging appearance. Emerg Radiol 2020; 27:205-14.
21. Frountzas M, Nikolaou C, Stergios K, Kontzoglou K, Toutouzas K, Pergialiotis V. Is the laparoscopic approach a safe choice for the management of acute appendicitis in pregnant women? A meta-analysis of observational studies. Ann R Coll Surg Engl 2019; 101:235-48.
22. Cheng V, Matsushima K, Sandhu K et al. Surgical trends in the management of acute cholecystitis during pregnancy. Surg Endosc 2021; 35:5752-9.
23. Weinstein MS, Feuerwerker S, Baxter JK. Appendicitis and cholecystitis in pregnancy. Clin Obstet Gynecol 2020; 63: 405-15.
24. Ward D, Hashmi DL, Zhitnikov S. Successful laparoscopic cholecystectomy at 32 weeks of pregnancy – A case report. Int J Surg Case Rep 2021; 84:106119.
25. Azab M, Bharadwaj S, Jayaraj M et al. Safety of endoscopic retrograde cholangiopancreatography (ERCP) in pregnancy: A systematic review and meta-analysis. Saudi J Gastroenterol 2019; 25:341-54.
26. Hot S, Eğin S, Gökçek B, Yeşiltaş M, Karakaş DÖ. Acute biliary pancreatitis during pregnancy and in the post-delivery period. Ulus Travma Acil Cerrahi Derg 2019; 25:253-8.
27. Maringhini A, Dardanoni G, Fantaci G, Patti R, Maringhini M. Acute pancreatitis during and after pregnancy: Incidence, risk factors, and prognosis. Dig Dis Sci 2021; 66:3164-70.
28. Zhang T, Wang G, Cao Z et al. Acute pancreatitis in pregnancy: A 10-year, multi-center, retrospective study in Beijing. BMC Pregnancy Childbirth 2022; 22(1):414.
29. Dilauro M, Mcinnes MDF, Schieda N et al. Internal hernia after laparoscopic roux-en-Y gastric bypass: Optimal CT signs for diagnosis and clinical decision making. Radiology 2017; 282:752-60.
30. Torensma B, Kooiman L, Liem R, Monpellier VM, Swank DJ, Tseng L. Internal herniation incidence after RYGB and the predictive ability of a CT scan as a diagnostic tool. Obes Surg 2021; 31:127-32.
31. Biswas S, Gray KD, Cotton BA. Intestinal obstruction in pregnancy: A case of small bowel volvulus and review of the literature. Am Surgeon 2006; 72:1218-21.
32. Augustin G, Hadzic M, Juras J, Oreskovic S. Hypertensive disorders in pregnancy complicated by liver rupture or hematoma: A systematic review of 391 reported cases. World J Emerg Surg 2022; 17:40.
33. Singh Y, Kochar S, Biswas M, Singh KJ. Hepatic rupture complicating HELLP syndrome in pregnancy. Med J Armed Forces India 2009; 65:89-90.
34. Sujirachato K, Srisont S, Peonim V. HELLP syndrome in pregnancy as a cause of sudden unexpected death and spontaneous hepatic rupture: A medico-legal autopsy case report. J Med Assoc Thailand 2012; 95:614-7.
35. Luis Poo J, Góngora J. Hepatic hematoma and hepatic rupture in pregnancy. Ann Hepatol 2006; 5:224-6.
36. Mesbahi M, Zouaghi A, Zaafouri H et al. Surgical management of splenic artery aneurysm. Ann Med Surg 2021; 69:102712.
37. Ferreira RA, Ferreira MCL, Ferreira DAL, Ferreira AGL, Ramos FO. Aneurisma de artéria esplênica. Rev Col Bras Cir 2016; 43:398-400.
38. Zarudskaya O, Subash M, Tamirisa A, Docheva N, Reddy B, Zoorob D. Management of a splenic artery aneurysm in the third trimester of pregnancy. Case Rep Obstet Gynecol 2020; 2020:8892605.
39. Sakamoto J, Michels C, Eisfelder B, Joshi N. Trauma in pregnancy. Emerg Med Clin North Am 2019; 37:317-38.
40. Rabinerson D, Kedar L, Borovich A. Blunt and penetrating abdominal injuries during pregnancy. Harefuah 2019; 158:817-21.
41. Greco PS, Day LJ, Pearlman MD. Guidance for evaluation and management of blunt abdominal trauma in pregnancy. Obstetr Gynecol 2019; 134:1343-57.
42. Gamanagatti S, Rangarajan K, Kumar A, Jineesh. Blunt abdominal trauma: Imaging and intervention. Curr Probl Diagn Radiol 2015; 44:321-36.
43. Petrone P, Marini CP. Trauma in pregnant patients. Curr Probl Surg 2015; 52:330-51.
44. Sakamoto J, Michels C, Eisfelder B, Joshi N. Trauma in pregnancy. Emerg Med Clin North Am 2019; 37:317-38.
45. Jain V, Chari R, Maslovitz S et al. Guidelines for the management of a pregnant trauma patient. J Obstetr Gynaecol Can 2015; 37:553-71.
46. Odle TG. Blunt pelvic trauma. Radiol Technol 2006; 77:200-19.

Infecção pelo Vírus da Imunodeficiência Humana (HIV)

CAPÍTULO 49

Flávia Gomes Faleiro Ferreira
Mário Dias Corrêa Júnior
Jorge Andrade Pinto
Victor Hugo de Melo

INTRODUÇÃO

A síndrome da imunodeficiência adquirida (AIDS) foi descrita como nova entidade clínica em 1981, quando o Centers for Disease Control and Prevention (CDC) relatou casos de pneumonia causada pelo *Pneumocystis carinii* (PPC) e de sarcoma de Kaposi entre homossexuais.[1]

As pesquisas iniciais indicavam que se tratava de doença infecciosa, transmitida por meio do ato sexual. Em seguida foram relatados casos entre usuários de drogas injetáveis e entre heterossexuais com história de hemotransfusão, entre mulheres e finalmente, em dezembro de 1982, foram descritos os primeiros casos de transmissão perinatal, com o surgimento de crianças infectadas. A identificação de retrovírus como agente etiológico da AIDS ocorreu em 1983, quase simultaneamente, por cientistas franceses e americanos.[2] A infecção pelo HIV induz imunossupressão progressiva que resulta em profundo desequilíbrio da imunidade celular, levando ao aparecimento de infecções oportunistas, neoplasias e outras manifestações clínicas, como demência e caquexia. A AIDS é a manifestação clínica avançada dessa infecção.

A partir de 1996, com o advento da terapia antirretroviral (TARV) combinada altamente eficaz, os esforços para combater o HIV nos níveis individual e populacional entraram em uma nova era. A TARV promoveu melhorias dramáticas na saúde de pessoas com doença avançada e a prevenção da progressão da doença naquelas sem manifestações clínicas óbvias da doença pelo HIV. A TARV não apenas proporcionou uma expectativa de vida quase normal para a maioria das pessoas com HIV que aderiram aos regimes de tratamento, mas também eliminou o risco de transmissão do vírus a parceiro sexual não infectado.

"Tratamento como prevenção" provou ser elemento adicional crítico ao *kit* de ferramentas de prevenção, que também continha medidas como uso de preservativo, circuncisão masculina médica voluntária e triagem do sangue e seus derivados. Os estudos sobre essas intervenções também forneceram a base de evidências críticas para o princípio de que "indetectável é igual a intransmissível", ou "I = I", que ajudou a reduzir alguns dos estigmas externos e, às vezes, autoimpostos associados à infecção pelo HIV.

O segundo grande avanço no uso da TARV para prevenir a infecção pelo HIV consiste na introdução da profilaxia pré-exposição, ou PrEP, para pessoas em risco, mas não infectadas. Numerosos estudos levaram à conclusão de que um regime de PrEP de pílula única, uma vez ao dia, é 99% eficaz na prevenção da aquisição sexual da infecção pelo HIV por uma pessoa não infectada em risco.[3]

ASPECTOS EPIDEMIOLÓGICOS

O Programa das Nações Unidas para o HIV/AIDS (UNAIDS) estimou que, no final de 2021, 38,4 milhões de pessoas viviam com o HIV em todo o mundo – mais da metade (54%) desse total era de mulheres e meninas.[4] Calcula-se que 85% delas estavam em idade reprodutiva, o que chama atenção especial para o risco de transmissão vertical do HIV.

A expansão da epidemia tem na via heterossexual importante aliada: as infecções sexualmente transmissíveis (IST). Têm sido observado incremento nos diagnósticos de gonorreia e sífilis, bem como de outras IST. Por outro lado, os adolescentes estão iniciando a vida sexual mais precocemente, e sabe-se que as relações sexuais precoces se associam a múltiplos parceiros, aumentando o risco para a transmissão das IST, incluindo o HIV.

Ainda não se sabe se a menor sobrevida após a infecção entre as mulheres se deve ao gênero e a possíveis variáveis biológicas ou a diferentes acessos ao sistema de saúde.[5,6] Problema complementar à transmissão heterossexual, e que expõe sobremaneira as mulheres, é que a transmissão do vírus por meio de relações sexuais sem proteção é mais eficiente dos homens para as mulheres do que dessas para os homens.

Outras situações contribuem para a maior vulnerabilidade das mulheres ao HIV: aumento do uso de drogas injetáveis, crescimento do comércio sexual, empobrecimento geral da população e precariedade dos serviços de atenção à saúde.[7]

O Brasil segue as características mundiais da pandemia: de 2007 até junho de 2021 foram notificados 381.793 casos de HIV e em 2020 foram diagnosticados 32.701 casos novos. No período de 2000 até junho de 2021 foram notificadas no país 141.025 gestantes com HIV, das quais 7.814 no ano de 2020 – uma taxa de detecção de 2,7 gestantes por 1.000 nascidos vivos.

Em um período de 10 anos houve aumento de 30,3% na taxa de detecção de HIV em gestantes. Esse aumento pode ser explicado em parte pela ampliação do diagnóstico no pré-natal e a melhoria da vigilância na prevenção da transmissão vertical do HIV. A taxa de detecção de AIDS em menores de 5 anos tem sido utilizada como indicador próximo para o monitoramento da transmissão vertical do HIV. Observou-se queda na taxa para o Brasil nos últimos 10 anos, a qual passou de 4 casos a cada 100 mil habitantes em 2010 para 1,2 caso a cada 100 mil habitantes em 2020, o que corresponde à redução de 69,7%.[8]

Como parte das ações pactuadas de enfrentamento à epidemia de HIV, o Brasil busca atingir a meta 95-95-95, a qual estabelece que 95% das pessoas com HIV sejam diagnosticadas até 2025 (ampliando o acesso ao diagnóstico do HIV); dessas, que 95% estejam em TARV (ampliando o acesso à terapia) e, dessas, que 95% tenham carga viral indetectável (indicando boa adesão ao tratamento e qualidade da assistência).[9]

Por fim, o enfrentamento da epidemia de AIDS é mais do que uma obrigação histórica para com as 39 milhões de pessoas que morreram da doença. Também representa uma oportunidade significativa para estabelecer os alicerces de um mundo mais saudável, mais justo e mais equitativo para as gerações futuras.[4]

HISTÓRIA NATURAL DA DOENÇA

São várias as fases no processo da doença pelo HIV, desde a infecção até o desenvolvimento da AIDS:[10]

- Em caso de *infecção aguda*, em até 70% dos casos a pessoa desenvolve doença clinicamente semelhante à mononucleose. O tempo entre a exposição e o início da sintomatologia varia de 2 a 4 semanas. Essa fase de alta viremia pode durar de 1 a 4 semanas.
- A *soroconversão* ocorre em 6 a 12 semanas após o evento responsável pela transmissão do HIV. Atualmente, por meio dos testes sorológicos de rotina, mais de 95% dos infectados apresentam soropositividade no decorrer dos 6 meses seguintes à exposição.
- Na fase de *infecção assintomática*, as pessoas não apresentam outros achados além de linfadenomegalia generalizada e persistente em dois ou mais sítios extrainguinais. Os linfonodos apresentam altas concentrações do vírus em estado latente, pois o tecido linfoide funciona como seu principal reservatório. Essa fase pode durar, em média, 10 anos.
- A *infecção sintomática inicial* exibe sinais e sintomas constitucionais presentes em deficiências imunes de modo geral. Essas manifestações aparecem em pessoas com contagem de linfócitos T-CD4$^+$ entre 200 e 500 células/mm^3. Essa fase inclui condições clínicas existentes, mas ainda não indicadoras de AIDS, como candidíase orofaríngea e/ou vulvovaginal, neoplasia intraepitelial cervical, herpes zóster e doença inflamatória pélvica, entre outras. A AIDS como doença totalmente manifesta se caracteriza por contagem de linfócitos T-CD4$^+$ abaixo de 200 células/mm^3, sendo frequentemente associada a doenças encontradas especificamente em pessoas com grave disfunção da imunidade celular. No caso do HIV, essas doenças são chamadas "indicadoras". Em geral, trata-se de complicações infecciosas secundárias, usualmente tratáveis, como tuberculose, pneumocistose pulmonar, candidíase esofágica e toxoplasmose, entre outras. O

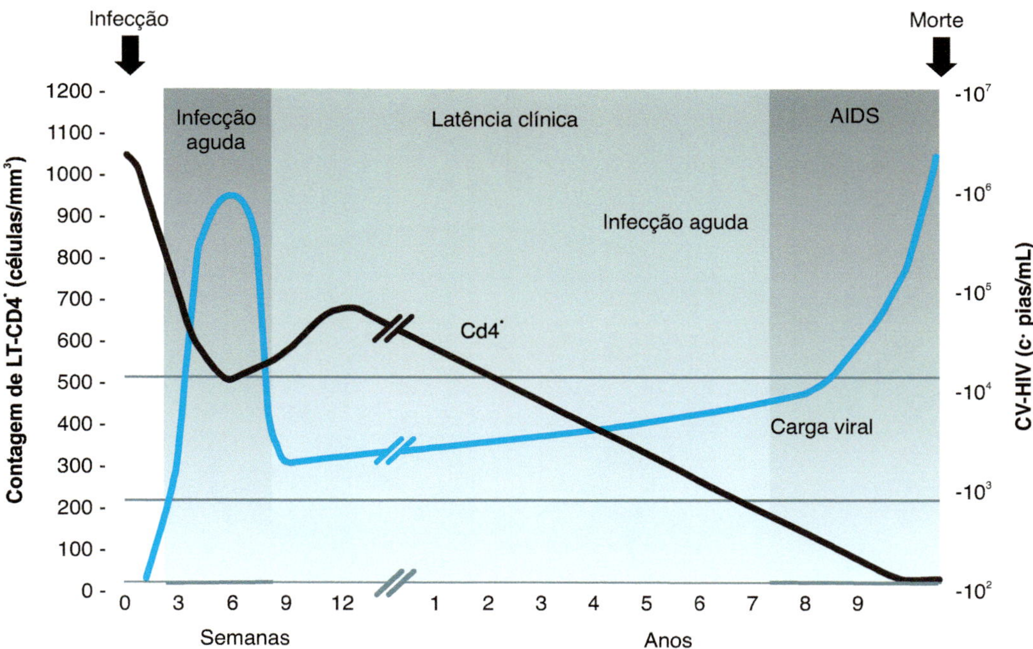

Figura 49.1. Fases clínicas da infecção pelo HIV. (*LT-CD4+*: linfócitos T com receptor CD4 presente; *CV-HIV*: carga viral do HIV.) (Adaptada de HIV Book 2015/2016.[11])

câncer cervical invasivo é também doença indicadora de AIDS.

- A *infecção avançada* é diagnosticada em todos os casos em que a contagem de linfócitos T-CD4+ está abaixo de 50 células/mm³. As doenças da fase avançada, como retinite citomegálica, micobacteriose, leucoencefalopatia multifocal progressiva e linfomas, costumam ser mais refratárias ao tratamento.

A Figura 49.1 mostra as fases clínicas na evolução da infecção pelo HIV,[11] enquanto o Quadro 49.1 ilustra a definição de casos de AIDS proposta pelo CDC em 1993 e ainda hoje utilizada.

ASPECTOS BIOLÓGICOS E PATOGÊNESE DO VÍRUS

RNA-vírus da família dos retrovírus, o HIV apresenta envelope lipídico externo com diversas glicoproteínas estruturais (gp120, gp41, p17/18, p24/25), envolvendo núcleo central (*core*) cilíndrico, que contém as proteínas estruturais, o RNA e as enzimas transcriptase reversa e protease.[12]

Quadro 49.1 Definição de caso de AIDS em adolescentes e adultos para fins de vigilância epidemiológica

Contagem de linfócitos T-CD4+	Categorias clínicas*		
	A	**B**	**C**
500/mm³	A1	B1	C1
200 a 499/mm³	A2	B2	C2
< 200/mm³	A3	B3	C3

*Pessoas nas categorias A3, B3 e C1, C2 e C3 são notificadas como tendo AIDS.
A – assintomática ou infecção aguda; B – sintomática; C – condição indicadora de AIDS (1987).

Foram descritos dois subtipos capazes de levar à AIDS: o HIV-1 e o HIV-2. O primeiro é o mais prevalente no Brasil, ao passo que o último é identificado em diferentes regiões do mundo, mas sempre em indivíduos que tiveram algum contato com o continente africano ou sua população.[13,14]

Os passos iniciais da patogênese viral incluem (Figura 49.2):

- Ligação e penetração viral nas células-alvo.
- Perda do envoltório viral.
- Ação da transcriptase reversa.
- Integração ao genoma do hospedeiro.
- Ação da protease.

A molécula de CD4 é o receptor celular de superfície das células suscetíveis à infecção, ao qual irão se ligar os componentes da glicoproteína 120 (gp120).

A enzima viral transcriptase reversa auxilia a transcrição do DNA de dupla hélice a partir do RNA viral, que então é transportado para o núcleo celular, integrando-se ao genoma da célula do hospedeiro. Após essa integração, o DNA viral induzirá a produção das proteínas próprias do vírus. A velocidade de produção dessas proteínas virais, com os fatores regulatórios celulares, é o que determina se a infecção será latente ou ativa.[13] A atividade citopática viral leva à depleção dos linfócitos auxiliares (T-CD4+), ocasionando imunodeficiência com o desenvolvimento subsequente de infecções secundárias e neoplasias. Existem outros receptores na membrana celular aos quais o HIV pode se fixar para penetrar nas células: CCR5 e CXR4, que atuam como correceptores do vírus, facilitando não apenas sua entrada na célula, mas também podendo contribuir diretamente para a progressão da doença. Verificou-se que os portadores dos receptores CCR5 e suas variações são mais suscetíveis ao vírus.

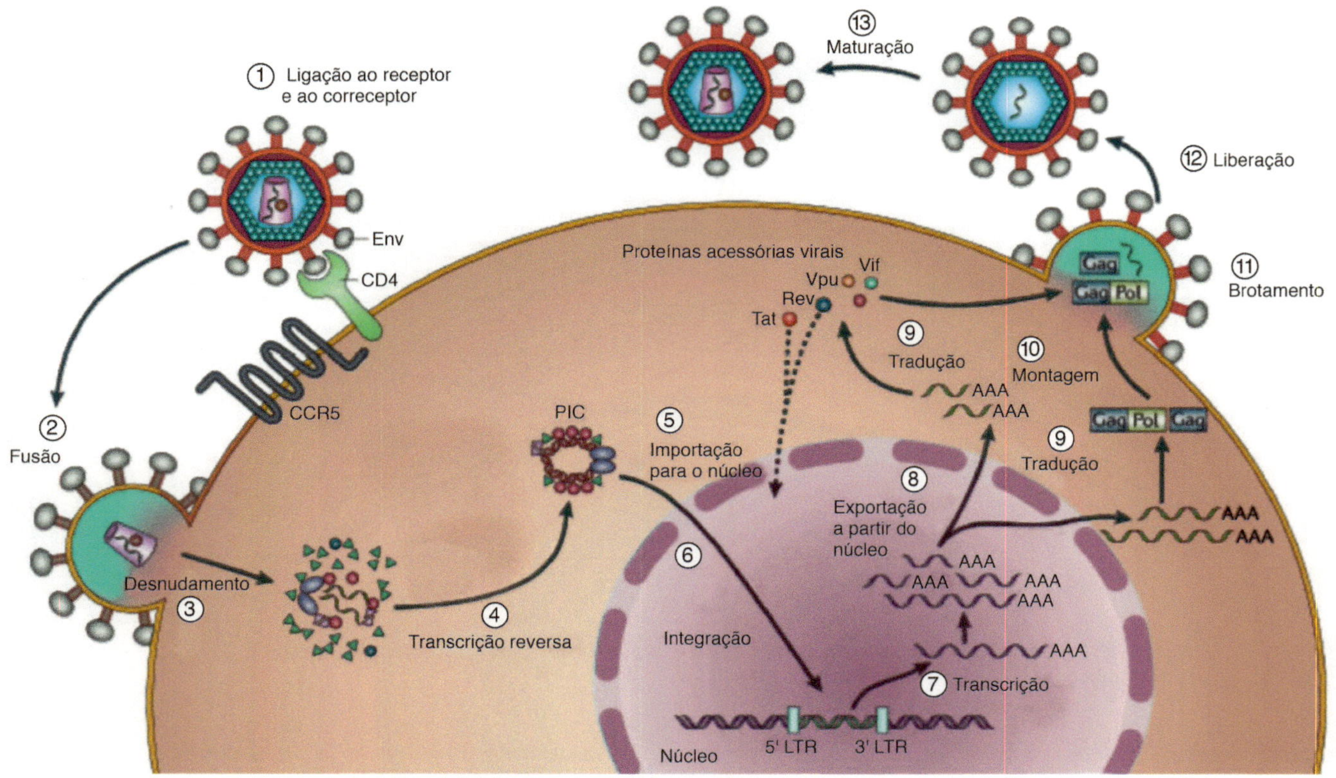

Figura 49.2 Mecanismo de infecção e replicação viral. (Adaptada de HIV Book 2015/2016.[11])

TRANSMISSÃO DO VÍRUS

O vírus pode ser transmitido por três vias: sexual, sanguínea e, na gravidez, da mãe para o feto. Atualmente, a transmissão sexual é a via mais importante de disseminação do HIV. A transmissão sanguínea ocorre por meio de transfusões com sangue contaminado ou seus derivados, ou pelo compartilhamento de seringas contaminadas, quando da infusão de drogas via endovenosa. A transmissão vertical pode ocorrer em três momentos: no período pré-parto (intraútero), em qualquer momento da gestação; no período periparto, durante o trabalho de parto ou ao nascimento; ou no período pós-parto, através do aleitamento materno.A transmissão através do sêmen de doadores já foi confirmada, sendo necessária a realização de testes sorológicos dos doadores de gametas para pesquisa do HIV ou de outros retrovírus patogênicos. O HIV não é transmitido diretamente através das células germinativas do hospedeiro humano.

Transmissão sexual

Desde as primeiras investigações sobre a nova doença e seu agente etiológico, as práticas sexuais foram identificadas como importante via de transmissão do HIV. Estudo realizado em 1992 indicou que aproximadamente 75% das infecções por HIV no mundo estavam relacionadas com práticas sexuais.[15] Está bem estabelecido que qualquer forma de relação sexual em que ocorra troca de fluidos entre parceiros representa risco de transmissão do vírus, com diferentes graus de infectividade, na dependência das diversas práticas sexuais. O sexo anal desprotegido tem sido apontado como a prática de maior risco tanto para os homens como para as mulheres.[13,16] O vírus é encontrado em maior concentração no sêmen do que nas secreções vaginais. Por outro lado, a mulher expõe grande superfície de mucosa bem vascularizada durante o ato sexual, tanto da cérvice uterina como da vagina, o que pode explicar a maior facilidade de transmissão do vírus do homem para a mulher. Estudo europeu apresentou resultados que sugerem a transmissão homem-mulher duas vezes maior do que a transmissão mulher-homem.[17] Estudos prospectivos realizados em diferentes países, em casais sorodiscordantes, têm mostrado eficácia de proteção contra a infecção em praticamente 100% dos parceiros soronegativos quando os casais usam preservativo em todas as relações sexuais. Estudo nacional, multicêntrico, confirmou essa assertiva.[16]

Vários estudos têm demonstrado a importância de inúmeros fatores e cofatores que facilitam a transmissão heterossexual do vírus:[18]

- **IST:** ulcerativas (maior frequência de transmissão) e não ulcerativas.
- **Na presença da infecção pelo HIV:** fase aguda ou avançada da infecção (em razão da maior viremia), baixa contagem de linfócitos T-CD4$^+$, não adesão aos antirretrovirais e homozigosidade para o receptor CCR5.
- **Fatores físicos:** ectopias cervicais, não circuncisão masculina e doença inflamatória pélvica.

- **Práticas sexuais:** não uso de protetores de barreira, relação sexual durante a menstruação, atividade sexual com múltiplos parceiros ou com homens de alto risco e prática do sexo anal.
- **Uso de drogas ilícitas.**

Transmissão perinatal

Já está bem estabelecida a transmissão do HIV da mãe para o feto durante o ciclo gravídico-puerperal, seja através da placenta, seja no parto ou com o aleitamento. A possibilidade de transmissão materno-fetal varia entre 15% e 40%, dependendo de fatores materno-fetais, eventos obstétricos e características do vírus – o risco adicional de transmissão após o parto, por meio do aleitamento materno, é estimado em 7% a 22%.[17]

Determinantes e fatores de risco

No Quadro 49.2 estão listados os principais fatores de risco que aumentam as taxas de transmissão do vírus durante o ciclo gravídico-puerperal.Vários estudos têm demonstrado que a carga viral materna está diretamente relacionada com a maior ou menor probabilidade de transmissão vertical do vírus. Apesar de não estar estabelecido o nível de viremia plasmática materna capaz de predizer individualmente o risco de transmissão, esse parâmetro é considerado o principal determinante na transmissão vertical do HIV.[19-25] O *Women and Infants Transmission Study* (WITS), analisando 552 grávidas soropositivas, encontrou percentuais diferenciados de transmissão perinatal do vírus, na dependência da carga viral materna (RNA) – quanto maior a carga viral, maior a probabilidade de transmissão do HIV. Entre as grávidas com viremia abaixo de 1.000 cópias/mL, não houve transmissão perinatal.[26]

Quadro 49.2 Categorias e fatores de risco para transmissão perinatal do HIV

Categorias de risco	Fatores de risco
Virais	Viremia plasmática e genital Genótipo e fenótipo viral Resistência genotípica a antirretrovirais
Maternos	Antigenemia p24 Doença avançada (AIDS) Carga viral elevada Baixa contagem de linfócitos T-CD4$^+$ Não uso do AZT Infecção cervicovaginal IST Gravidez na adolescência
Comportamentais	Sexo desprotegido Múltiplos parceiros Tabagismo Uso de drogas na gravidez Baixa ingestão de vitamina A Amamentação
Obstétricos	Procedimentos invasivos Corioamnionite Ruptura das membranas > 4 horas Parto vaginal ou instrumental Episiotomia Laceração no canal do parto
Fetais	Prematuridade Gemelaridade

AIDS: síndrome da imunodeficiência adquirida; AZT: zidovudina; IST: infecções sexualmente transmissíveis.

Momento da transmissão materno-fetal do vírus

Diversos estudos têm sido realizados para verificar em que momento do ciclo gravídico-puerperal a transmissão vertical é predominante. Do ponto de vista da prevenção, é fundamental detectar esse momento para que sejam tomadas as medidas individuais e coletivas adequadas para redução da infecção perinatal.

O AIDS Clinical Trials Group (ACTG), em 1992, estabeleceu critérios para diagnosticar o período em que ocorreu a transmissão vertical com base na avaliação laboratorial do sangue do recém-nascido:[27]

- **Infecção intraútero:** quando o PCR-DNA ou a cultura viral forem positivos em amostra de sangue periférico coletada nas primeiras 48 horas após o nascimento.
- **Infecção periparto:** se os testes diagnósticos anteriores forem negativos em amostras de sangue obtidas durante a primeira semana de vida e se tornarem positivos entre o sétimo e o 90° dia de vida, na ausência de aleitamento materno.

Os resultados positivos obtidos no período neonatal devem ser confirmados imediatamente após o resultado do primeiro exame.[28]Apesar de o HIV já ter sido detectado em material de abortamento, confirmando a possibilidade de transmissão precoce na gestação, existe consenso entre os autores de que o momento do parto é o mais importante para a transmissão do vírus. De acordo com a literatura, em cerca de 70% dos casos a transmissão ocorre nesse período; nos 30% restantes acontece intraútero ou no pós-parto, com o aleitamento materno.[28,29]

RESPOSTA IMUNOLÓGICA DA GESTANTE

A resposta humoral da mulher grávida aos antígenos proteicos estruturais do HIV é pronta e rápida, produzindo anticorpos em grandes concentrações. Na gestação costuma ser alta a contagem de linfócitos. Portanto, a contagem fenotípica dos linfócitos (CD4 e CD8) deve ser analisada não somente em termos numéricos, mas também em percentuais.[30]A gravidez não contribui para redução dos linfócitos T-CD4$^+$, mas a contagem de linfócitos T-CD8$^+$ aumenta nos diferentes momentos da gestação, incluindo o pós-parto imediato. A imunidade celular é mediada pela produção de citocinas. As citocinas do tipo 1 (interleucina, interferon-gama e outras) se associam a respostas citotóxicas, enquanto as do tipo 2 (isoleucinas) estão relacionadas com respostas de supressão. Acredita-se que a gravidez seja caracterizada por resposta celular do tipo 2 e que as citocinas do tipo 1 estariam bloqueadas para proteger o feto (enxerto alógrafo) da resposta imunológica materna.

DIAGNÓSTICO SOROLÓGICO

As estratégias de testagem têm por objetivo melhorar a qualidade do diagnóstico da infecção recente pelo HIV e ao mesmo tempo fornecer uma base racional para assegurar um diagnóstico seguro e concluído rapidamente. Os ensaios de terceira geração possibilitaram a detecção de imunoglobulina M (IgM) e imunoglobulina G (IgG) e representaram um avanço no diagnóstico da infecção recente pelo HIV. No entanto, novas tecnologias foram desenvolvidas, como os testes de quarta geração, que possibilitam a detecção combinada de antígeno e anticorpo, reduzindo o período de janela diagnóstica do HIV.[31] Os testes complementares convencionais (*Western blot* [WB], *immunoblot* [IB] ou *immunoblot* rápido [IBR]) são menos sensíveis do que os imunoensaios de terceira e quarta gerações, podendo produzir resultados falsos (não reagentes). Por isso, são inadequados para detecção de infecções recentes e aumentam o custo do diagnóstico.

Atualmente, os testes moleculares são os mais eficazes para confirmação diagnóstica por permitirem o diagnóstico de infecções agudas e/ou recentes e apresentarem melhor custo-efetividade. As pessoas na fase crônica da infecção são identificadas com sucesso por meio de qualquer combinação de testes iniciais (terceira ou quarta geração), seguidos por um teste complementar (WB, IB, IBR ou testes moleculares [TM]). No Brasil, ainda há uma porcentagem considerável de indivíduos diagnosticados na fase crônica da infecção.

Imunoensaio

O ensaio de quarta geração detecta simultaneamente o antígeno p24 e anticorpos específicos anti-HIV. O componente de detecção de anticorpo tem o formato de "sanduíche"; portanto, detecta todas as classes de imunoglobulinas contra proteínas recombinantes ou peptídeos sintéticos derivados das glicoproteínas gp41 e gp120/160. O componente de detecção de antígeno p24 é constituído por um anticorpo monoclonal na fase sólida (para capturar o antígeno p24 presente no soro) e um conjugado constituído por um antissoro (anticorpo) poliespecífico contra a proteína p24, ou mesmo outro anticorpo monoclonal contra um segundo epítopo da proteína p24. Em média, a janela diagnóstica dos ensaios de quarta geração é de aproximadamente 15 dias, dependendo do ensaio utilizado.

Testes rápidos

Os testes rápidos (TR) são imunoensaios (IE) simples, com resultados em até 30 minutos, preferencialmente realizados de modo presencial (na presença do indivíduo), em ambiente não laboratorial, com amostra de sangue total obtida por punção digital ou amostra de fluido oral. Em consequência do desenvolvimento e da disponibilidade de TR, atualmente a testagem para infecção pelo HIV pode ser realizada em ambientes laboratoriais e não laboratoriais, ampliando o acesso ao diagnóstico. Dos vários formatos de TR existentes, os mais frequentemente utilizados são dispositivos (ou tiras) de imunocromatografia de fluxo lateral, imunocromatografia de duplo percurso (DPP) e imunoconcentração. Como os TR são desenvolvidos para detecção de anticorpos anti-HIV em até 30 minutos, em comparação com os IE utilizados em laboratórios, cujo resultado pode levar até 4 horas, os dispositivos são otimizados para acelerar a interação antígeno/anticorpo. Isso exige a utilização de concentração maior de antígeno e da detecção de complexo antígeno/anticorpo com reagentes sensíveis à cor, como o ouro coloidal. Os TR são ideais para fornecer resultados no mesmo dia em uma variedade de situações e locais.

Testes complementares

Os testes complementares utilizam diferentes formatos e princípios. Estão incluídos nessa categoria WB, IB ou imunoensaios em linha (LIA, do inglês *line immunoassay*), incluindo IBR e imunofluorescência indireta (IFI). Mais recentemente, os TM também foram incluídos como testes complementares, uma vez que auxiliam o esclarecimento dos resultados da infecção aguda pelo HIV, como nos casos de reatividade no teste de quarta geração por detecção do antígeno (p24) e ausência de anticorpos circulantes. Muito utilizada como teste complementar durante a primeira década da epidemia de HIV, a IFI foi substituída por WB e IB, os quais têm custo elevado e exigem interpretação subjetiva para estabelecer o diagnóstico com base em um padrão de reatividade definido pelo fabricante do conjunto diagnóstico. As proteínas relevantes na interpretação do WB e do IB para diagnóstico da infecção pelo HIV-1 podem, portanto, ser diferentes, dependendo do fabricante.

Diagnóstico por detecção direta do HIV

A infecção pelo HIV pode ser diagnosticada por meio da detecção direta de componentes do vírus, como o antígeno p24, ou com TM que detectam RNA ou DNA pró-viral. A detecção do antígeno p24 do HIV-1, de RNA ou DNA, desempenha papel importante quando não é possível a detecção de anticorpos. Esses testes são especialmente úteis para o diagnóstico em crianças com menos de 18 meses de idade e em casos de infecção aguda em adultos.[32-34]

Cabe ressaltar que a maioria das pessoas com infecção aguda apresenta carga viral elevada e, consequentemente, risco maior de transmissão da infecção a seus parceiros. Outra aplicação importante para os TM é o diagnóstico precoce da infecção pelo HIV em crianças com exposição perinatal. As crianças nascidas de mães soropositivas adquirem anticorpos anti-HIV passivamente e, assim, ensaios baseados em anticorpos não podem ser utilizados para confirmar ou descartar a infecção pelo HIV em crianças com idade inferior a 18 meses.[28]

A Figura 49.3 mostra a época de surgimento dos principais marcadores utilizados no diagnóstico da infecção pelo HIV.

As recomendações referentes aos momentos de oferta de testagem para o HIV da gestante/puérpera são:[28]

1. Pré-natal:
   - Consulta do pré-natal idealmente no primeiro trimestre da gestação.
   - Início do terceiro trimestre de gestação (28ª semana).

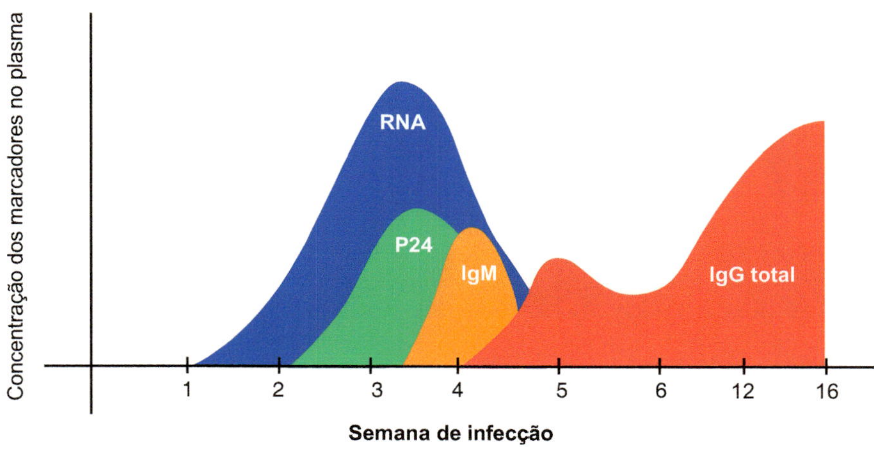

Figura 49.3 Marcadores de infecção pelo HIV segundo o tempo de infecção. (Adaptada de Manual Técnico para o Diagnóstico da Infecção pelo HIV, 2018.[29])

2. Realizar testagem para HIV na maternidade: parto/aborto (independentemente de exames anteriores).
3. Sempre que houver história de exposição de risco/violência sexual.

Além da testagem rápida para o HIV, está recomendada a testagem combinada para sífilis, hepatite B (em caso de gestante sem esquema vacinal completo) e hepatite C, sempre que for oportuno.

Os testes rápidos para HIV são os métodos preferenciais para diagnóstico, pois possibilitam o início precoce da terapia antirretroviral e, consequentemente, uma resposta virológica mais rápida.

Recomendações para diagnóstico da infecção pelo HIV em gestantes

Alguns fatores podem ensejar a presença de resultados falso-positivos em ensaios que empregam a detecção de anticorpos para diagnóstico da infecção pelo HIV. Alguns estudos sugerem que pode haver incidência maior de resultados falso-reagentes em gestantes devido à produção de aloanticorpos, como acontece em pessoas com histórico de transfusão sanguínea. A aloimunização, muitas vezes, leva à produção de anticorpos que podem reagir de forma cruzada com os antígenos empregados nos ensaios utilizados para diagnóstico da infecção pelo HIV.[35,36] Desse modo, em caso de amostras de gestantes com resultado reagente ou indeterminado, recomenda-se a realização imediata da quantificação da carga viral do HIV-1 com o objetivo de complementar o diagnóstico da infecção pelo HIV.

Os fluxos sugeridos para confirmação da infecção pelo HIV são mostrados nas Figuras 49.4 e 49.5 segundo o exame utilizado inicialmente (TR ou IE de quarta geração).

EVOLUÇÃO DA DOENÇA E GRAVIDEZ

As primeiras publicações confirmavam a impressão de que a gravidez acelerava o processo evolutivo da AIDS. Esses estudos, contudo, não foram conclusivos, e pequenas séries de casos foram publicadas, demonstrando a não

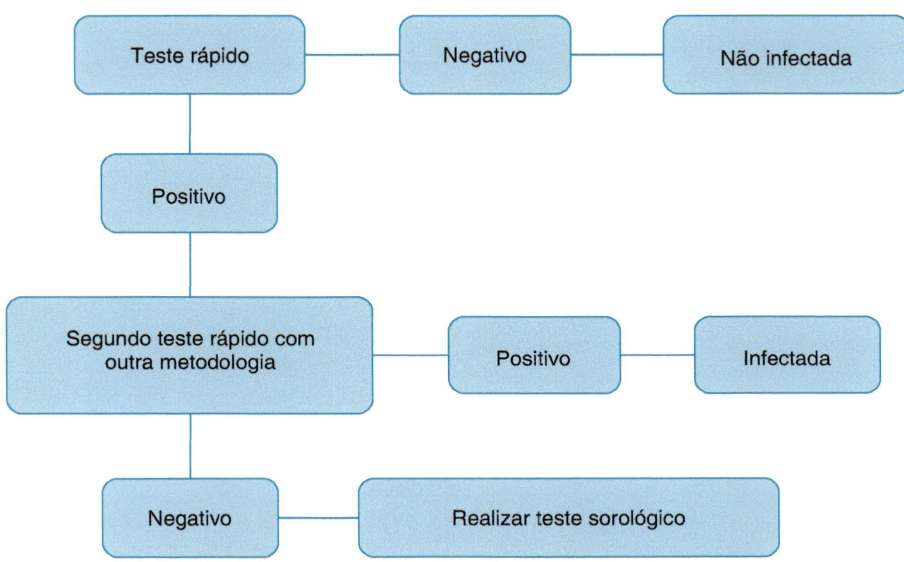

Figura 49.4 Diagnóstico da infecção pelo HIV iniciando com teste rápido.

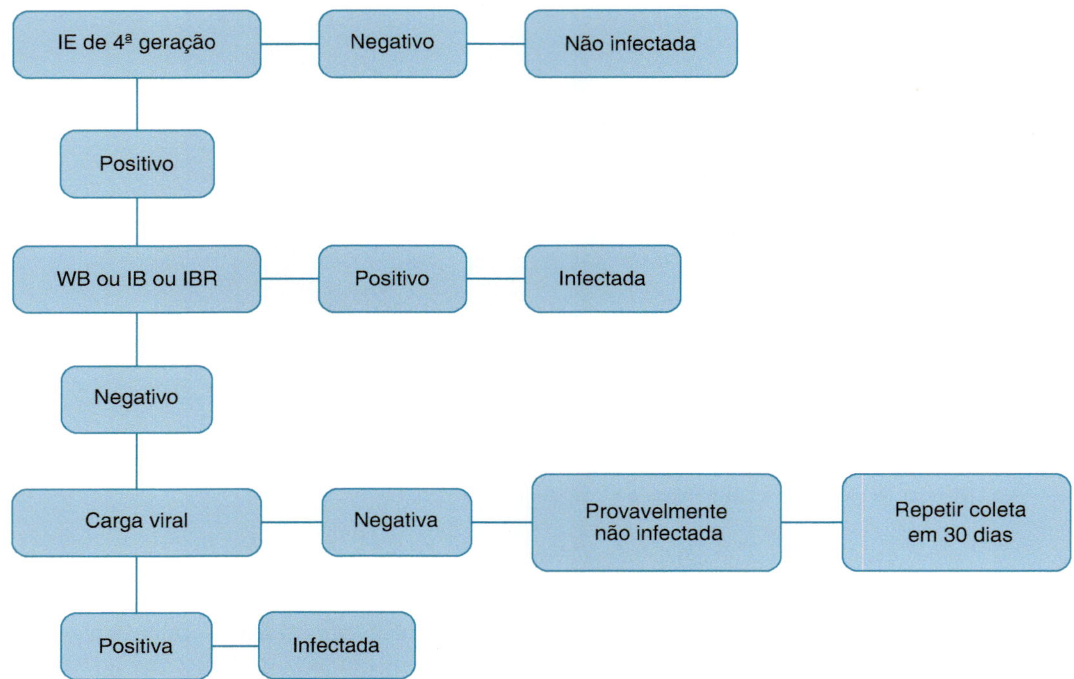

Figura 49.5 Diagnóstico da infecção pelo HIV iniciando com exame sorológico. (*IE*: imunoensaio; *WB*: *Western blot*; *IB*: *immune blot*; *IBR*: *radio immune blot*.)

interferência da gestação no processo evolutivo da doença. Existe consenso entre os autores sobre a redução da imunidade celular induzida pela gravidez, mas não há evidências de que ela estimule o surgimento da AIDS ou de suas complicações nesse período.[28,32] Assim, até o momento não existem evidências de que a gestação influa no processo evolutivo da AIDS. Segundo Hocke,[34] em coorte de mulheres infectadas pelo HIV, comparando as que engravidaram com as que não engravidaram durante o estudo, todas com imunossupressão leve a moderada, a existência de gravidez não acelerou a progressão para a AIDS ou a morte.

USO DE ANTIRRETROVIRAIS PARA REDUÇÃO DA TRANSMISSÃO PERINATAL

As taxas de transmissão vertical do HIV, sem qualquer intervenção durante a gestação, situam-se entre 25% e 30%. Desse percentual, 25% se referem à transmissão intraútero e 75% à transmissão intraparto.[34]

O Protocolo 076 do *Pediatric AIDS Clinical Trials Group* (PACTG 076), ensaio clínico randomizado publicado em 1994, representou grande avanço na redução da transmissão perinatal ao demonstrar que a administração da zidovudina (AZT) às grávidas soropositivas reduzia em aproximadamente 68% o risco de transmissão perinatal do vírus,[36,37] sendo observados efeitos colaterais mínimos nas mães e nos recém-nascidos. Da mesma maneira, não houve diferenças entre as crianças expostas ao AZT e ao placebo na avaliação do crescimento somático e do desenvolvimento neuropsicomotor. Estudo posterior confirmou a eficácia do AZT em grávidas com doença avançada.[38,39] Estudos subsequentes avaliaram a eficácia de diferentes esquemas antirretrovirais (ARV) na redução da transmissão vertical do HIV.[38-41] O efeito protetor da TARV aumenta com a complexidade e a duração do esquema empregado: TARV combinada associa-se a taxas menores de transmissão. O grande desafio consiste em tornar esses medicamentos acessíveis às gestantes soropositivas de todo o mundo.[39]

Princípios básicos para o uso desses medicamentos, contudo, não podem ser negligenciados. A escolha dos medicamentos, o momento de introdução e o tempo de uso são variáveis importantes para impedir a toxicidade materna e neonatal e prevenir problemas futuros para a mãe e seu filho. O uso dos ARV é apenas um dos componentes dos cuidados pré-natais às gestantes soropositivas que demandam maior atenção no diagnóstico de comorbidades, como anemia, má nutrição, uso de álcool ou drogas, doenças coexistentes (hepatites, infecções genitais, diabetes) e outras afecções.[42] A carga viral elevada é o principal fator de risco associado à transmissão vertical do HIV. Em virtude de sua potência para inibição da replicação viral, menor risco de resistência viral em curto prazo e maior segurança dos ARV, a TARV tríplice deve ser administrada a todas as gestantes infectadas pelo HIV independentemente da situação virológica, clínica ou imunológica.

O teste de genotipagem (genotipagem pré-tratamento) está indicado para todas as gestantes que forem iniciar a TARV. O teste deverá ser solicitado e a amostra de sangue coletada antes do começo da terapia. No entanto, não é necessário aguardar o resultado da genotipagem para o início da TARV.

Tratamento

O risco de transmissão vertical do HIV é determinado pela carga viral (CV-HIV) materna, pelo uso de TARV durante a gestação e pela relação entre o tempo de uso de

TARV efetiva e o parto. A supressão da CV-HIV é fator determinante na prevenção da transmissão vertical. O uso de TARV durante a gravidez reduz a taxa de transmissão vertical do HIV de aproximadamente 30% para menos de 1%, quando se alcança a supressão da CV-HIV materna (CV-HIV plasmática).

Genotipagem pré-tratamento

Atualmente, há uma preocupação mundial com a transmissão de cepas do HIV resistentes a uma ou mais classes de ARV, o que está relacionado com chance maior de falha da TARV. Estudos mais recentes têm demonstrado que as mutações ocorrem de forma espontânea, sugerindo que os esquemas de ARV com maior barreira genética para resistência, associados à maior adesão das pessoas em uso de TARV, podem limitar a expansão da resistência transmitida por reduzirem a geração de linhagens virais resistentes. A genotipagem pré-tratamento está indicada para todas as gestantes que vivem com HIV em início de TARV, de modo a orientar o esquema terapêutico.[43]

Todas as gestantes infectadas pelo HIV devem receber TARV durante a gestação. No entanto, é necessário detectar as dificuldades de compreensão por parte das mulheres em relação ao uso dos medicamentos, bem como outros possíveis obstáculos à adesão ao tratamento, garantindo o acesso à informação clara sobre os objetivos do tratamento, o significado dos exames de carga viral e de contagem de linfócitos T-CD4$^+$, a necessidade de adesão ao regime terapêutico proposto, os efeitos adversos potenciais para a mãe e o feto, os medicamentos que compõem o esquema e seus mecanismos de ação a importância de evitar o uso de bebidas alcoólicas e drogas recreacionais, a importância do uso sistemático de preservativos e a necessidade de realização periódica das consultas e exames de seguimento.[32]

Medicamentos empregados na terapia antirretroviral

Desde o surgimento, em 1987, do AZT como primeira droga efetiva no tratamento da infecção pelo HIV, muito se avançou, e atualmente estão licenciadas para tratamento cerca de 30 substâncias, divididas em seis classes:

- **Inibidores nucleosídeos da transcriptase reversa:** zidovudina (AZT), lamivudina (3TC) e tenofovir (TDF).
- **Inibidores não nucleosídeos da transcriptase reversa:** efavirenz (EFV).
- **Inibidores de protease:** ritonavir (RTV), darunavir (DRV) e atazanavir (ATV).
- **Inibidores de fusão:** enfuvirtida (T20).
- **Inibidores de entrada:** maviroc (MVR).
- **Inibidores de integrase:** raltegravir (RAL) e dolutegravir (DTG).

Cada uma dessas drogas age em um ponto específico da replicação viral, e explicações detalhadas sobre seus mecanismos de ação fogem do escopo deste capítulo. A Figura 49.6 apresenta, de maneira didática, o local de ação de cada uma das categorias de drogas.

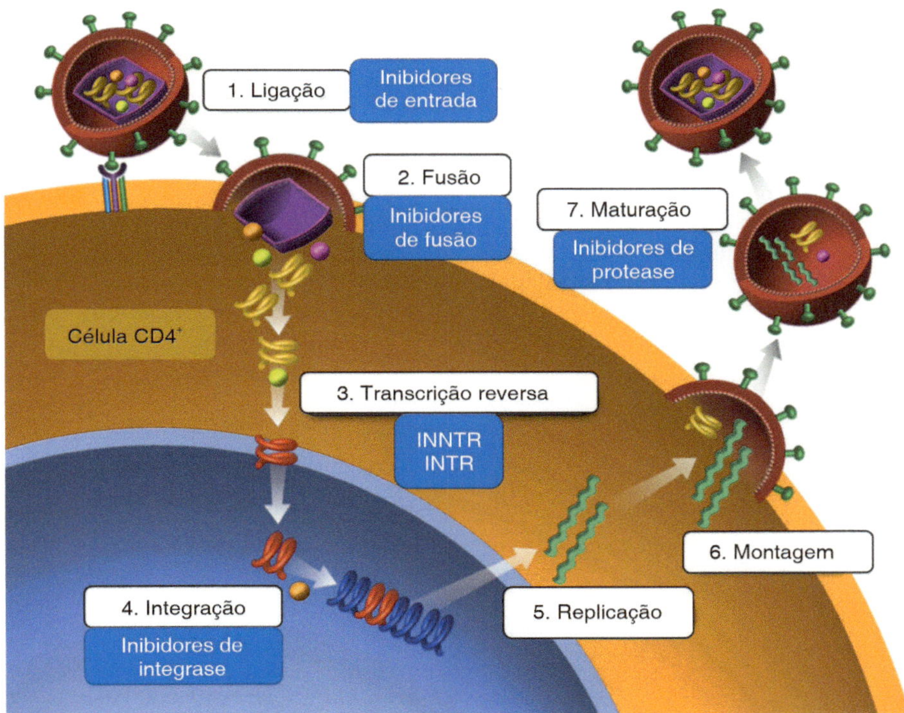

Figura 49.6 Local de ação das diferentes classes de medicamentos antirretrovirais. O diagrama mostra um linfócito T-CD4 e o ciclo de vida do HIV. Os quadros brancos indicam as etapas do ciclo de vida do vírus. Os quadros azuis indicam os medicamentos que agem em cada etapa. (*INNTR*: inibidores não nucleosídeos da transcriptase reversa; *INTR*: inibidores nucleosídeos da transcriptase reversa.) (Adaptada de HIV Book 2015/2016.[11])

Recomendações de terapia antirretroviral para gestantes vivendo com HIV

Gestante HIV-positiva em início de terapia antirretroviral durante a gravidez, sem histórico de exposição prévia à terapia antirretroviral, independentemente da idade gestacional

O esquema inicial preferencial de TARV deve incluir a combinação de dois inibidores de transcriptase reversa análogos de nucleosídeos (ITRN) e um terceiro ARV. A recomendação atual da dupla de ITRN consiste na coformulação de tenofovir e lamivudina (TDF 300mg + 3TC 300mg) – esquema preferencial do terceiro ARV: dolutegravir (DTG 50mg). Os esquemas alternativos do terceiro ARV são: raltegravir (RAL 400mg) a cada 12 horas, atazanavir (ATV 300mg) + ritonavir (RTV 100mg) por dia ou darunavir (DRV 600mg) + ritonavir (RTV 100mg) a cada 12 horas. Em caso de contraindicação aos ARV alternativos ou considerando particularidades do caso, utiliza-se o efavirenz (EFZ 600mg/dia).[44,45]

Gestante já em uso de terapia antirretroviral

Carga viral do HIV indetectável

Para as grávidas vivendo com HIV em uso de TARV antes do diagnóstico da gestação e que apresentem CV-HIV abaixo de 50 cópias/mL, recomenda-se manter o mesmo esquema ARV, desde que não contenha medicamento contraindicado na gestação. O ideal é não realizar a troca da TARV de gestante que esteja com boa adesão, assintomática e com CV-HIV indetectável.

Carga viral do HIV detectável

O reconhecimento precoce da falha virológica e a escolha adequada e oportuna do novo tratamento são fundamentais para evitar consequências graves, como insucesso da prevenção da transmissão vertical do HIV, bem como maior progressão de doença e adoecimento da gestante. Nos casos de falha virológica, a principal hipótese é a má adesão. Os aspectos relacionados com a adesão devem ser reforçados no cuidado das mulheres que vivem com HIV. O Quadro 49.3 apresenta os principais esquemas terapêuticos utilizados na gestação.

Como a gestação é um período relativamente curto, algumas orientações específicas devem ser seguidas para condução da CV-HIV durante a gravidez:

- Todas as mulheres com HIV que se tornam gestantes deverão realizar CV-HIV na primeira consulta de pré-natal.
- As gestantes em TARV antes da gravidez que apresentem CV-HIV detectável deverão ser avaliadas quanto à adesão e à interação medicamentosa e terão exame de genotipagem solicitado para adequação da TARV em uso com celeridade. Cabe ressaltar que apenas uma CV-HIV detectável (> 500 cópias/mL) já é critério para solicitação de genotipagem para gestantes.
- As gestantes com HIV em início de tratamento ou após modificação de TARV deverão ter nova amostra de CV-HIV coletada em 2 a 4 semanas.

Caso não tenha ocorrido a queda de pelo menos 1 log na CV-HIV, deve-se avaliar a adesão e a interação medicamentosa, especialmente quanto à efetividade dos ARV prescritos. A TARV deverá ser adequada de acordo com o resultado do exame de genotipagem, no menor prazo possível.

Segurança dos antirretrovirais na gestação

A incidência de reações adversas em gestantes e crianças expostas a medicamentos ARV para profilaxia da transmissão vertical do HIV é baixa. Além de pouco frequentes, os efeitos adversos geralmente são transitórios e de intensidade leve a moderada, tanto nas gestantes como nas crianças. Esses efeitos raramente determinam a suspensão dos ARV, já que a eficácia desses medicamentos na prevenção da transmissão vertical do HIV se sobrepõe ao risco das reações adversas.

As alterações fisiológicas que ocorrem durante a gestação podem afetar a cinética da absorção, distribuição, biotransformação e eliminação dos medicamentos, alterando potencialmente a suscetibilidade da gestante à toxicidade aos diferentes fármacos. A associação entre o nascimento de crianças com malformações congênitas e a exposição aos ARV durante a vida intrauterina foi objeto de diversos estudos observacionais. Uma análise

Quadro 49.3 Esquemas de terapia antirretroviral (TARV) para início de tratamento em gestantes que vivem com HIV/AIDS

Esquema preferencial para início de TARV na gestante	Considerações
TDF + 3TC + DTG	Contraindicação ao DTG: RAL ou ATV/r ou DRV/r
	Contraindicação ao TDF: AZT
	Contraindicação ao TDF e AZT: ABC
Esquemas alternativos para início de TARV na gestante	**Considerações**
TDF + 3TC + RAL	Deve ser programada ainda no pré-natal a troca de RAL para DTG após o parto
TDF + 3TC + ATV/r	Reforçar a contraindicação do uso concomitante de ATV e medicamentos da classe dos inibidores de bomba de prótons (p. ex., omeprazol)
TDF + 3TC + DRV/r	Contraindicada a formulação de DRV 800mg durante a gestação
TDF + 3TC + EFV	Para uso do EFV, é mandatória a demonstração de sensibilidade na genotipagem pré-tratamento

ABC: abacavir; ATV: atazanavir; 3TC: lamivudina; DRV: darunavir; DTG: dolutegravir; EVF: efavirenz; r: ritonavir; RAL: raltegravir; TDF: tenofovir.

dos dados do registro americano e estudos realizados na Europa mostraram que a prevalência de malformações congênitas nessas crianças é semelhante à encontrada na população em geral.

Efeitos colaterais dos antirretrovirais

O Quadro 49.4 apresenta os principais efeitos colaterais dos ARV atualmente utilizados pelas gestantes.

ASSISTÊNCIA PRÉ-NATAL

Na assistência pré-natal à grávida soropositiva deve ser levada em consideração, em primeiro lugar, à época do diagnóstico. A abordagem da gestante diagnosticada recentemente difere em alguns aspectos da destinada à grávida já portadora crônica do vírus.

Primeira consulta

Segundo as recomendações do MS, os itens listados a seguir servem como roteiro para orientar a abordagem para acompanhamento inicial da gestante diagnosticada com HIV:[28]

- Avaliar o nível de conhecimento da gestante sobre a doença e explicar a infecção pelo HIV e sua evolução, assim como o baixo risco de transmissão vertical, dada a elevada eficácia das medidas preventivas.
- Enfatizar o impacto positivo do início do uso de TARV para a qualidade de vida da mulher e para a prevenção da transmissão vertical, destacando a importância da adesão nesse processo.
- Identificar alguma condição que exija intervenção imediata, como sinais e sintomas sugestivos de infecções oportunistas (IO), bem como a necessidade de iniciar profilaxia para essas infecções.
- Avaliar parcerias sexuais e filhos.
- Abordar aspectos relacionados com a saúde sexual e a prevenção combinada.

Deve-se obter a história atual e prévia, abrangendo os aspectos clínicos e obstétricos da mulher, principalmente daquelas que não estão sob cuidados e/ou tratamento para o HIV. A revisão de sistemas deve buscar evidências de progressão ou estabilidade da doença. A abordagem dos aspectos sociais e psicológicos dessas mulheres é de extrema importância para avaliação das possíveis repercussões da doença em suas vidas e na gravidez, visando à aderência às medidas terapêuticas e preventivas. A análise da história sexual e social permite abordar a necessidade do uso de condom durante a gestação,

Quadro 49.4 Efeitos colaterais dos antirretrovirais

Antirretroviral (classificação e agente terapêutico)	Efeitos colaterais primários e toxicidade
Inibidores da transcriptase reversa nucleosídeos (ITRN)	
Zidovudina (AZT)	Anemia, neutropenia, náusea, cefaleia, insônia, dores musculares e astenia
Lamivudina (3TC)	Dores abdominais, náusea, diarreia, *rash* e pancreatite
Estavudina (d4T)	Neuropatia periférica; cefaleia, diarreia, náusea, insônia, anorexia, pancreatite, provas de função hepática aumentada, anemia e neutropenia
Didanosina (ddI)	Pancreatite, acidose láctica, neuropatia, diarreia, dores abdominais e náusea
Abacavir (ABC)	Náusea, diarreia, anorexia, dores abdominais, fadiga, cefaleia, insônia e reações de hipersensibilidade
Inibidores da transcriptase reversa não nucleosídeos (ITRNN)	
Tenofovir (TDF)	Erupção cutânea, náuseas, vômitos, diarreia, disfunção renal
Nevirapina (NVP)	*Rash* (incluindo síndrome de Stevens-Johnson), febre, náusea, cefaleia, hepatite e provas de função hepática alterada
Delavirdina (DLV)	*Rash* (incluindo síndrome de Stevens-Johnson), náusea, diarreia, cefaleia, fadiga e provas de função hepática alteradas
Efavirenz (EFV)	*Rash* (incluindo síndrome de Stevens-Johnson), insônia, sonolência, tontura, distúrbio de concentração e anormalidades do sonho (pesadelos)
Inibidores da protease (IP)	
Atazanavir (ATV)	Náuseas, vômitos, diarreia, exantema, cefaleia, tontura, hiperbilirrubinemia indireta
Darunavir (DRV)	Náuseas, cefaleia, exantema, disfunção hepática
Indinavir (IDV)	Náusea, dores abdominais, nefrolitíase e hiperbilirrubinemia indireta
Nelfinavir (NFV)	Diarreia, náusea, dores abdominais, astenia e *rash*
Ritonavir (RTV)	Astenia, diarreia, náusea, parestesia perioral, alterações do apetite e aumento de colesterol e triglicerídeos
Saquinavir (SQV)	Diarreia, dores abdominais, náusea, hiperglicemia e provas de função hepática alterada
Amprenavir (AMP)	Náusea, diarreia, *rash*, parestesia perioral, alterações do apetite e depressão
Lopinavir/Ritonavir	Diarreia, fadiga, cefaleia, náusea e aumento de colesterol e triglicerídeos

enfatizando seu papel complementar na prevenção da transmissão vertical. Cabe também identificar possíveis fatores adversos, como tabagismo, uso de drogas endovenosas e alcoolismo.

O exame físico inicial deve ser o mais detalhado possível, com especial atenção aos sistemas mais afetados pelo HIV e aos possíveis sinais de imunodeficiência que elas possam apresentar, como: candidíase vaginal de repetição, candidíase oral e esofagiana, pneumonia atípica, herpes zóster recorrente, molusco contagioso extragenital, neoplasia intraepitelial cervical (NIC) recorrente e herpes genital recorrente e atípico.

O rastreamento de malformações deve ser realizado preferencialmente por meio de métodos não invasivos (ultrassonografia morfológica e marcadores bioquímicos de primeiro e segundo trimestres), mas os procedimentos invasivos (amniocentese, biópsia de vilo corial e outros) podem ser realizados durante a gestação, no trabalho de parto e no parto, em gestantes com carga viral indetectável (< 40 cópias/mL).

Exames complementares

Além dos exames de rotina do pré-natal (veja o Capítulo 6), as gestantes que vivem com o HIV devem ser avaliadas quanto às condições gerais de saúde, *status* da infecção pelo HIV (situação imunológica e virológica), presença de comorbidades e existência de fatores que possam interferir na evolução da gravidez. O nível da CV-HIV é um dos fatores mais importantes associados ao risco de transmissão vertical do HIV e auxilia o seguimento e a definição da via de parto.

A carga viral e a contagem de linfócitos T-CD4$^+$ são os exames que possibilitam avaliar a evolução da doença e deverão ser solicitados no momento do diagnóstico inicial. O Quadro 49.5 apresenta a rotina de acompanhamento do *status* virológico e imunológico nas gestantes que vivem com o HIV.

A propedêutica laboratorial inclui ainda exames para avaliar infecções coexistentes e possíveis alterações causadas pelos ARV. Exames específicos devem ser realizados em centros de referência. Nas mulheres previamente soropositivas, deve-se verificar a realização e a data desses exames e repeti-los conforme a necessidade ou a indicação clínica (Quadro 49.6).

Consultas subsequentes

Com base nos achados clínicos, o exame físico detalhado deve ser repetido em caso de suspeita de evolução da doença no curso da gravidez. O exame genital pode ser novamente realizado a cada trimestre independentemente da presença de queixas; quando presentes, torna-se obrigatório. Os exames complementares serão solicitados segundo indicação clínica ou seguindo os protocolos apresentados nos Quadros 49.5 e 49.6.

Cabe discutir com a gestante o risco adicional de transmissão do vírus através da amamentação e as opções de alimentação de seu filho. A amamentação está contraindicada, e fórmula láctea substituta é fornecida nos centros de referência de atendimento de portadores do HIV.[34]

Profilaxia de infecções oportunistas

Nas mulheres com infecção ativa (carga viral detectável) e imunidade comprometida (CD4 < 50 células/mm^3), atenção especial deve ser direcionada ao surgimento de infecções oportunistas. A profilaxia deve ser realizada, utilizando-se a contagem de linfócitos T-CD4$^+$, uma vez que este é o principal marcador de imunidade. O Quadro 49.7 mostra a indicação de profilaxia a ser adotada segundo a contagem dos linfócitos T-CD4$^+$ ou surgimento de outros sinais e sintomas.

A coinfecção por tuberculose também tem risco elevado, sendo a principal causa de óbito por doença infecciosa em pessoas que convivem com o HIV.[28]

Quadro 49.5 Exames solicitados para acompanhamento do *status* sorológico e imunológico de gestantes infectadas pelo HIV

Situação	Exame	Época
Diagnóstico na gestação	Carga viral	Imediatamente após o diagnóstico 4 semanas após introdução do tratamento 34 semanas (definir via de parto)
	LT-CD4$^+$	Imediatamente após o diagnóstico A cada 3 meses
	Genotipagem	Imediatamente após o diagnóstico
Diagnóstico prévio à gestação com bom controle	Carga viral	Na primeira consulta de pré-natal 24 semanas 34 semanas (definir via de parto)
	LT-CD4$^+$	Na primeira consulta de pré-natal
Diagnóstico prévio à gestação com controle inadequado	Carga viral	Imediatamente após o diagnóstico 4 semanas após o reforço ou mudança do tratamento 34 semanas (definir via de parto)
	LT-CD4$^+$	Na primeira consulta de pré-natal
	Genotipagem	Se necessário para guiar mudança no tratamento

LT-CD4+: linfócitos T com receptor CD4.

Quadro 49.6 Outros exames solicitados para acompanhamento pré-natal de gestantes infectadas pelo HIV

Exames	Comentários
Anti-HCV	Coinfecção pelo vírus da hepatite C
Anti-HAV	Coinfecção pelo vírus da hepatite A
Toxoplasmose IgG e IgM	Risco de reativação, principalmente se os linfócitos T CD4+ estiverem < 100 células/mm³
Citomegalovírus IgG e IgM	Risco de reativação
Sorologia para doença de Chagas	Se situação de risco – área endêmica
Rastreamento de tuberculose com PT	Na primeira consulta Se teste positivo (≥ 5mm), investigar infecção ativa e realizar profilaxia de tuberculose
Ureia e creatinina	Trimestralmente nas usuárias de tenofovir
Função hepática (AST e ALT)	Na primeira consulta de todas as gestantes infectadas e trimestralmente nas usuárias de nevirapina ou raltegravir
Citologia oncótica cervicovaginal	Rastreamento de neoplasia intraepitelial cervical Se CD4 < 200 células/mm³, repetir a cada 6 meses

ALT: alanina aminotransferase; AST: aspartato aminotransferase; HAV: vírus da hepatite A; HCV: vírus da hepatite C; IG: imunoglobulina; PT: prova tuberculínica.

Quadro 49.7 Profilaxia de infecções oportunistas

Situação	Profilaxia
LT-CD4+ < 200 células/mm³	Sulfametoxazol (800mg) + trimetoprima (160mg), três vezes por semana
Candidíase oral	
Febre de origem indeterminada por mais de 2 semanas	
Presença de outra IO definidora de AIDS	
LT-CD4+ < 200 células/mm³	Sulfametoxazol (800mg) + trimetoprima (160mg), diários
LT-CD4+ < 50 células/mm³	Sulfametoxazol (800mg) + trimetoprima (160mg), diários Azitromicina – 1.500mg/semana

AIDS: síndrome de imunodeficiência adquirida; IO: infecção oportunista; LT-CD4+: linfócitos T com receptor CD4.

As gestantes infectadas pelo HIV que apresentem sintomas respiratórios (principalmente tosse de longa duração) devem ser investigadas independentemente da contagem de linfócitos T-CD4+. A investigação pode ser realizada das seguintes formas:

- Teste rápido molecular.
- Pesquisa direta do bacilo de Koch (bacilo álcool-ácido-resistente [BAAR]).
- Cultura de micobactéria.

Em caso positivo, o tratamento da tuberculose deve ser imediato, independentemente do tempo de gestação.

Para as gestantes assintomáticas, está recomendado o rastreamento de infecção latente através da prova tuberculínica (PT) ou do *Interferon-Gama Release Assay* (IGRA).

O tratamento da infecção latente deve ser realizado com isoniazida, 300mg/dia, durante 6 a 9 meses, associada à piridoxina, 50mg/dia (para evitar efeitos adversos na gestante e no recém-nascido), nas seguintes situações:

- Todas as gestantes assintomáticas com linfócitos T-CD4+ < 350 células/mm³.
- Gestantes assintomáticas com linfócitos T-CD4+ ≥ 350 células/mm³ e:
  - PT ≥ 5 ou IGRA positivo.
  - Radiografia de tórax evidenciando cicatriz de tuberculose sem história de tratamento prévio.
  - Risco epidemiológico alto sem possibilidade de testagem.

Imunizações

Em gestantes portadoras do HIV, considerar a imunização quando o risco de exposição a determinado patógeno for considerado elevado, quando o risco de infecção tanto da mãe como do recém-nascido for elevado e quando a vacina disponível não causar sabidamente danos à saúde da mãe e do recém-nascido.

A administração de vacinas com vírus vivos atenuados em gestantes e/ou em pessoas com imunodeficiência está condicionada à análise individual de risco-benefício e não deve ser realizada em casos de imunodepressão grave. Além dos aspectos que dizem respeito à gestação, é preciso considerar as condições imunológicas da gestante. Na infecção pelo HIV, à medida que aumenta a imunodepressão, reduz a possibilidade de resposta imunológica consistente.

Sempre que possível, deve-se adiar a administração de vacinas às mulheres sintomáticas ou com imunodeficiência grave (contagem de linfócitos $T\text{-}CD4^+ < 200$ células/mm^3), até que um grau satisfatório de reconstituição imune seja obtido com o uso de TARV, o que melhora a resposta vacinal e reduz o risco de complicações pós-vacinais.

Alguns estudos demonstraram elevação transitória da carga viral após a imunização, fenômeno denominado *transativação heteróloga*, que pode durar aproximadamente 4 semanas. A elevação da viremia, mesmo que transitória, pode aumentar o risco de transmissão vertical do HIV, sendo mais uma razão para postergar o início do esquema vacinal para após o início da TARV. Também devido à transativação heteróloga, a vacinação deve ser evitada no final da gestação, período em que é maior o risco de transmissão fetal (para mais informações, veja o Capítulo 7).

Intercorrências gestacionais

Alterações tubárias causadas pela coinfecção com outros patógenos causadores de IST (clamídia e gonorreia) aumentam o risco de gravidez ectópica. Assim como nas mulheres soronegativas, os abortamentos de primeiro trimestre podem ocorrer em até 15% dos casos e os do segundo trimestre em somente 1% das gestações.

O HIV pode ser fetotóxico, desencadeando lesões em múltiplos órgãos do feto, com impacto maior no timo, com perda dos linfócitos da camada corticomedular, levando a processo inflamatório (timite) com posterior imunossupressão seletiva. Com relação ao peso fetal, não parece haver diferenças na evolução do ganho ponderal durante a gestação nos países industrializados. Entretanto, estudos realizados em países em desenvolvimento têm descrito redução do peso fetal das crianças de mães soropositivas, comparadas às soronegativas.[46,47]

Hiperêmese gravídica

Os vômitos excessivos podem diminuir a biodisponibilidade dos ARV e por isso devem ser abordados prontamente (veja o Capítulo 15). Se o quadro for refratário ao tratamento domiciliar, a internação deve ser considerada para melhorar o controle. Como última hipótese, a TARV pode ser suspensa na fase mais aguda do quadro e reintroduzida assim que as condições clínicas permitirem.

Ruptura prematura das membranas

A ruptura prematura das membranas (RPM) está associada a risco maior de transmissão vertical, principalmente nas gestantes com carga viral detectável, e sua condução também vai depender da idade gestacional. Nas gestações com menos de 34 semanas deve ser mantida a conduta conservadora independentemente da carga viral, pois os riscos de prematuridade superam os de transmissão vertical (veja o Capítulo 25).

A partir de 34 semanas e em caso de carga viral indetectável, o parto pode ocorrer por indicação obstétrica. Se a carga viral for detectável, deve-se iniciar imediatamente o AZT venoso. Caso o colo seja favorável, antecipando-se a resolução em um prazo inferior a 4 horas, pode ser tentada a via vaginal. Caso o colo esteja desfavorável, a cesariana está indicada.

Trabalho de parto pré-termo

Assim como no trabalho de parto a termo, a profilaxia com AZT venoso deve ser iniciada caso a carga viral seja detectável, devendo ser mantida até o parto ou suspensa, caso o parto seja inibido.

Hemorragia pós-parto

Nos casos de hemorragia pós-parto por hipotonia uterina em mulheres em uso de inibidores de protease (nevirapina ou efavirenz), os derivados de *ergot* não devem ser utilizados por inibirem a enzima citocromo p450, e o uso concomitante pode ocasionar respostas vasoconstritoras exageradas e isquemias graves.

VIA DE PARTO

A transmissão intraparto do vírus pode ocorrer via ascendente, mediante o contato direto do sangue materno e fetal, ou do contato do feto com as secreções cervicais e vaginais maternas, quando do desprendimento. A primeira grande polêmica na literatura a respeito das grávidas soropositivas envolveu a discussão da via de parto mais aconselhável para essas mulheres, com a atenção voltada para evitar a transmissão vertical do vírus.

Em mulheres com carga viral desconhecida ou maior que 1.000 cópias/mL após 34 semanas de gestação, a cesariana eletiva a partir de 38 semanas de gestação diminui o risco de transmissão vertical do HIV.[48] Para as gestantes em uso de ARV e com supressão da CV-HIV sustentada, caso não haja indicação de cesariana por outro motivo, está indicada a via de parto vaginal (Figura 49.7).

Em mulheres com CV-HIV abaixo de 1.000 cópias/mL, mas detectável, pode ser realizado parto vaginal, se não houver contraindicação obstétrica. No entanto, há indicação de AZT endovenoso.

Vale reforçar a recomendação de que o parto vaginal é a via de escolha para as gestantes com CV-HIV menor que 1.000 cópias/mL a partir de 34 semanas. Abaixo dessa contagem, a cesariana não é fator estatisticamente relevante para prevenção da transmissão vertical do HIV e se revela causa importante de morbidade nessa população. A incidência de complicações pós-operatórias e hospitalizações após a cesariana é maior entre as mulheres que vivem com HIV do que entre as soronegativas. Portanto, se não houver indicação obstétrica, não se recomenda a cesariana eletiva para as gestantes com CV-HIV abaixo de 1.000 cópias/mL para prevenir a transmissão vertical.

O AZT injetável é indicado para prevenção da transmissão vertical e deve ser administrado durante o início do trabalho de parto ou pelo menos 3 horas antes da cesariana eletiva, até o clampeamento do cordão umbilical, para as gestantes infectadas pelo HIV com CV-HIV desconhecida ou acima de 40 cópias/mL a partir de 34 semanas de gestação ou com histórico de má adesão mesmo com CV-HIV indetectável.

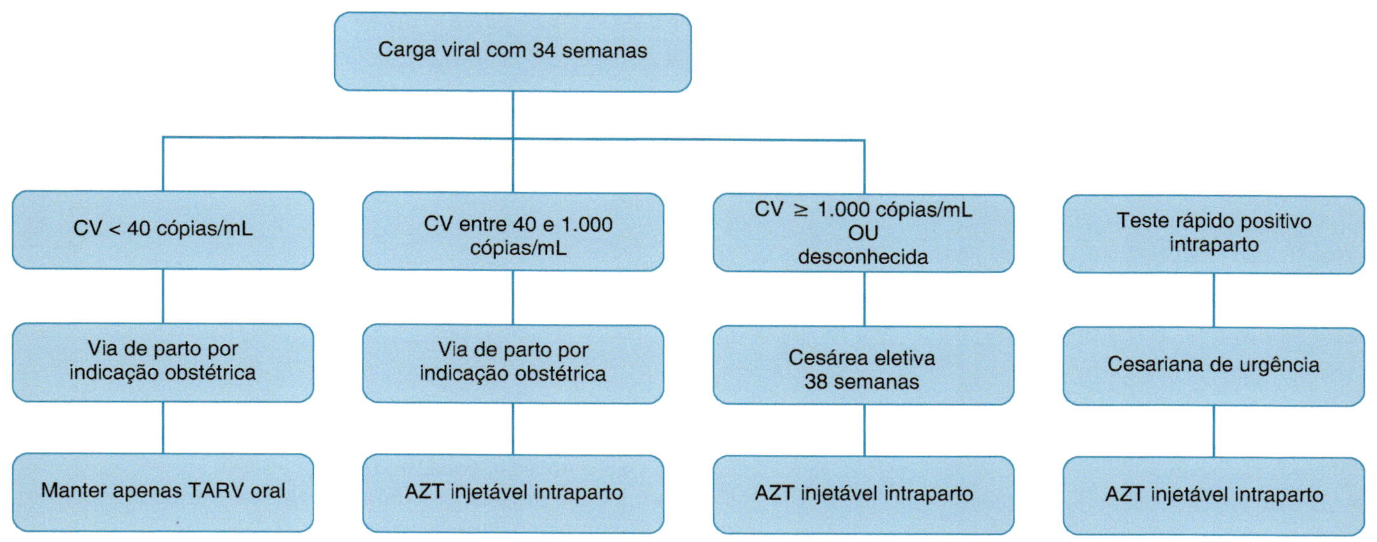

Figura 49.7 Via de parto para as gestantes que vivem com HIV. (*AZT*: zidovudina; *CV*: carga viral; *TARV*: terapia antirretroviral.)

Cuidados específicos durante o parto vaginal

Durante a assistência ao parto, recomendam-se medidas para minimizar a exposição do concepto ao sangue materno, devendo ser obedecidas as seguintes recomendações:

- Caso haja indicação, iniciar AZT endovenoso assim que a parturiente chegar ao serviço em trabalho de parto, conforme o protocolo estabelecido, e manter a infusão até a ligadura do cordão umbilical.
- Evitar toques vaginais desnecessários.
- O uso de ocitocina para induzir ou conduzir o trabalho de parto não está contraindicado.
- Evitar procedimentos invasivos, como amniotomia precoce e monitoração fetal invasiva.
- Evitar que as parturientes permaneçam com bolsa rota por tempo prolongado, uma vez que a taxa de transmissão vertical aumenta progressivamente após 4 horas de bolsa rota naquelas com carga viral detectável.
- Caso seja necessário o parto operatório, preferir o fórcipe ao vácuo-extrator.
- Se for necessária episiotomia, proteger o períneo com compressas umedecidas com degermante (o mesmo utilizado para assepsia da vagina e do períneo durante o parto).
- Não é necessária a ligadura imediata do cordão umbilical em gestantes com carga viral indetectável.

Cuidados específicos durante a cesariana

Caso uma cesariana seja necessária, os seguintes cuidados deverão ser observados:

- Realizar as cesarianas eletivas a partir de 38 semanas, após confirmação da idade gestacional.
- Realizar hemostasia completa de todos os vasos da parede abdominal e a troca das compressas ou campos secundários antes de executar a histerotomia, minimizando o contato posterior do recém-nascido com o sangue materno.
- Sempre que possível, proceder ao parto empelicado (retirada do neonato mantendo as membranas amnióticas íntegras).
- Não é necessária a ligadura imediata do cordão umbilical em gestantes com carga viral indetectável.
- Em gestante com indicação de cesariana eletiva que inicie o trabalho de parto antes da data prevista para a cirurgia e chegue à maternidade com dilatação cervical menor que 4cm, iniciar a infusão endovenosa de AZT e realizar a cesariana, se possível, após 3 horas de infusão. Se o trabalho de parto estiver mais avançado, é preferível iniciar o AZT e mantê-lo até o parto.
- Utilizar antibiótico profilático tanto na cesariana eletiva quanto na de urgência.

Uso de AZT endovenoso

O AZT injetável é indicado para prevenção da transmissão vertical e deve ser administrado desde o início do trabalho de parto ou 3 horas antes da cesariana eletiva, até o clampeamento do cordão umbilical. Para as mulheres em TARV, os ARV devem ser mantidos nos horários habituais, via oral, com um pouco de água, mesmo durante o trabalho de parto ou no dia programado para a cesariana.

Não é necessário o uso profilático de AZT endovenoso nas gestantes que apresentem CV-HIV indetectável após 34 semanas de gestação e com boa adesão à TARV. Entretanto, independentemente da CV-HIV, o médico pode eleger ou não o uso do AZT endovenoso intraparto, a depender de seu julgamento clínico, se houver risco de má adesão.

O esquema posológico de AZT injetável consiste em (Quadro 49.8):

- Apresentação comercial do AZT injetável: frasco-ampola de 10mg/mL; dose de ataque de 2mg/kg na primeira hora, seguida de manutenção com infusão contínua de 1mg/kg, diluído em 100mL de soro glicosado a 5%.

Quadro 49.8 Esquema posológico da zidovudina (AZT) injetável de acordo com o peso da parturiente

Preparação do AZT para infusão endovenosa em 100mL de soro glicosado a 5%							
	Peso da gestante (kg)	**40**	**50**	**60**	**70**	**80**	**90**
Ataque (2mg/kg) Correr na primeira hora	Quantidade de AZT (mL)	8	10	12	14	16	18
	Gotas/min	36	37	37	38	39	39
Manutenção (1mg/kg/hora) Em infusão contínua	Quantidade de AZT (mL)	4	5	6	7	8	9
	Gotas/min	35	35	35	36	36	36

Fonte: Brasil, 2010.[28]

- A parturiente deve receber AZT endovenoso desde o início do trabalho de parto até o clampeamento do cordão umbilical.
- A concentração não deve exceder 4mg/mL.

Em caso de indisponibilidade do AZT venoso, utiliza-se o AZT oral, 300mg a cada 3 horas, até o clampeamento do cordão. Cabe ressaltar que o AZT oral apresenta absorção errática, sem evidência que garanta nível sérico adequado no momento oportuno e, por isso, só deve ser usado em casos de exceção.

Precauções universais da equipe

As precauções básicas e universais consistem em medidas de prevenção que devem ser adotadas em qualquer gestação, independentemente do diagnóstico definido ou presumido de doenças infecciosas, quando da manipulação de sangue, secreções, excreções, mucosas ou pele não íntegra.

Essas medidas incluem a utilização de equipamentos de proteção individual (EPI) – luvas, máscara, óculos de proteção, capotes e aventais – com a finalidade de reduzir a exposição da pele e das mucosas do profissional de saúde ao sangue ou fluidos corpóreos de qualquer pessoa que esteja sendo assistida.[34]

Segundo o MS, os profissionais de saúde (em especial os cirurgiões) e as equipes de limpeza e de laboratório, bem como todo o pessoal do hospital que lida com materiais perfurocortantes, devem adotar outros cuidados especiais para prevenir acidentes. Em caso de exposição ocupacional ao HIV, ainda não há qualquer tipo de quimioprofilaxia absolutamente segura, o que reforça a necessidade do estabelecimento rigoroso de normas universais de biossegurança para reduzir o risco de exposição.[34]

O MS recomenda os seguintes cuidados específicos para proteção dos profissionais de saúde durante o parto (vaginal ou cesariana) em mulheres infectadas pelo HIV:[34]

- Sempre preferir seringas de plástico.
- Sempre preferir o uso de tesouras em vez de bisturi.
- Nunca utilizar lâmina de bisturi desmontada (fora do cabo).
- Preferir fios de sutura agulhados.
- Evitar agulhas retas de sutura em razão do risco maior de acidente percutâneo.
- Sempre utilizar pinças auxiliares nas suturas, evitando manipulação dos tecidos com os dedos durante a sutura da episiotomia (quando esta for necessária), durante o fechamento por planos na operação cesariana e outros procedimentos.
- Evitar sutura por dois cirurgiões, simultaneamente, no mesmo campo cirúrgico.
- Atentar para que a passagem de materiais perfurocortantes (bisturi, porta-agulhas montados e outros) do auxiliar para o cirurgião seja feita por meio de cubas, após aviso verbal.
- Utilizar EPI para manipulação da placenta e do cordão umbilical e nos cuidados imediatos ao recém-nascido, devido à possibilidade de exposição a sangue e líquido amniótico.

PUERPÉRIO

Para a própria proteção, do recém-nascido e da equipe assistente, alguns cuidados destinados à puérpera soropositiva são importantes.

Medidas gerais

A puérpera deve ser adequadamente orientada sobre os riscos da transmissão do vírus através do leite e da contraindicação do aleitamento materno.A equipe deve estar atenta a sinais de depressão e/ou baixa autoestima que possam surgir nesse período, principalmente pela proibição da lactação, sempre oferecendo apoio psicológico e social.É fundamental garantir a avaliação da puérpera entre 7 e 10 dias após o parto, além da revisão puerperal no puerpério tardio. Como as puérperas infectadas pelo HIV têm a lactação inibida, a introdução de método contraceptivo deve ser discutida já na alta hospitalar, podendo ser iniciados os contraceptivos hormonais orais ou injetáveis 4 semanas após o parto. A puérpera deve ser orientada sobre a importância do uso de método de barreira associado à contracepção escolhida.

Nenhum método contraceptivo, seja hormonal, seja dispositivo intrauterino, foi associado à piora da condição imunológica, à falha virológica ou à redução da efetividade da TARV. Na presença de HIV, recomenda-se evitar o uso de espermicidas e diafragma em virtude do risco de microfissuras na parede vaginal. Os demais métodos não têm restrição. Todos os esquemas de TARV podem ser utilizados concomitantemente aos métodos contraceptivos. Recomenda-se seu uso combinado com preservativo, especialmente no caso dos ARV com potencial de interação medicamentosa, como o efavirenz. Ressalta-se que o dolutegravir pode ser coadministrado de forma segura com contraceptivos orais, visto que não apresenta interação medicamentosa com os contraceptivos hormonais, ou seja, não é metabolizado pela enzima CYP3A4.[28]

Inibição da lactação

O risco de transmissão vertical do HIV continua por meio da amamentação. Como o vírus é um parasita intracelular, ficando armazenado dentro dos linfócitos T-CD4$^+$, mesmo as mulheres com carga viral indetectável podem transmitir o vírus, uma vez que se acredita que nos 6 meses de amamentação cerca de 150 milhões de linfócitos passem da mãe para a criança. Desse modo, o fato de a mãe utilizar ARV não controla a eliminação do HIV pelo leite e não garante proteção contra a transmissão vertical. Recomenda-se que todas as puérperas que vivem com HIV/AIDS sejam orientadas a não amamentar. Ao mesmo tempo, elas devem ser informadas e orientadas sobre o direito de receberem fórmula láctea infantil. A criança exposta, infectada ou não, terá o direito de receber a fórmula láctea infantil pelo menos até completar 6 meses de idade. Esse prazo pode ser estendido conforme avaliação de casos específicos.

A prática já demonstrou que uma das intervenções mais efetivas para evitar a amamentação natural consiste em iniciar a orientação sobre o aleitamento artificial durante o pré-natal. A decisão e a comunicação à puérpera sobre a necessidade de suprimir a lactação apenas após o parto são consideradas tardias e com resultados insatisfatórios. São contraindicados o aleitamento cruzado (amamentação da criança por outra nutriz), a alimentação mista (leite humano e fórmula infantil) e o uso de leite humano com pasteurização domiciliar. Deve-se avaliar suas vulnerabilidades e orientar a prevenção da infecção do HIV após o parto, principalmente com o uso de preservativos, reduzindo a possibilidade de infecção durante a amamentação.

Se ocorrer infecção materna aguda durante a amamentação, o risco de infecção da criança é maior devido ao aumento rápido da CV-HIV e à queda na contagem de linfócitos T-CD4$^+$. A mãe deve ser orientada a interromper a amamentação assim que o diagnóstico for realizado. É importante a orientação sobre o uso do preservativo durante a lactação para as puérperas. Em caso de suspeita de infecção materna com risco alto de transmissão para o lactente, recomendam-se a interrupção imediata da amamentação, a testagem da mãe e do lactente para HIV, para detecção precoce de infecção, a avaliação para profilaxia pós-exposição (PEP) e o acompanhamento da criança exposta. Se a criança for exposta à amamentação por mulher que vive com HIV, deve-se orientar a mãe sobre a interrupção imediata da amamentação e avaliação quanto à necessidade de realização de PEP para a criança simultaneamente à investigação diagnóstica.

Inibição medicamentosa

A cabergolina é um agonista da dopamina que age na hipófise, diminuindo a produção de prolactina. Trata-se de medicação efetiva e com poucos efeitos colaterais. A posologia empregada para inibição da lactação é 1mg (dois comprimidos de 0,5mg), via oral, em dose única. Em caso de persistência da produção láctea após 1 semana, a dose pode ser repetida.

Enfaixamento das mamas

O enfaixamento das mamas deve ser realizado apenas na ausência dos inibidores de lactação farmacológicos. O procedimento consiste em comprimir as mamas com atadura imediatamente após o parto, com o cuidado de não restringir os movimentos respiratórios ou causar desconforto materno. O enfaixamento é recomendado por 10 dias, evitando-se a manipulação e a estimulação das mamas. A adesão é baixa, especialmente em países de clima quente, e sua efetividade é questionável.

CUIDADOS COM O RECÉM-NASCIDO

Logo após o parto, o recém-nascido deve ser abordado da seguinte maneira:

- Limpar com compressas macias todo o sangue e as secreções visíveis no recém-nascido, de forma suave, para não lesionar a pele.
- Se necessário, aspirar delicadamente as vias aéreas do recém-nascido, evitando traumatismos em mucosas.
- Colocar o recém-nascido junto à mãe o mais rápido possível.
- Realizar o banho imediatamente após o nascimento, de preferência com chuveirinho, torneira ou outra fonte de água corrente.
- Aspirar delicadamente o conteúdo gástrico de líquido amniótico (se necessário) com sonda oral, evitando traumatismos. Em caso de presença de sangue, realizar lavagem gástrica com soro fisiológico.
- Coletar amostra de sangue periférico para verificação da CV-HIV.
- Iniciar profilaxia com ARV conforme classificação de exposição ao HIV (baixo ou alto risco).

Em todas as crianças expostas ao HIV no momento do parto, a primeira coleta de CV-HIV deve ser realizada imediatamente após o nascimento. O material deverá ser coletado por meio de punção periférica (não coletar do cordão umbilical), preferencialmente antes do início da profilaxia com ARV. No entanto, a coleta não deve atrasar a administração dos medicamentos.

As crianças expostas ao HIV e com contraindicação para coleta de CV-HIV em razão do baixo peso, ou seja, menos de 2.500g (um grande volume relativo de sangue é necessário para o exame), poderão iniciar a investigação com o exame de DNA pró-viral. Enquanto a criança exposta apresentar contraindicação à coleta para verificação da CV-HIV, a investigação deve continuar a ser feita com DNA pró-viral. O início da profilaxia ARV, indicada para todas as crianças expostas ao HIV, deve ser iniciada ainda na sala de parto, após os cuidados imediatos, de preferência nas primeiras 4 horas após o nascimento.

Após a saída da sala de parto, é recomendado o alojamento conjunto em período integral, não sendo necessário o isolamento do binômio mãe-filho. Deve ser sempre reforçado que o aleitamento está contraindicado. Também não devem ser utilizados aleitamento cruzado (amamentação da criança por outra nutriz) nem leite humano com pasteurização domiciliar. A mãe deve ser orientada a substituir o leite materno por fórmula láctea (fornecida pelo SUS) até a criança completar 6 meses de idade.

As crianças cujas mães utilizaram TARV durante a gestação (antes de 20 semanas pelo menos), com boa adesão e carga indetectável no terceiro trimestre, são consideradas de baixo risco e deverão receber a profilaxia com AZT oral por 28 dias.

Quando as mães não se enquadram nas condições descritas no parágrafo anterior, as crianças devem ser consideradas de alto risco e realizada a profilaxia com AZT, lamivudina e raltegravir por 28 dias. Em caso de prematuros (< 37 semanas), o raltegravir está contraindicado, e a profilaxia deverá ser feita com AZT e lamivudina por 28 dias, associados à nevirapina por 14 dias concomitantemente.

Antes da alta hospitalar, um relatório deve detalhar as condições do nascimento, o tempo de uso do AZT injetável na mãe, o momento do início da profilaxia com ARV, a dose utilizada, a periodicidade e a data de término, além das mensurações antropométricas, tipo de alimento fornecido à criança e outras informações importantes relativas ao parto. Essas informações deverão ser disponibilizadas ao Serviço de Atenção Especializada (SAE) e à Unidade Básica de Saúde (UBS) que acompanharão a criança e a puérpera.

Além disso, deve ser agendada consulta em serviço especializado para seguimento de crianças expostas ao HIV e o comparecimento necessita ser monitorado. Em caso de não comparecimento, a puérpera deve ser contatada. A data da primeira consulta não deve ultrapassar 15 dias a contar do nascimento, idealmente na primeira semana de vida. Cabe lembrar ainda de preencher as fichas de notificação da "Criança exposta ao HIV" e enviá-las ao núcleo de vigilância epidemiológica competente.

O Quadro 49.8 apresenta as evidências e os graus de recomendação sobre a gravidez em mulheres infectadas pelo HIV.

Quadro 49.8 Evidências e graus de recomendação

Características	Evidências	Grau de recomendação
Transmissão heterossexual do vírus	A transmissão do vírus é mais eficiente dos homens para as mulheres, quando de relações sexuais sem proteção	B
	O sexo anal desprotegido é a prática sexual de maior risco para a transmissão tanto em homens como em mulheres	A
	O uso sistemático do condom por casais sorodiscordantes tem demonstrado eficácia de proteção contra infecção em 100% dos parceiros soronegativos, quando os casais usam o preservativo em todas as relações sexuais	B
Transmissão perinatal do vírus	A transmissão vertical pode ocorrer em três momentos: durante a gestação (intraútero), no período periparto, durante o trabalho de parto ou ao nascimento, e no período pós-parto, através do aleitamento materno	A
	A amamentação está formalmente contraindicada, pois o vírus pode ser transmitido pelo leite materno, e a transmissão é tempo-dependente	A
	Quanto maior a carga viral, maior a probabilidade de transmissão do HIV Grávidas em uso de ARV, com viremia < 1.000 cópias/mL na época do parto, praticamente não transmitem o vírus a seus recém-nascidos	B
	O diagnóstico da transmissão vertical intraútero ocorre quando a PCR-DNA, ou a cultura viral, é positiva em amostra de sangue periférico coletado nas primeiras 48 horas após o nascimento	C
Terapia antirretroviral (TARV)	O efeito protetor da TARV aumenta com a complexidade e a duração do esquema empregado: TARV combinada altamente potente (esquema tríplice) reduz dramaticamente as taxas de transmissão em mulheres aderentes ao tratamento	A
	O início do esquema de ARV na gestação deve ocorrer após o primeiro trimestre, entre 14 e 28 semanas de gravidez	B
	A associação AZT/3TC vem sendo mantida como a dupla de ITRN de primeira escolha para compor o esquema ARV inicial	B
	A nevirapina somente poderá ser utilizada em gestantes com imunidade mais comprometida, ou seja, em mulheres com contagem de linfócitos T-CD4^{+} < 250 células/mm^{3}	C
	O inibidor da protease (IP) de escolha para a terapia inicial na gestante é o lopinavir/r (LPV/r)	B
	Apesar das evidências de eficácia dos ARV na redução da transmissão vertical do HIV, eles induzem o surgimento de mutações virais associadas à resistência a esses medicamentos, principalmente entre as gestantes que suspendem a TARV após o parto (regime profilático)	B

(Continua)

Quadro 49.8 Evidências e graus de recomendação *(Cont.)*

Características	Evidências	Grau de recomendação
Intercorrências gestacionais	Não existem evidências de que a gestação influa no processo evolutivo da AIDS	B
	A toxicidade hematológica, principalmente anemia, é um dos principais eventos adversos em gestantes que usam AZT	B
	Todos os procedimentos invasivos estão contraindicados durante a gestação, no trabalho de parto e no parto, pois envolvem maior possibilidade de infecção fetal	C
	Somente podem ser administradas vacinas com vírus vivos atenuados em gestantes infectadas pelo HIV As vacinas com vírus vivos não devem ser realizadas durante a gestação	C
Parto	Realização de cesariana eletiva reduz as taxas de transmissão vertical	A
	Não existe benefício adicional da cesariana eletiva na prevenção da transmissão vertical com nível de carga viral indetectável	C
	O Ministério da Saúde recomenda o parto por cesariana eletiva para todas as mulheres com carga viral > 1.000 cópias/mL, determinada a partir de 34 semanas, ou para aquelas nas quais esse parâmetro laboratorial não estiver disponível Para mulheres com carga viral < 1.000 cópias/mL, a via de parto é por indicação obstétrica	B
	A incidência de complicações pós-operatórias em gestantes soropositivas parece ser maior do que na população obstétrica em geral	B
	Gestantes vivendo com o HIV e com carga viral detectável(> 40 cópias/mL) devem receber o AZT venoso desde o início do trabalho de parto até o nascimento	A
	A cesariana eletiva em gestantes portadoras do HIV, quando indicada, deve ser realizada com 38 semanas completas de gravidez, sendo necessário utilizar parâmetros clínicos e ecográficos para estabelecer a idade gestacional correta	B
Eventos adversos devido ao uso de ARV	Atualmente, não se conhece nenhum efeito teratogênico provocado pelos ITRN do grupo do AZT	B
	Não foram encontradas associações significativas entre o uso de TARV na gestação e a ocorrência de parto pré-termo ou de baixo peso ao nascer	B

ARV: antirretrovirais; HIV: vírus da imunodeficiência humana; ITRN: inibidores da transcriptase reversa nucleosídeos.

Referências

1. Centers for Disease Control and Prevention. Pneumocystis pneumonia. Los Angeles: MMWR 1981; 30:250-2.
2. Sepkowitz KA. AIDS – The first 20 years. N Engl J Med 2000; 344:1764-72.
3. Fauci AS, Lane HC. Four decades of HIV/AIDS – Much accomplished, much to do. N Engl J Med 2020; 383:1.
4. UNAIDS/WHO. AIDS epidemic update: August 2022. Toward Universal Access. Disponível em: https://unaids.org.br/wp-content/uploads/2022/07/2022_07_27_Factsheet_PT.pdf.
5. Minkoff H, Ehrlich I, Feldman J. Reproductive health hospitalization among women with human immunodeficiency virus infections. Am J Obstet Gynecol 1998; 178:166-70.
6. Melnick JL, Sherer R, Louis TA et al. Survival and disease progression according to gender of patients with HIV infection. The Terry Beirn community programs for clinical research on AIDS. JAMA 1994; 272:1915-21.
7. Saglio SD, Kurtzman JT, Radner AB. HIV infection in women: An escalating health concern. Am Family Physician 1996; 54:1541-8.
8. Brasil. Ministério da Saúde. Boletins Epidemiológicos AIDS – 2022. Disponível em: https://www.gov.br/aids/pt-br/centrais-de-conteudo/boletins-epidemiologicos/2022/hiv-aids/boletim_epidemiologico_hiv_aids_-2022.pdf/view.
9. Brasil. Ministério da Saúde. Protocolo clínico e diretrizes terapêuticas para atenção integral às pessoas com infecções sexualmente transmissíveis (IST) 2022. Relatório de monitoramento clínico do HIV/Ministério da Saúde, Secretaria de Vigilância em Saúde, Departamento de Doenças de Condições Crônicas e Infecções Sexualmente Transmissíveis (DDCCI). Brasília: Ministério da Saúde, 2019.
10. Bartlett JG, Gallant JE. Medical management of HIV infection. Baltimore: Johns Hopkins University School of Medicine, 2003. 426 p.
11. Hoffmann C, Rockstroh JK. HIV Book 2015/16. Hanburg: Medizin Fokus Verlag, 2015. 775 p.
12. Abimiku AG, Gallo RC. HIV – Basic virology and pathophysiology. In: Minkoff H, Dehovitz JA, Dierr A. HIV infection in women. New York: Raven Press, 1995: 13-31.
13. Greene WC. The molecular biology of human immunodeficiency virus type 1 infection. N Engl J Med 1991; 324:8-17.
14. Hendry RM, Parks DE, Mello DL, Quinnan GV, Castro BG. Lack of evidence for HIV-2 infection among at risk individual in Brazil. JAIDS 1991; 4:623-7.
15. Ickovics JR, Rodin J. Women and AIDS in the United States: Epidemiology, natural history and mediating mechanisms. Health Psychol 1992; 11:1-16.
16. Guimarães MDC, Munoz A, Boschi-Pinto C, Castilho EA. HIV infection among female partners or seropositive men in Brazil. Am J Epidemiol 1995; 142:538-47.
17. European Study Group on Heterosexual Transmission on AIDS. Comparison of female to male and male to female transmission of HIV in 563 stables couples. Brit Med J 1992; 304:809-13.
18. Cohn SE, Clark RA. Sexually transmitted diseases, HIV, and AIDS in women. Med Clin North Am 2003; 87:971-95.
19. The Working Group on Mother-to-Child Transmission of HIV. Rates of mother-to-child transmission of HIV-1 in Africa, America and

Europe: Results from 13 perinatal studies. J Acquired Imm Def Syndr Human Retrovirol 1995; 8:506-10.
20. Minkoff H, Burns DN, Landesman S et al. The relationship of the duration of ruptured membranes to vertical transmission of human immunodeficiency virus. Am J Obstet Gynecol 1995; 173:585-9.
21. Landesman SH, Kalish LA, Burns DN et al. Obstetrical factors and the transmission of human immunodeficiency virus type 1 from mother to child: The Women and Infants Transmission Study. N Engl J Med 1996; 334:1617-23.
22. International Perinatal HIV Group. Duration of ruptured membranes and vertical transmission of HIV-1: A meta-analysis from fifteen prospective cohort studies. AIDS 2001; 15:357-68.
23. Dickover RE, Garratty EM, Herman SA et al. Identification of levels of maternal HIV-1 RNA associated with risk of prenatal transmission: Effect of maternal treatment on viral load. JAMA 1996; 275:599-605.
24. Thea DM, Steketee RW, Pliner V et al. The effect of maternal viral load on the risk of perinatal transmission of HIV-1. AIDS 1997; 11:437-44.
25. Mofenson LM, Lambert JS, Stiehm R et al. Risk factors for perinatal transmission of human immunodeficiency virus type 1 in women treated with zidovudine. New Engl J Med 1999; 341:385-93.
26. Garcia PM, Kalish LA, Pitt J et al. Maternal levels of plasma human immunodeficiency virus type 1 RNA and the risk of perinatal transmission. New Engl J Med 1999; 341:394-402.
27. Bryson YJ, Luzuriaga K, Sullivan JL, Wara DW. Proposed definitions for in utero versus intrapartum transmission of HIV-1. N Engl J Med 1992; 327:246-47 (letter).
28. Brasil. Ministério da Saúde. Secretaria de Vigilância em Saúde. Protocolo clínico e diretrizes terapêuticas para prevenção da transmissão vertical de HIV, sífilis e hepatites virais (PCDT-TV 2022). Brasília, 2022. Disponível em: https://www.gov.br/saude/pt-br/assuntos/noticias/2022/julho/pcdt-atualizado-da-transmissao-vertical-para-hiv-sifilis-e-hepatites-virais-esta-disponivel.
29. Brasil. Ministério da Saúde. Manual técnico para o diagnóstico a infecção pelo HIV em adultos e crianças. Brasília: Ministério da Saúde 2018.
30. Rouzioux C, Costagliola D, Burgard M et al. Estimated timing of mother-to-child human immunodeficiency virus type 1 (HIV-1) transmission by use of a Markov model. Am J Epidemiol 1995; 142:1330-7.
31. Minkoff H. Human immunodeficiency virus infection in pregnancy. Obstet Gynecol 2003; 101:797-810.
32. WHO. Consolidated guidelines on HIV prevention, testing, treatment, service delivery and monitoring: Recommendations for a public health approach. WHO 2021. Disponível em: https://www.who.int/publications/i/item/9789240031593.
33. Landay AL, Siegel JN, Rich K. HIV and women and pregnancy. Maternal immune response to HIV-1 and perinatal transmission. Immuno Allergy Clin North Amer 1998; 18:355-69.
34. Hocke C, Morlat P, Chene G, Dequae L, Dabis F. Prospective cohort study of the effect of pregnancy on the progression of human immunodeficiency virus infection. Obstet Gynecol 1995; 86:886-91.
35. Connor EM, Sperling RS, Gelber R et al. Reduction of maternal-infant transmission of human immunodeficiency virus type 1 with zidovudine treatment. N Engl J Med 1994; 331:1173-80.
36. Sperling RS, Shapiro DE, Coombs RW et al. Maternal viral load, zidovudine treatment, and the risk of transmission of human immunodeficiency virus type 1 from mother to infant. N Engl J Med 1996; 335:1621-9.
37. Culnane M, Fowler MG, Lee SS et al. Lack of long-term effects of in utero exposure to zidovudine among uninfected children born to HIV-infected women. JAMA 1999; 281:151-7.
38. Stiehm RE, Lambert JS, Mofenson LM et al. Efficacy of zidovudine and hyperimmune HIV immunoglobulin for reducing perinatal HIV transmission from HIV-infected women with advanced disease: Results of Pediatric AIDS Clinical Trials Group Protocol 185. J Infect Dis 1999; 179:567-75.
39. US Public Health Service Task Force recommendations for use of antiretroviral drugs in pregnant HIV-1-infected women for maternal health and interventions to reduce perinatal HIV-1 transmission in the United States. MMWR Recomm Rep 2008; 51:1-38.
40. Brocklehurst P, Volmink J. Antiretrovirals for reducing the risk of mother-to-child transmission of HIV infection (Cochrane Review). In: The Cochrane Library, Issue 4, 2003.
41. Money DM. Antiviral and antiretroviral use in pregnancy. Obstet Gynecol Clin North Am 2003; 4:731.
42. Lyons FE et al. Emergence of antiretroviral resistance in HIV-positive women receiving combination antiretroviral therapy in pregnancy. AIDS 2005; 19:63-7.
43. Johnson VA et al. Emergence of drug-resistance HIV-1 after intrapartum administration of single-dose nevirapine is substantially underestimated. J Infect Dis 2005; 192:16-22.
44. Anderson J. HIV and Reproduction. In: A guide to clinical care of women with HIV. Washington: US Department of Health and Human Services, 2001: 213-76.
45. Hanson C. HIV and women and pregnancy: Effect of HIV infection on pregnancy outcome. Immuno Allergy Clin North Amer 1998; 18:345-53.
46. Newell ML, Dunn D, Peckham CS et al. Caesarean section and risk of vertical transmission of HIV-1 infection: European Collaborative Study. Lancet 1994; 343:1464-7.
47. Mandelbrot L, Le Chenadec J, Berrebi A et al. Perinatal HIV-1 transmission: Interaction between zidovudine prophylaxis and mode of delivery in the French Perinatal Cohort. JAMA, 1998; 280:55-60.
48. The International Perinatal HIV Group. Mode of delivery and vertical transmission of HIV-1: A meta-analysis from fifteen prospective cohort studies. N Engl J Med 1999; 340:977.

Infecções Perinatais Virais

CAPÍTULO 50

Regina Amélia Lopes Pessoa de Aguiar
William Schneider da Cruz Krettli

INTRODUÇÃO

Durante a gestação, qualquer infecção pode afetar de maneira substancial o resultado materno-fetal. As alterações fisiológicas contribuem para o risco aumentado de infecção e o resultado materno-perinatal desfavorável. O efeito direto do patógeno no organismo materno pode ter consequências para a saúde da mulher e do concepto. Por outro lado, alguns microrganismos podem causar infecção placentária e/ou alcançar a circulação fetal, provocando efeitos no feto e determinando abortamento espontâneo, morte fetal, restrição do crescimento intrauterino e lesões orgânicas de gravidade variável, incluindo malformações. O risco de transmissão vertical (mãe-filho) sofre influência de diversos fatores, como tipo do vírus, época de infecção, carga viral, duração da ruptura das membranas, tipo de parto, aleitamento e condições socioeconômicas.

O momento em que o embrião/feto/recém-nascido sofre a agressão pelo microrganismo torna possível dividir as infecções em três tipos:

- **Congênita:** a infecção fetal ocorre durante o período gestacional, a doença fetal pode manifestar-se ou não ainda na vida intrauterina, e alguns recém-nascidos podem nascer assintomáticos e apresentar as lesões mais tardiamente.
- **Perinatal:** a infecção fetal ocorre no momento do parto e, portanto, se manifesta no período neonatal.
- **Pós-natal:** a transmissão do microrganismo se dá pelo leite materno, afetando, portanto, os lactentes.

O Quadro 50.1 apresenta os principais vírus e as formas de transmissão vertical.[1]

O equilíbrio entre o sistema imune materno e o fetal, tão essencial para promover o desenvolvimento saudável do embrião/feto, pode ser alterado pela presença de uma infecção viral, determinando, por vários mecanismos, efeitos adversos, como os sintetizados no Quadro 50.2.[1]

Todas as mulheres em idade reprodutiva devem receber orientações seguras sobre as medidas de profilaxia de infecções na gestação, em especial sobre o benefício das vacinas, algumas das quais não devem ser administradas no período gestacional.

À exceção da infecção pelo vírus da imunodeficiência humana (HIV) e pelo herpesvírus simples (HSV), a via de parto não é influenciada pela infecção materna. Vale ressaltar que o estudo histopatológico da placenta está indicado em todos os casos de suspeita ou confirmação de infecção congênita ou perinatal.

Neste capítulo serão discutidas as principais infecções virais e suas repercussões na gravidez (para mais informações sobre a infecção pelo HIV, veja o Capítulo 49).

Quadro 50.1 Principais vírus e tipos de transmissão vertical

Vírus	Transmissão vertical		
	Intrauterina	**Perinatal**	**Pós-natal**
Citomegalovírus	++	++	+
Rubéola	++	–	±
Parvovírus	++	–	–
Herpes simples	±	++	–
Herpes zóster	+	++	–
Hepatite B	±	++	–
Hepatite C	±	++	–
HIV	±	++	+
HTLV	–	–	++
Zika vírus	++	–	–
Vírus Chikungunya	–	++	–

HIV: vírus da imunodeficiência humana; HTLV: vírus T-linfotrópico humano.
–: não ocorre; ±: possível, mas pouco comum; +: possível; ++: principal via de transmissão vertical.
Fonte: adaptado de Auriti *et al.*, 2021.[1]

Quadro 50.2 Principais infecções virais na gestação e órgãos afetados no feto e/ou recém-nascido

Órgão	Lesão	Vírus							
		CMV	**HIV**	**HSV**	**Rubéola**	**Parvovírus**	**Varicela**	**ZIKA**	**CHIK**
SNC	Calcificações intracranianas	+			+			+	
	Microcefalia	+		+	+			+	
	Hidrocefalia	+		+	+	+			
	Encefalopatia/encefalite								+
	Hemorragia intracraniana								+
Ouvido	Perda auditiva	+		+	+			+	
Sistema hematológico	Toxicidade hematológica		+			+			+
	Imunodeficiência		+						
Coração	Defeitos cardíacos			+	+	+			
	Miocardite/pericardite								+
Olhos	Defeitos oculares	+		+	+	+	+	+	
Ossos	Defeitos ósseos		+	+				+	
Pele	Erupção maculopapular								+

CHIK: vírus Chikungunya; CMV: citomegalovírus; HIV: vírus da imunodeficiência humana; HSV: herpesvírus; SNC: sistema nervoso central.
Fonte: adaptado de Auriti *et al.*, 2021.[1]

INFECÇÃO POR ARBOVÍRUS

O termo *arbovirose* engloba grande número de infecções causadas por vírus, a maioria transmitida às pessoas pela picada de artrópodes (insetos) infectados, como mosquitos e carrapatos (*Arthropod-borne virus*).

Três famílias de arbovírus merecem destaque em virtude dos riscos para a saúde humana:[2]

- **Flavivírus:** Zika vírus, dengue e febre amarela.
- **Togavírus:** febre Chikungunya, vírus da febre de Mayaro e encefalite venezuelana.
- **Bunyavírus:** hantavírus, causadores da febre hemorrágica.

No Brasil, merece destaque, entre os vetores, o *Aedes aegypti*, responsável pela transmissão urbana da dengue, febre Chikungunya, infecção pelo Zika vírus e febre amarela. O *A. aegypti* chegou ao Brasil com os navios negreiros, e ainda hoje as infecções veiculadas por esse mosquito ameaçam a população. No século passado, o Brasil vivenciou grandes epidemias de dengue e mais recentemente se somaram a essa entidade as infecções pelos vírus Chikungunya e Zika, além da ocorrência de surtos de febre amarela urbana. Embora a transmissão vetorial – pela picada de fêmeas do *A. aegypti* infectadas – no ciclo humano-vetor-humano seja a principal forma, a forma transfusional e, no caso do Zika vírus, a transmissão sexual não devem ser desconsideradas.

Mudanças climáticas, desmatamentos, migração populacional, ocupação desordenada de áreas urbanas e precariedade das condições sanitárias favorecem a amplificação e transmissão viral e, portanto, o cenário atual é bastante preocupante, havendo a possibilidade de ocorrência de grandes epidemias, inclusive por outros vírus.

Existem mais de 100 espécies de arbovírus consideradas patogênicas para humanos. Neste tópico serão abordadas as de maior relevância no curso da gestação e transmitidas por vetores: dengue, infecção pelo vírus Chikungunya, infecção pelo Zika vírus e febre amarela.

Dengue, infecção pelo vírus Chikungunya e infecção pelo Zika vírus

Os quadros clínicos dessas três arboviroses apresentam diversas manifestações em comum – todas caracterizadas por doença febril aguda com período de incubação curto, em geral menos de 1 semana após a picada pelo vetor.[2]

A dengue pode apresentar amplo espectro clínico, com evolução clínica leve e autolimitada ou mesmo assintomática, mas pequena parte dos infectados pode evoluir com gravidade extrema, incluindo o óbito. É a mais importante arbovirose a afetar o ser humano, constituindo-se em sério problema de saúde pública em todo o mundo.[2,3]

A infecção pelo Chikungunya, que cursa com sintomas em mais de 85% dos infectados, após a fase aguda pode evoluir para quadro de artralgia crônica, que compromete de maneira significativa a qualidade de vida da pessoa anteriormente infectada. As formas graves e atípicas da Chikungunya são raras, mas, quando ocorrem, podem excepcionalmente evoluir para o óbito.[2,4,5]

A infecção pelo Zika vírus foi detectada no Brasil em 2015 e, em função de ambiente favorável à sua disseminação em razão da presença descontrolada do vetor e da população sem imunidade, vem causando impacto importante na área da saúde, especialmente em virtude dos casos de infecção congênita grave.[1,2,6]

Efeitos na gestação

Embora existam algumas evidências relacionadas com os efeitos das arboviroses na gestação, o real impacto dessas infecções durante a gravidez e a verdadeira incidência de efeitos adversos fetais permanecem desconhecidos, sendo a transmissão vertical uma possibilidade em todas as arboviroses.[2,3]

Revisão sistemática recentemente publicada, avaliando os efeitos da dengue no curso da gestação, identificou risco aumentado de mortalidade materna (OR: 4,14; IC95%: 1,17 a 14,73), natimortalidade (OR: 2,71; IC95%: 1,44 a 5,10) e morte neonatal (OR: 3,03; IC95%: 1,17 a 7,83), sem associação estatística significativa com a frequência de aborto, partos pré-termo, hemorragias maternas e baixo peso ao nascer.[7]

Os estudos disponíveis sobre o efeito da infecção pelo vírus na Chikungunya na gestação não têm demonstrado diferenças no curso clínico entre grávidas e não grávidas, ressaltando que diferentemente da maioria das arboviroses, que são assintomáticas, a infecção pelo vírus Chikungunya é sintomática em mais de 85% dos casos. Os efeitos mais preocupantes dessa arbovirose são as manifestações graves no recém-nascido, quando a infecção materna ocorre em até 7 dias antes do parto. O risco de transmissão vertical nessa situação – infecção materna próxima ao parto – tem sido estimado em cerca de 50%, e a maioria (cerca de 68%) dos neonatos infectados apresenta encefalopatia ou encefalite.[2,4,8]

Na maioria das vezes, a infecção pelo Zika vírus na gestante é, como na população adulta em geral, assintomática e sem repercussões clínicas significativas. Entretanto, o Zika vírus é um dos mais recentes teratógenos comprovados na espécie humana. Desde o alerta publicado em 2015, sugerindo a associação entre infecção materna e microcefalia fetal, as evidências sobre a relação causa-efeito do vírus foram bem documentadas. A taxa de perda fetal e prematuridade é aumentada entre as gestações com infecção materna.[9,10]

Profilaxia

A forma mais eficiente de combate às arboviroses é por meio do controle da proliferação do vetor – o mosquito *A. aegypti* –, como identificação e eliminação de criadouros, identificação de áreas de risco, aplicação de inseticidas e incorporação de novas tecnologias de combate ao vetor por parte do poder público. Do ponto de vista individual, a prevenção das arboviroses envolve o combate aos criadouros em domicílios, o uso de repelentes e de roupas que reduzam a área exposta do corpo, evitar horários (primeiras horas da manhã e últimas da tarde) e lugares com a presença do mosquito e utilizar barreiras para evitar a entrada de insetos, como telas de proteção, ar-condicionado ou outros dispositivos.

Em relação ao uso de repelentes durante a gestação, vale ressaltar que a icaridina, o DEET e o IR3535 são compatíveis – a icaridina tem como vantagem o tempo de proteção de até 10 horas, exigindo menos reaplicações que o DEET adulto (reaplicação a cada 6 horas) ou o IR 3535 (reaplicação a cada 2 horas).

Ponto importante na prevenção da infecção pelo Zika vírus é a orientação quanto à prevenção da transmissão sexual. As gestantes devem ser orientadas sobre o benefício adicional do uso de preservativo durante a gestação como forma de prevenção da infecção pelo Zika vírus, considerando que a maioria das infecções é assintomática. Em casos de infecção de parceiro masculino pelo vírus, recomenda-se o uso de preservativos por pelo menos 3 meses após o início dos sintomas. Para as mulheres em idade reprodutiva com infecção sintomática, também é recomendado aguardar 8 semanas após o início dos sintomas antes da tentativa de concepção.[11,12]

Diagnóstico

Infecção materna

Os quadros clínicos das infecções pelos vírus da dengue, Chikungunya e Zika apresentam diversas características em comum e estão sintetizados no Quadro 50.3. A maioria dos casos de infecção pelo Zika vírus (cerca de 80%) é assintomática. Os casos assintomáticos ou oligossintomáticos de dengue podem variar entre 29% e 56%. Nos casos de infecção pelo Chikungunya, menos de 20% são assintomáticos.

Na infecção pelo vírus da dengue são consideradas três fases:[13]

- **Fase febril:** caracterizada por febre, em geral acima de 38°C, de início abrupto, associada a cefaleia, astenia, mialgia, artralgia e dor retrorbitária. Náuseas, vômitos, falta de apetite e diarreia também podem estar presentes. Grande parte dos casos sintomáticos apresenta exantema do tipo maculopapular, com ou sem prurido associado, que atinge face, tronco, membros e regiões palmares e plantares.
- **Fase crítica:** ocorre entre o terceiro e sétimo dias após o início dos sintomas, coincidindo com o declínio da febre. Embora grande parte dos afetados se recupere após a fase febril, alguns irão apresentar os sinais de alarme que são representativos de piora clínica e risco de evolução para choque. A identificação precoce dos sinais de alarme e a abordagem adequada são essenciais para evitar as formas graves. Os principais sinais de alarme são dor abdominal intensa e contínua, vômitos persistentes, hipotensão postural e/ou lipotímia, letargia e/ou irritabilidade, hepatomegalia, sangramento em mucosas, ascite, derrame pleural, derrame pericárdico e aumento progressivo do hematócrito. As formas graves são caracterizadas por sangramento, hipotensão arterial, redução da diurese e disfunção grave de órgãos (dano hepático, meningoencefalite, miocardite), sangramento grave ou extravasamento grave de plasma com choque subsequente, podendo ocorrer o óbito no intervalo de 12 a 24 horas.
- **Fase de recuperação:** ocorre após as 24 a 48 horas da fase crítica com reabsorção gradual do fluido extravascular e melhora do estado geral, redução dos sintomas gastrointestinais, estabilização do estado hemodinâmico e melhora do débito urinário.

Clinicamente, a gravidade da dengue é classificada em quatro estágios, desde os menos graves (grupo A) até os casos críticos (grupo D), como apresentado no Quadro 50.4.[14]

Quadro 50.3 Quadro clínico das infecções pelos vírus da dengue, Chikungunya e Zika

Sintoma	Dengue	Chikungunya	Zika
Febre	> 38°C	> 38°C	Ausente ou ≤ 38,5°C
Artralgia	Leve	Intensa	Leve/moderada
Mialgia	Intensa	Moderada	Moderada
Edema articular	Raro	Frequente (moderado a intenso)	Frequente (leve)
Exantema	30% a 50% dos sintomáticos a partir do quarto dia	50% dos sintomáticos entre 2 e 5 dias	90% a 100% dos sintomáticos a partir do primeiro ou segundo dia
Dor retrorbitária	Comum	Rara	Muito comum
Conjuntivite não purulenta	Rara	50% dos casos	50% a 90% dos casos
Linfadenopatia	Leve	Moderada	Leve
Acometimento neurológico	Raro	Raro	Pouco frequente
Leucopenia	Comum	Comum	Comum
Linfopenia	Incomum	Incomum	Incomum
Trombocitopenia	Comum	Pouco frequente	Rara
Discrasia hemorrágica	Pode ocorrer	Rara	Ausente

Fonte: adaptado de Marinho *et al.*, 2017; Brasil, 2024.[12,14]

Quadro 50.4 Classificação da gravidade da dengue

Manifestações	Grupo A	Grupo B	Grupo C	Grupo D
Prova do laço positiva, presença de petéquias ou situação especial*	Não	Sim	Sim ou não	Sim ou não
Sinais de alarme	Não	Não	Sim	Sim ou não
Sinais de dengue grave	Não	Não	Não	Sim

*Situação especial: gestantes, crianças menores de 2 anos, idosos maiores de 65 anos, portadores de hipertensão arterial sistêmica, cardiopatia, diabetes *mellitus*, pneumopatia, doença hematológica, nefropatia, hepatopatia e doenças autoimunes e uso de anticoagulante, antiagregante plaquetário, imunossupressores ou anti-inflamatórios.
Fonte: adaptado de Brasil, 2016.[14]

Para a interpretação dos resultados positivos é necessário o diagnóstico diferencial com infecção pelo Zika vírus – reação cruzada.[2,13]

A infecção por Chikungunya também pode evoluir em três fases:

- **Fase aguda:** febre alta de início súbito e de curta duração, intensa poliartralgia, acompanhada ou não de edema articular, exantema, cefaleia, mialgia e fadiga – esses sintomas podem durar dias ou algumas semanas. Outros sintomas incluem dor retrorbitária, calafrios, conjuntivite não purulenta, faringite, náuseas, vômitos, diarreia e neurite.
- **Fase pós-aguda:** caracterizada pela resolução da febre, mas com relatos de recorrência e manutenção dos sintomas, em especial a artralgia.
- **Fase crônica:** caracterizada pela persistência ou recorrência de sintomas, em especial dor articular, musculoesquelética e neuropática, por mais de 3 meses após o início da doença. A fase crônica é relatada em cerca de metade dos infectados.

Como comentado previamente, a infecção pelo Zika vírus é na maioria das vezes assintomática e, quando sintomática, tende a ser autolimitada. Entre as manifestações clínicas destaca-se a presença de febre baixa (< 38,5°C), exantema, geralmente pruriginoso e maculopapular, que se desenvolve no sentido craniocaudal, conjuntivite não purulenta, artralgia leve, cefaleia, linfadenomegalia, astenia e mialgia.

O diagnóstico dessas arboviroses é estabelecido por meio da identificação das imunoglobulinas (IgG e IgM) específicas, testes rápidos e/ou testes moleculares para identificação viral.

O isolamento viral é o método mais específico e considerado o padrão ouro para o diagnóstico. O período de detecção coincide com o de viremia – primeira semana da doença, preferencialmente até o quinto dia após o início dos sintomas. O genoma viral é detectado por meio da técnica da reação em cadeia da polimerase via transcriptase reversa (RT-PCR). Como os quadros clínicos da dengue, Chikungunya e infecção pelo Zika vírus apresentam superposições, idealmente deve-se realizar a pesquisa para os três vírus. Além disso, também é possível a ocorrência de coinfecções; portanto, o diagnóstico molecular é a forma mais segura de investigação laboratorial. A pesquisa viral por biologia molecular pode ser realizada em amostra de soro (amostra de escolha), mas também em líquor, urina e fragmentos de placenta.[2,13] Amostras para biologia molecular podem ser enviadas refrigeradas no prazo máximo de 4 horas após a coleta. Quando isso não é possível, as amostras devem ser armazenadas em botijão de nitrogênio líquido ou *freezer* a -80°C ou, alternativamente, em *freezer* a -20°C por até 7 dias. A não observância desses cuidados compromete a acurácia do exame.

A proteína NS-1 é importante marcador de viremia da dengue e está presente no soro de pessoas infectadas na fase clínica inicial da doença, podendo ser detectada por meio de teste rápido (imunocromatográfico) ou ELISA.[2,13] A prova do laço deve ser realizada nas gestantes com suspeita clínica de dengue, podendo ser repetida no acompanhamento clínico, se previamente negativa. Embora a prova do laço positiva possa reforçar a hipótese de dengue – e se positiva já caracterize o indivíduo como estadiamento B –, é importante lembrar que ela não confirma nem exclui o diagnóstico.

A detecção de IgM específica por meio do ELISA, que pode ser identificada a partir do sexto dia após o início dos sintomas, é útil para detecção de infecções recentes de dengue, mas é importante considerar que um resultado negativo não exclui o diagnóstico de infecção pelo vírus da dengue. Na vigência de sintomas sugestivos e IgM específica negativa, deve-se repetir a dosagem em segunda amostra de soro. Atenção especial deve ser dada aos resultados positivos para dengue em virtude da possibilidade de reação cruzada com infecção pelo Zika vírus. A detecção da IgG por ELISA ocorre, em média, 3 semanas após o início dos sintomas.[2,13]

Outras técnicas disponíveis para diagnóstico incluem o teste de neutralização por redução de placas (PRNT), o teste de inibição de hemaglutinação, que exige amostras pareadas, e o estudo histopatológico de amostras em material obtido *post-mortem* com imuno-histoquímica para detecção viral.

Na vigência de exantema durante a gestação, também está indicada a investigação de outras doenças exantemáticas, como rubéola, sífilis secundária, sarampo, escarlatina, eritema infeccioso, exantema súbito, enteroviroses, mononucleose infecciosa, parvovirose, citomegalovirose e outras arboviroses – Mayaro e farmacodermia.

O hemograma na fase aguda é exame complementar útil para diferenciação de infecção virótica e bacteriana, além de fornecer – por meio da contagem das plaquetas – informações importantes sobre o risco de episódios hemorrágicos.

Todas essas arboviroses são de notificação compulsória, conforme dispõe a Portaria 1.061, de 18 de maio de 2020.[15]

Infecção fetal e neonatal

A dengue congênita pode manifestar-se quando a infecção materna acontece próximo ao parto, sendo relatado que a transmissão para o feto acontece quando o período febril inicia de 10 dias antes até o dia do parto – por não haver tempo suficiente para a transferência de anticorpos maternos para o feto.[3]

Como mencionado previamente, o risco de transmissão vertical do vírus Chikungunya causa preocupação maior quando o parto ocorre no período de viremia materna, podendo afetar 50% dos fetos e, destes, 90% serão sintomáticos. Por isso, é recomendado que o parto de gestantes com sintomas suspeitos ou com infecção confirmada por Chikungunya seja realizado em maternidade de alto risco com suporte de terapia intensiva neonatal para garantir a assistência necessária. O risco é maior nos casos de infecção materna aguda 2 dias antes e até 2 dias após o parto. Todos os recém-nascidos nessas condições devem ser considerados suspeitos e não devem receber alta hospitalar até completarem pelo menos 7 dias de vida.[9] O Quadro 50.5 sintetiza as principais manifestações da síndrome da Chikungunya congênita.

O Zika vírus é um dos mais recentes teratógenos comprovados na espécie humana – essa relação causa-efeito foi confirmada, no Brasil, durante a epidemia de 2015/2016, após a identificação do aumento de casos de recém-nascidos com microcefalia nas regiões com número maior de infectados. Após análise dos casos, foi descrita a síndrome congênita do Zika, que inclui, além da microcefalia grave com crânio parcialmente colapsado, córtex cerebrais finos, cicatrizes maculares e manchas na retina, contraturas congênitas e hipertonia precoce acentuada com sintomas associados de envolvimento extrapiramidal. Em função da predileção do vírus pelo tecido neural, tem sido aventado o risco de resultados adversos no desenvolvimento neurológico entre neonatos com exposição não reconhecida ao Zika durante a gestação.[16,17] Metanálise publicada em 2021, envolvendo 21 publicações (estudos de coorte) com um total de 35.568 gestantes, identificou a prevalência de 3% de microcefalia congênita, 6% de anomalias do sistema nervoso central, com 1% de calcificações intracranianas e ventriculomegalia, 4% de perda fetal, 4% de pequenos para a idade gestacional, 5% de baixo peso ao nascer e 7% de prematuridade.[9] O Quadro 50.6 apresenta as principais anormalidades congênitas descritas em fetos e recém-nascidos afetados pela transmissão vertical do Zika vírus.

Para os casos de infecção por Zika vírus confirmados ou fortemente suspeitos, recomenda-se a realização de ultrassonografia (USG) seriada a cada 3 ou 4 semanas no segundo e terceiro trimestres da gestação. Embora a USG seja útil na avaliação fetal por sua capacidade de detectar achados estruturais associados à infecção pelo Zika vírus, nem todas as anormalidades são detectadas, e algumas podem representar achados transitórios. Cabe ressaltar que a USG seriada tem maior acurácia para determinar a ausência de microcefalia do que para diagnosticá-la. A

Quadro 50.5 Características e manifestações da Chikungunya congênita

Características clínicas	Manifestação
Sistêmicas	Febre
Neurológicas	Hipoatividade Irritabilidade Sucção débil Convulsões Encefalopatia/encefalite Meningoencefalite Hemorragia intracraniana
Dermatológicas	Erupção maculopapular Hiperpigmentação Dermatose bolhosa Descamação de pele
Respiratórias	Apneia Insuficiência respiratória
Hematológicas	Trombocitopenia Coagulação intravascular disseminada
Cardiovasculares	Enterocolite Diarreia Mucosite Hemorragia gastrointestinal
Resultado perinatal	Abortamento Natimorto Neomorto

Fonte: adaptado de Ferreira *et al.*, 2021.[8]

Quadro 50.6 Anomalias em caso de infecção congênita por Zika vírus

Sistema/aparelho/ órgão acometido	Manifestação
Sistema nervoso central	Calcificação intracraniana Ventriculomegalia/hidrocefalia Defeitos de tubo neural (encefalocele) Polimicrogíria Lisencefalia Heterotopia Lesão/sangramento de substância branca Cisto de plexo coroide/germinolítico Anomalia de corpo caloso Anomalias de fossa posterior Epilepsia Deficiência intelectual
Olhos	Lesão macular (manchas, atrofia) Hipoplasia/palidez do nervo ótico Rarefação do epitélio pigmentar da retina Hemorragia retiniana Catarata Estrabismo Microftalmia/anoftalmia Coloboma
Osteomuscular	Artrogripose
Resultado perinatal	Morte fetal Restrição do crescimento fetal Baixo peso ao nascer

Fonte: adaptado de Martins *et al.*, 2021; Melo *et al.*, 2020.[9,10]

indicação da amniocentese para o diagnóstico da infecção fetal é questionável, pois os dados disponíveis sugerem que a detecção do RNA do Zika vírus no líquido amniótico (LA) não foi necessariamente adequada para avaliação do risco de anomalias congênitas. Além disso, a não detecção do vírus no LA pode ocorrer na vigência de doença fetal, pois a eliminação do RNA do Zika vírus no LA se dá rapidamente após a infecção materna.[17-19] Assim, o aconselhamento adequado pré-teste nos casos de infecção materna aguda é essencial para a tomada de decisão da mulher/casal. Não há contraindicações ao aleitamento materno para nenhuma das arboviroses.

Tratamento

Não existe tratamento específico para as arboviroses, sendo as abordagens voltadas para redução dos sintomas e do risco de agravamento das condições clínicas da mulher.

As gestantes com suspeita ou confirmação de dengue devem realizar hemograma com contagem de plaquetas na avaliação inicial, e os demais exames devem seguir as normativas para a população adulta. Os casos categorizados como estadiamento B com alterações no hemograma e as gestantes com estadiamento C e D devem ser acompanhados em maternidades de referência. Nos casos não graves de infecção materna pelo vírus da dengue, a reposição hídrica oral é suficiente, mas na vigência de sinais de gravidade a reposição endovenosa de fluidos deve ser realizada para prevenção de choque, bem como controle de sangramento. A hidratação oral deve ser feita com 60mL/kg/dia – um terço com sais de reidratação oral e dois terços com a ingestão de líquidos caseiros (água, suco de frutas, chás e água de coco, entre outros). A reavaliação clínica e laboratorial deve ser diária ou imediata na vigência de sinais de alarme, mantendo esse seguimento por até 48 horas após o desaparecimento da febre.

A hidratação venosa deve ser realizada com soro fisiológico 0,9% ou Ringer lactato, iniciando com 10mL/kg/h nas primeiras 2 horas (20mL/kg em 2 horas). Para o grupo D a reposição volêmica com soro fisiológico a 0,9% deve ser de 20mL/kg em até 20 minutos. Ambos os esquemas podem ser repetidos até três vezes, conforme a avaliação clínica.

Após resposta clínica e laboratorial, a fase de manutenção deve consistir em um terço de soro fisiológico a 0,9% e dois terços de soro glicofisiológico com volume de 25mL/kg em 6 horas, passando para 25mL/kg em 8 horas. Na ausência de resposta clínica e/ou em caso de hematócrito em elevação, avalia-se a indicação de expansores plasmáticos. São considerados critérios de alta para os grupos C e D: melhora do quadro clínico com estabilização hemodinâmica e ausência de febre por pelo menos 48 horas, hematócrito normal ou estável por 24 horas, plaquetas em elevação e acima de 50.000/mm^3 e ausência de sintomas respiratórios. Após a alta, deve ser realizado acompanhamento diário por pelo menos 48 horas.[14]

Analgésicos comuns (dipirona, paracetamol) podem ser utilizados para controle da dor e da febre. Os anti-inflamatórios não esteroides são contraindicados na fase aguda de qualquer arbovirose, além de ter seu uso restrito na gestação.

As gestantes na fase aguda da infecção pelo vírus Chikungunya devem ser acompanhadas por equipe ambulatorial da Atenção Primária diariamente até o desaparecimento da febre e a ausência de sinais de gravidade. São considerados sinais de gravidade que exigem internação hospitalar: acometimento neurológico (irritabilidade, sonolência, dor de cabeça intensa e persistente, crises convulsivas, déficit de força), sinais de choque (extremidades frias, cianose, tontura, hipotensão, enchimento capilar lento ou instabilidade hemodinâmica), dispneia, dor torácica, vômitos persistentes, sangramento de mucosas ou descompensação de doença de base. A terapia consiste em suporte sintomático, hidratação e repouso.

O tratamento inadequado da dor articular aguda é importante fator de risco para sua cronificação. Em caso de dor de leve intensidade, são opções seguras: dipirona, 1g, a intervalos fixos de 6 horas, ou paracetamol, 500 a 750mg, com intervalos fixos de 4 a 6 horas. Em caso de dor moderada, o uso intercalado de dipirona e paracetamol a intervalos fixos de 3 horas é uma alternativa adequada. Alguns casos podem exigir a administração de analgesia venosa, sendo a dipirona a medicação de uso inicial, podendo ser associada a tramadol, 50 a 100mg, a cada 6 horas, ou codeína, 15 a 60mg, a cada 4 ou 6 horas – dose máxima de 360mg – na ausência de resposta satisfatória. Compressas frias nas articulações podem auxiliar o controle da dor.

Hidratação oral deve ser realizada como nos casos de dengue, com ingesta média de 2 litros de líquidos ao dia. O repouso com posicionamento adequado dos membros, de modo a favorecer a proteção articular e o retorno venoso, é parte integrante dos cuidados específicos.

Na fase subaguda ou crônica, em caso de dor moderada a intensa, o medicamento padrão é a prednisona, iniciada em dose menor (0,5mg/kg/dia), em tomada única diária, com aumento progressivo, caso necessário. Após a remissão completa da dor, a dose deve ser mantida por 3 a 5 dias, quando tem início a retirada com redução progressiva de 5mg a cada 7 dias. As mulheres em uso de hidroxicloroquina para controle da dor crônica não devem ter a medicação suspensa por causa da gestação. A amitriptilina pode ser indicada em casos de dor neuropática e seu uso é compatível com a gestação.[20]

As gestantes com infecção pelo Zika vírus sintomáticas deverão receber medicações sintomáticas, especialmente dipirona e/ou paracetamol, e hidratação oral.

Febre amarela

A febre amarela é uma doença viral aguda com manifestações variadas, incluindo formas assintomáticas e alta letalidade em sua forma hemorrágica. Na Região Amazônica do Brasil, a forma silvestre é endêmica entre macacos, enquanto na região extra-amazônica são descritos períodos epidêmicos, o que torna as pessoas não vacinadas, em especial as que frequentam esses ambientes, suscetíveis à aquisição da infecção. O *A. aegypti* é responsável pela transmissão da forma urbana e o mosquito *Haemagogus* pela transmissão da forma silvestre. Recentemente, entre 2017 e 2019, o Brasil enfrentou a maior epidemia de febre amarela desde os anos 1940, sendo fonte maior de preocupação a frequência dos casos em Minas Gerais. A fêmea do mosquito, uma vez infectada, é capaz de transmitir o vírus por toda a vida – em média, 6 a 8 semanas.[21]

O período de infecção em humanos varia entre 3 e 6 dias, podendo estender-se por até 15 dias. A fase de viremia tem início em 24 a 48 horas antes do começo dos sintomas e pode durar de 3 a 5 dias após o início da doença. A infecção confere imunidade, a qual pode estender-se por toda a vida do indivíduo.[21,22]

Efeitos na gestação

Como toda infecção aguda febril na gestação, a febre amarela pode comprometer o resultado perinatal na dependência da gravidade clínica do quadro materno.

Profilaxia

A prevenção da febre amarela envolve controle rigoroso do vetor e prevenção da picada do mosquito. Além disso, as gestantes devem ser desaconselhadas a viajar para locais em que sabidamente há a doença. Sem dúvida, a forma mais eficaz de prevenção é por meio de programas de imunização com grande cobertura vacinal da população.

A vacina contra a febre amarela contém vírus atenuado, sendo, por isso, contraindicada na gravidez. No entanto, na vigência de surtos de febre amarela e risco elevado de doença em gestantes, elas podem ser vacinadas após orientação adequada sobre os riscos e benefícios. Para as mulheres que estejam amamentando, recomenda-se a suspensão do aleitamento por 10 dias após a aplicação da vacina.

Diagnóstico

Infecção materna

As manifestações iniciais da febre amarela assemelham-se ao quadro gripal, com febre, cefaleia, mialgia, mal-estar, náuseas, vômitos, dor epigástrica e nas costas e prostração. Nessa fase podem estar presentes leucopenia com neutropenia, alterações nas enzimas hepática e proteinúria.

Embora a maioria dos infectados apresente sintomas autolimitados e evolua para recuperação, 15% a 20% podem evoluir para a forma grave após aparente melhora dos sintomas iniciais, caracterizando uma doença bimodal. Nessa fase, a febre reaparece associada a comprometimento hepático (hepatite), renal (azotemia, necrose tubular aguda, anúria) e cardíaco (miocardite).[22] Os casos mais graves evoluem com hemorragias e choque, podendo resultar no óbito de 20% a 50% desses indivíduos. Na gestação, é essencial o diagnóstico diferencial com complicações obstétricas, como síndrome HELLP (hemólise, elevação de enzimas hepáticas e plaquetopenia), e os profissionais de saúde responsáveis pelo acompanhamento e a avaliação das gestantes devem permanecer cientes da importância da inclusão dessas enfermidades no raciocínio clínico nos casos de gestantes com comprometimento hepático.

Na investigação laboratorial dos casos graves deve ser incluído o diagnóstico das outras etiologias de febres hemorrágicas, como dengue, leptospirose, hantavirose, febre maculosa, malária, meningococcemia e hepatite viral fulminante.

A sorologia é exame fundamental para o diagnóstico laboratorial, sendo a detecção da IgM por ELISA a medida mais frequentemente adotada. Elevação de quatro ou mais vezes nos títulos de IgG em amostras pareadas também possibilita o diagnóstico. Uma limitação dos testes sorológicos é a reação cruzada com anticorpos de outros flavivírus, como o vírus da dengue. O teste de neutralização de placas é utilizado para confirmação diagnóstica em caso de dúvida.[21,22]

Assim como as outras arboviroses incluídas neste capítulo, o padrão ouro para o diagnóstico é a biologia molecular com identificação viral por transcrição reversa da reação em cadeia da polimerase (RT-PCR). Para garantir a acurácia do teste, as amostras devem ser coletadas na fase de viremia da infecção.[21,22]

Em amostras de tecidos (placenta, fígado, baço, pulmão, rins, coração, cérebro) pode ser realizada a pesquisa de antígeno viral por meio da técnica de imuno-histoquímica.

Destacam-se como achados laboratoriais inespecíficos na febre amarela ausência de leucocitose, proteína C reativa não elevada, aumento das transaminases – em geral AST (TGO) mais elevada que ALT (TGP) – e desidrogenase lática proporcional à gravidade da doença, bem como proteinúria que surge junto aos primeiros sintomas da doença, podendo evoluir para insuficiência renal.

O Quadro 50.7 apresenta a síntese das características clínicas e laboratoriais das formas leve, moderada e grave da febre amarela.

Quadro 50.7 Formas da febre amarela

	Forma leve	Forma moderada	Forma grave
Sinais de alarme	Ausente	Presente*	Presente*
Sinais de gravidade	Ausente	Ausente	Presente**
Principais exames laboratoriais	TGO ou TGP < 500U/L Cr < 1,3mg/dL RNI < 1,5	TGO ≥ 500U/L Cr ≥ 1,3mg/dL	TGO ou TGP ≥ 2.000U/L Cr ≥ 2,0mg/dL RNI ≥ 1,5 Plaquetas < 50.000/mm³

*Vômitos, diarreia e/ou dor abdominal.
**Oligúria, sonolência, confusão mental, torpor, coma, convulsão, sangramento, dificuldade respiratória, sinais de má perfusão e icterícia.
Cr: creatinina; RNI: razão normalizada internacional; TGO: transaminase oxalacética; TGP: transaminase pirúvica.
Fonte: adaptado de Brasil, 2020.[21]

Infecção fetal e neonatal

São poucas as informações sobre a infecção fetal e neonatal em caso de febre amarela, salvo relatos de casos que sugerem fortemente que a infecção aguda materna próxima ao parto pode, à semelhança de outras arboviroses, ser transmitida para o feto.

Em 2011, pesquisadores brasileiros publicaram carta ao editor de periódico internacional relatando um caso de transmissão congênita de febre amarela em recém-nascida cuja mãe havia sido exposta à febre amarela com sintomas iniciados 3 dias antes do parto, ocorrido em 2009. A recém-nascida foi readmitida com febre e cianose no terceiro dia de vida, com suspeita de pneumonia, evoluindo com piora progressiva e apresentando hematêmese, melena, sangramento em locais de punção venosa e oligúria, quando foi encaminhada para leito de terapia intensiva, evoluindo para óbito com 12 dias de vida. A necropsia revelou necrose hepática maciça, hemorragia pulmonar e necrose tubular aguda. A mãe apresentou IgM positiva para febre amarela e negativa para dengue, e a criança apresentou resultado semelhante em amostra coletada 5 dias após o início dos sintomas. O diagnóstico da criança foi confirmado por RT-PCR.[23]

Mais recentemente, em 2019, outro grupo de pesquisadores brasileiros publicou caso de transmissão vertical de criança nascida com 38 semanas de idade gestacional por cesariana devido a quadro materno grave sugestivo de febre amarela, tendo a mãe evoluído para óbito 48 horas após o parto. O diagnóstico de febre amarela materna foi confirmado por RT-PCR. A recém-nascida permaneceu assintomática até 6 dias de vida, quando apresentou icterícia, hepatite aguda e instabilidade hemodinâmica, evoluindo para encefalopatia hepática e óbito aos 16 dias de vida. Foi coletada amostra de sangue periférico para pesquisa de IgM específica para febre amarela, *Toxoplasma gondii*, herpes simples, vírus da rubéola, HbsAg, anti-HCV, VDRL e RT-PCR para citomegalovírus, HIV e febre amarela, sendo positiva apenas a RT-PCR para febre amarela.[24]

Tratamento

Não há tratamento específico para a febre amarela, apenas de suporte e sintomático, sem uso de anti-inflamatórios não esteroides.

A hidratação oral (60mL/kg/dia) é importante nas formas leves e, em caso de intolerância, a opção é a hidratação venosa com cristaloides (soro fisiológico a 0,9% ou Ringer lactato), na dose de 30mL/kg/dia. Dipirona e paracetamol podem ser utilizados para controle da febre e das dores, sempre com o cuidado de respeitar a dose máxima de 3g de paracetamol/dia. A gestante deve ser monitorada diariamente com repetição dos exames mínimos (hemograma completo, creatinina, transaminase e RNI) até completar 48 horas sem febre. No monitoramento clínico deve ser dada a atenção necessária à investigação dos sinais de alarme.[22]

As formas moderadas e graves devem ser tratadas em regime de internação – as graves exigem internação em leito de terapia intensiva. A hidratação deve ser realizada para manter a volemia normal. O tratamento suportivo deve ser baseado na avaliação da lesão orgânica e nos sinais de gravidade. A reavaliação laboratorial deve ser frequente, com intervalo de 12 horas para direcionamento da conduta clínica.[22]

Nos casos de coinfecção bacteriana, evento não raro, estará indicada a terapia antimicrobiana.[22]

INFECÇÃO PELO VÍRUS DA RUBÉOLA

Aspectos gerais do vírus

O vírus da rubéola é um RNA-vírus de cadeia simples não segmentada que até 2018 era classificado como arbovírus da família Togaviridae.[2] Atualmente, é classificado no gênero *Rubivirus* e na família Matonaviridae, sendo os humanos os únicos hospedeiros conhecidos.[25]

A propagação do vírus se dá pelo contato com secreções nasofaríngeas ou pela inalação de gotículas lançadas ao ar através de espirro, tosse ou fala de pessoa infectada – o vírus também pode ser transmitido da mãe para o filho durante a gestação.[25,26]

A palavra rubéola deriva do latim *rubellus*, que significa pouco/pequeno vermelho. A doença, também denominada "sarampo alemão", é conhecida desde o século XIV, mas a forma congênita foi descrita apenas em 1941, por Norman Gregg, oftalmologista australiano que associou a infecção materna no início da gestação à catarata congênita.[25]

Efeitos na gestação

Em geral, a infecção materna é assintomática ou provoca sintomas gerais leves. Quando a infecção é adquirida pela gestante no primeiro trimestre da gravidez, o embrião/feto pode ser infectado e desenvolver a síndrome da rubéola congênita (SRC). Além disso, abortamento e morte fetal também podem ocorrer após infecção materna. A infecção da placenta ocorre durante a viremia materna.[25,26]

O risco de infecção congênita é maior nas primeiras 12 semanas de gestação (risco de 85% de defeitos congênitos). Entre 13 e 16 semanas, o risco de doença fetal é estimado em 50%, sendo de 25% caso a infecção materna ocorra entre essa fase e 26 semanas. Após 20 semanas, o risco de SRC em consequência da infecção materna é pequeno, embora possa ocorrer a infecção transplacentária.

Apesar da descrição da grande maioria dos casos de infecção congênita após infecção materna primária, há relato de infecção fetal após reinfecção materna no primeiro trimestre, sendo esse risco estimado em 8% (IC95%: 2 a 22).[27]

Profilaxia

A infecção pelo vírus da rubéola é doença imunoprevenível, e a vacina é a forma mais eficaz para prevenção da SRC, com eficácia estimada em 99,3% (IC95%: 95,3 a 99,9) com somente uma dose da vacina. Uma segunda dose faz parte dos programas de imunização.[25] Entretanto, apesar de todos os benefícios conhecidos e bem estabelecidos, a cobertura vacinal continua sendo um desafio, e os denominados "movimentos antivacina" têm colocado em risco um número substancial de embriões/

fetos. Vale ressaltar que, antes da introdução da vacinação populacional, até quatro recém-nascidos em cada 1.000 nascidos vivos apresentavam a SRC.[25,26] A Organização Mundial da Saúde (OMS) estima a ocorrência anual de 100 mil casos de rubéola congênita.[28]

A vacina contra rubéola é contraindicada durante a gestação por conter vírus atenuado – idealmente, recomenda-se a prevenção da gravidez por 1 mês após a vacinação. Revisão sistemática publicada em 2020, avaliando os riscos de eventos adversos após vacinação inadvertida contra rubéola em gestantes, não encontrou evidência de SRC causada pela vacina, embora possa ocorrer a infecção transplacentária. Efeitos colaterais – febre, *rash*, linfadenopatia, cefaleia e artropatia transitória – são raros, porém mais frequentes após a vacinação de adultos.[29] Por isso, durante o aconselhamento pré-concepcional, recomendam-se a realização de sorologia materna e a indicação de vacinação às suscetíveis.

A administração de imunoglobulina policlonal até 5 dias após a exposição em gestantes suscetíveis mostrou benefício, comparada a nenhum tratamento, sendo a efetividade dose-dependente. A metanálise publicada em 2015 identificou que o número necessário para tratar (NNT) para obtenção de benefício foi 4 e sinalizou a importância de novas pesquisas para avaliação da eficácia das imunoglobulinas policlonais atualmente disponíveis em razão da possibilidade de alteração na concentração de anticorpos específicos.[30] O Center for Disease Control and Prevention (CDC), nos EUA, recomenda o uso de imunoglobulina apenas para gestantes com alto risco de SRC que optem por não interromper a gravidez. Por outro lado, o Canadá não aconselha o uso da imunoglobulina para este propósito. No Reino Unido e na Nova Zelândia, as diretrizes sugerem que o uso da imunoglobulina pode ser considerado em certos casos. Já na Austrália, seu uso está recomendado. Quanto à dosagem, o CDC e as autoridades australianas recomendam uma dose de 20mL de imunoglobulina intramuscular, enquanto no Reino Unido a dose sugerida é de 5mL.

Diagnóstico

Infecção materna

O diagnóstico clínico da infecção materna é difícil não apenas porque cerca de 25% a 50% das infectadas são assintomáticas, mas também porque os sintomas são muito inespecíficos e similares aos de diversas outras infecções virais. O período de incubação varia entre 12 e 23 dias, com média de 17 dias. Quando sintomática, a rubéola pode apresentar-se com febre baixa, mal-estar, cefaleia, coriza e, eventualmente, *rash* cutâneo eritematoso maculopapular, aumento de linfonodos da cadeia auricular, cervical posterior e suboccipitais, além de conjuntivite leve. Setenta por cento dos adultos sintomáticos também apresentam poliartralgia ou poliartrite. Os sintomas sistêmicos podem ocorrer em até 5 dias antes do *rash*. Este, em geral, inicia na face e se propaga para o tronco e as extremidades, durando, em média, 3 dias. Complicações graves, como púrpura trombocitopênica e encefalite, são raras.[25]

Na vigência de sintomas sugestivos de rubéola, recomenda-se a realização de sorologia (IgG e IgM-específica), idealmente de 7 a 10 dias após o início do *rash*, com repetição em 2 a 3 semanas após a primeira amostra. A IgM é detectada 3 dias após o *rash* e geralmente desaparece em 4 a 12 semanas, com queda para metade a cada 3 semanas, mas essas variações podem diferir de acordo com o tipo de ensaio utilizado. Níveis de IgG podem ser detectados a partir de 5 a 8 dias após o início do *rash* e persistem por toda a vida.[27]

Quando a gestante refere contato com caso confirmado ou suspeito de rubéola, recomenda-se a coleta de amostra de sangue periférico, preferencialmente até 12 dias após o contato, para dosagens de IgG e IgM específicas. A interpretação das sorologias pareadas segue a proposta apresentada na Figura 50.1.

A detecção viral por biologia molecular em sangue, urina, líquido cefalorraquidiano ou *swab* de nasofaringe e garganta é possível entre 1 semana antes e 2 semanas após a erupção cutânea.[29]

Infecção fetal

Confirmada a infecção materna, é possível a detecção do vírus da rubéola por meio da técnica de reação em cadeia da polimerase (PCR) em amostra de vilo corial, LA ou sangue fetal, sendo o LA considerado a melhor opção para essa investigação.[29] A sensibilidade e a especificidade do diagnóstico pré-natal alcançam confiabilidade adequada (90% e 100%, respectivamente), desde que algumas condições estejam presentes:[31-33]

- Intervalo mínimo de 6 semanas entre a infecção materna e a coleta da amostra.
- Coleta da amostra após 21 semanas.
- Armazenamento e transporte adequado da amostra.

A detecção de IgM específica em sangue fetal estabelece o diagnóstico de infecção congênita, embora a ausência de IgM específica não o exclua. Considerando os riscos associados à cordocentese e a baixa especificidade da IgM, não se recomenda a cordocentese para investigação fetal nessas situações.

A SRC é caracterizada pela presença de surdez neurossensorial (60% a 90% dos casos), cardiopatia estrutural – persistência do canal arterial, estenose da artéria pulmonar, defeito de septo ventricular (45% dos casos) –, catarata (30% dos casos) e, menos frequentemente (10% a 15% dos casos), hepatoesplenomegalia, hepatite com icterícia, trombocitopenia com púrpura, pneumonite intersticial, meningoencefalite e microcefalia. Glaucoma, microftalmia, retinopatia pigmentar e retinocoroidite também podem ocorrer.[25] A USG obstétrica é capaz de identificar algumas anomalias descritas na SRC, embora não seja capaz de excluir infecção nem doença fetal.[29] Entre as manifestações tardias associadas à infecção congênita destacam-se diabetes *mellitus*, tireoidite, déficit de hormônio do crescimento e distúrbios comportamentais.[30]

Tratamento

Não há tratamento para a doença materna e/ou infecção fetal; quando necessário, podem ser prescritos medicamentos sintomáticos.

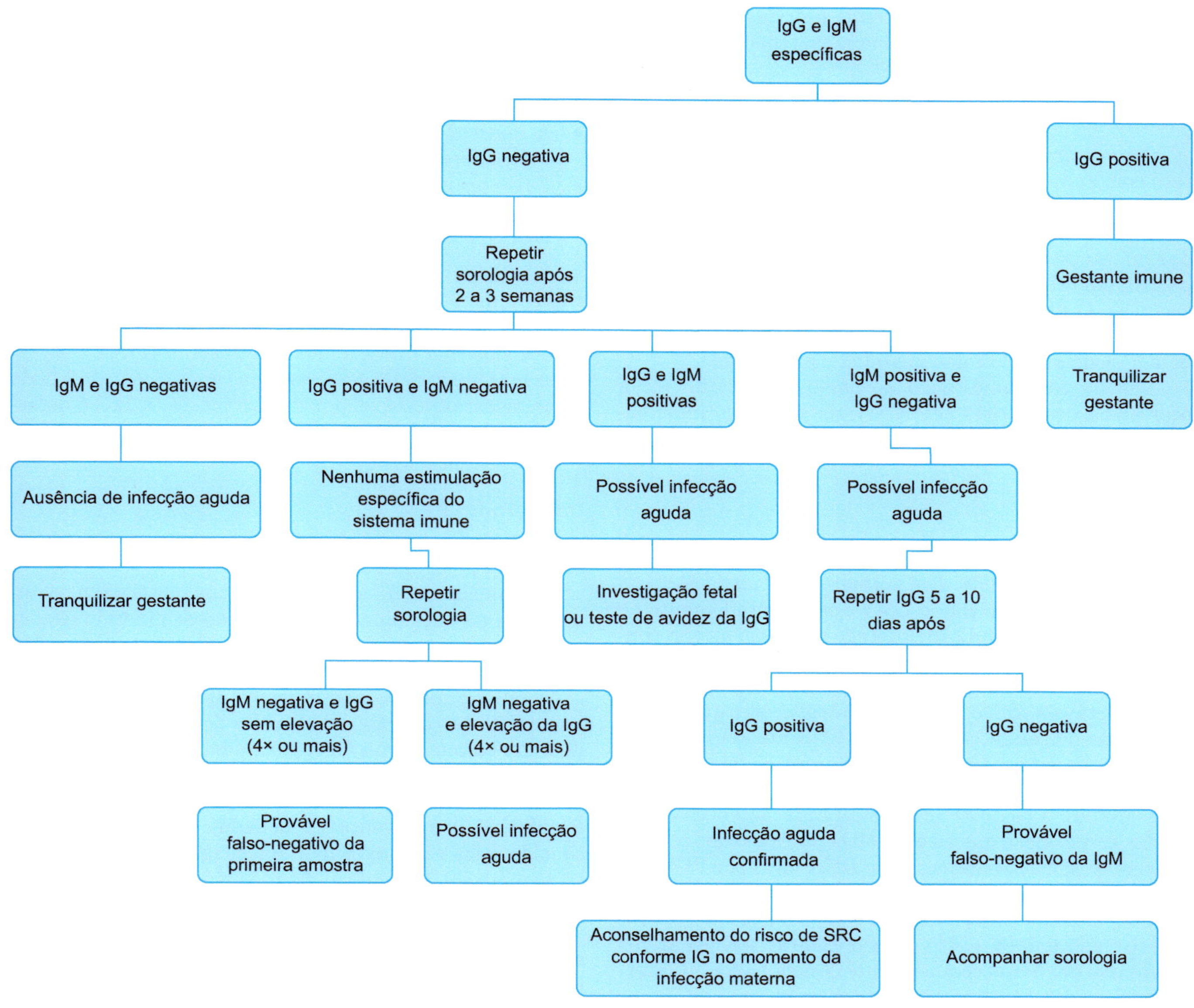

Figura 50.1 Avaliação e interpretação da sorologia em caso de contato com caso confirmado ou suspeito de rubéola durante a gestação. (*IG*: idade gestacional; *SRC*: síndrome de rubéola congênita.) (Adaptada de Dontigny *et al.*, 2018; Bouthry *et al.*, 2014.[27,31])

INFECÇÃO PELO CITOMEGALOVÍRUS

Aspectos gerais do vírus

O citomegalovírus (CMV) é um DNA-vírus pertencente à família Herpesviridae e à subfamília Beaherpesvirinae com alta prevalência em mulheres em idade fértil, havendo estudos que relatam a prevalência de 86% nesse grupo etário.[1,34]

A principal fonte de infecção é o contato direto ou indireto com secreções, em especial saliva, urina ou sêmen.[34] Outras fontes de infecção incluem leite materno, hemoderivados e órgãos transplantados.

Efeitos na gestação

A gravidez parece não afetar a gravidade clínica da sintomatologia materna. A viremia materna, com início entre 3 e 6 semanas após o contato e permanência por cerca de 6 semanas, pode induzir infecção placentária, seguida de transmissão transplacentária para o feto. Neste, o vírus é capaz de replicar-se em múltiplos tecidos, incluindo os rins.

A infecção congênita pelo CMV é a mais frequente entre as infecções virais e afeta 0,2% a 2,5% dos recém-nascidos.[1,34] O risco de infecção fetal é maior em caso de infecção materna primária – cerca de 40%, podendo variar entre 24% e 75%. O risco aumenta com o avançar da idade gestacional, mas, como na maioria das infecções virais, a gravidade da infecção fetal é maior quando a infecção materna ocorre na fase inicial da gestação. Nos casos de reinfecção materna, o feto também pode ser afetado, e o risco de sequelas é semelhante ao registrado após infecção materna primária. O risco de infecção congênita também está presente quando a infecção materna ocorre no período periconcepcional, estimando-se que, caso a infecção materna tenha ocorrido entre 2 e 18 semanas antes da data da última menstruação, o risco de transmissão pode chegar a 8,3%.[34,35]

Profilaxia

Como a principal fonte de infecção pelo CMV é o contato com saliva e urina, em especial em crianças pequenas infectadas, as medidas de prevenção primária envolvem hábitos de higiene, incluindo lavagem sistemática das mãos após contato com essas secreções e evitar compartilhamento de utensílios, bebidas ou alimentos com crianças. O uso de preservativo durante a gestação, em caso de parceiro soropositivo ou parceria não fixa, também é recomendado como medida de prevenção.

Não há contraindicação ao parto vaginal devido à ocorrência de infecção pelo CMV na gestação, independentemente da idade gestacional em que ocorreu a infecção materna.[34]

Diagnóstico

Infecção materna

Estima-se que 86% das mulheres em idade fértil já tenham tido contato com o CMV em algum momento de suas vidas.[36] Por definição, infecção primária ou soroconversão é caracterizada pela detecção de IgG específica com ou sem IgM em pessoa com IgG e IgM previamente não detectáveis. Infecção não primária ocorre quando há reativação ou reinfecção por cepa diferente em indivíduo previamente soropositivo e seu diagnóstico não pode ser baseado apenas em achados sorológicos convencionais, necessitando a comprovação da eliminação do vírus em fluidos corporais, o que só é possível por meio de técnicas moleculares, como a detecção do DNA viral por PCR.

O risco de soroconversão durante a gestação é variável e depende da prevalência do CMV na população, sendo estimado em 1% a 7% para mulheres soronegativas residentes em áreas com soroprevalência baixa ou intermediária e em 14,8% a 22,5% para residentes em áreas de alta prevalência.[34]

O rastreamento pré-natal de rotina, embora defendido por alguns, não é recomendado pela maioria das diretrizes por não atender os critérios classicamente definidos para testes de triagem efetivos, incluindo o risco de lesão fetal em casos de reinfecção materna. Diante de sintomas sugestivos (*influenza-like*) ou de achados ultrassonográficos de infecção congênita, recomenda-se a solicitação de sorologia materna.[34]

Também na infecção pelo CMV, o diagnóstico clínico é dificultado pela presença de sintomas inespecíficos, como rinite, faringite, mialgia, cefaleia e fadiga. Assim, o padrão ouro para o diagnóstico da infecção materna é baseado em teste sorológico, ou seja, na infecção primária, a detecção da soroconversão da IgG específica em mulher previamente soronegativa.[34]

Assim como em outras doenças virais, a interpretação do resultado da IgM específica para definição de infecção primária exige cautela, pois, embora a IgM específica positiva apresente alta sensibilidade, sua especificidade é baixa. Entre as explicações para detecção de IgM-CMV não relacionada com infecção primária recente se destacam as seguintes:[34]

- Os níveis de IgM podem permanecer detectáveis por mais de 1 ano após a infecção aguda.
- A reativação da infecção pelo CMV ou reinfecção por cepa diferente pode positivar a IgM.
- Falso-positivos podem ocorrer por reação cruzada com outros vírus, como parvovírus B19 e Ebstein-Barr, ou doença autoimune, como lúpus eritematoso sistêmico.

Nos casos de sorologia com resultado positivo de IgG e IgM, o teste de avidez da IgG pode ser útil para diferenciar infecção primária de reinfecção. Resultados de baixa avidez sugerem infecção nos 3 meses anteriores.

A IgM aparece de 4 a 7 semanas após o contato e pode permanecer detectável por muitos meses. A IgG é detectável entre 5 e 8 semanas após o contato e persiste ao longo da vida.

Infecção fetal

O CMV é causa comum de perda auditiva neurossensorial de etiologia não genética.[34]

A maioria das infecções congênitas por CMV é assintomática ao nascimento, mas 25% desses indivíduos desenvolverão alguma sequela neurológica nos primeiros 2 anos de vida.[34]

A USG é método não invasivo útil para detecção de anomalias estruturais e distúrbios de crescimento quando a infecção materna foi confirmada, possibilitando melhor aconselhamento sobre os riscos fetais. Entretanto, a sensibilidade da USG é baixa (em torno de 20%). O Quadro 50.8 apresenta os achados ultrassonográficos considerados sugestivos de CMV congênito.[37]

O padrão ouro para diagnóstico da infecção fetal consiste na detecção viral por PCR no LA. A detecção viral no sangue fetal tem sensibilidade e especificidade semelhantes às alcançadas com LA, mas a cordocentese apresenta risco maior de complicações do que a amniocentese. A coleta do LA deve ser programada para 6 a 8 semanas após a infecção materna primária, tempo médio para que o vírus seja excretado na urina fetal, e realizada a partir de 20 semanas de gestação. Respeitado esse princípio, o resultado negativo para CMV por PCR em LA apresenta especificidade entre 97% e 100% e sensibilidade de 90% a 95%.[34,38]

Tratamento

Como os sintomas da infecção materna, quando presentes, são autolimitados, não há indicação de tratamento específico, podendo ser recomendado o uso de sintomáticos.

Até o momento, não há tratamento comprovadamente eficaz para a infecção fetal, cabendo ressaltar que a infecção placentária e fetal pode ocorrer antes da viragem sorológica. Entre os antivirais utilizados para tratamento da infecção pelo CMV fora da gestação, apenas o valaciclovir não é considerado teratogênico, e alguns estudos avaliaram seu uso na gestação. Estudo de fase II intitulado CYMEVAL (*In utero treatment of cytomegalovirus*

Quadro 50.8 Classificação das anomalias associadas ao citomegalovírus identificadas à ultrassonografia

Anomalias cerebrais graves	Anomalias cerebrais leves	Anomalias extracerebrais
Ventriculomegalia > 15mm	Ventriculomegalia entre 10 e 15mm	Intestino hiperecogênico
Hipercogenicidade periventricular	Aderências intraventriculares	Hepatomegalia (lóbulo esquerdo ≥ 40mm)
Hidrocefalia	Calcificações intracerebrais	Restrição de crescimento fetal (< percentil 5)
Microcefalia < -2DP	Cistos subependimários	Oligo ou polidrâmnio
Cisterna magna ≥ 8mm	Cistos de plexo coroide	Ascite
Hipoplasia do vérmix cerebelar	Calcificações de vasos lenticuloestriados do gânglio basal	Derrame pleural
Porencefalia	–	Hidropisia fetal
Lissencefalia	–	Placentomegalia (≥ 40mm)
Lesão cística periventricular da substância branca	–	Calcificações intra-hepáticas
Agenesia de corpo caloso	–	–

DP: desvio padrão.
Fonte: adaptado de Leruez-Ville *et al.*, 2016.[37]

congenital infection with valcyclovir) utilizou 8g de valaciclovir/dia, via oral, em gestantes com fetos apenas com alterações extracerebrais e/ou alterações cerebrais leves, por uma média de 89 dias, com adequadas aderência e tolerância maternas ao tratamento. Os fetos com alterações ultrassonográficas graves foram excluídos do estudo, e foi oferecida a possibilidade de interrupção da gestação. A proporção de recém-nascidos assintomáticos ao nascimento foi de 82% – em publicações de coorte histórica, essa proporção é estimada em 43%.[38]

Imunoglobulina hiperimune não tem sido recomendada para tratamento da gestante com infecção primária pelo CMV em função dos dados conflitantes nos estudos disponíveis.[34] Ensaio clínico que avaliou o uso de imunoglobulina hiperimune para prevenção da infecção congênita pelo CMV incluiu 206.082 gestantes rastreadas para infecção primária pelo CMV antes de 23 semanas, das quais 712 (0,35%) tiveram conversão sorológica e, dessas, 399 foram submetidas à randomização para receber imunoglobulina hiperimune mensal até o parto, na dose de 100mg/kg, ou placebo. O estudo foi interrompido em 2018 por determinação do comitê de segurança e monitoramento do ensaio. A intervenção medicamentosa não reduziu a incidência da infecção congênita nem de morte perinatal, comparada ao grupo placebo.[39]

Metanálise publicada em 2023 considerou que, embora alguns estudos tenham sugerido que a imunoglobulina hiperimune e o valaciclovir sejam efetivos após infecção primária pelo CMV na gestação, os resultados são inconclusivos.[40]

INFECÇÃO PELO HERPESVÍRUS

Aspectos gerais do vírus

O herpesvírus simples (HSV) é um DNA-vírus de cadeia dupla pertencente à família Herpesviridae, neurotrópico e neuroinvasivo, classificado em dois sorotipos: HSV-1 e HSV-2. O HSV-1 causa infecção orofacial e anogenital, mas a infecção por HSV-2 cursa excepcionalmente com lesões extragenitais. A infecção permanece a vida inteira com períodos de reativação, não havendo cura.[41-43]

O vírus é transmitido por contato direto pessoa a pessoa, o que é possível mesmo nas formas assintomáticas. A transmissão para o feto é mais frequente durante o parto (transmissão perinatal), quando estão presentes lesões genitais ou pródromos da infecção.[41,44]

Efeitos na gestação

Metanálise publicada em 2018, incluindo 13 estudos, evidenciou que a infecção pelo HSV durante a gestação aumenta o risco de aborto espontâneo (OR: 3,81; IC95%: 1,96 a 7,41), parto pré-termo (OR: 3,83; IC95%: 1,17 a 12,54) e perda fetal (OR: 1,78; IC95%: 1,26 a 2,76).[45]

A transmissão vertical pode ocorrer tanto na infecção primária, mais comum, como nos episódios de recorrência. A infecção neonatal pelo HSV-1 ou 2 é rara, mas de gravidade extrema. Na ausência de tratamento precoce e oportuno, o risco de morte pode chegar a 75% e, entre os sobreviventes, as sequelas neurológicas são muito graves.[41]

Profilaxia

A profilaxia primária envolve ações de prevenção de contato direto com lesões suspeitas e, considerando a transmissão sexual, o uso de preservativo em todas as relações sexuais reduz o risco de contaminação.

Para redução do risco da transmissão perinatal, a cesariana está indicada para as gestantes que apresentam pródromos ou lesões genitais ativas no trabalho de parto, mesmo se as membranas estiverem rotas, independentemente do tempo de ruptura. Não há benefício na realização de cesariana eletiva em mulheres com história de herpes genital e ausência de lesões ativas ou pródromos no trabalho de parto nem para a infecção por HSV extragenital. Para as gestantes que apresentaram infecção primária ou primeiro episódio não primário com menos de 6 semanas antes do parto, a cesariana eletiva pode ser discutida devido à possibilidade de eliminação viral prolongada nesses casos.[42,43] Nos casos de gestantes com história clínica de herpes genital, recomenda-se o uso de antiviral a partir de 36 semanas até o parto.[42,43] Não há contraindicação ao aleitamento materno, salvo na presença de lesões na mama.[42]

Diagnóstico

Infecção materna

A maioria das infecções é assintomática, o que torna o diagnóstico clínico um desafio. O risco de infecção primária em gestantes soronegativas é estimado em cerca de 2% e, entre aquelas com herpes genital recorrente, aproximadamente 75% apresentam pelo menos um episódio durante a gestação e em torno de 14% têm pródromos ou recorrência clínica no parto.[42]

O período de incubação após o contato com a pessoa infectada varia de 2 a 12 dias. Após esse período, o vírus inicia a fase de replicação na epiderme e derme, causando inflamação e destruição celular, e alcança os neurônios sensoriais, permanecendo durante toda a vida nos gânglios sensoriais. A reativação da replicação viral ocorre e pode ser sintomática, com o aparecimento de lesões ulcerativas típicas, ou assintomática.[41,42]

A infecção é considerada primária quando há confirmação da presença de HSV-1 ou 2 em lesão de pessoa sem evidência de anticorpos em amostra de soro. O primeiro episódio não primário é confirmado quando o vírus é detectado em lesão de indivíduo com anticorpo de outro sorotipo presente na amostra de soro, ao passo que a infecção recorrente é confirmada pela detecção viral com evidência de anticorpos do mesmo sorotipo.[41,42]

As lesões genitais são vesículas sensíveis e dolorosas e podem acometer vulva, vagina, colo uterino e uretra. A linfadenopatia regional é vista na infecção primária, mas não nas lesões recorrentes.[41,42]

Os testes para confirmação da infecção pelo HSV incluem as técnicas de detecção viral (especialmente detecção do DNA viral por PCR), consideradas o padrão ouro para o diagnóstico etiológico na vigência de lesões de pele e/ou mucosas, e a sorologia (IgM e IgG específicas), mais útil em caso de história clínica sugestiva de infecção pelo HSV e sem lesões ativas ou de detecção viral negativa em material de lesões. As lesões de recorrência tendem a apresentar mais resultados nos testes de detecção viral, comparadas às lesões da infecção primária. A detecção de anticorpos específicos para HSV-2 deve ser considerada quase que diagnóstico de certeza de infecção genital, enquanto que sorologia positiva para HSV-1 pode representar tanto infecção orolabial como genital.[42]

Não é recomendado o rastreamento rotineiro para HSV na gestação, assim como os testes de detecção viral em gestantes assintomáticas com doença recorrente no período anteparto.[40-44]

A Figura 50.2 apresenta a interpretação da sorologia para HSV em casos de lesões sugestivas de infecção genital pelo vírus. Diante do diagnóstico de infecção genital por HSV, é importante proceder à investigação de outras infecções sexualmente transmissíveis (IST).[43]

Infecção fetal

O risco de transmissão vertical em caso de infecção materna primária e no primeiro episódio não primário é de 30% a 50%, podendo chegar a 80% – quanto mais próximo do parto ocorrer a infecção, maior o risco de transmissão perinatal. O risco de transmissão mãe-filho é bem menor nos episódios recorrentes, mas não desprezível.[41,42]

A infecção fetal é adquirida com mais frequência no período intraparto (infecção perinatal), e essa forma de transmissão vertical responde por 85% dos casos de infecção neonatal pelo HSV. A infecção intrauterina (infecção congênita) responde por 5% dos casos, enquanto os 10% restantes são causados por infecção pós-natal. Entre os recém-nascidos infectados, 25% apresentam a doença na forma disseminada, 30% apresentam acometimento

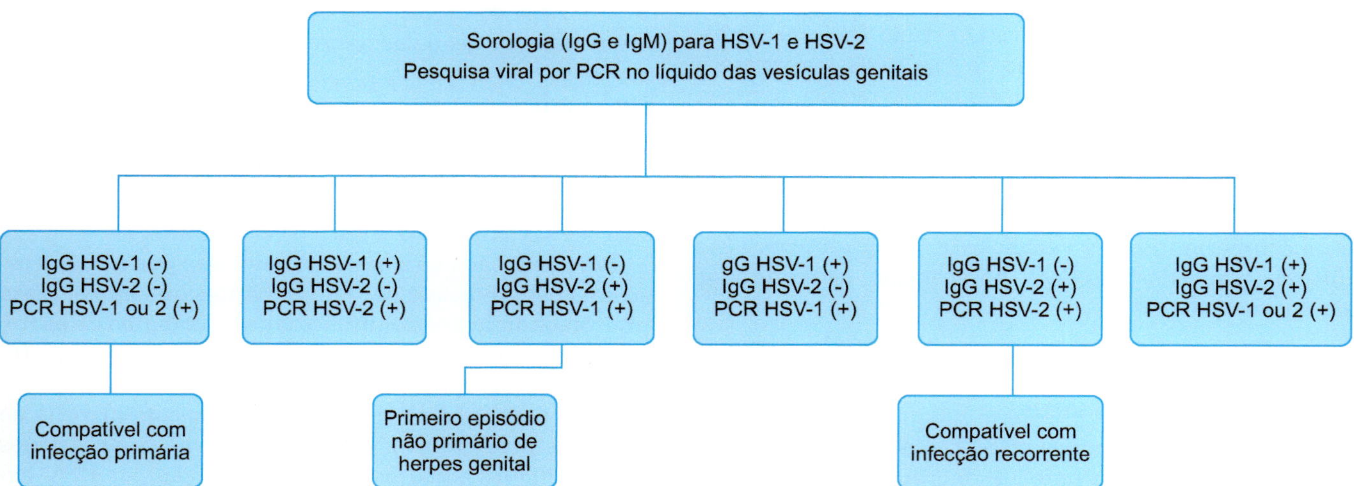

Figura 50.2 Interpretação dos testes diagnósticos na presença de lesões genitais compatíveis com infecção pelo vírus herpes simples (*HSV*). (*IgG*: imunoglobulina G; *IgM*: imunoglobulina M; *PCR*: reação em cadeia da polimerase; [+]: positivo[a]; [-]: negativo[a].) (Adaptada de De Rose *et al.*, 2023; Sèntat *et al.*, 2018.[4,43])

apenas do sistema nervoso central e em 45% a doença é limitada à pele, aos olhos ou à boca – cerca de 20% dos sobreviventes apresentarão sequelas neurológicas em longo prazo.[41]

Em caso de ruptura prematura de membranas pré-termo, a conduta conservadora pode ser uma opção mesmo na vigência de lesões ativas, em especial em idades gestacionais mais precoces, em virtude do risco de prematuridade. Durante a conduta conservadora, deve ser instituído tratamento antiviral materno.

Tratamento

O tratamento das lesões causadas pela infecção primária pelo HSV e dos episódios de doença recorrente deve ser realizado via oral, pois a terapia tópica não mostrou benefício. A via venosa deve restringir-se ao tratamento de lesões graves e/ou disseminadas.

O aciclovir é a medicação antiviral mais estudada na gestação, e dados em animais e humanos sugerem segurança para seu uso mesmo no primeiro trimestre de gravidez, promovendo redução da duração e da gravidade dos sintomas, bem como do tempo para eliminação viral. Considerado com perfil de segurança semelhante ao aciclovir, o valaciclovir tem como vantagem a melhor aderência ao tratamento em razão da posologia, mas o inconveniente de ter um custo mais elevado.[42] O Quadro 50.9 apresenta as doses recomendadas do aciclovir e do valaciclovir para tratamento do herpes na gestação.

O tratamento antiviral em caso de suspeita de primeiro episódio pode, a critério clínico, ser iniciado antes dos resultados laboratoriais.[43]

INFECÇÃO PELOS VÍRUS DA HEPATITE

O grupo de vírus com tropismo primário pelo tecido hepático – vírus das hepatites A (HAV), B (HBV), C (HCV), D (HDV) e E (HEV) – é responsável por um importante problema de saúde pública em todo o mundo e uma preocupação no ciclo gravídico-puerperal.

O Boletim Epidemiológico publicado pelo Ministério da Saúde em 2023 informou que no período de 2000 a 2022 foram notificados 750.651 casos confirmados de hepatites virais no Brasil, sendo 298.738 (39,8%) referentes à hepatite C, 276.646 (36,9%) à hepatite B, 169.094 (22,5%) à hepatite A, 4.393 (0,6%) à hepatite D e 1.780 (0,2%) à hepatite E.[46]

Aspectos gerais dos vírus

O HAV é um RNA-vírus de cadeia simples pertencente ao gênero *Hepatovirus* e à família Picornaviridae. Dos seis genótipos descritos, os de I a III são responsáveis por infecções em humanos. As formas infectantes do HAV podem estar presentes nas fezes, em alimentos ou água contaminados e/ou no sangue de pessoas infectadas.[47-49]

Membro da família Hepadnaviridae, o HBV é transmitido por via sexual, transfusão sanguínea e/ou vertical (mãe-filho).[47-49]

O HCV é um RNA-vírus, semelhante aos flavivírus, com período de incubação de 6 semanas e seis genótipos diferentes, sendo o tipo 1 o mais prevalente e também o de tratamento mais difícil.[47-49]

RNA-vírus da família Kolmioviridae, o HDV é considerado um satélite subviral do HBV e exige a existência de infecção pelo HBV para completar seu ciclo de replicação; nessa condição de coinfecção, determina risco maior de agravamento da lesão hepática e progressão para fibrose e evolução para hepatocarcinoma. Oito genótipos são conhecidos.[47-49]

O HEV também é um RNA-vírus de cadeia simples pertencente ao gênero *Herdeiros* e apresenta quatro genótipos maiores.[47-49]

Hepatite A

Como o vírus pode permanecer vários meses estável no ambiente, as gestantes devem ser orientadas sobre a importância do cozimento dos alimentos (> 85°C por mais de 1 minuto) e da higienização das superfícies com solução diluída de água sanitária, bem como sobre hábitos de higiene saudáveis, em especial a lavagem das mãos antes e após a manipulação de alimentos, antes de se alimentar e após o uso de sanitários.[48]

A vacina inativada contra hepatite A pode ser considerada no curso da gestação, em especial para mulheres

Quadro 50.9 Doses recomendadas de medicação antiviral para infecção pelo vírus herpes simples na gestação

Indicação	Aciclovir	Valaciclovir
Infecção primária ou primeiro episódio não primário	400mg, VO, 3×/dia, por 7 a 10 dias*	1g, VO, 2×/dia, por 7 a 10 dias*
Episódios recorrentes	400mg, VO, 3×/dia, por 5 dias OU 800mg, VO, 2×/dia, por 5 dias	500mg, VO, 2×/dia, por 3 dias OU 1g/dia, VO, por 5 dias
Supressão diária (gestantes com história clínica de herpes genital)	400mg, VO, 3×/dia, a partir de 36 semanas** até o parto	500mg, VO, 2×/dia, a partir de 36 semanas** até o parto
Doença grave ou disseminada	5 a 10mg/kg, EV, a cada 8 horas por 2 a 7 dias; em seguida, utilizar a mesma dose da infecção primária até completar 10 dias de tratamento	–

*A duração do tratamento poderá ser maior em caso de ausência de cicatrização completa das lesões.
**A idade gestacional de início da terapia de supressão pode ser antecipada em situações com alto risco de parto pré-termo.
Fonte: adaptado de ACOG, 2020; Sènat *et al.*, 2018.[42,43]

em situação de risco maior, como usuárias de drogas e portadoras de doença hepática crônica ou coagulopatias. Em caso de exposição, a administração de imunoglobulina humana anti-hepatite A é útil até 2 semanas após a exposição, em dose única de 0,1mL/kg, e promove imunidade temporária.[47,49,50]

A incidência de hepatite A na gestação é baixa, e seu curso clínico não difere entre as grávidas e as não grávidas. Nas formas sintomáticas, que são mais frequentes entre adultos, os sintomas e sinais mais comuns são mal-estar, vômitos, perda de apetite, febre, dor abdominal, icterícia, prurido, fezes claras, hepatomegalia e bilirrubinúria. Complicações graves são raras. Assim como em todas as infecções maternas, o grau de comprometimento materno pode repercutir na evolução da gestação com risco de parto pré-termo quando a infecção ocorre no segundo e terceiro trimestres. Há relatos de transmissão perinatal da hepatite A.[47,49-51]

O diagnóstico é mais frequentemente estabelecido por meio de testes sorológicos (IgG e IgM específicas). A IgM é detectável 1 semana após o início dos sintomas e seus níveis caem nas 4 a 8 semanas seguintes. A IgG é detectável entre 1 e 2 semanas após o início dos sintomas e persiste ao longo da vida. Transaminases e bilirrubinas geralmente se encontram elevadas antes do início da sintomatologia clínica. Em cerca de 10% a 15% das pessoas infectadas, a replicação viral pode persistir por até 6 meses.[50] A detecção do HAV nas fezes e no sangue é possível a partir de 10 a 12 dias após o início dos sintomas.[51]

Na vigência de infecção sintomática, o tratamento é suportivo e envolve hidratação, nutrição e medicamentos antieméticos e antipiréticos.[47,49-51] Não há contraindicação ao parto vaginal na vigência da infecção, e o aleitamento materno não deve ser desestimulado.[47,49-51]

Hepatite B

A infecção materna pelo HBV se reveste de grande importância porque, além dos riscos da infecção materna aguda ou crônica, a transmissão perinatal é a principal causa de infecção crônica em adultos. Por sua vez, a chance de prevenção da infecção materna e da transmissão vertical – que pode ser intrauterina, intraparto ou pós-natal – encontra-se disponível e bem documentada e é altamente dependente da carga viral materna.[48,49]

O HBV é transmitido por contato sexual ou parenteral, o que coloca as pessoas que fazem sexo desprotegido, em especial com múltiplas parcerias, e os usuários de drogas injetáveis em risco maior de adquirir a infecção. A transmissão por transfusão de sangue ou hemoderivados é muito rara, graças ao rastreamento universal dos doadores.[47-51]

O período de incubação varia de 4 semanas a 5 meses. Após a infecção aguda, a maioria das pessoas evolui para resolução completa do quadro, embora alguns sintomas e exames possam permanecer alterados por até 2 meses. Cerca de 10% a 15% dos infectados desenvolvem infecção crônica e, entre estes, 15% a 30% mantêm a replicação viral.[47,49]

Existem poucos estudos sobre o impacto da infecção pelo HBV na gestação, mas algumas publicações sugerem risco maior de parto pré-termo, diabetes gestacional, hemorragia pós-parto e colestase intra-hepática da gravidez, parecendo haver uma relação entre o risco de complicações obstétricas e a carga viral materna.[49]

As alterações fisiológicas da gravidez podem determinar maior probabilidade de reativação da doença em gestantes com infecção crônica pelo HBV, especialmente em caso de suspensão do tratamento antiviral e no período pós-parto.[47,49]

Os sintomas na vigência de infecção aguda são semelhantes para todos os tipos de hepatite viral, e o diagnóstico é baseado em testes sorológicos. O tratamento da infecção aguda não difere do recomendado para os adultos em geral. Sinais de encefalite, coagulopatia ou comprometimento sistêmico maior são indicativos de internação, e o tratamento dessas complicações se baseia no tipo de disfunção apresentado.[47,48]

Todas as gestantes devem ser rastreadas durante o pré-natal por meio da dosagem do HBsAg, sorologia tradicional ou teste rápido, no início do pré-natal, independentemente de testagem ou vacinação prévia. O American College of Obstetricians and Gynecologists (ACOG) recomenda, também, que sejam solicitados às gestantes com 18 anos ou mais o anti-HBs e o anti-HBc total, salvo se já realizados anteriormente.

A interpretação adequada dos testes sorológicos possibilita o diagnóstico da infecção pelo HBV e a determinação do estágio clínico da infecção (Quadro 50.10).

Quadro 50.10 Interpretação dos testes sorológicos para infecção pelo vírus da hepatite B

Estágio clínico	HBsAg	Anti-HBs	Anti-HBc total	Anti-HBc IgM
Infecção aguda	Positivo	Negativo	Positivo	Positivo
Infecção crônica	Positivo	Negativo	Positivo	Negativo
Infecção resolvida	Negativo	Positivo	Positivo	Negativo
Imunidade	Negativo	Positivo*	Negativo	Negativo
Suscetível	Negativo	Negativo	Negativo	Negativo

*Considerar o ponto de corte > 10mUI/mL, com a ressalva de que as concentrações de anti-HBs podem cair ao longo do tempo em vacinados.
anti-HBc: anticorpo contra antígeno *core* do vírus da hepatite B; anti-HBs: anticorpo contra o antígeno de superfície do vírus da hepatite b; HBsAg: antígeno de superfície do vírus da hepatite B; IgG M: imunoglobulina M.
Fonte: adaptado de ACOG, 2023.[48]

As gestantes suscetíveis devem receber o esquema habitual da vacina contra hepatite B. Nos casos de gestantes com HBsAg positivo devem ser solicitados anti-HBc total, anti-HBc IgM, anti-HBs e dosagem da carga viral para diagnóstico diferencial entre infecção aguda e crônica e avaliação da indicação de tratamento antiviral.[48]

O HBsAg pode ser detectável com 4 semanas antes dos sintomas clínicos (variação de 1 a 9 semanas) e permanece positivo por 1 a 6 semanas. Na portadora crônica, o HBsAg permanece positivo por mais de 20 semanas e não ocorre a positividade do anti-HBs. O anti-HBc IgM é detectável na fase aguda ou após a infecção recente e permanece positivo por cerca de 6 meses, enquanto o anti-HBc IgG aparece em 3 a 5 semanas após o HBsAg. O anti-HBc total representa a identificação das frações IgG e IgM juntas.[48]

Embora o tratamento antiviral possa ser recomendado para tratar a gestante com alto risco de doença hepática associada, sua principal indicação é para redução da transmissão perinatal. As gestantes com carga viral acima de 200.000UI/mL ou 1 milhão de cópias/mL são candidatas ao tratamento antiviral no terceiro trimestre para esse fim, sendo o tenofovir a medicação de primeira linha. O acompanhamento conjunto com o hepatologista faz parte do seguimento pré-natal dessas gestantes. Para as mulheres que receberam a terapia antiviral para prevenção da transmissão vertical, é recomendada a suspensão da medicação 12 semanas após o parto.[47-50]

O risco de transmissão do HBV durante amniocentese é pequeno, mas pode variar na dependência da carga viral. A decisão de realizar ou não a amniocentese deve ser compartilhada com a gestante, considerando sua indicação, riscos e benefícios.[48]

Em gestantes portadoras crônicas do HBV, a via de parto deve seguir as indicações obstétricas habituais, não havendo recomendação formal para realização de cesariana em razão do diagnóstico de infecção crônica, embora alguns estudos tenham sugerido possível efeito protetor em filhos de mães HBsAg e HBeAg-positivas sem tratamento antiviral. Também não há contraindicação para o aleitamento materno nos casos de mulheres com hepatite B.[47,48,50,52]

Todos os recém-nascidos de mães HBsAg-positivas, independentemente de tratamento antiviral durante a gestação, devem receber imunoglobulina específica nas primeiras 12 horas após o nascimento e a primeira dose da vacina contra hepatite B. O risco de transmissão vertical, na ausência de imunização ativa ou passiva, pode alcançar 90% nos casos de gestantes HBsAg e HBeAg-positivas e 30% entre aquelas com HBeAg negativo.[48,49,52]

Hepatite C

A via de transmissão primária da hepatite C é através da exposição percutânea ao sangue infectado. A grande maioria dos casos de infecção pelo HBC é registrada em usuários de drogas injetáveis em virtude do compartilhamento de seringas. A transmissão vertical também pode ocorrer, sendo menos comum a transmissão sexual. A transmissão por transfusão sanguínea e recepção de órgãos é extremamente excepcional em razão do controle dos doadores. A coinfecção por hepatite C e por HIV ou HBV é relativamente comum.[47-51]

Assim como acontece com a hepatite B, o rastreamento da infecção pelo HCV é recomendado como rotina no pré-natal, salvo para aquelas mulheres já sabidamente infectadas.[50,51]

O período de incubação é de 30 a 60 dias, e a infecção assintomática ocorre em 75% dos indivíduos infectados. A infecção aguda se manifesta, como nas outras hepatites, com icterícia, náuseas, vômitos, dor abdominal e sintomas semelhantes aos da gripe, podendo durar 6 meses, mas, em geral, regridem antes. Cerca de 20% a 50% dos infectados evoluem para resolução completa, mas a infecção pelo HCV pode progredir para doença crônica com fibrose e cirrose hepáticas progressivas, hipertensão portal e carcinoma hepatocelular.[47,48,51]

O diagnóstico é baseado na positividade do anti-HCV pela metodologia do tipo ELISA ou por imunocromatografia de fluxo – teste rápido – e a presença de RNA viral é indicativa de infecção ativa. A identificação do HCV-RNA em soro ou plasma é possível a partir de 2 semanas após o contato com o vírus. O anti-HCV é detectável cerca de 30 a 60 dias após a exposição viral.

A Figura 50.3 apresenta o fluxograma para diagnóstico laboratorial de infecção pelo HCV proposto pelo Ministério da Saúde.[53]

A persistência da positividade do anti-HCV e o HCV-RNA detectável por mais de 6 meses tornam possível o diagnóstico da infecção crônica pelo vírus – hepatite C crônica.[53]

A gravidez não interfere com a história natural da infecção, embora nas mulheres com infecção crônica pelo HCV ocorram diminuição dos valores das enzimas hepáticas e elevação da carga viral durante a gestação, mas sem evidências de progressão da lesão hepática diretamente influenciada pela gestação. A infecção pelo HCV é considerada fator de risco para o desenvolvimento de colestase intra-hepática da gravidez que, por sua vez, se associa a risco maior de sofrimento fetal, parto pré-termo e perda fetal. Obviamente, as gestantes com infecção crônica pelo HCV e disfunção hepática instalada tendem a apresentar resultados mais desfavoráveis, e a infecção crônica tem sido associada a risco maior de parto pré-termo, diabetes gestacional, pré-eclâmpsia, restrição do crescimento intrauterino, hemorragia e baixo peso ao nascimento. Entretanto, alguns estudos sugerem que a infecção pelo HCV está independentemente associada à ocorrência mais frequente de resultado perinatal desfavorável, em especial baixo peso ao nascimento, pequenos para a idade gestacional e admissão em UTIN. As gestantes com infecção crônica pelo HCV devem ser acompanhadas de forma compartilhada com o hepatologista e/ou o infectologista.[47,49,50]

Os procedimentos invasivos na gestante com infecção pelo HCV devem ser individualizados, pois há risco de transmissão vertical nesse momento. Entretanto, estima-se que esse risco não seja elevado e, em algumas situações, o benefício do procedimento pode superar o risco

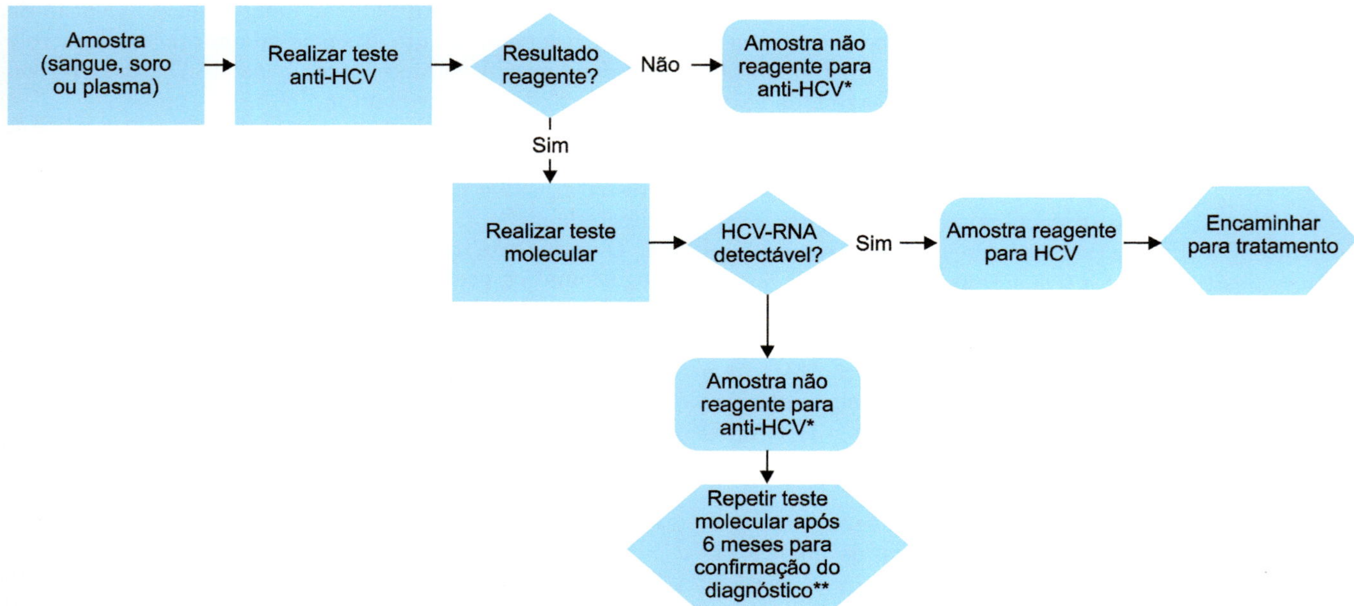

Figura 50.3 Diagnóstico laboratorial da infecção pelo vírus da hepatite C. (*Anti-HCV*: anticorpos contra vírus da hepatite C; *HCV-RNA*: RNA do vírus da hepatite C. *Caso a suspeita de infecção pelo HCV persista, sugere-se repetir o exame após 30 dias. **Situações para repetição do teste molecular: suspeita de nova exposição nos 6 meses que antecedem a realização da sorologia, forte suspeita clínica de doença pelo HCV e dúvidas em relação ao manuseio ou armazenamento da amostra para realização do teste molecular.) (Adaptada de Brasil, 2019.[53])

de transmissão vertical. Caso seja necessária a realização de procedimento invasivo no pré-natal, é preferível a amniocentese.[49,50]

As mulheres com infecção crônica pelo HCV devem ser orientadas quanto aos benefícios do tratamento antiviral antes da gestação, em virtude de seus efeitos não apenas na saúde pessoal, mas na redução da transmissão vertical. Aquelas em uso de ribavarina devem receber atenção especial, pois o risco teratogênico dessa medicação persiste até 6 meses após a interrupção do uso. Em geral, o tratamento da hepatite C é adiado para o período pós-parto em razão da falta de evidências quanto à segurança do uso das medicações na gestação.[48-50]

A transmissão mãe-filho ocorre em cerca de 5% a 15% dos casos de mães infectadas, sendo a coinfecção pelo HIV importante fator de risco e o momento da transmissão – intrauterina ou intraparto – não definido. A carga viral determina o risco de transmissão vertical e, na maioria das vezes, a transmissão ocorre no final da gestação ou no período intraparto.[48-50]

As evidências disponíveis não demonstram benefícios com a realização de cesariana para reduzir o risco de transmissão vertical, e o aleitamento materno não deve ser restringido, salvo na vigência de fissuras sangrantes nos mamilos.[48-50]

Hepatite D

A via de transmissão do vírus da hepatite D ou delta é parenteral – contato com fluidos corporais –, sendo importante fator de risco o compartilhamento de seringas com sangue contaminado. O controle da transmissão do HBV, em especial pelos programas de vacinação da população, tem contribuído de modo significativo para o declínio da infecção pelo HDV.[54]

Todas as pessoas com resultado positivo do HBsAg devem ser testadas para HDV. A OMS estima que 5% dos portadores crônicos do HBV apresentam coinfecção pelo HDV, mas essa prevalência pode ser maior nas áreas em que é alta a prevalência do vírus. Entretanto, não é recomendado o rastreamento de rotina na gestação.[48,50,51]

A infecção aguda pelo HDV se caracteriza por sinais e sintomas clínicos similares aos de outras hepatites virais. A Figura 50.4 apresenta o fluxograma para o diagnóstico da infecção pelo HDV.

Existem duas formas de infecção pelo HDV: a coinfecção simultânea pelo HBV, em que ambos os vírus são adquiridos simultaneamente, e a superinfecção, na qual uma pessoa com infecção crônica pelo HBV é infectada pelo HDV. Em geral, o curso clínico da coinfecção é autolimitado, e a superinfecção responde por 90% dos casos de hepatite D crônica, que é mais grave e progressiva que a hepatite B.[48,54]

O tratamento da infecção pelo HDV ainda é tema de estudos experimentais e, obviamente, não recomendado durante a gestação. Para não gestantes, o tratamento inclui inibidores nucleosídeos da transcriptase reversa e interferon peguilado alfa (PEG-IFN-α). O PEG-IFN-α conta com poucos estudos de segurança na gestação, e o tenofovir será avaliado no contexto da infecção pelo HBV.[51,54]

A transmissão vertical do HDV pode ocorrer e sua prevenção está relacionada com a prevenção da transmissão vertical do HBV.[47,51]

A via de parto e o aleitamento materno seguem as mesmas recomendações para a infecção pelo HBV, ou seja, não há recomendação de cesariana eletiva nem contraindicação ao aleitamento materno.[47,48,51]

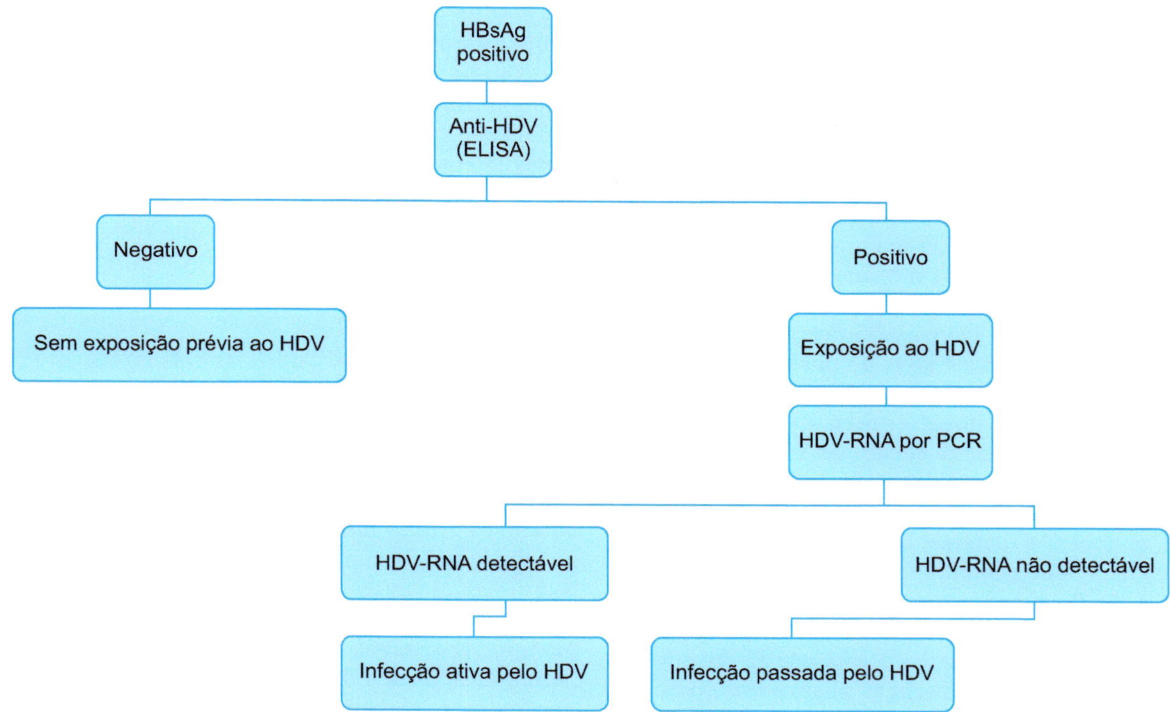

Figura 50.4 Diagnóstico laboratorial da infecção pelo vírus da hepatite D. (*Anti-HDV*: anticorpo contra o vírus da hepatite D; *ELISA*: ensaio imunoenzimático; *HBsAg*: antígeno do vírus da hepatite B; *HDV*: vírus da hepatite D; *HDV-RNA*: RNA do vírus da hepatite D; *PCR*: reação em cadeia da polimerase.) (Adaptada de Hardin, 2023.[54])

Hepatite E

Os vírus das hepatites A e E respondem pelas principais etiologias das hepatites agudas e, nos países desenvolvidos, o HEV supera o HAV como agente da hepatite aguda em adultos jovens. Metanálise publicada em 2020, incluindo 52 estudos e 11.663 gestantes, identificou soroprevalência de 3,5% (IC95%: 1,4 a 6,4), a qual foi maior em gestantes sintomáticas (49% – IC95%: 42,6 a 56,7).[55] A via de transmissão é fundamentalmente orofecal, e a viremia em infectados parece persistir por 20 dias, com a eliminação viral nas fezes ocorrendo em até 35 dias após a infecção. A transmissão parenteral é descrita na literatura, assim como a perinatal, que varia de 30% a 100%.[47,49]

A prevenção da infecção pelo HEV inclui a ingestão de água tratada e/ou fervida e evitar o consumo de carnes malcozidas, em especial de porco, veado e javali. Atenção maior deve ser dada ao risco de contaminação da água após desastres naturais, chuvas fortes ou períodos de seca intensa. O HEV é inativado à temperatura de 60°C, menor do que a necessária para inativação do HAV.[47] Embora já se encontre disponível uma vacina licenciada na China, a OMS não recomenda seu uso na gestação em virtude da insuficiência de dados de segurança, imunogenicidade e eficácia, o que exige esforços internacionais para estudos bem elaborados que envolvam essa população.[56]

Clinicamente, a hepatite aguda pelo HEV é similar à causada pelo HAV, e a infecção assintomática também é comum. O período de incubação varia de 2 a 6 semanas, com média de 40 dias. A maioria dos infectados evolui para resolução espontânea, mas casos de gravidade extrema e mesmo óbito são descritos na literatura.[47,48]

Na gestação, a hepatite E tem sido associada a morbidade materna grave, incluindo insuficiência hepática aguda fulminante, com alta mortalidade materna e fetal. Pré-eclâmpsia e hemorragia pós-parto têm sido complicações descritas na literatura.[47-49,51,55] Assim, é importante manter-se atento ao acompanhamento da gestante com quadro de hepatite aguda pelo HEV e aos possíveis diagnósticos diferenciais de insuficiência hepática na gravidez. O risco de infecção fetal também tem sido considerado muito alto – metanálise recente estimou em 36,9% a taxa de transmissão (IC95%: 13,3 a 64,2).[55] Não está claro se as alterações fisiológicas hormonais e/ou no sistema imunológico materno podem, *per se*, explicar esses achados.[47,49]

O diagnóstico de infecção pelo HEV pode ser estabelecido por meio de testes sorológicos. Os anticorpos IgM podem ser detectados durante a fase aguda da doença, têm a duração de 4 a 5 meses e representam exposição recente, enquanto os anticorpos IgG anti-HEV podem durar mais de 10 anos, representando exposição prévia. A detecção viral por meio de PCR é possível, mas, dadas a duração limitada da viremia e a baixa carga viral, os falso-negativos não são raros e, portanto, os testes sorológicos são mais acurados.[47,51]

O tratamento da hepatite pelo HEV na gestação é eminentemente suportivo, pois a única medicação utilizada em não gestantes, a ribavarina, é formalmente contraindicada na gestação em razão de seu potencial teratogênico.[49-51]

A amamentação não está contraindicada, mas deve ser evitada nos casos mais graves com elevada carga viral ou lesões nos mamilos.[49]

INFECÇÃO PELO VÍRUS INFLUENZA

Aspectos gerais do vírus

O vírus influenza é um RNA-vírus pertencente à família Orthomyxoviridae. Existem quatro tipos: A, B, C e D – três deles (A, B e C) afetam humanos, sendo o A e o B responsáveis pelas epidemias sazonais anuais. O tipo A pode causar pandemias. O vírus B infecta exclusivamente humanos e causa doença leve, ao passo que o vírus A infecta humanos, suínos, cavalos, mamíferos marinhos e aves e pode acarretar doença grave. O vírus C infecta humanos e suínos e causa doença leve, enquanto o vírus D, o mais recentemente isolado, não provoca doença em humanos, mas em suínos e bovinos. Por causar resfriados leves, o vírus C é o menos importante.[57]

Esses vírus têm comportamento sazonal, sendo as infecções mais frequentes nas estações mais frias e/ou chuvosas. No Brasil, a ocorrência de casos aumenta nos meses do inverno, principalmente a partir do outono, embora, em função das diferenças geográficas, os vírus possam circular em outras épocas do ano.[58]

O que diferencia os tipos de vírus influenza A são duas proteínas: hemaglutina (H), que tem como função promover a ligação do vírus ao receptor, e a neuraminidase (N), que promove a liberação do vírus da célula hospedeira para replicação viral. As diferenças nessas proteínas determinam a nomenclatura dos diversos subtipos do vírus. Os subtipos H1N1, H2N2 e H3N2 podem causar infecção em humanos, embora não tenha sido identificada atualmente a circulação do H2N2.[57]

O vírus influenza tipo B apresenta duas variantes: Yamagata e Victória, nomes dos locais em que emergiram.[57]

Efeitos na gestação

A infecção pelo vírus influenza em pessoas saudáveis costuma ser leve e autolimitada, mas pode evoluir para formas graves e levar ao óbito. Dados de pandemias anteriores sinalizam para o risco maior de morte entre as gestantes, variando de 27% a 45%, em 1918, até cerca de 20%, em 1957 (o dobro da mortalidade em mulheres não grávidas). Em 2009, nos EUA, as gestantes responderam por 8% das mortes e representavam, à época, apenas 1% da população americana. As gestantes apresentam risco aumentado de resultados adversos, o qual aumenta ainda mais quando a grávida tem alguma doença crônica associada.[59,60] Além dos riscos maternos, a infecção por influenza na gestação é associada a risco de parto pré-termo e morte fetal.[60]

Revisão sistemática publicada em 2022, avaliando a associação entre infecção materna por influenza no primeiro trimestre de gestação e anomalias congênitas não cromossômicas, registrou aumento no risco global de defeitos congênitos (OR: 1,5; IC95%: 1,30 a 1,70). Considerando o risco de defeitos congênitos específicos, foi relatado aumento do risco de defeitos de fechamento do tubo neural (OR: 2,48; IC95%: 1,95 a 3,14), fendas labial e palatina (OR: 2,48; IC95%: 1,87 a 3,28) e cardiopatias (OR: 1,63; IC95%: 1,27 a 2,09).[61]

Não há descrição na literatura de transmissão vertical do vírus influenza, a não ser raros relatos de casos.

Profilaxia

A forma mais eficiente de prevenção da infecção pelo vírus influenza é a vacinação, que tem eficácia de 60% contra as infecções pelos tipos A e B. Entre as vacinas disponíveis, apenas a quadrivalente com vírus atenuado não é recomendada na gestação.[57] A vacinação anual está disponível na rede pública para gestantes e puérperas, assim como para outros grupos-alvo.[58]

Apesar dos níveis ainda baixos de evidência, os dados disponíveis na literatura sugerem que a vacinação contra influenza sazonal durante a gravidez não está associada a resultados adversos no parto ou a eventos adversos graves maternos não obstétricos.[62]

Em geral, o momento para aplicação da vacina deve seguir as recomendações locais e regionais, embora dados sinalizem que as gestantes que receberam a vacina no terceiro trimestre da gravidez apresentaram aumento maior nos títulos de anticorpos em sangue periférico e títulos mais elevados no sangue de cordão ou do neonato, comparadas às que receberam a vacina nos dois primeiros trimestres. Entretanto, diante das evidências de que o risco de morte fetal e outros resultados adversos no parto é maior para as mulheres infectadas com gripe sazonal durante o primeiro trimestre, a decisão quanto ao melhor momento para administração da vacina deve ser individualizada, sendo preferencialmente indicada logo após o diagnóstico da gravidez para as mulheres não vacinadas nos últimos 12 meses.[63]

A quimioprofilaxia é recomendada para as gestantes em razão do alto risco de complicações, cabendo ressaltar que essa intervenção só trará benefícios se o contato com a pessoa com suspeita ou confirmação de influenza tiver acontecido em no máximo 48 horas. A quimioprofilaxia consiste no uso de fosfato de oseltamivir, 75mg/dia, via oral, por 7 a 10 dias. A adoção indiscriminada de quimioprofilaxia pode induzir resistência ao antiviral.[58]

Diagnóstico

Infecção materna

O período de incubação é curto, variando de 18 a 72 horas. Os sintomas mais comuns incluem febre alta (38°C a 41°C), calafrios, cefaleia, fraqueza generalizada, mialgia, artralgia, hiperemia conjuntival, dor de garganta, tosse seca e rinite. Em geral, a febre tem a duração de cerca de 3 dias, enquanto a tosse e a fraqueza podem persistir por semanas e os outros sintomas por até 7 dias. Pneumonia é a complicação mais crítica e, apesar de inicialmente viral, pode evoluir para infecção bacteriana secundária. Os agentes bacterianos mais frequentemente associados são *Staphylococcus aureus, Streptococcus pneumonia, Haemophilus influenza* e outros bacilos gram-negativos. As complicações não pulmonares incluem miosite, miocardite, pericardite, mioglobinúria, sinusite, infecção de ouvido, síndrome de Reye, meningite asséptica e síndrome de Guillain-Barré. A presença de dispneia, taquipneia (≥ 20irpm), hipoxemia (saturação de $O_2 \leq 94\%$), persistência de febre por mais de 3 dias ou ressurgimento de febre após 48 horas, confusão mental, sonolência, letargia, hipotensão arterial (pressão arterial sistólica < 90mmHg e/ou pressão arterial diastólica < 60mmHg), oligúria (diurese < 400mL/24 horas), desidratação, exacerbação de doença preexistente, miosite (aumento de duas a três vezes da creatinofosfoquinase em relação aos valores basais) e aumento da creatinina (> 2,0mg/dL) são sinais de agravamento do quadro clínico.[57,58]

O diagnóstico clínico da infecção pelo vírus influenza tem alta acurácia nas situações de epidemia, podendo dispensar a confirmação laboratorial. É essencial que os obstetras estejam atentos aos sinais e sintomas de suspeição para garantir oportunamente as intervenções para redução do risco.

Os testes laboratoriais disponíveis para confirmação diagnóstica incluem testes rápidos, detecção viral por PCR, teste de amplificação de ácidos nucleicos e cultura viral. Os ensaios de RT-PCR apresentam altas sensibilidade e especificidade, são úteis para identificação dos subtipos, detectam resistência aos antivirais e, por isso, são considerados o padrão ouro para confirmação diagnóstica. Os testes rápidos de antígenos podem detectar os tipos A e B e apresentam alta especificidade, mas sensibilidade de moderada a baixa (aproximadamente 70% para o tipo A e 30% para o tipo B). Os testes podem ser realizados em amostras obtidas por meio de *swab* nasofaríngeo. A cultura viral exige muito tempo para o resultado, não sendo aplicável para as decisões clínicas.[57]

Outros exames podem ser úteis na condução clínica e devem ser individualizados, mas a presença de leucocitose, por exemplo, pode auxiliar o diagnóstico diferencial com infecções bacterianas ou o desenvolvimento de infecção bacteriana secundária. A avaliação dos níveis de plaquetas e eletrólitos também pode auxiliar a condução clínica do caso.[57]

Tratamento

Como já mencionado, a gestação é considerada fator de risco para complicações e quadros graves; por isso, além dos medicamentos sintomáticos e da hidratação, o uso de antiviral está indicado para todos os casos de síndrome gripal independentemente da situação vacinal, de preferência nas primeiras 48 horas após o início dos sintomas, e mesmo na ausência de exames laboratoriais confirmatórios. Alguns estudos sugerem que o oseltamivir é benéfico para gestantes quando o tratamento é iniciado, principalmente, em até 72 horas após o começo dos sintomas. No entanto, parece que ainda há benefício quando administrado entre 4 e 5 dias após o início da doença. Por definição, considera-se síndrome gripal quando há a informação ou documentação de febre de início súbito, acompanhada de tosse e de pelo menos um dos seguintes sintomas: cefaleia, mialgia e/ou artralgia.

O antiviral também deve ser prescrito para puérperas até 2 semanas após o parto/aborto, desde que preencham os critérios de síndrome gripal. O fosfato de oseltamivir é a medicação de escolha, e a dose preconizada para gestantes é a mesma utilizada para adultos em geral: 75mg a cada 12 horas por 5 dias. O oseltamivir encontra-se disponível na rede pública e demanda apenas a prescrição em receituário simples.[58,60]

Antivirais alternativos que podem ser utilizados na gestação incluem o zanamivir (10mg – 2 inalações a cada 12 horas, durante 5 dias) ou peramivir (600mg, endovenoso – infusão de 15 a 30 minutos).[60] O peramivir não está disponível no Brasil. O zanamivir está indicado, principalmente, para os casos de intolerância gastrointestinal grave, alergia e resistência ao fosfato de oseltamivir.[58,60]

O uso de antibióticos deve ser fundamentado em critérios clínicos e laboratoriais de infecção bacteriana associada.

O monitoramento dos sinais de alarme é altamente recomendado para acompanhamento das gestantes com síndrome gripal, sendo o Escore de Alerta Obstétrico Modificado (MEOWS) uma das principais ferramentas com esse propósito (Quadro 50.11).[64,65] A identificação

Quadro 50.11 Escore de Alerta Obstétrico Modificado (MEOWS)

Parâmetro	Normal	Alerta amarelo	Alerta vermelho
Frequência respiratória	11 a 19irpm	20 a 24irpm	< 10 ou ≥ 25irpm
Saturação de O_2	96% a 100%	–	≤ 95%
Temperatura	36°C a 37,4°C	35,1°C a 35,9°C 37,5°C a 37,9°C	≤ 35°C ou ≥38°C
Frequência cardíaca	60 a 99bpm	50 a 59bpm 100 a 119bpm	≤ 49 ou ≥ 120bpm
PAS	100 a 139mmHg	90 a 99mmHg 140 a 159mmHg	≤ 89 ou ≥ 160mmHg
PAD	50 a 89mmHg	40 a 49mmHg 90 a 99mmHg	≤ 39 ou ≥100mmHg
Sensório	Alerta	–	Alterado

°C: graus Celsius; bpm: batimentos por minuto; irpm: incursões respiratórias por minuto; mmHg: milímetros de mercúrio; O_2: oxigênio; PAD: pressão arterial diastólica; PAS: pressão arterial sistólica.
Fonte: adaptado de Singh *et al.*, 2012; Mackintosh *et al.*, 2014.[64,65]

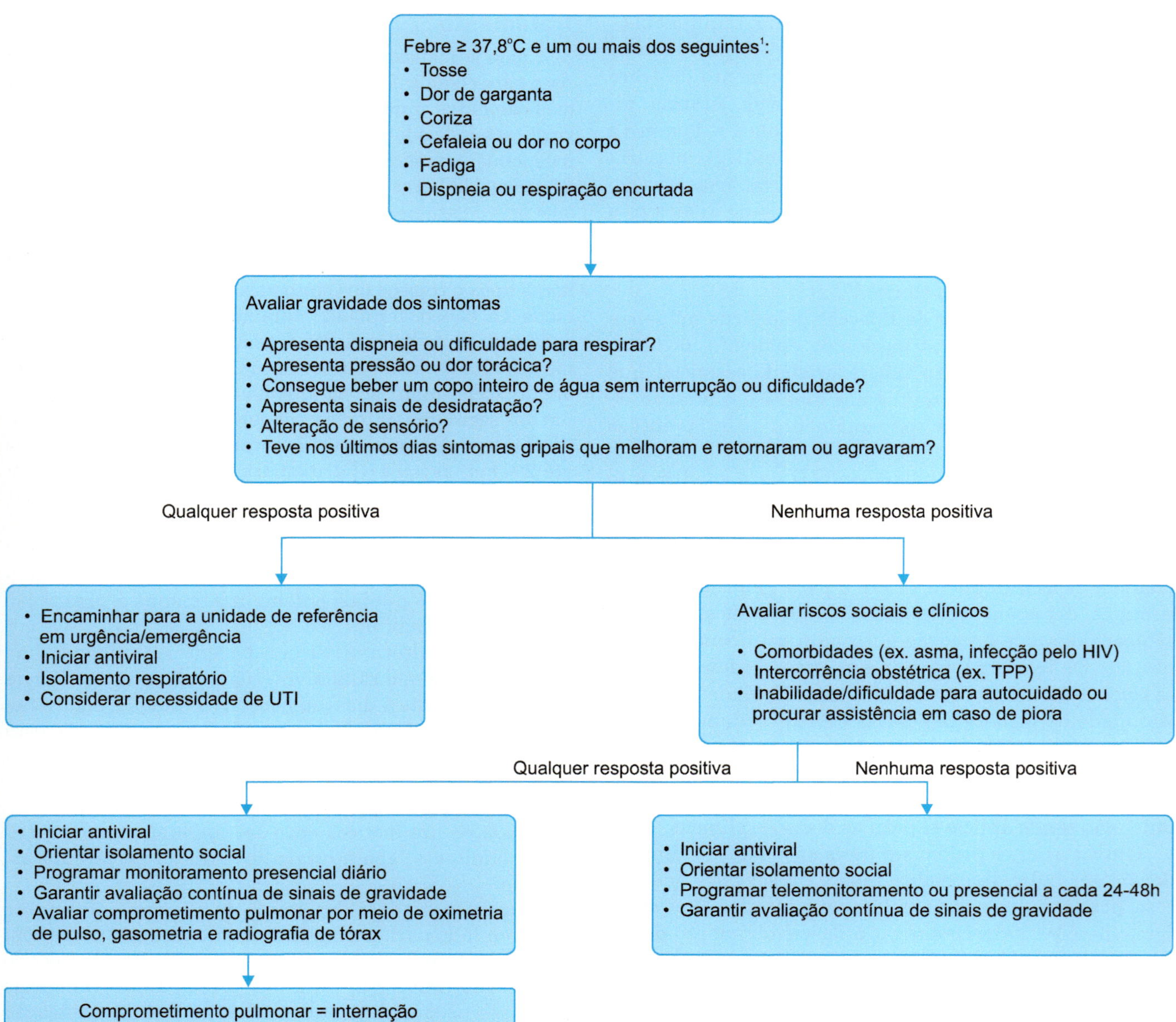

Figura 50.5 Avaliação e acompanhamento da gestante com suspeita ou confirmação de influenza. (*HIV*: vírus da imunodeficiência humana; *TPP*: trabalho de parto pré-termo; *UTI*: unidade de terapia intensiva.) (Adaptada de ACOG, 2018.[60])

de dois ou mais sinais de alerta amarelo ou um ou mais de alerta vermelho indica risco aumentado de evolução desfavorável, exigindo acompanhamento diferenciado, preferencialmente em regime de internação. Atenção especial deve ser dada ao acompanhamento das gestantes com comorbidades, mesmo na ausência de sinais de alerta.[60]

A Figura 50.5 apresenta o fluxograma proposto pelo ACOG e pela Sociedade de Medicina Materno-Fetal para avaliação e tratamento de gestantes com suspeita ou confirmação de influenza. Vale ressaltar que os mesmos princípios devem ser aplicados para as mulheres que tiveram parto ou aborto em até 2 semanas antes do início dos sintomas.[60]

INFECÇÃO PELO VÍRUS MONKEYPOX

Aspectos gerais do vírus

Um DNA-vírus pertencente à família Poxviridae, gênero *Orthopoxvírus* e espécie *Monkeypox virus*, o vírus Monkeypox (MPXV) é endêmico nas Áfricas Central e Ocidental. No Brasil, sua circulação foi registrada em junho de 2022, ano da propagação maciça da doença pelo mundo. O nome *monkey* deriva do fato de o vírus ter sido isolado, em 1950, em macaco. O primeiro relato de infecção em humanos ocorreu em 1970.[66,67]

O reservatório principal é desconhecido, mas acredita-se que diversos mamíferos, como macacos, camundongos, ratos, porcos-espinhos, marmotas e esquilos, sejam hospedeiros naturais. A transmissão do MPXV para humanos pode ocorrer por mordida de animal ou contato direto com sangue, carne, fluidos corporais e lesões cutâneas e/ou mucosas do animal infectado.[67,68]

A transmissão entre humanos ocorre principalmente por meio do contato com lesões de pele de pessoas infectadas ou objetos contaminados, podendo acontecer via gotículas, em caso de contato próximo e prolongado com o indivíduo infectado. A transmissão sexual também é possível, embora não esteja claro se se deve ao contato sexual *per se* ou ao contato próximo com lesões durante a relação sexual. Ainda não se sabe se o MPXV está presente no leite materno.[66,68]

Efeitos na gestação

Até o momento existem poucos estudos sobre a doença causada pelo MPXV na gestação e, assim como outras doenças virais, não está claro se a gestante é mais suscetível à infecção ou se, uma vez infectada, ela tende a desenvolver formas mais graves. Os dados também são bastante limitados em relação à transmissão vertical, embora existam registros de casos e a OMS considere que a transmissão da mãe para o feto possa ocorrer tanto via placenta como por contaminação durante e após o parto.[66,69,70]

Até o momento, não há evidências robustas sobre o risco de transmissão viral para o lactente durante a amamentação, seja pelo leite materno, seja por contato direto com lesões cutâneas maternas ou pela disseminação de grandes gotículas.

A infecção pelo MPXV parece estar associada a maior morbimortalidade materna e perinatal, incluindo abortamento, parto pré-termo e morte fetal.[66,70]

Profilaxia

Todas as vacinas contra a varíola oferecem boa proteção cruzada contra a infecção pelo MPXV.[66] Portanto, o aconselhamento para todas as mulheres em idade reprodutiva, em especial o aconselhamento pré-concepcional com adequada atualização da situação vacinal das mulheres que desejam engravidar, é uma ferramenta importante para enfrentamento dessa doença.

Orientações para evitar contato com pessoas com lesões sugestivas de MPXV devem fazer parte das orientações rotineiras do pré-natal. Em adultos não grávidos, a doença pode ser atenuada pela vacinação pós-exposição com MVA-BN®, uma vacina de terceira geração com vírus vivo atenuado, não replicante, a qual ainda não se encontra liberada para uso na gestação.[66] O Ministério da Saúde não recomenda o uso da vacina contra MPXV em puérperas.[66] Na assistência às pessoas com suspeita da infecção, é fundamental que os profissionais de saúde tomem as devidas precauções de contato, incluindo máscara facial, luvas, óculos e roupas de proteção.[67]

Diagnóstico

Infecção materna

O período de incubação é de 5 a 14 dias, podendo chegar a 21 dias. Os sinais e sintomas iniciais clássicos incluem febre súbita, linfadenomegalias, dor de cabeça, calafrios, dor muscular, dor nas costas e erupção cutânea, que aparece de 1 a 3 dias após o início dos sintomas.[67]

A erupção cutânea causada por MPXV tende a afetar a face e as extremidades, passando pelos diferentes estágios de mácula, pápula, vesícula, pústula e crostas. As lesões têm diâmetro inicial de 0,5 a 1,0cm, podendo ser confundidas com as lesões causadas por catapora ou sífilis. Em caso de MPXV, a evolução das lesões é uniforme, o que pode auxiliar o diagnóstico diferencial.[66,67]

Os sintomas têm a duração de 2 a 4 semanas. O período de transmissibilidade se estende do aparecimento dos sintomas iniciais até que o indivíduo não apresente mais crostas e a pele esteja cicatrizada.

Os casos de infecção por MPXV descritos atualmente apresentam algumas características atípicas, as quais podem ser confundidas com IST: as erupções podem começar nas áreas genital e perianal; nem sempre as lesões se disseminam para outras partes do corpo; e os sintomas prodrômicos podem ser leves ou ausentes.[66,67]

A doença é geralmente autolimitada, e a maioria dos infectados apresenta boa evolução. As gestantes com complicações e/ou sinais de gravidade devem ser referenciadas para atendimento especializado e internação. A letalidade varia de 1% a 10% nos países onde o MPXV é endêmico. Recentemente, estima-se uma letalidade de 3% a 6%.[66,67]

As complicações da infecção por MPXV podem ser cutâneas (lesões cutâneas permanentes, infecções secundárias, perda de fluidos por exsudação, lesões dolorosas em mucosas), oculares (infecções secundárias, redução da acuidade visual, úlceras na córnea, cegueira), pulmonares (broncopneumonia, insuficiência respiratória) e nutricionais (as lesões cutâneas podem causar considerável perda de fluido por exsudação, enquanto as lesões na mucosa oral podem dificultar a alimentação e a hidratação).[67]

Os critérios de gravidade da doença incluem a presença de mais de 100 lesões, insuficiência respiratória, sepse, confusão mental, linfadenopatia cervical com disfagia e desidratação.

As gestantes e puérperas que tiverem contato com casos suspeitos, prováveis ou confirmados devem ser monitoradas com regularidade e, na ausência de sintomas/sinais, recomenda-se a coleta de *swab* orofaríngeo para realização de qPCR (PCR quantitativa) específica no sexto dia após a exposição:[66]

- Em caso de resultado não detectável, manter monitoramento e, caso surjam sintomas com febre e linfadenomegalias até o 21° dia após a exposição, realizar nova coleta de material para exame laboratorial de detecção viral.
- Em caso de resultado detectável, recomendar isolamento domiciliar até completar 21 dias da data da última exposição; realizar monitoramento diário e, na vigência de aparecimento de lesões, considerar acompanhamento em regime de internação hospitalar.

Diante de suspeita clínica de infecção pelo MPXV, deve ser solicitada a confirmação laboratorial – detecção e quantificação molecular do vírus por PCR em tempo real (qPCR). Recomenda-se a coleta de dois a três *swabs* das erupções cutâneas ou lesões de mucosas, com o cuidado de coletar o material em locais diferentes. Na vigência de lesões crostosas, recomenda-se o envio de quatro ou mais crostas ou fragmentos de crostas para o exame.[66]

O diagnóstico diferencial envolve doenças como varicela zóster, herpes zóster, herpes simples, infecções bacterianas de pele, gonococcia disseminada, sífilis primária ou secundária, cancroide, linfogranuloma venéreo, granuloma inguinal, molusco contagioso e reação alérgica. Exames complementares para o diagnóstico diferencial estão indicados em todos os casos, especialmente para IST.[66]

Tratamento

Em geral, em caso de doença não complicada, o tratamento é de suporte com o objetivo de aliviar os sintomas, especialmente a dor e o prurido, e inclui cuidados de higiene na área afetada.[66]

Analgésicos comuns e antipiréticos são recomendados; quando os sintomas são mais intensos, o uso de opioides pode ser necessário para controle da dor. Anti-histamínicos podem ser utilizados para controle do prurido.[66]

As gestantes e puérperas são consideradas entre a população vulnerável e necessitam de monitoramento clínico diário, o qual, nos casos não complicados, deve ser realizado pela equipe da Atenção Primária.[66,70] O isolamento deve ser mantido até o desaparecimento das crostas e a epitelização completa da pele.[66]

Em casos graves internados deve ser discutido o uso do antiviral tecovirimat, seguindo as recomendações específicas determinadas pelo Ministério da Saúde. A dosagem preconizada para adultos é de 600mg (três cápsulas), a cada 12 horas, por 14 dias. O efeito teratogênico e tóxico do tecovirimat foi demonstrado em estudos animais, mas trata-se de medicamento liberado por algumas agências internacionais para o tratamento de adultos com doença crítica e pode, em tese, ser utilizado em gestantes com doença grave e disseminada em vista do potencial benefício materno. Os estudos referentes ao uso de imunoglobulina têm se restringido às pessoas com imunodeficiência e infectadas pelo MPXV.[66,67]

Os cuidados recomendados em relação às lesões mucocutâneas incluem: evitar tocar nas lesões e levar as mãos à boca e/ou olhos, não romper vesículas e pústulas, promover a higienização da pele e das lesões com água e sabonete e tratar infecção bacteriana secundária com antibióticos, se existente.

O acompanhamento fetal deve ser embasado nas condições clínicas da gestante e na idade gestacional em que ocorreu a infecção, mas como se trata de uma doença com poucos dados sobre efeitos para o feto, após o período de recuperação, recomenda-se avaliação do crescimento e bem-estar fetal, bem como monitoramento fetal semelhante ao de outras situações de infecção viral materna na gestação.[66,67]

A via de parto deve ser individualizada, sendo recomendada a realização de cesariana na vigência de lesões genitais, para evitar o contato do feto com as lesões maternas durante o período expulsivo. Não há evidências de benefício da interrupção da gravidez apenas a partir do diagnóstico da infecção materna; entretanto, as condições clínicas da gestante e/ou a avaliação da vitalidade fetal podem ser determinantes na decisão pela manutenção ou interrupção da gestação.[67]

Os recém-nascidos de mães sintomáticas no período periparto devem ser testados para MPXV. As mulheres com doença confirmada, sem lesões nas mamas e resultado não detectável no recém-nascido devem ser orientadas a não amamentar. O aleitamento materno está liberado nos casos de doença materna confirmada, ausência de lesões nas mamas e recém-nascido com resultado detectável para MPXV e sem lesões em mucosa oral; se o recém-nascido apresentar lesões em mucosa oral, recomenda-se a extração do leite materno com a oferta em copinho, xícara ou colher. Na vigência de lesões nas mamas, o aleitamento está contraindicado. Nos casos em que a amamentação está contraindicada é importante, até a recuperação completa das lesões, a extração do leite, que deve ser descartado, de modo a manter a produção para futura relactação.[66]

INFECÇÃO PELO PARVOVÍRUS

Aspectos gerais do vírus

O parvovírus B19 é um pequeno DNA-vírus de DNA de cadeia simples, sem envelope, da família Parvoviridae e do gênero *Erythrovirus*. Único membro da família Parvoviridae que infecta somente humanos, tem predileção por células que se dividem rapidamente e é citotóxico para células progenitoras dos eritroides.[71-73]

A transmissão é mais frequente por propagação de gotículas respiratórias, mas o vírus também pode ser transmitido pelo sangue da mãe para o feto.[72-74] O parvovírus é responsável pelo eritema infeccioso, ou "quinta doença", muito comum na infância.[73,74]

Efeitos na gestação

Aproximadamente 50% a 75% das mulheres em idade fértil são imunes ao parvovírus B19 – a incidência de infecção durante a gravidez é de 1% a 5%.[73,75] A gestação não afeta o curso clínico da infecção materna.

O risco de transmissão vertical varia entre 17% e 33%, e a infecção fetal pode resolver-se espontaneamente, o que acontece na maioria dos casos, mas, às vezes, o feto pode desenvolver quadro de hidropisia não imune com risco de óbito fetal, e os sobreviventes podem, em longo prazo, apresentar miocardiopatia, insuficiência hepática e deficiência no neurodesenvolvimento. Metanálise publicada em 2018, avaliando os resultados de 35 estudos observacionais com 611 fetos afetados pela infecção, encontrou risco aumentado de abortamento (OR: 11,5; IC95%: 2,7 a 49,7) e de perda perinatal (OR: 4,2;

IC95%: 1,6 a 11,0), o qual foi ainda maior nas gestações cujos fetos apresentavam sinais de hidropisia.[75]

No feto, o parvovírus desencadeia quadro de anemia devido à supressão direta dos precursores eritroides, além de comprometer a contratilidade miocárdica e provocar trombocitopenia.[74,76]

Profilaxia

A infecção materna pode ser evitada mediante a prevenção de contato com pessoas possivelmente infectadas.

Diagnóstico

Infecção materna

O período de incubação é de 5 a 10 dias após a exposição, enquanto o de transmissibilidade é curto. Em geral, quando surge o exantema, as secreções respiratórias e o soro já estão livres de vírus.

A infecção é assintomática em cerca de 20% a 30% dos adultos, e metade dos infectados apresenta sintomas virais inespecíficos. As manifestações da infecção em adultos incluem mal-estar, *rash* reticular e artralgia, que pode durar dias ou meses. Outras manifestações incluem trombocitopenia, hepatite, miocardite e vasculite. Em pessoas com hemoglobinopatias, a infecção pelo parvovírus pode desencadear crise aplástica transitória.[73]

A suspeita da infecção materna, em geral, se dá por informação de contato próximo com criança possível ou comprovadamente infectada. O diagnóstico da infecção materna pode ser realizado por meio de testes sorológicos (IgG e IgM específicas). A sensibilidade dos ensaios para dosagem das imunoglobulinas varia entre 70% e 80%. A IgM costuma ser detectada entre o terceiro e o quinto dia após o surgimento dos sintomas e pode persistir por semanas ou meses. A IgG é detectada em torno de 7 dias após o início dos sintomas e permanece positiva ao longo da vida.[76]

Infecção fetal

A maioria das infecções maternas agudas não causa doença fetal, porém, como já mencionado, em algumas situações a transmissão vertical pode determinar hidropisia fetal grave e óbito intrauterino.

A investigação da infecção fetal pelo parvovírus está indicada nos casos de achado ultrassonográfico de hidropisia fetal não imune (veja o Capítulo 30).

O diagnóstico de certeza da infecção fetal pode ser estabelecido a partir da detecção viral por meio da técnica de PCR em amostra de LA. Outra opção diagnóstica consiste na detecção de IgM específica em sangue de cordão umbilical. Entretanto, a cordocentese pode apresentar risco elevado, pois cerca de um terço dos fetos com hidropisia grave também apresenta trombocitopenia.[76]

As Figuras 50.6 e 50.7 apresentam os fluxogramas para investigação e acompanhamento fetal nos casos de suspeita de infecção materna.[77]

Tratamento

A infecção materna só exige tratamento específico na vigência de crise aplástica e pode envolver transfusão de sangue e uso de imunoglobulina endovenosa.

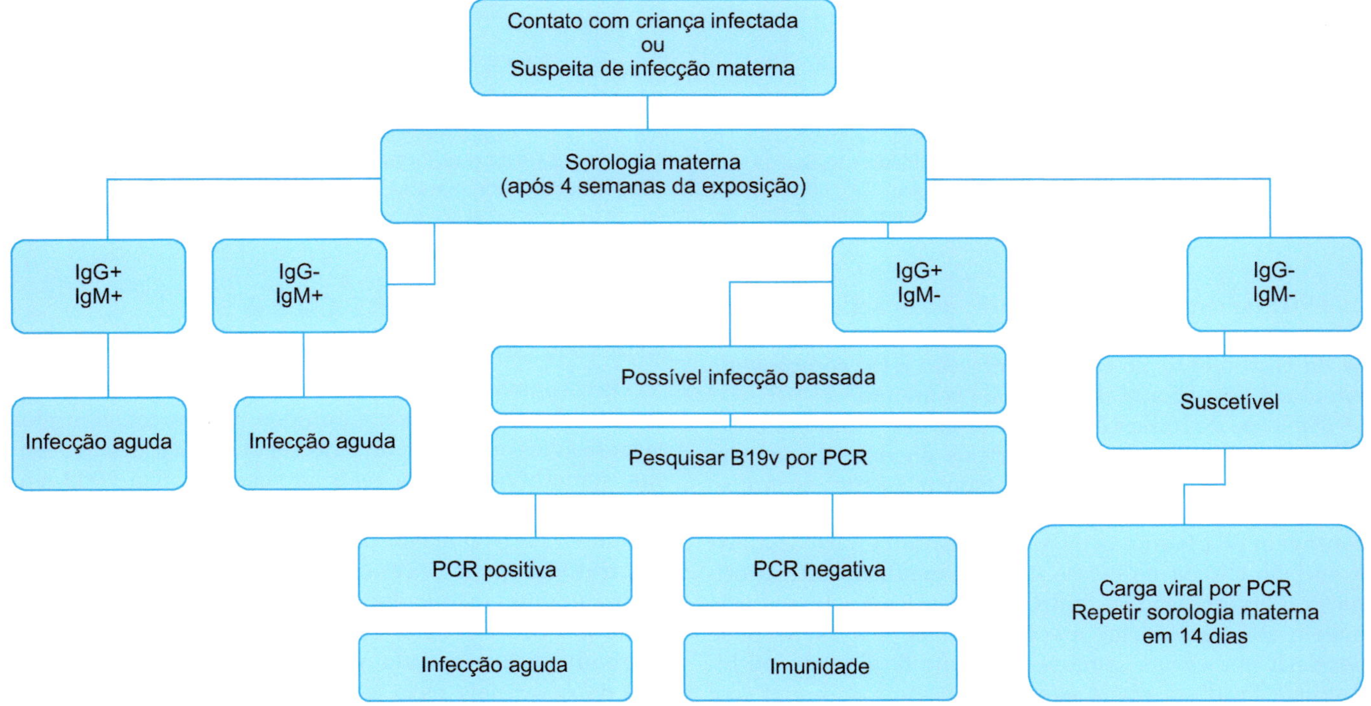

Figura 50.6 Investigação diagnóstica em caso de suspeita de infecção materna por parvovírus. (*B19v*: parvovírus; *PCR*: reação em cadeia da polimerase.) (Adaptada de Attwood *et al.*, 2020.[77])

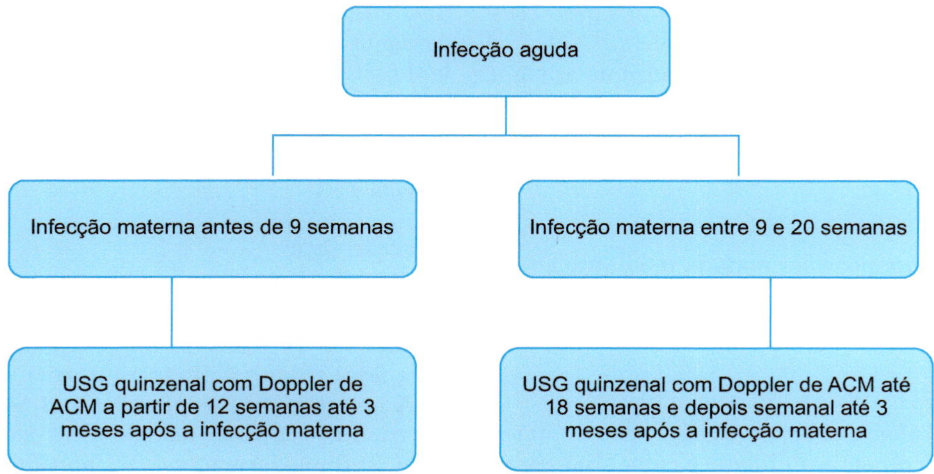

Figura 50.7 Acompanhamento fetal nos casos de infecção aguda por parvovírus. (*ACM*: artéria cerebral média; *USG*: ultrassonografia.) (Adaptada de Attwood *et al.*, 2020.[77])

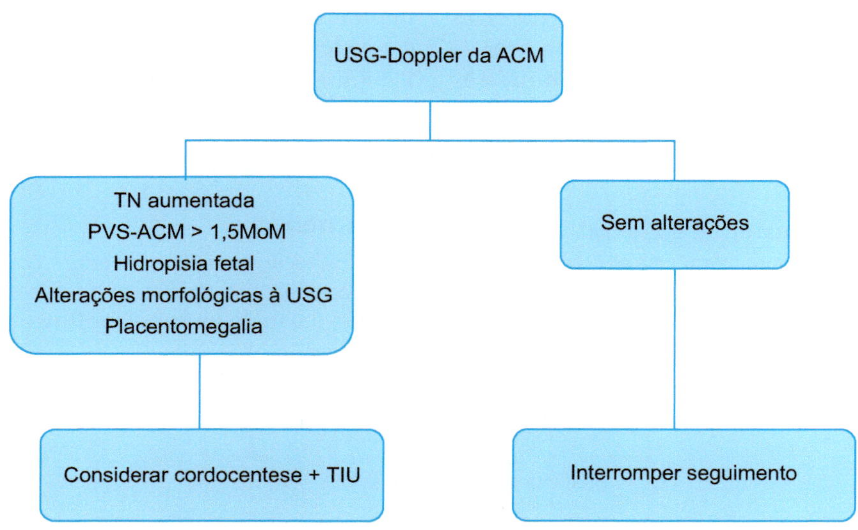

Figura 50.8 Tratamento da infecção fetal por parvovírus. (*ACM*: artéria cerebral média; *PVS-ACM*: pico da velocidade sistólica da artéria cerebral média; *TIU*: transfusão intrauterina; *TN*: translucência nucal; *USG*: ultrassonografia – cardiomegalia, fibroelastose endocárdica, intestino ecogênico e peritonite meconial.) (Adaptada de Attwood *et al.*, 2020.[77])

O tratamento fetal está justificado quando são detectadas alterações fetais. A Figura 50.8 apresenta proposta de tratamento no caso de infecção fetal comprovada em idade gestacional inferior a 34 semanas.

Em caso de indicação de cordocentese, é fundamental a reserva de plaquetas, em virtude do risco de sangramento grave durante o procedimento. Assim, na amostra de sangue fetal coletada, além do eritrograma, a contagem de plaquetas deve ser solicitada para orientar a decisão clínica no momento da transfusão intrauterina. Para regressão da hidropisia fetal após transfusão podem ser necessárias até 6 semanas, e a ascite pode persistir por várias semanas. Anemia fetal grave ou hidropisia fetal em idade gestacional igual ou maior que 34 semanas é indicação para interrupção da gestação e tratamento neonatal.

INFECÇÃO PELO SARS-COV-2

Aspectos gerais do vírus

Os coronavírus humanos são RNA-vírus envelopados, de fita simples, não segmentados, antes considerados responsáveis apenas por infecções respiratórias brandas, semelhantes a um resfriado comum. Em **2002**, entretanto, uma nova espécie de coronavírus, identificada na China, foi responsabilizada por um surto de síndrome respiratória aguda grave (SRAG), associada à ocorrência de pneumonia, insuficiência respiratória e óbitos, e denominada SARS-CoV (*Severe Acute Respiratory Syndrome-Coronavirus*), causando a primeira epidemia do século XXI de relevância para a saúde pública. Em janeiro de **2020**, após relato de surto de pneumonia grave afetando pessoas da cidade de Wuhan (China), foi identificado um novo coronavírus causador de SRAG, inicialmente denominado novo coronavírus 2019 e posteriormente classificado como SARS-CoV-2, responsável pela pandemia de Covid-19 (*Coronavirus disease 2019*), que atingiu todo o planeta.[78]

O SARS-CoV e o SARS-CoV-2 utilizam o receptor ACE2 humano para entrar na superfície das células hospedeiras, mas o SARS-CoV-2 contém também uma protease – furina – que facilita a propagação do vírus de célula para célula e, por consequência, dificulta a produção de anticorpos pelo hospedeiro.[79]

Efeitos na gestação

Embora diversas alterações fisiológicas na gravidez – em especial nos sistemas respiratório e imune – possam representar maior suscetibilidade da gestante para infecções respiratórias, há controvérsia na literatura se o que ocorre é mesmo uma questão de suscetibilidade ou de gravidade da infecção adquirida.

As gestantes sem comorbidades não parecem contrair a infecção mais do que a população em geral, e a maioria das infectadas apresenta sintomas leves ou moderados. Entretanto, as gestantes com comorbidades, especialmente aquelas com diabetes prévio, diabetes gestacional em uso de insulina e obesas ou com sobrepeso, apresentam risco maior de contrair a infecção pelo SARS-CoV-2, e a evolução da infecção na gravidez tem resultados muito mais graves, comparados aos de não gestantes, particularmente em caso de gestação mais avançada.[80,81]

Metanálise publicada em 2021 mostrou que os resultados maternos e fetais globais pioraram durante a pandemia de Covid-19 com aumento das mortes maternas, natimortos, ruptura de gravidez ectópica e depressão materna, em especial nos países de média e baixa renda.[82]

Estudo que analisou os níveis de mortalidade materna no Brasil durante a pandemia confirmou o excesso de mortes maternas, com diferenças geográficas significativas no risco, representando não apenas um efeito direto das desigualdades socioeconômicas e do acesso limitado aos serviços de saúde vigentes no país, mas, principalmente, a consequência de uma gestão insatisfatória da crise de saúde no Brasil.[83]

Existem evidências de que a infecção materna pelo SARS-CoV-2 promove alterações histológicas na placenta, caracterizadas por má perfusão, corioamnionite, aumento da fibrina perivilosa, trombose intervilosa e alterações inflamatórias agudas e crônicas que podem explicar o aumento da natimortalidade. A Covid-19 na gestação também parece aumentar o risco de restrição do crescimento fetal.[80]

A taxa de prematuridade aumentou significativamente entre as mulheres com Covid-19 sintomáticas, mas a maior parte dos nascimentos pré-termo foi classificada como iatrogênica, ou seja, foi induzida pela assistência prestada à mãe doente.[80]

Houve aumento das taxas de cesariana durante a pandemia, em especial entre as gestantes sintomáticas, com efeito direto da assistência obstétrica, particularmente nos casos de doença grave e crítica.[80]

A transmissão vertical do SARS-CoV-2 tem sido documentada desde o início da pandemia sob a forma de relato de casos. Metanálise publicada em 2023, avaliando a transmissão vertical em países de alta renda, apontou uma estimativa geral de infecção neonatal de 2,3% (IC95%: 1,4 a 3,2) e, em caso de medidas adequadas de prevenção durante a internação conjunta mãe-recém-nascido, a taxa de transmissão vertical foi de 1,0% (IC95%: 0,3 a 1,7).[84]

Profilaxia

A forma mais eficaz de prevenção de doenças virais é por meio da vacinação da população em geral com adequada cobertura vacinal. Estudos de eficácia e segurança sustentam que a vacinação contra Covid-19 deve ser fortemente recomendada e oferecida a todas as gestantes, em qualquer fase da gestação. Entre as vacinas disponíveis atualmente no Brasil, a fabricada pela Pfizer-BioNTech – bivalente – é a destinada às gestantes.[80]

Além disso, tem sido bem documentado que a vacinação durante a gestação promove proteção para o recém-nascido nos primeiros meses de vida em função da transferência materna de anticorpos.[80,85]

Considerando que a principal forma de transmissão do SARS-CoV-2 é pessoa a pessoa, é essencial garantir o cumprimento das práticas comprovadamente eficazes – triagem, testagem de sintomáticos, precaução de contato e equipamentos de proteção individual – para usuárias, visitas, prestadores de saúde e pessoal de apoio em todos os ambientes da assistência obstétrica ambulatorial e de internação.[86]

Não há indicação de clampeamento precoce do cordão umbilical em partos de mulheres infectadas pelo SARS-CoV-2 para redução do risco de transmissão vertical.[87]

Diagnóstico

A Covid-19 pode apresentar-se de várias maneiras[80]:

- **Leve:** nenhuma evidência de pneumonia ou hipóxia.
- **Moderada:** pneumonia viral.
- **Grave:** pneumonia grave associada à saturação de O_2 abaixo de 90% em ar ambiente.
- **Crítica:** SRAG, sepse, choque séptico ou outras complicações (embolia pulmonar, síndrome coronariana aguda).

O período de incubação varia de 2 a 14 dias (em média, 5 dias).[88]

O quadro clínico também pode ser classificado em três estágios:[88]

- **Estágio I:** infecção inicial, com duração de 7 dias, quando surgem os primeiros sintomas – correspondente à fase de replicação viral.
- **Estágio II:** fase pulmonar, que dura entre 7 e 10 dias, e pode ser subdividida em:
  - **Estágio IIA:** sem hipóxia.
  - **Estágio IIB:** com hipóxia.
- **Estágio III:** fase hiperinflamatória – em geral, a partir de 10 dias.

A compreensão desses estágios da doença auxilia a adoção racional das medidas terapêuticas. Os sintomas mais comuns na fase inicial da doença (estágio I) são febre, tosse, dor de garganta, coriza, anosmia, diarreia, perda de paladar (ageusia), mialgia, artralgia, cefaleia, dor abdominal e vômitos. No estágio II, que acontece em uma minoria de casos, o sintoma mais prevalente é a dispneia, e na fase hiperinflamatória evidenciam-se sinais de SRAG com manifestações sistêmicas. Assim, o MEOWS é altamente recomendado para determinação da gravidade do quadro apresentado pela gestante (veja o Quadro 50.11).

Diante da suspeita clínica de infecção, podem ser realizados testes de biologia molecular pela metodologia RT-qPCR, testes sorológicos e testes de detecção de antígenos (teste rápido).[89] Os testes de biologia molecular e detecção de antígeno podem ser realizados em material da nasofaringe obtido por *swab* ou secreções pulmonares (secreção traqueal, em caso de gestantes intubadas).[89]

A IgM é detectada a partir do sétimo dia após o início dos sintomas e, em média, a negativação ocorre por volta de 21 dias. A IgG, em geral, é detectada a partir de 14 dias após o início dos sintomas e permanece positiva ao longo do tempo, mas não representa imunidade. Os testes sorológicos são pouco úteis para o diagnóstico da fase aguda da doença, mas, como são mais simples, podem auxiliar o diagnóstico clínico, em especial quando não há a possibilidade de acesso aos testes de biologia molecular.

Os anticorpos podem ser detectados por metodologia tradicional ou testes sorológicos rápidos. Os testes rápidos de detecção de antígenos têm como vantagens serem de fácil execução, não exigirem aparatos laboratoriais especiais e apresentarem boa especificidade.[89] O Quadro 50.12 mostra a interpretação dos testes diagnósticos da Covid-19 segundo as orientações do Ministério da Saúde.[89]

Considerada o padrão ouro para diagnóstico das alterações pulmonares da Covid-19, a tomografia computadorizada de tórax pode ser realizada com segurança na gestação, desde que respeitadas as indicações e os princípios da radioproteção. Os achados típicos incluem opacificações bilaterais e periféricas com característica de vidro fosco. A radiografia simples de tórax pode ser útil no diagnóstico, especialmente nos locais que não tenham acesso à tomografia. A proteção do abdome materno e da tireoide durante a radiografia simples é medida de segurança importante.[80,89]

Deve-se suspeitar de embolia pulmonar ou insuficiência cardíaca na vigência de dor torácica, piora da hipoxemia ou taquipneia. Nesse contexto clínico, eletrocardiograma, ecocardiograma, tomografia computadorizada do pulmão e teste de ventilação/perfusão são aliados para o diagnóstico diferencial.[80]

Tratamento

É fundamental garantir o monitoramento ambulatorial adequado das gestantes com suspeita ou doença confirmada, e as consultas podem ser realizadas de maneira remota ou presencial, na dependência do contexto clínico e das características da gestante. A atenção deve ser maior no período de 7 a 10 dias após o início dos sintomas, que corresponde à fase de desenvolvimento do comprometimento pulmonar nos casos de evolução desfavorável.[89]

Diante de sintomatologia de síndrome gripal, é fundamental lembrar que o oseltamivir deve ser indicado, principalmente, caso os sintomas tenham iniciado em menos de 48 horas (veja *Tratamento da infecção pelo vírus influenza*).

Na gestação, oxigênio suplementar deve ser instituído caso a saturação de O_2 seja igual ou inferior a 95%. Deve-se iniciar com cateter nasal de baixo fluxo, 1L/min, podendo ser ofertados até 6L/min no cateter. Se não forem obtidos níveis de saturação de O_2 acima de 95% para gestantes e de 90% para puérperas, recomenda-se o uso da máscara de Venturi (quando a FiO_2 necessária é de até 50%) ou de máscara não reinalante (se houver necessidade de $FiO_2 > 50\%$). Fluxo superior a 10 a 15L em máscara reinalante sem resposta é indicação de intubação orotraqueal. Também em gestantes com quadro crítico, a pronação é ferramenta útil para melhorar a capacidade respiratória e não deve ser adiada.[80,89]

Quadro 50.12 Interpretação dos testes diagnósticos em caso de Covid-19

Teste diagnóstico			Interpretação
Detecção viral (PCR)	**IgM**	**IgG**	
Positiva	Negativa	Negativa	Janela imunológica
Positiva	Positiva	Negativa	Fase inicial
Positiva	Positiva	Positiva	Fase ativa
Positiva	Negativa	Positiva	Fase tardia
Negativa	Positiva	Negativa	Fase inicial ou falso-negativo da PCR
Negativa	Negativa	Positiva	Infecção passada
Negativa	Positiva	Positiva	Recuperação ou falso-negativo da PCR

PCR: reação em cadeia da polimerase.
Fonte: adaptado de Brasil, 2021.[89]

Na presença de critérios clínicos e radiológicos de pneumonia bacteriana associada, está indicada a introdução de antibióticos.[80,89] O Ministério da Saúde recomenda a associação de ceftriaxona à azitromicina como esquema inicial.[89]

Para as gestantes que necessitam de internação hospitalar em virtude dos sintomas, corticoterapia está indicada por 10 dias, reduzindo a mortalidade das pessoas infectadas que necessitam O_2 suplementar. Na ausência de indicação de corticoterapia antenatal, recomenda-se prednisona oral (40mg/dia), metilprednisona oral (32mg/dia) ou hidrocortisona venosa (80mg, duas vezes ao dia). Em caso de indicação de corticoterapia antenatal, procede-se ao esquema habitual (betametasona ou dexametasona), seguido de prednisona, metilprednisona ou hidrocortisona após o término da indução da maturidade pulmonar fetal.[80]

Heparina profilática deve ser indicada para os casos moderados ou graves em regime de internação hospitalar, desde que a contagem de plaquetas esteja em 50.000/mm^3 ou acima e não existam sangramentos ativos ou contraindicações ao uso da medicação. A heparinização plena está indicada nos casos de tromboembolismo.[89]

São consideradas indicação para internação em leitos de terapia intensiva:[88] ausência de melhora da saturação de O_2 (saturação < 95%) apesar da oferta de pelo menos 6L/min, esforço respiratório identificado por uso de musculatura acessória, tiragem intercostal, batimento de aletas nasais, apesar de oferta de O_2, relação pO_2/FiO_2 abaixo de 300, hipotensão arterial (pressão arterial sistólica < 100mmHg ou pressão arterial média < 65mmHg), alteração da perfusão periférica (tempo de enchimento capilar), alteração do nível de consciência e oligúria.

Em idades gestacionais abaixo de 24 semanas devem ser priorizados os cuidados maternos. A partir de 24 semanas, recomenda-se a avaliação seriada fetal, bem como considerar corticoterapia para maturação pulmonar nos casos graves.[89]

A interrupção da gravidez pode ser considerada para mulheres com idades gestacionais de 24 semanas ou mais na vigência de alterações da vitalidade fetal e em situações de instabilidade materna na ventilação mecânica, em especial em gestações com 34 semanas ou mais. A interpretação dos testes de vitalidade fetal deve ser cautelosa, pois a sedação materna pode interferir em alguns parâmetros do perfil biofísico fetal e o oligodrâmnio isolado em gestantes críticas pode ser secundário à restrição hídrica imposta nesses casos. A frequência dos exames de vitalidade fetal deve ser individualizada de acordo com a condição clínica materna.[89]

A via de parto deve seguir as indicações obstétricas, ressaltando-se que o parto cirúrgico – cesariana – pode piorar a condição clínica materna.[88]

O uso de medicações específicas na gestação tem como principal fator limitante o fato de as grávidas serem sempre excluídas dos estudos de validação, ocasionando enorme lapso de conhecimento e de determinação de segurança.

O Royal College of Obstetricians and Gynaecologists recomenda que o uso do tocilizumabe, um agente anti-interleucina 6, seja discutido entre os obstetras e infectologistas em caso de quadros maternos críticos e que o uso de anticorpos neutralizantes monoclonais pode ser considerado em gestantes e puérperas sintomáticas que estejam em regime de internação e que não apresentem anticorpos anti-SARS-CoV-2.[80]

Metanálise recentemente publicada, avaliando os resultados de 10 artigos sobre a eficácia e a segurança das terapias antivirais no tratamento da Covid-19 na gestação, identificou que o uso do casirivimabe/imdevimabe (não disponível no Brasil), remdesivir e IFN-α2b (interferon-alfa 2b) diminuiu significativamente a necessidade de cesariana (RR: 0,665; IC95%: 0,491 a 1,899), sem reduzir a ocorrência de nascimentos pré-termo, admissão neonatal em leito de terapia intensiva, natimortos ou perda perinatal, e não preveniu a progressão da doença para quadros graves, além de não alterar a incidência de morte materna.[90]

INFECÇÃO PELO VÍRUS VARICELA ZÓSTER

Aspectos gerais do vírus

O vírus varicela zóster (VZV), um DNA-vírus da família Herpesvirus, responde por duas formas clínicas diferentes: a varicela e o herpes zóster, sendo altamente contagioso e transmitido por gotículas respiratórias e por contato pessoal direto com o líquido das lesões vesiculares ou indireto por meio de fômites.[91]

Após a infecção primária (varicela), o VZV permanece latente nos gânglios sensoriais e pode ser reativado, causando erupção cutânea vesicular eritematosa – conhecida como herpes zóster.

Efeitos na gestação

Grande parte das mulheres adultas é imune ao VZV, sendo estimado que a infecção primária ocorra em apenas 0,4 a 0,7 a cada 1.000 gestações. A chance de infecção de pessoas suscetíveis após contato próximo é de 60% a 90%.[91]

A transmissão vertical, que pode ser intrauterina, perinatal ou pós-natal, é bem documentada, e o risco da síndrome de varicela congênita é de 0,4%, caso a infecção materna ocorra no primeiro trimestre, ou de 2%, para infecções maternas no segundo trimestre. A infecção materna no terceiro trimestre não parece estar associada à síndrome da varicela congênita, mas a infecção após 36 semanas está relacionada com taxa de 50% de infecção fetal e de 25% de varicela neonatal clínica. A infecção neonatal é associada a alta mortalidade caso a doença materna ocorra entre 5 dias antes e 48 horas após o parto.[91,92]

A síndrome de varicela congênita é caracterizada por cicatrizes cutâneas, restrição de crescimento fetal, anormalidades neurológicas, oculares (microftalmia, catarata, atrofia óptica, retinocoroidite) e de membros, encefalite, convulsões e síndrome de Horner (ptose da pálpebra superior, miose e diminuição da transpiração do lado afetado). Por outro lado, a ocorrência de herpes zóster na gestação não determina riscos fetais ou perinatais.

Profilaxia

Como a forma mais eficaz de prevenção da varicela é por meio da vacinação, é muito importante o aconselhamento pré-concepcional com revisão da carteira de imunizações da mulher que deseja engravidar. As mulheres que receberem a vacina antivaricela zóster devem ser orientadas a evitar engravidar nos 3 meses subsequentes à última dose. Os dados disponíveis sobre vacinação antivaricela zóster inadvertida na gestação, assim como nos casos de vacinação contra rubéola, não identificaram risco de síndrome de varicela congênita nos fetos expostos.[91-93]

As campanhas de vacinação em massa, garantindo a cobertura adequada da população em geral, favorecem a redução do risco da infecção na vida adulta.

A profilaxia pós-exposição deve ser direcionada para as gestantes suscetíveis (por exemplo, sem histórico de varicela ou soronegativas para o VZV) significativamente expostas a uma pessoa com varicela. Considera-se exposição significativa o contato próximo, por pelo menos 5 minutos, com pessoa infectada ou permanecer no mesmo ambiente fechado por pelo menos 15 minutos. Como muitas mulheres têm evidência sorológica de infecção pregressa, parece ser adequado o rastreio sorológico antes da profilaxia, se possível.

A profilaxia é realizada com a imunoglobulina contra varicela zóster (IGVZ), idealmente administrada até 96 horas após a exposição, podendo ter efeito benéfico até 10 dias após a exposição, mas não existem estudos consistentes de validação para esse uso tardio. A dose recomendada varia de 125U/10kg até o máximo de 625U (equivalente a 50kg de peso) ou, alternativamente, 1mg/kg de peso corporal.[91-93] No Brasil, a IGVZ é disponibilizada nos Centros de Referência de Imunobiológicos Especiais (CRIE). O aciclovir oral também pode ser considerado para profilaxia pós-exposição e deve ser administrado a partir de 7 dias após a exposição.[92,94]

Diagnóstico

Infecção materna

A varicela, também conhecida como catapora, é caracterizada por erupção característica, inicialmente maculopapular e depois vesicular, que acomete a face, o tronco e as extremidades; as vesículas subsequentemente formam uma crosta e cicatrizam completamente. Em geral, a erupção é acompanhada de febre e mal-estar. O período de incubação varia de 10 a 20 dias (média de 14 dias). As pessoas infectadas passam a ser transmissoras 2 dias antes do aparecimento da erupção cutânea, e o período de transmissibilidade perdura até que as lesões formem crostas.[91,92]

Apesar de rara, a gravidade da doença na gestação é maior do que em não grávidas. Entre as complicações, destaca-se a pneumonia por varicela, que pode afetar 10% a 20% das gestantes com varicela e tem curso clínico imprevisível, podendo evoluir para insuficiência respiratória e altas taxas de mortalidade, em especial na ausência de tratamento.[91]

O diagnóstico da varicela é clínico e, exames complementares não costumam ser necessários. Em caso de dúvida no diagnóstico clínico, pode-se realizar a pesquisa viral em amostras obtidas da lesão cutânea ou do fluido das vesículas pela técnica de PCR.[91,92]

Os anticorpos antivaricela zóster são detectáveis poucos dias após o início da infecção, e a infecção prévia confere imunidade para a infecção primária para toda a vida. A suscetibilidade é determinada pela ausência de IgG e IgM na amostra; a IgM positiva, na ausência de IgG detectável, é compatível com infecção aguda, mas a IgG também pode estar positiva nos casos de contato há mais de 10 dias, sendo a imunidade determinada pelo achado de positividade da IgG na ausência de IgM detectável.[92]

Infecção fetal

Após a infecção materna, o risco de síndrome de varicela congênita pode ser avaliado por meio de testes de detecção viral em amostra de LA ou sangue fetal em associação à USG.

A detecção viral é preferencialmente obtida por meio da técnica de PCR. Vale lembrar que a detecção viral em LA confirma a infecção fetal, mas não a doença fetal, e que um resultado negativo não exclui de modo absoluto o risco de síndrome de varicela congênita.[91]

São achados ultrassonográficos sugestivos de doença fetal em gestações com diagnóstico materno firmado: polidrâmnio, hidropisia, defeitos de membros, focos hiperecogênicos no fígado e intestino, malformações cardíacas, cicatrizes cutâneas dermatomais, calcificação de tecidos moles, alterações oculares, microcefalia, atrofia cortical e restrição de crescimento fetal.[91]

Após a infecção materna nas primeiras 20 semanas de gestação, a USG deve ser realizada de maneira seriada a partir de 5 semanas após a infecção inicial ou a partir de 16 semanas, o que ocorrer primeiro.

Tratamento

Na maioria dos casos, o tratamento é apenas sintomático – antitérmico e anti-histamínico –, mas o uso de aciclovir oral, iniciado até 24 horas após o desenvolvimento da erupção cutânea, está indicado na vigência de complicações. A dose recomendada é de 800mg, cinco vezes ao dia, por 7 dias. O aciclovir venoso está indicado nos casos de pneumonia viral. Cuidados higiênicos nas lesões e compressas de água fria podem amenizar os sintomas locais. Alternativamente ao aciclovir, pode ser utilizado o valaciclovir, na dose de 1g a cada 8 horas por 7 dias, ou o famciclovir, 500mg a cada 8 horas.[91-93]

A IGVZ deve ser dada ao recém-nascido de mãe que desenvolveu varicela entre 5 dias antes e 2 dias após o parto, apesar de o tratamento não prevenir totalmente a ocorrência de varicela neonatal. Os recém-nascidos com varicela nas primeiras 2 semanas de vida devem ser tratados com aciclovir venoso.[93]

A Figura 50.9 apresenta um fluxograma para acompanhamento da gestante exposta ao vírus da varicela.

O Quadro 50.13 lista as principais evidências sobre as infecções virais na gestação.

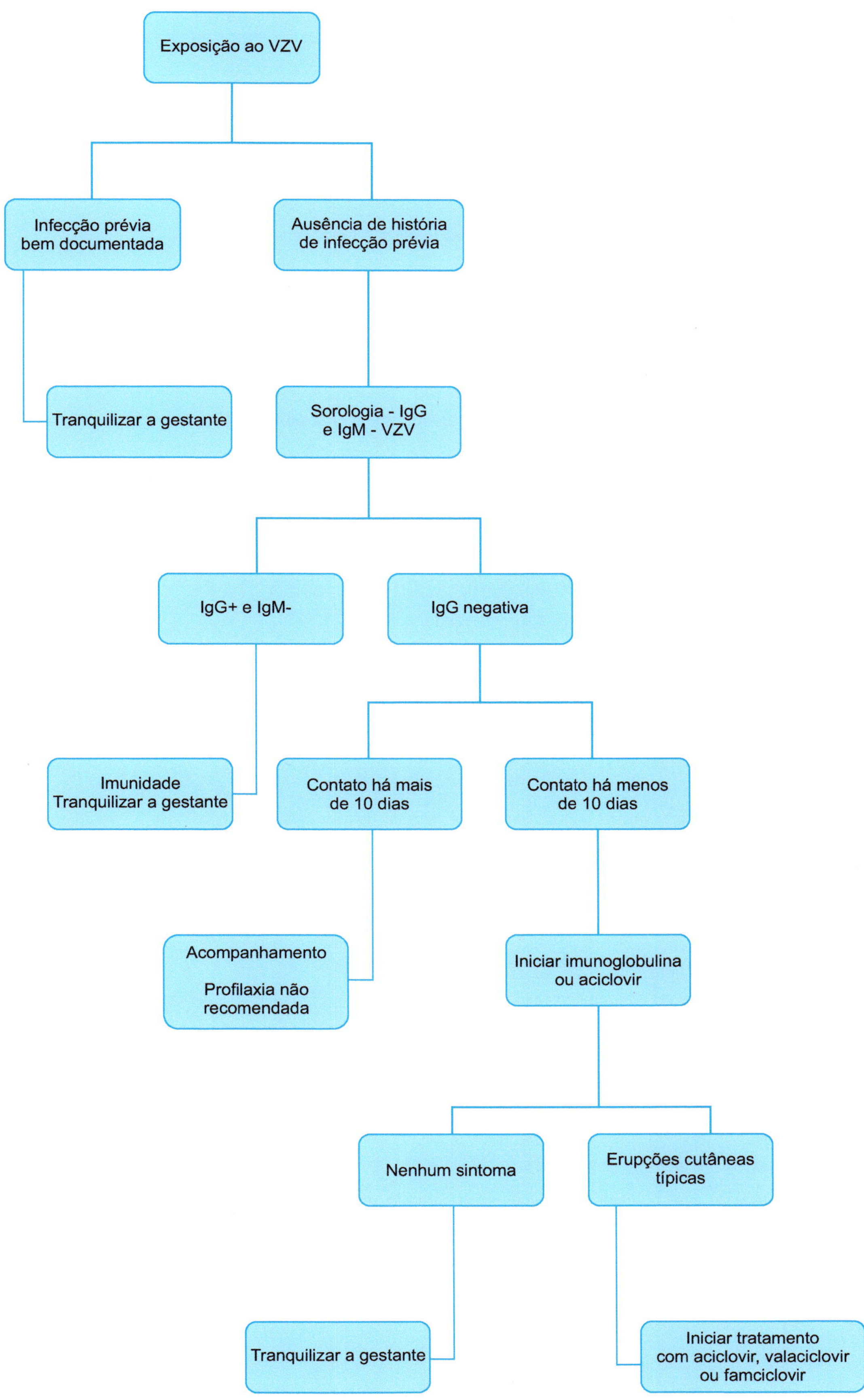

Figura 50.9 Acompanhamento da gestante com exposição ao vírus da varicela zóster (*VZV*). (Adaptada de Parente *et al.*, 2018.[92])

Quadro 50.13 Recomendações sobre infecções virais na gestação

Infecções	Nível de evidência	Grau de recomendação
Prognóstico		
Dengue na gestação aumenta o risco de morte materna e perinatal	1A	A
Infecção materna pelo vírus da Chikungunya próximo ao parto é risco para Chikungunya neonatal	2B	B
O Zika vírus, o vírus da rubéola, o parvovírus B19 e o vírus da varicela zóster são teratogênicos na espécie humana	1A	A
A infecção pelo HSV aumenta o risco de aborto, parto pré-termo e perda fetal	1A	A
Infecção materna pelo vírus influenza no primeiro trimestre de gestação aumenta o risco de defeitos congênitos não cromossômicos	2A	B
Infecção materna pelo parvovírus aumenta o risco de aborto e perda perinatal	2A	B
Infecção pelo SARS-CoV-2 na gestação está associada a risco maior de morte materna, óbito fetal e depressão materna	2C	B
O risco de transmissão vertical do SARS-CoV-2 varia entre 1% e 2%	2C	B
Diagnóstico		
Isolamento viral é o padrão ouro para o diagnóstico das infecções perinatais virais	1A	A
Rastreamento de rotina no pré-natal do CMV não é recomendado	2B	B
Rastreamento de hepatites B e C de rotina no pré-natal é recomendado	3A	B
Gestantes HBsAg-positivas devem ter a carga viral quantificada	3A	B
Amniocentese em gestantes com infecção pelo HBV ou HCV tem risco baixo de transmissão vertical	5	D
Gestantes e puérperas que tiveram contato com casos suspeitos, prováveis ou confirmados de MPXV assintomáticas devem ter coleta de *swab* orofaríngeo para qPCR específica no sexto dia após a exposição	5	D
Tratamento/prevenção		
Reposição hídrica oral ou venosa nas arboviroses reduz a frequência de casos de maior gravidade	2B	B
Vacinas são a medida mais eficaz para a prevenção das infecções perinatais virais	2C	B
Valaciclovir reduz o risco da infecção congênita por CMV	2C	B
Imunoglobulina hiperimune não é indicada para prevenção da CMV congênita	2C	B
Aciclovir e valaciclovir são seguros para o tratamento da infecção materna pelo HSV	2C	B
Vacinação contra hepatites A e B pode ser realizada na gestação	2C	B
Cesariana em gestantes com infecção pelo HBV deve seguir as indicações obstétricas	4	C
Gestantes com infecção pelo HBV e carga viral > 200.000UI/mL devem receber tratamento antiviral	3A	B
RN de mãe com infecção pelo HBV deve receber vacina e imunoglobulina anti-HBV em até 12 horas após o nascimento	3A	B
Não há contraindicação ao aleitamento materno em mulheres com infecção pelo HBV	3A	B
Aleitamento materno não deve ser desestimulado em mulheres com infecção pelo HCV	5	D
Oseltamivir deve ser prescrito para gestantes com síndrome gripal até 72 horas após o início dos sintomas	3B	B
Uso de remdesivir e IFN-α2b não previne progressão da Covid-19 em gestantes	2B	B
Profilaxia com imunoglobulina contra varicela zóster é indicada para gestantes até 96 horas após a exposição	4	C
Aciclovir, valaciclovir e famciclovir podem ser utilizados no tratamento de varicela zóster complicada na gestação	5	D

CMV: citomegalovírus; IFN-α2b: interferon alfa 2b; HBV: vírus da hepatite B; HCV: vírus da hepatite C; HSV: vírus herpes simples; MPXV: vírus da Monkeypox; RN: recém-nascido; SARS-CoV-2: coronavírus 2 da síndrome respiratória aguda grave.

Referências

1. Auriti C, De Rose DU, Santisi A, Martini L, Persigilli F, Bersani I et al. Pregnancy and viral infections: Mechanisms of fetal damage, diagnosis and prevention of neonatal adverse outcomes from cytomegalovirus to SARS-CoV-2 and Zika virus. Biochim Biophys Acta Mol Basis Dis 2021; 1867(10):166198.
2. Charlier C, Beaudoin MC, Couderc T, Lortholary O, Lecuit M. Arboviruses and pregnancy: Maternal, fetal, and neonatal effects. Lancet Child Adolesc Health 2017; 1(2):134-46.
3. Mulik V, Dad N, Buhmaid S. Dengue in pregnancy: Review article. Eur J Obstet Gynecol Reprod Biol 2021; 261:205-10.
4. Foeller ME, Nosrat C, Krystosik A, Noel T, Gérardin P, Cudjoe N et al. Chikungunya infection in pregnancy – reassuring maternal and perintal outcomes: a retrospective observational study. BJOG 2021;128(6):1077-1086.
5. Contopouolos-Ioannidis D, Newman-Lindsay S, Chow C, LaBeaud AD. Mother-to-child transmission of Chikungunya vírus: a systematic review and meta-analysis. PLoS Negl Trop Dis 2018;12(6): e0006510.
6. Chibueze EC, Tirado V, Lopes KS, Balogun O, Takemoto Y, Swa T et al. Zika virus infection in pregnancy: A systematic review of disease course and complications. Reprod Health 2017;14(1):28.
7. Rathore SS, Oberoi S, Hilliard J, Raja R, Ahmed NK, Vishwakarma Y et al. Maternal and foetal-neonatal outcomes of dengue vírus infection during pregnancy. Trop Med Int Health 2022;27:619-629.
8. Ferreira FCPADM, Silva ASV, Recht J, Guaraldo L, Moreira MEL, Siqueira AM et al. Vertical transmission of Chikungunya vírus: a systematic review. PLoS ONE 2021; 16(4):e0249166.
9. Martins MM, Cunha AJLA, Robaina JR, Raymundo CE, Barbosa AP, Medronho RA. Fetal, neonatal, and infant outcomes associated with maternal Zika virus infection during pregnancy: A systematic review and meta-analysis. PLoS One 2021; 16(2):e0246643.
10. Melo A, de Sales Tavares J, de Assis Costa M, Santana de Aguiar R, Malinger G, de Oliveira Melo F et al. Obstetric and perinatal outcomes in cases of congenital Zika syndrome. Prenat Diagn. 2020 Dec;40(13):1732-1740.
11. Polen KD, Gilboa SM, Hills S, Oduyebo T, Kohl KS, Brooks JT. Update: Interim guidance for preconception counseling and prevention of sexual transmission of Zika virus for men with possible Zika virus exposure – United States, August 2018. MMWR Morb Mortal Wkly Rep 2018 Aug;67(31):868-871.
12. Marinho, OS, Cunha AJ, Amim Júnior J, Prata-Barbosa A. A review of selected arboviruses during pregnancy. Matern Health Neonatol Perinatol. 2017;3:17-26.
13. Brasil. Ministério da Saúde. Secretaria de Vigilância em Saúde. Departamento de Articulação Estratégica de Vigilância em Saúde. Guia de Vigilância em Saúde [recurso eletrônico]. 5. ed. rev. e atual. Brasília: Ministério da Saúde, 2022. 1.126 p.
14. Brasil. Ministério da Saúde. Secretaria de Vigilância em Saúde. Diretoria Técnica de Gestão. Dengue: diagnóstico e manejo clínico – adulto e criança. 6. ed. Brasília: Ministério da Saúde, 2024. 62 p.
15. Brasil. Ministério da Saúde. Portaria No 1.061, de 18 de maio de 2020. Dispõe sobre a Lista Nacional de Notificação Compulsória de doenças, agravos e eventos de saúde pública nos serviços de saúde públicos e privados em todo o território nacional. Disponível em https://bvsms.saude.gov.br/bvs/saudelegis/gm/2020/prt1061_29_05_2020.html. Acesso em 13 nov de 2023.
16. del Campo M, Feitosa IML, Ribeiro EM, Horovitz DDG, Pessoa ALS, França GVA et al. The phenotypic spectrum of congenital Zika syndrome. Am J Med Genet 2017;173:841-857.
17. Beigi RH. Emerging infectious diseases in pregnancy. Obstet Gynecol 2017;129:896-906.
18. Chibueze EC, Parsons AJQ, Lopes KS, Yo T, Swa T, Nagata C. Diagnostic accuracy of ultrasound scanning for prenatal microcephaly in the contexto of Zika vírus infection: a systematic review and meta-analysis. Sci Rep 2017;7:2310-2319.
19. Viens LJ, Fleck-Derderian S, Baez-Santiago MA Oduyebo T, Broussard CS, Khan S et al. Role of prenatal ultrasonography and amniocentesis in the diagnosis of congenital Zika syndrome: A systematic review. Obstet Gynecol 2020; 135(5):1185-1197.
20. Brasil. Ministério da Saúde. Secretaria de Vigilância em Saúde. Departamento de Vigilância das Doenças Transmissíveis. Chikungunya: manejo clínico. Brasília: Ministério da Saúde, 2017. 65 p.
21. Brasil. Ministério da Saúde. Secretaria de Vigilância em Saúde. Departamento de Imunização e Doenças Transmissíveis. Manual de manejo clínico da febre amarela [recurso eletrônico]. Brasília: Ministério da Saúde, 2020. 56 p.
22. Rathore MH, Runyon J, Haque TU. Emerging infectious diseases. Adv Pediatr 2017; 64(1):27-71.
23. Bentlin MR, Almeida RAMB, Coelho KIR Ribeiro AF, Siciliano MM, Suzuki A et al. Perinatal transmission of yellow fever, Brazil, 2009. Emerg Infect Dis 2011;17(9):1779-1780.
24. Diniz LMO, Romanelli RMC, de Carvalho AL, Teixeira DC, de Carvalho LFA, Ferreira Cury V et al. Perinatal yellow fever: A case report. Pediatr Infect Dis J 2019; 38(3):300-301.
25. Winter AK, Moss WJ. Rubella. Lancet 2022; 399(10332):1336-1346.
26. Terracciano E, Amadori F, Pettinicchio V, Zaratti L, Franco E. Strategies for elimination of rubella in pregnancy and of congenital rubella syndrome in high and upper-middle income countries. J Prev Med Hyg 2020; 61(1):E98-E108.
27. Dontigny L, Arsenault MY, Martel MJ. Rubella in pregnancy. J Obstet Gynaecol Can 2018; 40(8):e615-e621.
28. 28.World Health Organization. Rubella vaccines: WHO position paper. Wkly Epidemiol Rec 2020; 95:306-324.
29. Mangtani P, Evans SJW, Lange B, Oberle D, Smith J, Drechsel-Baeuerle U et al. Safety profile of rubella vaccine administered to pregnant women: A systematic review of pregnancy related adverse events following immunization, including congenital rubella syndrome and congenital rubella infection in the foetus or infant. Vaccine 2020; 38:963-978.
30. Young MK, Cripps AW, Nimmo GR, van Driel ML. Post-exposure passive immunization for preventing rubella and congenital rubella syndrome. Cochrane Database Syst Rev 2015 Sept; 2015(9):CD010586. Acesso em: 27 nov 2023.
31. Bouthry E, Picone O, Hamdi G, Grangeot-Keros L, Ayoubi JM, Vauloup-Fellous C. Rubella and pregnancy: Diagnosis, management and outcomes. Prenat Diagn 2014; 34(13):1246-1253.
32. Macé M, Cointe D, Six C, Levy-Bruhl D, du Châtelet IP, Ingrand D et al. Diagnostic value of reverse transcription-PCR of amniotic fluid for prenatal diagnosis of congenital rubella infection in pregnant women with confirmed primary rubella infection. J Clin Microbiol 2004; 42(10):4818-4820.
33. Young MK. The indications and safety or polyvalent immunoglobulin for post-exposure prophylaxis of hepatitis A, rubella e measles. Hum Vaccin Immunother 2019; 15(9):2060-2065.
34. Navti OB, Al-Belushi M, Konje JC. Cytomegalovirus infection in pregnancy – An update. Eu J Obstet Reprod Biol 2021; 258:216-222.
35. Enders G, Daiminger A, Bäder U, Exler S, Enders M. Intrauterine transmission and clinical outcome of 248 pregnancies with primary cytomegalovirus infection in relation to gestational age. J Clin Virol 2011; 52(3):244-246.
36. Mussi-Pinhata MM, Yamamoto AY, Brito RMM, Isaac ML, Oliveira PFC, Boppana S, et al. Birth prevalence and natural history of congenital cytomegalovirus infection in a highly seroimmune population. Clin Infect Dis 2009; 49(4):522-528.
37. Leruez-Ville M, Ghout I, Bussières L, Stirnemann J, Magny JF, Couderc S, et al. In utero treatment of congenital cytomegalovirus infection with valacyclovir in a multicenter, open-label, phase II study. Am J Obstet Gynecol 2016; 215:462.e1-462.e10.
38. Lazzarotto T, Guerra B, Gabrielli L, Lanari M, Landini MP. Update on the prevention, diagnosis and management of cytomegalovirus infection during pregnancy. Clin Microbiol Infect 2011; 17:1285-1293.
39. Hughes BL, Clifton RG, Rouse DJ, Saade GR, Dinsmoor MJ, Reddy UM et al. A trial of hyperimmune globulin to prevent congenital cytomegalovirus infection. N Engl J Med 2021; 385(5):436-444.
40. Rybak-Krzyszkowska M, Górecka J, Huras H, Massalska-Wolska M, Staśkiewicz M, Gach A et al. Cytomegalovirus infection in

pregnancy prevention and treatment options: A systematic review and meta-analysis. Viruses 2023; 15(11):2142-2161.
41. De Rose DU, Bompard S, Maddaloni C, Bersani I, Martini L, Santisi A et al. Neonatal herpes simplex infection: form the maternal infection to the child outcome. J Med Virol 2023; 95(8):e29024-e29038.
42. ACOG. Practice Bulletin. Management of genital herpes in pregnancy: ACOG Practice Bulletin Summary, No 220. Obstet Gynecol 2020; 135(5):1236-1238.
43. Sénat MV, Anselem O, Picone O, Renesme L, Sananès N, Vauloup-Fellous C et al. Prevention and management of genital herpes simplex infection during pregnancy and delivery: Guidelines from the French College of Gynaecologists and Obstetricians (CNGOF). Eur J Obstet Gynecol Reprod Biol 2018; 224:93-101.
44. US Preventive Services Task Force; Mangione CM, Barry MJ, Nicholson WK, Cabana M, Chelmow D et al. Serologic screening for genital herpes infection: US Preventive Services Task Force reaffirmation recommendation statement. JAMA 2023; 329(6):502-507.
45. Shi TL, Huang LJ, Xiong YQ, Zhong YY, Yang JJ, Fu T et al. The risk of herpes simplex virus and human cytomegalovirus infection during pregnancy upon adverse pregnancy outcomes: A meta-analysis. J Clin Virol 2018; 104:48-55.
46. Brasil. Ministério da Saúde, Secretaria de Vigilância em Saúde e Ambiente, Departamento de HIV/AIDS, Tuberculose, Hepatites Virais e Infecções Sexualmente Transmissíveis. Boletim epidemiológico hepatites virais. Brasília: Ministério da Saúde, 2023. 83p.
47. Shata MT, Hetta HF, Sharma Y, Sherman KE. Viral hepatitis in pregnancy. J Viral Hepat 2022; 29(10):844-861.
48. ACOG. Clinical Practice Guidelines No. 6. Viral hepatitis in pregnancy. Obstet Gynecol 2023; 142(3):745-759.
49. Tagkou NM, Kondylis G, Cholongitas E. Pregnancy and viral hepatitis: Current concepts. Cur Pharmac Des 2021; 27(36):3775-3785.
50. Dionne-Odom J, Cozzi GD, Franco RA, Neji B, Tita ATN. Treatment and prevention of viral hepatitis in pregnancy. Am J Obstet Gynecol 2022; 226(3):335-346.
51. Seto MT, Cheung KW, Hung IFN. Management of viral hepatitis A, C, D and E in pregnancy. Best Pract Res Clin Obstet Gynaecol 2020; 68:44-53.
52. Cheung KW, Lao TTL. Hepatitis B – Vertical transmission and the prevention of mother-to-child transmission. Best Pract Res Clin Obstet Gynaecol 2020; 68:78-88.
53. Brasil. Ministério da Saúde. Secretaria de Vigilância em Saúde. Departamento de Vigilância, Prevenção e Controle das Infecções Sexualmente Transmissíveis, do HIV/Aids e das Hepatites Virais. Protocolo clínico e diretrizes terapêuticas para hepatite C e coinfecções. Brasília: Ministério da Saúde, 2019. 68 p. Disponível em: https://www.gov.br/saude/pt-br/assuntos/saude-de-a-a-z/h/hepatites-virais/publicacoes/protocolo-clinico-e-diretrizes-terapeuticas-para-hepatite-c/view. Acesso em: 4 dez 2023.
54. Hardin CC. Hepatitis D virus infection. N Eng J Med 2023; 389(1):58-70.
55. Bigna JJ, Modiyinji AF, Nansseu JR, Amougou MA, Nola M, Kenmoe S et al. Burden of hepatitis E virus infection in pregnancy and materno-foetal outcomes: A systematic review and meta-analysis. BMC Pregnancy Childbirth 2020; 20(1):426-436.
56. WHO. Hepatitis E vaccine: WHO position paper, May 2015 – Recommendations. Vaccine 2016; 34(3):304-305.
57. Javanian M, Barary M, Chebrehewet S, Koppolu V, Vasigla V, Ebrahinpour S. A brief review of influenza virus infection. J Med Virol 2021; 93(8):4638-4646.
58. Brasil. Ministério da Saúde. Secretaria de Vigilância em Saúde e Ambiente. Departamento do Programa Nacional de Imunizações e Doenças Imunopreviníveis. Guia de manejo e tratamento de influenza 2023 [recurso eletrônico]. Brasília: Ministério da Saúde, 2023. 58 p. Disponível em: https://www.gov.br/saude/pt-br/centrais-de-conteudo/publicacoes/svsa/influenza/guia-de-manejo-e--tratamento-de-influenza-2023/view. Acesso em: 5 dez 2023.
59. Creanga AA, Johnson TF, Graitcer SB, Hartman LK, Al-Samarrai T, Schwarz AG et al. Severity of 2009 pandemic influenza A (H1N1) virus infection in pregnant women. Obstet Gynecol 2010; 115(4):717-726.
60. ACOG Committee Opinion. Assessment and treatment of pregnant women with suspected or confirmed influenza. Obstet Gynecol 2018; 132(4):e169-e173.
61. Mátrai Á, Teusch B, Váradi A, Hegyi P, Pethö B, Fujisawa A et al. First-trimester influenza infection increases the odds of non-chromosomal birth defects: A systematic review and meta-analysis. Viruses 2022; 14(12):2708-2725.
62. Wolfe DM, Fell D, Garrity C, Hamel C, Butler C, Hersi M. Safety of influenza vaccination during pregnancy: A systematic review. BMJ Open 2023; 13(9):e066182.
63. Cuningham W, Gerard N, Fielding JE, Braat S, Madhi AS, Nunes MC et al. Optimal timing of influenza vaccine during pregnancy: A systematic review and meta-analysis. Influenza Other Respi Viruses 2019; 13(5):438-452.
64. Singh S, McGlennan A, England A, Simons R. A validation study of the CEMACH recommended modified early obstetric warning system (MEOWS). Anaesthesia 2012; 67(1):12-8.
65. Mackinstosh N, Watson K, Rance S, Sandall J. Value of a modified early obstetric warning system (MEOWS) in managing maternal complications in the peripartum period: an ethnographic study. BMJ Qual Saf 2014; 23(:1)26-34.
66. Brasil. Ministério da Saúde. Monkeypox. Orientações técnicas para a assistência à saúde. Ministério da Saúde, 2022. 47p. Disponível em: https://www.gov.br/saude/pt-br/campanhas-da-saude/2022/variola-dos-macacos/publicacoes/protocolos/monkeypox-orientacoes-tecnicas-para-a-assistencia-a-saude/view. Acesso em: 6 dez 2023.
67. Cuérel A, Favre G, Vouga M, Pomar L. Monkeypox and pregnancy: Latest updates. Viruses 2022; 14(11):2520-2531.
68. European Centre for Disease Prevention and Control. Epidemiology update: Monkeypox outbreak. Disponível em: https://www.ecdc.europa.eu/en/news-events/epidemiological-update-monkeypox-outbreak. Acesso em: 1 dez 2023.
69. World Health Organization. Monkeypox – United Kingdom of Great Britain and Northern Ireland. 2022. Disponível em: htps://www.who.int/emergencies/disease-outbreak-news/item/2022-DON381. Acesso em: 1 dez 2023.
70. Ubom AE, Oiwoh SO, Ajiboye AD, Nyeche S, Appiah-Kubi A, Sokunbi AE et al. Mpox in pregnancy: Management, risks and challenges in Africa and lessons from the Covid-19 pandemic. Int J Gynaecol Obstet 2023; 163(2):466-475.
71. Mossong J, Hens N, Friederichs V, Davidkin I, Broman M, Litwinska B et al. Parvovirus B19 infection in five European countries: Seroepidemiology, force of infection and maternal risk of infection. Epidemiol Infect 2008; 136(8):1059-68.
72. Feldman DM, Keller R, Borgida AF. Toxoplasmosis, parvovirus, and cytomegalovirus in pregnancy. Clin Lab Med 2016; 36(2):407-419.
73. Ornoy A, Ergaz Z. Parvovirus B19 infection during pregnancy and risks to the fetus. Birth Defects Res 2017; 109(5):311-323.
74. Bascietto F, Liberati M, Murgano D, Buca D, Iacovelli I, Flacco ME et al. Outcome of fetuses with congenital parvovirus B19 infection: Systematic review and meta-analysis. Ultrasound Obstet Gyneco 2018; 52(5):569-576.
75. Xiong Y, Tan J, Liu Y, He Q, Li L, Zou K et al. The risk of maternal parvovirus B19 infection during pregnancy on fetal loss and fetal hydrops: A systematic review and meta-analysis. J Clin Virol 2019; 114:12-20.
76. Gigi CE, Anumba DOC. Parvovirus B19 infection in pregnancy – A review. Eur J Obstet Gynecol Rep Biol 2021; 264:358-362.
77. Attwoode LO, Homes NE, Hui L. Identification and management of congenital parvovirus B19 infection. Prenatal Diag 2020; 40(13):1722-1731.
78. Chan JFW, Kok KH, Zhu Z, Chu H, To KKW, Yuan S et al. Genomic characterization of the 2019 novel human-pathogenic coronavirus isolated from a patient with atypical pneumonia after visiting Wuhan. Emerg Micrpbes Infect 2020; 9(1):221-236.

79. Shang J, Wan Y, Luo C, Ye G, Geng Q, Auerbach A et al. Cell entry mechanisms of SARS-CoV-2. Proceedings of the National Academy of Sciences of the United States of America, Washington, 2020; 117(21):11727-11734. Disponível em: https://www.pnas.org/doi/epdf/10.1073/pnas.2003138117. Acesso em: 12 dez 2023.
80. Royal College Obstetricians & Gynaecologists. Coronavirus (Covid-19) infection in pregnancy. Version 16, 2022 Dec. Disponível em: https://files.magicapp.org/guideline/b10eef50-2daf-42c-0-8011-85b85f93b4c5/published_guideline_6581-1_0.pdf. Acesso em: 12 dez 2023.
81. Overton EE, Goffman D, Friedman AM. The epidemiology of Covid-19 in pregnancy. Clin Obstet Gynecol 2022; 65(1):110-122.
82. Chmielewska B, Barrat I, Towsend R, Kalafat E, Meulen J, Gurol-Urganci I et al. Effects of the Covid-19 pandemic on maternal and perinatal outcomes: A systematic review and meta-analysis. Lancet Glob Health 2021; 9(6):e759-e772.
83. Orellana J, Jacques N, Leventhal DGP, Marrero L, Morón-Duarte LS. Excess maternal mortality in Brazil: Regional inequalities and trajectories during Covid-19 epidemic. PLoS One 2022; 17(10):e0275333.
84. Morniroli D, Vizzari G, Tosi M, Treglia G, Corsello A, Marchisio P et al. Mother-to-child transmission of SARS-CoV-2 infection in high-income countries: A systematic review and meta-analysis of prospective observational studies. Sci Rep 2023; 13(1):8813-8821.
85. Halasa NB, Olson SM, Staat MA, Newhams MM, Price AM, Pannaraj PS et al. Maternal vaccination on risk of hospitalization for Covid-19 among infants. New Engl J Med 2022; 387(2):109-119.
86. Acker K, Eagen-Torkko M, Riley LE, Saiman L. Covid-19 infection, prevention, and control considerations in the obstetric environment. Clin Obstet Gynecol 2022; 65(1):134-147.
87. Berg JHM, Thies-Lagergren L, Svedenkrans J, Samkutty J, Larsson SM, Mercer JS et al. Umbilical cord clamping in the early phases of the Covid-19 era – Systematic review and meta-analysis of reported practice and recommendations in guidelines. Int J Infect Dis 2023; 137:63-70.
88. Siddiqi H, Mehra MR. Covid-19 illness in native and immunosuppressed states: A clinical-therapeutic staging proposal. J Heart Lung Transplant 2020; 39(5):405-407.
89. Brasil. Ministério da Saúde. Secretaria de Atenção Primária à Saúde. Departamento de Ações Programáticas e Estratégicas. Manual de recomendações para a assistência à gestante e puérpera frente à pandemia de Covid-19 [recurso eletrônico]. 2. ed. Brasília: Ministério da Saúde, 2021. 84 p. Disponível em: https://bvsms.saude.gov.br/bvs/publicacoes/manual_assistencia_gestante_puerpera_covid-19_2ed.pdf. Acesso em: 12 dez 2023.
90. Di Gennaro F, Guido G, Frallonardo L, Segala FV, De Nola R, Damiani GR et al. Efficacy and safety of therapies for Covid-19 in pregnancy: A systematic review and meta-analysis. BMC Infect Dis 2023; 23(1): 776-784.
91. ACOG. Practice Bulletin No 151. Cytomegalovirus, parvovirus B19, varicella zoster, and toxoplasmosis in pregnancy. Obstet Gynecol 2015; 125(6):1510-1525.
92. Parente S, Moriello NS, Maraolo AE, Tosone G. Management of chickenpox in pregnant women: An Italian perspective. Eur J Clin Microbiol Infect Dis 2018; 37(9):1603-1609.
93. Shrim A, Koren G, Yudin MH, Farine D. Management of Varicella Infection (Chickenpox) in Pregnancy. J Obstet Gynaecol Can 2018; 40(8):e652-e657.
94. Effectiveness of oral acyclovir in preventing maternal chickenpox: A comparison with VZIG. J Infect 2022; 85(2):147-151.

Infecções Perinatais não Virais

CAPÍTULO

51

Ana Christina de Lacerda Lobato
Inessa Beraldo de Andrade Bonomi

INTRODUÇÃO

A assistência pré-natal tem por finalidade a identificação dos fatores de risco e o rastreamento de doenças, evitando possíveis complicações maternas e fetais e visando a uma gestação saudável. Os exames laboratoriais solicitados em cada período gestacional favorecem o diagnóstico precoce e a instituição de tratamento oportuno, reduzindo a transmissão vertical de infecções.

As infecções congênitas são causas relevantes de complicações durante o pré-natal e o pós-parto, bem como na infância. Os protocolos que determinam as infecções que necessitam rastreio dependem da prevalência da doença na população e da possibilidade de tratamento materno e fetal.

A identificação de doenças preexistentes e a condução adequada dessas enfermidades durante a gravidez favorecem o bem-estar do binômio, reduzindo a morbimortalidade.

TOXOPLASMOSE

A toxoplasmose é uma doença causada pelo *Toxoplasma gondii*, parasita intracelular obrigatório que apresenta manifestações clínicas inespecíficas, sendo a infecção limitada na maioria dos indivíduos imunocompetentes. Sua prevalência é variável e depende de alguns fatores, como número de contatos com a fonte de infecção, condições socioeconômicas e higiênicas da população e localização geográfica. No Brasil, a incidência de toxoplasmose é variável entre os estados e as regiões, sendo a sororreatividade encontrada em 56% a 91% das gestantes.[1,2]

Ciclo de transmissão

O *T. gondii* apresenta três formas em seu ciclo biológico: esporozoíto (presente nos oocistos), bradizoíto (cistos encontrados nos tecidos) e taquizoíto (forma aguda da infecção).[2]

Os felinos, principalmente os gatos, são considerados os hospedeiros definitivos, pois o *T. gondii* completa seu ciclo reprodutivo nesses animais. Durante a infecção primária, milhões de oocistos não infectantes podem ser eliminados diariamente no período de 1 a 3 semanas. Após 1 a 5 dias em contato com o meio, associado a temperaturas de 20°C a 30°C, ocorre a esporulação, o que torna os oocistos infectantes, podendo permanecer assim por mais de 1 ano, especialmente em ambientes quentes e úmidos. Os gatos costumam desenvolver imunidade após a infecção primária.[3,4]

Os oocistos ingeridos por felinos ou hospedeiros intermediários são disseminados por via linfática, multiplicam-se e se alojam nos diversos órgãos e tecidos (sistema nervoso central [SNC], olhos, músculos esqueléticos, coração e placenta).[2] O hospedeiro intermediário (homem,

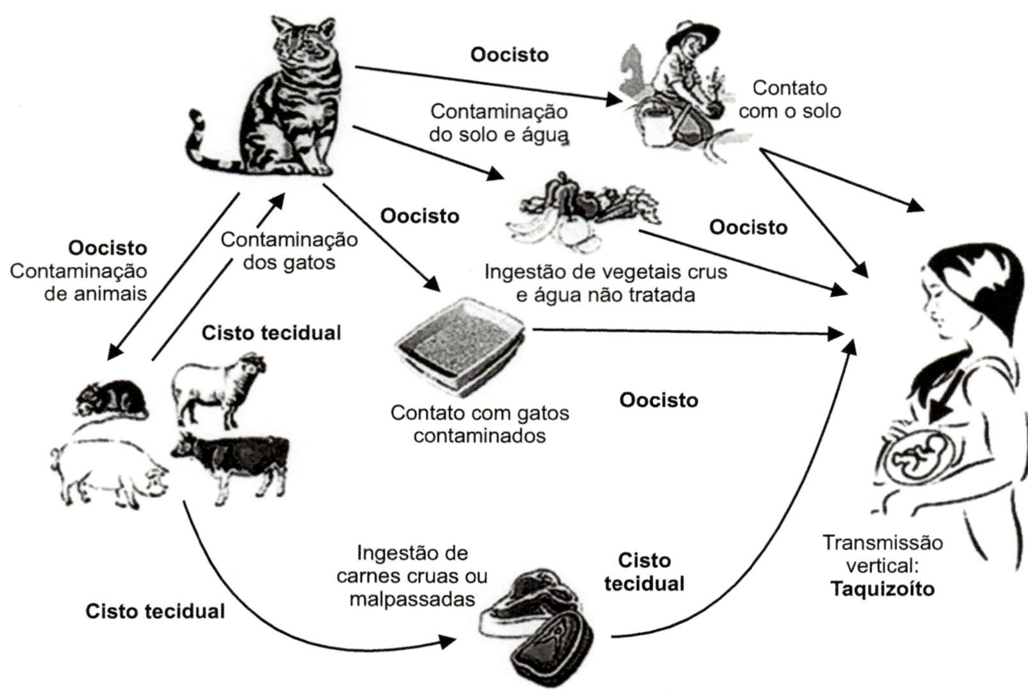

Figura 51.1 Ciclo de transmissão do *T. gondii.* (Reproduzida de Brasil, 2022.[1])

galinha, porco e outros) pode ser contaminado das seguintes maneiras:[1]

- Ingesta de alimentos, como verduras, legumes e água, contaminados com os esporozoítos presentes nos oocistos. Os peixes, apesar de não apresentarem a infecção, também podem albergar temporariamente o *T. gondii* quando vivem em águas contaminadas.
- Ingesta de bradizoítos presentes nos tecidos dos animais contaminados (carnes cruas ou malcozidas).
- Transplante de órgãos infectados ou transfusão de sangue (forma rara).
- Transmissão vertical por taquizoítos: a infecção fetal ocorre por meio dos taquizoítos, que atravessam a placenta e se alojam nos tecidos musculares e do SNC fetal após a primoinfecção materna. Esse risco varia de acordo com o estado imunológico materno, o tipo e a virulência da cepa do protozoário e o trimestre gestacional em que ocorreu a infecção. O risco de infecção fetal é maior quando a fonte do parasita materno são os esporozoítos presentes nos oocistos, com maior infectividade do que os bradizoítos teciduais.[5]

A taxa de transmissão vertical do *T. gondii* é diretamente proporcional à idade gestacional, ao passo que a morbimortalidade fetal é inversamente proporcional ao tempo de gestação no momento da infecção aguda. No primeiro trimestre, 15% a 20% dos fetos serão contaminados, chegando a 25% a 30% no segundo trimestre e 50% a 90% no terceiro. No entanto, quanto mais avançada for a gestação, menor será o risco de fenômenos disruptivos fetais, ou seja, 60% a 80% no primeiro, 30% a 50% no segundo e 10% a 20% no terceiro trimestre.[1]

Há relatos de transmissão vertical em gestantes com quadro de doença aguda no período periconcepcional, até 2 meses antes da concepção, podendo atingir a taxa de 3,8% de infecção fetal.[3,4] A Figura 51.1 mostra o ciclo de transmissão do *T. gondii.*

Manifestações clínicas

A infecção materna é assintomática em 80% dos casos, passando despercebida e não acarretando danos ao organismo. Quando ocorrem, os sintomas são inespecíficos, como febre de curta duração (2 a 3 dias), calafrios, sudorese, mialgia e dores de cabeça, podendo cursar também com exantema maculopapular difuso e não pruriginoso. A linfadenopatia é um achado comum na toxoplasmose aguda, ocorrendo em 20% a 30% dos casos e podendo persistir por semanas.[2-4]

Rastreamento e diagnóstico

O Ministério da Saúde do Brasil recomenda o rastreio de toxoplasmose em toda gestante na primeira consulta de pré-natal, sendo o momento ideal a consulta pré-concepcional. Em gestantes suscetíveis ao toxoplasma – nunca tiveram contato como parasita – idealmente é recomendada a realização mensal do exame de rastreio, podendo ser a cada 2 meses durante todo o período gestacional, em virtude da elevada frequência das infecções assintomáticas e da gravidade da infecção fetal.[1,2,6]

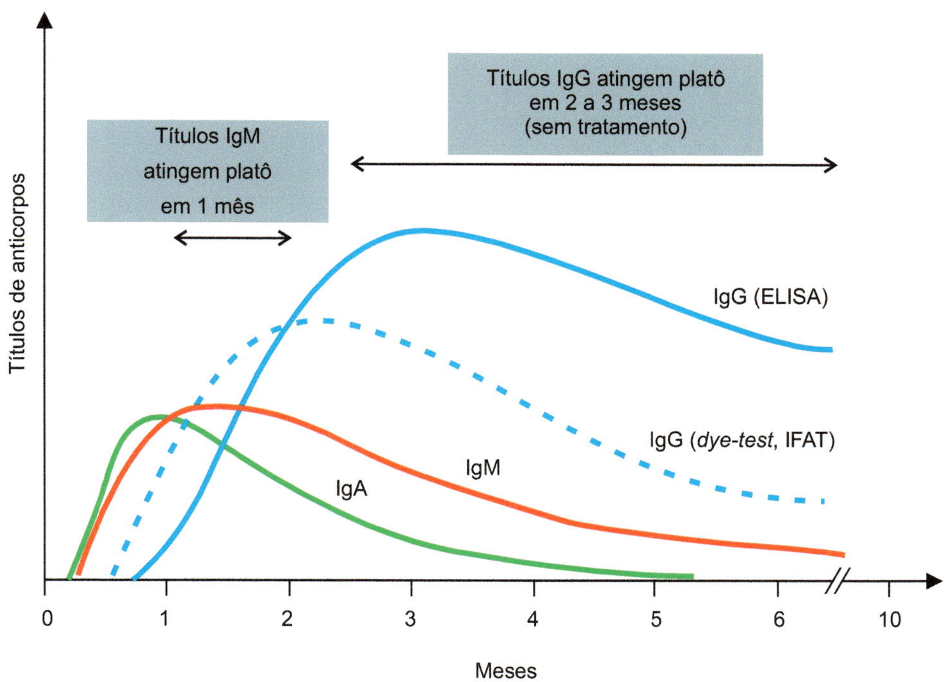

Figura 51.2 Cinética de produção de anticorpos das classes IgM, IgA e IgG em caso de infecção por toxoplasmose. (Adaptada de Robert-Gangneux & Dardé, 2012.[5])

Em indivíduos imunocomprometidos ou infectados pelo HIV, a infecção pode desencadear uma série de repercussões, devendo ser oferecida triagem rotineira para toxoplasmose devido ao risco de reativação de infecções antigas pelo *T. gondii* e ao surgimento de encefalite, independentemente do perfil sorológico prévio (nível de evidência I-A).[1,5]

Sorologia

O diagnóstico do *status* sorológico baseia-se na detecção de anticorpos específicos IgM e IgG por meio de diferentes técnicas laboratoriais, como *Enzyme-Linked Immunosorbent Assay* (ELISA) ou quimioluminescência. Para interpretação correta dos resultados, é necessário conhecer a cinética da produção de anticorpos apresentado na Figura 51.2:[1,5]

- **IgM:** inicia de 1 a 2 semanas após a infecção, com pico de produção em 1 a 2 meses. O padrão de queda é mais acentuado nos primeiros meses após a infecção aguda, mas pode manter-se positiva em títulos baixos por vários anos.
- **IgG:** inicia a produção 2 semanas após a positivação da IgM ou 6 a 8 semanas após a infecção. O pico de produção se dá em 2 a 3 meses, e o padrão de queda é lento e muito variável no primeiro ano após a infecção.[7]
- **IgA:** o padrão de produção assemelha-se ao da IgM.

O teste de avidez de IgG mede a afinidade entre o anticorpo e o antígeno para determinação do momento da infecção aguda – quanto mais alta a avidez, maior o tempo de infecção. A presença de avidez baixa indica que a infecção ocorreu há menos de 12 a 16 semanas, enquanto o registro de avidez alta revela infecção mais antiga. Quando realizado após 18 semanas, o teste tem seu valor diminuído por não conseguir precisar se a infecção ocorreu durante ou antes do início da gestação. Em 15% dos casos, a avidez pode permanecer baixa por até 1 ano.[1,2,5]

A interpretação dos resultados dos exames sorológicos maternos é apresentada no Quadro 51.1.

Quadro 51.1 Interpretação de exames sorológicos da gestante

IgG	IgM	Interpretação	Conduta
Positivo	Negativo	Infecção prévia	Não é necessário repetir sorologia
Positivo	Positivo	Suspeita de infecção aguda ou infecção aguda	Teste de avidez de IgG até 18 semanas para definir *status* da infecção
Negativo	Negativo	Suscetível	Repetição mensal ou a cada 2 meses
Negativo	Positivo	Suspeita de infecção aguda ou falso-positivo	Repetir teste de IgG em 2 a 3 semanas Se IgG positiva – infecção aguda Se IgG ausente – falso-positivo

Fonte: adaptado de Peyron *et al.*, 2016.[3]

Amniocentese

Em caso de toxoplasmose adquirida na gestação (soroconversão ou caso provável), pode ser indicada a pesquisa da infecção fetal. A amniocentese está indicada a partir de 18 semanas, preferencialmente 4 semanas após a data estimada da infecção materna, de modo a reduzir o risco de falso-negativos em decorrência do retardo na passagem transplacentária do parasita. A obtenção do líquido amniótico e a realização da reação em cadeia da polimerase (PCR) para amplificação do DNA do *T. gondii* identificam a presença do parasita e orientam o tratamento até o momento do parto. A sensibilidade e a especificidade da PCR no líquido amniótico são de 92% e 100%, respectivamente, desde que realizada com técnica adequada.[1]

Ultrassonografia

A presença de alterações ultrassonográficas sugestivas de infecção fetal (p. ex., microcefalia, hidrocefalia, calcificações cerebrais, catarata e hepatomegalia) em gestante com caso suspeito ou provável de toxoplasmose materna pode ser detectada em aproximadamente 28% dos fetos infectados. Desse modo, recomenda-se a realização mensal de ultrassonografia para as gestantes com suspeita ou diagnosticadas durante a gestação com o objetivo de identificar o surgimento de lesões, o que pode modificar a conduta no tratamento ou no acompanhamento.[1,4]

Infecção fetal

No primeiro trimestre, a infecção aguda pode associar-se a aumento das taxas de abortamento e prematuridade, baixo peso ao nascer e óbito fetal. No segundo e terceiro trimestres podem ser observadas retinocoroidite, calcificações cerebrais e micro ou macrocefalia secundária à obstrução do aqueduto cerebral, resultando em hidrocefalia.[4]

A maioria dos recém-nascidos é assintomática, mas pode apresentar sequelas em algum momento da vida. As lesões oculares são as manifestações mais frequentes, correspondendo a cerca de 70% das afecções. Podem ocorrer atrofia do nervo óptico, microftalmia, paralisia ocular, catarata e estrabismo. As alterações neurológicas podem ser de extrema gravidade: microcefalia, ventriculomegalia, surdez neurossensorial, encefalomalácia, porencefalia e calcificações cerebrais. As alterações sistêmicas são menos comuns, mas podem ocorrer hepatoesplenomegalia, trombocitopenia, oligo ou polidrâmnio e hidropisia com derrame pericárdico, as duas últimas secundárias à insuficiência cardíaca causada pela invasão do miocárdio pelo parasita.[1]

Tratamento

Na literatura há dúvidas tanto sobre a eficácia do tratamento pré-natal como a respeito das drogas mais eficazes, mas há consenso de que o início precoce reduz a taxa de transmissão vertical e das sequelas neonatais. Alguns medicamentos são utilizados na tentativa de reduzir a transmissão e outros para o tratamento da infecção fetal. Nos casos de suspeita de infecção materna ou acometimento fetal durante a gestação, o Ministério da Saúde do Brasil recomenda que seja seguido o fluxograma apresentado na Figura 51.3.

Espiramicina

Antibiótico macrolídio semelhante à eritromicina, a espiramicina é utilizada em casos com suspeita de infecção, atingindo altas concentrações no tecido placentário e diminuindo em 60% a 70% o risco de transmissão vertical. Capaz de bloquear a transmissão do parasita, não atravessa a placenta e é ineficaz nos casos de acometimento fetal. A posologia é de 3g/dia (2 comprimidos de 500mg [1,5mUI] a cada 8 horas [Quadro 51.2]). Os principais efeitos colaterais descritos incluem náusea, vômitos, diarreia e reações de pele (prurido e urticária).[1,2]

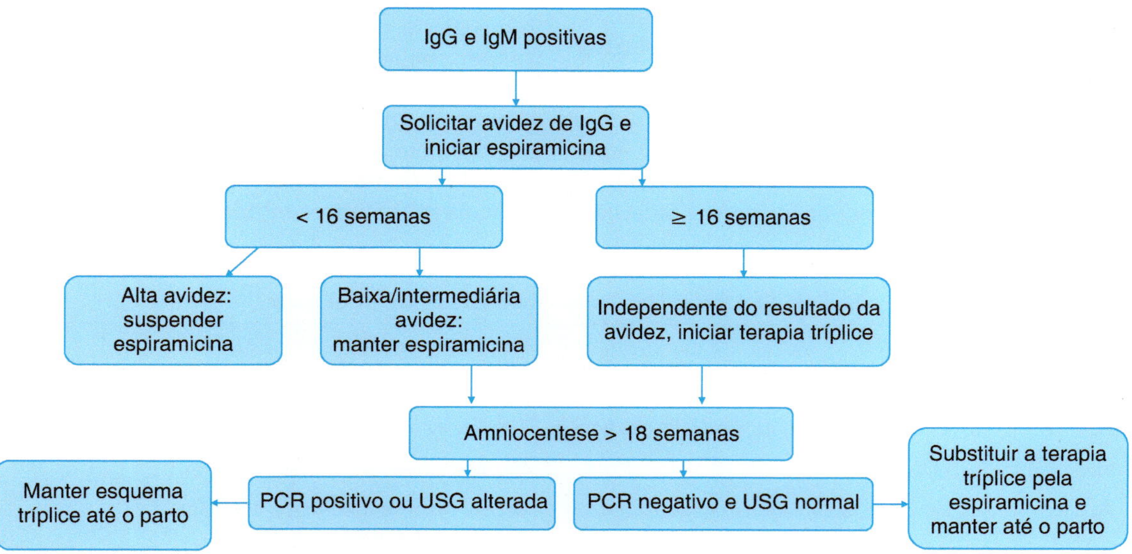

Figura 51.3 Conduta no rastreamento de toxoplasmose com IgG e IgM positivas. (*PCR*: proteína C reativa; *USG*: ultrassonografia.) (Reproduzida do Ministério da Saúde do Brasil, 2022.[1])

Quadro 51.2 Profilaxia e tratamento da infecção fetal por toxoplasmose

Profilaxia	
Espiramicina	2 comprimidos de 500mg a cada 8 horas
Tratamento	
Pirimetamina	1 comprimido de 25mg a cada 12 horas
Sulfadiazina	2 comprimidos de 500mg a cada 8 horas
Ácido folínico	1 comprimido de 15mg por dia

Terapia tríplice

Caso a infecção fetal seja constatada por meio de PCR ou alterações ultrassonográficas sugestivas da infecção, recomenda-se iniciar o esquema tríplice. Os fármacos antiparasitários atravessam a placenta e alcançam concentrações elevadas nos tecidos fetais, reduzindo em até 70% o risco de alterações fetais. Não devem ser utilizados antes de 16 semanas de gestação devido à teratogenicidade. Se o diagnóstico da infecção materna for estabelecido após 18 semanas, a terapia tríplice também está indicada em razão do maior risco de infecção fetal.

A associação sulfadiazina/pirimetamina é sinérgica e altera o ciclo metabólico do ácido fólico, diminuindo a concentração da enzima metiltetraidrofolato redutase, que transforma a homocisteína (citotóxica) em metionina (não citotóxica), conferindo o efeito terapêutico contra o *T. gondii*, mas também causando efeitos citotóxicos na gestante. Assim, o ácido folínico (precursor da síntese de folato e da metiltetraidrofolato redutase) é sempre associado ao esquema terapêutico com o objetivo de contornar esse efeito adverso. É muito importante enfatizar que não se pode utilizar o ácido fólico com essa finalidade, o qual, ao ser absorvido pelo *T. gondii*, anula o efeito terapêutico da associação sulfadiazina/pirimetamina.[1,6]

A posologia é a seguinte (Quadro 51.2):

- **Sulfadiazina:** 3g/dia – 1g a cada 8 horas.
- **Pirimetamina:** 50mg/dia – 25mg a cada 12 horas.
- **Ácido folínico:** 10 a 20mg uma vez ao dia – deve ser mantido por até 1 semana após a suspensão da pirimetamina.[2]

Durante o tratamento com a terapia tríplice, recomenda-se a realização quinzenal de hemograma para análise numérica de glóbulos vermelhos, bem como de ultrassonografia.[4]

Não há informações comprovadas sobre a eficácia de outras medicações para tratamento da infecção pré-natal, mas podem ser consideradas algumas opções. Em casos de indisponibilidade de espiramicina, a sulfadiazina pode ser utilizada de maneira isolada no primeiro trimestre. A azitromicina tem sido utilizada com sucesso para tratamento da toxoplasmose em modelos animais e humanos portadores do HIV, sendo uma alternativa à sulfadiazina.

A clindamicina é uma potencial alternativa à sulfadiazina, mas estudos em gestantes ainda são insuficientes para sua recomendação. A associação sulfametoxazol-trimetoprima pode ser utilizada em caso de intolerância à pirimetamina ou à espiramicina. A metanálise realizada em gestantes que fizeram uso não encontrou associação entre *kernicterus* e o uso de drogas dessa classe.[1]

Medidas preventivas e orientações às gestantes

A orientação quanto à adoção de medidas profiláticas para evitar contaminação por toxoplasmose no período pré-concepcional e gestacional tem grande importância, especialmente em mulheres suscetíveis e imunocomprometidas, e as seguintes medidas higienodietéticas devem ser explicitadas e reforçadas durante as consultas de pré-natal:

- Não comer carne crua ou malpassada.
- Dar preferência às carnes congeladas – baixas temperaturas não são toleradas pelos cistos.
- Não comer ovos crus ou malcozidos.
- Beber somente água filtrada ou fervida.
- Ferver e pasteurizar o leite antes do consumo.
- Usar luvas para manipular alimentos e carnes cruas.
- Lavar bem frutas, verduras e legumes (entretanto, recomenda-se não comer verduras cruas).
- Não utilizar a mesma faca para cortar carnes, vegetais e frutas.
- Evitar contato com qualquer material que possa estar contaminado com fezes de gatos, como solo, gramado e caixas de areia.
- Lavar diariamente, com água fervente, o recipiente onde haja fezes de gato, utilizando luvas. Os cistos não toleram temperaturas > 66°C.
- Alimentar gatos domésticos com rações comerciais e evitar que circulem na rua, onde podem contaminar-se, principalmente mediante a ingestão de roedores.
- Usar luvas e máscara ao manusear terra (inclusive para varrer pátios de terra).

SÍFILIS

A sífilis é uma infecção sexualmente transmissível causada por uma bactéria espiroqueta, o *Treponema pallidum*, exclusiva do ser humano e sensível ao calor e a ambientes secos e antissépticos comuns.

Trata-se de uma patologia crônica, curável, de notificação compulsória, que vem apresentando aumento de prevalência. No Brasil, entre 2010 e 2019, a taxa de infecção congênita passou de 1,4 para 8,2 casos por 1.000 nascidos vivos (NV) em consequência do aumento dos casos de sífilis em gestantes (de 3,5 para 20,8 casos por 1.000 NV). O Brasil, assim como muitos países, apresenta relatos de reemergência da doença.[8]

Transmissão

A sífilis apresenta evolução sistêmica desde sua fase inicial, com período de incubação que varia de 10 a 90 dias após o contato infectante, dependendo do número e da virulência do treponema e da resposta imunológica do hospedeiro.[9]

Sua transmissão se dá principalmente por contato sexual (genital, anal ou oral) ou transmissão vertical, o que leva à sífilis congênita, a qual, por sua vez, apresenta altas taxas de morbimortalidade. A transmissibilidade é maior nos estágios iniciais devido à riqueza de treponemas nas lesões, comuns na sífilis primária (cancro duro) e secundária (lesões mucocutâneas), diminuindo gradualmente com o passar do tempo (sífilis latente recente/tardia).[10]

Em gestantes, a maior taxa de transmissão vertical é intraútero (até 80%), sendo maior nos estágios primários e secundários, mas também pode ocorrer intraparto, por meio do contato com a região genital contaminada. Na fase latente tardia ou terciária, o número de treponemas circulantes é muito pequeno, e a transmissão é pouco comum. Quanto mais avançada a gestação, maior a probabilidade de infecção congênita decorrente da maior permeabilidade da placenta.[1,11]

Manifestações clínicas

A sífilis pode ser classificada em estágios que orientam o tratamento e o monitoramento da doença. As lesões das fases primária e secundária são autolimitadas e desaparecem independentemente do tratamento.

A fase primária ocorre em torno de 2 a 6 semanas após o contágio, sendo observada a presença de cancro duro, geralmente na área de inoculação do agente, com cicatrização espontânea em 3 a 8 semanas, muitas vezes não notada pela gestante.[8]

A fase secundária ocorre, em média, entre 45 e 180 dias, podendo manifestar-se em até 1 ano após o desaparecimento do cancro. Caracteriza-se pelo surgimento de *rash* maculopapular com lesões generalizadas, inclusive na palma das mãos e na planta dos pés, em decorrência de reação inflamatória provocada pelos espiroquetas disseminados via hematogênica. Excepcionalmente, as lesões podem ocorrer em concomitância à manifestação primária. Atualmente, têm-se tornado mais frequentes os quadros oculares, especialmente uveítes. A neurossífilis meningovascular com acometimento dos pares cranianos, além de quadros meníngeos e isquêmicos, pode acompanhar essa fase, contrariando a ideia de que a doença neurológica é exclusividade da sífilis tardia. Toda erupção cutânea sem causa determinada deve ser investigada por meio de testes para sífilis.[8-10]

A fase latente é assintomática e abrange o período entre o desaparecimento das lesões secundárias e a ocorrência de lesões da fase terciária. Identificam-se as fases latente recente (até 1 ano de infecção) e tardia (doença com mais de 1 ano de duração), e o diagnóstico será feito somente por meio de exames sorológicos. Aproximadamente 25% das pessoas não tratadas intercalam lesões de secundarismo com os períodos de latência.[8,11]

A fase terciária ocorre em 15% a 25% das infecções não tratadas, após período variável de latência, até 40 anos depois do início da infecção. A inflamação provoca destruição tecidual mais comumente com acometimento do sistema nervoso e do sistema cardiovascular. Pode ser identificada a formação de gomas sifilíticas (tumorações com tendência à liquefação) na pele, mucosas, ossos ou em qualquer tecido (Quadro 51.3).

A maioria das gestantes atendidas e triadas no pré-natal apresenta-se assintomática e sem história prévia de infecção ou tratamento. Desse modo, são classificadas na fase latente indeterminada da doença.[1,11]

Quadro 51.3 Manifestações clínicas de sífilis adquirida de acordo com tempo de infecção, evolução e estágios da doença

Estágio de sífilis	Manifestação clínica
Primário	Cancro duro (úlcera rica em treponemas, geralmente única e indolor, com borda bem definida e regular, base endurecida e fundo limpo) Linfonodos regionais
Secundário	Lesões cutaneomucosas (roséola, placas mucosas, sifílides papulosas, palmoplantares, condiloma plano, alopecia e rouquidão) Micropoliadenopatia Quadros neurológicos, oculares e hepáticos Mal-estar geral, febre baixa, cefaleia e linfadenopatia generalizada
Latente	Assintomática
Terciário	Cutâneas: lesões gomosas e nodulares de caráter destrutivo Lesões ósseas, cardiovasculares e neurológicas

Fonte: adaptado do Ministério da Saúde, 2022.[11]

Diagnóstico e rastreamento

O Ministério da Saúde preconiza o rastreio universal para as gestantes na primeira consulta de pré-natal, no terceiro trimestre e na admissão para parto ou aborto. A testagem pode ser repetida a qualquer momento durante a gestação, em caso de exposição ou outra situação de alto risco.

Na fase primária, a identificação do treponema por meio de pesquisa microscópica em campo escuro é o padrão ouro do diagnóstico, mas a coleta de material se restringe à região genital, pois as regiões oral e anal podem conter outros treponemas que não são diferenciados entre si.

Os testes imunológicos, certamente os mais utilizados na prática clínica, caracterizam-se pela realização de pesquisa de anticorpos em amostras de sangue total, soro ou plasma. Esses testes são subdivididos em treponêmicos (detectam anticorpos específicos produzidos contra os antígenos de *T. pallidum*) e não treponêmicos (detectam anticorpos anticardiolipina não específicos para os antígenos do *T. pallidum* e possibilitam a análise qualitativa e quantitativa). O Quadro 51.4 descreve os testes imunológicos mais realizados.[11,12]

Os testes treponêmicos são mais sensíveis e específicos em todos os estágios da sífilis, e resultados falso-positivos são infrequentes. Os testes rápidos são práticos e de fácil execução, com leitura do resultado em, no máximo, 30 minutos. Obtidos a partir de amostras de sangue total coletadas por punção digital ou venosa, têm como vantagem a possibilidade de realização no momento da consulta, viabilizando o tratamento imediato.[1]

Os testes não treponêmicos são baratos, de fácil execução, amplamente disponíveis e se tornam reagentes em cerca de 1 a 3 semanas após o aparecimento do cancro duro. Com menos sensibilidade nas fases primária e terciária da doença, podem apresentar resultados

Quadro 51.4 Métodos diagnósticos de sífilis: testes imunológicos

Testes não treponêmicos	VDRL RPR TRUST USR	Quantificáveis (p. ex., 1:2, 1:4, 1:8) Utilizados no diagnóstico e monitoramento da resposta ao tratamento
Testes treponêmicos	FTA-Abs ELISA/EQL/CMIA TPHA/TPPA Teste rápido	Primeiros a se tornarem reagentes Permanecem reagentes por toda a vida em cerca de 85% dos casos Utilizados no diagnóstico, mas não indicados para monitoramento da resposta ao tratamento

CMIA: *Chemiluminescence Magnetic Immunoassay*; ELISA: *Enzyme-Linked Immunosorbent Assay*; EQL: eletroquimioluminescente; FTA-Abs: *Fluorescent Treponemal Antibody Absorption Assay*; RPR: *Rapid Plasma Reagin*; TPHA: *Treponema Pallidum Hemagglutination Assay*; TPPA: *Treponema Pallidum Agglutination Assay*; TRUST: *Toluidine Red Unheated Serum Test*; USR: *Unheated Serum Reagin*; VDRL: *Venereal Disease Research Laboratory*.
Fonte: adaptado do Ministério da Saúde, 2022.[1]

falso-positivos devido a infecções causadas por outras espécies de treponemas, doenças do colágeno, neoplasias, uso de drogas de abuso e em virtude da própria gestação. A falsa positividade ocorre, geralmente, com títulos baixos (≤ 1:4) e deve ser considerada situação de exceção durante a gravidez. Sempre que um teste não treponêmico é realizado, é imprescindível analisar a amostra pura e diluída em virtude do fenômeno prozona. Uma vez observada reatividade, a amostra deve ser diluída até que não haja mais reatividade no teste. O resultado deve ser expresso em títulos (1:2, 1:4, 1:8 etc.). Se a infecção for detectada nas fases tardias da doença, são esperados títulos baixos nesses testes, os quais podem permanecer assim por meses ou anos.[1,8,10]

A positividade do teste, associada ao estágio clínico da doença, é apresentada na Figura 51.4.

O diagnóstico de sífilis exige uma associação de dados clínicos, resultados de testes laboratoriais, histórico de infecções passadas e investigação de exposição recente, o que tornará possível a correta avaliação diagnóstica e o tratamento adequado. Diferentemente de outras doenças, a sífilis não confere imunidade.

Recomenda-se iniciar a investigação por um teste treponêmico, preferencialmente o teste rápido; caso o resultado seja positivo, em seguida deve ser realizado teste não treponêmico. A combinação de testes sequenciais tem por objetivo aumentar o valor preditivo positivo (VPP) de um resultado reagente no teste inicial. Uma prova imunoenzimática positiva para sífilis deveria ser idealmente confirmada por outra prova treponêmica (TPHA ou FTA-Abs), acompanhada do VDRL (prova não treponêmica) para seguimento.[1,8,10,11]

Na gestação, o rastreio inicia com o teste rápido; caso este apresente resultado positivo, está confirmada a doença (atual ou prévia), sendo recomendado o tratamento nos casos em que não houve relato de conhecimento prévio da doença ou tratamento prévio realizado.[1,8,10]

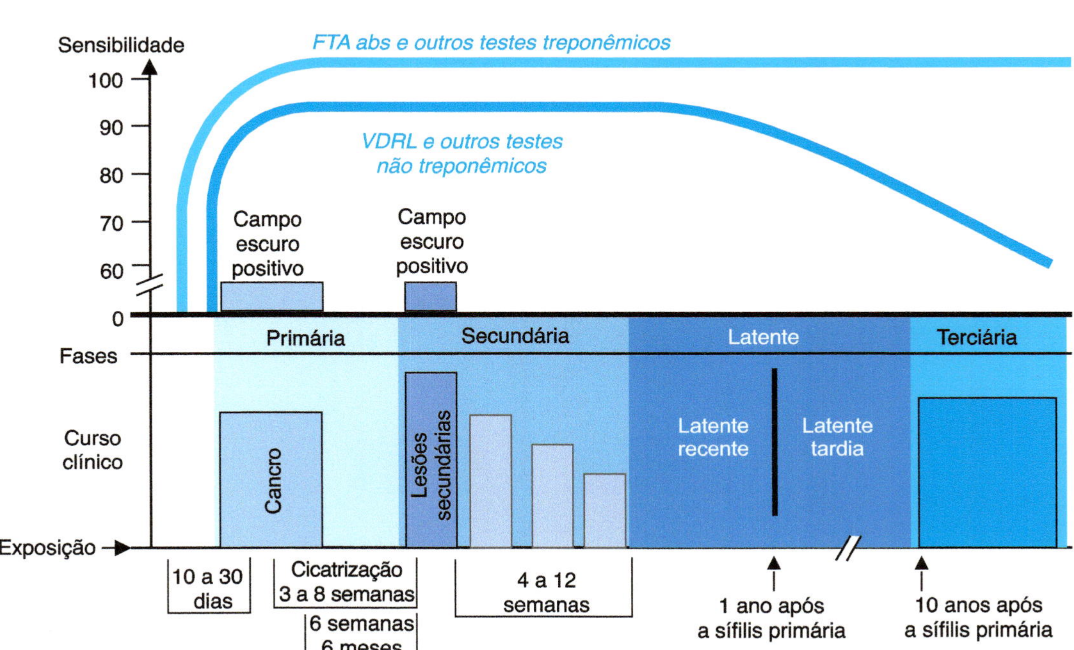

Figura 51.4 Estágios clínicos e métodos diagnósticos de sífilis. (Adaptada do Ministério da Saúde, 2020.[10])

Nas gestantes identificadas com sífilis na gravidez, o acompanhamento mensal com VDRL torna possível avaliar a resposta terapêutica. Por ser infecção de transmissão sexual, as gestantes devem ser obrigatoriamente rastreadas para HIV e hepatites B e C, exames que já fazem parte da rotina de atenção pré-natal.[1]

A interpretação dos resultados se encontra descrita nas Figuras 51.5 e 51.6.

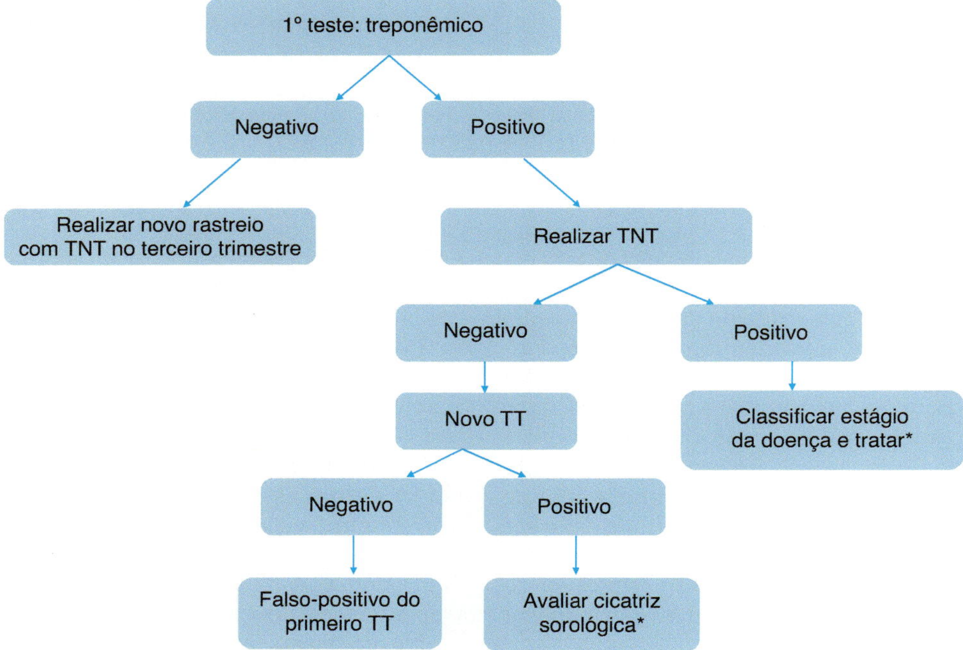

Figura 51.5 Interpretação dos resultados de exames laboratoriais para investigação de sífilis na gestação quando o primeiro teste realizado for treponêmico. (*Cicatriz sorológica deve ser considerada em caso de comprovação de doença prévia com tratamento adequado e redução de duas titulações no teste não treponêmico. Deve-se sempre correlacionar com quadro clínico atual.) (*TNT*: teste não treponêmico; *TT*: teste treponêmico.) (Adaptada do Ministério da Saúde, 2022.[1])

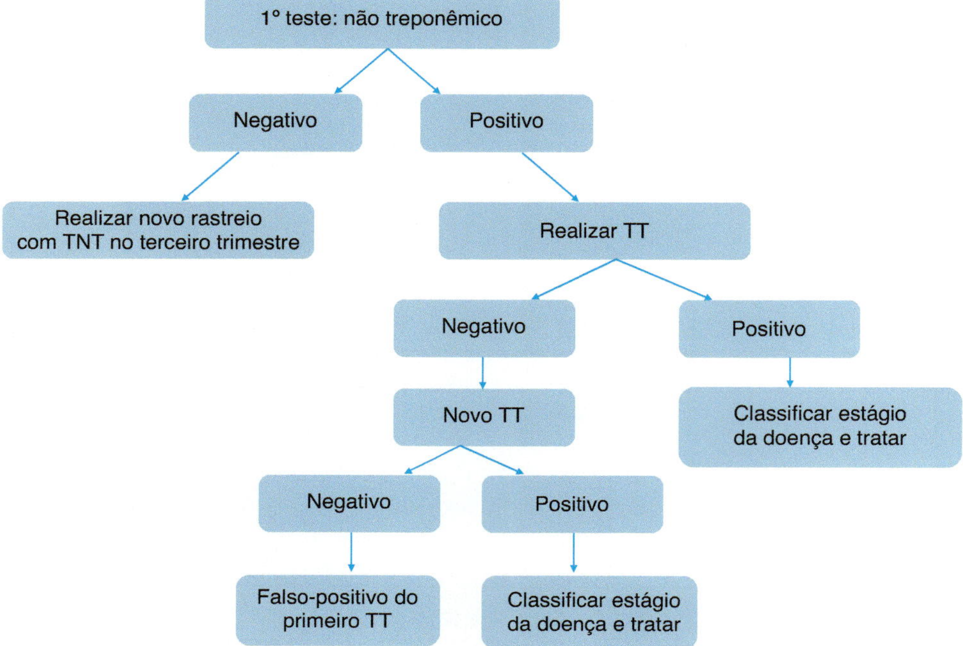

Figura 51.6 Interpretação dos resultados de exames laboratoriais para investigação de sífilis na gestação quando o primeiro teste realizado for não treponêmico. (*TNT*: teste não treponêmico; *TT*: teste treponêmico.) (Adaptada do Ministério da Saúde, 2022.[1])

Deve-se analisar sempre a titulação do teste – altas titulações (≥ 1:8) indicam a necessidade de início imediato do tratamento.

Tratamento

A benzilpenicilina benzatina, o fármaco de escolha para tratamento da sífilis na gestação, apresenta eficácia de 99,7% na erradicação da doença materna e de 98,2% na redução da sífilis congênita. Não há evidências de resistência do *T. pallidum* à penicilina no Brasil e no mundo.[1,8,10]

Em vista do atual cenário epidemiológico, recomenda-se tratamento imediato com benzilpenicilina benzatina após um único teste reagente para sífilis, independentemente da presença de sinais e sintomas, nos seguintes grupos populacionais:

- Gestantes.
- Vítimas de violência sexual.
- Pessoas com chance de perda de seguimento (que não retornarão ao serviço).
- Pessoas com sinais/sintomas de sífilis primária ou secundária.
- Pessoas sem diagnóstico prévio de sífilis.

O início do tratamento com apenas um teste reagente para sífilis não exclui a necessidade do segundo teste ou do monitoramento laboratorial e do tratamento das parcerias sexuais. As doses recomendadas para tratamento estão descritas no Quadro 51.5.[8,10,11]

Em gestantes, o intervalo entre as doses não deve passar de 7 a 9 dias. Caso o intervalo seja maior, o esquema deve ser reiniciado. O tratamento materno é considerado adequado quando iniciado em até 30 dias antes do parto, sendo considerada resposta adequada a ocorrência de queda de duas diluições dos testes não treponêmicos em 3 meses ou de quatro diluições em 6 meses após a conclusão do tratamento. Assim, recomenda-se coleta imediata de VDRL logo após o diagnóstico para monitoramento da queda dos títulos. A persistência de resultados reagentes em testes não treponêmicos com títulos baixos (1:1 a 1:4) durante 1 ano após o tratamento, quando descartada nova exposição de risco durante o período analisado, é chamada de cicatriz sorológica e não caracteriza falha terapêutica.[1,12,13]

O tratamento do parceiro sexual é mandatório para interrupção da cadeia de transmissão, pois um terço das pessoas desenvolve sífilis dentro de 30 dias após o contato. Recomenda-se que o(a) parceiro(a) seja convocado(a) a comparecer à unidade de saúde para realização de teste diagnóstico. Nos casos de resultado não reagente, recomenda-se a oferta de tratamento presuntivo com dose única de benzilpenicilina benzatina 2,4 milhões de UI, IM (1,2 milhão de UI em cada glúteo). Quando o teste de sífilis é reagente, recomenda-se o tratamento de sífilis adquirida no adulto, de acordo com o estágio clínico, sendo fundamental orientar a gestante sobre a importância do tratamento de ambos, bem como anotar dose e datas no cartão pré-natal. Caso não seja observada resposta adequada ao tratamento com o monitoramento mensal do VDRL, devem ser avaliados critérios para retratamento da gestante:

- Não identificada queda da titulação em duas diluições (p. ex., de 1:32 para 1:8 ou de 1:128 para 1:32) no intervalo de 6 meses (sífilis recente) ou 12 meses (sífilis tardia) após o tratamento adequado.
- Aumento da titulação em duas diluições (p. ex., de 1:16 para 1:64 ou de 1:4 para 1:16) em qualquer momento do seguimento.
- Persistência ou recorrência de sinais e sintomas em qualquer momento do seguimento.

Vale ressaltar que a ausência de diminuição em duas diluições em 3 meses pode ocorrer devido à resposta imunológica lenta e não significa necessariamente falha terapêutica. Nesses casos, deve-se checar aderência ao tratamento, reexposição de risco e sintomas neurológicos e oftalmológicos. Variações de uma diluição não têm significado clínico.[1,11]

Ao prescrever o tratamento com penicilina, é importante orientar a gestante sobre a possível ocorrência da reação de Jarisch-Herxheimer, que pode acontecer em 10% a 35% dos casos. Podem ocorrer exacerbação das lesões cutâneas, mal-estar geral, febre, cefaleia e artralgia durante 24 horas após a primeira dose de penicilina, em especial nas fases primária e secundária da infecção. A sintomatologia regride espontaneamente depois de 12 a 24 horas. O tratamento não deve ser interrompido, e analgésicos podem ser prescritos para alívio dos sintomas.[1,8,10,14]

A probabilidade de reação adversa às penicilinas – em especial as reações graves – é muito rara (cerca de 0,002%). Gestantes comprovadamente alérgicas à penicilina devem ser dessensibilizadas em ambiente hospitalar.[11]

Azitromicina, doxaciclina e ceftriaxona são opções terapêuticas, mas não são recomendadas durante a

Quadro 51.5 Doses recomendadas para tratamento da sífilis associadas ao estágio clínico da doença

Estágio clínico	Esquema terapêutico
Sífilis recente: sífilis primária, secundária e latente recente	Benzilpenicilina benzatina 2,4 milhões UI, IM, em dose única (1,2 milhão UI em cada glúteo)
Sífilis tardia: sífilis latente tardia ou com duração ignorada e sífilis terciária	Benzilpenicilina benzatina 2,4 milhões UI, IM, semanal (1,2 milhão UI em cada glúteo) por 3 semanas
Neurossífilis	Benzilpenicilina potássica/cristalina 18 a 24 milhões UI/dia, EV, administrada em doses de 3 a 4 milhões UI a cada 4 horas ou por infusão contínua por 14 dias

Fonte: adaptado do Ministério da Saúde, 2022.[1]

gestação. A ceftriaxona apresenta alto poder treponemicida e boa passagem transplacentária, mas foi estudada em poucas gestantes, sendo considerada uma droga promissora, mas ainda não existem dados conclusivos.[15]

O seguimento da gestante com a realização mensal de VDRL torna possível avaliar a resposta terapêutica e identificar tratamento inadequado ou reinfecção em caso de aumento dos títulos. O tratamento precoce reduz a taxa de morbimortalidade fetal/neonatal, bem como a de transmissão vertical.

Infecção fetal

A sífilis congênita é decorrente da transmissão transplacentária do treponema durante a gestação ou do contato do recém-nascido com a lesão no momento do parto. A transmissão vertical pode ocorrer em qualquer momento da gestação, e apenas em casos muito graves são identificadas alterações ao nascimento.

Na ausência de tratamento, 50% das gestações em mulheres com sífilis não tratada terão desfechos gestacionais adversos, como morte intrauterina, parto pré-termo, baixo peso ao nascer e morte neonatal.[8,10,16]

Todos os recém-nascidos de mães com diagnóstico de sífilis durante a gestação, independentemente do histórico de tratamento materno, deverão realizar teste não treponêmico no sangue periférico. Títulos maiores do que os maternos em pelo menos duas diluições são indicativos de infecção congênita. No entanto, a ausência desse achado não exclui a possibilidade do diagnóstico.[8]

A sífilis congênita pode manifestar-se na criança, mais frequentemente, até os 2 anos de vida, mas há relatos de manifestações tardias após essa idade.

ESTREPTOCOCOS BETA-HEMOLÍTICOS

A colonização materna por estreptococos do grupo B (EGB) não causa problemas na saúde materna, mas esses microrganismos podem ser transmitidos ao feto ou ao recém-nascido no momento do parto ou em caso de ruptura de membranas por período prolongado. A maioria dos casos de sepse neonatal de início precoce se deve à transmissão vertical dessa bactéria e ocorre durante a primeira semana de vida (90% nas primeiras 24 horas pós-parto).[1]

A prevalência de colonização materna em culturas de material vaginal e anorretal varia entre 14,1% e 27,6% na população brasileira, podendo ser transitória ou crônica. A taxa de transmissão vertical é muito variável (35% a 69%), e aproximadamente 1% a 2% dos recém-nascidos contaminados pela bactéria irão desenvolver a infecção. A doença estreptocócica de início precoce pode levar ao óbito cerca de 20% dos acometidos; entre os sobreviventes, a frequência de sequelas é estimada em 15% a 30%. A mortalidade é maior entre os prematuros acometidos, especialmente < 33 semanas, quando a taxa de letalidade atinge 30%.[1]

Rastreamento e diagnóstico

O Ministério da Saúde recomenda a realização de rastreio da colonização materna entre 35 e 37 semanas de gestação por meio de cultura vaginal e endoanal, visando identificar precocemente as portadoras da bactéria, de modo a diminuir a transmissão e a incidência da doença estreptocócica neonatal com consequente redução na letalidade. O valor preditivo da cultura realizada durante o terceiro trimestre da gestação se situa entre 95% e 98% para as gestantes que realizaram o exame em até 5 semanas antes do parto.[1,11]

A coleta do material para cultura deve obedecer às seguintes recomendações:

- Deve-se orientar a gestante a não tomar banho ou evacuar até o momento da coleta; caso tenha ocorrido algum desses eventos pela manhã, é possível coletar o material no final da tarde.
- O material deve ser coletado por *swab*, inicialmente na cavidade vaginal (cerca de 2cm no terço inferior da vagina), por meio de movimentos giratórios por toda a circunferência da parede, e em seguida endoanal (cerca de 0,5cm no canal anal, ultrapassando o esfíncter), podendo ser utilizado o mesmo ou dois *swabs* diferentes.
- Coloca-se o *swab* em meio de transporte (Stuart), e os tubos são mantidos em temperatura ambiente até o envio ao laboratório, o que poderá ocorrer no prazo de até 3 dias.
- É essencial que o profissional da saúde relate ao laboratório alergia materna à penicilina quando for solicitada triagem pré-natal com base em cultura.

Profilaxia da infecção neonatal

Antibioticoprofilaxia intraparto está indicada em caso de positividade do *swab* coletado no rastreio ou se a gestante apresentar pelo menos um dos fatores de risco descritos no Quadro 51.6.

A eficácia da antibioticoprofilaxia intraparto varia de 86% a 89%, sendo a penicilina G EV o antibiótico de primeira escolha. A dose inicial recomendada é de 5 milhões de unidades internacionais (UI), seguida de manutenção com 2,5 milhões de UI a cada 4 horas até o nascimento. A droga alternativa é a ampicilina, também administrada EV na dose inicial de 2g, seguida por 1g a cada 4 horas até o nascimento. Em parturientes com história de alergia à penicilina, os agentes alternativos mais utilizados são a cefazolina (2g EV e manutenção de 1g EV a cada 8 horas) e a clindamicina (900mg EV a cada 8 horas), as quais devem ser mantidas até o parto. Em caso de resistência conhecida à clindamicina, a opção profilática passa a ser a vancomicina.

Quadro 51.6 Fatores de risco para doença neonatal de início precoce para estreptococos do grupo B

Anteparto	RN anterior com sepse de início precoce por EGB Bacteriúria por EGB na gestação em curso
Intraparto	Trabalho de parto ou ruptura de membranas < 37 semanas Ruptura de membranas com duração ≥ 18 horas Temperatura intraparto ≥ 38°C

EGB: estreptococos do grupo B; RN: recém-nascido.
Fonte: adaptado do Ministério da Saúde, 2022.[1]

O binômio materno-fetal é considerado adequadamente tratado quando o intervalo entre a dose do antibiótico e o parto é ≥ 4 horas, mas uma duração curta do antibiótico intraparto já é considerada benéfica para reduzir a frequência de sepse neonatal.

Recomendações em casos específicos

- **Gestantes que serão submetidas à cesariana eletiva (antes do trabalho de parto com membranas amnióticas íntegras):** recomenda-se a coleta de *swab*, uma vez que a mesma pode evoluir para trabalho de parto espontâneo ou a ruptura das membranas pode ocorrer antes da data programada. Se o resultado da cultura for negativo e a cesariana ocorrer conforme programado, mesmo apresentando fatores de risco, não está indicada antibioticoprofilaxia intraparto.

  O rastreio da colonização é dispensado caso a gestante apresente, durante a gravidez, urocultura positiva com qualquer contagem de unidades formadoras de colônia para EGB ou se houver relato de sepse neonatal pelo EGB de recém-nascido anterior (nível de evidência AII). Antibioticoprofilaxia é recomendada em ambos os casos, considerando provável colonização maciça por estreptococos.
- **Trabalho de parto pré-termo (< 37 semanas):** é recomendada a coleta de cultura para EGB na admissão, associada à administração de antibioticoprofilaxia. Caso a inibição do trabalho de parto seja bem-sucedida, segue-se o resultado da cultura; se negativa, suspende-se o antibiótico e é obtida nova cultura caso o intervalo para o nascimento seja > 5 semanas. Em caso de resultado positivo, a profilaxia deve ser mantida por 48 horas e reiniciada em caso de novo episódio de trabalho de parto.
- **Ruptura prematura de membranas:** na gestação a termo devem ser seguidas as orientações de acordo com a cultura realizada no pré-natal; caso o resultado seja desconhecido, deve-se analisar os fatores de risco para definição quanto à necessidade de profilaxia. Em caso de ruptura pré-termo, recomendam-se o início imediato da profilaxia, mantida por 48 horas, e a avaliação do resultado da cultura coletada na admissão da gestante. Em caso de conduta conservadora, o antibiótico deve ser suspenso após esse período e reiniciado quando for definida a data do parto, caso a gestante apresente cultura positiva ou desconhecida.[1,17]

TUBERCULOSE

Doença infecciosa, a tuberculose (TB) é causada por uma micobactéria, *Mycobacterium tuberculosis*, principal agente etiológico no Brasil. Embora tenha sido observada tendência constante de queda entre os anos de 2011 e 2016, o coeficiente de incidência de TB no país aumentou entre os anos de 2017 e 2019, e o Brasil permanece entre os 30 países com alta carga para TB e coinfecção TB-HIV, sendo, portanto, considerado prioritário para controle da doença no mundo, segundo a Organização Mundial da Saúde (OMS). O aumento da resistência aos medicamentos utilizados contribuiu para o incremento dos casos na última década.[18]

A doença acomete habitualmente os pulmões, mas pode atingir qualquer outra parte do corpo por disseminação linfática ou hematogênica. A gestação não interfere na história natural da TB, e as gestantes não são consideradas mais vulneráveis à doença. A transmissão ocorre via respiratória, mediante inalação de gotículas de aerossóis contendo bacilos liberados por indivíduos doentes.

Manifestações clínicas

A maioria das pessoas expostas à tuberculose nunca desenvolve os sintomas, já que a bactéria pode viver de maneira inativa no corpo humano. Em alguns indivíduos, a TB pulmonar primária ocorre logo após o primeiro contato com o bacilo, determinando quadro clínico insidioso de astenia, febre baixa, inapetência e sudorese noturna.

A TB pulmonar pós-primária, a forma mais comum da doença em adultos, ocorre por reativação do complexo primário pulmonar. O quadro clínico clássico inclui tosse persistente seca ou produtiva, febre baixa vespertina, sudorese noturna, inapetência e emagrecimento.

A TB miliar é uma forma mais grave da doença e ocorre por disseminação hematogênica dos bacilos, principalmente em indivíduos imunocomprometidos, espalhando-se por todo o parênquima pulmonar. Apresenta quadro clínico mais expressivo com febre, tosse, emagrecimento e hepatomegalia, podendo haver também diversas manifestações extrapulmonares associadas.[1,19]

Diagnóstico

A TB é evitável e curável. Cerca de 85% das pessoas que desenvolvem a doença podem ser tratadas com sucesso com regime medicamentoso por 6 meses – o tratamento conta com o benefício adicional de reduzir a transmissão progressiva da infecção.

A radiografia de tórax auxilia muito o diagnóstico e deve ser solicitada para todas as situações em que haja suspeita diagnóstica. Na gestante, deve ser providenciada proteção abdominal. A radiografia é utilizada para caracterizar a extensão do acometimento pulmonar pela TB e descartar patologias associadas. Achados suspeitos para TB incluem cavitações, nódulos, alargamento do mediastino, consolidação, derrame pleural e padrão miliar. Em até 15% dos casos de TB pulmonar não há alterações radiológicas.

O Ministério da Saúde recomenda, em caso de suspeita clínica, a confirmação laboratorial da presença do bacilo em secreções e tecidos. Os principais testes diagnósticos são:

- **Baciloscopia direta:** pesquisa do bacilo álcool-ácido-resistente (BAAR) no escarro em pelo menos duas ocasiões – no momento da suspeita de tuberculose e na manhã seguinte, ao despertar. De baixo custo, tem boa especificidade, mas sensibilidade apenas satisfatória, sendo uma ferramenta utilizada tanto para diagnóstico como para acompanhamento dos casos.

- **Teste rápido molecular para tuberculose (TRM--TB):** detecta o DNA do bacilo por meio de PCR em tempo real realizada no escarro. Mais sensível do que o BAAR, pode promover a pesquisar de resistência à rifampicina. Atualmente, é oferecido pela Organização Panamericana da Saúde (OPAS) aos municípios com maior carga bacilar no país.
- **Cultura para micobactérias:** considerada padrão ouro para diagnóstico, tem altas sensibilidade e especificidade, podendo aumentar em até 30% a sensibilidade diagnóstica nos casos com BAAR negativo. Tem custo alto e é de difícil acesso.
- **Métodos imunológicos:** avaliam se a mulher já foi exposta ao bacilo mediante o reconhecimento do antígeno pelo sistema imunológico. A prova tuberculínica (PT) é a técnica mais clássica e antiga. Infelizmente, a partir de 2014 a produção de *kit* PPD (derivado proteico purificado) reduziu drasticamente, restringindo a disponibilidade via Sistema Único de Saúde (SUS). O *Interferon-Gamma Release Assay* (IGRA) é uma técnica mais recente, que mensura a resposta imune mediante a coleta de sangue. De alto custo, está disponível apenas na rede privada.

Tratamento

A população bacilar pode variar de acordo com a apresentação da doença e existem entre elas mutantes naturalmente resistentes a diferentes medicamentos. Por esse motivo, recomenda-se que os esquemas sejam montados de acordo com as diretrizes a seguir:

- **Fase intensiva:** pelo menos quatro fármacos com atividade bactericida e esterilizante – duração do esquema básico: 2 meses.
- **Fase de manutenção:** pelo menos dois a três fármacos com atividade esterilizante – duração mínima do esquema básico: 4 meses.

Atualmente, o esquema básico é administrado por meio de comprimidos que agregam todos os fármacos simultaneamente, o que garante picos séricos mais uniformes, facilita as tomadas e melhora a adesão. O tratamento adequado com o esquema básico resulta na cura de 80% a 85% dos casos. Esquema básico:

- **Fase ativa:** administração diária de rifampicina (150mg), isoniazida (75mg), pirazinamida (400mg) e etambutol (275mg) com o objetivo de rapidamente eliminar os bacilos, reduzindo a contagiosidade.
- **Fase de manutenção:** administração diária de rifampicina (300mg) e isoniazida (150mg) com o objetivo de eliminar bacilos latentes e prevenir recidiva.

Os medicamentos pertencentes ao esquema básico do tratamento da TB apresentam vasta evidência de segurança na gestação, não se justificando a interrupção ou o adiamento do tratamento na gravidez. Em gestantes, preconiza-se a suplementação de piridoxina (vitamina B_6), 50mg/dia, durante todo o tratamento da TB com intuito de prevenir neurotoxicidade fetal pela isoniazida.

Após o início do tratamento, controle de cura deve ser realizado por meio da coleta mensal para pesquisa de BAAR no escarro até a obtenção de duas amostras consecutivas negativas.

Na gestante, sugere-se a coleta mensal de enzimas hepáticas para monitoramento dos efeitos adversos das medicações. O hemograma deve ser realizado no segundo e terceiro trimestres em virtude do aumento da incidência de anemia em gestantes com TB. Recomenda-se controle ultrassonográfico mensal do crescimento fetal a partir de 28 semanas de gestação. A via de parto é obstétrica. Há descrição de raros casos de TB congênita – o contágio é possível mediante ingestão ou aspiração do líquido amniótico, secreções vaginais e colostro infectado ou infecção hematogênica através do cordão umbilical. A taxa de letalidade da TB congênita supera os 50%.[19]

A amamentação é formalmente proscrita apenas nos casos de mastite tuberculosa e deve ser incentivada habitualmente na puérpera infectada, sendo recomendado o uso de máscara cirúrgica enquanto for comprovadamente bacilífera durante a amamentação e os cuidados com a criança. Todos os medicamentos podem ser utilizados pela lactante, sendo detectada eliminação em pequena proporção no leite materno, não sendo descrito nenhum efeito adverso até o momento.[1,19-21]

O recém-nascido de mãe bacilífera deve receber isoniazida por 3 meses, bem como a vacina BCG.

Prevenção

Um passo inicial na prevenção consiste em evitar o contato por tempo prolongado com pessoas diagnosticadas com TB em ambientes lotados, fechados e com pouca ventilação e usar dispositivos de proteção respiratória individual. A prevenção da TB congênita é possível a partir do diagnóstico precoce e da administração oportuna do tratamento à gestante, de modo a diminuir o risco de transmissão para o feto e o recém-nascido, bem como para os adultos que moram na mesma residência, diminuindo assim o risco de transmissão pós-natal.[22]

A vacina BCG não reduz o risco de infecção, mas diminui a chance de progressão da forma latente para a doença ativa, apresentando maior eficácia no primeiro ano de vida. Está indicada para todos os recém-nascidos com peso > 2.000g, não sendo recomendada para gestantes por ser constituída de bacilo vivo atenuado. Até o momento, nenhuma vacina foi capaz de prevenir a infecção no adulto, contudo há linhas de pesquisa desenvolvidas para essa finalidade.[19]

Em 2001, a OMS lançou o programa *Stop TB* com o objetivo de erradicar a tuberculose do mundo. Sua meta principal é reduzir, até 2035, em 95% a mortalidade e em até 90% a incidência global da doença.[23]

DOENÇA DE CHAGAS

A doença de Chagas (DC) é infecção causada pelo protozoário *Trypanosoma cruzi* e transmitida ao ser humano, na maioria das vezes, pelos triatomíneos (*Triatoma infestans*), inseto conhecido popularmente como barbeiro, que deposita suas fezes sobre a pele do hospedeiro, o qual, ao coçar a região, facilita a inoculação do tripanossomo.

A infecção também pode ser adquirida por transfusão sanguínea, transplante de órgãos, de maneira congênita ou pela ingestão de alimentos contaminados. Formas menos frequentes de transmissão vertical podem ser decorrentes da ingestão do líquido amniótico, bem como de transmissão hematogênica, durante o trabalho de parto. Há também a possibilidade de transmissão pelo leite materno em mulheres na fase aguda da infecção ou quando ocorre sangramento dos mamilos.[24]

A doença apresenta uma fase aguda, muitas vezes não identificada, que, quando não tratada, evolui para a fase crônica. Pode consistir em quatro formas: indeterminada, cardíaca, digestiva e cardiodigestiva. A gravidade dos casos está relacionada com a cepa infectante, a via de transmissão e a concomitância de outras patologias.[22]

A transmissão congênita pode ocorrer em qualquer fase da doença materna, sendo mais rara no primeiro trimestre de gravidez e mais frequente no segundo e terceiro trimestres (transmissão pré-natal). A taxa de transmissão vertical é maior quando a infecção é adquirida durante a gestação. A partir de fevereiro de 2020, a DC congênita passou a ser considerada doença de notificação compulsória, e o governo brasileiro tem acordos firmados com países membros da OPAS/OMS para que sejam alcançadas metas continentais de controle vetorial (em especial no caso de *T. infestans*) e da transmissão por transfusão de sangue.[25,26]

Em estudo de revisão sistemática e metanálise publicado em 2014, foram estimadas 34.629 gestantes com infecção por *T. cruzi* no país (prevalência de 1,1%) com uma média de 589 crianças nascidas com infecção congênita (taxa de transmissão de 1,7%) em 2010. Essa estimativa se assemelha à obtida pela OPAS (de 571 casos de infecção congênita ao ano no Brasil).[25]

No país existe o projeto Cuida Chagas – Comunidades Unidas para Inovação, Desenvolvimento e Atenção para a Doença de Chagas. Desenvolvido por países como Brasil, Paraguai, Bolívia e Colômbia e fruto de pesquisa científica e desenvolvimento tecnológico da Fiocruz, o estudo estabelece estratégias mais eficazes de diagnóstico e tratamento do agravo em mulheres em idade fértil, gestantes e recém-nascidos. Esse projeto visa à identificação precoce da infecção materna por meio de um *kit* para diagnóstico molecular da DC com base na detecção do material genético do parasita.[27]

Manifestações clínicas

A doença aguda apresenta alta taxa de parasitemia, e a maioria dos infectados desenvolve sintomas inespecíficos, como febre baixa e prolongada, podendo apresentar picos vespertinos ocasionais. Pode haver processo inflamatório e edema no local da inoculação (chagoma). Os sintomas desaparecem espontaneamente, evoluindo para a fase crônica, ou progridem para formas agudas graves, como miocardite aguda, derrame pericárdico ou meningoencefalite, que podem levar ao óbito.

A fase crônica pode perdurar e evoluir tardiamente para a forma cardíaca (cardiomiopatia dilatada e insuficiência cardíaca congestiva) ou digestiva (frequentemente para megacólon e megaesôfago). A imunossupressão que ocorre na gestação pode levar à reativação de doença crônica.

Em caso de infecção congênita há risco aumentado de parto pré-termo, baixo peso ao nascer e ruptura prematura de membranas, efeitos que podem estar relacionados com a inflamação da placenta. Achados clínicos no neonato estão relacionados com o momento da gestação em que ocorreu a parasitemia transplacentária – quanto mais cedo o feto é infectado, mais frequente é a evidência de infecção ao nascimento. Podem ocorrer abortamento, natimortalidade, restrição de crescimento fetal e neonatos vivos com ou sem sintomatologia de DC aguda.

Entre os sintomas apresentados pelo neonato, são importantes: hepatoesplenomegalia, distúrbios neurológicos, meningoencefalites, tremores, convulsões, zonas de necrose com sequelas, anasarca, icterícia, hemorragia cutânea, cianose, hidrocele, pneumonite, alterações na fundoscopia, como coriorretinite e opacificação do corpo vítreo, chagomas metastáticos, calcificações cerebrais e alterações gastrointestinais com intensa destruição neural, originando manifestações digestivas, como megacólon e megaesôfago em fase aguda. O prognóstico da infecção fetal é reservado. Mesmo com o tratamento de 64 crianças infectadas por via congênita, 7,8% morreram no primeiro ano de vida, 35,9% foram a óbito durante os primeiros 4 meses após o nascimento, 9,3% morreram entre 4 e 24 meses de idade e apenas 42,2% sobreviveram por mais de 4 meses.[24]

Diagnóstico laboratorial

Deve-se realizar triagem pré-natal para a infecção em áreas endêmicas ou em mulheres provenientes dessas áreas.

Na fase aguda devem ser realizados exames parasitológicos (identificação direta) e sorológicos. O exame de escolha é a pesquisa a fresco de tripanossomatídeos. Os métodos de concentração (Strout, micro-hematócrito e creme leucocitário) apresentam maior sensibilidade e são recomendados quando o teste direto a fresco é negativo.

Os exames sorológicos (hemoaglutinação indireta e imunofluorescência) são complementares aos parasitológicos. Caso a sorologia inicial apresente resultado negativo, é recomendada a repetição dos exames após 3 semanas.

Tratamento

Em virtude da toxicidade dos fármacos mais comumente utilizados (benznidazol ou nifurtimox), o tratamento não é recomendado durante a gestação, a menos que se trate de caso agudo e grave.[1,28]

Prevenção

Ainda não há vacina para a DC, cuja incidência está diretamente relacionada com as condições habitacionais (casas de pau-a-pique, sapê etc.). Cuidados com a conservação das casas, aplicação sistemática de inseticidas e utilização de telas em portas e janelas são algumas das medidas preventivas que devem ser adotadas, principalmente em ambientes rurais. A melhor forma de prevenção é o combate ao inseto transmissor.[28]

CONSIDERAÇÕES FINAIS

O rastreio das infecções durante a gestação possibilita a identificação precoce da doença e o início do tratamento oportuno, reduzindo a morbimortalidade perinatal. O exame para sífilis deve ser solicitado na primeira consulta de pré-natal, no terceiro trimestre e em caso de risco de contaminação durante a gravidez (IB). Quando positivo, deve ser recomendado o pronto tratamento da gestante e do parceiro, sendo a penicilina a droga de escolha.

O rastreio para toxoplasmose também deve ser realizado na primeira consulta. Caso a gestante seja suscetível, o exame deve ser solicitado a cada bimestre para avaliação da soroconversão. Em caso de suspeita de infecção em gestantes com idade gestacional de até 14 semanas, a espiramicina é o agente de escolha para redução da transmissão vertical. Em caso de identificação ou suspeita de contaminação materna durante a gestação com mais de 14 semanas, recomenda-se o início da terapia tríplice com confirmação posterior de possível infecção fetal por meio de PCR do líquido amniótico ou seguimento ultrassonográfico.

Recomenda-se o rastreio para EGB entre 35 e 37 semanas de gestação. O tratamento oportuno durante o trabalho de parto reduz a taxa de complicações neonatais.

A TB é doença de alta prevalência na população brasileira, mas o rastreio da infecção não é realizado de rotina. A anamnese durante o pré-natal pode identificar fatores de risco, sendo indicada a realização de exames confirmatórios. O diagnóstico precoce e a administração oportuna do tratamento na gestante diminuem o risco de transmissão para o feto e o recém-nascido, bem como para adultos que residem no mesmo local.

A transmissão congênita do *T. cruzi* é considerada uma das principais fontes de infecção em todo o mundo e, em razão da toxicidade das medicações, o tratamento deve ser evitado durante a gestação.

Referências

1. Brasil. Ministério da Saúde. Secretaria de Atenção Primária à Saúde. Departamento de Ações Programáticas. Manual de gestação de alto risco [recurso eletrônico]. Brasília: Ministério da Saúde, 2022.
2. Parola AR, Bastos FM, Caldeira LGN. Toxoplasmose. In: Silva CHM, Bonomi IBA, Osanan GC. Manual SOGIMIG de gravidez e puerpério de alto risco. 1. ed. Rio de Janeiro: Medbook, 2019.
3. Peyron F, Wallon M, Kieffer F, Garweg J. Toxoplasmosis. In: Remington JS, Klein JO (eds.) Remington and Klein's infectious diseases of the fetus and the newborn infant. Philadelphia, PA: Elsevier Saunders, 2016: 949-1042.
4. Andrade JQ, Filho AGA, Castro LAC. Francisco RPV. Toxoplasmose e gravidez. In: Fernandes CE, Silva de Sá MF (eds.) Neto CM (coord.) Tratado de Obstetrícia FEBRASGO. 1. ed. Rio de Janeiro: Elsevier, 2019.
5. Robert-Gangneux F, Dardé ML. Epidemiology of and diagnostic strategies for toxoplasmosis. Clinical Microbiology. 2012; 25: 264-96.
6. Kieffer LMF, Sitta R, Laurichesse-Delmas H et al., and the TOXOGEST Study Group. Prenatal therapy with pyrimethamine + sulfadiazine vs spiramycin to reduce placental transmission of toxoplasmosis: A multicenter, randomized trial. Am J Obstetr Gynecol. 2018; 386: e1-9.
7. Gras L, Gilbert RE, Wallon M, Peyron F, Cortina-Borja M. Duration of the IgM response in women acquiring Toxoplasma gondii during pregnancy: Implications for clinical practice and cross-sectional incidence studies. Epidemiol Infect. 2004; 132: 541-8.
8. Brasil. Ministério da Saúde. Secretaria de Ciência, Tecnologia, Inovação e Insumos Estratégicos em Saúde. Secretaria de Vigilância em Saúde. Protocolo Clínico e Diretrizes Terapêuticas para Prevenção da Transmissão Vertical do HIV, Sífilis e Hepatites Virais [recurso eletrônico]. 2.ed. rev. Brasília: Ministério da Saúde, 2022.
9. Menezes MLB, Passos MRL. Sífilis e gravidez. In: Fernandes CE, Silva de Sá MF (eds.) Neto CM (coord.) Tratado de Obstetrícia FEBRASGO. 1. ed. Rio de Janeiro: Elsevier, 2019.
10. Brasil. Ministério da Saúde. Secretaria de Vigilância em Saúde. Departamento de Doenças de Condições Crônicas e Infecções Sexualmente Transmissíveis. Protocolo Clínico e Diretrizes Terapêuticas para Atenção Integral às Pessoas com Infecções Sexualmente Transmissíveis (IST). Brasília: Ministério da Saúde, 2020.
11. Brasil. Ministério da Saúde. Secretaria de Ciência, Tecnologia, Inovação e Insumos Estratégicos em Saúde. Secretaria de Vigilância em Saúde. Protocolo Clínico e Diretrizes Terapêuticas para Prevenção da Transmissão Vertical do HIV, Sífilis e Hepatites Virais [recurso eletrônico] / Ministério da Saúde, Secretaria de Ciência, Tecnologia, Inovação e Insumos Estratégicos em Saúde, Secretaria de Vigilância em Saúde. 2. ed. rev. Brasília: Ministério da Saúde, 2022.
12. Workowski KA, Bachmann LH, Chan PA et al. Sexually Transmitted Infections Treatment Guidelines, 2021. MMWR Recomm Rep 2021; 70:1.
13. Ghanem KG, Ram S, Rice PA. The modern epidemic of syphilis. Boston: New Eng J Med. 2020; 382: 845-54.
14. Butler T. The Jarisch-Herxheimer reaction after antibiotic treatment of spirochetal infections: A review of recent cases and our understanding of pathogenesis. Baltimore: Am J Tropic Med and Hyg. 2017; 96: 46-52.
15. Norwitz ER, Hicks CB. Syphilis in pregnancy. UpToDate, 2022 .
16. Peeling RW et al. Syphilis. London: Nature Reviews Disease Primers 2018; 3(17073): 49.
17. ACOG Committee opinion: number 485. Prevention of early-onset group B streptococcal disease in newborns. Obstet Gynecol. 2011; 117: 1019-27
18. Brasil. Ministério da Saúde. Secretaria de Vigilância em Saúde. Boletim Epidemiológico Especial. Boletim Epidemiológico de Tuberculose. Número Especial | Mar. 2021. Editora MS/CGDI.
19. Bonomi IBA, Junior GC, Rioga GMP, Campos GMC. Afecções respiratórias – asma, rinite alérgica e tuberculose. In: Silva CHM, Bonomi IBA, Osanan GC. Manual SOGIMIG de gravidez e puerpério de alto risco. 1. ed. Rio de Janeiro: Medbook, 2019.
20. Brasil. Ministério da Saúde. Secretaria de Vigilância em Saúde. Departamento de Vigilância das Doenças Transmissíveis. Manual de recomendações para o controle da tuberculose no Brasil. 2. ed. Brasília: Ministério da Saúde, 2019.
21. Brasil. Ministério da Saúde. Secretaria de Vigilância em Saúde. Departamento de Vigilância Epidemiológica. Manual de recomendações para o controle da tuberculose no Brasil / Ministério da Saúde, Secretaria de Vigilância em Saúde, Departamento de Vigilância Epidemiológica. Brasília: Ministério da Saúde, 2011.
22. Brasil. Ministério da Saúde. Secretaria de Vigilância em Saúde. Doença de Chagas: 14 de abril – Dia Mundial. Bol Epidemiol [Internet]. 2020; 51: 1-43.
23. OMS. Stop TB. 2001. Disponível em https://www.stoptb.org/.

24. Brasil. Ministério da saúde. Relatório de recomendação. Protocolo Clínico e Diretrizes Terapêuticas Doença de Chagas Outubro/2018 Nº 397.
25. Organização Panamericana de Saúde. Chagas disease in Latin America: An epidemiological update based on 2010 estimates. Relevé épidémiologique hebdomadaire / Section d'hygiène du Secrétariat de la Société des Nations = Weekly epidemiological record / Health Section of the Secretariat of the League of Nations 90, 2015.
26. Pan American Health Organization. 50º Conselho Diretor, Relatório Final. 2010.
27. Menezes M. Conselho Federal de Biologia. Fiocruz registra primeiro *kit* para diagnóstico molecular de Chagas. jul 2022. Disponível em: https://cfbio.gov.br/2022/07/05/fiocruz-registra-primeiro-kit-para-diagnostico-molecular-de-chagas/.
28. Carvalho TPA, Silva LMA, Almeida MC, Andrade JET. A importância do diagnóstico precoce da doença de Chagas congênita. Research, Society and Development. 2022; 11: e15111427077.

Infecções Genitais e Gravidez

CAPÍTULO 52

Geraldo Duarte
Silvana Maria Quintana
Conrado Milani Coutinho
Patrícia El Beitune

INTRODUÇÃO

Embora o avanço tecnológico e científico venha propiciando diagnósticos mais precisos com maior efetividade terapêutica, as infecções genitais ainda representam grave problema de saúde pública em todo o mundo. Parte dessas infecções é transmitida sexualmente, e sua prevalência e incidência constituem respostas às transformações sociais, culturais, políticas, econômicas e tecnológicas, como as mudanças de hábitos e costumes sexuais, o advento e a liberação de métodos anticoncepcionais e a urbanização, migração e industrialização crescentes.

Além de ser um problema multidisciplinar de interesse para obstetras, ginecologistas, dermatologistas, urologistas e infectologistas, quando analisadas sob o prisma reprodutivo, as infecções genitais assumem uma importância que extrapola a perspectiva singular do diagnóstico e adquirem uma condição que obriga o profissional de saúde a uma abordagem pluralista, preocupando-se não só com seus efeitos lesivos sobre a genitália feminina (estético e reprodutivo), com o feto e o parto, mas também com a terapêutica, que em alguns casos é mais danosa à gravidez do que a própria doença.[1]

A gestação representa um período de relativa e seletiva depressão imunológica, tornando a gestante mais suscetível às formas septicêmicas de algumas infecções transmitidas sexualmente. Essas alterações também podem acarretar desequilíbrio da microbiota cervicovaginal, fragilizando as defesas naturais desse ecossistema e aumentando o risco de infecções maternas e perinatais.

Em relação à gravidez, deve ser sempre lembrado que a gestante continua com vida sexual ativa e, consequentemente, a terapêutica das infecções genitais deve envolver o(s) parceiro(s) sexual(is).[2] Outro detalhe relevante é que a vigilância sobre essas infecções não se deve ater apenas à primeira consulta pré-natal, mas, de modo dinâmico, deve ser exercida até o parto. Caso não sejam observados esses preceitos, os resultados invariavelmente tenderão ao insucesso.

Atendendo aos objetivos editoriais deste livro, serão consideradas as infecções genitais mais frequentes e que trazem maiores problemas ao tocoginecologista, seja porque comprometem o prognóstico gestacional com maior gravidade, seja porque promovem exuberante quadro clínico materno. Entre elas serão abordadas vaginose bacteriana, tricomoníase, candidíase vulvovaginal, infecção genital por gonococo, infecção por clamídia, infecção pelo herpesvírus tipo II e infecção pelo papilomavírus humano (HPV).

VAGINOSE BACTERIANA

A vaginose bacteriana resulta da substituição dos lactobacilos vaginais produtores de peróxido de hidrogênio (H_2O_2) em decorrência de modificações que reduzem sua concentração no meio vaginal, possibilitando a colonização predominante de germes anaeróbios estritos e facultativos (*Prevotella* sp., *Mobilluncus* sp., *Fannyhessea vaginae*, *Gardnerella vaginalis*, bactérias do gênero

Mycoplasma, entre outros) e de lactobacilos não produtores de H_2O_2.[3] Todos os grupos bacterianos arrolados nessa alteração podem ser isolados em mulheres sem manifestações clínicas ou exames subsidiários que configurem vaginose bacteriana. Por esse motivo, a vaginose bacteriana é considerada um desequilíbrio da microbiota vaginal, e não uma doença causada por uma espécie bacteriana única.

A formação de biofilme vaginal tem sido implicada como um dos principais eventos fisiopatológicos presentes na vaginose bacteriana, principalmente nos casos refratários a tratamento ou mesmo recidivantes.[4,5] Essa mudança de paradigmas fisiopatológicos não sustenta a vaginose bacteriana como uma infecção sexualmente transmissível,[6] o que não é aceito por todos, principalmente nos casos de recorrência.[7]

No passado, a presença de *G. vaginalis* no ambiente vaginal era sinônimo de vaginose bacteriana. Hoje, acredita-se que esse microrganismo possa estar presente em até 50% das mulheres consideradas normais do ponto de vista de colonização bacteriana vaginal.[8]

Complicações maternas e fetais

Um dos mais importantes aspectos clínicos da vaginose bacteriana é sua associação a trabalho de parto pré-termo, ruptura prematura de membranas e infecção intra-amniótica e puerperal, alterações que comprometem potencialmente o prognóstico materno e perinatal.[9,10] Os grupos bacterianos envolvidos na vaginose bacteriana produzem fosfolipase A2, uma enzima que atua nos depósitos de precursores da produção de prostaglandinas, deflagradoras de trabalho de parto pré-termo.

Diagnóstico

Entre os critérios clínicos e laboratoriais utilizados para o diagnóstico sindrômico da vaginose bacteriana são adotados os critérios de Amsel,[11] listados a seguir:

- Características físicas do conteúdo vaginal.
- pH vaginal.
- Eliminação de bioaminas voláteis (odor desagradável).
- Presença de *clue cells* (no exame a fresco).

Do ponto de vista da abordagem sindrômica, a presença de pelo menos três desses critérios indica o diagnóstico de vaginose bacteriana.[11] Apesar da acuracidade limitada para esse diagnóstico, os critérios de Amsel ainda são muito utilizados em todo o mundo.

Durante o exame ectoscópico vaginal, detecta-se uma dissociação entre as manifestações do conteúdo vaginal (homogêneo, leitoso e baixa viscosidade) e a ausência de sinais inflamatórios correspondentes nas paredes vaginais e no colo. Ademais, algumas portadoras de vaginose bacteriana são assintomáticas.[3]

O pH vaginal observado na vaginose bacteriana situa-se acima de 4,5 e normalmente o teste de liberação de bioaminas com o hidróxido de potássio (KOH) a 10% é positivo. Se existem bioaminas na amostra avaliada, elas são liberadas em decorrência do pH alcalino propiciado pelo KOH, exalando forte odor de peixe em decomposição. A citologia a fresco, detectando *clue cells* e ausência de polimorfonucleares no esfregaço, indica presença maciça de bactérias na superfície da célula, mas não é suficiente isoladamente para o diagnóstico de vaginose bacteriana.[3]

Sem dúvida, o melhor método diagnóstico para identificação de vaginose bacteriana consiste na identificação e quantificação relativa dos diferentes morfotipos bacterianos utilizando a coloração de Gram.[12] As técnicas de biologia molecular de tempo real poderiam auxiliar esse diagnóstico, mas seriam necessárias sondas para todos os tipos bacterianos que podem estar potencialmente presentes nesse desequilíbrio da microbiota vaginal.[13] Isso limita objetivamente sua utilização na prática diária.

O cultivo do conteúdo vaginal não tem indicação e não deve ser utilizado para esse diagnóstico, pois induz mais erros do que acertos. A avaliação do microbioma por meio da técnica de amplificação do ácido ribonucleico (RNA) ribossômico tem contribuído para melhor entendimento do meio ambiente vaginal, mas ainda não é adotada como método diagnóstico de disbiose vaginal.

Tratamento

O metronidazol via oral é considerado o tratamento de escolha para vaginose bacteriana durante a gravidez.[14] As diferenças na distribuição das doses diárias desse medicamento (tornando os esquemas mais simples e aumentando as taxas de aderência) não interferem em sua efetividade, pois a dose diária não muda.[6] Boas taxas de adesão e cura são obtidas com 400mg a cada 12 horas por um período de 7 dias.[15] Uma das grandes preocupações quanto ao tratamento na atualidade é sua inadequação, predispondo recidivas.[16]

Como regimes alternativos durante a gravidez, o Centers for Disease Control and Prevention (CDC) indica o metronidazol (250mg a cada 8 horas) ou a clindamicina via oral (300mg, a cada 12 horas por 7 dias). Por outro lado, considerando o período gestacional, os dados da literatura são insuficientes para uma resposta protocolar em relação à eficácia e aos efeitos adversos do secnidazol, do creme vaginal de clindamicina a 2%, do metronidazol gel vaginal a 1,3% e dos óvulos vaginais de metronidazol de 750mg. Esses medicamentos não foram capazes de reduzir as taxas de trabalho de parto pré-termo.[17] Diante desses dados, o CDC recomenda que seu uso seja evitado em gestantes (Quadro 52.1).[6]

Como a vaginose bacteriana não é considerada de transmissão sexual, não está indicado o tratamento do parceiro.[3] A vaginose bacteriana causada pelo *Mobilluncus mullieris* também não responde à terapia com

Quadro 52.1 Esquemas terapêuticos para vaginose bacteriana na gestação

Medicamento	Posologia
Metronidazol	400mg VO a cada 12h por 7 dias
Clindamicina	300mg VO a cada 12h por 7 dias

metronidazol, mas responde bem à clindamicina e à ampicilina.[6]

Nos casos recidivantes pode ser adotado o uso concomitante (ou em sequência) de metronidazol e ácido bórico (600mg/dia) em óvulos vaginais por 21 dias.[17] No entanto, esse medicamento não está liberado pelo Food and Drug Administration (FDA) para uso em gestantes.[18] Uma boa alternativa nesses casos consiste em aprofundar a anamnese sobre os fatores comportamentais, tentando identificar sexo oral, anal e vaginal sem os cuidados higiênicos que impeçam a alteração da microbiota vaginal.

Por vários anos, os obstetras evitaram o uso do metronidazol para tratamento da vaginose bacteriana em gestantes, temendo seus efeitos mutagênicos. Em 1993, os resultados de Piper e cols.[19] trouxeram importantes informações para esses profissionais, demonstrando que o uso desse medicamento era seguro em gestantes.[6,20]

Apesar do grande número de avaliações atestando a substituição do microbioma vaginal e o uso de probióticos para tratamento da vaginose bacteriana,[21] esse recurso não é apoiado pelo CDC.[6]

Um dos dilemas sobre a vaginose bacteriana assintomática em gestantes (diagnosticada por meio da coloração de Gram e baseada na frequência dos morfotipos bacterianos presentes nessa doença) é seu tratamento. Enquanto o CDC não recomenda a necessidade de tratamento nessa condição,[6] a associação da vaginose bacteriana a taxas maiores de novas infecções pelo vírus da imunodeficiência humana (HIV)[22,23] deixa dúvidas sobre a necessidade de tratar essas mulheres durante a gravidez, a despeito de serem assintomáticas.[22] Portanto, conclui-se que não há amparo na literatura para indicar ou não o tratamento de gestantes com esse diagnóstico, aguardando-se novas pesquisas que avaliem pelo menos gestantes com maior exposição e risco objetivo para infecção pelo HIV.

TRICOMONÍASE

A tricomoníase vulvovaginal é causada pelo *Trichomonas vaginalis*, protozoário que acomete com maior frequência mulheres com precários hábitos higiênicos e/ou múltiplos parceiros sexuais.[15]

Depois do isolamento do *T. vaginalis* em 30% a 40% dos parceiros das mulheres portadoras de tricomoníase e do registro de taxas elevadas de concomitância com outras infecções sexualmente transmissíveis, não restam dúvidas de que a transmissão sexual é a principal forma de disseminação desse parasita. Apesar de não aceita por todos, é importante citar a capacidade do protozoário de desenvolver endocitobiose com o gonococo, possibilitando sua replicação. Esse dado deve ser considerado em caso de concomitância de diagnósticos, com o tratamento simultâneo de ambas as doenças.[24]

Complicações maternas e fetais

Os efeitos deletérios da tricomoníase sobre os indicadores de saúde materna e perinatal estão associados a fetos de baixo peso, ruptura prematura das membranas, infecções pós-natais e prematuridade.[25,26] No entanto, não se pode afirmar que a tricomoníase isolada seria a real causadora dessas complicações ou se estas seriam consequência da associação a outras situações ou infecções, como vaginose bacteriana, gonorreia e infecções causadas pelo estreptococo do grupo B e HPV. Outra preocupação é com a predisposição das mulheres portadoras de tricomoníase para contraírem a infecção pelo HIV.[27] Sem dúvida, essas associações reforçam as iniciativas já existentes, visando melhorar o controle dessa vaginite no período pré-natal.[15,28]

Diagnóstico

Entre as manifestações clínicas da tricomoníase, destaca-se a volumosa descarga vaginal amarelo-esverdeada, bolhosa e odor, que varia de acordo com a microbiota anaeróbia associada.[15] A imagem colposcópica mostra inúmeros pontos avermelhados decorrentes da ação flagelar sobre a parede vaginal e superfície do colo, traduzidas como cervicocolpite. Em aproximadamente 70% dos casos, essas lesões não apresentam a ampliação necessária para que sejam detectadas à visão desarmada. Em geral, o pH é > 4,5.[24]

O "exame a fresco" do esfregaço vaginal é o recurso que apresenta a melhor relação custo/benefício para o diagnóstico da tricomoníase em gestantes de países em desenvolvimento. Além de identificar morfologicamente o protozoário, o número elevado de leucócitos no esfregaço é bastante sugestivo desse diagnóstico.[28] A coloração de hematoxilina-eosina pode ser uma alternativa, mas a sensibilidade não é boa. As técnicas de biologia molecular apresentam sensibilidade e especificidade elevadas,[6] sendo consideradas o padrão ouro para o diagnóstico; entretanto, seu custo ainda limita seu uso no sistema público de saúde.[15]

Tratamento

Durante o tratamento da tricomoníase em gestantes, é importante lembrar as medidas gerais, como banho diário, roupas íntimas que permitam aeração dos genitais, vestes folgadas e controle dos possíveis contaminantes. O metronidazol é um medicamento seguro para o feto (antiga classe B), e várias metanálises demonstraram a segurança de seu uso por gestantes em todos os estágios da gravidez.[29] O tinidazol não foi avaliado em mulheres grávidas e continua sendo um medicamento de uso restrito em gestantes (antiga classe C).[30]

O tratamento com metronidazol (400mg, via oral, a cada 12 horas por 7 dias) mostrou-se mais efetivo do que o tratamento em dose única com 2g. No entanto, os esquemas em dose única são preferidos para o tratamento do parceiro em razão das taxas de adesão mais elevadas. O metronidazol também pode ser utilizado durante a lactação (Quadro 52.2).[30]

Quadro 52.2 Esquema terapêutico para tricomoníase na gestação

Medicamento	Posologia
Metronidazol	400mg VO a cada 12 horas por 7 dias

Antigamente se orientava que durante o tratamento com metronidazol a gestante deveria se abster do uso do álcool em virtude do risco do efeito antabuse. Atualmente, essa indicação persiste pelo efeito deletério do álcool durante a gravidez, mas não pelo efeito dissulfiram-*like*, visto que o metronidazol não inibe a acetaldeído desidrogenase.[6] Independentemente dessa controvérsia, o uso de álcool segue contraindicado durante a gravidez por vários motivos.

INFECÇÃO GENITAL POR GONOCOCO

O agente etiológico da gonorreia é a *Neisseria gonorrhoeae* e sua transmissão é essencialmente sexual. Embora a prevalência de gonorreia seja mais elevada em países não industrializados, essa doença não é exclusiva de populações carentes.[31]

Para as manifestações clínicas genitais, aceita-se que o período de incubação para *N. gonorrhoeae* seja de 2 a 10 dias, mas que esse período pode ser mais prolongado em algumas mulheres. Considerando apenas as manifestações urinárias, 85% das infectadas apresentam sinais/sintomas entre 2 e 5 dias.[32]

Complicações maternas e fetais

Foi comprovada a capacidade da *N. gonorrhoeae* de aumentar a replicação do HIV, o que explica porque pessoas com gonorreia se infectam e transmitem esse retrovírus com frequência maior.[33] Esses achados também reforçam a teoria de que gestantes com gonorreia podem aumentar a transmissão vertical desse vírus.

Para o lado materno, as complicações da gonorreia genital podem ser por contiguidade (bartholinite e peri-hepatite) ou septicêmicas (lesões de pele, artrite, endocardite e meningite). A disseminação septicêmica da *N. gonorrhoeae* é fenômeno raro, mas não deve ser esquecida. Segundo as estatísticas sobre o tema, essas complicações são mais frequentes em gestantes do que em mulheres não grávidas e homens, o que obriga o obstetra a exercer maior rigor no controle das gestantes portadoras dessa doença que estejam sob sua responsabilidade. Os órgãos mais acometidos são a pele e as articulações e, mais raramente, as valvas cardíacas e as meninges.[6,28]

Considerando o papel da *N. gonorrhoeae* como causa de resultados gestacionais adversos, observa-se a associação dessa doença ao aumento das taxas de corioamniorrexe prematura, prematuridade, baixo peso ao nascer, mortalidade perinatal e oftalmia neonatal.[34] Tanto a septicemia gonocócica do neonato como a artrite são raras, mas indicam quadros de gravidade elevada.[6,15]

Diagnóstico

Sem acometimento uretral, o diagnóstico clínico da gonorreia em gestantes não é tão simples como parece, visto que o corrimento amarelado decorrente da invasão do epitélio cilíndrico sofre influências que reduzem sua sensibilidade como fator indicativo de diagnóstico nesse período. Apesar de o quadro clínico da ecto/endocervicite ser geralmente frusto, ele pode manter o germe em grávidas oligo/assintomáticas. Por outro lado, se a gestante apresenta acometimento uretral, as manifestações clínicas são exuberantes, lideradas por disúria e piúria.[32]

Diante das dificuldades com o diagnóstico clínico da gonorreia e suas potenciais complicações durante o período gestacional, é imperativa a adoção de exames complementares para confirmação. A forma mais prática, rápida e simples de identificar a *N. gonorrhoeae* em casos sintomáticos é utilizando a coloração de Gram (o gonococo é gram-negativo) em esfregaços uretrais e da endocérvice. Segundo o CDC, o Gram pode atingir 95% de sensibilidade e 99% de especificidade.[6]

Em casos assintomáticos, prefere-se a identificação do gonococo utilizando cultivos (meio de Thayer-Martin ou New York City), testes de amplificação dos ácidos nucleicos (NAAT) ou até mesmo testes rápidos, baseados na tecnologia dos NAAT.[35] Os métodos de biologia molecular apresentam inúmeras vantagens, como rapidez e confiabilidade, mas o custo talvez ainda seja elevado para aplicação clínica rotineira em países em desenvolvimento, como é o caso do Brasil.[28] Uma desvantagem dos NAAT é não fornecer perfil de sensibilidade da *N. gonorrhoeae* identificada.[6]

Tratamento

Em relação ao tratamento medicamentoso para grávidas, opta-se pelos injetáveis, administrados em dose única. Entre as cefalosporinas, a ceftriaxona e a cefotaxima são as mais utilizadas.[6] Preferencialmente, orienta-se a administração de 500mg de ceftriaxona intramuscular em dose única. Profilaxia da oftalmia gonocócica do recém-nascido com nitrato de prata a 1,0% tem eficácia comprovada, mas seu uso vem sendo reduzido, principalmente nos países industrializados, onde a escolha tem sido o colírio ou a pomada de eritromicina (sua produção nos EUA foi interrompida). A vantagem do colírio de eritromicina é que, além de ser menos irritativo para a mucosa ocular do neonato e prevenir a oftalmia gonocócica, promove também a profilaxia da oftalmia neonatal por *C. trachomatis*.[6,36]

A associação da gonococcia a outras infecções vaginais constitui um problema ao qual o médico deve estar sempre atento, a exemplo da concomitância de gonorreia com a infecção genital por *C. trachomatis*. Detectada a concomitância do diagnóstico, o tratamento com azitromicina (2g via oral) deve ser simultâneo (Quadro 52.3).[6]

Para controle do tratamento, orienta-se a cultura ou NAAT de endocérvice/uretra/fundo de saco vaginal entre 3 a 7 dias após a terapêutica, comprovando sua eficácia. Se realizada dentro desse tempo, torna possível identificar precocemente falhas terapêuticas e instituir nova medicação.[6,15]

Quadro 52.3 Esquema terapêutico para gonococcia na gestação

Medicamento	Posologia
Ceftriaxona	500mg IM em dose única

CLAMIDÍASE GENITAL

Já foram descritos pelo menos 15 diferentes sorotipos de *C. trachomatis*, identificados por letras do alfabeto. Para a infecção genital interessam os sorotipos que vão de D a K. Os sorotipos A, B e C causam o tracoma ocular, e os sorotipos L_1, L_2 e L_3, o linfogranuloma venéreo. Apesar de conterem ácidos nucleicos e alguns sistemas enzimáticos, esses microrganismos não conseguem produzir energia para seu metabolismo.[37] Acredita-se que essa dependência metabólica tem implicações negativas sobre a capacidade da clamídia de promover resposta imune eficiente, explicando as reinfecções frequentes e as provas imunológicas inconstantes, praticamente inviabilizando o diagnóstico sorológico da infecção.[6,15]

Apesar das várias possibilidades de transmissão da *C. trachomatis*, para o tocoginecologista importam as transmissões sexuais, as contaminações no canal de parto e a controversa infecção ovular ascendente. Em todas as formas de infecção, esse microrganismo acomete epitélios não estratificados.

Complicações maternas e fetais

A hipótese de que a infecção por clamídia aumenta a ocorrência de complicações obstétricas, como aborto, ruptura prematura de membranas, trabalho de parto pré-termo e restrição de crescimento fetal,[38,39] não é aceita sem ressalvas.[40,41] Entretanto, existe unanimidade de que o diagnóstico e o tratamento antes do parto podem efetivamente reduzir indiscutíveis complicações maternas (endometrite pós-parto) e perinatais, como conjuntivite, pneumonia intersticial atípica, bronquite e otite média.[6,28]

Diagnóstico

As manifestações clínicas da clamidíase genital variam desde quadros assintomáticos até pelviperitonite. Em virtude da inespecificidade de seus sinais e sintomas, o diagnóstico clínico é dificultado. No exame especular, a presença de ectocervicite sangrante (clamídia fragiliza o epitélio) apresenta boa associação com o diagnóstico dessa infecção. No entanto, somente os exames laboratoriais podem confirmar o diagnóstico. Cabe ressaltar a limitação flagrante da citologia cervicovaginal e da pesquisa sorológica. Atualmente, com preço mais acessível, as técnicas de biologia molecular vêm paulatinamente substituindo tanto a cultura em células de McCoy como a utilização de anticorpos monoclonais para o diagnóstico laboratorial desse microrganismo.[28,42]

A literatura registra dados conflitantes sobre a relação custo/benefício do rastreamento de gestantes portadoras de infecção por clamídia. No entanto, parece ser consenso que, havendo condições financeiras para uso das técnicas de biologia molecular,[36,42] o rastreamento deveria ser utilizado.[43]

Tratamento

Para o tratamento da infecção genital por *C. trachomatis* durante a gravidez, o CDC recomenda a utilização de azitromicina (1g/dia, via oral, em dose única). A eritromicina (2g/dia, via oral, por 14 dias) ou a amoxicilina (2g/dia, via oral, por 7 dias) também podem ser utilizadas como alternativas. Para o recém-nascido de mãe infectada, o uso de colírio à base de eritromicina está formalmente indicado, lembrando que essa medida não previne pneumonia. Em alguns serviços, o uso desse colírio é ampliado para recém-nascidos, evitando oftalmite clamidiana e gonocócica (Quadro 52.4).[6]

Quadro 52.4 Esquemas terapêuticos para clamidíase na gestação

Medicamento	Posologia
Azitromicina	1g VO em dose única
Eritromicina	2g VO a cada 24h por 14 dias
Amoxicilina	2g VO a cada 24h por 7 dias

CANDIDÍASE VULVOVAGINAL

Atualmente, questiona-se se a infestação vulvovaginal causada por fungos do gênero *Candida* seria decorrente de transmissão sexual. Apesar do registro de casos comprovadamente transmitidos por essa via, essas infestações parecem depender mais das condições do hospedeiro do que da atividade sexual contaminante.[44] Independentemente desses aspectos, essa doença é muito frequente durante a gravidez, causando incômodo para as gestantes e dificuldades adicionais para o obstetra.

A candidíase é causada por um fungo que em 80% a 90% dos casos é a *C. albicans*. O percentual restante é causado por outras espécies do gênero *Candida*, destacando-se a *C. glabrata*.[6] Essa infecção ocupa o segundo lugar entre as infecções do trato genital inferior, após a vaginose bacteriana. Até 75% das mulheres apresentarão pelo menos um episódio de candidíase em suas vidas, mas as manifestações clínicas podem ser muito variáveis, sendo 10% a 20% assintomáticas e 5% a 10% recorrentes (três ou mais episódios em 1 ano).[45]

Epidemiologicamente, a candidíase vulvovaginal incide preferencialmente em mulheres diabéticas, imunodeprimidas e gestantes. O aumento do glicogênio no epitélio vaginal durante a gravidez promove redução do pH em níveis inferiores aos considerados normais, promovendo a acidificação desse meio e o desenvolvimento de candidíase.[28] Entre os fatores mesológicos são citados o uso de antibióticos, imunossupressores exógenos, roupas justas que não permitem adequada aeração genital, duchas vaginais e uso de agentes irritativos.

Felizmente, são raras tanto a infecção ascendente como a transmissão transplacentária da *C. albicans*, levando à contaminação fetal. Nas duas situações, o prognóstico gestacional é extremamente comprometido.[15]

A candidíase vaginal pode ser classificada como complicada e não complicada. No período gestacional, a candidíase é classificada como complicada devido às adaptações imunológicas do organismo materno, significando que os sinais e sintomas são mais exuberantes com risco maior de recorrência e necessidade de tratamento prolongado.[46]

Diagnóstico

As manifestações clínicas da candidíase vulvovaginal em gestantes geralmente são típicas, caracterizando-se por prurido genital e leucorreia espessa sem odor. Ao exame genital, detectam-se genitália avermelhada e sinais de irritação com descamação e fissuras e é comprovada a queixa de corrimento, observando-se leucorreia, algumas vezes formando placas esbranquiçadas na superfície vaginal e no colo. Ao exame colposcópico, é possível confirmar intensa cervicocolpite.[28,36]

A candidíase genital associa-se a pH vaginal < 4,5, e essa aferição auxilia o diagnóstico. Para demonstração do fungo, o exame mais prático, de menor custo e mais rápido é o "exame a fresco" do conteúdo vaginal (KOH a 10%), evidenciando tanto os esporos como os micélios do fungo. A coloração de hematoxilina-eosina também pode evidenciar o fungo, mas sua sensibilidade é mais baixa, o que limita seu uso.

A cultura do conteúdo vaginal tem indicação apenas em casos de falha terapêutica. Utiliza-se o meio de cultura de Sabouraud ou de Nickerson, possibilitando identificar outras espécies de *Candida*, como, por exemplo, a *glabrata* e a *tropicalis*.[28]

Tratamento

Ênfase especial deve ser direcionada para o controle das alterações que predispõem a candidíase genital durante a gravidez. Os cuidados higiênicos com a região perineal são importantes e devem ser corretamente orientados. Roupas íntimas de algodão, tecido que promove maior aeração dos genitais, assim como o uso de roupas confortáveis, também ajudam no processo de recuperação. A correção dos desvios do metabolismo glicídico (diabetes) é de fundamental e particular importância no controle da candidíase.[6,15]

Para o tratamento fungicida específico durante a gravidez são preferidos os cremes ou óvulos vaginais de compostos azólicos, como o miconazol a 2%, o clotrimazol a 1% e o isoconazol. Por questões metabólicas, nesse período o nitrato de isoconazol (creme vaginal por 7 dias) é uma ótima opção. A não ser em situações especiais, os azólicos sistêmicos não estão indicados para tratamento da candidíase genital em gestantes (Quadro 52.5).[6,28,47]

Um dos grandes problemas da candidíase na gravidez é a recidiva (mais de três episódios em 1 ano). Recomenda-se controle exaustivo de todos os fatores predisponentes (como coito anal e vaginal sequencial e diabetes) com a aferição da adesão ao tratamento. É fundamental caracterizar o fungo, se *albicans* ou não *albicans*, sendo indicada a cultura do conteúdo vaginal. Nesses casos, está indicado o uso de nistatina para candidíase não *albicans* ou o tratamento vaginal prolongado até que se disponha de dados que atestem a segurança dos tratamentos sistêmicos.[48] Fora da gravidez, o ácido bórico pode ser uma boa opção, mas seu uso não está liberado para gestantes.[18]

Vale destacar que o tratamento do parceiro está indicado, caso apresente sintomas, e não se recomenda o tratamento de gestantes assintomáticas com base apenas em exames que identifiquem a presença do fungo.

Quadro 52.5 Esquemas terapêuticos para candidíase na gestação

Medicamento	Posologia
Miconazol	Creme vaginal a 2% – uma aplicação por 7 noites
Clotrimazol	Creme vaginal a 1% – uma aplicação por 7 noites
Isoconazol	Creme vaginal a 1% – uma aplicação por 7 noites
Nistatina	Creme vaginal 25.000UI/g – uma aplicação por 10 noites

HERPES GENITAL

Aproximadamente 95% dos casos de infecção herpética genital são causados pelo *Herpes simplex virus* tipo 2 (HSV-2). O percentual restante é atribuído ao HSV-1.[49]

A transmissão do HSV-2 se dá pelo ato sexual e por transmissão vertical (transplacentária e contaminação no canal de parto). A possibilidade de haver infecção primária do HSV-2 de maneira assintomática dificulta estabelecer com precisão o período de incubação desse microrganismo nas lesões genitais.[50] Com esta ressalva, refere-se que para as contaminações horizontais que resultam em casos sintomáticos o período de incubação é de 6 dias, em média. Por não haver tecnologia disponível para detectar esses casos, de modo prático, considera-se como primoinfecção o primeiro episódio clinicamente evidenciado, com diagnóstico médico ou referido pela mulher. Como recorrência, consideram-se os episódios posteriores.[15]

A infecção pelo HSV-2 aumenta em duas a três vezes o risco de contrair o HIV, e toda gestante com essa infecção deve ser testada para o HIV.[51]

Complicações maternas e fetais

De acordo com a literatura, o HSV-2 pode causar aborto, microcefalia, restrição de crescimento fetal, óbito fetal, herpes congênito e herpes neonatal. Apesar da possibilidade de transmissão transplacentária, a forma mais frequente de contaminação desses fetos é ascendente ou no canal de parto, causando herpes neonatal, complicação de elevada morbimortalidade. As lesões perinatais mais frequentes ocorrem na pele, mas as mais graves estão localizadas nos olhos, rins, fígado, intestinos e meningoencéfalo.[6]

A frequência da transmissão vertical desse microrganismo é maior quando a primoinfecção ocorre no final da gravidez (30% a 40%) do que observada nos casos de recorrência ou quando a primoinfecção tenha ocorrido no início da gravidez (< 1%).[6] Felizmente, no Brasil, a infecção herpética primária não é frequente em mulheres na idade reprodutiva.[15]

Diagnóstico

De maneira prática, na maioria das vezes o diagnóstico de herpes genital é clínico, visto que a cronologia e o tipo de lesão são bastante sugestivos. Em gestantes hígidas do ponto de vista imunológico, existe uma cronologia para o aparecimento das lesões herpéticas: prurido, dor, vesícula, erosão/úlcera e formação de crosta. As lesões genitais decorrentes da primoinfecção costumam ser acompanhadas de febrícula, mal-estar e sintomas urinários. Em gestantes imunodeprimidas, a evolução para ulcerações extensas nos genitais é rápida e a mulher pode nem perceber os estágios iniciais das lesões.[15,28]

Os exames laboratoriais são importantes para auxiliar o diagnóstico diferencial das úlceras genitais. Mesmo apresentando baixa sensibilidade, o exame citológico corado para evidenciar as células sinciciais de Tzank é o exame complementar mais utilizado para diagnóstico da infecção pelo HSV-2, principalmente por ser de fácil acesso.[15,28] Do ponto de vista prático, o exame sorológico apresenta algumas limitações para o diagnóstico da infecção genital, sendo mais útil em estudos de soroprevalência. Cabe lembrar que os testes comuns não conseguem determinar o tipo de herpes envolvido na gênese da lesão avaliada. Se houver interesse em saber qual o tipo de herpes responsável por determinada lesão, é necessário utilizar testes que pesquisem o HSV-1 e o HSV-2 separadamente.[50,52,53] O cultivo viral é oneroso e vem sendo substituído paulatinamente pelas técnicas de biologia molecular.[54]

Atualmente, os NAAT são considerados os exames mais adequados para esse diagnóstico. A biópsia é um dos últimos recursos diagnósticos, sendo mais utilizada em locais com baixo suporte laboratorial ou para diagnóstico diferencial em caso de falha de tratamento com as medicações usuais.[6] Importante relembrar que não existe nenhuma recomendação de triagem sorológica do HSV-2 durante a gravidez.[6,55]

Tratamento

Na melhor das hipóteses, as terapias vigentes para controle do HSV-2 reduzem o período sintomático da doença e conseguem aumentar o intervalo entre as crises, uma vez que não existe cura definitiva. Na crise, é frequente a necessidade de analgésicos/anti-inflamatórios sistêmicos. Em gestantes, se os fenômenos inflamatórios não são intensos, prefere-se a analgesia com analgésicos comuns. Nas grandes ulcerações, orienta-se limpeza com permanganato de potássio a 1/20.000 duas vezes ao dia.[15]

Todos os medicamentos para controle do HSV-2 pertencem à antiga classe B do FDA para uso durante a gravidez, indicando segurança para seu uso. No entanto, o uso controlado do aciclovir por longo período mostrou-se o mais seguro para gestantes com infecção primária ou recidivante, comparado ao de outros medicamentos antivirais.

Embora os resultados obtidos até o momento com o uso de famciclovir e valaciclovir durante a gravidez não tenham detectado nenhum problema, ainda há certa resistência para seu uso nesse período, mas já se observa uma relativa aceitação, principalmente quanto ao valaciclovir.[6,55]

As mulheres com infecção recidivante reconhecem a iminência do aparecimento de lesão herpética (período prodrômico), e o creme de aciclovir pode ser utilizado duas a três vezes ao dia. O resultado terapêutico é incerto, mas tanto melhor quanto mais precoce o início, trazendo em seu contexto o potencial de evitar a evolução para as lesões subsequentes da infecção.[15]

Em lesões mais extensas, utiliza-se o tratamento sistêmico (via oral ou endovenosa). Para o aciclovir via oral, por questões de tolerância, prefere-se a dose de 200mg cinco vezes ao dia por 7 a 10 dias, podendo ser prolongada até o fechamento das lesões. Outro esquema consiste no uso dessa substância na dose de 400mg, três vezes ao dia, por igual período de tempo. Para o tratamento endovenoso, a dose indicada é de 5 a 10mg/kg de peso, três vezes ao dia, geralmente por 7 a 10 dias (Quadro 52.6).[6]

Os dados disponíveis na literatura sobre a terapia supressiva do herpes no final do terceiro trimestre ainda não forneceram uma nítida evidência de sua indicação ampliada durante esse período. Entretanto, alguns dados demonstram sua utilidade. Por exemplo, metanálise da Cochrane (2008),[56] envolvendo 1.249 gestantes no terceiro trimestre que tinham sido diagnosticadas com HSV genital antes ou durante a gestação e iniciaram aciclovir ou placebo profilático com 36 semanas, relatou redução do risco de:

- Recorrência clínica do HSV no momento do parto (RR: 0,28; IC95%: 0,18 a 0,43).
- Cesariana eletiva devido à recorrência clínica do HSV (RR: 0,30; IC95%: 0,20 a 0,45).

Recente revisão do UpToDate (2022)[57] recomenda o uso de aciclovir (400mg três vezes ao dia) a partir de 36 semanas até o parto para as gestantes que apresentarem lesão genital por HSV em qualquer momento da gravidez. A terapia supressiva reduz a frequência da recorrência até o parto e, assim, diminui a necessidade de cesarianas eletivas.

Cabe acrescentar que essa intervenção reduz as taxas de cesariana em decorrência da redução das recorrências próximas ao termo.[58] No entanto, esse tratamento não protege contra a transmissão para neonatos em todos os casos, trazendo adicionalmente o risco de transmissão de cepas do HSV resistentes aos antivirais comumente utilizados.[59]

Alternativamente, para surtos primários que ocorrem no terceiro trimestre, orienta-se a continuação da terapia antiviral até o parto.[55] Por isso, para introdução da terapia supressiva da infecção herpética, precisa ser bem definida a frequência das recorrências, certificando-se da clara anuência da mãe com essa intervenção após todas as orientações pertinentes.[6]

Quadro 52.6 Esquemas terapêuticos para infecção herpética na gestação

Indicação	Posologia
Primoinfecção	Aciclovir, 400mg VO a cada 8 horas por 10 dias
Recorrência	Aciclovir, 400mg VO a cada 8 horas por 5 dias
Terapia supressiva	Aciclovir, 400mg VO a cada 8 horas, a partir de 36 semanas

Resolução da gravidez

Nas gestantes sem lesões herpéticas genitais ativas no momento do parto, a conduta atual é a via vaginal. Entretanto, as gestantes com lesões genitais ativas no momento do parto ou pródromos (dor ou queimação vulvar) deverão ser submetidas à cesariana preferencialmente 4 horas antes da ruptura das membranas. A cesariana eletiva também está indicada para as gestantes com primoinfecção no terceiro trimestre de gestação (6 semanas antes do parto).

As grávidas sem lesões ativas no momento do parto, com primoinfecção há mais de 6 semanas antes do parto ou com infecção recorrente que estejam usando terapia supressiva devem ser orientadas a respeito da possibilidade de terem um parto vaginal com baixa chance de infecção neonatal. Em caso de parto vaginal, deve-se evitar intervenções, como amniotomia e parto operatório, que aumentam a chance de infecção fetal.

INFECÇÃO GENITAL PELO PAPILOMAVÍRUS HUMANO

A prevalência da infecção pelo HPV em gestantes mostra ampla variação na literatura, com valores entre 5% e 65%. Na revisão realizada por Liu e cols. (2014),[60] a prevalência foi de 16,8%, significativamente mais elevada do que na população pareada de não grávidas (12,2%). As modificações e adaptações gravídicas que ocorrem no organismo materno, resultando no aumento de umidade genital da gestante, facilitam o aparecimento e a exacerbação das manifestações dessa infecção.

Em estudo realizado em Ribeirão Preto observou-se que o clareamento da infecção, visto com frequência em puérperas, é mais lento entre as portadoras do HIV do que nas puérperas sem essa infecção.[61,62]

O condiloma acuminado tem como agente etiológico o HPV, um DNA vírus com mais de 200 diferentes tipos descritos. Dos 36 subtipos que acometem humanos, vários causam lesões genitais, porém os mais frequentes são o 6, o 11, o 16 e o 18.[63,64]

Os subtipos 6 e 11 são considerados de baixo risco para malignidade e têm sido detectados em lesões papilares genitais e papiloma de laringe. Por outro lado, os tipos 16, 18, 30, 31, 33, 34, 35 são considerados de alto risco para transformação das lesões em neoplasia.[6,65] Os diferentes critérios diagnósticos empregados para detecção da infecção pelo HPV (clínico, citopatológico ou usando técnicas de biologia molecular) inviabilizam comparações referentes à frequência dessa infecção em gestantes.[66]

O HPV pode causar três tipos de infecção: clínica, subclínica e latente. A infecção clínica pode acometer 1% da população sexualmente ativa, e os tipos virais mais envolvidos são o 6 e o 11. As lesões características da infecção clinicamente evidente são as verrugas genitais que apresentam aspecto papilar e podem ser únicas ou múltiplas, emergindo de base comum e se localizando mais frequentemente na vulva (introito) e no períneo. Nas mulheres imunodeprimidas, as lesões costumam ser multifocais e recidivantes.

A infecção subclínica atinge 4% da população sexualmente ativa. Nesse tipo de infecção, as lesões não são visíveis a olho nu, sendo necessária a realização de exames complementares, como colpocitologia, colposcopia e exame anatomopatológico. O exame colpocitológico, seja por meio do esfregaço convencional, seja em meio líquido, tem por objetivo analisar a morfologia celular e detectar atipias compatíveis com lesões pré-neoplásicas do colo uterino, também denominadas lesões intraepiteliais (LIE). Por sua vez, a infecção latente se caracteriza pela ausência de lesão clínica e/ou subclínica, sendo o diagnóstico estabelecido por meio de técnicas de biologia molecular.

Complicações maternas e fetais

Em gestantes portadoras do HPV com lesões clinicamente evidenciadas, observa-se frequência mais elevada de complicações, como abortamento, ruptura prematura de membranas, restrição de crescimento fetal, prematuridade e corioamnionite. No entanto, essas complicações dependem das outras condições associadas ao HPV – infecção por gonococo, vaginose bacteriana, tricomoníase, hepatites B e C, infecção pelo HIV, estreptococo do grupo B, entre outras – e parecem não depender diretamente do vírus.[15,28]

Do ponto de vista obstétrico, vale ressaltar a possibilidade de transmissão vertical do HPV, que pode ocorrer via hematogênica transplacentária, por contaminação via ascendente ou no canal do parto, potencialmente causando a complicação mais temida no binômio HPV/gestação, a papilomatose de laringe.[15] Entretanto, essa associação não tem sido verificada em nosso meio, talvez em decorrência da menor prevalência dos tipos virais especificamente ligados à papilomatose laríngea.[66] O percentual mínimo de crianças expostas ao HPV e que se contaminaram, em relação ao número elevado de crianças expostas e que não se contaminaram, deve ser considerado para qualificar a transmissão vertical do HPV como de baixa efetividade na disseminação desse vírus. A literatura também corrobora a raridade dessa complicação.[67]

A detecção do ácido desoxirribonucleico do HPV (HPV-DNA) no aspirado gástrico do recém-nascido não confirma contaminação exclusiva no canal de parto. Por sua vez, a constatação de HPV-DNA no líquido amniótico e a contaminação em casos de cesariana com bolsa íntegra sugerem transmissão transplacentária.[68-70] Por esses motivos, acredita-se que a cesariana não protege todas as crianças da transmissão vertical.[6]

Diagnóstico

Dados de anamnese, como parceria sexual múltipla, outras infecções genitais, hábitos higiênicos deficitários e passado de lesões condilomatosas, são valiosos para a hipótese diagnóstica de infecção pelo HPV. Os relatos de lesão verrucosa nos genitais, associada ou não a prurido e corrimento, estão fortemente ligados ao diagnóstico dessa virose.

As lesões exofíticas do HPV manifestam-se com aspecto papilar, com a aparência de couve-flor, únicas ou múltiplas, localizando-se na vulva, períneo, vagina, colo uterino, ânus e meato uretral. Na citologia, os aspectos mais característicos da infecção HPV são coilocitose (principal), disceratose e binucleação.[15]

Mesmo detectando antígenos virais, o exame imuno-histoquímico (imunofluorescência ou imunoperoxidase) é considerado limitado por não diferenciar os diversos subtipos do HPV. Por sua vez, as técnicas de biologia molecular possibilitam a identificação dos vários subtipos do HPV, bem como apresentam boas sensibilidade e especificidade. Entre essas técnicas, as mais utilizadas são a reação em cadeia da polimerase (PCR) e a hibridização pelo método de captura do antígeno.[71-73] Entretanto, sua utilização durante a gravidez não contribui para alteração na conduta terapêutica, sendo, portanto, dispensável nesse período.

Embora não seja o momento ideal para rastreamento do câncer de colo uterino, a gravidez consiste em uma oportunidade de diagnosticar uma lesão precursora ou um carcinoma cervical em estadiamento inicial, justificando sua realização como parte dos exames de rotina da assistência pré-natal.[62]

Tratamento

Antes de qualquer medida terapêutica para destruir as lesões provocadas pelo HPV durante a gestação, orienta-se o controle das infecções associadas com o objetivo de evitar as infecções secundárias.

Como regra básica, durante a gravidez são preferidos os tratamentos físicos que destroem a lesão. Entre eles, podem ser utilizados eletrocauterização, criocauterização, radiofrequência, *laser* de gás carbônico e métodos cirúrgicos com bisturi.[6,15] A excisão cirúrgica pode complicar com perda sanguínea excessiva (recomenda-se sua realização em sala cirúrgica) e possibilita a implantação viral no tecido perilesional, mas não é contraindicada nesse período. Entre os métodos químicos, o ácido tricloroacético (70% a 80%) pode ser utilizado, apresentando como inconveniente a necessidade de repetição das aplicações, sempre feitas pelo médico.

Em lesões extensas, cuja terapêutica pode resultar em mutilações vulvares, é prudente aguardar o período puerperal para tratamento. Nesse período, observa-se notável redução das lesões, facilitando a abordagem e reduzindo as taxas de deformidades genitais decorrentes dessa intervenção.

Os métodos químicos, quimioterapêuticos e imunoterapêuticos são contraindicados durante a gravidez, pois são embriotóxicos (podofilina, bleomicina e 5-fluorouracil). Por interferirem nas funções do fígado, da medula óssea e dos sistemas imunes materno e fetal, as medicações imunoestimulantes também não são indicadas no período gestacional.

O embasamento a partir da observação sistematizada tornou majoritária a orientação de parto normal para resolver as gestações de mulheres portadoras do HPV, conduta orientada também pelo CDC.[6] Entretanto, a cesariana estará indicada nos casos em que as lesões obstruam o canal de parto. Além do quadro distócico em questão, as taxas de laceração aumentam e elevam, consequentemente, o risco de hemorragias catastróficas.[74]

CONSIDERAÇÕES FINAIS

Encerrando este capítulo sobre as infecções genitais e suas influências sobre o prognóstico gestacional, parece que a lição mais importante para obstetras e ginecologistas é de que essas infecções em gestantes (direta ou indiretamente) causam prejuízo tanto materno como perinatal. De posse das informações disponíveis na literatura, a conclusão é que o custo-benefício do diagnóstico e do tratamento é favorável sob todos os aspectos.[75]

Referências

1. Duarte G. Doenças sexualmente transmissíveis e gravidez. In: Peixoto S (ed.) Pré-Natal. São Paulo: Roca, 2004: 972-90.
2. Duarte G. Extensão da assistência pré-natal ao parceiro como estratégia de aumento da adesão ao pré-natal e redução da transmissão vertical de infecções. Rev Bras Ginecol e Obs. 2007; 29:171-4.
3. Castro J, Machado D, Cerca N. Unveiling the role of Gardnerella vaginalis in polymicrobial Bacterial Vaginosis biofilms: The impact of other vaginal pathogens living as neighbors. ISME J. 2019; 13:1306-17.
4. Muzny CA, Sobel JD. The role of antimicrobial resistance in refractory and recurrent bacterial vaginosis and current recommendations for treatment. antibiotics. 2022; 11:500.
5. Rosca AS, Castro J, Sousa LGV, França A, Vaneechoutte M, Cerca N. In vitro interactions within a biofilm containing three species found in bacterial vaginosis (BV) support the higher antimicrobial tolerance associated with BV recurrence. J Antimicrob Chemother. 2022; 77:2183-90.
6. Workowski KA, Bachmann LH, Chan PA et al. Sexually Transmitted Infections Treatment Guidelines, 2021. MMWR Recomm Reports. 2021; 70:1-187.
7. Vodstrcil LA, Muzny CA, Plummer EL, Sobel JD, Bradshaw CS. Bacterial vaginosis: Drivers of recurrence and challenges and opportunities in partner treatment. BMC Med. 2021; 19:194.
8. Mikamo H, Sato Y, Hayasaki Y, Hua YX, Tamaya T. Vaginal microflora in healthy women with Gardnerella vaginalis. J Infect Chemother. 2000; 6:173-7.
9. Duarte G, Cunha S, Quintana S, Giraldo P. Bacterial vaginosis (BV) associated with Gardnerella vaginalis as a risk factor for preterm labor (PTL) and the role of route of administration treatment plays in risk reduction. In: Abstracts of the 1998 Annual IDSA Meeting. Clin Infect Dis. 1998; 27:927.
10. Laxmi U, Agrawal S, Raghunandan C, Randhawa VS, Saili A. Association of bacterial vaginosis with adverse fetomaternal outcome in women with spontaneous preterm labor: A prospective cohort study. J Matern Neonatal Med. 2012; 25:64-7.
11. Amsel R, Totten PA, Spiegel CA, Chen KCS, Eschenbach D, Holmes KK. Nonspecific vaginitis: Diagnostic criteria and epidemiologic associations. Am J Med. 1983; 74:14-22.
12. Nugent RP, Krohn MA, Hillier SL. Reliability of diagnosing bacterial vaginosis is improved by a standardized method of gram stain interpretation. J Clin Microbiol. 1991; 29:297-301.
13. Sha BE, Chen HY, Wang QJ, Zariffard MR, Cohen MH, Spear GT. Utility of Amsel Criteria, nugent score, and quantitative PCR for Gardnerella vaginalis, Mycoplasma hominis, and Lactobacillus spp. for diagnosis of bacterial vaginosis in human immunodeficiency virus-infected women. J Clin Microbiol. 2005; 43:4607-12.
14. Darwish A, Elnshar EM, Hamadeh SM, Makarem MH. Treatment options for bacterial vaginosis in patients at high risk of preterm

labor and premature rupture of membranes. J Obstet Gynaecol Res. 2007; 33:781-7.
15. Duarte G. Diagnóstico e conduta nas infecções ginecológicas e obstétricas. Duarte G (ed.) Ribeirão Preto: FUNPEC, 2004.
16. Hillier SL, Austin M, Macio I, Meyn LA, Badway D, Beigi R. Diagnosis and Treatment of vaginal discharge syndromes in community practice settings. Clin Infect Dis. 2021; 72:1538-43.
17. Reichman O, Akins R, Sobel JD. Boric acid addition to suppressive antimicrobial therapy for recurrent bacterial vaginosis. Sex Transm Dis. 2009; 36:732-4.
18. Mittelstaedt R, Kretz A, Levine M et al. Data on safety of intravaginal boric acid use in pregnant and nonpregnant women: A narrative review. Sex Transm Dis. 2021; 48:e241-7.
19. Piper JM, Mitchel EF, Ray WA. Prenatal use of metronidazole and birth defects: No association. Obstet Gynecol. 1993; 82:348-52.
20. Diav-Citrin O, Shechtman S, Gotteiner T, Arnon J, Ornoy A. Pregnancy outcome after gestational exposure to metronidazole: A prospective controlled cohort study. Teratology. 2001; 63:186-92.
21. Wu S, Hugerth LW, Schuppe-Koistinen I, Du J. The right bug in the right place: opportunities for bacterial vaginosis treatment. NPJ Biofilms Microbiomes. 2022; 8:34.
22. Landers D, Duarte G. HIV interactions with other sexually transmitted diseases. In: Mead P, Hager W, Faro S (eds.) Protocols for infectious diseases in obstetrics and gynecology. Malden-Massachusetts: Blackwell Science, 2000: 298-307.
23. Abbai NS, Reddy T, Ramjee G. Prevalent bacterial vaginosis infection – a risk factor for incident sexually transmitted infections in women in Durban, South Africa. Int J STD AIDS. 2016; 27:1283-8.
24. Hobbs M, Seña AC, Swygard H, Schwebke J. Trichomonas vaginalis and trichomoniasis. In: Holmes KK, Sparling P, Stamm W (eds.) Sexually transmitted diseases. New York: McGraw-Hill, 2008: 771-94.
25. Silver BJ, Guy RJ, Kaldor JM, Jamil MS, Rumbold AR. Trichomonas vaginalis as a cause of perinatal morbidity. Sex Transm Dis. 2014; 41:369-76.
26. Van Gerwen O, Craig-Kuhn M, Jones A et al. Trichomoniasis and adverse birth outcomes: A systematic review and meta-analysis. BJOG An Int J Obstet Gynaecol. 2021 Nov; 128:1907-15.
27. Masha SC, Cools P, Sanders EJ, Vaneechoutte M, Crucitti T. Trichomonas vaginalis and HIV infection acquisition: A systematic review and meta-analysis. Sex Transm Infect. 2019; 95:36-42.
28. Brasil. Ministério da Saúde. Departamento de Doenças de Condições Crônicas e Infecções Sexualmente Transmissíveis. Protocolo Clínico e Diretrizes Terapêuticas para Atenção Integral às Pessoas com Infecções Sexualmente Transmissíveis (IST). Brasília: Ministério da Saúde, 2020: 1-248.
29. Caro-Patón T, Carvajal A, Martín de Diego I, Martín-Arias LH, Alvarez Requejo A, Pinilla ER. Is metronidazole teratogenic? A meta-analysis. Br J Clin Pharmacol. 1997; 44:179-82.
30. Kissinger PJ, Gaydos CA, Seña AC et al. Diagnosis and management of trichomonas vaginalis : Summary of evidence reviewed for the 2021 Centers for Disease Control and Prevention Sexually Transmitted Infections Treatment Guidelines. Clin Infect Dis. 2022; 74(Supp.2):S152-61.
31. Sparling P. Biology of Neisseria gonorrhoeae. In: Holmes KK, Sparling P, Stamm W (eds.) Sexually transmitted diseases. New York: McGraw-Hill, 2008: 607-26.
32. Hook E, Handsfield H. Gonococcal infections in the adult. In: Holmes KK, Sparling P, Stamm W (eds.) Sexually transmitted diseases. New York: McGraw-Hill; 2008: 627-46.
33. Duarte G, Cosentino L, Gupta P, Mietzner T, Landers D. Aumento da replicação do vírus da imunodeficiência humana tipo 1 induzida por Neisseria gonorrhoeae na presença de leucócitos polimorfonucleares. J Bras Doenças Sex Transm 2003; 15:5-9.
34. Vallely LM, Egli-Gany D, Wand H et al. Adverse pregnancy and neonatal outcomes associated with Neisseria gonorrhoeae: Systematic review and meta-analysis. Sex Transm Infect. 2021; 97:104-11.
35. LeFevre ML. Screening for Chlamydia and Gonorrhea: U.S. Preventive Services Task Force Recommendation Statement. Ann Intern Med. 2014; 161:902.
36. Duarte G, Cavalli R, Figueiró-Filho E, Coutinho CM, Quintana S, Gorayeb R. O nascituro à luz da obstetrícia e da infectologia. Infecções bacterianas e parasitárias na gravidez. In: Duarte G, Fontes J (eds.) O Nascituro Visão Interdisciplinar. São Paulo: Atheneu, 2009: 137-60.
37. Stamm W, Jones R, Batteiger B. Chlamydia trachomatis. In: Mandell G, Bennett J, Dolin R (eds.) Principles and practice of infections diseases. New York: Churchill Livingstone, 2005: 2239-56.
38. Mårdh P-A. Influence of infection with Chlamydia trachomatis on pregnancy outcome, infant health and life-long sequelae in infected offspring. Best Pract Res Clin Obstet Gynaecol. 2002; 16:847-64
39. de la Torre E, Mulla MJ, Yu AG, Lee S-J, Kavathas PB, Abrahams VM. Chlamydia trachomatis Infection modulates trophoblast cytokine/chemokine production. J Immunol. 2009; 182:3735-45.
40. Sozio J, Ness RB. Chlamydial lower genital tract infection and spontaneous abortion. Infect Dis Obstet Gynecol . 1998; 6:8-12.
41. Silveira MF, Ghanem KG, Erbelding EJ et al. Chlamydia trachomatis infection during pregnancy and the risk of preterm birth: a case-control study. Int J STD AIDS. 2009; 20:465-9.
42. Shetty S, Kouskouti C, Schoen U et al. Diagnosis of Chlamydia trachomatis genital infections in the era of genomic medicine. Brazilian J Microbiol. 2021; 52:1327-39.
43. Duarte G, Martins C, Linhares I, Guazzelli C. Custos e benefícios do rastreamento da Chlamydia trachomatis em gestantes. In: Recomendações SOGESP. São Paulo, 2012.
44. Sustr V, Foessleitner P, Kiss H, Farr A. Vulvovaginal Candidosis: Current concepts, challenges and perspectives. J Fungi. 2020; 6:267.
45. Sobel J, Mitchell C. Candida vulvovaginitis: clinical manifestations and diagnosis.. UpToDate, 2022
46. Linhares I, Amaral R, Robial R, Eleutério Junior J. Vaginites e vaginoses. In: Protocolo FEBRASGO – Ginecologia, nº 24 / Comissão Nacional Especializada em Doenças Infectocontagiosas. São Paulo: Federação Brasileira das Associações de Ginecologia e Obstetrícia (FEBRASGO), 2018: 20.
47. Bérard A, Sheehy O, Zhao J-P et al. Associations between low- and high-dose oral fluconazole and pregnancy outcomes: 3 nested case-control studies. Can Med Assoc J. 2019; 191:E179-87.
48. Pasternak B, Wintzell V, Furu K, Engeland A, Neovius M, Stephansson O. Oral fluconazole in pregnancy and risk of stillbirth and neonatal death. JAMA. 2018; 319:2333.
49. Corey L, Wald A. Genital herpes. In: Holmes KK, Sparling P, Stamm W (eds.) Sexually transmitted diseases. New York: McGraw-Hill, 2008: 399-438.
50. Pertel P, Spear P. Biology of hepesviruses. In: Holmes K, Sparling P, Stamm W (eds.) Sexually transmitted diseases. New York: McGraw-Hill, 2008: 381-98.
51. Masese L, Baeten JM, Richardson BA et al. Changes in the contribution of genital tract infections to HIV acquisition among Kenyan high-risk women from 1993 to 2012. AIDS. 2015; 29:1077-85
52. Paschoini MC, Duarte G, da Cunha SP, da Fonseca BAL. Avaliação da Soroprevalência dos vírus herpes simples tipos 1 e 2 em parturientes. Rev Bras Ginecol e Obs. 2001; 23:15-20.
53. Roberts S. Herpes simplex virus: Incidence of neonatal herpes simplex virus, maternal screening, management during pregnancy, and HIV. Curr Opin Obstet Gynecol. 2009; 21:124-30.
54. Tuddenham S, Hamill MM, Ghanem KG. Diagnosis and treatment of sexually transmitted infections. JAMA. 2022; 327:161-72.
55. American College of Obstetricians and Gynecologists. Management of genital herpes in pregnancy. Obstet Gynecol. 2020; 135:e193-202.
56. Hollier LM, Wendel GD. Third trimester antiviral prophylaxis for preventing maternal genital herpes simplex virus (HSV) recurrences and neonatal infection. Cochrane Database Syst Rev. 2008; (1):CD004946.
57. Riley LE, Wald A. Genital herpes simplex virus infection and pregnancy. UpToDate, 2022.
58. Watts DH, Brown ZA, Money D et al. A double-blind, randomized, placebo-controlled trial of acyclovir in late pregnancy for the

reduction of herpes simplex virus shedding and cesarean delivery. Am J Obstet Gynecol. 2003; 188:836-43.
59. Pinninti SG, Angara R, Feja KN et al. Neonatal herpes disease following maternal antenatal antiviral suppressive therapy: A multicenter case series. J Pediatr. 2012; 161:134-138.e3.
60. Liu P, Xu L, Sun Y, Wang Z. The prevalence and risk of human papillomavirus infection in pregnant women. Epidemiol Infect. 2014; 142:1567-78.
61. Jalil EM, Bastos FI, Melli PPS et al. HPV clearance in postpartum period of HIV-positive and negative women: A prospective follow-up study. BMC Infect Dis. 2013; 13:564.
62. Chen C, Xu Y, Huang W, Du Y, Hu C. Natural history of histologically confirmed high-grade cervical intraepithelial neoplasia during pregnancy: Meta-analysis. BMJ Open. 2021; 11:e048055.
63. Winer R, Koutsky L. Genital human papillomavirus infection. In: Holmes KK, Sparling P, Stamm W (eds.) Sexually transmitted diseases. New York: McGraw-Hill, 2008: 489-508.
64. Gross G, Jablonska K, Pfister H, Stegner H. Genital papillomavírus infections. Berlim: Springer-Verlag, 1990.
65. Gissmann L, Hausen H Zur. Partial characterization of viral DNA from human genital warts (condylomata acuminata). Int J Cancer. 1980; 25:605-9.
66. Jalil E, Duarte G, Melli P, Quintana S. Infecção pelo papilomavírus humano durante a gravidez: O que há de novo? Femina 2009; 37:131-5.
67. Castellsagué X, Drudis T, Cañadas MP et al. Human papillomavirus (HPV) infection in pregnant women and mother-to-child transmission of genital HPV genotypes: A prospective study in Spain. BMC Infect Dis. 2009; 9:74
68. Shah K, Kashima H, Polk B, Shah F, Abbey H, Abramson A. Rarity of cesarean delivery in cases of juvenile-onset respiratory papillomatosis. Obstet Gynecol 1986; 68:795-9.
69. Sarkola ME, Grénman SE, Rintala MAM, Syrjänen KJ, Syrjänen SM. Human papillomavirus in the placenta and umbilical cord blood. Acta Obstet Gynecol Scand. 2008; 87:1181-8.
70. Rombaldi RL, Serafini EP, Mandelli J, Zimmermann E, Losquiavo KP. Transplacental transmission of human papillomavirus. Virol J. 2008; 5:106.
71. Gustavsson I, Juko-Pecirep I, Backlund I, Wilander E, Gyllensten U. Comparison between the hybrid capture 2 and the hpVIR real-time PCR for detection of human papillomavirus in women with ASCUS or low grade dysplasia. J Clin Virol. 2009; 45:85-9.
72. Jones J, Powell NG, Tristram A, Fiander AN, Hibbitts S. Comparison of the PapilloCheck® DNA micro-array Human Papillomavirus detection assay with Hybrid Capture II and PCR-enzyme immunoassay using the GP5/6+ primer set. J Clin Virol. 2009; 45:100-4.
73. Nazarenko I, Kobayashi L, Giles J, Fishman C, Chen G, Lorincz A. A novel method of HPV genotyping using Hybrid Capture® sample preparation method combined with GP5+/6+ PCR and multiplex detection on Luminex® XMAP®. J Virol Methods. 2008; 154:76-81.
74. Duarte G. Papilomavírus humano e gravidez. In: da Cunha SP, Duarte G (eds.) Gestação de alto risco. São Paulo: MEDSI, 1998: 247-54.
75. Sangkomkamhang US, Lumbiganon P, Prasertcharoensuk W, Laopaiboon M. Antenatal lower genital tract infection screening and treatment programs for preventing preterm delivery. Cochrane Database Syst Rev. 2015;(2):CD006178.

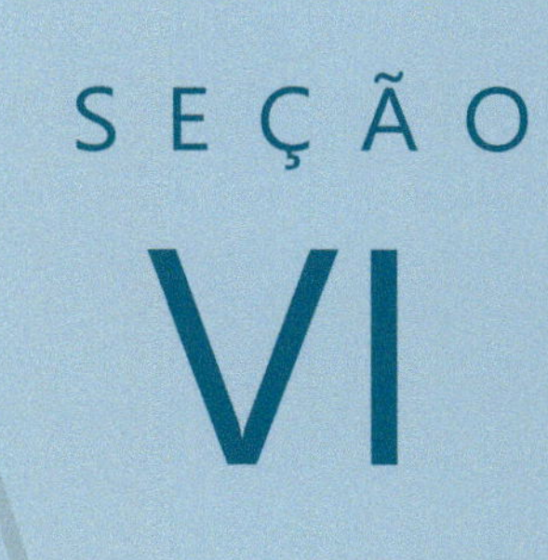

Parto

Assistência ao Parto

CAPÍTULO

53

Mário Dias Corrêa Júnior

INTRODUÇÃO

Para atingir seu objetivo primordial – recém-nascido e mulher sem sequelas relacionadas com o parto – a assistência ao parto exige da equipe obstétrica análise criteriosa de todos os fatores que direta ou indiretamente interferem na evolução do parto e em seu resultado, ou seja, na morbimortalidade perinatal e materna.

Considera-se recém-nascido em boas condições aquele em que se registra índice de Apgar igual ou superior a 7 no quinto minuto, pH no sangue da artéria umbilical acima de 7,2, sem bossa serossanguínea ou qualquer outro tipo de tocotraumatismo.

Em relação à parturiente, o que se espera é que após o parto ela tenha vivenciado uma experiência positiva e não apresente qualquer alteração anatômica ou funcional nos órgãos que participaram da gravidez e do parto: útero, canal cervical e genitais externos e internos.

Apesar de o parto ser considerado um acontecimento fisiológico – e, portanto, isento de riscos – na prática, não raro, surgem problemas logo no início ou durante o desenrolar e, principalmente, na fase final – período expulsivo. Esses problemas podem e devem ser evitados ou pelo menos corrigidos prontamente.

NORMAS PARA ASSISTÊNCIA AO PARTO

Para facilitar a assistência ao parto e reduzir seus riscos é necessária a análise cuidadosa dos tópicos listados no Quadro 53.1 no momento em que a gestante procura a maternidade.

A gestante está em trabalho de parto?

A preocupação inicial de quem atende uma gestante com feto viável – gestação acima de 22 semanas – e que procura atendimento médico com queixas de cólicas abdominais e/ou perda de líquido ou sangue pelos

Quadro 53.1 Perguntas a serem respondidas na avaliação inicial da gestante admitida em trabalho de parto

- A gestante está em trabalho de parto?
- Qual a idade gestacional?
- Qual a estática fetal?
- Quais as condições maternas?
- Quais as condições fetais?
- Existe proporção feto-pélvica?
- Como evolui o trabalho de parto?
- Quais as condições hospitalares?
- Quais as condições do obstetra e da equipe assistencial?
- Como conduzir o trabalho de parto?

genitais externo é certificar-se de que ela está ou não em trabalho de parto. A diferenciação entre o falso trabalho de parto e o verdadeiro é essencial e nem sempre é facilitada no primeiro exame. Erros nesse diagnóstico inicial são responsáveis por condutas incorretas, como internações desnecessárias por falso trabalho de parto ou, ao contrário, deixar de internar gestantes já em trabalho de parto.

Na primeira hipótese – falso trabalho de parto – as consequências incluem internações por mais tempo que o previsto, intervenções desnecessárias, afastamento mais longo do lar e altos gastos para a família ou para as instituições responsáveis pelo atendimento. Comprovado o falso trabalho de parto, outra iatrogenia frequente é tentar induzi-lo, às vezes sem as condições adequadas e sem necessidade, levando à falha na indução. O oposto – deixar de internar quando já existe trabalho de parto – pode determinar nascimento fora do local adequado: em casa, no meio de transporte ou até mesmo na rua.

Diagnóstico de trabalho de parto

São três as características iniciais do trabalho de parto: cólicas abdominais, perda de líquido pelos genitais e eliminação do tampão mucoso.

Anamnese e exame físico

Anamnese bem conduzida, palpação abdominal e exame pélvico são suficientes para o diagnóstico de trabalho de parto, sendo raramente necessário recorrer a exames complementares, como a cardiotocografia.

Na anamnese, procura-se caracterizar como são as cólicas, quando começaram, sua duração e o intervalo entre elas. Gestantes bem-informadas e com boa assistência pré-natal conseguem caracterizar corretamente as contrações uterinas. Contudo, não é rara a confusão entre dores no baixo ventre, comuns no final de gravidez, e as verdadeiras dores do trabalho de parto.

Outra queixa é a perda de líquido ("água") pelos genitais, sendo necessário caracterizar quando (hora) ocorreu essa perda e o aspecto do líquido. Pode ser decorrente da ruptura das membranas amnióticas, que às vezes acontece no início do trabalho de parto, mas também pode consistir em perda involuntária de urina ou até mesmo de resíduo vaginal. Há ainda a possibilidade de a mulher informar ter perdido o "sinal de parto". Trata-se de eliminação de secreção mucosa – tampão mucoso – que se acumula entre os orifícios externo e interno do canal cervical e que se desprende pelos genitais quando têm início as modificações do colo.

Das três queixas, a mais importante é a cólica abdominal, uma vez que a característica essencial do trabalho de parto é a presença de contrações uterinas. A perda de líquido amniótico pode acontecer em gestantes que não estão em trabalho de parto. O tampão mucoso nem sempre existe ou sua eliminação pode ocorrer e não ser percebida pela parturiente. Em caso de dúvida se a membrana amniótica está rota, sugere-se a realização do exame especular.

Os objetivos do exame físico são comprovar se existem ou não contrações uterinas típicas do trabalho de parto e se já ocorreram modificações no canal cervical. Para comprovação da existência de contrações, palpa-se o útero com a mão sobre o abdome estando a gestante preferencialmente em decúbito lateral. Com a palma de uma das mãos colocada na região do corpo uterino, procura-se sentir o endurecimento, seguido de relaxamento desse órgão. Solicita-se, ainda, que a gestante informe quando começa a sentir a cólica e quando ela desaparece – tudo isso no período de 10 minutos. As contrações características do trabalho de parto são pelo menos duas em 10 minutos, com duração de 25 segundos ou mais (2/10'/25").

O exame físico é completado com o exame pélvico, procurando observar se as contrações provocaram modificações no canal cervical. Nas nulíparas, as primeiras modificações são seu apagamento – diminuição da distância entre os orifícios externo e interno e amolecimento do colo – e o início da dilatação cervical – 2cm ou mais (Figura 53.1). Nas multíparas não há apagamento prévio – o colo se apaga e dilata simultaneamente.

Distócias de contração, de dilatação do canal cervical ou a ocorrência de gravidez extrauterina podem impedir a dilatação do canal cervical, apesar de já ter iniciado o trabalho de parto.

Exames complementares

Quando não se chega a um diagnóstico definitivo clinicamente, pode-se utilizar a cardiotocografia (CTG), que possibilita o registro gráfico das contrações e de suas características.

Quando persistem as dúvidas ou não se dispõe de CTG, a solução é manter a gestante sob observação por 1 a 2 horas. Após esse tempo, repete-se o exame físico. Se não forem comprovadas contrações ou mudanças no

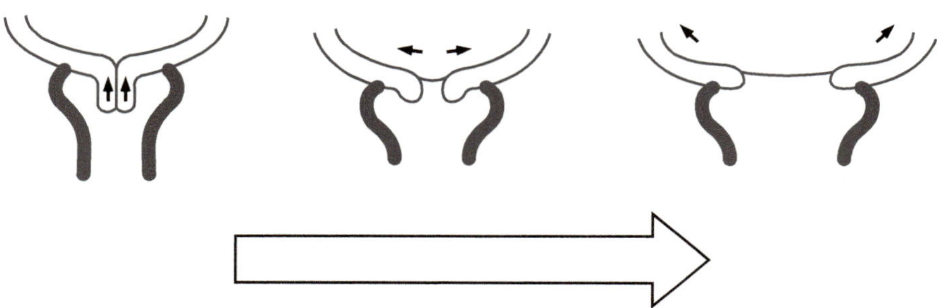

Figura 53.1 Apagamento e dilatação do colo na nulípara.

canal cervical, a gestante pode voltar para sua residência, após receber informações claras e precisas sobre o início do trabalho de parto.

Qual a idade gestacional?

A idade gestacional é decisiva para a definição da conduta a ser adotada. Na gravidez pré-termo (≥ 22 e < 37 semanas), confirmado o diagnóstico de trabalho de parto, dois procedimentos são possíveis: tentar inibir o trabalho de parto, quando existem condições, ou conduzi-lo, mas adotando medidas adequadas à assistência ao parto pré-termo (veja o Capítulo 24). A gravidez prolongada (≥ 42 semanas) também exige condução diferenciada, pois são grandes os riscos de sofrimento ou morte fetal periparto (veja o Capítulo 31).

Qual a estática fetal?

A maneira como o feto se posiciona na cavidade uterina interfere na condução do parto e na via para seu nascimento. Por isso, já no primeiro exame é estabelecido o diagnóstico da situação fetal (longitudinal, transversal ou oblíqua), da posição (direita ou esquerda), da apresentação fetal (cefálico, pélvico ou córmico) e da variedade de apresentação (veja o Capítulo 4).

O parto transpélvico só acontece quando o feto se encontra na situação longitudinal. Nas outras – transversal ou oblíqua – são duas as soluções: ou se coloca o feto na posição longitudinal, recorrendo-se à versão externa, ou está indicado o parto transabdominal (veja os Capítulos 57 e 59).

Em situação longitudinal, a cefálica e a pélvica são as duas apresentações possíveis. Na cefálica, o parto espontâneo só acontece na variedade de apresentação de vértice, ou seja, com o polo cefálico totalmente fletido. Na pélvica, as variedades de apresentação compatíveis com o parto transpélvico são as pélvicas completa e a incompleta, variedade nádegas.

Quais as condições maternas?

O trabalho de parto, mesmo em caso de evolução normal, sempre exige esforços físicos e mentais da parturiente, sendo necessária, portanto, a avaliação inicial de suas condições. Enfermidades previamente existentes ou que se manifestaram no decorrer da gestação influenciam não apenas a condução do parto, mas também a escolha da via para o nascimento do feto.

Dados registrados na caderneta de pré-natal já podem revelar doenças prévias ou intercorrências gestacionais. A anamnese, o exame físico, exames complementares, quando necessários, e até mesmo interconsultas com outras especialidades possibilitam o diagnóstico das verdadeiras condições maternas.

Quais as condições fetais?

Uma das grandes preocupações na assistência ao parto é com as condições fetais. Em algumas situações, o trabalho de parto pode representar riscos de complicações para o feto, e apenas aqueles em boas condições conseguem superar todo o esforço do parto sem repercussões negativas imediatas ou futuras em seu desenvolvimento. Por outro lado, o trabalho de parto bem conduzido, em fetos saudáveis, tem diversos efeitos positivos em curto e longo prazo. A avaliação inicial torna possível identificar aqueles que já têm problemas – sofrimento crônico –, começando com a análise da caderneta da gestante, onde devem estar registrados os dados sobre as condições fetais, inclusive a propedêutica complementar realizada.

Clinicamente, avaliam-se as condições fetais por meio do registro de sua frequência cardíaca e pela observação da cor do líquido amniótico, quando as membranas já estão rotas, ou quando se faz a amniotomia. Em condições normais, a frequência cardíaca fetal oscila entre 110 e 160bpm, quase sempre se mantendo em torno de 140bpm. Taquicardia, bradicardia ou oscilações constantes – arritmias – são sinais de alerta para sofrimento fetal. Como propedêutica complementar, empregam-se a cardiotocografia (veja o Capítulo 54), a ultrassonografia – perfil biofísico fetal (veja os Capítulos 11 e 12) – e a dopplervelocimetria (veja o Capítulo 13), para se certificar das condições fetais. A cor do líquido amniótico auxilia o diagnóstico das condições fetais: líquido meconial (esverdeado) pode sugerir sofrimento fetal.

Existe proporção feto-pélvica?

Mesmo após avaliação clínica e/ou laboratorial do tamanho do feto e da bacia, não é rara a persistência de dúvidas quanto à proporção, o que é mais frequente e mais importante na nulípara, uma vez que sua bacia nunca foi testada.

Quanto mais cedo forem afastadas essas dúvidas, melhor será para todos os envolvidos: feto, parturiente e equipe obstétrica. Evita-se o trabalho de parto prolongado com todos os seus inconvenientes, como fórcipe mal indicado e mal executado e, o que é mais comum, cesarianas tardiamente realizadas com extração fetal difícil e recém-nascidos em condições inadequadas. Questiona-se a proporção quando se conclui, após a avaliação propedêutica, que o volume fetal é maior (medida do útero pela fita métrica > 34cm e peso fetal estimado > 3.500g) e a pelvimetria interna clínica é duvidosa (*conjugata diagonalis* < 12cm).

Acrescente-se a isso o fato de o polo cefálico fetal não ter penetrado o estreito superior da bacia, permanecendo móvel. As estatísticas mostram que em cerca de 80% das nulíparas, antes ou logo no início do trabalho de parto, o polo cefálico se insinua, encaixa e desce na bacia, tornando-se fixo quando a grande circunferência craniana ultrapassa o estreito superior. Ao exame pélvico, percebe-se o vértice próximo do plano zero de De Lee.

A altura da apresentação se comprova pela palpação abdominal – terceira manobra de Leopold – e pelo exame pélvico criterioso, no qual, com os dedos utilizados no toque, procura-se mobilizar o polo cefálico – manobra realizada no intervalo das contrações. A mobilização do polo fetal com essa manobra reforça a hipótese de desproporção. Diante dessa dúvida, Corrêa propõe, desde o final da década de 1950, a chamada prova de trabalho de parto.[1]

Prova de trabalho de parto

Essa prova está indicada nos casos de nulíparas com gravidez a termo, em trabalho de parto, com fetos com volume acima da média e polo cefálico ainda móvel, com o objetivo de comprovar que, com contrações adequadas e sem obstáculos à sua descida, o polo cefálico penetra a bacia e atinge o plano zero de De Lee dentro de um prazo determinado. Para alcançarem o padrão desejado (três a quatro em 10 minutos com duração de 30 a 40 segundos), as contrações uterinas necessitam ser estimuladas com ocitocina ou com a amniotomia ou, então, com o emprego concomitante desses dois recursos. Corretamente realizada, descolando-se previamente as membranas amnióticas e mobilizando-se a apresentação fetal de modo a permitir o escoamento de grande quantidade de líquido, a prova do trabalho de parto estimula as contrações uterinas e afasta o único obstáculo à descida do polo fetal: a bolsa das águas. Na maioria das vezes, a amniotomia atinge seu objetivo em 60 minutos; quando isso não acontece, administra-se ocitocina.

A prova de trabalho de parto também pode ser iniciada com a administração endovenosa de doses crescentes de ocitocina, a intervalos de cerca de 40 minutos, até que as contrações atinjam o padrão desejado. Se isso não ocorrer no prazo máximo de 2 horas, realiza-se a amniotomia. Alcançado o padrão de contrações desejadas, afasta-se o obstáculo que pode dificultar a descida do polo fetal na bacia: a bolsa das águas, a qual não impede, mas dificulta, atrasando a descida. Tudo isso deve ocorrer em pouco tempo, entre 2 e 4 horas, dependendo da experiência do examinador. Após esse período, se o polo cefálico permanece móvel, a conduta consiste em extrair o feto via abdominal. A prova de trabalho de parto não é perfeita nem infalível, mas evita trabalhos de parto prolongados, com recém-nascidos deprimidos, tentativas de fórcipe com todas as suas repercussões negativas ou cesarianas realizadas após longo período de parto e, não raro, depois de ser realizada a episiotomia.

A prova de trabalho de parto é fácil e nada exige de especial, a não ser a comprovação da altura do polo fetal, e frequentemente evita complicações para o recém-nascido e a parturiente, e também para o próprio obstetra: processos judiciais por possível falha na assistência.

Qual a evolução do trabalho de parto?

Para acontecer no prazo máximo de 12 horas, o parto tem de apresentar evolução normal desde o início, o que às vezes pode ser comprovado pelo exame inicial, por meio de anamnese e exame físico e, menos frequentemente, recorrendo-se a exames complementares, como cardiotocografia e ultrassonografia.

Na anamnese, procura-se se certificar de quando começaram as contrações e quais suas características: duração e intervalo entre elas. Caso a gestante seja boa observadora e tenha sido bem orientada no pré-natal, essas informações são úteis. No exame físico, comprova-se a existência de contrações e suas características por meio de palpação abdominal. No exame pélvico, as modificações do canal cervical mostram-se compatíveis com evolução normal. Quando isso não é possível – impossibilidade de comprovar o início do trabalho de parto –, a solução é observar a parturiente por 1 a 2 horas, tempo suficiente para decidir se a evolução é normal ou não. A monitoração e o registro da evolução do trabalho de parto serão abordados com mais detalhes adiante.

Quais as condições hospitalares?

A qualidade da assistência obstétrica – e consequentemente de seus resultados – depende muito das condições hospitalares: quartos pré-parto, parto e puerpério (PPP), acesso facilitado para partos operatórios (bloco obstétrico), unidade neonatal para estabilização de recém-nascidos não vigorosos e, de acordo com o tipo de maternidade, unidade neonatal de cuidados progressivos, bem como equipe completa – enfermagem, neonatologista, anestesista, auxiliares – experiente e sempre disponível.

Quais as condições do obstetra?

A assistência ao parto exige a presença de obstetra não apenas competente e experiente, mas também com boas condições físicas e emocionais. Conhecimento teórico e prático precário, inexperiência, estafa física e descontrole emocional são incompatíveis com a boa assistência obstétrica e frequentemente responsabilizados por complicações intraparto graves com repercussões negativas para o recém-nascido, a parturiente e, não raro, para o próprio obstetra, como nos processos por possível falha na assistência.

Como conduzir o trabalho de parto?

Motivo de muita discussão nos últimos anos, são sugeridas duas formas de acompanhamento do trabalho de parto: uma conduta ativa, em que o médico obstetra se utiliza das intervenções disponíveis para auxiliar a evolução, e a outra com intervenções mínimas, em que a equipe tende a deixar o parto evoluir de forma mais natural.

Ambas as condutas têm vantagens e desvantagens, e a decisão por qual linha seguir deve ser baseada na experiência da equipe que acompanha o trabalho de parto e nos desejos da parturiente. Para isso, é fundamental que as formas de acompanhamento do trabalho de parto sejam discutidas ainda no pré-natal e registradas em um "plano de parto", principalmente se a equipe que vai acompanhar o parto não for a que conduziu o pré-natal.

O plano de parto nada mais é do que um documento onde a gestante registra seus desejos e expectativas para a assistência ao parto, devendo ser claramente discutido para que a mulher possa ser orientada sobre os riscos e benefícios de cada intervenção disponível e até mesmo sobre práticas que não devem ser adotadas rotineiramente, mas que podem ser úteis em situações específicas. Existem vários modelos de plano de parto disponíveis, inclusive um em forma de aplicativo para celular, desenvolvido pela equipe da UFMG ("Meu Pré-Natal").

Para fins didáticos, o acompanhamento do trabalho de parto será dividido em duas modalidades: conduta ativa e acompanhamento com intervenções mínimas.

Com a parturiente internada, compete à equipe obstétrica conduzir o trabalho de parto, ajudando quando sua evolução for normal e corrigindo distócias, caso surjam. A condução do parto varia de acordo com os períodos clínicos: dilatação, expulsão, dequitação e observação, cada um apresentando características próprias e exigindo conduta diferenciada.

Friedman[2] sugeriu que a evolução do trabalho de parto aconteceria em períodos clínicos bem determinados (Figura 53.2):

- **Período de latência:** caracterizado pelo início de contrações regulares e dilatação cervical. Tem duração variável, podendo durar várias horas.
- **Primeiro período (fase de dilatação):** fase do parto em que acontece a dilatação progressiva do colo, necessária para permitir a saída do feto da cavidade uterina. Principia quando tem início o trabalho de parto e termina quando o colo atinge dilatação máxima (10cm).
- **Segundo período (período expulsivo):** começa com a dilatação completa do colo (10cm) e termina com a expulsão total do feto.
- **Terceiro período (dequitação):** inicia após o desprendimento total do feto e termina com a saída completa da placenta.
- **Quarto período (observação):** primeira hora após a saída da placenta, período em que a puérpera deve ser observada atentamente para que sejam avaliadas suas condições clínicas, principalmente quanto à involução uterina e ao sangramento vaginal.

DURAÇÃO DO TRABALHO DE PARTO

Os estudos originais de Friedman,[2] na década de 1950, foram realizados em uma população mista, que incluía fetos em apresentação cefálica e pélvica, com episiotomia praticamente universal e antes da introdução da analgesia de parto. Esses dados sugeriam que a duração da fase ativa do parto (> 4cm de dilatação) variava de 1,8 a 9,5 horas, com média de 4,4 horas e desvio padrão de 1,9 hora. Com base nesses e nos dados de outros autores, estabeleceu-se que a evolução "normal" da dilatação seria de aproximadamente 1cm/h.[2]

Peisner & Rosen (1986)[3] relataram que 90% das mulheres que tiveram sucesso no parto vaginal evoluíam com velocidade maior ou igual a 1cm/h.

Em 2002, Zhang e cols. publicaram uma curva de evolução do parto com a análise de 1.162 nulíparas com apresentação cefálica, a maioria recebendo analgesia no parto.[4] Os autores relataram que a média de tempo entre os 4cm e a dilatação completa foi de 5,5 horas, estabelecendo uma taxa de dilatação entre 0,5 e 0,7cm/h para nulíparas e de 0,5 a 1,3cm/h para multíparas. Com base nesses dados, protocolos passaram a sugerir que o diagnóstico de distócia na fase ativa do parto não deveria ser realizado antes de serem alcançados 6cm de dilatação.[5] A Figura 53.3 mostra a velocidade de dilatação do colo segundo dados do *The National Collaborative Perinatal Project*, que acompanhou mulheres em trabalho de parto entre 1959 e 1966 e foi reanalisado por Zhang em 2010.[6] Nessa análise foram incluídos dados de 26.838 gestações a termo, sem complicações clínicas ou obstétricas graves, fetos em apresentação cefálica e trabalho de parto espontâneo.

A comparação entre as curvas de Friedman e de Zhang mostra evolução mais lenta e gradual na de Zhang, sem a desaceleração final apresentada por Friedman, bem como o ponto de aceleração próximo aos 4cm na curva de Friedman e próximo aos 6cm na de Zhang (Figura 53.4).[7]

Estudo multicêntrico não encontrou diferenças entre as taxas de cesariana intraparto quando 7.277 parturientes foram randomizadas para acompanhamento pelos parâmetros de Friedman ou de Zhang (5,9% *versus* 6,8%).[8] Não houve diferenças, também, nas taxas de complicações maternas, parto operatório ou índice de Apgar.

Na prática, não existe superioridade comprovada de uma forma de acompanhamento em relação à outra. Por isso, sempre que possível, opta-se por apresentar as duas metodologias mais aceitas, sempre com uma análise crítica sobre elas.

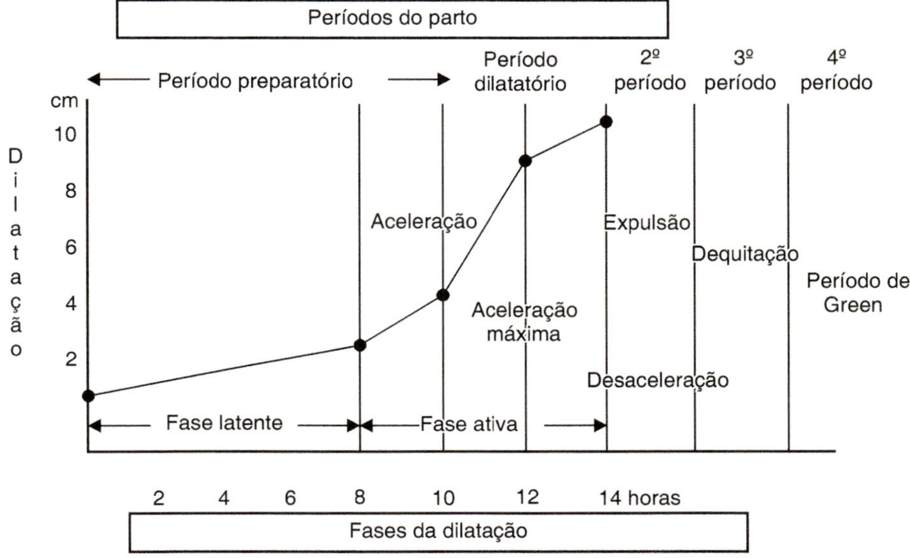

Figura 53.2 Períodos clínicos do trabalho de parto. (Adaptada de Friedman, 1954.[2])

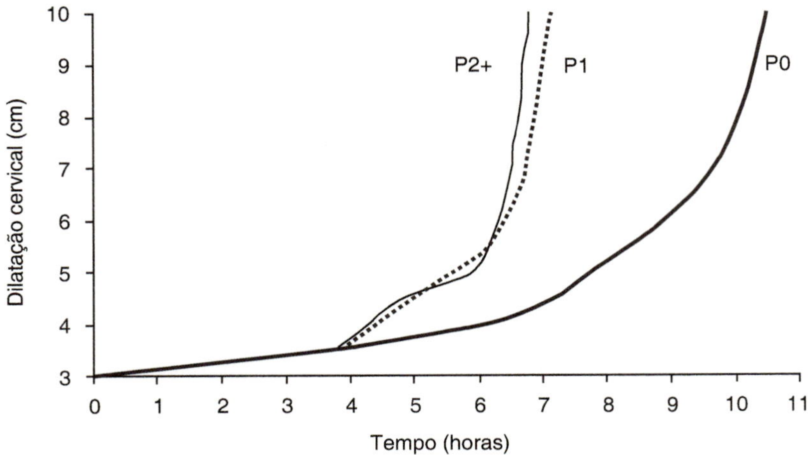

Figura 53.3 Evolução da dilatação cervical média em mulheres nulíparas (*P0*), com parto anterior (*P1*) e com dois ou mais partos anteriores (*P2+*). (Modificada de Zhang *et al.*, 2010.[6])

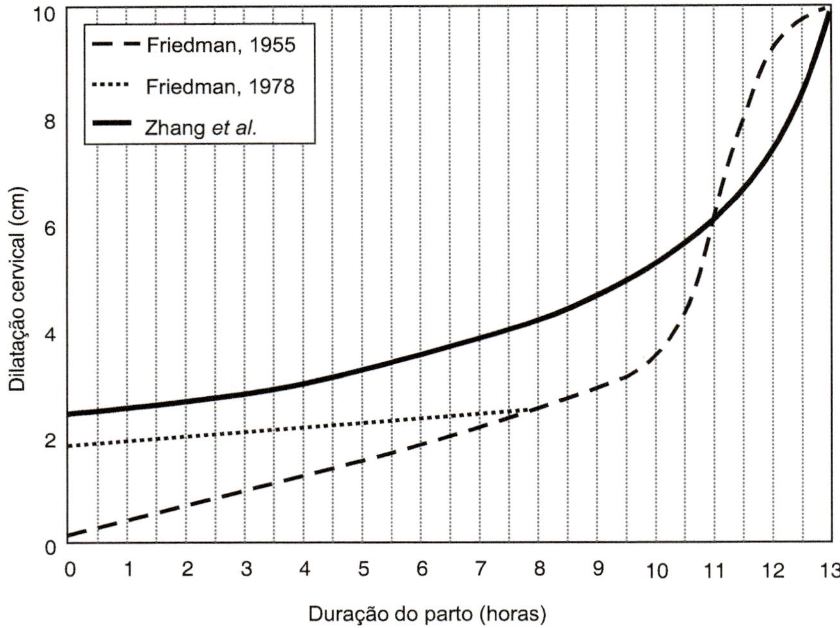

Figura 53.4 Sobreposição das curvas de evolução da dilatação de Friedman e de Zhang. (Modificada de Lee & Azzam, 2016.[7])

ACOMPANHAMENTO DO TRABALHO DE PARTO

Quando internar a gestante?

As gestantes devem ser preferencialmente admitidas na fase ativa do trabalho de parto, ou seja, com pelo menos duas contrações de 25 segundos em 10 minutos de observação e dilatação cervical de 4cm. As gestantes com ruptura prematura de membranas, na gestação a termo, também devem ser admitidas para observação e indução do parto. As grávidas com sangramento vaginal ou outras condições clínicas que necessitem avaliação também devem ser admitidas para observação e investigação.

A admissão na fase latente do parto pode aumentar o período de internação e motivar intervenções desnecessárias. Nessas condições, as gestantes podem ser colocadas em observação e reavaliadas no prazo de 2 horas ou podem ser orientadas (dependendo da facilidade de retorno ao serviço de saúde) a aguardar em casa até que as contrações aumentem ou que haja perda de líquido ou sangramento vaginal. A perda do tampão mucoso não implica a necessidade de internação, uma vez que pode ocorrer dias ou mesmo semanas antes do início do trabalho de parto.

Em algumas situações, como em caso de dor intensa, a gestante pode ser admitida na fase de latência para adoção de medidas não farmacológicas de alívio da dor.

Acompanhamento do primeiro período – dilatação

Esse período é representado pela fase do parto em que acontece a dilatação progressiva do colo, necessária para possibilitar a saída do feto da cavidade uterina. Começa quando se inicia o trabalho de parto e termina quando o colo atinge a dilatação máxima de 10cm. A duração desse período é variável. O Quadro 53.2 apresenta a duração média e o percentil 95 da dilatação segundo os principais estudos sobre o tema.[2,8] Cabe ressaltar, no entanto, que essa duração depende de alguns fatores, sendo mais curta nos partos de início espontâneo do que nos induzidos e ainda mais curta nos partos hospitalares conduzidos por equipe obstétrica experiente do que naqueles em que não se intervém em sua evolução. As características maternas, como idade e obesidade, também influenciam a evolução. As mulheres com mais de 35 anos e com IMC maior tendem a ter partos mais lentos.[7]

Na condução do parto, no período de dilatação, algumas medidas gerais, adotadas quase como rotina no passado, são hoje questionadas e até mesmo abandonadas.[9]

Enema ou lavagem intestinal

Muito usado no passado, enema não deve ser realizado de rotina atualmente, mas pode ser utilizado em mulheres que apresentam constipação importante no momento da admissão com o objetivo de evitar a eliminação de fezes no período expulsivo – momento do puxo –, situação constrangedora para a parturiente e passível de contaminar o campo operatório e o recém-nascido. Vale salientar, no entanto, que essa medida está contraindicada em trabalhos de parto mais avançados (dilatação > 6cm e bolsa das águas rota).

Metanálise de dois estudos com 594 gestantes mostrou tendência não significativa de redução da infecção puerperal no grupo que recebeu o enema (RR: 0,66; IC95%: 0,42 a 1,04).[10] Analisando o estudo citado, Beghella e cols. afirmam que o enema provoca desconforto na parturiente, aumenta o custo do parto e seus benefícios são limitados (diminui o risco de infecção no recém-nascido e o uso de antibióticos em menos de 3% dos casos).[11]

Tricotomia dos pelos pubianos

Em portadoras de pelos pubianos, a tricotomia (tonsura) na sala de parto facilita a antissepsia dos genitais e a realização de episiotomia e episiorrafia. Essa decisão deve ser deixada a critério da mulher. A tricotomia não reduz o risco de infecção da ferida operatória (RR: 1,14; IC95%: 0,73 a 1,76) ou deiscência de ferida (RR: 0,33; IC95%: 0,01 a 1,76).[12]

Quadro 53.2 Duração do trabalho de parto segundo a paridade e a dilatação à admissão

Paridade	Autor	Dilatação inicial (cm)	Duração média (horas)	Percentil 95 (horas)
Primíparas	Friedman	4	5,8	15
	Outros	4	3,7 a 5,9	14,5 a 16,7
		5	3,8 a 4,3	11,3 a 12,7
		6	2,9	9,5
Multíparas	Friedman	4	2,5	6,1
	Outros	4	2,2 a 4,7	13 a 14,2
		5	3,4	10,8
		6	2,4	7,5

Fonte: modificado de Friedman, 1954; Bernitz *et al.*, 2019.[2,8]

Alimentação

Todas as parturientes são candidatas à anestesia, a qual acarreta menos complicações quando o estômago está vazio. Por isso, recomenda-se evitar a ingestão de alimentos durante o trabalho de parto. As gestantes com evolução normal do trabalho de parto podem ingerir água e líquidos claros. Cabe destacar que uma revisão de 19 estudos com 3.130 gestantes não registrou nenhum caso de aspiração em mulheres que receberam alimentos leves durante o trabalho de parto, comparadas às que receberam apenas fluidos.[13]

Posição durante o trabalho de parto

A parturiente pode adotar a posição que mais lhe convier, desde que não existam condições médicas que exijam sua permanência no leito, como doenças sistêmicas graves que imponham a necessiadade de repouso no leito e membranas rotas com polo cefálico móvel.

Em gestantes sem analgesia peridural estimuladas a deambular ou que adotaram posições mais verticalizadas, a fase de dilatação foi em média 82 minutos mais curta do que naquelas que permaneceram restritas ao leito. Curiosamente, esse efeito não foi observado nas parturientes submetidas à analgesia peridural.[7]

As gestantes submetidas à analgesia peridural também podem ser estimuladas a adotar posições mais verticalizadas ou até mesmo a deambular, caso apresentem boa firmeza nos membros inferiores.

Apoio contínuo

A gestante tem direito, garantido pela Lei Federal 11.108, de 7 de abril de 2005, a um acompanhante de sua livre escolha durante todo o período de internação. Esse acompanhante pode ser um familiar ou qualquer pessoa de escolha da mulher.

As *doulas* são mulheres da comunidade treinadas para oferecer apoio às gestantes que desejarem, atuando paralelamente à equipe assistencial na promoção do apoio contínuo.

O apoio contínuo aumenta as taxas de satisfação materna (RR: 6,59; IC95%: 0,59 a 0,79) e reduz a necessidade de analgesia farmacológica (RR: 0,90; IC95%: 0,84 a 0,96).[14]

Medidas obstétricas

Após a adoção das medidas gerais, compete à equipe obstétrica implementar medidas específicas da condução do parto, monitorando e registrando as contrações uterinas, a dilatação cervical e as condições fetais e maternas.

Para melhor padronização do acompanhamento do trabalho de parto, foi criado o partograma (Figura 53.5), um formulário próprio onde são registradas as informações sobre dilatação cervical, altura da apresentação, contrações uterinas, frequência cardíaca do feto e outros dados relevantes, como uso de analgesia, situação da bolsa das águas e cor do líquido amniótico.

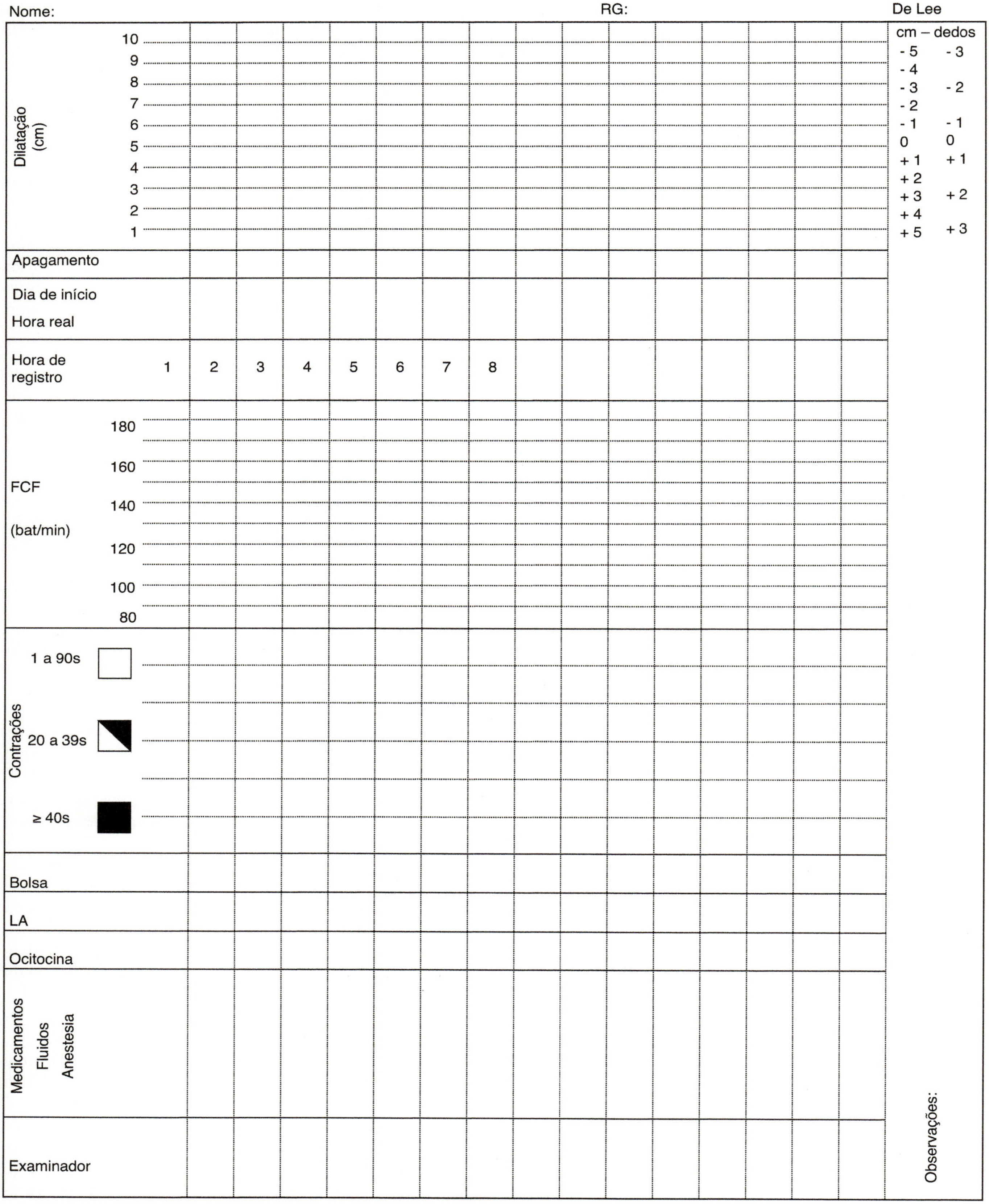

Nome: RG: De Lee

Dilatação (cm)																	cm – dedos
	10																- 5 - 3
	9																- 4
	8																- 3 - 2
	7																- 2
	6																- 1 - 1
	5																0 0
	4																+ 1 + 1
	3																+ 2
	2																+ 3 + 2
	1																+ 4
																	+ 5 + 3
Apagamento																	
Dia de início Hora real																	
Hora de registro	1	2	3	4	5	6	7	8									
FCF (bat/min)	180																
	160																
	140																
	120																
	100																
	80																
Contrações	1 a 90s □																
	20 a 39s ◩																
	≥ 40s ■																
Bolsa																	
LA																	
Ocitocina																	
Medicamentos Fluidos Anestesia																	
Examinador																	Observações:

Figura 53.5 Partograma.

Folha de Registro de Acompanhamento do Parto (OMS)																	
Nome								Paridade			Data:						
Observações																	
		Primeiro período: Fase Ativa da Dilatação													Expulsivo		
Hora real																	
Duração	Alerta	1	2	3	4	5	6	7	8	9	10	11	12		1	2	3
FC	< 60, ≥ 120																
PAS	< 80, ≥ 140																
PAD	≥90																
TAX	< 35, ≥ 37,5																
BCF	< 110, > 160																
Contrações	≤ 2, > 5																
Duração	< 20, > 60																
Dilatação 10	Alerta																
Dilatação 9	≥ 2h																
Dilatação 8	≥ 2,5h																
Dilatação 7	≥ 3h																
Dilatação 6	≥ 5h																
Dilatação 5	≥ 6h																
Planos de De Lee -3																	
Planos de De Lee -2																	
Planos de De Lee -1																	
Planos de De Lee 0																	
Planos de De Lee +1																	
Planos de De Lee +2																	
Planos de De Lee +3																	
Ocitocina																	
Amniotomia																	
Líquido amniótico																	
Controle da dor																	
Analgesia																	
Acesso venoso																	
Observações																	
iniciais do examinador																	

Figura 53.6 Folha de registro do acompanhamento do parto. (*BCF*: batimentos cardiofetais; *FC*: frequência cardíaca; *PAD*: pressão arterial diastólica; *PAS*: pressão arterial sistólica; *TAX*: temperatura axilar.) (Adaptada de WHO, 2021.[5])

Como o partograma segue os preceitos de Friedman, em 2021 a Organização Mundial da Saúde (OMS) propôs a adoção de uma nova folha de registro do parto que não utiliza o mesmo "grafismo" do partograma original (Figura 53.6).

Preenchimento do partograma

O partograma só deve ser iniciado quando a gestante se encontra na fase ativa do trabalho de parto, ou seja, com contrações efetivas (pelo menos 2/10'/30") e dilatação cervical (pelo menos 4cm). A abertura do partograma ainda na fase de latência do trabalho de parto pode levar à adoção de medidas desnecessárias e até mesmo iatrogênicas.

Na forma mais comum de montagem do partograma é utilizado papel quadriculado, sendo colocado na abscissa (eixo X) o tempo em horas e nas ordenadas (eixo Y), em centímetros, a dilatação cervical à esquerda e a descida da apresentação à direita. Para a descida da apresentação, considera-se o plano zero de De Lee – espinhas ciáticas no estreito médio da bacia; acima desse ponto estão os valores negativos, e abaixo, os positivos de De Lee (Figura 53.5).

Com base nos conhecimentos a respeito da dilatação cervical, constrói-se a linha de alerta, que serve para identificar as gestantes com parto de risco. Não há necessidade de intervenção quando a dilatação atinge ou

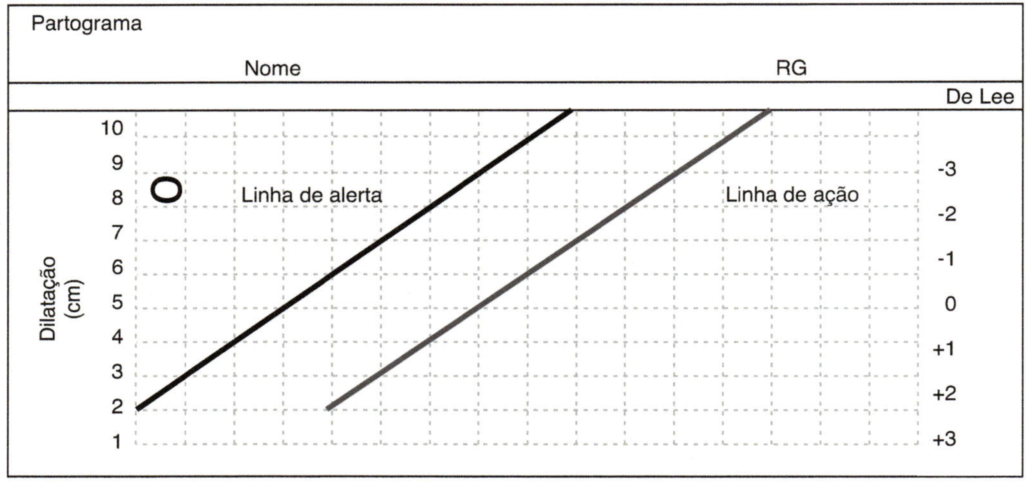

Figura 53.7 Partograma mostrando, no eixo Y, a dilatação cervical à esquerda (cada quadrado representa 1cm) e a altura da apresentação à direita (cada quadrado representa um plano). No eixo X, cada quadrado representa o tempo em horas. A linha de alerta foi traçada 1 hora após o primeiro registro da dilatação (▲), e a linha de ação, 4 horas após a linha de alerta. O símbolo (o) indica a altura da apresentação.

cruza a linha de alerta. O alerta implica simplesmente a necessidade de melhorar a observação clínica. Quatro horas após a linha de alerta, traça-se a linha de ação, paralela à primeira. A intervenção médica se torna necessária somente quando a curva da dilatação cervical atinge a linha de ação, na tentativa de melhorar a evolução do trabalho de parto e corrigir possíveis distócias que possam estar iniciando. Isso não significa necessariamente conduta cirúrgica (Figura 53.7).

O primeiro registro da dilatação cervical deve ser feito no quadrado imediatamente anterior à linha de alerta, na altura correspondente à dilatação. Em geral, a dilatação cervical é anotada na forma de um triângulo sólido (▲). A altura da apresentação deve ser registrada na coluna correspondente à dilatação e na linha correspondente ao plano de De Lee, sendo comumente registrada como um círculo vasado (o) ou representando as suturas do crânio.

Os defensores da conduta com intervenções mínimas recomendam que as linhas de alerta e de ação não sejam traçadas, pois não representariam a evolução fisiológica de uma parcela das gestantes em trabalho de parto e poderiam levar à adoção de intervenções desnecessárias. Essa linha de pensamento sugere a adoção de um sistema de registro baseado nas curvas de Zhang (Figura 53.8).[15]

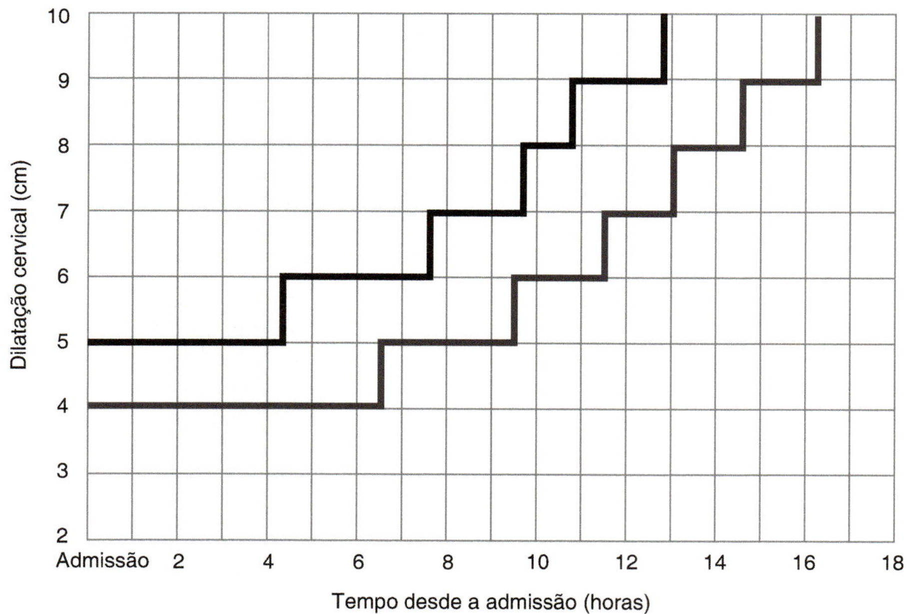

Figura 53.8 Percentil 95 da evolução do trabalho de parto segundo Zhang para gestantes admitidas com 4 e 5cm de dilatação. (Modificada de Zhang *et al.*, 2010.[15])

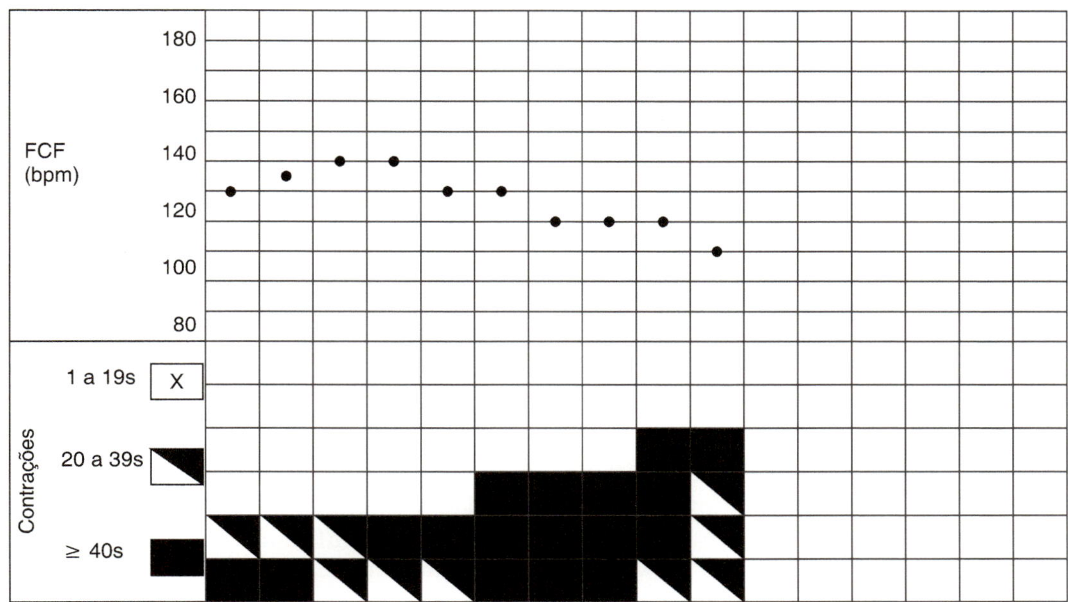

Figura 53.9 Partograma mostrando o registro da frequência cardíaca fetal (*FCF* [parte superior]) e as contrações uterinas (parte inferior).

Para o registro gráfico no partograma de Zhang é levada em consideração apenas a dilatação cervical, utilizando-se o mesmo triângulo sólido do partograma tradicional (▲).

A frequência cardíaca fetal é registrada em local próprio, assim como as contrações uterinas. Para registro das contrações uterinas, geralmente são coloridos os quadrados correspondentes ao número de contrações – todo o quadrado é colorido caso a contração tenha durado mais de 40 segundos e meio quadrado quando se manteve por 20 a 40 segundos (Figura 53.9).

Em função da melhor padronização das condutas e para facilitar ainda mais a interpretação dos registros, a OMS e o Ministério da Saúde recomendam que todas as maternidades adotem o partograma como rotina no acompanhamento do trabalho de parto.[16]

Monitoração e registro das contrações uterinas

As contrações uterinas são indispensáveis para a dilatação cervical e a expulsão do feto e da placenta. Durante a gestação, o útero apresenta atividade contrátil de baixas intensidade e duração, não perceptíveis pela gestante e sem repercussões sobre o canal cervical – são contrações improdutivas, conhecidas como contrações de Braxton-Hicks ou contrações de treinamento.

No final da gravidez, no chamado pré-parto, as contrações aumentam de intensidade e duração e alteram o canal cervical, levando ao apagamento do colo nas nulíparas. Já as contrações do verdadeiro trabalho de parto apresentam características próprias – o chamado triplo gradiente descendente – e sua intensidade e duração aumentam progressivamente.

Triplo gradiente descendente

As contrações fisiológicas iniciam em marca-passos próprios situados no corpo uterino, próximos ao local onde as tubas penetram o útero, e se propagam de cima para baixo, do corpo para o segmento inferior do útero e para o canal cervical. Suas características são: frequência, intensidade e duração. A intensidade dessas contrações é mais forte e a duração mais longa no corpo uterino do que no canal cervical. No início elas são em número de duas a três a cada 10 minutos, com duração de 25 a 30 segundos, o que equivale a 50 a 90 unidades de Montevidéu (UM) – unidade de Montevidéu é o produto da frequência das contrações × duração em segundos em 10 minutos de observação. Originalmente a UM era obtida mediante o monitoramento da pressão intrauterina, medida que não é utilizada rotineiramente, e por isso a medida da intensidade foi substituída pelo número de contrações em 10 minutos.

Com a evolução do trabalho de parto, as contrações aumentam – 4/10'/40" (± 160UM) – e no final do período de dilatação podem chegar a 5/10'/50" (entre 200 e 250UM). No início, as contrações devem ser monitoradas a cada 60 minutos, passando, a partir de 6cm de dilatação, a cada 30 minutos. Esse intervalo varia não apenas com o padrão das contrações, mas também com a dilatação cervical e as condições fetais. As contrações monitoradas são sempre registradas em folha apropriada: o partograma (Figuras 53.5 e 53.9).

Distócia de contração

Nem sempre as contrações começam e evoluem normalmente, podendo apresentar anormalidades que caracterizam as chamadas distócias de contração. Estas, se não corrigidas, prejudicam a evolução do trabalho de parto.

As contrações distócicas se manifestam de três maneiras: hipoativas, hiperativas e incoordenadas.

Contrações hipoativas

As contrações hipoativas apresentam intensidade e duração abaixo do normal na evolução do parto – inferior a 3/10'/30" – e abaixo de 80UM. Comprova-se essa distócia por anamnese, palpação do útero e exame pélvico. Na anamnese, a gestante informa que as cólicas são fracas. Com a palpação do útero registram-se intensidade e duração baixas das contrações. No exame pélvico não se evidenciam modificações no canal cervical. Observa-se a parturiente por algum tempo – cerca de 2 horas – e a palpação abdominal e o exame pélvico são repetidos, concluindo-se pela hipoatividade uterina com ausência de modificações no colo. Se essa distócia não for corrigida, o parto corre o risco de se prolongar demasiadamente. Algumas medidas são adotadas para estimular as contrações:

- **Descolamento das membranas amnióticas:** o descolamento das membranas de sua inserção no segmento inferior do útero e do colo promove a liberação de substâncias – prostaglandinas, enzimas, citocinas, protease, interleucinas –, que se acumulam na interface entre as membranas e o útero. Essas substâncias têm a propriedade de estimular as contrações.
- **Amniotomia:** após a mobilização das membranas e do polo fetal, geralmente se forma a bolsa das águas. Quando essa bolsa é perfurada, ocorre a saída do líquido amniótico. Nesse momento, a atenção deve ser redobrada em virtude do risco de prolapso do cordão. Quando é o volume extravasado é grande (entre 200 e 300mL), acontecem modificações na cavidade uterina que estimulam as contrações. Os efeitos da amniotomia surgem em torno de 60 minutos.[17-19]
- **Administração de ocitocina:** certamente o recurso mais utilizado para estimular as contrações uterinas, exige sempre o controle rigoroso das contrações, pois pode provocar hiperatividade, sofrimento fetal e até mesmo ruptura uterina. A ocitocina deve ser sempre administrada via endovenosa com controle rigoroso do gotejamento. Inicia-se com doses baixas e aumenta-se progressivamente, de acordo com a resposta, até que seja atingida a dose máxima permitida.[19]

São inúmeros os esquemas propostos para administração de ocitocina. O'Driscol e cols.[17] apresentam normas rígidas que devem ser sempre seguidas:

- Prepara-se a solução acrescentando-se 10 unidades de ocitocina a 1 litro de dextrose a 5%.
- A velocidade do gotejamento não pode ultrapassar 60 gotas por minuto.
- Na solução preparada dessa maneira, 20 gotas equivalem a 1mL (10mU); portanto, 60 gotas correspondem a 3mL/min. O tempo-limite para infusão da solução é de aproximadamente 6 horas, variando de acordo com a velocidade do gotejamento. Inicia-se com 10 gotas por minuto (5mU) e, se necessário, aumenta-se o gotejamento em 10 gotas (5mU) a cada 15 minutos, até atingir o máximo de 60 gotas (30mU). O tempo-limite para que isso aconteça é de 75 minutos.

Shyken & Petric[18] recomendam 2mU/min (4 gotas/min) como dose inicial, acrescida de mais 2mU/min a cada 30 minutos até a obtenção do resultado desejado ou até que seja atingido o máximo de 40mU/min. Em doses mais baixas (2mU/min) ou mais altas (4 a 6mU/min), no prazo de aproximadamente 2 horas, ou a ocitocina alcança seus objetivos, normalizando as contrações, ou deve ser interrompida. Após 40 minutos, a ocitocina alcança níveis sanguíneos estáveis com a dose administrada. Por isso, se for necessário alterar a dose, isso deve ser realizado a intervalos de 20 a 40 minutos.

O Quadro 53.3 apresenta os diferentes esquemas de utilização da ocitocina.

Contrações hiperativas

Nessa distócia existem hipersistolia e taquissistolia. A intensidade e a duração das contrações ultrapassam o que pode ser considerado normal: atividade de Montevidéu acima de 250. Clinicamente, comprovam-se cinco ou mais contrações em 10 minutos, com duração igual ou superior a 50 segundos. Essa distócia pode causar sofrimento ou morte fetal, sofrimento materno, descolamento prematuro da placenta ou ruptura uterina. Clinicamente, o diagnóstico se baseia nas queixas da parturiente: contrações muito seguidas, sem intervalo e muito dolorosas. Ao ser palpado o útero, percebe-se a hipertonia: praticamente não existe a fase de relaxamento.

Tenta-se reduzir imediatamente a atividade contrátil uterina. A peridural contínua, quando disponível, quase sempre consegue normalizar as contrações. A sedação com meperidina, aliviando a sensação dolorosa, tranquiliza a parturiente e, às vezes, contribui para reduzir a

Quadro 53.3 Protocolos de baixas e altas doses de ocitocina para estimulação do trabalho de parto

	Baixa dose			Alta dose		
	Dose (mU/min)	mL/h	gotas/min	Dose (mU/min)	mL/h	gotas/min
Início	1 a 2	6 a 12	2 a 4	4 a 6	24 a 36	8 a 12
Incremento (a cada 30 minutos)	1 a 2	6 a 12	2 a 4	4 a 6	24 a 36	8 a 12
Dose máxima	20	120	40	40	240	80

Preparo: 1 ampola de ocitocina (5UI) em 500mL de soro fisiológico 0,9%.
Solução: 1mL (20 gotas) equivale a 10mU de ocitocina.
Bomba de infusão: 6mL/h = 1mU/min.
Gotejamento: 2 gotas/min = 1mU/min.

hipertonia. A amniotomia é o outro recurso recomendado. A redução acentuada do volume de líquido intracavitário contribui para normalizar as contrações. Como última opção clínica, principalmente enquanto se aguarda a solução cirúrgica – a cesariana –, é possível administrar tocolíticos via endovenosa. Esses medicamentos podem causar efeitos colaterais graves, exigindo a monitoração rigorosa das condições maternas e fetais porque as doses para controle das contrações costumam ser altas. Os tocolíticos são pouco empregados na hiperatividade uterina.

Contrações incoordenadas

As contrações incoordenadas começam em marca-passo ectópico e não seguem o triplo gradiente descendente, não determinando a dilatação cervical. Com frequência são dolorosas, porém improdutivas. O diagnóstico clínico é difícil, sendo quase sempre definido por exclusão. Existem dores abdominais que não dilatam o colo e este não tem problemas (distócia congênita ou adquirida).

A primeira medida consiste na administração de tocolíticos para interromper as contrações. Em seguida, aguarda-se até que as contrações recomecem ou, então, elas são induzidas com ocitocina. Com essa medida as contrações podem tornar-se coordenadas ou persistir incoordenadas. Alguns autores recomendam a administração de ocitocina para estimular ainda mais as contrações, o que pode ser muito perigoso. Em caso de incoordenação motora persistente, a solução é a retirada do feto via transabdominal.

Monitoração e registro da dilatação cervical

A dilatação completa do colo é indispensável para o desprendimento transpélvico do feto e depende das contrações uterinas, bem como das condições anatômicas e funcionais do colo. O canal cervical começa a se modificar antes do início do parto, no chamado período pré-parto. Isso acontece principalmente nas nulíparas, com o apagamento do colo: a distância entre os orifícios externos e interno se reduz. O colo apresenta consistência mais amolecida, podendo ter início sua dilatação (veja a Figura 53.1).

A monitoração clínica e o registro da dilatação cervical são obtidos por meio de exame pélvico, o qual, por seus inconvenientes (desconforto para a parturiente, risco de traumatismo no colo e no próprio feto e risco de infecção), só deve ser realizado quando absolutamente necessário e sempre respeitando as normas usuais de assepsia e antissepsia: limpeza adequada das mãos, uso de luvas estéreis e higiene de genitais.

No exame pélvico, além do registro da dilatação cervical, avaliam-se também as condições das membranas amnióticas e a altura do polo fetal. Assim como o padrão das contrações, esses dados também são registrados no partograma (veja as Figuras 53.5 e 53.6).

Para avaliação da dilatação cervical são utilizados os dedos empregados no toque – convencionou-se que cada dedo corresponde a 2cm: a passagem de um dedo pelos orifícios externo e interno do colo corresponde a 2cm de dilatação; dois dedos, 4cm; quando entreabertos os dois dedos, equivalendo a três, correspondem a 6cm, e como se fossem quatro dedos, 8cm. Quando não se percebe mais o colo ao toque, isso significa dilatação de 10cm ou dilatação completa.

O número de exames pélvicos e o intervalo entre eles vão depender da evolução do trabalho de parto. Em parto de evolução normal, três exames são suficientes: o primeiro na admissão da parturiente, o segundo quando as contrações aumentam e se pretende fazer amniotomia e avaliar a analgesia e o terceiro quando novamente as contrações aumentam e a parturiente começa a sentir pressão nos genitais, sugerindo o início do período expulsivo.

Anormalidades nas contrações ou na dilatação cervical podem exigir número mais elevado de exames pélvicos. Isso se justifica quando se pretende tomar alguma decisão para corrigir distócias, como o uso da ocitocina, amniotomia e/ou analgesia.

Para a construção do partograma, o exame pélvico deve ser realizado no mínimo a cada 4 horas antes da dilatação de 6cm, a cada 2 horas após os 6cm de dilatação e com mais frequência quando necessário.

Monitoração e registro das condições fetais

Durante todo o trabalho de parto, as condições fetais são monitoradas periodicamente. Fetos em condições normais apresentam frequência cardíaca em torno de 140bpm. Alterações nessa frequência, taquicardia (> 160bpm), bradicardia (< 110bpm) ou arritmias com oscilações constantes sugerem sofrimento fetal.

A ausculta da frequência cardíaca fetal é realizada com instrumento próprio: o estetoscópio de Pinard ou o sonar-Doppler. Recomenda-se a ausculta antes, durante e após as contrações. Em geral, no pico máximo das contrações ocorre queda nos batimentos cardíacos, fato considerado fisiológico e que recebe o nome de desaceleração precoce (DIP tipo I [Figura 53.10*A*]).

Quando a queda é tardia e acentuada, ocorrendo após o pico da contração, e não retorna imediatamente aos valores anteriores, considera-se como patogênico e sinal de possível sofrimento fetal, caracterizando a chamada desaceleração tardia (DIP tipo II [Figura 53.10*B*]).

A comprovação real dessas alterações exige o emprego de instrumento próprio, o cardiotocógrafo, que mostra graficamente essas alterações. A frequência de monitoração e registro da frequência cardíaca varia com a fase do parto e sua evolução. Na fase de dilatação, recomenda-se a ausculta a cada 30 minutos.

Nas gestações e partos de alto risco, o ideal é o emprego da cardiotocografia para acompanhamento das condições fetais (veja o Capítulo 54).

Outro recurso clínico para monitoramento das condições fetais consiste na observação da cor do líquido amniótico, quando ele se exterioriza pelos genitais da parturiente. Normalmente, a coloração é clara e esbranquiçada. A eliminação de líquido esverdeado na apresentação cefálica significa presença de mecônio, o que sugere sofrimento fetal.

O sofrimento fetal intraparto – agudo – decorre de causas conhecidas, como hiperatividade uterina (hipersistolia e taquissistolia), descolamento de placenta intraparto,

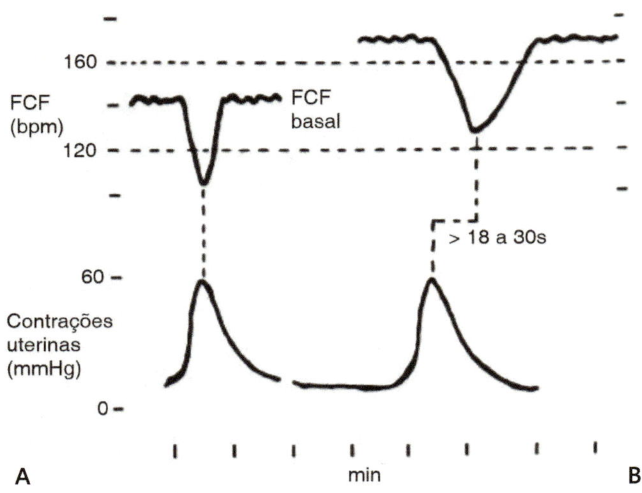

Figura 53.10 Desacelerações intraparto (*DIP*). **A** DIP tipo I. **B** DIP tipo II. (*FCF*: frequência cardíaca fetal.)

problemas com o cordão umbilical (prolapso, circular, nó), ruptura uterina ou hipotensão materna. O sofrimento crônico precede o parto e está relacionado com doenças maternas, fetais ou insuficiência placentária.

Monitoração das condições maternas

O trabalho de parto sempre representa muitos esforços físicos e emocionais para a parturiente, tornando necessária a monitoração das condições maternas durante todo seu transcurso. Essa monitoração é ainda mais importante nas parturientes com doenças prévias, como intercorrências gestacionais ou em uso de medicamentos intraparto, como ocitócicos, tocolíticos, sedativos, analgésicos ou anticonvulsivantes. Alterações nas condições maternas frequentemente repercutem nas condições fetais.

Diagnóstico das distócias pelo partograma

O uso do partograma torna possível diagnosticar a evolução anormal do trabalho de parto (chamada de distócia) a partir da observação do traçado. O Quadro 53.4 mostra os tipos de distócia diagnosticados pelo partograma.

Fase ativa prolongada

Na fase ativa prolongada, a dilatação do colo uterino ocorre lentamente, em velocidade menor que 1cm/h. A curva da dilatação ultrapassa a linha de alerta e, às vezes, a linha de ação. Essa distócia geralmente decorre de contrações uterinas hipoativas ou incoordenadas. A correção é possível por meio de amniotomia ou administração de ocitocina (Figura 53.11).

Parada secundária da dilatação

A parada secundária da dilatação é diagnosticada quando, na mulher em trabalho de parto ativo, a dilatação cervical permanece a mesma durante 2 horas ou mais e ultrapassa a linha de alerta e, por vezes, a linha de ação (Figura 53.12). Frequentemente associada a sofrimento fetal, agravando o prognóstico perinatal, a causa principal é a desproporção cefalopélvica relativa ou absoluta. A desproporção absoluta traduz tamanho do polo cefálico maior que a bacia (feto macrossômico) ou feto de tamanho normal e bacia obstétrica inadequada. Na vigência de desproporção cefalopélvica absoluta, a resolução da gestação se dá por cesariana.

Considera-se desproporção relativa quando existe defeito de posição da apresentação: deflexão ou variedades de posição transversas ou posteriores. Nessas condições, a deambulação, a ruptura artificial da bolsa das águas ou a analgesia peridural podem favorecer a evolução normal do parto. Nos casos de membranas rotas, a deambulação não é recomendada. A resolução por cesariana deverá ser indicada quando esses procedimentos não forem eficientes para corrigir a evolução anormal da cervicodilatação observada no partograma.

Quadro 53.4 Distócias diagnosticadas por meio do partograma

Período clínico do trabalho de parto	Distócia
Dilatação	Fase ativa prolongada
	Parada secundária da dilatação
	Parto precipitado
Expulsivo	Período expulsivo prolongado
	Parada secundária da descida

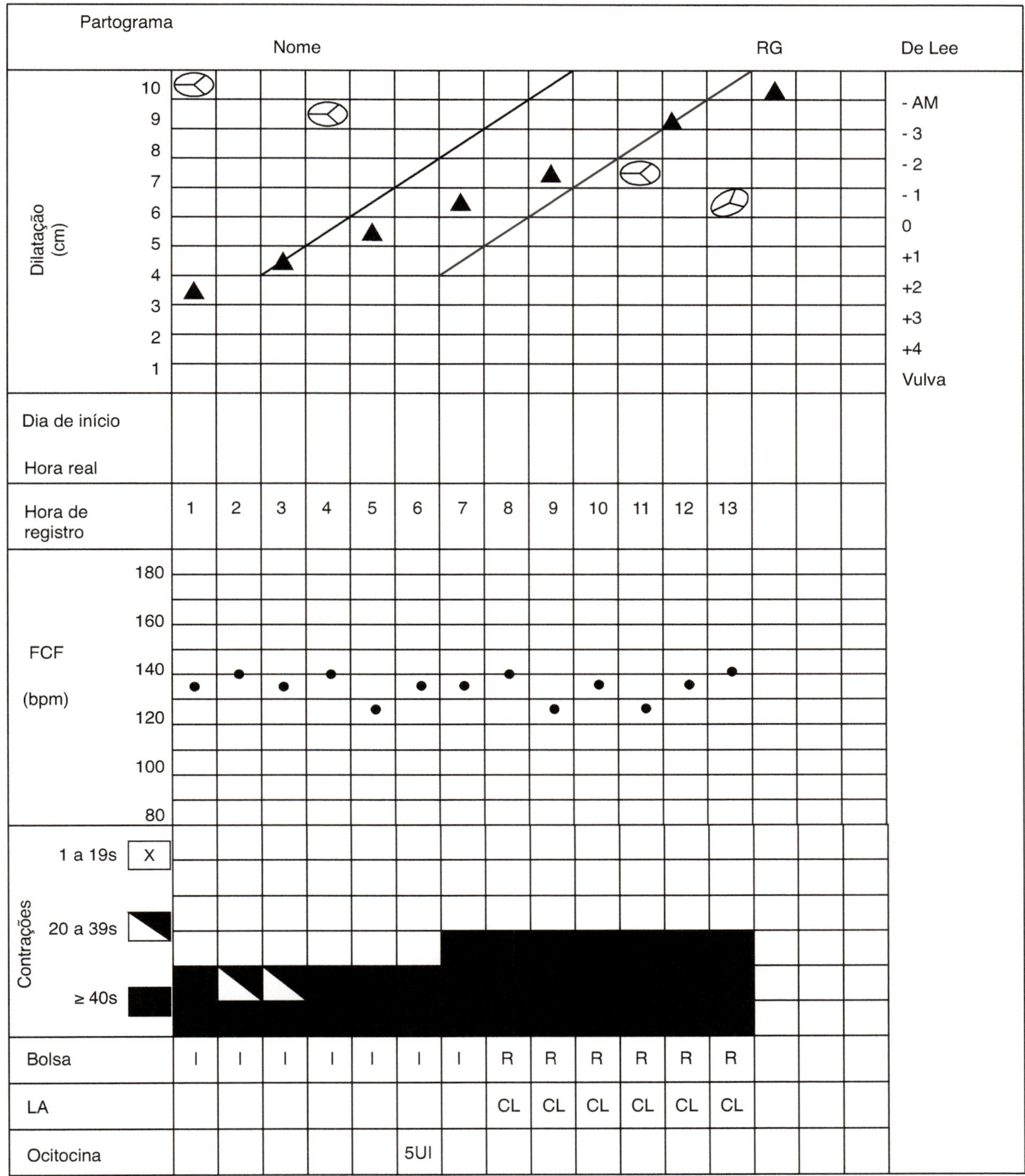

Figura 53.11 Partograma mostrando fase ativa prolongada. (*CL*: líquido claro; *FCF*: frequência cardíaca fetal; *I*: íntegra; *LA*: líquido amniótico; *R*: rota.)

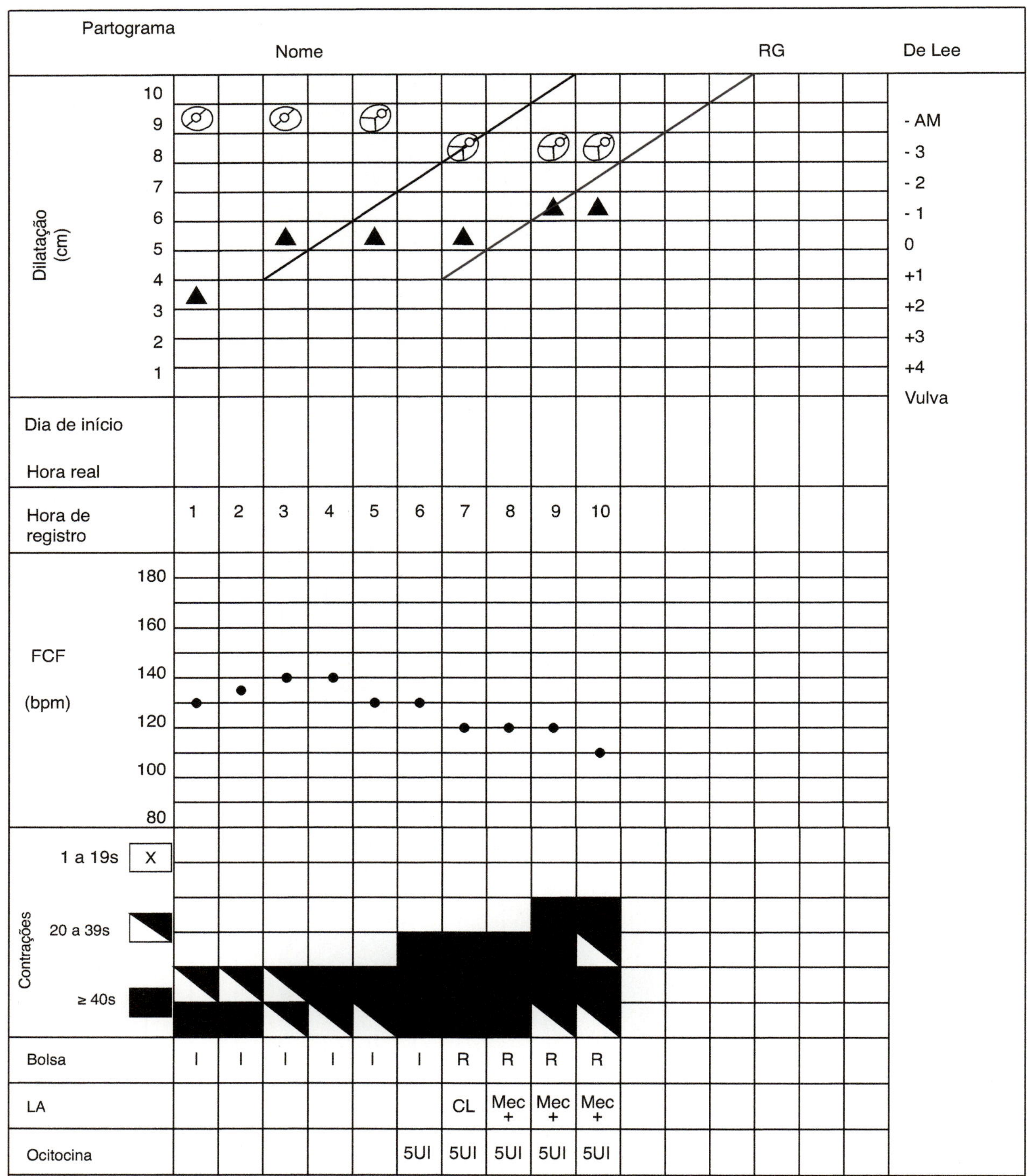

Figura 53.12 Partograma mostrando parada secundária da dilatação. (*CL*: líquido claro; *FCF*: frequência cardíaca fetal; *I*: íntegra; *LA*: líquido amniótico; *Mec*: mecônio; *R*: rota.)

Parto precipitado

O parto precipitado é diagnosticado quando a dilatação cervical e a descida e expulsão do feto ocorrem no período de 4 horas ou menos (Figura 53.13). O padrão da contratilidade uterina é de taquissistolia e hipersistolia e, caso a placenta esteja no limite de sua função, pode ocorrer sofrimento fetal. Lacerações do trajeto também são mais frequentes nesse tipo de parto, pois não há tempo para acomodação dos tecidos pélvicos, ocorrendo descida e expulsão do feto de modo abrupto.

O parto taquitócico pode ser espontâneo em multíparas, sendo mais raro em nulíparas. Também pode acontecer em decorrência de iatrogenia em razão da administração excessiva de ocitocina. Nesse caso, deve-se suspender a infusão de ocitocina até o retorno das contrações a um padrão adequado.

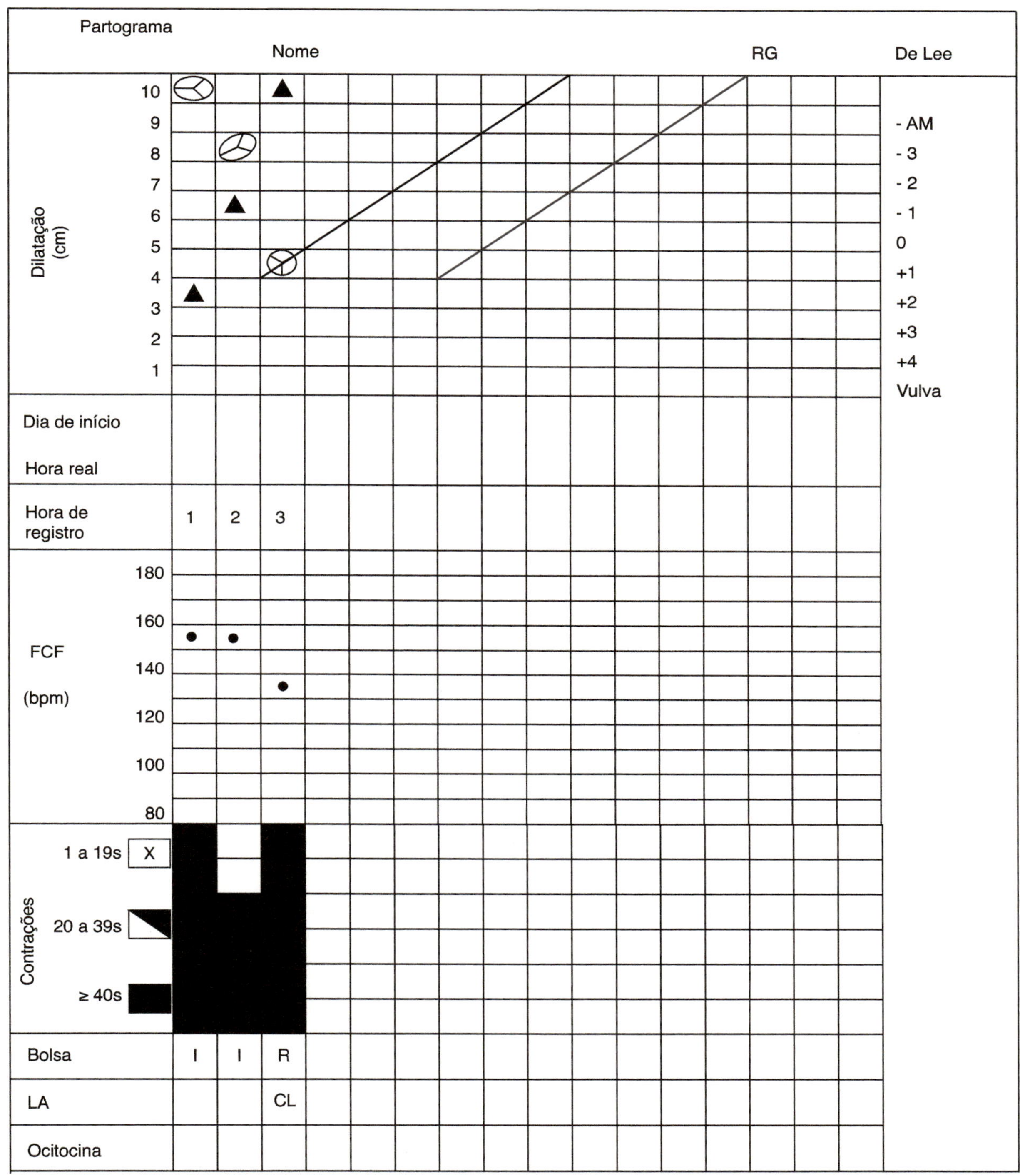

Figura 53.13 Partograma mostrando parto precipitado. (*CL*: líquido claro; *FCF*: frequência cardíaca fetal; *I*: íntegra; *LA*: líquido amniótico; *R*: rota.)

Período expulsivo prolongado

O período expulsivo prolongado manifesta-se no partograma com a descida excessivamente lenta da apresentação (Figura 53.14). Notam-se dilatação completa do colo uterino e demora na descida e expulsão do feto. Essa distócia geralmente está relacionada com contratilidade uterina deficiente e sua correção é obtida mediante administração de ocitocina, ruptura artificial da bolsa das águas e, ainda, com a utilização do fórcipe ou vácuo-extrator, desde que preenchidos os pré-requisitos para sua aplicação (veja o Capítulo 57).

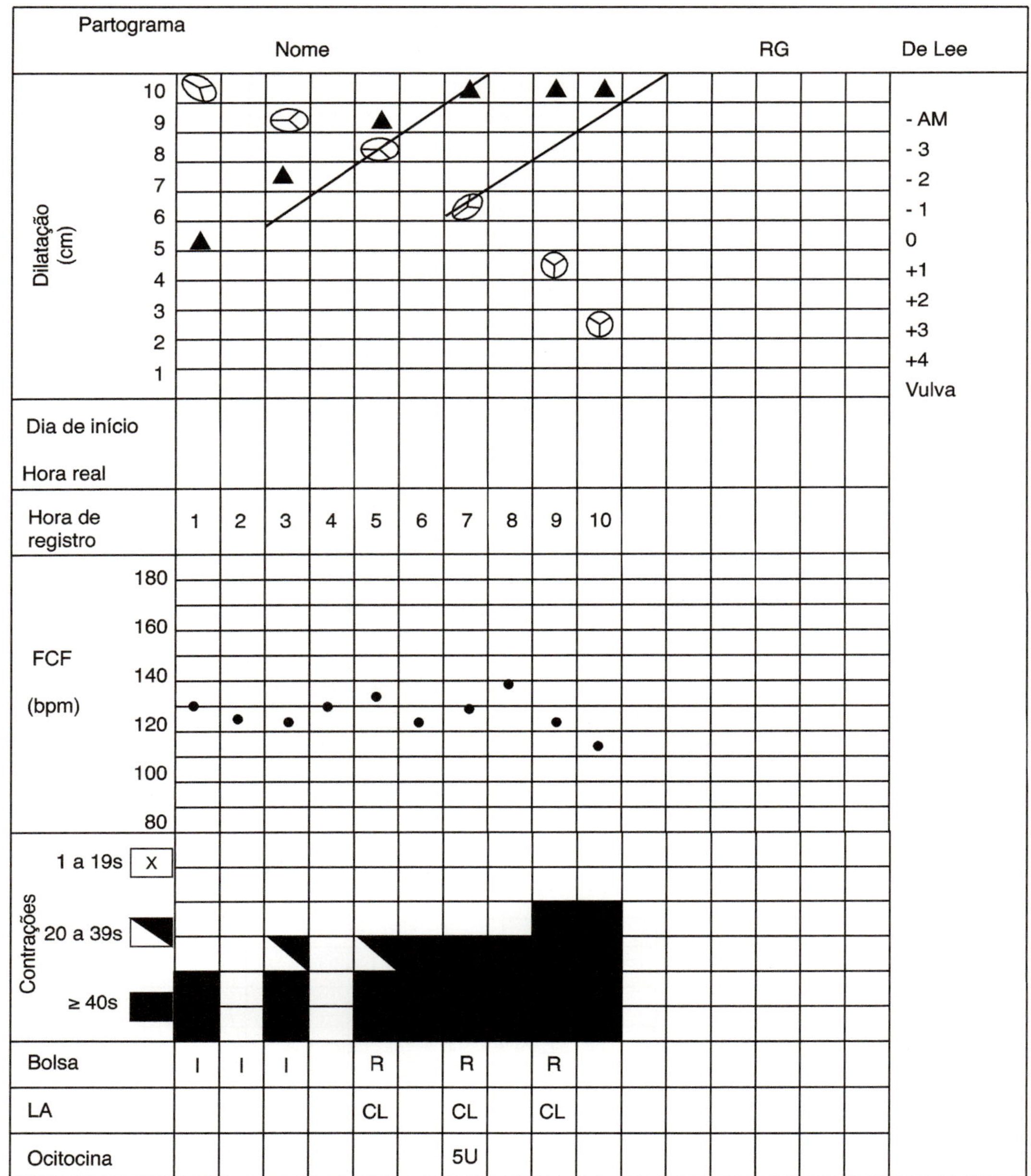

Figura 53.14 Partograma mostrando período expulsivo prolongado. (*CL*: líquido claro; *FCF*: frequência cardíaca fetal; *I*: íntegra; *LA*: líquido amniótico; *R*: rota.)

Parada secundária da descida

Considera-se que há parada secundária da progressão da apresentação quando a descida cessa por pelo menos 1 hora após seu início, estando a dilatação completa (Figura 53.15). Deve ter pronta correção, sendo necessário reavaliar as relações fetopélvicas, pois a causa mais frequente desse tipo de distócia é a desproporção cefalopélvica relativa ou absoluta. A desproporção absoluta tem indicação de cesariana. Na vigência de desproporção relativa com polo cefálico profundamente insinuado (abaixo do plano zero de De Lee) – dilatação completa – é válida a tentativa de fórcipe de tração ou rotação, dependendo da variedade de posição, ou ainda do vácuo-extrator. Esse tipo de parada ocorre mais comumente em parturientes submetidas à analgesia.

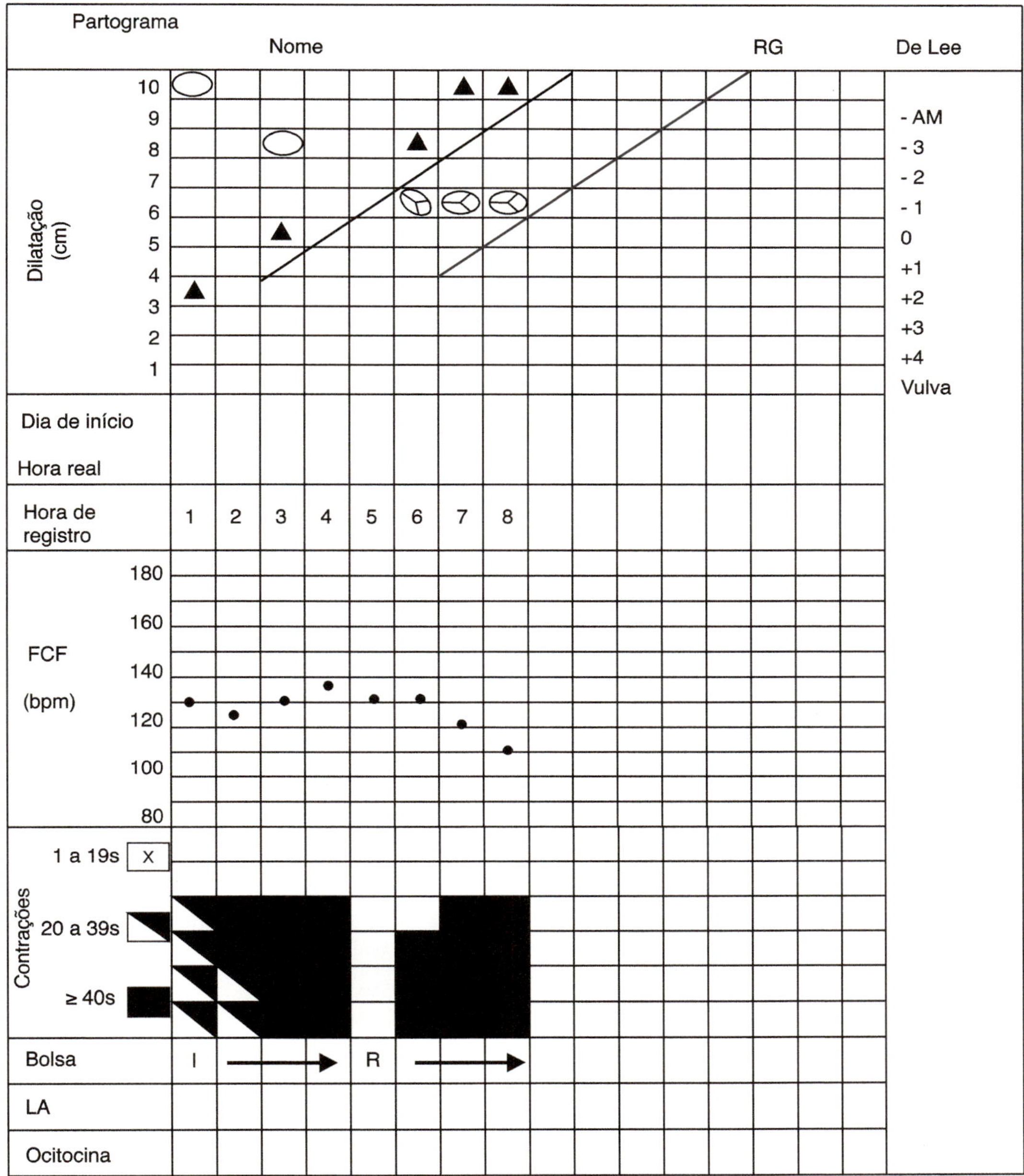

Figura 53.15 Partograma mostrando parada secundária da descida. (*FCF*: frequência cardíaca fetal; *I*: íntegra; *LA*: líquido amniótico; *R*: rota.)

Controle da dor no período de dilatação

A maioria das parturientes, em algum momento do parto, reivindica alívio para as dores provocadas pelas contrações uterinas. O controle da dor é fundamental para a boa evolução do trabalho de parto e para que a mulher tenha uma experiência positiva.[20] Esse controle pode ser tentado por meio de métodos farmacológicos ou não farmacológicos.

Como a dor consiste em uma percepção muito variável, algumas mulheres ficarão satisfeitas apenas com os métodos não farmacológicos, enquanto outras sentirão a necessidade de métodos como analgesia peridural. O importante é acolher a gestante, não minimizando suas queixas, e oferecer todo o arsenal terapêutico disponível.

Métodos não farmacológicos para controle da dor

As metodologias mais variadas já foram propostas na tentativa de amenizar as dores do parto, as quais podem aumentar o conforto materno sem o uso de medicamentos.

Poucos estudos avaliaram a eficácia dos métodos não farmacológicos para controle da dor no primeiro período do parto. A maioria apresenta algum grau de redução da dor e da necessidade de uso de analgesia farmacológica pela parturiente (Quadro 53.5).

Analgesia farmacológica

Sempre que possível, opta-se pela analgesia com peridural contínua, a qual alivia seguramente as dores, mas pode alterar o padrão das contrações, exigindo o uso concomitante de ocitocina. Ao aliviar a dor, geralmente interfere na participação da parturiente no período expulsivo; como não sente as contrações, esta não participa ativamente na expulsão fetal, o que pode levar ao aumento do tempo do período expulsivo.[21]

A metanálise dos estudos mais recentes concluiu que a analgesia com peridural foi mais efetiva em reduzir a dor do que outros métodos e não se acompanhou de aumento nos índices de cesariana (RR: 1,07; IC95%: 0,96 a 1,18), embora tenha sido associada a grande número de partos com instrumentos (RR: 1,44; IC95%: 1,29 a 1,60).[21] Em outro achado interessante, as mulheres que receberam analgesia peridural tiveram um período de dilatação, em média, 32 minutos mais rápido do que as que não receberam, bem como período expulsivo, em média, 15 minutos mais demorado.[21]

O momento ideal para aplicação da analgesia peridural é quando a gestante a solicita, independentemente da dilatação do colo uterino, desde que já esteja em fase ativa do trabalho de parto. Em estudo com 750 gestantes randomizadas para receber analgesia com dilatação menor ou igual a 4com ou superior a 4cm, o grupo que recebeu analgesia precoce teve o período de dilatação diminuído, em média, 80 minutos, sem aumento nas taxas de complicação ou na incidência de cesariana.[22]

Na impossibilidade de analgesia com a peridural contínua, opta-se pelo emprego de opioides, como a meperidina, 50mg, intramuscular ou endovenosa, que alivia temporariamente a sensação dolorosa das contrações. Como inconvenientes, a meperidina pode provocar náuseas e vômitos na parturiente e depressão respiratória no recém-nascido. Esses efeitos colaterais são controlados com medicamentos próprios: antieméticos e antídotos de meperidina (naloxona).

A meperidina via intramuscular começa a agir em 10 a 20 minutos, apresentando efeito máximo 1 hora após a aplicação e com persistência dos efeitos por quase 3 horas. A dose poderá ser repetida a cada 3 a 4 horas, lembrando que, quanto mais doses forem aplicadas, mais alto o risco de depressão respiratória do recém-nascido. O risco para depressão do recém-nascido é maior após a primeira hora de aplicação da meperidina e tem a duração de 2 a 3 horas.

A meperidina alivia as dores do parto e é utilizada em hospitais que não contam com a disponibilidade imediata de analgesia peridural. Embora esteja longe de ser a droga ideal para esse propósito, trata-se de alternativa para minimizar o sofrimento da parturiente depois de esgotadas as técnicas não farmacológicas, sendo considerada segura quando aplicada em doses razoáveis e no momento adequado – a dose total não pode exceder 100mg.[23] (A analgesia de parto é discutida com mais detalhes no Capítulo 60.)

Quadro 53.5 Métodos não farmacológicos de analgesia no parto, comparados à peridural

Método	Estudos	n	Intensidade da dor	Uso de peridural
Biofeedback	4	186	–	RR: 0,69 (0,28 a 2,07)
Relaxamento	1	40	MD: -1,25 (-1,97 a -0,53)	RR: 1,00 (0,88 a 1,13)
Yoga	1	66	MD: -6,12 (-11,77 a -0,47)	RR: 0,82 (0,49 a 1,38)
Música	2	192	MD: -0,73 (-1,01 a -0,45)	RR: 0,83 (0,53 a 1,32)
Mindfulness	1	26	–	RR: 0,50 (0,20 a 1,26)
Aromaterapia	2	535	RR: 1,04 (0,48 a 2,28)	RR: 0,35 (0,04 a 3,32)
Hipnose	1	264	MD: -0,70 (-1,03 a -0,37)	RR: 0,73 (0,57 a 0,94)
TENS	17	1455	MD: -1,01 (-0,98 a 0,97)	RR: 0,99 (0,59 a 1,67)
Imersão em água	2	141	RR: 0,72 (0,58 a 0,90)	RR: 0,91 (0,83 a 0,99)
Acupuntura	4	495	MD: -1,31 (-2,14 a 0,49)	RR: 0,72 (0,60 a 0,85)
Massagem	6	362	MD: -0,81 (-1,06 a -0,56)	RR: 0,81 (0,37 a 1,74)
Compressa quente	3	191	MD: -0,59 (-1,18 a 0,00)	–

MD: diferença média; RR: risco relativo; TENS: estimulação elétrica transcutânea dos nervos.
Fonte: modificado de Jones *et al.*, 2012.[20]

Acompanhamento do período expulsivo

O acompanhamento do período expulsivo inicia com a dilatação completa do colo (10cm) e termina com a expulsão total do feto. Esse período exige vigilância intensiva da equipe assistencial, otimização de apoio à mulher, que se encontrará na fase de esforços máximos, preparo técnico e emocional do profissional para condução adequada e segura nos casos de evolução normal e diagnóstico precoce e intervenção oportuna nas intercorrências, sendo a única forma de evitar desfechos desfavoráveis, como hipóxia/anóxia fetal e suas sequelas, tocotraumatismo e mesmo a morte.

Por impor à parturiente esforços físicos contínuos, trata-se de um momento de muita ansiedade e preocupação para quem o assiste e o conduz. Complicações podem surgir a qualquer momento e necessitam diagnóstico e solução imediata.

Questionam-se as durações média e máxima aceitáveis para esse período, não havendo consenso a esse respeito. O que se registra na literatura sobre o assunto são opiniões divergentes, às vezes contraditórias. Tradicionalmente, definia-se a ocorrência de falha no segundo período quando a expulsão espontânea não acontecia no prazo de 1 hora.[24]

Em 2000, Sizer e cols.[25] criaram um partograma para o acompanhamento do período expulsivo, e o uso desse partograma mostrou que o segundo período não deveria ter mais de 90 minutos na nulípara e 60 minutos na multípara. Zhang e cols.[15] descreveram a duração média do período expulsivo de nulíparas e multíparas com e sem analgesia (Quadro 53.6).

Estudo de coorte populacional que avaliou 121.517 partos encontrou risco aumentado de trauma obstétrico materno, hemorragia pós-parto, febre, Apgar baixo no quinto minuto e admissão em unidade de terapia intensiva neonatal (UTIN) em períodos expulsivos que passavam de 3 horas em nulíparas e de 2 horas em multíparas.[26]

Com base nesses achados, o American College of Obstetricians and Gynecologists (ACOG)[27] e a Society of Obstetricians and Gynaecologists of Canada (SOGC)[7] recomendam que o período expulsivo seja considerado prolongado nas seguintes situações:

- **Nulíparas com analgesia:** 3 horas.
- **Nulíparas sem analgesia:** 2 horas.
- **Multíparas com analgesia:** 2 horas.
- **Multíparas sem analgesia:** 1 hora.

Zipori e cols. (2018)[28] avaliaram as consequências da adoção das recomendações da ACOG e concluíram que, embora houvesse diminuição das taxas de cesariana (23,3% *versus* 15,7%), aumentaram as taxas de parto operatório, lacerações perineais graves, distócia de ombro, hipóxia fetal e admissão em UTIN. Parece, portanto, que a adoção de intervalos mais longos para o período expulsivo não é isenta de consequências e os riscos e benefícios devem ser discutidos claramente com as gestantes.

Posição no parto

Atualmente, é permitido que a gestante adote a posição em que se sinta mais confortável na hora do parto. Cabe ressaltar, no entanto, que posições que possibilitem ao assistente a visualização do períneo facilitam a realização de manobras e diminuem as taxas de lacerações graves. Posições nas quais a mulher fique em decúbito dorsal devem ser desencorajadas, pois podem aumentar as taxas de hipotensão materna devido à compressão da veia cava sobre o útero. São preferidas as posições em que ela fique semissentada, possibilitando a visualização do períneo, o que é possível com o uso das camas de parto modernas ou mesmo das mesas cirúrgicas tradicionais com elevação do dorso (Figura 53.16).

Duas metanálises avaliaram a posição do parto em mulheres com e sem peridural. Na primeira (gestantes com peridural), aquelas em posições mais verticalizadas tiveram mais chance de necessitar de parto operatório (RR: 1,11; IC95%: 1,03 a 1,20) e de cesariana (RR: 1,29; IC95%: 1,05 a 1,57).[29] A metanálise que avaliou a posição em gestantes sem analgesia mostrou que a duração do período expulsivo foi ligeiramente menor com as posições verticalizadas (6 minutos em média). Houve redução no número de partos assistidos (RR: 0,75; IC95%: 066 a 0,86), mas aumento nas taxas de lacerações perineais (RR: 1,20; IC95%: 1,0 a 1,44) e perda sanguínea maior que 500mL (RR: 1,48; IC95%: 1,10 a 1,98).[30]

Quadro 53.6 Duração do período expulsivo segundo Zhang

	Média (minutos)	Percentil 95 (minutos)
Nulíparas com analgesia	66	216
Nulíparas sem analgesia	36	168
Um filho anterior, com analgesia	24	120
Um filho anterior, sem analgesia	12	76
Dois ou mais filhos, com analgesia	18	96
Dois ou mais filhos, sem analgesia	6	66

Fonte: Zang *et al.*, 2010.[15]

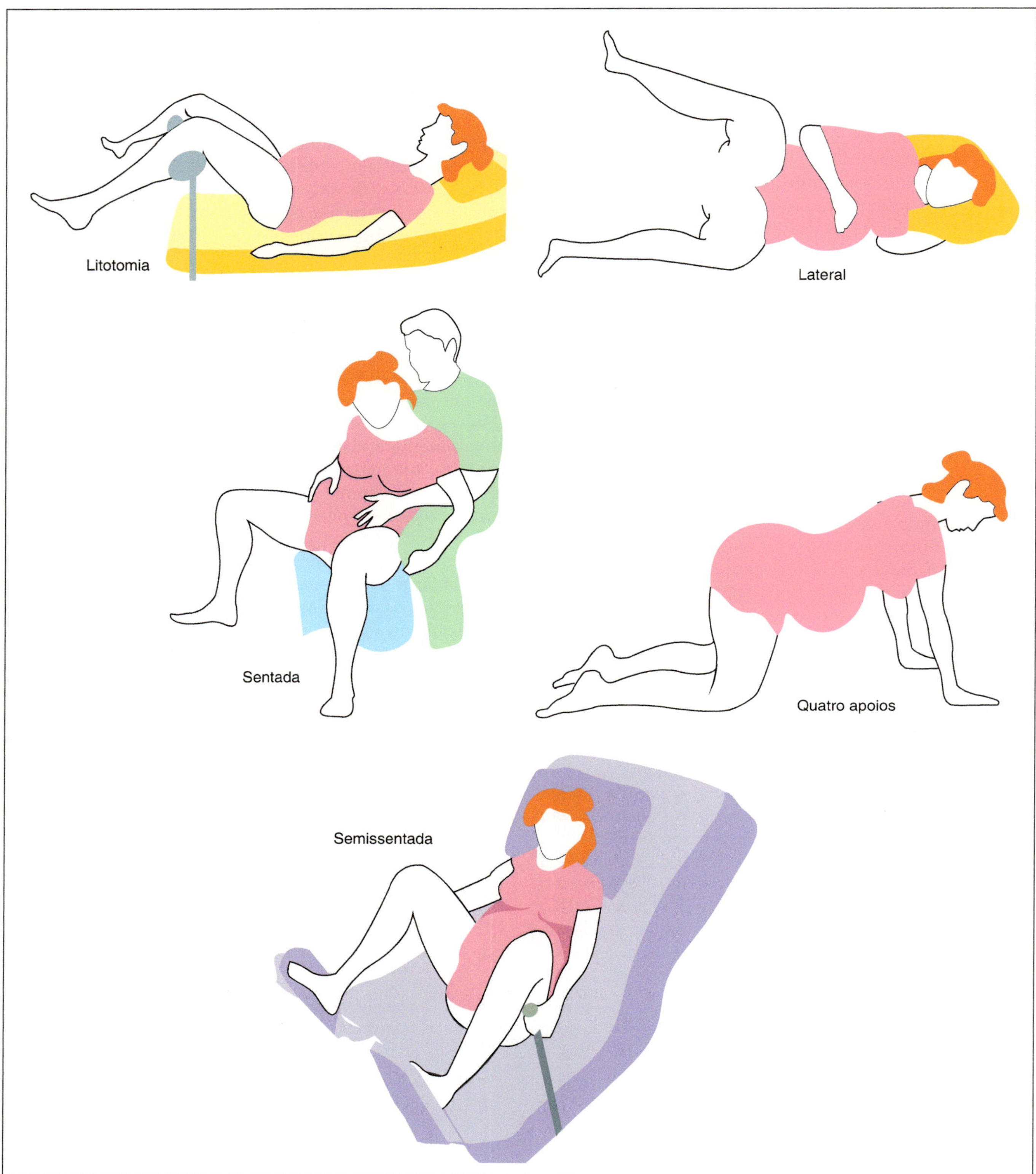

Figura 53.16 Posições para o parto.

Cuidados de assepsia e antissepsia

O período expulsivo é momento em que há risco de infecção e, portanto, o parto deve ser realizado em ambiente adequado e com os cuidados usuais de assepsia e antissepsia. Existem os que discordam disso, apesar de a maioria ainda acreditar nos riscos de infecção. São considerados necessários para proteção da parturiente e do próprio recém-nascido: preparo adequado da equipe obstétrica, higiene rigorosa dos genitais da parturiente e colocação de campos cirúrgicos para proteger seu abdome, membros inferiores e genitais. Essa medida, além de reduzir os riscos de infecção, evita que a parturiente permaneça inteiramente despida diante de pessoas desconhecidas, situação bastante constrangedora.

Cateterismo vesical

No período expulsivo, a bexiga deve estar vazia, e nem sempre a parturiente consegue esvaziá-la espontaneamente. Nessas circunstâncias, recomenda-se o cateterismo vesical de alívio; quando realizado com os devidos cuidados, seus benefícios certamente superam os inconvenientes.

Atuação do obstetra

A atuação do obstetra deve ser simplesmente passiva, assistindo à expulsão fetal, ou ativa, de modo a reduzir a duração do período expulsivo?

Em alguns centros obstétricos, o período expulsivo é acompanhado por obstetras que apenas o assistem (*hands off*), mas acredita-se ser importante a participação ativa do obstetra na condução do período expulsivo.

A manobra de Ritgen, uma das técnicas mais utilizadas para reduzir as lacerações perineais graves (Figura 53.17), consiste em segurar gentilmente a região perineal com uma das mãos, enquanto a outra protege a deflexão e controla a velocidade do desprendimento do polo cefálico. A manobra original, descrita em 1855 por Franz von Ritgen, deveria ser efetuada entre contrações para acelerar o parto, mas na prática mais moderna é realizada durante a contração com o objetivo primário de prevenir lacerações perineais graves.

Estudo que avaliou as taxas de lacerações perineais graves antes e depois de treinamento da equipe para realização das manobras de proteção perineal indicou redução significativa de 47,5% nas lacerações de terceiro grau e de 63,5% nas de quarto grau – ambas com $p < 0{,}01$.[31]

Episiotomia

Na condução ativa, compete ao obstetra decidir pela realização ou não da episiotomia. Entre as décadas de 1950 e de 1980, a episiotomia era realizada quase de rotina, mas nas últimas décadas a utilidade dessa intervenção obstétrica passou a ser questionada. Os estudos mais recentes mostraram que a episiotomia não deve ser realizada de forma rotineira, mas apenas sob indicação médica.[32]

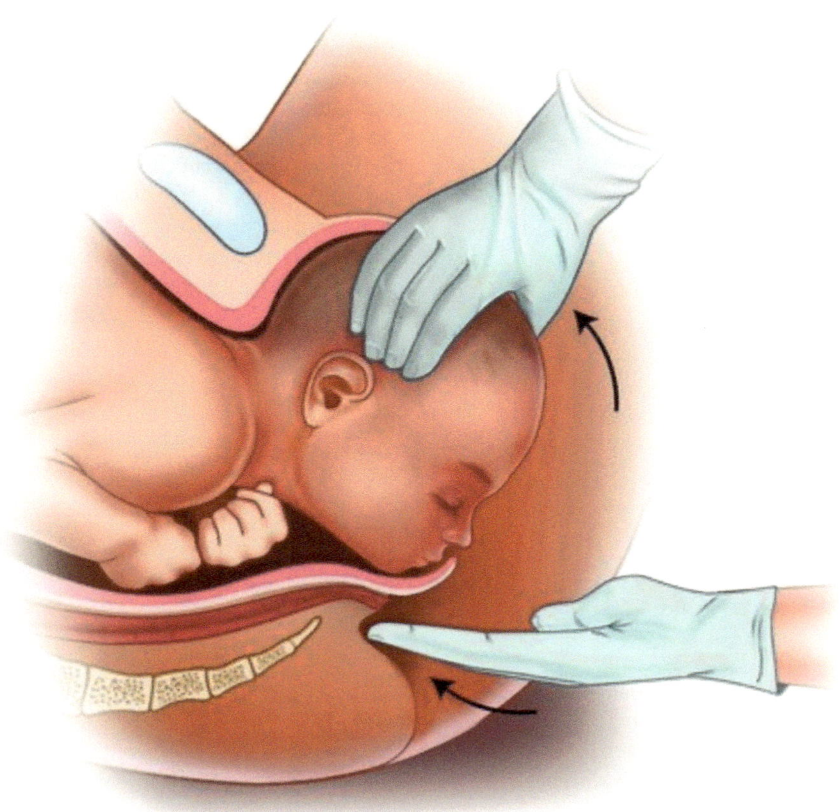

Figura 53.17 Manobra de Ritgen.

As indicações mais aceitas para realização da episiotomia são:[33]

- Necessidade de parto operatório (fórcipe ou vácuo--extrator).
- Variedade de posição occípito-sacra (OS).
- Distócia de ombros.
- Sofrimento fetal agudo.
- Peso fetal estimado superior a 3.500g.
- Período expulsivo prolongado.
- Períneo muito resistente (segundo a avaliação do profissional assistente).

Técnica

Existem dois tipos de episotomia: a mediana (Figura 53.18*A*) e a mediolateral direita ou esquerda (Figura 53.18*B* e *C*). A episiotomia mediana é mais anatômica, não secciona os músculos, apenas os separa em sua intersecção, é mais fácil de ser realizada, bem como suturada; entretanto, aumenta o risco de lacerações de terceiro e quarto graus e por isso é pouco utilizada. A episiotomia mediolateral tem como vantagem o baixo risco de lesão esfincteriana por direcionar a incisão para longe do ânus.

Os estudos que avaliaram as técnicas de episiotomia concluíram que ela apresenta melhores resultados quando realizada em ângulo de 45 a 60 graus, iniciando lateralmente, a 1cm da linha média, e com pelo menos 2cm de comprimento (Figura 53.19).

O momento de sua realização também é motivo de discussão. Quando se opta pela episiotomia, recomenda-se que a incisão seja realizada antes que a cabeça distenda o períneo, pois nesse momento as fibras musculares já estão sofrendo estiramento e já podem apresentar lesões.[34] O momento ideal seria quando o polo cefálico estivesse no plano +2 de De Lee.

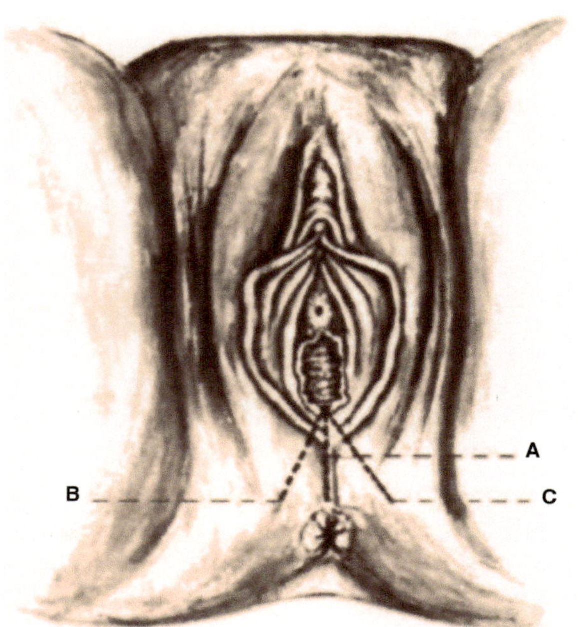

Figura 53.18 Tipos de episiotomia.

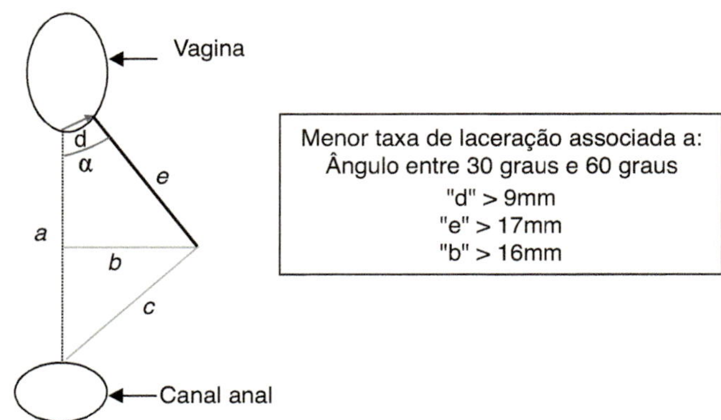

Figura 53.19 Técnica da episiotomia. (Modificada de Corrêa Jr. & Passini Jr., 2016.[33])

Anestesia local

Principalmente nos partos em que se faz a episiotomia, é obrigatória a anestesia da região perineal. Nas parturientes submetidas à analgesia peridural ou raquidiana, quase sempre a anestesia local é dispensável. A anestesia para episiotomia, episiorrafia e sutura de lacerações pode ser local ou locorregional. Esta última é considerada a melhor por produzir melhores resultados e sua técnica é simples: além de infiltração da região que vai ser seccionada, infiltra-se também a região por onde passam os nervos pudendos, dos dois lados das espinhas ciáticas (infiltração em leque [Figura 53.20]).

Episiorrafia e sutura de lacerações

As lacerações perineais ocorrem em 85% das primigestas e em 80% das multíparas e podem ser classificadas como leves ou graves. As leves atingem apenas a pele, a mucosa (primeiro grau) e a musculatura (segundo grau), ao passo que as graves acometem também o esfíncter anal (terceiro grau) e a mucosa retal (quarto grau) (Figura 53.21 e Quadro 53.7).[35]

A episiotomia equivale a uma laceração de segundo grau, porém tem traçado reto, cirúrgico, enquanto a laceração de segundo grau espontânea tem traçado irregular.

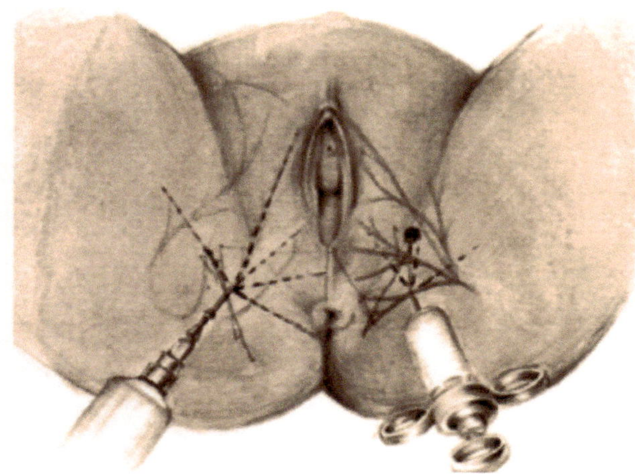

Figura 53.20 Anestesia locorregional.

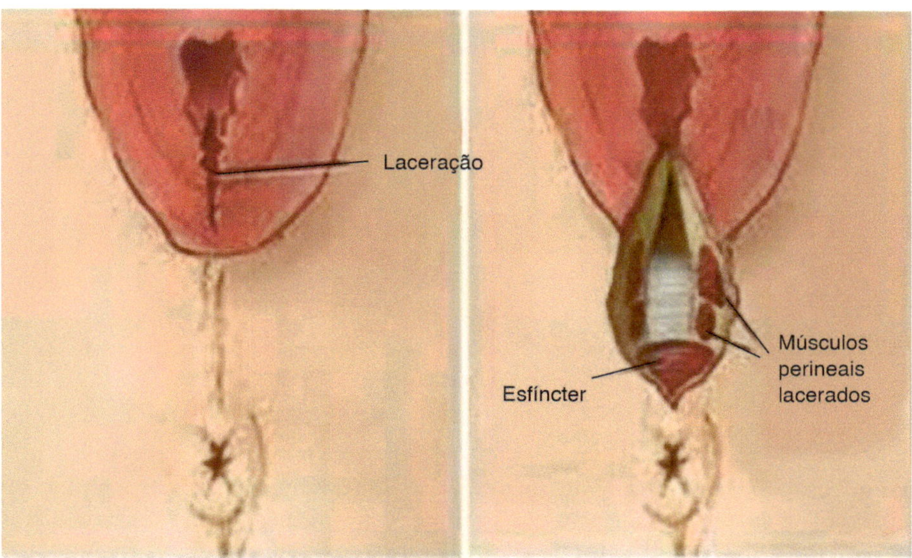

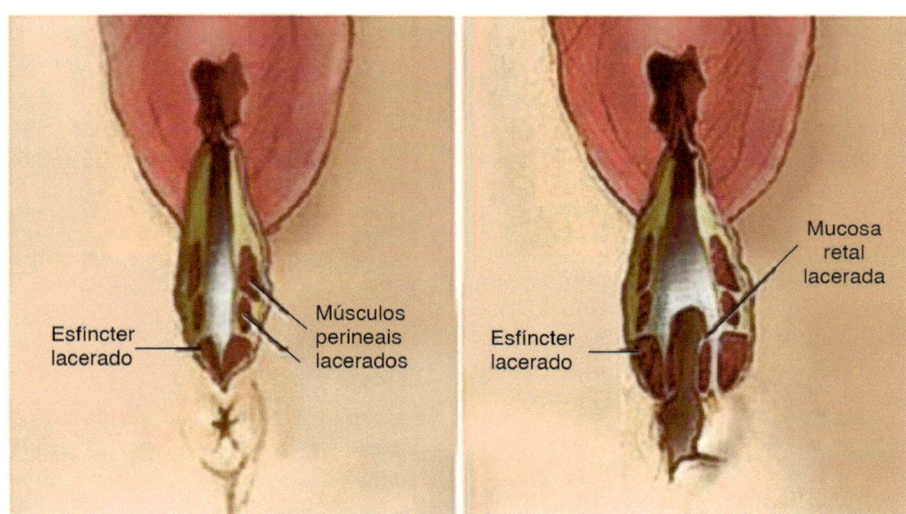

Figura 53.21 Tipos de lacerações perineais.

Quadro 53.7 Classificação das lesões perineais

Laceração	Estruturas comprometidas
Primeiro grau	Pele e mucosa
Segundo grau	Pele, mucosa e musculatura perineal
Terceiro grau	Pele, mucosa, musculatura e esfíncter anal
3a	< 50% do esfíncter anal externo
3b	> 50% do esfíncter anal externo
3c	Comprometimento dos esfíncteres anais externo e interno
Quarto grau	Pele, mucosa, musculatura, esfíncteres e mucosa retal

Na maioria dos casos, as lacerações perineais leves cicatrizam sem maiores sequelas, enquanto as graves podem estar associadas a complicações, como incontinência urinária ou fecal, fístulas retovaginais e distopia genital.

A sutura das lacerações deve ser feita de dentro para fora por meio de fios absorvíveis. Nas de quarto grau, inicia-se na mucosa retal, e a sutura deve ser contínua, com o nó do lado de fora da mucosa. Nas de terceiro grau, o esfíncter interno deve ser suturado separadamente do externo e este pode ser suturado por sobreposição ou por sutura término-terminal.

A sutura da mucosa (contínua) é realizada antes da sutura da musculatura. Esta deve começar pelos músculos transversos superficiais do períneo e posteriormente deve

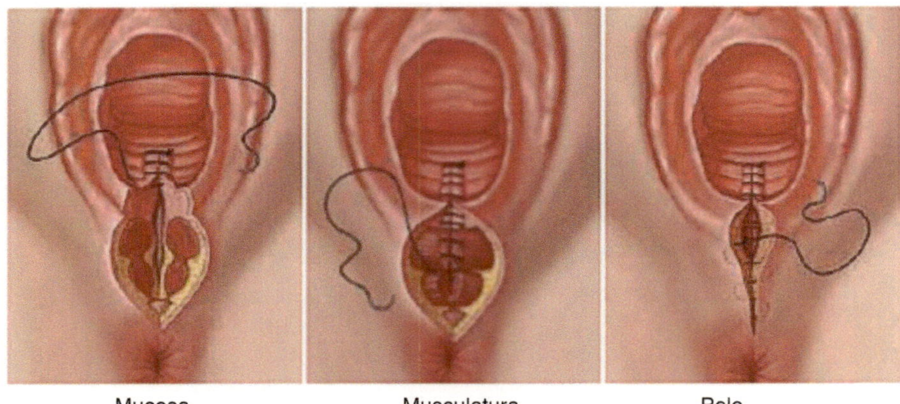

Figura 53.22 Sutura das lacerações e da episiotomia.

ser feita a sutura do bulboesponjoso (ambas com sutura simples). Por fim, é realizada a sutura da pele com pontos separados ou contínuos via intradérmica (Figura 53.22).

A episiotomia é suturada como uma laceração de segundo grau: mucosa, músculos e pele.

Distócias no período expulsivo

Uma vez que o polo cefálico está abaixo do plano zero de De Lee, o parto deve ocorrer via vaginal. As dificuldades nesse momento são angustiantes para a mãe e os assistentes e devem ser resolvidas de maneira proativa e técnica. O uso de fórcipe ou vácuo-extrator é a alternativa para o período expulsivo prolongado que não foi resolvido com a verticalização da parturiente, a amniotomia e o emprego da ocitocina. As indicações e técnicas para realização do parto operatório são abordadas no Capítulo 57.

Se o polo cefálico permanece acima do plano zero de De Lee, é mais seguro realizar a cesariana, cujas indicações e técnicas são abordadas no Capítulo 59.

Terceiro período: dequitação

O período de dequitação, também denominado período de secundamento ou período placentário, inicia após o desprendimento total do feto e termina com a saída completa da placenta. Cientificamente, comprovou-se que duas a três contrações são suficientes para que a placenta se descole de sua inserção no endométrio. Como após a expulsão fetal as contrações uterinas continuam com as mesmas intensidade e duração, conclui-se que no prazo máximo de 10 minutos, em condições normais, acontece o desprendimento da placenta. Nos partos em posição litotômica, nem sempre ela se exterioriza espontaneamente, competindo ao obstetra prestar ajuda.

O descolamento da placenta pode ser comprovado por meio da palpação do útero no abdome da parturiente. Observa-se o útero mais firme, bastante involuído, semelhante a uma bola. Ao ser pressionado suavemente, geralmente a placenta se desprende pelos genitais. Não se deve tracionar o cordão para auxiliar o desprendimento da placenta – além do risco de rompê-lo, pode ocorrer a inversão aguda do útero, complicação extremamente grave.

São descritas duas maneiras de exteriorização da placenta: pelo mecanismo de Baudeloque-Schultze, em que surgem primeiro a face fetal da placenta, as membranas e o cordão umbilical (Figura 53.23*B*), ou pelo mecanismo de Baudeloque-Duncan, quando aparecem inicialmente a face materna da placenta e os cotilédones placentários (Figura 53.23*A*).

Após a dequitação, recomenda-se o exame macroscópico da placenta para comprovação de sua saída completa ou da presença de retenção de cotilédones, registrando os achados em prontuário (Figura 53.24).

Distócia na dequitação

Nem sempre a expulsão espontânea da placenta ocorre no prazo previsto, surgindo distócias de contração ou de inserção.

Distócia de contração

No terceiro período do parto também pode ocorrer distócia de contração. As contrações são ineficientes, incapazes de promover o desprendimento e a expulsão da placenta. Isso acontece, principalmente, nos trabalhos de parto prolongados e mal conduzidos.

Nesse caso, existem duas soluções: estimular as contrações por meio da administração de ocitocina ou remover a placenta, promovendo sua extração manual. A extração manual da placenta deve ser criteriosamente avaliada, sempre atentando para o risco de acretismo. A administração da ocitocina é quase sempre ineficaz e ainda pode causar complicação grave, reduzindo a dilatação cervical e encarcerando a placenta. Quando isso acontece, é necessário anestesiar a puérpera para a dilatação do colo e a extração manual da placenta.

Inserção anômala da placenta

A outra distócia do período de dequitação consiste na inserção anômala da placenta. O trofoblasto, ao se fixar na cavidade uterina, penetra profundamente o endométrio ou o ultrapassa, atingindo o miométrio ou até mesmo a serosa e determinando o quadro conhecido como acretismo placentário.

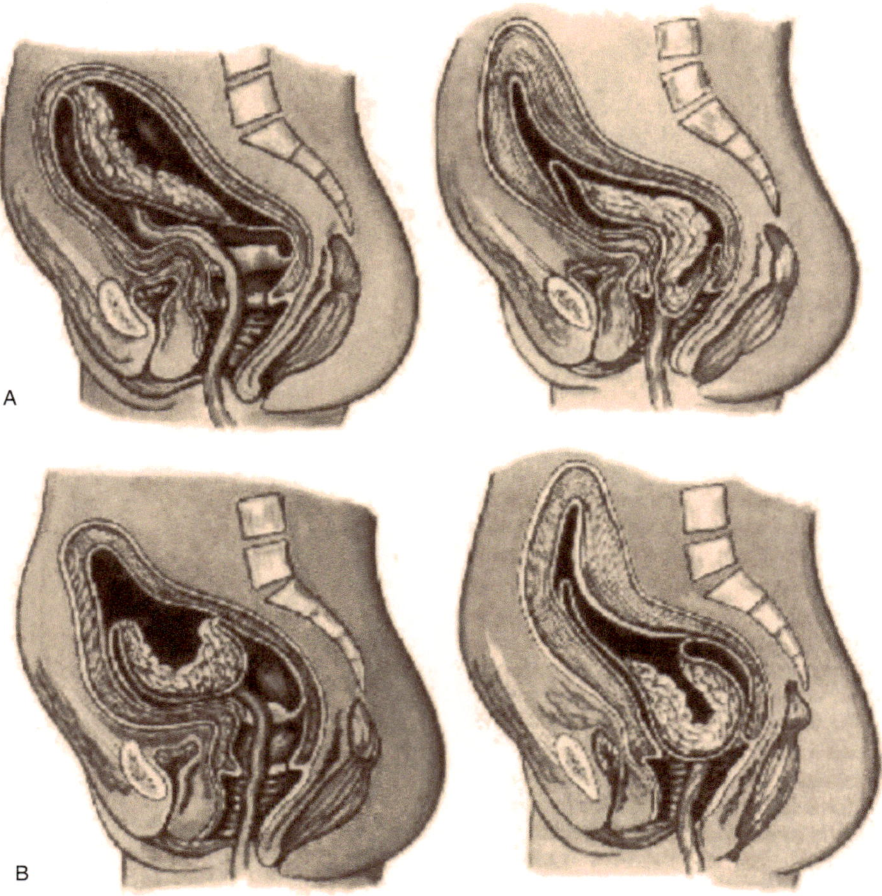

Figura 53.23A e **B** Mecanismo de exteriorização da placenta.

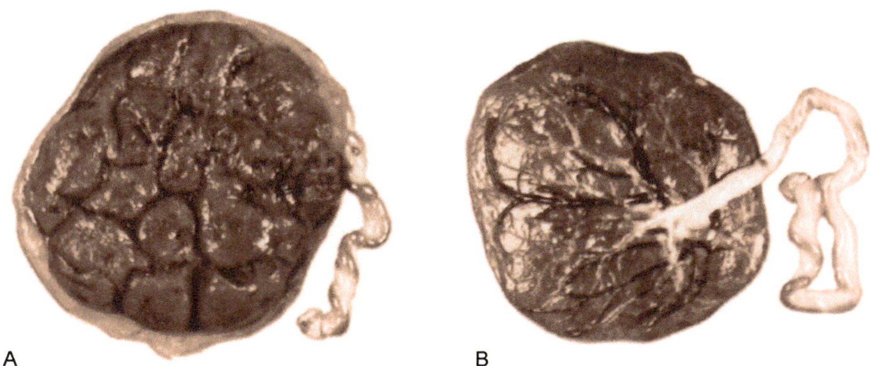

Figura 53.24 Inspeção da placenta. **A** Face materna. **B** Face fetal.

Na dependência do grau de penetração do trofoblasto, acontecem três tipos de acretismo (Figura 53.25):

- **Placenta acreta simples:** o trofoblasto penetra profundamente o endométrio, mas não o ultrapassa.
- **Placenta increta:** o trofoblasto ultrapassa o endométrio e atinge o miométrio.
- **Placenta percreta:** é o grau máximo do acretismo. O trofoblasto penetra profundamente o miométrio, podendo alcançar a camada serosa do útero e mesmo a bexiga.

Suspeita-se dessa distócia quando não há dequitação espontânea, e o diagnóstico é confirmado quando não se obtém sucesso na extração manual da placenta. A extração manual da placenta é manobra importante e útil, mas pode determinar hemorragias graves, em especial nos casos de placenta percreta ou increta, e por isso deve ser realizada com extrema cautela. Na placenta acreta simples, a extração manual, complementada com curetagem uterina cuidadosa, soluciona essa distócia. A involução normal do útero, a ausência

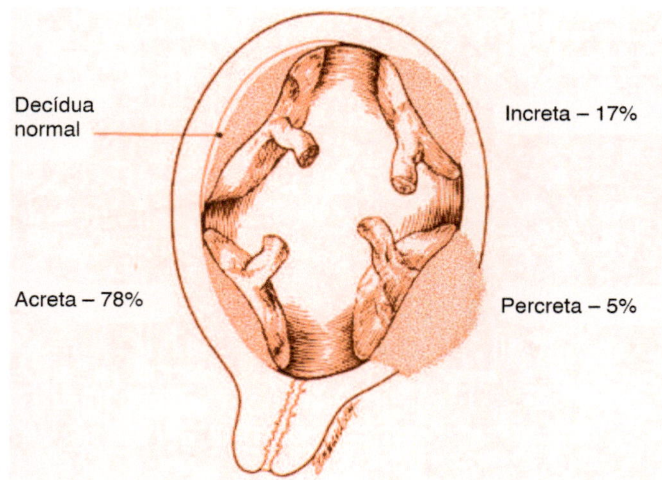

Figura 53.25 Tipos de acretismo placentário.

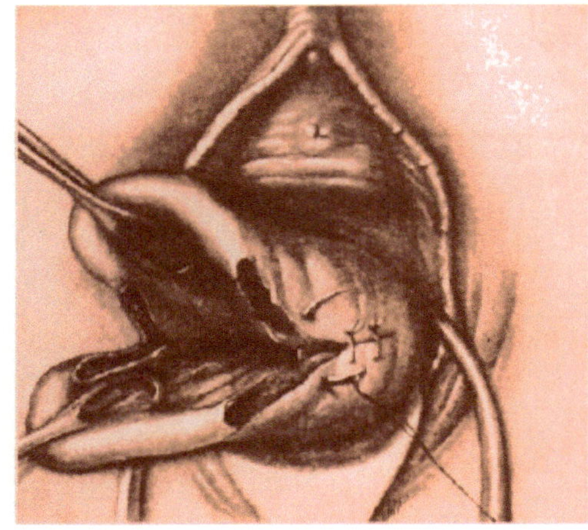

Figura 53.26 Revisão do colo com sutura de laceração.

de sangramento e a observação de todo o material removido tornam possível concluir que houve a retirada total da placenta.

Se as perdas sanguíneas persistem e a involução uterina não acontece da maneira esperada, suspeita-se que não houve a remoção total do tecido placentário. Repete-se a curetagem e, se ainda assim persiste o quadro hemorrágico, são realizadas a laparotomia e a histerotomia corporal. Com o útero aberto, caso se trate realmente de placenta acreta simples, é possível completar a remoção da placenta sem a necessidade de retirada do útero. Na placenta acreta simples, após o esvaziamento completo do útero, recomenda-se a colocação de dispositivo intrauterino (DIU) para evitar a formação de aderências na cavidade uterina, porque há destruição acentuada do endométrio. O DIU deve ser mantido no útero até o retorno das menstruações.

Nas variedades increta e percreta, as tentativas de extração manual falham, e essa distócia é corrigida com a histerectomia. O tipo vai depender da localização da placenta na cavidade uterina, podendo ser fúndica ou supraístmica. (O acretismo placentário é abordado com mais detalhes no Capítulo 20.)

Revisão do canal de parto

Após a dequitação e antes da episiorrafia, é recomendável a revisão do canal de parto. Mesmo em partos absolutamente normais podem ocorrer lacerações no colo ou nas paredes vaginais e retenção, na cavidade uterina, de fragmentos de membrana ou de cotilédones placentários. Esses problemas são responsáveis por hemorragias no pós-parto ou pela permanência de lóquios sanguíneos em maior quantidade e por mais tempo que o normal.

Os defensores de intervenções mínimas reservam a revisão do canal de parto apenas para os casos nos quais o sangramento está aumentado ou há suspeita de retenção de restos placentários.

A revisão do canal de parto exige auxiliar que, com duas valvas, expõe a cavidade vaginal. Com uma pinça atraumática longa traciona-se o lábio anterior do colo e com outra, introduzida na cavidade uterina, remove-se o conteúdo anormal. Posteriormente, com uma pinça no lábio anterior e outra no posterior, investiga-se a existência de lacerações no colo, as quais deverão ser suturadas (Figura 53.26). Isso não apenas previne o sangramento, mas também favorece a regeneração total do colo. Em seguida, procede-se à revisão da cavidade vaginal, promovendo também a sutura de qualquer laceração encontrada. A revisão do canal do parto é extremamente desconfortável para a mulher, causa dor significativa e deve ser realizada com cuidados não apenas de assepsia, mas também de analgesia adequada.

Finalmente, nas mulheres submetidas à episiotomia, faz-se a episiorrafia. Inicialmente são reconstituídos os músculos e a mucosa vaginal, com sutura contínua, até o introito vulvovaginal. Em seguida, aproximam-se os músculos perineais com pontos separados e, finalmente, o subcutâneo e a pele são reconstituídos com pontos simples ou com sutura intradérmica.

Conduta ativa do terceiro período

Para diminuir a incidência de atonia uterina e hemorragia pós-parto foi criada a conduta ativa do terceiro período, que consiste em:

- Clampagem oportuna do cordão (60 segundos): se o recém-nascido estiver em boas condições, não necessitando de ressuscitação imediata pelo neonatologista.
- Tração controlada do cordão umbilical: com cuidado para não levar à inversão uterina.
- Aplicação de 10U de ocitocina, intramuscular, após a saída do feto.

A adoção da conduta ativa no terceiro período do parto levou à redução nas taxas de perda sanguínea materna e na incidência de hemorragia pós-parto (RR: 0,38; IC95%: 0,32 a 0,46) e de terceiro período prolongado. Como efeitos colaterais, essa conduta apresenta alta incidência de náuseas e vômitos.[36]

Quarto período (observação)

Terminado o parto, a parturiente deve ser mantida sob observação por período variável de acordo com a presença ou não de problemas na gravidez e no parto. Nessa fase, são preocupantes o sangramento genital, a involução imediata do útero e o estado geral da parturiente.

Nesse momento, caso as condições clínicas permitam, a mãe e o recém-nascido devem ser mantidos em contato pele a pele para conforto de ambos, aquecimento do recém-nascido, incentivo à amamentação e criação do vínculo afetivo. O contato pele a pele diminui as taxas de hipoglicemia neonatal e aumenta as de amamentação até os 4 meses de vida.[37]

O Quadro 53.8 apresenta um resumo das principais características da conduta ativa na assistência ao parto e da conduta de intervenções mínimas.

Medicamentos pós-parto

Nas puérperas submetidas à episiotomia e à episiorrafia, os antiálgicos são recomendados de acordo com a necessidade. Não se justifica o emprego de ocitocina para ajudar a involução uterina, a não ser em casos especiais: hipotonia por hiperdistensão uterina, comuns na prenhez gemelar e no polidrâmnio.

A antibioticoterapia preventiva é discutível, não se justificando nas mulheres hígidas e com assistência obstétrica correta e sendo recomendada nos casos de trabalho de parto prolongado e de ruptura prematura das membranas amnióticas, bem como nos de lacerações perineais graves.

Parto vaginal após cesariana prévia

Desde o final da década de 1950 questiona-se o aforismo de Craigin: "Uma vez cesárea, sempre cesárea."[38] Dados estatísticos demonstram que, em casos bem selecionados, a prova de parto após cesariana anterior é segura e mais econômica.[39]

Em revisão de 10 anos, envolvendo mais de 12 mil partos, inclusive em mulheres com mais de uma cesariana, o índice de sucesso com a prova de parto foi de 82%.[40] Esse índice é alto, mas é questionado o risco de ruptura uterina com a prova de parto. O parto após cesariana apresenta 75% de sucesso e risco de ruptura uterina inferior a 1%.[41] Apesar de o risco médio de ruptura ser de 1%, Lieberman[42] referiu variação considerável nesse risco: mais alto com mais de uma cicatriz, na indução do parto, em caso de pequeno intervalo entre os partos e em caso de história de febre em cesariana anterior.

O risco de ruptura uterina no parto conduzido após cesariana prévia é outro tema polêmico. Huang e cols.[43] não encontraram diferenças no risco de ruptura uterina em gestações com intervalos inferiores a 19 meses, quando comparado a intervalos mais longos. O índice de sucesso com a prova de parto é alto e o risco de ruptura uterina é baixo mesmo com intervalos bem curtos entre os partos.

Dicle e cols.[44] utilizaram a ressonância magnética para acompanhar a cicatrização do útero após cesariana. Estudando 17 mulheres, observaram o desaparecimento do sinal de incisão dentro dos primeiros 3 meses.

Palerme & Friedman[45] relataram incidência de 2,2% de ruptura uterina na incisão clássica, de 1,3% na vertical cervicocorporal e de 0,07% na segmentar transversal.

A impossibilidade de cesariana de emergência é uma contraindicação à prova de parto em parturiente com cesariana prévia.[46] A tendência atual consiste em realizar a prova de parto após cesariana prévia apenas em casos bem selecionados, com possibilidade de monitoração clínica de todo o trabalho de parto, e fazer a cesariana de imediato, se for necessário.

O Quadro 53.9 apresenta um resumo das evidências científicas sobre a assistência ao parto.

Quadro 53.8 Formas de acompanhamento do trabalho de parto

	Conduta ativa	Intervenções mínimas
Início da fase ativa do parto	≥ 4cm	≥ 6cm
Posição no primeiro período	A que a parturiente desejar	A que a parturiente desejar
Diagnóstico de fase ativa prolongada	Dilatação ultrapassa a linha de ação do partograma (dilatação < 0,5cm/h por 4 horas)	Número de horas que a parturiente pode permanecer com a dilatação: 5cm → ≥ 6 horas 6cm → ≥ 5 horas 7cm → ≥ 3 horas 8cm → ≥ 2,5 horas 9cm → ≥ 2 horas
Amniotomia	A partir de 6cm	Só em casos de fase ativa prolongada
Ocitocina	≥ 4mU/min	1 a 2mU/min
Analgesia	Assim que a gestante solicitar	Assim que a gestante solicitar
Duração máxima do período expulsivo	90 minutos em nulíparas 60 minutos em multíparas	Nulíparas com analgesia: 4 horas Nulíparas sem analgesia: 3 horas Multíparas com analgesia: 3 horas Multíparas sem analgesia: 2 horas
Posição no segundo período	Posição que permita visualização do períneo	A que a mulher desejar
Proteção perineal	Manobra de Ritgen	*Hands off*

Quadro 53.9 Evidências sobre assistência ao parto

Período	Intervenção	Nível de evidência	Grau de recomendação
Pré-parto	Tricotomia de rotina não reduz a incidência de infecções maternas	1A	A
	O enema de rotina não diminui as taxas de infecção materna ou neonatal	1A	A
	A internação da gestante apenas na fase ativa do trabalho de parto diminui a incidência de cesarianas	1B	A
Fase de dilatação	A presença de pessoal de suporte melhora a satisfação materna e diminui a necessidade de analgésicos e a incidência de cesariana	1A	A
	A amniotomia precoce acelera o trabalho de parto, mas pode aumentar a incidência de cesariana	1A	A
	A conduta ativa do trabalho de parto diminui a incidência de trabalho de parto prolongado	2B	B
	A analgesia peridural precoce diminui a duração da fase de dilatação	1B	A
	A analgesia peridural não aumenta a incidência de cesariana, mas aumenta a necessidade de uso da ocitocina e o número de partos operatórios	1A	A
Período expulsivo	A episiotomia deve ser utilizada de maneira seletiva, e não de rotina	1A	A
	A adoção de posições mais verticalizadas diminui a incidência de partos operatórios e a duração do período expulsivo (± 4 min), mas está associada à perda sanguínea pouco mais acentuada	1A	A
Dequitação	A conduta ativa do terceiro período diminui a incidência de hemorragia pós-parto	1A	A

Referências

1. Corrêa MD, Corrêa Jr MD. Assistência ao parto. In: Corrêa MD, Melo VH, Aguiar RALP, Corrêa Jr MD. Noções Práticas de Obstetrícia. 14. ed. Belo Horizonte: Coopmed 2011: 867-94.
2. Friedman EA. The graphic analysis of labour. Am J Obstet Gynecol 1954; 68:1568-75.
3. Peisner DB, Rosen MG. Transition from latent to active labor. Obstet Gynecol 1986; 68:448-51.
4. Zhang J, Troendle JF, Yancey MK. Reassessing the labor curve in nulliparous women. Am J Obstet Gynecol 2002; 187:824-8.
5. WHO. Labour Care Guide. User's Manual. Geneva: World Health Organization. Disponível em https://www.who.int/publications/i/item/9789240017566.
6. Zhang J, Troendle J, Mikolajczyk R, Sundaram R, Beaver J, Fraser W. The natural history of the normal first stage of labor. Obstet Gynecol 2010; 115:705-10.
7. Lee L, Dy J, Azzam H. Management of spontaneous labour at term in healthy women. J Obstet Gynaecol Can 2016; 38:843-65.
8. Bernitz S, Dalbye R, Zhang J et al. The frequency of intrapartum caesarean section use with the WHO partograph versus Zhang's guideline in the Labour Progression Study (LaPS): A multicentre, cluster-randomised controlled trial. Lancet 2019; 393:340-8.
9. WHO. WHO recommendations: Intrapartum care for a positive childbirth experience. Geneva: World Health Organization, 2018.
10. Reveiz L, Gaitán Hernando G, Cuervo LG. Enemas during labour. Cochrane Database Syst Rev 2013; Issue 7.
11. Berghella V, Baxter JK, Chauhan SP. Evidence-based labor and delivery management. Am J Obstet Gynecol 2008; 199:445-54.
12. Basevi V, Lavender T. Routine perineal shaving on admission in labour. Cochrane Database Syst Rev 2014; Issue 11.
13. Singata M, Tranmer J, Gyte GML. Restricting oral fluid and food intake during labour. Cochrane Database Syst Rev 2013; Issue 8.
14. Bohren MA, Hofmeyr GJ, Sakala C, Fukuzawa RK, Cuthbert A. Continuous support for women during childbirth. Cochrane Database Syst Rev 2017; Issue 7.
15. Zhang J, Landy HJ, Ware Branch D et al. Contemporary patterns of spontaneous labor with normal neonatal outcomes. Obstet Gynecol 2010; 116:1281-7.
16. Brasil. Ministério da Saúde. Diretrizes nacionais de assistência ao parto normal. Brasília: Ministério da Saúde, 2017.
17. O'Driscoll K, Foley M, MacDonald A. Active management of labor as an alternative to cesarean section. Obstet Gynecol 1984; 63:486-90.
18. Shyken JM, Petrie RH. Oxytocin to induce labor. Clin Obstet Gynecol 1995; 38:232-45.
19. Smyth RMD, Markhan C, Dowswell T. Amniotomy for shortening spontaneous labour. Cochrane Database Syst Rev 2013; Issue 6.
20. Jones L, Othman M, Dowswell T et al. Pain management for women in labour: An overview of systematic reviews. Cochrane Database Syst Rev 2012; Issue 3.
21. Anim-Somuah M, Smyth RMD, Cyna AM, Cuthbert A. Epidural versus non-epidural or no analgesia in labour. Cochrane Database Syst Rev 2018, Issue 5.
22. Wong CA, Scavone BM, Peaceman AM et al. The risk of cesarean delivery with neuraxial analgesia given early versus late in labor. N Engl J Med 2005; 352:655-65.
23. Seitchik J, Amico J, Robinson AG, Castilo M. Oxytocin argumentation of dysfunctional labor: IV. Oxitocin pharmacokinetics. Am J Obstet Gynecol 1984; 150:225-8.
24. Murphy DJ. Failure of progress in second stage of labor. Curr Opin Obstet Gynecol 2001; 13:557-61.
25. Sizer AR, Evans J, Bailey SM, Wiener J. A second stage partogram. Obstet Gynecol 2000; 96:678-83.
26. Allen VM, Baskett TF, O'Connell CM, McKeen D, Allen AC. Maternal and perinatal outcomes with increasing duration of the second stage of labor. Obstet Gynecol 2009; 113:1248-58.
27. American College of Obstetricians and Gynecologists, Society for Maternal Fetal Medicine, Caughey AB, Cahill AG, Guise JM et al. Safe prevention of the primary cesarean delivery. Am J Obstet Gynecol 2014; 210:179-93.
28. Zipori Y, Grunwald O, Ginsberg Y, Beloosesky R, Weiner Z. The impact of extending the second stage of labor to prevent primary

cesarean delivery on maternal and neonatal outcomes. Am J Obstet Gynecol 2019; 220:191.e1-e7.

29. Walker KF, Kibuka M, Thorton JG, Jones NW. Maternal position in the second stage of labour for women with epidural anaesthesia. Cochrane Database Syst Rev 2018; Issue 11.
30. Gupta JK, Sood A, Hofmeyr GJ, Vogel JP. Position in the second stage of labour for women without epidural anaesthesia. Cochrane Database Syst Rev 2017; Issue 5.
31. Hals E, Øian P, Pirhonen T et al. A multicenter interventional program to reduce the incidence of anal sphincter tears. Obstet Gynecol 2010; 116:901-8.
32. Jiang H, Qian X, Carroli G, Garner P. Selective versus routine use of episiotomy for vaginal birth. Cochrane Database Syst Rev 2017; Issue 2.
33. Corrêa Junior MD, Passini Júnior R. Selective episiotomy: Indications, technique, and association with severe perineal lacerations. Rev Bras Ginecol Obstet 2016; 38:301-7.
34. Parente MP, Natal Jorge RM, Mascarenhas T, Silva-Filho AL. The influence of pelvic muscle activation during vaginal delivery. Obstet Gynecol 2010; 115:804-8.
35. ACOG. Committee on Practice Bulletins-Obstetrics. Practice Bulletin No. 198: Prevention and management of obstetric lacerations at vaginal delivery. Obstet Gynecol 2018; 132:e87-e102.
36. Begley CM, Gyte GM, Devane D, McGuire W, Weeks A, Biesty LM. Active versus expectant management in the third stage of labour. Cochrane Database Syst Rev 2019; Issue 2.
37. Moore ER, Bergman N, Anderson GC, Medley N. Early skin-to-skin contact for mothers and their healthy newborn infants. Cochrane Database Syst Rev 2016; Issue 11.
38. Cragin EB. Conservatism in Obstetrics. NY Med J 1916; 104:1-3.
39. Scott JR. Avoiding labor problems during vaginal birth after cesarean delivery. Clin Obstet Gynecol 1997; 40:533-41.
40. Miller DA, Dias FG, Paul RH. Vaginal birth after cesarean-ten year experience. Obstet Gynecol 1994; 84:255-8.
41. Flam B, Goings JR, Liu Y, Wolde-Tsadik G. Elective repeat cesarean delivery versus trial of labor: A prospective multicenter study. Obstet Gynecol 1994; 83:927-32.
42. Lieberman G. Risk factors for uterine rupture during trial of labor after cesarean. Clin Obstet Gynceol 2001; 108:383-7.
43. Huang W, Nakashima P, Rumney P. Interdelivery internal, and success of VBAC. Obstet Gynecol 2002; 99:41-4.
44. Dicle O, Kucukler C, Pinar T, Erata Y. Magnetic resonance imaging evaluation of incision healing cesarean sections. Eur J Radiol 1997; 7:31-4.
45. Palerme GR, Friedman EA. Rupture of the gravid uterus in the third trimester. Am J Obstet Gynecol 1966; 15:571-6.
46. ACOG. Committee on Practice Bulletins. Practice Bulletin No. 5: Vaginal birth after previous cesarean delivery. Int J Gynaecol Obstet 1999; 66(2):197-204.

Monitoramento Fetal Intraparto

CAPÍTULO

54

Gabriel Costa Osanan
Eura Martins Lage
Zilma Silveira Nogueira Reis

INTRODUÇÃO

Importante componente da assistência ao trabalho de parto contemporâneo, o monitoramento fetal intraparto (MFI) consiste na avaliação do bem-estar do concepto principalmente por meio da avaliação da frequência cardíaca fetal (FCF) e suas variações.[1-3]

O monitoramento intraparto da FCF objetiva, em especial, identificar alterações da FCF que reflitam condições associadas à redução da oxigenação fetal a fim de permitir intervenções oportunas, capazes de reduzir o risco de lesão hipóxica ou morte do concepto, e fetos adequadamente oxigenados, para evitar intervenções obstétricas desnecessárias.[1-3]

Os métodos mais frequentemente utilizados incluem a ausculta fetal intermitente, por meio do uso do estetoscópio de Pinard ou do sonar Doppler, e o monitoramento eletrônico contínuo da FCF através da cardiotocografia (CTG). Atualmente, a vigilância da FCF está indicada em todas as situações em que a detecção de anormalidade da FCF possa resultar em intervenção obstétrica capaz de melhorar a oxigenação fetal ou alterar o prognóstico pós-natal.[1-4]

Até o momento, as evidências científicas não conseguiram definir de modo contundente o melhor método de MFI para todos os trabalhos de parto, o que justifica as variações nos protocolos internacionais quanto ao MFI.[1-3,5]

MÉTODOS DE AVALIAÇÃO DA VITALIDADE FETAL INTRAPARTO

Ausculta intermitente

Metodologia de monitoramento fetal não invasiva, simples, barata e acessível em todos os serviços de saúde, a ausculta intermitente (AI) da FCF é realizada com auxílio do estetoscópio de Pinard ou de aparelho sonar Doppler portátil (Figura 54.1).[1,2,6]

Para monitoramento intraparto adequado, a AI da FCF deve ser realizada de maneira sistematizada e qualificada (Quadro 54.1).

A AI está indicada no MFI de todos os trabalhos de partos em serviços de saúde sem CTG disponível. Nas instituições que contam com CTG, a AI qualificada está recomendada para gestantes saudáveis de risco habitual, enquanto o monitoramento eletrônico (CTG) está indicado para as gestações com alto risco de hipóxia fetal intraparto.[2,7]

A Federação Internacional de Ginecologia e Obstetrícia (FIGO), em seu último consenso, apresentou algumas condições de baixo risco de hipóxia para realização da AI (Quadro 54.2). Essas condições, contudo, podem variar entre as sociedades, pois se baseiam em opiniões de especialistas.[2]

Quando não há número suficiente de aparelhos de CTG para atender às demandas assistenciais, assim como nos locais que não contam com os insumos necessários para seu funcionamento adequado nem profissionais treinados no uso da CTG, a AI qualificada está indicada independentemente do risco para a gestante.[2,7]

A periodicidade da AI pode variar entre os diversos protocolos, uma vez que se baseiam em recomendações de especialistas e não há estudos que comparem a eficácia dos diferentes protocolos de AI.[2,4,8] No Brasil, o Ministério da Saúde adotou a recomendação de AI a cada 30 minutos durante o período de dilatação e a cada 5

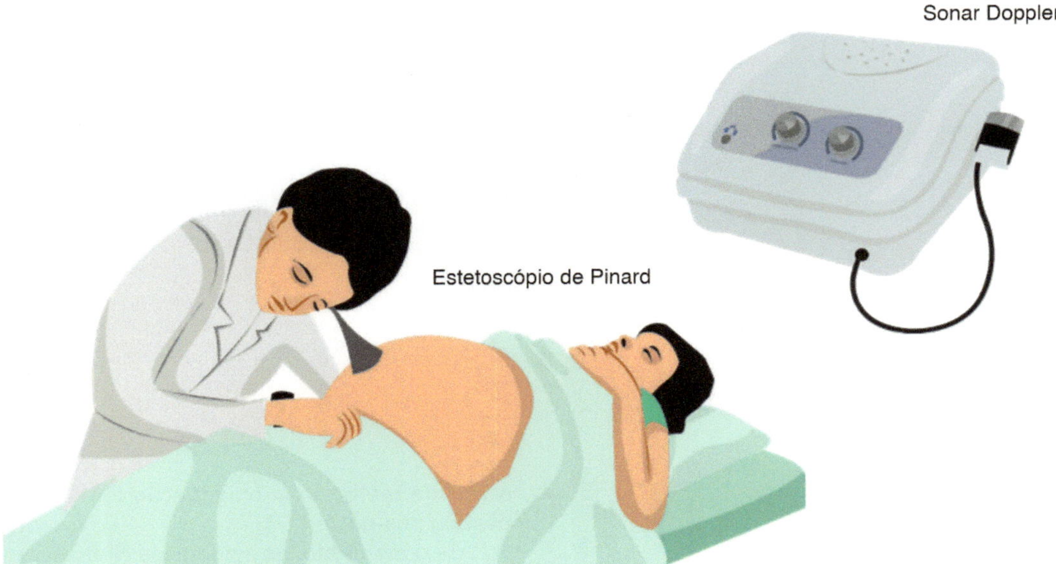

Figura 54.1 Sonar Doppler e estetoscópio de Pinard.

Quadro 54.1 Características da ausculta intermitente (AI) qualificada para monitoramento intraparto

- Utilizar instrumentos de AI adequados e em bom estado de funcionamento
- Realizar a ausculta fetal durante e após uma contração por pelo menos 1 minuto
- Determinar a linha de base da frequência cardíaca fetal
- Realizar ausculta fetal atenta ao ritmo cardíaco e à presença de acelerações e desacelerações – especialmente em relação às contrações
- Registrar a frequência cardíaca fetal e os achados pertinentes da ausculta fetal realizada

Obs.: palpar o pulso materno simultaneamente à AI sempre que houver dúvida se os batimentos auscultados são maternos ou fetais.
Fonte: Lewis *et al.*, 2015; Brasil, Ministério da Saúde, 2022.[2,7]

Quadro 54.2 Condições de baixo risco para ausculta intermitente no monitoramento fetal intraparto segundo a Federação Internacional de Ginecologia e Obstetrícia (FIGO)

Condições clínicas e obstétricas	
Anteparto	**Intraparto**
• Ausência de morbidade materna importante • Ausência de diabetes ou hipertensão • Ausência de sangramentos obstétricos • Crescimento fetal adequado • Líquido amniótico normal • Cardiotocografia anteparto normal • Ausência de cicatriz uterina prévia • Movimentos fetais normais • Bolsa rota < 24 horas • Gestação de termo e cefálica	• Frequência cardíaca fetal normal • Ausência de excesso de contrações • Ausência de indução/aceleração do parto • Ausência de analgesia peridural • Ausência de sangramento vaginal • Ausência de líquido meconial • Ausência de febre intraparto • Trabalho de parto < 12 horas • Período expulsivo < 1 hora

Fonte: Lewis *et al.*, 2015.[2]

minutos no período expulsivo, para gestações de baixo risco.[7] Nas de alto risco, quando se adota o monitoramento com AI, a ausculta da FCF deve ser realizada, preferencialmente, a cada 15 minutos durante a fase ativa do primeiro estágio do trabalho de parto e pelo menos a cada 5 minutos durante o período expulsivo. Na vigência de anormalidades (ritmo irregular, FCF abaixo da linha de base, taquicardia ou bradicardia), deve-se reavaliar o cenário clínico do trabalho de parto.[2,9]

Vale destacar que uma das limitações da AI é a impossibilidade de avaliar a variabilidade da FCF. Esse parâmetro tem papel importante nas decisões obstétricas intraparto, quando a gestante é monitorada por meio da CTG.[2,3] Cabe ressaltar, também, que as evidências ainda não conseguiram demonstrar a superioridade estatística dos outros métodos de MFI em relação à AI no que se refere a desfecho perinatal, paralisia cerebral e redução de intervenções obstétricas.[10,11]

Monitoramento fetal eletrônico contínuo

O monitoramento fetal eletrônico contínuo (MFEC) foi introduzido no final da década de 1960. Os primeiros aparelhos registravam a FCF por meio do fonocardiograma, mais tarde substituído pela tecnologia Doppler, que melhorou a qualidade da informação.[12] O MFEC detecta as flutuações da FCF, momento a momento, em relação às contrações maternas e por isso parece mais adequado para avaliação de trabalhos de parto de gestações de alto risco.[10] Desenvolvido para identificar os eventos que antecedem a hipóxia e a acidose fetal durante o trabalho de parto, objetiva reduzir as taxas de encefalopatia hipóxico-isquêmica, paralisia cerebral e morte fetal.[1,3,10]

O MFEC é realizado, principalmente, por meio do aparelho de CTG e pode ser externo ou interno. Para o externo, o mais adotado na prática clínica, são utilizados dois sensores posicionados no abdome materno: um para detecção da FCF e outro para detecção das contrações (tocodinamômetros).[3,9] O MFEC interno, por sua vez, envolve a introdução, via transvaginal, de sensores na cavidade uterina (quando a posição fetal e/ou materna torna o monitoramento externo inadequado), os quais são conectados à CTG.[10] A colocação de eletrodo no couro cabeludo fetal exige dilatação cervical e amniotomia e pode aumentar o risco de infecção intrauterina, lesão fetal e transmissão de alguns vírus, como herpes simples e hepatite B ou C. A CTG interna apresenta sinal de melhor qualidade, mas a necessidade de introdução de transdutores intrauterinos e seu custo limitam seu uso rotineiro.[3,12,13]

Outros métodos de monitoramento interno envolvem a avaliação do segmento ST fetal, a coleta de sangue do escalpe fetal para medida do pH e/ou lactato e a oximetria de pulso, bem como exigem evidências científicas para sua incorporação à prática clínica.[1,9,11]

Cardiotocografia

A CTG através de sensores externos é a prática mais utilizada em razão da facilidade de uso e da capacidade de detecção da FCF. Os sensores podem ser conectados à CTG através de telemetria (*wireless*) ou de fios.[1,3] Estes são os mais comumente encontrados e utilizados no Brasil, mas têm a desvantagem de restringir a mobilidade materna. Ainda assim, seu uso está frequentemente indicado nas gestações com risco de hipóxia fetal intraparto.

A CTG tem alta sensibilidade (ou seja, os traçados normais traduzem bem a boa oxigenação fetal no momento do exame), mas baixa especificidade (os traçados anormais nem sempre implicam feto mal oxigenado). Além disso, apresenta baixo valor preditivo positivo. Cerca de 33% dos fetos vão exibir, em algum momento do parto, um traçado de CTG classificado como suspeito ou patológico. As taxas de falso-positivo chegam a 60%.[12] Essas limitações de especificidade são o motivo para a adoção de técnicas adicionais para determinação mais precisa da oxigenação fetal.[1,3,7,9]

O método apresenta limitações: variações inter e intraobservadores podem impactar a interpretação do exame, a acurácia da predição da acidemia e as taxas de cesariana.[5,9] Contudo, deve-se destacar que o objetivo da CTG é identificar situações de risco que antecedem a hipóxia e a acidose, o que justifica em parte as variações de interpretação da CTG nos diversos protocolos. Na tentativa de eliminar a variação interobservador foram desenvolvidos programas computacionais que promovem análises automáticas dos traçados e disparam alertas em situações consideradas de risco para hipóxia fetal (CTG computadorizada).[3,5,9]

A CTG tem sido indicada nas gestações de risco para hipóxia fetal intraparto; entretanto, ainda assim, não há evidência científica forte que justifique a obrigatoriedade da CTG contínua de rotina em mulheres em trabalho de parto com risco de hipóxia intrauterina. Comparada à AI, a CTG reduz a taxa de convulsão neonatal (sem, contudo, alterar as de mortalidade perinatal e paralisia cerebral) e pode aumentar as taxas de cesariana e de parto operatório.[3,5,9,10] Suspeita-se que a falta de evidência possa estar relacionada em parte com a falta de correlação entre os achados da CTG nos estudos e a causa da hipóxia. Certamente, os mecanismos compensatórios fetais à hipóxia secundários a um quadro inflamatório infeccioso diferem em parte dos secundários à insuficiência placentária, como demonstrado em alguns estudos.[9,14,15] Também não se conseguiu demonstrar benefício do uso da CTG na admissão de gestante em trabalho de parto de baixo risco.[16]

Obtenção do traçado da cardiotocografia

Para um traçado de boa qualidade, é importante manter-se atento aos aspectos técnicos da coleta, como posição materna, insumos e velocidade de registro, obtenção de dados das contrações, número de fetos, qualidade do sinal e registro no prontuário (Quadro 54.3).

Traçados da cardiotocografia

Para fins didáticos, as definições apresentadas neste item são fundamentadas no último consenso da FIGO.[3]

Frequência cardíaca fetal basal ou linha de base

A linha de base corresponde à FCF média em um período de 10 minutos após a exclusão de episódios de acelerações, desacelerações e períodos de aumento da variabilidade da FCF, sendo considerada o segmento com menor oscilação da FCF no período avaliado. Quando o traçado for instável, a linha de base será indeterminada e deverá ser avaliada por períodos mais longos (Figura 54.2).[3,9]

A linha de base pode ser classificada como:

- **Normal:** FCF entre 110 e 160bpm.
- **Bradicardia:** FCF abaixo de 110bpm por 10 minutos ou mais.
- **Taquicardia:** FCF acima de 160bpm por 10 minutos ou mais.

Nos fetos pré-termo, a FCF tende a se apresentar mais próximo do limite superior da normalidade, enquanto nas gestações a termo, especialmente após 40

Quadro 54.3 Cuidados técnicos para obtenção de traçado de cardiotocografia de boa qualidade

Cuidados	Observações
Posição materna	Evitar realizar a CTG com a gestante em decúbito dorsal (pode ocorrer compressão aortocava com alteração dos traçados). Preferir a posição de decúbito lateral – especialmente esquerdo – ou a semissentada, ou ainda de pé
Insumos de registro	O uso de papéis de registro inadequados ou com escalas diferentes da máquina pode eventualmente levar a dificuldades ou equívocos na interpretação da CTG
Velocidade de registro	As velocidades de registro do traçado na CTG podem ser de 1, 2 e 3cm/min. Velocidades de registro diferentes "modificam" a forma do traçado e, assim, podem confundir a interpretação da CTG. No Brasil, a velocidade de impressão mais usada é a de 1cm/min. Assim, deve-se checar esse parâmetro na CTG
Registro de contrações	O uso de sensores para registro das contrações simultaneamente à FCF é essencial para avaliação da vitalidade fetal intraparto
Número de fetos – Gemelaridade	É possível realizar o monitoramento da FCF em gravidez gemelar. Para tal, são necessários dois sensores para captação da FCF. A MFI, nesses casos, é mais difícil, e falhas na obtenção do sinal são mais frequentes. Nesses casos, seria possível avaliar o uso da CTG interna, se disponível
Qualidade do sinal	A CTG externa é o método inicial para monitoramento fetal. Contudo, em algumas situações não é possível obter sinal de qualidade com essa metodologia, estando indicada a CTG interna. No Brasil, entretanto, o uso da CTG interna não é rotina
Registro no prontuário	A CTG deve ser identificada e sua conclusão e/ou traçado registrado(a) ou anexado(a) ao prontuário

CTG: cardiotocografia; FCF: frequência cardíaca fetal; MFI: monitoramento fetal intraparto.
Fonte: Ayres-de-Campos *et al.*, 2015.[3]

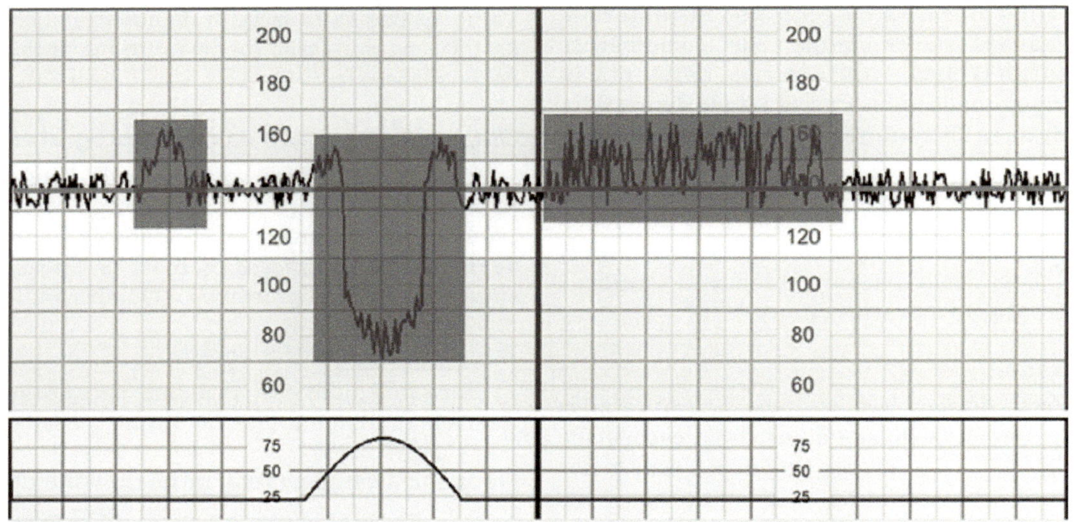

Figura 54.2 Cardiotocografia evidenciando linha de base da frequência cardíaca fetal (140bpm). Áreas sombreadas devem ser desconsideradas para definição correta da linha de base, pois consistem em aceleração, desaceleração e aumento transitório de variabilidade da frequência cardíaca fetal. (Reproduzida de Chandraharan *et al.*, 2018.[13])

semanas, a FCF costuma exibir valores mais próximos do limite inferior.[3,9]

Em caso de bradicardia ou taquicardia, deve-se tentar identificar suas possíveis causas para avaliação do risco do concepto. A bradicardia fetal pode ser causada por hipóxia fetal, hipoglicemia, hipotensão e hipotermia maternas, uso de drogas de ação vagal, compressão do cordão umbilical, anomalias estruturais do coração fetal e bloqueio atrioventricular em razão da presença de anticorpos maternos anti-Ro/SSA e La/SSB e, mais raramente, contra U1RNP. Já a taquicardia fetal tem como etiologias infecção intracavitária, febre materna, desidratação, uso de fármacos adrenérgicos e beta-agonistas, tireotoxicose, hipertireoidismo, anemia fetal, hipóxia crônica, prematuridade, lesões morfológicas do coração fetal e arritmias, entre outras.[3,9,17]

Variabilidade

Parâmetro detectado pela CTG (mas não pela AI), variabilidade que se refere às oscilações da FCF no período de 1 minuto do traçado da CTG e reflete a integridade do sistema nervoso autônomo. Segundo a FIGO, a

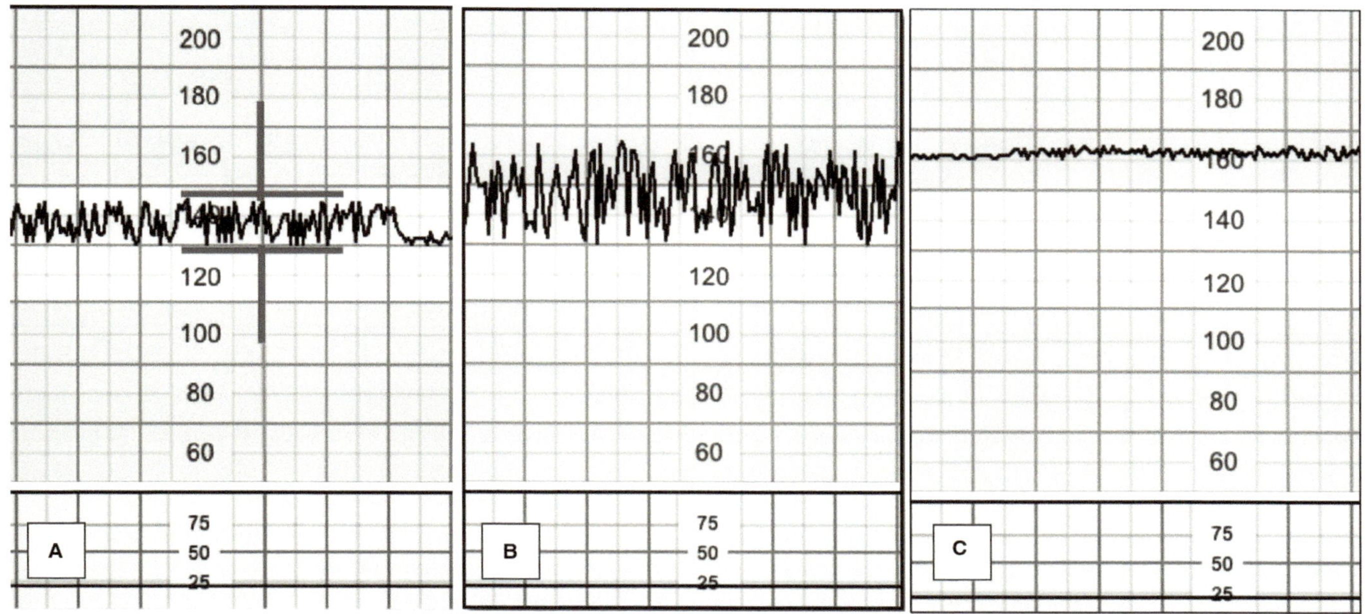

Figura 54.3 Padrões de variabilidade da frequência cardíaca fetal na cardiotocografia. **A** Normal. **B** Saltatória. **C** Reduzida. (Adaptada de Chandraharan *et al.*, 2018.[13])

variabilidade da linha de base pode ser classificada como (Figura 54.3):

- **Normal:** FCF entre 5 e 25bpm.
- **Reduzida:** variabilidade persistente da FCF abaixo de 5bpm por mais de 50 minutos ou por mais de 3 minutos concomitantemente à desaceleração.
- **Acentuada (ou saltatória ou padrão em ziguezague):** variabilidade acima de 25bpm por mais de 30 minutos.

A variabilidade reduzida pode ocorrer em resposta à hipóxia/acidose, à lesão cerebral anteparto ou à administração de medicação depressora do sistema nervoso central. Sua presença no momento que antecede os eventos bradicárdicos fetais demonstrou predizer mais acidose fetal e necessidade de parto emergencial. Já a variabilidade saltatória pode representar estresse hipóxico com instabilidade/hiperatividade autonômica.[3,18]

Acelerações transitórias da frequência cardíaca fetal

As acelerações transitórias (AT) são definidas como aumentos abruptos da FCF, com amplitude de pelo menos 15bpm, a partir da linha de base, durando pelo menos 15 segundos em 10 minutos (Figura 54.4). Em fetos com menos de 32 semanas, considera-se a presença de acelerações quando ocorre aumento da amplitude de pelos menos 10bpm com duração de no mínimo 10 segundos.[3]

A ausência de acelerações na CTG intraparto não indica hipóxia ou acidose, não sendo comum encontrar acelerações no período expulsivo. Nessas situações, deve-se verificar se a CTG não está captando a frequência cardíaca materna (que aumenta com o esforço físico da mãe nesse momento), pois são esperadas, na verdade, desacelerações da FCF por compressão do polo cefálico.[3,9]

Desacelerações

A desaceleração é definida como queda de 15bpm da FCF por pelo menos 15 segundos. A FCF pode apresentar desacelerações que, dependendo de suas características, podem ter significado patológico ou não. Segundo a FIGO,[3] as desacelerações intraparto podem ser classificadas da seguinte maneira (Figura 54.5):

- **Precoces:** coincidem com as contrações uterinas. São rasas, curtas e com variabilidade normal. As desacelerações precoces são clinicamente benignas e não estão associadas à interrupção da oxigenação fetal,

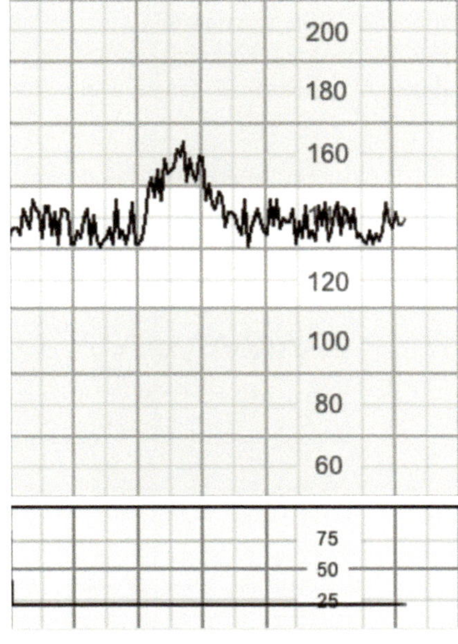

Figura 54.4 Aceleração transitória da frequência cardíaca fetal em gestação a termo. (Adaptada de Chandraharan *et al.*, 2018.[13])

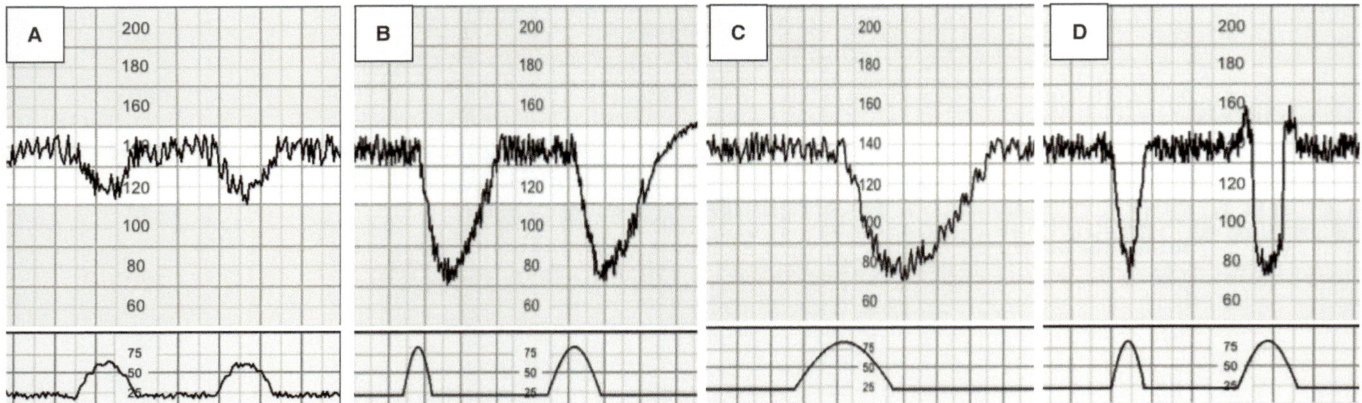

Figura 54.5 Tipos mais comuns de desacelerações intraparto à cardiotocografia. **A** Precoces. **B** Tardias. **C** Prolongadas. **D** Variáveis. (Adaptada de Chandraharan *et al.*, 2018.[13])

à acidemia metabólica ou à lesão neurológica hipóxico-isquêmica. Parecem ser causadas pela compressão do polo cefálico e são mais comuns no final do período de dilatação e no período expulsivo.

- **Variável:** apresenta queda e recuperação rápidas da linha de base (do início ao ponto mais baixo – nadir < 30 segundos), em forma de V. Varia em forma e tamanho em relação às contrações uterinas. Representa resposta reflexa autonômica fetal à compressão mecânica transitória do cordão umbilical e tende a ser benigna. Eventualmente, pode associar-se a risco de hipóxia, especialmente quando apresenta o formato de U e redução da variabilidade e/ou duração de mais de 3 minutos.
- **Tardia:** com formato de U e/ou de variabilidade reduzida, surge após a contração (> 20 segundos), apresenta queda e/ou recuperação lenta da linha de base e/ou mostra variabilidade reduzida durante a desaceleração. Também é considerada tardia quando a queda de 10 a 15bpm da FCF está associada a variabilidade reduzida e ausência de acelerações. Em geral, uma desaceleração tardia consiste em resposta fetal reflexa à hipoxemia transitória durante uma contração uterina. Essas desacelerações se associam a quadros de hipóxia fetal.
- **Prolongada:** dura mais de 3 minutos e está associada à hipóxia, exigindo abordagem emergencial, especialmente quando passa de 5 minutos, a FCF é inferior a 80bpm e a variabilidade é reduzida. É causada pelos mesmos mecanismos fisiológicos responsáveis pelas desacelerações tardias ou variáveis, porém a interrupção da oxigenação fetal ocorre por mais tempo.

Padrão sinusoidal da frequência cardíaca fetal

O padrão sinusoidal da FCF é específico, raro, definido como padrão ondulatório, suave, em forma de sino, com frequência de 3 a 5 ciclos/minuto, variabilidade entre 5 e 15bpm, ausência de AT e com mais de 30 minutos de duração.

O padrão sinusoidal foi historicamente associado à anemia fetal grave, embora o mecanismo fisiopatológico não tenha sido definitivamente comprovado. Pode ser encontrado também em casos de infecção, malformação cardíaca, gastrosquise e hidrocefalia.[3,9] Variações do padrão podem ocorrer com a administração de opioides, ruptura de vasa prévia ou hemorragia feto-materna aguda (Figura 54.6).

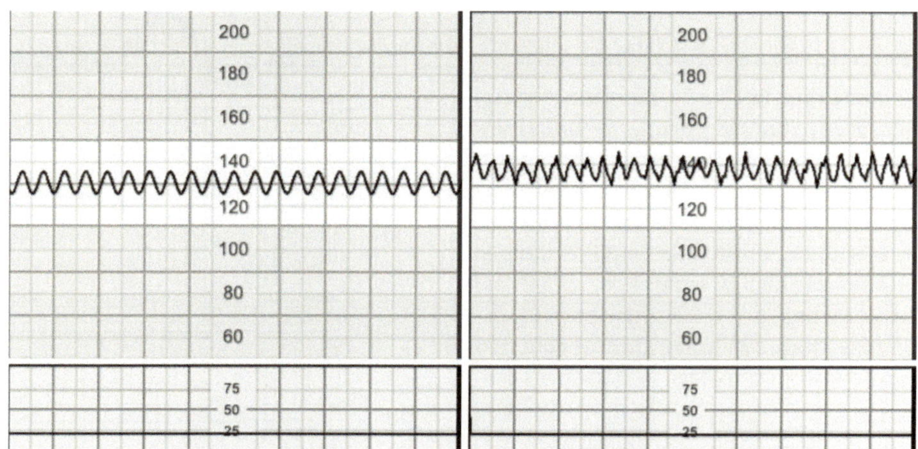

Figura 54.6 Padrão sinusoidal típico e variação (em dente de tubarão). (Adaptada de Chandraharan *et al.*, 2018.[13])

Contrações

Cada contração uterina corresponde a um período de hipóxia durante o trabalho de parto, já que interrompe transitoriamente o fluxo de sangue. Embora bem toleradas pelo feto hígido, o excesso de contrações ou o comprometimento da vitalidade fetal anteparto colocam o feto em risco de quadros de hipóxia intrauterina. As contrações progridem em frequência, intensidade e duração durante o trabalho de parto, mas quadros de taquissistolia podem ser prejudiciais ao feto.

A taquissistolia pode ser definida como mais de cinco contrações em **10** minutos, podendo ser espontânea ou determinada pelo uso de uterotônicos; quando associada à bradicardia, sinaliza risco fetal.

Estado de sono e vigília fetal

A identificação dos estados de vigília no período intraparto também é importante para a interpretação da CTG e a escolha adequada da abordagem em casos suspeitos. Sabe-se que o feto apresenta oscilações em seus padrões de sono e vigília e que esses estados interferem nos traçados da CTG. Os estados de sono e vigília fetal são mais perceptíveis após 32 a 34 semanas de gravidez.[3,13,19]

Os estados fetais podem ser divididos em três padrões:

- **Estado de quiescência:** reflete sono profundo, sem movimentos oculares. Pode durar até **50** minutos. Na CTG, caracteriza-se por linha de base estável, acelerações raras e variabilidade limítrofe. Estímulos para "acordar" o feto podem ser úteis para diferenciar aqueles em estado de aquiescência dos que apresentam hipóxia.[19]
- **Estado de sono ativo (movimentos rápidos dos olhos):** caracterizado à CTG por número moderado de acelerações e variabilidade normal, é o padrão mais encontrado.[19]
- **Estado de vigília ativa:** caracterizado à CTG por grande número de acelerações e variabilidade normal, dificultando até mesmo a identificação da linha de base, é um estado menos comum.[19]

A identificação de oscilação nos estados fetais, também chamada de ciclismo, é importante no monitoramento fetal, uma vez que indica boas condições de oxigenação do concepto (Figura 54.7).

Classificação do traçado da cardiotocografia

A interpretação do traçado cardiotocográfico deve levar em conta a fase do trabalho de parto, a fisiologia fetal e o quadro clínico materno. Alterações na FCF durante a evolução do trabalho de parto, principalmente diminuição da variabilidade e taquicardia, e a presença de desacelerações com mais de **60** segundos de duração e com retorno lento da linha de base demandam vigilância maior. Atualmente, a expressão *estado fetal não tranquilizador* é preferida para descrever os casos de CTG alteradas, em substituição a *sofrimento fetal agudo*.[20,21] As várias classificações da CTG dependem dos protocolos adotados.[5] Neste capítulo são apresentadas as classificações propostas pela FIGO e pelo ACOG, os dois protocolos mais comumente utilizados.[1,3]

Classificação da cardiotocografia segundo a Federação Internacional de Ginecologia e Obstetrícia (FIGO)

A FIGO subdivide os traçados da CTG em três categorias: normal, suspeito e patológico, cada um com suas características, risco de hipóxia e recomendações (Quadro 54.4).[3]

Classificação da cardiotocografia segundo o American College of Obstetricians and Gynecologists (ACOG)

O ACOG classifica os traçados em categorias de I a III. A categoria I é fortemente preditiva de estado ácido-básico fetal normal. A categoria II é inconclusiva, e esse tipo de traçado não é preditivo de estado ácido-básico fetal anormal. Por fim, a categoria III é representada por traçados não tranquilizadores e associados à frequência maior de hipóxia. O Quadro 54.5 apresenta as características das categorias, interpretações e recomendações.[1]

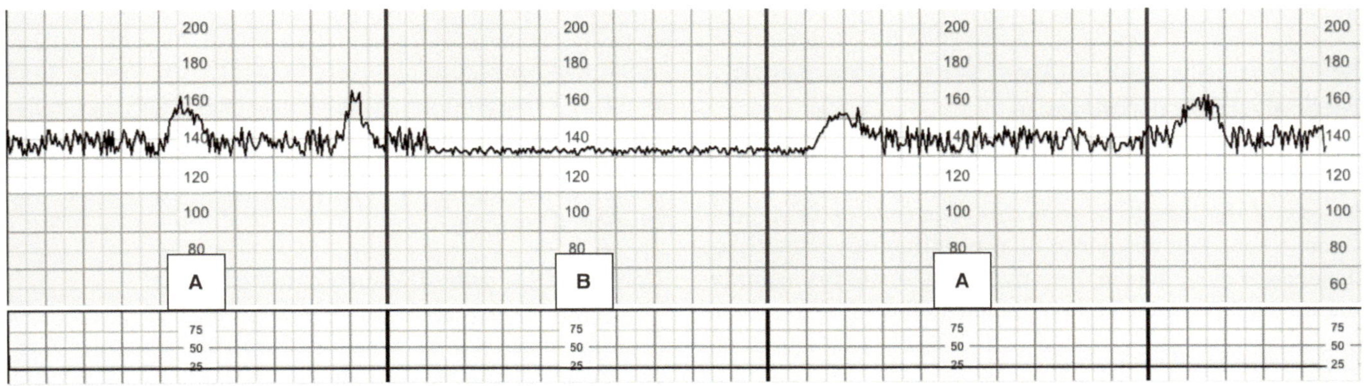

Figura 54.7 Oscilação dos estados de vigília e sono fetais (ciclismo). Padrão fetal A: estado de sono ativo. Padrão fetal B: estado de quiescência. (Adaptada de Chandraharan *et al.*, 2018.[13])

Quadro 54.4 Critérios de classificação da cardiotocografia, interpretação e recomendações clínicas de acordo com as normas da Federação Internacional de Ginecologia e Obstetrícia (FIGO)

FIGO 2015	Normal	Suspeito	Patológico
Linha de base	110 a 160bpm	Ausência de pelo menos um dos parâmetros considerados normais, mas também sem critérios patológicos	< 100bpm
Variabilidade	5 a 25bpm		Variabilidade reduzida durante > 50 minutos Variabilidade aumentada durante > 30 minutos Padrão sinusoidal durante > 30 minutos
Desacelerações	Não repetitivas*		Desacelerações repetitivas* (tardias ou prolongadas) por > 30 minutos (ou por > 20 minutos, se variabilidade reduzida) ou desaceleração prolongada > 5 minutos
Interpretação	Feto sem hipóxia/acidose	Feto com baixa probabilidade de hipóxia/acidose	Feto com alta probabilidade de hipóxia/acidose
Conduta clínica	Manter a monitoração	Identificar e corrigir causas reversíveis de hipóxia (se existirem), estreitar vigilância ou métodos complementares**	Identificar rapidamente e corrigir causas reversíveis (se existirem) ou usar métodos complementares** Se causa irreversível, ou se não houver métodos complementares, ou em caso de falha na correção das causas reversíveis, parto imediato

*Desacelerações são repetitivas quando associadas a mais de 50% das contrações.
**Métodos complementares são eletrocardiograma fetal, estimulação fetal e coleta de sangue fetal (para pH e lactato).
A presença de acelerações sugere feto bem oxigenado, mas sua ausência intraparto tem significado indeterminado.
bpm: batimentos por minuto.
Fonte: Ayres-de-Campos *et al.*, 2015.[3]

Quadro 54.5 Critérios de classificação da cardiotocografia, interpretação e recomendações clínicas de acordo com as normas do American College of Obstetricians and Gynecologists (ACOG)

ACOG 2009	Categoria I	Categoria II	Categoria III
Linha de base	110 a 160bpm	Traçados que não se enquadram na categoria I ou III	Linha de base com variabilidade ausente** associada a: • Desacelerações tardias recorrentes ou • Desacelerações variáveis recorrentes ou • Bradicardia • Padrão sinusoidal na CTG
Variabilidade	Moderada (6 a 25bpm)		
Desacelerações	Precoces: presentes ou ausentes Variáveis: ausentes Tardias: ausentes		
Acelerações	Presentes ou ausentes		
Interpretação	Normal – risco baixo de hipóxia/acidose	Indeterminado – risco incerto de hipóxia/acidose	Alterado – risco alto de hipóxia/acidose fetal
Conduta clínica	Manter a monitoração habitual, sem necessidade de avaliações adicionais	Estreitar monitoramento Reavaliar e considerar o cenário clínico – podem ser necessárias avaliações adicionais (complementares*) Avaliar necessidade de reanimação intrauterina ou parto	Avaliar cenário e realizar medidas de reanimação intrauterina Se as manobras falharem ou não estiverem indicadas, realizar o parto

* Métodos complementares são eletrocardiograma fetal, estimulação fetal e coleta de sangue fetal (para pH e lactato).
** Variabilidade ausente: variação indetectável.
bpm: batimentos por minuto
Fonte: adaptado de ACOG, 2021.[1]

Métodos complementares de monitoramento fetal eletrônico contínuo

Como mencionado previamente, nem sempre a presença de traçados anormais na CTG significa feto com hipóxia. Com intuito de reduzir a alta taxa de falso-positivos, e consequentemente de procedimentos obstétricos desnecessários, foram desenvolvidos métodos complementares da avaliação da oxigenação fetal.[22]

Oximetria fetal de pulso

Apesar de inicialmente considerada método promissor, a oximetria de pulso, desenvolvida na década de 1990, não conseguiu obter efeito estatístico sobre a taxa geral de cesariana ou de desfechos maternos ou neonatais avaliados – as taxas foram semelhantes em ambos os grupos.[23,24] Assim, alguns anos mais tarde, os fabricantes deixaram de produzir seus eletrodos e o método caiu em desuso.[22]

Coleta de sangue do couro cabeludo fetal

Método complementar invasivo de MFI, a coleta permite avaliar a presença e o grau de acidemia fetal por meio da análise do sangue capilar fetal (avaliação do pH e lactato). Esse método poderia ser indicado nas situações com traçados de CTG suspeitos ou patológicos (categorias II e III do ACOG), mas nas quais o parto não é emergencial. Nos quadros graves e agudos, em que o parto deve ser imediato, a coleta de sangue fetal não está indicada por atrasar a resolução da gravidez. O tempo médio entre a decisão de realizar o exame e seu resultado é de 18 minutos.[22]

As principais contraindicações à coleta de sangue fetal são as infecções maternas que possam ser transmitidas ao feto por meio do procedimento (por exemplo, parturientes com herpes genital ativo, mulheres infectadas pelo HIV e portadoras de hepatites virais).[3]

Os estudos não conseguiram demonstrar a melhora do resultado perinatal com a medida do pH e do lactato em amostra de sangue do couro cabeludo fetal coletado no período intraparto. Mais recentemente, o maior estudo prospectivo e multicêntrico sobre o tema, publicado em 2019, demonstrou que o procedimento aumentou a taxa de partos operatórios em aproximadamente 60% sem melhora no resultado perinatal.[25-27] Assim, em função de sua complexidade, invasividade, riscos, tempo necessário para o resultado e incertezas em relação à sua utilidade, o exame caiu em desuso.[9,13,22]

Estímulo fetal do couro cabeludo

A estimulação fetal intraparto consiste, em geral, na realização de estímulo digital do polo cefálico fetal (ou seja, esfregar gentilmente o couro cabeludo) para "acordar o feto". Alternativamente, é possível utilizar o estímulo vibroacústico externo para esse fim. Está indicado principalmente para avaliação de fetos com CTG apresentando FCF com variabilidade reduzida, a fim de diferenciar o hipóxico do que está "dormindo".

Se após o estímulo digital surgirem acelerações e melhora da variabilidade da FCF, considera-se que o feto apresenta boas condições de oxigenação. No entanto, se ambos os parâmetros não aparecerem, não é possível afastar o risco de hipóxia fetal. Nesse caso está indicada a investigação fetal adicional. Em estudo prévio, o estímulo fetal digital revelou-se boa alternativa à coleta de sangue fetal como método complementar de MFI em algumas situações.[22,28]

Análise do segmento ST-ECG fetal (STAN)

O STAN é um método de monitoramento fetal interno que combina o uso da CTG à análise do ECG fetal. Sabe-se que a hipóxia fetal interfere no ECG fetal, determinando aumento da amplitude da onda T e infradesnivelamento do segmento ST antes da falência cardíaca. Assim, a análise tem sido proposta como método complementar para o monitoramento intraparto, de modo a reduzir os falso-positivos da CTG, especialmente em gestações com mais de 36 semanas.[9,13,22]

O STAN está indicado para avaliação adicional dos traçados suspeitos ou patológicos (categorias II e III do ACOG). Contudo, quando a FCF apresenta variabilidade reduzida e ausência de acelerações, a análise do segmento ST pode não ser confiável para indicar hipóxia fetal. Além disso, nos quadros graves e agudos de hipóxia, o parto deve ser imediato independentemente da presença ou não de alterações do segmento ST. As contraindicações são semelhantes às dos procedimentos de monitoramento invasivos, como coleta de sangue fetal.[22]

Vale ressaltar que o STAN está indicado apenas em casos de CTG alterados, já que eventos ST podem estar presentes em 50% dos fetos bem oxigenados. Por outro lado, raramente ocorre hipóxia em fetos sem alteração do segmento ST.[22]

No que se refere ao impacto do STAN, seis ensaios randomizados demonstraram que seu uso reduz a necessidade de coletas do sangue fetal, a taxa de partos distócicos e a incidência de acidose metabólica, comparado ao da CTG isoladamente.[22,29,30] Seu uso como método complementar tem sido recomendado, mas deve estar vinculado a protocolo e treinamento adequados.[9,22]

Sistemas de análise computadorizada da cardiotocografia

Os sistemas de análise computadorizada da CTG foram desenvolvidos para facilitar a interpretação da CTG e reduzir as vari ações interobservadores (especialmente em relação ao parâmetro variabilidade). Vários sistemas computadorizados já estão disponíveis no mercado com esse fim, como o Omniview-SisPorto, o PeriCALM, o IntelliSpace Perinatal e o INFANT, entre outros. Além da leitura automática e em tempo real dos traçados, esses sistemas contam com algoritmos que geram sinais de alerta visuais ou sonoros com base nos resultados alterados da CTG ou mesmo da CTG associada ao ECG.[30] Apesar de consistir em estratégia promissora para predição da hipóxia fetal, com o desenvolvimento de algoritmos de alerta cada vez melhores, estudos mais robustos são necessários para sua inserção na prática clínica rotineira.[9,22]

HIPÓXIA FETAL

A expressão *hipóxia fetal* tem substituído *sofrimento fetal agudo* por refletir melhor a condição que determina o risco fetal. Sua origem multifatorial pode ou não estar relacionada com o trabalho de parto.[19,21]

A hipóxia fetal pode ocorrer ao longo da gestação e em determinadas situações se manifestar apenas de forma aguda e em momentos de difícil abordagem. De incidência variável, ocorre em torno de 2% das gestações.[13,31,32]

Considerando os aspectos fisiopatológicos da hipóxia fetal, sabe-se que ela compromete diretamente a produção de energia celular. Nessas condições, acontece a produção de energia através de metabolismo anaeróbio como mecanismo compensatório. Contudo, esse tipo de metabolismo ocorre por tempo limitado, é pouco efetivo na produção energética e pode resultar no acúmulo de ácido láctico no interior da célula, no líquido extracelular e na circulação fetal. O aumento da concentração de íons de hidrogênio de origem intracelular na circulação fetal é denominado acidemia metabólica e, por ser muito semelhante à concentração de íons de hidrogênio nos tecidos, a expressão *acidose metabólica* é frequentemente usada como sinônimo.[19]

Assim, a fisiopatologia da hipóxia fetal está diretamente relacionada com a integridade dos componentes maternos, placentários e fetais/intrauterinos. Qualquer situação que interfira na respiração e na circulação materna – ou ainda na perfusão placentária, trocas gasosas materno-fetais, circulação fetal e/ou transporte do oxigênio no concepto – pode resultar em quadros de hipoxemia (redução da concentração de oxigênio no sangue arterial fetal) e hipóxia (redução da concentração de oxigênio nos tecidos) (Quadro 54.6). Cabe destacar que algum grau de hipoxemia ocorre nos fetos durante o trabalho de parto, e sua intensidade, duração e frequência, bem como as condições fetais anteparto, determinarão seu impacto na saúde do concepto.[19]

De acordo com sua intensidade e tempo de surgimento, a hipóxia fetal pode ser dividida em quatro categorias (Quadro 54.7). A hipóxia aguda, subaguda e de evolução gradual podem surgir no intraparto, ao passo que a crônica, apesar de se desenvolver antes do parto, predispõe o feto a complicações no intraparto.[12]

Diagnóstico

O diagnóstico de hipóxia fetal não é tarefa fácil. A concentração de oxigênio tecidual não pode ser quantificada na prática clínica e, portanto, a identificação do acúmulo de íons de hidrogênio no sangue do cordão umbilical coletado ao nascimento ou na circulação neonatal nos primeiros minutos de vida é essencial para o diagnóstico.[19]

Gasometria de sangue do cordão umbilical

Quando há suspeita de hipóxia fetal intraparto ou nascimentos com índice de Apgar baixo, recomenda-se, sempre que possível, a coleta de sangue do cordão umbilical para gasometria. O sangue da artéria umbilical é o que reflete melhor a acidose fetal. No entanto, também é importante a coleta de sangue da veia umbilical no mesmo momento, para assegurar a qualidade da amostra. A presença de pH abaixo de 7,0 e déficit de base maior que 12mmol/L no sangue arterial do cordão umbilical sinaliza a possibilidade de acidose metabólica, o que pode ter ocorrido minutos antes do nascimento.[19] No entanto, para que a documentação seja adequada, é necessário coletar o sangue por meio de técnica correta (Quadro 54.8).

Escore de Apgar

O escore de Apgar reflete as funções pulmonares, cardiovasculares e neurológicas do recém-nascido e geralmente é obtido no primeiro e quinto minutos de vida. Os fetos bem oxigenados, em geral, tendem a apresentar escore de Apgar normal, enquanto os com hipóxia importante costumam apresentá-lo persistentemente reduzido (especialmente Apgar < 5 no quinto minuto).[19,31]

O Apgar no primeiro minuto apresenta baixa associação à acidose intraparto, enquanto o obtido no quinto minuto é melhor preditor do impacto neurológico em curto e longo prazo.[19] Ainda assim, o escore de Apgar (tanto o do primeiro como o do quinto minuto) sofre interferência de vários fatores e, portanto, é limitado para identificação de eventos intraparto.

O escore de Apgar pode estar reduzido por diversos motivos não relacionados com hipóxia intraparto, como prematuridade, infecções, anomalias congênitas, medicações administradas à gestante, sua obtenção antes do primeiro minuto de vida e intervenções neonatais, entre outros. Além disso, a maioria dos recém-nascidos que apresentam Apgar reduzido, mas com rápida recuperação, não desenvolve lesões neurológicas em curto e longo prazo.[31,33]

Quadro 54.6 Fatores predisponentes de hipóxia intraútero

Componente materno	Hipoxemia materna Atividade uterina excessiva (hipertonia, taquissistolia) Compressão aortocava pelo útero Hipotensão materna (peridural) Parada cardiorrespiratória materna Anemia materna
Componente placentário	Insuficiência placentária Inflamação placentária Descolamento prematuro de placenta Ruptura uterina
Componente intrauterino/fetal	Prolapso/procidência do cordão umbilical Ruptura de vasa prévia Nó apertado do cordão umbilical Circular cervical verdadeira apertada Hemorragia feto-materna Anemia fetal Corioamnionite

Quadro 54.7 Tipos de hipóxia intrauterina de acordo com a intensidade e o tempo de surgimento

Hipóxia aguda	Corresponde às condições súbitas, que determinam rápida redução dos níveis de oxigênio. Usualmente exige nascimento imediato ou em até 15 minutos (p. ex., descolamento prematuro de placenta grave, vasa prévia, ruptura uterina e prolapso de cordão)
Hipóxia subaguda	Corresponde à hipóxia que se desenvolve entre 30 e 60 minutos. Exige ações imediatas para melhorar a oxigenação intrauterina. Pode ser necessário parto emergencial (p. ex., taquissistolia)
Hipóxia de evolução gradual	Hipóxia que evolui gradualmente, em um curso mais lento (horas). Permite que o feto lance mão de mecanismos de adaptação à hipóxia. As primeiras alterações tendem a consistir em desacelerações intraparto sucessivas. Tipo mais comum de hipóxia intraparto, é representada pelas alterações graduais nos traçados da CTG por incapacidade do feto de tolerar o processo de parturição (desacelerações patológicas progressivas, taquicardia, perda de variabilidade e, finalmente, bradicardia)
Hipóxia crônica	Exposição do feto à hipóxia por período prolongado. Desenvolve mecanismos adaptativos à hipóxia. Frequentemente associada à insuficiência uteroplacentária

CTG: cardiotocografia.
Fonte: Pinas & Chandraharan, 2016.[12]

Quadro 54.8 Técnica de coleta de sangue do cordão umbilical para gasometria

1	Coletar 1mL de sangue da artéria umbilical e 1mL de sangue da veia umbilical, imediatamente após o nascimento, em seringas separadas e previamente heparinizadas Não é necessário clampar o cordão umbilical antes da coleta
2	Tampar as seringas e identificá-las
3	Assegurar que o sangue se misture com a heparina (rolar as seringas entre os dedos)
4	Encaminhar imediatamente o material para laboratório Realizar gasometria em menos de 30 minutos após a coleta
5	Avaliar a adequação da coleta, comparando o resultado das duas amostras O valor do pH arterial é sempre inferior ao da veia. Ema caso de diferença de pH < 0,02 e pCO_2 < 5mmHg, trata-se provavelmente de sangue coletado do mesmo vaso ou de sangue misturado da artéria e da veia. Mesmo nesses casos, se pH < 7,0, é possível concluir que se trata de acidose metabólica. No caso de pH > 7,0, não é possível excluir a ocorrência de acidose metabólica
6	Registrar resultado no prontuário médico

Fonte: Ayres-de-Campos *et al.*, 2015.[19]

Assim, o escore de Apgar, apesar de poder indicar boas condições de nascimento, tem baixa especificidade para hipóxia intraparto.[19] Por isso, não é rara a presença de um índice de Apgar reduzido sem a ocorrência de evento hipóxico-isquêmico intraparto em virtude dos fatores já citados ou ainda de situações em que o recém-nascido apresenta Apgar de primeiro minuto normal, mas com rápida deterioração neonatal, rebaixando o Apgar de quinto minuto por uma condição patológica intrínseca (especialmente doenças genéticas) ou outras condições não relacionadas com o trabalho de parto. Assim, para ser útil no diagnóstico da hipóxia intraparto, o índice de Apgar deve ser avaliado em conjunto com a gasometria.[19]

Líquido meconial

Com frequência, a presença de líquido meconial é sinal de alerta em razão do risco de hipóxia fetal intraparto e está associada à incidência maior de baixo índice de Apgar. Presente em 4% a 22% dos partos, é incomum antes de 34 semanas de gestação, mas frequente nas gestações pós-termo.[34-36]

A eliminação do mecônio antes do nascimento pode ser fenômeno fisiológico e não significa comprometimento fetal, em especial em gestações a termo e pós-termo, e sua presença não é o bastante para sinalizar hipóxia intraparto. Entretanto, estima-se que cerca de 20% dos nascimentos associados a líquido amniótico meconial serão de recém-nascidos com depressão respiratória e/ou neurológica. O líquido meconial espesso ou fluido pode associar-se a riscos perinatais maiores.[34,36,37]

A aspiração de líquido amniótico é complicação temida quando da presença de líquido meconial. Trata-se de quadro clínico grave em que ocorreu a liberação de mecônio para o líquido amniótico com posterior aspiração fetal ou neonatal, o que pode causar pneumonite química importante. Isso resulta em doença pulmonar grave com hipoxemia associada e acidose respiratória.[34,35,37-39] Processos anteparto, em especial infecção e hipóxia crônica, parecem ser essenciais para levar à aspiração meconial pelo feto. Em geral, a atividade respiratória do feto resulta em movimento de expulsão do líquido pulmonar para fora da traqueia. Quando o feto já está comprometido (por exemplo, com hipóxia crônica ou infecções), é estimulada uma respiração anormal (ofegante), favorecendo a inalação do líquido meconial.[34,36,39-41]

A presença de líquido meconial associado à FCF elevada está vinculada a um risco 51 vezes maior de infecção fetal. Além disso, é possível que a hipóxia fetal associada à infecção aumente 78 vezes o risco de paralisia cerebral.[37,42]

ENCEFALOPATIA NEONATAL

A encefalopatia neonatal (EN) é definida como síndrome neurológica que surge nas primeiras 48 horas de vida em recém-nascido com idade gestacional de 34 semanas ou mais e que se manifesta clinicamente por hipotonia, dificuldades de sucção, convulsões ou alterações do nível de consciência, frequentemente associadas a disfunções respiratórias e de outros sistemas.[31,43]

O desconhecimento das possíveis causas de EN interfere na qualidade da assistência e faz dela uma das principais causas de litígio médico legal.[19] Antes automaticamente vinculada à hipóxia fetal intraparto, sabe-se hoje que a etiologia da EN é diversa. Na verdade, a maioria dos casos de EN tem etiologia anteparto, e apenas 5% a 15% estão relacionados com lesões hipóxico-isquêmicas intraparto.[31,43-45]

Outras causas capazes de determinar um quadro de EN incluem hemorragia intracraniana, hipoglicemia, hiperbilirrubinemia grave, desordens metabólicas do recém-nascido, síndromes epilépticas malignas, doenças neurodegenerativas e infecções intracranianas, entre outras. Assim, a dificuldade diagnóstica para determinar essas outras causas muitas vezes leva, de forma simplista e equivocada, a relacionar a EN com o trabalho de parto.[43,46]

A EN é denominada hipóxico-isquêmica somente quando a encefalopatia está associada à acidose metabólica. Além disso, infelizmente, a presença de fatores de risco intraparto não é frequente, sendo identificados apenas em 5% das ocorrências. Vale destacar que, entre os fetos com EN, apenas uma parcela desenvolverá paralisia cerebral.[19,43]

PARALISIA CEREBRAL

A paralisia cerebral refere-se a uma condição neurológica persistente e não progressiva caracterizada por déficit motor (mau controle muscular, espasticidade e paralisias), frequentemente associada a disfunções sensoriais, epilepsia e déficit cognitivo. Trata-se de condição heterogênea, multifatorial, que pode ter origem no período anteparto, intraparto ou neonatal.[42,47-49]

Existem critérios diagnósticos internacionais bem definidos para considerar um quadro de paralisia cerebral secundário a um evento de hipóxia fetal intraparto (Quadro 54.9).[19,31]

Estima-se que cerca de 10% a 20% dos casos de paralisia cerebral seriam causados por hipóxia fetal intraparto, e o restante (maioria dos casos) teria como etiologia condições prévias ao nascimento.[50]

REANIMAÇÃO INTRAUTERINA

Diante de um traçado de CTG alterado, deve-se tentar esclarecer a causa e adotar medidas para melhorar a oxigenação fetal. A reanimação intrauterina consiste em uma série de manobras e ações específicas capazes de melhorar a oxigenação fetal em situações de risco de hipóxia e acidose do concepto no intraparto.[51,52]

Em caso de suspeita de hipóxia, é essencial identificar sua etiologia – tarefa nem sempre fácil e plausível no anteparto. Algumas causas podem ser reversíveis, como excesso de contrações uterinas, hipotensão materna súbita ou compressão da cava inferior por decúbito dorsal materno; outras são irreversíveis, como prolapso do cordão, descolamento prematuro da placenta e ruptura uterina, sendo possível encontrar ainda causas ocultas, como compressão do cordão, nó verdadeiro ou circular apertada de cordão e vasa prévia, de diagnóstico difícil e identificadas apenas após o nascimento.[51,52]

Para as causas reversíveis, manobras gerais ou específicas podem ser suficientes para melhorar a oxigenação fetal e reverter o quadro. Para os casos irreversíveis, a despeito de outras manobras de salvamento, o parto imediato é a única maneira de tentar evitar a acidose fetal aguda. A CTG é importante para monitorar os fetos hipóxicos, mas, quando não disponível, deve-se estreitar o monitoramento e indicar manobras de reanimação intrauterina.[51]

A análise inicial dos casos de hipóxia aguda ou subaguda envolve a avaliação dos dados vitais maternos, das características das contrações uterinas e da presença de hemorragias feto-maternas. Cabe atentar ainda para a presença de alterações na FCF e realizar toque vaginal para exclusão de prolapso de cordão e identificação da dilatação cervical. Esses dados são úteis para a identificação da causa e a decisão quanto à abordagem, sendo importante comunicar os neonatologistas e anestesiologistas para a eventual necessidade de parto emergencial.[19,33,52]

Concomitantemente, deve-se iniciar as medidas de reanimação intrauterina para melhorar a oxigenação fetal dentro do útero. Nenhum estudo robusto comparou essas ações nem sinalizou qual delas seria a mais efetiva.[52] As ações de reanimação intrauterina mais comumente citadas são:

- **Reposicionamento materno:** o decúbito lateral (especialmente o esquerdo) e a posição sentada ou de pé favorecem a perfusão materno-placentária. Além disso, essa manobra pode melhorar a hipotensão materna e descomprimir o cordão umbilical. A posição supina deve ser evitada no trabalho de parto por favorecer a compressão da aorta e da veia cava inferior.[51,53]
- **Suspensão ou redução de fármacos uterotônicos:** deve ser imediata. A suspensão da ocitocina ou do misoprostol é medida útil nos casos com suspeita de hipóxia fetal mesmo na ausência de taquissistolia ou hipertonia perceptível. Cabe lembrar que cada contração determina um momento de hipóxia transitória do feto, o que pode agravar ainda mais o quadro do concepto.[38,51,54]
- **Tocólise aguda:** estará indicada nos casos de atividade uterina aumentada, não responsiva à suspensão dos uterotônicos e ao reposicionamento materno. Agentes tocolíticos comumente utilizados incluem terbutalina subcutânea (0,25mg), atosibano (6,75mg, endovenoso), salbutamol (25mcg/min, endovenoso) ou fenoterol endovenoso. Nitroglicerina endovenosa, na dose de 100 a 200mcg, pode ser uma alternativa. Em alguns casos, essas medicações podem ser utilizadas

Quadro 54.9 Critérios diagnósticos para considerar evento hipóxico intraparto como potencial causa de paralisia cerebral

1. Evidência de acidose fetal intraparto em amostras do sangue arterial do cordão (pH < 7,0 e déficit de base ≥ 12mmol/L) 2. Início precoce (dentro das primeiras 24 horas) de encefalopatia neonatal moderada ou grave em recém-nascidos com idade gestacional ≥ 34 semanas 3. Paralisia cerebral do tipo espástica quadriplégica ou tipo discinética 4. Exclusão de outras etiologias identificáveis de paralisia cerebral*
1. Evento sentinela intraparto (como prolapso de cordão umbilical, acidentes funiculares graves, distócia de ombro, hemorragia anteparto, ruptura uterina, embolia amniótica, parada cardiorrespiratória da gestante)** 2. Bradicardia fetal persistente a partir da ocorrência do evento 3. Apgar < 4 no 5° e 10° minutos 4. Sinais de falência múltipla de órgãos no neonato nas primeiras 72 horas após o nascimento 5. Neuroimagem com sinais de edema e hemorragia intracraniana nos primeiros 5 dias de vida

*Exclusão de causas de paralisia cerebral não relacionadas com hipóxia intraparto: prematuridade, malformação fetal, distúrbios de coagulação fetal, trauma, infecções congênitas, distúrbios genéticos (p. ex., erros inatos do metabolismo), restrição de crescimento fetal, coagulopatias maternas, gestações múltiplas, hemorragia anteparto, apresentação pélvica e anormalidades cromossômicas ou congênitas, entre outras.[31,32,48,50]
**Eventos sentinelas intraparto.[31,32,48,50]
Fonte: MacLennan *et al.*, 2015.[49]

antes de cesarianas de emergência para diminuir o impacto da hipóxia fetal.[33,51]

- **Infusão endovenosa de cristaloides:** a oxigenação fetal é dependente da perfusão placentária, tendo sido demonstrado que a infusão de 1.000mL de cristaloides melhora a oxigenação fetal mesmo na ausência de hipotensão materna. Assim, essa medida está indicada nos casos de hipóxia fetal, desde que não existam contraindicações maternas (por exemplo, cardiopatias e pré-eclâmpsia). Volumes maiores podem ser necessários nos casos de hipotensão materna.[51,53,55]
- **Redução dos puxos:** a suspensão temporária dos esforços expulsivos no período pélvico é outra medida indicada para melhorar a oxigenação fetal nos casos em que haja suspeita de hipóxia.[51]
- **Uso de vasopressores na hipotensão materna:** nos casos de hipotensão materna súbita, em especial após analgesia de parto, deve-se promover o reposicionamento lateral da gestante e aumentar a infusão de cristaloide e, se essas manobras não forem suficientes, administrar efedrina em *bolus* endovenoso de 3 a 5mg até a dose máxima de 10mg.[19,33]
- **Administração de oxigênio:** o uso de oxigênio em caso de suspeita de hipóxia intrauterina no intraparto permanece controverso. Em fetos hipóxicos, é capaz de aumentar a concentração de oxigênio do concepto, mas há receio quanto aos efeitos deletérios dos radicais livres de oxigênio no feto e no recém-nascido. Além disso, uma revisão sistemática demonstrou que o uso profilático de oxigênio durante o trabalho de parto se associou a taxas maiores de anormalidade do pH no sangue de cordão umbilical.[56] Assim, o uso de oxigênio em máscara facial estará indicado por tempo limitado, quando as manobras básicas não forem suficientes para correção da hipóxia, e deverá ser suspenso assim que ocorrer a melhora do quadro fetal.[51]
- **Amnioinfusão:** a infusão de cristaloides na cavidade amniótica tem sido proposta nos quadros de alterações nas FCF variáveis relevantes, que sugerem compressão do cordão umbilical secundário a oligodrâmnio. Apesar das evidências limitadas, a amnioinfusão diminui as desacelerações e os partos por cesariana.[51,57]

O Quadro 54.10 apresenta possíveis medidas de reanimação intrauterina, consideradas de acordo com o cenário cardiotocográfico, e o Quadro 54.11 traz o resumo das ações de reanimação intrauterina de acordo com o objetivo das ações.

Quadro 54.10 Medidas de reanimação intrauterina de acordo com traçado da cardiotocografia (CTG)

Traçado CTG	Ação	Efeito
Desacelerações tardias, variáveis e prolongadas	Posicionar a gestante em decúbito lateral	Evita compressão aortocava e melhora a perfusão uteroplacentária Alivia a compressão do cordão umbilical
Desacelerações precoces	Desestimular esforços voluntários de puxo (período expulsivo)	Diminui a compressão do polo cefálico
Desacelerações tardias, variáveis e prolongadas	Suspender a administração de ocitocina ou misoprostol	Reduz a taquissistolia, melhorando a oxigenação fetal
Desacelerações variáveis e prolongadas	Realizar amnioinfusão (no primeiro período do trabalho de parto)	Alivia a compressão de cordão

Fonte: adaptado de ACOG, 2021; Arnold *et al.*, 2020; Raghuraman, 2017.[1,17,58]

Quadro 54.11 Ações de reanimação intrauterina

Objetivos	Ações
Melhorar a oxigenação fetal (medidas gerais)	Reposicionamento materno Suspender ocitocina ou misoprostol *Bolus* endovenoso de 1.000mL de cristaloide Desestimular esforços voluntários de puxo (período expulsivo) Máscara facial de oxigênio 10L/min Desestimular puxos
Redução da atividade uterina (medidas específicas)	Suspender ocitocina ou misoprostol Considerar tocolítico (terbutalina subcutânea, 0,25mg) Desestimular esforços voluntários de puxo (período expulsivo) *Bolus* endovenoso de 1.000mL de cristaloide
Aliviar a compressão do cordão umbilical (medidas específicas)	Reposicionamento materno Suspender ocitocina ou misoprostol Avaliar amnioinfusão (no primeiro período do trabalho de parto) Redução dos esforços voluntários de puxo (período expulsivo)
Corrigir a hipotensão materna (medidas específicas)	Reposicionamento materno *Bolus* endovenoso de 1.000mL de cristaloide e avaliar infusão adicional (se sem contraindicações) Avaliar uso de vasopressor (adrenalina)

CESARIANA

Nos casos irreversíveis, ou quando as manobras de reanimação intrauterina não conseguiram reverter a hipóxia fetal, está indicada a realização de cesariana, a qual pode ser classificada quanto à urgência (Quadro 54.12).

O Quadro 54.13 lista as principais recomendações e os respectivos níveis de evidência sobre o tema.

Quadro 54.12 Categorização das cesarianas de acordo com a urgência

Categoria	Urgência		Tempo para o parto
1	Com comprometimento materno ou fetal	Com risco de morte imediato para a mãe ou o feto	Imediato
2		Sem risco de morte imediato para a mãe ou o feto	15 a 75 minutos
3	Sem comprometimento materno ou fetal	Parto em breve	O mais rápido possível, dependendo da disponibilidade da sala de parto e após casos com comprometimento fetal ou materno (categorias 1 e 2)
4		Parto agendado	Parto eletivo, programado

Fonte: adaptado de Valência *et al.*, 2022; Lucas *et al.*, 2000.[51,59]

Quadro 54.13 Recomendações e níveis de evidência

Recomendação	Nível de evidência
Vigilância fetal intraparto está indicada em qualquer situação em que a detecção de anormalidade da FCF possa resultar em intervenção obstétrica capaz de melhorar a oxigenação fetal ou mudar o prognóstico pós-natal	C
A CTG não substitui o cuidado obstétrico intraparto adequado	C
Diante de um traçado de CTG alterado, deve-se tentar esclarecer a causa e adotar medidas para melhorar a oxigenação fetal	C
A ausculta intermitente é método apropriado de monitoramento fetal em mulheres sem fatores de risco reconhecidos	B
A CTG está indicada nos casos de alto risco para hipóxia intraparto, quando disponível	B
O uso de CTG para monitoramento fetal intraparto reduz a taxa de convulsão neonatal (sem alterar a de mortalidade perinatal e de paralisia cerebral) e pode aumentar as taxas de cesariana e de parto operatório, comparado à ausculta intermitente	A
Não há evidências suficientes para recomendar o uso rotineiro de métodos complementares no monitoramento fetal intraparto	A

CTG: cardiotocografia; FCF: frequência cardíaca fetal.

Referências

1. American College of Obstetricians and Gynecologists (ACOG). Practice Bulletin No. 106: Intrapartum fetal heart rate monitoring: Nomenclature, interpretation, and general management principles. Obstet Gynecol 2009; 114(1):192-202. Reaffirmed 2021.
2. Lewis D, Downe S; FIGO Intrapartum Fetal Monitoring Expert Consensus Panel. FIGO consensus guidelines on intrapartum fetal monitoring: Intermittent auscultation. Int J Gynaecol Obstet 2015; 131(1):9-12.
3. Ayres-de-Campos D, Spong CY, Chandraharan E; FIGO Intrapartum Fetal Monitoring Expert Consensus Panel. FIGO consensus guidelines on intrapartum fetal monitoring: Cardiotocography. Int J Gynaecol Obstet 2015; 131(1):13-24.
4. American Academy of Pediatrics & American College of Obstetricians and Gynecologists. Guidelines for perinatal care. 8. ed. Elk Grove Village, IL: American Academy of Pediatrics, 2017.
5. Mohan M, Ramawat J, La Monica G et al. Electronic intrapartum fetal monitoring: A systematic review of international clinical practice guidelines. AJOG Glob Rep 2021; 1(2):100008. doi: 10.1016/j.xagr.2021.100008.
6. Blix E, Maude R, Hals E et al. Intermittent auscultation fetal monitoring during labour: A systematic scoping review to identify methods, effects, and accuracy. PLoS One 2019; 14(7):e0219573.
7. Brasil. Ministério da Saúde. Diretrizes nacionais de assistência ao parto normal: versão resumida [recurso eletrônico]. Ministério da Saúde, Secretaria de Ciência, Tecnologia e Insumos Estratégicos, Departamento de Gestão e Incorporação de Tecnologias em Saúde. Brasília: Ministério da Saúde, 2022. 119 p:il.
8. World Health Organization (WHO). WHO recommendations: Intrapartum care for a positive childbirth experience. Geneva: World Health Organization, 2018.
9. Zaima A, Chandraharan E. Intrapartum monitoring. Glown Library. doi 10.3843/GLOWM.415163. Disponível em: https://www.glowm.com/article/heading/vol-11--labor-and-delivery--intrapartum-fetal-monitoring/id/415163. Acessso em 1 jun 2023.
10. Alfirevic Z, Devane D, Gyte GM, Cuthbert A. Continuous cardiotocography (CTG) as a form of electronic fetal monitoring (EFM) for fetal assessment during labour. Cochrane Database Syst Rev 2017; 2(2):CD006066.
11. Al Wattar BH, Honess E, Bunnewell S et al. Effectiveness of intrapartum fetal surveillance to improve maternal and neonatal outcomes: A systematic review and network meta-analysis. CMAJ 2021; 193(14):E468-E477. doi: 10.1503/cmaj.202538.
12. Pinas A, Chandraharan E. Continuous cardiotocography during labour: Analysis, classification, and management. Best Pract Res Clin Obstet Gynaecol 2016; 30:33-47.

13. Chandraharan E, Evans SA, Krueger D, Pereira S, Skivens S, Zaima A. Physiological CTG Interpretation. Intrapartum fetal monitoring guideline. 2018. Disponível em: https://physiological-ctg.com/guideline.html. Acesso em 1 jun 2023.
14. Galli L, Whelehan V, Archer A, Dall'asta A, Chandraharan E. Cardiotocographic (CTG) changes observed with clinical and subclinical chorioamnionitis. Eur J Obstet Gynecol Reprod Biol 2019; 234:e177.
15. Sukumaran S, Pereira V, Mallur S, Chandraharan E. Cardiotocograph (CTG) changes and maternal and neonatal outcomes in chorioamnionitis and/or funisitis confirmed on histopathology. Eur J Obstet Gynecol Reprod Biol 2021; 260:183-8.
16. Devane D, Lalor JG, Daly S, McGuire W, Cuthbert A, Smith V. Cardiotocography versus intermittent auscultation of fetal heart on admission to labour ward for assessment of fetal wellbeing. Cochrane Database Syst Rev 2017; 1(1):CD005122.
17. Arnold JJ, Gawrys BL. Intrapartum fetal monitoring. Am Fam Physician 2020; 102(3):158-167.
18. Macones GA, Hankins GD, Spong CY, Hauth J, Moore T. The 2008 National Institute of Child Health and Human Development workshop report on electronic fetal monitoring: Update on definitions, interpretation, and research guidelines. Obstet Gynecol 2008; 112(3):661-6.
19. Ayres-de-Campos D, Arulkumaran S; FIGO Intrapartum Fetal Monitoring Expert Consensus Panel. FIGO consensus guidelines on intrapartum fetal monitoring: Physiology of fetal oxygenation and the main goals of intrapartum fetal monitoring. Int J Gynaecol Obstet 2015; 131(1):5-8.
20. Silveira SK, Trapani Júnior A. Monitorização fetal intraparto. Protocolo FEBRASGO – Obstetrícia, nº 100/Comissão Nacional Especializada em Assistência ao Abortamento, Parto e Puerpério. São Paulo: Federação Brasileira das Associações de Ginecologia e Obstetrícia (FEBRASGO), 2018.
21. American College of Obstetricians and Gynecologists (ACOG). Committee on Obstetric Practice, ACOG Committee Opinion Number 326. Inappropriate use of the terms fetal distress and birth asphyxia. Obstet Gynecol 2005; 106(6):1469-70.
22. Visser GH, Ayres-de-Campos D; FIGO Intrapartum Fetal Monitoring Expert Consensus Panel. FIGO consensus guidelines on intrapartum fetal monitoring: Adjunctive technologies. Int J Gynaecol Obstet 2015; 131(1):25-9.
23. East CE, Brennecke SP, King JF, Chan FY, Codfitz PB; FOREMOST Study Group. The effect of intrapartum fetal pulse oximetry, in the presence of a nonreassuring fetal heart rate pattern, on operative delivery rates: A multicenter, randomized, controlled trial (the FOREMOST trial). Am J Obstet Gynecol 2006; 194(3):606.e1-606.e16.
24. East CE, Begg L, Colditz PB, Lau R. Oximetria de pulso fetal para avaliação fetal em trabalho de parto. Cochrane Database Syst Rev 2014; 2014(10):CD004075.
25. Carbonne B, Pons K, Maisonneuve E. Foetal scalp blood sampling during labour for pH and lactate measurements. Best Pract Res Clin Obstet Gynaecol 2016; 30:62
26. East CE, Leader LR, Sheehan P, Henshall NE, Colditz PB. Intrapartum fetal scalp lactate sampling for fetal assessment in the presence of a non-reassuring fetal heart rate trace. Cochrane Database Syst Rev 2015; 2015(5):CD006174.
27. Al Wattar BH, Lakhiani A, Sacco A et al. Evaluating the value of intrapartum fetal scalp blood sampling to predict adverse neonatal outcomes: A UK multicentre observational study. Eur J Obstet Gynecol Reprod Biol 2019; 240:62.
28. Mahmood UT, O'Gorman C, Marchocki Z, O'Brien Y, Murphy DJ. Fetal scalp stimulation (FSS) versus fetal blood sampling (FBS) for women with abnormal fetal heart rate monitoring in labor: A prospective cohort study. J Matern Fetal Neonatal Med 2018; 31(13):1742-7. doi: 10.1080/14767058.2017.1326900.
29. Blix E, Brurberg KG, Reierth E, Reinar LM, Øian P. ST waveform analysis versus cardiotocography alone for intrapartum fetal monitoring: A systematic review and meta-analysis of randomized trials. Acta Obstet Gynecol Scand 2016; 95:16.
30. Neilson JP. Fetal electrocardiogram (ECG) for fetal monitoring during labour. Cochrane Database Syst Rev 2015.
31. American College of Obstetricians and Gynecologists (ACOG). Executive summary: Neonatal encephalopathy and neurologic outcome. 2. ed. Report of the American College of Obstetricians and Gynecologists' Task Force on Neonatal Encephalopathy. Obstet Gynecol 2014; 123(4):896-901.
32. American College of Obstetricians and Gynecologists (ACOG). Neonatal encephalopathy and cerebral palsy: Executive summary. Obstet Gynecol 2004; 103(4):780-1.
33. Ayres-de-Campos D. Obstetric emergencies. Berlin: Springer, 2016. p96.
34. Monfredini C, Cavallin F, Villani PE, Paterlini G, Allais B, Trevisanuto D. Meconium aspiration syndrome: A narrative review. Children (Basel). 2021; 8(3):230. doi: 10.3390/children8030230.
35. Olicker AL, Raffay TM, Ryan RM. Neonatal respiratory distress secondary to meconium aspiration syndrome. Children (Basel) 2021; 8(3):246.
36. Hutton EK, Thorpe J. Consequences of meconium-stained amniotic fluid: What does the evidence tell us? Early Hum Dev 2014; 90:333-9.
37. Bolten M, Chandraharan E. The significance of 'non-significant' Meconium-Stained Amniotic Fluid (MSAF): Colour versus contents. J Advances Med and Medic Res 2019; 30(5):1-7. Disponível em: https://doi.org/10.9734/jammr/2019/v30i530192.
38. Goodlin RC. In utero meconium aspiration: An unpreventable cause of neonatal death. Br J Obstet Gynaecol 1988; 95(1):103.
39. Sunoo C, Kosasa TS, Hale RW. Meconium aspiration syndrome without evidence of fetal distress in early labor before elective cesarean delivery. Obstet Gynecol 1989; 73(5 Pt 1):707-9.
40. Lindenskov PHH, Castellheim A, Saugstad OD, Mollnes TE. Meconium aspiration syndrome: Possible pathophysiological mechanisms and future potential therapies. Neonatology 2015; 107(3):225-30.
41. Byrne DL, Gau G. In utero meconium aspiration: An unpreventable cause of neonatal death. Br J Obstet Gynaecol 1987; 94:813.
42. Nelson KB, Grether JK. Potentially asphyxiating conditions and spastic cerebral palsy in infants of normal birth weight. Am J Obstet Gynecol 1998; 179(2):507-13. doi: 10.1016/s0002-9378(98)70387-4.
43. Mehta N, Shah P, Bhide A. Neonatal encephalopathy-controversies and evidence. Acta Obstet Gynecol Scand 2022; 101(9):938-40.
44. Graham EM, Ruis KA, Hartman AL, Northington FJ, Fox HE. A systematic review of the role of intrapartum hypoxia-ischemia in the causation of neonatal encephalopathy. Am J Obstet Gynecol 2008; 199:587-95.
45. Buttigieg GG, Vella M. Neonatal hypoxic ischaemic encephalopathy: Demolishing the cerebral palsy myth and enlightening court litigation. Austin Pediatr 2016; 3(4):1044.
46. Rei M, Ayres-de-Campos D, Bernardes J. Neurological damage arising from intrapartum hypoxia/acidosis. Best Pract Res Clin Obstet Gynaecol 2016; 30:79-86.
47. Sadowska M, Sarecka-Hujar B, Kopyta I. Cerebral palsy: Current opinions on definition, epidemiology, risk factors, classification and treatment options. Neuropsychiatr Dis Treat 2020; 16:1505-18.
48. Nelson KB, Blair E. Prenatal factors in singletons with cerebral palsy born at or near term. N Engl J Med 2015; 373(10):946-53.
49. MacLennan AH, Thompson SC, Gecz J. Cerebral palsy: Causes, pathways, and the role of genetic variants. Am J Obstet Gynecol 2015; 213(6):779-88.
50. Chen D, Huang M, Yin Y et al. Risk factors of cerebral palsy in children: A systematic review and meta-analysis. Transl Pediatr 2022; 11(4):556-64.
51. Valencia CM, Escobar MF, Barona JS, Poblete JA, Kusanovic JP. Intrauterine fetal ressuscitation. Global Women's Medicine 2022. Disponível em: https://www.glowm.com/article/heading/vol-13--obstetric-emergencies--intrauterine-fetal-resuscitation/id/415083. Acesso em 1 jun 2023.
52. Bullens LM, van Runnard Heimel PJ, van der Hout-van der Jagt MB, Oei SG. Interventions for intrauterine resuscitation in suspected

fetal distress during term labor: A systematic review. Obstet Gynecol Surv 2015; 70(8):524-39.
53. Kither H, Monaghan S. Intrauterine fetal resuscitation. Anaesthesia & Intensive Care Medicine 2016; 17(7):337-40.
54. Clark SL, Meyers JA, Frye DK, Garthwaite T, Lee AJ, Perlin JB. Recognition and response to electronic fetal heart rate patterns: Impact on newborn outcomes and primary cesarean delivery rate in women undergoing induction of labor. Am J Obstet Gynecol 2015; 212(4):494.e1-6.
55. Simpson KR, James DC. Efficacy of intrauterine resuscitation techniques in improving fetal oxygen status during labor. Obstet Gynecol 2005; 105(6):1362-8.
56. Fawole B, Hofmeyr GJ. Maternal oxygen administration for fetal distress. Cochrane Database Syst Rev 2012; 12(12):CD000136. doi: 10.1002/14651858.CD000136.
57. Hofmeyr GJ, Lawrie TA. Amnioinfusion for potential or suspected umbilical cord compression in labour. Cochrane Database Syst Rev 2012; 1(1):CD000013.
58. Raghuraman N, Cahill AG. Update on fetal monitoring: Overview of approaches and management of category II tracings. Obstet Gynecol Clin North Am 2017; 44(4):615-24.
59. Lucas DN, Yentis SM, Kinsella SM et al. Urgency of caesarean section: A new classification. J R Soc Med 2000; 93(7):346-50.

Apresentação Pélvica

CAPÍTULO

55

Juliana da Silva Barra
Mário Dias Corrêa Júnior

INTRODUÇÃO

Quando em situação longitudinal o polo pélvico do feto se posiciona na área do estreito superior da bacia óssea materna, denomina-se apresentação pélvica.

A identificação da apresentação pélvica é importante tanto na gravidez como no início do trabalho de parto: na gravidez, por possibilitar, quando indicado, a transformação da apresentação pélvica em cefálica, realizando a versão externa; no início do trabalho de parto, para que seja possível decidir sobre a melhor via para o nascimento – transpélvica ou transabdominal.[1]

INCIDÊNCIA

A incidência de apresentação pélvica varia conforme a idade gestacional, sendo maior nas fases iniciais da gravidez, uma vez que o polo cefálico é maior que o pélvico nessa fase, tendendo a ocupar a região mais ampla da cavidade uterina: o corpo. Na metade da gestação, os volumes dos dois polos fetais se equivalem, e existe pouca diferença na apresentação – podendo ser tanto cefálica como pélvica. Por volta de 30 semanas, e daí em diante, o polo pélvico torna-se mais volumoso que o cefálico e, em função disso, o feto muda a apresentação – seu polo pélvico muda para a região fúndica do útero, ocorrendo a chamada cambalhota espontânea do feto. Isso acontece na maioria das vezes, mas nem sempre. Ao final da gestação, 3% a 4% dos fetos não mudam de apresentação, permanecendo em apresentação pélvica.

A apresentação pélvica constitui fator de risco para morbimortalidade perinatal, e a via de parto é um tema controverso da Obstetrícia. Antes da década de 1940, a taxa de mortalidade perinatal entre os fetos pélvicos era de aproximadamente 5%, mas a cesariana representava altíssima morbimortalidade para ser adotada de rotina. Isso mudou com o advento de novas tecnologias, como a antibioticoprofilaxia, a transfusão sanguínea e o desenvolvimento das técnicas de cesariana. Assim, apenas a partir da década de 1960 a via de parto na apresentação pélvica começou a ser questionada de maneira mais consistente e apareceram os primeiros estudos de relevância sobre o tema.[2,3]

Ao longo dos anos, observou-se diminuição do número de partos pélvicos vaginais (PPV). Se por um lado a cesariana eletiva parece estar associada à diminuição da morbimortalidade perinatal, há que considerar os riscos associados a esse procedimento cirúrgico, como hemorragia puerperal, infecção local ou sistêmica e morbidade respiratória neonatal, bem como o futuro reprodutivo da mulher. Até a primeira metade do século XX o parto vaginal constituía a principal via para a grande maioria das gestações com feto em apresentação pélvica – em 1956, nos EUA, 90% dos fetos em apresentação pélvica nasceram via vaginal.

Mais recentemente, a razão entre PPV e cesariana foi completamente invertida, e em 2002 a taxa de cesarianas por feto em apresentação pélvica foi de 86,9% nos EUA. Em 2000, estudo multicêntrico randomizado (*Term Breech Trial* [TBT]), publicado na revista *The Lancet*, reportou morbidade e mortalidade perinatais significativamente menores associadas à cesariana eletiva (1,6%) em comparação com o PPV (5,0%).[4] Mais tarde, algumas limitações do TBT foram apontadas, como seleção da população estudada, com predomínio dos países subdesenvolvidos, métodos de vigilância e monitoramento do trabalho de parto disponíveis e interpretação dos resultados. Apesar de todas essas limitações, o estudo teve enorme impacto na prática clínica, servindo como fundamentação para elaboração de recomendações por diversas sociedades internacionais, como o Royal College of Obstetricians and Gynaecologists (RCOG) e o American College of Obstetricians and Gynaecologists (ACOG), privilegiando a cesariana eletiva em detrimento do parto vaginal nas apresentações pélvicas em gestações de termo.[2,5]

ETIOLOGIA

Por que nem todos os fetos ao final da gravidez estão na apresentação cefálica, a mais favorável ao parto transpélvico? Porque existem fatores que impedem a cambalhota fetal no momento em que deveria acontecer. Esses fatores podem estar relacionados com o próprio feto (fatores fetais), com seus anexos (fatores anexiais) ou com o útero (fatores uterinos):

- **Fatores fetais:** anormalidades anatômicas no feto contribuem para que o feto permaneça na apresentação pélvica (por exemplo, hidrocefalia, anencefalia, tumores abdominais e hipotonia).
- **Fatores anexiais:** alterações no volume do líquido amniótico (oligo ou polidrâmnio), na localização da placenta (placenta prévia) e no cordão umbilical (circular, cordão curto).
- **Fatores uterinos:** modificações na conformação uterina (malformações, miomatose e multiparidade).

VARIEDADE DE APRESENTAÇÃO

São duas as variedades de apresentação: pélvica completa e pélvica incompleta, a qual se subdivide em três: nádegas, joelhos e pés.

O conhecimento da variedade de apresentação é necessário por interferir na escolha da via de parto:

- **Apresentação pélvica completa – pelvipodálica:** nessa variedade, as coxas do feto estão fletidas sobre o abdome e as pernas sobre as coxas – ficam junto das nádegas (Figura 55.1*A*).
- **Apresentação pélvica incompleta:**
    - **Variedade nádegas – nádega pura:** os membros inferiores do feto estão estendidos sobre o abdome e o tronco; apenas as nádegas estão próximas da bacia (Figura 55.1*B*).
    - **Variedade dos joelhos:** as pernas fletem-se sobre as coxas e, em consequência, os joelhos se postam na região da bacia (Figura 55.1*C*).
    - **Variedade dos pés:** os membros inferiores do feto estão completamente estendidos e os pés penetram primeiro a bacia (Figura 55.1*D*).

DIAGNÓSTICO

O diagnóstico correto da apresentação pélvica é indispensável para que se possa, durante a gravidez, tentar transformá-la em cefálica, realizando a versão externa e, no início do trabalho de parto, para a decisão sobre a via mais adequada para o nascimento.

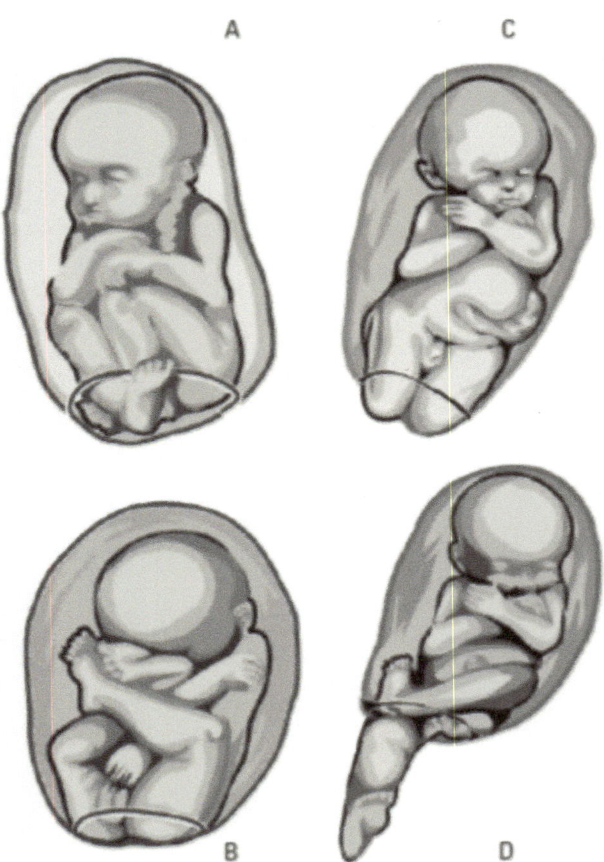

Figura 55.1 Variedades de posição na apresentação pélvica. **A** Completa. **B** Incompleta, modo nádegas. **C** Incompleta, modo joelhos. **D** Incompleta, modo pés.

Esse diagnóstico, como todos os outros, deve basear-se na anamnese, no exame físico específico (exame do abdome e pélvico) e, quando necessário e possível, em exame complementar:

- **Anamnese:** a anamnese bem conduzida fornece informações valiosas para o diagnóstico de apresentação pélvica. A gestante costuma perceber uma estrutura arredondada próximo dos rebordos costais; outras percebem a presença dos pés do feto no abdome inferior, próximo ao pube, e as multíparas podem relatar história de parto em apresentação pélvica.
- **Exame do abdome:** às vezes, a inspeção possibilita a identificação dos membros inferiores do feto (pés) próximo da sínfise púbica. Contudo, é a palpação abdominal, ao se realizar a terceira manobra descrita por Leopold, que estabelece o diagnóstico – percebe-se o polo pélvico muito diferente do cefálico: maior, mais irregular, não sendo possível mobilizá-lo. Outro dado importante é que, ao não se perceber o polo cefálico com a terceira manobra, deve-se procurá-lo no fundo do útero: se o polo cefálico estiver aí, ele vai e volta ao ser pressionado – manobra de rechaço. A ausculta da frequência cardíaca fetal pode auxiliar o diagnóstico por ser sempre mais alta e mais próxima do polo cefálico.

- **Exame pélvico:** através do fundo de saco posterior da vagina é possível identificar o polo fetal. Quando já existe dilatação cervical, identificam-se o diâmetro bitrocantérico, o sulco interglúteo e os membros inferiores do feto.
- **Exame laboratorial:** atualmente, o recurso laboratorial mais utilizado para diagnóstico da apresentação pélvica é a ultrassonografia, que confirma os achados do exame clínico e fornece outras informações, como a variedade de apresentação e o peso aproximado do feto. Contudo, cabe lembrar que os exames ultrassonográficos realizados durante a gravidez necessitam de confirmação no momento do parto, uma vez que o feto pode mudar de apresentação. O diagnóstico da apresentação tem de ser obrigatoriamente confirmado no momento da admissão da parturiente.

MECANISMO DO PARTO

Na apresentação pélvica, assim como na cefálica, o mecanismo do parto compreende a descida, a rotação interna e o desprendimento das estruturas fetais. Desses, os mais importantes são os diâmetros bitrocantérico e biacromial e o polo cefálico.

Desprendimento do diâmetro bitrocantérico

Admite-se que o feto na apresentação pélvica entre na bacia com seu diâmetro bitrocantérico posicionado em um dos diâmetros oblíquos da bacia. Durante sua descida, ele roda sobre seu próprio eixo e, ao chegar ao estreito inferior (assoalho pélvico), está voltado para o diâmetro anteroposterior da bacia, desprendendo primeiro a região posterior do diâmetro bitrocantérico, o quadril posterior e, a seguir, o anterior.

Na apresentação pélvica completa, os membros inferiores se exteriorizam junto das nádegas; na incompleta, os membros inferiores se exteriorizam com o abdome do feto.

Desprendimento do diâmetro biacromial

O diâmetro biacromial, com os membros superiores do feto justapostos sobre seu tórax, penetra a bacia também em um dos diâmetros oblíquos; desce rodando e, ao chegar ao estreito inferior da pelve, após a rotação interna fetal, posiciona-se no diâmetro anteroposterior, desprendendo primeiro o ombro anterior e em seguida o posterior.

Desprendimento do polo cefálico

Após sofrer ligeira flexão, o polo cefálico penetra a bacia com seu diâmetro suboccipitofrontal também em um dos diâmetros oblíquos; em sua descida, vai rodando progressivamente de tal modo que, ao chegar ao estreito inferior, está voltado para o diâmetro anteroposterior – pube e sacro; sucessivamente, irão se desprender o mento posterior, o naso, a fronte e, por fim, o occipital.

ANORMALIDADES NO MECANISMO DO PARTO

As anormalidades no mecanismo de parto – distócias – são, na maioria das vezes, resultado de conduta incorreta de quem conduz o parto: trações inadequadas sobre o feto. As mais comuns e temidas são a deflexão dos membros superiores do feto e a dificuldade no desprendimento do polo cefálico.

Deflexão dos membros superiores

A deflexão dos membros superiores acontece quando, após a exteriorização dos membros inferiores e do abdome, traciona-se o feto para desprender seu tronco. Essa tração pode determinar a deflexão de seus membros superiores – eles sobem e ficam de um lado e de outro do polo cefálico, impedindo o desprendimento dessa estrutura fetal. Quando isso acontece, é necessário retornar os membros superiores à posição anterior. Para isso, são introduzidos dois dedos junto ao tronco fetal, até atingir a região da clavícula, e, mobilizando o dedo sobre o tronco até chegar à região escapular, promover a flexão do membro superior e extraí-lo – o mesmo procedimento é realizado do outro lado.

Trata-se de manobra perigosa, que pode determinar fratura da clavícula. Contudo, é a única solução para reverter a deflexão dos membros superiores do feto.

Dificuldade no desprendimento do polo cefálico

A dificuldade no desprendimento do polo cefálico é um problema grave porque exige solução rápida – o retardo no desprendimento causa hipóxia, anóxia ou óbito do feto.

O desprendimento do polo cefálico é dificultado principalmente pela tração sobre o feto, impedindo a rotação interna espontânea desse segmento, o que pode ser corrigido por meio da manobra de Mauriceau ou com o auxílio de fórcipe.

Outro motivo para o não desprendimento espontâneo do polo cefálico é a ausência de dilatação do colo. O erro na condução do parto pode acarretar resultados fatais, uma vez que, até que se consiga a dilatação do colo, já houve o decesso fetal.

A distócia mais grave é a desproporção fetopélvica, quando, após o desprendimento do corpo, a cabeça fica retida em razão da desproporção.

CONDUTA

A conduta varia de acordo com a época em que é estabelecido o diagnóstico da apresentação pélvica: na gravidez ou no início do trabalho de parto, à admissão da parturiente.

Na gravidez

Até 35 semanas de gestação, a conduta é expectante: aguarda-se que ocorra a cambalhota fetal com mudança espontânea da apresentação pélvica para cefálica. A partir dessa idade gestacional, essa mudança se torna cada vez mais improvável, justificando a tentativa de realizá-la artificialmente por meio da chamada versão cefálica externa (VCE).

Versão cefálica externa

Reconhecida a dificuldade de ensinar e aprender a fazer o parto na apresentação pélvica, aliado ao desejo de não aumentar ainda mais as taxas de cesariana, a alternativa consiste em tentar reduzir o número de fetos em apresentação pélvica por meio da indicação e realização da VCE.

A VCE pode ser proposta a todas as gestantes que tenham fetos em apresentação pélvica, desde que não existam contraindicações. A decisão deve ser individualizada, sendo de suma importância esclarecer os benefícios, os riscos e as taxas de sucesso, de modo que a grávida tome uma decisão informada e consciente. A falta de informação, o medo, a preferência por uma cesariana planejada e o conhecimento/vivência de complicações no parto têm sido apontados como barreiras à realização da VCE.

A VCE está indicada a partir de 36 semanas. Apesar da diminuição da taxa de sucesso após essa idade gestacional, a realização da manobra em idades gestacionais inferiores aumenta o risco de parto pré-termo, bem como a probabilidade de reversão espontânea para a apresentação pélvica, elevando, assim, o número de procedimentos necessários (Figura 55.2).[6-9]

Constituem contraindicações absolutas para VCE todas as situações em que não esteja indicado o parto vaginal, como placenta prévia, vasa prévia e malformação fetal incompatível com parto vaginal, entre outras, a suspeita de estado fetal não tranquilizador (traçado cardiotocográfico suspeito ou patológico) e a presença de pré-eclâmpsia com sinais de gravidade. Da mesma maneira, a constatação de polo cefálico fetal defletido (> 90 graus) ou de duas ou mais circulares cervicais de cordão deve ser motivo para a não realização da manobra.

Diante de hemorragia vaginal ativa ou recente, a realização de VCE depende da etiologia subjacente, não devendo ser executada em caso de suspeita de descolamento da placenta nem de placenta prévia. A VCE também não deve ser realizada nos casos de ruptura prematura de membranas em razão de sua associação a prolapso do cordão umbilical.[9]

A restrição de crescimento fetal (RCF) sem alterações dopplervelocimétricas não está associada a aumento do risco de eventos adversos. Nos casos de RCF com alterações ao Doppler, a manobra não é recomendada.[10]

A existência de cesariana anterior não está associada a aumento do risco de ruptura uterina, mas há aumento do risco de histerectomia periparto e da necessidade de transfusão nos partos vaginais após VCE.

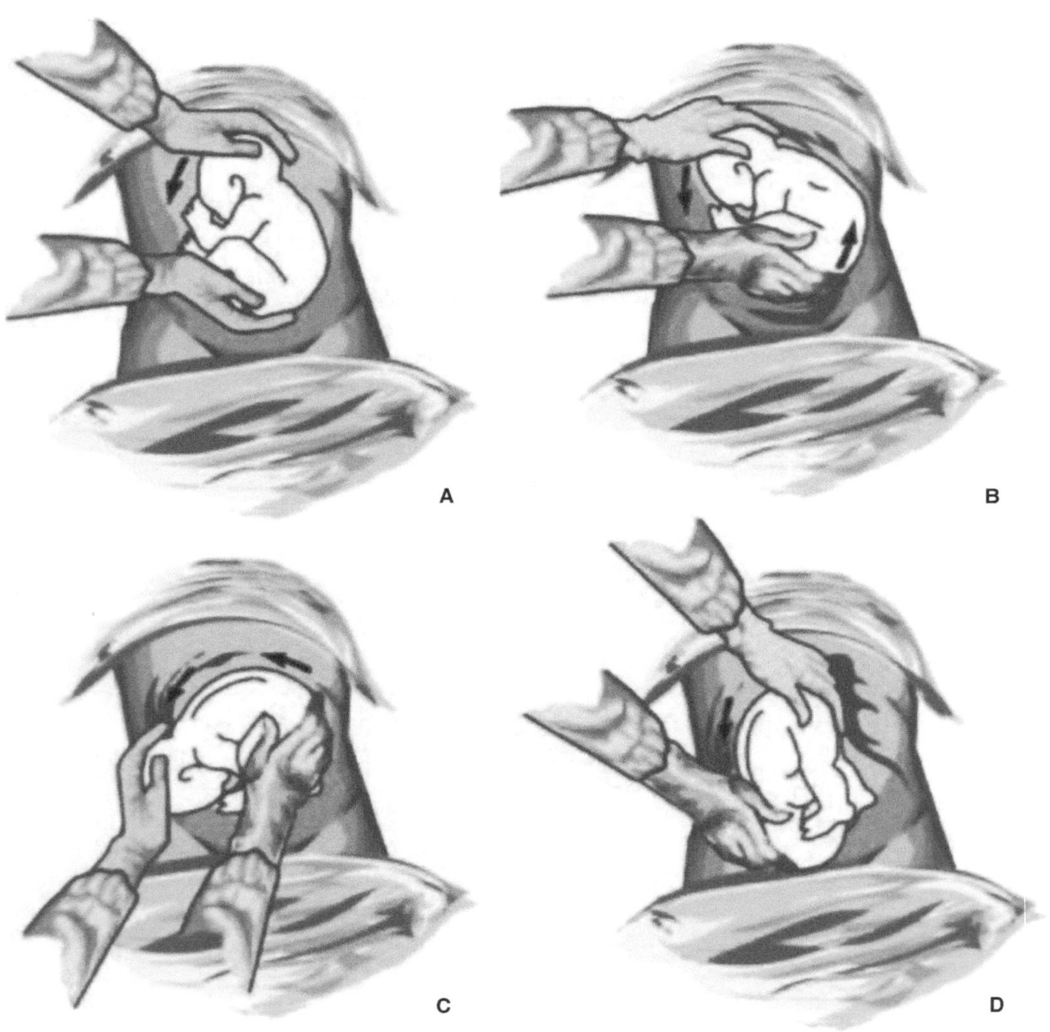

Figura 55.2 Versão cefálica externa.

O índice de líquido amniótico (ILA) abaixo de 5 não aumenta o risco perinatal durante a manobra, mas, como se associa à taxa menor de sucesso, é uma contraindicação relativa.[10]

Não existem estudos sobre a segurança da VCE na gravidez múltipla, uma vez que as dificuldades técnicas são maiores nesses casos.[11,12]

O sucesso da VCE corresponde à porcentagem de fetos que ficam em apresentação cefálica após o procedimento e varia de 49% a 58%.[13] Os vários fatores (fetais, maternos e relativos à técnica) associados a taxas de sucesso maiores ou menores são discutidas a seguir.

Fatores fetais

Alguns fatores fetais podem contribuir para o bom ou o mau resultado da VCE, como:

- **Idade gestacional:** a tentativa de VCE antes de 36 semanas associa-se à maior taxa de sucesso (72,2% *versus* 66,0%), comparada à VCE mais tardia. No entanto, sua realização precoce condiciona maior necessidade de repetição (18,5% *versus* 5,6%) por reversão espontânea após a VCE.[14]
- **ILA:** a taxa de sucesso da VCE é diretamente proporcional ao ILA. O ILA normal ou aumentado está associado à maior probabilidade de sucesso (OR: 1,17; IC95%: 1,09 a 1,26) sem risco maior de reversão espontânea.[14]
- **Localização da placenta:** a placenta anterior é um obstáculo à palpação e à mobilização do feto, sendo fator de insucesso (OR: 0,74; IC95%: 0,62 a 0,88).[14]
- **Situação e tipo de apresentação:** a situação transversa está associada à maior probabilidade de sucesso (OR: 2,6; IC95%: 1,2 a 6,7),[15] seguida da apresentação pélvica completa (OR: 2,30; IC95%: 1,93 a 2,76). A apresentação pélvica incompleta modo nádegas apresenta taxas menores de sucesso (OR: 0,58; IC95%: 0,50 a 0,67).[15] Não existe consenso quanto à apresentação pélvica incompleta modo pés.
- **Altura da apresentação:** a taxa de sucesso é maior quando a pelve fetal não se encontra encaixada (OR: 9,4; IC95%: 6,3 a 14,0).[11-12]
- **Localização do dorso:** o dorso fetal anterior determina menor probabilidade de sucesso (OR: 0,56; IC95%: 0,37 a 0,85).[14]
- **Estimativa de peso fetal:** a literatura apresenta controvérsias com relação a esse fator.[11,14,15] Existem estudos que reportam associação entre menor estimativa de peso e insucesso da VCE, mas a estimativa de peso preditiva de insucesso não está definida.[11]

Fatores maternos

Entre os fatores maternos que podem contribuir para um bom ou mau resultado da VCE estão:

- **Paridade:** a multiparidade aumenta a taxa de sucesso da VCE (OR: 2,18; IC95%: 1,29 a 3,69), parecendo haver uma associação positiva entre o número de partos anteriores e a probabilidade de sucesso. A existência de cesariana anterior não afeta a taxa de sucesso (OR: 0,93; IC95%: 0,52 a 1,68). Por sua vez, a nuliparidade é fator de insucesso (OR: 0,52; IC95%: 0,43 a 0,63).[14]
- **Fatores biométricos:** o excesso de peso e a obesidade são fatores de insucesso. Por exemplo, índice de massa corporal (IMC) aumentado é fator de insucesso (IMC > 25 – OR: 0,93; IC95%: 0,88 a 0,98; IMC ≥ 35 – OR: 0,51; IC95%: 0,33 a 0,79; IMC > 40 – OR: 0,62; IC95%: 0,54 a 0,71).[15]
- **Tônus uterino:** tônus uterino diminuído é fator facilitador da VCE (OR: 18; IC95%: 12 a 29).[12]
- **Facilidade de palpação do feto:** polo cefálico facilmente palpável é fator de sucesso (OR: 6,3; IC95%: 4,3 a 9,2) independentemente da paridade.[14]

Fatores associados à técnica

Entre os fatores associados à técnica que podem interferir no bom ou mau resultado da VCE estão:

- **Tocólise:** a eficácia dos doadores de óxido nítrico, como a nitroglicerina, é questionável, sendo reportados efeitos secundários frequentes, o que limita sua utilização. A nifedipina não é eficaz no âmbito da VCE. A eficácia do atosibano é igualmente discutível, e o custo desse fármaco limita sua utilização. Os beta-agonistas, como salbutamol, reduzem o risco de falha da VCE (RR: 0,70; IC95%: 0,60 a 0,82) e são os únicos tocolíticos recomendados atualmente.[16]
- **Analgesia:** apenas a analgesia do neuroeixo parece associar-se à maior probabilidade de sucesso (OR: 1,58; IC95%: 1,29 a 1,93).[8] No entanto, revisão sistemática a identifica como redutor do risco de falha da VCE (RR: 0,61; IC95%: 0,43 a 0,86) somente quando associada à tocólise.[17]
- **Experiência do executante:** existe evidência de que a atuação de equipe dedicada à realização da VCE aumenta suas taxas de sucesso.[18]
- **Amnioinfusão ou hidratação materna:** não devem ser utilizadas como procedimentos adicionais para potenciar o sucesso da VCE.[19]

Existem vários modelos preditores de sucesso, mas poucos estão validados externamente, e a maioria apresenta acuidade preditiva limitada, não sendo recomendada sua utilização.[20]

No parto

Na admissão da parturiente, confirmado o diagnóstico de apresentação pélvica, compete ao obstetra se decidir pela via de parto, e essa decisão exige, inicialmente, a análise rigorosa de variáveis que interferem na evolução do parto e em seus resultados, quais sejam:

- **Certeza da proporção fetopélvica:** não se pode optar pela via transpélvica sem a certeza absoluta da proporção entre o feto e a bacia. Quando as dúvidas persistirem após avaliação clínica e/ou ultrassonográfica, recomenda-se a via transabdominal.
- **Certeza da variedade de apresentação:** são candidatas ao parto transpélvico as parturientes cujos fetos no início do trabalho de parto encontram-se nas variedades pélvica completa ou pélvica incompleta – variedade

nádegas. Desaconselha-se a condução do parto nos casos de outras variedades incompletas – de joelhos ou pés – devido ao risco de procidência dos membros inferiores fetais e/ou do cordão umbilical com dilatação cervical ainda incompleta.

- **Idade gestacional e peso fetal:** desaconselha-se a condução do parto via vaginal quando o feto é muito prematuro (idade gestacional < 32 semanas). O peso fetal mais apropriado para o parto transpélvico é entre 1.500 e 3.500g. Muhuri e cols. (2006)[21] afirmam que, entre os fetos com menos de 1.500g, os resultados foram melhores nos que nasceram por cesariana – a diferença foi ainda maior quando o peso fetal variou entre 500 e 999g. Para os fetos com peso estimado acima de 3.500g, recomenda-se a cesariana.
- **Integridade das membranas amnióticas:** na apresentação pélvica, o ideal é que as membranas amnióticas permaneçam intactas até o final do período de dilatação; a ruptura das membranas antes ou logo no início de trabalho de parto contraindica sua condução devido ao risco de prolapso de membros inferiores fetais e/ou cordão umbilical.
- **Condições hospitalares:** o parto em apresentação pélvica só deverá ser conduzido quando as condições hospitalares forem adequadas: com a presença de neonatologista, anestesista e auxiliar na sala de parto e a possibilidade de realizar cesariana rapidamente, se necessário.
- **Obstetra experiente:** é a principal razão do sucesso do parto vaginal na apresentação pélvica. Este só pode ser conduzido por obstetra com conhecimento teórico e prático sobre sua condução, capaz de realizar corretamente, no momento certo, as manobras que se fizerem necessárias.

Na ausência das condições supracitadas, a solução é a cesariana.

CONDUÇÃO DO PARTO TRANSPÉLVICO

A condução do parto pélvico exige a vigilância constante de sua evolução no período de dilatação e principalmente no período expulsivo:

- **Condução do período de dilatação:** é praticamente a mesma adotada na condução na apresentação cefálica, exceto por não se fazer amniotomia nem tentar a correção das distócias de contração e de dilatação cervical. É mais prudente interromper a condução e extrair o feto via abdominal. Em geral, o período de dilatação é mais demorado do que na apresentação cefálica.
- **Condução do período expulsivo:** nessa fase do trabalho de parto é necessária a presença permanente de toda a equipe obstétrica para auxiliar o desprendimento fetal e cuidar do recém-nascido.

Algumas medidas são sempre adotadas para impedir ou reduzir as complicações com o feto e o recém-nascido, como:

- **Puxo:** a participação correta da parturiente é um dos fatores de sucesso para o desprendimento espontâneo do feto. Contudo, só deverá ser solicitada quando houver dilatação completa do colo, ou seja, 10cm. O puxo antes da dilatação completa do colo é o principal motivo para exteriorização de parte do feto e retenção de seu polo cefálico.
- **Oxigenação da parturiente:** um dos temores durante o parto pélvico é a hipóxia ou anóxia do feto, uma vez que seu polo cefálico é o último a se desprender. A oxigenação permanente da parturiente durante todo o período expulsivo diminui o risco de hipóxia.
- **Cateterização venosa:** recomenda-se manter uma veia cateterizada para aplicação imediata de medicamentos, como a ocitocina, se isso se tornar necessário.
- **Episiotomia ampla (mediolateral):** muito discutível em caso de apresentação cefálica, a episiotomia é considerada fundamental no acompanhamento do parto em apresentação pélvica via vaginal – quanto mais ampla a região vulvovaginal, mais facilitadas se tornam as manobras de ajudam para o desprendimento fetal.
- **Manobras no parto pélvico:** o desprendimento espontâneo do feto é possível e frequentemente acontece; contudo, quase sempre é demorado, podendo implicar riscos maiores de complicações para o recém-nascido. No parto hospitalar, na maioria das vezes, o obstetra realiza manobras que possibilitam o desprendimento mais rápido do feto. Realizadas corretamente, influenciam positivamente os resultados perinatais. Essas manobras têm por objetivo ajudar o desprendimento dos diâmetros bitrocantérico, biacromial e do polo cefálico do feto.

Desprendimento do diâmetro bitrocantérico

O desprendimento do diâmetro bitrocantérico – pelve fetal – acontece espontaneamente, mas costuma ser demorado. No parto assistido, o obstetra auxilia esse desprendimento.

Nas pélvicas completas, desprendem-se com os dedos o pé e o membro inferior localizado próximo ao pube, seguido do membro localizado próximo ao sacro materno. Essa manobra promove a saída total dos membros inferiores do feto. O esforço expulsivo materno promove a descida do feto até a região do umbigo. Nesse momento, libera-se o cordão umbilical – alça do cordão – de modo a facilitar a circulação sanguínea fetoplacentária. Não se deve tracionar o feto devido ao risco de deflexão dos membros superiores.

Na apresentação pélvica incompleta – variedade nádegas – quase sempre se faz necessária a participação do obstetra, o qual auxilia a descida, a rotação e o desprendimento do diâmetro bitrocantérico e dos membros inferiores. Seus dedos indicadores são colocados nas regiões inguinocrurais do feto, visando posicionar o diâmetro biacromial sempre no diâmetro anteroposterior da bacia. Depois o obstetra desprende a nádega anterior com o membro fetal correspondente e em seguida a posterior (Figura 55.3). Com essa manobra, todo o polo pélvico fetal se exterioriza.

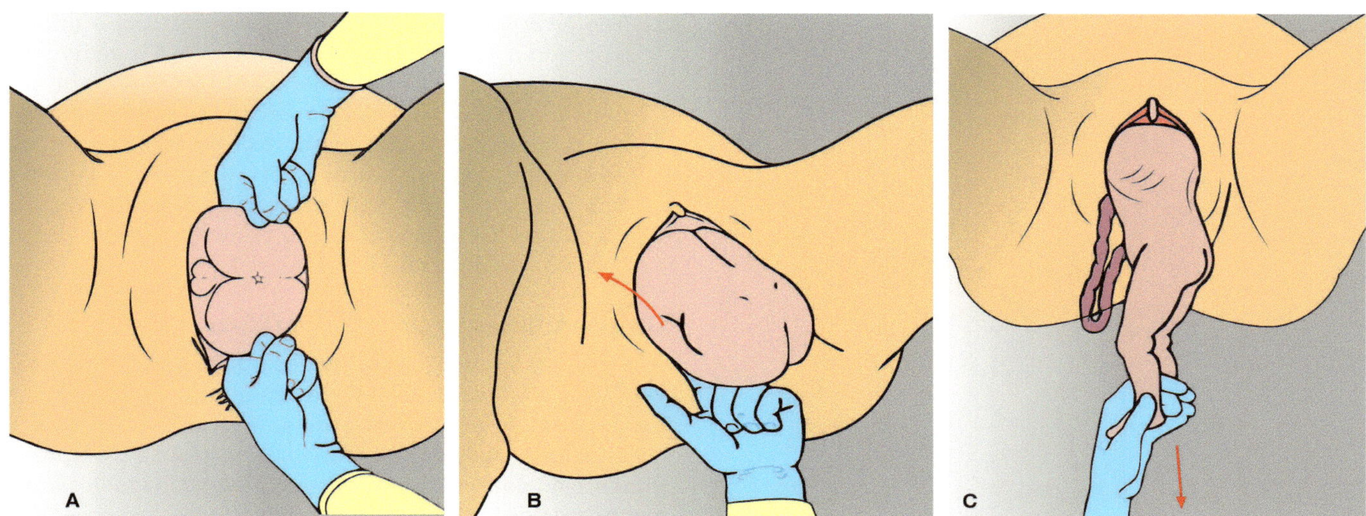

Figura 55.3 Evolução do período expulsivo em apresentação pélvica e manobras realizadas no acompanhamento. **A** Colocação dos dedos na cintura pélvica para auxiliar a saída. **B** Realização da "alça de cordão". **C** Tração leve dos membros inferiores para auxiliar a descida.

Desprendimento do diâmetro biacromial

Em grande número de casos, contrações eficientes e esforço materno – puxo – orientado e correto são suficientes para determinar a exteriorização do diâmetro biacromial. No entanto, esse desprendimento é quase sempre demorado. No parto assistido, o obstetra atua de maneira a antecipá-lo, executando manobras próprias. As mais indicadas são as descritas por Rojas e Deventer-Mueller:

- **Manobra de Rojas:** após o desprendimento do diâmetro bitrocantérico e a realização da alça do cordão umbilical, o abdome do feto é segurado com as duas mãos e o feto rodado da esquerda para o centro; com ligeira tração para baixo, desprende-se um dos membros superiores do feto; em seguida, roda-se o feto da direita para o centro e, abaixando o corpo fetal, desprende-se o outro membro (Figura 55.4).
- **Manobra de Deventer-Mueller:** a maneira de segurar o feto é igual à da manobra anterior; completada a rotação do diâmetro biacromial, abaixa-se o feto para desprender o ombro anterior e, a seguir, eleva-se o feto para desprender o ombro posterior (Figura 55.5).

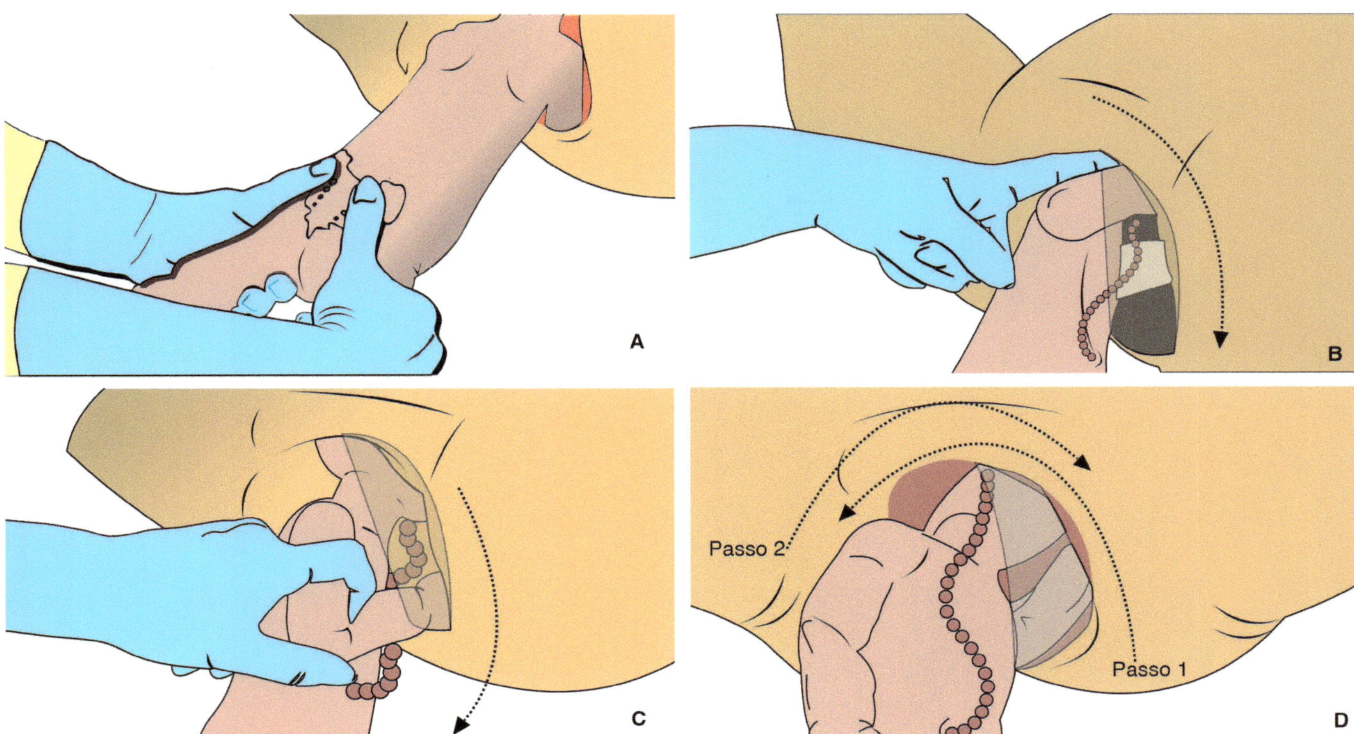

Figura 55.4 Manobra de Rojas. **A** Tração e rotação do feto até a altura dos ombros. **B** Introdução do dedo na cintura escapular. **C** Tração do membro para baixo. **D** Rotação do feto para extração do braço posterior da mesma forma que o anterior.

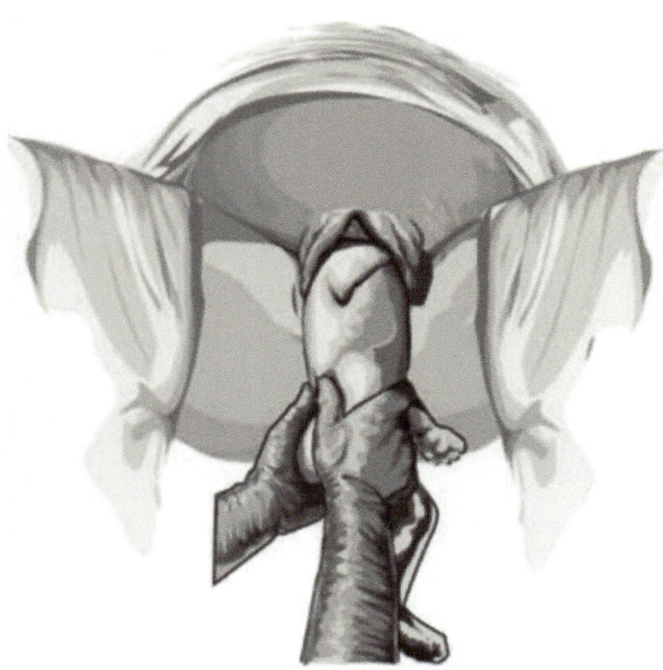

Figura 55.5 Manobra de Deventer-Mueller. Abaixamento do feto para desprendimento do ombro anterior.

- **Complicação no desprendimento do diâmetro biacromial:** a complicação mais comum é a deflexão dos membros superiores, os quais podem subir e colocar-se junto ao polo cefálico, tornando impossível o desprendimento do feto – isso só acontece quando o feto é tracionado. A correção dessa distócia é difícil, exigindo a introdução de dois dedos até a região da clavícula fetal e os levando até os ombros para defletir o membro superior do feto. Essa manobra deve ser realizada nos dois membros. A parturiente terá de ser anestesiada, e a manobra deve ser executada com muito cuidado, pois há sempre risco de fratura clavicular. Cabe ressaltar, no entanto, que é a única opção para ajudar a extração fetal.

Desprendimento do polo cefálico

O desprendimento espontâneo quase sempre é possível, mas pode ser demorado, aumentando o risco de hipóxia no feto e no recém-nascido. No parto assistido é o obstetra que, por meio de manobras, promove o desprendimento do polo cefálico fetal – as mais utilizadas são as propostas por Mauriceau e por Bratch. A outra opção é a extração do polo cefálico com auxílio de fórcipe:

- **Manobra de Mauriceau:** após o desprendimento dos diâmetros bitrocantérico e biacromial, coloca-se todo o corpo do feto já desprendido sobre o antebraço do obstetra, o qual, em seguida, coloca seus dedos indicador e médio na boca do feto e o dedo indicador da outra mão na região occipital, realizando, com o auxílio dos dedos, a rotação interna do polo cefálico de modo a posicionar a sutura sagital no sentido do diâmetro anteroposterior da bacia – pube e sacro (Figura 55.6). Com ligeira tração na maxila e compressão do occipital, provoca-se a flexão do polo cefálico de modo a permitir primeiro a exteriorização do mento,

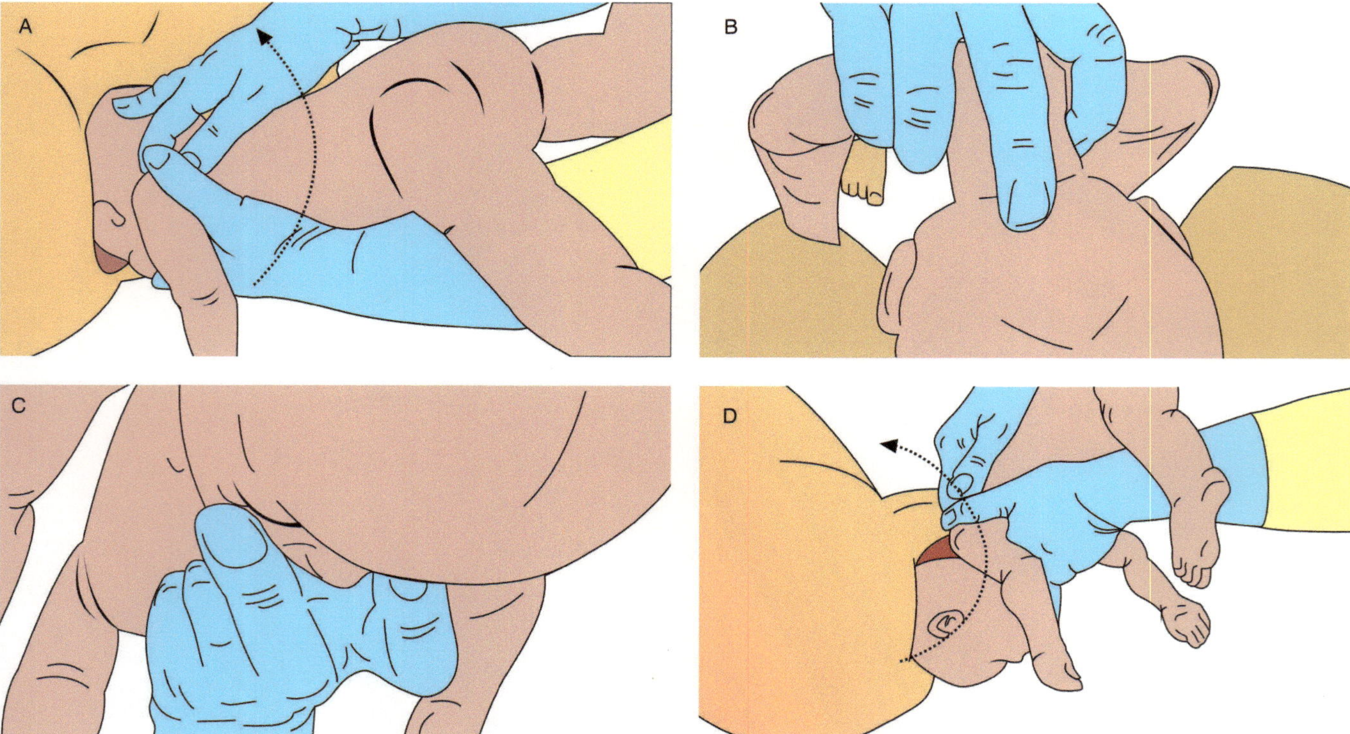

Figura 55.6 Manobra de Mauriceau. **A** Anteriorização do corpo fetal. **B** Pressão suave na nuca. **C** Apoio da mão posterior na maxila. **D** Completar o movimento de anteriorização.

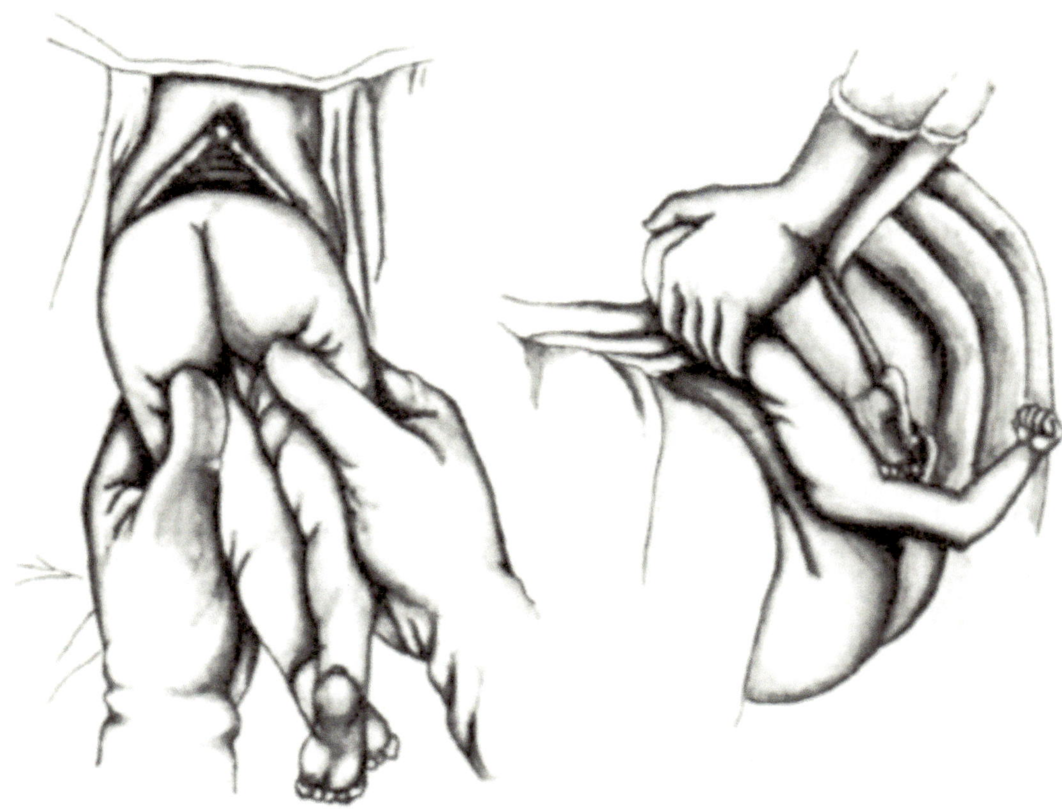

Figura 55.7 Manobra de Bratch. Anteriorização do corpo fetal para desprendimento do polo cefálico.

seguida da região frontal e do occipital e, por fim, de todo o polo cefálico. Não se pode tentar fletir o polo cefálico antes de sua rotação interna.

- **Manobra de Bratch:** após o desprendimento do diâmetro bitrocantérico e dos membros inferiores, o feto é segurado com as duas mãos, mantendo-se seus membros inferiores sobre seu abdome; com flexão no sentido do abdome materno, desprende-se o diâmetro biacromial e em seguida o polo cefálico (Figura 55.7).
- **Extração a fórcipe:** fórcipe aplicado sobre o polo cefálico é outro recurso para extração dessa estrutura fetal, sendo quase sempre o último a ser utilizado pelo obstetra para extração do polo cefálico – quando as outras manobras falham. Contudo, quando bem aplicado, esse procedimento pode ser a primeira opção, exigindo que um auxiliar segure e eleve as partes fetais já exteriorizadas de modo a permitir que o obstetra aplique as colheres do fórcipe à cabeça fetal. O fórcipe mais recomendado para extração do polo cefálico na apresentação pélvica é o modelo criado por Piper (Figura 55.8).

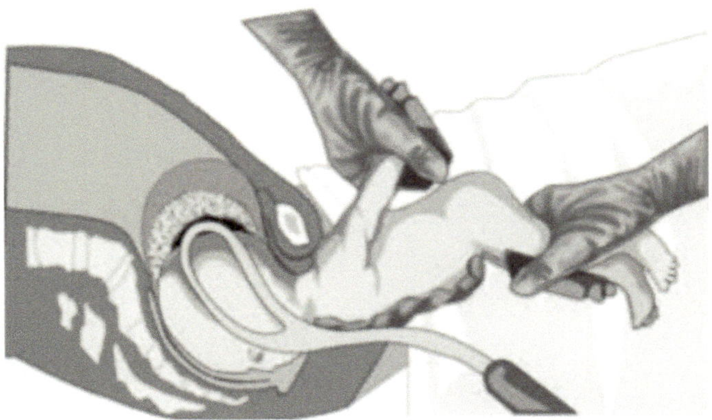

Figura 55.8 Aplicação do fórcipe de Piper.

CONSIDERAÇÕES FINAIS

Persistem dúvidas quanto à via que apresenta os melhores resultados perinatais para os fetos em apresentação pélvica: transvaginal ou transabdominal. O trabalho mais valorizado sobre o assunto, *Term Breech Trial*, consistiu em um estudo multicêntrico, randomizado, controlado, realizado em 121 centros médicos de 26 países e que envolveu 2.088 gestantes com feto único em apresentação pélvica.[4] Seus resultados incluíram redução significativa no risco de mortalidade perinatal e de morbidade neonatal grave entre os nascidos de cesariana planejada, comparada com nascidos de parto vaginal planejado (1,6% e 5,0%; $p < 0001$).[4]

Vale salientar, no entanto, que entre os nascidos por cesariana planejada também ocorreram complicações graves, como em um caso de fratura de base de crânio. Outro dado importante sobre o estudo citado é que, 4 anos depois, seus autores publicaram o resultado do acompanhamento por 2 anos de 920 crianças nascidas de cesariana planejada ou parto vaginal planejado, não encontrando diferenças no desenvolvimento neurológico entre os dois grupos.[22]

Goffinet e cols. (2006)[23] relataram os resultados de estudos prospectivos observacionais de 8.105 gestantes com feto único em apresentação pélvica atendidas em 138 maternidades na França e 36 na Bélgica, registrando taxa de 68,8% de cesariana e 31,2% de parto vaginal. Com base no estudo, os autores concluíram que, quando critérios rigorosos são seguidos antes e durante o parto, em locais onde o parto vaginal planejado em apresentação pélvica é uma prática comum, pode ser uma opção segura, devendo ser oferecido à gestante.

As estatísticas demonstram que o parto vaginal em apresentação pélvica é seguro para gestantes rigorosamente selecionadas e atendidas por profissionais qualificados. No entanto, como é cada vez mais difícil aprender a conduzir o parto com o feto em apresentação pélvica, aliado à tendência global de redução das taxas de cesariana, a solução seria realizar a VCE, que reduz em mais de 50% a incidência de fetos em apresentação pélvica no momento do parto.

Referências

1. Corrêa MD. Apresentação pélvica. In: Corrêa MD, Melo VH, Aguiar RALP, Corrêa Jr MD. Noções Práticas de Obstetrícia. 14. ed. Belo Horizonte: Coopmed 2011: 895-904.
2. American College of Obstetricians and Gynecologists. External cephalic version. ACOG Practice Bulletin No. 221. Obstet Gynecol 2020; 5:e203-12.
3. Bin YS, Ford JB, Nicholl MC et al. Long-term childhood outcomes of breech presentation by intended mode of delivery: A population record linkage study. Acta Obstet Gynecol Scand 2017; 96(3):342.
4. Hannah ME, Hannah WJ, Hewson SA, Hodnett ED, Saigal S, Willan AR. Planned caesarean section versus planned vaginal birth for breech presentation at term: A randomised multicentre trial. Term Breech Trial Collaborative Group. Lancet 2000; 356(9239):1375-83.
5. Impey LWM, Murphy DJ, Griffiths M, Penna LK on behalf of the Royal College of Obstetricians and Gynaecologists. Management of breech presentation. BJOG 2017; 124:e151-e177.
6. Burgos J, Eguiguren N, Quintana E et al: Atosiban vs. ritodrine as a tocolytic in external cephalic version at term: A prospective cohort study. J Perinat Med 2010; 38(1):23.
7. Burgos J, Iglesias M, Pijoan JI et al. Probability of cesarean delivery after successful external cephalic version. Int J Gynaecol Obstet 2015; 131(2):192.
8. Burgos J, Pijoan JI, Osuna C et al. Increased pain relief with remfentanil does not improve the success rate of external cephalic version: A randomized controlled trial. Acta Obstet Gynecol Scand 2016; 95(5):547.
9. Burgos J, Quintana E, Cobos P et al. Effect of maternal intravenous fluid therapy on external cephalic version at term: A prospective cohort study. Am J Obstet Gynecol 2014; 211(6):665.e1.
10. Burgos J, Arana I, Garitano I et al. Induction of labor in breech presentation at term: A retrospective cohort study. J Perinat Med 2017; 45(3):299.
11. Kuppens SM, Hutton EK, Hasaart FH et al. Mode of delivery following successful external cephalic version: Comparison with spontaneous cephalic presentations at delivery. J Obstet Gynaecol Can 2013; 35(10):883.
12. Kuppens SM, Smailbegovic I, Houterman S et al. Fetal heart rate abnormalities during and after external cephalic version: Which fetuses are at risk and how are they delivered? BMC Pregnancy Childbirth 2017; 17(1):363.
13. Kotaska A, Menticoglou S. No. 384-Management of breech presentation at term. J Obstet Gynaecol Can 2019; 41(8):1193.
14. Cammu H, Dony N, Martens G et al. Common determinants of breech presentation at birth in singletons: A population-based study. Eur J Obstet Gynecol Reprod Biol 2014; 177:106.
15. Ekéus C, Norman M, Åberg K et al. Vaginal breech delivery at term and neonatal morbidity and mortality – a population-based cohort study in Sweden. J Matern Fetal Neonatal Med 2019; 32(2):265.
16. Burgos J, Eguiguren N, Quintana E et al. Atosiban vs. ritodrine as a tocolytic in external cephalic version at term: A prospective cohort study. J Perinat Med 2010; 38(1):23.
17. Hutton EK, Hofmeyr J, Dowswell T. External cephalic version for breech presentation before term. Cochrane Database Syst Rev 2015: Issue 7.
18. Hickland P, Gargan P, Simpson J et al. A novel and dedicated multidisciplinary service to manage breech presentation at term; 3 years of experience in a tertiary care maternity unit. J Matern Fetal Neonatal Med 2018; 31(22):3002.
19. Diguisto C, Winer N, Descriaud C et al. Amnioinfusion for women with a singleton breech presentation and a previous failed external cephalic version: A randomized controlled trial. J Matern Fetal Neonatal Med 2018; 31(8):993.
20. Klemt AS, Schulze S, Brüggmann D et al. MRI-based pelvimetric measurements as predictors for a successful vaginal breech delivery in the Frankfurt Breech at term cohort (FRABAF). Eur J Obstet Gynecol Reprod Biol 2019; 232:10.
21. Muhuri PK, Macdorman MF, Menaker F. Method of delivery and neonatal mortality among very low birth weight infants in the United States. Matern Child Health J 2006; 10(1):47-53.
22. Whyte H, Hannah ME, Saigal S et al.; Term Breech Trial Collaborative Group. Outcomes of children at 2 years after planned cesarean birth versus planned vaginal birth for breech presentation at term: The International Randomized Term Breech Trial. Am J Obstet Gynecol 2004; 191(3):864-71.
23. Goffinet F, Carayol M, Foidart JM et al.; PREMODA Study Group. Is planned vaginal delivery for breech presentation at term still an option? Results of an observational prospective survey in France and Belgium. Am J Obstet Gynecol 2006; 194(4):1002-11.

Indução do Parto

CAPÍTULO 56

Mariana Seabra Leite Praça
Elaine Cristina Fontes de Oliveira

INTRODUÇÃO

A indução do trabalho de parto consiste no início artificial das contrações uterinas com o objetivo de alcançar um parto vaginal de maneira segura e oportuna. Trata-se de uma intervenção obstétrica considerada comum, realizada em 20% a 30% das gestações.[1]

O processo ideal de indução envolve duas fases distintas:[2]

- **Amadurecimento cervical:** fase que compreende amolecimento, apagamento e/ou dilatação do colo uterino antes do trabalho de parto ativo, caso isso ainda não tenha ocorrido.
- **Indução da contração:** fase em que ocorre a estimulação da atividade uterina para atingir a dilatação total e a descida fetal.

A opção pela indução do parto é fundamentada por indicações maternas ou fetais ou pela associação de ambas. Indicações comuns para resolução da gestação compreendem as desordens hipertensivas, os quadros de diabetes gestacional e suas consequências, o pós-datismo e a restrição de crescimento fetal (RCF). Em todas essas situações, o risco de manutenção da gravidez para a mãe ou para o feto supera os associados ao trabalho de parto induzido.[3]

O recente ensaio clínico ARRIVE (*Randomized Trial of Induction Versus Expectant Management*) demonstrou que a indução eletiva após 39 semanas, em nulíparas e de baixo risco, representa uma alternativa segura, comparada ao manejo expectante, com menores taxas de cesariana.[4] Esse estudo reforçou a importância da discussão sobre esse tema e contribuiu para embasar o aumento das indicações das induções eletivas observado nas últimas décadas.[1]

Apesar dos vários protocolos disponíveis para indução do parto, e ainda que se utilize um protocolo institucional específico, o cuidado deve ser individualizado, levando em consideração a história clínica da gestante, os achados no exame físico, as circunstâncias envolvidas na gestação e a indicação propriamente dita da indução. O planejamento adequado e a reavaliação constante, em cada fase do processo, devem ser priorizados.

Vários métodos podem ser utilizados para indução do parto, como o uso de prostaglandinas, ocitocina ou balões transcervicais e a realização de amniotomia, os quais podem ser adotados isoladamente ou combinados. O índice de Bishop deve ser utilizado para direcionar a escolha do melhor método de indução. A preparação ou a maturação do colo uterino é recomendada em gestantes com índice de Bishop < 6.

Neste capítulo, será detalhado cada um desses métodos, considerando as evidências mais atuais, com foco na indução do parto em caso de membranas íntegras, em feto único, cefálico. No entanto, também serão abordadas as induções em casos de ruptura prematura de membranas e em algumas situações especiais.

ÍNDICE DE BISHOP

Em 1964, Bishop descreveu *The Pelvic Score*, que incluía cinco parâmetros: dilatação, apagamento, consistência e posição do colo uterino e altura da apresentação fetal na pelve materna. Esses fatores foram combinados e forneceram uma pontuação que variava de zero a 3 (Quadro 56.1).[5]

Quadro 56.1 Índice de Bishop

	0	1	2	3
Dilatação do colo (cm)	Fechado	1 a 2	3 a 4	5 a 6
Apagamento do colo (%)	0 a 30	40 a 50	60 a 70	≥ 80
Altura da apresentação fetal, planos de De Lee	–3	–2	–1, 0	+1, +2
Consistência do colo	Firme	Média	Amolecida	–
Posição do colo	Posterior	Intermediário	Anterior	–

Fonte: adaptado de Bishop, 1964.[5]

Inicialmente, o objetivo principal dessa pontuação era determinar a proximidade do início espontâneo do trabalho de parto, já que os componentes do escore de Bishop representavam as mudanças fisiológicas que ocorriam no colo uterino próximo ao momento do parto, sugerindo que a gestação estaria a termo ou próxima do termo. A realização de uma indução "próxima ao trabalho de parto espontâneo", além de apresentar maior taxa de sucesso, evitaria, assim, a ocorrência de gestações prolongadas, em uma época em que as estimativas de datação e tamanho fetal eram notoriamente imprecisas.

Desde sua descrição, o escore de Bishop foi debatido, ponderado e modificado. Entretanto, o escore original continuou sendo o método mais utilizado para determinar a maturação do colo uterino e estratificar as gestantes para indução ao trabalho de parto. Em 1966, Burnett modificou o esquema de pontuação, a qual passou a ser conhecida como pontuação de Bishop modificada (Quadro 56.2), com cada variável recebendo no máximo 2 pontos e alcançando 10 pontos, no máximo.[6]

Tanto a baixa reprodutibilidade como os graus variáveis de concordância inter e intraobservador contribuem para as discussões a respeito dos resultados dessa pontuação. Entretanto, a principal limitação do escore de Bishop, tanto em sua versão original como na modificada, está relacionada com sua baixa especificidade e baixo valor preditivo negativo, reduzindo sua confiabilidade na previsão do sucesso das induções. Assim, os resultados ≤ 5 no escore, que indicariam colos desfavoráveis ao processo de indução, não identificam adequadamente aquelas gestantes que não terão um parto vaginal.

Com sensibilidade (Bishop original: 75,1%; Bishop modificada: 75.8%) e valores preditivos semelhantes (Bishop original: 83.8%; Bishop modificada: 84.9%), a pontuação de Bishop favorável sinaliza chance de indução bem-sucedida, isto é, identifica corretamente as mulheres com maior possibilidade de sucesso em um parto vaginal.

Entre os critérios utilizados na pontuação do índice de Bishop para prever uma indução bem-sucedida, o mais importante é a dilatação cervical, seguida por apagamento cervical, altura da apresentação e posição do colo uterino. A consistência do colo é o fator menos importante.[7]

PAPEL DA ULTRASSONOGRAFIA NA INDUÇÃO DO PARTO

Apesar de ser uma ferramenta essencial e amplamente utilizada em vários procedimentos em Obstetrícia, a utilidade da ultrassonografia no contexto da indução do parto ainda se encontra sob avaliação. Parâmetros semelhantes aos avaliados pelo índice de Bishop foram analisados através da ultrassonografia, como comprimento cervical (equivalente ao apagamento do colo), ângulo cervical posterior (equivalente à posição do colo) e elastografia (equivalente à consistência do colo).[8]

Os estudos demostraram bom valor preditivo do comprimento cervical, indicando que as gestantes com colo uterino < 30mm alcançariam mais taxas de sucesso na indução do que as com medidas cervicais maiores. Da mesma maneira, um ângulo cervical > 120 graus está relacionado com taxas de parto maiores em 24 horas. A elastografia cervical é mais difícil de avaliar, pois ainda não foram bem estabelecidos os parâmetros de referência, mas também se mostra um método promissor.[8]

Apesar da boa acurácia, a ultrassonografia pré-indução não se mostrou superior ao índice de Bishop na capacidade de predizer o sucesso do parto e, portanto, ainda não foi incluída nos protocolos clínicos como procedimento rotineiro, permanecendo no campo da pesquisa.

Quadro 56.2 Índice de Bishop modificado

	0	1	2
Dilatação do colo (cm)	Fechado	1 a 2	3 a 4
Apagamento do colo (%)	0 a 30	40 a 50	60 a 70
Altura da apresentação fetal, planos de De Lee	–3	–2	–1, 0
Comprimento do colo (cm)	> 3	1 a 3	< 1
Consistência do colo	Firme	Média	Amolecida
Posição do colo	Posterior	Intermediário	Anterior

Fonte: adaptado de Burnet, 1966.[6]

INDICAÇÕES

São inúmeras as indicações para indução do parto, porém muitas delas não são absolutas. De modo geral, essas intervenções devem ser consideradas em caso de uma indicação clara, reconhecida e baseada em evidências (Quadro 56.3).

O momento ideal da indução e os métodos disponíveis devem ser apresentados à gestante para decisão informada e compartilhada entre ela e o profissional de saúde. O processo compartilhado de tomada de decisão deve ser devidamente documentado em prontuário médico, bem como o motivo e o método de indução planejado. O planejamento e o gerenciamento gradual da indução do parto são de extrema importância para otimizar as chances de sucesso.[9]

Vários fatores clínicos devem ser levados em consideração na tomada de decisão, incluindo, mas não se limitando às condições clínicas maternas e fetais, idade gestacional, acessibilidade de exames e de monitoração adequada do processo de indução e recursos disponíveis nas unidades hospitalares ou maternidades.[10] Idealmente, para o início da indução ao parto, a idade gestacional deve ser confirmada por ultrassonografia realizada no primeiro trimestre da gestação.

Quadro 56.3 Indicações para indução do parto e sugestões quanto à idade gestacional para indução por condição clínica

Indicações	Idade gestacional	Qualidade da evidência	Força da recomendação
Obstétricas			
Infecção intrauterina – corioamnionite	Ao diagnóstico	Moderada	Forte
Descolamento prematuro de placenta	Ao diagnóstico	Moderada	Forte
Gestação > 41 semanas	41	Alta	Forte
Maternas			
Hipertensão arterial crônica sem anti-hipertensivos	38^0 a 39^6	Alta	Forte
Hipertensão arterial crônica bem controlada, em uso de anti-hipertensivos	37^0 a 39^6	Alta	Forte
Hipertensão arterial crônica sem controle adequado, em ajuste dos anti-hipertensivos	36^0 a 37^6	Moderada	Fraco
Hipertensão gestacional	37 semanas	Alta	Forte
Pré-eclâmpsia sem critérios de gravidade	37 semanas	Alta	Forte
Pré-eclâmpsia com critérios de gravidade	34^0	Alta	Forte
Eclâmpsia	Ao diagnóstico	Moderada	Forte
Diabetes pré-gestacional bem controlado	38^0 a 39^6	Moderada	Forte
Diabetes pré-gestacional sem controle adequado	34^0 a 38^{6*}	Baixa	Fraca
Diabetes gestacional controlado com dieta	39^0 a 39^6	Moderada	Forte
Diabetes gestacional controlado com medicação	39^0 a 39^6	Moderada	Forte
Diabetes gestacional com medicação e sem controle adequado	34^0 a 39^{0*}	Baixa	Fraca
Colestase intra-hepática e sais biliares ≥ 100	36^0 a 37^6	Baixa	Fraca
Colestase intra-hepática e sais biliares < 100	37^0 a 39^6	Baixa	Fraca
Perda fetal anterior	39^0 a 39^6	Baixa	Fraca
Amniorrexe prematura pré-termo	34^0 a 39^{6*}	Alta	Forte
Fetais			
RCF, feto único, sem outras complicações e Doppler de AU normal	37 semanas	Moderada	Fraca
RCF, feto único, AU com fluxo diastólico diminuído, mas presente	37 semanas	Moderada	Fraca
Gemelar di/di, RCF seletiva, AU normal	36^0 a 36^6	Baixa	Fraca
Macrossomia, PFE > 4.000g ou PFE > p95	38 semanas	Alta	Fraca
Gemelar di/di, sem complicações	37^0 a 37^6	Moderada	Fraca
Oligodrâmnio – MB < 2,0, isolado, mas persistente	37 semanas	Baixa	Fraca
Decesso fetal	Ao diagnóstico	Baixa	Fraca

*Individualização, se necessário.
AU: artéria uterina; di/di: dicoriônica e diamniótica; MB: maior bolsão; PFE: peso fetal estimado; RCF: restrição de crescimento fetal.
Fonte: adaptado de Bergella & Schoen, 2020; Figuéras & Gratacós, 2014.[12,52]

A resolução da gestação pode ser recomendada às gestantes com idade gestacional entre 41 e 42 semanas, uma vez que existem evidências de que essa intervenção pode reduzir a morbimortalidade perinatal, bem como a síndrome de aspiração meconial, sem aumento nas taxas de cesariana.[11] A vitalidade fetal deverá ser avaliada duas vezes por semana nas gestantes que optarem por adiar a indução após 41 semanas.[9] Em gestações com 42 semanas ou mais, a indução está fortemente recomendada (veja o Capítulo 31).

CONTRAINDICAÇÕES

A indução deve ser evitada em caso de alguma contraindicação ao trabalho de parto e/ou ao parto vaginal. Algumas contraindicações estão mencionadas no Quadro 56.4.[12]

Todas as mulheres que apresentam cicatriz uterina prévia devem ter a descrição da cirurgia anterior revisada e, preferencialmente, deve ser solicitado um relatório ao profissional envolvido no procedimento anterior.

DESCOLAMENTO DAS MEMBRANAS AMNIÓTICAS E INDUÇÃO DO PARTO

O descolamento das membranas amnióticas é um procedimento realizado pelo profissional de saúde durante o toque vaginal, após consentimento da gestante, e consiste na inserção de um ou dois dedos no colo uterino até alcançar o orifício interno para descolamento das membranas amnióticas do segmento inferior do útero através de movimentos circulares de 360 graus.[2] Ocorre a separação da membrana coriônica da decídua do útero com aumento da atividade da fosfolipase A2 e da liberação de prostaglandina F2α (PGF2α) e de outras citocinas.[13]

A técnica é simples e pode ser realizada de maneira ambulatorial. O objetivo é tornar o colo uterino favorável, pelo remodelamento cervical e estímulo da atividade uterina, levando ao início espontâneo do trabalho de parto, sem a necessidade de um processo formal de indução do parto.[3]

Uma revisão sistemática e metanálise da Cochrane demonstrou que gestantes randomizadas para descolamento das membranas, em comparação com o grupo sem intervenção, tendiam a experimentar início espontâneo do trabalho de parto e apresentavam menos probabilidade de necessitar de indução do parto, sem diferença nos resultados adversos maternos, fetais e neonatais.[14] Apesar de algumas vezes ser percebido como desconfortável, esse procedimento foi associado a uma experiência positiva por parte das gestantes.

Portanto, com base nas evidências atuais, o descolamento das membranas amnióticas pode ser considerado uma alternativa ou um método adjuvante à indução formal do parto, quando a necessidade de indução do parto não for urgente ou não houver necessidade de internação.

MÉTODOS DE INDUÇÃO DO PARTO

Atualmente, o índice de Bishop é utilizado para orientar o clínico na escolha do melhor método de indução. A técnica disponível, considerada ideal para o preparo do colo uterino desfavorável, considera o menor tempo desde o início da indução até o parto bem-sucedido sem que ocorra comprometimento da segurança materna ou fetal durante esse processo.

Cada método de indução apresenta vantagens e desvantagens, não existindo um uniformemente superior. A indicação deve ser adaptada ao cenário clínico, levando em consideração a idade gestacional, a presença de cicatriz uterina prévia, a vitalidade fetal e a presença ou ausência de contrações uterinas espontâneas. O acesso imediato à cesariana de emergência também deve ser ponderado na decisão. A indução ao trabalho de parto deve ainda considerar as preferências individuais, permitindo que as mulheres tenham a oportunidade de fazer escolhas informadas e compartilhadas com os profissionais de saúde.[3]

Nas gestantes com pontuação de Bishop < 6 (colo desfavorável), recomenda-se a preparação cervical ou "maturação". A preparação cervical pode ser obtida por meio da dilatação farmacológica com a utilização de

Quadro 56.4 Contraindicações para indução do parto

Condições	
Obstétricas	Apresentações anômalas – transversa ou oblíqua Mais de duas cesarianas transversas prévias Placenta prévia Acretismo placentário – acreta, increta e percreta Vasa prévia
Maternas	Cesariana clássica (corporal) prévia Miomectomia prévia com indicação de cesariana Ruptura uterina anterior Lesões ativas por herpes genital Gestante HIV-positiva com carga viral > 1.000 cópias/mL
Fetais	Exames de vitalidade fetal não tranquilizadores que comprometam a tolerância fetal ao trabalho de parto (individualizar para fetos periviáveis) Prolapso do cordão umbilical
Outras	Qualquer outra condição que contraindique o parto vaginal

Fonte: adaptado Bergella & Schoen, 2020.[12]

Quadro 56.5 Métodos para amadurecimento cervical

Métodos farmacológicos	Métodos mecânicos
Prostaglandinas Misoprostol Dinoprostona Ocitocina Mifepristona	Balões transcervicais Balonetes do cateter de Foley Laminárias Dilatadores osmóticos Amniotomia

prostaglandinas ou de ocitocina em baixas doses. A dilatação mecânica pode ser realizada por meio de balões transcervicais isoladamente ou em combinação com ocitocina e misoprostol e pelos dilatadores osmóticos. Todos os métodos disponíveis para maturação do colo uterino serão abordados neste capítulo (Quadro 56.5).

A avaliação e documentação da vitalidade fetal devem ser realizadas antes do início de qualquer protocolo para indução do parto, seja a administração de medicamentos, seja a execução de procedimentos. Podem ser realizadas a cardiotocografia anteparto e, se houver disponibilidade, a ultrassonografia obstétrica com avaliação do volume do líquido amniótico e do perfil biofísico fetal e a confirmação da apresentação fetal. A RCF, especialmente quando secundária à insuficiência placentária, é considerada fator de risco para desfechos adversos intraparto.[2]

As mulheres devem ser informadas sobre as indicações e os métodos de indução que poderão ser utilizados e seus riscos associados, incluindo falha na indução e risco associado de cesariana.[15]

Métodos farmacológicos

Os agentes farmacológicos para amadurecimento cervical e indução do parto têm sido usados há várias décadas. Esses métodos têm a vantagem de serem utilizados tanto para amadurecimento cervical pré-indução como para indução das contrações. Embora métodos mecânicos, que são mais econômicos, possam estar disponíveis, alguns agentes farmacológicos são preferíveis para muitas mulheres.

Prostaglandinas

As prostaglandinas integram o grupo dos eicosanoides, hidróxidos de ácidos graxos insaturados cíclicos sintetizados na membrana celular a partir de cadeias de ácidos graxos. Esses compostos tiveram seu papel estabelecido na Obstetrícia na década de 1970. O mecanismo de ação principal leva ao amadurecimento cervical, processo em que o colo uterino amacia, apaga (encurta) e dilata, preparando-se para o trabalho de parto. Elas também aumentam a contratilidade do músculo liso uterino. Os efeitos colaterais podem ser atribuídos a seu papel em outros tecidos que contêm receptores de prostaglandinas, incluindo hipotensão arterial transitória, náuseas, vômitos e febre.[3]

Misoprostol

Descoberto em 1973 e inicialmente licenciado para prevenção e tratamento de úlceras gastrointestinais, o misoprostol é um medicamento sintético, análogo da prostaglandina E1. Atualmente, é um dos fármacos mais amplamente disponíveis e de menor custo para o preparo do colo uterino.[16]

O principal mecanismo de ação dessa prostaglandina é a modificação do colágeno cervical, resultando em amadurecimento do colo uterino. O misoprostol vaginal também pode ter efeitos mediados localmente no útero independentemente dos níveis séricos e, além disso, estimula a atividade uterina.[17,18]

As vias de administração mais comuns para indução do parto são a oral e a vaginal. O misoprostol oral é absorvido rapidamente, com início de ação mais veloz, enquanto o misoprostol vaginal é absorvido mais lentamente e tem ação mais prolongada. As concentrações plasmáticas máximas do misoprostol oral são atingidas após 20 a 30 minutos, em comparação com 60 a 80 minutos para a via vaginal.[18] A administração oral tem meia-vida mais curta, o que facilita o manejo das contrações e está associado a risco menor de hiperestimulação do que o uso vaginal.[17] Cabe ressaltar que não existem formulações orais de misoprostol disponíveis comercialmente no Brasil, onde, portanto, a via vaginal se torna a única opção.

À medida que a gravidez progride, há aumento significativo da sensibilidade uterina ao misoprostol. Por esse motivo, as doses recomendadas do medicamento dependem da idade gestacional e da indicação. Para indução do parto no terceiro trimestre, a apresentação recomendada pela Organização Mundial da Saúde (OMS) é de 25mcg. A hiperestimulação uterina pode ocorrer, levando a comprometimento fetal ou ruptura uterina. O misoprostol não é recomendado para indução após cesariana anterior devido à alta frequência de deiscência de cicatriz com o parto vaginal.[19,20]

Uma revisão da Cochrane de 2010 concluiu que o uso do misoprostol vaginal mostrou-se superior ao de outros agentes de indução (dinoprostona e ocitocina). Além de taxas maiores de indução bem-sucedida (parto vaginal em 24 horas), houve menor solicitação de analgesia epidural. Entretanto, foi observada incidência maior de taquissistolia com alteração dos batimentos cardíacos fetais.[21]

A avaliação do bem-estar fetal é recomendada antes da administração do misoprostol. O método mais acessível e mais comumente utilizado é a cardiotocografia anteparto. Após o início da indução, a monitoração não deve ser descontinuada. As diretrizes canadenses para indução do parto recomendam a reavaliação da vitalidade fetal por 30 minutos após a administração do misoprostol e por 60 minutos após qualquer episódio de taquissistolia uterina.[9]

Protocolos para uso de misoprostol (Quadro 56.6)

A Federação Internacional de Ginecologia e Obstetrícia (FIGO) recomenda a dose de 25mcg de misoprostol via vaginal a cada 4 ou 6 horas ou 25mcg via oral a cada 2 horas. O Colégio Americano de Obstetras e Ginecologistas (ACOG) recomenda a posologia de 25mcg a cada 3 a 6 horas e ressalta que a ocitocina não deve

Quadro 56.6 Recomendações das doses de misoprostol para indução do trabalho de parto

	Dose	Intervalo
FIGO	Via vaginal: 25mcg	4 a 6 horas
	Via oral: 25mcg	2 horas
ACOG	Via vaginal: 25mcg	3 a 6 horas
RCOG	Via oral: 25mcg Via oral: 50mcg	2 horas 4 horas

ACOG: Colégio Americano de Obstetras e Ginecologistas; FIGO: Federação Internacional de Ginecologia e Obstetrícia; RCOG: Colégio Britânico de Obstetras e Ginecologistas.

ser administrada com intervalo < 4 horas após a última dose de misoprostol.[22]

Uma recente revisão sistemática da Cochrane sugeriu que o uso de misoprostol via oral em baixa dose (até 25mcg) promove taxas menores de cesariana e, portanto, taxas maiores de parto vaginal do que a dinoprostona, a ocitocina e o cateter de Foley. Quando comparado à administração via vaginal, o misoprostol administrado via oral causa menos hiperestimulação uterina e repercussões cardíacas fetais. Assim, o regime de misoprostol via oral em baixa dose, além de seguro, parece ser mais eficaz para indução do parto. Esses achados ainda contribuem para a discussão sobre a via de administração preferencial do misoprostol.

Dinoprostona

Prostaglandina sintética idêntica à prostaglandina E2 natural (PGE2), comumente utilizada na indução do parto, a dinoprostona também apresenta duplo mecanismo de ação, amolecendo o colo uterino e induzindo o início das contrações uterinas. O mecanismo exato de amadurecimento cervical é desconhecido, mas acredita-se que seja decorrente de uma reação da administração local da PGE2, causando degradação do colágeno secundária à secreção de colagenase.[9,23]

Aprovada em muitos países, a dinoprostona encontra-se disponível em diferentes apresentações, como gel endocervical, comprimidos e sistemas de inserção vaginal para liberação do medicamento. No Brasil, é encontrada na forma de pessário vaginal de polímero de hidrogel, com 10mg de dinoprostona de liberação controlada, associado a um sistema de remoção de poliéster. Esse pessário – Propess® (Figura 56.1) – contém um reservatório que libera 0,3mg/h do medicamento por até 24 horas em gestantes com membranas íntegras, devendo ser inserido no fundo de saco vaginal posterior. Em gestantes com ruptura prematura de membranas, a liberação é maior e mais variável. Essa apresentação possibilita sua remoção quando desejado ou nos casos de hiperestimulação uterina. A dinoprostona é rapidamente retirada da circulação sanguínea e tem meia-vida estimada de 1 a 3 minutos. O pessário deve ser removido 24 horas após sua inserção independentemente de ter sido atingida a maturação cervical. Um intervalo de no mínimo 30 minutos é recomendado

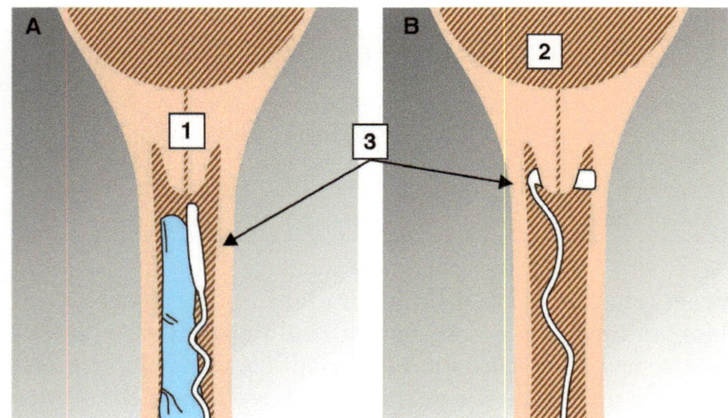

Figura 56.1 Inserção do pessário de dinoprostona. **A** Colo uterino (*1*) com pessário de dinoprostona sendo inserido manualmente (*3*). **B** Apresentação fetal (*2*) com pessário de dinoprostona posicionado no fundo de saco vaginal (*2*). (Adaptada de LTDA LF, 2021).[24]

para uso sequencial de ocitocina, após remoção do sistema de dinoprostona.[24]

As limitações referentes a esse método estão relacionadas com o custo elevado, tornando-o pouco acessível, e com a termolabilidade, que pode dificultar a estocagem.

Ocitocina

A ocitocina, um hormônio polipeptídeo hipofisário, foi descoberta em 1906 pelo farmacologista britânico Sir Henry Dale, que estudou o efeito desse peptídeo na pressão sanguínea e observou sua ação no útero. A ocitocina tornou-se o primeiro hormônio polipeptídeo a ser sequenciado e sintetizado, rendendo a Du Vigneaud o prêmio Nobel em 1955.[16]

Ao longo dos anos, regimes de dosagem mais seguros foram sendo testados durante o trabalho de parto, minimizando os efeitos colaterais ocasionados pelo controle falho dos esquemas inicialmente empregados.[25]

A ocitocina sintética é uma solução injetável límpida e incolor e está disponível em ampolas contendo 5UI em 1mL e 10UI em 1mL. Esse hormônio atua em um receptor do músculo liso miometrial, acoplado à proteína G, que ativa uma via de sinalização para aumentar a concentração de cálcio na célula, ocasionando a contração. Durante a gravidez e o parto, por ação do estrogênio, aumenta o número de receptores miometriais de ocitocina, tornando o útero mais sensível às doses mais baixas. A ocitocina não demonstrou ter efeito direto no colo uterino.[25]

Preferencialmente, a ocitocina endovenosa deve ser administrada com a utilização de bomba de infusão e pode ser titulada de forma aritmética ou geométrica a partir de uma dose baixa. A administração por gotejamento por gravidade não é confiável e é potencialmente insegura. A superdosagem pode levar à hiperestimulação uterina com risco de hipóxia, óbito fetal e ruptura uterina. A dose da ocitocina abaixo do ideal pode levar a um falso diagnóstico de falha de progressão do trabalho de parto e indicação inadvertida de cesariana. Contudo, a administração por meio de bombas de infusão pode representar um desafio em muitas unidades de saúde, particularmente em países de baixa e média renda.[25,26]

Existe grande variação das doses recomendadas de ocitocina nos protocolos publicados, refletindo discordância entre os obstetras sobre um regime padronizado a ser empregado. Algumas vezes, observa-se que diferentes regimes de ocitocina são usados na mesma maternidade, dependendo das orientações de cada obstetra. Essas situações aumentam o risco de erros da administração do medicamento pela equipe envolvida na assistência ao parto. Não há evidências de que um protocolo de ocitocina seja superior aos outros. Cada instituição é incentivada a estabelecer seu próprio protocolo, uma vez que uma abordagem padrão para todos os profissionais provavelmente minimizará os erros de medicação e os resultados adversos.[2]

A administração endovenosa de ocitocina varia: (a) em relação à dose inicial a ser utilizada (1 a 7mUI/min); (b) de acordo com o intervalo para aumento ou ajuste da dose (15 a 40 minutos); (c) quanto ao aumento da dose (2 a 4mUI/min); e (d) em relação à dose máxima preconizada (20 a 40mUI/min). O Quadro 56.7 apresenta o protocolo para emprego da ocitocina adotado no Hospital das Clínicas da UFMG.

A indução com uso de ocitocina objetiva alcançar três a quatro contrações em um período de 10 minutos, com duração ideal de 40 a 60 segundos, devendo ser de 60 segundos o período de repouso entre as contrações. A infusão de ocitocina deve ser titulada até que seja estabelecido esse padrão de trabalho de parto. Antes que o padrão de contrações desejável seja atingido, é questionável a realização de toques vaginais para avaliação da dilatação do colo uterino. A probabilidade de alteração cervical é baixa, e a realização dos exames repetidos pode, teoricamente, aumentar o risco de infecção.[2] Uma vez alcançado o padrão de contração esperado e observada uma evolução na dilatação do colo uterino, a velocidade de infusão de ocitocina pode ser mantida.

A maioria das diretrizes recomenda o monitoramento contínuo da frequência cardíaca fetal durante a administração de ocitocina. Caso ocorra hiperestimulação uterina com comprometimento da frequência cardíaca fetal, a infusão de ocitocina deve ser imediatamente reduzida ou interrompida e iniciada a ressuscitação intrauterina com reposicionamento da gestante em decúbito lateral esquerdo, oferecimento de oxigênio e, se necessário, tocólise. Como a meia-vida da ocitocina é de 1 a 6 minutos, antes de recorrer à cesariana de emergência, deve-se aguardar tempo suficiente para que o tônus uterino basal retorne ao normal.[22,27]

Outras áreas do corpo que respondem à ocitocina incluem a mama, o músculo liso vascular e os rins. Nas dosagens normalmente utilizadas para indução do trabalho de parto, não há efeito demonstrável na função renal ou no tônus do músculo liso vascular. Contudo, um *bolus* endovenoso de apenas 0,5UI pode diminuir transitoriamente o tônus vascular periférico, levando à hipotensão. Em virtude de sua atividade antidiurética, a intoxicação hídrica é possível com o uso de altas doses de ocitocina (> 40mUI/min).[9]

Dilatação mecânica

Descrita desde a década de 1980, mas já utilizada antes, a dilatação mecânica tem sido adotada como método de preparo cervical de baixo custo e inclui o uso de balões transcervicais e de dilatadores osmóticos.[28] Inicialmente foi muito utilizado o balonete do cateter de Foley, número 16 ou 18 (cateter vesical de demora), preenchido até 30mL. Atualmente, estão disponíveis produtos projetados exclusivamente para indução do parto.[3]

Ao longo dos anos, esses procedimentos foram sendo parcialmente substituídos por métodos farmacológicos que têm como vantagem principal duração mais curta entre o início do processo de indução e o parto.[29] Entretanto, as prostaglandinas e a ocitocina, como mencionado anteriormente, apresentam uma variedade de efeitos colaterais indesejados em diferentes sítios devido à presença de diversos receptores e, quando utilizadas, podem levar à hiperestimulação uterina com comprometimento da vitalidade fetal. Assim, os métodos de indução mecânica, em razão do maior potencial de segurança e fácil reversibilidade, vêm ganhando popularidade em algumas situações clínicas específicas.

Alguns fatores (p. ex., duração da intervenção, eficácia e segurança) precisam ser considerados para determinação do método mais adequado para indução do parto. Em indicações menos urgentes para resolução da

Quadro 56.7 Dosagens de ocitocina

Preparo: 1 ampola de ocitocina (5UI) em 500mL de SF 0,9%
Solução: 1mL (20 gotas) equivale a 10mUI de ocitocina
Bomba de infusão: 6mL/h = 1mUI/min
Gotejamento: 2 gotas/min = 1mUI/min

	Baixa dose			Alta dose		
	Dose (mUI/min)	**mL/h**	**gotas/min**	**Dose (mUI/min)**	**mL/h**	**gotas/min**
Início	1 a 2	6 a 12	2 a 4	4 a 6	24 a 36	8 a 12
Incremento (a cada 30 minutos)	1 a 2	6 a 12	2 a 4	4 a 6	24 a 36	8 a 12
Dose máxima	20	120	40	40	240	80

SF: soro fisiológico.

gravidez, o impacto da duração do processo de indução pode ter importância secundária e os aspectos relacionados com a segurança se tornam mais importantes.

A indução do trabalho de parto por balão é um método particularmente útil na presença de cesariana prévia, condição fetal duvidosa e em locais com recursos limitados para monitoramento materno e fetal. Para indução do parto em fetos com diagnóstico de restrição de crescimento, os métodos mecânicos de indução do parto, em comparação com a dinoprostona, foram associados a menos possibilidade de hiperestimulação uterina, taxas menores de cesariana ou de parto operatório por sofrimento fetal e número menor de resultados neonatais adversos e de internação em Unidade de Terapia Intensiva.

O objetivo das intervenções mecânicas é causar uma pressão no orifício cervical interno, aumentando a liberação local de prostaglandinas e ocitocina, o que levará ao amadurecimento e à dilatação do colo uterino. O estiramento miometrial aumenta a produção de cicloxigenase 2, um precursor das prostaglandinas. Outro mecanismo potencial é a produção de quadro inflamatório reacional local, que leva ao remodelamento cervical em razão da liberação de citocinas inflamatórias (como as interleucinas 1 e 8) e metaloproteases de matriz. Além da ação mecânica direta, ocorre um efeito secundário ao reflexo neuroendócrino (reflexo de Ferguson) que pode estimular o início das contrações e promover o trabalho de parto.[30]

Embora esses dispositivos funcionem como corpo estranho localizado no colo uterino, o risco de infecção parece baixo mesmo na presença de colonização vaginal por estreptococo do grupo B (EGB), desde que seja realizada a profilaxia adequada. Os resultados devem ser avaliados com cautela, já que alguns estudos não relataram com clareza esses desfechos, limitando a interpretação.[3]

Uma desvantagem dos métodos mecânicos é a necessidade de estimulação uterina farmacológica quando acontece a expulsão do balão através do colo, já parcialmente dilatado, antes do início do trabalho de parto ativo.

Balões transcervicais

Os cateteres de balão único – como o balonete do cateter de Foley inflado acima do colo do útero com 30mL de solução salina – ainda são amplamente utilizados em virtude da pronta disponibilidade e do baixo custo. A desvantagem do uso do cateter de Foley é ainda não ter passado por um processo sistemático de aprovação para determinação da melhor técnica para uso e ainda não contar com instruções do fabricante relacionadas com a indução do parto.[31]

O cateter comercial de balão duplo, disponível no Brasil, cria uma compressão constante nos orifícios interno e externo durante todo o processo de dilatação. Esse dispositivo pode ser preenchido até um volume de 80mL. Apesar do custo maior do cateter de balão duplo, não há evidência de eficácia e segurança superiores em relação ao cateter comercial de balão único e ao balonete do cateter de Foley.[30] Não existem diferenças quanto à duração do processo de indução até o parto, à taxa de cesariana e à satisfação materna, independentemente da paridade da mulher. Em contrapartida, o amadurecimento cervical com o cateter de balão único foi associado a dor significativamente menor do que com a utilização do balão duplo ou com o uso da dinoprostona.[32]

Técnica para inserção

Balonete do cateter de Foley – método de Krause

Os balões transcervicais são posicionados por meio de técnica asséptica e monitoramento fetal contínuo. Após a introdução de espéculo estéril na vagina, uma pinça de Foerster pode ser usada para passar a ponta do cateter, com o balonete desinsuflado, através do orifício cervical interno até o espaço extra-amniótico. Se houver dificuldade para passagem do cateter por um orifício interno estreito, um dilatador-guia urológico pode ser colocado dentro do cateter para direcionar a inserção.[3]

Em geral, o balonete do cateter de Foley é insuflado com 30 a 60mL de solução salina. Os volumes mais altos estão relacionados com desconforto maior das gestantes e possibilidade maior de rompimento do balonete. Como opção, além da solução salina que preenche o balonete, através do cateter de Foley, é possível injetar 30 a 40mL de solução salina até o espaço entre o orifício interno e as membranas amnióticas. O cateter deve ser removido após 24 horas, caso não tenha saído espontaneamente durante o processo. Os dados sobre o volume ideal e a duração mais adequada da permanência do cateter (12 a 24 horas) não são uniformes na literatura. Para que ocorra a ação mecânica no orifício do colo uterino, é necessária a tração do cateter, o que pode ser obtido mediante a fixação na face medial da coxa materna ou com o uso de um peso (em geral, uma bolsa de soro fisiológico de 500 a 1.000mL), que se utiliza da força da gravidade para sua ação (Figura 56.2).

Cateter transcervical – balão duplo

O primeiro cateter de balão duplo original foi aprovado pelo FDA em 2005. O dispositivo consiste em um cateter de silicone, cuja extremidade distal contém balões duplos separados por 2cm e um fio-guia maleável para auxiliar a inserção. Cada um dos balões tem capacidade para 80mL. O cateter é inserido no colo uterino de modo que ambos os balões fiquem localizados acima do orifício interno. Uma vez o colo tenha sido ultrapassado e o balão interno esteja acima do orifício interno, o guia é removido e é possível avançar ainda mais o cateter. O balão interno é parcialmente preenchido com solução salina (até 40mL), seguido da realização de tração para posicioná-lo exatamente no nível do orifício interno. O balão externo é parcialmente preenchido com solução salina (até 20mL), de maneira semelhante. Ambos os balões são preenchidos até sua capacidade máxima (80mL) e o dispositivo é fixado na coxa da gestante. O cateter de balão duplo pode ser deixado na posição por até 12 horas e não é necessária a tração para seu funcionamento adequado (Figura 56.3).[33]

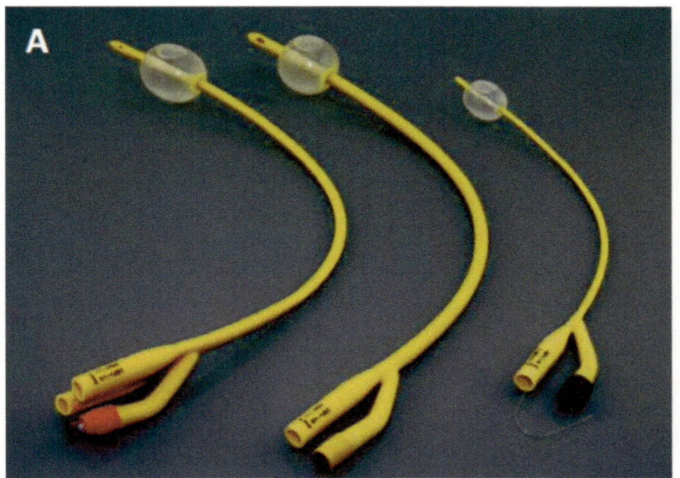

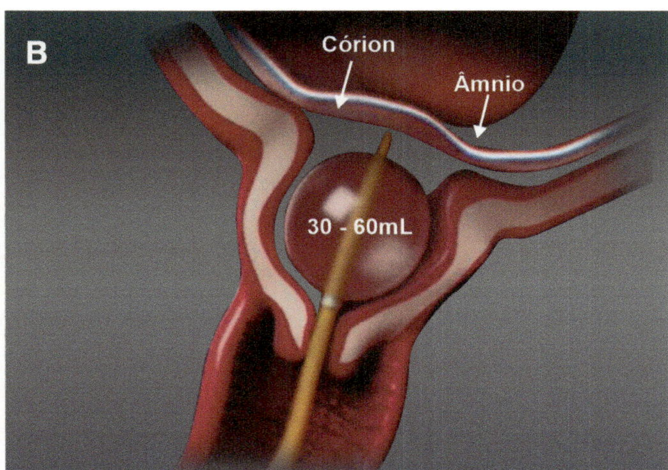

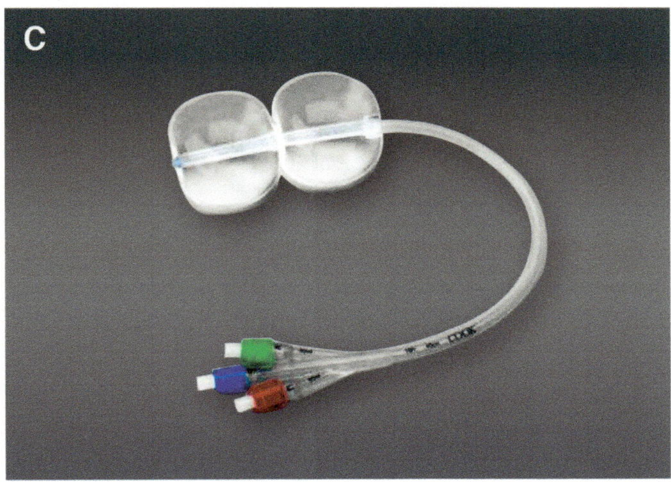

Figura 56.2 Dilatação mecânica por balões transcervicais. **A** Cateteres de Foley de diferentes tamanhos com os balonetes preenchidos com solução salina. **B** Cateter comercial de balão único posicionado corretamente com o balonete preenchido com solução salina, exercendo pressão no colo uterino. **C** Cateter transcervical comercial duplo. (Imagens extraídas das bulas dos dispositivos.)

Dilatadores osmóticos

Os dilatadores cervicais osmóticos são feitos de material higroscópico, que absorve a água e aumenta de volume. Quando inseridos, eles ampliam seu diâmetro e dilatam, progressivamente, o colo uterino.[30]

As laminárias são hastes higroscópicas feitas a partir do caule de algas estéreis (*Laminaria japonica* ou *Laminaria digitata*). Já o Dilapan-S® é um dilatador higroscópico sintético à base de hidrogel patenteado, variando de 2 a 10mm em tamanho – tem a vantagem de ser um dilatador estéril de formato mais ergonômico do que as laminárias (Figura 56.4).[10]

Tanto a laminária como o Dilapan-S® funcionam por dilatação cervical ativa e passiva. O estiramento cervical causado pelo aumento do diâmetro desses dilatadores também estimula a liberação de prostaglandinas, auxiliando o processo de amadurecimento. A maior parte do aumento no tamanho da laminária ocorre nas primeiras 6 horas, mas ela pode ser usada por 12 a 24 horas para expansão máxima do diâmetro. O Dilapan-S®, além de exercer maior força mecânica no colo uterino, tem ação significativamente mais rápida, atingindo duas a três vezes seu diâmetro original em 2 a 4 horas.[30]

Por meio de um procedimento estéril, como o dos balões transcervicais, os dilatadores sintéticos são inseridos no canal cervical de modo que a ponta fique dentro do orifício interno e o fio ainda seja visível na vagina (Figura 56.5). Podem ser colocados até três dilatadores simultaneamente. O uso de laminária foi abandonado em alguns países devido a preocupações com infecções pós-parto.[10]

Amniotomia

A amniotomia consiste no rompimento artificial, intencional, das membranas amnióticas. Trata-se de procedimento simples e tipicamente usado para indução ou aceleração do trabalho de parto. Para que essa intervenção seja realizada, o colo uterino deve estar com pelo menos 2 a 3cm de dilatação (colo favorável), possibilitando acesso às membranas.

O procedimento é normalmente realizado com o amniótomo, um instrumento cirúrgico usado para criar uma pequena abertura nas membranas. A frequência cardíaca fetal deve ser monitorada antes e após o amniotomia.[3]

As contraindicações incluem placenta prévia, vasa prévia e infecção genital ativa. A colonização com EGB não é uma contraindicação.[9]

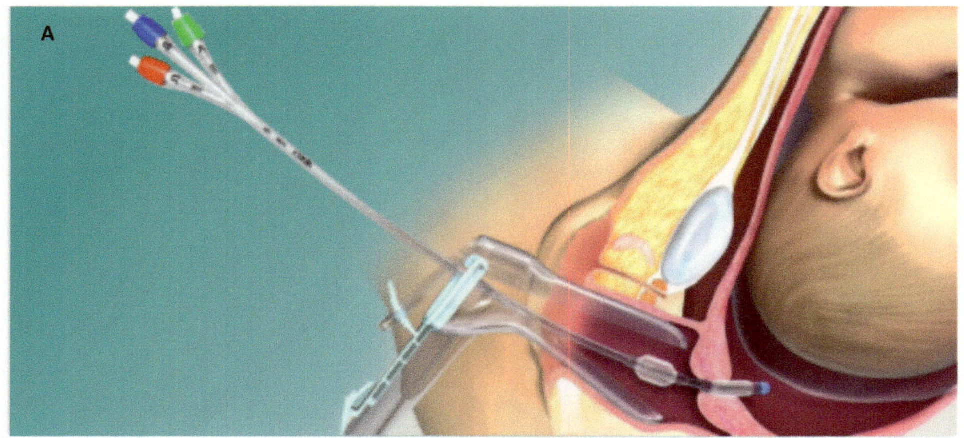

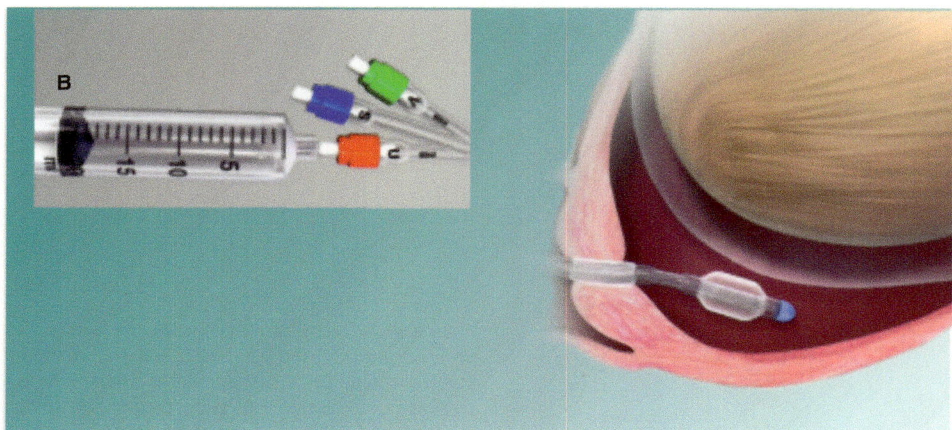

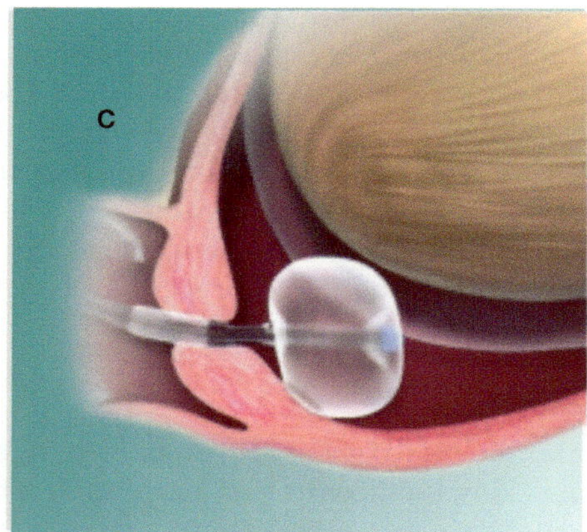

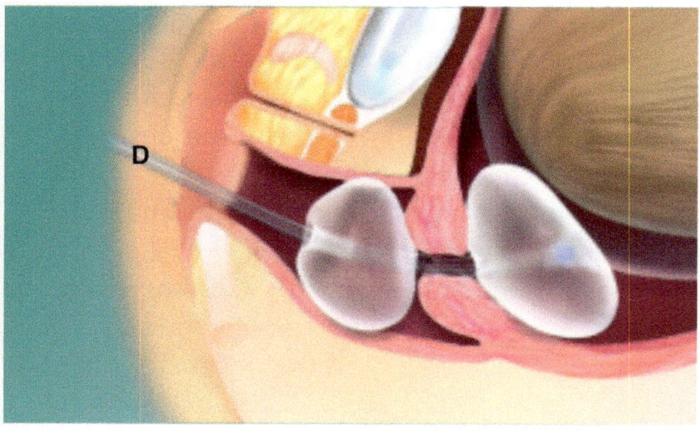

Figura 56.3 Sequência da inserção do cateter transcervical de balão duplo. **A** Inserção do cateter com fio-guia. **B** Cateter localizado acima do orifício interno do colo uterino, sem o fio-guia. **C** Balão interno preenchido parcialmente com solução salina, sendo posicionado no nível do orifício interno. **D** Balões interno e externo sendo preenchidos com solução salina até a capacidade máxima – 80mL. (Imagens extraídas da bula do dispositivo.)

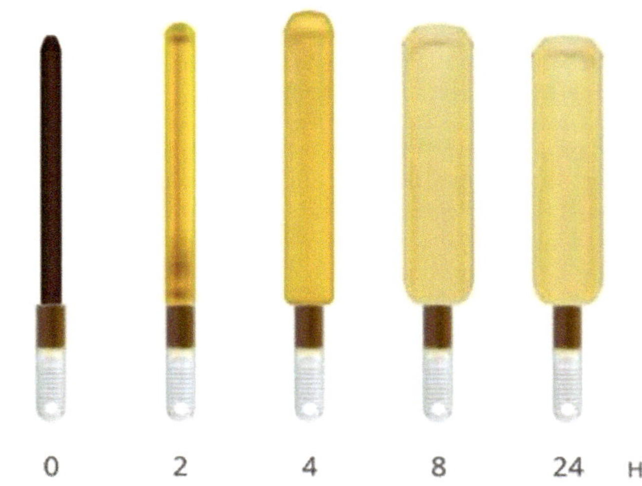

Figura 56.4 Dilatadores sintéticos (Dilapan-S®) e a evolução do aumento do volume em 24 horas. (Imagem extraída da bula oficial do medicamento – Medika©.)

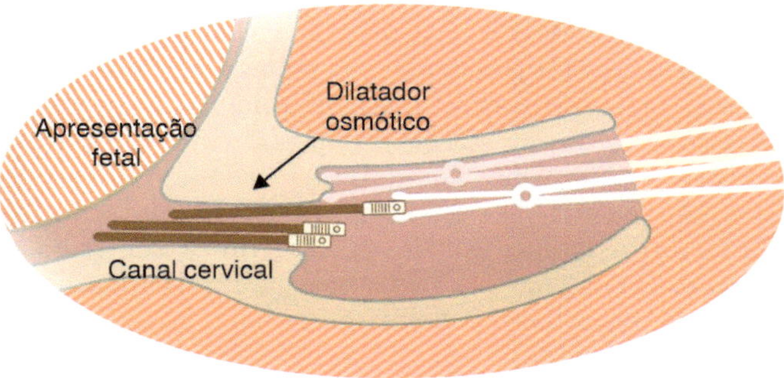

Figura 56.5 Inserção dos dilatadores osmóticos no colo uterino. (Imagem extraída da bula do dispositivo)

O prolapso do cordão é um risco da amniotomia. Para minimizá-lo, o vértice fetal não deve estar flutuante (situado acima do plano -1 de De Lee) e, após o rompimento das membranas, o profissional de saúde deve manter o toque vaginal até que a apresentação fetal se apoie no colo uterino. A quantidade, a cor e a consistência do líquido, assim como o bem-estar fetal, devem ser avaliadas e registradas em prontuário.[3]

Momento ideal

Existe a preocupação de que a amniotomia precoce possa promover exposição mais longa das membranas rotas, o que aumentaria o risco de corioamnionite. Assim, deve ser avaliado o momento apropriado para a intervenção, em que haja equilíbrio entre o risco de infecção e os benefícios da aceleração do processo de indução do parto. Alguns estudos demonstraram redução do tempo até o parto em mulheres nulíparas submetidas à amniotomia com 4cm, porém não houve diminuição do risco de cesariana nem foi observado aumento das complicações infecciosas maternas ou neonatais.[3]

A amniotomia pode ser a escolha para indução quando o colo uterino é favorável, porém o início do trabalho de parto é imprevisível e, muitas vezes, exige a adição de ocitocina. A combinação de amniotomia com início precoce da ocitocina endovenosa é mais eficaz do que a amniotomia isolada e resultou em menos partos instrumentais do que a combinação com placebo. Deve-se atentar para o risco maior de hemorragia pós-parto e insatisfação materna quando essa associação (amniotomia + ocitocina) é utilizada, em comparação com o uso de prostaglandinas vaginais.[34]

Técnicas combinadas

Uma vez que os agentes de amadurecimento cervical mecânico e farmacológico têm mecanismos de ação diferentes, é plausível que o uso simultâneo desses métodos produza efeitos sinérgicos.[3] Nos métodos combinados costumam ser usados os balões transcervicais com administração simultânea de prostaglandinas ou de ocitocina. Essas associações têm sido estudadas, e os resultados demostraram probabilidade maior de parto em 24 horas, sem diferenças nos resultados adversos, o que endossa essa indicação.[35-37]

SITUAÇÕES ESPECIAIS

Cesariana prévia

Opções seguras para indução do parto nas gestantes com cesariana prévia devem ser pesquisadas na tentativa de reduzir as complicações associadas às cesarianas múltiplas. Em 2017, uma revisão de ensaios clínicos randomizados publicada pela Cochrane concluiu que as evidências disponíveis sobre os métodos de indução do parto para gestantes com história de cesariana prévia eram inadequadas e que os estudos eram insuficientes para comprovar diferenças relevantes para importantes desfechos clínicos.[38] No entanto, os balões transcervicais, a ocitocina ou ambas as opções combinadas são indicações razoáveis para as mulheres com cesariana anterior e colo desfavorável.[15]

As recomendações atuais para um parto vaginal planejado após cesariana (*vaginal birth after cesarian-section* [VBAC]) definem que a assistência deve acontecer em ambiente hospitalar, com equipe treinada e ambiente bem equipado, com monitoramento intraparto contínuo e com recursos disponíveis para cesariana imediata e para ressuscitação neonatal avançada, se necessárias. Isso também garante que as gestantes sejam cuidadosamente monitoradas durante o trabalho de parto para identificação de quaisquer sinais de comprometimento materno ou fetal que solicitem atenção imediata.[28]

Em virtude do risco de ruptura uterina, não é recomendada a administração de misoprostol às gestantes com cirurgia uterina prévia.[18-20,39]

Ruptura prematura de membranas

Na amniorrexe prematura pré-termo, as recomendações para condução são consistentes. A indução do trabalho de parto não deve ser realizada antes de 34 semanas de gestação, a menos que existam indicações obstétricas adicionais, como comprometimento da vitalidade fetal. Após 34 semanas, a conduta expectante ou a indução do parto poderão ser individualizadas, ponderando os riscos e benefícios maternos e neonatais. O manejo expectante pode ser oferecido até 36 semanas e 6 dias de gestação, se não houver contraindicação, como sinais clínicos de infecção materna, hemorragia anteparto e corioamnionite.[2,26]

Em caso de ruptura prematura de membranas a termo, as condutas são conflitantes, variando de intervenção imediata, com início do processo de indução, à conduta expectante. Preferencialmente, a conduta expectante pode ser adotada nas 24 horas que sucedem a amniorrexe, na tentativa de se aguardar o início espontâneo do trabalho de parto. A colonização pelo EGB deve ser considerada nessa decisão.[26]

Em gestações > 37 semanas, metanálise com 8.615 gestantes mostrou que a indução imediata do parto com ocitocina diminuiu a incidência de infecções maternas (RR: 0,49; IC95%: 0,33 a 0,72) e neonatais (RR: 0,73; IC95%: 0,58 a 0,92) e aumentou o grau de satisfação materna. [40]

Obesidade

A indução eletiva nas gestantes com índice de massa corporal (IMC) ≥ 30kg/m², quando comparada à conduta expectante, está associada a menor morbidade materna e neonatal.[41] Esse resultado é esperado e se justifica pela maior incidência de comorbidades nessa população, pelos riscos maiores de complicações gestacionais associadas, incluindo o risco maior de natimortalidade, e pela incidência aumentada de pós-datismo, comumente observada nas mulheres obesas.[42]

Nesse grupo de gestantes há uma resposta insuficiente à ocitocina, e dois aspectos podem explicar essa resposta insatisfatória. Durante o processo de indução do trabalho de parto, observam-se diminuição da contratilidade miometrial e resposta reduzida à ação da ocitocina, o que pode ser justificado por alterações na expressão ou na função dos receptores desse hormônio nessas gestantes. Além disso, os níveis mais elevados de leptina, peptídeo com ação hormonal produzido pelo tecido adiposo em pessoas com IMC > 30kg/m², reduzem o influxo de íons cálcio no músculo liso do miométrio, antagonizando a ação da ocitocina. A indução das contrações uterinas é dependente tanto da funcionalidade dos receptores hormonais como da liberação de cálcio intracelular, e qualquer interferência nessa sincronia pode comprometer o processo de indução do parto. O trabalho de parto é prolongado e a otimização da atividade uterina pode exigir doses mais altas de ocitocina por período mais prolongado.[42]

Entretanto, não há uniformidade nas diretrizes sobre a utilização do IMC materno elevado como indicação isolada para indução eletiva do parto. Na ausência de outras indicações, algumas instituições não consideram a obesidade indicação aceitável para parto induzido planejado, enquanto outras recomendam a resolução eletiva em gestantes com IMC > 50kg/m², a indução do parto entre 38 e 39 semanas e a indução opcional naquelas acima da faixa de peso considerada saudável.[43] Não existem dados de alta qualidade para definição dos métodos mais eficazes para induzir o parto em gestantes com IMC > 30kg/m²,[44] e a dose ideal de prostaglandinas para o amadurecimento cervical nessas mulheres também não está bem determinada.[23]

Embora as cesarianas planejadas, realizadas por equipes experientes, possam reduzir a morbidade relacionada com procedimentos cirúrgicos não planejados em pessoas com IMC > 40kg/m², não há evidência clara, atualmente disponível, para recomendar essa prática.[42]

Decesso fetal

A morte fetal é um resultado adverso comum e indesejado na gravidez. A condução deve considerar a idade gestacional, as condições clínicas maternas, a história de cirurgia uterina prévia, a disponibilidade de profissionais qualificados e o desejo da mãe. O cuidado deve ser individualizado e envolver a mulher e sua família no processo de tomada de decisão.[44,45] Independentemente da via de parto, os médicos devem mostrar-se sensíveis às dificuldades emocionais e às necessidades das famílias.[26]

Considerando os benefícios e os riscos da indução do trabalho de parto após decesso fetal, a escolha do misoprostol promoveu tempo menor de indução-expulsão e taxas maiores de esvaziamento uterino completo em 24 horas.[46]

A partir do segundo trimestre, o misoprostol é utilizado para expulsão fetal e posterior esvaziamento do útero. No terceiro trimestre, a indução do parto com a associação de métodos farmacológicos (prostaglandinas) e métodos mecânicos parece uma opção adequada, sendo utilizada a ocitocina para incremento das contrações, caso necessário. A cesariana deve ser realizada de maneira seletiva, em caso de indicação materna clara, de história de cesariana corporal prévia e em locais de recursos limitados, onde não é possível o monitoramento materno.[26]

A definição da via para resolução da gravidez em caso de decesso e história de cesariana prévia deve ser sempre individualizada (Quadro 56.8). Entretanto, existem

Quadro 56.8 Via de parto em gestantes com decesso fetal e cesariana prévia

História de cesariana prévia	Sugestão
Cesariana segmentar transversa + idade gestacional e/ou volume uterino < 26 semanas	Indução com misoprostol 200mcg, via vaginal, a cada 4 a 6 horas
Cesariana segmentar transversa + idade gestacional e/ou volume uterino > 26 semanas	Balão transcervical + ocitocina associada (após discussão de riscos e benefícios)
Cesariana corporal prévia ou cicatriz cirúrgica transmural	Avaliar registro cirúrgico do prontuário ou relatório do cirurgião, se disponível Avaliar interrupção por cesariana

sugestões de protocolos que podem ser adaptados em cada instituição. Segundo a recomendação atual da FIGO, em caso de decessos fetais entre 13 e 26 semanas é possível a utilização de misoprostol em gestantes com cesariana ou cicatriz uterina transmural prévias, uma vez que o risco de ruptura uterina é baixo (0,3%). A dose é de 200mcg, nas vias habituais, incluindo a vaginal, a cada 4 a 6 horas. O uso de misoprostol após 26 semanas de gestação em caso de cicatriz uterina prévia não é seguro.

Nas gestantes com decesso fetal entre 27 e 28 semanas e sem história de cesariana ou cicatriz, a dose é de 100mcg de misoprostol, via vaginal, a cada 4 horas. Acima de 28 semanas de gestação, a dose é de 25mcg a cada 6 horas, via vaginal, ou 25mcg a cada 2 horas, via oral, não diferindo da posologia utilizada para indução do trabalho de parto em feto vivo.[47]

FALHA DE INDUÇÃO

O conceito de falha de indução é descrito de diferentes maneiras na literatura e ainda permanece incerto. Essas definições incluem: falha na resposta aos métodos para amadurecimento cervical, falha em apresentar o início das contrações, falha em entrar na fase ativa do trabalho de parto e falha em atingir o parto vaginal.[16] Portanto, não há padronização e, na prática clínica, a mudança de via de parto e indicação de cesariana por falha de indução é baseada em critérios heterogêneos. Nesse contexto, é essencial reconhecer a diferença entre a parada secundária do primeiro estágio do trabalho de parto (fase de dilatação) e a falha de indução.[48]

Sabe-se que, quanto maior a duração da fase latente, menores as chances de parto vaginal. Entretanto, um estudo multicêntrico, concordante com outros dois prévios, observou que mesmo após 18 horas de fase latente 64% das mulheres ainda alcançaram o parto vaginal. Essa taxa diminuía para quase a metade (33%) quando a fase latente passava de 24 horas. Nesses artigos era exigida a manutenção da administração de ocitocina, associada à ruptura das membranas, por pelo menos 12 horas. Foi considerada falha de indução quando não houve progressão para a fase ativa do trabalho de parto após esse período. A falha em alcançar a fase ativa do trabalho de parto após 12 horas de ocitocina e membranas amnióticas rotas foi incomum (4% a 17%).[49]

Assim, o ACOG propôs que a falha de indução deveria ser definida pelos seguintes critérios:

1. Nas gestantes com bolsa rota, o diagnóstico de falha de indução deverá ser reservado para aquelas que não evoluíram com contrações regulares (uma contração a cada 3 minutos) e não apresentaram alteração do colo uterino após, pelo menos, 12 a 18 horas do início da administração da ocitocina.
2. Se as membranas estiverem íntegras, pode ser considerada falha de indução se as contrações regulares (uma a cada 3 minutos) não se iniciaram e a evolução do colo uterino não ocorrer após pelo menos 24 horas da administração de ocitocina.[50]

O tempo dedicado ao amadurecimento cervical (com o uso de métodos farmacológicos ou mecânicos) não está incluído no cálculo da duração da indução ou no diagnóstico de falha do processo. Ao permitir que a fase latente se estenda por 24 horas ou mais com a administração de ocitocina por 12 a 18 horas após a amniotomia, muitas cesarianas podem ser evitadas.[51]

Na definição de falha de indução e na tomada de decisão, é imprescindível considerar uma avaliação criteriosa entre os benefícios maternos do parto vaginal e os riscos de corioamnionite e de atonia uterina por indução e trabalho de parto prolongados.[52]

CONSIDERAÇÕES FINAIS

Apesar de consistir em uma intervenção obstétrica muito comum e fazer parte do cotidiano das maternidades, nem sempre está claro o benefício da indução do parto sobre a manutenção da gestação. O julgamento clínico, baseado em evidências, é de extrema importância nessa avaliação.

A indução do parto deverá ser considerada quando houver indicação reconhecida, sendo a tomada de decisão compartilhada, após discussão entre o profissional de saúde e a gestante. Todas as ferramentas disponíveis devem ser utilizadas para otimizar um processo seguro e alcançar um parto vaginal bem-sucedido.

A indução eletiva do trabalho de parto em gestações > 39 semanas não está relacionada com riscos significativamente aumentados e pode estar associada a taxas menores de cesariana com menor morbidade materna e neonatal. Entretanto, os possíveis benefícios da indução eletiva devem ser ponderados com relação à diminuição da satisfação da mulher, à supermedicalização do processo de parto e ao impacto no aumento dos custos e do uso de recursos na assistência. Mais estudos prospectivos são necessários para melhor avaliação das repercussões da indução eletiva na morbidade materna e neonatal, assim como no bem-estar materno e nos custos em saúde.

Referências

1. Organization WH. WHO recommendations: Induction of labour at or beyond term. Geneva: World Health Organization, 2018.
2. Banner H, D'Souza R. Towards an evidence-based approach to optimize the success of labour induction. Best Pract Res Clin Obstet Gynaecol 2021; 77:129-43.
3. Penfield CA, Wing DA. Labor induction techniques: Which is the best? Obstet Gynecol Clin North America 2017; 44:567-82.
4. Grobman WA, Rice MM, Reddy UM et al. Labor induction versus expectant management in low-risk nulliparous women. N Engl J Med 2018; 379:513-23.
5. Bishop EH. Pelvic scoring for elective induction. Obstet Gynecol 1964; 24:266-8.
6. Burnett JE. Preinduction scoring: An objective approach to induction of labor. Obstet Gynecol 1966; 28:479-83.
7. Laughon SK, Zhang J, Troendle J, Sun L, Reddy UM. Using a simplified Bishop score to predict vaginal delivery. Obstet Gynecol 2011; 117:805-11.
8. Kamel R, Garcia FSM, Poon LC, Youssef A. The usefulness of ultrasound before induction of labor. Am J Obstet Gynecol MFM 2021; 3(6S):100423.
9. Leduc D, Biringer A, Lee L, Dy J. Induction of labour. J Obstet Gynaecol Can 2013; 35:840-57.

10. Levine LD, Valencia CM, Tolosa JE. Induction of labor in continuing pregnancies. Best Pract Res Clin Obstet Gynaecol 2020; 67:90-9.
11. Hermus MAA, Verhoeven CJM, Mol BW, de Wolf GS, Fiedeldeij CA. Comparison of induction of labour and expectant management in postterm pregnancy: A matched cohort study. J Midwifery Womens Health 2009; 54(5):351-6.
12. Berghella V, Bellussi F, Schoen CN. Evidence-based labor management: Induction of labor (part 2). Am J Obstet Gynecol MFM 2020; 2:100136.
13. Takahashi T, Marcus B, Scheerer RG, Katz M. A new model for objective assessment of cervical ripening: The effect of prostaglandin E2 and prelabor contractility. Am J Obstet Gynecol 1991; 164:1115-8.
14. Finucane EM, Murphy DJ, Biesty LM et al. Membrane sweeping for induction of labour. Cochrane Database Syst Rev 2020; 2:CD000451.
15. Tsakiridis I, Mamopoulos A, Athanasiadis A, Dagklis T. Induction of labor: An overview of guidelines. Obstet Gynecol Surv 2020; 75:61-72.
16. Gilstrop M, Sciscione A. Induction of labor – pharmacology methods. Semin Perinatol 2015; 39:463-5.
17. Kumar N, Haas DM, Weeks AD. Misoprostol for labour induction. Best Pract Res Clin Obstet Gynaecol 2021; 77:53-63.
18. Kerr RS, Kumar N, Williams MJ et al. Low-dose oral misoprostol for induction of labour. Cochrane Database Syst Rev 2021; 6:CD014484.
19. Bennett BB. Uterine rupture during induction of labor at term with intravaginal misoprostol. Obstet Gynecol 1997; 89(5 Pt 2):832-3.
20. Zwart JJ, Richters JM, Ory F, de Vries JI, Bloemenkamp KW, van Roosmalen J. Uterine rupture in The Netherlands: a nationwide population-based cohort study. BJOG 2009; 116:1069-78; discussion 78-80.
21. Hofmeyr GJ, Gülmezoglu AM, Pileggi C. Vaginal misoprostol for cervical ripening and induction of labour. Cochrane Database Syst Rev 2010; 10:CD000941.
22. ACOG Practice Bulletin No. 107: Induction of labor. Obstet Gynecol 2009; 114(2 Pt 1):386-97.
23. Shahabuddin Y, Murphy DJ. Cervical ripening and labour induction: A critical review of the available methods. Best Pract Res Clin Obstet Gynaecol 2022; 79:3-17.
24. LTDA LF. Propess®. São Paulo-SP 2021. Disponível em https://www.ferring.com.br/wp-content/uploads/sites/14/2022/11/Propess_bula-paciente-BUL_PRO_PES_VP_03.pdf. Acesso em 19 de novembro de 2023.
25. Nabhan A, Boulvain M. Augmentation of labour. Best Pract Res Clin Obstet Gynaecol 2020; 67:80-9.
26. Ngene NC, Moodley J. Induction of labour in low-resource settings. Best Pract Res Clin Obstet Gynaecol 2021; 77:90-109.
27. National Collaborating Centre for Women's and Children's Health. National Institute for Health and Clinical Excellence: Guidance. Induction of Labour. London: RCOG Press Copyright© 2008.
28. Solone M, Shaw KA. Induction of labor with an unfavorable cervix. Curr Opin Obstet Gynecol 2020; 32:107-12.
29. Nabi HA, Aflaifel NB, Weeks AD. A hundred years of induction of labour methods. Eur J Obstet Gynecol Reprod Biol 2014; 179:236-9.
30. Durie D, Lawal A, Zegelbone P. Other mechanical methods for pre-induction cervical ripening. Semin Perinatol 2015; 39:444-9.
31. de Vaan MDT, Blel D, Bloemenkamp KWM et al. Induction of labor with Foley catheter and risk of subsequent preterm birth: Follow-up study of two randomized controlled trials (PROBAAT-1 and -2). Ultrasound Obstet Gynecol 2021; 57:292-7.
32. Pennell CE, Henderson JJ, O'Neill MJ et al. Induction of labour in nulliparous women with an unfavourable cervix: A randomised controlled trial comparing double and single balloon catheters and PGE2 gel. BJOG 2009; 116(11):1443-52.
33. Ltda CME. Cook cervical ripening balloon with stylet – Instruction for use. On-line: Cook Incorporated, 2021.
34. Howarth GR, Botha DJ. Amniotomy plus intravenous oxytocin for induction of labour. Cochrane Database Syst Rev 2001; 3:CD003250.
35. Hill MG, Gonzalez MG, Lo-Ciganic WH, Reed KL. Misoprostol in addition to a double-balloon catheter for induction: A double-blind randomized controlled trial. Am J Perinatol 2018; 35(3):225-32.
36. Ornat L, Alonso-Ventura V, Bueno-Notivol J, Chedraui P, Pérez-López FR. Misoprostol combined with cervical single or double balloon catheters versus misoprostol alone for labor induction of singleton pregnancies: A meta-analysis of randomized trials. J Matern Fetal Neonatal Med 2020; 33(20):3453-68.
37. Bauer AM, Lappen JR, Gecsi KS, Hackney DN. Cervical ripening balloon with and without oxytocin in multiparas: A randomized controlled trial. Am J Obstet Gynecol 2018; 219(3):294.e1-.e6.
38. West HM, Jozwiak M, Dodd JM. Methods of term labour induction for women with a previous caesarean section. Cochrane Database Syst Rev 2017; 6:CD009792.
39. StatPearls. 2022.www.statpearls.com
40. Middleton P, Sheperd E, Flenady V, McBain RD, Crowther CA. Planned early birth versus expectant management (waiting) for prelabour rupture of membranes at term (37 weeks or more). Cochrane Database of Systematic Reviews. In: The Cochrane Library, Issue 1, 2017.
41. Gibbs Pickens CM, Kramer MR, Howards PP, Badell ML, Caughey AB, Hogue CJ. Term elective induction of labor and pregnancy outcomes among obese women and their offspring. Obstet Gynecol 2018; 131(1):12-22.
42. Ashraf R, Maxwell C, D'Souza R. Induction of labour in pregnant individuals with obesity. Best Pract Res Clin Obstet Gynaecol 2022; 79:70-80.
43. Schoen C, Navathe R. Failed induction of labor. Semin Perinatol 2015; 39(6):483-7.
44. Carpenter JR. Intrapartum management of the obese gravida. Clin Obstet Gynecol 2016; 59(1):172-9.
45. Chakhtoura NA, Reddy UM. Management of stillbirth delivery. Semin Perinatol 2015; 39(6):501-4.
46. Dodd JM, Crowther CA. Misoprostol for induction of labour to terminate pregnancy in the second or third trimester for women with a fetal anomaly or after intrauterine fetal death. Cochrane Database Syst Rev 2010; 4:CD004901.
47. Morris JL, Winikoff B, Dabash R et al. FIGO's updated recommendations for misoprostol used alone in gynecology and obstetrics. Int J Gynaecol Obstet 2017; 138(3):363-6.
48. Lin MG, Rouse DJ. What is a failed labor induction? Clin Obstet Gynecol 2006; 49(3):585-93.
49. Rouse DJ, Weiner SJ, Bloom SL et al. Failed labor induction: Toward an objective diagnosis. Obstet Gynecol 2011; 117(2 Pt 1):267-72.
50. Spong CY, Berghella V, Wenstrom KD, Mercer BM, Saade GR. Preventing the first cesarean delivery: Summary of a joint Eunice Kennedy Shriver National Institute of Child Health and Human Development, Society for Maternal-Fetal Medicine, and American College of Obstetricians and Gynecologists Workshop. Obstet Gynecol 2012; 120(5):1181-93.
51. Obstetric care consensus no. 1: Safe prevention of the primary cesarean delivery. Obstet Gynecol 2014; 123(3):693-711.
52. Figueras F, Gratacós E. Update on the diagnosis and classification of fetal growth restriction and proposal of a stage-based management protocol. Fetal Diagn Ther 2014; 36:86-98.

Parto Vaginal Operatório

CAPÍTULO

57

Álvaro Luiz Lage Alves

INTRODUÇÃO

O parto vaginal operatório é utilizado para propiciar um nascimento seguro via vaginal a partir de indicações maternas e fetais. Quando bem indicado e executado, seus principais benefícios incluem a prevenção de cesarianas e morbidades associadas, bem como das complicações neonatais oriundas da hipóxia intraparto.[1]

Entre as tecnologias baseadas em equipamentos disponíveis na assistência ao parto, o fórcipe é o recurso com maior potencial para salvar vidas, marcando a história da medicina como o instrumento-símbolo da tocurgia. Atualmente, sua substituição pela cesariana se deve ao despreparo da nova geração de obstetras.[2]

Os vácuo-extratores são instrumentos mais contemporâneos no arsenal tecnológico disponível para a assistência ao parto. Os mais modernos contêm campânulas de silicone ou plástico que são acopladas no polo cefálico, propiciando a tração. Apesar de menos resolutivos do que os fórcipes, apresentam como vantagens: redução dos erros de aplicação, não obrigatoriedade da analgesia e de episiotomia e redução de lacerações cervicovaginais e do emprego de força sobre a cabeça fetal. Os vácuo-extratores já se apresentam como o instrumento de escolha para o parto vaginal operatório nos países do hemisfério Norte.[3]

Entre 10% e 15% dos partos podem necessitar de instrumentação. Quando utilizados com a técnica correta, os fórcipes e vácuo-extratores apresentam baixos índices de complicações maternas e neonatais.[4,5] Nas últimas décadas tem sido observado aumento das taxas de cesarianas realizadas no segundo estágio do trabalho de parto com redução concomitante do parto vaginal operatório. Assim, a aquisição de habilidades e competências relacionadas com o uso de fórcipes e vácuo-extratores tornou-se imprescindível no cenário atual de formação dos obstetras.[6] O presente capítulo descreve as principais técnicas vigentes com o uso do fórcipes e do vácuo-extrator.

INSTRUMENTOS, INDICAÇÕES E CONTRAINDICAÇÕES

Os fórcipes e vácuo-extratores são instrumentos idealizados para extração do feto do canal de parto por meio de apreensão e tração do polo cefálico fetal. Os fórcipes são instrumentos com dois ramos, cada um com quatro componentes: colher (apreende o polo cefálico), haste (ou pedículo; situa-se entre o cabo e a colher), articulação e cabo. Os modelos mais conhecidos na atualidade são os de Simpson, Kielland, Piper e Marelli.[4,5,7]

O fórcipe de Simpson apresenta ramos cruzados, articulação inglesa (por encaixe), cabo com digitações e aletas (apoio dos dedos) e colheres fenestradas. As curvaturas cefálica (adequa-se ao polo cefálico) e pélvica (adequa-se à pelve materna) das colheres são proeminentes, sendo essa especificidade vantajosa para apreensão e tração do polo cefálico. Encontra-se disponível em três tamanhos, com comprimento dos ramos de 30, 33 e 35cm.[4,5,7]

O fórcipe de Kielland apresenta os ramos cruzados, cuja articulação se faz por deslizamento, possibilitando a aplicação assimétrica dos ramos na vagina e a correção do assinclitismo, e tem 42cm de comprimento. Seus cabos são lisos, com aletas e botões de identificação (*knobs*) na face anterior. No instrumento articulado, as hastes ficam sobrepostas: a direita acima da esquerda. As colheres são fenestradas com bordas lisas e arredondadas e apresentam curvaturas cefálica e pélvica bem discretas, o que torna o instrumento específico para rotações amplas (Figura 57.1).[4,5,7]

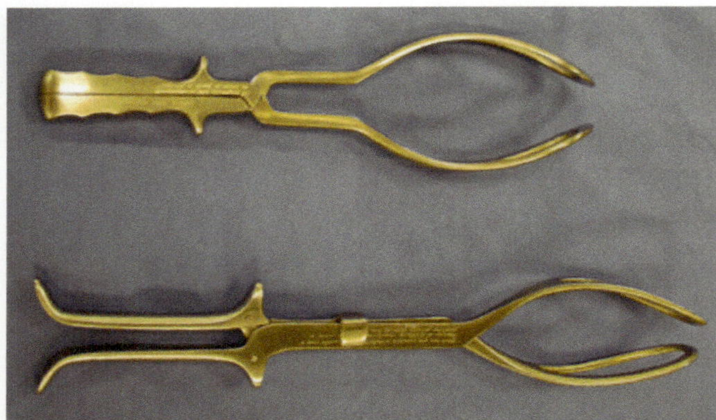

Figura 57.1 Fórcipes de Simpson (*superior*) e de Kielland (*inferior*).

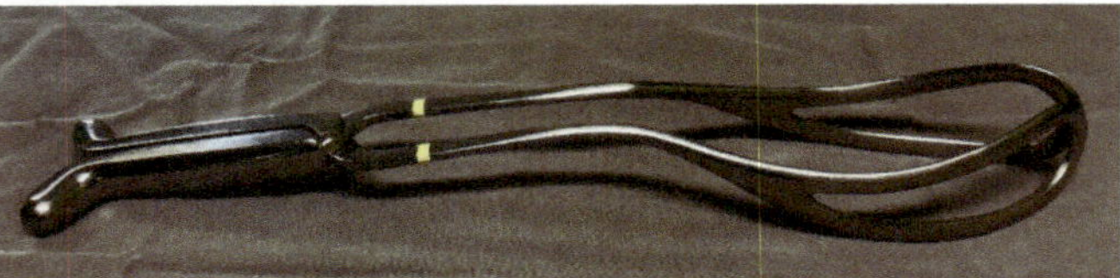

Figura 57.2 Fórcipe de Piper.

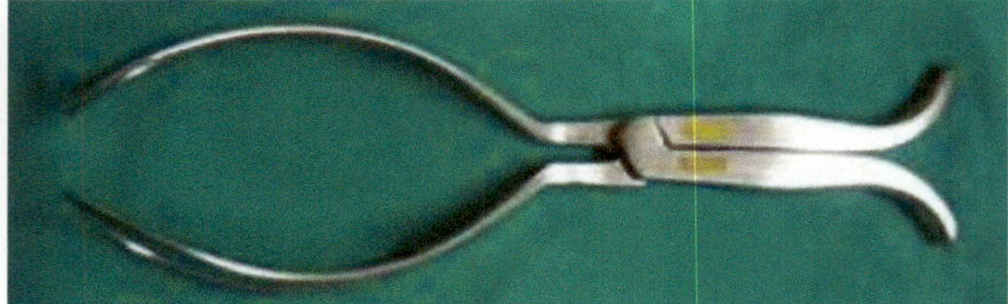

Figura 57.3 Fórcipe de Marelli.

Instrumento específico para extração da cabeça derradeira no parto pélvico, o fórcipe de Piper contém ramos longos (44cm de comprimento) e cruzados, articulação inglesa e cabo sem digitações e sem aletas. Suas colheres são fenestradas e com curvaturas cefálica e pélvica bem proeminentes. Uma terceira curvatura, a perineal, está presente na face inferior das hastes, próximo das colheres (Figura 57.2).[4,5,7]

Específico para extração fetal em cesariana, o fórcipe de Marelli possui ramos cruzados, articulação inglesa, cabo liso e sem aletas. Suas colheres são fenestradas e não apresentam curvatura pélvica (colher "em baioneta"), uma vez que as extrações fetais com esse instrumento são realizadas via abdominal (Figura 57.3).[4,5,7]

Os vácuo-extratores são instrumentos que contém uma campânula, um tubo de conexão e uma bomba de sucção. Por meio de pressão negativa, a campânula, aplicada no couro cabeludo, exerce tração na cabeça fetal. As campânulas podem ser rígidas (de metal), semirrígidas ou flexíveis e têm formato de sino ou cogumelo (Figura 57.4). Os vácuo-extratores com campânulas flexíveis apresentam taxas maiores de falha, mas incidência menor de trauma no couro cabeludo do neonato.[4,5,7]

Para o feto com sinais de hipóxia no período expulsivo, o parto vaginal operatório pode reduzir a exposição aos fatores intrapartos que promovem encefalopatia hipóxico-isquêmica.[4,5] As principais indicações para uso do fórcipe são: estado fetal não tranquilizador ("sofrimento fetal agudo"); exaustão materna; prolapso de cordão umbilical com dilatação cervical completa; morte súbita da parturiente; desproporção cefalopélvica relativa (parada de rotação, variedade de posição anômala); parada de progressão; inércia uterina; má rotação; auxiliar a deflexão; anormalidades da pelve; resistência das partes moles; prensa abdominal deficiente; analgesia; e profilaxia.

O fórcipe denominado profilático (de alívio) tem por objetivos diminuir o esforço e o desconforto do período pélvico, prevenir a sobredistensão perineal, reduzir a perda

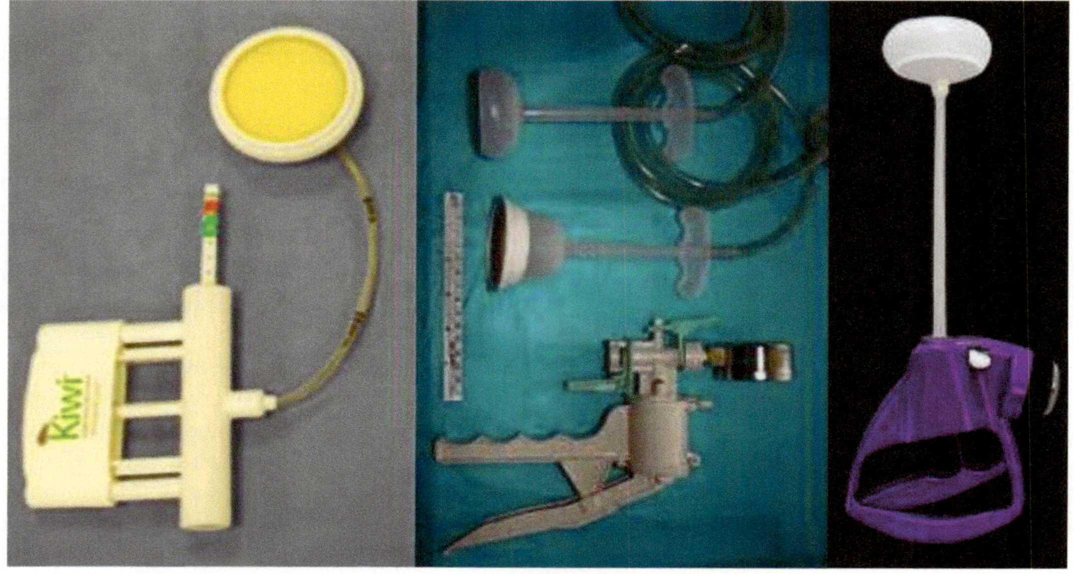

Figura 57.4 Vácuo-extratores Kiwi Omni Cup® (*esquerda*), Mityvac® (*centro*) e Mystic II® (*direita*). (Disponível em: https://www.panamedical.com.br/vacuo-extratores.)

sanguínea e evitar a compressão prolongada da cabeça fetal e está indicado em casos de complicações maternas (doenças cardíacas, pulmonares, neuromusculares e outras) e para prevenção do estado fetal não tranquilizador.[4,5]

Por causar menos danos maternos que o fórcipe, o vácuo-extrator é excelente alternativa para o parto vaginal operatório, principalmente em substituição ao fórcipe de alívio. Suas indicações são semelhantes às do fórcipe. Entretanto, como o vácuo-extrator exige mais tempo para extração fetal, não deve ser o preferido nas situações de emergência. As principais vantagens do vácuo-extrator incluem a redução nos erros de aplicação, a possibilidade de autodirecionamento e autorrotação, o menor emprego de força sobre a cabeça fetal, a menor necessidade de analgesia e de episiotomia e a redução das lacerações do trajeto.[4,5]

O parto vaginal operatório é contraindicado quando a cabeça fetal não está insinuada, se a variedade de posição é desconhecida e se o feto apresenta suspeita ou diagnóstico de desmineralização óssea ou distúrbios hemorrágicos. São contraindicações absolutas ao parto vaginal operatório: desproporção cefalopélvica, placenta prévia total ou parcial e apresentações anômalas (córmica, cefálicas defletidas de primeiro e segundo grau e cefálicas defletidas de terceiro grau em variedade de posição mento posterior). Diagnóstico ou suspeita de doença sanguínea fetal e predisposição para fraturas são contraindicações relativas. O parto vaginal operatório em fetos com peso estimado > 4.000g deve ser criterioso tanto quando se opta pelo fórcipe como pelo vácuo-extrator. Com relação a fetos com peso estimado < 2.000g, o fórcipe se apresenta como instrumento mais seguro, podendo ser utilizado em fetos tão pequenos quanto os que pesam 1.000g.[4,5]

No período pélvico prolongado de fetos com peso estimado > 4.500g, a cesariana intraparto para prevenção de distócia de ombro é preferível ao parto vaginal operatório baixo ou de alívio. Similarmente, o parto vaginal operatório com a cabeça fetal na pelve média deve ser evitado em fetos com peso estimado > 4.000g, estando indicada a cesariana intraparto. Nessas situações, a instrumentação do parto deve ser considerada apenas diante da presença de operadores experientes e mediante avaliação individualizada da posição e tamanho fetais, da história dos partos anteriores e dos hábitos maternos.[8]

A extração a vácuo não é isenta de riscos (hemorragia cerebral e retiniana), estando também contraindicada na prematuridade (idade gestacional < 32 semanas). Entre 32 e 36 semanas, o vácuo-extrator deve ser usado com muita cautela. Uma vez que o tempo de extração fetal com o vácuo-extrator é prolongado, o instrumento também não deve ser utilizado em caso de estado fetal não tranquilizador. Os vácuo-extratores também não são úteis para o parto vaginal pélvico (cabeça derradeira) nem para apresentação de face em mento anterior, devendo ser substituídos pelo fórcipe nessas situações. Também são contraindicações à vácuo-extração, ainda que relativas: coleta prévia de sangue ou trauma do couro cabeludo fetal, morte fetal, anomalias do polo cefálico (anencefalia, hidrocefalia), macrossomia e tração de prova negativa em tentativa anterior com fórcipe. Entretanto, os vácuo-extratores podem ser aplicados na cabeça fetal não insinuada do segundo feto gemelar que se encontra em apresentação cefálica.[4,5] Os fórcipes são mais resolutivos do que os vácuo-extratores para o parto vaginal operatório, porém são mais associados a lacerações perineais complicadas.[4,5]

Assim como os fórcipes, os vácuo-extratores também podem ser utilizados em cesarianas. Nos partos vaginais, os instrumentos de campânulas rígidas são mais eficientes nas apresentações posteriores, oblíquas e transversas. As campânulas flexíveis podem desprender-se com mais probabilidade durante a tração do polo cefálico e, portanto, são menos eficazes para o parto vaginal. Entretanto, provocam menos trauma grave no couro cabeludo fetal, sendo as preferidas nos partos vaginais simples.[4,5]

CLASSIFICAÇÃO

As classificações das operações no parto vaginal operatório são baseadas nos planos da bacia e nos mecanismos de parto. Atualmente, a aplicação efetuada antes da insinuação do polo cefálico (fórcipe alto) está contraindicada. A classificação mais atual é a do Colégio Americano de Obstetras e Ginecologistas, de 2015, endossada pelo Colégio Real de Obstetras e Ginecologistas em 2020 (Quadro 57.1).[4,5]

Os pré-requisitos para parto vaginal operatório incluem informação e concordância da gestante quanto aos benefícios e riscos do procedimento, avaliação da adequação da pelve materna, estimativa do peso fetal (clínica ou ultrassonográfica), insinuação do polo cefálico, dilatação e apagamento cervical completos, membranas rotas, esvaziamento vesical prévio, conhecimento da apresentação e da variedade de posição e analgesia satisfatória.[9]

Quadro 57.1 Classificação do parto vaginal operatório segundo o Colégio Americano de Obstetras e Ginecologistas

Tipo	Achados
Alívio	O couro cabeludo fetal é visível no introito vaginal, sem separação dos pequenos lábios; o crânio fetal já atingiu o assoalho pélvico e está próximo ou ocupando o períneo; a sutura sagital está no diâmetro anteroposterior (OP, OS) ou no oblíquo (OEA, ODA, OEP, ODP), com rotação que não excede 45 graus
Baixo	Vértice cefálico no plano +2 de De Lee ou abaixo, sem atingir o assoalho pélvico; podendo ocorrer duas situações: a. Rotação ≤ 45 graus (OEA, ODA, OEP, ODP) b. Rotação > 45 graus (incluem OET e ODT)
Médio	O polo cefálico se encontra insinuado, porém acima do plano +2 de De Lee; a rotação pode ser ≤ ou > 45 graus

ODA: occipito-direita-anterior; ODP: occipito-direita-posterior; OEA: occipito-esquerda-anterior; OEP: occipito-esquerda-posterior; ODT: occipito-direita-transversa; OET: occipito-esquerda-transversa; OP: occipitopúbica; OS: occipitossacra
Fonte: American College of Obstetricians and Gynecologists, 2015; Murphy *et al.*, 2020.[4,5]

TEMPOS OPERATÓRIOS E DETALHES TÉCNICOS PARA APLICAÇÃO DOS FÓRCIPES

A aplicação do fórcipe deve ser precedida de anestesia materna satisfatória. A anestesia neuroaxial é mais eficiente do que o bloqueio do nervo pudendo para aplicação e tração com fórcipe, sendo uma boa opção a raquianestesia baixa (em sela).[5]

Os tempos operatórios são, sequencialmente: (a) apresentação do instrumento adiante da vulva, (b) introdução e aplicação das colheres, (c) preensão do polo cefálico, (d) verificação da pega, (e) prova de tração e (f) tração definitiva (com ou sem rotação).[4,5]

O primeiro tempo compreende a apresentação do instrumento à vulva, simulando a maneira como ficará depois de aplicado na cabeça fetal (Figura 57.5). A preensão inclui a aplicação (introdução e colocação) e a apreensão propriamente dita. No caso do fórcipe, para aplicação dos ramos são executados movimentos de "introduz-abaixa", penetrando com as colheres sempre pelos vazios sacrais (espaços bilaterais entre o sacro e os ísquios). Nas variedades oblíquas, o primeiro ramo a ser aplicado deve ser sempre o posterior. Nas variedades transversas (fórcipe de Kielland), o primeiro ramo a ser inserido é opcional, porém é habitualmente preferível o ramo anterior. Nas variedades diretas (occípito-púbica [OP] e occípito-sacra [OS]), o ramo esquerdo deve ser aplicado primeiro com intuito de evitar a necessidade do descruzamento dos ramos após a aplicação do segundo (ramo direito) (Figuras 57.6 e 57.7). No polo cefálico rodado, o ramo que será aplicado no parietal anterior é introduzido por meio do tríplice movimento espiroidal, que inclui, sequencialmente, translação, abaixamento e torção do cabo (espiral de La Chapelle [Figura 57.8]).[4,5]

A pega ideal é a biparietomalomentoniana. Para verificação da pega correta são adotados três critérios diagnósticos fundamentais (critérios de Laufe): a pequena fontanela deve estar a um dedo transverso do plano das hastes (no centro da Figura 57.9); a sutura sagital deve situar-se perpendicular e equidistante ao plano das hastes; as fenestras das colheres não devem ser percebidas por mais que uma polpa digital entre a cabeça apreendida e o fórcipe, em nenhum dos lados (Figura 57.9). Após verificação da pega ideal, os ramos devem ser deslocados em direção ao occipital.[4,5]

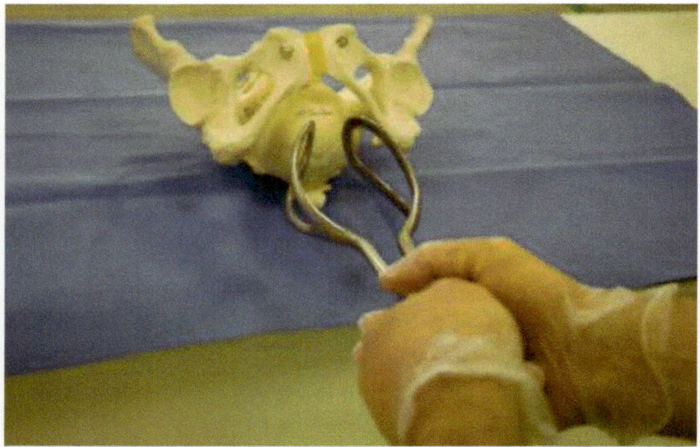

Figura 57.5 Apresentação do fórcipe de Simpson na variedade de posição direta occipitopúbica.

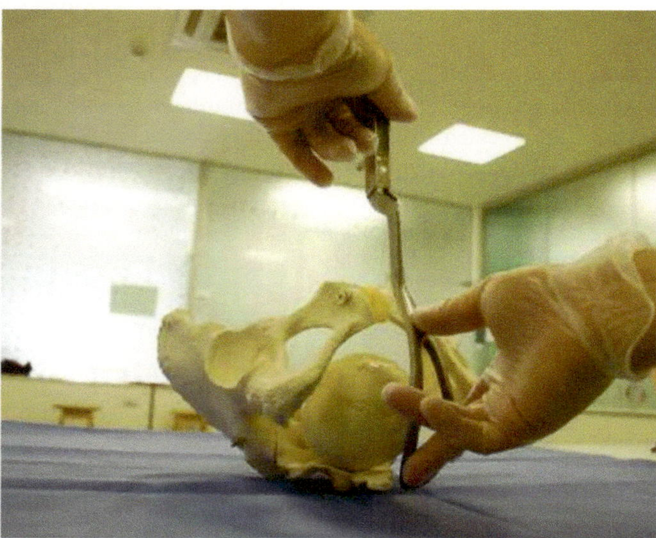

Figura 57.6 Aplicação do ramo esquerdo do fórcipe de Simpson na variedade de posição direta occipitopúbica.

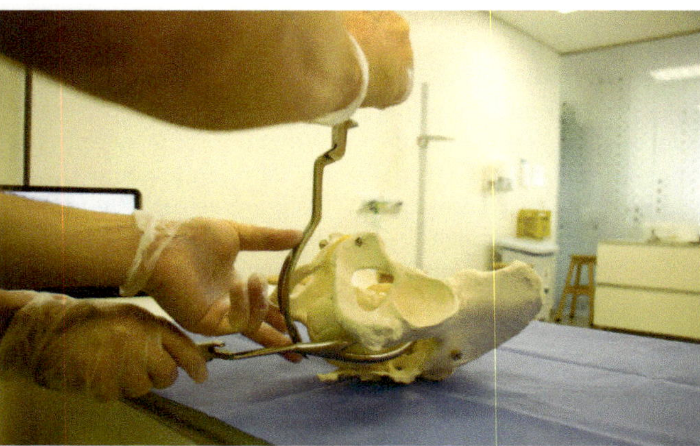

Figura 57.7 Aplicação do ramo direito do fórcipe de Simpson na variedade de posição direta occipitopúbica.

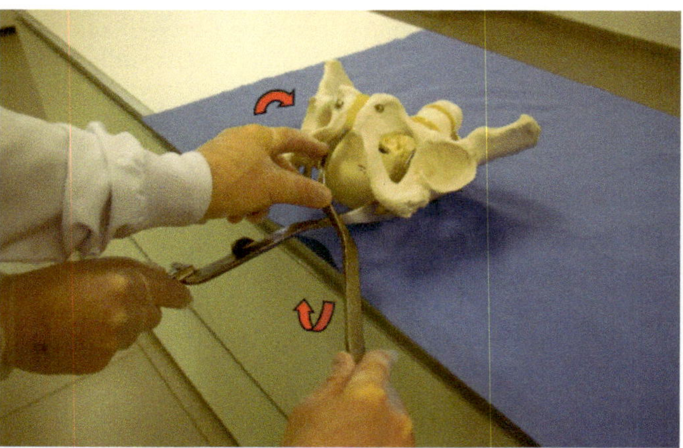

Figura 57.8 Aplicação do ramo direito do fórcipe de Kielland, com a espiral de La Chapelle, na variedade de posição occípito-esquerda-anterior.

A tração deve ser simultânea às contrações e realizada de forma axial, ou seja, no eixo do canal de parto, perpendicular ao plano de parada da apresentação. O operador deve estar sentado em altura adequada, com o tórax no mesmo nível do canal de parto e os braços flexionados pouco abaixo da mesa. A força deve ser exercida somente com os braços. Para obtenção da tração axial, a mão dominante, posicionada nos cabos, exerce força direcionada ao tórax do operador. Simultaneamente, a outra mão, posicionada nas hastes, efetua força direcionada para baixo, contra o períneo materno (manobra de Saxtorph-Pajot [Figura 57.10]).[4,5]

A rotação é realizada nas variedades oblíquas e transversas, simultânea à tração. A rotação com o fórcipe de Simpson deve ser efetuada com amplo movimento dos cabos em arco (circundução). Com o fórcipe de Kielland, o movimento dos cabos é efetuado em "chave de fechadura" e a rotação pode ser completada antes da tração (Figura 57.11).[4,5]

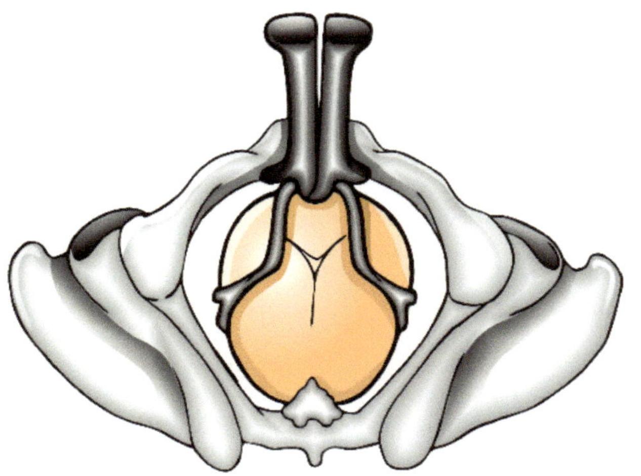

Figura 57.9 Critérios diagnósticos fundamentais da pega ideal (Laufe). (Ilustração de Felipe Lage Starling.)

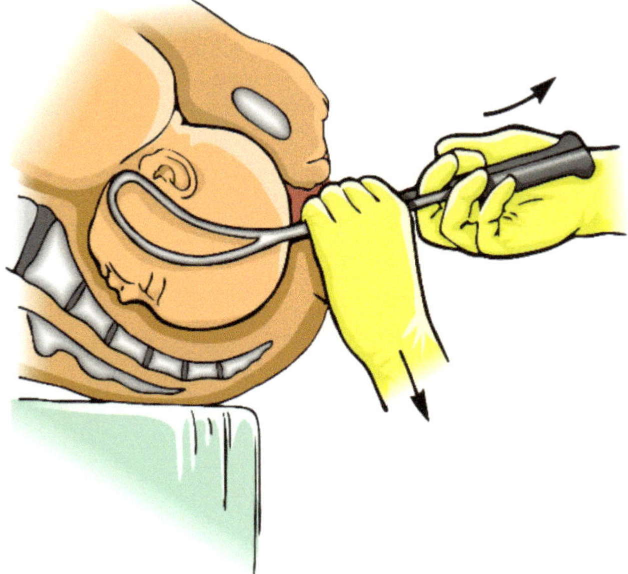

Figura 57.10 Tração axial (manobra de Saxtorph-Pajot) na variedade de posição direta occipitopúbica. (Ilustração de Felipe Lage Starling.)

O parto vaginal operatório é uma das indicações da episiotomia, que deve ser seletiva.[4,5] No contexto da instrumentação do parto, a episiotomia se apresenta como procedimento modificador de risco, e não como tratamento das lacerações perineais complicadas. A busca pela melhor evidência científica referente ao efeito da episiotomia no risco de lacerações perineais complicadas no parto vaginal operatório, a ser obtida por meio de ensaios clínicos randomizados, é dificultada pelo desafio para composição de grupos dicotomizados em 0% e 100% de realização do procedimento, assim como pelos vieses introduzidos pela heterogeneidade da habilidade dos operadores e a dificuldade em garantir que um ângulo apropriado de incisão (entre 40 e 60 graus) seja sempre obtido no grupo de intervenção. Assim, permanece o valor dos grandes estudos observacionais, que demonstram que a episiotomia mediolateral pode desempenhar papel importante na prevenção das lacerações perineais complicadas durante o parto vaginal operatório.[10]

A seleção das parturientes para realização ou não de episiotomia na vigência de parto vaginal operatório exige experiência e habilidade do operador, principalmente quando se opta pelo desprendimento cefálico posterior (OS). O momento da episiotomia não deve anteceder a prova de tração e as manobras de rotação, de modo a evitar a realização do procedimento diante da falha de tentativa do parto vaginal operatório. Portanto, após a descida da apresentação, estando o occipital abaixo da sínfise púbica (no desprendimento anterior [OP]), inicia-se a elevação do polo cefálico por meio do deslocamento dos cabos articulados do fórcipe em direção ao abdome materno e avalia-se a necessidade da episiotomia.[7]

A retirada dos ramos do fórcipe deve anteceder a saída completa da cabeça fetal, devendo ser efetuada assim que a mandíbula estiver acessível e em ordem inversa de sua aplicação. O desprendimento do polo cefálico é completado pela manobra de Ritgen modificada (Figura 57.12). Após completadas a extração fetal e a dequitação, efetuam-se a revisão do canal de parto e, se necessário, o reparo das lacerações e/ou episiorrafia.[4,5]

Apesar da alta eficácia para resolução do parto, a tentativa de fórcipe deve ser interrompida se não houver progressão do polo cefálico após três trações efetuadas com pega correta e operador experiente.[4,5]

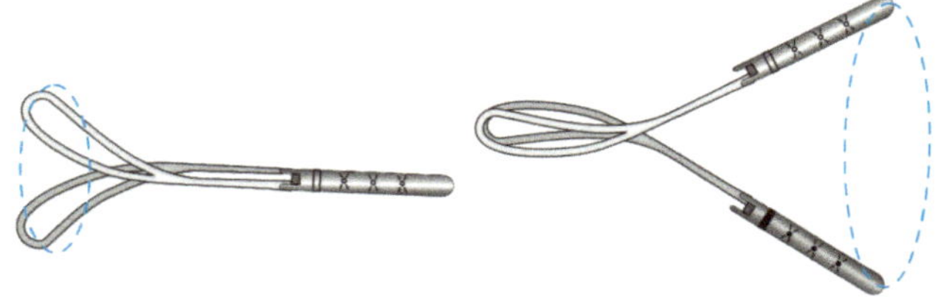

Figura 57.11 Rotação em "chave de fechadura" com fórcipe de Kielland e em amplo movimento de circundução dos cabos com o fórcipe de Simpson. (Ilustração de Felipe Lage Starling.)

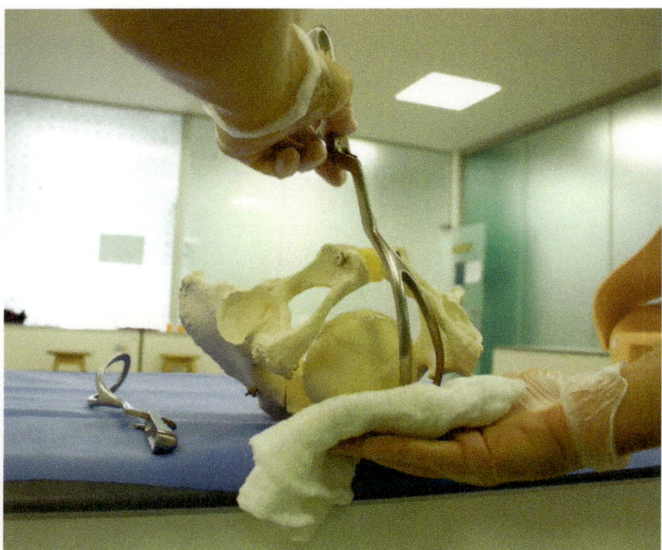

Figura 57.12 Remoção dos ramos do fórcipe de Simpson na variedade de posição direta occipitopúbica.

Uma dose única de antibiótico, endovenosa, está recomendada em caso de parto vaginal operatório, pois reduz significativamente a probabilidade de infecção mediante poucos eventos adversos. São também recomendadas técnicas corretas de assepsia e uso de equipamentos de proteção individual.[11]

As complicações maternas associadas ao uso do fórcipe são as lacerações no canal de parto (uterinas, cervicais e/ou vaginais), as lacerações perineais complicadas (terceiro e quarto graus), o prolongamento da episiotomia, as lesões vesicais e/ou uretrais e os hematomas.[4,5]

As complicações neonatais incluem hemorragias intracraniana e subgaleal, cefalematoma, escoriações, lacerações faciais, compressões oculares, abrasões da córnea, paralisia dos nervos facial e/ou hipoglosso, lesão de coluna cervical, fratura craniana e hemorragia intracraniana.[4,5]

DETALHES TÉCNICOS DA APLICAÇÃO DOS VÁCUO-EXTRATORES

O bloqueio do nervo pudendo pode ser preferível à anestesia neuroaxial quando se opta pela vácuo-extração. Diferentemente das colheres dos fórcipes, as campânulas dos vácuo-extratores não deslocam significativamente as paredes vaginais nem aumentam o diâmetro do polo cefálico.[5]

Imediatamente antes do uso, o vácuo-extrator deve ser testado pelo operador, ao imprimir vácuo por meio de compressão da campânula na própria palma da mão. O instrumento deve ser apresentado adiante da vulva, demonstrando como será a aplicação da campânula na cabeça fetal.[4,5]

A campânula irá executar a ação de preensão do polo cefálico, devendo ser introduzida no vestíbulo vulvar em disposição lateralizada e aplicada sobre a sutura sagital, com equidistância nos ossos parietais e com seu centro a 3cm adiante do lambda (no ponto de flexão). Com o centro da campânula posicionada no ponto de flexão, sua borda posterior vai distar 1cm (um dedo) do lambda e, portanto, não atingirá a fontanela (Figura 57.13). O posicionamento da campânula é o mesmo para qualquer variedade de posição. Nas variedades de posição oblíquas (OEA, OEP, ODA, ODP) a tração da campânula, efetuada durante o processo de vácuo-extração, promove a descida do polo cefálico com autorrotação.[4,5]

Antes da tração, deve ser verificada a boa pega, confirmando a ausência de tecido materno entre a campânula e a cabeça fetal. O manômetro deve ser calibrado, no máximo, até 500mmHg (entre 350 e 500mmHg) durante as contrações com redução para 100mmHg no relaxamento uterino. O operador, sentado em frente à mesa de parto e com o tórax na altura do canal de parto, deve tracionar perpendicularmente ao plano da campânula até que o occipital se posicione abaixo da sínfise púbica. A tração eficiente é obtida pelo equilíbrio entre a mão que traciona e a mão que mantém a campânula acoplada ao polo cefálico fetal, semelhante a um "cabo de guerra". A mão que traciona exerce força perpendicular aos planos da campânula e do polo cefálico fetal em direção ao tórax do operador. Essa força é contrária e levemente superior à exercida pela mão que mantém a campânula acoplada ao polo cefálico fetal. A campânula é mantida acoplada ao polo cefálico fetal por meio de força também perpendicular, exercida em direção superior, no sentido contrário à força de tração e de intensidade levemente inferior a esta, suficiente para prevenir o desprendimento da campânula durante toda a ação de tração. A força

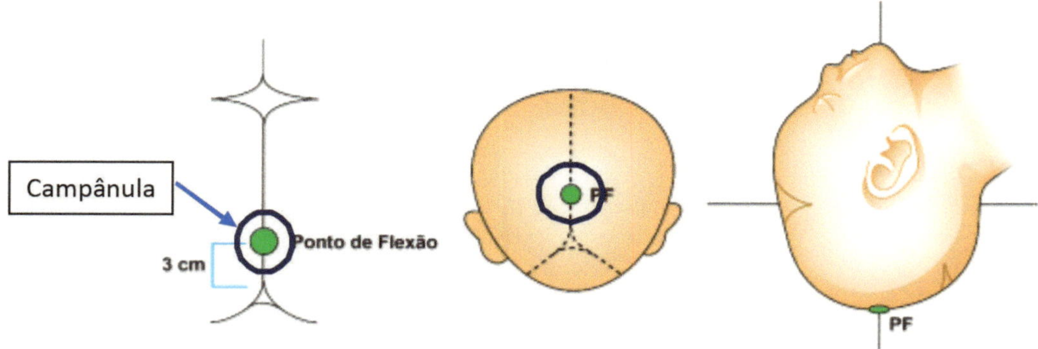

Figura 57.13 Ponto de flexão do polo cefálico fetal. (Ilustração de Felipe Lage Starling.)

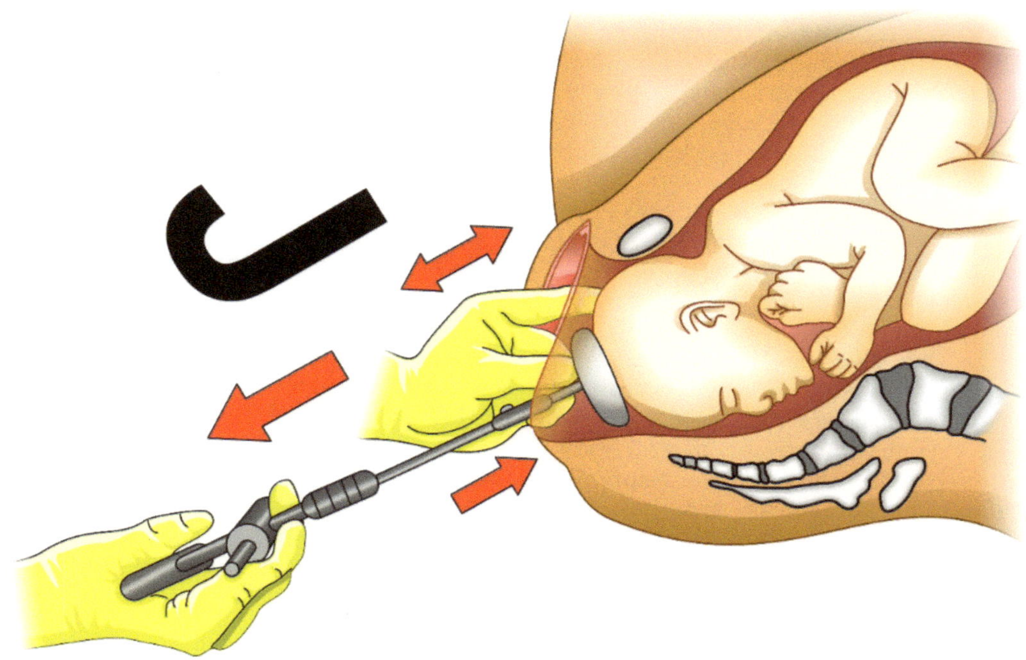

Figura 57.14 Técnica de tração na vácuo-extração. Força perpendicular de tração, em direção inferior (*seta vermelha maior*). Força perpendicular de manutenção da campânula no polo cefálico fetal (dedo polegar) em direção superior (*seta vermelha menor*). Manutenção do acoplamento da campânula no couro cabeludo (dedos indicador e médio – *seta vermelha dupla*). Direção resultante da tração, no formato de jota (jota de Pajot – *letra jota preta*). (Ilustração de Felipe Lage Starling.)

de direção superior é exercida pelo dedo polegar, posicionado no centro da campânula. Simultaneamente, os dedos indicador e médio são posicionados diretamente no polo cefálico, contribuindo para manutenção do acoplamento da campânula no couro cabeludo fetal (Figuras 57.14 e 57.15).[4,5]

Assim que o occipital alcança a sínfise púbica, a bomba de sucção e o tubo de conexão do vácuo-extrator são elevados e avalia-se a necessidade de episiotomia. Após exteriorização vulvar da mandíbula fetal, a campânula é removida ao se pressionar a válvula de alívio da pressão (vácuo), e a extração do polo cefálico fetal é completada com a manobra de Ritgen modificada.[4,5]

A extração a vácuo habitualmente é alcançada com até três trações. Três trações suaves adicionais são aceitáveis para completar a deflexão do polo cefálico. A extração deverá ser interrompida quando não houver evidência de descida progressiva da cabeça fetal ou quando a campânula se desprender em duas ocasiões. O uso sequencial de vácuo-extrator e fórcipe está associado ao aumento das complicações neonatais.[4,5]

As lacerações perineais de terceiro e quarto graus (complicadas) também são complicações maternas relacionadas com a extração a vácuo, porém em proporções menores do que o parto instrumentado com fórcipe. As complicações fetais do vácuo-extrator ocorrem pelo fato de a tração ser aplicada no couro cabeludo. As principais são as lacerações de couro cabeludo, os cefalematomas e as hemorragias intracranianas, subgaleais e retinianas. Os cefalematomas se associam com mais frequência aos erros de aplicação (campânulas acopladas fora do ponto de flexão) e falhas na extração fetal, sendo mais prováveis com o aumento na duração da vácuo-extração. Portanto, os neonatologistas devem ser informados sobre a técnica utilizada no parto vaginal operatório, no intuito de avaliar e observar as complicações potenciais associadas.[4,5]

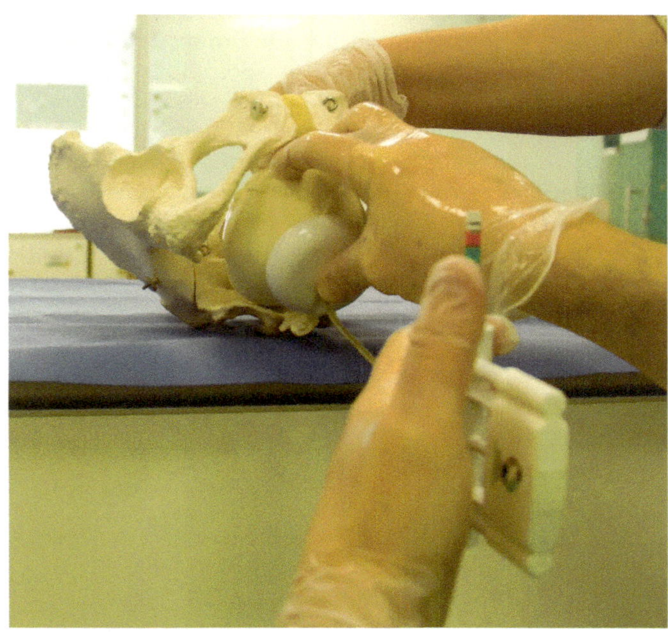

Figura 57.15 Técnica de tração na vácuo-extração.

TÉCNICAS ESPECÍFICAS COM FÓRCIPES

Fórcipes médios e/ou rotacionais são opções apropriadas em circunstâncias selecionadas e exigem habilidade e experiência do profissional.[4,5] As variedades de posição oblíquas posteriores e transversas e a cabeça derradeira no parto pélvico determinam técnicas específicas de aplicação do fórcipe.[7]

No fórcipe em variedades oblíquas posteriores (ODP e OEP), as técnicas são múltiplas e relacionadas com o modelo, a disponibilidade e a escolha do instrumento. Em todas, o primeiro ramo a ser introduzido deve ser o posterior. O segundo ramo (anterior) é introduzido por meio da espiral de La Chapelle. Uma opção consiste em efetuar rotação de 45 graus no sentido posterior, para OS. Nessa situação, os ramos dos fórcipes são aplicados com a curvatura pélvica das colheres em direção anterior. Apesar de a rotação não ser ampla, o desprendimento do polo cefálico ocorre em variedade posterior (OS), o que exige tração mais vigorosa e indica o fórcipe de Simpson como instrumento preferencial. A rotação deve ser efetuada em amplo movimento de circundução dos cabos.

Uma segunda estratégia, que tem a vantagem de evitar o desprendimento do occipital contra a musculatura perineal, consiste em efetuar ampla rotação de 135 graus no sentido anterior para OP, seguida de extração em pega única. Essa técnica exige experiência do operador e o uso do fórcipe de Kielland. Aqui, a discreta curvatura pélvica desse fórcipe permite que as colheres sejam direcionadas para baixo no momento da aplicação. Completados os 135 graus de rotação (em "chave de fechadura"), a curvatura pélvica do fórcipe se posiciona no mesmo sentido da curvatura pélvica materna e o desprendimento cefálico ocorre em variedade OP, dispensando uma segunda pega.

Uma terceira opção técnica, que também tem como vantagem o desprendimento cefálico em variedade OP, consiste em executar a rotação de 135 graus por meio da dupla pega de Scanzoni, utilizando um fórcipe de Simpson. A técnica é útil diante da indisponibilidade do fórcipe de Kielland e/ou em virtude da presença de operador com destreza e apreço para o procedimento. A primeira aplicação é realizada com a curvatura pélvica do fórcipe direcionada para cima, na direção do bregma fetal. Após rotação de 135 graus, efetuada com amplo movimento de circundução dos cabos, a curvatura pélvica do fórcipe fica direcionada para baixo e o polo cefálico em variedade OP. Uma vez que as colheres do fórcipe de Simpson apresentam ampla curvatura pélvica, o instrumento deve ser removido para uma segunda aplicação, sendo proscrita a extração do polo cefálico com a curvatura pélvica das colheres voltadas para baixo. A segunda pega, segue os princípios para aplicação e desprendimento do polo cefálico completamente rodado (OP).[7]

Para aplicação em variedades transversas (ODT e OET), o fórcipe mais indicado é o de Kielland. A opção de aplicar primeiro o ramo anterior é vantajosa, uma vez que exige ampla espiral de La Chapelle, a qual pode ser dificultada quando se opta por aplicar o primeiro ramo posteriormente na pelve, o que desloca o polo cefálico anteriormente e dificulta a inserção do ramo anterior por meio do triplo movimento espiroidal.

Assim, o primeiro ramo é aplicado anteriormente, mediante movimentos de translação, abaixamento e torção do cabo (espiral de La Chapelle – técnica itinerante [Figura 57.16]). O segundo ramo é introduzido posteriormente, de maneira direta. Com frequência, o assinclitismo está presente nessas variedades de posição, sendo necessária sua correção previamente à verificação da pega correta, rotação e tração. Para isso, um dos ramos deve penetrar mais do que o outro no canal de parto, a depender do tipo de assinclitismo (anterior ou posterior).

A correção para a posição de sinclitismo é realizada deslizando os ramos do fórcipe já articulados. É recomendável puxar o ramo que penetrou mais no canal de parto, evitando empurrar o ramo que penetrou menos para evitar traumatizar as porções superiores do canal de parto. A correção do assinclitismo é confirmada por meio dos critérios de Laufe, antes de efetuar a rotação (em "chave de fechadura") e a tração.[7]

Em razão dos ramos maiores e da ampla curvatura perineal, o fórcipe mais indicado na cabeça derradeira é o de Piper (veja a Figura 57.2), também sendo considerados úteis os fórcipes de Kielland e de Simpson de maior comprimento (35cm). Na técnica, um auxiliar ergue o corpo do feto pelos membros inferiores. O ramo esquerdo é introduzido primeiro, evitando dificuldade para articulação dos ramos. Nas variedades anteriores, a aplicação é realizada em OP, com os ramos sendo introduzidos por baixo do corpo fetal. A tração coloca a região suboccipital sob o arco púbico e a cabeça é extraída, acentuando-se a flexão, com o instrumento articulado (Figura 57.17).[7]

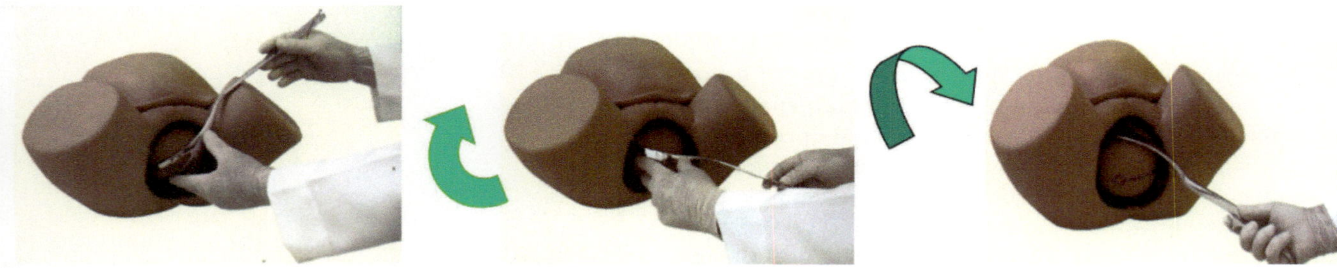

Figura 57.16 Aplicação do ramo direito do fórcipe de Kielland no parietal anterior por meio da espiral de La Chapelle (translação, abaixamento e torção do cabo) na variedade de posição occípito-direita-transversa (ODT). (Reproduzida de Benzecry, 2006.[12])

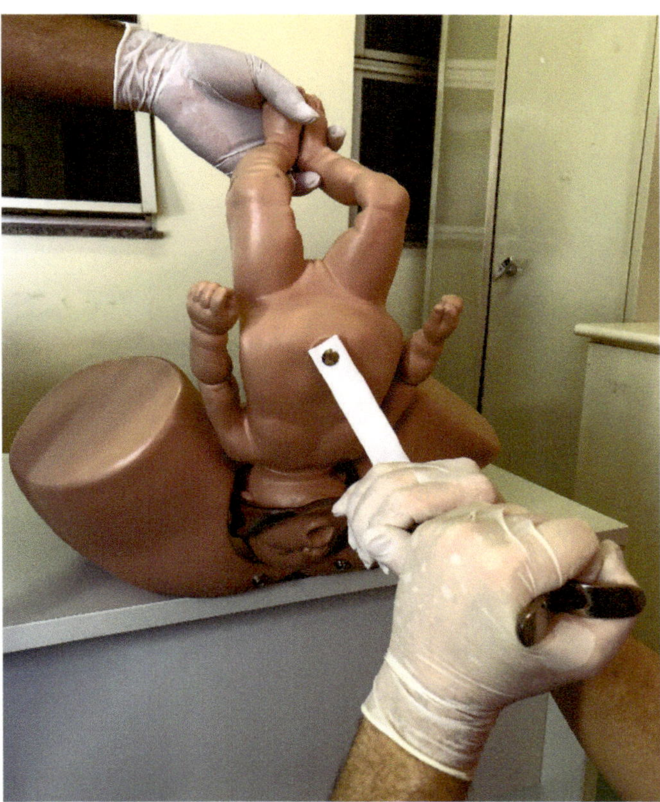

Figura 57.17 Aplicação do fórcipe de Piper em cabeça derradeira com o occipital posicionado em anterior (occipitopúbica).

Nas variedades posteriores, os ramos são introduzidos por cima do corpo fetal e a aplicação ocorre em OS. A tração é exercida para frente, com a mandíbula e o pescoço fetal se apoiando sobre a borda superior da sínfise púbica. O tronco fetal é então elevado em direção ao abdome materno.[7]

SEQUENCIAMENTO DA INSTRUMENTAÇÃO E CONDUTA EM CASO DE FALHA DAS TENTATIVAS DE PARTO VAGINAL OPERATÓRIO

O uso sequencial de fórcipe e vácuo se associa a aumento das taxas de hemorragia cerebral, subdural e subaracnoide nos recém-nascidos, assim como de lesões do nervo facial e do plexo braquial.[13] As lacerações perineais maternas também são mais comuns.[14]

A eficácia na resolução do parto vaginal operatório é maior com os fórcipes do que com os vácuo-extratores. Portanto, após falha na tentativa da vácuo-extração, os riscos da tentativa subsequente com o uso de fórcipe devem ser confrontados com os de uma cesariana. Por outro lado, em caso de falha com o uso do fórcipe, a tentativa de vácuo-extração não está recomendada, e a cesariana subsequente deve ser realizada.[15] Antes da cesariana, é recomendável desimpactar o polo cefálico por meio de manobras ou de outros instrumentos (alavanca de Coyne, alavanca de Sellheim, alavanca de Murless, *C-Snorkel*, *fetal pillow* – veja o Capítulo 59).[16]

USO DA ULTRASSONOGRAFIA NO PARTO VAGINAL OPERATÓRIO

O ultrassom pode ser utilizado para confirmar o diagnóstico da variedade de posição e da altura do polo cefálico, auxiliando a avaliação das probabilidades de sucesso e dos riscos do parto vaginal operatório, e também já foi descrito no monitoramento objetivo das aplicações rotacionais. Os parâmetros avaliados para determinação da posição e da variedade de posição são cerebelo, órbitas e foice da linha média. As medidas ultrassonográficas do perímetro cefálico, da distância entre o períneo e o crânio fetal e do ângulo de progressão são preditivas de partos vaginais operatórios difíceis. Os estudos revelam que a ultrassonografia aumenta a precisão diagnóstica da variedade de posição, mas ainda não conseguiram mostrar diferenças nos resultados maternos ou neonatais.[17]

OUTROS INSTRUMENTOS PARA O PARTO VAGINAL OPERATÓRIO

As espátulas são instrumentos com dois ramos independentes e simétricos, que não se articulam. Cada ramo contém haste, cabo e colher sólida e larga. Os ramos atuam como alavancas independentes, e a cabeça fetal não é comprimida entre as colheres. A ação das espátulas é semelhante à do calçador de sapato, cuja função é ajudar a deslizar. São descritas as espátulas de Thierry, Velasco e Teissier. As de Velasco são pequenas e mais retas, enquanto as de Thierry são maiores e apresentam ligeira curvatura pélvica na borda superior da colher (Figura 57.18). Comparadas à dos demais instrumentos, as taxas de complicações neonatais das espátulas parecem ser semelhantes ou inferiores. As taxas de lacerações perineais graves também são similares, mas as lacerações de parede vaginal são mais comuns.[18]

O dispositivo de Odón, endossado pela Organização Mundial da Saúde, é um instrumento de polietileno tipo filme que cria um envoltório de ar ao redor da cabeça

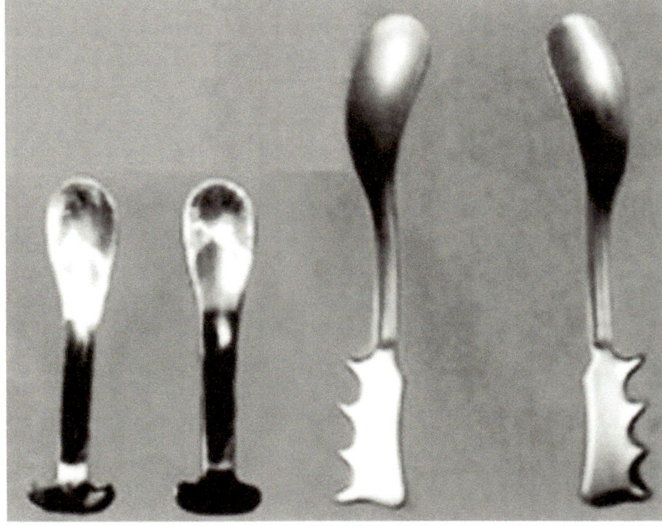

Figura 57.18 Espátulas de Velasco e de Thierry. (Reproduzida de Lattus *et al.*, 2003.[17])

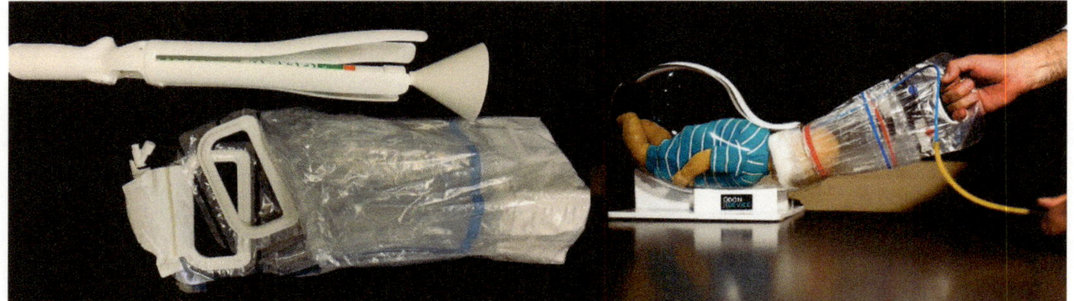

Figura 57.19 Dispositivo de Odón. (Disponível em: https://www.chu-besancon.fr./le-chu/actualites-du-chu/actualite/odon-devicetm-vers-une-nouvelle-experience-de-laccouchement-instrumental-html; https://virtualblognews.altervista.org/meccanico-dauto-ha-inventato-odon-device-un-dispositivo-per-facilitare-il-parto-video/25817512/.)

fetal, possibilitando a extração por meio de tração (Figura 57.19) e sendo mais seguro e de fácil aplicação do que os fórcipes e vácuo-extratores. Um estudo observacional-piloto apresentou taxa de sucesso no nascimento próxima de 50%, sem desfechos adversos maternos ou neonatais graves.[19]

CUIDADOS NO PÓS-PARTO

A analgesia no pós-parto com anti-inflamatórios não esteroides e paracetamol deve ser realizada rotineiramente após instrumentação do parto com fórcipe ou vácuo.[20] As puérperas devem ser orientadas sobre o risco de retenção urinária e estimuladas a esvaziar a bexiga no período pós-parto e ter monitorados o tempo e volume urinários (incluindo o volume residual). Fisioterapia pode ser oferecida como estratégia para redução do risco de retenção urinária dentro dos primeiros 3 meses após o parto.[21]

PONTOS-CHAVE

- Quando utilizados com a técnica correta, fórcipes e vácuo-extratores apresentam índices baixos de complicações.
- Para o feto com sinais de hipóxia no período expulsivo, o parto vaginal operatório tem o potencial de reduzir a exposição aos fatores intraparto que promovem encefalopatia hipóxico-isquêmica.
- Fórcipes médios e/ou rotacionais são opções apropriadas em circunstâncias selecionadas e exigem habilidade e experiência.
- Os fórcipes são mais resolutivos do que os vácuo-extratores para o parto vaginal operatório, porém são mais associados a lacerações perineais complicadas.
- A ocorrência de cefalematoma é mais provável com o aumento na duração da vácuo-extração.
- Os vácuo-extratores de campânulas flexíveis apresentam taxas maiores de falha, porém menores incidências de trauma no couro cabeludo do neonato.

RECOMENDAÇÕES

- O parto vaginal operatório está contraindicado quando a cabeça fetal não está insinuada, quando a variedade de posição é desconhecida ou se o feto apresenta suspeita ou diagnóstico de desmineralização óssea ou distúrbios hemorrágicos.
- Avaliação ultrassonográfica antes da instrumentação do parto está recomendada em caso de dúvida após avaliação clínica da variedade de posição.
- Episiotomia deve ser considerada para diminuir o risco de lacerações perineais graves.
- No período pélvico prolongado de fetos com peso estimado > 4.500g, a cesariana intraparto para prevenção da distócia de ombro é preferível ao parto vaginal operatório baixo ou de alívio. Similarmente, o parto vaginal operatório com a cabeça fetal na pelve média deve ser evitado em fetos com peso estimado > 4.000g, estando indicada a cesariana intraparto. Nessas situações, a instrumentação do parto deve ser considerada apenas diante da presença de operadores experientes, mediante avaliação individualizada da posição e tamanho fetais, da história dos partos anteriores e dos hábitos maternos.
- A tentativa de fórcipe deve ser interrompida se não houver progressão do polo cefálico após três trações efetuadas com pega correta e operador experiente.
- Extração a vácuo deve ser evitada antes de 32 semanas e cautelosa entre 32 e 36 semanas, pois ainda não está estabelecido o limite inferior de segurança para a idade gestacional.
- A extração a vácuo é habitualmente alcançada com até três trações. Três trações suaves adicionais são aceitáveis para completar a deflexão do polo cefálico. A extração deverá ser interrompida quando não houver evidência de descida progressiva da cabeça fetal ou quando a campânula se desprender em duas ocasiões.
- O uso sequencial de vácuo-extrator e fórcipe está associado ao aumento de complicações neonatais e não deve ser rotineiramente realizado. Após falha da tentativa de extração a vácuo, os riscos e benefícios de uma tentativa sequencial de fórcipe ou de cesariana devem ser avaliados.
- Neonatologistas devem ser informados sobre a técnica utilizada no parto vaginal operatório, no intuito de avaliar e observar as complicações potenciais associadas.

CONSIDERAÇÕES FINAIS

Na evolução da assistência ao parto, o fórcipe se apresentou como o recurso de maior potencial salvador de vidas. Os vácuo-extratores, apesar de mais recentes, também são dispositivos eficazes para instrumentação do parto e ainda oferecem a vantagem de simplificar a técnica operatória.[2,4,5]

Com conhecimento e habilidade adequados, o custo-benefício e a segurança da instrumentação do parto vaginal são favoráveis e endossam as recomendações atuais das diretrizes de parto vaginal operatório para as aplicações de alívio, baixas e médias, incluindo as ações de ampla rotação.[4,5,21,22]

A despeito das evidentes vantagens, o potencial do parto vaginal operatório se encontra atualmente limitado tanto pelo não conhecimento como pelo mau uso. A progressiva substituição dos fórcipes e vácuo-extratores pela cesariana, motivada pelo despreparo da nova geração de obstetras, parece introduzir uma real possibilidade de desaparecimento desses instrumentos da prática médica de assistência ao parto. O surgimento de novos instrumentos que, apesar de menos resolutivos, exigem menos habilidade técnica do operador parece ser um reflexo das atuais inabilidades dos obstetras para o parto vaginal operatório. Portanto, o treinamento nessas importantes habilidades deve ser reconsiderado com urgência, antes que essa arte seja perdida para sempre.[2,22]

Referências

1. American Academy of Pediatrics, American College of Obstetricians and Gynecologists. Neonatal encephalopathy and neurologic outcome. 2. ed. Elk Grove Village (IL): Washington, DC: AAP, ACOG, 2014.
2. Hale RW. Dennen's forceps deliveries. 4. ed. Washington: American College of Obstetricians and Gynecologists, 2001.
3. Laufe LE, Berkus MD. Assisted vaginal delivery: Obstetric forceps and vacuum extraction techniques. New York: McGraw-Hill, 1992.
4. American College of Obstetricians and Gynecologists. Operative vaginal delivery. ACOG Practice Bulletin no. 154. Obstet Gynecol 2015; 126(5):e56-65.
5. Murphy DJ, Strachan BK, Bahl R. Assisted vaginal birth. BJOG 2020; 127:e70-112.
6. Spencer C, Murphy D, Bewley S. Caesarean section in the second stage of labour. BMJ 2006; 333:613-4.
7. Benzecry R. Fórcipe passo a passo. Rio de Janeiro: Revinter, 2006.
8. Rodis JF, Lockwood CJ, Barss VA. Shoulder dystocia: Risk factors and planning delivery of high-risk pregnancies. Uptodate 2022.
9. Royal Australian and New Zealand College of Obstetricians and Gynaecologists. Instrumental vaginal delivery. College Statment C-Obs 16. East Melbourne, Australia: RANZCOG, 2012. Disponível em: https://www.ranzcog.edu.au/doc/instrumental-vaginal-delivery.html.
10. Sultan AH, Thakar KM, Kalis V, Laine K, Räisänen SH, de Leeuw JW. The role of mediolateral episiotomy during operative vaginal delivery. Eur J Obstet Gynecol Reproduct Biol 2019; 240:192-6.
11. Knight M, Chiocchia V, Partlett C et al., on behalf of the ANODE Collaborative Group. Prophylactic antibiotics in the prevention of infection after operative vaginal delivery (ANODE): A multicentre randomised controlled trial. Lancet 2019; 393:2395-403.
12. Benzecry R. Fórcipe passo a passo. 1. ed. Rio de Janeiro: Revinter, 2006.
13. Towner D, Castro MA, Eby-Wilkens E, Gilbert WM. Effect of mode of delivery in nulliparous women on neonatal intracranial injury. N Engl J Med 1999; 341:1709-14.
14. Murphy DJ, Macleod M, Bahl R, Strachan B. A cohort study of maternal and neonatal morbidity in relation to use of sequential instruments at operative vaginal delivery. Eur J Obstet Gynecol Reprod Biol 2011; 156:41-5.
15. Walsh C, Robson M, McAuliffe F. 647: Neonatal morbidity and mortality of operative vaginal delivery: A 10-year study of 82,000 infants. Am J Obstet Gynecol 2012; 206:S290.
16. Jeve YB, Navti OB, Konje JC. Comparison of techniques used to deliver a deeply impacted fetal head at full dilation: A systematic review and meta-analysis. BJOG 2016; 123:337.
17. Mappa I, Tartaglia S, Maqina P et al. Ultrasound versus routine care before instrumental vaginal delivery: A systematic review and meta-analysis. Acta Obstet Gynecol Scand 2021; 100(11):1941-8.
18. Lattus JO, Paredes AV, Junemann KC et al. Espátulas de Thierry versus fórceps de Kielland. Rev Chil Obst Gin 2003; 68(6):477-86.
19. Hotton EJ, Lenguerrand E, Alvarez M, O'Brien S, Draycott TJ, Crofts JF. Outcomes of the novel Odon Device in indicated operative vaginal birth. Am J Obstet Gynecol 2021; 224:607e1-17.
20. Nikpoor P, Bain E. Analgesia for forceps delivery. Cochrane Database Syst Rev 2013; 9:CD008878.
21. Mulder F, Schoffelmeer M, Hakvoort R et al. Risk factors for postpartum urinary retention: A systematic review and meta-analysis. BJOG 2012; 119:1440-6.
22. Al-Suhel R, Gill S, Robson S, Shadbolt B. Kjelland's forceps in the new millennium. Maternal and neonatal outcomes of attempted rotational forceps delivery. Aust N Z J Obstet Gynaecol 2009; 49:510-4.

Distócia de Ombro

CAPÍTULO

58

Álvaro Luiz Lage Alves

INTRODUÇÃO

A distócia de ombro (DO) é uma emergência obstétrica caracterizada pela impactação do ombro fetal anterior atrás da sínfise púbica materna, após a exteriorização do polo cefálico. A impactação simultânea do ombro fetal posterior no promontório sacral pode agravar a distócia. Nos casos de DO, são necessárias manobras tocúrgicas adicionais à suave tração descendente, exercida para desprendimento dos ombros fetais (manobra cabeça-ombro).

Como a maioria dos casos ocorre na ausência de fatores de risco pré-natais ou intraparto, o evento é frequentemente imprevisível e não prevenível. Assim, os profissionais envolvidos na assistência ao parto devem estar preparados para reconhecer o evento e executar imediatamente uma sequência de manobras que possibilitem sua correção em tempo hábil.[1]

EPIDEMIOLOGIA

A incidência progressiva de obesidade e diabetes, fatores de risco para macrossomia e aumento do peso ao nascimento, determinou o aumento contemporâneo da DO.[2] O evento ocorre em 0,2% a 3,0% dos partos, e as variações estão relacionadas com a subjetividade do diagnóstico e a prevalência de macrossomia e diabetes nas populações.[1] A estimativa é de 1 recém-nascido com encefalopatia hipóxico-isquêmica secundária à DO para cada 22 mil partos vaginais a termo.[3]

FISIOPATOLOGIA

A DO é decorrente da falha da rotação normal dos ombros do feto para o diâmetro oblíquo no momento da entrada do diâmetro biparietal na pelve. A falha rotacional pode ocorrer em razão da resistência entre a pele fetal e as paredes vaginais, bem como em virtude de um parto precipitado ou da resistência de um tórax de dimensões proporcionalmente maiores em relação ao diâmetro biparietal. Portanto, os ombros anterior e posterior permanecem no diâmetro anteroposterior da pelve materna durante a descida e/ou descem simultaneamente, alterando o processo fisiológico em que o ombro posterior, em um diâmetro oblíquo, desce na frente do ombro anterior.[4]

DIAGNÓSTICO

A subjetividade do diagnóstico e da gravidade da DO é marcante. O evento torna-se mais evidente quando ocorre falha da manobra cabeça-ombro (Figura 58.1) e/ou pela percepção de retração da cabeça fetal para o períneo

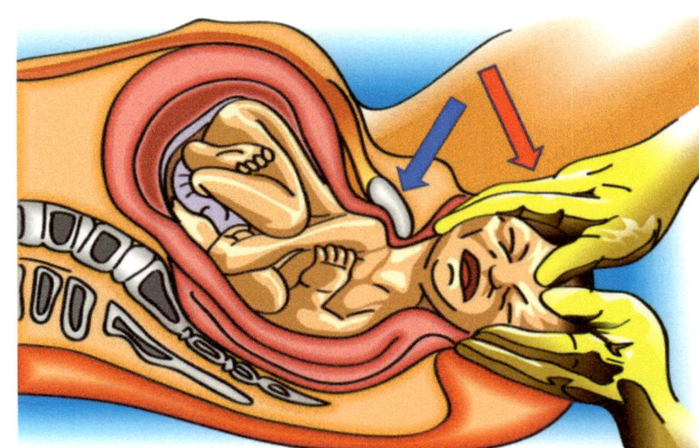

Figura 58.1 Manobra cabeça-ombro. Impactação do ombro anterior atrás da sínfise púbica (*seta azul*). Pressão inferior exercida no polo cefálico durante a manobra cabeça-ombro (*seta vermelha*). (Ilustração de Felipe Lage Starling.)

logo após a deflexão, determinada pela tração reversa do ombro impactado na entrada da pelve (sinal da tartaruga). A necessidade de múltiplas manobras e a ocorrência de lesões maternas e/ou neonatais evidenciam melhor a gravidade da DO. Critérios mais objetivos, como intervalo acima de 60 segundos entre o desprendimento da cabeça e o dos ombros, ainda necessitam de estudos de validação tanto para o diagnóstico como para a previsão de resultados neonatais adversos.[5]

FATORES DE RISCO

São vários os fatores de risco para DO, anteparto e intraparto, e reconhecê-los permite discutir a possibilidade de cesarianas eletivas e/ou determinar vigilância individualizada e atenta do período expulsivo.

Os principais fatores de risco anteparto são macrossomia fetal, diabetes *mellitus* (DM), história pregressa de DO, gestação prolongada, sexo fetal masculino, obesidade materna, ganho excessivo de peso gestacional e idade materna avançada. Desses, o principal é a macrossomia fetal, embora a obesidade materna, o DM e a idade materna avançada também estejam relacionados com peso maior ao nascer.

Apesar de a ocorrência de DO aumentar progressivamente nos nascimentos de fetos com mais de 4.000g e a morbimortalidade neonatal (relacionada com DO) também aumentar significativamente entre os recém-nascidos que pesam mais de 4.500g, o peso fetal não tem bom valor de predição para DO.[6] A maioria dos fetos macrossômicos não evolui com DO; aproximadamente metade dos casos de DO ocorre em recém-nascidos com menos de 4.000g, e tanto a ultrassonografia como a avaliação clínica (manobras de Leopold e regra de Jonhson) apresentam baixa sensibilidade para estimativa do peso ao nascer.[7]

Quanto ao DM, além de sua associação à macrossomia fetal, as medidas antropométricas dos fetos de mães diabéticas favorecem a ocorrência de DO. Fetos de mães diabéticas com mau controle glicêmico, além de grandes para a idade gestacional, tendem a ser desproporcionais, pois depositam gordura corporal de maneira centrípeta. Assim, as relações tórax-cabeça e ombro-cabeça aumentam, elevando o risco para DO mesmo naqueles com peso abaixo de 4.000g.[8]

Apesar de subestimada em virtude das escolhas subsequentes por cesariana eletiva, o risco de recorrência de DO é de pelo menos 10%, podendo chegar a 25%. A recorrência concomitante de macrossomia fetal também é mais frequente. O ganho de peso ao nascer secundário à evolução temporal da gestação explica o risco de DO inerente às gestações prolongadas. A presença do sexo masculino entre os fatores de risco para DO parece ser explicado tanto pelas maiores medidas antropométricas como pela maior prevalência de macrossomia. Outros fatores de risco que favorecem a macrossomia e o diabetes, e consequentemente a DO, são a obesidade e o ganho excessivo de peso materno. A demografia materna atual, com maior prevalência de gestantes com mais de 35 anos de idade, configura risco para DO, associada à maior prevalência de DM, excesso de peso e multiparidade entre essas mulheres.[9-11]

Os principais fatores de risco intraparto são as distócias nos períodos funcionais do parto (dilatação e expulsivo) e o parto vaginal operatório. Isoladamente, as anormalidades do período expulsivo (período expulsivo prolongado e parada secundária da dilatação) não são preditores úteis de DO. No entanto, quando combinadas a peso fetal estimado acima de 4.000g e parto vaginal operatório, associam-se a aumento da incidência de DO.[12]

Parto vaginal operatório está relacionado com DO. Entretanto, não há evidência de que a tração fetal executada por fórcipe ou vácuo-extrator aumente o risco de impactação do ombro ou de que o mau posicionamento prévio do ombro iniba a descida fetal, resultando na necessidade de instrumentação do parto. Aparentemente, os riscos para DO são semelhantes tanto com o uso de fórcipe como de vácuo-extrator.[13]

Apesar da diversidade de fatores de risco para DO, poucos são modificáveis. O controle do peso corporal antes e na vigência da gestação e o controle dos níveis glicêmicos entre as gestantes diabéticas são as principais estratégias para reduzir o risco. Portanto, intervenções na dieta e no estilo de vida podem reduzir as taxas de fetos macrossômicos e de DO, principalmente entre as gestantes diabéticas.[14]

PREDIÇÃO E PREVENÇÃO

Como a DO ocorre predominantemente em parturientes com dimensões pélvicas normais, os exames de imagem e a pelvimetria clínica não são úteis para a identificação das mulheres com risco aumentado para essa intercorrência, exceto nos casos raros de anormalidades pélvicas ou fetais graves.[6]

A biometria fetal discretamente alterada não é preditiva de DO. Os diversos parâmetros biométricos fetais (diferença entre os diâmetros abdominal e biparietal, circunferência torácica, razão circunferência cefálica/circunferência abdominal, razão comprimento femoral/circunferência abdominal, distância umeroespinhal, diâmetro bochecha a bochecha e largura do ombro) ou não foram testados em grandes estudos prospectivos ou não provaram ser úteis para predição da DO.[15]

Apesar do consenso de que a cesariana planejada para fetos macrossômicos é apropriada para reduzir a DO, essa conduta não tem provado ser vantajosa, pois a maioria dos casos de DO e de lesão de plexo braquial não pode ser prevista ou evitada, acarretando elevação injustificada das taxas de cesariana. Entretanto, para fetos de mães diabéticas com peso estimado acima de 4.000g, assim como para aqueles com mais de 4.500g, na ausência de diabetes, avaliados dentro de 1 semana antes do parto, a cesariana parece ser capaz de reduzir a DO e a morbidade associada.[1]

O princípio da cesariana para prevenção de DO também se aplica diante do prolongamento do segundo estágio do trabalho de parto (primíparas com analgesia: 4 horas; primíparas sem analgesia: 3 horas; multíparas com analgesia: 3 horas; multíparas sem analgesia: 2 horas). Cesariana intraparto em lugar de parto vaginal operatório baixo, ou de alívio, é sugerida para fetos com peso estimado acima de 4.500g e período expulsivo prolongado.

Cesariana intraparto, em vez de parto vaginal operatório na pelve média, também é sugerida nos casos de fetos com peso estimado acima de 4.000g na vigência de período expulsivo prolongado. Entretanto, o parto vaginal operatório pode ser considerado após avaliação individualizada da história de partos anteriores, posição e tamanho do feto, desde que um obstetra experiente esteja disponível.[16]

A indução do parto dos fetos macrossômicos como medida de prevenção da DO também é conduta limitada em razão da baixa acurácia dos métodos de estimativa do peso fetal e em virtude da relação desfavorável do número de induções necessárias para prevenir os resultados adversos, das consequências maternas e neonatais associadas ao processo de indução e da falta de evidências científicas sobre a eficácia dessa conduta. A indução do parto pode ser oferecida às gestantes sem diabetes, com 39 semanas e peso fetal estimado entre 4.000 e 4.500g, mas a conduta expectante é alternativa razoável. No entanto, é desaconselhada a indução com 37 ou 38 semanas nessa situação, uma vez que, apesar de poder reduzir mais a DO, aumenta as morbidades neonatais mais frequentes (hiperbilirrubinemia e problemas respiratórios).[17]

Para mulheres com diabetes pré-gestacional, a definição do momento do parto deve ser baseada nos riscos maternos e nos demais riscos perinatais associados à doença, com pouco benefício na manutenção da gestação além de 39 semanas e necessidade de interrupção prematura diante de vasculopatia e/ou mau controle glicêmico. Em mulheres com diabetes gestacional e peso fetal estimado próximo a 4.000g, a indução do parto com 39 semanas reduz a DO e os riscos maternos sem aumentar os neonatais (dificuldade respiratória e terapia intensiva). Devem ser avaliados o peso fetal, o controle glicêmico ao longo da gestação, o peso ao nascer e os resultados dos partos anteriores, bem como as características físicas da parturiente (estatura, peso, índice de massa corporal e pelvimetria).[18] A indução do parto com 41 semanas de gestação reduz o número de recém-nascidos com mais de 4.000g ao nascimento com potencial redução da DO.[19]

Nas gestantes com história de DO prévia, principalmente com lesão neonatal grave, o risco potencial de recorrência (10% ou mais) e os fatores de risco da gestação atual (peso fetal estimado e glicemia) devem ser considerados para a tomada de decisão quanto à via de parto.[9]

CONDUTA

O principal objetivo da abordagem da DO é prevenir asfixia fetal e paralisia braquial permanente ou morte. Outras lesões neonatais (fraturas) e as lacerações do trajeto também devem ser evitadas. Para isso, são imprescindíveis a atuação organizada da equipe e o sequenciamento rápido e hábil das manobras de delivramento.[1]

A condução da DO tem por objetivo completar o desprendimento fetal com segurança, antes de asfixia e lesão cortical decorrentes da compressão do cordão umbilical e do impedimento da inspiração, evitando lesões neurológicas periféricas ou outros traumas fetais e/ou maternos. O tempo-limite que antecede o aumento do risco de lesão por asfixia é de 5 minutos, o que impõe a necessidade instantânea de organização e atuação efetiva da equipe.[20]

Imediatamente após a suspeita de DO, a parturiente e seu acompanhante devem ser comunicados e as seguintes ações devem ser implementadas: solicitação de ajuda aos demais profissionais (enfermagem assistencial e obstétrica, obstetras, pediatras e anestesistas), documentação do momento do diagnóstico e cronometragem da assistência e orientação contrária aos puxos voluntários. As seguintes condutas são imprescindíveis:[21]

1. Não exercer tração excessiva para liberação dos ombros e não pressionar o fundo uterino, uma vez que essas ações se associam ao agravamento da impactação do ombro, ao estiramento do plexo braquial e a risco maior de ruptura uterina.
2. Não seccionar o cordão umbilical antes da liberação dos ombros, pois isso não contribui para resolução da DO e reduz ainda mais a oxigenação do feto. Se presentes, as circulares de cordão devem ser liberadas sem secção.
3. Diante da necessidade de manobras internas, a episiotomia pode ser necessária nos casos em que a resistência perineal dificulta a execução dessas manobras. A sondagem vesical também pode ser necessária.
4. Promover comunicação eficiente dos membros da equipe assistencial, que devem receber informações claras e objetivas sobre as ações realizadas e os desfechos, evitando a repetição desnecessária de manobras e otimizando a condução em tempo oportuno.

As evidências sobre a eficácia e o sequenciamento das diversas manobras são escassas. Não há definição de uma manobra superior a outra nem sobre a sequência ideal de manobras. As manobras tentam resolver a DO por meio de três mecanismos:[21]

1. Ampliação das dimensões pélvicas maternas (mudanças de posição materna podem modificar as relações ósseas da bacia e assim ampliar o canal de parto).
2. Redução do diâmetro biacromial fetal por meio da adução dos ombros ou da remoção do braço posterior.
3. Modificação na relação entre o diâmetro biacromial do feto e a pelve óssea materna, girando o tronco fetal para o diâmetro oblíquo da pelve (mais amplo) e descompactando o ombro anterior por trás da sínfise púbica ou liberando o braço e/ou ombro posteriores.

A adoção das posições verticais (cócoras e Gaskin) e o uso dos bancos de apoio na assistência ao segundo período do trabalho de parto determinaram a proposição de sequenciamento distinto de manobras para manejo da DO nessas situações. Portanto, os manejos da DO nas posições verticais e na posição de litotomia são distintos. Em litotomia, a parturiente deve ser posicionada com as nádegas rentes à borda da cama ou maca de parto. A tração para liberação dos ombros deve ser axial e alinhada com a coluna cervicotorácica fetal, em um componente descendente ao longo de um vetor que não ultrapasse 45 graus abaixo do plano horizontal da parturiente. A falha da manobra cabeça-ombro, efetuada com força habitual, é indicativa de DO. Portanto, a percepção de força excessiva para liberação dos ombros indica a necessidade de manobras específicas.[1]

Manobras de McRoberts e Rubin I

A primeira manobra específica a ser aplicada deve ser a de McRoberts, a qual pode ser associada à manobra de Rubin I (Figuras 58.2 e 58.3). Essas manobras são eficientes e menos invasivas. Na manobra de McRoberts, os membros inferiores são flexionados contra o abdome (hiperflexão das pernas e das coxas), devendo ser previamente removidos quando acomodados em perneiras ou estribos. Essa posição promove o alinhamento vertical da pelve materna com rotação cefálica do pube, redução da lordose lombar, retificação do promontório, giro da sínfise púbica sobre o ombro impactado, flexão da coluna fetal e queda do ombro posterior na concavidade do sacro. Além disso, ocorrem o aumento e o redirecionamento da força expulsiva, que se torna perpendicular ao plano de saída.[1,22]

A manobra de Rubin I, executada simultaneamente à de McRoberts, otimiza a liberação do ombro por meio de sua adução. Nas gestantes com obesidade importante, esse é um passo que pode ser omitido. A manobra é realizada por um auxiliar que, posicionado do lado do dorso fetal, realiza uma compressão suprapúbica em sentido inferomedial. A compressão deve ser realizada com as mãos espalmadas, à semelhança da massagem cardíaca. Sob o comando do obstetra, que efetua a tração inferior na cabeça fetal, a manobra de Rubin I deve ser iniciada imediatamente antes da manobra cabeça-ombro. Assim que se inicia a compressão suprapúbica, a cabeça é tracionada inferiormente, promovendo a liberação do ombro.[1,22]

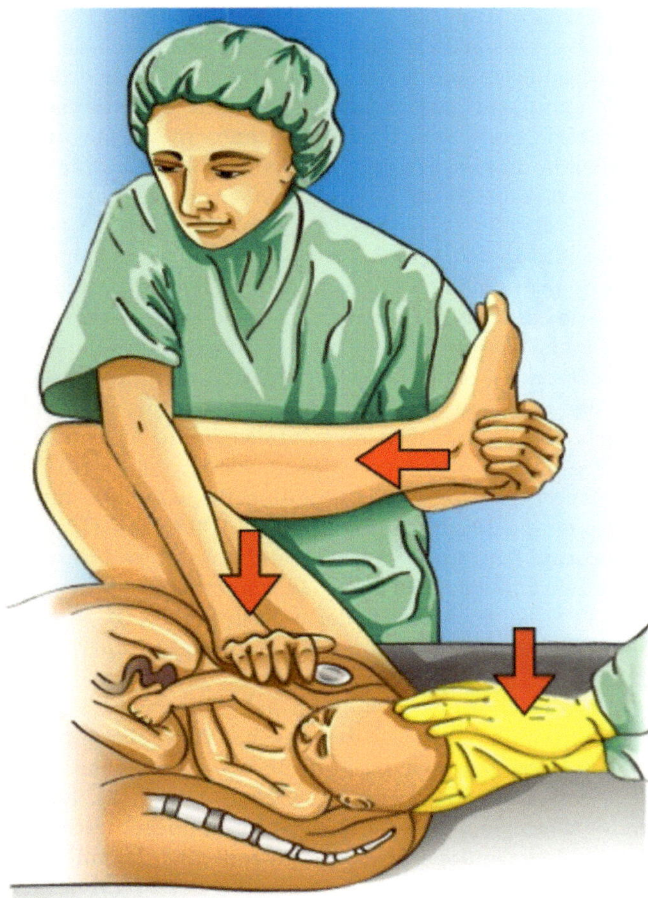

Figura 58.2 Manobras de McRoberts e Rubin I. (Ilustração de Felipe Lage Starling.)

Manobra de Jacquemier

Em caso de falha das manobras de McRoberts e Rubin I, o sequenciamento das manobras deve progredir para o desprendimento completo do braço posterior ou para liberação do ombro posterior. Apesar de mais invasiva, a manobra para desprendimento completo do braço posterior (manobra de Jacquemier) alcança alta taxa de sucesso na resolução da DO.[1,22] O obstetra deve apreender o braço posterior adiante do tórax fetal. Portanto, se o dorso fetal estiver voltado para o lado materno direito, a mão direita do operador deverá executar a manobra pelo lado esquerdo da pelve materna, e vice-versa.

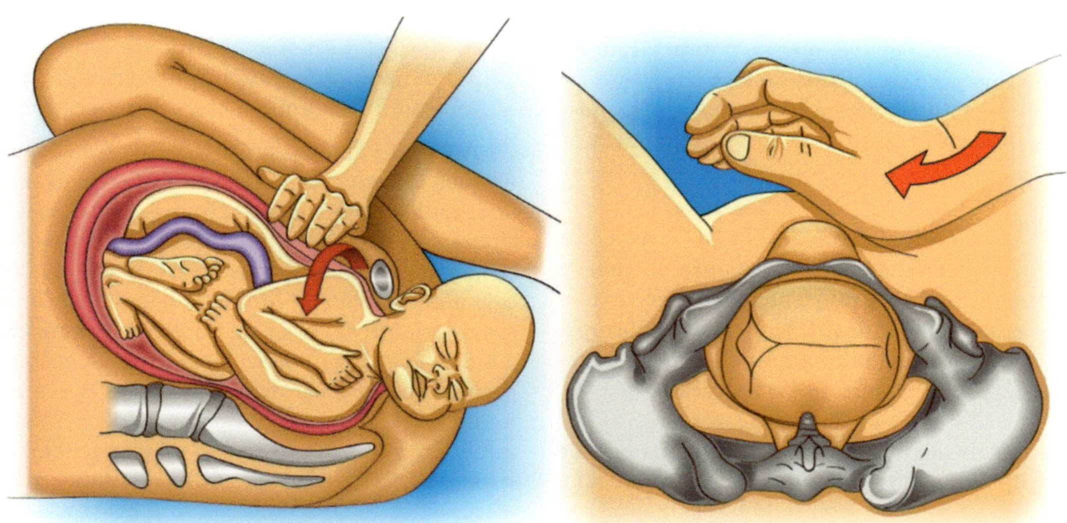

Figura 58.3 Manobra de Rubin I. (Ilustração de Felipe Lage Starling.)

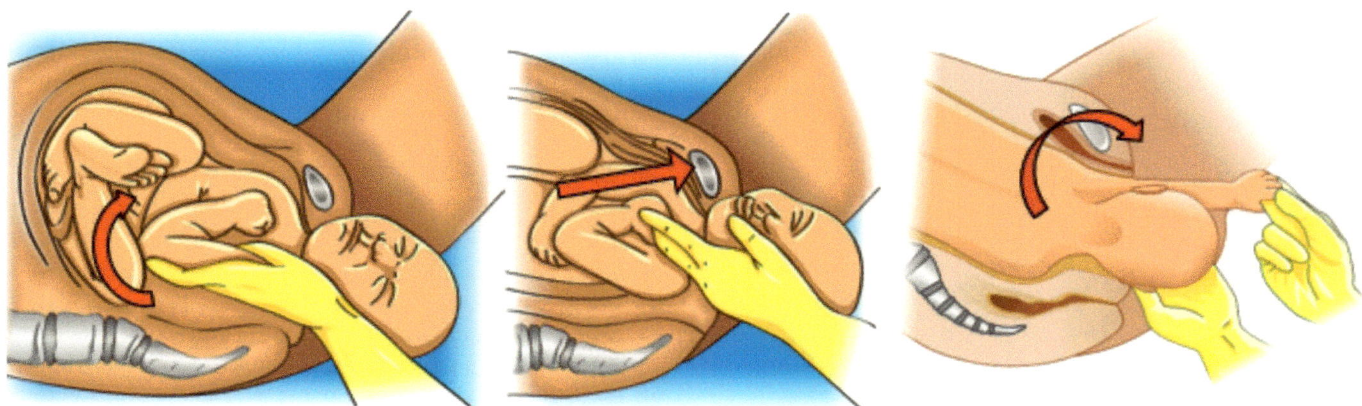

Figura 58.4 Desprendimento do braço posterior por meio da manobra de Jacquemier. (Ilustração de Felipe Lage Starling.)

A manobra é executada em três tempos, e a episiotomia é necessária para facilitar o procedimento. Inicialmente, a mão é introduzida na vagina, progride através do vazio sacral e apreende o braço posterior com os dedos posicionados paralelamente ao úmero. Em um segundo tempo, o braço é deslocado para a frente do tórax fetal. Se o braço fetal estiver estendido, é necessário executar pressão na fossa antecubital para otimizar o deslocamento. Em um terceiro passo, o antebraço e a mão são apreendidos e tracionados para fora da vagina, passando adiante do tórax fetal, promovendo a rotação anterior do tronco fetal e, subsequentemente, a liberação de antebraço, braço e ombro posteriores pelo espaço anterior da pelve materna (Figura 58.4). A remoção do braço posterior acarreta redução de 2 a 3cm no diâmetro biacromial, transformando-o em um diâmetro axiloacromial de 10 a 11cm e possibilitando a resolução da DO.[3]

Manobra de Shrug

Diante da dificuldade de apreensão e deslocamento anterior do braço posterior (braço estendido ou posicionado atrás do dorso fetal), a manobra de Shrug é uma alternativa eficiente à de Jacquemier. Nessa manobra, a mão do operador apreende a axila posterior do feto, entrelaçando os dedos polegar e indicador no cavo axilar. A axila é deslocada em direção à cabeça fetal, posicionando o ombro posterior em um nível inferior ao da sínfise púbica. Simultaneamente, a outra mão segura a cabeça do feto. A cabeça e o ombro são girados, juntos, 180 graus em direção à face fetal, liberando o ombro posterior anteriormente na pelve. Alocado posteriormente após rotação do tronco fetal, o ombro anterior é o último a se desprender (Figura 58.5).[23]

Manobra de Menticoglou

Em caso de falha na tentativa de remoção do braço posterior, imposta pela dificuldade em alcançar o cotovelo ou o antebraço, outra estratégia consiste em executar tração axilar para descida ou liberação do ombro posterior (manobra de Menticoglou). A manobra é realizada por meio do entrelaçamento dos dedos médios de cada mão do operador na axila posterior do feto. Enquanto um auxiliar desloca a cabeça fetal em direção ao ombro anterior impactado, o operador introduz o dedo médio de sua mão esquerda no lado direito da pelve materna e o dedo médio direito no lado contralateral. Os dedos são entrelaçados no cavo axilar fetal e uma tração inferior é executada ao longo da curvatura sacral (Figura 58.6). Essa manobra também facilita nova tentativa de remoção completa do braço posterior ou a execução

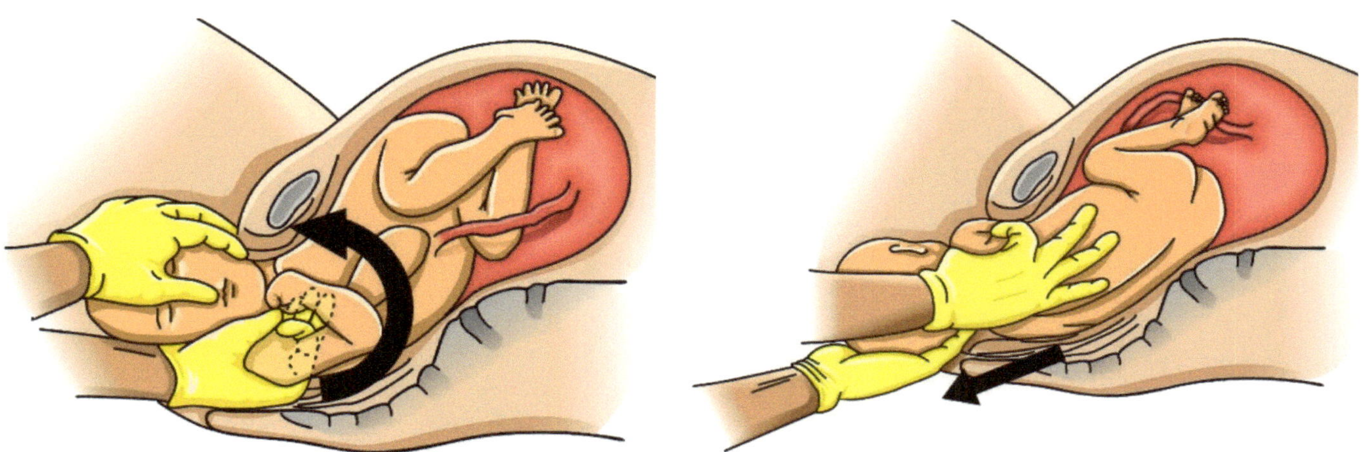

Figura 58.5 Desprendimento do braço posterior por meio da manobra de Shrug. (Ilustração de Felipe Lage Starling.)

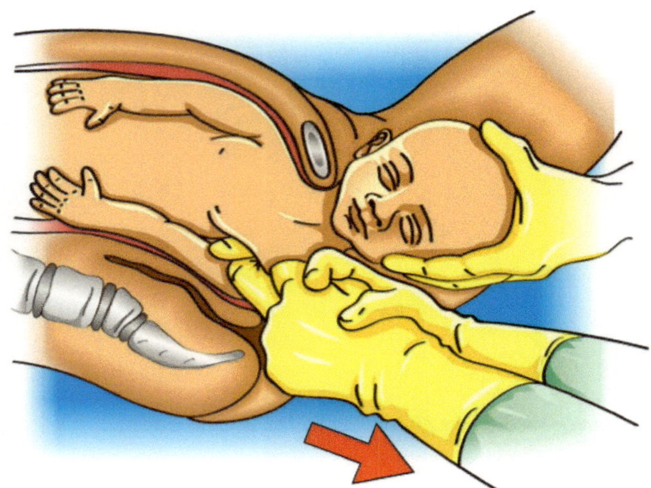

Figura 58.6 Desprendimento do ombro posterior por meio da manobra de Menticoglou. (Ilustração de Felipe Lage Starling.)

subsequente de manobra rotatória interna para desprendimento do ombro anterior impactado. Com frequência, essa manobra também promove liberação espontânea do ombro anterior.[24]

Uma alternativa para desprendimento do ombro posterior consiste na apreensão da axila e tração inferior do ombro com uma das mãos. Nessa situação, o dedo indicador irá envolver a axila pelo dorso fetal e o polegar deslizará anteriormente ao ombro. As pontas dos dedos devem tocar entre si no cavo axilar fetal. Subsequentemente, é executada a tração inferior.[25]

Manobras de Gaskin e Rubin II

Em caso de falha da abordagem inicial, devem ser instituídas manobras secundárias. As principais são a manobra de Gaskin e as manobras rotatórias internas (Rubin II, parafuso de Woods e Woods reversa).[1,22]

Na manobra de Gaskin, a parturiente é posicionada em "apoio nos quatro membros" (mãos e joelhos [Figura 58.7]). Como alternativa, é possível adotar a posição de "largada de corrida", em que o membro inferior homolateral ao dorso fetal será flexionado e deslocado anteriormente à pelve materna, enquanto a outra perna permanece estendida posteriormente (Figura 58.8). Essas posições ampliam o espaço na concavidade do sacro e são beneficiadas pela gravidade (verticalização do tronco materno). A tração pode ser efetuada em direção inferior (liberação do ombro posterior) ou superior (liberação do ombro anterior). Essas manobras são opções de alta eficácia e baixa morbidade, principalmente para parturientes sem analgesia e/ou assistidas em camas de parto. Também podem anteceder a tentativa de remoção do braço ou ombro posterior, manobras tecnicamente mais difíceis.[26]

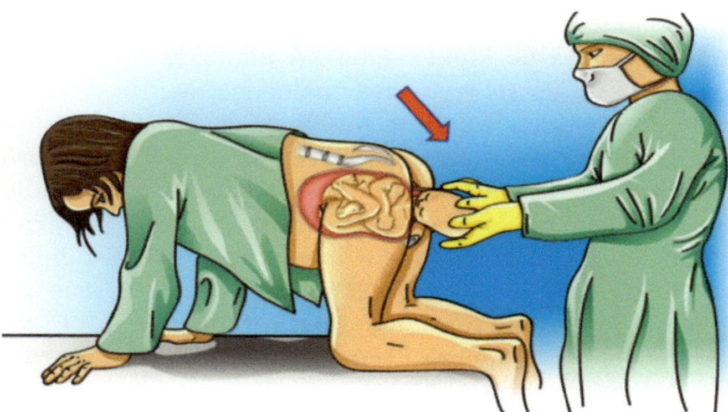

Figura 58.7 Manobra de Gaskin. (Ilustração de Felipe Lage Starling.)

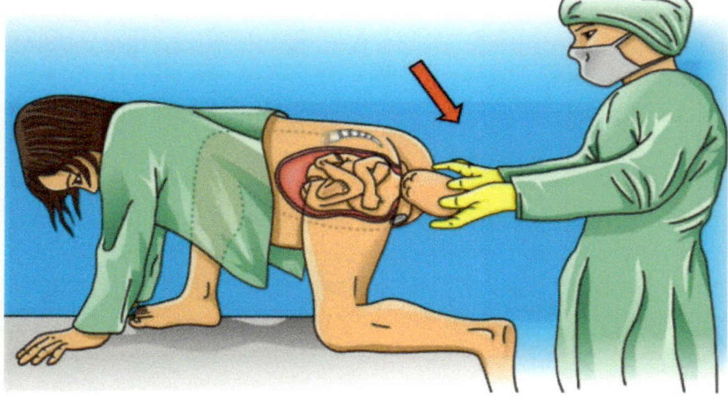

Figura 58.8 Posição de "largada de corrida". (Ilustração de Felipe Lage Starling.)

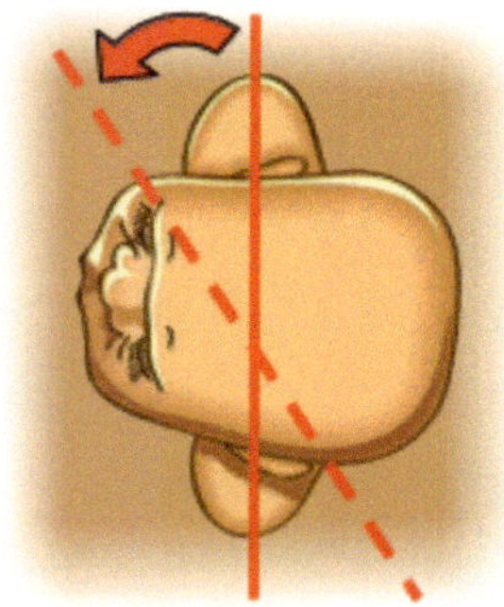

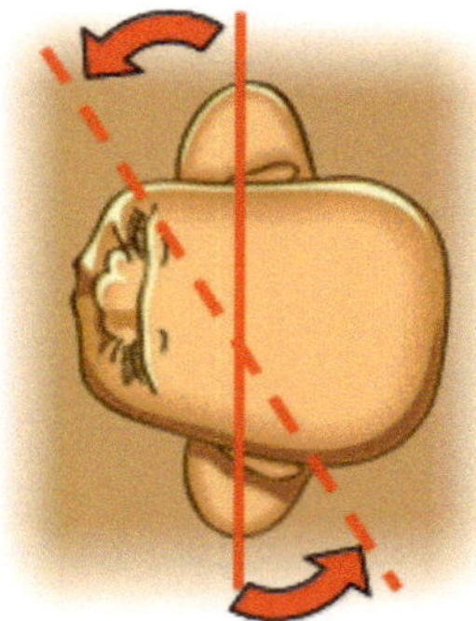

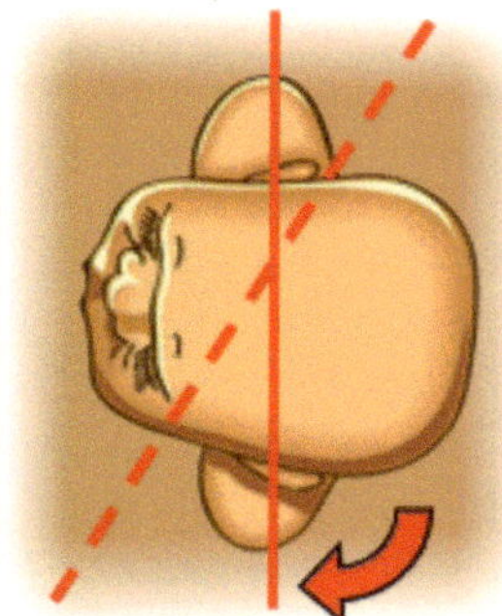

Figura 58.9 Sequenciamento das manobras rotatórias internas de Rubin II, parafuso de Woods e Woods reversa. (Ilustração de Felipe Lage Starling.)

As manobras rotatórias internas devem ser aplicadas em sequência (Figura 58.9). A primeira a ser tentada deve ser a adução do ombro anterior impactado por meio da manobra de Rubin II. A mão utilizada para efetuar a manobra deve ser a do lado correspondente ao dorso fetal, a qual deve ser introduzida pelo vazio sacral homolateral ao dorso fetal, deslocada superiormente e alocada atrás do ombro anterior impactado para promover sua adução com o objetivo de deslocar o ombro para o diâmetro oblíquo da pelve, de dimensões mais amplas.

Em caso de falha, a mão deve ser mantida atrás do ombro fetal anterior, enquanto a outra mão é introduzida no vazio sacral contralateral e alocada adiante do ombro posterior. Assim, simultaneamente, a mão superior efetua compressão posterior de adução do ombro impactado e a inferior comprime anteriormente o ombro posterior, abduzindo-o e otimizando a tentativa de deslocamento do diâmetro biacromial para o diâmetro oblíquo da pelve.

A manobra efetuada na frente do ombro posterior é denominada parafuso de Woods. Caso essa segunda tentativa seja frustra, a mão inferior do operador é removida da vagina e a superior é deslocada inferiormente, alocando atrás do ombro posterior para efetuar a manobra de Woods reversa, que também promove a rotação interna de 180 graus do dorso fetal, invertendo os ombros fetais para uma posição oblíqua de desprendimento.[1,22,27]

Sequenciamento de manobras

O mnemônico ALEERTA é proposto para treinamento profissional no manejo da DO na posição litotômica (Quadro 58.1). Após a parturiente ser avisada e providenciadas ajuda e anestesia, o sequenciamento inclui as manobras de McRoberts e Rubin I, a avaliação da necessidade de episiotomia, a remoção do braço posterior, as manobras internas e, por último, a alteração da posição para quatro apoios.[28]

Caso a DO não seja resolvida após as tentativas iniciais e secundárias descritas, a assistência deve progredir para as manobras de última instância (resgate).[1,22]

Para parturientes assistidas nas posições verticais, fora de macas ou mesas cirúrgicas, é proposto o mnemônico A SAÍDA (Quadro 58.2) para treinamento profissional. O sequenciamento inicia com o aumento do agachamento materno, o que promoverá a hiperflexão dos membros inferiores, ampliando o diâmetro funcional da pelve, como na manobra de McRoberts (manobra de McRoberts modificada). Se a hiperflexão isolada não for suficiente para resolver a DO, o próximo passo consistirá em exercer pressão suprapúbica externa, mantendo a parturiente em agachamento ampliado. A pressão é efetuada por meio do posicionamento das mãos no abdome inferior materno, como na manobra de Rubin I.

Em caso de falha, o passo subsequente consiste em alterar a posição da parturiente para quatro apoios (posições de Gaskin ou de "largada de corrida"). Caso não ocorra a resolução, a parturiente será mantida em quatro apoios para a tentativa subsequente das manobras internas. A sequência sugerida é a mesma adotada na posição de litotomia: manobras de Rubin II, parafuso de Woods e Woods reversa. A técnica para execução das manobras também será praticamente a mesma, exceto pela inversão dos ombros fetais provocada pela alteração da posição materna, ou seja, o ombro anterior impactado no pube materno está situado inferiormente e o ombro posterior se encontra superiormente.

Assim, em comparação à posição de litotomia, as manobras são efetuadas nos ombros contrários. Então, a manobra de Rubin II é realizada atrás, no ombro posterior, agora posicionado superiormente; o parafuso de Woods é efetuado ao se adicionar pressão com a outra mão adiante do ombro anterior, posicionado inferiormente; e a manobra de Woods reversa é realizada inferiormente, atrás do ombro anterior, após o operador deslocar a mão inferiormente.

Em caso de falha do sequenciamento das manobras internas, a próxima tentativa consiste no desprendimento do braço posterior (manobra de Jacquemier), aqui situado superiormente. A mão do operador penetra superiormente pelo vazio sacral, apreende e desloca o braço posterior anteriormente no tórax fetal. Em seguida, o operador desloca sua mão para apreensão da mão fetal, efetuando ali uma tração inferior e promovendo o giro do corpo fetal e o delivramento ordenado da mão, braço e ombro posteriores.[29]

Quadro 58.1 Mnemônico ALEERTA para sequenciamento de manobras no tratamento da distócia de ombro

A	Chamar ajuda; avisar a parturiente; **A**nestesista a postos
L	**L**evantar os membros inferiores em hiperflexão (manobra de McRoberts)
E	Pressão suprapúbica **E**xterna (manobra de Rubin I)
E	Considerar **E**pisiotomia
R	**R**emover o braço posterior
T	**T**oque para manobras internas (Rubin II, parafuso de Woods, Woods reversa)
A	Alterar a posição para quatro **A**poios (manobra de Gaskin)

Quadro 58.2 Mnemônico A SAÍDA para sequenciamento das manobras para tratamento da distócia de ombro nas posições verticais

A	Chamar **A**juda; avisar a parturiente; anestesista a postos; aumentar o agachamento (manobra de McRoberts modificada)
S	Pressão **S**uprapúbica externa
A	Alterar a posição para quatro **A**poios (manobra de Gaskin)
Í	Manobras **I**nternas (Rubin II, parafuso de Woods, Woods reversa)
D	**D**esprender o braço posterior
A	**A**valiar manobras de resgate

Manobras de resgate

A falha das manobras e de seus sequenciamentos determina a necessidade de manobras de última instância (resgate) para tratamento da DO. A fratura da clavícula e a extração do ombro posterior com auxílio de tipoia são manobras que podem ser tentadas imediatamente antes das manobras clássicas de última instância (Zavanelli, resgate abdominal e sinfisiotomia), mas não se enquadram no manejo inicial da DO porque estão associadas à maior morbidade neonatal.[22,30]

A clavícula anterior pode ser intencionalmente fraturada, reduzindo o diâmetro biacromial e delivrando o ombro impactado. Na técnica, o operador utiliza os dedos para tracionar a clavícula para fora, até que se quebre. O procedimento pode ser tecnicamente difícil e se associar a lesões das estruturas vasculares e pulmonares fetais subjacentes. Entretanto, trata-se de procedimento menos mórbido do que as manobras de última instância.[22]

O ombro posterior pode ser extraído com auxílio de uma tipoia aplicada na axila posterior. Fratura umeral parece ser a principal morbidade neonatal associada a esse procedimento. Uma sonda urinária 12 ou 14 (ou cateter de sucção) é dobrada em alça na extremidade do dedo indicador que será alocado atrás do ombro posterior. A alça é empurrada por detrás da axila posterior, até ser recuperada pelo outro dedo indicador, que é introduzido no lado contralateral da pelve, anteriormente ao tórax fetal. O laço é subsequentemente desdobrado, formando uma tipoia ao redor do ombro posterior. As extremidades da tipoia são apreendidas e uma tração inferior moderada é executada até a liberação do ombro posterior (Figura 58.10). A tipoia também pode ser utilizada para promover rotação dos ombros em 180 graus com auxílio de contrapressão efetuada atrás do ombro anterior.[30]

As manobras de última instância (Zavanelli, resgate abdominal e sinfisiotomia) apresentam morbidade maior, e seus riscos e benefícios devem ser considerados de acordo com as condições fetais e as possibilidades locais para realização das intervenções e tratamento das complicações. Relaxamento muscular (sedação, anestesia geral) e uterino otimiza o sucesso dessas manobras, sendo recomendada a administração de terbutalina (0,25mg via subcutânea) e nitroglicerina (50mcg a cada minuto até a obtenção do relaxamento – dose máxima de 250mcg).[31]

A manobra de Zavanelli (Gunn-Zavanelli-O'Leary) reposiciona a cabeça fetal na pelve para uma cesariana subsequente (Figura 58.11). O passo inicial consiste na reversão da rotação externa, posicionando o occipital anteriormente. Em seguida, a cabeça é fletida e, por meio de pressão firme com a palma de uma das mãos, empurrada superiormente na vagina o mais alto possível. A outra mão pode deprimir o períneo simultaneamente, aliviando a compressão do cordão umbilical e facilitando o reposicionamento vaginal da cabeça.[31]

No resgate abdominal, a parturiente é submetida a laparotomia e histerotomia para rotação manual transabdominal do ombro anterior. Efetuada a rotação do

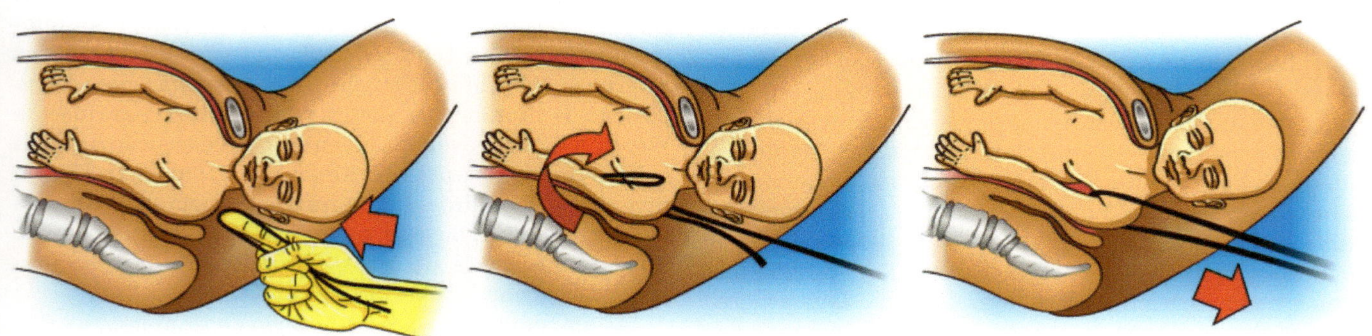

Figura 58.10 Desprendimento do ombro posterior com auxílio de tipoia. (Ilustração de Felipe Lage Starling.)

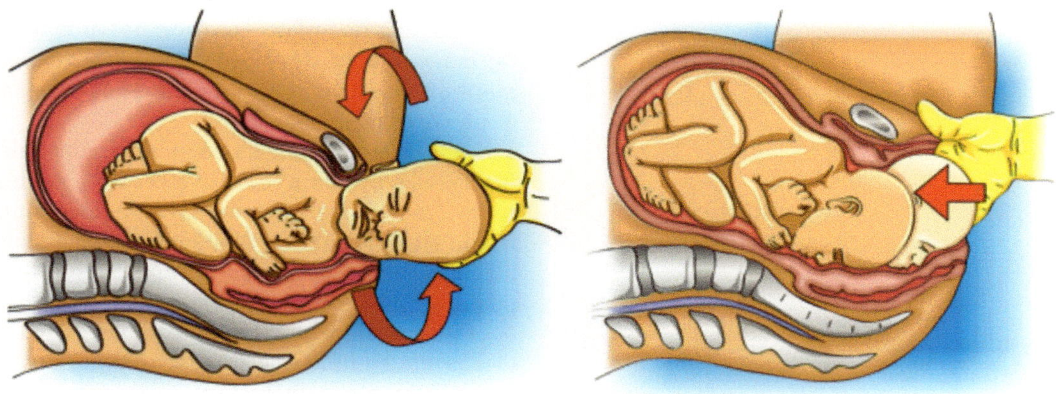

Figura 58.11 Manobra de Zavanelli. (Ilustração de Felipe Lage Starling.)

diâmetro biacromial para o diâmetro oblíquo da pelve, a extração fetal é realizada via vaginal por outro operador.[32]

Apesar de poder salvar vidas, a sinfisiotomia deve ser manobra de exceção devido à falta de evidências quanto à sua eficácia e segurança, assim como pelas possíveis morbidades associadas, particularmente a instabilidade pélvica. A divisão cirúrgica da cartilagem da sínfise púbica amplia a abertura pélvica, desobstruindo o ombro. Apesar de poder solucionar a DO, deve ser realizada apenas em caso de falha das demais manobras e em locais onde não é possível o resgate abdominal por ausência de salas cirúrgicas.

A técnica é realizada sob anestesia local com a parturiente em litotomia e membros inferiores abduzidos. Após sondagem vesical, o anestésico deve ser infiltrado na pele e nos subcutâneos sobrejacentes à cartilagem púbica. O operador desvia a uretra lateralmente com uma das mãos e realiza uma incisão de 1 a 3cm com lâmina de bisturi. A incisão deve ser suficiente para o afastamento dos ramos púbicos e delivramento do ombro impactado. Portanto, não é necessário incisar a espessura total da cartilagem. Após o procedimento, está recomendado repouso absoluto por 2 dias, seguidos de mobilização progressiva. Abdução dos membros inferiores deve ser evitada entre 7 e 10 dias.[33]

COMPLICAÇÕES

As complicações maternas graves mais comuns da DO são hemorragia pós-parto (atonia uterina e lesões do trajeto) e lacerações perineais complicadas. Outras complicações incluem diástase da sínfise púbica, lesões do trato urinário (uretra e bexiga) e neuropatia cutânea femoral lateral transitória secundária à manobra de McRoberts. As manobras de última instância podem associar-se a ruptura uterina, diástase da sínfise púbica e lesões do trato urinário.[34]

As lesões neonatais incidem em 5% das DO, podendo ocorrer mesmo quando o tratamento é adequadamente instituído. A continuidade da descida da cabeça fetal simultânea à impactação do ombro promove o estiramento dos nervos do plexo braquial com potencial agravamento das lesões, determinado pelas manobras de delivramento executadas. Adicionalmente, a compressão dos vasos do cordão umbilical e do pescoço fetal e a estimulação vagal excessiva são eventos que resultam em asfixia neonatal.

A complicação neonatal mais frequente é a lesão do plexo braquial. A incidência de estiramento do plexo braquial é maior quando são realizadas três ou mais manobras. As lesões nas raízes C5 e C6 ou em C5, C6 e C7 (paralisia de Duchenne-Erb) apresentam melhor prognóstico e se recuperam dentro de 6 meses em mais da metade dos infantes. Já as lesões envolvendo as raízes de C5 a T1 se recuperam em cerca de 14% dos casos.[35]

Embora a DO e a força excessiva do operador sejam fatores de risco importantes para o estiramento do plexo braquial, essas lesões frequentemente ocorrem na ausência de impactação do ombro, em cesarianas ou associadas a lesões que acontecem no período pré-natal. Portanto, parece que as forças propulsoras, a posição fetal e os puxos maternos podem ser suficientes para ocasionar tração lesiva do plexo braquial.[36] Outras complicações neonatais graves são as fraturas da clavícula e do úmero, pneumotórax, encefalopatia hipóxico-isquêmica e óbito neonatal. Complicações neonatais mais raras incluem paralisia diafragmática, síndrome de Horner (paralisia óculo-simpática), lesão do nervo facial, fratura espiral do rádio e paralisia do nervo laríngeo.[34]

PONTOS-CHAVE

- A DO é um evento predominantemente imprevisível e não prevenível.
- A incidência progressiva de obesidade e diabetes determinou o aumento contemporâneo da incidência de DO.
- Os principais fatores de risco para DO são macrossomia fetal, diabetes *mellitus*, distócias nos períodos funcionais do parto e parto vaginal operatório.
- Os exames de imagem e a pelvimetria clínica não são úteis para identificar mulheres com risco aumentado de DO.
- O diagnóstico e a gravidade da DO são subjetivos. A falha da manobra cabeça-ombro e o sinal da tartaruga são os principais critérios diagnósticos. A necessidade de múltiplas manobras de delivramento e a ocorrência de lesões maternas e/ou neonatais evidenciam melhor a gravidade dos casos.
- Os profissionais envolvidos na assistência ao parto devem estar preparados para reconhecer a DO e executar imediatamente uma sequência de manobras que possibilitem a sua correção em tempo hábil.
- O controle do peso corporal e dos níveis glicêmicos é a principal estratégia passível de reduzir o risco de DO.
- As complicações maternas graves mais comuns da DO são a hemorragia pós-parto e as lacerações perineais complicadas.
- A complicação neonatal mais frequente da DO é a paralisia transitória do plexo braquial.

RECOMENDAÇÕES

- Nas gestações com diabetes e peso fetal estimado acima de 4.500g e nas sem diabetes com estimativa de peso fetal maior que 5.000g, a cesariana parece prevenir a DO.
- No prolongamento do segundo estágio do trabalho de parto de parturientes diabéticas com estimativa de peso fetal entre 4.000 e 4.500g, assim como das não diabéticas com peso fetal estimado entre 4.500 e 5.000g, também se aplica a cesariana para prevenção de DO.
- No período expulsivo prolongado de fetos com peso estimado maior que 4.500g, a cesariana intraparto para prevenção da DO é preferível ao parto vaginal operatório baixo ou de alívio. Por outro lado, o parto vaginal operatório com a cabeça fetal na pelve média deve ser evitado em fetos com peso estimado acima de 4.000g, estando indicada a cesariana intraparto.

Entretanto, o parto vaginal operatório pode ser considerado após avaliação individualizada da história de partos anteriores, posição e tamanho do feto, desde que um obstetra experiente esteja disponível.

- A indução do parto para prevenir DO está indicada nas gestantes com diabetes gestacional, 39 semanas e peso fetal estimado entre 4.000 e 4.500g. Nas gestantes sem diabetes, a indução também pode ser oferecida com 39 semanas em caso de estimativa de peso fetal entre 4.000 e 5.000g, mas a conduta expectante também é razoável.
- Para o tratamento da DO, deve-se adotar uma sequência de manobras que pode variar de acordo com a posição da parturiente. Na posição de litotomia, sugere-se que a primeira manobra específica seja a de McRoberts, podendo ser associada à pressão suprapúbica externa (manobra de Rubin I).
- Na posição de litotomia, diante da falha das manobras iniciais, as principais manobras secundárias são as de Gaskin (quatro apoios), a liberação do braço posterior e as rotatórias internas (Rubin II, parafuso de Woods e Woods reversa). A tração axilar para liberação do ombro posterior também pode ser uma alternativa viável.
- Em posições verticais, a sequência recomendada consiste em aumento do agachamento (manobra de McRoberts modificada), pressão suprapúbica externa, posição de quatro apoios (Gaskin), manobras internas e desprendimento do braço posterior. A tração axilar do ombro não impactado também pode ser uma alternativa.
- As manobras de resgate para correção da DO incluem a tentativa de fratura da clavícula fetal e a extração do ombro posterior com auxílio de uma tipoia axilar. Em caso de insucesso, as manobras de última instância são a de Zavanelli, o resgate abdominal e a sinfisiotomia. Em virtude da morbidade materna associada ao procedimento, a sinfisiotomia deve ser precedida de avaliação dos riscos e benefícios e restrita a locais onde não é possível realizar o resgate abdominal por ausência de salas cirúrgicas.

CONSIDERAÇÕES FINAIS

A imprevisibilidade e a potencial gravidade da DO, assim como a limitação do tempo para sua resolução sem sequelas, tornam esse evento um dos mais desafiadores da urgência em Obstetrícia, exigindo dos cuidadores uma atuação conjunta e organizada com instituição rápida e hábil de manobras tocúrgicas específicas.[1]

Atualmente, o cenário epidemiológico da DO é marcado pelo aumento de sua incidência, determinado pela alta prevalência de obesidade e diabetes na gestação. Em virtude desses aspectos, é possível afirmar que todos os profissionais que assistem partos devem estar capacitados para rápido reconhecimento e resolução desse evento, objetivando prevenir a asfixia e a morte neonatal, a paralisia braquial permanente e as complicações maternas associadas.[2]

Referências

1. Committee on Practice Bulletins – Obstetrics. Practice Bulletin No 178: Shoulder Dystocia. Obstet Gynecol 2017; 129:e123-33. Reaffirmed 2019.
2. Mackenzie IZ, Shah M, Lean K, Duton S, Newdick H, Tucker DE. Management of shoulder dystocia: trends in incidence and maternal and neonatal morbidity. Obstet Gynecol 2007; 110(5):1059-68.
3. Hoffman MK, Bailit JL, Branch DW et al. A comparison of obstetric maneuvers for the acute management of shoulder dystocia. Obstet Gynecol 2011; 117(6):1272-8.
4. Gherman RB. Shoulder dystocia: an evidence-based evaluation of the obstetric nightmare. Clin Obstet Gynecol 2002; 45(2):345-62.
5. Beall MH, Spong C, McKay J, Ross MG. Objective definition of shoulder dystocia: A prospective evaluation. Am J Obstet Gynecol 1998; 179(4):934-7.
6. Vidarsdottir H, Geirsson RT, Hardardottir H, Valdimarsdottir U, Dagbjartsson A. Obstetric and neonatal risks among extremely macrosomic babies and their mothers. Am J Obstet Gynecol 2011; 204(5):423.e1-e6.
7. Øverland EA, Vatten LJ, Eskild A. Pregnancy week at delivery and the risk of shoulder dystocia: a population study of 2.014.956 deliveries. BJOG 2014; 121(1):34-41.
8. McFarland MB, Trylovich CG, Langer O. Anthropometric differences in macrosomic infants of diabetic and nondiabetic mothers. J Matern Fetal Med 1998; 7(6):292-5.
9. Kleitman V, Feldman R, Walfisch A, Toledano R, Sheiner E. Recurrent shoulder dystocia: is it predictable? Arch Gynecol Obstet 2016; 294:1161-6.
10. Campbell MK, Ostbye T, Irgens LM. Post-term birth: risk factors and outcomes in a 10-year cohort of Norwegian births. Obstet Gynecol 1997; 89(4):543-8.
11. Zhang C, Wu Y, Li S, Zhang D. Maternal pre-pregnancy obesity and the risk of shoulder dystocia: A meta-analysis. BJOG 2018; 125(4):407-13.
12. Laughon SK, Berghella V, Reddy UM, Sundaram R, Lu Z, Hoffman MK. Neonatal and maternal outcomes with prolonged second stage of labor. Obstet Gynecol 2014; 124(1):57-67.
13. Dall'Asta A, Ghi T, Pedrazzi G, Frusca T. Does vacuum delivery carry a higher risk of shoulder dystocia? Review and meta-analysis of the literature. Eur J Obstet Gynecol Reprod Biol 2016; 204:62-8.
14. Hartling L, Dryden DM, Guthrie A, Muise M, Vandermeer B, Donovan L. Benefits and harms of treating gestational diabetes mellitus: A systematic review and meta-analysis for the U.S. Preventive Services Task Force and the National Institutes of Health Office of Medical Applications of Research. Ann Intern Med 2013; 159(2):123-9.
15. Robinson R, Walker KF, White VA, Bugg GJ, Snell KIE, Jones NW. The test accuracy of antenatal ultrasound definitions of fetal macrosomia to predict birth injury: A systematic review. Eur J Obstet Gynecol Reprod Biol 2020; 246:79-85.
16. Rodis JF, Lockwood CJ, Barss VA. Shoulder dystocia: risk factors and planning delivery of high-risk pregnancies. Uptodate 2022A.
17. Committee on Practice Bulletins – Obstetrics. Practice Bulletin No 216: Macrosomia. Obstet Gynecol 2020; 135(1):e18-35.
18. Witkop CT, Neale D, Wilson LM, Bass EB, Nicholson WK. Active compared with expectant delivery management in women with gestational diabetes: A systematic review. Obstet Gynecol 2009; 113(1):206-17.
19. Gülmezoglu AM, Crowther CA, Middleton P, Heatley E. Induction of labour for improving birth outcomes for women at or beyond term. Cochrane Database Syst Rev 2012; 6(6):CD004945.
20. Leung TY, Stuart O, Sahota DS, Suen SSH, Lau TK, Lao TT. Head-to-body delivery interval and risk of fetal acidosis and hypoxic ischaemic encephalopathy in shoulder dystocia: A retrospective review. BJOG 2011; 118(4):474-9.
21. Leung TY, Stuart O, Suen SSH, Sahota DS, Lau TK, Lao TT. Comparison of perinatal outcomes of shoulder dystocia alleviated by different type and sequence of manoeuvres: A retrospective review. BJOG 2011; 118(8):985-90.

22. Rodis JF, Lockwood CJ, Barss VA. Shoulder dystocia: intrapartum diagnosis, management, and outcome. Uptodate 2022B.
23. Sancetta R, Khanzada H, Leante R. Shoulder Shrug maneuver to facilitate delivery during shoulder dystocia. Obstet Gynecol 2019; 133(6):1178-81.
24. Menticoglou SM. A modified technique to deliver the posterior arm in severe shoulder dystocia. Obstet Gynecol 2006; 108:755-7.
25. Ansell L, Ansell DA, McAra-Couper J, Larmer PJ, Garrett NKG. Axillary traction: An effective method of resolving shoulder dystocia. Aust N Z J Obstet Gynaecol 2019; 59:627-33.
26. Bruner JP, Drummond SB, Meenan AL, Gaskin IM. All-four maneuver for reducing shoulder dystocia during labor. J Reprod Med 1998; 43(5):439-43.
27. Woods CE, Westbury NY. A principle of physics as applicable to shoulder delivery. Am J Obstet Gynecol 1943; 45:796-804.
28. Also Brasil – Advanced Life Support in Obstetrics. Manual e Programa de Estudos. São Paulo: Sarvier, 2016.
29. Amorim MMR, Duarte AC, Andreucci CB, Knobel R, Takemoto MLS. Distócia de ombro: proposta de um novo algoritmo para conduta em partos em posições não supinas. Femina 2013; 41(3):115-24.
30. Cluver CA, Hofmeyr GJ. Posterior axilla sling traction for shoulder dystocia: case review and a new method of shoulder rotation with the sling. Am J Obstet Gynecol 2015; 212(6):784.e1-7.
31. Sandberg EC. The Zavanelli maneuver: 12 years of recorded experience. Obstet Gynecol 1999; 93(2):312-7.
32. O'Leary JA, Cuva A. Abdominal rescue after failed cephalic replacement. Obstet Gynecol 1992; 80:514-6.
33. Björklund K. Minimally invasive surgery for obstructed labour: A review of symphysiotomy during the twentieth century (including 5.000 cases). BJOG 2002; 109(3):236-48.
34. Gachon B, Desseauve D, Fritel X, Pierre F. Is fetal manipulation during shoulder dystocia management associated with severe maternal and neonatal morbidities? Arch Gynecol Obstet 2016; 294:505-9.
35. Foad SL, Mehlman CT, Ying J. The epidemiology of neonatal brachial plexus palsy in the United States. J Bone Joint Surg Am 2008; 90(6):1258-64.
36. Johnson GJ, Denning S, Clark SL, Davidson C. Pathophysiologic origins of brachial plexus injury. Obstet Gynecol 2020; 136(4):725-30.

Cesariana

CAPÍTULO

59

Augusto Henriques Fulgêncio Brandão
Cláudia Lourdes Soares Laranjeiras

INTRODUÇÃO

A cesariana é uma das medidas obstétricas capazes de impactar mais positivamente o prognóstico materno e fetal. Quando corretamente indicada e oportunamente realizada, é responsável pela diminuição da mortalidade perinatal e das sequelas relacionadas com o parto para o recém-nascido, além de ser recurso potencialmente importante para preservação da vida materna, fetal e neonatal.

Atualmente, suas indicações têm sido questionadas, na maioria das vezes por profissionais pouco experientes ou por influenciadores "leigos", o que pode promover uma estigmatização que comprometa a assistência obstétrica.[1,2] Todavia, cabe ressaltar que a indicação deliberada e não criteriosa da cesariana aumenta as taxas de complicações relacionadas com o parto para a gestante e seu recém-nascido, com impactos relevantes em termos de custo para o sistema de saúde.[1,3]

O aumento da incidência de cesarianas é considerado fenômeno de escala mundial, e diversos fatores contribuem para isso, como a evolução das técnicas cirúrgicas e algumas características do sistema de saúde. Em 2015, a Organização Mundial da Saúde (OMS) publicou declaração sobre as taxas de cesariana, explicitando que esse procedimento é fundamental para redução da mortalidade materna e neonatal, porém apenas quando há indicações médicas.[2,3]

A cirurgia consiste em laparotomia com abertura da cavidade uterina (histerotomia) por meio de técnicas e passos que podem apresentar algumas variações.

De origem histórica incerta, sabe-se que os primeiros relatos sobre o procedimento foram realizados *post-mortem*. O primeiro relato confiável sobre sua realização em pessoa viva data do início do século XVI.

Com o aprimoramento das técnicas anestésicas e de monitoramento, o uso da profilaxia antimicrobiana, a disponibilidade de hemoterapia e os avanços na técnica e no instrumental cirúrgico, foi significativa a melhora nos desfechos relacionados com o procedimento. Serviços de excelência devem manter-se vigilantes sobre suas taxas de cesariana e de complicações e sobre os desfechos maternos e perinatais para adequada discussão crítica acerca de seus processos.

Para essa análise, é imperativa a comparação de dados entre serviços, devendo ser adotada a uniformização dos padrões de indicação de cesariana. Uma das ferramentas mais utilizadas atualmente para avaliação das taxas de cesariana é a classificação de Robson.

CLASSIFICAÇÃO DE ROBSON

Criada por Michael Robson no início dos anos 2000, a classificação é utilizada para monitorar e classificar as cesarianas. O diferencial da proposta de Robson é que sua classificação tem como objetivo identificar as mulheres que são submetidas à cesariana e não as indicações do procedimento. Nesse sentido, existem grupos em que as mulheres são identificadas e estratificadas em diferentes categorias.[3,4]

Essa classificação tem como grande vantagem ser totalmente inclusiva e mutuamente exclusiva – inclusiva porque todas as mulheres atendidas no serviço serão incluídas na classificação, o que é muito importante para as coletas de dados prospectivos, e mutuamente exclusiva porque cada uma das mulheres é classificada somente em um, e apenas um, grupo da classificação (Quadro 59.1).[1,3,4]

Quadro 59.1 Grupos da classificação de Robson

Classificação de Robson
1. Nulípara, gestação única, cefálica, ≥ 37 semanas, em trabalho de parto espontâneo
2. Nulípara, gestação única, cefálica, ≥ 37 semanas, trabalho de parto induzido ou cesariana sem trabalho de parto
3. Multípara (excluindo cesariana prévia), gestação única, cefálica, ≥ 37 semanas, em trabalho de parto espontâneo
4. Multípara (excluindo cesariana prévia), gestação única, cefálica, ≥ 37 semanas, trabalho de parto induzido ou cesariana sem trabalho de parto
5. Cesariana prévia, gestação única, cefálica, ≥ 37 semanas
6. Todas as apresentações pélvicas em nulíparas, gestações únicas
7. Todas as apresentações pélvicas em multíparas (incluindo cesarianas prévias), gestação única
8. Todas as gestações múltiplas (incluindo cesarianas prévias)
9. Todas as apresentações anômalas em gestação única
10. Todas as gestações únicas, cefálicas, ≤ 36 semanas (incluindo cesariana prévia)

A classificação de Robson ajuda a responder quem são as mulheres submetidas à cesariana e, portanto, se há excessos de cesariana em algum grupo específico.

Não existem taxas de cesarianas recomendadas para cada grupo da classificação de Robson, mas a OMS publicou em 2016 um levantamento em 66 maternidades em 22 países, com um total de 42.637 partos de baixo risco, apontando a representatividade de cada grupo (tamanho) e as taxas médias de cesariana (Quadro 59.2).[5]

INDICAÇÕES

O sucesso do procedimento tem início com a indicação correta da via de parto. As indicações de cesariana podem ser absolutas, quando é a única via indicada para o quadro clínico, ou relativas, quando há outra opção possível, mas a cesariana é a mais adequada. Em contraste, não existem contraindicações à cesariana, visto ser uma cirurgia utilizada como recurso para melhora de desfechos obstétricos, quando corretamente indicada.[3,4]

As principais indicações, embora não exclusivas, estão listadas no Quadro 59.3. Cabe observar que na maioria dos casos a indicação é relativa e deve ser individualizada de acordo com a mulher, o estágio do trabalho de parto e a experiência do obstetra assistente.

Quadro 59.2 Representatividade e taxas de cesariana em cada grupo de Robson

Grupo	Tamanho relativo (%)	Taxa de cesariana (%)
1	29,3	9,8
2	8,8	39,9
3	40,1	3,0
4	6,4	23,7
5	7,2	74,4
6	1,2	78,5
7	1,5	73,8
8	0,9	57,7
9	0,4	88,6
10	4,2	25,1

Fonte: adaptado de Souza *et al.*, 2016.[5]

TÉCNICA CIRÚRGICA

Existem algumas variações na técnica cirúrgica para cesariana, muitas vezes determinadas pelas características da instituição e pela vivência diária com a prática da Obstetrícia. O tipo de instrumental disponível e o material também devem ser considerados, com destaque para os fios de sutura. A experiência pessoal de cada obstetra e as condições intraoperatórias também devem ser levadas em conta.[6-8]

Preparo e anestesia

Para casos eletivos, o banho pré-operatório com uso do sabonete de clorexidina pode reduzir a incidência de infecções de sítio cirúrgico. A tonsura dos pelos pubianos deve ser limitada à região da incisão cirúrgica e realizada o mais próximo possível do ato cirúrgico, preferencialmente com aparelhos não cortantes.[6,7]

Quadro 59.3 Indicações de cesariana

Indicações absolutas
• Placenta prévia total ou percreta • Apresentações anômalas (transversa, córmica ou deflexões) • Desproporção cefalopélvica • Obstrução do parto (tumores, alterações maternas do trato genital, malformações fetais)
Indicações relativas
• Comprometimento de vitalidade fetal (agudo ou crônico) • Cicatriz uterina prévia (miomectomia, cesarianas múltiplas) • Prolapso de cordão umbilical • Descolamento de placenta ou ruptura uterina • Infecção por HIV com carga viral elevada (> 1.000 cópias/mL) ou desconhecida • Ruptura de vasa prévia • Lesão ativa de herpes genital durante o trabalho de parto ou primoinfecção menos de 6 semanas antes da data do parto • Gestação múltipla (monoamniótica ou primeiro feto não cefálico) • Falha de indução do parto • Doenças maternas que poderiam ser agravadas por parto vaginal (fístulas perineais, câncer de colo uterino, cirurgia perineal reconstrutiva prévia)

A profilaxia antimicrobiana é indicada em todos os casos e deve ser realizada aproximadamente 30 minutos antes da incisão inicial, para as cesarianas eletivas, ou imediatamente antes do procedimento anestésico, nas de urgência. Devem ser preferidas as cefalosporinas de primeira geração (cefazolina ou cefalotina). Esquemas com a associação de outros antimicrobianos, como macrolídeos (azitromicina), podem ser considerados em casos de cesariana de urgência indicados durante o trabalho de parto.[4,8]

A escolha da anestesia deve ser discutida com o anestesiologista com base na indicação da cesariana e nas condições clínicas da mãe e do feto. Deve-se optar pelos bloqueios regionais (anestesia raquidiana ou peridural). Entretanto, a anestesia geral pode ser indicada em casos de coagulopatias maternas, cesarianas de emergência ou doenças neurológicas maternas. As instituições devem ser encorajadas a adotar a rotina de consultas pré-anestésica para que ainda durante o pré-natal a gestante e seus familiares tenham a oportunidade de receber orientação e esclarecer suas dúvidas acerca do ato anestésico com a equipe que realizará o procedimento.

A sondagem vesical rotineira não é preconizada. Todavia, em casos de mulheres com múltiplas abordagens pélvicas ou com previsão de tempo cirúrgico prolongado, a sondagem deve ser considerada. O momento ideal para retirada da sonda deve ser o mais precoce possível – protocolos assistenciais mais recentes defendem sua retirada ainda na sala de recuperação pós-anestésica (*ERAS – Enhanced Recovery After Surgery*).[6-8]

Abertura da parede abdominal

A incisão mais comum é a transversa suprapúbica, denominada incisão de Pfannenstiel modificada, medindo cerca de 10 a 12cm e ligeiramente arciforme, com a concavidade voltada para cima. Deve ser realizada aproximadamente 2cm acima da sínfise púbica.

Reservada para casos de maior complexidade cirúrgica, a incisão longitudinal mediana infraumbilical apresenta como desvantagens o fato de se associar à maior incidência de hérnias incisionais e ser esteticamente menos adequada. Mesmo nos casos de cesariana de urgência, o profissional com bom treinamento técnico é capaz de realizar adequadamente a laparotomia e, em tempo hábil, utilizar a incisão de Pfannenstiel modificada (Figura 59.1).

O tecido subcutâneo deve ser aberto por extensão igual à da pele, sem afunilamento da incisão. A aponeurose deve ser aberta pouco acima do nível da abertura da pele, também com incisão transversa, que deverá ultrapassar em alguns poucos centímetros as bordas laterais da incisão da pele (Figura 59.2).

Em seguida, realiza-se, por dissecção romba, a separação da aponeurose dos músculos retos abdominais: no retalho superior, até próximo da cicatriz umbilical; no inferior, até a sínfise púbica. Na linha *alba*, a dissecção deverá ser feita com tesoura (Figura 59.3).

A técnica de cesariana de Misgav Ladach é uma modificação proposta com o propósito de diminuir o tempo cirúrgico, se comparada à técnica clássica de Pfannenstiel-Kerr. Basicamente, consiste em abertura romba dos planos abdominais. Os desfechos entre as duas técnicas são semelhantes, mas verifica-se, de fato, diminuição do tempo cirúrgico com a aplicação da técnica de Misgav Ladach.[9]

Os músculos retos abdominais poderão ser separados por divulsão, quando da primeira laparotomia, ou com

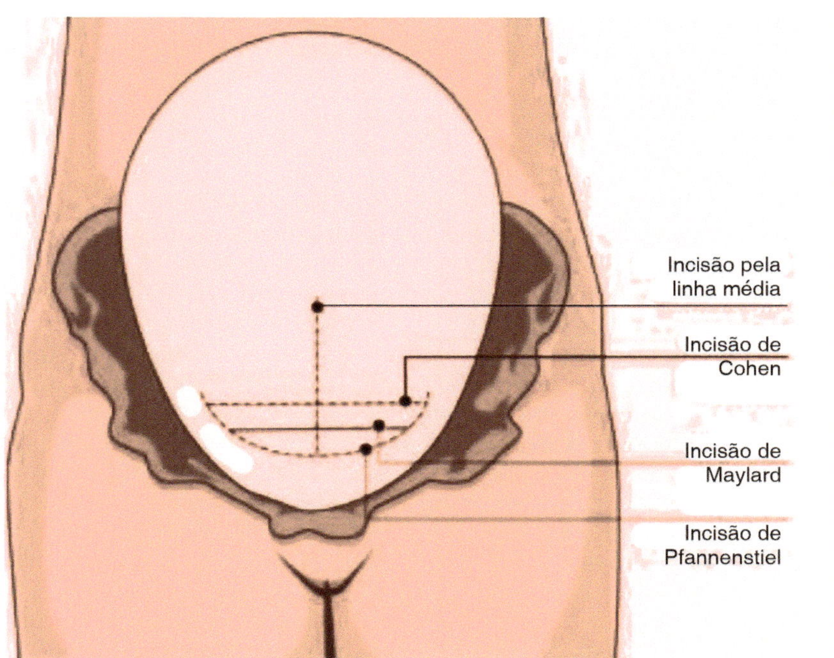

Figura 59.1 Tipos de laparotomia utilizados na cesariana: as incisões transversais de Pfannenstiel (arciforme) e de Joel-Cohen (reta) e a incisão mediana.

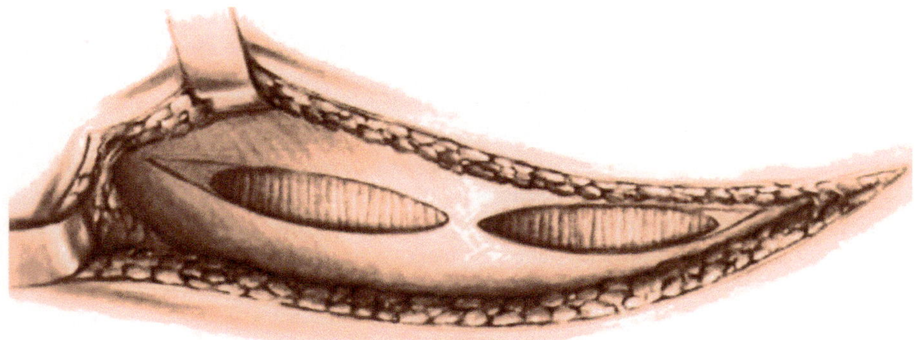

Figura 59.2 Abertura da aponeurose no mesmo sentido da cutânea, mas em nível ligeiramente superior e prolongada em ambos os lados 1 a 2cm por baixo da pele.

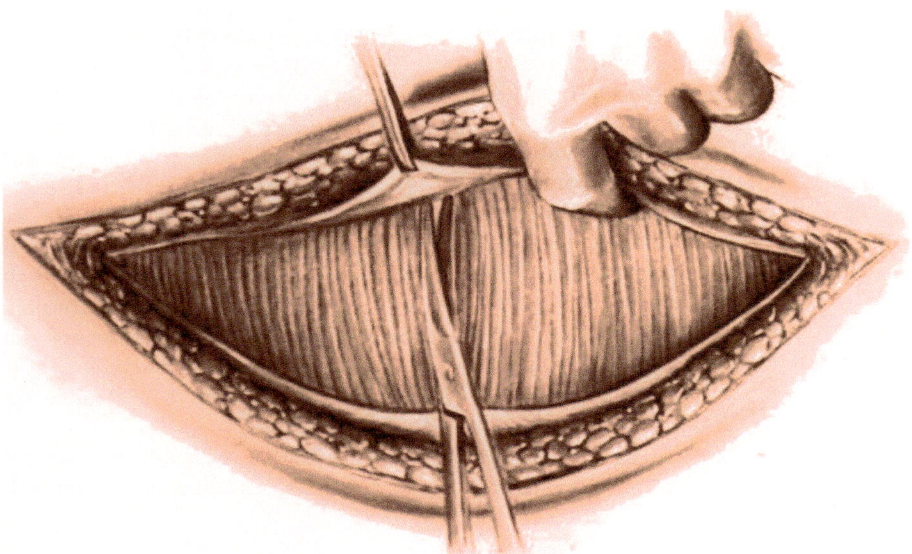

Figura 59.3 Descolamento da aponeurose. No retalho superior, em uma extensão de 8 a 10cm, os dedos indicadores do cirurgião e do assistente levantam a parede anterior das bainhas dos retos de cada lado da linha *alba*, colocando-a sob tensão. Surge assim o septo mediano tendinoso curto, que será seccionado com tesoura.

auxílio da tesoura, nos casos de laparotomias prévias. O uso de bisturi elétrico para abertura do peritônio não é recomendado em virtude do risco de lesão térmica de vísceras adjacentes eventualmente aderidas à parede abdominal.

Abre-se o peritônio parietal em sentido vertical com o cuidado de não lesionar alças intestinais próximas à zona de abertura. Para isso, o cirurgião e o auxiliar devem tracionar para cima o peritônio parietal, utilizando pinças, tornando possível uma pequena incisão. Em seguida, essa abertura é prolongada para cima e para baixo, com uma das mãos na face interna do peritônio, funcionando como mão-guia (Figura 59.4).

Histerotomia

Na maioria dos casos, opta-se pela histerotomia segmentar transversa – incisão mais segura, promove menos perda sanguínea e é mais facilmente suturada.

Antes da histerotomia segmentar transversa é necessária a abertura do peritônio visceral: faz-se uma incisão transversa arciforme com tesoura curva, na altura da prega vesico uterina, e descola-se um pouco o peritônio para cima e para baixo da incisão (Figura 59.5).

Na região central da histerotomia segmentar faz-se um pequeno orifício com pinça hemostática curva, suficiente para conter os dois dedos indicadores do obstetra. Por tração digital para os lados e um pouco para cima, o obstetra amplia a histerotomia o suficiente para permitir a extração fetal. Pode ser feita também uma marcação prévia delicada da incisão uterina com o bisturi, assim como a abertura do orifício central. Nos casos de cesariana iterativa, em que é comum a presença de fibrose uterina, a incisão uterina pode ser feita com o auxílio de tesoura ou bisturi (Figura 59.6). A divulsão bidigital também pode ser utilizada na abertura da cavidade uterina (Figura 59.7).

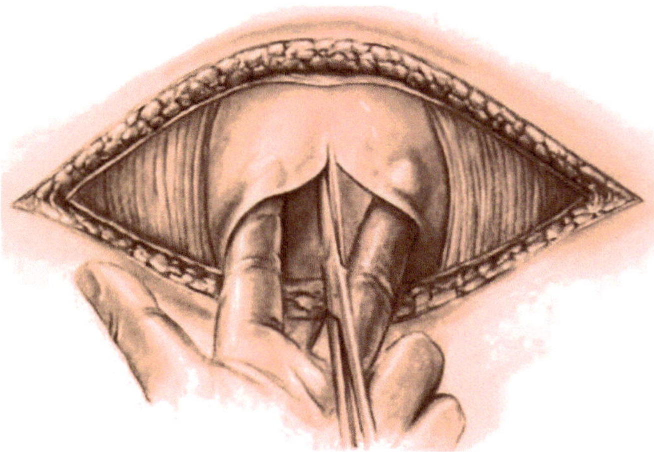

Figura 59.4 Incisão do peritônio parietal no sentido longitudinal.

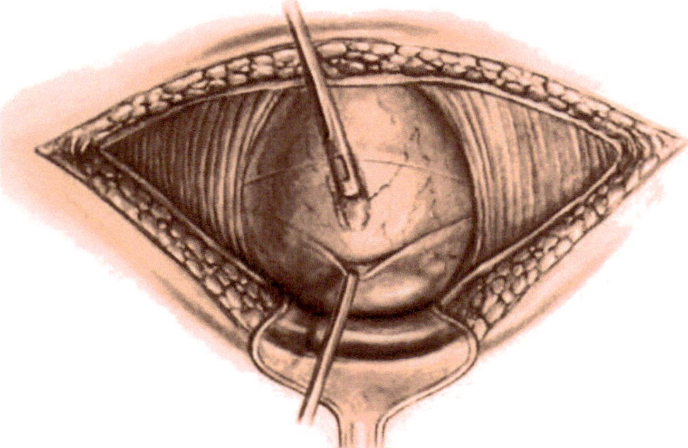

Figura 59.5 Descolamento do peritônio visceral, que pode ser realizado com o dedo ou com gaze montada em pinça.

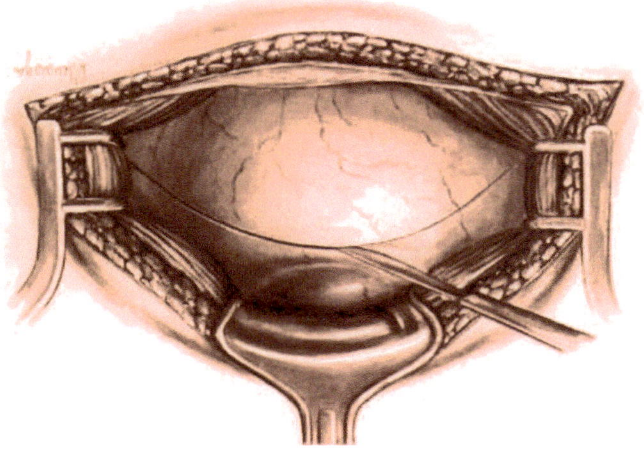

Figura 59.6 Marcação da histerotomia a bisturi, de forma curvilínea, com os ângulos elevados para cima.

A histerotomia corporal (longitudinal em relação ao maior eixo uterino) está indicada nos casos de segmento uterino não formado (gestação pré-termo na ausência de trabalho de parto), placenta inserida no segmento uterino, gêmeos conjugados e fetos grandes em situação transversa.

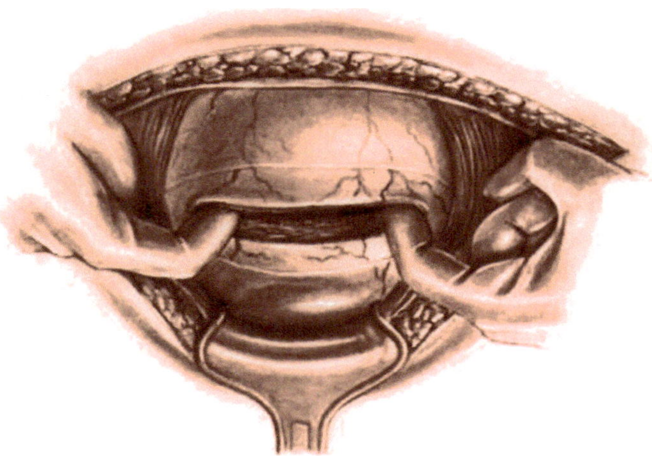

Figura 59.7 Histerotomia por divulsão bidigital.

Nos casos de histerotomia corporal, após a abertura do peritônio parietal, realiza-se incisão longitudinal no corpo uterino com auxílio do bisturi. Essa incisão deve ser aprofundada com o bisturi em sua região mais central até alcançar a cavidade uterina. Com o auxílio de uma tesoura curva, deve ser completada a incisão de toda a espessura do miométrio, até próximo do nível da inserção das tubas uterinas, em sentido superior, e até próximo do segmento uterino, em sentido inferior.

Extração fetal

Uma vez aberta a cavidade uterina, promove-se a ruptura das membranas amnióticas caso essa ruptura já não tenha acontecido previamente. Nos casos de polidrâmnio, antes de se proceder à extração fetal, é aconselhável a retirada do líquido amniótico excedente com aspirador.

A retirada do feto vai depender basicamente de sua apresentação. Nas apresentações cefálicas, o obstetra irá introduzir uma das mãos (em geral a esquerda, pois a maioria dos obstetras opera do lado esquerdo da grávida) entre o polo cefálico fetal e a sínfise púbica e, com movimento delicado, favorecer a elevação desse polo em direção à histerotomia (Figura 59.8). Nesse momento, o auxiliar estará exercendo pressão delicada no fundo uterino, empurrando o feto para baixo e forçando seu deslizamento na mão do obstetra. Expulso o polo cefálico, traciona-se o feto, promovendo a liberação dos ombros e posteriormente do restante do corpo fetal.

Nas apresentações pélvicas, a extração fetal deve ser realizada preferencialmente com rotação do feto até deixar seu dorso anterior em relação ao da mãe. A extração da pelve é realizada com cuidado especial com os membros inferiores do feto e gentil tração do cordão, a fim de evitar sua secção durante o restante da extração. Procede-se à extração do abdome e da cintura escapular com posterior extração do polo cefálico.

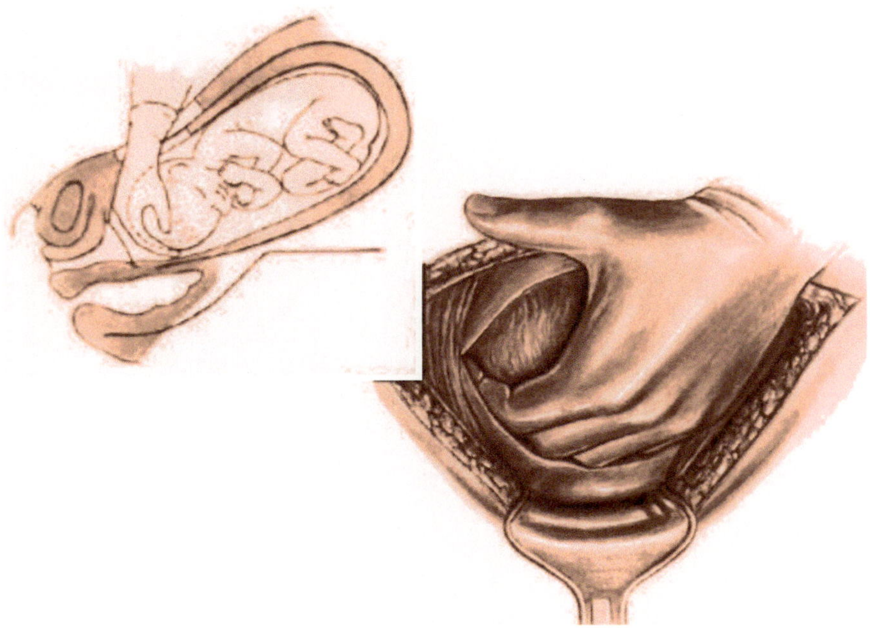

Figura 59.8 Extração fetal por meio da manobra de Geppert modificada.

Nos fetos em situação transversa é necessária a realização da versão interna e da extração podálica. Nos fetos em apresentação cefálica de difícil extração pode ser tentado o uso do fórcipe ou, em casos mais raros, lança-se mão da versão interna.

O recém-nascido é então recebido pelo neonatologista, que, mantendo-o sobre o campo cirúrgico que cobre as coxas da mulher, aspira suas secreções orofaríngeas, se necessário, o seca e faz a primeira avaliação sobre suas necessidades específicas.

A ligadura de cordão deve ser feita 60 segundos após a expulsão fetal, nos casos de risco menor, ou precocemente, naqueles em que são usados agentes anestésicos inalatórios, gestação múltipla, gestante infectada pelo HIV, recém-nascido gravemente deprimido e na presença de mecônio espesso.

Secundamento

Nesse momento, deve-se administrar ocitocina, em caráter profilático, para prevenção de atonia uterina e hemorragia puerperal. As doses recomendadas nos protocolos existentes variam de 5 a 10UI, via intramuscular.

Uma vez realizada a ligadura do cordão umbilical, nos casos em que ainda não houve descolamento espontâneo da placenta, procede-se à extração manual (Figura 59.9). Segue-se a limpeza da cavidade uterina com a ajuda de compressa estéril.

Histerorrafia

Após revisão, as bordas da histerotomia são mantidas por meio de pinças de Allis tracionadas pelo auxiliar, o que facilita a sutura. A histerorrafia deve ser realizada com fios absorvíveis, multi ou unifilamentados, como Vicryl ou Caprofyl (número zero ou 1), em chuleio festonado ou em pontos separados. Caso não disponíveis, pode ser utilizado categute cromado. A sutura em plano único, envolvendo o miométrio, deve ser preferencialmente realizada nas incisões uterinas transversais por demandar menos tempo cirúrgico. Não é necessário o fechamento do peritônio visceral, e não se deve envolver o endométrio na sutura (Figura 59.10). Nos casos de histerotomia corporal, a sutura deverá ser em dois planos, também com fios absorvíveis, com cuidado especial para hemostasia.

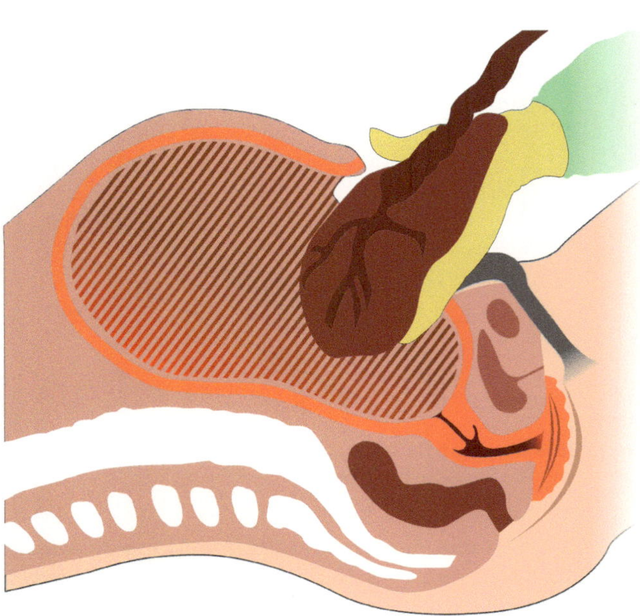

Figura 59.9 Extração manual da placenta.

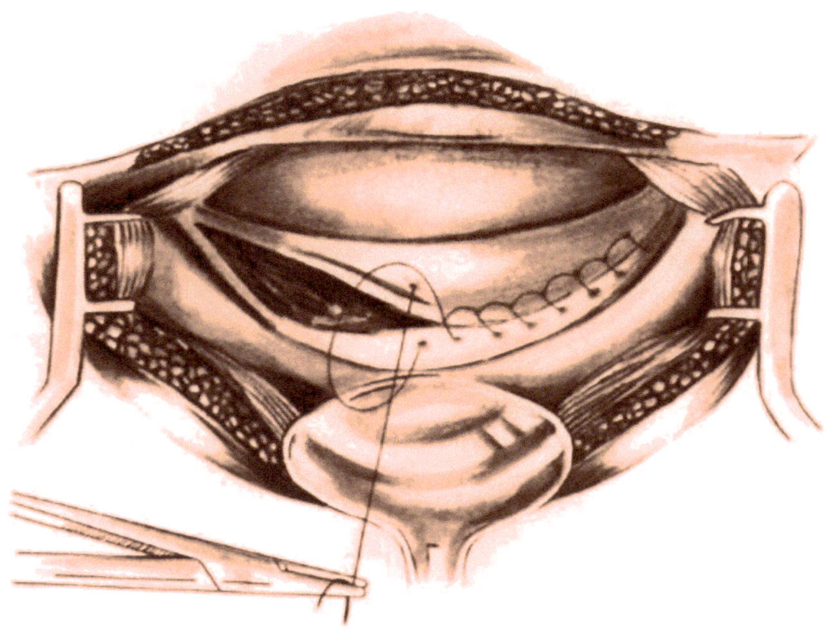

Figura 59.10 Histerorrafia em plano único por chuleio festonado.

Fechamento da parede abdominal

Procede-se à limpeza e à revisão da cavidade abdominal, sempre aproveitando a oportunidade para verificar o aspecto morfológico dos anexos (ovários e tubas uterinas).

Os planos de fechamento da parede abdominal são fontes de intenso debate e controvérsia. Não há evidências de que o fechamento do peritônio parietal beneficie o procedimento, mas essa prática ainda é adotada por número significativo de cirurgiões. Quanto realizada, pode ser feita com fio absorvível como Vicryl ou categute 00.

Os músculos retos abdominais podem ser aproximados com pontos simples ou em "u", utilizando Vicryl ou categute simples. Deve-se tomar o cuidado de não apertar muito esses pontos, pois essa prática, além de não promover nenhum benefício para a mulher, é fonte de mais dor no pós-operatório.

Antes da sutura da aponeurose é importante uma revisão rigorosa da hemostasia, pois existe um grande espaço morto entre os músculos retos abdominais e sua aponeurose, local de hematomas subaponeuróticos em algumas situações. A aponeurose é fechada com Vicryl zero ou polidioxanona (PDS) zero em chuleio contínuo (Figura 59.11).

O subcutâneo poderá ser aproximado com pontos de Vicryl 00 ou categute simples 00 nas mulheres que o apresentem mais espesso, apenas com a finalidade de favorecer a aproximação das bordas da pele, facilitando sua sutura.

A pele deve ser idealmente suturada com sutura intradérmica, podendo ser utilizados fios inabsorvíveis (náilon) ou absorvíveis (Monocryl).

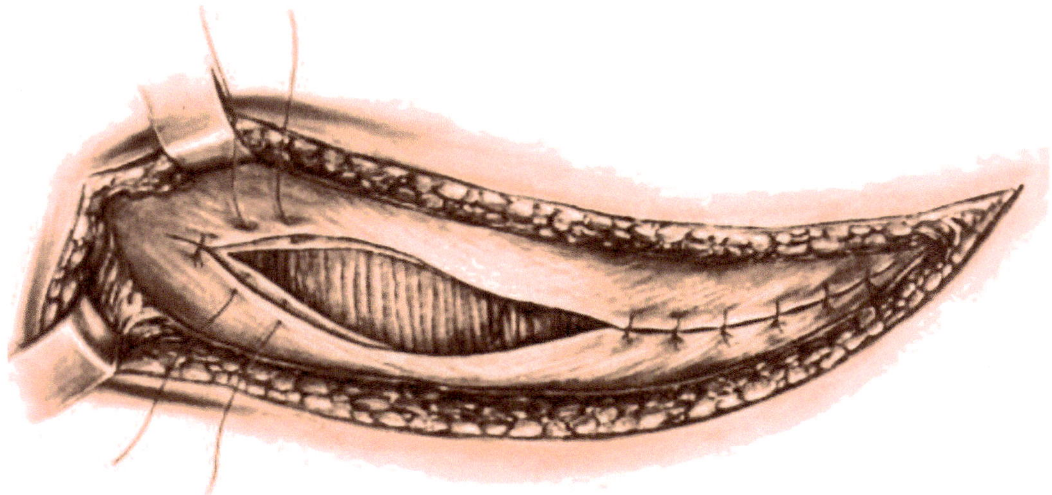

Figura 59.11 Síntese da aponeurose em plano único.

PÓS-OPERATÓRIO

Comparadas às cirurgias de mesmo porte, as cesarianas tendem a apresentar bons resultados pós-operatórios, quando conduzidas adequadamente.

Os protocolos mais recentes enfatizam a necessidade de reposição hídrica criteriosa (< 3L) e a adoção de estratégias para recuperação aprimorada (ERAS).[7,8] O Quadro 59.4 apresenta as principais estratégias apontadas para recuperação aprimorada na cesariana.

O controle da dor pós-operatória pode ser alcançado com analgésicos simples (dipirona e paracetamol), associados a anti-inflamatórios não esteroides,[6,7] sempre considerando o uso restrito dos últimos para puérperas hipertensas ou com lesão renal. Opioides devem ser utilizados somente em caso de falha da estratégia anterior e de maneira criteriosa.[6-8]

A prevenção e o tratamento de náuseas e vômitos consistem no uso de drogas como dimenidrato e ondansetrona. A metoclopramida não deve ser utilizada, considerando a alta incidência de efeitos extrapiramidais.[7,8]

A prevenção de eventos tromboembólicos deve ser sempre adotada com estímulo à deambulação precoce. Gestantes selecionadas podem beneficiar-se da profilaxia com heparina durante o período de recuperação pós-operatória (veja o Capítulo 36).

Caso a mulher tenha sido submetida à sondagem vesical de demora, a sonda deve ser retirada o mais precocemente possível, de preferência na sala de recuperação pós-anestésica ou nas primeiras horas de recuperação.[7]

COMPLICAÇÕES DA CESARIANA

Extração fetal difícil

Na maioria dos casos, a extração fetal ocorre sem dificuldades. Em algumas situações, no entanto, pode ser difícil, tanto na cesariana intraparto em que haja impactação do polo cefálico na pelve materna como em cesarianas eletivas, quando o polo cefálico se encontra muito alto. Diante dessa dificuldade, deve-se verificar inicialmente se a abertura do abdome e da histerotomia é suficiente para permitir a extração fetal atraumática, ampliando a incisão em caso de necessidade. Com a abertura adequada, caso a extração continue difícil, pode ser necessária a aplicação do fórcipe do Marelli (para fetos altos), versão interna com extração podálica ou manobras para desimpactação fetal (para fetos insinuados na pelve).[10,11]

Hemorragia

A hemorragia durante ou após o parto constitui uma das mais importantes causas de morte materna no país e seu tratamento e profilaxia são tratados no Capítulo 63.[4,10,11]

Os sangramentos aumentados durante a cesariana podem ser secundários à lesão de vasos arteriais calibrosos, principalmente ramos principais das artérias uterinas, ou à hipotonia uterina. No primeiro caso deve-se tentar a ligadura do vaso sangrante, enquanto no segundo cabe tentar resolver a hipotonia uterina por meio da infusão venosa de ocitocina, uso intramuscular de derivados de ergotamina e massagem direta na musculatura uterina. O uso de misoprostol retal constitui estratégia eficaz para diminuição da hemorragia por atonia uterina, usualmente na dose de 800mcg (quatro comprimidos de 200mcg). A administração venosa de ácido tranexâmico, na dose de 1g, deve ser utilizada como estratégia adjuvante eficaz no controle de sangramento.

Caso se verifique falha das medidas clínicas impostas, suturas compressivas ou ligaduras vasculares podem ser realizadas. Em casos extremos e de falha nas tentativas anteriores, pode ser indicada a histerectomia.[11]

Lesões viscerais

A lesão de vísceras abdominais é rara, mas tem seu risco aumentado em mulheres com abordagens pélvicas prévias. O órgão mais comumente lesionado é a bexiga, e a identificação da lesão é essencial para seu reparo adequado.

Considerando que na maioria das vezes se trata de lesão linear, pequena, em cúpula vesical, o tratamento adequado pode ser realizado por meio de sutura primária em um ou dois planos, com fios absorvíveis e manutenção da sonda vesical por até 7 dias após o procedimento.[12-14]

Infecções

A cesariana constitui por si só fator de risco para infecção puerperal – seu risco, comparado ao do parto vaginal, aumenta cinco e seis vezes. Além disso, a gravidade da infecção tende a ser maior em cesarianas em razão da abertura da parede abdominal.

A indicação racional e criteriosa da cesariana constitui importante estratégia de prevenção. O uso de antibioticoprofilaxia, como descrito anteriormente, é recomendado em todos os casos. A boa técnica asséptica constitui, também, importante fator de prevenção.[14,15]

O tratamento das infecções puerperais é discutido no Capítulo 64.

Fenômenos tromboembólicos

A gestação é por si só fator de risco para tromboembolismo venoso. Quando associado a procedimento cirúrgico, como a cesariana, esse risco pode ser até nove vezes maior do que no parto vaginal. Outras associações de risco incluem cesarianas de emergência, mulheres com mais de 35 anos de idade, tabagismo, uso prévio de contraceptivos orais combinados e história prévia de tromboembolismo venoso.[14,15]

Algumas estratégias vêm sendo preconizadas para redução do risco de fenômenos tromboembólicos, como deambulação precoce (minimizando a restrição no leito), seleção do grupo de alto risco que pode se beneficiar de heparina profilática e, principalmente, indicação correta de cesarianas (reduzindo o número de cesarianas desnecessárias).[13-15]

Quadro 59.4 Estratégias para recuperação aprimorada nos casos de cesariana

Tópico	Recomendação
	Pré-operatório
Jejum	Jejum de sólidos 8 horas antes da cirurgia Líquidos claros podem ser ingeridos até 2 horas antes da cirurgia
Otimização da hemoglobina	Tratar a anemia antes da cirurgia
	Intraoperatório
Prevenção de hipotensão na anestesia	Manter a normotensão Infusão profilática de vasopressores
Prevenção da hipotermia	Usar fluidos EV aquecidos a 25°C Prevenção ativa com mantas e aquecedores
Administração de uterotônicos	Usar a menor dose possível de uterotônicos para manutenção do tônus uterino
Profilaxia antibiótica	Promover a profilaxia antes da incisão da pele Fazer nova dose após 4 horas de cirurgia ou em caso de perda sanguínea > 1.500mL
Prevenção de náuseas e vômitos	Não exteriorizar o útero, a não ser que seja imprescindível Usar duas ou mais medicações antieméticas, EV, profilaticamente
Analgesia multimodal	Analgesia neuroaxial com opioides de longa duração e baixa dosagem Iniciar analgesia não opioide com analgésicos comuns e anti-inflamatórios não esteroides ainda durante a cirurgia
Otimização de fluidos EV	Limitar o uso a < 3L
Promover a amamentação	Iniciar assim que possível contato pele a pele entre mãe e RN
Clampagem do cordão	Clampar o cordão ≥ 60 segundos se o RN estiver em boas condições
	Pós-operatório
Retorno precoce da alimentação	Água ou gelo picado já podem ser iniciados 60 minutos após o procedimento A dieta regular pode ser iniciada 4 horas após o procedimento O acesso venoso pode ser retirado assim que a dieta for restabelecida, se não estiver recebendo medicações EV
Mobilização precoce	A puérpera já pode começar a deambular assim que a função motora estiver restabelecida Aumentar a frequência de deambulação durante a internação
Promover o descanso materno	Otimizar o ambiente para descanso e recuperação, minimizando intervenções e visitas
Retirada precoce da sonda vesical	Retirar a SVD em 6 a 12 horas
Profilaxia de tromboembolismo	Instituir protocolos de prevenção de tromboembolismo
Promover o retorno da função intestinal	Minimizar o uso de opioides sistêmicos Encorajar a mobilização precoce Estimular mascar chicletes e o uso de medicamentos para constipação intestinal
Analgesia multimodal	Promover controle adequado para a dor no pós-operatório com diferentes classes de medicamentos
Tratamento da anemia	Monitorar e tratar a anemia quando indicado
Apoio à amamentação	Estabelecer protocolos institucionais para estimular a amamentação
Controle glicêmico	Priorizar em mulheres com diabetes Usar protocolos para manutenção da normoglicemia
Facilitar a alta precoce	Organizar protocolos de alta Usar métricas para monitorar os critérios de alta Personalizar as medicações para controle da dor após a alta

RN: recém-nascido; SVD: sonda vesical de demora.
Fonte: adaptado de Sorabella *et al.*, 2021.[7]

Referências

1. American College of Obstetricians and Gynecologists. Safe prevention of the primary cesarean delivery. Obstetric Care Consensus No. 1. Obstet Gynecol 2014; 123:693-711.
2. WHO. Recommendations non-clinical interventions to reduce unnecessary caesarean sections. Disponível em: http://apps.who.int/iris/bitstream/handle/10665/275377/9789241550338-eng.pdf?ua=1. Accesso em 15 out 2018.
3. Visser GHA, Ayres-de-Campos D, Barnea ER et al. FIGO position paper: How to stop the caesarean section epidemic. Lancet 2018; 392:1286.
4. Macones GA, Caughey AB, Wood SL et al. Guidelines for postoperative care in cesarean delivery: Enhanced Recovery After Surgery (ERAS) Society recommendations (part 3). Am J Obstet Gynecol 2019; 221(3):247.e1-e9.
5. Souza JP, Betran AP, Dumont A et al. A global reference for caesarean section rates (C-Model): A multicountry cross-sectional study. BJOG 2016; 123(3):427-36.
6. Wilson RD, Caughey AB, Wood SL et al. Guidelines for antenatal and preoperative care in cesarean delivery: Enhanced recovery after surgery society recommendations (Part 1). Am J Obstet Gynecol 2018; 219:523.e1-e15.
7. Sorabella LL, Bauchat JR. Enhanced recovery after surgery: Cesarean delivery. Anesthesiol Clin 2021; 39:743-60.
8. Vogel JP, Betrán AP, Vindevoghel N et al. WHO Multi-country survey on maternal and newborn health research network. Use of the Robson classification to assess caesarean section trends in 21 countries: A secondary analysis of two WHO multicountry surveys. Lancet Glob Health 2015; 3:e260-70.
9. Holmgren G, Sjöholm L, Stark M. The Misgav Ladach method for cesarean section: Method description. Acta Obstet Gynecol Scand 1999; 78:615-21.
10. Federação Brasileira das Associações de Ginecologia e Obstetrícia. Assistência ao abortamento, parto e puerpério – Manual de Orientação. FEBRASGO, 2010.
11. National Institute for Health and Care Excellence (NICE). Cesarean section. NICE Clinical Guideline. London: RCOG, 2011.
12. Farret TCF, Dallé J, Monteiro VS, Riche CVW, Antonello VS. Risk factors for surgical site infection following cesarean section in a Brazilian women's hospital: A case-control study. Brazil J Infect Dis, 2014.
13. Romanelli RMC, Aguiar RLP, Leite VL et al. Estudo prospectivo da implantação da vigilância ativa de infecções de feridas cirúrgicas pós-cesáreas em hospital universitário no Estado de Minas Gerais, Brasil, 2010 a 2011. Epidemiol Serv Saúde 2012; 21:569-78.
14. Uyanikoglu H, Karahan MA, Turp AB et al. Are multiple repeated cesarean sections really as safe? J Matern Fetal Neonatal Med 2017; 30:482-5.
15. Visconti F, Quaresima P, Rania E, et al. Difficult caesarean section: A literature review. Eur J Obstet Gynecol Reprod Biol 2020; 246:72-8.

Analgesia e Anestesia em Obstetrícia

CAPÍTULO 60

Vinícius Pereira de Souza
Larissa Martins Silva

INTRODUÇÃO

A Obstetrícia é uma especialidade médica singular, com particularidades únicas e específicas relacionadas com seu contexto. O atendimento da gestante com alterações que podem ser fisiológicas ou não para esse período exige abordagem multidisciplinar em que diferentes áreas do conhecimento desenvolvem ações práticas que visam à melhoria da qualidade assistencial, dos resultados e da segurança do binômio materno-fetal.

Obstetras, anestesiologistas, pediatras e neonatologistas, intensivistas, enfermeiros, psicólogos e colaboradores administrativos e assistenciais cumprem papéis e atuam de maneiras distintas e complementares. Trabalho em equipe, comunicação clara, empatia assertiva, proatividade e respeito devem nortear a atuação dos profissionais, e objetivos comuns, relação de interdependência entre os profissionais e confiança devem ser cultivados pelas equipes e pelos profissionais.

Os cenários de atendimento à gestante são variados e dinâmicos, em fração de segundos oscilando entre a tranquilidade absoluta e o caos, o que exige ação pronta e imediata. Hemorragias causadas por descolamento prematuro de placenta, acretismo placentário, placenta prévia, sofrimento fetal, pré-eclâmpsia e eclâmpsia, além de complicações decorrentes de procedimentos médicos, podem ocorrer a todo instante, transformando completamente o clima de festa com a chegada do concepto. Deve-se entrar no clima, sem esquecer, porém, de fazer o dever de casa, com planejamento, treinamento e preparo adequados em casos de urgência/emergência obstétrica.

Este capítulo objetiva descrever as técnicas anestésicas utilizadas em diferentes contextos da Obstetrícia, bem como os riscos e benefícios relacionados, fomentando o trabalho em equipe multidisciplinar para o atendimento da gestante/puérpera.

BREVE HISTÓRICO

Os primeiros relatos sobre anestesia em Obstetrícia datam de 1847. Sir James Young Simpson, médico e professor da Universidade de Edinburgh, realizou a primeira analgesia de parto com compressas umedecidas com gotas de clorofórmio. A gestante inalou o anestésico até o limite da perda da consciência. Simpson postergou o início da administração da anestesia até o começo do período expulsivo do trabalho de parto.[1]

Em seguida, John Snow, professor universitário e profundo conhecedor das propriedades analgésicas do vapor de éter, desenvolveu um método para estabilizar a solução de clorofórmio: um tipo de vaporizador, conseguindo melhor controle da quantidade de vapor de clorofórmio inalado pela parturiente. Snow afirmava que "era possível conseguir analgesia satisfatória sem a perda completa da consciência" e que "níveis superficiais de anestesia não interfeririam na evolução do trabalho de parto". Acreditava, porém, que "níveis profundos de anestesia poderiam promover o relaxamento uterino", prejudicando a evolução do parto.

Essa discussão permanece. Snow empregou a técnica em 77 gestantes durante sua vida e em algum momento chegou a trabalhar com 32 obstetras; três deles eram médicos da rainha da Inglaterra, Vitória. Em 1850, Snow foi convocado pela rainha para realizar a analgesia em seu sétimo parto – quando nasceu o príncipe Leopold – e novamente em 1853, para o oitavo parto – da princesa Beatrice. A partir daí o método se difundiu, principalmente entre a elite inglesa. A rainha Vitória deixou registrado em seu diário: "Dr. Snow me deu aquele abençoado clorofórmio e o efeito foi calmante, divertido e delicioso, além da medida."[1]

Somente em 1898 foi realizada a primeira raquianestesia. August Bier, cirurgião alemão, injetou 3mL de cocaína subaracnóidea, conseguindo cerca de 45 minutos de analgesia para proceder à retirada de um tumor benigno no joelho de um indivíduo. Desse momento em diante as técnicas de bloqueio se desenvolveram com desvio da atenção para a medula espinhal. No entanto, a primeira anestesia peridural só foi realizada próximo ao ano de 1960.

O desenvolvimento do cateter epidural (ou peridural) aconteceu já na década de 1970, impulsionando avanços das técnicas de analgesia e anestesia maternas. Ao final da década de 1980 foram introduzidas novas modalidades em analgesia de parto, como a controlada pela parturiente. Nos anos 1990 houve o ressurgimento da raquianestesia com a introdução de novos materiais e desenhos de agulhas que propiciaram drástica redução nos níveis de complicações. Outras técnicas, como bloqueio combinado (raqui/peridural), ganharam grande destaque, aprimorando o desenvolvimento de analgesia de parto com a gestante deambulando.

Já no século XXI, novos fármacos, conceitos de satisfação e experiência positiva materna, indicadores de qualidade assistencial e conceitos para um parto mais humanizado vêm ganhando destaque na literatura médica, nos meios de comunicação e na sociedade, bem como adquire força a medicina baseada em evidências e a medicina baseada em valor.[2]

ANALGESIA PARA O TRABALHO DE PARTO

A dor e suas consequências

Durante o trabalho de parto, a dor pode ser de forte intensidade, muitas vezes excedendo as expectativas da mulher. Estudos da década de 1980 evidenciaram que a sensação dolorosa do trabalho de parto pode equiparar-se a outras condições clínicas, como dor de dente, lombalgia, lacerações profundas, dor oncológica não terminal e até amputação de dedo. Esses estudos não se constituem em evidências definitivas sobre a complexidade da dor no trabalho de parto, mas já demonstravam que a dor pode atingir níveis de alta intensidade.[3]

A dor aguda no trabalho de parto pode ter consequências deletérias para o binômio materno-fetal. Para a mãe, as consequências podem ser sistêmicas e imediatas, desencadeando alterações nos aparelhos respiratório – aumento do trabalho e frequência respiratórios, hiperventilação, alcalose respiratória e redução da entrega de oxigênio para o feto –, cardiovascular – aumento das catecolaminas circulantes, da frequência cardíaca, da pressão arterial e do consumo de oxigênio pelo miocárdio –, imunológico e endócrino-metabólico.

As repercussões dessas manifestações dependem do estado prévio e das comorbidades da mulher. As gestantes com cardiopatias podem apresentar quadros de descompensação da doença de base e devem estar sob constante vigilância e monitoramento. O aumento das catecolaminas circulantes reduz concomitantemente o esvaziamento gástrico com consequente aumento na incidência de náuseas e vômitos e no risco de regurgitação e broncoaspiração pulmonar de conteúdo gástrico. Há, também, redução da perfusão placentária e alterações na dinâmica uterina.[4]

A percepção dolorosa pode impactar negativamente outras dimensões relacionadas com a assistência ao parto, como a satisfação materna, o valor percebido e a experiência da mulher, conceitos em voga atualmente na área da saúde.[4-6]

Consequências de longo prazo também são descritas em virtude de estímulos dolorosos intensos – criação de memória para a dor, alodínia e hiperalgesia e dor crônica – os quais podem impactar a qualidade de vida da mulher.[7,8]

Fisiologia da dor durante o trabalho de parto

A dor do trabalho de parto apresenta múltiplos componentes. As vias da dor estão bem definidas, podendo ser moduladas por fatores psicológicos individuais e psicossociais da gestante.[9] Durante o trabalho de parto, a dor pode modificar-se conforme sua evolução. No primeiro estágio do trabalho de parto, a dor é o resultado das contrações uterinas, dilatação do colo uterino e tração de ligamentos, músculos e estruturas pélvicas adjacentes.

Nessa fase é considerada uma dor de característica visceral, sendo mal localizada, difusa, muitas vezes descrita como cólica no abdome inferior e no dorso. Sua intensidade pode ser correlacionada à dilatação do colo uterino, embora possam ser evidenciadas grandes variações. A transmissão da dor nessa fase se dá pelos nervos e plexos hipogástricos e a cadeia simpática lombar, ascendendo até os gânglios da raiz dorsal da medula espinhal nos segmentos de T10 a L1. O estímulo doloroso ativa áreas do córtex somatossensorial responsáveis pela percepção da dor, além de áreas responsáveis por respostas cardiovasculares, respiratórias, gastrointestinais e emocionais.

Na segunda fase do trabalho de parto, o estímulo álgico é o resultado do estiramento do assoalho pélvico, períneo e músculos pélvicos, além da pressão sobre os nervos sacrais. Trata-se de dor somática, geralmente bem localizada, mediada pelo nervo pudendo, via segmentos sacrais S2-S4, sendo descrita dor parietal, localizada na região perianal, na vagina ou no segmento inferior do sacro.[10,11]

Já nas fases de dequitação placentária e revisão do canal de parto, a dor decorre da manipulação de estruturas pélvicas e dos procedimentos obstétricos realizados. A analgesia para o trabalho de parto deverá ser mantida até o encaminhamento da parturiente para a sala de recuperação pós-anestésica.

Métodos de alívio da dor durante o trabalho de parto

Os métodos de alívio da dor durante o trabalho de parto devem apresentar idealmente as seguintes características:

- Alívio rápido da dor.
- Ausência de bloqueio motor.
- Não interferir com a evolução e a dinâmica do trabalho de parto.
- Não apresentar ou minimizar eventos adversos para a mãe e o feto.
- Promover satisfação materna.
- Humanização do parto.

Métodos farmacológicos

Entre as diferentes opções farmacológicas para alívio da dor durante o trabalho de parto destacam-se as técnicas anestésicas sob o neuroeixo, a analgesia venosa e os bloqueios locais. A analgesia sob o neuroeixo apresenta benefícios para a mãe, que participa ativamente do parto, com efeitos adversos mínimos ou mesmo ausentes para o feto.

Considerada o padrão ouro da analgesia no trabalho de parto, a *peridural contínua* apresenta excelentes resultados para alívio da dor, com repercussões mínimas para o binômio materno-fetal, e associa-se a altos índices de satisfação materna. Apresenta latência elevada, em torno de 10 minutos, a depender do anestésico utilizado. Os riscos estão relacionados com a injeção inadvertida de anestésico local fora do espaço epidural – intravascular, no espaço subaracnóideo (onde circula o líquor) e espaço subdural. O deslocamento do cateter também é descrito na literatura médica.

A peridural não está associada a incidência maior de cesariana. Deve-se utilizar anestésicos locais em baixas concentrações, não promovendo bloqueio motor. A presença de bloqueio motor é associada à maior instrumentalização do período expulsivo – fórcipes ou vácuo-extrator. A literatura não evidencia repercussões sobre o índice de Apgar do recém-nascido e sobre o equilíbrio acidobásico. Do mesmo modo, não foram evidenciados índices maiores de admissão de recém-nascidos em terapia intensiva.[12]

A combinação raqui/peridural (*bloqueio combinado*) associa a grande intensidade da raquianestesia e seu tempo de latência reduzido à flexibilidade e eficácia do bloqueio peridural contínuo. Para as gestantes com dor intensa, essa característica se associa ao aumento da satisfação materna, uma vez que o bloqueio é instalado mais rapidamente.

O bloqueio pode ser realizado com duas punções – uma para raquianestesia e outra para a peridural – ou com *kits* de punção única, os quais têm custo mais elevado. Os problemas relacionados com essa técnica em relação ao componente peridural são os mesmos descritos previamente. Com relação ao componente da raquianestesia, observa-se maior incidência de bradicardia fetal e desacelerações precoces à cardiotocografia. Diante dessa ocorrência, não se deve indicar uma cesariana de emergência. Deve-se ofertar oxigênio à gestante, verificar a pressão arterial, corrigindo hipotensão, e posicioná-la em decúbito lateral esquerdo.[13]

Muito eficaz no período expulsivo, a *raquianestesia em punção única* apresenta como inconveniente a falta do cateter peridural, o que impede a flexibilização quanto à administração de doses adicionais de anestésico em caso de prolongamento do trabalho de parto. Se houver tempo hábil, recomenda-se a passagem do cateter peridural. Hipotensão arterial é descrita após administração da raquianestesia. Cefaleia pós-raquianestesia tem incidência baixa na literatura com a utilização de material apropriado – agulhas 27G com bisel em ponta de lápis.

A realização de técnicas anestésicas sobre o neuroeixo deve ser precedida por consulta médica pré-anestésica, recomendada a partir de 37 semanas de gestação ou quando a gestante deseja obter mais informações ou esclarecimentos sobre as técnicas de analgesia. A consulta pode ser realizada presencialmente ou por telemedicina, explicitando os benefícios e eventuais riscos relacionados. A obtenção de consentimento livre e esclarecido é fundamental. Cabe ressaltar que a consulta pré-anestésica é regulamentada pelo Conselho Federal de Medicina (CFM) desde 2006 e atualmente regulamentada pela Resolução CFM 2.174, de 14 de dezembro de 2017, agregando segurança para a mulher e valor para a clínica obstétrica.

Os bloqueios do neuroeixo devem ser realizados com monitoração adequada da gestante. Recomendam-se punção de acesso venoso periférico de grosso calibre em membro superior (calibre 20G ou maior) e monitoramento mínimo com eletrocardiografia contínua, oximetria de pulso e pressão arterial não invasiva, por 20 a 30 minutos após o bloqueio. Deve-se checar a disponibilidade de dispositivos para emergências médicas, como fonte de oxigênio e dispositivos de aspiração, bem como as condições de transporte imediato ao centro cirúrgico.[14]

Alguns pontos merecem destaque:

- Desde 2005, metanálises dispensam a necessidade de aguardar uma dilatação prévia do colo uterino para realização do bloqueio. Um estudo que comparou bloqueios realizados com dilatações de 4cm ou menos com as de mais de 4cm não evidenciou aumento na incidência de cesariana, mostrando dados sobre a redução do tempo de duração do primeiro estágio de trabalho de parto, com a analgesia iniciada mais precocemente.[15]
- A escolha da técnica anestésica do neuroeixo depende dos recursos disponíveis, da experiência e habilidade do anestesiologista com a técnica, do quadro clínico e do consentimento da mulher. As técnicas disponíveis são muito eficazes em promover analgesia.[12] Vale destacar que cateter peridural deve ser colocado precocemente em mulheres com gestação de alto risco.[14]
- Não há superioridade entre os anestésicos bupivacaína e ropivacaína na analgesia de parto. A bupivacaína não deve ultrapassar a concentração de 0,125%, enquanto uma concentração de 0,2% ou inferior é

suficiente para a ropivacaína. O volume de anestésico administrado na peridural pode variar de 10 a 20mL.

- Analgésicos opioides, como fentanil ou sufentanil, podem ser associados ao anestésico local. Esses fármacos melhoram a qualidade do bloqueio, reduzem a latência e aumentam a duração do bloqueio. Nas doses utilizadas na prática clínica, não causam repercussões para o feto.[12]
- Os anestésicos podem ser injetados no cateter epidural em *bolus* intermitentes, continuamente, por bombas de infusão ou por meio da analgesia controlada pela parturiente. O método intermitente tem como ponto crítico o tempo de resposta do profissional para injeção do anestésico, e o contato próximo com a gestante pode melhorar a experiência do cuidado. Apresentam grande eficácia, com dispersão adequada do anestésico no espaço peridural.[10]

  A infusão contínua de anestésicos por meio de bombas de infusão é menos eficaz em virtude da dispersão inadequada dos anestésicos. Infusões prolongadas associam-se a bloqueio motor e podem aumentar o período expulsivo e a incidência de parto instrumentalizado.[16]

  A analgesia controlada pela parturiente proporciona sensação de controle e segurança durante o trabalho de parto, reduzindo a necessidade de intervenção do profissional. Seu principal fator limitador é o custo das bombas de infusão. Sistemas automáticos de alça fechada vêm sendo desenvolvidos e poderão consistir em nova alternativa em futuro próximo.[14]
- Recomenda-se que a gestante permaneça monitorada e sob observação no leito por cerca de 20 a 30 minutos após a administração do bloqueio ou injeção de anestésico epidural. A deambulação poderá ser realizada em seguida, caso tenham sido utilizados anestésicos locais em baixas concentrações. Protocolos e fluxograma de cuidados bem estabelecidos devem ser acordados pelas equipes assistenciais para a deambulação da gestante.[17]

Efeitos adversos e contraindicações da anestesia do neuroeixo

Os principais efeitos adversos da anestesia neuroaxial são:

- **Prurido:** mecanismo não relacionado com a liberação de histamina.
- **Hipotensão arterial materna:** relacionada com o bloqueio da cadeia simpática, promovendo vasodilatação e redução do retorno venoso.
- **Prolongamento da segunda fase do trabalho de parto:** associado à utilização de anestésico em altas concentrações.
- **Hipertermia materna.**
- **Bradicardia fetal transitória ou desacelerações precoces:** ocorre por redução das catecolaminas circulantes pelo alívio da dor. Em geral, trata-se de uma bradicardia flutuante de até 80bpm no feto que ocorre nos primeiros 30 minutos após a analgesia.[18]

As principais contraindicações para os bloqueios neuroaxiais são:[11]

- Recusa da gestante, na ausência de preditores de via aérea difícil.
- Situações em que a mulher não pode colaborar com a técnica com risco de lesões de estruturas, como doenças psiquiátricas graves, déficit de desenvolvimento neuropsicomotor, imaturidade emocional importante ou incapacidade de comunicação efetiva com a parturiente, como barreiras de idiomas.
- Hipertensão intracraniana.
- Instabilidade hemodinâmica.
- Distúrbios de coagulação: RNI > 1,3, PTTa maior do que uma vez e meia o controle, plaquetopenia < 80.000/mm^3 e uso de anticoagulantes sem a devida suspensão.
- Sepse.
- Alergia documentada a anestésicos locais.
- Infecção em sítio de punção.
- Cardiopatia materna descompensada ou de etiologia incompatível com a técnica neuroaxial, como estenose aórtica grave.
- Doenças neurológicas preexistentes, como esclerose múltipla, esclerose lateral amiotrófica, neuromielite óptica e neuropatias periféricas de membros inferiores.
- Inexperiência do profissional.

Nos casos de contraindicações aos bloqueios do neuroeixo, há algumas alternativas, como óxido nitroso e opioides sistêmicos. O óxido nitroso costuma ser autoadministrado por máscara facial, na proporção de 50% de gás anestésico para 50% de oxigênio, e é considerado uma opção em analgesia de parto por ser anestésico de baixa potência, com rápido início de ação e rápida eliminação, não irritante para as vias aéreas, inodoro e sem sabor. Seu mecanismo de ação permanece pouco conhecido, mas acredita-se que esteja relacionado com a inibição dos receptores N-metil-D-aspartato, além da associação aos opioides endógenos liberados durante o trabalho de parto.[19] Ainda que se trate de uma opção analgésica, poucos estudos bem desenhados avaliaram a eficácia desse fármaco na analgesia do parto, alguns referindo satisfação materna com o uso do óxido nitroso.

Considerando a segurança do óxido nitroso e a ausência de efeito na liberação de ocitocina e de influência na progressão do trabalho de parto, é possível considerar seu uso, especialmente se outras opções não estão disponíveis.

Os principais efeitos colaterais incluem náuseas, vômitos, tremores, fraqueza e sonolência, e não há relatos de complicações fetais negativas.[14,20]

Os opioides sistêmicos podem ser utilizados no trabalho de parto em virtude de sua disponibilidade, facilidade de administração e baixo custo. O uso sistêmico, entretanto, apresenta riscos bem definidos, decorrentes da transferência placentária, com possibilidade de redução da frequência cardíaca e depressão respiratória fetais. Estudos sugerem que a analgesia fornecida pelos opioides sistêmicos é similar à oferecida pelo óxido nitroso e significativamente inferior à analgesia neuroaxial.

Entre os opioides sistêmicos disponíveis, o remifentanil se destaca nos cenários em que há contraindicação absoluta às abordagens do neuroeixo. Diferentemente de outros opioides, como meperidina e morfina, o remifentanil tem farmacocinética favorável à infusão contínua e não apresenta metabólitos ativos, sendo metabolizado por esterases plasmáticas e, apesar de também atravessar a placenta, é rapidamente distribuído e metabolizado pelo feto com pouco ou nenhum impacto nos escores de Apgar e neurocomportamentais neonatais. O remifentanil deve ser utilizado em bomba de infusão contínua ou por meio da analgesia controlada pela parturiente. A gestante deve ser monitorada e permanecer sob vigilância contínua da equipe em virtude dos possíveis efeitos sobre o aparelho respiratório.[10,11,14]

Outras opções de bloqueio incluem o paracervical, o simpático lombar e o de nervo pudendo, bem como a infiltração local perineal.[12]

Métodos não farmacológicos

Métodos não farmacológicos podem ser utilizados para alívio da dor. Apoio psicoterapêutico, programas de educação no pré-natal, exercícios de controle da respiração, musicoterapia, hidroterapia em água morna, bola de Bobath, massagem lombar, estimulação elétrica transcutânea (TENS), aromaterapia, hipnose, realidade virtual, acupuntura, a companhia de doulas, entre outros, são frequentemente descritos e podem ser utilizados isolada ou concomitantemente com métodos farmacológicos. Esses métodos podem adiar o momento de administração da anestesia no neuroeixo e podem melhorar a satisfação materna e a experiência da gestante nesse período.[21-25] O Quadro 60.1 apresenta uma síntese dos métodos não farmacológicos.[26]

ANESTESIA PARA CESARIANA

Ao longo do tempo, as técnicas anestésicas para o parto por cesariana vêm apresentando grande evolução, com impacto direto sobre a qualidade do cuidado e a segurança para o binômio materno-fetal. As alterações fisiológicas da gravidez, com alterações sobre os diversos órgãos e sistemas, colocam a gestante em uma situação de vulnerabilidade e risco diante da realização da anestesia, uma vez que esta interfere em sistemas vitais, como os sistemas respiratório e cardiovascular, entre outros. O conhecimento prévio dessas alterações possibilita que as equipes médicas antecipem situações de risco, melhorando a segurança do cuidado.[27,28]

As principais alterações fisiológicas da gravidez interferem decisivamente com as técnicas anestésicas na cesariana, com destaque para as que acometem os aparelhos cardiovascular, respiratório e gastrointestinal.[29]

Aparelho cardiovascular

O aumento do útero gravídico promove a compressão aortocava a partir da segunda metade da gestação, e alguns estudos evidenciam o efeito precocemente, entre 13 e 16 semanas de gravidez. A compressão reduz o retorno venoso de membros inferiores e da veia cava inferior quando a gestante se encontra em posição supina, ocasionando hipotensão arterial e redução da perfusão placentária.

Além disso, o aumento do débito cardíaco e da frequência cardíaca materna, a hemodiluição e a redução da resistência vascular sistêmica são fatores intervenientes.

As técnicas de bloqueio do neuroeixo – raqui e peridural – por meio do bloqueio das fibras do sistema nervoso autônomo simpático promovem vasodilatação arterial com consequente redução da resistência vascular sistêmica, além de venodilatação, o que acarreta aumento dos vasos de capacitância e redução do retorno venoso. Esses efeitos são amplificados pela compressão aortocava, sendo de fundamental importância o desvio manual do útero gravídico para a esquerda (Figura 60.1).

O bloqueio simpático pode também bloquear as fibras cardioaceleradoras com consequente bradicardia materna. A administração de uterotônicos, como ocitocina, promove efeitos cardiovasculares significativos com queda da resistência vascular sistêmica e hipotensão arterial. Esses fármacos devem ser administrados lentamente, a fim de minimizar as alterações hemodinâmicas decorrentes de sua administração.

Quadro 60.1 Opções não farmacológicas para analgesia de parto

Intervenção	Estágio do trabalho de parto	Evidência
Acupuntura	Primeiro	Pode reduzir os escores de dor (estudos limitados)
Suporte contínuo	Todos	Reduz a utilização de analgesia farmacológica
Hipnose	Pré-natal e todos	Reduz a utilização de analgesia farmacológica
Posicionamento materno	Primeiro	Reduz a utilização de analgesia farmacológica Reduz as taxas de cesariana Pode reduzir em 1 hora a duração do primeiro estágio
Imersão em água	Mais comum no primeiro, mas pode ser utilizado no segundo	Poucos estudos evidenciam redução de dor lombar Não reduz a utilização de métodos farmacológicos Aumento da satisfação materna
Outros (aromaterapia, audioanalgesia, TENS, *biofeedback*)	Variados	Evidência insuficiente Pode retardar a administração de bloqueios do neuroeixo

TENS: estimulação elétrica transcutânea.
Fonte: adaptado de Smith *et al.*, 2021.[26]

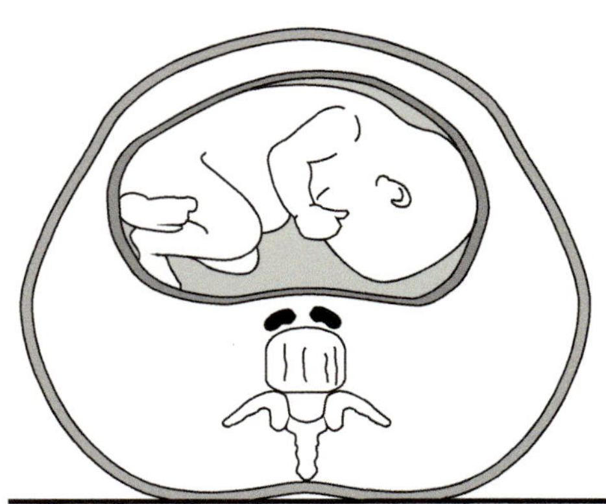
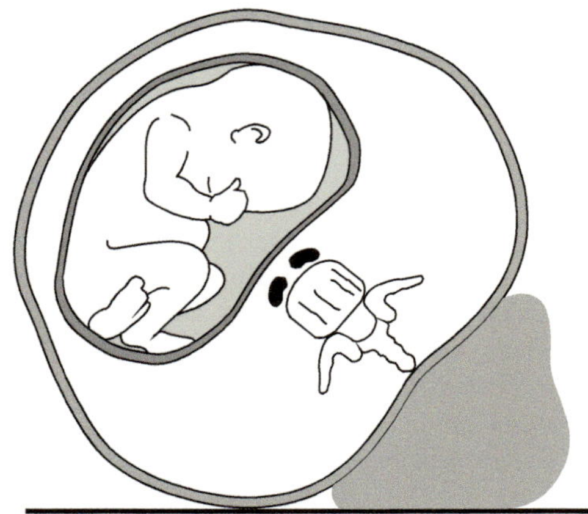

Figura 60.1 Compressão da aorta e veia cava inferior em posição supina e com desvio lateral. (Adaptada de Kacmar *et al.*, 2019.[29])

Aparelho respiratório

Entre as alterações fisiológicas sobre o sistema respiratório estão as anatômicas, no volume e capacidades pulmonares e as ventilatórias e nos gases sanguíneos.

Há edema das vias aéreas com possibilidade de traumatismo e sangramento em razão da manipulação e da maior incidência de intubação dificultada em gestantes, comparadas à população em geral. O calibre do tubo traqueal deve ser reduzido, e essas alterações são exacerbadas em gestantes com pré-eclâmpsia.

O aumento do útero gravídico promove a redução da capacidade residual funcional pulmonar. Diante de situações de apneia, como em caso de intubação traqueal e indução de anestesia geral, a gestante apresenta risco de hipoxemia, a qual ocorre rapidamente, com comprometimento da perfusão placentária. As gestantes obesas apresentam risco adicional de hipoxemia.[18]

Aparelho gastrointestinal

Embora não esteja alterado na gestação, o tempo de esvaziamento gástrico pode ser aumentado durante o trabalho de parto, evidenciando aumento do volume gástrico residual. A peristalse esofagiana e o trânsito intestinal encontram-se reduzidos, sendo observada redução do tônus do esfíncter esofágico inferior. Mesmo com a gestante em jejum, observa-se persistência de volume significativo de alimentos no estômago, o que assume importância vital quando ocorre redução do nível de consciência e em caso de indução de anestesia geral, uma vez que os reflexos protetores das vias aéreas, como tosse e laringoespasmo, ficam reduzidos ou abolidos, predispondo a aspiração pulmonar de conteúdo gástrico. Essa foi uma das principais causas de morte materna associadas à anestesia ao longo do tempo. A utilização de bloqueios do neuroeixo trouxe segurança para realização de cesariana.[29]

Técnica

Em virtude das alterações relatadas, a anestesia geral foi substituída pelos bloqueios do neuroeixo – raqui e peridural – para cesariana. A realização dos bloqueios reduziu significativamente as complicações e mortes maternas relacionadas com a anestesia geral, proporcionando boas condições cirúrgicas e analgesia pós-operatória de excelente qualidade. A aspiração pulmonar de conteúdo gástrico tornou-se rara, embora ainda possa ocorrer.

A escolha da melhor técnica anestésica para a cesariana vai depender das condições maternas, fetais e obstétricas, dos recursos disponíveis e da experiência do profissional. Atualmente, na ausência de contraindicações absolutas, é maior a preferência pelos bloqueios do neuroeixo, especialmente em razão do aprimoramento dos materiais, técnicas e fármacos. Os bloqueios proporcionam segurança para a gestante em virtude da redução da incidência de complicações relacionadas com a manipulação das vias aéreas, menor transferência uteroplacentária dos fármacos e possibilidade de participação ativa da parturiente em todo o processo do nascimento.[30]

Entre as técnicas de bloqueio do neuroeixo, a raquianestesia é a mais utilizada na atualidade. O desenvolvimento de agulhas de fino calibre e de novas conformações, como em ponta de lápis, reduziu a incidência de complicações relacionadas, como cefaleia pós-raquianestesia, para níveis aceitáveis na prática médica – incidência de 1% a 1,5%, a qual é ainda mais reduzida com a utilização de agulhas de fino calibre.[31] As agulhas cortantes apresentam risco relativo três vezes maior de cefaleia do que as não cortantes, como em ponta de lápis. A incidência de cefaleia pós-perfuração da dura-máter com agulhas de pequeno calibre atraumáticas, como em ponta de lápis, pode ser reduzida para 0,8%.[32]

A *cefaleia pós-perfuração da dura-máter* decorre da formação de um orifício nessa membrana, promovendo extravasamento de líquor e hipotensão liquórica quando a mulher assume a posição ortostática. Há melhora da sintomatologia em posição supina e exacerbação dos sintomas na posição ortostática. Caso a mulher também apresente sintomas como escotomas visuais e diplopia, deve-se proceder à abordagem urgente, uma vez que esses sinais representam tração do terceiro par craniano (oculomotor).

A profilaxia com repouso em decúbito dorsal, assim como hiper-hidratação após raquianestesia. não é recomendada nem encontra respaldo na literatura médica.[33] A cefaleia com agulhas de fino calibre e atraumáticas costuma apresentar evolução benigna e limitada, enquanto a decorrente da perfuração por agulha de peridural de grosso calibre poderá necessitar de intervenção médica.

O tratamento da cefaleia pode ser realizado com fármacos ou com tampão sanguíneo autólogo, como descrito a seguir:

- **Cafeína:** 300 a 500mg, via oral, uma ou duas vezes ao dia. Recomenda-se que o tratamento não ultrapasse 24 horas. Em puérperas, recomenda-se não exceder a dose individual de 300mg, com no máximo 900mg em 24 horas. A cafeína não está recomendada para hipertensas ou para as mulheres com história de convulsão em virtude do risco de fibrilação atrial e toxicidade no sistema nervoso central.
- **Teofilina:** via oral: 200mg, três vezes ao dia.
- **Sumatriptano:** evidência limitada de eficácia.
- **Paracetamol e anti-inflamatórios não esteroides (AINE):** podem ser associados a formulações com cafeína para melhorar o controle da sintomatologia.
- **Gabapentinoides:** têm efeito indesejável nas gestantes, promovendo sedação. A pregabalina apresenta maior biodisponibilidade do que a gabapentina.
  - **Gabapentina:** 300mg a cada 8 horas.
  - **Pregabalina:** 150mg/dia por 3 dias ou 300mg/dia por 2 dias.
- **Hidrocortisona:** 200 ou 100mg, via endovenosa, por 48 horas.
- ***Blood patch*:** considerado o padrão ouro de tratamento, está indicado nos casos sem resposta ao tratamento conservador, após observação por 48 horas. São injetados de 15 a 20mL de sangue autólogo no espaço peridural onde foi realizado o bloqueio prévio ou no espaço logo abaixo. Com mais de 90% de eficácia na resolução do quadro, está contraindicado em casos de sepse, coagulopatias e recusa da mulher.[34]
- **Bloqueio do gânglio esfenopalatino:** injeção de lidocaína de 2% a 4% ou lidocaína gel.

Atualmente, a principal complicação da raquianestesia é a hipotensão arterial. Em caso de utilização de raquianestesia, a analgesia pós-operatória é excelente, não havendo diferenças em relação à anestesia peridural.[35] A segurança da raquianestesia decorre da injeção de pequenos volumes de anestésicos locais – cerca de 2 a 3mL. A peridural, por sua vez, necessita de volumes acima de 15mL de anestésicos locais e está associada a complicações, como injeção intravascular, ráqui total (dispersão dos anestésicos acima de T4, podendo levar à perda de consciência) e bloqueio subdural.

Cabe considerar que, em caso de contraindicação aos bloqueios do neuroeixo, seja por recusa materna, seja em virtude das condições clínicas da parturiente, ou quando ocorreu falha dos bloqueios, a anestesia geral será sempre uma opção. Nesse cenário, deve-se lembrar que a incidência de intubação difícil na gestante é oito vezes maior do que na população em geral. A instituição deve dispor de materiais para abordagem de via aérea difícil, como máscara laríngea, videolaringoscópio e fibrobroncoscópio, além de rápida e efetiva comunicação entre as equipes de Anestesiologia, Obstetrícia e Neonatologia, para um resultado materno-fetal satisfatório.[36]

Entre os principais efeitos colaterais das técnicas de bloqueio do neuroeixo para cesariana destacam-se náuseas e vômitos, retenção urinária, prurido e depressão respiratória. A incidência de náuseas e vômitos com a administração de morfina no neuroeixo (100mcg) é em torno de 30%, e fármacos antisserotoninérgicos, como ondansetrona, reduzem significativamente essa incidência. A incidência de retenção urinária pode chegar a 35% no pós-operatório de cesariana, e a de depressão respiratória é inferior a 1%, não ocorrendo com as doses clinicamente recomendadas.[18]

ANESTESIA PARA PROCEDIMENTOS NÃO OBSTÉTRICOS

Durante a gestação, a mulher pode necessitar de procedimentos cirúrgicos para tratamento de intercorrências não obstétricas. As cirurgias não obstétricas realizadas em gestantes são mais frequentes no início da gestação, com incidência de 42%, 35% e 23% no primeiro, segundo e terceiro trimestres, respectivamente. Teoricamente, o segundo trimestre é considerado o melhor período para essas cirurgias. Muitas vezes, no entanto, não é possível aguardar, uma vez que as principais indicações são apendicite aguda, torção ou neoplasias ovarianas, trauma, colecistite aguda, tumores de mama e neurocirurgias.[37]

Anestesia e procedimentos cirúrgicos realizados no primeiro trimestre apresentam risco de teratogenicidade e abortamento, sendo recomendada a utilização de fármacos seguros e já extensivamente adotados nesse contexto. No terceiro trimestre há risco de indução do trabalho de parto. O estado físico do feto deverá ser avaliado e devidamente registrado antes, durante e após o ato anestésico-cirúrgico. O segundo trimestre da gestação é considerado o momento ideal para realização desses procedimentos. Deve-se dar preferência às técnicas anestésicas locorregionais.[38]

Cabe destacar a importância da sincronia entre as equipes cirúrgica e anestésica para otimização dos resultados materno-fetais. A avaliação pré-anestésica é imperativa, devendo inclusive ser conhecidos os dados fetais (por exemplo, peso e vitalidade) e os sítios de implantação/posição placentários.

Os cuidados perioperatórios excedem os empregados para anestesia da não gestante. Além do monitoramento básico, devem ser levadas em consideração as alterações fisiológicas da gestação, especialmente as possíveis alterações hemodinâmicas decorrentes da compressão aortocava pelo útero gravídico após 20 semanas de gestação e as peculiaridades relacionadas com as vias aéreas. Assim, recomendam-se o deslocamento uterino para a esquerda, o controle rigoroso da pressão arterial, a pré-oxigenação materna adequada e a intubação em sequência rápida, caso a cirurgia seja realizada sob anestesia geral.

Atenção especial deve ser dispensada à tromboprofilaxia materna – hipercoagulabilidade – e à analgesia no período pós-operatório. A analgesia adequada é crucial, já que a dor aumenta o risco de trabalho de parto pré-termo. Portanto, é possível lançar mão de técnicas de bloqueios regionais, como bloqueio do plano transverso do abdome, ou de bloqueios de neuroeixo. Caso necessário, podem ser utilizados analgésicos parenterais. Os analgésicos opioides devem ser usados com cautela. O paracetamol deve ser o analgésico de escolha para controle da dor leve a moderada. Os AINE devem ser evitados após 32 semanas de gestação.[38]

CONDUÇÃO E REDUÇÃO DOS RISCOS MATERNOS RELACIONADOS COM A ANESTESIA

Jejum

Para prevenção da aspiração pulmonar na gestante, recomenda-se jejum de 6 a 8 horas nos casos de cirurgias obstétricas eletivas.

Durante o trabalho de parto, a liberação da ingestão de líquidos claros e sem resíduos, como água, chás e líquidos isotônicos, não aumenta o risco de aspiração pulmonar, reduzindo a cetose de jejum. A ingestão de alimentos sólidos nesse período não encontra respaldo na literatura médica, podendo aumentar os riscos maternos.

As mulheres que apresentam alterações anatômicas sugestivas de intubação difícil deverão receber metoclopramida, ranitidina e antiácidos não particulados (citrato de sódio) antes do bloqueio espinhal. Essa conduta também deverá ser adotada para aquelas que serão submetidas à anestesia geral eletiva.[18]

Consulta precoce com o anestesiologista

As gestantes de risco admitidas em trabalho de parto deverão receber avaliação precoce do anestesiologista; a instalação, também precoce, de um cateter epidural reduz a morbimortalidade materna, uma vez que o cateter poderá ser utilizado para extensão do bloqueio em caso de indicação de cesariana de urgência/emergência.

São consideradas situações de alto risco: gestantes com alterações anatômicas preditivas de dificuldade de intubação, mulheres muito obesas (índice de massa corporal [IMC] $\geq$ 35kg/m^2), mulheres com cesariana prévia em trabalho de parto, gestantes com pré-eclâmpsia e gestantes cardiopatas.[36] Durante a consulta pré-anestésica, o anestesiologista ainda classifica a gestante segundo os critérios da American Society of Anesthesiologists (ASA), com base em suas condições clínicas pré-operatórias (Quadro 60.2).

Estudos atuais evidenciam que as reavaliações periódicas durante o trabalho de parto e a instalação precoce de cateter epidural reduzem em 85% a necessidade de anestesia geral em situações de urgência/emergência em Obstetrícia.

Quadro 60.2 Classificação da American Society of Anesthesiologists (ASA)

Categorias	Alteração
ASA I	Indivíduo sadio, que apresenta apenas a doença cirúrgica
ASA II	Indivíduo com doença ou condição sistêmica leve ou controlada
ASA III	Indivíduo com doença ou condição sistêmica leve, porém não controlada, ou doença grave
ASA IV	Indivíduo com doença sistêmica grave que apresenta risco de morte
ASA V	Indivíduo moribundo, sem expectativa de sobreviver sem a intervenção cirúrgica
ASA VI	Indivíduo com diagnóstico de morte cerebral e cujos órgãos estão sendo extraídos para doação

Fonte: Russel, 2019.[36]

Identificação precoce de casos de intubação difícil

Na tentativa de identificar precocemente gestantes com via aérea difícil, a ASA recomenda que o exame físico realizado pelo obstetra inclua a procura de sinais de alerta para intubação traqueal difícil. A intenção não é a transferência de responsabilidades, mas a sinergia de ações de modo a reduzir os riscos de complicações maternas. Trata-se de testes simples, de execução rápida e com grande impacto prático.

O principal é o *teste de Mallampati*, que consiste na visualização das estruturas da cavidade oral e da orofaringe das mulheres. De acordo com a visualização dessas estruturas é possível aferir, em grande parte dos casos, a dificuldade ou não de intubação traqueal, antecipando condutas que facilitem a realização desses procedimentos.

A classificação de Mallampati engloba os graus de I a IV (Figura 60. 2). No grau I são visualizados os arcos palatoglosso e palatofaríngeo, a tonsila palatina, a úvula e o palato mole, estando correlacionado à intubação traqueal sem maiores dificuldades. Por outro lado, no grau IV não é possível visualizar as estruturas citadas, nem o palato mole – esses casos estão relacionados com a intubação traqueal difícil. Entre os dois extremos encontram-se os graus intermediários (II e III), que podem estar correlacionados ou não a dificuldades de intubação traqueal.[36] O teste de Mallampati deve ser realizado antes da indução da anestesia geral e com a mulher sentada. Na avaliação das vias aéreas busca-se identificar concomitantemente:

- Pequena abertura da cavidade oral.
- Presença de limitação à extensão da cabeça.
- Presença de dentes incisivos proeminentes.
- Distância tireomentoniana inferior a 4cm.

Monitoração e material

Como citado previamente, com base nas diretrizes do CFM (2.174/2017) e da Sociedade Brasileira de Anestesiologia, é obrigatória a monitoração da gestante durante

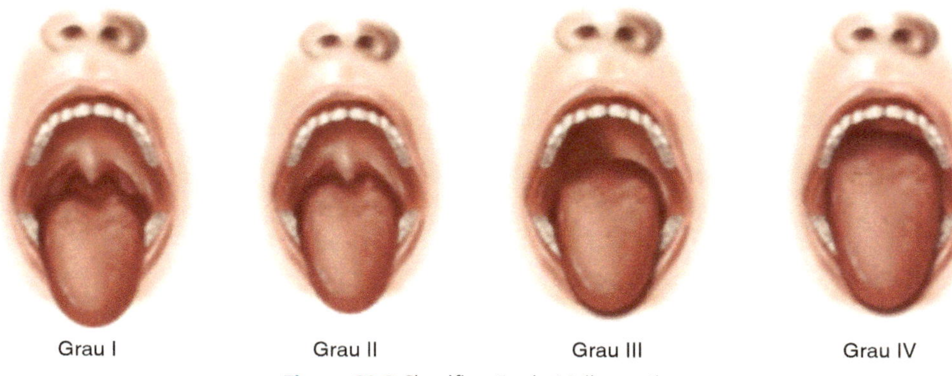

Figura 60.2 Classificação de Mallampati.

a realização de procedimentos anestésico-cirúrgicos por meio de eletrocardiograma contínuo, oximetria de pulso e aparelho para medida da pressão arterial. Considerando-se a analgesia de parto, esse monitoramento deve ser instituído pelo menos por 30 minutos após a execução da anestesia.

A capnografia deve ser sempre utilizada em casos de intubação traqueal, sendo considerado o padrão ouro para confirmação do sucesso do procedimento. Todo o material para ressuscitação cardiopulmonar deve estar disponível: laringoscópios, tubos traqueais, cânulas, guias, medicações de emergência e desfibrilador. A máscara laríngea também deve estar disponível na unidade obstétrica para casos de intubação difícil e/ou tentativas frustradas de intubação na gestante, para resgate.

Destaca-se, por fim, a necessidade de atualizações periódicas frequentes e treinamento das equipes multidisciplinares para atuação em cenários críticos de urgência/emergência obstétrica, como parada cardiorrespiratória na gestante. A simulação realística pode ser de auxílio nesse contexto.

CONSIDERAÇÕES FINAIS

A atuação do anestesiologista não se limita ao período perioperatório, estando indicada uma avaliação criteriosa já no preparo pré-parto/pré-operatório das gestantes, o que pode minimizar os riscos envolvidos em vários procedimentos médicos, além de agregar valor à clínica obstétrica.

No período perioperatório, deve haver uma interação coesa e eficaz entre as equipes multidisciplinares, como de Obstetrícia, Anestesiologia, Neonatologia e Enfermagem, entre outras. A complementaridade dos conhecimentos aplicados contribui sobremaneira para os melhores resultados.

A Anestesia Obstétrica é uma área realmente singular. Bem conduzida e praticada de acordo com as evidências da literatura médica, é capaz de promover qualidade, conforto e segurança para as gestantes e seus familiares, bem como um sentimento de realização profissional. Entretanto, não devem ser negligenciados nem subestimados os procedimentos e os riscos inerentes à prática médica.

Referências

1. Vale NB. Anestesiologia: aspectos históricos. In Cangiani LM, Carmona LJC, Bastos CO, Ferez D, Duarte LTD, Cangiani LH et al (eds). Tratado de anestesiologia SAESP. 9ed. São Paulo. Ed dos Editores, São Paulo. 2021.
2. Porter ME. What is value in health care. N Engl J Med 2010; 363:2477-81.
3. Niven C, Gijsbers K. A study of labour pain using the McGill Pain Questionnaire. Social Science & Medicine 1984; 19:1347-51.
4. Lowe NK. The nature of labor pain. Am J Obstet Gynecol 2002; 186:S16-S24.
5. Steibel J, Trapani Jr A. Assistência aos quatro períodos do parto de risco habitual. São Paulo: FEBRASGO, 2018.
6. Brasil, Ministério da Saúde. Diretrizes nacionais de assistência ao parto normal: versão resumida. Brasília: Ministério da Saúde, 2017. Disponível em https://bvsms.saude.gov.br/bvs/publicacoes/diretrizes_nacionais_assistencia_parto_normal.pdf. Acesso em 20 de março de 2023.
7. Tawfik MM, Tolba MA. Chestnut's obstetric anesthesia: Principles and practice. Anesthesia & Analgesia 2019; 129:e170.
8. Bonapace J, Gagné G-P, Chaillet N, Gagnon R, Hébert E, Buckley S. No. 355-physiologic basis of pain in labour and delivery: An evidence-based approach to its management. J Obstet Gynaecol Can 2018; 40:227-45.
9. Melzack R. The myth of painless childbirth (the John J. Bonica lecture). Pain 1984; 1(9):321-37.
10. Chestnut DH, Wong CA, Tsen LC, Kee WDN, Beilin Y, Mhyre J. Chestnut's obstetric anesthesia: Principles and practice e-book. Elsevier Health Sciences, 2019.
11. Torres MLA, Soares ECS, Pinheiro RB. Analgesia para o trabalho de parto. In Cangiani LM, Carmona LJC, Bastos CO, Ferez D, Duarte LTD, Cangiani LH et al (eds). Tratado de anestesiologia SAESP. 9ed. São Paulo. Ed dos Editores, São Paulo. 2021.
12. Anim-Somuah M, Smyth RM, Cyna AM, Cuthbert A. Epidural versus non-epidural or no analgesia for pain management in labour. Cochrane Database Syst Rev 2018; 5:CD000331.
13. Guasch E, Brogly N, Gilsanz F. Combined spinal epidural for labour analgesia and caesarean section: indications and recommendations. Curr Opin Anaesthesiol 2020; 33:284-90.
14. Nanji JA, Carvalho B. Pain management during labor and vaginal birth. Best Pract Res Clin Obstet Gynaecol 2020; 67:100-12.
15. Wong CA, Scavone BM, Peaceman AM et al. The risk of cesarean delivery with neuraxial analgesia given early versus late in labor. N Engl J Med 2005; 352:655-65.
16. Sng BL, Sia ATH. Maintenance of epidural labour analgesia: The old, the new and the future. Best Pract Res Clin Anaesthesiol 2017; 31:15-22.
17. Stewart A, Fernando R. Maternal ambulation during labor. Curr Opin Anaesthesiol 2011; 24:268-73.

18. Souza VP, Figueiredo PCP. Anestesia e analgesia em Obstetrícia. Manual SOGIMIG de Ginecologia e Obstetrícia. 6 ed. Rio de Janeiro: Medbook, 2017.
19. Vallejo MC, Zakowski MI. Pro-Con Debate: Nitrous oxide for labor analgesia. Biomed Res Int 2019; 2019:4618798.
20. Czech I, Fuchs P, Fuchs A et al. Pharmacological and non-pharmacological methods of labour pain relief – Establishment of effectiveness and comparison. Intern J Environment Res and Public Health 2018; 15:2792.
21. Smith CA, Levett KM, Collins CT, Armour M, Dahlen HG, Suganuma M. Relaxation techniques for pain management in labour. Cochrane Database Syst Rev 2018; 3:CD009514.
22. Cluett ER, Burns E, Cuthbert A. Immersion in water during labour and birth. Cochrane Database Syst Rev 2018; 5:CD000111.
23. Johnson MI, Paley CA, Howe TE, Sluka KA. Transcutaneous electrical nerve stimulation for acute pain. Cochrane Database Syst Rev 2015; 6:CD006142.
24. Madden K, Middleton P, Cyna AM, Matthewson M, Jones L. Hypnosis for pain management during labour and childbirth. Cochrane Database Syst Rev 2016; 5:CD009356.
25. Sharpe EE, Rollins MD. Beyond the epidural: Alternatives to neuraxial labor analgesia. Best Pract Res Clin Anaesthesiol 2022; 36:37-51.
26. Smith A, LaFlamme E, Komanecky C. Pain management in labor. American Family Physician 2021; 103:355-64.
27. Maronge L, Bogod D. Complications in obstetric anaesthesia. Anaesthesia 2018; 73(Suppl 1):61-6.
28. Ouzounian JG, Elkayam U. Physiologic changes during normal pregnancy and delivery. Cardiol Clin 2012; 30:317-29.
29. Kacmar R, Gaiser R. Physiologic changes of pregnancy. Chestnut's obstetric anesthesia: Principles and practice. Elsevier Health Sciences, 2019.
30. Watson SE, Richardson AL, Lucas DN. Neuraxial and general anaesthesia for caesarean section. Best Pract Res Clin Anaesthesiol 2022; 36:53-68.
31. Arevalo-Rodriguez I, Muñoz L, Godoy-Casasbuenas N et al. Needle gauge and tip designs for preventing post-dural puncture headache (PDPH). Cochrane Database of Systematic Reviews 2017; 4.
32. Buddeberg BS, Bandschapp O, Girard T. Post-dural puncture headache. Minerva Anestesiol 2019; 85:543-53.
33. Arevalo-Rodriguez I, Ciapponi A, Roqué-Figuls M, Munoz L, Cosp XB. Posture and fluids for preventing post-dural puncture headache. Cochrane Database of Systematic Reviews 2016; 3.
34. Gaiser RR. Postdural puncture headache: An evidence-based approach. Anesthesiol Clin 2017; 35:157-67.
35. Ng K, Parsons J, Cyna AM, Middleton P. Spinal versus epidural anaesthesia for caesarean section. Cochrane Database Syst Rev 2004; 2:CD003765.
36. Russel R. The difficult airway: Risk, assessment, prophylaxis, and management. Chestnut's obstetric anesthesia: Principles and practice: Elsevier Health Sciences, 2019.
37. Castro LFL. Anestesia para cirurgias durante a gravidez. Tratado de anestesiologia SAESP 2021.
38. Upadya M, Nayak M. Anaesthesia for non obstetric surgery during pregnancy. Obstetric Anaesthesia 2019: 91.

Assistência ao Recém-Nascido

CAPÍTULO

61

Márcia Gomes Penido Machado

INTRODUÇÃO

A transição do período fetal para o neonatal é uma etapa crítica e dinâmica em que ocorrem adaptações fisiológicas, principalmente respiratórias e hemodinâmicas. As funções vitais, antes realizadas pela placenta, deverão ser assumidas pelo recém-nascido logo após o nascimento. Felizmente, cerca de 90% dos recém-nascidos realizam essa transição de maneira fisiológica; no entanto, 10% necessitam de ajuda para iniciar a respiração efetiva por meio de procedimentos de reanimação.

PRINCÍPIOS DA ASSISTÊNCIA NEONATAL EM SALA DE PARTO

A padronização de normas e diretrizes para garantir assistência integral, qualificada e humanizada à mulher, ao recém-nascido e à família é fundamental no momento do parto.

A maioria dos recém-nascidos não necessita de qualquer manobra de reanimação, pois logo após o nascimento eles respiram normalmente ou choram e apresentam tônus muscular em flexão. Nessas condições, se o recém-nascido tem 34 semanas ou mais de idade gestacional, ele recebe os cuidados junto à mãe, os quais incluem prover calor, secar o recém-nascido, manter as vias aéreas pérvias, aspirar, somente se houver excesso de secreção e suspeita de obstrução das vias aéreas, e proceder à avaliação contínua da vitalidade do recém-nascido. O clampeamento do cordão umbilical é feito oportunamente, 60 segundos após o nascimento. O recém-nascido deve ser posicionado no abdome ou tórax materno durante esse período para promover o contato pele a pele e o aleitamento materno na primeira hora de vida ("hora dourada").[1-3]

A manutenção da normotermia, a estabilidade da glicemia e o estabelecimento do vínculo parental são focos importantes e estão incluídos nas boas práticas do nascimento seguro. Em relação à temperatura ideal na sala de parto, deve ser mantida entre 23°C e 25°C.[1-3]

O contato pele a pele integra um conjunto de ações e práticas de cuidado que têm por objetivo estabelecer o protagonismo da mulher e do recém-nascido no momento do parto. O contato pele a pele beneficia, entre outros aspectos, a microbiota do recém-nascido, que será a mesma de sua mãe e de sua comunidade. Nesse contexto é possível proporcionar uma situação e um cenário em que a mulher vivencia seu parto e o nascimento de seu bebê de acordo com seu próprio ritmo.[1-3]

Em caso de cesariana, é também possível, e quase sempre viável, manter o recém-nascido em contato pele a pele com a mãe. A equipe de profissionais na sala de parto deve estar integrada e organizada para proporcionar e adaptar a "hora dourada" ao cenário do parto.[1-3]

A participação do pai ou de um acompanhante, sempre respeitando o desejo da mãe durante o processo do parto e nascimento, deve ser sempre considerada e garantida, ressaltando que esse é um direito garantido por lei (Lei Federal 11.108, de 7 de abril de 2005).[4]

Cumpridos os procedimentos e diretrizes descritos, deve-se identificar o recém-nascido com pulseira com o nome completo da mãe, o número de registro e as informações do nascimento. A mãe deverá receber uma pulseira semelhante.

Os procedimentos de rotina, como anotar as medidas antropométricas (peso, comprimento e perímetro cefálico), profilaxia da oftalmia neonatal, administração de vitamina K para prevenção de doença hemorrágica do recém-nascido e vacinação, devem ser realizados do modo mais humanizado possível, sempre considerando minimizar a dor ou o estresse e a manipulação. Não devem ser efetuados na primeira hora de vida, salvo em caso de indicações específicas, como banho precoce em caso de infecção materna pelo HIV.[2,3]

Cabe ressaltar que, além de todas as ações pertinentes à garantia da sobrevivência saudável do recém-nascido, as instituições devem organizar-se para garantir a ambiência e os cuidados que favoreçam as práticas simples

Quadro 61.1 Índice de Apgar

Sinal	0	1	2
Frequência cardíaca	Ausente	< 100bpm	> 100bpm
Respiração	Ausente	Lenta, irregular	Choro forte
Tônus muscular	Flacidez	Alguma flexão	Movimentos ativos
Irritabilidade reflexa	Ausente	Careta	Tosse ou espirro
Cor	Cianose ou palidez	Tronco róseo, extremidades cianóticas	Completamente róseo

Fonte: Sociedade Brasileira de Pediatria, 2022.[3]

com efeito em longo prazo na qualidade de vida da criança e que também impactem de maneira positiva a experiência da mulher/mãe/família com o momento vivenciado.[5]

O índice de Apgar é a conduta mais utilizada para avaliação das condições do recém-nascido a intervalos específicos após o nascimento. Essa avaliação deverá ser realizada no primeiro e quinto minutos de vida. Caso o índice persista abaixo de 7 no quinto minuto, deve-se promover a reavaliação periodicamente, a cada 5 minutos, anotando o tempo necessário até ser atingida essa marca (Quadro 61.1).

O índice de Apgar não deve ser usado para determinar a necessidade de reanimação. Essas manobras, quando necessárias, devem ser iniciadas imediatamente, não devendo ser aguardado o período de 1 minuto, quando é feita a primeira avaliação do Apgar.

REANIMAÇÃO NEONATAL

O protocolo de reanimação neonatal ao nascimento consiste em passos e técnicas elaboradas e publicadas por grupos internacionais de referência no tema com o objetivo principal de garantir o "minuto de ouro" (*golden minute*). Isso significa evitar a asfixia perinatal, uma vez que a ventilação com pressão positiva mantém a oxigenação e a perfusão tecidual adequada e reverte a parada cardiorrespiratória, se for o caso. Nesse contexto, as práticas atuais de reanimação em sala de parto baseiam-se nas diretrizes publicadas pelo International Liaison Committee on Ressuscitation (ILCOR) – no Brasil apresentadas pelo Programa de Reanimação Neonatal da Sociedade Brasileira de Pediatria.[3,6]

No período neonatal imediato, ou seja, com menos de 28 dias de vida, recomenda-se que, quando indicadas, as manobras de reanimação também sejam realizadas de acordo com as diretrizes de reanimação em sala de parto.

Importância do tema

A reanimação durante o nascimento é considerada uma das oito intervenções estratégicas que reduzem a mortalidade infantil em termos globais, uma vez que a asfixia perinatal é a causa de 30% a 35% dos óbitos neonatais.

Vale lembrar que apenas 10% dos recém-nascidos necessitam de manobras de reanimação – 2 em cada 10 necessitam de assistência ventilatória para iniciar a respiração, 1 em cada 100 precisa de intubação e/ou massagem cardíaca e 1 em cada 1.000 requer intubação, massagem cardíaca e/ou medicações para estabilizar as condições respiratórias e circulatórias.[3]

O Programa de Reanimação Neonatal da Sociedade Brasileira de Pediatria atua há cerca de 30 anos com a missão de disseminar conhecimentos atualizados relativos aos cuidados com o recém-nascido logo após o nascimento, durante o transporte neonatal de alto risco e para estabilização imediata após reanimação, com o objetivo de reduzir a morbimortalidade associada à asfixia perinatal.[7]

Diretrizes gerais

As diretrizes gerais de assistência ao recém-nascido em sala de parto apresentadas a seguir poderão ser adaptadas para atendimento ao recém-nascido em outros ambientes intra e extra-hospitalares. Os procedimentos de reanimação são basicamente semelhantes, independentemente do cenário de atendimento.

A reanimação neonatal baseia-se na aplicação do mnemônico ABC, que consiste em:

- **A (*airway*):** manter as vias aéreas pérvias.
- **B (*breathing*):** garantir a respiração.
- **C (*circulation*):** manter a circulação.

A essa sequência de atendimento devem ser acrescidas as estratégias de manutenção da temperatura corporal.[3,6]

Na assistência ao nascimento há duas etapas distintas para o cuidado prestado ao recém-nascido: preparo (antes do nascimento) e avaliação/decisão (após o nascimento).

Preparo para assistência ao recém-nascido

A equipe mínima necessária para assistir o recém-nascido logo após o nascimento deve ser composta de um profissional de saúde capaz de realizar a estabilização/passos iniciais e a ventilação com pressão positiva (VPP). Diante do risco de asfixia, precisam estar presentes dois ou três profissionais capacitados a reanimar o recém-nascido RN, um dos quais deve ser médico, de preferência um pediatra, apto a realizar todos os procedimentos de reanimação. A equipe deve obter a anamnese, identificar fatores de risco para asfixia (Quadro 61.2) e sempre verificar, de maneira organizada, a disponibilidade e o funcionamento do equipamento/material necessário para uso imediato, quando indicado (Quadro 61.3). É fundamental que os profissionais de saúde sejam treinados e reciclados individualmente e como equipe. A temperatura da sala de parto deve estar entre 23C e 25°C.[3,6,7]

Quadro 61.2 Condições perinatais associadas à necessidade de reanimação neonatal

Fatores antenatais	
Idade materna < 16 anos ou > 35anos	Idade gestacional < 39 ou > 41semanas
Diabetes materno	Gestação múltipla
Síndromes hipertensivas	Ruptura prematura de membranas
Outras comorbidades maternas	Diminuição da atividade fetal
Infecção materna	Sangramento no segundo ou terceiro trimestre
Aloimunização ou anemia fetal	Idade gestacional e peso divergentes
Uso de medicações	Hidropisia fetal
Uso de álcool, tabaco e drogas ilícitas	Malformação fetal
Óbito fetal ou neonatal anterior	Ausência de pré-natal
Fatores relacionados ao parto	
Parto cesáreo	Padrão anormal de frequência cardíaca fetal
Uso de fórcipe ou extração a vácuo	Anestesia geral
Apresentação não cefálica	Hipertonia uterina
Trabalho de parto pré-termo	Líquido amniótico meconial
Prolapso ou ruptura de cordão	Nó verdadeiro de cordão
Parto taquitócico	Uso de opioides 4 horas antes do parto
Placenta prévia	Descolamento prematuro de placenta
Ruptura de membranas > 18horas	Segundo estágio do parto > 2 horas
Sangramento intraparto significativo	Corioamnionite

Fonte: Sociedade Brasileira de Pediatria, 2022.[3]

Quadro 61.3. Material necessário para reanimação neonatal

Local do nascimento	Mesa de reanimação com acesso por três lados Fonte de calor radiante Fontes de oxigênio (O_2) umidificado e de ar comprimido, com fluxômetros *Blender* para mistura oxigênio/ar Aspirador a vácuo com manômetro Relógio de parede com ponteiro de segundos
Manutenção da temperatura	Termômetro ambiente digital Termômetro clínico digital Campo cirúrgico e compressas estéreis Saco de polietileno de 30 × 50cm para RN < 34 semanas Touca de malha ou algodão e touca plástica Colchão térmico químico
Avaliação do RN	Estetoscópio neonatal Oxímetro de pulso com sensor neonatal Monitor cardíaco de três vias com eletrodos Bandagem elástica para fixação
Aspiração	Sondas traqueais sem válvula 6, 8 e 10 Dispositivo para aspiração de mecônio Seringas de 10mL (duas)
Ventilação	Balão autoinflável (volume máximo de 750mL) com reservatório de O_2 e válvula de escape (limite de 40cmH_2O) e/ou manômetro Ventilador mecânico neonatal manual em T com circuitos próprios Máscaras redondas com coxim 00,0 e 1 Máscara laríngea neonatal 1

(Continua)

Quadro 61.3. Material necessário para reanimação neonatal *(Cont.)*

Intubação	Laringoscópio neonatal com lâmina reta 00, 0 e 1 com pilhas Cânulas traqueais sem balonete 2,5/3,0/3,5 e 4,0mm Material para fixação da cânula traqueal Detector colorimétrico de CO_2 expirado
Medicações e material para cateterismo umbilical	Adrenalina 1/10.000 em seringa de 5mL para administração endotraqueal única Adrenalina 1/10.000 em seringa de 1mL para administração endovenosa Expansor de volume – solução fisiológica em duas seringas de 20mL *Kit* de material para cateterismo umbilical e uma torneira de três vias
Diversos	Luvas e óculos de proteção individual para os profissionais de saúde Clampeador de cordão umbilical e tesoura

CO_2: dióxido de carbono; RN: recém-nascido.
Fonte: Sociedade Brasileira de Pediatria, 2022.[3]

Vale destacar que, embora na maioria dos casos o nascimento de uma criança seja um processo natural e fisiológico, o local deve ser sempre um ambiente seguro para que, em caso de emergência, não haja improvisos e atrasos na assistência ao recém-nascido.

Avaliação, decisão e ação: o fluxograma da reanimação

Todos os procedimentos de reanimação neonatal são descritos de maneira sequencial e organizada no fluxograma apresentado na Figura 61.1, e ao final de cada etapa ocorre o ciclo avaliação/decisão/ação, sendo obrigatório certificar-se sempre de que todos os procedimentos sejam realizados de maneira adequada.

A avaliação do recém-nascido inicia logo após o nascimento com três perguntas:

- Gestação de 34 semanas ou mais?
- Respirando ou chorando?
- Tônus muscular em flexão?

Em caso de resposta negativa a uma dessas perguntas, deve-se proceder ao estímulo tátil no dorso do recém-nascido, no máximo, duas vezes.

Como já mencionado, a maioria dos recém-nascidos não necessita de qualquer manobra de reanimação, pois logo após o nascimento eles respiram normalmente ou choram e apresentam tônus muscular em flexão. Nessas situações, e em caso de idade gestacional de 34 semanas ou mais, os cuidados com o recém-nascido (prover calor, secagem, manutenção das vias aéreas pérvias, oferta do seio materno e avaliação contínua) devem ser efetuados junto à mãe, mantendo o contato pele a pele.

No entanto, caso um recém-nascido com 34 semanas de idade gestacional ou mais não apresente boa vitalidade, não estabeleça a respiração normal e/ou esteja hipotônico, está indicado o clampeamento imediato do cordão umbilical, pois ele deverá ser transferido para um local adequado para ser prontamente reanimado.[3]

Os primeiros procedimentos são os passos iniciais da estabilização/ reanimação, os quais devem ser realizados, no máximo, em 30 segundos, e consistem em prover calor, posicionar a cabeça (em leve extensão), secar (cabeça e o corpo) e desprezar os campos úmidos e aspirar boca e narinas, se houver necessidade (secreção).

Em seguida são avaliados de maneira integrada a frequência cardíaca (FC) e o padrão respiratório. A FC é o principal parâmetro para decisão quanto à indicação de diversas manobras de reanimação, bem como para avaliação da eficácia das respostas a essas manobras. Desse modo, é fundamental que a FC seja avaliada de maneira rápida, acurada e confiável. Recomenda-se que logo após os passos iniciais a FC seja avaliada com o estetoscópio (em 6 segundos, multiplicando-se o resultado por 10) e posteriormente, se indicado, pelo monitor cardíaco de três derivações.[3,6]

A VPP é o procedimento mais importante e efetivo na reanimação neonatal e, quando indicada, deve ser realizada dentro do primeiro minuto de vida – o "minuto de ouro". Assim, dados os passos iniciais para estabilização/ reanimação, a VPP estará indicada em caso de apneia, respiração irregular e/ou FC menor que 100bpm. Inicia-se imediatamente a VPP com ar ambiente (FiO_2 a 21%) e recomenda-se a monitoração da FC (por meio do monitor cardíaco) e da saturação de oxigênio ($SatO_2$) por meio da oximetria de pulso, com a colocação do sensor neonatal no membro superior direito, na região do pulso radial – $SatO_2$ pré-ductal. A leitura confiável da $SatO_2$ ocorre em cerca de 1 a 2 minutos.

A necessidade de oxigênio (O_2) suplementar é excepcional, caso a VPP seja conduzida com técnica adequada; nos poucos casos em que a suplementação de O_2 é necessária, utiliza-se a mistura ar/O_2, ajustando a concentração de O_2 por meio de *blender* para atingir a $SatO_2$ desejada. É importante conhecer os valores normais de $SatO_2$ de acordo com os minutos de vida (veja a Figura 61.1). O uso de concentrações elevadas de O_2 está associado a atraso no início da respiração espontânea ao nascimento e à maior mortalidade neonatal, em comparação à ventilação iniciada com ar ambiente.

A VPP pode ser realizada com balão autoinflável ou com ventilador mecânico e máscara facial, máscara laríngea ou cânula traqueal. A técnica consiste em ventilar 40 a 60 vezes/minuto com pressão suficiente para obter a melhora clínica, ou seja, aumento e manutenção da FC acima de 100bpm e expansão suave da caixa torácica com entrada de ar nos pulmões. A cada ciclo de 30 segundos de VPP, é preciso monitorar a FC, a respiração e a $SatO_2$. A ventilação

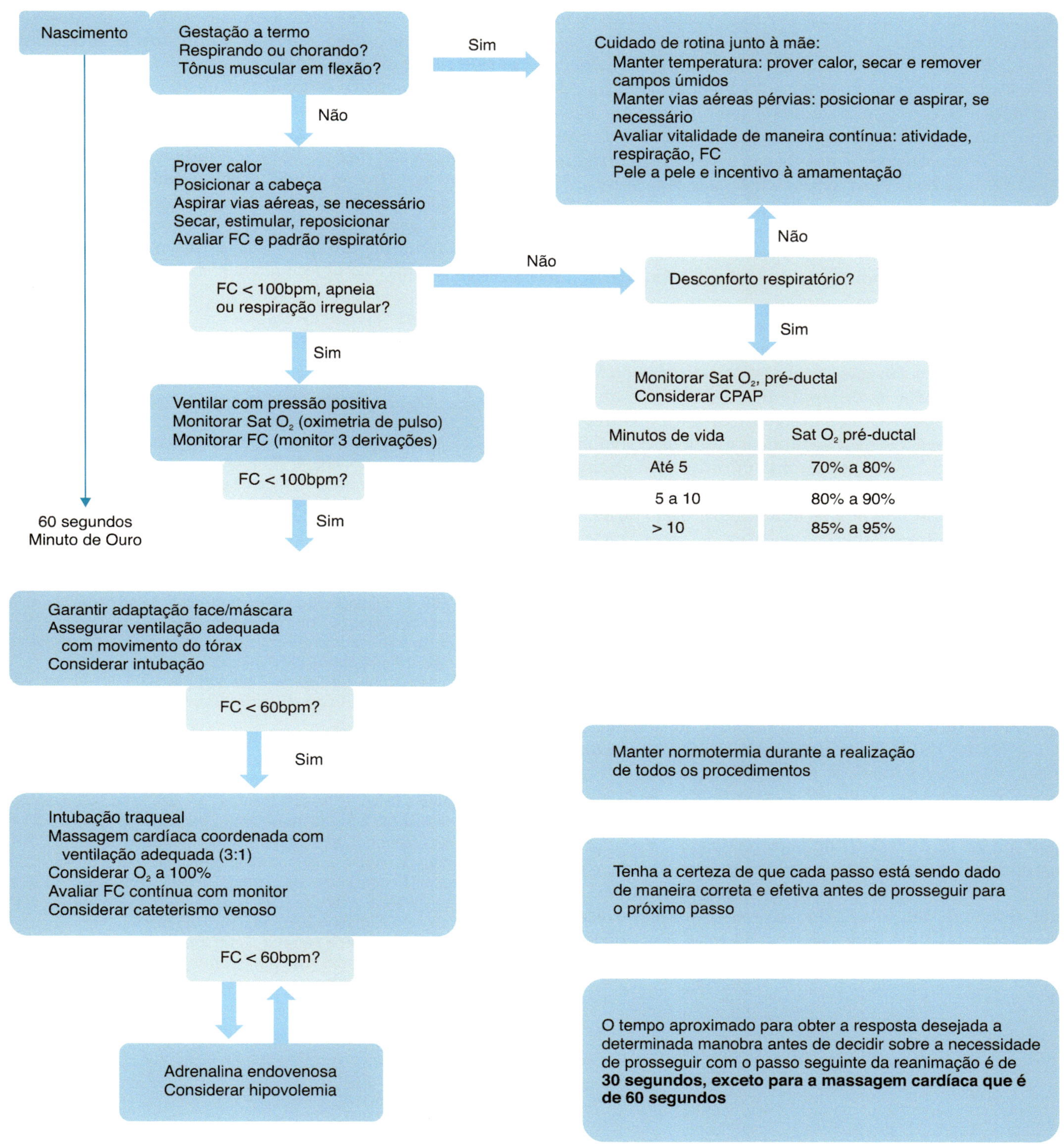

Minutos de vida	Sat O_2 pré-ductal
Até 5	70% a 80%
5 a 10	80% a 90%
> 10	85% a 95%

Figura 61.1 Fluxograma de reanimação neonatal. (CPAP: pressão positiva contínua em vias aéreas; FC: frequência cardíaca; Sat O_2: saturação de oxigênio.) (Reproduzida da Sociedade Brasileira de Pediatria, 2022.[3])

efetiva deve promover inicialmente a elevação da FC e depois o estabelecimento da respiração. Durante a VPP, é fundamental verificar continuamente a técnica de ventilação – principalmente se a via aérea está pérvia, se o selo entre máscara e face está adequado e se a pressão é suficiente.

A intubação traqueal exige habilidade e experiência e está indicada nas seguintes situações:

- Aplicação de massagem cardíaca.
- VPP prolongada ou ineficaz.
- Suspeita ou existência de hérnia diafragmática com necessidade de VPP.

A máscara laríngea pode ser uma opção antes da intubação traqueal.

A VPP deve ser iniciada em recém-nascidos não vigorosos (com apneia ou respiração ineficaz) com líquido amniótico meconial, não sendo recomendadas a laringoscopia direta imediata nem a aspiração traqueal de rotina. Em raras ocasiões, a entubação e a aspiração traqueal são necessárias para desobstrução das vias aéreas.

A massagem cardíaca está indicada em caso de FC abaixo de 60bpm após 30 segundos de VPP efetiva – com os polegares sobrepostos no terço inferior do esterno – coordenada com a ventilação em uma relação de 3:1 ("1 e 2 e 3 e ventila"). A profundidade de compressão é de um terço do diâmetro anteroposterior do tórax, de maneira a produzir pulso palpável. Recomenda-se concentração de O_2 a 100% no recém-nascido que esteja recebendo VPP e massagem cardíaca. Diferentemente dos ciclos anteriores, deve-se realizar a massagem cardíaca coordenada com a ventilação por 60 segundos, antes de reavaliar a FC, pois esse é o tempo mínimo para que a massagem cardíaca efetiva possa restabelecer a pressão de perfusão coronariana. Recomenda-se ainda a avaliação da FC por meio do monitor cardíaco nos casos de recém-nascidos que precisam de reanimação ao nascerem. A massagem cardíaca é interrompida quando a FC alcança mais de 60bpm; a VPP é mantida até que a FC esteja acima de 100bpm e o recém-nascido apresente respiração espontânea.

O uso de medicações é excepcional, mas está indicado quando todas as etapas anteriores foram cumpridas adequadamente e a FC permanece abaixo de 60bpm após 60 segundos de VPP e massagem efetivas. A veia umbilical é o acesso venoso de escolha. A adrenalina deverá ser administrada, preferencialmente via endovenosa, na dose de 0,2mL/kg e infundida rapidamente, seguida por um *flush* de 3,0mL de soro fisiológico. Enquanto o cateterismo venoso umbilical está sendo realizado, é possível administrar dose única de adrenalina (1,0mL/kg) via traqueal. Em situações extremas, quando o acesso venoso umbilical é impossível, a via intraóssea pode ser uma alternativa, apesar do risco de complicações graves.

A solução de cloreto de sódio a 0,9%, na dose de 10mL/kg endovenoso, em 5 a 10 minutos, está indicada para o recém-nascido não responsivo à reanimação e/ou com sinais de hipovolemia e choque.

Os recém-nascidos submetidos aos procedimentos de reanimação devem ser transferidos, por meio de transporte neonatal seguro, para a Unidade de Terapia Intensiva Neonatal ou unidade de cuidado intermediário convencional, de acordo com sua condição clínica, onde receberão os devidos cuidados pós-reanimação. Além disso, é fundamental que todos os procedimentos sejam documentados com objetividade e clareza.

Referências

1. Guinsburg R, Almeida MFB. Reanimação do recém-nascido ≥ 34 semanas em sala de parto: Diretrizes 2016 da Sociedade Brasileira de Pediatria. Disponível em: www.bp.com.br/fileadmin/user_upload/DiretrizesSBPReanimacaoRNMaior34semanas26jan2016.pdf. Acesso em 25 out 2020.
2. Brasil. Ministério da Saúde. Secretaria de Atenção à Saúde. Portaria 371, de 7 de maio de 2014. Institui diretrizes para a organização da atenção integral e humanizada ao recém-nascido (RN) no Sistema Único de Saúde (SUS). Disponível em: https://bvsms.saude.gov.br/bvs/sas/Links%20finalizados%20SAS%202014/prt0371_07_05_2014.html.
3. Almeida MFB, Guinsburg R; Coordenadores Estaduais e Grupo Executivo PRN-SBP; Conselho Científico Departamento Neonatologia SBP. Reanimação do recém-nascido ≥ 34 semanas em sala de parto: diretrizes 2022 da Sociedade Brasileira de Pediatria. Rio de Janeiro: Sociedade Brasileira de Pediatria, 2022. Disponível em: https://doi.org/10.25060/PRN-SBP-2022-2.
4. Brasil. Lei Federal 11.108, de 7 de abril de 2005. Disponível em https://www.planalto.gov.br/ccivil_03/_ato2004-2006/2005/lei/l11108.htm.
5. Brasil. Ministério da Saúde. Secretaria de Atenção à Saúde. Departamento de Ações Programáticas e Estratégicas. Além da sobrevivência: Práticas integradas de atenção ao parto, benéficas para a nutrição e a saúde de mães e crianças / Ministério da Saúde, Secretaria de Atenção à Saúde, Área Técnica de Saúde da Criança e Aleitamento Materno. 1. ed. 1. reimp. Brasília: Ministério da Saúde, 2013.
6. Wyckoff MH, Wyllie J, Aziz K et al. Neonatal Life Support: 2020 International Consensus on Cardiopulmonary Resuscitation and Emergency Cardiovascular Care Science With Treatment Recommendations. Circulation 2020; 142(16):S185-S221.
7. Sociedade Brasileira de Pediatria. Programa de Reanimação Neonatal. Disponível em: https://www.sbp.com.br/especiais/reanimacao/.

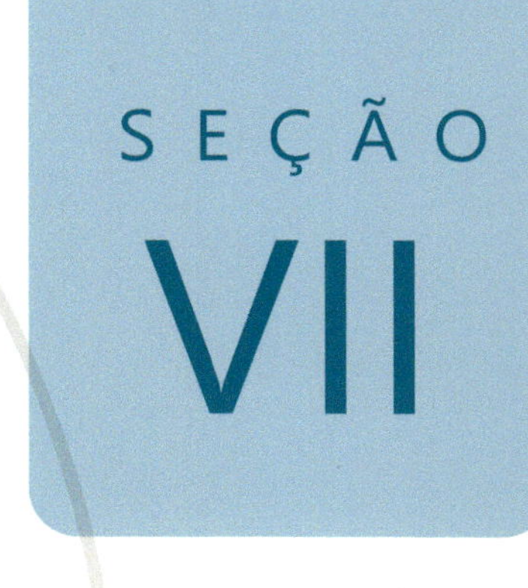

Puerpério

Puerpério Fisiológico

CAPÍTULO

62

Jussara Mayrink
Izabela Vieira Botelho

INTRODUÇÃO

Puerpério ou período pós-parto é o intervalo iniciado com o nascimento da criança e que se encerra em 6 ou 8 semanas, quando ocorre o retorno das características físicas pré-gravídicas no corpo da mulher.[1] A duração do período puerperal segundo as modificações corporais ainda é ponto de discussão entre vários autores, uma vez que, além das modificações físicas, acontece uma série de modificações emocionais, as quais não poderiam ser contidas nas primeiras 6 ou 8 semanas pós-parto. O Quadro 62.1 mostra as principais características do puerpério.

EXAME FÍSICO

Útero, colo uterino, vagina e vulva

Imediatamente após o parto, múltiplas fibras musculares miometriais iniciam o processo de contração, o que leva o útero a começar o processo de retorno às dimensões próximas a anteriores à gestação. Além disso, essas contrações controlam a perda sanguínea imediata após o parto, na medida em que controlam o sangramento, ocluindo os vasos intramiometriais. Da mesma maneira, tromboses em vasos sanguíneos no leito placentário também auxiliam o controle do sangramento.[2] Desse modo, ao longo das primeiras 2 semanas após o parto a involução uterina se dará conforme apresentado na Figura 62.1.

Quadro 62.1 Fases do puerpério

Fase do puerpério	Período	Lóquia	Involução uterina
Imediato	0 a 10 dias	Rubra (3 a 4 dias) Serosa	Cicatriz umbilical (primeiro dia) – sínfise púbica (décimo dia)
Tardio	11 a 42 dias	Alba	Intrapélvico
Remoto	43 a 84 dias	–	–

De modo geral, o peso uterino passa de 1.000g no pós-parto imediato para 60g em 6 a 8 semanas após o nascimento. Algumas condições podem tornar a involução uterina mais lenta, como sobredistensão uterina por gemelaridade, macrossomia, multiparidade e parto por cesariana, enquanto outras contribuem para acelerar o processo de involução, como a amamentação.[2]

O colo uterino não retorna ao estado pré-gravídico após o parto vaginal. O orifício externo assume a forma de fenda, em vez do aspecto puntiforme anterior. Além disso, em torno de 7 dias após o parto, a dilatação cervical alcança menos de 1cm.

Com relação à vagina e à vulva, esta última passará a apresentar carúnculas himenais em decorrência das modificações do hímen por ocasião do parto vaginal.[3]

Loquiação

Denomina-se loquiação a descarga vaginal que se segue ao parto e que poderá estender-se por até 30 dias. O lóquio (o produto eliminado) é composto por decídua, leucócitos, eritrócitos, células epiteliais, exsudato seroso e bactérias. Ao longo dos dias, a variação dessa composição promoverá a mudança de aspecto. Nos primeiros dias, em razão da maior concentração de sangue, será bem avermelhada, sendo chamada de *lochia rubra* (Quadro 62.1). Com o predomínio do exsudato seroso, a descarga vai se tornando mais clara, recebendo o nome de *lochia* serosa, por 2 a 3 semanas, e então *lochia alba*, com aspecto já amarelo-citrino. A loquiação pode variar de 200 a 500mL, e sua eliminação não acontece de modo constante ao longo dos dias.[4]

Pele e anexos

No período puerperal, as estrias que tenham porventura aparecido durante a gestação assumem coloração menos avermelhada e se tornam permanentes. Já o

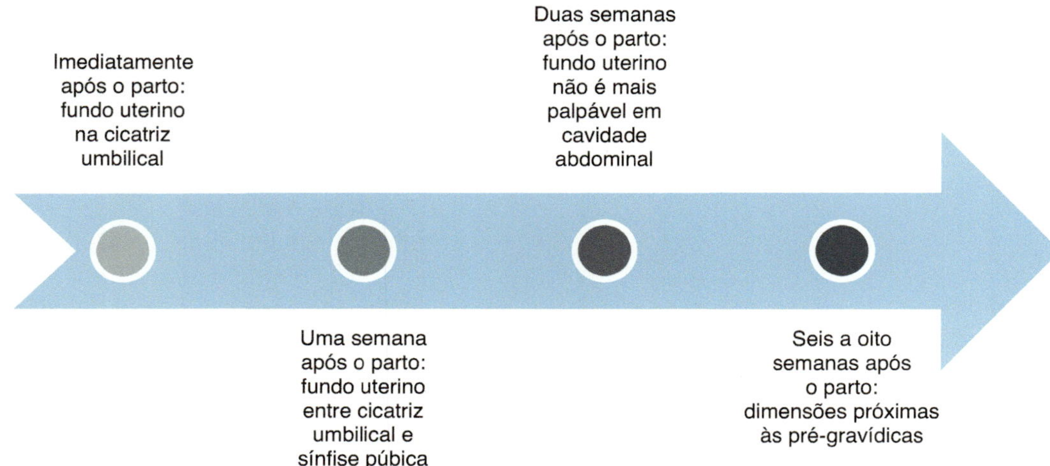

Figura 62.1 Involução uterina após o parto.

melasma tende a regredir, podendo desaparecer. Eflúvio telógeno caracteriza o período de queda importante dos folículos pilosos, incluindo os fios capilares (cabelo), o qual se estende por 6 a 15 meses após o parto.[5]

Peso materno

Após o parto costuma acontecer a perda de cerca de 6kg, correspondentes ao peso do feto e dos anexos, incluindo o líquido amniótico. A redistribuição de fluidos intra e extracelulares e a loquiação promoverão nova perda de peso, que poderá variar entre 2 e 7kg durante o período puerperal.[6]

CONSULTA DE REVISÃO DE PARTO

Recomenda-se que a consulta de revisão de parto seja implementada em dois tempos distintos. Inicialmente, uma avaliação em até 3 semanas após o parto e outra por volta de 12 semanas após o parto,[1] com o objetivo principal de observar as demandas da mulher em toda sua amplitude, como um *continuum* de cuidados e não como uma avaliação isolada. O cuidado com a puérpera é bastante complexo e inclui diversas "frentes" ou "domínios", os quais serão abordados a seguir.

Entretanto, o maior desafio do cuidado pós-natal é representado pelo alto índice de absenteísmo, o qual se aproxima de 40% em alguns serviços. Sem dúvida, esse fator é ainda mais alarmante em países de nível de desenvolvimento socioeconômico médio e baixo, como o Brasil. A reafirmação da importância das consultas no pós-parto durante o pré-natal, bem como o estabelecimento precoce das datas, além de instrumentos para lembrar a mulher dessas datas, podem auxiliar a reduzir o absenteísmo e a aumentar a possibilidade de diagnóstico de alguma anormalidade nesse período tão complexo e de tamanha fragilidade para a mulher.[1,7]

Por esse motivo, o Colégio Americano de Obstetras e Ginecologistas (ACOG) publicou em 2018 um documento em que encoraja, nas consultas finais de pré-natal, a elaboração conjunta entre os profissionais da saúde e a gestante de um planejamento de seu período pós-parto, aos moldes do que ocorre com o já consagrado "plano de parto".[1] Idealmente, esse planejamento inclui uma lista de pessoas para compor uma rede de apoio à gestante, a antecipação de diversos problemas que poderão surgir por ocasião do parto, como incontinência urinária, sintomas relacionados com a saúde mental e a saúde sexual, a orientação a respeito de sinais de alarme particulares ao puerpério e a continuidade do tratamento das condições que tenham surgido na gestação e que precisem ser acompanhadas no pós-parto, como doenças hipertensivas e diabetes *mellitus* gestacional.

Contracepção

A puérpera deve ter liberdade para escolher o método contraceptivo. Cabe destacar que o objetivo do profissional de saúde ao orientar a contracepção consiste em aumentar o intervalo interpartal, uma vez que essa variável é importante preditor de complicações, como parto pré-termo e restrição de crescimento fetal.[8-12]

Em linhas gerais, todas as mulheres devem receber esclarecimentos, de maneira clara e em linguagem apropriada, sobre os métodos contraceptivos existentes, suas vantagens, desvantagens e contraindicações, e devem sentir-se livres de julgamentos para a escolha do que lhes parecer melhor. A anticoncepção no puerpério será abordada com mais detalhes no Capítulo 66.

Imunizações

O período pós-parto deverá ser o momento para revisão do cartão de vacinação da puérpera e, caso necessário, para completar as vacinas que faltam e os esquemas por vezes iniciados antes da gestação.[13] Para mais informações sobre as vacinas que devem ser aplicadas às mulheres adultas, veja o Capítulo 7.

Saúde mental

O período pós-parto é um período de desafios para a saúde mental da mulher em vista da mudança na rotina, das novas funções e da insegurança com relação aos cuidados com o recém-nascido. A privação de sono, comum nesse período, e a oscilação hormonal do pós-parto são agentes estressores que, juntos, determinam a labilidade de humor da mulher no puerpério.

Um conjunto de transtornos psiquiátricos encontram-se abrigados sob a nome de *desordens psiquiátricas do período pós-parto*, entre as quais a depressão pós-parto é a mais frequente. Chama-se *blues* ou melancolia puerperal a oscilação de humor que normalmente se estabelece após o parto e que tende a se resolver em até 14 dias. Nesse período, a mulher se mostra mais emotiva, com choro fácil, irritabilidade e pensamentos conflitantes com relação a essa nova fase da vida, o que por vezes se faz acompanhar por culpa extrema.

A depressão pós-parto é um quadro mais intenso que o *blues* puerperal e mais duradouro. A análise da prevalência desse distúrbio é um desafio em razão do grande estigma que circunda esse diagnóstico. Desse modo, os números podem variar de 4% a 15%, a depender da população estudada.[14-16] Além disso, é provável que esses percentuais estejam subestimados por diagnósticos não realizados em virtude do despreparo da equipe de saúde ou mesmo pelo silêncio materno. O estigma da depressão pós-parto impede muitas mulheres de se queixarem para seus cuidadores e de procurarem ajuda médica.

Alguns fatores podem ser apontados como sinais de alerta (ou fatores de risco) para a ocorrência de depressão pós-parto, como sintomas de ansiedade e depressão durante o pré-natal, antecedente familiar e/ou pessoal de doenças psiquiátricas e nível socioeconômico baixo.[16] A identificação desses fatores serve como sinal de alerta para que a equipe de saúde fique ainda mais atenta à saúde mental da puérpera.

Todavia, independentemente desses fatores, o acompanhamento pós-natal de toda mulher precisa incluir uma avaliação de sua saúde mental com anamnese orientada para identificação de sinais e sintomas de depressão. A abordagem deve ser feita de maneira ativa e sistematizada pelo profissional de saúde. Escalas são usadas para essa abordagem, como a escala de depressão de Edimburgo;[17] entretanto, o profissional pode optar por uma anamnese livre, desde que seja capaz de avaliar a saúde mental da mulher.

Amamentação

Tão logo ocorra o nascimento, um novo desafio surgirá para a puérpera: a amamentação. Esse processo deve ser estimulado pelos profissionais de saúde ainda na sala de parto, visto que o contato pele a pele e a sucção da mama pelo recém-nascido estimulam a produção de leite e fortalecem a conexão entre mãe e filho.

Os benefícios do aleitamento materno são múltiplos e devem ser destacados com o objetivo de incentivar e informar a puérpera e sua rede de apoio. Cabe ressaltar que o leite materno é um alimento completo, rico em imunoglobulinas, gratuito, seguro e de fácil acesso. Para a mulher, o ato de amamentar auxilia a contração e involução uterina, reduzindo o sangramento pós-parto, contribui para a perda de peso e diminui a incidência de doenças maternas, como câncer de mama e osteoporose.[3] Para o recém-nascido, o aleitamento materno previne várias doenças, como infecções, morte súbita, alergias, obesidade e diabetes.[3] Por todas essas vantagens, o aleitamento materno deve ser exclusivo até os **6** meses de idade e mantido após a introdução alimentar até, no mínimo, **2** anos de idade.[18]

Algumas situações podem contribuir para o descompasso entre a produção e o consumo de leite materno. A retenção de fragmentos placentários pós-parto, por exemplo, pode manter elevados os níveis de esteroides placentários com a consequente inibição da lactação.[19] O uso de estrogênios como contraceptivos ou em técnicas de reprodução assistida também pode comprometer o aleitamento materno pelo mesmo motivo, enquanto a progesterona pode ser utilizada isoladamente com tranquilidade, uma vez que os receptores de progesterona nas glândulas mamárias desaparecem durante o aleitamento materno. A inibição da lactação é necessária em caso de morte fetal intrauterina, morte neonatal, infecção materna por HIV ou HTLV e tratamento oncológico. A medicação de escolha é a cabergolina, um agonista dopaminérgico, além de ser necessário o enfaixamento das mamas, bem como o uso de compressas frias.

Cuidados na lactação

Durante a amamentação, a lactante deve ingerir cerca de **500** quilocalorias a mais por dia e, principalmente, aumentar a ingestão hídrica.[19] Na consulta de revisão pós-parto, um olhar especial deve ser dirigido para a avaliação da técnica de amamentação e denominada "pega" pelo recém-nascido, além de fornecidas orientações sobre as posições de conforto e segurança para a nutriz e seu filho. Vale destacar que, sempre que for necessário o uso de medicações durante a amamentação, a biodisponibilidade no leite materno precisa ser considerada para que seja feita a melhor e mais segura escolha.

A amamentação vai depender de grande persistência e disponibilidade da mãe e de todos que rodeiam o recém-nascido. Cabe aos profissionais de saúde fornecer informações confiáveis sobre os bancos de leite e os grupos de apoio, bem como promover diagnóstico e tratamento das doenças associadas.

Amamentar é um ato de amor, mas, sobretudo, consiste em um ato de conhecimento e confiança. (Para mais informações sobre a amamentação, veja o Capítulo 65.)

CONSIDERAÇÕES FINAIS

A relevância do cuidado pós-natal deve ser equiparada à do cuidado pré-natal, e a capacitação humana e dos serviços para oferecê-lo da melhor maneira possível precisa ser incentivada pelos gestores de saúde e exigida pela equipe de saúde.

Por fim, é fundamental que toda a equipe tenha em mente a complexidade do período que encerra o ciclo gravídico-puerperal para que possa cuidar dessa mãe recente de maneira integral e efetiva.

Referências

1. ACOG Committee Opinion No. 736: Optimizing postpartum care. Obstet Gynecol 2018; 131:e140-e50.
2. Negishi H, Kishida T, Yamada H, Hirayama E, Mikuni M, Fujimoto S. Changes in uterine size after vaginal delivery and cesarean section determined by vaginal sonography in the puerperium. Arch Gynecol Obstet 1999; 263:13-6.

3. Sá RAM, Oliveira CA. Obstetrícia básica. Atheneu: São Paulo. 3. ed. 2015. 1544 p.
4. Chi C, Bapir M, Lee CA, Kadir RA. Puerperal loss (lochia) in women with or without inherited bleeding disorders. Am J Obstet Gynecol 2010; 203:56.e1-5.
5. Cunningham FG, Leveno KJ, Bloom SL. Williams Obstetrics. McGraw Hill: New York. 24. ed. 2014.
6. Gunderson EP, Abrams B, Selvin S. Does the pattern of postpartum weight change differ according to pregravid body size? Int J Obes Relat Metab Disord 2001; 25:853-62.
7. Cornell A, McCoy C, Stampfel C, Bonzon E, Verbiest S. Creating new strategies to enhance postpartum health and wellness. Matern Child Health J 2016; 20(Suppl 1):39-42.
8. Kadish E, Sela HY, Rotem R, Grisaru-Granovsky S, Rottenstreich M. Inter-delivery birthweight difference greater than 1000 grams and its effects on maternal and neonatal outcomes. J Matern Fetal Neonatal Med 2022: 1-9.
9. Altshuler AL, Gaffield ME, Kiarie JN. The WHO's medical eligibility criteria for contraceptive use: 20 years of global guidance. Curr Opin Obstet Gynecol 2015; 27:451-9.
10. Wagner CK. Progesterone receptors and neural development: A gap between bench and bedside? Endocrinology 2008; 149:2743-9.
11. Chen BA, Reeves MF, Creinin MD, Schwarz EB. Postplacental or delayed levonorgestrel intrauterine device insertion and breast-feeding duration. Contraception 2011; 84:499-504.
12. FEBRASGO. Recomendação da Comissão Nacional Especializada de Aleitamento Materno. Disponível em: https://www.febrasgo.org.br/pt/noticias/item/533-amamentacao-deve-ser-suspensa-por-10-dias-se-a-mae-receber-vacina-contra-febre-amarela-nos-primeiros-seis-meses-de-vida-do-bebe. Acesso em 25 jul 2022.
13. Safadi MAP, Spinardi J, Swerdlow D, Srivastava A. Covid-19 disease and vaccination in pregnant and lactating women. Am J Reprod Immunol 2022; 88:e13550.
14. Wake GE, Fitie GW, Ashenafi B, Tadese M, Tessema SD. Magnitude and Determinant factors of postpartum depression among mothers attending their postnatal and vaccination services at public health institutions of Addis Ababa, Ethiopia. Front Public Health 2022; 10:882205.
15. Tanuma-Takahashi A, Tanemoto T, Nagata C et al. Antenatal screening timeline and cutoff scores of the Edinburgh Postnatal Depression Scale for predicting postpartum depressive symptoms in healthy women: A prospective cohort study. BMC Pregnancy Childbirth 2022; 22:527.
16. Wu D, Jiang L, Zhao G. Additional evidence on prevalence and predictors of postpartum depression in China: A study of 300,000 puerperal women covered by a community-based routine screening programme. J Affect Disord 2022; 307:264-70.
17. Milgrom J, Ericksen J, Negri L, Gemmill AW. Screening for postnatal depression in routine primary care: properties of the Edinburgh Postnatal Depression Scale in an Australian sample. Aust N Z J Psychiatry 2005; 39:833-9.
18. Brasil, Ministério da Saúde. Secretaria de Atenção à Saúde. Departamento de Atenção Básica. Saúde da criança: Aleitamento Materno e Alimentação Complementar. Brasília: Ministério da Saúde. 2. ed. 2015.184p
19. Brahm P, Valdés V. The benefits of breastfeeding and associated risks of replacement with baby formulas. Rev Chil Pediatr 2017; 88:7-14.

Hemorragia Pós-Parto

CAPÍTULO

63

Gabriel Costa Osanan
Daisy Martins Rodrigues

INTRODUÇÃO

A hemorragia pós-parto (HPP) ainda é uma das principais causas de morbimortalidade materna em muitas regiões do mundo, sendo responsável por aproximadamente 1 morte materna (MM) a cada 6 minutos e respondendo por mais de 25% dos óbitos por causas obstétricas diretas.[1-3] Tem sido observado aumento dos casos de HPP em várias regiões. Sua incidência é variável, oscilando entre 1% e 25% dos partos.[1,4,5] Na América Latina, um estudo apontou a ocorrência aproximada de 1 caso de HPP a cada 10 nascimentos.[6]

Estima-se a ocorrência anual de mais de 14 milhões de casos novos de HPP e mais de 80 mil MM relacionadas com ela, o que a torna a principal causa de MM direta em todo o mundo.[1,7,8] No Brasil, mais de 2.000 mulheres já faleceram por essa causa nos últimos 10 anos, situação que a coloca como a segunda causa de MM no país.[9]

Vale destacar também que a HPP se associa à morbidade materna relevante. Estima-se que a hemorragia obstétrica determine a necessidade de transfusões sanguíneas em aproximadamente 0,6% dos nascimentos e de histerectomias em 0,2% dos partos.[10-12] Além da morbidade física, as mulheres que vivenciaram um quadro de HPP grave podem apresentar sofrimento emocional importante.[13]

Atualmente, considera-se que grande parte da morbimortalidade relacionada com HPP poderia ser evitada, se fossem aplicadas medidas de complexidade variável nos diversos níveis do cuidado obstétrico. Entre essas medidas se destacam a viabilização do acesso ao cuidado pré-natal adequado (com valorização da anemia, do risco de acretismo placentário, da elevação pressórica e risco de diagnóstico da pré-eclâmpsia, entre outros), a estratificação do risco de HPP durante o pré-natal, parto e puerpério, a administração rotineira de uterotônicos no pós-parto imediato (ocitocina profilática de rotina), a capacitação das equipes multidisciplinares na abordagem da HPP e a organização/preparo das instituições para atender quadros de HPP.[2]

ESTRATÉGIA ZERO MORTE MATERNA POR HEMORRAGIA PÓS-PARTO

Em função das altas taxas de mortalidade materna por HPP, o Ministério da Saúde do Brasil, em parceria com a Organização Pan-Americana da Saúde/Organização Mundial da Saúde (OPAS/OMS), institucionalizou a Estratégia Zero Morte Materna por Hemorragia (0MMxH) no Brasil.[2,8,12,14]

A Estratégia 0MMxH brasileira originou-se das diretrizes do *Proyecto Cero Muertes Maternas por Hemorragia*, coordenado pelo Centro Latino-Americano de Perinatologia/Saúde das Mulheres e Reprodutiva (CLAP/SMR) e que objetiva reduzir a MM por HPP nas Américas por meio de ações de qualificação da assistência obstétrica e melhoria dos fluxos de cuidado das mulheres.[8]

Com base nessas premissas, foram efetuadas no Brasil discussões sobre as estratégias capazes de reduzir a MM por HPP, sendo identificada uma série de ações necessárias para atingir a meta, como fortalecer o cuidado obstétrico, melhorar a ambiência e os fluxos assistenciais relacionados com essa intercorrência, criar protocolos uniformes, sistematizados e eficientes, formar e capacitar equipes multidisciplinares para abordagem da HPP, incentivar o monitoramento de eventos graves para identificar oportunidades de melhoria e implantar políticas públicas de redução da morte materna por HPP.[8]

A partir dessas análises, a Estratégia 0MMxH foi customizada para o Brasil e desde então se expandiu pelo país, obtendo o apoio governamental, de várias sociedades de classes, de unidades de saúde públicas e privadas, de universidades e da própria população.[14] A Estratégia 0MMxH brasileira tem conseguido impactar o cuidado obstétrico da HPP nas regiões em que foi implantada e integra atualmente as políticas públicas nacionais de redução da MM.[14]

BUNDLES PARA HEMORRAGIA PÓS-PARTO

Os *bundles* podem ser definidos como pacotes de intervenções ou recomendações baseados em evidência científica que têm o potencial de melhorar os resultados assistenciais. Idealmente, as intervenções devem ser realizadas em conjunto para melhorar o resultado e devem contemplar aspectos de competências técnicas (por exemplo, conhecimento e habilidade para realização de procedimentos) e não técnicas (por exemplo, habilidades de comunicação e trabalho em equipe).[15-17] O *bundle* deve ser direcionado para determinadas população e intercorrência e, entre suas características essenciais, deve ser exequível (ou seja, adequado à realidade local) e permitir alta adesão por parte das equipes que o utilizam.

O *bundle* objetiva organizar o cuidado com o indivíduo, reforçar o trabalho em equipe multidisciplinar, aumentar a adesão às recomendações e reduzir a variabilidade do cuidado, especialmente em momentos emergenciais. Por fim, o *bundle* da HPP pode incluir todas as etapas da assistência à mulher ou focar em determinados pontos do cuidado, a depender da estrutura e das necessidades locais.[15-17]

Em 2015, Main e cols.[17] publicaram documento em que discutiam as características de um "*bundle* ideal" para hemorragia obstétrica. Segundo os autores, esse *bundle* teria quatro domínios básicos: (1) prontidão e preparação; (2) reconhecimento e prevenção; (3) resposta, e (4) relatórios e sistema de aprendizado. Cada um desses domínios exige ações específicas para seu funcionamento adequado (Quadro 63.1).

Os *bundles* também podem contemplar parte do cuidado da HPP e passar por simplificações para melhorar a adesão local. Em 2020, a OMS publicou um *bundle* simplificado focado no tratamento da HPP e que incluía cuidados iniciais e ações nos casos de hemorragias refratárias, especialmente diante de atonia uterina.[15] Esse *bundle* foi posteriormente associado a estratégias de diagnóstico precoce e monitoramento pós-parto e testado em estudo científico.[18] Gallo e cols. (2023),[18] em estudo multicêntrico, demonstraram que esse conjunto de ações, conduzidas de maneira sistemática no atendimento da HPP em países de baixa

Quadro 63.1 Domínios e ações do *bundle* para hemorragia pós-parto (HPP)

Domínio do *bundle*	Ações e cuidados
Prontidão Toda unidade deve estar preparada	*Kits* de hemorragia e *checklists* ou listas de verificação Protocolos assistenciais e treinamentos da equipe Acesso imediato aos medicamentos e insumos para tratar HPP Criação de sistema de resposta multidisciplinar e multissetorial Protocolos de transfusão maciça (com transfusão emergencial)
Reconhecimento e prevenção Toda gestante/puérpera deve receber esses cuidados	Avaliação do risco contínuo (pré-natal, na admissão, parto e pós-parto) Estratégia de diagnóstico e estimativa de perda volêmica Estratégias de prevenção da HPP
Resposta imediata Direcionada a qualquer caso de HPP	Plano de gerenciamento de emergência ("código vermelho") Programa de apoio para gestantes/puérperas, familiares e funcionários
Relatórios e sistema de aprendizado Toda unidade deve ter	Estabelecer cultura de reuniões para mulheres com gestação de alto risco e relatórios pós-evento para identificar sucessos e oportunidades Revisão multidisciplinar de casos graves para identificar problemas Monitorar resultados por meio de comitê de avaliação do cuidado

Fonte: adaptado de Main *et al.*, 2015.[17]

Quadro 63.2 Ações contempladas pelo Sistema Obstétrico de Alerta e Resposta (SOAR) – Estratégia 0MMxH – MS-OPAS/OMS

1. Estratificação de risco de forma contínua durante todo o cuidado obstétrico, para todas as gestantes
2. Implantação de prevenção rotineira para HPP em todas as maternidades
3. Implantação de estratégias de diagnóstico da HPP, com treinamento e estabelecimento de fluxos adequados e padronizados em todas as unidades de saúde que atendem gestantes
4. Implantação de protocolo padronizado para tratamento da HPP, associado à organização do fluxo assistencial, ao treinamento de equipes multidisciplinares e à inserção de tecnologias leves
5. Discussão e remodelamento da rede de cuidado para HPP
6. Implantação de *kits* de HPP com *checklists*
7. Treinamento de equipes multidisciplinares, incluindo profissionais de transporte e gestão
8. Criação de time de respostas para os casos de HPP com base em protocolos padronizados
9. Criação de protocolos de transfusão maciça e organização da rede transfusional
10. Criação de comitês de avaliação de casos graves/mortes

HPP: hemorragia pós-parto.

renda, conseguiu reduzir em aproximadamente 60% os quadros hemorrágicos graves. Esse estudo mostrou definitivamente a relevância da implementação dos *bundles* nos serviços de saúde para melhorar os cuidados com a HPP.

No Brasil, a Estratégia 0MMxH também propõe um *bundle*, denominado Sistema Obstétrico de Alerta e Resposta (SOAR), que contempla ações para toda a linha de cuidado da HPP, adequando-as à realidade obstétrica brasileira. O SOAR propõe ações que envolvem desde a atenção primária à saúde até a atenção quaternária.[2,8] As ações propostas pela Estratégia 0MMxH MS-OPAS/OMS são apresentadas no Quadro 63.2.

A Figura 63.1 apresenta um fluxograma para atendimento sistematizado da HPP em associação a um *kit* de emergência proposto pela Estratégia 0MMxH.[19]

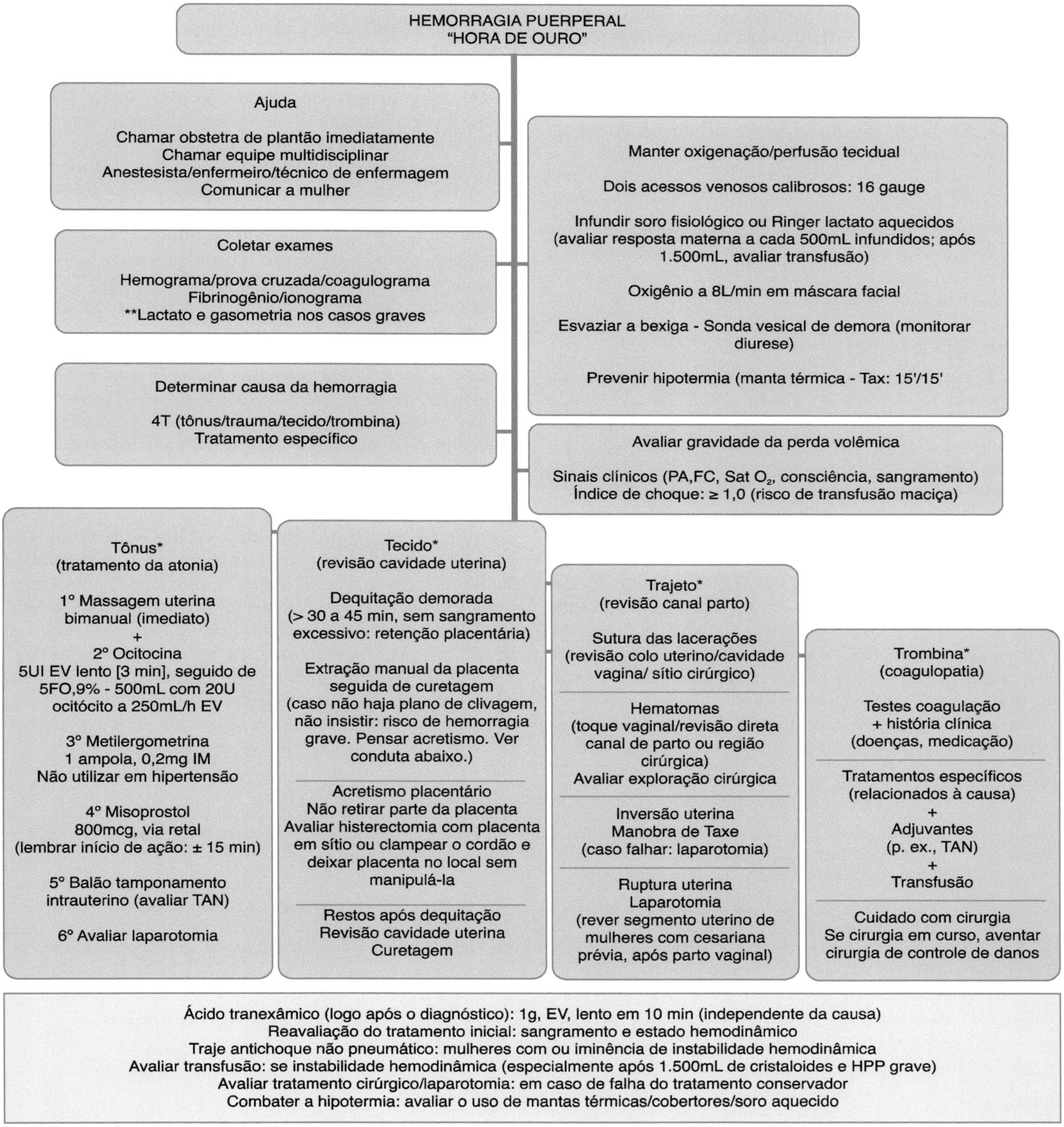

HEMORRAGIA PUERPERAL
"HORA DE OURO"

Ajuda

Chamar obstetra de plantão imediatamente
Chamar equipe multidisciplinar
Anestesista/enfermeiro/técnico de enfermagem
Comunicar a mulher

Coletar exames

Hemograma/prova cruzada/coagulograma
Fibrinogênio/ionograma
**Lactato e gasometria nos casos graves

Determinar causa da hemorragia

4T (tônus/trauma/tecido/trombina)
Tratamento específico

Manter oxigenação/perfusão tecidual

Dois acessos venosos calibrosos: 16 gauge

Infundir soro fisiológico ou Ringer lactato aquecidos
(avaliar resposta materna a cada 500mL infundidos; após 1.500mL, avaliar transfusão)

Oxigênio a 8L/min em máscara facial

Esvaziar a bexiga - Sonda vesical de demora (monitorar diurese)

Prevenir hipotermia (manta térmica - Tax: 15'/15'

Avaliar gravidade da perda volêmica

Sinais clínicos (PA,FC, Sat O_2, consciência, sangramento)
Índice de choque: ≥ 1,0 (risco de transfusão maciça)

Tônus*
(tratamento da atonia)

1° Massagem uterina bimanual (imediato)
+
2° Ocitocina
5UI EV lento [3 min], seguido de 5FO,9% - 500mL com 20U ocitócito a 250mL/h EV

3° Metilergometrina
1 ampola, 0,2mg IM
Não utilizar em hipertensão

4° Misoprostol
800mcg, via retal
(lembrar início de ação: ± 15 min)

5° Balão tamponamento intrauterino (avaliar TAN)

6° Avaliar laparotomia

Tecido*
(revisão cavidade uterina)

Dequitação demorada
(> 30 a 45 min, sem sangramento excessivo: retenção placentária)

Extração manual da placenta seguida de curetagem
(caso não haja plano de clivagem, não insistir: risco de hemorragia grave. Pensar acretismo. Ver conduta abaixo.)

Acretismo placentário
Não retirar parte da placenta
Avaliar histerectomia com placenta em sítio ou clampear o cordão e deixar placenta no local sem manipulá-la

Restos após dequitação
Revisão cavidade uterina
Curetagem

Trajeto*
(revisão canal parto)

Sutura das lacerações
(revisão colo uterino/cavidade vagina/ sítio cirúrgico)

Hematomas
(toque vaginal/revisão direta canal de parto ou região cirúrgica)
Avaliar exploração cirúrgica

Inversão uterina
Manobra de Taxe
(caso falhar: laparotomia)

Ruptura uterina
Laparotomia
(rever segmento uterino de mulheres com cesariana prévia, após parto vaginal)

Trombina*
(coagulopatia)

Testes coagulação
+ história clínica
(doenças, medicação)

Tratamentos específicos
(relacionados à causa)
+
Adjuvantes
(p. ex., TAN)
+
Transfusão

Cuidado com cirurgia
Se cirurgia em curso, aventar cirurgia de controle de danos

Ácido tranexâmico (logo após o diagnóstico): 1g, EV, lento em 10 min (independente da causa)
Reavaliação do tratamento inicial: sangramento e estado hemodinâmico
Traje antichoque não pneumático: mulheres com ou iminência de instabilidade hemodinâmica
Avaliar transfusão: se instabilidade hemodinâmica (especialmente após 1.500mL de cristaloides e HPP grave)
Avaliar tratamento cirúrgico/laparotomia: em caso de falha do tratamento conservador
Combater a hipotermia: avaliar o uso de mantas térmicas/cobertores/soro aquecido

Figura 63.1 Fluxograma de atendimento da hemorragia pós-parto segundo a Estratégia 0MMxH – MS/OPAS Brasil. (FC: frequência cardíaca; HPP: hemorragia pós-parto; PA: pressão arterial; Sat O_2: saturação de oxigênio; TAN: traje antichoque não pneumático; Tax: temperatura axilar.)

DEFINIÇÃO

Existem várias definições para HPP.[1] O conceito mais tradicional, proposto pela Estratégia 0MMx-H – MS/OPAS, define a HPP como perda sanguínea de mais de 500mL após parto vaginal ou acima de 1.000mL após cesariana, em 24 horas, ou qualquer perda de sangue pelo trato genital capaz de causar instabilidade hemodinâmica.[2] Algumas entidades preferem usar como ponto de corte 1.000mL independentemente da via de parto,[1] enquanto outras utilizam um ponto de corte único de 500mL.[1,20]

Considera-se como HHP maciça o sangramento que acontece após o parto, independentemente da via de nascimento, superior a 2.000mL/24 horas ou com necessidade de transfusão mínima de 1.200mL (4 unidades de concentrado de hemácias) ou que resulte na queda de hemoglobina ≥ 4g/dL ou seja capaz de provocar distúrbios de coagulação.[2]

CLASSIFICAÇÃO

A HPP pode ser classificada como primária (quando o sangramento ocorre nas primeiras 24 horas após o parto) ou secundária (perda sanguínea após 24 horas, em até 6 a 12 semanas após o parto).[1,2]

Hemorragia pós-parto primária

A HPP primária responde pela maioria dos casos de HPP e tende, também, a ser a mais grave e letal. Grande parte dos casos de HPP ocorre especialmente nas primeiras 2 a 4 horas após o parto e por isso é recomendado o monitoramento materno no quarto período (pós-parto). A incidência é variável, mas costuma complicar 1% a 10% dos nascimentos.[2,6] Suas principais causas são representadas pelo mnemônico dos 4Ts (tônus, trauma, tecido e trombina [Quadro 63.3]).

A atonia uterina é a etiologia de HPP mais comum, responsável por mais de 70% dos casos, podendo, em grande parte, ser prevenida com o uso de uterotônicos após o parto – seu diagnóstico é possível por meio da palpação uterina. Os quadros podem ser graves, uma vez que o fluxo de sangue uterino em gestação a termo passa de 500mL/min.[1,2,21,22]

As lesões de trajeto do canal do parto são responsáveis por 15% a 20% dos casos. A ruptura uterina, apesar de complicação menos comum, está associada à elevada morbimortalidade materna e fetal. Os partos distócicos, especialmente os que necessitam manobras obstétricas (vaginal ou cesariana), favorecem essas lesões.[2,23] Além disso, chamam a atenção algumas lesões cervicais e vaginais "altas" (especialmente depois de partos operatórios), as quais podem determinar "sangramentos ocultos" para o espaço retroperitoneal. Essas lesões devem ser cogitadas após partos operatórios ou traumáticos, quando as puérperas se apresentam com instabilidade hemodinâmica, mas sem sangramento proporcional ao quadro. Certamente, constituem um desafio diagnóstico e terapêutico para a equipe obstétrica.[2]

Os casos de retenção de tecido placentário têm aumentado nas últimas décadas, especialmente em razão do aumento dos casos de espectro da placenta acreta (EPA [veja o Capítulo 20]). A retenção de tecido placentário intrauterino ocorre em aproximadamente 0,5% a 3% dos partos,[24] sendo responsável por expressiva parcela dos casos de HPP. Em algumas populações, essas causas têm frequência semelhante ou até mesmo superam as relacionadas com traumas no canal do parto.[25,26] O EPA é uma das principais causas de hemorragia maciça e de histerectomia pós-parto no mundo.[27]

Os distúrbios de coagulação (grupo trombina) representam menos de 1% dos casos de HPP, mas podem associar-se a sangramentos graves e de difícil controle.[25,28] Nesses casos, é essencial conhecer com antecedência o distúrbio de coagulação para direcionar seu tratamento. O diagnóstico de coagulopatia no pós-parto pode ser desafiador. Recomenda-se atenção à sua possibilidade quando: (a) não se identificam outras causas de HPP; (b) ocorrem sangramentos volumosos (risco de coagulopatia de consumo); (c) é realizada infusão de grande volume de líquidos (risco de coagulopatia dilucional); (d) é necessária uma transfusão maciça (transfusões desbalanceadas e hipocalcemia); (e) há sangramento persistente "em lençol" nos atos operatórios; (f) há necessidade de UTI por choque hipovolêmico (avaliar a tríade letal acidose-hipotermia-coagulopatia); (g) ocorre pré-eclâmpsia (avaliar síndrome HELLP); e (h) são usados anticoagulantes, entre outras situações predisponentes.[1,2,12]

Quadro 63.3 Principais causas de hemorragia pós-parto (HPP) primária – 4Ts

Tônus	Incapacidade total ou parcial do útero de se contrair adequadamente e "ligar" os vasos miometriais presentes no leito placentário após o parto/dequitação Representado pela atonia ou hipotonia uterina
Trauma	Ocorrência de lesões no canal do parto relacionadas com a passagem do concepto ou a realização de manobras e procedimentos obstétricos intraparto As lesões podem ser abertas ou fechadas e são representadas, principalmente, por lacerações, hematomas, inversão e ruptura uterina
Tecido	Retenção de tecidos da concepção na cavidade uterina após o nascimento As causas mais conhecidas são retenção de restos ovulares, dequitação placentária incompleta ou parcial e espectro da placenta acreta
Trombina	Presença de discrasias sanguíneas, congênitas ou adquiridas, diagnosticadas ou não antes do parto, que cursam com disfunção, deficiência e/ou consumo dos fatores de coagulação Representada pelo uso de medicamento anticoagulante, coagulopatia dilucional, coagulopatia de consumo e coagulopatias congênitas, como doença de Von Willebrand, entre outras

Obs.: um quadro de HPP pode ter mais de uma causa simultaneamente.

Hemorragia pós-parto secundária

Em caso de HPP secundária, a perda sanguínea ocorre após 24 horas, mas até 6 a 12 semanas após o parto, e acomete 0,2% a 1% das puérperas.[29-31] Apesar de menos comum, pode determinar sangramentos que ameaçam a vida, sendo uma das causas principais de reinternação no período pós-parto. Sua incidência varia de 0,2% a 0,8% com pico nas primeiras 2 semanas após o nascimento, sendo essencial reconhecer as principais causas de HPP secundária para tratá-las imediatamente (Quadro 63.4). Entretanto, a identificação de sua etiologia nem sempre é tarefa fácil – estima-se que o fator causal não será identificado em aproximadamente 15% dos casos.[30-33]

Quadro 63.4 Principais causas de hemorragia pós-parto (HPP) secundária

- Retenção de restos placentários
- Infecção puerperal (endometrite)
- Subinvolução do leito placentário
- Doença trofoblástica gestacional
- Malformação arteriovenosa uterina
- Distúrbios de coagulação
- Hematomas e lacerações do canal do parto
- Pseudoaneurismas de artéria uterina
- Deiscência ou ruptura uterina
- Câncer de colo uterino

FATORES DE RISCO

Quando se discute a morbimortalidade por HPP, considera-se que medidas como a identificação dos fatores de risco têm o potencial de reduzir as complicações relacionadas com esse quadro.[1,2,17] Apesar de a maioria dos casos de HPP, em números absolutos, ocorrer em mulheres sem fatores de risco evidentes, os grupos de alto risco são aqueles que tendem a apresentar os quadros hemorrágicos mais graves.[32,34] Assim, a identificação dos fatores predisponentes melhora os fluxos assistenciais e a ambiência do cuidado, assim como aumenta a segurança da mulher, do profissional de saúde e da instituição que atende a gestante. O Quadro 63.5 apresenta fatores de risco de acordo com a causa.

Atualmente, a cirurgia uterina prévia (por exemplo, cesariana) é considerada fator de risco relevante para EPA e deve alertar os profissionais de saúde, particularmente os da atenção primária, para o risco de HPP. Nesses casos, o pré-natalista, em especial o da atenção primária, deve solicitar ultrassonografia para identificar a posição placentária e o risco de EPA. A presença de placenta prévia ou baixa, ou ainda inserida na cicatriz uterina, deve motivar o encaminhamento para centro especializado no tratamento de EPA (veja o Capítulo 20).[2,12]

Por fim, cabe ressaltar que a ausência de fatores de risco não deve reduzir o estado de alerta por parte das equipes assistenciais para as estratégias de prevenção, monitoramento e diagnóstico da HPP.[32,34-36]

ESTRATIFICAÇÃO DE RISCO

A estratificação do risco de HPP consiste em estratégia simples e barata que pode ser aplicada rotineiramente durante o pré-natal, parto e puerpério e objetiva identificar os grupos de maior risco para HPP. Uma vez identificados esses grupos, é possível melhorar o suporte organizacional para a equipe de profissionais das maternidades e oportunizar planos de cuidado especiais e adequados para a gestante.[32,37-39]

O Ministério da Saúde recomenda seu uso como estratégia para melhorar o cuidado direcionado às mulheres no ciclo gravídico-puerperal (Quadro 63.6).[2,12] Apesar de todas as limitações, a estratificação de risco pode ser medida eficaz para melhorar a organização do cuidado, sendo importante treinar as equipes e vinculá-la a um protocolo efetivo e bem estabelecido para a obtenção dos resultados desejados.[2,12]

A estratificação de risco para HPP não substitui os cuidados obstétricos nem é capaz de identificar todos os casos de HPP, devendo ser integrada a um SOAR (*bundle* para HPP).[2,12]

Quadro 63.5 Fatores de risco de acordo com as principais categorias do mnemônico 4Ts

Etiologia HPP – mnemônico 4Ts	Fatores predisponentes
Tônus uterino inadequado	Trabalho de parto prolongado, taquitócico, indução, condução do parto com uterotônicos, cesariana, febre intraparto, ruptura prolongada de membranas, polidrâmnio, gemelaridade, macrossomia, multiparidade, miomatose, anomalias uterinas, placenta prévia, anemia, medicação relaxante (anestésicos halogenados e nitroglicerina), entre outros
Trauma do canal do parto	Cesariana de emergência, uso de uterotônicos em útero com cicatriz cirúrgica prévia, parto operatório, parto taquitócico, episiotomia, manobras obstétricas para extração fetal difícil (cesariana ou parto vaginal), cirurgia uterina anterior (cesarianas, miomectomias), manobra de Kristeller, multiparidade, retenção placentária, manobras de Credé, tração excessiva do cordão umbilical
Tecido placentário retido	Acretismo placentário: cirurgias uterinas prévias (cesarianas, miomectomias, curetagens), placenta prévia associada a cesariana, multiparidade, dequitação incompleta da placenta, extração manual de placenta, diagnóstico antenatal de lobo acessório ou placenta sucenturiada
Trombina – distúrbios de coagulação	História prévia de HPP, história de coagulopatias hereditárias, doença hepática associada a distúrbio de coagulação, pré-eclâmpsia/síndrome HELLP, descolamento prematuro de placenta, coagulação intravascular disseminada, embolia de líquido amniótico, sepse, uso de medicação anticoagulante (heparinas, anticoagulantes orais, ácido acetilsalicílico)

HELLP: *Hemolysis, Elevated Liver enzymes and Low Platelets*; HPP: hemorragia pós-parto.
Fonte: adaptado de Leduc *et al.*, 2018.[36]

Quadro 63.6 Estratificação de risco para hemorragia pós-parto proposta pela OPAS/MS-BR e recomendações assistenciais para cada grupo

Risco	Características da gestante	Recomendações assistenciais
Baixo	Ausência de cicatriz uterina Gravidez única ≤ 3 partos vaginais prévios Ausência de distúrbio de coagulação Sem história de HPP	Manejo ativo do terceiro estágio Observação rigorosa por 1 a 2 horas em local adequado* Estimular presença do acompanhante para ajudar a detectar sinais de alerta
Médio	Cesariana ou cirurgia uterina prévia Pré-eclâmpsia sem sinais de gravidade Hipertensão gestacional leve Sobredistensão uterina (gestação múltipla, polidrâmnio, macrossomia fetal) ≥ 4 partos vaginais Corioamnionite História prévia de atonia uterina ou hemorragia obstétrica Obesidade materna (IMC > 35kg/m²) Indução de parto	Cuidados do grupo de baixo risco Hemograma Avaliar acesso venoso periférico calibroso Tipagem sanguínea
Alto	Placenta prévia ou de inserção baixa Pré-eclâmpsia com sinais de gravidade Hematócrito < 30% mais fatores de risco Plaquetas < 100.000/mm³ Sangramento ativo à admissão Coagulopatias Uso de anticoagulantes Descolamento prematuro de placenta Placentação anômala (acretismo) Presença de ≥ 2 fatores de médio risco	Manejo ativo do terceiro estágio Observação rigorosa por 1 a 2 horas em local adequado* Estimular presença do acompanhante para ajudar a detectar sinais de alerta Hemograma Acesso venoso periférico calibroso Tipagem sanguínea Prova cruzada Reserva de sangue (concentrado de hemácias)**

* Evitar locais em que não haja possibilidade de monitoramento adequado. Não encaminhar gestantes/puérperas com gravidezes de médio e alto risco para enfermarias ou quartos que oferecem apenas vigilância de risco habitual.
** Reservar outros hemocomponentes de acordo com a necessidade específica de cada caso.
HPP: hemorragia pós-parto; IMC: índice de massa corporal.
Fonte: adaptado de OPAS, 2018.[2]

Alguns estudos têm sinalizado a importância da estratificação de risco. Em 2019, um estudo que incluiu mais de 3.000 mulheres (estratificadas à admissão na maternidade) identificou que no grupo de alto risco as chances eram 4,3 e 2,9 vezes maiores para hemotransfusão e perda sanguínea acima de 1.000mL, respectivamente, comparado ao grupo considerado de baixo risco.[40]

Em outra coorte, que incluiu quase 57 mil gestantes estratificadas à admissão, também foi relatada frequência maior de complicações em grupos mais predispostos. HPP de mais de 1.000mL ocorreu em 11,4% das integrantes do grupo de alto risco e em 2,1% e 7,6% dos grupos de baixo e médio risco, respectivamente. Já a morbidade materna composta (HPP ≥ 1.000mL, necessidade de transfusão de sangue, admissão na UTI e/ou presença de complicações relacionadas com hemorragia/histerectomia, dilatação e curetagem) ocorreu em apenas 0,1% das mulheres do grupo de baixo risco, aumentando para 0,4% e 0,5% nos de médio e alto risco, respectivamente.[34]

PREVENÇÃO

Em muitos casos, a HPP é intercorrência obstétrica prevenível. Medidas como manutenção dos níveis hematimétricos adequados no pré-natal, acompanhamento adequado do trabalho de parto, uso criterioso de ocitocina no trabalho de parto e manejo ativo do terceiro período (MATP) podem reduzir os casos ou atenuar suas consequências.

O MATP é tradicionalmente conhecido por sua capacidade de reduzir o sangramento pós-parto e a necessidade de uterotônicos adicionais, transfusões e histerectomia, sendo capaz de diminuir em mais de 50% os casos de HPP – estima-se a necessidade de 67 MATP para a redução de um caso de hemotransfusão.[41] Atualmente, consiste principalmente no uso de uterotônicos após todos os partos, de modo universal, no clampeamento oportuno do cordão umbilical (CCU) e na tração controlada do cordão umbilical (TCC). Alguns protocolos contemplam a avaliação do tônus uterino pós-parto como parte dessa estratégia, o que possibilita o diagnóstico precoce, apesar de não reduzir o risco de HPP.[1,2]

Profilaxia medicamentosa com uterotônico

O uso rotineiro de medicação uterotônica após todos os partos, independentemente da via de nascimento, é potente medida profilática de redução da atonia uterina.[1,42-44] Os uterotônicos disponíveis no Brasil para prevenção incluem a ocitocina (primeira escolha), a metilergometrina, o misoprostol e, mais recentemente, a carbetocina.

Ocitocina

O esquema de 10UI intramuscular de ocitocina, proposto pela Federação Internacional de Ginecologia e Obstetrícia (FIGO) e o Ministério da Saúde do Brasil, especialmente após parto vaginal, é muito difundido e utilizado em função de sua segurança e facilidade de uso.[1,2]

As divergências quanto à posologia são mais frequentes quando se discute a profilaxia via endovenosa, situação mais comum nas cesarianas.[1,2,39,45,46]

Vários estudos têm avaliado a dose adequada e segura de ocitocina endovenosa para realização da profilaxia na cesariana, a fim de minimizar seus possíveis efeitos colaterais. A ocitocina pode causar náusea, vômitos, hipotensão, arritmias, vasoespasmo coronariano, taquicardia e até mesmo colapso materno.[43,45,46]

Em geral, a profilaxia endovenosa associa uma dose de ataque a doses de manutenção por algumas horas após o parto (4 a 12 horas), em geral a uma velocidade de infusão de 3 a 10UI/h (preferencialmente em bomba de infusão contínua). Em relação à dose de ataque profilática, doses endovenosas superiores a 5UI não apresentam benefício profilático adicional. Além disso, foram relatados casos de óbito materno em cesarianas relacionados com a infusão de 10UI de ocitocina em *bolus* rápido (< 30 segundos), motivo pelo qual deve ser evitado.[46-50]

Merece destaque também o fenômeno de dessensibilização dos receptores de ocitocina.[46] Phaneuf e cols.[51,52] demonstraram redução importante dos sítios de ligação miometriais, assim como da concentração do RNA mensageiro que codifica o receptor da ocitocina, em caso de exposição prolongada ou de altas doses de ocitocina. Esse fenômeno justifica as taxas maiores de falha da ocitocina na prevenção e tratamento da HPP nas mulheres com trabalho de parto prolongado ou induzido, assim como a necessidade maior de uterotônicos adicionais nesses casos. Cabe destacar que esse fenômeno está relacionado com o tempo e a dose de exposição à ocitocina e é específico para seus receptores. Assim, não interfere no efeito contrátil dos outros uterotônicos, como os derivados de *ergot* e as prostaglandinas.[45,46,53]

O Quadro 63.7 apresenta os esquemas de ocitocina propostos pelo grupo OPAS/OMS/MS-Brasil de acordo com a via de parto.[54]

É necessário adotar medidas de cuidados para o armazenamento da ocitocina, pois para manter suas propriedades farmacológicas deve ser refrigerada de 2°C a 8°C e protegida da luz.[43,55]

Quadro 63.7 Esquemas de ocitocina para prevenção da hemorragia pós-parto (HPP) propostos pela Estratégia 0MMxH

Via de parto	Esquema profilático de ocitocina
Vaginal	10UI, intramuscular, logo após o nascimento
Cesariana	Opção intramuscular: 10UI logo após o nascimento, preferencialmente em área indolor, como a do músculo vasto lateral da coxa, nas gestantes anestesiadas
	Opção de profilaxia endovenosa – "Regra dos 3": administrar 3UI em infusão lenta, em no mínimo 30 segundos, e aguardar 3 minutos – se após esse período o útero se mantiver hipotônico, é possível repetir esse esquema até duas vezes; se o útero se contrair, inicia-se a dose de manutenção a 3UI/h, por 4 horas, em bomba de infusão contínua; persistindo a hipotonia uterina, deve-se utilizar uterotônicos de segunda linha
	Opção de profilaxia endovenosa: 5UI em infusão lenta por 3 minutos, seguida de dose de manutenção (20UI diluídas em 500mL de soro fisiológico a 0,9% a 125mL/h) por 4 a 12 horas em bomba de infusão contínua

Fonte: adaptado de OPAS/OMS, 2018.[2]

Outros uterotônicos

Nos últimos anos, a OMS e a FIGO atualizaram seus protocolos de prevenção da HPP, reforçando o papel da ocitocina. Contudo, sinalizaram que em situações especiais, como em caso de indisponibilidade de ocitocina de qualidade, estarão recomendados outros uterotônicos (Quadro 63.8):[1,2,43,44]

- **Derivado alcaloide do *ergot*:** potentes uterotônicos profiláticos, cujo principal representante é a metilergometrina, induzem contrações uterinas rítmicas rápidas, levando à contração uterina sustentada. Podem ser utilizados de maneira isolada ou em associação à ocitocina. São efetivos na prevenção da HPP, mas sua grande desvantagem, em comparação com a ocitocina, é a associação a mais efeitos colaterais, especialmente vasoespasmo e vasoconstrição.[1,2,43,44,55-58]

Quadro 63.8 Alternativas de uterotônicos para profilaxia da hemorragia pós-parto (HPP) na ausência de ocitocina

Uterotônicos	Características
Maleato de metilergometrina (1 ampola contém 0,2mg)	Posologia para prevenção: 0,2mg, intramuscular Início de ação via intramuscular: 2 a 5 minutos Principais contraindicações: hipertensão, doença cardiovascular oclusiva, sepse, uso de inibidores de proteases para HIV Armazenamento refrigerado (temperatura < 8°C)
Misoprostol (1 comprimido contém 25 ou 200mcg)	Posologia para prevenção: 600 a 800mcg via retal Início de ação lento: 15 a 20 minutos via retal Se utilizado na prevenção, não estará indicado no tratamento Não está contraindicado em mulheres com asma
Carbetocina (1 ampola contém 100mcg)	Posologia de uso exclusivo para prevenção: 100mcg, intramuscular (IM) ou endovenosa (EV) Início de ação rápido para ambas as vias (± 2 minutos) EV: contrações sustentadas por 6 minutos, seguidas por contrações rítmicas por 60 minutos IM: contrações sustentadas por 11 minutos, seguidas por contrações rítmicas por 120 minutos Limitação: custo elevado

Fonte: adaptado de WHO, 2018; OPAS, 2018.[2]

- **Misoprostol:** análogo sintético da prostaglandina E1, sua estabilidade ao calor e facilidade de administração são consideradas vantagens. No entanto, em razão de sua efetividade limitada e início de ação prolongado (7 a 11 minutos via oral e 15 a 20 minutos via retal), seu uso profilático está indicado apenas quando há falta da ocitocina ou de profissional qualificado para aplicação de uterotônico parenteral, ou ainda em associação à ocitocina. O misoprostol pode ser administrado via oral, sublingual, oral ou retal.[1,43,44,56] A administração vaginal não é prática porque o sangramento uterino pode interferir na absorção do medicamento. As formulações orais não estão disponíveis no Brasil.
- **Carbetocina:** recentemente lançada no Brasil, consiste em análogo sintético da ocitocina, de ação prolongada, com propriedades farmacológicas semelhantes às da ocitocina natural. Liga-se aos receptores de ocitocina na musculatura lisa, resultando em contrações rítmicas e aumentando sua frequência e tônus. Pode ser administrada via endovenosa ou intramuscular, com início de ação rápido por ambas as vias e a obtenção de contrações sustentadas em 2 minutos. Suas principais vantagens estão relacionadas com a meia-vida prolongada (cerca de 40 minutos) e a termoestabilidade.[43] Pode ser utilizada em parto vaginal (sem resultados melhores que com ocitocina) ou na cesariana (com evidências apontando alguma superioridade). Sua principal limitação é o custo elevado. Assim como a ocitocina, a carbetocina pode ter seu efeito reduzido em mulheres expostas à ocitocina por longos períodos ou em altas doses (fenômeno de dessensibilização dos receptores da ocitocina).[1,44,45,56,59-61]

Associação de uterotônicos

A FIGO e a OMS sinalizam a possibilidade de associação de uterotônicos na profilaxia da HPP, desde que com atenção aos efeitos adversos e às contraindicações das medicações (em especial dos derivados de *ergot*). Reforçam, contudo, que a ocitocina continua sendo a droga de primeira escolha para profilaxia universal após os partos em virtude de sua eficácia, custo-benefício e segurança.[1,44,56]

Em 2018, Gallo e cols.[56] publicaram metanálise para avaliação do uso de esquemas profiláticos com uterotônicos combinados ou carbetocina e identificaram que, apesar das limitações dos estudos envolvidos, o uso da carbetocina (RR: 0,72; IC95%: 0,56 a 0,93 – evidência de qualidade moderada), do misoprostol associado à ocitocina (RR: 0,70; IC95%: 0,58 a 0,86 – evidência de baixa qualidade) ou da metilergometrina associada à ocitocina (RR: 0,70; IC95%: 0,59 a 0,84 – evidência de qualidade moderada) reduziu as perdas sanguíneas de mais de 500mL, comparado ao uso isolado de ocitocina. Surpreendentemente, entretanto, esse benefício não foi estatisticamente significativo para sangramentos de mais de 1.000mL. Os autores ressaltaram que as associações de uterotônicos determinam mais efeitos colaterais.

Tração controlada do cordão umbilical

A TCC consiste em manobra de tração cuidadosa do cordão umbilical para facilitar a separação e a expulsão da placenta (favorecendo a contração uterina precoce). Seu uso isolado tem impacto limitado na prevenção da HPP e, portanto, deve ser adotado, sempre que possível, em associação ao uterotônico para obtenção dos resultados esperados. As principais complicações são inversão uterina e ruptura do cordão. Assim, o procedimento deve ser realizado somente por profissionais treinados e capacitados.[41,62,63] A descrição da técnica é apresentada na Figura 63.2.

Clampeamento oportuno do cordão umbilical

O CCU oportuno consiste no clampeamento do cordão umbilical entre 1 e 3 minutos de vida nos recém-nascidos hígidos e sem contraindicações específicas. Estudos comprovam que essa estratégia não aumenta os riscos de HPP e extração manual de placenta ou a necessidade de uterotônicos terapêuticos ou mesmo de hemotransfusão.[64,65] Além disso, demonstram que os benefícios estão relacionados com a saúde do recém-nascido, especialmente no que se refere aos parâmetros hemodinâmicos e hematimétricos, incluindo os neonatos prematuros.[2,20,65]

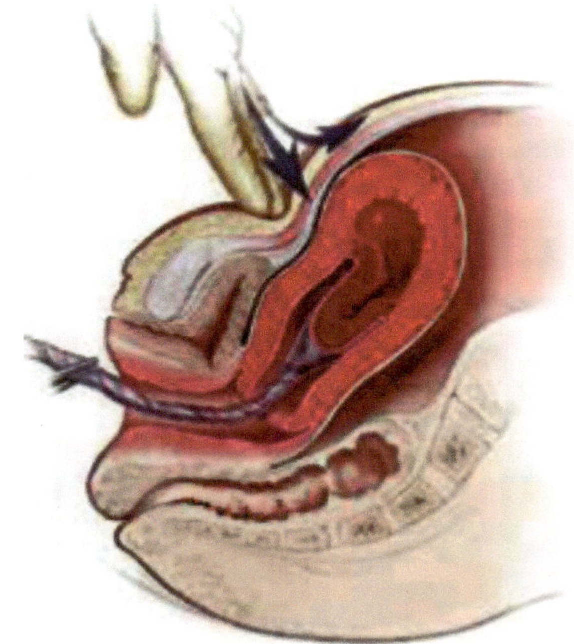

Figura 63.2 Tração controlada de cordão associada à manobra de Brandt-Andrews. Técnica: (1) clampar o cordão umbilical com pinça hemostática o mais próximo do períneo; (2) segurar a pinça com uma das mãos e posicionar a outra logo acima da sínfise púbica com os dedos sobre o segmento uterino inferior; (3) estabilizar o útero com a mão sobre o abdome materno e exercer pressão no sentido da cicatriz umbilical, contrária à tração do cordão umbilical (manobra de Brandt-Andrews); (4) realizar gentil tração no cordão umbilical mediante manobra de contrapressão durante as contrações; (5) observar sinais de desprendimento da placenta; (6) suspender o procedimento após 30 a 45 minutos ou em caso de suspeita de placenta acreta. (Reproduzida de Anderson *et al.*, 2007.[63])

O CCU precoce ou imediato (< 60 segundos) tem uso mais restrito e costuma ser recomendado em situações específicas com risco maior de icterícia ou que necessitem cuidados neonatais imediatos emergenciais. Assim, o clampeamento imediato estaria indicado nos casos de nascimento de recém-nascido hipóxico que necessita de manobras de ressuscitação, gestante com doenças infectocontagiosas de transmissão hematogênica, como HIV e hepatite B, e recém-nascidos com alto risco de policitemia, entre outras.[20]

Avaliação do tônus uterino após o parto

A avaliação do tônus uterino após o parto é recomendada para todas as puérperas como estratégia de monitoramento e diagnóstico precoce da HPP e consiste na realização de massagem uterina gentil para verificar recorrentemente (por exemplo, a cada 15 minutos) o tônus uterino nas primeiras 2 horas após a saída da placenta. O objetivo principal é identificar, de modo precoce, quadros de atonia uterina. Assim, seu benefício não se vincula à prevenção do sangramento pós-parto, mas ao diagnóstico precoce da HPP, possibilitando intervenções oportunas. Essa estratégia tem sido proposta por alguns protocolos como medida adicional no combate à morbimortalidade materna por HPP.[1,2]

Medidas adicionais

Além das estratégias de MATP, outras ações podem reduzir o risco de sangramento no pós-parto ou integrar uma assistência obstétrica mais completa (Quadro 63.9).

Ácido tranexâmico

Nos últimos anos, tem sido estudado o uso de ácido tranexâmico (TXA) nas hemorragias obstétricas. O *Woman Trial* demonstrou que o TXA foi capaz de reduzir a morte por HPP quando utilizado como tratamento adjuvante nas primeiras 3 horas após diagnóstico.[66]. Assim, o uso profilático tornou-se foco de estudos e revisões sistemáticas.

Estudos iniciais, incluindo metanálises, indicavam o possível benefício do uso dessa medicação profilaticamente, em especial nos casos com risco maior de sangramento.[67,68] Esses estudos, no entanto, eram heterogêneos e tinham o potencial de apresentar diversos vieses. Assim, foram surgindo estudos multicêntricos, randomizados e duplo-cegos que analisaram o impacto do TXA profilático na HPP após cesarianas e partos vaginais capazes de produzir evidências de melhor qualidade.[1,68-70] Esses estudos não conseguiram obter evidências suficientes para recomendar o uso do TXA no pós-parto vaginal ou cesariana de maneira rotineira. Entre esses estudos, se destacam:

- **TRAPP *(Tranexamic Acid for the Prevention)*:** avaliou o efeito do TXA profilático em partos vaginais e incluiu quase 3.900 mulheres, não conseguindo demonstrar redução estatisticamente significativa de HPP de menos de 500mL após parto vaginal (RR: 0,83; IC95%: 0,68 a 1,01).[69]
- **TRAPP 2:** incluiu mais de 4.000 mulheres submetidas a cesarianas. Apesar de ter observado redução nos quadros de HPP com o uso profilático de TXA, não foi capaz de demonstrar redução dos desfechos clínicos secundários, os quais refletem sua significância clínica. Assim, o estudo falhou em mostrar evidências robustas para o uso profilático nas cesarianas.[1,69]
- **Estudo de Pacheco e cols. (2023):** também avaliou o efeito do TXA profilático nas cesarianas eletivas ou intraparto e incluiu mais de 11 mil mulheres (mais de duas vezes a quantidade do TRAPP 2), não conseguindo demonstrar redução de morte materna ou de hemotransfusão no grupo estudado.[70]

Além disso, discute-se como o TXA deveria ser usado nos casos de hemorragia a despeito do uso profilático. Espera-se que no futuro estudos de boa qualidade possam identificar alguma população específica que se beneficie de seu uso profilático. Até o presente, não está indicado o uso rotineiro de TXA em partos vaginais ou cesarianas. Em 2022, a FIGO sinalizava para a falta de evidências científicas suficientes para recomendar a profilaxia rotineira da HPP com TXA.[1]

DIAGNÓSTICO E ESTIMATIVA DA PERDA VOLÊMICA

A qualidade do diagnóstico e da estimativa da perda volêmica está diretamente relacionada com o sucesso no cuidado da HPP. O diagnóstico precoce possibilita tratamento oportuno e a estimativa da perda volêmica adequada permite a avaliação da gravidade do sangramento e de sua repercussão na gestante/puérpera, bem como a avaliação da resposta à terapêutica instituída (melhora ou piora do quadro).[2,71,72] Entretanto, o diagnóstico e a estimativa da perda sanguínea persistem como um desafio assistencial, exigindo o treinamento das equipes e a criação de fluxo assistencial dedicado a essas ações.

Quadro 63.9 Outras medidas adicionais para prevenção da hemorragia pós-parto (HPP)

Ações	Observações
Medidas de impacto variável	Uso adequado da ocitocina no trabalho de parto Episiotomia seletiva Evitar manobra de Kristeller
Não reduzem HPP, mas devem ser estimuladas como estratégias de boa prática obstétrica	Contato pele a pele na primeira hora de vida Amamentação

Fonte: adaptado de OPAS/OMS, 2018.[2]

Existem várias estratégias de diagnóstico e estimativa da perda volêmica, cada uma com características próprias, vantagens e desvantagens (Quadro 63.10). Não existe um método único e ideal recomendado de maneira universal para determinação da perda volêmica e da resposta hemodinâmica da mulher à HPP.[2,37]

Assim, o uso associado dessas técnicas deve ser estimulado com o objetivo de melhorar a acurácia diagnóstica e a avaliação da gravidade da HPP.[1,2,37,72-74] Para isso, é importante estimular as instituições para que padronizem as estratégias que serão utilizadas no serviço e registrem rotineiramente sua realização.[2,39,72]

Na prática assistencial, a estimativa visual é a metodologia mais utilizada para diagnóstico de HPP e a que mais determina o acionamento de protocolos para HPP. Contudo, é subjetiva e apresenta acurácia limitada, mesmo quando conduzida por profissionais experientes. Assim, seu uso como método único de diagnóstico da HPP pode não ser a melhor estratégia assistencial. Além disso, sangramentos ocultos podem ser graves e não serão visualizados.[2,37,75,76]

Os métodos quantitativos para estimativa da perda volêmica são interessantes e mais fidedignos do que a estimativa visual. A metodologia gravimétrica (pesagem

Quadro 63.10 Estratégias para estimativa da perda volêmica em Obstetrícia

Metodologia		Vantagens	Desvantagens	Observações
Subjetiva	Estimativa visual	Simples, rápida e barata	Avaliação subjetiva e imprecisa	Subestima os grandes sangramentos e superestima os pequenos sangramentos Frequentemente utilizada para tomada de decisão na prática clínica
Quantitativa	Gravimétrica (pesagem de compressas e campos cirúrgicos)	Maior acurácia do que a estimativa visual Melhora a segurança da mulher na cesariana	Uso limitado no parto vaginal	Exige sistematização do fluxo assistencial e treinamento da equipe 1mL de sangue corresponde a aproximadamente 1g de peso Peso de compressas e campos sujos de sangue menos peso do mesmo número de compressas e campos secos
	Volumétrica (dispositivos coletores)	Maior acurácia do que estimativa visual e método gravimétrico Melhora a segurança da mulher no parto vaginal	Pode ter interferência do líquido amniótico Uso limitado na cesariana	Exige dispositivo coletor e sistematização do fluxo assistencial Útil especialmente após partos vaginais
	Colorimétrico/ espectrofotométrico	Maior acurácia entre os métodos quantitativos	Custo elevado Exige equipamento especializado e treinamento para uso	Não é utilizado na prática clínica, mas em pesquisas
Indireta	Estimativa clínica	Simples, rápido e barata	São manifestações tardias Essas alterações ocorrem apenas após perdas sanguíneas volumosas	Refletem as adaptações hemodinâmicas ao sangramento Índice de choque Tabelas com a relação entre o grau de choque e os sinais clínicos Sistema de alerta precoce Regra dos 30
	Estimativa laboratorial	Úteis no diagnóstico de coagulopatias, na avaliação do choque hipovolêmico e na avaliação da resposta terapêutica instituída	Exige insumos e equipamentos Hemograma não reflete de forma imediata a perda volêmica	Exige sistematização do fluxo assistencial e treinamento da equipe Hemograma Coagulograma Fibrinogênio Excesso de base Lactato
	Estimativa ultrassonográfica (ultrassonografia *point of care)*	Avaliação precoce de perdas volêmicas e pode detectar hipovolemia inicial Promissor marcador prognóstico de HPP grave	Exige aparelho específico e profissional treinado	Uso limitado; em estudo Diâmetro da VCI Índice dos diâmetros VCI/aorta

HPP: hemorragia pós-parto; VCI: veia cava inferior.
Fonte: adaptado de Osanan *et al.*, 2019.[32]

Quadro 63.11 Estimativa quantitativa da perda volêmica

Volume perdido (mL)*** = P coágulo (g) + PMT sangue*(g) – PMT seco**(g)

P: peso, PMT: peso do material têxtil.
*Material têxtil embebido em sangue (compressas, gazes, rouparia em geral – lençóis, campos cirúrgicos) utilizados no procedimento.
**O peso seco do material têxtil corresponde ao peso do material limpo e sem sangue.
***Nos procedimentos cirúrgicos em que são utilizados aspiradores, o volume encontrado no recipiente deve ser incluído, mas após exclusão do volume de líquido amniótico ou de outros fluidos estimados que possam interferir no cálculo.

de material cirúrgico) é particularmente importante nas cirurgias, e todas as unidades deveriam organizar-se para integrá-la como parte da segurança da mulher. Seu cálculo é simples, especialmente quando se considera que 1g de peso equivale a cerca de 1mL de sangue perdido (Quadro 63.11).[2,75,76]

O uso de coletores de sangue (método volumétrico) é uma forma de avaliação quantitativa do sangramento após o parto vaginal.[2,37,75,76] Essa metodologia tem obtido destaque maior nos últimos anos, em especial após a publicação de estudo multicêntrico em que a utilização de um *bundle* para HPP reduziu em 60% os quadros de HPP grave. Nesse estudo, uma das ações para viabilizar o diagnóstico precoce e acionar o protocolo de tratamento da HPP consistia no uso de dispositivos coletores no pós-parto vaginal.[18] Alguns autores sinalizam que essa estratégia seria mais fidedigna do que o próprio método gravimétrico.[2,75,76]

Os métodos clínicos constituem uma estratégia muito utilizada para estimativa da perda volêmica das puérperas com HPP, avaliando sua resposta hemodinâmica ao sangramento. A desvantagem reside no fato de os sinais de instabilidade hemodinâmica aparecerem tardiamente, após perdas sanguíneas superiores a 1.500mL. Assim, não se deve aguardar o surgimento de sinais de descompensação materna para iniciar o tratamento em mulheres com suspeita ou diagnóstico de HPP.[2] São muitas as técnicas de estimativa clínica da perda volêmica; no entanto, não se deve esperar o surgimento de sinais e sintomas de instabilidade hemodinâmica para dar início ao tratamento em caso de suspeita de HPP. Algumas dessas estratégias são discutidas a seguir.[2]

Quadro de choque de Baskett

Estratégia clínica capaz de predizer o grau de choque hipovolêmico e a possibilidade de transfusão sanguínea, nessa tabela colorimétrica o pior parâmetro da pessoa definirá seu grau de choque,[2,77] ou seja, basta que a puérpera com HPP apresente frequência cardíaca maior que 120bpm para ser classificada com choque grave, a despeito dos outros parâmetros (Quadro 63.12).

Regra dos 30

A regra dos 30 consiste na identificação de parâmetros clínicos que sugerem perdas volêmicas de 30% ou mais em uma mulher com hemorragia obstétrica. Nesses casos, observam-se queda na pressão arterial sistólica de 30mmHg, redução de 30% no hematócrito e/ou na hemoglobina (aproximadamente 3g/dL) e aumento da frequência de pulso em 30bpm. Além disso, é possível observar frequência respiratória abaixo de 30irpm e/ou débito urinário inferior a 30mL/h.[1,78,79]

Sistema de alerta precoce obstétrico

O sistema de alerta precoce obstétrico (SAPO) é uma estratégia adicional de monitoramento para avaliação precoce e ativação oportuna do protocolo de HPP nas mulheres nas quais se identifica deterioração clínica, em especial associada a sangramento,[37] por meio do SAPO, em caso de alteração nos dados vitais, ativa-se um protocolo que pode exigir avaliação mais cuidadosa da mulher, incluindo a verificação do sangramento pós-parto. Foram descritos vários tipos de SAPO e, apesar de nenhum ser específico para HPP, todos contemplam sinais e sintomas clínicos de instabilidade hemodinâmica secundária a um sangramento (Quadro 63.13).[1,72,80,81]

Quadro 63.12 Estimativa de perda volêmica com base em parâmetros hemodinâmicos

Grau de choque	Perda volêmica	Nível de consciência	Perfusão	Pulso	PAS (mmHg)	Índice de choque	Transfusão
Compensado	10% a 15% 500 a 1.000mL	Normal	Normal	60 a 90	> 90	0,7 a 1,0	Usualmente não
Leve	16% a 25% 1.000 a 1.500mL	Normal e/ou agitada	Palidez, frieza	91 a 100	80 a 90	1,0 a 1,3	Possível
Moderado	26% a 35% 1.500 a 2.000mL	Agitada	Palidez, frieza, sudorese	101 a 120	70 a 79	1,3 a 1,7	Usualmente exigida
Grave	> 35% > 2.000mL	Letárgica ou inconsciente	Palidez, frieza, sudorese Perfusão capilar > 3"	> 120	< 70	≥ 1,7	Possível transfusão maciça

Fonte: OPAS, 2018.[2]

Quadro 63.13 Sistema de alerta precoce com escala colorimétrica e atribuição de pontuação proporcional à gravidade do dado clínico

Parâmetro	3	2	1	0	1	2	3
Temperatura (°C)	–	< 35	–	3 a 38	–	38 a 39	> 39
PA sistólica (mmHg)	< 70	70 a 79	80 a 89	90 a 139	140 a 149	150 a 159	≥ 160
PA diastólica (mmHg)	–	< 45	–	46 a 89	90 a 99	100 a 109	≥ 110
FC (bpm)	–	< 40	40 a 50	51 a 99	100 a 109	110 a 129	≥ 130
FR (irpm)	–	<8	–	9 a 14	15 a 20	21 a 29	≥ 30
Nível de consciência	Inconsciente	Responsivo à dor	Responsivo à voz	Alerta	–	–	–
Saturação O_2 (%)	≤ 92	92 a 95	≥ 96	–	–	–	–
Volume urinário (mL/h)	≤ 10	10 a 29	≥ 30	–	–	–	–

FC: frequência cardíaca; FR: frequência respiratória; PA: pressão arterial.
Fonte: Hirakawa & Okido, 2018.

Índice de choque

O índice de choque (IC) é um importante marcador de instabilidade hemodinâmica, de fácil uso, baixo custo e com capacidade de predizer desfecho materno e necessidade de hemotransfusão. O IC é calculado a partir da divisão da frequência cardíaca pela pressão arterial sistólica materna.[1,2] O IC é melhor preditor de desfecho adverso que os sinais vitais considerados isoladamente.[1,2,43,71,82-84]

Cálculo do índice de choque:

$$IC = FC/PA \text{ sistólica}$$

IC ≥ 1,0: aumento do risco de necessidade transfusional
IC: índice de choque; FC: frequência cardíaca materna; PA: pressão arterial materna.

Valores de IC de 0,9 ou mais em mulheres com HPP são considerados alterados e estão associados à maior morbimortalidade materna. Valores igual ou maiores que 1,0 estão relacionados com aumento da necessidade de transfusão.[1,85] Atualmente, para facilitar a utilização, valores de 1,0 ou mais têm sido caracterizados como alterados.[86] Desse modo, quando a frequência cardíaca é maior que a pressão sistólica em mulher com HPP, o quadro de HPP é considerado importante. Cabe ressaltar que o IC aumenta à medida que se agrava o quadro clínico.[2,43,71,82-84] Mais recentemente, tem sido estudada uma variante do IC – delta-índice de choque – que consiste na diferença entre o IC no momento da HPP e o IC na última visita do pré-natal ou à admissão, mostrando resultados interessantes.[87]

Exames laboratoriais

Exames laboratoriais podem ser úteis na abordagem da HPP, mas é essencial conhecer sua aplicabilidade, indicações e limitações. Eles podem apoiar o diagnóstico etiológico (ao identificar uma coagulopatia) e auxiliar a avaliação da gravidade do quadro e da resposta terapêutica à HPP. Entretanto, a agilidade dos testes laboratoriais convencionais pode não ser adequada quando ocorrem alterações extremamente rápidas e potencialmente graves. Algumas alterações laboratoriais podem demandar tempo e não devem ser consideradas de maneira isolada no diagnóstico e abordagem inicial da mulher com HPP. Nas fases iniciais de HPP, os parâmetros clínicos passam a ser os principais norteadores das transfusões.

Assim, a escolha do exame e sua interpretação devem ser cuidadosas e criteriosas, sempre considerando o momento do quadro hemorrágico no ato da coleta do exame (Quadro 63.14).[2,37,39,88-92]

TRATAMENTO

Diante do diagnóstico de HPP, o tratamento deve ser imediato e focado na(s) causa(s). O controle precoce do foco de sangramento é a melhor medida para evitar o choque hipovolêmico e suas sequelas.[2] Recomenda-se um tratamento organizado e sistematizado. O sucesso da terapêutica dependerá da etiologia, da gravidade do quadro hemorrágico, do sítio do sangramento e da capacidade institucional para abordar o problema com equipes multidisciplinares treinadas e fluxos assistenciais adequados.[1,2]

Existem diversas estratégias de tratamento da HPP, as quais podem variar com a causa ou integrar uma sequência de ações para controlar o sangramento. Devem contemplar desde medidas gerais até técnicas terapêuticas específicas e progredir em complexidade, das menos invasivas e conservadoras para as mais complexas e radicais.[1]

Hora de ouro em Obstetrícia

Evitar atrasos é fundamental para melhorar a assistência. Atrasos no diagnóstico ou no tratamento de hemorragia são responsáveis por grande parte dos resultados adversos nos casos de HPP e representam uma oportunidade para melhoria considerável da abordagem nessas situações.[17] A hora de ouro propõe intervenção precoce, correta e oportuna com o objetivo primordial de evitar o surgimento da tríade letal do choque hipovolêmico: hipotermia-acidose-coagulopatia.[2,93]

A hora de ouro na HPP pode ser entendida como uma recomendação para controle precoce do sítio de sangramento, sempre que possível dentro da primeira hora, a partir do diagnóstico ou pelo menos em fase avançada do tratamento, ao final desse período. Cabe ressaltar que algumas puérperas podem necessitar hemostasia em períodos ainda menores em função da gravidade do sangramento.[2,93]

Quadro 63.14 Exames laboratoriais para diagnóstico e estimativa da perda volêmica

Exame	Observações
Hemoglobina e hematócrito	Podem sinalizar a gravidade e o risco de hipóxia tissular Nos quadros agudos, entretanto, a queda em seus valores pode demandar 1 a 2 horas, não refletindo, de imediato, a perda volêmica (mantendo valores falsamente mais altos) Desse modo, esses exames podem não ser bons parâmetros para nortear a decisão de se iniciar a transfusão em eventos agudos
Contagem de plaquetas	Identifica plaquetopenia (< 100.000/mL^3), que pode tanto ser a causa como a consequência da hemorragia
Coagulograma	Apoia o diagnóstico de coagulopatia A maioria dos testes de coagulação (TP; TTPa e RNI), no entanto, subestima a coagulopatia em seus estágios iniciais, já que não foi projetada para indivíduos em condições críticas Ainda assim, TP e/ou TTPa > 1,5× o controle para a idade, bem como elevações na RNI, podem indicar distúrbio de coagulação
Dosagem de fibrinogênio	A hipofibrinogenemia é precoce nos quadros de HPP grave Valores < 200mg/dL apresentam alto valor preditivo positivo e indicam a necessidade de reposição do fibrinogênio Deve ser solicitada nos casos graves, se disponível
pH Lactato Excesso de base	Estão indicados nos quadros graves de HPP O pH pode identificar acidose (pH < 7,3) O lactato > 2 mmol/L persistente está relacionado com aumento da morbimortalidade e sinaliza hipóxia tissular relevante O excesso de base pode se correlacionar com o grau de choque hipovolêmico Valores < -6 e -10mmol/L indicam choque moderado e grave, respectivamente Essas situações podem exigir transfusão
Provas viscoelásticas: tromboelastografia e tromboelastometria	São instrumentos úteis na avaliação da capacidade hemostática do coágulo na HPP, permitindo definir o componente do sangue a ser reposto Úteis no acompanhamento dos casos graves e politransfundidos, pois a coagulopatia de consumo e a dilucional não são incomuns nessas situações Seu uso pode racionalizar a administração de hemoderivados e hemocomponentes em pessoas com hemorragia grave Sua principal limitação é o alto custo As provas viscoelásticas exigem equipamentos especializados, reagentes adequados e treinamento para execução dos testes

HPP: hemorragia pós-parto; RNI: razão normalizada internacional; TP: tempo de protrombina; TTPa: tempo de tromboplastina parcial ativada.
Fonte: OPAS, 2018; Kumaraswami & Butwick, 2022; Soares *et al.*, 2017; Ministério da Saúde, 2015; Okada *et al.*, 2020; Charbit *et al.*, 2007; McNelis *et al.*, 2001; Mutscler *et al.*, 2013.[2,37,39,88-92]

Tratamento clínico

O tratamento clínico consiste na condução de medidas gerais e iniciais para abordagem da HPP. Essas ações envolvem obtenção de acessos venosos calibrosos, infusão racional de fluidos aquecidos, suplementação de oxigênio, medidas de combate à hipotermia, investigação do sítio de sangramento (para direcionar o tratamento) e sondagem vesical, além do monitoramento da mulher, estando presentes nos protocolos de atendimento da HPP e devendo ser executadas de maneira organizada e muitas vezes simultânea.[1,2,93-98]

Tratamento medicamentoso

O tratamento medicamentoso da HPP consiste, principalmente, no uso de uterotônicos para tratamento da atonia uterina e de antifibrinolítico (TXA) como terapia adjuvante para conter a HPP de qualquer origem.[1,2,66,99]

Uterotônicos

A presença de contrações uterinas eficientes é essencial para controlar o sangramento após a dequitação. Os uterotônicos são utilizados para estimular contrações miometriais quando a ocitocina endógena é insuficiente. Como mais de 70% dos quadros de HPP estão relacionados com a atonia ou hipotonia uterina, é essencial conhecer as propriedades farmacocinéticas dos uterotônicos disponíveis.[2]

Os mais utilizados no tratamento da HPP são a ocitocina, a metilergometrina e o misoprostol. As prostaglandinas injetáveis, como o carboprost, são mencionadas como alternativa terapêutica em alguns protocolos,[1] mas não estão disponíveis como possibilidade terapêutica no Brasil.

Diversos protocolos estão disponíveis, mas não existem estudos que demonstrem de forma robusta e inequívoca qual seria o melhor. Por outro lado, é essencial a presença de um protocolo assistencial único na instituição para evitar confusões durante a abordagem da mulher.[2] No Brasil, o Protocolo da Estratégia Zero Morte Materna por Hemorragia tem sido um dos mais utilizados e está alinhado com as principais diretrizes do protocolo da FIGO (2022).[1,2]

Ocitocina

Nonapeptídeo cíclico sintético semelhante ao hormônio natural, a ocitocina se liga a seus receptores uterinos, provocando a liberação de cálcio dos estoques intracelulares e estimulando a contração da musculatura lisa uterina. Determina contrações miometriais rítmicas do segmento uterino superior e sua excreção é principalmente renal.[43,55]

Considerada medicação de primeira linha no tratamento da atonia uterina, é eficiente, barata e apresenta menos efeitos colaterais do que os outros uterotônicos terapêuticos. No tratamento da HPP, a ocitocina deve ser aplicada em *bolus* lento via endovenosa. Seu início de ação é quase imediato (de 1 a 2 minutos), e a meia-vida é curta (3 a 12 minutos). A administração intramuscular para tratamento da HPP se restringe a situações de exceção, quando não é possível o acesso venoso.

Merece atenção a atividade antidiurética da ocitocina, ainda que fraca, e que pode, em altas doses, determinar retenção hídrica e edema agudo de pulmão (EAP). Por esse motivo, em grupos de gestantes cardiopatas e com pré-eclâmpsia, o uso deve ser associado a monitoramento mais cuidadoso.[43,46,55] Outro cuidado refere-se ao fenômeno de dessensibilização dos receptores de ocitocina após exposição prolongada e/ou altas doses.[46,51-53]

Derivados do *ergot*

Os derivados do *ergot* são considerados uterotônicos de segunda linha e costumam ser indicados em caso de falha da ocitocina em mulheres sem contraindicações. Por meio da estimulação dos receptores alfa-adrenérgicos do miométrio, determinam contração uterina sustentada tanto dos segmentos uterinos inferiores como dos superiores. Potentes uterotônicos, sua via preferencial de uso é a intramuscular. Nesses casos, o início de ação se dá entre 2 e 3 minutos, e a meia-vida é de 30 a 180 minutos. A posologia varia de acordo com a gravidade da hemorragia, mas não deve passar de 1mg em 24 horas. As mulheres não responsivas à primeira dose de derivados do *ergot* não costumam responder às doses subsequentes.

Os efeitos colaterais mais comuns são náuseas, vômitos e tonteiras, além da hipertensão associada à vasoconstrição determinada pela estimulação dos receptores alfa-adrenérgicos. Os derivados de *ergot* podem associar-se a encefalopatia hipertensiva e isquemia tecidual. Assim, as contraindicações mais comuns são hipertensão, pré-eclâmpsia, doença vascular oclusiva, doenças cardíacas, sepse, uso de inibidor de proteases para HIV e hipersensibilidade.[43,55] A via endovenosa aumenta os eventos adversos e por isso não é adotada rotineiramente nos protocolos de HPP.

Misoprostol

O misoprostol é um análogo sintético da prostaglandina E1 que se liga seletivamente aos receptores prostanoides EP-2 e EP-3 do miométrio e apresenta metabolismo principalmente hepático (> 99%),[43,55,100] podendo ser administrado por diversas vias: a vaginal e a retal têm atividade uterotônica mais prolongada e maior biodisponibilidade com perfil de efeitos colaterais mais favoráveis. Via retal, o misoprostol apresenta início de ação mais lento, após 15 a 20 minutos; quando administrado oralmente, seu efeito é observado em 7 a 11 minutos. As doses preconizadas para tratamento da HPP são usualmente de 800mcg para a via retal e de 400 a 600mcg para a oral. As vias oral e sublingual têm como vantagem o início rápido de ação, apesar de maiores efeitos colaterais, mas até o momento essas formulações não se encontram disponíveis no Brasil.

Entre as vantagens do misoprostol estão o fato de ser termoestável (não exige refrigeração), ter baixo custo e ser de simples aplicação. Os efeitos colaterais comuns são tremores, diarreia e dores abdominais, cefaleia, cólicas abdominais, náusea e febre.[43,55,100] O misoprostol é considerado uterotônico de terceira linha, especialmente em função de seu tempo de latência para ação contrátil.

O Quadro 63.15 apresenta o protocolo para uso de uterotônicos no tratamento da HPP proposto pela estratégia 0MMxH – MS/OPAS/OMS.

Antifibrinolíticos

Capaz de reduzir a morbimortalidade materna por HPP,[66] o TXA inibe a degradação enzimática do fibrinogênio e dos coágulos de fibrina, reduzindo a fibrinólise.

Quadro 63.15 Uterotônicos para tratamento da hemorragia pós-parto

Uterotônico	Indicação	Observações
Ocitocina Apresentação: ampola de 1mL contém 5UI	5UI, EV lento (3 minutos), associadas a 20 a 40UI em 500mL de soro fisiológico 0,9% a 250mL/h Manutenção a 125mL/h por 4 horas Nos casos de atonia grave, avaliar dose de manutenção até 24 horas (a uma velocidade de 67,5mL/h ou 3UI/h)	Início de ação EV em 1 a 2 minutos, com meia-vida curta (de 5 a 12 minutos)
Derivados do *ergot* Apresentação: ampola de 1mL contém 0,2mg de maleato de metilergometrina	Injetar 0,2mg, IM; repetir em 20 minutos se necessário (se a primeira dose falhar, é improvável que a segunda funcione) Nos casos de sangramento grave: mais três doses de 0,2mg, IM, a cada 4 horas (dose máxima: 1mg/24h) Contraindicação mais comum: hipertensão	O início de ação IM ocorre entre 2 e 5 minutos, com meia-vida entre 30 e 120 minutos
Misoprostol Apresentação: comprimidos de 25 ou 200mcg	800mcg: via retal 600mcg: via oral Até o momento, a via oral ou sublingual não está disponível no Brasil	Considerar o tempo do início de ação – via retal: 15 a 20 minutos

Fonte: adaptado de OPAS, 2018[2]

Quadro 63.16 Ácido tranexâmico

Indicação: hemorragia pós-parto de qualquer etiologia
Apresentação: ampola de 5mL contendo 250mg
Posologia: administrar 1g EV em 10 minutos imediatamente após início do sangramento
Repetir 1g EV lento se ocorrer persistência do sangramento após 30 minutos ou reinício do sangramento em até 24 horas após a primeira dose
Não realizar 3 horas após início do sangramento

Fonte: *Women Trial Study*, 2017.[66]

Seu protocolo na terapêutica está bem definido e estabelecido desde a publicação do estudo *Woman Trial*, em 2017 (Quadro 63.16). Recomenda-se seu uso imediatamente após o início do sangramento, independentemente da origem. A cada 15 minutos de atraso para início de sua infusão, a eficácia cai em torno de 10%. Na vigência de quadros de atonia uterina, o TXA deve ser utilizado concomitantemente aos uterotônicos.[2,6,101,102]

Tratamento mecânico não cirúrgico

Grupo de manobras não cirúrgicas capazes de reduzir a velocidade do sangramento por meio de compressão mecânica, consiste em:[2,103]

- **Medidas de controle transitório que antecedem o tratamento definitivo da HPP:** compressão uterina bimanual, uso do traje antichoque não pneumático e compressão da aorta.
- **Medidas de controle transitório que podem ser tratamento definitivo da HPP:** balão de tamponamento intrauterino e dispositivos de tamponamento a vácuo.

Compressão uterina bimanual

Recomendada em vários protocolos,[1,2,15,93] a manobra de compressão uterina consiste em medida de controle transitório do sangramento pós-parto com o objetivo de reduzir o sangramento, enquanto são aguardados a realização e o efeito dos agentes uterotônicos ou a transferência para local mais apropriado é executada.[2,93,103] Seu uso tem sido recomendado como manobra inicial nos quadros de atonia uterina. A compressão uterina deve ser realizada após esvaziamento da bexiga e antissepsia.[2,93,103]

As manobras compressivas mais conhecidas são a de Hamilton e as de Chantrapitak.[63,104,105] A principal diferença entre elas está nos locais de compressão manual, mas não existem estudos que tenham comparado as duas técnicas.

Mais conhecida e utilizada, a manobra de Hamilton consiste em compressão bimanual em que uma das mãos realiza compressão intravaginal e a outra exerce compressão abdominal no fundo do útero com intuito de pressionar a parede uterina anterior na parede uterina posterior. Apesar de causar desconforto e exigir a tolerância da mulher, tem potencial compressivo importante, especialmente nas puérperas com analgesia (Figura 63.3).[63, 93]

A manobra de Chantrapitak consiste na compressão do segmento uterino inferior por meio de pressão abdominal externa, não exigindo acesso vaginal. Apesar de menos invasiva, deve-se manter atento à sua capacidade hemostática. Existem duas variações dessa manobra: (a) na primeira, realiza-se compressão manual do segmento uterino inferior isoladamente (útil em puérperas com parede abdominal mais tensa, como primigestas ou obesas [Figura 63.4*A*]); (b) na segunda, realiza-se compressão do segmento uterino, associada à compressão do fundo uterino (essa manobra

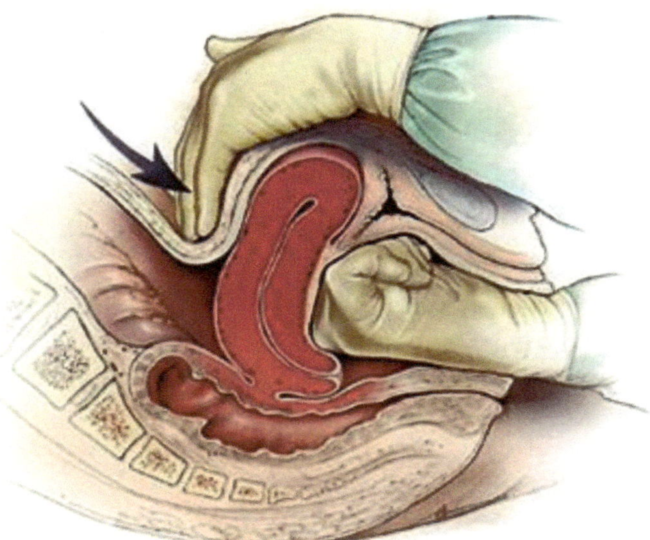

Figura 63.3 Manobra de Hamilton – compressão uterina bimanual. Uma das mãos é introduzida na vagina, os coágulos são removidos e o punho é fechado com a face palmar direcionada para cima. Pressiona-se o fórnice anterior da vaginal, acima do colo, e empurra-se o corpo do útero, enquanto a outra mão identifica e comprime o fundo por cima da parede abdominal. (Reproduzida de Anderson, 2007.[63])

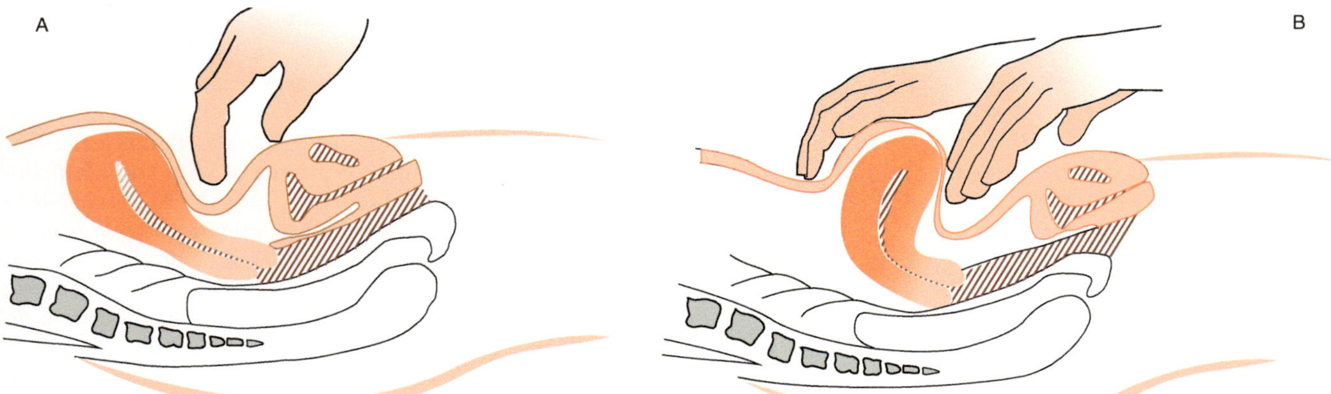

Figura 63.4 Variações das manobras de Chantrapitak. **A** Compressão manual isolada do segmento uterino inferior. A mão deve ser posicionada precisamente no segmento uterino inferior, logo acima da sínfise púbica, e realizada a compressão sustentada. **B** Compressão do segmento uterino inferior associada à pressão no fundo uterino. Técnica bimanual em que uma das mãos comprime o segmento uterino através do abdome, enquanto a outra identifica e comprime o fundo uterino. Se a compressão da técnica A falhar, deve-se associar a compressão do fundo do útero e realizar a manobra B. (Reproduzida de Chantrapitak, 2009 e 2018.[104,105])

parece ser mais apropriada para gestantes com abdome relaxado, estando também indicada quando a compressão isolada do segmento uterino não foi suficiente para controle do sangramento [Figura 63.4*B*]).[93,104,105]

Compressão externa e interna da aorta abdominal

A compressão da aorta infrarrenal é uma técnica de controle transitório do sangramento em situações críticas em que é necessária a redução do sangramento para viabilizar a transferência para o hospital, aguardar a chegada de equipe especializada ou ainda viabilizar medidas de controle do sangramento. A compressão da aorta infrarrenal reduz o fluxo das ilíacas e pode ser mantida por 60 a 90 minutos, podendo ser externa – via abdominal (pós-parto vaginal intra ou extra-hospitalar) – ou interna – via compressão direta da aorta durante laparotomia:[1,2,15,78,98,103,106]

- **Compressão manual externa da aorta abdominal:** indicada em situações críticas, quando o controle do sangramento se torna essencial para evitar o choque hipovolêmico ou a morte imediata da mulher. Trata-se de procedimento rápido e barato, mas que exige treinamento para ser efetivo. Alguns protocolos propõem seu uso nos casos de sangramentos uterinos refratários à abordagem inicial, especialmente em locais com limitação de recursos,[1,2,15,98] podendo tornar-se técnica salvadora em situações específicas: para viabilizar a transferência para o hospital, aguardar a chegada de equipe especializada ou viabilizar tratamento do foco sangrante.[1,2,15,98,106] A força da compressão deve ser equivalente a 45kg e, em caso de exaustão, é possível a troca da mão ou do profissional que a comprime (Figura 63.5). Alternativamente, é possível

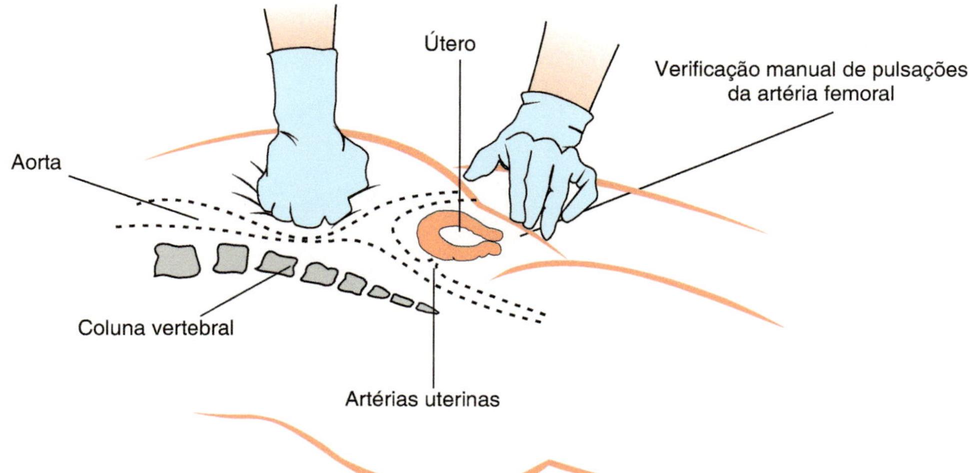

Figura 63.5 Compressão manual externa da aorta abdominal. Técnica: (1) identificar o pulso femoral; (2) cerrar a mão em punho fechado; (3) exercer pressão no abdome, no nível da cicatriz umbilical (ou levemente à esquerda), até perceber a resistência espinhal; (4) verificar se o pulso femoral desapareceu e observar se houve redução do sangramento (pois a taxa de falha é importante, especialmente se o profissional não estiver adequadamente treinado). (Reproduzida de Escobar & Zambrano, 2021.[103])

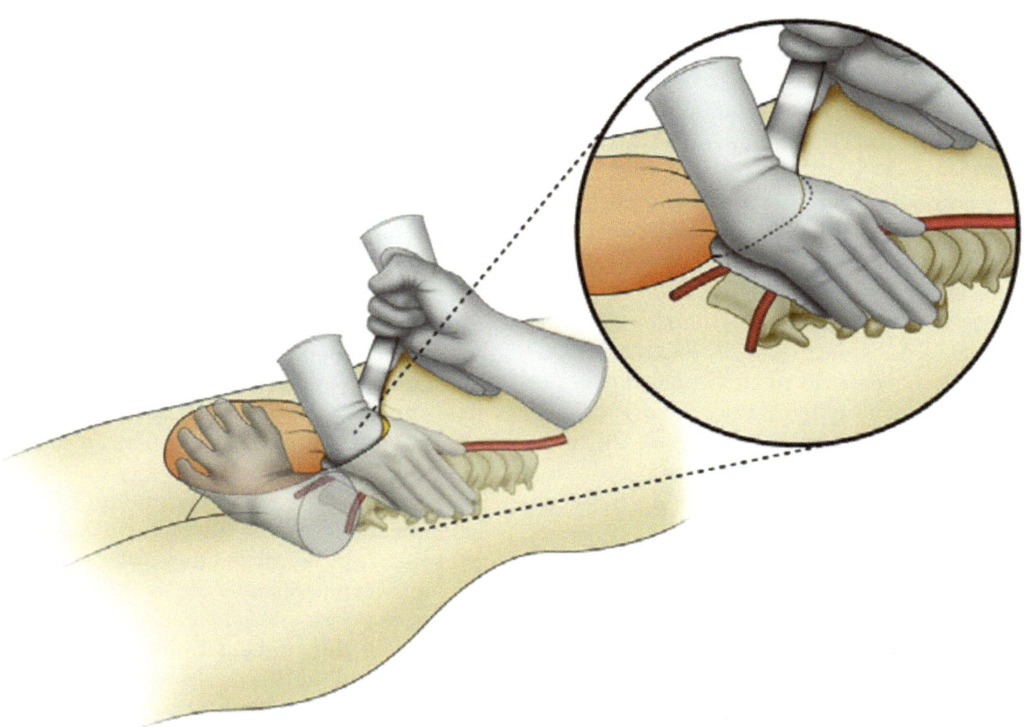

Figura 63.6 Compressão manual da aorta infrarrenal no intraoperatório. Técnica: (1) exterioriza-se o útero com tração no sentido da sínfise púbica; (2) afasta-se o sigmoide (no sentido cefálico); (3) identificam-se o promontório e a pulsação da aorta; (4) com auxílio de compressa cirúrgica, realiza-se compressão manual e direta sobre a aorta infrarrenal, no nível do plano ósseo do promontório; (4) verifica-se o controle do sangramento no campo cirúrgico. (Reproduzida de Nieto-Calvache, 2022.[107])

utilizar dispositivos específicos para compressão externa da aorta.[103,106]

- **Compressão manual da aorta infrarrenal no intraoperatório:** indicada quando a puérpera se encontra em procedimento cirúrgico. Realiza-se compressão direta da aorta sem a necessidade de exploração vascular cirúrgica. Procedimento rápido e muito útil para controle de sangramentos volumosos (que podem ocorrer na abordagem de casos de espectro da placenta acreta), sua utilidade consiste em promover controle transitório enquanto se controla o foco sangrante, realiza-se a ressuscitação hemostática ou se aguarda a chegada de equipe de apoio para controlar a hemorragia.[78,106,107] A Figura 63.6 apresenta a técnica de compressão da aorta no intraoperatório

Traje antichoque não pneumático

O traje antichoque não pneumático (TAN) consiste em uma veste de Neoprene (com fixadores em Velcro) que recobre a mulher do tornozelo ao abdome, de forma segmentada e não pneumática, através de 6 segmentos (Figura 63.7). Reutilizável, ajusta-se a mulheres de diferentes alturas e peso. Trata-se de uma medida de controle transitório de baixo custo e fácil manuseio, capaz de permitir, eventualmente, transferências extra ou intra-hospitalares.[1,2,93,103,108]

O mecanismo de ação consiste em uma compressão circunferencial (20 a 40mmHg) nos membros inferiores, pelve e abdome com redirecionamento do fluxo de sangue materno para as partes superiores do organismo, aumentando o retorno venoso e o débito cardíaco. A compressão da aorta reduz sangramentos do leito das artérias

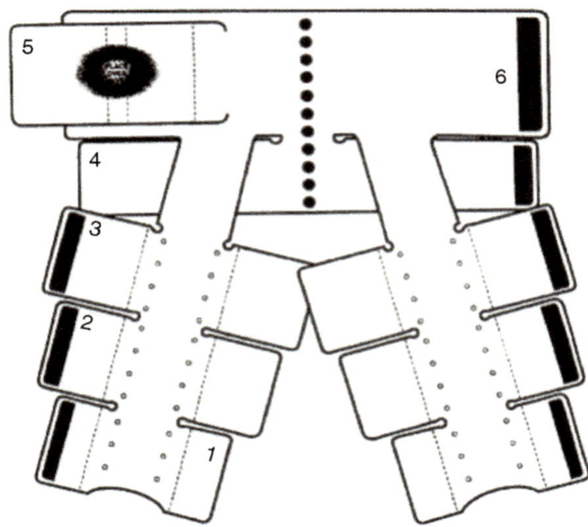

Figura 63.7 Traje antichoque não pneumático. (Reproduzida de Miller, 2008.[108])

uterinas e mesentéricas.[1,2,103,108] Por não obstruir a cavidade vaginal, torna possíveis a exploração do canal do parto e a realização de procedimentos terapêuticos que exigem acesso ao canal do parto (como posicionamento de balão de tamponamento intrauterino e sutura de lesões do canal do parto).[1,2,103,108]

O TAN tem o potencial de reduzir a morbimortalidade na abordagem da HPP, desde que vinculado a um protocolo institucional, uma vez que não substitui nenhuma medida terapêutica.[1,103,109-111] Seus potenciais benefícios estão relacionados com o mecanismo compressivo, possibilitando a redução da velocidade do sangramento e o aumento do tempo necessário para transferências ou tratamento. Além desses benefícios, pode favorecer a obtenção de acesso venoso no segmento superior do corpo, facilitar a reversão do choque hipovolêmico e reduzir a necessidade de transfusão e a necessidade de intervenção cirúrgica.[2,103,108]

Existem relatos de uso seguro do TAN por 72 horas. Seu posicionamento é indicado para as puérperas com sangramento vultoso e iminência de instabilidade hemodinâmica ou com sinais de choque hipovolêmico[1,2,108,112] e contraindicado nos casos de lesões supradiafragmáticas, doenças cardíacas e pulmonares graves – estenose mitral, hipertensão, edema agudo de pulmão – ou gestações com feto vivo.[2,103,108,112]

O TAN deve ser sempre posicionado a partir do segmento 1 no sentido do segmento 6 e não pode ser retirado de forma abrupta e intempestiva, sob o risco de novo choque hipovolêmico. Sua retirada deve ser gradual, também do segmento 1 ao 6 (exceto quando é necessária uma cirurgia), por equipe capaz de abordar uma reativação de sangramento grave. Caso a laparotomia seja necessária, é possível, excepcionalmente, a retirada dos segmentos 5 e 6 (sem a remoção dos outros) para viabilizar o acesso abdominal. O Quadro 63.17 apresenta os critérios para retirada segura do TAN, incluindo a regra dos 20. O sucesso do procedimento depende de sua vinculação a um protocolo para tratamento da HPP.[2,108]

Atualmente, o TAN vem sendo utilizado em mais de 40 países e recomendado em diversos protocolos nacionais e internacionais.[1,2] No Brasil, já integra a Estratégia 0MMxH (MS-OPAS/Brasil) em alguns estados.

Quadro 63.17 Critérios mínimos e regra dos 20 para retirada segura do traje antichoque não pneumático

Critérios mínimos para retirada segura	Sangramento < 50mL/h, nas últimas 2 horas, associado a FC ≤ 100bpm PAS > 90 a 100mmHg e Hb > 7g/dL
Regra dos 20 para retirada segura	Monitorar por 20 minutos após a retirada de cada segmento Se reduzir PAS ≥ 20mmHg ou elevar FC ≥ 20bpm após retirada de qualquer segmento, deve-se reposicionar imediatamente todo o traje, iniciando do segmento 1

FC: frequência cardíaca; PAS: pressão arterial sistólica; Hb: hemoglobina.
Fonte: Estratégia 0MMxH MS-OPAS, 2018.[2]

Balão de tamponamento intrauterino

O BIT é outra importante técnica terapêutica para controle do sangramento (transitório ou definitivo), em especial nos casos de atonia uterina refratária aos uterotônicos, sendo muito útil também para viabilizar transferências para ambientes com estrutura e equipe qualificada (Figura 63.8).[1,2,93,103,113]

Os balões podem ser adaptados (artesanais) ou industrializados, apresentar ou não sistema de drenagem para quantificar a perda sanguínea e ter volume de infusão fixo e predeterminado (balão de Bakri, BT-cath, balão artesanal de preservativo) ou contar com sistema que permite a regulação do volume de líquidos em seu interior de acordo com a pressão sistólica ou sistema equivalente (balão de Ellavi ou de Zhukovskiy).[1,2,93,98,103,113]

Inserido após parto vaginal ou cesariana, o BIT pode ser associado ao uso de TAN ou mesmo a suturas compressivas em técnicas chamadas sanduíches,[98,103,113] sendo considerado eficaz e capaz de evitar um procedimento cirúrgico desnecessário, especialmente em casos de sangramentos inferiores a 1.500mL.[1]

Em geral, as taxas de sucesso do BIT situam-se entre 83% e 95%, principalmente quando um dispositivo BIT é colocado antes do início do choque avançado.[114-116] O balão artesanal confeccionado com condom também se mostra efetivo e seguro.[117] Suarez e cols. (2020),[118] em metanálise, mostraram taxa global de sucesso de 85,9%, bem como benefício maior nos casos de atonia uterina e placenta prévia.

O mecanismo de ação não é totalmente esclarecido, mas parece ser multifatorial. Os dois principais mecanismos propostos referem-se ao estímulo de contrações uterinas (por estímulo de receptores) e à compressão hidrostática de vasos uterinos após posicionamento do BIT.[1,93]

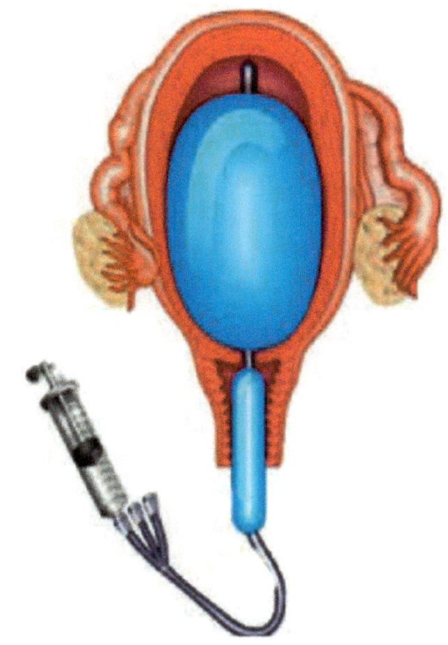

Figura 63.8 Balão de tamponamento intrauterino. (Reproduzida de Henrique, 2022.[113])

Principalmente indicado para controle da HPP por atonia uterina refratária aos uterotônicos,[1,93,103] também se revela útil no controle do sangramento por placenta prévia ou na prevenção de inversão uterina recorrente.[119] Recomenda-se que o balão seja inserido somente após resposta negativa aos uterotônicos e quando trauma e retenção tecidual tenham sido descartados como causa do sangramento. Nos casos de atonia associados a coagulopatia, o BIT também pode ser muito útil para controle do sangramento.[1,103,113]

O BIT está contraindicado na presença de lacerações e em caso de suspeita de deiscência ou ruptura uterina, neoplasias e infecções cervicais, vaginais e uterinas, sangramentos uterinos arteriais que exigem abordagem cirúrgica, anomalias uterinas que distorcem a cavidade uterina e gravidez em evolução.[2] Há risco potencial de perfuração com o uso do BIT nos casos de espectro da placenta acreta, em especial nos de placenta increta ou percreta, devido ao adelgaçamento das paredes uterinas.

As recomendações gerais para uso do BIT incluem sua inserção no pós-parto vaginal, após antissepsia (vulvar, vaginal e cervical), com sondagem vesical de demora e inspeção da vagina e do colo uterino para identificação de lesões do canal do parto. Após essa etapa, realiza-se o pinçamento do lábio anterior do colo uterino e procede-se à inserção do balão na cavidade uterina. Alternativamente, a inserção pode ser manual ou com uso de pinça longa, guiada ou não por ultrassom. Com o balão na cavidade, realiza-se a infusão de solução salina aquecida ou à temperatura ambiente. A capacidade volumétrica recomendada para os BIT com volume fixo é de 500mL no pós-parto vaginal e de 250 a 300mL para os casos após cesariana. Esses volumes podem variar de acordo com o fabricante. Os BIT devem ser preenchidos com soro aquecido ou à temperatura ambiente, para evitar hipotermia. Tem sido recomendado o uso de uterotônicos e antibioticoprofilaxia durante o uso e analgesia para seu posicionamento.[2,93,113,119]

O tempo de permanência máxima recomendado para o BIT é, em geral, de 24 horas, podendo ser retirado antes, de acordo com a estabilidade clínica. Deve-se evitar a retirada tarde da noite ou em situações que restrinjam o acesso ao tratamento definitivo cirúrgico, qualificado e oportuno da HPP, se necessário.[93] Quando há controle da hemorragia após o posicionamento do BIT, denomina-se teste de tamponamento positivo, sendo necessário apenas manter o monitoramento rigoroso da gestante em razão do risco maior de novo sangramento. Quando não ocorre o controle do sangramento, o teste de tamponamento é considerado negativo, e a laparotomia está indicada para abordagem cirúrgica.[2,93,103]

Para retirada do balão, deve ser avaliada a estabilidade clínica. Para fins práticos, seria possível considerar os mesmos critérios utilizados para remoção do TAN (Quadro 63.17). Estabilizada a mulher, a retirada deve ser gradual (50 a 100mL por vez) e em local e momento capazes de possibilitar uma abordagem definitiva na eventualidade de novo sangramento.[93]

Tamponamento uterino por sucção

O tamponamento uterino por sucção é um método de controle da HPP estudado nos últimos anos. Trata-se de método de controle transitório ou definitivo do sangramento por atonia uterina refratária ao tratamento medicamentoso. Seu princípio de ação está relacionado com a aplicação de pressão negativa a vácuo (sucção) na cavidade uterina através de dispositivo fenestrado que, além de determinar o colabamento das paredes uterinas, estimula contrações miometriais capazes de controlar o sangramento uterino.[120]

D'Alton e cols. (2020)[120] avaliaram o dispositivo a vácuo Jada® em mulheres com HPP por atonia uterina (Figura 63.9), o qual vácuo apresentou taxa de sucesso superior a 90%, além de tempo médio de 3 minutos para controle do sangramento. Esse dispositivo a vácuo

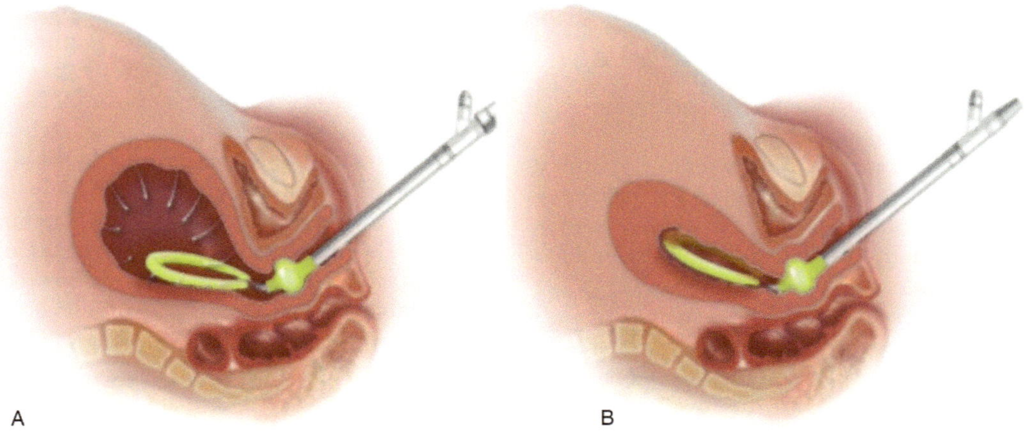

Figura 63.9 Mecanismo de ação de dispositivo fenestrado de tamponamento a vácuo (Jada®) na cavidade uterina. **A** Sem vácuo. **B** Após vácuo. (Reproduzida de D'Alton *et al.*, 2020.[120])

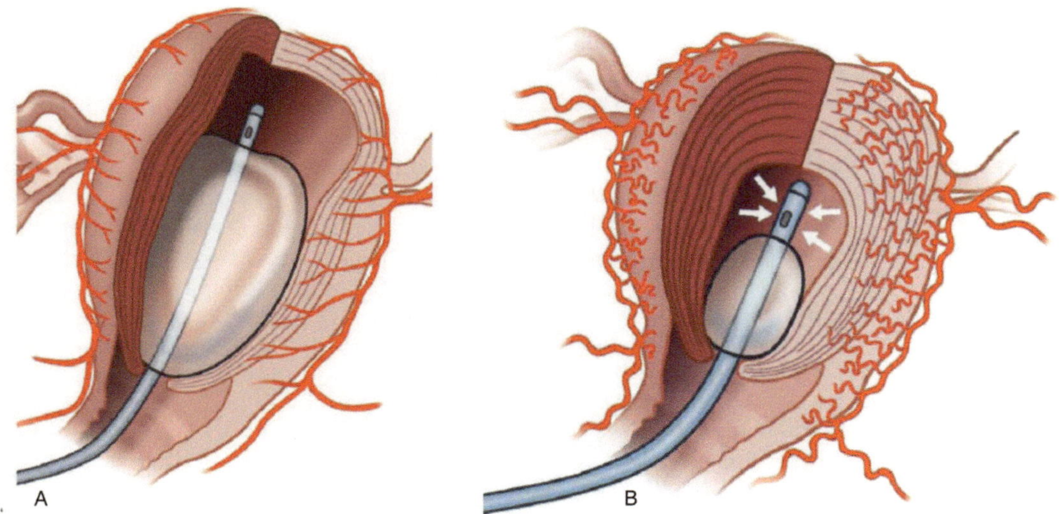

Figura 63.10 Tamponamento a vácuo utilizando sistema de balão de Bakri® modificado. (Reproduzida de Haslinger *et al.*, 2021.[123])

parece ser uma alternativa promissora para controle da HPP por atonia uterina.

Publicações descrevem ainda o uso de cânulas flexíveis fenestradas inseridas com sucesso na cavidade uterina e conectadas a dispositivo a vácuo.[121] Relato de três casos demonstrou que o uso de sonda nasogástrica fenestrada conectada a dispositivo de pressão negativa (de 100 a 200mmHg) conseguiu controlar a HPP por atonia refratária a uterotônicos.[122] O uso de sonda nasogástrica com dispositivo a vácuo pode ser particularmente útil para hemostasia em casos de sangramentos durante esvaziamentos uterinos refratários aos uterotônicos – desde que não estejam relacionados com perfuração uterina – já que a pequena dilatação cervical não permite a inserção de balões intrauterinos.

Recentemente foi publicada outra técnica de tamponamento a vácuo, utilizando sistema de balão de Bakri® modificado. Nesse estudo, a taxa de sucesso do novo sistema foi de 86% para os casos de atonia e de 73% para os de patologia placentária (Figura 63.10).[123]

Tratamento cirúrgico

O tratamento cirúrgico da HPP pode ser conservador ou não conservador, e a decisão depende da etiologia, localidade e intensidade do sangramento.[1,78]

Conhecer a anatomia uterina é estratégia fundamental para a escolha da melhor abordagem cirúrgica. As vasculaturas uterina e do trato genital inferior podem ser divididas didaticamente em cinco regiões vasculares, conhecidas como segmentos ou regiões uterinas. O segmento 1 (S1) refere-se à região do corpo e fundo uterino e sua irrigação sanguínea ocorre, principalmente, pelos ramos ascendentes da artéria uterina e menos pelos ramos descendentes da artéria ovariana e colaterais da artéria vesical superior. O segmento 2 (S2) corresponde à região uterina inferior, cérvice, parte superior da vagina e paramétrios e sua irrigação tem origem, principalmente, na artéria pudenda interna e em vasos acessórios colaterais das artérias ilíacas internas, uterinas e vesicais inferiores – todos esses vasos apresentam localização subperitoneal e, portanto, deve-se atentar para sangramentos subperitoneais quando as lesões ocorrem nessas regiões. O segmento 3 (S3) abrange a região do trato genital inferior (genitália externa e vagina média e inferior) e sua irrigação é realizada, principalmente, pelas artérias vaginais superiores, médias e inferiores (Figura 63.11). Já os segmentos S4 e S5 irrigam as paredes posterior, superior e inferior do útero, respectivamente, e podem ser importantes nos quadros de acretismo placentário.[124]

Tratamento cirúrgico conservador

Os procedimentos cirúrgicos capazes de evitar a histerectomia e suas complicações, assim como preservar a fertilidade da mulher, mais utilizados são as suturas compressivas e as ligaduras vasculares.[78,125] A abordagem hemodinâmica dos vasos pélvicos, como embolização de vasos uterinos, apesar de menos utilizada, pode ser considerada procedimento cirúrgico conservador.[1]

Esses procedimentos parecem seguros para o futuro reprodutivo das mulheres e tendem a apresentar taxas relativamente baixas de complicações. Cabe ressaltar que os procedimentos conservadores devem ser efetivos e permitir abordagem rápida, uma vez que, à medida que aumenta o tempo de sangramento, piora o prognóstico materno.[1,78,126] Revisão sistemática mostrou que a desvascularização uterina, as suturas compressivas, o uso do BIT e a embolização apresentam taxas de sucesso semelhantes.[125] Assim, a escolha do procedimento dependerá da estrutura/insumos disponíveis e da habilidade do profissional em executar determinada técnica.[78,127]

Suturas compressivas

As suturas compressivas constituem importante estratégia cirúrgica de abordagem da HPP, sendo procedimentos rápidos, seguros e efetivos. A taxa de sucesso varia de 60% a 100%, a depender do local e da etiologia

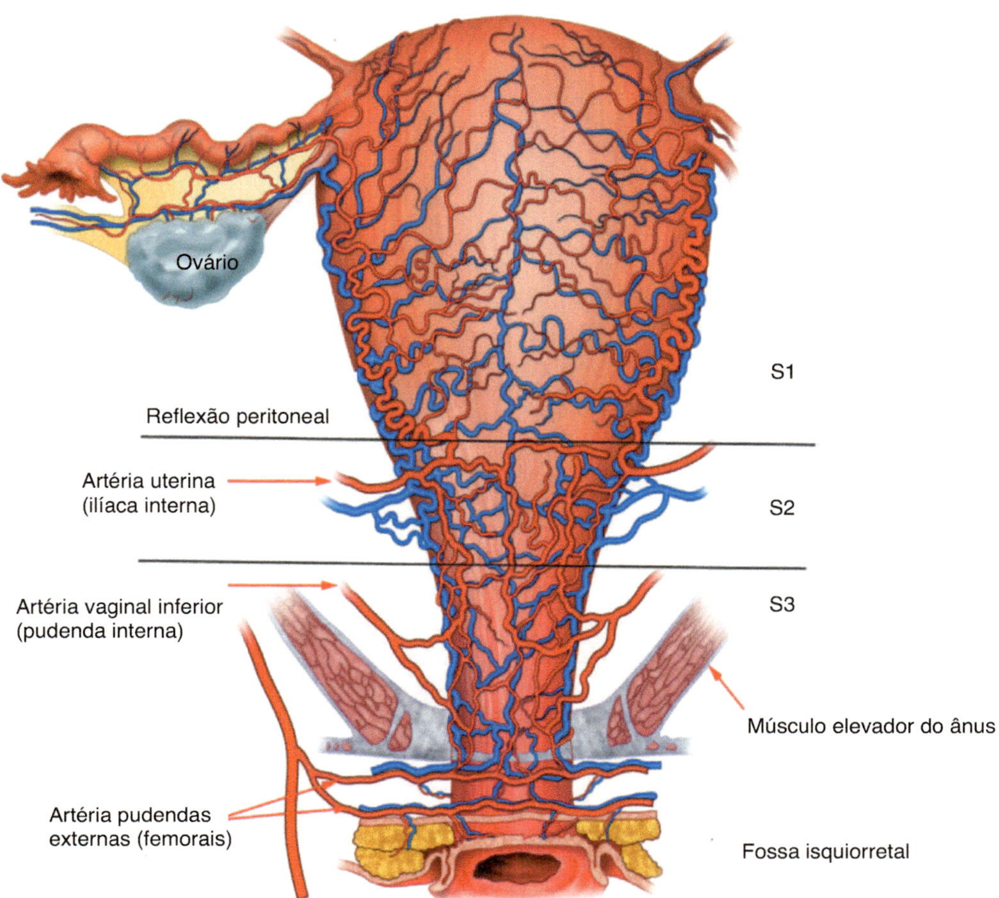

Figura 63.11 Anatomia vascular dos segmentos S1 (corpo e fundo uterino), S2 (região uterina inferior, cérvice, parte superior da vagina e paramétrios) e S3 (região da genitália externa e vaginal média e inferior). (Reproduzida de Jaraquemada, 2023.[124])

do sangramento. Sangramentos em S1, especialmente por atonia uterina, em mais de 80% dos casos são controlados por meio da aplicação de suturas compressivas.[78,125,126]

Cada um dos vários tipos de suturas descritos apresenta vantagens e desvantagens. Até o momento não há estudos randomizados e controlados que tenham avaliado as diferentes suturas.[1,78] Também podem ser associadas ao BIT, como em casos de placenta prévia sangrante, ou mesmo a suturas vasculares, como a ligadura de artérias uterinas.[1,78,119]

As duas principais indicações das suturas compressivas são: (1) controle da HPP resultante de atonia uterina (refratária aos uterotônicos) durante uma cesariana e (2) atonia uterina pós-parto vaginal refratária ao tratamento farmacológico e às outras medidas não cirúrgicas.

As suturas também são úteis na abordagem de lacerações uterinas e em casos do EPA, entre outros.[1,78] Seu principal mecanismo de ação, em geral, está relacionado com a redução do fluxo de sangue para o útero em função da compressão mecânica determinada pela sutura.[78] As suturas compressivas mais conhecidas são a de B-Lynch (e suas variantes) e a de Hayman, ambas muito efetivas no controle de sangramentos originários de S1, especialmente quando causados por atonia, podendo ser associadas a suturas vasculares ou mesmo ao uso de BIT.[1,2,78] Outra técnica bastante conhecida é a sutura de Cho, na qual são executados "quadrados compressivos" em áreas sangrantes do útero. Essas suturas podem ser úteis em sangramentos dos segmentos S1 e S2, especialmente quando é necessária a compressão mais localizada do segmento 2 (Figura 63.12).[126]

Antes das suturas compressivas, é recomendado o "teste de eficácia", em que o cirurgião comprime o útero e avalia se a compressão é suficiente para conter o sangramento. Se ocorrer redução significativa do sangramento, está indicada a realização da sutura; caso contrário, deve-se avançar para a próxima etapa do tratamento da HPP, pois a sutura não será eficaz.[2,78]

Ligaduras vasculares pélvicas

As ligaduras vasculares pélvicas consistem em ligaduras seletivas das artérias uterinas, ovarianas ou hipogástricas, isoladas ou associadas, e sua ação está relacionada com a redução da perfusão uterina, não tratando a causa da HPP. As taxas de sucesso, à semelhança das suturas compressivas, variam de 80% a 96% para HPP decorrente de atonia uterina. A ligadura hipogástrica costuma apresentar taxa de sucesso semelhante para esses casos.[78,127]

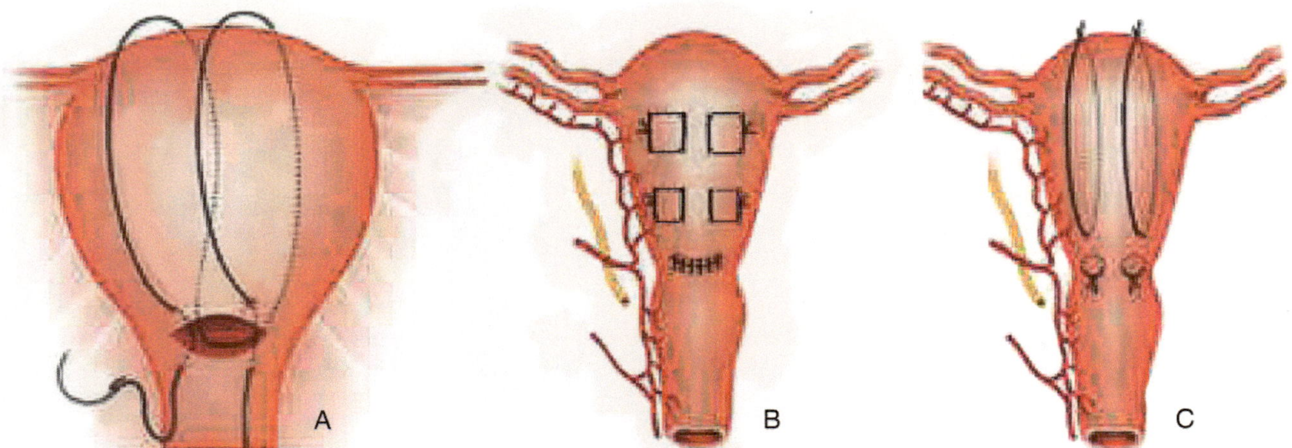

Figura 63.12 Suturas compressivas. **A** B-Lynch. **B** Cho. **C** Hayman. (Reproduzida de Alves, Nagahama & Nozaki, 2020.[126])

As ligaduras vasculares pélvicas estão indicadas quando a desvascularização de determinada área do órgão é importante para controle da HPP e desde que sua realização não cause dano maior (risco-benefício) – quanto maiores o risco e a complexidade das ligaduras, maiores as taxas de complicações.[1,78]

A ligadura bilateral de artérias uterinas (O'Leary ou Posadas) são as mais comumente utilizadas e estão associadas a taxas baixas de complicação. Apresentam boa eficácia para sangramentos no S1 e, em geral, sua realização não compromete o futuro reprodutivo das mulheres.[2,78,128]

A ligadura das hipogástricas (ilíacas internas) é procedimento mais complexo e exige formação cirúrgica mais avançada. Como procedimento isolado para tratamento da HPP em S1, parece não apresentar benefícios em relação a outras técnicas. No entanto, apesar da necessidade de melhor entendimento para sua indicação, é utilizada com mais frequência como procedimento adjuvante em situações de sangramentos graves e associados a coagulopatia, principalmente após histerectomias.[2,78,126]

A ligadura vascular seletiva baixa é útil nos casos de sangramentos no segmento uterino (região cervical), em especial para abordagem dos casos de EPA, mas exigem treinamento mais avançado em cirurgia.[2,128,129]

Abordagem hemodinâmica dos vasos pélvicos

A abordagem hemodinâmica dos vasos pélvicos é útil em puérperas estáveis com sangramento persistente, mas não excessivo, sendo representada pela embolização de vasos uterinos ou uso de balões intravasculares para controle transitório do sangramento.[1,130-132]

A embolização das artérias uterinas é efetiva no controle do sangramento por HPP, particularmente no S1. Contudo, a necessidade de estrutura e de profissionais especializados limita seu uso, especialmente na urgência. Diante de falha na embolização, pode ser tentada a ligadura de vasos uterinos, apesar do aumento do tempo operatório. Entretanto, se já foi realizada ligadura vascular, a embolização não é mais possível.[1,130,131]

O uso de balões intravasculares tem sido adotado em casos selecionados de EPA mediante posicionamento intra-aórtico, principalmente, ou nas ilíacas comuns. Os balões têm o potencial de reduzir o sangramento intraoperatório.[1,132]

Tratamento cirúrgico não conservador

O tratamento cirúrgico não conservador, também conhecido como tratamento radical, é representado pela histerectomia pós-parto, cuja incidência varia de 0,24 a 0,78 caso a cada 1.000 nascimentos, e suas principais indicações são atonia, EPA e ruptura uterina.[133]

A histerectomia costuma ser considerada uma das últimas etapas do tratamento cirúrgico da HPP, pois se associa a perdas sanguíneas adicionais de mais de 2 litros,[1,2,78] e é recomendada quando os procedimentos menos invasivos não estão indicados ou quando esses falham em controlar a HPP. Nesses casos, a histerectomia deve ser realizada prontamente, sem atrasos, e antes da coagulopatia. O momento de sua realização deve estar previsto em todos os protocolos de HPP. A histerectomia subtotal pode ser a técnica de escolha nos casos de sangramento em S1 em virtude da facilidade de execução. Contudo, sangramentos que atingem a região uterina S2, em geral, necessitarão histerectomia total.[1,2,78]

Cirurgia de controle de danos

A cirurgia de controle de danos (CCD) é procedimento de exceção para situações com quadro de choque hipovolêmico grave e que apresentam alta taxa de mortalidade. O objetivo é abreviar a laparotomia, antes da depleção das reservas fisiológicas do doente crítico. Deffieux identificou em seu estudo a necessidade de uma CCD a cada 14 histerectomias puerperais, com taxa de mortalidade de aproximadamente 24%. As técnicas de CCD são variadas.[1,78,134-136]

A CCD não é um procedimento isolado, mas faz parte de uma estratégia para minimizar os efeitos do choque hipovolêmico por meio de ações de controle rápido e transitório do

Quadro 63.18 Critérios para auxiliar a decisão quanto à realização de cirurgia de controle de danos

- Sangramento volumoso (> 1.500mL)
- *Base excess* > – 8
- Hipotermia grave < 34°C
- Duração da cirurgia > 90 minutos
- Pressão arterial sistólica < 70mmHg
- Gasometria com acidose grave (pH < 7,1)
- Transfusão maciça (> 6 concentrados de hemácias em 4 horas)
- Persistência do sangramento após > 10 concentrados de hemácias
- Persistência de sangramento após histerectomia
- Instabilidade hemodinâmica que exige vasopressor ou resulta em arritmia ventricular
- Coagulopatia resultante de perda de fatores de coagulação, hipotermia (< 35°C) e acidose (pH < 7,3)

Fonte: adaptado de Escobar *et al.*, 2022.[1]

foco de sangramento, maximização da oxigenação tecidual e prevenção/tratamento da tríade letal da HPP, estratégia denominada *ressuscitação de controle de danos*. Didaticamente, pode ser dividida em quatro estágios:

- O primeiro estágio está relacionado com a reanimação inicial.
- O segundo estágio se refere à cirurgia propriamente dita, na qual se realizam a histerectomia e o empacotamento pélvico ou abdominal (para reduzir o tempo cirúrgico).
- O terceiro estágio consiste no cuidado à puérpera em Unidade de Terapia Intensiva (para correção das disfunções metabólicas e de órgãos).
- O quarto e último estágio consiste no reparo definitivo e no fechamento da cavidade abdominal, comumente após a estabilização da mulher, em geral 2 a 3 dias após a abordagem inicial.[1,78,135,137]

A decisão de realizar a cirurgia e a ressuscitação de controle de danos nem sempre é fácil, mas deve ser baseada, principalmente, em parâmetros fisiológicos e metabólicos, que indicam quadro de choque grave, e na presença da tríade letal (acidose-hipotermia-coagulopatia). Em 2022, a FIGO apresentou algumas condições que podem auxiliar a decisão de realizar CCD, especialmente quando combinadas (Quadro 63.18).

Outras estratégias de controle transitório do sangramento

Outras estratégias de controle transitório do sangramento podem ser úteis em situações específicas de HPP.

Enfaixamento uterino com bandagem elástica de Esmarch

O enfaixamento uterino com bandagem elástica de Esmarch consiste em estratégia adjuvante para controle de sangramento, principalmente nos casos críticos com coagulopatia, agindo por meio de compressão extrínseca e circunferencial do útero para reduzir o sangramento temporariamente e redirecionar o sangue para a circulação (Figura 63.13). O tempo máximo de permanência é de 6 horas, após o qual há risco de isquemia uterina. Nesse período, a equipe cirúrgica aguarda a ressuscitação hemostática efetiva para definição do melhor tratamento. Esse procedimento pode evitar a histerectomia puerperal, assim como morbidade adicional. Essa técnica foi descrita por Jaraquemada & Fiorillo (2010).[78,106]

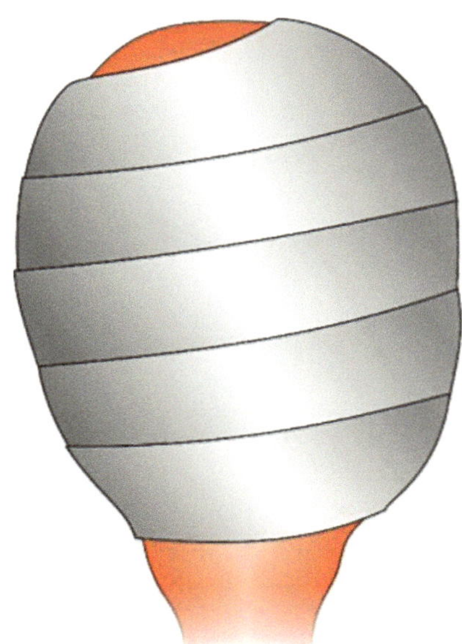

Figura 63.13 Enfaixamento uterino com bandagem elástica de Esmarch. (Reproduzida de Osanan & Charry, 2021.[78])

Torniquete ou garroteamento uterino

Essa estratégia adjuvante de controle transitório do sangramento é capaz de viabilizar transferências ou a chegada da equipe de apoio. O garroteamento uterino em casos de HPP se assemelha à técnica utilizada em miomectomia e consiste no posicionamento de um garrote (dreno de Penrose ou sonda de Foley) ao redor da cérvice uterina (o mais baixo possível), sem englobar a bexiga (atentar para a posição do ureter), através de duas aberturas no ligamento largo. Deve-se apertar firmemente as extremidades do torniquete com pinça para obter o efeito de garroteamento. O uso prolongado pode causar necrose uterina.[78,138]

Clampeamento vaginal da cérvice uterina – Técnica de Zea

O clampeamento vaginal da cérvice uterina consiste no pinçamento vaginal das artérias uterinas bilateralmente.[139] Trata-se de procedimento eficaz e rápido, que funciona como um torniquete, interrompendo o fluxo de sangue da artéria uterina e possibilitando controle transitório do sangramento.[140] Também pode ser útil em alguns tipos de hemorragias não responsivas aos uterotônicos durante o esvaziamento uterino pós-abortamento (Figura 63.14).

Em caso de obstrução do canal cervical, deve-se reposicionar as pinças curvas para evitar a subestimativa do sangramento e investigar as causas de HPP – quando o sangramento intrauterino persiste, está indicada a laparotomia.[139,140]

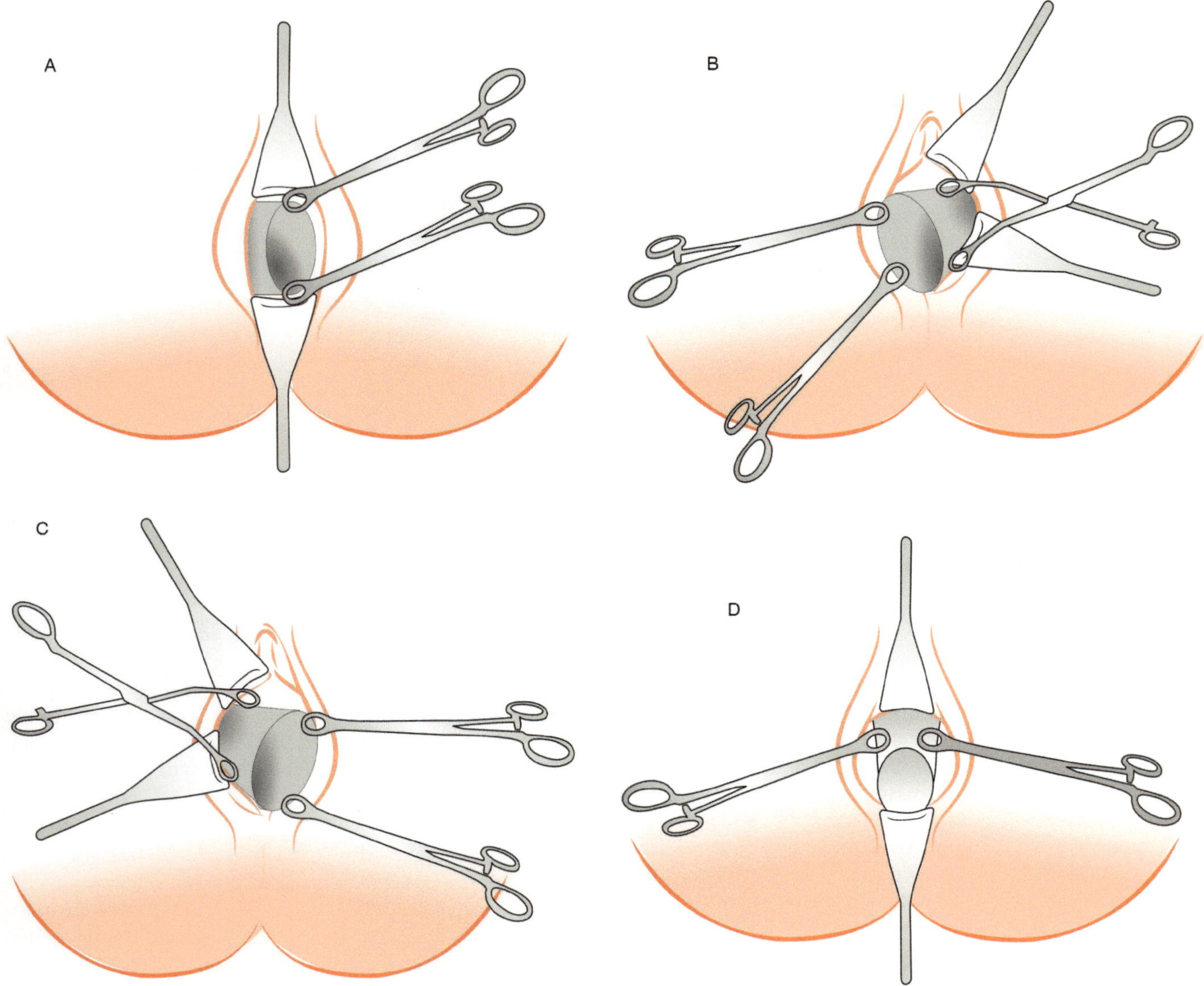

Figura 63.14 Sequência do clampeamento vaginal da cérvice uterina pela técnica de Zea: (1) exposição da região cervical mediante posicionamento de válvulas nas paredes vaginais anterior e posterior; (2) pinçamento dos lábios anterior e posterior do colo uterino com pinças retas de Foerster (**A**); (3) exposição da comissura cervical através do movimento lateral das válvulas; (4) palpação do ligamento cardinal ipsilateral; (5) posicionamento das pinças curvas de Foerster, horizontalmente, a partir da junção do ligamento cardinal com o útero, em direção medial, até o centro do colo uterino, com o objetivo de pinçar as artérias uterinas (**B**); (6) verificar se as pinças não obstruem o canal cervical; (7) realizar o mesmo procedimento do outro lado (**C**); (8) são mantidas as pinças curvas – que pinçam as artérias uterinas – mas removidas as que fazem o pinçamento dos lábios do colo uterino (**D**). (Reproduzida de Zea & Sosa, 2011; Maegele *et al.*, 2007.[139,140])

Ressuscitação hemostática

As estratégias atuais de tratamento do choque hemorrágico têm como objetivos: (1) controle rápido do sangramento; (2) restauração da perfusão e oxigenação tecidual; e (3) abordagem precoce da coagulopatia.[2,98]

Algumas premissas são importantes:[1]

- Uso racional de cristaloides associado a hipotensão permissiva.
- Uso precoce e oportuno de hemocomponentes, sempre com relações transfusionais próximas de 1:1.
- Avaliação da reposição precoce do fibrinogênio nos casos de hipofibrinogenemia.
- Uso precoce de antifibrinolítico, representado pelo TXA, conforme preconizado na HPP.
- Recuperação da homeostase, evitando mais coagulopatia relacionada com hipotermia, acidose e distúrbios eletrolíticos, como hipocalcemia.

Infusão racional de líquidos

As ações para controle do sangramento são conduzidas concomitantemente à restauração da perfusão tecidual e à abordagem da acidose e da coagulopatia. Tradicionalmente, a infusão de cristaloides é a principal estratégia para restaurar a perfusão tecidual. Contudo, ao longo dos anos houve uma mudança importante no volume de líquidos a serem infundidos.[2,98]

Estudos demonstraram que a infusão de grandes volumes de cristaloides estava associada a morbimortalidade maior não apenas em razão da maior gravidade dos sangramentos, mas também porque a infusão de grandes volumes determina aumento na pressão arterial com subsequente ruptura de coágulos já formados e diluição dos fatores de coagulação (coagulopatia dilucional), o que favorece o agravamento do quadro hemorrágico.[98,140-142]

Assim, atualmente não se realiza mais a infusão predeterminada de 2 litros de cristaloides em *bolus* quando do diagnóstico do sangramento, seguida da infusão de 3 litros de soro para cada litro estimado de sangue perdido, ou seja, relação de 3 litros de fluidos para cada 1 litro de sangue perdido. O uso de coloides deve ser evitado, uma vez que alguns tipos podem causar acidose, insuficiência renal ou mesmo piora da coagulopatia.[2,98]

Os protocolos atuais propõem a infusão racional de líquidos para tratamento do choque hipovolêmico. Segundo essa recomendação, as condições clínicas devem ser avaliadas a cada 500mL de cristaloides infundidos para determinação de sua resposta hemodinâmica e da melhor conduta no momento.[1,2,98] Aquelas com resposta inadequada ou recorrência, ou com manutenção de instabilidade hemodinâmica à infusão de cristaloides, são candidatas à hemotransfusão imediata, assim como aquelas que já receberam 1.500mL de cristaloides sem resposta, de modo a melhorar a oxigenação tecidual.

Os líquidos devem ser aquecidos para evitar hipotermia, e tem sido evitado o uso de coloides. Em consequência, o uso de vasopressores também se tornou estratégia mais frequente nos casos de HPP. Alinhado a essas estratégias de ressuscitação volêmica tem sido adotado o conceito de hipotensão permissiva como forma de reduzir a morbimortalidade nos casos de HPP. Essa estratégia consiste no uso restrito de cristaloides durante as fases iniciais do choque hipovolêmico, mantendo a pressão arterial sistólica ou a pressão média pouco abaixo dos valores normais até o controle do foco sangrante. Esses níveis pressóricos são suficientes para manter a perfusão tecidual sem, contudo, romper os coágulos já formados.[1,98]

Uso de antifibrinolítico

O uso do TXA, 1g endovenoso, também constitui etapa importante da ressuscitação hemostática e está indicado em todos os quadros de hemorragia, independentemente da causa (Quadro 63.16).

Suporte hemoterapêutico

A necessidade de suporte hemoterapêutico nos casos de HPP é crescente e ocorre em 0,6% a 3% das gestações, sendo essencial para evitar ou tratar a coagulopatia e restaurar a oxigenação tecidual.[10,37]

A coagulopatia se instala precocemente nos casos de HPP com consumo dos fatores de coagulação, em especial de fibrinogênio. A hipofibrinogenemia (< 200mg/dL) é precoce e merece tratamento imediato com crioprecipitado (iniciando com 10UI) ou mesmo concentrado de fibrinogênio (2g).[39,143]

O tratamento da coagulopatia é considerado ponto-chave da ressuscitação hemostática. Nos quadros com sangramento volumoso, e particularmente nos prolongados, a redução da perfusão tecidual, assim como a tentativa de corrigi-la por meio de infusão de cristaloides usualmente não aquecidos, conduz a quadros de acidose e hipotermia.

Ao determinar a inativação de fatores de coagulação e reduzir a formação de trombos e a agregação plaquetária, a acidose agrava a coagulopatia. A hipotermia (< 35°C) pode impactar a produção de trombina, a agregação plaquetária e a formação de trombos de fibrina. Outro componente que pode favorecer a coagulopatia é a hipocalcemia, principalmente nos casos que recebem transfusão maciça. Nesses casos, é preconizada a dosagem do cálcio. A presença de coagulopatia, acidose, hipotermia e hipocalcemia tem sido denominada "diamante da morte do choque hipovolêmico".[144,145]

A adoção do protocolo de transfusão maciça e o conhecimento a respeito dos componentes do sangue que serão utilizados em proporções adequadas são essenciais. O protocolo deve ser adequado à realidade da unidade de saúde, mas deve ser eficiente. O Quadro 63.19 apresenta os componentes do sangue mais utilizados nas hemotransfusões.

Os protocolos de transfusão maciça em HPP assemelham-se aos do trauma e usualmente recomendam a reposição com alta relação de concentrado de hemácias, plasma fresco congelado e plaquetas (6:4:1 ou 4:4:1) com o objetivo de promover reposição semelhante à de sangue total. Contudo, a HPP tem a peculiaridade de apresentar precocemente hipofibrinogenemia, o que torna importante o uso de crioprecipitado ou concentrado de fibrinogênio.[1,146]

A reposição de hemocomponentes não deve ser aleatória ou desproporcional, de modo a evitar ainda mais desordens de coagulação. O Quadro 63.20 apresenta um exemplo de protocolo de transfusão maciça em serviço terciário.

A reposição de hemocomponentes também pode ser guiada por provas viscoelásticas. A tromboelastografia e a tromboelastometria conseguem identificar o distúrbio de coagulação presente e determinar o hemocomponente a ser utilizado no momento. Assim, as provas viscoelásticas têm o potencial de otimizar a hemotransfusão e a desvantagem de relacionar-se com a exigência de equipamentos e reagentes específicos, e seu custo pode ser fator limitante.[39,147]

Os dispositivos de *cell saver* têm sido cada vez mais utilizados em sangramentos volumosos nos casos de HPP, reduzindo a necessidade de transfusão alógena. Seu uso na HPP tem sido considerado seguro e efetivo. O *cell saver* coleta hemácias livres de contaminação dos fluidos de cirurgias e as transfunde de volta à circulação da mulher. Esse equipamento não está disponível em muitos serviços, mas pode ser útil para reduzir a quantidade de transfusões em procedimentos em que são esperados grandes sangramentos maciços, como na abordagem dos casos de EPA.[148]

Quadro 63.19 Hemocomponentes mais utilizados em hemotransfusão

Hemocomponente	Volume	Indicação	Efeito
Concentrado de hemácias (CH)	250 a 300mL/unidade	Anemia aguda sintomática	Cada unidade eleva a hemoglobina em 1 a 1,5g/dL e o hematócrito em 3%
Plasma fresco congelado (PFC)	180 a 200mL/unidade	Protocolo de transfusão maciça: proporção PFC:CH preestabelecida em 1:1 ou 1:2 Na vigência de sangramento e em sangramentos sempre que RNI > 1,5 ou PTTa > 1,5× o valor do controle	Cada 10 a 20mL de PFC/kg de peso aumentam em 20% a 30% os níveis dos fatores de coagulação do indivíduo adulto
Concentrado de plaquetas (PLT)	1 *pool* de plaquetas (± 250mL) 1 aférese de plaquetas (± 350mL) 1 unidade de plaquetas randômicas (± 50mL)	Sangramentos ativo com contagem de plaquetas < 100.000/mm³ Após controle da hemorragia, se contagem de plaquetas < 50.000/mm³	Cada unidade aumenta o fibrinogênio em 10mg/dL
Crioprecipitado (CRIO)	10 a 20mL/unidade	Protocolo de transfusão maciça Fibrinogênio < 200mg/dL	–

RNI: razão normalizada internacional; TPPa: tempo de tromboplastina parcial ativada.
Fonte: Guia MS, 2015.[88]

Quadro 63.20 Protocolo de transfusão maciça em Obstetrícia

	CH	PFC	Plaquetas	CRIO
Pacote 1	6U	6U	6U	10U
Pacote 2	6U	6U	6U	10U
Pacote 3	1g de ácido tranexâmico endovenoso em 10 minutos			
Pacote 4	6U	6U	6U	–

CH: concentrado de hemácias; CRIO: crioprecipitado; PFC: plasma fresco congelado.
Fonte: Pacheco, 2016.[142]

Por fim, ao realizar transfusões maciças, é importante adotar metas transfusionais claras para guiar a transfusão e avaliar sua continuação.[2,149] O Quadro 63.21 apresenta uma sugestão de metas transfusionais.

Quando o foco sangrante aparentemente foi controlado e o suporte hemoterapêutico foi instituído, e ainda assim a mulher se mantém instável, deve-se avaliar a necessidade de transfusão adicional e pesquisar a presença de sangramento não identificado. Nesses casos, sugere-se a revisão dos 4Ts e deve-se pensar em sangramento no retroperitônio.[2]

O Quadro 63.22 apresenta as evidências cientificas sobre o tema.

Quadro 63.21 Metas transfusionais para as mulheres com hemorragias obstétricas

Hemoglobina > 7 a 8g/dL
Hematócrito > 21% a 24%
Plaquetas > 50.000/mm³ (ou > 100.000/mm³ se sangramento ativo)
Protrombina < 1,5 (vezes o plasma de controle)
PTTa < 1,5 a 177 (vezes o plasma de controle)
Fibrinogênio > 200mg/dL
Cálcio e potássio em valores normais
Gasometria arterial
pH > 7,2
Excesso de base < –6
Lactato < 2mmol/L
Temperatura: > 35°C

PTTa: tempo de tromboplastina ativado.
Fonte: adaptado de OPAS, 2018; Osanan *et al.*, 2020.[2,49]

Quadro 63.22 Recomendações nos casos de hemorragia pós-parto (HPP)

Recomendação	Nível de recomendação
Os uterotônicos devem ser usados rotineiramente no pós-parto para prevenção de atonia uterina	A
Os uterotônicos são o tratamento de primeira linha no tratamento da atonia uterina	A
O ácido tranexâmico deve ser aplicado imediatamente após o diagnóstico de HPP, independentemente da causa	A
O ácido tranexâmico profilático não está indicado rotineiramente após parto vaginal ou cesariana	A
A implantação de *bundles* tem o potencial de reduzir os casos graves de HPP	B
Todos os profissionais que atuam na maternidade devem ser treinados na abordagem da HPP	B
O uso de grandes volumes de cristaloides aumenta o risco de mortalidade nos quadros hemorrágicos	B
Traje antichoque não pneumático reduz a morbimortalidade por HPP em regiões de baixa renda	B
Quando os uterotônicos falharem no controle da HPP por atonia uterina, estará indicado o uso de BIT	C
Quando os uterotônicos e os métodos não invasivos falharem no controle na atonia uterina, estará indicado o tratamento cirúrgico conservador	C
Abordagem da HPP deve ser realizada por equipe multidisciplinar	C
Histerectomia deve ser realizada antes da coagulopatia, quando indicada	C
Anemia deve ser investigada e tratada no pré-natal para reduzir a morbidade por HPP	D
Índice de choque deve ser inserido nas rotinas das maternidades para estimativa da perda volêmica	D
Toda unidade deve ter protocolo para HPP único na instituição	D
Toda unidade deve ter protocolo de transfusão maciça	D

Referências

1. Escobar MF, Nassar AH, Theron G et al. FIGO recommendations on the management of postpartum hemorrhage. Int J Gynaecol Obstet 2022 Mar; 157(Suppl 1):3-50.
2. Organização Pan-Americana da Saúde (OPAS). Recomendações assistenciais para prevenção, diagnóstico e tratamento da hemorragia obstétrica. Brasília: 2018. p.80. Disponível em: https://iris.paho.org/bitstream/handle/10665.2/34879/9788579671241-por.pdf?sequence=1&isAllowed=y. Acesso em 1 jun 2023.
3. World Health Organization (WHO). Trends in maternal mortality 2000 to 2020: Estimates by WHO, UNICEF. 2023. Disponível em: https://www.who.int/publications/i/item/9789240068759. Acesso em 1 jun 2023.
4. Calvert C, Thomas SL, Ronsmans C, Wagner KS, Adler AJ, Filippi V. Identifying regional variation in the prevalence of postpartum haemorrhage: A systematic review and meta-analysis. PLoS One 2012; 7(7):e41114.
5. Borovac-Pinheiro A, Pacagnella RC, Cecatti JG et al Postpartum hemorrhage: New insights for definition and diagnosis. Am J Obstet Gynecol 2018; 219:162-8.
6. Sosa CG, Althabe F, Belizán JM, Buekens P. Risk factors for postpartum hemorrhage in vaginal deliveries in a Latin-American population. Obstet Gynecol 2009; 113(6):1313-9.
7. AbouZahr, C. Global burden of maternal death and disability. Br Med Bull 2003 Dec; 67(Issue 1):1-11. doi: 10.1093/bmb/ldg015.
8. Osanan GC, Padilla H, Reis MI, Tavares AB. Strategy for zero maternal deaths by hemorrhage in Brazil: A multidisciplinary initiative to combat maternal morbimortality. Rev Bras Ginecol Obstet 2018 Mar; 40(3):103-5.
9. Brasil. Ministério da Saúde. Secretaria de Vigilância em Saúde e Ambiente. Painel de monitoramento da mortalidade materna. Disponível em: https://svs.aids.gov.br/daent/centrais-de-conteudos/paineis-de-monitoramento/mortalidade/materna/. Acesso em 1 jun 2023.
10. Kramer MS, Berg C, Abenhaim H et al. Incidence, risk factors, and temporal trends in severe postpartum hemorrhage. Am J Obstet Gynecol 2013; 209(5):449.e1-e7.
11. Allam IS, Gomaa IA, Fathi HM, Sukkar GF. Incidence of emergency peripartum hysterectomy in Ain-shams University Maternity Hospital, Egypt: A retrospective study. Arch Gynecol Obstet 2014; 290(5):891-6.
12. Brasil. Ministério da Saúde. Secretaria de Atenção Primária à Saúde. Departamento de Ações Programáticas. Manual de gestação de alto risco [recurso eletrônico]. Brasília: Ministério da Saúde, 2022. Disponível em: https://bvsms.saude.gov.br/bvs/publicacoes/manual_gestacao_alto_risco.pdf. Acesso em 1 jun 2023.
13. Sentilhes L, Gromez A, Clavier E, Resch B, Descamps P, Marpeau L. Long-term psychological impact of severe postpartum hemorrhage. Acta Obstet Gynecol Scand 2011 Jun; 90(6):615-20.
14. Osanan GC, Reis MI, Barra JS. Treinamento em emergências obstétricas: A experiência do Zero Morte Materna. In: Romã SG, Sá MFS, Fernandes CE, Silva Filho AL (eds.) Residência médica: Ensino e avaliação de competências. São Paulo: Manole, 2022: 264-71.
15. Althabe F, Therrien MNS, Pingray V et al. Postpartum hemorrhage care bundles to improve adherence to guidelines: A WHO technical consultation. Int J Gynaecol Obstet 2020 Mar; 148(3):290-9.
16. Resar R, Griffin FA, Haraden C, Nolan TW. Using care bundles to improve health care quality. IHI Innovation Series white paper. Cambridge, MA: Institute for Healthcare Improvement 2012. Disponível em: www.ihi.org. Acesso em 1 jun 2023.
17. Main EK, Goffman D, Scavone BM et al. National partnership for maternal safety: Consensus bundle on obstetric hemorrhage. Anesth Analg 2015; 121(1):142-8.
18. Gallos I, Devall A, Martin J et al. Randomized trial of early detection and treatment of postpartum hemorrhage. N Engl J Med 2023;389(1):11-21

19. OPAS – Organização Pan-americana de Saúde. Manual de orientação para o curso de prevenção e manejo obstétrico da hemorragia: Zero morte materna por hemorragia. Brasília: OPAS, 2018. 72p. Disponível em: https://iris.paho.org/bitstream/handle/10665.2/34880/9788579671258-por.pdf?sequence=1&isAllowed=y. Acesso em 1 jun 2023.
20. Duley LMM, Drife JO, Soe A, Weeks AD on behalf of the Royal College of Obstetricians and Gynaecologists. Clamping of the umbilical cord and placental transfusion. RCOG Scientific Impact Paper No. 14, 2015. Disponível em: www.rcog.org.uk/globalassets/documents/guidelines/scientific-impact-papers/sip-14.pdf. Acesso em 1 jun 2023.
21. Vinturache A, Khalil A. Maternal physiological changes in pregnancy. Glob libr. women's med 2021. Disponível em: https://www.glowm.com/article/heading/vol-4--fetal-development-and-maternal-adaptation--maternal-physiological-changes-in-pregnancy/id/411323#.YTIAc45KhP. Acesso em 1 jun 2023.
22. Moore LG, Wesolowski SR, Lorca RA, Murray AJ, Julian CG. Why is human uterine artery blood flow during pregnancy so high? Am J Physiol Regul Integr Comp Physiol 2022 Nov; 323(5):R694-9.
23. Evans DG, B-Lynch C. Obstetric trauma. In: Arulkumaran S, Karoshi M, Lalonde AB, B-Lynch C. A comprehensive textbook of postpartum hemorrhage – An essential clinical reference for effective management. 2. ed. London: Sapiens Publishing Ltd, 2012: 185-92. Disponível em: http://www.glowm.com/pdf/PPH_2nd_edn_Chap-23.pdf. Acesso em 1 jun 2023.
24. Weeks AD, Mirembe FM. The retained placenta – new insights into an old problem. Eur J Obstet Gynecol Reprod Biol 2002; 102:109-10.
25. Cameron MJ. Definitions, vital statistics and risk factors: An overview. A comprehensive textbook of postpartum hemorrhage – An essential clinical reference for effective management. 2. ed. London: Sapiens Publishing Ltd, 2012: 133-46.
26. Franke D, Zepf J, Burkhardt T et al. Retained placenta and postpartum hemorrhage: time is not everything. Arch Gynecol Obstet, 2021: 1-9.
27. Jauniaux E, Ayres-de-Campos D; FIGO Placenta Accreta Diagnosis and Management Expert Consensus Panel. FIGO consensus guidelines on placenta accreta spectrum disorders: Introduction. Int J Gynecol Obstet 2018; 140:261-4.
28. Ganchev RV, Ludlam CA. Acquired and congenital hemostatic disorders in pregnancy and the puerperium. 17. rev. Blood 2003: 7-14.
29. Committee on Practice Bulletins-Obstetrics. Practice Bulletin No. 183: Postpartum Hemorrhage. Obstet Gynecol 2017 Oct; 130(4):e168-e186. doi: 10.1097/AOG.0000000000002351.
30. Dossou M, Debost-Legrand A, Déchelotte P, Lémery D, Vendittelli F. Severe secondary postpartum hemorrhage: A historical cohort. Birth 2015; 42(2):149-55.
31. Hoveyda F, MacKenzie IZ. Secondary postpartum haemorrhage: incidence, morbidity and current management. BJOG 2001; 108(9):927-30.
32. Osanan GC, Tavares ABT, Reis MI, de Mucio B. Hemorragia pós--parto. In: Fernandes CE, de Sá MFF. Tratado de Obstetrícia Febrasgo. Rio de Janeiro: Elsevier 2019: 944-62.
33. Chainarong N, Deevongkij K, Petpichetchian C. Secondary postpartum hemorrhage: Incidence, etiologies, and clinical courses in the setting of a high cesarean delivery rate. PLoS One 2022 Mar; 17(3):e0264583.
34. Colalillo EL, Sparks AD, Phillips JM, Onyilofor CL, Ahmadzia HK. Obstetric hemorrhage risk assessment tool predicts composite maternal morbidity. Scient Rep 2021; 11(1):1-7.
35. Borovac-Pinheiro A, Ribeiro FM, Pacagnella RC. Risk factors for postpartum hemorrhage and its severe forms with blood loss evaluated objectively – A prospective cohort study. Rev Bras Ginecol Obstet 2021; 43:113-8.
36. Leduc D, Senikas V, Lalonde AB. Active management of the third stage of labour: Prevention and treatment of postpartum hemorrhage. No. 235. J Obstet Gynaecol Can 2018 Dec; 40(12):e841-e855.
37. Kumaraswami S, Butwick A. Latest advances in postpartum hemorrhage management. Best Pract Res Clin Anaesthesiol 2022 May; 36(1):123-34.
38. Sentilhes L, Merlot B, Madar H et al. Postpartum haemorrhage: Prevention and treatment. Expert Rev Hematol 2016; 9(11):1043-61.
39. Soares ECS, Osanan GC, Bastos CO. Anestesia nas síndromes hemorrágicas da gestação. In: Cangiani LM, Carmona MJC, Torres MLA et al. Tratado de Anestesiologia SAESP. 8 .ed. Atheneu 2017: 2313-32.
40. Hussain SA, Guarini CB, Blosser C, Poole AT. Obstetric hemorrhage outcomes by intrapartum risk stratification at a single tertiary care center. Cureus 2019; 11(12):e6456. doi: 10.7759/cureus.6456.
41. Armbruster D, Lalonde A, Engelbrecht S, Carbonne B. Active management of the third stage of labor: Current evidence, instructions for use and global programmatic activities. In: Arulkumaran S; Karoshi M, Keith LG, Lalonde AB, B-Lynch C (eds.) A comprehensive textbook of postpartum hemorrhage: An essential clinical reference for effective management. 2. ed. London: Sapiens Publishing Ltd, 2012. Disponível em: https://www.glowm.com/pdf/PPH_2nd_edn_Chap-15.pdf. Acesso em 1 jun 2023.
42. O'Connell MP. Active management of the third stage of labor. In: Arulkumaran S, Karoshi M, Keith LG, Lalonde AB, B-Lynch C (eds.) A comprehensive textbook of postpartum hemorrhage. 2. ed. London: Sapiens Publishing Ltd, 2012. Disponível em: https://www.glowm.com/pdf/PPH_2nd_edn_Chap-14.pdf. Acesso em 1 jun 2023.
43. World Health Organization. WHO recommendations: uterotonics for the prevention of postpartum haemorrhage. Geneva: WHO 2018. Disponível em: https://apps.who.int/iris/bitstream/handle/10665/277276/9789241550420-eng.pdf. Acesso em 1 jun 2023.
44. Vogel JP, Williams M, Gallos I, Althabe F, Oladapo OT. WHO recommendations on uterotonics for postpartum haemorrhage prevention: What works, and which one? BMJ Glob Health 2019 Apr; 4(2):e001466.
45. Heesen M, Carvalho B, Carvalho JCA et al. International consensus statement on the use of uterotonic agents during caesarean section. Anaesthesia 2019 Oct; 74(10):1305-19.
46. Balki M, Tsen L. Oxytocin protocols for cesarean delivery. Int Anest Clinics 2014; 52(2):48-66.
47. Carvalho JC, Balki M, Kingdom J, Windrim R. Oxytocin requirements at elective cesarean delivery: A dose-finding study. Obstet Gynecol 2004; 104(5 Pt 1):1005-10.
48. Balki M, Ronayne M, Davies S et al. Minimum oxytocin dose requirement after cesarean delivery for labor arrest. Obstet Gynecol 2006; 107(1):45-50.
49. George RB, McKeen D, Chaplin AC, McLeod L. Up-down determination of the ED(90) of oxytocin infusions for the prevention of postpartum uterine atony in parturients undergoing Cesarean delivery. Can J Anaesth 2010; 57(6):578-82.
50. Stephens LC, Bruessel T. Systematic review of oxytocin dosing at caesarean section. Anaesth Intensive Care 2012; 40(2):247-52.
51. Phaneuf S, Asbóth G, Carrasco MP et al. Desensitization of oxytocin receptors in human myometrium. Hum Reprod Update 1998; 4(5):625-33.
52. Phaneuf S, Rodríguez Liñares B, TambyRaja RL, MacKenzie IZ, López Bernal A. loss of myometrial oxytocin receptors during oxytocin-induced and oxytocin-augmented labour. J Reprod Fertil 2000 Sep; 120(1):91-7.
53. Balki M, Cristian AL, Kingdom J, Carvalho JC. Oxytocin pretreatment of pregnant rat myometrium reduces the efficacy of oxytocin but not of ergonovine maleate or prostaglandin F 2 alpha. Reprod Sci 2010 Mar; 17(3):269-77.
54. World Health Organization. WHO recommendations: Intrapartum care for a positive childbirth experience. Disponível em: http://

www.who.int/reproductivehealth/publications/intrapartum-care-guidelines/en/. Acesso em 1 jun 2023.

55. Unterscheider J, Breathnach F, Geary M. Standard medical therapy for postpartum hemorrhage. A comprehensive textbook of postpartum hemorrhage. Glown Library London: Sapiens Publishing Ltd, 2012: 355-60. Disponível em: https://www.glowm.com/pdf/PPH_2nd_edn_Chap-43.pdf. Acesso em 1 jun 2023.
56. Gallos ID, Papadopoulou A, Man R et al. Uterotonic agents for preventing postpartum haemorrhage: A network meta-analysis. Cochrane Database Syst Rev 2018; 12:CD011689.
57. Vallera C, Choi LO, Cha CM, Hong RW. Uterotonic medications: Oxytocin, methylergonovine, carboprost, misoprostol. Anesthesiol Clin 2017; 35:207.
58. Liabsuetrakul T, Choobun T, Peeyananjarassri K, Islam QM. Prophylactic use of ergot alkaloids in the third stage of labour. Cochrane Database Syst Rev 2018; 6:CD005456.
59. Widmer M, Piaggio G, Nguyen TMH et al.; WHO Champion Trial Group. Heat-stable carbetocin versus oxytocin to prevent hemorrhage after vaginal birth. N Engl J Med 2018 Aug; 379(8):743-52.
60. Jaffer D, Singh PM, Aslam A, Cahill AG, Palanisamy A, Monks DT. Preventing postpartum hemorrhage after cesarean delivery: A network meta-analysis of available pharmacologic agents. Am J Obstet Gynecol 2022 Mar; 226(3):347-65.
61. Hunter DJ, Schulz P, Wassenaar W. Effect of carbetocin, a long-acting oxytocin analog on the postpartum uterus. Clin Pharmacol Ther 1992; 52:60.
62. Gülmezoglu AM, Lumbiganon P, Landoulsi S et al. Active management of the third stage of labour with and without controlled cord traction: A randomised, controlled, non-inferiority trial. The Lancet 2012; 379(9827):1721-7.
63. Anderson JM, Etches D. Prevention and management of postpartum hemorrhage. Am Fam Physician 2007 Mar; 75(6):875-82.
64. McDonald SJ, Middleton P, Dowswell T, Morris PS. Effect of timing of umbilical cord clamping of term infants on maternal and neonatal outcomes. Cochrane Database of Syst Rev 2013; 7:CD004074.
65. Fogarty M, Osborn DA, Askie L et al. Delayed vs early umbilical cord clamping for preterm infants: A systematic review and meta-analysis. Am J Obstet Gynecol 2018; 218(1):1-18.
66. WOMAN Trial Collaborators. Effect of early tranexamic acid administration on mortality, hysterectomy, and other morbidities in women with post-partum haemorrhage (WOMAN): An international, randomised, double-blind, placebo-controlled trial. Lancet 2017 May; 389(10084):2105-16.
67. Alam A, Choi S. Prophylactic use of tranexamic acid for postpartum bleeding outcomes: A systematic review and meta-analysis of randomized controlled trials. Transfus Med Rev 2015; 29:231-41.
68. Sentilhes L, Lasocki S, Ducloy-Bouthors AS et al Tranexamic acid for the prevention and treatment of postpartum haemorrhage. Br J Anaesth 2015; 114:576-87.
69. Sentilhes L, Sénat MV, Le Lous M et al Tranexamic acid for the prevention of blood loss after cesarean delivery. N Engl J Med 2021; 384:1623-34.
70. Pacheco LD, Clifton RG, Saade GR et al.; Eunice Kennedy Shriver National Institute of Child Health and Human Development Maternal-Fetal Medicine Units Network. Tranexamic acid to prevent obstetrical hemorrhage after cesarean delivery. N Engl J Med 2023 Apr; 388(15):1365-75.
71. American College of Obstetricians and Gynecologists. Quantitative blood loss in obstetric hemorrhage: ACOG Committee Opinion, N. 794. Obstet Gynecol 2019 Dec; 134(6):e150-e156. doi: 10.1097/AOG.0000000000003564.
72. Osanan GC, Tavares AB, Reis MI, Ragazini CS, Padilla H. Estimativa da perda sanguínea no parto. In: PROAGO Programa de Atualização em Ginecologia e Obstetrícia: Ciclo 17. Febrasgo, Luz SH, FDi Bella ZIKJ (eds.). Porto Alegre: Artmed Panamericana, 2021: 59-86.
73. Coviello E, Iqbal S, Kawakita T et al. Effect of implementing quantitative blood loss assessment at the time of delivery. Am J Perinatol 2019 Nov; 36(13):1332-6.
74. Diaz V, Abalos E, Carroli G. Methods for blood loss estimation after vaginal birth. Cochrane Database of Syst Rev 2018 Sep; 9(9):CD010980.
75. Lertbunnaphong T, Lapthanapat N, Leetheeragul J, Hakularb P, Ownon A. Postpartum blood loss: Visual estimation versus objective quantification with a novel birthing drape. Singapore Med J 2016; 57(6):325-8.
76. Schorn MN. Measurement of blood loss: Review of the literature. J Midwifery Women's Health 2010 Jan-Feb; 55(1):20-7.
77. Baskett PJ. ABC of major trauma. Management of hypovolaemic shock. BMJ 1990; (6737):1453-7.
78. Osanan GC, Charry RC, Alves ALL. Non-conservative and conservative surgical management of HPP. Glob libr women's med 2021. doi: 10.3843/GLOWM.413063. Disponível em: https://www.glowm.com/article/heading/vol-13--obstetric-emergencies--nonconservative-and-conservative-surgical-management-of-pph/id/413063. Acesso em 1 jun 2023.
79. Chandraharan E, Arulkumaran S. Massive postpartum haemorrhage and management of coagulopathy. Obstet Gynecol Reprod Med 2007; 17(4):119-22.
80. Hirakawa HS, Okido MM. Escore de alerta precoce em obstetrícia. Febrasgo: Comissão de Urgências Obstétricas, 2018. Disponível em: https://www.febrasgo.org.br/pt/noticias/item/493-escore-de-alerta-precoce-em-obstetricia. Acesso em 1 jun 2023.
81. Schuler L, Katz L, Melo BCP, Coutinho I. The use of the Modified Early Obstetric Warning System (MEOWS) in women after pregnancies: A descriptive study. Rev Bras Saúde Materno Infantil 2019: 545-55.
82. Le Bas A, Chandraharan E, Addei A, Arulkumaran S. Use of the "obstetric shock index" as an adjunct in identifying significant blood loss in patients with massive postpartum hemorrhage. Int J Gynaecol Obstet 2014 Mar; 124(3):253-5.
83. El Ayadi AM, Nathan HL, Seed PT et al. Vital sign prediction of adverse maternal outcomes in women with hypovolemic shock: The role of shock index. PLoS One 2016; 11(2):e0148729. doi:10.1371/journal.pone.0148729.
84. Nathan HL, El Ayadi A, Hezelgrave NL et al. Shock index: An effective predictor of outcome in postpartum haemorrhage? BJOG 2015; 122:268-75.
85. Borovac-Pinheiro A, Pacagnella RC, Puzzi-Fernandes C, Cecatti JG. Case-control study of shock index among women who did and did not receive blood transfusions due to postpartum hemorrhage. Int J Gynaecol Obstet 2018 Jan; 140(1):93-7.
86. Pacagnella RC, Borovac-Pinheiro A. Assessing and managing hypovolemic shock in puerperal women. Best Pract Res Clin Obstet Gynaecol 2019; 61:89-105.
87. Kohn JR, Dildy GA, Eppes CS. Shock index and delta-shock index are superior to existing maternal early warning criteria to identify postpartum hemorrhage and need for intervention. J Matern Fetal Neonatal Med . 2019 Apr; 32(8):1238-44.
88. Brasil. Ministério da Saúde. Guia para o uso de hemocomponentes. Brasília: Editora do Ministério da Saúde. 2015. 1136 p. Disponível em: https://bvsms.saude.gov.br/bvs/publicacoes/guia_uso_hemocomponentes_2ed.pdf. Acesso em 1 jun 2023.
89. Okada A, Okada Y, Inoue M, Narumiya H, Nakamoto O. Lactate and fibrinogen as good predictors of massive transfusion in postpartum hemorrhage. Acute Med Surg 2020; 7:e453. doi: 10.1002/ams2.453.
90. Charbit B, Mandelbrot L, Samain E et al.; PPH Study Group: The decrease of fibrinogen is an early predictor of the severity of postpartum hemorrhage. J Thromb Haemost 2007; 5:266-73.
91. McNelis J, Marini CP, Jurkiewicz A et al. Prolonged lactate clearance is associated with increased mortality in the surgical intensive care unit. Am J Surg 2001; 182(5):481-5.
92. Mutschler M, Nienaber U, Brockamp T et al. Renaissance of base deficit for the initial assessment of trauma patients: A base

deficit-based classification for hypovolemic shock developed on data from 16,305 patients derived from the TraumaRegister DGU®. Crit Care 2013 Mar; 17(2):R42.
93. Alves ALL, Francisco AA, Osanan GC, Vieira LB. Postpartum hemorrhage: Prevention, diagnosis and non-surgical management. Rev Bras Ginecol Obstet 2020; 42(11):776-84.
94. Shields LE, Wiesner S, Klein C, Pelletreau B, Hedriana HL. Use of Maternal Early Warning Trigger tool reduces maternal morbidity. Am J Obstet Gynecol 2 214(4):527.e1-527.e601. doi: 10. 1016/j.ajog.2016.01.154.
95. Sentilhes L, Vayssière C, Deneux-Tharaux C et al. Postpartum hemorrhage: Guidelines for clinical practice from the French College of Gynaecologists and Obstetricians (CNGOF): in collaboration with the French Society of Anesthesiology and Intensive Care (SFAR). Eur J Obstet Gynecol Reprod Biol 2016 Mar; 198:12-21.
96. RANZCOG. Royal Australian and New Zealand College of Obstetricians and Gynaecologists. Management of postpartum hemorrhage. In: RANZCOG (ed.) Disponível em: https://ranzcog.edu.au/RANZCOG_SITE/media/RANZCOGMEDIA/Women%27s%20Health/Statement%20and%20guidelines/Clinical-Obstetrics/Management-of-Postpartum-Haemorrhage-(C-Obs-43)-Review-July-2017.pdf?ext=.pdf2017. Acesso em 1 jun 2023.
97. Schlembach D, Helmer H, Henrich W et al. Peripartum haemorrhage, diagnosis and therapy. Guideline of the DGGG, OEGGG and SGGG (S2k Level, AWMF Registry No.015/063, March 2016). Geburtshilfe Frauenheilkd 2018 Apr; 78(4):382-99.
98. FLASOG. Hemorragia postparto. Donde estamos y hacia donde vamos? Federación Latinoamericana de Asociaciones de Sociedades de Obstetricia y Ginecología 2018. P 129. Disponível em: https://www.flasog.org/static/libros/Hemorragia-Postparto-17OCTUBRE.pdf. Acesso em 1 jun 2023.
99. WHO Recommendations for the prevention and treatment of postpartum haemorrhage. Geneva: World Health Organization; 2018. Disponível em: https://apps.who.int/iris/bitstream/handle/10665/277276/9789241550420-eng.pdf. Acesso em 1 jun 2023.
100. Bellad MB, Goudar S. Misoprostol: Theory and practice. A textbook of postpartum haemorrhage. Glown Library. Duncow, UK: Sapiens Publishing 2006: 114-26. Disponível em: https://www.glowm.com/pdf/PPH_2nd_edn_Chap-32.pdf. Acesso em 1 jun 2023.
101. Vogel JP, Oladapo OT, Dowswell T, Gülmezoglu AM. Updated WHO recommendation on intravenous tranexamic acid for the treatment of post-partum haemorrhage. Lancet Glob Health 2018; 6:e18-e19.
102. Gayet-Ageron A, Prieto-Merino D, Ker K, Shakur H, Ageron FX, Roberts I; Antifibrinolytic Trials Collaboration. Effect of treatment delay on the effectiveness and safety of antifibrinolytics in acute severe haemorrhage: A meta-analysis of individual patient-level data from 40,138 bleeding patients. Lancet 2018 Jan; 391(10116):125-32.
103. Escobar MF, Zambrano MA, Ramos I, Miller S. Non-surgical approaches to refractory PPH. Glob libr women's med. Doi: 10.3843/GLOWM.413083. Disponível em: https://www.glowm.com/article/heading/vol-13--obstetric-emergencies--nonsurgical-approaches-to-refractory-pph/id/413083. Acesso em 1 jun 2023.
104. Chantrapitak W, Srijanteok K, Puangsa-art S. Lower uterine segment compression for management of early postpartum hemorrhage after vaginal delivery at Charoenkrung Pracharak Hospital. J Med Assoc Thai 2009 May; 92(5):600-5.
105. Chantrapitak W, Anansakalwat W, Suwikrom S, Wattanaluangarun R, Puangsa-art S. Postpartum hemorrhage outcome in lower uterine segment compression maneuver: A 20-year experience in Charoenkrung Pracharak Hospital. J Med Assoc Thai 2018; 101.(4):495-500.
106. Palacios-Jaraquemada J, Fiorillo A. Conservative approach in heavy postpartum hemorrhage associated with coagulopathy. Acta Obstet Gynecol Scand 2010 Sep; 89(9):1222-5.
107. Nieto-Calvache AJ, Palacios Jaraquemada JM, Basanta N et al. Internal manual compression of the aorta – An effective way to temporarily control pelvic bleeding in obstetrical hemorrhage. Am J Obstet Gynecol 2022 Jul; 227(1):96-7.
108. Miller S, Martin HB, Morris JL. Anti-shock garment in postpartum haemorrhage. Best Practice & Research Clinical Obstetrics and Gynaecology 2008; 22(6):1057-74.
109. Miller S, Bergel EF, El Ayadi AM et al. Non-Pneumatic Anti-Shock Garment (NASG), a first-aid device to decrease maternal mortality from obstetric hemorrhage: A cluster randomized trial. PLoS One 2013; 8(10):1-12.
110. Mourad-Youssif M, Ojengbede OA, Meyer CD et al. Can the Non-Pneumatic Anti-Shock Garment (NASG) reduce adverse maternal outcomes from postpartum hemorrhage? Evidence from Egypt and Nigeria. Reprod Health 2010; 7:1-8.
111. Pileggi-Castro C, Nogueira-Pileggi V, Tunçalp Ö et al. Non-pneumatic anti-shock garment for improving maternal survival following severe postpartum haemorrhage: A systematic review. Reprod Health 2015; 12:1-13.
112. FIGO Safe Motherhood and Newborn Health Committee; International Federation of Gynecology and Obstetrics. Non-pneumatic anti-shock garment to stabilize women with hypovolemic shock secondary to obstetric hemorrhage. Int J Gynaecol Obstet 2015 Mar; 128(3):194-5.
113. Henrique MC, Alves ALL, Lopes AVB. Balões de tamponamento intrauterino na hemorragia pós-parto Atualizações. Femina 2022: 711-7.
114. Laas E, Bui C, Popowski T, Mbaku OM, Rozenberg P. Trends in the rate of invasive procedures after the addition of the intrauterine tamponade test to a protocol for management of severe postpartum hemorrhage. Am J Obstet Gynecol 2012; 207(281):e1-7.
115. Revert M, Cottenet J, Raynal P, Cibot E, Quantin C, Rozenberg P. Intrauterine balloon tamponade for management of severe postpartum haemorrhage in a perinatal network: A prospective cohort study. BJOG 2017; 124:1255-62.
116. Burke T, Danso-Bamfo S, Guha M, Oguttu M, Tarimo V, Nelson B. Shock progression and survival after use of a condom uterine balloon tamponade package in women with uncontrolled postpartum hemorrhage. Int J Gynecol Obstet 2017; 139:34-8.
117. Ramanathan A, Eckardt MJ, Nelson BD et al Safety of a condom uterine balloon tamponade (ESM-UBT) device for uncontrolled primary postpartum hemorrhage among facilities in Kenya and Sierra Leone. BMC Pregnancy Childbirth 2018; 18:168.
118. Suarez S, Conde-Agudelo A, Borovac-Pinheiro A et al. Uterine balloon tamponade for the treatment of postpartum hemorrhage: A systematic review and meta-analysis. Am J Obstet Gynecol 2020 Apr; 222(4):293.e1-293.e52.
119. Matsubara S. An intrauterine balloon for puerperal uterine inversion is not only for hemostasis but also for prophylaxis against reinversion: A letter to the editor. Int J Surg Case Rep 2022; 97:107397.
120. D'Alton ME, Rood KM, Smid MC et al. Intrauterine vacuum-induced hemorrhage-control device for rapid treatment of postpartum hemorrhage. Obstet Gynecol 2020 Nov; 136(5):882-91.
121. Phillips JM, Eppes C, Rodriguez M, Sakamoto S. Traditional uterine tamponade and vacuum-induced uterine tamponade devices in obstetrical hemorrhage management. Am J Obstet Gynecol MFM 2023 Feb; 5(2S):100739.
122. Hofmeyr GJ, Singata-Madliki M. Novel suction tube uterine tamponade for treating intractable postpartum haemorrhage: Description of technique and report of three cases. BJOG 2020 Sep; 127(10):1280-3.
123. Haslinger C, Weber K, Zimmermann R. Vacuum-induced tamponade for treatment of postpartum hemorrhage. Obstet Gynecol 2021 Sep; 138(3):361-5.
124. Palacios-Jaraquemada JM, Nieto-Calvache Á, Basanta NA. Anatomical basis for the uterine vascular control: Implications in training, knowledge, and outcomes. Am J Obstet Gynecol MFM 2023 Jul; 5(7):100953.
125. Doumouchtsis SK, Papageorghiou AT, Arulkumaran S. Systematic review of conservative management of postpartum hemorrhage:

What to do when medical treatment fails. Obstet Gynecol Surv 2007; 62(8):540-7.

126. Alves ALL, Nagahama G, Nozaki AM. Surgical management of postpartum hemorrhage N. 4. Rev Bras Ginecol Obstet 2020; 42(10):679-86.
127. Palacios-Jaraquemada JM. Efficacy of surgical techniques to control obstetric hemorrhage: Analysis of 539 cases. Acta Obstet Gynecol Scan 2011; 90:1036-42.
128. Posadas NA, Moreno SAA, Celis GC, Cruz ME. Control efectivo de la hemorragia obstétrica posparto mediante desarterialización selectiva uterina. Descripción de la técnica Posadas. Ginecol Obstet Mex 2016; 84:808-13.
129. Matsubara S, Kuwata T, Baba Y et al. A novel "uterine sandwich" for haemorrhage at cesarean section for placenta praevia. N Z J Obstet Gynaecol 2014; 54(3):283-6.
130. Kim TH, Lee HH, Kim JM, Ryu AL, Chung SH, Seok LW. Uterine artery embolization for primary postpartum hemorrhage. Iran J Reprod Med 2013; 11:511-8.
131. Brown M, Hong M Jr, Lindquist J. Uterine artery embolization for primary postpartum hemorrhage. Tech Vasc Interv Radiol 2021 Mar; 24(1):100727.
132. Yin H, Hu R. Outcomes of prophylactic abdominal aortic balloon occlusion in patients with placenta previa accreta: A propensity score matching analysis. BMC Pregnancy Childbirth 2022 Jun; 22(1):502.
133. Van den Akker T, Brobbel C, Dekkers OM, Bloemenkamp KW. Prevalence, indications, risk indicators, and outcomes of emergency peripartum hysterectomy worldwide: A systematic review and meta-analysis. Obstet Gynecol 2016; 128:1281-94.
134. Deffieux X, Vinchant M, Wigniolle I et al. Maternal outcome after abdominal packing for uncontrolled postpartum hemorrhage despite peripartum hysterectomy. PLoS One 2017; 12(6).
135. Carvajal JA, Ramos I, Kusanovic JP, Escobar MF. Damage-control resuscitation in obstetrics. J Matern Fetal Neonatal Med 2022; 35:785-98.
136. Escobar MF, Carvajal JA, Burgos JM et al. Damage control surgery for the management of major obstetric hemorrhage: Experience from the Fundación Valle del Lili, Cali, Colombia. Pan-Am J Trauma, Critical Care and Emergency Surgery 2017; 6(1):1-7.
137. Pacheco DL, Lozada MJ, Saade GR et al. Damage-control surgery for obstetric hemorrhage. Obstet Gynecol 2018; 132:423-7.
138. Hofmeyr GJ, Qureshi Z. Preventing deaths due to haemorrhage. Best Pract Res Clin Obstet Gynaecol 2016; 36:68-82.
139. Zea-Prado F, Espino-y-Sosa S, Morales-Hernández F. Clampeamento vaginal das artérias uterinas na hemorragia puerperal: Técnica de Zea para controle da hemorragia obstétrica. Isidro Espinosa de los Reyes Instit Nacion Perinatol 2011; 25(1):54-6.
140. Maegele M, Lefering R, Yucel N et al; AG Polytrauma of the German Trauma Society (DGU). Early coagulopathy in multiple injury: An analysis from the German Trauma Registry on 8,724 patients. Injury 2007; 38(3):298-304.
141. Henriquez DDCA, Bloemenkamp KWM, Loeff RM et al; TeMpOH-1 Study Group. Fluid resuscitation during persistent postpartum haemorrhage and maternal outcome: A nationwide cohort study. Eur J Obstet Gynecol Reprod Biol 2019 Apr; 235:49-56.
142. Pacheco LD, Saade GR, Costantine MM, Clark SL, Hankins GD. An update on the use of massive transfusion protocols in obstetrics. Am J Obstet Gynecol 2016; 214:340-4.
143. Barbosa-Neto JO, Moraes MFB, Nani RS, Rocha Filho JA, Carmona MJC. Hemostatic resuscitation in traumatic hemorrhagic shock: Case report. Rev Bras Anestesiol 2013; 63(1):99-106.
144. Wray JP, Bridwell RE, Schauer SG et al. The diamond of death: Hypocalcemia in trauma and resuscitation. Am J Emerg Med 2021 Mar; 41:104-9.
145. Brasil. Ministério da Saúde. Secretaria de Estado de Saúde de Minas Gerais (SES-MG). Diretrizes de hemorragias puerperais: Prevenção e tratamento. 2017: p.28. Disponível em: http://www.saude.mg.gov.br/images/documentos/Diretrizes%20Zero%20Morte%20Materna%20.pdf. Acesso em 1 jun 2023.
146. Luna JMB, Escobar MF. Evaluation and management of postpartum hemorrhage: Hemostatic reanimation. Glown librar women's med 2021. doi 10.3843/GLOWM.409613. Disponível em: https://www.glowm.com/article/heading/vol-13--obstetric-emergencies--evaluation-and-management-of-postpartum-hemorrhage--hemostatic-reanimation/id/409613. Acesso em 1 jun 2023.
147. Stensballe J, Ostrowski SR, Johansson PI. Viscoelastic guidance of resuscitation. Curr Opin Anaesthesiol 2014; 27:212-8.
148. Lei B, Guo M, Deng X et al. Intraoperative cell salvage as an effective intervention for postpartum hemorrhage – Evidence from a prospective randomized controlled trial. Frontiers in Immunology 2022; 13:953334.
149. Osanan GC, Tavares AB, Reis MI, Soares E. Hemorragia pós-parto. In: Korkes HK, Marques EM, André GM, Tania Regina Padovani TR (eds.) Atualizações em obstetrícia. Clínica Obstétrica – PUC-SP. São Paulo: EDUC, 2020: 669-96.

Infecção Puerperal

CAPÍTULO 64

William Schneider da Cruz Krettli
Lara Rodrigues Félix
Mário Dias Corrêa Júnior

INTRODUÇÃO

Tradicionalmente, denomina-se infecção puerperal qualquer infecção bacteriana que acometa os órgãos genitais femininos após o parto, na maioria das vezes devido à contaminação ascendente da cavidade uterina por bactérias presentes na própria flora vaginal ou na pele da parturiente.[1] Com o objetivo de ampliar esse conceito, abrangendo questões relacionadas com procedimentos ou condições de parto, a Organização Mundial da Saúde (OMS) propôs, em 2015, que a expressão seja empregada para designar não apenas as afecções que acometem o trato genital, mas também os tecidos adjacentes.[2]

O principal sinal clínico é a febre; a febre puerperal foi especificamente definida pelo US Joint Commission on Maternal Welfare, ainda em 1935, como temperatura axilar igual ou maior que 38°C, medida em duas ocasiões distintas, com técnica adequada, em dois dos primeiros 10 dias após o parto, excluídas as primeiras 24 horas.[3]

Febre baixa nas primeiras 24 horas após o parto, sem evidência de bacteremia, costuma ser consequência de resposta endócrino-metabólica ao trauma ou de atelectasia pulmonar pós-operatória. Todavia, em casos de febre alta (> 39°C) nas primeiras 24 horas após o parto, deve-se suspeitar de infecção puerperal grave, geralmente causada por estreptococos dos grupos A e B ou anaeróbios e, portanto, iniciar prontamente propedêutica e tratamento.[4]

Segundo a OMS, o diagnóstico de infecção puerperal deve ser considerado naquelas puérperas que apresentarem dois ou mais dos sinais listados a seguir em qualquer momento entre a ruptura das membranas e 42 dias após o parto:[5]

- Febre > 38,5°C.
- Dor pélvica.
- Secreção vaginal anormal (por exemplo, presença de pus).
- Odor anormal da secreção vaginal.
- Involução uterina inadequada (< 2cm/dia nos primeiros 8 dias).

Infecções bacterianas durante o trabalho de parto e no puerpério estão entre as principais causas de mortalidade materna em todo o mundo, sendo responsáveis por cerca de 10% da carga global de mortes maternas.[2] No Brasil, configuram a terceira principal causa direta, atrás apenas dos processos hipertensivos e das hemorragias.[6] Registram-se, também, consequências para o concepto, já que parcela significativa das mortes neonatais registradas mundialmente está relacionada com infecções periparto.[7]

Além dos efeitos agudos, a infecção puerperal pode cursar com consequências em longo prazo, associando-se a casos de dor pélvica crônica e infertilidade secundária a obstrução tubária.[2]

A endomiometrite constitui forma clínica frequente de infecção puerperal, podendo estar associada ou não à infecção da episiotomia, ferida operatória ou da parede abdominal. Outros processos infecciosos – como mastites e infecções urinárias ou respiratórias – também podem acometer a puérpera.

FATORES PREDISPONENTES

Os principais fatores de risco para ocorrência de infecção puerperal são:

- **Durante a gravidez:** nível socioeconômico baixo, desnutrição, anemia, diabetes, obesidade, procedimentos invasivos (amniocentese, cordocentese) e infecções maternas (genitais, urinárias e respiratórias).[1-10]

- **No parto:** trabalho de parto prolongado, ruptura prematura das membranas, excesso de toques vaginais, antissepsia inadequada, monitoração fetal interna, parto operatório, fatores relacionados com a técnica operatória e tempo cirúrgico aumentado. A cesariana é o fator de risco mais importante para infecção no período pós-parto imediato, com risco cinco a 20 vezes maior em comparação ao parto vaginal.[9-12]
- **No puerpério imediato:** retenção de restos placentários, extração manual da placenta, hemorragias e higiene pessoal precária.[8-10]

PATÓGENOS

As infecções puerperais são tipicamente polimicrobianas (Quadro 64.1) e, na maioria das vezes, causadas por bactérias provenientes da flora vaginal, com predomínio dos aeróbios e anaeróbios gram-negativos.[9-13] A bactéria aeróbia mais encontrada é a *Escherichia coli*, também a principal responsável por sepse puerperal e choque séptico. Entre os anaeróbios, o *Bacteroides fragilis* é o mais importante causador de infecção.[14] Nos casos de infecção puerperal tardia, do décimo dia à sexta semana pós-parto, a *Chlamydia trachomatis* deve ser considerada o principal agente por ser a infecção sexualmente transmissível mais frequentemente registrada no período puerperal.[15]

PATOGÊNESE

A flora vaginal da gestante pouco difere da não grávida, sendo intrinsecamente composta por diversos microrganismos aeróbios e anaeróbios. Os lactobacilos (aeróbios), os microrganismos locais dominantes, exercem importante ação protetora, pois acidificam o meio mediante a conversão de glicogênio em ácido lático e produzem substâncias com propriedades bactericidas. Entretanto, várias bactérias da flora vaginal são potencialmente patogênicas, especialmente em face de um desequilíbrio da fina regulação homeostática local. Em condições habituais, diversos fatores exercem efeito de barreira contra a proliferação e ascensão de microrganismos patogênicos, como acidez vaginal, muco cervical e anticorpos maternos naturalmente secretados contra vários desses microrganismos.

Durante o trabalho de parto, e especialmente após a ruptura das membranas, vários mecanismos protetores encontram-se suprimidos.[10] Além disso, intervenções, como toques vaginais e monitoramento fetal interno, facilitam a ascensão das bactérias vaginais para a cavidade uterina. Após o parto, essas bactérias atingem o sítio de inserção placentária e encontram na decídua necrótica e no sangue intraútero excelente meio de cultura para proliferação e patogênese. Na cesariana, o trauma cirúrgico, a ruptura da decídua basal com desvitalização de tecidos, a formação de hematoma na linha de sutura e os próprios fios de sutura, exercendo papel de corpo estranho, aumentam sobremaneira o risco de infecção.[9,16,17]

Quadro 64.1 Bactérias mais encontradas nas infecções puerperais

Bactérias aeróbias
• Gram-negativas: *Escherichia coli, Klebsiella pneumoniae, Proteus mirabilis, Enterobacter* sp.
• Gram-positivas: *Streptococcus, Enterococcus, Staphylococcus*
Bactérias anaeróbias
• Gram-negativas: *Bacteroides fragilis, Bacteroides* sp., *Fusobacterium* sp.
• Gram-positivas: *Clostridium* sp., *Peptostreptococcus* sp., *Peptococcus* sp.
Outras bactérias
• *Mycoplasma* sp., *Chlamydia trachomatis, Ureaplasma, Neisseria gonorrhoeae*

FORMAS CLÍNICAS

Infecção do canal do parto

A incidência de infecção do canal de parto varia muito na literatura: entre 0,8% e 10% dos partos nos países desenvolvidos e até 20% ou mais nos países em desenvolvimento. Essa incerteza é atribuída à falta de definição padronizada, à coleta de dados ineficaz e à subnotificação.[18]

A infecção do canal do parto é propiciada por lacerações do canal vaginal ou pela episiotomia, que favorecem a contaminação local por bactérias provenientes da vagina e da pele. Antissepsia inadequada, lacerações não suturadas, hematomas e lesão da parede retal também aumentam o risco de infecção.[19]

Os patógenos mais frequentemente associados são o *Staphylococcus aureus*, os estreptococos e outros microrganismos, tanto aeróbios como anaeróbios.[9]

O diagnóstico é clínico. A puérpera geralmente se queixa de dor no local e, ao exame clínico, observam-se hiperemia, calor, edema e, algumas vezes, saída de secreção purulenta.[19]

A ferida operatória deve ser explorada com remoção de suturas, desbridamento, drenagem e limpeza da secreção purulenta, deixando a cicatrização perineal acontecer por segunda intenção.[9] A coleta de material para cultura pode ser útil para a escolha de antibióticos em casos mais graves.

O tratamento deve incluir o uso de analgésicos e a limpeza diária da ferida operatória, sendo possível o emprego de banhos de assento.[18] Nos casos sem comprometimento sistêmico nem abscesso, a antibioticoterapia pode ser realizada via oral com prescrição de cefalosporina de primeira geração (cefalexina, 500mg a cada 6 horas) ou amoxicilina-clavulanato (500 + 125mg a cada 8 horas) por 7 dias. Nos casos mais graves, recomendam-se o uso de antibióticos via endovenosa e a ampliação do espectro, sendo indicada a associação de gentamicina, 5mg/kg de peso em dose única diária, e clindamicina, 600mg a cada 8 horas, por no mínimo 48 horas.[16,17]

Infecção de ferida operatória pós-cesariana

A infecção da parede abdominal manifesta-se, na maioria das vezes, entre o quinto e o sétimo dia de pós-operatório. Um estudo prospectivo com aplicação adequada das definições dos Centers for Disease Control and Prevention (CDC) para infecção do sítio cirúrgico após cesarianas identificou taxa de infecção de ferida de 8,9%.[20] No entanto, acredita-se que a incidência relatada seja subestimada, uma vez que cerca de 84% dessas infecções ocorrem após a alta, quando a vigilância é falha.[21]

A antibioticoprofilaxia é recomendada para cesarianas tantos eletivas como de urgência, idealmente administrada em dose única, via endovenosa, durante a indução anestésica. Com base na farmacocinética dos antibióticos mais comumente utilizados (cefalosporinas de segunda geração), o benefício máximo ocorreria com a administração entre 30 e 60 minutos antes da incisão na pele (maior concentração antibiótica na corrente sanguínea e nos tecidos).[22]

Para profilaxia, recomenda-se cefazolina 2g, via endovenosa, nas mulheres com até 120kg de peso e 3g, via endovenosa; nas com mais de 120kg. Nas puérperas com alergia à penicilina pode ser utilizada a clindamicina, 900mg, também endovenosa. Nas submetidas à cesariana intraparto, deve-se associar azitromicina 500mg, via endovenosa.[17]

Além da redução da incidência de infecções de ferida operatória, essa medida também se mostrou eficaz na prevenção de complicações infecciosas graves, morbidade febril materna, endometrite e infecções do trato urinário (ITU).[2]

Tempo prolongado de internação, obesidade, diabetes, imunossupressão, desnutrição, má técnica cirúrgica, tempo cirúrgico aumentado e infecções em outros órgãos são considerados fatores de risco para essa condição.[8,19]

Inicialmente, observam-se sinais flogísticos limitados à incisão cirúrgica, sem outras manifestações sistêmicas. Há casos que evoluem com formação de celulite, abscesso, edema de parede, dor, febre e mal-estar geral. A coleta de *swab* da secreção local para cultura deve ser realizada sempre que possível para identificação dos microrganismos envolvidos e para guiar a terapêutica.

Em casos de celulite sem comprometimento sistêmico, o tratamento é ambulatorial e envolve cuidados locais e antibioticoterapia oral com cefalexina (500mg a cada 6 horas) ou amoxicilina-clavulanato (500 + 125mg a cada 8 horas) por 7 dias.[17]

Em caso de acometimento apenas da pele/epiderme, deve-se explorar a ferida operatória com a retirada dos pontos e a limpeza exaustiva da ferida. Quando necessário, pode-se utilizar cefalosporina de primeira geração (cefalexina, 500mg a cada 6 horas) via oral por 7 a 10 dias, em regime ambulatorial.

Uma vez identificado comprometimento sistêmico ou formas purulentas, preconizam-se a internação da puérpera e a adoção de esquema antibiótico endovenoso de amplo espectro – clindamicina e gentamicina – além da abordagem cirúrgica para desbridamento local.

Endometrite e endomiometrite

A endometrite, com ou sem acometimento do miométrio (miometrite), é a forma de infecção mais comum no puerpério.[13,23] Iniciando com contaminação do leito placentário e posterior acometimento da musculatura uterina, acomete de 1% a 3% das puérperas após o parto vaginal[24] e até 30% após cesariana sem profilaxia antibiótica.[25]

O principal sinal é a febre (veja a definição de febre puerperal), que em geral ocorre nos primeiros 5 dias após o parto.[16]

O diagnóstico é essencialmente clínico. Ao exame físico, observam-se dor à palpação abdominal e útero aumentado de volume, de consistência amolecida. O exame ginecológico mostra o colo dilatado, podendo haver eliminação de secreção purulenta com odor fétido, sugerindo a presença de anaeróbios. Ao toque vaginal, observa-se dor à mobilização uterina. Útero doloroso, hipoinvoluído e amolecido constitui a tríade clássica da endometrite pós-parto: a tríade de Bumm.[13]

Deve-se solicitar hemograma completo, que geralmente mostrará leucocitose importante com desvio para a esquerda. Cabe excluir infecção urinária por meio de exames de urina rotina e urocultura. Não há consenso na literatura sobre a necessidade de realização de cultura da secreção cervical e de hemoculturas em todas as puérperas com endomiometrite.[1,10,16] Quando solicitados, o *swab* da secreção cervical e as hemoculturas (três amostras) devem ser coletados antes do início do antibiótico. A cultura da secreção cervical com antibiograma pode ser útil em casos refratários à terapia antibiótica de primeira linha. As hemoculturas, quando positivas, podem orientar a escolha de antibióticos em casos de sepse.

A curetagem está indicada apenas em caso de diagnóstico de retenção de restos placentários, seja pelo exame clínico, seja com o auxílio da ultrassonografia.

O tratamento antimicrobiano é fundamentado no conhecimento dos possíveis agentes etiológicos. Os esquemas terapêuticos mais comuns são:

- **Endometrite pós-parto vaginal:** em puérperas com infecção restrita ao útero sem comprometimento sistêmico, é possível utilizar amoxicilina, 500mg via oral, a cada 8 horas, por 7 dias. Em caso de infecção mais grave, com comprometimento do estado geral, trata-se como a endometrite pós-cesariana.
- **Endometrite pós-cesariana:** recomenda-se antibioticoterapia endovenosa de amplo espectro (conforme os esquemas descritos a seguir), que deve ser mantida até que a puérpera permaneça 48 horas afebril. Após a suspensão da antibioticoterapia, a mulher será monitorada com curva térmica rigorosa por 24 horas e, na ausência de picos febris, será considerada tratada, recebendo alta hospitalar sem medicação. Os esquemas mais comuns de antibioticoterapia endovenosa para tratamento da endometrite ou endomiometrite pós-cesariana são:[17]
- **Esquemas duplos:**
  - Clindamicina, 600mg, endovenosa, a cada 8 horas + gentamicina, 5mg/kg de peso, endovenosa, a cada 24 horas.
  - Ampicilina, 2g, endovenosa, a cada 6 horas + gentamicina, 5mg/kg, endovenosa, a cada 24 horas.
  - Ceftriaxona, 1g, endovenosa, a cada 12h + clindamicina, 600mg, endovenosa, a cada 8 horas.
- **Esquema tríplice:**
  - Metronidazol, 500mg, via endovenosa, a cada 6 horas + gentamicina, 5mg/kg de peso, endovenosa, a cada 24 horas + ampicilina, 2g, endovenosa, a cada 6 horas.

Estudos que compararam vários esquemas terapêuticos consideraram a antibioticoterapia dupla com gentamicina e clindamicina o padrão ouro para tratamento da endomiometrite pós-cesariana.[10,26] Entretanto, essa combinação não é eficaz contra enterococo, devendo ser associada a ampicilina em caso de suspeita de infecção por esse germe.

A permanência da febre por mais de 72 horas, a despeito do manejo correto dos antibióticos, pode indicar falha terapêutica, devendo ser realizado novo exame clínico cuidadoso e pesquisada a ocorrência de resistência bacteriana, abscesso pélvico e focos infecciosos extragenitais, assim como tromboflebite séptica pélvica.[10] Nesses casos, as culturas, caso tenham sido realizadas, podem acrescentar dados para o raciocínio clínico.

Parametrite, anexite e abscesso pélvico

Esses casos se caracterizam pela propagação da infecção para os ligamentos (fleimão parametrial) e anexos uterinos com possível formação de abscessos. Ao toque vaginal, é possível perceber dor ou massas à palpação dos anexos. A ultrassonografia pode evidenciar abscessos.

O tratamento consiste no uso de antibióticos via endovenosa, semelhante ao realizado para endomiometrite.

Em casos de abscessos pélvicos não responsivos ao tratamento clínico, deve-se avaliar abordagem cirúrgica (laparoscopia ou laparotomia) para drenagem. Em caso de abscesso retrouterino, a drenagem poderá ser realizada via vaginal.

Peritonite

Em consequência da endometrite não diagnosticada e não tratada em tempo hábil, pode ocorrer quadro grave com propagação para os anexos e formação de abscessos. A ruptura dos abscessos causa peritonite. O quadro clínico é semelhante ao da peritonite não puerperal, exceto pelo fato de a rigidez abdominal ser menos proeminente devido à distensão abdominal frequente no período puerperal.[1] A febre costuma ser alta (temperatura axilar > 39°C) e a dor abdominal é intensa, com irritação peritoneal, acompanhada de sinais de comprometimento sistêmico (pulso fino, palidez e queda do estado geral).[27]

O tratamento consiste em antibioticoterapia endovenosa de amplo espectro (esquemas semelhantes aos da endomiometrite) e exploração cirúrgica com limpeza exaustiva da cavidade abdominal. Nos casos de má resposta ao tratamento clínico, com infecção uterina e necrose tissular, a histerectomia pode ser a única opção. Nesse caso, sempre que tecnicamente possível, a histerectomia deve ser total (com a retirada do colo). Em alguns casos, a depender da extensão do acometimento pélvico, também pode ser necessária a realização de anexectomia.[28,29]

Choque séptico

O atraso no diagnóstico ou a postergação do tratamento cirúrgico da pelviperitonite pode levar à evolução para sepse grave e choque séptico com alta mortalidade (cerca de 50%). O quadro é gravíssimo, apresentando-se com hipotensão arterial, calafrios, febre alta ou hipotermia e queda do nível de consciência. Os critérios diagnósticos de sepse são apresentados no Quadro 64.2 (veja também capítulo 47).[28] A suspeição e o monitoramento contínuo da mulher são essenciais para o tratamento em tempo oportuno, e a velocidade e adequação da terapia administrada nas primeiras horas após o desenvolvimento do quadro influenciarão seu desfecho.[10]

Deve-se iniciar expansão volêmica com cristaloides (aporte inicial de pelo menos 20 a 30mL/kg em *bolus* com duração de 5 a 10 minutos), antibioticoterapia de amplo espectro e remoção do foco infeccioso. A abordagem cirúrgica nunca deve ser adiada em razão da instabilidade da puérpera, pois esta pode ser exatamente a conduta necessária para reversão do quadro.[30,31]

Os alvos terapêuticos preconizados na ressuscitação inicial de mulheres com choque séptico devem ser enchimento capilar em 2 segundos ou menos, pressão arterial normal para a idade, pulsos normais (sem discrepâncias entre pulsos periféricos e centrais), extremidades quentes, débito urinário maior que 1mL/kg/h e estado mental normal.[30]

Além das medidas supracitadas, recomenda-se coleta de amostras para hemocultura, caso essa medida não resulte em atraso de mais de 45 minutos para início da antibioticoterapia.[30]

Após a cirurgia, a mulher deve ser acompanhada por equipe multiprofissional em Unidade de Tratamento

Quadro 64.2 Critérios diagnósticos de sepse

Infecção (suspeitada ou documentada) e pelo menos um dos seguintes
Variáveis gerais • Febre (> 38,3°C) • Hipotermia (temperatura central < 36°C) • Frequência cardíaca > 90bpm/min ou 2DP acima da média para a idade • Taquipneia (> 20irpm) • Alteração do estado mental • Edema significativo ou balanço hídrico positivo (> 20mL/kg em 24 horas) • Hiperglicemia (glicose plasmática > 140mg/dL) na ausência de diabetes
Variáveis inflamatórias • Leucocitose (> 12.000 células/mm^3) ou leucopenia (< 4.000 células/mm^3) • Contagem de série branca normal, porém contendo mais de 10% de formas imaturas • PCR > 2DP do valor normal • Procalcitonina > 2DP do valor normal
Variáveis hemodinâmicas • Hipotensão arterial (PAS < 90mmHg, PAM < 70mmHg ou queda de PAS > 40mmHg)
Variáveis de perfusão tecidual • Hiperlactatemia (> 1mmol/L) • Perfusão capilar reduzida ou rendilhado periférico
Variáveis de disfunção orgânica • Hipoxemia arterial (PaO_2/FiO_2 < 300) • Oligúria aguda (débito urinário < 0,5mL/kg/h por pelo menos 2 horas a despeito de ressuscitação volêmica adequada) • Elevação de creatinina > 0,5mg/dL • Alterações de coagulação (RNI > 1,5 ou TTPa > 60 segundos) • Trombocitopenia (< 100.000 células/mm^3) • Íleo paralítico (ausência de sons intestinais) • Hiperbilirrubinemia (bilirrubina total > 4mg/dL)

DP: desvio padrão; FiO_2: fração inspirada de oxigênio; PAM: pressão arterial média; PaO_2: pressão parcial de oxigênio; PAS: pressão arterial sistólica; PCR: proteína C reativa; RNI: razão normalizada internacional; TTPa: tempo de tromboplastina parcial ativada.
Fonte: adaptado de Neviery *et al.*, 2022.[28]

Intensivo (UTI) até a melhora do estado geral. Tão importantes quanto as intervenções listadas são os cuidados gerais de aporte nutricional personalizado, transfusão de hemoderivados, em casos de anemia moderada a grave, controle glicêmico e profilaxia de trombose venosa e de úlceras de estresse.[30]

Fascite necrosante

A fascite necrosante é complicação gravíssima das infecções de ferida (tanto da parede abdominal como do períneo), a despeito do tratamento com antibioticoterapia de amplo espectro e cirurgia.[1,32] A incidência estimada é de 1,8 em cada 1.000 cesarianas.

Trata-se de necrose tecidual significativa, atingindo a fáscia e o subcutâneo, mais comumente no pós-operatório de puérperas com obesidade, diabetes, hipertensão, outras doenças crônicas e imunossupressão.

Em geral, as bactérias envolvidas são estreptococos beta-hemolíticos do grupo A (*Streptococcus pyogenes*), mas outros patógenos aeróbios e anaeróbios podem estar presentes, como *Bacteroides*, *Clostridium*, *Peptostreptococcus*, *Enterobacteriaceae*, coliformes, *Proteus*, *Pseudomonas* e *Klebsiella*.[33]

O diagnóstico é clínico. O quadro inicia como área eritematosa, dolorosa e localizada, que aumenta rapidamente, associada a edema tecidual importante. Em seguida, ocorrem palidez, cianose local e formação de bolhas. A área envolvida é circundada por borda eritematosa e recoberta por tecido necrótico. Pode ocorrer anestesia da pele devido à destruição do tecido subcutâneo e necrose das fibras nervosas. Observam-se dor intensa e crepitação dos tecidos adjacentes à ferida operatória com resposta pobre à antibioticoterapia. Com frequência, o edema é o primeiro sinal cutâneo identificado, o que pode, em um primeiro momento, dificultar o diagnóstico diferencial com celulite simples. A dor intensa e desproporcional, mesmo após início do tratamento, é indício importante de fascite necrosante.[33]

O diagnóstico clínico é confirmado à intervenção cirúrgica com a evidência de necrose subcutânea e da fáscia muscular superficial.[32] Testes bacteriológicos a partir de material coletado no exsudato da ferida, aspirado do subcutâneo e sangue, bem como exames radiológicos (tomografia computadorizada e ressonância nuclear magnética), podem ser úteis no diagnóstico diferencial, possibilitando intervenção cirúrgica mais precoce e facilitando o plano operatório.

O tratamento consiste no desbridamento cirúrgico intenso com retirada de todo o tecido necrosado e antibioticoterapia de largo espectro via endovenosa – associação de penicilina cristalina, gentamicina, clindamicina e metronidazol.[16]

Tromboflebite pélvica séptica

A tromboflebite pélvica séptica ocorre quando a infecção miometrial causa trombose das veias miometriais com extensão para as veias pélvicas e ovarianas, podendo, em alguns casos, acometer a veia cava inferior e a veia renal. Rara, ocorre em menos de 1% das puérperas com endomiometrite.[29] Estudos relatam incidência geral de 1 a cada 3.000 partos com a taxa de 1 a cada 9.000 para partos vaginais e de 1 a cada 800 para cesarianas.[34,35]

Acredita-se que a patogênese inclua lesão da camada íntima das veias pélvicas, causada por infecção uterina disseminada, bacteremia e endotoxinas, podendo também ocorrer secundariamente ao trauma do parto ou cirurgia. Como fatores contribuintes, citam-se o estado de hipercoagulabilidade e a estase venosa pélvica causada pela dilatação das veias uterinas e ovarianas no período puerperal.[36,37]

Deve-se pensar no diagnóstico de tromboflebite pélvica séptica em puérperas com hipótese diagnóstica de infecção puerperal e que permanecem com picos febris a despeito da antibioticoterapia e da remissão completa dos sintomas. As mulheres frequentemente se queixam de dor constante e de intensidade variável em flanco e abdome inferior e que pode irradiar-se para a virilha ou abdome superior.[35]

Exames de imagem, como tomografia computadorizada e ressonância nuclear magnética, podem auxiliar o diagnóstico, porém ambas têm limitações relacionadas com a visualização de veias de menor calibre, como ramos uterinos, cervicais e outros pélvicos menores. Os critérios tomográficos para o diagnóstico incluem dilatação e espessamento da parede do vaso envolvido, além de redução da densidade do lúmen vascular. À ressonância, o vaso trombosado aparecerá com alta intensidade de sinal.[35]

As complicações potenciais do quadro são tromboembolismo pulmonar, liberação de êmbolos sépticos na corrente sanguínea e disseminação da trombose nas veias abdominais ou veias das extremidades inferiores. A mortalidade (2%) é atribuída, principalmente, à disseminação sistêmica da infecção ou a êmbolos sépticos pulmonares.[37]

No passado, o tratamento incluía o uso endovenoso de heparina não fracionada em doses terapêuticas – 20.000 a 30.000UI/dia em infusão contínua.[29] Entretanto, estudos posteriores mostraram que a adição de heparina à terapia antibiótica para tromboflebite pélvica não melhorou os resultados nem acelerou o tempo para remissão da febre ou alta hospitalar.[38] Portanto, o tratamento atual consiste na manutenção da antibioticoterapia até que a puérpera permaneça afebril por pelo menos 48 a 72 horas.[39] O esquema mais utilizado consiste na associação de clindamicina e gentamicina, nas mesmas doses preconizadas para tratamento de endomiometrite. Em caso de suspeita de enterococos, deve-se iniciar esquema tríplice, adicionando ampicilina ao tratamento.[35]

Mastite puerperal

Apesar de não se encaixarem no conceito estrito de "infecção puerperal", a mastite e o abscesso mamário são complicações extremamente frequentes no puerpério e por isso serão brevemente discutidas neste capítulo (para mais detalhes, veja o Capítulo 65). Acometem mais comumente as primíparas, que, em geral, apresentam dificuldades maiores com a amamentação. A incidência global é de 5% a 10%.[40]

Os fatores de risco mais citados incluem a presença de fissuras mamárias, pega incorreta durante a mamada, ingurgitamento e obstrução ductal.[41] Níveis elevados de estresse, ocupação profissional e grau de escolaridade também foram associados ao aumento do risco de mastite em alguns estudos. Infere-se que as mulheres demasiadamente ocupadas, com obrigações profissionais e domiciliares, seriam mais propensas a adiar as mamadas, interrompê-las ou complementar com fórmula, tudo isso podendo contribuir para ingurgitamento, estase láctea e, por fim, infecção.

A mastite puerperal geralmente decorre da contaminação das fissuras mamárias ou dos ductos lactíferos por patógenos da pele, do meio ambiente e da boca do lactente. Interações entre o sistema imunológico da mulher e bactérias comensais também podem contribuir para o risco de infecção local.[42]

As bactérias encontram no leite excelente meio de cultura, e a infecção, se não tratada adequadamente, pode evoluir para formação de abscesso. O *Staphylococcus aureus* é o principal agente etiológico.

O diagnóstico baseia-se na história clínica e no exame físico. Em geral, o acometimento é unilateral, e os sintomas mamários incluem dor, vermelhidão, endurecimento, edema e aumento de temperatura local. Sintomas sistêmicos semelhantes aos da gripe (febre, calafrios, indisposição e cefaleia) são frequentes.[41]

Os abscessos mamários apresentam-se com quadro clínico mais florido, com dor intensa, febre e prostração. Os abscessos superficiais exibem áreas de flutuação facilmente percebidas ao exame clínico. A ultrassonografia pode auxiliar o diagnóstico dos abscessos profundos.

O tratamento da mastite consiste no uso de antibióticos (penicilinas ou cefalosporinas de primeira geração) via oral, sendo essencial a manutenção da amamentação sob livre demanda (quando possível) ou a ordenha regular das mamas para evitar estase do leite. Devem ser empregadas medidas para aumentar o conforto da puérpera, como aplicação de compressas frias e uso de analgésicos ou anti-inflamatórios.[43] Se houver a formação de abscesso, torna-se necessária a drenagem, de preferência realizada em ambiente hospitalar, sob anestesia e, se possível, com acompanhamento ecográfico.

A amamentação deve ser encorajada mesmo com a presença de secreção mamilar purulenta. A mãe deve ser informada de que não oferece riscos, uma vez que, na maioria das vezes, o agente causador vem da orofaringe do próprio recém-nascido.

OUTROS PROCESSOS INFECCIOSOS PUERPERAIS

Infecções do trato urinário

Aproximadamente 2% a 4% das mulheres apresentam ITU no puerpério e, embora geralmente se manifeste de maneira leve, está frequentemente associada a desconforto clínico importante, internação prolongada, readmissão hospitalar e interrupção da amamentação.[44]

Após o parto, o trato urinário inferior e a bexiga manifestam hipotonia relativa que, associada a fatores como cateterismo vesical, trauma tecidual, exames vaginais subsequentes e contaminação perineal, aumenta o risco de ITU. A incidência reportada é três vezes maior após cesarianas em comparação com os partos vaginais.[45-47] Tocólise, indução do trabalho de parto e hospitalização prolongada também são citados como fatores de risco.[45]

Os sintomas principais da ITU baixa são disúria, algúria e polaciúria. Em casos de pielonefrite, constatam-se febre, calafrios e comprometimento sistêmico.

O diagnóstico pode ser presumido pela associação da clínica a exames de rotina urinária e Gram de gota. Urocultura com antibiograma deve ser sempre solicitada, uma vez que essas infecções costumam ser nosocomiais com maior probabilidade de resistência antimicrobiana.[28]

O tratamento pode ser conduzido via oral, de acordo com o resultado da urocultura/antibiograma, nos casos de ITU baixa, ou via endovenosa, em casos de pielonefrite.

PREVENÇÃO

A melhor medida para prevenção das infecções puerperais continua sendo a adoção de técnicas que garantam a antissepsia adequada no parto. A padronização da técnica adequada para lavagem das mãos reduziu drasticamente a incidência de "febre puerperal" no início do século XIX e continua sendo estratégia essencial nos dias atuais.[48]

Além disso, outras medidas simples podem ter impacto importante na redução da incidência de morbidades infecciosas puerperais, destacando-se:

- Correção de fatores predisponentes à infecção durante o pré-natal (por exemplo, aconselhamento e tratamento de deficiências nutricionais, anemia e outras condições médicas maternas).
- Promoção da higiene das mãos pela mulher e a equipe de assistência.
- Uso de produtos e equipamentos adequadamente limpos ou esterilizados.
- Promoção de práticas cirúrgicas assépticas.
- Monitoramento clínico quanto a sinais de infecção durante o trabalho de parto e pós-parto e detecção precoce por investigação laboratorial, se necessário.
- Orientação às mulheres, antes da alta hospitalar, sobre a identificação e a procura por atendimento diante de quaisquer sinais de alerta durante o período puerperal.

Quanto às condutas durante a internação, evidências respaldam a adoção de antibioticoprofilaxia universal para partos por cesariana, medida que reduz a morbidade infecciosa pós-operatória em até 75%[25] e que, nos últimos 25 anos, apresentou impacto maior na redução da incidência e da gravidade da febre puerperal após cesariana do que qualquer outra intervenção.[1,24]

O uso profilático e terapêutico de antibióticos deve ser guiado pelo espectro antibacteriano mais restrito possível, na menor dose e no regime mais simples, levando em consideração o histórico da mulher (por exemplo, alergias medicamentosas), custo-efetividade e padrões de suscetibilidade e resistência a patógenos no hospital e comunidade.[2]

Em geral, são empregados medicamentos como as cefalosporinas de primeira ou segunda geração, penicilina, ampicilina, metronidazol, betalactâmicos ou a combinação com aminoglicosídeo, sendo as duas primeiras opções as mais recomendadas.[49]

Na cesariana, a administração deve ser via endovenosa em dose única previamente à incisão da pele.[21] Uma dose adicional pode ser considerada em caso de perda de sangue maior que 1.500mL ou se o procedimento durar mais de 3 horas.[50]

Outra medida recomendada rotineiramente para cesarianas consiste na limpeza vaginal com iodopovidona ou clorexidina imediatamente antes da cirurgia (geralmente após o cateterismo vesical) por pelo menos 30 segundos.[51,52] Essa medida reduz a incidência da endometrite pós-operatória (RR: 0,45; IC95%: 0,25 a 0,81), particularmente em mulheres em trabalho de parto ou com membranas rotas, e nenhum efeito adverso foi relatado na literatura.

Com relação ao parto vaginal, a antibioticoprofilaxia não deve ser realizada rotineiramente, sendo indicada apenas em algumas situações, como:

- Ruptura prematura pré-termo de membranas: a associação de ampicilina à eritromicina é recomendada como antibiótico de escolha[53] e, comparada ao placebo, reduz não só o risco de corioamnionite materna, mas também a taxa de infecções e o tempo de permanência em UTI para os neonatos.[52,54] Na ausência da eritromicina, a azitromicina é um substituto aceitável.
- Parto em condições inadequadas de antissepsia.[55]
- Lacerações perineais de terceiro ou quarto grau: dose única de cefalosporina de segunda geração, penicilina ou clindamicina (em caso de alergia à penicilina).[56,57]
- Extração manual de placenta.[58]

As diretrizes mais recentes não recomendam a antibioticoprofilaxia rotineira nos casos de:[2]

- Trabalho de parto a termo com membranas rotas, independentemente do tempo de ruptura.
- Líquido meconial.
- Parto vaginal operatório.
- Episiotomia.

O antibiótico geralmente empregado nesses casos é a cefazolina (ou equivalente), 1g, via endovenosa, após o clampeamento do cordão. Para mulheres com obesidade mórbida, recomenda-se dobrar a dose da medicação.[11]

Para prevenção de infecção urinária, deve-se estimular a ingesta hídrica adequada, evitar manipulação uretral (por exemplo, sondagem vesical de alívio durante o parto vaginal) e, em casos de cesariana, retirar a sonda vesical de demora o mais rápido possível.[45,47]

Para prevenção da mastite, deve-se esclarecer a gestante, ainda no pré-natal, sobre técnicas de amamentação e cuidados que podem preparar os mamilos. Entre esses cuidados está o banho de sol diário por 5 a 10 minutos, antes das 10 ou após as 16 horas, medida muito efetiva também para cicatrização de eventuais fissuras.

A lactante deve ser orientada a lavar as mãos antes das mamadas[59] e evitar o uso de cosméticos ou protetores mamilares, como conchas e bicos de silicone.[60] Boa postura não só da mãe, mas também da criança, é fundamental para uma boa pega, evitando, assim, a formação de fissuras. O estímulo à amamentação sob livre demanda e a ordenha complementar em caso de esvaziamento incompleto após as mamadas também podem ser de grande auxílio.

A orientação cuidadosa das puérperas e familiares antes da alta hospitalar, a instauração de uma política pública efetiva de vigilância e cuidados no período puerperal, principalmente por meio das equipes das Unidades Básicas de Saúde, e o acompanhamento cuidadoso dos médicos assistentes são imprescindíveis para que o diagnóstico e o tratamento infecção puerperal sejam instituídos precocemente, prevenindo, assim, o surgimento de quadros mais graves e até mesmo fatais.

O Quadro 64.3 apresenta um resumo das evidências científicas sobre a infecção puerperal.

Quadro 64.3 Evidências científicas sobre infecção puerperal

Objetivo	Intervenção	Nível de evidência	Grau de recomendação
Prevenção	Antibioticoprofilaxia de rotina na cesariana	1A	A
	Antibioticoprofilaxia para cesarianas deve ser administrada via endovenosa, em dose única, previamente à incisão da pele (15 a 60 minutos antes)	1A	A
	O antibiótico de escolha para cesariana deve ser cefalosporina de primeira geração, em dose única Em caso de alergia à penicilina, pode ser usada clindamicina ou eritromicina	1A	A
	Limpeza vaginal com clorexidina ou iodo-povidona imediatamente antes da cesariana	1A	A
	Antibioticoprofilaxia durante o trabalho de parto para mulheres com ruptura prematura pré-termo de membranas	1A	A
	Antibioticoprofilaxia para mulheres com lacerações perineais de terceiro ou quarto grau	1B	A
	Antibioticoprofilaxia para mulheres submetidas à extração manual da placenta	2A	B
	Intervalos de 4 horas entre os exames vaginais durante o trabalho de parto	5	D
Tratamento	A combinação clindamicina + gentamicina é eficaz no tratamento da endometrite	1A	A
	O uso de antibióticos de largo espectro é eficaz no tratamento da tromboflebite séptica	1B	A

Referências

1. Cunningham FG, Leveno KJ, Dashe JS, Hoffman BL, Spong CY, Casey BM, (eds). Williams Obstetrics. 26th ed. New York:McGraw-Hill. 2022.
2. World Health Organization. Reproductive Health and Research, Special Programme of Research. WHO recommendations for prevention and treatment of maternal peripartum infections. 2015. 70 p. Disponível em https://iris.who.int/bitstream/handle/10665/186171/9789241549363_eng.pdf?sequence=1. Acesso em 09 de janeiro de 2023.
3. The American Committee on Maternal Welfare, Inc. its organization, purposes and activities. Am J Obstet Gynecol 1935; 29(5):754-6.
4. van Dillen J, Zwart J, Schutte J, van Roosmalen J. Maternal sepsis: Epidemiology, etiology and outcome. Curr Opin Infect Dis 2010; 23:249-54.
5. World Health Organization. The Prevention and Management of Puerperal Infections. Report of a Technical Working Group. Geneva, 1992. 37p. Disponível em https://iris.who.int/bitstream/handle/10665/59429/WHO_FHE_MSM_95.4.pdf?sequence=1&isAllowed=y. Acesso em 09 de janeiro de 2023.
6. Brasil. Ministério da Saúde, Secretaria de Vigilância em Saúde. Mortalidade materna no Brasil, 2009 a 2020. Boletim Epidemiológico nº 20, vol 53, 2022 [cited 2022 Oct 19]. Disponível em: https://www.gov.br/saude/pt-br/centrais-de-conteudo/publicacoes/boletins/epidemiologicos/edicoes/2022/boletim-epidemiologico-vol-53-no20.
7. Black RE, Cousens S, Johnson HL et al. Global, regional, and national causes of child mortality in 2008: A systematic analysis. The Lancet 2010; 375:1969-87.
8. Song H, Hu K, Du X, Zhang J, Zhao S. Risk factors, changes in serum inflammatory factors, and clinical prevention and control measures for puerperal infection. J Clin Lab Anal 2020; 34:e23047.
9. Singh N, Sethi A. Endometritis – Diagnosis, treatment and its impact on fertility – A scoping review. JBRA Assist Reprod 2022; 26:538-46.
10. Karsnitz DB. Puerperal infections of the genital tract: A clinical review. J Midwifery Womens Health 2013; 58:632-42.
11. Calhoun BC, Brost B. Emergency management of sudden puerperal fever. Obstet Gynecol Clin North Am 1995; 22:357-67.
12. van Schalkwyk J, van Eyk N, Yudin MH et al. Antibiotic prophylaxis in obstetric procedures. J Obstetr Gynaecol Canada 2017; 39:293-9.
13. Chaim W, Bashiri A, Bar-David J, Shoham-Vardi I, Mazor M. Prevalence and clinical significance of postpartum endometritis and wound infection. Infect Dis Obstet Gynecol 2000; 8:77-82.
14. Federação Brasileira das Associações de Ginecologia e Obstetrícia (FEBRASGO). Comissão Nacional Especializada em Assistência ao Abortamento – Parto e Puerpério. Infecção puerperal. Protocolo FEBRASGO-Ginecologia, n. 93. São Paulo: FEBRASGO, 2021.
15. French L, Smaill F. Antibiotic regimens for endometritis after delivery. In: The Cochrane Database of Systematic Reviews. Chichester, UK: John Wiley & Sons, Ltd, 2002.
16. Francisco RPV, Bunduki V, Fitipaldi FS, Martinelli S. Infecção puerperal. In: Zugaib Obstetrícia. 2. ed. Barueri: Manole 2012: 483-91.
17. Correa Jr MD, Henriques JFB. Normas e rotinas para o uso de antibióticos em obstetrícia. Protocolo clínico setorial. HC-UFMG, 2022.
18. Johnson A, Thakar R, Sultan AH. Obstetric perineal wound infection: Is there underreporting? Brit J Nurs 2012; 21(Sup5):S28-35.
19. Maharaj D. Puerperal pyrexia: A review. Part II. Obstet Gynecol Surv 2007; 62:400-6.
20. Opøien HK, Valbø A, Grinde-Andersen A, Walberg M. Post-cesarean surgical site infections according to CDC standards: rates and risk factors. A prospective cohort study. Acta Obstet Gynecol Scand 2007; 86(9):1097-102.
21. Mangram AJ, Horan TC, Pearson ML, Silver LC, Jarvis WR. Guideline for prevention of surgical site infection. Infect Control Hosp Epidemiol 1999; 20:247-80.
22. Mackeen AD, Packard RE, Ota E, Berghella V, Baxter JK. Timing of intravenous prophylactic antibiotics for preventing postpartum infectious morbidity in women undergoing cesarean delivery. Cochrane Database of Systematic Reviews 2014, Issue 12.
23. Cox SM, Gilstrap LC. Postpartum endometritis. Obstet Gynecol Clin North Am 1989; 16:363-71.
24. Boggess KA, Tita A, Jauk V et al. Risk factors for postcesarean maternal infection in a trial of extended-spectrum antibiotic prophylaxis. Obstetr Gynecol 2017; 129:481-5.
25. Smaill FM, Grivell RM. Antibiotic prophylaxis versus no prophylaxis for preventing infection after cesarean section. Cochrane Database of Systematic Reviews 2014, Issue 10. Art. No.: CD007482. Disponível em https://www.cochranelibrary.com/cdsr/doi/10.1002/14651858.CD007482.pub3/epdf/full. Acesso em 09 de janeiro de 2023.
26. Mackeen AD, Packard RE, Ota E, Speer L. Antibiotic regimens for postpartum endometritis. Cochrane Database of Systematic Reviews 2015, Issue 2. Art. No.: CD001067. Disponível em https://www.cochranelibrary.com/cdsr/doi/10.1002/14651858.CD001067.pub3/epdf/full. Acesso em 09 de janeiro de 2023.
27. Krettli WSC, Silva MASD, Corrêa JR MD. Infecções no puerpério. In: Corrêa MD, Melo VH, Aguiar RALP, Corrêa Jr MD. Noções Práticas de Obstetrícia. 14. ed. Belo Horizonte: Coopmed, 2011: 993-1000.
28. Neviere R, Parsons PE, Finlay G. Sepsis syndromes in adults: Epidemiology, definitions, clinical presentation, diagnosis and prognosis. UpToDate, 2022.
29. Duff P. Infecção materna e perinatal. In: Gabbe SG, Niebyl JR, Simpson JL et al. (eds.) Obstetrícia: Gravidez normal e patológica. Elsevier Brasil, 2015.
30. Dellinger RP, Levy MM, Rhodes A et al. Surviving sepsis campaign. Crit Care Med 2013; 41:580-637.
31. Norrby SR, Norrby-Teglund A. Infections due to group A streptococcus: new concepts and potential treatment strategies. Ann Acad Med Singap 1997; 26:691-3.
32. Costa IMC, Cabral ALSV, Pontes SS, Amorim JF. Fasciíte necrosante: revisão com enfoque nos aspectos dermatológicos. An Bras Dermatol 2004; 79:211-24.
33. Fink S, Chaudhuri TK, Davis HH. Necrotizing fasciitis and malpractice claims. South Med J 1999; 92:770-4.
34. Brown CE, Stettler RW, Twickler D, Cunningham FG. Puerperal septic pelvic thrombophlebitis: Incidence and response to heparin therapy. Am J Obstet Gynecol 1999; 181:143-8.
35. Garcia J, Aboujaoude R, Apuzzio J, Alvarez JR. Septic pelvic thrombophlebitis: Diagnosis and management. Infect Dis Obstet Gynecol 2006; 2006:1-4.
36. Dunnihoo DR, Gallaspy JW, Wise RB, Otterson WN. Postpartum ovarian vein thrombophlebitis. Obstet Gynecol Surv 1991; 46:415-27.
37. Chen KT. Septic pelvic thrombophlebitis. UpToDate. 2021. Disponível em: https://www.uptodate.com/contents/septic-pelvic-thrombophlebitis.
38. Witlin A. Postpartum ovarian vein thrombosis after vaginal delivery: A report of 11 cases. Obstetr Gynecol 1995; 85:775-80.
39. Hippach M, Meyberg R, Villena-Heinsen C et al. Postpartum ovarian vein thrombosis. Clin Exp Obstet Gynecol 2000; 27:24-6.
40. Duffy P, Sweet RL, Edwards RK. Maternal and fetal infections. In: Creasy and Resnik's Maternal-Fetal Medicine: Principles and Practice E-Book. 6. ed. Elsevier Health Sciences, 2008, p.739-796.
41. Wilson E, Woodd SL, Benova L. Incidence of and risk factors for lactational mastitis: A systematic review. J Human Lactation. 2020; 36:673-86.
42. Contreras GA, Rodríguez JM. Mastitis: Comparative etiology and epidemiology. J Mammary Gland Biol Neoplasia 2011; 16:339-56.
43. Spencer JP. Management of mastitis in breastfeeding women. Am Fam Physician 2008; 78:727-31.
44. Ahnfeldt-Mollerup P, Petersen LK, Kragstrup J, Christensen RD, Sorensen B. Postpartum infections: occurrence, healthcare contacts and association with breastfeeding. Acta Obstet Gynecol Scand 2012; 91:1440-4.
45. Schwartz MA, Wang CC, Eckert LO, Critchlow CW. Risk factors for urinary tract infection in the postpartum period. Am J Obstet Gynecol 1999; 181:547-53.
46. Leth RA, Møller JK, Thomsen RW, Uldbjerg N, Nørgaard M. Risk of selected postpartum infections after cesarean section compared

with vaginal birth: A five-year cohort study of 32,468 women. Acta Obstet Gynecol Scand 2009; 88:976-83.

47. Gundersen TD, Krebs L, Loekkegaard ECL, Rasmussen SC, Glavind J, Clausen TD. Postpartum urinary tract infection by mode of delivery: a Danish nationwide cohort study. BMJ Open 2018; 8:e018479.
48. Soper DE. Early recognition of serious infections in Obstetrics and Gynecology. Clin Obstet Gynecol 2012; 55:858-63.
49. Williams MJ, Carvalho Ribeiro do Valle C, Gyte GML. Different classes of antibiotics given to women routinely for preventing infection at caesarean section. Cochrane Database of Systematic Reviews 2021, Issue 3. Art. No.: CD008726. Disponível em https://www.cochranelibrary.com/cdsr/doi/10.1002/14651858.CD008726.pub3/epdf/full. Acesso em 09 de janeiro de 2023.
50. Gordon SM. Antibiotic prophylaxis against postoperative wound infections. Cleve Clin J Med 2006; 73:S42-S42.
51. Haas DM, Morgan S, Contreras K, Kimball S. Vaginal preparation with antiseptic solution before cesarean section for preventing postoperative infections. Cochrane Database of Systematic Reviews 2020, Issue 4. Art. No.: CD007892. Disponível em https://www.cochranelibrary.com/cdsr/doi/10.1002/14651858.CD007892.pub7/epdf/full. Acesso em 09 de janeiro de 2023.
52. ACOG Practice Bulletin No. 199 – Summary: Use of Prophylactic Antibiotics in Labor and Delivery. Obstetr Gynecol 2018; 132:798-800.
53. WHO. Recommendations on interventions to improve preterm birth outcomes. Geneva: World Health Organization, 2015. Disponível em https://www.who.int/publications/i/item/9789241508988. Acesso em 09 de janeiro de 2023.
54. Kenyon S, Boulvain M, Neilson JP. Antibiotics for preterm rupture of membranes. Cochrane Database of Systematic Reviews 2013, Issue 12. Art. No.: CD001058. Disponível em https://www.cochranelibrary.com/cdsr/doi/10.1002/14651858.CD001058.pub3/epdf/full. Acesso em 09 de janeiro de 2023.
55. WHO. Recommendations for augmentation of labour. Geneva: World Health Organization, 2014. Disponível em https://www.who.int/publications/i/item/9789241507363. Acesso em 09 de janeiro de 2023.
56. Liabsuetrakul T, Choobun T, Peeyananjarassri K, Islam QM. Antibiotic prophylaxis for operative vaginal delivery. Cochrane Database of Systematic Reviews 2020, Issue 3. Art. No.: CD004455. Disponível em https://www.cochranelibrary.com/cdsr/doi/10.1002/14651858.CD004455.pub5/epdf/full. Acesso em 09 de janeiro de 2023.
57. Buppasiri P, Lumbiganon P, Thinkhamrop J, Thinkhamrop B. Antibiotic prophylaxis for third- and fourth-degree perineal tear during vaginal birth. Cochrane Database of Systematic Reviews 2014, Issue 10. Art. No.: CD005125. Disponível em https://www.cochranelibrary.com/cdsr/doi/10.1002/14651858.CD005125.pub4/epdf/full. Acesso em 09 de janeiro de 2023.
58. Chibueze EC, Parsons AJQ, Ota E, Swa T, Oladapo OT, Mori R. Prophylactic antibiotics for manual removal of retained placenta during vaginal birth: A systematic review of observational studies and meta-analysis. BMC Pregnancy Childbirth 2015; 15:313.
59. Peters F, Flick-Filliés D, Ebel S. Die Händedesinfektion als zentraler Faktor in der Prophylaxe der puerperalen Mastitis. Geburtshilfe Frauenheilkd 1992; 52:117-20.
60. Lawrence RA, Lawrence RM. Practical management of the mother-infant nursing couple. In: Breastfeeding. Elsevier, 2011: 232-82.

Amamentação

CAPÍTULO 65

Clécio Ênio Murta de Lucena

INTRODUÇÃO

Localizadas na parede anterior do tórax, entre o segundo e o sexto espaço intercostal, as mamas repousam sobre a fáscia peitoral e apresentam formato cônico com cerca de 10 a 12cm de diâmetro. O parênquima mamário é composto por 15 a 20 lobos, formados por um conjunto de 20 a 40 lóbulos, cada um representando um grupo de 10 a 100 pequenas cavidades, chamadas alvéolos. Esses alvéolos são revestidos por epitélio cuboidal capaz de sintetizar os componentes proteicos e lipídicos presentes no leite materno, os quais são envolvidos pelas células mioepiteliais e são responsáveis pela contratilidade dessas estruturas anatômicas.

Os lobos drenam para os ductos lactíferos que formam pequenas dilatações, conhecidas como seios lactíferos, antes de convergirem até o complexo areolopapilar e se exteriorizam através da papila. Na região areolar também se encontram glândulas sudoríparas, sebáceas e acessórias, chamadas tubérculos de Montgomery, que secretam substâncias oleosas responsáveis pela lubrificação e proteção das aréolas (Figura 65.1).[1]

A mais importante fonte de nutrição e proteção para o recém-nascido é o leite humano, com benefícios comprovados tanto para a mãe como para a criança. A Organização Mundial da Saúde (OMS), assim como as principais entidades médicas, recomenda o aleitamento

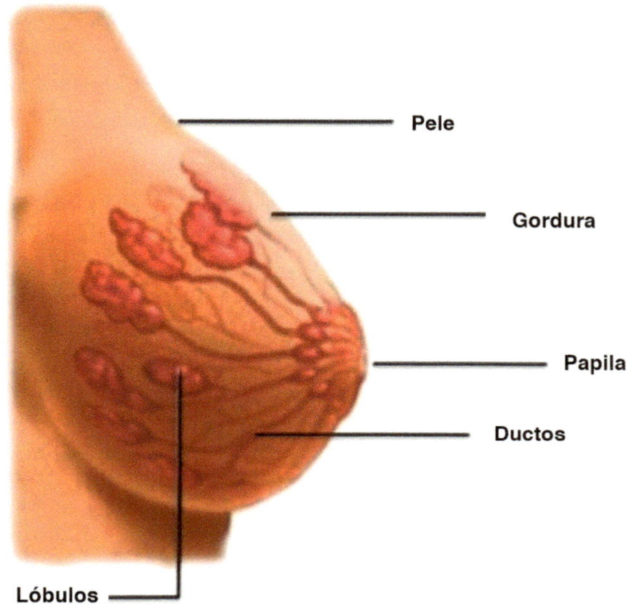

Figura 65.1 Anatomia da mama gravídica.

materno exclusivo pelo menos nos primeiros 6 meses de vida.[1-5] Além do aspecto nutricional, o leite materno é uma ótima estratégia de imunomodulação e vínculo entre mãe e filho. Iniciada nos primeiros minutos de vida, ainda na sala de parto, a amamentação fornece um produto que não precisa ser preparado, tem a temperatura ideal, é de fácil digestão e é muito rico em vitaminas, minerais, gorduras, proteínas, carboidratos e com grande quantidade de imunoglobulinas para proteção do recém-nascido.[2,3]

Com base nas evidências científicas, a importância da amamentação é inegável, devendo ser recomendada para todas as classes sociais. Embora mais de 75% das mães iniciem a amamentação, há notável queda na manutenção dessa amamentação após o sexto mês. Em decorrência dos grandes benefícios da amamentação prolongada, diversas entidades médicas vêm reforçando as campanhas e recomendando sua ampliação para além do primeiro ano de vida.

Baixos índices de amamentação são observados em mulheres jovens, de nível socioeconômico baixo, com origem afro-americana, solteiras, com nível socioeducacional baixo, participantes em programas de suplemento nutricional, obesas ou com sobrepeso antes da gestação e também naquelas mulheres cuja gravidez não foi planejada. A amamentação é benéfica para quase todas as mulheres e crianças, mas é especialmente importante para as pertencentes às classes socialmente menos favorecidas, e isso precisa ser realmente enfatizado.[4]

DEFINIÇÕES

É fundamental uma uniformização das definições dos diversos padrões de aleitamento materno. Em 1991, a OMS estabeleceu indicadores bem definidos de aleitamento materno, os quais têm sido adotados no mundo inteiro.[5,6] As seguintes categorias de aleitamento materno são internacionalmente reconhecidas:

- **Aleitamento materno exclusivo:** a criança recebe somente leite humano de sua mãe ou ama de leite, ou leite humano ordenhado, sem outros líquidos ou sólidos, com exceção de gotas ou xaropes contendo vitaminas, suplementos minerais ou medicamentos.
- **Aleitamento materno predominante:** a fonte predominante de nutrição da criança é o leite humano. No entanto, ela pode receber água ou bebidas à base de água, incluindo água adocicada, chás e infusões, além de sucos de frutas, solução de sais de reidratação oral, gotas ou xaropes de vitaminas, minerais e medicamentos, e fluidos rituais (em quantidades limitadas).
- **Aleitamento materno:** a criança recebe leite humano (diretamente da mama ou ordenhado).
- **Aleitamento materno complementado:** nessa modalidade, a criança recebe leite materno e outros alimentos sólidos, semissólidos ou líquidos, incluindo leites não humanos.

Embora não se tenha encontrado uma definição oficial para alimentos suplementares e alimentos complementares, o termo *suplemento* passou a ser considerado como um produto substitutivo do leite materno original, ou seja, água, chás e/ou qualquer outro produto substituto do leite materno oferecidos a crianças nos primeiros meses de vida, enquanto *complemento* se refere aos alimentos indicados para complementar o leite materno a partir dos 6 meses de vida.

FISIOLOGIA DA LACTAÇÃO

Várias mudanças anatômicas e fisiológicas ocorrem na mama madura como resultado da elevação dos níveis hormonais durante a gestação. O epitélio alveolar aumenta de tamanho e inicia a secreção dos componentes do leite em resposta aos níveis elevados de estrogênio. Durante a segunda semana de gravidez, o corpo lúteo é responsável pela produção de estrogênio e progesterona, enquanto a placenta passa gradativamente a assumir essa produção durante a própria evolução gestacional. No primeiro trimestre, o sistema ductal se expande com uma rica proliferação da árvore ductal para o tecido adiposo em resposta ao crescente estímulo estrogênico simultaneamente à redução do tecido adiposo. Nas primeiras 8 semanas de gravidez, o trofoblasto, responsável pela produção de gonadotrofina coriônica humana (hCG), previne a degradação do corpo lúteo, preservando, assim, a produção de progesterona e estrogênio. A partir da nona semana de gestação tem início o declínio da produção de hCG.[7]

Durante todo o ciclo gestacional, concentrações séricas da progesterona variam consideravelmente. Concentrações elevadas desse hormônio induzem importantes ramificações da árvore ductal e crescimento mamário. Em contrapartida, também se observa aumento do estrogênio, o qual é responsável pelo crescimento do tecido adiposo, mas, principalmente, pela proliferação e alongamento ductal. Assim, essas unidades ductolobulares substituem uma importante proporção de tecido adiposo durante o desenvolvimento glandular mamário na gravidez.

Os níveis estrogênicos também interferem no tamanho e na atividade da hipófise anterior, estimulando o aumento de 36% em seu volume através do crescimento das células lactotróficas hipofisárias.[8] Essa estimulação resulta na síntese e secreção de prolactina, hormônio responsável por induzir a lactação nas células alveolares mamárias. Por volta de 20 semanas de gestação, a glândula mamária está suficientemente desenvolvida para iniciar a produção dos componentes do leite a partir do estímulo da prolactina (Figura 65.2).

A ejeção do leite ocorre quando as células mioepiteliais respondem à ocitocina. Entretanto, as concentrações circulantes elevadas de estrogênio e progesterona durante a gravidez inibem a produção do leite.[9,10]

No segundo trimestre de gestação há acúmulo de colostro nos ácinos, incluindo a produção de leite pelas células epiteliais cuboides. O colostro é representado por qualquer produto lácteo liberado durante os primeiros dias após o parto. A principal característica do colostro é a presença abundante de anticorpos produzidos pelos

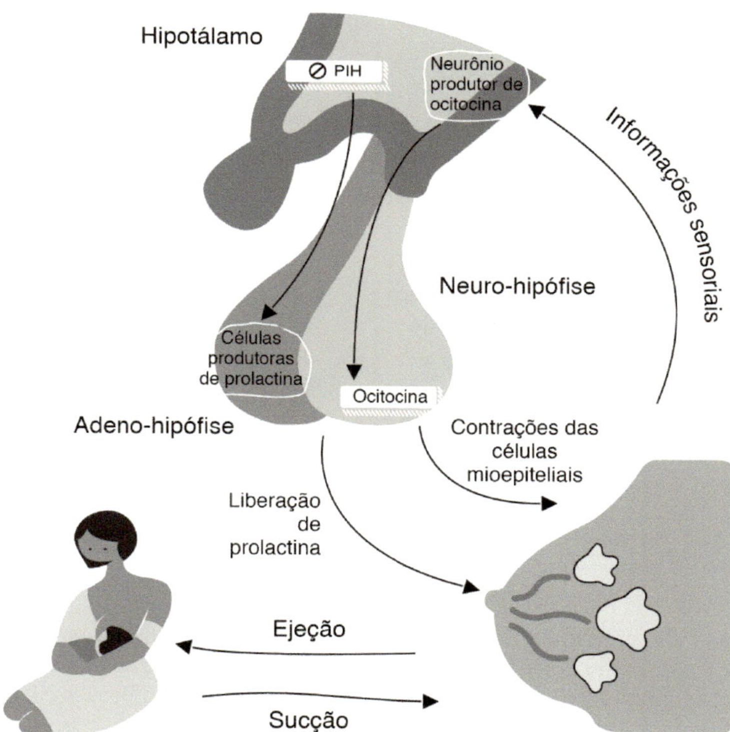

Figura 65.2 Mecanismo de liberação dos hormônios durante a amamentação. (*PIH*: hormônio produtor de prolactina.) (Reproduzida de Lucena, 2023.[12])

linfócitos, associada a pequenas quantidades de lipídios produzidos pelas células epiteliais.

Enquanto as mamas aumentam de volume em resposta ao estímulo hormonal, linfócitos, eosinófilos e células plasmáticas presentes no tecido conjuntivo contribuem para liberação de componentes antibacterianos para o interior dos alvéolos. No terceiro trimestre permanece a contínua expansão do sistema ductal, dilatação e preenchimento por colostro.[11]

Após o nascimento, ocorrem rápido declínio da progesterona e elevação da prolactina e da ocitocina. A prolactina é responsável pela produção láctea, enquanto a ocitocina aciona o arco reflexo neural que permite ao recém-nascido obter o leite dos ductos mamários. O arco reflexo é um reflexo neuroendócrino que resulta na liberação do leite materno quando o complexo areolopapilar é estimulado via quarto nervo intercostal, levando o hipotálamo a liberar ocitocina.[12,13] As células mioepiteliais ao redor dos alvéolos contraem e empurram o leite através dos ductos para fora da papila, promovendo a lactação.[14] Em geral, observam-se aréola escurecida, mamas aumentadas de volume e glândulas de Montgomery se tornando mais proeminentes, indicando que as mamas estão prontas para a lactação. Quaisquer falhas nessas modificações podem desencadear problemas na amamentação tipicamente associados à produção inadequada de leite.[1]

Esse conjunto complexo de alterações fisiológicas associadas aos mecanismos neuro-hormonais ocorre durante todo o ciclo gravídico-puerperal. Após o período de repouso observado na infância, com a chegada da puberdade tem início o desenvolvimento mamário que, de maneira cíclica continuada, acompanha todo o processo evolutivo da vida reprodutiva da mulher. No entanto, é durante a gestação que se observa a intensificação desses processos, os quais se diferenciam em três fases distintas: mamogênese, lactogênese e ejeção ou descida do leite.[15]

Mamogênese

Com o início da gravidez, a partir da ação predominante dos hormônios placentários estrogênio e progesterona, tem início o desenvolvimento mamário. A grande quantidade de estrogênio secretada durante a gestação é responsável pela ramificação e crescimento do sistema de ductos mamários, bem como pelo aumento quantitativo do estroma e do depósito de gordura no tecido mamário. A progesterona, por sua vez, age de maneira sincrônica ao estrogênio, promovendo o crescimento dos lóbulos mamários, associado à multiplicação e ao desenvolvimento das células alveolares.[15]

Lactogênese

A prolactina, hormônio secretado pela porção anterior da hipófise materna, é diretamente responsável pela produção e secreção do leite e tem sua concentração aumentada a partir da quinta semana de gestação. Por outro lado, o estrogênio e a progesterona são hormônios essenciais para o desenvolvimento mamário, mas com ação inibitória na lactação. A somatotrofina coriônica humana é outro hormônio com propriedades lactogênicas, de produção também placentária, mas que resulta na produção de poucos mililitros de leite em virtude da

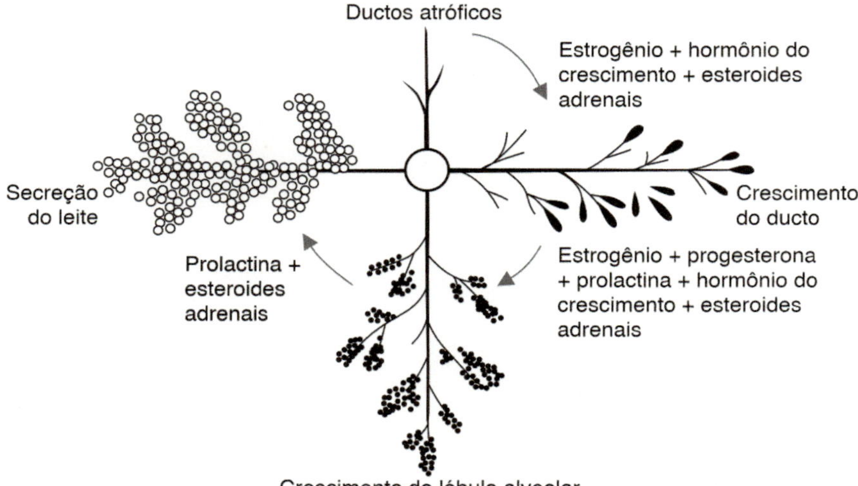

Figura 65.3 Esquema demonstrando o processo de mamogênese e lactogênese. (Reproduzida de Lucena, 2023.[12])

presença antagônica mínima durante os primeiros dias após o parto (Figura 65.3). Trata-se do colostro, líquido rico em proteínas (imunoglobulinas) e com baixa concentração de gorduras. Após o parto e a dequitação placentária, os níveis de estrogênio e progesterona diminuem e sobressai o efeito positivo da prolactina na lactogênese, resultando no início efetivo da produção de leite já ao final da primeira semana após o parto.[16]

Após o nascimento, os níveis de prolactina tendem a retornar aos parâmetros basais pré-gestacionais a partir da ação do hormônio inibidor da prolactina (PIH) no hipotálamo anterior. A partir daí, o estímulo à produção de leite se torna quase puramente mecânico em razão da ação da sucção do mamilo pelo neonato, enviando sinais neurais para o hipotálamo, que inibe a produção do PIH, resultando, então, em um pico da produção de prolactina que irá estimular as glândulas mamárias a produzirem e secretarem leite pelos alvéolos. Desse modo, após o parto, é esperada a liberação cíclica a cada mamada, em picos, de prolactina, garantindo, assim, a produção continuada do leite materno.[15]

Ejeção ou descida do leite

Um dos mecanismos mais efetivos para liberação da ocitocina é a própria sucção. Hormônio produzido pela hipófise posterior, a ocitocina é essencial para a propulsão do leite a partir dos alvéolos, através dos ductos e seios lactíferos, em virtude da contratilidade estimulada das células mioepiteliais. Assim, ao promover a contração das células mioepiteliais, a ocitocina possibilita a expulsão do leite até os seios lactíferos. Esse processo conta ainda com o reflexo neurogênico, presente com a sucção efetiva do bebê e com a consequente ejeção do leite pelo mamilo.[17]

BENEFÍCIOS DA AMAMENTAÇÃO

São inúmeras as vantagens da amamentação para a criança, a mãe e a família, bem como para a sociedade em geral. O efeito mais significativo se dá sobre a mortalidade de crianças pequenas, graças aos inúmeros substratos existentes no leite materno que protegem as crianças contra infecções comuns, como diarreias e doenças respiratórias agudas. A proteção conferida pelo leite materno contra essas mortes infantis é maior em crianças entre 2 e 5 anos exclusivamente amamentadas e que vivem em locais onde se observam pobreza acentuada, promiscuidade, água de má qualidade e alimentos contaminados e de baixa condição energética.[18,19]

Vários pesquisadores têm tentado inferir a duração da amamentação na espécie humana com significativas controvérsias em decorrência da influência dos fatores culturais. De acordo com diversas teorias, baseadas em informações oriundas de primatas não humanos, principalmente gorilas e chimpanzés, o período natural de amamentação para a espécie humana ficaria entre 2,5 e 7 anos. Estudos etnográficos mostram que as crianças eram tradicionalmente amamentadas por 3 a 4 anos e usualmente deixavam de mamar por conta própria, quando lhes era permitido mamar de acordo com sua vontade.[20]

A OMS recomenda amamentação exclusiva para as crianças até 6 meses de vida, objetivando a aquisição de melhor desenvolvimento, e complementada até 2 anos ou mais. Apesar disso, a amamentação exclusiva permanece limitada em muitos países, mesmo naqueles com taxas de início da amamentação elevadas, ou seja, com a manutenção da amamentação muito abaixo do desejável. Em países desenvolvidos, uma em cada três crianças apresenta amamentação exclusiva nos primeiros 6 meses de vida com grande variabilidade nessa estatística global.[21,22] No segundo ano de vida, o leite materno ainda é uma fonte importante de nutrientes, além de continuar conferindo proteção contra diversas doenças infecciosas.[6]

Inúmeros artigos de revisão resumem os benefícios da amamentação, demonstrando impacto evidente no aumento da sobrevida de crianças efetivamente amamentadas. Dados científicos confirmam que a amamentação reduz de quatro a dez vezes a mortalidade global de recém-nascidos nos países em desenvolvimento, incluindo ainda a redução dos casos de morte súbita.[23-29] Quanto à morbidade, os dados são igualmente significativos, reduzindo à metade os quadros de diarreia e em até um terço os casos de infecção respiratória. Nas formas graves, a redução é estimada em 75% para diarreia e em 57% para infecção respiratória.[30] Em países desenvolvidos foi demonstrada redução nos quadros de otite média em crianças com até 2 anos de idade, além de proteção contra alergias alimentares, eczema, rinite alérgica e asma.[31,32] De maneira similar, houve redução da incidência de cáries em crianças mais jovens. No entanto, a amamentação por mais de 12 meses e no período noturno aumenta em duas a três vezes a incidência de cáries em crianças com mais de 1 ano de idade.[33]

O impacto potencial da amamentação sobre a obesidade tardia da criança é controverso. No entanto, metanálise de estudos observacionais sugere redução de 13% nessa probabilidade.[34] Outros estudos revelam, também, impacto positivo na redução da incidência de diabetes *mellitus* (DM) tipo 2, bem como do tipo 1. Com relação à hipertensão arterial e às dislipidemias, parece não haver impacto.[35] É evidente a dificuldade em constatar o benefício real da amamentação em relação ao desenvolvimento intelectual das crianças, ainda que sejam feitos os ajustes metodológicos adequados das evidências científicas. Apesar disso, muitas análises sugerem ganho de 2% a 3% na pontuação de medida do coeficiente intelectual (QI) e também nos anos de escolaridade das crianças efetivamente amamentadas.[23,36,37]

Do ponto de vista materno, os benefícios são igualmente importantes. Na perspectiva do controle de natalidade, ainda que isoladamente pouco confiável, a amamentação cria um período de amenorreia lactacional que ajuda no planejamento familiar, mediado pela ação da prolactina e pelo balanço energético materno, principalmente para as mulheres desnutridas.[35,38,39] Diversas metanálises mostram que qualquer período de amamentação *versus* nunca amamentar, bem como curto *versus* longo período de amamentação, tem efeito protetor contra os cânceres de mama[38,40] e de ovário.[38] Outro benefício a ser destacado está relacionado com as doenças do aparelho cardiocirculatório em geral: 11% para doença cardiovascular, 14% para doença coronariana, 12% para acidente cerebrovascular e 17% para doença cardíaca fatal.[41] DM tipo 2 também apresenta redução significativa, da ordem de 32%.[42] Em uma relação inversa, as mulheres com grau menor ou ausência de depressão têm mais chance de amamentar.[43]

ABORDAGEM NO PRÉ-NATAL

As mamas precisam de cuidado especial durante o pré-natal e no puerpério. A atenção dos obstetras é cobrada durante o exame das mamas por representar o contato inicial com essa mulher, antes mesmo do planejamento gestacional, e também porque nem sempre um mastologista está disponível para atendê-la. As mamas costumam ser pouco examinadas ou receber pouca atenção durante o pré-natal. Em geral, a patologia mamária no ciclo gravídico-puerperal não representa risco importante para a mãe ou para o feto ou recém-nascido. Isso explica em parte o pouco interesse que desperta o cuidado com as mamas. Entretanto, já foi destacada a importância da amamentação, bem como todo o impacto psicológico, orgânico e social que ela representa.

A atenção médica a ser dispensada às mamas na gestação é parte fundamental da saúde materno-infantil, pois as orientações adequadas sobre o aleitamento impactam também o neonato. O exame das mamas integra o cuidado pré-natal e é acima de tudo a melhor oportunidade para conversar com as mães sobre a amamentação.

Alterações mamárias devem ser investigadas na primeira consulta. Perfil mamário inadequado e intercorrências que possam representar riscos para a lactação ou uma pega inadequada devem ser identificados, bem como fornecidas orientações específicas. O pré-natal é parte fundamental da assistência materno-infantil, e os objetivos principais desse cuidado são:

- Constatar condições mórbidas, mamárias ou não, que venham a interferir na lactação.
- Melhorar os índices de morbidade do binômio mãe-filho.
- Identificar as mães com risco aumentado para desenvolvimento de mastites, prevenindo-as.
- Diagnosticar precocemente o câncer de mama no ciclo gravídico-puerperal.
- Propiciar amamentação adequada, motivando a gestante, inclusive as que apresentam intercorrências mamárias prévias.

Exame físico das mamas no pré-natal

No início da gestação, apenas um intumescimento mamário se estabelece e vai progredindo com repercussões sobre a textura, o tamanho e o peso das mamas até o parto, e também após o parto. No ciclo gestacional, a mama se torna palco ainda mais importante para estímulos hormonais, o que se reflete na inspeção e palpação das mamas. A redistribuição venosa, mais proeminente nessa fase, caracteriza a rede de Haller, mais comum nas mulheres leucodermas.

Já na quarta semana de gestação se observa, além do aumento das mamas, que a aréola primária se torna mais pigmentada e, além disso, surge um contorno irregular na própria aréola, a denominada aréola secundária, o que é conhecido como sinal de Hunter. Os corpúsculos de Morgagni, glândulas sebáceas areolares, sofrem hipertrofia e passam a ser chamados de tubérculos de Montgomery.

A partir da oitava semana de gestação pode ser notada a presença de fluxo papilar incolor, o qual persiste durante toda a gestação. Por vezes, no final da gestação, esse fluxo papilar pode tornar-se rosáceo ou mesmo avermelhado.

Todas as etapas da semiologia mamária, incluindo a inspeção estática e dinâmica e a palpação das mamas, bem como das cadeias linfáticas associadas, devem seguir a sistemática convencional, adequando essa interpretação para cada período do ciclo gravídico e o puerpério. Cabe salientar que, em decorrência das adaptações fisiológicas desse período, é difícil a identificação de nódulos mamários, particularmente dos mais profundos. Discute-se a necessidade de promover a expressão papilar de rotina por ser normal a saída de secreção nessa fase, causando pânico e ansiedade desnecessários.

PRINCIPAIS BARREIRAS

Diversas barreiras podem interferir na amamentação, como dor ou desconforto mamário, vergonha, trabalho ou qualquer outro inconveniente pessoal ou ambiental. Além disso, também é possível deparar com dificuldades muito específicas em alguns grupos de minorias raciais ou étnicas. As principais limitações entre as populações carentes incluem a falta de apoio social, laboral e até cultural, muitas vezes em virtude da falta de material educacional e adequação do espaço para possibilitar uma amamentação adequada. Fatores comportamentais, como tabagismo e consumo alcoólico, também interferem.[44-47] Ademais, é importante destacar que a adição das fórmulas nutricionais por meio de mamadeiras inegavelmente desfavorece o estímulo à amamentação.[48]

As principais barreiras que interferem na amamentação são: preferência pela mamadeira; dor ou desconforto local; falta de apoio e aceitação cultural; atividade profissional (trabalho); inconveniência; falta de tempo; desconhecimento do parceiro sobre as boas práticas associadas à amamentação; dificuldade de acesso materno a informações adequadas para promoção e apoio à amamentação; percepções sexuais; barreiras de linguagem e alfabetização; estilo de vida – incluindo tabagismo, alcoolismo e drogas ilícitas –; desejo das mulheres, sobretudo das mais jovens, de exercerem sua liberdade e independência, deixando o filho aos cuidados de outros; falta de apoio familiar, no trabalho e nos próprios serviços de saúde; dificuldade do recém-nascido para fazer a pega e sucção adequadas, e produção insuficiente de leite.

TÉCNICA E CUIDADOS PRINCIPAIS DA AMAMENTAÇÃO

Uma técnica adequada constitui, sem dúvida, o fator fundamental e decisivo para o sucesso da amamentação. O posicionamento correto do lactente, aliado à pega adequada, é necessário para esvaziamento completo da mama e aumento da produção de leite, minimizando as complicações, como fissuras papilares e quadros de mastites puerperais. Cabe destacar ainda a importância da mamada frequente e adequada no intuito de estimular a liberação do hormônio prolactina, responsável pela produção de leite.[48] Além disso, a ocitocina, hormônio responsável pela ejeção do leite, é influenciada por fatores emocionais maternos e pela amamentação continuada, aumentando em situações de autoconfiança e diminuindo em momentos de ansiedade e insegurança.

A pega adequada se caracteriza pelo posicionamento da boca do neonato em toda a aréola, possibilitando que a papila fique no fundo da boca da criança, na área do palato, e fazendo, assim, a língua desempenhar movimentos peristálticos contra a superfície da mama. A pressão da aréola tracionada contra o palato com a língua propulsiona o leite dos seios lactíferos para o interior da boca da criança, permitindo sua deglutição. O maxilar se movimenta sincronicamente para cima e para baixo. Para uma boa pega, a boca do lactente deve ser levada em direção à mama lactante e não o contrário. Com a mão em C, a mãe deve posicionar o polegar acima da aréola e o indicador abaixo. Ao mamar, a boca do neonato deve estar bastante aberta, mantendo os lábios para fora e abocanhando quase toda a aréola e não apenas a papila, o que favorece uma mamada duradoura e espaçada (Figura 65.4).[49]

Muitos fatores irão influenciar uma pega adequada. O lactente deve estar bem apoiado, com cabeça e corpo alinhados – o corpo bem próximo e voltado para a mãe, barriga com barriga, com o queixo tocando o peito e a boca bastante aberta, de frente para a mama. Para o sucesso da amamentação, é importante que a mãe esteja sentada ou deitada em posição confortável e relaxada. Quando opta pela posição deitada, ela deve ficar em decúbito lateral, podendo recorrer à ajuda de almofadas para aumentar seu conforto. Na posição sentada, as pernas estarão mais bem ajustadas com apoio para os pés, de modo a elevá-las, também sendo possível recorrer à ajuda de almofadas e similares para apoiar o bebê e não ter de sustentar todo o peso da criança no braço, o que tornaria o ato cansativo e desconfortável (Figuras 65.4 e 65.5).

A OMS destaca pontos fundamentais e que caracterizam posicionamento e pega adequados. São eles:[3]

- **Posicionamento adequado:** rosto do lactente de frente para a mama com o nariz na altura da papila; corpo próximo ao da mãe; neonato com cabeça e tronco alinhados; criança bem apoiada.
- **Pega adequada:** aréola visível acima da boca do lactente; boca da criança bem aberta; lábio inferior virado para fora; queixo tocando a mama.

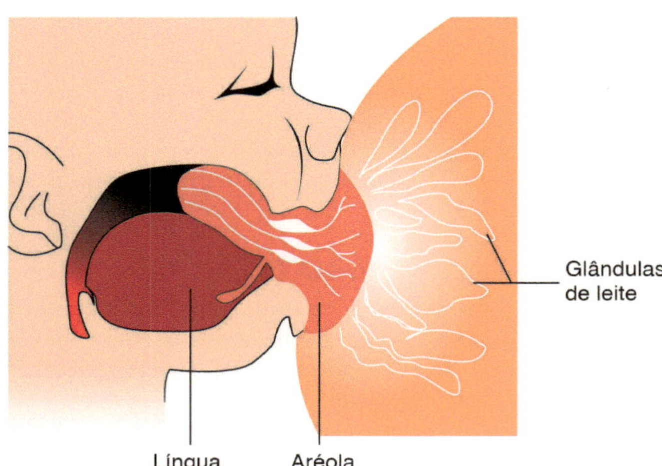

Figura 65.4 Pega correta – Esquema estruturado mostrando lábios adequadamente posicionados e com sucção em que a papila é colocada entre a língua e o palato superior.

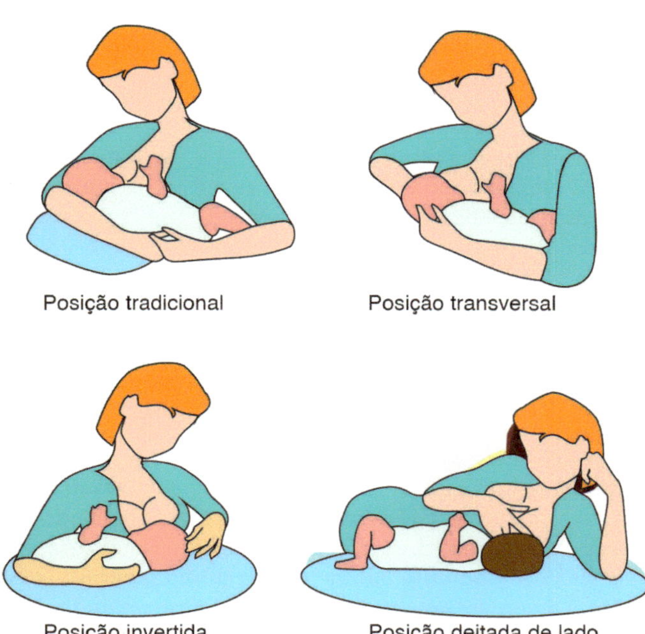

Figura 65.5 Posições para amamentação.

Todos os profissionais de saúde que prestam assistência ao binômio mãe-recém-nascido devem promover uma observação crítica da mamada, iniciando ainda na maternidade, estendendo-a às unidades de saúde e passando pelas consultas de revisão puerperal e puericultura. A consulta de pré-natal é uma excelente oportunidade para motivar as mulheres quanto à amamentação, e o obstetra deve saber orientar adequadamente a gestante, bem como passar as informações necessárias para prevenção das intercorrências e os cuidados necessários para uma amamentação efetiva com início imediatamente após o parto (Figuras 65.6 e 65.7).

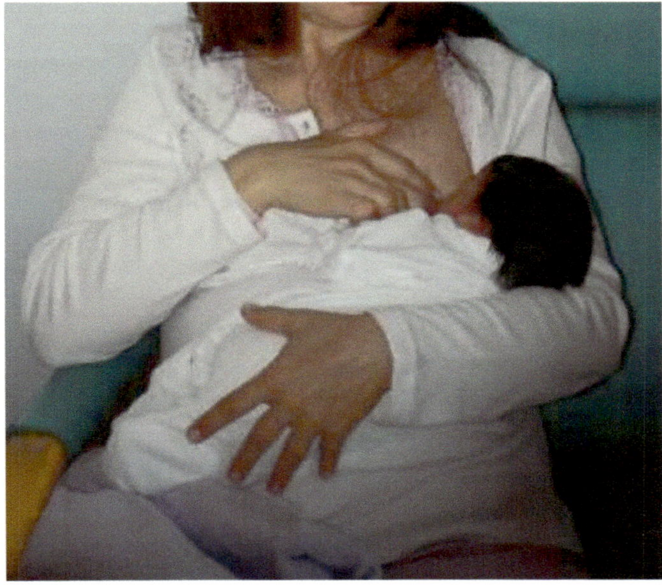

Figura 65.6 Mãe sentada em posição confortável, amamentando o recém-nascido.

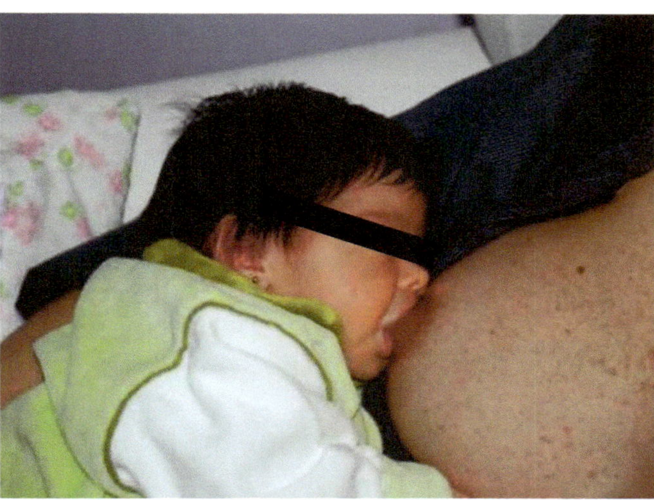

Figura 65.7 Recém-nascido mamando com pega correta, lábios adequadamente posicionados e em sucção efetiva.

CONDUTA EM INTERCORRÊNCIAS ASSOCIADAS À AMAMENTAÇÃO

Várias situações podem ser observadas durante o aleitamento materno, provocando desconforto na mãe e comprometendo a amamentação adequada da criança. A seguir serão abordadas as principais intercorrências que podem acometer essas puérperas.

Papilas doloridas e/ou trauma papilar

No início do aleitamento, a mulher pode sentir discreta dor ou desconforto no início das mamadas, o que pode ser considerado absolutamente normal. Entretanto, papila por vezes muito dolorosa e machucada, apesar de ser queixa comum, na maioria das vezes está relacionada com má técnica de amamentação (posicionamento ou pega incorreta). O trauma papilar é importante causa de desmame e, por isso, sua prevenção é primordial por meio das seguintes medidas: técnica correta de amamentação; exposição das mamas ao ar livre ou à luz solar para mantê-las secas; evitar uso de sabão, álcool ou qualquer produto secante nas papilas, os quais as tornam mais vulneráveis às lesões; manter a amamentação periódica, pois a criança que mama frequentemente vai ao peito com menos fome e mais tranquila e suga com menos força; utilizar técnica adequada para interromper a mamada, ou seja, introduzir o dedo indicador pela comissura labial da boca do lactente de maneira que o dedo substitua por um momento a papila.

Uma vez instalados, é necessário intervir para que os traumas papilares não progridam e para que cicatrizem o mais rápido possível. Desse modo, são medidas úteis: correção da técnica de amamentação; mudanças de posição nas mamadas, ou seja, alternar diferentes posições; aplicação do próprio leite materno nas área afetadas devido às propriedades anti-infecciosas, diminuindo o risco de infecção secundária; analgésicos sistêmicos, se necessários; aplicação de agentes tópicos, como lanolina anídrica modificada ou cremes com vitaminas A e D em traumas importantes – cremes à base de hidrocorticoides sintéticos, como mometasona 0,1% e propionato de halobetasol 0,05%, têm sido recomendados por alguns especialistas,[50] mas só devem ser usados na ausência de infecção bacteriana ou fúngica.

O uso de métodos secativos (secador de cabelo ou lâmpadas) deve ser evitado – manter o complexo areolopapilar sadio, íntegro e seco é recomendável para prevenção de fissuras, mas o uso desses métodos em lesões papilares pode ser até mesmo prejudicial. A epiderme da papila se recupera mais rapidamente quando há uma barreira úmida que previna a perda de umidade das camadas mais profundas da pele. O uso de protetores papilares, salvo raríssimas exceções, deve ser desestimulado. Em alguns casos, eles podem exacerbar as lesões.[6,51]

Papilas planas ou invertidas

Papilas planas ou invertidas podem dificultar o início da amamentação, mas não a impedem necessariamente. O diagnóstico de papila invertida pode ser estabelecido por meio da manobra simples de pressionar a aréola entre o polegar e o dedo indicador – a papila plana protrai e a invertida retrai. Para que a portadora de papilas invertidas ou planas consiga amamentar com sucesso, é fundamental a intervenção logo após o nascimento da criança.

Entre as medidas que devem ser tomadas, destaca-se promover a confiança da mãe, que deve ter a consciência de que, com paciência e perseverança, poderá superar o problema e que a própria sucção a ajudará a protrair a papila. Deve-se auxiliá-la com a pega inicial, caso o lactante não consiga abocanhar por si só. É importante que a aréola esteja flácida. As mães devem aprender manobras para protrair a papila antes das mamadas com um simples estímulo ou por meio de sucção com bomba manual ou seringa de 20mL adaptada. Por fim, elas devem ser orientadas a ordenhar o leite enquanto o neonato não sugar efetivamente, ajudando a manter a produção do leite e deixando as mamas macias, o que facilita a pega adequada.

Ingurgitamento mamário

O ingurgitamento mamário reflete a falha no mecanismo de autorregulação da fisiologia da lactação, resultando em um estado de congestão e aumento da vascularização, acúmulo de leite e edema parenquimatoso devido à obstrução da drenagem linfática, em razão do aumento da vascularização e do enchimento dos alvéolos. O aumento da pressão intraductal faz o leite acumulado, por um processo de transformação local, se tornar mais viscoso, originando o chamado "leite empedrado".

A queda dos níveis de progesterona causa edema e aumento do volume das mamas, dor, desconforto, sensação de peso, vermelhidão e aumento da temperatura local. Algumas mulheres podem relatar calafrios e tremores. Os principais fatores associados ao desenvolvimento de ingurgitamento incluem início tardio da amamentação, sucção ineficaz pelo bebê e baixa demanda da amamentação.

Ingurgitamento discreto é normal e não exige intervenção. O excessivo é mais frequente entre as primíparas cerca de 3 a 5 dias após o parto. Leite em abundância, início tardio da amamentação, mamadas infrequentes, restrição da duração e da frequência das mamadas e sucção ineficaz do lactente favorecem o aparecimento do ingurgitamento. Portanto, a amamentação com livre demanda, iniciada logo após o parto e com técnica adequada, é medida eficaz para prevenção do ingurgitamento mamário.[6]

O aspecto benigno do quadro deve ser enfatizado, e a mãe deve ser estimulada a amamentar livremente. Podem ser prescritos analgésicos e anti-inflamatórios não esteroides para alívio do desconforto, bem como compressas frias. A apojadura pode acontecer mais precocemente em mães que amamentam na primeira hora de vida e em livre demanda e mais tarde nas que não realizaram alojamento conjunto e/ou foram submetidas à cesariana eletiva, tiveram parto pré-termo, apresentam comorbidades prévias, como hipotireoidismo ou diabetes *mellitus*, ou naquelas previamente submetidas à mamoplastia.

Uma vez instalado o ingurgitamento, recomendam-se as seguintes medidas:[6,52]

- Amamentar frequentemente. Ao se observar uma aréola tensa, é necessário ordenhar um pouco do leite antes de iniciar a mamada para que ela fique macia o suficiente para o bebê abocanhar a mama adequadamente. Se o lactente não mamar, a mama deve ser ordenhada manualmente ou com bomba de sucção. O esvaziamento da mama é essencial, pois, caso o leite não seja removido, pode resultar no desenvolvimento de um quadro de mastite ou até mesmo abscesso mamário.
- Massagens delicadas das mamas são importantes para fluidificação do leite viscoso e estímulo do reflexo de ejeção do leite.
- Estimular o reflexo de ejeção do leite antes das mamadas ou da ordenha por meio de massagem delicada das mamas e com o relaxamento materno.
- Compressas frias (ou gelo envolto em compressa) a intervalos regulares, a cada 2 horas nos casos mais graves, por 15 minutos. Essa hipotermia local provoca vasoconstrição e, consequentemente, reduz o fluxo sanguíneo e a própria produção de leite.
- Uso de analgésicos sistêmicos para dor, se necessário.

Compressas quentes aumentam a produção de leite, o que pode não ser vantajoso na vigência de ingurgitamento mamário, além de poder provocar queimaduras na pele da mama, agravando a condição dessas mulheres.

Bloqueio dos ductos lactíferos

O bloqueio de ductos lactíferos ocorre quando o leite produzido em determinada área da mama não flui da maneira adequada, o que se observa com frequência quando a amamentação é irregular, ou o leite não está sendo retirado de modo condizente, ou em caso de pressão local, como, por exemplo, um sutiã muito apertado. O bloqueio se manifesta pela presença de nódulos mamários sensíveis, na ausência de outras doenças das mamas. Pode haver dor, calor e eritema na área comprometida, não acompanhados de febre elevada.

Para desbloquear o ducto afetado, é importante que a mãe amamente o bebê com frequência e em diferentes posições, oferecendo inicialmente a mama afetada, com o queixo do bebê direcionado para a área atingida, o que facilita a retirada do leite. Além disso, calor local e massagens suaves da região, em direção à papila, antes e durante as mamadas facilitam o desbloqueio.[53]

Galactocele

A galactocele é caracterizada por formações císticas constituídas por leite a partir de ductos mamários bloqueados. O conteúdo é leitoso e fluido, podendo excepcionalmente tornar-se mais viscoso. À palpação, apresenta-se como nódulo arredondado de superfície lisa, doloroso ou não, e de tamanhos variados, frequentemente com menos de 2cm. O diagnóstico é confirmado por meio de ultrassonografia mamária ou pela aspiração com agulha fina, para afastar outros diagnósticos, como fibroadenoma ou abscessos mamários. Em geral, o tratamento consiste apenas na tranquilização das mulheres e seguimento periódico e, excepcionalmente, em aspiração com agulha geralmente mais calibrosa.[54,55]

Presença de sangue no leite materno

Fenômeno mais frequente entre primíparas adolescentes e mulheres com mais de 35 anos, a presença de sangue no leite materno é decorrente do rompimento de capilares periductais, provocado pelo aumento súbito da pressão osmótica intra-alveolar na fase inicial da apojadura. Trata-se de fenômeno transitório, observado nas primeiras 48 horas após o parto, com melhora mediante o próprio esvaziamento das mamas com as mamadas ou ordenhas estimuladas.[6]

Baixa produção de leite

Uma queixa frequente durante a amamentação é o "leite fraco" ou o relato de "pouco leite". Muitas vezes, essa percepção é reflexo da própria insegurança materna quanto à capacidade de nutrir seu filho, o que leva a mãe, muitas vezes, a interpretar o choro da criança e as mamadas frequentes, um comportamento normal entre crianças pequenas, como sinais de fome. A ansiedade que essa situação causa na mãe e na família pode ser transmitida à própria criança, que responde com mais choro. A suplementação com outros tipos de leite frequentemente alivia a tensão materna, e essa tranquilidade é repassada ao lactente, que passa a chorar menos, vindo a reforçar a ideia equivocada de que a criança estava passando fome. Uma vez iniciada a suplementação, a criança passa a sugar menos a mama e, em consequência, a produção de leite será menor, em um processo contínuo que culminará com a interrupção da amamentação.

O melhor indicativo da suficiência de leite é o ganho de peso da criança. O número de micções por dia (de seis a oito, no mínimo) e também as evacuações frequentes são outros indicativos indiretos de um volume adequado de leite ingerido. Crianças com baixa ingestão de leite não ganham peso de maneira adequada, urinam pouco, choram com mais frequência, fazem mamadas muito longas e evacuam poucas vezes e em pequena quantidade, sempre com fezes duras e secas.

Se a produção de leite parecer insuficiente para o bebê em razão do baixo ganho ponderal, na ausência de patologias orgânicas, deve-se averiguar se, durante a amamentação, a criança está sendo posicionada corretamente e se apresenta boa pega. Para aumentar a produção de leite, é possível sugerir à mãe que aumente a frequência das mamadas, oferecendo as duas mamas em cada uma delas, que dê tempo para o neonato esvaziar bem as mamas e que tente trocar de seio várias vezes em uma mesma mamada, evitando o uso de mamadeiras, chupetas e protetores de papilas.

Cabe reforçar com as mães a necessidade de uma boa alimentação, com dieta balanceada e hidratação frequente, além de repouso. Excepcionalmente, em casos selecionados, pode ser recomendado o uso de medicamentos estimulantes da lactação, como metoclopramida, domperidona ou clorpromazina,[6,56] os quais apresentam benefícios questionáveis. Desse modo, são indispensáveis uma boa anamnese, a coleta de informações e a descrição da história pregressa e pessoal de maneira detalhada para o diagnóstico diferencial correto.

Candidíase areolar

A associação entre *Candida albicans* e dor papilar durante a amamentação é um tema controverso. Embora seja considerada uma intercorrência comum, a literatura não apresenta respaldo convincente quanto à sua ocorrência. Muitas mulheres relatam dor papilar nos intervalos das mamadas, acompanhada de pontadas e irradiação para estruturas adjacentes, associadas a edema e vermelhidão papilar. Crostas brancas orais que se diferenciam das crostas de leite, as quais são mais facilmente removíveis e não contêm áreas cruentas, sugerem esse tipo de diagnóstico, que é essencialmente clínico. Quando presentes, mãe e filho devem ser tratados simultaneamente para evitar a reinfecção de acordo com alguns protocolos. No entanto, pesquisas (culturas ou exames de PCR) para crescimento fúngico em amostras de leite ou raspado de epiderme de puérperas sintomáticas e naquelas assintomáticas não encontraram diferenças significativas.[57,58]

O microbioma do leite humano, que inclui a flora da cavidade oral do lactente e da pele do complexo areolopapilar, é amplo e contém múltiplos microrganismos, incluindo fungos e bactérias, responsáveis por formar um ecossistema protetor da própria região. A utilização desnecessária de antifúngicos orais ou tópicos pode quebrar essa microbiota protetora e promover resistência aos antifúngicos.[59]

Quando indicado, particularmente naqueles casos persistentes e que não melhoram com medidas não medicamentosas, o tratamento da candidíase papilar deve ser iniciado com uso tópico de miconazol gel ou clotrimazol creme, aplicado em fina camada na área acometida, três a quatro vezes ao dia, durante 14 dias ou até o desaparecimento dos sintomas. O cetoconazol deve ser evitado em virtude do risco potencial de hepatotoxicidade para o recém-nascido. Nos casos refratários ao tratamento local, recomenda-se iniciar tratamento sistêmico com fluconazol oral, na dose de 400mg no primeiro dia com manutenção de 200mg/dia durante 14 dias. Doses mais baixas ou dose única são insuficientes para controle da candidíase papilar. Cuidados de higiene local, mantendo as papilas secas, em contato com o ar, e exposição solar também são medidas adicionais úteis e que auxiliam o processo de cicatrização.[59]

Nódulos mamários

O diagnóstico de tumores benignos no ciclo gravídico-puerperal é menos frequente do que o número real de casos existentes. A literatura estima que a prevalência em material de necropsia de tumores benignos em mulheres no período reprodutivo situa-se entre 8% e 10%. A dificuldade para o diagnóstico se deve às alterações fisiológicas da mama durante esse período, quando os tecidos se tornam densos, ingurgitados e, com frequência, multinodulares. Com a progressão da gestação, essas modificações se tornam mais proeminentes. Gestantes ou lactantes portadoras de nódulos mamários devem ser submetidas à mesma propedêutica adotada para as mulheres não grávidas.

Dos exames de imagem disponíveis, a ultrassonografia é a melhor opção para avaliação dessa alteração. Além de segura e acessível, tem sensibilidade confiável na gestante ou na lactante, possibilitando não apenas a diferenciação entre a natureza cística e a sólida do nódulo, mas também sua própria caracterização morfológica. A mamografia, além da maior limitação para avaliação das mamas jovens, conta com as alterações gravídicas ou lactacionais para dificultar ainda mais sua interpretação. Se houver necessidade, a gravidez não é contraindicação para uso da mamografia, devendo o exame ser realizado com proteção abdominal.

Se existe uma massa dominante e com indicação de propedêutica invasiva para definição diagnóstica, deve-se dar preferência à amostragem tecidual para diagnóstico histológico com as técnicas de biópsia com agulha grossa, como *core biopsy* ou mamotomia. A punção aspirativa com agulha fina é uma opção na ausência de biópsias com agulha grossa – no entanto, apresenta mais erros em sua interpretação, em decorrência das alterações celulares induzidas pela gravidez, como hipercelularidade, aumento do volume das células e nucléolos proeminentes, podendo levar ao diagnóstico errôneo de carcinoma.

O nódulo mamário benigno mais frequentemente encontrado nessa fase é o fibroadenoma. Outros nódulos benignos também são possíveis, como adenoma da lactação, papilomas, hamartoma e lipomas. Câncer de mama também pode ocorrer no ciclo gravídico-puerperal, manifestando-se clinicamente como nódulo mamário e devendo ser sempre considerado, particularmente nas mulheres que engravidam em idade mais avançada, e sempre que houver essa suspeita diagnóstica, toda propedêutica necessária deve ser empregada.

MASTITE LACTACIONAL

O conceito de mastite lactacional ou mastite puerperal é controverso na literatura, em geral com o relato da combinação de manifestações mamárias com sintomas sistêmicos. Os sintomas mamários incluem dor, vermelhidão, massa palpável, edema e/ou calor local. Entre as manifestações sistêmicas podem ser encontrados sintomas inespecíficos, como febre elevada, astenia, anorexia, cefaleia e mal-estar geral, podendo evoluir para um quadro de sepse nos casos mais graves. Essas manifestações devem persistir por um período mínimo de 12 a 24 horas. Estima-se a ocorrência da mastite lactacional em 2,5% a 20% das parturientes, com pico de ocorrência entre a segunda e quarta semanas de puerpério e declínio nas semanas subsequentes.[53,60]

Tradicionalmente, o leite humano é considerado estéril, e qualquer bactéria nele encontrada é considerada contaminação da pele da mãe ou da boca do recém-nascido. No entanto, essa teoria vem sendo derrubada por diversos estudos que demonstraram que o leite humano contém sua própria microbiota.[61] Apesar disso, a principal via de transmissão é através da perda da continuidade cutânea, resultando nas fissuras papilares e na quebra da homeostase de sua microbiota com contaminação oriunda da orofaringe do recém-nascido, podendo, excepcionalmente, ocorrer também via hematogênica[62] ou através de canais de comunicação do trato gastrointestinal materno e da glândula mamária.[63] O principal agente etiológico da mastite lactacional é o *Staphylococcus aureus*, presente em cerca de 70% dos casos, seguido por outros, como *Staphylococcus epidermidis*, *Streptococcus* beta-hemolítico do grupo B, *Escherichia coli*, *Pseudomonas*, *Klebsiella*, *Ralstonia*, *Serratia*, *Enterobacter* e *Bacteroides*.[61]

Diversos são os fatores de risco associados à mastite lactacional, os quais podem ser subdivididos em três categorias: fatores anatômicos e comportamentais, fatores sociodemográficos e outros fatores (Quadro 65.1). Entre os mais comuns estão as fissuras papilares e a dor papilar, além do ingurgitamento mamário e da obstrução ductal. Outro fator associado ao aumento do risco de mastite consiste no uso de protetores mecânicos como bicos auxiliares, que parecem estar associados a trauma local. Pega inadequada, mau posicionamento da criança, expressão papilar exagerada e o próprio uso de suplementos alimentares também são associados a risco maior de mastite lactacional. Outros fatores relacionados incluem tabagismo, mastites prévias e cesariana.[56,60]

Quadro 65.1 Principais fatores de risco associados ao desenvolvimento de mastite lactacional

- Fissuras e dor papilar
- Ingurgitamento mamário
- Obstrução ductal
- Pega incorreta
- Mau posicionamento da criança
- Mamadas infrequentes e sucção insuficiente
- Freio lingual curto
- Produção excessiva de leite
- Mastites prévias
- Tabagismo
- Cesariana
- Uso de protetores
- Desnutrição materna
- Estresse

Propedêutica

O diagnóstico da mastite lactacional é essencialmente clínico, mediante a observação dos sinais e sintomas apresentados. Nos quadros iniciais, a queixa principal é a presença de dor bem localizada, associada a área de hiperemia e edema cutâneo. Os abscessos superficiais são facilmente perceptíveis ao exame clínico, podendo apresentar área de flutuação de acordo com a fase evolutiva, geralmente com fina pele descamativa e brilhante. Quando em localização profunda, essas coleções são de identificação mais difícil.

A ultrassonografia representa o principal recurso de imagem para localização topográfica e caracterização morfológica das coleções, possibilitando, também, as drenagens ecoguiadas e a coleta de material para estudo microbiológico. Essas abordagens devem ser executadas com agulhas de grosso calibre (agulhas 40 *gauge*), considerando tratar-se de líquidos bastante espessos e de difícil aspiração em determinados casos.[62] A cultura do material purulento deve ser realizada principalmente nos quadros graves, que não respondem ao tratamento empregado, e naqueles que foram adquiridos em ambiente hospitalar. Em caso de suspeita de mastites granulomatosas ou mesmo carcinoma inflamatório, torna-se fundamental considerar a realização de biópsia para diagnóstico histopatológico a partir das variáveis apresentadas no Quadro 65.2.

Tratamento

Na maioria dos casos, a conduta pode ser ambulatorial, precocemente, de modo a prevenir as possíveis complicações. Os pilares principais nos casos de mulheres com quadro de mastite lactacional envolvem quatro condutas:

- Esvaziamento eficaz das mamas (remoção do leite materno).
- Tratamento dos sintomas.
- Mudança comportamental/aconselhamentos.
- Antibioticoterapia.

A execução de cada medida dependerá da fase da mastite lactacional. A antibioticoterapia deve ser iniciada precocemente, depois de percebidos os primeiros sinais de dor e hiperemia localizados, e ter a duração média de 7 a 14 dias. Períodos inferiores a 7 dias estão mais associados a recorrência e reinfecção ou mesmo ao agravamento dessa condição. No Quadro 65.3 são apresentados os principais esquemas antibióticos recomendados para tratamento da mastite lactacional. O uso de analgésicos e anti-inflamatórios não esteroides é fundamental, sendo os mais empregados dipirona, paracetamol ou ibuprofeno, com impacto positivo na redução da dor e do edema local.[62]

A manutenção da amamentação, quando bem tolerada, é fundamental, evitando a mama afetada por quadros

Quadro 65.2 Variáveis consideradas no diagnóstico diferencial entre mastite lactacional e carcinoma inflamatório

	Mastite lactacional	Carcinoma inflamatório
Idade	< 35 anos	> 35 anos
Época de aparecimento	Puerpério	Fora do puerpério
Dor	Presente	Ausente
Febre	Presente	Ausente
Abscesso	Presente	Ausente
Tumor palpável	Pode ocorrer	Frequente
Histopatológico	Processo infeccioso	Maligno

Quadro 65.3 Principais antibióticos utilizados no tratamento da mastite lactacional

Antibiótico	Posologia	Indicações
Amoxicilina + clavulanato	875/125mg a cada 12 horas por 7 a 14 dias	Mastites não complicadas e comodidade de dose
Cefalexina	500mg a cada 6 horas por 7 a 14 dias	Mastites não complicadas
Cefadroxila	500mg a cada 12 horas por 7 a 14 dias	Mastites não complicadas
Eritromicina	500mg a cada 6 horas por 7 a 14 dias	Casos de hipersensibilidade aos betalactâmicos
Sulfametoxazol + trimetoprima	800/160mg a cada 12 horas por 7 a 14 dias	Infecções por *Staphylococcus aureus* resistente à penicilina
Clindamicina	300mg (dois comprimidos) a cada 8 horas por 7 a 14 dias	Mulheres alérgicas à penicilina e infecção por anaeróbios
Ciprofloxacino	500mg a cada 12 horas por 7 a 14 dias	Infecção por bactérias gram-negativas ou casos de infecção hospitalar
Oxacilina	2g endovenoso a cada 4 horas durante o período de internação	Casos graves e sem resposta ao tratamento via oral
Metronidazol	500mg a cada 8 horas por 7 a 10 dias	Infecções por anaeróbios

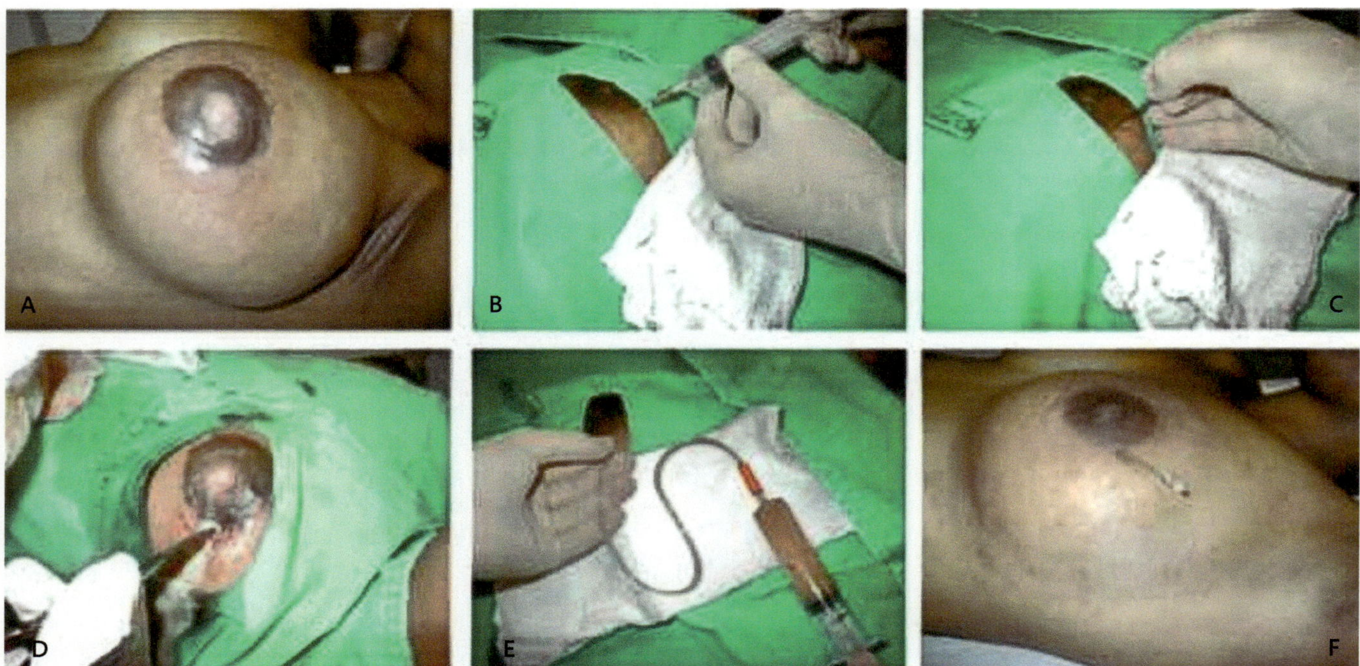

Figura 65.8 Drenagem de abscesso puerperal. **A** Mama com edema importante, associado a hiperemia central e ponto de flutuação. **B** Infiltração anestésica de pele e subcutâneo. **C** Incisão puntiforme com bisturi lâmina 11. **D** Drenagem de secreção purulenta e exploração da cavidade do abscesso com pinça hemostática. **E** Lavagem exaustiva da cavidade com soro fisiológico e sonda ou dreno tubular fino. **F** Manutenção do dreno tubular. (Imagens gentilmente cedidas pela Dra. Paula Soares, Belo Horizonte, MG.)

de abscessos ativos. Nas lactantes com intolerância ou dificuldades, é necessário o esvaziamento manual da mama, impedindo o acúmulo de leite e a perpetuação do quadro infeccioso. Orientações e ajustes quanto à pega correta, às posições para amamentação e aos aspectos nutricionais e de hidratação para os cuidados maternos também devem ser empregados.

Outro cuidado importante consiste no suporte das mamas com enfaixamento ou sutiã adequado, de modo a promover bom relaxamento dos ligamentos de Cooper e reduzir os movimentos das mamas, diminuindo a dor e o edema glandular. Uma conduta interessante, e com respaldo na literatura científica, consiste na utilização de folhas congeladas de repolho-verde cuidadosamente preparadas, com boa higienização e retirada dos talos calibrosos. A mama afetada deve ser envolta com a superfície concava da folha de repolho voltada para a pele, sustentada pelo próprio sutiã e mantida por até 2 horas, deixando a aréola descoberta.[62,64-66] Essas medidas devem ser mantidas até a regressão do quadro de ingurgitamento e o alívio dos sintomas.

Ao ser detectada a presença de abscessos mamários, devem ser mantidas as medidas clínicas, principalmente a prorrogação da antibioticoterapia, acrescidas de abordagens invasivas, como drenagem com agulha grossa, utilizando a ultrassonografia para melhor identificação de lojas adicionais e direcionamento das punções. Em geral, esses casos de drenagem ecoguiada devem ser recomendados para manejo de coleções com até 3cm de diâmetro.[67] Não é rara a necessidade de repetição das drenagens ecoguiadas a cada 48 a 72 horas, até que seja interrompida a formação de coleções. Nos casos graves refratários à abordagem ecoguiada ou nas coleções de grande volume e múltiplas lojas é necessária a drenagem cirúrgica clássica sob sedação ou anestesia geral com colocação de dreno tubular fino, o qual deve ser mantido por 24 a 48 horas ou até que cesse a drenagem purulenta (Figura 65.8).[68]

PROPEDÊUTICA MAMÁRIA NO CICLO GRAVÍDICO-PUERPERAL

Durante a gravidez e a lactação, qualquer propedêutica mamária, por imagem ou invasiva, sempre representa um desafio, exigindo uma interpretação criteriosa. As mudanças fisiológicas induzidas nesse período, com estímulo hormonal acentuado nas mamas, resultam em volume mamário maior e mais denso, dificultando tanto a imagem dos tecidos como a própria interpretação cito e histopatológica, com grande impacto na avaliação. Além disso, ainda há o risco de complicações fetais em decorrência do emprego da radiação ionizante na mamografia e do contraste gadolínio na ressonância nuclear magnética.

Segurança dos métodos de imagem na gravidez e lactação

São três os principais métodos de imagem da mama existentes na atualidade:

- **Ultrassonografia mamária:** não há impacto sobre a gravidez e a lactação, podendo ser utilizada em qualquer período gestacional, bem como durante a amamentação, sem quaisquer restrições.[69,70]

- **Mamografia:** gestantes e médicos devem sempre preocupar-se ao utilizar métodos que empreguem radiação ionizante em virtude do risco de abortamento espontâneo e malformações fetais. Doses de radiação menores que 50mGy muito raramente podem causar dano fetal. Em exame convencional de mamografia, a dose que potencialmente atingiria o feto é calculada entre 0,001 e 0,01mGy, muito abaixo da dose de risco. Desse modo, considerando os níveis baixos de exposição, a dose de radiação fetal não deveria causar preocupação.[71,72] Outra questão diz respeito ao tecido mamário, que se torna mais sensível à radiação durante a gestação e a lactação, mas essa é uma teoria jamais comprovada.[71-74] Assim, a escolha da mamografia dependerá fundamentalmente da necessidade e da manifestação que a gestante venha a apresentar, podendo ser utilizada na gravidez e lactação, cabendo destacar a necessidade de proteção abdominal com avental de chumbo durante o período gestacional.
- **Ressonância nuclear magnética:** diferentemente dos associados à radiação ionizante, os riscos da ressonância são mais teratogênicos e menos carcinogênicos, e principalmente relacionados com acúmulo de calor fetal, alteração na migração e proliferação celular no primeiro trimestre, além de danos ao nervo auditivo fetal.[75,76] Estudos em modelos animais relatam toxicidade fetal com gadolínio, contraste utilizado no procedimento, o qual é capaz de atravessar a placenta e tem atividade potencialmente neurotóxica. O Colégio Americano de Radiologia (ACR) não recomenda seu uso durante a gestação.[77] No puerpério, a ressonância magnética com contraste pode ser utilizada com segurança sem a necessidade de interrupção da amamentação.[78]

Propedêutica específica

Considerando que invariavelmente a propedêutica instrumental da mama durante o ciclo gravídico-puerperal estará direcionada pela sintomatologia e não pela finalidade de rastreamento do câncer de mama, durante esse período são recomendadas as seguintes condutas:

- **Dor mamária:** em geral, uma boa avaliação clínica é suficiente para análise dos quadros de dor mamária. Excepcionalmente, nos casos de dores focais, principalmente quando associadas à condensação focal ou massa palpável, justifica-se a solicitação de ultrassonografia mamária.
- **Nódulos:** a ultrassonografia é a base da imaginologia mamária durante a gravidez e a lactação, sendo considerada o método de maior sensibilidade tanto para lesões benignas como para as malignas. Além de utilizar radiação ionizante, a mamografia é técnica de acurácia muita baixa durante a gravidez e a lactação. Dessa maneira, a ultrassonografia é o principal método para investigação inicial de nódulos ou condensações focais em mulheres grávidas e lactantes.[70,79-82]
- **Derrames papilares:** a saída de secreção papilar durante a gravidez, quando estimulada, é comum e deve ser esclarecida a todas as gestantes. Entretanto, derrame papilar espontâneo sanguíneo é achado inespecífico e pode ser observado tanto em doenças benignas como no câncer de mama. Se um quadro suspeito for apresentado, particularmente derrame papilar sanguíneo uniductal, a galactografia poderá ser empregada nas gestantes, e a ressonância também seria uma opção para mulheres em lactação. Embora nenhum estudo tenha avaliado o uso da ultrassonografia mamária em casos de derrames papilares durante a gestação, ela continua sendo a primeira escolha como recurso imaginológico.[79,83]
- **Procedimentos intervencionistas:** diante de lesões mamárias com necessidade de investigação diagnóstica invasiva, é preferível biópsia de fragmento guiada por ultrassonografia, a qual possibilita a coleta de amostra tecidual e o diagnóstico histológico seguro, sendo possível também biópsia assistida a vácuo ou mamotomia. Os médicos devem permanecer atentos em razão do risco aumentado de sangramento e infecções secundárias decorrentes do aumento da vascularização e dilatação ductal.[79,83,84] Fístula láctea é intercorrência rara nas biópsias com agulha grossa e mais frequente nas cirúrgicas.[85] A punção aspirativa com agulha fina aumenta as dificuldades e o erro diagnóstico por conta das alterações citológicas encontradas durante a gravidez e na própria lactação.
- **Estadiamento do câncer de mama:** o estadiamento do câncer de mama é fundamental para o planejamento terapêutico (veja o Capítulo 42). Entretanto, durante a gestação, deve-se levar em conta que a radiação ionizante tem potencial teratogênico de acordo com a idade gestacional em que for empregada. Desse modo, esses exames devem ser solicitados apenas quando seus resultados implicarem mudança real de conduta. Radiografias de tórax com proteção abdominal, ultrassonografia abdominopélvica e exames laboratoriais são suficientes nos casos com baixa suspeita de metástases à distância. Tomografias de tórax são consideradas seguras para o feto, principalmente após o primeiro trimestre de gestação. A cintilografia óssea está contraindicada durante a gestação. Em caso de necessidade, a ressonância magnética sem contraste poderá ser incorporada à investigação de área sintomática do esqueleto ou cerebral, lesão suspeita à radiografia de tórax, ou para esclarecimento de lesões identificadas na ultrassonografia abdominal.[78]

CONTRAINDICAÇÕES ABSOLUTAS E RELATIVAS DA AMAMENTAÇÃO

Preocupações e questionamentos sobre diversas condições ou exposições e o risco potencial de impacto na criança lactente persistem em constante discussão e permanente revisão. Algumas doenças infecciosas representam um conjunto de condições que se mantêm como contraindicações absolutas, outras com recomendação de suspensão temporária. Do ponto de vista vacinal, apenas as vacinas contra febre amarela e varíola devem contraindicar a amamentação ou ser evitadas durante o período da lactação. A galactosemia clássica é a única condição clínica do recém-nascido que é realmente uma contraindicação à amamentação.

Não existem condições maternas que por si só representem verdadeira contraindicação absoluta, mas procedimentos diagnósticos, tratamentos ou doenças maternas graves podem interferir na amamentação. A coordenação médica adequada, de maneira interdisciplinar, integrada à equipe de apoio à amamentação, é essencial para o sucesso.

Dietas restritivas ou desnutrição materna grave não seriam uma contraindicação, mas certamente uma oportunidade excelente para promover bom aconselhamento nutricional e instituir protocolos de orientação a essas mães. Cuidados específicos devem ser tomados por ocasião da exposição a agentes ambientais tóxicos, que precisam ser particularmente reconhecidos e avaliados para uma possível contraindicação. Diante de possível contraindicação à amamentação, um balanço dos riscos e benefícios deve ser avaliado e discutido com a mãe e os familiares para que se chegue à melhor decisão.[86]

Entre as principais contraindicações relativas ou absolutas à manutenção da amamentação, destacam-se:

- **Fatores maternos:** alcoolismo e uso de drogas ilícitas (cocaína, heroína, LSD, outras), quimioterapia, radiofármacos, infecções virais (HIV 1 e 2 e HTLV 1 e 2),[87] condição clínica grave, recusa da mãe em amamentar, útero de substituição e mulheres submetidas à mastectomia bilateral.
- **Fatores neonatais:** morte fetal ou neonatal, galactosemia do lactente, malformações fetais (trato gastrointestinal superior ou respiratório), cardiopatia e pneumopatia graves e hiperbilirrubinemia grave do recém-nascido.

SUPRESSÃO DA LACTAÇÃO

Considerando aspectos conceituais, há uma distinção semântica entre prevenção da lactogênese e supressão ou inibição da lactação. A inibição da lactogênese imediatamente após o parto é denominada prevenção da lactação; uma vez estabelecida a amamentação, sua inibição é denominada supressão da lactação.[88,89] Quando necessário, o profissional de saúde que vai indicar a inibição da lactação deve ter conhecimento das técnicas utilizadas para esse fim, bem como dos efeitos adversos que a lactante pode vir a apresentar. Vale ressaltar que a principal indicação para supressão da lactação reside nas contraindicações à amamentação abordadas no tópico anterior.

Estratégias para supressão ou inibição da lactação incluem medidas não farmacológicas e medicamentosas. Independentemente da estratégia, esta deve ser iniciada o mais cedo possível, de preferência nas primeiras 24 horas.

Medidas não farmacológicas

Os métodos não farmacológicos devem ser associados entre si e constituem a primeira escolha, sendo mais efetivos na prevenção da lactação.[90] As mulheres podem apresentar ampla sintomatologia durante o tratamento, com intensidades variáveis, o que muitas vezes resulta no insucesso dessas medidas, tornando necessária a instituição de terapia medicamentosa.[91] Entre as medidas não farmacológicas, destacam-se:

- Evitar o esvaziamento das mamas.
- Evitar a estimulação do complexo areolopapilar.
- Bandagem compressiva logo após o parto ou esvaziamento das mamas, devendo ser mantida por 3 a 5 dias.
- Uso de sutiã apertado.
- Compressas de gelo – devem ser iniciadas precocemente, por 5 a 10 minutos, e repetidas a cada 2 horas.

Medidas medicamentosas

Caso seja necessário o emprego de terapias medicamentosas, são preferidas as que diminuem a secreção de prolactina, principalmente os derivados do *ergot*, agonistas da dopamina. As principais drogas utilizadas são:

- **Cabergolina:**[89,92]
  - *Mecanismo de ação:* agonista do receptor de dopamina, diminui os níveis plasmáticos de prolactina.
  - *Contraindicações:* hipertensão descontrolada, hipersensibilidade aos derivados do *ergot*, insuficiência hepática ou renal, úlcera péptica com precedentes de hemorragia gastrointestinal, síndrome de Raynaud e distúrbios psicóticos.
  - *Efeitos colaterais:* cefaleia, náusea, vômitos, vertigem, dor abdominal, sonolência e infarto agudo do miocárdio (IAM).
  - *Dose:* 1mg em dose única via oral, até 24 horas após o parto, para prevenção da lactação, ou 0,25mg a cada 12 horas durante 2 dias, para supressão da lactação.
  - *Observação:* a cabergolina apresenta melhor comodidade posológica, boa eficácia terapêutica e menos efeitos colaterais.
- **Bromocriptina:**[93]
  - *Mecanismo de ação:* agonista do receptor de dopamina, diminui os níveis plasmáticos de prolactina.
  - *Contraindicações:* doença hipertensiva gestacional, puérperas em uso prévio de ergonovina ou simpaticomiméticos durante o parto ou nos primeiros dias de puerpério e aquelas com fatores de risco para doença coronariana ou doença arteriovascular.
  - *Efeitos colaterais:* cefaleia, náusea, vômitos, vertigem, hipertensão arterial grave, convulsão e IAM.
  - *Dose:* 2,5mg, duas vezes ao dia, durante 14 dias. Recomenda-se o fracionamento, sendo possível utilizar metade ou um comprimido de 2,5mg nos primeiros 3 dias, aumentando a dose em meio comprimido de 2,5mg a cada 3 dias, até alcançar a dose de 5mg/dia.
  - *Observação:* em vários países, a bromocriptina foi retirada do mercado em virtude dos graves efeitos colaterais.

- **Lisurida:**[94]
  - *Mecanismo de ação:* agonista do receptor D2 da dopamina, diminui os níveis plasmáticos de prolactina.
  - *Contraindicações:* doença hipertensiva gestacional, insuficiência coronariana e arteriopatias, bem como hipersensibilidade ao produto.
  - *Efeitos colaterais:* cefaleia, náusea, vômitos, hipotensão ortostática, colapso cardiovascular, IAM, hipertensão arterial sistêmica, crise convulsiva e acidente vascular cerebral.
  - *Dose:* um comprimido de 0,2mg, duas a três vezes ao dia, durante 14 dias.

Os efeitos indesejados dos alcaloides do *ergot* limitam sua prescrição, sendo possível afirmar com segurança que ainda não se encontra disponível uma droga que seja ao mesmo tempo segura e eficaz em inibir a lactação.

CIRURGIAS MAMÁRIAS E IMPACTO NA MAMA LACTANTE

Diversos são os procedimentos cirúrgicos realizados nas mamas, incluindo cirurgias estéticas, oncológicas e reparadoras, ou mesmo para controle e tratamento de doenças benignas. De maneira geral, diz-se que a mamoplastia redutora não impede a amamentação, desde que a inervação do mamilo esteja preservada, os ductos lactíferos patentes e os seios lactíferos intactos, em comunicação com os poros lactíferos para permitir as sensações que atuam como gatilhos para os reflexos de produção e ejeção do leite.[6]

Em geral, os impactos da cirurgia de redução da mama na lactação parecem depender em grande parte da técnica cirúrgica aplicada, com o sucesso do aleitamento variando entre 4% e 75%. Técnicas que mantenham intacta a coluna do parênquima mamário subareolar parecem aumentar a probabilidade de produção adequada de leite independentemente do tipo de pedículo empregado.

Quanto maior a quantidade de tecido mamário ressecada, menor a probabilidade de produção adequada de leite e, consequentemente, maior o impacto negativo sobre a amamentação.[95] No entanto, na prática clínica observa-se que muitas mulheres com mamoplastia redutora prévia não conseguiram sucesso na amamentação, apesar dos esforços e da informação, antes da cirurgia, de que poderiam amamentar plenamente. De fato, muitos relatos na literatura mostram que a lactação, com frequência, torna-se comprometida após cirurgia de redução das mamas.[96,97]

Estudos de coorte controlados mostraram que a mamoplastia redutora prévia impacta negativamente as taxas de aleitamento materno, em especial as de amamentação exclusiva. Ao final do primeiro mês, os dados revelaram que apenas 29% das mulheres operadas estavam amamentando exclusivamente, em contraste com 77% das mulheres sem cirurgia prévia. Ao final de 3 meses, essas taxas eram de 12% e 55%, respectivamente.[97,98]

Com relação à mamoplastia de aumento, os estudos sugerem que parece estar associada à incidência maior de hipogalactia e à redução de cerca de 40% nas chances de amamentação exclusiva, em comparação com mulheres que nunca realizaram o procedimento. Entretanto, o simples aumento da frequência das mamadas estimula a produção láctea, motiva a mãe e pode chegar ao volume ideal para atender às necessidades do lactente em até 48 horas. Vale ressaltar que os estudos sobre o impacto real das mamoplastias de aumento na amamentação ainda são limitados e com grande variação na metodologia e nos resultados.[99,100]

Diferentes tipos de incisão nesse tipo de cirurgia não parecem interferir na amamentação, até mesmo as incisões periareolares. Apesar da observação de taxas menores de amamentação entre as mulheres que colocaram implantes antes da gestação, isso não deve desencorajar as que desejam fazê-lo. Essas devem ser bem informadas e encorajadas a amamentar.[101]

Outras cirurgias mamárias interferem pouco ou quase nada na amamentação. A cirurgia conservadora no câncer de mama, sem a associação de radioterapia e de complicações infecciosas graves, não compromete a lactação. No entanto, cabe destacar que, se os ductos subareolares forem ressecados, a amamentação muitas vezes se torna inviável.

Por outro lado, nas mulheres operadas de maneira conservadora por câncer de mama e submetidas à radioterapia, isso muda completamente. O tratamento radioterapêutico tem efeito deletério nas células atípicas, assim como nas normais, inviabilizando a produção láctea normal e, portanto, a própria amamentação.[102] A mama contralateral apresenta capacidade normal de amamentação, a menos que haja comprometimento cirúrgico nos casos de mamoplastia de simetrização.

Quando se candidatam a uma cirurgia mamária, sobretudo estética, as mulheres devem ser informadas sobre a técnica cirúrgica proposta, seus riscos, impacto futuro e eventuais consequências para uma amamentação, sobretudo naquelas com possibilidade de engravidar futuramente. Nesse contexto, as mulheres com história de mamoplastia redutora ou de aumento com inclusão dos implantes de silicone podem amamentar plenamente, mas muitas não conseguem produzir a quantidade necessária de leite para suprir as necessidades de seus neonatos. Essas mulheres e seus filhos devem receber acompanhamento rigoroso, pois é difícil predizer quais terão problemas com a lactação em decorrência das cirurgias mamárias.

INICIATIVA HOSPITAL AMIGO DA CRIANÇA

Criada em 1991 pela OMS e pelo Fundo das Nações Unidas para a Infância (UNICEF), a Iniciativa Hospital Amigo da Criança (IHAC) tem como objetivo aumentar as taxas de amamentação mediante treinamento e conscientização tanto das equipes de saúde como das famílias.[103,104] Endossada e financiada pelo Ministério da Saúde no Brasil, essa iniciativa incentiva os hospitais candidatos a seguirem os 10 passos propostos pela OMS para o sucesso do aleitamento materno:

- **Passo 1:** ter uma política de aleitamento materno escrita que seja rotineiramente transmitida a toda a equipe de cuidados da saúde.
- **Passo 2:** capacitar toda a equipe de cuidados da saúde nas práticas necessárias para implantação de tal política.
- **Passo 3:** informar todas as gestantes sobre os benefícios e o manejo do aleitamento materno.
- **Passo 4:** ajudar as mães a iniciarem o aleitamento materno na primeira meia hora após o nascimento (colocar os bebês em contato pele a pele com suas mães).
- **Passo 5:** mostrar às mães como amamentar e como manter a lactação, mesmo se separadas de seus filhos.
- **Passo 6:** não oferecer aos recém-nascidos bebida ou alimento que não seja o leite materno, a não ser que exista indicação médica.
- **Passo 7:** praticar o alojamento conjunto – permitir que mães e bebês permaneçam juntos 24 horas por dia.
- **Passo 8:** incentivar o aleitamento materno de livre demanda.
- **Passo 9:** não oferecer bicos artificiais ou chupetas a crianças amamentadas.
- **Passo 10:** promover grupos de apoio à amamentação e encaminhar as mães para esses grupos na alta da maternidade.

CONSIDERAÇÕES FINAIS

No mundo moderno, a dinâmica e as escolhas pessoais e profissionais de cada mulher, bem como fatores culturais e condições socioeconômicas, acabam interferindo não apenas na decisão de engravidar ou não, mas também na própria decisão de amamentar plenamente. Amamentar, ainda que de maneira inconsciente, é muito mais uma decisão de cada mãe do que um ato associado a aspectos orgânicos. Potencialmente, toda mulher tem condições de amamentar, resguardados aqueles casos de alterações secundárias que impedem ou contraindicam a amamentação efetiva.

Atitudes familiares de apoio e suporte são fundamentais para o sucesso da amamentação. Além disso, é importante o papel dos serviços de saúde e das políticas públicas, desde o trabalho de conscientização e incentivo à amamentação, desenvolvidos antes mesmo dessas mulheres engravidarem, até a parceria com empresas e empregadores, facilitando e criando ambientes positivos que permitam que as mães aliem as atividades laborais ao ato de amamentar.

Apesar das fortes evidências dos benefícios da amamentação exclusiva por pelo menos 6 meses, ainda há mães que relutam, bem como persiste o desconhecimento de profissionais da saúde sobre esses benefícios. A condução precoce e cuidadosa de quaisquer sinais de intercorrências nesse período é fundamental não apenas para evitar o abandono da amamentação, mas também para impedir que essas alterações evoluam para quadros mais graves.

Os profissionais de saúde desempenham papel crucial para as mães, para os recém-nascidos e para a sociedade como um todo. Quando se depara com uma mulher com complicações importantes associadas ao ciclo gravídico-puerperal, isso reflete nada mais do que a falha completa da linha de cuidados que deve ser dispensada a todas elas. Assim, é papel não apenas do profissional de saúde, mas também das mães e de todo cidadão, colaborar com o direito de toda criança de ser amamentada.

Referências

1. Alex A, Bhandary E, McGuire KP. Anatoly and physiology of the breast during pregnancy and lactation. Adv Exp Med Biol 2020; 1252:3-7.
2. Brasil. Ministério da Saúde. Secretaria de Atenção à Saúde. Departamento de Atenção Básica. Saúde da criança: Aleitamento materno e alimentação complementar. Brasília: Ministério da Saúde, 2015. 186p.
3. Organização Mundial da Saúde (OMS), Fundo das Nações Unidas para a Infância (UNICEF). Proteção, promoção e apoio ao aleitamento materno. Geneva: World Health Organization, 1989.
4. Jones KM, Carter MM, Schulkin J. Racial and ethnic disparities in cardiovascular disease: An assessment of obstetrician-gynecologists' knowledge, attitudes, and practice patterns. Racial Ethn Health Disparities 2015 Jun; 2(2):256-66.
5. World Health Organization. Indicators for assessing breastfeeding practices. Geneva: World Health Organization, 1991. WHO/CDD/SER/91.14.
6. Giugliani ERJ. O aleitamento materno na prática diária. J Pediatr 2000; 76(Supl.3):S238-52.
7. Costanzo LS. Reproductive physiology. In: Physiology. 6. ed. Philadelphia: Elsevier 2018: 461-82.
8. Foyouzi N, Frisbaek Y, Norwitz ER. Pituitary gland and pregnancy. Obstet Gynecol Clin N Am 2004; 31:873-92.
9. Neville MC, Morton J, Umemura S. Lactogenesis. The transition from pregnancy to lactation. Pediatr Clin N Am 2000; 481:35-52.
10. Adriance MC, Inman JL, Petersen OW, Bissell MJ. Myoepithelial cells: Good fences make good neighbors. Breast Cancer Res 2005; 7:190-7.
11. Jones JL. Breast. In: Underwood's Pathology. 7. ed. Edinburgh: Elsevier 2019: 416-37.
12. Lucena CEM, Mussi MCL. Mastologia. Do diagnóstico ao tratamento. Rio de Janeiro: MedBook; 2023.
13. Sriraman NK. The nuts and bolts of breastfeeding: Anatomy and physiology of lactation. Curr Probl Pediatr Adolesc Health Care 2017; 47:305-10.
14. Neville MC. Anatomy and physiology of lactation. Pediatr Clin North Am 2001; 48:13-34.
15. 14- Freeman ME, Kanyicska B, Lerant A, Nagy G. Prolactin: Structure, function, and regulation of secretion. Physiol Rev 2000; 80:1523.
16. Shennan DB, Peaker M. Transport of milk constituents by the mammary gland. Physiol Rev 2000; 80:925.
17. Gimpl G, Fahrenholz F. The oxytocin receptor system: Structure, function, and regulation. Physiol Ver 2001; 81:629.
18. Habicht JP, Da Vanzo J, Butz WP. Does breastfeeding really save lives, or are apparent benefits due to biases? Am J Epidemiol 1986; 123:279-90.
19. Victora CG, Smith PG, Vaughan JP et al. Evidence for protection by breast-feeding against infant deaths from infectious diseases in Brazil. Lancet 1987; 2:317-22.
20. Dettwyler KA. A time to wean: The hominid blueprint for the natural age of weaning in modern human populations. In: Stuart-Macadam P, Dettwyler KA (eds.) Breastfeeding. Biocultural perspectives. New York: Aldine de Gruyter, 1995: 39-73.
21. WHO. The optimal duration of exclusive breastfeeding: Report of an expert consultation. Geneva: World Health Organization, 2001.

Disponível em: http://www.who.int/nutrition/publications/infant-feeding/WHO_NHD_01.09/en/index.html.
22. Haroon S, Das JK, Salam RA, Imdad A, Bhutta ZA. Breastfeeding promotion interventions and breastfeeding practices: A systematic review. BMC Public Health 2013; 13(Suppl.3):S20.
23. Victora CG, Bahl R, Barros AJ et al. Breastfeeding in the 21st century: Epidemiology, mechanisms, and lifelong effect. Lancet 2016; 387:47-90.
24. Rollins NC, Bhandari N, Hajeebhoy N et al. Why invest, and what it will take to improve breastfeeding practices? Lancet 2016; 387:491-504.
25. Gura T. Nature's first functional food. Science 2014; 345:747-9.
26. Friel J, Qasem W, Cai C. Iron and the breastfed infant. Antioxidants 2018; 7:54.
27. Cai C, Granger M, Eck P, Friel J. Effect of daily iron supplementation in healthy exclusively breastfed infants: A systematic review with meta-analysis. Breastfeed Med 2017; 12:597-603.
28. Sankar MJ, Sinha B, Chowdhury R et al. Optimal breastfeeding practices and infant and child mortality. A systematic review and meta-analysis. Acta Paediatr 2015; 104:3-13.
29. WHO. Effect of breastfeeding on infant and child mortality due to infectious diseases in less developed countries: A pooled analysis. WHO Collaborative Study team on the role of breastfeeding on the prevention of infant mortality. Lancet 2000; 355:451-5.
30. Horta BL, Victora CG. Short-term effects of breastfeeding: A systematic review of the benefits of breastfeeding on diarrhea and pneumonia mortality. Geneva: World Health Organization, 2013.
31. Bowatte G, Tham R, Allen KJ et al. Breastfeeding and childhood acute otitis media: A systematic review and meta-analysis. Acta Paediatr 2015; 104:85-95.
32. Lodge CJ, Tan DJ, Lau M et al. Breastfeeding and asthma and allergies: A systematic review and meta-analysis. Acta Paediatr 2015; 104:38-53.
33. Peres KG, Cascaes AM, Nascimento GG, Victora CG. Effect of breastfeeding on malocclusions: A systematic review and meta-analysis. Acta Paediatr 2015; 104:54-61.
34. Giugliani EJ, Horta BL, de Mola CL, Lisboa BO, Victora CG. Effect of breastfeeding promotion interventions on child growth: A systematic review and meta-analyses. Acta Paediatr 2015; 104:20-9.
35. Amitay EL, Keinan-Boker L. Breastfeeding and childhood leukemia incidence: A meta-analysis and systematic review. JAMA Pediatr 2015; 169:e151025.
36. Horta BL, Loret de Mola C, Victora CG. Breastfeeding and intelligence: A systematic review and meta-analysis. Acta Paediatr 2015; 104:14-9.
37. Lucas A, Morley R, Cole TJ, Lister G, Leeson-Payne C. Breast milk and subsequent intelligence quotient in children born preterm. Lancet 1992; 339:261-4.
38. Chowdhury R, Sinha B, Sankar MJ et al. Breastfeeding and maternal health outcomes: A systematic review and meta-analysis. Acta Paediatr 2015; 104:96-113.
39. Becker S, Rutstein S, Labbok MH. Estimation of births averted due to breast-feeding and increases in levels of contraception needed to substitute for breast-feeding. J Biosoc Sci 2003; 35:559-74.
40. Collaborative Group on Hormonal Factors in Breast Cancer. Breast cancer and breastfeeding: Collaborative reanalysis of individual data from 47 epidemiological studies in 30 countries, including 50.302 women with breast cancer and 96.973 women without the disease. Lancet 2002; 360:187-95.
41. Tschiderer L, Seekircher L, Kunutsor SK, Peters SAE, O'Keeffe LM, Willeit P. Breastfeeding is associated with a reduced maternal cardiovascular risk: A systematic review and meta-analysis involving data from 8 studies and 1.192.700 parous women. J Am Heart Assoc 2022; 11(2):e022746.
42. Aune D, Norat T, Romundstad P, Vatten LJ. Breastfeeding and the maternal risk of type 2 diabetes: A systematic review and dose-response meta-analysis of cohort studies. Nutr Metab Cardiovasc Dis 2014; 24:107-15.
43. Dias CC, Figueiredo B. Breastfeeding and depression: A systematic review of the literature. J Affect Disord 2015; 171:142-54.
44. Forste R, Weiss J, Lippincott E. The decision to breastfeed in the United States: Does race matter? Pediatrics 2001; 108:291-6.
45. Ramos DE. Breastfeeding: A bridge to addressing disparities in obesity and health. Breastfeed Med 2012; 7:354-7.
46. Nommsen-Rivers LA, Chantry CJ, Cohen RJ et al. Comfort with the idea of formula feeding helps explain ethnic disparity in breastfeeding intentions among first-time mothers. Breastfeed Med 2010; 5:25-33.
47. Flower KB, Willoughby M, Cadigan RJ et al. Understanding breastfeeding initiation and continuation in rural communities: A combined qualitative/quantitative approach. Matern Child Health 2008; 12:402-14.
48. Asiodu I, Flaskerud JH. Got milk? A look at breastfeeding from an African American perspective. Issues Ment Health Nurs 2011; 32:544-6.
49. Lucas FD. Aleitamento materno: Posicionamento e pega adequada do recém-nascido. Universidade Federal de Minas Gerais. Faculdade de Medicina. Núcleo de Educação em Saúde Coletiva. Lagoa Santa, 2014. 26f. Monografia (Especialização em Estratégia Saúde da Família).
50. Lawrence RA, Lawrence RM. Management of the mother-infant nursing couple. In: Breastfeeding. A guide for the medical profession. 5. ed. St. Louis: Mosby, 1999: 233-95.
51. Biancuzzo M. Sore nipples: Prevention and problem solving. Herndon, USA: WMC Worldwide, 2000.
52. Valdés V, Sánchez AP, Labbok M. Problemas frequentes de aleitamento materno. In: Manejo clínico da lactação. Rio de Janeiro: Revinter, 1996: 54-68.
53. Riordan J, Auerbach KG. Breast-related problems. In: Breastfeeding and human lactation. 2. ed. Boston: Jones and Bartlett Publishers, 1999: 483-511.
54. WHO. Mastitis. Causes and management. Geneva: World Health Organization, 2000. 50p.
55. Baker T, Lenert J, Parker J et al. Lactating adenoma: A diagnosis of exclusion. The Breast J 2001; 7:354-7.
56. Dusdieker LB, Booth BM, Stumbo PJ, Eichenberger JM. Effect of supplemental fluids on human milk production. J Pediatr 1985; 106:207-11.
57. Hale T, Bateman T, Finkelman M, Berens P. The absence of Candida albicans in milk samples of women with clinical symptoms of ductal candidiasis. Breastfeeding Med 2009; 4:57-61.
58. Wiener S. Diagnosis and management of Candida of the nipple and breast. J Midwifery Women Health 2006; 51:125-8.
59. Douglas P. Overdiagnosis and overtreatment of nipple and breast candidiasis: A review of the relationship between diagnoses of mammary candidiasis and Candida albicans in breastfeeding women. London: Womens Health, 2021; 17:17455065211031480.
60. Wilson E, Woodd SL, Benova L. incidence of and risk factors for lactational mastitis: A systematic review. J Hum Lact 2020; 36:673-86.
61. Angelopoulou A, Field D, Ryan CA, Stanton C, Hill C, Ross RP. The microbiology and treatment of human mastitis. Med Microbiol Immunol 2018; 207:83-94.
62. Kataria K, Srivastava A, Dhar A. Management of lactational mastitis and breast abscesses: review of current knowledge and practice. Indian J Surg 2013; 75:430-5.
63. Perez PF, Doré J, Leclerc M et al. Bacterial imprinting of the neonatal immune system: Lessons from maternal cells? Pediatrics 2007; 119:e724.
64. Osterman KL, Rahm VA. Lactation mastitis: Bacterial cultivation of breast milk, symptoms, treatment, and outcome. J Hum Lact 2000; 16:297-302.
65. Roberts KL, Reiter M, Schuster D. A comparison of chilled and room temperature cabbage leaves in treating breast engorgement. J Hum Lact 1995; 11:191-4.

66. Smriti A, Manju V, Vatsla DA. Comparison of cabbage leaves vs. hot and cold compresses in the treatment of breast engorgement. Indian J Community Med 2008; 33:160-2.
67. Rolland R, Goeij W. Single dose cabergoline versus bromocriptine in inhibition of puerperal lactation: A randomized double blind multicentre study. BMJ 1991; 302:1367-71.
68. Marchant DJ. Inflammation of the breast. Obstet Gynecol Clin North Am 2002; 29:89-102.
69. Vashi R, Hooley R, Butler R, Geisel J, Philpotts L. Breast imaging of the pregnant and lactating patient: Physiologic changes and common benign entities. AJR 2013; 200:329-36.
70. Ahn BY, Kim HH, Moon WK et al. Pregnancy- and lactation-associated breast cancer: Mammographic and sonographic findings. J Ultrasound Med 2003; 22:491-7.
71. Tirada N, Dreizin D, Khati NJ, Akin EA, Zeman RK. Imaging pregnant and lactating patients. RadioGraphics 2015; 35:1751-65.
72. Halaska MJ, Pentheroudakis G, Strnad P et al. Presentation, management and outcome of 32 patients with pregnancy-associated breast cancer: A matched controlled study. Breast J 2009; 15:461-7.
73. Wang PI, Chong ST, Kielar AZ et al. Imaging of pregnant and lactating patients. Part 1. Evidence-based review and recommendations. AJR 2012; 198:778-84.
74. Chen J, Lee RJ, Tsodikov A, Smith L, Gaffney DK. Does radiotherapy around the time of pregnancy for Hodgkin's disease modify the risk of breast cancer? Int J Radiat Oncol Biol Phys 2004; 58:1474-9.
75. Parker MS, Hui FK, Camacho MA, Chung JK, Broga DW, Sethi NN. Female breast radiation exposure during CT pulmonary angiography. AJR 2005; 185:1228-33.
76. Kanal E, Barkovich AJ, Bell C et al. Expert Panel on MR Safety. ACR guidance document on MR safe practices: 2013. J Magn Reson Imaging 2013; 37:501-30.
77. Ciet P, Litmanovich DE. MR safety issues particular to women. Magn Reson Imaging Clin N Am 2015; 23:59-67.
78. Expert Panel on Breast Imaging; diFlorio-Alexander RM, Slanetz PJ, Moy L et al. ACR Appropriateness Criteria® Breast Imaging of pregnant and lactating women. J Am Coll Radiol 2018; 15:S263-75.
79. ACOG – American College of Obstetricians and Gynecologists. Committee on Obstetric Practice. Committee Opinion Number 656: Guidelines for diagnostic imaging during pregnancy. Obs Gynecol 2016.
80. Sabate JM, Clotet M, Torrubia S et al. Radiologic evaluation of breast disorders related to pregnancy and lactation. RadioGraphics 2007; 27:S101-24.
81. Yang WT. Staging of breast cancer with ultrasound. Semin Ultrasound CT MR 2011; 32:331-41.
82. Psyrri A, Burtness B. Pregnancy-associated breast cancer. Cancer J 2005; 11:83-95.
83. Bevers TB, Helvie M, Bonaccio E et al. Breast cancer screening and diagnosis, version 1.2019. National Comprehensive Cancer Network (NCCN) website, 2019 May 17. Disponível em: www2.tri-kobe.org/nccn/guideline/breast/english/breast-screening.pdf. Acesso em: 17 mar 2020.
84. Kieturakis AJ, Wahab RA, Vijapura C, Mahoney MC. Current recommendations for breast imaging of the pregnant and lactating patient. AJR 2021; 216:1462-75.
85. Vashi R, Hooley R, Butler R, Geisel J, Philpotts L. Breast imaging of the pregnant and lactating patient: Imaging modalities and pregnancy-associated breast cancer. AJR 2013; 200:321-8.
86. Schackmuth EM, Harlow CL, Norton LW. Milk fistula: A complication after core breast biopsy. AJR 1993; 161:961-2.
87. Lawrence RM. Circumstances when breastfeeding is contraindicated. Pediatr Clin N Am 2013; 60:295-318.
88. Kindra G, Coutsoudis A, Esposito F et al. Breastfeeding in HIV exposed infants significantly improves child health: A prospective study. Matern Child Health J 2012; 16:632-40.
89. Nisha SU, Sachan V, Sankhwar P. Role of newer drug cabergoline in lactation suppression as compared to estrogen-androgen combination. J Obstet Gynaecol India 2009: 152-5.
90. Yang Y, Boucoiran I, Tulloch KJ, Poliquin V. Is cabergoline safe and effective for postpartum lactation inhibition? A systematic review. Int J Womens Health 2020; 12:159-70.
91. Valdes V, Sanches AP, Labbok M. Manejo clínico da lactação: Assistência à nutriz e ao lactente. In: Váldes V, Sanchez AP, Labbok M (eds.) Manejo clínico da amamentação. Rio de Janeiro: Revinter 1996: 82-90.
92. Spitz AM, Lee NC, Peterson HB. Treatment for lactation suppression: Little progress in one hundred years. Am J Obstet Gynecol 1998; 179:1485-90.
93. de Groot AN, van Dongen PW, Vree TB, Hekster YA, van Roosmalen J. Ergot alkaloids. Current status and review of clinical pharmacology and therapeutic use compared with other oxytocics in obstetrics and gynaecology. Drugs 1998; 5(6):523-35.
94. Kulig K, Moore LL, Kirk M, Smith D, Stallworth J, Rumack B. Bromocriptine-associated headache: Possible life-threatening sympathomimetic interaction. Obstet Gynecol 1991; 78:941-3.
95. Hardt W, Schmidt-Gollwitzer M, Horowski R. Suppression of lactation with lisuride. Gynecol Obstet Invest 1979; 10:95-105.
96. Kraut RY, Brown E, Korownyk C et al. The impact of breast reduction surgery on breastfeeding: Systematic review of observational studies. PLoS One 2017; 12:e0186591.
97. Marshall DR, Callan PP, Nicholson W. Breastfeeding after reduction mammaplasty. Br J Plast Surg 1994; 47:167-9.
98. Hughes V, Owen J. Is breast-feeding possible after breast surgery? Am J MCN 1993; 18:213-7.
99. Giugliani ERJ, Souto G, Schneider MA, Giugliani C, Soares LQ. The effect of breast reduction surgery on breastfeeding. Proceedings of the 9th International Conference of the International Society for Research in Human Milk and Lactation, 1999 Oct 2-6. Kloster Irsee, Germany. 62p.
100. Schiff M, Algert CS, Ampt A, Sywak MS, Roberts CI. The impact of cosmetic breast implants on breastfeeding: A systematic review and meta-analysis. Int Breastfeed J 2014; 9:17-24.
101. Hurst NM. Lactation after augmentation mammoplasty. Obstet Gynecol 1996; 87:30-4.
102. Cheng F, Dai S, Wang C, Zeng S, Chen J, Cen Y. Do breast implants influence breastfeeding? A meta-analysis of comparative studies. J Hum Lact 2018; 34:424-32.
103. Varsos G, Yahalom J. Lactation following conservation surgery and radiotherapy for breast cancer. J Surg Oncol 1991; 46:141-4.
104. WHO, UNICEF. Implementation guidance: protecting, promoting and supporting breastfeeding in facilities providing maternity and newborn services: The revised Baby-friendly Hospital Initiative. Geneva: World Health Organization, 2018. 64p.

Anticoncepção no Puerpério

CAPÍTULO 66

Ana Luiza Lunardi Rocha
Elaine Cristina Fontes de Oliveira

INTRODUÇÃO

A gravidez não planejada representa sério problema de saúde pública em todo o mundo. Estima-se que 55% das gestações no Brasil e cerca de metade de todas as gestações no mundo não foram planejadas.[1,2]

O planejamento familiar consiste em um dos quatros pilares da iniciativa de Maternidade Segura para redução da morte materna em países em desenvolvimento, juntamente com o pré-natal, o parto seguro e os cuidados no puerpério.[3] O planejamento familiar efetivo pode reduzir a mortalidade materna por meio do adiamento da primeira gestação, do espaçamento entre as gravidezes e abortos e da redução do número de gestações.[4]

O intervalo intergestacional curto está relacionado com resultados adversos maternos, perinatais e infantis.[5] O intervalo entre o nascimento e a gravidez é considerado curto quando inferior a 6 a 18 meses (≤ 6 meses está associado a risco materno e perinatal elevado e ≤ 18 meses a risco perinatal elevado).[5] A Organização Mundial da Saúde (OMS) recomenda um intervalo de pelo menos 24 meses entre os partos.[6] Já o Colégio Americano de Obstetras e Ginecologistas (ACOG) orienta que a gestação deve ser evitada nos primeiros 6 meses após o parto e que as mulheres devem ser aconselhadas quanto aos riscos e benefícios de nova gravidez antes de 18 meses após o parto.[7] O Quadro 66.1 mostra os principais resultados adversos maternos e fetais relacionados com o intervalo parto-gestação curto.[8]

O aconselhamento contraceptivo pós-parto deve começar durante o pré-natal, e a equipe multidisciplinar deve estar preparada para garantir que todas as mulheres tenham acesso à informação de qualidade sobre cada método contraceptivo, como indicações, contraindicações, vantagens, desvantagens, características particulares de

Quadro 66.1 Risco de resultados adversos maternos e fetais após intervalo intergestacional curto

Resultado adverso	Intervalo intergestacional curto (risco relativo)
Baixo peso ao nascer	1,39 a 1,86
Pequeno para idade gestacional	1,18 a 1,33
Prematuridade	≥ 1,20
Ruptura uterina em mulheres com cesariana anterior em trabalho de parto	2,7 a 3,14
Abortamento	0,78 a 0,86
Natimorto	0,9 a 1,09
Morbidade materna grave com transfusão	0,76 a 0,96
Morbidade materna grave sem transfusão	0,58 a 0,81

Fonte: adaptado de Shachar *et al.*, 2022.[8]

cada método, uso correto e taxa de falha. O processo de decisão da mulher deve ser compartilhado com o profissional de saúde que a atende. Os riscos de nova gravidez devem ser explicados, mas deve ser respeitado o desejo ou a recusa do uso de quaisquer métodos.[9-12]

Em muitos países, especialmente os de baixa e média renda, o período pós-parto é um dos poucos momentos em que a mulher tem acesso ao sistema de saúde.[13,14] Trata-se, portanto, de uma janela de oportunidade para que as mulheres recebam informações de qualidade e possam fazer seu planejamento familiar. No puerpério, muitas mulheres não têm conhecimento sobre o risco de gravidez, mas querem limitar nascimentos subsequentes e gostariam de usar contracepção segura e eficaz.[15]

O planejamento familiar pós-parto deve ocorrer nos primeiros 42 dias após o nascimento, seguido de continuação do método escolhido ou mudança para métodos alternativos nos primeiros 2 anos após o nascimento, também conhecido como "período pós-parto prolongado". Embora a quase totalidade das mulheres não deseje engravidar nos primeiros 2 anos após o nascimento de um filho, mais da metade não tem suas necessidades contraceptivas atendidas no pós-parto.[15] Além disso, 10% a 40% das puérperas não comparecem à consulta pós-parto, momento em que são feitos o aconselhamento e a prescrição de métodos contraceptivos.[16]

Outra dificuldade do planejamento familiar nos pós-parto consiste em identificar o risco de gravidez de cada mulher. O retorno à fertilidade após o parto irá variar entre as mulheres, dependendo de amamentar o filho exclusivamente no peito, de a criança mamar mais ou menos, de haver complementação com fórmula láctea ou de a mulher ainda estar em amenorreia. A ovulação pode ocorrer dentro de 3 a 4 semanas após abortamento e de 6 a 9 semanas depois do parto em mulheres não lactantes.[17-19] Já o retorno à atividade sexual ocorre, em média, 6 a 8 semanas após o parto e 2 semanas após o aborto.[20,21] Entretanto, sabe-se que pelo menos 40% das mulheres retomam a atividade sexual antes de 6 semanas após o parto,[22] e os profissionais de saúde, por acreditarem que as puérperas demoram mais tempo para retornar às práticas sexuais, acabam não prescrevendo ou postergando o início do método contraceptivo.[15]

As mulheres que estão no puerpério devem ter prioridade no planejamento familiar, recebendo contracepção segura e eficaz para que a gravidez ocorra no momento mais oportuno e seguro de suas vidas. É muito importante que o profissional de saúde que trabalha com planejamento familiar entenda que a prevenção de gravidez não planejada não deve ser o único foco. O objetivo maior deve ser que as mulheres alcancem os resultados reprodutivos desejados e se sintam apoiadas nas tomadas de decisões sobre sua fertilidade e o uso de métodos contraceptivos.

COMO ESCOLHER O MÉTODO MAIS ADEQUADO NO PÓS-PARTO?

O aconselhamento reprodutivo deve ocorrer após ter sido estabelecida uma relação de confiança entre a mulher e a equipe. Uma anamnese bem feita possibilitará a identificação dos objetivos reprodutivos da mulher, o conhecimento de comorbidades ou condições que contraindiquem o uso de algum método contraceptivo e o entendimento das necessidades de cada mulher. O papel do profissional de saúde é fundamental para ajudar as mulheres a identificarem os métodos de preferência, facilitar a tomada de decisão e aconselhar sobre o início do método contraceptivo e seu uso (Figura 66.1).

Se o método desejado não estiver disponível, um método contraceptivo temporário deve ser utilizado até que ele possa ser iniciado (sendo chamado de "método ponte").[6] Os critérios para escolha do método contraceptivo deverão ser orientados de acordo com os adotados pela OMS e a decisão deve ser compartilhada com a mulher, levando em consideração sua vontade (Quadro 66.2).[6]

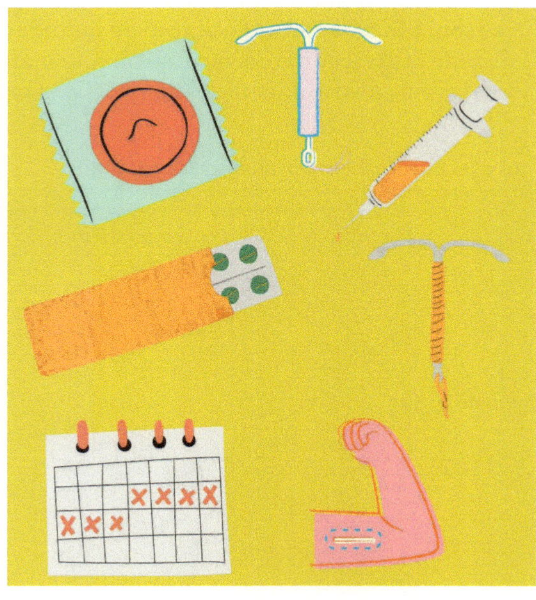

ESCOLHENDO O MÉTODO CONTRACEPTIVO

- Priorizar escolha da mulher
- A mulher deve se comprometer com a escolha
- Apresentar o método com ênfase em:
  - Critérios de elegibilidade
  - Características
  - Modo de uso
  - Riscos e benefícios
  - Eficácia
  - Custo

Figura 66.1 Escolha do método contraceptivo.

Quadro 66.2. Critérios de elegibilidade da Organização Mundial da Saúde

Categoria 1	O método pode ser utilizado sem restrição
Categoria 2	O método pode apresentar algum risco; os benefícios do método superam os riscos decorrentes de seu uso
Categoria 3	O método pode apresentar mais risco que os benefícios decorrentes de seu uso
Categoria 4	O método apresenta alto risco à saúde; constitui uma contraindicação ao emprego do método contraceptivo

Fonte: adaptado de WHO, 2015.[6]

Embora a maioria dos métodos contraceptivos seja considerada segura para a maior parte das mulheres, os critérios de Elegibilidade de Métodos Contraceptivos (Medical Eligibility Criteria [MEC]) da OMS estabelecem recomendações quanto à segurança dos métodos contraceptivos específicos para mulheres com certas características e condições médicas.[6]

A eficácia dos métodos contraceptivos deve ser avaliada de acordo com o "uso perfeito" do método ou o "uso típico". Entende-se por "uso perfeito" o uso correto e consistente do método contraceptivo. Já o "uso típico" reflete melhor a eficácia do método durante o uso real, incluindo o uso inconsistente e/ou incorreto. A porcentagem de mulheres que apresentam gravidez não planejada no primeiro ano de "uso típico" do método é conhecida como taxa de falha.[23] O Quadro 66.3 apresenta as taxas de falha dos métodos que podem ser utilizados no período pós-parto por mulheres amamentando.[24]

Ao aconselhar a mulher, deve-se levar sempre em consideração a relação custo-efetividade do método contraceptivo, se é ou não disponibilizado pelo Sistema Único de Saúde ou se ela tem condições e deseja arcar com o custo do contraceptivo. Nesse contexto, o método de amenorreia lactacional (MAL) assume grande importância social em todo o mundo, especialmente para populações mais carentes, em razão de sua alta eficácia inicial, baixo risco e custo zero. No entanto, trata-se de método temporário, e as mulheres devem ser orientadas de que sua eficácia está associada à manutenção da amenorreia naquelas que estejam amamentando seus filhos exclusivamente ao peito, sem complemento, nos primeiros 6 meses de vida.[6,7,10]

QUAIS MÉTODOS PODEM SER UTILIZADOS NO PUERPÉRIO?

A maioria dos métodos existentes pode ser utilizada no período pós-parto, e a contracepção deve levar em conta o momento ideal de início do método contraceptivo, o risco de tromboembolismo venoso, o retorno das ovulações e o impacto sobre a lactação.[6,7,10] Os métodos à base de progestogênios isolados (com exceção do injetável trimestral) e os métodos não hormonais podem ser utilizados por lactantes com menos de 6 semanas após o parto. Até 6 semanas após o parto, os métodos hormonais combinados são proscritos. Entre 6 semanas e 6 meses após o parto, as lactantes podem utilizar os métodos à base de progestogênios isolados sem restrição (categoria 1). Os contraceptivos hormonais combinados devem ser evitados nesse período, uma vez que os riscos são maiores do que os benefícios (categoria 3). Seis meses após o parto, qualquer método hormonal pode ser utilizado, desde que não exista outra contraindicação. Os métodos contraceptivos não hormonais podem ser utilizados no puerpério, não interferindo na amamentação.[6] A Figura 66.2 apresenta um resumo das indicações dos métodos contraceptivos para mulheres lactantes.

Quadro 66.3. Taxa de falha do método contraceptivo após o primeiro ano de uso

Método	Risco de gestação em 100 mulheres/ano (uso típico)	Risco de gestação em 100 mulheres/ano (uso perfeito)
Nenhum método	85	85
Esponja/diafragma	12 a 24	6 a 20
Abstinência periódica (tabelinha)	24	5
Coito interrompido	22	4
Preservativo	18 a 21	2 a 5
DIU de cobre	0,8	0,6
Laqueadura	0,5	0,5
Pílula	9	0,3
Injetável trimestral	6	0,2
Vasectomia	0,15	0,1
SIU-LNG	0,2	0,2
Implante liberador de etonogestrel	0,05	0,05

DIU: dispositivo intrauterino; SIU-LNG: sistema intrauterino de levonorgestrel.
Fonte: adaptado de Trussell, 2011.[24]

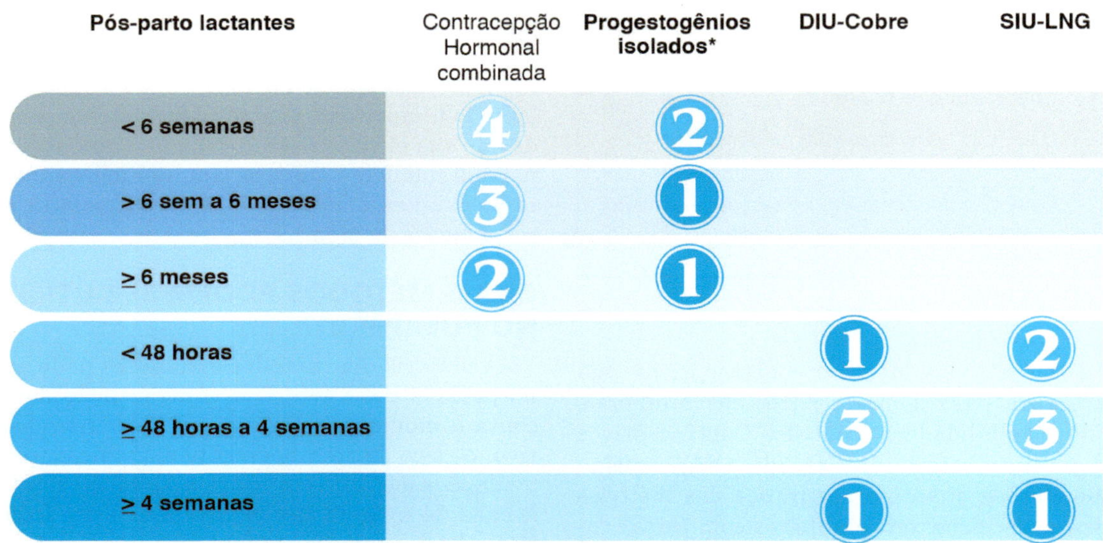

Figura 66.2 Contracepção no pós-parto em mulheres lactantes. (Adaptada de WHO, 2015.[6])

As evidências apontam claramente que os métodos de contracepção reversível de longa duração (LARC) muitas vezes devem ser considerados a primeira escolha, uma vez que têm alta aceitação e são mais eficazes na prevenção de intervalo parto-gestação curto.[7-11] Os métodos LARC propiciam contracepção de pelo menos 3 anos após uma única aplicação e são efetivos, apresentando mais de 99% de eficácia. Os LARC incluem o dispositivo intrauterino não hormonal contendo cobre (DIU de cobre), os sistemas intrauterinos de levonorgestrel (SIU-LNG) e o implante subdérmico de etonorgestrel. Apesar da alta eficácia e da possibilidade de uso por quase todas as mulheres, os LARC ainda são pouco utilizados em todo o mundo, principalmente nos países em desenvolvimento, como o Brasil. Estima-se que 5% das mulheres brasileiras utilizem o DIU como método contraceptivo.[2]

Os LARC são importantes na estratégia de planejamento familiar efetivo e centrado no desejo reprodutivo da mulher. Ao analisar o Quadro 66.3 é possível perceber que, entre os métodos reversíveis de contracepção, os de longa duração apresentam taxas menores de falha com o uso típico. Desse modo, as mulheres que utilizam métodos não LARC estão 21 vezes mais expostas a gestações não planejadas do que as que usam LARC.[25]

MÉTODOS CONTRACEPTIVOS NO PUERPÉRIO

O melhor método contraceptivo dependerá das necessidades e dos desejos de cada mulher, não existindo um contraceptivo considerado "o melhor" para todas as mulheres. Na consulta de planejamento familiar, especialmente no pós-parto, o profissional de saúde deve assumir uma postura de escuta ativa e auxiliar a puérpera na escolha do melhor método para ela, de acordo com seus desejos, futuro reprodutivo pretendido, idade, haver ou não alguma contraindicação e da disponibilidade do método no Sistema Único de Saúde ou na Saúde Suplementar.

O Quadro 66.4 lista alguns critérios de elegibilidade que devem ser seguidos para prescrição de métodos contraceptivos no pós-parto e pós-aborto, os quais irão nortear a escolha do método contraceptivo. O profissional que conduz a consulta de planejamento familiar deve elencar os métodos que a mulher pode ou não utilizar naquele momento, facilitando sua escolha.

O período de retorno da fertilidade varia entre as mulheres, dependendo, principalmente, de estarem ou não amamentando e de como a amamentação está sendo conduzida. O momento de início do método anticoncepcional no puerpério deve ser individualizado, levando em consideração os grupos com risco maior de intervalo parto-gestação curto (adolescentes, nível socioeconômico baixo, usuárias de drogas, entre outras). Nas puérperas que não amamentam, ou quando o aleitamento materno não é exclusivo, o método contraceptivo deve ser iniciado, idealmente, até a terceira ou quarta semana após o parto. Para as mulheres que amamentam seus filhos exclusivamente no peito, a contracepção deve ser prescrita a partir da sexta semana após o parto, mas nada impede que seja iniciada imediatamente após o parto, não sendo aconselhável ultrapassar o período de 3 meses sem método algum.[26]

Nas mulheres em amenorreia é recomendável que, antes da adoção de qualquer método contraceptivo, seja descartada a possibilidade de gravidez. Vale lembrar que a orientação a respeito da anticoncepção e do futuro reprodutivo deve iniciar ainda no pré-natal. Em algumas mulheres, especialmente naquelas com alto risco gestacional e maior dificuldade de retorno à consulta pós-parto, a contracepção pode ser iniciada imediatamente após o parto, discutindo-se os riscos e benefícios com a mulher e respeitando seu desejo.

Quadro 66.4 Categoria de uso dos métodos contraceptivos pós-parto e pós-aborto de acordo com os critérios de elegibilidade para uso dos métodos contraceptivos da OMS

Condição	DIU-Cu	SIU- LNG	POP	IMP	AMP	AOC
Aleitamento						
< 6 semanas pós-parto	1	2	2	2	3	4
≥ 6 semanas pós-parto a < 6 meses	1	1	1	1	1	3
≥ 6 meses pós-parto	1	1	1	1	1	2
Pós-parto (sem aleitamento)						
< 48 horas	1	1	1	1	1	3
≥ 48 pós-parto a < 3 semanas	3	3	1	1	1	3
≥ 3 semanas a < 4 semanas	3	3	1	1	1	2
≥ 4 semanas a < 6 semanas	1	1	1	1	1	2
≥ 6 semanas	1	1	1	1	1	1
Mulheres pós-parto com fator de risco adicional para TVP						
< 48 horas	1	2	2	2	2	4
≥ 48 horas a < 3 semanas	3	3	2	2	2	4
≥ 3 semanas a < 4 semanas	3	3	1	1	1	3
≥ 4 semanas a < 6 semanas	1	1	1	1	1	3
≥ 6 semanas	1	1	1	1	1	3
Sepse puerperal						
< 48 horas	4	4	2	2	2	4
≥ 48 horas < 3 semanas	4	4	2	2	2	4
≥ 3 semanas a < 4 semanas	4	4	1	1	1	3
≥ 4 semanas a < 6 semanas	4	4	1	1	1	3
≥ 6 semanas	4	4	1	1	1	3
Pós-aborto						
Primeiro trimestre	1	1	1	1	1	1
Segundo trimestre	2	2	1	1	1	1
Pós-aborto séptico	4	4	1	1	1	1

AMP: acetato de medroxiprogesterona; AOC: anticoncepcional oral combinado; DIU-Cu: dispositivo intrauterino de cobre; IMP: implante de progestogênio; POP: pílula oral de progestogênio; SIU-LNG: sistema intrauterino liberador de levonorgestrel.
Categoria: 1: o método pode ser usado em qualquer circunstância; 2: geralmente se usa o método; 3: o uso do método geralmente não está recomendado, a não ser que não haja outro disponível ou aceitável; 4: o método não deve ser usado.
Fonte: adaptado de WHO, 2015.[6]

Métodos definitivos (laqueadura ou vasectomia)

A Lei 14.443, de 2 de setembro de 2022, alterou a Lei 9.263, de 12 de janeiro de 1996, determinando o prazo para oferecimento de métodos e técnicas contraceptivas e as condições para esterilização no âmbito do planejamento familiar. A esterilização cirúrgica como método contraceptivo somente será executada através da laqueadura tubária, vasectomia ou de outro método cientificamente aceito, sendo vedadas histerectomia e/ou ooforectomia com essa finalidade.

Os métodos contraceptivos definitivos podem ser realizados em homens e mulheres com capacidade civil plena e maiores de 21 anos de idade ou com pelo menos dois filhos vivos, desde que respeitado o período mínimo de 60 dias entre a manifestação da vontade e o ato cirúrgico, quando será oferecido à(ao) interessada(o) acesso a serviço de regulação da fecundidade, incluindo aconselhamento por equipe multidisciplinar, com vistas a desencorajar a esterilização precoce.

A laqueadura em mulher durante o período de parto será garantida à solicitante se observados o prazo mínimo de 60 dias entre a manifestação da vontade e o parto e as devidas condições médicas. Não há necessidade de consentimento do cônjuge para realização de laqueadura ou vasectomia.[27] Embora a Resolução CFM 2.284/2020 considere ética a realização de cesariana a pedido, vale ressaltar que o capítulo II da Lei 9.263/1996 não foi revogado, e no referido capítulo consta ser crime passível de penalidade a realização de cesariana indicada para fim exclusivo de esterilização, lembrando ainda que, após o parto vaginal, é possível a salpingotripsia por incisão periumbilical.

Métodos de curta duração apenas à base de progestogênio

Os métodos de curta duração à base apenas de progestogênio incluem a pílula oral de progestogênio (POP), o injetável trimestral de progestogênio e o implante de progestogênio (IMP). Os métodos à base somente de progestogênio são classificados como categoria 2 ou 3 para uso pós-parto e categoria 1 para uso pós-aborto.[6] Não existem contraindicações para início imediato dos progestogênios isolados pelas mulheres que não estejam amamentando. Apesar do risco teórico de efeitos adversos com o uso de progesterona exógena na lactação e amamentação, além de sintomas de depressão, esse risco ainda não foi comprovado, e os benefícios desses métodos aparentemente superam os riscos.[10]

Pílula de progestogênio

As POP contêm as seguintes formulações de diferentes progestogênios: norestisterona (350mcg), levonorgestrel (30mcg), linestrenol (500mcg) e desogestrel (75mcg), podendo ser iniciadas:

- Em até 6 semanas pós-parto e a qualquer momento em lactantes que estejam usando MAL.
- Após 6 semanas do parto, desde que excluída a gravidez, associadas a método de barreira por 2 dias.
- Em qualquer momento até 4 semanas pós-parto, em mulheres que não estejam amamentando (deve-se excluir gravidez).
- Até 7 dias pós-aborto de primeiro ou segundo trimestre. Após esse período, excluir gravidez e usar método adicional por 2 dias.[6]

As POP não estão associadas a impactos negativos na amamentação nem apresentam outras repercussões para a mãe ou o recém-nascido.[10] No entanto, exibem baixa taxa de adesão no período pós-parto – quase a metade das mulheres abandona o método 3 meses após o parto.[28] As mulheres que usavam apenas POP no pós-parto também se mostraram mais propensas a engravidar novamente dentro de um período de 18 meses, em comparação com as que usavam quaisquer outros métodos contraceptivos ou que não escolheram nenhum método de contracepção no pós-parto.[29] Assim, devem ser oferecidos métodos de maior duração, de modo que as POP desempenhem apenas papel como método-ponte.

Injetável trimestral

O injetável trimestral contêm 150 ou 160mg de acetato de medroxiprogesterona (AMP) de depósito e deve ser administrado via intramuscular ou subcutânea (dependendo do fabricante), a cada 3 meses ou a cada 13 semanas.[30] A administração trimestral do AMP é uma das grandes vantagens do método, o qual pode atuar como método-ponte para outro método ou ser continuado se a mulher assim desejar.[7,9-11]

O AMP pode ser iniciado a qualquer momento em lactantes que estejam usando corretamente o método MAL. As principais sociedades de ginecologistas e obstetras indicam e estimulam o uso do AMP imediatamente após o parto.[9,10,12] Após aborto de primeiro ou segundo trimestre, ser iniciado imediatamente em até 7 dias após o abortamento, sem a necessidade de método adicional.

Embora o MEC 2015 classifique o AMP como categoria 3 para uso antes de 6 semanas pós-parto, as evidências que sugeriram interferência desse método na lactação e no aleitamento materno são metodologicamente fracas.[31] Os dados sobre o possível aumento das taxas de transtorno depressivo com o uso do AMP em mulheres pós-parto são inconclusivos, e essa associação não pôde ser comprovada ou excluída em estudos recentes.[32,33]

Métodos hormonais combinados de curta duração

Os métodos contraceptivos hormonais combinados (CHC) contêm estrogênio e progesterona e incluem a pílula oral, o adesivo transdérmico, o anel vaginal e o injetável hormonal combinado. Esses métodos, todos reversíveis e de curta ação, são contraindicados imediatamente após o parto, mas podem ser usados a qualquer momento após o aborto, independentemente do tipo de aborto e da idade gestacional.[6] O aumento do risco de tromboembolismo venoso (TEV) e a interferência negativa na amamentação e lactação são as principais preocupações para o uso desses métodos no puerpério.

O risco de TEV nas primeiras 6 semanas pós-parto é considerado de 21,5 a 84 vezes maior a partir da linha de base em mulheres não grávidas e que não estão no pós-parto, e esse risco é ainda maior durante as primeiras 3 semanas após o parto.[34,35] Os CHC não devem ser utilizados por puérperas antes de 21 dias após o parto em qualquer situação,[6] uma vez que a associação entre estrogênio exógeno e risco de eventos tromboembólicos venosos está muito bem estabelecida na literatura.[36]

Em mulheres que amamentam, os CHC são considerados categoria 4 para uso antes de 6 semanas pós-parto, categoria 3 para uso entre 6 semanas e 6 meses pós-parto e categoria 2 para uso 6 meses após o parto. Em puérperas que não amamentam e sem outros fatores de risco para TEV, os CHC são classificados como categoria 3 para uso nos primeiros 21 dias após o parto e categoria 2 entre 21 dias e 6 semanas pós-parto. A partir de 42 dias após o parto, as mulheres que não estão amamentando e são clinicamente elegíveis para CHC podem usá-los sem restrições. Em mulheres com outros fatores de risco para TEV, os CHC são classificados como categoria 4 para uso até 21 dias pós-parto e categoria 3 em caso de uso 3 semanas após o parto.[6]

Métodos reversíveis de longa duração

Os métodos reversíveis de longa duração são representados pelos DIU e os implantes de progestogênio. Em geral, os LARC podem ser usados imediatamente após o parto e após o aborto, desde que não existam contraindicações.[6]

Os DIU são métodos contraceptivos de longa duração muito efetivos, seguros e aceitáveis, podendo ser classificados em três grupos principais: não medicados (alça de Lipps), medicados ou de cobre (Multiload 375 [MLCu375], Multiload 250 [MLCu250], Cobre T220 [TCu220] e Cobre T200 [TCu200]) e hormonais (SIU-LNG).

A inserção dos DIU no pós-parto pode ser realizada em até 10 minutos após a dequitação da placenta (inserção pós-parto imediata). A "inserção pós-parto precoce" consiste na inserção entre 10 minutos e 4 semanas após a expulsão da placenta. Se ocorre a qualquer momento a partir de 4 semanas após o parto, é chamada de "inserção de intervalo".[37] A inserção imediata dos DIU não deve ser realizada na presença de infecção intrauterina, sepse ou hemorragia.[6,11]

Durante o aconselhamento contraceptivo, todas as mulheres devem ser informadas sobre os riscos de perfuração uterina, mau posicionamento dos dispositivos, expulsão e expulsão não identificada, lembrando que a perfuração uterina não acontece com a inserção durante cesariana.[9]

Dispositivo intrauterino de cobre

As taxas de expulsão do DIU pós-parto são mais altas em caso de inserções pós-parto imediatas (em torno de 10%) e precoces (13% a 29,7%) do que com a inserção de intervalo (em torno de 1,9%).[38,39] Os riscos de expulsão são maiores com as inserções pós-parto imediatas após parto vaginal em comparação com cesarianas e com o SIU-LNG em relação ao DIU de cobre.[39] Apesar das taxas maiores de expulsão dos DIU no pós-parto imediato, os ensaios clínicos e os estudos de custo-efetividade apontam a superioridade da inserção imediata sobre a inserção intervalada, especialmente nas mulheres com alta probabilidade de não retornarem para acompanhamento.[9]

As taxas de manutenção do DIU de cobre em 6 e em 12 meses após inserção ultrapassam os 80% em países de baixa e alta renda.[40,41] As taxas de continuação por 6 e 12 meses pós-parto são altas independentemente do tipo de DIU inserido ou da via de parto utilizada.[42]

Os DIU pós-aborto podem ser inseridos a qualquer momento independentemente do tipo (desde que não haja suspeita de infecção) ou da idade gestacional em que o aborto ocorreu, após comprovação de que a mulher não está mais grávida.[43] As taxas de expulsão do DIU após aborto são significativamente maiores após abortamento de segundo do que de primeiro trimestre,[44] bem como com as inserções imediatas em comparação com as tardias.[45] Apesar das altas taxas de expulsão, as mulheres com inserção imediata mostram-se mais propensas a continuar usando o método do que aquelas com inserção tardia, sem aumento nas taxas de infecção ou complicações tanto para o DIU hormonal como para o não hormonal.[46,47]

Sistema intrauterino liberador de levonorgestrel

Em lactantes, o SIU-LNG é considerado categoria 2 para inserções realizadas em menos de 48 horas após o parto. Se a inserção ocorrer após 4 semanas, considera-se categoria 1. No entanto, se ocorrer entre 48 horas e 4 semanas pós-parto, o SIU-LNG é classificado como categoria 2.[6]

Já para as mulheres que não amamentam, o SIU-LNG é classificado como categoria 1 quando inserido em menos de 48 horas após o parto. Se a inserção ocorrer entre 48 horas e 4 semanas pós-parto, é considerado categoria 3. Quando a inserção ocorre depois de 4 semanas, considera-se categoria 1.[6]

As contraindicações ao uso do SIU-LNG já foram descritas, bem como a comparação entre ele e o DIU de cobre no período pós-parto.

Implante subdérmico de etonogestrel

No Brasil, o único implante à base de progestogênio disponível é o de etonogestrel (Implanon®), geralmente inserido no subcutâneo do braço não dominante da usuária e com duração de 3 anos.

As inserções imediatamente após parto e aborto são possíveis, altamente aceitáveis e não exigem acompanhamento de rotina específico.[9,10] O implante pode ser inserido a qualquer momento do pós-parto, independentemente de a mulher estar amamentando ou não. Ele pode ser colocado logo após aborto de primeiro e segundo trimestre, sendo necessária proteção adicional caso a inserção seja realizada após o sétimo dia do abortamento.[6]

A inserção do implante no período pós-parto imediato é mais custo-efetiva para prevenção de gravidezes indesejadas em comparação com a inserção tardia (6 semanas pós-parto).[48] Quando inserido na primeira consulta de *check-up* pós-parto, não há diferença nas taxas de continuação do método nos primeiros 6 meses.[49] Apresenta baixas taxas de descontinuação no pós-parto ou no período pós-aborto, sendo o sangramento uterino anormal e imprevisível a principal queixa responsável pela retirada do dispositivo.[50]

Método de amenorreia lactacional

O MAL é um método de alta eficácia no período pós-parto – em torno de 98% a 99%, quando usado corretamente. Apesar de ser muito eficaz, outro método deve ser iniciado assim que possível. O MAL desempenha papel importante quando outros métodos não estão prontamente disponíveis.[6,10]

Alguns requisitos são necessários para utilização do MAL: as mulheres devem permanecer em amenorreia e estar em aleitamento exclusivo até os 6 meses após o parto.[51,52] Pequena parcela das mulheres que fazem uso da amamentação como método contraceptivo preenche todos os critérios, sendo de apenas 15% a 20% a taxa de uso correto.[53,54]

O mecanismo que garante o efeito contraceptivo ainda não está bem estabelecido, porém a atividade ovariana parece permanecer suprimida a partir do estímulo da sucção em razão das mudanças na pulsatilidade da secreção de GnRH e outras gonadotrofinas.[55]

O MAL é muito acessível e, além do benefício para a nutrição do recém-nascido, tem baixo custo, podendo ser usado imediatamente após o parto por todas as mulheres que estejam amamentando, a despeito de idade, nível nutricional e condições clínicas que possam interferir com o uso de métodos contraceptivos hormonais.[53,54]

Devem evitar o MAL as mulheres HIV-positivas, as usuárias de antidepressivos, ansiolíticos, reserpina, ergotamina, ciclosporina, dose elevada de corticoide, bromocriptina e outros anticoagulantes e as mulheres com dificuldades na amamentação (prematuros e neonatos internados em Unidade de Tratamento Intensivo e crianças com dificuldades de deglutição e com deformidades na boca, palato e mandíbula).[56,57]

CONSIDERAÇÕES FINAIS

As mulheres no puerpério devem priorizar o planejamento familiar e receber informações sobre contracepção segura e eficaz. A escolha do método contraceptivo no pós-parto deve sempre levar em consideração o perfil de segurança do método, os riscos tromboembólicos e a possível interferência na lactação. O uso dos métodos contraceptivos de longa duração deve ser priorizado em virtude das taxas menores de falha, da maior aceitação e das taxas maiores de continuação, reduzindo as chances de gravidez inoportuna e todas as complicações associadas.

Referências

1. Sigh S, Sedgh G, Hussain R. Intended and unintended pregnancy worldwide in 2012 and recent trends. Stud Fam Plann 2010; 41:241-50.
2. Viellas EF, Domingues RM, Dias MA et al. Prenatal care in Brazil. Cad Saúde Pública 2014; 30:1-15.
3. Ahmed S, Li Q, Liu L, Tsui AO. Maternal deaths averted by contraceptive use: An analysis of 172 countries. Lancet 2012; 380:111-25.
4. Birgisson NE, Zhao Q, Secura GM, Madden T, Peipert JF. Preventing unintended pregnancy: The Contraceptive CHOICE Project in review. J Womens Health (Larchmt) 2015; 24:349-53.
5. Ahrens KA, Nelson H, Stidd RL, Moskosky S, Hutcheon JA. Short interpregnancy intervals and adverse perinatal outcomes in high-resource settings: An updated systematic review. Paediatr Perinat Epidemiol 2019; 33:O25-O47.
6. World Health Organization (WHO). WHO Medical Eligibility Criteria for Contraceptive Use. 5. ed. 2015. Disponível em: www.who.int/reproductivehealth/publications/family_planning/MEC-5/en/. Acesso em 7 set 2022.
7. American College of Obstetricians and Gynecologists. ACOG Committee Opinion No. 736: Optimizing postpartum care. Obstet Gynecol 2018; 131:e140. Reaffirmed 2021.
8. Shachar BZ, Lyel DJ. Interpregnancy interval: Optimizing time between pregnancies. Uptodate, 2022. Disponível em: https://www.uptodate.com/contents/interpregnancy-interval-optimizing-time-between-pregnancies?topicRef=6708&source=related_link. Acesso em 7 set 2022.
9. American College of Obstetricians and Gynecologists' Committee on Obstetric Practice. ACOG Committee Opinion No. 670: Immediate postpartum long-acting reversible contraception. Obstet Gynecol 2016; 128:e32-7.
10. FSRH – Faculty of Sexual and Reproductive Healthcare. FSRH Guideline contraception after pregnancy. 2017 Jan (amended 2020 Oct): 1-122.
11. Taub RL, Jensen JT. Advances in contraception: New options for postpartum women. Expert Opin Pharmacother 2017; 18:677-88.
12. Royal College of Obstetricians and Gynaecologists. Green-Guidance on the provision of contraception by maternity services after childbirth during the Covid-19 pandemic. 2021 Feb: 1-12.
13. Mariani G, Kasznia-Brown J, Paez D et al. Improving women health in low-income and middle-income countries. Part I: Challenges and priorities. Nucl Med Commun 2017; 38:1019-23.
14. Dahab R, Sakellariou D. Barriers to accessing maternal care in low-income countries in Africa: A systematic review. Int J Environ Res Public Health 2020; 17:4292.
15. Moore Z, Pfitzer A, Gubin R, Charurat E, Elliott L, Croft T. Missed opportunities for family planning: An analysis of pregnancy risk and contraceptive method use among postpartum women in 21 low- and middle-income countries. Contraception 2015; 92:31-9.
16. Matijasevich A, Santos IS, Silveira MF et al. Inequities in maternal postnatal visits among public and private patients: 2004 Pelotas cohort study. BMC Public Health 2009; 9:335.
17. Stoddard A, Eisenberg DL. Controversies in family planning: Timing of ovulation after abortion and the conundrum of postabortion intrauterine device insertion. Contraception 2011; 84:119-21.
18. Schreiber CA, Sober S, Ratcliffe S, Creinin MD. Ovulation resumption after medical abortion with mifepristone and misoprostol. Contraception 2011; 84:230-3.
19. Jackson E, Glasier A. Return of ovulation and menses in postpartum nonlactating women: A systematic review. Obstet Gynecol 2011; 117:657-62.
20. Anzaku A, Mikah S. Postpartum resumption of sexual activity, sexual morbidity and use of modern contraceptives among Nigerian women in Jos. Ann Med Health Sci Res 2014; 4:210-6.
21. Borda MR, Winfrey W, McKaig C. Return to sexual activity and modern family planning use in the extended postpartum period: An analysis of findings from seventeen countries. Afr J Reprod Health 2010; 14:72-9.
22. Sonalkar S, Mody SK. Contraception: Postpartum counseling and methods. In: Post TW (ed.) Waltham, MA: UpToDate.
23. Curtis KM, Jatlaoui TC, Tepper NK et al. U.S. selected practice recommendations for contraceptive use, 2016. MMWR Recomm Rep 2016; 65:1-66.
24. Trussell J. Contraceptive failure in the United States. Contraception 2011; 83:397-404.
25. Winner B, Peipert JF, Zhao Q et al. Effectiveness of long-acting reversible contraception. N Engl J Med 2012; 366:1998-2007.
26. Federação Brasileira das Associações de Ginecologia e Obstetrícia (FEBRASGO). Protocolo FEBRASGO Obstetrícia 71 – Comissão Nacional Especializada em Assistência Pré-Natal. Orientação contraceptiva no pré-natal e no puerpério. São Paulo: FEBRASGO, 2021.
27. Brasil. Lei 14.443, de 2 de setembro de 2022. Altera a Lei 9.263, de 12 de janeiro de 1996, para determinar prazo para oferecimento de métodos e técnicas contraceptivas e disciplinar condições para esterilização no âmbito do planejamento familiar. Brasília, DF: Diário Oficial [da] República Federativa do Brasil 2022; 169(Seção 1):5.
28. Uhm S, Garcia-Ruiz N, Creinin MD, Blanton A, Chen MJ. Progestin-only pill use over 6 months postpartum. Contraception 2020; 102(4):251-3.
29. Sackeim MG, Gurney EP, Koelper N, Sammel MD, Schreiber CA. Effect of contraceptive choice on rapid repeat pregnancy. Contraception 2019; 99(3):184-6.
30. Sathe A, Gerriets V. Medroxyprogesterone. StatPearls [Internet]. Disponível em: https://www.ncbi.nlm.nih.gov/books/NBK559192/. Acesso em 7 set 2022.
31. Brownell EA, Fernandez ID, Howard CR et al. A systematic review of early postpartum medroxyprogesterone receipt and early breastfeeding cessation: Evaluating the methodological rigor of the evidence. Breastfeed Med 2012; 7(1):10-8.
32. Tsai R, Schaffir J. Effect of depot medroxyprogesterone acetate on postpartum depression. Contraception 2010; 82(2):174-7.
33. Ross CM, Shim JY, Stark EL, Wisner KL, Miller ES. The association between immediate postpartum depot medroxyprogesterone acetate use and postpartum depressive symptoms. Am J Perinatol 2021 Nov 14.
34. Jackson E, Curtis KM, Gaffield ME. Risk of venous thromboembolism during the postpartum period: A systematic review. Obstet Gynecol 2011; 117(3):691-703.

35. Tepper NK, Boulet SL, Whiteman MK et al. Postpartum venous thromboembolism: Incidence and risk factors. Obstet Gynecol 2014; 123(5):987-96.
36. Gomes MP, Deitcher SR. Risk of venous thromboembolic disease associated with hormonal contraceptives and hormone replacement therapy: A clinical review. Arch Intern Med 2004; 164(18):1965-76.
37. Cwiak C, Cordes S. Postpartum intrauterine device placement: A patient-friendly option. Contracept Reprod Med 2018; 3:3.
38. Jatlaoui TC, Whiteman MK, Jeng G et al. Intrauterine device expulsion after postpartum placement: A systematic review and meta-analysis. Obstet Gynecol 2018; 132:895-905.
39. Averbach SH, Ermias Y, Jeng G et al. Expulsion of intrauterine devices after postpartum placement by timing of placement, delivery type, and intrauterine device type: A systematic review and meta-analysis. Am J Obstet Gynecol 2020; 223:177-88.
40. Woo I, Seifert S, Hendricks D, Jamshidi RM, Burke AE, Fox MC. Six-month and 1-year continuation rates following postpartum insertion of implants and intrauterine devices. Contraception 2015; 92:532-5.
41. Marchin A, Moss A, Harrison M. A meta-analysis of postpartum copper IUD continuation rates in low- and middle-income countries. J Women Health Dev 2021; 4:36-46.
42. Goldthwaite LM, Shaw KA. Immediate postpartum provision of long-acting reversible contraception. Curr Opin Obstet Gynecol 2015; 27:460-4.
43. WHO. Medical management of abortion. Geneva: World Health Organization, 2018.
44. Roe AH, Bartz D. Contraception after surgical and medical abortion: A review. Obstet Gynecol Surv 2017; 72:487-93.
45. Okusanya BO, Oduwole O, Effa EE. Immediate postabortal insertion of intrauterine devices. Cochrane Database Syst Ver 2014; 2014:CD001777.
46. Cremer M, Bullard KA, Mosley RM et al. Immediate vs. delayed post-abortal copper T 380A IUD insertion in cases over 12 weeks of gestation. Contraception 2011; 83:522-7.
47. Hohmann HL, Reeves MF, Chen BA, Perriera LK, Hayes JL, Creinin MD. Immediate versus delayed insertion of the levonorgestrel-releasing intrauterine device following dilation and evacuation: A randomized controlled trial. Contraception 2012; 85:240-5.
48. Gariepy AM, Duffy JY, Xu X. Cost-effectiveness of immediate compared with delayed postpartum etonogestrel implant insertion. Obstet Gynecol 2015; 126:47-55.
49. Sothornwit J, Werawatakul Y, Kaewrudee S, Lumbiganon P, Laopaiboon M. Immediate versus delayed postpartum insertion of contraceptive implant for contraception. Cochrane Database Syst Ver 2017; 4:CD011913.
50. Wilson S, Tennant C, Sammel MD, Schreiber C. Immediate postpartum etonogestrel implant: A contraception option with long-term continuation. Contraception 2014; 90:259-64.
51. Ramos R, Kennedy KI, Visness CM. Effectiveness of lactational amenorrhoea in prevention of pregnancy in Manila, the Philippines: Non-comparative prospective trail. BMJ 1996; 313:909-12.
52. Van der Wijden C, Manion C. Lactational amenorrhoea method for family planning. Cochrane Database Syst Ver 2015; 2015:CD001329.
53. Türk R, Terzioğlu F, Eroğlu K. The use of lactational amenorrhea as a method of family planning in eastern Turkey and influential factors. J Midwifery Women Health 2010; 55:e1-7.
54. Sipsma HL, Bradley EH, Chen PG. Lactational amenorrhea method as a contraceptive strategy in Niger. Matern Child Health J 2013; 17:654-60.
55. Calik-Ksepka A, Stradczuk M, Czarnecka K, Grymowicz M, Smolarczyk R. Lactational amenorrhea: Neuroendocrine pathways controlling fertility and bone turnover. Int J Mol Sci 2022; 23:1633.
56. Vieira GO, Issler H, Teruya KM. Amamentação e doenças maternas. Sociedade Brasileira de Pediatria. In: Lopez FA, Campos Júnior DC (orgs). Tratado de Pediatria. 2. ed.. Rio de Janeiro: Editora Manole, 2010: 347-52.
57. Brasil. Ministério da Saúde. Secretaria de Políticas de Saúde – Área Técnica de Saúde da Criança. Amamentação e uso de drogas. Brasília, DF: O Ministério, 2000.

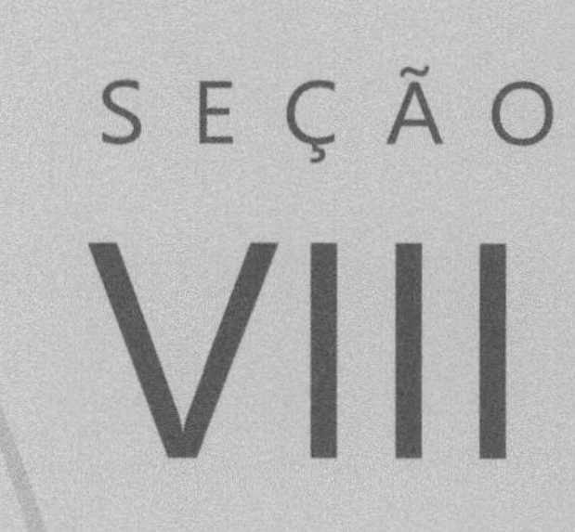

SEÇÃO VIII

Aspectos Éticos e Legais, de Saúde Pública e de Segurança do Paciente

CAPÍTULO 67

Aspectos Éticos e Legais em Obstetrícia

Victor Hugo de Melo

INTRODUÇÃO

A importância da Ética em medicina remonta há quase 2.500 anos, quando Hipócrates já definia as virtudes que deveriam caracterizar o exercício da prática médica e o que se esperava do comportamento dos médicos no atendimento de seus pacientes. Fazer o bem, não causar dano, não prescrever substância abortiva e manter o sigilo, são preceitos contidos no juramento hipocrático. Ao mesmo tempo, já se previam punições para aqueles que não obedecessem ao código de condutas proposto.

Nos últimos 60 anos a medicina se desenvolveu de maneira acentuada devido à incorporação de novas técnicas cirúrgicas, anestésicas e medicamentosas, além da introdução de novas tecnologias que, de certo modo, revolucionaram a prática médica em benefício dos indivíduos. Ginecologistas e obstetras tiveram de se adaptar a essa nova situação, que introduziu a genética, a ultrassonografia e outros métodos de imagem, a cirurgia minimamente invasiva e a reprodução assistida, entre outros avanços, no cenário da especialidade. O cuidado passou a ser realizado a partir do desejo da concepção, passando pelos procedimentos para que isso se concretizasse e, com a gestação, o binômio materno-fetal tornou-se o centro de atenção, demandando, muitas vezes, intervenções maternas e/ou fetais para atingir um resultado final satisfatório para ambos. Desse modo, as decisões sobre o cuidado materno e fetal se tornaram mais complexas, envolvendo discussões sobre os valores éticos e bioéticos, a autonomia da mulher, os interesses e direitos dos indivíduos e os direitos e deveres do médico assistente.

PRINCÍPIOS DA BIOÉTICA

Diante da evolução dos direitos humanos, a partir dos pressupostos da Declaração Universal dos Direitos Humanos, adotada pelas Nações Unidas em 1948, a conduta ética dos profissionais de medicina foi gradualmente transformada. Passou-se a resguardar os direitos das pessoas e dos profissionais, buscando a construção de uma relação médico-paciente que trouxesse, em sua essência, a garantia da qualidade da assistência à saúde.

Tomando por base os princípios da Bioética, é possível afirmar que a Ética Médica está alicerçada nos seguintes pressupostos:

- Autonomia.[1]
- Beneficência.[2]
- Não maleficência.[2]
- Justiça.[3]

Autonomia

O princípio da autonomia implica respeito à escolha do indivíduo, ao processo de diagnóstico e tratamento, desde que ele tenha capacidade de deliberar sobre suas próprias preferências. Implica aceitar que as pessoas têm o direito de decidir sobre as questões relacionadas com seu corpo e sua vida com base em valores e expectativas os mais diversos. Assim, atualmente, todo e qualquer ato médico deve ser autorizado pela pessoa. Diante de sua recusa, deve-se buscar, por meio do diálogo, alternativas para solucionar ou aliviar o sofrimento.

O ser humano não nasce autônomo, torna-se autônomo, e diversas variáveis contribuem para sua formação sociocultural, psíquica, biológica e simbólica. Sabe-se que o imaginário se expressa por símbolos, alegorias, rituais, crenças e mitos, e todos esses elementos constroem visões de mundo e estilos de vida que irão orientar o caminho que cada pessoa irá trilhar. No caso de indivíduos vulneráveis (fetos, crianças, deficientes e idosos, entre outros), de maneira transitória ou permanente, o princípio da autonomia deve ser exercido em seu nome pelo familiar mais próximo ou por seu responsável legal.

Outro aspecto a destacar é que autonomia não deve ser considerada um direito moral absoluto, pois existem situações de conflito com os outros princípios bioéticos. Seus limites devem ser estabelecidos pelo respeito à dignidade e à liberdade das outras pessoas. Uma decisão ou ação de uma pessoa que possa causar dano a outra ou à saúde pública em geral não poderá ser eticamente validada.

Assim, a autonomia do indivíduo, não sendo absoluta, pode também confrontar-se com a autonomia do médico assistente que, por razões éticas, pessoais ou de consciência, pode opor-se ao desejo da pessoa sobre determinados procedimentos a serem ou não realizados, mesmo que haja amparo ético e/ou legal para tais ações. Cabe lembrar que a legislação brasileira garante aos cidadãos o direito à vida, mas não sobre a vida: ele tem plena autonomia para viver, mas não para morrer.

O respeito à autonomia torna possível estabelecer um sólido esteio moral para o consentimento livre e esclarecido, no qual o indivíduo, devidamente informado sobre suas condições de saúde e as terapêuticas disponíveis, escolhe livremente se deseja ou não se submeter ao procedimento sugerido. No caso da gestante, ela também deverá ser informada sobre as condições fetais.

Beneficência

O princípio da beneficência refere-se à obrigação ética de maximizar o benefício e minimizar o prejuízo. O médico deve ter convicção, capacitação e conhecimento técnico suficiente que lhe assegure que o ato médico proposto é benéfico para a pessoa. A beneficência é uma manifestação da benevolência que, basicamente, significa fazer o bem para o outro.

Assim como os outros princípios da Bioética, a beneficência também tem limites, não podendo ser exercida de maneira absoluta. A dignidade individual, e intrínseca a todo ser humano, é um desses limites. Assim, a decisão de manter viva uma pessoa por todos os meios disponíveis, quando seus parâmetros vitais demonstram a inutilidade e/ou a futilidade do tratamento, é um bom exemplo. Muitas vezes é difícil estabelecer os limites entre a beneficência como obrigação ou dever e a beneficência como ideal ético que deve estar presente na consciência moral de todo e qualquer profissional de saúde.

Não maleficência

Esse princípio implica que, caso seja necessário realizar uma intervenção, ela deve causar o menor dano ou agravo mínimo à saúde do indivíduo. Não maleficência é mais fácil ser entendida a partir da máxima hipocrática *"primum non nocere"*, que significa "em primeiro lugar, não causar dano". Sabe-se que, eventualmente, o exercício da profissão médica pode causar danos para a obtenção de um benefício maior. Por exemplo, em pessoas com câncer, é provável que possam ocorrer danos ou eventos adversos em decorrência do tratamento cirúrgico ou quimioterapêutico. Em Obstetrícia, a realização de procedimentos invasivos em benefício do concepto podem causar danos maternos ou mesmo fetais.

Os princípios da beneficência e da não maleficência estão sempre interligados. Na maioria das vezes, a não maleficência envolve a abstenção de agir, enquanto a beneficência exige alguma ação. Assim como todos os princípios da Bioética, a não maleficência também não tem caráter absoluto e, por consequência, nem sempre terá prioridade em todos os conflitos clínicos que surgirem.

Acima de tudo, o bom senso e a prudência devem nortear o médico nas situações de conflito entre a beneficência e a não maleficência para a escolha dos meios adequados e necessários para obter o melhor resultado para o indivíduo, respeitando sua dignidade e seus valores morais e religiosos.

Justiça

O princípio da justiça estabelece como pressuposto fundamental a equidade, ou seja, a obrigação ética de tratar cada indivíduo conforme o que é moralmente correto e adequado, dando a cada um o que lhe é devido. Com base nesse princípio, o médico deve tratar as pessoas com imparcialidade, evitando que aspectos sociais, culturais, religiosos e financeiros, entre outros, interfiram na relação que estabelece com seu paciente.

John Rawls, no livro *Teoria da Justiça*, publicado em 1971,[3] recomenda que para estabelecer o perfeito equilíbrio entre a pessoa e a sociedade do ponto de vista da Justiça deve haver o equilíbrio entre alguns direitos individuais e sociais primários, quais sejam: (a) liberdades básicas de pensamento e de consciência que capacitariam o indivíduo para tomar decisões; (b) liberdade de movimento e de escolha de ocupações; (c) liberdade para obter renda e riquezas; (d) condições sociais para o respeito ao indivíduo como pessoa moral. Para esse autor, uma sociedade somente será justa se:

> [...] todos os valores sociais – liberdade e oportunidades, ingressos e riquezas, assim como as bases sociais e o respeito a si mesmo – forem distribuídos de maneira igual, a menos que uma distribuição desigual de algum ou de todos esses valores redunde em benefício para todos, em especial para os mais necessitados.

Salienta-se que a Constituição Federal Brasileira (1988)[4] estabelece, no artigo 196:

> A saúde é direito de todos e dever do Estado, garantido mediante políticas sociais e econômicas que visem à redução do risco de doença e de outros agravos e ao acesso universal e igualitário às ações e serviços para sua promoção, proteção e recuperação.

Destaca-se que o modelo de relação médico-paciente recomendado atualmente é o de compartilhamento das decisões, no qual o indivíduo e seu médico assistente – diante das opções de intervenção em prol da saúde da pessoa – deliberam qual é a opção mais adequada de tratamento ou mesmo do não tratamento. Não é infrequente que ocorram situações em que o médico se defronta com conflitos entre os princípios da beneficência, não maleficência e autonomia do indivíduo. Nesses casos, deve-se definir quais princípios éticos devem ter prioridade diante do diagnóstico, da intervenção terapêutica proposta e do prognóstico. Nessas situações, cabe ao médico decidir se respeita ou não a escolha da pessoa, fundamentado no que entende ser o melhor para o indivíduo. Permanecendo o conflito, e resguardando sua autonomia, ele deve encaminhar a pessoa para outro médico lhe prover a assistência necessária.

ÉTICA MÉDICA

A responsabilidade do exercício profissional da medicina é regulada por princípios éticos e pelos foros cível e criminal. Neste último, o médico pode ser processado judicialmente devido a suposto mau resultado de intervenção, em geral por imprudência, negligência ou imperícia, podendo ser absolvido ou apenado – nesse caso, inclusive com prisão. No foro cível, mais comumente o interesse do denunciante é receber uma verba indenizatória. O foro ético é de competência do Conselho Federal de Medicina (CFM) e dos Conselhos Regionais, regulamentados pela Lei 3.268, de 30 de setembro de 1957,[5] com definições bastante claras sobre os objetivos e limites de atuação dos conselhos:

> Art. 1º – O Conselho Federal e os Conselhos Regionais de Medicina, instituídos pelo Decreto-lei nº 7.955, de 13 de setembro de 1945, passam a constituir em seu conjunto uma autarquia, sendo cada um deles dotado de personalidade jurídica de direito público, com autonomia administrativa e financeira.
>
> Art. 2º – O Conselho Federal e os Conselhos Regionais de Medicina são os órgãos supervisores da ética profissional em toda a República e, ao mesmo tempo, julgadores e disciplinadores da classe médica, cabendo-lhes zelar e trabalhar por todos os meios ao seu alcance, pelo perfeito desempenho ético da medicina e pelo prestigio e bom conceito da profissão e dos que a exerçam legalmente.

Supervisão ética do exercício profissional

Para exercer a profissão, o médico deve estar com sua situação regularizada no Conselho Regional de Medicina (CRM) de seu estado, mantendo atualizados os dados cadastrais – em especial as mudanças de endereço – e o pagamento da anuidade. Caso tenha obtido título de especialista, seja por meio de Residência Médica credenciada, seja por aprovação em exame de Sociedade Científica, deve registrar essa especialidade no CRM de sua jurisdição (Registro de Qualificação de Especialista [RQE]) para que possa divulgar sua especialidade sem questionamentos.

Os CRM recebem constantemente denúncias contra médicos, solicitações de informações a respeito dos mais diversos temas, consultas sobre questões específicas do exercício da profissão médica e demandas de órgãos oficiais, entre outras. Todas essas manifestações são avaliadas pela Corregedoria do Conselho, que procede aos encaminhamentos adequados.

Em relação à denúncia contra médicos no exercício de suas atividades, a Corregedoria instaura uma sindicância para que seja investigado o fato, nomeando um conselheiro para fazer a investigação correspondente, de modo que se possa obter material suficiente para elaborar um parecer conclusivo, o qual deve ser levado para julgamento em uma Câmara de Sindicância composta por no mínimo seis conselheiros. Essa Câmara, em função dos fatos apurados, pode decidir pelo arquivamento da denúncia, por não vislumbrar infração ética ou, quando existirem indícios de possível infração ética, pode propor um Termo de Ajustamento de Conduta ou mesmo a instauração de Processo Ético Profissional (PEP).

Tendo a Câmara de Sindicância decidido pela instauração de PEP, a Corregedoria nomeia outro conselheiro para instruir o processo, ou seja, aprofundar a investigação, buscando documentos médicos, ouvindo os interessados, as testemunhas ou outras pessoas que possam estar ligadas à denúncia, ao mesmo tempo que é concedido ao médico denunciado o direito da ampla defesa e do contraditório. Terminada a instrução do processo ético, é nomeado um conselheiro relator que irá elaborar o Relatório Conclusivo a ser apresentado no dia julgamento. A decisão da Plenária de Julgamento – composta por no mínimo 11 conselheiros – pode ser pela absolvição ou apenação, sempre cabendo recurso ao CFM. As penas disciplinares que podem ser aplicadas aos médicos estão definidas no artigo 22 da Lei 3.268, de 30 de setembro de 1957, citada anteriormente, e são as seguintes:

- Advertência confidencial em aviso reservado;
- Censura confidencial em aviso reservado;
- Censura pública em publicação oficial;
- Suspensão do exercício profissional por até 30 (trinta) dias;
- Cassação do exercício profissional, *ad referendum* do Conselho Federal.

É importante assinalar que o CFM e os CRM não têm somente a função judicante, apesar de ser esta a que mais se sobressai. Entre outras funções, é possível citar: registrar os profissionais médicos como pessoas físicas e/ou jurídicas; registrar os médicos nas diversas especialidades médicas; fiscalizar as atividades dos médicos e/ou das instituições que prestam serviços de saúde, envolvendo atividade médica; zelar pelo bom conceito da profissão, pela autonomia do médico, pelo livre exercício da medicina, e pelos direitos dos médicos, respeitados os pressupostos legais; representar os médicos perante os poderes constituídos nas matérias de sua competência; atuar na capacitação científica e no aprimoramento técnico dos médicos junto às instâncias formadoras, ou de forma isolada; apoiar o desempenho digno da profissão, com remuneração e condições de trabalho adequadas; promover articulações com as entidades representativas dos médicos, visando ao fortalecimento da categoria.

Código de Ética Médica

Todas as profissões estão submetidas ao controle da conduta moral de quem as exerce com base em um código de comportamento ético profissional e de mecanismos de fiscalização do exercício profissional. São regras que explicitam direitos e deveres. Evidentemente, os códigos – sejam quais forem – não eliminam a possibilidade de falha, mas oferecem ao profissional e ao indivíduo a indicação da boa conduta, amparada nos princípios éticos da autonomia, da beneficência, da não maleficência, da justiça, da dignidade, da veracidade e da honestidade.

O Código de Ética Médica (CEM) traz em seu bojo o compromisso voluntário, assumido individual e coletivamente, com o exercício da medicina, representado em sua gênese pelo juramento de Hipócrates. Ao mesmo tempo, as constantes mudanças na sociedade, nas instâncias legais, econômicas e jurídicas, além da incorporação de novas tecnologias, exigem a revisão periódica do CEM, além da emissão de outras resoluções para suprir questões não abordadas por ele.

O CEM[6] atualmente em vigor foi instituído pela Resolução CFM 2.217/2018 e é composto de:

a. Vinte e seis *princípios fundamentais* do exercício da medicina, entre os quais se destacam:

   I – A Medicina é uma profissão a serviço da saúde do ser humano e da coletividade e será exercida sem discriminação de nenhuma natureza.
   II – O alvo de toda a atenção do médico é a saúde do ser humano, em benefício da qual deverá agir com o máximo de zelo e o melhor de sua capacidade profissional.
   V – Compete ao médico aprimorar continuamente seus conhecimentos e usar o melhor do progresso científico em benefício do paciente e da sociedade.
   XI – O médico guardará sigilo a respeito das informações de que detenha conhecimento no desempenho de suas funções, com exceção dos casos previstos em lei.
   XXI – No processo de tomada de decisões profissionais, de acordo com seus ditames de consciência e as previsões legais, o médico aceitará as escolhas de seus pacientes relativas aos procedimentos diagnósticos e terapêuticos por eles expressos, desde que adequadas ao caso e cientificamente reconhecidas.

b. Onze *normas diceológicas*, que abordam os direitos dos médicos, entre as quais se destacam:
   É direito do médico:

   I – Exercer a medicina sem ser discriminado por questões de religião, etnia, cor, sexo, orientação sexual, nacionalidade, idade, condição social, opinião política, deficiência ou de qualquer outra natureza.
   II – Indicar o procedimento adequado ao paciente, observadas as práticas cientificamente reconhecidas e respeitada a legislação vigente.
   VIII – Decidir, em qualquer circunstância, levando em consideração sua experiência e capacidade profissional, o tempo a ser dedicado ao paciente sem permitir que o acúmulo de encargos ou de consultas venha prejudicar seu trabalho.
   IX – Recusar-se a realizar atos médicos que, embora permitidos por lei, sejam contrários aos ditames de sua consciência.
   XI – É direito do médico com deficiência ou com doença, nos limites de suas capacidades e da segurança dos pacientes, exercer a profissão sem ser discriminado.

c. Cento e dezessete *normas deontológicas*, subdivididas em capítulos que envolvem os mais diversos temas referentes ao exercício profissional, abordando, entre outros, responsabilidade profissional, direitos humanos, relação com pacientes e familiares, doação e transplante de órgãos e tecidos, relação entre médicos, remuneração profissional, sigilo profissional, documentos médicos, auditoria e perícia médica, ensino e pesquisa médica e publicidade médica. Esses artigos deontológicos definem como deve ser o comportamento ético dos médicos no exercício de sua profissão. Caso ocorra infração ética a qualquer um desses artigos, o médico estará sujeito às penas disciplinares previstas na Lei 3.268/1957.
d. Quatro *disposições gerais*.

A título de exemplo, sobre as *normas deontológicas*, destaca-se o artigo 1º do Capítulo III do CEM – Responsabilidade Profissional, um dos mais citados nas denúncias cíveis ou criminais, inclusive em Obstetrícia, e que estabelece:

É vedado ao médico:

Art. 1º – Causar dano ao paciente, por ação ou omissão, caracterizável como imperícia, imprudência ou negligência.
Parágrafo único. A responsabilidade médica é sempre pessoal e não pode ser presumida.

É importante relembrar alguns conceitos das ações ou omissões registradas nesse artigo:

1. **Negligência:** ocorre quando o profissional tem ciência da gravidade do quadro e protela sua atuação, por omissão, indolência ou passividade, e isso resulta em dano para o indivíduo, ou seja, ele deixa de tomar as providências cabíveis. Sucintamente, pode-se dizer que o médico fez menos pela pessoa do que deveria ter feito. Alguns exemplos de negligência médica: abandono do paciente sem justa causa ou omissão de tratamento imprescindível.
2. **Imprudência:** ocorre quando o profissional pratica um ato médico sem a devida cautela ou o pratica em condições inadequadas, por leviandade ou irreflexão, e que resulta em dano para o indivíduo. Um exemplo de imprudência é o cirurgião que, podendo realizar uma cirurgia por um método consagrado, improvisa uma técnica, causando danos ao indivíduo.
3. **Imperícia:** ocorre quando o profissional pratica um ato para o qual não está preparado tecnicamente ou o executa mesmo não tendo o conhecimento suficiente para fazê-lo, o que resulta em dano para a pessoa, ou seja, o médico não cumpre as regras e preceitos técnicos adequados no atendimento do indivíduo. França (2019),[7] entretanto, adverte que existe uma discussão a esse respeito, tendo em vista que o médico legalmente habilitado e registrado em seu Conselho de origem deve ser considerado perito em sua profissão, uma vez que o Estado lhe outorgou a competência desse mandato. E acrescenta:

"De fato, o erro médico, de causa pessoal, é sempre por imprudência ou negligência, jamais por imperícia. Melhor: toda alegada imperícia é gerada pela negligência ou pela imprudência."

Ainda segundo França (2019),[7] sem a existência de um dano real, não se caracteriza a responsabilidade médica e, mais ainda, é indispensável a associação do dano ao ato médico para que se possa configurar culpa do ponto de vista jurídico. É por isso que o parágrafo do artigo 1° destaca que a responsabilidade médica pelo ato praticado não pode ser presumida, ou seja, ela deve ser comprovada.

Outro artigo importante a ser destacado é o 32, também do Capítulo III do CEM – Responsabilidade Profissional, que geralmente acompanha o artigo 1° nos processos éticos e que estabelece:

> É vedado ao médico:
> Art. 32° – Deixar de usar todos os meios disponíveis de promoção de saúde e de prevenção, diagnóstico e tratamento de doenças, cientificamente reconhecidos e a seu alcance, em favor do paciente.

Em outras palavras, no exercício de sua atividade, o médico deve utilizar todos os recursos propedêuticos e terapêuticos que estejam disponíveis e que sejam necessários em benefício das pessoas (princípio da beneficência). O médico não pode sofrer restrição – por qualquer instância diretora de sua instituição de saúde – para oferecer a seus assistidos o que estiver disponível e a seu alcance e que seja cientificamente reconhecido durante a assistência das pessoas. Nas situações em que, apesar de utilizados todos os recursos disponíveis, isso não tiver sido suficiente para recuperação do indivíduo, o médico assistente deve providenciar seu encaminhamento para outra instituição de saúde que possa oferecer a assistência adequada. Caso não faça esse encaminhamento, poderá ser responsabilizado eticamente por infração ao artigo 32.

Um tema bastante presente nos meios cíveis e criminais atuais, e que se relaciona com os artigos citados, diz respeito à seguinte questão: o ato médico é uma obrigação de meios ou de resultados?

França (2019)[7] desenvolve uma discussão interessante a esse respeito, alegando que a obrigação do médico é utilizar todos os recursos disponíveis a seu alcance em benefício das pessoas para obter o melhor resultado sem, no entanto, existir a obrigação de alcançar o êxito pretendido. É fácil entender essa situação em pessoas em fase terminal, por câncer, trauma ou outra situação de maior gravidade. Em Obstetrícia, é possível citar o caso de gestante com descolamento prematuro de placenta atendida em hospital de baixa complexidade e que foi a óbito. Caso tenha utilizado o que estava disponível para prover a assistência à gestante, a equipe não pode ser considerada responsável pelo mau resultado.

Extrai-se o item XX dos Princípios Fundamentais do CEM[6] a esse respeito:

> XX – A natureza personalíssima da atuação profissional do médico não caracteriza relação de consumo.

Conclui-se, portanto, que o ato médico é uma obrigação de meios e não de resultados.

Por outro lado, percebe-se que grande parte das infrações éticas cometidas pelos médicos decorre de seu desconhecimento do CEM. Salienta-se, portanto, que é dever do médico, no exercício de suas atividades, ter conhecimento do CEM e das resoluções dos Conselhos Federal e Regionais de Medicina, que são amplamente divulgadas em seus *sites*, redes sociais e mídias impressas. (Para procurar as resoluções, pareceres, recomendações, notas técnicas e outros documentos, acesse o *site* do CFM: https://portal.cfm.org.br. Em seguida, acompanhe este tutorial: acesse Biblioteca – buscar normas CFM e CRM; selecione os tipos de normas que deseja buscar; selecione o Estado que emitiu a norma ou todos os estados ou o próprio CFM; selecione o ano ou todos os anos; selecione o assunto de seu interesse e clique em Buscar.)

Por outro lado, é importante destacar a diferença entre uma resolução e um parecer do ponto de vista do impacto na atividade profissional dos médicos. Uma resolução do CFM ou de algum Conselho Regional sobre determinado tema tem força de lei para os médicos e, portanto, deve ser obedecida. Por exemplo, o CEM é uma resolução e deve ser acatado e seguido por todos os médicos (Resolução CFM 2.217/2018).[6] Outra resolução importante é a que diz respeito à publicidade médica (Resolução CFM 1.974/2011), que está prestes a ser revogada e substituída por outra. No campo da Obstetrícia, uma resolução importante exige a presença de pelo menos um plantonista obstetra, um anestesista e um pediatra nas maternidades para atendimento seguro das gestantes (Resolução CFM 2.056/2013). Uma resolução deve ser aprovada em plenária com pelo menos 11 conselheiros.

Já o parecer é uma resposta a uma demanda específica e não tem a força da resolução. Trata-se mais de uma opinião a respeito de um assunto, do ponto de vista ético, embasado nas resoluções do CFM, ou mesmo legal, respaldado na legislação sobre a atenção à saúde em geral. Trata-se mais de uma sugestão de conduta, de como agir na situação solicitada. Quando o parecer se baseia em uma resolução, pode orientar o consulente de modo mais adequado do ponto de vista ético. Um parecer também deve ser aprovado em plenária com pelo menos 11 conselheiros.

Termo de Consentimento Livre e Esclarecido

Ao longo da história, a ideia do médico como senhor do conhecimento e dono das melhores e incontestáveis decisões para o tratamento do paciente fez a relação médico-paciente ser pautada pela vontade indiscutível do profissional, o denominado paternalismo médico. Nesse cenário, o indivíduo pouco participava das determinações que envolviam o tratamento e a recuperação de sua saúde, já que transferia ao médico a decisão de escolher o que seria melhor para ele.

Atualmente, defende-se a decisão compartilhada entre o médico e o indivíduo ou entre o médico e os familiares da pessoa – nas situações de vulnerabilidade ou de incapacidade –, tendo em vista o interesse em resgatar a autonomia do indivíduo nas decisões médicas que envolvem o diagnóstico, o tratamento e o prognóstico em torno das doenças que o acometem.

Cabe destacar ainda que todo ato médico necessita de consentimento do indivíduo, após seu esclarecimento, pelo seu direito de expressão e de proteção de sua integridade, de acordo com o princípio da autonomia, ou seja, apesar de ser atividade essencial, o ato médico não implica poder soberano sobre a saúde ou a vida das pessoas. A relação contratual entre o médico e o indivíduo, estabelecida na consulta ou quando de sua internação, é na verdade uma delegação de poderes para realização da assistência consentida, e isso inclui a obrigação do médico assistente de esclarecer a pessoa sobre o processo propedêutico e terapêutico, mostrando riscos e benefícios, resposta terapêutica, prognóstico etc. Caso o indivíduo não consiga entender o que vai ocorrer com ele ou seja considerado incapaz, o médico deverá reportar-se a seus familiares e/ou representantes legais.

Para se estabelecer uma relação médico-paciente adequada e ética, deve-se esclarecer todas as etapas do tratamento, aplicar o Termo de Consentimento Livre e Esclarecido (TCLE) e realizar o registro completo e legível em prontuário. Essas também são práticas importantes para evitar denúncias e ao mesmo tempo podem ser úteis como provas de um atendimento correto. A esse respeito, o atual CEM[6] dispõe, no artigo 22, do Capítulo de Direitos Humanos:

> É vedado ao médico:
> Art. 22° – Deixar de obter consentimento do paciente ou de seu representante legal após esclarecê-lo sobre o procedimento a ser realizado, salvo em caso de risco iminente de morte.

Destacam-se outros dois artigos do CEM[6] que dizem respeito ao direito do paciente de decidir livremente sobre a execução de procedimentos diagnósticos ou terapêuticos: o artigo 24, também do Capítulo de Direitos Humanos, e o artigo 31, do Capítulo de Relação com Pacientes e Familiares:

> É vedado ao médico:
> Art. 24° – Deixar de garantir ao paciente o exercício do direito de decidir livremente sobre sua pessoa ou seu bem-estar, bem como exercer sua autoridade para limitá-lo.
> Art. 31° – Desrespeitar o direito do paciente ou de seu representante legal de decidir livremente sobre a execução de práticas diagnósticas ou terapêuticas, salvo em caso de iminente risco de morte.

Portanto, diante da necessidade de realizar procedimentos diagnósticos e terapêuticos, e que podem envolver riscos e complicações para o indivíduo, seu médico assistente deve esclarecer e tirar todas as suas dúvidas, de modo que ele decida livremente sobre a realização ou não dos procedimentos a partir das informações que recebeu.

Roquette (2016)[8] faz uma análise do consentimento livre e esclarecido do indivíduo e lembra que não se pode iniciar nenhum tratamento clínico ou cirúrgico sem o seu devido consentimento. Destaca que é comum a prática de se anexar ao prontuário da pessoa, durante a internação hospitalar, um termo de responsabilidade assinada por ela ou por seu representante legal, concordando com o tratamento a ser instituído. Esse documento é frágil do ponto de vista jurídico, pois o indivíduo pode estar sendo movido somente por sua necessidade, e sua assinatura é meramente protocolar. Acrescenta que o consentimento livre e esclarecido deve ser um texto redigido especificamente sobre a intervenção proposta, em linguagem simples e compreensível para o leigo, explicando o procedimento e todas as possíveis complicações que podem dele decorrer e, ainda, deixando claro que o indivíduo tem o direito de abandonar o tratamento em curso caso assim o desejar.

Cabe lembrar que em Obstetrícia se lida temporariamente com a vulnerabilidade da gestante e que existe ainda uma segunda pessoa envolvida nas ações diagnósticas e terapêuticas: o feto – e, eventualmente, nem sempre o que é bom para a mãe é bom também para o feto, ou o contrário. Assim, quando da realização de procedimentos, deve-se mencionar nos TCLE aplicados eventuais eventos adversos no feto.

O FETO DO PONTO DE VISTA ÉTICO E LEGAL

O conhecimento mais adequado da fisiologia fetal a partir de experimentos em fetos de ovelhas e mais tarde em fetos humanos, com a melhoria da qualidade técnica e de imagem dos aparelhos de ultrassonografia, possibilitou à Obstetrícia uma grande evolução no diagnóstico e tratamento do feto ainda no ventre materno. O acompanhamento do crescimento e do bem-estar fetal deu início à Medicina Fetal, que praticamente revolucionou o entendimento de que o binômio materno-fetal, antes conectado aos cuidados diretos maternos, em benefício fetal, passou a se constituir, na verdade, no cuidado de duas pessoas de maneira independente.

Rastreamentos diagnósticos de anomalias cromossômicas, infecções perinatais e anomalias estruturais, entre outros, assim como o uso de procedimentos invasivos para diagnóstico e tratamento, tornaram-se corriqueiros nos tempos atuais. Ao se tornar pessoa, o feto demandou a discussão ética sobre a atuação do especialista nas inúmeras situações em que se torna necessário algum tipo de intervenção em benefício fetal, em especial naquelas em que pode haver um conflito entre o interesse materno e o fetal.

Direitos do feto

O início da vida é certamente um tema bastante controverso a partir de perspectivas biológicas, bioéticas, filosóficas, religiosas e jurídicas, entre outras. Dificilmente se chegará a um acordo diante de tantas interpretações. O fato é que o avanço das técnicas de reprodução assistida, trazendo inúmeras possibilidades de manipulação de gametas e de embriões, bem como de utilização de tecido embrionário para a busca de cura para algumas doenças, promoveu uma necessidade prática de definição, do ponto de vista legal, se determinado procedimento pode ser considerado abortamento ou não.

Do ponto de vista biológico, é inegável que o início da vida ou a constituição de um novo ser se origina no momento em que o óvulo é fecundado pelo espermatozoide independentemente se a gestação irá ou não evoluir.

De acordo com Barchifontaine (2010),[9] existem cinco teorias para explicar a origem da vida:

1. **Genética:** a vida humana se inicia na fertilização, a partir da combinação dos genes masculinos e femininos, sendo gerado um novo indivíduo com direitos iguais aos de qualquer outro. Essa é a teoria aceita pela Igreja.
2. **Embriológica:** a vida começa na terceira semana de gestação, tendo em vista que até 12 dias após a fecundação o embrião ainda é capaz de se dividir e dar origem a duas ou mais pessoas. A partir daí ele se torna um indivíduo.
3. **Neurológica:** a vida se inicia quando o feto apresenta atividade elétrica cerebral igual à de uma pessoa. A questão é que não é consensual quando isso ocorre, pois as opiniões divergem entre 8 e 20 semanas de gestação.
4. **Ecológica:** envolve a ideia de que a vida se inicia a partir do momento em que o feto está capacitado a sobreviver fora do útero. Este foi o critério adotado pela Suprema Corte dos EUA para tomar a decisão que autorizou o abortamento naquele país.
5. **Metabólica:** a discussão sobre o início da vida humana é irrelevante. Espermatozoides e óvulos são tão vivos como qualquer pessoa. O desenvolvimento de uma criança é um processo contínuo e não deve ter um marco inaugural.

No Brasil, pode-se perceber que, do ponto de vista jurídico, a teoria genética (ou biológica) é a mais aceita. Por exemplo, o Código Civil Brasileiro[10] – Lei 10.406, de 10 de janeiro de 2002 – estabelece, no artigo 2º:

> Art. 2º – A personalidade civil da pessoa começa do nascimento com vida; mas a lei põe a salvo, desde a concepção, os direitos do nascituro.

Outro exemplo, na mesma linha de raciocínio, advém da Convenção Americana de Direitos Humanos (Pacto de San José da Costa Rica),[11] subscrita em 22 de novembro de 1969 e ratificada pelo Brasil em 6 de novembro de 1992, que define, em seu artigo 4º:

> Art. 4º – Direito à vida. Toda pessoa tem o direito de que se respeite sua vida. Esse direito deve ser protegido pela lei e, em geral, desde o momento da concepção. Ninguém pode ser privado da vida arbitrariamente.

Por sua vez, o Código Penal Brasileiro (CPB),[12] por meio do Decreto-lei 2.848, de 7 de dezembro de 1940, ainda em vigência, atesta em alguns artigos que o aborto é considerado crime passível de punição com pena de reclusão:

> É crime:
> Art. 124º – Provocar aborto em si mesma ou consentir que outrem lhe provoque. Pena: detenção, de um a três anos.
> Art. 125º – Provocar aborto, sem o consentimento da gestante. Pena: reclusão, de três a dez anos.
> Art. 126º – Provocar aborto com o consentimento da gestante. Pena: reclusão, de um a quatro anos.

É importante destacar que o CEM (Resolução CFM 2.217/2018)[6] também se manifesta a esse respeito, vedando ao médico:

> Art. 10º – Acumpliciar-se com os que exercem ilegalmente a Medicina ou com profissionais ou instituições médicas nas quais se pratiquem atos ilícitos.
> Art. 14º – Praticar ou indicar atos médicos desnecessários ou proibidos pela legislação vigente no País.
> Art. 15º – Descumprir legislação específica nos casos de transplante de órgãos ou de tecidos, esterilização, fecundação artificial, abortamento, manipulação ou terapia genética.

Finalmente, a Constituição da República Federativa do Brasil,[4] promulgada em 5 de outubro de 1988, estabelece, no artigo 5º:

> Art. 5º – Todos são iguais perante a lei, sem distinção de qualquer natureza, garantindo-se aos brasileiros e aos estrangeiros residentes no País a inviolabilidade do direito à vida, à liberdade, à igualdade, à segurança e à propriedade.

Interrupção da gravidez prevista em lei

A legislação sobre o abortamento no Brasil está entre as mais restritivas do mundo e, como se viu anteriormente, é considerado crime de acordo com o disposto no CPB, com penalidades para a mulher e para o médico que o praticam. No Brasil, o abortamento é considerado, inclusive, um dos chamados "crimes contra a vida", sobre os quais as penas aplicadas são mais severas.

Por outro lado, existem duas situações em que o abortamento é legal, conforme estabelecido no CPB:[12]

> Art. 128 – Não se pune o aborto praticado por médico:
> - I (aborto terapêutico) – se não há outro meio de salvar a vida da gestante;
> - II (aborto humanitário) – se a gravidez resulta de estupro e o aborto é precedido de consentimento da gestante ou, quando incapaz, de seu representante legal.

Nesses casos, o aborto deve ser precedido de consentimento por escrito da gestante ou, quando incapaz, de seu representante legal, além de outros documentos, e está regulamentado pela Portaria 2.561, de 23 de setembro de 2020, do Ministério da Saúde[13] (revogada em 2023).

O abortamento eugênico, ou seja, na presença de grave malformação fetal, não tem permissão legal no Brasil e somente poderá ser realizado se houver sentença judicial nesse sentido.

No mesmo sentido, destaca-se que a redução embrionária ou fetal nos casos de gestação múltipla deve ser considerada abortamento e, portanto, é um procedimento ilegal no Brasil. A esse respeito também se manifestou o CFM, na Resolução CFM 2.320,14 de 20 de setembro de 2022, que estabelece as Normas Éticas para Utilização das Técnicas de Reprodução Assistida (TRA).[14] Destaca-se o item 8 dos Princípios Gerais:

> 8 – Em caso de gravidez múltipla, decorrente do uso de técnicas de RA, é proibida a utilização de procedimentos que visem à redução embrionária.

Anencefalia

A discussão sobre a legalidade da interrupção de gravidez de feto apresentando diagnóstico ecográfico de anencefalia foi encerrada em 12 de abril de 2012 com o acórdão da decisão do Supremo Tribunal Federal (STF),[15] permitindo interromper a gestação em casos de fetos nessa situação. Os ministros decidiram que os médicos responsáveis pela realização do procedimento e as gestantes que decidem interromper a gravidez não cometem qualquer crime.

Até a data do referido acórdão, a antecipação terapêutica do parto de feto anencéfalo somente poderia ser realizada no Brasil mediante autorização do Poder Judiciário. Em 12 de abril de 2012, com a conclusão do julgamento da *Arguição de Descumprimento de Preceito Fundamental nº 54,* de 17 de junho de 2004 (ADPF-54), o STF decidiu que, à luz da Constituição Federal, a antecipação terapêutica do parto de feto anencéfalo não tipifica o crime de aborto previsto no Código Penal, dispensando, assim, autorização prévia.[15]

Reitera-se que, a partir dessa decisão do STF, as mulheres não mais precisam de autorização judicial, bastando existir o diagnóstico de anencefalia. É também importante destacar que às mulheres fica facultado decidir se desejam ou não interromper a gestação de feto anencéfalo, ou seja, não significa que o Poder Judiciário está impondo o abortamento, podendo a gestante decidir por uma ou outra opção, de acordo com seu foro íntimo.

Por sua vez, a Resolução CFM 1.989,[16] de 12 de maio de 2012, publicada 30 dias após a decisão do STF, estabeleceu os critérios diagnósticos de anencefalia e os esclarecimentos que devem ser oferecidos à gestante para sua tomada de decisão:

> Art. 1º – Na ocorrência do diagnóstico inequívoco de anencefalia, o médico pode, a pedido da gestante, independente de autorização do Estado, interromper a gravidez.
> Art. 2º – O diagnóstico de anencefalia é feito por exame ultrassonográfico realizado a partir da 12ª (décima segunda) semana de gestação e deve conter:
> I – duas fotografias, identificadas e datadas: uma com a face do feto em posição sagital; a outra com a visualização do polo cefálico no corte transversal, demonstrando a ausência da calota craniana e de parênquima cerebral identificável;
> II – laudo assinado por dois médicos, capacitados para tal diagnóstico.
> Art. 3º – Concluído o diagnóstico de anencefalia, o médico deve prestar à gestante todos os esclarecimentos que lhe forem solicitados, garantindo a ela o direito de decidir livremente sobre a conduta a ser adotada, sem impor sua autoridade para induzi-la a tomar qualquer decisão ou para limitá-la naquilo que decidir:
> § 1º – É direito da gestante solicitar a realização de junta médica ou buscar outra opinião sobre o diagnóstico.
> § 2º – Ante o diagnóstico de anencefalia, a gestante tem o direito de:
> I – manter a gravidez;
> II – interromper imediatamente a gravidez, independente do tempo de gestação, ou adiar essa decisão para outro momento.
> § 3º – Qualquer que seja a decisão da gestante, o médico deve informá-la das consequências, incluindo os riscos decorrentes ou associados de cada uma.
> § 4º – Se a gestante optar pela manutenção da gravidez, ser-lhe-á assegurada assistência médica pré-natal compatível com o diagnóstico.
> § 5º – Tanto a gestante que optar pela manutenção da gravidez quanto a que optar por sua interrupção receberão, se assim o desejarem, assistência de equipe multiprofissional nos locais onde houver disponibilidade.
> § 6º – A antecipação terapêutica do parto pode ser realizada apenas em hospital que disponha de estrutura adequada ao tratamento de complicações eventuais, inerentes aos respectivos procedimentos.

Objeção de consciência

Atualmente, a autonomia privada do indivíduo é imprescindível na construção de sua relação com o médico, uma vez que deve participar, juntamente com o profissional, das decisões que envolvem sua saúde e bem-estar. Entretanto, não se pode esquecer que dentro dessa relação jurídica há espaço também para o exercício da autonomia privada do médico, inclusive por meio da recusa em atender certo indivíduo ou realizar procedimentos que considere desnecessários, tecnicamente inapropriados ou contrários à sua consciência.

Conceitualmente, a objeção de consciência visa proteger a integridade de pessoas envolvidas em situações de conflitos com suas convicções morais, filosóficas, religiosas ou outras, quando da imposição de que realizem certos procedimentos, sendo que seu efetivo cumprimento implicaria uma traição a seu foro íntimo.

Um aspecto importante quanto ao direito à objeção de consciência diz respeito à seriedade da convicção invocada pelo indivíduo, não se tratando de mero capricho para se escusar de obrigação a ele legitimamente imposta.

É importante destacar que, nas situações em que a gestante decidir pela interrupção da gestação, o médico que não se sentir confortável para realizar o procedimento abortivo, por questões de foro íntimo, não necessita fazê-lo. O CEM[6] em vigor assegura, no item VII do Capítulo I – Princípios Fundamentais:

> VII – O médico exercerá sua profissão com autonomia, não sendo obrigado a prestar serviços que contrariem os ditames de sua consciência ou a quem não deseje, excetuadas as situações de ausência de outro médico, em caso de urgência ou emergência,

ou quando sua recusa possa trazer danos à saúde do paciente.

Ainda no CEM, o Capítulo II, que trata dos Direitos dos Médicos, estabelece, no item IX:

> É direito do médico:
> IX – Recusar-se a realizar atos médicos que, embora permitidos por lei, sejam contrários aos ditames de sua consciência.

Desse modo, garantem-se ao médico a objeção de consciência e o direito de se recusar a realizar o abortamento mesmo nas situações previstas em Lei, ressalvadas as situações em que ele não pode negar-se a realizar o procedimento, como explicitado no item VII, citado anteriormente.

A objeção de consciência na Constituição Federal de 1988

No artigo 5°, item VI, do Capítulo I (Dos Direitos e Deveres Individuais e Coletivos) da Constituição da República Federativa do Brasil[4] fica explícito o direito à liberdade de consciência:

> CAPÍTULO I
> Dos Direitos e Deveres Individuais e Coletivos
> Art. 5° – Todos são iguais perante a lei, sem distinção de qualquer natureza, garantindo-se aos brasileiros e aos estrangeiros residentes no País a inviolabilidade do direito à vida, à liberdade, à igualdade, à segurança e à propriedade, nos termos seguintes:
> [...] VI – é inviolável a liberdade de consciência e de crença, sendo assegurado o livre exercício dos cultos religiosos e garantida, na forma da lei, a proteção aos locais de culto e a suas liturgias.

Assim, a posição do médico que manifesta objeção de consciência deve ser respeitada. Esse profissional não pode sofrer nenhuma forma de coerção, ameaça, intimidação ou discriminação por se recusar a praticar o abortamento previsto em lei. Nesses casos, o médico deve declarar sua condição de objeção de consciência para a mulher, ou seu representante legal, e encaminhá-la para outro profissional que concorde em realizar o procedimento. Para as mulheres atendidas em plantões hospitalares, o Diretor Técnico deve ser acionado para dar encaminhamento à solução do problema, seja solicitando a um plantonista que concorde em realizar o procedimento, seja encaminhando a gestante para outra instituição de saúde que o realize.

CESARIANA ELETIVA A PEDIDO DA GESTANTE

A Resolução CFM 2.284/2020[17] revogou a Resolução 2.144/2016, que havia atendido à antiga demanda das mulheres e dos obstetras no sentido de possibilitar a escolha da via de parto de acordo com o desejo das gestantes. Esta resolução:

> Dispõe que é ético o médico atender à vontade da gestante de realizar parto cesariano, garantidas a autonomia do médico e da paciente e a segurança do binômio materno-fetal.

Em sua exposição de motivos, são reafirmados os seguintes princípios da Bioética:

- Autonomia da paciente e do médico, tendo como premissa a decisão compartilhada com base na avaliação de riscos e benefícios e a anuência do casal ao consentimento livre e esclarecido.
- Equidade, fundamentada no princípio da justiça social e no equilíbrio entre a assistência à saúde do ponto de vista individual e coletivo.

Cabe relembrar a definição de cesariana eletiva: procedimento realizado em gestante que não entrou em trabalho de parto e com membranas amnióticas íntegras. Em geral, os motivos que levam a gestante a solicitar uma cesariana ao final da gravidez incluem o medo da dor ou das complicações do parto vaginal (procedimentos instrumentais, sofrimento fetal e outros), a conveniência do nascimento programado, as experiências negativas anteriores pessoais, de familiares ou de amigas, o receio de lesões perineais e do assoalho pélvico e o receio de cesariana de emergência, entre outros.

Para realização da cesariana eletiva a pedido da gestante, é fundamental que sejam discutidos com ela os riscos e benefícios do procedimento, bem como suas possíveis complicações, e assinado o TCLE.

Os principais artigos dessa Resolução são:

> Art. 1° – É direito da gestante, nas situações eletivas, optar pela realização de cesariana, garantida por sua autonomia, desde que tenha recebido todas as informações de forma pormenorizada sobre o parto vaginal e o cesariano, seus respectivos benefícios e riscos.
> Parágrafo único. A decisão deve ser registrada em termo de consentimento livre e esclarecido, elaborado em linguagem de fácil compreensão, respeitando as características socioculturais da gestante.
> Art. 2° – Para garantir a segurança do feto, a cesariana a pedido da gestante, nas situações de risco habitual, somente poderá ser realizada a partir de 39 semanas completas de gestação (273 dias), devendo haver o registro em prontuário.
> Art. 3° – É ético o médico realizar a cesariana a pedido e, se houver discordância entre a decisão médica e a vontade da gestante, o médico poderá alegar o seu direito de autonomia profissional e, nesses casos, encaminhar a gestante a outro profissional.

Cabe destacar que a modificação básica dessa nova resolução diz respeito ao artigo 2°, tendo em vista que a resolução anterior trazia alguma polêmica em relação à idade gestacional mínima para realização do procedimento. A resolução atual estabelece de maneira inequívoca que a idade gestacional mínima para realizar o procedimento cirúrgico é 39 semanas completas.

Essa assertiva tem forte respaldo na literatura médica mundial, a partir de inúmeras publicações que demonstram que a extração fetal eletiva com 39 semanas completas é mais segura, evitando as complicações mais frequentes do recém-nascido, como distúrbios respiratórios, metabólicos e neurológicos, e que demandam admissão em Unidades de Tratamento Intensivo. Seguem alguns exemplos:

- **Risco de morbidade respiratória neonatal e modo de parto a termo:** influência do momento do parto por cesariana eletiva.[18] Foi utilizado o registro de partos da Universidade de Pádua (Itália) no período de janeiro de 1998 a dezembro de 2000. Nesse período ocorreram 10.177 nascimentos de crianças vivas e sem malformações. Entre essas, 1.284 (13%) foram neonatos a termo nascidos por cesariana eletiva. Essas crianças foram pareadas a igual número de neonatos nascidos no mesmo período via vaginal. A morbidade respiratória neonatal foi significativamente maior no grupo de crianças que nasceram por cesariana eletiva, comparadas às que nasceram via vaginal (OR: 2,6; IC95%: 1,35 a 5,9). Entretanto, o risco de morbidade respiratória reduziu quando a cesariana eletiva foi realizada após 39 semanas completas de gestação.
- **Risco de morbidade respiratória em crianças a termo nascidas por cesariana eletiva (estudo de coorte):**[19] publicação de coorte de 34.458 crianças dinamarquesas nascidas vivas, sem malformações, entre janeiro de 1998 e dezembro de 2006 com idade gestacional entre 37 e 41 semanas. Resultados: 2.687 (7,8%) crianças nasceram por cesariana eletiva. Avaliando a chance de desenvolvimento de morbidade respiratória nesses neonatos, na dependência da idade gestacional, quando comparadas com crianças nascidas de parto vaginal, foram encontrados os seguintes resultados: 37 semanas – OR: 3,9; IC95%: 2,4 a 6,5; 38 semanas – OR: 3,0; IC95%: 2,1 a 4,3; 39 semanas: OR: 1,9; IC95%: 1,2 a 3,0. Em outras palavras, a chance do neonato desenvolver morbidade respiratória associada à cesariana eletiva, ajustada por outros possíveis fatores, foi significativamente menor quando a idade gestacional era de 39 semanas completas.
- **Morbidade neonatal no nascimento a termo precoce:**[20] o objetivo desse estudo foi avaliar o risco de morbidade respiratória em neonatos nascidos entre 37 e 38 semanas, comparando-os com os que nasceram com 39 semanas, independentemente da via de parto. Foi realizado um estudo de coorte retrospectiva no Hospital de Crianças da Universidade Presbiteriana de Nova York (EUA) no período de janeiro a dezembro de 2010 e encontrados 2.273 nascimentos entre 37 e 39 semanas de gestação. As crianças nascidas com 37 a 38 semanas apresentaram risco relativo duas vezes maior de apresentarem morbidade respiratória (RR: 2,0; IC95%: 1,4 a 2,8), quando comparadas àquelas que nasceram com 39 semanas. Os autores recomendam que interrupções eletivas não sejam indicadas antes de 39 semanas para evitar morbidade respiratória neonatal.

Pelo exposto, é possível perceber que, do ponto de vista do neonato, postergar a interrupção eletiva por cesariana até se completarem as 39 semanas de gestação reduz o risco neonatal de morbidade respiratória.

A Resolução CFM 2.284/2020,[17] ao mesmo tempo que garante a autonomia da gestante de baixo risco em sua opção pela realização da cesariana eletiva ao final da gravidez, oferece ao neonato o melhor momento para que isso ocorra, ou seja, quando se completarem as 39 semanas de gestação. Portanto, para atender ao pedido materno de interrupção eletiva por cesariana, deve-se aguardar essa idade gestacional em benefício fetal.

A NOVA LEI DO PLANEJAMENTO FAMILIAR

A Lei 9.263, de 12 de janeiro de 1996, chamada Lei do Planejamento Familiar, foi modificada pela Lei 14.443, de 02 de setembro de 2022:[21]

> Altera a Lei 9.263, de 12 de janeiro de 1996, para determinar prazo para oferecimento de métodos e técnicas contraceptivas e disciplinar condições para esterilização no âmbito do planejamento familiar.

A Lei 14.443/2022 introduziu importantes alterações em alguns artigos:

- Foi acrescentado o parágrafo 2° ao artigo 9°, que aborda os métodos de concepção e contracepção:

  > § 2° – A disponibilização de qualquer método e técnica de contracepção dar-se-á no prazo máximo de 30 (trinta) dias.

- O artigo 10, que aborda a questão da esterilização voluntária, teve alterações no item I e no parágrafo 2°:

  > I – em homens e mulheres com capacidade civil plena e maiores de 21 (vinte e um) anos de idade ou, pelo menos, com 2 (dois) filhos vivos, desde que observado o prazo mínimo de 60 (sessenta) dias entre a manifestação da vontade e o ato cirúrgico, período no qual será propiciado à pessoa interessada acesso a serviço de regulação da fecundidade, inclusive aconselhamento por equipe multidisciplinar, com vistas a desencorajar a esterilização precoce;
  > § 2° – A esterilização cirúrgica em mulher durante o período de parto será garantida à solicitante se observados o prazo mínimo de 60 (sessenta) dias entre a manifestação da vontade e o parto e as devidas condições médicas.

- Ainda no artigo 10, foi revogado o parágrafo 5°, que abordava a necessidade do consentimento do cônjuge para realizar a esterilização. A Lei entrou em vigor em março de 2023.

Em síntese, a nova lei trouxe importantes mudanças em relação à anterior:

- A idade mínima para esterilização cirúrgica voluntária foi reduzida de 25 para 21 anos.
- A idade mínima não é exigida de quem já tiver pelo menos dois filhos vivos.
- A laqueadura tubária poderá ser realizada no parto, desde que a manifestação da vontade da gestante ocorra pelo menos 60 dias antes do procedimento cirúrgico.

- Não mais será necessária a autorização do cônjuge ou companheiro para esterilização voluntária para ambos os sexos (revogado o parágrafo 5° do artigo 10).

CONSIDERAÇÕES FINAIS

A despeito das particularidades éticas da Obstetrícia e, agora, da Medicina Fetal, existem outros temas bastante relevantes para o correto exercício ético da medicina e que devem ser seguidos por todos os médicos. Assim, destacam-se algumas condutas éticas gerais que devem ser observadas no exercício das atividades médicas:

- Realizar em prontuário o registro de todas as consultas, intercorrências, internações e procedimentos de todas as pessoas por ele atendidas.
- Manter o sigilo profissional em todas as situações de atendimento dos indivíduos.
- Não fazer publicidade sensacionalista e/ou enganosa e que possa sugerir autopromoção, concorrência desleal e a intenção de auferir lucros.
- Não deixar de comparecer a plantões ou se ausentar deles sem deixar um substituto.
- Não prescrever ou atestar sem que tenha sido realizada a consulta da pessoa com o devido registro no prontuário.
- Finalmente, recomenda-se especial atenção aos indivíduos e seus familiares, de modo a dar-lhes o devido acolhimento e o cuidado qualificado, para que possa lhes oferecer o melhor que a ciência médica dispõe para o diagnóstico e o tratamento e com perspectivas de melhor prognóstico.

Referências

1. Munoz DR, Fortes PAC. O princípio da autonomia e o consentimento livre e esclarecido. In: Costa SIF, Garrafa V, Oselka G. Iniciação à Bioética. Brasília: Conselho Federal de Medicina, 1998: 53-70.
2. Kipper DJ, Clotet J. Princípios da beneficência e não-maleficência. In: Costa SIF, Garrafa V, Oselka G. Iniciação à Bioética. Brasília: Conselho Federal de Medicina, 1998: 37-52.
3. Siqueira JE. O princípio da justiça. In: Costa SIF, Garrafa V, Oselka G. Iniciação à Bioética. Brasília: Conselho Federal de Medicina, 1998: 71-80.
4. Brasil. Constituição da República Federativa do Brasil de 1988. Disponível em: http://www.planalto.gov.br/ccivil_03/constituicao/constituicao.htm. Acesso em: 17 jun 2022.
5. Brasil. Lei 3.268, de 30 de setembro de 1957. Dispõe sobre os Conselhos de Medicina e dá outras providências. Disponível em: http://www.planalto.gov.br/ccivil_03/leis/L3268.htm. Acesso em: 17 jun 2022.
6. Conselho Federal de Medicina. Código de Ética Médica. Resolução CFM 2.217, de 01 de novembro de 2018. Aprova o Código de Ética Médica. Disponível em: www.portalmedico.org.br. Acesso em: 17 jun 2022.
7. França GV. Comentários ao Código de Ética Médica. 7. ed. Rio de Janeiro: Guanabara Koogan, 2019. 420 p.
8. Roquette ALB. Atuação ética e legal no ambulatório de ginecologia. In: Camargos AC, Melo VH, Murta EFC, Reis FM, Silva Filho AL. Ginecologia ambulatorial: Baseada em evidências científicas. 3. ed. Belo Horizonte: Coopmed, 2016: 909-21.
9. Barchifontaine CP. Bioética no início da vida. Rev Pistis Prax Teol Pastor 2010; 2(1):41-55.
10. Brasil. Código Civil Brasileiro. Novo Código Civil – Lei 10.406, de 10 de janeiro de 2002. Disponível em: http://licitacoes.ufsc.br/files/2014/10/Novo-C%C3%B3digo-Civil.pdf. Acesso em: 19 ago 2022.
11. Convenção Americana sobre Direitos Humanos. Conferência Especializada Interamericana sobre Direitos Humanos. San José, Costa Rica, nov 1969. Disponível em: https://www.cidh.oas.org/basicos/portugues/c.convencao_americana.htm. Acesso em: 19 ago 2022.
12. Brasil. Código Penal Brasileiro – Decreto-lei 2.848, de 7 de dezembro de 1940. Disponível em: http://www.planalto.gov.br/ccivil_03/decreto-lei/Del2848.htm. Acesso em: 19 ago 2022.
13. Brasil. Ministério da Saúde. Portaria 2.561, de 23 de setembro de 2020. Brasília: Ministério da Saúde. Disponível em: https://brasilsus.com.br/index.php/pdf/portaria-no-2-561/. Acesso em: 19 ago 2022.
14. Conselho Federal de Medicina. Resolução CFM 2.320, de 20 de setembro de 2022. Adota as normas éticas para a utilização das técnicas de reprodução assistida. Disponível em: www.portalmedico.org.br. Acesso em: 28 jan 2024.
15. Supremo Tribunal Federal. Arguição de Descumprimento de Preceito Fundamental nº 54, de 17 de junho de 2004. Relator ministro Marco Aurélio, plenário, sessão extraordinária, julgada em 12 de abril de 2012. Disponível em: https://www.conjur.com.br/2013-mai-13/leia-acordao-stf-autoriza-interrupcao-gravidez-anencefalo. Acesso em: 19 ago 2022.
16. Conselho Federal de Medicina. Resolução CFM 1.989, de 12 de maio de 2012. Dispõe sobre o diagnóstico de anencefalia para a interrupção terapêutica do parto e dá outras providências. Disponível em: www.portalmedico.org.br. Acesso em: 19 ago 2022.
17. Conselho Federal de Medicina. Resolução CFM 2.284, de 24 de maio de 2021. Dispõe que é ético o médico atender à vontade da gestante de realizar parto cesariano, garantidas a autonomia do médico e da paciente e a segurança do binômio materno-fetal. Acesso em: 19 ago 2022.
18. Zanardo V, Simbi AK, Franzoi M, Solda G, Salvadori A, Trevisanuto D. Neonatal respiratory morbidity risk and mode of delivery at term: Influence of timing of elective caesarean delivery. Acta Paediatr 2004; 93:643-7.
19. Hansen AK, Wisborg K, Uldbjerg N, Henriksen TB. Risk of respiratory morbidity in term infants delivered by elective caesarean section: Cohort study. BMJ Online First (bmj.com), 2008: 1-7.
20. Ghartey K, Coletta J, Lizarraga L, Murphy E, Ananth CV, Gyamfi-Bannerman C. Neonatal respiratory morbidity in the early term delivery. Am J Obstet Gynecol 2012; 207:292.e1-4.
21. Brasil. Lei 14.443, de 02 de setembro de 2022. Altera a Lei 9.263, de 12 de janeiro de 1996, para determinar prazo para oferecimento de métodos e técnicas contraceptivas e disciplinar condições para esterilização no âmbito do planejamento familiar. Disponível em: https://www.in.gov.br/en/web/dou/-/lei-n-14.443-de-2-de-setembro-de-2022-426936016. Acesso em: 18 set 2022.

Segurança da Gestante e do Neonato

CAPÍTULO 68

Inessa Beraldo de Andrade Bonomi
Ana Christina de Lacerda Lobato

INTRODUÇÃO

A preocupação com a segurança dos pacientes tornou-se indispensável nas últimas décadas por se tratar de um princípio básico e requisito para garantia da qualidade do cuidado. Como alertava Hipócrates: *Primum non nocere* (o cuidado em saúde tem o potencial de causar dano ao doente).[1,2]

Entre as muitas definições de qualidade do cuidado, a mais frequentemente empregada foi a elaborada pelo Institute of Medicine (IOM), que destacou as seguintes dimensões da qualidade do cuidado: oportunidade, segurança, efetividade, eficiência, cuidado centrado na pessoa e equidade (Quadro 68.1). Desse modo, a segurança do paciente é considerada uma dimensão da qualidade.[3]

Segundo a Organização Mundial da Saúde (OMS),[4,5] "segurança do paciente é a redução, a um mínimo aceitável, do risco de um dano desnecessário associado ao cuidado de saúde". O mínimo aceitável é a conexão do conhecimento no momento atual com as tecnologias disponíveis e o contexto no qual o cuidado é dispensado. A segurança do paciente apresenta-se, portanto, como um desafio superável em busca da melhora da qualidade no cuidado nas instituições de saúde.[6]

Quadro 68.1 Segurança do paciente

Dimensões da qualidade do cuidado
• Oportunidade • Segurança • Efetividade • Eficiência • Cuidado centrado na pessoa • Equidade

Fonte: Institute of Medicine (IOM), 2000.[3]

A partir do relatório *To Err is Human*,[1] que mensurou pela primeira vez a ocorrência dos eventos adversos (EA), ou seja, "incidente que resulta em dano ao paciente", diversos estudos passaram a mostrar que, além dos danos graves aos indivíduos, os EA são considerados um problema de saúde pública, com custos sociais e econômicos relevantes, incluindo os litígios em saúde. Foi demonstrada a magnitude do problema dos EA no Brasil, sendo estimado que a incidência desses eventos nos hospitais foi de 7,6% e que 67% foram classificados como evitáveis.[7,8]

A partir dessa realidade, a OMS criou a *World Alliance for Patient Safety* com o objetivo de diminuir a incidência e a gravidade dos eventos adversos. No Brasil, em 2011, a Agência de Vigilância Sanitária (ANVISA) publicou a RDC 63, que trata das Boas Práticas na Gestão de Serviços de Saúde. O Ministério da Saúde publicou o Programa Nacional de Segurança do Paciente (Portaria 529, de 2013), seguido pela RDC 36, de 2013, da ANVISA, que orienta a criação de Núcleos de Segurança do Paciente nas organizações hospitalares e, em 2014, o Documento de Referência para o Programa Nacional de Segurança do Paciente.[9-11]

A discussão da segurança da gestante e do neonato é mais recente, porém de extrema importância, uma vez que está diretamente relacionada com o debate sobre morbidade e mortalidade materna e neonatal. A melhoria da qualidade do cuidado e da segurança e a redução de danos evitáveis em maternidades, apesar de tarefa difícil com resultados de médio e longo prazo, exigem o envolvimento de todos os membros da organização de saúde e devem ser uma prioridade.

EVENTOS ADVERSOS PERINATAIS

EA mais grave do período perinatal, a morte materna se revela como evento-sentinela para o reconhecimento de falhas no cuidado prestado, demonstrando a qualidade da instituição de saúde. No entanto, a morbidade materna grave (*near miss materno**) é aproximadamente 50 vezes

---

*A OMS define *near miss* como "mulher que quase morreu, mas sobreviveu a complicações graves durante a gravidez, o parto ou até 42 dias após o término da gestação."

Quadro 68.2 Influência da estrutura e das melhorias de processos na redução dos eventos adversos (EA)

Influência da estrutura	Melhoria de processo
Recursos humanos (quantidade e formação de profissionais para composição da equipe e escalas de trabalho) compatível com perfil assistencial, número de partos e intervenções obstétricas realizadas	Recomposição frequente das escalas de trabalho Treinamentos periódicos sobre as diretrizes e protocolos implementados
Equipamentos disponíveis para desfecho clínico adequado	Acesso às tecnologias que garantam o cuidado oportuno
Instrumentos que facilitem a comunicação e a transição do cuidado	Trocas de plantão estruturadas Uso de técnicas de comunicação e alertas sobre informações relevantes Prontuários embasados e completos Estímulo à cooperação entre as equipes e à formação de lideranças
Transporte disponível para mãe e neonato	Organização do sistema de transporte para agilizar e dar segurança às transferências
Serviços de apoio efetivos (hemoterapia, laboratório, exames de imagem)	Acesso e fornecimento de serviços de apoio em tempo hábil
Infraestrutura física e sua conservação	Organização das instalações físicas, de acordo com as normas regulamentadoras, favorecendo o conforto, a privacidade e os processos assistenciais obstétricos
Relação de medicamentos disponíveis com protocolos de uso	Segurança na prescrição, dupla checagem na dispensação, *checklist* na administração, sempre envolvendo as pacientes/acompanhantes nesse processo
Modelos de atenção ao parto alinhados com as diretrizes e protocolos	Presença de acompanhante em todas as fases do trabalho de parto e parto Incentivo e orientação para uso de técnicas não farmacológicas para alívio da dor

Fonte: adaptado de Bonomi *et al.*, 2019.[6]

mais comum que a morte materna, podendo causar danos importantes, muitas vezes de caráter permanente.[12]

Assim, a identificação da magnitude de EA durante a prestação do cuidado em maternidades é muito importante para nortear a implantação de estratégias que visem ao aumento da segurança da mulher. Problemas na estrutura de atendimento e no processo de trabalho são os principais contribuintes para a ocorrência de EA na assistência ao parto. O Quadro 68.2 mostra como a estrutura adequada e a melhoria dos processos de trabalho em maternidades podem evitar a ocorrência de EA.[6]

Além da análise de fatores estruturais e processuais, especialistas propuseram em 2019 um conjunto de indicadores (Quadro 68.3) para avaliação da qualidade dos cuidados obstétricos hospitalares a partir de desfechos de morbidade materna identificáveis pela Classificação Internacional de Doenças (CID) em bancos de dados da alta hospitalar (*Delphy Survey*). A normatização desses indicadores possibilita o monitoramento perene e a comparação entre as instituições de saúde.[13,14]

Do ponto de vista neonatal, os indicadores mais utilizados para avaliação da assistência segura aos recém-nascidos são natimortalidade, mortalidade neonatal, admissão não planejada em unidade de terapia intensiva neonatal, Apgar abaixo de 7 no quinto minuto e uso de surfactante na sala de parto e 2 horas após o parto.[14]

Os EA estruturais, processuais e assistenciais devem ser analisados em conjunto para identificação de deficiências de planejamento, organização e funcionamento do sistema, em vez de culpar um indivíduo isoladamente, instituindo, assim, uma cultura justa. É aceitável que o ser humano cometa falhas, e não é possível mudar a condição humana. A capacidade de relatar (sistemas de notificação), analisar (auditorias, fluxogramas), sistematizar (protocolos e diretrizes) e aprender com os erros é um objetivo a ser alcançado pela equipe multidisciplinar e está relacionada diretamente com a cultura de segurança da instituição.

Quadro 68.3 Desfechos hospitalares para avaliação da qualidade obstétrica

Desfechos obstétricos registrados na alta hospitalar (CID)	
1	Ruptura uterina
2	Hemorragia pós-parto
3	Hemotransfusão
4	Lacerações perineais graves
5	Episiotomia
6	Cesariana
7	Cesariana com anestesia geral
8	Infecção pós-cesariana
9	Complicações relacionadas com anestesia
10	Embolia pulmonar pós-parto
11	Reinternação materna
12	Mortalidade materna

Fonte: adaptado de Sauvegrain *et al.*, 2019.[13]

A CULTURA DE SEGURANÇA NAS MATERNIDADES

A cultura de segurança foi transportada para a área da saúde a partir de organizações de alta confiabilidade (OAC), como a da aviação e as indústrias de energia nuclear, as quais constantemente gerenciam riscos, trabalham como um time e baseiam suas atividades nos processos.[15,16]

Nos serviços de saúde, diferentemente das OAC, é mais evidente a existência de hierarquia, o que acarreta o potencial afastamento e o não compartilhamento das dificuldades e preocupações entre os mais diversos profissionais da assistência (médicos, enfermeiros, farmacêuticos, técnicos, auxiliares administrativos, entre outros), comprometendo, em última análise, a segurança do paciente.[17]

Em 2021, um estudo mostrou as características dos cuidados seguros em maternidades e os resumiu em uma estrutura, a chamada *For Us*. As características incluem:

- Compromisso com a segurança e melhoria em todos os níveis, com todos os envolvidos.
- Competência técnica apoiada pela formação formal e aprendizagem informal.
- Trabalho em equipe, cooperação e relações de trabalho positivas.
- Reforço constante de práticas seguras, éticas e respeitosas.
- Múltiplos sistemas de detecção de problemas.
- Sistemas e processos projetados para segurança e regularmente revistos e otimizados.
- Coordenação eficaz e capacidade de mobilização rápida.

Essas características parecem assumir um caráter sinérgico, de modo que cada recurso é necessário, mas não suficiente por si só – os recursos operam em conjunto mediante múltiplas formas de *feedback* e amplificação.[18]

Em maternidades com cultura de segurança efetiva e justa com seus profissionais, estes se sentem motivados a relatar o erro, quando ocorrem incidentes. Aprende-se com os erros, em vez de culpar os indivíduos, e procura-se olhar para o que deu errado dentro do sistema. Os erros são consequência e não causas.[19]

Diversas estratégias podem ser instituídas para melhorar a cultura de segurança, como educação continuada, treinamento em equipe, otimização dos processos de trabalho, melhoria da comunicação, *rounds* interdisciplinares e discussões sobre os incidentes e instituição de termômetros de segurança na maternidade. Esta última ferramenta registra a proporção de mães que experimentaram cuidados sem danos, mas também revela o número de danos associados aos cuidados da maternidade, e esse termômetro tem foco nas melhorias do cuidado e na experiência da gestante.[20]

PARTO SEGURO

O parto seguro visa evitar a adoção de medidas reconhecidamente danosas e implementar as cientificamente benéficas no cuidado com a parturiente e o feto. A assistência segura deve ser bem organizada, respeitosa, com coordenação e tarefas bem definidas por meio de protocolos e procedimentos operacionais padrões, evitando, assim, os maus-tratos na assistência ao trabalho de parto e ao parto.

Diversas iniciativas para melhoria do cuidado em maternidades visam torná-lo mais seguro, efetivo, centrado na mulher, eficiente e equitativo. O cuidado efetivo é aquele que obtém o maior benefício possível nas condições reais de trabalho. Para alcançá-lo, deve-se respeitar as indicações de uso das tecnologias, adotar as boas práticas e reforçar as competências profissionais por meio de treinamentos periódicos e específicos.[21]

A Obstetrícia apresenta algumas particularidades, como profissionais diferentes em locais diversos acompanham a gestante durante o período gravídico-puerperal (por exemplo, no pré-natal, no acompanhamento do trabalho de parto e no parto), e as mudanças de equipe e de local durante a assistência precisam ser sistematizadas com ferramentas capazes de garantir a qualidade e a continuidade do cuidado. Tanto nas trocas de plantões como nas transferências de gestantes, são necessários protocolos de comunicação que envolvam ferramentas, como o acrônimo SBAR (situação, *background*, avaliação e recomendação).

Medição e registro constantes dos sinais vitais durante a internação, avaliação e registro da evolução do trabalho de parto a intervalos adequados, lavagem e higienização das mãos antes e após cada procedimento, bem como acompanhamento cuidadoso e permanente da parturiente, são procedimentos potencialmente simples, mas muitas vezes negligenciados.

Em 2017, a OMS publicou uma lista de verificação (*checklist*) para melhorar a segurança no parto e nascimento, posicionando a parturiente e o recém-nascido no centro dos cuidados. A lista é voltada para as principais causas de morte materna (hemorragia, infecção, transtornos hipertensivos e parto obstruído), natimorto intraparto (cuidado intraparto inadequado) e morte neonatal (asfixia, infecção e complicações relacionadas com a prematuridade).[22]

- **Na admissão:** detectar e tratar complicações já existentes, confirmar se a gestante necessita ser transferida para outra unidade de saúde, preparar a gestante e o(a) acompanhante para o processo de trabalho de parto e parto, bem como orientar quanto aos sinais de alerta em que deve ser solicitada avaliação imediata (Figura 68.1).
- **Antes do parto (vaginal ou cesariana):** avaliar e examinar a mãe e o feto antes do parto para detectar e tratar possíveis complicações durante o trabalho de parto e preparar a gestante e o acompanhante para a rotina e potenciais situações de crise após o parto (Figura 68.2).
- **Depois do parto e até 1 hora após o parto:** examinar a mãe e o bebê para detectar e tratar possíveis complicações depois do parto e orientar a mãe e seu acompanhante sobre os sinais de alerta que exijam assistência imediata (Figura 68.3).
- **Antes da alta:** examinar a mãe e o recém-nascido para averiguar se há alguma anormalidade; caso a mulher já esteja instruída a respeito das opções de planejamento familiar e orientada sobre os sinais de alerta, procurar atendimento especializado (Figura 68.4).

Antes do Parto
Lista de Verificação da OMS para Partos Seguros

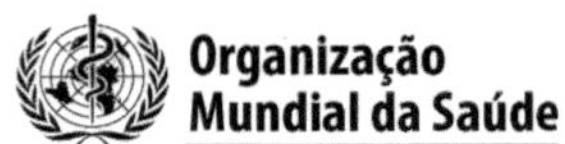

1 **Na admissão**

A mãe tem de ser transferida? ☐ Não ☐ Sim, organizada	Verificar os critérios da unidade de saúde
Partograma iniciado? ☐ Não, inicia a partir de ≥ 4cm ☐ Sim	Começa a registrar no partograma quando a cérvice estiver ≥ 4cm, depois a cérvice deve dilatar ≥ 1cm/h • A cada 30 minutos, registrar FC, contrações e FC fetal • A cada 2 horas, registrar a temperatura • A cada 4 horas, registrar TA
A mãe precisa tomar: Antibióticos? ☐ Não ☐ Sim, administrados	Perguntar se tem alergias, antes da administração de qualquer medicamento. Dar antibiótico à mãe se: • Temperatura ≥ 38°C • História de corrimento vaginal fétido • Ruptura de membrana > 18 horas
Sulfato de magnésio e tratamento *anti-hipertensivo?* ☐ Não ☐ Sim, sulfato de magnésio administrado ☐ Sim, anti-hipertensivo administrado	Administrar sulfato de magnésio à mãe se: • TA diastólica ≥ 110mmHg e proteinúria 3+ • TA diastólica ≥ 90mmHg e proteinúria 2+ e se houver dor de cabeça grave, distúrbio visual ou dor epigástrica Administrar anti-hipertensivo à mãe se TA sistólica > 160mmHg • Objetivo: manter TA < 150/100mmHg
☐ Confirmar se existe material para limpar as mãos e usar luvas em cada exame vaginal	
☐ Encorajar a presença do acompanhante no parto	
☐ Confirmar que a mãe ou o acompanhante pedirão ajuda durante o parto, se necessário	Pedir ajuda se houver: • Hemorragia • Dor abdominal grave • Dor de cabeça forte ou distúrbio visual • Incapacidade de urinar • Necessidade de fazer força

Esta Lista de Verificação não pretende ser exaustiva e não deve substituir as anotações sobre o caso ou o partograma. São encorajados acréscimos e modificações de acordo com as práticas locais. Para mais informações sobre recomendações para o uso da Lista de Verificação, consultar o "Guia de Implementação da Lista de Verificação da OMS para Partos Seguros" em www.who.int/patientsafety.

WHO/HIS/SDS/2015.26

Lista de Verificação da OMS para Partos Seguros Preenchido por: ______________________

Figura 68.1 Lista de verificação do parto seguro – admissão. (Reproduzida de WHO, 2017.[22])

Antes da Expulsão ou da Cesariana
Lista de Verificação da OMS para Partos Seguros

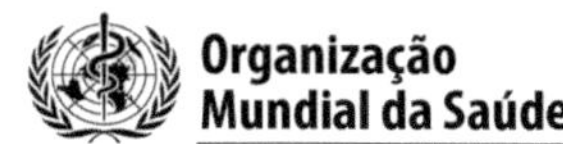

2 Antes da expulsão (ou antes da cesariana)

A mãe precisa tomar:

Antibióticos?

☐ Não
☐ Sim, administrados

Perguntar se tem alergias antes da administração de qualquer medicamento. Administrar antibióticos à mãe na presença de:

- Temperatura ≥ 38°C
- História de corrimento vaginal fétido
- Ruptura de membrana > 18 horas
- Cesariana

Sulfato de magnésio e tratamento *anti-hipertensivo?*

☐ Não
☐ Sim, sulfato de magnésio administrado
☐ Sim, anti-hipertensivo administrado

Dar sulfato de magnésio à mãe na presença de:

- TA diastólica ≥ 110mmHg e proteinúria 3+
- TA diastólica ≥ 90mmHg e proteinúria 2+ e forte dor de cabeça, distúrbio visual ou dor epigástrica

Dar fármaco anti-hipertensivo à mãe se TA sistólica > 160mmHg

- Objetivo: manter TA < 150/100mmHg

Confirmar se existe o material necessário ao lado da cama e preparar o parto:

Para a mãe:

☐ Luvas
☐ Desinfetante de mãos à base de álcool ou água limpa e sabão
☐ Ocitocina 10 unidades na seringa

Preparar cuidados à mãe logo a seguir ao parto e confirmar que só há um bebê (não mais):

1. Dar ocitocina dentro de 1 minuto após o parto
2. Retirar a placenta em 1 a 3 minutos após o parto
3. Massagear o útero depois de a placenta sair
4. Confirmar que o útero está contraído

Para o bebê:

☐ Toalha limpa
☐ Lâmina/tesoura esterilizada para cortar o cordão umbilical
☐ Dispositivo de aspiração
☐ Balão e máscara

Preparar cuidados ao bebê logo a seguir ao parto:

1. Secar o bebê e mantê-lo quente
2. Se não respirar, estimulá-lo e desobstruir vias aéreas
3. Se continuar a não respirar:
   - Laquear e cortar o cordão
   - Desobstruir as vias aéreas, se necessário
   - Ventilar com balão e máscara
   - Gritar por socorro

☐ **Assistente identificado e pronto para ajudar no parto, caso seja necessário**

Esta Lista de Verificação não pretende ser exaustiva e não deve substituir as anotações sobre o caso ou o partograma. São encorajados acréscimos e modificações de acordo com as práticas locais. Para mais informações sobre recomendações para o uso da Lista de Verificação, consultar o "Guia de Implementação da Lista de Verificação da OMS para Partos Seguros" em www.who.int/patientsafety.

Lista de Verificação da OMS para Partos Seguros Preenchido por: ____________

Figura 68.2 Lista de verificação do parto seguro – antes do parto vaginal ou cesárea. (Reproduzida de WHO, 2017.[22])

Logo após o Parto
Lista de Verificação da OMS para Partos Seguros

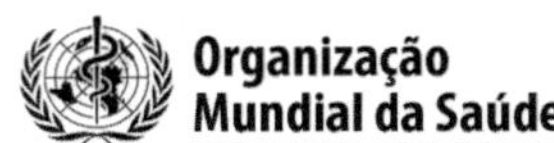

3 — Logo após o parto (no espaço de 1 hora)

A mãe tem sangramento anormal?
☐ Não
☐ Sim, pedir ajuda

Se sangramento anormal:

- Massagear o útero
- Considerar mais uterotônico
- Iniciar fluidos EV e manter a mãe quente
- Tratar a causa: atonia uterina, placenta/fragmentos retidos, lacerações vaginais, ruptura uterina

A mãe precisa tomar:
Antibióticos?
☐ Não
☐ Sim, administrados

Perguntar se tem alergias antes da administração de qualquer medicamento. Dar antibiótico à mãe, se a placenta for removida manualmente ou se a temperatura da mãe for ≥ 38°C e se tiver:

- Tremores
- Corrimento vaginal fétido

Se a mãe não tiver lacerações do períneo de terceiro ou quarto grau, dar antibióticos para evitar infecção

Sulfato de magnésio e tratamento anti-hipertensivo?
☐ Não
☐ Sim, sulfato de magnésio administrado
☐ Sim, anti-hipertensivo administrado

Dar sulfato de magnésio à mãe se tiver:

- TA diastólica ≥ 110mmHg e proteinúria 3+
- TA diastólica ≥ 90mmHg e proteinúria 2+ e forte dor de cabeça, distúrbio visual ou dor epigástrica

Dar anti-hipertensivo à mãe se TA sistólica > 160mmHg

- Objetivo: manter TA < 150/100mmHg

O bebê precisa de:
Transferência?
☐ Não
☐ Sim, efetuada

Verificar os critérios de sua unidade de saúde

Antibióticos?
☐ Não
☐ Sim, administrado

Dar antibióticos ao bebê se tiverem sido dados antibióticos à mãe para tratamento de uma infecção materna durante o parto ou se o bebê tiver:

- Frequência respiratória > 60/min ou < 30/min
- Retração torácica, gemidos ou convulsões
- Reação lenta aos estímulos
- Temperatura do bebê < 35°C (não subindo após aquecimento) ou temperatura do bebê ≥ 38°C

Cuidados especiais e monitoração?
☐ Não
☐ Sim, organizados

Prestar cuidados/monitoração especial ao bebê se:

- Prematuro de mais de 1 mês
- Peso ao nascer < 2.500g
- Precisar de antibióticos
- Precisar de reanimação

☐ **Amamentação e contato pele com pele iniciados (se a mãe e o bebê estiverem bem)**

☐ **Confirmar que a mãe/acompanhante pedirão ajuda se houver sinais de perigo**

Esta Lista de Verificação não pretende ser exaustiva e não deve substituir as anotações sobre o caso ou o partograma. São encorajados acréscimos e modificações de acordo com as práticas locais. Para mais informações sobre recomendações para o uso da Lista de Verificação, consultar o "Guia de Implementação da Lista de Verificação da OMS para Partos Seguros" em www.who.int/patientsafety.

Lista de Verificação da OMS para Partos Seguros Preenchido por: ______________________

Figura 68.3 Lista de verificação do parto seguro – depois do parto e até 1 hora após o parto. (Reproduzida de WHO, 2017.[22])

Antes da Alta
Lista de Verificação da OMS para Partos Seguros

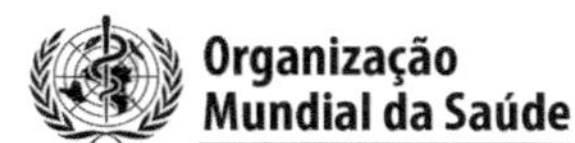

4 Antes da alta

Confirmar a permanência na unidade de saúde durante 24 horas após o parto

☐ Não ☐ Sim, administrar e adiar a alta	Perguntar se tem alergias antes da administração de qualquer medicamento. Dar antibiótico à mãe se: • Temperatura ≥ 38°C • Corrimento vaginal fétido
A tensão arterial da mãe é normal? ☐ Não, tratar e adiar a alta ☐ Sim	Dar sulfato de magnésio à mãe se: • TA diastólica ≥ 110mmHg e proteinúria 3+ • TA diastólica ≥ 90mmHg e proteinúria 2+ e forte dor de cabeça, distúrbio visual dor epigástrica Dar fármaco anti-hipertensivo à mãe se TA sistólica ou > 160mmHg • Objetivo: manter TA < 150/100mmHg
A mãe tem sangramento anormal? ☐ Não ☐ Sim, tratar e adiar a alta	Se pulsação > 110 batimentos/min e tensão arterial < 90mmHg: • Dar fluidos EV e manter a mãe quente • Tratar a causa (choque hipovolêmico)
O bebê precisa tomar antibióticos? ☐ Não ☐ Sim, dar antibióticos, adiar a alta e prestar cuidados especiais	Dar antibióticos ao bebê se: • Frequência respiratória > 60/min ou < 30/min • Retração torácica, gemidos ou convulsões • Reação lenta aos estímulos • Temperatura do bebê < 35°C (não subindo após aquecimento) ou temperatura do bebê ≥ 38°C • Deixou de mamar bem • Vermelhidão do umbigo estendendo-se à pele ou deitando pus

O bebê come bem?

☐ Não, estabelecer boas práticas de amamentação e adiar a alta

☐ Sim

☐ **Discutir e informar a mãe sobre as opções de planejamento familiar**

☐ **Marcar consulta de seguimento e confirmar que a mãe/acompanhante procurarão ajuda se surgirem sinais de perigo após a alta**

Sinais de perigo

A mãe tem:
- Hemorragia
- Dor abdominal grave
- Forte dor de cabeça ou distúrbio visual
- Respiração difícil
- Febre ou tremores
- Dificuldade em urinar
- Dor epigástrica

O bebê tem:
- Respiração acelerada/difícil
- Febre
- Frio anormal
- Falta de apetite
- Menos atividade do que o normal
- Amarelecimento de todo o corpo

Esta Lista de Verificação não pretende ser exaustiva e não deve substituir as anotações sobre o caso ou o partograma. São encorajados acréscimos e modificações de acordo com as práticas locais. Para mais informações sobre recomendações para o uso da Lista de Verificação, consultar o "Guia de Implementação da Lista de Verificação da OMS para Partos Seguros" em www.who.int/patientsafety.

Lista de Verificação da OMS para Partos Seguros Preenchido por: ______________________

Figura 68.4 Lista de verificação do parto seguro – antes da alta. (Reproduzida de WHO, 2017.[22])

CONSIDERAÇÕES FINAIS

A segurança do cuidado em maternidades precisa ser encarada como um processo de prevenção quaternária, ou seja, uma assistência que evita iatrogenias e intervenções médicas invasivas, que adota procedimentos científica e eticamente aceitáveis, que contabiliza um mínimo de eventos adversos e que legitima os valores das gestantes e seus familiares. A cultura organizacional de segurança pode ser um caminho de sucesso para implantação de cuidados que não só evitam mortes e monitoram o número de complicações, mas que também assistem efetivamente, respeitam e se preocupam com todos e com cada uma das gestantes, puérperas, mães e bebês.

Referências

1. Kohn LT, Corrigan JM, Donaldson MS, McKay T, Pike KC. To err is human. Washington: National Academy Press, 2000.
2. Reis CT, Martins M, Laguardia J. A segurança do paciente como dimensão da qualidade do cuidado de saúde – um olhar sobre a literatura. Ciência & Saúde Coletiva 2013; 18(7): 2029-36.
3. IOM – Institute of Medicine. America's health care safety net: Intact but endangered. Washington: National Academies Press, 2000.
4. WHO. The conceptual framework for the international classification for patient safety version 1.1: Final technical report. Geneva: World Health Organization, 2009. Disponível em: http://www.who.int/patientsafety/taxonomy/icps_chapter1.pdf. Acesso em 18 ago 2022.
5. WHO. Patient safety workshop: learning from error. Geneva: World Health Organization, 2010. Disponível em: https://apps.who.int/iris/bitstream/handle/10665/44267/9789241599023_eng.pdf?sequence=1&isAllowed=y. Acesso em 18 ago 2022.
6. Bonomi IBA, Lara ARB, Neves AJB. Segurança do paciente em maternidades. In: Manual SOGIMIG de assistência ao parto e puerpério. 1. ed. Rio de Janeiro: MedBook 2019: 51-9.
7. Couto RC, Pedrosa TMG, Amaral DB. Segurança do paciente: Infecção relacionada à assistência e outros eventos adversos não infecciosos. Prevenção, Controle e Tratamento. 1. ed. Rio de Janeiro: MedBook 2017.
8. Dias MAE, Martins M, Navarro N. Rastreamento de resultados adversos nas internações do Sistema Único de Saúde. Rev Saúde Pública 2012; 46(4): 719-29.
9. Brasil. Ministério da Saúde. Documento de referência para o Programa Nacional de Segurança do Paciente/Ministério da Saúde; Fundação Oswaldo Cruz; Agência Nacional de Vigilância Sanitária. Brasília (DF): Ministério da Saúde, 2014.
10. Brasil. Ministério da Saúde. Portaria 529, de 1º de abril de 2013. Institui o Programa Nacional de Segurança do Paciente (PNSP). Brasília (DF): Ministério da Saúde, 2013.
11. Brasil. Ministério da Saúde. Resolução de Diretoria Colegiada – RDC 36, de 25 de julho de 2013. Institui ações para a segurança do paciente em Serviços de Saúde e dá outras providências. Brasília (DF): ANVISA, 2013.
12. Baker GR, Norton PG, Flintoff V et al. The Canadian Adverse Events Study: the incidence of adverse events among hospital patients in Canada. CMAJ 2004; 170(11):1678-86.
13. Sauvegrain P, Chantry AA, Chiesa-Dubruille C, Keita H, Goffinet F, Deneux-Tharaux C. Monitoring quality of obstetric care from hospital discharge databases: A Delphi survey to propose a new set of indicators based on maternal health outcomes. Plos One 2019. Disponível em: https://doi.org/10.1371/journal.pone.0211955. Acesso em 18 ago 2022.
14. Antony J, Zarin W, Pham B et al. Patient safety initiatives in obstetrics: A rapid review. BMJ Open 2018; 8(7):e020170. doi:10.1136/bmjopen-2017-020170. Disponível em: https://bmjopen.bmj.com/content/bmjopen/8/7/e020170.full.pdf. Acesso em 18 ago 2022.
15. Agency for Healthcare Research and Quality. Safety culture. Rockville: AHRQ 2013. Disponível em: http://psnet.ahrq.gov/primer.aspx?primerID=5. Acesso em 18 ago 2022.
16. Guarischi A, Vieira MFKR. CRM – Saúde: da aviação para a medicina. GERHUS – Gerenciamento de Recursos Humanos em Saúde. Treinamento de equipes. [s.l.]: [s.n.], 2014. 48p.
17. Korner M, Wirtz MA, Bengel J, Goritz AS. Relationship of organizational culture, teamwork and job satisfaction in interprofessional teams. BMC Health Serv Res 2015; 15(243):2-12.
18. Liberati EG, Tarrant C, Willars J et al. Seven features of safety in maternity units: A framework based on multisite ethnography and stakeholder consultation. BMJ Qual Saf 2021; 30:444-56.
19. Oliveira RM, Leitão IMTA, Silva LMS, Figueiredo SV, Sampaio RL, Gondim MM. Estratégias para promover segurança ao paciente. Esc Anna Nery 2014; 18(1):122-9.
20. Salgado HO, Souza JP, Sandall J, Diniz CSG. Patient safety in maternity care in Brazil: The maternity safety thermometer as a tool to improve the quality of care. Rev Bras Ginecol Obstet 2017; 39:199-201. Disponível em: https://doi.org/10.1016/j.socscimed.2019.01.035. Acesso em 18 ago 2022.
21. Cunha MM, Tereza DM, de Souza RL, dos Santos CMS. Parto seguro: A percepção de uma equipe de enfermagem no uso do checklist. Rev Interdiscip Estudos em Saúde 2018; 7(1):303-18. Disponível em: https://doi.org/10.33362/ries.v7i1.1340. Acesso em 18 ago 2022.
22. WHO. Guia de implementação da lista de verificação da OMS para partos seguros. Geneva: World Health Organization, 2017. Disponível em: https://apps.who.int/iris/bitstream/handle/10665/199177/9789248549458-por.pdf?sequence=5. Acesso em 18 ago 2022.

Classificação de Risco em Obstetrícia

CAPÍTULO 69

Francisco Lírio Ramos Filho
Luiz Guilherme Neves Caldeira

INTRODUÇÃO

O acolhimento e a classificação de risco em Obstetrícia têm por objetivo a qualificação da assistência às mulheres no ciclo gravídico-puerperal e, consequentemente, a promoção de cuidado adequado com redução da morbimortalidade materna e perinatal.[1]

Instituída em 2011 no âmbito do Sistema Único de Saúde, por meio da Portaria 1.459, a Rede Cegonha consiste em uma rede de cuidados que visa assegurar à mulher o direito ao planejamento reprodutivo e à atenção humanizada à gravidez, ao parto e ao puerpério, bem como dar à criança o direito a um nascimento seguro e um crescimento e desenvolvimento saudáveis.[2]

A Rede de Atenção Materna e Infantil, instituída por meio da Portaria GM/MS 715, de 4 de abril de 2022, em substituição à Rede Cegonha, consiste em uma das Redes Temáticas de Atenção à Saúde e visa assegurar à mulher o direito ao planejamento familiar, ao acolhimento e ao acesso ao cuidado seguro, de qualidade e humanizado, no pré-natal, na gravidez, na perda gestacional, no parto e no puerpério e ao recém-nascido e à criança o direito a um nascimento seguro e um crescimento e desenvolvimento saudáveis.

O acesso ao planejamento reprodutivo, com a avaliação das condições de saúde da mulher, e ao pré-natal, quando diagnosticada a gestação, e se necessário o encaminhamento à atenção especializada, para acompanhamento e vinculação à maternidade de referência para tratamentos clínicos, avaliação de complicações obstétricas e assistência ao parto e puerpério também constituem importantes estratégias para diminuição da morbimortalidade materna e perinatal.[2]

A articulação com a rede deve ser sempre avaliada para identificação de dificuldades na assistência. O Serviço de Atendimento Móvel de Urgência (SAMU), o Corpo de Bombeiros e a Atenção Primária e Especializada em saúde devem participar da pactuação dos fluxos assistenciais.

O acolhimento da mulher e de seus familiares, desde a chegada à maternidade, deve ser sistematizado e contar com escuta qualificada, informações claras e objetivas, respeitando as queixas e preocupações da mulher para que o atendimento seja resolutivo, atendendo às suas necessidades e deixando de ser uma ação isolada para se tornar, também, um instrumento de acionamento de toda a rede assistencial com a integração da equipe multiprofissional e a ampliação das relações humanas entre os profissionais e a usuária.[3]

O acolhimento respeitoso cumpre função fundamental na construção de vínculo de confiança entre a mulher/acompanhante(s) e toda a equipe assistencial, favorecendo seu protagonismo, especialmente no momento do parto.[4]

Independentemente da assistência prestada nas maternidades, seja de referência de alto risco ou não, ao procurarem espontaneamente a assistência obstétrica, todas as gestantes devem ser acolhidas, evitando, assim, a peregrinação pelos serviços de atenção obstétrica e consequentemente a demora, o que poderia resultar em desfechos desfavoráveis. Além disso, com a melhor elucidação do caso, se necessário, pode haver a articulação entre serviços distintos com o objetivo de dar continuidade à assistência.[4]

O atendimento por ordem de chegada nas maternidades impossibilita a priorização dos casos graves, ocasionando demora na identificação, em momento oportuno, de situações que possam colocar em risco a saúde do binômio mãe-filho.

Ferramenta de apoio à decisão clínica, a classificação de risco promove a organização dos fluxos com o propósito principal de identificar e priorizar o atendimento à mulher em condições clínicas graves ou críticas, possibilitando um atendimento rápido e seguro. Além disso, favorece a organização das portas de entrada dos serviços de urgências obstétricas e tem como propósito a identificação imediata de situações que colocam em risco a saúde do binômio mãe-filho com um atendimento rápido e seguro.[3]

A implantação do acolhimento e classificação de risco deve ser uma construção coletiva entre a equipe multiprofissional, já que propõe mudanças nos processos de trabalho desde a recepção da maternidade. A criação de um grupo de trabalho e a realização de oficinas, bem como o monitoramento e a avaliação permanente do plano de ação, são passos essenciais para essa implantação.[3]

Nos hospitais gerais, recomenda-se um fluxo de entrada (recepção) específico para a maternidade com o objetivo de tornar o ambiente mais acolhedor. A adequação do espaço físico e da ambiência da maternidade é fundamental para um acolhimento adequado e respeitoso, contando com sinalização para facilitar o fluxo da mulher. Além disso, é de suma importância suporte adequado das demais clínicas e serviços de apoio diagnóstico/terapêutico. Idealmente, a sala de classificação de risco deve estar localizada próxima à equipe que realiza o acolhimento na recepção.[5]

A sistematização da assistência permite que as mulheres sejam devidamente informadas sobre o tempo previsto de espera para o atendimento, sendo recomendada a impressão de *banners* dispostos na recepção da maternidade ou a criação de vídeos informativos, também apresentados nas salas de espera.

Cabe ressaltar que a qualquer momento a mulher pode ser reclassificada durante a espera pelo atendimento.

O monitoramento da ferramenta deve ser feito periodicamente para subsidiar os processos de trabalho, avaliar a organização e garantir assistência segura e humanizada à mulher e aos acompanhantes. Devem ser avaliados o tempo médio de espera entre a chegada (cadastro na recepção) e o início da classificação, o tempo médio da classificação de risco, o tempo médio de atendimento pela equipe médica ou da enfermagem obstétrica segundo a prioridade clínica (cor) classificada e o percentual de classificação segundo a prioridade clínica. A partir daí podem ser elaborados planos de melhorias, caso sejam necessários.[4]

Após avaliação médica e do enfermeiro obstetra e definida a não internação da mulher, esta deve receber todas as orientações sobre o acompanhamento ambulatorial, a necessidade ou não de retorno e os sinais ou sintomas que demandem nova avaliação na maternidade.[6] Idealmente, deve ser entregue às mulheres uma cópia da consulta com a descrição do exame físico, exames porventura realizados, conduta e orientações para que os profissionais que a acompanham ambulatorialmente recebam todas as informações sobre o atendimento.

ATRIBUIÇÕES DAS EQUIPES DE ACOLHIMENTO E CLASSIFICAÇÃO DE RISCO

A recepção da maternidade, sempre que possível, deve ter um fluxo de entrada específico para o atendimento.

Na recepção, os funcionários administrativos responsáveis pela confecção da ficha de consulta devem prestar as primeiras informações sobre o atendimento, inclusive como se dá o acesso para consulta de classificação de risco e posterior atendimento médico, após a classificação, e os demais locais definidos pela equipe assistencial.

A classificação de risco deve ser realizada por enfermeiro capacitado, que registrará os dados na ficha de atendimento e orientará a mulher sobre o tempo de espera para a consulta (Figura 69.1).

A equipe assistencial realizará a consulta, definindo a necessidade de internação e o tipo de assistência a ser prestada. Em caso de necessidade, o serviço de psicologia e o serviço social serão acionados para prestar apoio à mulher e aos acompanhantes.

TAREFAS CRÍTICAS

1. Classificar a gestante/puérpera de acordo com o grau de prioridade para atendimento.
2. Avaliar riscos e vulnerabilidades.
3. Atentar para o grau de sofrimento físico e/ou psíquico, pois muitas vezes uma usuária que chega andando, sem sinais visíveis de problemas físicos, mas muito angustiada, pode estar necessitando de atendimento e apresentando grau maior de risco e vulnerabilidade.
4. Ter a capacidade de comunicação (boa interação com os demais profissionais da equipe, usuárias e familiares), paciência, habilidade organizacional, agilidade, julgamento crítico, discrição, ética e solidariedade.
5. Garantir a privacidade da mulher durante todo o atendimento.
6. Identificar urgências e emergências obstétricas.

CATEGORIAS DE SISTEMATIZAÇÃO NA ASSISTÊNCIA UTILIZADAS PARA CLASSIFICAÇÃO DE RISCO EM OBSTETRÍCIA E SITUAÇÕES ASSOCIADAS A RISCO MAIOR DE COMPLICAÇÕES MATERNAS

O Quadro 69.1 mostra as 12 queixas/sinais e sintomas utilizados para classificação das gestantes e puérperas que procuram atendimento de urgência. Para cada condição existe uma estratificação de risco em cinco categorias:

- **Vermelha:** emergência.
- **Laranja:** muito urgente.
- **Amarela:** urgência.
- **Verde:** pouco urgente.
- **Azul:** não urgente.

Quadro 69.1 Queixas, sinais e sintomas utilizados na classificação de risco

- Desmaio/mal-estar geral
- Dor abdominal/lombar/contrações uterinas
- Dor de cabeça/tontura/vertigem
- Falta de ar/sintomas respiratórios
- Febre/sinais de infecção
- Náuseas e vômitos
- Perda de líquido vaginal/secreções
- Perda de sangue via vaginal
- Queixas urinárias
- Parada/redução de movimentos fetais
- Relato de convulsão
- Outras queixas/situações

VERMELHO LARANJA AMARELO VERDE AZUL

1. NOME: IDADE:

2. DATA: / /

3. HORÁRIO CHEGADA: ___h___ min HORÁRIO CLASSIFICAÇÃO: ___h___ min

4. É GESTANTE? ( ) Sim ( ) Não ( ) Incerteza

5. DUM: ____/____/______IG: ________________

6. ANTECEDENTES OBSTÉTRICOS: G ______ P ______ A ______

7. QUEIXA:

____

____

8. FLUXOGRAMA

____

9. PARÂMETROS DE AVALIAÇÃO:

PA: _____ × _____mmHg FC: ______bpm FR: ______irpm TEMP: ______°C

$SatO_2$: ______ Glicemia: ______mg/dL

Contrações uterinas: ( ) Não ( ) Sim Hipertonia uterina: ( ) Não ( ) Sim

Dor: ______/10 Localização: ____

Perda de líquido: ( ) Não ( ) Sim Aspecto: ( ) Claro ( ) Meconial fluido ( ) Meconial espesso

Sangramento vaginal: ( ) Ausente ( ) Presente sem repercussão hemodinâmica ( ) Presente com repercussão hemodinâmica

MF (+/-): _______, se presente

Outras queixas: ____

10. MEDICAMENTOS EM USO:

____

____

11. OBSERVAÇÕES

( ) Alergias ____

( ) Drogas ____

( ) Vítima de violência

Horário de término da classificação: ___h___ min Horário do atendimento clínico: ___h___ min

____

Enfermeiro Responsável
Carimbo e assinatura

Figura 69.1 Modelo de Ficha de Acolhimento e Classificação de Risco em Obstetrícia – Ministério da Saúde.

Os Quadros 69.2 a 69.5 apresentam os sinais e sintomas adotados para classificação das diferentes categorias.

As gestantes que procuram a maternidade sem queixas ou para solucionar problemas administrativos são classificadas como "não urgente". A Figura 69.2 mostra a escala utilizada para classificação da percepção da dor de 0 (sem dor) a 10 (dor intensa).

Quadro 69.2 Condições classificadas como de emergência (vermelho)

- Não responsiva
- Saturação ≤ 89% em ar ambiente
- Apneia
- Estridor laríngeo
- Padrão respiratório ineficaz:
  - *Gasping*
  - Dispneia
  - Intenso esforço respiratório
  - Retração intercostal
  - Frases entrecortadas
  - Batimento de aleta do nasal
  - Qualquer padrão associado a cianose
- Convulsão em atividade
- Período expulsivo
- Prolapso de cordão umbilical
- Exteriorização de partes fetais
- Desidratação intensa:
  - Hipotensão
  - Taquicardia
  - Turgor da pele deficiente
  - Preenchimento capilar lento
- Hemorragia exanguinante:
  - Sangramento abrupto e sustentado com perda > 1.500mL
  - Um lençol enxarcado abruptamente
- Sinais de choque:
  - PA sistólica ≤ 80mmHg
  - FC ≥ 140 ou ≤ 40bpm
  - Palidez, sudorese fria, alteração do nível de consciência

Quadro 69.3 Condições classificadas como muito urgentes (laranja)

Condição/sinais e sintomas
• Confusão/letargia • Alteração de consciência ou estado mental • Padrão respiratório ineficaz • Saturação de O_2 ≥ 90% e ≤ 94% (ar ambiente) • PAS ≥ 160 e/ou PAD ≥ 110mmHg • PA ≥ 140/90mmHg com sintomas (cefaleia, epigastralgia, fotopsia) • Glicemia ≤ 50mg/dL • Hipertermia ≥ 40°C • Doença falciforme • Dor intensa 7-10/10 • Contrações intensas a cada 2 minutos • Hipertonia uterina • Sangramento genital intenso – perda ≥ 150mL em 20 minutos (> 2 absorventes noturnos) • Perda de líquido espesso e esverdeado • Portadora de HIV em trabalho de parto • Pós-parto imediato • Distúrbios de equilíbrio, zumbidos, perda da visão • Sinais de meningismo • Falta de ar de início agudo após trauma • Sinais de desidratação com repercussão hemodinâmica, mas sem sinais de choque • Ultrassonografia indicando risco de morte fetal

Em 2015, para reforçar a necessidade de qualificação da assistência e promoção de cuidado adequado, conforme articulado nas Metas de Desenvolvimento do Milênio, nos objetivos de desenvolvimento sustentável, foi pactuada pela Organização Mundial da Saúde (OMS), o Fundo das Nações Unidas para a Infância (UNICEF), o Fundo de População para as Nações Unidas (UNFPA) e o Banco Mundial Divisão de População das Nações

Quadro 69.4 Condições classificadas como urgentes (amarelo)

- Saturação ≥ 95% (ar ambiente)
- PAS de 140 a 159 e/ou PAD de 90 a 109mmHg, sem sintomas
- Febre: TAx de 38°C a 39,9°C
- Pacientes imunodeprimidas (HIV)
- Dor moderada: 4-6/10
- Contrações com intervalos de 3 a 5 minutos
- Sangramento moderado – 60 a 150mL em 20 minutos (1 absorvente noturno)
- Ausência ou redução de movimentos fetais por mais de 12 horas em gravidez ≥ 26 semanas
- Vítimas de violência física e sexual
- Náuseas e vômitos de início agudo ou persistentes
- Dispneia moderada (consegue falar falas mais longas)
- Edema unilateral de membros inferiores ou dor na panturrilha
- Dor persistente na perna que não melhora, acompanhada de edema e rigidez da musculatura da panturrilha
- Dor de garganta com placas
- Dor torácica moderada
- Dor abdominal moderada em puérpera
- Ingurgitamento mamário com sinais flogísticos associados a febre
- Sinais de infecção no sítio cirúrgico associado a febre
- Vômitos com sinais de desidratação sem repercussão hemodinâmica
- Perda de líquido claro em grande quantidade
- Retenção urinária
- História de trauma

Quadro 69.5 Condições classificadas como pouco urgentes (verde)

- Encaminhada do centro de saúde, não enquadrada nas situações de urgência
- Dor de leve intensidade: 1-3/10
- Febril: 37,5°C a 37,9°C
- Perda de líquido em pequena quantidade
- Relato de náuseas e vômitos
- Obstrução nasal com secreção amarelada
- Dor de garganta sem outras alterações
- Tosse produtiva, persistente
- Lesões genitais agudas
- Ingurgitamento mamário com ou sem sinais flogísticos, sem febre
- Queixas urinárias: algúria, disúria, poliúria
- Vômitos frequentes sem desidratação
- Contrações com intervalo > 5 minutos
- Sangramento leve
- Ausência ou redução de movimentos fetais por mais de 12 horas em gravidez ≥ 22 semanas e < 26 semanas
- Ausência ou redução de movimentos fetais por menos de 12 horas em gravidez ≥ 22 semanas
- PAS ≤ 139 e/ou PAD ≤ 89mmHg
- Idade gestacional > 41 semanas
- Ultrassonografia evidenciando risco de morbidade fetal ou alterações do líquido amniótico

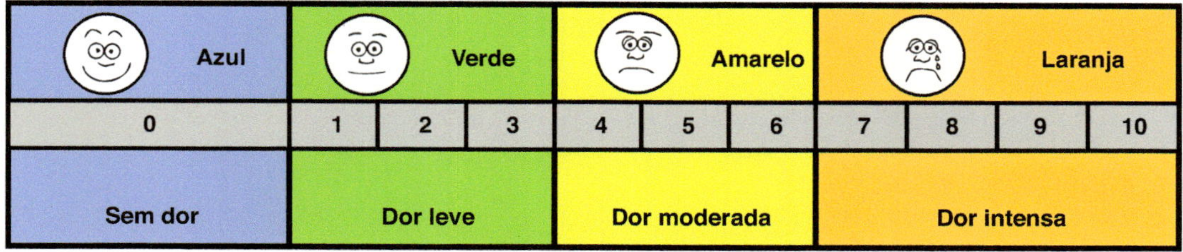

Figura 69.2 Escala Visual Analógica (EVA).

Unidas uma redução na razão de mortalidade materna de 216 mortes maternas a cada 100 mil nascidos vivos para menos de 30 mortes maternas no ano de 2030.[7,8] Desse modo, uma das estratégias adotadas para alcançar esse objetivo seria a implementação de sistemas de saúde estruturados com profissionais de saúde treinados e medicamentos essenciais, além da melhoria no acesso a cuidados de qualidade antes, durante e após a gravidez.[9]

Não há melhor maneira de reduzir a mortalidade materna do que estruturar o caminho dessa mulher para uma assistência adequada. Thaddeus define a estratificação de "demoras" em três fases conceituais:[10,11]

- **Fase 1:** demora na decisão de procurar o cuidado, englobando as condições econômicas, sociais e culturais, aliadas às características das doenças.
- **Fase 2:** demora em chegar à unidade de saúde, abrangendo desde a distância e as condições de transporte até o custo para essa chegada.
- **Fase 3:** demora em receber os cuidados adequados, que se refere ao cuidado prestado para a gestante/puérpera. É nessa fase que se deve ater, de acordo com o objetivo deste capítulo, na identificação dos fatores de demora e propor alternativas para otimização do cuidado materno-fetal.

Para contextualizar a importância de assegurar uma assistência obstétrica de qualidade, é possível avaliar a prevalência de *near miss* materno como indicador auditável. Em metanálise de 49 artigos sobre a prevalência global desse indicador, considerando 1.000 nascidos vivos e intervalo de confiança de 95%, chega-se a taxa mundial de 18,67 (IC95%: 16,28 a 21,06), enquanto na distinção entre os continentes a África apresenta o maior expoente, 31,88 (IC95%: 25,14 a 38,61), quando comparada à Europa, com 3,1 (IC95%: 2,93 a 3,28). Já a América do Sul se apresenta com uma taxa intermediária, de 11,57 (IC95%: 4,68 a 18,47), e o Brasil figura com 8,36 (IC95%: 6,5 a 10,21).[12]

Assim, é fundamental uma classificação de risco para identificação dos preditores de riscos, categorização da gravidade, estabelecimento de prioridades no acesso ao cuidado e sinalização das medidas assistenciais imediatas imprescindíveis para um cuidado efetivo e em momento oportuno. O protocolo adaptado de Manchester, utilizado em serviços de pronto-atendimento, classifica os usuários a partir de uma análise de cores para avaliação da gravidade dos sintomas (Quadro 69.6).[13,14]

De acordo com a classificação de cores, o risco de morte entre os atendidos em Portugal e no Brasil varia, respectivamente, entre 12,8% ($p < 0,001$) e 29,5% ($p < 0,001$) na cor vermelha e 0,03 ($p < 0,034$) e 0,3 ($p < 0,001$) na coloração amarela.[15]

Outra opção para classificação do risco é o *Maternal Early Obstetric Warning System* (MEOWS), que envolve o somatório de parâmetros clínicos e faixa de gravidade, atribuindo com a pontuação final, um plano de ação baseado em protocolos específicos de atendimento, periodicidade de avaliação, exames e profissionais atuantes, de acordo com sua competência e habilidade.[16]

A utilização da ferramenta tem como objetivo o reconhecimento precoce de sinais de alerta que indiquem a deterioração clínica, alertando a equipe assistencial quanto à importância do monitoramento periódico e das intervenções em momento oportuno, evitando, assim, eventos adversos graves.

A partir dessas classificações principais, outras adaptações foram formuladas de acordo com a demanda e a necessidade dos locais de atendimento (*Maternal Early Warning Triggers* [MEWT]; *Maternal Early Recognition Criteria* [MERC]; *Modified Early Warning System* [MEWS]), no intuito de diminuir a possibilidade de eventos potencialmente fatais (Figura 69.3).[16-18]

Para facilitar o entendimento, o Quadro 69.7 apresenta uma adaptação da escala de alerta precoce proposta por Nirmal & Goodsell (2016)[19] e Cole (2014).[20]

Quadro 69.6 Análise de cores para avaliação da gravidade dos sinais/sintomas

Coloração	Classificação	Indicação	Prazo para o atendimento
Vermelha	Emergência	Atendimento imediato	Imediato
Laranja	Muito urgente	Atendimento rápido	Até 10 minutos
Amarela	Urgência	Atendimento rápido	Até 50 minutos
Verde	Pouco urgente	Aguardar atendimento	Até 2 horas
Azul	Não urgente	Aguardar atendimento	Até 4 horas

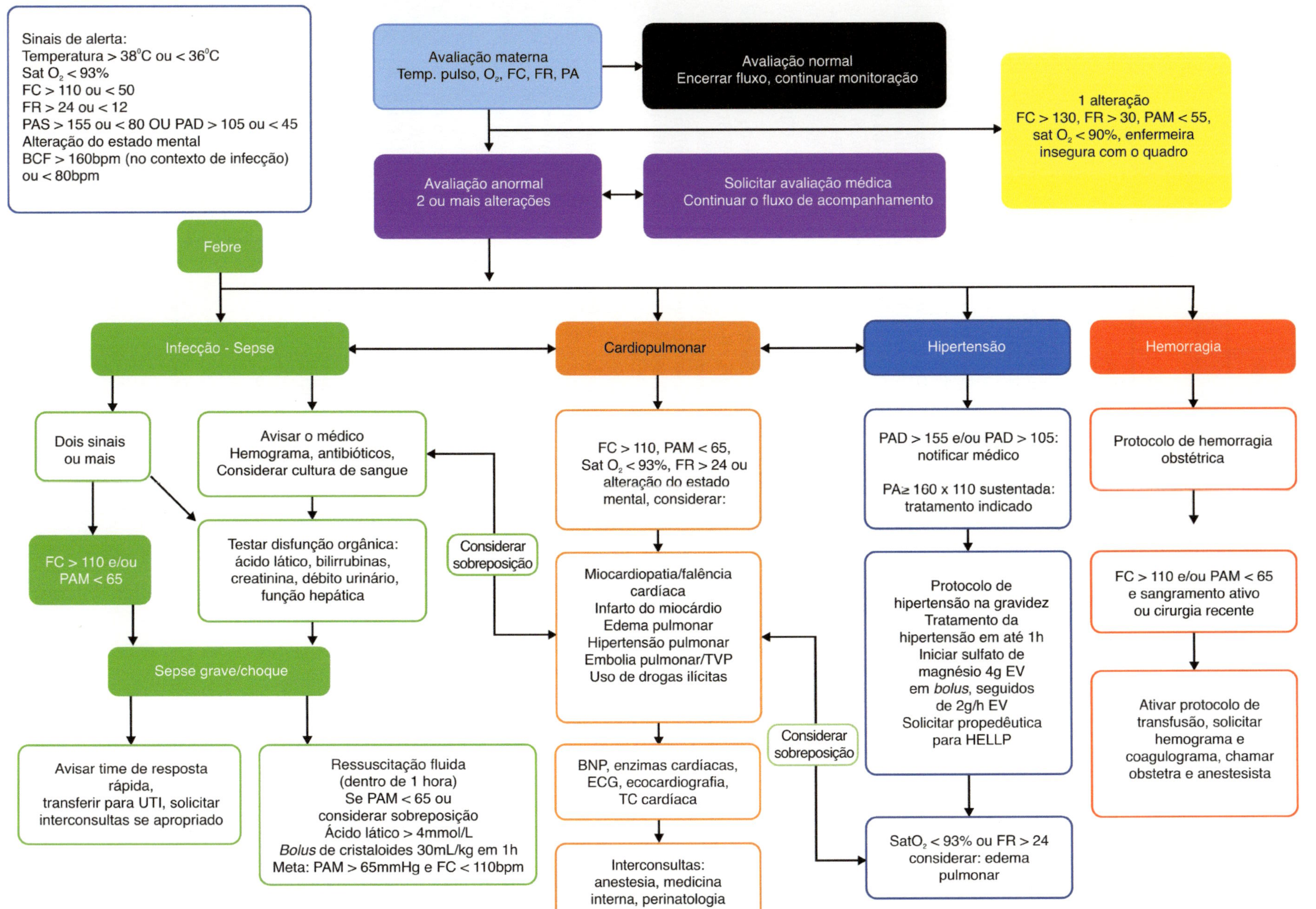

Figura 69.3 Ferramenta de alerta materno antecipado (*Maternal Early Warning Trigger* [MEWT] *tool*).(*BCF*: batimento cardíaco fetal; *BNP*: peptídeo natriurético cerebral; *ECG*: eletrocardiograma; *FC*: frequência cardíaca; *FR*: frequência respiratória; *PA*: pressão arterial; *PAD*: pressão arterial diastólica; *PAM*: pressão arterial média; *PAS*: pressão arterial sistólica; *TC*: tomografia computadorizada). *TVP*: trombose venosa profunda; *UTI*: Unidade de Tratamento Intensivo.)

Quadro 69.7 Escore para alerta precoce em Obstetrícia

Parâmetros	3	2	1	0	1	2	3
Temperatura (°C)		< 35		35 a 37,4	37,5 a 37,9	38 a 39	> 39
Pressão arterial sistólica (mmHg)	< 70	70 a 89		90 a 139	140 a 149	150 a 159	> 160
Pressão arterial diastólica (mmHg)		< 45		45 a 89	90 a 99	100 a 109	> 110
Frequência cardíaca (bpm)	< 50		50 a 59	60 a 99	100 a 109	110 a 129	> 130
Frequência respiratória (irpm)	< 12	13 a 15		16 a 20	21 a 24	25 a 30	> 30
Nível de consciência	Inconsciente	Sonolenta		Alerta			
Saturação de oxigênio	< 92	92 a 95		> 96			
Volume urinário (ml/h)	< 10	10 a 29		> 30			

Fonte: Nirmal & Goodsell, 2016; Cole, 2014.[19,20]

A valor do escore permite que as gestantes e puérperas sejam direcionadas a alguma das faixas de cuidado relacionadas a seguir, as quais irão oferecer a assistência obstétrica no momento adequado.

- **0 a 2 pontos – profissional de referência: técnico de enfermagem:** deve ser mantido o plano de tratamento. Se o escore for igual a 2, reavaliar a cada 4 horas. Em caso de três escores 2 em avaliações subsequentes, o enfermeiro deve ser informado. Se houver mudança no quadro clínico, refazer o escore;
- **3 a 4 pontos – profissional de referência: enfermeiro:** deve ser iniciado o protocolo de abordagem preliminar com reavaliações a cada 1 hora. Se o escore for igual a 4, reavaliar a cada hora. Em caso de três escores 4 em avaliações subsequentes, o médico obstetra deve ser informado, assim como se apresentar um parâmetro de pontuação 3. Se houver mudança no quadro clínico, refazer o escore;
- **5 a 6 pontos – profissional de referência: médico obstetra:** deve ser iniciado o protocolo de abordagem inicial ao paciente crítico com reavaliações a cada meia hora. Considerar possibilidade de sepse. Se houver mudança no quadro clínico, refazer o escore;
- **≥ 7 pontos – profissional de referência: médico anestesista ou intensivista:** deve ser iniciada a monitoração contínua, considerada a necessidade de transferência para Unidade de Terapia Intensiva, mantida a abordagem para paciente crítico e iniciados os protocolos específicos.

INDICADORES PARA MONITORAMENTO E AVALIAÇÃO DO ACOLHIMENTO E CLASSIFICAÇÃO DE RISCO

O monitoramento contínuo dos processos é de suma importância para avaliação da qualidade dos fluxos assistenciais e garantia de uma assistência segura e humanizada à mulher, devendo ser sempre avaliados:

- o tempo médio de espera entre a realização do cadastro e o início da classificação de risco,
- o tempo médio da classificação de risco,
- o tempo médio de espera para atendimento médico ou da enfermeira obstetra segundo a prioridade clínica (cor) classificada.
- o percentual de classificações segundo a prioridade clínica (cor).

CONSIDERAÇÕES FINAIS

Independentemente do quadro clínico apresentado e da etiologia da condição da gestante e puérpera, a classificação de risco em pronto-atendimento e monitoramentos sistematizados são estratégias eficazes para identificação de potenciais eventos adversos e que, com abordagem precoce e intervenções específicas, melhoram os indicadores de prognóstico materno e perinatal.

O acolhimento respeitoso e uma assistência qualificada e em momento oportuno têm impacto direto na redução da morbimortalidade materna e perinatal.

Referências

1. Brasil. Ministério da Saúde. Secretaria de Atenção à Saúde. Política Nacional de Humanização da Atenção e Gestão do SUS. Acolhimento e classificação de risco nos serviços de urgência/Ministério da Saúde, Secretaria de Atenção à Saúde, Política Nacional de Humanização da Atenção e Gestão do SUS. Brasília: Ministério da Saúde (Série B. Textos Básicos de Saúde) 2009. 56 p. Disponível em: https://bvsms.saude.gov.br/bvs/publicacoes/acolhimento_classificaao_risco_servico_urgencia.pdf.
2. Brasil. Ministério da Saúde. Portaria 1.459, de 24 de junho de 2011. Disponível em: https://bvsms.saude.gov.br/bvs/saudelegis/gm/2011/prt1459_24_06_2011.html.
3. Brasil. Ministério da Saúde. Secretaria de Atenção à Saúde. Manual de acolhimento e classificação de risco em obstetrícia/Ministério da Saúde, Secretaria de Atenção à Saúde, Departamento de Ações Programáticas Estratégicas, Departamento de Atenção Hospitalar e Urgência. Brasília: Ministério da Saúde 2017. 64 p. Disponível em: https://bvsms.saude.gov.br/bvs/publicacoes/manual_acolhimento_classificacao_risco_obstetricia_2017.pdf.
4. FIOCRUZ – Fundação Oswaldo Cruz. Instituto Nacional de Saúde da Mulher, da Criança e do Adolescente Fernandes Figueira. Portal de Boas Práticas em Saúde da Mulher, da Criança e do Adolescente. Postagens: Acolhimento e Classificação de Risco em Obstetrícia. 2018. Disponível em: https://portaldeboaspraticas.iff.fiocruz.br/atencao-mulher/acolhimento-e-classificacao-de-risco-em-obstetricia/.
5. Brasil. Ministério da Saúde. Secretaria de Atenção à Saúde. Núcleo Técnico da Política Nacional de Humanização. Ambiência. 2010. Disponível em: https://bvsms.saude.gov.br/bvs/publicacoes/ambiencia_2ed.pdf.

6. Faria VP, Costa CAB. POP (Procedimento Operacional Padrão) – Acolhimento e classificação de risco em obstetrícia. Maternidade Hilda Brandão – Santa Casa de Belo Horizonte. 2022.
7. ONU. The millennium development goals report 2015. New York: United Nations, 2015.
8. Brasil. IPEA – Instituto de Pesquisa Econômica Aplicada. Caderno ODS 3 – Assegurar uma vida saudável e promover o bem-estar para todas e todos, em qualquer idade. Disponível em: https://repositorio.ipea.gov.br/bitstream/11058/9379/1/Cadernos_ODS_Objetivo_3_Assegurar uma vida saud%C3%A1vel e promover o bem-estar.pdf.
9. WHO. Saving mother's lives. Geneva: World Health Organization, 2015.
10. Thaddeus S, Maine D. Too far to walk: Maternal mortality in context. Newsl Womens Glob Netw Reprod Rights 1991 Jul-Sep; (36):22-4.
11. Thaddeus S, Maine D. Too far to walk: maternal mortality in context. Soc Sci Med 1994 Apr; 38(8):1091-110.
12. Abdollahpour S, Miri HH, Khadivzadeh T. The global prevalence of maternal near miss: A systematic review and meta-analysis. Health Promot Perspect 2019; 9(4):255-62.
13. Azeredo TRM, Guedes HM, Almeida RAR, Chianca TCM, Martins JCA. Efficacy of the Manchester Triage System: A systematic review. Int Emerg Nurs 2015 Apr; 23(2):47-52.
14. Marowitz A. Caring for women in early labor: Can we delay admission and meet women's needs? J Midwifery Women's Health 2014 Nov-Dec; 59(6):645-50.
15. Guedes HM, Araujo FA, Pinto Junior D, Martins JCA, Chianca TCM. Outcome assessment of patients classified through the Manchester Triage System in emergency units in Brazil and Portugal. Invest Educ Enferm 2017; 35(2):174-81.
16. Singh A, Guleria K, Vaid NB, Jain S. Evaluation of maternal early obstetric warning system (MEOWS chart) as a predictor of obstetric morbidity: A prospective observational study. Eur J Obstet Gynecol Reprod Biol 2016 Dec; 207:11-7.
17. Blumenthal EA, Hooshvar N, McQuade M, McNulty J. A validation study of maternal early warning systems: A retrospective cohort study. Am J Perinatol 2019 Sep; 36(11):1106-14.
18. Shields LE, Wiesner S, Klein C, Pelletreau B, Hedriana HL. Use of Maternal Early Warning Trigger tool reduces maternal morbidity. Am J Obstet Gynecol 2016 Apr; 214(4):527.e1-527.e6.
19. Nirmal D, Goodsell R. Trust guideline for the use of the Modified Early Obstetric Warning Score (MEOWS) in detecting the seriously ill and deteriorating woman. 2016.
20. Cole MF. A modified early obstetric warning system. Brit J Midwifery 2014 Dec; 22(12):862-8.

Near Miss e Mortalidade Materna

CAPÍTULO

70

Regina Amélia Lopes Pessoa de Aguiar

INTRODUÇÃO

Embora façam parte do ciclo de vida do corpo feminino, a gravidez, o parto e o puerpério podem acarretar danos graves, irreversíveis, e até mesmo a morte, sendo a maioria dessas situações passível de prevenção. Um direito fundamental, ainda a ser conquistado, é garantir que todas as mulheres tenham a possibilidade de ter filhos apenas se desejarem, com quem escolherem, quantos e quando tê-los. Para as grávidas, a garantia de gestação, parto e puerpério saudáveis e vivenciados como experiência positiva é também, ainda nos dias de hoje, um desafio. Estima-se que a cada dia, no mundo, 830 mulheres morram por complicações relacionadas com a gravidez ou o parto e um número muito maior sobreviva com sequelas físicas e emocionais graves que comprometem o restante de suas vidas.

Tradicionalmente, o estudo da mortalidade materna sempre representou importante ferramenta da avaliação da qualidade da assistência prestada às mulheres. Os dados epidemiológicos da mortalidade materna são considerados potentes indicadores sociais, pois refletem o nível de desenvolvimento de uma população, a qualidade e o nível de organização do sistema de saúde e as condições de vida das mulheres, bem como são marcadores de desigualdades e, em especial, das iniquidades.

Embora ainda em patamares inaceitáveis, o número absoluto de mortes maternas em um território pode ser relativamente pequeno, o que dificulta a real compreensão dos fatores predisponentes e desencadeantes mais frequentes. Além disso, para essa análise, sempre se considera apenas a perspectiva de terceiros, já que é impossível obter informações diretamente da mulher. Em função disso, no início dos anos 2000 o conceito de *near miss* materno foi introduzido, ampliando o foco de abordagem, pois, além de sua maior frequência, sua análise promove melhora significativa da qualidade das informações por possibilitar sua obtenção ou mesmo a confirmação com a própria mulher, nesse caso a sobrevivente.

A utilização responsável do conhecimento da fisiologia feminina, aliada aos avanços científicos e tecnológicos, sem perder o enfoque na questão de gênero e reconhecendo a importância do cuidado em saúde para mulheres sob a perspectiva multidisciplinar e multiprofissional, pode reverter esses resultados desfavoráveis.

CONCEITOS BÁSICOS

Mulher em idade fértil

A mulher em idade fértil é aquela em idade reprodutiva. No Brasil, para fins estatísticos, é considerada a população feminina na faixa etária de 10 a 49 anos, embora internacionalmente seja incluído apenas o grupo entre 15 e 49 anos.[1,2]

Morte materna

Segundo a décima edição da Classificação Internacional de Doenças (CID-10), de 1995, morte materna é a morte de uma mulher durante a gestação ou dentro de um período de 42 dias após seu término, independentemente da duração ou localização da gravidez, em virtude de qualquer causa relacionada ou por ela agravada ou, ainda, em decorrência de medidas tomadas em relação à gestação, excetuando-se causas acidentais ou incidentais. Vale ressaltar que a 11ª edição da CID (CID-11), totalmente digital, adotada pela Assembleia Mundial da Saúde em maio de 2019 e publicada pela Organização Mundial da Saúde (OMS) em 2022, mas ainda não disponível na língua portuguesa, não traz alterações nesses conceitos.[1-4]

As mortes maternas podem ser divididas em dois grupos:

- **Morte obstétrica direta:** resultante de complicações obstétricas no curso da gestação, parto e/ou puerpério em virtude de intervenções, omissões, tratamentos incorretos ou de uma cadeia de eventos que resultem de quaisquer dessas condições. Nesse grupo estão incluídas as causas exclusivas do processo gestacional, como hemorragias da gravidez, complicações do abortamento, gravidez ectópica, pré-eclâmpsia/eclâmpsia, hemorragias obstétricas e traumas obstétricos, bem como complicações relacionadas com anestesia ou qualquer outro procedimento realizado para assistência à gravidez. Além disso, infecções do trato urinário, diabetes que se desenvolve no curso da gestação, tromboembolismo venoso, transtornos mentais e comportamentais associados ao puerpério e osteomalácia puerperal são considerados causas obstétricas diretas.[1-4]
- **Morte obstétrica indireta:** resulta de doenças que existiam antes ou que se desenvolveram durante a gravidez, não decorrentes de causas obstétricas diretas, mas que foram agravadas pelos efeitos fisiológicos da gravidez. Nesse grupo são incluídas doenças infecciosas e parasitárias que compliquem a gravidez, como tuberculose, influenza, infecção pelo SARS-CoV-2, malária e hepatite, hipertensão arterial crônica e diabetes *mellitus* prévio à gestação, entre outras. As mortes de gestantes ou puérperas infectadas pelo HIV são, em geral, classificadas como mortes obstétricas indiretas, desde que a avaliação criteriosa do caso demonstre que a gestação não foi determinante para o óbito.[1-4]

Embora a grande maioria dos códigos referentes à morte materna esteja incluída no capítulo XV da CID-10 e no capítulo 18 da CID-11, alguns códigos de outros capítulos devem ser inseridos nos conceitos de morte materna. Alguns, como os referentes ao tipo de parto, embora pertencentes ao capítulo XV, não devem ser considerados a causa básica de morte materna, mas utilizados apenas para morbidade. Os Quadros 70.1 e 70.2 apresentam os códigos equivalentes aos conceitos de morte materna obstétrica direta e indireta, respectivamente.[3,4]

Considera-se morte não obstétrica aquela que resulta de causas incidentais (por exemplo, neoplasias avançadas) ou acidentais (causas externas – homicídios, suicídios, acidentes). Embora não sejam considerados no cálculo da razão da mortalidade materna, esses óbitos ganham cada vez mais importância para a compreensão das condições de vida das mulheres e para diversos estudiosos não deveriam ser considerados como mortes não relacionadas com a gravidez. Ao longo do tempo se acumulam informações sobre os casos de feminicídios que tiveram na ocorrência da gestação importante gatilho para a agressão. Uma gravidez indesejada pode representar fator de descompensação psíquica, levando a mulher ao suicídio. As alterações fisiológicas da gravidez promovem alterações na marcha e nos reflexos e podem estar associadas a risco maior de acidentes. Portanto, independentemente de não comporem o numerador para o cálculo da razão da mortalidade materna, esses óbitos devem receber a mesma atenção dos profissionais de saúde e em especial dos gestores.[1-4]

Morte materna tardia

A morte materna tardia acomete a mulher por causas obstétricas diretas e indiretas após 42 dias, mas menos de 1 ano após o término da gravidez.[1-4]

Quadro 70.1 Principais causas de morte materna obstétrica direta de acordo com a Classificação Internacional de Doenças (CID)

Causa	Código CID-10	Código CID-11
Complicações de aborto, gestação ectópica e mola hidatiforme	O00.0 a O08.9	JA00 a JA0Z
Pré-eclâmpsia e eclâmpsia	O11 a O16	JA21 a JA2Z
Hemorragias no início da gravidez	O20	JA40
Vômitos excessivos da gravidez	O21	JA60
Complicações venosas da gravidez	O22	JA61
Infecção do trato geniturinário na gravidez	O23	JA62
Diabetes *mellitus* que surge durante a gravidez	O24.4	JA63.2
Complicações de anestesia administrada durante a gravidez	O29	JA67
Complicações do trabalho de parto e parto	O61 a O75	JB01 a JB0Z JA41 a JA4Z
Complicações relacionadas predominantemente com o puerpério	O85 a O92	JB40 a JB4Z
Mola hidatiforme invasiva ou maligna	D39.2	2C75.0
Necrose pós-parto da hipófise	E23.0	5A61.0
Transtornos mentais e comportamentais associados ao puerpério	F53	6E20 a 6E2Z
Osteomalácia puerperal	M83.0	FB82.2

Quadro 70.2 Principais causas de morte obstétrica indireta de acordo com a Classificação Internacional de Doenças (CID)

Causas	Código CID-10	Código CID-11
Hipertensão preexistente complicando a gravidez, parto e puerpério	O10	JA20
Diabetes *mellitus* preexistente	O24.0 a O24.3	JA63.0 a JA6.1
Diabetes *mellitus* na gravidez, não especificado	O24.9	JA63.Y e JA63.Z
Desnutrição na gravidez	O25	JA64
Doenças infecciosas e parasitárias maternas classificáveis em outra parte, mas que complicam a gravidez, o parto e o puerpério	O98	JB63
Outras doenças da mãe, classificadas em outra parte, mas que complicam a gravidez, o parto e o puerpério	O99	JB64
Tétano obstétrico	A34	IC14
Doenças causadas pelo vírus da imunodeficiência humana	B20 a B24	IC60 a IC62

Morte materna por sequela de causa obstétrica

A morte materna por sequela de causa obstétrica é a morte de uma mulher por qualquer causa obstétrica – direta ou indireta – que ocorra 1 ano ou mais após o parto.[1-4]

Morte materna declarada

Considera-se a morte declarada quando as informações registradas na Declaração de Óbito (DO) tornam possível classificar o óbito como materno. Entretanto, apenas os dados obtidos por meio de investigação epidemiológica comprovam a morte materna.[1,2]

Morte materna "presumível" ou "mascarada"

A morte materna é classificada como "presumível" ou "mascarada" quando a causa básica declarada na DO não representa a verdadeira causa da morte, mas causas intermediárias ou terminais ou não relacionadas com o ciclo gravídico-puerperal (por exemplo, a causa básica pode estar informada na parte 1 da DO como endometrite e se identifica que na verdade a endometrite era consequência de um abortamento incompleto infectado que não foi informado na DO).[1,2]

Morte que ocorre durante gravidez, parto e puerpério

Nessa classificação estão incluídos todos os óbitos maternos que ocorrem durante a gestação ou até 42 dias após seu término, qualquer que tenha sido a causa da morte, ou seja, engloba as mortes obstétricas diretas, indiretas e as não obstétricas.[1,2]

Near miss

A OMS define *near miss* materno como "uma mulher que quase morreu, mas sobreviveu a uma complicação materna grave, ocorrida durante a gravidez, o parto ou até 42 dias após o término da gravidez". Em 2011, a OMS publicou um documento, intitulado "Avaliação da qualidade do cuidado nas complicações graves da gestação: a abordagem do *near miss* da OMS para a saúde materna", em que define os eventos categorizados como complicações maternas graves e condições ameaçadoras à vida – *near miss* (Quadro 70.3).[5]

Quadro 70.3 Condições ameaçadoras à vida (critérios de *near miss*)

Condição	Indicadores	Descrição
Complicações maternas graves	Hemorragia pós-parto grave	Perda sanguínea estimada em ≥ 1.000mL ou qualquer sangramento acompanhado por hipotensão ou transfusão sanguínea
	Pré-eclâmpsia grave	PAS ≥ 160 ou PAD ≥ 110mmHg; proteinúria de 24h ≥ 5g; oligúria (volume urinário < 400mL em 24h); síndrome HELLP; edema pulmonar
	Eclâmpsia	Convulsões generalizadas em gestante/puérpera sem histórico prévio de epilepsia. Inclui coma em mulher com diagnóstico de pré-eclâmpsia
	Sepse ou infecção sistêmica grave	Presença de febre (temperatura corporal > 38°C), infecção suspeita ou confirmada (p. ex., corioamnionite, abortamento séptico, endometrite, pneumonia) e ao menos um dos seguintes: FC > 90bpm, FR > 20irpm, leucopenia (leucócitos < 4.000/mm³), leucocitose (leucócitos > 12.000/mm³)
	Ruptura uterina	Ruptura do útero durante o parto, confirmada por laparotomia
	Complicações graves do abortamento	Sepse ou hemorragia

(Continua)

Quadro 70.3 Condições ameaçadoras à vida (critérios de *near miss*) *(Cont.)*

Condição	Indicadores	Descrição
Intervenções críticas ou uso da UTI	Internação em UTI	
	Radiologia intervencionista	
	Laparotomia	Inclui histerectomia, exclui cesariana
	Uso de hemoderivados	
Condições ameaçadoras à vida (critérios de *near miss*)	Disfunção cardiovascular	Choque Parada cardíaca Uso contínuo de drogas vasoativas Reanimação cardiopulmonar Hipoperfusão grave (lactato > 5mmol/L ou > 45mg/dL) Acidose grave (pH < 7,1)
	Disfunção respiratória	Cianose aguda Respiração tipo *gasping* Taquipneia grave (FR > 40irpm) Bradipneia grave (FR < 6irpm) Intubação e ventilação não relacionadas com anestesia Hipoxemia grave (saturação de O_2 < 90% por 60 minutos ou mais ou $PaCO_2/FiO_2$ < 200)
	Disfunção renal	Oligúria não responsiva à administração de fluidos ou diuréticos Diálise para insuficiência renal aguda Azotemia grave (creatinina ≥ 3,5mg/dL ou ≥ 300µmol/mL)
	Disfunção hematológica/da coagulação	Falência da coagulação Grande transfusão de sangue ou de hemácias (≥ 5 unidades) Trombocitopenia aguda grave (< 50.000 plaquetas/mm^3)
	Disfunção hepática	Icterícia na presença de pré-eclâmpsia Hiperbilirrubinemia (> 6,0mg/dL ou > 100µmol/L)
	Disfunção neurológica	Perda de consciência prolongada (≥ 12 horas) coma (incluindo coma metabólico) Acidente vascular cerebral Convulsões incontroláveis/*status epilepticus* Paralisia total
	Disfunção uterina	Hemorragia ou infecção uterina que leve à histerectomia

FC: frequência cardíaca; FR: frequência respiratória; PAD: pressão arterial diastólica; PAS: pressão arterial sistólica; UTI: Unidade de Terapia Intensiva.
Fonte: adaptado de Organização Mundial de Saúde, 2011.[5]

Razão de mortalidade materna

A razão de mortalidade materna (RMM) expressa o número de mortes maternas obstétricas diretas e indiretas ocorridas na gravidez, parto ou até 42 dias após o término da gestação, em relação ao número de nascidos vivos na mesma área ou região. Para seu cálculo, divide-se o número desses eventos pelo número de nascidos vivos na mesma área e período e multiplica-se por **100.000**. No cálculo da mortalidade materna é utilizado o termo *razão* em vez de *taxa* ou *coeficiente* por não ser possível ter o denominador correto para esses termos, que seria o número total de gravidezes.[1,2]

$$\text{RMM} = \frac{\text{Número de óbitos maternos obstétricos [diretos e indiretos]}}{\text{Número de nascidos vivos}} \times 100.000$$

A RMM pode ser calculada para causas específicas (por exemplo, RMM por pré-eclâmpsia/eclâmpsia) ou para uma característica específica (por exemplo, RMM em mulheres da raça/cor preta), bem como é possível calcular outros índices de dados específicos (por exemplo, razão de *near miss*).[2]

EPIDEMIOLOGIA

Embora do ponto de vista teórico o conhecimento da magnitude da mortalidade materna seja simples, considerando que estão disponíveis modelos padronizados de declarações para registros oficiais de nascimento e morte, esse é na verdade um dos grandes desafios nos dias atuais, pois há graves problemas de subnotificação dos óbitos maternos e sub-registro das DO e das declarações de nascidos vivos (DNV) no Brasil.

A subnotificação é fundamentalmente responsabilidade dos profissionais médicos e resulta do preenchimento incorreto das DO. Isso se deve ao fato de que diversos médicos não receberam habilitação adequada para o preenchimento correto da DO ou não valorizam a importância do documento e, em consequência, não especificam a relação da causa da morte com a gravidez, parto ou puerpério. São relativamente comuns situações nas quais mulheres que morrem por complicações de eclâmpsia, hemorragias obstétricas, infecções puerperais ou complicações do abortamento tenham na declaração apenas a causa terminal ou intermediária da morte (por exemplo, acidente vascular cerebral, pneumonia de aspiração, insuficiência renal aguda, choque hipovolêmico, septicemia ou síndrome da resposta inflamatória sistêmica), sem a menção de que esses eventos foram secundários a uma pré-eclâmpsia, eclâmpsia, atonia uterina, endomiometrite puerperal ou abortamento incompleto infectado. Outros fatores complicadores para a subnotificação são os registros de óbito diretamente nos cartórios em situações de morte sem assistência médica e o quantitativo insuficiente de serviços de verificação de óbito que geram DO emitidas com causa mal definida ou desconhecida.[2,6]

O sub-registro é representado pela omissão do registro do óbito em cartório. Cemitérios clandestinos, ainda existentes em algumas regiões do país, e a própria falta de conhecimento por parte da população quanto à importância da DO como instrumento de cidadania favorecem essa falha epidemiológica.[2]

Em 2020, a RMM global foi de 223 por 100 mil nascidos vivos. Globalmente, estima-se que 287 mil (variação de 287 mil a 343 mil) mortes maternas tenham ocorrido em 2020, ou seja, 790 mortes maternas por dia – uma mulher a cada 2 minutos. Na América Latina, estima-se a ocorrência de 5.200 mortes maternas em 2020, ou seja, 14 mortes por dia – um aumento de 15% na RMM entre 2016 e 2020. O risco global de mortalidade materna é estimado de 1:210, o que significa que para uma menina de 15 anos há, em média, o risco de 1 em 210 de ela morrer ao longo da vida por complicações da gravidez, parto ou puerpério. Esse risco de morte ao longo da vida varia imensamente entre os países, sendo estimado em 1:40 na África subsaariana e 1:16.000 na Austrália e na Nova Zelândia; na América Latina, esse risco é estimado em 1:610 – para o Brasil, 1:800.

Os dados da OMS estimam que a RMM para o Brasil no ano de 2020 foi de 72 óbitos maternos/100 mil nascidos vivos, considerando como estimativa mínima 57 por 100 mil nascidos vivos, e máxima, 93 por 100 mil nascidos vivos. Vale ressaltar que já no ano de 2020 o Brasil foi um dos 24 países em que o excesso de mortalidade por COVID-19 representou pelo menos 10% de todas as mortes de mulheres em idade reprodutiva, situação que se agravou de modo muito importante no ano de 2021. Além disso, o relatório da OMS mostra ainda que a taxa média de redução da mortalidade materna anual no período de 2000 a 2020, no Brasil, foi de -0,3% (variação da estimativa de -1,5% a 0,9%), reforçando a necessidade de ações mais efetivas no combate à mortalidade materna.[7] A Figura 70.1 mostra a distribuição da RMM estimada em todo o mundo.

O aumento das desigualdades, a escassez de recursos, os cortes ou políticas em alguns países, limitando os direitos socioeconômicos das mulheres, e o fato de a saúde materna ter sido excluída da agenda política global têm sido apontados como os principais fatores para a estagnação dos índices de mortalidade materna global.[8]

Os dados oficiais, publicados pelo Ministério da Saúde, também estão disponíveis para o ano de 2020 (Figura 70.2). Assim como nos dados de mortalidade materna global, percebe-se no Brasil uma grande disparidade desses índices entre as regiões da Federação, com a região Norte apresentando a maior RMM (98,9/100 mil nascidos vivos) e a Sul a menor (45,6/100 mil nascidos vivos). O estado com menor RMM no ano de 2020 foi Santa Catarina (RMM de 31,7) e com a maior, Roraima (RMM de 146,4). Em 2020, além do aumento do número absoluto de óbitos maternos, em relação aos anos anteriores, observou-se

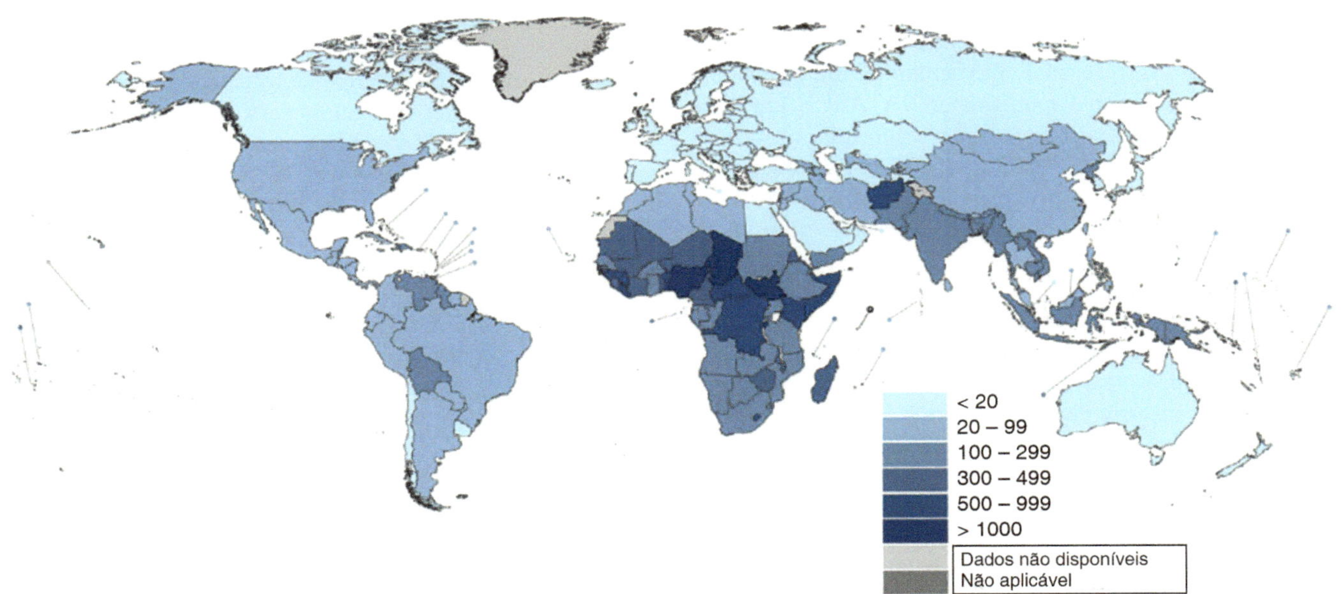

Figura 70.1 Razão de mortalidade materna (por 100 mil nascidos vivos) estimada no mundo. (Reproduzida de WHO, UNICEF, UNFPA The World Bank, United Nations, 2023.[7])

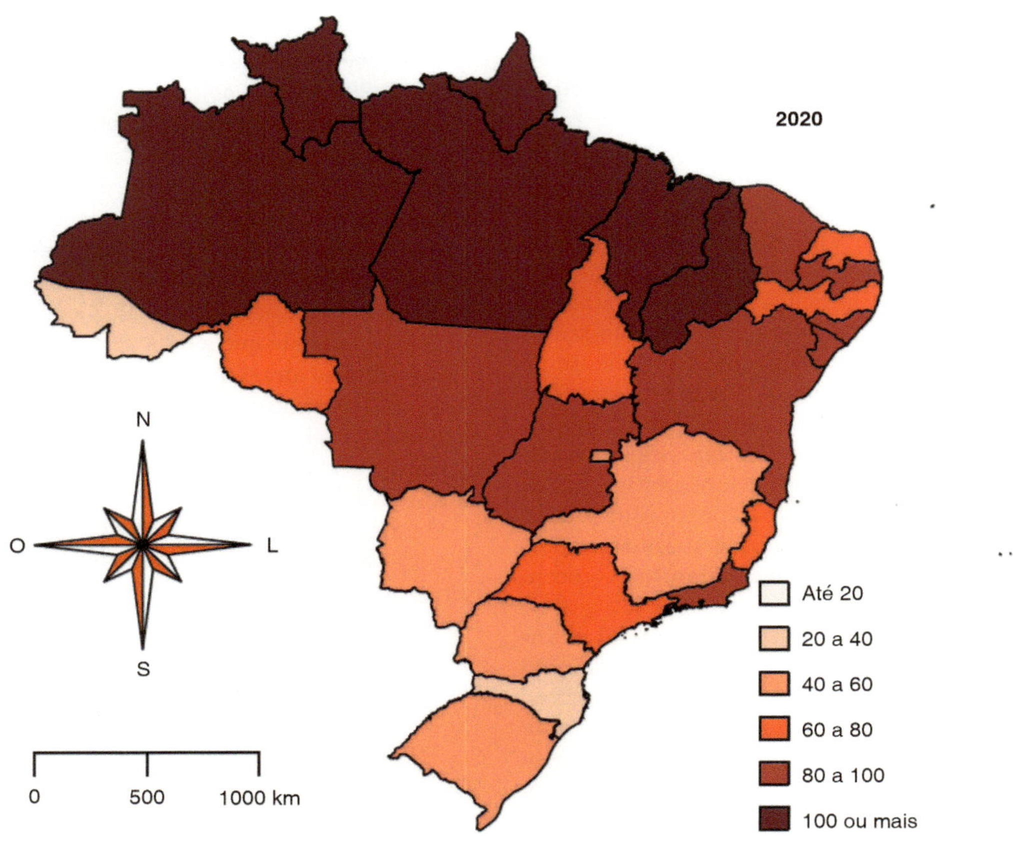

Fonte: Sistemas de Informações sobre Nascidos Vivos e sobre Mortalidade (Sinasc e SIM).
Nota: RMM com fator de correção para 2020.

Figura 70.2 Razão de mortalidade materna por unidades da Federação – Brasil, 2020. (Reproduzida de Ministério da Saúde, Secretaria de Vigilância em Saúde.[9])

também uma queda da natalidade com diminuição de nascimentos em todas as regiões do país.[9]

Em 2021, a RMM no Brasil aumentou 94%, o que foi fortemente determinado pela pandemia da COVID-19, representando um retrocesso de praticamente duas décadas. De acordo com os dados disponíveis no DATASUS, em 2021 ocorreram 3.030 óbitos. Para esse mesmo ano, o número informado de nascidos vivos foi de 2.677.101. Considerando esses dados, a RMM direta (sem aplicação de fator de correção) é de 113,18.[10] Cabe considerar que o aumento no número de mortes maternas não se deu apenas pelo efeito direto da pandemia, ou seja, pelo grande número de mortes maternas causadas por infecção do SARS-CoV-2, mas também em razão da intensa desestabilização do sistema de saúde, que já apresentava importantes fragilidades.

No mundo inteiro, estima-se que cerca de 10 milhões de mulheres experimentem complicações graves da gravidez a cada ano. A razão de *near miss* materno apresenta importante variação de acordo com os critérios de inclusão e o cenário epidemiológico onde o estudo é realizado.[11,12] Metanálise publicada em 2018, incluindo 48 estudos brasileiros, revelou que essa razão variou entre 2,4 a cada 1.000 nascidos vivos e 188,4 a cada 1.000 nascidos vivos.[11]

ETIOPATOGENIA

Na dependência das tecnologias disponíveis, acredita-se que 80% a 92% das mortes maternas possam ser evitadas.

No mundo, as principais complicações, que representam quase 75% de todas as mortes maternas, são hipertensão (pré-eclâmpsia e eclâmpsia), hemorragias graves (principalmente após o parto), infecções (normalmente depois do parto), complicações no parto e abortos inseguros. As demais estão associadas a doenças como malária ou infecção pelo HIV durante a gravidez.[13]

À exceção do ano de 2021, as causas obstétricas diretas são responsáveis pela maioria das mortes maternas no Brasil, com destaque para pré-eclâmpsia/eclâmpsia, hemorragias obstétricas, infecção puerperal e complicações de abortamento. Entre as causas indiretas se destacam as doenças do aparelho circulatório. Em 2019, ano anterior à pandemia pela COVID-19, das 1.575 mortes maternas declaradas, 1.034 foram classificadas como diretas (65,7%), 479 (30,4%) como indiretas e 62 (3,9%) como não especificadas. Em 2020 foram declarados 1.965 óbitos maternos, e já se identificava aumento na proporção de óbitos obstétricos indiretos, sendo 1.041 casos (53%) por causas diretas, 843 (42,9%) por causas

Quadro 70.4 Principais causas de mortalidade materna – Brasil, 2019/2021

Causas		2019		2020		2021	
		N	%	N	%	N	%
Diretas	Hipertensão	317	20,1	317	16,1	311	10,3
	Hemorragia	195	12,4	195	9,9	208	6,9
	Infecção puerperal	69	4,3	76	3,9	65	2,1
	Complicações do aborto	43	2,7	56	2,8	49	1,6
Indiretas	Doenças do aparelho circulatório	130	8,3	111	5,6	119	3,9
	Doenças infecciosas e parasitárias	45	2,8	476	24,2	1.590	52,5

Fonte: Brasil.[9,10,13]

indiretas e 81 (4%) por causas obstétricas não especificadas. Em 2021, 1.939 (64%) óbitos maternos foram classificados como indiretos, 1.029 (34%) como diretos e 61 (2%) como morte obstétrica não especificada.[9,10,13]

O Quadro 70.4 apresenta a distribuição das principais causas de mortalidade materna no Brasil no período de 2019 a 2021.

O perfil de causas de *near miss* materno assemelha-se ao das causas de mortalidade materna no Brasil, sendo pré-eclâmpsia/eclâmpsia e hemorragia as morbidades mais comuns, mas os estudos vêm mostrando aumento das causas indiretas.[11]

ESTRATÉGIAS PARA ESTUDO DA MORTALIDADE E DO *NEAR MISS* MATERNOS

Comitês de estudo, análise ou prevenção de mortalidade materna são organismos de natureza interinstitucional e multiprofissional cuja atuação preserva o caráter confidencial, não coercitivo e não punitivo, ético, técnico, educativo e consultivo. São internacionalmente reconhecidos como importantes ferramentas para compreensão das condições predisponentes, identificação dos fatores de evitabilidade das mortes e construção de recomendações para alcançar a redução dos eventos evitáveis, contribuindo de maneira substancial para a construção de políticas voltadas para a saúde da mulher. Classicamente, são considerados entre as mais bem-sucedidas estratégias para conhecer e monitorar a situação de mortalidade materna nos diversos países.

A ideia da composição de grupos constituídos em comitês para avaliar a mortalidade materna data da década de 1930, nos EUA, mais especificamente nos estados da Filadélfia e Nova York. Como experiência de país, o Reino Unido destaca-se por ter criado, em 1952, o primeiro "Inquérito Confidencial sobre Mortes Maternas", estratégia que se mantém até os dias atuais.[2]

No Brasil, a Política de Assistência Integral à Saúde da Mulher (PAISM), delineada em 1984, já incluía a implantação de comitês de morte materna, sendo São Paulo, Paraná, Goiás e Rio de Janeiro os pioneiros dessa ação. Em 1994 foi instituída a Comissão Nacional de Morte Materna, com a participação de representantes de organizações governamentais, sociedades científicas, movimento de mulheres e técnicos de notório saber, em alguns períodos existindo comitês estaduais implantados em todas as unidades da Federação.[2]

Idealmente, os comitês devem ser constituídos desde o nível nacional até o hospitalar, incluindo comitês estaduais, regionais e municipais. Para territórios menores, em especial instituições hospitalares, é altamente recomendável que esses comitês ampliem o universo de casos avaliados, utilizando os critérios de morbidade materna grave e *near miss* em vez da inclusão apenas dos casos de óbitos.

Para a correta identificação de todos os casos de óbitos maternos, é imprescindível a organização de processo qualificado de investigação epidemiológica, partindo da busca ativa de todos os óbitos de mulheres em idade fértil, pois, como comentado previamente, a subnotificação dos óbitos maternos é grave problema no país. A partir dessa identificação, é necessária a busca qualificada de todo o percurso da mulher dentro do sistema de saúde, valorizando também as características e vulnerabilidades sociais e geográficas em cada caso. No Brasil, fichas de investigação epidemiológicas padronizadas são disponibilizadas pelo Ministério da Saúde para uso como as principais ferramentas para o levantamento dos dados (disponíveis em https://svs.aids.gov.br/daent/cgiae/vigilancia-do-obito/mortalidade-materna/), bem como manuais para orientar todo o processo da investigação epidemiológica (disponível em https://svs.aids.gov.br/daent/cgiae/vigilancia-do-obito/documentacao/manual-vigilancia-obito-materno.pdf).

Para seleção de casos de morbidade materna grave e *near miss* materno, a OMS disponibiliza guia para avaliação da qualidade do cuidado nas complicações graves da gestação com formulários de coleta de dados para favorecer a organização das tarefas.[5]

Os comitês devem estabelecer reuniões regularmente programadas para discussão dos casos selecionados. Nessa análise, os membros dos comitês devem atentar para as seguintes situações de possíveis fragilidades/barreiras:

- **Relacionadas com a família e a comunidade:** dificuldade para reconhecer o risco, desemprego, baixa renda familiar, baixa escolaridade, violência familiar, religião, drogadição e língua.
- **Relacionadas com a(s) instituição(ões) responsável(is) pela assistência:** organização da equipe, ações de busca ativa e captação precoce, disponibilidade de leitos, capacidade instalada (incluindo equipamentos, medicamentos, acesso a hemoderivados), tempo de resposta nas urgências e emergências, efetividade da regulação de consultas ambulatoriais e leitos hospitalares, protocolos e diretrizes disponíveis.

- **Relacionadas com o(s) profissional(is) responsável(is) pela assistência:** capacitação e habilitação, envolvimento com o cuidado prestado, reconhecimento oportuno do risco, qualidade do cuidado prestado, documentação do cuidado prestado (qualidade dos prontuários, caderneta da gestante, declarações de óbitos) e relacionamento entre os membros da equipe.
- **Relacionadas com as condições intersetoriais:** meios de transporte, distâncias (incluindo tempo a ser percorrido entre os pontos de atenção), saneamento básico e processos/sistemas de compartilhamento de informações.

Considerando que tanto a qualidade do cuidado prestado como o tempo transcorrido para receber o cuidado adequado são determinantes no risco de morte ou agravamento de condição clínica, na análise dos casos de morte materna, e mesmo nos de morbidade materna grave e *near miss*, é usado o modelo das três demoras.[14,15] Proposto em 1994[14,16] e baseado no princípio de que o resultado é afetado de maneira adversa pelo atraso no tratamento, os autores propuseram a seguinte categorização que deve ser valorizada na análise dos casos:

- **Primeira demora – demora na decisão da mulher e/ou da família de procurar cuidados:** nessa condição estão incluídos fatores socioeconômicos e culturais que podem determinar atrasos na identificação do risco ou na busca de cuidados e a recusa do tratamento proposto.
- **Segunda demora – demora para chegar a uma unidade de cuidados adequados de saúde:** nessa condição estão incluídas as barreiras de acesso aos serviços que podem ser determinadas por distância a ser percorrida, falta de transporte, dificuldade na transferência.
- **Terceira demora – demora para receber os cuidados adequados na instituição de referência:** nessa condição estão incluídos os atrasos na determinação do diagnóstico correto, no fornecimento de tratamento adequado e na disponibilidade dos insumos necessários (por exemplo, sangue, medicamentos, equipamentos).

DECLARAÇÃO DE ÓBITO E MORTE MATERNA

A partir de 1976, o Brasil passou a adotar um modelo padronizado de DO em todo o território nacional, o qual é utilizado como documento-padrão para alimentação do Sistema de Informações sobre Mortalidade (SIM) e, em consequência, é utilizado como fonte para a produção das estatísticas de mortalidade. A DO, além disso, tem caráter jurídico, pois é o documento utilizado para lavratura da Certidão de Óbito pelos cartórios de registro civil.

Para a legislação brasileira, o preenchimento da DO é um ato médico; portanto, a qualidade das informações sobre mortalidade é totalmente dependente do compromisso dessa categoria para garantir a fidedignidade e a completude dos dados registrados. Lamentavelmente, a importância desse ato não é adequadamente valorizada nos currículos médicos, e muitos profissionais encontram inúmeras dificuldades para preencher corretamente o documento. De modo a contribuir para a melhoria da qualidade do preenchimento, o Ministério da Saúde publica regularmente um manual de instruções – a versão mais atual foi disponibilizada em 2022.[17]

Ao emitir uma DO, o médico deve estar atento ao preenchimento completo, com letra legível, de todos os campos que compõem o documento, pois todas as informações ali presentes são da responsabilidade ética e jurídica desse profissional. É muito importante não deixar qualquer campo em branco e, caso seja impossível obter a informação específica, assinalar a opção "Ignorado" ou incluir um traço quando não se aplicar ao item correspondente. Foge dos objetivos deste capítulo discutir em detalhes os princípios que regem o preenchimento correto da DO, mas algumas particularidades para a emissão das DO de mulheres em idade fértil são aqui apresentadas.

O bloco V da DO (Figura 70.3) é destinado às condições e causas que provocaram o óbito e é composto de quatro variáveis, a saber:

- **Campo 37 – óbito de mulher em idade fértil:** este é um campo a ser preenchido para todas as mortes de mulheres entre 10 e 49 anos e contém as opções "na gravidez", "no parto", "no abortamento", "até 42 dias após o término da gestação", "de 43 dias a 1 ano após o término

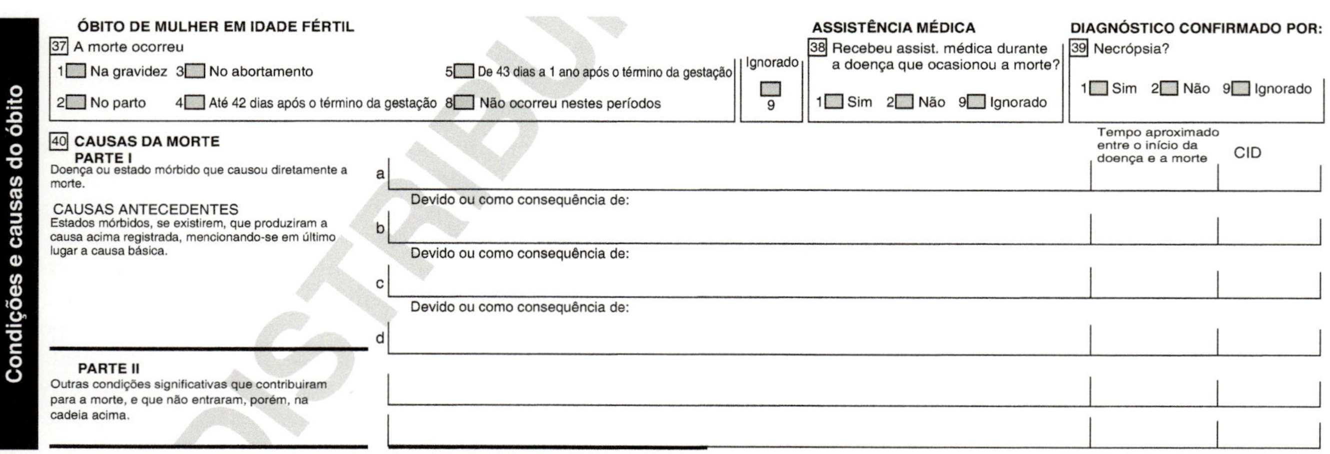
V
Condições e causas do óbito

ÓBITO DE MULHER EM IDADE FÉRTIL
37 A morte ocorreu
1 Na gravidez 3 No abortamento 5 De 43 dias a 1 ano após o término da gestação
2 No parto 4 Até 42 dias após o término da gestação 8 Não ocorreu nestes períodos
Ignorado 9

ASSISTÊNCIA MÉDICA
38 Recebeu assist. médica durante a doença que ocasionou a morte?
1 Sim 2 Não 9 Ignorado

DIAGNÓSTICO CONFIRMADO POR:
39 Necrópsia?
1 Sim 2 Não 9 Ignorado

40 CAUSAS DA MORTE
PARTE I
Doença ou estado mórbido que causou diretamente a morte. — a
CAUSAS ANTECEDENTES
Estados mórbidos, se existirem, que produziram a causa acima registrada, mencionando-se em último lugar a causa básica.
Devido ou como consequência de: — b
Devido ou como consequência de: — c
Devido ou como consequência de: — d
Tempo aproximado entre o início da doença e a morte | CID

PARTE II
Outras condições significativas que contribuíram para a morte, e que não entraram, porém, na cadeia acima.

Figura 70.3 Bloco V da Declaração de Óbito. (Reproduzida de Brasil, 2022.[17])

da gestação", "não ocorreu nesses períodos" e "ignorado". O médico deve consultar o prontuário clínico e/ou perguntar a alguém da família para preencher esse campo. A opção "ignorada" só deve ser utilizada se realmente for impossível a obtenção dessa informação. Esse campo é considerado uma das principais ferramentas para identificação adequada das mortes que ocorrem durante a gravidez, parto e puerpério, independentemente de serem obstétricas ou não obstétricas. Considera-se que ocorreu no parto quando o óbito se deu durante o trabalho de parto ou até 1 hora após o nascimento.

- **Campo 38 – referente à assistência médica:** deve ser preenchido em todas as ocasiões, cabendo ressaltar que o preenchimento diz respeito à assistência médica durante o curso da doença que levou à morte e não no momento do óbito.
- **Campo 39 – referente à realização ou não de necrópsia.**
- **Campo 40 – causas da morte:** este campo se subdivide em duas partes: na parte I deve constar a doença ou estado mórbido que causou diretamente a morte, preenchida de cima para baixo, seguindo a ordem de "devido a" ou "como consequência de". Na linha "a" é importante que seja anotada a doença ou lesão que provocou a morte (causa terminal); nas linhas "b" e "c", os estados mórbidos que produziram a causa registrada na linha "a" (causas intermediárias ou consequenciais), e na linha "d", a causa básica, definida como a doença ou lesão que iniciou a cadeia de acontecimentos patológicos que conduziram diretamente à morte ou, nos casos de acidentes ou violência, a circunstância que produziu a lesão fatal. É desejável que a coluna referente ao tempo aproximado entre o início da doença e a morte seja sempre preenchida, mas a coluna referente ao código da CID não precisa ser preenchida pelo médico.

As Figuras 70.4 a 70.6 apresentam alguns exemplos de óbitos que ocorreram durante a gravidez, parto ou puerpério.

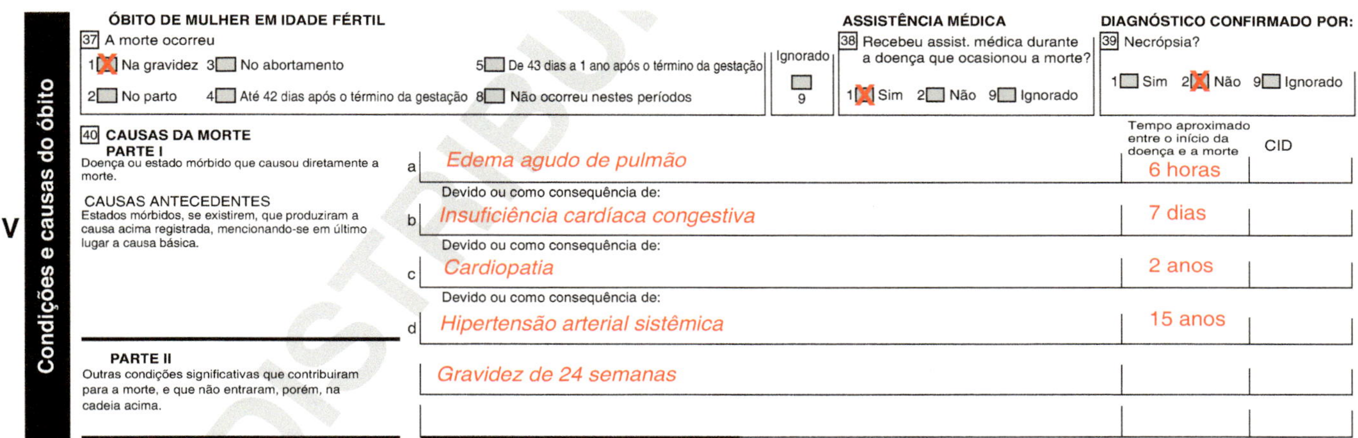

V — Condições e causas do óbito

ÓBITO DE MULHER EM IDADE FÉRTIL
37 A morte ocorreu
1 [X] Na gravidez 3 [ ] No abortamento 5 [ ] De 43 dias a 1 ano após o término da gestação
2 [ ] No parto 4 [ ] Até 42 dias após o término da gestação 8 [ ] Não ocorreu nestes períodos
Ignorado [ ] 9

ASSISTÊNCIA MÉDICA
38 Recebeu assist. médica durante a doença que ocasionou a morte?
1 [X] Sim 2 [ ] Não 9 [ ] Ignorado

DIAGNÓSTICO CONFIRMADO POR:
39 Necrópsia?
1 [ ] Sim 2 [X] Não 9 [ ] Ignorado

40 CAUSAS DA MORTE

		Tempo aproximado entre o início da doença e a morte	CID
PARTE I — Doença ou estado mórbido que causou diretamente a morte.	a Edema agudo de pulmão	6 horas	
CAUSAS ANTECEDENTES — Estados mórbidos, se existirem, que produziram a causa acima registrada, mencionando-se em último lugar a causa básica.	Devido ou como consequência de: b Insuficiência cardíaca congestiva	7 dias	
	Devido ou como consequência de: c Cardiopatia	2 anos	
	Devido ou como consequência de: d Hipertensão arterial sistêmica	15 anos	
PARTE II — Outras condições significativas que contribuíram para a morte, e que não entraram, porém, na cadeia acima.	Gravidez de 24 semanas		

Figura 70.4 Exemplo 1: mulher de 42 anos, portadora de hipertensão arterial sistêmica diagnosticada há 15 anos, comprometimento cardíaco identificado há 2 anos, grávida de 24 semanas, é admitida com sinais de descompensação cardíaca há 1 semana e evolui para edema agudo de pulmão 6 horas após a admissão, com parada cardiorrespiratória não responsiva às medidas de reanimação.

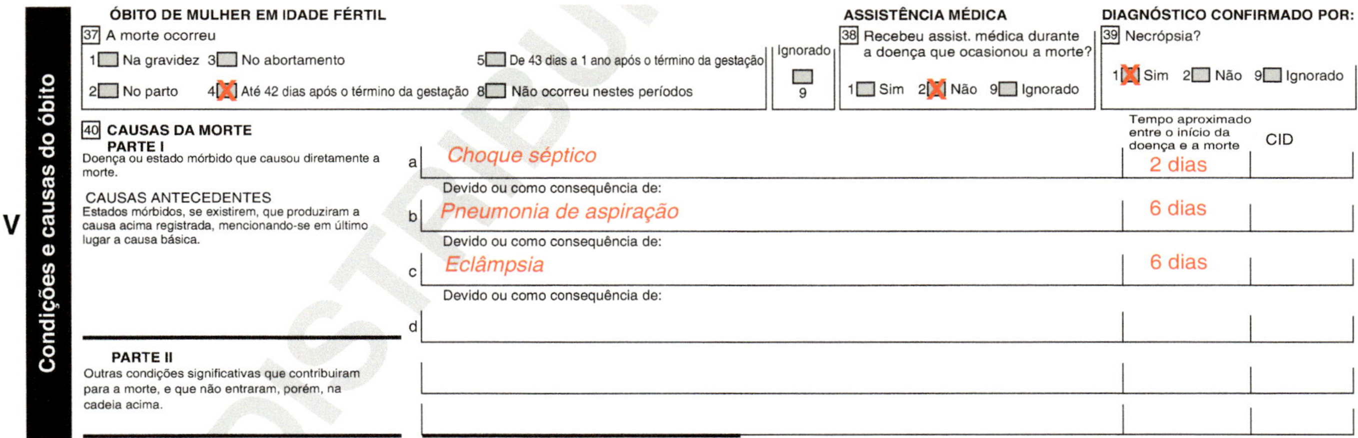

V — Condições e causas do óbito

ÓBITO DE MULHER EM IDADE FÉRTIL
37 A morte ocorreu
1 [ ] Na gravidez 3 [ ] No abortamento 5 [ ] De 43 dias a 1 ano após o término da gestação
2 [ ] No parto 4 [X] Até 42 dias após o término da gestação 8 [ ] Não ocorreu nestes períodos
Ignorado [ ] 9

ASSISTÊNCIA MÉDICA
38 Recebeu assist. médica durante a doença que ocasionou a morte?
1 [ ] Sim 2 [X] Não 9 [ ] Ignorado

DIAGNÓSTICO CONFIRMADO POR:
39 Necrópsia?
1 [X] Sim 2 [ ] Não 9 [ ] Ignorado

40 CAUSAS DA MORTE

		Tempo aproximado entre o início da doença e a morte	CID
PARTE I — Doença ou estado mórbido que causou diretamente a morte.	a Choque séptico	2 dias	
CAUSAS ANTECEDENTES — Estados mórbidos, se existirem, que produziram a causa acima registrada, mencionando-se em último lugar a causa básica.	Devido ou como consequência de: b Pneumonia de aspiração	6 dias	
	Devido ou como consequência de: c Eclâmpsia	6 dias	
	Devido ou como consequência de: d		
PARTE II — Outras condições significativas que contribuíram para a morte, e que não entraram, porém, na cadeia acima.			

Figura 70.5 Exemplo 2: mulher de 26 anos, admitida com gestação de 34 semanas, com diagnóstico de hipertensão há 2 semanas. Relato de duas crises convulsivas na cidade de origem, cerca de 4 horas atrás, sendo transferida para maternidade de referência. Durante o transporte, apresentou nova crise convulsiva e sinais de aspiração. Admitida com sinais de insuficiência respiratória grave, foi intubada. Após estabilização, foi realizada a cesariana. Evoluiu com choque séptico de origem pulmonar 4 dias após o parto com óbito 6 dias após o parto.

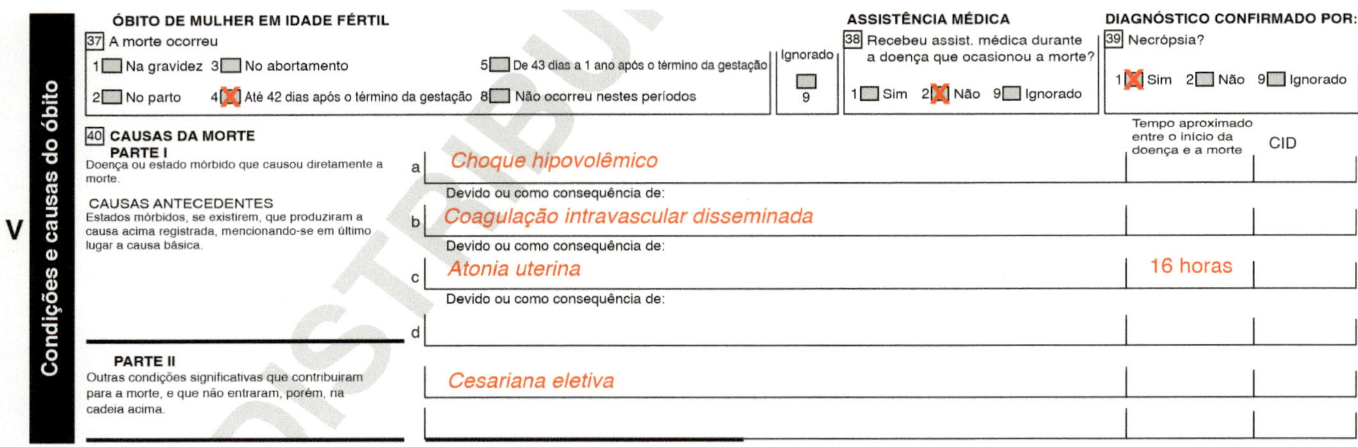

V — Condições e causas do óbito

ÓBITO DE MULHER EM IDADE FÉRTIL
37 A morte ocorreu
1 ☐ Na gravidez 3 ☐ No abortamento 5 ☐ De 43 dias a 1 ano após o término da gestação
2 ☐ No parto 4 ☒ Até 42 dias após o término da gestação 8 ☐ Não ocorreu nestes períodos
Ignorado ☐ 9

ASSISTÊNCIA MÉDICA
38 Recebeu assist. médica durante a doença que ocasionou a morte?
1 ☐ Sim 2 ☒ Não 9 ☐ Ignorado

DIAGNÓSTICO CONFIRMADO POR:
39 Necrópsia?
1 ☒ Sim 2 ☐ Não 9 ☐ Ignorado

40 **CAUSAS DA MORTE**

			Tempo aproximado entre o início da doença e a morte	CID
PARTE I Doença ou estado mórbido que causou diretamente a morte.	a	Choque hipovolêmico		
CAUSAS ANTECEDENTES Estados mórbidos, se existirem, que produziram a causa acima registrada, mencionando-se em último lugar a causa básica.	b	Devido ou como consequência de: Coagulação intravascular disseminada		
	c	Devido ou como consequência de: Atonia uterina	16 horas	
	d	Devido ou como consequência de:		
PARTE II Outras condições significativas que contribuíram para a morte, e que não entraram, porém, na cadeia acima.		Cesariana eletiva		

Figura 70.6 Exemplo 3: gestante de 24 anos, sem doenças prévias, admitida com idade gestacional de 39 semanas para cesariana a pedido. Hemorragia intensa 2 horas após o parto com atonia uterina. Recebeu uterotônicos e transfusão de sangue. Encaminhada ao CTI com acidose metabólica e sinais de coagulação intravascular disseminada, evoluiu para choque hipovolêmico e óbito 18 horas após o parto.

PREVENÇÃO DA MORTE MATERNA

Uma das metas dos Objetivos de Desenvolvimento Sustentável (ODS) – meta 3 – é a redução da mortalidade materna para menos de 70 a cada 100 mil nascidos vivos até 2030 com a garantia de que nenhum país tenha uma taxa de mortalidade materna que supere o dobro da média mundial. Para o Brasil, o compromisso é a redução da RMM para, no máximo, 30 mortes a cada 100 mil nascidos vivos.[18,19]

A prevenção da mortalidade materna deve ser centrada nos pilares dos cuidados à saúde das mulheres desde o nascimento, mas tendo como fatores essenciais o acesso e a qualidade no planejamento reprodutivo, na assistência pré-natal ao parto e aborto seguros e na assistência ao puerpério.

Em 8 de março de 2023, o Grupo de Trabalho Regional para a Redução da Mortalidade Materna – constituído por representantes da Organização Pan-Americana da Saúde/Organização Mundial da Saúde, Fundo de População das Nações Unidas, Fundo das Nações Unidas para a Infância, Banco Mundial, Banco Inter-Americano de Desenvolvimento, Agência dos Estados Unidos para o Desenvolvimento Internacional, Confederação Internacional de Parteiras, Federação Latino-Americana de Sociedades de Obstetrícia e Ginecologia, Management Sciences for Health, MOMENTUM Country Global and Leadership e Fòs Feminista – publicou uma declaração conjunta sobre a redução da morbimortalidade materna na América Latina e Caribe.[19] Nesse documento, ressaltam que, embora toda gestação carregue consigo o risco de complicações e mesmo de morte, existe uma clara relação entre o *status* socioeconômico e o aumento desse risco, sendo os índices de mortes maternas uma expressão da desigualdade de gênero, etnia, local de residência e escolaridade. O documento, intitulado *Nueve pasos para reducir la mortalidad materna*,[20] recomenda:

1. Desenvolver políticas públicas que abordem de maneira contundente as grandes lacunas na equidade para assim alcançar o acesso e a cobertura universais na saúde materna e saúde sexual e reprodutiva.
2. Destinar os recursos necessários para execução de políticas públicas relacionadas com acesso e cobertura universais em saúde materna e saúde sexual e reprodutiva.
3. Usar as evidências científicas no desenvolvimento de políticas e programas para redução da morbimortalidade materna e disseminar o conhecimento gerado a partir da implementação de políticas públicas para redução da morbimortalidade materna por meio da cooperação transversal Sul-Sul entre os países da região.
4. Fortalecer a participação social e os mecanismos de responsabilização como elementos-chave de uma abordagem baseada em direitos com uma cidadania ativa e com autonomia para promover a equidade em saúde e reduzir as barreiras existentes.
5. Melhorar a qualidade da saúde materna e da atenção à saúde sexual e reprodutiva com base em padrões como elemento essencial para reduzir a mortalidade materna e garantir o exercício do direito à saúde para todas as mulheres, independentemente de sua condição social, incluindo a promoção de uma resposta integral ao aborto inseguro.
6. Investir nos profissionais de saúde para melhorar suas condições de trabalho e, assim, estimular seu compromisso com a qualidade dos serviços e o progresso no acesso e cobertura universal de saúde, especialmente na Atenção Primária.
7. Identificar as barreiras que as pessoas enfrentam no acesso aos serviços de saúde materna a que têm direito e as populações que são mais afetadas por esses obstáculos.
8. Melhorar o acesso universal a métodos contraceptivos.
9. Atender as necessidades de saúde sexual e reprodutiva das adolescentes, reconhecendo seus direitos e seu impacto no desenvolvimento dos países.

Um grupo de especialistas do Instituto Fernandes Figueira (IFF/Fiocruz) construiu o documento intitulado "10 passos do cuidado obstétrico para redução da morbimortalidade materna",[21] os quais são considerados de extrema importância e envolvem tanto a gestão como o cuidado clínico; quando rigorosamente observados e cumpridos, realmente determinarão a redução das mortes evitáveis. São eles:

1. Garanta encontros de qualidade, centrados nas necessidades de cada mulher, durante todos os contatos com os serviços de saúde:
   a. Utilize a consulta de pré-natal como oportunidade para conhecer as necessidades individuais da mulher e promova sua saúde de forma integral.
   b. Sempre ofereça informações claras, com orientações sobre hábitos saudáveis, preparo para o parto, direitos reprodutivos, planejamento reprodutivo, rede de apoio e preparo para o puerpério e certifique-se de que foram compreendidas por ela.
   c. Estimule a discussão e elaboração conjunta do Plano de Parto.
   d. Identifique desde o início do atendimento e a cada contato com a mulher no pré-natal os fatores de risco para síndromes hipertensivas, diabetes e outras condições clínicas intercorrentes na gestação.
   e. Garanta encaminhamento oportuno e adequadamente referenciado para as que necessitem.
   f. Considere as necessidades de proteção específica de doenças com a vacinação segundo o calendário proposto para gestantes.
2. Institua ações de profilaxia e identificação das síndromes hipertensivas durante o pré-natal:
   a. Inicie profilaxia com ácido acetilsalicílico e cálcio preferencialmente até 18 semanas de gestação para as mulheres com maior risco de pré-eclâmpsia (hipertensão arterial crônica, hipertensão em gestação anterior, gemelaridade, diabetes, obesidade, doenças autoimunes).
   b. Mantenha atenção contínua durante o pré-natal para identificação dos sinais e sintomas de pré-eclâmpsia (ganho de peso excessivo – > 1kg/semana) e repentino, edema, especialmente no rosto e nas mãos (pressão arterial ≥ 140 × 90mmHg).
   c. Permaneça atento e oriente sobre queixas, como cefaleia, epigastralgia e escotomas.
   d. Cheque periodicamente os valores de proteinúria nas gestantes com sintomas ou risco importante (> 300mg em 24 horas, relação proteína/creatinina urinária > 0,3, amostra isolada de urina – fita urinária > 1+ ou > 100mg/dL).
   e. Atente para as indicações de promoção oportuna do nascimento conforme a apresentação clínica da síndrome hipertensiva.
3. Realize a triagem oportuna de infecções do trato geniturinário:
   a. Solicite cultura urinária e antibiograma pelo menos na primeira consulta e no terceiro trimestre.
   b. Trate adequadamente a bacteriúria assintomática e a infecção urinária, realizando controle de cura (na consulta subsequente ao término do tratamento – não deixe de solicitar urocultura).
   c. Sempre avalie corrimento vaginal, principalmente em casos sintomáticos, com especial atenção a vaginose bacteriana, tricomoníase e candidíase recorrente.
4. Identifique precocemente sinais de gravidade clínica materna e garanta tratamento oportuno:
   a. Em todos os contextos, mas em especial nos serviços de urgência e emergência, atente para sinais de alerta clínicos durante a gestação (frequência respiratória > 22irpm, saturação < 95%, frequência cardíaca > 100bpm, temperatura > 37,8°C, confusão mental, sangramento genital).
   b. Considere a inclusão de escores de gravidade específicos para a gestação (como o MEOWS), desde o primeiro contato com a mulher que procura o serviço de saúde para uma avaliação eventual, a fim de identificar casos prioritários.
   c. O tratamento oportuno de condições potencialmente ameaçadoras à vida só poderá ser instituído se houver reconhecimento das condições de gravidade.
5. Ofereça treinamento das equipes de assistência regularmente para o pronto reconhecimento e condução dos casos de urgências e emergências obstétricas:
   a. O atendimento de casos com sinais de gravidade deve ser rápido e qualificado, o que exige educação permanente das equipes da atenção primária à saúde, de atendimento pré-hospitalar (móvel e fixo), bem como das equipes hospitalares, e um sistema de referência estruturado e eficaz.
   b. Ofereça treinamento regular para as condições menos frequentes, mas de alta gravidade, como hemorragia pós-parto, pré-eclâmpsia com sinais de gravidade e eclâmpsia, sepse e parada cardiorrespiratória.
6. Garanta o reconhecimento precoce e o tratamento oportuno e adequado dos quadros de síndromes hipertensivas graves na gestação:
   a. Identifique as mulheres com iminência de eclâmpsia (hipertensão e sintomas como cefaleia nucal, dispneia, epigastralgia, escotomas) ou crise hipertensiva (pressão arterial ≥ 160 × 110mmHg independentemente de sintomas).
   b. Garanta a disponibilidade de caixa/*kit* para atendimento oportuno.
   c. Assegure-se de uma rede de referência institucional para rápida transferência ao nível de atenção adequado, capaz de dar suporte de UTI obstétrica para a continuidade dos cuidados clínicos e avaliação da necessidade e do momento oportuno dos cuidados clínicos e avaliação da necessidade e do momento de promoção do nascimento.
7. Garanta o reconhecimento precoce e o tratamento oportuno e adequado dos quadros infecciosos na gestação:
   a. Garanta o reconhecimento e o tratamento das anemias na gestação em todos os contatos com a mulher.
   b. Garanta a implementação de ações essenciais na prevenção da hemorragia pós-parto e

pós-abortamento, como estratificação de risco para sangramento, identificação do local de inserção da placenta/suspeita de acretismo, estimativa do volume de sangramento, avaliação sistemática dos sinais vitais (incluindo índice de choque) e administração de ocitocina 10UI, intramuscular, após desprendimento fetal para todas as parturientes.

8. Garanta o reconhecimento precoce e o tratamento oportuno e adequado das síndromes hemorrágicas na gestação e puerpério:
   a. Promova vigilância em ambiente controlado nas primeiras 2 horas de pós-parto para todas as puérperas com alto risco de sangramento.
   b. Garanta a existência de uma caixa/*kit* de emergência com medicações e dispositivos de resgate para tratamento de hemorragia pós-parto: ocitocina, ácido tranexâmico, ergometrina, misoprostol e balão de tamponamento intrauterino.
   c. Assegure-se de uma rede de suporte institucional para disponibilidade oportuna de hemocomponentes e transferência para centro de referência capaz de realizar procedimentos cirúrgicos de hemostáticos e eventual suporte de UTI obstétrica.
9. Reduza as taxas de cesariana desnecessárias:
   a. Garanta assistência ao parto baseada em evidências científicas.
   b. Considere o Plano de Parto apresentado pela mulher.
   c. Converse sempre com a mulher sobre riscos e benefícios da via de parto, avaliando a individualidade das condições obstétricas de cada mulher.
   d. Indique o parto operatório de maneira criteriosa, utilizando protocolos específicos e atendendo as indicações absolutas e relativas de parto por cesariana.
   e. Evite cesarianas desnecessárias e considere a utilização da classificação de Robson como instrumento de vigilância.
10. Garanta vigilância e assistência permanente no puerpério:
   a. Promova vigilância nas primeiras 2 horas de pós-parto para todas as puérperas com alto risco de sangramento.
   b. Mantenha vigilância e cuidado próximo à mulher no puerpério, identificando sinais precoces de infecção, dificuldades de amamentação e no autocuidado e alterações de saúde mental.
   c. Identifique sinais precoces de infecção (como febre, dores na cicatriz de parto – cesariana e episiotomia/lacerações), dificuldades de amamentação, alterações de saúde mental e autocuidado.
   d. Promova a continuidade de tratamento de patologias identificadas durante a gestação, com transferência adequada do cuidado para a atenção primária.
   e. Ofereça método contraceptivo eficaz de acordo com as necessidades de planejamento reprodutivo da mulher.

Ao longo dos capítulos deste livro o leitor encontra as medidas específicas para cada intercorrência clínica ou cirúrgica necessária para a prevenção das mortes evitáveis e garantia da assistência obstétrica de qualidade. De maneira sintética, considera-se que os pontos essenciais mínimos para prevenção das mortes maternas evitáveis devem incluir:

- Planejamento reprodutivo com acesso a métodos contraceptivos eficazes, em especial os de longa duração.
- Controle clínico das doenças crônicas desde a pré-concepção.
- Acesso à interrupção segura da gravidez.
- Reconhecimento precoce das urgências/emergências obstétricas, em especial pré-eclâmpsia, hemorragias e sepse.
- Uso de sulfato de magnésio para prevenção e/ou tratamento da eclâmpsia.
- Hipotensores de ação rápida (nifedipina ou hidralazina) para controle da crise hipertensiva.
- Uterotônicos (ocitocina, ergograte, misoprostol) e ácido tranexâmico, protocolo de ressuscitação volêmica e hemostática para tratamento das hemorragias.
- Tratamento oportuno da origem das hemorragias obstétricas.
- Antibioticoterapia de amplo espectro para suspeita de sepse.
- Investigação adequada do foco infeccioso com tratamento oportuno nos casos de sepse.
- Manter *kits*/caixas específicas para as emergências obstétricas disponíveis e de fácil acesso.
- Ter rotinas bem estabelecidas para formação continuada em urgências/emergências obstétricas e revisão periódica de protocolos.

Referências

1. Brasil. Ministério da Saúde. Secretaria de Vigilância em Saúde. Coordenação Geral de Informação e Análise Epidemiológica. Protocolos de codificações especiais em mortalidade. Brasília: Ministério da Saúde, 2013. 60 p.
2. Brasil. Ministério da Saúde. Secretaria de Atenção à Saúde. Departamento de Ações Programáticas Estratégicas. Manual dos Comitês de Mortalidade Materna. 3. ed. Brasília: Ministério da Saúde, 2009. 104 p. (Série A. Normas e Manuais Técnicos). Disponível em: https://bvsms.saude.gov.br/bvs/publicacoes/manual_comites_mortalidade_materna.pdf.
3. Brasil. Ministério da Saúde. Departamento de Informática do Sistema Único de Saúde. CID 10. Brasília: DATASUS, 2021. Disponível em: http://datasus1.saude.gov.br/sistemas-e-aplicativos/cadastros-nacionais/cid-10.
4. WHO – World Health Organization. International Classification of Diseases 11th Revision – ICD-11. Disponível em: https://icd.who.int/en.
5. WHO – World Health Organization. Evaluating the quality of care for severe pregnancy complications: The WHO near-miss approach for maternal health. WHO 2011. 34p. Disponível em: https://apps.who.int/iris/bitstream/10665/44692/1/9789241502221_eng.pdf.
6. Brasil. Ministério da Saúde. Secretaria de Vigilância em Saúde. Departamento de Análise de Saúde e Vigilância de Doenças não Transmissíveis. Declaração de Óbito: Manual de instruções para preenchimento [recurso eletrônico]. Brasília: Ministério da Saúde, 2022. 67 p.

7. WHO, UNICEF, UNFPA, The World Bank, United Nations. Trends in maternal mortality: 2000 to 2020. WHO, 2023. 108p.
8. Zarocostas J. Global maternal mortality rates stagnating. Lancet 2023; 401(10377):632.
9. Brasil. Ministério da Saúde. Secretaria de Vigilância em Saúde. Boletim Epidemiológico. Ministério da Saúde 2022; 53(20). 37p. Disponível em: https://www.gov.br/saude/pt-br/centrais-de-conteudo/publicacoes/boletins/epidemiologicos/edicoes/2022/boletim-epidemiologico-vol-53-no20/view. Acesso em 17 jul 2023.
10. Brasil. Ministério da Saúde. Departamento de Informática do SUS – DATASUS. Estatísticas vitais. Disponível em https://datasus.saude.gov.br/estatisticas-vitais/. Acesso em 17 jul 2023.
11. Silva JMP, Fonseca SC, Dias MAB, Izzo AS, Teixeira GP, Belfort PP. Conceitos, prevalência e características da morbidade materna grave, *near miss*, no Brasil: Revisão sistemática. Rev Bras Saúde Marter Infant 2018; 18(1):37-65.
12. England N, Madill J, Metcalfe A et al. Monitoring maternal near miss/severe maternal morbidity: A systematic review of global practices. PLoS One 2020; 15(5):e0233697.
13. Brasil. Ministério da Saúde. Secretaria de Vigilância em Saúde. Departamento de Análise Epidemiológica e Vigilância de Doenças não Transmissíveis. Painel de Monitoramento da Mortalidade Materna. Disponível em: https://svs.aids.gov.br/daent/centrais-de--conteudos/paineis-de-monitoramento/mortalidade/materna/. Acesso em 17 jul 2023.
14. OPAS – Organização Pan-Americana de Saúde. Saúde materna. Disponível em: https://www.paho.org/pt/node/63100#:~:text=-Causas%20da%20mortalidade%20materna&text=As%20principais%20complica%C3%A7%C3%B5es%2C%20que%20representam,normalmente%20depois%20do%20parto)%3B. Acesso em 19 jul 2023.
15. Thaddeus S, Maine D. Too far to walk: Maternal mortality in contexto. Soc Sci Med 1994; 38(8):1091-110.
16. Pacagnella RC, Cecatti JG, Osis MJ, Souza JP. The role of delays in severe maternal morbidity and mortality: Expanding the conceptual framework. Reprod Health Matter 2012; 20(39):155-63.
17. Brasil. Ministério da Saúde. Secretaria de Vigilância em Saúde. Departamento de Análise de Saúde e Vigilância de Doenças não Transmissíveis. Declaração de Óbito: Manual de instruções para preenchimento [recurso eletrônico]. Brasília: Ministério da Saúde, 2022. 67 p. Disponível em: https://www.gov.br/saude/pt-br/centrais-de-conteudo/publicacoes/svsa/vigilancia/declaracao-de-obito-manual-de-instrucoes-para-preenchimento.pdf/view. Acesso em 20 jul 2023.
18. IPEA. Ministério da Economia. Cadernos ODS-ODS 3. IPEA, 2019. 46p. Disponível em: https://www.ipea.gov.br/portal/images/stories/PDFs/livros/livros/190829_cadernos_ODS_objetivo_3.pdf. Acesso em 19 jul 2023.
19. OPAS – Organização Pan-Americana de Saúde. Grupo de Trabajo Regional para la reducción de la mortalidade materna. Declaração Conjunta sobre a Redução da Morbilidade e Mortalidade Materna. OPAS, 2023. Disponível em: https://www.paho.org/pt/documentos/declaracao-conjunta-sobre-reducao-da-morbilidade-e-mortalidade-materna. Acesso em 19 de julho de 2023
20. OPAS – Organização Pan-Americana de Saúde. Grupo de Trabajo Regional para la reducción de la mortalidade materna. Nueve passos para reducir la mortalidad materna. Disponível em: https://www.paho.org/es/campanas/cero-muertes-maternas-evitar-lo-evitable. Acesso em 19 jul 2023.
21. Instituto Fernandes Figueira/Fiocruz. 10 passos para a prevenção da mortalidade materna. IFF/Fiocruz 2022. Disponível em: https://portaldeboaspraticas.iff.fiocruz.br/atencao-mulher/1o-passos-do-cuidado-obstetrico-mm/

Fundamentos da Medicina Baseada em Evidências

CAPÍTULO 71

Victor Hugo de Melo
Suzana Maria Pires do Rio

INTRODUÇÃO

Durante toda a História, os médicos se basearam em observações pessoais, opiniões dos especialistas com mais autoridade no assunto e nas teorias fisiopatológicas para cuidar das pessoas.

A medicina baseada em evidências (MBE) é um paradigma relativamente novo para a prática clínica, a partir de movimento iniciado na década de 1990 na McMaster University e representado pela profusão de ensaios, artigos e livros sobre o tema, que surgiu com o objetivo de ajudar na tomada de decisões clínicas sobre os cuidados à saúde, mediante identificação e avaliação criteriosa dos estudos existentes e da aplicação, de forma sistemática e progressiva, das informações mais relevantes e consistentes da literatura científica sobre temas específicos.[1-3]

A rápida e progressiva divulgação da MBE se deve à constatação de situações detectadas no exercício da prática clínica, como:[3]

- A necessidade constante de informações confiáveis sobre diagnóstico, prognóstico, terapêutica e prevenção das doenças mais frequentes em cada especialidade.
- A inadequação das fontes tradicionais de consulta em razão da desatualização progressiva, de opiniões equivocadas de especialistas e do grande volume de publicações médicas (periódicos), entre outras.
- A pouca disponibilidade de tempo dos profissionais para se dedicarem à leitura diária ou mesmo semanal de textos, no sentido de se atualizarem nas demandas mais comuns de suas especialidades.

O NOVO PARADIGMA

A MBE representa mudança no paradigma médico tradicional, que tem como pressupostos:[2]

- A experiência clínica individual no cuidado às pessoas fornece o instrumental necessário para o médico estabelecer o diagnóstico, o tratamento e o prognóstico das doenças.
- O conhecimento da fisiopatologia da doença fornece a base para o bom desempenho na prática clínica.
- O treinamento tradicional e o bom senso são suficientes para capacitar o profissional a avaliar novos testes diagnósticos e tratamentos.
- A experiência clínica e a perícia em uma especialidade são suficientes para que o médico desenvolva parâmetros para o exercício da prática clínica.

Esse paradigma valoriza sobretudo a *expertise* do especialista, com base em sua própria experiência, a partir dos problemas clínicos que já vivenciou, dos conhecimentos adquiridos em discussões de casos clínicos em eventos científicos e da leitura de livros-textos ou mesmo de artigos científicos com séries de casos, por exemplo.

O novo paradigma proposto pela MBE compreende diferentes pressuposições:

- Experiência clínica e o desenvolvimento de "intuição clínica" são importantes e necessários para se tornar um profissional competente, mas não são suficientes.
- Quando possível, os profissionais devem usar informações provenientes de estudos sistemáticos, de modo a aumentar sua confiança nos testes diagnósticos, na eficácia terapêutica e no verdadeiro prognóstico das doenças.
- A compreensão da fisiopatologia é necessária, mas não suficiente para o exercício da prática clínica.

- Entender determinadas regras de evidência é necessário para avaliar e aplicar, de maneira efetiva e segura, os resultados encontrados na literatura científica.
- É importante que os profissionais consultem regularmente a literatura original sobre os temas de seu interesse, de modo a exercer o raciocínio crítico na solução dos problemas clínicos que se apresentam cotidianamente.
- Os médicos devem estar preparados para aceitar e conviver com incertezas, em suas tomadas de decisão, advindas de conhecimentos ainda não fundamentados em evidências científicas.

Esse paradigma aponta para a menor credibilidade nas opiniões oferecidas por especialistas com base somente nas experiências clínicas adquiridas ao longo da carreira. A diminuição da ênfase na autoridade não implica a negação do que se pode aprender com colegas e professores, cujos anos de experiência lhes forneceram uma visão sobre os métodos de anamnese, exame físico e estratégias diagnósticas. Esse conhecimento nunca pode ser obtido somente a partir de investigação científica formal. Entretanto, o pressuposto é que o novo paradigma é mais eficiente por entender que exercer a prática clínica com base nas evidências científicas existentes sobre os problemas de saúde acrescenta qualidade ao atendimento dos indivíduos.[2]

FUNDAMENTOS

Como nova concepção do exercício da Medicina, a prática da MBE implica novos conceitos e fundamentos:[1,3-5]

- Tira a ênfase da prática médica exercitada com base somente na intuição e na experiência pessoal, possibilitando a agregação do conhecimento coletivo nas tomadas de decisão individuais. A aplicação do bom senso no cuidado às pessoas continua, somado às informações precisas testadas em elevado número de indivíduos, com consequente redução das incertezas no diagnóstico e no tratamento.
- Especial atenção ao desenho e à condução do estudo, possibilitando identificar qual tipo de estudo é mais indicado para a pergunta formulada. Na maior parte das vezes, os ensaios clínicos randomizados e os estudos prospectivos oferecem as melhores respostas para as dúvidas da prática clínica diária.
- Atenção à análise estatística, que é dos temas mais árduos para os profissionais, mas que, certamente, pode influenciar as decisões do dia a dia, na medida em que identifica a interferência do acaso nos resultados dos estudos. Quando se comparam, por exemplo, dois tipos de tratamento em uma série de indivíduos, os resultados são testados por métodos estatísticos e indicam se as diferenças encontradas ocorreram porque um medicamento é melhor do que o outro ou se, simplesmente, foi um achado casual. Denominam-se diferenças significantes, no primeiro caso, e não significantes, no segundo. Neste caso, se o estudo for repetido, poder-se-á encontrar outro resultado, anulando o primeiro, porque as diferenças encontradas se deveram somente ao acaso, e não a diferenças reais entre os medicamentos.
- Introduz as revisões sistemáticas, procedimento científico de alta qualidade e que demanda conhecimentos clínicos, epidemiológicos, de informática e estatística – que é o grande diferencial do novo paradigma –, possibilitando a soma de resultados de diferentes estudos, o que resulta em informações mais confiáveis e seguras.
- Possibilita, finalmente, a realização de metanálise, que representa a síntese da literatura de boa qualidade científica sobre determinado tema (ou pergunta clínica), possibilitando a tomada de decisões.

O DESENHO DOS ESTUDOS

A Epidemiologia Clínica é um dos esteios fundamentais da MBE. É a ciência que faz predições individuais, tomando como base informações sobre indivíduos similares – e usando métodos científicos confiáveis – para assegurar que essas predições estejam corretas.

No mundo atual, é grande a quantidade de informação produzida de forma geral e, em particular, na área médica. Nem toda informação veiculada é de boa qualidade, tornando-se necessário estabelecer processo de seleção do que se lê e, fundamentalmente, daquilo em que se deve acreditar.

Em Medicina, o conhecimento do desenho do estudo que gerou a informação é indispensável para estabelecer os limites de confiabilidade nos resultados apresentados. De certo modo, existe gradação de qualidade dos dados, na dependência do tipo de desenho que foi utilizado para responder as perguntas formuladas.

O objetivo dos estudos clínico-epidemiológicos é investigar a relação entre um desfecho (sintoma, diagnóstico, doença e morte, entre outros) e um fator (causa da doença e teste diagnóstico, entre outros). Existem diferentes maneiras de se estudar a relação entre o fator e o desfecho. Citam-se, a seguir, alguns exemplos de desenhos de estudos:[5]

- **Transversal:** avalia a relação entre fator e desfecho em uma única ocasião ou durante um período muito curto de tempo. São estudos sem acompanhamento dos envolvidos, muito utilizados para avaliar prevalência de doenças (desfecho), ou seja, fornecem informações sobre a proporção de pessoas que têm a condição clínica naquele momento.
- **Caso-controle:** identifica pessoas com e sem o desfecho e, a partir daí, olha para o passado, ou seja, inverte a sequência temporal para encontrar os fatores que possam explicar por que algumas pessoas apresentaram o desfecho e outras não. Seleciona-se amostra de uma população com o desfecho (casos) e outra de pessoas sem o desfecho (controle). São, geralmente, estudos retrospectivos.
- **Coorte:** envolve o seguimento de pessoas no tempo com medições periódicas dos desfechos de interesse. Permite descrever a incidência da doença nos grupos e, ao analisar a associação entre os fatores que estão

sendo investigados e os desfechos, possibilita investigar possíveis causas de condições clínicas de interesse.

- **Ensaio clínico:** expõe intencionalmente as pessoas a uma intervenção e avalia o desfecho. Quando se comparam dois grupos – expostos e não expostos à intervenção – trata-se de ensaio clínico controlado. Quando o critério para definir qual pessoa será exposta à intervenção e qual não será exposta (critério de alocação) é aleatório, por sorteio, denomina-se ensaio clínico randomizado. Quando o indivíduo não sabe se está ou não sendo exposto à intervenção, como nos estudos em que um medicamento é administrado sem que a pessoa conheça seu conteúdo, diz-se que é um estudo cego. Se também o pesquisador que seleciona o participante não sabe qual tratamento está sendo administrado, o estudo será duplo-cego. O ensaio clínico randomizado é, atualmente, o melhor desenho de estudo para comparar diferentes intervenções em saúde e avaliar qual é mais efetiva.

O Quadro 71.1 mostra algumas características desses principais desenhos de estudo, com destaque para o grau de evidência, o custo e a duração.[6]

Na hierarquia dos estudos destaca-se o ensaio clínico randomizado, que representa a evidência de melhor qualidade. Informações obtidas por meio desse tipo de estudo são bastante confiáveis e podem ser generalizadas, obviamente dentro do espectro de ações e efeitos que o estudo analisou.

FORMULANDO UMA QUESTÃO CLÍNICA

Cotidianamente, no atendimento aos indivíduos, os médicos se deparam com várias questões clínicas que necessitam de respostas rápidas e, claro, com as melhores evidências disponíveis na literatura para tomarem suas decisões. As questões podem ser complexas e geralmente se aconselha iniciar a busca respondendo perguntas mais simples. É importante definir muito bem a pergunta antes de procurar a resposta. Eis algumas questões que surgem no dia a dia dos médicos:[7,8]

- O achado é anormal?
- Qual é o diagnóstico?
- Com que frequência isso ocorre?
- Quais são os fatores de risco para a doença?
- Qual é a patogênese?
- Quão eficaz (e prejudicial) é o tratamento?
- Quão eficazes (e prejudiciais) são as intervenções preventivas?

Quando a pergunta se refere a uma intervenção (tratamento, procedimentos diagnósticos ou terapêuticos, entre outros), a busca pode ser realizada utilizando o PICO, acrônimo que significa:

- **P** – qual é a **P**opulação de interesse?
- **I** – qual **I**ntervenção está sendo considerada?
- **C** – qual é a **C**omparação com o grupo da intervenção?
- **O** – quais são os resultados (***O**utcomes*) de interesse?

População do estudo

Na definição da população-alvo a ser pesquisada é importante que se busquem grupos semelhantes aos do interesse do pesquisador, como, por exemplo, intervenções terapêuticas em gestantes hipertensas. É importante também lembrar que o objetivo final é encontrar respostas para decisões clínicas sobre pessoas de forma individual. Entretanto, dependendo da situação clínica, sempre poderá haver alguma dificuldade em encontrar evidências, se a população-alvo for definida de modo muito restrito. Estudos de boa qualidade de grupos muito específicos de pessoas podem não estar disponíveis.

Intervenção

É importante especificar a intervenção que está sendo considerada, seja diagnóstica ou prognóstica, ao formular a questão PICO. Deve-se especificar claramente o teste diagnóstico ou o fator de risco de interesse e evitar definições excessivamente estreitas ou amplas da intervenção. Para questões envolvendo terapia medicamentosa, utilizando o exemplo das gestantes, diferentes anti-hipertensivos, a dose, o momento e a duração do tratamento precisam ser considerados, mas podem dificultar o achado de estudos relevantes, levando à dependência de análises alternativas de subgrupos de estudos maiores – o que pode trazer problemas ligados a aspectos

Quadro 71.1 Principais desenhos de estudo utilizados na pesquisa clínica e suas respectivas finalidades, evidências, custos e duração

Desenho	Finalidade	Evidência	Custo	Duração
Ensaio clínico randomizado	Tratamento	++++	+++	+++
Coorte	Etiologia, fatores de risco, prognóstico	+++	++++	++++
Caso-controle	Etiologia, fatores de risco, prognóstico	++	++	++
Transversal	Prevalência	+	++	++
Série de casos	Doenças raras	+	+	+
Relato de caso	Doenças novas	+	+	+

Evidência: validade e confiabilidade nos resultados do estudo.
Custo: valor estimado para se realizar o estudo.
Duração: tempo necessário para se realizar o estudo.
(+/++++): escala de magnitude.
Fonte: Melo & Rio, 2011.[6]

metodológicos – e menos confiáveis. Nessas situações, pode ser útil redefinir os detalhes da intervenção para algo mais amplo.

Comparação

Em ensaios clínicos randomizados, o grupo de comparação pode receber placebo ou outro tratamento. Nos casos de terapia medicamentosa, o uso de placebo torna possível avaliar o efeito placebo. Comparar grupos com diferentes medicamentos é interessante, desde que as intervenções sejam clinicamente adequadas. Os ensaios controlados têm a vantagem de permitir o cegamento, provendo mais confiabilidade aos resultados.

Resultados

Na avaliação dos resultados, devem ser considerados os benefícios e possíveis eventos adversos e, quando incluírem gestantes, também devem ser apresentados os resultados fetais e/ou neonatais. Os desfechos devem ser bem definidos, mensuráveis, confiáveis e sensíveis a mudanças.

A pesquisa do PICO na plataforma Pubmed (*National Library Medicine*) pode ser acessada no endereço eletrônico https://pubmedhh.nlm.nih.gov/nlmd/pico/piconew.php.

GRAUS DE RECOMENDAÇÃO

Os estudos podem ser classificados de acordo com sua qualidade e, consequentemente, com sua capacidade de produzir evidências. O grau de recomendação de determinado estudo traduz a força da evidência científica encontrada nos resultados ali apresentados.

No ano **2000**, a Associação Médica Brasileira (AMB) e o Conselho Federal de Medicina (CFM) estabeleceram parceria para criar o Projeto Diretrizes, que teve como objetivo principal conciliar informações da área médica a fim de padronizar condutas que auxiliassem o raciocínio e a tomada de decisão dos médicos.[9] Esse projeto continua sendo mantido pela AMB, com a participação de membros das diversas associações científicas, levando à produção periódica de diretrizes nas mais diversas especialidades.

A metodologia utilizada no Projeto Diretrizes estabelece a conexão entre o artigo citado no texto de revisão da literatura e o grau de recomendação (A, B, C ou D), facilitando a interpretação objetiva da qualidade dos resultados obtidos no estudo citado. Ao apresentar os graus de recomendação nas revisões sobre os mais diversos temas de interesse dos médicos, pretende-se trazer mais confiabilidade às informações compiladas, introduzir mais transparência na procedência dessas informações e, ao mesmo tempo, estimular a avaliação crítica do leitor, a partir dos resultados apresentados nos diversos estudos citados.

As diferenças entre os graus de recomendação (A, B, C e D) se devem exclusivamente ao desenho empregado na geração da evidência. A correspondência entre o grau de recomendação e a força de evidência científica é apresentada no Quadro 71.2.[9]

Quadro 71.2 Graus de recomendação e tipos de estudos

Grau de recomendação	Tipos de estudos
A	Estudos experimentais ou observacionais de melhor consistência
B	Estudos experimentais ou observacionais de menor consistência
C	Relatos de casos e estudos não controlados
D	Opinião desprovida de avaliação crítica, baseada em consensos, estudos fisiológicos ou modelos animais

Fonte: Projeto Diretrizes.[9]

Em breve síntese, a classificação adotada pelo Projeto Diretrizes diz respeito aos desenhos dos estudos e/ou à origem da informação que será utilizada diante do indivíduo, seja para propedêutica, seja para terapêutica:

- **A:** revisão sistemática (metanálise) de ensaios clínicos randomizados (ECR) ou de coortes prospectivas com homogeneidade, ou ECR com intervalo de confiança estreito, que indicam evidências suficientemente fortes para possibilitar a tomada de decisões.
- **B:** revisão sistemática (metanálise) de estudos de coorte histórica ou caso-controle com homogeneidade, ou ECR de menor qualidade, ou outros ensaios clínicos ou estudos observacionais que sugerem evidências moderadas, mas que podem possibilitar a tomada de decisões.
- **C:** relatos ou série de casos que não apresentam evidências definitivas.
- **D:** publicações baseadas em consensos de especialistas ou em opiniões individuais de especialistas, sem avaliação crítica ou fundamentadas somente em matérias básicas (estudos fisiológicos ou em animais), que não possibilitam a tomada de decisões.

Essa classificação apresenta várias limitações, decorrentes das dificuldades de se compilar a força da evidência científica nos graus de recomendação:

- Não possibilita diferenciar estudos com qualidade metodológica e evidências distintas, quando classificados da mesma maneira. Por exemplo, revisão sistemática de ECR com elevado número de envolvidos, submetida à metanálise, não se diferencia de ECR com reduzido número de pessoas, uma vez que ambos são classificados como A. Teoricamente, o grau de evidência de cada um é bastante diferente.
- O motivo para diferenciar relatos e séries de caso (tipo C) da opinião e consenso de especialistas (tipo D) é porque os primeiros permitem avaliação do desenho do estudo e de suas limitações, o que geralmente não ocorre com os outros, que refletem a experiência resultante da observação restrita dos especialistas.
- Acrescentam-se a essa classificação os capítulos de livros ou outras publicações que não se baseiam em evidências porque geralmente agrupam informações que têm origem na opinião e experiência dos especialistas

Quadro 71.3 Qualidade das evidências dos estudos e definições

Qualidade	Definições
Alta	É muito improvável que pesquisas adicionais mudem a confiança na estimativa do efeito
Moderada	Pesquisas adicionais provavelmente terão impacto importante na confiança da estimativa do efeito e podem alterar a estimativa
Baixa	É muito provável que pesquisas adicionais tenham impacto importante na confiança da estimativa do efeito e é provável que mudem a estimativa
Muito baixa	Qualquer estimativa de efeito é muito incerta

Fonte: Guyatt *et al.*, 2008.[10]

e devem ser classificados a *priori* como D. Essa classificação pode mudar, caso o capítulo ou a opinião do especialista tenha como base evidências científicas de melhor qualidade.

- As informações provenientes de experimentos em animais, sem a reprodução em humanos, devem ser classificadas como D. Embora possam apresentar força de evidência mais representativa que simplesmente a opinião, os resultados não podem ser inteiramente extrapolados para a espécie humana.

O *Grading of Recommendations Assessment, Development and Evaluation* (GRADE) foi desenvolvido por um grupo de pesquisadores (GRADE Working Group) com o objetivo de criar um sistema universal, sensível e transparente para graduar a qualidade das evidências e da força da recomendação dos estudos. Iniciou-se no ano **2000** como uma colaboração informal de pesquisadores interessados em discutir as deficiências dos sistemas de classificação em cuidados de saúde. Várias organizações internacionais colaboraram para o desenvolvimento desse sistema, que pode ser considerado atualmente um padrão para o desenvolvimento de *guidelines* e diretrizes clínicas.[11]

Com o intuito de obter transparência e simplicidade, o sistema GRADE classifica a qualidade da evidência em um de quatro níveis: alta, moderada, baixa e muito baixa (Quadro 71.3). As evidências baseadas em ensaios clínicos randomizados, por definição, devem ser de alta qualidade. Entretanto, a confiabilidade desse tipo de estudo pode ser reduzida devido a vários fatores, como limitações do estudo, inconsistência dos resultados, imprecisão e vieses, entre outros.[10]

Em virtude da facilidade de uso, e da classificação metodológica rigorosa dos estudos, o sistema GRADE vem sendo amplamente utilizado por várias entidades e associações, como a Organização Mundial da Saúde, o American College of Physicians, o *UpToDate* e o *Cochrane Collaboration*.

Publicação do Ministério da Saúde de **2014**[12] sobre o sistema GRADE detalha de forma bastante didática e de fácil compreensão os métodos utilizados na Epidemiologia Clínica para dar apoio aos profissionais de saúde na tomada de decisão, individual ou coletiva, de modo que se possa melhor compreender a fundamentação teórica e técnica de revisões sistemáticas, protocolos, *guidelines* e diretrizes clínicas, entre outros documentos. Extrai-se desse documento o Quadro 71.4, que mostra mais detalhes a respeito dos níveis das evidências.[12]

Quadro 71.4 Níveis de evidências de acordo com o sistema GRADE

Nível	Definição	Implicações	Fonte de informação
Alto	Há forte confiança de que o verdadeiro efeito esteja próximo daquele estimado	É improvável que trabalhos adicionais irão modificar a confiança na estimativa do efeito	Ensaios clínicos bem delineados com amostra representativa Em alguns casos, estudos observacionais bem delineados com achados consistentes*
Moderado	Há confiança moderada no efeito estimado	Trabalhos futuros poderão modificar a confiança na estimativa de efeito, podendo inclusive modificar a estimativa	Ensaios clínicos com limitações leves** Estudos observacionais bem delineados com achados consistentes*
Baixo	A confiança no efeito é limitada	Trabalhos futuros provavelmente terão impacto importante em nossa confiança na estimativa de efeito	Ensaios clínicos com limitações moderadas** Estudos observacionais comparativos: coorte e caso-controle
Muito baixo	A confiança na estimativa de efeito é muito limitada Há importante grau de incerteza nos achados	Qualquer estimativa de efeito é incerta	Ensaios clínicos com limitações graves** Estudos observacionais comparativos com presença de limitações** Estudos observacionais não comparados*** Opinião de especialistas

*Estudos de coorte sem limitações metodológicas, com achados consistentes, apresentando tamanho de efeito grande e/ou gradiente dose-resposta.
**Limitações: vieses no delineamento do estudo, inconsistência nos resultados, desfechos substitutos ou validade externa comprometida.
***Séries e relatos de casos.
Fonte: elaboração GRADE Working Group (https://www.gradeworkinggroup.org), citado por Ministério da Saúde, 2014.[12]

Quadro 71.5. Critérios utilizados para reduzir o nível da evidência

Fator	Consequência
Limitações metodológicas (risco de viés)	↓ 1 ou 2 níveis
Inconsistência	↓ 1 ou 2 níveis
Evidência indireta	↓ 1 ou 2 níveis
Imprecisão	↓ 1 ou 2 níveis
Viés de publicação	↓ 1 ou 2 níveis

Fonte: elaboração GRADE Working Group (https://www.gradeworkinggroup.org), citado por Ministério da Saúde, 2014.[12]

Detalhando um pouco mais as possíveis limitações dos estudos, que podem diminuir a qualidade das evidências, o Quadro 71.5 foi extraído do documento do Ministério da Saúde citado.[12]

Em uma perspectiva teórica para propiciar a análise dos cinco principais fatores que podem comprometer a qualidade das evidências, alterando a classificação dos estudos, foi elaborada uma lista de verificação específica (*GRADE checklist*) para cada um desses fatores, chamados *domínios*. Trata-se de ferramenta para auxiliar pesquisadores e profissionais de saúde no processo de avaliação da qualidade e força de recomendação por meio da abordagem sistemática de cada um desses *domínios*: risco de viés (limitações do estudo), inconsistências, evidências indiretas, imprecisões e viés de publicação. A título de exemplo, citam-se algumas possíveis causas que podem reduzir a qualidade de um ensaio clínico randomizado para cada um dos domínios citados:[13]

- **Risco de viés:** randomização, alocação dos participantes, blindagem dos envolvidos e forma de recrutamento, entre outras.
- **Inconsistência:** sobreposição dos intervalos de confiança, teste de heterogeneidade e magnitude e direção do efeito, entre outras.
- **Evidências indiretas:** população envolvida, intervenções, tempo de observação e PICO, entre outras.
- **Imprecisão:** intervalo de confiança e tamanho amostral, entre outras.
- **Viés de publicação:** revisão da literatura, idiomas, estudos não publicados e influência de indústria, entre outras.

A BUSCA DAS EVIDÊNCIAS

Atualmente, a maioria das informações médicas é de fácil acesso a partir de computadores e dispositivos portáteis. No entanto, habilidade e conhecimento são necessários para encontrar as informações desejadas e úteis, evitando as irrelevantes. As qualidades das fontes de informação úteis incluem:[7]

- Rápido acesso para que as informações possam orientar as decisões clínicas no cotidiano do processo assistencial.
- Orientação para a questão clínica específica.
- Devem basear-se em evidências.
- Ser atuais.
- Ser de uso fácil.

Com a atual tecnologia da informação (TI) para a busca de respostas às questões referentes às diversas situações clínicas, deve-se distinguir um banco de dados, que é uma coleção de referências bibliográficas para artigos científicos (por exemplo, Scielo, MEDLINE [*Medical Literature Analysis and Retrieval System online*], EMBASE [*Excerpta Medica database*] e *Cochrane Database*) de um portal de acesso, uma interface do usuário com mecanismo de pesquisa integrado (por exemplo, Biblioteca Virtual de Saúde [BVS], *PubMed, Ovid, Dynamed*).

Os portais de acesso permitem a entrada em mais de uma base de dados, assim como fornecem opções para gerenciamento de citações e rede de *links* entre os artigos originais, as citações e os vários artigos em um mesmo banco de dados. Explorar essas citações é um método muito útil para pesquisar a literatura, o que pode facilitar a busca das informações mais adequadas e úteis.

Para facilitar a busca de artigos científicos e de evidências, o Quadro 71.6 apresenta várias fontes de informação.[14] Para consulta a estudos primários (artigos originais), algumas bases de dados são sugeridas no Quadro 71.7. O Quadro 71.8 apresenta algumas fontes de informação para *guidelines* e sinopses baseadas em evidências.

Quadro 71.6 Fontes de informação e seus conteúdos

Base	Link	Conteúdo da base
PubMed [a]	https://www.ncbi.nlm.nih.gov/pubmed	*Overviews*, revisões sistemáticas, ensaios clínicos, estudos primários
Cochrane Library [b]	www.thecochranelibrary.com	Revisões, revisões sistemáticas, protocolos de revisão sistemática, estudos que avaliam a precisão de teste de diagnóstico para determinada condição etc.
Embase [c]	https://www.embase.com/#search	Revisões sistemáticas para decisões médicas baseadas em evidências e estudos de eficácia de medicamentos e dispositivos médicos
Campbell [a]	http://www.campbellcollaboration.org/	Revisões sistemáticas e protocolos de revisões sistemáticas
Health Evidence [a]	https://www.healthevidence.org/	Revisões sistemáticas avaliando a efetividade de intervenções na saúde pública
PDQ-Evidence [a]	https://www.pdq-evidence.org/	*Overviews*, revisões sistemáticas, grandes sínteses de comentários (incluindo resumos de políticas baseadas em evidências), estudos primários

Acesso: [a] livre; [b] restrito; [c] pago.
Fonte: Pereira *et al.*, 2017.[14]

Quadro 71.7 Bases de dados para consultar estudos primários

Base	Link	Conteúdo da base
PubMed via Medline [a]	https://www.ncbi.nlm.nih.gov/pubmed	*Overviews*, revisões sistemáticas, ensaios clínicos, estudos primários
Embase [b]	https://www.embase.com/#search	Revisões sistemáticas para decisões médicas baseadas em evidências e estudos de eficácia de medicamentos e dispositivos médicos
Scopus [b]	www.scopus.com (acesso via Portal Periódicos Capes)	Banco de dados de resumo e citações de literatura revisada por pares com revistas científicas, livros, nos campos da ciência, tecnologia, medicina, ciências sociais e artes e humanidades
Science direct [b]	http://www.sciencedirect.com/ (acesso via Portal Periódicos Capes)	Artigos, relatórios de anais de conferências internacionais, simpósios, seminários, colóquios, oficinas e convenções
Web of Science [b]	www.periodicos.capes.gov.br/	Estudos primários, revisões, editoriais, livros
TripDatabase (Turning Research into practice)[b]	www.tripdatabase.com	Evidências rápidas, vídeos, bulas, cursos de formação e notícias
Epistemonikos [a]	https://www.epistemonikos.org/en/	Evidências científicas relevantes para a tomada de decisões em saúde, com revisões sistemáticas, sínteses de evidências, estudos primários
Lillacs [a]	http://lilacs.bvsalud.org/	Índice da literatura científica e técnica da América Latina e Caribe, contendo estudos primários, teses, monografias, artigos originais etc.

Acesso: [a] livre; [b] restrito.
Fonte: Pereira *et al.*, 2017.[14]

Quadro 71.8 Bases de dados para consulta de *guidelines* e sinopses baseadas em evidências

Base	Link	Conteúdo da base
Agency for Healthcare Research and Quality *(*AHRQ/EUA) [a]	www.guidelines.gov	Consulta de guias clínicos informados por evidências
Up to date [b]	www.uptodate.com	Recurso de conhecimento científico no ponto de atendimento, oferecendo síntese abrangente da evidência, seguida de recomendações que podem ser executadas no ponto de atendimento
Dynamed [b]	https://dynamed.ebscohost.com/	Informações clínicas baseadas em evidências para organizações de saúde
NICE [a]	www.evidence.nhs.uk	Inclui orientação, análises sistemáticas, resumos de evidências e informações do indivíduo
TripDatabase (Turning Research into practice) [b]	www.tripdatabase.com	Evidências rápidas, vídeos, bulas, cursos de formação e notícias

Acesso: [a] livre; [b] restrito.
Fonte: Pereira *et al.*, 2017.[14]

A PIRÂMIDE DAS EVIDÊNCIAS

Existe associação direta entre o desenho do estudo realizado para a obtenção da informação – ou para responder a pergunta do pesquisador – e o nível da evidência que se pode esperar dos resultados obtidos. A força da evidência está diretamente relacionada com a forma como foi gerada essa informação.

Atualmente, há diversas formas de classificar e estabelecer os níveis de evidência, baseando-se no desenho dos estudos utilizados para a realização das pesquisas. Uma forma de representação utilizada é a chamada "pirâmide das evidências", com classificação em diversos níveis, os quais também podem ser estratificados. A ideia é que no topo da pirâmide se encontram os estudos de melhor qualidade de informação e de maior nível de evidência, e à medida que se caminha para sua base o nível de evidência se reduz, assim como a qualidade da informação. Em termos de publicações, há maior número e diversidade de formas de comunicações científicas na base da pirâmide e, à medida que se caminha para o topo, o número decresce. A Figura 71.1 ilustra a pirâmide dos diferentes níveis das evidências científicas, com a classificação em cinco níveis distintos.[15]

A classificação das evidências, associadas ao grau de recomendação, é a seguinte:

- **I:** incluem as revisões sistemáticas e as metanálises com homogeneidade, que apresentam síntese de resultados de diversos estudos com rigorosa metodologia científica (ECR e coortes prospectivas) ou ECR com intervalo de confiança estreito, produzindo resultados de boa qualidade. São estudos que apresentam alto grau de confiança e expressivo poder estatístico,

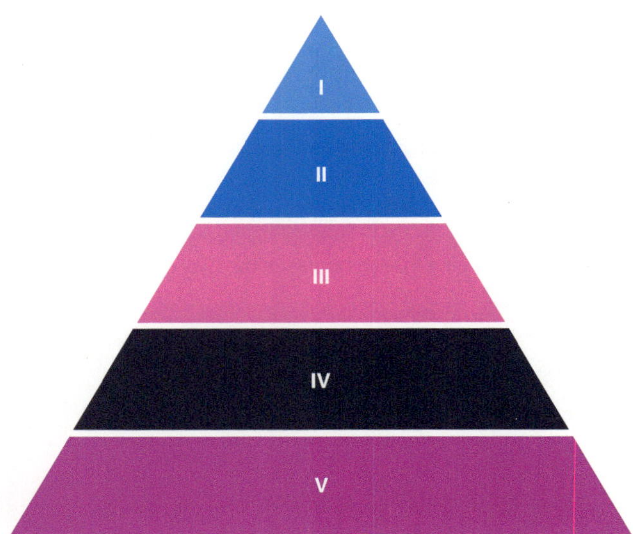

Figura 71.1 Pirâmide das evidências.

podendo detectar mínimas diferenças, pois resultam da análise de milhares de casos semelhantes. O grau de recomendação pode ser A ou B.

- **II:** incluem ECR e coortes históricas de porte menos marcante, ambos com grupos homogêneos, demonstrando que o processo de randomização (aleatoriedade) foi realizado corretamente, possibilitando a análise adequada dos resultados. Incluem também as revisões sistemáticas de coortes históricas. Têm poder estatístico para detectar diferenças moderadas. O grau de recomendação pode variar de A a C.
- **III:** incluem as revisões sistemáticas de estudos de caso-controle com grupos homogêneos ou mesmo estudos de caso-controle isolados. São estudos de menor confiabilidade e de pouco poder estatístico, sugerindo aguardar estudos maiores para estabelecer as possíveis evidências. O grau de recomendação pode ser A ou B.
- **IV:** podem ser propiciadas por estudos prospectivos controlados, porém não randomizados. Como não houve aleatoriedade, os grupos podem não ser homogêneos, e as diferenças individuais podem interferir nos resultados (fator de confusão). Recorre-se a esse tipo de pesquisa quando não são encontrados estudos randomizados sobre o assunto. Incluem-se também as séries de casos e os estudos de caso-controle de menor qualidade metodológica. Em sua maioria, são estudos retrospectivos, apresentando problemas na qualidade da informação obtida e na seleção dos casos e controles. O sério problema das séries de casos são os vícios de seleção – ou seja, geralmente são pessoas com doenças mais graves – e que não refletem necessariamente a evolução natural do quadro. São de baixa confiabilidade. O grau de recomendação é C.
- **V:** opiniões de especialistas, consensos, capítulos de livros e diretrizes internacionais sem avaliação crítica e que não foram baseadas nas evidências de níveis I a III. Incluem também os experimentos em animais. O grau de recomendação é D.

A pergunta que surge muito frequentemente é: a prática da MBE nos impedirá de exercer o raciocínio clínico (e o bom senso) e nos transformará em repetidores de dados estatísticos e de metanálises sobre as nossas indagações? A resposta é muito simples: os princípios da MBE não substituem o raciocínio e o discernimento clínico. Antes, devem subsidiá-lo e complementá-lo, na medida em que acrescentam informações que já foram testadas anteriormente e que servirão para orientar a tomada de decisões de forma correta e segura. A boa evidência científica não diminui a capacidade global de decisão do médico. Ao contrário, amplia-a, proporcionando a si e à pessoa que está sendo acompanhada maiores confiabilidade e segurança.

REVISÕES SISTEMÁTICAS

As revisões sistemáticas constituem moderno e eficaz método de compilação das informações da literatura sobre determinado tema e permitem inferir sobre a conveniência ou não de tomar decisões clínicas com base nos resultados obtidos.

A revisão pode abordar perguntas específicas sobre incidência, prevalência, risco, diagnóstico, tratamento ou prognóstico das doenças, fornecendo resumo da literatura sobre um ou vários desses fatores que estejam relacionados com problemas clínicos definidos. Cada pergunta pode ter diferente desenho de estudo para obtenção da resposta desejada.

Apesar de, em tese, não existir desenho de estudo melhor que o outro, os estudos randomizados e prospectivos geralmente são os que proporcionam resultados mais confiáveis e as melhores evidências. Coincidentemente, são os mais dispendiosos e difíceis de realizar. O Quadro 71.9 mostra as perguntas clínicas mais comumente formuladas no exercício da prática médica.

A revisão sistemática não deve ser confundida com a revisão que os autores fazem sobre trabalhos publicados nas revistas médicas e que compila somente o que foi publicado sobre determinado tema em função de perguntas ou dúvidas da clínica diária. Não se avalia a qualidade científica e metodológica dos estudos consultados e, portanto, não são fornecidas recomendações baseadas em

Quadro 71.9 Perguntas mais comuns no exercício da prática clínica

Anormalidade	O indivíduo está doente ou sadio?
Diagnóstico	Qual a acuidade dos testes para diagnosticar a doença?
Frequência	Com que frequência a doença ocorre?
Risco	Quais fatores se associam a alto risco da doença?
Prognóstico	Quais são as consequências da doença?
Tratamento	O tratamento muda o curso da doença?
Prevenção	Intervenção em pessoa sadia previne a doença? O tratamento precoce previne sequelas da doença?
Causa	Quais situações levam à doença?
Custo	Quanto custará o cuidado com a doença?

Fonte: Melo & Rio, 2011.[6]

evidências confiáveis para serem utilizadas na condução dos casos e na tomada de decisões.

A revisão sistemática implica pesquisa meticulosa da literatura e avaliação crítica e metodológica de cada estudo. As conclusões devem ser tiradas de estudos que apresentem os mesmos objetivos, ou seja, abordem as mesmas perguntas. O processo de integração dos estudos individuais é qualitativo. Durante o processo da revisão sistemática, os revisores estarão atentos a determinados parâmetros que irão orientá-los na avaliação crítica e na decisão se o estudo fará ou não parte da revisão sistemática:

- **Desenho do estudo:** avaliar se ele é observacional ou de intervenção, prospectivo ou retrospectivo.
- **Objetivos:** se são compatíveis com as perguntas formuladas para a revisão.
- **Critérios de seleção:** para minimizar os possíveis vieses (*bias*) decorrentes do desenho e da metodologia (vícios de seleção, confusão e de aferição).
- **Tamanho da amostra e critérios de randomização:** avaliar se os grupos são homogêneos.
- **Apresentação dos resultados e análise estatística:** avaliar se foi realizada corretamente e se as associações encontradas são reais ou não.
- **Interpretação dos resultados:** verificar se é condizente com os achados do estudo.
- **Verificar se existe plausibilidade biológica para os resultados encontrados.**
- **Avaliar a possibilidade de o estudo ser reproduzido.**

CARACTERÍSTICAS DAS REVISÕES SISTEMÁTICAS

Já foi apresentado sucintamente o que diferencia a revisão sistemática de outras formas de revisão da literatura. Na verdade, a revisão sistemática propicia uma série de informações importantes para a prática do dia a dia, ao mesmo tempo que facilita a tomada de decisões. Suas principais características são:

- Possibilita a síntese das informações na medida em que realiza o somatório dos casos clínicos e dos resultados.
- Integra as informações de forma crítica: a avaliação metodológica é muito rígida para que determinado estudo faça parte de uma revisão sistemática.
- É reprodutível, tendo em vista que segue método científico bastante definido.
- Explicita as reais diferenças entre os estudos, caso ocorram resultados discordantes.
- Aumenta o poder e a precisão dos estudos, na medida em que incrementa o tamanho da amostra pela soma das informações proporcionadas por cada estudo isoladamente.
- Define necessidades de novos ensaios clínicos, o que pode acontecer quando a revisão não traz evidências confiáveis ou, ainda, quando é necessário complementar informações (por exemplo, dose adequada de medicamentos).
- Permite rápida atualização: pelo sistema de coleta e análise das informações é possível incluir facilmente outros estudos cujo enfoque tenha sido o mesmo, somando os novos casos aos antigos.
- Detecta tratamentos inadequados, caso fique comprovado que um tratamento é melhor que outro.
- Evita duplicação de estudos: se a revisão demonstrar evidência de boa qualidade sobre determinado assunto, não é mais necessária a realização de novos estudos sobre esse tema.
- Economiza recursos em pesquisa clínica e na assistência médica, na medida em que pode evitar novos ensaios clínicos desnecessários e avaliar a relação custo-efetividade das propostas diagnósticas e terapêuticas.
- Avalia simultaneamente os riscos e os benefícios das intervenções.
- Resolve controvérsias da literatura: resultados evidentes apresentam a melhor solução para os problemas clínicos.
- Possibilita a generalização dos resultados: tendo concluído que os grupos selecionados são homogêneos, não existem variáveis que possam confundir os resultados, e eles podem ser ampliados a populações com perfil semelhante.
- Auxilia o planejamento das políticas de saúde.
- Permite tomadas de decisões na prática clínica diária: este é o maior objetivo quando se realizam revisões sistemáticas.

METANÁLISE

Método que torna possível a síntese da literatura sobre determinado tema (ou pergunta), associando a revisão sistemática a técnicas estatísticas para resumir, de maneira quantitativa, os resultados dessa revisão.

Existem controvérsias na literatura sobre o valor e a confiabilidade das metanálises para a tomada de decisões na prática clínica. Alguns autores acreditam que elas podem ser tão fidedignas quanto os ECR, enquanto outros acreditam que a técnica deve ser usada para gerar hipóteses e não para testá-las. O fato é que os autores que produzem metanálise têm de lidar com os dados obtidos por outros e que podem ter limitações qualitativas e vieses. Isso significa que o processo técnico e metodológico da metanálise deve ser construído com base nessas possibilidades de erro. Contudo, não existindo um grande ECR que possibilite a obtenção de informações confiáveis sobre determinado assunto, a metanálise, agrupando múltiplos estudos menores, é a melhor fonte de dados para responder perguntas clínicas.[1]

Toda metanálise resume resultados de estudos analíticos. Esses estudos avaliam a associação entre variáveis, de modo que possam ser identificados fatores de risco e de prognóstico para determinada doença ou a precisão de exame para seu diagnóstico, assim como estabelecer a eficácia e a eficiência do tratamento proposto. Morbidade e mortalidade como variáveis representativas de desfecho costumam ser mais úteis do que as intermediárias, como os exames laboratoriais que indicam fatores de risco da doença.

A metanálise integra, de maneira quantitativa, os resultados de estudos individuais e pode fornecer estimativa acurada do tamanho do efeito (avaliado como risco relativo ou razão de chances), desde que tenham sido selecionados estudos de boa qualidade, avaliando o mesmo efeito, e que o resumo tenha sido realizado de modo adequado. A inclusão de estudos de qualidade duvidosa pode levar a conclusões equivocadas e mesmo errôneas. Por outro lado, os estudos precisam ter métodos, pessoas (casos e controles) e variáveis (preditivas e de desfecho) semelhantes para que sejam comparados. A comparação entre estudos com grupos homogêneos produz resultados mais confiáveis para aplicação na clínica.[5]

As metanálises de boa qualidade incluem teste estatístico de heterogeneidade para avaliar quão diferentes são os achados de um estudo em relação aos outros. Se o teste identificar heterogeneidade, os estudos poderão apresentar diferenças em termos de métodos, intervenções, populações estudadas ou qualidade global.[1,16]

Análise de sensibilidade também deve ser incluída em uma metanálise, caso seja necessário recalcular os resultados segundo os critérios de inclusão dos indivíduos nos estudos ou outras variáveis. Se os novos agrupamentos apresentarem sensibilidades semelhantes, confirmam-se os resultados. Caso contrário, deve-se optar pelos subgrupos (ou estudos) que devem ser mantidos.

Metanálises podem ser poderosos instrumentos orientadores da prática clínica. Contudo, têm benefícios e limitações. A informação resumida dos estudos selecionados não elimina os vieses originalmente presentes neles. Assim, deve-se estar atento aos problemas inerentes aos estudos originais (limitações dos dados primários) e àqueles específicos da metanálise. A quantificação dos resultados deve estar acoplada à sua qualificação para que a síntese produzida possa expressar a evidência procurada.

O melhor desenho de estudo para a produção de metanálise é o ECR. Em geral, ele produz informações de melhor qualidade que a coorte randomizada, a qual provê melhores evidências que o estudo de caso-controle. Entretanto, como ainda é reduzido o número de ECR em Obstetrícia, muitas vezes será necessário combinar dados observacionais (de coortes e estudos de caso-controle) para testar as hipóteses e obter evidências. Essas revisões são mais difíceis e trabalhosas e não produzem necessariamente evidências de boa qualidade.

Passos básicos

Na tradicional revisão narrativa da literatura científica, o autor decide o que é ou não relevante incluir. Para isso, destaca os achados de interesse de acordo com sua opinião e experiência e não necessariamente de acordo com a qualidade metodológica do estudo ou a melhor evidência científica sobre o assunto. Essa forma de revisão e de análise estabelece diversas limitações, a maior parte derivada de vícios que se originam da própria política de publicações científicas, passando pela qualidade dos estudos consultados e, finalmente, pelos critérios que o autor da revisão utiliza para selecionar suas fontes de informação.

Apesar de a metanálise não ser imune a esses defeitos potenciais, a técnica desenvolvida para sua realização torna possível reduzir o impacto desses problemas (principalmente os vieses), produzindo resultados bastante confiáveis e que podem ser transferidos para a prática clínica diária.

Os passos básicos para o desenvolvimento de uma metanálise são:[5]

- Estabelecer claramente a(s) pergunta(s) e a(s) hipótese(s) a ser(em) testada(s).
- Definir objetivamente os critérios de inclusão e exclusão dos estudos, as variáveis em estudo e os possíveis fatores de confusão.
- Definir a metodologia que será utilizada para a busca sistemática dos estudos na literatura e que deve incluir não somente artigos publicados nas revistas médicas, mas também trabalhos não publicados, estudos acadêmicos, privados e pesquisas governamentais.
- Estabelecer a classificação dos estudos a serem incluídos de acordo com sua qualidade metodológica.
- Criar escala quantitativa única para os estudos.
- Usar técnicas estatísticas apropriadas para compilação dos dados.
- Determinar a heterogeneidade dos dados compilados.
- Interpretar e analisar os resultados.
- Identificar temas de futuras pesquisas.
- Publicar os resultados.

Interpretação

A metanálise levará a resultados finais que deverão ser interpretados de forma semelhante ao que se faz na análise de estudo científico, obviamente com algumas especificidades.

A magnitude do efeito – ou o efeito do tratamento – apresentado no resumo da metanálise geralmente é descrito como risco relativo (RR), ou *odds ratio* (OR), com o respectivo intervalo de confiança (IC). É importante entender esses conceitos para a correta interpretação dos gráficos apresentados nas metanálises.

Risco, genericamente, refere-se à probabilidade de ocorrência de algum evento não desejado (doença, morte e outros eventos). Fatores de risco são variáveis associadas a alto risco de induzir a doença. Os fatores de risco são utilizados para predizer eventos futuros, mas é importante salientar que sua presença não significa que eles causem a doença.

Risco relativo é a razão entre a incidência de pessoas expostas e a de não expostas a determinado fator. É medida de associação utilizada em estudos prospectivos (coortes observacionais e ECR). Indica somente uma razão entre riscos, nada relatando sobre o risco absoluto de aparecimento da doença, diante do fator. Podem ser encontradas associações com altos valores de RR e que, no entanto, apresentam risco absoluto reduzido, principalmente se a doença for pouco comum. O RR indica quantas vezes é mais alto o risco de as pessoas expostas adquirirem a doença que as não-expostas.[5]

Odds ratio (razão de chances) compara a frequência de exposição entre casos e controles. É a medida utilizada nos estudos transversais nos quais não é possível estabelecer a incidência da doença. Sua interpretação é semelhante à do risco relativo, com valor muito próximo do RR nas doenças com baixa prevalência.[5,6]

A magnitude do efeito (RR ou OR) apurada nos estudos é chamada estimativa-ponto do efeito. É a melhor estimativa do estudo para o tamanho real do efeito. No entanto, é improvável que o verdadeiro tamanho do efeito seja exatamente o encontrado no estudo. Pode haver variação em torno do valor encontrado. A precisão estatística da magnitude do efeito detectado é expressa como intervalo de confiança (IC), usualmente 95%, à semelhança do valor *p*. O IC descreve melhor a associação existente do que o valor *p*, pois, além de também estabelecer a significância estatística, permite avaliar a variação da medida do efeito (RR ou OR), possibilitando a comparação dos resultados encontrados com outros já existentes. O intervalo de confiança permite que o clínico conheça a faixa de valores plausíveis e, assim, decida se a magnitude do efeito encontrado é consistente com os dados da pessoa que está sendo avaliada.[3,16]

COLABORAÇÃO *COCHRANE*

A história da Colaboração *Cochrane* teve início nos anos 1970, quando Archie Cochrane, preocupado com os custos extraordinários da saúde na Inglaterra, sugeriu que se lançasse mão de resumos críticos dos estudos clínicos randomizados para avaliar esses serviços. Cochrane foi um dos primeiros a afirmar que os serviços de saúde devem ser avaliados com base em evidência científica, em vez de impressões clínicas, opinião de *expert* ou tradição. Ele acreditava que os ensaios clínicos randomizados poderiam, de maneira confiável, avaliar o cuidado com a saúde e promover uma transformação no Serviço Nacional de Saúde Britânico.[3]

O princípio fundamental do estudo randomizado é distribuir aleatoriamente os participantes do estudo em dois ou mais grupos – a intervenção será feita em um grupo e o outro (controle) receberá placebo, não intervenção ou o tratamento padrão. A randomização dos participantes possibilitará a comparação, sem viés, dos efeitos das intervenções.[5,16]

Na década de 1970, Iain Chalmers, que coincidentemente era obstetra e trabalhava com Cochrane, percebendo a rapidez da evolução tecnológica da Medicina perinatal e a ausência de dados que pudessem manter a prática atualizada, desenvolveu um sistema de registro perinatal de estudos clínicos randomizados com o objetivo de fornecer aos clínicos o acesso às melhores evidências disponíveis na Medicina perinatal, permitindo, assim, decisões clínicas adequadas.

Durante as décadas de 1970 e 1980, Chalmers e cols. trabalharam exaustivamente, revendo e classificando todos os estudos perinatais randomizados, e desenvolveram o *Database of Perinatal Trials*.[17] Os objetivos dessa base de dados eram:

- Prover um recurso para revisões da segurança e eficácia das intervenções no cuidado perinatal.
- Fornecer um registro de ensaios randomizados em andamento para promover esforços cooperativos e coordenados de pesquisadores no campo perinatal.
- Incentivar uma abordagem com base científica para o cuidado de mães e neonatos em todo o mundo, disponibilizando esse recurso a todos os interessados.

Em 1990, Patricia Crowley e cols.[18] publicaram a primeira revisão sistemática no *BJOG*, demonstrando o valor da administração antenatal do corticoide para prevenção da membrana hialina em recém-nascidos pré-termo. A revisão desse estudo foi publicada posteriormente na *Oxford Database of Perinatal Trials* e na *Cochrane Library*. Ao traduzir os achados de pesquisas em propostas de modificações da prática médica, esse estudo se tornou modelo para outros.

Na década de 1990, o National Health Service (NHS) do Reino Unido fundou o *Cochrane Centre*, em homenagem a Archie Cochrane, para facilitar a preparação, manutenção e disseminação das revisões sistemáticas de intervenções em saúde. Em 1992, Iain Chalmers assumiu a direção, e o centro passou a chamar-se *Cochrane Collaboration* (Colaboração *Cochrane*), entidade sem fins lucrativos com a participação de vários centros em todo o mundo, incluindo o Brasil.[19]

O Centro Cochrane do Brasil foi inaugurado em outubro de 1996 e está conectado à Pós-Graduação em Saúde Baseada em Evidências da Escola Paulista de Medicina da Universidade Federal de São Paulo (UFSP).[20]

A *Cochrane Library* é uma publicação eletrônica atualizada constantemente e de fácil acesso pela Internet. Produz revisões sistemáticas que tentam sintetizar todas as evidências para responder questões específicas de pesquisa clínica. Essas revisões são conduzidas por pesquisadores que usam métodos explícitos e sistemáticos de seleção dos artigos com o objetivo de minimizar o viés e produzir informações mais confiáveis para a tomada de decisão. As revisões *Cochrane* podem ser atualizadas para refletir as descobertas de novas evidências quando elas estiverem disponíveis, pois os resultados de novos estudos podem alterar as conclusões de uma revisão. São, portanto, fontes valiosas de informações para aqueles que recebem e fornecem cuidados, bem como para os tomadores de decisão e os pesquisadores.[19]

A *Cochrane Library* contém vários bancos de dados, entre eles a Base de Dados Cochrane de Revisões Sistemáticas (*Cochrane Database of Systematic Reviews* [CDSR]), que engloba as revisões sistemáticas já concluídas, assim como os protocolos de revisões em andamento. O CDSR é patrocinado e produzido pela *Cochrane* por meio de uma rede global e independente de pesquisadores, profissionais, doentes, cuidadores e pessoas interessadas em saúde. As revisões sistemáticas podem ser acessadas diretamente na *Cochrane Library* pelo *site* www.cochrane.org. Outro grupo importante da MBE é o *BMJ Evidence-Based Medicine* (acesso em https://ebm.bmj.com), que oferece a oportunidade de atualização com as melhores evidências clínicas.

Revisões sistemáticas da *Cochrane*

O símbolo da *Cochrane Library* é um círculo dentro do qual está representada a análise final de cada um dos estudos utilizados na metanálise de Patrícia Crowley.[18] A escolha dessa metanálise para simbolizar a *Cochrane* reflete não apenas o pioneirismo da publicação, mas

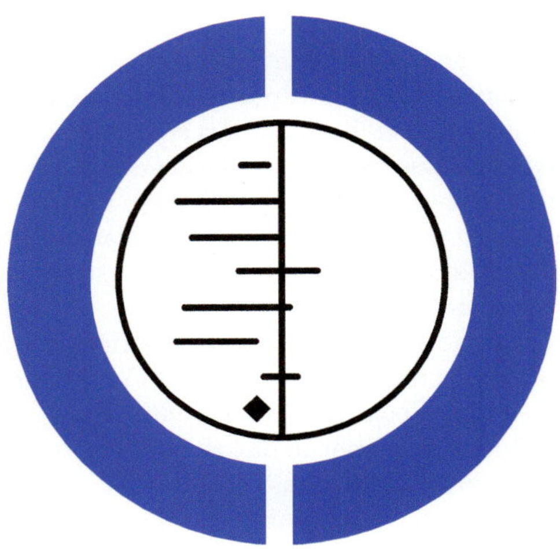

Figura 71.2 Símbolo da Colaboração *Cochrane*.[19]

também a magnitude e a importância desse estudo na prática da MBE (Figura 71.2).

As revisões sistemáticas são acessadas diretamente no *site* da *Cochrane*, em um sistema de busca das palavras-chave de interesse. Para ilustrar as informações que podem ser obtidas nessas publicações, será citada uma revisão/metanálise de interesse em Obstetrícia e Perinatologia.

Intervalo de confiança

A interpretação correta do IC é fundamental para a leitura das tabelas apresentadas nas revisões sistemáticas e metanálises da *Cochrane Library* ou, claro, em outras publicações. O IC95% é a medida da precisão (ou incerteza) dos resultados para as inferências a respeito da amostra populacional dos estudos, lembrando que 95% de confiança admite erro de até 0,05 (5%), semelhante ao valor p do teste estatístico padrão ($p < 0{,}05$ para significância estatística). Este, contudo, não fornece nenhuma informação adicional sobre o tamanho da diferença entre os grupos e nem sua direção (proteção ou risco). Os valores de p, portanto, são pouco informativos, ao contrário do IC95%, que pode indicar a força da evidência sobre determinada intervenção, se ela é benéfica ou se implica risco para os indivíduos.[3]

O IC95% se baseia na suposição de que o mesmo estudo realizado em amostras diferentes pode ter resultados semelhantes distribuídos em torno de um valor verdadeiro, mas desconhecido. O IC estima a "variação amostral" em torno desse valor. Quando se analisa o IC de determinada variável, a primeira pergunta é se existe diferença significativa entre os grupos estudados. Na análise dos resultados são considerados significativos os que apresentarem valor p < 0,05 ou, utilizando o IC, quando o intervalo não contiver a unidade (o valor 1), ou seja, são significativos os intervalos abaixo de 1 ou acima dele, mas não os que o incluírem. Nesses casos, a conclusão do estudo é que um grupo se comportou significativamente diferente de outro para aquela variável em questão.

Quando as diferenças não são significativas (IC contendo a unidade), existem duas interpretações: ou os grupos realmente não são diferentes para aquela variável ou o número de casos selecionados não foi suficiente para estabelecer a real diferença entre os grupos.

Outra informação importante e diretamente ligada ao efeito da intervenção: em caso de IC menor que 1, a interpretação é que a variável em estudo mostrou efeito benéfico (ou protetor) do tratamento, em relação ao grupo controle, de moco significante, pois não englobou a unidade. IC após a unidade indica risco maior para o grupo da intervenção em relação aos controles, também com significância estatística.

Outro aspecto a ser analisado é o tamanho do IC, quando significante, seja menor que 1 (proteção) ou maior que a unidade (risco): quanto menor o IC, maiores a precisão e a confiança no achado final. Isso geralmente é encontrado em metanálises (ou ECR) com número maior de indivíduos. IC muito longos, apesar de significantes, trazem incerteza no resultado e geralmente estão associados a estudos com pequeno tamanho amostral. Idealmente, deseja-se encontrar IC significante e preciso quando estão sendo pesquisadas diferenças entre os grupos.[3]

Finalmente, IC significante implica que, se o estudo for repetido com a mesma metodologia, o resultado encontrado será semelhante, desde que haja tamanho amostral suficiente. Por outro lado, quando o IC não estiver totalmente para a direita ou para a esquerda, passando pela unidade, o resultado é não significante, ou seja, o estudo não conseguiu responder a pergunta formulada. Isso pode representar duas coisas: ou realmente não existem diferenças entre os tratamentos propostos ou o tamanho da amostra não foi suficiente. Nesse caso, deve-se aguardar a publicação de outros estudos para a obtenção da resposta à pergunta clínica.

O Quadro 71.10 simula as situações hipotéticas de significância estatística e de precisão, na dependência do IC, para um mesmo valor de risco relativo.

Corticosteroides e parto pré-termo

Serão apresentados alguns dados da recente revisão sistemática sobre a repetição da dose de corticoides para melhorar os resultados neonatais de fetos pré-termos, de modo a ilustrar os achados e apresentar o quadro de resultados neonatais como exemplo para análise e interpretação (Quadro 71.11).[21]

Quadro 71.10 Interpretação do intervalo de confiança (IC) para dado valor do risco relativo (RR)

RR	IC	Comentários
1,2	0,3 a 10,9	Não significante (inclui a unidade) Impreciso (IC grande)
1,2	0,9 a 1,3	Não significante (inclui a unidade) Preciso (IC grande)
1,2	1,1 a 8,7	Significante (não inclui a unidade) Impreciso (IC grande)
1,2	1,1 a 1,3	Significante (não inclui a unidade) Preciso (IC estreito)

Fonte: Melo & Rio, 2011.[7]

Quadro 71.11 Evidências sobre a repetição da dose de corticoides para melhorar os resultados neonatais de fetos pré-termo

Comparação entre dose(s) repetida(s) de corticosteroide antenatal com curso única para o feto/neonato/lactente

Paciente ou população: feto/neonato/lactente
Local: hospitais em países com baixos, médios e altos recursos
Intervenção: repetir a(s) dose(s)
Comparação: curso único

Resultados (todos os fetos randomizados)	**Efeitos absolutos antecipados* (IC95%)**		**Efeito relativo (IC95%)**	**Número de participantes (estudos)**	**Qualidade da evidência (GRADE)**	**Comentários**
	Risco com curso único	**Risco com dose(s) repetida(s)**				
Morte fetal, ou neonatal, ou infantil (< 1 ano de idade)	37/1.000	35/1.000 (27 a 46)	RR 0,95 (0,73 a 1,24)	5849 (10 ECR)	⊕⊕⊕⊖ Moderada	Para óbito fetal, neonatal ou infantil (< 1 ano de idade), não foi possível excluir benefício ou dano com dose(s) repetida(s) de corticosteroides em comparação com placebo ou tratamento padrão
Síndrome do desconforto respiratório	340/1.000	279/1.000 (252 a 306)	RR 0,82 (0,74 a 0,90)	3.540 (9 ECR)	⊕⊕⊕⊕ Alta	A repetição de corticosteroide antenatal reduz a síndrome do desconforto respiratório
Doença pulmonar grave	130/1.000	108/1.000 (94 a 126)	RR 0,83 (0,72 a 0,97)	4.955 (6 ECR)	⊕⊕⊕⊖ Moderada	A repetição de corticosteroide antenatal provavelmente resulta em ligeira redução da doença pulmonar grave
Doença pulmonar crônica	66/1.000	66/1.000 (54 a 80)	RR 1,00 (0,83 a 1,22)	5.661 (9 ECR)	⊕⊕⊕⊕ Alta	A repetição de corticosteroide antenatal resulta em pouca ou nenhuma diferença na doença pulmonar crônica
Hemorragia intraventricular grave (grau 3 ou 4)	11/1.000	13/1.000 (8 a 21)	RR 1,13 (0,69 a 1,86)	5.066 (7 ECR)	⊕⊕⊕⊖ Moderada	Para hemorragia intraventricular grave (grau 3 ou 4), o benefício ou dano com a repetição corticosteroide antenatal não pode ser excluído
Enterocolite necrosante	21/1.000	18/.1000 (13 a 26)	RR 0,84 (0,59 a 1,22)	5.736 (9 ECR)	⊕⊕⊕⊖ Moderada	Para enterocolite necrosante, o benefício ou dano com a repetição de corticosteroide antenatal não pode ser excluído
Composto de resultados graves	211/1.000	18/1.000 (169 a 204)	RR 0,88 (0,80 a 0,97)	5.736 (9 ECR)	⊕⊕⊕⊖ Moderada	A repetição de corticosteroides antenatal provavelmente reduz o composto de desfechos graves

ECR: estudo clínico randomizado; IC: intervalo de confiança; RR: risco relativo.
*O risco no grupo de intervenção (e seu intervalo de confiança de 95%) é baseado no risco assumido no grupo de comparação e no efeito relativo da intervenção (e seu IC95%).

GRADE (*Working Group Grades of Evidence*)
Qualidade alta: estamos muito confiantes de que o verdadeiro efeito está próximo da estimativa do efeito.
Qualidade moderada: estamos moderadamente confiantes na estimativa do efeito. É provável que o verdadeiro efeito esteja próximo da estimativa do efeito, mas existe a possibilidade de ser substancialmente diferente.
Qualidade baixa: nossa confiança na estimativa do efeito é limitada. O verdadeiro efeito pode ser substancialmente diferente da estimativa do efeito.
Qualidade muito baixa: temos muito pouca confiança na estimativa do efeito. O efeito verdadeiro provavelmente será substancialmente diferente da estimativa do efeito.

Fonte: adaptado de Walters *et al.*, 2022.[21]

Foram incluídos 11 ECR (4.895 gestantes e 5.975 conceptos), e os resultados indicaram que os neonatos daquelas que permaneceram em risco de parto pré-termo 7 dias ou mais após as doses iniciais de corticosteroides e receberam nova dose, comparados com os das gestantes sem nenhuma repetição do medicamento, tiveram redução do risco de:

- Desenvolver síndrome de angústia respiratória (RR: 0,82; IC95%: 0,74 a 0,90).
- Desenvolver doença grave pulmonar (RR: 0,83; IC95%: 0,72 a 0,97).

É interessante observar que a tabela apresenta, além da análise estatística de cada variável, o PICO, a avaliação pelo sistema GRADE e comentários dos autores a respeito de cada resultado encontrado.

Teste de heterogeneidade

Avaliar a consistência e a qualidade dos dados da metanálise é passo essencial para garantir a confiabilidade nos resultados e estabelecer a evidência sobre o tema. Além dos métodos já citados para verificar a qualidade dos resultados, o teste de heterogeneidade também pode ser utilizado nas revisões sistemáticas. Sua interpretação é muito simples: se o teste for significante, os resultados não são homogêneos e, portanto, a evidência encontrada não é tão forte, e deve-se ter cautela em sua aplicabilidade clínica. Considera-se teste de heterogeneidade significante quando o valor *p* encontrado é inferior a 0,01.

O teste de heterogeneidade avalia se existem diferenças genuínas entre os estudos (heterogeneidade) ou se a variação foi fruto somente do acaso e, portanto, os resultados são homogêneos, confiáveis e podem ser generalizados.

A heterogeneidade entre os estudos pode ser devida a três fatores principais: [22]

- Diferenças entre os indivíduos selecionados (critérios de inclusão, critérios diagnósticos), as variáveis em estudo (tipo de intervenção, diferenças de dose de medicamentos, duração do tratamento) e o desfecho clínico (melhora, doença, morte e outras).
- Diferenças metodológicas no desenho do estudo, no controle dos possíveis vieses e na interpretação dos resultados. Consistem nas variações relacionadas com a forma de randomização, alocação, mascaramento, perdas e exclusões.
- Diferenças na análise estatística, como consequência das diferenças anteriores, levando à variação entre os estudos dos efeitos básicos do tratamento que está sendo avaliado. Por exemplo, pode haver diferenças nos resultados finais dos estudos, as quais podem variar de discordâncias menores (variação no tamanho dos efeitos) a discordâncias maiores (resultados opostos em relação ao tratamento).

O teste é suscetível de erros dependentes, principalmente do número de estudos (ou de indivíduos) incluídos na metanálise. Se o número é reduzido, o teste pode ser não significante somente pelo baixo número de comparações. Nessa situação, o teste de heterogeneidade resulta falsamente negativo, ou seja, pode haver diferenças entre os estudos que não foram passíveis de detecção. Ao contrário, o teste pode ser falsamente significativo, indicando diferenças entre os estudos que não são reais. Isso pode ocorrer, principalmente, quando o número de estudos (ou de indivíduos estudados) é muito elevado.

Assim, a quantificação da heterogeneidade entre os estudos é apenas um dos componentes da investigação. O principal e mais importante é avaliar a diversidade dos aspectos clínicos e metodológicos dos estudos. A interpretação da heterogeneidade entre os estudos vai ficar dependente também da avaliação dos efeitos produzidos por cada um deles e, principalmente, se eles acontecem ou não na mesma direção.

CONSIDERAÇÕES FINAIS

A MBE é o elo entre a boa pesquisa científica e a prática clínica, ou seja, utiliza dados científicos disponíveis no momento, com base em ensaios clínicos randomizados e com boa validade interna e externa, para que seus resultados possam ser aplicados na prática clínica cotidiana.

É importante apresentar as definições clínicas referentes ao tratamento quando se abordam as evidências. Aqui se fará referência aos conceitos de efetividade, eficiência, eficácia e segurança:

- A efetividade diz respeito ao tratamento que funciona em condições do mundo real.
- A eficiência diz respeito ao tratamento barato e acessível para que as pessoas possam dele usufruir.
- Eficácia é quando o tratamento funciona em condições ideais (por exemplo, em experimentos pequenos).
- A segurança significa que uma intervenção apresenta características confiáveis que tornam improvável algum efeito indesejável para o indivíduo.

Por sua vez, é importante considerar os níveis e os graus de evidências dos estudos que estão embasando a prática clínica em cada momento. É necessário lembrar, também, que o processo da MBE se inicia pela formulação de uma questão clínica de interesse. Uma boa pergunta é o primeiro e mais importante passo para o início de uma pesquisa de evidências, pois diminui as possibilidades de erros (vieses) durante a elaboração, planejamento, análise estatística e a conclusão de um projeto de pesquisa. Uma boa pergunta consiste em quatro itens fundamentais:[23]

- A situação clínica (qual é a doença a ser investigada?).
- A intervenção (qual é o tratamento[s] de interesse a ser[em] testado[s]?).
- Qual é o grupo-controle (placebo, nenhuma intervenção ou outra intervenção)?
- O desfecho clínico.

Essa proposição de como formular uma pergunta clínica de interesse está bem estruturada na estratégia de busca denominada PICO, citada anteriormente. As questões podem ser relacionadas com tratamento, diagnóstico, prognóstico ou etiologia para a mesma situação clínica. Para que a dúvida seja devidamente organizada, deve ser convertida em estratégia de busca nos bancos de dados de informação científica.

É importante reafirmar que a MBE não nega o valor da experiência pessoal, mas propõe que esta seja alicerçada em evidências científicas. Na verdade, boas pesquisas científicas, embasadas em estudos clínicos bem estruturados, podem ajudar a reduzir a incerteza na área da saúde para auxiliar a tomada de melhores decisões clínicas para as pessoas.

Finalmente, é muito importante estimular os profissionais da saúde a utilizarem as boas evidências em sua prática diária para a continuidade do desenvolvimento científico e, principalmente, para incrementar a qualidade do atendimento, levando em consideração as circunstâncias, os anseios e os desejos das pessoas, a experiência profissional e a melhor evidência disponível no momento.

Referências

1. Friedland DJ, Go AS, Davoren JB. Medicina baseada em evidências: Uma estrutura para a prática clínica. Azevedo MF (trad.) Rio de Janeiro: Koogan, 2001. 231 p.
2. Evidence-Based Medicine Working Group. Evidence-based medicine. A new approach to teaching the practice of medicine. JAMA 1992; 268:2420-5.
3. Sacket DL, Straus SE, Richardson WS, Rosenberg W, Haynes RB. Medicina Baseada em Evidencias: Prática e ensino. 2. ed. Porto Alegre: Artmed, 2003. 270 p.
4. Fletcher RH, Fletcher SW. Epidemiologia clínica: Elementos essenciais. Martins RM (Ttad.) 4. ed. Porto Alegre: Artes Médicas, 2006. 288p.
5. Hulley S, Cummings SR, Browner WS, Grady DG, Newman TB. Delineando a pesquisa clínica: Uma abordagem epidemiológica. Duncan MS (trad.) 3. ed. Porto Alegre: Artmed, 2008. 384p.
6. Melo VH, Rio SMP. Fundamentos da medicina baseada em evidências. In: Corrêa MD, Melo VH, Aguiar RALP, Correa Jr MD. Noções práticas de obstetrícia. 14. ed. Belo Horizonte: Coopmed, 2011: 109-1025.
7. Evans AT, Mints G. Evidence-based medicine. UpToDate. Disponível em:https://www.uptodate.com/contents/evidence-based-medicine/print?search=evidencebasedmedicine&source=search_result&selected.
8. Brown D. A review of the PubMed PICO tool: Using evidence-based practice in health education. Health Promot Pract 2020; 21(4):496-8.
9. Associação Médica Brasileira. Projeto Diretrizes. Disponível em: http://www.projetodiretrizes.org.br/diretrizes11/abertura_internet.pdf.
10. GRADE Working Group. Disponível em: https://www.gradeworkinggroup.org.
11. Guyatt GH, UYATT, Oxman AD, Vist GE, Kunz R, Falck-Ytter Y, Alonso-coelho P, Schunemann HJ. Rating quality of evidence and strength of recommendations: What is "quality of evidence" and why is it important to clinicians? BMJ 2008; 336(7651):995-8.
12. Brasil. Ministério da Saúde. Sistema GRADE – Manual de graduação da qualidade da evidência e força de recomendação para tomada de decisão em saúde. Brasília: Ministério da Saúde, 2014. 72p.
13. Bezerra CT, Grande AJ, Galvão VK, Santos DHM, Atallah NA, Silva V. Assessment of the strength of recommendation and quality of evidence: GRADE checklist. A descriptive study. Sao Paulo Med J 2022; 140(6):829-36.
14. Pereira DR, Pereira ACES, Camargo EB et al. Evidências científicas no campo da Saúde Coletiva: da pergunta à formulação de estratégia de busca. Com Ciências da Saúde 2017; 28(2):262-74.
15. Montagna E, Zaia V, Laporta GZ. Adoção de protocolos para aprimoramento da qualidade da pesquisa médica. São Paulo: Einstein, 2020; 18:1-4.
16. Armitage P, Berry G. Statistical methods in medical research. 2. ed. Oxford, London: Blackwell Scient Public, 1987. 557 p.
17. Chalmers I, Hetherington J, Newdick M et al. The Oxford database of perinatal trials: Developing a register of published reports of controlled trials. Controlled Clinical Trials 1986; 7:306-24.
18. Crowley P, Chalmers I, Keirse MJNC. The effects of corticosteroid administration before preterm delivery: An overview of the evidence from controlled trials. BJOG 1990; 97:11-25.
19. Cochrane Library. Disponível em: https://www.cochrane.org.
20. Cochrane Brasil. Disponível em: https://brazil.cochrane.org.
21. Walters_A, McKinlay_C, Middleton_P, Harding_JE, Crowther_CA. Repeat doses of prenatal corticosteroids for women at risk of preterm birth for improving neonatal health outcomes. Cochrane Database of Syst Rev 2022; (4):CD003935. doi: 10.1002/14651858.CD003935.pub5.
22. Higgins JPT, Thompson SG, Deeks JJ, Altman DG. Measuring inconsistency in meta-analyses. BMJ 2003; 327:557-60.
23. El Dib RP. Como praticar a medicina baseada em evidências J Vasc Bras 2007; 6(1):1-4.

Índice Remissivo

B

C

D

E

F

G

H

J

K

L

M

Q

R

S

U

V

W

X

Z